病原
細菌・ウイルス
図鑑

Atlas and Textbook
of
Pathogenic Bacteria and Viruses

編集委員
新居志郎
（代表）
倉田　毅
林　英生
本田武司
小田　紘
松本　明

北海道大学出版会

Atlas and Textbook of Pathogenic Bacteria and Viruses

Hokkaido University Press, Sapporo, Japan
ISBN 978-4-8329-8229-1

Printed in Japan

はじめに

かつて伝染病と呼ばれ人類を悩ませてきた多くの感染症は，抗生物質とワクチンの開発，ならびに国内外の予防体制の整備・確立にともなって，征圧もしくはかなりの制御を見，一時は伝染病の脅威の時代はもはや過ぎ去ったかに思われた。

しかし間もなく細菌の薬剤耐性の獲得や，さらに高齢化社会への移行を含めた社会構造の変化，ならびに感染症のグローバル化などの諸種の要因により新興・再興感染症の出現を招くことになり，感染症は変貌しながら再び脅威となりつつある。したがって，病原微生物の研究ならびに教育の重要性は，過去現在を通じて決して減ずることなく，むしろ増大しつつあるといっても過言ではない。

上述のような感染症の現状に鑑み，各種微生物の諸性状，特に病原性について，さらに病原診断法や予防，治療などに関する知見を集約し，教育と研究に資するとともに，医療現場での重要な参考図書として広く利用される専門図鑑の刊行を企画した。

本書は細菌編とウイルス編の2部構成となっている。主としてヒトに病原性を有する細菌とウイルスに焦点を当て，多くの病原体を網羅して紹介することを心懸けた。なお，ヒトへの病原性はなく医学的関心事とはならないものの，新興感染症として自然環境ならびに生態に多大の影響を及ぼした病原体についても補足的に取り扱うことにした。

書名に図鑑の名を付したように，読者の理解に資するために視覚に訴える写真と図を多用したことは本書の特色ということができる。特に，細胞と密接な関連を保持して増殖するウイルス，リケッチア，クラミジアについては，これらの増殖様式を電子顕微鏡写真を用いて解説することを試みた。

近年の微生物学領域における研究の進展は目覚ましく，日進月歩である。また，特に遺伝学的情報の集積にともなって相次いで分類の改訂が行われ，まさに朝令暮改の感がある。このため刊行図書の内容の補足充実が研究の現況に容易に追い着かない苦しい状況に直面している。したがって本図鑑においては，取り敢えず各章に相応するおよその区分として，細菌編では属を主に，ただしリケッチアとクラミジアについては科を大枠の区分としてまとめ，またウイルス編では科を主に置いて編集作業を進めた。これらの区分に応じて病原体の分類・歴史，形態・構造，遺伝子情報，病原性，治療，予防など，十数点の項目を掲げ，可能な限りこれらの項目に沿って逐次解説することを試みた。

今回分担執筆の労をお執り下さったのは，本邦において微生物学の領域の第一線でご活躍の方々であり，ご多忙中ご協力を賜ったことに深甚の謝意を表す次第である。他方，事情あって出版の大幅な遅滞を招き，またご迷惑をおかけしたことについては衷心よりお詫び申し上げたい。

原稿の校閲に当たっては，分子生物学に造詣の深い札幌医科大学名誉教授・藤永蕙博士のご協力を特別にお願いし，数々のご懇篤なご助言をいただいた。厚くお礼を申し上げる。

痛恨の極みは，クラミジア関連の編集委員をお務め下さった松本明先生が刊行の日を待たずに他界されたことである。このたび上梓に至った本書のクラミジアの内容の実に充実したものであることを知るにつけ，先生のご尽力の賜と今改めて実感し，謝意を表しご冥福をお祈りする。また，分担執筆の労をおとりくださった吉田まり子博士が，ご研究の佳境にありながら病魔に屈し冥界に入られたことについて，謹んで哀悼の誠を捧げたい。

本書の内容については大学院学生のレベルを一応の目標に置いているが，学部学生の参考図書としても利用され，また多くの研究者や医療関係者の方々に広く活用されることを心から期待する。

最後に，本図鑑の刊行が本邦の微生物学ならびに感染症学の発展の上にいささかでも貢献するところがあれば，編集委員一同の望外の喜びとするものである。

2017 年 4 月 28 日

『病原細菌・ウイルス図鑑』編集委員
新居志郎(代表)，倉田毅，林英生，本田武司，小田紘，松本明
(順序不同)

病原細菌・ウイルス図鑑

目　次

ウイルス編

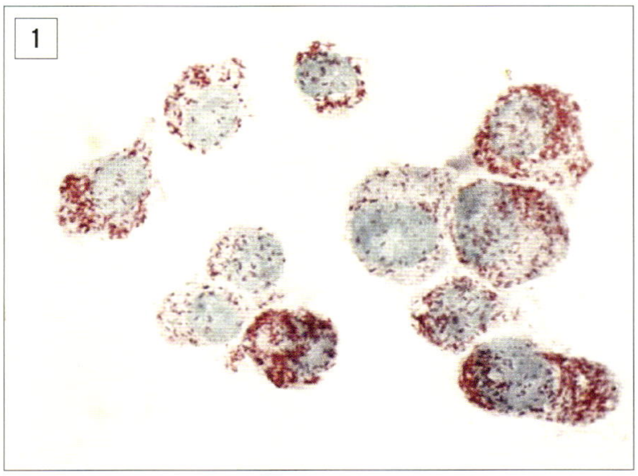

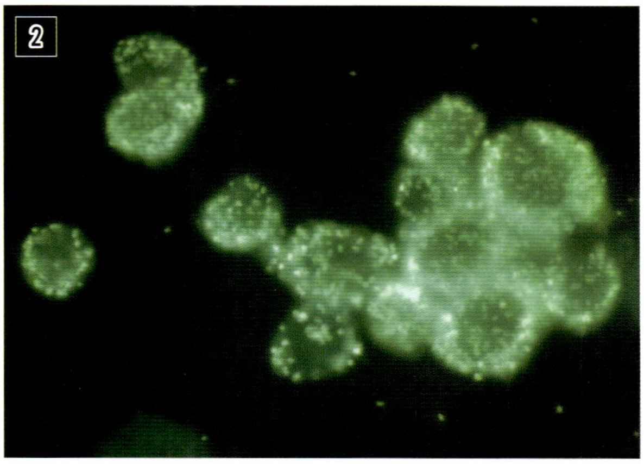

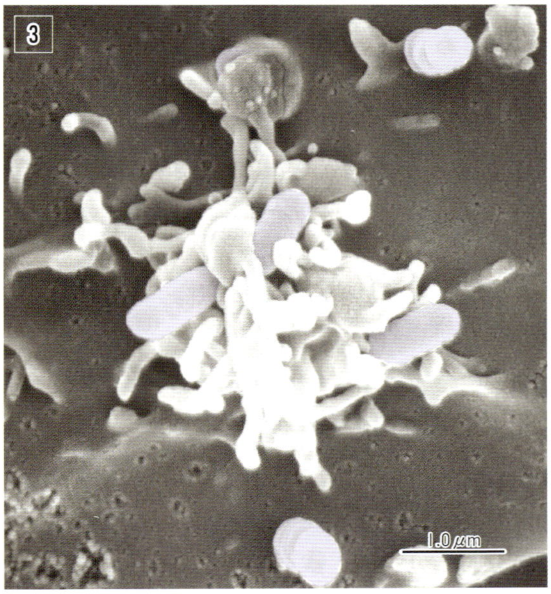

口絵 1　*Rickettsia japonica* 感染 Vero 細胞のヒメネス染色。Vero 細胞内に赤色に染色される桿菌状のリケッチアが観察される。また，核は青染される。（リケッチア科本文写真 1）

口絵 2　*R. japonica* 感染 Vero 細胞の特異抗体による免疫蛍光染色。Vero 細胞内に黄緑色の蛍光を発する桿菌状のリケッチアが観察される。（リケッチア科本文写真 2）

口絵 3　Vero 細胞（アフリカミドリザル腎臓由来）への *R. japonica* の付着侵入（接種 10 分後の走査電顕像）。（リケッチア科本文写真 5）

口絵 4　刺し口の組織所見（善利晶子氏より供与。善利ほか，2001）。本文写真 31 の症例。表皮の欠損，壊死組織の付着，真皮全域にわたる炎症性細胞浸潤。枠内は強拡大（組織球，リンパ球，形質細胞の浸潤と赤血球漏出）。（リケッチア科本文写真 33）

口絵 5　発疹の組織所見（善利晶子氏より供与。善利ほか，20(1)）。本文写真 31 の症例。真皮は浮腫状，血管周囲，膠原繊維間に炎症性細胞浸潤。枠内は強拡大（血管周囲の炎症細胞浸潤）。（リケッチア科本文写真 34）

口絵 6　*Orientia tsutsugamushi*（Irie 株）感染 BS-C-1 細胞（間接蛍光抗体法）。（リケッチア科本文写真 39）

口絵 7　*Orientia tsutsugamushi*（Irie 株）感染 BS-C-1 細胞（免疫ペルオキシダーゼ法）。（リケッチア科本文写真 40）

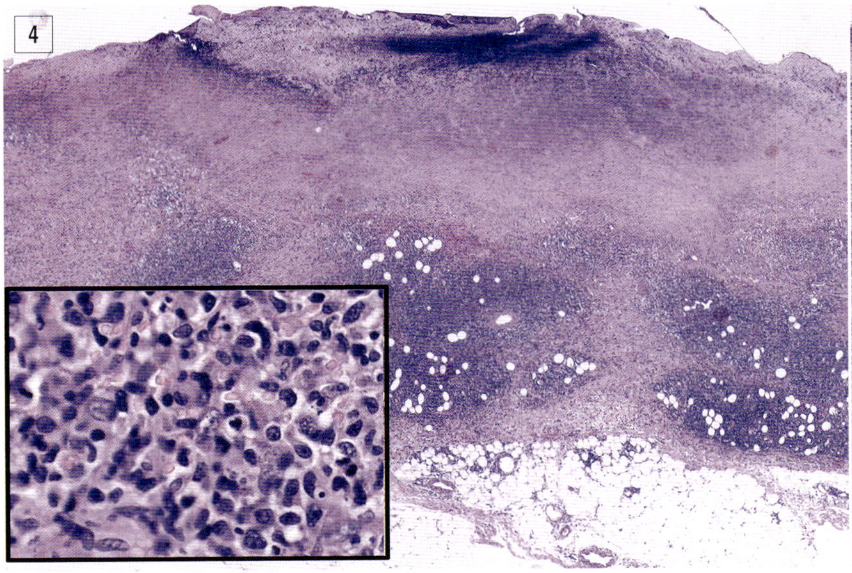

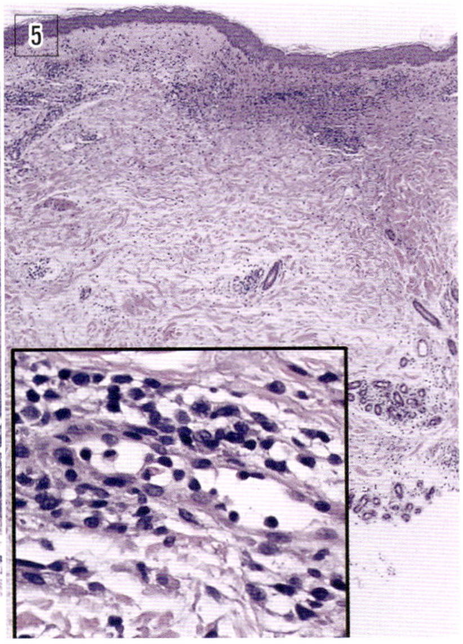

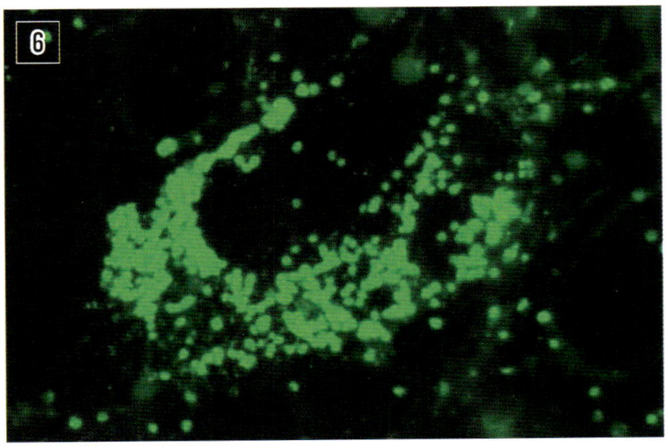

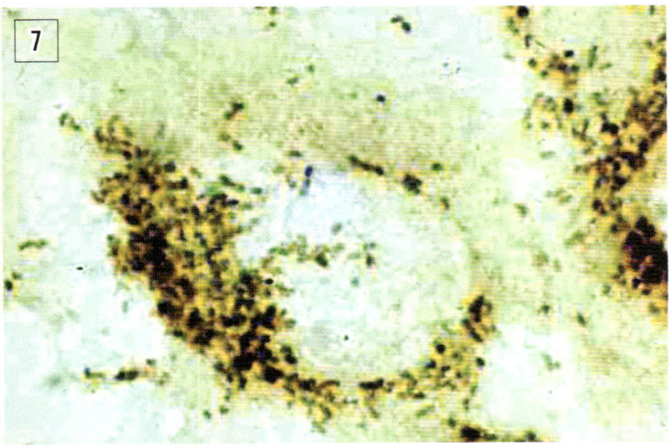

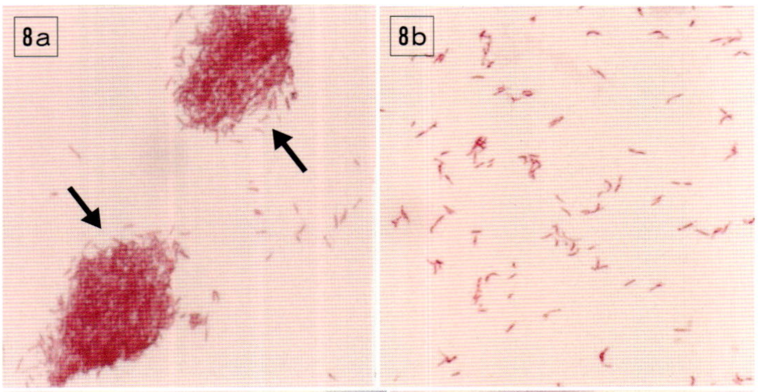

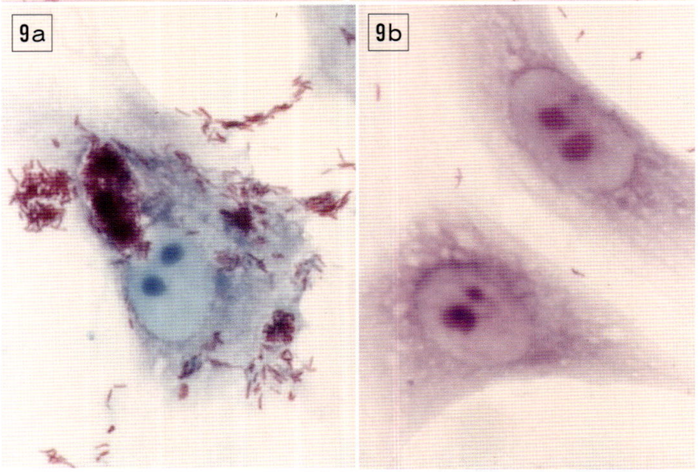

口絵 8　*Bartonella henselae* の液体培地における自己凝集像。菌を M199 培地に浮遊させて 20 分後の塗抹標本(ヒメネス染色)。a)線毛保有株。菌体は著しい自己凝集を起こして菌塊を形成している(矢印)。b)線毛欠損株。菌体の凝集像はほとんど見られない。(バルトネラ科本文写真 3)

口絵 9　*B. henselae* の HUVEC への付着・侵入。HUVEC のモノレイヤーに菌を接種し 2 時間後に洗浄したもの(ヒメネス染色)。a)線毛保有株。菌は凝集塊を形成して HUVEC の表面に付着している。b)線毛欠損株。菌の付着・侵入はまったく見られない。(バルトネラ科本文写真 4)

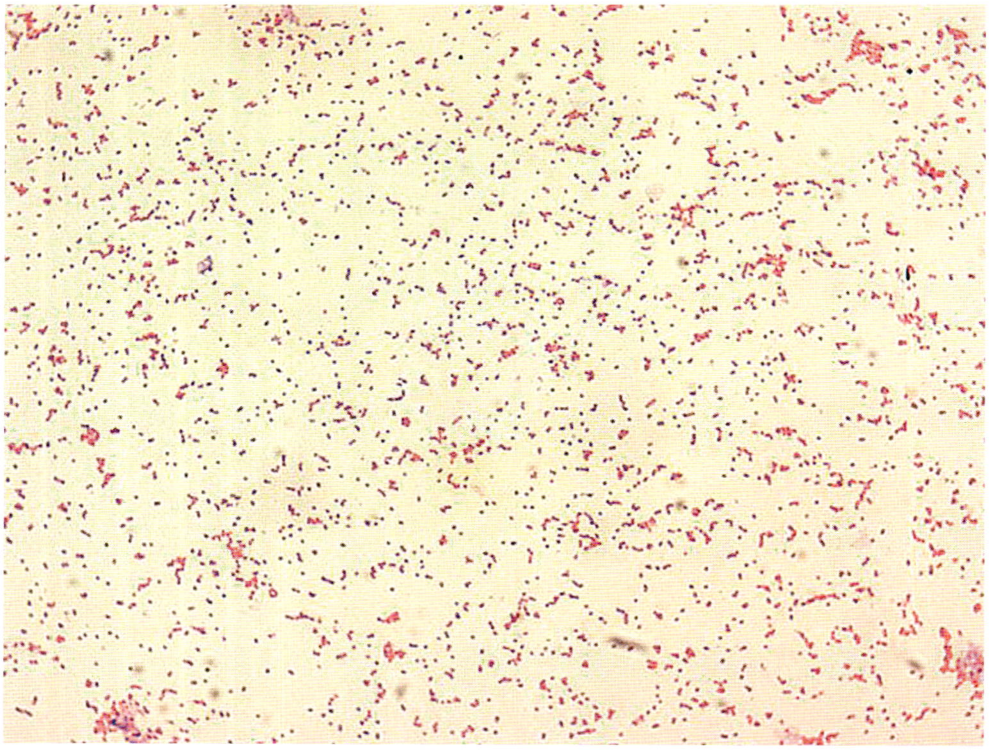

口絵 10　ブルセラ属菌のグラム染色像。(ブルセラ科本文写真 2)

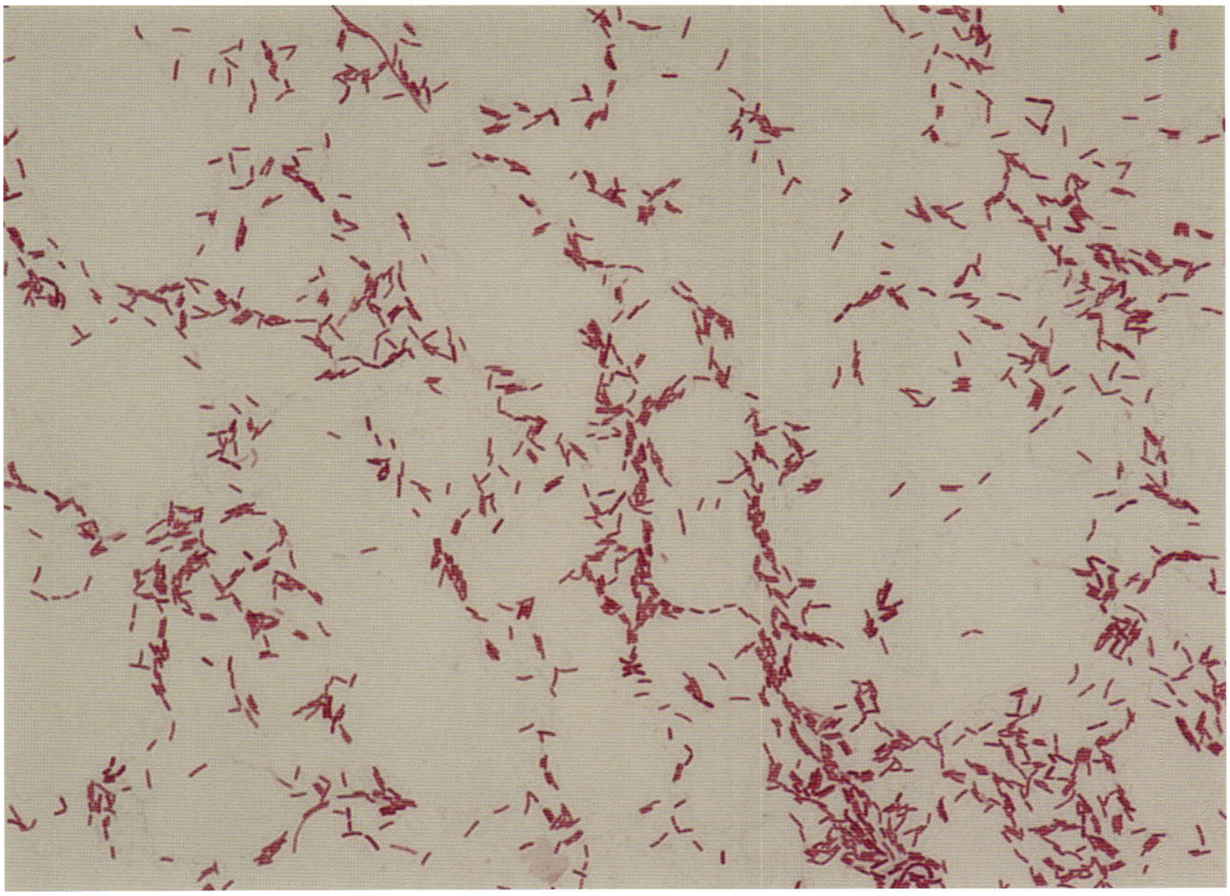

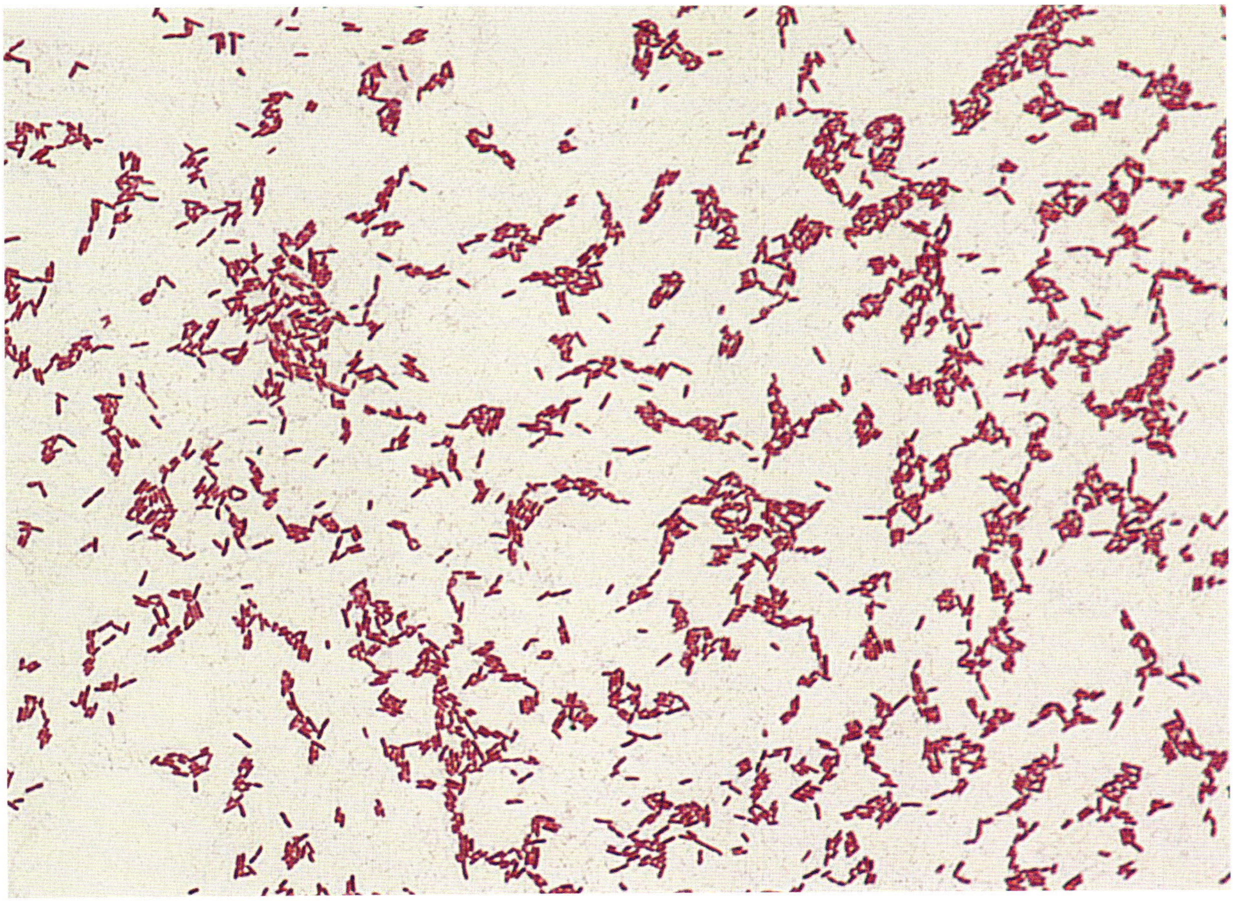

口絵 11　グラム染色した鼻疽菌（上，*Burkholderia mallei*）と類鼻疽菌（下，*B. pseudomallei*）。（バークホルデリア科本文写真 1）

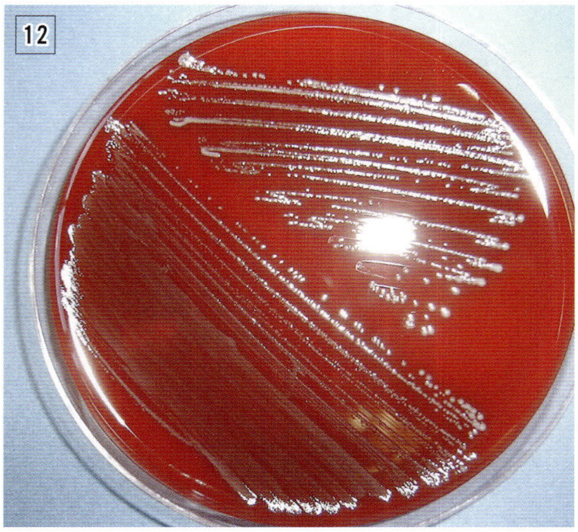

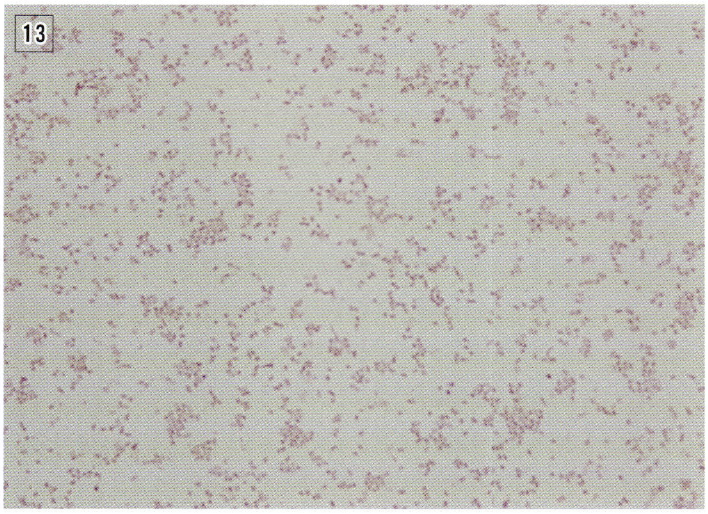

口絵 12　*Bordetella pertussis*。ボルデー・ジャング寒天培地。35℃，5 日間培養。（アルカリゲネス科本文写真 1）
口絵 13　ボルデー・ジャング寒天培地に発育した *B. pertussis* コロニーのグラム染色像。×1000。（アルカリゲネス科本文写真 2）

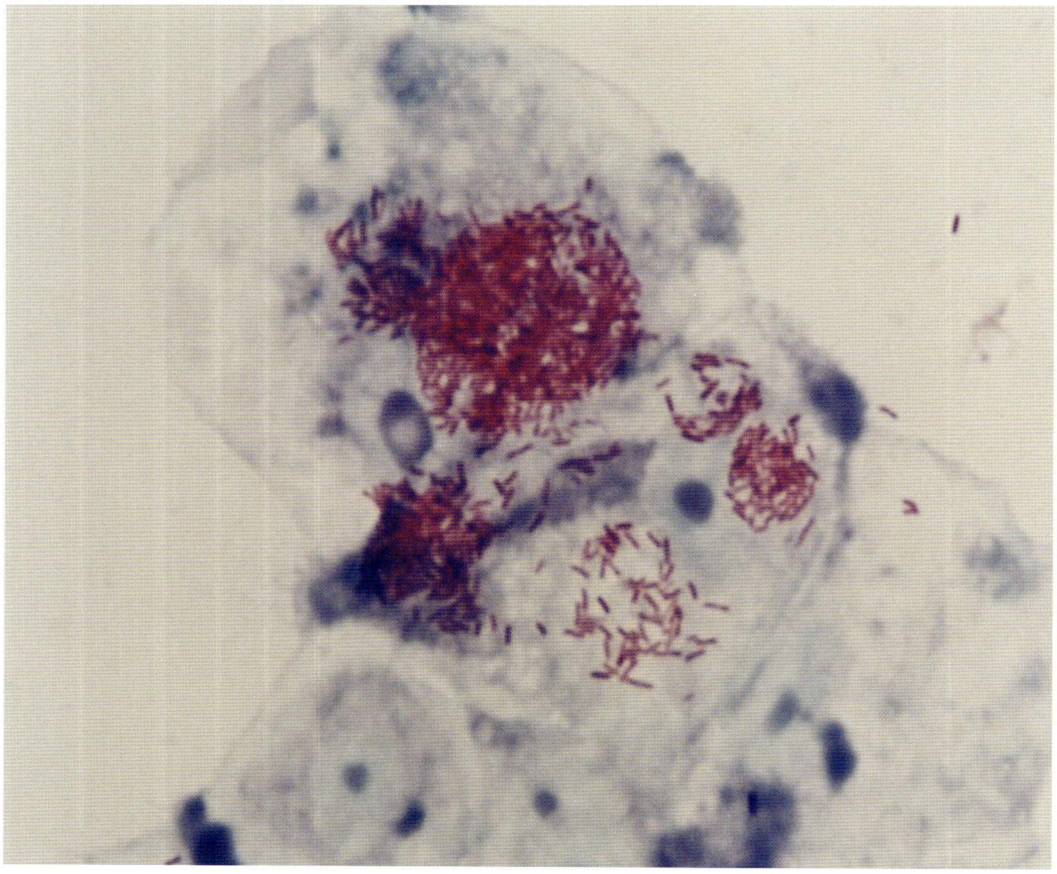

口絵 14　アカンソアメーバのなかで増殖する *Legionella pneumophila* のヒメネス染色像（宮本比呂志博士より供与）。（レジオネラ科本文写真 4）

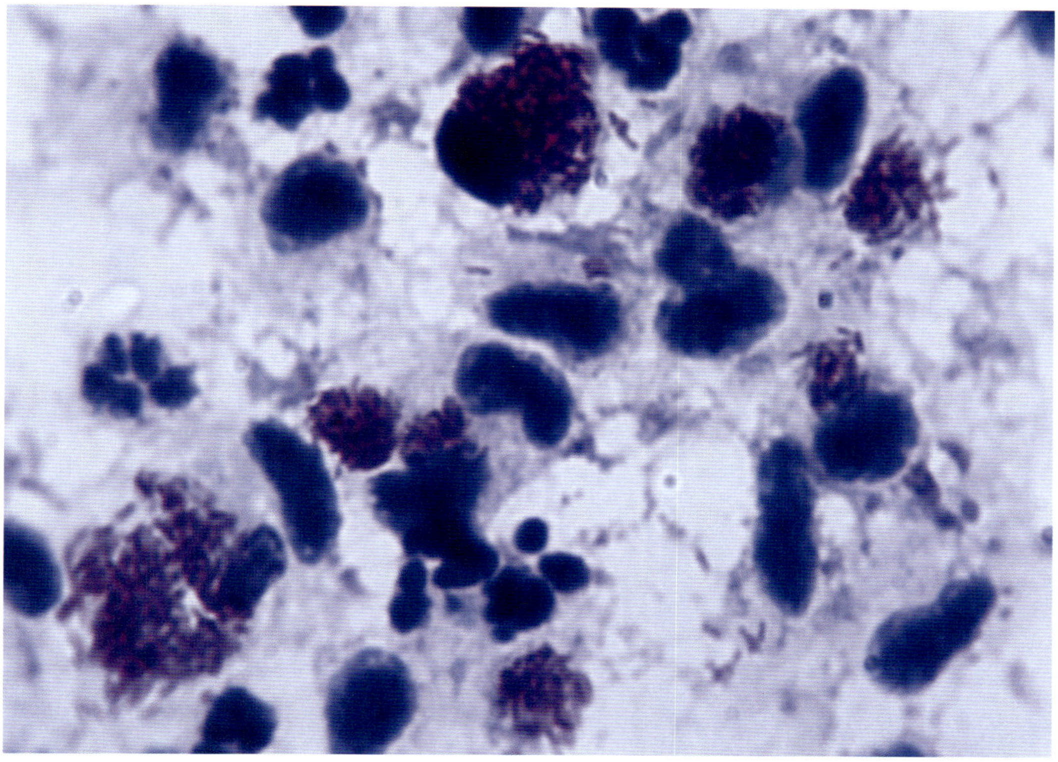

口絵 15　A/J マウスマクロファージにおける *Legionella pneumophila* Philadelphia-1 の細胞内増殖。（レジオネラ科本文写真 7）

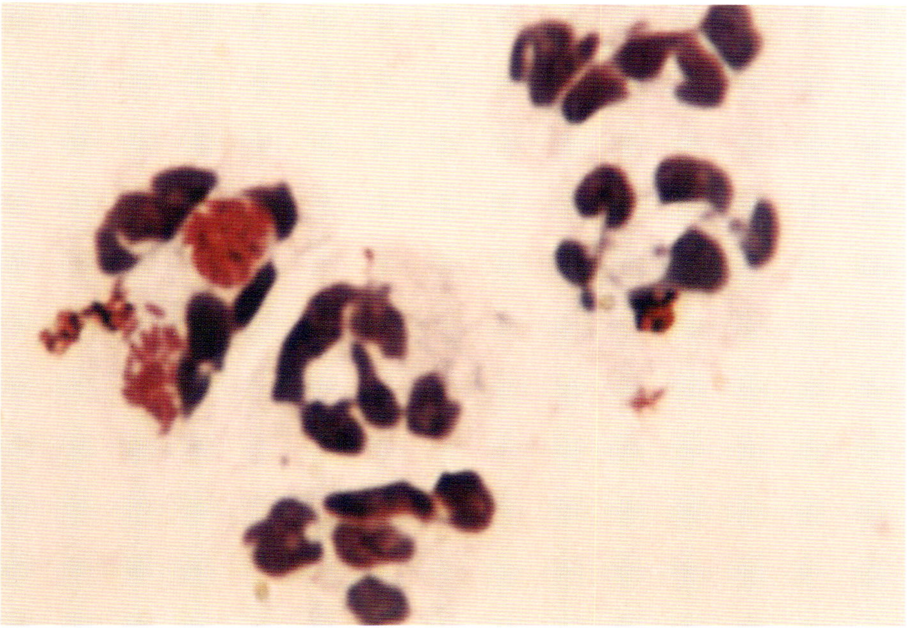

口絵 16　モルモットの好中球のなかで増殖する *L. pneumophila* のヒメネス染色像。（レジオネラ科本文写真 9）

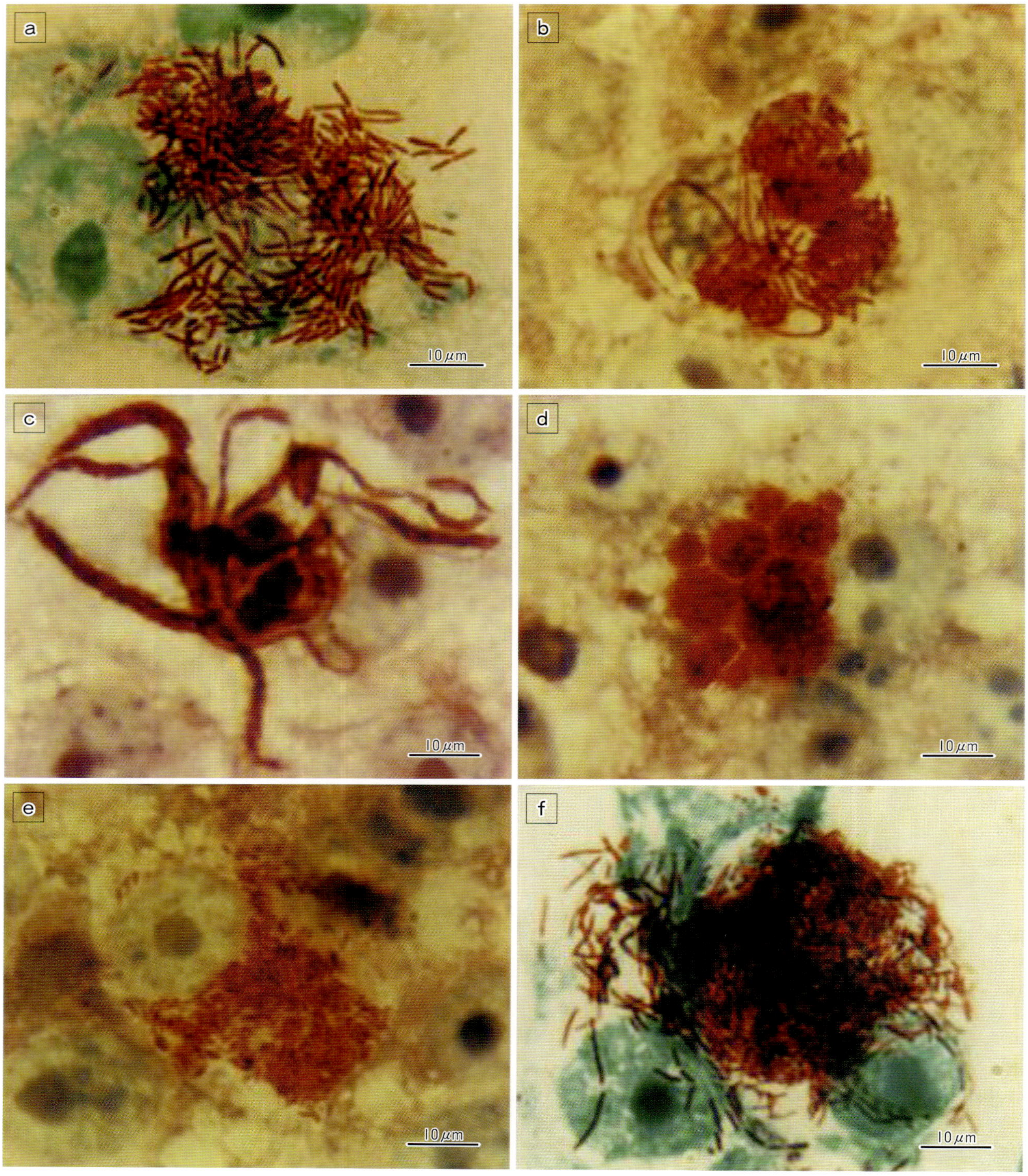

口絵 17　レジオネラ属がVero細胞内で増殖したときに見せるマイクロコロニーの形態の多様性。a)*Legionella pneumophila* Philadelphia-1，b)*L. bozemanii* WIGA，c)*L. oakridgensis* OR-10，d)*L. jordanis* BL-540，e)*L. feeleii* WO-44C，f)*L. dumoffii* Tex-KL。(レジオネラ科本文写真 11)

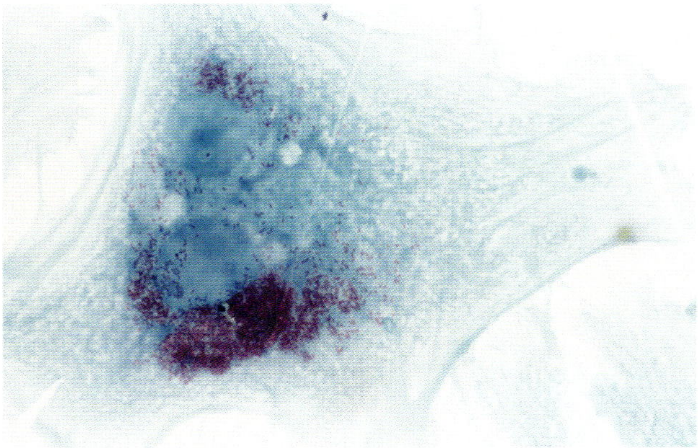

口絵 18　*Coxiella burnetii* 感染細胞のヒメネス染色による光学顕微鏡像。培養したマウスマクロファージに *C. burnetii* を感染させたもので，細胞質内に赤色に染色された多数の菌体が認められる。(コクシエラ科本文写真 2 参照)

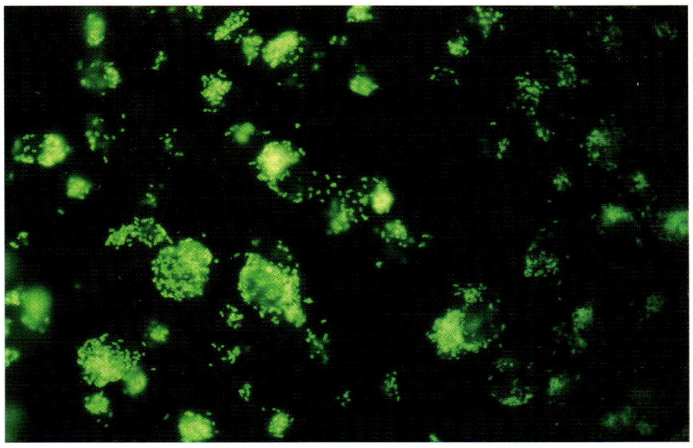

口絵 19　マウス脾臓細胞内で増殖した *C. burnetii*。*C. burnetii* 感染マウスの脾臓スタンプ標本を，急性Q熱患者の血清を用いて間接蛍光抗体法により免疫染色したもの。脾臓細胞内および細胞外に多数の菌体が認められる。(コクシエラ科本文参照)

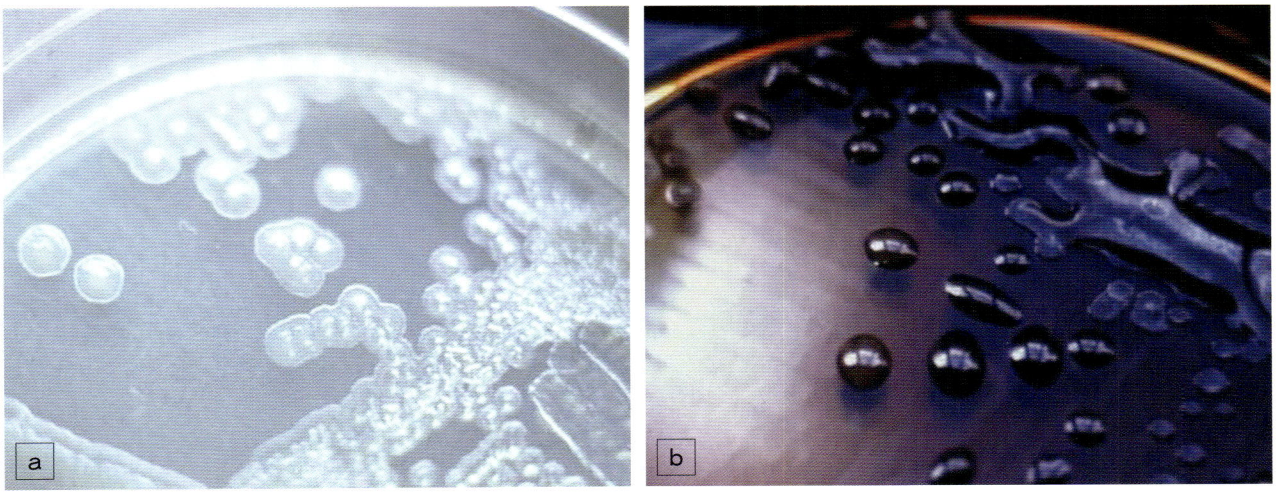

口絵 20　緑膿菌のコロニー形態のグラム染色像。a)ラフ型コロニー，b)ムコイド型コロニー。(シュードモナス科本文写真 2)

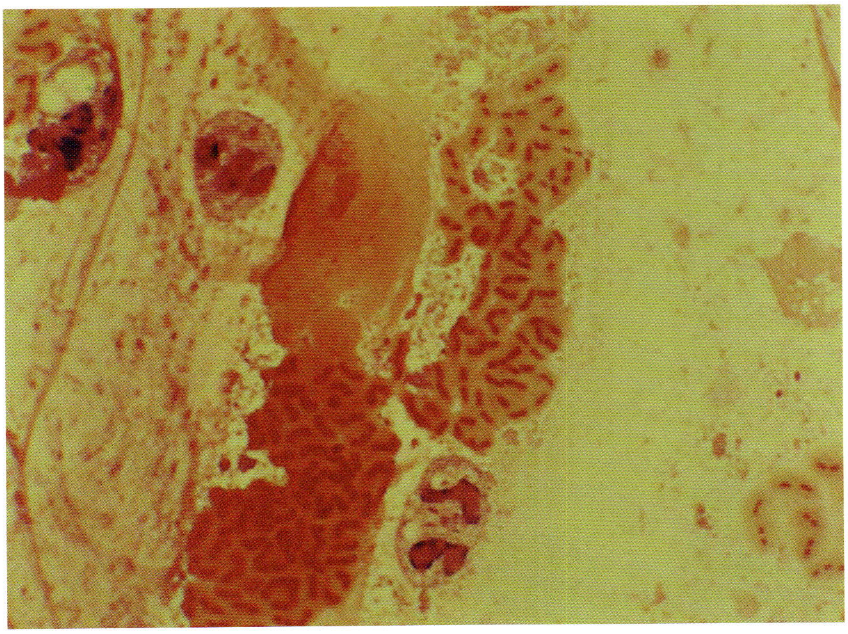

口絵 21　ムコイド型緑膿菌のグラム染色像。菌体周囲に淡い赤色に染色される多糖体が観察される。(シュードモナス科本文写真 3)

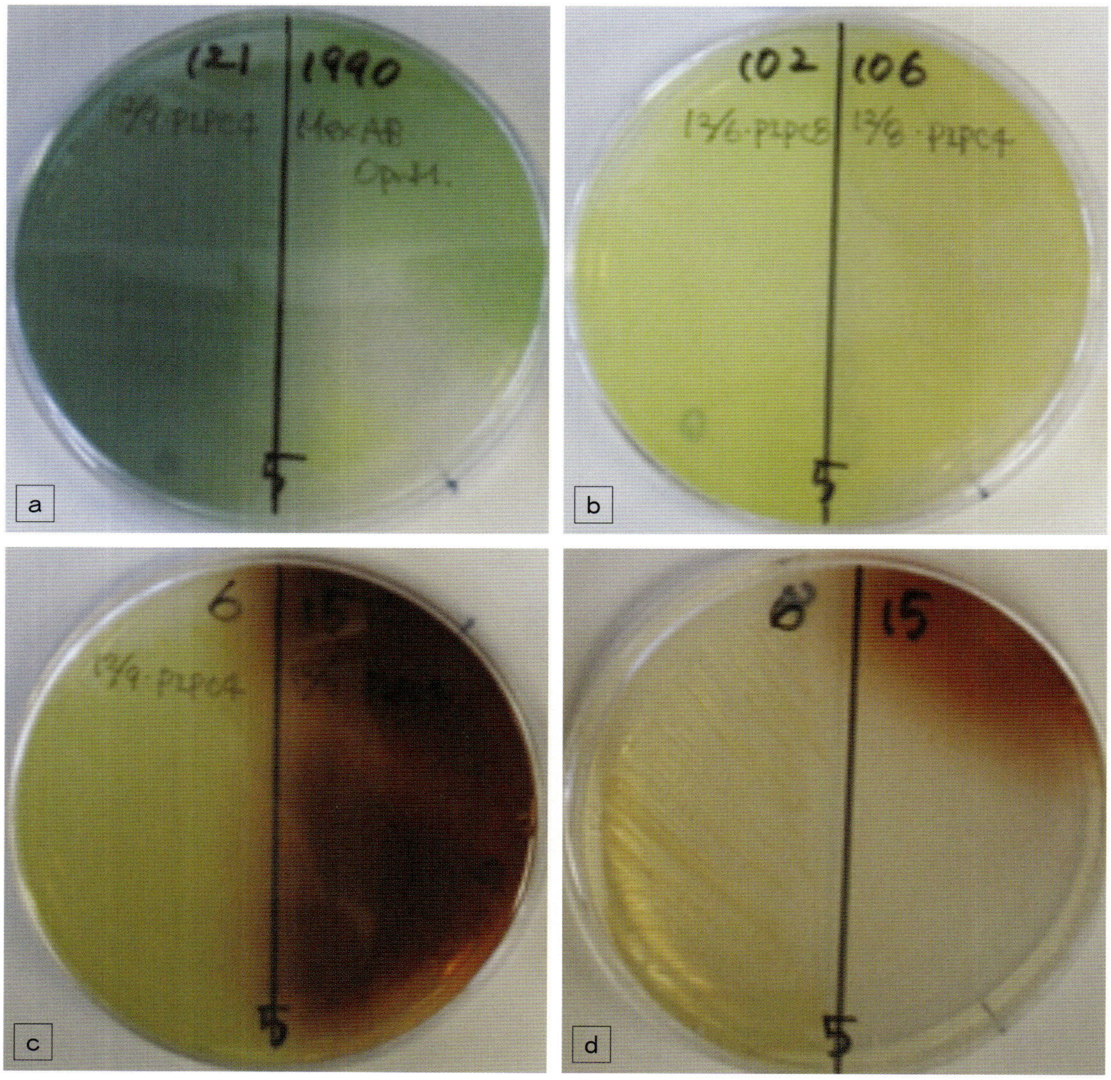

口絵 22　緑膿菌の産生する色素。a)Pyocyanin，b)Pyoverdin，c)Pyomelanin，d)Pyorubin。(シュードモナス科本文写真 5)

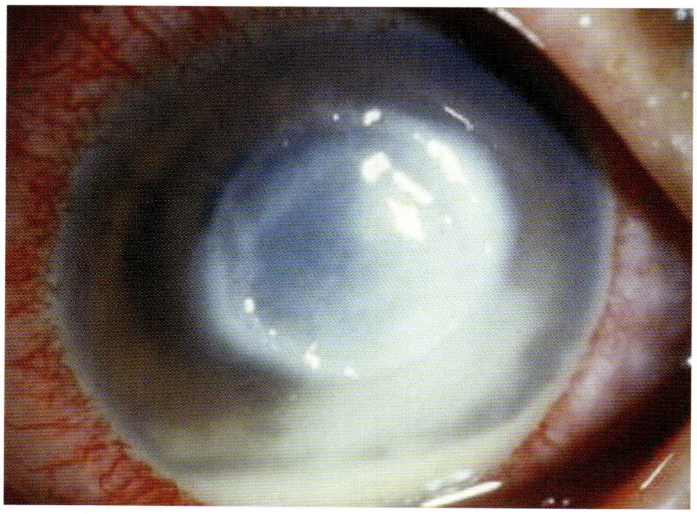

口絵 23　緑膿菌性角膜炎(大橋祐一博士，臼井正彦博士より供与)。緑濃菌の産生する蛋白分解酵素により強い角膜障害が観察される。(シュードモナス科本文写真 7)

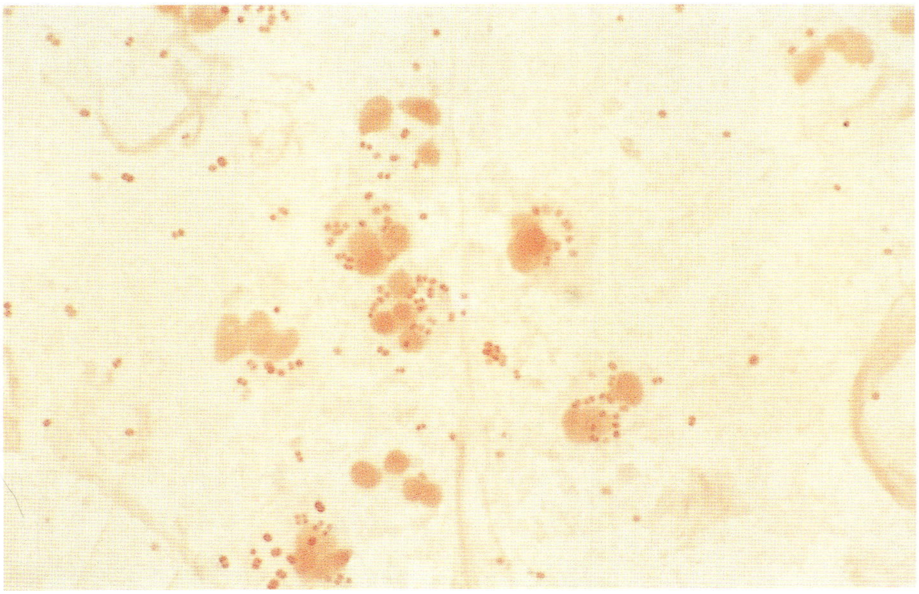

口絵 24　慢性気管支炎患者喀痰の急性増悪のグラム染色。好中球の貪食像とともに菌の増加が見られる。(モラクセラ科本文写真 1)

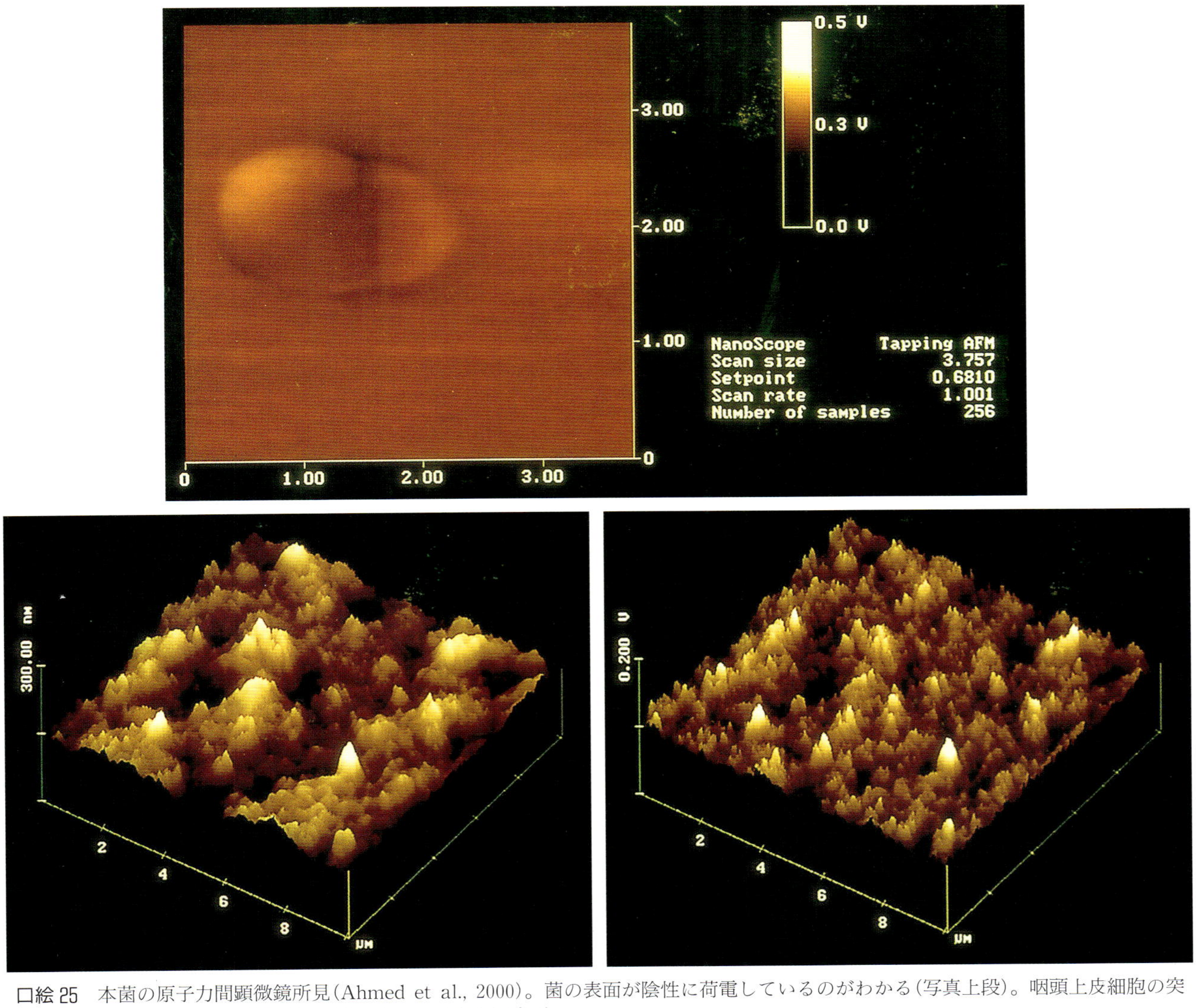

口絵 25　本菌の原子力間顕微鏡所見(Ahmed et al., 2000)。菌の表面が陰性に荷電しているのがわかる(写真上段)。咽頭上皮細胞の突起部分は陽性である(写真下段)。(モラクセラ科本文写真 4)

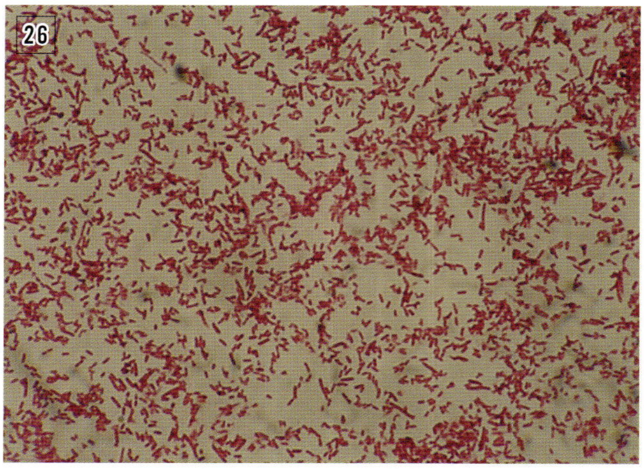
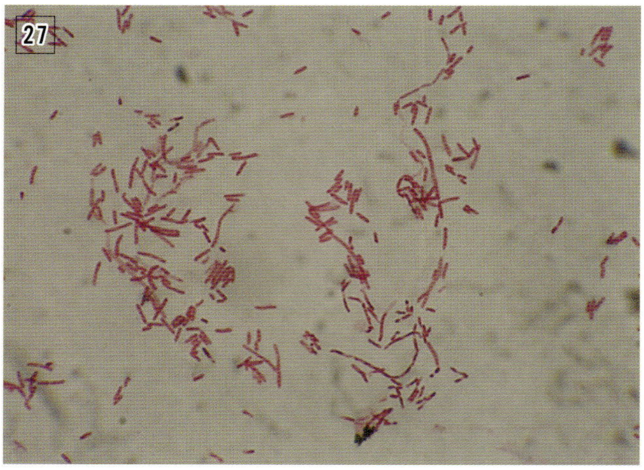
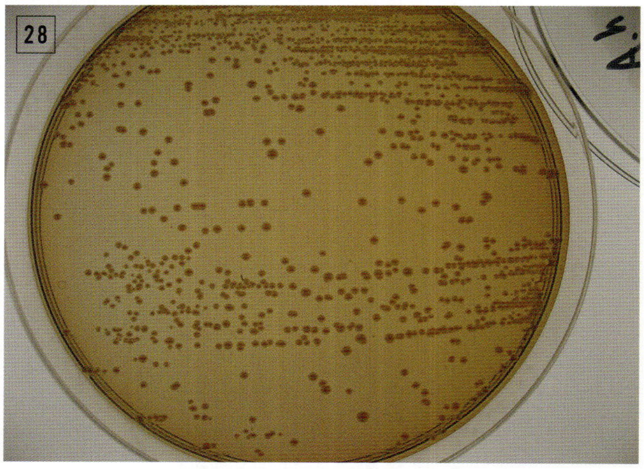
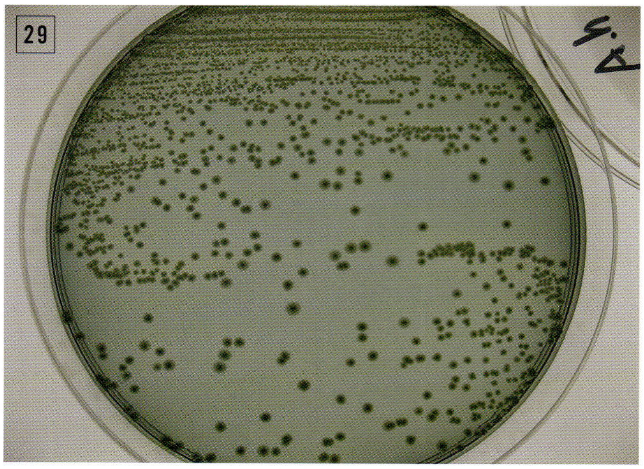
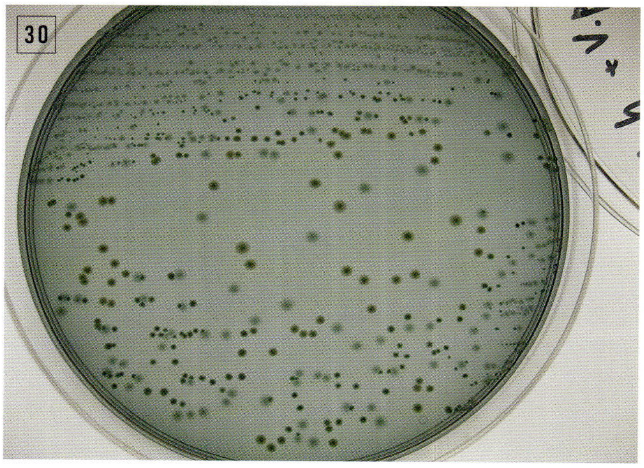
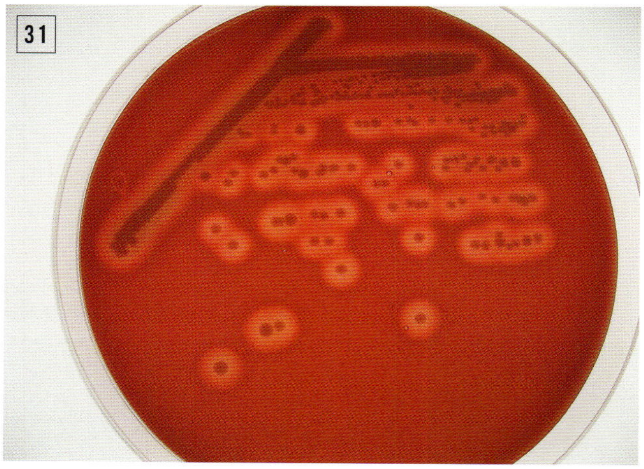

口絵 26　*Aeromonas hydrophila* ATCC7966 のグラム染色像。(エロモナス科本文写真 3)

口絵 27　*A. caviae* ATCC15467 のグラム染色像。(エロモナス科本文写真 4)

口絵 28　マッコンキー寒天培地での *A. hydrophila* ATCC7966 のコロニーの所見。37℃，24 時間培養。*Aeromonas* 属の典型的なコロニーは淡い黄褐色を呈する。辺縁はスムーズなコロニーを形成する。(エロモナス科本文写真 5)

口絵 29　アエロモナス基礎培地での *A. hydrophila* ATCC7966 のコロニーの所見。37℃，24 時間培養。*Aeromonas* 属の典型的なコロニーは中心が濁った濃い緑色を呈する。一般的に辺縁はスムーズなコロニーを形成するが，*A. jandaei* などの一部の菌種ではギザギザなコロニーが観察される。(エロモナス科本文写真 6)

口絵 30　アエロモナス基礎培地での *A. hydrophila* ATCC7966 と *Vibrio parahaemolyticus* RIMD2210633(1：1 混液)のコロニーの所見。37℃，24 時間培養。*A. hydrophila* ATCC7966 は中心の濃い緑色のコロニーを形成し，一方，*V. parahaemolyticus* は淡い緑色の半透明のコロニーを形成する。(エロモナス科本文写真 7)

口絵 31　*A. veronii* bv. *sobria* の血液寒天培地での溶血環の形成。37℃，24 時間培養。Aerolysin 様の溶血毒を産生する *A. veronii* bv. *sobria* や *A. hydrophila* では顕著な β 溶血が観察される。(エロモナス科本文写真 8)

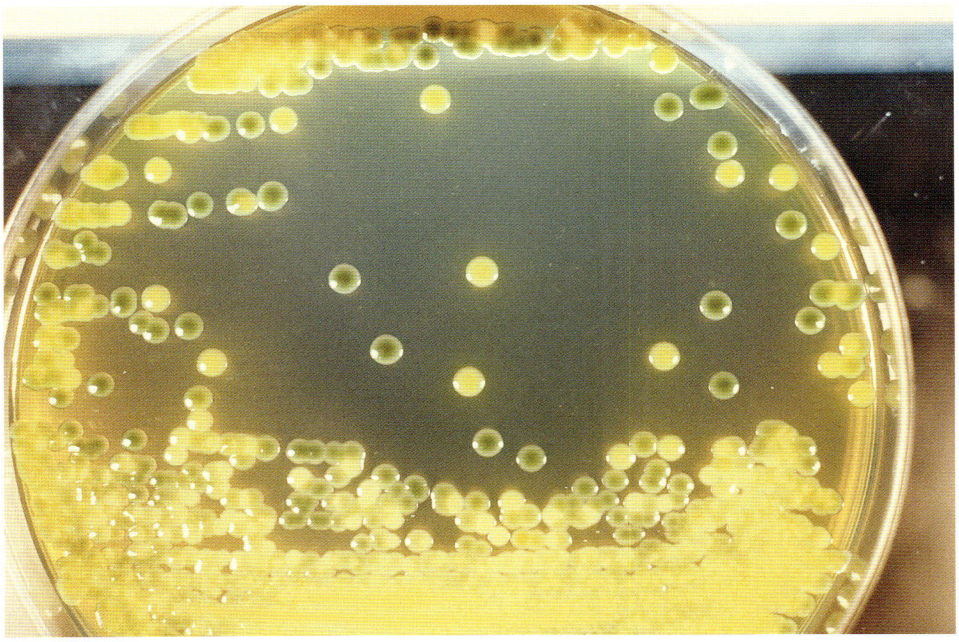

口絵 32　TCBS 寒天培地には，腸炎ビブリオと *Vibrio alginolyticus* を混釈して寒天培地に塗布した。白糖非分解性の腸炎ビブリオは緑青色の大きなコロニーを形成するのに対し，コレラ菌は黄色い中型大の透明感のあるコロニーを形成する（写真のコロニーは *V. alginolyticus* および腸炎ビブリオ）。（ビブリオ科本文写真 2）

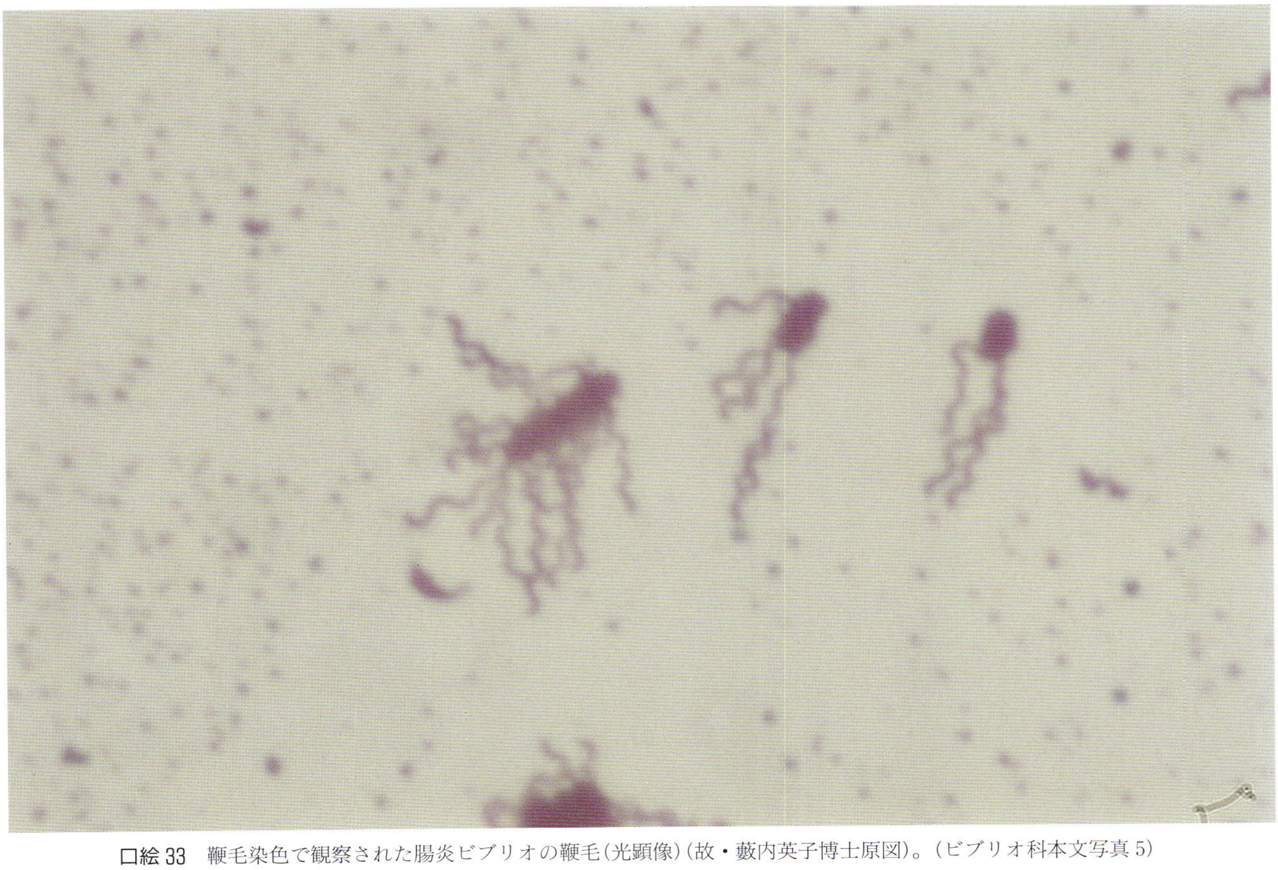

口絵 33　鞭毛染色で観察された腸炎ビブリオの鞭毛（光顕像）（故・藪内英子博士原図）。（ビブリオ科本文写真 5）

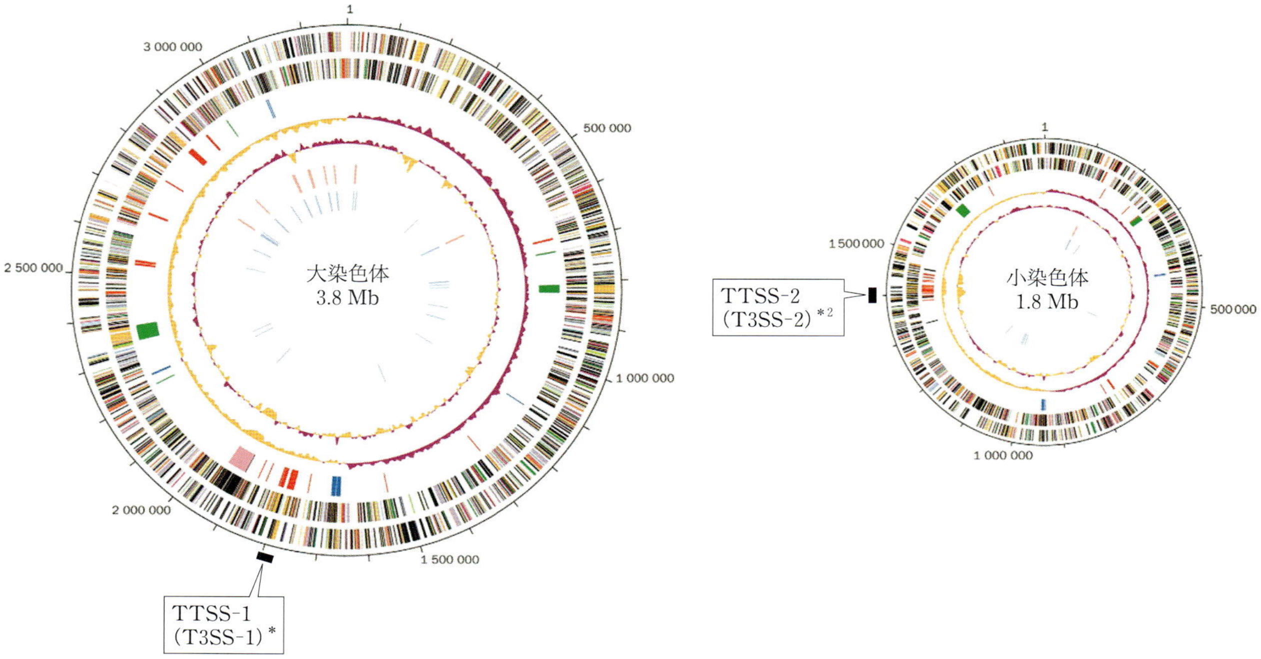

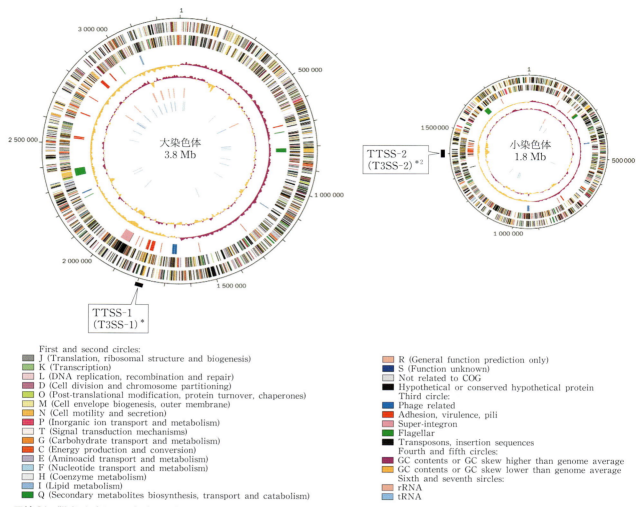

First and second circles:
- J (Translation, ribosomal structure and biogenesis)
- K (Transcription)
- L (DNA replication, recombination and repair)
- D (Cell division and chromosome partitioning)
- O (Post-translational modification, protein turnover, chaperones)
- M (Cell envelope biogenesis, outer membrane)
- N (Cell motility and secretion)
- P (Inorganic ion transport and metabolism)
- T (Signal transduction mechanisms)
- G (Carbohydrate transport and metabolism)
- C (Energy production and conversion)
- E (Aminoacid transport and metabolism)
- F (Nucleotide transport and metabolism)
- H (Coenzyme metabolism)
- I (Lipid metabolism)
- Q (Secondary metabolites biosynthesis, transport and catabolism)
- R (General function prediction only)
- S (Function unknown)
- Not related to COG
- Hypothetical or conserved hypothetical protein

Third circle:
- Phage related
- Adhesion, virulence, pili
- Super-integron
- Flagellar
- Transposons, insertion sequences

Fourth and fifth circles:
- GC contents or GC skew higher than genome average
- GC contents or GC skew lower than genome average

Sixth and seventh sircles:
- rRNA
- tRNA

口絵 34　腸炎ビブリオの全ゲノム(Makino et al., 2003)。大小 2 個の染色体からなる。*T3SS-1，*2T3SS-2 の表記も用いられる。(ビブリオ科本文図 4)

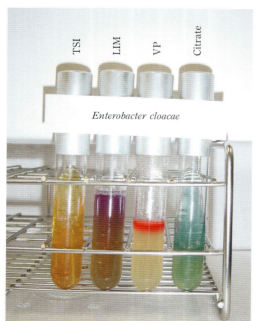

口絵 35　*Enterobacter cloacae* の生化学的性状(IMViC テスト)。ブドウ糖発酵，乳糖および，または白糖発酵，ガス産生，リジンカルボキシラーゼ(＋；色素を還元して脱色が起こっているために陰性に見える)，インドール(－)，運動性(＋)，VP 反応(＋)，クエン酸利用能(＋)。(エンテロバクテリア科本文写真 11)

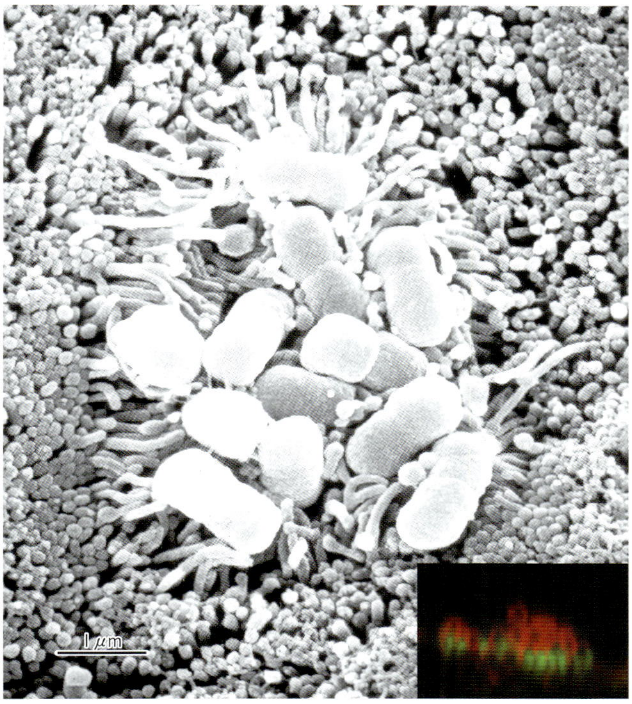

口絵 36　小腸粘膜吸収細胞表面での定型 EPEC と微絨毛（刷子縁）の相互作用（A/E 現象）を示す走査型電子顕微鏡像。挿入写真（右下）は共焦点レーザー顕微鏡像。定型 EPEC はテキサスレッド（赤）で，定型 EPEC が誘導したアクチンの重合構造は FITC（緑）で染色されている。粘着した定型 EPEC の周囲では微絨毛が伸長して EPEC を取り囲み，下方では粘膜にアクチン重合が起きている。（エンテロバクテリア科本文写真 3b）

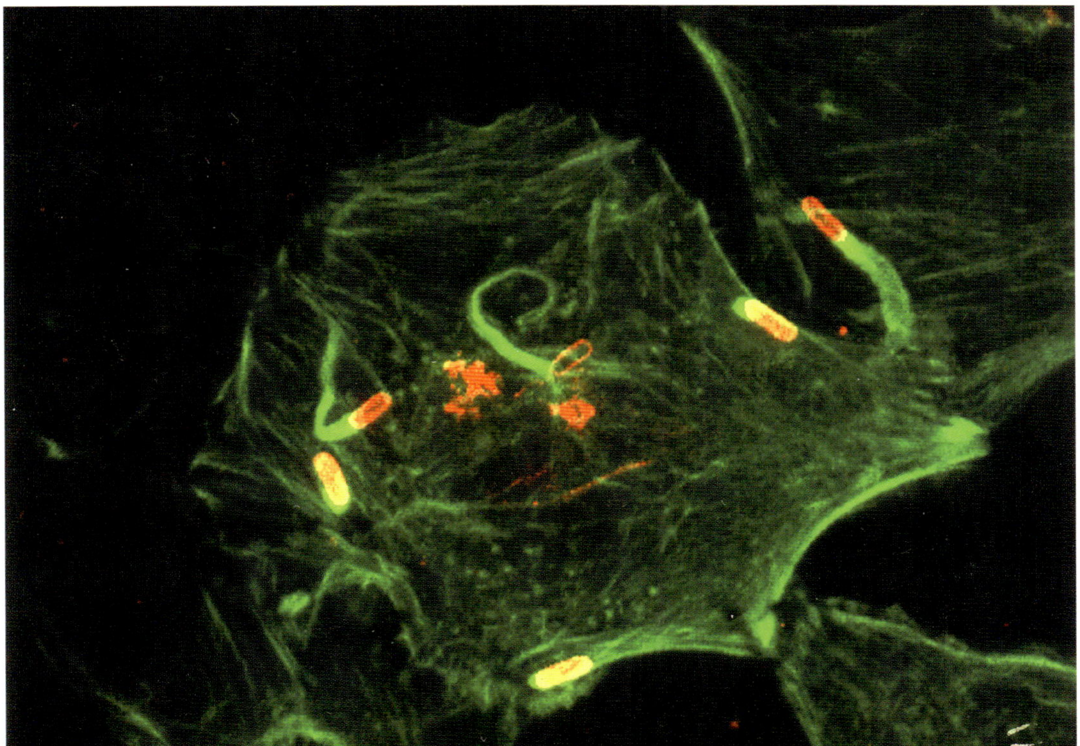

口絵 37　腸管侵入性大腸菌の細胞侵入性（共焦点レーザー顕微鏡像）。腸管侵入性大腸菌（EIEC）は，赤痢菌と同様で，細胞内でアクチン・テールを形成して細胞内を激しく運動し，隣接する細胞へと拡散する。EIEC はテキサスレッド（赤）で，アクチン・テールは FITC（緑）で染色されている。（エンテロバクテリア科本文写真 6）

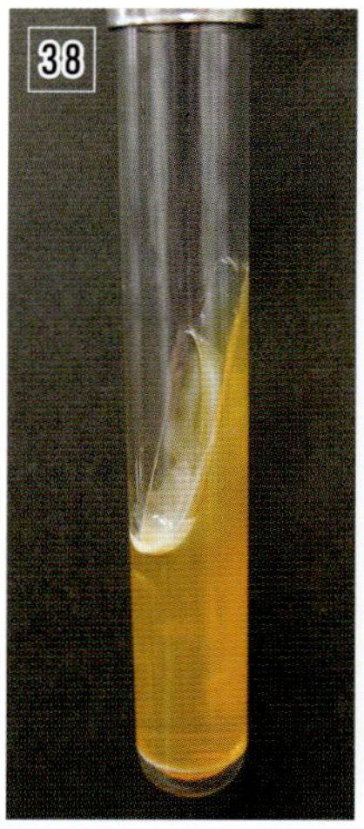
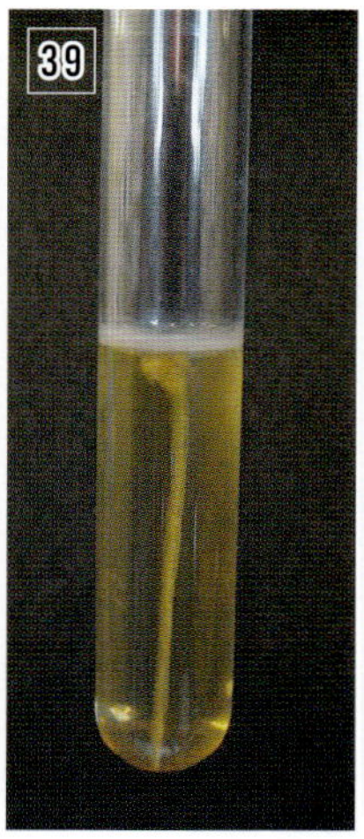
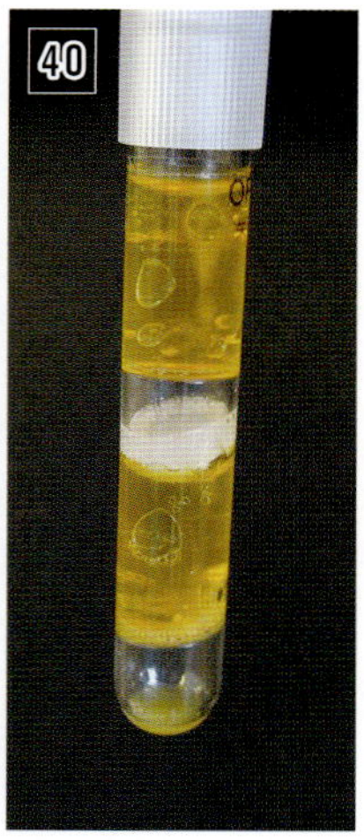
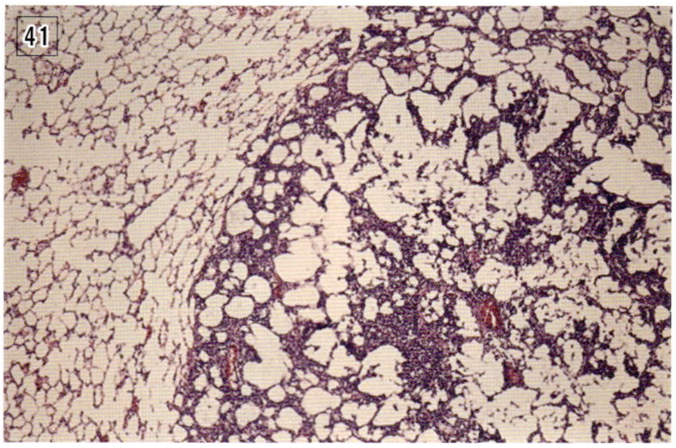
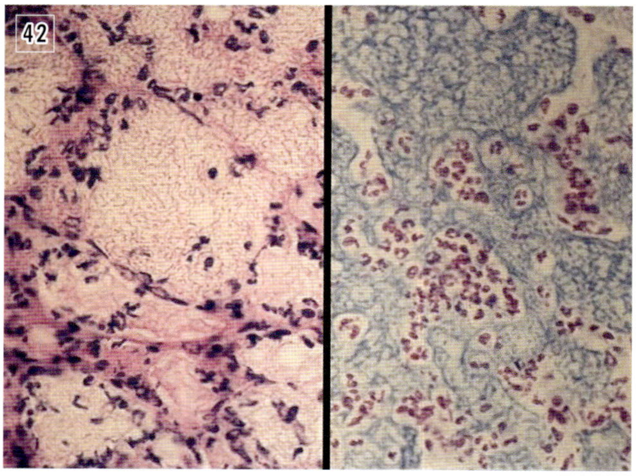

口絵 38　Kligler 培地。ブドウ糖，乳糖分解により斜面上部，下部とも黄変する。ガス産生により培地の下部に空隙が認められる。(エンテロバクテリア科本文写真 13)

口絵 39　SIM 培地。硫化水素，インドールを産生しない。菌を接種した部位では培地が混濁し増殖が認められるが，その周囲は混濁がなく運動性がないことが確認される。(エンテロバクテリア科本文写真 14)

口絵 40　OF 培地。上層部(好気)，下層部(嫌気)とも黄変し，ブドウ糖発酵菌であることが確認できる。ガス産生による気泡が見られる。(エンテロバクテリア科本文写真 15)

口絵 41　クレブシエラ肺炎の肺病理(マウス)。感染初期の病理は肺炎球菌性肺炎に類似し，毛細血管のうっ血と菌体を含む肺胞腔内の浮腫が認められ，急速に遠心的に多発大葉へと広がる。肺炎球菌性肺炎と異なる点は実質の壊死をともなうことであり，一度炎症細胞浸潤を併発すると，壊死は初期に顕微鏡的であるが，次第に膿瘍を形成するようになり，血管を閉塞すると大きな空洞を形成する。(エンテロバクテリア科本文写真 20)

口絵 42　クレブシエラ肺炎の肺凍結切片(マウス)。肺胞腔内を押し広げるようにクレブシエラが増殖し，炎症細胞が認められる。(エンテロバクテリア科本文写真 21)

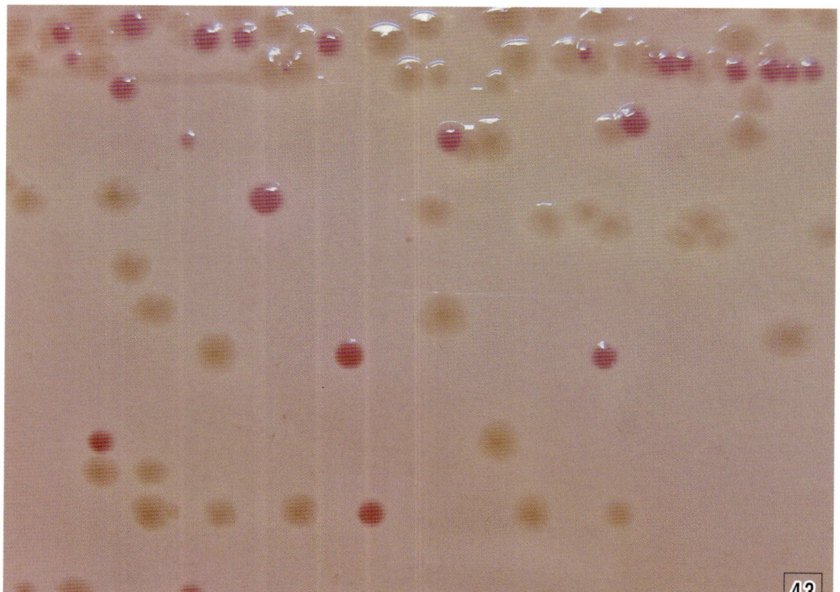
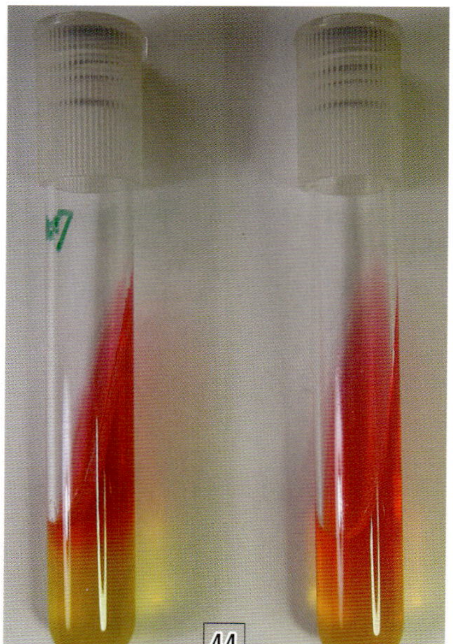

口絵 43　SS 寒天培地上の *P. shigelloides* の集落。*Plesiomonas shigelloides* は 1.0～2.0 mm 程度で半透明から薄いピンク色の集落を形成する。赤色集落は *Escherichia coli* である。(エンテロバクテリア科本文写真 23)

口絵 44　TSI 寒天培地(確認培地)での *P. shigelloides* O17(左)と *Shigella sonnei* I 相(右)。*P. shigelloides* は斜面部赤色，高層部黄色でガスの産生は見られず，*Shigella* と同様の所見を示す。(エンテロバクテリア科本文写真 24)

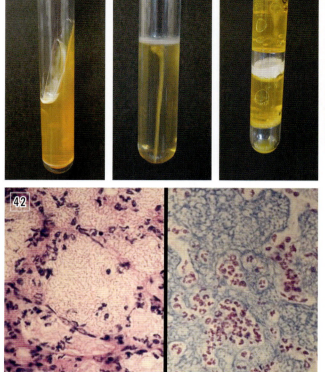

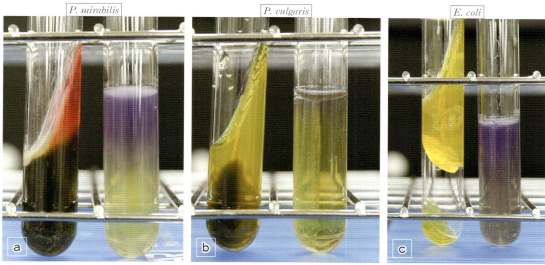

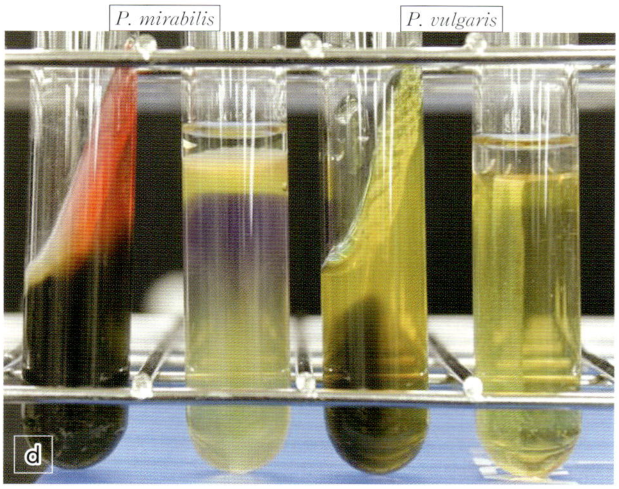

口絵 45　a〜c) *Proteus mirabilis*，*P. vulgalis* (O 型菌)，*Escherichia coli* の TSI 寒天(左)および LIM 培地(右)での発育。d) LIM 培地にインドール試薬を添加。*P. mirabilis* はインドール(−)，*P. vulgalis* はインドール(+)である。しかし，写真に示した *P. vulgalis* は O 型菌に変異しているため発育が弱く，インドール反応も弱い。(エンテロバクテリア科本文写真 29)

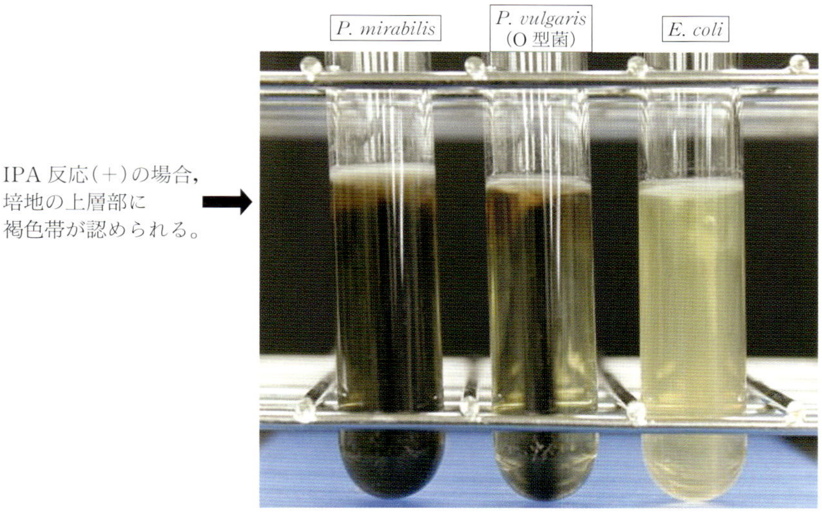

口絵 46　SIM 培地での *Proteus mirabilis*，*P. vulgaris* (O 型菌)，*Escherichia coli* の発育。*Proteus* は硫化水素(+)，IPA 反応(+)，*E. coli* は硫化水素(−)，IPA 反応(−)。(エンテロバクテリア科本文写真 31)

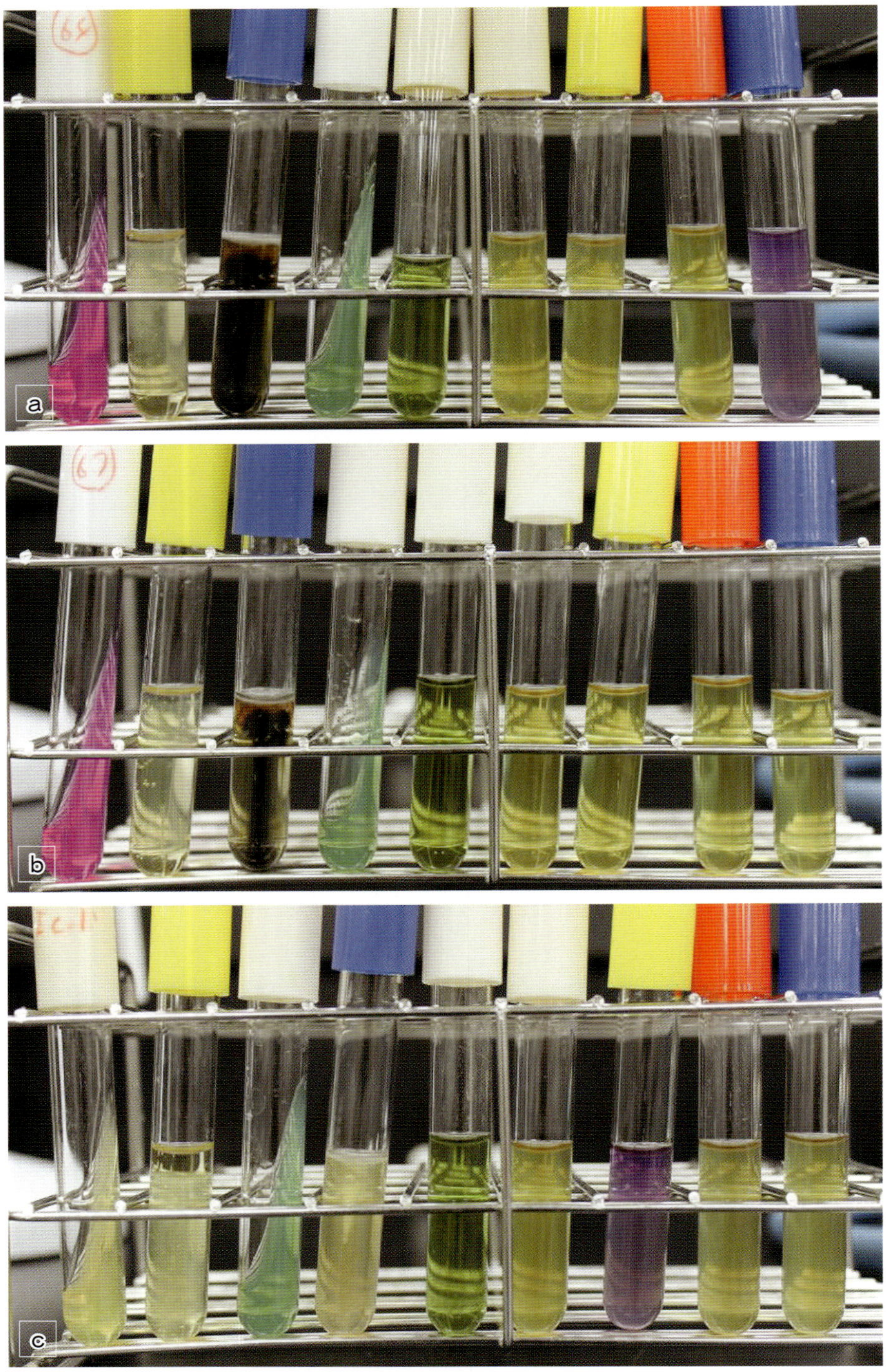

口絵 47　培地は左から尿素培地，VP 半流動，SIM 培地，クエン酸塩培地，マロン酸塩培地，アミノ酸(対照培地)，リジン培地，アルギニン培地，オルニチン培地(ただし，写真 c では SIM 培地とクエン酸塩培地の並びが逆になっている)。a)*Proteus mirabilis*。尿素(＋)，SIM 培地では硫化水素(＋)と IPA 反応(＋)，オルニチン(＋)。b)*Proteus vulgaris*。尿素(＋)，SIM 培地では硫化水素(＋)と IPA 反応(＋)，オルニチン(－)。c)*Escherichia coli*。尿素(－)，SIM 培地では硫化水素(－)と IPA 反応(－)，リジン(＋)。(エンテロバクテリア科本文写真 30)

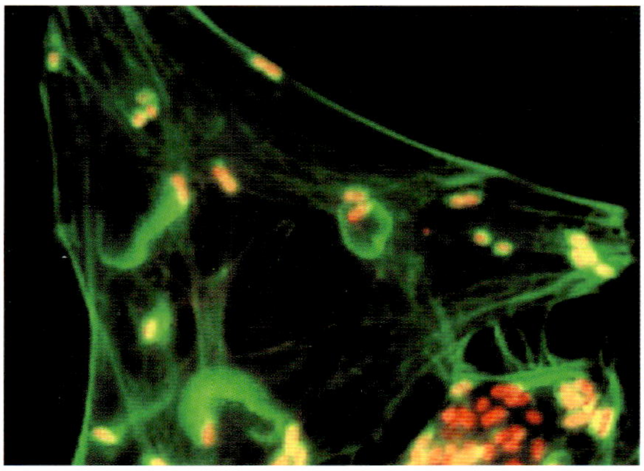

□絵 48　HeLa 細胞への侵入像(三浦雅史氏より供与)。菌体は赤，アクチン繊維は緑色で蛍光染色されている。赤痢菌は細胞に侵入後，細胞のアクチン単量体を重合させることを推進力に細胞内，細胞間を移動する。菌体後部にアクチンが重合した，いわゆるアクチンコメットが観察される。(エンテロバクテリア科本文写真 45)

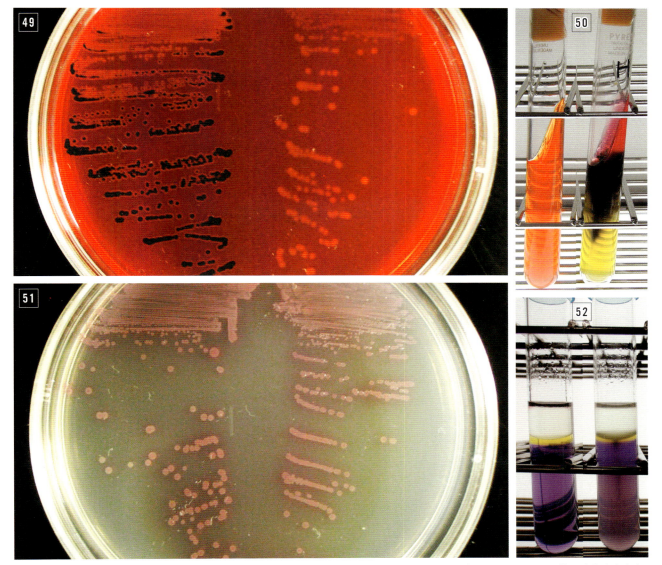

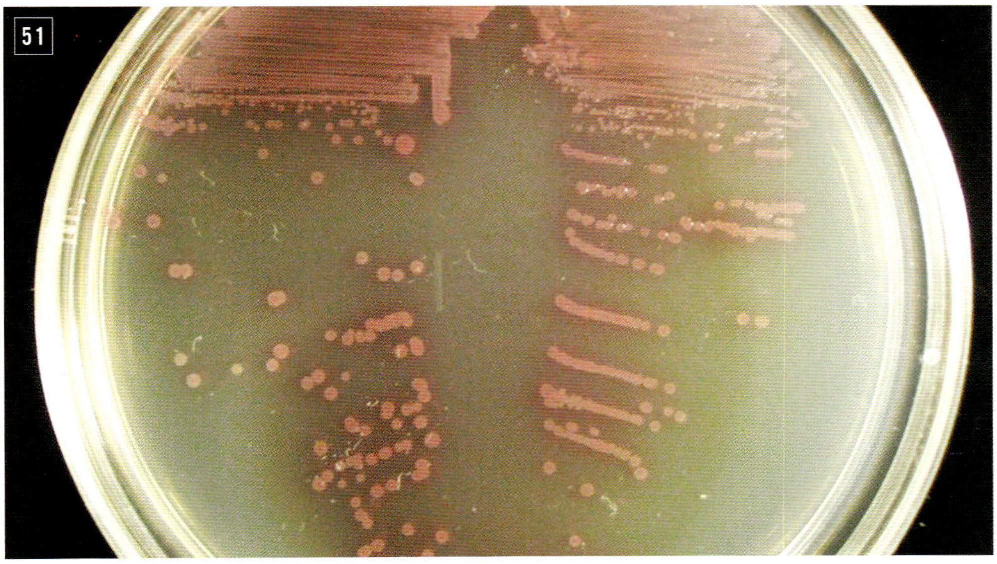

□絵 49　XLD 寒天培地上に形成された *S.* Enteritidis(左)および *S.* Choleraesuis(右)の集落。多くのサルモネラ属菌が硫化水素産生性を持ち黒色集落を形成する一方で，serovar Choleraesuis は硫化水素産生性を持たないため透明の集落を形成する。本培池を用いた serovar Choleraesuis の分離同定は困難である。(エンテロバクテリア科本文写真 37)

□絵 50　CHROMagar Salmonella 上に形成された *S.* Enteritidis(左)および *S.* Choleraesuis(右)の集落。serovar Choleraesuis も他の多くの血清型と同様に藤色の集落を形成する。(エンテロバクテリア科本文写真 39)

□絵 51　TSI 培地における *S.* Enteritidis の発育性状。ブドウ糖発酵性陽性，乳糖・白糖分解性陰性であるため高層部で黄色，斜面部で赤色を呈する。また，硫化水素産生性陽性であるため高層部が黒変し，ガス産生性陽性により高層部に気泡が確認される。左が未接種，右が *S.* Enteritidis を接種した像。(エンテロバクテリア科本文写真 38)

□絵 52　LIM 培地における *S.* Enteritidis の発育性状。リジン脱炭酸能陽性であるため高層部の深部まで紫色を呈する。また，運動性陽性であるため培地全体が混濁する。インドール試験(重層部)は陰性である。左が未接種，右が *S.* Enteritidis を接種した像。(エンテロバクテリア科本文写真 40)

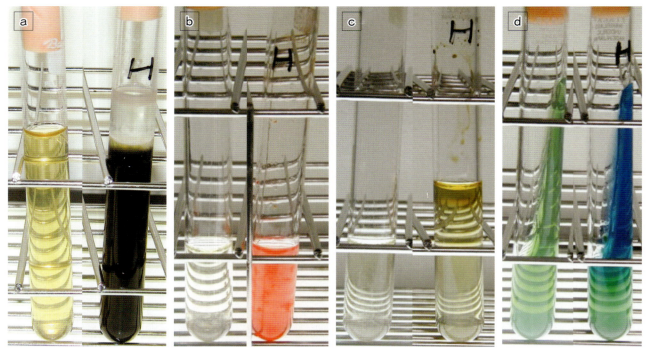

口絵 53　IMViC 試験における *S.* Enteritidis の挙動。それぞれ左が未接種，右が *S.* Enteritidis を接種した像。a)SIM 培地における発育性状。運動性陽性および硫化水素産生性陽性であるため培地全体が黒変する。またインドール試験(重層部)は陰性である。b)MR 試験における挙動。VP-MR 培地を用いた試験像。MR 反応陽性である。c)VP 試験における挙動。VP-MR 培地を用いた試験像。VP 反応陰性である。d)SC(シモンズクエン酸)培地での発育性状。クエン酸利用性陽性であるため培地の青変が観察される。(エンテロバクテリア科本文写真 41)

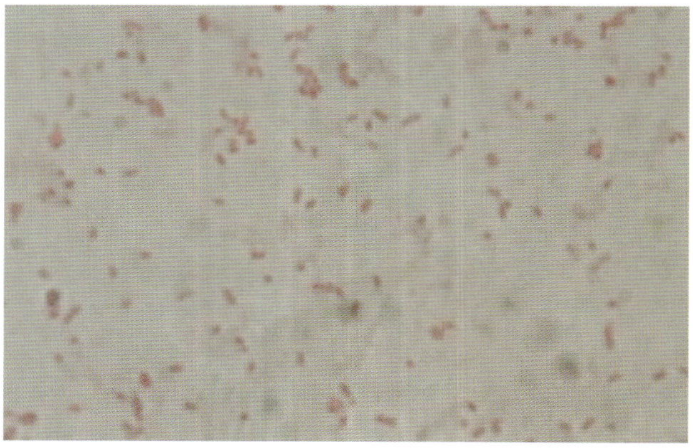

口絵 54　*Yersinia enterocolitica*(グラム染色)。×1,000。(エンテロバクテリア科本文写真 50)

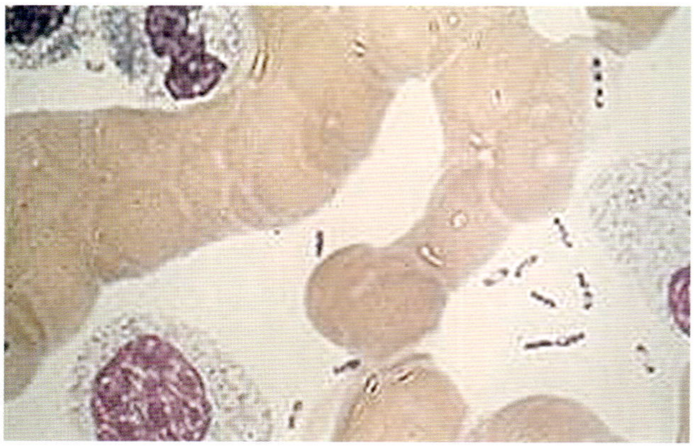

口絵 55　両端染色性を示す *Yersinia pestis*(Wayson 染色)(CDC ホームページ http://www.cdc.gov/ncidod/dvbid/plague/wayson.htm より)。(エンテロバクテリア科本文写真 51)

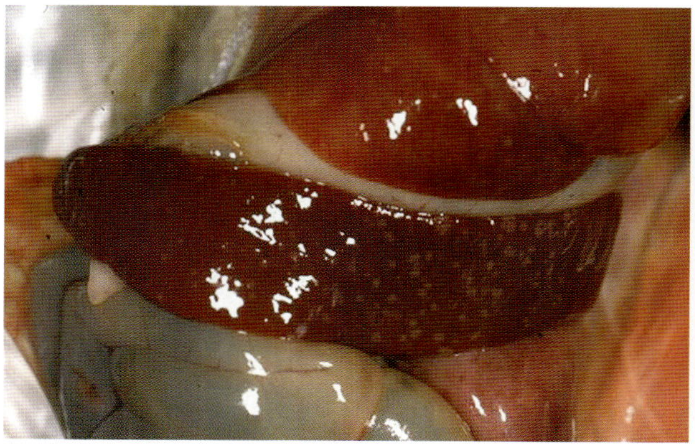

口絵 56　*Yersinia pseudotuberculosis* 4b に感染し死亡したリスザルの肝臓と脾臓(宇根有美博士より供与)。肝臓と脾臓に多発性白色結節が観察される。(エンテロバクテリア科本文写真 52)

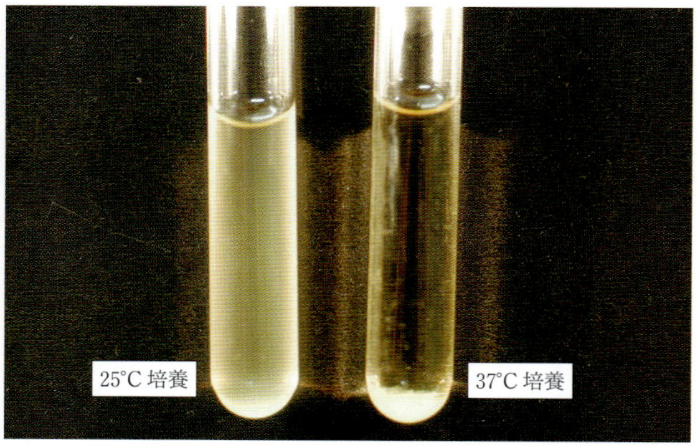

口絵 57　*Yersinia enterocolitica* O8 で観察される自己凝集性(25°C または 37°C，24 時間培養)。病原性株では，37°C培養で凝集塊を生じる。(エンテロバクテリア科本文写真 54)

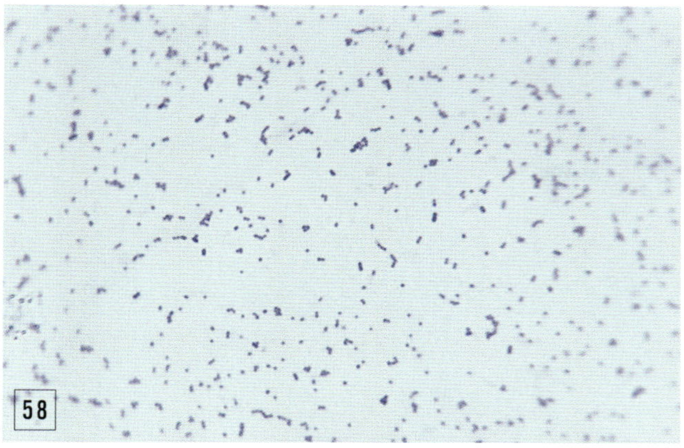

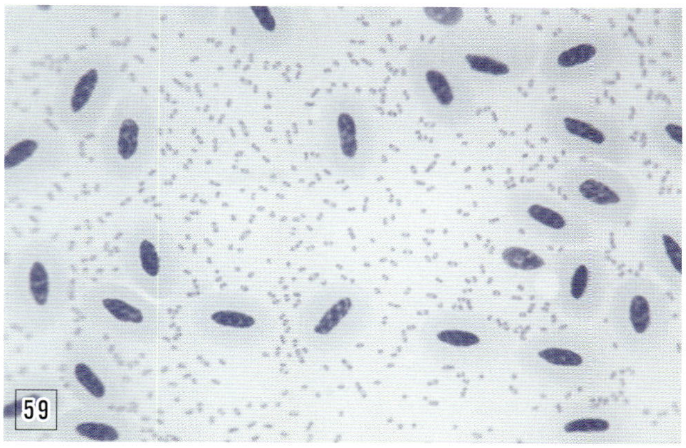

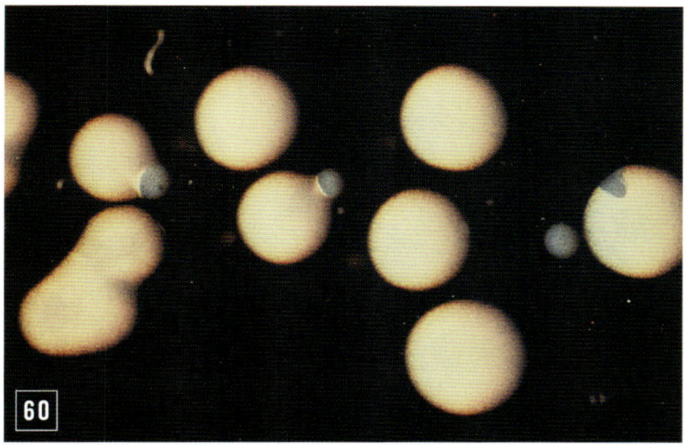

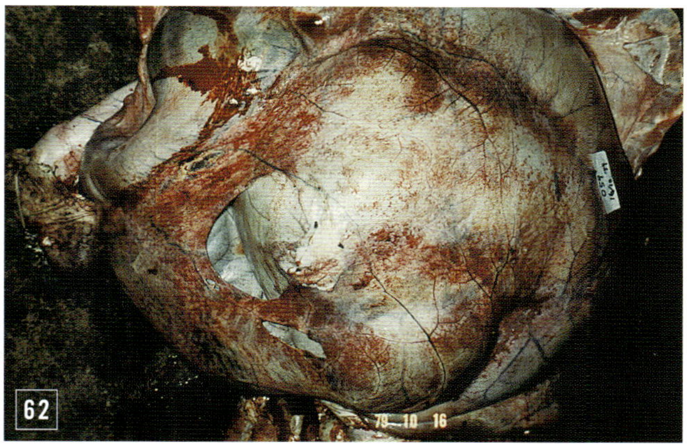

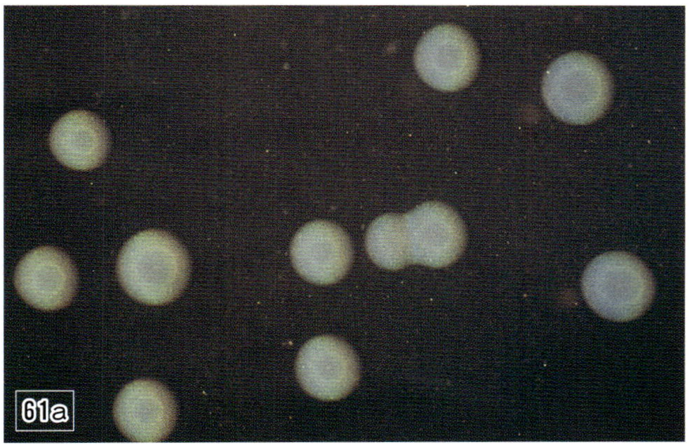

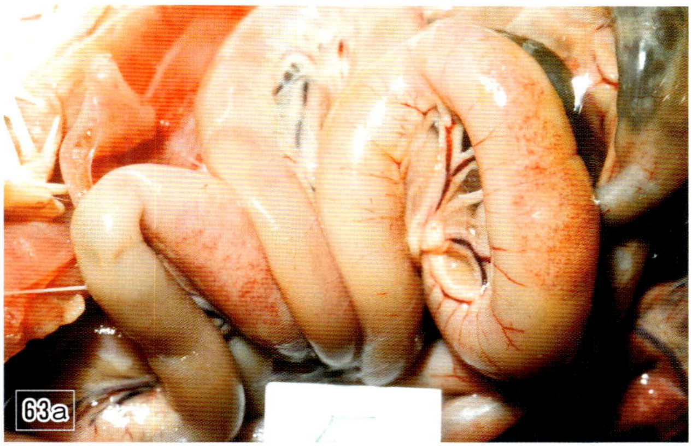

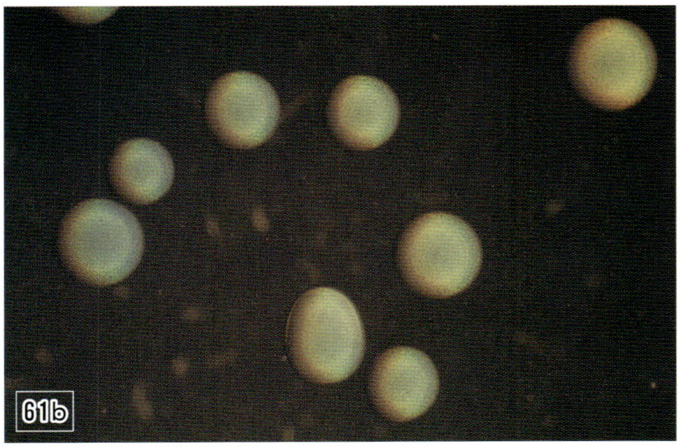

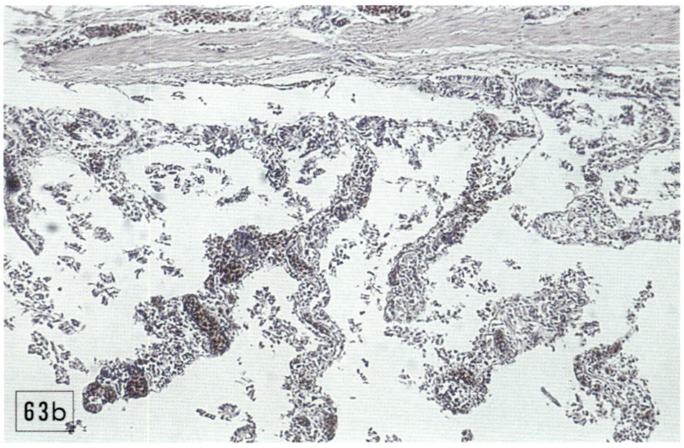

□絵 58　*Pasteurella multocida* のギムザ染色像(寒天培地培養菌)(澤田拓士撮影)。(パスツレラ科本文写真 1)

□絵 59　*P. multocida* の両端染色性(二極染色性)(澤田拓士撮影)。メチレンブルー染色。家禽コレラ罹患ガチョウの心血，大きい細胞は赤血球。(パスツレラ科本文写真 2)

□絵 60　*P. multocida*(家禽コレラ罹患シチメンチョウ由来，莢膜抗原 A 型)のコロニーの解離像(澤田拓士撮影)。iridescent type(有莢膜株)から blue type(無莢膜株)への解離。透過斜光法。(パスツレラ科本文写真 7)

□絵 61　*P. multocida* 莢膜抗原 B 型株のコロニー(澤田拓士撮影)。いずれも出血性敗血症例由来で，a)ウシ由来，b)スイギュウ由来。透過斜光法。蛍光色でも色調が異なる。(パスツレラ科本文写真 8a，b)

□絵 62　出血性敗血症で死亡したスイギュウの胃漿膜および腹膜の広範な点状出血(平棟孝志氏撮影)。(パスツレラ科本文写真 17a)

□絵 63　*P. multocida* 実験感染鶏の家禽コレラ病変(澤田拓士撮影)。a)空回腸漿膜の点状出血，b)小腸における粘膜上皮細胞の剥離，うっ血した絨毛の血管内に多数の菌が認められる。(パスツレラ科本文写真 18b，c)

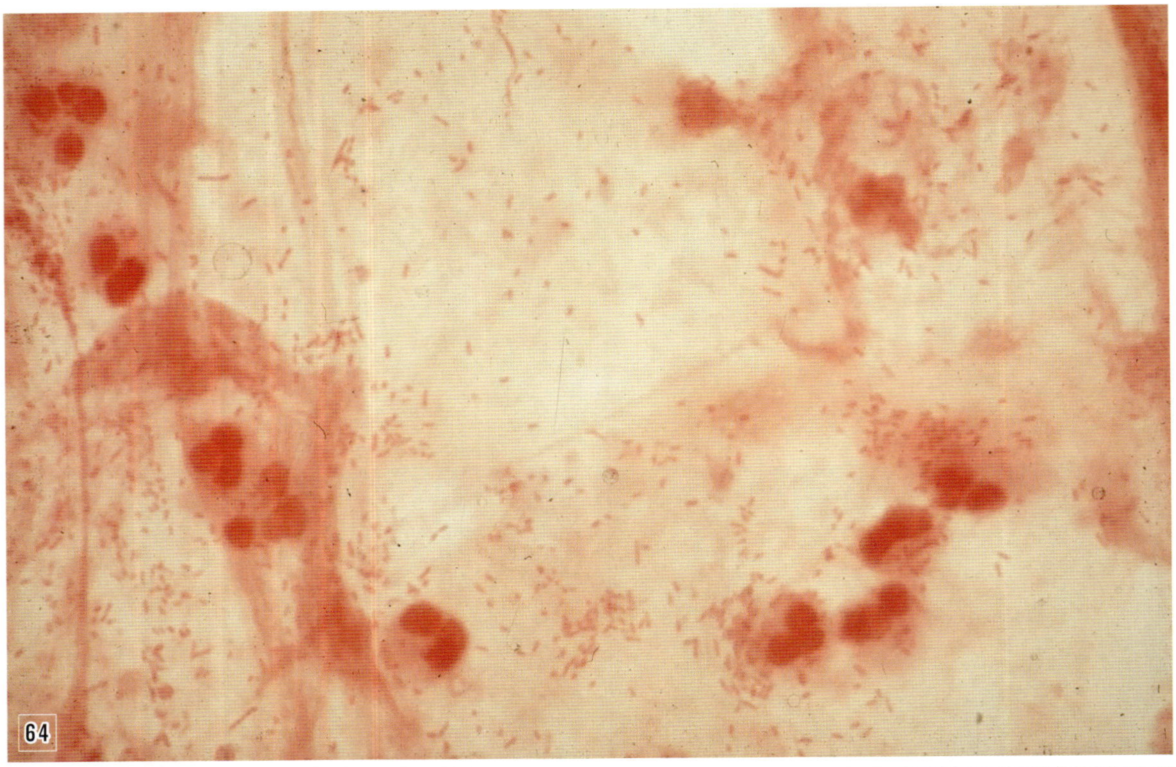

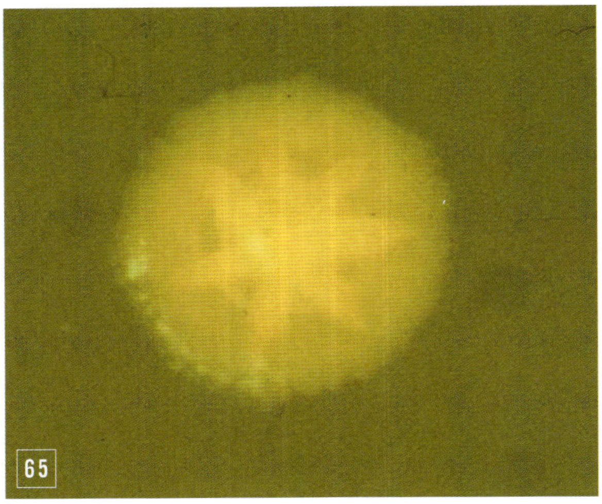

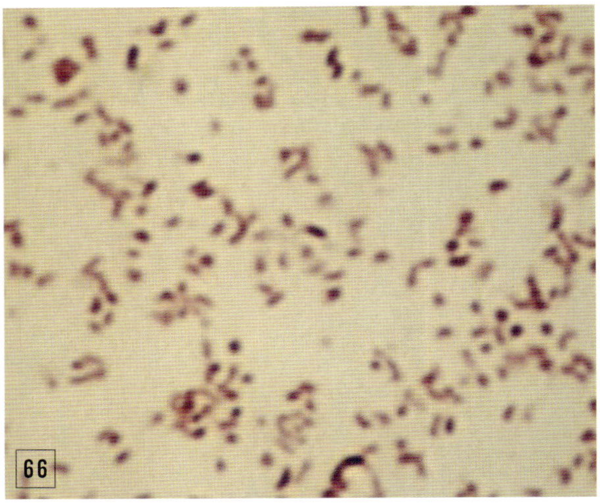

67

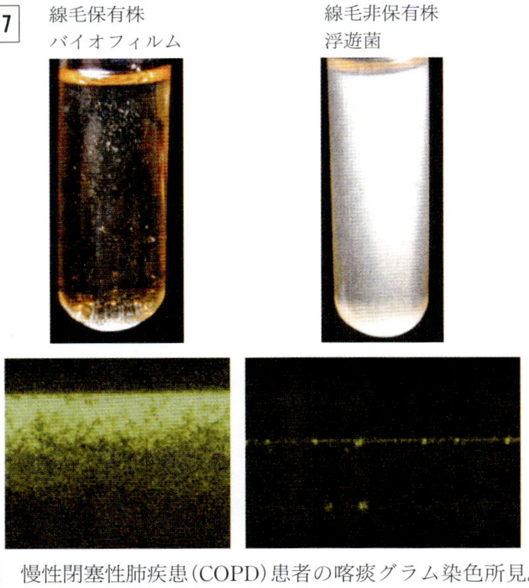

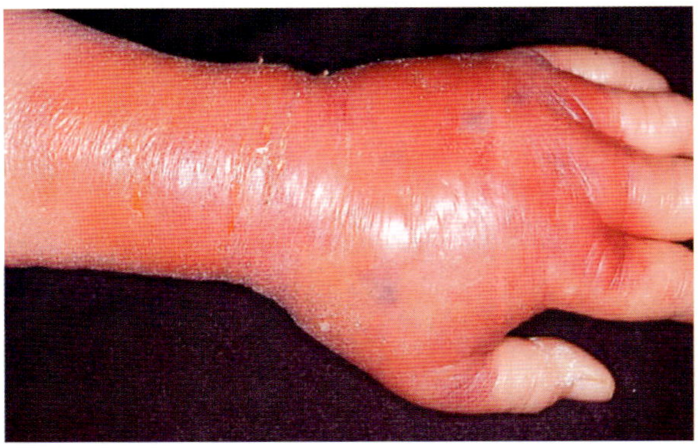

口絵 68　ネコ咬傷によるヒトの *P. multocida* 感染例(青森県立中央病院より供与)。73 歳，女性。発赤に気づいて 3 日目。左手背から前腕にかけてび漫性の発赤，腫脹が見られ，一部に水疱，血疱をともなう。2 か月後に治癒。(パスツレラ科本文写真 19)

口絵 64　慢性閉塞性肺疾患(COPD)患者の喀痰グラム染色所見。多数のインフルエンザ菌がグラム陰性の多形性を示す短桿菌として認められる。(パスツレラ科本文写真 20)

口絵 65　*Aggregatibacter actinomycetemcomitans* 培養 3 日目のコロニー。中心部に星状に見える構造を持つものは，線毛を有する。(パスツレラ科本文写真 23)

口絵 66　*A. actinomycetemcomitans* のグラム染色した菌体。(パスツレラ科本文写真 24)

口絵 67　*A. actinomycetemcomitans* の *flp* 遺伝子を持つ線毛保有株は試験管に付着し，共焦点レーザー顕微鏡でバイオフィルム形成が観察される。一方，*flp* 遺伝子を発現しない線毛非保有株は試験管に付着できず，共焦点レーザー顕微鏡でもバイオフィルムの形成は認められない。(パスツレラ科本文写真 28)

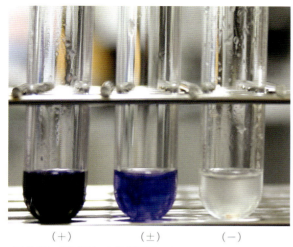

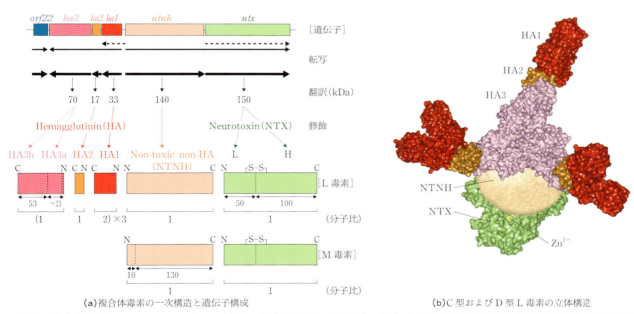

（＋）　　　（±）　　　（－）

口絵 69　馬尿酸加水分解試験。*Campylobacter jejuni* の同定に用いられる試験法のひとつ。1%馬尿酸ナトリウム水溶液に菌体を濃厚に懸濁して 37℃で 2 時間反応後，2%ニンヒドリン試薬を加えると，典型的な *C. jejuni* は，馬尿酸を分解して濃紫色を呈する。しかし，菌株によっては淡青色ないし無色のものもあるので注意が必要である。(カンピロバクター科本文写真 10)

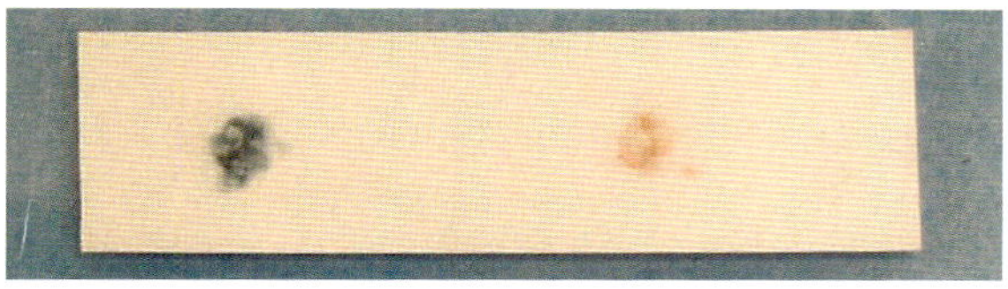

口絵 70　酢酸インドキシル試験。菌種の鑑別に用いられる試験法のひとつ。試験紙上に菌体を濃厚に塗布すると数～30 分以内に陽性の場合は青～灰緑色を示す(試験紙上の左は陽性，右は陰性)。(カンピロバクター科本文写真 11)

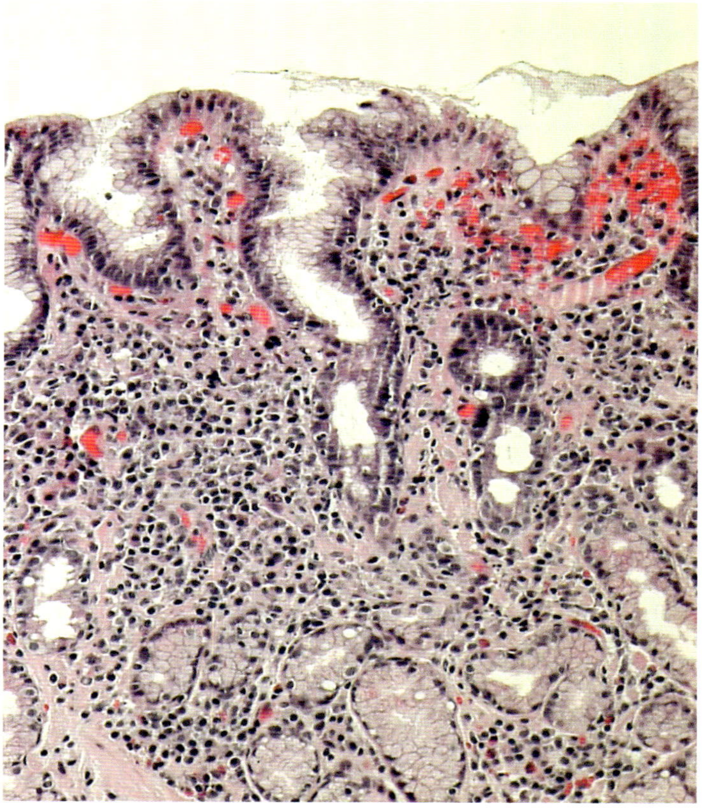

口絵 71　*Helicobacter pylori* 感染慢性胃炎の組織像(光学顕微鏡像)。多数の炎症細胞浸潤が認められる。HE 染色，×200。(ヘリコバクター科本文写真 16)

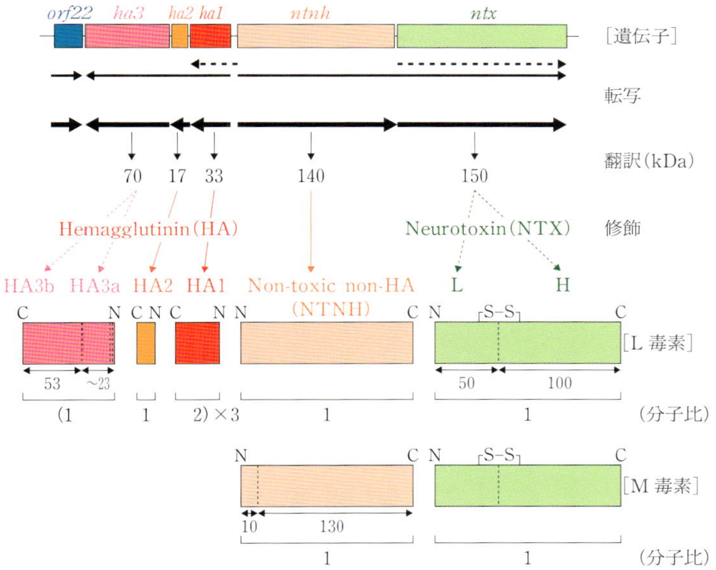

(a)複合体毒素の一次構造と遺伝子構成

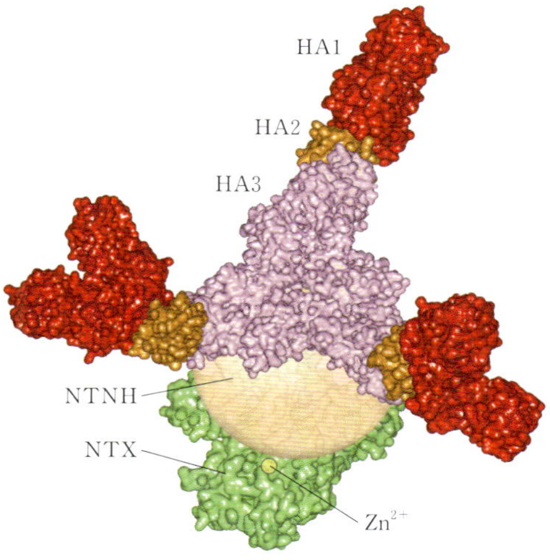

(b)C 型および D 型 L 毒素の立体構造

口絵 72　複合体毒素(Progenitor toxin)の一次構造，遺伝子構成と立体構造。C 型，D 型 L(16S)毒素および M(12S)毒素の遺伝子構成と転写，翻訳，蛋白質の修飾を示した。HA は 3～4 サブコンポーネント(HA-1，2，3a，3b)よりなる。HA1：HA2：HA3 の構成比は 2：1：1 であり，3 分子の HA が HA3 を介して 1 分子の NTNH と NTX に結合する。HA-1 と HA-3b はそれぞれガラクトースとシアル酸に結合する。(クロストリジウム科本文図 6)

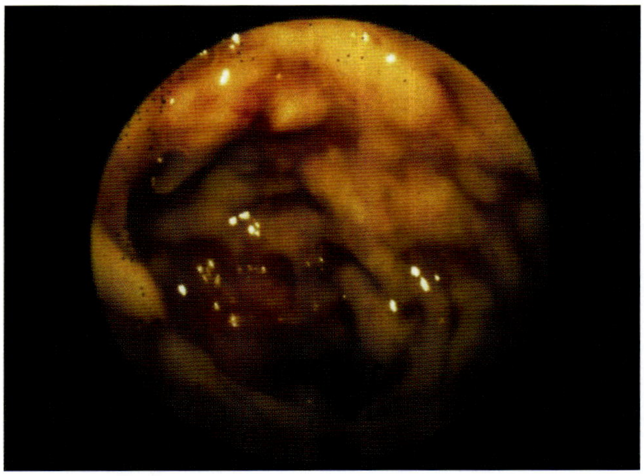

口絵 73　大腸の偽膜(中村信一博士より供与)。(クロストリジウム科本文写真 14)

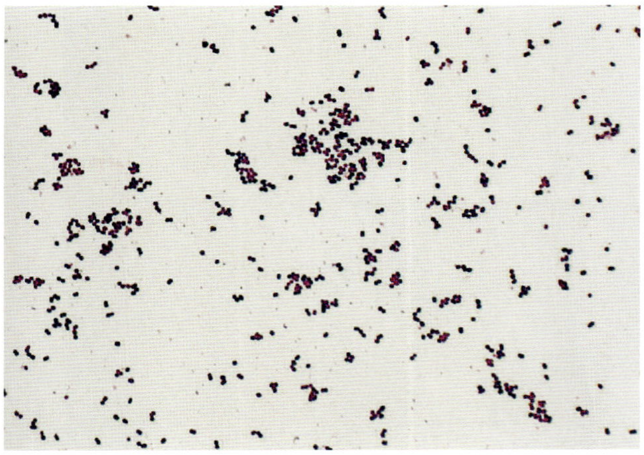

口絵 74　*Peptostreptococcus anaerobius* のグラム染色像。×1,000。(ペプトストレプトコッカス科本文写真 2)

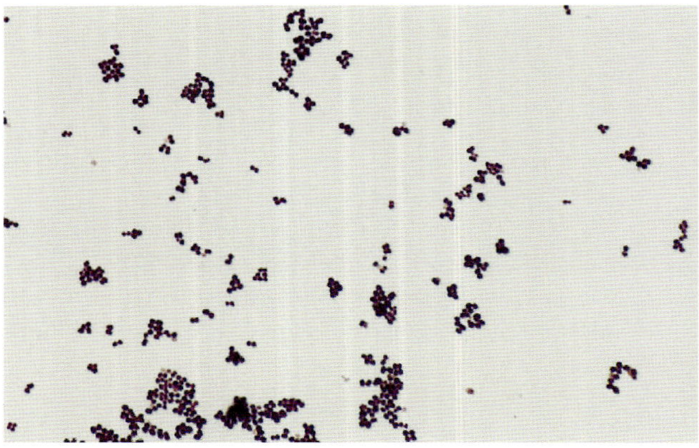

口絵 75　*Finegoldia magna* のグラム染色像。×1,000。(ペプトストレプトコッカス科本文写真 5)

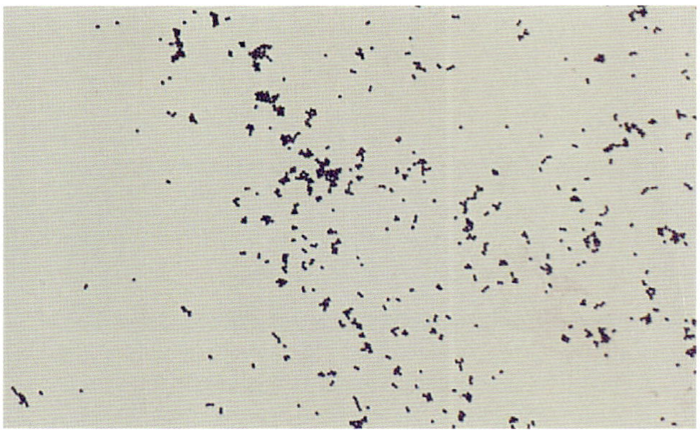

口絵 76　*Parvimonas micra* のグラム染色像。×1,000。(ペプトストレプトコッカス科本文写真 9)

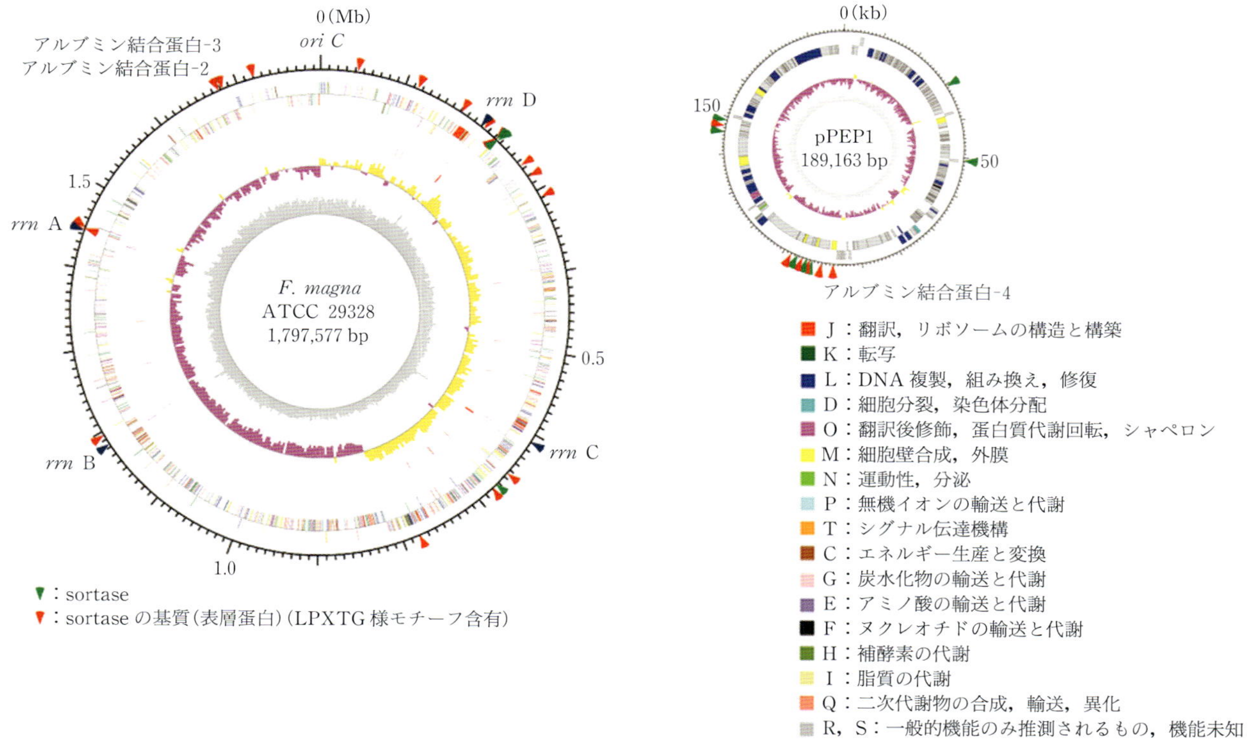

口絵 77　*F. magna* ATCC 29328 株のゲノム構造。各環は，内側より順に以下を示す。G+C 含量，GC skew (G+C/G−C)，tRNA 遺伝子，rRNA オペロン，予想される遺伝子(転写と反対方向)，予想される遺伝子(転写と同方向)。(ペプトストレプトコッカス科本文図 1)

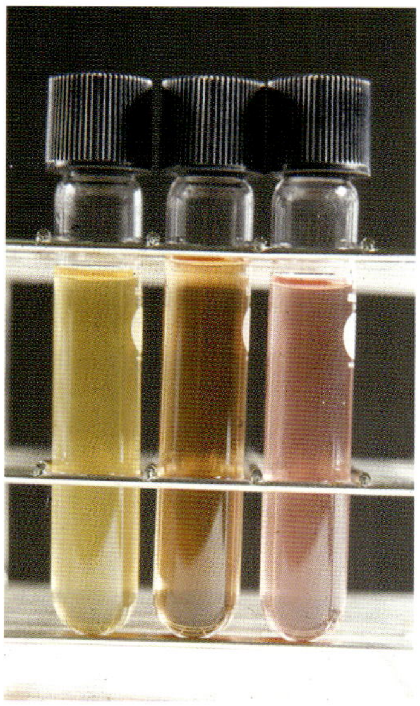

口絵 78　マイコプラズマの増殖。中央：培養前，左：*Mycoplasma pneumoniae* 培養後，右：*M. orale* 培養後。（マイコプラズマ科本文写真 3）

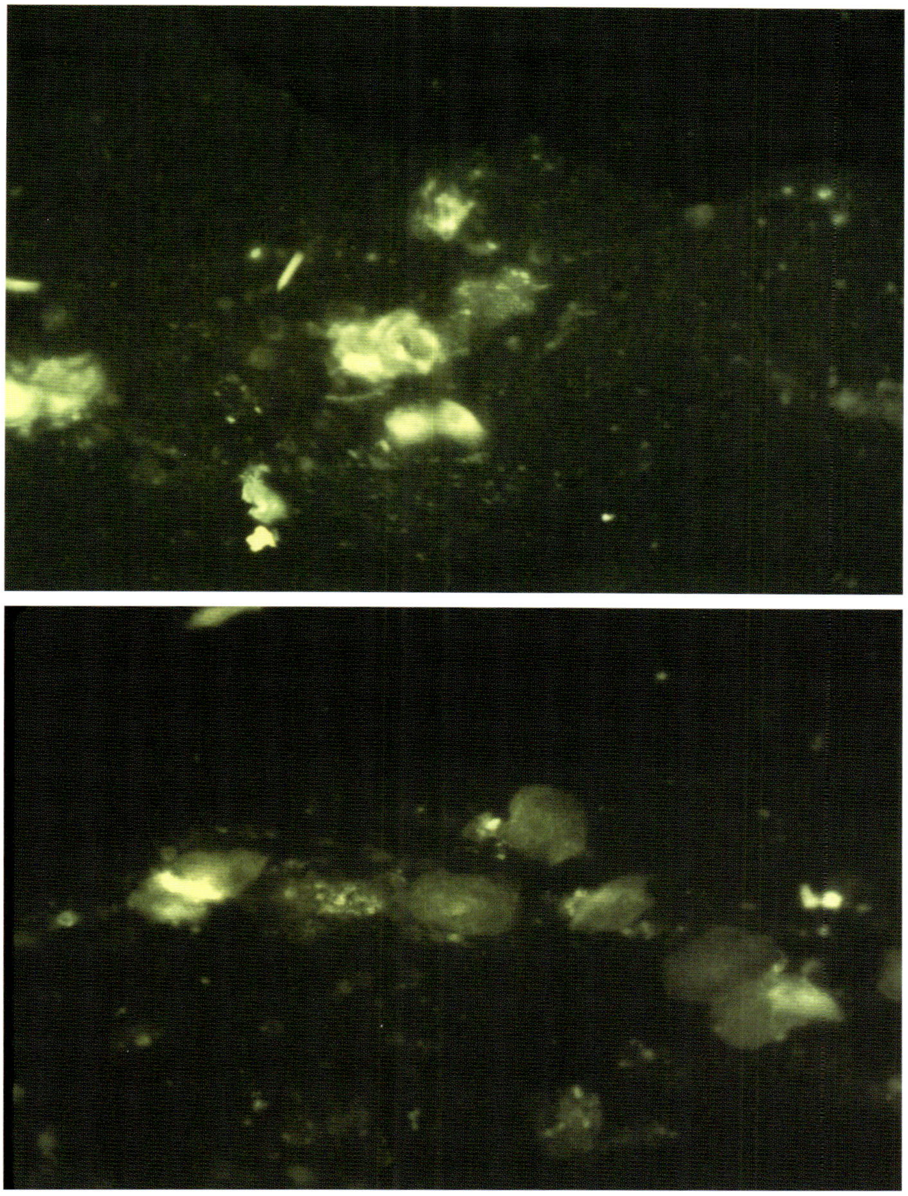

口絵 80　スメアー検体での抗原検出。マイコプラズマ肺炎患者の咽頭拭い液をスライドグラスに塗布し，蛍光抗体法で肺炎マイコプラズマを検出した。細胞表面を主として，顆粒状の強い蛍光が検出される。（マイコプラズマ科本文写真 10）

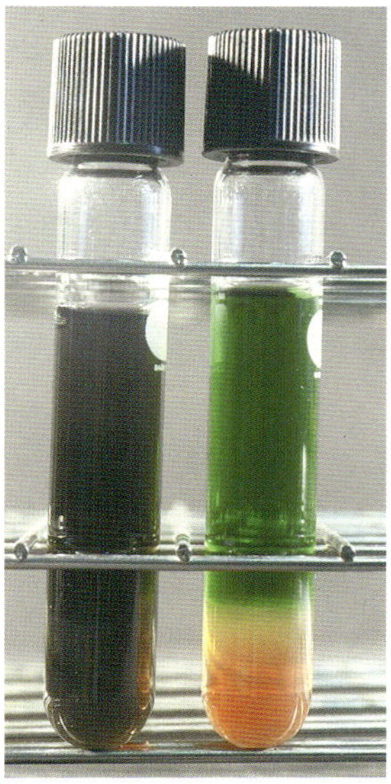

口絵 79　マイコプラズマの分離。左：培養前，右：培養後。（マイコプラズマ科本文写真 4）

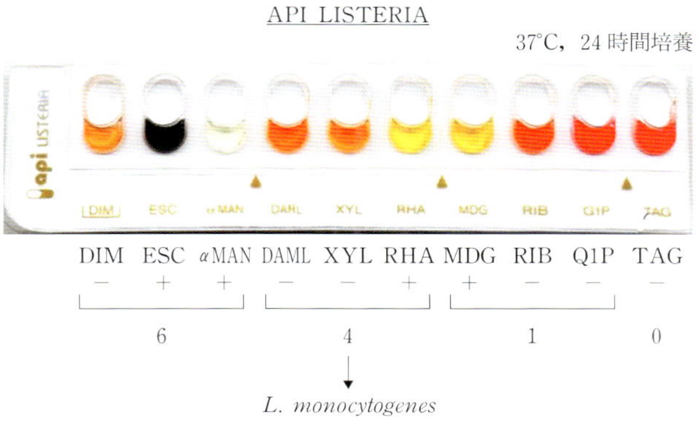

口絵 81　リステリア菌の簡易迅速鑑別キットによる同定。増菌培養したリステリア臨床分離株を A 社のリステリア鑑別キットの各スロットに接取し，37°C で 24 時間静置培養した。培養後，各生化学性状の陽性/陰性を判定し，検査成績をデータベースと照合した結果，*Listeria monocytogenes* と同定された。（リステリア科本文写真 3）

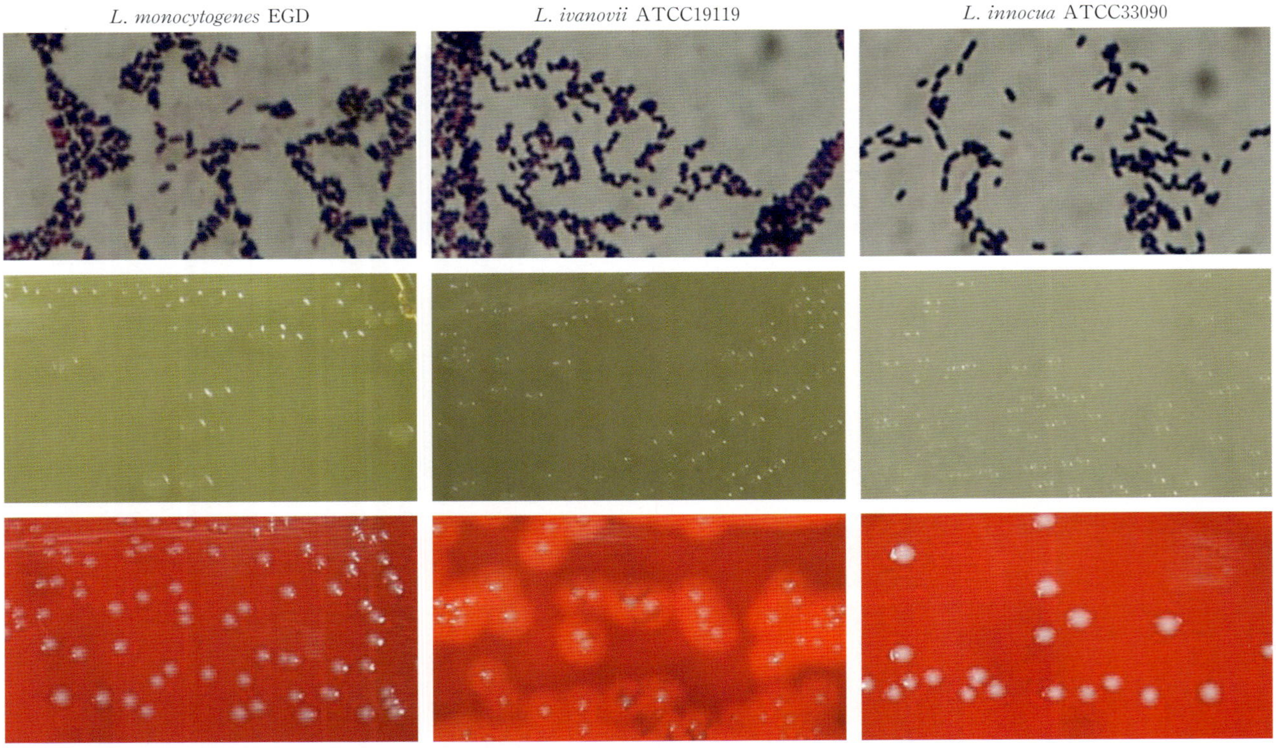

口絵 82　リステリア属菌のグラム染色像と BHI 寒天培地および羊血液寒天培地上の集落。上段：グラム染色像（×1,000），中段：BHI 寒天平板培地上の集落，下段：10％羊血液寒天培地上の集落。（リステリア科本文写真 1）

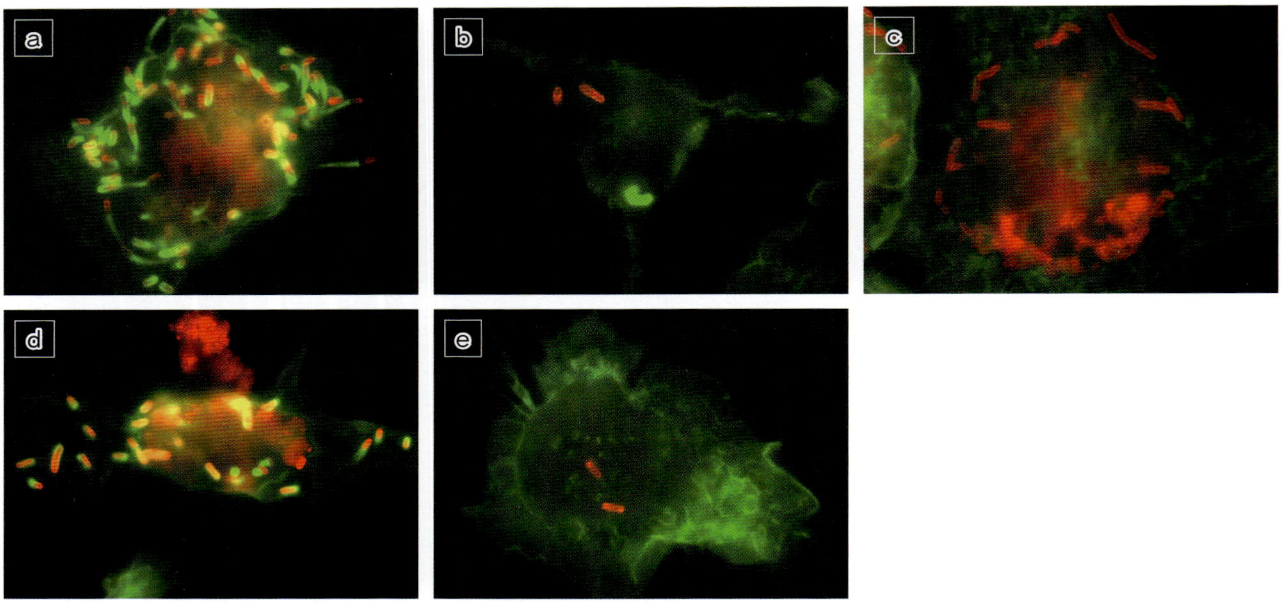

口絵 83　培養マクロファージ細胞に感染したリステリア属菌の蛍光顕微鏡像。マウス腹腔マクロファージにリステリア各株を感染させ，感染 6 時間後に固定し，菌体を抗リステリア抗体で赤に，宿主のアクチンをファロイジンで緑に染色して蛍光顕微鏡で観察した。a）*Listeria monocytogenes* 野生株：細胞内で増殖し，菌体の片端にアクチン重合体を形成している。b）*L. monocytogenes hly* 欠損変異株：LLO を産生できないため食胞からエスケープできず増殖できない。c）*L. monocytogenes actA* 欠損変異株：細胞内で増殖しているが，ActA を欠損しているためアクチン重合体が観察されない。d）*L. ivanovii*：*L. monocytogenes* 同様，細胞内で増殖しアクチン重合体を形成している。e）*L. innocua*：病原遺伝子クラスターを持たず，細胞内で増殖できない。（リステリア科本文写真 5）

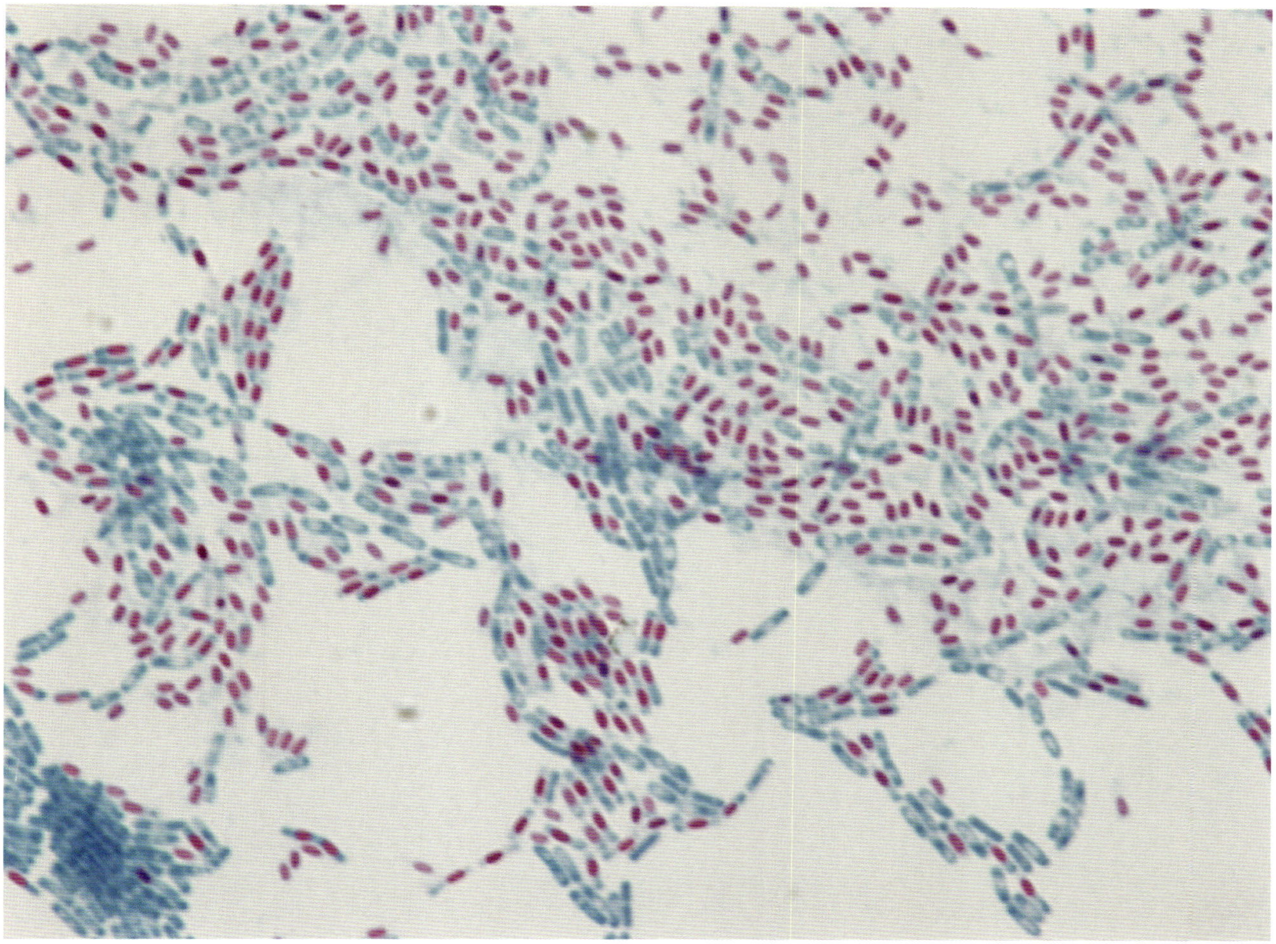

口絵 84　*Bacillus cereus* の芽胞染色。芽胞がピンク色に染まっている(石原由華博士より供与)。(バチルス科本文写真 2)

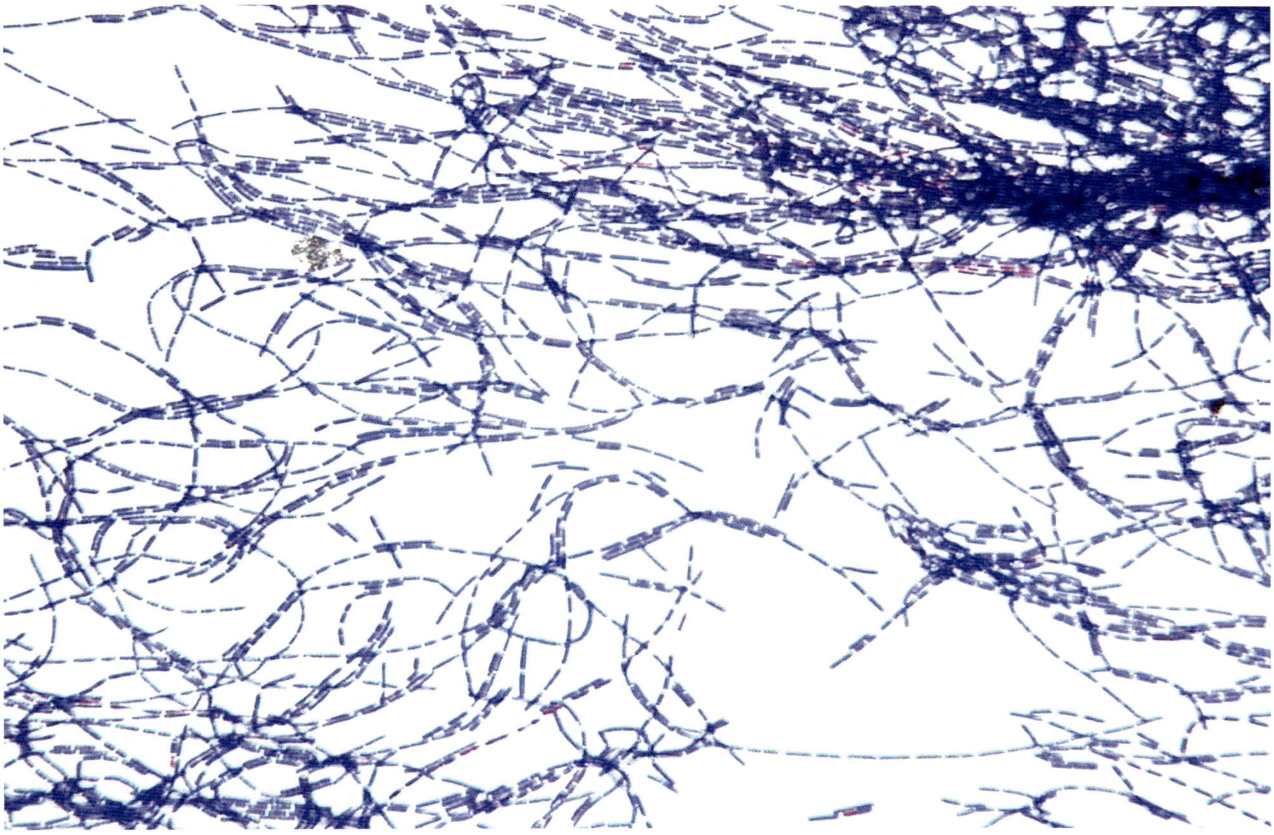

口絵 85　*Bacillus anthracis*(炭疽菌)のグラム染色(太田美智男撮影)。グラム陽性桿菌が青色に染色される。この染色法では芽胞は染まらず菌体内に透明に見える。(バチルス科本文写真 3)

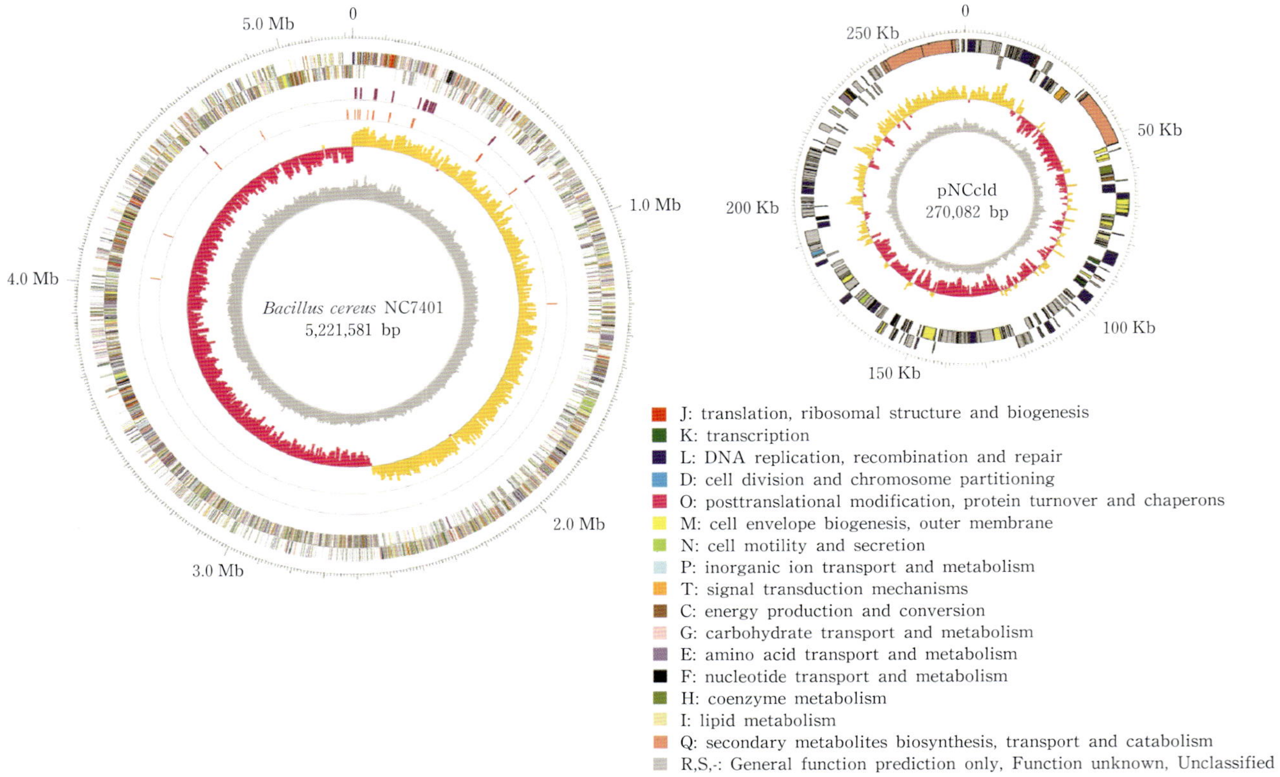

口絵 86　*Bacillus cereus* 7401（嘔吐型食中毒）株のゲノム配列とプラスミド pNCcld の配列の特徴（岡本陽原図）。（バチルス科本文図 2）

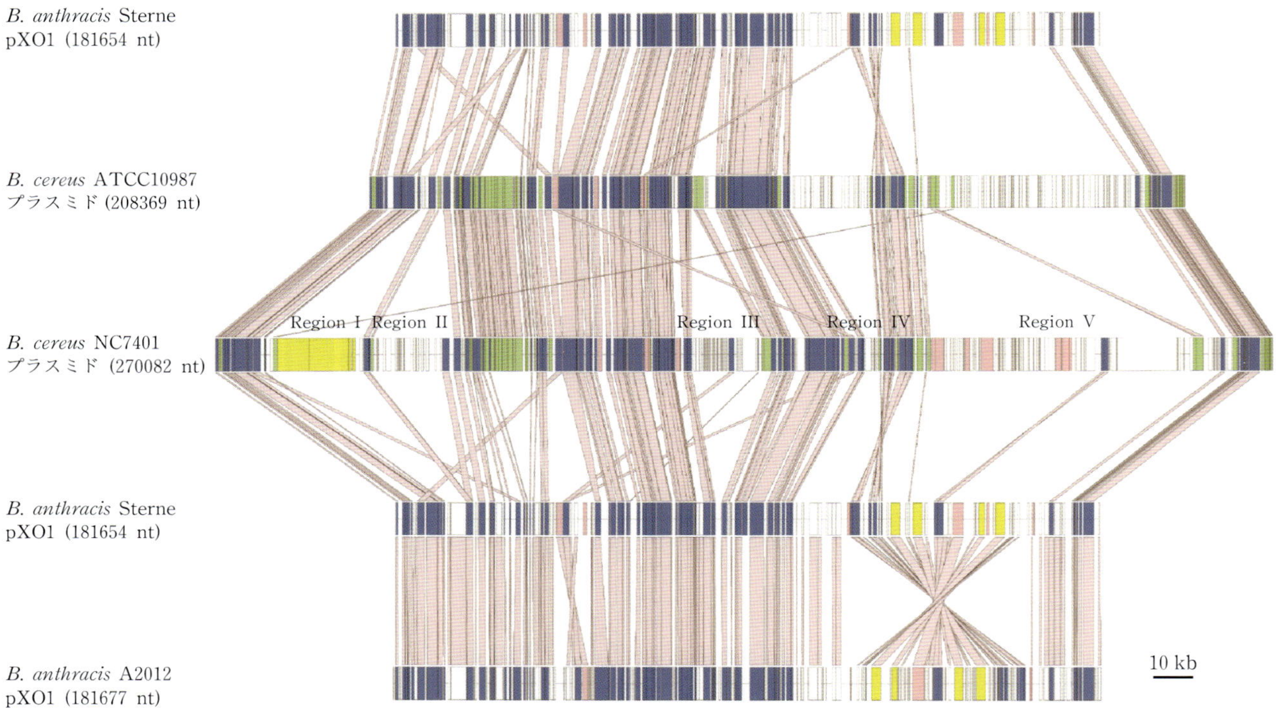

口絵 87　*B. cereus* NC7401 のプラスミドと *B. anthracis* PXO1 の塩基配列の比較（岡本陽原図）。（バチルス科本文図 4）

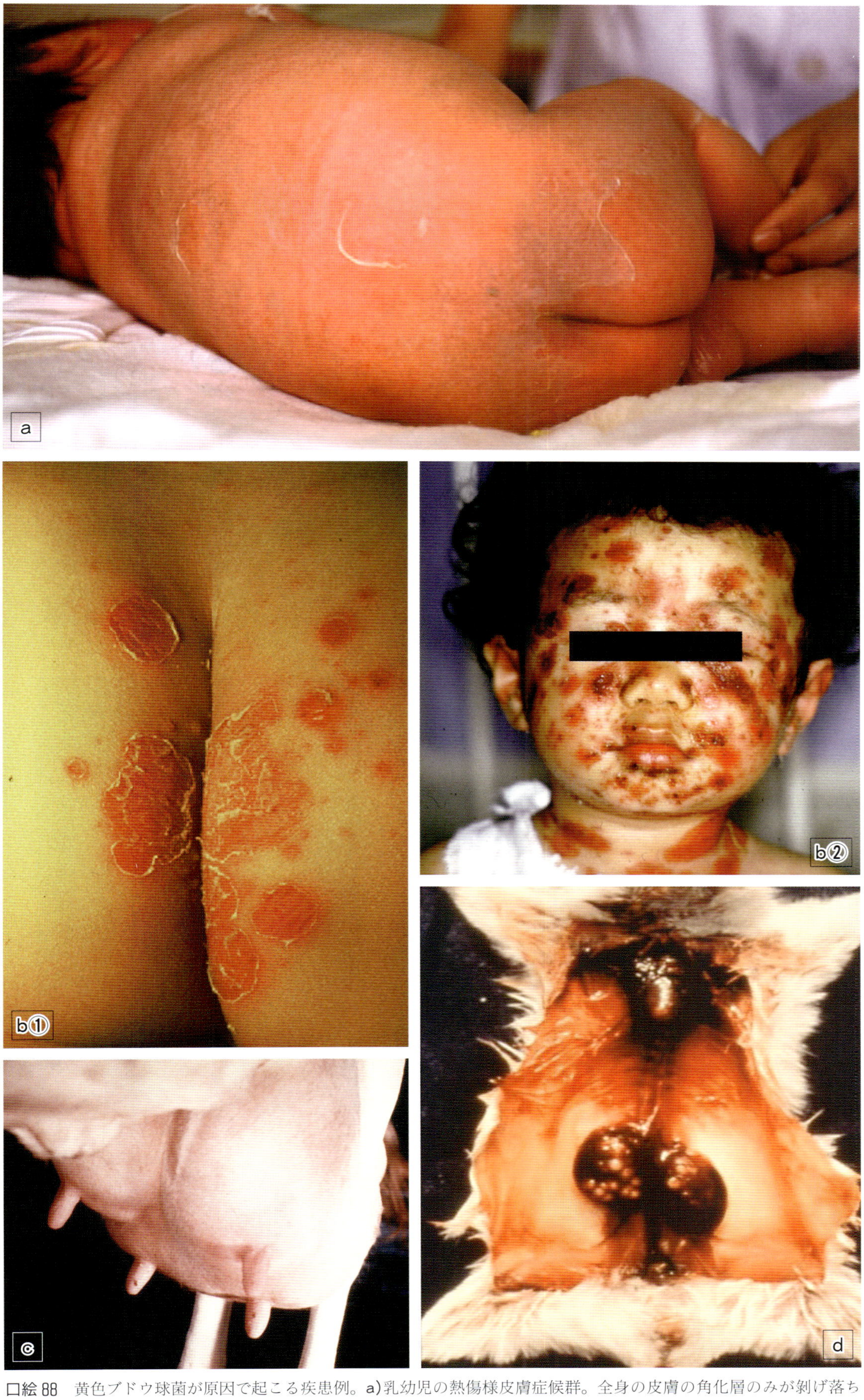

口絵 88　黄色ブドウ球菌が原因で起こる疾患例。a)乳幼児の熱傷様皮膚症候群。全身の皮膚の角化層のみが剝げ落ちている。b)とびひ。膿を含んだ水疱と周辺の発赤・炎症が表皮に広がり，時に癒合して大きな化膿巣をつくる。c)ウシの乳房炎。d)マウスの腎膿瘍。ヒトと同じような感染巣を形成する。(スタフィロコッカス科本文写真 1)

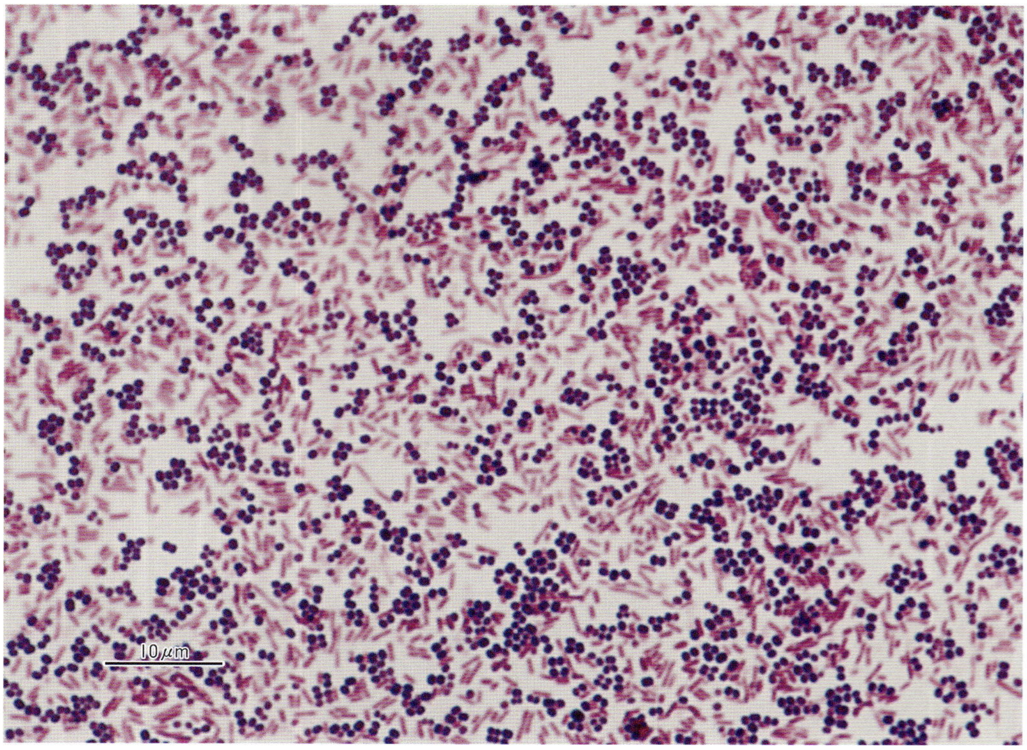

口絵 89　黄色ブドウ球菌と大腸菌のグラム染色像。グラム染色では黄色ブドウ球菌は紫色に染色された球菌，大腸菌は赤色に染色された桿菌として観察される。（スタフィロコッカス科本文写真 2）

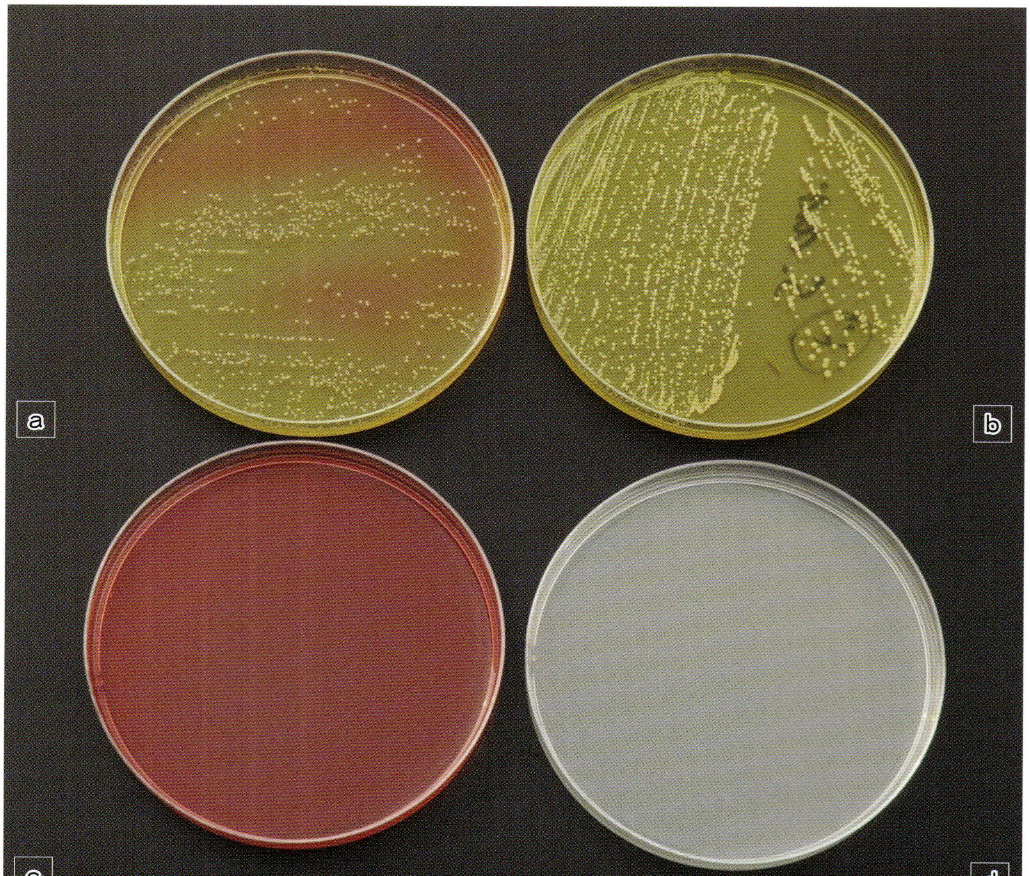

口絵 90　黄色ブドウ球菌の培養コロニー像。a)マンニット食塩培地で培養した場合，培地が酸性化してフェノールレッドが黄色になる。b)普通寒天培地上でのコロニーは黄色に着色する。対照として c)マンニット食塩培地，d)普通寒天培地。（スタフィロコッカス科本文写真 11）

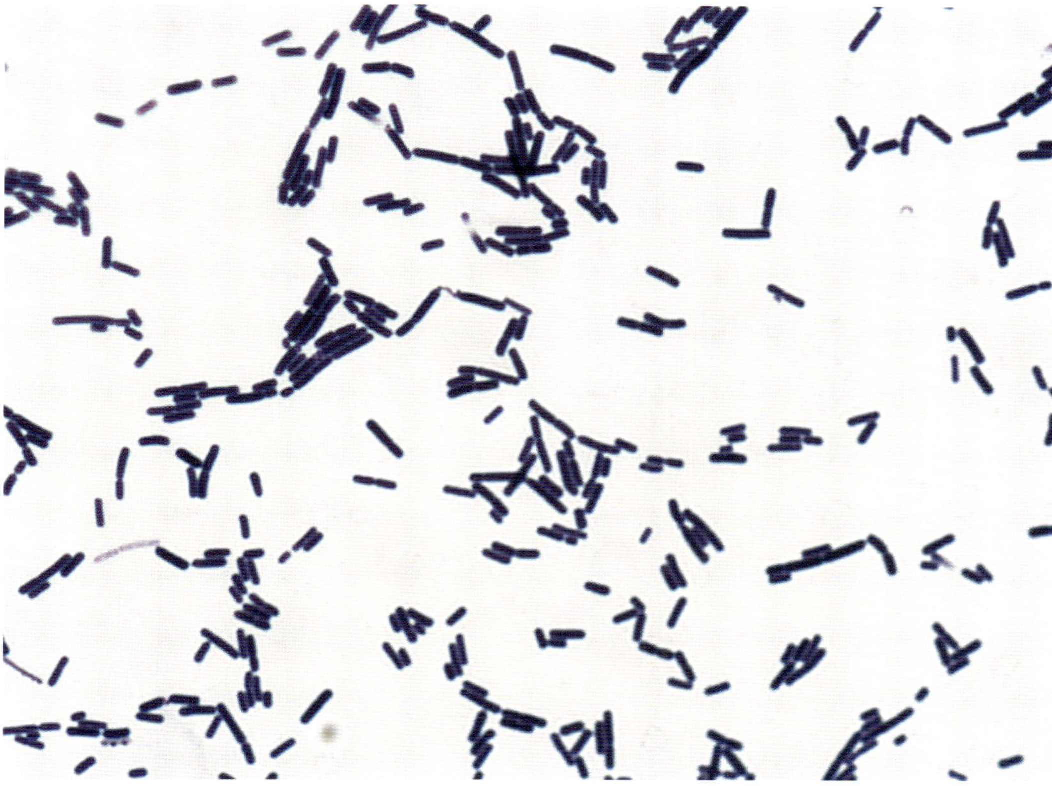

口絵 91　*Lactobacillus acidophilus*。菌形態。菌株名：JCM 1132^{T}，由来：ヒトや動物の消化管，生育温度：30～37°C，生育培地：BL 培地(栄研)，染色法：グラム染色。×1,000。(ラクトバチルス科本文写真 1a)

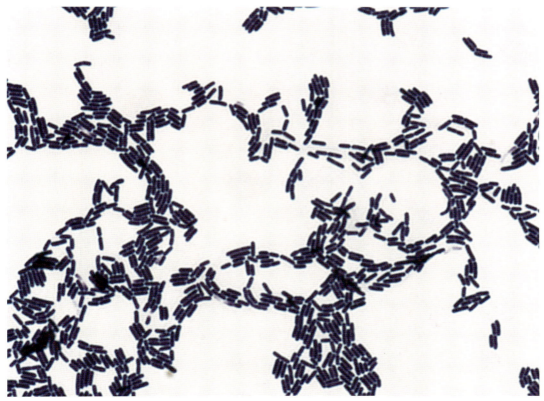

口絵 92　*L. agilis*。菌形態。菌株名：JCM 1187^{T}，由来：トリの消化管，生育温度：30～37°C，生育培地：BL 培地(栄研)，染色法：グラム染色。×1,000。(ラクトバチルス科本文写真 2a)

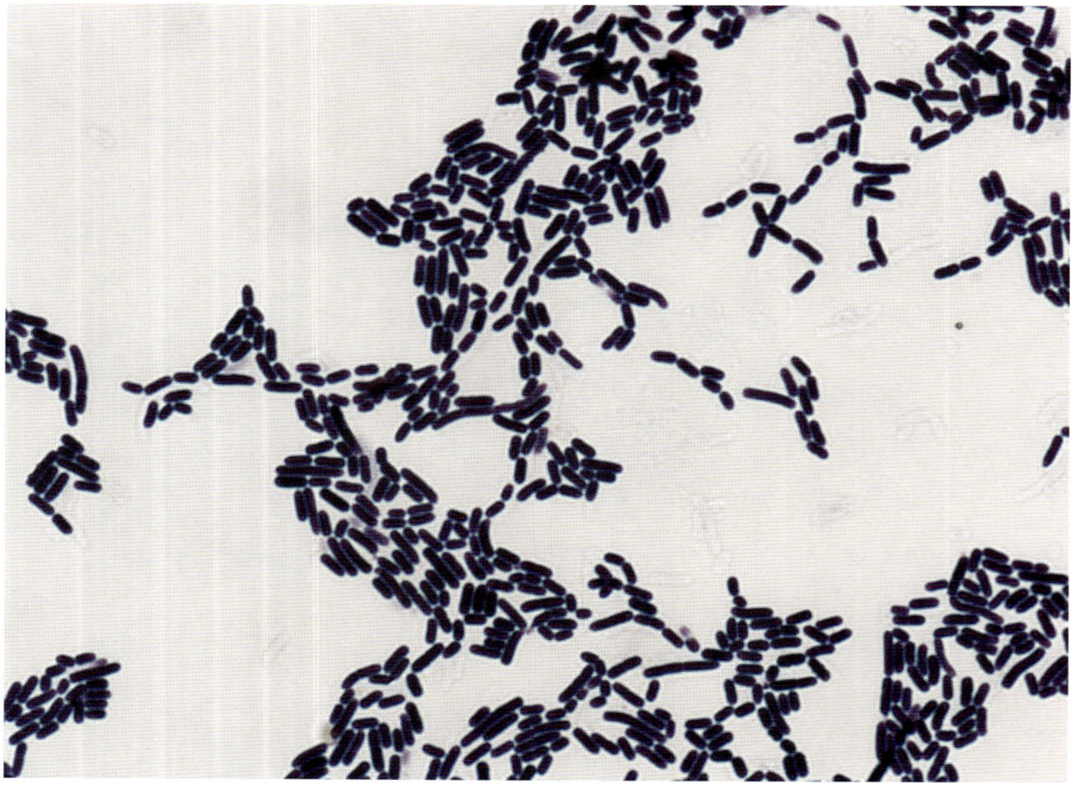

口絵 93　*Lactobacillus brevis*。菌形態。菌株名：JCM 1059ᵀ，由来：乳製品・漬け物・消化管，生育温度：30〜37°C，生育培地：BL 培地(栄研)，染色法：グラム染色。×1,000。(ラクトバチルス科本文写真 3a)

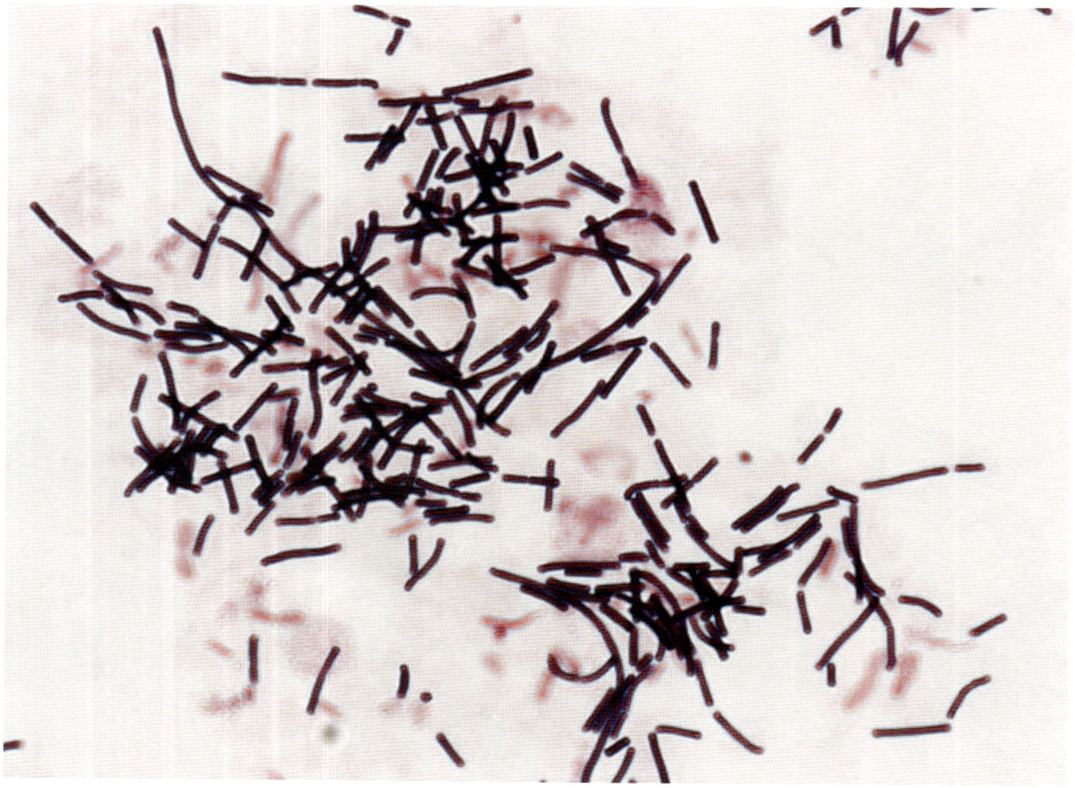

口絵 94　*L. casei*。菌形態。菌株名：JCM 1134ᵀ，由来：乳製品・消化管，生育温度：30〜37°C，生育培地：BL 培地(栄研)，染色法：グラム染色。×1,000。(ラクトバチルス科本文写真 4a)

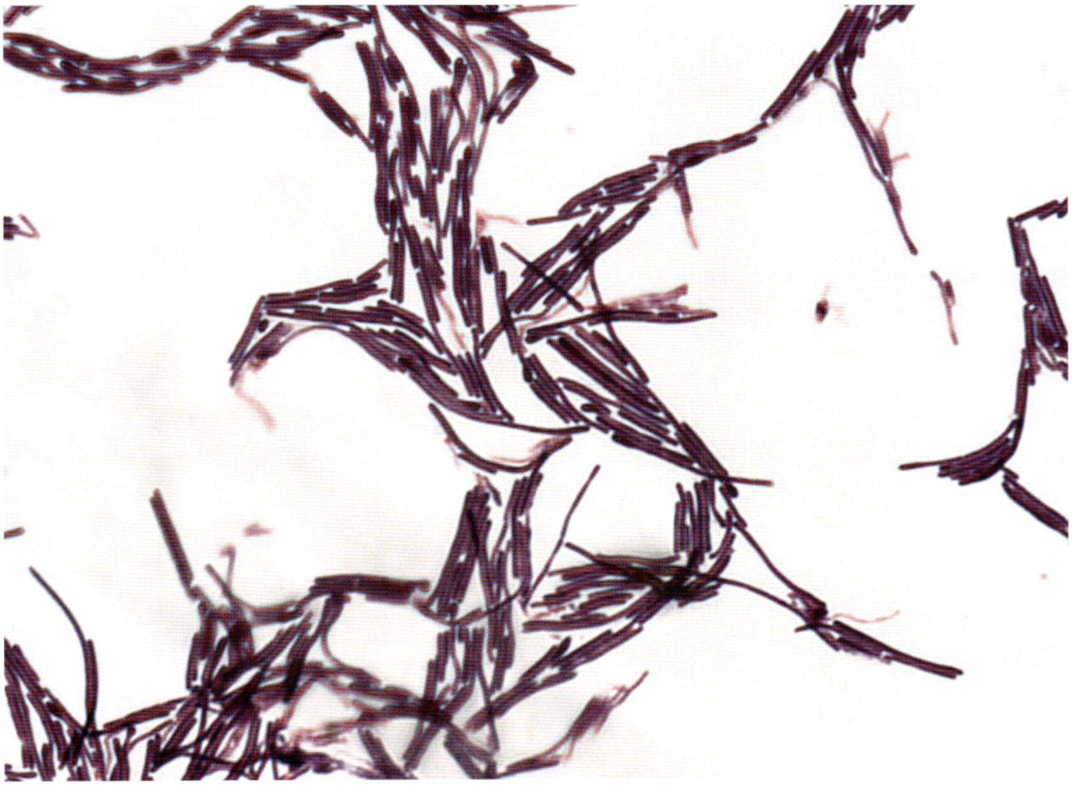

口絵 95　*Lactobacillus delbrueckii*。菌形態。菌株名：JCM 1012ᵀ，由来：乳製品，生育温度：30～37℃，生育培地：BL 培地(栄研)，染色法：グラム染色。×1,000。(ラクトバチルス科本文写真 5a)

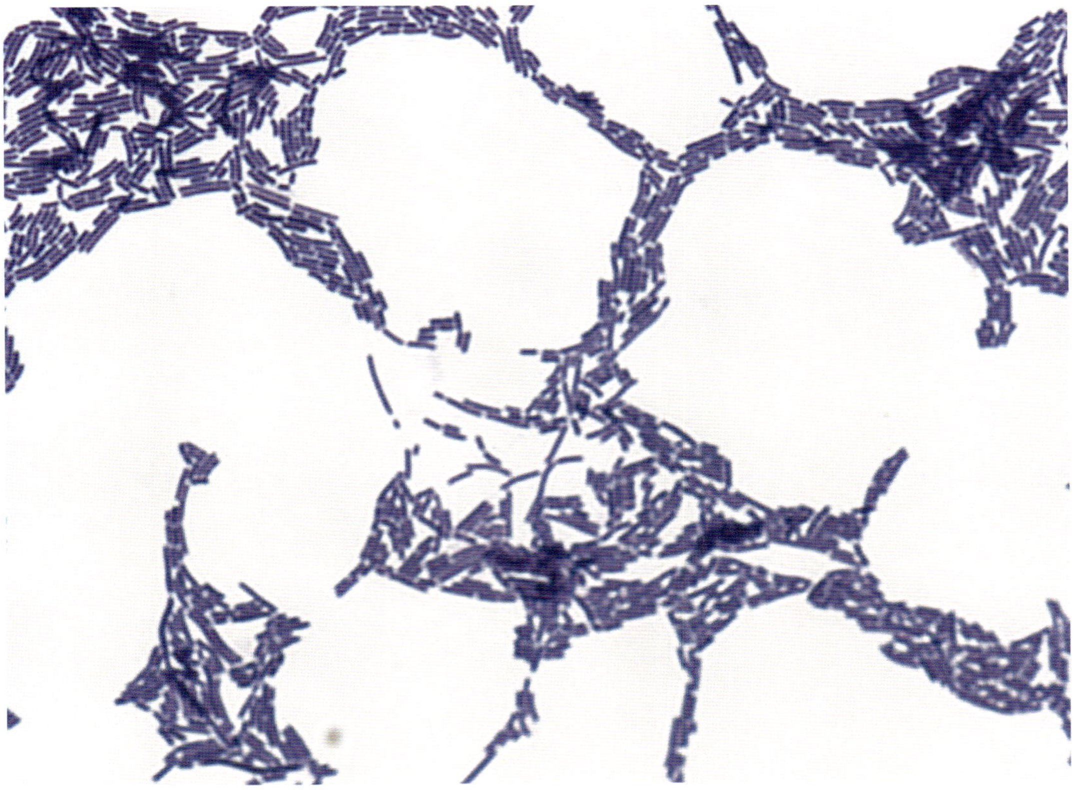

口絵 96　*L. gasseri*。菌形態。菌株名：JCM 1131ᵀ，由来：ヒトや動物の消化管，生育温度：30～37℃，生育培地：BL 培地(栄研)，染色法：グラム染色。×1,000。(ラクトバチルス科本文写真 6a)

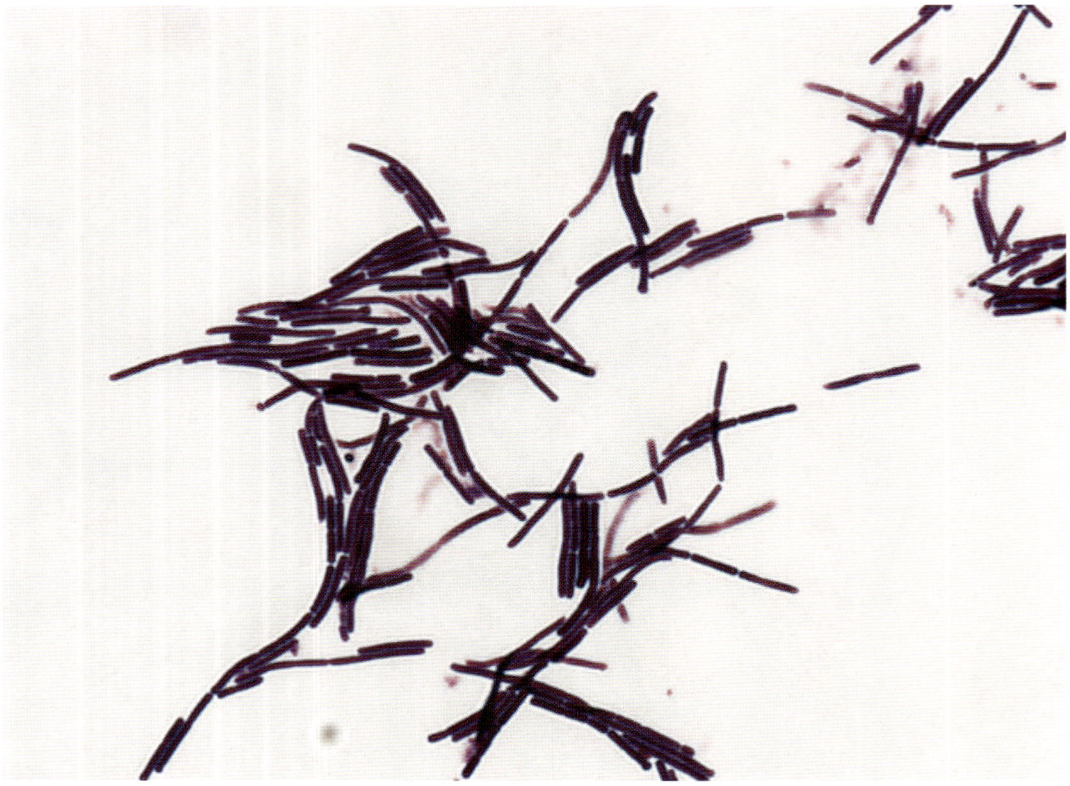

口絵 97　*Lactobacillus intestinalis*。菌形態。菌株名：JCM 7548^{T}，由来：マウスやラットの消化管，生育温度：30〜37°C，生育培地：BL 培地(栄研)，染色法：グラム染色。×1,000。(ラクトバチルス科本文写真 7a)

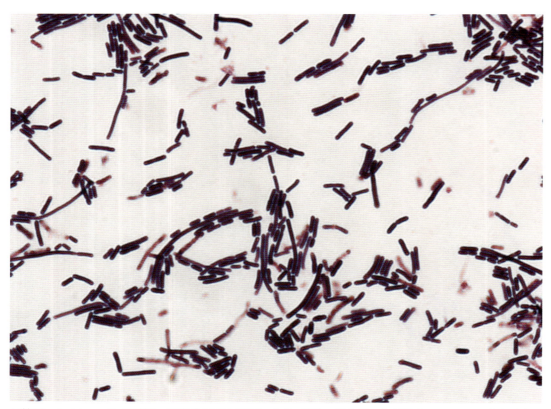

口絵 98　*L. johnsonii*。菌形態。菌株名：JCM 2012^{T}，由来：動物の消化管，生育温度：30〜37°C，生育培地：BL 培地(栄研)，染色法：グラム染色。×1,000。(ラクトバチルス科本文写真 8a)

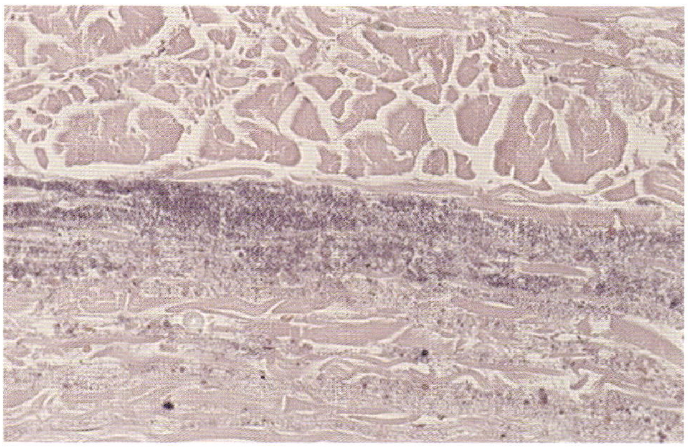

口絵 99　劇症型 *Streptococcus pyogenes* 感染症（59 歳女性，死亡例）の壊死病巣部の病理組織像（Terao　et　al.，2008；© American Society for Biochemistry and Molecular Biology）。多数の *S. pyogenes* が菌膜下に侵入増殖している。（ストレプトコッカス科本文写真 7）

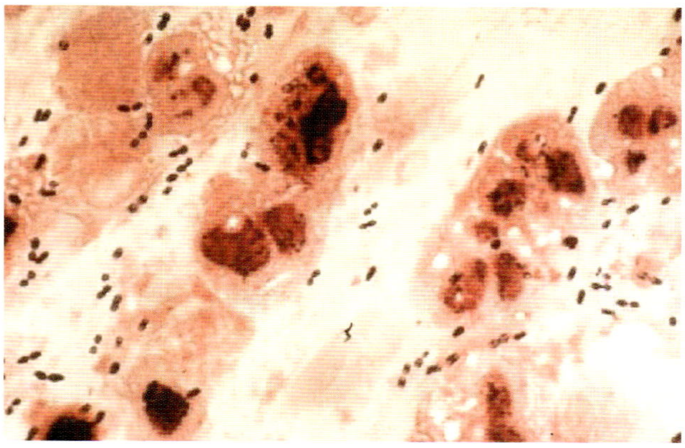

写真 100　大葉性肺炎患者の喀痰の塗沫標本のグラム染色像（CDC）。*S. pneumoniae* が主として双球菌状に多数認められる。（ストレプトコッカス科本文写真 9）

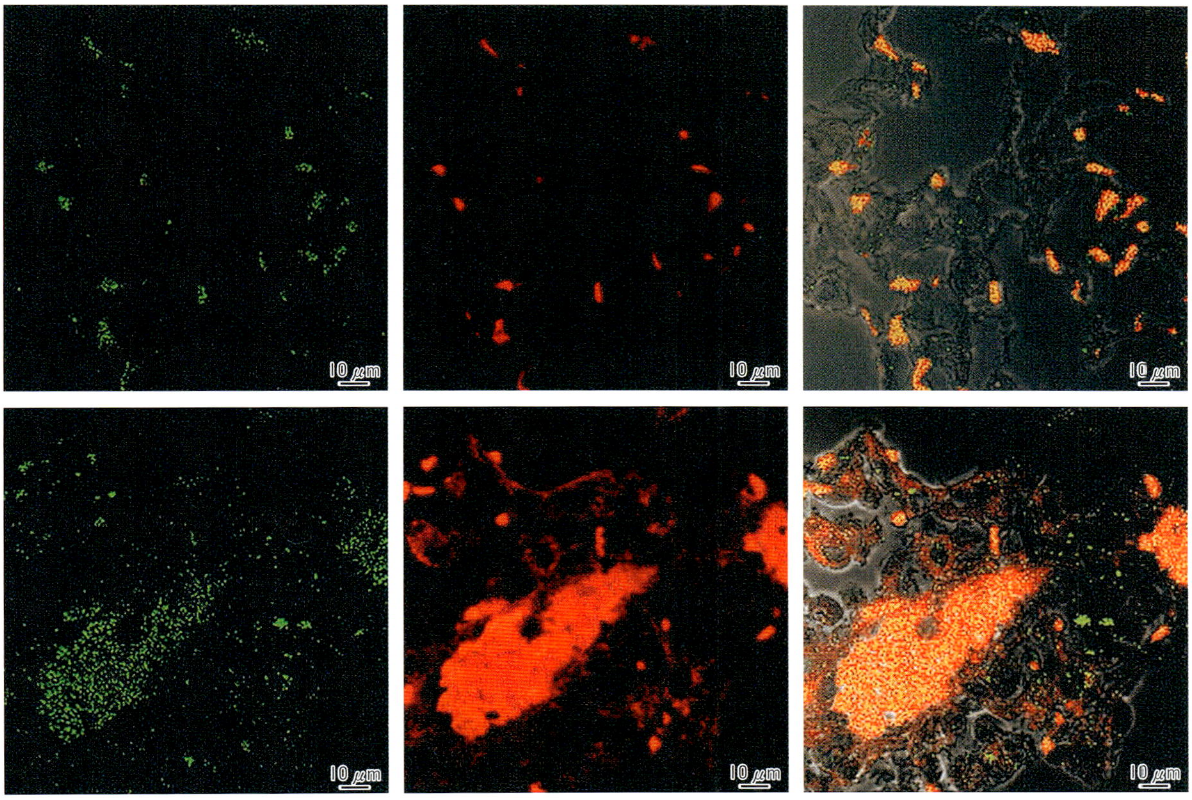

口絵 101　*S. pyogenes* の A 型インフルエンザウイルス感染細胞への結合（Okamoto et al., 2003；©American Society for Microbiology）。A 型インフルエンザウイルス–*S. pyogenes* 共感染マウスの感染 24 時間後の肺の組織片を，抗 *S. pyogenes* ウサギ抗血清（抗 GAS，緑；図の左側），および，抗 A 型インフルエンザウイルス赤血球凝集素抗体（抗 HA，赤；図の中央）で染色した。共焦点レーザー顕微鏡により，A 型インフルエンザウイルス赤血球凝集素の発現している A 型インフルエンザウイルス感染細胞に *S. pyogenes* が局在している様子が観察できる（左側）。しかし，共感染 12 時間後に抗 A 型インフルエンザウイルス赤血球凝集素抗体をマウスに投与すると A 型インフルエンザウイルス感染細胞数が減少し，細胞に付着する *S. pyogenes* 数も減少した（右側）。（ストレプトコッカス科本文写真 11）

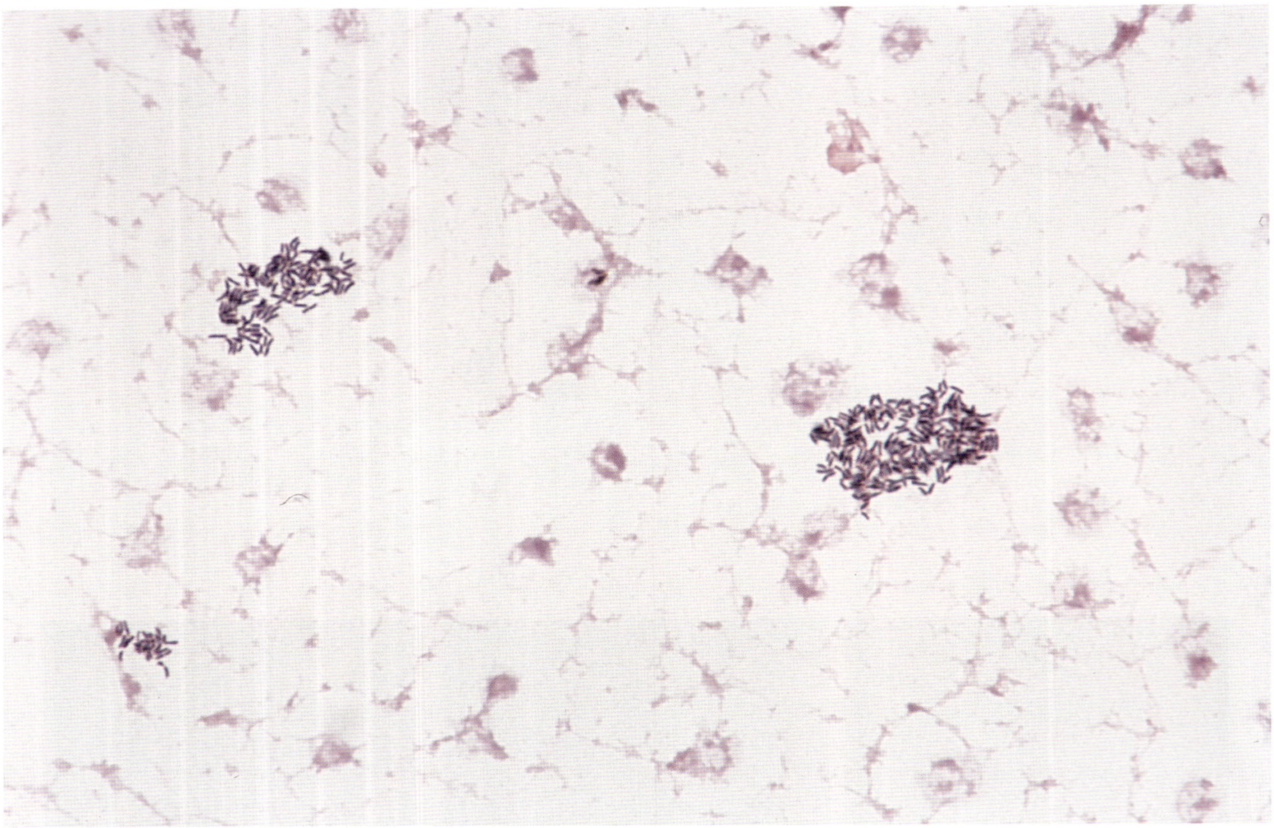

口絵 102　動脈血由来の *Corynebacterium jeikeium* の形態と配列(順天堂大学臨床検査部・三澤成毅博士より供与)。グラム陽性，やや短い桿菌。血液培養ボトル内容液のグラム染色では集塊をなすことが多く，特徴的な形態や配列が判別しにくい。(コリネバクテリウム科本文写真 2)

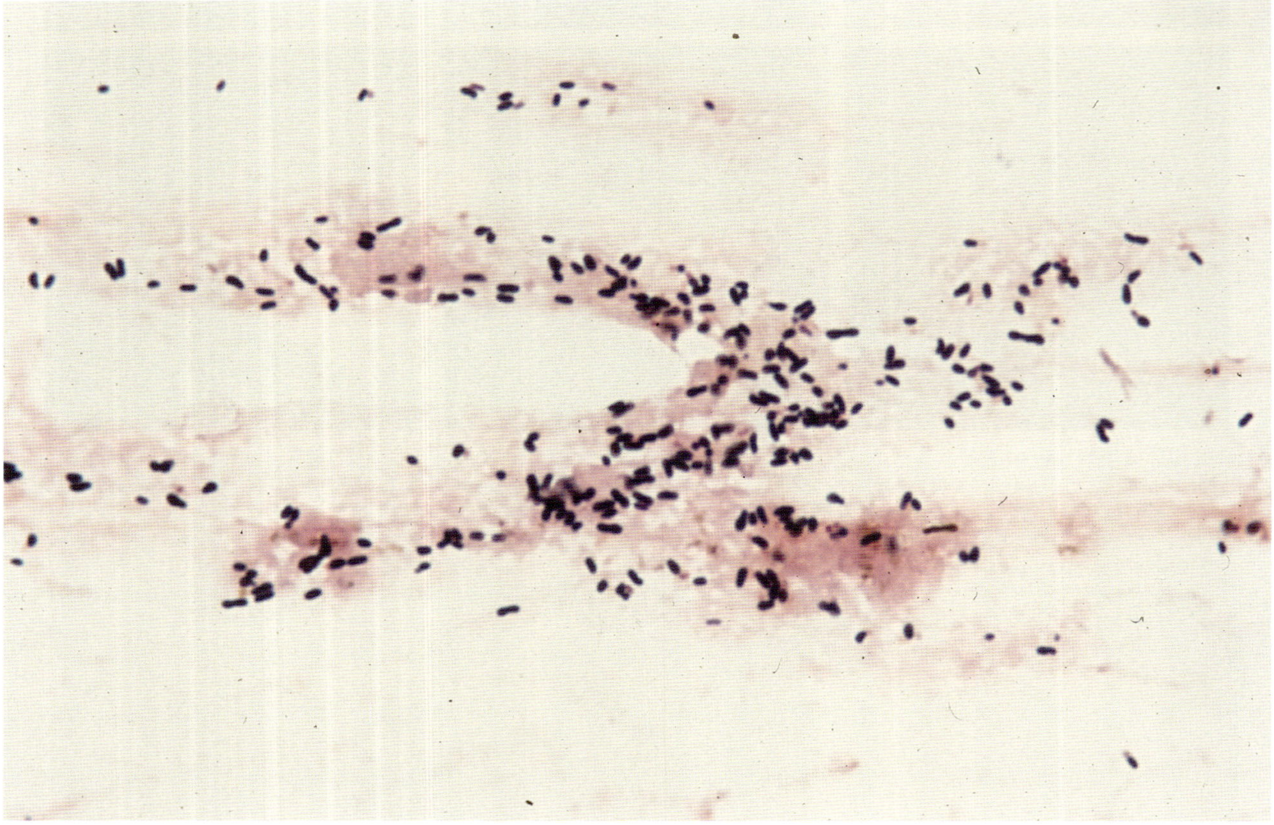

口絵 103　耳漏由来の *C. jeikeium* の形態と配列(順天堂大学臨床検査部・三澤成毅博士より供与)。グラム陽性，棍棒状の短い桿菌が多数認められる。患者は慢性中耳炎であった。培養では本菌が純培養状に分離された。(コリネバクテリウム科本文写真 3)

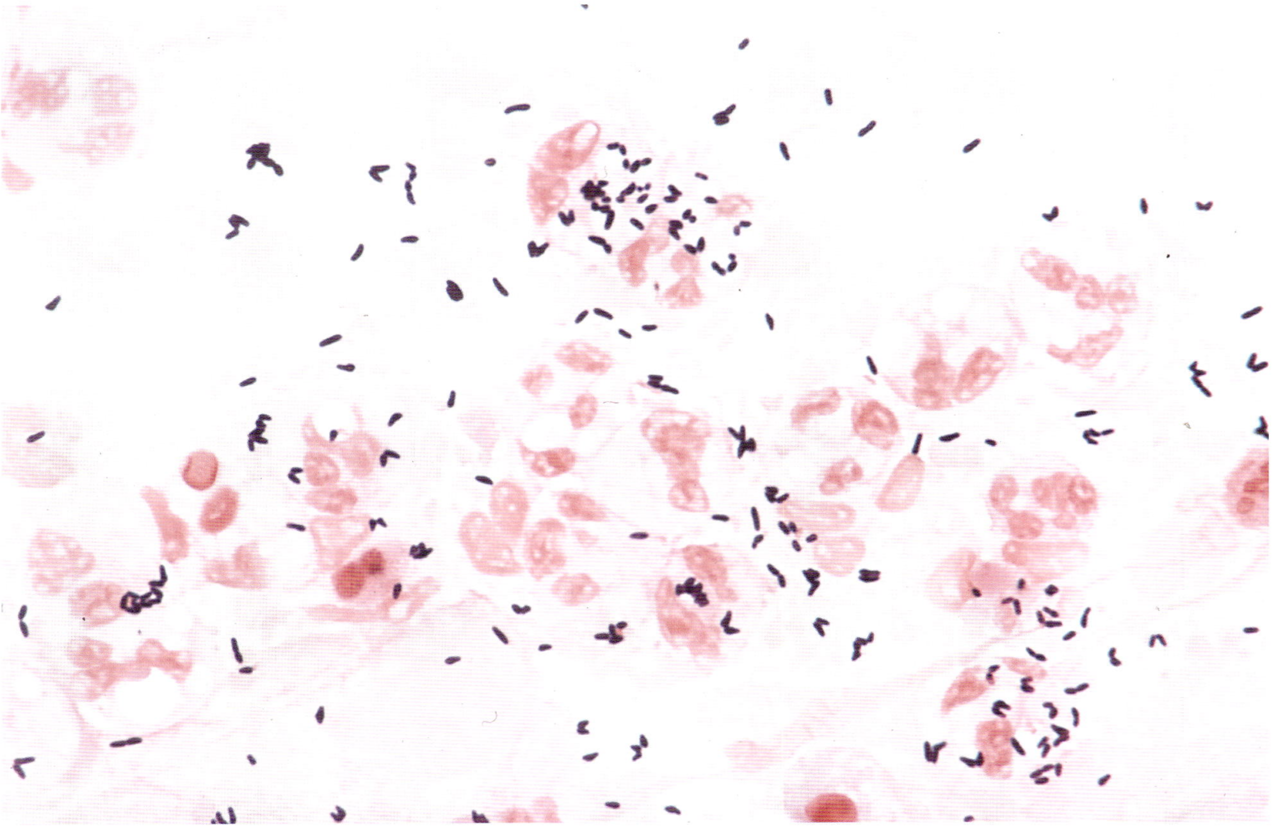

口絵 104　喀痰由来の *Corynebacterium pseudodiphtheriticum* の形態と配列(順天堂大学臨床検査部・三澤成毅博士より供与)。グラム陽性，やや長い棍棒状の桿菌のみが多数の好中球とともに認められ，一部は好中球に貪食されている。(コリネバクテリウム科本文写真 4)

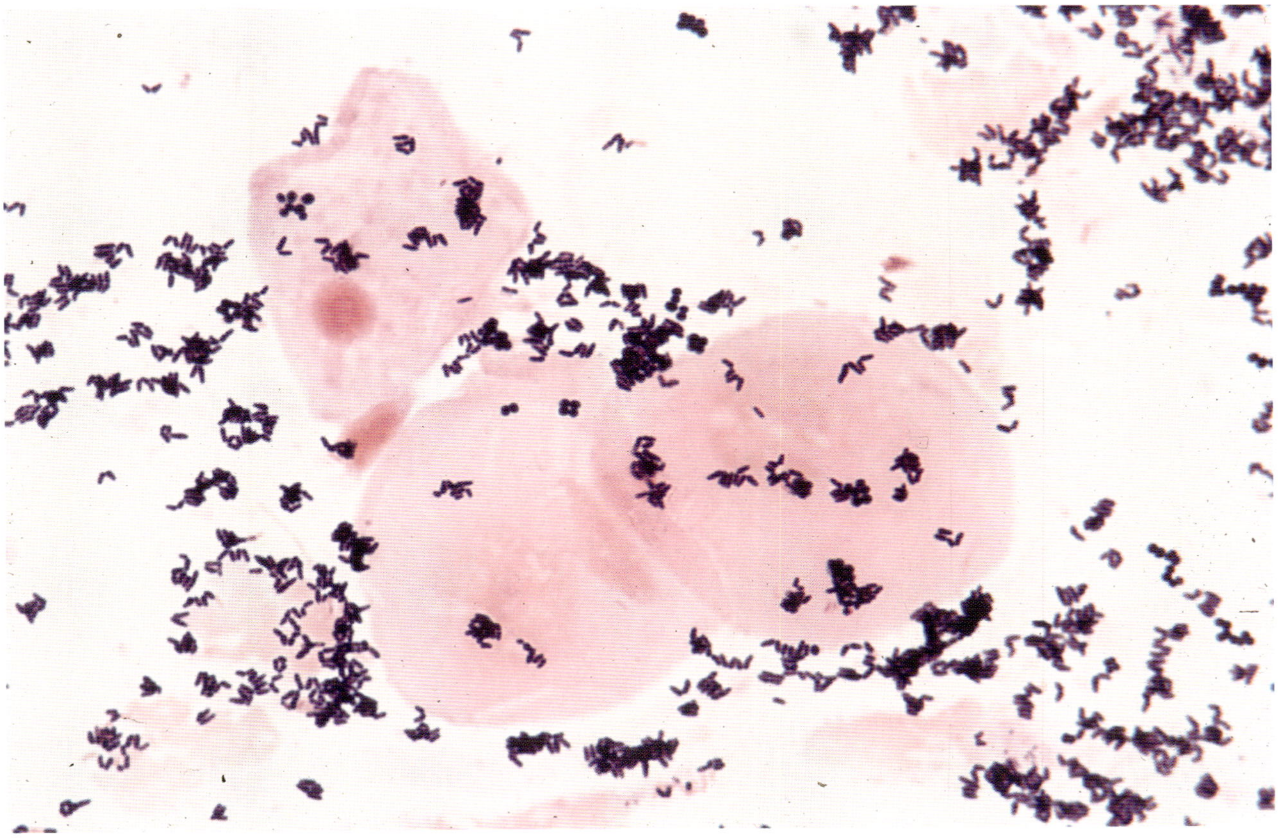

口絵 105　喀痰由来の *C. striatum* の形態と配列(順天堂大学臨床検査部・三澤成毅博士より供与)。グラム陽性，棍棒状の桿菌が多数認められる。扁平上皮が多数認められることから，定着と推定される。(コリネバクテリウム科本文写真 5)

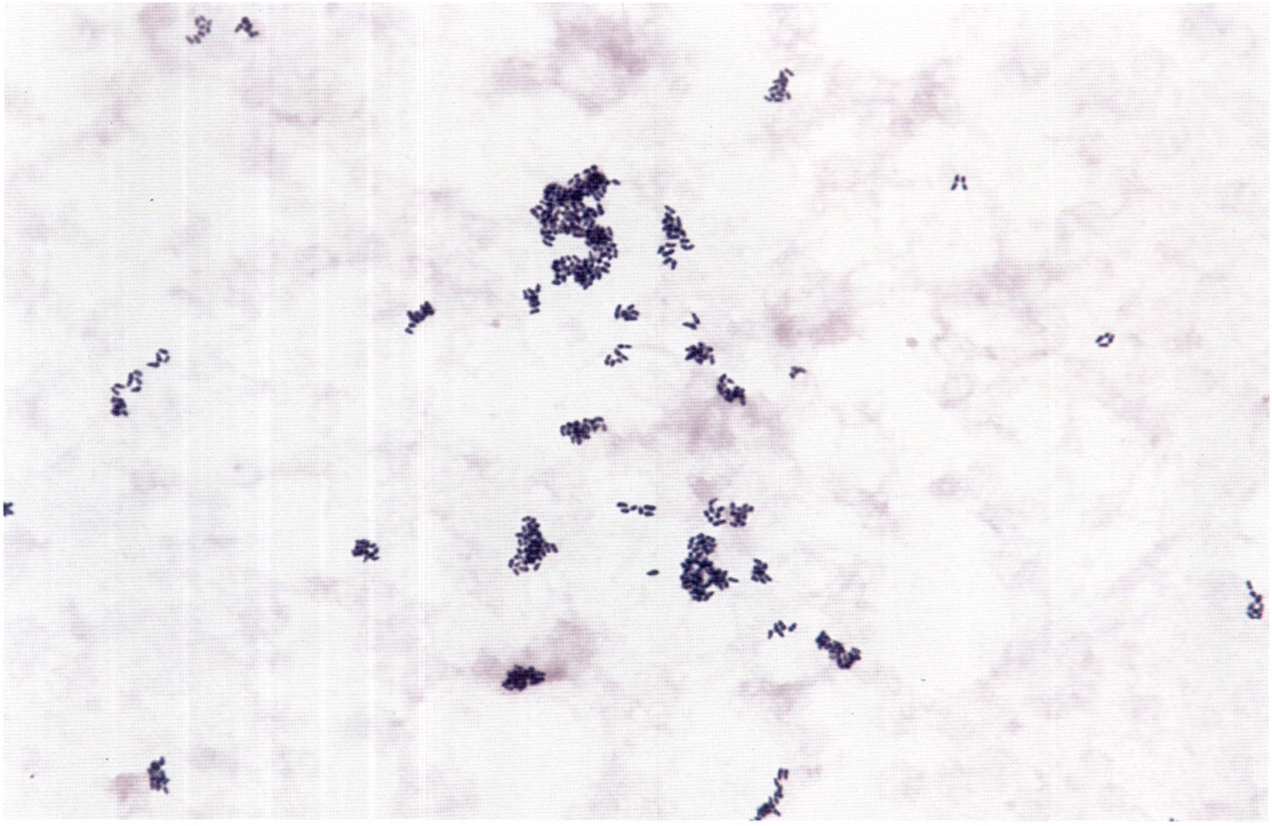

口絵 106　動脈血由来の *Corynebacterium striatum* の形態と配列（順天堂大学臨床検査部・三澤成毅博士より供与）。グラム陽性，棍棒状の桿菌が集塊状に認められる。血管カテーテル挿入部周囲の膿培養からも本菌が分離されたことから，カテーテル関連敗血症が疑われる。（コリネバクテリウム科本文写真 6）

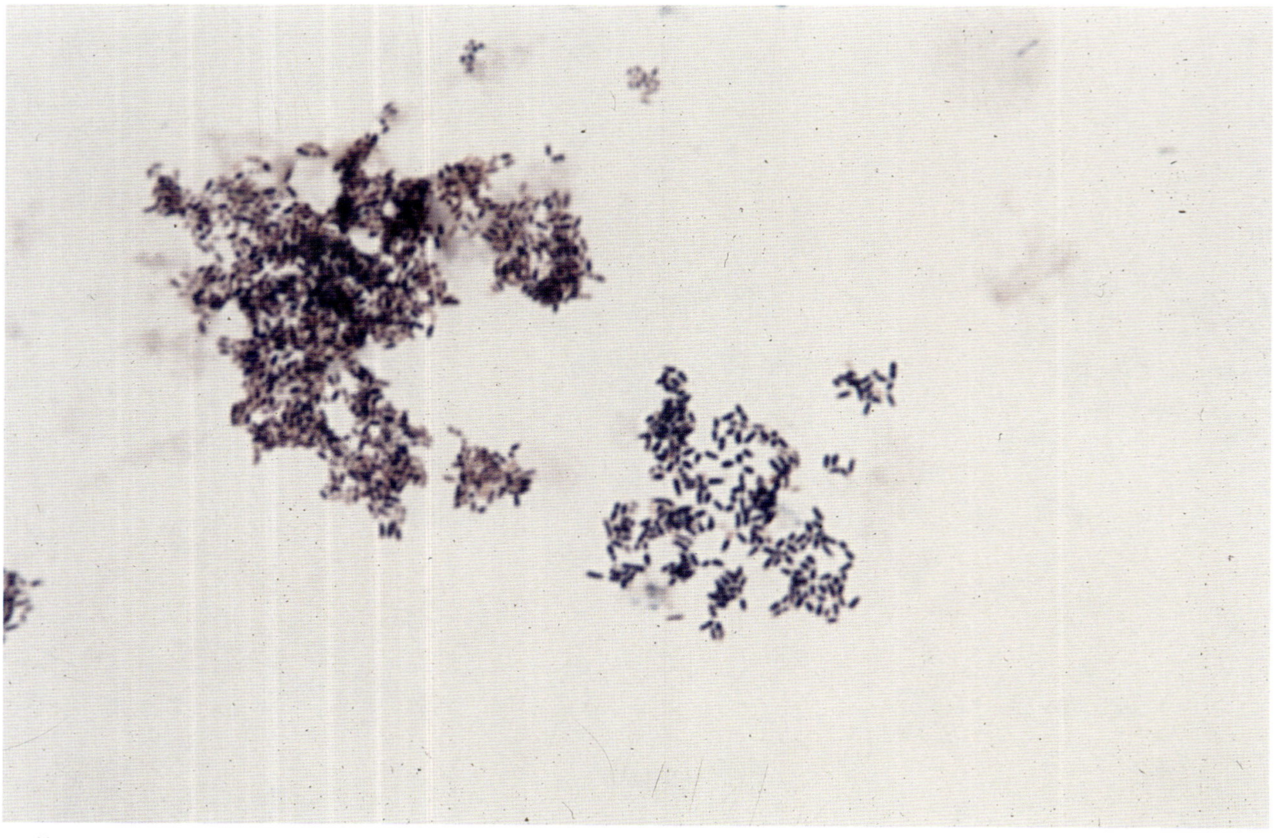

口絵 107　カテーテル尿由来の *C. urealyticum* の形態と配列（順天堂大学臨床検査部・三澤成毅博士より供与）。グラム陽性，短い桿菌で集塊をなす。膀胱カテーテル留置患者では長期間の留置によってカテーテル周囲にバイオフィルムが形成される。（コリネバクテリウム科本文写真 7）

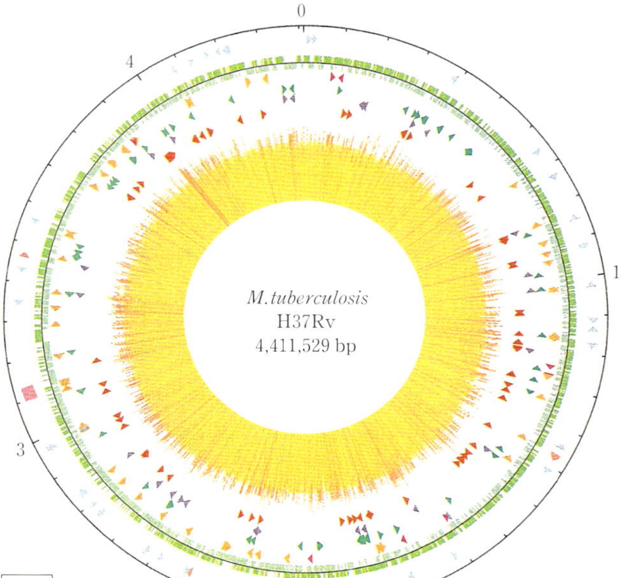

108

109

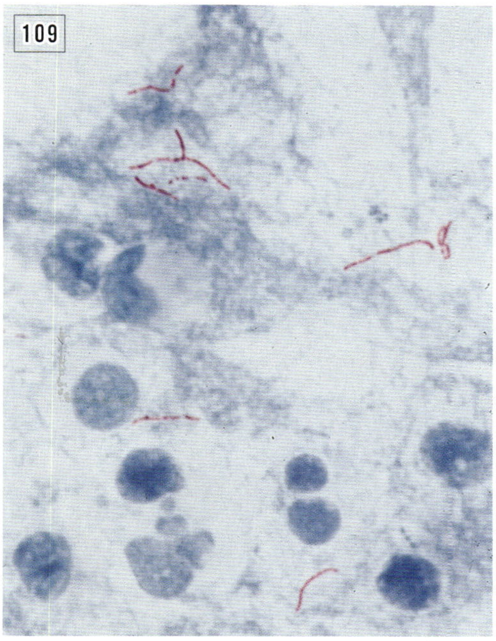

110

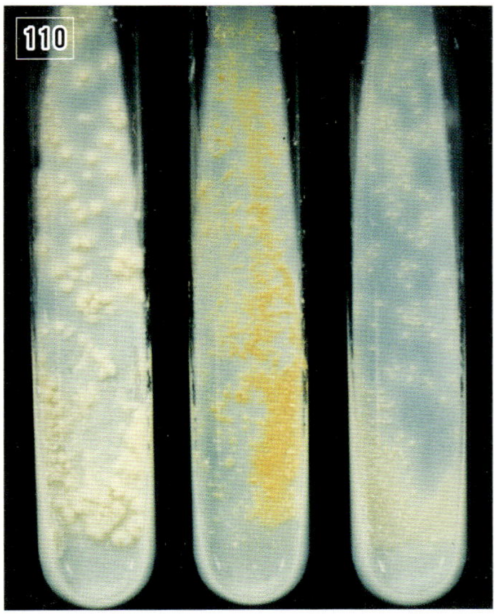

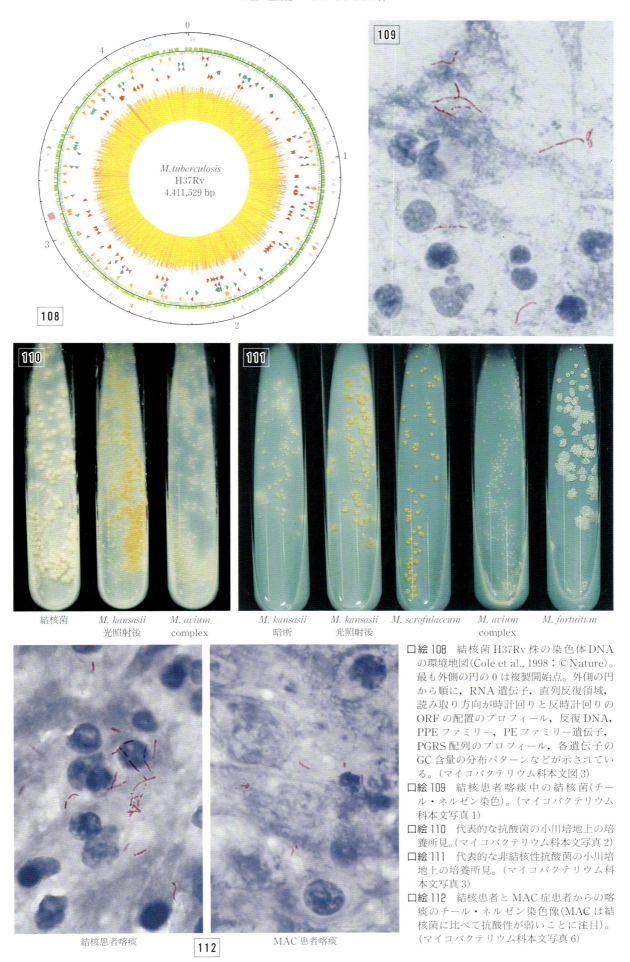

結核菌　*M. kansasii* 光照射後　*M. avium* complex

111

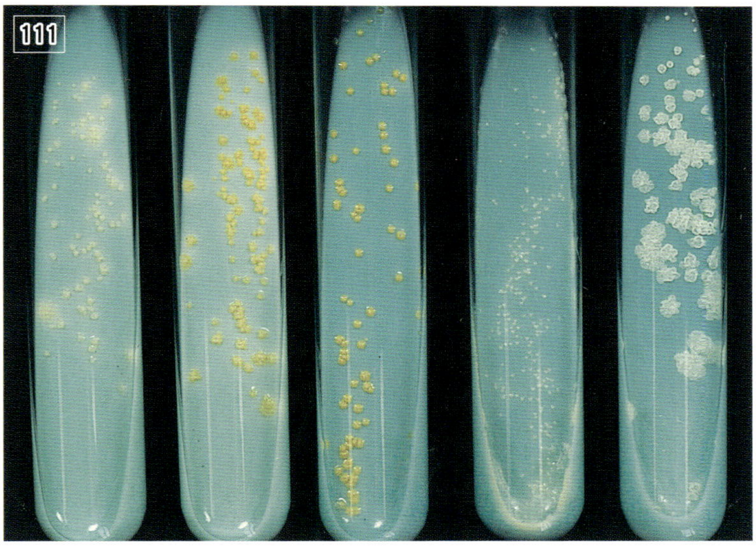

M. kansasii 暗所　*M. kansasii* 光照射後　*M. scrofulaceum*　*M. avium* complex　*M. fortuitum*

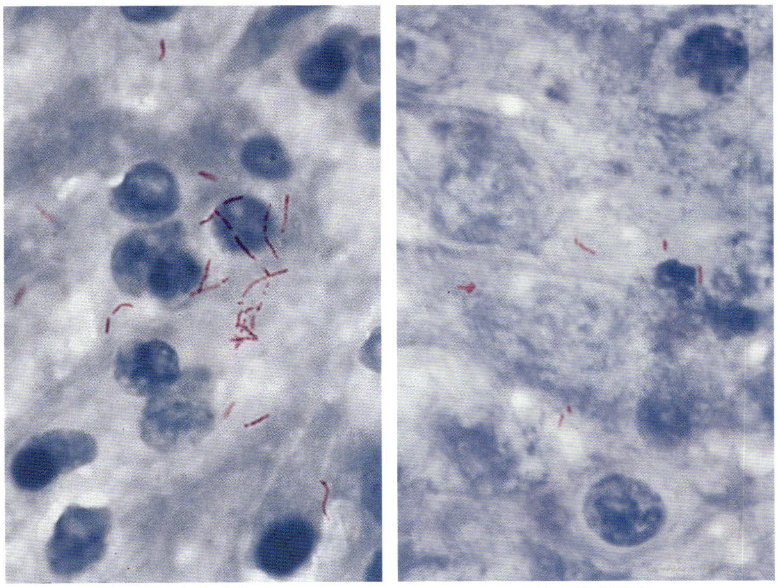

結核患者喀痰　MAC 患者喀痰

112

口絵 108　結核菌 H37Rv 株の染色体 DNA の環境地図(Cole et al., 1998；©Nature)。最も外側の円の 0 は複製開始点。外側の円から順に，RNA 遺伝子，直列反復領域，読み取り方向が時計回りと反時計回りの ORF の配置のプロフィール，反復 DNA，PPE ファミリー，PE ファミリー遺伝子，PGRS 配列のプロフィール，各遺伝子の GC 含量の分布パターンなどが示されている。(マイコバクテリウム科本文図 3)

口絵 109　結核患者喀痰中の結核菌(チール・ネルゼン染色)。(マイコバクテリウム科本文写真 1)

口絵 110　代表的な抗酸菌の小川培地上の培養所見。(マイコバクテリウム科本文写真 2)

口絵 111　代表的な非結核性抗酸菌の小川培地上の培養所見。(マイコバクテリウム科本文写真 3)

口絵 112　結核患者と MAC 症患者からの喀痰のチール・ネルゼン染色像(MAC は結核菌に比べて抗酸性が弱いことに注目)。(マイコバクテリウム科本文写真 6)

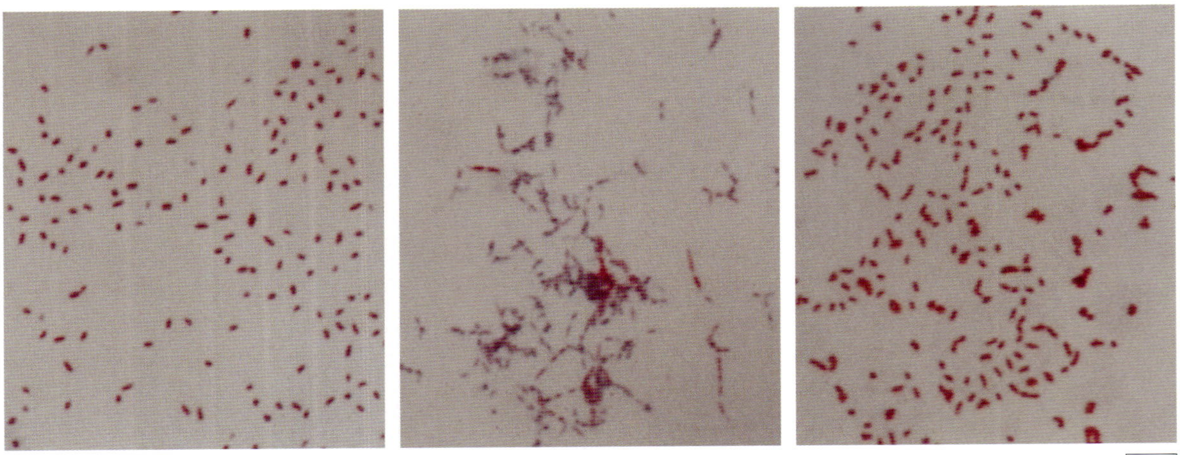

113

114

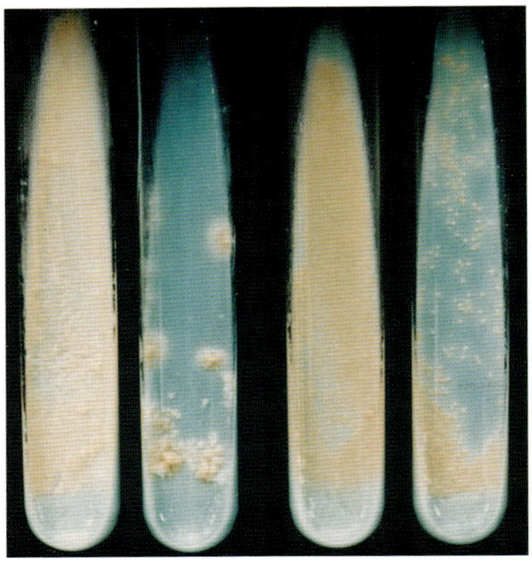

結核菌　　　　　　　　MAC

115

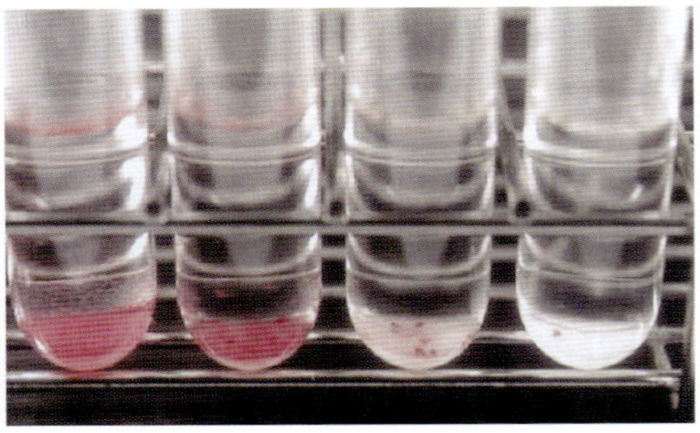

116

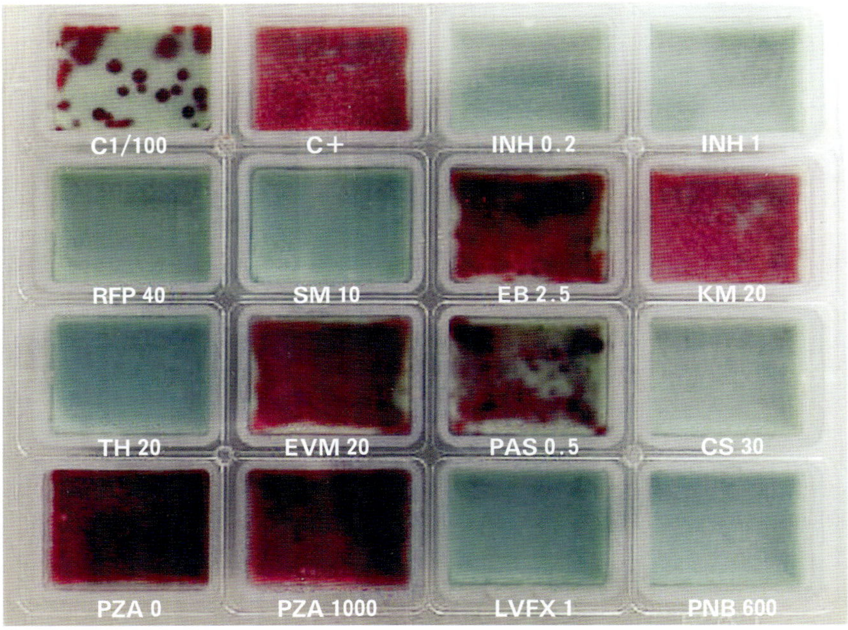

117

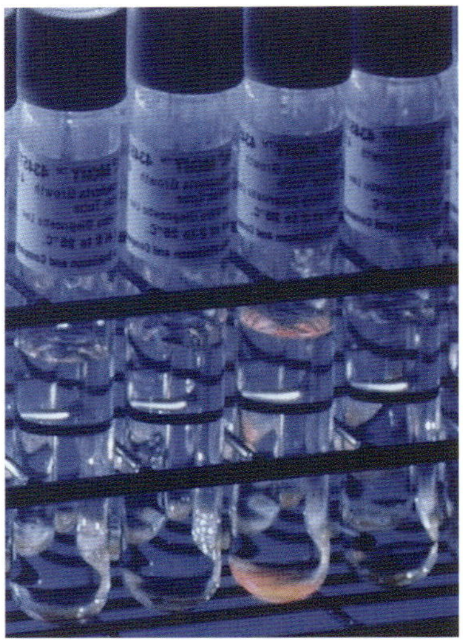

口絵 113　MAC の 3 種の集落変異株(左から SmT，SmD，RG 株)のチール・ネルゼン染色像(SmT，RG 変異株は短桿菌であるのに対して，SmD 変異株は抗酸性の弱い長桿菌であることに注目)。(マイコバクテリウム科本文写真 7 上)

口絵 114　結核菌と MAC を異なる菌量で植えた場合の小川培地上の培養所見。(マイコバクテリウム科本文写真 8)

口絵 115　KRD 培地中での結核菌の発育所見(日本ビーシージーサプライより供与)。菌体内に取り込まれた STC が菌の増殖にともない還元され難容性の赤色色素が生成し，菌体が赤く染まって見える。(マイコバクテリウム科本文写真 9)

口絵 116　小川培地に STC を加えたウェルパック培地 S(薬剤感受性試験用培地)上での結核菌の発育所見(日本ビーシージーサプライより供与)。発育した菌は STC の還元によって赤染して見える。(マイコバクテリウム科本文写真 10)

口絵 117　結核患者喀痰を Mycobacteria Growth Indicator tube(MGIT)に接種した場合の培養所見(日本ベクトン・ディッキンソンより供与)。結核菌陽性の喀痰を接種したチューブ(左から 3 本目)では，培地中の酸素が消費され，管底にコートしてある酸素センサーが紫外線を受けて赤橙色の蛍光を発している。(マイコバクテリウム科本文写真 11)

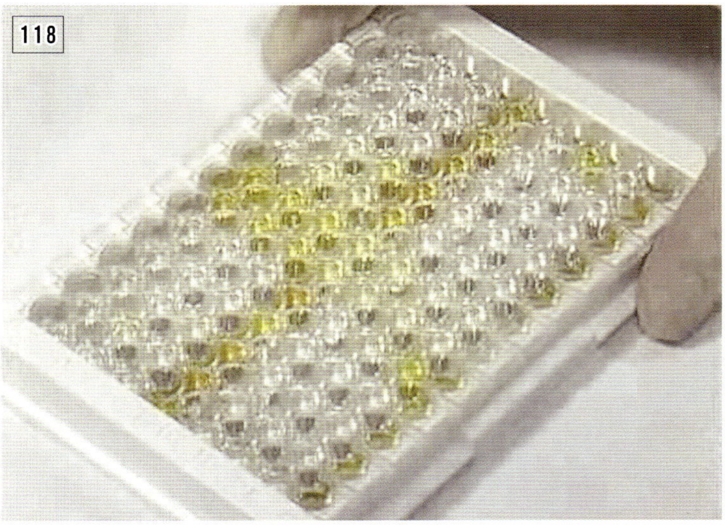

口絵 118　クォンティフェロン。ESAT-6 や CFP-10 で活性化された結核菌抗原特異的 Th1 細胞から産生された IFN-γ を ELISA 法にかけたときの呈色像(黄色になったウェルが陽性)。(マイコバクテリウム科本文写真 13)

口絵 119　マクロファージ内で増殖する結核菌(チール・ネルゼン染色像)。(マイコバクテリウム科本文写真 17)

口絵 120　マクロファージ内で増殖する MAC(チール・ネルゼン染色像)(口絵 118 の結核菌に比べて，抗酸性が弱いことに注目)。MAC はビルレンスが低い割には，マクロファージ内での生残力と増殖力が良い。(マイコバクテリウム科本文写真 18)

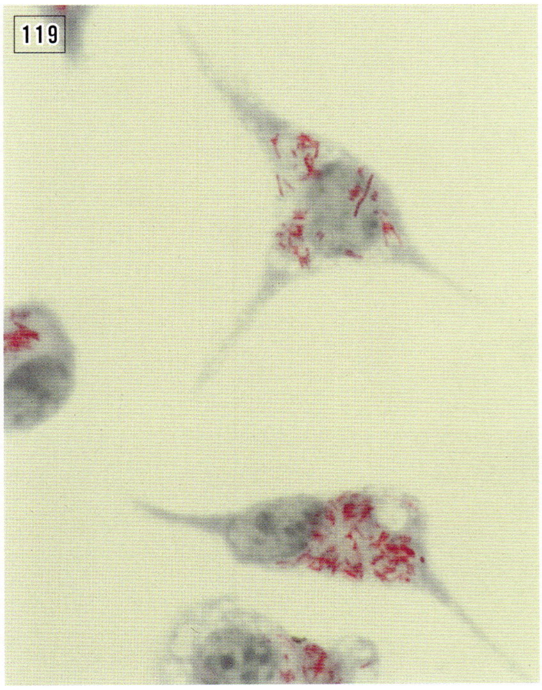

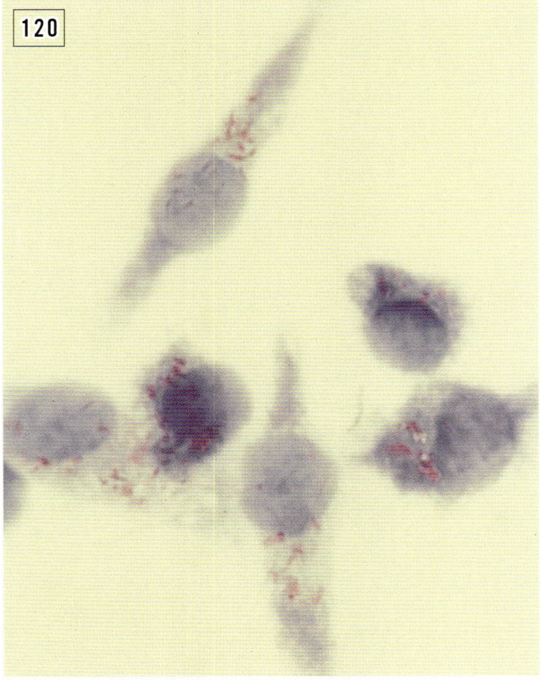

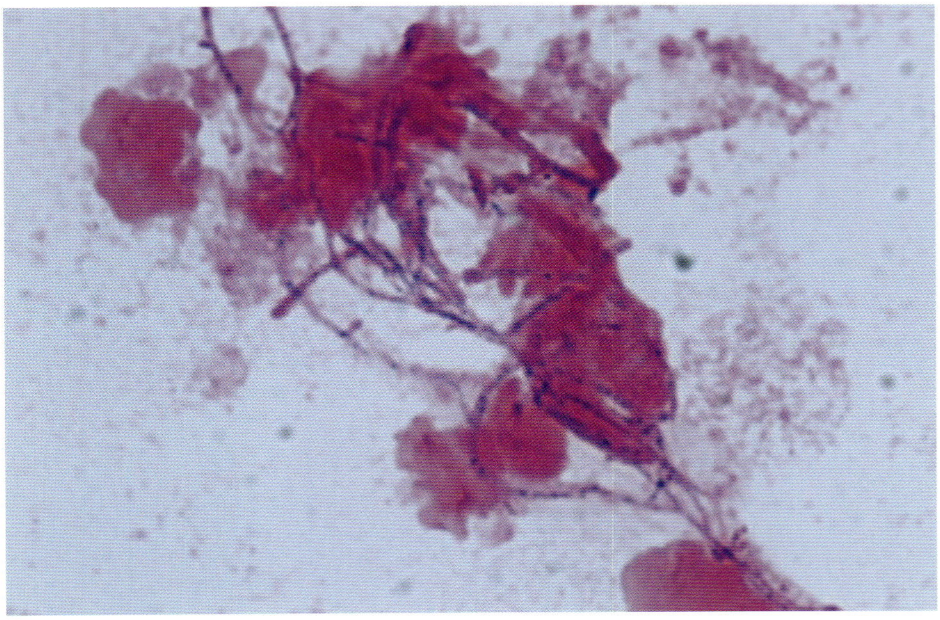

口絵 121　肺ノカルジア症の喀痰グラム染色(北松中央病院・東山康仁博士より供与)。(ノカルジア科本文写真 3)

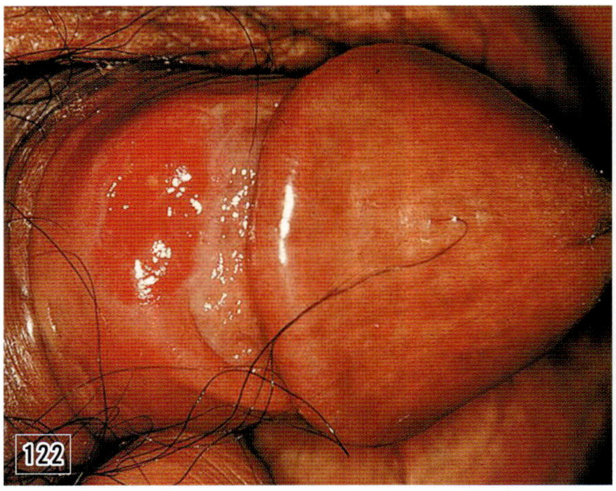

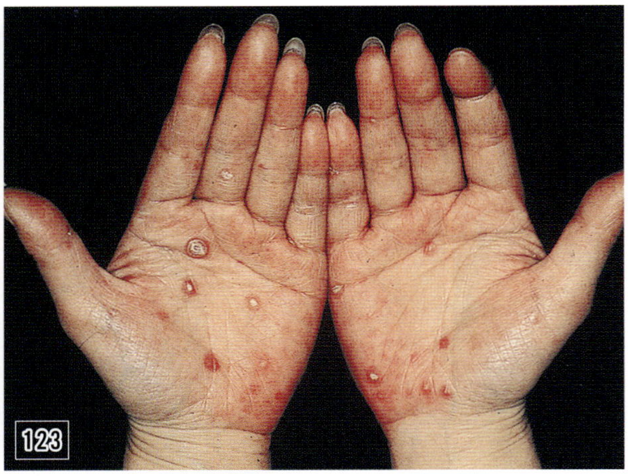

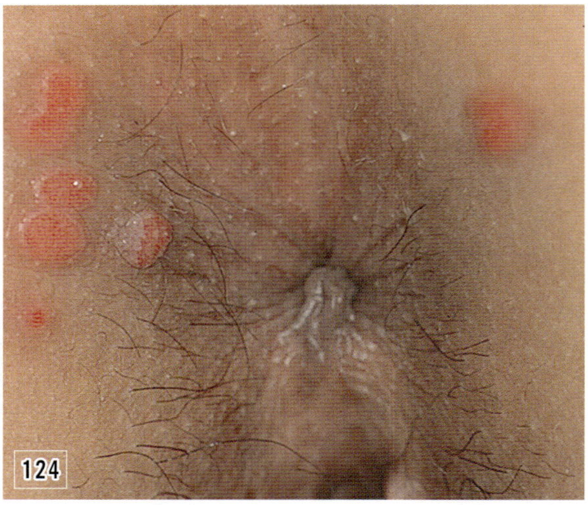

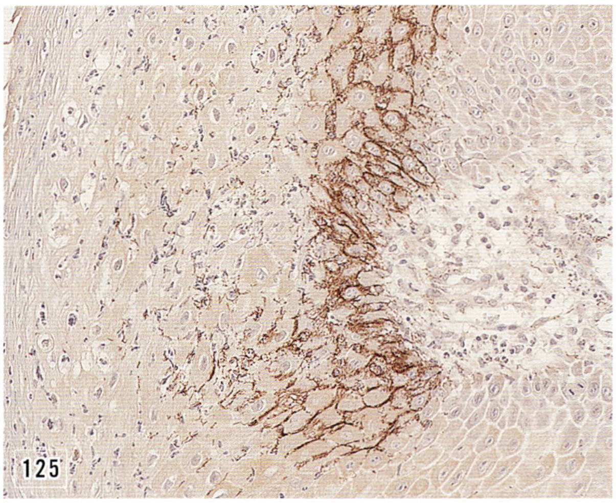

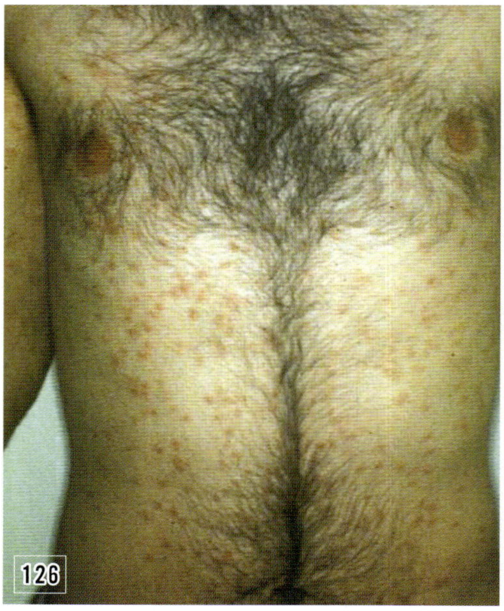

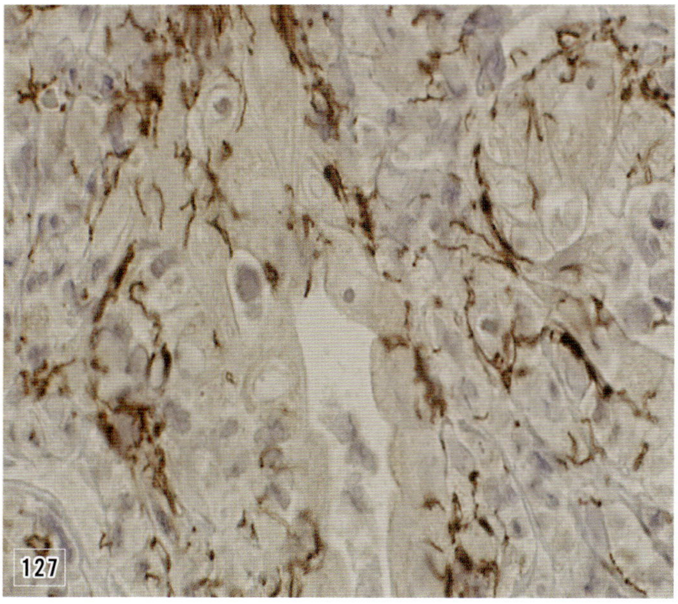

口絵 122　包皮部に形成された無痛性潰瘍(第 1 期梅毒)の肉眼所見。潰瘍底にしこりを触れるため硬性下疳と称される。通常，両側ソケイリンパ節が腫大する。(スピロヘータ科本文写真 19)

口絵 123　手掌膿疱の肉眼所見(第二期梅毒疹)。手掌の多発性膿疱形成は第二期梅毒の特徴的皮疹である。(スピロヘータ科本文写真 20)

口絵 124　肛門周囲の扁平コンジローマの肉眼所見(第二期梅毒疹)。扁平な赤色隆起が肛門周囲に多発している。(スピロヘータ科本文写真 21)

口絵 125　扁平コンジローマの組織所見(*T. pallidum* subsp. *pallidum* に対する免疫染色)。らせん状のトレポネーマの感染が多数，扁平上皮細胞間に観察される。(スピロヘータ科本文写真 22)

口絵 126　体幹部に見られたバラ疹(最初に現れる第二期梅毒疹)(Russell C. Johnson 博士より供与)。四肢，体幹部にできるバラ疹は第二期梅毒の先行皮疹である。(スピロヘータ科本文写真 23)

口絵 127　梅毒性胃炎の組織所見(*T. pallidum* subsp. *pallidum* に対する免疫染色)。腺管上皮間ならびに粘膜固有層に分布する多数のらせん状菌体が褐色に染色されている。(スピロヘータ科本文写真 24)

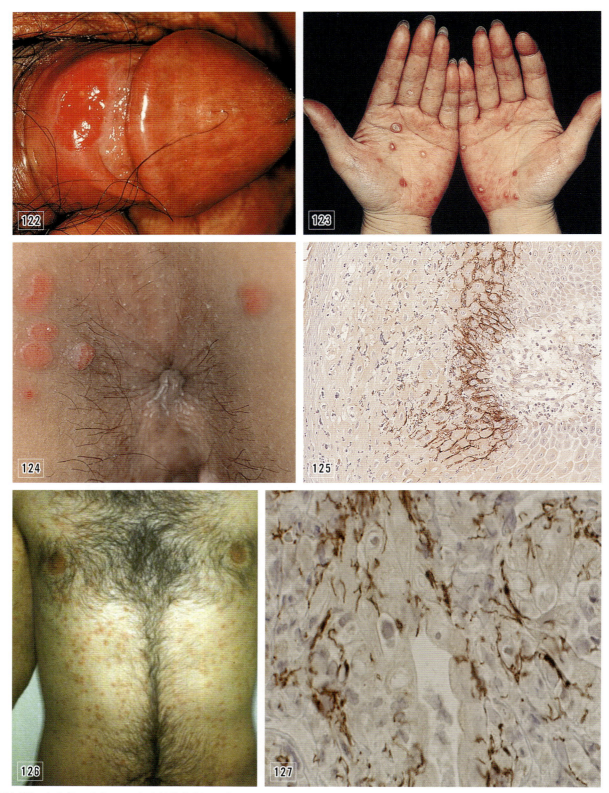

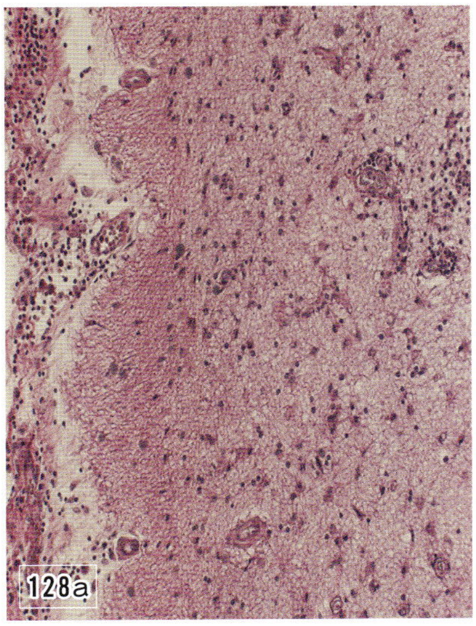

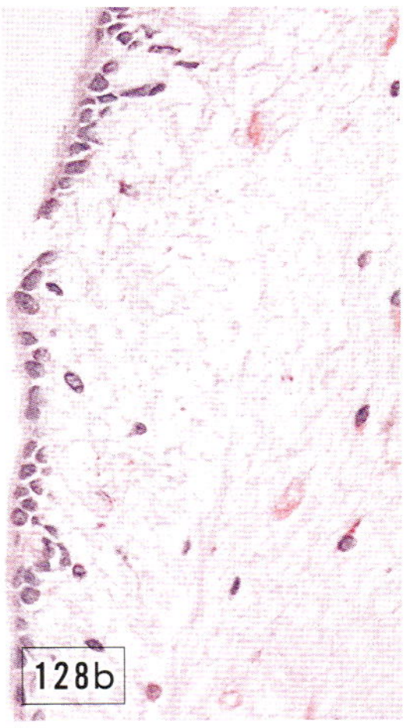

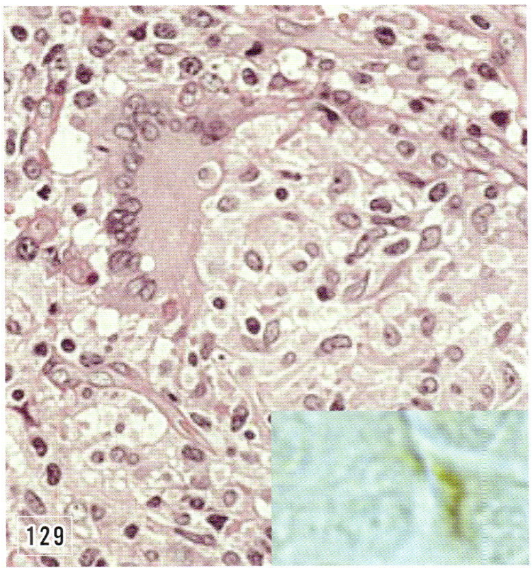

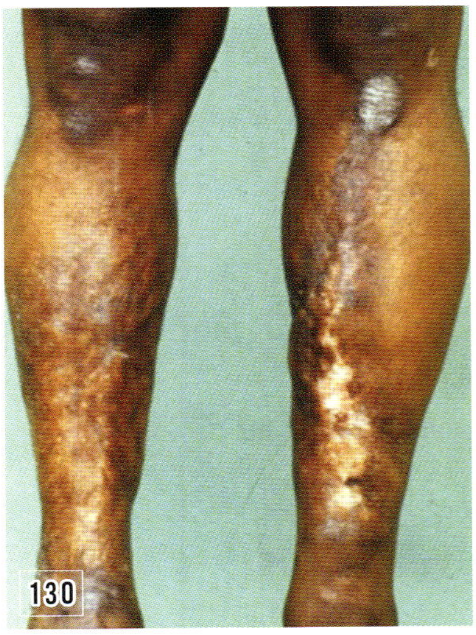

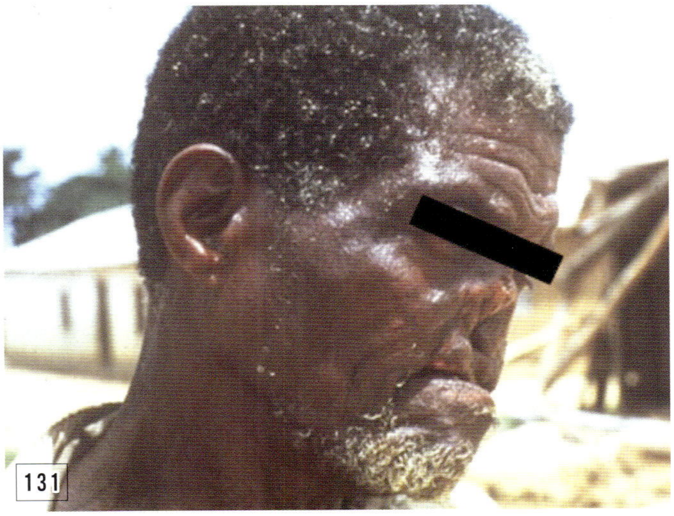

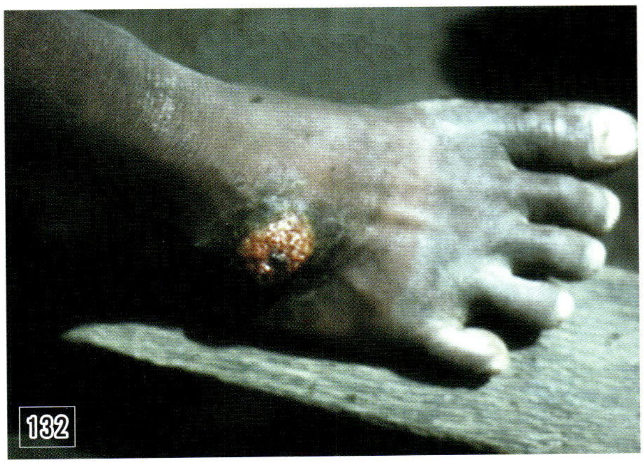

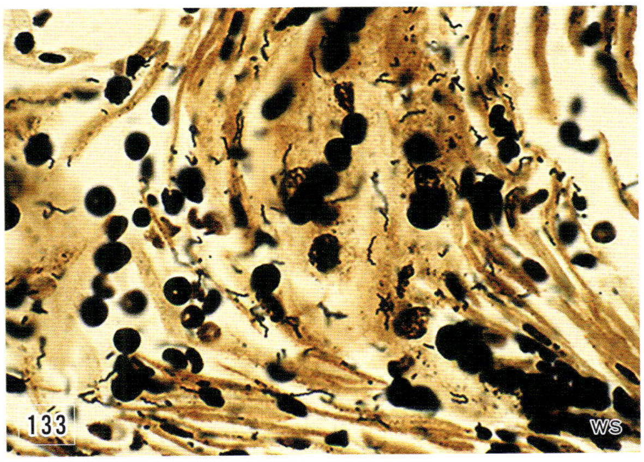

口絵 128　進行麻痺の組織所見(写真 a，ヘマトキシリン・エオジン染色)。梅毒トレポネーマ非感染の正常組織像(対照，写真 b：藤井潤博士より供与)に比し，肉眼的に皮質の菲薄化(萎縮)が明らかな大脳半球は慢性髄膜脳炎を呈している。神経細胞の脱落とグリア細胞の増加が著しい。大脳皮質の層構造は消失している。軟膜および脳実質小血管周囲性に小リンパ球の浸潤を認める。(スピロヘータ科本文写真 25)

口絵 129　梅毒性ゴム腫(ヘマトキシリン・エオジン染色，Inset：*Treponema pallidum* subsp. *pallidum* に対する免疫染色)。多核巨細胞の形成をともなう肉芽腫形成を示すリンパ節病変(梅毒性リンパ節炎)である。肉芽腫内に少数のトレポネーマが証明される。ゴム様の弾性を示す壊死性肉芽腫が第三期梅毒の特徴である。(スピロヘータ科本文写真 26)

口絵 130　*T. carateum* による第二期 Pinta の皮疹(Russell C. Johnson 博士より供与)。青味を帯びた色素沈着部と青白い色素脱出部が見られる。(スピロヘータ科本文写真 27)

口絵 131　*T. pallidum* subsp. *endemicum* による晩期非性病性梅毒(Russell C. Johnson 博士より供与)。ベジェールの病変で，鼻部の重篤な組織脱落が見られる。(スピロヘータ科本文写真 28)

口絵 132　風土性トレポネーマ症(フランベジア)の肉眼所見。パプアニューギニアの森林地帯に住む女児の足背部に，イチゴに類似する赤色顆粒状の隆起性皮膚病変を認める。境界明瞭で大きさは 2 cm ほどである。その形状から熱帯イチゴ腫の名がある。同様の病変は頭部，頸部，体幹部にも認められた。(スピロヘータ科本文写真 29)

口絵 133　風土性トレポネーマ症(フランベジア)の組織所見(Warthin-Starry 法)(故 Robin A. Cooke 博士より供与)。剝離した表皮細胞の周囲に，黒色に鍍銀されるトレポネーマ(らせん菌)が多数観察される。(スピロヘータ科本文写真 30)

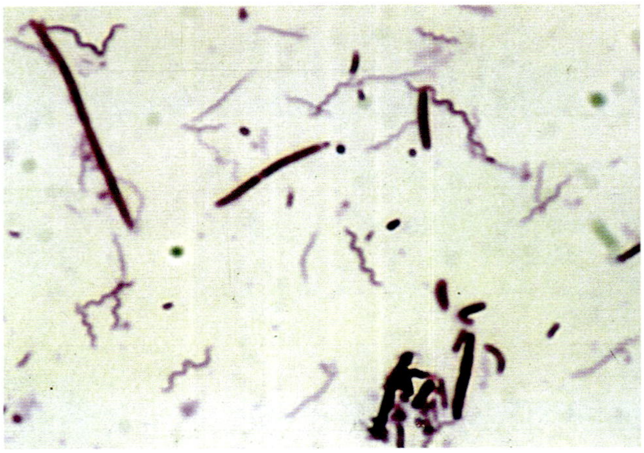

口絵 134　歯周病のある歯周ポケットから採取したデンタルプラークを分散して塗抹し，ギムザ染色したもの。さまざまな形態のスピロヘータが観察される。（スピロヘータ科本文写真33）

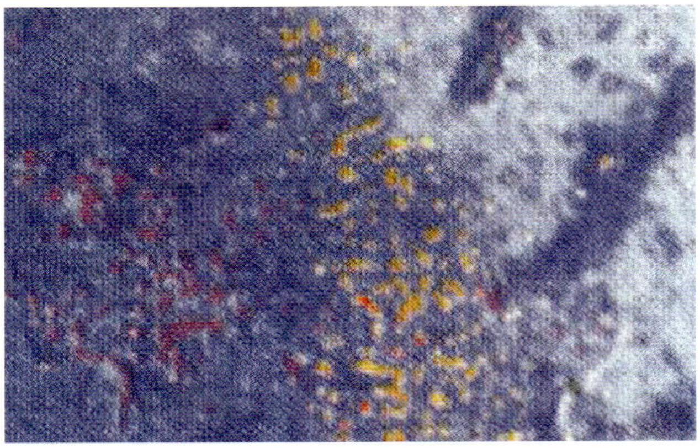

口絵 135　デンタルプラークの免疫染色。*Porphyromonas gingivalis*（ピンク）と *Treponema denticola*（黄色）が重なって認められる。（スピロヘータ科本文写真 35）

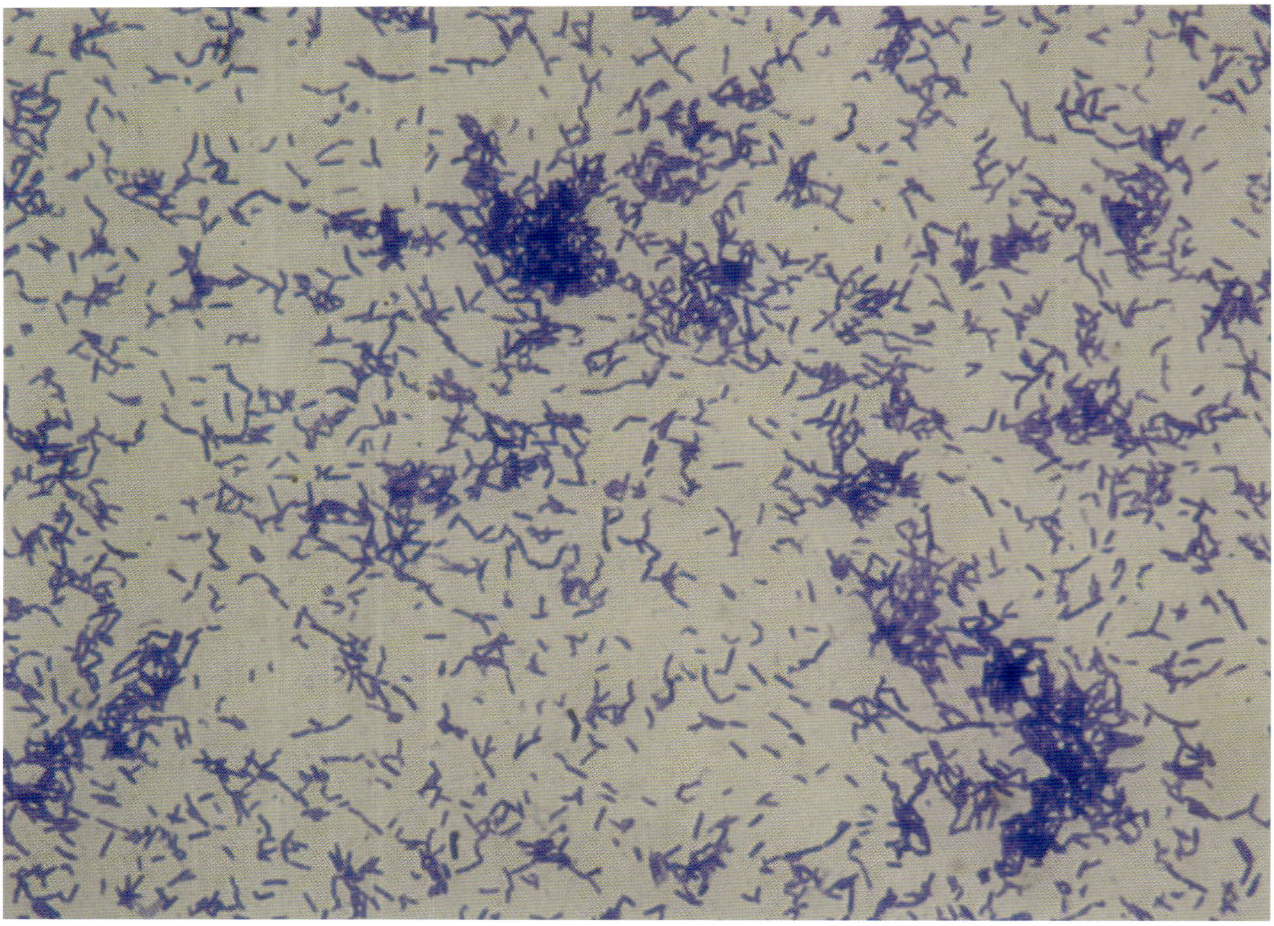

口絵 136　*Bifidobacterium longum* subsp. *longum* JCM1217 株のグラム染色像。（ビフィドバクテリウム科本文写真 1）

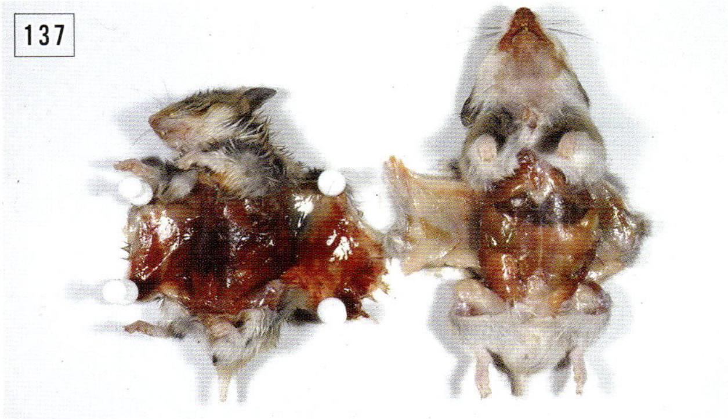

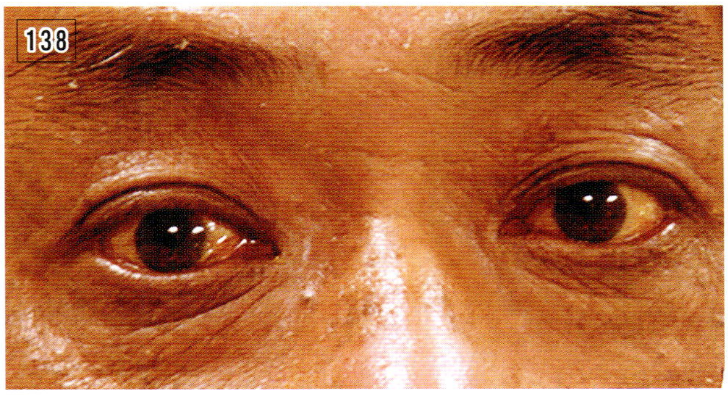

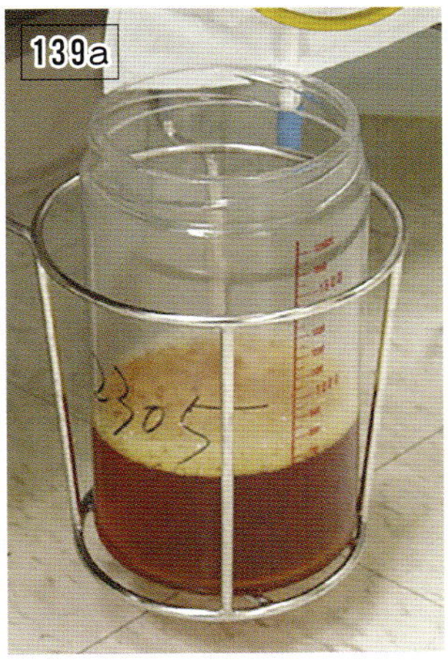

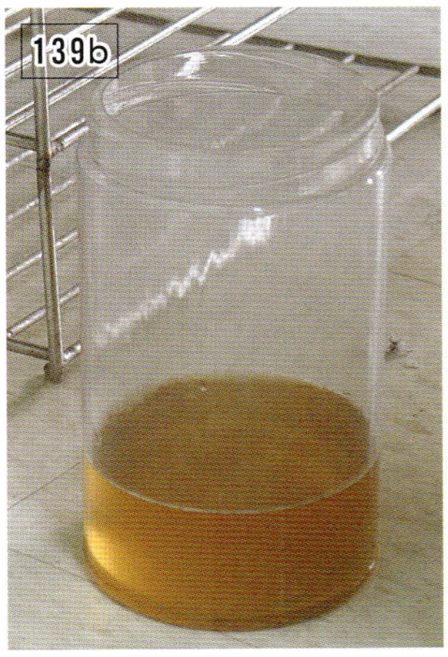

口絵 137　レプトスピラ感染ハムスター(静岡県立大学・柳原保武名誉教授より供与)。(左)感染，(右)正常。感染ハムスターでは皮下に著しい出血が認められる。(レプトスピラ科本文写真 9)

口絵 138　レプトスピラ症患者に見られる結膜の充血と黄疸(Chang Gung Memorial Hospital・Chih-Wei Yang 博士より供与)。感染初期にレプトスピラ症患者に見られる特異的症状で，診断の決め手となる。(レプトスピラ科本文写真 7)

口絵 139　レプトスピラ症患者の血尿(Chang Gung Memorial Hospital・Chih-Wei Yang 博士より供与)。a)治療前，b)治療後。感染期には著しい血尿が見られるが，ペニシリンによる治療で著しく改善した。(レプトスピラ科本文写真 8)

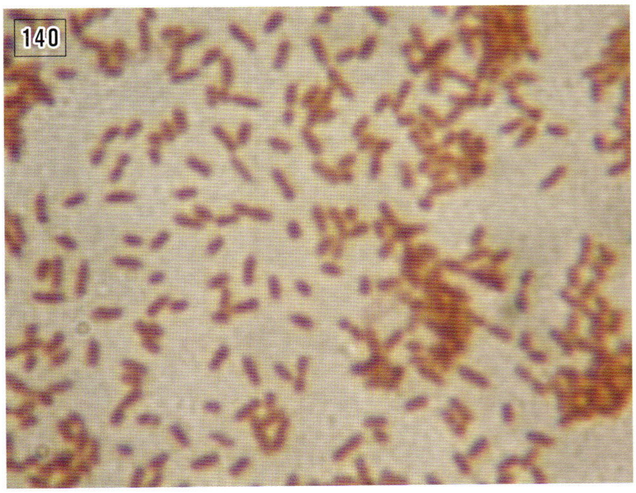

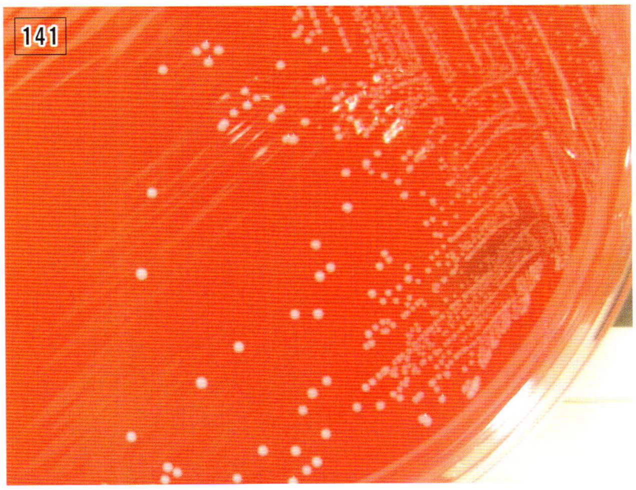

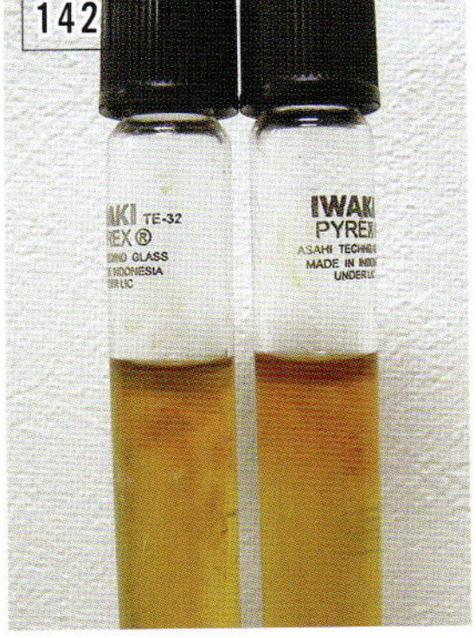

口絵 140　*Bacteroides thetaiotaomicron* のグラム染色像。菌体は単在か対を形成する。(バクテロイデス科本文写真 1)

口絵 141　*B. fragilis* の 5%ヒツジ血液寒天培地上でのコロニーの所見(2 日培養)。直径 1〜2 mm の白色のコロニーを形成する。大部分の菌株は溶血性を示さない。(バクテロイデス科本文写真 7)

口絵 142　GAM 半流動培地におけるインドール産生。*B. fragilis*(左)と *B. thetaiotaomicron*(右)を GAM 半流動培地で 2 日間培養後，コバック試薬を滴下した。*B. fragilis* はインドールを産生しないが，*B. thetaiotaomicron* はインドールを産生するためにコバック試薬が反応し，赤変する。(バクテロイデス科本文写真 8)

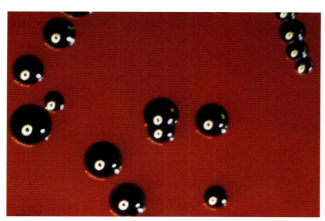

口絵 143　*Porphyromonas gingivalis* の血液平板上コロニー。培養3日目頃から黒色が鮮明になる。(ポルフィロモナス科本文写真 1)

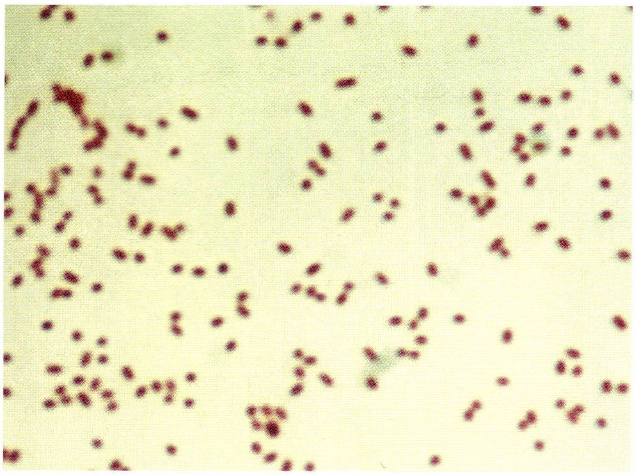

口絵 144　*P. gingivalis* のグラム染色した菌体。(ポルフィロモナス科本文写真 2)

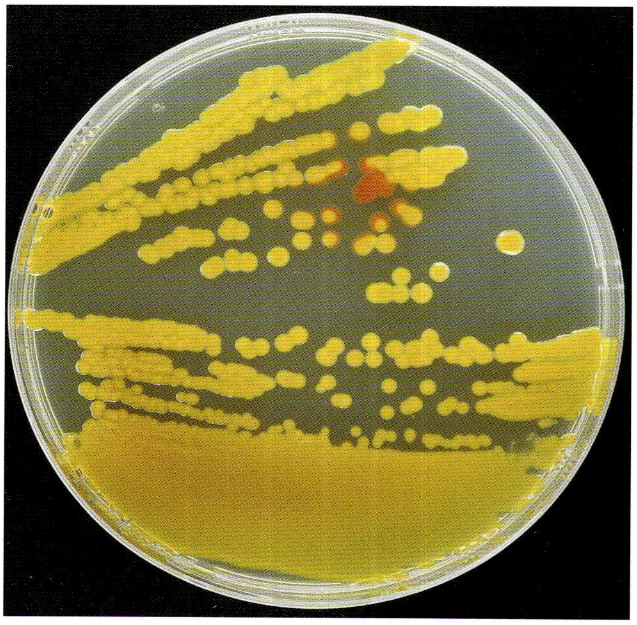

口絵 145　*Chryseobacterium indologenes* EKN 2605 株の培養所見(ハートインフュージョン寒天培地で 35°C，20 時間培養)。集落は色素 flexirubin による淡黄色から濃黄色を呈する。この flexirubin はアルカリになると色調が濃橙～赤色に変化することから，集落に 3% 水酸化ナトリウム溶液を滴下させることで確認できる(上部中程)。(フラボバクテリア科本文写真 2)

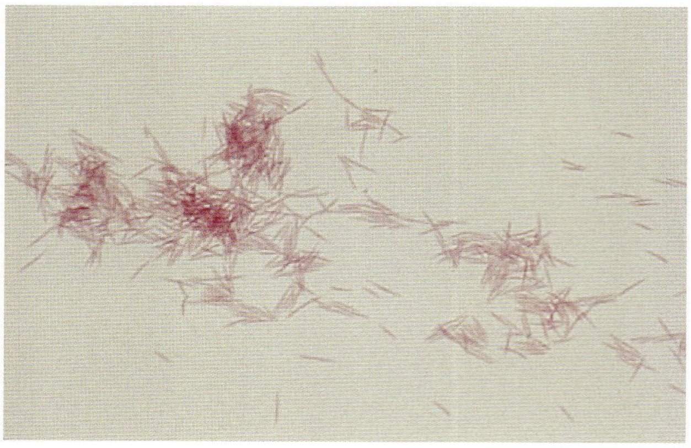

口絵 146　*Fusobacterium nucleatum* subsp. *nucleatum* のグラム染色像。×1,000。(フソバクテリア科本文写真 2)

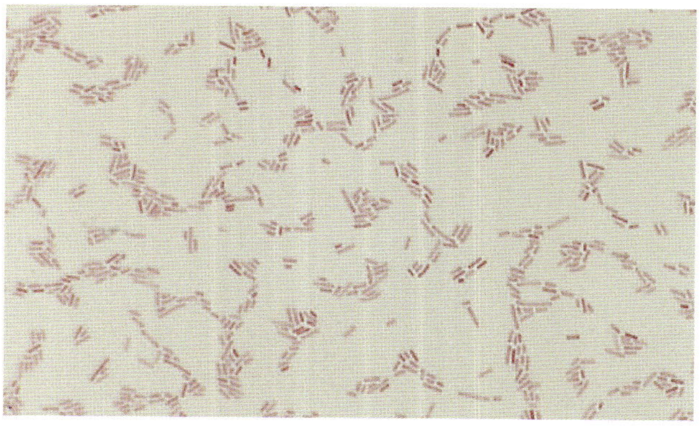

口絵 147　*F. varium* のグラム染色像。×1,000。(フソバクテリア科本文写真 5)

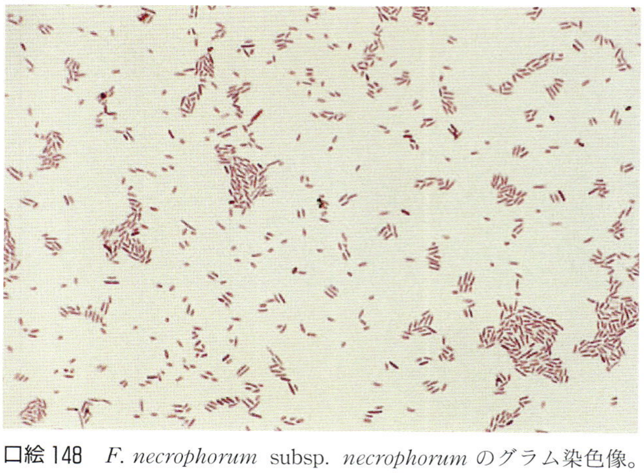

口絵 148　*F. necrophorum* subsp. *necrophorum* のグラム染色像。×1,000。(フソバクテリア科本文写真 8)

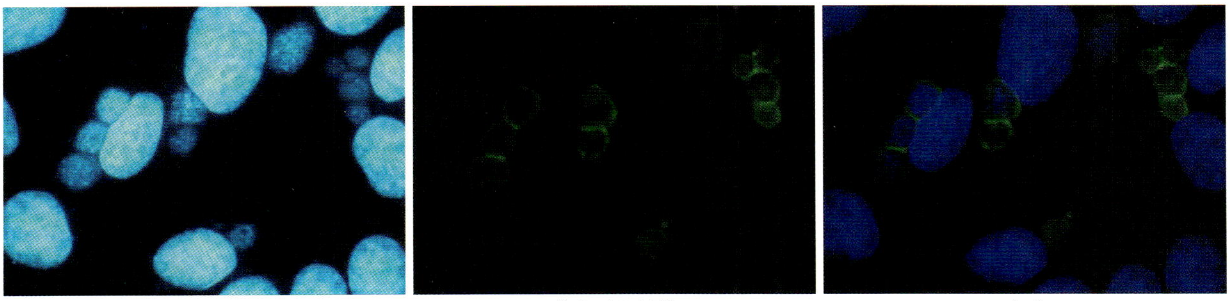

DAPI　抗 IncA2 抗体　合成

口絵 149　封入体蛋白質遺伝子。（クラミジア科本文図 18）

DAPI　抗 SET 抗体　合成

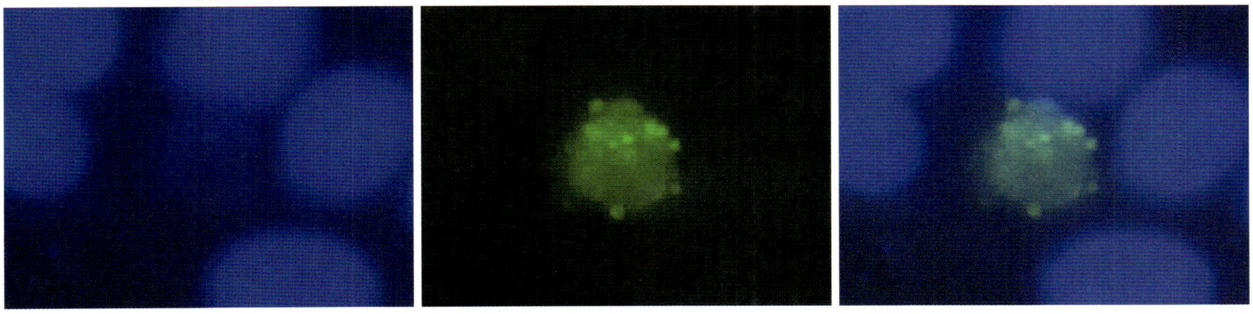

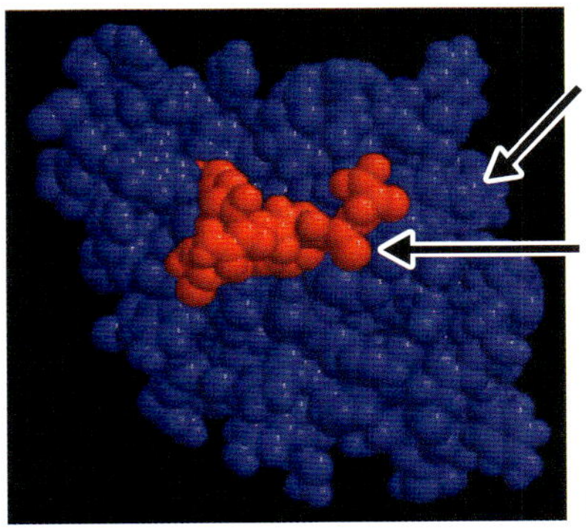

肺炎クラミジアの
SET 蛋白質

肺炎クラミジアの
Hcl 蛋白質の
N 末ペプチド

口絵 150　SET 蛋白質。（クラミジア科本文図 22c，e）

対照　メラトニン添加　IFN-γ 添加

DAPI

封入体

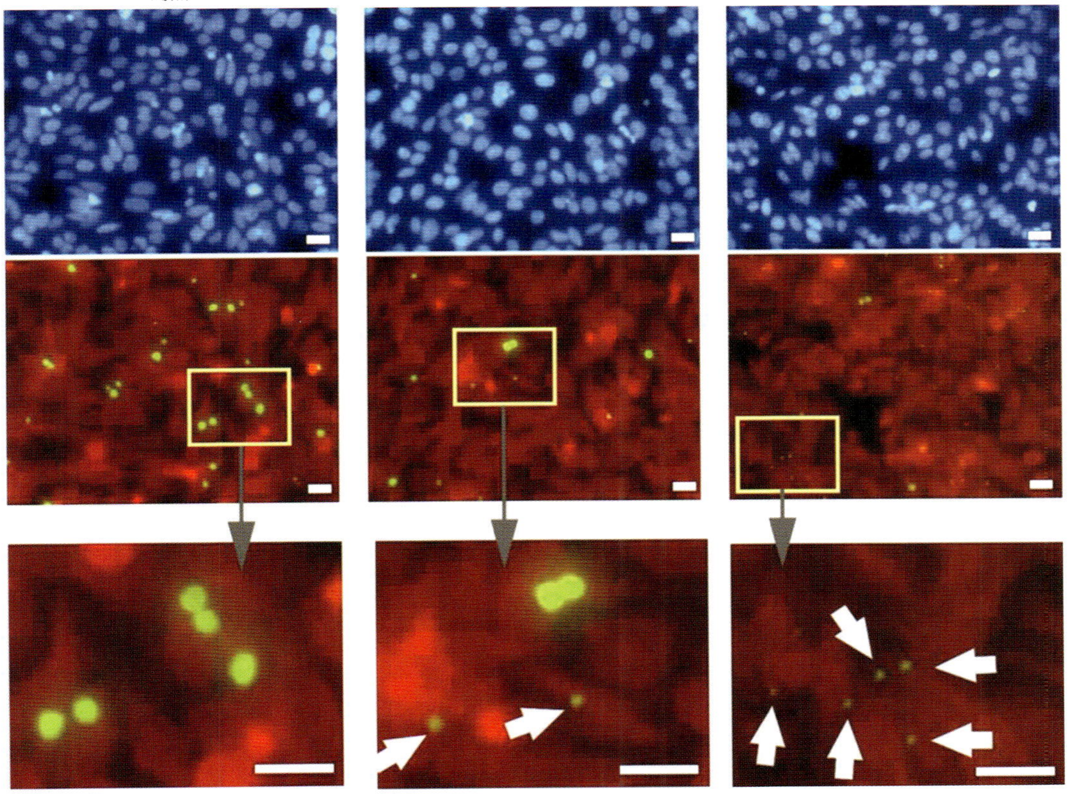

口絵 151　トリプトファン遺伝子の有無と薬剤耐性。（クラミジア科本文図 23c）

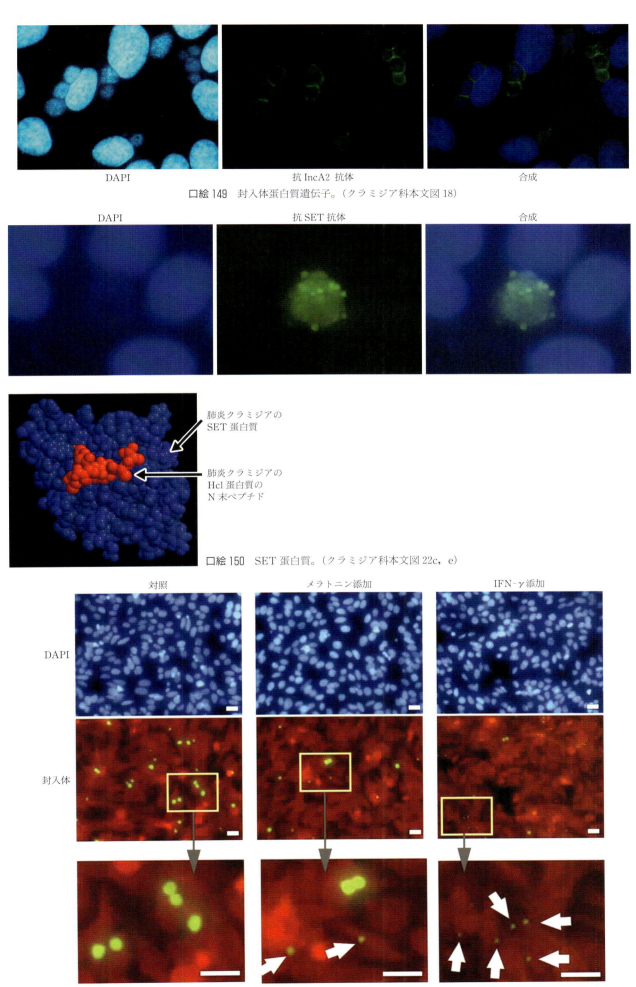

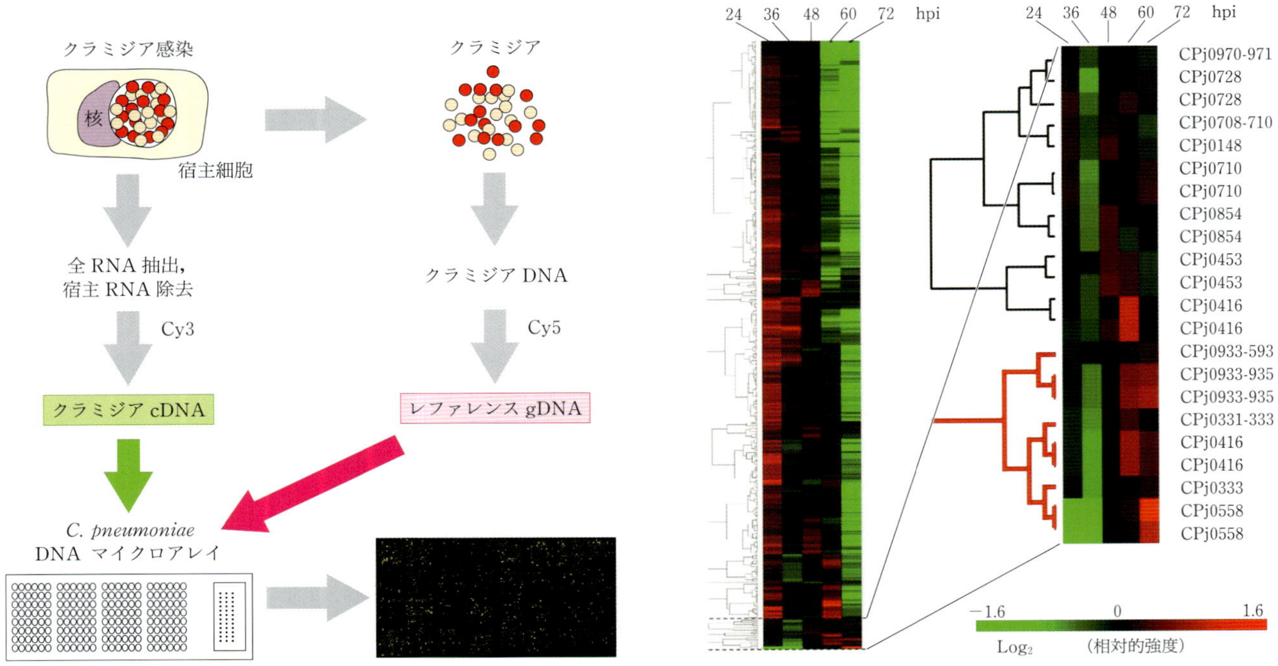

口絵 152　トランスクリプトーム解析。（クラミジア科本文図 24）

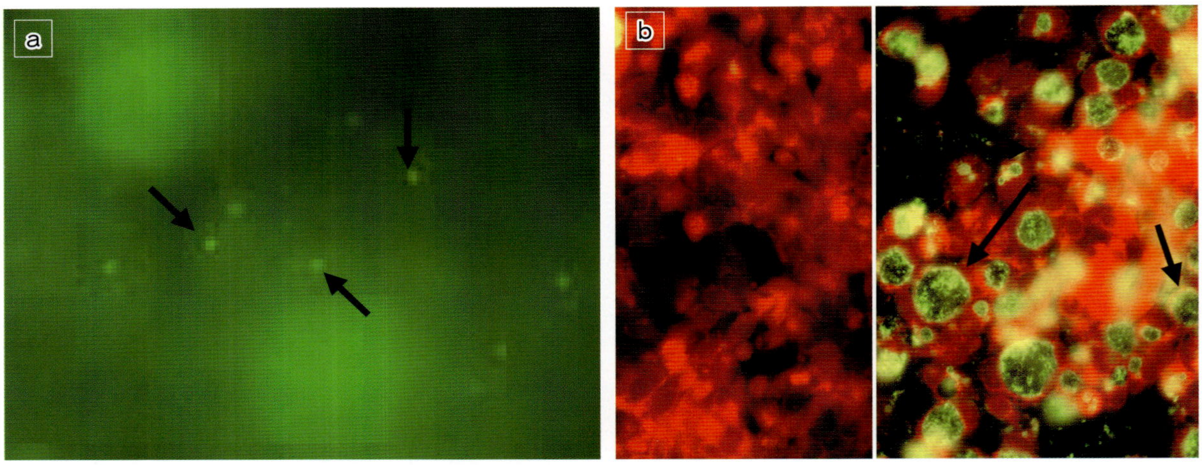

口絵 153　*Chlamydia trachomatis* 菌体(a)または感染細胞(b)の染色像。a)子宮頸管擦過検体の FITC 標識クラミジア特異抗体（デンカ生研，東京）による直接染色(㈱アイ・ラボ CytoSTD 研究所・椎名義雄博士より供与)，b) *C. trachomatis* 陽性患者血清（一次抗体）と FITC 標識抗ヒト IgG 抗体（二次抗体：BioSource, CA, USA）による間接蛍光染色像。左は対照細胞。（クラミジア科本文写真 26）

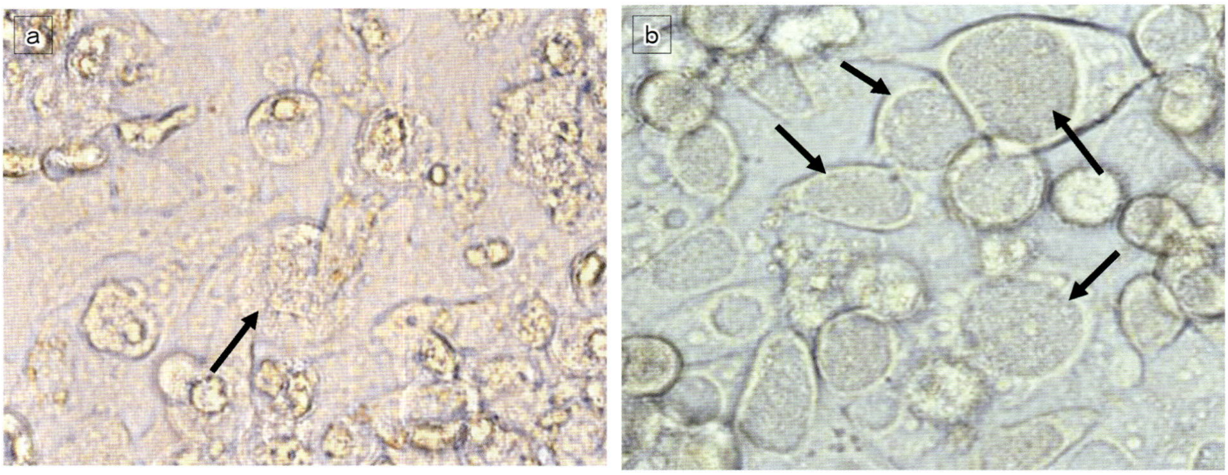

口絵 154　*C. pneumoniae*(a)と *C. trachomatis*(b)感染細胞の封入体像。a) HL 細胞に TW183 株を接種後 72 時間，b) 血清型 L2 株を HeLa229 細胞に感染，60 時間後に無染色で位相差顕微鏡で観察。×400 倍。未染色で *C. pneumoniae* 封入体を検出することは容易でなく，判定には間接蛍光抗体法などで染色し，観察する。（クラミジア科本文写真 27）

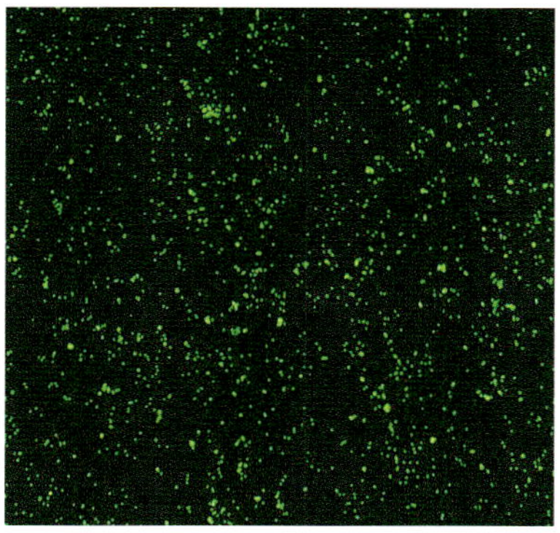

口絵 155　Micro-immunofluorescence(MIF)法の手順。
顕微鏡的にクラミジア菌体の蛍光発光を観察する。×400 倍。
(クラミジア科本文図 26)

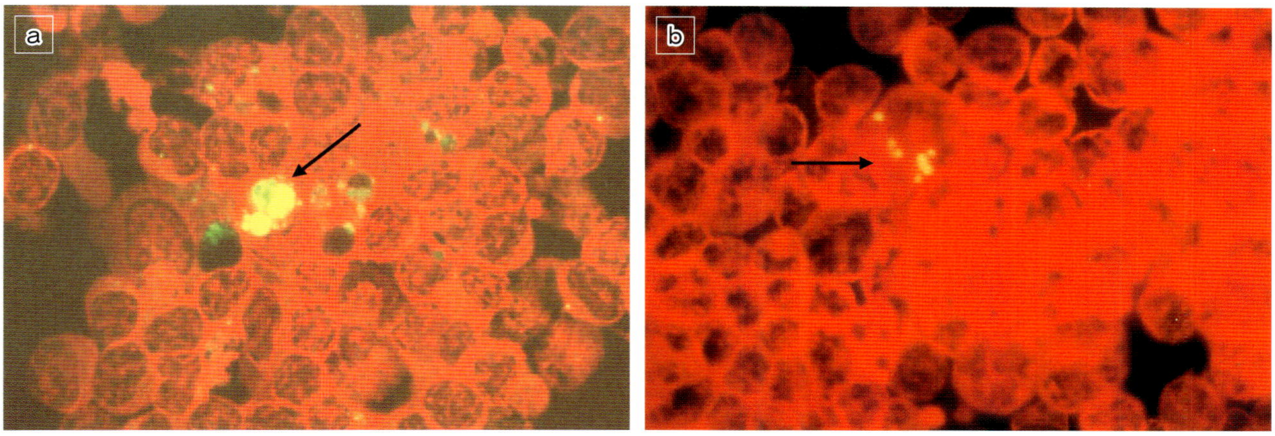

口絵 156　健常人抹消血中の *Chlamydia pneumoniae* を FITC 標識抗クラミジア抗体で検出した蛍光顕微鏡像(Haranaga et al., 2001b)。矢印は菌を示す。a)ドナーA，b)ドナーB。(クラミジア科本文写真 30)

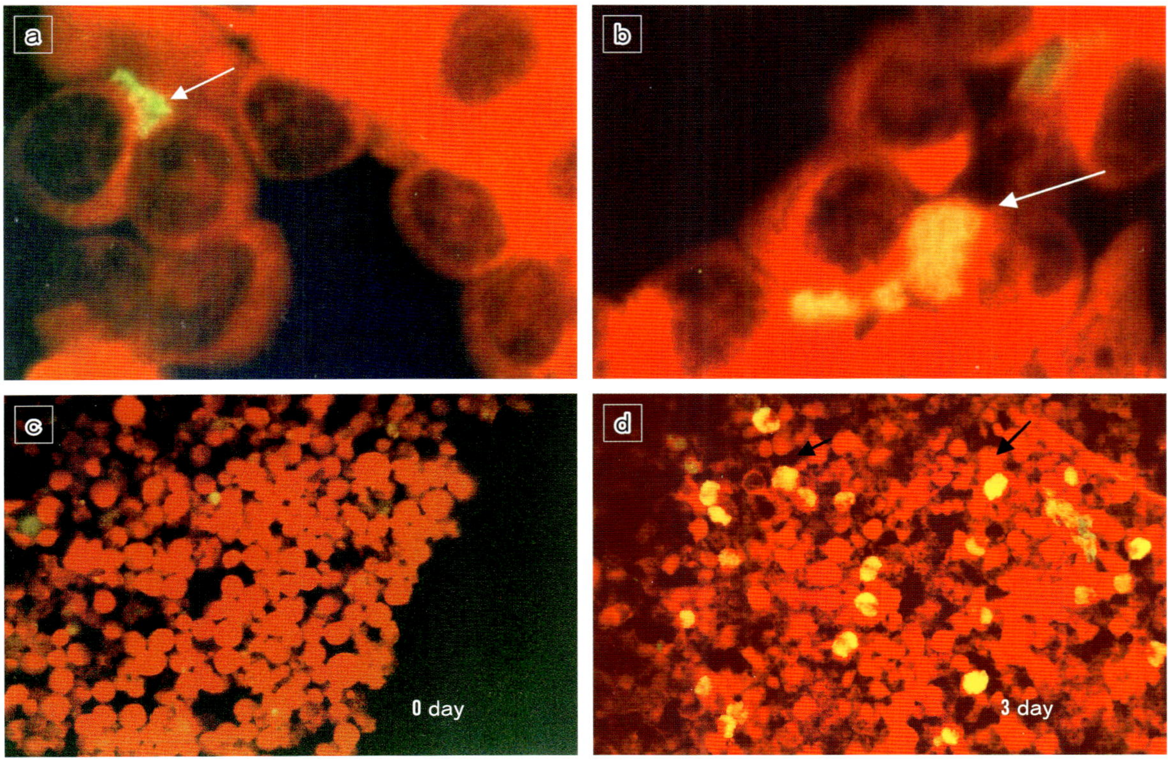

口絵 157　ヒト末梢血リンパ球及びマウス T リンパ球への *C. pneumoniae* の実験的感染(蛍光顕微鏡)(Haranaga et al., 2001a)。感染 3 日後(ヒト末梢血リンパ球)(a，b)ならびに感染 0 日(c)および 3 日後(マウス T リンパ球)(d)の感染 *C. pneumoniae* を FIT 標識抗クラミジア抗体で検出。矢印は増殖した *C. pneumoniae* を示す。a，b)Human peripheral lymphocytes，c，d)Mouse T-lymphocytes。(クラミジア科本文写真 32)

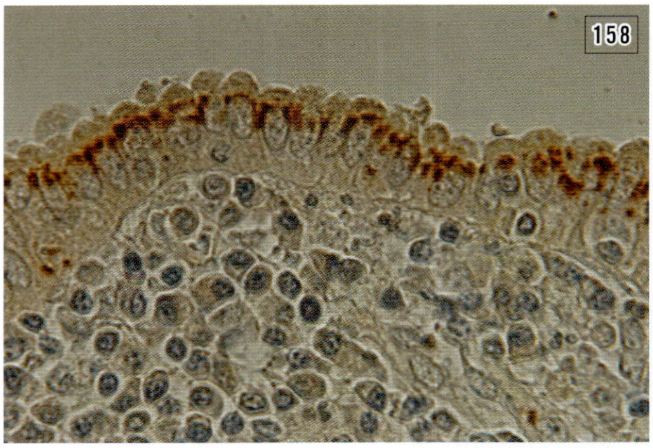

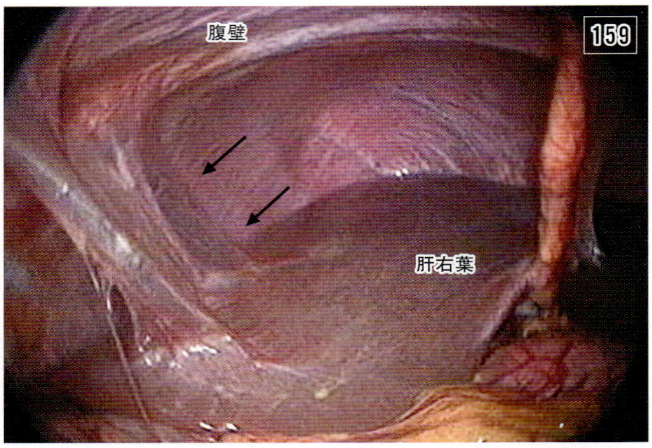

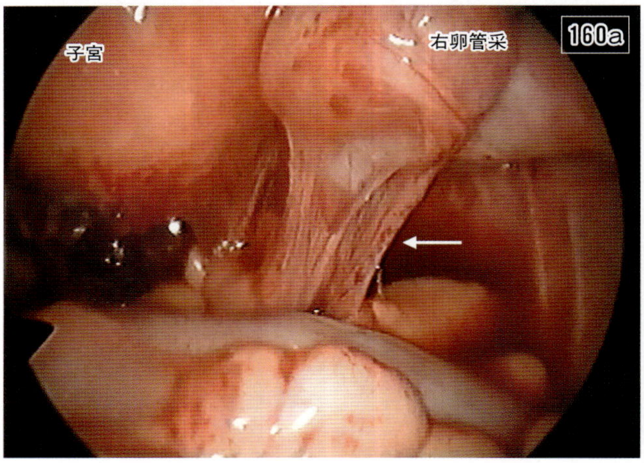

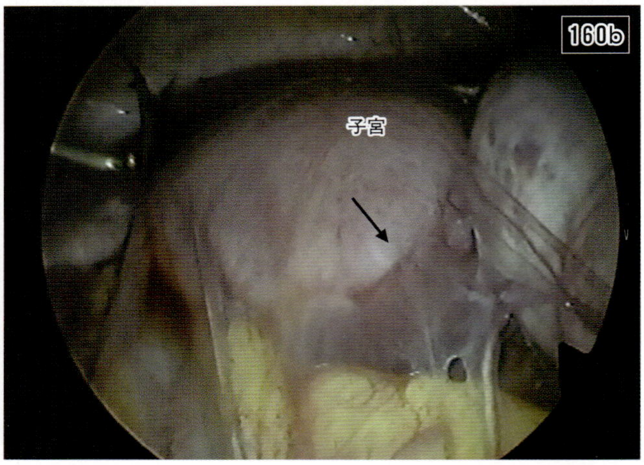

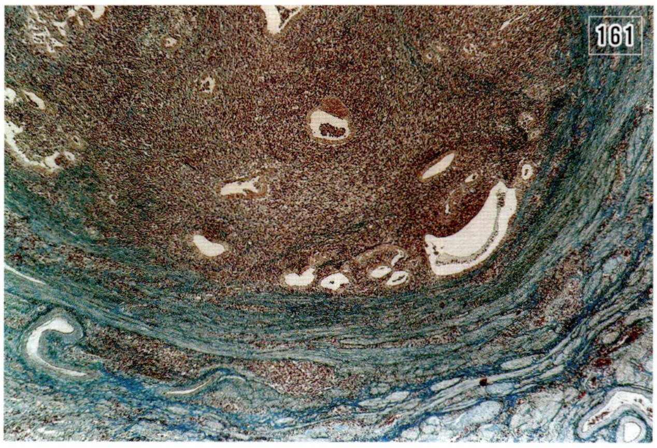

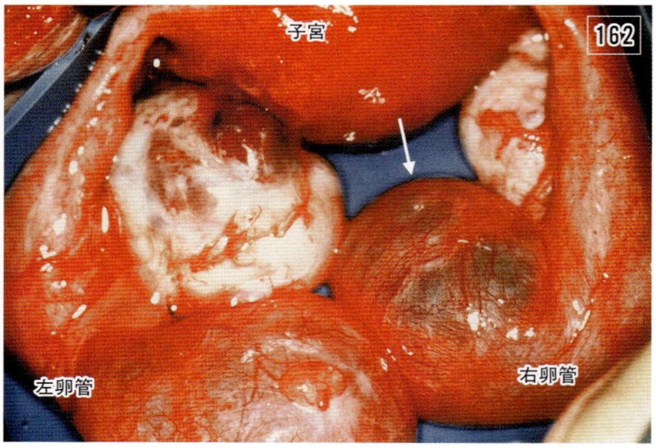

口絵 158　卵管炎を認めた組織に対し *C. trachomatis* の EB に対する抗体(マウス由来)を用いて Avidin-Biotin Complex(ABC)染色を行った。多数の小円形細胞の浸潤と卵管上皮細胞に褐色に染色された封入体を認め慢性化した *Chlamydia trachomatis* による慢性卵管炎と診断された。(クラミジア科本文写真 37)

口絵 159　Fitz-Hugh-Curtis 症候群では，肝臓被膜表面と腹壁の間に violin strings と称される癒着が形成(矢印)される。この癒着に起因した右季肋部痛は呼吸運動にて増強し，Fitz-Hugh-Curtis 症候群に特徴的である。(クラミジア科本文写真 38)

口絵 160　クラミジアは，上行性感染し PID を発症する。子宮および卵管周囲に形成されたフィルム様癒着(矢印)により卵管の可動性が障害され卵管采が閉塞する。(クラミジア科本文写真 39)

口絵 161　口絵 158 の隣接切片についてマッソン・トリクローム染色により膠原線維染色を行った。炎症にともない卵管上皮細胞の増殖を認め，さらに卵管上皮下の間質には膠原線維の増殖が確認された。これらの変化により明らかな卵管内腔の狭小化を認める。(クラミジア科本文写真 40)

口絵 162　卵管峡部と卵管采が同時に閉塞すると卵管膨大部に卵管液が貯留し，卵管留水腫(矢印)を発症する。(クラミジア科本文写真 41)

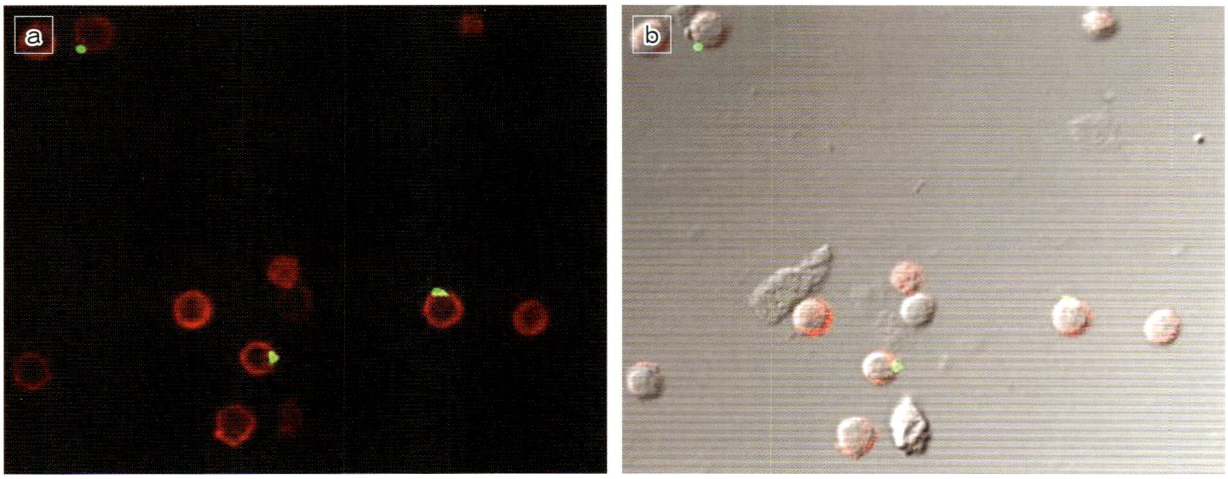

口絵 163　CD3 陽性ヒト末梢血リンパ球へ感染した *Chlamydia pneumoniae*。感染 3 日後に抗 CD3 抗体(PE，赤)ならびに抗クラミジア抗体(FITC，緑)で染色。a)蛍光顕微鏡像，b)光学顕微鏡像。(クラミジア科本文写真 33)

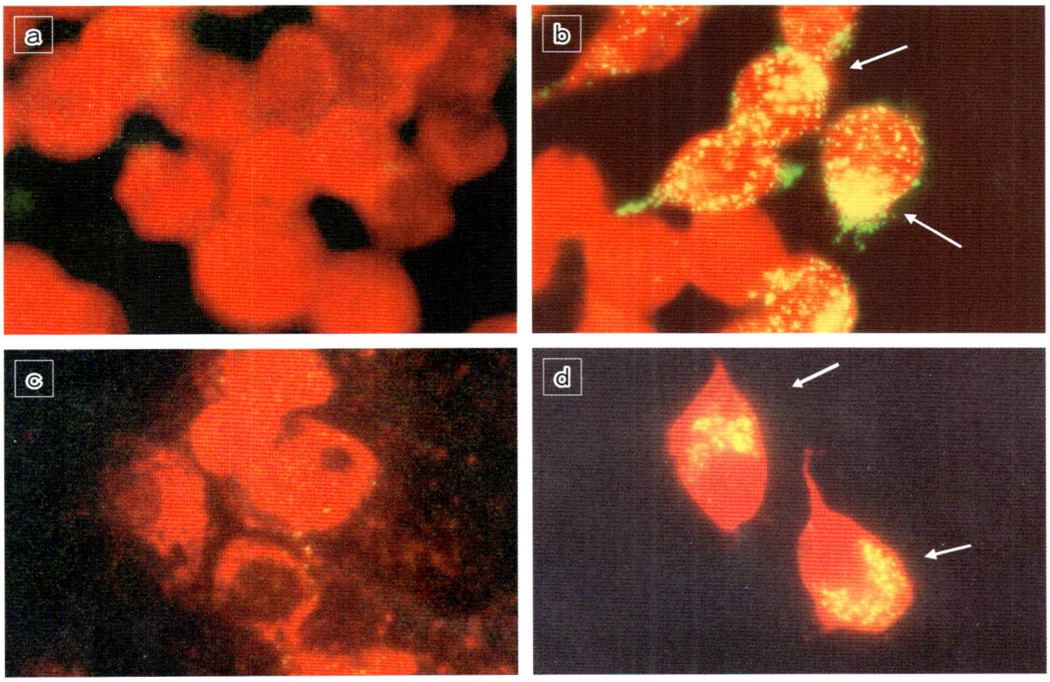

口絵 164　実験的 *C. pneumoniae* 感染によるマウス肺胞マクロファージの株化細胞(MH-S)ならびに初代培養(primary culture)細胞内での増殖像(蛍光顕微鏡)(Haranaga et al., 2003)。矢印は増殖した *C. pneumoniae* を示す。a)MH-S, time zero，b)MH-S, 48 h，c)Primary alveolar macrophages, time zero，d)Primary alveolar macrophages, 48 h。(クラミジア科本文写真 34)

165

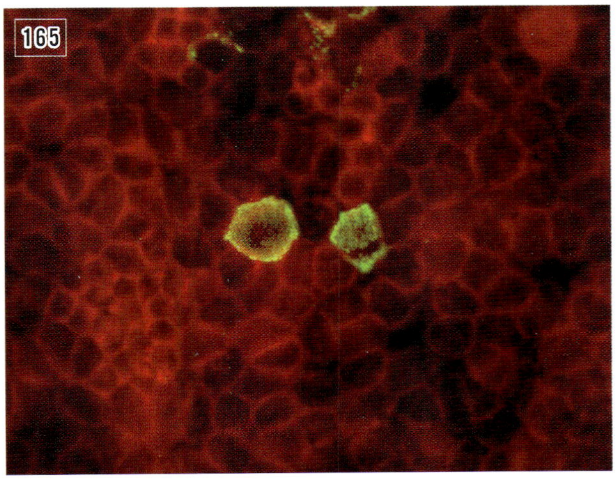

166

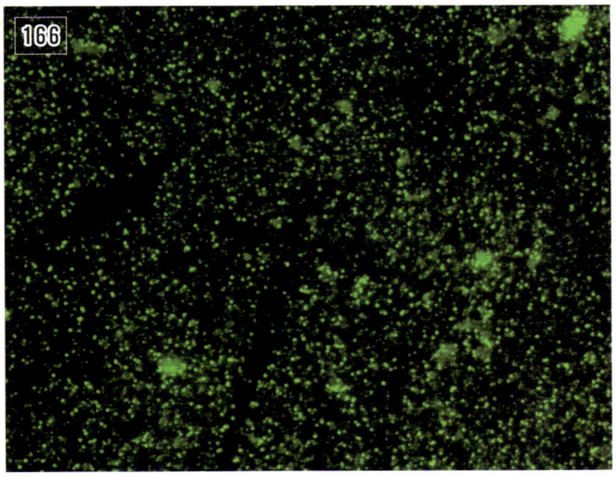

口絵 165　*Simkania negevensis* 封入体の間接蛍光免疫染色。*S. negevensis* に感染させた 5 日目の単層 Vero 細胞を固定し，ポリクローナルなウサギ免疫血清と反応させた後，FITC を結合させたマウス抗ウサギ IgG 抗体で反応させた。×400。(シムカニア科本文写真 2)

口絵 166　*S. negevensis* の EB を利用した MIF 法による陽性反応例。Chlamydia における MIF 陽性反応と極めてよく似ている。×400。(シムカニア科本文写真 3)

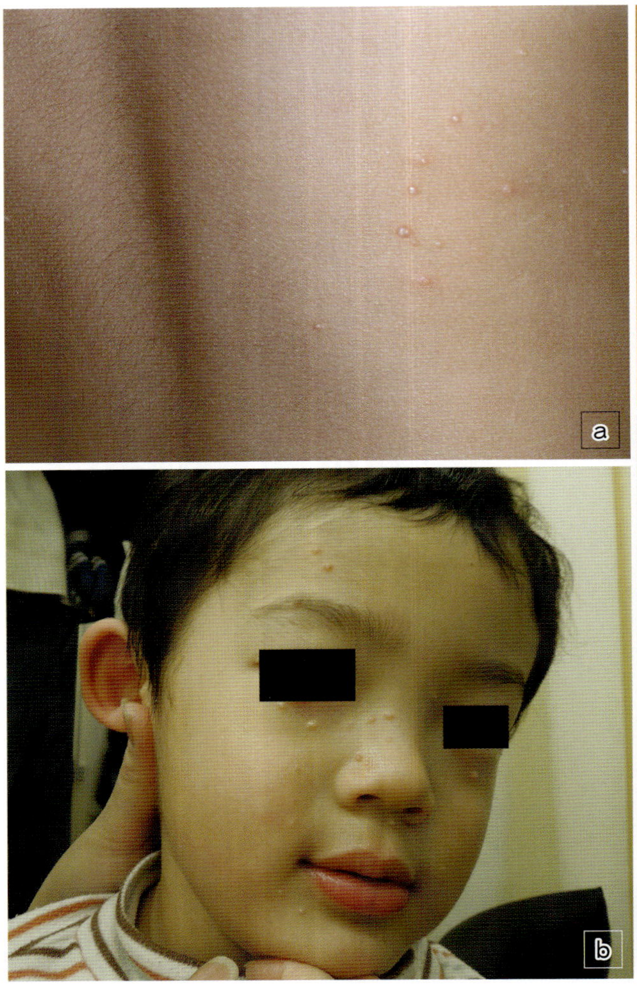

口絵 167a，b　伝染性軟属腫

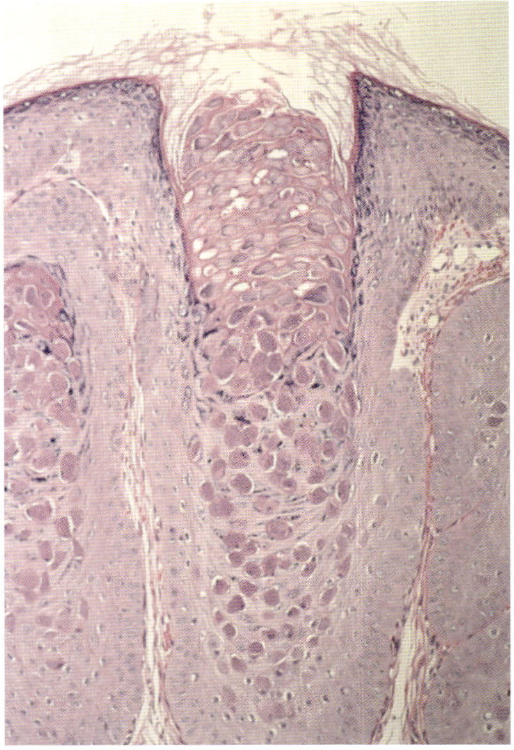

口絵 168　伝染性軟属腫組織像

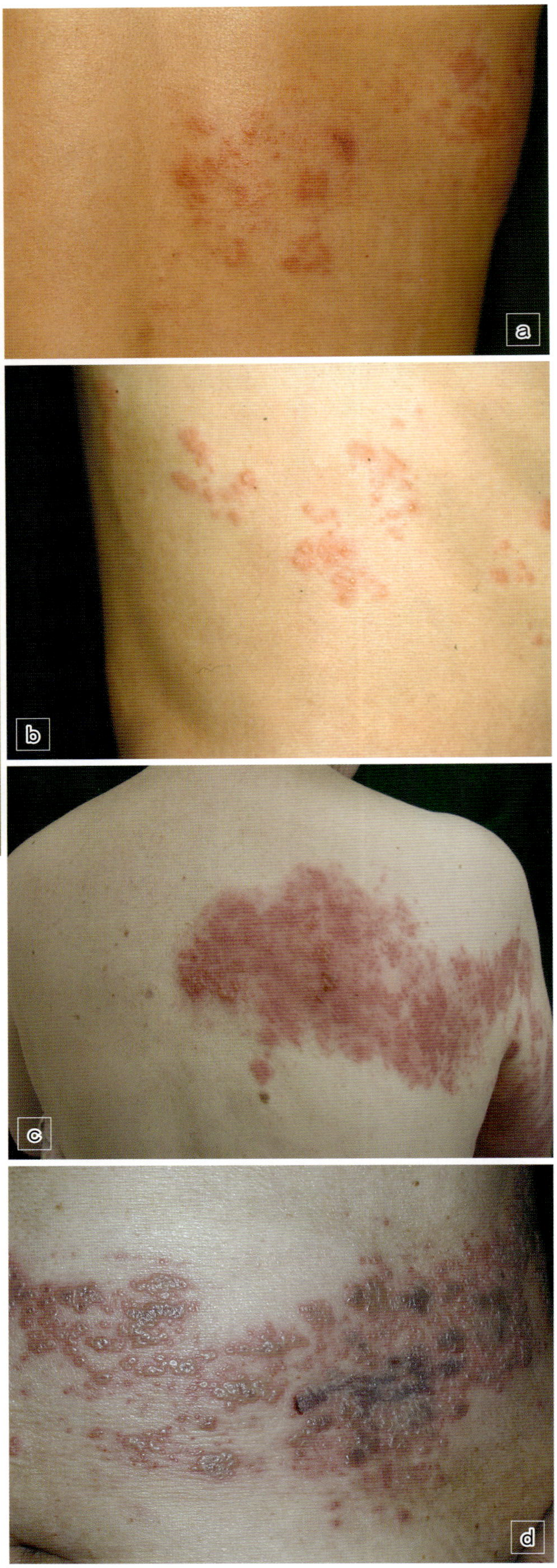

口絵 169a〜d　帯状疱疹。病巣部位は a)背部，b)側胸部，c)上背部，d)腹部

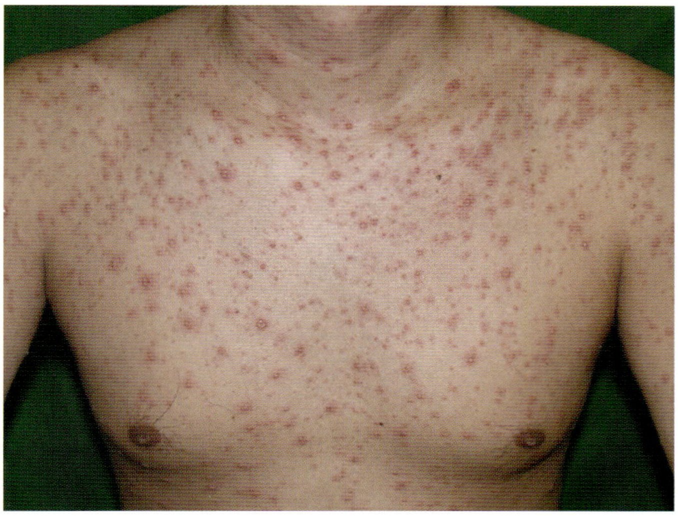

口絵 170　水痘

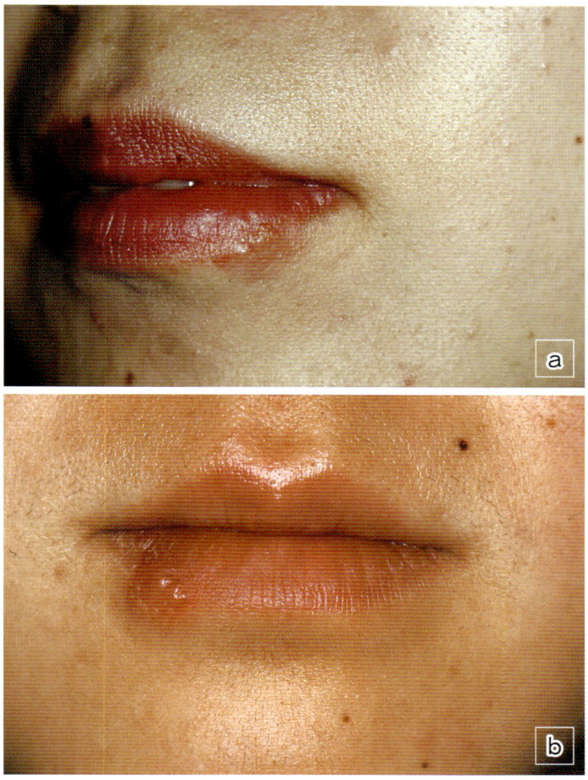

口絵 172a，b　口唇ヘルペス

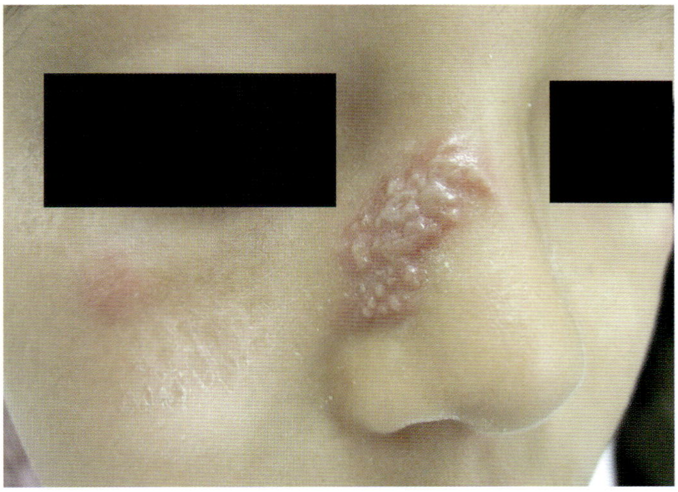

口絵 171　顔面の単純疱疹

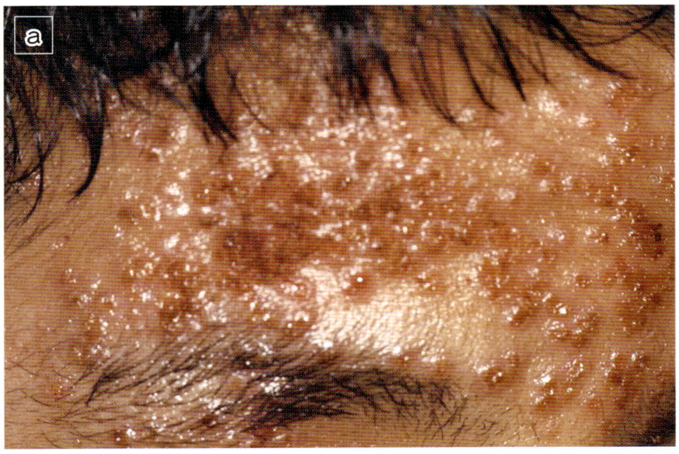

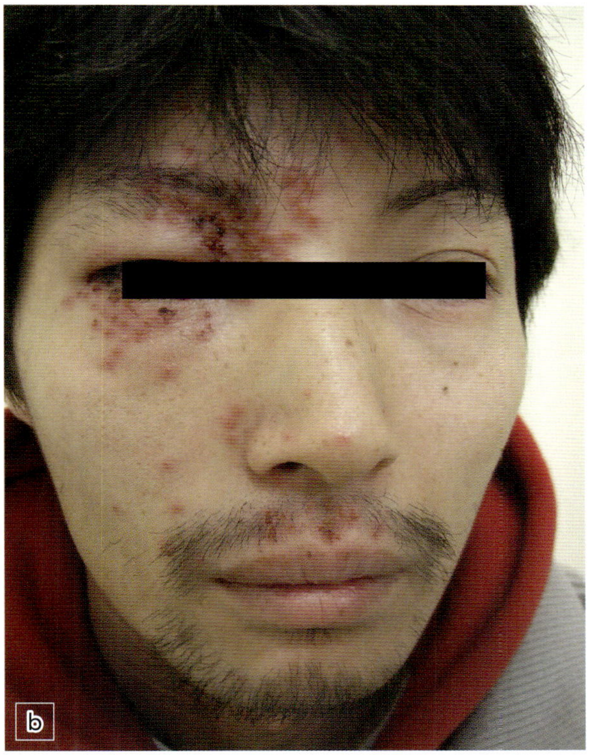

口絵 173a，b　カポジ水痘様発疹症

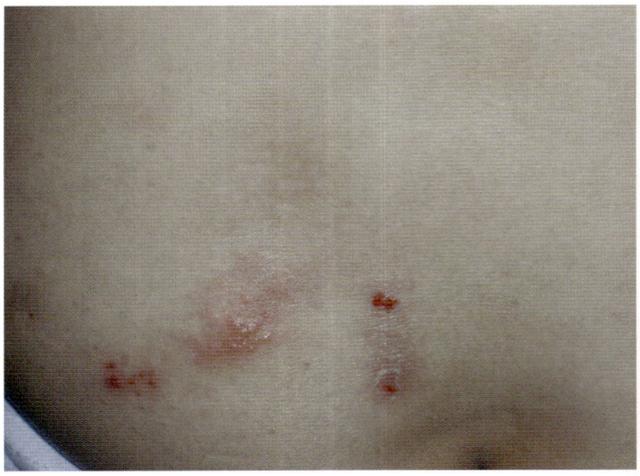

口絵 174　殿部ヘルペス

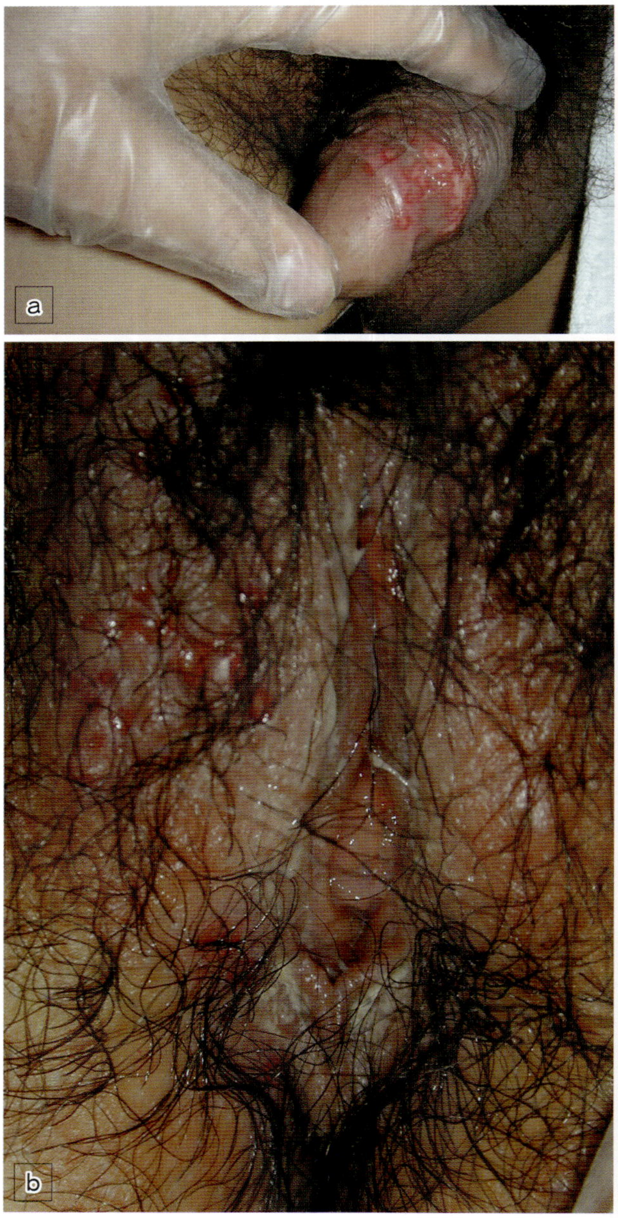

口絵 175a，b　性器ヘルペス

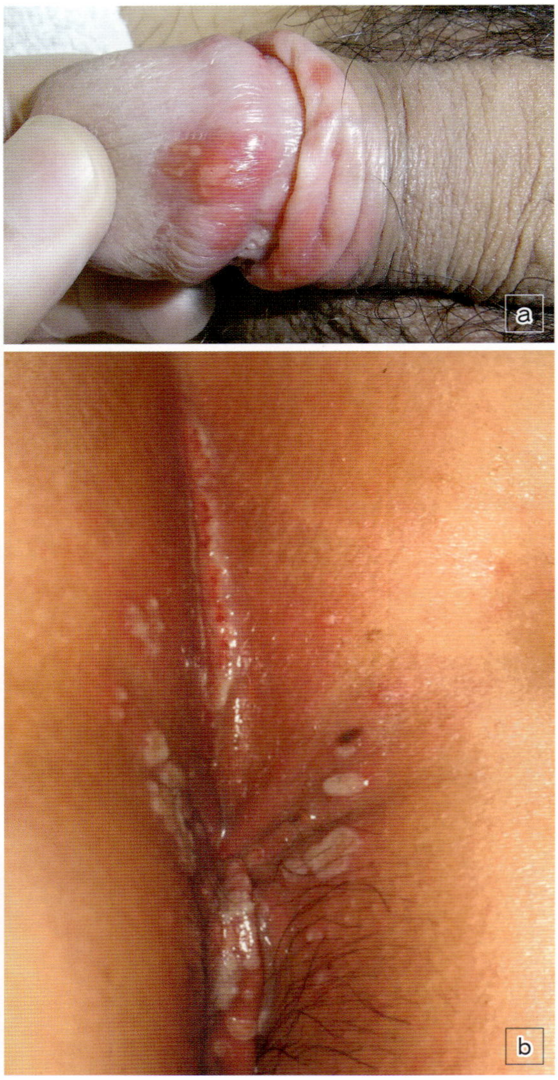

口絵 176a，b　性器ヘルペス。a)亀頭，b)肛囲

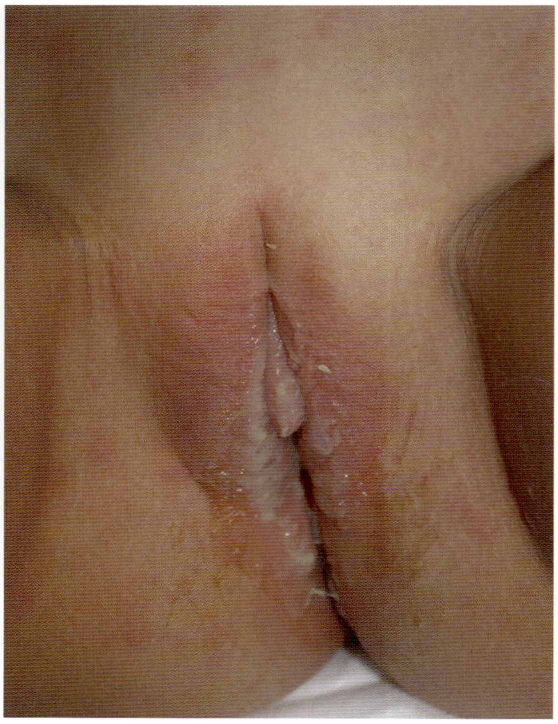

口絵 177　小児の性器ヘルペス

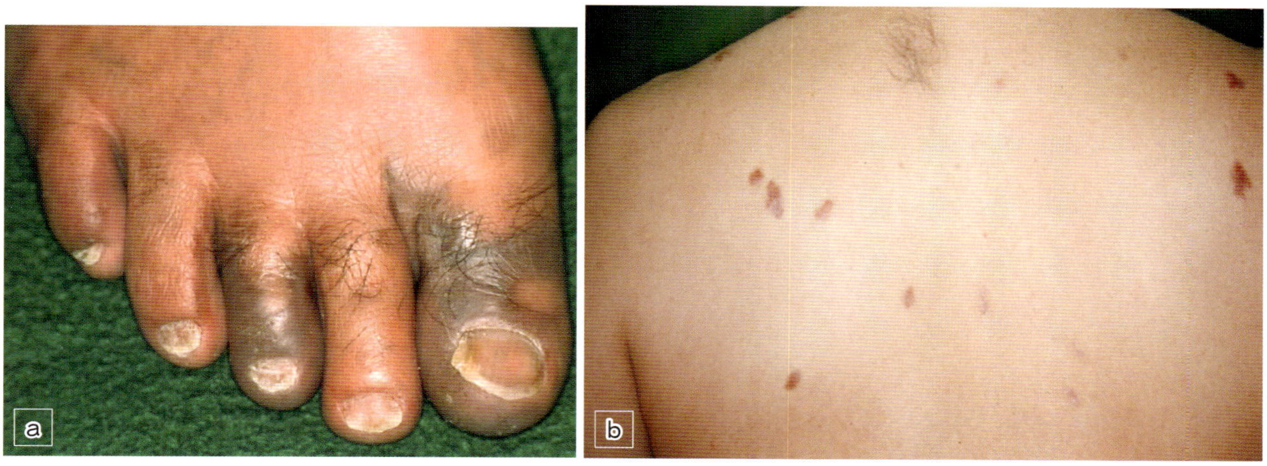

口絵 178a，b　カポジ肉腫。HHV8

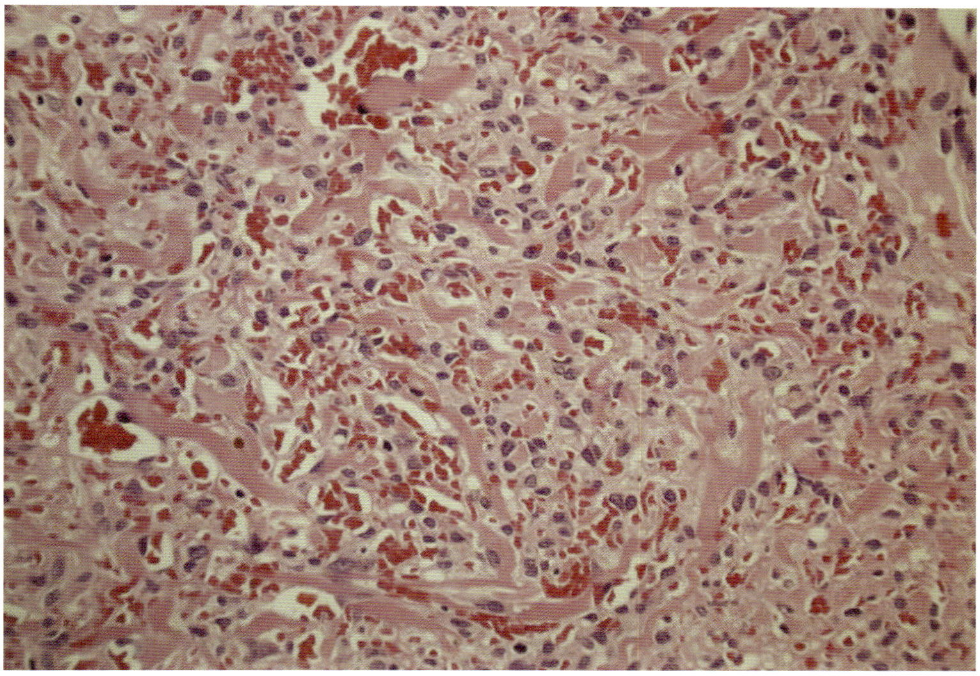

口絵 179　カポジ肉腫の組織像

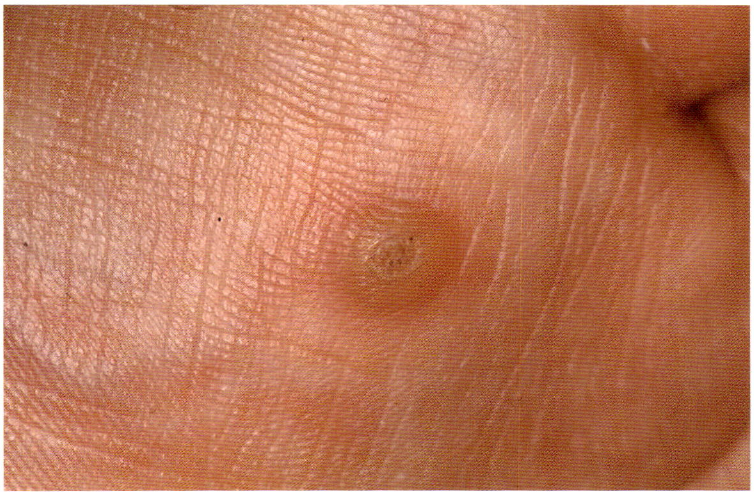

口絵 180　ミルメシア。HPV1

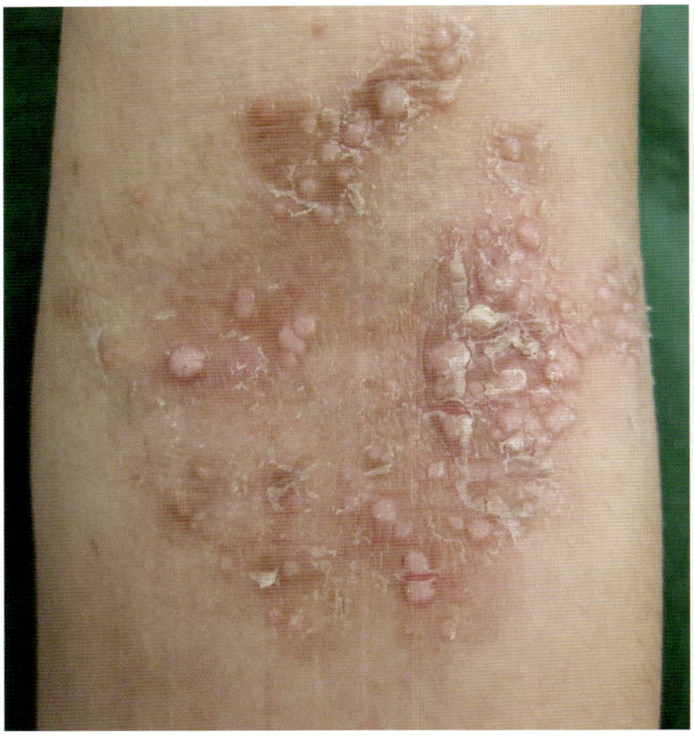

口絵 181　多発性尋常性疣贅

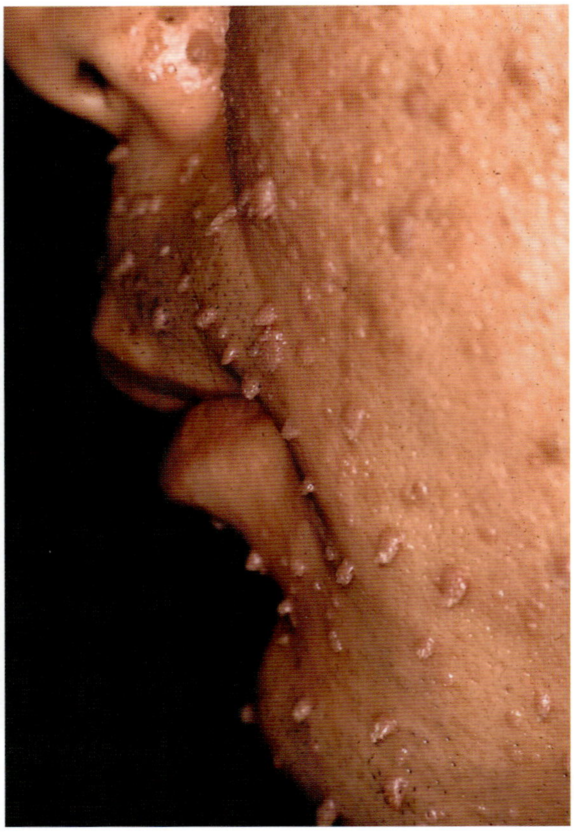

口絵 183　糸状疣贅

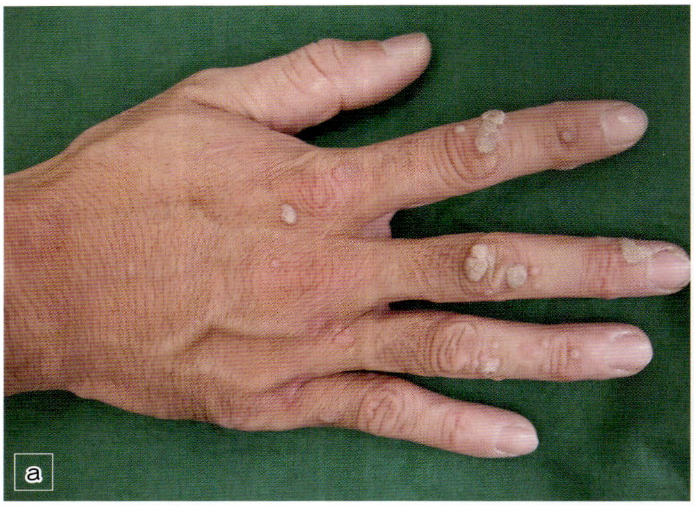

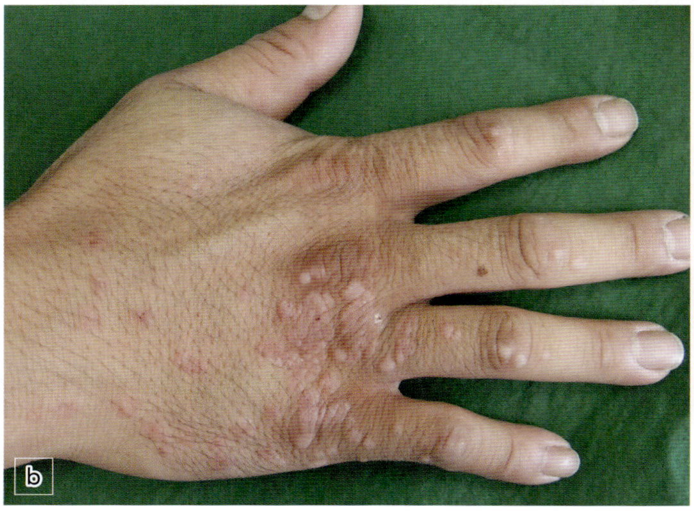

口絵 182a，b　尋常性疣贅

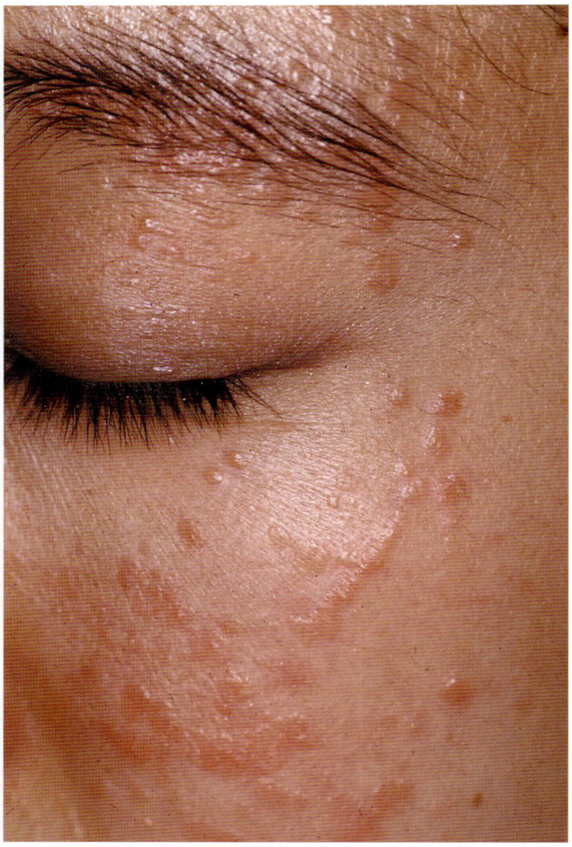

口絵 184　青年性扁平疣贅　HPV3

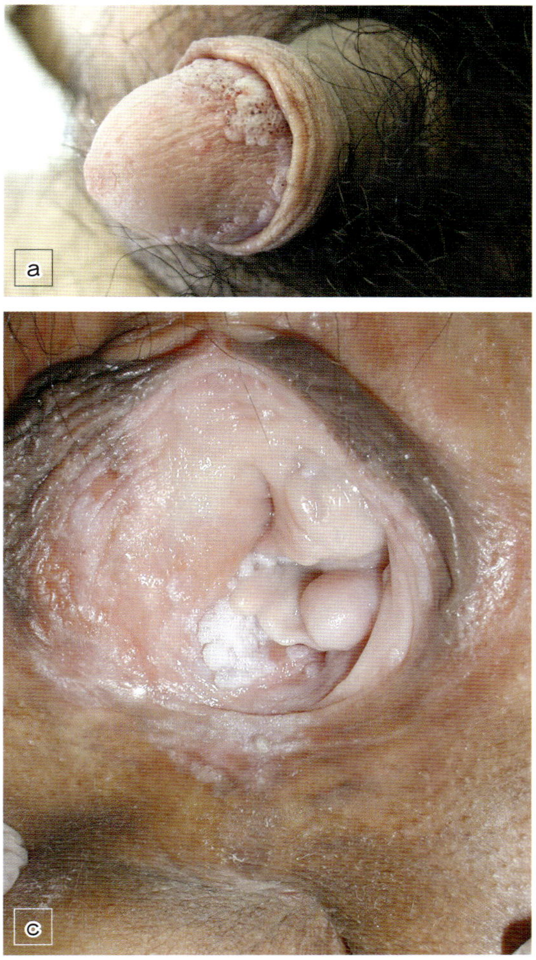

口絵 185a，b　尖圭コンジローマ

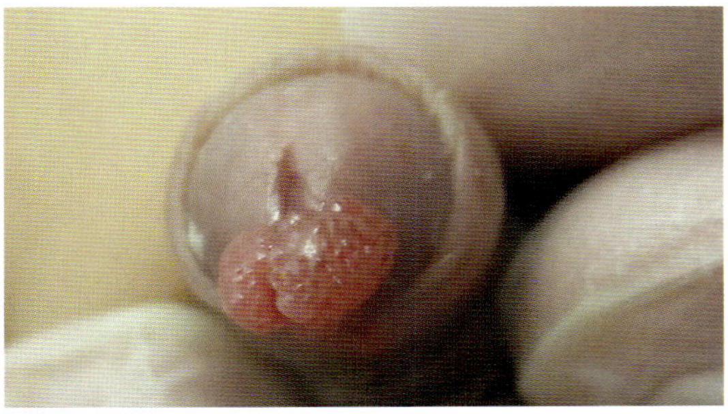

口絵 186　小児の尖圭コンジローマ。HPV11

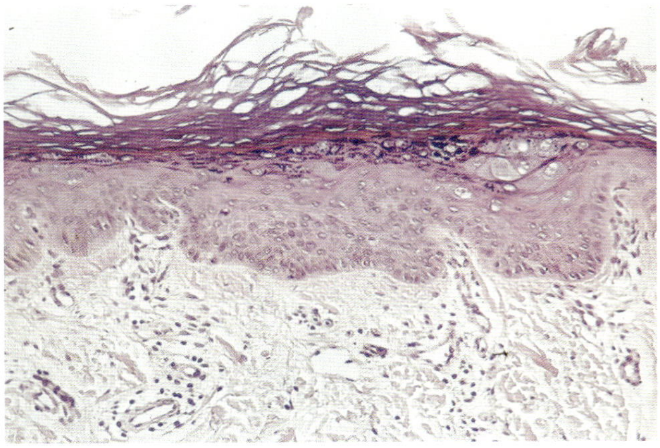

口絵 189　疣贅状表皮発育異常症組織

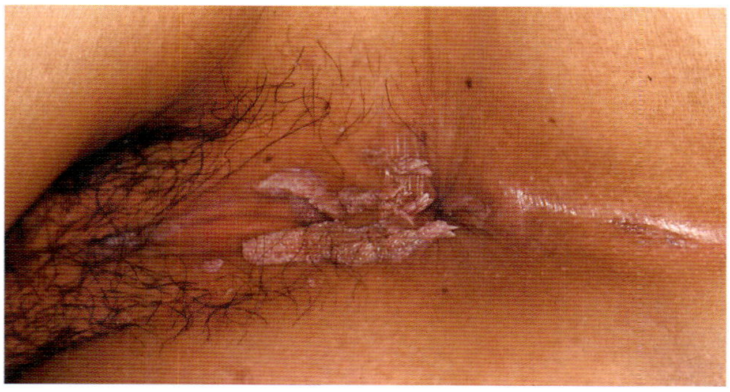

口絵 187　尖圭コンジローマ。HPV6

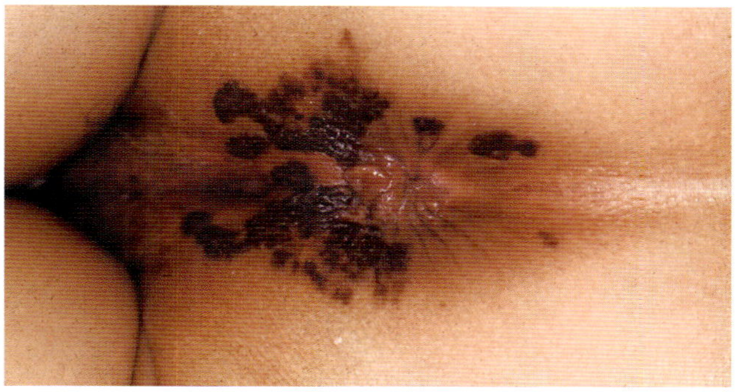

口絵 188　ボーエン様丘疹症。HPV16

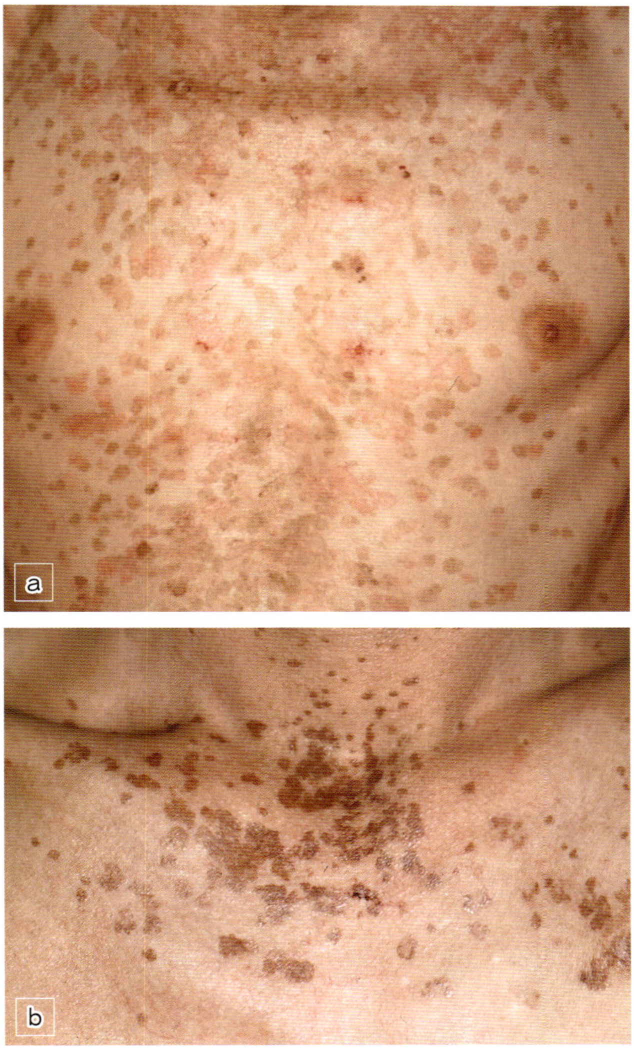

口絵 190a，b　疣贅状表皮発育異常症。HPV5

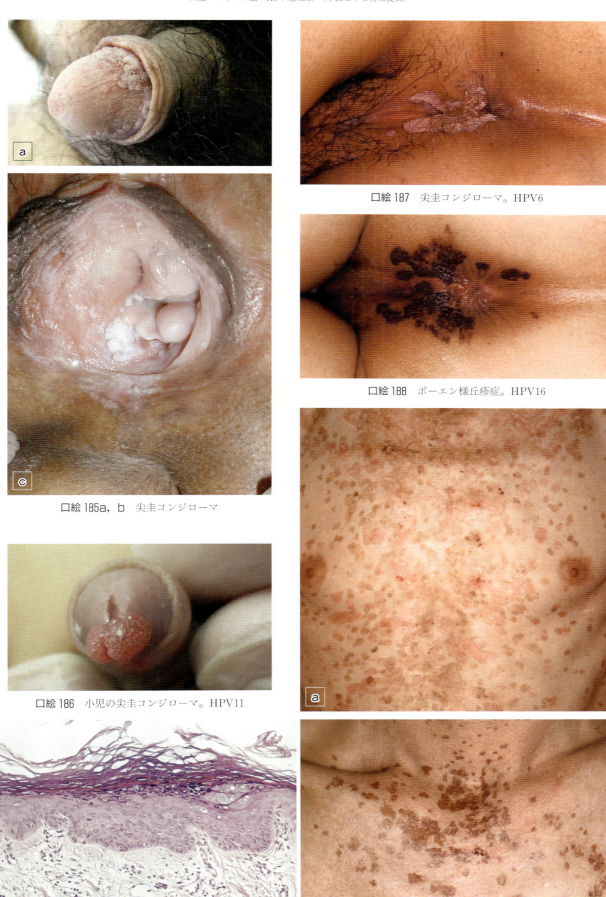

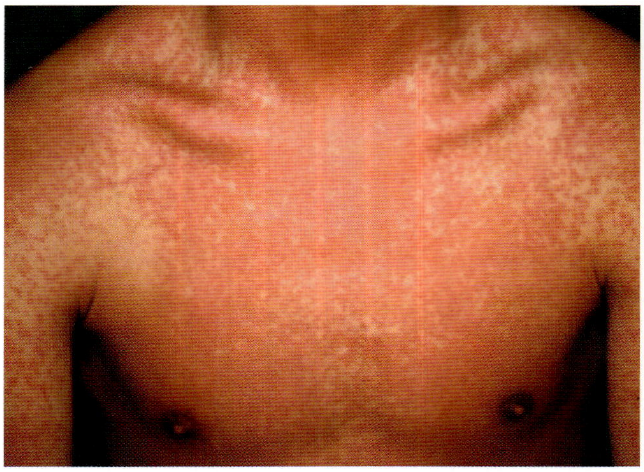

口絵 191　麻疹。癒合傾向あり

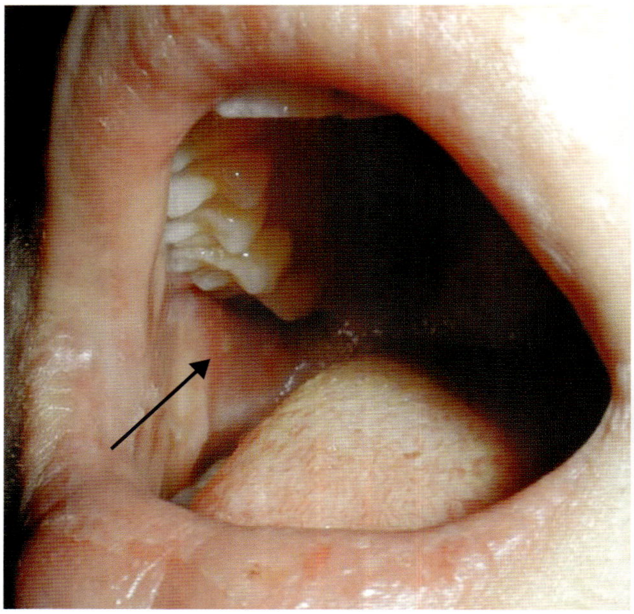

口絵 192　麻疹。コプリック斑

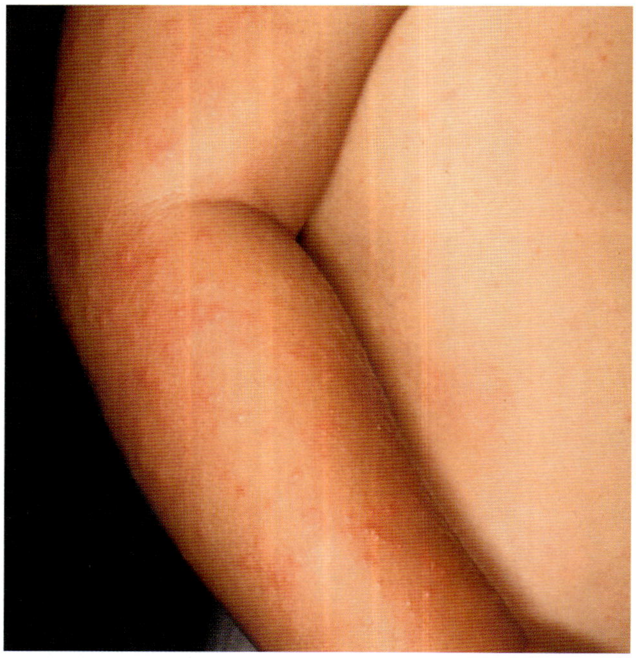

口絵 194　ジアノッティ・クロスティ症候群(小児丘疹性先端皮膚炎)。EB ウイルス初感染

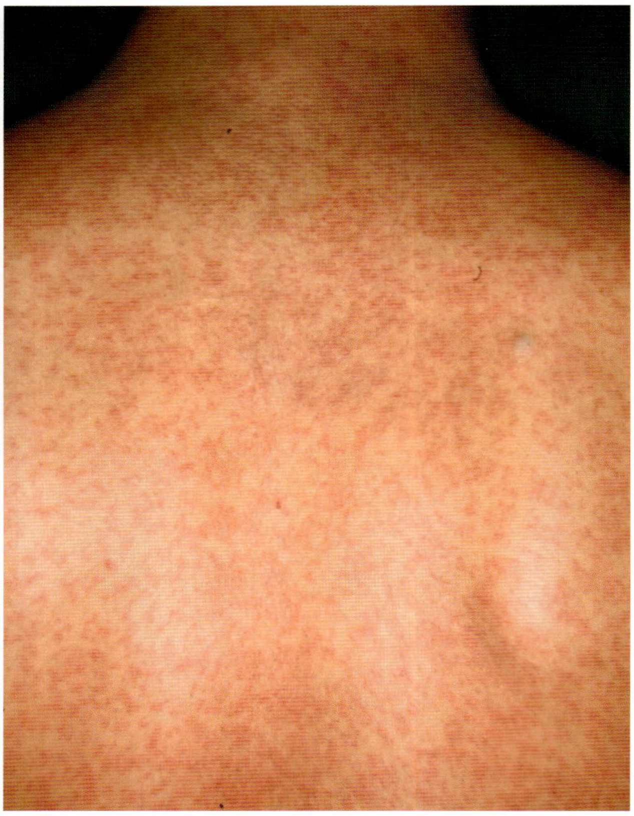

口絵 193　風疹。孤立性の紅斑および丘疹

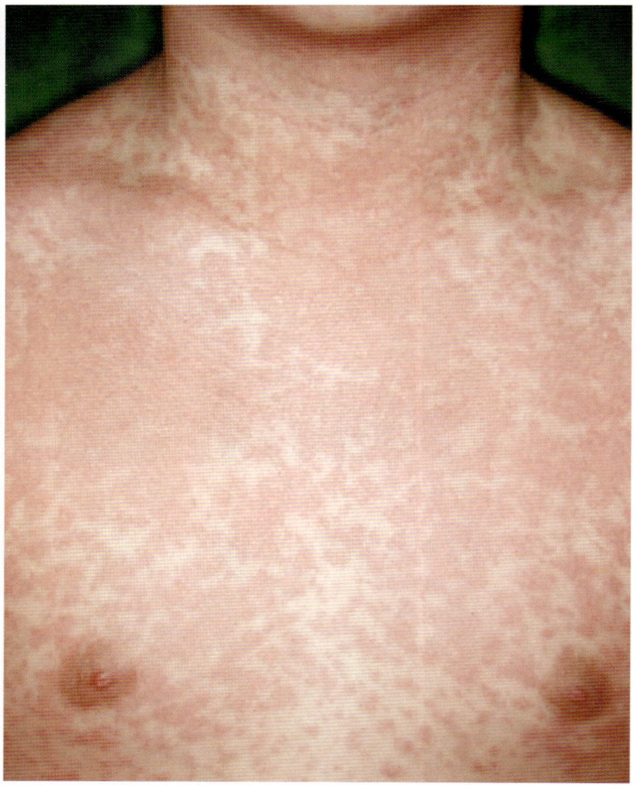

口絵 195　伝染性単核症。融合傾向がある紅斑

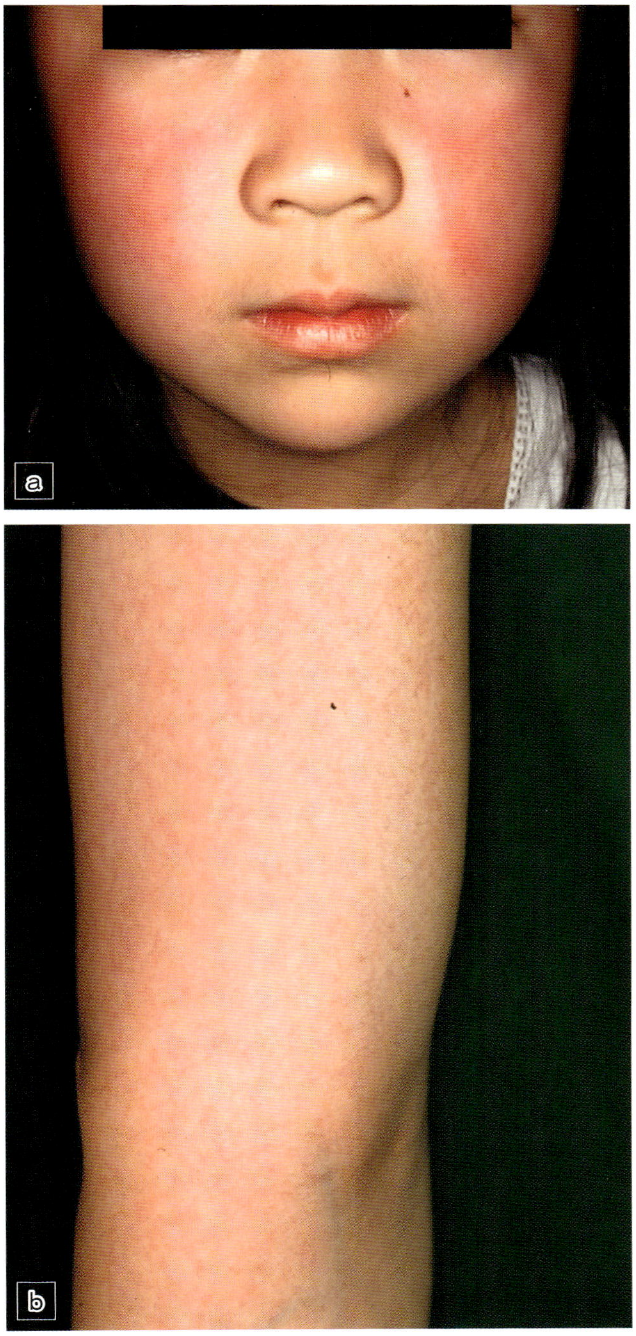

口絵 196a，b　伝染性紅斑

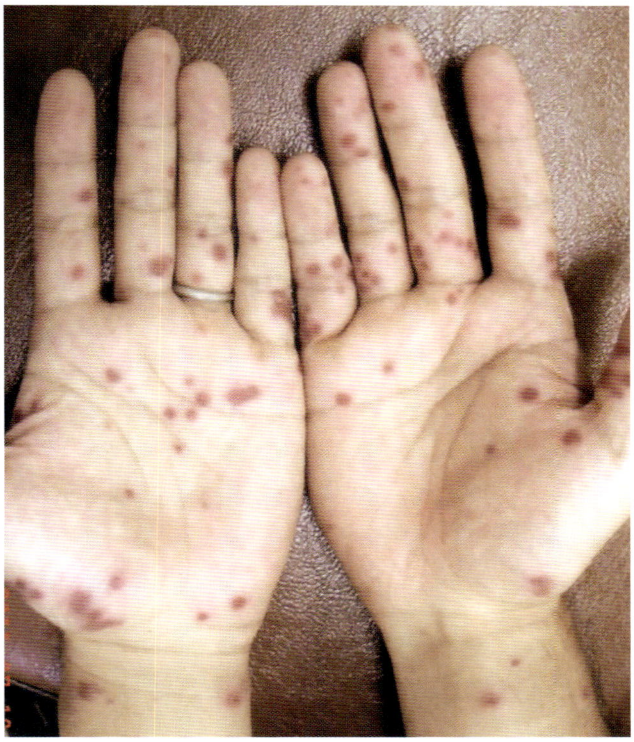

口絵 197　成人の手足口病

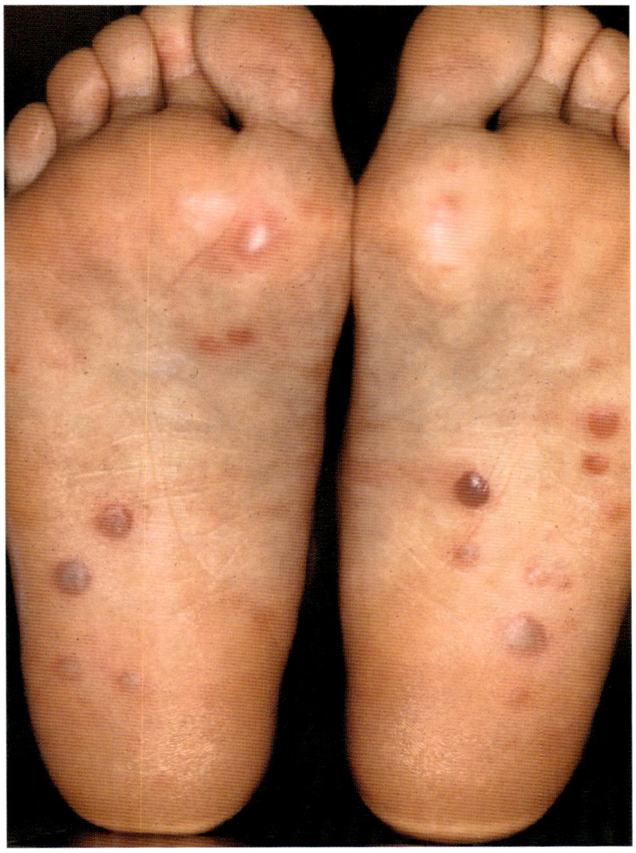

口絵 198　手足口病

口絵 167〜198 は本田まりこ博士提供

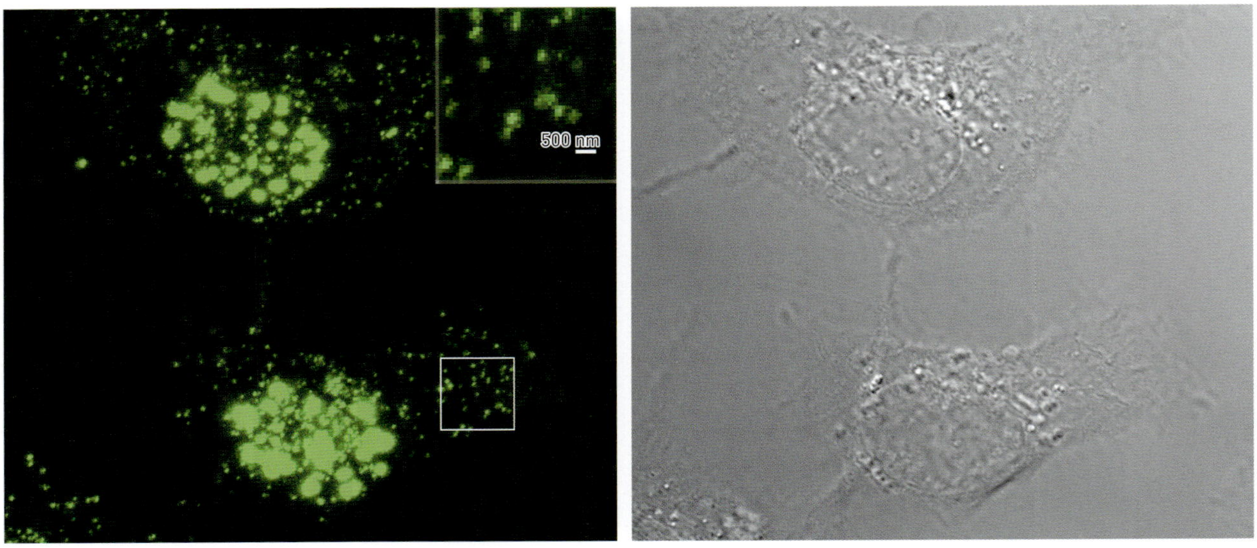

口絵 199　HSV-1 カプシド蛋白質 VP26 を蛍光蛋白質で標識した組み換えウイルスのリアルタイムイメージング像。生きた感染細胞においてウイルス粒子(緑色のドット)が観察可能。(ヘルペスウイルス科本文写真 10)

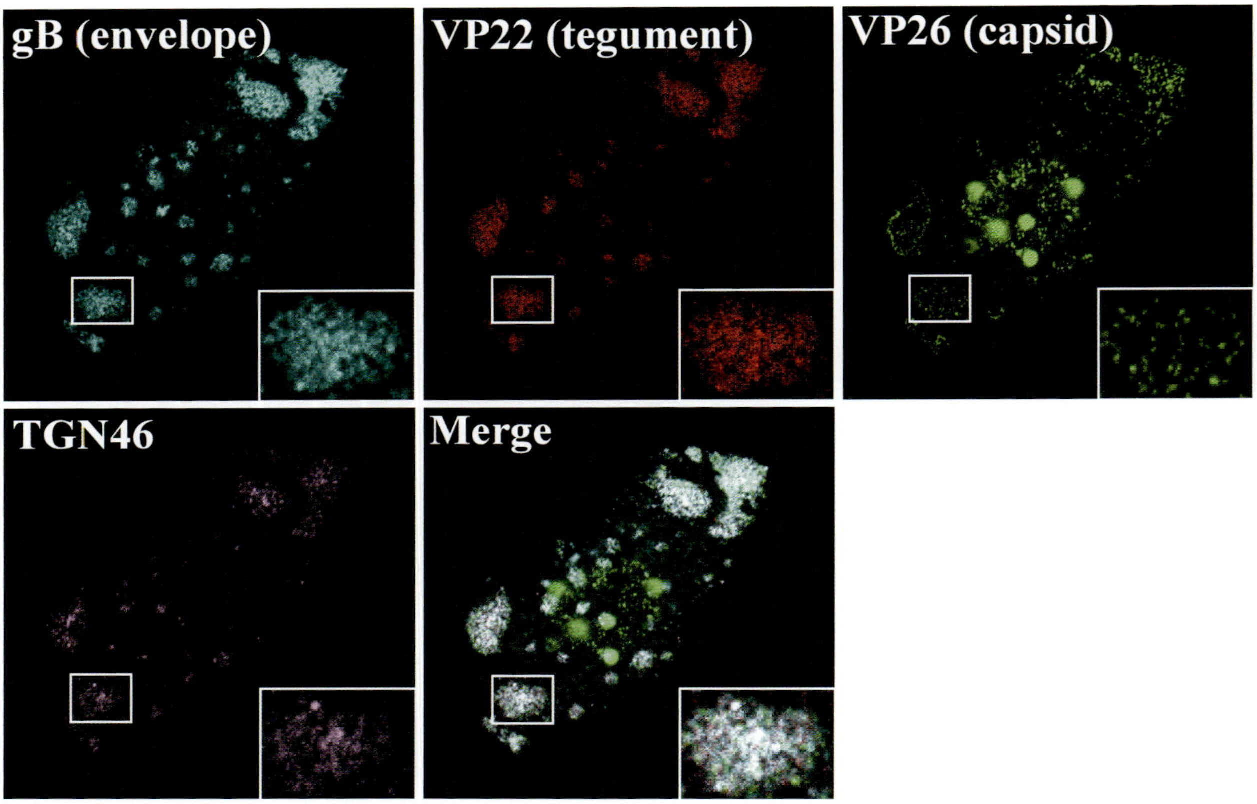

口絵 200　HSV-1 カプシド蛋白質 VP26，テグメント蛋白質 VP22，エンベロープ蛋白質 gB をそれぞれ異なる蛍光蛋白質で標識した組み換えウイルス感染細胞を，TGN のマーカーである TGN46 で免疫染色し，共焦点レーザー顕微鏡で観察した像。カプシド蛋白質，テグメント蛋白質，エンベロープ蛋白質が集積するドメイン(ウイルス粒子構築の場)に TGN マーカーが特異的に集積している。よって，ウイルス粒子最終構築の場が TGN であることが示唆される。(ヘルペスウイルス科本文写真 11)

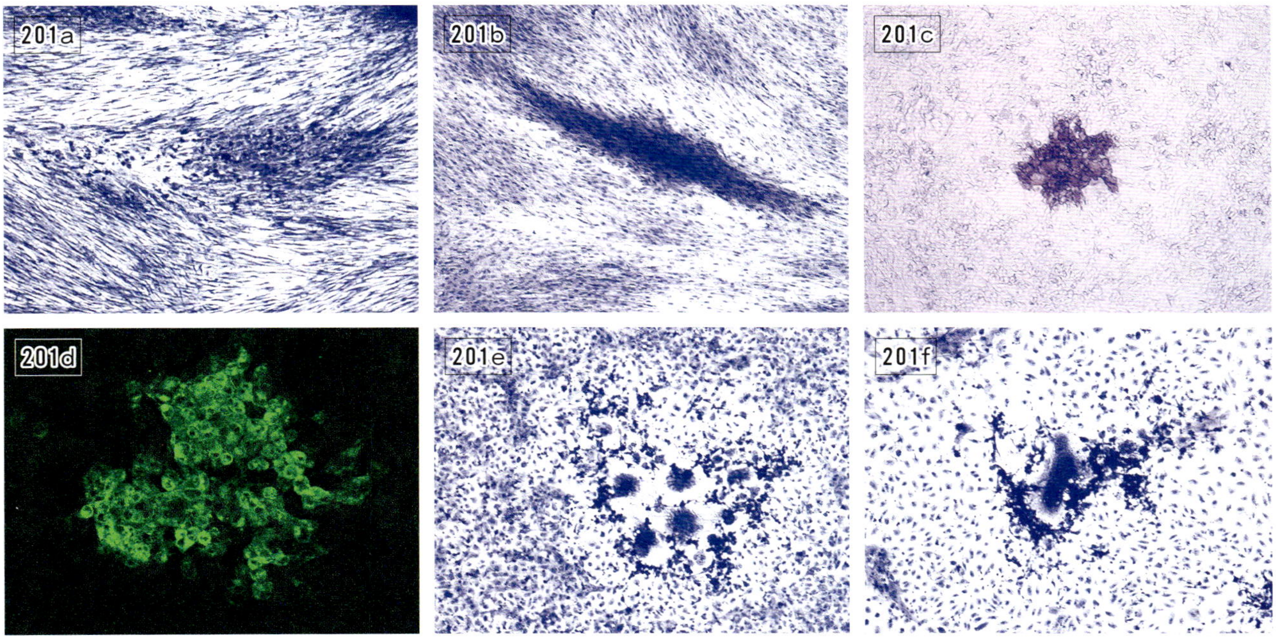

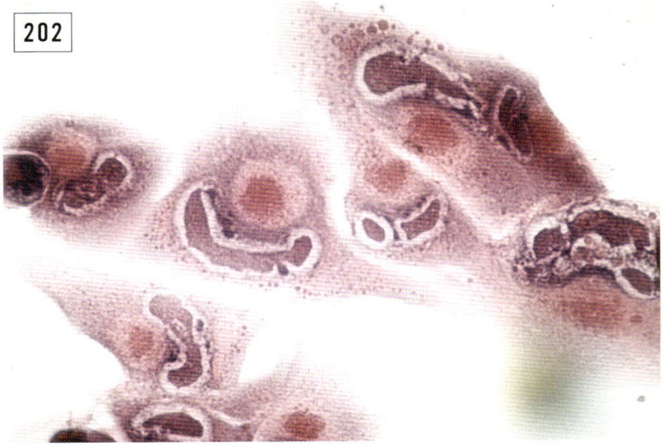

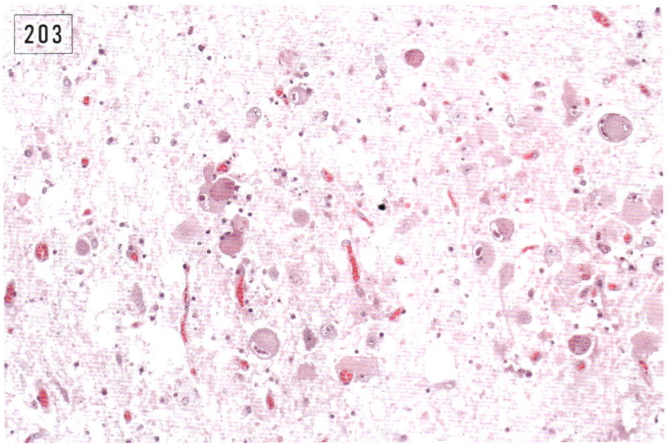

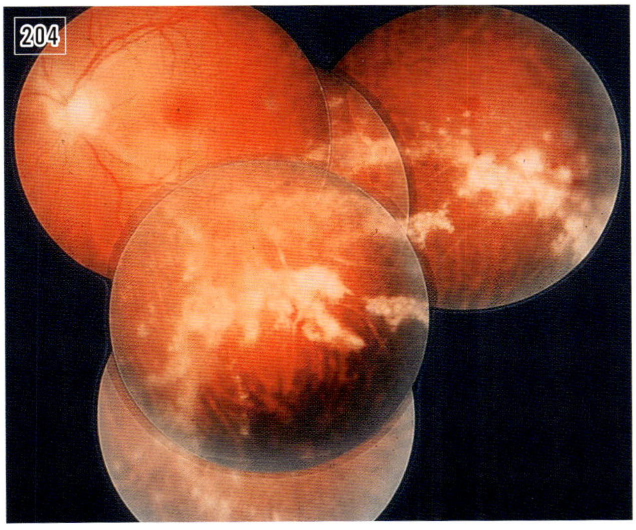

口絵 201　水痘・帯状疱疹ウイルスの細胞変性現象(CPE)のさまざまな形状(Shiraki et al., 2003)。a)ヒト胎児肺線維芽細胞，b)新生児皮膚線維芽細胞，c，d)初代ヒト肝細胞，e)臍帯静脈血管内皮細胞，f)皮膚微小血管内皮細胞(a，b，e，f は，ホルマリン固定後メチレンブルー染色，c はヒト帯状疱疹回復期血清，d は抗 gH ヒトモノクローナル抗体による免疫染色)。(ヘルペスウイルス科本文写真 27)

口絵 202　HCMV 感染胎児肺線維芽細胞。感染細胞は巨大化し，勾玉様の核内封入体と円形の細胞質内封入体が見られる。細胞質内封入体には抗体の Fc レセプターが存在し，抗 HCMV 抗体陰性血清でも抗体の Fc で反応する。(ヘルペスウイルス科本文写真 35)

口絵 203　HCMV 脳炎。網膜炎を発症した患者が，脳炎も発症した。神経細胞およびグリア細胞の双方に感染細胞が見られた。(ヘルペスウイルス科本文写真 38)

口絵 204　HCMV 網膜炎。患者は再生不良性貧血があり，HCMV 網膜炎を発症した。ガンシクロビルの投与を受けるも 1 年半後には，網膜のかなりの部分まで病巣が拡大した。(ヘルペスウイルス科本文写真 37)

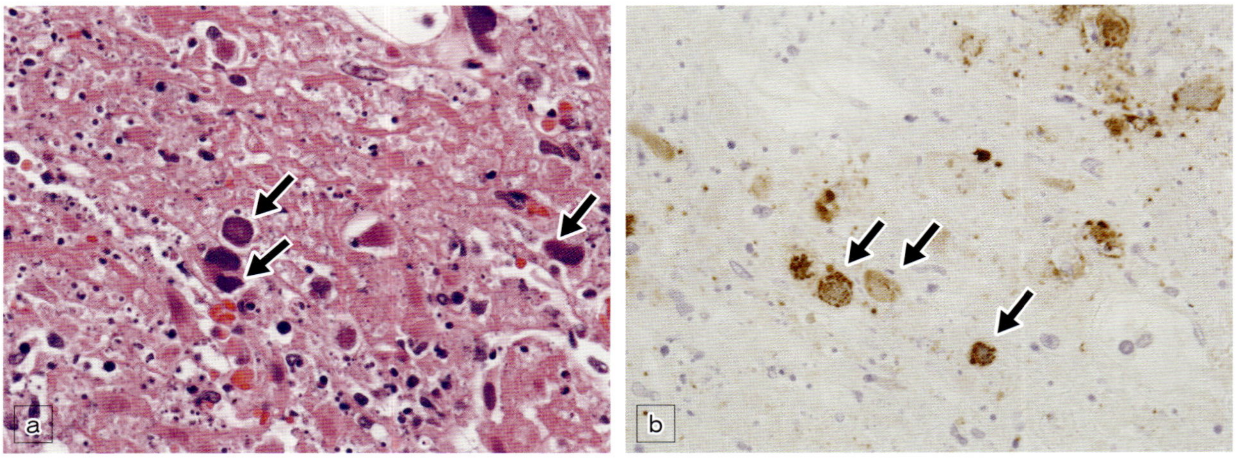

口絵 205　アデノウイルス肺炎。a)壊死組織内に核膜が不明瞭となった濃染核のある細胞(Smudge 細胞)が見られる。形態学的所見はアデノウイルス感染細胞に比較的特異的とされる。HE 染色。b)アデノウイルス特異抗原を免疫組織化学的に検出した。核および細胞質内のウイルス抗原が陽性。(アデノウイルス科本文写真 3)

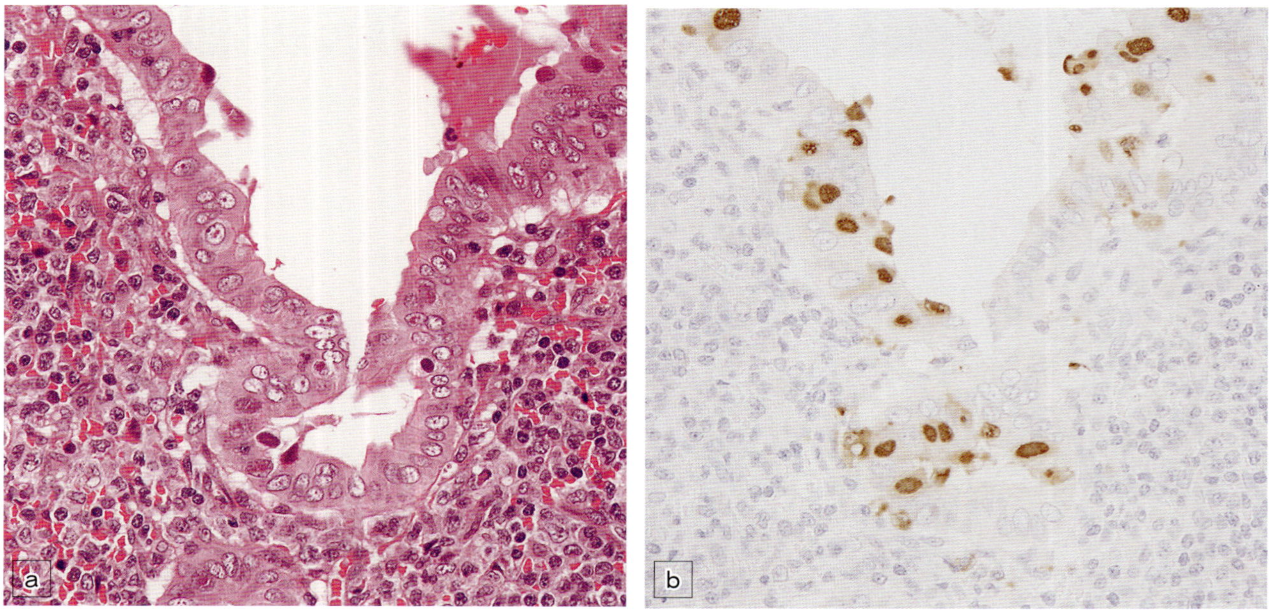

口絵 206　小児の腸重積例で，整復後に切除した虫垂組織。a)上皮細胞に Cowdry A 型および一部に Smudge 細胞を認める。HE 染色。b)同部位のアデノウイルス抗原の免疫染色。核内封入体陽性細胞にウイルス抗原が陽性。(アデノウイルス科本文写真 5)

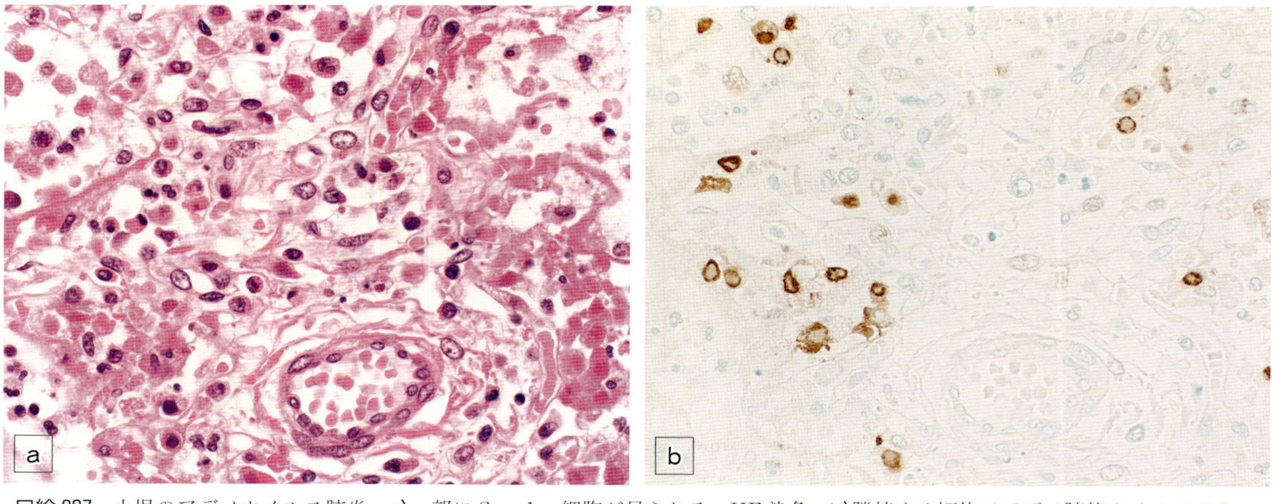

口絵 207　小児のアデノウイルス肺炎。a)一部に Smudge 細胞が見られる。HE 染色。b)隣接する切片でアデノ随伴ウイルスの Rap 抗原の免疫染色により，感染細胞の核内に抗原が陽性。(アデノウイルス科本文写真 7)

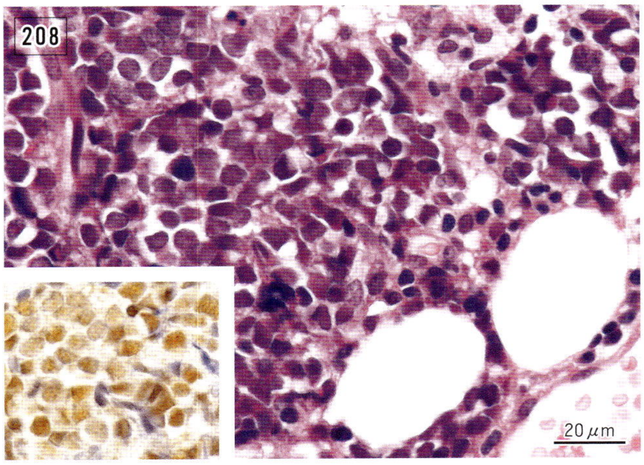

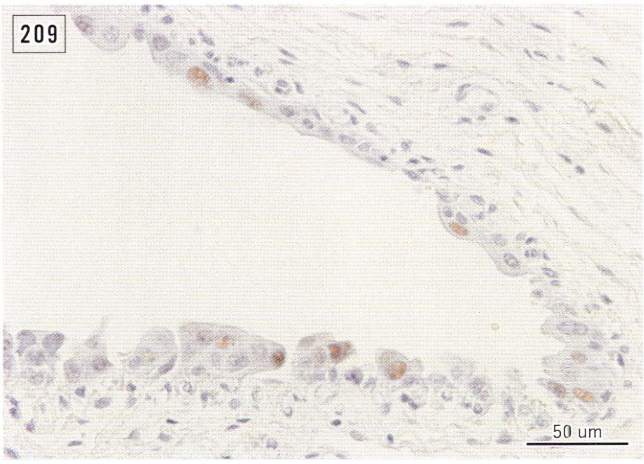

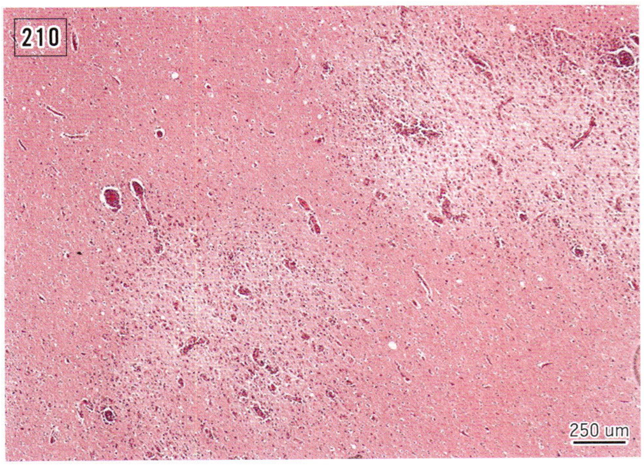

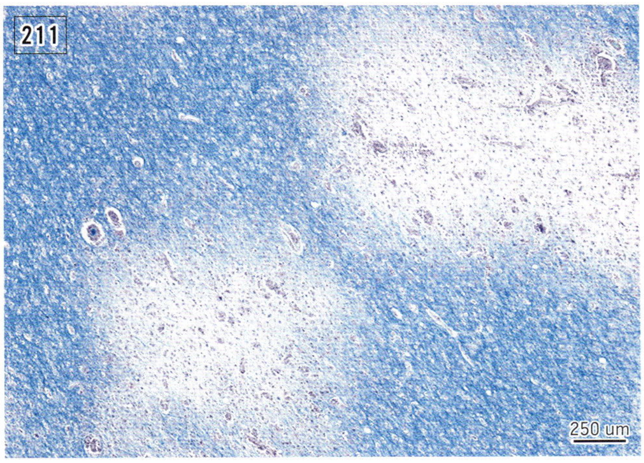

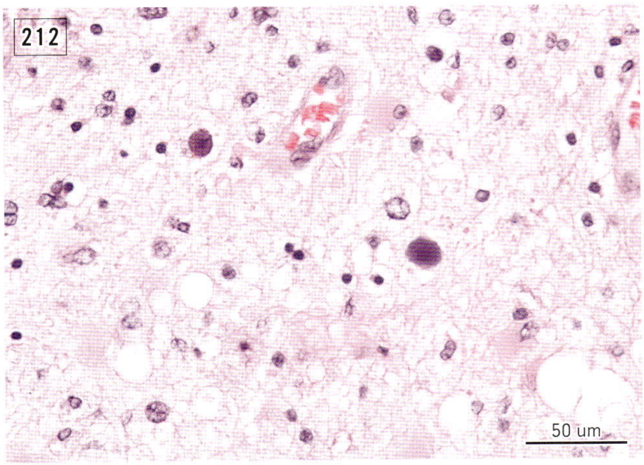

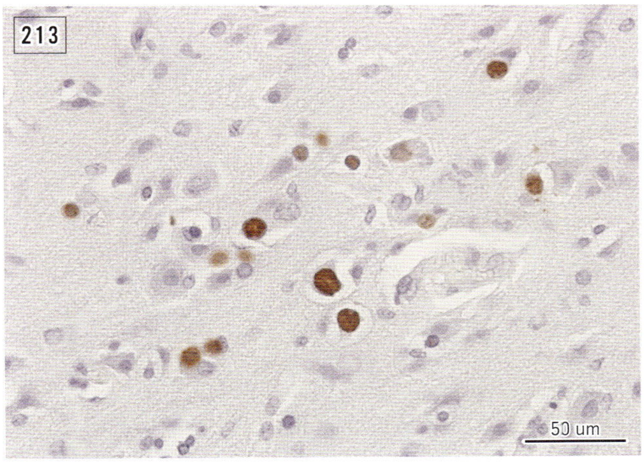

口絵 208　メルケル細胞ポリオーマウイルス(MCV)陽性のメルケル細胞がん症例のH&E写真とMCVの抗LT抗体を用いた免疫染色(国立感染症研究所感染病理部・片野晴隆博士より供与)。円形または楕円の明るい核を持ち，核内のクロマチンは精細で，時にはスリガラス様に見えることもある。腫瘍細胞の核内にMCVのLTの発現が見られる(左下)。MCV陰性例では核に多形性があり，核内のクロマチンが濃く，diffuseに見えることが多い。(ポリオーマウイルス科本文写真5)

口絵 209　BKウイルス感染症例の尿管の抗large T抗体を用いた免疫染色像。尿管上皮の腫大した核を有する細胞にlarge Tの発現が認められる。抗large T抗体はSV40 large Tに対する抗体でBKウイルスのlarge Tとも交差する。(ポリオーマウイルス科本文写真6)

口絵 210　JCウイルス感染症例の脳のH&E像。脱髄領域はヘマトキシリンによる染色が薄くなっている。(ポリオーマウイルス科本文写真7)

口絵 211　JCウイルス感染症例の脳のKlüver-Barrera(KB)染色像。青く染色される髄鞘の部分が薄くなっているのが脱髄領域。(ポリオーマウイルス科本文写真8)

口絵 212　JCウイルス感染症例の脳のH&E像。核が腫大し，スリガラス状の染色が認められる細胞がJCウイルスに感染した細胞。周囲にはアストロサイトの増殖が認められる。さらに病態が進行するとマクロファージの集簇が観察される。JCウイルスに中枢神経系では主にオリゴデンドロサイトに感染し増殖する。(ポリオーマウイルス科本文写真9)

口絵 213　JCウイルス感染症例の脳の抗VP1抗体を用いた免疫染色像。核の腫大した細胞にJCVのVP1の発現が認められる(茶色が陽性所見)。感染細胞はオリゴデンドロサイトと考えられる。(ポリオーマウイルス科本文写真10)

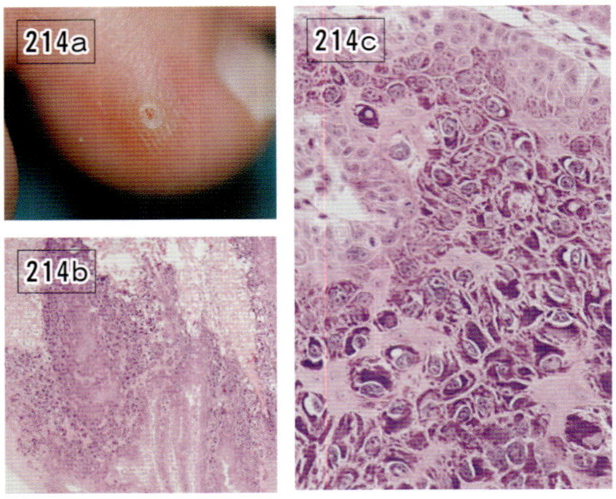

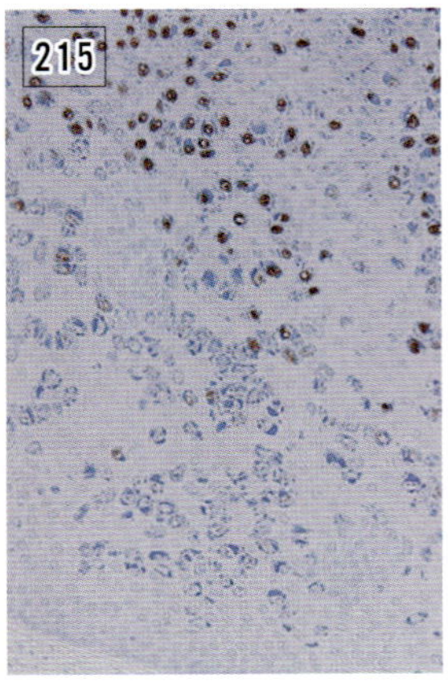

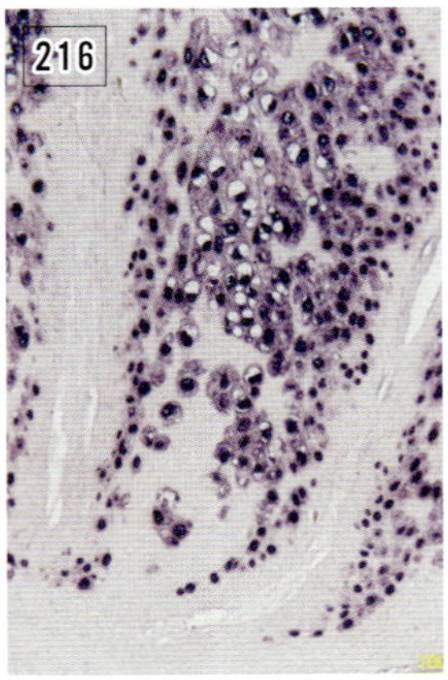

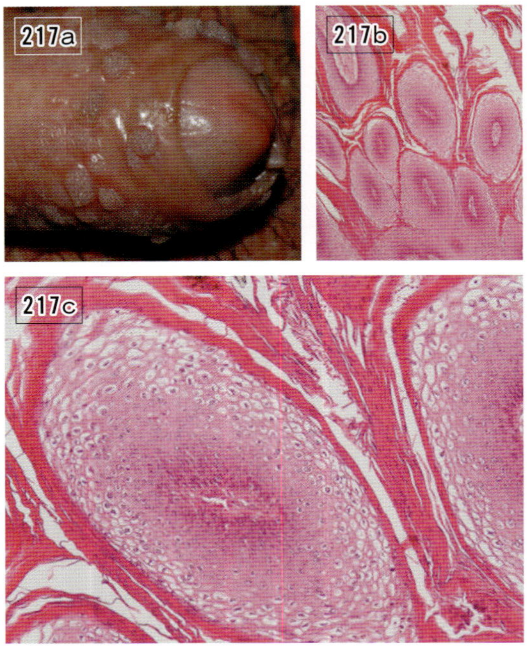

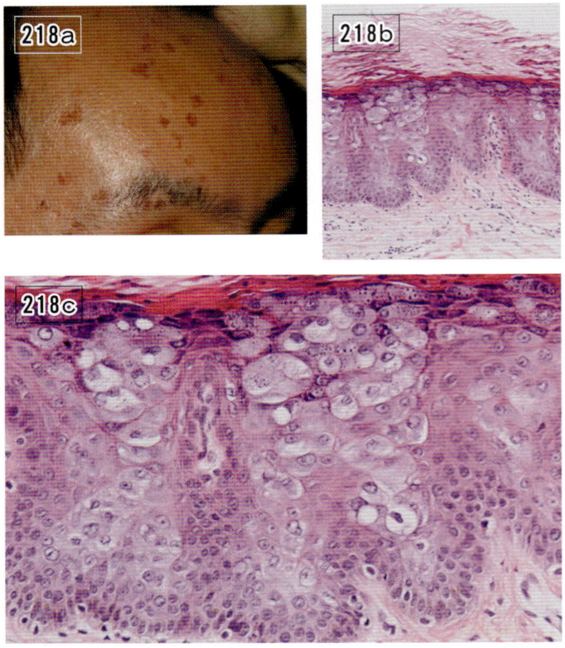

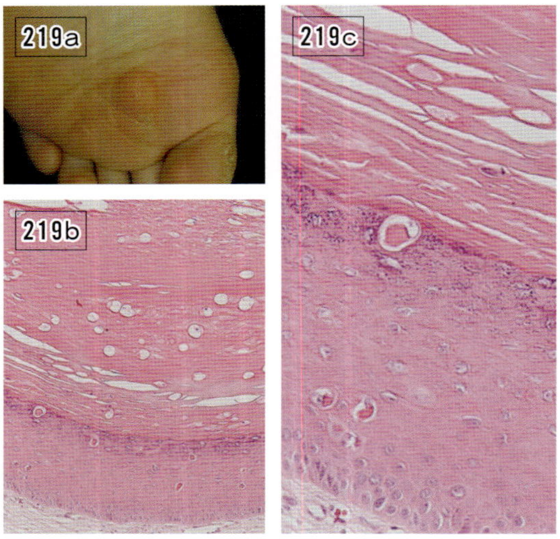

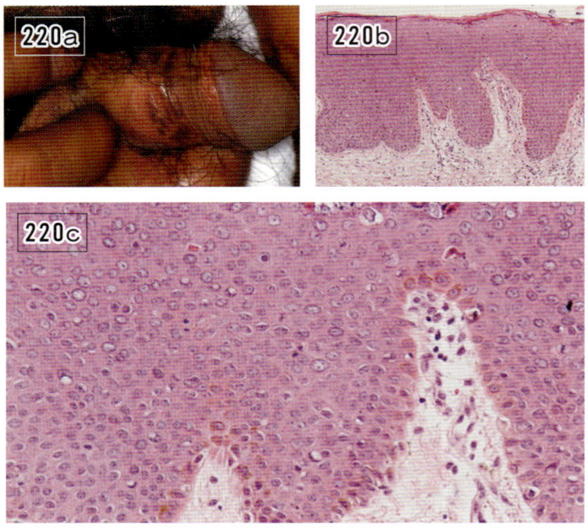

口絵 214　ミルメシア(HPV1)(江川清文博士より供与)。a)中心が噴火口状に陥凹するドーム状丘疹で，炎症や疼痛をともなうことが多い。通常小児の手足に生じる。病理組織学的には，1 細胞中に多数認められる好酸性顆粒状の細胞質内封入体が特徴的である。b)弱拡像，c)強拡像(HE 染色)。(パピローマウイルス科本文写真 3)

口絵 215　HPV 感染病変のカプシド抗原に対する抗体による免疫染色(HPV1)(江川清文博士より供与)。カプシド抗原は重層扁平上皮の分化にともない産生されるため，主として顆粒細胞層より上層の細胞核内に陽性所見が得られる。(パピローマウイルス科本文写真 4)

口絵 216　*In situ* hybridization(HPV1)(江川清文博士より供与)。扁平重層上皮の基底層直上層からほぼ全層にわたり細胞核に強陽性を得る。(パピローマウイルス科本文写真 5)

口絵 217　尖圭コンジローマ(HPV6)(江川清文博士より供与)。a)外陰部や肛囲に生じ鶏冠状を呈する疣贅。コイロサイトと呼ばれる空胞細胞の出現を病理組織学的特長とする。b)弱拡像，c)強拡像(HE 染色)。(パピローマウイルス科本文写真 6)

口絵 218　疣贅状表皮発育異常症(HPV5)(江川清文博士より供与)。a)前額部に生じた扁平疣贅様皮疹。病理組織学的には，澄明細胞と呼ばれる好塩基性の細胞質を有する大型で明るい細胞の出現が特徴。b)弱拡像，c)強拡像(HE 染色)。(パピローマウイルス科本文写真 7)

口絵 219　足底表皮様嚢腫(HPV60)(江川清文博士より供与)。a)足底に生じた結節。病理組織学的には真性嚢腫で，壁に均質無構造の細胞質内封入体を，嚢腫内腔角質内に空胞構造を認める。b)弱拡像，c)強拡像(HE 染色)。(パピローマウイルス科本文写真 8)

口絵 220　ボーエン様丘疹症(HPV16)(江川清文博士より供与)。a)外陰部や肛囲に多発する黒褐色調の色素斑や扁平丘疹。ボーエン病様の病理組織像を呈する。b)弱拡像，c)強拡像(HE 染色)。(パピローマウイルス科本文写真 9)

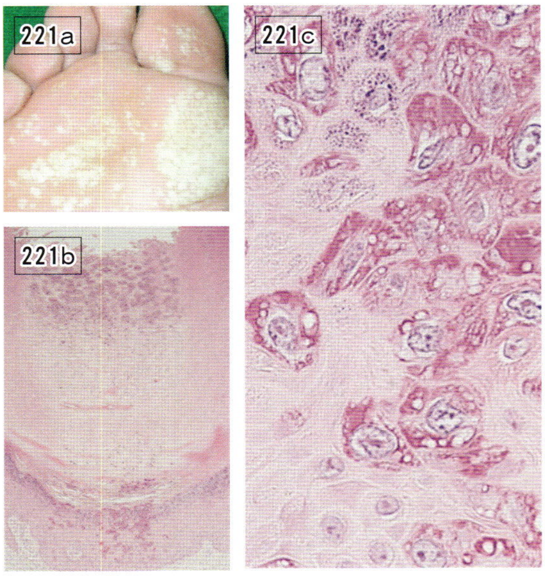

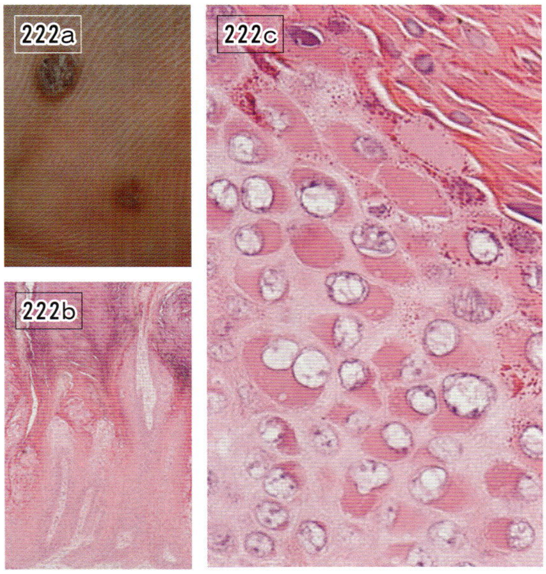

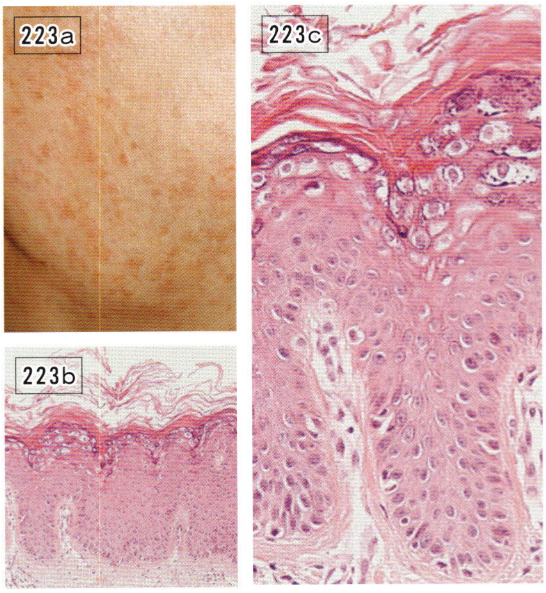

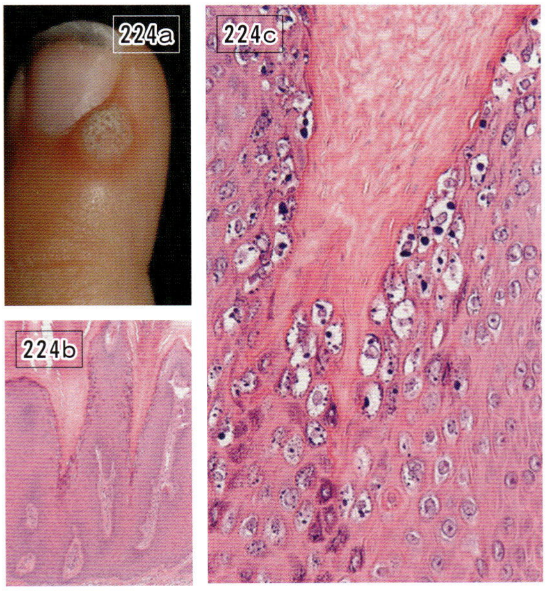

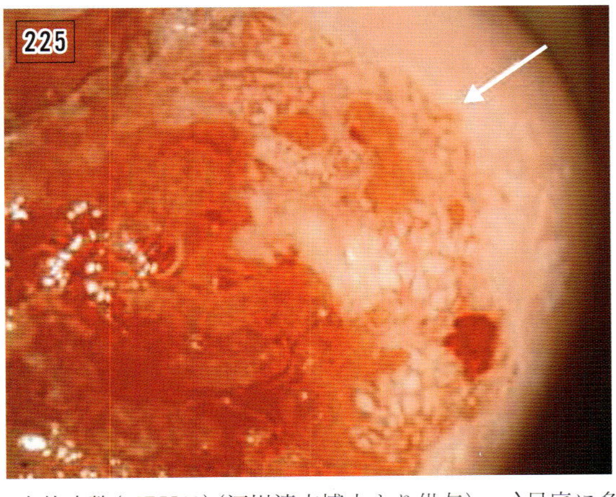

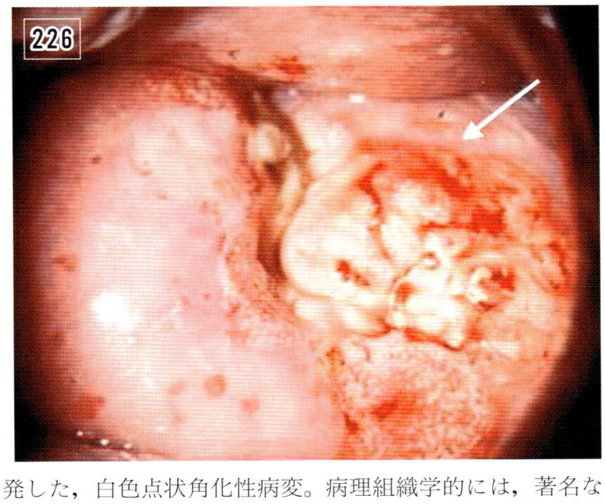

□絵 221　点状疣贅(HPV63)(江川清文博士より供与)。a)足底に多発した，白色点状角化性病変。病理組織学的には，著名な角質肥厚と顆粒層を中心とした細織維状の細胞質内封入体を認める。b)弱拡像，c)強拡像(HE 染色)。(パピローマウイルス科本文写真 10)

□絵 222　色素性疣贅(HPV65)(江川清文博士より供与)。a)足底に生じた黒色調の色素沈着をともなう尋常性疣贅様皮疹。病理組織学的には，1 細胞に 1 個出現する好酸性均質無構造の細胞質内封入体が特徴的である。b)弱拡像，c)強拡像(HE 染色)。(パピローマウイルス科本文写真 11)

□絵 223　(青年性)扁平疣贅(HPV3)(江川清文博士より供与)。a)頬部に多発した淡褐色の扁平丘疹。病理組織学的に，basket-weave 状の角質肥厚と顆粒層を中心に“bird's eye cell”と呼ばれる空胞細胞を認める。b)弱拡像，c)強拡像(HE 染色)。(パピローマウイルス科本文写真 12)

□絵 224　尋常性疣贅(HPV2)(江川清文博士より供与)。a)爪囲に表面乳嘴状の角化性丘疹を認める。いわゆる“さかむけ”に一致して生じ，小児に多い。病理組織学的には，角質肥厚や乳頭腫症をともなう表皮肥厚，顆粒層の空胞細胞と粗大ケラトヒアリン顆粒の出現を特徴とする。b)弱拡像，c)強拡像(HE 染色)。(パピローマウイルス科本文写真 13)

□絵 225　HPV 感染によって子宮頸部に発生した前がん病変のコルポスコピー像(平井康夫博士より供与)。(パピローマウイルス科本文写真 14)

□絵 226　HPV 感染によって子宮頸部に発生した浸潤がんのコルポスコピー像(平井康夫博士より供与)。(パピローマウイルス科本文写真 15)

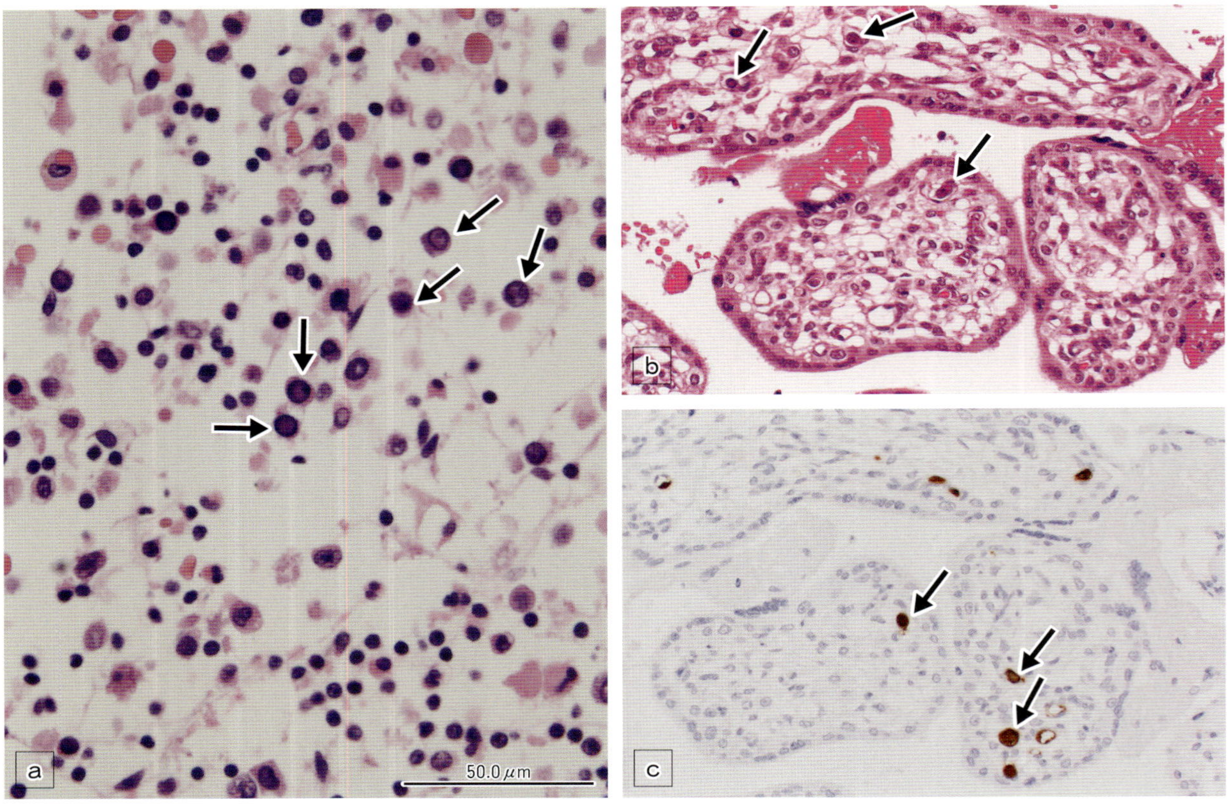

口絵 227　パルボウイルスによる胎児水腫例。a)胎児水腫の骨髄。核内封入体陽性の有核赤血球が認められる。この細胞にパルボウイルスの抗原が陽性となる。b)胎児水腫例の胎盤。胎盤絨毛の小血管内に核内封入体陽性の有核赤血球を認める。c)写真 b と同一部位の免疫染色。核内封入体陽性の有核赤血球にパルボウイルス抗原が陽性である。CD34 との二重染色を行うと小血管内に抗原陽性細胞があることが明らかである。(パルボウイルス科本文写真 2)

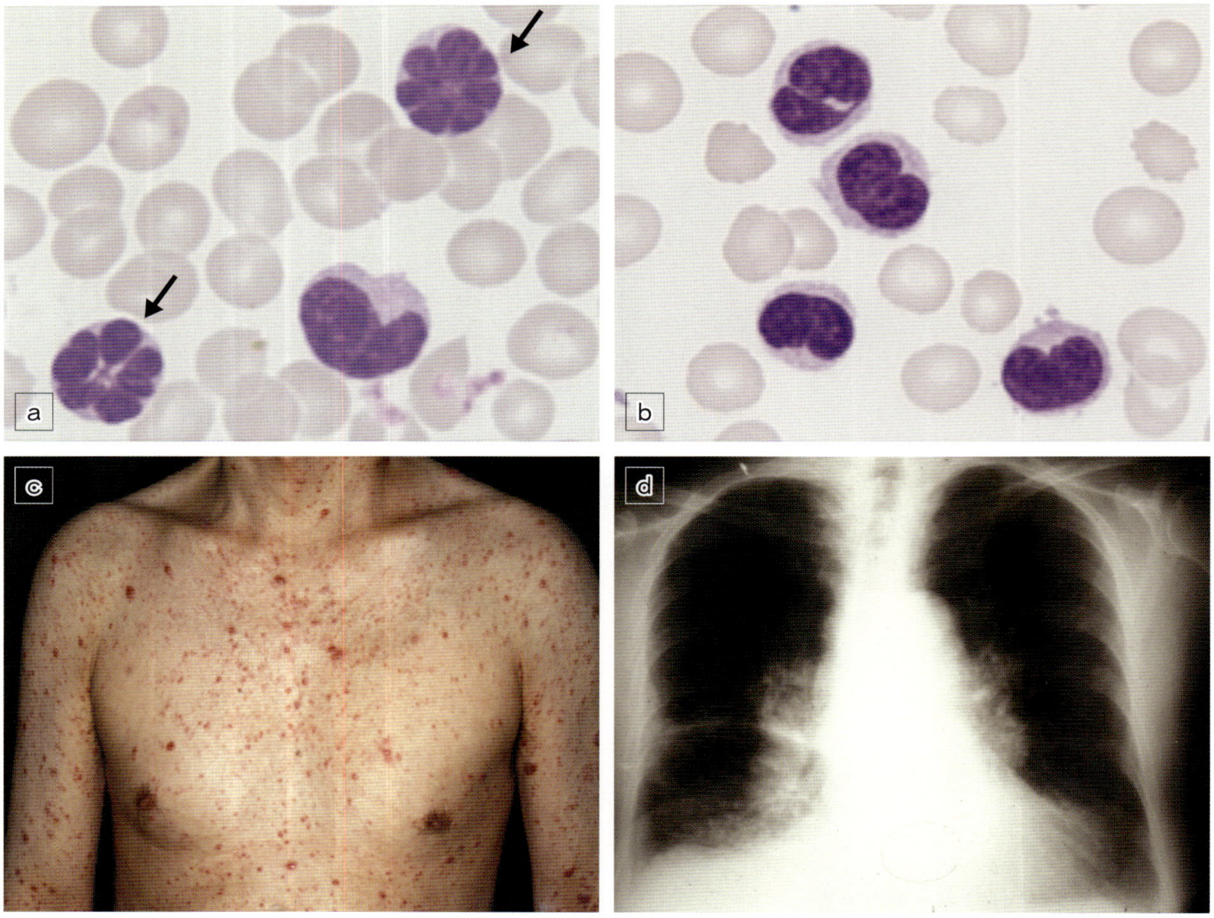

口絵 228　ATL 患者の臨床所見。a)末梢血では核にくびれを有する花細胞(flower cell)が認められる。b)慢性型 ATL では核異型が少ない細胞が多く認められる。c)皮疹は ATL 症例の約 70%で認められる所見である。d)肺門リンパ節腫大，下肺野への浸潤が認められた ATL 患者の胸部 X 線写真。(レトロウイルス科本文写真 12)

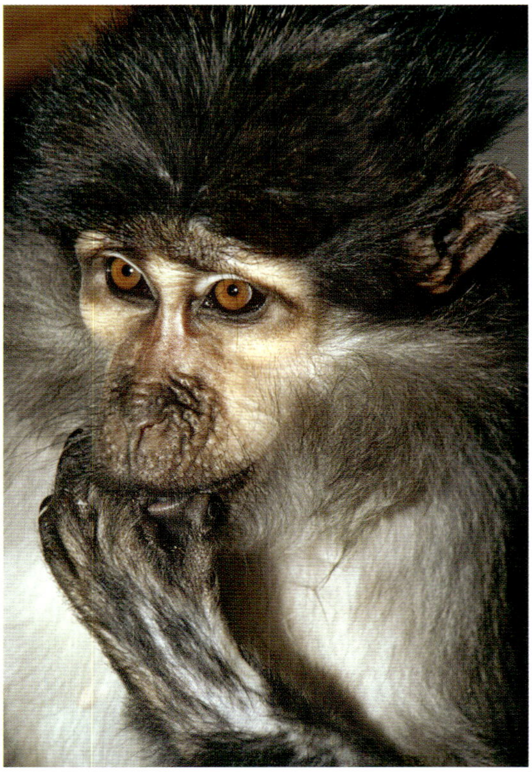

229

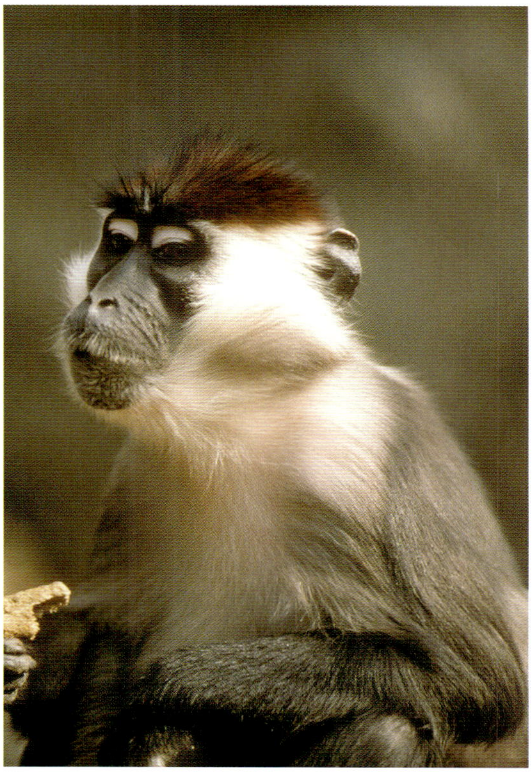

230

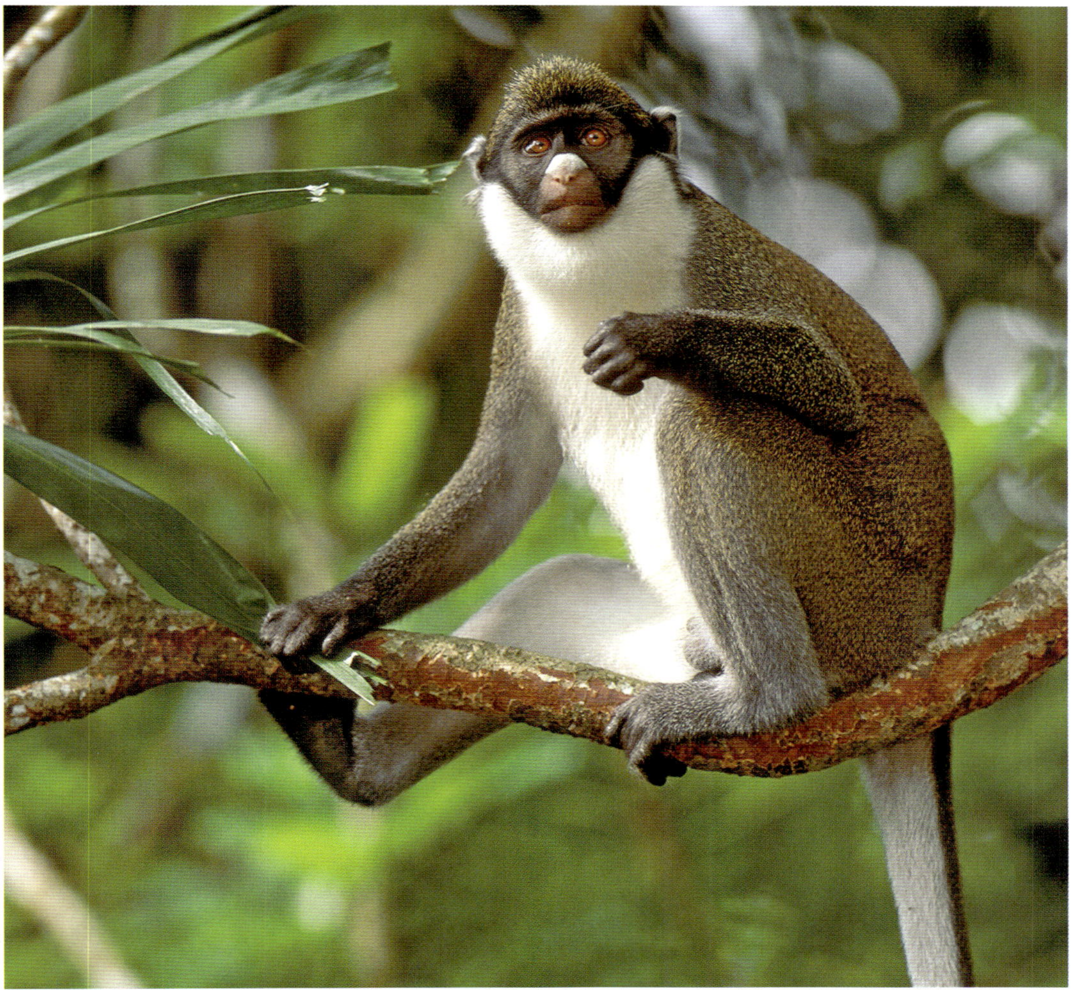

231

口絵 229　スーティーマンガベイ(sooty mangabey，学名 *Cercopithecus atys*)。Copyright © Rod Williams/Nature Picture Library/ネイチャー・プロダクション。(レトロウイルス科本文写真 13)

口絵 230　シロエリマンガベイ(white-collared mangabey または red-capped mangabey，学名 *Cercocebus torquatus*)。Copyright © JOHN CHELLMAN/Animals Animals/Earth Scienes。(レトロウイルス科本文写真 14)

口絵 231　オオハナジログェノン(greater spot-nosed monkey，学名 *Cercopithecus nictitans*)。Copyright © Pete Oxford/Nature Picture Library/ネイチャー・プロダクション。(レトロウイルス科本文写真 15)

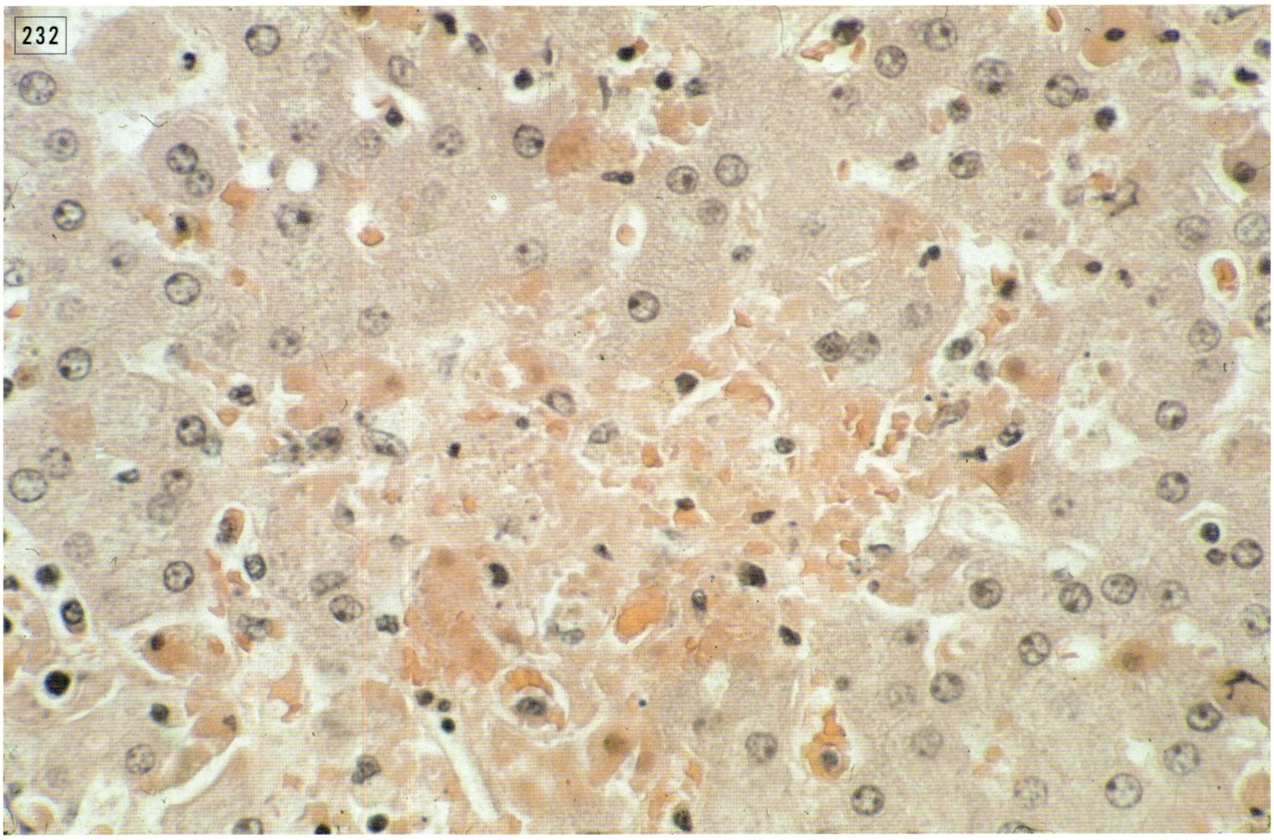

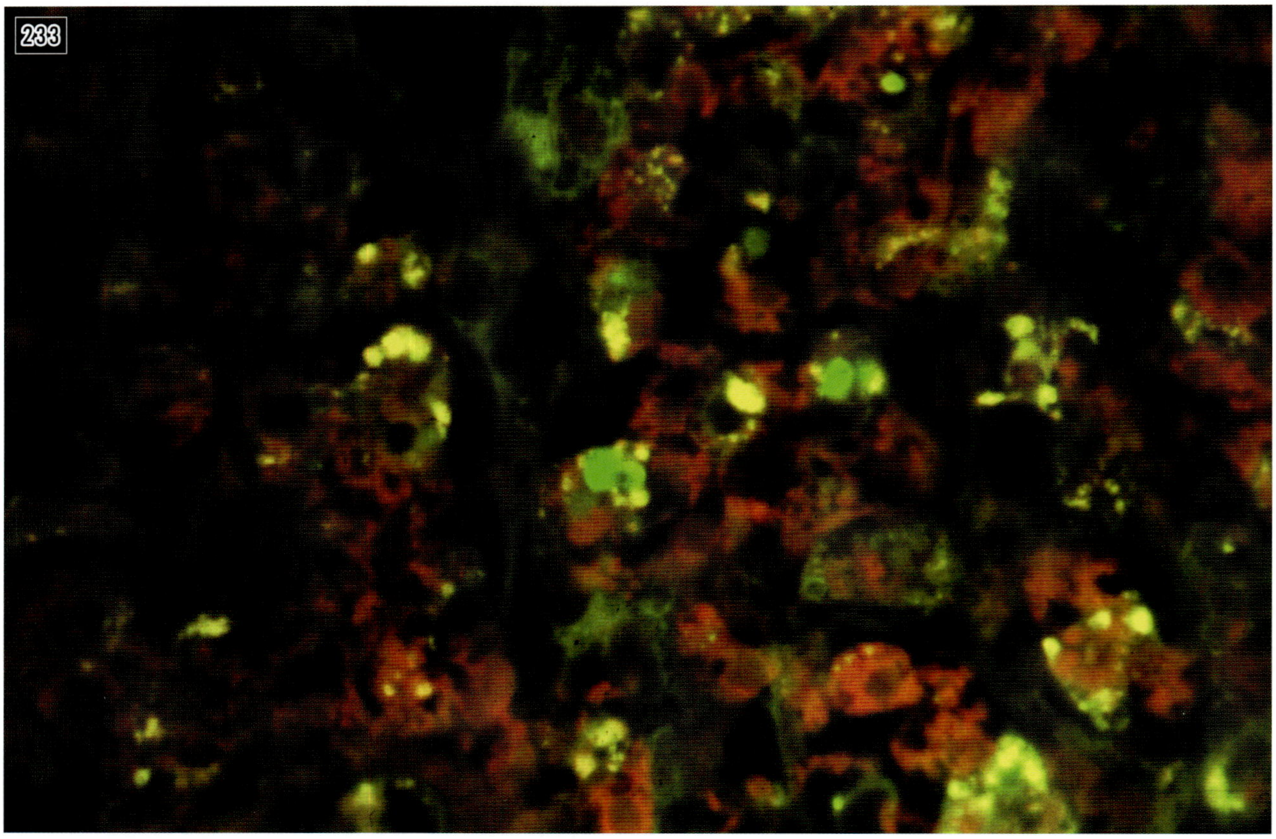

口絵 232　ラッサウイルス感染ヒト肝臓の壊死巣。HE 染色。中央のエオシンに赤く染まっている。（フィロウイルス科本文写真 4）
口絵 233　ラッサウイルス抗原（緑の蛍光）。肝臓のクッパー細胞および幹細胞に検出された。（フィロウイルス科本文写真 5）
注：アフリカにおける出血熱の鑑別診断上，特に重要なラッサウイルス感染材料を参考資料として呈示する。アレナウイルス科ラッサウイルスも参照のこと。

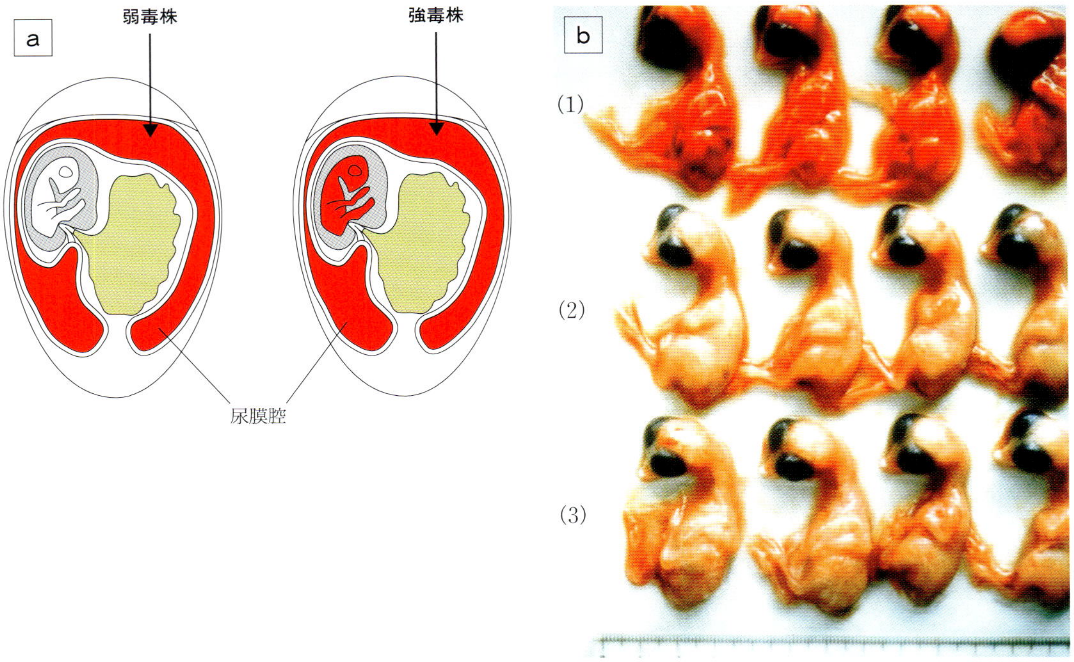

口絵 234　ニューカッスル病ウイルスのニワトリ胎児に対する病原性(吉田・永井，2003 を改変)。a)NDV を発育鶏卵尿膜腔に接種(↓)すると，弱毒株の感染は尿膜腔に面した尿膜上皮細胞層に限られ，胎児には感染が広がらない。強毒株の感染は尿膜細胞層から漿尿膜間質の血管を介して胎児まで及ぶ。b)NDV 接種 48 時間後，強毒株接種卵の胎児は皮下出血を起こして死亡している。弱毒株接種卵の胎児にはそのような変化は見られず，非接種卵の胎児と同様に生きている。どちらの卵の尿液にも多量のウイルスが検出される。(1)強毒株，(2)弱毒株，(3)非接種対照。(パラミクソウイルス科本文写真 7)

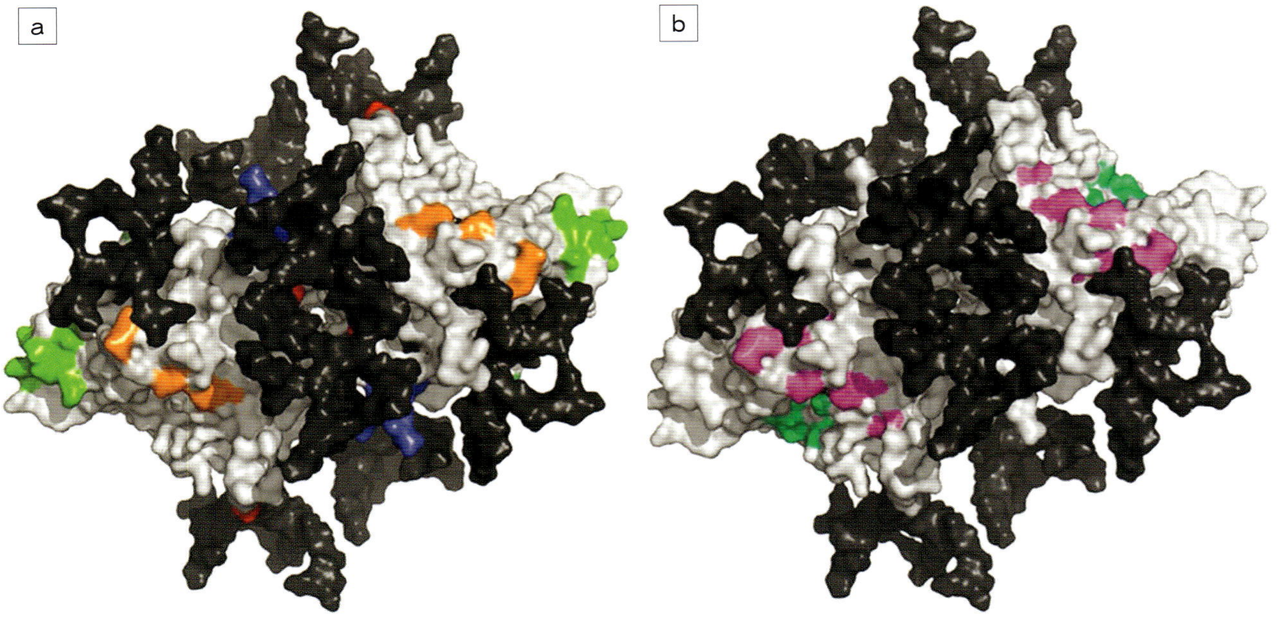

口絵 235　結晶構造解析から明らかになった麻疹ウイルス H 蛋白質の構造(図では二量体構造を示した。エンベロープ上では，二量体同士がさらに結合して四量体を形成していると考えられている)。a)既知の抗原エピトープを黄緑，オレンジ，赤，青で示している。濃いグレーは，H 蛋白質に付加されている糖鎖の構造モデルを示している。b)SLAM への結合に重要なアミノ酸をピンク，ネクチン 4 への結合に重要なアミノ酸を緑で示している。SLAM への結合部位が，図 a で示されているオレンジの抗原エピトープとほぼ重なっている。(パラミクソウイルス科本文図 10)

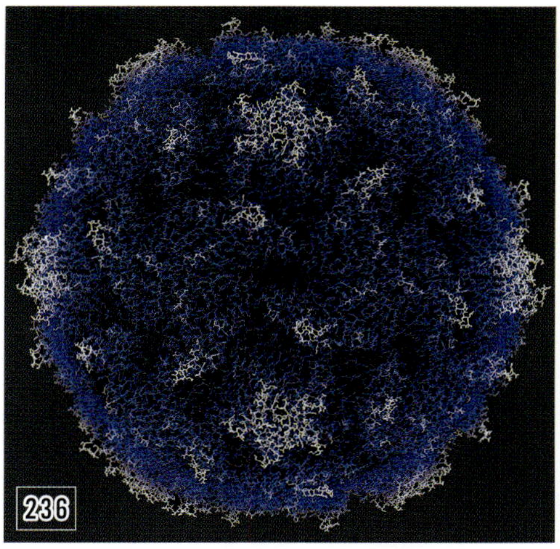

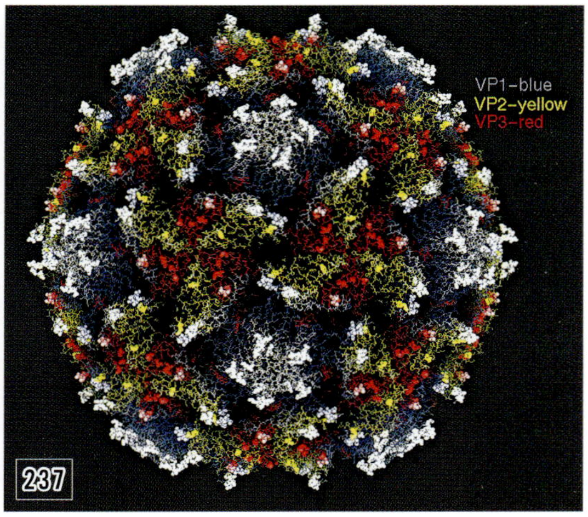

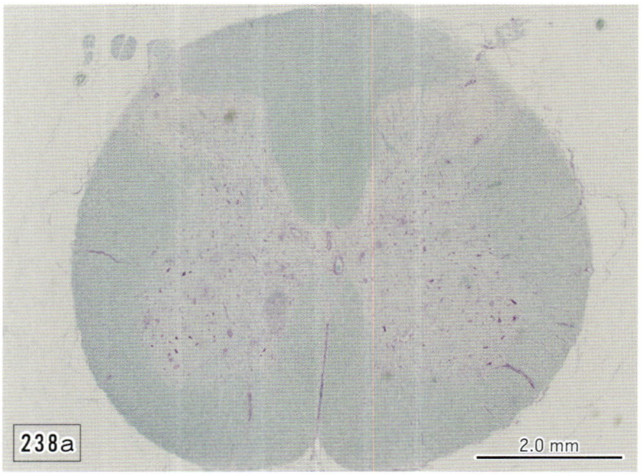

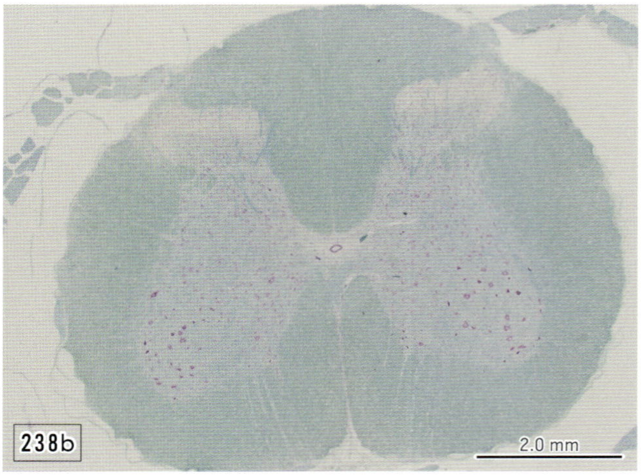

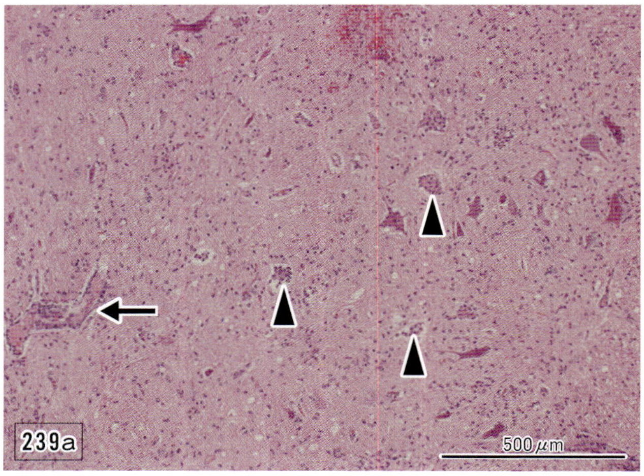

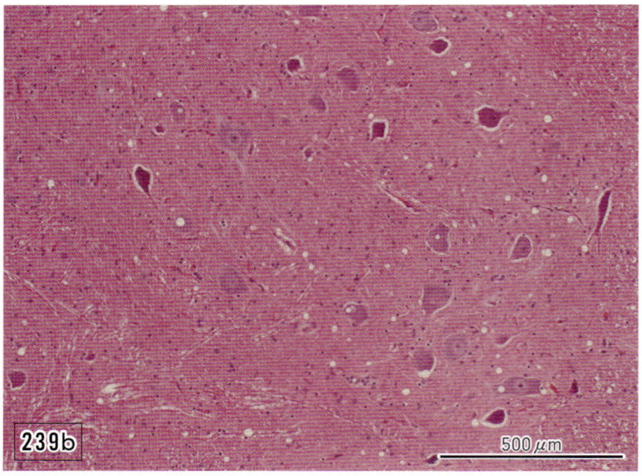

口絵 236　ポリオウイルス粒子（M. Wien 博士，J. Hogle 博士より供与）。粒子の中心に近いほど濃く，遠いほど薄い色で表した。粒子の凹凸に注目。5 回対称軸の周りに見える窪みがキャニオンである。（ピコルナウイルス科本文写真 3）

口絵 237　ウイルス粒子の凹凸と中和エピトープ（M. Wien 博士，J. Hogle 博士より供与）。VP1，VP2，VP3 のアミノ酸をそれぞれ青，黄色，赤で表し，粒子の中心に近いほど濃く，遠いほど薄い色で表した。中和エピトープとして同定されている箇所を青，黄，赤の小さな丸で表した。この部分はウイルス粒子の最も外側に位置していることがわかる。（ピコルナウイルス科本文写真 4）

口絵 238　サルの脊髄。ポリオウイルスを実験的に感染させ麻痺を示したサルの脊髄（写真 a）（永田典代博士，大岡静衣博士より供与）。脊髄全体の構築は保持されているが，前角の運動神経細胞が障害され，コントロールの脊髄（写真 b）と比較して細胞数が減少している。血管周囲に炎症性細胞が浸潤がしている。KB 染色。（ピコルナウイルス科本文写真 10）

口絵 239　脊髄前角部分の拡大図（永田典代博士，大岡静衣博士より供与）。麻痺を示したサルの脊髄（写真 a）では大多数の運動神経細胞が壊死に陥り，その多くが貪食反応（神経食現象 neuronophagia；矢尻）をともなっている。血管周囲には炎症性細胞の浸潤（血管周囲性細胞浸潤 perivascular cuffing；矢印）が観察される。コントロールの脊髄（写真 b）にはそれらが観察されない。HE 染色。（ピコルナウイルス科本文写真 11）

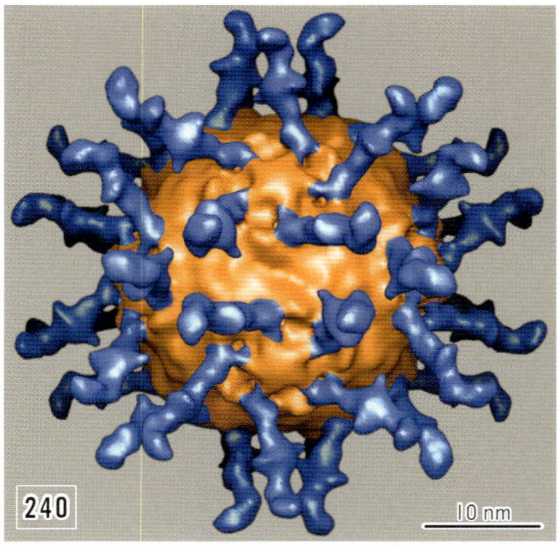

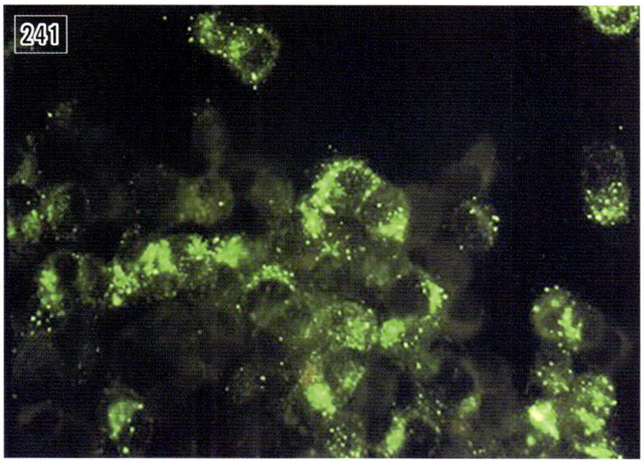

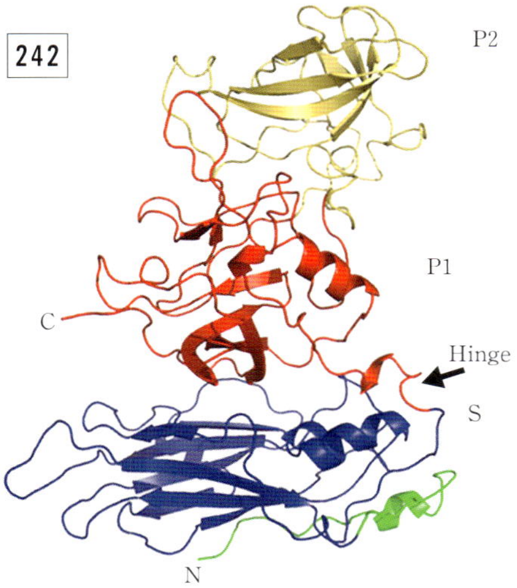

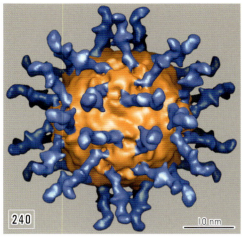

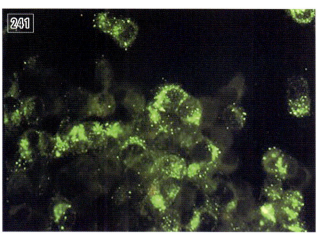

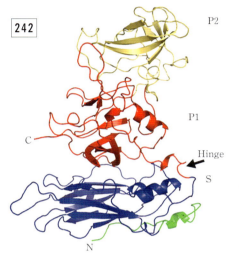

口絵 240　ポリオウイルス粒子とウイルスレセプター複合体(D. Belnap 博士，J. Hogle 博士より供与)。ポリオウイルスと膜貫通ドメインを除いて可溶型とした PVR を共結晶化した凍結電子顕微鏡写真。ウイルス(オレンジ色)のキャニオンに PVR(青色)の N 末端の Ig-like ドメインが結合している。(ピコルナウイルス科本文写真 5)

口絵 241　ハンタウイルス感染 Vero E6 細胞の間接蛍光抗体(IFA)染色像。細胞質内にウイルス抗原の分布が観察される。(ブニヤウイルス科本文写真 1)

口絵 242　X 線結晶構造解析により解明されたノーウォークウイルス VP1 モノマーの立体構造(Baylor College of Medicine・B.V.V. Prasad 博士より供与)。P2，P1，S：各ドメインの位置，N：アミノ末端，C：カルボキシル末端。(カリシウイルス科本文図 1e)

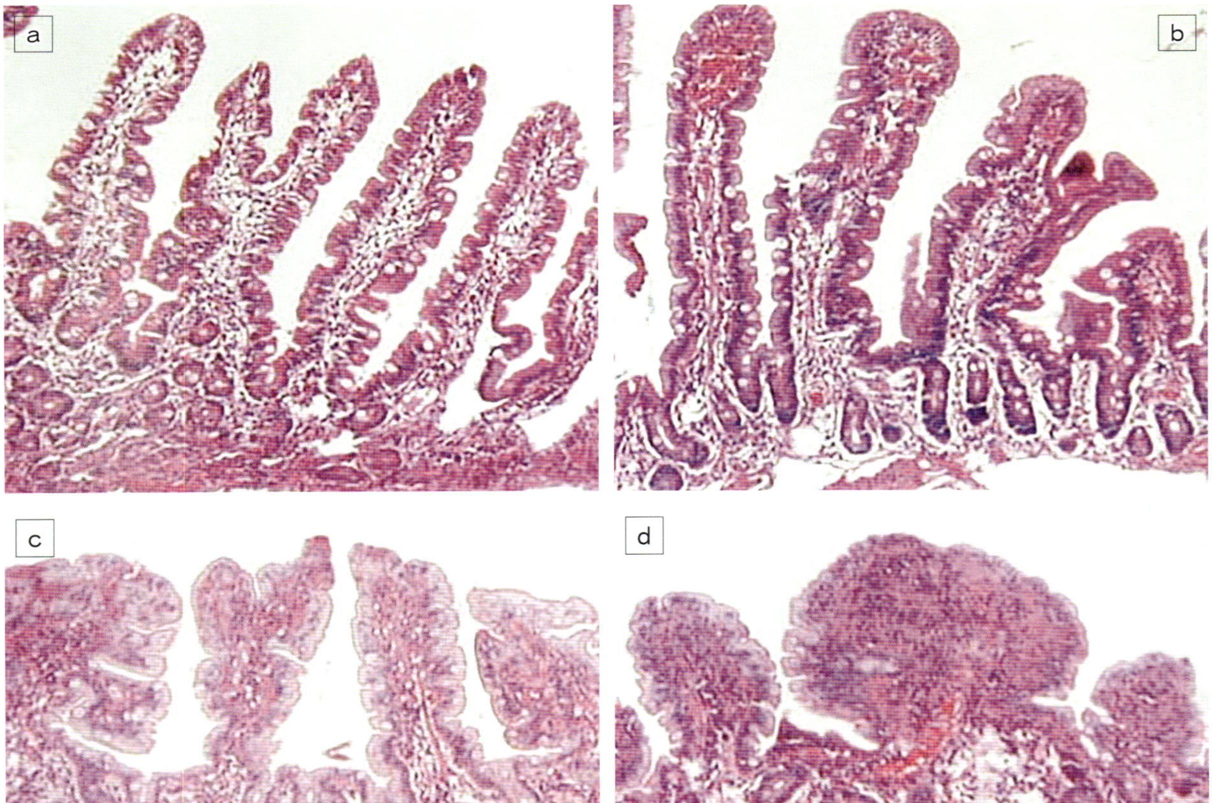

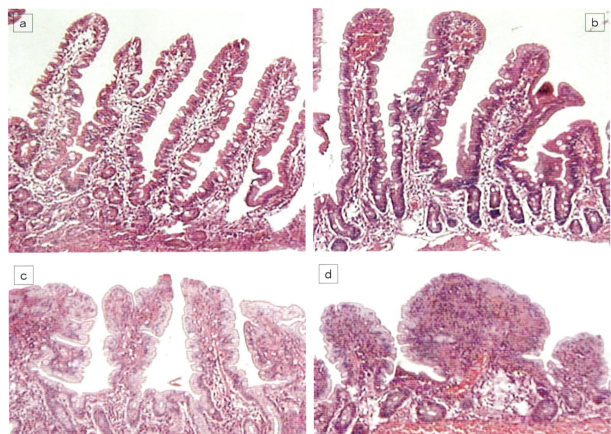

口絵 243　ノーウォークウイルス感染実験における空腸組織の経時的変化(堺市衛生研究所・田中智之博士，Baylor College of Medicine・M. K. Estes 博士より供与)。ヒトボランティアにノーウォークウイルスを接種後，経時的に空腸組織のバイオプシーを得た。a)ウイルス接種前，b〜d)それぞれ感染後 8 時間，16 時間，30 時間後のバイオプシー像。ウイルス感染後わずか 16 時間で空腸絨毛の萎縮が顕著に認められる。(カリシウイルス科本文写真 3)

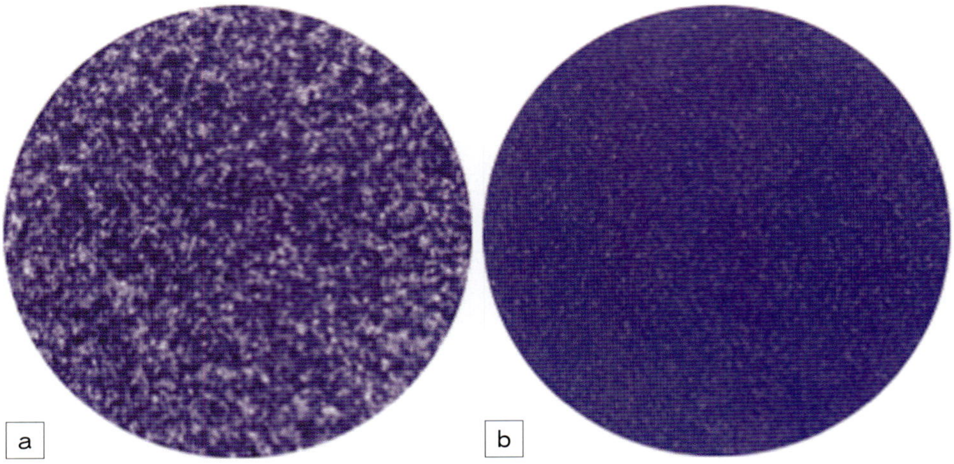

口絵 244　JFH-1 株の感染によるプラーク形成，ウイルス感染後細胞のクリスタルバイオレット染色像(坂本直哉博士より供与。Sakamoto, 2008)。a)JFH-1 株感染 Huh7 細胞，b)コントロール。(フラビウイルス科本文写真14)

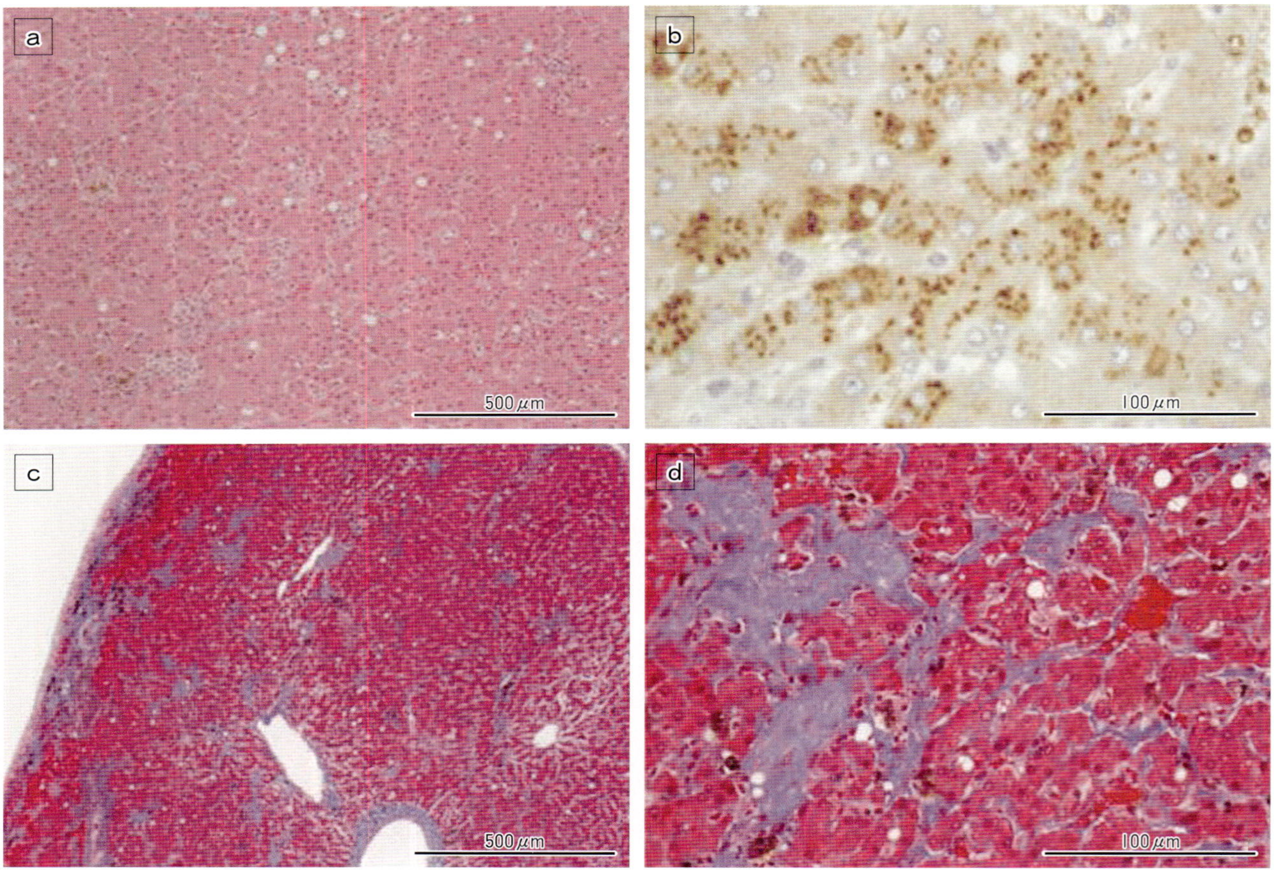

口絵 245　慢性肝炎を発症した GBV-B 感染マーモセット肝臓における組織病理解析(Iwasaki et al., 2011)。a)ヘマトキシリンエオジン染色，b)GBV-B core 抗体による免疫染色，c，d)マッソントリクローム染色(それぞれ弱拡大，強拡大像)。肝臓細胞内での GBV-B の局在が明らかになるとともに，GBV-B 感染によって肝組織における線維化が見出された。(フラビウイルス科本文写真16)

246

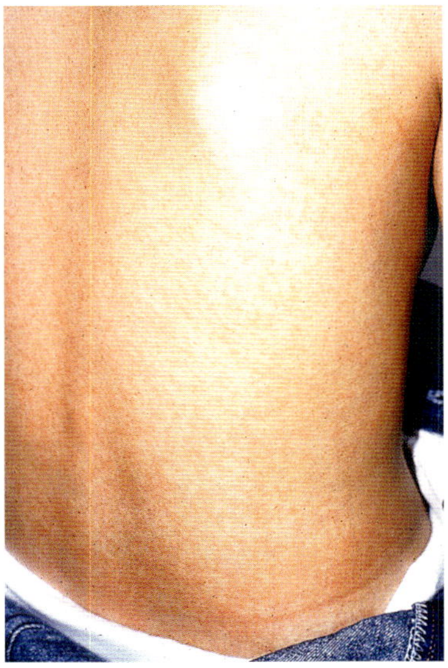

247

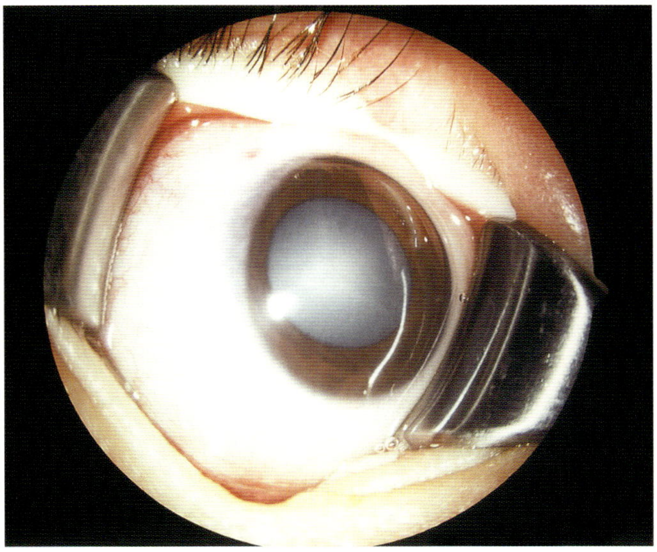

248

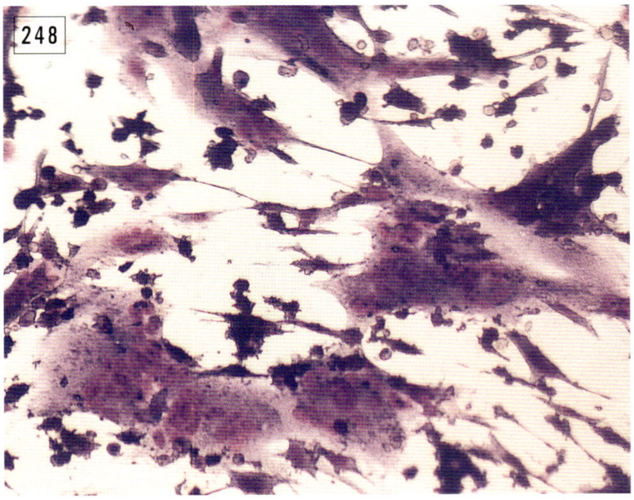

249a

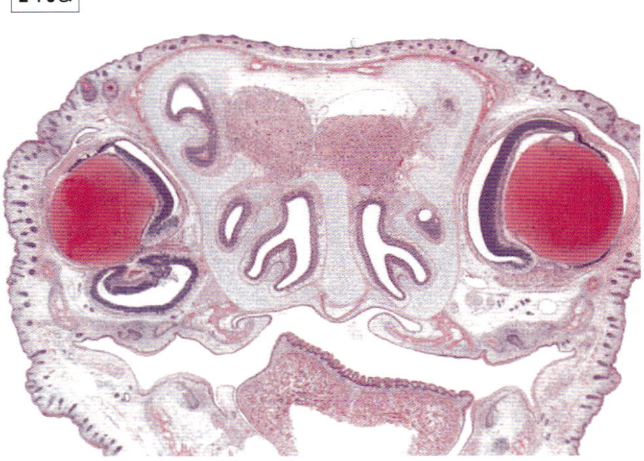

249b

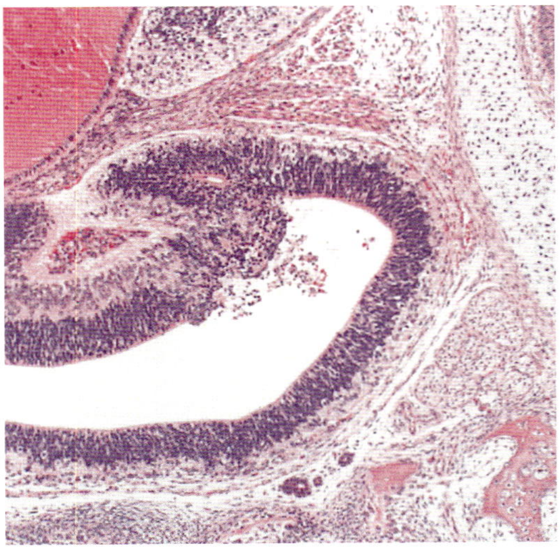

249c

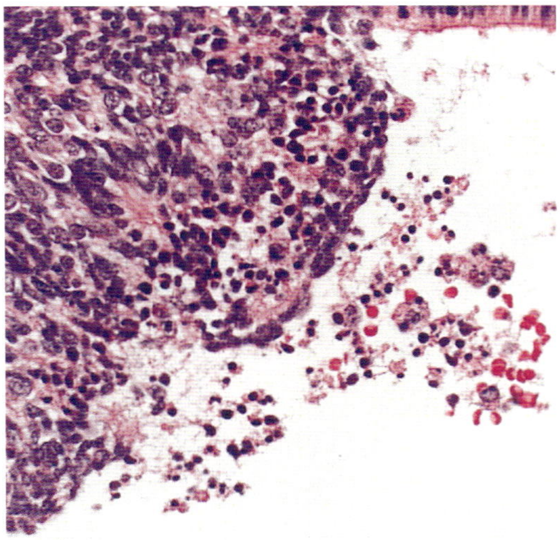

口絵 246　風疹による典型的な発疹(南谷幹夫博士より供与)。(トガウイルス科本文写真 9)
口絵 247　母体の風疹感染による出生児の先天性白内障(藤原隆明博士より供与)。(トガウイルス科本文写真 10)
口絵 248　風疹ウイルス感染 BHK21 細胞の pH 6 処理による細胞融合(ヘマトキシリン・エオシン染色)。(トガウイルス科本文写真 7)
口絵 249　母体に風疹ウイルスを実験感染させたフェレットの胎児に見られた眼球形成異常(ヘマトキシリン・エオシン染色)。a)左眼球の眼杯形成異常，b)写真 a の拡大，c)眼球形成異常の組織における単核系の細胞浸潤と出血をともなう炎症像，写真 b の拡大。(トガウイルス科本文写真 11)

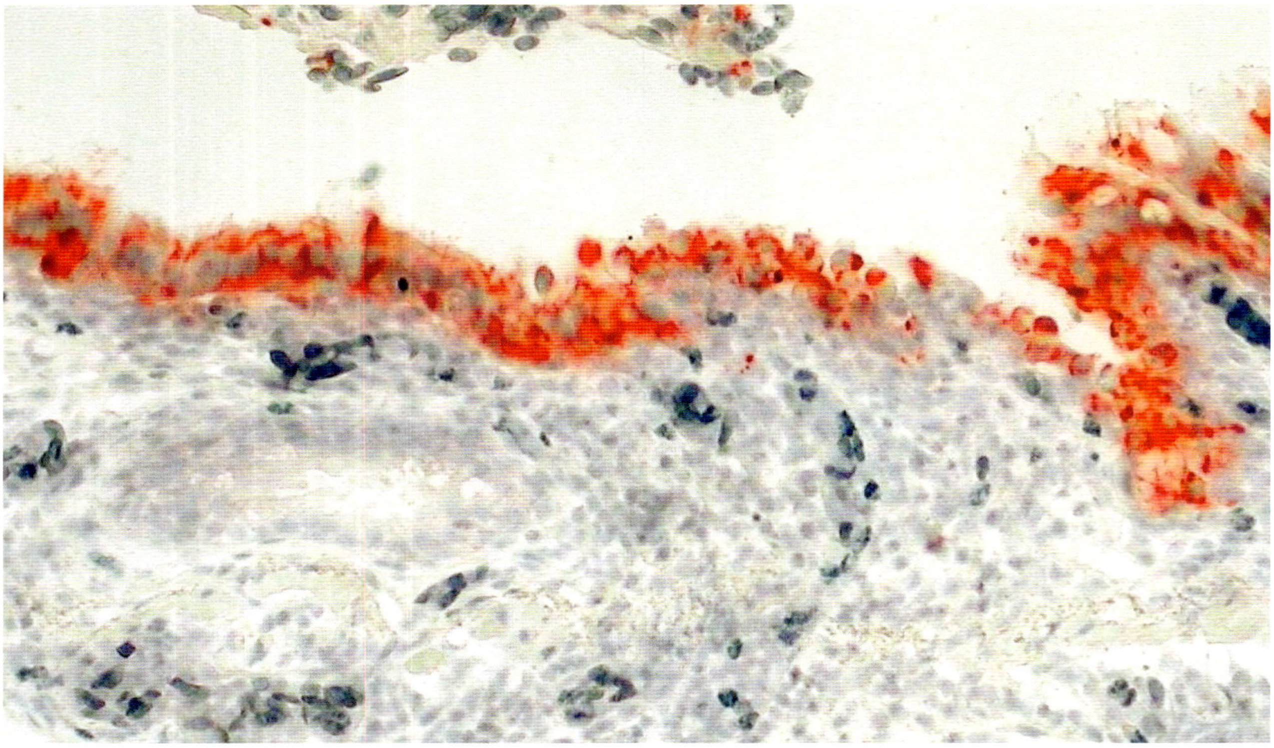

口絵 250　伝染性気管支炎ウイルス(IBVM41 株)を 30 日齢の SPF ニワトリに点鼻接種し，24 時間後に採材した気管。広域にわたる喉頭粘膜上皮細胞に大量の IBV 抗原が，また脱落上皮を含む腔内の滲出物の一部にも抗原が検出される。IBV の N 蛋白に対するモノクローナル抗体を用いた免疫染色(SAB 法)。×100。(コロナウイルス科本文写真 7)

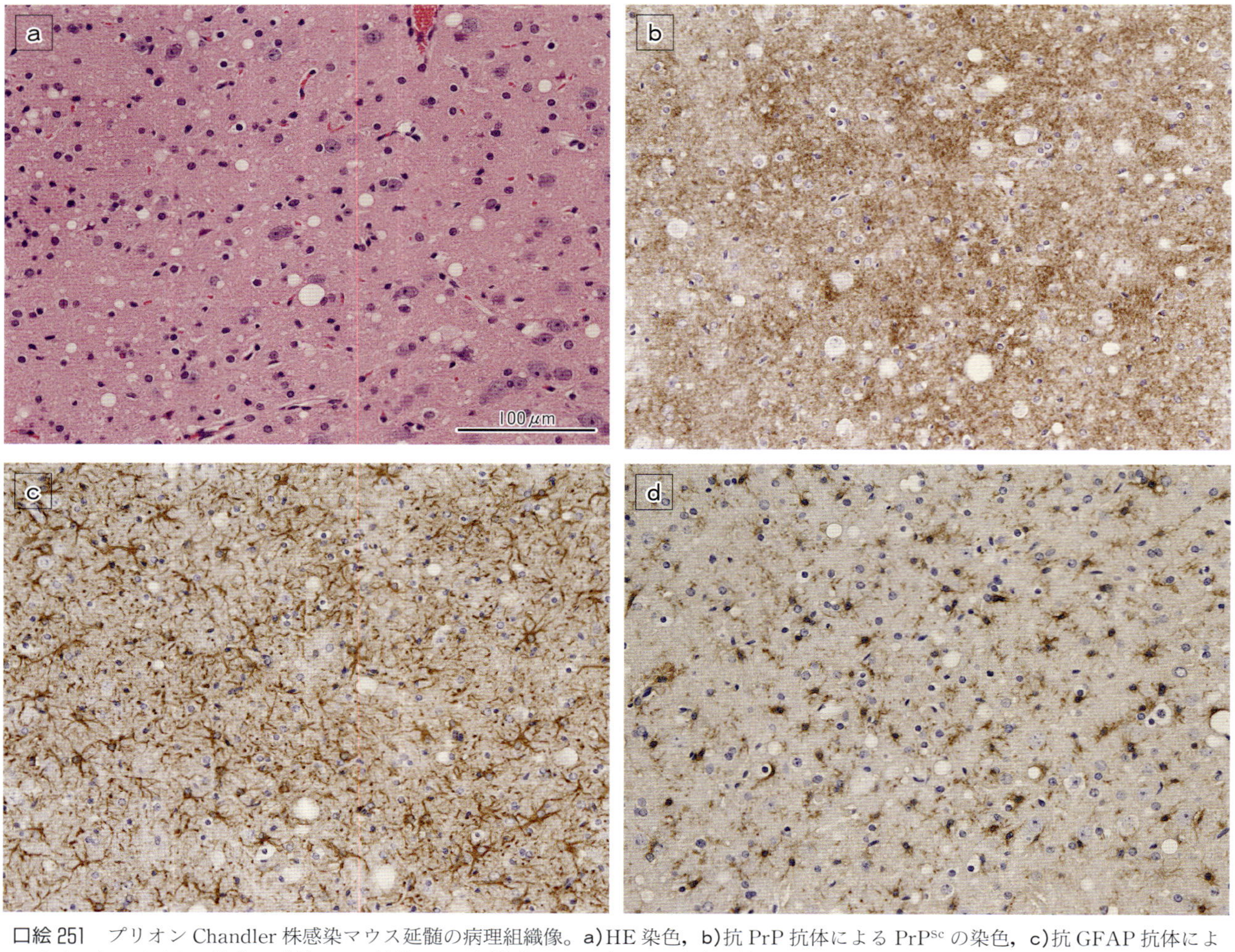

口絵 251　プリオン Chandler 株感染マウス延髄の病理組織像。a)HE 染色，b)抗 PrP 抗体による PrP^{Sc} の染色，c)抗 GFAP 抗体によるアストロサイトの染色，d)抗 Iba-1 抗体による活性化ミクログリアの染色。神経網の空胞化，PrP^{Sc} の蓄積，アストロサイトの増生，ミクログリアの活性化が認められる。(プリオン本文写真 8)

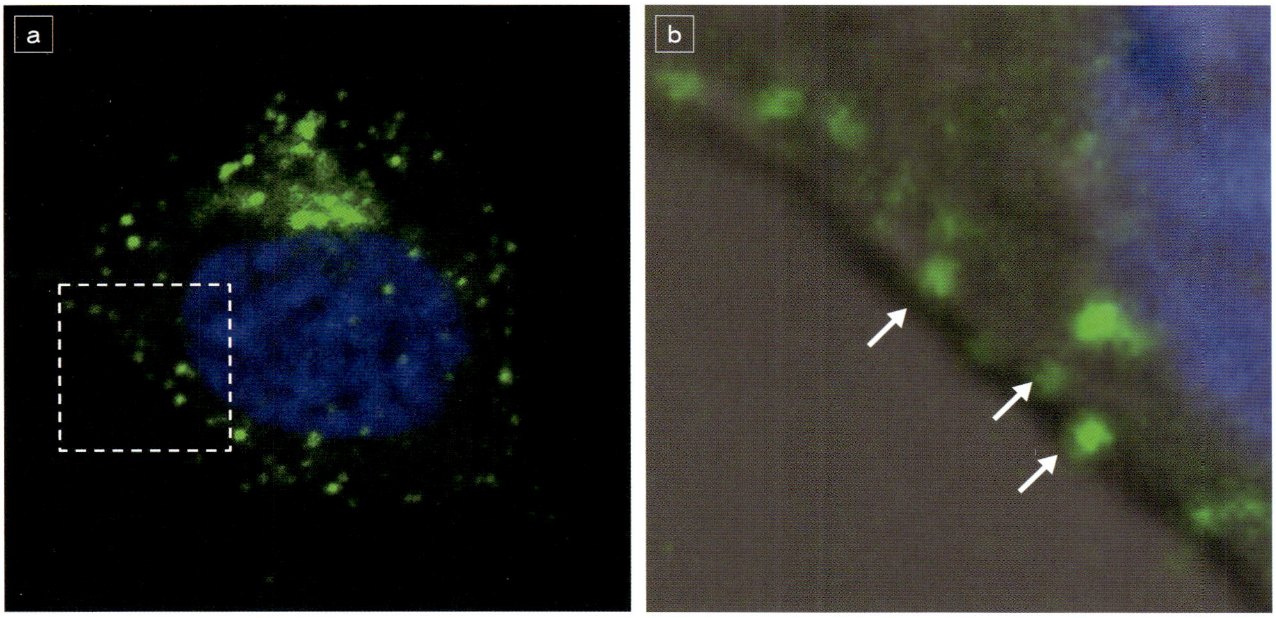

口絵 252　PrP^{Sc} の蛍光抗体染像。a)プリオン 22L 株が持続感染したマウス神経芽腫細胞 Neuro2a を抗 PrP モノクローナル抗体 mAb132 で染色した(緑)。細胞は染色前に固定後，5M グアニジンシアネートで前処理した。核は DAPI で染色した(青)。b)写真 3 a の破線部分の拡大像。微分干渉像と重ね合わせ，細胞膜近傍に存在する PrP^{Sc} を矢印で示した。核周囲の PrP^{Sc} が特徴的であるが，細胞膜にも PrP^{Sc} が検出される。この蛍光抗体法では PrP^{C} は検出限界以下であり，検出されている蛍光は PrP^{Sc} に由来する。(プリオン本文写真 3)

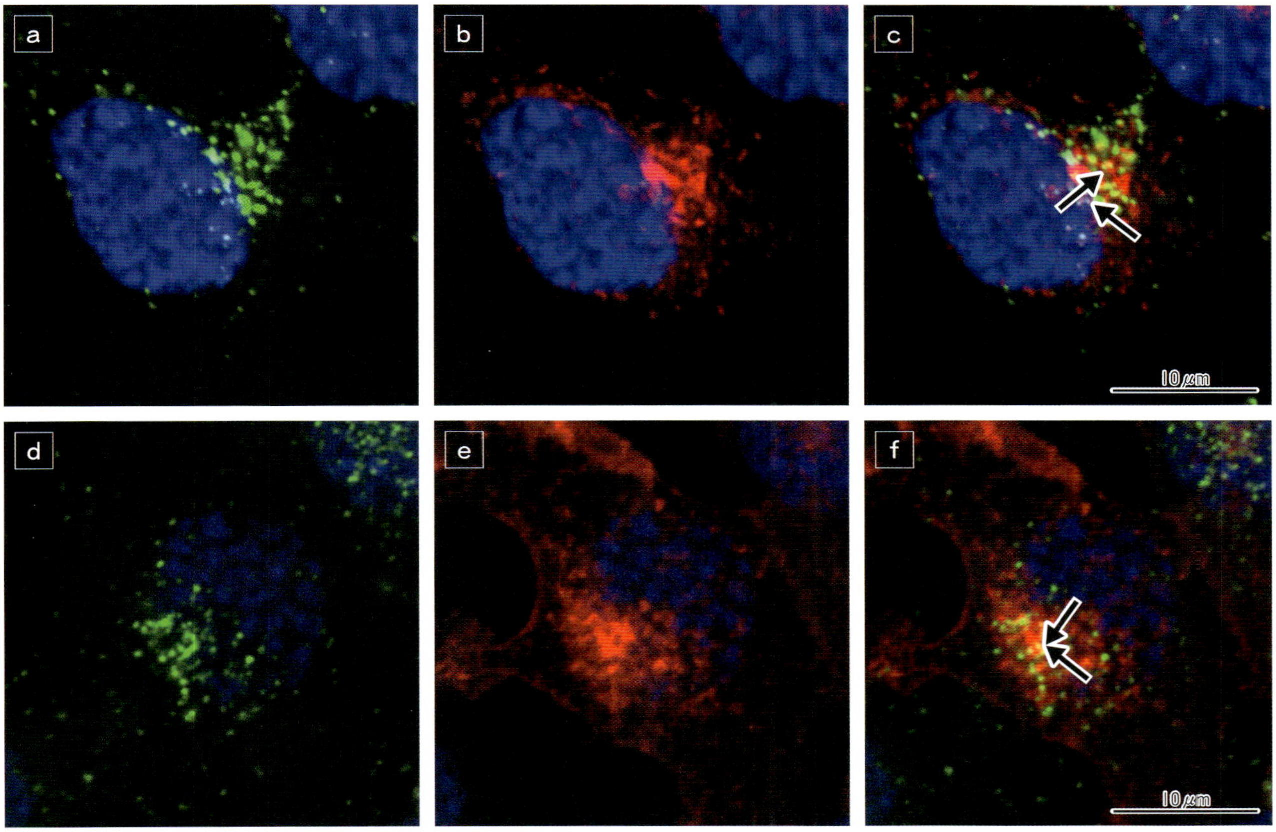

口絵 253　PrP^{Sc} の細胞内局在。a〜c)プリオン 22L 株が持続感染したマウス神経芽腫細胞 Neuro2a を Alexa Flour555 で標識されたトランスフェリン(Tfn)存在下で培養した。a)PrP^{Sc} を mAb132 で染色した(緑)。b)赤は細胞に取り込まれた Tfn の局在を示す。核は DAPI で染色した(青)。c)写真 4a と 4b の多重染色像。PrP^{Sc} と Tfn の共局在像の代表例を矢印で示した。Tfn はリサイクリングエンドソーマルコンパートメント(ERC)のマーカー分子であり，PrP^{Sc} の一部が ERC に存在することを示す。d〜f)プリオン 22L 株が持続感染したマウス神経芽腫細胞 Neuro2a に志賀毒素 β サブユニット(StxB)を添加して培養した。4°C で吸着後，37°C で 10 分間培養した。d)PrP^{Sc} を mAb132 で染色した。e)StxB は抗 StxB 抗体で染色した(赤)。f)写真 4d と 4e の多重染色像。StxB はエンドソーム，ERC を経てトランスゴルジネットワークに輸送される。取り込み開始後 10 分後に，StxB と共局在する FrP^{Sc} の存在は，PrP^{Sc} がエンドソームや ERC に存在することを示す。(プリオン本文写真 4)

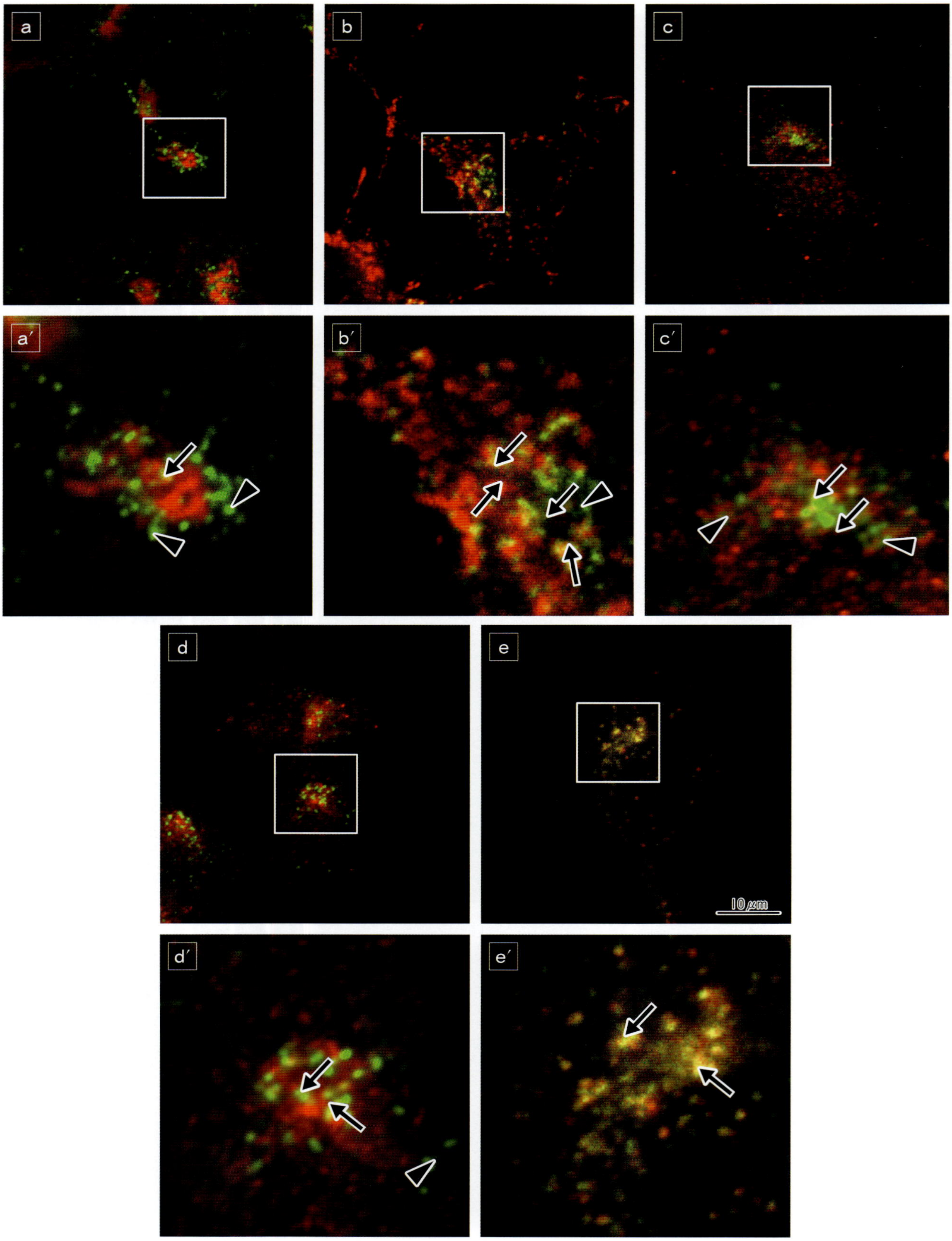

口絵 254　PrP^{Sc} の細胞内局在。PrP^{Sc} を mAb132 で(緑)，細胞内小器官を以下に述べる各種マーカー分子に対する抗体で染色した。二重染色像を示し，上段の白線で囲んだ部分の拡大像を下段に示した。a，a′)Tgn38(トランスゴルジネットワークのマーカー分子)と僅かに共局在が認められるが，その近傍に PrP^{Sc} が存在する。b，b′)Lamp1(後期エンドソーム，リソソームのマーカー分子)と共局在する PrP^{Sc} が多く認められるが，共局在しない PrP^{Sc} 分子も存在する。c，c′)Rab4a(初期エンドソームのマーカー分子)と PrP^{Sc} は部分的に共局在する。d，d′)Rab9a(後期エンドソームのマーカー分子)と PrP^{Sc} は部分的に共局在する。e，e′)Flottilin-1(脂質ラフト由来膜のマーカー分子)と PrP^{Sc} はよく共局在する。マーカー分子との共局在像の代表例を矢印で，共局在しない PrP^{Sc} の代表像を矢頭で示した。(プリオン本文写真 5)

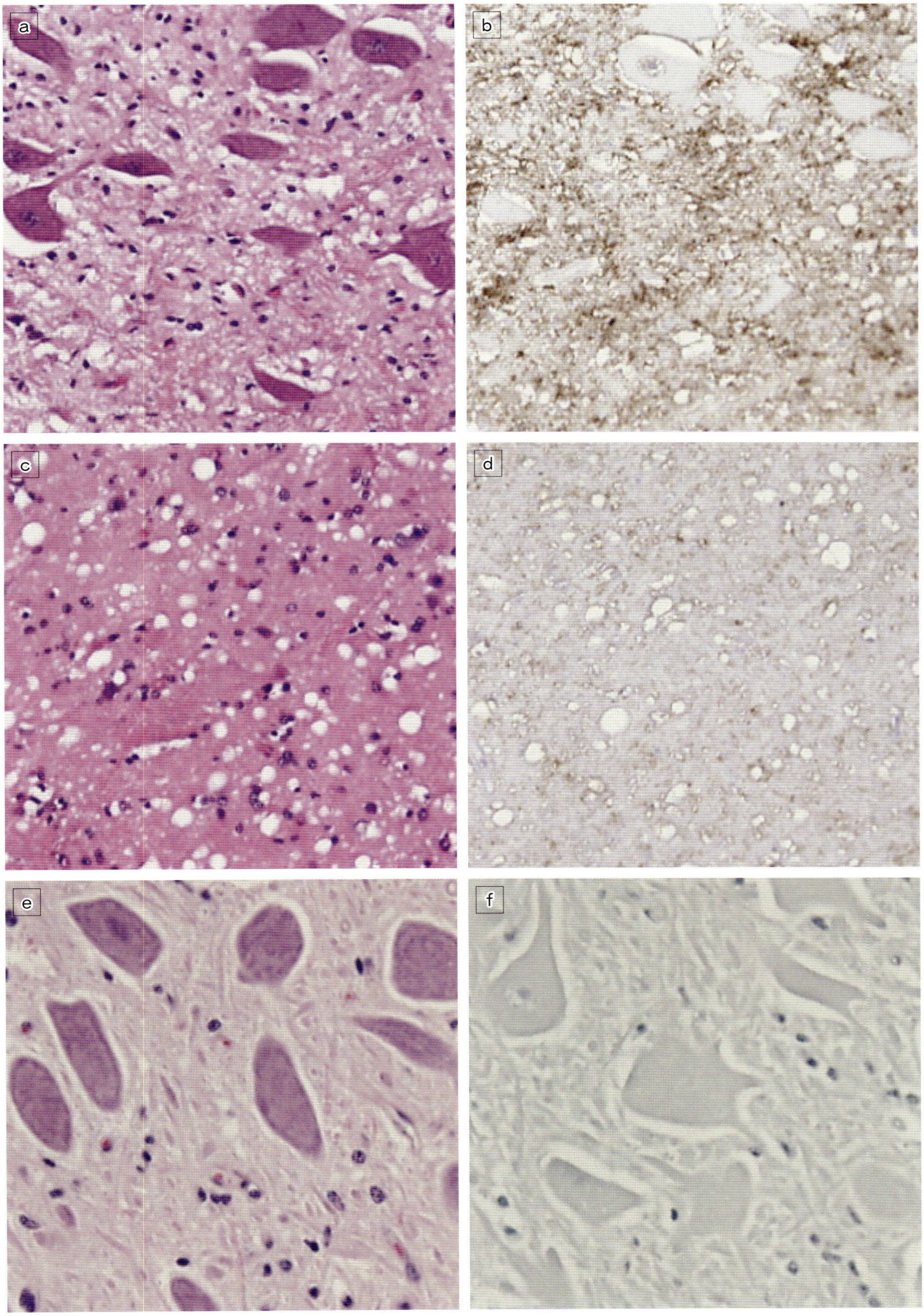

口絵 255　BSE 感染ウシのヘマトキシリン・エオジン（HE）染色標本と免疫組織化学（IHC）による PrP^{Sc} の検出。a）BSE 感染ウシの延髄背側迷走神経核の HE 染色，および b）同領域の IHC。c）BSE 感染ウシの延髄網様体の HE 染色，および d）同領域の IHC。e）非感染ウシの延髄背側迷走神経核の HE 染色，および f）同領域の IHC。非感染ウシと比較して，HE 染色標本では神経網の空胞化が顕著であり，IHC では PrP^{Sc} の陽性像が認められる。（プリオン本文写真 9）

細　菌　編

病原細菌の分類
Taxonomy of Pathogenic Bacteria

【病原細菌の分類学・同定】

生物の分類は，種(Species)を基本単位とする。その種の特徴ある性状を記述し，ひとつの名称を与える(命名)ことが分類学の基本となる。種と種の性状の類似性にもとづいてさらに上位を「類別化(タクソン taxon)」し，種の特異性と他種との関連性を整理し，生物集団の種類構成を認識し，種の多様性と生態系における意義を明らかにする学問分野が分類学である。生物の「個＝生命の最小単位」はある一定期間(1世代の寿命)のみ生存し，やがては消滅する。「個」は，おそらくは38億年前に地球上に「誕生・発生」したものが，親から子，子から孫へ連綿として「継代」されて「系統」を形成してきた「一世代」である(一元的起源)。親から子へ継代するときに何らかの遺伝的な「変異」を生じ，それが継代され，長い生命史の間に，「進化」し，多種・多様な形質の系統が生じてきた。それらの多種・多様な系統種が現在の複雑な生態系をつくり出している。現存する多種・多様な生物の系統を，「形質的に似たもの同士」で類別化し，類似性を階層的にまとめていくと，やがては生命の起源の個に集約されるはずである。個の特性を明らかにして，個と他個の関係，個と環境との関係が明らかになれば，個の集合がつくる生態系の意義が明らかになるであろう。分類学はその作業を担当する学問である。

「細菌」は，Leeuwenhoek(1632〜1723)が手製の顕微鏡による観察にもとづいて，初めて存在を明らかにした。しかし，その時代までに形成されていたLinneの生物の分類学体系には馴染まなかった。1850年以降，細菌が病気の原因生物として認識されるようになり，Pasteur(1822〜1895)やKoch(1843〜1910)らが「病原細菌」を特定しはじめた。「病原細菌」の定義は「コッホの4原則」に従い「伝染病の原因」として多くの菌種が発見され，その名称はLinne(1735)による「種」の定義を基本とした2命名法(属・種名のラテン語表記，属名generic nameと種形容語specific epither)で命名され，記録されてきた。1860年頃以降は「微生物の狩人」が多数輩出し，新種の病原細菌を発見すれば大きな名誉を与えられたので，発見した細菌名に発見者の名前を付して発表された(例：*Shigella dysenteriae* 志賀赤痢菌)。新たに発見された細菌がそれ以前に記載された種とは異なることを明らかにするには，それ以前に記載された細菌の性状が客観的な機関に登録され，記録されていなければならない。新たに発見された種の命名と既存の分類への属性が混乱しかねない状態であったので，客観的かつ普遍的な国際的ルールにもとづく報告・記録が必要となった。病原細菌の分類と命名に関する規約が検討され，1923年には国際的に統一したマニュアルが米国から発刊された(“Bergey's Manual of Determinative Bacteriology”)。1930年には，第1回「細菌命名に関する国際会議」がパリで開催され，国際的分類・命名法の統一が図られた。このマニュアルと国際細菌分類命名委員会(International Committee on Systematic Bacteriology：ICSB)は現在も病原細菌の分類と命名を総括・管理している。

医学細菌学では疾患の起因細菌を特定すること，すなわち「同定」することが重要である。同定とは分離した「菌株」を既に分類・記載されている菌種の性状に照合し，相同性を探索するという，分類学を実際的に利用することである。現在では真正細菌類は約8,200種余が認められており(いわゆる培養可能な細菌として)，明らかな病原細菌(日和見感染原因細菌を含めて)としては約1,200種が記録されている。「種」は分類学の最小基本単位ではあるが，種を構成する基本単位は「株」である。臨床細菌学では種をさらに，亜種，型(生物型ファージ型，血清型など)，に細分類し，「株」を特定する。

分類法の変遷は細菌学研究の歴史でもある。

【細菌の生物分類学的階級(Rank of taxon)】

細菌の分類は「種」あるいは「亜種」を基本単位としているが，実際に生きた菌を取り扱う場合は「株(strain)」が取り扱いの基本単位となる。細菌の種は16S rRNA(約1,500塩基)の全塩基配列の相同性が98.5%以上の類似度を持つ株の集団と見なされ，この基準で分類が整理されているが，これはDNA—DNA交雑性で測定すれば70%以上類似度を持つ株の集まりとなる。しかし環境中の細菌の解析事例が蓄積し，この定義では類縁の菌種を明確に識別できないことが明らかになってきた。全ゲノム解析が進んできた現在では，どの菌種も保有するHouse Keeping Genesのなかから16S rRNAより多型が大きい遺伝子を5〜10種類程度使って比較する多相解析が菌種を決める標準手法になっている。

Linneの階層分類では地球上の生物は大きく植物界(*Vegetablia*)と動物界(*Animalia*)に分けられていた。細菌が発見されてからは，1866年にHaeckelは植物界と動物界に原生生物界(*Protista*)を加え3界とした。以後，1956年にCopelandは栄養源の相違による分類でモネラ(*Monera*)を加えて4界とし，1961年，Stanierは細胞の核膜の有無によりすべての生物は原核生物(*Prokaryota*)と真核生物(*Eukaryota*)に分類されることを提唱し，1969年にはWhittakerはこれに菌界(*Fungi*)を加えて5界(Kingdoms)とした。それまでは主に表型形質にもとづく分類法が適用さてれきたが，遺伝子のDNA解析にもとづいて，Woeseらは1977年には真正細菌界(*Eubacteria*)，古細菌界(*Archaebacteria*)，原生生物界(*Protista*)，菌界(*Fungi*)，植物界(*Plantae*)，動物界(*Animalia*)の6界とした。その後1990年にWoeseらは，生物界を3つのドメイン，真核生物(*Eucarya*)，古細菌(*Archeae*)，真正細菌(*Bacteria*)に再編し，これが一般に受け入れられている(表1)。この分類法では*Archeae*は*Bacteria*よりも真核生物に近く，病原性を持つものはなく，すべての病原細菌は*Bacteria*に属する。

国際的に承認されている細菌種(species)は，2015年現在，約1万2,000種で，これを階層的に分類して，属(genus)：2,502，科(family，-aceae)：260，目(order，-ales)：97，綱(class，-ia)：44，門(phylum)：27，ドメイン(domain)：2に分類されている(表

表1　生物界における「細菌」の分類的位置づけ(歴史的な変遷)。形質分類法により生物界の名称や分類は変遷してきたが，1977年，Woeseにより16S rRNAの塩基配列の比較解析から，細菌は「真正細菌界」とされ，1990年からは「真正細菌ドメイン」とされた。原核生物は古細菌と真正細菌よりなり，古細菌はより真核生物に近縁であるとされている。

<table>
<tr><th>提唱者</th><th>Linne</th><th>Haeckel</th><th>Whittaker</th><th>Woese</th><th>Woese</th></tr>
<tr><td>提唱年</td><td>1735</td><td>1894</td><td>1969</td><td>1977</td><td>1990</td></tr>
<tr><td rowspan="7">階層分類</td><td>2界</td><td>3界</td><td>5界</td><td>6界</td><td>3ドメイン</td></tr>
<tr><td rowspan="3"></td><td rowspan="3">原生生物界</td><td rowspan="2">モネラ界</td><td>真正細菌界</td><td>真正細菌</td></tr>
<tr><td>古細菌界</td><td>古細菌</td></tr>
<tr><td>原生生物界</td><td>原生生物界</td><td rowspan="4">真核生物</td></tr>
<tr><td rowspan="2">植物界</td><td rowspan="2">植物界</td><td>菌界</td><td>菌界</td></tr>
<tr><td>植物界</td><td>植物界</td></tr>
<tr><td>動物界</td><td>動物界</td><td>動物界</td><td>動物界</td></tr>
</table>

表2　真正細菌のタクソン名。細菌の単位は「1個の細菌」であるが，分類上ではモノクローンの集合として「株」を基本単位とする。株を単位としてタクソンを階層的に束ね，階層に名称を与える。その階層名の命名規則が表に示すとおりである。各タクソンには特有な語尾を付して階層別を表す。

ドメイン	: Domain
門	: Phylum/Division
綱	: Class (-ia)
目	: Order (-ales)
科	: Family (-aceae)
属	: Genus
種	: Species
型	: Type (Bio-, Sero, Phage etc.)
株	: Strain

2)。ゲノム解析法の急速な進展で，メタゲノム解析法により予想外に多い未分離培養菌(生きているが培養不可菌，VNCを含む)が同定されているので，門や綱，目，科などの数はもっと増える可能性がある。すべての細菌のゲノムが解明されれば，おそらくは数十万種は存在すると予想されている。

“Bergey's Manual of Determinative Bacteriology”(第2版)には24門が掲載されているが，病原細菌は主として*Proteobacteria*，*Firmicutes*，*Actinobacteria*に属している。

【細菌の分類(表現形質分類と遺伝子および分子統樹分類)】

細菌は肉眼では見えないが，多様性に富んだ微小な生物である。分類の体系化に用いる「指標」は，歴史的には，コロニー形態，染色性，形態・構造，生理・生化学的性状など「表現形質(phenetic)」にもとづいて分類されてきた。現在でもこの指標は臨床細菌学では重要である。遺伝子およびゲノム塩基配列解析法が進展し遺伝子に関するデータの利用が普及するとともに，「分子遺伝学的分類(genotypic)」あるいは分岐分類，系統分類，分子系統分類が一般的になってきている。

(1)表現形質分類(Phenetic Classification)

この方法はLinne(1735)の植物分類法を基礎としている。

表現形質の指標として，肉眼的な観察としてコロニー形状，染色性，光学顕微鏡的な観察で形態・構造，電子顕微鏡的観察で超微細構造，形態，化学的な分析で構成化学組成，生理・生化学的性状として栄養要求性，生育必要条件，などを詳細に記述し，それらの類似性にもとづいて分類されてきた。しかし，科学的な観察法は時代とともに進歩し，光学顕微鏡により観察された染色性や形態にもとづく分類は，電子顕微鏡により観察された細胞壁・細胞膜・鞭毛・繊毛などの超微形態構造の所見などとに矛盾が生じたり，生化学的技術の発展により，代謝機能(糖の資化能，代謝産物，キノンなどの呼吸鎖酵素，各種分解酵素など)の特徴や化学分析技術の進歩により構造物(細胞壁組成，ペプチドグリカン，細胞膜など)の化学組成が明らかになると，形態的な分類と矛盾を生じるなど，さまざまな問題が生じてきた。また，表現形質の解釈・記載には研究者の主観にもとづくもので再現性に欠けたり，その表現形質の意義づけ，あるいは判断に客観性を欠くこともある。それを克服するために数値分類法(numerical taxonomy)が適用された。観察した性状を客観的に表現し，すべての形質を同等(等価)に扱い数値化する方法で，既存の基準株と供試する菌株の類似性を一定の数式により類似度(%)として算出する方法である。

病原細菌はこのような形質分類法を重んじて枚挙されてきた。この分類方法により，“Bergey's Manual of Determinative Bacteriology”の第1版が出版され，その後も改訂を重ね，1994年に第9版が出版されるまで続いている。このマニュアルの分類は病原細菌の同定のためのゴールドスタンダードであり，現在も臨床細菌学では実用的に利用されている(表3)。

“Bergey's Manual of Systematic Bacteriology”初版第1刷(1984)から第4刷(1989)までは形質分類により記載されているが，第2版の第1刷は2001年に出版され，第2刷は2004年に，続く第3刷は2008年，第4刷は2011年に順次発刊され，それらは分岐分類法により整理されている。

臨床医学細菌学では，疫学的な解析のために，より特異性の高い「株の同定」が必要である。その場合には種の下位に「型」として，生物型(例：*V. cholerae* El Tor)，血清型(例：*E. coli* O157: H7)，病原型(例：Enterotoxigenic *E. coli*)，薬剤耐性型(例：Methicillin Resistant *S. aureus*, MRSA)，ファージ型，など形質的な分類法を適用している。

(2)遺伝子分類(Genotypic Classification)

発現形質は栄養状態や環境条件により影響を受けやすく，同一種でも条件により表現形質(特に糖分解能や莢膜形成など)に変化を生じやすい。これに対して遺伝子を構成するDNAは安定して継代されると見なされ，遺伝子(DNA)にもとづく分類法が形質分類法と併用されてきた。細菌の塩基〔グアニン(G)とシトシン(C)〕の含有量比は種により一定の比率(20〜80%)を示すので，これを指標としたり，遺伝子DNAの相同性にもとづいてDNA/DNAのハイブリッド形成率(%)を指標としていた。しかし，遺伝子塩基配列の解析を迅速にかつ大量に

表３　表現形質にもとづく分類例。“Bergey's Manual of Determinative Bacteriology”(第９版)の表現形質にもとづいた分類法。同定のためのフローチャートとして有用である。グラム染色性，菌の形態，集合形態，コロニー形態・色など，光学顕微鏡の観察のみで，大方の属の推定・同定が可能である。医学の診断が検査機器に依存しがちであるが，ルーチンな同定法としては表現形質分類が有用である。

1. グラム陽性(Gram Positive)

(1) 球菌(Cocci)

円形で集合・四連球(Round in clusters and tetrads):
Staphylococcus
Micrococcus
Peptococcus

卵形・連鎖状(Oval shape in Chains):
Streptococcus
Peptostreptococcus
Enterococcus

(2) 桿菌(Bacilli)

棍棒状・柵状配列(Club-shaped and/or in palisades):
Corynebacterium
Listeria
Erysipelothrix
Mycobacterium (Acid Fast)
Propionobacterium

芽胞・大型・相同形(Spore-bearing, large, uniform):
Bacillus
Clostridium

線維状(Filamentous)

分枝が明瞭(Extensive branching):
Actinomyces
Arachnia
Nocardia (partially acid-fast)
Streptomyces

分枝が不明瞭(Branching rudimentary or absent):
Erysipelothrix
Lactobacillus
Eubacterium

2. グラム陰性(Gram Negative)

(1) 球菌(Cocci)
Neisseria
Veillonella

(2) 桿菌(Bacilli)

中等大球桿菌(Medium-sized cocco-bacillary):
Acinetobacter
Moraxella

小型球桿菌(Tiny-coccobacillary):
Brucella
Bordetella
Bacteroides

多型性球桿菌・線状菌(Pleomorphic coccobacillary and filamentous):
Haemophilus
Bacteroides
Pasteurella
Francisella
Actinobacillus
Eikenella
Cardiobacterium
Flavobacterium

紡錘・尖端形(Exaggerated pointed ends):
Fusobacterium
Nucleatum

らせん状・先端球形(Coiled and sphero-plastic):
Streptobacillus
Fusobacterium

湾曲・コンマ型(Curved, comma-shaped):
Vibrio
Campylobacter
Spirillium

相同桿状菌(Uniformly Bacillary):
Enterobacteriaceae
Pseudomonas
Aeromonas
Alcaligenes
Chromobacterium

処理することが可能となり，塩基配列の特徴で同定することが可能となった。Woeseらが16S rRNAの特定部位の約1,500塩基配列の相同性(ホモロジー)を比較解析し，配列の類似性を基礎にして，統計学・推計学の手法を利用して，分子系統樹を作成した。この手法により生物の分類は分子系統分類へと移行してきた。本書ではこの分類にもとづいて，代表的な病原細菌を表に記載している(表4，5)。

(3)分岐分類(Cladistic classification)，系統分類(Phylogenic classification)，分子系統分類(Molecular phylogenetics)

生物は継代により種の系統を維持するが，長い歴史の間に遺伝子に変異を蓄積し，さらに分化して，新しい系統が生まれる。現存する種の蛋白分子のアミノ酸配列や塩基配列を調べ，同じ機能をする他種の細菌の蛋白分子のアミノ酸配列やその遺伝子塩基配列を比較して，統計・推計学の手法を用いて解析すると，その遺伝的な変異が起きた時点を現在から遡って推定することが可能となった。確率的に何世代前にその分化が起きたか，オーソログ(orthlog)，パラログ(paralog)を比較し，確立されたプログラムを利用して解析すると，その分岐点(node)が推測できる。この分岐点を時間軸にもとづいて図式化すると，進化系統樹(scaled branch，unscaled branch)ができる。この方法を用いるのが分子進化学(molecular phylogenetics)である。遺伝子の塩基配列に関しては既に膨大なデータ・ベースが蓄積・公表され，自由に利用できるシステムが確立している。IT(情報技術)の発展で生物分類学は大きく変わり体系化されている。現在では，分離・培養できない菌株を含む環境や生体内の菌叢を一括してゲノム解析(メタゲノム解析)し，新しい菌種を枚挙し，生物系あるいは生態系の分子進化学が目覚ましい勢いで進展している。

(4)バイオセイフティーレベル分類

この分類法は病原細菌の安全・危険性にもとづいて，細菌を取り扱う上での安全性を確保するために定めた法律的な分類である。病原細菌の安全な取り扱いを確保するために，国際条約を定め，それに準拠した国内法で取り扱い基準を設け，取り扱い者の資格と責任を明らかにすべく，法的な規制を設けている。詳細は取り扱いマニュアルなどに記載されているが，病原性のレベル分類は，ヒトに疾患を起こす程度・伝播力を指標に大きく次のように分けられている。

レベル1(個体および地域社会に対する低危険度)：

ヒトに疾病を起こし，あるいは動物に獣医学的な重

表 4　主たる病原細菌の分岐分類。"Bergey's Manual of Systematic Bacteriology"(第 2 版)に則した分類で，Wu らの最新論文にもとづいて，本書で取り上げている属を単位として整理したもの。分枝の距離は無視し，近縁関係のみを示している。

門(Phylum)	綱(Class)	目(Order ……les)	科(Family ……eae)	属(Genus)
プロテオバクテリア (*Proteobacteria*)	アルファプロテオバクテリア(*Alphaproteobacteria*)	リケッチア (*Rickettsiales*)	リケッチア (*Rickettsiaceae*)	リケッチア (*Rickettsia*) オリエンチア (*Orientia*)
			アナプラスマタ (*Anaplasmataceae*)	ネオリケッチア (*Neorickettsia*)
		リゾビウム (*Rhizobiales*)	バルトネラ (*Bartonellaceae*) ブルセラ (*Brucellaceae*)	バルトネラ (*Bartonella*) ブルセラ (*Brucella*)
	ベータプロテオバクテリア (*Betaproteobacteria*)	バークホルデリア (*Burkholderiacles*)	バークホルデリア (*Burkholderiaceae*) アルカリゲネス (*Alcaligenaceae*)	バークホルデリア (*Burkholderia*) ボルデテラ (*Bordetella*)
		ナイセリア (*Neisseriales*)	ナイセリア (*Neisseriaceae*)	ナイセリア (*Neisseria*) クロモバクテリウム (*Chromobacterium*) エイケネラ (*Eikenalla*)
	ガンマプロテオバクテリア (*Gammaproteobacteria*)	カーディオバクテリア (*Cardiobacteriales*)	カーディオバクテリア (*Cardiobactericeae*)	カーディオバクテリア (*Cardiobacteria*)
		チオトリカーレス (*Thiotrichales*)	フランシセラ (*Francisellaceae*)	フランシセラ (*Francisella*)
		レジオネラ (*Legionellales*)	レジオネラ (*Legionellaceae*)	レジオネラ (*Legionella*) タトロキア (*Tatlockia*)
			コクシエラ (*Coxiellaceae*)	コクシエラ (*Coxiella*) リケッチエラ (*Rickettsiella*)
		シュードモナス (*Pseudomonadales*)	シュードモナス (*Pseudomonadaceae*) モラクセラ (*Moraxellaceae*)	シュードモナス (*Pseudomonas*) モラクセラ(ブランハメラ) (*Moraxella*) アシネトバクター (*Acinetobacter*)
		ビブリオ (*Vibrionales*)	ビブリオ (*Vibrionaceae*)	ビブリオ (*Vibrio*)
		エロモナス (*Aeromonadales*)	エロモナス (*Aeromonadaceae*)	エロモナス (*Aeromonas*)
		エンテロバクテリア (*Enterobacteriales*)	エンテロバクテリア (*Enterobacteriaceae*)	エシェリキア (*Esherichia*) サイトロバクター (*Citrobacter*) エドワルドシエラ (*Edwardsiella*) エンテロバクター (*Enterobacter*) エルウィニア (*Erwinia*) ハフニア(*Hafnia*) クレブシエラ (*Klebsiella*) モルガネラ (*Morganella*) プレシオモナス (*Plesiomonas*) プロテウス (*Proteus*)

門(Phylum)	綱(Class)	目(Order ……les)	科(Family ……eae)	属(Genus)
				プロビデンシア (*Providensia*) サルモネラ (*Salmonella*) セラチア (*Serratia*) シゲラ (*Shigella*) エルシニア (*Yersinia*)
		パスツレラ (*Pasteurellales*)	パスツレラ (*Pasteurellaceae*)	パスツレラ (*Pasteurella*) ヘモフィルス (*Haemophilus*) マンヘイミア (*Mannheimia*) アグレガチバクター (*Aggregatibacter*)
	イプシロンプロテオバクテリア (*Epsilonproteobacteria*)	カンピロバクター (*Campylobacterales*)	カンピロバクター (*Campylobaceraceae*)	カンピロバクター (*Campylobacter*) アクロバクター (*Arcobacter*)
			ヘリコバクター (*Helicobacteraceae*)	ヘリコバクター (*Helicobacter*)
ファーミキューテス (*Firmicutes*) (グラム陽性細菌門)	クロストリジウム (*Clostirida*)	クロストリジウム (*Clostridiales*)	クロストリジウム (*Clostridiaceae*)	クロストリジウム (*Clostridium*)
			ペプトストレプトコッカス (*Peptostreptococcaceae*)	ペプトストレプトコッカス (*Peptostreptococcus*) アナエロコッカス (*Anaerococcus*) フィネゴルディア (*Finegoldia*) ペプトニフィラス (*Peptoniphilus*)
			ペプトコッカス (*Peptococcaceae*)	ペプトコッカス (*Peptococcaceae*)
	モリキューテス (*Mollicutes*)	マイコプラズマ (*Mycoplasmatales*)	マイコプラスマ (*Mycoplasmataceae*)	マイコプラズマ (*Mycoplasma*) ウレアプラズマ (*Ureaplasma*)
		不確定目 (Incertae serdis)	エリジペロトリカセアエ (*Erysipelotrichaceae*)	エリジペロトリックス (*Erysipelothrix*)
	バシラス (*Bacilli*)	バシラス (*Bacillales*)	バシラス (*Bacillaceae*) リステリア (*Listeriaceae*) スタフィロコッカス (*Staphylococcaceae*)	バシラス (*Bacillus*) リステリア (*Listeria*) スタフィロコッカス (*Staphylococcus*)
		ラクトバシラス (*Lactobacillales*)	ラクトバシラス (*Lactobacillaceae*) カルノバクテリア (*Carnobacteriaceae*) エンテロコッカス (*Enterococcaceae*) ストレプトコッカス (*Streptococcaceae*)	ラクトバシラス (*Lactobacillus*) グラニュリカテラ (*Granulicatella*) エンテロコッカス (*Enterococcus*) ストレプトコッカス (*Streptococcus*)
アクチノバクテリア (*Actinobacteria*)	アクチノバクテリア亜綱 (*Actinobacteridae*)	アクチノマイセス (*Actinomycetales*) アクチノマイセス亜目 (Actinomycineae)	アクチノマイセス (*Actinomycetaceae*)	アクチノマイセス (*Actinomyces*) アルカノバクテリウム (*Arcanobacterium*)
		ミクロコクシネア亜目 (*Micrococcineae*)	ミクロコッカス (*Micrococciaceae*)	ミクロコッカス (*Micrococcus*) アースロバクター (*Arthrobacter*) ロテシア (*Rothia*)

門(Phylum)	綱(Class)	目(Order ……les)	科(Family ……eae)	属(Genus)
		コリネバクテリウム亜目 (*Corynebacterineae*)	コリネバクテリウム (*Corynebacteriaceae*) マイコバクテリウム (*Mycobacteriaceae*) ノカルジア (*Nocardiacea*)	コリネバクテリウム (*Corynebacterium*) マイコバクテリウム (*Mycobacterium*) ノカルジア (*Nocardia*) ロドコッカス (*Rhodococcus*)
		プロピオニバクテリウム (*Propionibacterineae*)	プロピオニバクテリウム (*Propionibacteriaceae*)	プロピオニバクテリウム (*Propionibacterium*)
		ビフィドバクテリウム (*Bifidobacteriales*)	ビフィドバクテリウム (*Bifidobactericeae*)	ビフィドバクテリウム (*Bifidobacterium*) ガードネレラ (*Gardnerella*) クラミドフィラ (*Chramydophila*)
スピロヘータ (*Spirochaetes*)	スピロヘータ (*Spirochaetes*)	スピロヘータ (*Spirochaetales*)	スピロヘータ (*Spirochaetaceae*)	スピロヘータ (*Spirochaeta*) ボレリア (*Borrelia*) トレポネーマ (*Treponema*)
			レプトスピラ (*Leptospiraceae*)	レプトスピラ (*Leptospira*)
バクテロイデス (*Bacteroidetes*)	バクテロイデス (*Bacteroidetes*)	バクテロイデス (*Bacteroidales*)	バクテロイデス (*Bacteroidaceae*) ポルフィロモナス (*Porphyromonadaceae*) プレボテーラ (*Prevotellaceae*)	バクテロイデス (*Bacteroides*) ポルフィロモナス (*Porphyromonas*) プレボテーラ (*Prevotella*)
	フラボバクテリア (*Flavobacteria*)	フラボバクテリア (*Flavobacteriales*)	フラボバクテリア (*Flavobactericeae*)	フラボバクテリウム (*Flavobacterium*) クリセオバクテリア (*Chryseobacterium*)
フソバクテリア (*Fusobacteria*)	フソバクテリア (*Fusobacteria*)	フソバクテリア (*Fusobacteriales*)	フソバクテリア (*Fusobacteriaceae*)	フソバクテリウム (*Fusobacterium*)
クラミジア (*Chlamydiae*)	クラミジア (*Chlamydae*)	クラミジア (*Chlamydiales*)	クラミジア (*Chlamydiaceae*)	クラミジア (*Chlamydia*) クラミドフィラ (*Chlamydophyla*)
			シムカニア (*Simkaniaceae*)	シムカニア (*Simkania*)

1. ここに表記した病原細菌の属は細菌学会の取り扱い基準(安全度)BSL 2 と 3 のみである。
2. 綱・目・科・属の和名：微生物学用語辞典では，目に…レスを付し，科に…エアエを付して表記されている。この表では，綱，目，科，属名を語尾を略して記載している。読み上げ，あるいは記載する場合には，綱，目・科・属名であることを明確にする(例：フソバクテリア綱，フソバクテリア目，フソバクテリア科，フソバクテリア属)。
3. 名称に前置したローマ数字(Ⅰ，Ⅱ，……)はこの他に目・科・属種があることを示している。
4. 亜目は目の欄に記載した。

表 5　代表的な病原性菌種の特徴

門・綱・科・属　代表的な病原性種	疾患・病原性	形態・培養の特徴	ゲノム(Mb，蛋白数)	取り扱い(感染症法類別，BSL レベル)	生息場所・ニッチェ
Ⅰ. *Proteobacteria*					
1. *Alphaproteobacteria*					
(1) *Burucellaceae, Burucella*					
B. melitensis	マルタ熱	0.5～0.7×0.6～1.5 μm，G(－)偏性好気性短桿菌，ブルセラ用培地 3 日以上，20～40°C，pH 6.6～7.4	Ch. CirDNA 2 本，2，1＆12 Mb(3,197)	4 類，BSL3	ウシ，ブタ
B. abortus	ウシ流産				
B. suis	ブタ流産				
2. *Betaproteobacteria*					

門・綱・科・属　代表的な病原性種	疾患・病原性	形態・培養の特徴	ゲノム（Mb，蛋白数）	取り扱い（感染症法類別，BSL レベル）	生息場所・ニッチェ
(1) *Bukholderiaceae, Bukholderia*					
B. mallei	鼻疽		Ch. CrDNA 2本，5.23～5.83 Mb	4類，BSL3	土壌，環境水。時にウマ
B. pseudomallei	類鼻疽	G(－)好気性桿菌，BHI寒天培地1～2日，37°C	Ch. Cr DNA 2本，7.089～7.30 Mb		
B. cepacia	日和見感染症		Ch. CrDNA 3本，4.07&3.17，GC 68%	BSL2	
(2) *Alcaligenaceae, Bordetalla*					
B. pertussis	百日咳	0.2～0.5×0.5～2.0 μm，G(－)偏性好気性小球桿菌，専用培地3～5日，37°C	4.08 Mb(3,816)	5類，BSL2	ヒトに特異的
B. parapertussis	気管支炎など		4.77 Mb(4,404)	5類，BSL2	ほとんどヒト
B. bronchioseptica	気管支炎など		5.34 Mb(5,007)	5類，BSL2	イヌ，ブタ，ヒツジ，トリなど，温血動物
B. holmessi	気管支炎など				
B. trematum	気管支炎など				
(3) *Neisseriacae, Neisseria*					
N. gonorrhoeae	淋病	0.6×1.0 μm，G(－)双球菌，専用培地で2～10%炭酸ガス中1～2日，37°C，pH 7.2～7.6	2.111 Mb(2,110)	5類，BSL2	ほとんどヒト
N. meningitidis	髄膜炎		2.272 Mb(2,158)	5類，BSL2	
3. *Gammaproteobacteria*					
(1) *Francisellaceae, Francisella*					
F. tularensis	野ウサギ病(急性熱性疾患)	0.2～0.30×0.3～0.7 μm，G(－)偏性好気性短桿菌(多形性あり)，細胞内寄生性，専用培地24～48時間，37°C	1.888 Mb(1,534) GC 32.1%	4類，BSL2	マダニ，環境水(魚類に感染するもの)
F. novicida					
F. philomiragia	野ウサギ病類似疾患(稀)				
F. hispaniensis					
(2) *Legionellaceae, Legionella*					
L. pneumophila	レジオネラ症(肺炎)	0.3～0.9×2～5 μm，G(－)好気性桿菌，細胞内寄生性，専用培地で3～10日，35～46°C	3.490 Mb(3,333) GC	4類，BSL2	環境水・土壌のアメーバなど細菌捕食性原虫
(3) *Pseudomonadaceae, Pseudomonas*					
P. aeruginosa	日和見感染症(肺炎，膀胱炎，褥瘡など)	0.5～1.0×1～3 μm，G(－)好気性桿菌，両端に多鞭毛，運動性，低栄養培地で増殖，37～42°C	6.264 Mb(5,671) GC 66.5%	5類，BSL2	環境水，ヒト・動物の腸管内，どこにでも生息
P. putida					
P. fluorescens					
(4) *Pseudomonadaceae, Moraxella*					
(5) *Pseudomonadaceae, Acinetobacter*					
(6) *Vibrionaceae, Vibrio*					
V. cholerae	コレラ	0.5～0.8×1.8～2.1 μm，G(－)通性嫌気性らせん様桿菌，極単毛鞭毛，0.5～3%食塩濃度下で増殖，世代時間8～10分	Ch. CrDNA 2本，3.0 Mb&1.1 Mb，GC38～51%	3類，BSL2	汽水域プランクトンや魚介類
V. parahemolyticus	急性腸炎・食中毒				
V. vulnificus	壊死性皮膚化膿症				
(7) *Aeromonadaceae, Aeromonas*					
A. hydrophila	急性腸炎・食中毒，敗血症，創傷感染	0.3～1.0×1.0～3.53 μm，G(－)通性嫌気性桿菌，単鞭毛，マッコンキーなど通常培養1日，28～35°C	4.744 Mb(4,321) GC 61.55%	5類，BSL2	河川，湖沼の環境水・泥土，魚介類
A. veronii bv. sobria					
A. caviae　他4種類					
(8) *Enterobacterionaceae, Esherichia*(表6)					
(9) *Enterobacterionaceae, Enterobacter*					
E. cloacae	日和見感染としての尿路・敗血症・髄膜炎	G(－)通性嫌気性桿菌，周毛性鞭毛，普通寒天培地1日，37°C	Ch 4.519 Mb&Pl 1.6 Mb (4,382)，GC 52～60%	BSL1	ヒト，温血動物腸管，環境水，土嚢
E. aerogenes					
E. sakazakii	乳幼児の髄膜炎・敗血症など				
(10) *Enterobacterionaceae, Klebsiella*					
K. pneumoniae	日和見肺炎，尿路感染	0.3～1.0×0.6～6.0 μm，G(－)通性嫌気性桿菌，非運動性，普通寒天培地1日，37°C	Ch 5.315 Mb (4,895) & Pl 3.5～180 kb (5種類)	BSL2	ヒト，温血動物腸管・気管，環境水，土壌
K. rhinoscleromatis	慢性鼻硬化症	〃			
K. ozaenae	慢性萎縮性鼻炎	〃			
K. oxytoca	出血性腸炎(?)	〃			
K. granulomatis	鼠径部肉腫症	(特殊専用培地で培養)			
(11) *Enterobacterionaceae, Plesiomonas*					

門・綱・科・属　代表的な病原性種	疾患・病原性	形態・培養の特徴	ゲノム（Mb，蛋白数）	取り扱い（感染症法類別，BSL レベル）	生息場所・ニッチェ
P. shigelloides	下痢症，胃腸炎，食中毒	0.8×1.0〜3.0 μm，G(−)通性嫌気性桿菌，2〜数本の極鞭毛，普通寒天培地1日，10〜42°C（至適37°C），pH 4.0〜9.0		BSL2	淡水，淡水魚
(12) *Enterobacterionaceae, Proteus*					
(13) *Enterobacterionaceae, Providensia*					
(14) *Enterobacterionaceae, Salmonella*					
S. enterica serovar Typhi	腸チフス	0.1〜1.0×1.5〜3.0 μm，G(−)通性嫌気性，運動性，32〜37°C，pH 7.0	4.81 Mb (4,110)，GC 52.1%	3類，BSL3	ヒト，ニワトリ，家畜の腸管
S. enterica serovar Paratyphi	パラチフス		4.78 Mb (4,487)，GC 52.1%	3類，BSL3	
S. enterica serovar Enteritidis	サルモネラ腸炎		4.86 Mb (4,450)，GC 52.2%	5類，BSL2	
(15) *Enterobacterionaceae, Serratia*					
(16) *Enterobacterionaceae, Shigella*					
S. dysenteriae *S. flexneri* *S. boydii* *S. sonnei*	赤痢(出血性大腸炎)	0.1〜1.0×1.5〜3.0 μm，G(−)通性嫌気性桿菌，非運動性，32〜37°C，pH 7.0	Ch 4.16 Mb (3,253)&Pl.213 Kb，GC48〜53%	3類，BSL2	ヒトとサルの腸管
(17) *Enterobacterionaceae, Yersinia*					
Y. pestis	ペスト	0.5〜0.8×1.0〜2.0 μm，G(−)通性嫌気性小桿菌，両極染色，周毛性鞭毛，運動性，普通寒天1日，0〜44°C(37°C)，pH 4.0〜10.0(7.2〜7.4)	Ch 4.6 Mb& Pl 110&9.5 kb GC46〜50%	1類，BSL3	野生齧歯類寄生ノミ
Y. enterocolitica *Y. pseudotuberculosis*	終末回腸炎，食中毒 泉熱		4.6 Mb, 4.6 Mb, および約70 kb プラスミド	5類，BSL2	ブタ腸管 野生動物，齧歯類
(18) *Pastsurellaceae, Pasturella*					
P. multocida	ウシ・ブタ肺炎，ヒトでは化膿性疾患，敗血症	0.3〜1.0×1.0〜2.0 μm，G(−)通性嫌気性小球〜卵桿菌，2極染色性，血液寒天培地1日，22〜44°C(37°C)，pH 7.15	2.257 Mb(2,014)	BSL2	哺乳動物上気道部
(19) *Pastsurellaceae, Haemophilus*					
H. influenzae	小児・高齢者の気道感染，髄膜炎	0.3〜0.5×0.5〜3.0 μm，G(−)通性嫌気性短桿菌(多形性)，チョコレート培地，pH 7.6，37°C	1.982 Mb(1,984) GC 37〜44%	5類，BSL2	ヒトの上気道
(20) *Pastsurellaceae, Aggregatibacter*					
A. actinomycetemcomitans	侵襲性歯周炎	1 μm，G(−)通性嫌気性短桿菌(多形性)	2.137 Mb(2,142) GC 48%	BSL2	ヒト口腔内
4. *Epsilonproteobacteria*					
(1) *Campylobaceraceae, Campylobacter*					
C. jejuni *C. coli* *C. fetus*	腸炎(食中毒)，ギランバレー症候群		1.724 Mb(1,866) GC 30.455	BSL2	
(2) *Helicobacteraceae, Helicobacter*					
H. pylori	胃炎，胃・十二指腸潰瘍，胃がん		1.548 Mb(1,632) GC 39.3%	BSL2	
II. *Firmicutes*					
1. *Clostrida*					
(1) *Clostridiaceae, Clostridium*					
C. tetanii	破傷風	0.3〜0.6×3〜6 μm，G(+)偏性嫌気性桿菌，太鼓ばち状，芽胞形成，GAN 培地2日，35°C	2.873(2,565) GC 28.64%	5類，BSL2	土壌，汚物
C. boturinum	食中毒・神経麻痺	0.8〜1.2×4〜6 μm，CG(+)偏性嫌気性桿菌	3.863 Mb(3,750) GC 28.21%	4類，BSL2	土壌，汚物，動物・鳥類腸管
C. perfringens	食中毒，ガス壊疽	G(+)偏性嫌気性桿菌，20〜50°C(43〜45°C)	3.085 Mb(2,905) GC 28.51%	5類，BSL2	
C. difficile	偽膜性大腸炎	0.5×6〜8 μm，偏性嫌気性桿菌	4.204 Mb(3,959) 28.64%	BSL2	
(2) *Peptostreptoccocaceae, Peptostreptococcus*					

門・綱・科・属　代表的な病原性種	疾患・病原性	形態・培養の特徴	ゲノム（Mb，蛋白数）	取り扱い（感染症法類別，BSL レベル）	生息場所・ニッチェ
P. anaerobius	歯周囲炎	0.5～0.9 μm，嫌気性球桿菌，対または連鎖状配列	2.083 Mb (1,930) GC 35.88%	BSL1	ヒト消化管
(3) *Peptostreptoccocaceae, Anaerococcus*					
(4) *Peptostreptoccocaceae, Finegoldia*					
F. magna	日和見感染症，化膿性感染	0.7～1.6 μm，G(＋)偏性嫌気性球菌，2～4 連配列，血液寒天培地 5 日	1.8 Mb (1,631) & Pl 190 kb (182) GC 32～34%	BSL1	
2. *Molicutes*					
(1) *Mycoplasmataceae, Mycoplasma*					
M. pneumonia	ヒト肺炎	0.1×1.0 μm，G(－)通性嫌気性球菌または桿菌(多形性)，ウマ血清添加培専用(PPLO)培地，5～10%炭酸ガス中で 1 週間，目玉焼き状コロニー	0.817 Mb (679) GC 39.98%	5 類，BSL2	ヒトに限定
M. genitarium	尿道炎，卵管炎など				ヒトに限定？
(2) *Mycoplasmataceae, Ureaplasma*					
U. urealyticum	尿道炎，卵管炎など	0.1×1.0 μm，G(－)通性嫌気性球菌または桿菌(多形性)，ウマ血清添加培専用(PPLO)培地 5～10%炭酸ガス中で 1～2 日。増殖に尿素を要求	0.874 Mb (678) GC 25.77%	BSL2	ヒト，温血動物
3. *Bacilli*					
(1) *Bacillaceae, Bacillus*					
B. anthracis	炭疽	1～2×3～5 μm，G(＋)通性嫌気性大桿菌，芽胞形成，普通寒天 1 日，37°C，pH 7.0～7.4	5.0672 Mb (6,031) GC 35.25%	4 類，BSL3	
B. careus	食中毒，嘔吐・下痢		5.449 Mb (5,767) GC 35.33%	BSL2	穀類
(2) *Listeriaceae, Listaria*					
L. monocytogenes	食中毒，敗血症，新生児髄膜炎，妊婦では胎盤感染に注意	0.4～0.5×0.5～2.0 μm，G(＋)微好気性短桿菌，4～6 周毛性鞭毛(20～25°Cで運動性)，細胞内寄生菌，普通寒天 1 日，5～37°C(30°C)，pH 5.2～9.0	2.7～3.0 Mb (2,780～2,973) GC 36～39%	BSL2	環境水，野草，穀類，牧草，反芻動物・野鳥の糞便など，乳製品，食肉，野菜など
L. ivaviino *S. seeligeri*	主としてブタなど哺乳動物				
(3) *Staphylococcaceae, Staphylococcus*					
S. aureus	化膿性疾患，食中毒，とびひ，敗血症・肺炎，毒素性ショック症候群(TSS)	0.5～1.0 μm，G(＋)通性嫌気性球菌，房状配列，10%食塩濃度耐性，普通寒天 1 日，10～40°C(30～37°C)，pH 4.2～7.5	2.765 Mb (2,500) GC 32.69%	MRSA，5 類，BSL2	ヒト表皮・粘膜・腸管，温血動物の粘膜・表皮など
S. epidermidis	体内留置機器感染，尿路感染，日和見感染		2.564 Mb (2,602) GC 32.05%	BSL2	ヒト・温血動物の粘膜・表皮
S. saplophyticus	尿路感染(若年女子に多発)	ウレアーゼ活性(＋)	2.544 Mb (2,637) GC 33.19%	BSL2	ヒト・温血動物の粘膜・表皮
(4) *Lactobacillaceae, Lactobacillus*					
L. delbrueckii	無害	0.5～0.7×2～8 μm，G(＋)通性嫌気性・微好気性湾曲桿菌，非運動性，2～50°C(30～40°C)，pH 5.5～6.2	L. casei，2.9 Mb (2,748) & Pl. 0.029 Mb (20)，GC 46%	BSL1	ヒト・動物糞便，自然環境
(5) *Enterococcuceae, Enterococcus*					
E. faecalis *E. faecium*	日和見感染	0.5～1.0 μm，G(＋)通性嫌気性球菌または卵型，短連鎖を形成，10～45°C(35°C)，pH 4.8～9.6，高塩濃度下生育可	3.1 Mb (3,094) GC 37.39% 2.924 Mb (2,829) GC 38.13%	バンコマイシン耐性感染症は 5 類その他は指定なし，BSL2	ヒトや動物の腸内，環境・土壌など
(6) *Streptococcaceae, Streptococcus*					
S. pyogenes	丹毒など皮膚粘膜化膿性感染，糸球体腎炎，リウマチ熱，劇症型感染	0.5～1.0 μm，G(＋)通性嫌気性球菌，連鎖状配列，培養には栄養要求が高い，5～15%炭酸ガスを好む，20～40°C(37°C)	1.84 Mb (1,971) GC 38.39%	劇症型 5 類，BSL2	ヒト，動物体内外のフローラとして生息，上気道を好む
S. agalactiae	母子感染で新生児の敗血症・肺炎・髄膜炎，ウシ乳房炎		2.088 Mb (2,367) GC 35.33%		膣フローラ

門･綱･科･属　代表的な病原性種	疾患・病原性	形態・培養の特徴	ゲノム（Mb，蛋白数）	取り扱い（感染症法類別，BSL レベル）	生息場所・ニッチェ
S. pneumoniae	肺炎(特に大肺葉性)，小児の髄膜炎，中耳炎	双球菌，莢膜を形成	2.221 Mb(2,079) GC 39.49%	PC 耐性 5 類，BSL2	ヒトの咽頭，上気道
S. mutans	う歯			BSL1	ヒトの歯表面
Ⅲ．*Actinobacteria*					
1．*Actinobacteridae*					
(1) *Actinomycetaceae, Actinomyces*					
A. israelii	皮膚膿瘍，組織の繊維化など	0.2×1.0 μm，G(＋)嫌気性・微好気性湾曲桿菌，糸状・多型性，非運動性，血液寒天 2～14 日，35～37°C	4.03 Mb(3,253) GC 71.4%	BSL1	環境水，土壌，草木，穀物など
(2) *Corynebacteruaceae, Corynebacterium*					
C. diphtheriae	ジフテリア	0.5～1.1×1.2～6.4 μm，G(＋)好気性・通性嫌気性湾曲・多形性桿菌，異染小体，非運動性，血液寒天培地 1 日，34～37°C，pH 7.0～7.6	2.427 Mb(2,253) GC 51～71%	2 類，BSL2	ヒト
(3) *Mycobacteriaceae, Mycobacterium*					
M. tuberculosis	結核	0.3～0.6×1～4 μm，G(＋)偏性好気性多形性桿菌，抗酸性・難染色性，36～37°C，pH 6～7，卵培地 3～4 週間	4.411 Mb(3,924) GC 65.6%	2 類，BSL3	ヒト
M. kansasii *(nontuberculous mycobacterium)*	非定型性抗酸菌症，多くは日和見感染症	発色性があり，増殖は約 3 日	6.4 Mb(5,962) GC 66.11%	BSL2	ヒト，動物，環境
M. leprae	ハンセン病	0.3～0.6×1～8 μm，G(＋)偏性好気性桿菌，抗酸性・難染色性，培養不能	3.268 Mb(1,628) GC 57.8%	BSL2	ヒト
(4) *Nocardiacea, Nocardia*					
N. asteroides	亜急性・慢性化膿性肉芽腫	0.5～1.2 μm，G(＋)好気性分枝球桿菌，抗酸性，非運動性，BHI 寒天 1 日，35～45°C (35°C)，pH 6～9	6.95 Mb(6,106) GC 69.9%	BSL1	環境水，土壌
(5) *Propionibacterineae, Propionibacterim*					
(6) *Bifidobactericeae, Bifidobacterium*					
B. adolescentis	非病原性	0.5～1.3×1.5～8 μm，G(＋)偏性嫌気性桿菌，分子状・V 字状，非運動性，BS 培地 2～3 日，25～46°C，pH 4.5～8.5	2.09 Mb(1,709) GC:59.2%	BSL1	ヒト腸内細菌叢
Ⅳ．*Spirochaetes*					
1．*Spirochaetes*					
(1) *Spirochaetaceae, Borrelia*					
B. burgdorferi	ライム病	0.2～0.5×8～30 μm，G(－)微好気性右巻きらせん形，7～20 本鞭毛，運動性，専用培地(世代時間 8～24 時間)，32～34°C，pH 7.8	1.519 Mb(1,738) [Ch. Ln DNA 0.904～0.932 Mb (800)，Pl. Cr 200～800 Kb] GC 27～32%	4 類，BSL2	ダニ媒介，齧歯類が保菌
B. recurrentis	回帰熱				シラミ媒介，ヒトが保菌(？)
(2) *Spirochaetaceae, Treponema*					
T. pallidum	梅毒	0.10～0.18×6～20 μm，G(－)らせん状，3～4 本鞭毛，運動性，人工培地で培養不可能	1.139 Mb(1,121) GC 52.80%	5 類，BSL2	ヒトの病巣
T. denticola	歯周病	0.15～0.20×6～16 μm，G(－)偏性嫌気性らせん状，2～3 本鞭毛，運動性	2.843 Mb(2,840) GC 35.04%	BSL1	ヒト歯肉ポケット
(3) *Spirochaetaceae, Leptospira*					
L. interrogans	ワイル病，秋期レプトスピラ症，人獣共通感染症	0.1～0.15×6～20 μm，両端が湾曲，両端に 1 本鞭毛，専用培地，28～30°C，pH 7.2～7.4	4.627 Mb(3,707) GC 35.04%	4 類，BSL2	齧歯類，ヘビ，ダニ，カエル，魚など
Ⅴ．*Bacteroidetes*					
1．*Bacteroidetes*					
(1) *Bacteroidaceae, Bacteroides*					

門•綱•科•属 代表的な病原性種	疾患・病原性	形態・培養の特徴	ゲノム (Mb，蛋白数)	取り扱い (感染症法類別，BSLレベル)	生息場所・ニッチェ
B. fragilis	日和見感染症	0.5〜1.3×1〜11 μm，G(−)偏性嫌気性桿菌，多形性，無鞭毛，非運動性，GAM培地2日，25〜45°C(37°C)，pH 5.5〜8.5 (7.0)	5.28 Mb(4,578) GC 43.3%	BSL2	ヒトの腸内細菌叢
(2) *Porphyromonadaceae, Porphyromonas*					
P. gingivalis	歯周病	0.5×1.0 μm，G(−)偏性嫌気性桿・楕円形菌，長短の線毛，非運動性	2.35 Mb(1,877) GC 48.4%	BSL2	ヒトの口腔内
(3) *Prevotellaceae, Prevotella*					
2. *Flavobacteria*					
(1) *Flavobacteriaceae, Elizabethkingia*					
Elizabethkingia meningoseptica	日和見感染症	0.3〜0.5×2〜5 μm，G(−)好気性桿菌(多形性)，無鞭毛，20〜30°C	3.87 Mb(3,393) GC 36.4%	BSL2	環境水，土壌
Ⅵ. *Fusobacteria*					
1. *Fusobacteria*					
(1) *Fusobacteriaceae, Fusobacterium*					
F. nucleatum	日和見感染症	0.5〜2×5〜25 μm，G(−)偏性嫌気性紡錘形桿菌，GAM培地2日，35〜37°C	2.17 Mb(2,067) GC 27%	BSL1	ヒト，動物口腔

代表的病原細菌名，疾患名，代表菌種の形態的特徴，ゲノム(ゲノムサイズと予測される蛋白質数)，取り扱い(感染症法1〜5類，BSLレベル)，生息場所を示した。

要な疾患を起こす可能性のないもの

レベル2(個体に対する中等度危険度，地域社会に対する軽微な危険性)：

ヒトあるいは動物に病原性を有するが，実験室職員，地域社会，家畜，環境などに対し，重大な災害とならないもの。実験室内で暴露されると重篤な感染を起こす可能性はあるが，有効な治療法，予防法があり，伝播の可能性は低いもの

レベル3(個体に対する高い危険度，地域社会に対する低危険度)：

ヒトに感染すると重篤な疾患を起こすが，他の個体への伝播の可能性は低いもの

レベル4(個体および地域社会に対する高い危険度)：

ヒトまたは動物に重篤な疾病を起こし，罹患者より他の個体への伝播が，直接または間接に起こるもの

【病原細菌の命名法】

細菌の命名法は1930年，第1回「細菌命名に関する国際会議」がパリで開催され，国際命名法の統一が図られた。しかし，世界大戦などのいろいろな紆余曲折があり，1953年ローマで開催された第6回国際微生物会議において，初めて「国際細菌ウイルス命名規約」が承認された。1970年，メキシコシティにおいて第10回国際微生物会議が開催され，国際命名委員会は国際細菌分類委員会(International Committee on Systematic Bacteriology)と名称を変更した。1973年，エルサレムで開かれた第1回国際細菌学会議において旧版「国際細菌ウイルス命名規約」を再度承認し，単行本として出版した。1980年には，国際的に権威を持った「細菌名承認リスト(Approved Lists of Bacterial Names)」が発行された。それ以前に記載されている細菌名でもこのリストに収載されなかった細菌名はすべて無効となった。1980年以後に発見された細菌はその新しい学名を記載した論文が *International Journal of Systematic and Evolutional Microbiology* (IJSEM)に掲載された日をもって，その菌種の正式な国際承認日とすることとなった。他の学術雑誌に発表された新しい菌名でも，IJSEMに掲載されなければ正式発表とならず，命名上の優先権はないことになっている。

細菌種の学名は，国際的には2命名法によりラテン語で記載される。属名は大文字で始まるイタリック体で，種名は小文字のイタリックで記載する。イタリックで記載できないときは下線を付して記載する(*Staphylococcus aureus*，*S. aureus*，あるいはS. aureus)。邦語・日本語名，あるいは和名などは俗名・慣用語としても用いられる用語で，学名としては正式名称ではない。和名および慣用的な和名については，日本細菌学会用語委員会が編集した『微生物学用語集』(2007年版)を標準的な表記法としている。

細菌分類法の変更にともない，菌名を変更する方が好ましい例がある。しかし，発見者の名誉を重んじて付した名称，例えば志賀赤痢菌(*Shigella dysenteriae*)は系統分類では *Escherichia coli* と同一種と見なされるが，疾患名(Shigellosis)と原因細菌が一体化している名称でもあり，菌名を変更するとかえって歴史的にも混乱を生じるおそれがある。その混乱を避けるために，歴史的に流行し一般にも定着した細菌名はそのまま「危険名」(Nomen Periculosum)として保存されることになっている。

新しい細菌命名規約については現在なお検討中であり，2011年に開催された国際微生物協会会議(XIII International Congress of Bacteriology and Applied Microbiology)で討議された。現時点では1990年に改訂された『国際細菌命名規約』(邦訳2000年版)にもとづいて命

表6　細菌の新種を発見し，国際的に承認を得るべく登録するのに必要な記載事項。メタゲノム解析で未知な細菌を見出すと，分枝分類はできる。しかし，詳細な表現形質を記述するためには分離・培養をしなければ新規登録ができない。遺伝子情報(シークエンス)だけは関係機関(NCBI，JCM などのデータバンク)へ登録することができる。

形態的事項	光学顕微鏡所見： 　グラム染色，細胞形態・大きさ，胞子形成能，運動性 電子顕微鏡所見： 　形態・大きさ，細胞壁・鞭毛・繊毛，細胞内構造 肉眼的所見： 　コロニー性状，滑走性
生理・生化学的事項	生育範囲・至適条件： 　温度，pH，塩濃度，酸素，ガス 基質の利用能，資化能 栄養要求性 高分子物質分解能 酸素活性化・不活性化 酵素活性，その他 その他各タクソンの必要事項
構成分子の化学的事項	DNA 塩基組成，交雑試験 イソプレノイド 脂肪酸組成 脂質 細胞壁 全菌体蛋白質 その他 その他各タクソンの必要事項
分子系統的事項	16S rRNA の配列，分子系統樹，既知菌種との相同性 その他各タクソンに必要とされる事項，機能遺伝子の分子系統樹など

名・整理されている。

【新しい菌種・属の登録】

メタゲノム解析法が普及し，培養不可能とされている細菌や新しい菌種が発見される機会が増えてくると考えられる。実際，2009 年の IJSEM には約 400 の新規登録があり，そのうち約 100 は日本からの登録であった。新種株は信頼性のある 2 か国以上の国際機関へ「基準株」として保管することが義務づけられている。

基準株登録・保存機関

ATCC：American type culture collection

JCM：理化学研究所系統保存施設

NBRC：生物遺伝資源センター

新しい菌種として登録する事項(表 6)

①当該菌株の性状の説明あるいは表示

②当該タキソンの構成メンバーとしての必須となる性状

③当該タキソンに必須である特性

④上位のタキソンの構成メンバーであることの必須性状

⑤最も近縁のタキソンとの鑑別点

⑥基準株の指定

⑦新種の基準株との反応性

⑧種のなかでの酵素活性などにバリエーションがある場合には 80%以上の株がその性質を示すこと

【まとめ】

1 μ の大きさで，遺伝子数は約 600〜10,000 個しか持たない細菌が地球上にはおそらく 10^{30} 以上生息し，それぞれが独立して生命現象を営み，総体として複雑な生態系を創出している。その多様性を何かを指標として類型化し生命現象の法則性を見出そうとするのが分類学である。

おそらく地球上の生物は最初に「1 個」が発生・誕生し，それが伝承され，38 億年の間に分化・進化して今日の多様性をつくり出したと一般には考えられている。Darwin は生物の分布の多様性や化石などのエビデンス(形質分類)により「自然淘汰による進化」を提唱した。これに対して，木村資生はゲノム研究からの「遺伝子の変異は中立」であるとして中立説を提唱し，遺伝子構造による分類(系統分類)が主流となり，これにもとづいた「分子進化学」が普及している。

ヒトに病原性のある細菌は，*Firmicutes*，*Proteobacteria*，*Actinobacteria* に属するものが多い。これらの門に属する細菌とヒトのゲノムの間に生命現象と病原性の基本原則を解明する鍵があるか？　細菌とヒトが形造る多様な生態，共生の原理，はゲノムのなかに解答があるだろうか？　細菌の分類学を通して見えてくることに期待が寄せられる。

【引用・参考文献・URL】

Dongying, Wu., Hugenholtz, P., Mavromatis, K., et al. 2009. A phylogeny-driven genomic encyclopedia of Bacteria and Archaea. Nature 462: 24-31.

Woese, C. R. 1987. Bacterial evolution. Microbiol. Rev. 51: 221-271.

Woese, C. R., Kandlert, O., and Wheelis, M. L. 1990. Evolution towards a natural system of organisms: Proposal for the domains Archaea, Bacteria, and Eucarya. Proc. Natl. Acad. Sci. U.S.A. 4576-4579.

(分類のアウトラインが掲示されている)

Bergey's Manual of Systematic Bacteriology (1st ed.). Holt, J. G. (editor-in-chief), Williams & Wilkins, Baltimore.

Vol. 1. 1984. Gram-negative *Bacteria* of general, medical, or industrial importance.

Vol. 2. 1986. Gram-positive *Bacteria* other than *Actinomycetes*.
Vol. 3. 1989. *Archaeobacteria*, *Cyanobacteria*, and remaining Gram-negative *Bacteria*.
Vol. 4. 1989. *Actinomycetes*.

Bergey's manual of Systemic Bacteriology (2nd ed.).
Vol. 1. 2001. The *Archaea* and the deeply branching and phototrophic *Bacteria*. Garrity, G. M. (editor-in-chief), Boone, D. R., and Castenholz, R. W. (eds.)
Vol. 2. 2005. The *Proteobacteria*. Garrity, G. M. (editor-in-chief), Brenner, D. J., Krieg, N. R., and Staley, J. T. (eds.)
Vol. 3. 2009. The *Firmicutes*. De Vos, P., Garrity, G. M., Jones, D., et al. (eds.)
Vol. 4. 2010. The *Bacteroidetes*, *Spirochaetes*, *Tenericutes* (*Mollicutes*), *Acidobacteria*, *Fibrobacteres*, *Fusobacteria*, *Dictyoglomi*, *Gemmatimonadetes*, *Lentisphaerae*, *Verrucomicrobia*, *Chlamydiae*, and *Planctomycetes*. Krieg, N. R., Staley, J. T., Brown, D. R., et al. (eds.)
Vol. 5. 2011. The *Actinobacteria*. Goodfellow, M., Kämpfer, P., Busse, H.-J., et al. (eds.)

Bergey's Manual of Determinative Bacteriology (1st ed.). 1923.

Bergey's Manual of Determinative Bacteriology (9th ed.). 1994.

http://www.Bergys.org/outline.html

http://www.uiweb.uidaho.edu/micro_biolcgy/250/IDFlowcharts.pdf

(分類学に関する基礎から先端情報まで)

The taxonomic Outline of Bacteria and Archea TOBA Release 7-7.

www.ncbi.nlm.nih.gov/ Txonomy, Browser, Science, Frimer など

http://www.taxonomicoutline.org/

(細菌分類・新規分類の提唱雑誌)

International Journal of Systematic Evolutionary Microbiology.

国際細菌命名規約 1990 年版翻訳委員会訳．2000．国際命名規約(1990 年改定)，菜根出版・紀伊国屋書店，東京．

http://ijs.sgmjournals.org/

(細菌分類学・分子進化学についての解説書)

辨野義己，渡邉信，三上襄，ほか(編)．2009．微生物資源国際戦略ガイドブック，サイエンスフォーラム，我孫子．

江崎孝行．2002．細菌の分類，p. 5-14．竹田美文，林英生(編)，細菌学，朝倉書店，東京．

http://www.mitsui-norin.co.jp/mmid/knowlwdge/yokota/index4.html　横田明．微生物を知ろう―微生物分類同定講座．MMID．微生物分析サービス．

宮田隆(編)．2010．新しい分子進化学入門，講談社，東京．

(細菌安全取り扱いマニュアル)

国立感染症研究所．2010．国立感染症研究所病原体等安全管理規定，病原体等の BSL 分類等．日本細菌学会，日本ウイルス学会，日本病原真菌学会などのホーム・ページに掲載されている．

日本細菌学会(編)．2007．病原細菌に関するバイオセーフティー指針(第 3 版)．

日本細菌学会用語委員会(編)．微生物学用語集―英和・和英，南山堂，東京．

【江崎孝行，本田武司，林　英生】

リケッチア目
Order *Rickettsiales*

【歴史】

古くから世界各地にその地域固有の熱性・発疹性疾患が知られていた。19世紀の末までに細菌学的な知見や方法論が急速に進歩したなかで，これらの疾患の病原体解明が試みられたが，それまでの細菌学的手法では病原体を特定することができなかった。1909年，Howard T. Ricketts は米国モンタナ州におけるロッキー山紅斑熱の研究で，患者に付着していたダニの体内に小型の細菌様小体が存在することに気づいた。その後，1910年に Ricketts は研究の場をメキシコシティーに移し，発疹チフスの研究に従事した。このとき，発疹チフス患者に付着していたシラミの腸管上皮細胞内および患者の血液塗抹標本に，上記ダニの体内に見たものと類似の小型細菌様小体を観察した。これらの小体はギムザ(Giemsa)染色で染色されるが，人工培地での増殖は見られなかった。この研究中に Ricketts は自分自身が発疹チフスに罹患し死亡した。ほぼ同時期，ドイツ軍の軍医として発疹チフスの研究に従事していた Stanislaus von Prowazek も同様に発疹チフスに罹患して死亡した。Prowazek と同時に発疹チフスに罹患し命を取り留めた共同研究者の da Rocha-Lima により研究が継続され，ロッキー山紅斑熱患者のダニに見られた細菌様小体と，発疹チフス患者のシラミや患者の血液中に見られた細菌様小体が，それぞれの疾患の病原体であることが解明された。両疾患の病原体は類似の性状を持つが，既知のいかなる細菌とも異なっていることから，Ricketts の名にちなんで *Rickettsia* と総称することとし，研究の犠牲になった Ricketts と Prowazek の名にちなんでロッキー山紅斑熱の病原体は *Rickettsia rickettsii*，発疹チフスの病原体は *Rickettsia prowazekii* と命名された。その後，世界各地に古くから存在していた原因不明の熱性・発疹性疾患から次々と新しいリケッチアが分離されるに至った。

【分類】

従来，リケッチアの分類は疾患との関係から医学的な観点を中心に行われてきた。リケッチアに関する微生物学的知見が蓄積されるとともに，当初はリケッチアと呼ばれたものにもさまざまな多様性があり，これらについてリケッチア目のなかでの分類が行われた。1980年代までに整理されたリケッチアの分類を図1に示す(Weis and Moulder, 1984)。

しかし，1990年代以降，さらなる微生物学的性状の解明や遺伝学的情報の集積により，リケッチア目に位置づけるにふさわしくないものも含まれていることが明らかになり分類の見直しが行われた(図2)。新たな分類では，他の細菌の分類法と同様に，16S rRNA の塩基配列が重視されており，基本的には従来の分類と共通する部分が多いが，一部には大きく変更されたものもある。その結果，新分類において同じ科に属す菌はすべて系統発生学的に関連したもので構成されることになった。

旧分類から新分類への主な変更点は以下のとおりである。

1) 族(tribe)をなくした。
2) ロシャリメア属をバルトネラ属に統合した。
3) バルトネラ科をリケッチア目から除外し，リゾビア目へ移行した。
4) コクシエラ属をリケッチア目リケッチア科から除外し，γ-プロテオバクテリアのレジオネラ目コクシエラ科へ移行した。
5) *Rickettsia tsutsugamushi* をオリエンティア属(新設)へ移行し *Orientia tsutsugamushi* とした。
6) *Rickettsia sennetsu* をアナプラズマ科ネオリケッチア属へ移行し，*Neorickettsia sennetsu* とした。
7) エールリキア族とワルバキア族をリケッチア科からはずし，アナプラズマ科のエールリキア属，アナプラズマ属，ネオリケッチア属，ワルバキア属に再分類した。
8) アナプラズマ科のうち偏性細胞寄生性ではない菌種をリケッチア目から除外した。

旧分類と新分類の関係を図3に示す。

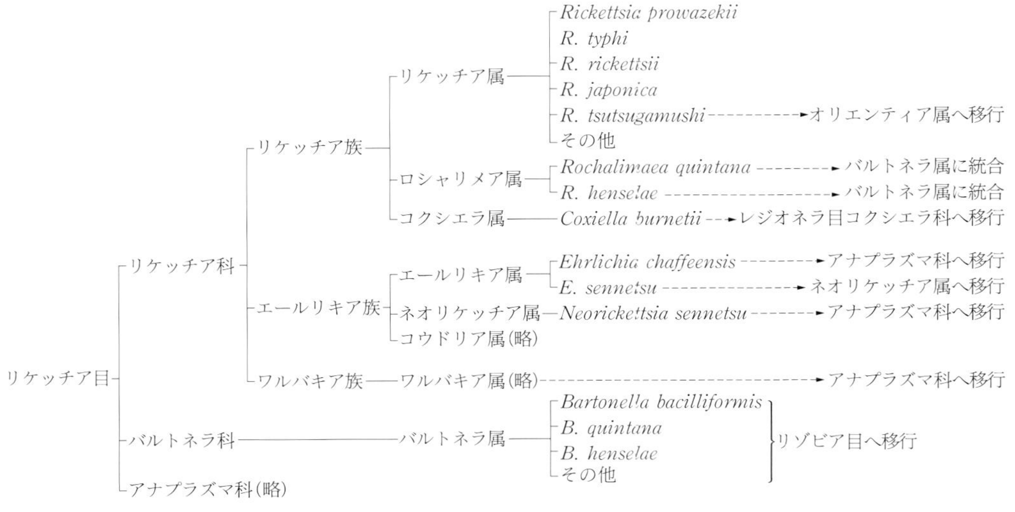

図1 従来法によるリケッチアの分類(旧分類)

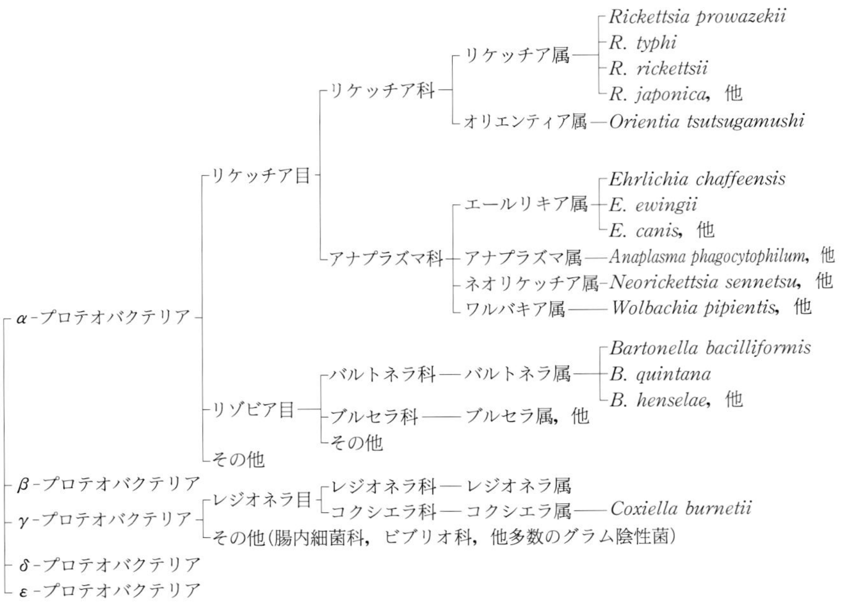

図2　16S rRNA 塩基配列にもとづくリケッチアおよび関連微生物の分類(新分類)

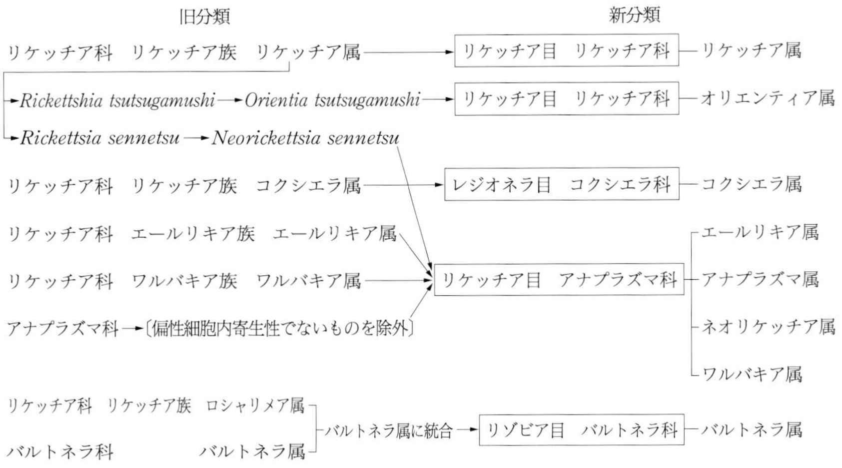

図3　リケッチア目および関連微生物の旧分類と新分類の関係

表1　リケッチアおよび関連微生物のゲノムサイズ

目　名	科　名	属　名	菌　種	菌株名	ゲノムサイズ(Mbp)
リケッチア目	リケッチア科	リケッチア	*Rickettsia prowazekii*	Madrid E	1.11
(*Rickettsiales*)	(*Rickettsiaceae*)	(*Rickettsia*)	*R. typhi*	Wilmington	1.11
			R. conorii	Malish 7	1.26
			R. felis	URRWXCal2	1.58
		オリエンティア	*Orientia tsutsugamushi*	Boryong	2.12
		(*Orientia*)		Ikeda	2.01
	アナプラズマ科	エールリキア	*Ehrlichia chaffeensis*	Arkansas	1.17
	(*Anaplasmataceae*)	(*Ehrlichia*)	*E. canis*	Jake	1.31
			E. ruminantium	Gardel	1.49
				Welgevonden France	1.51
				Welgevonden South Africa	1.51
		アナプラズマ	*Anaplasma phagocytophilum*	HZ	1.47
		(*Anaplasma*)	*A. marginale*	St Maries	1.19
		ネオリケッチア	*Neorickettsia sennetsu*	Miyayama	0.85
		(*Neorickettsia*)			
		ワルバギア	*Wolbachia pipientis*	wBm	1.08
		(*Wolbachia*)		wMel	1.26
リゾビア目	バルトネラ科	バルトネラ	*Bartonella bacilliformis*	KC583	1.44
(*Rhizobiales*)	(*Bartonellaceae*)	(*Bartonella*)	*B. quintana*	Toulouse	1.58
			B. henselae	Houston-1	1.93
レジオネラ目	コクシエラ科	コクシエラ	*Coxiella burnetii*	Dugway 7E9-12	2.22
(*Legionellales*)	(*Coxiellaceae*)	(*Coxiella*)		RSA 331	2.05
				RSA 493	2.03

【遺伝子情報】

現時点で全ゲノムの解読がなされている主なリケッチアおよび関連微生物のゲノムサイズを表1に示す。大腸菌のゲノムサイズが4.63～5.52 Mbpであるのに比べると，いずれもかなり小さい。

【引用・参考文献】

Dumler, J. S., and Walker, D. H. 2005. Order II. Rickettsiales, p. 96. *In* Brenner, D. J., Krieg, N. R., and Staley, J. T. (eds.), Bergey's manual of systematic bacteriology, 2nd ed., vol. 2, Part C, Springer, New York.

Dumler, J. S., Rikihisa, Y., and Dasch, G. A. 2005. Family II. Anaplasmataceae, p. 117–145. *In* Brenner, D. J., Krieg, N. R., and Staley, J. T. (eds.), Bergey's manual of systematic bacteriology, 2nd ed., vol. 2, Part C, Springer, New York.

Weis, E., and Moulder, J. W. 1984. Order I. Rickettsiales, p. 687–729. *In* Krieg, N. R., and Holt, J. G. (eds.), Bergey's manual of systematic bacteriology, Williams & Wilkins, Baltimore.

Yu, X., and Walker, D. H. 2005. Family I. Rickettsiaceae, p. 96–116. *In* Brenner, D. J., Krieg, N. R., and Staley, J. T. (eds.), Bergey's manual of systematic bacteriology, 2nd ed., vol. 2, Part C, Springer, New York.

【小田　紘】

リケッチア科
Family *Rickettsiaceae*

【分類】

現行の分類では，リケッチア科にはリケッチア属とオリエンティア属の2属のみが含まれ(リケッチア目の図2)，現時点で22菌種が知られている(表1)。これまで，リケッチア属は発疹チフス群と紅斑熱群に区分されてきたが，*Rickettsia bellii* と *R. canadensis* は発疹チフス群および紅斑熱群のいずれとも違った性状を持つことから，“Bergey's Manual of Systematic Bacteriology” (2nd ed.)では第三の群 ancentral group として区分されている(Yu and Walker, 2005)。従来，つつが虫病群としてリケッチア属のなかに区分されていた *Rickettsia tsutsugamushi* は，新たに設けられたオリエンティア属に *Orientia tsutsugamushi* として再分類された(表1，リケッチア目の図3)。これまでに知られているリケッチア科の菌種とその疾患および地理的分布を表1に示す。

【微生物学】

リケッチア科の細菌は，①小型のグラム陰性短桿菌で，②偏性細胞寄生性であり，③感染の伝播に節足動物ベクターの媒介を必須とし，④宿主細胞内への侵入後ファゴソームから脱出してフリーの状態で2分裂による増殖を行う，という共通の特徴を持つ。

菌体は通常の単染色やグラム染色では染まりにくく，ギムザ染色，ヒメネス(Giménez)染色，Macchiavello染色などで観察される。宿主細胞外での抵抗力は弱く，一般の塩類溶液中では低温でも急速に不活化されるが，ベクターとなる節足動物の糞中ではかなり長時間安定である。リケッチアは宿主細胞の代謝系とは別に独自の蛋白合成とエネルギー産生の機能を持っている。グルコースは利用しないが，グルタミン酸からTCAサイクルに

表1　リケッチア科の菌種とヒトの疾患

科	属	群	菌種	ヒトの疾患	分布
リケッチア科	リケッチア属	発疹チフス群	*Rickettsia prowazekii*	発疹チフス	全世界
			R. typhi	発疹熱	全世界
		紅斑熱群	*R. aeschlimannii*	*R. aeschlimannii* 感染症	アフリカ
			R. africae	アフリカマダニ咬傷熱	アフリカ，カリブ海地方
			R. akari	リケッチア痘	北米，ロシア，アフリカ，韓国
			R. australis	クイーンズランドマダニチフス	オーストラリア
			R. conorii	ボタン熱(地中海紅斑熱)	南欧(地中海沿岸)，中東，中央アジア，アフリカ
			R. felis	ノミ媒介性紅斑熱	南北アメリカ，欧州
			R. helvetica	ヘルベティカ感染症	欧州，アジア
			R. honei	フリンダース島紅斑熱	オーストラリア，アジア
			R. japonica	日本紅斑熱	日本を含む東アジア
			R. massiliae	ヒトへの病原性は不明	欧州
			R. montanensis	ヒトへの病原性なし	米国
			R. parkeri	ヒトへの病原性は不明	米国
			R. peacockii	*R. rickettsii* の増殖を干渉？	米国
			R. rhipicephali	ヒトへの病原性は不明	米国
			R. rickettsii	ロッキー山紅斑熱	南北アメリカ
			R. sibirica	シベリアマダニチフス	シベリア，中央アジア
			R. slovaca	ダニ媒介性リンパ節症	欧州
		第三群	*R. bellii*	ヒトへの病原性は不明	米国
		(ancestral group)	*R. canadensis*	ヒトへの感染の可能性あり	米国
	オリエンティア属	つつが虫病群	*Orientia tsutsugamushi*	つつが虫病	日本を含むアジア，オーストラリア

よりエネルギーを獲得することができる。しかし，リケッチア細胞ではATPやNADが細胞外へ漏出しやすく，このような細胞膜の特異な透過性がリケッチアの偏性細胞寄生性の一因と考えられる。そのため塩類溶液にNAD，グルタミン酸，ピルビン酸，ATPを加えておくと36℃における不活化は少なくなる。また，白糖，リン酸塩，グルタミン酸を含む塩類溶液(SPG液)のなかでは比較的安定で，リケッチア保存液として用いられる。

自然界におけるリケッチアの存続，およびヒトを含む哺乳動物への感染には，自然界における保有動物(リザーバーreservoir)と媒介節足動物(ベクターvector)の存在が重要である。ヒトへの感染においてベクターとなるのはシラミ，ノミ，ダニ(tickまたはmite)のいずれかに限られる。ノミやシラミがベクターとなる場合は，リザーバーからの吸血によりノミまたはシラミ自身が感染して他の哺乳動物へ媒介する。一方，ダニの場合はリケッチアを保有するダニが経卵的な垂直伝播により次世代へリケッチアを伝達し，リケッチア保有ダニが哺乳動物へ感染を媒介する。すなわち，この場合はダニ自身がリザーバーとベクターの二役を演じている。

表面抗原としてリケッチア属のすべての菌は135 kDaの外膜蛋白OmpBを持ち，紅斑熱群リケッチアにはOmpBに加えてもうひとつの外膜蛋白OmpAがある。OmpAとOmpBはいずれも感染防御免疫反応の抗原となる。オリエンティア属では10種類の主要な表面抗原が知られており，このうち56 kDa蛋白は株特異的抗原として詳細な解析が行われている(紅斑熱群，およびオリエンティア属の項参照)。

【増殖様式】

生きた動物細胞のなかでだけ増殖する(偏性細胞寄生性)。宿主細胞内へは代謝活性のある生きたリケッチアだけが侵入し，侵入時にまとったファゴソーム膜を破ってサイトゾル内へ脱出し，宿主細胞からの攻撃を受けることなく2分裂による増殖を行う。リケッチアにとってファゴソームからの脱出は，ファゴソームとリソソームの融合による細胞内殺菌作用を回避し，宿主細胞内で生き延びるための戦略として重要である。ファゴソームからの脱出は，リケッチア由来のホスホリパーゼによるファゴソーム膜の溶解によると考えられる。

発疹チフス群リケッチアとオリエンティア属は細胞質内にだけ存在するが，紅斑熱群リケッチアでは細胞質内と核内の両方に見られるものが多い。一般に，増殖のための宿主としてはマウス，ラット，モルモット，ウサギなどの実験動物，発育鶏卵卵黄嚢，および培養細胞としてニワトリ胎児線維芽細胞，L929細胞(マウス)，Vero細胞(アフリカミドリザル)，BHK-21細胞(ハムスター)，HEL細胞(ヒト)などが使用される。

【遺伝子情報】

多くの菌種でゲノム解析が進み，全ゲノムの塩基配列が解読されつつある。通常の細菌に比べていずれもゲノムサイズは小さいが，リケッチア属に比べてオリエンティア属の方が大きい(リケッチア目の表1)。個々の菌種に関する遺伝子情報は以下の各項目で記述する。

【引用・参考文献】

小田紘．2009．リケッチア，p. 703-709．吉田眞一，柳雄介(編)，戸田新細菌学，南山堂，東京．

Yu, X., and Walker, D. H. 2005. Family I. Rickettsiaceae, p. 96-116. *In* Brenner, D. J., Krieg, N. R., and Staley, J. T. (eds.), Bergey's manual of systematic bacteriology, 2nd ed., vol. 2, Part C, Springer, New York.

【小田　紘】

リケッチア属
Genus *Rickettsia*

発疹チフス群
Epidemic Typhus Group

【分類】

α-プロテオバクテリア(α-proteobacteria)のリケッチア目(*Rickettsiales*)・リケッチア科(*Rickettsiaceae*)・リケッチア属(*Rickettsia*)に位置する(リケッチア目の図2および表1参照)。リケッチア属には，発疹チフス群と紅斑熱群がある。

発疹チフス群のうち，ヒトに対する病原菌として発疹チフスリケッチア(*Rickettsia prowazekii*)と発疹熱リケッチア〔*R. typhi*(別名 *R. mooseri*)〕がある。

【歴史】

発疹チフスは古くから戦争や災害，貧困，劣悪な生活環境などに関連して世界各地で多数の患者発生が見られていた。リケッチア目の【歴史】でも記したように，Howard T. Ricketts は1910年メキシコで発疹チフスの研究中に自身が感染し死亡した。1915年にはドイツで Stanislaus von Prowazek も同疾患に罹患して死亡した。Prowazek の共同研究者であった da Rocha-Lima により病原体の性状が明らかにされ，発疹チフスの病原体は *Rickettsia prowazekii* と命名された。

発疹熱も世界各地で散発的に見られていたが，1931年に Dyer ら，および Mooser らによりそれぞれ独立にネズミからリケッチアが分離され，発疹チフスと区別されるようになった。

【形態・構造】

R. prowazekii と *R. typhi* は 0.25〜0.5×0.8〜3 μm のグラム陰性桿菌で，いずれもペプチドグリカンを骨格とする典型的なグラム陰性菌の細胞壁構造を有している。*R. prowazekii* は大きさや形態についての多形性が著しい。宿主細胞内ではファゴソーム膜から脱出し細胞質内で2分裂により増殖する。紅斑熱群リケッチアの多くは核内にも存在するのに対して，発疹チフス群の *R. prowazekii* と *R. typhi* は核内には見られない。

紅斑熱群リケッチアはアクチン重合を惹起し，いわゆる“アクチン・テール”を形成して細胞内を活発に運動し，早期から隣接細胞への積極的な移動を行うのに対し，発疹チフス群リケッチアではアクチン・テールの形成や細胞内運動は見られない。宿主細胞が多数のリケッチアで充満して破壊されるまで細胞外への放出はなく，感染細胞から隣接細胞への直接の伝播は起こらない。

【培養・増殖】

R. prowazekii の培養には発育鶏卵卵黄嚢が用いられ，少量の菌(生菌10個程度)を接種すると胎児が死亡する直前(接種後10〜14日目)に最大の収量が得られる。この場合，培養温度は35℃を至適とする。培養細胞としてはニワトリ胎児線維芽細胞，L929細胞，Vero細胞などが用いられる。実験動物ではモルモットの感受性が高いが，症状は軽く1週間程度の発熱を示すのみである。コットンラットも感受性を示すがマウスでは感染が成立しない。

【生態】

R. prowazekii は過去に感染したヒトがリザーバーであり，コロモジラミ(*Pediculus humanus corporis*)がベクターであることから，発疹チフスは世界中に分布して流行を起こす。一般には寒冷な山岳地帯に多い。コロモジラミは不衛生な環境下で生活するヒトの衣服について生息しており，リケッチア血症のヒト(発疹チフス患者，または過去に感染した長期持続的な保菌者)を吸血したときシラミ自身が感染を受け，*R. prowazekii* はシラミの腸管上皮細胞内で増殖する。その結果，大量のリケッチアを含んだ上皮細胞が腸管粘膜から剝離して糞とともに排泄される。リケッチアを保有するシラミがヒトを吸血したとき，リケッチアを含む糞が吸血部の近くに排泄され，ヒトがかゆみのある場所を掻くときにリケッチアが傷口から擦り込まれて感染する。シラミは40℃以上

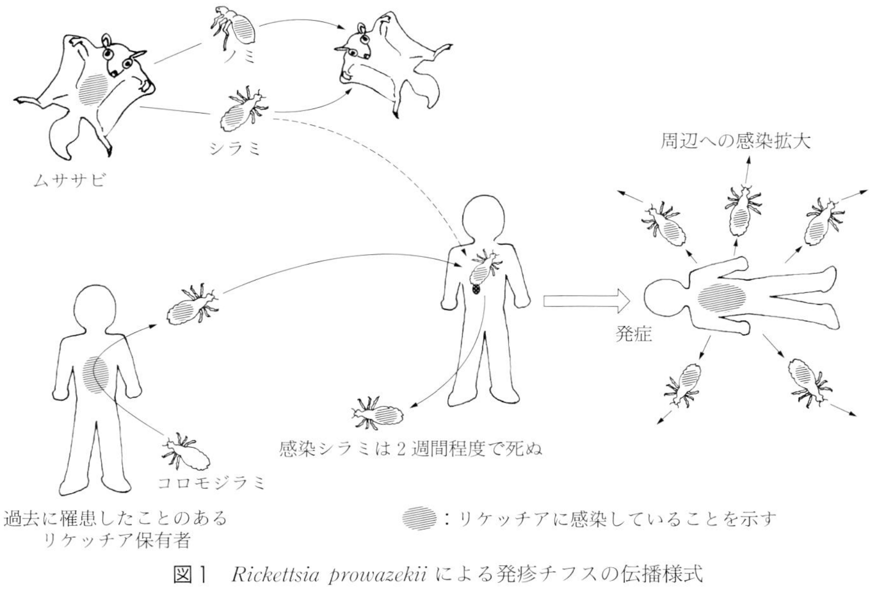

図1 *Rickettsia prowazekii* による発疹チフスの伝播様式

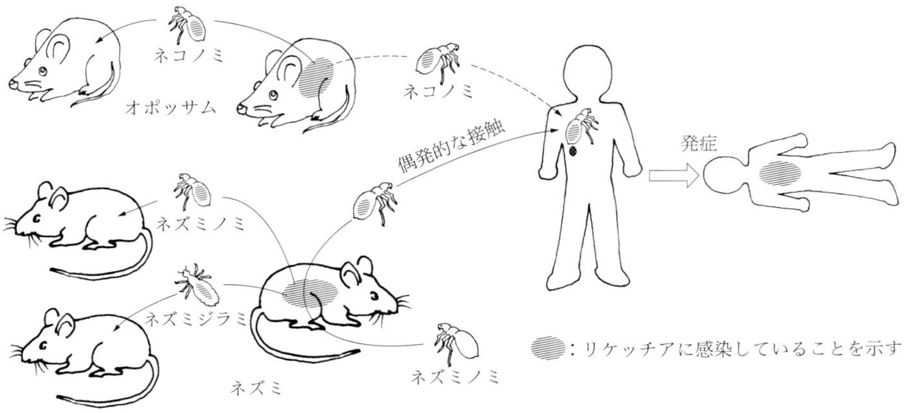

図2 *Rickettsia typhi* による発疹熱の伝播様式

の高熱者や屍体からは離れる性質があるため，次々と感染が拡大する(図1)。ただし，感染したシラミは1～2週間で死ぬ。アタマジラミも *R. prowazekii* に感受性を持っているがヒトへのベクターとなることはほとんどない。なお，米国ではムササビ類も *R. prowazekii* を保有することがわかり，ムササビにつくシラミとノミから *R. prowazekii* が分離され，ヒトへの感染例も報告されている(Bozeman et al., 1975; Reynolds et al., 2003)。

R. typhi はネズミ(*Rattus rattus* および *R. norvegicus*)が保有し，ネズミの間では主としてネズミジラミ(*Polyplax spinulosus*)およびネズミノミ(*Xenopsylla cheopis*)がベクターとなって感染サイクルが成立している。ヒトへの感染は主にネズミノミがベクターとなり偶発的に発生する(図2)。オポッサムも *R. typhi* を保有しており，ネコノミ(*Ctenocephalides felis*)がベクターとなってヒトへ感染する場合がある。ネズミノミやネコノミがベクターとなる場合は患者を中心とした感染の拡大はない。しかし，コロモジラミとヒトノミ(*Pulex irritans*)も本菌に感受性が高いので，特殊な環境条件によってはこれらがヒトへの媒介者となる可能性も考えられる。発疹熱は世界中に分布するが，多くは熱帯および亜熱帯にわたる地域に発生する。日本でも発生の記録はあるが最近の発生については報告がない。ノミはリケッチア血症のネズミから *R. typhi* の感染を受け生涯にわたってリケッチアを持ち続けるが，子孫への垂直伝播はなく一代限りの感染で終る。ヒトへの感染はノミによる刺傷部を掻くときに糞中のリケッチアが擦り込まれることによる。

【遺伝子情報】

R. prowazekii の Madrid E 株についてゲノムの全塩基配列が解読された(Andersson et al., 1998)。ゲノムサイズは 1,111,523 bp で 886 個の遺伝子を持ち，834 の蛋白をコードしている。これらの遺伝子の機能的なプロフィールはミトコンドリア遺伝子のものと共通性が高いという特徴を持つ。ゲノムサイズが小さいにもかかわらず全ゲノムの 24％は蛋白をコードしていない。G+C モル％は 29.0 で，常在するプラスミドやバクテリオファージは検出されていない。*R. typhi* では Wilmington 株についてゲノムの全塩基配列が解読されている(McLeod et al., 2004)。ゲノムサイズは 1,111,496 bp で 877 個の遺伝子を持ち，838 の蛋白をコードしている。また，*R. prowazekii* と *R. typhi* には 813 個の共通遺伝子がある。G+C モル％は 28.0 である。

【株間の多様性】

R. prowazekii はさまざまな地域で多数の株が分離されているが，生物学的性状はいずれも極めて類似している。西欧，スペイン，アフリカの患者からの分離株，米国のムササビからの分離株で等電点電気泳動パターンの僅かな違いが報告されているが，DNA-DNA ハイブリダイゼーションによる違いは極めて小さい。*R. typhi* では株間の違いはほとんど認められていない。

【物理化学的安定性・抵抗性】

R. prowazekii と *R. typhi* はいずれも宿主細胞外での抵抗力は弱く，56°Cで急速に不活化され，乾燥や消毒剤で容易に死滅するが，ベクター(シラミ，ノミ)から排泄された糞のなかではかなり長期間生存する。

【病原性】

発疹チフス(epidemic typhus, louse-borne typhus)の病原体は *R. prowazekii* で，リケッチアを保有するヒトをリザーバーとし，コロモジラミにより媒介される。なお，Brill-Zinsser 病は過去に発疹チフスに罹患したヒトの体内に持続感染していた *R. prowazekii* が再燃したもので，シラミの関与なしに発生する。

発疹熱(endemic typhus, flea-borne typhus, murine typhus)の病原体は *R. typhi* で，ネズミからネズミノミを介して，またはオポッサムからネコノミを介してヒトへの感染が起こる。ヒトに対する病原性は *R. prowazekii* に比べて弱いが，*R. typhi* はモルモットとマウスに対して，*R. prowazekii* より強い病原性を示す。雄モルモットの腹腔内に *R. typhi* を接種すると陰嚢の発赤と腫脹が見られ(Neill-Mooser 反応)，精巣莢膜におけるリケッチアの増殖が見られる(Maxcy 反応)。従来から，これらの反応は *R. typhi* に特有のものとされ，*R. prowazekii* と *R. typhi* を鑑別する方法として利用された。

【臨床症状】

発疹チフスの潜伏期は1～2週間(平均8～12日)で，悪寒・戦慄をもって突然発熱し，2～3日で39～40°Cに達する。高熱は1週間程度稽留し，回復するケースでは14～18日の有熱期間を経て解熱する。発症後3～5日目に帽針頭からエンドウ豆大の淡紅色皮疹が体幹上部から出現し全身に広がる(顔面，手掌，足底を除く)。発症時から種々の神経症状をともない，激しい頭痛と筋肉痛があり無欲状顔貌を呈する。耳鳴り，難聴，めまい，眼痛，羞明などの頻度も高い。重症例では第1病週の終り頃から重篤な精神症状や意識障害が現れ，興奮，不眠，幻覚や狂騒状態を示し，意識混濁，昏睡へと進行して第2病週から第3病週の初めに死亡する場合がある。

Brill-Zinsser病は，過去の初感染時に免疫が成立した宿主の体内に存続していた *R. prowazekii* が，宿主の感染抵抗力低下により再活性化して回帰発症したものである。したがって，ワクチン接種後に罹患した発疹チフスと同様の病態を示すと考えられ，多くは軽症で発疹の出現もなく死亡率は低い。

発疹熱では基本的な症状は発疹チフスに類似するが，全般的に発疹チフスより各症状は軽く死亡することは稀である。

【診断】

臨床症状（急激な発熱，激しい頭痛と筋痛，発疹など）と疫学的事項（シラミの存在や周辺での発生状況など）をもとに本症の可能性を考え，微生物学的検査により確定する。患者血液からのリケッチア分離，血清診断，およびPCRによるDNA診断が行われるが，リケッチアの分離はバイオハザード面から実施に制約がある。血清診断では間接蛍光抗体法（IF）による抗体価の測定が広く行われるが *R. prowazekii* と *R. typhi* には共通抗原性が強いので交叉吸収テストが必要である。患者血液のPCR検査も診断的価値が高いとともに，発疹チフスではシラミから *R. prowazekii* のDNAを検出する意義は大きい。

【治療】

化学療法の導入前の発疹チフス死亡率は10〜60％にも及んだが，化学療法により予後は著明に改善した。発疹チフスと発疹熱の治療は共通で，テトラサイクリン系抗生物質が最も有効であり，成人ではドキシサイクリンまたはミノサイクリンを1日200 mg（分2）使用する。テトラサイクリン系薬が使用できないときにはクロラムフェニコールを1日2 g（分4）使用する。β-ラクタム系薬やアミノグリコシド系薬は無効である。

【予防】

発疹チフスについてはシラミの駆除が最も重要で効果がある。衣類や寝具を定期的に加熱処理し，生活環境を清潔に保つことによりシラミを駆逐する。浸淫地での居住や浸淫地への旅行に際してはワクチンが使用されることもある。

発疹熱については，ノミに対する殺虫剤をネズミの通路に散布してネズミノミの駆除を先に行った後，ネズミの駆除を行う。この順序を逆にすると，宿主を失ったネズミノミがヒトにつく危険性が高まる。

【疫学】

発疹チフスは古来，戦争や災害，貧困，不衛生な生活環境などに関連して世界各地で多数の患者発生が見られていた。日本では1884年と1914年，および第二次世界大戦中と，戦後の数年間に大きな流行が見られたが，その後減少し，1958年以降は国内での患者発生はない。世界的にも激減し，バルカン，アジアの山岳地域，アフリカの高地，メキシコ，アンデス地方の一部だけに存在していると見られていた。しかし，1997年にブルンジ共和国の難民キャンプにおいて約9万人に及ぶ大流行があり（World Health Organization, 1997），1998年にはロシアでの小規模な流行が報告された。その他，散発的な発生がアルジェリアとペルーで報告されている。また，米国ではムササビ由来の *R. prowazekii* によると考えられる散発例が報告されている（McDade et al., 1980; Duma et al., 1981; Reynolds et al., 2003）。

【引用・参考文献】

Andersson, S. G., Zomorodipour, A., Andersson, J. O., et al. 1998. The genome sequence of *Rickettsia prowazekii* and the origin of mitochondria. Nature 396: 133–140.

Bozeman, F. M., Masiello, S. A., Williams, M. S., et al. 1975. Epidemic typhus rickettsiae isolated from flying squirrels. Nature 255: 545–547.

Duma, R. J., Sonenshine, D. E., Bozeman, F. M., et al. 1981. Epidemic typhus in the United States associated with flying squirrels. JAMA 245: 2318–2323.

McDade, J. E., Shepard, C. C., Redus, M. A., et al. 1980. Evidence of *Rickettsia prowazekii* infections in the United States. Am. J. Trop. Med. Hyg. 29: 277–284.

McLeod, M. P., Oin, X., Karpathy, S. E., et al. 2004. Complete genome sequence of *Rickettsia typhi* and comparison with sequences of other rickettsiae. J. Bacteriol. 186: 5842–5855.

Raoult, D., Ndihokubwayo, J. B., Tissot-Dupont, H., et al. 1998. Outbreak of epidemic typhus associated with trench fever in Burundi. Lancet 352: 353–358.

Reynolds, M. G., Krebs, J. W., Comer, J. A., et al. 2003. Flying squirrel-associated typhus, United States. Emerg. Infect. Dis. 9: 1341–1343.

Tarasevich, I., Rydkina, E., Raoult, D., et al., 1998. Outbreak of epidemic louse-borne typhus in Russia. Lancet 352: 1151.

World Health Organization. 1997. A large outbreak of epidemic louse-borne typhus in Burundi. Wkly Epidemiol. Rec. 72: 152–153.

Yu, X., and Walker, D. H. 2005. Family I. Rickettsiaceae, p. 96–114. *In* Brenner, D. J., Krieg, N. R., and Staley, J. T. (eds.), Bergey's manual of systematic bacteriology, 2nd ed., vol. 2, Part C, Springer, New York.

【小田　紘】

紅斑熱群
Spotted Fever Group

【培養】

紅斑熱群リケッチアの多くは，発疹チフス群リケッチア同様，Vero 細胞(アフリカミドリザル由来)あるいはL929 細胞(マウス由来)などをイーグル MEM に血清を加えた培地で培養した系で増殖が可能である。また，感染マダニのヘモリンフあるいは紅斑熱患者の血液をこの培養系に接種することにより，リケッチアを分離することができる。感染細胞の塗沫標本をヒメネス染色すると，桿菌状のリケッチアが赤色に染色される(写真 1)。また，感染細胞に紅斑熱患者血清などの特異抗体を反応させ，次いで，FITC などで標識された二次抗体を反応させて蛍光顕微鏡で観察すると，蛍光を発する桿菌状のリケッチアが観察される(写真 2)。

【微細構造】

紅斑熱群リケッチアは発疹チフス群リケッチア同様，長径 1〜2 μm，短径 0.5 μm の桿菌状の構造を持つ。その表面は内側から内膜，ペリプラズム，外膜，S 層，粘液層でなっている(図 3，写真 3)。また，粘液層は透過電顕ではリケッチアの周辺に見られる明るい領域(halo)として観察される。外膜蛋白質は主要抗原蛋白質であるrOmpA と rOmpB を主体として結晶様構造をとり，S 層を形成している。rOmpA，rOmpB が精製リケッチアの表面に存在することは，それぞれに対するポリクローナル抗体あるいはモノクローナル抗体を用いた免疫電顕法により確認されている(写真 4)。

【紅斑熱群リケッチアの増殖過程】

(1)宿主細胞への付着・侵入

リケッチアは偏性細胞内寄生細菌であり，感染の最初の過程は宿主細胞に付着することである。細胞表面へのリケッチアの付着に関与するリケッチア側の因子として，主要表面抗原である外膜蛋白質の rOmpA(発疹チフス群リケッチアには存在しない)，rOmpB，および β ペプチドが adhesin としての役割を持つと考えられている(Li and Walker, 1998; Uchiyama et al., 2006; Renesto et al., 2006)。これに対し，哺乳動物細胞表面のレセプターのひとつとして DNA 依存性蛋白質キナーゼの成分である Ku70 が同定されており，rOmpB がそのリガンドであることが示唆されている(Martinez et al., 2005)。宿主細胞に紅斑熱群リケッチアが付着すると，シグナル伝達の機序は不明だが，微絨毛(microvilli)の形成が促進され，これが次々とリケッチアに付着する

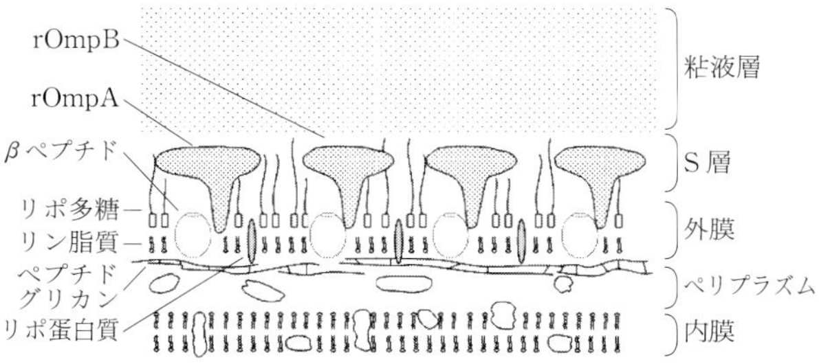

図 3　紅斑熱群リケッチアの膜構造の模式図(内山，2001)

(図 4，写真 5)。続いて，膜構造に変化が起こり，ファゴサイトーシスによって細胞内にリケッチアが取り込まれる(図 4，写真 5，6)。この侵入過程には Src と FAK の活性化が必要であり，Cdc42，PI3K，コータクチン，Arp2/3 複合体も関与していることが示されている(Martinez and Cossart, 2004)。ファゴソーム内にリケッチアが包み込まれた状態も認められるが，ごく短時間のうちにリケッチアはファゴソーム膜を溶解して細胞質内に脱出する(図 4，写真 7)。これが宿主細胞からの攻撃をすり抜けるリケッチアの戦略のひとつであり，これによりファゴソームとリソソームの融合によってできるファゴリソソーム内の酸性条件下でのリケッチアの溶解という事態を免れることができる。この脱出過程にリケッチアの分泌するホスホリパーゼ D，ヘモリジン C が関与していると考えられている(Renesto et al., 2003; Whitworth et al., 2005)。

(2)細胞内運動

紅斑熱群リケッチアはその長軸末端の片方で，RickA が Arp2/3 複合体を活性化してアクチン重合を惹起し(Gouin et al., 2004)，その結果，細胞内をさかんに運動する。このとき，リケッチア菌体から彗星の尾状に延びるアクチン・テールが見られる(Heinzen et al, 1999)(図 4，写真 8)。これらアクチン・テールの形成や細胞内運動は発疹チフス群リケッチアには見られない。

(3)増殖

この細胞内運動の間にリケッチアは宿主細胞質内で二分裂の様式で増殖する。また，紅斑熱群リケッチアでは核内での増殖も行われるが(図 4，写真 9，10)，その詳細な機序は不明である。

(4)細胞からの放出・伝播

アクチン重合により細胞内を運動するリケッチアの一部は細胞表面を突起状に伸長させて移動し，隣接細胞へ侵入するか，あるいは，細胞外に放出される(図 4，写真 11)。この現象により，細胞培養系での感染において，低 MOI(感染量)でリケッチアを感染させても，比

写真 1　*R. japonica* 感染 Vero 細胞のヒメネス染色。Vero 細胞内に赤色に染色される桿菌状のリケッチアが観察される。また，核は青染される。(口絵 1 参照)

写真 2　*R. japonica* 感染 Vero 細胞の特異抗体による免疫蛍光染色。Vero 細胞内に黄緑色の蛍光を発する桿菌状のリケッチアが観察される。(口絵 2 参照)

写真 3　*R. japonica* 感染 Vero 細胞内リケッチアの強拡大像(透過電顕)。HL：halo(粘液層)，OM：outer membrane(外膜)，PS：periplasmic space(ペリプラズム)，IM：inner membrane(内膜)

写真 4　膜上に載せた精製リケッチア(*R. japonica*)に対し，紅斑熱群リケッチア主要表面抗原のひとつである rOmpA に対するモノクローナル抗体を用いて金コロイド法によりrOmpA のリケッチア表面局在を示した(10 nm 金粒子)(Uchiyama et al., 1990 を改変；©American Society for Microbiology)。a) *R. rickettsii* 特異的モノクローナル抗体 F3-30；反応せず。b) *R. japonica* 特異的モノクローナル抗体 2Y1-D4；菌体表面に反応

写真 5　Vero 細胞(アフリカミドリザル腎臓由来)への *R. japonica* の付着侵入(接種 10 分後の走査電顕像)。(口絵 3 参照)

写真 6　Vero 細胞への *R. japonica* の付着侵入(接種 10 分後の透過電顕像)

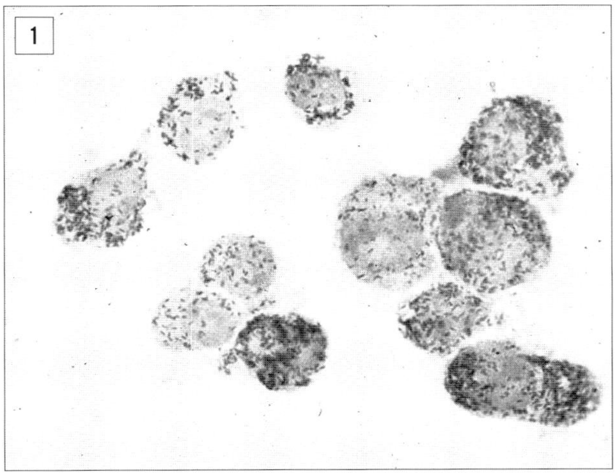
1

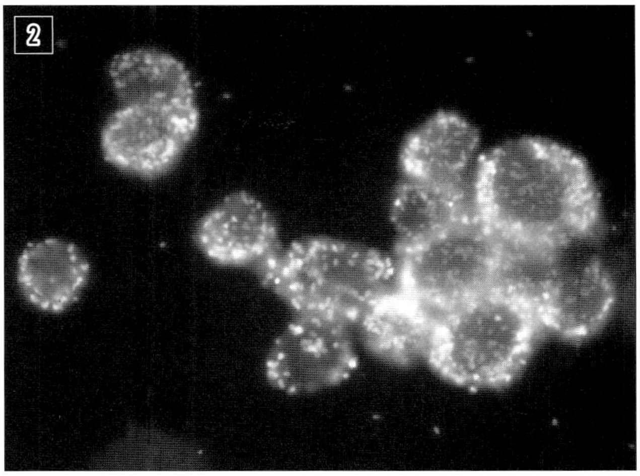
2

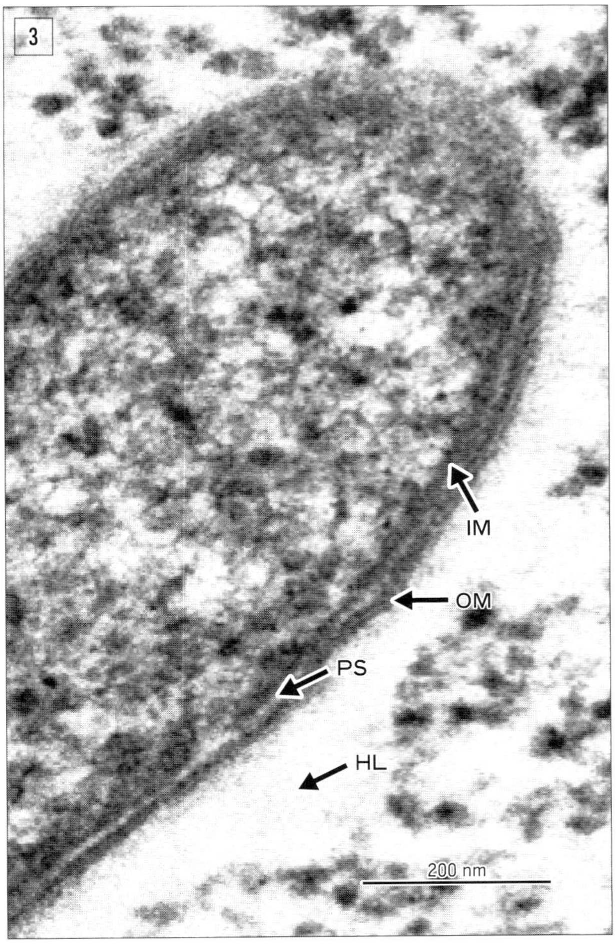
3
IM
OM
PS
HL
200 nm

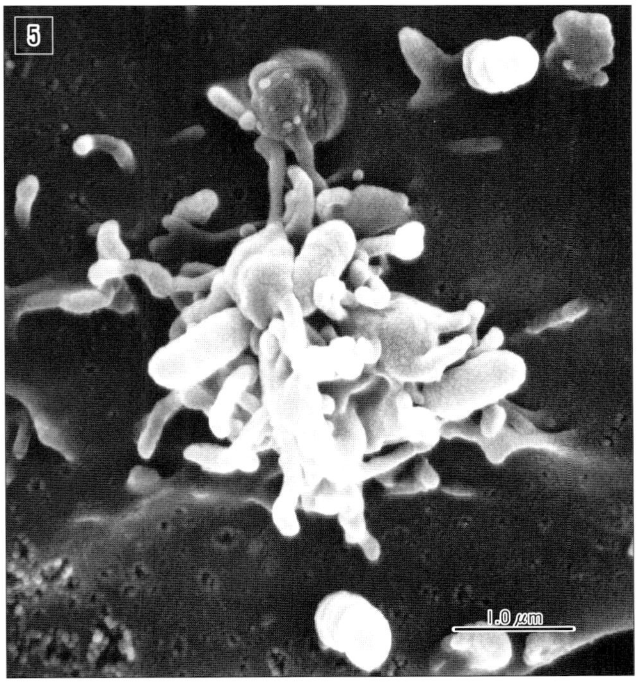
5
1.0 μm

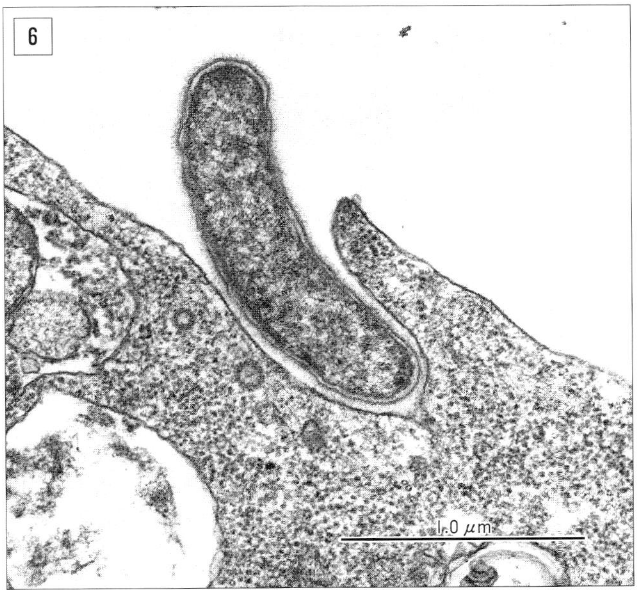
6
1.0 μm

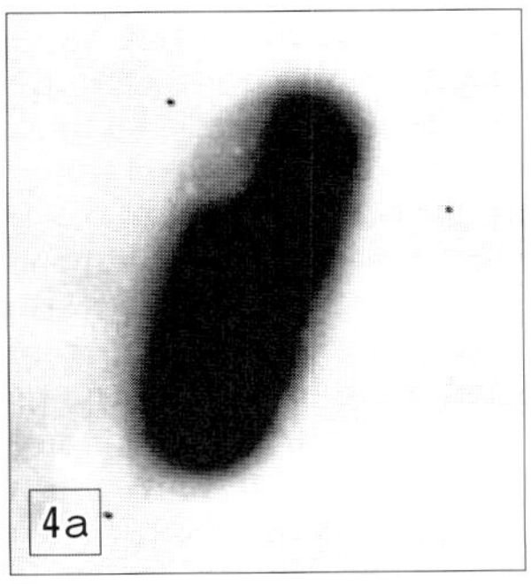
4a

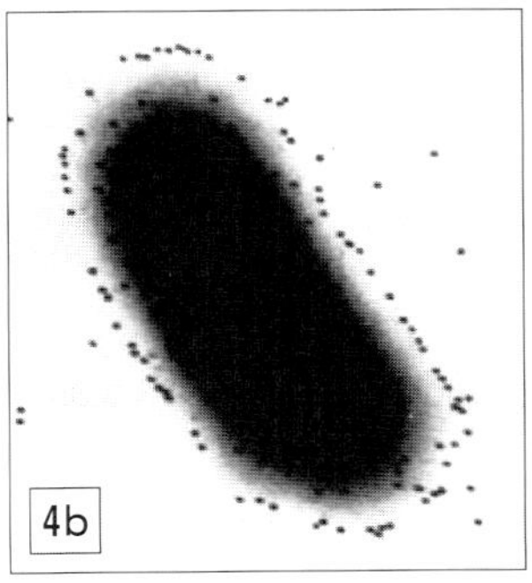
4b

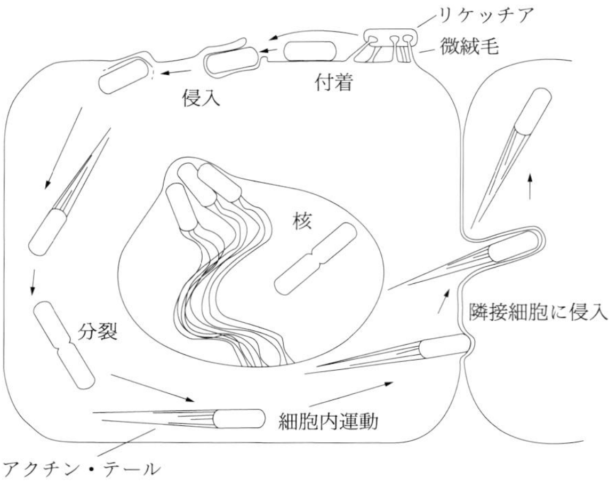

図4　紅斑熱群リケッチアの増殖過程(宿主細胞への付着・侵入，増殖，隣接細胞への伝播)の模式図(内山，2003)

較的早く感染が全細胞に広がる。これに対し，発疹チフス群ではひとつの感染細胞が増殖したリケッチアでいっぱいになって壊れるまで，細胞外へのリケッチアの放出は見られず，隣接細胞へのリケッチア感染の伝播は起こらない。

【紅斑熱群リケッチアの病原因子】

リケッチア感染による発熱，発疹，エンドトキシン・ショックなどの症状は，これまでのところ，リケッチア外膜上のリポ多糖(LPS)やリケッチア増殖により産生される活性酸素，あるいはリケッチアのアクチン依存性の細胞内運動・細胞間伝播などにより血管内皮細胞が傷害を受ける結果と考えられている。

リケッチアの増殖・病原性発現のための最初の過程は宿主細胞への付着・侵入であり，前述のようにrOmpA，rOmpB，βペプチド，ホスホリパーゼD，ヘモリジンCなどが関与する。また，*R. rickettsii* の感染により宿主内皮細胞のNFκBが活性化されると，カスパーゼの活性化が抑えられ，ミトコンドリアの完全性が保たれることにより，アポトーシスを抑えることが知られている(Clifton et al., 1998)。またリケッチアは宿主細胞内でオートファジーによる溶解を回避して増殖するが，これらに関与するリケッチアの因子は不明である。

この他に，リケッチアゲノムには他の生物の病原性遺伝子のホモログが存在する。そのひとつは *virB* オペロン遺伝子群で，*R. conorii* は *virB4*(2個)，*virB8〜11*，*virD4*(各1個)のホモログを持つ。これらは土壌細菌 *Agrobacterium tumefaciens* のTiプラスミド上のT-DNAを感染植物の核に運ぶ蛋白質をコードしている。また，大腸菌のプラスミド輸送系や百日咳菌毒素の放出に関わるPt1輸送系の成分にも相同性がある。さらに，胃の粘膜上皮細胞におけるピロリ菌のIL8誘導因子の放出にも関与している。これらから，リケッチアの *virB* ホモログもDNA・蛋白質複合体の輸送や蛋白質放出に関わる因子をコードしている可能性がある。その他，リケッチアゲノムは黄色ブドウ球菌の莢膜多糖の生合成に関与する10個の遺伝子群(*capA〜M*)のうち3個のホモログを持つ。また，LPSやタイコ酸の生合成に関わる遺伝子(*rffE*，*ggaB*)も持っていることから，リケッチアでも病原性に関連した莢膜(粘液層)成分を産生している可能性がある。また，リケッチアゲノムはLPSの内毒素としての活性中心リピドAの生合成に関与する酵素の遺伝子 *lpxA〜D* をすべて持っており，これらもリケッチアの病原因子として働く可能性がある。

最近，紅斑熱群リケッチアの *R. felis*，*R. massilliae*，*R. monacensis* などにプラスミドが存在することが明らかとなった。また，*R. massilliae* プラスミドの *tra* 遺伝子クラスターは，祖先群(ancestral group)リケッチアに分類される *R. bellii* に近い種から，比較的新しく水平伝播により獲得したと考えられている。リケッチアのプラスミドは宿主侵入関連蛋白質，接合伝達蛋白質などをコードしており，接合像や線毛様構造も観察されている(写真12)。また，ゲノムなどの性状から *R. felis* と *R. akari* を遷移群(transitional group)として紅斑熱群から独立させることが提唱されている(Ogata et al., 2005)。

【引用・参考文献】

Clifton, D. R., Goss, R. A., Sahni, S. K., et al. 1998. NF-κB-dependent inhibition of apoptosis is essential for host cell survival during *Rickettsia rickettsii* infection. Proc. Natl. Acad. Sci. U.S.A. 95: 4646-4651.

Gouin, E., Egile, C., Dehoux, P., et al. 2004. The RickA protein of *Rickettsia conorii* activates the Arp2/3 complex. Nature 427: 457-461.

Heinzen, R. A., Grieshaber, S. S., Van Kirk, L. S., et al. 1999. Dynamics of actin-based movement by *Rickettsia rickettsii* in Vero cells. Infect. Immun. 67: 4201-4207.

Li, H., and Walker, D. H. 1998. rOmpA is a critical protein for the adhesion of *Rickettsia rickettsii* to host cells. Microb. Pathog. 24: 289-298.

Martinez, J. J., and Cossart, P. 2004. Early signaling events involved in the entry of *Rickettsia conorii* into mammalian cells. J. Cell Sci. 117: 5097-5106.

Martinez, J. J., Seveau, S., Veiga, E., et al. 2005. Ku70, a component of DNA-dependent protein kinase, is a mammalian receptor for *Rickettsia conorii*. Cell 123: 1013-1023.

Ogata, H., Renesto, P., Audic, S., et al. 2005. The genome sequence of *Rickettsia felis* identifies the first putative conjugative plasmid in an obligate intracellular parasite. PLoS Biol. 3: 1391-1402.

写真7　DALBE3細胞(紅斑熱群リケッチア媒介節足動物のマダニ由来)におけるファゴソームからのリケッチア(*R. japonica*)の脱出(透過電顕)。ファゴソーム膜が部分的に溶解している(矢印)。

写真8　Vero細胞内を移動するリケッチア(紅斑熱群リケッチアに属する *R. montanensis* 感染Vero細胞の透過電顕)。アクチン・テール(矢印)が観察できる。発疹チフス群リケッチアでは見られない。

写真9　DALBE3細胞内で増殖する *R. japonica*(透過電顕)。感染3日目。細胞質および核内にリケッチアが認められる〔リケッチアの分裂像が核内に認められる(矢印)〕。核内での増殖は発疹チフス群リケッチアでは見られない。

写真10　DALBE3細胞の核内に蓄積した *R. japonica*(透過電顕)

写真11　DALBE3細胞で増殖し，細胞外へ放出される *R. japonica*(透過電顕)。感染24時間目

写真12　*R. felis* の線毛(透過電顕)(Ogata et al., 2005；© PLoS Biology)。*R. felis* 感染XTC細胞の培養上清から集めた菌体を陰性染色した。a) ふたつの菌体の間に観察される性線毛。b) *R. felis* は線毛様の短い突起も持っている。

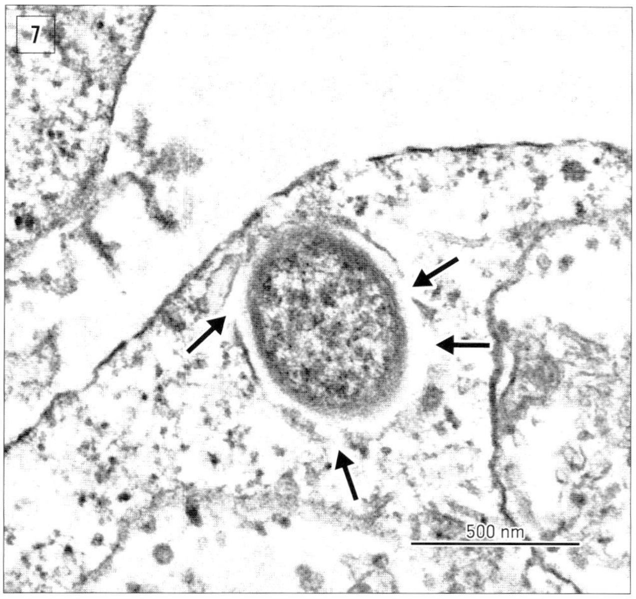
7
500 nm

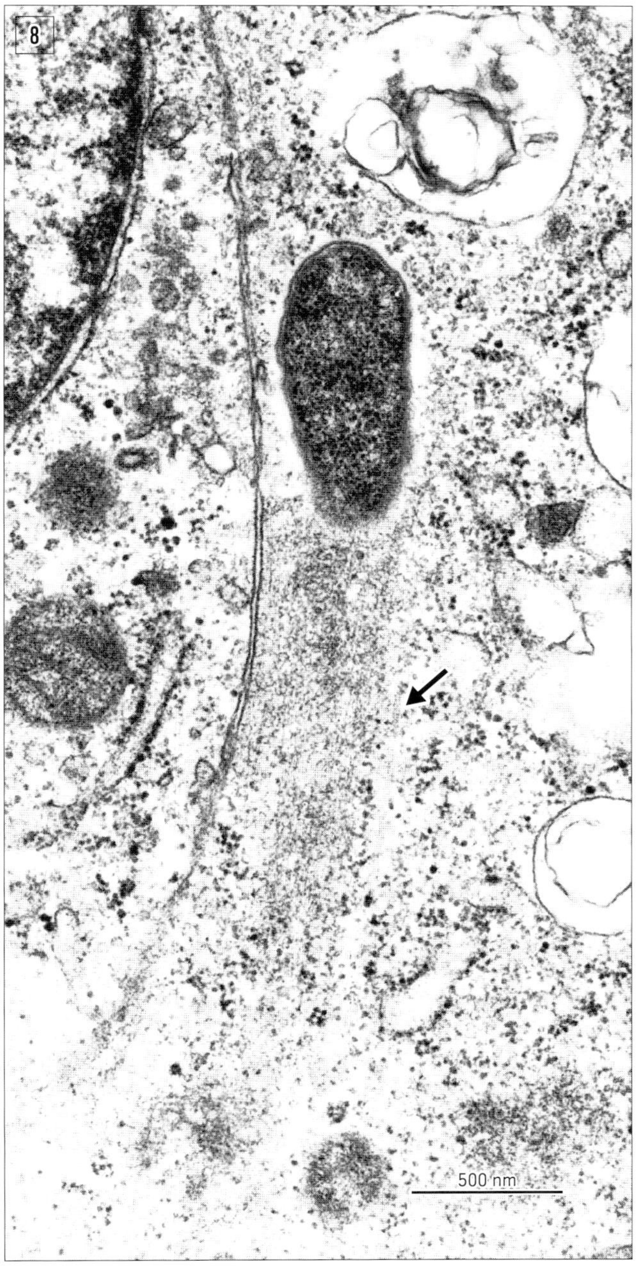
8
500 nm

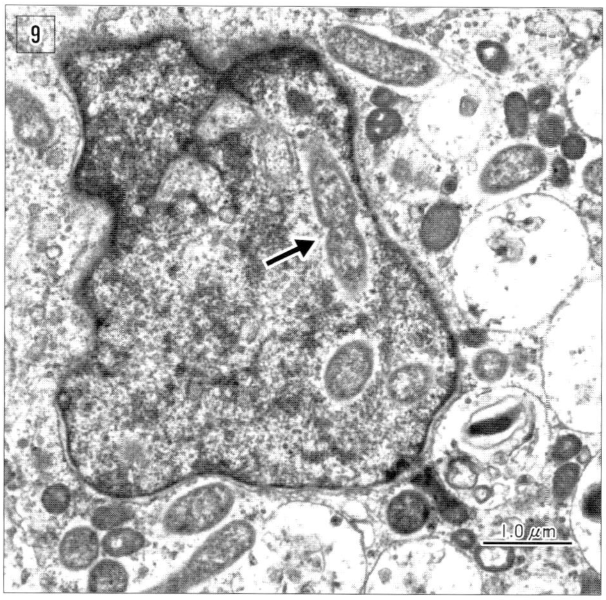
9
1.0 µm

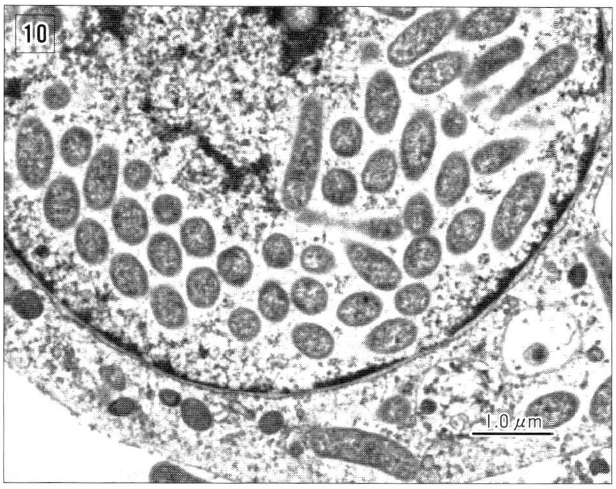
10
1.0 µm

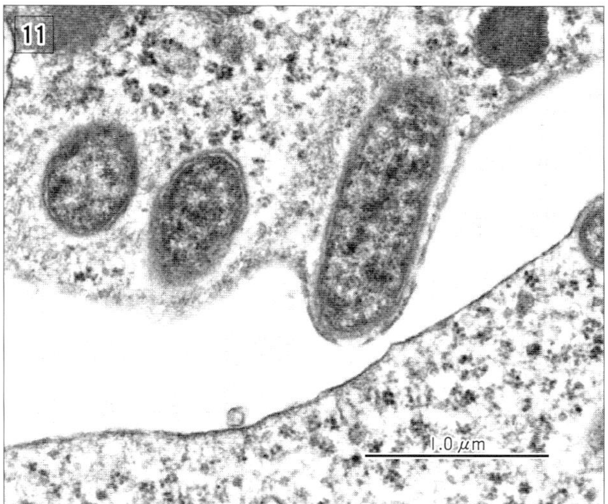
11
1.0 µm

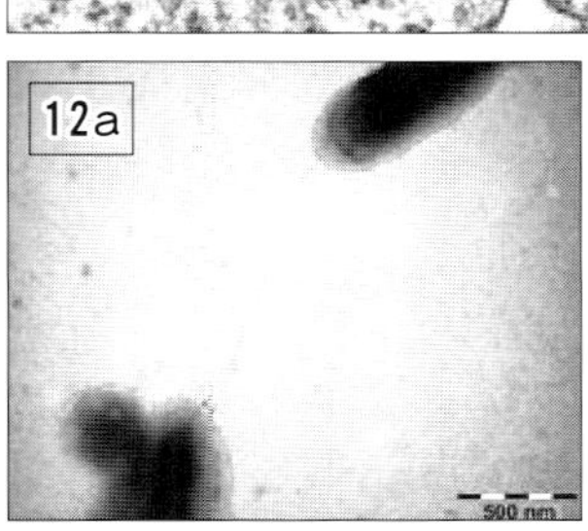
12a
500 nm

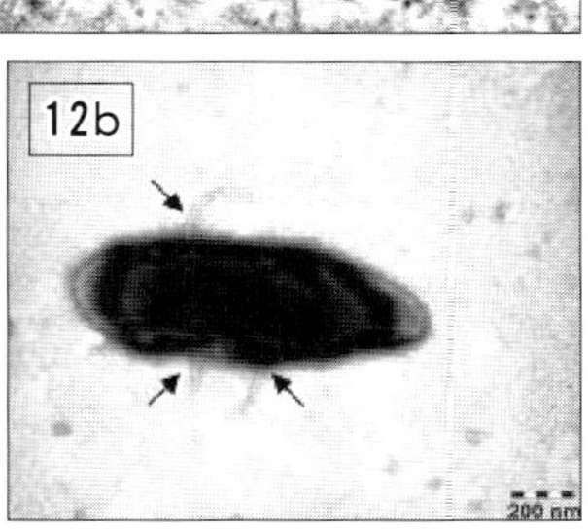
12b
200 nm

Renesto, P., Dehoux, P., Gouin, E., et al. 2003. Identification and characterization of a phospholipase D-superfamily gene in Rickettsiae. J. Infect. Dis. 188: 1276–1283.
Renesto, P., Samson, L., Ogata, H., et al. 2006. Identification of two putative rickettsial adhesins by proteomic analysis. Res. Microbiol. 157: 605–612.
内山恒夫．2001．リケッチア細胞壁と主要蛋白質の機能．細胞 33：553–556．
内山恒夫．2003．リケッチアの遺伝子学．新世紀の感染症学(下)—ゲノム・グローバル時代の感染症アップデート—．日本臨牀 61 巻増刊号：766–771．
Uchiyama, T., Kawano, H., and Kusuhara, Y. 2006. The major outer membrane protein rOmpB of spotted fever group rickettsiae functions in the rickettsial adherence to and invasion of Vero cells. Microbes Infect. 8: 801–809.
Uchiyama, T., Uchida, T., and Walker, D. H. 1990. Species-specific monoclonal antibodies to Rickettsia japonica, a newly identified spotted fever group rickettsia. J. Clin. Microbiol. 28: 1177–1180.
Whitworth, T., Popov, V. L., Yu, X.-J., et al. 2005. Expression of the *Rickettsia prowazekii pld* or *tlyC* gene in *Salmonella enterica* serovar Typhimurium mediates phagosomal escape. Infect. Immun. 73: 6668–6673.

【内山恒夫】

紅斑熱群リケッチア症
Spotted Fever Group Rickettsiosis (SFGR)

【歴史】

世界の各大陸には，それぞれ異なる紅斑熱群リケッチアによる感染症(SFGR)が存在している。代表的な紅斑熱群リケッチア症の病名，病原体，分布を表 2 に示す。わが国では，この群に属するリケッチア感染症は存在しないものと思われていたが，1984 年に徳島県で初めて臨床例が報告され，日本紅斑熱の存在が明らかになった。臨床的につつが虫病に類似するが，つつが虫病よりは重症化しやすく，早期診断，早期治療が必要である。

1999 年，感染症法により日本紅斑熱は 4 類感染症に指定され，2007 年，ロッキー山紅斑熱も 4 類に指定された。近年，遺伝子診断技術の進歩とともに，病原体の多様性についても研究が進み，*Rickettsia japonica* 以外の紅斑熱群リケッチアである，*R. helvetica*，*R. heilongjiangensis*，*R. tamurae* の存在も示唆されている。第一線の臨床の場では，外国で感染し帰国後に SFGR を発病した症例もあるので，輸入感染症としての注意も必要である。

【馬原文彦】

日本紅斑熱
Japanese Spotted Fever

【疫学】

日本紅斑熱は，1984 年，馬原らにより初めて報告された新興感染症である(馬原ほか，1985)。病原体は 1992 年国際規約にもとづき *Rickettsia japonica* とされた(Uchida et al., 1992)。発生数は 1984 年の発見以来，希少感染症として研究者の間で集計されていたが(Mahara, 1997)，1999 年の「感染症の予防及び感染症の患者に対する医療に関する法律」(感染症法)により届け出義務が生じたことから全国情報も蓄積されつつある。全国感染症発生動向調査による日本紅斑熱の届け出数は，1999 年以来，年間 36〜67 例であったが，年々増加傾向にあり 2014 年には 200 例を超えた(2011 年 190 例，2012 年 171 例，2013 年 175 例，2014 年 240 例，2015 年 212 例)。年により変動はあるが 4 類感染症のなかで，レジオネラ(年間 1,000 例超)，つつが虫病(年間 400 例前後)に次いでマラリア，デング熱とともに発生数が多い感染症である。発生地域も広がりを見せ，九州，四国など西日本を中心に沖縄県から青森県まで発生しており，旅行や物流の広域化を考えると，日本中どこでも起こりうる感染症と考えるべきである(図 5)。韓国など国外からも発生が報告されている(Chung et al., 2006)。発生時期は春先から晩秋。好発時期はダニの植生やヒトとダニとの接触の機会などの地域特性により異なる(春先と秋に多い地方や夏に多い地方などがある)。

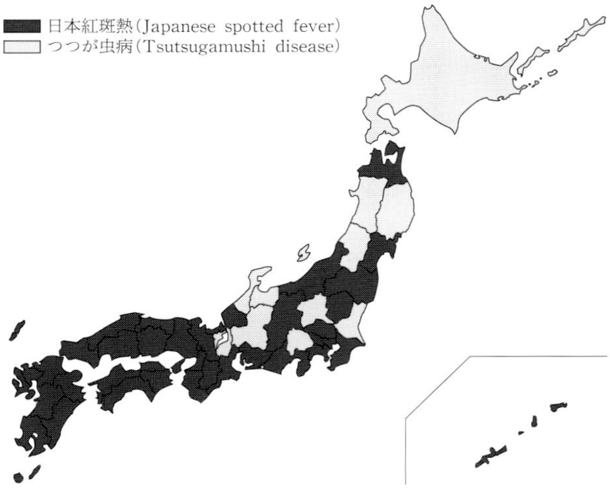

図 5　日本紅斑熱とつつが虫病の発生地分布(2008 年 12 月 31 日現在)

表 2　世界の主な紅斑熱群リケッチア感染症一覧

疾患名	病原体	主な発症地
日本紅斑熱	*Rickettsia japonica*	日本，韓国
ロッキー山紅斑熱	*Rickettsia rickettsii*	西半球
シベリアマダニチフス	*Rickettsia sibirica*	シベリア，中欧，中央アジア
ボタン熱	*Rickettsia conorii*	地中海沿岸，インド，アフリカ
クイーンスランドマダニチフス	*Rickettsia australis*	オーストラリア(クイーンズランド)
リケッチア痘	*Rickettsia akari*	北米，ロシア，南アフリカ，韓国
ヘルベチカ感染症	*Rickettsia helvetica*	欧州，タイ，日本

【病原因子】

病原リケッチアは代々経卵垂直伝播によりマダニ類の体内で受け継がれている。ヒトへの感染は病原リケッチアを保有したマダニ類が皮膚を刺咬した際にリケッチアが皮内に侵入する。次いで，リンパ流や血流中に入り感染が成立する。

2004 年福井県で報告された症例は，日本紅斑熱リケッチア（*R. japonica*）以外の紅斑熱群リケッチア，*R. helvetica* による感染（高田ほか，2006），2008 年に宮城県で報告された症例は，*R. heilongjiangensis* による感染が示唆されている（安藤ほか，2009）。

【病原性】

日本紅斑熱リケッチアは各地で分離されているが，その病原性の比較は行われていない。臨床的にはつつが虫病に比して重症化しやすい。近年，日本紅斑熱による死亡例の報告も増加しているので注意を喚起したい。

【臨床症状】

日本紅斑熱は野山に立ち入り病原体を保有するマダニに刺咬後，2〜10 日の潜伏期を経て，2〜3 日間不明熱が続いた後，頭痛，発熱，悪寒戦慄をもって急激に発症する。他覚所見は高熱，発疹，刺し口が 3 徴候である。急性期には 39〜40°C以上の弛張熱が多く，悪寒戦慄をともなう。重症例では 40°C以上の高熱が稽留する。日本紅斑熱の日中最高体温は，38.7〜40.8°C，平均 39.5°Cであり，これは，各地の新型つつが虫病の最高体温が 38.5〜39.1°Cであったことと比較して，紅斑熱ではやや高く重症感がある。

臨床症状はつつが虫病のそれと類似するが，詳細に見ると皮疹の性状，分布，刺し口の大きさ，形状などが異なっている。発疹は高熱とともに手足，手掌，顔面に米粒大から小豆大の辺縁が不整形の紅斑が多数出現する（写真 13，14）。掻痒感，疼痛がないのが特徴的で，初期にはガラス圧により消退する。発疹は速やかに全身に広がるが，やや手足などの末梢部に多い傾向にあり，発熱時にはポートワイン色に増強する。手掌部の紅斑はつつが虫病では見られない紅斑熱に特徴的な重要な所見であるが（写真 15），初期の 2〜3 日で速やかに消退するので注意を要する。重症化した症例では，発疹は全身に広がり，次第に出血性となり治療による解熱後も 1〜2 か月間褐色の色素沈着が遺残する。マダニに吸着された部位には「刺し口」がほとんどの症例で認められる。刺し口を見つけると臨床的な決め手になるので，下着で覆われたところや毛髪部位も注意深く観察する必要がある。

日本紅斑熱患者に診られるマダニによる刺し口は，定型的には 5〜10 mm の赤くまるい硬結で，潰瘍もしくは中心部に黒い痂皮を有する（写真 16）。しかし，媒介マダニの多様性や刺咬されてから来院までの経過日数などにより膿瘍形成から痂皮瘢痕形成まで，形態に多様性がある。刺し口の形状や大きさのみでつつが虫病と鑑別するのは困難である。高熱，発疹，刺し口の 3 徴候の他に，意識障害，不整脈，脳内出血，腎不全，下痢，筋炎，心筋炎（Fukuta et al., 2007），血球貪食症候群，播種性血管内凝固症候群（DIC），多臓器不全（MOF）などが報告されている。

【検査・診断】

一般尿検査では，蛋白，潜血軽度陽性。血液検査では，赤沈の中等度亢進，白血球数減少傾向と異型リンパ球の出現（つつが虫病でこの傾向が強い），比較的好中球増多と核の左方移動，血小板減少，CRP 強陽性，トランスアミナーゼの上昇が見られ，重症例では DIC となる。本症に特徴的な一般検査所見はないが，臨床症状に比して CRP 強陽性，血小板数減少が著明なときには日本紅斑熱を疑う。

日本紅斑熱はマダニに刺咬されることにより感染する。したがって，野山や田畑への立ち入りの既往を注意深く聞くことが診断の第一歩である。特異的血清診断は間接免疫ペルオキシダーゼ法（IP），または間接蛍光抗体法（IFA）を行い，ペア血清で抗体価の 4 倍以上の上昇または，IgM 抗体の上昇を証明する。これらの検査に一般の検査センターの検査項目には入っていないので，研究機関もしくは各県の環境保健センターもしくは保健所に相談する。近年，刺し口のカサブタや皮膚生検を用いたポリメラーゼ連鎖反応（PCR 法）による病原体遺伝子の証明も検出率 80〜90%と向上し，早期診断法として有用である。また，刺し口の皮膚生検を検査材料とした免疫染色法も可能となっている（堤・馬原，2006）。

【鑑別診断】

つつが虫病との鑑別診断が重要である。臨床的には，リケッチア症として治療を優先する。発生地域や時期，皮疹や刺し口の性状，分布などを詳細に観察し，特異的血清診断で確定診断する。その他麻疹や風疹などのウイルス性熱性疾患や薬疹などの発疹性疾患などとも鑑別が必要である。また，病初期の尿所見から尿路感染症との鑑別が必要である。

【治療】

臨床的に日本紅斑熱は，高熱，発疹，刺し口を 3 徴候としつつが虫病に類似するが，つつが虫病よりは重症化しやすく早期診断と適切な治療が必要である。

本症には熱性疾患に一般的に使用される抗生物質であるペニシリン系，セフェム系，アミノグリコシド系薬剤などはまったく無効である。しかし，ドキシサイクリンやミノサイクリンは著効を示す（Mahara, 2006）。投与方法は初期であれば経口でも十分有効である。ミノサイクリン 200〜300 mg/日を経口投与，解熱後も半量を 1 週間投与する。重症例では，高熱による脱水の治療も兼ねて，補液 500 mL にミノサイクリン 100 mg を加え，1 日 2〜3 回投与する。

試験管内における各種抗生物質の感受性は，*R. japonica* に対して最も感受性が高いのがミノサイクリン，次いでその他のテトラサイクリン系薬剤となっている。一方，セフェム系やペニシリン系薬剤はまったく無効か極めて低い。つつが虫病リケッチアはキノロン薬に感受性がないが，日本紅斑熱リケッチアは感受性を有している（馬原，1993）。

このエビデンスから「本症と臨床的に診断した場合，テトラサイクリンを第一選択薬とするが，一日の最高体温 39°C以上の症例では，直ちにテトラサイクリン系薬剤（MINO または DOXY）とニューキノロン系薬剤（CPFX）による併用療法を行う」ことが推奨され（馬原，

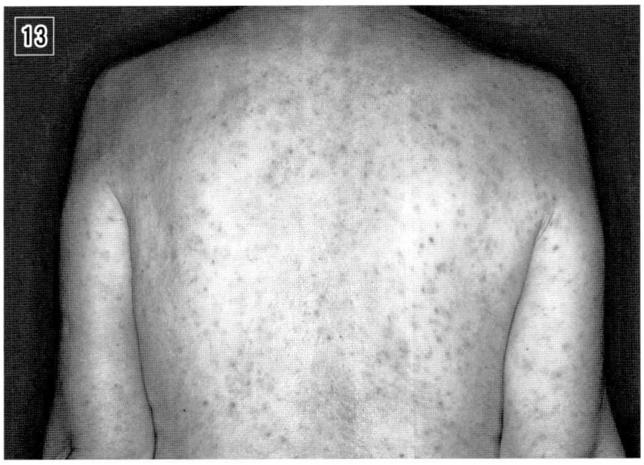

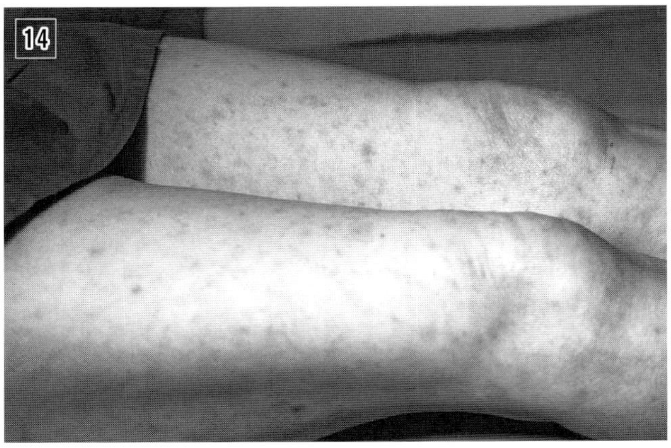

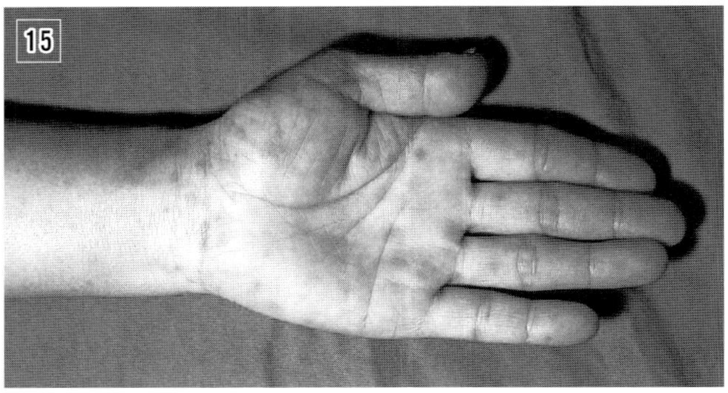

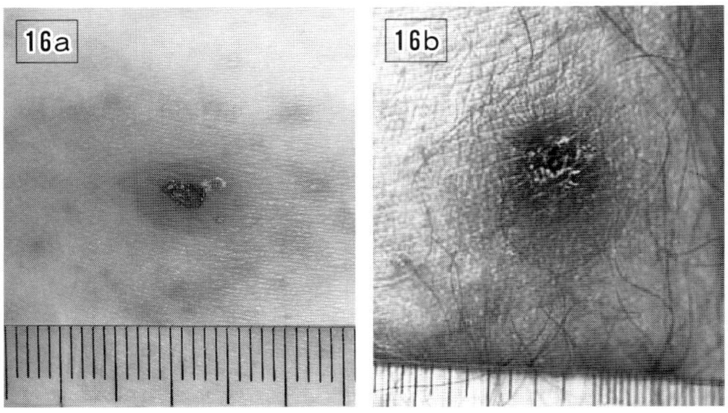

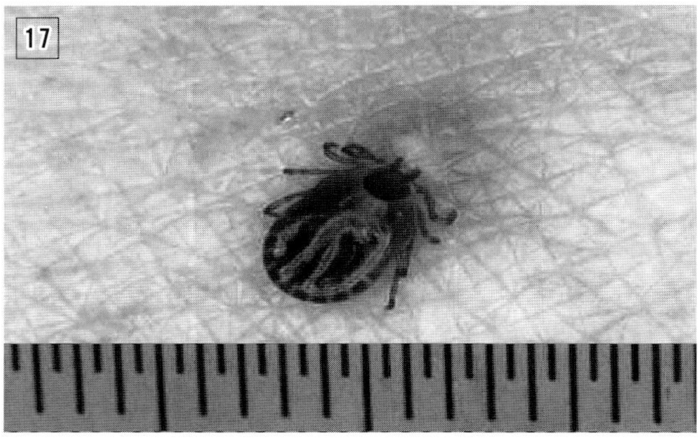

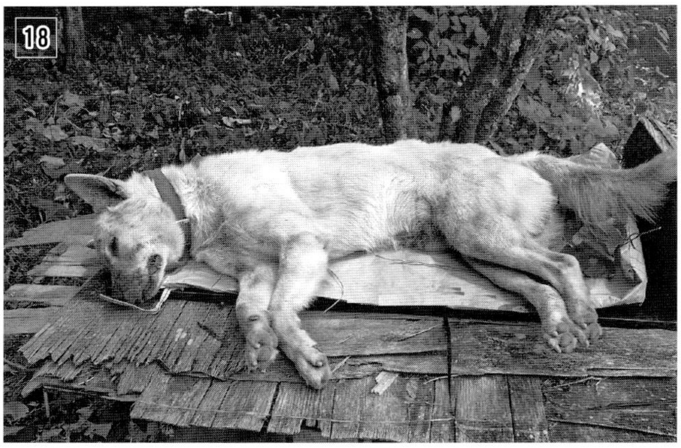

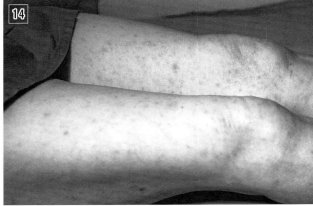

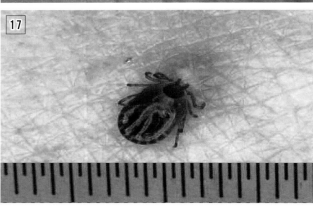

写真 13　日本紅斑熱に見られる定型的な発疹
写真 14　日本紅斑熱に見られる定型的な発疹
写真 15　日本紅斑熱に見られる手掌部紅斑
写真 16　日本紅斑熱とつつが虫病の典型的な刺し口。a) 日本紅斑熱，b) つつが虫病

写真 17　日本紅斑熱患者で初めてダニを付着してきた症例（フタトゲチマダニ雌）
写真 18　日本紅斑熱患者の死亡した飼育犬。2004 年入院中の日本紅斑熱患者の飼育しているイヌが突然死亡した。感染環におけるイヌの役割について，今後の研究が待たれる。

2006），2012 年より健康保険適用となった。近年，作用機序に関してサイトカインの面で研究が進展し，併用療法の相乗効果が期待されている（Tai et al., 2013）。

また，致死率の高いマダニ媒介性疾患である重症熱性血小板減少症候群（SFTS）の出現をふまえて，マダニによる感染が疑われる場合はダニ媒介性疾患全体としてとらえ，血清学的診断の結果を待たずに早期より医療介入を行いつつ治療的経過観察を注意深く行う（馬原，2014）。

SFTS の確定診断が得られた場合は，可能な限り抗ウイルス療法を考える（Tani et al., 2016）。

【媒介動物】

(1) 媒介マダニ

日本において紅斑熱群に属するリケッチアは *R. japonica* の他に，*R. helvetica*，*R. tamurae*，*R. asiatica* の 4 種類が 4 属 11 種のマダニから分離されている（藤田・高田，2007）。このうち，*R. japonica* と *R. helvetica* はヒトに対して病原性を有することが証明されている。マダニの媒介性を論ずる場合，マダニの病原リケッチア保有とヒト刺咬性が問題となる。日本紅斑熱の媒介者として，キチマダニ（*Haemaphysalis flava*），ヤマアラシチマダニ（*Haemaphysalis hystricis*）は *R. japonica* を保有し，かつヒト刺咬性があるので日本紅斑熱の媒介種であることが確定した。フタトゲチマダニ，ヤマトマダニは PCR 陽性でヒト刺咬性が強く，媒介者である可能性は高いがなお研究の余地を残していた。しかし，最近の臨床例よりフタトゲチマダニ（*Haemaphysalis longicornis*）も媒介種であることが確定した。また，この症例は日本紅斑熱の臨床例で初めてマダニを付着してきた症例となった(写真 17)(馬原，2008)。

(2)保有動物

日本紅斑熱の媒介動物の研究はマダニ類を中心として展開されてきた。しかし，マダニを巡る共通感染者もしくは自然界におけるリザーバーの研究は少ない。2004年8月，日本紅斑熱患者が入院中に飼いイヌが急死するという事例が発生した。このイヌの剖検の結果，免疫染色法で脾臓，腎臓，消化管組織内に日本紅斑熱リケッチア抗原が証明された(写真 18)。さらに，日本紅斑熱患者の飼いイヌ4頭，猟犬1頭の血清抗体検査(IP)で，2頭陽性，1頭疑陽性であることが示された(馬原，2007)。人獣共通感染症としてのペットや家畜の関わりに関する研究は今後重要な課題である。

【予防対策】

一般的予防策として野山に入る際は，1) 皮膚の露出部を少なくし，2) 衣服の上からダニ忌避剤をスプレーし，3) 帰宅後入浴時などに注意深く付着ダニの除去を行う。現在までにワクチンは開発されていない。予防策として殺虫剤の散布などによるマダニの駆除は実際的ではない。ヒトからヒトへは感染しないので患者の隔離や接触者対策は必要ない。

日本紅斑熱は，治療が遅れると重症化する。第一線の医師や住民に対する啓発が今後さらに必要となる。発生地域に旅行し，都会に帰宅後に発病し重篤化した症例なども報告されており，非侵食地域であっても注意を要する。

【馬原文彦】

ロッキー山紅斑熱
Rocky Mountain Spotted Fever

【疫学】

米国，アイダホ州で Black measles と呼ばれ人々に恐れられていた病気は，1896 年 M. H. Wood によって Rocky Mountain spotted fever(RMSF)として認識され，1899 年論文に7例の死亡例が記載された。その後 Bitterroot Valley で，111 例の症例，69%の死亡率が報告された。目や属の解説でも書かれているように，1906～1909 年にかけて，若き微生物学者 Howard T. Ricketts は，森林マダニから分離した桿状体がモルモットを発症させること，患者血液にも同様の病原体が存在することを証明した。これにより病原体や媒介するマダニの役割などの研究も大きな進歩を遂げた。1910 年 Howard T. Ricketts は発疹チフスに感染してメキシコで急死したが，その業績を讃えて病原体は後に *Rickettsia* と命名された。ロッキー山紅斑熱の名前は多発地帯ロッキー山脈に由来するが，その後この病気は広く南北アメリカ大陸に分布していることが明らかになってきた。

ロッキー山紅斑熱は米国では届け出伝染病に指定されている。したがって CDC の MMWR で集計管理されている。発生地はカナダ，北米から中米，ブラジルにまたがり報告されている。米国では東部から中西部の南部諸州に多い。西部では成人に東部では子供に多い。子供はイヌや家畜と遊ぶときや近くの薮に入り感染すると思われる。

発生数は，1994～2003 年の 10 年間で年間平均 650 例(365～1,104)。2004～2013 年の 10 年間では平均 2,500 例(1,713～4,470)と多発している。発生時期は，4～12 月までに見られる。マダニ刺咬の既往は約 70%の例で認められている(馬原，2016)。

【病原因子】

病原体に *Rickettsia rickettsii*。ヒトが病原リケッチアを保有するマダニに刺咬されることにより感染する。マダニがリケッチアをヒトに注入するには，吸血の間にマダニの体内でリケッチアが活性化されることが必要なので，少なくとも 4～6 時間の吸血時間が宿主への感染に必要である。また，マダニの糞や潰したマダニからリケッチアが排出され，傷を有する皮膚あるいは粘膜から感染することもある。ヒトからヒトへは感染しない。

【臨床症状】

ロッキー山紅斑熱は病原体を保有するマダニに刺咬後，5～10 日間の潜伏期を経て発症する。発病初期には慣れた医師でも診断が難しい病気とされる。初期の1週目には普通の熱性疾患とほとんど区別がつかない。クラシカルな3徴候「高熱，発疹，刺し口」にとらわれない注意深い診察が必要である。初期の症状としては，発熱，嘔気，嘔吐，強い頭痛，筋肉痛，食欲不振などがある。その後，紅斑，腹痛，関節痛，下痢などの症状が出現する。小さなスポット状の紅斑は 2～5 病日頃から手掌・足底を含む四肢末梢部に出現し，速やかに全身に広がる。かゆみはなく，初期にはガラス圧により消退する。特徴的な点状出血や皮下出血性の発疹は6病日くらいから出現する。しかし，10～15%ではまったく発疹が見られない症例も報告されている。典型的にはマダニ刺咬後潜伏期を経て，中等度から高度の発熱で急激に発症し，無治療では 2～3 週間持続する。強い全身倦怠感，筋肉痛，頭痛，悪寒戦慄をともなう。

ロッキー山紅斑熱は重症の熱性疾患でほとんどの場合入院治療を要する。病原体 *R. rickettsii* は血流にのり，造血臓器，呼吸器，中枢神経，消化器，泌尿器など全身に重篤な症状を引き起こす。

【検査・診断】

一般臨床検査では特徴的な所見はない。血小板減少，低ナトリウム血症，肝機能障害などがしばしば認められる。血清学的な確定診断は EIA と IFA テストで特異抗体を検出する。早期診断法として皮膚生検の免疫染色法が期待されている。しかし CDC 他，数施設でしか行われておらず今後の課題である。鑑別診断には，各種重症感染症，発疹をきたすウイルス性疾患がある。

【治療】

治療はリケッチア症を疑った段階で確定診断を待たずにただちに開始する。テトラサイクリンとクロラムフェニコールが有効である。ドキシサイクリン 100 mg(8歳以上の小児には 2 mg/kg)を1日2回投与する。8歳以下の小児と妊婦にはクロラムフェニコール 500 mg(小児 12.5 mg/kg)を1日4回，5～7 日間投与する。解熱してから少なくとも3日間は抗生剤の投与を続ける。なお，患者にダニが付着していれば，注意深く取り除く。

予後は1940年代までは死亡率30%以上であったが，治療薬ができた1980年代からは3〜4%，1996年以降では2.9〜0.2%。早期治療がなされれば死亡は稀であり，重症例や治療遅延，小児，40歳以上で死亡の危険が高くなる。

【媒介動物】

米国東南州ではアメリカイヌマダニ(*Dermacentor variabilis*)，北米ではロッキー山森林マダニ(*Dermacentor andersoni*)，南西アメリカではテキサスマダニ(*Amblyomma americanum*)，ラテンアメリカでは*Amblyomma cajennense*が主な媒介マダニとなっている。

リケッチアは卵巣を通過し，脱皮毎に維持されるので，マダニに継代的に保持されている。マダニを介して，イヌや齧歯類，その他の動物に感染する。多くの動物の発症は軽症に止まるが，イヌや齧歯類では顕症になることがある。ヒトは自然界におけるサイクルの偶発的な宿主である。

【予防対策】

マダニ対策，住民への啓発などは日本紅斑熱と同じ。

ロッキー山紅斑熱は日本での発生報告はないが，適切な治療が遅れれば重大な結果を招く恐れがある。人も物もグローバルに動く時代にあっては，輸入感染症の可能性もあり常に疫学情報に注意を払い，少しでもリケッチア症の疑いがあれば検査の結果を待たずにテトラサイクリン系抗生剤の投与を開始し，しかる後に血清学的診断などをすべきである。

【引用・参考文献】

（紅斑熱群リケッチア症，日本紅斑熱，ロッキー山紅斑熱）

安藤秀二，黒澤昌啓，坂田明子，ほか．2009．仙台市で確認された新しい紅斑熱リケッチア症．感染症学雑誌 83：214．

Chung, M-H., Lee, S-H., Kim, M-J., et al. 2006. Japanese spotted fever, South Korea. Emerg. Infect. Dis. 7: 1122-1124.

藤田博己，高田伸弘．2007．マダニ類から検出されるリケッチアの多様性，p. 129-139．SADI組織委員会(編)，ダニと新興再興感染症，全国農村教育協会，東京．

Fukuta, Y., Mahara, F., Nakatsu, T., et al. 2007. A case of Japanese spotted fever complicated with acute myocarditis, Jpn. J. Infect. Dis. 60: 59-61.

馬原文彦．1993．日本紅斑熱．化学療法の領域 9：1686-1689．

Mahara, F. 1997. Synopses, Japanese spotted fever: Report of 31 cases and review of the literature. Emerg. Infect. Dis. 3: 105-111.

馬原文彦．2004．日本紅斑熱．日本医師会雑誌 132：146-147．

馬原文彦．2006．日本紅斑熱の治療—重症例，死亡例の検討と併用療法の有用性．病原微生物検出情報2006 27：37-38．

Mahara, F. 2006. Rickettsioses in Japan and the far east. Ann. NY Acad. Sci. 1078: 60-73.

馬原文彦．2007．日本紅斑熱の臨床と疫学．獣医畜産新報 JVM 60：365-368．

馬原文彦．2008．リケッチア感染症．最新医学 63：192-214．

馬原文彦．2014．マダニ媒介性疾患を考える—日本紅斑熱の現況とSFTSの出現．モダンメディア 60：33-40．

馬原文彦．2016．日本紅斑熱，ロッキー山紅斑熱，p. 197-205．木村哲，喜多宏(編)，人獣共通感染症，医薬ジャーナル社，大阪．

馬原文彦，古賀敬一，沢田誠三，ほか．1985．わが国初の紅斑熱リケッチア感染症．感染症学雑誌 59：1165-1172．

Tai, K., Iwasaki, H., Ikegaya, S., et al. 2013. Minocycline modulates cytokine and chemokine production in lipopolysaccharide-stimulated THP-1 monocytic cells by inhibiting IκB kinase α/β phosphorylation. Transl. Res. 161: 99-109.

Tani, H., Fukuma, A., Fukushi, S., et al. 2016. Efficacy of T-705 (Favipiravir) in the treatment of infections with Lethal Severe Fever with Thrombocytopenia Syndrome Virus. mSphere 1: e00061-15.

高田伸弘，石畝史，藤田博己．2006．福井県で初めて確認され血清学的に *R. helvetica* 感染が示唆された症例．Infectious Agents Surveillance Rep. 27: 40-41.

堤寛，馬原文彦．2006．日本紅斑熱の早期診断：皮膚生検を利用した免疫染色の実用性．病原微生物検出情報2006 27：38-40．

Uchida, T., Uchiyama, T., Kumano, K., et al. 1992. *Rickettsia japonica* sp. nov., the etiological agent of spotted fever group rickettsiosis in Japan. Int. J. Syst. Bacteriol. 42: 303-305.

【馬原文彦】

オリエンティア属
Genus *Orientia*

【歴史】

Orientia tsutsugamushi(以下 *Ot* と略)はツツガムシと呼ばれる一群のダニよって媒介され，つつが虫病を引き起こす。この感染症は東北，北陸の河川域に発生する地方病として古くより知られ，1879年にBaelzとKawakamiによって「日本洪水熱」として国際的に紹介された。その後の病原体の発見と命名を巡っては日本人研究者の間に熾烈な競争があり，学名は *Rickettsia tsutsugamushi* となった。しかしそれに同意しない学者も多く，*R. orientalis* という学名も用いられていた(宮村，1988)。

1950年代以降の研究により，つつが虫病は東北や北陸だけでなく日本全国に，そして東アジア全域に分布していることが明らかになった。それにともない，アカツツガムシ(*Leptotrombidium akamushi*)のみと考えられていた媒介種が地域によってさまざまで，日本ではフトゲツツガムシ(*L. pallidum*)とタテツツガムシ(*L. scutellare*)も病原リケッチアを媒介することが判明した(多村，1999)。近年の研究で，つつが虫病の病原体は *Rickettsia* 属の他の細菌との間に多くの相違点が認められ，新属(オリエンティア属)に分類することが提唱された(Tamura et al., 1995)。1995年に設けられた *Orientia* という属名は，かつての優劣をつけがたい研究成果にもかかわらず採用されなかった *orientalis* という種名を復活させたものである。

【生態】

Ot の特徴のひとつは，抗原性の異なる血清型が多数存在することである。かつては，日本で分離されたKato，東南アジアのKarp，Gilliamの3型に分類されていた。1980年代になってモノクローナル抗体の開発と抗原蛋白の遺伝子解析から詳細な分類が可能になると，日本国内で分離される *Ot* のほとんどは，Kato，Irie(またはKawasaki)，Hirano(またはKuroki)，およびそれぞれKarp，Gilliamに抗原的交叉があるJP，JGの5つの血清型に分類されるようになった(多村，1999)。それぞれの型に感染した患者が発生する地方および季節，推定感染地の地理的特徴や，媒介種の地理的・地勢的分布およびヒトを刺す幼虫の発生時期を調べた疫学調査から，Kato型はアカツツガムシが，JG，JP型はフトゲツツガムシが，そしてIrie，Hirano型はタテツツガムシが媒介すると考えられている。そのため，九州，東海にIrie，Hirano型の患者が多く，東北，北陸にはJG，JP型が多い。かつて東北，北陸に分布したKato型は，アカツツガムシの減少とともに，患者からも野ネズミからもほとんど分離されなくなった。これらの血清型の他，アジアでは地域により数多くの血清型とさまざまな媒介種が報告されている。

【ツツガムシの生活史・Otの共生】

ツツガムシの間では，雌親より卵を通じて子に垂直伝播で *Ot* が伝えられる。ツツガムシは成虫でも1 mm内外と小さく，ヒトに吸着する幼虫は0.3 mm程度しかない(写真19)。日本国内には100種以上のツツガムシが生息しており，*Ot* に感染しているものは10数種知られ，そのうち上記の3種のみがヒトに寄生する。*Ot* 感染率は種により異なり，2～0.03%程度である。しかし感染率の変動は大きく，局地的には感染率が20%を超える場合もある。

ツツガムシの生活史は以下のとおりである。卵からかえった幼虫は，一生に1度だけ野ネズミなどの温血動物に吸着し，唾液を注入して宿主の組織を溶解して吸入する(写真20)。吸い込んだ液は幼虫体内で濃縮され，水分は唾液として再び宿主に注入される。ツツガムシが数日にわたり宿主に吸着したままこれを繰り返す間に *Ot* が宿主に移行する。満腹して10倍を超える体積に膨満した幼虫は脱落し，その後は土中で休眠と変態を繰り返しながら昆虫の卵などを餌として成長し成虫となる。ツツガムシは交尾をせず，雄は精包と呼ばれる精子の詰まった球に柄の付いたカビ様の構造物を地上に産み落とし，雌はこれを体内に取り込み受精する。

このようにツツガムシは一生でただ1度の吸着行動で温血動物に *Ot* を媒介し，繰り返し吸着することはない。したがって，野ネズミやヒトにつつが虫病を伝播するツツガムシは，生まれながらにして *Ot* に感染しているものに限られる。流行地の野ネズミには多くのツツガムシが寄生しており，野ネズミの *Ot* 感染率は高い。このような感染野ネズミからツツガムシへの *Ot* の移行は証明されているが，野ネズミから *Ot* を得たツツガムシは再び温血動物に吸着することはなく，吸着中に得た *Ot* がツツガムシ内で垂直伝播することもほとんどない。したがって，ツツガムシを介しての感染野ネズミからヒトへの *Ot* の伝播はないと考えられている(浦上・多村，1996)。

感染しているツツガムシでは，幼虫および成虫のあらゆる臓器，組織に *Ot* が分布し，特に幼虫の唾液腺(写真21)と卵巣(写真22)に，時には細胞質を埋め尽くすほどの *Ot* が観察される。これは，吸着による *Ot* の媒介とツツガムシ間での垂直伝播をよく説明するものである。このように多数の *Ot* が細胞内に寄生していながら，ツツガムシ内では破壊された細胞を見ることはない(Urakami et al., 1994)。

Ot の雄から子への垂直伝播はない。その理由は感染した雄が生じないこと，もしくは感染雄がいても精原細胞中の *Ot* は精子形成の過程で細胞外に排除されるためである。感染雄が生じない現象は *Wolbachia* に感染した昆虫などでも見られ，雄から雌への性転換，雄になる卵の死滅などが示されている。これは，寄生菌にとって侵入するスペースのない精子は垂直伝播の乗り物になりえず，雄への感染では子孫を残せないため，宿主の性を操る方向に寄生菌が進化したと説明されている。

【分類】

Ot は *Rickettia* 属に分類されていたときから，細胞壁外膜の形態，莢膜様構造の有無，ワイル・フェリックス反応，ペニシリン感受性など，*Rickettsia* 属の他の細菌と比べいくつもの相違点が認められていた。これらに加え，遺伝子の相同性と菌体の構成成分の違いが示され，これを新属に分類することになった。*Ot* 株間の16S

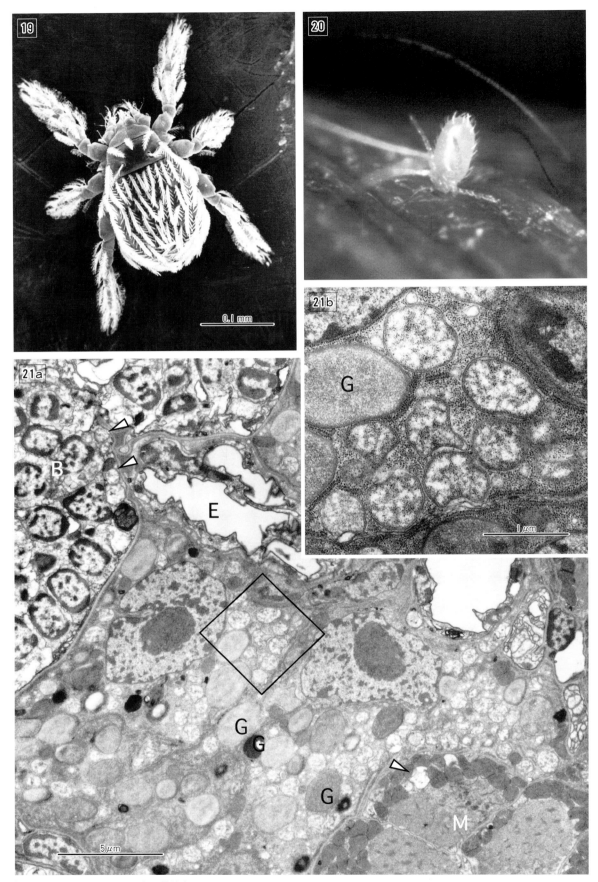

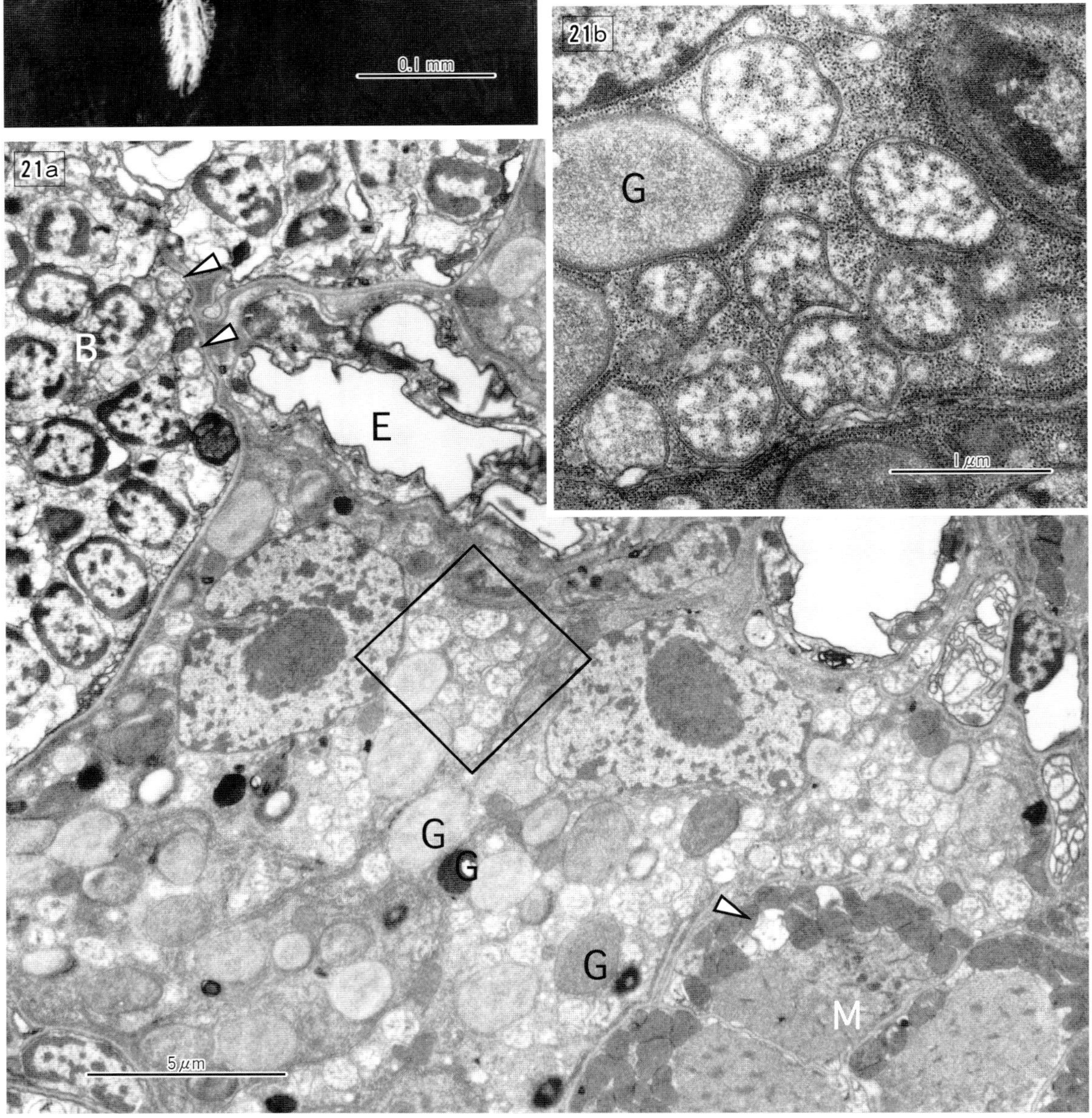

写真 19　フトゲツツガムシの未吸着幼虫

写真 20　ヒトに吸着するタテツツガムシ（Takahashi et al., 2000）。アゴだけで食いつき，虫体は膨満しはじめている。吸着後約 8 時間

写真 21　*Orientia tsutsugamushi*（*Ot*）に感染したフトゲツツガムシ幼虫の唾液腺（浦上・多村，1996；©日本細菌学会）。細胞質内に顆粒（G）とともに多数の *Ot* を認める。脳（B），筋肉（M）のなかにも少数ではあるが，*Ot*（矢印）を認める。E：食道

rDNA 遺伝子の相同性が98.5%以上である一方で，他の *Rickettia* 属とは90〜91%と離れている。Amano et al.(1987)による菌体成分の化学分析によれば，*Rickettsia* 属はペプチドグリカンとリポ多糖(LPS)を含むのに対し，*Ot* にはペプチドグリカンを構成するムラミン酸，グルコサミン，LPS の構成成分であるデオキシオクトン酸のいずれも見出すことができない。このうち LPS に関しては，*Rickettsia* 属が不完全ながらもその合成系の遺伝子を有しているのに対し，*Ot* は *Wolbachia* と同様にこれらを完全に欠いていることが *Ot* のゲノム解析から裏づけられた。一方でペプチドグリカンの合成・分解系は *Rickettsiales*(リケッチア目)のすべてが有しており，*Ot* でも10を超える遺伝子が発現している(Nakayama et al., 2008)。*Ot* はごく少量しかペプチドグリカンを合成していない，もしくは研究室の培養条件ではまったく合成していない可能性がある。

【形態・構造】

Ot の菌体は幅0.7 μm 前後，長さ1から2 μm の短桿菌状(写真23)であるが，培養条件によっては10 μm 近くなったり，不定形であったりもする。その細胞壁外膜は厚さ約15 nm で，グラム陰性菌に類似しており，超薄切片では黒白黒の3層からなる。この3層構造のうち *Ot* では外側の黒い部分が厚く，*Rickettsia* 属では内側が厚い(写真24)。また *Rickettsia* 属では菌体周囲に莢膜様の構造があり，超薄切片では白くぬけて見えるが，*Ot* にはこれがない。

【培養・増殖】

Ot の培養には実験動物もしくは培養細胞が用いられる。実験動物としてはマウスの使用が一般的であるが，発育鶏卵の卵黄嚢でも増殖する。マウスでは腹腔内に接種し，1〜2週間で脾臓を摘出し継代する。感染により脾臓は顕著に肥大し，脾細胞や腹腔マクロファージに *Ot* を認める。しかし，明瞭な *Ot* の増殖を認めるのは Kato，Karp などの強毒型に限られる。Irie，Hirano 型などはヒトには病原性を発揮するが，免疫抑制剤を投与しない限りマウスではほとんど増殖しない。細胞培養系は L，HeLa，Vero など数多く開発されている。これらの細胞では感染4〜5日で細胞内に菌体が充満し，宿主細胞を破壊する。増殖の様子はギムザ染色により光学顕微鏡で観察できる(写真25)。

感染させると，宿主細胞は *Ot* を食作用によって取り込む(写真26a)。好中球などとは異なり，L 細胞は細菌を加えてもこれを取り込むことはないが，*Ot* が吸着すると食作用が誘導される。これは，*Ot* が有するタイプⅣの分泌装置による誘導と思われる。取り込まれた *Ot*(写真26b)は，食胞膜を融解して細胞質に侵入する(写真26c)。しかし，取り込まれたすべての *Ot* が食胞を脱するのではなく，食胞内で不活化，消化されるものもある(写真26d)。細胞質内に侵入した *Ot* は，約9時間の世代時間で宿主細胞内に充満するまで分裂を繰り返す。感染後期には *Ot* は細胞質内より宿主細胞の細胞膜を押し上げ，細胞表面から突出するようになる(写真27)。そして *Ot* が細胞内に充満すると宿主細胞の崩壊が起こり，細胞膜に包まれない裸の *Ot* も放出されてゆく。培養系では宿主細胞膜の有無にかかわらず感染性を有するが，マウス体内では膜に包まれているもののみが細胞侵入性を持つ。宿主の細胞膜は免疫系から逃れることに役立っているのであろう。

【抗原構造】

先に述べたように，*Ot* の特徴のひとつは多様な血清型である。*Ot* には多数の抗原分子があるが，そのなかのひとつである *Ot* 外膜の56kDa 型特異抗原蛋白の抗原性で *Ot* の血清型はほぼ説明できる(Tamura et al., 1985)。SDS-PAGE の泳動パターン(写真28)からもわかるように，これは *Ot* 中最大の含量の蛋白で，株間の変異が激しくアミノ酸配列の相同性が60%を下回ることもある。患者や感染した実験動物の血清を反応させると，特定の型の56 kDa 蛋白に強く反応し，この蛋白の型特異性と抗原性の高さが明瞭である。この蛋白の機能についてはほとんどわかっていないが，*Ot* の血清型毎に寄生するツツガムシの種が限定されていることが示唆されており，ツツガムシとの共生関係を維持するために何らかの役目を果たしているのかもしれない。

【遺伝子情報】

韓国で分離された Boryong，日本の Ikeda の全ゲノム配列が決定されている(Cho et al., 2007; Nakayama et al., 2008)。ゲノムサイズは約2.0 Mbp と，リケッチア属の細菌に比べ1.5から2倍程度大きい。*Ot* ゲノムの最大の特徴は，外来性の可動遺伝因子がゲノム中で爆発的に増幅し，全ゲノムの40%以上を占めている点である。これらの因子はリケッチア属細菌にはほとんど認められず，*Ot* ゲノムのもうひとつの特徴であるゲノムシャフリングなど大規模なゲノム改編の原因となっている。重複配列の増幅にともない，配列上に存在する遺伝子も高度に増幅しており，*Ot* ゲノム中の約2,000個の蛋白コード領域の半数以上が重複遺伝子となっている。そして増幅にともなってその多くに断片化や塩基置換・欠失を生じ，細菌としては突出した数の偽遺伝子を持っている。一方，ゲノム上に単一で存在する遺伝子に関しては偽遺伝子化の頻度は低く，特にリケッチア科に共通する約550個のコア遺伝子は，その遺伝子の並びがシャフリングによって大きく異なっているものの，*Ot* でもよく保存されている。このような多種類の可動性遺伝因子の侵入と爆発的な増幅が生じた理由は不明だが，限定されたダニの家系が垂直伝播により *Ot* を保持するという高度な共生関係が大きな理由のひとつであると考えられる。

【病原因子】

病原因子としてはリケッチア目に共通するタイプⅣの分泌装置があり，これが宿主細胞への侵入に大きな役割を果たしていると考えられる。これは注射針様の装置であり，機能制御に関与するアンキリン・リピートを有する蛋白を宿主細胞質へ直接注入すると考えられている。*Ot* はこのような蛋白を多種多様に有しており，病原性に関わる分子の候補として注目されている。また，内毒素である LPS を持たないこと，*Rickettsia* 属の病原因子と考えられているヘモリジン A，ホスホリパーゼを持たないことも *Ot* の特徴である。

Ot の感染におけるサイトカインの重要性は，TNF-α，インターフェロン-γ，各種ケモカインで指摘されて

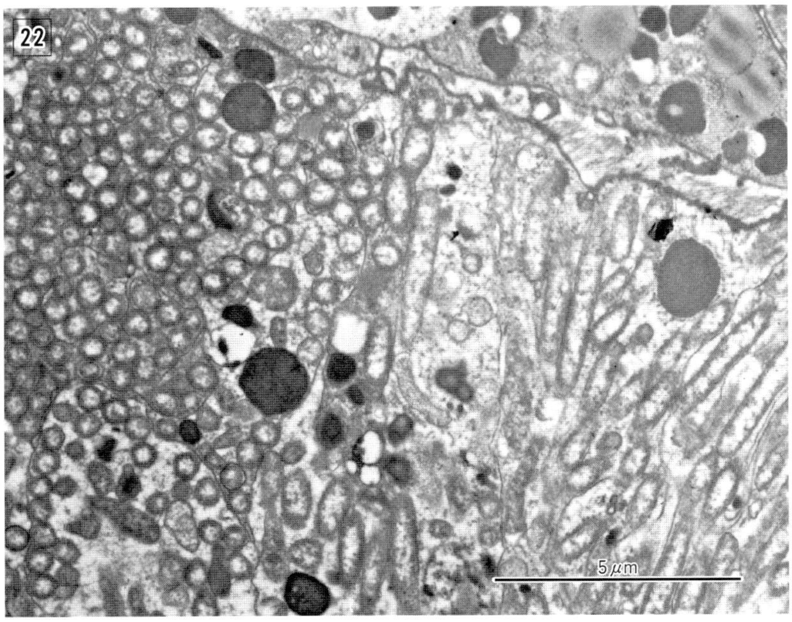

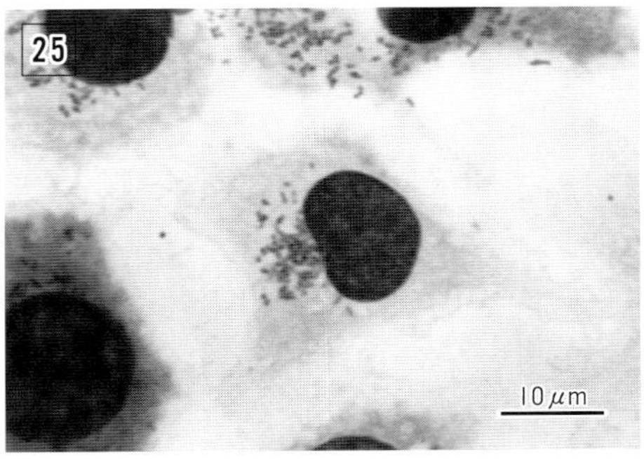

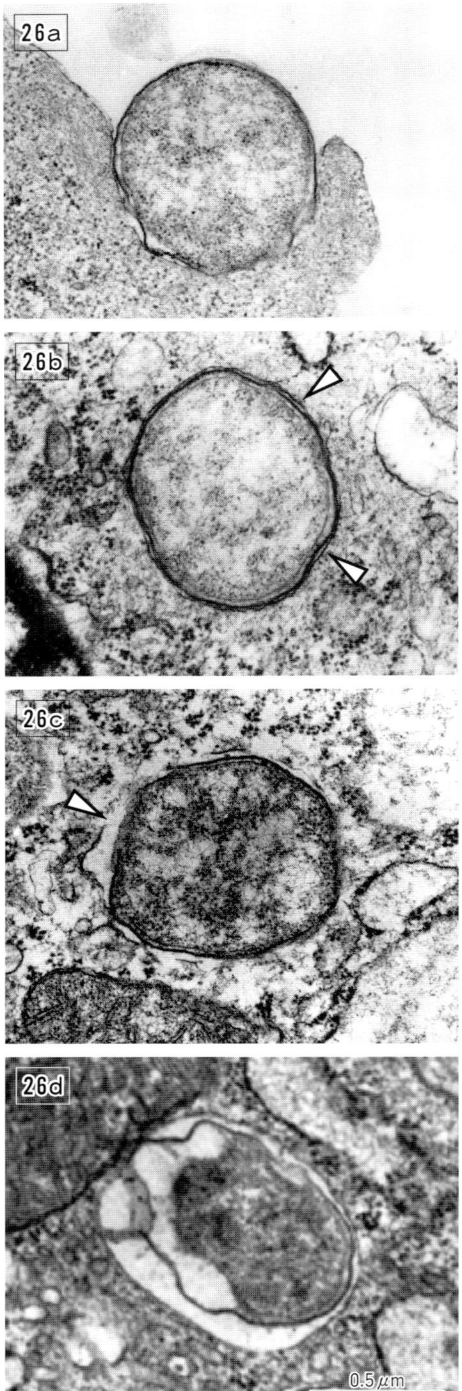

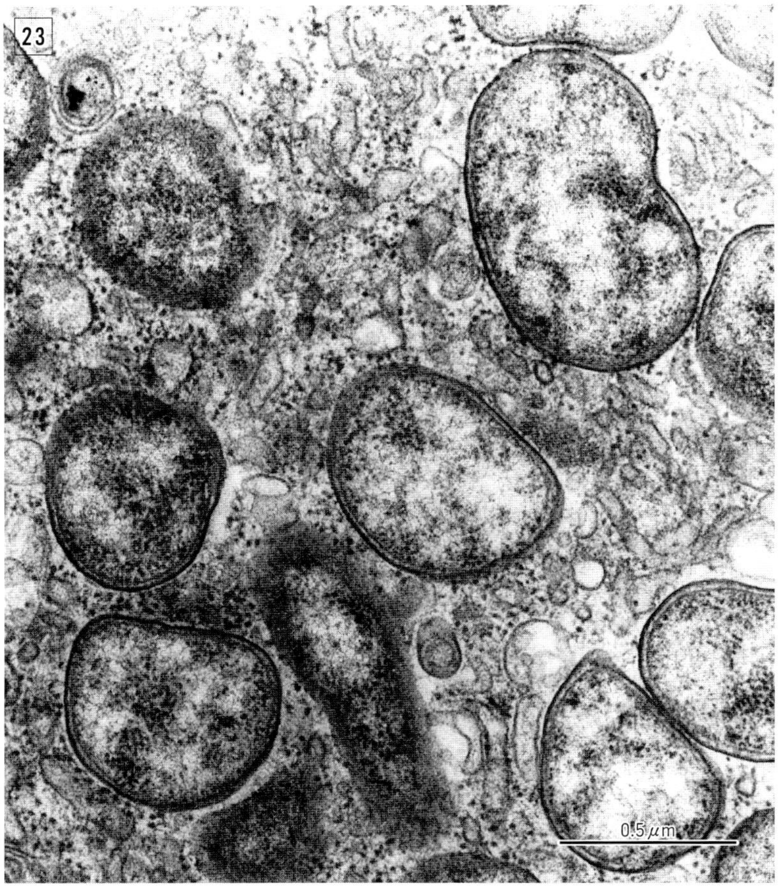

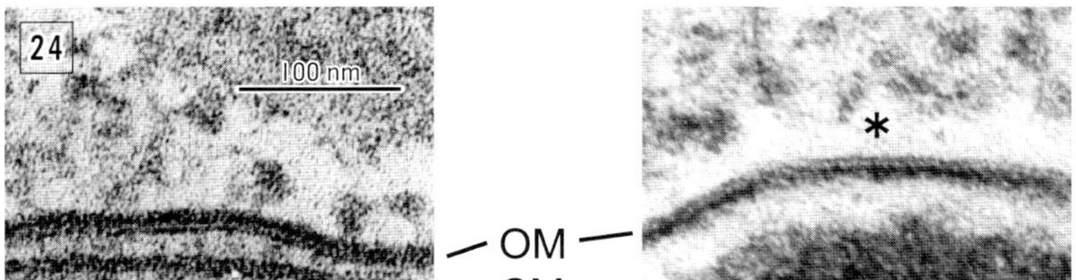

写真 22　*L. fletcheri*（東南アジアのツツガムシ）雌成虫の卵巣。平行に並んだ長い *Ot* が細胞質を埋め尽くしている。

写真 23　*Ot* 感染 4 日目の L 細胞

写真 24　*Ot* と *R. sibirica* の表層構造の比較。どちらの細胞壁外膜（OM）も厚さは約 15 nm であり，黒白黒の 3 層からなるが，*Ot*（左）では OM の外層が厚く，*R. sibirica* では内層が厚い。*R. sibirica* には OM の外側に莢膜様の構造（＊）があり，リボソームなどの宿主細胞の構造物が入り込まない。CM：細胞膜（健康科学大学・鶴原喬博士より供与）

27

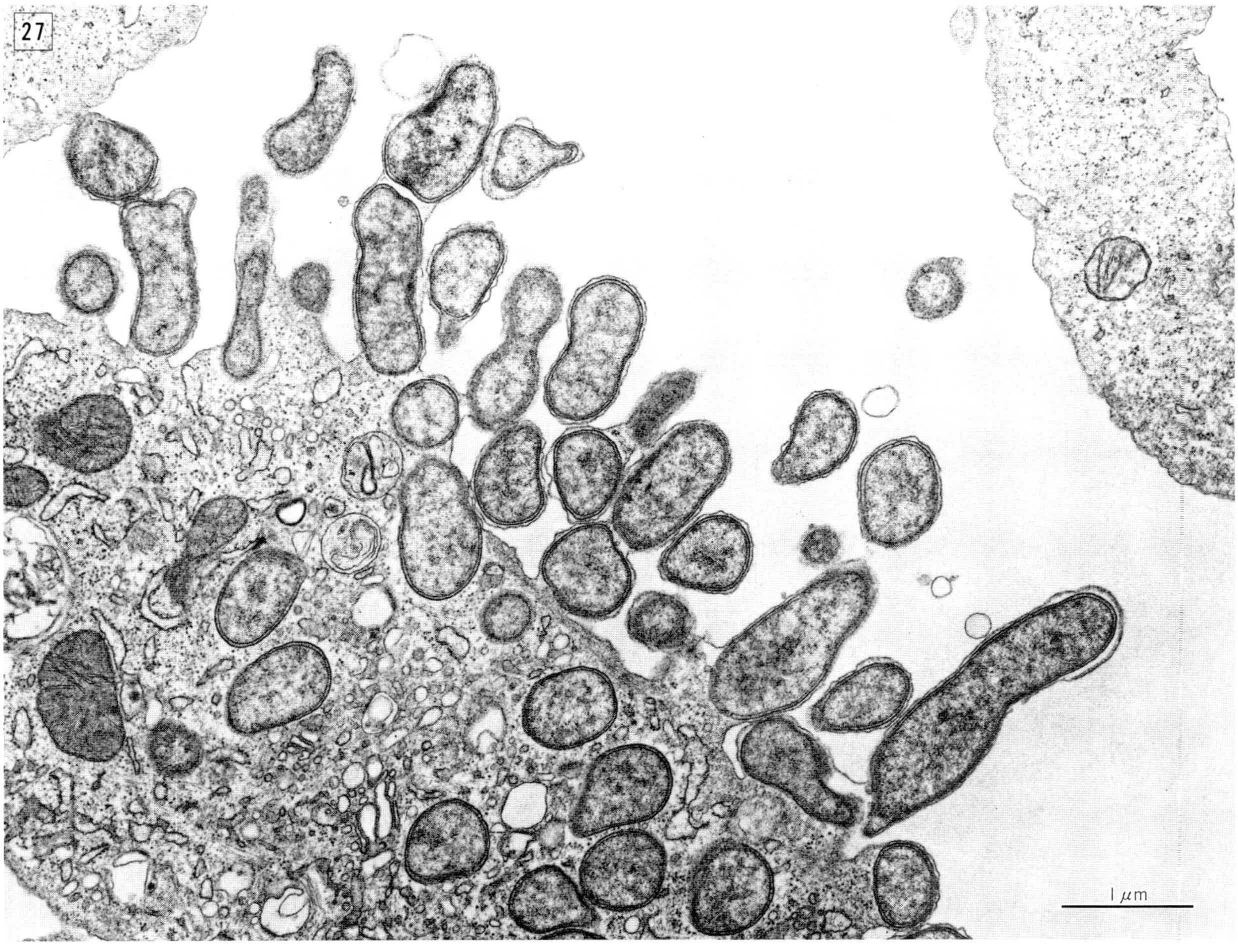

28

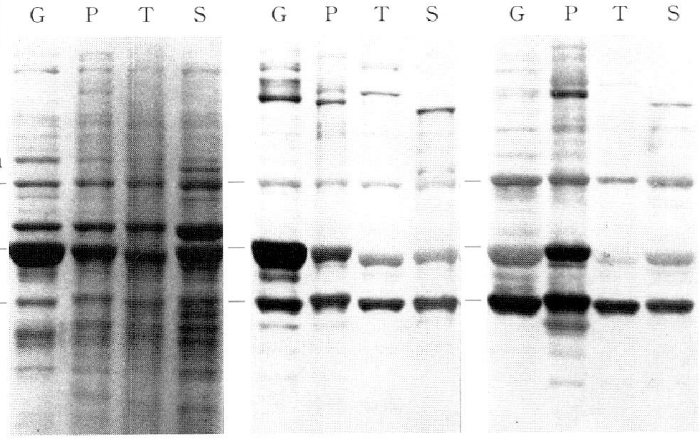

29

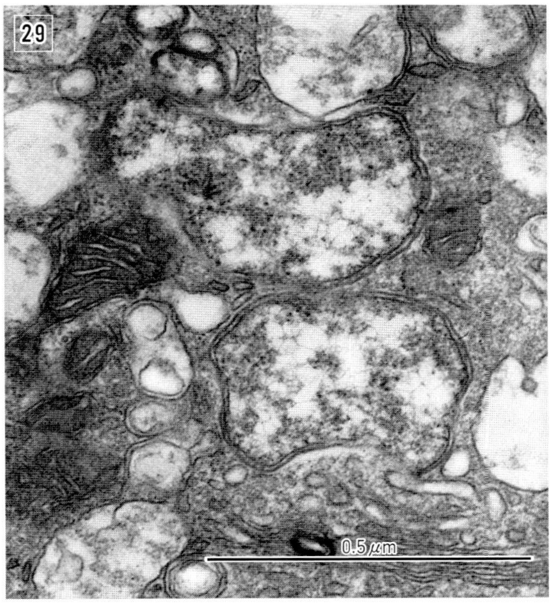

写真 25 *Ot* に感染した L 細胞。ゴルジ野を中心に *Ot* が分布している。ギムザ染色

写真 26 L 細胞に感染 10〜40 分の *Ot*(写真 26a，b，d：Urakami et al., 1983；©日本細菌学会)。a)*Ot* は食作用によって，食胞内に取り込まれる。b)食胞膜(矢印)は *Ot* 表面に密着している。c)侵入後 10 分で食胞膜は融解，断裂し(矢印)，*Ot* は細胞質内に侵入する。d)食胞から逃れられずに，不活化される *Ot* もある。

写真 27 *Ot* 感染 4 日目の L 細胞(Urakami et al., 1984；©日本細菌学会)。*Ot* は宿主細胞膜を押し上げて，細胞表面から突出している。

写真 28 血清型の異なる *Ot* 4 株の SDS-PAGE および感染モルモット血清を用いた immunoblot のパターン(Tamura et al., 1985；©American Society for Microbiology)。56kDa 蛋白はホモ抗血清に対して強く反応するが，ヘテロの血清への反応性は弱い。70 および 46kDa 蛋白も抗原性を有するが，株特異性は低い。G：Gilliam，P：Karp，T：Kato，S：Shimokoshi 株。CB：クマシー・ブルー染色

写真 29 マウスマクロファージに侵入した *Ot* 弱毒株(Fukuhara et al., 2005；©Elsevier)。マウスに対して弱毒の株も強毒株と同様に細胞質内にまで侵入するが，ほとんど増殖することなく不活化される。

いる。*Ot* を接種するとマウスの腹腔内にはケモカインやサイトカインが分泌され，強毒株は過剰なケモカイン類を誘導しマウスを死亡させる。また，*Ot* の強毒株と弱毒株の違いは *in vitro* でも再現され，強毒株が感染してもマクロファージは TNF-α をほとんど産生せずに *Ot* が増殖するのに対し，弱毒株では TNF-α の産生が著明で，*Ot* は細胞質内に侵入するものの増殖できずに排除されてゆく（写真 29）（Fukuhara et al., 2005）。強毒株は感染初期の標的であるマクロファージの免疫応答を抑えているものと想像される。

【物理化学的安定性】

Ot は蒸留水によっても破裂するほど脆弱な細菌であり，特に宿主細胞外では容易に感染性を失う。L 細胞での培養後に精製を行った場合，その過程で急速に感染性を失い，精製した菌体での感染実験は極めて再現性に乏しい。保存する場合も感染細胞のまま－80°Cに保存するのが最適で，細胞外に出しての冷凍や，感染細胞のままであっても－20°Cでの保存では実質的に菌株が維持できない。このような脆弱さから，多くの消毒剤に感受性を有すると思われるが，実験的なデータはほとんど得られていない。

【引用・参考文献】

Amano, K., Tamura, A., Ohashi, N., et al. 1987. Deficiency of peptidoglycan and lipopolysaccharide components in *Rickettsia tsutsugamushi*. Infect. Immun. 55: 2290-2292.

Cho, N. H., Kim, H. R., Lee, J. H., et al. 2007. The *Orientia tsutsugamushi* genome reveals massive proliferation of conjugative type IV secretion system and host-cell interaction genes. Proc. Natl. Acad. Sci. U.S.A. 8: 7981-7986.

Fukuhara, M., Fukazawa, M., Tamura, A., et al. 2005. Survival of two *Orientia tsutsugamushi* bacterial strains that infect mouse macrophages with varying degrees of virulence. Microb. Pathog. 39: 177-187.

宮村定男．1988．恙虫病研究夜話，考古堂書店，新潟．

Nakayama, K., Yamashita, A., Kurokawa, K., et al. 2008. The Whole-genome sequencing of the obligate intracellular bacterium *Orientia tsutsugamushi* revealed massive gene amplification during reductive genome evolution. DNA Res. 15: 185-99.

Takahashi, M., Urakami, H., and Misumi, H. 2000. Trombidiosis-dermatosis induced by the bite of larval trombiculid mite, *Leptotrombidium scutellare* (Nagayo, Miyagawa, Mitamura, Tamiya et Tenjin, 1921) (Prostigmata: Trombiculidae). Ann. Rep. Ohara Hosp. 43: 17-22.

多村憲．1999．恙虫病病原体 *Orientia tsutsugamushi* の微生物学．日本細菌学雑誌 54：815-832．

Tamura, A., Ohashi, N., Urakami, H., et al. 1985. Analysis of polypeptide composition and antigenic components of *Rickettsia tsutsugamushi* by polyacrylamide gel electrophoresis and immunoblotting. Infect. Immun. 48: 671-675.

Tamura, A., Ohashi, N., Urakami, H., et al. 1995. Classification of *Rickettsia tsutsugamushi* in a New Genus, *Orientia* gen. nov., as *Orientia tsutsugamushi* comb. nov. Int. J. Syst. Bacteriol. 45: 589-591.

浦上弘，多村憲．1996．恙虫病リケッチア *Orientia tsutsugamushi* と宿主ツツガムシとの共生関係について．日本細菌学雑誌 51：497-511．

Urakami, H., Takahashi, M., Hori, E., et al. 1994. An ultrastructural study of vertical transmission of *Rickettsia tsutsugamushi* during oogenesis and spermatogenesis in *Leptotrombidium pallidum*. Am. J. Trop. Med. Hyg. 50: 219-228.

Urakami, H., Tsuruhara, T., and Tamura, A. 1983. Penetration of *Rickettsia tsutsugamushi* into cultured mouse fibroblasts (L cells): an electron microscopic observation. Microbiol. Immunol. 27: 251-263.

Urakami, H., Tsuruhara, T., and Tamura, A. 1984. Electron microscopic studies on intracellular multiplication of *Rickettsia tsutsugamushi* in L cells. Microbiol. Immunol. 28: 1191-1201.

【浦上　弘】

【疫学】

第二次世界大戦中，南太平洋の米軍で数千名のつつが虫病患者が発生した。戦後，その詳細な資料や検体を携えて来日した米国の研究者との交流は，わが国のつつが虫病研究に新たな展開をもたらした。すなわち，1946 年富士山麓，1951 年伊豆七島と相次いで新たなつつが虫病の発生地が確認されると，わが国における本症の実態解明への機運が高まり，1954 年，つつが虫病に関する疫学から臨床まで多領域にわたる全国的な調査研究が開始された。

その結果，疫学的には一，二の例外を除き全都道府県で野ネズミから *Rickettsia orientalis*（*Orientia tsutsugamushi*：*Ot*）が検出されたこと，媒介ツツガムシの種類や分布が明らかにされたことなど，その後の本症の研究の基礎となる情報が得られた。

臨床的には，伊豆七島などのつつが虫病は東北・北陸のものより軽症で死亡率が 1%以下と低く，発生時期や感染場所など疫学的にも異なるため，つつが虫病にはふたつの型があり，それぞれ古典型つつが虫病，新型つつが虫病と称することが提唱された（Tamiya, 1962）。

この間に *Ot* の補体結合抗原が精製されて，特異血清反応が可能となったことにより，日本に分布する *Ot* は血清学的に概ね Gilliam，Karp および Kato の 3 群のいずれかに分類されることが明らかにされた（Shishido, 1962）。

一方，1957 年から続けられた宮崎県地方のつつが虫病の研究によって，同地方の患者から分離された病原リケッチアはマウス弱毒型 *Ot* であること（操ほか，1967），これらのマウス弱毒型 *Ot* の血清型は Gilliam，Karp，Kato の 3 型とは異なる Irie 型と Hirano 型であることが明らかにされた（橘ほか，1982）。

全国の患者の発生は 1970 年頃まではごく少数にすぎなかったが，1980 年頃から急激に増加し，1980 年代の年間患者数は約 1,000 名に達した。その後はやや減少して 1999 年，4 類感染症に指定後の届け出患者数はほぼ 400 名前後で推移している。これらのつつが虫病はほとんどすべて新型つつが虫病であるが，重症例も少なからず認められ，稀ではあるが死亡例の報告も見られる。その頻度には地域差があり（図 6），分布するツツガムシの種類，それに関連した保有リケッチアの違いを反映していると考えられる。わが国のつつが虫病を媒介する主要なツツガムシは，フトゲツツガムシ，タテツツガムシで，アカツツガムシが東北，北陸に認められる（写真 30）。詳細は【生態】ならびに【病原性】の項を参照されたい。

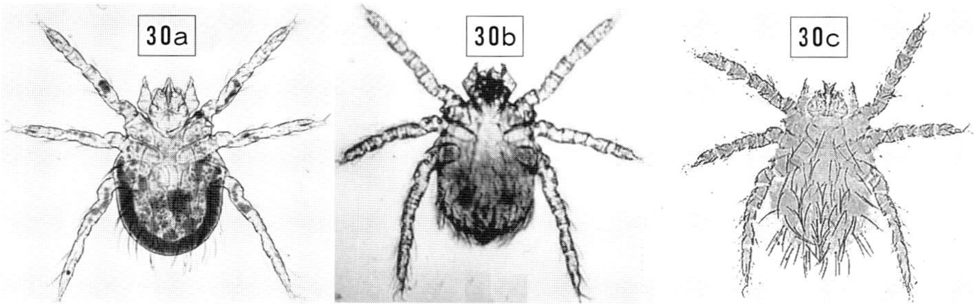

写真30 ツツガムシ幼虫。a)アカツツガムシ(高橋守博士より供与), b)フトゲツツガムシ(高橋守博士より供与), c)タテツツガムシ

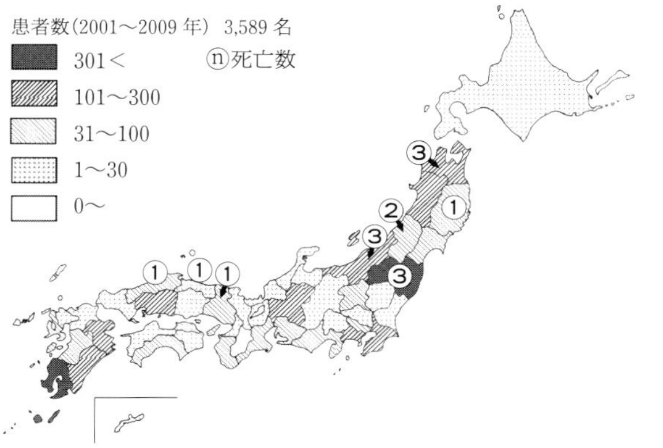

図6 2001年から2009年までの都道府県別届け出患者数と死亡数(IASR, 2006；2010)

【病原性】

(1)マウス病原性

①マウス強毒型 Ot

マウスは *Ot* に最も感受性が高い実験動物であり, *Ot* を腹腔内に接種されたマウスは約2週間で発症・死亡する。剖検すると, 脾腫と糸をひく腹水を示し, 腹腔細胞内に *Ot* 粒子が証明される。これらの *Ot* は免疫血清学的には, Gilliam, Karp および Kato の3型である(【疫学】の項参照)。

②マウス弱毒型 Ot

②-1 病原性

1957～1964年に宮崎県高原町地方で発生した18例のつつが虫病患者の場合, 患者血液を接種されたマウスは, まったく症状を示さず, 4週後に剖検すると, 軽度の脾腫を示すのみで, 腹水はなく *Ot* の検出も困難であった。しかし, 脾を用いて継代接種したマウスで行った感染防御試験によって *Ot* の感染が成立していることが確認された。この結果から, 通常マウスを発症させないマウス弱毒型の *Ot* が存在することが明らかになった(操ほか, 1967)。その後, マウス弱毒型 *Ot* の研究にはシクロホスファミド処理による免疫抑制マウスが有用なことが報告された(Kobayashi et al., 1978)。

②-2 免疫血清学的性状

1980年に宮崎地方で発生したつつが虫病患者から分離された19株の *Ot* について免疫血清学的解析を行った結果, これらの患者の感染リケッチアの血清型は Gilliam, Karp および Kato の標準3株とは異なる Irie 型と Hirano 型であることが明らかになった(橘ほか, 1982)。単クローン抗体による分析(Tange et al., 1991)や遺伝子解析の結果(Horinouchi et al., 1996；多村, 1999)もこれと一致する成績であった。

Irie 型と Hirano 型の血清型名を, 両型の遺伝子解析の際に使用された Kawasaki 株と Kuroki 株の名称を併記して Irie 型(Kawasaki 型), Hirano 型(Kuroki 型)としたものも見られる。

(2)Ot のヒトに対する病原性

①感染と病態

ツツガムシは皮膚表層に鋏器(きょうき)で吸着して栄養を摂取する(小田, 2013)。このとき皮膚に侵入した *Ot* はいったん局所のマクロファージ内で増殖し限局性の炎症病巣すなわち刺し口を形成し(写真31, 32), 数日後にリンパ行性, 血行性に全身に広がり, 諸臓器の血管内皮細胞に感染する。その結果, 止血, 透過性, 電解質調節, 血管緊張などの血管の機能が障害される(Valbuena and Walker, 2009)。次いでリンパ球, マクロファージ, 形質細胞などが浸潤し, 小血管炎・血管周囲炎を呈する(写真33, 34)。

急性期には, 血中の IFN-γ, IL-6, TNF-α などが上昇する。これらの炎症性サイトカインの過度の上昇は, 本症における全身性炎症反応症候群(SIRS)あるいは播種性血管内凝固症候群(DIC)の重要な発症要因と考えられている(岩崎, 2007)。

感染免疫の主体は, T細胞由来のリンフォカインによって活性化したマクロファージの *Ot* 増殖抑制作用で, 回復期早期から3.5年後まで証明される(横田ほか, 1989)。

②感染 Ot と患者の重症度(表3)

宮崎地方のつつが虫病では, DIC 合併例や死亡例が認めらず, その臨床像は新型つつが虫病が提唱された当初の定義とほぼ一致した。しかし, 他の地域からの報告では, DIC を合併する重症例も少なくない(橘, 1989)。そこで, 感染 *Ot* 血清型別の DIC 発症の頻度を文献的に検索した。

その結果, DIC を合併した症例は JG 型, JP 型もしくは Kato 型であり, Irie 型と Hirano 型では認められなかった。死亡例の血清型も JG と JP の2型であった(橘, 2008)。

また, 死亡例の届け出があった県は, JG 型と JP 型を保有するフトゲツツガムシの分布地域にほぼ一致していた(図6)(IASR, 2006；田原・山本, 2007)。

これらのことから, 新型つつが虫病のなかで, JG 型および JP 型は重症型で, Irie 型と Hirano 型は軽症型であると考えられた。

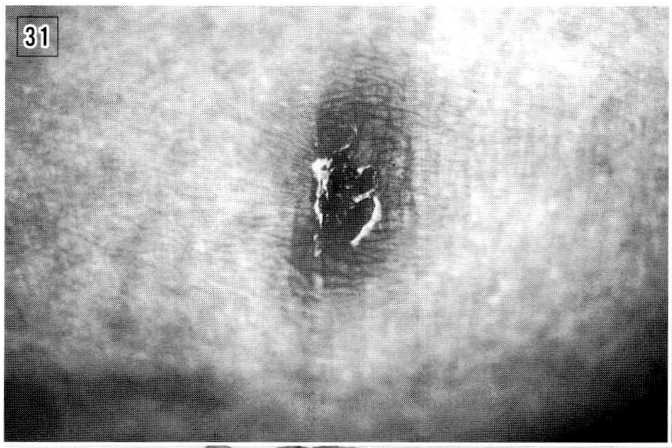

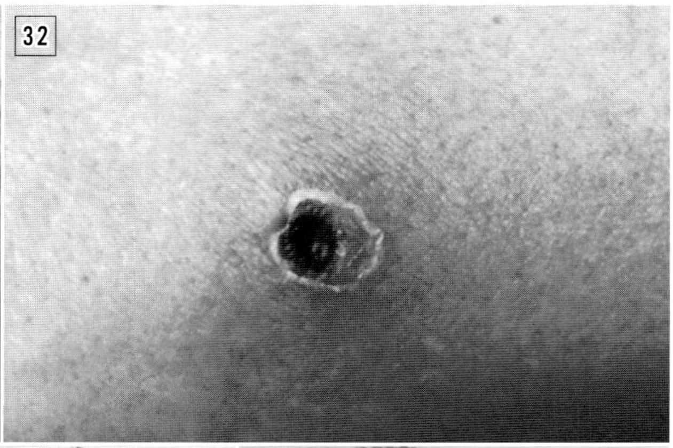

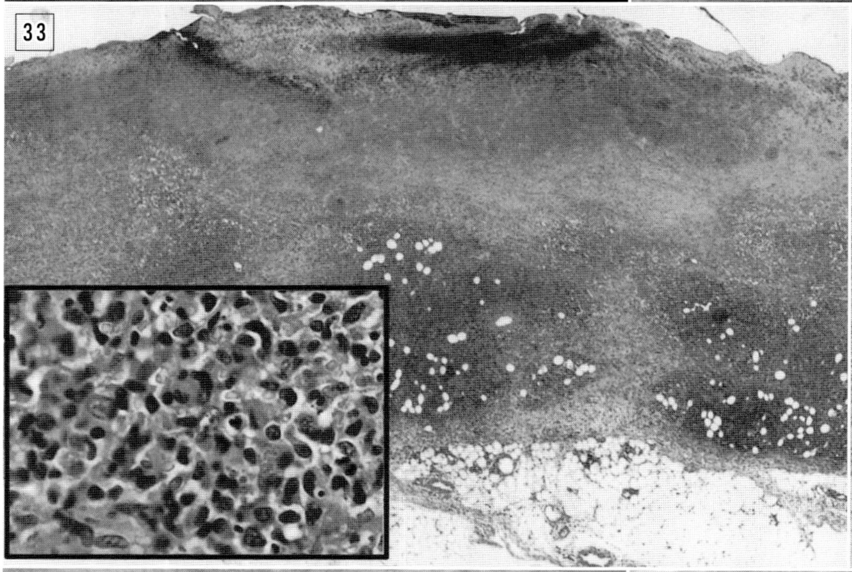

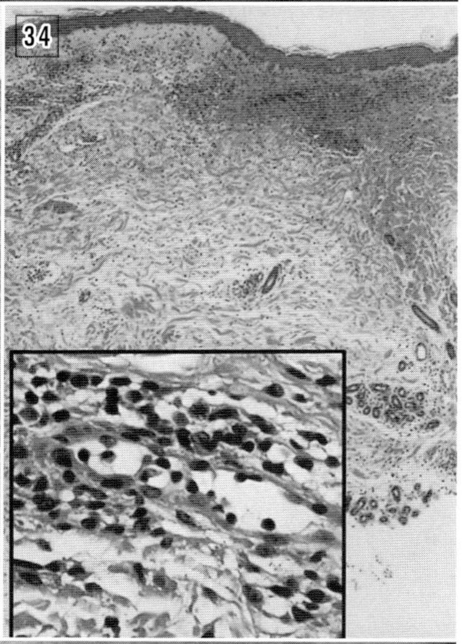

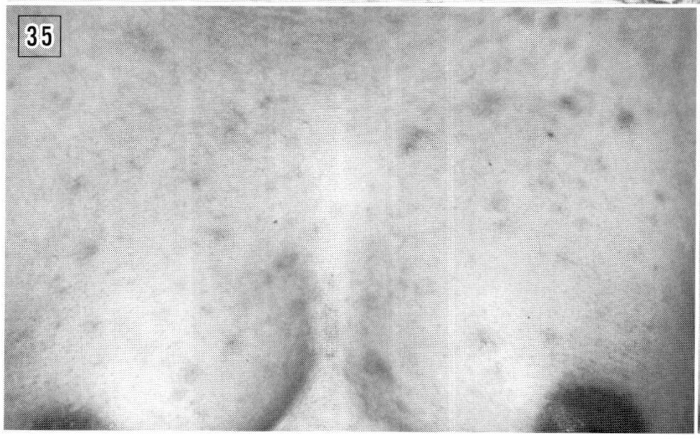

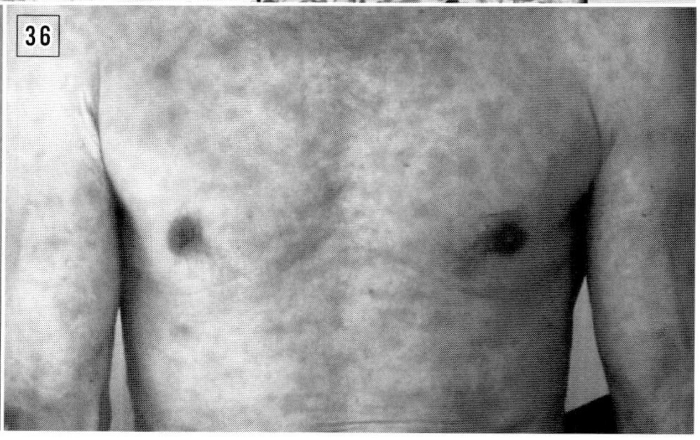

写真 31　刺し口 1(比較的早期)(善利晶子氏より供与。善利ほか，2001)
写真 32　刺し口 2(黒色痂皮を形成後)
写真 33　刺し口の組織所見(善利晶子氏より供与。善利ほか，2001)。写真 31 の症例。表皮の欠損，壊死組織の付着，真皮全域にわたる炎症性細胞浸潤。枠内は強拡大(組織球，リンパ球，形質細胞の浸潤と赤血球漏出)。(口絵 4 参照)
写真 34　発疹の組織所見(善利晶子氏より供与。善利ほか，2001)。写真 31 の症例。真皮は浮腫状，血管周囲，膠原繊維間に炎症性細胞浸潤。枠内は強拡大(血管周囲の炎症細胞浸潤)。(口絵 5 参照)
写真 35　発疹 1(丘疹状)
写真 36　発疹 2(紅斑状)

表3　つつが虫病の病型と臨床的・疫学的特徴

歴史的な分類		古典型つつが虫病	新型つつが虫病	
病型		重症型		軽症型
媒介ツツガムシ		アカツツガムシ	フトゲツツガムシ	タテツツガムシ
病原リケッチアの性状	血清型	Kato	Gilliam，Karp	Irie，Hirano
	マウス病原性	強毒	強毒	弱毒
臨床的特徴	重症例の頻度	高い	高い	やや低い
	死亡率	不明*	全国で年間数例	報告はない
疫学	発生地域*2	秋田，山形，新潟各県	本州，四国の大部分（九州は少数）	九州全域，本州の南西部（関東以西で南側の地域）
	発生時期	6〜8月	5〜6月，11〜12月	11〜12月が多い
	感染場所	河川敷	野山，くさむら	

* 抗菌薬使用以前の報告では35%
*2 優勢な種によって分類したもので，フトゲツツガムシとタテツツガムシの両方が重複して分布している地域もある。

Kato型は，高い死亡率を示した古典型つつが虫病の病原であり，最近の報告例からも，JGやJP型の場合と同等またはそれ以上の重症型であると考えられた（橘，2008；IASR，2006；田原・山本，2007）。

しかし，つつが虫病特有の地域による多様性もあり，また宿主側因子の影響も大きいので，個々の症例における重症度は幅が広いことを念頭におかなくてはならない。

剖検例で見られる臓器病変としては，肝臓ではグリソン鞘への細胞浸潤，肺では浮腫，充血など間質性肺炎，心臓は心筋の膨化，間質の細胞浸潤，脳は脳幹部を中心にミクログリア性小結節形成が見られる（伊藤，1983）。

【臨床所見】

(1)臨床症状

潜伏期は5〜14日で，急激な発熱で発症する。

①自覚症状

強い頭痛，悪寒，全身倦怠，食思不振，筋肉痛，関節痛，下痢，嘔吐，稀に咳嗽などを訴える（橘，1987）。

アカツツガムシに刺されると直後に痛みを感じるといわれるが，その他の場合はまったく自覚されない。

②他覚所見

発熱は39℃に達する弛張熱で，約2週間持続する。

刺し口は丘疹から水疱，膿疱を経て，発症時には黒色の痂皮で覆われ，周囲に発赤をともなう径約10 mmの潰瘍として認められる。無痛で化膿はしない（写真31，32）。腋窩，腰部，鼠径部，下腿などに多い。刺し口の局所リンパ節は腫大する。

発疹は径5〜10 mmの紅斑で，2〜5病日に顔面，軀幹から出現する。重症では出血性になる（写真35，36）。

肝，脾の腫大，全身リンパ節腫大も認める。

③合併症

軽症型でも治療開始が遅れると間質性肺炎，無菌性髄膜炎，心筋炎などを合併する。

重症型では播種性血管内凝固症候群（DIC）の合併頻度が5〜10%と高い（IASR, 2006）。さらにDIC合併例では急性呼吸不全（写真37），ショック，脳炎・脳脊髄膜炎，腎不全，心不全，血球貪食症候群などを合併する例もある（橘，2008）。

(2)臨床検査所見

急性期には，末梢血では白血球減少，好中球の相対的増加，血小板の軽度ないし中等度減少が見られる。血液生化学ではCRP，AST，ALTならびにLDHが上昇する。血清アルブミン低下，γグロブリン上昇，BUN上昇，凝固・線溶系の異常などは重症例で見られる。

【病原診断】

(1)Otの分離

患者の急性期の血液をマウス腹腔内に接種すると，感染マウスは約2〜3週で発症し死亡する。

発病したマウスは牽糸性の腹水貯留を認め，腹腔内細胞にリケッチア粒子を証明する（写真38）。ただしマウス弱毒性の新型リケッチアの場合はシクロホスファミド処理による免疫抑制マウスやヌードマウスを用いる必要がある（橘ほか，1982；小田，2013）（写真38）。

(2)免疫血清学的診断

抗*Ot*抗体の検出法には感度，特異性などから間接蛍光抗体法もしくは免疫ペルオキシダーゼ法が行われる（写真39，40）。*Ot*は免疫血清学的に型特異性が強いため，型が異なる抗原に対する抗体価は低くなる。特に発病初期は陽性率が低下するので，標準3株（JG，JP，Kato）と新型2株（Irie，Hirano）を抗原とするべきである（岡山ほか，2015）。

(3)遺伝子診断（PCR法）

末梢血中の*Ot* DNAの検出は，抗体上昇以前のリケッチア血症の時期に陽性となるので，早期診断に適している。PCR法のプライマーは報告によって異なるが，すべての型が検出できるものを示した（写真41）。

【治療】

第1次選択薬はテトラサイクリン系の抗菌薬で，ミノサイクリンを200 mg/日，分2で経口または経静脈的に7〜10日間用いる。発病早期であれば24〜48時間で解熱するが，その後数日間リケッチアは残存しているので中断すると再燃する可能性がある（Murai et al., 1995）。

第2次選択薬はクロラムフェニコールである。これらが使用できない場合はリファンピシンが有効である。ペニシリン系とセフェム系アミノグリコシド系およびニューキノロン系の薬剤は無効である。

第2病週になると重症となることが多いので，早期の治療開始が肝要である。DICなど重篤な症状を併発した場合は，病態に応じた治療を要する。

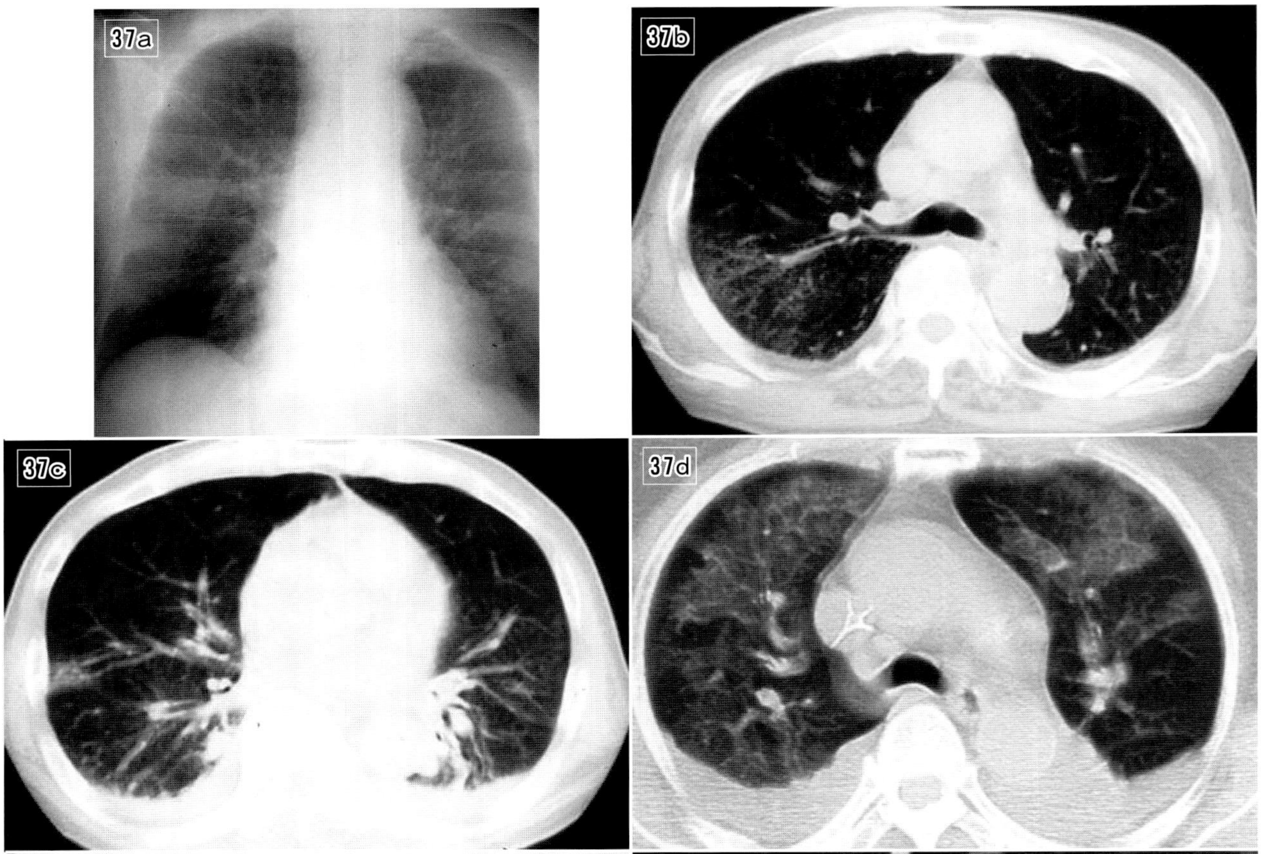

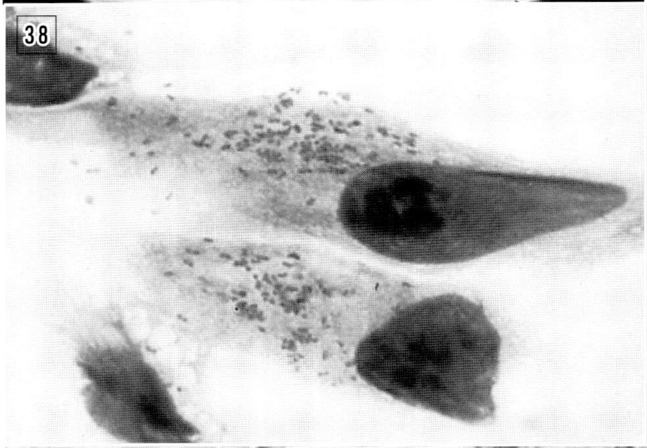

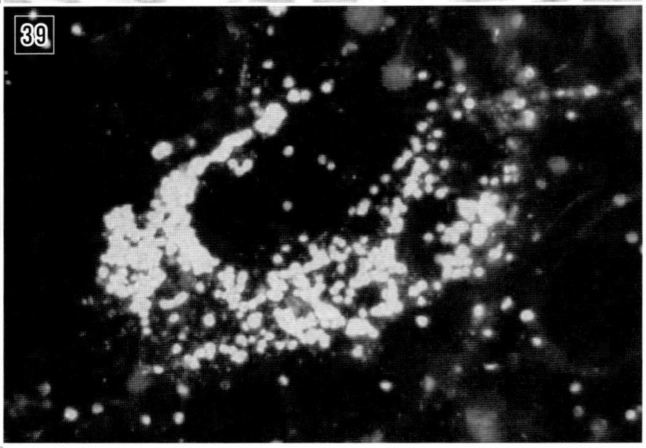

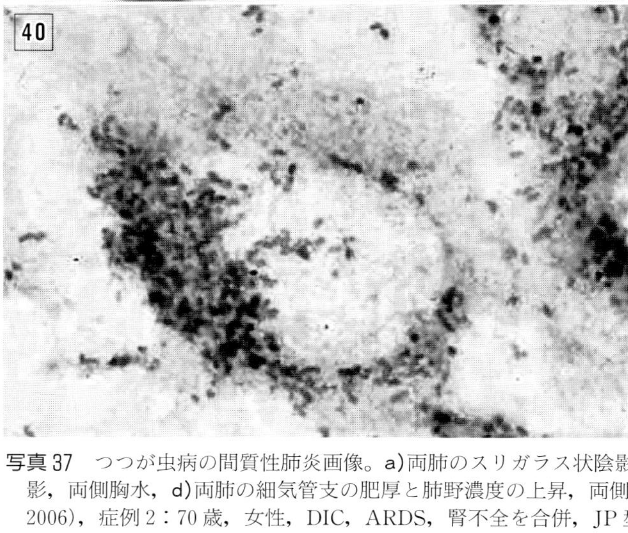

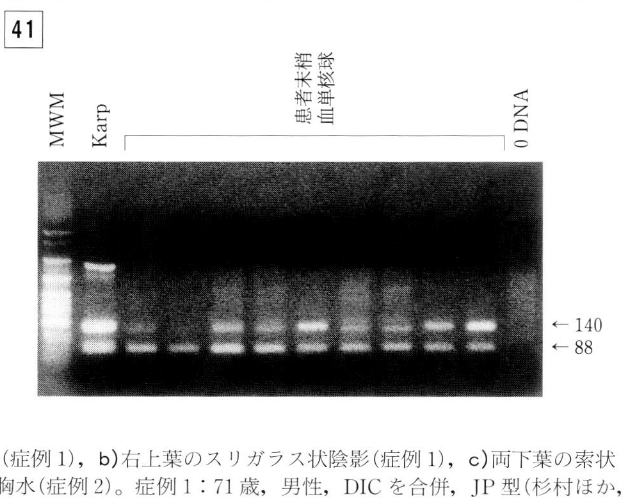

写真 37　つつが虫病の間質性肺炎画像。a)両肺のスリガラス状陰影(症例 1)，b)右上葉のスリガラス状陰影(症例 1)，c)両下葉の索状影，両側胸水，d)両肺の細気管支の肥厚と肺野濃度の上昇，両側胸水(症例 2)。症例 1：71 歳，男性，DIC を合併，JP 型(杉村ほか，2006)，症例 2：70 歳，女性，DIC，ARDS，腎不全を合併，JP 型(加藤，2003)

写真 38　*Orientia tsutsugamushi*(Irie 型の患者由来株)感染マウス腹腔細胞内のリケッチア粒子(ギムザ染色)

写真 39　*Orientia tsutsugamushi*(Irie 株)感染 BS-C-1 細胞(間接蛍光抗体法)。(口絵 6 参照)

写真 40　*Orientia tsutsugamushi*(Irie 株)感染 BS-C-1 細胞(免疫ペルオキシダーゼ法)。(口絵 7 参照)

写真 41　血中 *Ot* DNA の PCR 法による検出(Murai et al., 1995)

【予防】

予防ワクチンはない。感染予防にはつつが虫病多発時期にくさむらなどに立ち入る場合は，素肌を露出しない服装にし，帰宅後はすぐ着替えるなどの注意をする(ツツガムシの吸着から *Ot* の侵入まで 10 時間程度かかるといわれる)。昆虫忌避剤も使用される。

【引用・参考文献】

伊藤政志．1983．恙虫病の臨床．臨床と細菌 10：181-191．

岩崎博道．2007．ツツガムシ病重症化にみる臨床の新たな視点，p. 147-150．SADI 組織委員会(編)，ダニと新興再興感染症，全国農村教育協会，東京．

Horinouchi, H., Murai, K., Okayama, A., et al. 1996. Genotypic identification of *Rickettsia tsutsugamushi* by restriction fragment length polymorphism analysis of DNA amplified by the polymerase chain reaction. Am. J. Trop. Med. Hyg. 54: 647-651.

加藤五月．2003．播種性血管内凝固症候群，急性腎不全，間質性肺炎をともなったツツガムシ病．皮膚病診療 25：875-878．

Kobayashi, Y., Tachibana, N., Matsumoto, I., et al. 1978. Isolation of very low virulent strain of *Rickettsia tsutsugamushi* by the use of cyclophosphamide-treated mice, p. 181-188. *In* Kazar, I., Ormsbee, R. A., and Tarasevich, I. N. (eds.), Rickettsia and rickettsial diseases, VEDA Publ Hous, Slovak Akad Sci, Bratislava.

国立感染症研究所微生物検出情報(IASR)．2006．つつが虫病／日本紅斑熱 2005 年 12 月現在．IASR 27：27-28．

国立感染症研究所微生物検出情報(IASR)．2010．つつが虫病／日本紅斑熱 2006-2009．IASR 31：120-122．

操担道，小林譲，影山健彦，ほか．1967．宮崎県高原町地方における恙虫病の病原学的，臨床的ならびに疫学的研究．共済医報 16：1-17．

Murai, K., Okayama, A., Horinouchi, H., et al. 1995. Eradication of *Rickettsia tsutsugamushi* from patients' blood by chemotherapy, as assessed by the polymerase chain reaction. Am. J. Trop. Med. Hyg. 52: 325-327.

小田紘．2013．オリエンチア属，p. 482-485．柳雄介，吉田真一，吉開泰信(編)，戸田新細菌学，34 版，南山堂，東京．

岡山明彦，橘宣祥，長友安弘．2015．つつが虫病抗体．Medicina 52：598-599．

Shishido, A. 1962. Identification and serological classification of the causative agents of scrub typhus in Japan. Jpn. J. Med. Sci. Biol. 15: 308-321.

杉村悟，宇佐神雅樹，吉崎振起，ほか．2006．肺炎と DIC を合併したつつが虫病の 1 例．日本胸部臨床 65：575-579．

橘宣祥．1987．恙虫病の臨床像．臨床とウイルス 15：511-516．

橘宣祥．2008．新型つつが虫病，p. 14-16．内科臨床図説，朝倉書店，東京．

橘宣祥，楠根英司，横田勉，ほか．1982．宮崎地方の恙虫病．疫学的，免疫学的，ならびに病原学的研究．感染症学雑誌 56：655-663．

橘宣祥，長友安広，岡山昭彦．2008．新型つつが虫病．日本臨床別冊 8：242-245．

田原研司，山本正悟．2007．つつが虫病—多彩な疫学，p. 151-163．SADI 組織委員会(編)，ダニと新興再興感染症，全国農村教育協会，東京．

Tamiya, T. (ed.) 1962. Recent advances in studies of tsutsugamushi disease in Japan. Medical Culture, Tokyo.

多村憲．1999．恙虫病病原体 *Orientia tsutsugamushi* の微生物学．日本細菌学雑誌 54：815-832．

Tange, Y., Kanemitu, N., and Kobayashi, Y. 1991. Analysis of immunological characteristics of newly isolated strains of *Rickettsia tsutsugamushi* using monoclonal antibodies. Am. J. Trop. Med. Hyg. 44: 371-381.

Valbuena, G., and Walker, D. H. 2009. Infection of the endothelium by members of the order Rickettsiales. Thromb. Haemost. 102: 1071-1079.

横山勉，橘宣祥，志々目栄一，ほか．1989．恙虫病の感染免疫の研究．感染症誌 63：1149-1159．

善利(鈴木)晶子，ニンデル・マーギット，日野治子，ほか．2001．恙虫病の 1 例．皮膚臨床 43：887-890．

【橘　宣祥】

アナプラズマ科
Family *Anaplasmataceae*

【歴史・分類】

アナプラズマ科はリケッチア目に属する偏性細胞内寄生細菌である。Theilerが1910年にウシの赤血球内で増殖して貧血を起こす*Anaplasma marginale*を発見したのが最初で(Theiler, 1910)，1925年にCowdryが反芻動物の血管内皮細胞に感染して死亡率の高いハートウォーターを起こす*Ehrlichia ruminantium*を発見(Cowdry, 1925)，1929年にCarpanoがトリの赤血球に感染する*Aegyptianella*を報告し(Carpano, 1929)，1935年にはDonatienとLestoquardがイヌの単球に感染する*Ehrlichia canis*を発見した(Donatien and Lestoquard, 1935)。1951年にはFoggiが反芻動物の顆粒球に感染する*Anaplasma phagocytophilum*を報告した(Foggie, 1951)。1953年にPhilipらがイヌの単球に感染してSalmon poisoning diseaseを起こす*Neorickettsia helminthoeca*を発見した(Philip et al., 1953)。1954年には世界で最初のヒトの単球に感染して腺熱病を起こす*Neorickettsia sennetsu*がMisaoとKobayashi，Fukudaらによって報告された(Misao and Kobayashi, 1954; Fukuda et al., 1954)(発見当初は*Rickettsia sennetsu*と命名された)。一方で昆虫に垂直感染して共生する*Wolbachia*が1924年にHertigとWolbachによって報告されていた(Hertig and Wolbach, 1924)。過去30年間に家畜やヒトに感染する新しい種や属〔*Neorickettsia risticii*, *Ehrlichia chaffeensis*, *Ehrlichia muris*, *Ehrlichia ewingii*, *Anaplasma platys*, '*Candidatus* Xenohaliosis' '*Candidatus* Neoehrlichia' (Kawahara et al., 2004)〕が次々と発見された。同時にDNA配列，抗原性，生態の解析も進歩し，その結果，最近アナプラズマ科の命名と分類は大幅に変化した(Dumler et al., 2005a; Rikihisa and Kreier, 2005)。主として16S rRNA遺伝子とgroEL遺伝子のDNA配列を基本に，現在5つの属とふたつの'*Candidatus*'属がアナプラズマ科に属している(図1，表1)。*Haemobartonella*や*Eperythrozoon*はアナプラズマ科に属さない(Rikihisa et al., 1997)。

【形態・構造】

アナプラズマ科はグラム陰性小型の多形性球菌である。莢膜，鞭毛，線毛はない。細胞内細菌のためギムザ染色が用いられ，濃紫色に染まる。電子顕微鏡下では典型的なグラム陰性菌の形態(外膜と内膜)を示しリボソーム，DNA線維もはっきり認められる(写真1)。ゲノムの解析によると，LPSとペプチドグリカンはほとんどない(Lin and Rikihisa, 2003)。*Ehrlichia chaffeensis*と*Anaplasma phagocytophilum*はマイコプラズマのように宿主からコレステロールを取り込む(Lin and Rikihisa, 2003)(写真2)。アナプラズマ科はリケッチア科とは異なり，封入体のなかで増殖する。この封入体はギムザ染色で桑実胚のように見えるため，"Morula"と呼ばれる。クラミジアに似たコンパクトな"Dense cell"と大型の"Reticulate cell"の細胞内増殖期がある(写真3)。エールリキア種は微小管状の構造をMorula内に持っている。エールリキアの増殖期の封入体は初期endosome(Mott et al., 1999)であり，アナプラズマ(*Anaplasma*)の増殖期の封入体は初期autophagosome(Niu et al., 2008)で，両方ともリソソームとの融合はしない。

【増殖】

ヒトの白血病細胞，ヒトやサルの血管内皮細胞を使って*Anaplasma phagocytophilum*が培養できる。また，ヒトやイヌの白血病細胞を使って*Ehrlichia chaffeensis*が培養されている。ネオリケッチア属はネズミの白血病細胞で培養されている(Dumler et al., 2005b; Rikihisa et al., 2005)。ダニの細胞を使ってエールリキア属，アナプラズマ属が培養できる。培養温度は28〜37°Cで，pHは中性，世代時間は平均8時間であるが，分離直後はLag期が長く数日を要する。宿主細胞がエンドトキシンの混入によって活性化されるとアナプラズマ科の菌は殺されるので培地，培養法に注意が必要である。

【生態】

エールリキア属とアナプラズマ属は母ダニから卵に感染しないため，哺乳動物への感染が必須である。野生動物(シカ，齧歯類)などが自然界でのリザーバーで，ヒトや家畜は感染しているダニに刺されて感染する(人獣共通感染症)。ワルバキアとネオリケッチアは垂直感染によって無脊椎動物に保持されている。*Neorickettsia helminthoeca*はサケ，マスなどに寄生するセルカリアに感染している*N. helminthoeca*をイヌが摂取することにより腸管内からイヌの単球へと伝搬する。ウマポトマック熱の病原菌*N. risticii*の感染保有宿主はトビゲラ，カゲロウに寄生するセルカリアで，ウマがこのような虫を摂

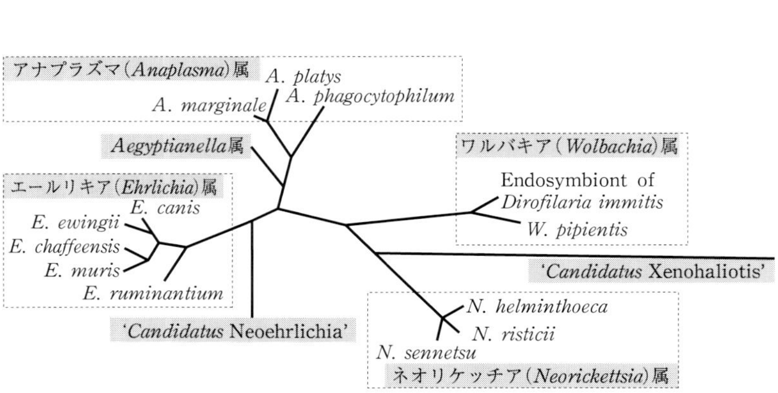

図1　アナプラズマ科の16S rRNA遺伝子塩基配列による分子系統図(Rikihisa, 2010を改変)

表1　アナプラズマ科の宿主と疾患(Kawahara and Rikihisa, 2002 を改変；http://wwwsoc.nii.ac.jp/jsb/topix/ehrlichia/INDEX.HTM)

属	種	病名	宿主	宿主細胞	媒介動物	分布	旧分類名
エールリキア (*Ehrlichia*)	*E. canis*	Canine ehrlichiosis	イヌ，オオカミ，ヒト	単球(マクロファージ)	*Rhipicephalus sanguineus* ダニ	世界中	—
	E. chaffeensis	Human monocytic ehrlichiosis (HME)	ヒト，シカ，イヌ	単球(マクロファージ)	*Amblyomma americanum* ダニ	米国，中・南米，欧州，アフリカ，日本，中国，韓国	—
	E. ewingii	Canine granulocytic ehrlichiosis	イヌ，ヒト	顆粒球	*Amblyomma americanum* ダニ	米国	—
	E. muris	Splenomegaly	ヒト，齧歯類	単球(マクロファージ)	*Haemaphysalis* ダニ	日本，ロシア，米国	—
	E. ruminantium	Heartwater	反芻動物，ヒト	血管内皮細胞，顆粒球	*Amblyomma* ダニ	アフリカ，カリブ海地方	*Cowdria ruminantium*
アナプラズマ (*Anaplasma*)	*A. phagocytophilum*	Human granulocytic anaplasmosis (HGA), Tickborne fever, Equine ehrlichiosis	ヒト，シカ，ウシ，ウマ，齧歯類	顆粒球	*Ixodes scapularis*, *Ixodes pacificus*, *Ixodes ricinus*, *Ixodes ovatus* ダニ	米国，欧州，日本，中国，韓国	*Ehrlichia phagocytophila*, *Human Granulocytic*, *Ehrlichiosis Agent*, *Ehrlichia equi*
	A. marginale	Bovine Anaplasmosis	ウシ	赤血球	*Various* ダニ	世界中	
	A. centrale	Bovine anaplasmosis	ウシ，シカ	赤血球	*Boophilus*, *Rhipicephalus* ダニ	世界中	—
	A. platys	Canine cyclic thrombocytopenia	イヌ	血小板	*Rhipicephalus sanguineus* ダニ	米国，アジア，ギリシャ，南米，イスラエル	*Ehrlichia platys*
エジプトネラ (*Aegyptianella*)	*A. pullorum*	不明	トリ	赤血球	不明ダニ	米国，アフリカ	—
ネオリケッチア (*Neorickettsia*)	*N. risticii*	Potomac horse fever, Equine monocytic ehrlichiosis	ウマ	単球(マクロファージ)	*Acanthatrium oregonense* セルカリア in トビゲラ，カゲロウ	北米，韓国	*Ehrlichia risticii*
	N. sennetsu	Sennetsu fever, Glandular fever	ヒト	単球(マクロファージ)	不明 セルカリア in 魚	日本，マレーシア，ラオス，タイ	*Ehrlichia sennetsu*, *Rickettsia sennetsu*
	N. helminthoeca	Salmon poisoning disease	イヌ，キツネ，オオカミ	単球(マクロファージ)	*Nanophyetus salmincola* セルカリア in 魚	米国，カナダ，ブラジル	—
ワルバキア (*Wolbachia*)	*W. pipientis*	細胞質不和合性(節足動物)	節足動物，昆虫 フィラリア	不明	(共生細菌)	世界中	—
Candidatus Neoehrlichia'	*N. mikurensis*	Septicemia	ヒト，齧歯類	血管内皮細胞	*Ixodes ovatus* ダニ	日本，欧州，中国	—
	N. lotoris	不明	アナグマ	不明	不明	米国	—
Candidatus Xenohaliotis'	*X. californiensis*	不明	アワビ	不明	不明	米国	—

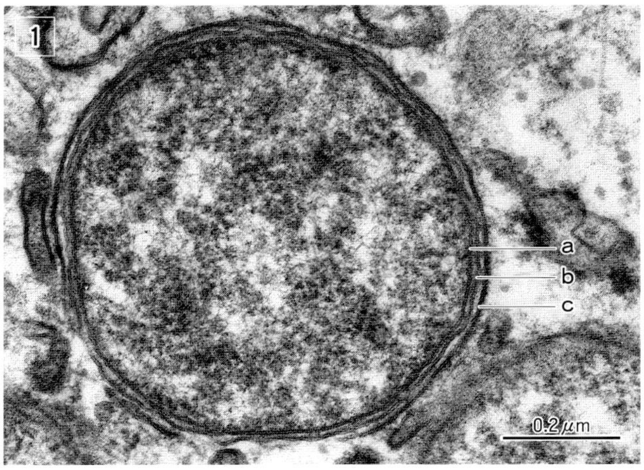

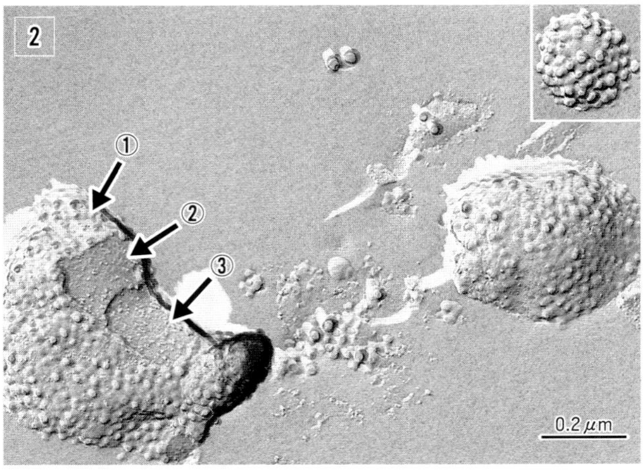

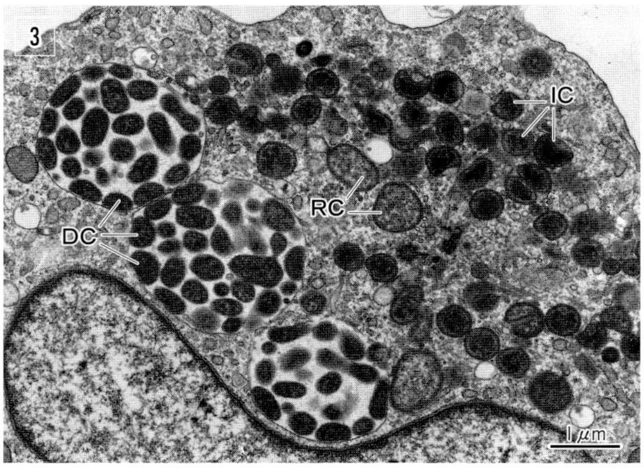

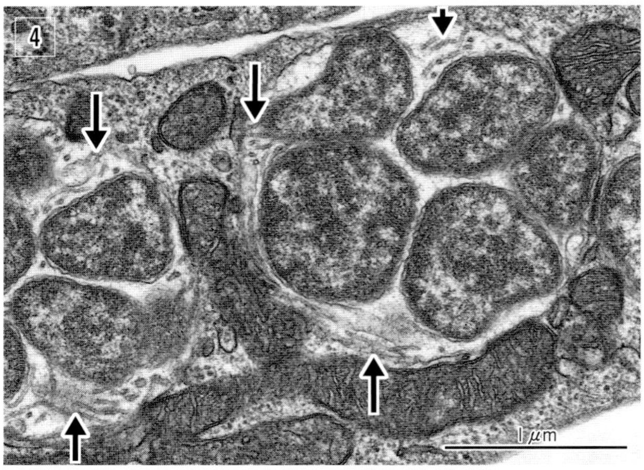

写真1　ウマのマクロファージの細胞質のなかの *Neorickettsia risticii*（Rikihisa, 1986；© American Society for Microbiology）。*N. risticii* の内膜（a），外膜（b），封入体膜（c），リボソーム，DNA 線維が認められる。ペリプラズムはほとんどない。

写真2　フリーズフラクチャ法による，filipin でラベルした *Anaplasma phagocytophilum*（Lin and Rikihisa, 2003；© American Society for Microbiology）。filipin がコレステロールに結合すると外膜①に多くの 20〜25 nm の突起構造が認められる。②：内膜，③：細胞質

写真3　ヒトの白血球細胞 U-937 のなかの *Neorickettsia risticii*（Rikihisa, 1986；© American Society for Microbiology）。形態の異なる 3 種類の菌体はそれぞれ内膜，外膜，封入体膜に包まれている。DC：濃縮体，RC：網様体，IC：中間体

写真4　イヌの白血病細胞 DH82 内の *Ehrlichia chaffeensis*（力久泰子撮影）。封入体のうちに，20〜30 nm の管径の微小管が認められる（矢印）。

表2　ゲノムの性状（Dunning-Hottop et al., 2006 を改変）

	Organisms						
	APH	AMA	ECH	ERU	WOL	NSE	NRI
ゲノムのサイズ（bp）	1,471,282	1,197,687	1,176,248	1,516,355	1,267,782	859,006	879,977
GC (%)	41.6	49.8	30.1	27.5	35.2	41.1	41.3
平均の遺伝子の長さ（bp）	775	1,077	840	1,032	855	804	841
Coding (%)	72.2	86.0	79.7	62.0	85.7	87.5	86.9
ORF numbers	1,369	965	1,115	920	1,271	935	898
機能の決定した ORFs	746	567	603	758	719	530	554

APH: *Anaplasma phagocytophilum*, AMA: *Anaplasma marginale*, ECH: *Ehrlichia chaffeensis*, ERU: *Ehrlichia ruminantium*, WOL: *Wolbachia pipientis*, NSE: *Neorickettsia sennestu*, NRI: *Neorickettsia risticii*

取することにより腸管内からウマの単球，腸管上皮細胞に伝搬する（Gibson et al., 2005）。ワルバキアは線虫，昆虫，昆虫以外の節足動物内で感染保持され，ヒトや動物が線虫に感染したときに体内にいるワルバキアの産物が漏れて炎症を起こす（Tayler et al., 2000）。

【遺伝子情報】

アナプラズマ科のゲノムサイズは 1 Mb 前後，遺伝子数は約 1,000 である（表 2）。リケッチア科やクラミジア科と異なり，ATP/ADP Translocase は持っていない。プリン/ピリミジン cofactor やビタミン生合成の遺伝子を持っているが，中間体代謝の遺伝子はほとんどない。アミノ酸合成遺伝子，調整性の遺伝子も欠損している。30〜50％の遺伝子の機能は特定されていない（Dunning-Hottop et al., 2006）（表 2）。ワルバキア以外にはファー

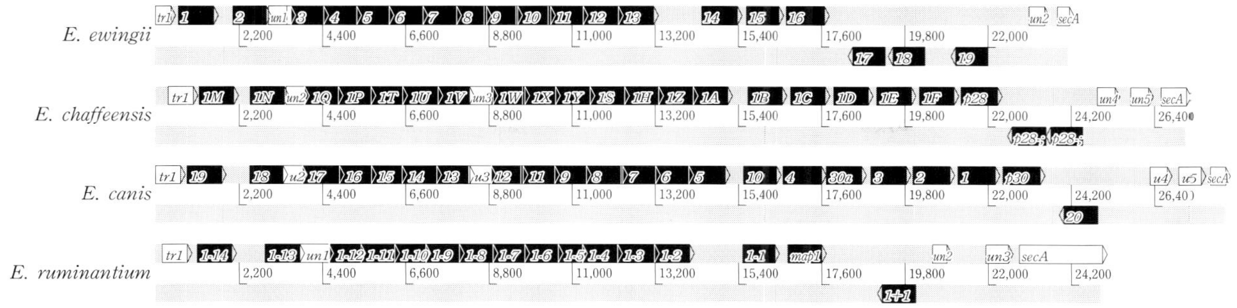

図2　*Ehrlichia ewingii*，*E. chaffeensis*，*E. canis*，*E. ruminantium* の主要外膜蛋白の遺伝子の配列（力久泰子原図）。それぞれの遺伝子は相同性があるが同一ではない。この遺伝子群は *tr1* 遺伝子が5′端で *secA* 遺伝が3′端にある。

ジは見つかっていない。アナプラズマとエールリキアの間ではゲノムの相関性が保持されているが，ネオリケッチアは他の属とは相関性がない。ワルバキア属は属自身の間ですら相関性がない。Type IV secretion system の遺伝子と，2〜3 pairs の Two-component system の遺伝子がアナプラズマ科で保存されている（Dunning-Hottop et al., 2006; Cheng et al., 2006）。

【抗原構造】

エールリキア属特異的な主要外膜抗原は，30 kDa 前後の β-barrel 蛋白で，ゲノム上で16〜22個の相同性のある遺伝子が並んだ種の間で相関性のある遺伝子座がある（図2）（Zhang et al., 2008）。アナプラズマ科の主要外膜抗原は 40〜45 kDa で，*Anaplasma marginale* では 7〜8 個の偽遺伝子 MSP2 が MSP2 の発現座に組み換えることによって発現する。*Anaplasma phagocytophilum* は 100 個以上の偽遺伝子 *p44* を持っていて組み換えによって発現し，抗原変異を起こす（Lin et al., 2006）。ダニと動物の感染では異なったセットの主要外膜蛋白が発現され，宿主免疫を回避する。その他，Proteomics を使うことにより新しい主要外膜蛋白が見つかっている（Ge and Rikihisa, 2007a; 2007b）。ネオリケッチアでは P51 が主要外膜蛋白である（Rikihisa et al., 2004）。Heat shock protein，GroEL も主要抗原であるが，属の間で cross-reaction があるので診断には向かない。

【抵抗性】

アナプラズマとエールリキアは，H_2O_2 や superoxide に弱い。そのため宿主細胞の superoxide の産生を防ぐ機構を持っている（Lin and Rikihisa, 2007）。培養系ではリポ蛋白のシグナルペプチドの cleavage を阻害する globomycin，tyrosine kinase inhibitor，Gleevec，cholesterol uptake inhibitor で感染が阻害される（Lin et al., 2007）。臨床ではドキシサイクリンが使われている。

【病原性】

病型は急性と慢性に分かれる。主として炎症性サイトカイン，ケモカインにより，発熱，肝炎の症状が起きると考えられている。高度易感染性の免疫不全マウスモデルを使った実験によると，*E. chaffeensis* の株により肝炎やサイトカイン，ケモカインの誘導性が違うことがわかった（Miura and Rikihisa, 2007; 2009）。

【疫学】

アメリカの human monocytic ehrlichiosis（HME）の最多発生州はアーカンソー，テネシーで，罹病率は人口100万人当たり 5.5〜47 人で，テネシー州内の一部の地域では 10 万人当たり 330 人に達する。Human granulocytic anaplasmosis（HGA）の罹病率はコネチカット，ウィスコンシン，ミネソタ州で 100 万人に 24〜58 人である。死亡率は HME は 2.7%，HGA は 0.5〜1% である。患者の平均年命は HME では 53 歳，HGA では 51 歳で，ライム病の 37 歳，ロッキー山紅斑熱の 38 歳に比べ高い。

【予防】

ダニ，メタセルカリア，フィラリアからの感染を防ぐのが一番実用的である。ポトマック馬熱だけにはホルマリン固定した菌体のワクチンが使われているが，あまり効果はない。

【引用・参考文献】

Carpano, M. 1928. Piroplasmosis in egyptian fowles (*Egyptianella pullorum*). Vet. Serv. Bull. Egypt. Min. Agriculture Sci. Tech. Service no.86 (published 1929).

Cheng, Z., Kumagai, Y., Lin, M., et al. 2006. Intra-leukocyte expression of two-component systems in *Ehrlichia chaffeensis* and *Anaplasma phagocytophilum* and effects of the histidine kinase inhibitor closantel. Cell. Microbiol. 8: 1241-1252.

Cowdry, E. V. 1925. Studies on the aetiology of heartwater 1. Observation of Rickettsia (N. Sp) *Rickettsia ruminantium* in the tissue of infected animals. J. Exp. Med. 42: 231-253.

Donatien, A., and Lestoquard, A. 1935. Existance en Algerie d'une rickettsia du chien. Bull. Soc. Pathol. Exot. 28: 418-419.

Dumler, J. S., Rikihisa, Y., and Dasch, G. A. 2005a. *Anaplasma*, p. 117-125. *In* Brenner, D. J., Krieg, N. R., and Staley, J. T. (eds.), Bergey's manual of systematic bacteriology, 2nd ed., vol. 2, Part C, Springer, New York.

Dumler, J. S., Rikihisa, Y., and Dasch, G. A. 2005b. *Ehrlicihia*, p. 125-131. *In* Brenner, D. J., Krieg, N. R., and Staley, J. T. (eds.), Bergey's manual of systematic bacteriology, 2nd ed., vol. 2, Part C, Springer, New York.

Dunning-Hotopp, J. M., Lin, R., Madupu, J., et al. 2006. Comparative Genomics of Emerging Human Ehrlichioisis Agents. PLoS Genet. 2: e21 1-16.

Foggie, A. 1951. Studies on the infectious agent of tick-borne fever in sheep. J. Pathol. Bacteriol. 63: 1-15.

Fukuda, T., Kitao, T., and Keida, Y. 1954. Studies on the causative agent of "Hyuganetsu" disease. 1. Isolation of the agent and its inoculation trial in human beings [in Japanese]. Med. Biol. 32: 200-209.

Ge, Y., and Rikihisa, Y. 2007a. Identification of novel surface proteins of *Anaplasma phagocytophilum* by affinity purification and proteomics. J. Bacteriol. 189: 7819-7828

Ge, Y., and Rikihisa, Y. 2007b. Surface-exposed proteins of

Ehrlichia chaffeensis. Infect. Immun. 75: 3833–3841.
Gibson, K. E., Rikihisa, Y., Zhang, C., et al. 2005. *Neorickettsia risticii* is vertically transmitted in the trematode *Acanthatrium oregonense* and horizontally transmitted to bats. Environ. Microbiol. 7: 203–212.
Hertig, M., and Wolbach, S. B. 1924. Studies on *Rickettsia*-like microorganisms in insects. J. Med. Res. 44: 329–374.
Huang, H., Lin, M., and Wang, X. 2008. Proteomic Analysis of and Immune Responses to *Ehrlichia chaffeensis* Lipoproteins. Infect. Immun. 76: 3405–3414.
Kawahara, M., and Rikihisa, Y. 2002. Ehrlichiosis in Japanese Society for Microbiology (in Japanese). http://wwwsoc.nii.ac.jp/jsb/topix/ehrlichia/INDEX.HTM
Kawahara, M., Rikihisa, Y., Isogai, E., et al. 2004. Ultrastructure and phylogenetic analysis of '*Candidatus* Neoehrlichia mikurensis' in the family *Anaplasmataceae* isolated from wild rats and found in *Ixodes ovatus* ticks. Int. J. Syst. Evol. Microbiol. 54: 1837–1843.
Lin, M., and Rikihisa, Y. 2003. *Ehrlichia chaffeensis* and *Anaplasma phagocytophilum* lack genes for Lipid A biosynthesis and incorporate cholesterol for their survival. Infect. Immun. 71: 5324–5331.
Lin, M., and Rikihisa, Y. 2007. Degradation of p22^{phox} and inhibition of superoxide generation by *Ehrlichia chaffeensis* in human monocytes. Cell. Microbiol. 9: 861–874.
Lin, M., den Dulk-Ras, A., Hooykaas, P. J. J., et al. 2007. *Anaplasma phagocytophilum* AnkA secreted by type IV secretion system is tyrosine phosphorylated by Abl-1 to facilitate infection. Cell. Microbiol. 9: 2644–2657.
Lin, Q., Zhang, C., and Rikihisa, Y. 2006. Analysis of *p44* recombination intermediate in *Anaplasma phagocytophilum* and in *E. coli* using plasmid encoding *p44* expression and donor loci. Infect. Immun. 74: 2052–2062.
Massung, R. F., Levin, M. L., Munderloh, U. G., et al. 2007. Isolation and propagation of the Ap-Variant 1 strain of *Anaplasma phagocytophilum* in a tick cell line. J. Clin. Microbiol. 45: 2138–2143.
Misao, T., and Kobayashi, Y. 1954. Studies on mononucleosis. 1 report. Isolation of the infectious agent [in Japanese]. Fukuoka Med. J. 45: 519.
Miura, K., and Rikihisa, Y. 2007. Virulence potential of *Ehrlichia chaffeensis* strains of distinct genome sequences. Infect. Immun. 75: 3604–3613.
Miura, K., and Rikihisa, Y. 2009. Liver transcriptome profiles associated with strain-specific *Ehrlichia chaffeensis*-induced hepatitis in SCID mice. Infect. Immun. 77: 245–254.
Mott, J., Barnewall, R., and Rikihisa, Y. 1999. Human granulocytic ehrlichiosis agent and *Ehrlichia chaffeensis* reside in different cytoplasmic compartments in HL-60 cells. Infect. Immun. 67: 1368–1378.
Niu, H., Yamaguchi, M., and Rikihisa, Y. 2008. Subversion of cellular autophagy by *Anaplasma phagocytophilum*. Cell. Microbiol. 10: 593–605.
Philip, C. B., Hadlow, W. J., and Hughes, L. E. 1953. *Neorickettsia helminthoeca*, a new rickettsia-like disease agent in dogs in western United States transmitted by a helminth. Riassunti della Communicazione VI Congresso Internazionale di Microbiologia, Roma 2: 256–257.
Rikihisa, Y. 1986. Ultrastructural studies of ehrlichial organisms in the organs of ponies with equine monocytic ehrlichiosis (synonym, Potomac horse fever), p. 200–202. *In* Winkler, H., and Ristic, M. (eds.), Microbiology 1986, American Society for Microbiology, Washington, D. C.
Rikihisa, Y. 2010. *Anaplasma phagocytophilum* and *Ehrlichia chaffeensis*, subversive manipulaters of host cells. Nat. Rev. Microbiol. 8: 328–339.
Rikihisa, Y., and Kreier, J. P. 2005. *Aegyptianella*, p. 143–145. *In* Brenner, D. J., Krieg, N. R., and Staley, J. T. (eds.), Bergey's manual of systematic bacteriology, 2nd ed., vol. 2, Part C, Springer, New York.
Rikihisa, Y., Dumler, J. S., and Dasch, G. A. 2005. *Neorickettsia*, p. 132–137. *In* Brenner, D. J., Krieg, N. R., and Staley, J. T. (eds.), Bergey's manual of systematic bacteriology, 2nd ed., vol. 2, Part C, Springer, New York.
Rikihisa, Y., Kawahara, M., Wen, B., et al. 1997. Western immunoblot analysis of *Haemobartonella muris* and comparison of 16S rDNA sequences of *H. muris*, *H. felis*, and *Eperythrozoon suis*. J. Clin. Microbiol. 35: 823–829.
Rikihisa, Y., Zhang, C., and Kanter, M. 2004. Analysisof *p51*, *groESL*, and the major antigen P51 in various species of *Neorickettsia*, an obligatory intracellular bacterium of trematodes and mammals. J. Clin. Microbiol. 42: 3823–3826.
Taylor, M. J., Bandi, C., Hoerauf, A., et al. 2000. *Wolbachia* bacteria of filarial nematodes: a target for control? Parasitology Today 16: 179–180.
Theiler, A. 1910. *Anaplasma marginale* (gen. and spec. nov.) The marginal points in the blood of cattle suffering from specific disease. Transvaal S. Afr. Rep. Vet. Bacteriol. Dept. Agr. 1908–9: 7–64.
Zhang, C., Xiong, Q., Kikuchi, T., et al. 2008. Identification of 19 polymorphic major outer membrane protein genes and their immunogenic peptides in *Ehrlichia ewingii* for use in a serodiagnostic assay. Clin. Vaccine Immunol. 15: 402–411.

【力久泰子】

バルトネラ科
Family *Bartonellaceae*

バルトネラ属
Genus *Bartonella*

【分類】

バルトネラ属は α-プロテオバクテリアのリゾビア目バルトネラ科に分類され，分類上はブルセラ属に近い位置にある(リケッチア目の図2参照)。バルトネラ属の細菌は現時点で20種以上が記載されているが，そのうち，ヒトに病原性を示す主要な菌種としては *Bartonella bacilliformis*，*B. quintana*，および *B. henselae* がある。その他，*B. elizabethae*，*B. clarridgeiae*，*B. vinsonii* (subsp. *arupensis*)についてもヒトへの感染例が知られている。*B. quintana* と *B. henselae* は，かつてはリケッチア目のバルトネラ科にロシャリメア属(*Rochalimaea*)として分類されていたが，人工培地でも増殖できることや16S rRNAの塩基配列をはじめとした遺伝学的解析により分類の見直しが行われ，ロシャリメア属の菌はすべてバルトネラ科バルトネラ属に統合され，さらにバルトネラ科はリケッチア目から除外されて現在に至っている。

【歴史】

バルトネラ属のうち，最初に記載されたのは *Bartonella bacilliformis* で，南米ペルーで古くから知られていたオロヤ熱(Oroya fever)とペルー疣(verruga peruana)の両疾患に共通の病原体である。*Bartonella* という属名は，1909年オロヤ熱患者の赤血球内にこの菌を発見したBartonの名にちなんでいる。一方，第一次世界大戦のときに欧州戦線で見られた塹壕熱(trench fever)の病原体として1917年にリケッチア様の微生物が発見され，リケッチア研究の先駆者Rocha-Limaの名と塹壕熱の別名quintan fever(五日熱)にちなんで *Rochalimaea quintana* と命名された。*B. henselae* は1992年にHIV感染有熱患者の血液から分離され，当初は *Rochalimaea henselae* と命名された。そしてこの菌は長い間原因不明であったネコひっかき病(cat scratch disease)の病原体であることが判明した。種名の *henselae* は，各種菌血症の患者から多くの菌株を分離したDiane M. Henselの功績にちなんでいる。その後，上記分類の項に記した経緯によりバルトネラ属に再分類され，*Rochalimaea quintana* と *R. henselae* はそれぞれ *Bartonella quintana* および *B. henselae* と改名された(リケッチア目の図3参照)。

【形態・構造】

B. bacilliformis は 0.25～0.5×1～3 μm のグラム陰性桿菌で多形性を示す。培養菌には一端に1～10本の鞭毛がある。*B. quintana* および *B. henselae* は 0.3～0.5×1～2 μm のグラム陰性桿菌で，僅かな湾曲がある(写真1)。鞭毛はない。継代歴の浅い *B. henselae* の多くの菌株はtype Ⅳ類似の線毛を有している(写真2a)。これは動物細胞への付着・侵入や，菌体同士の凝集(autoaggrigation)による凝集塊形成に必要な構造で，病原因子のひとつと考えられる。すなわち，線毛を有する株は凝集塊を形成し(写真3a)，動物細胞の表面に付着した後，細胞内に侵入する(写真4a)。一方，線毛を欠如する株(写真2b)では凝集塊の形成はなく(写真3b)，動物細胞への付着・侵入も見られない(写真4b)。*B. henselae* は菌の凝集塊が内皮細胞の細胞膜に付着し，invazome (Dehio et al., 1997)と呼ばれる特有の構造を形成して侵入する(写真5)。

【培養】

リケッチア目の菌とは異なり人工培地上で増殖できる。いずれも普通寒天培地では増殖せず，血液成分を必要とする。好気的条件下で増殖するが培養は必ずしも容易ではなく，多くの菌株は初代分離に7日以上を要する。*B. bacilliformis* は新鮮ウサギ血液加半流動血液寒天培地で増殖する(至適発育温度は20～37°C)。赤血球および血管内皮細胞の細胞内および細胞表面でも増殖する。*B. henselae* は新鮮ウサギ血液加ブレインハートインフュージョン寒天培地で5%CO_2存在下に培養すると7～10日でコロニーが形成される(ただし，初代分離の場合には数週間を要することもある)。至適発育温度は35～37°Cである。*B. henselae* はネコ血液から比較的容易に分離できるが，ネコひっかき病の患者からの分離成功例は非常に少ない。

【生態】

B. bacilliformis 感染症の分布はベクターとなるスナバエの生息地であるアンデス山地西側斜面の高地に限られる(【疫学】の項参照)。それに対して *B. quintana* ではコロモジラミを介してヒトからヒトへの感染が起こり，*B. henselae* では主としてネコから皮膚の傷を介して，またはネコノミを介して感染するので，いずれの菌も分布に地域的な偏りは見られない。地域にかかわらず，ネコの *B. henselae* 保有率は15～20%であるとする報告が多い。基本的にネコは症状を示さず不顕性感染の状態にある。

【遺伝子情報】

B. henselae ATCC49882株の全ゲノムサイズは1.9 Mbpで，全塩基配列が解読されているが，株によってゲノムサイズには1.7～2.9 Mbpの幅がある。DNAのG+C含量(モル%)は *B. bacilliformis* が39%，*B. quintana* が40%，*B. hensela* が41%である。

【抗原構造】

バルトネラ属の種特異抗原とともに，種間には共通抗原がある。また，間接蛍光抗体法による血清反応で *B. quintana* と *Chlamydia pneumoniae* との交叉反応も報告されている。さらに，*B. henselae* と *Coxiella* の間での交叉についても報告がある。

【物理化学的安定性・抵抗性】

通常のグラム陰性菌より安定性はやや低く，液体培地中では室温で数時間以内に生菌数が半減する。消毒薬に対する感受性について正確なデータはないが，一般的なグラム陰性菌と同程度であると推測される。

【病原性】

Bartonella bacilliformis はオロヤ熱とペルー疣というふたつの疾患に共通の病原体である。1885年ペルーの

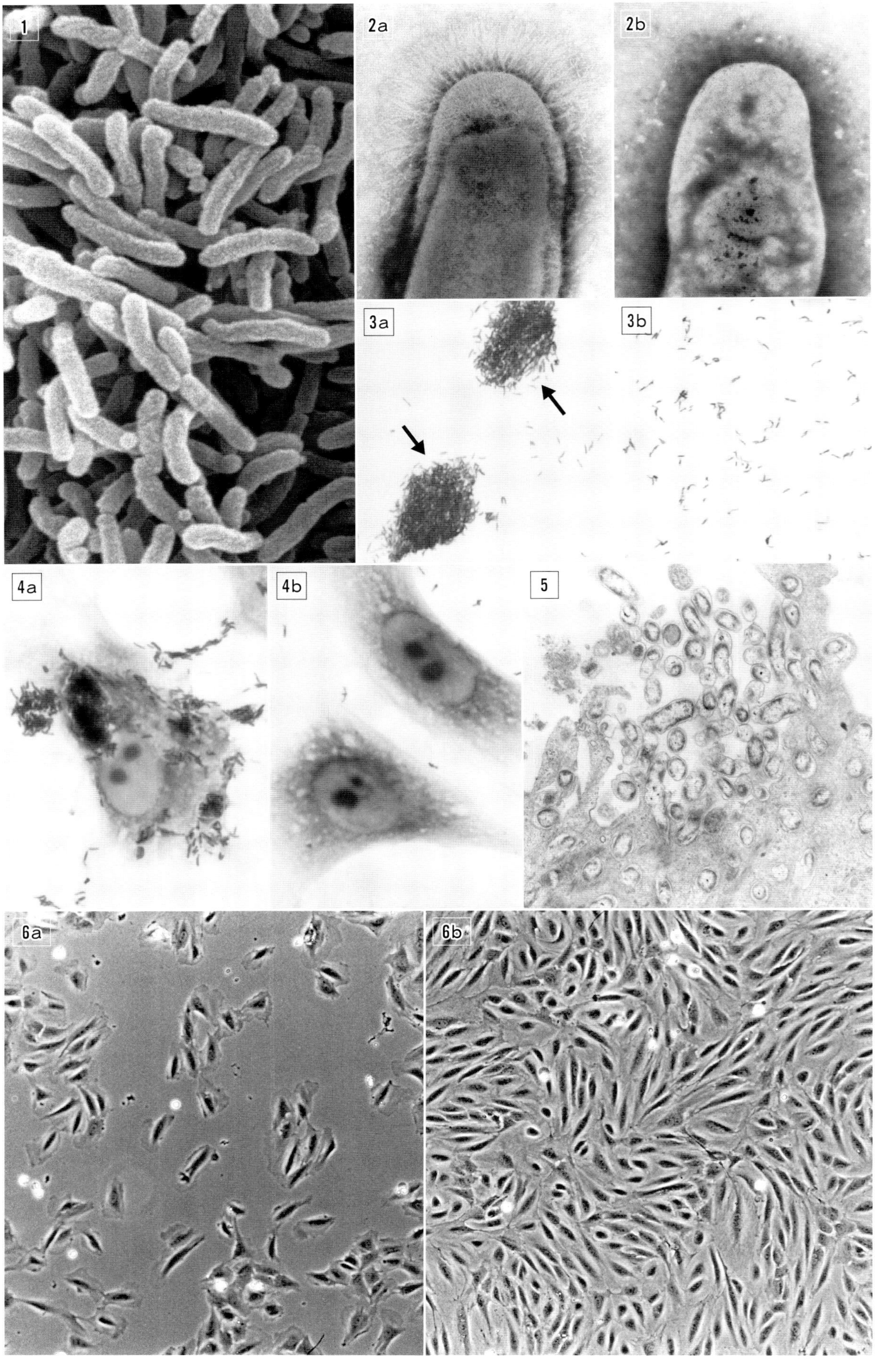
1
2a
2b
3a
3b
4a
4b
5
6a
6b

写真1 *Bartonella henselae* ATCC49882株の走査電子顕微鏡像。やや小型の桿菌で，菌体には僅かな湾曲が見られる。
写真2 *B. henselae* の線毛保有株と線毛欠損株のネガティブ染色像。a) *B. henselae* ATCC49882株(線毛保有株)。b) *B. henselae* ATCC49882株を繰り返し継代する過程で得られた線毛欠損株
写真3 *B. henselae* の液体培地における自己凝集像。菌をM199培地に浮遊させて20分後の塗抹標本(ヒメネス染色)。a)線毛保有株。菌体は著しい自己凝集を起こして菌塊を形成している(矢印)。b)線毛欠損株。菌体の凝集像はほとんど見られない。(口絵8参照)
写真4 *B. henselae* のHUVECへの付着・侵入。HUVECのモノレイヤーに菌を接種し2時間後に洗浄したもの(ヒメネス染色)。a)線毛保有株。菌は凝集塊を形成してHUVECの表面に付着している。b)線毛欠損株。菌の付着・侵入はまったく見られない。(口絵9参照)
写真5 *B. henselae* のHUVECへの付着・侵入の電子顕微鏡像。HUVECのモノレイヤーに *B. henselae* 線毛保有株を接種し24時間後の透過電子顕微鏡像。菌は凝集塊を形成してHUVECの表面に付着し，侵入しつつある。
写真6 *B. henselae* ATCC49882株によるHUVECの増殖促進作用。a)コラーゲンをコートしたプラスチックプレートにHUVECを2×10^3個接種して10%FCS加M 199培地で4日間培養したもの。b)コラーゲンをコートしたプラスチックプレートにHUVECを2×10^3個接種し，1×10^7 CFU/mLの *B. henselae* 生菌を加えて4日間培養したもの。HUVECの増殖促進と，細胞の形態変化(紡錘状化)が見られる。HUVEC：ヒト臍帯静脈内皮細胞

医学生であったCarriónが，ペルー疣の病巣材料を自身の皮下に接種したところオロヤ熱を発症して死亡したことから両疾患の関係が証明された。このことから両疾患を一括してCarrión's diseaseと呼ぶ。オロヤ熱は *B. bacilliformis* の初感染型であり，ペルー疣は再燃時または再感染時の病型である。*B. quintana* は塹壕熱の病原体として発見されたが，*B. henselae* と同様にHIV感染者またはエイズ患者に皮膚の血管腫症(Bacillary angiomatosis)を起こすことがあり，心内膜炎や不明熱の原因にもなる。*B. henselae* はネコひっかき病の原因菌として重要であるが，その他に細菌性血管腫症や，心内膜炎，菌血症性発熱などの原因になる。

B. henselae は血管内皮細胞を刺激してIL-8，MCP-1などのサイトカインや，ICAM-1，VCAM-1などの接着分子の発現を誘導する。さらに，*B. henselae* は血管内皮細胞やリンパ管内皮細胞の増殖促進活性を示す(写真6a，b)。

【疫学】

B. bacilliformis によるオロヤ熱とペルー疣(Carrión's disease)の発生は南米のペルー，コロンビア，エクアドルにまたがるアンデス山地西側斜面の標高800～3,000 mの高地に限られる。ベクターである吸血性のスナバエ(sand fly)の生息地がここに限られるためである。*B. quintana* による塹壕熱は，第二次世界大戦終結後はほとんど発生が見られないが，最近，都市部におけるホームレス生活などでシラミを保有するヒトから本菌が分離されており，*B. henselae* とともに細菌性血管腫症，心内膜炎，熱性疾患などの原因になっている。細菌性血管腫症は稀な疾患で，わが国ではまだ報告がない。*B. henselae* によるネコひっかき病はポピュラーな疾患で，小児を中心に患者の発生は多いが詳しい発生状況については把握されていない。

【臨床】

Carrión's diseaseは，【分類】・【歴史】の項で述べたとおり，*B. bacilliformis* 感染症の病型の違いによりオロヤ熱とペルー疣の病態を示す。オロヤ熱は2～5週間の潜伏期を経て，発熱，倦怠感，頭痛，筋肉痛，関節痛などがあり，不眠，譫妄，意識障害など中枢神経症状も認められる。溶血性貧血，肝脾腫をきたし，治療しない場合の死亡率は40%に及ぶ。ペルー疣は皮膚に血管腫様の結節性病変を形成する。治療にはテトラサイクリン系，クロラムフェニコール，ペニシリン系，ストレプトマイシンなどが使用されるが再発することも多い。

B. quintana 感染症として，歴史的には塹壕熱(trench fever)がよく知られているが，第二次世界大戦終了後は激減した。しかし，最近，北米や欧州の不衛生な生活環境下でシラミを介した散発的な感染例が見られ，再興感染症として注意が喚起されている。その他，細菌性血管腫症，心内膜炎，あるいは不明熱などの原因としても注目される。

B. henselae 感染症のうち，細菌性血管腫症は主にエイズ患者など免疫不全状態のヒトにおいて皮膚にさまざまな大きさの結節性病変を形成する。免疫正常者に対してはネコひっかき病として発症する。ネコによるひっかき傷や咬傷後，3～5日後に局所の丘疹が見られ，2週間程度で有痛性のリンパ節腫脹が出現する。腫大したリンパ節は平均3か月程度持続して多くは自然軽快するが，経過中に髄膜炎，脳炎，脊髄炎，網膜炎などさまざまな症状を呈することもある。しかし，脳炎など重篤な症状を呈した場合でも一般に予後は良い。診断としては間接蛍光抗体法による血清抗体価の測定，病巣部材料のPCRによるDNA診断が行われる。治療については，*in vitro* の薬剤感受性試験では多くの抗菌薬に感受性を示すが，実際の症例における治療効果とは必ずしも一致しない。治療にはアジスロマイシンの効果が高く，シプロフロキサシン，ドキシサイクリンも有効である。リンパ節病変部の疼痛が強い場合には穿刺排膿も行われる。

【引用・参考文献】

Batterman, H. J., Peek, J. A., Loutit, J. S., et al. 1995. *Bartonella henselae* and *Bartonella quintana* adherence to and entry into cultured human epithelial cells. Infect. Immun. 63: 4553-4556.

Brenner, D. J., O'Conner, S. P., Winkler, H. H., et al. 1993. Proposal to unify the genera *Bartonella* and *Rochalimaea*, descriptions of *Bartonella quintana* comb, nov., *Bartonella henselae* comb, nov., *Bartonella elizabthae* comb, nov., to remove the family *Bartonellaceae* from the order Rickettsiales. Int. J. Syst. Bacteriol. 43: 777-786.

Dehio, C. 2001. Bartonella infections with endothelial cells and erythrocytes. Trends Microbiol. 9: 279-285.

Dehio, C., Meyer, M., Berger, J., et al. 1997. Interaction of *Bartonella henselae* with endothelial cells results in bacterial aggregation on the cell surface and the subsequent engulfment and internalization of the bacterial aggregate by a unique structure, the invasome. J. Cell Sci. 110: 2141-2154.

Maeno, N., Oda, H., Yoshiie, K., et al. 1999. Live *Bartonella henselae* enhances endothelial cell proliferation without direct contact. Microb. Pathog. 27: 419-427.

Maruyama, S., Kasten, R. W., Boulouis, H. J., et al. 2001.

Genetic diversity of *Bartonella henselae* isolates from domestic cats from Japan, the USA and France by pulse-field gel electrophoresis. Vet. Microbiol. 79: 337–349.

Maurin, M., Eb, F., Etienne, J., et al. 1997. Serological cross-reactions between *Bartonella* and *Chlamydia* species: implications for diagnosis. J. Clin. Microbiol. 35: 2283–2287.

Regnery, R. L., Anderson, B. E., Clarridge, J. E., et al. 1992. Characterization of a novel *Rochalimaea* species, *R. henselae* sp. nov., isolated from blood of a febrile, human immunodeficiency virus-positive patient. J. Clin. Microbiol. 30: 265–274.

Scola, B. La, and Raoult, D. 1996. Serological cross-reactions between *Bartonella quintana*, *Bartonelland henselae*, a *Coxiella burnetii*. J. Clin. Microbiol. 34: 2270–2274.

Tompkins, L. S. 2005. *Bartonella* Infections, Including Cat-Scratch Disease, p. 1001–1004. *In* Fauci, A. S., Braunwald, E., and Kasper, D. L., (eds.), Harrison's principles of internal medicine, McGrraw-Hill, New York.

Welch, D. F. 2005. Family II. *Bartonellaceae*, p. 362–370. *In* Brenner, D. J., Krieg, N. R., and Staley, J. T. (eds.), Bergey's manual of systematic bacteriology, 2nd ed., vol. 2, Part C, Springer, New York.

【小田　紘】

ブルセラ科
Family ***Brucellaceae***

ブルセラ属
Genus ***Brucella***

【分類・歴史】

ブルセラ属菌(*Brucella* spp.)は，人獣共通感染症として知られるブルセラ症の原因菌である。ブルセラ属(*Brucella*)菌はさまざまな脊椎動物に感染するが，自然宿主の違いにもとづいて，*Brucella melitensis*(ヒツジ，ヤギ)，*B. abortus*(ウシ)，*B. suis*(ブタ)，*B. canis*(イヌ)，*B. ovis*(ヒツジ)，*B. neotomae*(モリネズミ)などの菌種に分類されている(表1)。このうちヒトに感染する主要菌種は，症状の強い順に *B. melitensis*，*B. suis*，*B. abortus*，*B. canis* である。*B. canis* のヒトへの感染は稀である。一方，遺伝学的手法による細菌の系統分類では，これらのブルセラ属菌はDNA相同性の高さから *B. melitensis* の一菌種とされる。しかしながら，医学上，獣医学上の重要性から従来の分類も引き続き広く認められている。

ブルセラ菌はイギリスの微生物学者，病理学者であるDavid Bruceの研究グループによって1887年に発見された。クリミア戦争中，地中海のマルタ島でイギリス軍兵士にマルタ熱(波状熱，地中海熱)が流行していたが，原因不明であった。当時軍医としてマルタ島バレッタに赴任していたBruceはマルタ熱の死亡患者の脾臓に多数の球状桿菌を発見し，新鮮な遺体の脾臓から菌を分離培養することに成功し，分離菌をサルに接種して，マルタ熱と同様の症状を呈することを明らかにした。彼は分離菌を *Micrococcus melitensis* と名づけたが，発見者の功績にちなんで，1920年にブルセラ属(*Brucella*)が新設され，菌名は *Brucella melitensis* に改められた。なお，今日ではこの発見はBruceと彼の研究補助をしていた夫人のMary Elizabeth Bruce，マルタ人医師のGuiseppe Caruana Sciclunaの共同研究によることが知られている。その後，Themistocles Zammitにより，マルタ熱が主に感染ヤギから汚染乳の摂取によりヒトへと感染することが明らかにされ，未殺菌ヤギ乳の摂取をやめることでヒトでの感染者は減少した。*B. melitensis* の発見以降，家畜の流死産の原因菌として，ウシ流産胎児仔から *B. abortus* が，流産ブタから *B. suis* がそれぞれ分離された。家畜以外にもブルセラ属菌は多くの野生動物や海生哺乳類からも分離されており，*B. ceti*，*B. pinnipedialis* は主として海洋哺乳類に感染する。

表1　ブルセラ属菌の主たる宿主とヒトへの病原性

菌種	生物型	自然宿主	ヒトへの病原性
B. melitensis	1〜3	ヤギ，ヒツジ，ラクダ	＋＋＋
B. abortus	1〜6, 9	ウシ，スイギュウ	＋＋
B. suis	1, 2	ブタ，イノシシ	＋＋ (生物型 1, 3, 5＞4＞2)
	2	ブタ	
	3	ブタ	
	4	トナカイ/カリブー	
	5	齧歯類	
B. canis	—	イヌ，イヌ科	＋
B. ovis	—	ヒツジ	—
B. neotomae	—	モリネズミ	—
B. ceti	不明	鯨類	＋
B. pinnipedialis	不明	鰭脚類	＋
B. microti	不明	ハタネズミ，アカギツネ	不明

ウシでは流死産として注目され，ウシの伝染性流産，バング菌流産と呼ばれる。世界中に広く分布し，開発途上国や畜産国では生産性の障害となり，乳汁への排菌が続き，公衆衛生上問題となる感染症である。本菌は細胞内寄生菌に特徴的な持続感染を起こし，生体内から菌を完全に排除するのは困難である。ヒトは終宿主ではないが，発症するとインフルエンザ様の熱型を呈し，午後に悪寒・高熱があり夜間に発汗して解熱する日内周期(弛張熱)，数日間の高熱の後平熱に復する半月周期の波状熱が3〜4か月続き，長い例では回復まで数年かかる。致命率は2%程度であるが，医療が未発達の時代には15%程度であった。動物では経済的な理由から，ヒトではその危険性から世界中でブルセラ症の撲滅には力を入れている。その中心が，家畜に対するワクチン接種である。

【形態・構造】

ブルセラ属菌は小さい正円形，半球状にやや隆起した表面平滑なコロニーで，3日以上の培養で直径1.5〜2 mmになる(写真1)。大きさは0.5〜0.7×0.6〜1.5 μm大の偏性好気性短桿菌で，グラム陰性の球状に近い短桿菌で単在することが多く，長い連鎖はつくらず，両端濃染性を示さない(写真2)。芽胞，鞭毛いずれをも持たない。カタラーゼ陽性，オキシダーゼ陽性，硝酸塩還元能陽性である。

【増殖・培養】

ブルセラ属菌は，発育はやや遅く，好気性に発育し，普通の培地上での発育は良好ではなく，各種アミノ酸，チアミン，ナイアシン，ビオチン，Mg^{2+} などを要求する。培養にはserum-dextroseもしくはglycerol dextrose寒天平板を使うが，集落の形態観察に適している。その他，trypcase (or tryptone)-soy agar，blood agar baseやColumbia agarも使用される。増菌培養にはbrucella brothまたはtrypticase soy brothなどが使用される。しかし，ブルセラ菌は発育が遅いため，他の菌種のコンタミには注意する必要がある。血清(2〜5%ウシもしくはウマ)または血液の添加や，5〜10%炭酸ガスの存在下で，しばしば発育が促進されるが，特に *B. abortus* を検体から分離するときには5%程度の炭酸ガスの存在が必要である。約1週間で正円，隆起した琥珀色の透明な集落を生じる。検体から分離するときには3〜4週間培養した後でないと，存在していないという結論を出してはならない。20〜40℃で発育し，37℃が最適である。至適PHは6.6〜7.4である。カタラーゼ陽性，オキシダーゼ弱陽性，通常の培地では炭水化物から酸の産生を示さず，DNAのGC含量は約58%である。

ブルセラ属菌用の選択分離培地は，上記に示した培地

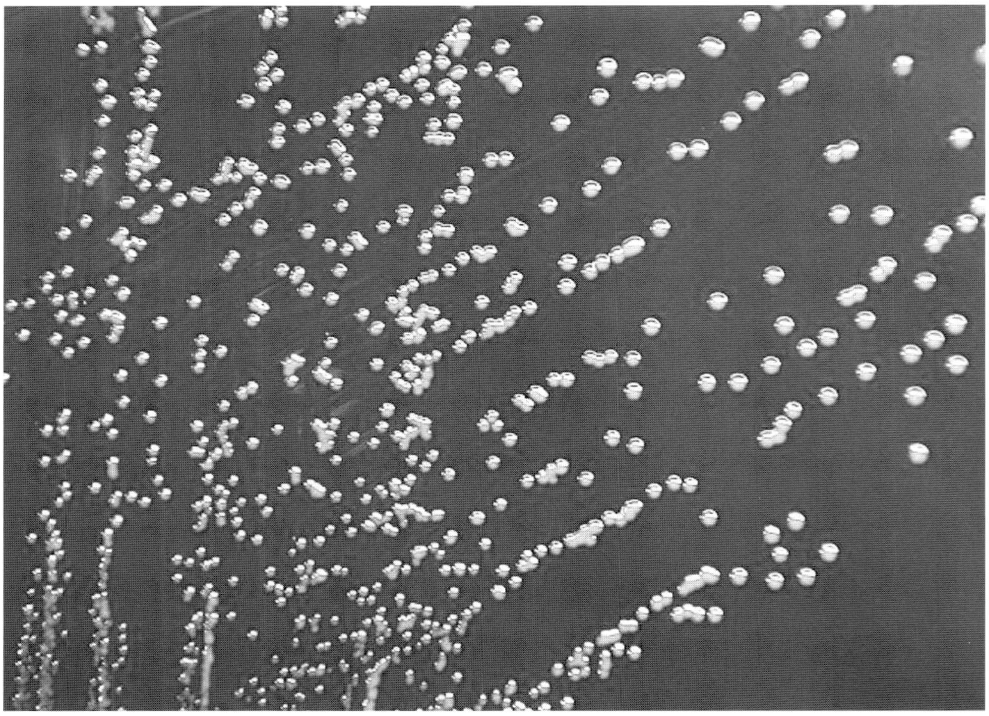

写真1　血液寒天上のブルセラ属菌

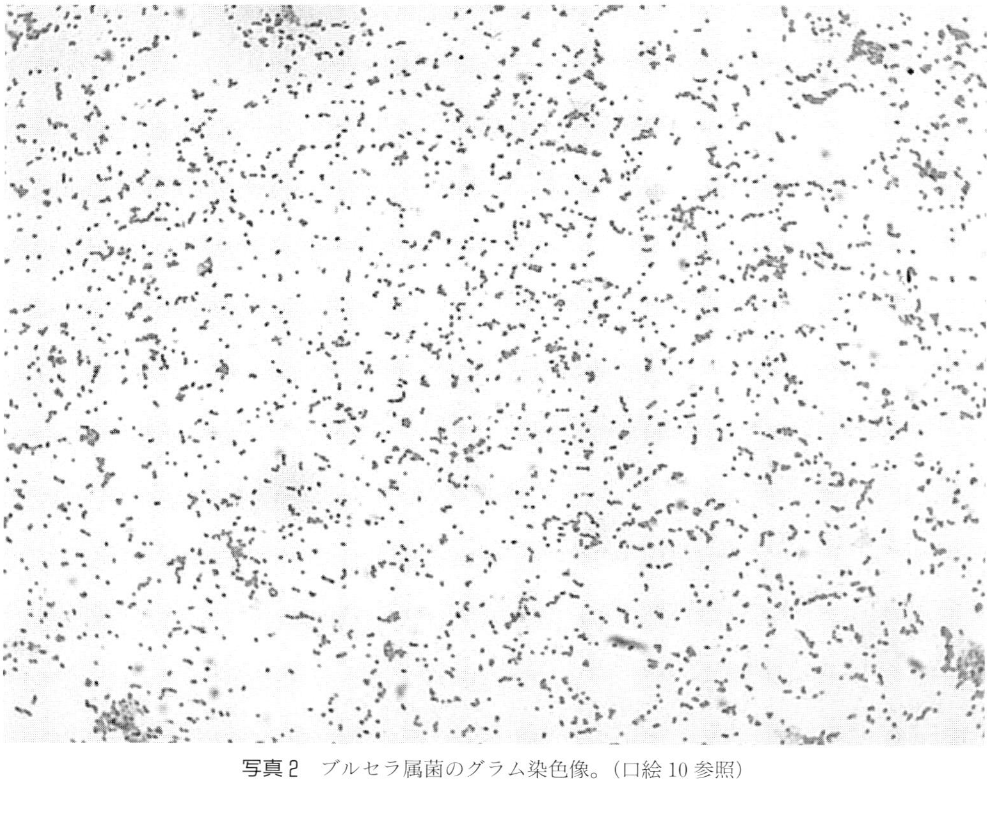

写真2　ブルセラ属菌のグラム染色像。（口絵10参照）

に抗生物質を入れることでつくることができる。汎用される組成は，培地1L当たり硫酸ポリミキシンB〔polymyxin B sulphate（5,000単位＝5 mg）〕，バシトラシン〔bacitracin（25,000単位＝25 mg）〕，ナタマイシン〔natamycin（50 mg）〕，nalidixic acid（5 mg），ナイスタチン〔nystatin（100,000単位）〕およびバンコマイシン〔vancomycin（20 mg）〕である。しかし一部の *B. melitensis* ではナリジクス酸（nalidixic acid）とバシトラシン（bacitracin）の濃度が高く，発育できないので，Thayer-Martin's medium が考案されている。この培地は，GC medium base にヘモグロビン（10 g/L），コリスチン〔colistin methanesulphonate（7.5 mg/L）〕，バンコマイシン（3 mg/L），ニトロフラントイン〔nitrofurantoin（10 mg/L）〕，ナイスタチン（100,000 IU/L＝17.7 mg）およびアンホテリシンB〔amphotericin B（2.5 mg/L）〕が添加されたものである。

分離株はS型であるが，実験室内で植え継ぐうちに弱毒株であるR型やM型が出現する。S型の培養液中にDアラニンが蓄積したりすると，これらに抵抗性であるR型が有利となり，R型が増えていくことになる。さらには *B. abortus* の炭酸ガス要求性の低下や各種色素に対する感受性，ペニシリン感受性，硫化水素産生能などに変化の起こった株も実験室内の継代により分離できる。

【生態】

ブルセラ属菌の世界の分布は，動物，特にウシなどの家畜の分布に比例しているので，ヒトのブルセラ症の原因菌もまた，これらと密接な関係にある。動物における伝播は流死産の胎子，胎盤，悪露とともに排泄された菌によるが，感染は経皮および粘膜感染と，汚染した飼料，水牧草などからの経口感染，雄ウシを介しての交尾感染がある。放牧地を共有する野生動物，吸血ダニ類も伝播源となる。成牛の感染による死亡はない。流死産の続発中の群の感染率は20〜50%に達する。感受性は性成熟に左右され，仔ウシは抵抗性で，成牛になると感受性になり，妊娠し胎盤が形成されると最高に達する。流死産は妊娠6〜8か月に集中し，放牧を主体とする季節繁殖地では流死産の発生や，新しい感染の時期が季節的，周期的となる。

ブルセラ症は，感染動物の乳や汚染乳製品の摂取によりヒトに経口感染する。また，獣医師や酪農家など畜産業従事者ではその職業の性質上，感染動物の体液や流産組織などとの接触による感染リスクが高い。しかし，感染動物の組織や排泄物への接触や，その2次汚染によって感染することがあり，上記のとおりヒトのブルセラ症の発生は動物の発生と深い関係があるため，動物の予防対策が直接ヒトのブルセラ症の予防対策になる。また，エアロゾルによる実験室内感染が多発しやすい。そのため，噴霧による生物兵器への使用が懸念されている。

【遺伝子情報】

B. melitensis 16M株の全塩基配列が2002年に世界で初めて決定された（DelVecchio et al., 2002）。その結果，全長は3,294,935 bpで，3,197か所のオープンリーディングフレーム（open reading frame：ORF）が検出され，その78%に相当する2,487 ORFが何らかの機能を有するだろうと考えられている。また染色体は，2種類の環状DNA（2,117,144 bpと1,177,787 bp）からなることが示された。この2種類の染色体は，他のα-プロテオバクテリア（α-proteobacteria）と同一起源であろうと推測され，DNA合成，転写，翻訳，代謝，および細胞壁合成に関係する遺伝子群が両染色体に分かれて存在している。遺伝子解析から *B. melitensiss* は共生に関わる根粒菌（*Sinorhizobium meliloti*）に近いことが明らかになっている。その後，*B. suis* の全塩基配列が決定され（Paulsen et al., 2002），遺伝子の解析から *B. melitensis* と病原性の違いが推測され，ファージの挿入により相違が生じたものと考えられている。また，*B. suis* のゲノム解析から，その輸送と代謝が土壌バクテリアに近いことが明らかになった。

【抗原構造】

S型菌は，A（abortus）抗原とM（melitensis）抗原を持つ。*B. abortus* や *B. suis* は主にA抗原を，*B. melitensis* は主にM抗原を保有するが，その量的割合は各生物型によって異なる。しかし，それらの本体である菌体表層のポリサッカライド，O側鎖は，本質的に構造の差はほとんどないが，*B. abortus* では1,2-linked 4,6-dideoxy-4-formamido-α-D-mannopyranosylのホモポリマーであり，*B. melitensis* では1分子の1,3-linkedおよび4分子の1,2-linked 4,6-dideoxy-4-formamido-α-D-mannopyranosylからなる1ユニットのホモポリマーである。この構造上の異同がブルセラ属の菌種間の交差凝集および両抗原の違いの原因となっている。

さらには，このO側鎖の構造が，他菌種との交差凝集の原因となっており，細菌の血清型診断に重要な影響を及ぼしている。すなわち，ブルセラ菌種は *Yersinia enterocolitica* O9，*Vibrio cholerae*，*Salmonella* O30，*Escherichia coli* O157: H7，*Pseudomonas maltophila*，*Franciseila tularensis*，*Campylobacter* などと共通抗原を有し，血清学的に交差反応を起こす（Neilsen and Duncan, 1990）。特に，O側鎖の構成が同一である血清型O9群の *Y. enterocolitica* との交差凝集が大きな問題であり，ヒトのエルシニア症とブルセラ症の血清診断に大きな支障となっている。*Y. enterocolitica* O9は，わが国で輸入動物以外から分離された報告はなく，血清診断上問題になることはないが，*Y. enterocolitica* O9の常在地であるモンゴルや中国などではブルセラに対する血清診断法の限界があるといわれており，正確なブルセラ症の実態把握ができない状態にある（Neilsen and Duncan, 1990）。

【物理化学的安定性・抵抗性】

この菌は乾燥に弱く，直射日光により数時間で死滅する。通常の抵抗性を示し，60°C，10分間の加熱で死滅し，1%石炭酸15分間で死滅する。しかしながら湿潤な状態では長期間生残し，特に，低温下では長くなる（表2）。45〜50°Cでは4日くらいしか生残できないが，15°Cくらいの低温では8か月程度は生きていることができる。農場から流れ出た水の中でも，発育に必要な栄養分がなくても冬季は1か月以上も生残する。堆肥中では，十分な発酵が進行すると（pH 4.5以下）死滅する。消毒薬は

表2　ブルセラ菌の生存期間

流産胎児	6か月
糞便や池	夏：数日，冬：1〜2か月
畜舎内飲料水	4か月
汚泥	6か月
湿った土壌	1〜2か月
日光	数時間
アイスクリーム	〜1か月
ソフトチーズ	〜2か月
塩漬け肉	〜3か月

一般的な次亜塩素酸ナトリウム溶液，エタノールなどが使用可能である。

【病原性】

本菌が動物に感染すると，所属リンパ節から血管に入り，各臓器，中でも子宮および乳腺で特によく増殖する。さらに妊娠している場合には，胎盤中のエリスリトール(erythritol：$OHCH_2CHOHCHOHCH_2OH$)により，菌の増殖が促進され，流産が起こる。リンパ節で生存していた菌は血行を介して全身に分布し，妊娠4〜6か月の胎盤に到達したものが増殖を続ける。妊娠6〜8か月に達すると，前駆症状なしに流死産を起こす。

ヒトの胎盤にはエリスリトールがないので流産にはならない。ヒトには皮膚の創傷，結膜，消化管から感染し，感染局所に多核白血球が集まり，その細胞内で菌は増殖し，一部は所属リンパ節に運ばれ，単核球内でも増殖する。さらに血中に入り全身に広がり，細網内皮系を冒す。臨床症状から急性，限局性，慢性の3つの型に分けられる。*B. melitensis* に起因した場合，トキシックな経過をとり，急性経過をとることがある。潜伏期は長く，数週から数か月であり，慢性化すると一年以上にわたり症状が診られる場合もある。発病は不快感，脱力感，発熱，筋肉痛，発汗をともなって，徐々に起こる。発熱は波状熱という名のように間欠的に起こる。胃腸症状や神経症状をともなうことが多い。

病理学的には，動物の場合，病変は脾脱リンパ節，精巣，胎盤，子宮などに起こり，肉芽腫性の組織所見が認められる。流死産は胎盤の壊死性化膿性炎による血行障害である。ヒトでは，急性の場合，脾腫，リンパ節腫大，肝肥大などが1〜2割の患者に見られる。限局性の場合，肺病変や心内膜炎の頻度が高く，死亡の原因多くは心内膜炎である。

【疫学】

日本におけるウシでの発生は，1947年には1万1,461頭にも達した。また1953年以降8年間にわたる輸入ジャージー種牛の導入を源とする発生が続いた。このため摘発・淘汰を繰り返し，発生群の特別検査，定期検査，輸入検査を厳重に続けた結果，現在の清浄化に達した。しかし，散発的には1〜2頭の発生は報告されている。最近では，平成19年9月末に，広島県の乳牛1頭でブルセラ病が発生している。わが国では，家畜伝染病予防法第5条にもとづく定期検査を全頭に実施しており，その際に陽性となったウシに対して急速凝集反応，試験管凝集反応を実施し，最終的に補体結合反応により確定診断が実施される。定期検査では反応牛が摘発されるが，細菌学的検査で菌が分離される感染牛はない。EC諸国の一部ではほぼ清浄化された国もあるが，諸外国では感染率が10%を超える国もあり，分布は全世界にわたる。生菌ワクチンを用いて流行を抑えている国がほとんどである。

【予防・治療】

動物におけるブルセラ病対策は家畜や動物間のみならず，ヒトのブルセラ症発生に対する最も有効な方法である。陽性動物の摘発・淘汰は家畜や動物間でのブルセラ病の制御に有効である。獣医学的な対策に加え，乳の加熱殺菌の徹底などの食品衛生対策をとることでヒトへのブルセラ症の発生を減少できる。しかし，感染動物およびその排泄物に対する防疫は，範囲が広いこともあり，根絶させるのは難しい。ブルセラは細胞内寄生菌であるために，流血抗体によって免疫は成立せず，通常再感染が起こる。細胞性免疫が関与している。すなわち，ブルセラ症の予防には死菌より生菌ワクチンの方が効果が高く，抗体の予防効果はほとんど期待できない。実際に，海外では，仔ウシ用に生菌 *B. abortus* 19株や仔ヒツジ用に *B. melitensis* Rev I株を用いた予防対策がとられ，感染が減少してきた。また *B. abortus* 45/20株不活化アジュバントワクチンを用いた方法も行われている。この菌株は当初生ワクチンとして使用されていたが，復帰変異株による事故が起こり不活化に変わった。しかしこれらのワクチン株は副作用が強いので，ヒトへは応用されていない。一方，日本ではワクチンを用いず，検査・淘汰方式をとり，法令殺には手当てを出して国内の清浄化を維持している。

一般に治療は，本菌が細胞内寄生であるため，極めて難しい。ドキシサイクリン(doxycycline)100 mg 1日2回を6週間経口投与およびストレプトマイシン(streptomycin)1 g筋注1日1回2週間，または，ドキシサイクリン100 mg 1日2回およびリファンピン(rifampicin)600〜900 mg 1日1回を6週間経口投与する。その他，ST合剤とゲンタマイシン(gentamicin)との併用などがある。β-ラクタム剤は試験管内では有効であるが，細胞内寄生菌であるため実際には無効である。一方，わが国の家畜では検査・淘汰による防疫を行っているので治療は実施できない。心内膜炎，骨髄炎などでは外科的処置も必要なことが多い。再発は抗生剤の服用期間が短い場合や，外科的処置が不適切になされた場合に起こる。

【その他】

診断法として，直接患部からとって塗抹染色するか，蛍光抗体法で観察する。血液から，またリンパ節，肝臓，骨髄の生検から菌を分離する。培養は少なくとも4週間炭酸ガス存在下で行う。集落が出現したら，染色および生化学性状を調べる。また，Phagetypingは菌種，生物型の同定に重要である。さらには，診断的価値はないが，ツベルクリン反応と同様の皮内反応を行うことができる。

また，動物の場合は，乳汁，流死産，法令殺材料について行う。乳汁には長期間排菌があるので，分泌停止後の乳清を含め，重要な生前検査材料である。選択培地を使用し，炭酸ガス培養すると，菌は1週間までに，正円形，透明な小集落として発育する。菌が生化学性状ならびに抗原性状により *Brucella* と同定された場合は患畜として処置する。血清診断は急速凝集反応，試験管凝集反応，CF反応で行う。反応の術式，判定および診断基準は家畜伝染病予防規則に記述されている。現行法を国際単位(IU)で見ると，急速凝集反応の反応陽庄は30 IU以上，試験管凝集反応の反応陽佳は40倍で50%凝集以上，100 IU以上，CF反応の陽性は5倍以上，14 ICFTU(CFのIU)である。血清診断で患畜とするものは200 IU以上のもの，または100 IUと14 ICFTU以上の力価のものとなる。

外国ではリポポリサッカライド(LPS)抗原のELISAも使用されており，信頼性の高い方法として定着している。1回の検査で160倍以上であれば感染の可能性が高い。しかし，前述のように，*Y. pseudotuberculosis* O9との交差反応があるので，ブルセラ特異的な免疫診断法の確立が各国で模索されている。その中でも菌体表層にあるメジャー蛋白に対するモノクローナル抗体による診断法が有力である。その他，特異性，感度，再現性，および簡便であることからDNAによる診断法が研究されており，まだ実用されてはいないが，*In situ* hybridizationやPCR法は組織を選ばずごく僅かの菌数でも判定可能であることから実用化が大いに期待されている。ちなみに，検出感度および迅速性で最も優れているのがleukocyte当たり1菌数を1時間で判定可能な蛍光抗体法である。検出限界は1 mL当たり3×10^4個の菌数が必要であるが，ウシの乳汁を調べるには1時間以内に判定可能なmilk ring testがスクリーニングとして最も有名である。

【引用・参考文献】

DelVecchio, V. G., Kapatral, V., Redkar, R. J., et al. 2002. The genome sequence of the facultative intracellular pathogen *Brucella melitensis*. Proc. Natl. Acad. Sci. U.S.A. 99: 443-448.

Moreno, E., Cloeckaert, A., and Moriyón, I. 2002. *Brucella* evolution and taxonomy. Vet. Microbiol. 90: 209-227.

Neilsen, K. N., and Duncan, J. R. (eds.) 1990. Animal brucellosis, CRC Press, Florida.

Paulsen, I. T., Seshadri, R., Nelson, K. E., et al. 2002. The *Brucella suis* genome reveals fundamental similarities between animal and plant pathogens and symbionts. Proc. Natl. Acad. Sci. U.S.A. 99: 13148-13153.

Verger, J. M., Grimont, F., Grimont, P. A., et al. 1987. Taxonomy of the genus *Brucella*. Ann. Inst. Pasteur Microbiol. 138: 235-238.

【牧野壮一，川本恵子】

バークホルデリア科
Family ***Burkholderiaceae***

バークホルデリア属
Genus ***Burkholderia***

鼻疽菌および類鼻疽菌
Burkholderia mallei* & *Burkholderia pseudomallei

【系統分類学的位置】

鼻疽菌(*Burkholderia mallei*)と類鼻疽菌(*Burkholderia pseudomallei*)は好気性のグルコース非発酵グラム陰性桿菌でそれぞれ鼻疽(Glanders)，および類鼻疽(Melioidosis)を起こす高度病原体として知られている。類鼻疽菌の平板上の集落は特徴的で皺のあるコロニーを形成する(写真1)。鼻疽菌は発育が遅く通常は2〜3日で明確なコロニーを形成するスムーズな集落をつくる。菌は乾燥に強く液体培地上では培地表面に盛り上がって増殖する。通常のバークホルデリア属(*Burkholderia*)の菌は固形培地上では数日でピークに達し，自己融解して死滅するが，類鼻疽菌は長期間生存している。

歴史的にはその性状からr-*proteobacteria*のシュードモナス属(*Pseudomonas*)に分類されていたが，16S rRNAの系統(図1)からBeta-*Proteobacteria*に属することがわかり，バークホルデリア属が創設され，同じくプセウドモナス属に属していた“*P. cepacia*”とともにバークホルデリア属に移籍された。現在，バークホルデリア属には医学細菌学上，重要な病原体が多く分類されており，鼻疽菌，類鼻疽菌はわが国では感染症法では3種病原体に区分される特定病原体として，CDCのバイオテロに利用される微生物ランクではカテゴリーBに分類されており，危険な病原体として位置づけられている。

【ゲノム情報】

鼻疽菌と類鼻疽菌は現在の分類学的な基準からいけば，16S rRNA配列は100%一致し，その他のゲノム情報も同一菌種であることを示している。類鼻疽菌は野生型で運動性があるが，一方，鼻疽菌は運動性に関与する遺伝子群の一部が欠損，もしくは不活化している。全ゲノム解析されたバークホルデリア属の菌種は染色体を通常2〜3個保有している。鼻疽菌は3株の解析ではふたつの染色体を保有し，ゲノムサイズは5,234〜5,836 kbである。一方，類鼻疽菌では3株のゲノム解析株では鼻疽菌と同様にゲノム染色体がふたつ存在するが，その全体のゲノムは大きく，7,089〜7,308 kbに及んでいる。

【病原因子】

トランスポゾンを使った病原因子の不活化株で，細胞侵入性やマウスの感染実験で絞り込まれた病原性に関与する候補としてアミノ酸の合成経路の変異株，カプセル合成，DNAの複製と修復，リポ蛋白の合成，ABCトランスポーター，酸化還元酵素の変異株が挙げられ，病原性を低下させたことから，これらの合成経路の変異は感染した宿主内での増殖に重要な働きをしていることが解明された。さらに全ゲノム解析から推測された650の候補病原性に関与する遺伝子群をマウス感染実験で確認したデータではアミノ酸の合成に関与するpolyketide合成蛋白，phospholipase C，二成分制御因子が病原因

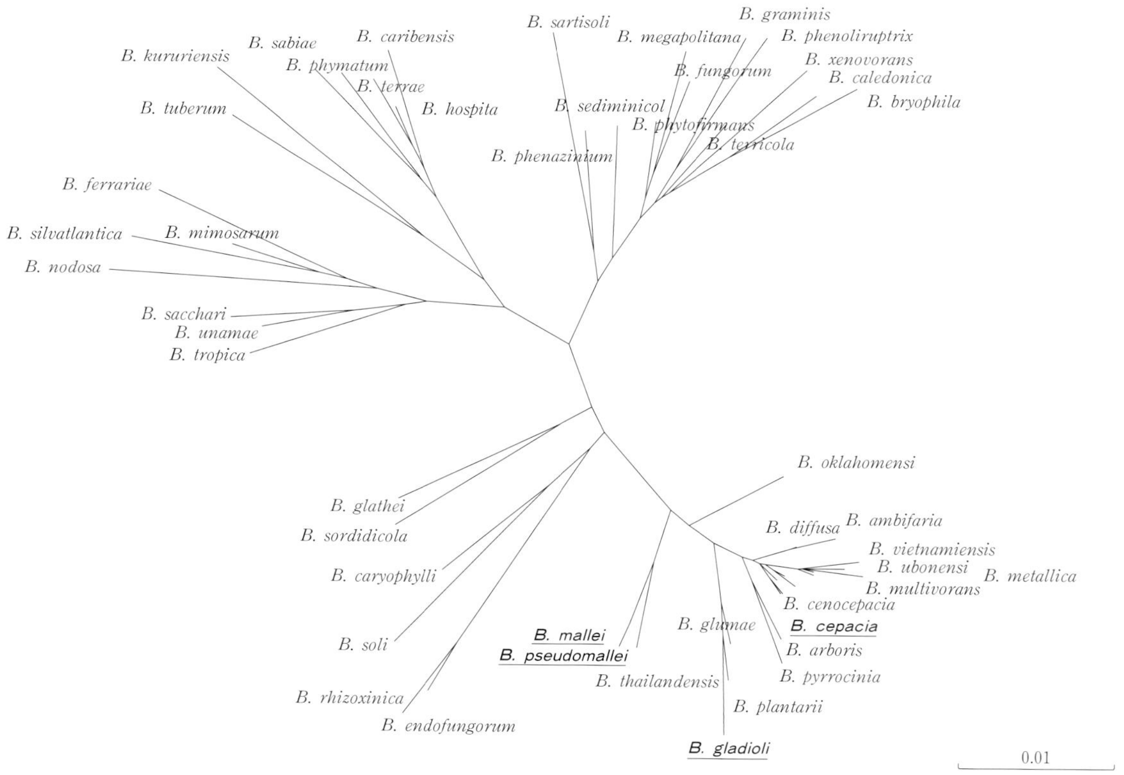

図1　バークホルデリア属(*Burkholderia*)の16S rRNA系統樹。医学上重要な病原体は太字(*B. cepacia*，*B. gladioli*，*B. mallei*，*B. pseudomallei*)で示してある。多くは土壌生息菌，もしくは植物の病原体である。

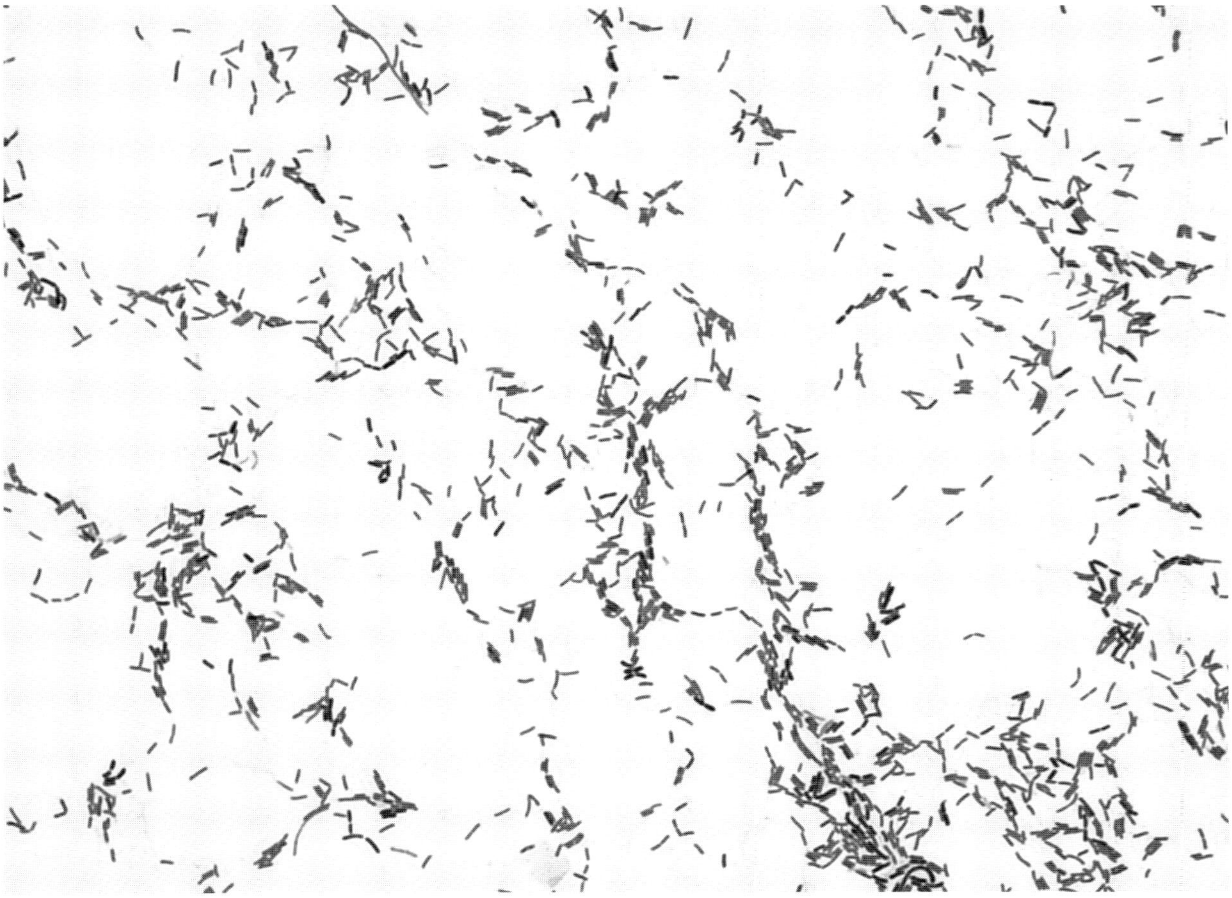

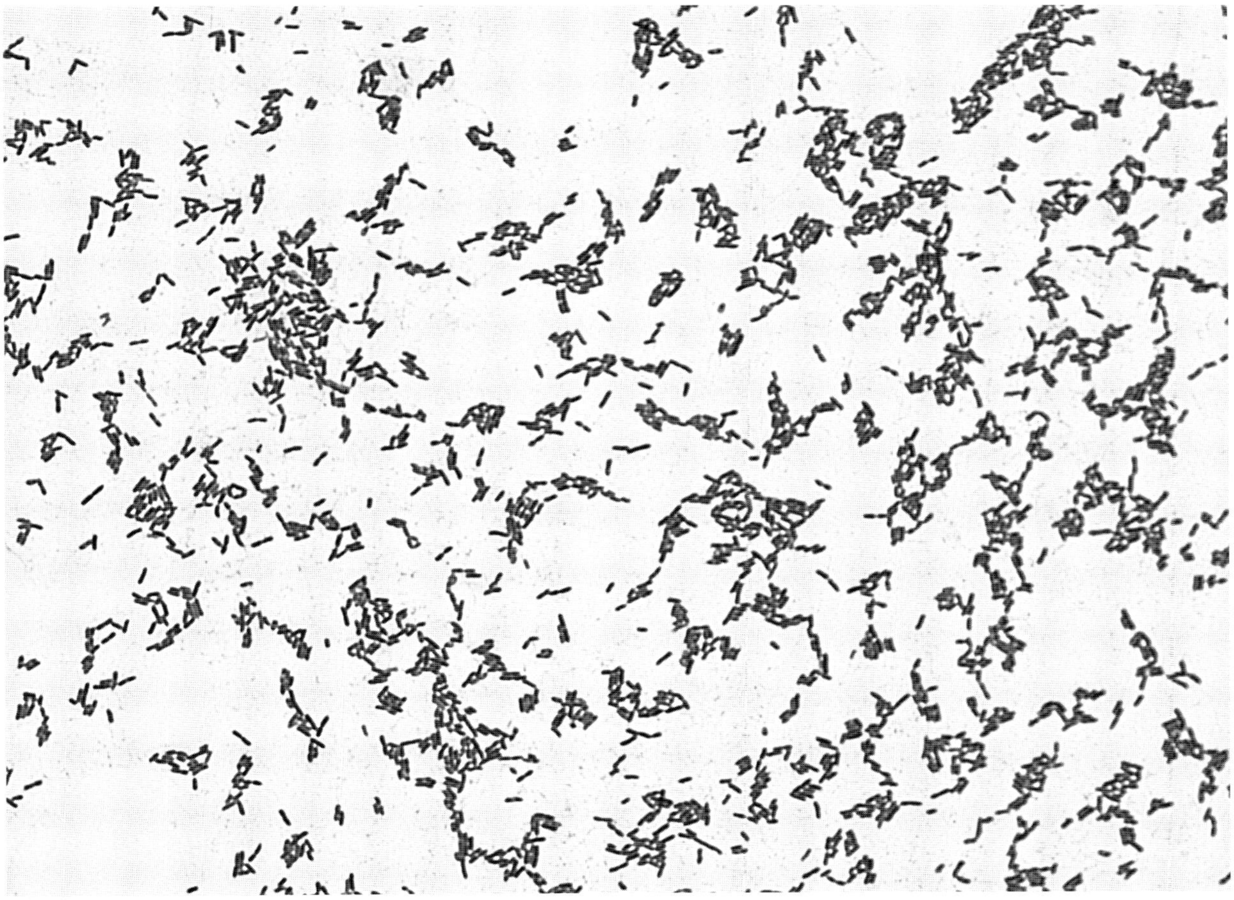

写真 1　グラム染色した鼻疽菌（上，*B. mallei*）と類鼻疽菌（下，*B. pseudomallei*）。（口絵 11 参照）

子として特定されている(Cucci et al., 2007; Schell et al., 2008; Tuanyok et al., 2006)。

カプセルは多くの病原細菌で病原因子として記載されているが，鼻疽菌と類鼻疽菌はともに同様のカプセル合成遺伝子群を保有している。カプセル合成経路を不活化した株はハムスターで野生株の1/10万に，マウスモデルでは1/1,000に低下すると報告されている(Reckseidler et al., 2001; DeShazer et al., 2001; Reckseidler-Zenteno et al., 2005)。

蛋白分泌機構と病原性。3型の蛋白分泌機構はサルモネラや赤痢菌の多くの病原細菌の重要な病原性発現機構であるが，鼻疽菌，類鼻疽菌でも同様な機構が存在する。さらに細胞内増殖，ファゴリソソームからの脱出にこれらは重要な役割を果たしている(Ulrich and DeShazer, 2004; Stevens et al., 2002; 2003)。

細胞質内に脱出した類鼻疽菌はさらに赤痢菌と類似の方法でアクチンの収縮を利用して細胞内を動き回る(Stevens et al., 2005; Higgs and Pollard, 1999; Breitbach et al., 2003)。コレラ菌と同様に6型の蛋白分泌機構を通じて細胞外に分泌される蛋白質群，特にHcpl蛋白は鼻疽菌，類鼻疽菌の病原性による全身感染症の成立に必須であることがわかった(Schell et al., 2007)。

Quorum Sensingは細胞密度を制御する遺伝子群であり，幅広くグラム陰性菌で報告されているが，鼻疽菌のゲノム上には2種類，類鼻疽菌のゲノム上には3種類が存在する。この機構の変異株はハムスター，マウスの感染実験で明らかに病原性に影響を及ぼす(Ulrich et al., 2004a, b)。

【疾病の分布・頻度】

鼻疽，類鼻疽は通常は亜熱帯から熱帯の土壌や水圏に分布している(図2)。特にアジアではタイ，ベトナム，マレーシア，インドネシア，オーストラリアに多いが，歴史的にはフランス，韓国，および台湾に土壌汚染があり，患者が発生している。わが国での発症者はすべて東南アジアに長期滞在し，帰国後発症した患者のみである。わが国の土壌からの分離や，感染した報告例は見当たらない。

東南アジアでの感染症は土壌や水田での感染を受け皮膚に潰瘍を形成するケースと肺炎や骨髄炎を起こすケースに大別される。感染した皮膚では増殖が進行し，表皮の再生ができず骨が露出するケースも散見される。汚染土壌や水滴を直接肺に吸引し，急性感染を起こすケースと，初期治療に失敗し，慢性化するケースも多く見られる。慢性化患者の多くは糖尿病など基礎疾患がある人が多い。

【病態】

野生型の類鼻疽菌は土壌，水に生息し，ヒトにはメリオイドーシス(Melioidosis)を起こす。ウマなど家畜に高度に適応し，運動性を欠落し，宿主に依存した病原体に進化した鼻疽菌はウマなど家畜に鼻疽(Glanders)という特殊な病態を引き起こす。

類鼻疽菌は土壌や水に生息しているため流行地では雨期，あるいは稲作時期に田んぼに入り四肢が感染を受ける。皮膚感染ではしばしば表皮の再生が間に合わず，患部が露出する。

亜熱帯から熱帯の流行地で嵐やサイクロンでエアロゾ

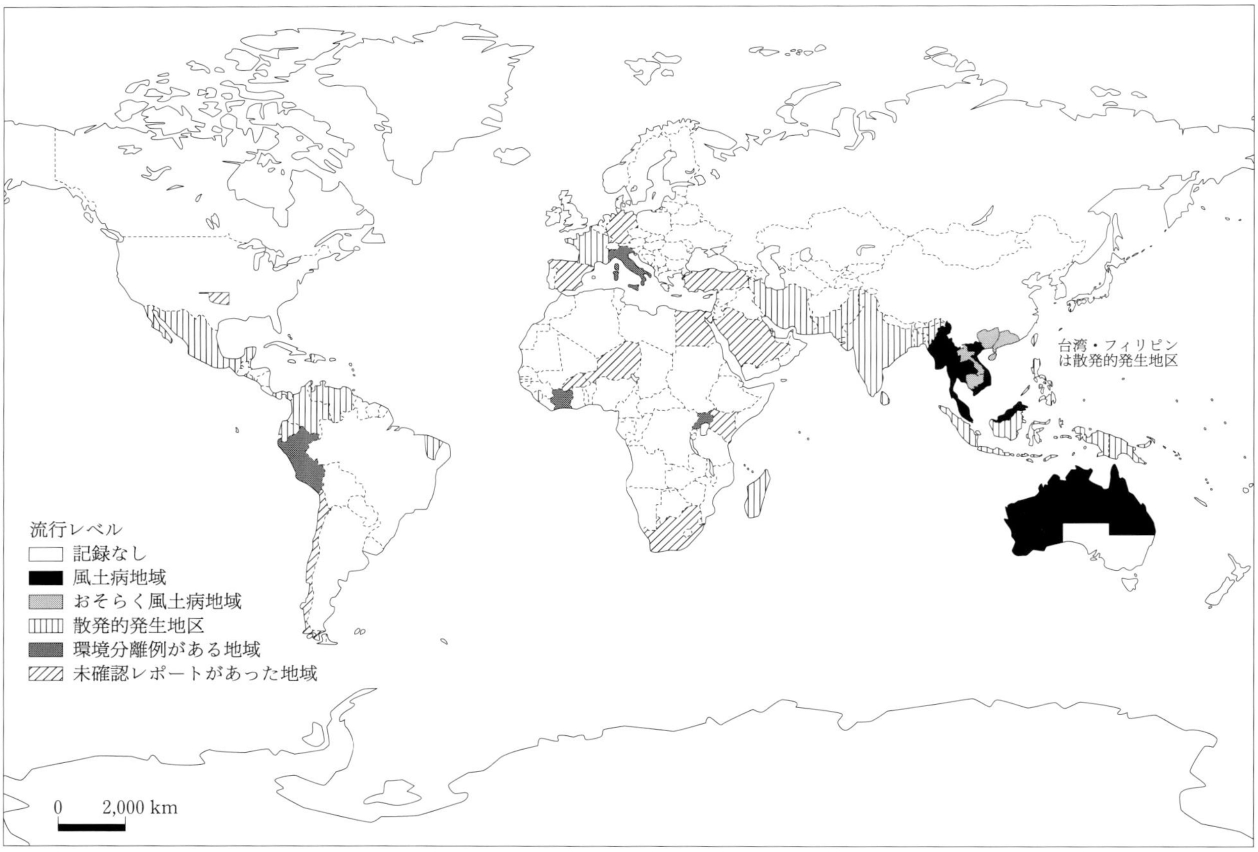

図2　類鼻疽の分布

ルやダストとして吸引性肺炎を起こすこともある。特に雨が降って2週間後に肺炎，敗血症になり死亡することがある。2004年のインド洋の津波の際に発生したメリオイドーシスはほとんどが吸引性の肺炎であった。患者から患者への感染はほとんど起きない。類鼻疽感染症では2か月以内で症状が消える場合を急性感染症，2か月以上続く感染を慢性感染症として定義している。大部分の類鼻疽感染は症状が出ない。過去20年間にオーストラリア北部で菌の培養に成功した540例の患者データでは89%が急性感染症で，11%が慢性感染症であった。流行地での感染症はモンスーンの湿った時期に起きる。タイでは81%がこの時期に，81%のオーストラリア北部での感染症がモンスーン時期に発症している。

類鼻疽感染症では患者は再発することがある。特に初期の治療が十分でない場合，慢性の感染症に発展することがしばしばある。

【診断】

類鼻疽菌，鼻疽菌の分離培養は困難ではないが通常の血液平板やBrain Heart Infusion Agarを使って37℃で好気培養すると類鼻疽菌では1日，鼻疽菌では2日かかる。常在菌が混入する材料の場合は専用の選択培地Ashdown's mediumを使用するか*B. cepacia*の選択培地を使って代用ができる。発育した菌はゲンタマイシンとコリスチンに耐性で簡易スクリーニングに利用される。野生株は培養時間が経てば典型的な表面がラフな集落をつくる(写真2～4)。

菌株の同定はAPI20NEのような簡易キットでも予備同定が可能であるが，確定診断には脂肪酸分析，16S rRNA配列，MALDI-TOF MASS解析などが利用される。特に類縁の菌種である*B. thailandensis*との識別を明確に行うべきである。【ゲノム情報】でも記したように*B. mallei*と*B. pseudomallei*は16S rRNA配列は同じで全ゲノムから見ても本来は同一菌種であるが，*B. pseudomallei*は野生型で運動性があり，*B. mallei*は運動性遺伝子といくつかの因子が欠損し，より寄生宿主に適用し進化した*B. pseudomallei*のクローンであるので運動性以外での識別できる特徴は少ない。

血清学的には類鼻疽菌，鼻疽菌のLPS抗原の多型は少なく，LPSを使って抗体価が測定されている。

【治療】

類鼻疽感染症と診断された患者はすべて抗生物質を2週間かけて集中治療する必要がある。完全に除菌するために3か月間の経口投与が必要になる。ただし骨髄炎や神経症状が出ている患者には6か月間の長期治療が実施される。

類鼻疽菌はペニシリン，アンピシリン，第一，第二世代のセファロスポリン，ゲンタマイシン，トブラマイシン，およびストレプトマイシンに耐性である(Dance et al., 1989; Jenney et al., 2001)。初期の集中治療は下記のいずれかが推奨されている(Currie et al., 2000a; Cheng et al., 2003; Smith et al., 1996; Dance et al., 1989; Jenney et al., 2001)。

①Ceftazidime：50 mg/kgから2 g，静注，6時間毎
②Meropenem：25 mg/kgから1 g，静注，8時間毎
③Imipenem：25 mg/kgから1 g，静注，6時間毎

【予後】

敗血症に至らず除菌に成功した場合の予後は極めてよい。しかし敗血症になった場合の致死率はオーストラリアでは37%と報告されている(Currie et al., 2000a)。一方，診断の前に2か月以上経過した諸例の致死率は皆無に近い(Currie et al., 2000b)。しかし，敗血症，呼吸不全，および腎不全を持つ患者が感染すると類鼻疽の重要なリスクファクターになり，致死的病態に陥る(Chierakul et al., 2005)。

【引用・参考文献】

Breitbach, K., Rottner, K., Klocke, S., et al. 2003. Actin-based motility of *Burkholderia pseudomallei* involves the Arp 2/3 complex, but not N-WASP and Ena/VASP protiens. Cell. Microbiol. 5: 385-393.

Cheng, A. C., Lowe, M., Stephens, D. P., et al. 2003. Ethical problems of evaluating a new treatment for melioidosis. BMJ 327: 1280.

Chierakul, W., Anunnatsiri, S., Short, J. M., et al. 2005 Two randomized controlled trials of ceftazidime alone versus ceftazidime in combination with trimethoprim-sulfamethoxazole for the treatment of severe melioidosis. Clin. Infect. Dis. 41: 1105

Cucci, J., Easton, A., Chu, K. K., et al. 2007. Development of signature-tagged mutagenesis in *Burkholderia pseudomallei* to identify genes important in survival and pathogenesis. Infect. Immun. 75: 1186-1195.

Currie, B. J., Fisher, D. A., Anstey, N. M., et al. 2000a. Melioidosis: acute and chronic disease, relapse and re-activation. Trans. R. Soc. Trop. Med. Hyg. 94: 301.

Currie, B. J., Fisher, D. A., Howard, D. M., et al. 2000b. Endemic melioidosis in tropical northern Australia a 10-year prospective study and review of the literature. Clin. Infect. Dis. 31: 981.

Dance, D. A., Wuthiekanun, V., Chaowagul, W., et al. 1989 The antimicrobial susceptibility of *Pseudomonas pseudomallei*. Emergence of resistance in vitro and during treatment. J. Antimicrob. Chemother. 24: 295.

DeShazer, D., Waag, D. M., Fritz, D. L., et al. 2001. Identification of a *Burkholderia mallei* polysaccharide gene cluster by subtractive hybridization and demonstration that the encoded capsule is an essential virulence determinant. Microb. Pathog. 30: 253-269.

Higgs, H. N., and Pollard, T. N. 1999. Regulation of actin polymerization by the Arp 2/3 complex and WASp/Scar proteins. J. Biol. Chem. 274: 32531-32534.

Jenney, A. W., Lum, G., Fisher, D. A., et al. 2001. Antibiotic susceptibility of *Burkholderia pseudomallei* from tropical northern Australia and implications for therapy of melioidosis. Int. J. Antimicrob. Agents 17: 109.

Reckseidler, S. L., DeShazer, D., Sokol, P. A., et al. 2001. Detection of bacterial virulence genes by subtractive hybridization: identification of capsular polysaccharide of *Burkholderia pseudomallei* as a major virulence determinant. Infect. Immun. 69: 34-44.

Reckseidler-Zenteno, S. L., DeVinney, R., and Woods, D. E. 2005. The capsular polysaccharide of *Burkholderia pseudomallei* contributes to survival in serum by reducing complement factor C3b deposition. Infect. Immun. 73: 1106-1115.

Schell, M. A., Lipscomb, L., and DeShazer, D. 2008. Comparative genomics and an insect model rapidly identify novel virulence genes of *Burkholderia mallei*. J. Bacteriol. 190: 2306-2313.

Schell, M. A., Ulrich, R. L., Ribot, W. J., et al. 2007. Type VI secretion is a major virulence determinant in *Burkholderia*

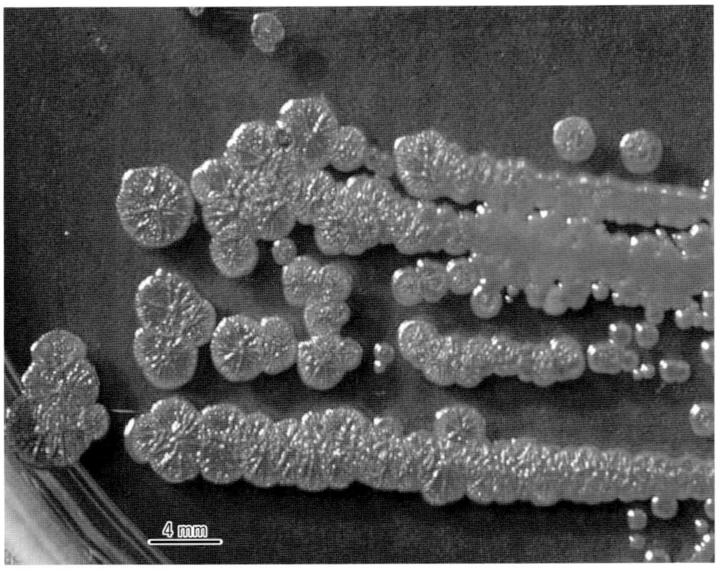

写真 2　類鼻疽菌の Ashdown 選択培地上の集落

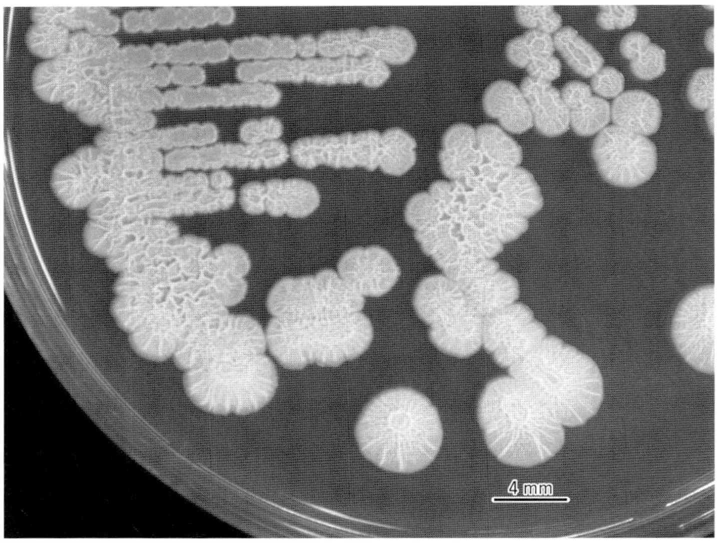

写真 3　類鼻疽菌の Brain Heart Infusion Agar 培地上の集落

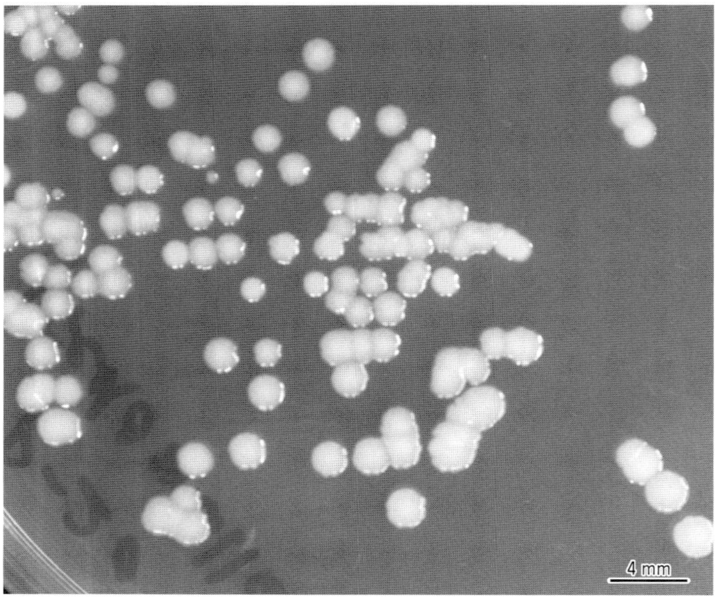

写真 4　鼻疽菌の Brain Heart Infusion 培地上の集落

mallei. Mol. Microbiol. 64: 1466–1485.

Smith, M. D., Wuthiekanun, V., Walsh, A. L., et al. 1996. In-vitro activity of carbapenem antibiotics against beta-lactam susceptible and resistant strains of *Burkholderia pseudomallei*. J. Antimicrob. Chemother. 37: 611

Stevens, M. P., Friebel, A., Taylor, L. A., et al. 2003. A *Burkholderia pseudomallei* type III secreted protein, BopE, facilitates bacterial invasion of epithelial cells and exhibits guanine nucleotide exchange factor activity. J. Bacteriol. 185: 4992–4996.

Stevens, M. P., Stevens, J. M., Jeng, R. L., et al. 2005. Identification of a bacterial factor required for actin-based motility of *Burkholderia pseduomallei*. Mol. Microbiol. 56: 40–53.

Stevens, M. P., Wood, M. W., Taylor, L. A., et al. 2002. An Inv/Mxi-Spa-like type III protein secretion system in *Burkholderia pseudomallei* modulates intracellular behavior of the pathogen. Mol. Microbiol. 46: 649–659.

Tuanyok, A., Tom, M., Dunbar, J., et al. Woods D. E. 2006. Genome-wide expression analysis of *Burkholderia pseudomallei* infection in a hamster model of acute melioidosis. Infect. Immun. 74: 5465–5476.

Ulrich, R. L., and DeShazer, D. 2004. Type III secretion: a virulence factor delivery system essential for the pathogenicity of *Burkholderia mallei*. Infect. Immun. 72: 1150–1154.

Ulrich, R. L., DeShazer, D., Brueggemann, E. E., et al. 2004a. Role of quorum sensing in the pathogenicity of *Burkholderia pseudomallei*. J. Med. Microbiol. 53: 1053–1064.

Ulrich, R. L., DeShazer, D., Hines, H. B., et al. 2004b. Quorum sensing: a transcriptional regulatory system involved in the pathogenicity of *Burkholderia mallei*. Infect. Immun. 72: 6589–6596.

【江崎孝行】

アルカリゲネス科
Family ***Alcaligenaceae***

ボルデテラ属
Genus ***Bordetella***

【分類・歴史】

ボルデテラ属(*Bordetella*)は J. Bordet と O. Gengou により，1906 年，百日咳(Whooping cough)の原因菌として記述された。本属は，温血動物の呼吸器病原菌であり，呼吸器腺毛上皮細胞に対して親和性を示す。現在 *B. ansorpii*，*B. avium*，*B. bronchiseptica*，*B. hinzii*，*B. holmessi*，*B. parapertussis*，*B. pertussis*，*B. petrii*，*B. trematum* の 9 菌種がある(各菌種の特徴を表 1 に示した)。このうち，*B. pertussis*，*B. parapertussis*，*B. bronchiseptic* の 3 菌種は GC 含量，DNA 相同性で極めて高い関連性を持つ。

【形態・抗原の性状・培養】

ボルデテラ属は，直径 0.2〜0.5 μm，長径 0.5〜2.0 μm のサイズを有する偏性好気性グラム陰性小球桿菌で(写真 1)，単一あるいは対で存在する。稀に数 μm の長さのフィラメント状も見られる。*B. bronchiseptica*，*B. avium*，*B. ansorpii*，*B. hinzii*，*B. trematum* は鞭毛(周毛)を産生し運動性を示す。他菌種は鞭毛を持たない。至適増殖温度は 35〜37℃で，アミノ酸を酸化的に利用し，糖を発酵しない。すべての菌種は比較的単純な栄養要求性を持つが，日常検査に用いる培地中の発育阻害成分の影響で難培養性を示す。しかし難培養性の程度は発育阻害成分に対する感受性に依存して菌種により異なる。中でも *B. pertussis* は最も難培養性で，培地中の脂肪酸，金属イオン，硫化物，過酸化物など多くの成分によって発育阻害される。したがって分離培養には，活性炭，血液，デンプンなど，阻害成分を吸着する成分を培地に添加する必要がある。他の *Bordetella* 属菌種は *B. pertussis* に比べ難培養性はそれほどでもなく，通常の検査用培地(血液寒天培地やマッコンキー寒天培地)で発育可能である(表 1)。一般的にボルデテラ属菌種の発育速度は，難培養性と逆相関する。

ボルデテラ属の培養はボルデー・ジャング(Bordet-Gengou)ジャガイモ滲出液血液寒天培地や，CSM (cyclodextrin solid medium)培地などの特殊な培地が用いられる。前者には培地 1 L 当たりにジャガイモ滲出液 125 mL，塩化ナトリウム 5.5 g，馬脱繊維血液 150 mL，グリセリン 10 g，寒天 20 g が加えられている。臨床材料をボルデー・ジャング培地で培養する場合，7 日間は連続して観察しなければならない。通常 *B. pertussis* は 3〜5 日ほどで，*B. parapertussis* は 2〜4 日間でコロニーを形成する。*B. pertussis* のコロニーは小さくてまるく光沢があり，水銀様の色を示すが〔写真 1，2(コロニーのグラム染色像)〕，時間の経過とともに色は褪せ，

表 1　ボルデテラ属(*Bordetella*)各菌種の特徴

	B. ansorpii	*B. avium*	*B. bronchiseptica*	*B. hinzii*	*B. holmesii*	*B. parapertussis*	*B. pertussis*	*B. petrii*	*B. trematum*
発育：コロニー出現にかかる日数	1〜2	1	1	2	2〜3	2〜4	3〜5	2	1〜2
マッコンキー寒天培地での発育	+	+	+	+	+	V	−	+	+
運動性(周毛性鞭毛)	+	+	+	+	−	−	−	−	+
硝酸塩還元	−	−	+	−	−	−	−	−	V
オキシダーゼ	−	+	+	+	−	−	+	+	−
カタラーゼ	+	+	+	+	+	+	+	+	+
ウレアーゼ	−	−	+	V	−	+	−	−	−
G+C content (モル%)	63.8	61.6〜62.6	68.2〜69.5	65〜67	61.5〜62.3	68.1〜69.0	67.7〜68.9	63.8	64〜65

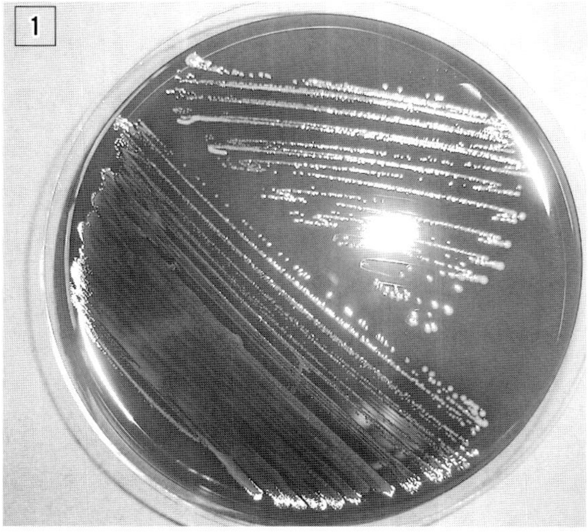

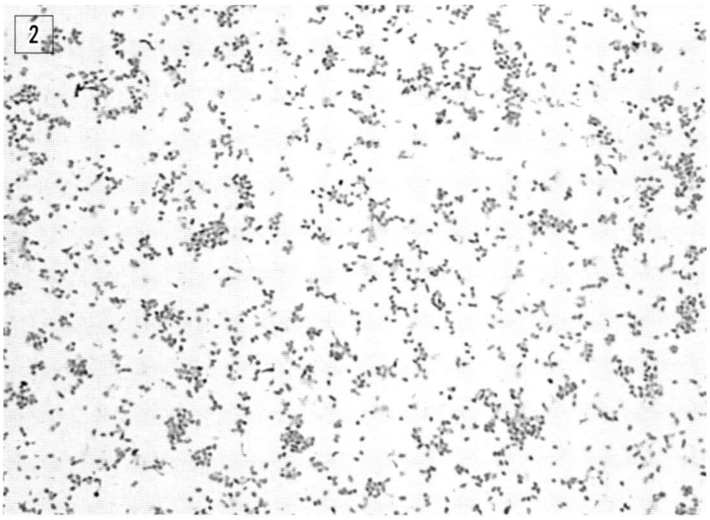

写真 1　*Bordetella pertussis*。ボルデー・ジャング寒天培地。35℃，5 日間培養。(口絵 12 参照)
写真 2　ボルデー・ジャング寒天培地に発育した *B. pertussis* コロニーのグラム染色像。×1000。(口絵 13 参照)

白灰色に変化する。

相変異と抗原調節

新鮮分離された *B. pertussis* を培地に植え継いでいくと，コロニー形態，溶血性，血清型抗原などが変化していく。その過程で通常の培地での発育が可能になっていく。これは相変異と呼ばれる現象である。相は基本的にⅠ～Ⅳ相まであり，新鮮分離株は常にⅠ相である。モルモットに対する病原性はⅠ相，Ⅱ相で高く，Ⅲ相，Ⅳ相になると病原性は低下し，あるいは非病原性となる。すなわち本菌にそなわった病原性因子の発現がⅠ～Ⅳ相に変異するに従い抑制されていく。またⅠ相に見られる特定の外膜蛋白(OMP)も相変異により消失する。このようなⅠ～Ⅳ相への変異は，段階を踏んで自然に生じるが，その頻度は 10^3～10^6 に1個程度で，時に可逆的である。一方 *B. pertussis* の主要な血清型は4種類あり，それらは血清型抗原(AGGs)1，2および3の組み合わせによって決定され，すなわち①AGGs1，2，3，②AGGs1，2，③AGGs1，3，④AGGs1であるが，血清型抗原はすべて相変異により消失する。これらの変化は後述する BvgA/S Two-component signal transduction system (2成分情報制御系)により複雑に制御されている。BvgA/S は *Bordetella* の保有する多岐病原性因子の転写発現を正負に調節している。

【病原性】

B. pertussis は，ヒトにだけ病気を起こし，あるいはヒトが唯一の保菌動物である。*B. parapertussis* はかってはヒトだけの病原菌と考えられてきたが，ヒツジにも見出されることが報告されている(Cullinane et al., 1987)。*B. bronchiseptic* はイヌ，ブタ，ネコ，ウサギなど種々の動物の呼吸器病原菌として知られている。*B. avium* はシチメンチョウに鼻感冒を起こすが，今日までヒトに感染したとの報告はない。一方 *B. hinzi* は家禽類の呼吸器に定着するが通常発症しない。しかし *B. bronchiseptica* とともに稀にヒトに病気を起こす。*B. holmessi* と *B. trematum* はヒトに呼吸器感染，あるいは非呼吸器感染を起こす。*B. holmessi* はまた百日咳様感染症を起こすことが報告されている(Yih et al., 1999)。

(1)*Bordetella* 属の産生する病原性因子

図1にボルデテラ属の病原性に関係する因子の局在，図2に百日咳の病態とそれに関与する病原性因子を示した。表2，3に病原性因子の役割一覧と，*B. pertussis*，*B. parapertussis*，*B. bronchiseptica*，*B. avium* を例とした各病原性因子の保有の有無を示した。

①Tracheal cytotoxin(TCT)

TCT はペプチドグリカンから派生した分子量 921 Da のジサッカライドテトラペプチドで，対数増殖中に培養上清中に菌細胞から放出される。ハムスターの気管上皮細胞の DNA 合成を阻害し腺毛障害を起こす。TCT と同一の物質は淋菌(*Neisseria gonorrhoeae*)も産生する。これらはムラミルペプチドファミリーに属し，発熱，ア

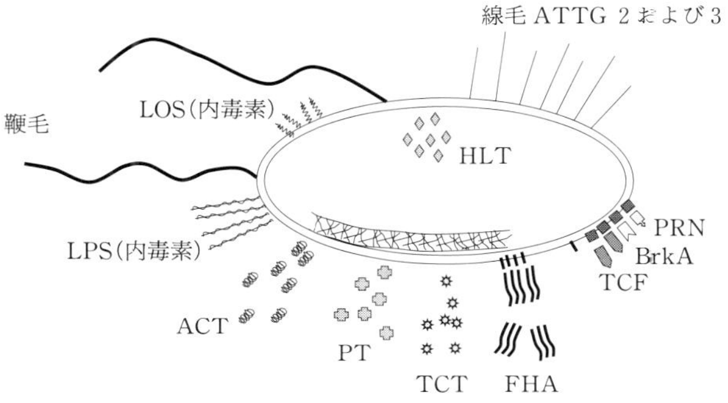

図1　ボルデテラ属(*Bordetella*)の主要病原性因子

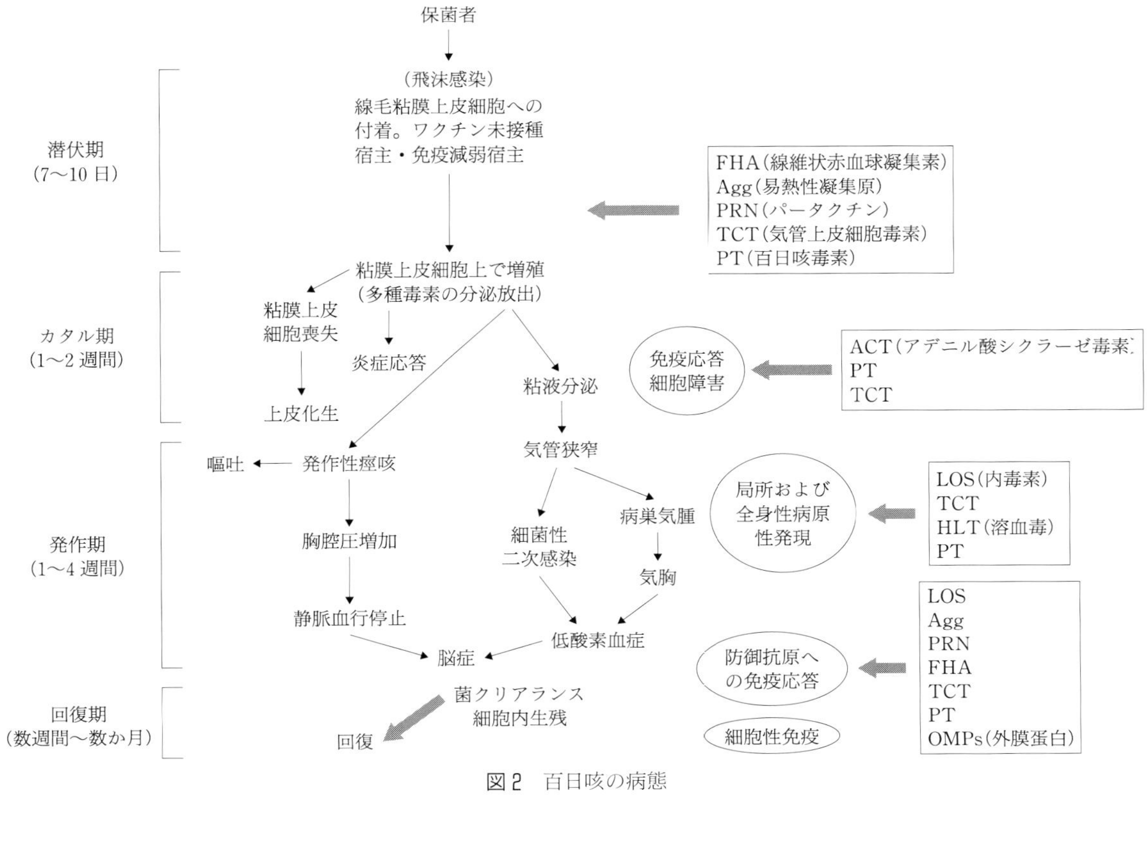

図2　百日咳の病態

表2　ボルデテラ属(*Bordetella*)の主要病原性因子の役割

病原性因子	役　割
AGGs: Agglutinogen	凝集原
LOS: Lipo-origo Saccharide	内毒素
LPS: Lipo-polysaccharide	内毒素
ACT: Adenylate cyclase toxin	免疫エフェクター細胞阻害
PT: Pertussis toxin	付着/侵入，免疫エフェクター細胞阻害
TCT: Tracheal cytotoxin	上皮細胞毒性
FHA: Filamentous haemagglutinin	付着/侵入
TCF: Tracheal colonization factor	付着
RPN: Pertactin	付着/侵入
BrkA: Autotransporter protein	付着/侵入，血清耐性
HLT: Heat-labile toxin	局所炎症効果

表3　ボルデテラ属(*Bordetella*)各菌種の有する病原性因子

病原性因子	菌種名			
Virulence factor	*B. pertusis*	*B. parapertussis*	*B. bronchiseptica*	*B. avium*
Tracheal cytotoxin	○	○	○	○
Heat-labile toxin	○	○	○	○
Endtoxin (LPS or LOS)	○LOS	○LPS	○LPS	○?
Fimbriae	○	○	○	○
Filamentous haemagglutinin	○	○	○	×
Adenylate cyclase toxin	○	○	○	×
Pertactin	○	○	○	×
BrkA	○	?	○	×
Tracheal colonization factor	○	×	×	×
Pertussis toxin	○	×	×	×

ジュバンド活性，関節炎惹起，徐波睡眠，IL-1産生刺激など多様な生物活性を有する。

②Heat-labile toxin(HLT)

HLTは，140 kDaの細胞質蛋白であり，皮膚壊死毒素として最初に見出された*Bordetella*毒素である。百日咳病態への役割ははっきりしていないが，強力な血管収縮活性を有し，また実験動物に致死作用あるいは体重減少，脾臓萎縮，虚血性損傷あるいは皮膚壊死などを起こす。*B. pertussis*の新鮮分離株が持つマウス致死毒性に対して重大な役割を果たす。本毒素の皮膚壊死活性は，血管平滑筋への血管収縮作用に原因し，呼吸器血管組織に対し，局所炎症反応を惹起すると考えられている。

③Endotoxin

*B. pertussis*のendotoxin(内毒素)は，長鎖のLipopolysaccharide(LPS)ではなく，短鎖のLipo-origosaccharide(LOS)である。これに対し*B. parapertussis*，*B. bronchiseptica*のendotoxinはLPSである。現在*B. pertussis*が起こす百日咳にLOSがどのように関わるかははっきりしていない。一般的にendotoxinは発熱性，アジュバンド活性，B細胞増殖活性などの作用を持つ。*B. pertussis*のLOSは，百日咳初期段階での軽微な発熱に関与しているのかもしれない。ただし，百日咳の全菌体死菌ワクチンの反応原性の多くはこのLOSに由来するため，ワクチン開発のステップでは，いかに*B. pertussis*のLOSを除去するかに力が注がれた。

④線毛(Fimbriae)

*B. pertussis*は血清型2と3の抗原決定基を有する2種類の線毛を産生する。個々の菌株はどちらかひとつ，あるいは両方を発現するか，さらには両方とも発現しない。血清型2および3線毛は，それぞれ22.5および22 kDaのサブユニット蛋白で主に構成されている。*B. pertussis*の線毛サブユニット蛋白は，他の*Bordetella*属菌種との間で交差反応を示す。

細菌線毛は通常宿主粘膜への付着に関与するが，*Bodetella*線毛がその付着に役割を果たしているかははっきりしていない。むしろ単球への付着など，貪食の促進に関与しているともいわれている。前述した4種類の血清型のうち，ヒトに感染を起こす能力を持つのは血清型1，2，3である。また精製線毛蛋白は*B. pertussis*マウス感染に対し，感染防御効果を示すが，この感染防御効果は血清型特異的である。したがって線毛は無細胞百日咳ワクチンの材料となる。

⑤線維性凝集素(FHA：Filamentous haemagglutinin)

FHAは，*B. pertussis*が持つふたつの赤血球凝集素のうちのひとつであり(他はPertussis toxin)，呼吸器上皮粘膜細胞への定着に第一義的な役割を有する。FHAは分子量367 kDaであり，知られている限り，細菌では最もサイズの大きな遺伝子にコードされた前駆体蛋白として合成される。この前駆体FHAは細胞表層に運ばれて，そのC末端配列で表層にアンカリングすると考えられている。最終的にはこの部分は加水分解され，220 kDaの成熟FHA蛋白として放出される。*B. pertussis*のFHAの生物活性は多彩で，おそらく感染時期の異なるある段階で，腺毛細胞，マクロファージのようなタイプの異なる細胞に対する付着因子として働き，場合によっては侵入性にも関与すると考えられている。例えばFHAのアルギニン-グリシン-アスパラギン残基(RGDドメイン)が，マクロファージ表層の補体結合因子CR3に結合することで，酸化呼吸バーストの誘導を回避してマクロファージ内に取り込まれ，その結果マクロファージ細胞内での生残を導くこととなる。FHA 欠損変異株は，マウス呼吸器粘膜上皮への定着および持続能が減弱し，FHA 単独での免疫効果がまたマウスにおいて認められている。FHA は現在百日咳無細胞ワクチンの材料のひとつとして用いられている。

⑥Adenylate cyclase toxin(ACT)

ACT は分子量 177 kDa の 2 機能性蛋白として知られる。主な機能は，好中球，単球，マクロファージ，NK 細胞などの免疫エフェクター細胞の有する殺菌機能の障害活性である。他の機能は細胞膜へのポアー形成能である。ポアー形成により，Adenyl cyclase 分子の N 末端が細胞内に入り，無秩序な cyclic ATP の合成を促進し攪乱する。ACT はワクチン抗原として有効であるが，哺乳動物脳の Adenyl cyclase との交差反応の問題がある。

⑦Pertactin(PRN)

PRN は，菌表層蛋白のひとつであり，*B. pertussis*，*B. parapertussis*，*B. bronchiseptica* の 3 菌種が産生する。*B. pertussis* の RPN は 93.5 kDa の前駆体蛋白として合成され，N 末端の 3 kDa と，C 末端の 30 kDa が加水分解で離れて 60 kDa の成熟蛋白となる。

PRN は，FHA と同様に，*B. pertussis* の組織細胞に対する細胞付着および細胞進入に関与するが，ヒト腺毛細胞に対する付着への関与は示されていない。PRN はマウスへの *B. pertussis* 噴霧感染実験においてワクチン効果が高く，無細胞ワクチンの主要な成分となっている。

⑧Pertussis toxin(PT)

PT は *B. pertussis* だけが産生する毒素で(*B. parapertussis*，*B. broncchiseptica* はサイレント遺伝子を有する)，百日咳の中心的な病原性因子としての役割を持つ。本毒素の持つ生物活性は多彩である(表 4)。PT は 105 kDa で酵素分子である A サブユニットと，細胞内への結合および A サブユニットの細胞質への注入の働きをするヘテロ五量体で構成された B サブユニットとの複合蛋白である。B サブユニットには，白血球の細胞内輸送に関与する真核生物にそなわっているセレクチン構造に類似する部位があり，ヒト腺毛細胞，マクロファージのような細胞への結合は，このレクチン様構造のインタラクションにより生じる。

PT の血球凝集活性，T 細胞マイトージェン活性は B サブユニットの細胞表層への結合に起因する。PT の本来の毒性は，各種 G 蛋白を標的とする A サブユニットの ADP リボシルトランスフェラーゼ活性である。A サブユニット ADP リボシルトランスフェラーゼ活性により修飾された G 蛋白は，本来持つ膜介在性情報伝達シグナルの働きを失う。PT の示す多彩な生物活性は，PT が種々タイプの細胞に作用することに理由づけられる。すなわち各組織の細胞ではそれぞれの G 蛋白情報シグナルが，それぞれの細胞に特異的な働きをしている。そしてそれぞれの G 蛋白情報伝達シグナルが PT により阻害され，その結果として各組織の細胞の働きが攪乱され全体としてさまざまな影響が生じるのである。

このように PT が *B. pertussis* の病原性に対する中心的な役割を持つのは間違いないが，正確な働きはなおはっきりしない。PT と FHA はマクロファージによる *B. pertussis* の取り込みに協調して作用する。興味深いことに PT は，気道粘膜に付着している，例えばインフルエンザ桿菌のような細菌をはがし，百日咳にともなう他細菌による二次感染症を起こすことも知られている。PT のワクチン効果は大きく，組み換えによる不活化 PT が無細胞ワクチン成分のひとつとして用いられている。

(2)BvgA/BvgS 2 成分情報制御系による病原性因子発現

ボルデテラ属の病原性因子の多くは，BvgA/BvgS 2 成分情報制御系により転写発現が調整されている(図 3)。膜センサー蛋白である BvgS が，膜外ドメインにより温度，マグネシウム濃度，ニコチン酸濃度などの環境因子を認識し，内膜側ドメインの自己リン酸化を生じる。リン酸基は受容蛋白 BvgA に転移し BvgA を活性化する。活性化した BvgA は多くの病原性因子構造遺伝子オペロンの上流調節遺伝子配列に結合し，RNA ポリメラーゼによる転写が開始される。また BvgA は負の遺伝子発現調節を行っており，鞭毛蛋白フラジェリンの転写活性を抑制する。百日咳菌の I 相菌は，BvgA/BvgS 2 成分情報制御系によりさまざまな病原性因子の転写活性が高まった状態を示す。

【予防】

百日咳疾患に対しては全世界的なワクチン投与が効果を示し，報告数はワクチンの普及とともに大きく減少している(図 4，5)。2008 年のデータでは，世界で 1,600 万人が罹患，その 90%が開発途上国，19 万 5,000 人が死亡している(World Health Organization, 2008)。

日本ではワクチン接種以前は年 10 万人程度の患者数と 1 万人程度の死亡数であったとされるが，1950 年以降，特にジフテリアトキソイド，破傷風トキソイドとの

表 4　Pertussis toxin が示す多様な生物活性

in vitro	*in vivo*
G 蛋白の ADP-リボシル化	防御抗原
血球凝集	白血球増多症
付着/侵入	インスリン分泌増加
好中球呼吸バースト阻害	アドレナリン性高血糖症阻害
単球遊走阻害	ヒスタミン感作
肥満細胞からのヒスタミン放出阻害	アナフィラキシー感作
T 細胞活性化	酸素欠乏症感作
	エンドトキシン感作
	アジュバント活性
	血管透過性増大
	急性毒性，致死活性

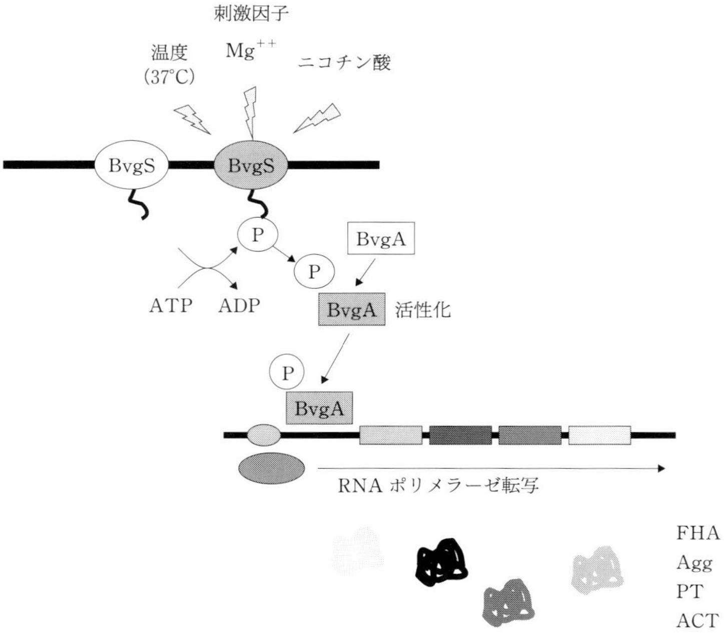

図 3　BvgS/A two component transduction system によるボルデテラ属の病原性因子の正の制御

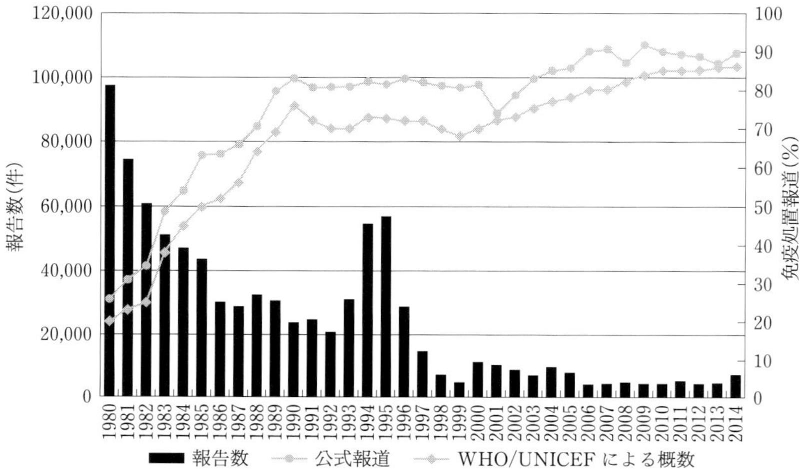

図 4　WHO 統計による DTP3 ワクチンによる世界の百日咳報告数の年次推移(1980～2014 年)(WHO/UNICEF coverage estimates 2014 revision. July 2015. Map production: Immunization Vaccines and Biologicals, (IVB). World Health Organization. Date of slide: 16 July 2015)

3 種混合ワクチン(DTP)の普及により患者数は激減した。しかし百日咳ワクチンが全菌体死菌ワクチンであったことから，副作用として重篤な脳症が発生し，1975 年に 3 種混合ワクチンは一時中止され，しばらく 2 種混合ワクチン(DT)だけが続けられた。その結果それまで年間 200～300 症例まで激減していた百日咳が，おおよそ 1 万 3,000 症例まで急増し，死亡例も年間 20～30 例まで増大した。1981 年にようやく百日咳菌の産生する複数の毒素を無毒化した無細胞ワクチン(acellular pertussis vaccine：aP)が導入された(Gustafsson et al., 1996)(図 6)。

初期の無細胞ワクチンは，Pertussis toxin(PT)単独あるいは Filamentous hemagglutinin(FHA)とのコンビネーションタイプであったが，あまり高い予防効果は示されなかった。したがって現在は，これに Pertactin を加えた 3 成分混合ワクチン(aP3)と，さらに Fimbriae serotype 2 と 3 を加えた(aP5)が用いられ，WHO が定義する百日咳(発作性咳嗽が 21 日以上続く)に対しては，84～85%の有効性を認め，それに対して軽度の百日咳に対しては，70%の有効性を示している(Olin et al., 1997)。

一方 2000 年代に入ると，百日咳の疫学的様相に大きな変化が起きはじめた。すなわち小児に対する感染から，20 歳以上の成人での成人百日咳の患者数が急増しはじめたのである(図 7)。この背景には子供時代に受けたワクチン効果が 20 歳を超えて減弱してきたことが大きな要因であると解釈されている。しかしワクチンスケジュールは国によって異なる。例えば日本ではジフテリアトキソイドワクチンおよび破傷風トキソイドワクチンと合わせた 3 種混合ワクチン DTaP を 3～6 か月の間 3 回，1～2 歳の間に 1 回，さらに 11～12 歳には百日咳ワクチンを除いた DT ワクチン 1 回のスケジュールになっている。これに対し米国では DTaP を 3～6 か月の間 3 回，1～2 歳の間に 1 回，4～6 歳に 1 回，さらに

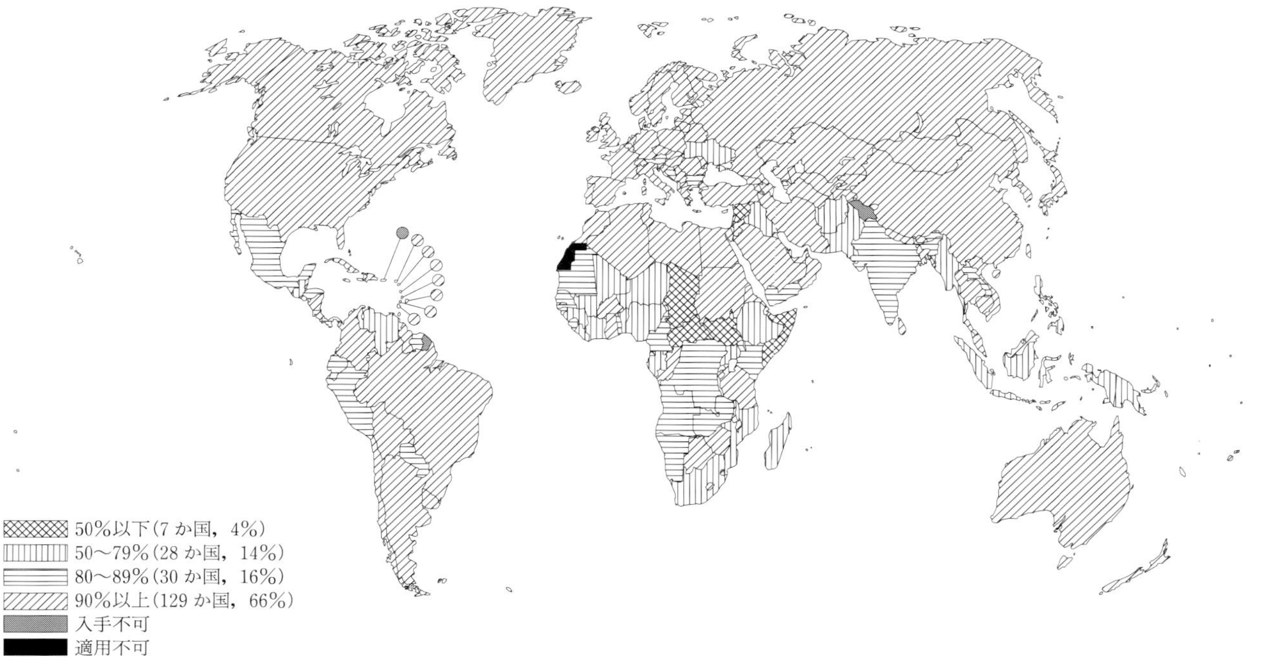

図5 小児に対するDTP3ワクチン接種率の2014年の世界分布(WHO)(WHO/UNICEF coverage estimates 2014 revision. July 2015. Map production: Immunization Vaccines and Biologicals, (IVB). World Health Organization. Date of slide: 16 July 2015)

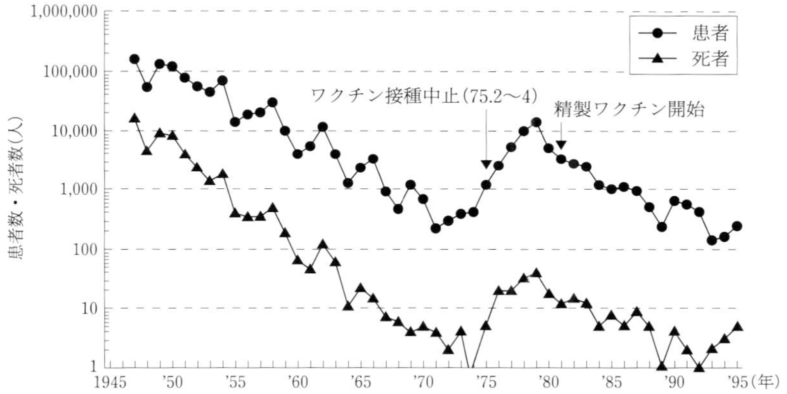

図6 百日咳届け出患者数および死者数の推移(厚生省伝染病統計・人口動態統計)。1947～1995年。全菌体ワクチンから無細胞型ワクチンへの変更

11～12歳に1回と，ブースター効果を高めるスケジュールである。ブースター効果を求める投与スケジュールは米国ばかりではなくドイツ，オーストリア，オーストラリア，カナダなど他国でも行われている(Heininger, 2008)。しかしこのように投与スケジュールの相違があるにもかかわらず，成人百日咳は1990年代に全世界で同時に増加している。したがってワクチン効果の減弱だけではこの現象は説明できない。

現在全世界で使用されている共通のワクチン株による効果は確かにある。しかしその結果ワクチンの対象となる流行株が世界的に自然に減少し，自然感染が起こりにくくなり，ワクチン投与後の自然感染ブースター効果が得にくくなってきていることも原因として考えられている。また流行菌株が現行のワクチンに馴化してきて，ジェノタイプ変異が起きワクチンの効果がなくなってきたとの研究も見られる。さらに現在のワクチンは *B. pertussis* を対象とし，従来軽症に終ると考えられていた *B. parapertusis* を対象とはしていない。しかし *B. parapertusis* が軽症に終るとの確実な証拠はないので，ワクチンの効果があまり期待できない *B. parapertusis* による百日咳が増えている可能性も否定できない。一方で遺伝子検査法などを含む診断法の進歩や百日咳に対する社会的な関心の高まりも成人百日咳報告数の増加の背景にあるとも考えられる。以上のように成人百日咳が全世界的に増大している要因は単純ではないように思える。

このため米国では米国予防接種勧告委員会が，成人(19～64歳)に対して，10年に1回の成人用の3種混合ワクチン(Tdap：百日咳ワクチン，破傷風とジフテリアのトキソイド)の追加接種を勧告している。しかし日本では2007年に香川大学でのおおよそ300名ほどの集団感染があったことも影響し(国立感染症研究所，2008)，成人百日咳に対する関心が高まっているにもかかわらず，まだ成人期におけるワクチンブースター接種の動きは明確になっていないようである。

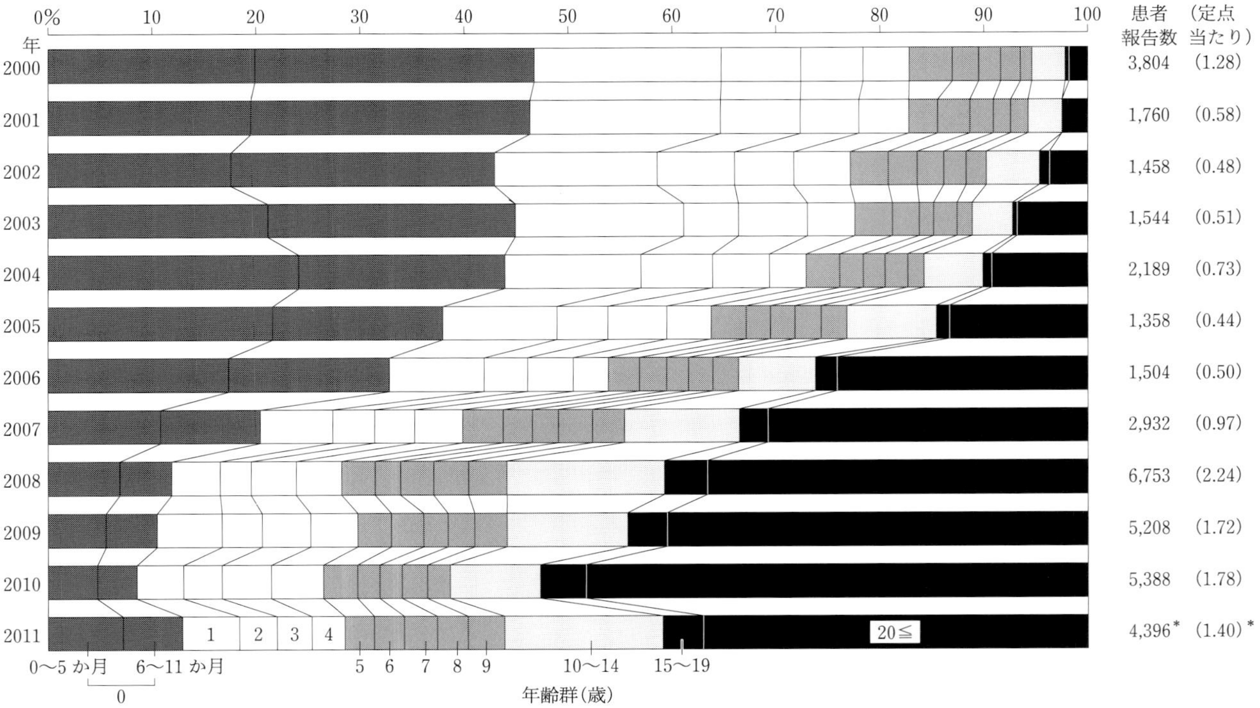

図 7　百日咳患者の年齢分布（小児科定点）。2000〜2011 年感染症発症動向調査（国立感染症研究所ホームページより抜粋：http://www.nih.go.jp/niid/ja/pertussis-m/pertussis-iasrtpc/3001-tpc394-j.html）。*2012 年 3 月 6 日現在報告数

【疫学】

百日咳はボルデテラ属菌種のなかで *Bordetella pertussis* および *Bordetella parapertussis* が起こす急性呼吸器疾患で無呼吸性の激しい発作性の咳と，白血球増多症を特徴とする。1 歳未満特に 6 か月以下の小児で死に至る重篤な症例が見られる。

百日咳は，7〜10 日間の潜伏期を経て発症し，典型的な症例ではカタル期，発作期，回復期の 3 段階を経る（図 2）。しかし上述した成人型百日咳では風邪様症状で終ってしまう例や，非定型性の症状を示すこも多い。以下に定型的症状について述べる。

(1)カタル期

潜伏期後，発熱をともなわないか，発熱をともなう鼻水，くしゃみ，軽い咳，結膜炎，不快感などの風邪様症状が現れる。したがって通常のウイルス性の上気道炎との鑑別がつきにくい。ところが *B. pertussis* の感染伝播力（飛沫感染）はこのカタル期が最も強く，培養も鼻咽頭培養によってこの時期に成功するチャンスが高い。しかし百日咳の流行時を除いては，風邪と区別のつかないこの時期に百日咳を想定して培養を実施する検査室はそれほど多くはないだろう。

マクロライド系抗菌薬を中心とする抗菌薬治療もまた，カタル期で行うのが最も効果があるが同じ理由で適切に治療されるかどうかは難しい。カタル期は 1〜2 週間ほど続くが，咳はやむことなく，やがて激しくなり回数も増加してくる。

(2)発作期（痙咳期）

激しい連続性の咳（咳嗽発作）が突然始まる。これは 10 回以上の吸気ができないほどの激しい痙攣性の咳で，肺に空気がなくなったときようやくヒューと笛を吹くように音をたてて息を吸い込む（笛声喘鳴：whooping sound）。吸気が思うにまかせないため，静脈圧が高まり，顔面の紅潮，眼瞼浮腫，眼球結膜出血なども生じる。新生児や乳幼児では，百日咳症状ではない無呼吸発作（apnea）を起こし，嘔吐，チアノーゼ，痙攣とともに低酸素脳症による脳症などの後遺症が大きな問題となる。

咳嗽発作は，1 日に 10〜20 回，あるいはそれ以上の頻度で生じ，その間は断続的な補助呼吸が要求される。発作期にはリンパ球数の増大が顕著となる（1 mm³ 当たり 50,000 を超え，総循環白血球数の約 70% を占める）。この状態になると，菌検出は難しくなり抗菌薬治療も症状の改善にはまったく寄与しない。しかし治療効果というよりも除菌による伝播予防の意味や，病態の進展を止める上で大きな意味はある。

発作期は 1〜4 週間続くが，この間に他細菌による肺炎，中耳炎などの二次感染，中枢神経障害による痙攣，脳症，激しい咳き込みによる出血，ヘルニア，気胸，直腸脱などの合併症が起きる。

(3)回復期

回復期に入ると，咳は徐々に収まる。しかし完全な回復には数週間から数か月要する。この間にも持続的な咳は続く。百日咳に罹患した患者は終生免疫を獲得する（ただし高齢化社会の世界においては免疫能の低下が生じるので，再感染の可能性もある）。

【診断】

典型的な百日咳の場合は，その特異的な臨床症状から診断は容易である。しかし 6 か月以下の，母親からの受動免疫が消失しかかっている乳幼児や，成人では非定型あるいは無症候性の百日咳感染症を起こすので，臨床症状からの診断は困難となる。特に軽症に経過しやすい成人百日咳患者は，感受性の高い小児への感染源となるため極めて問題である。培養は最も確実な診断ではあるが，

菌はカタル期後期でだけ培養可能であり，発作期での培養は成功しない。カタル期の症状は通常の風邪やインフルエンザとの区別が難しい。また百日咳菌の培養には前述したボルデー・ジャング培地や，CSM（cyclodextrin solid medium）培地などの特殊な培地を用いるので，上述のように百日咳の流行期以外はこれらの培地による検査は日常的には実施しないため，事実上培養による診断は困難である。最も行われるのは血清診断であり，百日咳菌凝集素価が，東浜株および山口株を用いて行われ，2週間以上の間隔をあけたペア血清で4倍以上の抗体価上昇か，シングル血清でコントロールの40倍以上の凝集素価を陽性の目安とする。また急性期に産生される抗百日咳毒素（PT）抗体や抗繊維状凝集素（FHA）抗体など特定の病原性因子に対する抗体値をELISAで測定する方法も普及している。

研究室レベルでは疫学研究の観点からPCR法やLAMP法が用いられ，特定のクローンによる流行か否かの検討に用いられる。

【引用・参考文献】

Cullinane, L. C., Alley, M. R., Marshall, R. B., et al. 1987. Bordetella parapertussis from lambs. NZV J 35: 175.

Gustafsson, L., Hallander, H. O., Olin, P., et al. 1996. A controlled trial of a two-component acellular, a five-component acellular, and a whole-cell pertussis vaccine. N. Engl. J. Med. 334: 349-355.

Heininger, U. 2008. Pertussis immunisation in adolescents and adults. Adv. Exp. Med. Biol. 609: 72-97

国立感染症研究所. 2008. 香川大学における百日咳集団感染事例. IASR 29：68-69.

Olin, P., Rasmussen, F., and Gustafsson, L., et al. 1997. Randomised controlled trial of two-component, three-component, and five-component acellular pertussis vaccines compared with whole-cell pertussis vaccine. Ad. Hoc. Group for the Study of Pertussis Vaccines. Lancet 350(9091): 1569-1577.

World Health Organization. 2005. Pertussis vaccines-WHO position paper. Wkly Epidemiol. Rec. 80: 31-39.

Yih, W. K., Silva, E. A., Ida, J., et al. 1999. Bordetella holmesii-like organisms isolated from Massachusetts patients with pertussis-like symptoms. Emerg. Infect. Dis. 5: 441-443.

【大野　章】

ナイセリア科
Family ***Neisseriaceae***

ナイセリア属
Genus ***Neisseria***

【発見の歴史・分類】

1879年，A. Neisserは尿路の分泌物(膿尿)の塗布標本をグラム染色して，多形核白血球に貪食されたグラム陰性球菌を認め，現在の*Neisseria gonorrhoeae*(淋菌)を見出した。1885年にはE. BummやLestikowとLoefflerらが本菌の分離培養に成功し，本菌が淋病(淋疾，gonorrhea)の起因菌として認められた。他方，1887年にA. Weichselbaumは化膿性髄膜炎患者の脳脊髄液から*N. meningitidis*(髄膜炎菌)を分離し，本菌が髄膜炎の起因菌として認められた。以後1906年までに，von Lingelsheinらは，健常人や患者の咽喉粘膜から多数のナイセリア属菌種(現在の名称で，*N. sicca*，*N. sierae*，*N. subflava*)を分離した。その後1969年までに，*N. flavescens*，*N. lactamica*などが発見された。さらに，1986年には結膜から*N. gonorrhoeae* subsp. *kochii*が，1993年にはイヌの咬傷から*N. weaveri*が分離された。これらのうち，健常人に病原性を示すナイセリア属菌は*N. gonorrhoeae*と*N. meningitidis*のみである。他の菌種は，ヒトを含む哺乳類やは虫類の呼吸器・咽頭粘膜に片利共生し，ほとんど病原性を示さない。しかし，重症免疫不全や病弱児には日和見感染して重症となることがある。

ナイセリア属(*Neisseria*)は，バークホリデア属(*Burkholderia*)とともにベータプロテオバクテリア綱に属する。ナイセリア属の55菌種のゲノム配列のうち共通の蛋白質をコードする遺伝子塩基配列の解析から，7グループ(*N. gonorrhoeae* group，*N. meningitidis* group，*N. polysacchsrea* group，*N. lactamica* group，*N. cinerea* group，*N. subflava* group，*N. mucosa* group)への再分類が提案された(Bennett et al., 2012)。

【形態・構造】

光学顕微鏡下では，直径0.6～1.0 μmのグラム陰性球菌がふたつずつ向き合った双球菌として観察される。条件により単球菌状あるいは四連球菌状を呈することがある。芽胞は形成しない。*N. gonorrhoeae*には線毛があり，莢膜・鞭毛はないが，*N. meningitidis*には線毛と莢膜がある。これらの菌種は溶菌しやすく，長期間(24時間以上)培養すると，コロニーの形態が崩れ，個々の菌の形態もグラム染色のアルコール脱色操作で変形することがある。

*Neisseria*の菌体構造は，外層より莢膜，線毛，外膜，ペリプラズマ，内膜，細胞質および核域よりなる。外膜は，小胞(bleb)となって放出されることがある。内膜は，菌体内へ折れ込んでメソソーム様の構造を形成することがある。外膜は，厚さ7.5～8.5 nmのリン脂質二重層にポーリンなどの蛋白質分子が埋め込まれ(図1)，外葉のリポ多糖体はリポオリゴサッカライド(LOS)であり，グラム陰性桿菌のリポポリサッカライド(LPS)とは異なる。ペリプラズマは菌の体積の25%を占め，菌を低浸透にさらすとペリプラズマにある小分子物質(鉄結合蛋白，トランスフェリン結合蛋白，c-シトクローム，伸長因子Tuなど)やCaイオンなどがポーリンの孔を通過して遊出する。ペリプラズマにある細胞壁のペプチドグリカンは，大腸菌などのグラム陰性桿菌に類似している。外膜の放出性小胞(bleb)にはDNAが含まれていることがあり，遺伝子の水平伝播を担っている。菌体に融合した小胞内のDNAは栄養源としても利用されている。線毛は，単位蛋白質分子であるピリン(pilin)がポリマー

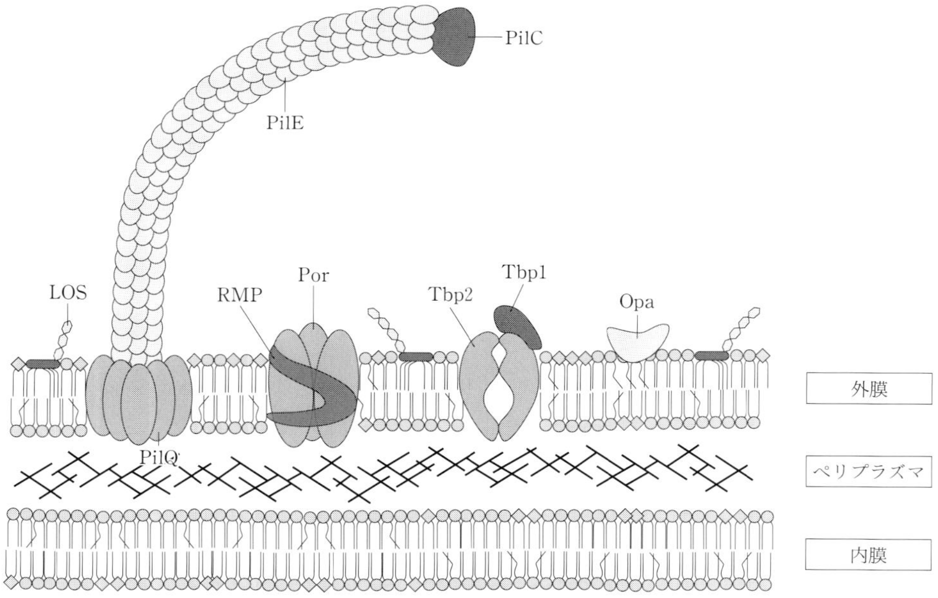

図1　*Neisseria gonorrhoeae*の外膜のモデル図(後藤和義博士原図)(表1参照)。PilC，PilE，PilQ：線毛構成蛋白，Opa：透明性関連蛋白，Por：ポーリン，RMP：monomwric reduction modifiable protein III，Tbp2：鉄結合蛋白2，Tbp1：鉄結合蛋白，LOS：リポオリゴサッカライド

表1 *N. gonorrhoeae* と *N. meningitidis* の抗原性と病原性に関わる外膜および分泌蛋白

N. gonorrhoeae	*N. meningitidis*	機能
線毛(PilE)	クラス1 線毛	表皮細胞や赤血球への付着
	クラスII 線毛	
PorB(PorA はサイレント)	クラス2，3蛋白	陰イオン透過孔(ポーリン)
	クラス1 蛋白	陽イオン透過孔(ポーリン)
P III(Rmp)蛋白	クラス4 蛋白	抗体結合阻害
P II(Opa)蛋白	クラス5 蛋白	表皮細胞，貪食細胞への付着
PilC	PilC	表皮細胞へ線毛特異的に付着
Pan I	Pan I	嫌気的に誘導されるリポ蛋白
Tbp A，B	Tbp A，B	トランスフェリン結合・細胞内輸送
OxiA	——	好気的に誘導される蛋白
Lip(H. 8)	——	リポ蛋白，機能不明
Laz	——	脂質関連アズリン
36 kDa アドヘジン	——	糖脂質結合性アドヘジン
IgA 抗体不活性化酵素	IgA 抗体不活性化酵素	抗ナイセリア IgA 抗体に作用するプロテアーゼ
HSP60	HSP60	温度や熱のストレスに応答する蛋白
NodA	NodA	細胞接着因子

を形成している(【抗原・病原因子】の項参照)。細胞分裂を司る遺伝子座には17の遺伝子があり，大腸菌と類似した Fiz，MinC，MinD などをコードしている。細胞分裂は，前回の分裂面とは直角方向に始まるため，菌が桿状に伸びて連鎖を形成することはない。

【培養・増殖】

ナイセリア属菌は自然環境に生息することはなく，病原性の *N. gonorrhoeae* と *N. meningitidis* はヒトの粘膜組織，鼻孔，呼吸器上皮，尿道，膣・卵管などにニッチェをつくり生息する。非病原性のナイセリア属菌はヒトの咽頭・呼吸器，皮膚，鼻孔などに片利共生し，正常細菌叢の一部を担っている。非病原性菌は普通寒天培地に生育するが，*N. gonorrhoeae* と *N. meningitidis* はグルコースや乳酸などのエネルギー源を必要とする(表2)。至適条件では12〜18時間で平板培地上にコロニーを形成するが，継代を続けるとコロニーの形態が変わる(相変異)。臨床検体から分離すると，当初は小さく盛り上がった透明ないし半透明のコロニー(径0.5 mm，T_1，T_2 型)を形成するが，継代すると平たく大きな光沢の少ないコロニー(径1.0 mm，T_3，T_4 型)となる。前者の菌は線毛があり，後者は線毛を欠いている。

培養には，表2に示す培地が賞用され，グルタミン酸を加えると生育しやすい患者材料からの分離培養にはリンコマイシンやコリスチンを選択剤として添加する。ほとんどのナイセリア属菌は，解糖系と TCA 回路を持ち，ブドウ糖を分解して酸を産生する(表2)。アミノ酸代謝・合成経路も持つが，アミノ酸のみの培地では生育しない。*N. gonorrhoeae* は好気性菌であるが，培養には約3〜10%の炭酸ガスまたは重炭酸を要求する。取り込んだ炭酸ガスの炭素分子を核酸や蛋白質分子の合成に利

表2 ヒトに片利共生・寄生するナイセリア属(*Neisseria*)の培養培地と代謝能の特徴

	増殖の可否			基質からの酸の産生				還元能				
	MTM, ML, and NYC 培地(35 C)	チョコレート，血液寒天培地(22 C)	普通寒天培地(35 C)	グルコース	マルトース	ラクトース	スクロース	フルクトース	NO_3	NO_2	カタラーゼ	DN アーゼ	色素産生
N. gonorrhoeae	+	−	−	+	−	−	−	−	−	−	+	−	−
N. meningitidis	+	−	V	+	+	−	−	−	−	V	+	−	−
N. meningitidis subsp. *kochii*	−	+	+	+	−	−	−	−	−	−	+	−	−
N. lactamica	+	V	+	+	+	+	−	−	−	V	+	−	−
N. cinerae	V	−	+	+	+	−	−	−	−	+	+	−	−
N. polysaccharea	V	+	+	+	+	−	−	−	−	+	+	−	−
N. subflava	V	+	+	+	+	−	V	V	−	+	+	−	+
N. sicca	−	+	+	+	+	−	+	+	−		+	−	V
N. mucosa	−	+	+	+	+	−	+	+	+	+	+	−	+
N. flavescens	−	+	+	−	−	−	−	−	−	−	+	−	+
N. elongata subsp. *eleongara*	−	+	+	−	−	−	−	−	−	−	−	−	+
N. elongata subsp. *glycolytica*	−	+	+	+	−	−	−	−	−	−	+	−	+
N. elongata subsp. *nitroreducens*	−	+	+	W+	−	−	−	−	+	+	−	−	+

MTM：modified Martin-Lews medium，ML：Martin-Lews medium，NYC：New York City medium，V：株により異なる，W+：弱い陽性

用して，培養初期の静止期(lag phase)を短縮するためである。平板培養では50%程度の湿度を維持することが必要である。増殖温度は32〜40°C，至適温度は36〜38.5°C，30°C以下では生育せず，生育可能pHは6.6〜8.0である。乾燥，高温(40°C以上)や低温(30°C以下)，酸やアルカリに弱いため，環境中の感染経路の遮断は比較的対処しやすい。

【ゲノムの特徴・変異】

(1)染色体

N. gonorrhoeae FA1090株と*N. meningitidis* Z2491株とMC58株のゲノム配列が2002年に報告された。いずれもゲノムサイズは約2.2 Mbp(GC含量46.5〜53.5モル%)で，大腸菌など他のグラム陰性菌に比して小さく，グラム陽性の連鎖球菌などと類似した大きさである。ゲノム配列は両菌種間で90%以上のidentityを示す。*N. gonorrhoeae*では1,607種の蛋白質が染色体上にコードされており，うち281種が情報伝達因子，306種が生存必須因子，426種が代謝系酵素で，病原関連遺伝子は177種，615種は機能不明・未同定である。

両菌種のゲノムには，種々の繰り返し配列が認められる。*N. gonorrhoeae*ではDNA取込配列(5′-GCCGTCTGAA-3′)がゲノム全長にわたり約2,000回繰り返されている。また，Correia elementと呼ばれる156 bpの繰り返し配列(simple repetitive element：SRE)が染色体上の構造遺伝子，調節遺伝子内数百か所にランダムに組み込まれている。Correia elementはトランスポゾンに似た塩基配列を持ち，その内部構造により4グループに分けられる。両端には25 bpの逆向き繰り返し配列を持ち，内部には宿主組み込み結合因子(integration host factor：IHF)をコードしている。このような繰り返し配列は自己染色体内で相同組み換え(homologous recombination)を起こしやすく，線毛，病原因子，莢膜LOPなどの多様な変異に関わっている。

(2)形質転換(Transformation)

ナイセリア属菌は形質転換しやすい。菌は全増殖期を通じて自然にコンピーテントな状態となっており，加えて溶菌しやすい性質が形質転換を促進している。形質転換の頻度は線毛を持つ菌(Pil^+)の方が高いため，線毛がこれに関与する因子とされる。DNAが菌体の外膜と内膜を透過するには*pilE*がコードするピリン，PilTとComPが必須であり，その分子機構が明らかになりつつある。

(3)接合(Conjugation)

接合伝達には大腸菌のようなプラスミド性線毛遺伝子は関与しない。接合性のR因子(25.5 MDaと25.2 MDaのプラスミド)は，大腸菌から病原性のナイセリア属菌に接合伝達できるが，本プラスミドはナイセリア属菌では安定して保持されない。したがって，ナイセリア属菌の接合伝達には大腸菌が介在している可能性が高い。

(4)薬剤耐性遺伝子

ペニシリナーゼ産生性の*N. gonorrhoeae*は1976年に発見された。TEM1型のβ-ラクタマーゼをコードするTnA型トランスポゾンが腸内細菌科から伝達されたためと考えられている。テトラサイクリン耐性遺伝子*tetM*も同定されており，トランスポゾンTn916，Tn1545により伝達されたと考えられている。現在では*N. gonorrhoeae*の臨床分離株の80%以上が何らかの薬剤耐性を示し，ほとんどが多剤耐性菌である。

(5)形質導入(Transduction)

非病原性のナイセリア属菌からバクテリオファージが分離されているが，遺伝子伝達における役割は不明である。また，臨床検査におけるファージ型別にも利用されない。

【抗原・病原因子】

(1)線毛(Pili)抗原

*N. gonorrhoeae*の線毛は，病原性，細胞付着，DNAの取り込み，菌体凝集，ねじれ運動などに関与し，特に尿道への感染には線毛が必須である。グラム陰性菌に共通するⅣ型であり，短いものは長さ175〜210 nm，長いものでは4,300 nmに及ぶ。病原性の*N. gonorrhoeae*では線毛が長く，非病原性のナイセリア属菌は短毛か，無線毛である。平板培地で培養したコロニーで，小型で盛り上がった形態のコロニー型をとるT_1，T_2型は長い線毛を持ち(P^+)，大型の平坦なコロニー型をとるT_3，T_4型は短毛(P^-)あるいは無腺毛である。コロニー型と線毛の有無は容易に可逆的な相変異を起こす。また線毛の抗原性(ピリンのアミノ酸配列)も高頻度に相変異し，多様性を示す。

線毛を構成・合成する蛋白質には，PilC(110 kDa)，PilE(18〜22 kDa)，PilS，PilQなどがある。PilEはピリン単量体であり，菌体表層で線状に伸長してポリマーを形成する。PilCは前駆体として菌体内で産生され，PilDプロテアーゼで修飾されて外膜を通過し，PilEポリマーからなる線毛の先端に位置して，宿主細胞受容体に接着・付着するアドヘジンである(図1)。*pilS*は通常は発現されず(サイレント)，*pilE*と相同組み換えによりPilEの多様性に寄与している。PilQは菌体表層に発現する蛋白質で，PilEが膜を通過してポリマーを形成できるように孔を形成する。

線毛は，コロニーの形態に相変異を起こすとともに，宿主の感染防御抗抗体を避けて生残するため，抗原変異を繰り返す。*N. gonorrhoeae*では，18個の*pilE*遺伝子(各〜1.2 kbp)が5遺伝子座にコードされている。各遺伝子の配列中にはミニカセット構造(両端に繰り返し構造)があり，自己の配列中で相同組み換えを起こすことで多様性が生じる。さらに発現していない*pilS*が*pilE*と部分的な相同組み換えを起こす。変異が発現調節領域に及ぶと，*pilE*の発現のON/OFFも制御される。このような可動性遺伝子の組み換えにより多様な抗原性の異なる線毛が産生される。

*N. meningitidis*の線毛もⅣ型であり，クラスⅠまたはクラスⅡのピリンからなる。クラスⅠピリンは*N. gonorrhoeae*のピリンに類似するが，クラスⅡピリンは*N. gonorrhoeae*のピリンより小さく多菌種に由来すると考えられている。これらの線毛も，髄膜への侵入，細胞への付着に関与している。

(2)ポーリン

外膜蛋白質には，ポーリン(PorAとPorB)がある。*N. gonorrhoeae*では，*porA*はプロモーターとC末端領域に変異のため発現していない。そのため，他方のポー

リンをコードする *porB* の欠損は致死的となる。PorB はふたつの対立遺伝子(PIA または PIB)のいずれかによりコードされており，外膜蛋白質の約60%を占める。PorB は 32〜39 kDa の単量体が三量体を形成して，中心部に直径 2.5 nm の孔をつくり，陰イオンと分子量 1 kDa 以下の物質を通過させている(図 1)。精製 PorB を上皮細胞や貪食細胞に添加すると，細胞膜のイオン透過性を変化させて膜電位を修飾し，好中球では脱顆粒を引き起こして炎症を惹起し，単球では Ca^{2+} の流入を促す作用がある。また，PorB を大量に発現させた変異 *N. gonorrhoeae* では細胞侵入性が増強することから，PorB が膜電位を障害することで細胞侵入を遂行している可能性がある。PorB は正常血清の補体依存性殺菌力にも抵抗する因子である。

N. meningitidis では，PorA(クラス 1 蛋白質)はほとんどの株で発現しているが発現量は異なる。PorB(クラス 2/3 蛋白質)は陰イオンの透過を司っている。クラス 2/3 蛋白質の抗原性は *N. meningitidis* の血清型分類に，クラス 1 蛋白質の抗原性は血清亜型分類に利用されている。

(3) Rmp(monomeric Reduction Modifiable Protein, Protein III，クラス 4 蛋白質)

病原性ナイセリア属菌の外膜に存在する蛋白質で，分子量は 31 kDa であるが，還元すると SDS-PAGE 上で泳動が遅れる性質がある。*Shigella dysenteriae*，*E. coli*，*Enterobacter aerogenes* の外膜蛋白質である OmpA に類似しているが，相変異や病原性には関与しない。*rmp* は生存必須遺伝子ではなく，宿主で産生される抗 Rmp 抗体は感染防御抗体とはならない。

(4) Opacity-Associated Protein(Opa，透明性関連蛋白)

N. gonorrhoeae では旧名を Protein II，*N. meningitidis* ではクラス 5 蛋白という。分子量 24〜30 kDa の塩基性蛋白質で透明性を帯びたコロニーから抽出されたため，この名称が付けられた。外膜に存在し，病原因子のひとつである。構造遺伝子の数は株により異なっており，*N. gonorrhoeae* では 12，*N. meningitidis* では 4，その他の非病原性ナイセリア属菌では 1〜4 である。*opa* は変異しやすいため，その産物である Opa は同一菌種でも抗原性が変化する。Opa のシグナルペプチドをコードする領域には 8 つの CTCTT の繰り返し配列があり，その数が変化すると，*opa* は構成的に転写されるにもかかわらず転写効率が変化する。

Opa は宿主の細胞膜に強く結合し，宿主の細胞内シグナル伝達系を刺激し，細胞活性を調節する。細胞側の受容体のひとつはヘパリン硫酸プロテオグリカン(HSPG)で，ヴィトロネクチンやフィブロネクチンに結合し，もうひとつは CEACAM(旧 CD44)である。CEACAM は $CD4^+$T 細胞，B 細胞，好中球に発現しており，これに結合し免疫機能を抑制・調節する。また，尿道炎，卵管炎，子宮頸部炎などの患者から分離された株では Opa の産生量が多い。

(5) 鉄およびトランスフェリン結合蛋白質

ナイセリア属菌は多くの細菌と同様に生育に鉄を必要とし，鉄をトランスフェリン，ラクトフェリン，ヘモグロビンから取り込むことができる。これは，病原性のナイセリア属菌がヒトに片利共生する理由なのかもしれない。トランスフェリンなどの鉄結合蛋白と結合する菌体側リガンドは，外膜表層に緩く結合したトランスフェリン結合リポ蛋白質(TbpB)であり，鉄を膜内へ輸送するのは外膜蛋白質の TbpA である。

(6) その他の表在および分泌蛋白質

外界ストレスに応答する HSP60 のホモローグ，細胞侵入に関わる L12，分泌性抗体 IgA を分解する IgA1 プロテアーゼなどがある。IgA1 プロテアーゼは 160 kDa のプロ酵素として合成され，菌体内およびペリプラズマで切断されて，106 kDa の活性型酵素となる。この酵素は IgA 分子のヒンジ部を切断して Fab 断片と Fc 断片に分解する。

(7) 表層多糖体・リポオリゴサッカライド(LOS)

N. gonorrhoeae は，莢膜を持たない。少量の多糖体をつくるものがあるが，定常的な抗原性多糖体はつくらない。他方，*N. meningitidis* の莢膜は多糖体よりなるが，その分子構造と抗原性の違いにより 12 種類(A，B，C，I，H，K，L，W-135，X，Y，Z，29 E)の血清型に分類され，菌株の分布や流行時の疫学的な指標となる。本菌の莢膜は食細胞による貪食に抵抗する因子であり，細胞接着にも関与する。

病原性ナイセリア属菌は，ともにリポオリゴサッカライド(LOS)を有する。外膜外葉の脂質に短い糖鎖が結合した構造で，*N. meningitidis* では構成する糖分子の違いで 6 種類があるが，LPS の O 抗原のような大分子の繰り返し構造がないため，抗原性が弱く血清型別の判定には利用できない。血清耐性，粘膜付着，細胞侵入，サイトカインの誘導などに関与しているらしい。

【淋病(淋菌感染症，5 類感染症)】

淋菌感染症は性感染症のなかで最も頻度が高く，年間 2〜3 万件が報告されており，近年増加傾向にある。報告数のうち 8 割以上を男性が占めるが，女性は自覚症状に乏しいためと考えられる。10〜30 代が圧倒的に多い。*N. gonorrhoeae* は，乾燥や熱に対する抵抗性が弱く生体外で長く生残できないため，菌保有者から性行為による粘膜接触で伝播される。感染 2〜9 日後に排尿時の疼痛を来し，膿尿や排尿困難をともなう化膿性尿道炎を起こす。オーラルセックスにより咽頭炎を起こすこともある。菌が尿道から上向感染すれば前立腺炎，精嚢炎へ進行することがある。女性では尿道炎の症状が軽く，保菌者として感染源になりやすい。上行感染により子宮頸管炎，卵管炎などを起こすことがある。発熱などの全身症状は弱く，無症候性に経過し健康保菌者となる場合がある。男女とも感染を繰り返すことも多い。

感染病理は比較的明瞭で次の経過をとる。菌は線毛アドヘジン(PilC)により上皮細胞の微絨毛の受容体に結合し，エンドサイトーシスされる。ファゴソームは粘膜下層へ運ばれ，菌外膜の Opa により多形核白血球やマクロファージに結合する。これらの食細胞は，細胞内シグナル伝達経路の活性化を介してサイトカインを産生しながら粘膜上皮を上昇し粘膜層で炎症を惹起する。破壊された食細胞と上皮細胞が膿となって排泄され，その過程で菌は近隣組織へ伝播されて炎症が拡大する。菌は宿主の分泌性抗体である IgA を分解・不活性化し，再感染

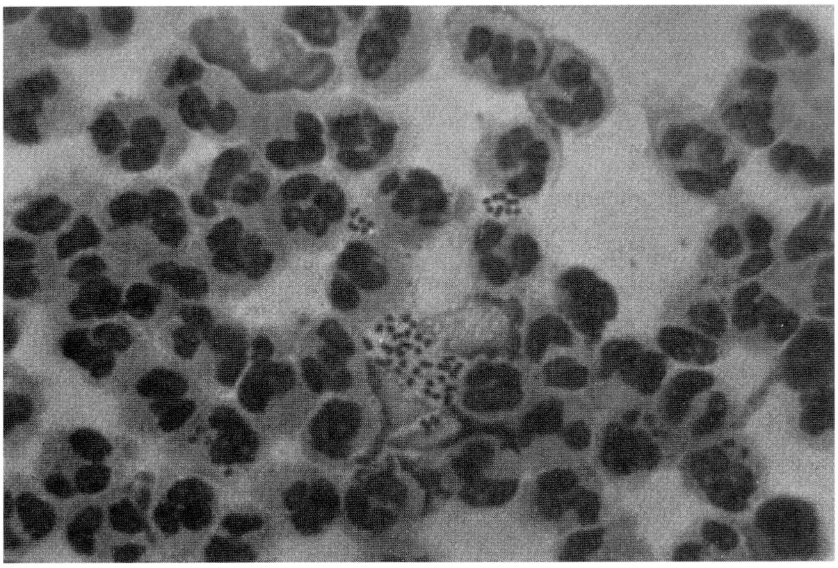

写真1　顕微鏡で見る貪食細胞内の *Neisseria gonorrhoeae*(「細菌学教育用映像素材集」より)。単染色。尿道，子宮頸管分泌物などの塗抹，乾燥，火炎固定した標本のなかからリン菌を検出するとき，レフレルあるいはフクシンによる単染色が行われる。リン菌はこれらの色素を取りやすく，急性期の場合には細胞内外に集合したものがよく見える。リン菌は心持ち濃く染まるので単染色だけでも80%は間違わずに診断できるが，形のよく似た菌がいて誤認すると家庭・社会問題を引き起こす。ときには全視野中一部分だけにしかいないことがある。

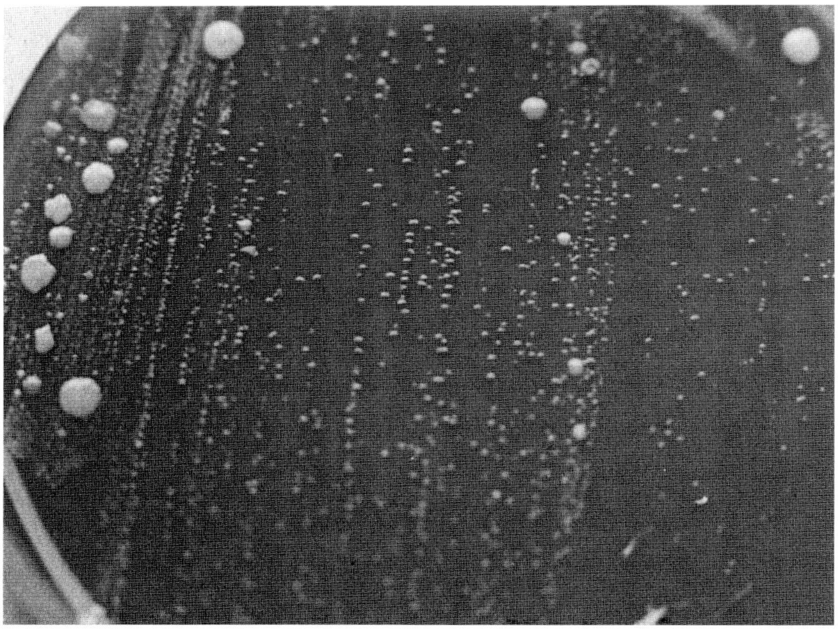

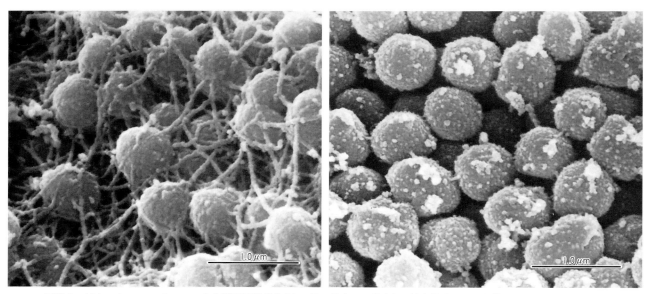

写真2　*Neisseria gonorrhoeae* のコロニー(「細菌学教育用映像素材集」より)。GC 培地に 10%の血液と 0.2 μg/ml のリンコマイシンを添加すると，リン菌簡易選択培地ができる。分泌物を軽く塗抹して 24〜36 時間キャンドルジャー法で培養する。24 時間後は露滴状，36 時間後になると 2 mm 大の中心がやや灰白色で半透明，隆起したリン菌集落が生長してくる。リン菌選択培地には常松・塩沢培地，Thayer-Martin 培地などがある。なお市販の GC 培地には良質なものと劣質なものがあるので比較試験をして採用されたい。また最近は各種の既製簡便培地が市販されだした。

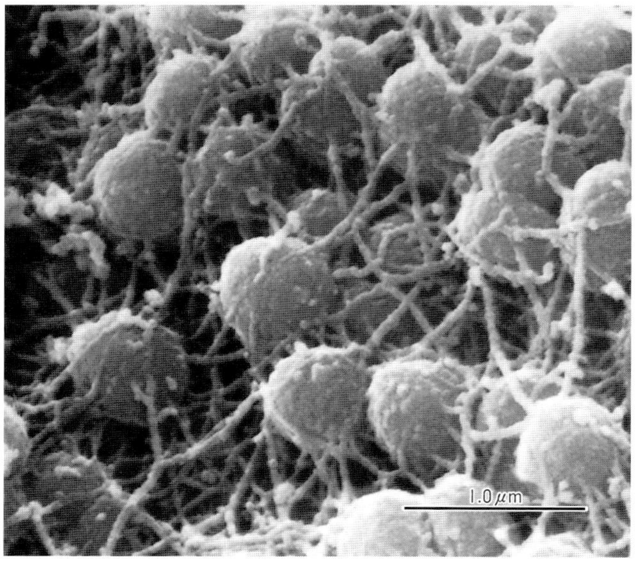

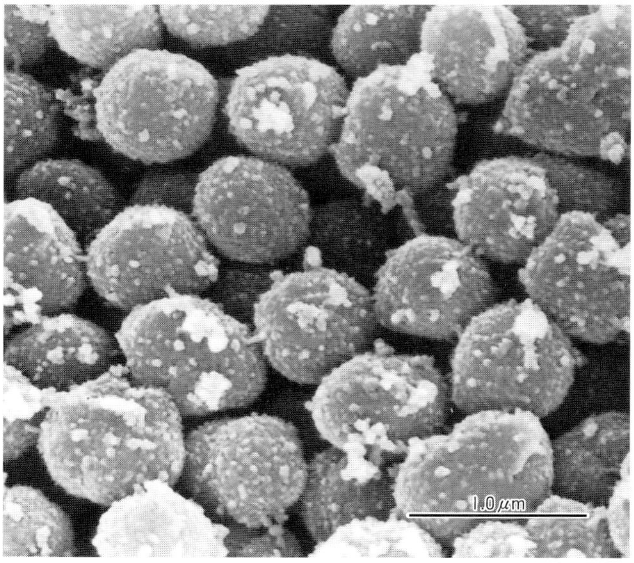

写真3　*Neisseria gonorrhoeae* の走査電子顕微鏡像(吉田眞一博士より供与)。(左)線毛のある球菌，(右)線毛のない球菌

を繰り返す。

抗菌薬による治療が必須であるが，*N. gonorrhoeae* の80%が何らかの薬剤耐性を獲得しており，多剤耐性を示す株が多い。耐性のパターンは国，地域などにより異なるが，日本性感染症学会は，セフトリアキソン(CTRX)，セフォジジム(CDZN)，スペクチノマイシン(SPCM)の注射薬の使用を勧奨している。

【髄膜炎菌性髄膜炎(侵襲性髄膜炎菌感染症，5類感染症)】

1945年頃には「流行性髄膜炎」として年間の発症数が4,000例に及んでいたが，1980年以降は年間30例以下となり，現在ではごく稀な「化膿性髄膜炎」の起因菌である。病原性は極めて強く，世界的には，特に発展途上国で毎年約30万人が感染し3万人が死亡している。発症は生後6か月～2年の幼児，および青年に多い。ヒトのみが宿主であり，患者のみならず健常人の鼻咽喉からも本菌が分離される。感染源は保菌者であり，わが国では健常者の保菌率は0.4%といわれる。伝播経路は飛沫感染であり，媒介昆虫や節足動物はない。菌は気道粘膜を介してリンパ節から血中に入り，高熱をともなう敗血症を起こし，次いで髄膜に侵入すると，激しい頭痛，嘔吐，精神症状，頸部硬直などを呈する。劇症型に移行すれば，頭痛，意識障害，DIC(汎発性血管内凝固症候群)をともない，ショックに陥り死に至る(Waterhouse-Friderichsen症候群)。髄膜炎を起こした場合，治療を行わないと死亡率は極めて高く，治療で回復しても精神障害・てんかんなどの後遺症を残すことが多い。本菌種は13種類の血清型があり，型により病原性，流行性が異なるので，分離菌の血清型の決定は必須である。

治療は，ペニシリンGが第1選択薬である。その他のβ-ラクタム剤も有効で，薬剤耐性は大きな問題ではない。

【予防】

いずれの菌種も自然環境では生残しにくく，ヒトのみを自然宿主とするので，感染予防対策は比較的容易である。節度ある生活態度と日常の清潔保持が基本である。免疫力の低下した人や免疫弱者は，個人の衛生管理，健康管理，自然免疫強化を図り，保菌者との接触を避ける。*N. gonorrhoeae* に対する有効なワクチンはない。*N. meningitidis* に対するワクチンは莢膜抗原をターゲットに作製されている。莢膜多糖体ワクチンの効果は必ずしも十分でなく副反応も問題となり，わが国ではあまり利用されていない。流行地へ派遣される旅行者や兵士など感染リスクが高い場合に適用されている。

【引用・参考文献】

［総説］

荒川創一，吉田弘之，木下承晧．2011．淋菌，p. 321-340．松本慶三(編)，病原菌の今日的意味(4版)，医薬ジャーナル社，東京．

喜多英二．2002．ナイセリア属菌，p. 195-204．竹田美文，林英生(編)，細菌学，朝倉出版，東京．

Mietzner, T. A., and Morse, S. A. 2005. Neisseria, p. 1271-1300. *In* Borriello, S. T., Murray, P. R., and Funke, G. (eds.), Topley Wilson's microbiology and microbial infection, vol. 2, Bacteriology, Hodder-Arnold, London.

高橋英之，大西真．2011．髄膜炎菌，p. 312-320．松本慶三(編)，病原菌の今日的意味(4版)，医薬ジャーナル社，東京．

Vedros, N. A. 1984. *Genus* Neisseria, p. 290-296. *In* Krieg, N. R., and Holt, J. C. (eds.), Bergey's manual of systematic bacteriology, 1st ed., vol. 1, Wlliams & Wilkins, Baltimore.

［病原性］

Cress, A. K., and Seifert, H. S. 2012. A bacteria siren song: Intimate interactions between *Neisseria* and neutrophils. Nat. Rev. Microbiol. 10: 198-190.

Meyer, T. F. 1999. Pahtogenic *Neisseriae*: complexity of pathogen-host cell interplay Clin. Infect. Dis. 28: 433-441.

Müller A., Günther, D., Düx, F., et al. 1999. Neisseria porinB(PorB) causes rapid calcium influx in target cells and induces apoptosis by activation of cysteine protease. EMBO J. 18: 339-352.

Sadarrangani, M., Pollard, A. L., and Gray-Owen, S, D. 2001. Opa proteins and CEACANs: Pathways of immune engagement for pathogenic *Neisseria*. FEMS Microbiol. Rev. 35: 498-514.

Virji, M. 2009. Pathogenic *Neisseria*: surface modulation pathogenesis and infection control. Nat. Rev. Microbiol. 7: 274-286.

［遺伝情報］

Aes, F. E., Wolfgang, M., Frye, S., et al. 2002. Competence for natural transformation in *Neisseria gomorrhoeae*. Components DNA binding and uptake linked to type IV pilus expression. Mol. Microbiol. 46: 749-760.

Buisine, N., Tang, M. G., and Chalmers, D. 2002, Transposon-like Correia elements: structure, distribution and genetic exchange between pathogenic *Neisseria* sp. FEBS Letters 522: 52-58.

Davidsen, T., and Tonjun, T. 2006. Meningococcal genome dynamics. Nat. Rev. Microbiol. 4: 11-22.

Parkhill, J., Achtman, M., James, K. D., et al. 2000. Complete DNA sequence of a serogroup A strain of *Neisseria meningitides* Z2491. Nature 404: 502-506.

Tettelin, N. A., Saunders, N. J., Heiderberg, J., et al. 2000. Complete genome sequence of *Neisseria meningitidis* serogroup B strain MC58. Science 287: 1809-1815.

［病原因子・抗原性］

Hill, S. A., and Davies, J. K. 2009. Pilin gene variation in *Neiseria gonorrhoeae*: reassessing the old paradigms. FEMS Microbiol. Rev. 33: 521-530.

Mee, B. J., Thomas, H., Cooke, S. J., et al. 1993. Structural comparison and epitope analysis of outer membrane protein PIA from strains of *Neisseria gonorrhoeae* with differing serovar specificities. J. Gen. Microbiol. 139: 2613-2620.

Merz, A. J., and So, M. 2000. Interactions of pathogenic *Neisseria* with epithelial cell membranes. Ann. Rev. Cell Dev. Biol. 16: 423-457

Vink, C., Redenko, G., and Seifert, H. S. 2012. Microbial antigenic variation mediated by homologous DNA recombination. FEMS Microbiol. Rev. 36: 917-948.

Vogel, U., and Frosch, M. 2002. The genus *Neisseria*; population structure, genome plasticity, and evolution on pathogenicity. Curr. Top. Microbiol. Immunol. 264: 23-44.

［写真出典］

桑原章吾，清水喜八郎(編)．2000．臨床細菌学アトラス－細菌学教育用映像素材(改訂第2版)，文光堂，東京．

【林　英生】

フランシセラ科
Family ***Francisellaceae***

フランシセラ属
Genus ***Francisella***

【分類・歴史】

フランシセラ属(*Francisella*)は，米国において McCoy and Chapin(1912)が野生動物間に流行したペスト様疾患の罹患動物から分離した菌(後の野兎病菌 *F. tularensis*)を *Bacterium tularense* と命名・記載したことに始まる。日本では芳賀・大原(1925)が野兎病患者から初めて分離し「大原・芳賀球菌」と呼称した。また野兎病菌はブルセラ属(*Burcella*)やパステウレラ属(*Pasteurella*)として扱われていた時期がある。この属には，*F. novicida*(パステウレラ属として1955年に命名)と *F. philomiragia*(エルシニア属 *Yersinia* として1969年に命名)の新種記載が続き(Larson et al., 1955; Jensen et al., 1969)，また，その後もリケッチアの1種としてマダニから分離・記載されていた *Wolbachia persica* はフランシセラ属に所属することや，マダニ類には広くフランシセラ属共生体が見出されることなどが明らかにされてきた(野田，1998)。最近の魚介類のフランシセラ属感染の研究成果については Colquhoun and Duodu(2011)の総説が詳しい。

これまでの新種記載は，命名年代順には次の10種となる。ただし，この中にはまだ “International Journal of Systematic and Evolutionary Microbiology” への記載がなく，正式種名以外も含まれる。

F. tularensis (McCoy et Chapin, 1912)
F. novicida (Larson et al., 1955)
F. philomiragia (Jensen et al., 1969)
F. piscicida Ottem et al., 2007
F. noatunensis Ottem et al., 2009
F. cantonensis Qu et al., 2009
F. hispaniensis Huber et al., 2010
F. asiatica Soto et al., 2011
F. halioticida Brevik et al., 2011
F. guangzhouensis Qu et al., 2013

次の2種については亜種と生物型が分類されている。

F. tularensis
- subsp. *turalensis* Dorofe’ev, 1947
- subsp. *holarctica* Olsufjev et Meshcherykova, 1983
  - biovar I Ery^s
  - biovar II Ery^r
  - biovar japonica
- subsp. *mediasiatica* Olsufjev et Meshcherykova, 1983
- subsp. *novicida* (Larson et al., 1955)

F. noatunensis
- subsp. *noatunensis* (Mikalsen et al., 2007)
- subsp. *orientalis* Ottem et al., 2007

このうち，*F. tularensis* subsp. *novicida* はこれまで文献上で種と亜種の双方の記述が散見されていたが，Huber et al.(2010)の亜種への移動が正式に認められた。

【形態・構造】

グラム陰性(写真1)。ギムザ液によく染まる(写真2)。大まかには短桿菌で，野兎病菌(*F. tularensis*)では，0.2×0.3～0.7 μm であるが(写真3，4)，*F. novicida* と *F. philomiragia* ではやや大きめである。その他の菌種も0.3～0.7 μm の球菌から長さ1.5 μm ほどの桿菌まである。多形性を示すこともある(写真5)。二重膜からなる。また鞭毛様突起が1本出現することもあるが(写真6)，これは外膜が伸長したもので，運動性とは無関係である。芽胞は形成しない。菌体を覆う物質が存在し，これまでに莢膜，capsule-like cover，エンベロープ(envelope)などと呼ばれてきた。

菌体を食塩水中に浮遊させると桿菌が優占し，蒸留水中では球菌になる。この形状変化は瞬時に起こる。

複数のコロニー変異が知られている。明らかにラフを示す菌株がごく一部に存在するが，ほとんどは表面がなめらかなスムーズである(写真7，8)。だたし，スムーズであっても，特定の試薬，例えばアクリフラビン液中での凝集性は陽性と陰性の2タイプに分かれ，陽性タイプはラフに相当する。

【増殖】

通性細胞寄生性で，感受性のある動物のさまざまな器官の細胞内(写真9，10)の他，一部の種類は培養細胞(L929，HeLa など)でも増殖する(写真11～13)。細胞内増殖は空胞内が原則のようである。寒天培地や液体培地でも増殖するが，一般細菌よりも増殖が遅いことが特徴である。

【生態】

フランシセラ属は動物に対してふたつの病原菌群からなる。一方はヒトその他の主に哺乳類と鳥類からなる恒温動物に感染し，野兎病などの人獣共通感染症を引き起こす(*F. tularensis*，*F. novidica*，*F. philomiragia*，*R. hispaniensis*)。野兎病菌のように吸血性節足動物が保菌していて吸血源となる宿主動物に媒介する例もある。*F. tularensis* と *F. philomiragia* では環境中の水に存在していることが多く，水系感染が知られる。もう一方のグループは魚介類を中心とした水生の変温動物に感染する種類で，イサキやタラ類などの魚類病原種(*F. piscicida*，*F. noatunensis*，*F. cantonensis*，*F. asiatica*)とアワビの病原種(*F. halioticida*)が含まれ，水を介した感染が主体と推測される。一部の種類ではアメーバ内での増殖能が知られていて，環境中の維持サイクルにおける新たな検討課題となっている。

【遺伝子情報】

2012年2月現在，全ゲノム配列が公表されているものは次の4種5亜種13株である。これらのDNAの長さは1,892～2,045 kb，ORF は1,454～2,025個の範囲にある(http://www.genomesonline.org/cgi-bin/GOLD/Search.cgi で遺伝子情報を検索できる)。

F. tularensis subsp. *tularensis*:	SCHU S4, FSC 198, NE 061598, WY 96-3418
F. tularensis subsp. *holarctica*:	LVS, OSU 18, FTA

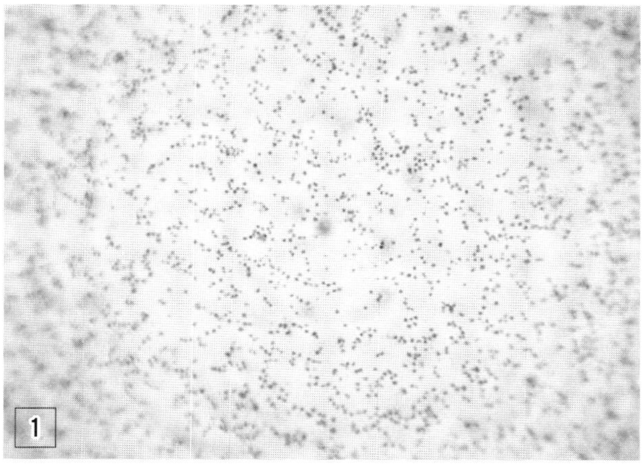

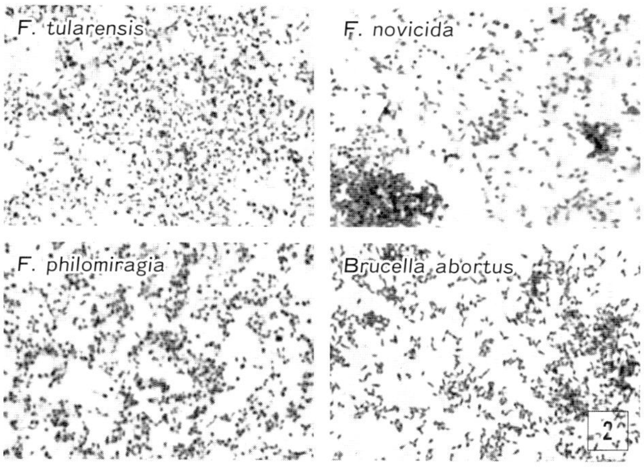

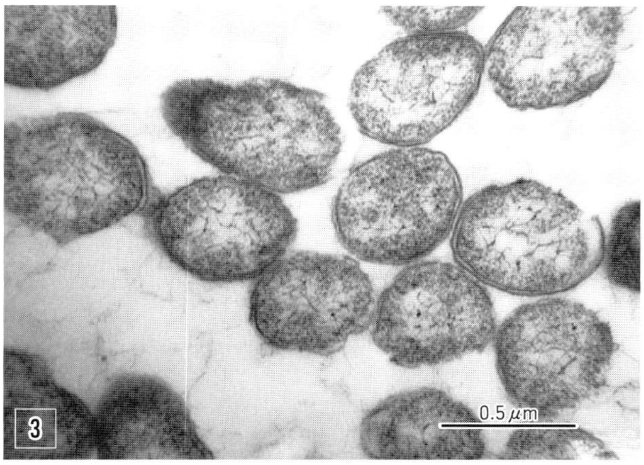

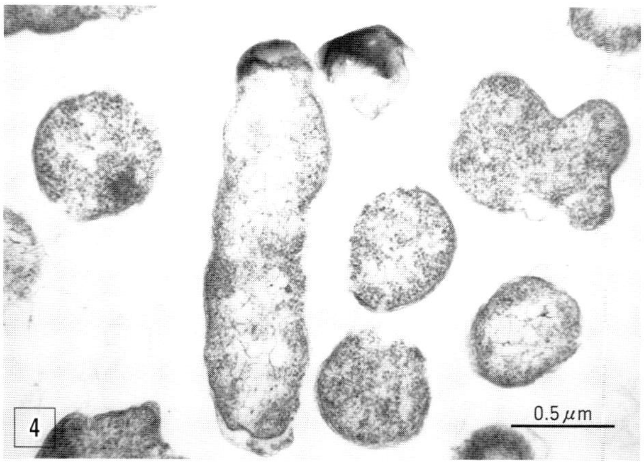

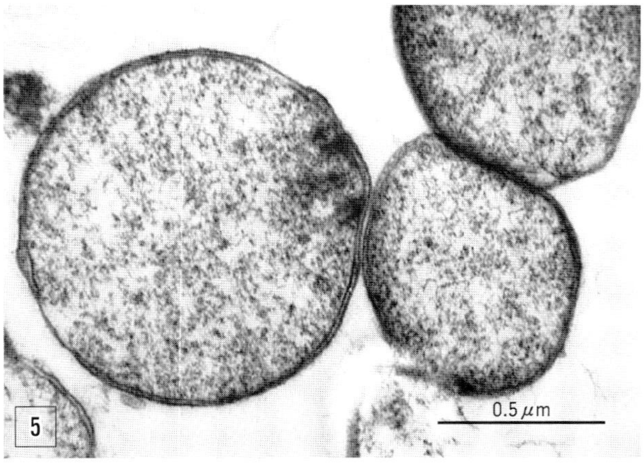

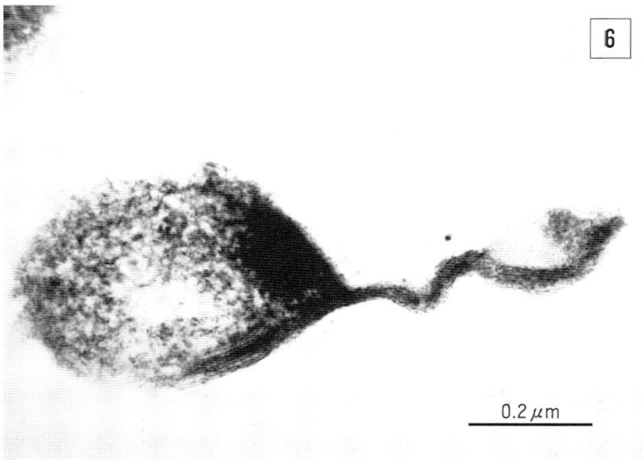

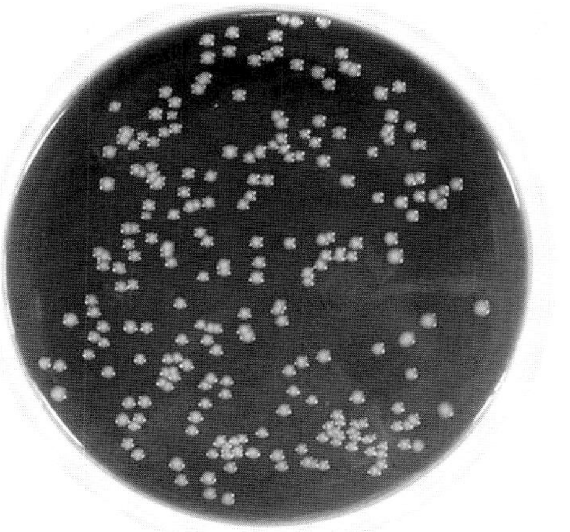

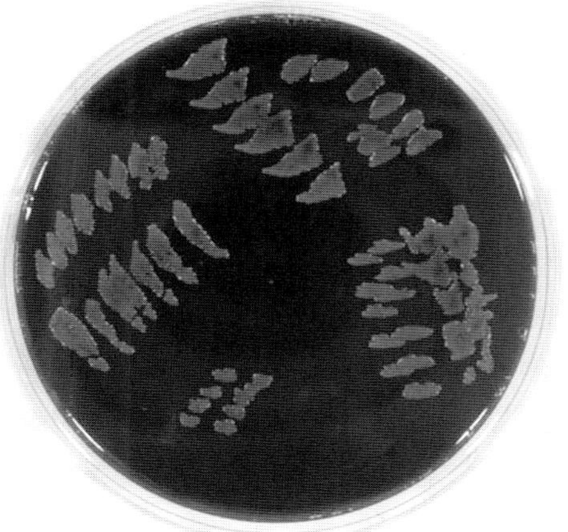

写真 1　野兎病菌 *F. tularensis* のグラム染色像
写真 2　フランシセラ属 3 種と *Brucella abortus* のギムザ染色像。倍率は同一
写真 3　野兎病菌の電顕像。通常は短桿菌から卵形
写真 4　野兎病菌の電顕像。長い桿菌，球菌，不定形菌などの多形を呈している。
写真 5　大型の球菌を含む野兎病菌の電顕像
写真 6　野兎病菌の電顕像。鞭毛様突起が 1 本現れることがある。これは外膜が伸長したもので運動性はない。
写真 7　血液加ユーゴン寒天培地に発育した野兎病菌のコロニー。青みがかった光沢を呈する。粘凋性がある。
写真 8　野兎病菌感染マウスの肝臓と脾臓の切断面スタンプ培養で出現した菌苔状発育

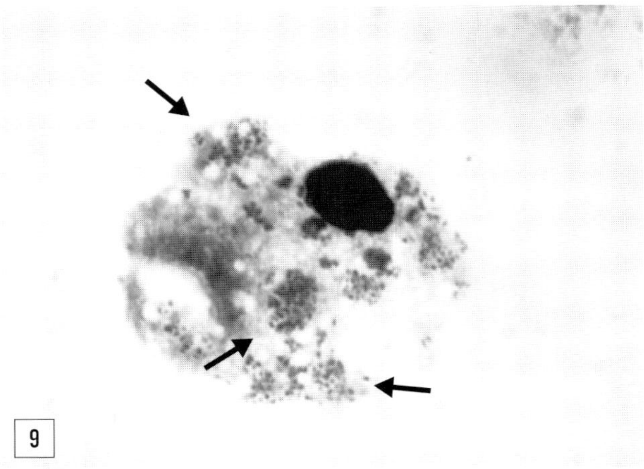

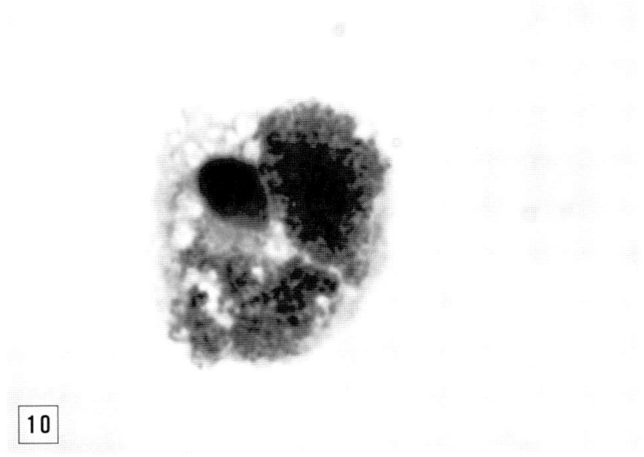

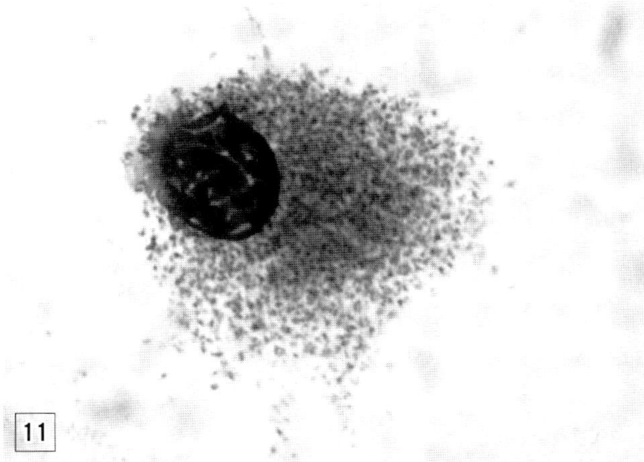

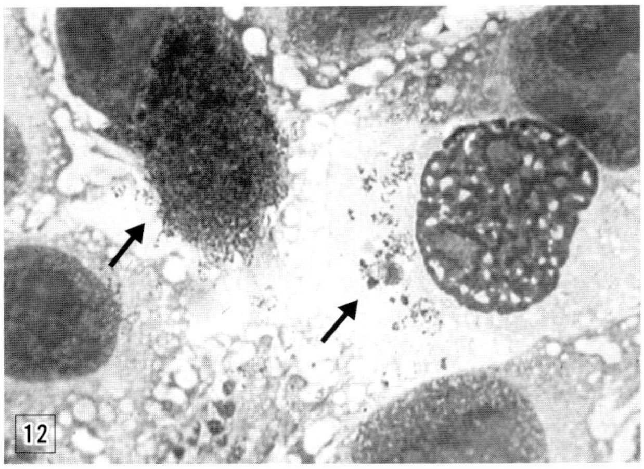

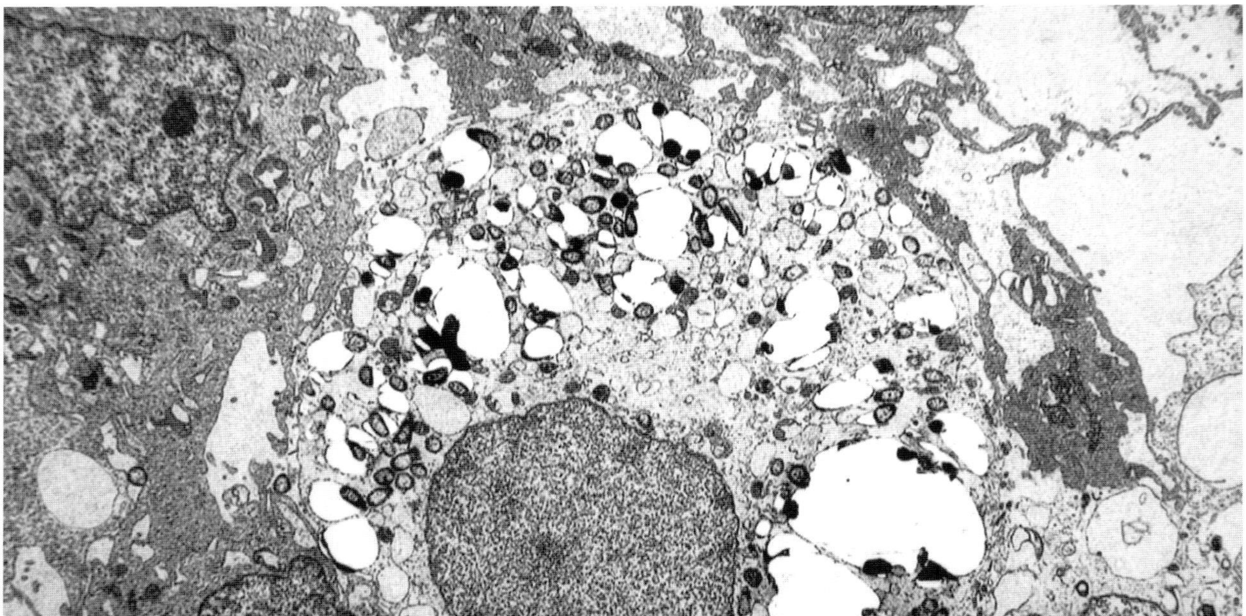

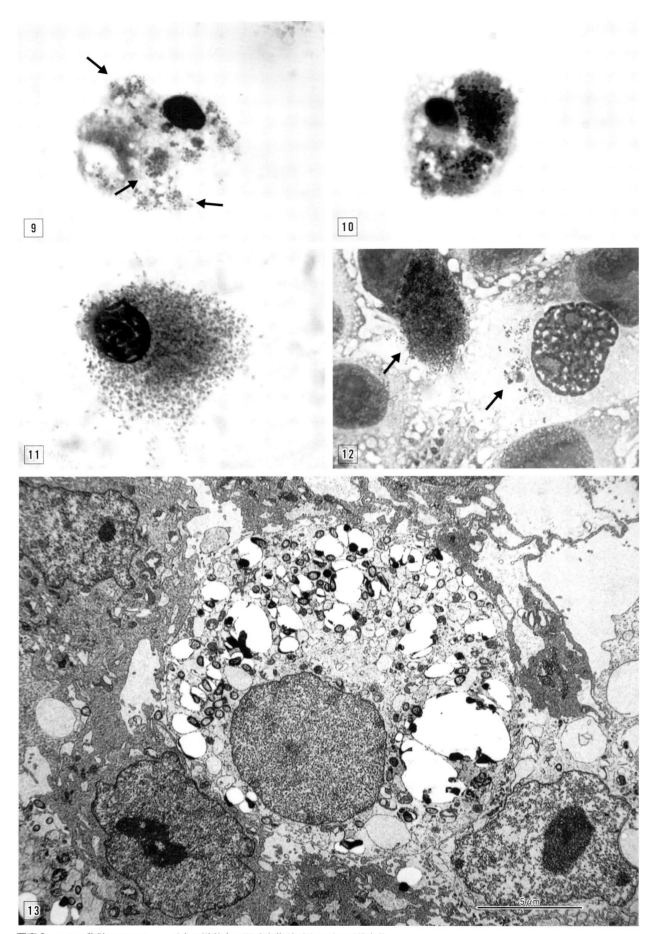

写真 9　マウス腹腔マクロファージ内で増殖中の野兎病菌（矢印）のギムザ染色像
写真 10　マウス腹腔マクロファージ内で旺盛に増殖中の野兎病菌のギムザ染色像
写真 11　培養 L929 細胞内で細胞の破裂直前まで増殖した状態の野兎病菌のギムザ染色像
写真 12　培養 Hela 細胞に感染させた野兎病菌のギムザ染色像。左の矢印は細胞質に菌が充満した細胞。右の矢印は細胞内増殖の初期段階にある感染細胞
写真 13　培養 L929 細胞中で旺盛な増殖を示す野兎病菌の電顕像

F. tularensis subsp. *mediasiatica*: FSC 147
F. tularensis subsp. *novicida*: U 112
F. novicida: Fx 1, 3523
F. philomiragia: ATCC 25017
F. sp.: TX 077308

なお，各タイプ株の16S rRNA遺伝子は，すべてがGenBank/EMBL/DDBJに登録されている。

【培養】

通常の臨床検査で汎用される培地には増殖しない。野兎病菌では，専用培地のなかで，最も調製が容易なものが市販のユーゴン寒天培地に8%に動物保存血（ウサギなど）を添加したものである。代用品としては，嫌気性菌分離用のGAM寒天培地に同様に血液を加えたものも使える。ただし，発育能はやや落ちる。魚介類病原菌種では，Cysteine heart寒天に5%ヒツジ血液や1%ヘモグロビンを添加した培地とThayer-Martin寒天培地が使用されている。

至適増殖温度は，恒温動物病原種では35～37°Cであるが，魚介類病原種では20°C台が多く，例えば*F. noatunensis*では22°C，*F. pisicicida*では20°C，*F. asiatica*では比較的高く28～30°Cである。至適温度の低い種類では，30°C以上での発育が抑制される。

野兎病菌のコロニーは，24時間培養では極めて小さく，肉眼でかろうじて確認できる程度で，48時間目以降になってから3～4 mmほどに成長する。*F. novicida*と*F. philomiragia*は野兎病菌よりも発育が早い。

【抗原構造】

野兎病菌では抗原組成が調べられていて（Gurycova, 1987），3種類のVi抗原（Vi_1～Vi_3）と少なくとも10種類のO抗原（O_1～O_{10}）の組み合わせが菌株によって異なる。Vi_1は病原性のある菌株に共通して存在する。Vi_1とVi_2は野兎病菌の種特異的抗原で，Vi_3は*F. novicida*と共通する。*F. novicida*には固有の種特異的Vi_4が存在する。

野兎病菌の3亜種，*tularensis*，*holarctica*，*mediasiatica*を菌凝集反応で区別することはできないが，亜種として扱われることのある*F. novicida*は他の3亜種と明確に区別できる。野兎病菌，*F. novicida*，*F. philomiragia*および*Brucella*属菌には共通抗原による交差反応が知られ，特に野兎病の血清診断ではしばしば*Brucella*との強い交差反応が現れるが，各菌種の多糖体抗原は種特異性が極めて高く，交差反応はないか極めて低い（Ohara et al., 1974）。

【物理化学的安定性・抵抗性】

熱には極めて弱く，56～100°C，10分間で死滅する。通常の滅菌は10～15分間の煮沸で十分である。汎用されるほとんどの消毒用薬剤が効果的で，例えば70～80%エタノールでは瞬時に死滅する。

抗生物質感受性は，ペニシリン系やセフェム系には耐性が強く，アミノ配糖体，キノロン系，テトラサイクリン系，クロラムフェニコールに対しては高い感受性を示す。野兎病菌においては，マクロライド系には菌の地理的分布による大きな差があり，ロシア中央部から東ヨーロッパにおよぶ一帯に分布する*F. tularensis* subsp. *holarctica* biovar II Ery^rは強い自然耐性を示す。

【病原性】

野兎病菌は，感染力が極めて強くヒトの健康皮膚からも侵入できる。ただし，病原性には株間で大きなばらつきが見られる。かつての動物感染実験にもとづく判定基準は，カイウサギ，モルモット，マウスへ10個未満の生菌を投与したときに，致死的発病がこれら3種類すべてに及んだ場合に強毒力，モルモットとマウスで中等度毒力，マウスのみで弱毒力とされた。この基準によれば，強毒力菌は*F. tularensis* subsp. *tularensis*に限られ，この亜種はヒトに対しても致死的感染を引き起こすことがある。日本とユーラシアに分布する*F. tularensis* subsp. *holarctica*はマウスのみを斃す弱毒力がほとんどで，ごく一部に中等度毒力株が認められている。弱毒力株の間にも毒力には大きなバラツキが見られ，これはマウスを用いた感染実験でのLD_{50}致死菌量などで比較できる。

野兎病菌のヒト感染では，突然の悪寒，発熱で始まり，感冒様の症状を呈する。菌の侵入部位の所属リンパ節が腫脹することが多い（写真14～17）。強毒力菌では敗血症に至って死亡することもある。菌の侵入部位に応じた腫脹リンパ節の部位の違いなどによる複数の病型が知られている。侵入部位には潰瘍・痂皮が形成されることがあり（写真18，19），ダニ媒介性リケッチア症の刺し口に酷似することもあって，診断には注意を要する。腫脹したリンパ節の組織像は結核に酷似する。発病初期の2週間以内には膿瘍型，5週までは膿瘍肉芽腫型（写真20），それ以降の肉芽腫型（写真21）へと移行する。

哺乳類の種類による野兎病菌に対する感受性の違いは3グループに区分されている（Olsufjev, 1974）。第1グループは強い感受性を示し，しばしば致死的敗血症に至る種類で，ハタネズミ類や野ウサギ類が含まれる。第2グループは発症するが回復して生残する種類で，ラット属（*Rattus*）のネズミ類，アカネズミ類，リス類などの多くの種類が該当する。第3グループには感受性が低いキツネやネコ類などの捕食動物が含まれる。

F. novicida，*F. philomiragia*および*F. hispaniensis*のヒト感染が知られるが，病原性は低いようで，野兎病に比べると症例数は少ない。

魚介類からの野兎病菌検出例は知られていたが，保菌種自体への病原性は確認されていない。一方で，リケッチア様微生物感染による魚類の病気は以前から知られていたが，最近，そのなかにフランシセラ属細菌によるものが含まれることがわかり，これらの新種の研究も活性化している。*F. noatunensis*に代表される菌種の魚類に対する病原性は，全身性の慢性的な肉芽腫症を引き起こすことで，さまざまな大きさの肉芽腫が脾臓，肝臓，腎臓などに現れる。*F. halioticida*はアワビ類の致死的病原種で，発症個体の組織細胞中に検出されるが，肉芽腫の形成はないとされる。これはこの菌種の病原性よりは軟体動物の免疫系が関係しているようである。

【疫学】

野兎病菌の毒力は，亜種による違いが大きい。ヒト感染においては，北米では毒力の強いsubsp. *tularensis*が分布するために，野兎病全体としての致死率は約5%とされる。ユーラシア大陸では毒力の低いsubsp. *holar-*

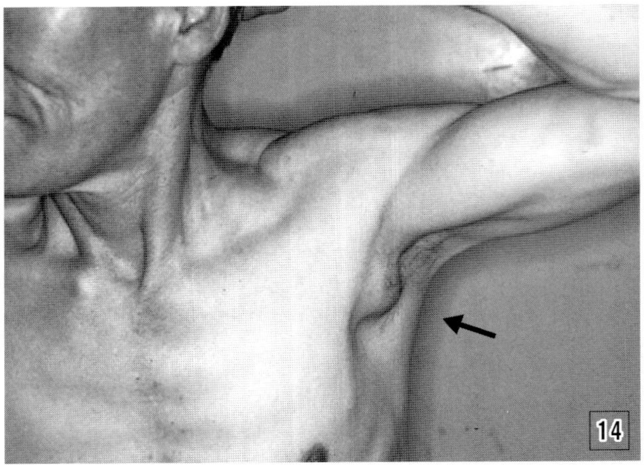
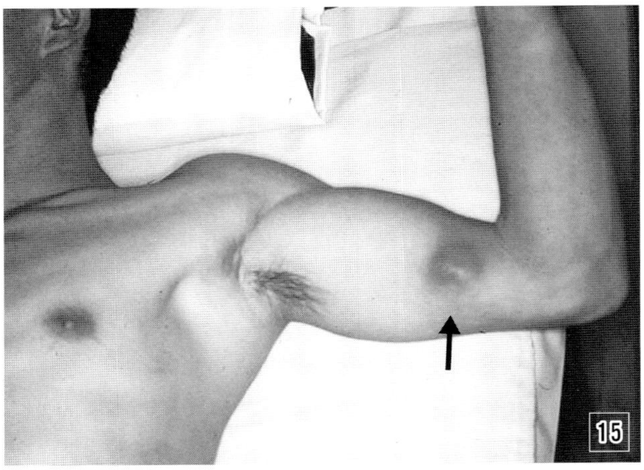
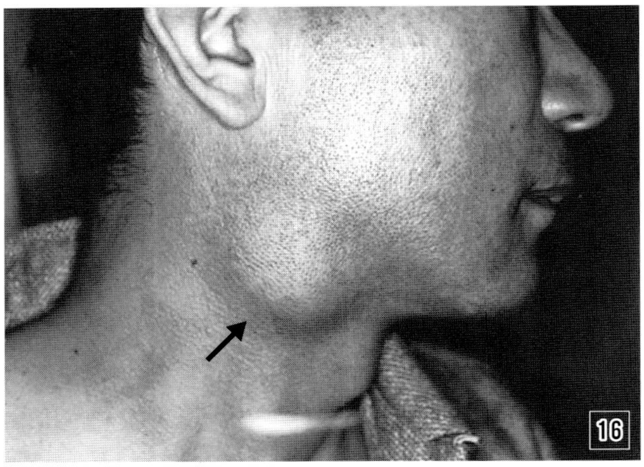
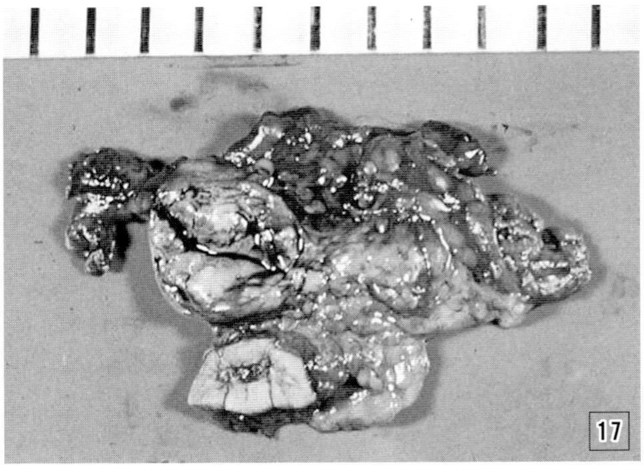
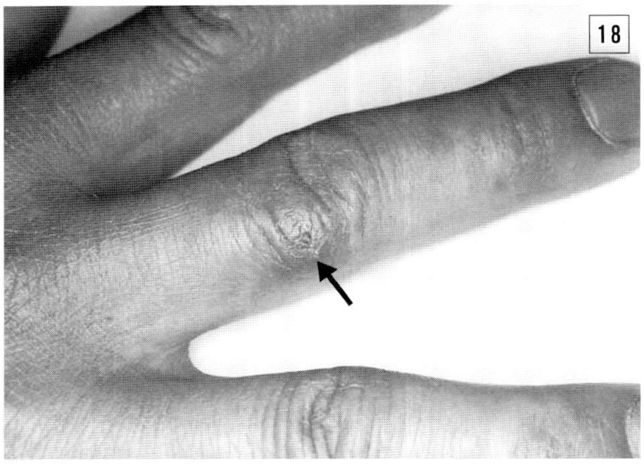
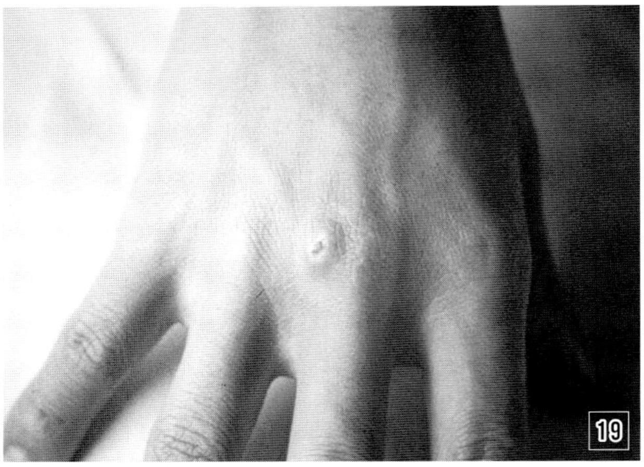
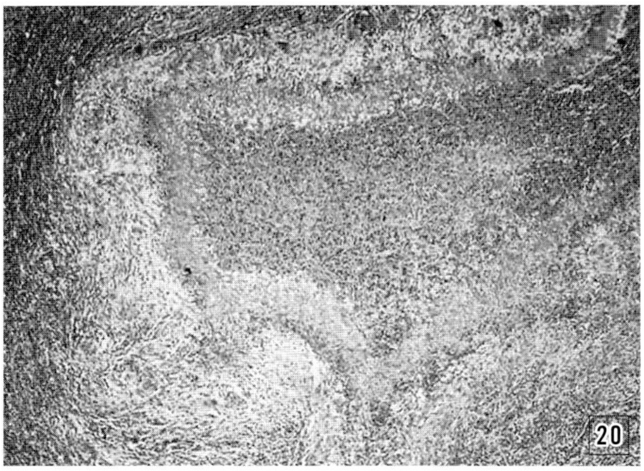
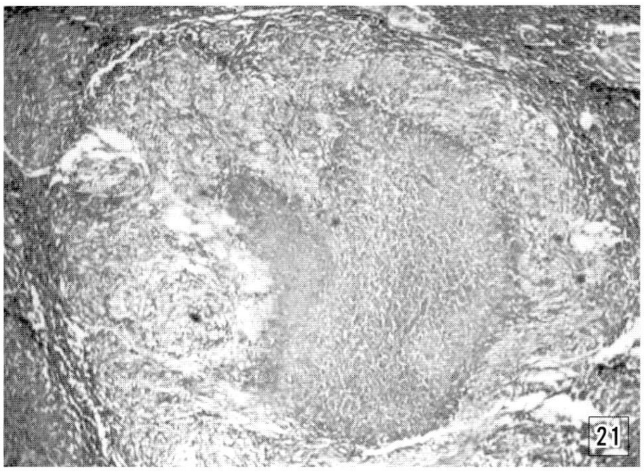

写真 14〜16　野兎病症例に見られたリンパ節腫脹。感染源に手で触れたときには所属の腕や腋窩部リンパ節が腫脹する。
写真 17　野兎病患者から摘出された腫脹リンパ節
写真 18　ノウサギとの接触によって感染した野兎病症例における菌の侵入部位。指に痂皮形成
写真 19　リスに咬まれて発症した野兎病症例における菌の侵入部位(松井ほか，1973)。咬まれた手甲部に痂皮形成
写真 20　野兎病症例の膿瘍肉芽腫型リンパ節の HE 染色像
写真 21　野兎病症例の肉芽腫型リンパ節の HE 染色像

ctica 感染が主体であるために1%以下とされる。日本に分布する subsp. *holarctica* のうち biovar japonica はさらに毒力が弱いとされ，これまでに死亡例の記録はない。subsp. *novicida* は水系感染例が知られ，他の亜種同様にリンパ節腫脹をともなう感染もあるものの毒力は弱い。

F. philomiragia は水系感染が主体で，マスクラットの感染例が知られる。この菌の毒力は弱く，ヒトでは重篤な感染を引き起こすことは稀である。

変温動物関連フランシセラ属菌群による魚類の死亡率は水温などの生息環境条件に影響されるが，魚種間でも差が大きいようで，5%程度から95%に及ぶ。

【治療】

野兎病に対しては，感受性の高いアミノ配糖体系(ストレプトマイシン，ゲンタマイシンなど)，キノロン系，テトラサイクリン系，クロラムフェニコールが著効する。マクロライド系に対しては自然耐性の強い株があるので注意を要する。セフェム系やペニシリン系は無効。膿瘍化したリンパ節は，穿刺排膿とストレプトマイシンの注入を繰り返す。慢性化した腫脹リンパ節は摘出と廓清術を行う。

魚介類感染菌種では，テトラサイクリン系の投与が効果的とされ，効果的な治療例もある。

【予防】

ヒトの野兎病については，動物の死体などには素手で触れないことが重要である。触れたときには速やかに消毒剤(エタノールなど)に接触部位を浸すか消毒剤を浸み込ませた綿で拭くと瞬時に菌は死滅する。有効な生ワクチン(LVS)があるので必要に応じての接種は可能である。

魚介類の感染対策として，ワクチン接種が検討されているが，今のところ有効な製品の開発には至っていないようである。

【引用・参考文献】

Brevik, Ø. J., Ottem, K. F., Kamaishi, T., et al. 2011. *Francisella halioticida* sp. nov., a pathogen of farmed giant abalone (*Haliotis gigantea*) in Japan. J. Appl. Microbiol. 111: 1044–1056.

Colquhoun, D. J., and Duodu, S. 2011. *Francisella* infections in farmed and wild aquatic organisms. Vet. Res. 42: 47. http://www.veterinaryresearch.org/content/42/47

Gurycova, D. 1987. The study of serological properties of *F. tularensis*. Folia Fac. Med. Univ. Comenianae 25: 121–186.

芳賀竹四郎，大原八郎．1925．大原-芳賀球菌の生物学的検査．日本之医界 15：7–9．

Huber, B., Escudero, R., Busse, H. J., et al. 2010. Description of *Francisella hispaniensis* sp. nov., isolated from human blood, reclassification of *Francisella novicida* (Larson *et al*. 1955) Olsufjev *et al*. 1959 as *Francisella tularensis* subsp. *novicida* comb. nov. and emended description of the genus *Francisella*. Int. J. Syst. Evol. Microbiol. 60: 1887–1896.

Jensen, W. I., Owen, C. R., and Jellison, W. L. 1969. *Yersinia philomiragia* sp. n., a new member of the *Pasteurella* group of bacteria, naturally pathogenic for the muskrat (*Ondatra zibethica*). J. Bacteriol. 100: 1237–1241.

Larson, C. L., Wicht, W., and Jellison, W. L. 1955. A new organism resembling *P. tularensis* isolated from water. Public Health Reports. 70: 253–258.

松井隆夫，渡辺徳夫，宍戸完次．1973．リスより感染したリンパ節型野兎病の1例．大原年報 16：27–31．

McCoy, G. W., and Chapin, C. W. 1912. Further observations on plague-like disease of rodents with a preliminary note on the causative agent, *Bacterium tularense*. J. Infect. Dis. 10: 61–72.

野田博昭．1998．ダニの細胞内に共生する微生物．日本ダニ学会誌 7：83–98．

Ohara, S., Sato, T., and Homma, M. 1974. Serological studies on *Francisella tularensis*, *Francisella novicida*, *Yersinia philomiragia*, and *Brucella abortus*. Int. J. Syst. Bacteriol. 24: 191–196.

Olsufjev, N. G. 1974. Tularemia, p. 1–28. *In* WHO Inter-regional Trabelling Seminar on Natural Foci of Zoonoses. USSR Ministry Pub. Hlth. Central Inst. For Advanced Med. Training, Moscow.

Ottem, K. F., Nylund, A., Karlbakk, E., et al. 2007. New species in the genus *Francisella* (Gammaproteobacteria; Francisellaceae); *Francisella piscicida* sp. nov. isolated from cod (*Gadus morhua*). Arch. Microbiol. 188: 547–550.

Ottem, K. F., Nylund, A., Karlsbakk, E., et al. 2009. Elvation of *Francisella philomiragia* subsp. *noatunensis* Mikalsen et al. (2007) to *Francisella noatunensis* comb. nov. [syn. *Francisella piscicida* Ottem et al. (2008) syn. nov] and characterization of *Francisella noatunensis* subsp. *orientalis* subsp. nov., two important fish pathogens. J. Appl. Microbiol. 106: 1231–1243.

Qu, P., Chen, S., Scholz, H. C., et al. 2013. *Francisella guangzhouensis* sp. nov., isolated from air-conditioning systems. Int. J. Syst. Evol. Microbiol. 63: 3628–3635.

Qu, P., Deng, X., Zhang, J., et al. 2009. Identification and characterization of the *Francisella* sp. strain 08HL01032 isolated in air condition systems. Acta Microbiologica Sinica. 49: 23–31.

Soto, E., Baumgartner, W., Wiles, J., et al. 2011. *Francisella asiatica* as the causative agent of piscine francisellosis in cultured tilapia (*Oreochromis* sp.) in the United States. J. Vet. Diagnostic Invest. 23: 821–825.

【藤田博己】

レジオネラ科
Family *Legionellaceae*

レジオネラ属
Genus *Legionella*

【分類】

(1)分類学的位置

レジオネラ科にはレジオネラ属のみ属するとする分類が多くの研究者に受け入れられている(表1)。2009年3月現在51菌種が正式命名されている(表2)。

属の分類上，BCYE-α寒天培地上でしか増殖せず，しかもその成分からL-システインを除くと増殖できなくなるという性質は重要である。また人工培地で増殖可能なpH域は多くの菌種で6.90±0.05と狭い。グラム陰性。レジオネラ属菌は生化学的性状検査で陽性となる項目が少なく，また形態，構造も非常に似通っているのでこれらをもとに種を分類することは困難である。したがってレジオネラ属とその種の同定，新種の報告は培養方法，栄養要求性，DNA-DNAハイブリダイゼーション，血清学，菌体脂肪酸組成(40〜90%の分枝脂肪酸を持つ)，ユビキノンのイソプレン単位数を組み合わせて行われている(Lambert and Moss, 1989)。酸に耐性であることは環境からの本属菌の分離検出に利用される。またレジオネラ属菌の特徴として土壌，水中に生息していること，自由生活原虫のなかで増殖することも挙げられる。これら共通の性質を持ちレジオネラ属と同定された菌株は他の既知菌種基準株とのDNA-DNAハイブリダイゼーションを行い，DNA相対類似度を基準として種のレベルの分類が行われる。

(2)発見の歴史

1976年7月，米国フィラデルフィアのベルビュー・ストラットフォードホテルでペンシルベニア州の在郷軍人大会が開催された。大会後，参加者やホテル周辺の通行人などに原因不明の劇症肺炎が集団発生し，罹患者221名，うち29名が死亡したことが報告された(Fraser et al., 1977)。この肺炎は在郷軍人大会にちなんで在郷軍人病と名づけられたが，アメリカ疾病予防センター(Centers for Disease Control：CDC)の原因調査によって，新しい細菌による感染症であることが明らかになった。1979年，Brenner et al.(1979)によってこの原因菌は*Legionella pneumophila*と命名された。在郷軍人(Legionnaires)と肺を好む(pneumo-phila)に由来する。その後，*L. micdadei*，*L. bozemanii*，*L. dumoffii*，*L. gormanii*，*L. feeleii*など続々と新種が発見された(表2)。しかし，レジオネラ感染症は1976年以前から発生していたことが，保存してあった細菌や患者血清の検索からわかっている。

表2　レジオネラ属(*Legionella*)51菌種

1. ***L. pneumophila***(15)	27. *L. israelensis*(1)
2. ***L. bozemanii***(2)〈F〉	28. *L. quinlivanii*(2)
3. ***L. dumoffii***(1)〈F〉	29. *L. brunensis*(1)
4. ***L. micdadei***(1)〈T〉	30. *L. moravica*(1)
5. ***L. longbeachae***(2)	31. *L. gratiana*(1)
6. ***L. jordanis***(1)	32. *L. adelaidensis*(1)
7. ***L. wadsworthii***(1)	33. *L. fairfieldensis*(1)
8. ***L. hackeliae***(2)	34. *L. shakespearei*(1)
9. ***L. feeleii***(2)〈P〉	35. *L. waltersii*(1)
10. ***L. maceachernii***(1)〈T〉	36. *L. quateirensis*(1)
11. ***L. birminghamensis***(1)	37. *L. worsleiensis*(1)
12. ***L. cincinnatiensis***(1)	38. *L. geestiana*(1)
13. ***L. gormanii***(1) 〈F〉	39. *L. nautarum*(1)
14. ***L. sainthelensi***(2)	40. *L. londiniensis*(1)
15. ***L. tucsonensis***(1)	41. *L. taurinensis*(1)
16. ***L. anisa***(1)〈P〉	42. *L. lytica*(1)
17. ***L. lansingensis***(1)	43. *L. drozanskii*(1)
18. *L. erythra*(2)	44. *L. rowbothamii*(1)
19. ***L. parisiensis***(1)	45. *L. fallonii*(1)
20. ***L. oakridgensis***(1)	46. *L. gresilensis*(1)
21. *L. spiritensis*(1)	47. *L. beliardensis*(1)
22. *L. jamestowniensis*(1)	48. *L. busanensis*(1)
23. ***L. santicrucis***(1)	49. *L. drancourtii*(1)
24. *L. cherrii*(1)	50. *L. impletisoli*(1)〈M〉
25. *L. steigerwaltii*(1)	51. *L. yabuuchiae*(1)〈M〉
26. *L. rubrilucens*(1)	

ほぼ正式命名された順に並べている。ヒトに病原性がある菌種は太字で記した。(　)内の数字は血清群の数を示す。〈F〉：Genus *Fluoribacter*に属するとの主張もある。〈T〉：Genus *Tatlockia*に属するとの主張もある。〈P〉：ポンティアック熱の原因菌となったことはあるが，肺炎を起こしたという報告はない。〈M〉：宮本比呂志(現佐賀大学医学部)のグループにより2007年に産業廃棄物処理場から発見された。

【形態・構造・性状】

(1)形態

0.3〜0.9×2〜5 μmのグラム陰性の好気性桿菌で(写真1)，ほとんどの菌種は極単毛の鞭毛を持つ(写真2)。*L. pneumophila*は線毛も有している。

(2)生化学的性状

グルコースをglucokinaseによりリン酸化して取り込み，Entner-Doudoroff経路でピルビン酸まで分解する。

表1　レジオネラの分類階級，学名と基準

分類階級	学　名	タクソンの基準
フィラム(Phylum)	*Proteobacteria*	
綱(Class)	*Gammaproteobacteria*	
目(Order)	*Legionellales*	Family：*Legionellaceae*
科(Family)	*Legionellaceae*	Genus：*Legionella*
属(Genus)	*Legionella*	Species：*Legionella pneumophila*
種(Species)	*Legionella pneumophila*	*L. pneumophila* Philadelphia-1(ATCC 33152)
亜種(Subspecies)	*L. pneumophila* subsp. *pneumophila*	Philadelphia-1(ATCC 33152)
	L. pneumophila subsp. *fraseri*	Los Angeles(ATCC 33156)
	L. pneumophila subsp. *pascullei*	U8W(ATCC 33737)

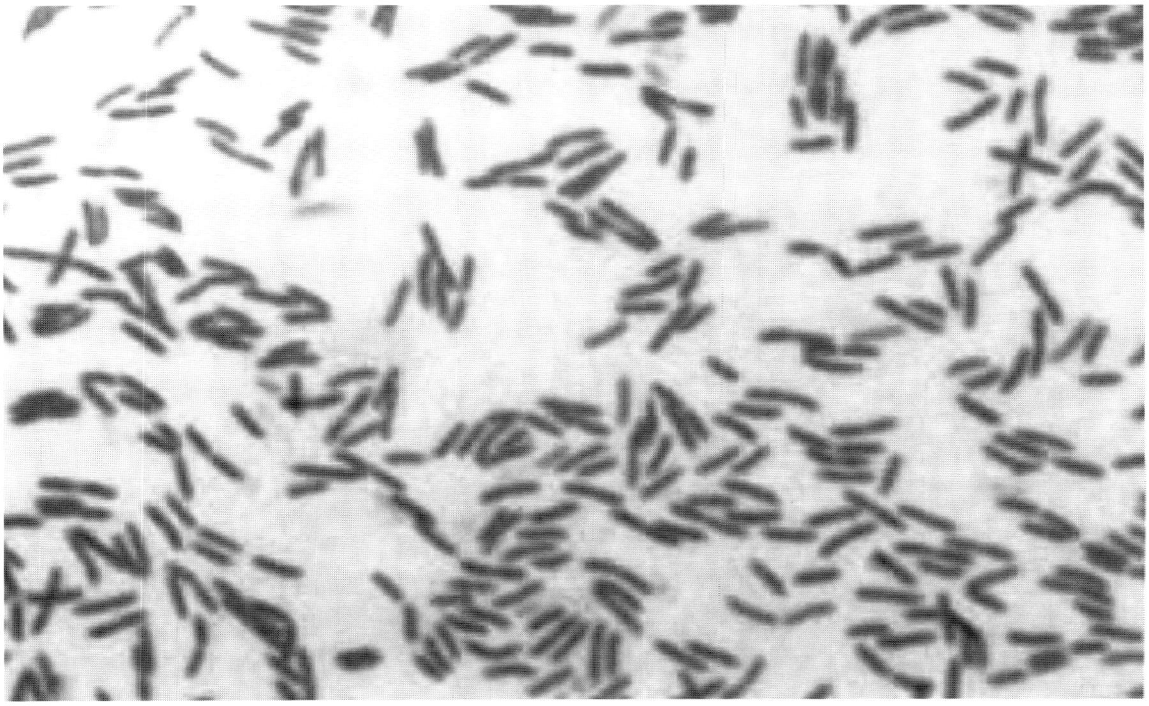

写真1　*Legionella pneumophila* のグラム染色像。レジオネラ属はグラム陰性の桿菌である。

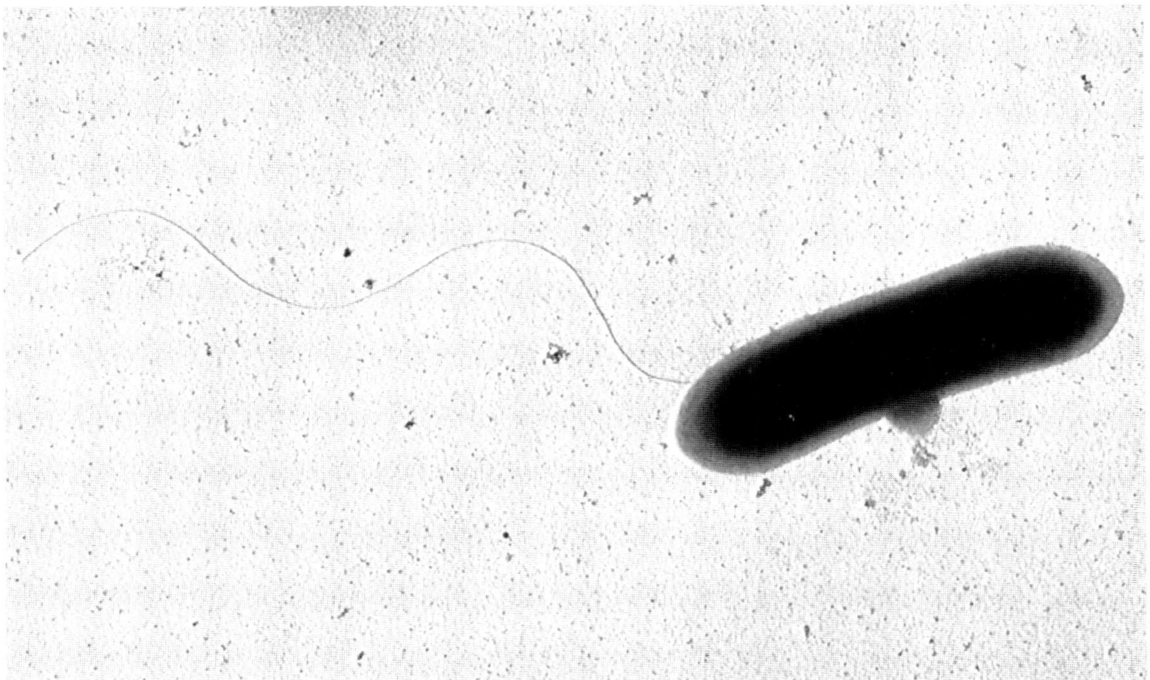

写真2　*Legionella pneumophila* の電顕像。極単毛を持っている。

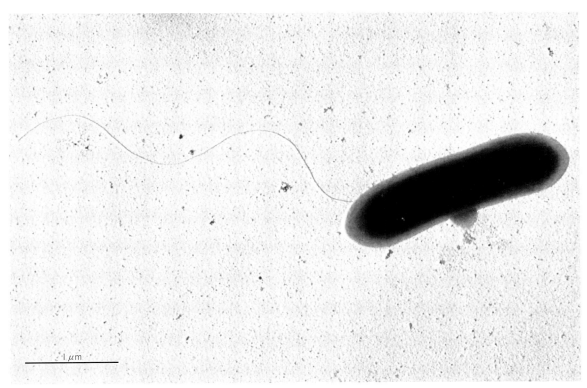

Embden-Meyerhoff 経路は糖新生のために使っている。好気性。エネルギー源，炭素源としては主にアミノ酸を利用する。カタラーゼ陽性。硝酸塩を還元しない。ウレアーゼ陰性。レジオネラ属菌は生化学的性状検査で陽性となる項目が少ない。

(3)菌体成分の構成の特徴

細胞壁は他のグラム陰性菌と比較して分枝脂肪酸が優位で 40〜90%が分枝脂肪酸である。ユビキノンのイソプレン単位数が 9〜14 と多い。

【増殖】

自然界に生息する自由生活アメーバなどの細菌捕食性原虫(Fields, 1993)，ヒト，モルモット，マウス(系統差がある)のマクロファージ，およびレジオネラ種によってはそれらの上皮細胞のなかで増殖する。人工培地では，BCYE-α 固形培地(写真 3)，BYE 液体培地で増殖する。すなわち，本属は通性細胞内寄生性細菌である。

【生態】

本属菌は水のある場所や湿った土壌中に生息している。自然界では湖，河川，沼，温泉などである。また人工的な水利用設備では空調システムの冷却塔の水，噴水，給湯器(ただし 50℃以下)，シャワー，加湿器，循環濾過式浴槽(いわゆる 24 時間風呂)の湯などから本属菌が分離培養される(古畑，1997)。環境中からの分離頻度は *L. pneumophila* が最も高い。

L. pneumophila の場合，増殖するための至適温度は 35〜46℃，増殖可能温度は 20〜50℃といわれている(Bartlett et al., 1986)。*L. pneumophila* は冷却塔の水からは冬でも検出されるし，また風呂の温度である 42〜43℃でも菌は生息しており，その温度適応能力はかなり優れているといえる。

本属菌の生態の特徴は，細菌捕食性原虫に捕食された後そのなかで増殖しつつ自然界に生息しているということである(写真 4，5，6)。すなわち，細菌捕食性原虫は自然界でレジオネラ属菌のアンプリファイアーになっている。肺炎を起こす細菌やウイルスのほとんどが患者や保菌者の上気道や病巣からヒトへ伝染するのに対し，レジオネラは自然界に生息し，本属菌が鼻咽腔や上気道に常在しているということはない。ヒトからヒトへの感染例は報告がない。

【遺伝子情報】

(1)ゲノムの全体像

2004 年に米国の研究グループ(Chien et al., 2004)とフランスの研究グループ(Cazalet et al., 2004)から本菌の全ゲノム配列の解析結果が相次いで発表され，ゲノムの全体像や特徴が明らかとなった。表 3 にゲノム解析に使用された Paris 株，Lens 株，Philadelphia-1 株のゲノムの比較を示した。ゲノムサイズはいずれも約 3.5 Mb で，ゲノム配列のうち 88〜90%が遺伝子をコードしている領域である。機能が不明な遺伝子は約 43%を占め，これまでにゲノム配列が明らかにされた他の菌の場合と同程度である。*L. pneumophila* に特異的な遺伝子は約 21%であり，菌株特異的な遺伝子がすべての遺伝子の 10〜14%を占め，本菌の菌株特異的な遺伝子の割合は非常に高い。自然形質転換や，染色体 DNA やプラスミドの接合伝達などにより遺伝子の水平伝播が活発に起こった結果と考えられる。

(2)マクロファージ(MΦ)内増殖に必要な遺伝子

Shuman らは MΦ 内で増殖できない *L. pneumophila* 変異株の遺伝解析を行った結果，12 kb の遺伝子断片を明らかにし，遺伝子群を *icm* (intracellular multiplication)と名づけた(Sadosky et al., 1993)。一方 Berger and Isberg (1993)はリボソームの recruitment を誘導できない菌株を分離し，その責任遺伝子群を *dot* (defect in organelle traficking)と名づけた。この *dot* 遺伝子は先に述べた *icm* の上流にあり，*icm* とは逆向きに転写されることがわかった。*icm*，*dot* 遺伝子はタイプ 4 分泌系を構成し，多くのエフェクター分子を分泌して細胞内増殖に必須の機能を果たしている。

(3)真核細胞と類似する蛋白遺伝子

Tetratrico peptide repeats(TPRs)を持つ蛋白，セリン/スレオニンキナーゼ相同蛋白，アンキリンリピートを持つ蛋白，F-box 蛋白，Sphingosine 1-phosphate lyase，アピラーゼなどの真核細胞類似蛋白遺伝子を保有する。細菌の多くが，真核細胞由来と思われる蛋白を保有しているが，その数と種類の豊富さにおいて *L. pneumophila* 以上のものは見当たらない。おそらく，*L. pneumophila* は自然宿主であるアメーバとの共進化の過程で，これらの遺伝子をアメーバから獲得し，マクロファージ内での増殖も可能になったのであろう。

表 3　*Legionella pneumophila* 血清群 1 の 3 菌株におけるゲノムの比較
(Cazalet et al., 2004 および Chien et al., 2004 を参考に作成)

ゲノムの性質	菌株名		
	Paris 株	Lens 株	Philadelphia-1 株
サイズ(塩基対)	3,503,610	3,345,687	3,397,754
平均 GC 含量(%)	38.3	38.4	38
遺伝子をコードしている領域(%)	87.9	88	89.8
遺伝子(ORF)の総数	3,076	2,931	2,953
機能未知の ORF(他菌の遺伝子と相同性なし)	1,354	1,320	
L. pneumophila に特異的な ORF	645	595	502
菌株に特異的な ORF の数	428	280	347
rRNA オペロン(16S，23S，5S)の数	3	3	3
tRNA 遺伝子の数	43	43	43
プラスミドの数	1	1	1
(サイズ kb)	(131.9)	(59.8)	(45)

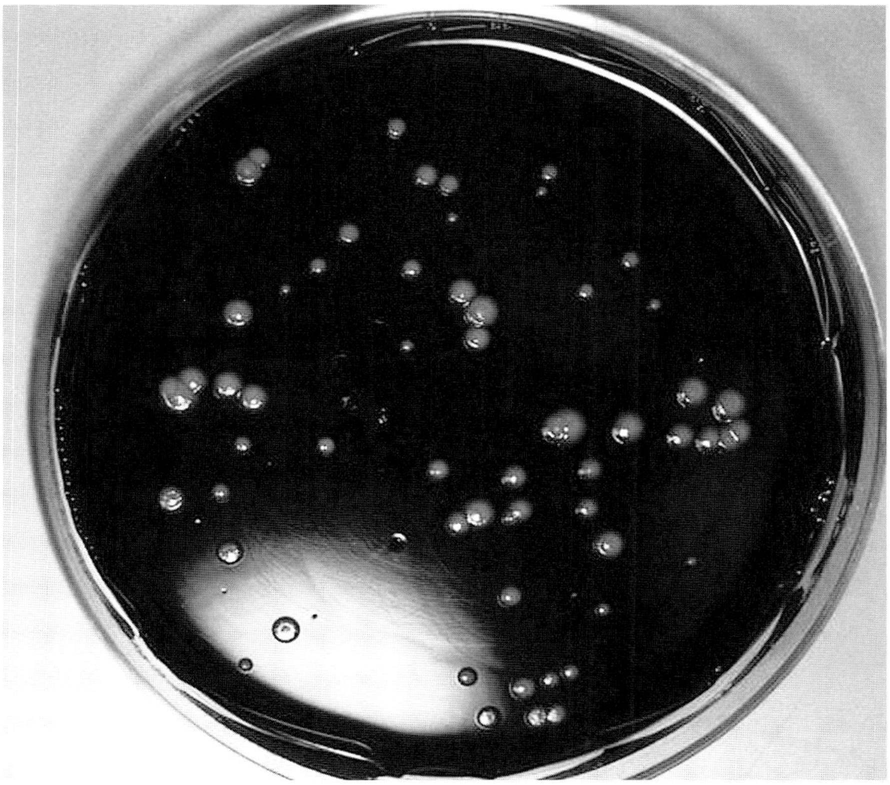

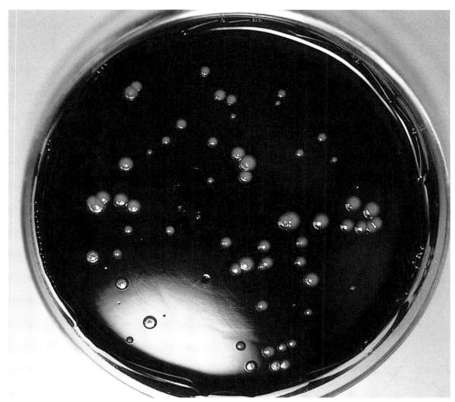

写真3 BCYE-α 培地上の *L. pneumophila* のコロニー

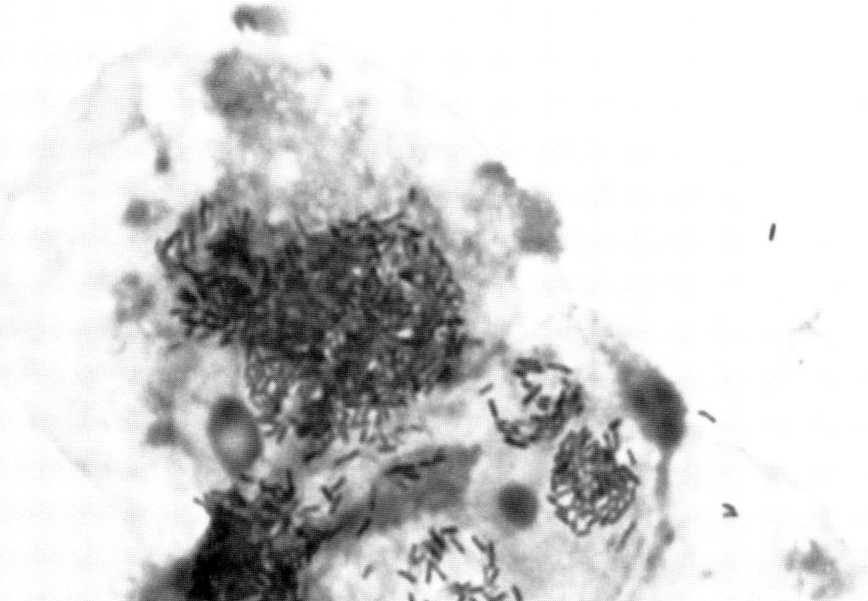

写真4 アカンソアメーバのなかで増殖する *Legionella pneumophila* のヒメネス染色像(宮本比呂志博士より供与)。(口絵14参照)

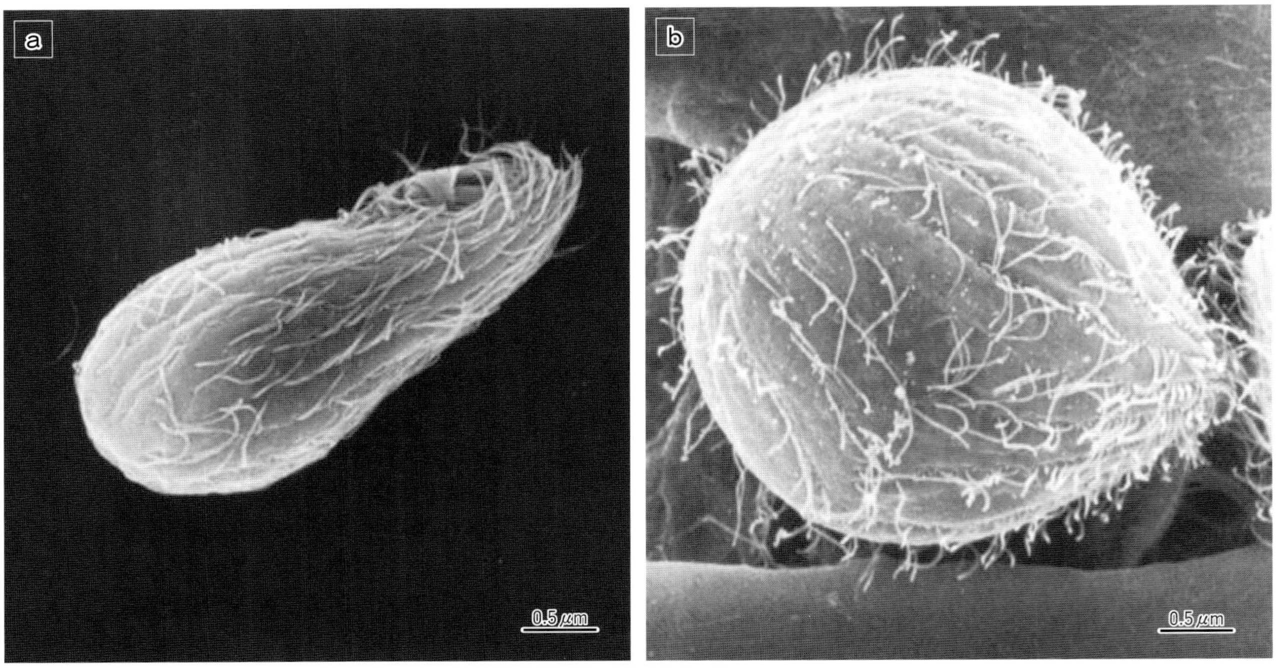

写真5　a)正常な *Tetrahymena thermophila* の電顕像，b)*L. pneumophila* を貪食した *T. thermophila*

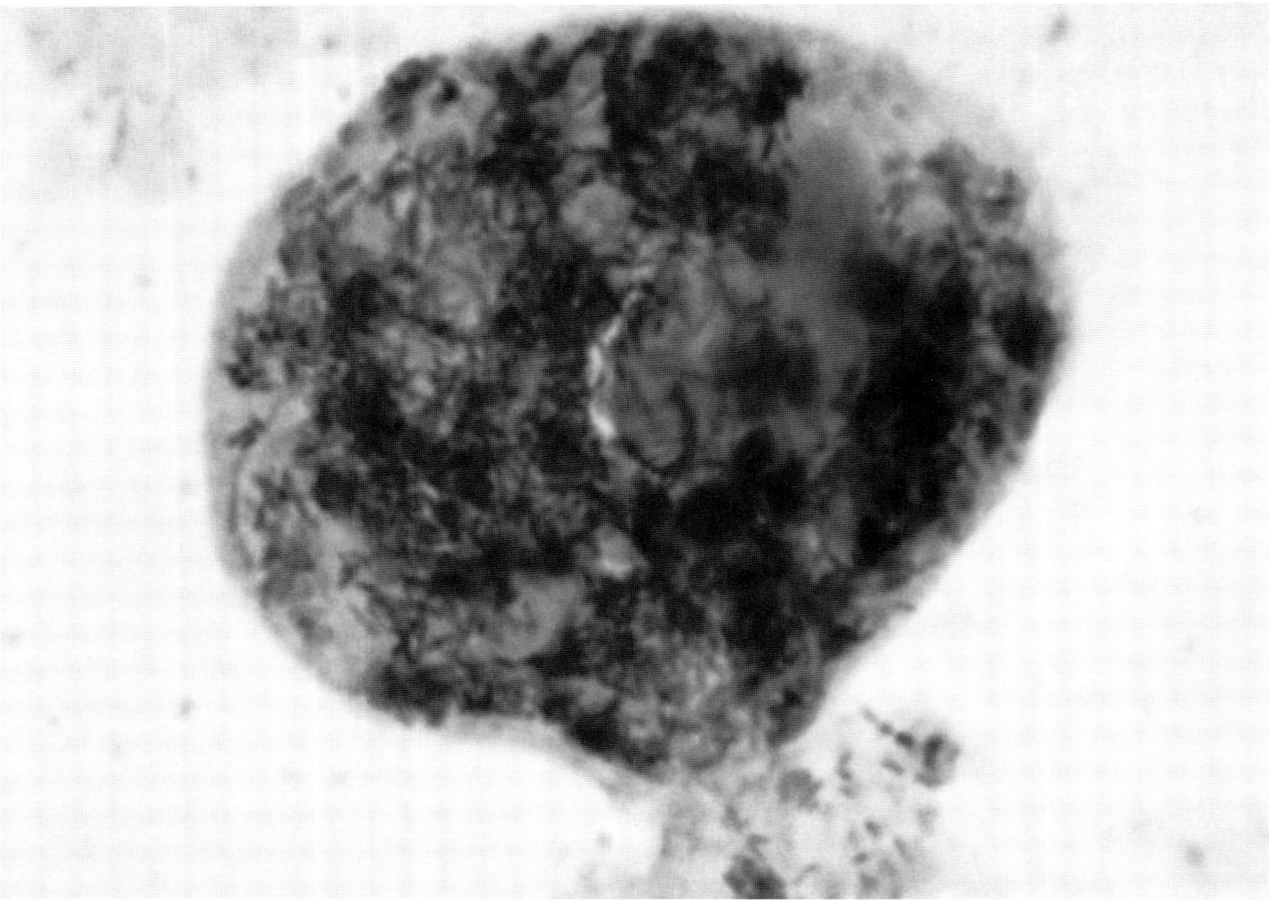

写真6　*L. pneumophila* が増殖した *T. thermophila* のヒメネス染色像

【培養】

Buffered charcoal yeast extract with α-ketoglutarate(BCYE-α)寒天培地上で増殖する。通常の血液寒天，Mueller-Hinton培地上では増殖しない。増殖にはシステインと鉄を要求する。

一般の細菌検査用培地にはまったく発育しない。レジオネラ属菌の培養にはBCYE-α培地が広く使用されている。表4にその組成と作製法を示す。レジオネラ属菌はエネルギー源，炭素源として種としてアミノ酸を利用するが，特にシステインは不可欠の栄養素であり，また鉄の要求性も強い。本属菌は寒天のなかに含まれるオレイン酸やその他の脂肪酸により発育を阻害されるため，固形培地の場合には活性炭を加えこれらの発育阻害物質を吸着する必要がある。通常の好気培養で十分に発育するが，世代時間は2〜3時間と長く，コロニーが出現するまでに3〜4日かかる。試料からの検出を最終的に陰性と判定するには7〜10日間の培養，観察が必要である。

【抗原構造】

亜種より下の分類として血清群があるが，これはリポ多糖の抗原構造の違いにもとづくものである。*L. pneumophila*は16血清群(serogroups)がある。モノクローナル抗体によってさらに細かい型別が行われている。*L. pneumophila*以外の菌種については現在のところ1〜2血清群しか報告されていない。鞭毛抗原，線毛抗原，莢膜抗原による分類は行われていない。

【抵抗性】

酸に耐性でpH 2，30分の処理に耐える。高温にも比較的耐性で(図1)，60°Cでは32分，66°Cでは2分で殺菌される(Freije et al., 1996)。塩素系，ブロム系消毒剤には感受性。生体の補体の殺菌作用やリゾチームの溶菌活性に抵抗性である。β-ラクタマーゼを産生するので*in vitro*ではペニシリン系抗生物質に耐性。その他の抗生物質には*in vitro*でほとんど感受性を示すが，*in vivo*では細胞移行性のよいものだけが有効(「(2)治療」の項で述べる)。

表4　BCYE-α培地の組成とつくり方

酵母エキス	10.0 g
活性炭	2.0 g
ACES buffer	10.0 g
α-ケトグルタル酸	1.0 g
寒天	17.0 g
水	980 mL
以上をオートクレーブにて滅菌し，60°C程度に冷却した後，以下の成分を濾過滅菌して加える	
L-システイン塩酸塩一水和物水溶液	0.4 g/10 mL
ピロリン酸第二鉄水溶液	0.25 g/10 mL
5N KOH(NaOHではいけない)でpH 6.9に調整後，平板とする	
WYOα培地はBCYE-α培地に	
グリシン	3 g/L
アムホテリシンB	80 mg/L
ポリミキシンB	100,000 IU/L
バンコマイシン	5 mg/L
を加えたものである	

【病原性】

レジオネラ属菌による感染症をレジオネラ症(legionellosis)と呼び，肺炎型の在郷軍人病(レジオネラ肺炎Legionnaires' disease)と非肺炎型のポンティアック熱がある。両病型の比較を表5に示す。レジオネラ肺炎の致命率は約15%である。肺炎型は報告例の8割以上が*L. pneumophila*血清群1によるものである。*L. pneumophila*以外の感染例では*L. micdadei*，*L. bozemanii*，*L. dumoffi*がそのほとんどを占めている(Fang et al., 1989; Yu et al., 2002)。

ポンティアック熱(Pontiac fever)は，発熱，筋肉痛に加え頭痛，全身倦怠感，咳，胸痛などを呈するインフルエンザ様の疾患である。自然治癒し，致死的ではない。また，潜伏期が36〜48時間と短く，侵襲率(attack rate)が95%以上と非常に高いことが特徴である。これまでポンティアック熱の原因菌として*L. pneumophila*血清群1，6および7，*L. micdadei*，*L. feeleii*，*L. anisa*が報告されている(表4)。*L. pneumophila*や*L. micdadei*など同じ菌種で肺炎の病型をとったり，非肺炎型のポンティアック熱の病型となったりするが，その理由はまだわかっていない。

肺炎の剖検時の所見は，マクロでは肺は腫脹し硬化が見られる。切断面では浮腫とうっ血が著明であり，時に膿瘍形成が認められる。胸水があることが多い。ミクロ

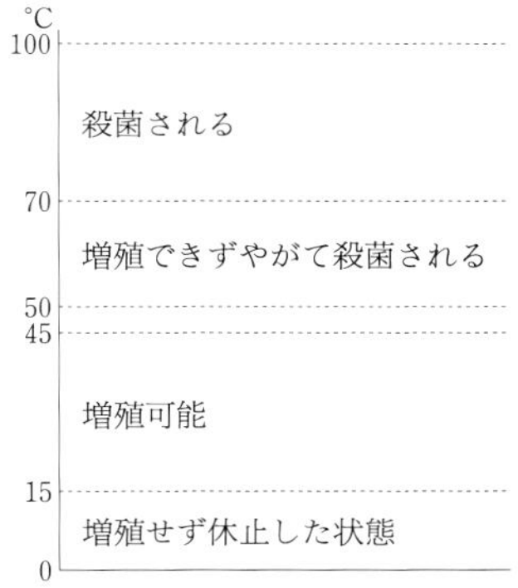

図1　レジオネラ属への温度の影響。増殖は主に原虫のなかで行われる。設備・配管を熱で殺菌処理する場合，80°C以上の熱湯を15分以上流すことが必要である。

表5　*Legionella*肺炎とポンティアック熱の比較。どちらの病型になるかを決定する要因はまだ特定されていない。

病型	病名	原因菌	潜伏期	致命率	侵襲率
肺炎型	在郷軍人病 (*Legionella*肺炎)	*L. pneumophila* *L. micdadei* *L. bozemanii*など多数	2〜10日	10〜15%	〜30%
非肺炎型	ポンティアック熱	*L. pneumophila* *L. micdadei* *L. feeleii* *L. anisa*	4〜60 h (通常36〜48 h)	0%	〜95%

的には急性フィブリン膿性肺炎で肺胞には好中球とマクロファージの浸潤，フィブリンの沈着が認められる。HE染色では本属菌は見つけることができず，鍍銀染色が必要である。敗血症となり，他の臓器にも炎症を起こしている症例もある。治癒機転には繊維化をともなう(Bartlet et al., 1986)。

本菌が病原性を発揮する上で最も重要な性質はMϕの殺菌に抵抗し，そのなかで増殖し，結果的にその細胞を殺す能力を持っていること(Mϕ内増殖能)である。*L. pneumophila*は主に補体レセプターを介してMϕに貪食されるが，ファゴソームの酸性化やリソソームとの融合を阻害することで菌は生き延びる。電子顕微鏡でレジオネラ感染(Mϕ)を経時的に観察すると(写真8)，菌を貪食したファゴソームの周りに小胞が集まってきて融合し(写真8a)，ファゴソーム膜は小胞体膜に置き換わること，ミトコンドリアがファゴソームの周りに集まること(写真8b)，粗面小胞体由来のリボソームが変容したファゴソームの周囲に集まってきてファゴソーム膜に付着すること(写真8c)，菌はリボソーム付着ファゴソーム内で増殖を開始することなどが認められる(写真8d)。この細胞内増殖には，Icm/Dot IV型分泌システムが関与している。Icm/Dotを介してエフェクター分子が菌側からMϕ内へ送り込まれ，Mϕはレジオネラの増殖をサポートするように機能させられる。一方，形態学的に細胞内でさかんに増殖中の菌には鞭毛が観察されないが，細胞内増殖後期および，感染細胞を殺して細胞外に出てきた菌には鞭毛が観察される。前者はReplicative form，後者はTansmissible formと呼ばれている。これらふたつの形態の菌は染色性，呼吸活性，細胞壁の形態的構造，運動性，細胞への感染性，酸に対する感受性などが異なっていることが明らかにされている。

*L. pneumophila*は好中球の中でも増殖することができる(写真9)。

肺胞上皮細胞内増殖能はレジオネラ肺炎の病態を修飾している。*L. dumoffii*は肺胞Mϕだけでなく肺胞上皮細胞に高率に感染し増殖するため，肺炎の進行が早く劇症化すると考えられている(写真10)。

レジオネラ属が上皮系のVero細胞内で増殖したときに見せるマイクロコロニーは多様な形態を示す(写真11)。

その他の病原因子と生体防御に関する知見については紙面の都合で省略する。

【レジオネラ感染症の疫学】

わが国での年間の感染者数を表6に示した。感染者の8割が循環濾過式浴槽で感染しているのが特徴である。

表6　わが国における最近のレジオネラ症発生状況(国立感染症研究所のデータをもとに作成)。2006年から尿中抗原検出キットが保険適用され，結果的に患者数が増加した。2008年のデータは感染症発生動向調査週報による。感染源の同定ができた事例(全体の約半数)の約8割を温浴施設が占める。

年	患者数(人)
2003	147
2004	160
2005	281
2006	518
2007	658
2008	884

集団発生も多い。レジオネラ属菌は日和見病原体的性格の強い病原細菌であり，発症する患者は免疫能が低下する基礎疾患を有している場合が多い。したがって病院の冷却塔や温水器，加湿器から感染する院内感染がある。

【診断・治療】

(1)診断

レジオネラ肺炎に特有な症状やX線像はなく，臨床的にはβ-ラクタム剤が有効でない肺炎としてマイコプラズマ肺炎，クラミジア肺炎などとともにレジオネラ肺炎の可能性を疑われることが多い。喀痰からの菌の分離率は悪い。PCRを用いた遺伝子診断は診断率を上げている。尿中抗原検出キットが保険適用され，診断率を高めている。しかし，市販の尿中抗原検出キットは*L. pneumophila*の血清群1に特異性が高いが，その他の菌種，血清群には特異性が低い(すなわち診断ができない)ことに注意しなければならない。

ポンティアック熱の診断は集団発生した場合を除き，通常は困難である。

(2)治療

レジオネラは体内では主として肺胞マクロファージ内で増殖しているので，化学療法剤は*in vitro*で抗菌作用があり，しかも宿主細胞内移行性の良いものを使わなければならない。この条件を満たす化学療法剤としてマクロライド系薬剤やニューキノロン系薬剤が第1選択薬となる。またリファンピシンも有効である。レジオネラ肺炎の進行は速いので，適切な抗生物質の選択と早期治療が重要である。

【予防】

感染源対策として，人工的水利用施設，設備でのレジオネラの増殖を抑制すること(表7)，感染経路対策としてエアロゾルの発生を防ぐことである。エアロゾルが発生しなければレジオネラ症は起こらないと考えられる。エアロゾルが発生する設備として冷却塔水，泡風呂，

表7　わが国の水環境のレジオネラ汚染状況。古畑(1997)を参考にして平均的な数字を提示した。

水利用設備	汚染率(%)	備　考
空調用冷却塔	40〜70	清掃，消毒など管理法により汚染率は変化
給湯水	10	瞬間式では検出されず。低温の貯湯式，循環式からは検出される
水道水	10	PCR法により検出
修景用水	20	噴水や滝
浴槽水	70〜80	24時間風呂
温泉水	30〜40	泉質により差あり
雑用水	3〜20	雨水の再利用など
プール水	0	塩素による消毒が効いている

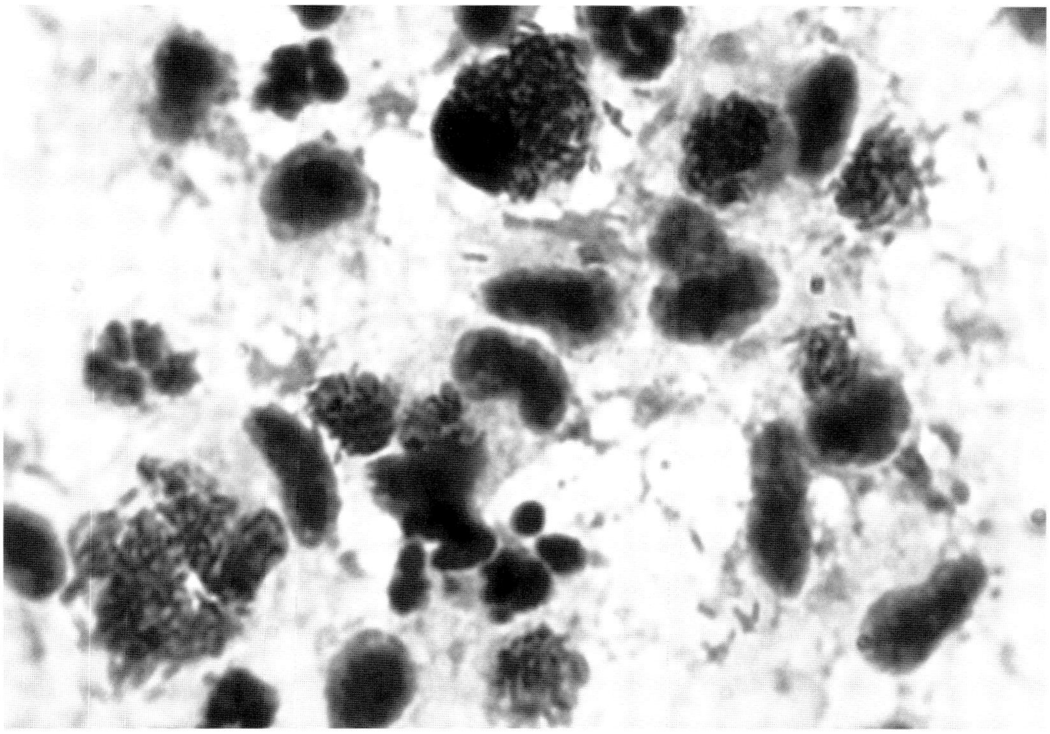

7

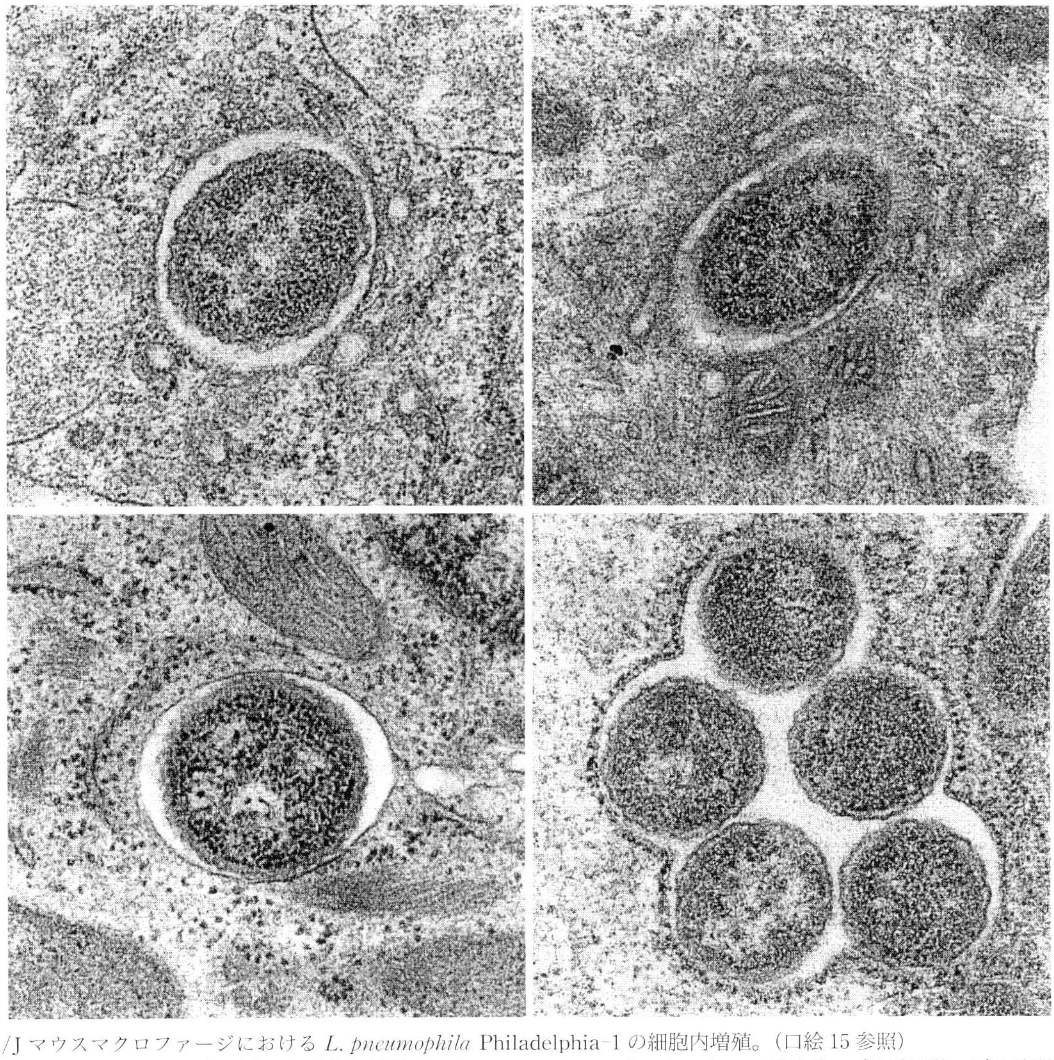

8a 8b 8c 8d

写真 7 A/J マウスマクロファージにおける *L. pneumophila* Philadelphia-1 の細胞内増殖。(口絵 15 参照)

写真 8 *L. pneumophila* の細胞内増殖と小器官の動態。マウスマクロファージに *in vitro* で感染後，a)2 時間後，b)3 時間後，c)4 時間後，d)10 時間後の電顕像

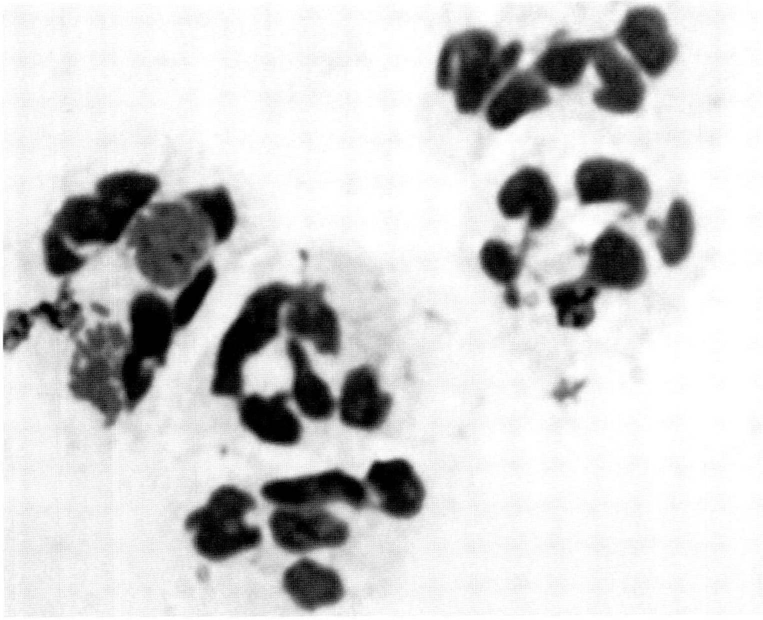

9

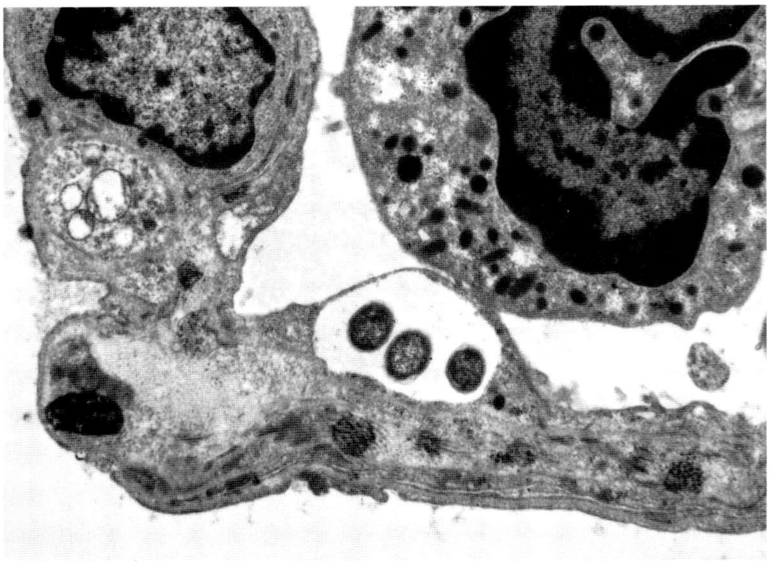

10a

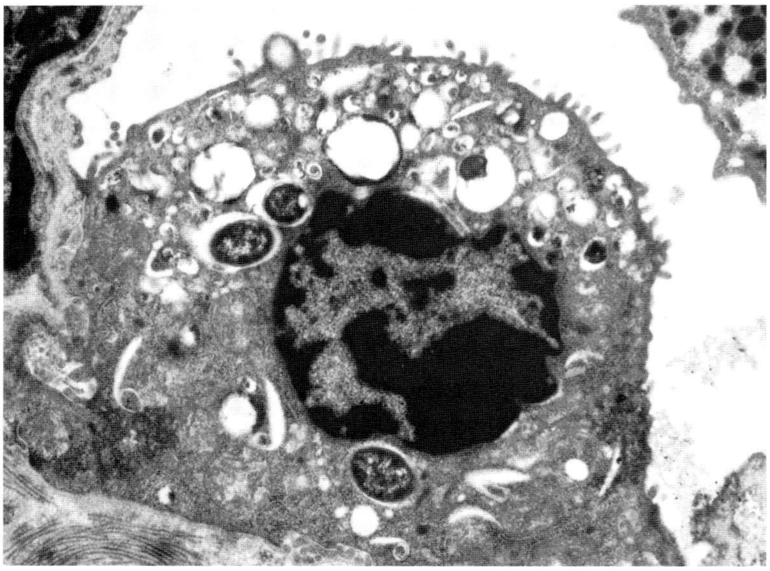

10b

写真 9　モルモットの好中球のなかで増殖する *L. pneumophila* のヒメネス染色像。（口絵 16 参照）
写真 10　モルモットの肺胞上皮細胞で増殖する *Legionella dumoffii*。a）I 型肺胞細胞，b）II 型肺胞細胞

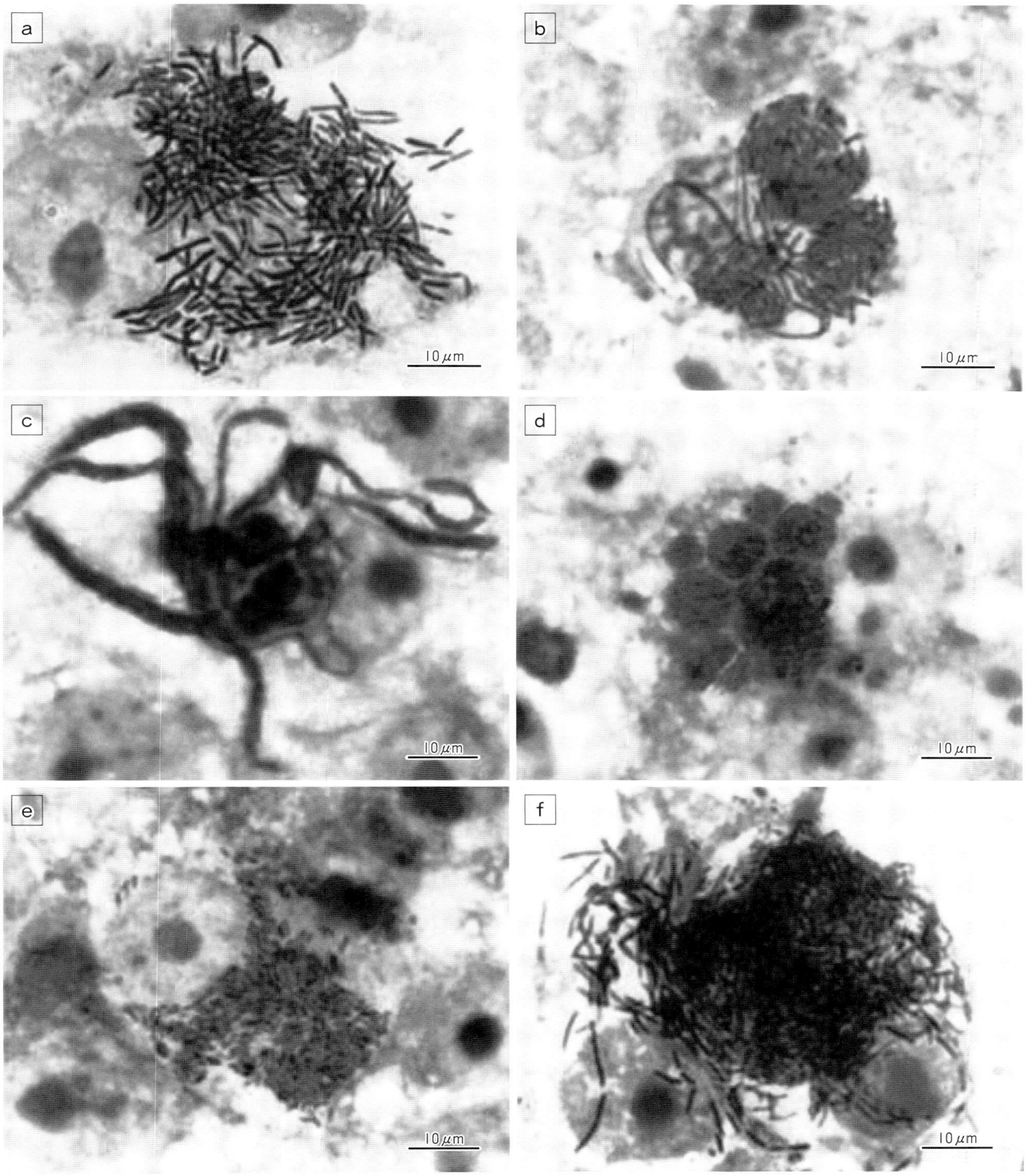

写真11 レジオネラ属がVero細胞内で増殖したときに見せるマイクロコロニーの形態の多様性。a) *L. pneumophila* Philadelphia-1, b) *L. bozemanii* WIGA, c) *L. oakridgensis* OR-10, d) *L. jordanis* BL-540, e) *L. feeleii* WO-44C, f) *L. dumoffii* Tex-KL（口絵17参照）

ジャクジー，シャワー，打たせ湯，クーラーの冷却塔，噴水，加湿器，洗車機などがある。レジオネラ症の場合患者が感染源となったことはないので患者の隔離は必要でない。

ワクチンは研究レベルではつくられているが実用化されていない。公衆衛生対策で予防はできると考えられているからである。

【引用・参考文献】

Bartlett, C. L., Macrae, A. D., and Macfarlane, J. T. 1986. *Legionella* infection, Edward Arnold, London.

Berger, K. H., and Isberg, R. R. 1993. Two distinct defects in intracellular growth complemented by a single genetic locus in *Legionella pneumophila*. Mol. Microbiol. 7: 7-19.

Brenner, D. J., Steigerwalt, A. G., and McDade, J. E. 1979. Classification of the Legionnaires' disease bacterium: *Legionella pneumophila*, genus novum, species nova, of the family *Legionellaceae*, family nova. Ann. Intern. Med. 90: 656-658.

Cazalet, C., Rusniok, C., Bruggemann, H., et al. 2004. Evidence in the *Legionella pneumophila* genome for exploitation of host cell functions and high genome plasticity. Nat. Genet. 36: 1165-1173.

Chien, M., Morozova, I., Shi, S., et al. 2004. The genomic sequence of the accidental pathogen *Legionella pneumophila*. Science 305: 1966-1968.

Fang, G.-D., Yu, V. L., Vickers, R. M., et al. 1989. Disease due to the *Legionellaceae* (other than *Legionella pneumophila*). Historical, microbiological, clinical, and epidemiological review. Medicine 68: 116-132.

Fields, D. S. 1993. *Legionella* and protozoa: Interaction of a pathogen and its natural host, p. 129-136. *In* Barbaree, J. M., Breiman, R. F., and Dufour, A. P. (eds.), *Legionella*, American Society for Microbiology, Washington, D.C.

Fraser, D. W., Tsai, T. R., Orenstein, W., et al. 1977. Legionnaires' disease. Description of an epidemic of pneumonia. N. Engl. J. Med. 297: 1189-1197.

Freije, M. R., Barbaree, J. M., and Dofour, A. P. (eds.) 1996. Legionellae control in health care facilities: A guide for minimizing risk. HC Information Resources, Indianapolis.

古畑勝則．1997．水環境におけるレジオネラ属菌の生息状況．防菌防黴 25(6)：369-377．

Lambert, M. A., and Moss, C. W. 1989. Cellular fatty acid compositions and isoprenoid quinone contents of 23 *Legionella* species. J. Clin. Microbiol. 27: 465-473.

Sadosky, A. B., Wiater, L. A., and Shuman H. A. 1993. Identification of *Legionella pneumophila* genes required for growth within and killing of human macrophages. Infect. Immun. 61: 5361-5373.

Yu, V. L., Plouffe, J. F., Pastoris, M. C., et al. 2002. Distribution of *Legionella* species and serogroups isolated by culture in patients with sporadic community-acquired legionellosis: an international collaborative survey. J. Infect. Dis. 186: 127-128.

【謝辞】

原稿を書くに当たり，写真の提供などのご協力をいただいた，佐賀大学医学部・宮本比呂志教授，産業医科大学・小川みどり博士のご厚意に感謝します。

【吉田眞一】

コクシエラ科
Family ***Coxiellaceae***

コクシエラ属
Genus ***Coxiella***

【分類】

現在のところコクシエラ属には *Coxiella burnetii* の1種だけが認められている。この菌は，生きた動物細胞のなかでしか増殖せず，従来の人工培地では増殖することができない小型の細菌であることから，長い間リケッチア目の構成メンバーとして分類されていたが，16S rRNA塩基配列を重視した遺伝学的な解析をはじめとする種々の性状から分類が見直され，現在はγ-プロテオバクテリアのレジオネラ目コクシエラ科に属しており，分類上はレジオネラ属に近い位置にある(リケッチア目，図2参照)。

【歴史】

Coxiella burnetii はQ熱の病原体として発見された。1935年オーストラリアで屠畜場の従業員の間に原因不明の熱性疾患が集団発生し，調査に当たったE. H. Derrickは本疾患を新たな独立疾患であると考えた。原因不明の熱性疾患という意味で，“query”のQをとりQ feverという仮の病名を付けて報告したが(Derrick, 1937)，この病名がそのまま定着して現在に至っている。Derrickは患者血液をモルモットに接種して発症させ，発症したモルモットの肝臓からBurnetとFreemanにより新種のリケッチアと思われる微生物が分離された(Burnet and Freeman, 1937)。これとは別に米国でも同時期にCoxらにより1種のリケッチアが分離され，オーストラリアのQ熱と同様の疾患を起こすことが報告された。オーストラリアと米国でまったく独立に発見されたこれらの微生物は同一のものであることが確認され，それまで知られていたリケッチアとは異なる性質を持っていることから，発見者であるCoxとBurnetの名にちなんで *Coxiella burnetii* と命名された(Philip, 1948)。

【形態・構造・微生物学的性状】

0.2～0.4×0.4～1.0 μmの小桿菌状で多形性を示す。菌は宿主細胞の食胞内，特にリソソームが融合したファゴリソソーム内で増殖する(写真1)。ファゴリソソーム内の強い酸性環境(pH 4.5)が菌を活性化し，菌体内への物質の取り込みや種々の代謝活性が高まる。通常，ファゴリソソーム内で多くの微生物は殺菌されるが，*C. burnetii* にとっては宿主の防御機構から免れることのできる都合の良い場所となっている。本菌はグラム陰性菌に類似した細胞壁を有し，表層にリポ多糖体(LPS)を有する。しかし，一般的な細菌の染色法やグラム染色では染色されがたく，光学顕微鏡観察のためにはヒメネス染色が最も適している(写真2)。

電子顕微鏡的には0.2×0.7 μm程度の大きさで電子密度の高い細胞質を持つ小型細胞(small cell variant)と，0.4×1.0 μm程度の大きさで電子密度の低い細胞質を持つ大型細胞(large cell variant)，およびその中間的な細胞が混在して観察される(写真3，4)。Colemanらは，Vero細胞に小型細胞を同期的に感染させて8日間観察したところ，2日間のlag phaseをおいて小型細胞から大型細胞への形態変化が起こり，その後の4日間にわたって大型細胞が優位を占め，その間に急激な菌の増殖が起こることを観察した(Coleman et al., 2004)。このことは，一見クラミジアの増殖過程と類似しているが，*C. burnetii* では小型細胞と大型細胞のいずれも感染力を持っている点でクラミジアと異なる。しかし，小型細胞は大型細胞に比べて浸透圧変化に対する低抗力が強く，本菌が外界で強い抵抗力を示す一因と考えられる。McCaulとWilliamsは電子顕微鏡的研究により大型細胞内に芽胞様の構造物(endospore-like particle)が形成されることを示し，本菌の発育・増殖環に関する仮説を提唱しているが(McCaul and Williams, 1981)，芽胞様の構造物の実態は必ずしも明らかではない。

【遺伝子情報】

2003年にNine Mile株I相菌の全ゲノム塩基配列が解読され，そのサイズは1.995 Mbpであるが，株によって1.5～2.4 Mbの幅がある。DNAのGC含量は42.7%で，リケッチア属の菌に比べて多い。Nine Mile株では6,653のオープンリーディングフレームがあり，15以上の遺伝子がクローニングされている。

本菌は，菌株によって異なったプラスミド，または染色体上のプラスミド様配列を持つことが知られており，病原性との関連が検討されている。自律複製プラスミドとしてはQpH1・QpRS・QpDGと名づけられた3種類のプラスミドが発見されている。ヒトからの分離株に限ると，QpH1プラスミドは急性Q熱患者からの分離株に存在し，QpRSプラスミドは慢性Q熱患者からの分離株に存在する。QpDGプラスミドはヒトからの分離株には見つかっていない。プラスミドを欠くが，染色体上にQpRS関連の塩基配列を持つ株は慢性Q熱患者からの分離株である。また，染色体DNAの制限酵素切断パターン(RFLP)により6つの遺伝子型が示されている。これまでの報告では，保有するプラスミドのタイプとRFLP型別，およびその株の由来が急性型か慢性型かの間に相関があり，QpRSプラスミド関連の塩基配列に慢性型を規定する遺伝子がコードされている可能性が考えられるが，これらの型別とQ熱の病型の関係を否定する報告もなされている。

【抗原構造】

C. burnetii の抗原性には，相変異(phase variation)と呼ばれる現象がある。StokerとFisetは，補体結合反応において新鮮分離株から作製した抗原は同株を感染させて2～3週目の血清とは反応せず，5～9週目の血清とは反応するが，同株の卵黄嚢内継代株から作製した抗原は感染後2～3週目の血清とも反応することを観察し，前者をI相菌，後者をII相菌と呼んだ(Stoker and Fiset, 1956)。すなわち，新鮮分離株はI相菌であり，I相菌を発育鶏卵卵黄嚢または培養細胞で約20代以上にわたって継代するとII相菌が出現してくる。一般にI相菌は強い病原性を発揮するが，II相菌では病原性が著しく低下している。I相菌とII相菌を形態的に区別する

ことはできない。I相菌とII相菌の本質的な違いは菌体表層のLPSの違いによるものであり，II相菌のLPSはI相菌のものに比べて分子量が小さい。このことから，I相菌では菌体表面の蛋白抗原がLPSによって覆い隠された状態にあり，II相菌では蛋白抗原が菌体表面に露出していると考えられる。I相菌を動物に感染させると，初めにII相菌に対する抗体が検出され，遅れてI相菌に対する抗体が検出される。この現象は，I相菌が感染した場合に生体内ではLPSと表層蛋白のいずれも抗原として働くが，蛋白の方がより強い抗原として働き，これに対する抗体が優勢に産生され，LPSに対する抗体は遅れて産生されることによると考えられる。

【分離・培養】

C. burnetii は実験室内感染の危険性が非常に高く，特に実験動物による分離は危険性が高い。動物による分離にはモルモットまたはマウスが用いられる。モルモットの場合は，患者血液または検体乳剤の2 mL程度を腹腔内に接種する。接種後5～7日目頃から39～41°Cの発熱をきたす。外見上は，発熱以外に症状はほとんどなく，直腸温の測定により発熱を確認する。有熱期間は2～4日間程度のことが多いが，菌量によっては1週間程度に及ぶこともある。いずれの場合も自然に解熱し，通常死亡することはない。脾臓の腫大が著明となり，その乳剤から菌が回収される。マウスの場合は検体乳剤の0.2 mL程度を腹腔内に接種するが，系統による感受性の差が大きい。A/Jが最も感受性が高く，BALB/Cがこれに次ぎ，C57BLは感受性が低い。臨床材料からの分離に際しては，サイクロフォスファミドによる免疫抑制マウスを用いると分離の効率が上がる。免疫抑制マウスでは検体接種後，7～10日目から立毛とるい痩が見られる。接種後1～3週の間，著明な脾腫が見られ，ヒメネス染色や免疫染色により脾臓に多数の菌体が認められる(口絵18，19)。さらに，電子顕微鏡により特徴的な像が観察される(写真1，3，4)。*C. burnetii* は発育鶏卵の卵黄嚢内でもよく増殖し，7～10日目にヒメネス染色により菌体が認められる。培養細胞では，初代ニワトリ胎児線維芽細胞，ヒト胎児肺細胞，初代サル腎細胞などの他，L929細胞やBGM細胞，Vero細胞など種々の株化細胞でも増殖するが，増殖に要する時間は菌株によりばらつきが大きい。

従来，*C. burnetii* は人工培地では増殖しないとされていたが，2009年以降，本菌の増殖を可能とする無細胞の人工培地と，それによる培養法が報告された（Omsland et al., 2009; 2011)。

【物理化学的安定性・抵抗性】

一般に環境中での物理化学的安定性が高く抵抗性が強い。20～22°Cの水中では160日以上，汚染された牛舎の空気中では14日以上，汚染された牛舎の土壌中では150日以上生存するという。ジエチルエーテルでは短時間に死滅するが，エタノールでは不活化されない。

【病原性・疫学】

C. burnetii はQ熱の病原体である。外界において強い低抗力を有し，感染の伝播にはベクターを必ずしも必要とせず，エアロゾルや汚染された塵挨などを介して経気道感染を起こすことが多い。本菌は多種類の哺乳動物，鳥類，およびダニ類に広く不顕性感染を起こしている。ヒトへの感染源としてはウシ，ヒツジ，ヤギなどの家畜が重要である。妊娠動物では，菌が胎盤で急激に増殖し分娩時に周辺を汚染する。乳汁，尿，糞便も感染源となりうる。したがって，これらの家畜と接触の機会が多い獣医師や酪農，畜産，食肉関係者などに感染のリスクが高い。ネコなどの愛玩動物から感染した例も報告されている。非殺菌の生牛乳による経口感染も起こりうる。ヒトからヒトへの感染はほとんどないといわれている。

【病原因子・発症病理】

C. burnetii が増殖中の宿主細胞では，多数の菌体が充満したファゴリソソームが大きく膨らんで細胞質の大部分を占有し，核を圧排するほどになる(写真1)。このような状態でも，感染細胞はほぼ正常に分裂増殖する。したがって，菌は宿主細胞にあまり障害を与えずに増殖するにもかかわらず，宿主を発症に至らしめるメカニズムが問題となる。病巣の形成は炎症反応や免疫反応，および各種のサイトカインが関与した複雑な機序が考えられる。

C. burnetii のI相菌は病原性を有するが，II相菌は病原性が低い。両者の主な違いは菌体表層に存在するLPSの化学構造にある。したがって，I相菌のLPSが病原性の発揮に重要な役割を演じていることが推測されるが，その詳細な機序は不明である。ちなみに *C. burnetii* のLPSそのものの内毒素活性は大腸菌LPSの1/100程度である。急性Q熱と慢性Q熱の発症機序については，菌体側の要因と宿主側の要因を考える必要がある。前述のように，菌体の染色体遺伝子の型別や保有するプラスミドの種類と病型の関連性が報告されたが，最近は宿主側の要因の方が重要であるとの考えも強くなっている。

【臨床】

ヒトの感染における症状と臨床経過は多様である。大きく急性Q熱と慢性Q熱のふたつに区分される。

(1)急性Q熱

C. burnetii 感染者のうち不顕性感染，一過性の発熱あるいは感冒様症状のみで自然治癒する割合はかなり高いと推測される。いわゆる“典型的な”Q熱の症状はインフルエンザに類似し，しばしばこれに肺炎や肝炎症状をともなう。潜伏期は10～30日(多くは2～3週間)程度で，急激に発熱し，39～40°Cに達する。主な症状として，激しい頭痛，眼球後部痛，全身倦怠感，食欲不振，筋痛などがあり，胸痛をともなうこともある。

肺炎は急性Q熱の病型として頻度が高い。胸部X線像はウイルス性肺炎やマイコプラズマ性肺炎に類似するものが多いが，時に大葉性肺炎の像を示すこともある。約50%の症例は乾性咳嗽をともなう。*Legionella pneumophila*，*Chlamydia pneumoniae*，*C. psittaci* などによる肺炎との鑑別を必要とする。急性Q熱の経過中，顕性感染症例の約80%は何らかの肝機能異常を示し，脳炎，脳脊髄炎，髄膜炎，視神経炎などの神経系病変を呈した例も報告されている。

検査所見として，赤血球沈降速度の促進，CRP陽性，LDH，血清トランスアミナーゼ値の上昇などが見られることが多いが，末梢血液像にはあまり変化が見られな

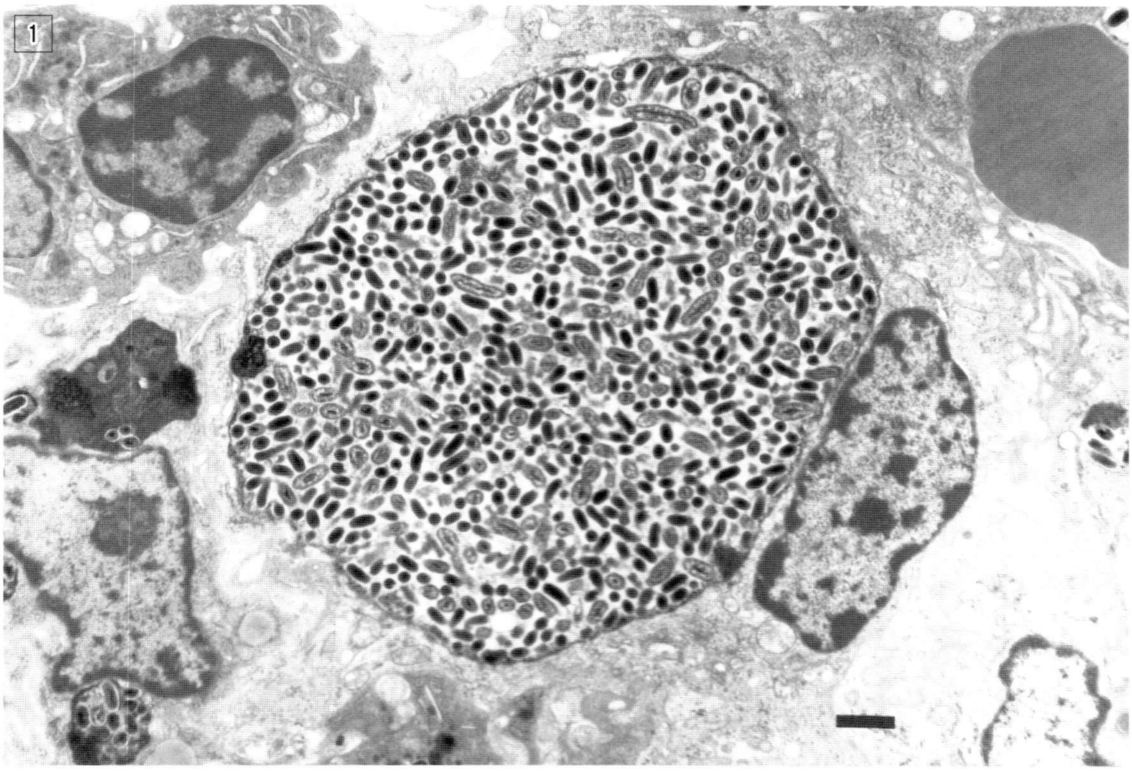

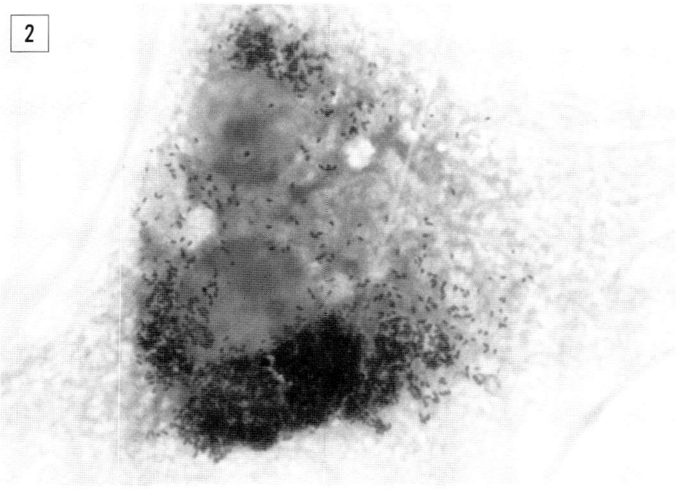

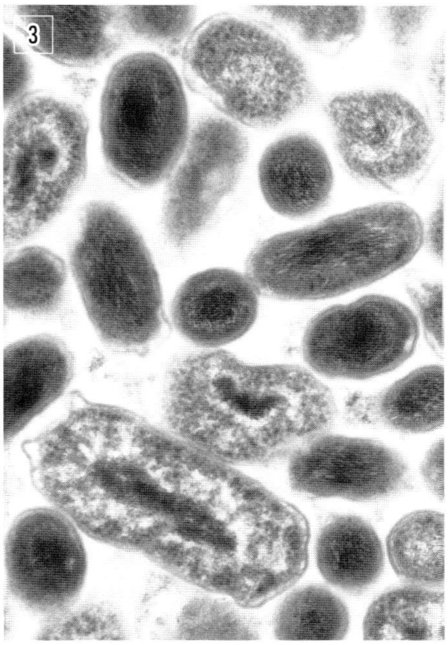

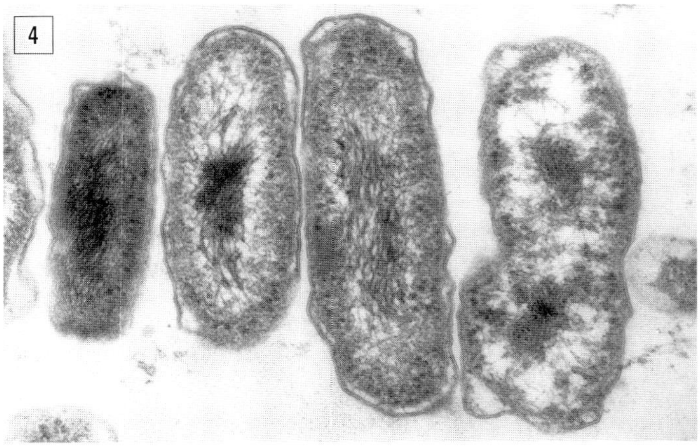

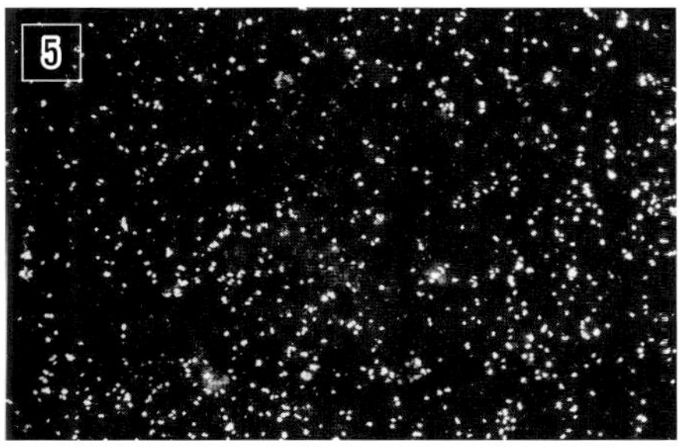

写真 1　マウスの脾臓細胞内で増殖中の *C. burnetii*。多数の菌体が充満した食胞は大きく膨らみ，細胞質の大部分を占有して核を圧排するほどになっている。食胞内には電子密度の高い細胞質を持つ小型細胞と，電子密度の低い細胞質を持つ大型細胞が混在して観察される。

写真 2　*C. burnetii* を感染させたマウスマクロファージのヒメネス染色像。本菌はアニリン系色素による単染色やグラム染色では染色されがたいが，ヒメネス染色により菌体は赤色に，宿主細胞は淡青色に染まる。（口絵 18 参照）

写真 3　感染マウス脾臓細胞内の *C. burnetii*。電子顕微鏡的には 0.2×0.7 μm 程度の大きさで電子密度の高い細胞質を持つ小型細胞と，0.4×1.0 μm 程度の大きさで電子密度の低い細胞質を持つ大型細胞が混在して観察される。

写真 4　大型細胞，小型細胞，およびその中間的な細胞が観察される。

写真 5　部分精製した *C. burnetii* II 相菌を抗原とした間接蛍光抗体法（IFA）による患者血清中の抗体価測定。急性 Q 熱患者の血清を一次血清とし，FITC で標識した抗ヒト IgG 抗体を二次血清としたもので，個々の菌体が鮮明な蛍光を発している。

い。

(2)慢性Q熱

慢性Q熱のほとんどは心内膜炎の病型をとる。細菌培養陰性の心内膜炎では本疾患を疑ってみる必要がある。症例の多くは基礎疾患として心弁膜の異常を有しているといわれている。稀に慢性肝炎，慢性骨髄炎などの病型も見られる。

【Q熱の微生物学的診断】

熱性疾患の鑑別診断のひとつに本症を想起する必要がある。特にインフルエンザ様症状，肺炎，不明熱，細菌培養陰性の心内膜炎，ウイルス抗体陰性の肝炎などの場合には本症の可能性も検討する。その場合，職業や生活歴で動物との濃厚な接触の有無は診断の参考になる。しかし，特徴的な症状や一般検査所見に乏しいため，臨床的に他の熱性疾患と区別することは困難で，微生物学的診断が必須となる。

微生物学的診断としては菌の分離，血清学的診断，およびDNA診断が行われる。これらのうち，菌の分離はバイオハザード上の問題から日常的な検査としては困難であり，通常は血清学的診断とDNA診断が用いられる。

血清学的診断ではペア血清により抗体価の上昇を確認する。抗体価測定法として，最近は特異性と感度の点から間接蛍光抗体法(IFA)(写真5)とELISAが広く用いられる。両者はIgM，IgG，IgAを区別して測定できる。IgG抗体価の動きは急性型と慢性型とで違いがある。急性Q熱では抗II相菌抗体(抗II抗体)が発症後7日目頃から検出されはじめ，多くは4週目頃にピークとなり，その後長期間持続する。抗I相菌抗体(抗I抗体)は発症後3〜4週目から検出され，通常その抗体価は全経過を通して抗II抗体に比べて低値をとる。一方，慢性Q熱では両抗体とも高値を示し，心内膜炎の病型では抗I抗体が抗II抗体より相対的に高くなる。また，慢性Q熱の場合には血清中にIgA抗体が検出されることが多いと報告されている。

DNA診断はPCR法により *C. burnetii* DNAを検出する。QpH1プラスミドやスーパーオキサイドディスムターゼ遺伝子をターゲットとした方法が報告されており，早期診断法のひとつとして有用である。

【治療】

もともと急性Q熱は自然治癒する感染症で，死亡する症例は稀である。しかし，有症期間を短縮し，重症化や慢性化を防ぐために，早期から積極的に化学療法を行うべきである。特に心弁膜に基礎疾患がある場合は，心内膜炎併発の可能性も考慮して十分な化学療法が必要である。化学療法剤としてはテトラサイクリン系抗生物質が第1選択薬として用いられ，エリスロマイシン，リンコマイシン，クロラムフェニコールも有効である。

慢性Q熱の場合は一般に予後が悪い。通常，テトラサイクリン系単独，またはテトラサイクリン系とリファンピシン，リンコマイシンなどとの併用療法が年余にわたり行われるが，十分な効果が得られない場合が多い。クロロキンにより，菌が存在するファゴリソソーム内をアルカリ化して殺菌効果を期待する治療も報告されている。

【予防】

現在，最も多くの野外試験データが報告されているのはオーストラリアで開発されたQ-Vaxと呼ばれる不活化ワクチンである。現時点では，職業的に感染の機会が多い人のみを対象とし，副反応防止のために接種前に *C. burnetii* に対する抗体検査と皮内反応を行い，陰性者に対してのみ接種が行われる。

非殺菌の生乳の飲用は避けるべきである。

【引用・参考文献】

Amano, K., and Williams, J. C. 1984. Chemical and immunological characterization of lipopolysaccharides from phase I ad phase II *Coxiella burnetii*. J. Bacteriol. 160: 994-1002.

Baca, O. G., and Paretsky, D. 1983. Q fever and *Coxiella burnetii*: a model for host-parasite interactions. Microbiol. Rev. 47: 127-149.

Baca, O. G., Martinez, I. L., Argon, A. S., et al. 1980. Isolation and partial characterization of lipopolysaccharide from phase II *Coxiella burnetii*. Canadian Journal of Microbiology 26: 819-825.

Burnet, F. M., and Freeman, M. 1937. Experimental studies of the virus of Q-fever. Med. J. Aust. 2: 299-305.

Coleman, S. A., Fischer, E. R., Howe, D., et al. 2004. Temporal analysis of *Coxiella burnetii* morphological differentiation. J. Bacteriol. 186: 7344-7352.

Derrick, E. H. 1937. Q fever, a new fever entity: clinical features, diagnosis and laboratory investigations. Med. J. Aust. 2: 281-298.

Drancourt, M., and Raoult, D. 2005. Family II. *Coxiellaceae*. Genus I. *Coxiella*, p. 237-241. *In* Brenner, D. J., Krieg, N. R., and Staley, J. T. (eds.), Bergey's manual of systematic bacteriology, 2nd ed. vol. 2, Part B, Springer, New York.

Hackstadt, T. 1988. Sterick hindrance of antibody binding to surface proteins of *Coxiella burnetii* by phase I lipopolysaccharide. Infect. Immun. 56: 802-807.

Hackstadt, T., and Williams, J. C. 1983. pH dependence of the *Coxiella burnetii* glutamate transport system. J. Bacteriol. 154: 598-603.

McCaul, T. F., and Williams, J. C. 1981. Developmental cycle of *Coxiella burnetii*: structure and morphogenesis of vegetative and sporogenic differentiations. J. Bacteriol. 147: 1063-1076.

Oda, H., and Yoshiie, K. 1989. Isolation of a *Coxiella burnetii* strain that has low virulence for mice from a patient with acute Q fever. Microbiol. Immunol. 33: 969-973.

小田紘，吉家清貴．1995．Q熱と *Coxiella burnetii*．日本細菌学雑誌 50：703-715．

Omsland, A., Beare, P. A., Hill, J., et al. 2011. Isolation from animal tissue and genetic transformation of *Coxiella burnetii* are facilitated by an improved axenic growth medium. Appl. Environ. Microbiol. 77: 3720-3725.

Omsland, A., Cockrell, D. C., Howe, D., et al. 2009. Host cell-free growth of the Q fever bacterium *Coxiella burnetii*. Proc. Natl. Acad. Sci. U.S.A. 106: 4430-4434.

Peacock, M. G., Philip, R. N., and Williams, J. C. 1983. Serological evidence of Q fever in humans: enhanced phase I titers of immunoglobulins G and A are diagnostic for Q fever endocarditis. Infect. Immun. 41: 1089-1098.

Peter, O., DuPuis, G., Burgdorfer, W., et al. 1985. Evaluation of the complement fixation and indirect immunofluorescence test in the early diagnosis of primary Q fever. European Journal of Clinical Microbiology 4: 394-396.

Philip, C. B. 1948. Comments on the name of the Q fever organism. Public Health Reports 63: 58.

Raoult, D. 1993. Treatment of Q fever. Antimicrob. Agents

Chemother. 37: 1733–1736.

Raoult, D., Raza, A., and Marrie, T. J. 1991. Q fever endocarditis and other forms of chronic Q fever, p. 179–199. *In* Marrie, T. J. (ed.), Q fever, vol. I, The disease, CRC Press, Boca Raton, Florida.

Samuel, J. E., Frazier, M. E., and Mallavia, L. P. 1985. Correlation of plasmid type and disease caused by *Coxiella burnetii*. Infect. Immun. 49: 775–779.

Seshadri, R., Paulsen, I. T., Eisen, J. A., et al. 2003. Complete genome sequence of the Q-fever pathogen *Coxiella burnetii*. Proc. Natl. Acad. Sci. U.S.A. 100: 5455–5460.

Stoker, M. G. P., and Fiset, P. 1956. Phase variation of the Nine Mile and other strains of *Rickettsia burnetii*. Canadian Journal of Microbiology 2: 310–321.

Yeaman, M. R., and Baca, O. G. 1990. Antibiotic susceptibility of *Coxiella burnetii*, p. 213–223. *In* Marrie, T. J. (ed.), Q fever, vol. I, The disease, CRC Press, Boca Raton, Florida.

Yeaman, M. R., Mitscher, L. A., and Baca, O. G. 1987. In vitro susceptibility of *Coxiella burnetii* to antibiotics, including several quinolones. Antimicrob. Agents Chemother. 31: 1079–1084.

【小田　紘】

シュードモナス科
Family ***Pseudomonadaceae***

シュードモナス属
Genus ***Pseudomonas***

シュードモナス　エルギノーサ(緑膿菌)
Pseudomonas aeruginosa

【分類・歴史】

緑膿菌は，1872年にSchroeterによって発見され，1882年にGessardによって初めて緑に着色した包帯から分離培養された。当初はその特徴的な青緑色素(ピオシアニン)の産生から*Bacillus pyocyaneus*と命名され，その後*Pseudomonas pyocyaneus*と呼ばれていた時期もあった。*Pseudomonas aeruginosa*(緑膿菌)の*aeruginosa*は“緑青に満ちた”を意味するギリシア語で，また属名の*Pseudomonas*は*pseudo*-(偽の)と*monas*(鞭毛を持った単細胞原生生物の総称)に由来する。後述するように，シュードモナス属(*Pseudomonas*)はグラム陰性の鞭毛を有する無芽胞性の桿菌であり，オキシダーゼ陽性，カタラーゼ陽性を示す。

本菌のDNAのG+C contentは57〜70モル%であり，通常環境では偏性好気性菌として増殖するが，nitrateの存在下では嫌気状態でも発育できることが知られている。臨床検体から分離される菌種としては，*Pseudomonas aeruginosa*が最も頻度が高く重要であり，それ以外の菌種としては*P. putida*，*P. fluorescens*なども感染症の原因となることがある。*Burkholderia cepacia*，*B. pseudomallei*，*B. mallei*，*Stenotrophomonas maltophilia*は以前はシュードモナス属に分類されていたが，その後の遺伝解析にもとづきそれぞれの属に再分類された。

【形態・構造】

緑膿菌は長さ1〜3 μm幅0.5〜1 μmの芽胞を形成しないグラム陰性桿菌である。本菌は通常，桿菌構造の両端にそれぞれ5〜20本の線毛(piliまたはfimbriae)を有している。線毛は宿主上皮細胞への付着に関与しており，またある種のファージの受容体ともなっている。臨床検体から分離される多くの緑膿菌は，その極に鞭毛(flagella)を有している(写真1)(Garrett et al., 1999; Köhler et al., 2000)。鞭毛を介した運動性は腸管から粘膜・血管への侵入など，本菌の病原性と強く関連している。

緑膿菌は，大腸菌などの通常のグラム陰性桿菌と同様に最外層に外膜を有しその構成成分として内毒素(エンドトキシン lipopolysaccharide)を保有している。また，外膜には多数の外膜蛋白が存在し，栄養の取り込みや老廃物の排除に加え，抗菌薬の透過孔，さらには病原因子の分泌ルートとしても機能している。緑膿菌はIII型毒素分泌機構というシリンジ様構造物を最外層に有しており，これを宿主細胞に突き立てて本菌の病原因子を注入，上皮細胞などにアポトーシスを誘導することが知られている(後述)。

【増殖(世代時間，必須栄養素，生育至適温度・pH)】

緑膿菌は，4°Cでの増殖は見られないが，37°Cはもちろんのこと，42°Cの高温状態においても増殖可能である。増殖の速度は大腸菌などの腸内細菌と同様であり，通常，適切な培地を用いた培養により一晩で肉眼的に観察されるコロニーが形成される。ただし，多量の菌体外多糖体を産生する，いわゆるムコイド株は増殖が遅く，コロニー形成までに2〜3日を要することもある。緑膿菌は極めて栄養源の少ない環境でも生存・増殖することが可能であり，多くのアミノ酸が炭素源，窒素源，エネルギー源として利用される。微量の有機物でも増殖が可能であり，長期保存している蒸留水の容器にすら，混入した僅かな有機物を栄養源として緑膿菌が増殖することがある。人工的に培養する場合にも，アンモニウム塩を含む無機塩培地に，炭素源となる1種類の有機物があれば培養が可能である。ただし，メチオニンは窒素源としてのみ利用される。有機物を分解して，アミンの1種であるトリメチルアミンを産生するため，独特の臭気(線香の臭い，腐った魚のような臭い)を生じる。一般に，pHが4.5以下の条件では生存できない。

【生態】

緑膿菌は，自然界に最も広範に生息する細菌のひとつであり，水系・土壌はもちろんのこと，トイレや流し場などの人工環境，航空機の燃料タンク，病院内の消毒剤，

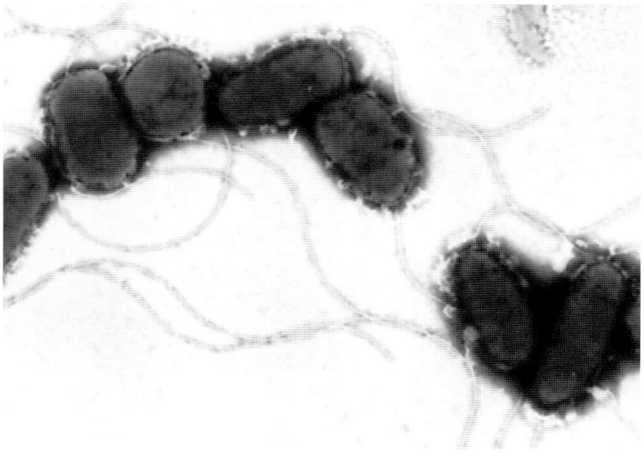

写真1　電子顕微鏡で観察される緑膿菌の鞭毛(Köhler et al., 2000；©American Society for Microbiology)

トマトやレタスなどの野菜，さらには海洋水などにも存在していることが報告されている。健常人の糞便からも緑膿菌が分離されるが，その頻度はさまざまであり(1～15%)，摂食習慣や衛生環境に依存していると考えられる。しかし，免疫不全宿主，あるいは抗菌薬を投与された宿主においては糞便からの緑膿菌の分離率が上昇することから，基本的にはヒトは腸管のなかに緑膿菌を保菌しているものと推察される。

【遺伝子情報】

2000年に緑膿菌PAO1株の全ゲノムデータが明らかになった(Stover et al., 2000)。これによるとPAO1株の総塩基数は約630万，G+C contentは66.6%，遺伝子数5,570であることが報告されている。大腸菌や結核菌の総塩基数がそれぞれ460万，440万と比べて，緑膿菌のゲノムがいかに大きいかが理解できる。このゲノム解読でいくつもの緑膿菌の特徴が明らかになったが，特に注目すべき事実は本菌の有する遺伝子制御系の多様性である。緑膿菌では全遺伝子の約8.4%が遺伝子制御に関わるものであったのに対し，大腸菌やバチルス菌のそれはたかだか5.8%，5.3%であったとしている。おそらく，この遺伝子制御系の多様性が本菌の自然界における繁栄を説明する理由のひとつであり，またヒトの緑膿菌感染症の多様性と難治性の原因になっているものと考えられる(図1)。緑膿菌のゲノム情報に関しては以下のアドレスにアクセスすることにより参照できる(http://www.pseudomonas.com/)。

【培養(分離，同定，診断に用いる培地，培養法)】

緑膿菌は普通寒天培地，マッコンキー寒天培地，血液寒天培地などルチン検査で使用する培地によく発育し，その特徴的な色素やオキシダーゼ試験陽性などから容易に推定される。ただし，慢性気道感染症患者などの宿主から分離されるムコイド型の緑膿菌では色素産生が見られないものも多く，また増殖の遅い株も存在する(写真2)。緑膿菌の多くは増殖過程においてトリプトファンからμ-aminoacetophenoneを合成し，これが特徴的な“線香”のような匂いのもととなっている。緑膿菌は一般にセトリミドやナリジクス酸に耐性を示すことから，これらを添加することにより他の菌の発育を抑制するためにNAC寒天培地が使用される。また，色素産生を観察するためにはキング培地が使用されることもある。

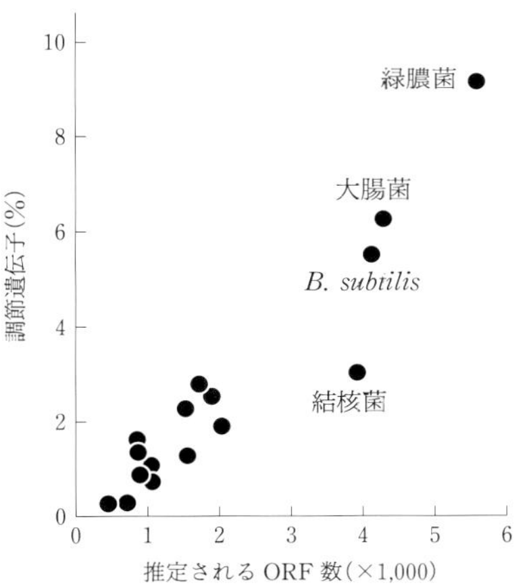

図1 代表的な細菌におけるORF数と調節遺伝子の割合(Stover et al., 2000を参考に作成)

【抗原構造(血清型の特徴により識別するか，臨床的に菌種，型，亜型など)】

緑膿菌における血清型別は，バクテリオファージ型，バクテリオシン型，鞭毛抗原(H抗原)型，線毛抗原型など多数検討されているが，その分類にはLPSのO-側鎖多糖体によるものが最も広く利用されている。International Antigenic Typing Scheme(IATS)は特異抗体による認識で緑膿菌のO-側鎖多糖体を17種類に分類できることを示している。臨床検体においてIATS分類のO11型およびO6型株の分離頻度が高いことが報告されており，特に前者と院内感染，あるいは麻薬中毒患者における感染性心内膜炎との関連が指摘されている。わが国ではデンカ生研が販売している抗緑膿菌抗血清による血清型別が利用されることが多く，この方法ではA～N群の14種類に分類される。

【物理化学的安定性・抵抗性(滅菌・消毒に対する抵抗性，抗菌薬耐性など)】

緑膿菌は，熱に対する抵抗性は他の細菌と同程度で比較的弱い部類に属する(55℃，1時間処理で死滅)が，消毒薬や抗菌薬に対しては，抵抗性を示しやすい細菌である。長期間放置されている手洗い用の消毒液などから本菌が分離されることがあり，院内感染対策の視点から注意しなければならない。

近年，カルバペネム薬イミペネムに16 μg/mL以上，アミノグリコシド薬アミカシンに32 μg/mL以上，ニューキノロン薬シプロフロキサシンに4 μg/mL以上の耐性を同時に示す，いわゆる多剤耐性緑膿菌(multiple drug resistant *P. aeruginosa*：MDRP)が出現し問題となっている(荒川，2002)。現時点でのMDRPの分離頻度は1～3%とそれほど高率ではないが，本菌感染症が高度免疫不全宿主に発症しやすいこと，強力な抗菌薬療法にかかわらず高い死亡率を示すことからも，施設毎のMDRP分離頻度およびその感染症の発症動向には特別な注意を払う必要がある。

【病原性(ヒトの疾患を中心に)】

(1)菌体外多糖体(extracellular polysaccharide)

緑膿菌の一部は菌体外に多量の多糖体を産生し，そのコロニー形状がムコイド型を呈する。このような株は慢性気道感染症患者などから分離されることが多く(写真3)，特に欧米では常染色体劣性遺伝を示す嚢胞性肺線維症患者から高率にムコイド型緑膿菌が分離されることが知られている。このような株は，菌体外に陰性に荷電を有するμ-D-mannuronic acidとμ-L-guluronic acidの重合体であるアルギン酸(アルジネート)を多量に産生することによりムコイド状形態を示す。菌体の周りにアルジネートが多量に存在し(glycocalyx)，また生体内では細胞成分や血清成分などを取り込みバイオフィルム形成の重要な要因となる。バイオフィルムに覆われた細菌は貪食殺菌に対して抵抗性を獲得するとともに，各種抗菌薬に対しても耐性を高めることが知られており，緑膿菌感染症における慢性化・難治化要因として重要である。いったんバイオフィルムが形成されると，いかに強力な抗菌薬療法を実施しても菌の除菌は困難である(写真4)(Kobayashi, 2001)。ただし，このムコイド型株は

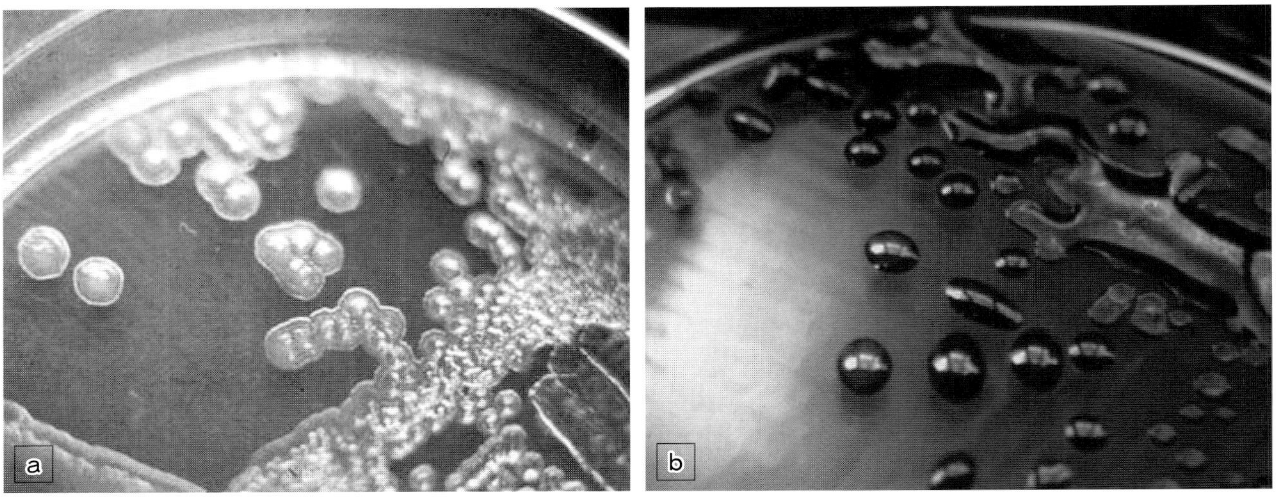

写真 2　緑膿菌のコロニー形態。a)ラフ型コロニー，b)ムコイド型コロニー。（口絵 20 参照）

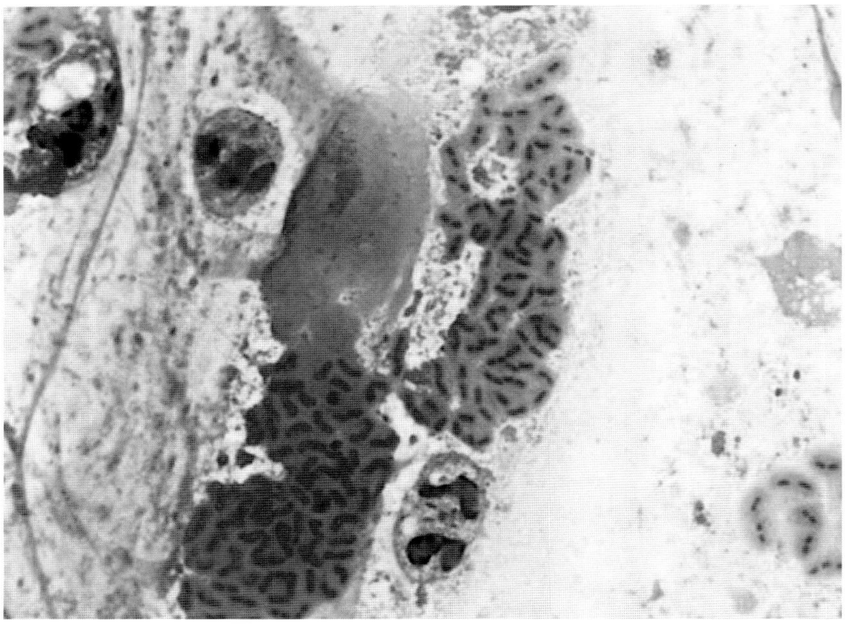

写真 3　ムコイド型緑膿菌のグラム染色像。菌体周囲に淡い赤色に染色される多糖体が観察される。（口絵 21 参照）

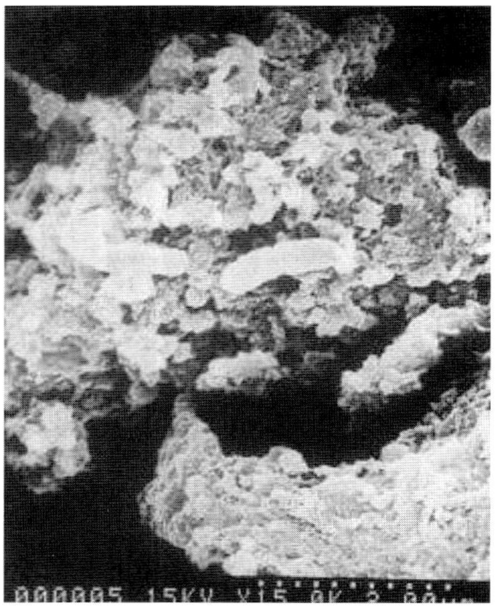

写真 4　緑膿菌の産生する菌体外多糖体とバイオフィルム形成（Kobayashi, 2001；©Elsevier）

菌体外膜LPSの多糖体O-側鎖が欠損しており，血中の補体で容易に殺菌されるという特徴がある。したがって，ムコイド株が血中に侵入し全身感染症を惹起することは極めて稀である。

(2)色素

緑膿菌は少なくとも4種類の色素を産生することが知られている(写真5)。ピオシアニン(pyocyanin)はその代表で，青色のphenazine pigmentであり，その組成としてMg^{2+}，SO_4^{2+}，K^+，PO_4^{3-}，Fe^{3+}が重要である。他の3種類の色素としてはpyoverdin(蛍光色素)，pyorubin(赤色色素)，pyomelanin(褐色色素)が知られている。緑膿菌の産生する色素の病原性における役割としては，色素が鉄と結合し，これを効率よく菌体内に取り込む機構が知られている。いわゆるsiderophoreとしての鉄獲得機構であるが，その作用はpyoverdinが強い。また，ピオシアニンは上皮細胞や貪食細胞，免疫細胞に対して障害性を有しており，好中球におけるアポトーシス誘導や気道の線毛運動障害などにも関与していることが知られている。

(3)プロテアーゼ

緑膿菌の多くは，エラスチン，コラーゲン，フィブリンなどを分解する蛋白分解酵素を産生する。プロテアーゼ，アルカリプロテアーゼ，エラスターゼの3種類の病原性がよく知られている。アルカリプロテアーゼとエラスターゼはメタロエンザイムであり，後者の活性においては亜鉛が関与している。感染病態におけるこれら蛋白分解酵素の産生は，感染病巣における組織破壊を進行させるとともに，上皮・血管内皮細胞障害を引き起こし，出血性変化や細菌の血管内への侵入に引き続く敗血症への進展に関与している。

(4)ヘモリジン

熱に不安定なホスホリパーゼ(phospholipase C)と熱安定性のラムノリピッド(rhamnolipid)の2種類の溶血毒素が知られている。前者は赤血球膜成分や肺サーファクタントの分解とともにアラキドン酸合成にも関与しており，各種メディエーターの産生を介して感染局所への炎症細胞の侵潤を惹起する。ラムノリピッドも好中球遊走に影響を与えることが知られており，また気道上皮細胞における線毛運動障害に関係している。

(5)リパーゼ

緑膿菌は脂肪組織などを分解するリパーゼを産生する。遺伝子*lipA*にコードされる分子量30 kDaの蛋白であり，本酵素は対数増殖期の後半に多量に産生され，菌体構成成分であるLPSに結合して存在する。リパーゼとLPSはミセルを形成して放出され，これが脂肪組織障害や白血球遊走障害に関与しているようである。

(6)菌体外毒素

Exotoxin Aは，蛋白合成系におけるelongation factor-2の阻害を作用点とする緑膿菌の産生する菌体外毒素である。本毒素の作用はジフテリア毒素と共通しているが，その毒性は極めて強力でありマウスにおける致死量はLD 0.3 μg/kgとされている。それ以外の菌体外毒素としては，exotoxin Sやcytotoxin(leukocidin)などが知られている。

(7)内毒素

緑膿菌はその外膜構造にグラム陰性菌としての内毒素(LPS)を有している。これは他のグラム陰性菌の内毒素と同様に，コア部分のlipid A分子と側鎖としてのO-糖鎖構造よりなり，lipid Aが細胞毒性と，O-側鎖構造が抗原性と関連している。O-側鎖を構成する多糖に基本型の繰り返し構造となっており，その段階的な付加により特徴的な階段状の分子量の増加が観察される(写真6)(Tateda et al., 1994)。また，通常の緑膿菌は比較的長いO-側鎖を有しているが，慢性気道感染症患者から分離されるムコイド型緑膿菌ではそのLPS構造において糖鎖が欠損していることが多い(ラフ型)。このようなムコイド型緑膿菌は，LPS糖鎖による物理的な防御が減弱するため，血清補体による殺菌に対して感受性が高まっていることが知られている。

(8)III型毒素分泌機構(Type III secretion system)

緑膿菌などのある種の細菌は，ターゲットとする宿主細胞に直接毒素を注入する仕組みを有しており，III型毒素分泌機構と呼ばれる(Hauser, 2009)。注入される毒素の種類によって，アポトーシス誘導，蛋白合成阻害，アクチン骨格障害などが引き起こされる。緑膿菌ではExoS，ExoT，ExoU，ExoYの4種類の毒素がIII型毒素分泌機構により宿主細胞に注入されることが明らかになっている。この毒素分泌機構はPcrG，PcrV，PcrH，PopB，PopDなどの蛋白により構成されており，特にPcrVが細菌と宿主細胞の接点として重要な役割を有する。このような事実から，PcrVをターゲットとするワクチン療法の可能性が検討されている。

(9)Quorum-sensing 機構

最近になって，菌は環境における自身の密度を適確に感知し，その濃度変化に応じて病原因子遺伝子の発現を巧妙に制御していることがわかってきた(Kaplan and Greenberg, 1985; Davies et al., 1998; Whiteley et al., 1999)。菌と菌との情報伝達を介した遺伝子発現調節機構，すなわちQuorum-sensingと呼ばれるシステムである。これはビブリオ属細菌*Vibrio fischeri*の培養において，菌の増殖に応じて蛍光物質の産生が見られるという現象から見つかってきたものであるが，その後，緑膿菌をはじめとする多くの病原細菌が本システムを用いて病原因子発現をコントロールしていることが明らかとなっている。

緑膿菌のQuorum-sensing機構はI-遺伝子，R-遺伝子，およびターゲット遺伝子の3つより構成されている(図2)。I-遺伝子はautoinducer合成酵素，R-遺伝子は転写活性化因子をコードしている。Autoinducer合成酵素によりホモセリンラクトン(homoserine lactone：HSL)と呼ばれるautoinducerが合成される。本物質は細菌の外膜を自由に通過できる分子であり，環境中の細菌濃度が低い場合には希釈され生物活性を示さない。細菌の増殖が進み環境中の菌密度が高まるに従い菌内外のautoinducer濃度も高まり，これがある一定の閾値に達したとき，HSLとR-遺伝子産物(転写活性化因子)の結合が加速する。この複合体がターゲット遺伝子の転写制御領域に結合し，各種病原因子などターゲット遺伝子の発現を促進する。

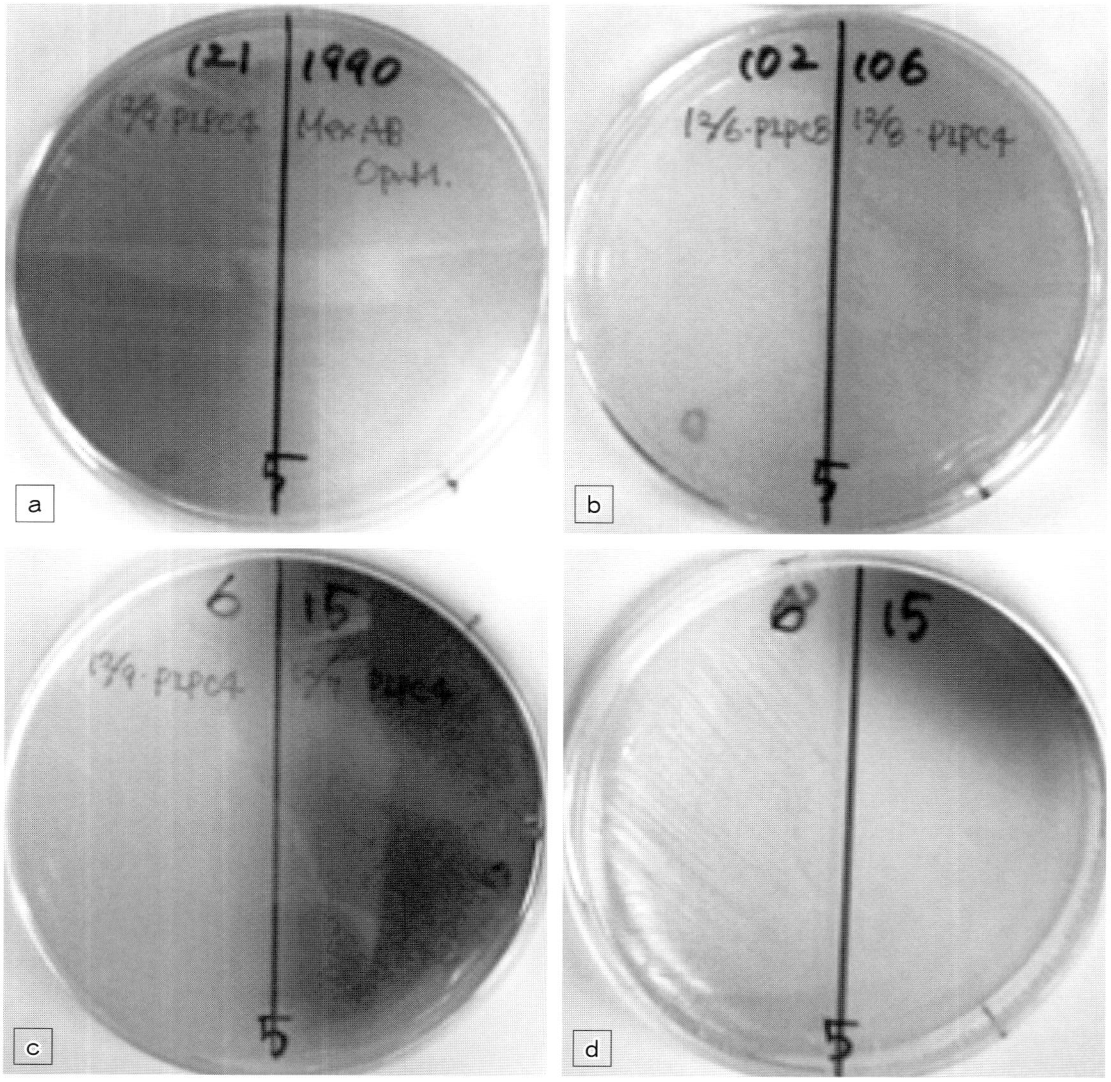

写真 5　緑膿菌の産生する色素。a)Pyocyanin，b)Pyoverdin，c)Pyomelanin，d)Pyorubin。(口絵 22 参照)

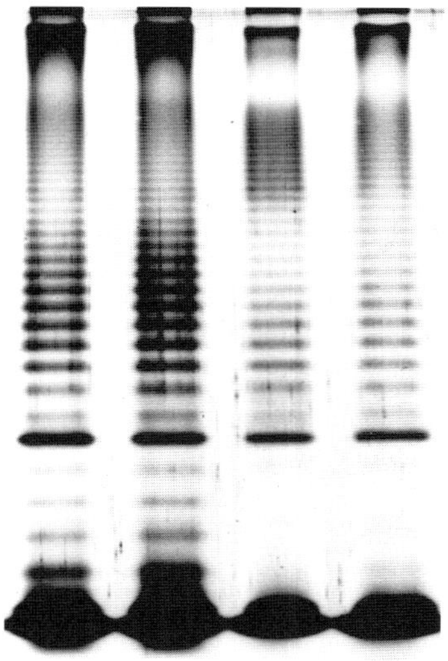

写真 6　緑膿菌の LPS 構造(Tateda et al., 1994；©Oxford University Press)。LPS の糖鎖の繰り返し構造により階段状の分子量の異なる LPS が観察される。

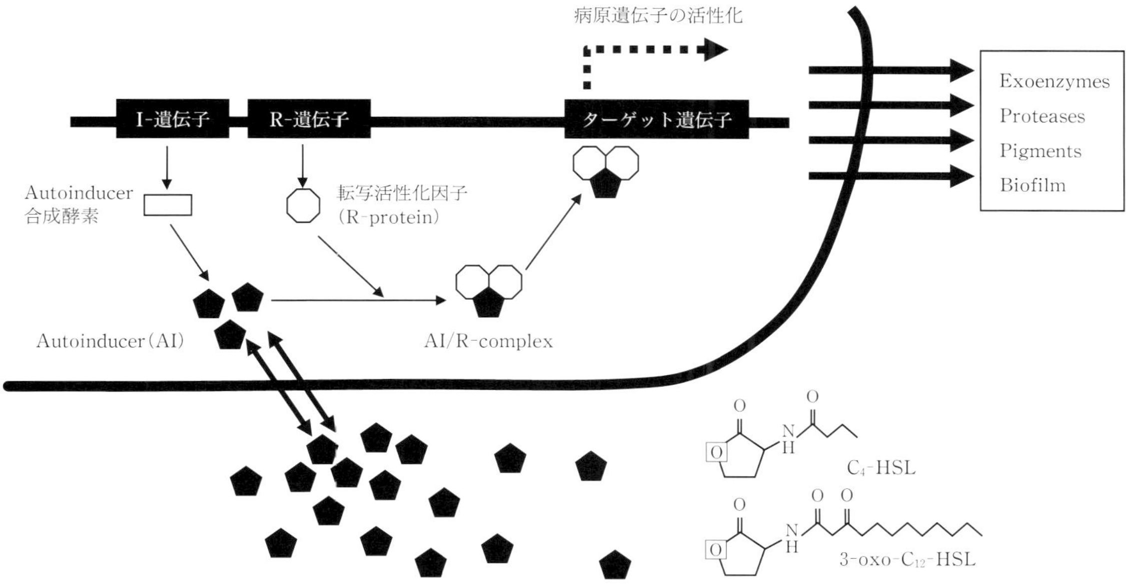

図2 緑膿菌における Quorum-sensing 機構

【疫学(罹病率，死亡率，発症の頻度，耐性菌の現状など)】

緑膿菌は土壌・水，植物および動物の腸管など自然環境に広く存在する。院内環境では流し場，トイレなどの湿潤環境に高濃度に存在し，またヒトの腸管，上気道，外耳などに定着している場合もある。本菌が健常人に感染することは稀であるが，好中球減少，免疫抑制剤投与，熱傷，慢性閉塞性肺疾患，人工呼吸器装着などの宿主において致死的肺炎の原因となる。緑膿菌は院内感染として見られる呼吸器・尿路感染症および敗血症の原因として重要であり，特に院内肺炎の原因としては MRSA とともに上位にランクされる細菌である。それ以外に，コンタクトレンズの保存液の汚染による緑膿菌性角膜炎(写真7)，緑膿菌性外耳道炎，爪床への緑膿菌の侵入による Green nail 症候群などの原因となる。

本菌による感染症の発症病態は，外因性感染と内因性感染を区別される。前者は，緑膿菌で汚染された手指，医療器具を介した伝播感染であり，本菌感染症の多くがこの病態により発症していると考えられる。人工呼吸器回路・挿管チューブ，吸引に使用する水，口腔内汚染などが原因で菌が下気道に吸引され，緑膿菌肺炎が発症することになる。近年，人工呼吸器装着中の宿主に発症する人工呼吸器関連肺炎(ventilator-associated pneumoniae：VAP)の原因として注目されている(Chastre and Fagon, 2002)。

一方，内因性感染は，もともと宿主が自分の常在細菌叢のなかに持っている緑膿菌が過剰に増殖し，これが2次的に肺に到達し感染が発症するものである(図3)。好中球減少患者においては，抗菌薬の投与による腸内細菌叢の攪乱と相俟って腸管内の緑膿菌が過剰に増殖し，これが腸管粘膜を傷害して門脈に侵入，肝臓を経て肺に到達し感染症を惹起することがある。いわゆる経腸管的 bacterial translocation を介した感染であるが，緑膿菌は組織侵入性が高い細菌であり，高度免疫不全宿主(特に血液疾患患者，好中球減少患者)においては本病態の

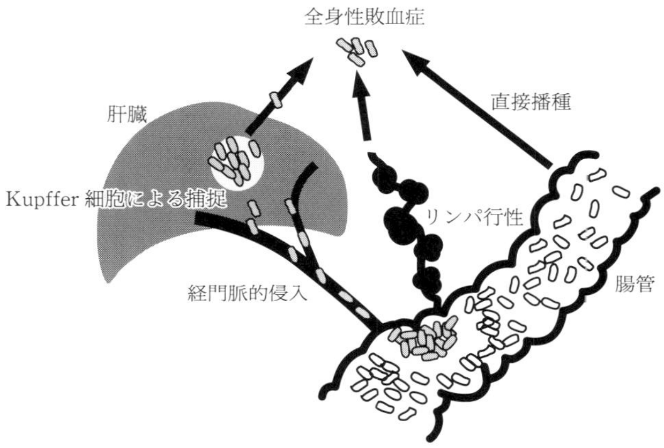

図3 緑膿菌の経腸管的侵入の模式図(Bacterial translocation)。抗菌薬投与などにより腸内細菌叢の攪乱が生じると，緑膿菌などの潜在的病原体の過増殖が誘導される。緑膿菌は経門脈的に血中に侵入し，肝臓を経て全身性敗血症へと進展する。

関与の可能性を考慮する必要がある。

【治療(薬物療法の概略，外科的治療の適応など)】

緑膿菌肺炎の予後は，基礎疾患の重症度と密接に関連するが，血液疾患，好中球減少患者などの場合には死亡率が50%を超えることもある。本症を疑った場合，疑いが否定できない場合には迅速かつ強力な抗菌薬療法を実施しなければならない。前述したように，緑膿菌は多様性に富む細菌であり，国・地域，あるいは施設毎に抗菌薬感受性が大きく異なる。したがって，エンピリックな治療を開始する場合には，可能な限り施設毎の感受性情報，あるいは以前の分離菌の薬剤感受性結果などを参考に抗菌薬を選択する。一般的に，抗緑膿菌作用の強い薬剤としては β-ラクタム剤としてはカルバペネム(メロペネム，イミペネムなど)，第三・四世代セフェム(セフタジジム，セフェピムなど)，ピペラシリン/タゾバクタム，アズトレオナムが，アミノグリコシド剤としてはアミカシン，ゲンタマイシン，トブラマイシン，ニューキ

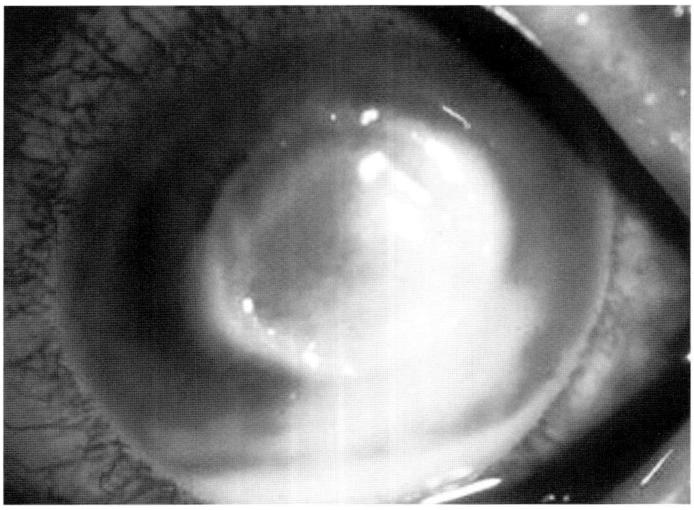

写真 7　緑膿菌性角膜炎(大橋祐一博士，臼井正彦博士により供与)。緑膿菌の産生する蛋白分解酵素により強い角膜障害が観察される。(口絵 23 参照)

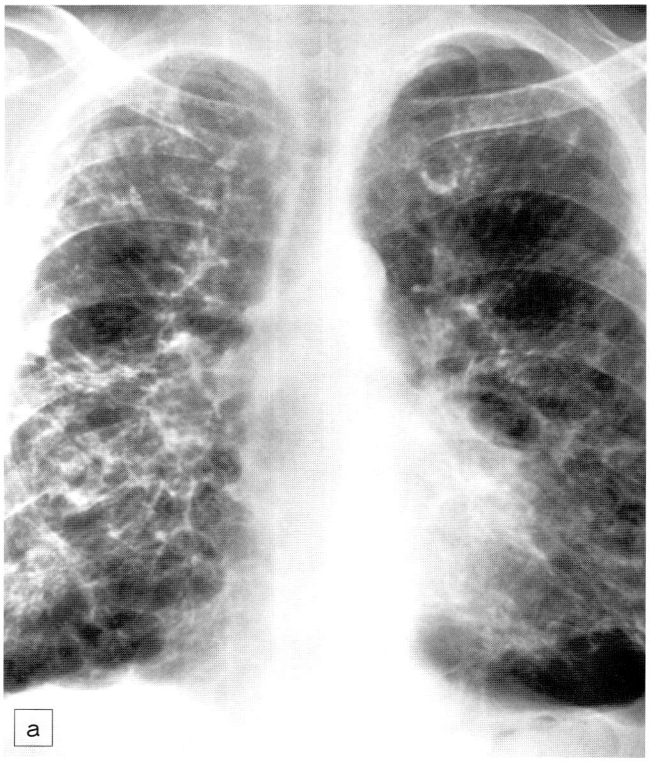

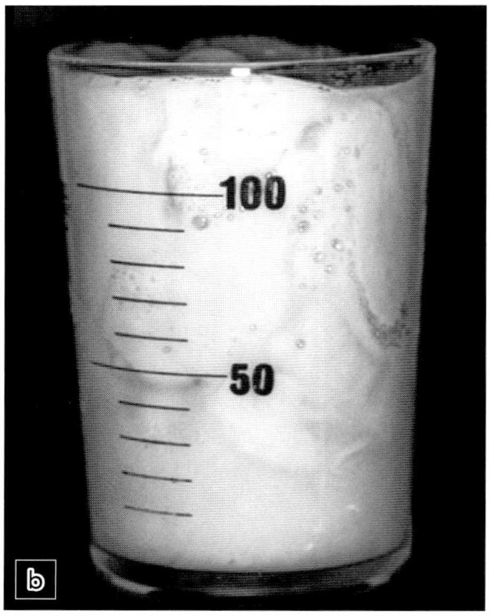

写真 8　a)び漫性汎細気管支炎患者の胸部エックス線像と b)患者から排出される膿性痰(中田紘一郎博士より供与)。このような患者においては，病期が長くなるに従い高率に緑膿菌による慢性気道感染症の合併が観察される。マクロライド剤の少量長期投与の有効性が明らかになり，劇的な生存率の改善が見られている。

ノロン剤としては注射剤であるレボフロキサシン，シプロフロキサシン，パズフロキサシンなどが重要である。MDRP に対しては単剤での治療は困難であり，β-ラクタム剤＋アミノグリコシド剤などの併用療法を積極的に実施し，後日判明する薬剤感受性結果を参考に抗菌薬の追加・変更を行う。欧米では，MDRP 感染症に対してコリスチンを基本とする併用療法が実施されることが多い。本剤はわが国で開発された薬剤であるが，腎毒性・神経毒性などの副作用の問題から使用されなくなった薬剤である。2015 年再承認された。

緑膿菌に対して直接の抗菌活性が弱いマクロライド系抗菌薬が慢性緑膿菌気道感染症に対して有効であることが報告されている。これは工藤らが報告した慢性緑膿菌感染症を有するび漫性汎細気管支炎患者に対するマクロライド剤の有効性から見出された知見である(写真 8)(Kudoh et al., 1998)。これまでにエリスロマイシン，クラリスロマイシン，アジスロマイシンなどの長期投与の有効性が報告されている。その作用機序に関しては，マクロライド剤の生体感染防御機構に対する作用(サイトカイン産生の調節など)と菌側病原因子抑制作用(病原因子産生抑制作用，Quorum-sensing 抑制作用など)が報告されている。

【予防(伝播経路の遮断法，ワクチンなど)】

前述したように，緑膿菌は自然界，特に水系および土壌に広く存在する細菌であり，接触感染，経口感染により容易に伝播される。院内感染としては，医療従事者や医療器具を介した伝播が主であり，標準予防策，接触感染予防策の徹底が緑膿菌感染の遮断に重要である。院内で同一クローンと思われる緑膿菌感染が複数例見られた場合には，流し場，トイレ，洗面所，浴場などの水回りを介した感染伝播の可能性を考えて対応する。これまでに，シャワーヘッド，内視鏡の先端(一部破損してバイオフィルム形成)，風呂場のマット・椅子，点眼薬などを介した感染例が報告されている。

緑膿菌感染症に対するワクチン療法に関しては，LPSのO抗原，外膜蛋白，PcrV抗原(III型毒素分泌機構)，菌体外多糖，菌体外毒素などをターゲットする研究が進行しているが，まだ臨床応用されているものはない(Kipnis et al., 2006)。

【引用・参考文献】

荒川宜親．2002．感染症の話 —— 多剤耐性緑膿菌．IDWR 17. http://idsc.nih.go.jp/idwr/kansen/k02_g1/k02_17/k02_17.html

Chastre, J., and Fagon, J. Y. 2002. Ventilator-associated pneumonia. Am. J. Respir. Crit. Care Med. 165: 867-903.

Davies, D. G., Parsek, M. R., Pearson, J. P., et al. 1998. The involvement of cell-to-cell signals in the development of a bacterial biofilm. Science 280: 295-298.

Garrett, E. S., Perlegas, D., and Wozniak, D. J. 1999. Negative control of flagellum synthesis in *Pseudomonas aeruginosa* is modulated by the alternative sigma factor AlgT (AlgU). J. Bacteriol. 181: 7401-7404.

Hauser, A. R. 2009. The type III secretion system of Pseudomonas aeruginosa: infection by injection. Nat. Rev. Microbiol. 7: 654-665.

Kaplan, H. B., and Greenberg, E. P. 1985. Diffusion of autoinducer is involved in regulation of the *Vibrio fischeri* luminescence system. J. Bacteriol. 163: 1210-1214.

Kipnis, E., Sawa, T., and Wiener-Kronish, J. 2006. Targeting mechanisms of *Pseudomonas aeruginosa* pathogenesis. Med. Mal. Infect. 36: 78-91.

Kobayashi, H. 2001. Airway biofilm disease. Int. J. Antimicrob. Agents 17: 351-356.

Köhler, T., Curty, L. K., Barja, F., et al. 2000. Swarming of *Pseudomonas aeruginosa* is dependent on cell-to-cell signaling and requires flagella and pili. J. Bacteriol. 182: 5990-5996.

Kudoh, S., Azuma, A., Yamamoto, M., et al. 1998. Improvement of survival in patients with diffuse panbronchiolitis treated with low-dose erythromycin. Am. J. Respir. Crit. Care Med. 157: 1829-1832.

Siefferman, C. M., Regelmann, W. E., and Gray, B. H. 1991. *Pseudomonas aeruginosa* variants isolated from patients with cystic fibrosis are killed by a bactericidal protein from human polymorphonuclear leukocytes. Infect. Immun. 59: 2152-2157.

Singh, P. K., Schaefer, A. L., Parsek, M. R., et al. 2000. Quorum-sensing signals indicate that cystic fibrosis lungs are infected with bacterial biofilms. Nature 407: 762-764.

Stover, C. K., Pham, X. Q., Erwin, A. L., et al. 2000. Complete genome sequence of *Pseudomonas aeruginosa* PAO1, an opportunistic pathogen. Nature 406: 959-964.

Tateda, K., Ishii, Y., Hirakata, Y., et al. 1994. Profiles of outer membrane proteins and lipopolysaccharide of *Pseudomonas aeruginosa* grown in the presence of sub-MICs of macrolide antibiotics and their relation to enhanced serum sensitivity. J. Antimicrob. Chemother. 34: 931-942.

Whiteley, M., Lee, K. M., and Greenberg, E. P. 1999. Identification of genes controlled by quorum sensing in *Pseudomonas aeruginosa*. Proc. Natl. Acad. Sci. U.S.A. 96: 13904-13909.

【舘田一博】

モラクセラ科
Family ***Moraxellaceae***

モラクセラ属
Genus ***Moraxella***

【分類・歴史】

Moraxella（*Branhamella*）*catarrhalis* はもともとナイセリア属（*Neisseria*）に分類されていて，そのヒト病原性については稀であると考えられてきた。ナイセリア科（*Neisseria*）の分類には，Catlin と Cunnighamd が貢献したが，*Neisseria catarrhalis* を *Branhamella catarrhalis* としたのは Catlin である。彼女は 1970 年に新しい属（genus）を設けることを提唱し，その名前をナイセリア属の分類に功績のあった Sara Elizabeth Branham（1888～1962）の名前をとりブランハメラ属（*Branhamella*）とした。その根拠としたのが DNA の基本的組成（GC%がブランハメラ属では 40～43%，ナイセリア属では 50%）や脂肪酸組成の違いであった。その後，DNA-DNA や RNA-DNA ハイブリダイゼーション，さらには 16S rDNA 配列順などの検討で，*Branhamella catarrhalis* はモラクセラ属に最も近いこともわかってきたのである。1984 年の "Bergey's Manual of Systematic Bacteriology" ではナイセリア科を 4 つの属（ナイセリア属 *Neisseria*，モラクセラ属 *Moraxella*，アシネトバクター属 *Acinetobacter*，キンゲラ属 *Kingella*）に分けている。モラクセラ属はさらにモラクセラ亜属（subgenus *Moraxella*）とブランハメラ亜属（sabgenus *Branhamella*）に分けられた。ブランハメラ亜属は *M.*（*B.*）*catarrhalis*，*M.*（*B.*）*caviae*，*M.*（*B.*）*ovis*，*M.*（*B.*）*cuniculi* の 4 種とされた。このうちヒトから分離されるのが，*M.*（*B.*）*catarrhalis* である。

【形態・構造】

形態学的特徴として本菌はグラム陰性の双球菌が主体であり（喀痰中で単球菌として見られることもある），菌体の直径は 1～1.5 μm である。しかし，本菌にはグラム染色時の脱色抵抗性があるために時にグラム陽性菌と間違えられることがある（写真 1，2）。

【増殖・培養】

本菌は好気性で発育し特別な栄養要求性はない。血液寒天上のコロニーは灰白色の隆起した中型で，大きさは 24 時間培養で 1～1.5 mm となり，硬い点が特徴である（写真 3）。

【病原性（ヒトの疾患を主に）】

モラクセラ・カタラーリス〔*M.*（*B.*）*catarrhalis* 以後は慣用上ブランハメラと呼ぶ〕による感染症は呼吸器のみならず副鼻腔炎，咽頭炎，中耳炎，心内膜炎，髄膜炎などへの病原性が注目された。しかるに当初は日和見病原菌ともいわれていた本菌が通常の病原菌として位置づけられるようになり，頻度的に多いのは耳鼻咽喉科と呼吸器感染症であることも明らかになった。ブランハメラ感染症の症例として長崎大学熱研内科において呼吸器感染症の増加が認識されるようになったのは 1980 年以前である。び漫性汎細気管支炎の急性増悪時の起炎菌としてブランハメラが検出されたとき，起炎菌の基準がそのまま当てはまることが判明したのである。すなわち，①呼吸器症状の増悪とともに喀痰の膿性度または喀痰量の増加があること，②喀痰グラム染色にて好中球の出現とそのなかに貪食されたグラム陰性双球菌を見ること，③喀痰定量培養において 10^7/mL 以上にブランハメラが分離されることである。以上の①～③に加えて適切な抗菌化学療法により喀痰からの起炎菌の減少または消失が見られ，同時に臨床症状の改善が見られれば確実である。

【疫学】

ブランハメラ呼吸器感染症の増加について初めて報告したのはわが国では 1981 年の我々が最初である。とはいえ，なぜに増加したのかの原因についてはまだ解明されたとはいえない。ただ，β-ラクタマーゼ産生のブランハメラの割合が年々増加しており，症例数の増加に連動しているのは確かであるから，この薬剤耐性の動きと病原性についての解析が待たれている。呼吸器感染症のファースト・ステップが病原細菌の上皮細胞への付着であることは多くの研究から明らかでもある。ブランハメラ感染症研究の進展もこのあたりにあると思う。この研究の過程で菌の荷電と細胞の荷電が異なり，互いに吸引力が働くことを明らかにした（写真 4～8）。また，菌側では繊毛（fimbriae）が，細胞側では GM2 などの糖鎖が付着に強く関与することも明らかとなった。

【治療・予防】

ブランハメラは感染症数の増加と β-ラクタマーゼ産生性の増加が連動してきた（表 1）ことから，感染症治療には β-ラクタマーゼに安定の抗菌化学療法剤の選択が不可欠である。今日，ブランハメラ感染症の治療に対してペニシリン系や第一世代セフェム系などの抗菌薬は無効であり，β-ラクタマーゼに安定の合剤，セファマイシン系の第二世代セフェム，第三世代セフェム系，カルバペネム系，アミノグリコシド系，マクロライド系抗菌薬などが有効である。また，ブランハメラには髄膜炎の

表 1　院外発症の呼吸器病原菌の耐性化の推移（3 大起炎菌）（長崎大学熱研内科）（単位：%）

		1980 年	1990 年	2000 年
肺炎球菌	ペニシリン耐性（PISP＋PRSP）	数	10	50～80
	マクロライド耐性	＜10	10～20	50～80
インフルエンザ菌	β-ラクタマーゼ産生	10～30	10～30	～10
	BLNAR	（－）	～10	20～40
モラクセラ カタラーリス	β-ラクタマーゼ産生	40～60	90～100	90～100
	ペニシリン高度耐性（≧ABPC の MIC 1.56 μg/ml）	10～20	40～50	60～70

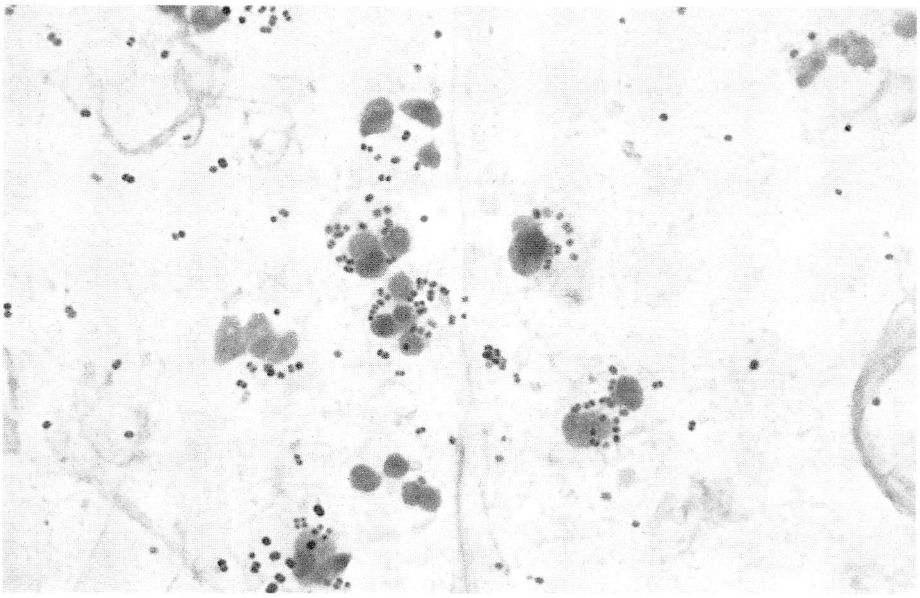

写真1 慢性気管支炎患者喀痰の急性増悪のグラム染色。好中球の貪食像とともに菌の増加が見られる。（口絵24参照）

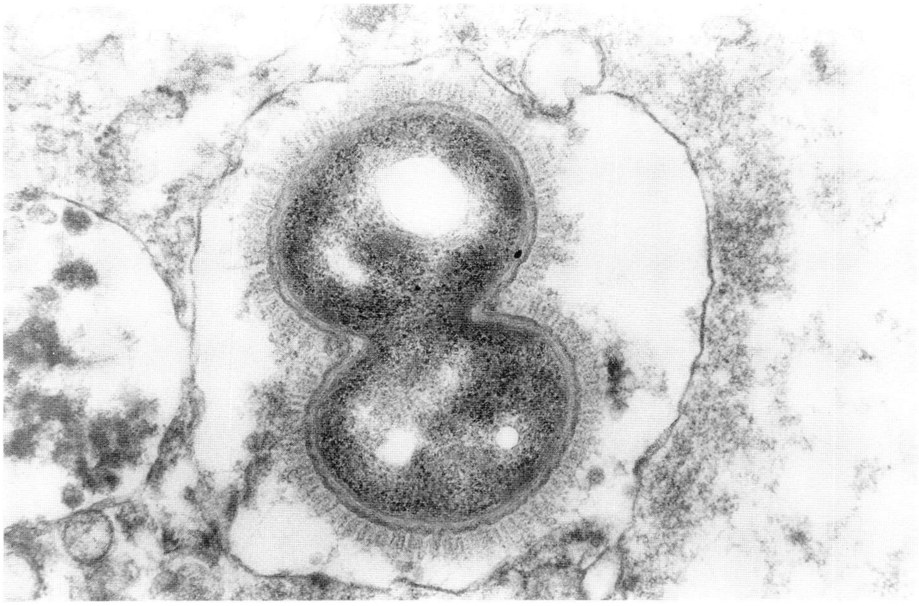

写真2 好中球のファゴソーム内の双球菌

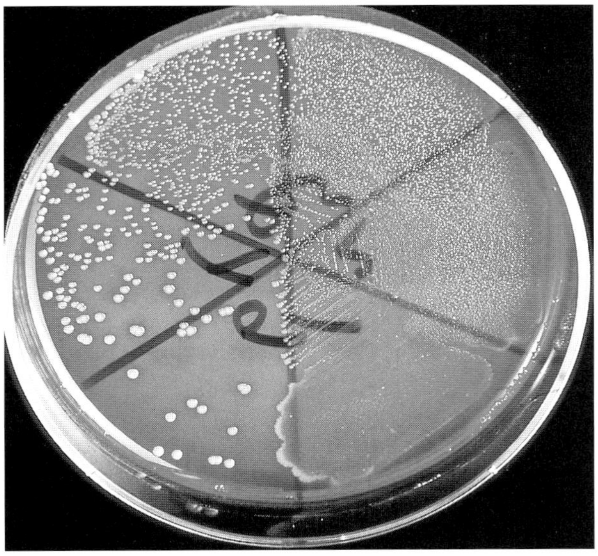

写真3 喀痰の家兎血液加寒天上の培養所見。ほぼ単一の本菌の10^7/mL以上に増殖が見られる。

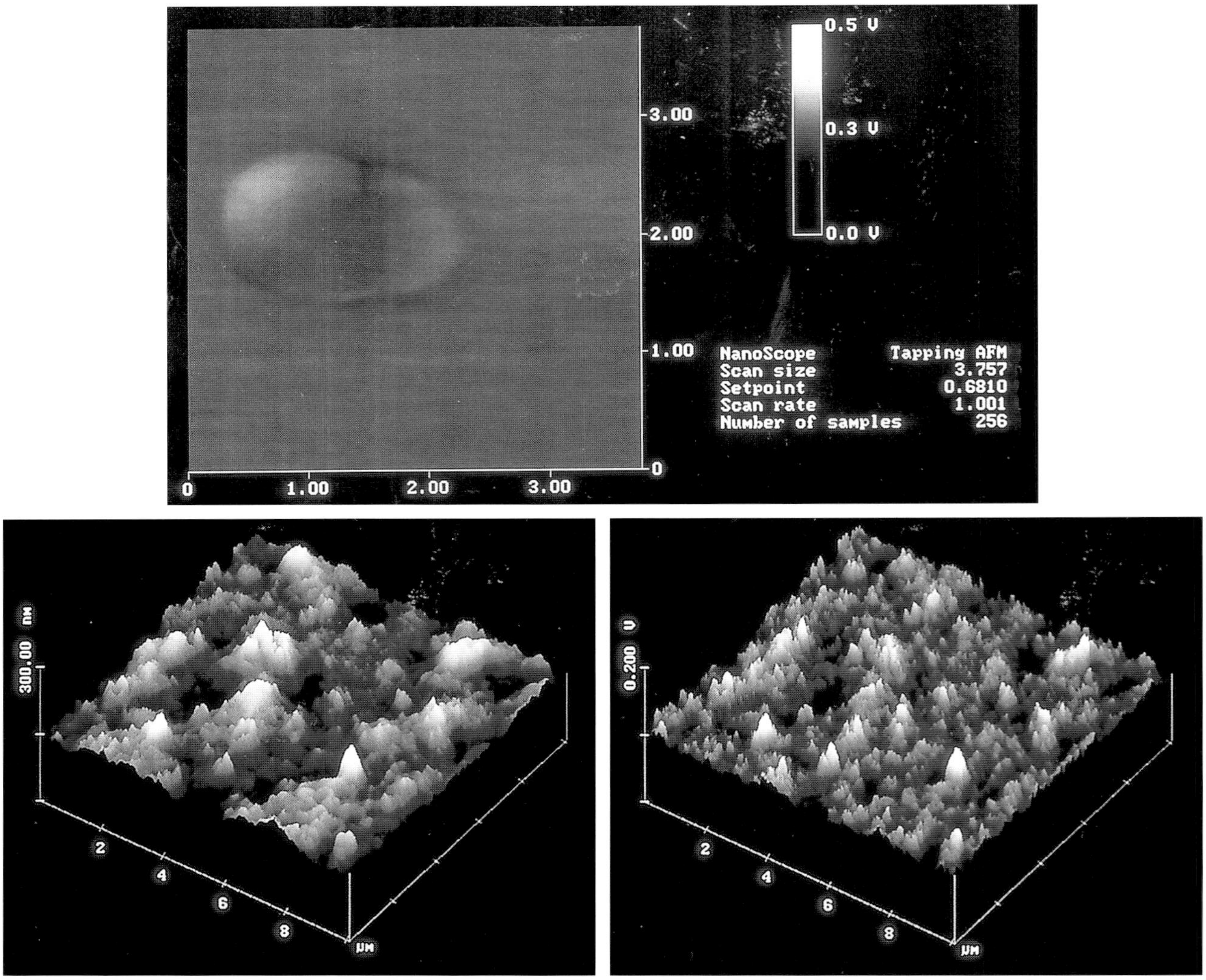

写真 4　本菌の原子力間顕微鏡所見(Ahmed et al., 2000；©Elsevier B.V.)。菌の表面が陰性に荷電しているのがわかる(写真上段)。咽頭上皮細胞の突起部分は陽性である(写真下段)。(口絵 25 参照)

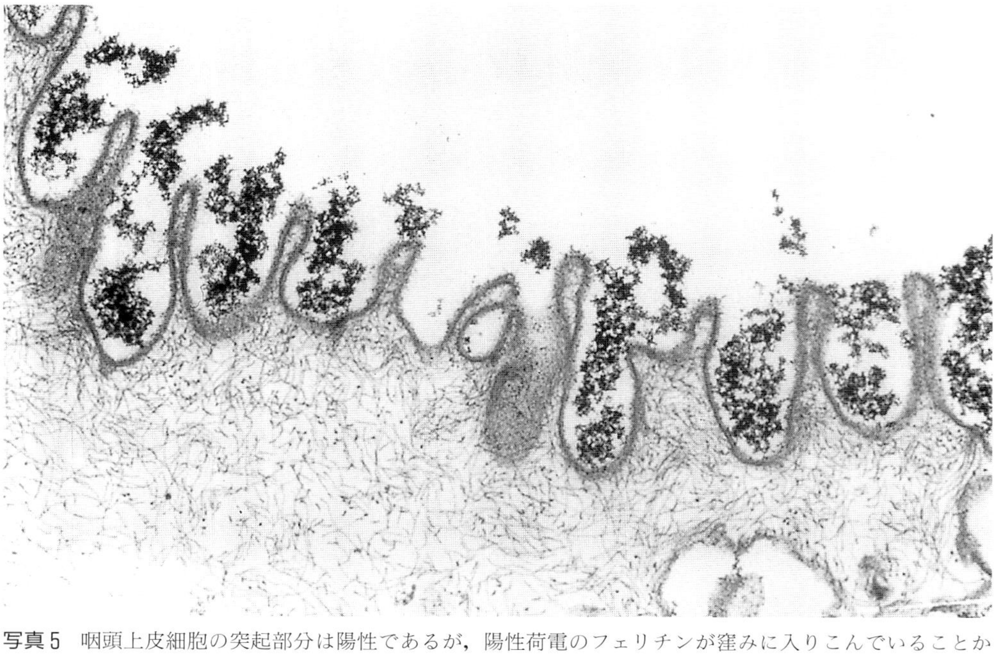

写真 5　咽頭上皮細胞の突起部分は陽性であるが，陽性荷電のフェリチンが窪みに入りこんでいることからその対比が明らかである。

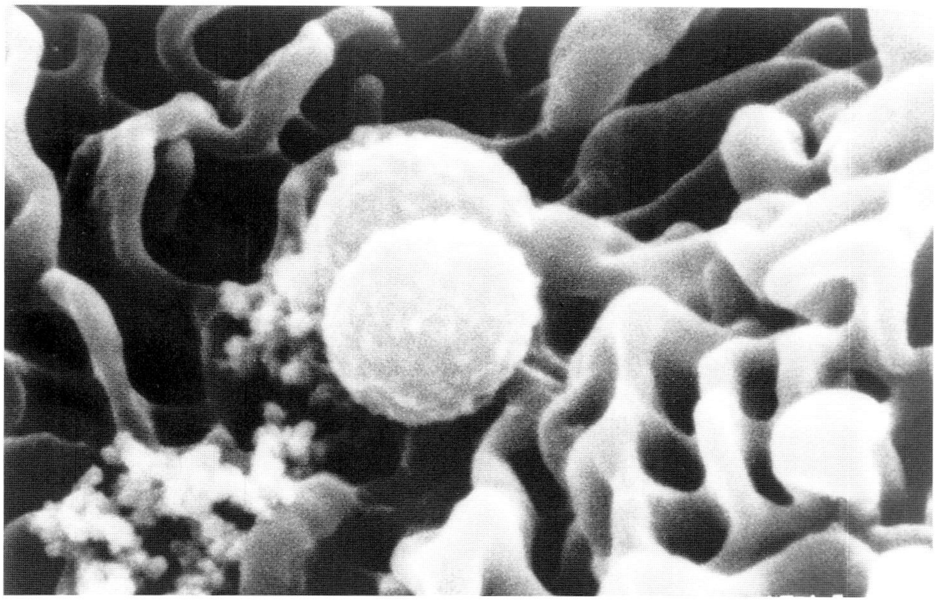

写真 6　ヒト咽頭上皮細胞と本菌の付着状況を示す走査型電子顕微鏡像。×50,000

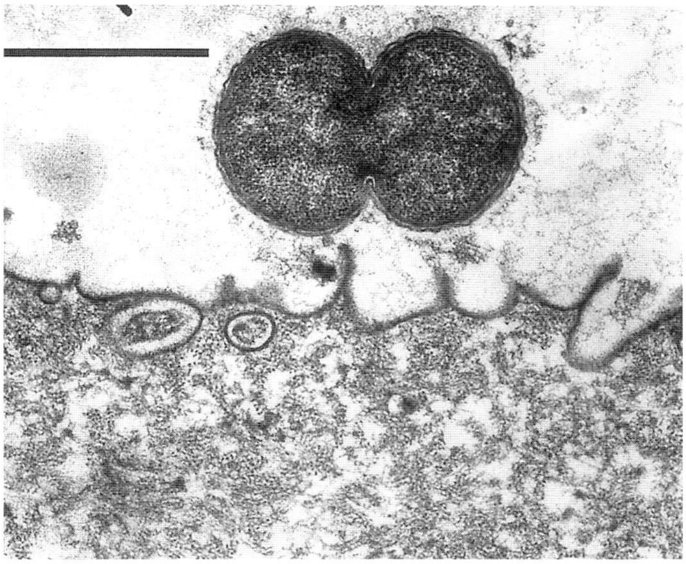

写真 7　ヒト咽頭上皮細胞への本菌付着の透過型電子顕微鏡像

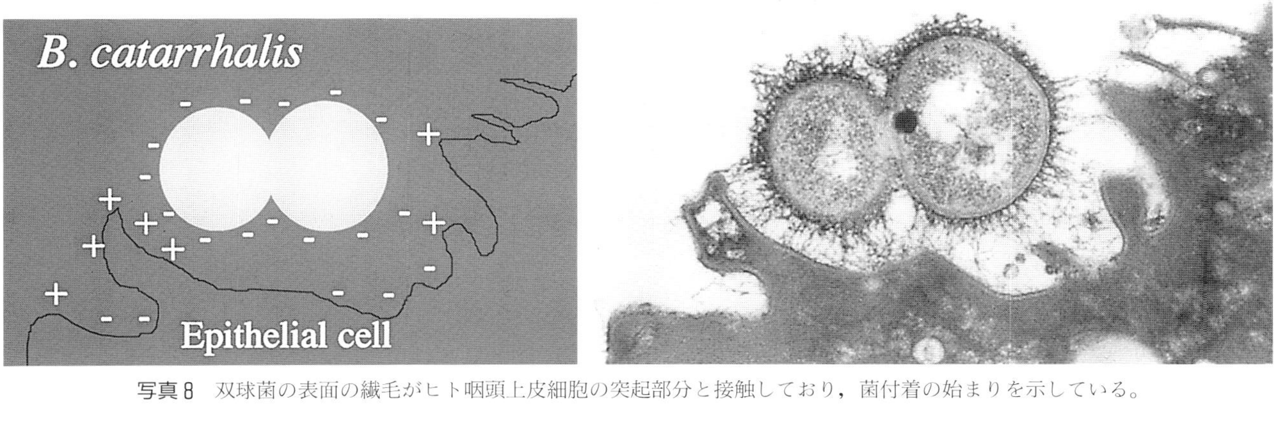

写真 8　双球菌の表面の繊毛がヒト咽頭上皮細胞の突起部分と接触しており，菌付着の始まりを示している。

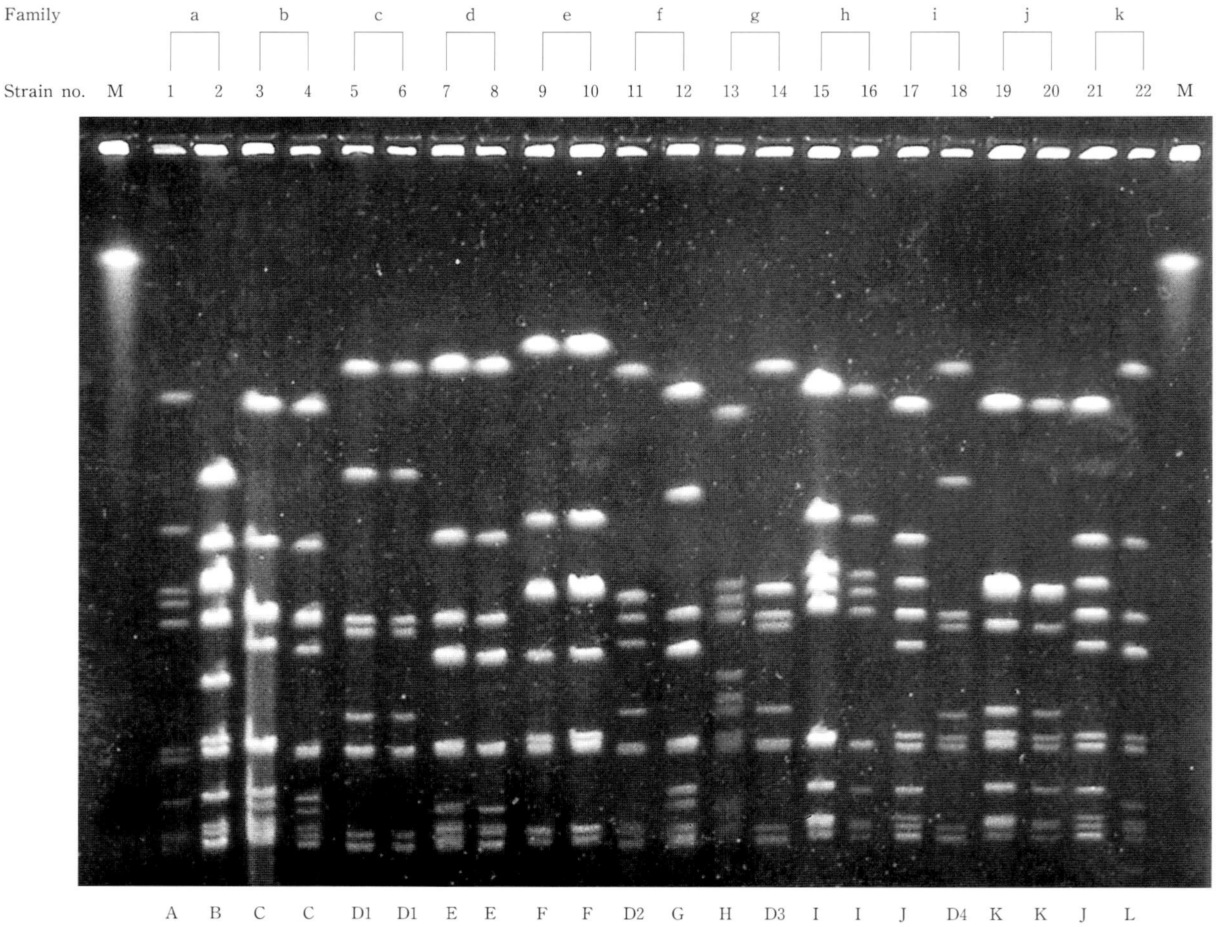

写真 9　喀痰および耳鼻科領域感染症分離の *M.*(*B.*) *catarrhalis* の PFG 法による家族内感染の研究(渡辺浩氏より供与)。
a，b，c など同一家族からの分離の PFG パターンは類似していることが多いが，家族が異なればパターンはまったく異なる。

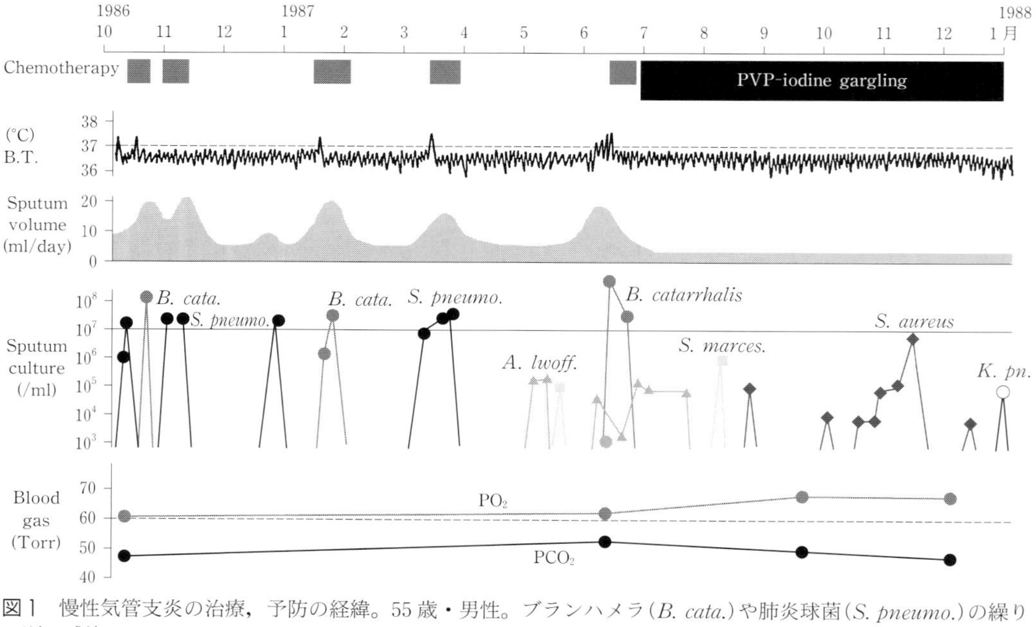

図 1　慢性気管支炎の治療，予防の経緯。55 歳・男性。ブランハメラ(*B. cata.*)や肺炎球菌(*S. pneumo.*)の繰り返し感染がポピドンヨードのうがいを加えることで防止できている。

原因菌として代表的な肺炎球菌，type b インフルエンザ菌，髄膜炎菌などのような厚い莢膜は持たないが，菌体に莢膜様構造を有し，LPS-IgG 抗体の存在下で補体溶菌に抵抗する菌株と溶菌する菌株が存在する。すなわち，本菌感染症の発症と予防に，菌側の因子と宿主側の抗体が深く関わっている。また一般的に，呼吸器感染症の発症予防にはワクチンの投与および上気道のクリーニングが有効であるが，本菌感染症に対するワクチンはまだない。当分は保菌者との接点での注意(写真 9)と手洗いやうがいを丁寧に行うことでしか予防法はないと考えておくべきである(図 1)。

【引用・参考文献】

Ahmed, K., Nakagawa, T., Nakano, Y., et al. 2000. Attachment of *Moraxella catarrhalis* occurs to the positively charged domains of pharyngeal epithelial cells. Microb. Pathog. 28: 203-209.

Catlin, B. W. 1970. Transfer of the organism named *Neisseria catarrhalis* to *Branhamella* gen. nov. Int. J. Syst. Bacteriol. 20: 155-159.

Martinez, G., Ahmed, K., Watanabe K., et al. 1998. Changes in Antimicrobial Susceptibility to *Moraxella catarrhalis* over a ten-year period. J. Infect. Chemother. 4: 139-141.

Martinez, G., Ahmed, K., Zheng, C. H., et al. 1999. DNA restriction patterns produced by pulsed-field gel electrophoresis in *Moraxella catarrhalis* isolated from different geographical areas. Epidemiol. Infect. 122: 417-422.

松本慶蔵，永武毅，渡辺貴和雄．1981．*Branhamella catarrhalis* 性慢性呼吸器感染症．日本医事新報 2961：31-40．

真崎宏則，吉嶺裕之，渡辺浩，ほか．1995．老人病棟における院内感染対策継続による菌血症及び院内肺炎の減少と起炎菌の変貌．感染症誌 69：390-397．

Mbaki, N., Rikitomi, N., Nagatake, T., et al. 1987. Correlation between *Branhamella catarrhalis* adherence to oropharyngeal cells and seasonal incidence of lower respiratory tract infections. Tohoku J. exp. Med. 153: 111-121.

McNeely, D. J. 1976. Fatal *Neisseria* (*Branhamella*) *catarrhalis* pneumonia in an immunodeficient host. Amer. Rev. Respir. Des. 114: 399-402.

Nagatake, T. 1985. Clinical significance of respiratory infection caused by *Branhamella catarrhalis* with special reference to β-lactamase producing strains. Tohoku J. exp. Med. 149: 1-13.

永武毅．1985a．炎症細胞診とブランハメラ感染症．呼吸 4：559-564．

永武毅．1985b．最近話題の感染症 ブランハメラ．臨床病理 33：884-891．

永武毅．1989．慢性難治性呼吸器感染症―繰り返し感染を中心に―．日胸疾会誌 27：289-292．

永武毅．1991．上気道と下気道における感染のかかわり―高齢者を中心に―．日気食会報 42：144-149．

永武毅．2008a．各科外来治療における耐性菌感染症の実際 呼吸器科―市中肺炎．慢性気道感染症―．治療 90：2899-2906．

永武毅．2008b．モラクセラ・カタラーリス肺炎，p. 51-54．呼吸器症候群(I)―その他の呼吸器疾患を含めて―，第 2 版，日本臨牀，大阪．

日本呼吸器学会呼吸器感染症に関するガイドライン作成委員会．2007．呼吸器感染症に関するガイドライン―成人市中肺炎診療の基本的考え方，p. 1-85．日本呼吸器学会，東京．

Powell, M. V., Kassim, M. H., Chen, H. Y., et al. 1991. Antimicrobial susceptibility of Streptococcus pneumoniae, Haemophilis influenza and *Moraxella* (*Branhamella*) *catarrhalis* in the U. K. from sputa. J. Antimicrob. Chemother. 28: 249-255.

Rikitomi, N., Ahmed, K., and Nagatake, T. 1997. Moraxella catarrhalis adherence to human bronchial and oropharyngeal cells: the role of adherence in lower respiratory tract infections. Microbial. Immunol. 41: 487-494.

Wallace, R. J., Nash, D. R., and Steingrube, V. A. 1990. Antibiotic susceptibilities and drug resistance in *Moraxella* (*Branhamella*) *catarrhalis*. Am. J. Med. 88: 46S-50S.

Zheng, C. H., Ahmed, K., Rikitomi, N., et al. The effects of S-Carboxymethy-methylcysteine and N-Acetylcysteine on the adherence of *Moraxella catarrhalis* to human pharyngeal epithelial cells. Microbial. Immunol. 43: 107-113.

【永武　毅】

ビブリオ科
Family *Vibrionaceae*

ビブリオ属
Genus *Vibrio*

【分類】

ビブリオ目，科などの上位分類は，現在に至るまで十分体系化されておらず，確立していない。そのため16S rRNAのデータなどの集積と解析待ちで，属以上の上位の分類基準はここでは用いない。

医学病原性を考える上で重要なビブリオ属(Genus *Vibrio*)として，*Vibrio cholerae*(コレラ菌)，*V. parahaemolyticus*(腸炎ビブリオ)，*V. vulnificus*などが含まれる。*Aeromonas*と*Plesiomonas* spp.もビブリオ属に含める考えもあるが，異論もある。本書ではエロモナス科，エンテロバクテリア科に属するものとして扱った。

Genus *Vibrio*の基準種は，*Vibrio cholerae*(和名コレラ菌)である。*Vibrio*の名は，振動性の動き(Vibration)に由来する。

【形態】

この属の菌は，通性嫌気性の非芽胞形成桿菌で，通常極単毛性鞭毛(腸炎ビブリオのように極単毛の他に側毛性鞭毛を持つ例外もある)による運動性のある湾曲ないしまっすぐなグラム陰性桿菌。0.5～0.8×1.8～2.1 μm大。

【培養】

増殖に0.5～3%の食塩(NaCl)要求性があるものが多い。20～44℃が増殖可能域。食塩添加があると普通寒天培地でもよく増殖し，特に腸炎ビブリオの増殖速度は速く，1分裂は8～10分である。多くの菌種はオキシダーゼ陽性であるが，*V. metchinikovii*と*V. gazogenes*は陰性。

【遺伝子情報】

ビブリオ属の基準種*V. cholerae*をはじめ，*V. parahaemolyticus*，*V. vulnificus*のような重要なヒト病原性を有するビブリオ属の全ゲノム解析は既にすんでいる。*Vibrio*属菌のゲノム上の特徴は，他のほとんどの細菌は1個の環状染色体を持つが，ビブリオ属菌はいずれも大小2個の環状染色体を持っている点である。GC含量は38～51%。

表1　代表的なビブリオ属(Genus *Vibrio*)菌が引き起こす病気の種類

1. 腸管感染を起こす	2. 敗血症，創傷感染を起こす
*V. cholerae**2	*V. vulnificus*
V. cholerae non-O1*	*V. alginolyticus*
*V. mimicus**	*V. metschnikovii*
*V. parahaemolyticus**	*V. damsela*
*V. fluvialis**	
V. hollisae	

*　食中毒原因菌に指定されているもの
*2 3類感染症に指定されているもの

【培養(分離)】

患者材料は，多くの場合直接選択分離培養用培地(TCBS，ビブリオ寒天など)で培養し，コロニーの性状からターゲットを絞りながら鑑別を進める。血清学的検査，毒素産生性を調べる必要もある。

【抗原構造】

菌種名が絞れると，OやK抗原を調べることで，菌株を細分し，疫学調査などに利用することができる。

【病原性】

多くのビブリオ属菌のなかで，ヒトに病原性を有する菌種は2種類(表1)に大別される。代表的なものはコレラ菌や*V. parahaemolyticus*のように下痢症の原因となるもの。第2のグループは腸管外感染の原因となるもので，*V. vulnificus*がその例である。ここでは，これら代表的なヒト病原性のあるビブリオ属菌について述べる。

【疫学】

ビブリオ属菌は水(河川水，海水など)に広く生息する。コレラ菌のように伝染性の強いもの，*V. vulnificus*のように急激な経過をとるものなどがあり，それぞれに応じた適切な処置が必要である。

コレラ菌
Vibrio cholerae

【分類】

コレラ菌の発見者はPaciniで発見は1854年のことである。コレラ菌に感染した死亡例の小腸に現在でいうところのコレラ菌を認めたと報告しているが，Paciniはその菌を単離できなかった。約30年後Robert Kochが1883年にゼラチン平板を用いて単離細菌培養することに成功し，病原菌発見の条件が満たされた。したがって，医学細菌学的にはKochがコレラ菌の発見者とする考えもある。

O1コレラ菌は表2のような性状により，クラシカル(古典)型とエルトール(El Tor)型コレラ菌のふたつの生物型に分けられる。第1～6次のパンデミックはクラシカル型O1コレラ菌によるものであったが，現在流行中の第7次コレラパンデミックはエルトール型のO1コレラ菌による。なおO139コレラ菌にはこの生物型別は適応されない(表2)。また，近年，これらの性状が混在した菌(ハイブリッド)株も分離され，動向が注目される。

【形態・構造】

コレラ菌(写真1)はコンマ状にやや湾曲したグラム陰性桿菌(0.4～1.0×1.0～5.0 μm)で1本の鞭毛を一極に持ち，活発に運動する。Kochの記述では，やや湾曲，コンマ様あるいはらせん状桿菌と記載されている。

【増殖・生態】

汽水域を中心に近海，河川に生息する。プランクトンに結合したり，遊離状態でも生息する。自然感染はヒトのみである。地球の温暖化を反映した海水温の上昇のため，コレラ菌の河川汚染の北上が危惧されている。ヒポクラテスの時代に既にコレラと思われる病気の流行が見られたが，近代のコレラ大流行は1817年にインドで発生した流行に遡り，パンデミックという大流行に発展した。この大流行を含め，過去の1～6回のパンデミック

表2　*Vibrio cholerae* O1 生物型の鑑別点と O139 の比較

	溶血性	ニワトリ赤血球凝集反応	ポリミキシンB(50 U)感受性	コリスチン(50 U)感受性	クラシカルファージIV感受性	エルトールファージV感受性	VP反応
V. cholerae O1 クラシカル(古典，アジア)型	−	−*1	+	+	+	−	−*2
V. cholerae O1 エルトール型	+*3	+*1	−	−	−	+	+
V. cholerae O139, Bengal	+*1	+	−	−	−	−	+

*1 例外がある，*2 時に弱く陽性，*3 検査方法により陰性の場合がある。

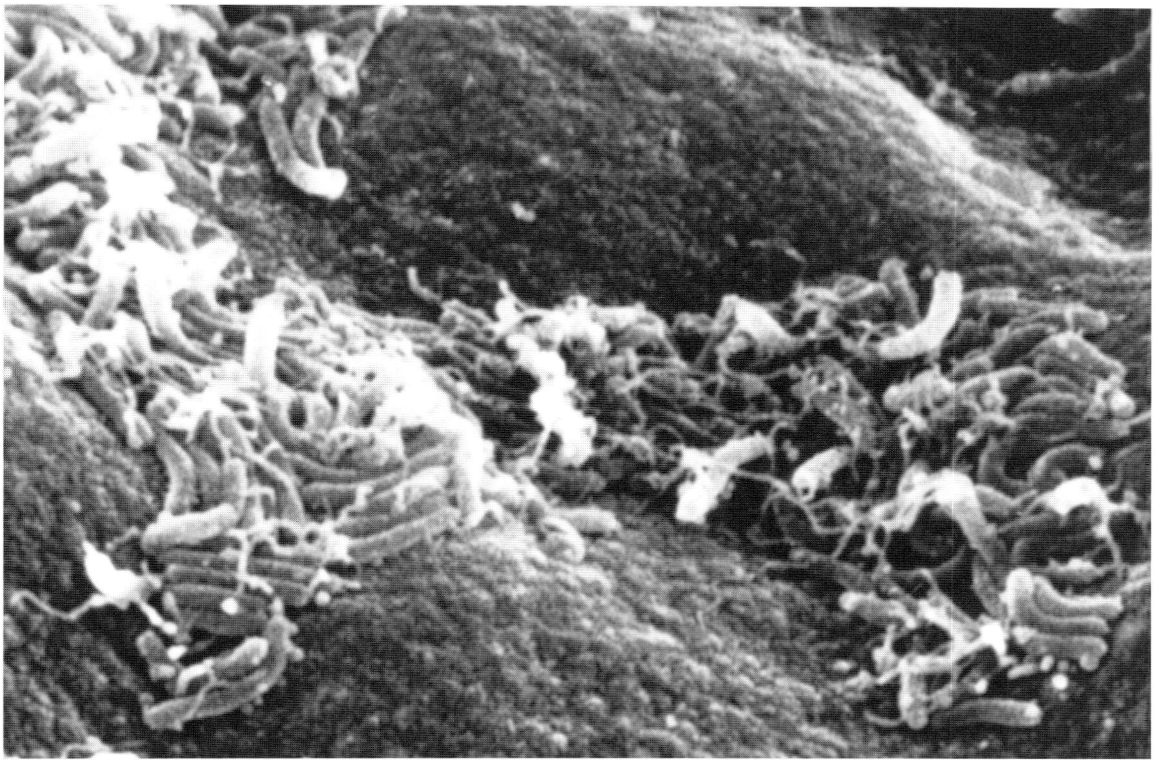

写真1　コレラ菌の走査型電顕写真。幼若ウサギの腸管上皮細胞に付着，増殖しているエルトール型コレラ菌。菌体は少し湾曲して見える。

はいずれもクラシカル(古典型，アジア型とも呼ばれる)によるものでインド地方から発生し，各国に広がっていった。ほぼ過去1世紀もの間南米諸国ではこの第7次大流行の危険があったにもかかわらず，大流行に至らずにすんだが，1991年ペルーで流行し出してからは，年間数十万人の患者が出，南米大陸・ラテンアメリカ諸国が大きなコレラ流行地となった。現在世界で流行中のコレラは1961年インドで始まったエルトール型菌による。

O139コレラ菌は1992年インドのマドラスで集団発生したので気づかれた。1993年にはバングラデシュなど周辺諸国(日本を含む)に発生拡大を見せたので，第8次世界流行となるかもしれないと警戒されたが，現在はインド，バングラデシュに少数の患者を出しているだけで，安定している。O139コレラ菌は，全体として第7次世界流行中のエルトール型コレラ菌O1に近いと考えられている。

【遺伝子情報】

ビブリオ属細菌のゲノム上の大きな特徴は，1個の染色体を持つ一般細菌と異なり，大小ふたつの環状染色体を持つ点である。コレラ菌のGC含量は47.5%。

El Tor *V. cholerae* N16961の全ゲノム配列が米国で報告された(図1)。その後，腸炎ビブリオ，*V. vulnificus*のゲノム解析結果も報告された。その他のビブリオ属菌のゲノム解読もスタート・完了しており，今後次々と公開されていくと思われる。

コレラ菌や腸炎ビブリオでは，菌の生存に重要なハウスキーピング遺伝子の多くが，大染色体(Chr. 1)に見つかっている。これに対し，小染色体(Chr. 2)には転写制御因子などが多く見つかり，個々の菌が新しい環境中での生存に必要な遺伝子群が集合している。

コレラ菌の病態のほとんどが説明できるコレラ毒素(CT)遺伝子はCTX ϕ の一部としてコレラ菌の大染色体上に存在する。

【培養・同定】

V. cholerae は普通寒天培地によく発育する。発育可能なpHは6.0〜9.4であるが，pH 7.6〜8.2のアルカリ

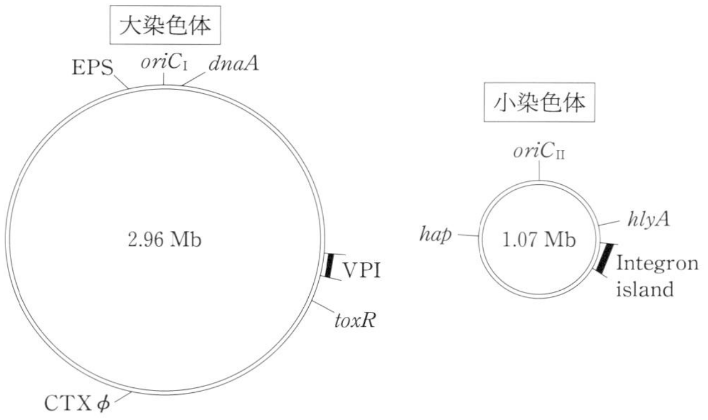

図1　コレラ菌のゲノム(Heidelberg et al., 2000 を参考に作成)。大小ふたつの染色体からなる。

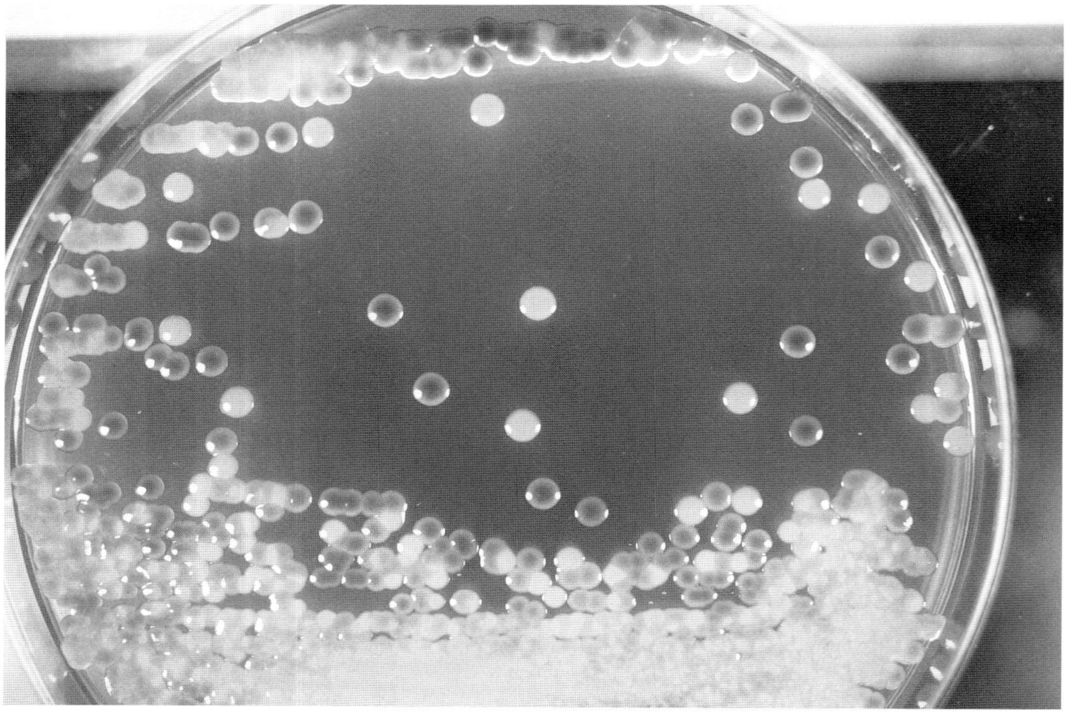

写真2　TCBS寒天培地には，腸炎ビブリオと *Vibrio alginolyticus* を混釈して寒天培地に塗布した。白糖非分解性の腸炎ビブリオは緑青色の大きなコロニーを形成するのに対し，コレラ菌は黄色い中型大の透明感のあるコロニーを形成する(写真の黄色および青色のコロニーは *V. alginolyticus* および腸炎ビブリオ)。(口絵32参照)

側でよく発育する。普通発育温度は37度。ビブリオ寒天の他TCBS寒天培地で選択的に増殖し，白糖を分解するため円型で黄色コロニーを形成する(写真2)。ブドウ糖，マンニットなどを分解し，ガス産生はない。インドール陽性，リシンとオルニチン脱炭酸酵素陽性，オキシダーゼ陽性。O血清型(O1，O139)の同定。なお，これらの検査を進めるとともに並行して，ヒト病原性を考える場合の参考にO1 *V. cholerae* のCT産生性をラテックス凝集反応かPCR法で調べる。CT陽性のO1 *V. cholerae* の場合，3類感染症として届け出る。CT陽性O139も同様に扱う。これらに加えて，血清型，生物型，ファージ型，遺伝子型などを調べ，疫学調査に役立てる。

【抗原構造】

O1コレラ菌は上述のようにふたつの生物型に分けられる。コレラ菌はさらに菌体外膜のリポポリサッカライド(Lipopolysaccharide：LPS)の構造によるO抗原の違いからOgawa，Inaba，Hikojimaに分けられ，疫学調査などに利用されてきた。これら三者は共通抗原Aを有しInabaはACを，OgawaはABを，HikojimaはABCを菌体表面に発現している。コレラ菌 *V. cholerae* は現在までにO抗原の違いにより150以上の血清型に分類されているが，1992年まではO1血清型の菌でコレラ毒素(CT)産生株が世界的に流行してきた。1992年にインドとバングラデシュでO1でないコレラ菌(O139)が流行し出した。この菌はCTを産生し，O1コレラ菌に匹敵する病原性も有するといわれ，両者(O1，O139)ともにWHOのコレラ患者数の報告対象になっている。

なお，O1およびO139コレラ菌以外のコレラ菌は

non-O1，non-O139〔Non-agglutinable：ナグ vibrio（NAG vibrio）と総称されることがある〕と呼ばれ，散発性の下痢症（食中毒）の原因となる。

【病原性】

河川や魚介類など環境分離株の多くはコレラ毒素（CT）非生産性であるが，患者から分離される株の95%以上がCT産生性であることからも，CTがコレラ発症の中心的役割を演じていることがわかる。経口摂取されたコレラ菌の多くは胃酸によって死滅する。成人ボランティアでコレラを発症するのに必要なコレラ菌の菌数は10^{11} CFUであったが，あらかじめ重曹を飲ませた後では10^{6} CFU程度でもコレラ症状を呈したという報告がある。胃酸を含む胃を生存した状態で通過したコレラ菌は，増殖に至適なアルカリ性環境の小腸に到達し，自らが産生するプロテアーゼによって粘液層を分解し，定着因子toxin-coregulated pili（TCP）線毛などによって，粘膜上皮細胞に付着・定着する。定着した菌は増殖しながらCTを産生する。

CTは1分子のAサブユニットと5分子のBサブユニットが会合した構造をとる。Bサブユニットは，粘膜上皮細胞表面上のレセプターであるG_{M1}ガングリオシドに結合する。細胞膜に結合した毒素のAサブユニットはエンドサイトーシスにより細胞内に侵入し，nicotinamide adenine dinucleotide（NAD）の存在下でアデニル酸シクラーゼの促進性GTP結合蛋白質（G_S）をADP-リボシル化する。リボシル化されたG_SはGTP分解酵素活性が不可逆的に消失し，その結果，G_Sに結合したGTPがGDPに分解されず，常にアデニル酸シクラーゼが活性化された状態になり，細胞内の$_{C}$AMP濃度が持続的に高められる。この$_{C}$AMPの上昇によって腸管上皮細胞のcystic fibrosis transmembrane regulator（CFTR）Cl^-チャネルが活性化され，Cl^-と水を過剰分泌させる（図2）。さらに，吸収上皮細胞でNa^+とCl^-の能動的吸収の抑制も加わって下痢が引き起こされると考えられているが，不明な点も残っている。

コレラ菌には，CT以外にも腸管の粘膜上皮細胞のタイトジャンクションを弛緩させ下痢を起こす毒素zonula occludens toxin（ZOT）やaccessory cholera enterotoxin（Ace）と呼ばれる毒素の関与を指摘する報告もある。CTを含むこれらの病原因子の遺伝子は，ひとつの集中した遺伝子群（Pathogenicity Island：病原遺伝子島）として局在している。近年のコレラ菌の研究に関するトピックスは，CT遺伝子がCTX ϕと名づけられた線状ファージによってコレラ菌に持ち込まれたこと，さらに，その線状ファージがTCP線毛をレセプターとしてコレラ菌に入り込むという発見である。

【疫学】

インドの地方病として流行していたエルトール型*V. cholerae* O1が，インドネシアさらにはアジア各国に広がり，世界流行となり第7次世界流行が始まったが，これが現在まで続いている。この100年間ほど南米・ラテンアメリカ諸国でのコレラ症例は皆無であったが，1991年にペルーにコレラ患者が発生すると，またたく間に南米各国にエルトール型菌が拡大し，コレラ流行により多くの死者を出している。わが国では年間数十名のコレラ患者が出ているが，その多くは海外旅行者である。このようにコレラ菌は第7次世界流行中であり，亜熱帯，熱帯諸国を中心に全世界の環境中に分布すると考えた方がよい。Gulf Coast（メキシコ湾）にコレラ菌が生息するし，わが国の都市部の河川にコレラ菌が生息する例も報告されている。

【臨床・治療・予防（ワクチン）】

コレラ（激しい下痢の意味）の診断は，患者の脱水症に対する処理と並行して行うのがよい。コレラ菌検査の流れを図3に示した。まず，新鮮な下痢便を選択分離培地であるTCBS（チオ硫酸－クエン酸－胆汁－ショ糖）寒天平板に接種し，一夜培養してコロニーを得る。増菌が必要な場合はアルカリペプトン水で前培養する。TCBS寒天平板で発育した黄色のコロニーについて，確認培養と同時に診断用抗血清を用いてO1またはO139抗原の有無を調べる。コレラ毒素の検出には逆受身ラテックス凝集反応法（RPLA），酵素免疫抗体法（ELISA），コレラ毒素遺伝子を検出するDNAプローブ法やpolymerase chain reaction（PCR）法がある。コレラ毒素が陽性であれば真性コレラとして扱われる。

コレラは，感染症法の3類感染症のひとつである。3類感染症（コレラ）を医師が診断した場合には，ただちに患者所在地の保健所に届け出ることが義務づけられている。

コレラは，1～数日の潜伏期の後，下痢で発症する。典型的な場合の下痢は，コメのとぎ汁様と表現される便色を含まない，白濁した特徴のある水様便を呈する。下痢便のため腸管の拡張によると思われる腹痛を訴えるが，強いものではない。発熱は普通ない。コレラによる死因の多くは脱水症なので，脱水症の有無は治療上極めて重要である。

治療は，大量に喪失した水分と電解質を補給し，併せて抗菌薬によって下痢期間を短縮し，排菌を抑えること

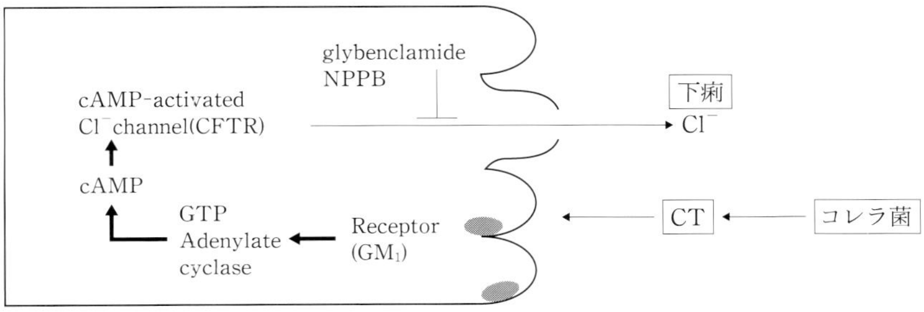

図2 コレラの発症機構モデル

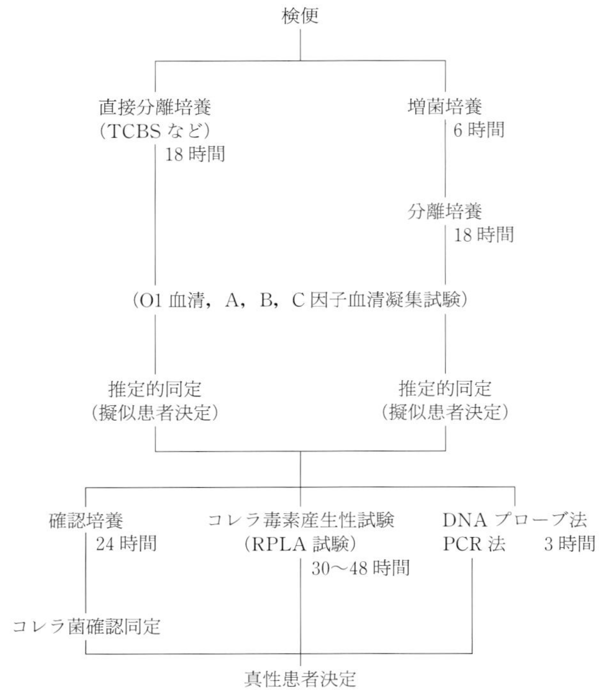

図 3　コレラ菌の検査手順。脱水症の見られる患者は確定する前でも治療を始めること

が基本である。わが国では，高度の脱水症には乳糖加リンゲル液の急速輸液を行い，さらに脱水がなくなるまで維持輸液をする。

脱水が高度でなければ，経口輸液(oral rehydration solution：ORS)が適応される。WHO が推奨している ORS は，塩化ナトリウム 3.5 g，塩化カリウム 1.5 g，重炭酸ナトリウム 2.5 g，グルコース 20 g を水 1 L に溶解したもので，水が安全でない場合は沸騰させてから用いる。ORS は，厳密な滅菌が不要，大量運搬が可能，安価などの利点が多く，しかも治療効果が良いことから，発展途上国の現場では極めて有効な治療法である。

重症患者には抗菌薬を投与する。成人の場合第 1 選択薬はニューキノロン系薬(ノルフロキサシンやシプロフロキサシンなど)であるが，テトラサイクリンやドキシサイクリンなども利用されている。これらの抗菌薬に対して耐性の場合には，エリスロマイシンやスルファメトキサゾール・トリメトプリム(ST)合剤を使用する。近年，インドやバングラデシュなどで多剤耐性コレラ菌が出現し出したので，薬剤感受性試験が必要である。抗菌薬投与終了後 48 時間以降で，24 時間以上の間隔で 2 回の細菌検査を行って，2 回とも陰性であれば治癒と見なされる。周辺に健康保菌者がいる可能性も多いので，感染源とならないように注意が必要である。

予防法としては，流行地(汚染国)で生水，氷，生食品(特に刺身，エビなど)を摂食しないことが重要である。

現在，国内で市販されているコレラワクチンは，コレラ菌そのものをホルマリンで不活性化した注射用死菌ワクチンである。予防効果は 50%程度で，効果の持続も 3〜6 か月と短いため，より有効なワクチンの開発が進められている。例えば，不活性化したコレラ菌(WC)にコレラ毒素 B サブユニット(無毒)を混ぜたワクチン(WC-BS)で，これは 2 回経口摂取する。WHO でも認められ，スウェーデンをはじめとして実際に承認している国もある。注射用死菌ワクチンより予防効果が良く，有効率は 85〜90%で，50%阻止率が 3 年間は持続する。副作用として軽度の腹部不快感がありうるが，容認できる。この他に有毒なコレラ毒素 A サブユニットの遺伝子を欠失させたコレラ菌(CVD103-HgR)を利用した弱毒生ワクチンがある。有効率は 60〜95%であるが，満足できる長期間の防御効果は認められていない。

ビブリオ　バルニフィカス
Vibrio vulnificus

【分類】

1979 年に Baumann らが最初に報告した。ラテン語の *vulnificus*(傷)に由来する名前を有するビブリオ属菌(63 種のうち)の一菌種。全体として腸炎ビブリオに似た性状を示す。

【形態】

やや両端がまるみを帯びたグラム陰性桿菌で，極単(鞭)毛を持ち，活発に運動する。腸炎ビブリオと異なり，側毛はない。

【増殖・同定】

通常の生化学検査では，腸炎ビブリオと類似するが，Esclin 分解＋，オルニチン脱炭酸酵素陰性，8%食塩存在下で腸炎ビブリオは増殖可であるが，バルニフィカスは不可，などに加えて，それぞれに特徴のある溶血毒遺伝子や 16S rDNA 配列の解析によるのが好ましい。

【遺伝子情報】

V. cholerae，*V. parahaemolyticus* とともに本菌も大小ふたつの染色体からなり，全ゲノムの塩基配列が決定されている(Chen et al., 2003)。

【培養・同定】

発熱時に採取した血液の他，皮膚病変(水疱など)がある場合は，局所より採取した材料を検体とする。菌の分離には，血液寒天培地と TCBS などの選択培地を用いる。アルカリペプトン水で増菌する場合もある。本菌は TCBS 寒天培地上で腸炎ビブリオと似た青緑色のコロニー(写真 3)をつくる。VP 反応陰性。8%食塩加ペプトン水では発育できず，側毛を形成しない。

【抗原構造】

O 抗原性(16 種)が型別に利用される。

【病原性】

軟部組織(皮膚や筋病変)の壊死をともなう菌血症・敗血症の原因となる。海産魚介類の生食による経口感染例が多いが，直接汽水域で感染を受ける創傷感染もある。感染性はさほど強くなく，本症の多くの患者は肝硬変など慢性疾患を持つ(易感染性宿主)。敗血症型の場合，感染発症後は急激な経過をとり，死に至ることも多い。他のビブリオ属菌と同じく汽水域を中心に生息する。海水中の菌種は海水温が 20℃を境に大きく変化する。分布は全国に広がるが，患者の発生は西日本で多い。地球の温暖化や流通経路の発達により，患者発生が北上する危険性がいわれている。なお，溶血毒，プロテアーゼ，莢膜，血清鉄などが本菌の病原性と関わるとの報告もある

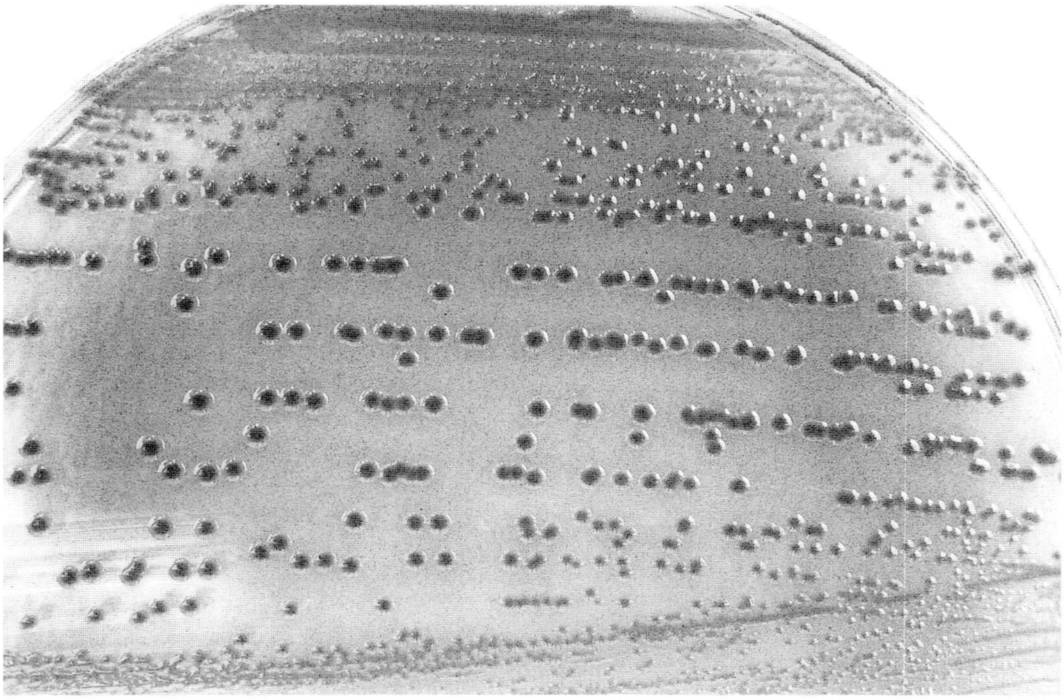

写真3 *Vibrio vulnificus* の TCBS 寒天培地上のコロニー。緑色に見える。

が，不明な点も多い。

【疫学】

汚染魚介類の経口感染による事例が多く約70%を占め，創傷感染と思われる事例は30%程度。経口感染により原発性敗血症を発症した場合，死亡率は約70%に及ぶ。本菌感染症は肝硬変などの基礎疾患を有する例がほとんどである。諸外国，例えば米国，欧州，韓国などでも発生しており，本菌は世界的な分布拡大が予想され，また日本食(生食)の世界的な普及もあり，注意しなければならない。

【治療・予防】

まだ耐性菌の報告がないので，本症を疑った際は検体採取後検査結果を待たずに，速やかにペニシリン，セフェム，テトラサイクリン，ニューキノロン剤を多量投与する。外科的治療(デブリドメント，足の切断など)も必要なことを考え，対処する。予防に特異的な方法はない。本症は，肝硬変など基礎疾患を持つ人に発症しやすいので，魚介類の生食をできるだけ避ける。

腸炎ビブリオ
Vibrio parahaemolyticus

【分類】

1950年10月，大阪府南部地区で患者数272人，死者20人に及ぶ大きな食中毒が発生した。この食中毒の原因食品が「シラス」であったため，後に「シラス中毒事件」と呼ばれる事件の原因菌として藤野恒三郎博士により新種の菌が検出され，1951年に *Pasteurella parahaemolytica* と名づけられて発表された。その後分類学の進歩，特に1962年に極単毛性鞭毛を持つグラム陰性桿菌の分類法が確立され，また本菌の特徴的な性状である好塩性(好塩菌と呼ばれたこともある)が明らかになり，分類学的に再検討され，*Pasteurella* 属から *Vibrio* 属菌へと移し，1962年に *Vibrio parahaemolyticus* と改名された。1963年に和名として腸炎ビブリオが提案された。

【形態】

0.4～0.7×1.4～2.2 μm ほどの桿菌で，グラム染色陰性，極単毛の他，培養条件(寒天培地，25°Cの比較的低温など)で側毛を形成する(写真4，5)。

【生態・増殖】

本菌は，病原性ビブリオのなかでは珍しく，増殖に食塩(3%)を要求する好塩性と呼ばれる特性を持つ(好塩菌)。したがって真水では生息できず，コレラ菌のように食塩濃度の低い汽水域や河川より，海水中特に有機物の多い沿岸沿い(近海)に多く，遠洋に少ない。水温が15～20°C以下ではほとんど検出されないが，20°C以上になると検出されやすくなる。なお，自然界で生息する腸炎ビブリオの大部分は神奈川現象(後述)陰性のヒト非病原性株である。ある種の二枚貝が神奈川現象の陽性菌を保有しているとの研究がある。

【遺伝子情報】

V. parahaemolyticus は全ゲノム解析が終了し，本菌が大小ふたつの環状染色体を有すること，病原性と直接関与する情報として，大小ふたつの染色体上に各ひとつの3型分泌装置〔TTSS-1(T3SS-1)と TTSS-2(T3SS-2)〕を有することが明らかになった(図4)。大染色体上の TTSS-1 はすべての(非病原菌，病原菌)菌株上に見られることから，菌の生存には必要だが，病原性には直接関与するものではないと考えられている。一方，小染色体上の TTSS-2 は，ヒト病原株にのみ存在することから病原性に関与している可能性が考えられ，次第にこの可能性をサポートする根拠が蓄積されてきている。本菌の GC 含量は約45.3%。

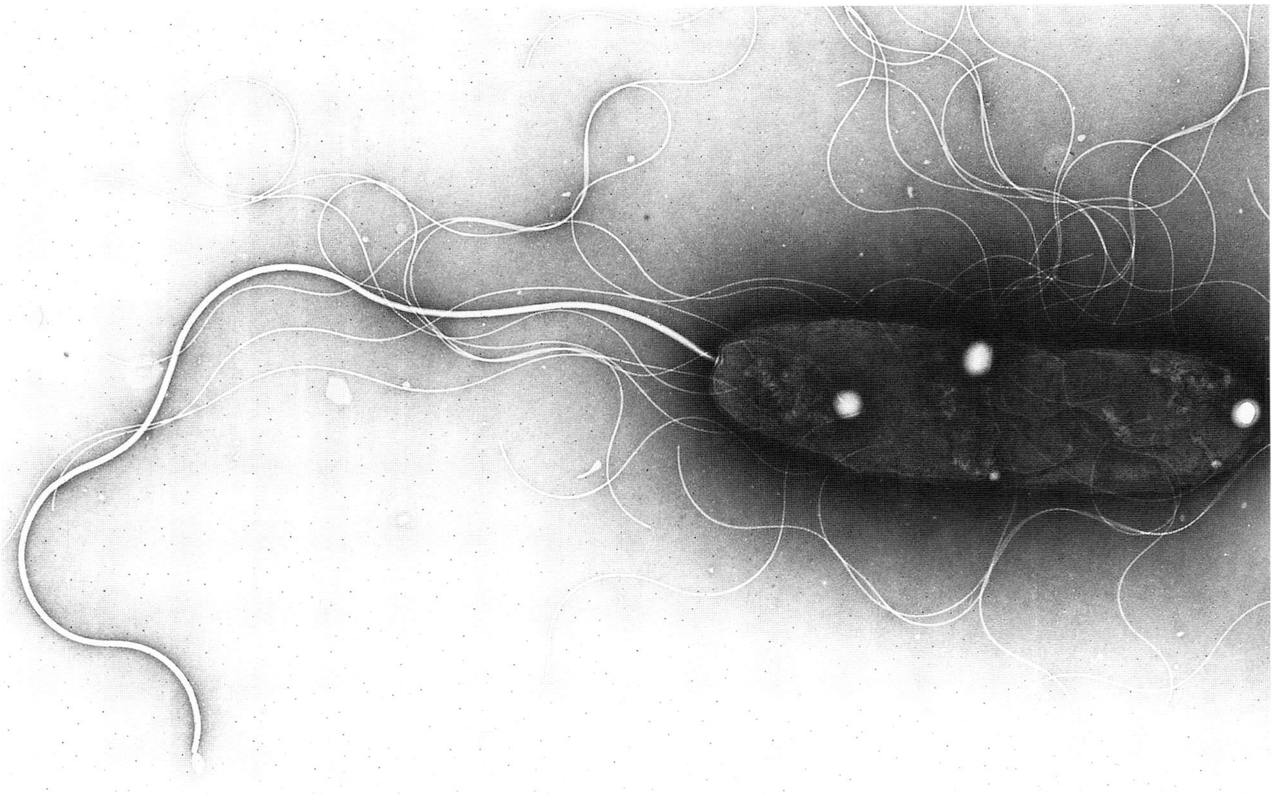

写真4　腸炎ビブリオの透過型電顕像(元岡山県立大学・有田美知子博士より供与)。菌体の一端にやや太く，大きな曲線を描く1本の極単毛性鞭毛と細い多数の側毛が観察される。白く見える粒子は大きさの目安として人工的に加えたもの

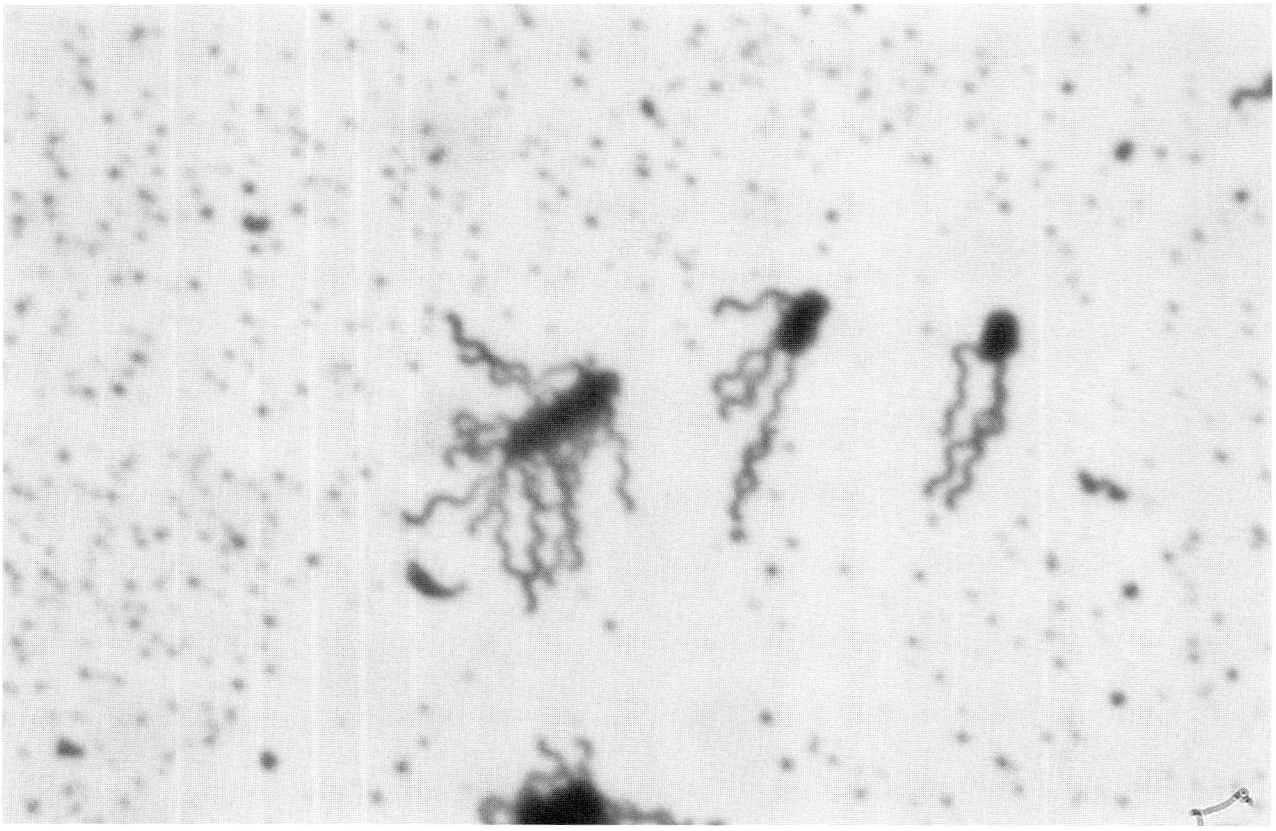

写真5　鞭毛染色で観察された腸炎ビブリオの鞭毛(光顕像)(故・藪内英子博士原図)。(口絵33参照)

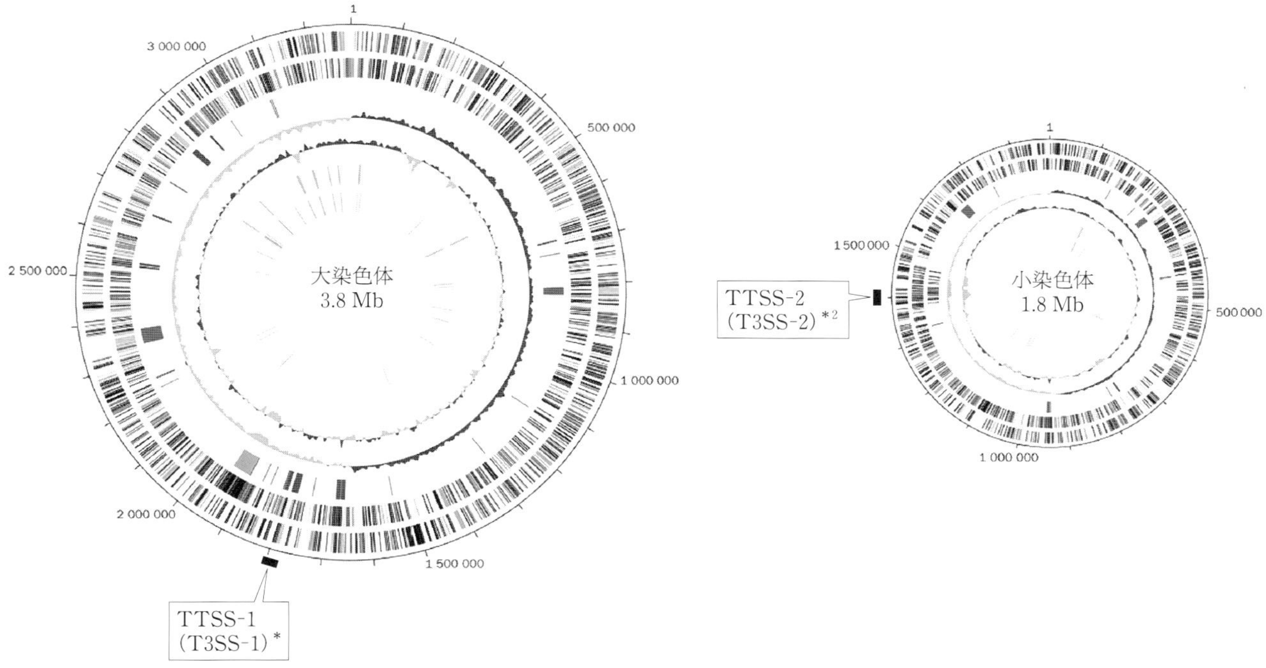

First and second circles:
- J (Translation, ribosomal structure and biogenesis)
- K (Transcription)
- L (DNA replication, recombination and repair)
- D (Cell division and chromosome partitioning)
- O (Post-translational modification, protein turnover, chaperones)
- M (Cell envelope biogenesis, outer membrane)
- N (Cell motility and secretion)
- P (Inorganic ion transport and metabolism)
- T (Signal transduction mechanisms)
- G (Carbohydrate transport and metabolism)
- C (Energy production and conversion)
- E (Aminoacid transport and metabolism)
- F (Nucleotide transport and metabolism)
- H (Coenzyme metabolism)
- I (Lipid metabolism)
- Q (Secondary metabolites biosynthesis, transport and catabolism)
- R (General function prediction only)
- S (Function unknown)
- Not related to COG
- Hypothetical or conserved hypothetical protein

Third circle:
- Phage related
- Adhesion, virulence, pili
- Super-integron
- Flagellar
- Transposons, insertion sequences

Fourth and fifth circles:
- GC contents or GC skew higher than genome average
- GC contents or GC skew lower than genome average

Sixth and seventh sircles:
- rRNA
- tRNA

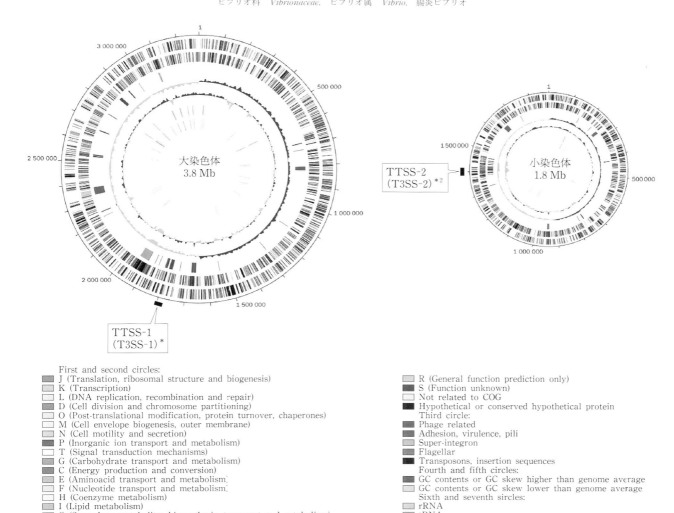

図 4　腸炎ビブリオの全ゲノム(Makino et al., 2003)。大小 2 個の染色体からなる。*T3SS-1，*2T3SS-2 の表記も用いられる。(口絵 34 参照)

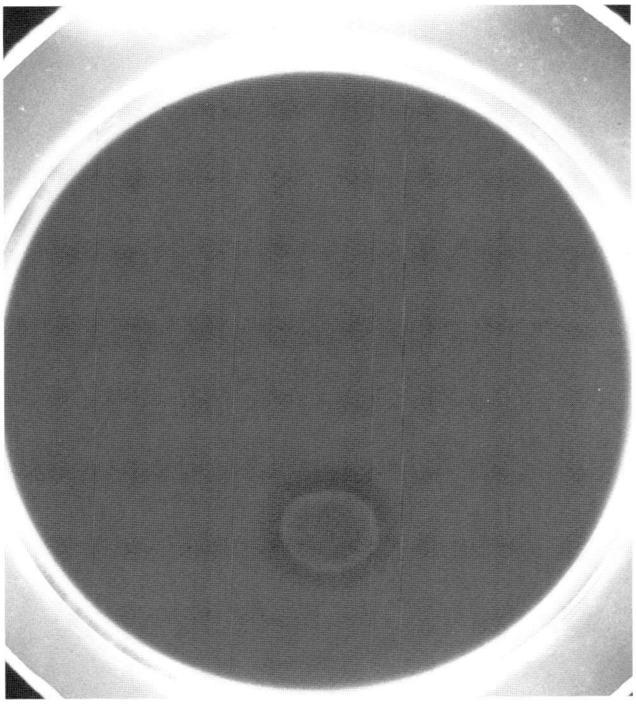

写真 6　血液加我妻培地上での溶血反応(神奈川現象)。下のコロニー周辺に見られる溶血から神奈川現象陽性と判定する。

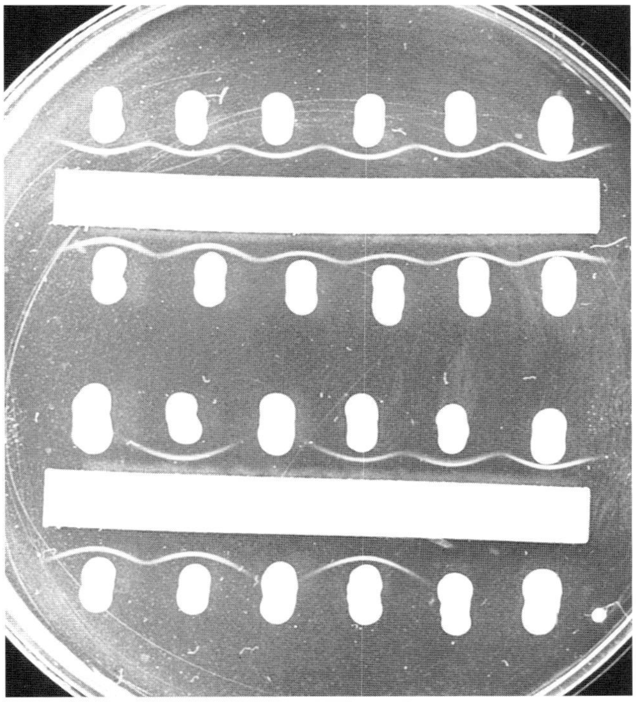

写真 7　Elek 変法による神奈川現象の検査結果。濾紙片に TDH 抗体を用いている。

【培養・同定】

診断のための最も確実な検査法は，糞便検体中からの起病菌である腸炎ビブリオを検出することである。普通，患者糞便からは直接塗沫で腸炎ビブリオが検出できるが，推定原因食や環境材料からの腸炎ビブリオの検出には増菌培養が必要であることが多い。腸炎ビブリオと同定できた菌については，O 抗原と K 抗原の血清型別を行う。血清型別は，市販血清(デンカ生研)を用いて実施する。また，分離菌の神奈川現象は我妻培地を用いて実施する(写真 6)が，最近メーカーが我妻培地の生産をストップしているので入手が困難である。筆者らが工夫した Elek 変法(写真 7)により代用検査することもでき，ラテックス凝集反応による TDH の検出キットも市販されている(デンカ生研)。下痢が強い場合，ヘマトクリット値の上昇や血清蛋白の濃縮など脱水症状の所見が認められる。肝機能の指標である GOT，GPT が病悩期で軽度上昇する例や，心電図上 P および T 波に異常が認められることがある。病初期の診断には役立たないが，病初期と病悩期後のペア血清について血清中の TDH 特異抗体の上昇を ELISA 法や中和反応法で調べることにより，腸炎ビブリオ感染症であったか否かを判定することができる。

【抗原構造】

O 抗原と K 抗原が菌株の異同の判定に用いられている。また，一定の OK 組み合わせと病原性にある程度相関性があり，病原株の推定にも用いられる。OK 型別には，デンカ生研から購入した特異抗体を利用するのが便利である。

【病原性】

本菌の発見直後から，腸炎ビブリオは溶血活性〔この検査は，神奈川現象(KP)と名づけられた〕を見る特別な培地(我妻培地)上で，陽性のものと陰性のものとに分けられる。前者はヒト患者由来，後者は環境由来株で見られることが多いことが明らかになった。この溶血毒は病原性と関係すると考えられ，多くの研究者がその単離を試み，耐熱性溶血毒(thermostable direct hemolysin：TDH)が同定された。さらにヒト由来の KP 陰性菌には，TDH 産生性はないが類似した毒素 TRH(TDH-related hemolysin)が見出され，TDH/TRH は病原性と関連する毒素として注目され，病原性腸炎ビブリオの指標として用いられてきた。両者の間のアミノ酸配列上のホモロジーは約 60%である。

TDH/TRH は分子量 21 KDa のサブユニット 4 個からなる単純蛋白で，溶血活性，腸管毒性，60°C，10 分の加熱で失活するが，100°Cの加熱では失活しない。免疫学的には両者に共通抗原性がある。精製 TDH/TRH がウサギ結紮腸管ループ試験で陽性になることなどから，TDH/TRH が本菌による下痢発症と関係すると考えられてきた。しかし，*tdh* や *trh* 遺伝子を欠失させても本菌の下痢原性は部分的な低下に留まったこと，ゲノム解析の結果，腸炎ビブリオは Type Ⅲ Secretion System (TTSS または T3SS)を大染色体と小染色体とに各 1 個持つことが明らかになった。大染色体上の TTSS (TTSS-1)はヒト由来株のみならず環境由来株にも存在していたのに対し，小染色体上の TTSS-2 は神奈川現象陽性のヒト由来菌に限って保有されていた。TTSS-2 を欠失させると，ウサギ腸管ループ活性(下痢モデル)が低下することがわかり，TTSS と病原性の関係が考えられるようになってきた。

【疫学】

本菌はその発見以降わが国の食中毒統計で，サルモネラとともに常に上位を占めてきた。また旅行者下痢症の原因菌としても重要である。近年特定の血清型(O3K6)で同一のクローンと思われる腸炎ビブリオが世界中で食中毒の原因となり，注目されている。このようにわが国では近年，本菌による食中毒は減少傾向にあるが，世界的には新型クローンの流行もあり増加傾向にある。

【臨床・予防】

腸炎ビブリオ食中毒の場合，6〜24 時間の潜伏期を経て下痢，腹痛，発熱など急性胃腸炎症状を呈する。強い腹痛を訴えることも多いが，予後は良好である。脱水症を含めて対症療法で対応する。強力な止痢剤は用いないで，乳酸菌製剤の投与で経過を見るのが一般的。抗生物質の投与については十分な根拠はない。

ビブリオ　フルビアリス
Vibrio fluvialis

【分類】

1977 年にこの菌が見出された当初は group F ビブリオと呼ばれた菌で，海水中からよく分離される好塩性の 1 菌種。ブドウ糖を分解しガス非産生菌(生物型Ⅰ)とガス産生菌(生物型Ⅱ)に分けて考えることもある。後者は近年 *Vibrio furnissii* と命名された。

【形態・構造】

腸炎ビブリオに酷似し，形態からの鑑別は困難。1 極単毛の他に寒天平板上で周毛も形成する。

【増殖・生態】

腸炎ビブリオに類似すると思われるが，十分検討されていない。

【遺伝子情報】

特記すべき情報はない。

【培養・同定・抗原構造】

TCBS 寒天培地上でコレラ菌と同様白糖分解性で，やや大きめの黄色のコロニーを形成する。菌体 O 抗原(62 種)で型別され，疫学調査などに用いられるが，限定的である。

【病原性】

動物実験系での下痢原性が証明されているが，決定的なものはまだない。

本菌もわが国では食中毒原因菌として取り扱うことになっている。旅行者下痢症や散発下痢症の原因ともなっている。

【疫学】

世界各国の沿岸地や汽水地に生息する。これからの魚介類への 2 次汚染にも注意が必要である。

【治療・予防】

特異的な治療法はなく，対症療法のみで，数日で自然治癒する。ワクチンはない。

【引用・参考文献】

Chen, C. Y., Wu, K. M., Cang, C. Y., et al. 2003. Comparative genome analysis of *Vibrio vulnificus*, a marine pathogen. Genome Res. 13: 2577–2587.

Heidelberg, J. F., Eisen, J. A., Nelson, W. C., et al. 2000. DNA sequence of both chromosomes of the cholera pathogen *Vibrio cholerae*. Nature 406: 477–483.

Makino, K., Oshima, K., Kurokawa, K., et al. 2003. Genome sequence of *Vibrio parahaemolyticus*: a pathogenic mechanism distinct from that of *V. cholerae*. Lancet 361: 743–749.

Park, K. S., Ono, T., Rokuda, M., et al. 2004. Functional characterization of two type III secretion systems of *Vibrio parahaemolyticus*. Infect. Immun. 72: 6659–6665.

Thompson, F. L., Iida, T., and Swings, J. 2004. Biodiversity of vibrios. Microbiol. Mol. Biol. Rev. 68: 403–431.

Wachsmuth, K., Olsvik, O., Evins, G., et al. 1994. Molecular epidemiology of cholera, pp. 357–370. *In* Wachsmuth, I. K., Blake, P. A., and Olsvik, Ø. (eds.), *Vibrio cholerae* and Cholera: molecular to global perspective, ASM Press, Washington, DC.

Waldor, M. K., and Mekalanos, J. J. 1996. Lysogenic conversion by a filamentous phage encoding cholera toxin. Science 272: 1910–1914.

【本田武司】

エロモナス科
Family *Aeromonadaceae*

エロモナス属
Genus *Aeromonas*

【分類】

エロモナス属(*Aeromonas*)はグラム陰性，無芽胞の通性嫌気性桿菌である。

Aeromonas は魚類，両生類，は虫類の病原菌として古くから知られた。特に養殖業や観賞魚飼育など水産業上重要である。本菌がヒトの腸管病原菌として注目を集めるようになったのは比較的新しく，1960 年前後になってからである。当初，*Aeromonas* 属は *Vibrionaceae* 科に属し，4 菌種(*Aeromonas hydrophila*，*A. sobria*，*A. caviae*，*A. salmonicida*)に分類されていたが，その後の研究で，16 のハイブリダイゼーション群が認められ，14 遺伝子種，および 13 表現種が命名された(山井，2004)。旧来の生化学的性状で分類されていた *A. sobria* の多くは *A. veronii* biovar *sobria* に分類される。また最近では *A. trota* と *A. enteroperogenes* との同一性が報告された(Huys et al., 2002)。16S rRNA の塩基配列や他の分子遺伝学的方法による菌種の分類により，*Aeromonas* 属菌の分類は複雑化し，現在でも分類，菌種名はしばしば変更される。また，現在では *Aeromonas* はエロモナス科(*Aeromonadaceae*)として独立した。

【形態・構造】

Aeromonas は 0.3～1.0 μm×1.0～3.5 μm の桿菌で，菌体の一端に 1 ないし数本の鞭毛を有している(写真 1～4)。本菌には非運動性の低温菌と運動性の中温菌が存在するが，ヒトへの疾病に関与するのは主に中温菌の *A. hydrophila*，*A. veronii* bv. *sobria* である。低温菌の *A. salmonicida* は魚介類の病原菌として分離される。

【増殖・分布】

Aeromonas は淡水中に常在する細菌で，河川，湖沼などの水，泥土，魚介類から広く分離される。また，沿岸海域からも分離されるが，菌数は淡水中よりも低い(Monfort and Baleux, 1991)。試験管内では本菌は 0.5%食塩水中に比べ，3%食塩水中では急速に死滅し，海水中での生存は淡水中での生存よりも短い(図 1)。

本菌の自然界での生存菌数は夏季に最高となり，冬季に最低となる。

【生態】

本菌はブドウ糖，白糖，乳糖を分解する。オキシダーゼ陽性で，本性状は大腸菌などとの重要な鑑別点である。

Aeromonas は下痢症，胃腸炎，敗血症，創傷感染症，髄膜炎，肺炎などの感染症の原因菌としてしばしば分離される。

Aeromonas による主な感染症は腸管感染症でその症状は胃腸炎，下痢，腹痛である。症例のほとんどは散発例で，小児や 50 歳以上の成人に多く発生する。自然環境の本菌の増殖が活発な夏季に多く，発展途上国からの

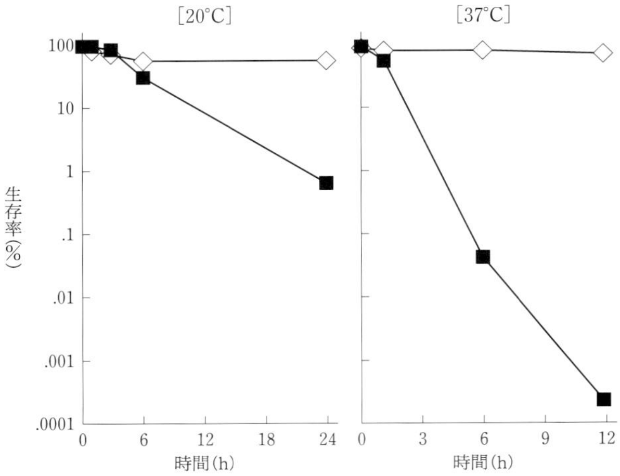

図 1　*A. veronii* bv. *sobria* の 0.5%，3%食塩水中での生存率。◇：0.5%食塩水，■：3%食塩水，100%＝2×10⁷ CFU/mL

旅行者下痢症の原因菌としても分離される。一般的に下痢は水様便で 1 日数回に留まる。時には粘液や血液の混入が見られる場合もあり，また，嘔気，嘔吐，発熱をともなう場合もある。コレラ様の激しい下痢による脱水症状や，乳幼児では赤痢様の症状を示す場合もある。*Aeromonas* のうち，*A. hydrophila*，*A. veronii* bv. *sobria* は食中毒原因菌に指定されている(山井，2004)。

腸管外感染症として多いのは創傷感染である。*Aeromonas* 感染症は免疫力が低下している患者において起こる日和見感染菌と主に考えられていた。しかし，一見健康そうな場合でも慢性肝炎や糖尿病などの基礎疾患を有する人で感染が報告される。また *Aeromonas* が淡水常在菌であるところから水場での感染が多い。腸管外感染症の部位はほぼ全身の組織に及ぶが，特に皮膚や筋肉

写真 1　*A. hydrophila* の走査型電子顕微鏡像(元岡山県立大学・有田美知子博士より供与)

写真 2　*A. trota* の走査型電子顕微鏡像(元岡山県立大学・有田美知子博士より供与)

写真 3　*A. hydrophila* ATCC7966 のグラム染色像。(口絵 26 参照)

写真 4　*A. caviae* ATCC15467 のグラム染色像。(口絵 27 参照)

写真 5　マッコンキー寒天培地での *A. hydrophila* ATCC7966 のコロニーの所見。37°C，24 時間培養。*Aeromonas* 属の典型的なコロニーは淡い黄褐色を呈する。辺縁はスムーズなコロニーを形成する。(口絵 28 参照)

写真 6　アエロモナス基礎培地での *A. hydrophila* ATCC7966 のコロニーの所見。37°C，24 時間培養。*Aeromonas* 属の典型的なコロニーは中心が濁った濃い緑色を呈する。一般的に辺縁はスムーズなコロニーを形成するが，*A. jandaei* などの一部の菌種ではギザギザなコロニーが観察される。(口絵 29 参照)

写真 7　アエロモナス基礎培地での *A. hydrophila* ATCC7966 と *Vibrio parahaemolyticus* RIMD2210633(1：1 混液)のコロニーの所見。37°C，24 時間培養。*A. hydrophila* ATCC 7966 は中心の濃い緑色のコロニーを形成し，一方，*V. parahaemolyticus* は淡い緑色の半透明のコロニーを形成する。(口絵 30 参照)

写真 8　*A. veronii* bv. *sobria* の血液寒天培地での溶血環の形成。37°C，24 時間培養。エロリジン様の溶血毒を産生する *A. veronii* bv. *sobria* や *A. hydrophila* では顕著な β 溶血が観察される。(口絵 31 参照)

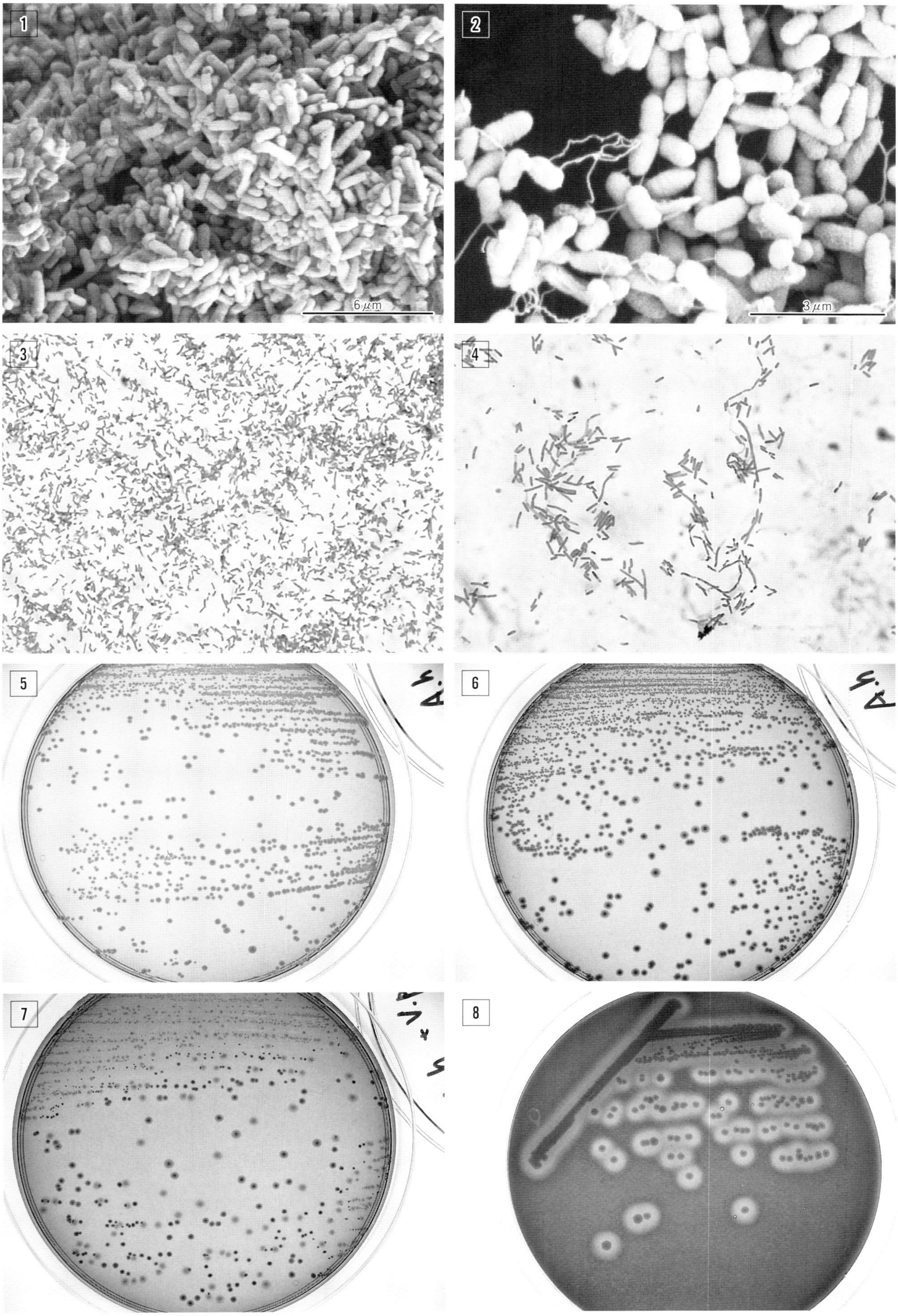
1
6 μm
2
3 μm
3
4
5
6
7
8

などの軟部組織に多い。

肝機能や免疫機能が低下している場合，敗血症などの重篤な経過をとることがある。*A. hydrophila* による敗血症は急速に進行するため，治療が追いつかないことが多く，特に肝硬変患者では死に至る危険性が高い。

【遺伝子情報】

A. hydrophila ATCC7966，*A. salmonicida* A449の全ゲノム配列が公表されている（Seshadri et al., 2006; Reith et al., 2008）。染色体DNAのサイズはともに4.7 MbpでGC含量はそれぞれ61.5%，58.5%である。*A. salmonicida* A449は大きなプラスミドを2個（0.17 Mbp, 0.16 Mbp）保有している。

A. hydrophila のゲノム解析より，全染色体DNAは蛋白質コードする遺伝子が4,128個存在し，平均ORFサイズは1,004 bpであった。そのうち，生物学的機能が明確なORFが2,985個（72.3%），機能不明であるが，他の菌種と相同性があるORFが887個（21.5%），その他の機能不明なORFが256個（6.2%）であった。

【培養】

本菌はマッコンキー，DHL，SS寒天培地で発育する。本菌の多くはTCBS培地では生育しないが，一部の *A. hydrophila* は発育し，黄色のコロニーを示す。本菌をマッコンキー寒天培地で培養すると黄褐色のコロニーを形成する（写真5）。

アエロモナス基礎培地（RYAN）で，本菌を培養すると，中心が濁った濃い緑色のコロニーを呈する（写真6, 7）。

一部の菌種を除き，本菌は β-ラクタマーゼを産生し，アンピシリンに耐性を示す。本菌の選択性を高めるために培地へのアンピシリン添加が有用である。

【抗原構造】

エロモナス属のO抗原は96種類に分けられる。これらのO抗原中には *Vibrio cholerae*，*V. fluvialis* または *Plesiomonas* のO抗原と共通抗原性を示すものもある（荒川・島田，2004）。各血清型には複数の菌種が存在し，O抗原と菌種間で相関性は認められない（Sinha et al., 2004）。また，O抗原と病原性，エンテロトキシン産生性との間に相関性は認められない。

【物理化学的抵抗性】

エロモナス属は食塩非要求性で，至適食塩濃度は1～2%である。3%食塩存在下では増殖能は低下し，6%食塩存在下では生育できない（Roberts et al., 1996）。生育可能温度は2～45℃で，至適温度は28～35℃である。加熱には弱く，55℃2分で死滅する。至適pHは7.2でpH 4.5以下では生育できない。

【病原性】

Aeromonas は病原性や環境への適応に関係があると考えられる毒素，酵素を多数菌体外に産生する。その代表的なものとして，溶血毒，プロテアーゼ，リパーゼ，キチナーゼ，ヌクレーゼ，アミラーゼ，β-ラクタマーゼなどがある（山本，2002；Pemberton et al., 1997; Yu et al., 2007）。

このうち，最も詳しく研究されているものは *A. hydrophila* の産生する溶血毒エロリジン（aerolysin）である。エロリジンは前駆体として生合成された後，シグナルペプチドを介してペリプラスム中に移行し，二量体を形成して菌体外へ分泌される。この二量体は不活性体であり，C末端領域の約40アミノ酸からなるペプチドがプロテアーゼによって切断されて活性体となる。活性体は赤血球膜に結合すると膜中に七量体からなる孔（pore）を形成し，赤血球を破壊する。また，本毒素は細胞傷害性，腸管毒性を示す。

A. hydrophila では由来の異なるエロリジン遺伝子の塩基配列が報告されているが，いずれも蛋白質レベルで90%以上の相同性が見出されている。

A. hydrophila の他に，*A. sobria*，*A. trota*，*A. salmonicida*（魚類分離株）からもエロリジンと相同性を有する遺伝子が同定されている。*A. caviae* では臨床分離株でも溶血活性陰性株が多く存在し，溶血毒の遺伝子は一部の *A. caviae* しか保有しておらず，また相同性もかなり低い。*A. sobria* の溶血毒ではエロリジンと同様の活性化経路が報告され，腸管毒性を引き起こすことが知られている（Fujii et al., 1998）（写真8）。

宿主の組織や生体防御能を破壊する役割から細菌の産生するプロテアーゼも病原因子として重要と考える。*Aeromonas* の産生するプロテアーゼには易熱性セリンプロテアーゼ，耐熱性EDTA感受性メタロプロテアーゼ，耐熱性EDTA耐性プロテアーゼがある。これらのプロテアーゼは組織破壊などの直接的な作用の他にエロリジンなどの他の病原因子をプロセシングし，活性化する働きを有する。

Aeromonas の定着因子としては，O抗原，およびタイプⅣ繊毛の関与が報告されている。O抗原のうち，O13，O33，O34，O44血清型のLPSは抗原発現とHep-2細胞への付着性，*in vivo* での病原性が一致するところから定着性への関与が示唆された（Merino et al., 1998）。しかし，臨床では，さまざまなO血清型細菌が分離され，O抗原と病原性との関連性は結論を得ていない。また，タイプⅣ繊毛としては柔軟性を持ったタイプⅣ class A繊毛と束を形成するbundle-formingタイプⅣ class B繊毛（BFP）が報告されている。BFPは腸管病原性大腸菌のBFPや *V. cholerae* のtoxin co-regulated pilus（TCP）に形態的に類似し，腸管感染時において重要な定着因子である可能性が考えられる。

また，近年 *Aeromonas* でもタイプⅢ分泌システム（T3SS）が同定された。*A. hydrophila* ではT3SS欠損株が野生株に比べて *in vivo* での病原性が低下したことが報告された（Yu et al., 2004; Sha et al., 2005）。

【疫学】

現在は *Aeromonas* により引き起こされる下痢症の原因菌種は主に7表現種（*A. hydrophila*，*A. veronii* bv. *sobria*，*A. caviae*（*A. punctata*），*A. veronii* bv. *veronii*，*A. trota*（*A. enteropelogenes*），*A. schubertii*，*A. jandaei*）であるといわれている。そのうち，大部分を *A. hydrophila*，*A. veronii* bv. *sobria*，*A. caviae* が占める。ブラジル，タイでは *A. hydrophila* が，インド，バングラデシュでは *A. caviae* が，メキシコでは *A. veronii* bv. *sobria* がそれぞれ下痢原因菌として多いことが報告されている（Sinha et al., 2004; von Graevenitz, 2007）。

一方，腸管外感染症の原因菌としては *A. hydrophila*, *A. veronii* bv. *sobria* が圧倒的に多い。外傷などの創傷感染，火傷にともなう感染，肺炎，敗血症などの原因菌として分離される。腸管外感染症は主に免疫機能や肝機能が低下した人で観察される。*Aeromonas* による軟部組織感染症や敗血症に関連する致死率は28〜73%と報告される(Tsai et al., 2007)。

【治療】

本菌により引き起こされる下痢症は患者のほとんどが比較的軽症で，特別な治療はしなくても発症から1週間ほどで自然治癒する。しかし，赤痢様，あるいはコレラ様の激しい症状を呈した場合には，経口または静脈内輸液などの対症療法と抗菌薬の投与が必要である。成人ではニューキノロン系薬，小児にはノルフロキサシン，5歳未満の小児にはホスホマイシンが多く用いられている。

重篤な創傷感染症や軟部組織感染症では抗生剤投与とともに，外科的に患部を切除，もしくは患肢切断するなどの症例も多く報告されている。

【予防】

本菌による下痢症の感染経路は本菌により汚染された飲食物の摂取を介して起こる。本菌は加熱に弱いことから，本菌の増加する夏季は生水の飲用，魚介類の生食は避け，調理後，速やかに喫食するよう心掛ける。本菌は冷蔵保存した食品中でも増殖できるため，食品の二次汚染の防止も重要である(塚本，1991)。

また，肝機能疾患患者や免疫不全患者は夏季には水辺では外傷に気をつける必要がある。

【引用・参考文献】

荒川英二，島田俊雄．2004．腸炎ビブリオおよびその類縁菌，p. 201-224．厚生労働省(監修)，食品衛生検査指針 微生物編，日本食品衛生協会，東京．

Fujii, Y., Nomura, T., Kanzawa, H., et al. 1998. Purification and characterization of enterotoxin produced by *Aeromonas sobria*. Microbiol. Immunol. 42: 703-714.

Huys, G., Denys, R., and Swings, J. 2002. DNA-DNA reassociation and phenotypic data indicate synonymy between *Aeromonas enteropelogenes* Schubert et al. 1990 and *Aeromonas trota* Carnahan et al. 1991. Int. J. Syst. Evol. Microbiol. 52: 1969-1972.

Merino, S., Aguilar, A., Rubires, X., et al. 1998. Mesophilic *Aeromonas* strains from different serogroups: the influence of growth temperature and osmolarity on lipopolysaccharide and virulence. Res. Microbiol. 149: 407-416.

Monfort, P., and Baleux, B. 1991. Distribution and survival of motile *Aeromonas* spp. in brackish water receiving sewage treatment effluent. Appl. Environ. Microbiol. 57: 2459-2467.

Pemberton, J. M., Kidd, S. P., and Schmidt, R. 1997. Secreted enzymes of *Aeromonas*. FEMS Microbiol. Lett. 152: 1-10.

Reith, M. E., Singh, R. K., Curtis, B., et al. 2008. The genome of *Aeromonas salmonicida* subsp. *salmonicida* A449: insights into the evolution of a fish pathogen. BMC Genomics 9: 427.

Roberts, T. A., Baird-Parker, A. C., and Tompkin, R. B. (eds.) 1996. *Aeromonas*, p. 5-19. *In* Microorganisms in foods 5, Kluwer academic/plenum publishers, London.

Seshadri, R., Joseph, S. W., Chopra, A. K., et al. 2006. Genome sequence of *Aeromonas hydrophila* ATCC 7966T: jack of all trades. J. Bacteriol. 188: 8272-8282.

Sha, J., Pillai, L., Fadl, A. A., et al. 2005. The type III secretion system and cytotoxic enterotoxin alter the virulence of *Aeromonas hydrophila*. Infect. Immun. 73: 6446-6457.

Sinha, S., Shimada, T., Ramamurthy, T., et al. 2004. Prevalence, serotype distribution, antibiotic susceptibility and genetic profiles of mesophilic *Aeromonas* species isolated from hospitalized diarrhoeal cases in Kolkata, India. J. Med. Microbiol. 53: 527-534.

Tsai, Y. H., Hsu, R. W., Huang, T. J., et al. 2007. Necrotizing soft-tissue infections and sepsis caused by *Vibrio vulnificus* compared with those caused by *Aeromonas* species. J. Bone. Joint Surg. Am. 89: 631-636.

塚本定三．1991．エロモナス・ヒドロフィラ エロモナス・ソブリア，p. 88-91．本田武史，竹田美文(編)，食中毒の正しい知識，菜根出版，東京．

von Graevenitz, A. 2007. The role of *Aeromonas* in diarrhea: a review. Infection 35: 59-64.

山井志朗．2004．エロモナス・ハイドロフィラ/ソブリア感染症，p. 32-33．国立感染症研究所学友会(編)，感染症の辞典，朝倉書店，東京．

山本耕一郎．2002．エロモナス属菌，p. 424-428．竹田美文，林英生(編)，細菌学，朝倉書店，東京．

Yu, H. B., Rao, P. S., Lee, H. C., et al. 2004. A type III secretion system is required for *Aeromonas hydrophila* AH-1 pathogenesis. Infect. Immun. 72: 1248-1256.

Yu, H. B., Kaur, R., Lim, S., et al. 2007. Characterization of extracellular proteins produced by *Aeromonas hydrophila* AH-1. Proteomics 7: 436-449.

【岡本敬の介，髙橋栄造】

エンテロバクテリア(腸内細菌)科
Family ***Enterobacteriaceae***

エシェリキア属
Genus ***Escherichia***

【分類・歴史】

エシェリキア属(*Escherichia*)には，*E. albertii*，*E. coli*，*E. fergusonii*，*E. hermannii*，*E. marmotae*，*E. vulneris* の6菌種が含まれる。基準種は *E. coli* である。旧 *E. blattae* は2010年に新しい属(*Shimwellia*)に再分類され，*S. blattae* となった。*E. marmotae* は2015年に提案された最も新しい菌種。臨床材料からは *E. coli*(大腸菌)が最も多く分離される。

大腸菌はヒト腸管の常在菌で，10^7〜10^9/mL で存在する。その一方で，ヒトに感染症を引き起こす大腸菌群が存在する。このような病原性大腸菌は，腸管感染症を起こす下痢原性大腸菌(diarrheagenic *E. coli*)と腸管外感染症を起こす大腸菌(extraintestinal pathogenic *E. coli*：ExPEC)に分類される。また，大腸菌には最も深刻なグローバル多剤耐性菌の一面がある。

(1)下痢原性大腸菌(別名，下痢性大腸菌)

患者が示す臨床症状と大腸菌が持つ性状の違いによって，以下の5種類に細分されてきた(写真1)。

①腸管病原性大腸菌(enteropathogenic *E. coli*：EPEC)

1940年代にイギリスでの乳幼児下痢症で報告され，1955年に特定O血清群との関連が示された。1995年になって，従来からの定型EPEC(typical EPEC：tEPEC)と新興病原体である非定型EPEC(atypical EPEC：aEPEC)に分類された。

②腸管侵入性大腸菌(enteroinvasive *E. coli*：EIEC)

1944年に最初に paracolon bacillus と記載され，その後特定O血清群菌，さらに侵入性動物実験 Sereny test 陽性菌(1955年)とされた。

③腸管毒素原性大腸菌(enterotoxigenic *E. coli*：ETEC)

1967年にイギリスで幼若ブタ下痢症から分離され，1970年に2種類のエンテロトキシンが発見された。1971年にインドで，下痢症患者からエンテロトキシン産生大腸菌が分離された。

④腸管出血性大腸菌(enterohemorrhagic *E. coli*：EHEC)

1982年に米国オレゴン州とミシガン州で発生したハンバーガー食中毒(出血性大腸炎)で分離された。1983年に志賀毒素(別名ベロ毒素)産生と溶血性尿毒症症候群(hemolytic uremic syndrome：HUS)との関連が証明された。

⑤腸管凝集粘着性大腸菌(enteroaggregative *E. coli*：EAEC または EAggEC)

1985年にメキシコを訪れた米国人旅行者下痢症患者から分離され，1987年に細胞への凝集粘着性(凝集付着性と同義語。以下，粘着を使用)が確認された。別名は腸管凝集性大腸菌。

法律上の取り扱い

腸管出血性大腸菌感染症は感染症法(平成11年施行，平成19年大幅改訂)の三類感染症扱い。五類感染症の小児科定点把握疾患(感染性胃腸炎)には大腸菌下痢症も含まれる。また，すべての下痢原性大腸菌は食品衛生法による食品媒介感染症(食中毒)の原因物質(原因菌)である。

(2)腸管外感染症を起こす大腸菌

腸管外感染症を起こす大腸菌(ExPEC)には，尿路病原性大腸菌(uropathogenic *E. coli*：UPEC)と新生児髄膜炎起因大腸菌(neonatal meningitis-associated *E. coli*：NMEC)が含まれる。

①尿路病原性大腸菌

大腸菌による尿路感染症は最も古くからの，そして最も多い感染症のひとつである。尿路病原性大腸菌(UPEC)の特性については，1976年になって細胞粘着性が，1978年に粘着因子としてマンノース耐性(MR)線毛が特定され，分子診断が可能となった。さらに病型を反映する複数の粘着因子が見つかった。

②新生児髄膜炎起因大腸菌

1950年代から脳脊髄液にまで侵入する大腸菌として注目され，1974年に主要病原因子としてK1カプセルが報告された。

その他の例(常在大腸菌)

腸管内の大腸菌も手術などで無菌部位に移行してしまうと，例えば胆道感染症のように激しい炎症を惹起する。

(3)グローバル多剤耐性大腸菌

2009年にカルバペネム系抗菌薬にも耐性を示す新興多剤耐性大腸菌がインドなどで分離された。カルバペネム耐性を含む多剤耐性大腸菌感染症は，5類感染症のカルバペネム耐性腸内細菌科細菌(carbapenem-resistant *Enterobacteriaceae*：CRE)感染症のひとつ。

【形態・構造】

グラム陰性桿菌。菌体サイズ(目安)は長さ1〜3 μm，幅0.4〜0.7 μm。周毛性鞭毛(長さ5〜10 μm，幅20 nm)を持ち，活発な運動性(速度約50 μm/s)を示すが，非運動性の場合もある。また，組織に粘着するための表層構造として多様な線毛(例：長さ1〜2 μm，幅7 nm)や外膜蛋白を持つ。細胞侵入性を示す場合にはカプセルや外膜蛋白を持つ。

【増殖】

酸素が存在しても，存在しなくても増殖する通性嫌気性を示す。ゲノム上に7セットのrRNA遺伝子を持ち，世代時間(分裂時間)は約20分と短い。グルコースを発酵し，多くの場合ガスを発生する。オキシダーゼ陰性。

【生態】

大腸菌はヒトや温血動物の腸管内に常在する。ヒトの場合生後数時間で腸管に定着し，主要な常在性通性嫌気性菌となって，便から排菌される。環境水からの大腸菌の検出は糞便の汚染の指標となる。水道水などの飲料水からは検出されてはならない。大部分は非病原性であるが，病原菌が分離されることもある。

E. fergusonii は大腸菌と同様で糞便から分離される。また，*E. fergusonii* と *E. albertii* は野鳥やニワトリから分離される。*E. fergusonii*，*E. hermannii*，*E. vulneris*，*E. albertii* は便，尿，喀痰，血液，創傷などの

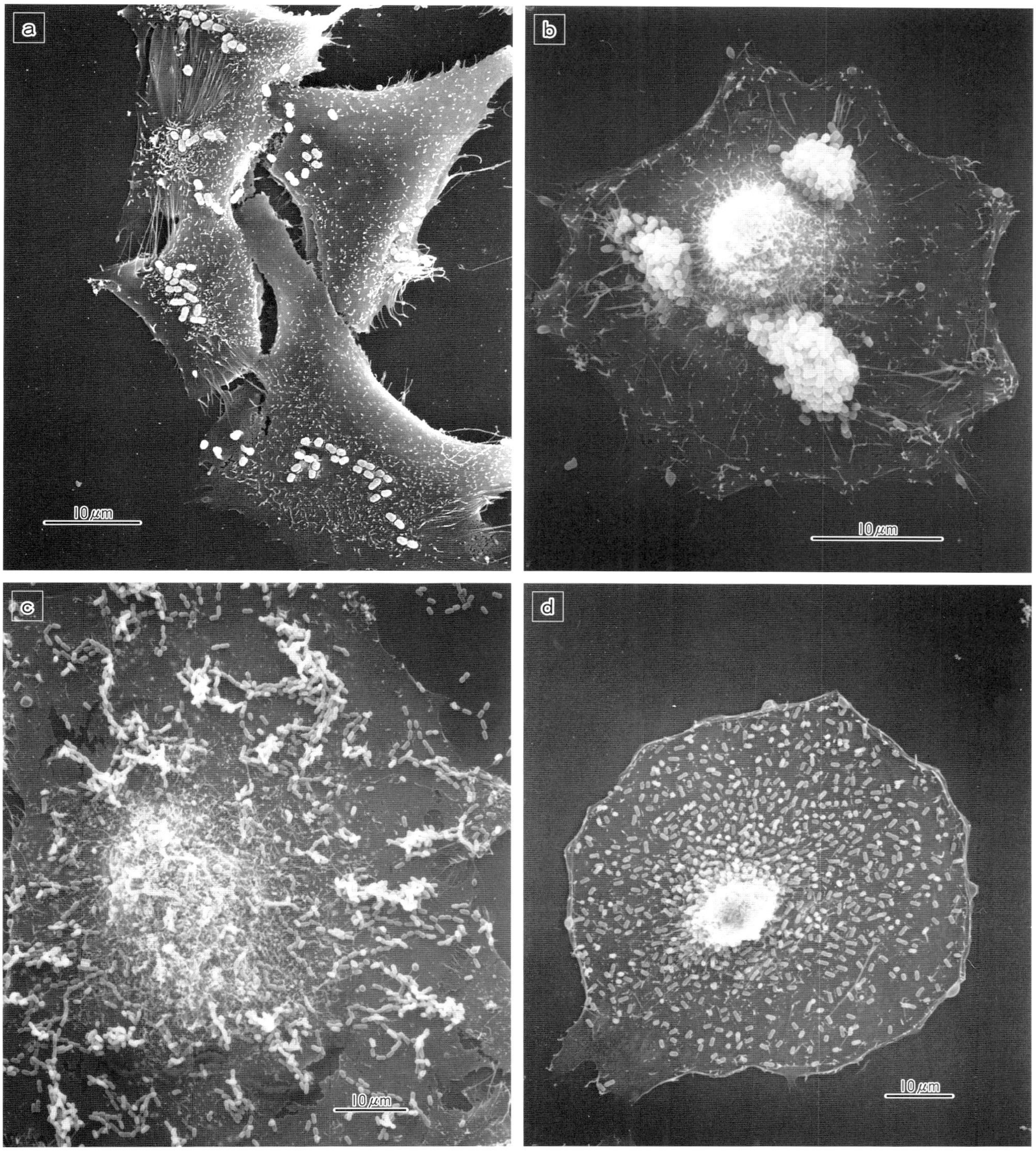

写真1 細胞粘着パターンによる下痢原性大腸菌の分類。a)腸管出血性大腸菌(血清型 O157：H7)の細胞粘着パターン。Clustered adherence(CA：群粘着)を示す。b)腸管病原性大腸菌の細胞粘着パターン。Localized adherence(LA：局在粘着)を示す。c)腸管凝集粘着性大腸菌の細胞粘着パターン。Aggregative adherence(AA：凝集粘着)を示す。d)分散粘着性大腸菌の細胞粘着パターン。Diffuse adherence(DA：分散粘着)を示す。

臨床材料から分離されることがある。

【遺伝子情報】

大腸菌ゲノムは191株について解読された。サイズは4.6(*E. coli* K12株)〜5.9(EHEC)Mb。稀に4.0 Mb以下のことがある。遺伝子数は約4,400〜5,900。病原性・薬剤耐性遺伝子の多くは，ファージ，プラスミド，トランスポソン，インテグロン，病原遺伝子島(pathogenicity island：PAI)などの可動性遺伝構造にのっていて，その水平伝達が病原菌の進化と多様性の基盤を形成している。その可動性遺伝構造もモザイク化など変遷が激しい。病原菌の流行が拡大し，新しい地域に定着すると，それぞれの地域でサブタイプ化が始まる。

現在我々が目にする主要な病原菌の特徴は以下のごとくである。

①腸管出血性大腸菌(EHEC)(図1)は，溶原化したベロ毒素ファージを持つ。さらに，血清型O157：H7などはtype Ⅲ分泌システムをコードする病原遺伝子島(EHEC LEE)やヘモリジンなどを産生するプラスミドを持つ。一方，O104やO86に属する血清型はEHEC LEEを持たず，腸管定着・障害で働く別な遺伝機構を持つ。②腸管病原性大腸菌(EPEC)(図2)は，病原性の強い定型EPEC(tEPEC)では，EPEC O：H血清型領域，type Ⅲ分泌システムをコードする病原遺伝子島(EPEC LEE)，そしてBFP線毛(bundle-forming pilus)をコードするEAFプラスミドを持つ。EspC細胞毒素遺伝子がEPEC LEEとは別の病原遺伝子島(PAI)に存在する。③腸管毒素原性大腸菌(ETEC)(図3)の場合には，エンテロトキシンをコードするトランスポソン(あるいは類似構造)や定着因子遺伝子が複数のプラスミド上に存在する。④腸管凝集粘着性大腸菌(EAEC)(図4)は，菌を凝集させ，かつ細胞に凝集粘着させる遺伝子群や毒素遺伝子をプラスミド上に持つ。⑤腸管侵入性大腸菌(EIEC)(図5)は，赤痢菌の祖先と考えられていて，赤痢菌と同様に，細胞侵入に関与する遺伝子群(type Ⅲ分泌システムをコードする領域)をサイズ200 kb以上の大きなプラスミド上に持つ。プラスミドのサイズが小さい場合もある。⑥尿路病原性大腸菌(UPEC)では，粘着線毛の発現がinvertible elementで調節されていて，膀胱炎を起こす場合にはtype 1線毛遺伝子の発現が“switch-on”になっている。Type 1線毛発現スイッチは鞭毛発現(運動性)調節とも連動。上位尿路感染症への進展にはP線毛が関与する。免疫回避の手段としてカプセル形成や細胞侵入性を示し，毒素産生能(とそれぞれの遺伝子)を持つ。⑦新生児髄膜炎起因大腸菌(NMEC)は，新生児の髄膜炎，菌血症，敗血症に関連したK1カプセルを持つ。このシアル酸ポリマー(K1抗原)はNeu酵素群によってUDP-N-アセチルグルコサミン(UDP-GlcNAc)→シアル酸→シアル酸ポリマーと合成され，Kps蛋白群でつくられたABCトランスポーターと内膜と外膜間の回廊によって外膜(細胞)表面へと運ばれる。血液脳関門の侵入に関連した遺伝子を持つ。

【培養】

マッコンキー寒天培地でよく増殖し，多くは乳糖を分解して(酸をつくって)赤い集落を形成。ソルビトール分解などを調べる場合もある。液体培地としてLB(Luria-Bertani)brothがよく用いられる。ただし，培養中にサイズの大きな侵入性プラスミドなどが脱落しやすい。

【抗原構造】

伝統的に大腸菌の分類にはO：H血清型が用いられてきた。O抗原には外膜LPSの多様な構造を反映してO1からO188が存在する。なお，このうちO31，O47，O67，O72，O94，O122は欠番で，O182とO188は保留中。H抗原には鞭毛蛋白の多様性を反映してH1から

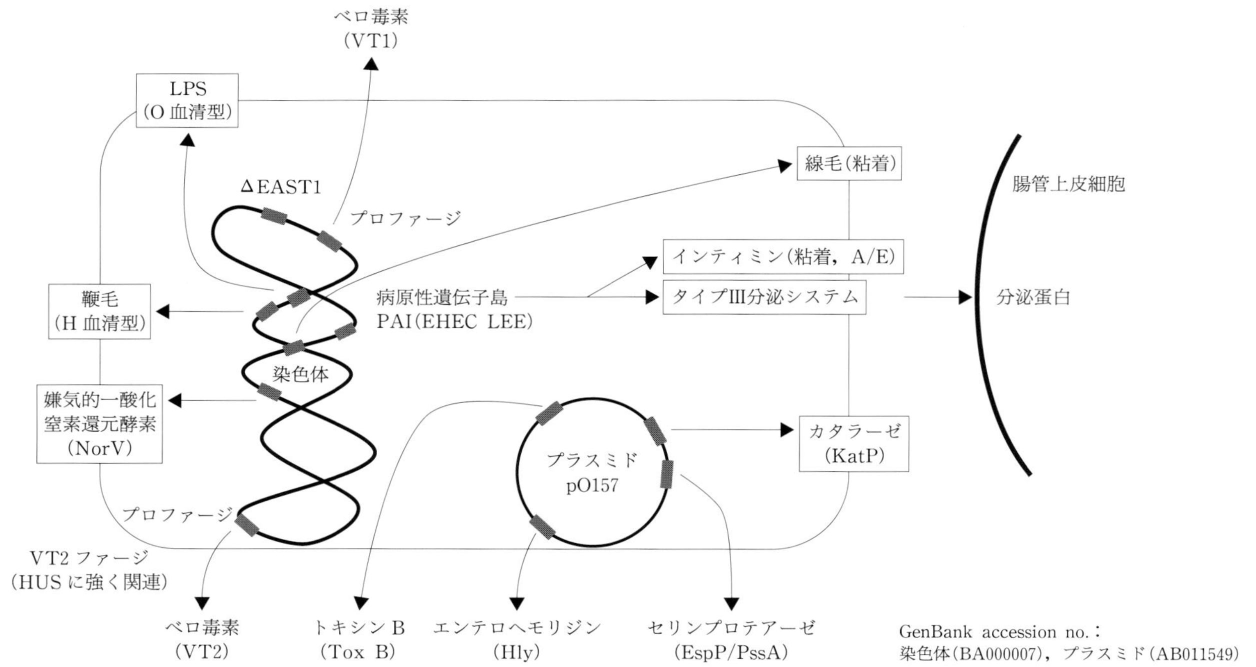

図1　腸管出血性大腸菌(血清型O157：H7)の遺伝構造と病原性因子。ファージがベロ毒素(VT1，VT2)を，病原遺伝子島(PAI)であるEHEC LEEがタイプⅢ分泌システムを，プラスミドがエンテロヘモリジン，セリンプロテアーゼ，エンテロトキシンBなどを産生する。ベロ毒素は志賀赤痢菌がつくる志賀毒素と同一か，類似した毒素である。

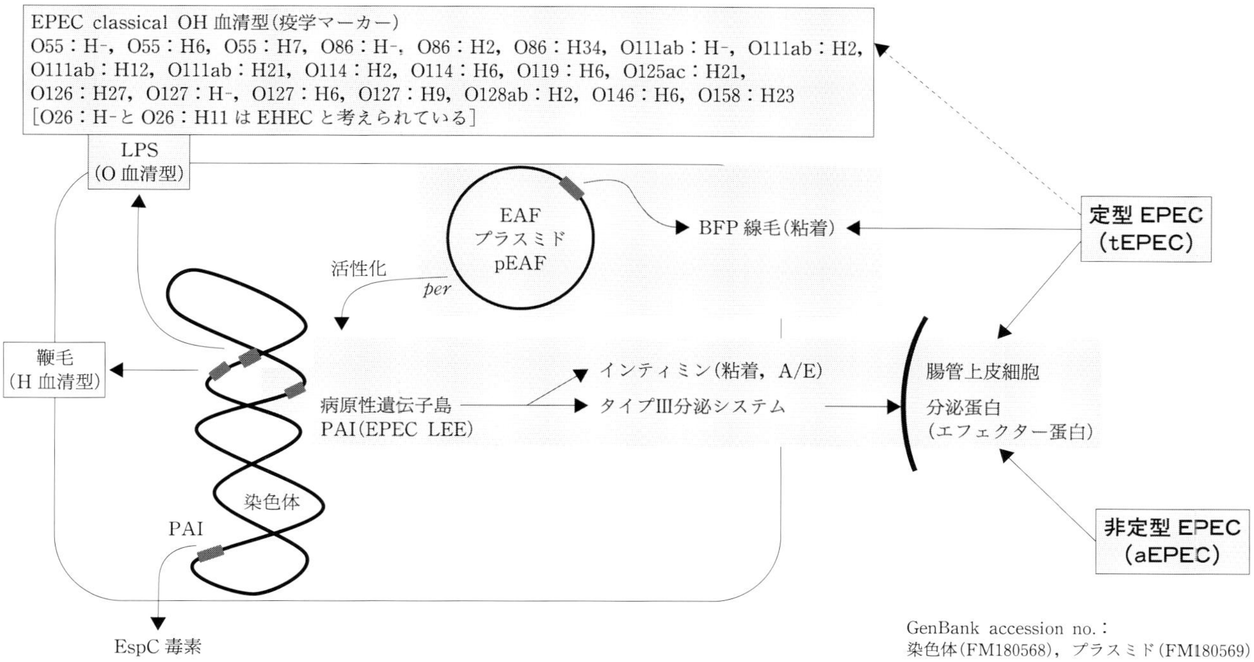

図2　腸管病原性大腸菌(血清型O127：H6)の遺伝構造と病原性因子。病原遺伝子島(PAI)であるEPEC LEEがタイプⅢ分泌システムをコードし，EAFプラスミドが局在粘着(localized adherence：LA)を決定する。EPEC血清型は染色体遺伝子が決定。また毒素も染色体上の遺伝子がコードする。図は定型EPEC(tEPEC)を示す。非定型EPECは，EPEC LEE性のタイプⅢ分泌システムを持つが，EAFプラスミドを持たないためLA粘着は示さない。血清型はより多様である。

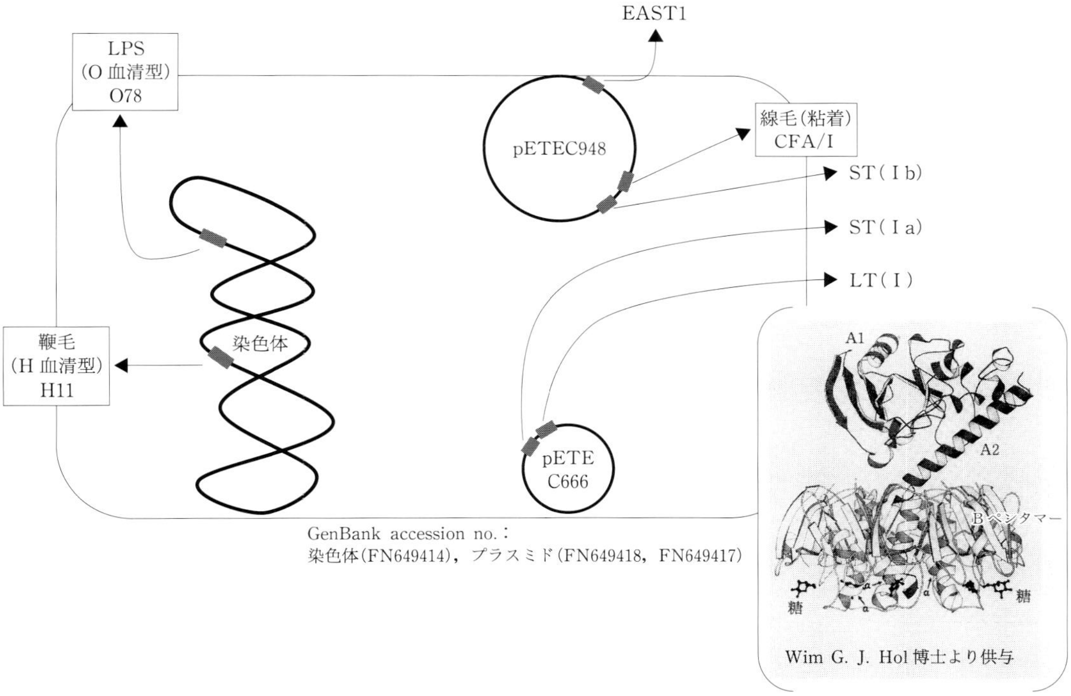

図3　腸管毒素原性大腸菌(血清型O78：H11)の遺伝構造と病原性因子。プラスミドが粘着線毛(CFA/Ⅰ)と2種類のエンテロトキシン(LTとST)を産生する。血清型は染色体遺伝子が決定。右下の挿入写真はエンテロトキシンLTのA1B5構造を示す。LTとコレラ菌がつくるコレラ毒素は，共通の祖先から分岐・進化した類似毒素である。

H56が存在，このうちH13，H22，H50は欠番。O：H血清型はゲノム解析(whole-genome sequencing：WGS)技術の進歩により，O血清型が*wzx*/*wzy*遺伝子などのPCRで，H血清型が*fliC*遺伝子などのPCRで決定されつつある。大腸菌の血清型はO157：H7あるいはO86：H-などと記載する。H-は非運動性で，NMとも記す。腸管出血性大腸菌，腸管病原性大腸菌，腸管侵入性大腸菌，新生児髄膜炎起因大腸菌ではO：H血清型との関連が強い。なお，O抗原(外膜)の外側にカプセル(莢膜)つまりK抗原(酸性の多糖)が存在する場合がある。この大腸菌K抗原も多様で，100種類以上が存在する。一部の大腸菌K抗原は髄膜炎菌やインフルエンザ菌b型(Hib)のカプセルと血清学的にクロスする。腸管毒素原性大腸菌では腸管定着因子であるCFA/

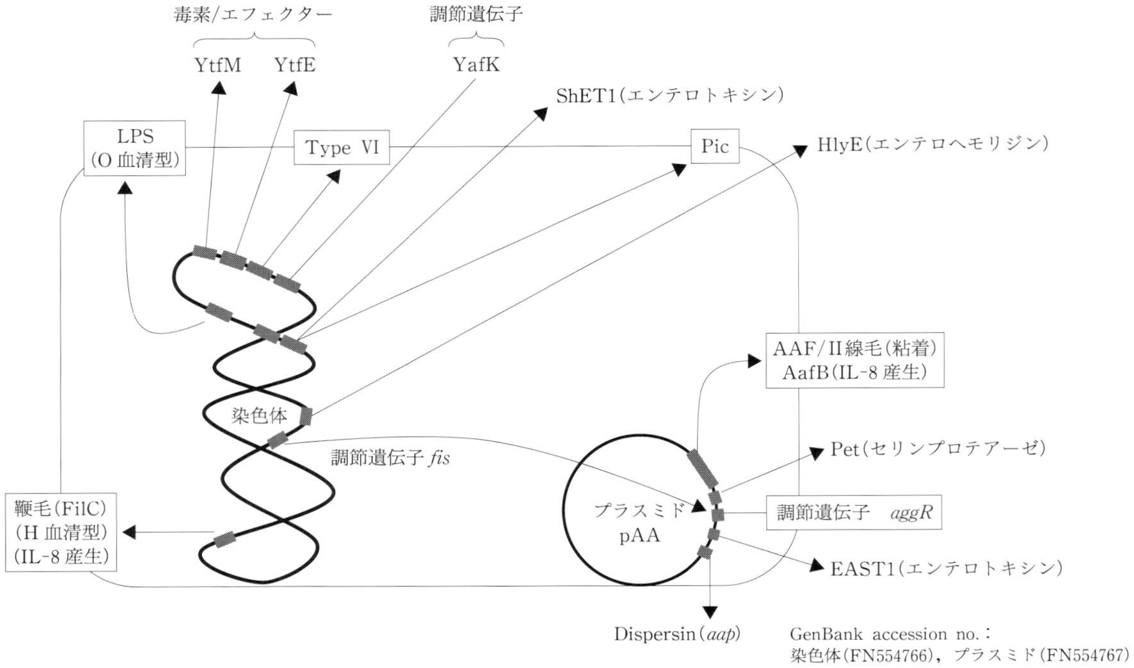

図 4　腸管凝集粘着性大腸菌(血清型 O44：H18)の遺伝構造と病原性因子。プラスミドが AA 粘着線毛(AAF/II)と一部の毒素(EAST1)を産生する。染色体からもその他の毒素(ShET1 など)が産生される。EAST1 は EAEC で見出された毒素。他の大腸菌にも分布する。

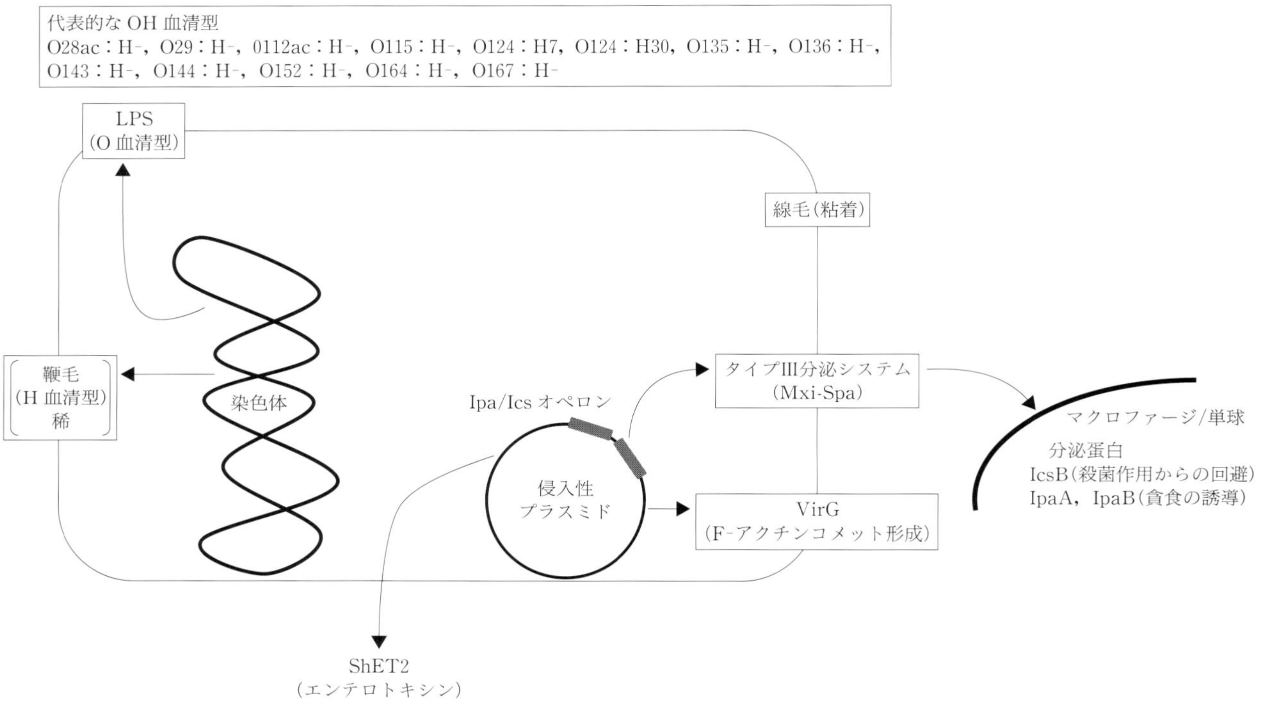

図 5　腸管侵入性大腸菌の遺伝構造と病原性因子。腸管侵入性大腸菌は赤痢菌の祖先と考えられていて，赤痢菌と同様に巨大プラスミドを持ち，それがタイプIII分泌システムおよび細胞侵入性を決定している。

I 線毛，CFA/II 線毛，CFA/IV 線毛(一部外膜蛋白)などの抗原が診断に利用される。

尿路病原性大腸菌の場合には，尿路定着因子として，膀胱炎に関連した type 1 線毛，急性腎盂腎炎に関連した P 線毛，前立腺炎とも関連した S 線毛などが存在し，診断標的となっている。新生児髄膜炎起因大腸菌では K1 カプセルを持った血清型 O18ac：K1：H7 が多く分離される。

【物理化学的安定性・抵抗性】

滅菌・消毒に比較的弱く，院内の通常の条件下で容易に死滅する。加熱(湿熱)では 75°C 1 分間で死滅する。牛肉などの 75°C 1 分以上の加熱は，腸管出血性大腸菌感染(食中毒)を防ぐための基準である。大腸菌は胃酸で容易に死滅する。しかし，腸管出血性大腸菌は耐酸性(pH 2.5 以下の酸性で 2 時間以上生存する能力)を示す場合があり，少量の菌でも胃を通過し，腸管に到達して

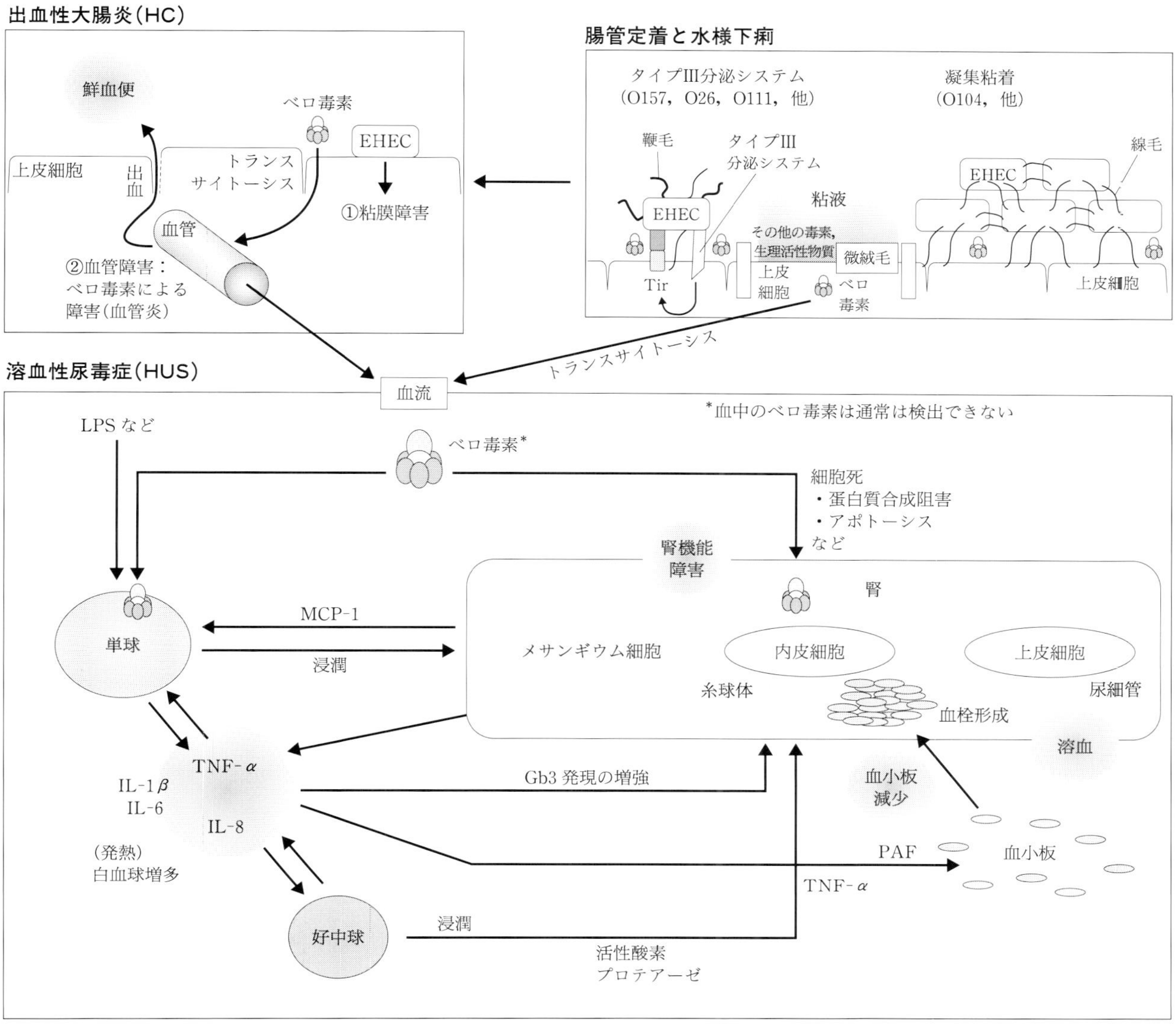

図6 腸管出血性大腸菌の腸管定着と溶血性尿毒症症候群(HUS)の発症メカニズム。腸管定着様式は血清型によって異なる。血清型O157, O26, O111菌などはtype III分泌システムによって定着を成立させる(右上図の左側)。よりマイナーな血清型のO104では腸管凝集粘着性大腸菌が持つ凝集粘着(AA)によって定着を成立させる(右上図の右側)。またやはりマイナーな血清型のO86では分散粘着(DA)によって定着を成立させる。その後，ベロ毒素が出血性大腸炎(HC, 左上図)を，そしてHUS(下図)を惹起する。HUSの三徴は血小板減少，破砕状赤血球をともなう溶血性貧血，急性腎機能障害である。ベロ毒素と他の因子との協力作用も検討されている。

しまう。

【病原性】

(1)腸管出血性大腸菌(図1, 6, 写真1a, 2)

潜伏期は3〜5日。発症に至る経口摂取菌数(発症菌数)は10^2〜10^3。腹痛と水様下痢に始まり，約50%で鮮血便をともなう出血性大腸炎(hemorrhagic colitis：HC)を呈する。HCは当初“all blood, no stool”と形容された。発熱は稀。腹部症状後5〜9日で，2.5〜8%(時に20%以上)の頻度で合併症として全身性の血栓性微小血管障害(thrombotic microangiopathy：TMA)が出現する。HUS(三徴：血小板減少，破砕状赤血球をともなう溶血性貧血，急性腎機能障害)と脳症(頭痛，不穏，痙攣，昏睡)がその代表である。TMAの初期症状は紫斑，鼻や歯茎からの出血など。HUSの発症は小児や高齢者に多いが，成人や女性に多い事例もある。また，HUSを発症した小児(女児)が19年後にその後遺症(関連疾患)で死亡する事例が発生した。さらに高齢の患者では，従来とは異なった臓器疾患で死亡する例が問題となる。主要な原因毒素(第一水準毒素)はA1B5型のベロ毒素(Vero toxin：VT)，別名志賀毒素(Shiga toxin：Stx)。ベロ毒素のBサブユニット(ペンタマー)は細胞膜表面のガングリオシドGb3レセプターに結合し，AサブユニットはRNA *N*-グリコシダーゼ活性で蛋白合成を阻害する。ベロ毒素は多機能蛋白で，蛋白合成阻害によるネクローシスの他に，アポトーシス，オートファジー，自然免疫系の活性化作用などを現す。ベロ毒素はアミノ酸配列の違いによってVT1とVT2に大別される。VT1は志賀赤痢菌の志賀毒素と同一毒素である。VT1はさらに3種類のサブタイプ(a, c, d)に，VT2はさらに8種類のサブタイプ(a, b, c, d, e, f, g, h)に細分される。VT2a(VT2と書くことが多い)，VT2c，VT2d(特に$ST2d_{activatable}$)はHCやHUSに強

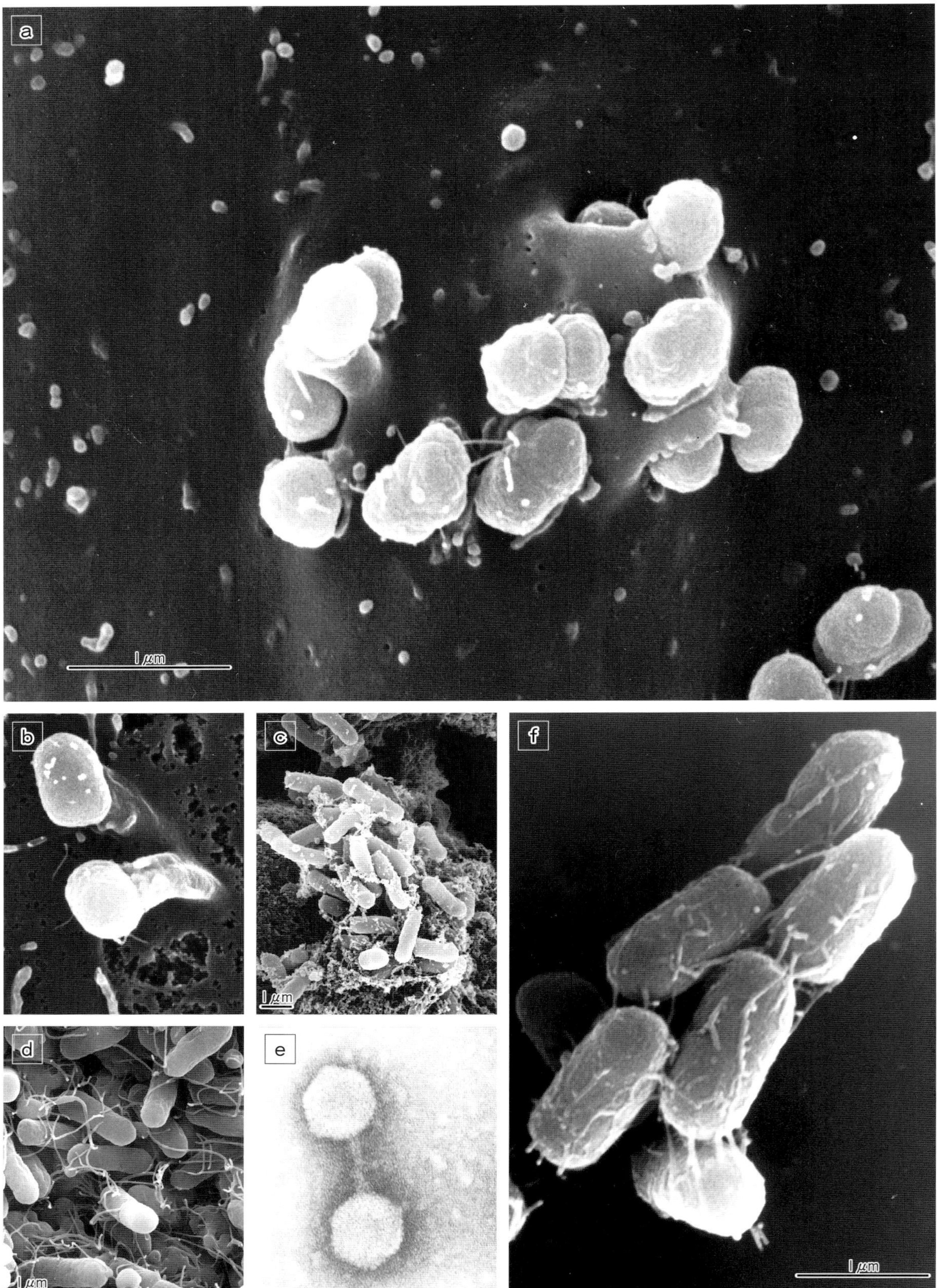

写真2　腸管出血性大腸菌(血清型 O157：H7 と O104：H4)の特徴。a)O157 型菌の細胞への“めり込み型”粘着。微絨毛ではなく，平坦な細胞膜で観察される A/E 現象の一様式。ベロ毒素輸送の観点から注目される。b)O157 型菌の細胞表面での pedestal formation(台座形成)。c)O157 型菌の腸管粘膜を被う粘液層への粘着。d)液体培地中の O157 型菌が示す菌体(O 抗原)と鞭毛(H 抗原)。e)ベロ毒素(VT2)の産生を支配するファージ。f)O104 型菌が示す AAF 線毛による凝集と凝集粘着

く関連する。ST2d$_{activatable}$は粘液で活性化されるタイプで，EHEC LEE陰性菌に分布する。このため，VT2はVT1より強毒型であるといわれる。VT2の残りのサブタイプでは，ヒトからの分離は少ない。VT2bはシカ，ヒツジ，ヤギなどから，Gb4を認識するVT2eはブタの浮腫病から，VT2fはトリから，VT2gはウシから分離される。近年，ヒト下痢症からのVT2f検出例が増加し，注目されている。以上の他に，セリンプロテアーゼ，エンテロヘモリジン(別名EHECヘモリジン)，細胞致死性膨張性毒素，サブチラーゼなどの第二水準毒素・生理活性物質が解析されている。なお初期感染段階では，EHECは強い耐酸能力によって胃を通過し，小腸から大腸粘膜に到達。血清型O157，O26，O111菌などでは，EHEC LEE性のtype Ⅲ分泌システム(機能：EPECのA/E現象に似たアクチン集積と細胞膜変形)で頑強に腸管粘膜に定着する(図6，写真2a)。一方，O104やO86などはEHEC LEE性のtype Ⅲ分泌システムを持たず，AA粘着因子やDA粘着因子を使って定着を果たす。高頻度HUSと大流行(2011年)に関連したO104：H4は，EHECとEAECのハイブリッド型病原体で，EHECの毒素Stx2aとEAECのAA粘着因子AAF/Ⅰそして EAECの毒素ShET1を産生した。このような新興EHEC群はLEE-negative STEC(EHEC)とも呼ばれる。ちなみに，従来型(classic)EHECのマーカーはEHEC LEE，pO157，ベロ毒素産生(遺伝子*stx*)とされてきた。

(2)腸管病原性大腸菌(図2，写真1b，3)

潜伏期は17〜72時間(平均36時間)。発症菌数は10^8以上で，定着部位は小腸から大腸の粘膜。主症状は発熱，倦怠感，嘔吐，粘液便をともなった下痢。開発途上国で深刻な乳幼児の持続性(>2 W)下痢症の主要病原体である。EPECの下痢は3週間から3か月間も持続して，乳幼児死亡の原因となる。定型EPECは，EPEC血清型を示し，EAFプラスミド性のBFP線毛でLA粘着を行い，EPEC LEE性のtype Ⅲ分泌システムで腸管粘膜に定着，同時に粘膜障害(アクチンの集積と微絨毛の剥離を特徴とするattaching and effacing：A/E現象)を惹起する。さらに，EspC細胞毒(セリンプロテアーゼ)によって腸管粘膜上皮細胞を死滅させ，剥離させる。EPECは，A/E病原菌群のプロトタイプである。非定型EPECはEPECの亜型で，EPEC LEE性のtype Ⅲ分泌システム(A/E病原能力)を持つが，EAFプラスミドを持たずBFP性LA粘着を示さない。非定型EPECの病原性は多様である。定型EPECのリザーバーはヒトで，定型EPECは患者と無症状保菌者から分離される。一方，非定型EPECはヒトと多くの動物(ウシ，ヒツジ，ヤギ，ブタ，ウマ，トリ，ウサギ，サルさらにイヌやネコなど)から分離される。

(3)腸管毒素原性大腸菌(図3，写真4)

潜伏期は8〜44時間(平均26時間)。発症菌数は10^8以上。主症状はコレラ様の水様下痢。発熱は認めない。開発途上国で感染する旅行者下痢症の代表的な病原体。小腸粘膜に定着して，2種類の毒素(エンテロトキシン)を産生して下痢を惹起する。毒素のひとつは易熱性毒素(heat-lable toxin：LT)。コレラ毒素に類似したA1B5型毒素で，Bサブユニットで細胞膜表面にある脂質ラフト上のガングリオシドGM1レセプターに結合，Aサブユニットが持つADP-リボシルトランスフェラーゼ活性で細胞内のサイクリックAMP濃度を上昇させる。LTにはヒト株が持つLTⅠ(LTと書くことが多い)と動物株が持つLTⅡがあり，LTⅠはさらにLThとLTpに，LTⅡはさらにLT-Ⅱa，LT-Ⅱb，LT-Ⅱcに細分される。もうひとつの毒素は耐熱性毒素(heat-stable toxin：ST)。プレプロSTとして合成され，末端の18または19アミノ酸がペプチド毒素となる。細胞膜表面にあるグアニル酸シクラーゼC(GCC)に結合，活性化させて細胞内サイクリックGMP濃度を上昇させる。STはヒト株が持つSTⅠ(別名STa。STと書くことが多い)と動物株が持つSTⅡ(別名STb)に区別され，さらにSTⅠはSTⅠa(別名STp)とSTⅠb(別名STh)に細分される。STはより重症例に関連する。第二水準毒素には，EAECが持つ毒素EAST1などが含まれる。小腸への定着も下痢発症に必須である(ボランティア実験)。主要な腸管定着因子はCFA/Ⅰ(長さ約1 μm，幅7.4 nmの線毛：1,000分子以上のCfaBピリンでできたらせん構造と先端のCfaE粘着因子などから構成される)，CFA/Ⅱ(構成成分CS1，CS2，CS3)，CFA/Ⅳ(構成成分CS4，CS5，CS6)などである。定着因子は現在24種類にも及ぶ。14種類(CFA/Ⅰ，CS1，CS2，CS4など)は線毛，2種類(CS5，CS7)はらせん毛，4種類(CS3，CS11，CS13，CS22)はしなやかな繊維で，4種類(CS6，CS10，CS15，CS23)は外膜蛋白である。線毛のうち，CS8(別名CFA/Ⅲ)とCS21(別名Longus)の2種類はタイプⅣ線毛に属し，長さが10〜20 μmもあって，ぴくぴくした運動，細菌凝集，バイオフィルム形成，DNA取り込みなどの機能も担う可能性がある。さらに，Tia，TibA，EtpAなどの外膜蛋白が新機能定着因子として注目されている。このように定着因子が明らかにされたのは臨床分離株の約2/3で，1/3の株では定着因子は依然不明。子ブタなど動物株の場合には，定着因子はF4(別名K88)，F5(別名K99)，F6(別名987P)，F17，F18，F41，F42，F165などと命名され，ヒト株の定着因子とは区別されている。

(4)腸管凝集粘着性大腸菌(図4，写真1c，5)

潜伏期は7〜22時間(平均14.3時間)。発症菌数は10^{10}で，定着部位は小腸と大腸。主症状は水様下痢あるいは粘液便で，軽度の発熱をともなう。時に血性下痢を認める。嘔吐は稀。凝集したEAECが腸管粘膜に粘着・定着し，凝集バイオフィルムを形成，免疫抵抗性を示すと同時に毒素を産生して腸管粘膜の炎症(便中IL-8の増加など)や透過障害を起こすと考えられている。遺伝学的に極めて多様な菌群で，唯一の共通特性(診断基準)はEAECの凝集粘着性(AA)。最初にAAと診断された221株(メキシコへの旅行者下痢症で分離された血清型O78：H33)はボランティア実験の追試で下痢が確認されなかった。最初にEAST1毒素が見出されたAA株17-2(血清型O3：H2)もボランティア実験で下痢が証明されなかった。ボランティア実験で下痢発症が証明されたのは，ペルーで分離されたAA株042(血清型O44：H18)だけで，現在042がEAECのプロトタイプとされている。042はカプセルを持ち，“竹ヘビ”のよう

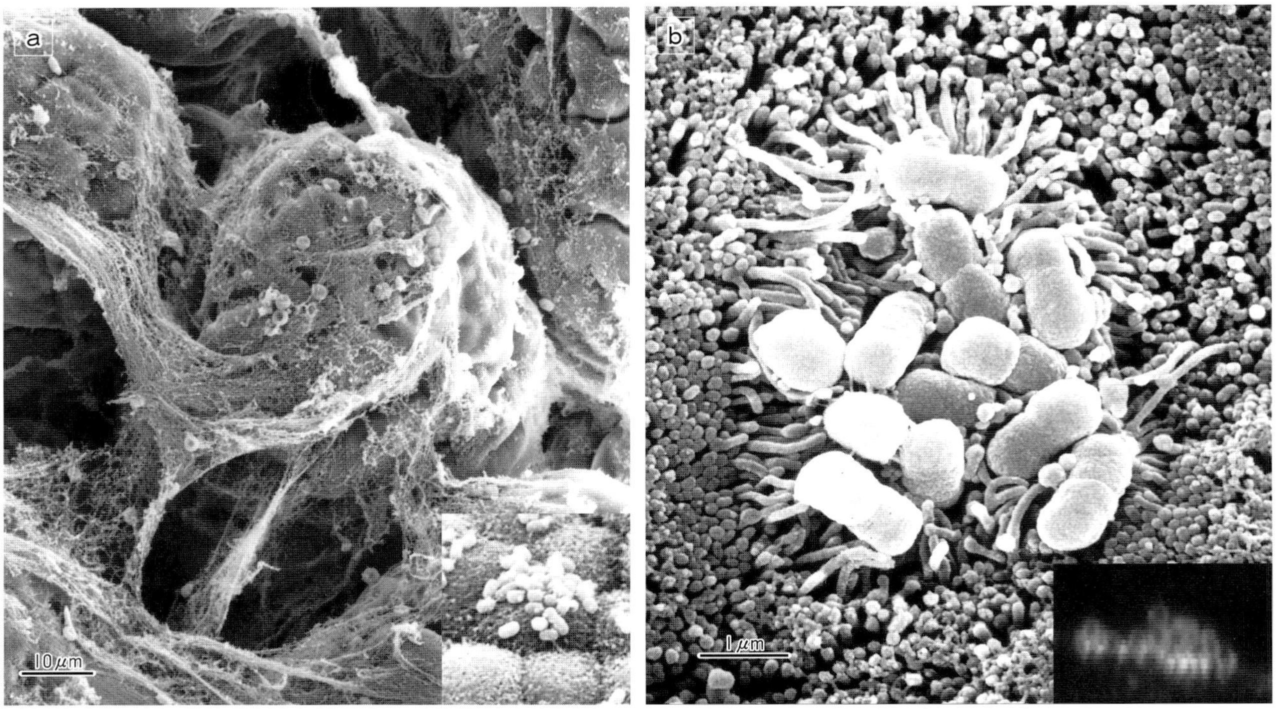

写真 3　腸管病原性大腸菌（定型 EPEC）の特徴。a)小児小腸の絨毛と粘液層。右下の挿入写真は絨毛表面に粘着した定型 EPEC の拡大像。b)小腸粘膜吸収細胞表面での定型 EPEC と微絨毛（刷子縁）の相互作用（A/E 現象）を示す走査型電子顕微鏡像。挿入写真（右下）は共焦点レーザー顕微鏡像。定型 EPEC はテキサスレッド（赤）で，定型 EPEC が誘導したアクチンの重合構造は FITC（緑）で染色されている。粘着した定型 EPEC の周囲では微絨毛が伸長して EPEC を取り囲み，下方では粘膜にアクチン重合が起きている。（写真 3b は口絵 36 参照）

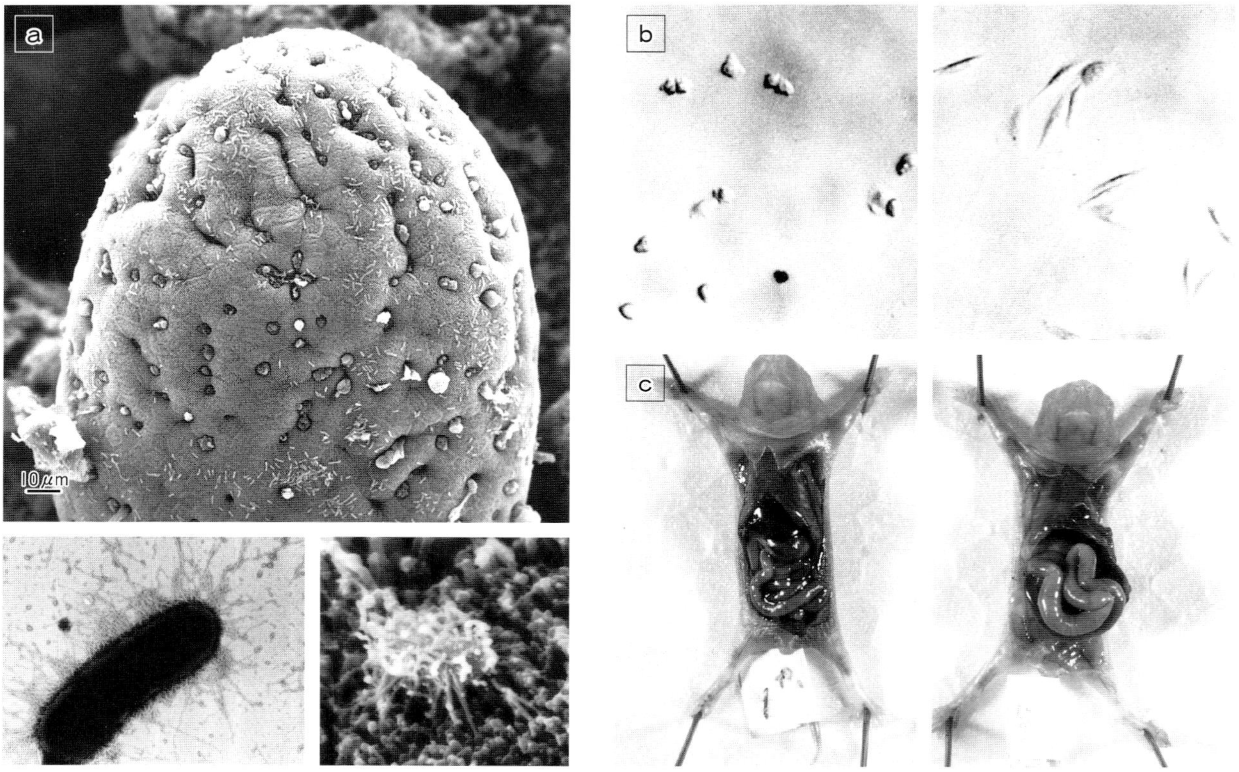

写真 4　腸管毒素原性大腸菌の特徴。a)小児絨毛表面への腸管毒素原性大腸菌（ETEC）の粘着。挿入写真の左下は CFA/ I 線毛を産生した ETEC を，右下は CFA/ I 線毛を介した ETEC の絨毛表面への粘着を示す。b)CHO 細胞を使った ETEC の易熱性毒素（LT）の検出。LT はコレラ毒素と同様に，CHO 細胞の形態変化で検出される。（左）対照，（右）LT による細胞形態の紡錘化（伸長）。c)乳飲みマウスを使った ETEC の耐熱性毒素（ST）の検出。（左）対照，（右）ST が誘導した腸管の液体貯留

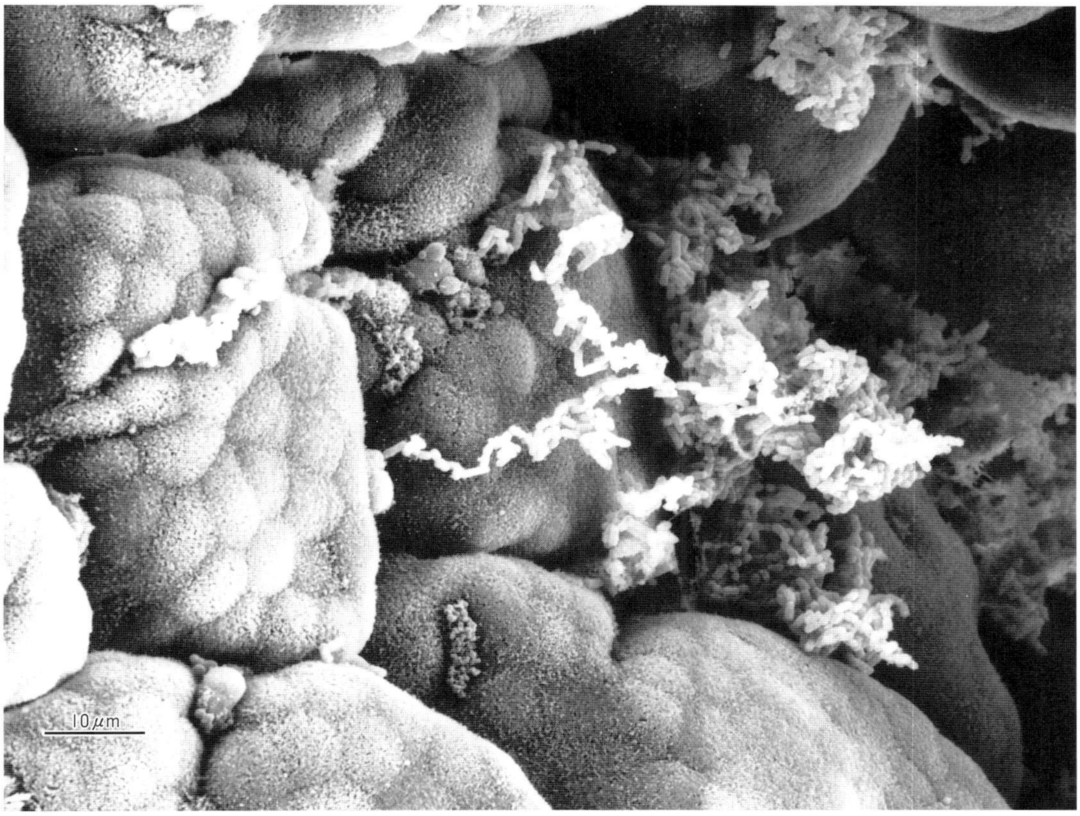

写真5 腸管凝集粘着性大腸菌の特徴。ボランティアで実際に下痢を惹起した042株の腸管粘膜への粘着像。042株は菌体表層に特異なヘマグルチニン活性やカプセルを持ち，クネクネとした強い凝集をともなって腸管表面に粘着する。

に強くねじれた特徴的なAA粘着性を示す。AA粘着はプラスミド性のAAF線毛が介在し，やはりプラスミド性のAggRによってポジティブに調節されている。AAF線毛サブユニットは5種類で，221と17-2が持つAggA(AAF/Ⅰ)，042が持つAafA(AAF/Ⅱ)，Agg3A(AAF/Ⅲ)，Agg4A(AAF/Ⅳ)，Agg5A(AAF/Ⅴ)が含まれる。EAEC臨床分離株の約40%で，AA粘着因子は上記以外あるいは不明とされる。2011年にドイツを中心とした欧州で，AA粘着(AAF/Ⅰ)を示しかつベロ毒素(VT2)を産生するEAEC/EHECハイブリッド(血清型O104：H4)が大流行し，高頻度にHUS患者が発生した。それ以来，EAECをStx-positive EAEC(EHEC)とnon-Stx EAECに分けることがある。なお，042が持つ第二水準病原因子にはバイオフィルム形成に関与するdispersin，毒素群Pet，EAST-1，ShET1，HlyE，そして多機定着因子Picなどが含まれる。このうち，ShET1遺伝子(*setA*，*B*)はPic遺伝子(*pic*)内の相補鎖側に位置し，分布は同じである(また，赤痢菌*Shigella flexneri*にも分布する)。定着とバイオフィルム形成にはAggR，AAF，dispersinのセットが重要。AggR(遺伝子*aggR*)を持つEAECをtypical EAEC(tEAEC)とする考え方もある。EAECはEHECと同様に最も注目を集めている新興病原菌である。

(5)腸管侵入性大腸菌(図5，写真6)

潜伏期は赤痢菌と同様と考えられていて推定8〜24時間(平均11時間)。発症菌数は10^8〜10^{10}(赤痢菌の場合は10^1〜10^2で，それに比べて多い)。下痢，発熱(38〜39.5℃；2〜3日で解熱)，倦怠感で発症し，1週間後に好中球(PMN)を含んだ血性粘液便に進行。しぶり腹と腹痛をともなうが，赤痢で見られるような激しい血便は稀(流行例では90%以上で血性下痢を認めず，水様下痢を主症状とする)。水様下痢はシゲラエンテロトキシン2(ShET2)による。細胞侵入性は赤痢菌と同様で，小腸のパイエル板M細胞(抗原摂取細胞)で開始される。また，侵入後アクチンモーターの働きで激しい運動性を示して侵入を拡大，粘膜固有層にびらんと潰瘍を形成する。病原菌としては“不完全”で，病原性(遺伝子発現)は赤痢菌より低い。

(6)尿路病原性大腸菌(写真7)

単純性尿路感染症の場合，主に性的活動期(18〜39歳)の健康な女子が発症(20歳代後半までに約半数の女性が感染)，約80%は大腸菌による。膀胱炎(三徴は頻尿，排尿時痛，尿混濁で，さらに血尿など。発熱を認めない)と腎盂腎炎(発熱，腰背部痛，排尿時痛，残尿感など)での細菌尿の判断基準は中間尿で$\geq 10^4$ cfu/mL。UPECは尿の流れに抵抗して尿路粘膜に粘着・定着し，一部は尿路上皮細胞内に侵入してバイオフィルム様の細胞内菌叢(intracellular bacterial communities：IBCs)を形成する。さらに膀胱上皮(シェルター)を剥脱させて播種を図る。細胞内侵入やカプセルあるいは膀胱や腎上皮細胞が持つTLRs(TLR4，TLR5，TLR11)認識系の阻害などを通して，好中球などの宿主免疫に抵抗し，膀胱や腎関連細胞を障害してIL-6，IL-8の上昇をともなう炎症を惹起する。膀胱炎の再燃にはIBCsが関与。病原因子はカプセル(K1など)，バイオフィルム，粘着線毛(type 1，P，FIC，Dr，Auf，S，Pix，Ygi，Yad，

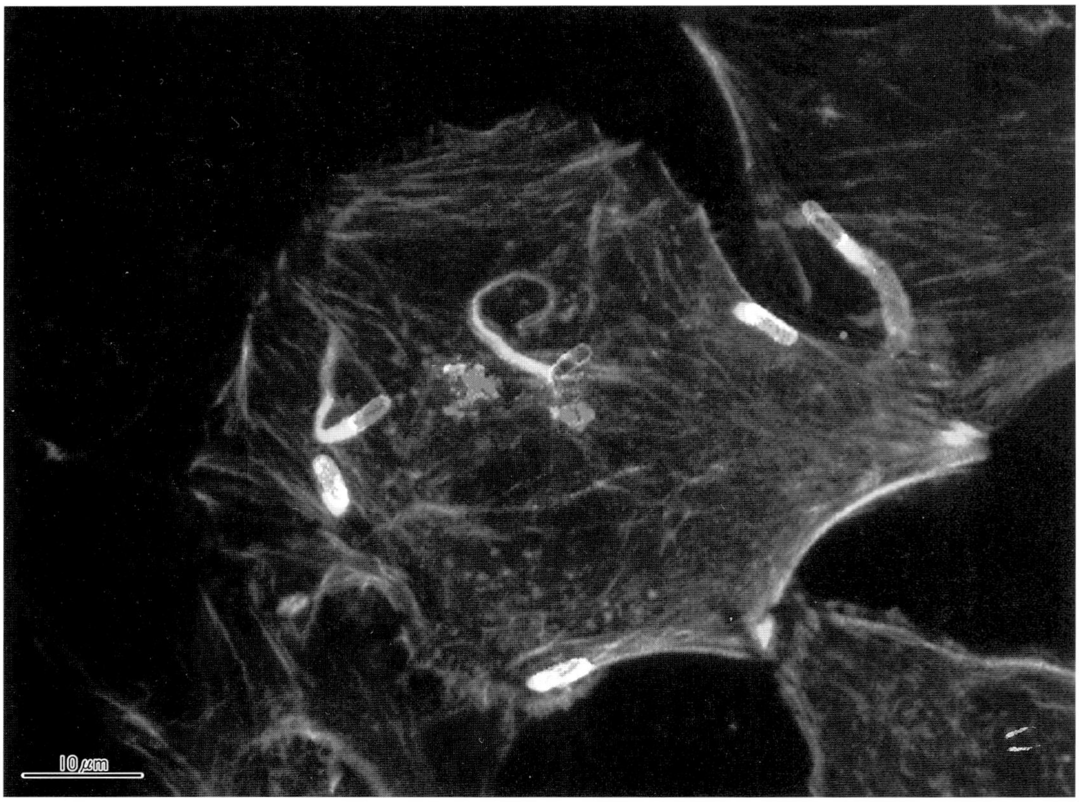

写真 6　腸管侵入性大腸菌の細胞侵入性(共焦点レーザー顕微鏡像)。腸管侵入性大腸菌(EIEC)は，赤痢菌と同様で，細胞内でアクチン・テールを形成して細胞内を激しく運動し，隣接する細胞へと拡散する。EIEC はテキサスレッド(赤)で，アクチン・テールは FITC(緑)で染色されている。(口絵 37 参照)

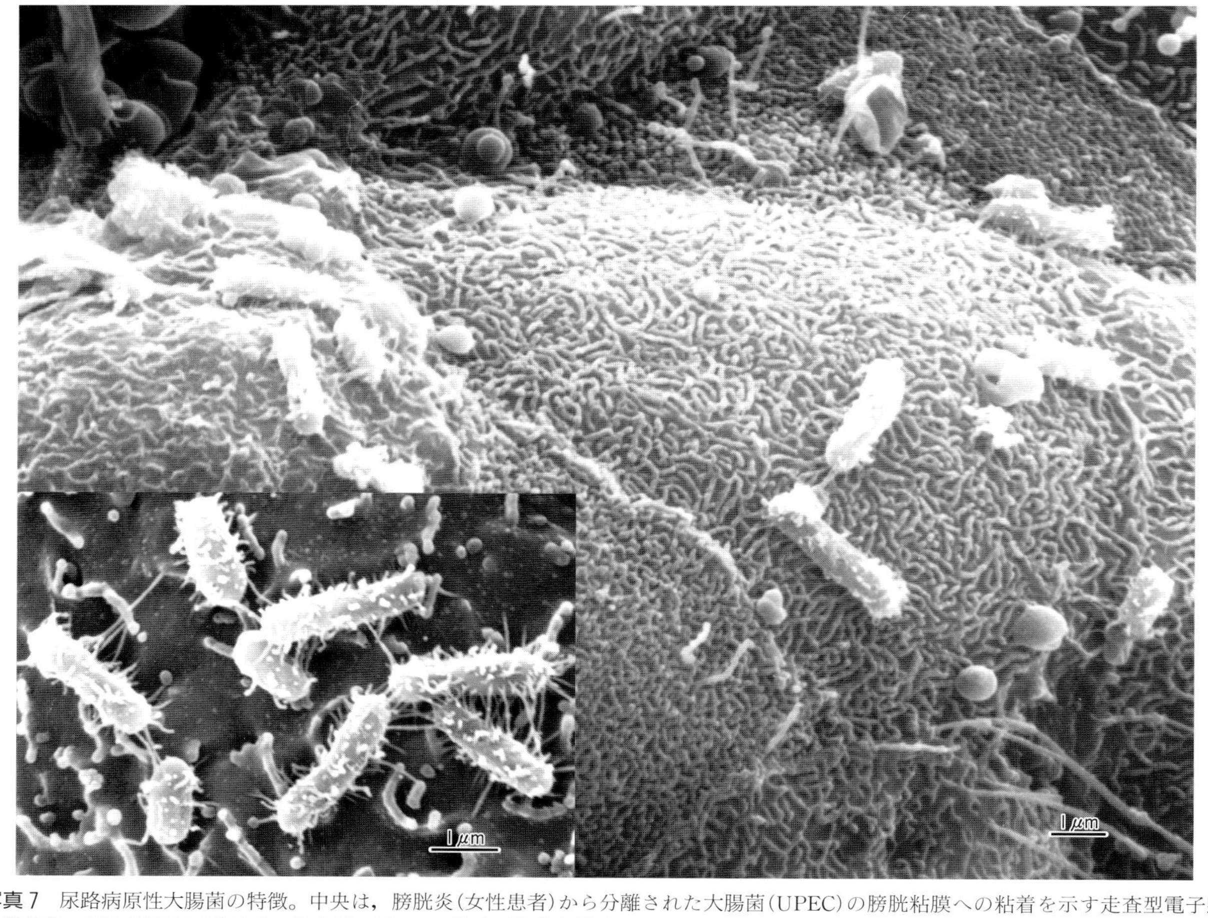

写真 7　尿路病原性大腸菌の特徴。中央は，膀胱炎(女性患者)から分離された大腸菌(UPEC)の膀胱粘膜への粘着を示す走査型電子顕微鏡像。挿入写真(左下)はその拡大像。Type 1 線毛が粘着を媒介する。

Yeh, Yfc, F9), 毒素〔ヘモリジン(HlyA), 細胞壊死因子(CNF1), 分泌毒素(Sat, Pic, Tsh, Vat)〕, 鞭毛(運動性), 好中球作用に抵抗する鉄獲得因子(salmochelin), 上皮細胞のIL-8産生抑制因子(Sis)など。HlyA遺伝子とCNF1遺伝子のふたつの毒素遺伝子はリンクしている。膀胱炎に強く関連するtype 1線毛は, 長さ約2 μm, 幅7 nmで, 3,000分子のFimAピリンでできたらせん構造と先端のFimH粘着因子などから構成される。Type 1線毛はK1カプセルと同様にIBCs形成の原因因子であり, FimHはアポトーシスによって膀胱上皮を剥脱させる毒素でもある。Type 1線毛遺伝子の転写はinvertible elementと数種類の蛋白によって巧妙に制御されている。腎盂腎炎からの大腸菌の80%はP線毛陽性。P線毛領域は病原遺伝子島(PAI)に存在。線毛と鞭毛は相互に発現抑制する。IBCs形成はガラクトースに依存している。

(7)新生児髄膜炎起因大腸菌

妊婦の腸管定着菌で, 妊婦の約38%で検出される。出産の産道通過時に感染し, 新生児の腸管に定着。新生児では好中球機能や抗体産生能が未熟なこともあり, 粘膜バリアーを通過して血流に至り菌血症や敗血症を惹起, さらに血液脳関門を通過して髄膜炎を惹起する。臨床症状は元気がないなど, 特徴がない。患者では, 細菌性髄膜炎に一致して脳脊髄液中のグルコース濃度が低下。また, 髄膜炎菌(血清型B)やインフルエンザ菌b型(Hib)と同様に, 脳のIL-6レベルが上昇。分離頻度の高い大腸菌血清型はO18:K1:H7。主要な病原因子はK1カプセル, 外膜蛋白のOmpA, バイオフィルム。K1カプセルは, 患者の脳脊髄液から得られた大腸菌の84%で検出される。髄膜炎を発症していない新生児菌血症の場合にはその割合は39%に減少。K1カプセルは, 膀胱炎や上位尿路感染症とも関連する。その構造はシアル酸のホモポリマー鎖で, 尿路病原性大腸菌や髄膜炎菌(血清型B)のカプセルと同様。K1は新生児細胞表面に分布する抗原で, 好中球からの免疫回避因子として働く。K1大腸菌は菌体表面のOmpAを血液脳関門のEcgp96に結合させて中枢神経系に侵入する。このときにperoxisome proliferator-activated receptor-gamma (PPAR-γ)とグルコース輸送蛋白(GLUT-1)のレベルを低下させ, グルコースの取り込みを低下させる。この結果, グルコース依存的な脳組織が障害され, これがアストロサイトとミクログリアからのIL-6産生上昇を誘導し, さらに好中球の浸潤を引き起こすと考えられている。

【疫学(腸管感染症)】

5歳以下の小児下痢症は世界で年間17億件発生している。その死亡数は年間80万人で, 小児死亡の9〜34%(10人に1人)に相当して, 小児死亡原因の第2位を占める。近年下痢症による死亡は年4%ずつ減少(10年で半減), 改善が見られるが, 依然数値は深刻である。下痢症の原因微生物(下線は大腸菌)は, 1歳未満児では1位ロタウイルス, 2位クリプトスポリジウム, 3位ST-ETEC, 4位赤痢菌, 5位ノトウイルス。2〜3歳児では1位ロタウイルス, 2位赤痢菌, 3位クリプトスポリジウム, 4位ST-ETEC, 5位エロモナス。3歳児以上では1位が赤痢菌。一方, 1歳未満児での死亡リスクは, 1位tEPEC, 2位ST-ETEC, 3位赤痢アメーバ, 4位LT-ETEC, 5位aEPEC。大腸菌下痢症の場合, 国や地域によって分布する種類そして深刻度が異なる。腸管出血性大腸菌感染症はむしろ先進国の病気で, 牛肉(挽肉)などの食材を使った食品を集中的に大量生産し, 大量消費する国で発生が多い。その他の大腸菌下痢症は開発途上国に蔓延する。開発途上国での持続性下痢(≧2 W)で重要な病原体は, 原虫のジアルジアやクリプトスポリジウムなどで, 細菌ではEAEC, EPEC, 赤痢菌, カンピロバクター, サルモネラなど。旅行者の滞在中あるいは帰国時での発症は60〜70%で, その69%は旅行者下痢症。報告によるが, 分離原因菌はサルモネラ(41%), カンピロバクター(36%), 赤痢菌(8.1%), クリプトスポリジウム(8%)。別の報告では, ETEC(36%), EAEC(27%), そしてカンピロバクター, 腸炎ビブリオ, コレラ菌, サルモネラ, 赤痢菌, ノロウイルスなど。クルーズ船での流行の主原因はノロウイルス。旅行者下痢症での持続性下痢の割合は全体の3%。エイズでの慢性下痢と関連するのはクリプトスポリジウムなどで, ETECが含まれることがある。EAECが新興日和見病原体として注目されている。

(1)腸管出血性大腸菌

EHECが発見された米国や日本の場合, 最も流行に関連した血清型はO157:H7。米国でのO157:H7の感染源は, 食品が42〜52%, ヒト・ヒト感染が約14%, 動物接触が3〜7%, 水系が6〜9%, 不明が21〜28%。主な原因食品は, 加熱が不完全な汚染した挽肉("すり込み"食材)や乳製品。非加熱のアップルジュースや汚染した湖での遊泳で感染した例がある。流行下での2次感染の発生率は約20%。ウシがO157:H7の自然界での保有動物(リザーバー)で, 1〜50%のウシが保有しており, 主要な汚染源となっている。3週齢以上のウシは発症せず, 感染したウシは糞便中に10^2〜10^5 CFU/gで排菌し続ける。10^4 CFU/g以上を排菌するウシは超排菌源("super shedders")で, ウシの皮膚や解体肉への汚染頻度が高い。ヒトでの最少発症菌数は10^2個前後で, 赤痢菌と同様に, 手→口感染が起こりやすい。世界でのEHEC感染者数は年間280万人で, 米国での年間感染者数は25万人を超える。米国でのO157:H7によるHUS発症率は約4%で, 死亡率は0.5%。日本では, 1996(平成8)年に世界最大規模の流行が発生し, 全国各地が腸管出血性大腸菌感染症に席巻された(図7)。患者は1万7,877人で, 入院患者は1,795人, 死亡者は12人を数えた。この流行の血清型がO157:H7であったことから, 以後腸管出血性大腸菌のことをO157と呼ぶことが多くなった。その後, 大流行は制御されているものの100人規模の集団感染と5名前後の死亡がいつでも発生する状況にある。2011年4〜5月には生牛肉(ユッケ)を原因食とした集団食中毒が発生, 患者169人, 死亡4人を数えた。血清型はO111:H-で, ベロ毒素はVT2であった。同年5月, ドイツを中心とした欧州で稀な血清型O104:H4(ベロ毒素はVT2a)による流行が発生した。患者数は3,842人, HUS患者は855人(22%), 死亡者は54人(1.4%)であった。発生当初は

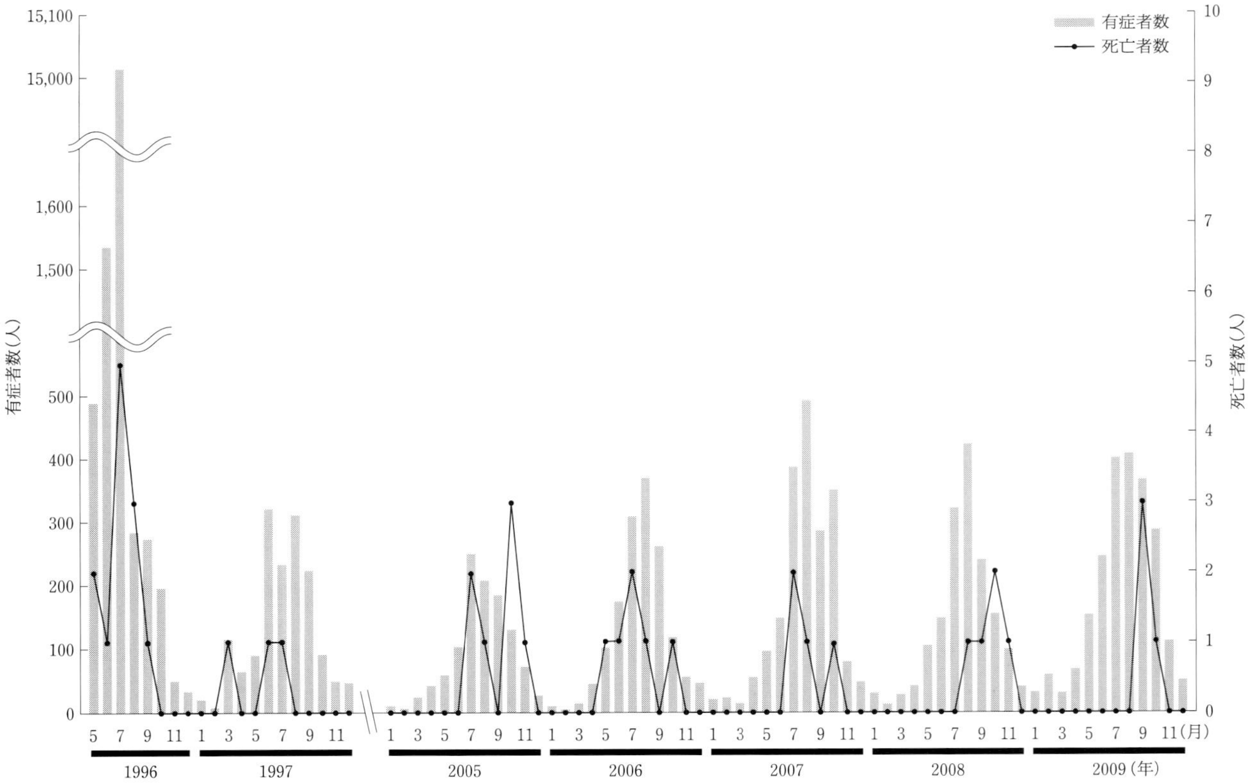

図7　わが国での腸管出血性大腸菌感染症の年次別発生数(厚生労働省，国立感染症研究所のホームページ成績にもとづいて作成)

キュウリなどの野菜が疑われ，欧州社会が混乱した。このO104：H4菌は今までになかったEHEC/EAECのハイブリッド型菌で，しかもHUS発生率が22%と米国のO157：H7例(4～15%)や日本の例(3.4%)を大きく上回ったこと，さらに従来のO157：H7では小児(や高齢者)に好発したのに対して，成人女性に好発したことなどの点で，専門家に強い衝撃を与えた。以後，LEE-negative STEC(EHEC)やStx-positive EAECといった用語が生まれた。日本では，食中毒は感染症法の腸管出血性大腸菌感染症の一断面である。2015年の場合には，EHECによる食中毒患者は156人で死亡は0人，一方，EHEC感染症患者数は2,336人で死亡は7人であった。2016年(8月)には高齢者施設で，キュウリのあえ物(“すり込み”食品)によるO157 EHEC集団食中毒が2件発生，75人の患者が発生し，6人が死亡した。微生物による食中毒では，EHEC食中毒の死亡率が最も高い。

(2)腸管病原性大腸菌

現在EPECは，従来からのtEPECと新興病原体のaEPECの2群に分けられている。tEPECはヒトに感染する病原体で，開発途上国で2歳以下の幼児，特に1歳前後の乳幼児に感染して2週間以上にわたる持続性下痢症を惹起する。tEPECの感染年齢は低下しており，世界的に感染数が減少している。しかし，ケニア，ブラジルなどの南米，イランなど，国・地域によっては依然存続，しかも0～11か月児への感染は死亡率が高く，死亡リスクで第1位である。旅行者下痢症の病原体でもあり，その分離頻度は腸管毒素原性大腸菌，腸管凝集付着性大腸菌に次いで高い。米国などの先進国では著しく減少している。一方，動物にも分布するaEPECのヒトからの分離は開発途上国と先進国の双方で増加していて，現在tEPECを上回っている。開発途上国では5歳以下の小児EPEC感染事例の78%にも及ぶ。タイ国では12歳以下の小児下痢の72%がaEPEC事例であった。aEPEC流行事例が日本，中国，北欧，米国などで発生し，フィンランドの事例では，牧場を訪れた保育園児が血清群O76のaEPECに感染。イギリスでのaEPEC感染は93%で下痢を，32%で血性下痢を呈した。その血清群は多様であった。0～11か月児での死亡リスクは第5位である。

(3)腸管毒素原性大腸菌

開発途上国でのETEC下痢症は年間8億4,000万人で，0～4歳児のETEC下痢症は2億8,000万人。また，ETECによる年間死亡者数は0～4歳児で32万5,000人である。0～11か月児での死亡リスクはST-ETECが第2位で，LT-ETECが第4位。なお近年，死亡者数は改善傾向にある。ETECキャリアーは0～3歳児で年間4,600万人存在する。ETECは旅行者下痢症の代表的な病原体である。先進国の旅行者が開発途上国(多くは中東，東南アジア，ラテンアメリカ，アフリカ)を旅行した場合，訪問国によって8～50%または20～90%で下痢症に感染する。患者数は年間推定1,500～2,000万人。原因菌は50～75%が細菌で，ETECは最も代表的な病原体(分離頻度1位)で，約30%(例えば東南アジアで19%，ラテンアメリカで33%)を占める。この数字は，腸管凝集粘着性大腸菌の5～35%，カンピロバクターの5～25%，サルモネラや赤痢菌の0～15%より高い。ETEC旅行者下痢症も近年改善傾向にある。ふたつのETEC毒素のうち，STがLTより下痢症や乳幼児死亡に強く関連する。ST単独例(ST-ETEC)は約45%，ST/LT例は30～33%，LT単独株(LT-ETEC)は

25〜27%で分布。なお，一般にST-ETECにはST/LT-ETECも含まれる。最も分離頻度の高い粘着因子はCFA/Ⅰ，CS6，CS21など。先進国でETECとサルモネラによる混合感染流行やETECとノロウイルスによる混合感染流行が発生することがある。ETECは幼若ブタ下痢症で見出されたが，そのような動物由来ETECはヒトETECとは異なった粘着因子(F4別名K88など)を持つ。毒素も異なる場合がある。

(4)腸管凝集粘着性大腸菌

EAECはヒトを宿主とする新興病原体である。当初から米国の救急外来で最も多い細菌下痢症病原体であったし，1997年以来インド，アフリカ，日本，イタリア，ドイツ，デンマークなどで流行発生が見られた。感染源は汚染された飲み水，サラダ，チーズ，給食などで，保菌者による汚染の可能性も考えられた。EAECは食品・水媒介感染症(食中毒)の重要な病原体である。また，開発途上国で深刻な乳幼児の持続性下痢や先進国での乳幼児下痢症とも関連。ドイツでは小児下痢の原因菌はサルモネラが13.4%で，EHECが3.1%，そしてEAECが2%であった。イギリスでは下痢症の3.3%でEAECが検出された。またEAECはHIV陽性患者の慢性下痢と関連する。ドイツでベロ毒素(VT2a)を産生するEHEC/EAECハイブリッドO104：H4の大流行が起きたが，それ以前に，ベロ毒素を持たないO104：H4による持続性下痢症が中央アフリカ共和国のHIV感染者で発生していた。ベロ毒素ファージを持つ前の祖先株と考えられた。EAECはHIV関連下痢症で注目されている新興日和見病原体である。また，EAECは旅行者下痢症でも重要な病原体で，報告により，分離頻度は5〜35%で，ETEC(10〜45%)に次ぐ2位で，カンピロバクター(5〜25%)，あるいはサルモネラ・赤痢菌(0〜15%)より高い。EAECは発見当初から，AA粘着性と薬剤耐性の双方を示すプラスミドを持つなど多剤耐性株が多かった。さらに，第三世代セファロスポリン系β-ラクタム薬(セフォタキシム)を分解するCTX-M型の基質特異性拡張型β-ラクタマーゼ(ESBL)産生やフルオロキノロン耐性を示す菌株が出現した。EHEC，EPEC，ETECに比べて高い多剤耐性保有率が，EAEC下痢症や保菌者の増加を促進していると考えられた。ドイツに出現したO104：H4もESBL産生を示す耐性菌である。

(5)腸管侵入性大腸菌

赤痢は減少しているが，それでも患者数は年間約9,000万人で，死亡者数は約11万人。その大部分は開発途上国で発生，5歳以下の小児患者が約70%を占める。赤痢菌に類似したEIECは，主に開発途上国の赤痢菌汚染地域に分布する。赤痢菌の場合単独感染例が多いのに対して，EIECは他の病原菌との混合感染例が多い。分離頻度は比較的低い。旅行者下痢症での分離頻度も数%以下。先進国でも稀にEIECによる集団感染が起こる。

【疫学(腸管外感染症)】

腸管外感染症に関する疫学解析は主に先進国で，疾患は尿路感染症と新生児髄膜炎/敗血症について行われてきた。

(1)尿路病原性大腸菌

尿路感染症は最も多い感染症のひとつ。単純性尿路感染症と複雑性尿路感染症に区別される。双方で大腸菌が主要な原因菌で，単純性尿路感染症では75%を，複雑性尿路感染症では65%を占める。単純性尿路感染症では，毎年18歳以上の女性の11%が，生涯では全女性の60%が発症する。また，24歳までに1/3の女性が少なくとも1回は発症を経験する。その80%がUPECによる。米国でも報告義務がないので実態は不明であるが，2007年には推定1,300万人の女性が感染し，処方箋処置され，年間推定35億ドルの医療費を要した。世界中では年間推定1億5,000万人の女性が感染した。複雑性尿路感染症は基礎疾患がある患者で，70〜80%は尿路カテーテルの装着中に起こり，米国では年間100万人が発症する。尿路感染症は幼児を含む全年齢層で起こり，深刻例は再燃，敗血症をともなう腎盂腎炎，幼児の腎障害などを含む。

(2)新生児髄膜炎起因菌(K1大腸菌など)

新生児髄膜炎の原因菌分離頻度で第1位はカプセルを持ったB群レンサ球菌で，K1カプセルを持ったNMECは第2位である。NMECの主要な血清型はO18：K1：H7，O1：K1，O7：K1，O83：K1，そしてより新しいO45：K1：H7などで，多くはST95に属する。新生児髄膜炎の死亡率は1970年代の50%から10〜15%に著しく改善したが，NMECの薬剤耐性化もあって罹患率は減少していない。治療後に，30〜58%で精神遅滞，難聴，皮質盲などの神経系合併症を引き起こす。またNMECからのエンドトキシンが敗血症性ショックを惹起する。

【治療】

1日6回以上の(トイレから離れられない)下痢や開発途上国からの帰国者の場合には，初診時点で経口抗菌薬投与がエンピリック療法として開始される場合が多い。腸管出血性大腸菌感染症の初期には，化学療法としてホスホマイシンなどの速やかな投与を考慮する。一方で，本症がベロ毒素による毒素性疾患であることも慎重に考慮する。支持療法として，①水，電解質の管理(輸液；乏尿，無尿などがあれば血液透析)，②輸血(貧血，血小板減少に対して赤血球，血小板輸血)，③DIC処置などを行う。止痢薬は使用しない。その他の下痢原性大腸菌感染症の場合には，小児ではホスホマイシン，成人ではフルオロキノロン(レボフロキサシンなど)による化学療法を行う。必要に応じて輸液などの支持療法を行う。WHOが推奨する経口補液(ORS)は有効であるが，毒素性下痢の阻害薬ではないので，下痢症状の迅速な改善は期待できない。

尿路感染症では近年フルオロキノロン耐性が顕著なため，第三世代セファロスポリン系β-ラクタム薬(セフトリアキソン)を投与する。第三世代セファロスポリン系薬に耐性を示すESBL産生菌の場合にはカルバペネム系β-ラクタム薬を投与する。

新生児の血流感染(敗血症)や髄膜炎では第三世代セファロスポリン系β-ラクタム薬(セフォタキシム)を投与。ESBL産生菌の場合にはカルバペネム系β-ラクタム薬(メロペネム)を投与する。

【予防】

病原菌の除菌，排除に努める。腸管出血性大腸菌ではウシの飼育管理，解体作業での注意，生牛肉の管理，牛肉の加熱の徹底，手洗いなどが基本。予防ワクチンはない。

【その他】

上記の他にも数種類の新興病原性大腸菌(あるいは近縁菌)が報告されている。また，大腸菌病原因子の臨床への応用が研究されている。

(1)分散粘着性大腸菌(写真1d)

分散粘着性大腸菌(diffusely-adhering *E. coli*：DAEC)は，細胞表面に分散パターンで粘着する大腸菌で，Afa/Dr粘着因子を持つ。Afa/Drファミリーには8種類(AfaE-Ⅰ，AfaE-Ⅱ，AfaE-Ⅲ，AfaE-Ⅴ，Dr，Dr-Ⅱ，F1845線毛，NFA-Ⅰ)の粘着因子が含まれる。下痢症と尿路感染症から分離される。下痢原性大腸菌では，EHEC，EPEC，ETEC，EAEC，EIECに次ぐ6番目のカテゴリーに位置づけられている。プロトタイプ株はC1845。生後18か月児から4〜5歳児の水様下痢に関連する。DAECは腸管粘膜上皮細胞に粘着して，細胞骨格を障害し，細胞内侵入を図る。しかし，下痢症との関連は依然議論中。一方尿路感染症では，DAECの病原性がより明確である。DAECは小児膀胱炎では25〜50%で，妊婦の腎盂腎炎では30%の頻度で分離され，妊娠合併症とも関連する。DAECは尿路上皮に粘着，細胞内に侵入，毒素で細胞を剝脱させる。

(2)粘着侵入性大腸菌

粘着侵入性大腸菌(adherent-invasive *E. coli*：AIEC)は，腸の炎症性疾患であるクローン病(Crohn's disease)に関連。クローン病患者数は米国で140万人，欧州で220万人に及ぶ。AIECは*Mycobacterium avium*，カンピロバクター，サイトメガロウイルスとともに病原体候補と目されている。プロトタイプ株はLF82。30%のクローン病患者から，そして36〜38%の患者回腸からAIECが分離されている。また患者血清に，AIECの外膜蛋白(OmpC)に対する抗体を認める。AIECは回腸粘膜上皮細胞やマクロファージに粘着，侵入し，細胞内増殖する。粘着因子としてtype 1線毛が注目されている。また，クローン病患者ではGp96が高度に発現，これがAIECのGp96結合性侵入を容易にしている。

(3)VT産生*E. albertii*

*E. albertii*は2003年に記載された菌種。赤痢菌，大腸菌，*Hafnia alvei*に類似している。トリ(鶏肉)から分離され，ヒト下痢症とも関連。多くの菌株がEPEC LEE(*eae*遺伝子)陽性で，A/E病原菌群のひとつ。一部の菌株はベロ毒素(VT2f)陽性。日本でも下痢症(集団感染事例)が発生している。

(4)カルバペネム耐性大腸菌

2009年，グラム陰性桿菌感染症の治療に有効なカルバペネム系β-ラクタム薬，フルオロキノロン系薬，アミノグリコシド系薬のすべてに耐性を示すNew Delhi metallo-β-lactamase(NDM-1)産生多剤耐性大腸菌がインドなどを発生源として世界中に拡散し，専門家に衝撃を与えた(写真8)。同様の多剤耐性を示す肺炎桿菌とともに，このようなカルバペネム耐性菌群が，感染症法・五類感染症の「カルバペネム耐性腸内細菌科細菌(CRE)感染症」の病原体である。米国では，CRE感染症の治療経費は多くの慢性，急性疾患の場合を上回る。さらに，CRE感染症への使用が期待されたコリスチンに耐性を示すMCR-1プラスミドが，家畜やヒトの大腸

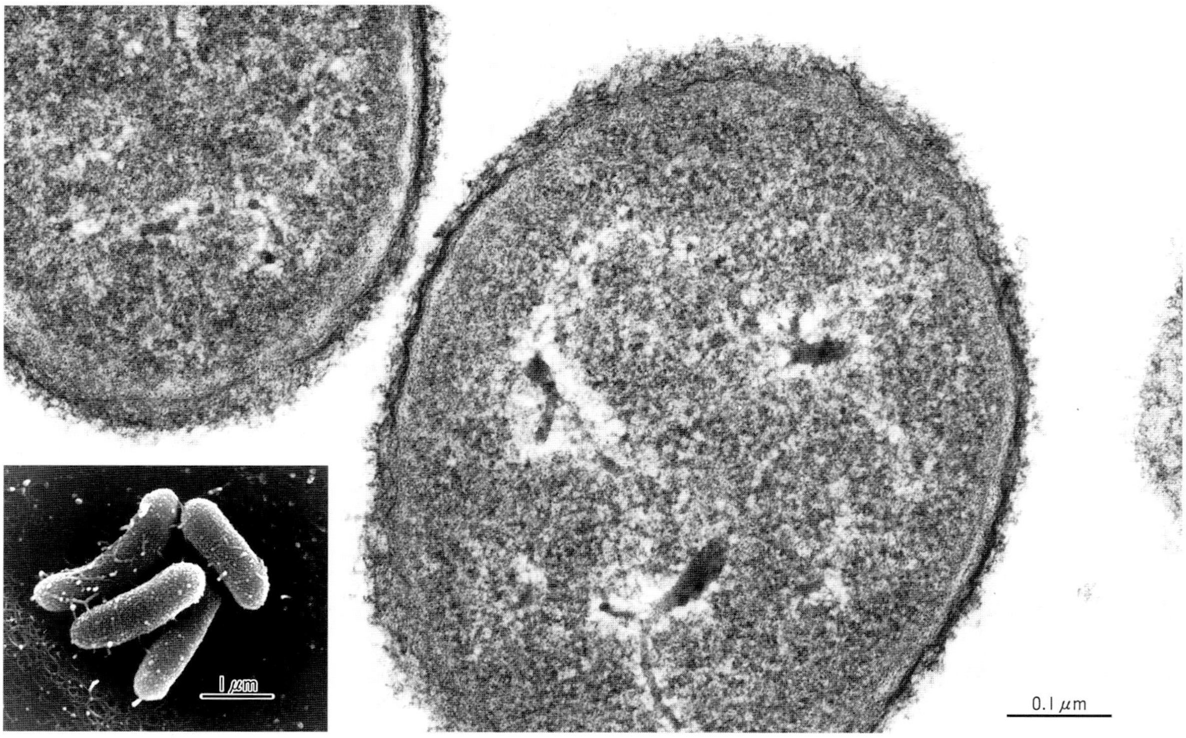

写真8　New Delhi metallo-β-lactamase(NDM-1)産生多剤耐性大腸菌の特徴。カプセルを持ち(中央：透過型電子顕微鏡像)，血清による殺菌に抵抗して，血流感染を起こす。挿入写真(左下)は菌体の走査型電子顕微鏡像

菌や肺炎桿菌に既に広く分布していることもわかった。コリスチンが大腸菌下痢症を予防するために家畜に長年使用されてきた結果であった。グラム陰性桿菌感染症に対する化学療法の優位性にヒビが入り始めた。

(5)ESBL 産生大腸菌

ESBL は，ペニシリン系の他に大腸菌尿路感染症や髄膜炎あるいは敗血症の治療に用いられる第三世代セファロスポリン系のβ-ラクタム薬を水解する酵素で，ESBL 産生大腸菌増加は第三世代セファロスポリンにとって脅威である。さらに 2016 年米国で，ESBL を産生する BLA_{CTX-M} プラスミドと MCR-1 プラスミドを同時に持つ大腸菌が分離された。

(6)毒素の遺伝子工学と臨床応用

多くのがん細胞はその表面に Gb3 を過剰発現している。そのがん細胞 Gb3 を標的としたベロ毒素 B サブユニット・抗がん薬結合剤(StxB-anticancer agent conjugates)の開発が進められている。ベロ毒素(別名志賀毒素 Stx)の B サブユニットは五量体で，Gb3 への結合能を有す。酵素活性を担う A サブユニットがない B サブユニットだけの構造は“無毒”で，臨床への応用が期待されている。

【引用・参考文献】

Conover, M. S., Hadjifrangiskou, M., Palermo, J. J., et al. 2016. Metabolic requirements of *Escherichia coli* in intracellular bacterial communities during urinary tract infection pathogenesis. mBio. 7: e00104-16.

Croxen, M. A., Law, R. J., Scholz, R., et al. 2013. Recent advances in understanding enteric pathogenic *Escherichia coli*. Clin. Microbiol. Rev. 26: 822-880.

de Saussure, P. P. 2009. Management of the returning traveler with diarrhea. Therap. Adv. Gastroenterol. 2: 367-375.

Fleckenstein, J. M., Hardwidge, P. R., Munson, G. P., et al. 2010. Molecular mechanisms of enterotoxigenic *Escherichia coli* infection. Microbes Infect. 12: 89-98.

Foxman, B. 2010. The epidemiology of urinary tract infection. Nat. Rev. Urol. 7: 653-660.

Frank, C., Werber, D., Cramer, J. P., et al. 2011. Epidemic profile of Shiga-toxin-producing *Escherichia coli* O104:H4 outbreak in Germany. N. Engl. J. Med. 365: 1771-1780.

Hebbelstrup, J. B., Olsen, K. E., Struve, C., et al. 2014. Epidemiology and clinical manifestations of enteroaggregative *Escherichia coli*. Clin. Microbiol. Rev. 27: 614-630.

Hodges, K., and Gill, R. 2010. Infectious diarrhea: Cellular and molecular mechanisms. Gut Microbes 1: 4-21.

Hu, J., and Torres, A. G. 2015. Enteropathogenic *Escherichia coli*: foe or innocent bystander? Clin. Microbiol. Infect. 21: 729-734.

Joensen, K. G., Tetzschner, A. M., Iguchi, A., et al. 2015. Rapid and easy in silico serotyping of *Escherichia coli* isolates by use of whole-genome sequencing data. J. Clin. Microbiol. 53: 2410-2426.

Johannes, L., and Romer, W. 2010. Shiga toxins-from cell biology to biomedical applications. Nat. Rev. Microbiol. 8: 105-116.

Kotloff, K. L., Nataro, J. P., Blackwelder, W. C., et al. 2013. Burden and aetiology of diarrhoeal disease in infants and young children in developing countries (the Global Enteric Multicenter Study, GEMS): a prospective, case-control study. Lancet 382: 209-222.

Krishnan, S., Chang, A. C., Stoltz, B. M., et al. 2016. *Escherichia coli* K1 modulates peroxisome proliferator-activated receptor ã and glucose transporter 1 at the blood-brain barrier in neonatal meningitis. J. Infect. Dis. 214: 1092-1104.

Lee, M. S., Koo, S., Jeong, D. G., et al. 2016. Shiga toxins as multi-functional proteins: induction of host cellular stress responses, role in pathogenesis and therapeutic applications. Toxins (Basel). 8: 77.

Madhavan, T. P., and Sakellaris, H. 2015. Colonization factors of enterotoxigenic *Escherichia coli*. Adv. Appl. Microbiol. 90: 155-197.

McGann, P., Snesrud, E., Maybank, R., et al. 2016. *Escherichia coli* Harboring mcr-1 and blaCTX-M on a Novel IncF Plasmid: First Report of mcr-1 in the United States. Antimicrob. Agents Chemother. 60: 4420-4421.

Nataro, J. P., and Kaper, J. B. 1998. Diarrheagenic *Escherichia coli*. Clin. Microbiol. Rev. 11: 142-201.

Nielubowicz, G. R., and Mobley, H. L. 2010. Host-pathogen interactions in urinary tract infection. Nat. Rev. Urol. 7: 430-441.

Ochoa, T. J., Barletta, F., Contreras, C., et al. 2008. New insights into the epidemiology of enteropathogenic *Escherichia coli* infection. Trans. R. Soc. Trop. Med. Hyg. 102: 852-856.

Okhuysen, P. C., and Dupont, H. L. 2010. Enteroaggregative *Escherichia coli* (EAEC): a cause of acute and persistent diarrhea of worldwide importance. J. Infec. Dis. 202: 503-505.

Peng, J., Yang, J., and Jin, Q. 2009. The molecular evolutionary history of *Shigella* spp. and enteroinvasive *Escherichia coli*. Infect. Genet. Evol. 9: 147-152.

Puorger, C., Vetsch, M., Wider, G., et al. 2011. Structure, folding and stability of FimA, the main structural subunit of type 1 pili from uropathogenic *Escherichia coli* strains. J. Mol. Biol. 412: 520-535.

Rolhion, N., and Darfeuille-Michaud, A. 2007. Adherent-invasive *Escherichia coli* in inflammatory bowel disease. Inflamm. Bowel. Dis. 13: 1277-1283.

Servin, A. L. 2014. Pathogenesis of human diffusely adhering *Escherichia coli* expressing Afa/Dr adhesins (Afa/Dr DAEC): current insights and future challenges. Clin. Microbiol. Rev. 27: 823-869.

Vimr, E. R., and Steenbergen, S. M. 2006. Mobile contingency locus controlling *Escherichia coli* K1 polysialic acid capsule acetylation. Mol. Microbiol. 60: 828-837.

Yong, D., Toleman, M. A., Giske, C. G., et al. 2009. Characterization of a new metallo-beta-lactamase gene, *bla*(NDM-1), and a novel erythromycin esterase gene carried on a unique genetic structure in *Klebsiella pneumoniae* sequence type 14 from India. Antimicrob. Agents Chemother. 53: 5046-5054.

【山本達男，Tsai-Wen Wan，高野智洋，樋口　渉】

エンテロバクター属
Genus *Enterobacter*

【分類・歴史】

エンテロバクター属(*Enterobacter*)菌は，グラム陰性通性桿菌である。クレブシエラ属と類似した性状を持つ腸内細菌科(*Enterobacteriaceae*)の1属で，10種あまりが知られている(Abbott, 2003)。エンテロバクター属菌の発見は古く，19世紀末コッホの時代まで遡る。かつては，エンテロバクター属菌は*E. cloacae*，*E. aerogenes*の2菌種であった。1980年，黄色色素を産生する*E. cloacae*として，*E. sakazakii*が追加された。2008年，この*E. sakazakii*を*Cronobacter sakazakii*とするよう提案されているが，まだ十分周知されているとはいいがたい(Iversen et al., 2008)。WHOの専門家会議やCODEXでもエンテロバクター属菌として扱われており，ここでも*E. sakazakii*として紹介する。臨床材料から分離される菌種として，以上の3菌種が多い。

現在ではこれら以外に，エンテロバクター属菌として，*E. gergoviae*，*E. cancerogenus*(*E. taylorae*)，*E. amnigenus*，*E. asburiae*，*E. hormaechei*，*E. intermedium*，*E. cancerogenus*，*E. cancerogenus*，*E. dissolvens*，*E. kobei*，*E. nimipressuralis*，*E. pyrinus*が知られている。

また，比較的よく臨床材料から分離される*E. agglomerans*は，現在*Pantoea agglomerans*に変更になった(Gavini et al., 1989)。

【形態・構造】

エンテロバクター属菌は，中等大のグラム陰性の通性桿菌である。周毛性鞭毛を持ち，運動性がある(写真9, 10)。

【増殖】

エンテロバクター属菌は，通常のマッコンキー寒天培地のような腸内細菌用の培地で，よく発育する。コロニーの形状は，スムーズ，ムコイド，ドライと多様である。黄色色素を持つ*E. sakazakii*は，25℃で培養するとあざやかな黄色いコロニーを形成するが，37℃で培養すると淡い黄色のコロニーとなる。

【生態】

エンテロバクター属菌は，ヒトや動物の腸管や，土壌や水といった環境中などに広く分布する。ヒトの常在菌であり，腸内細菌叢の一部を形成する。また，ホウレンソウ，トウモロコシ，キュウリ，レモンといった野菜や果実からもしばしば検出される。病院環境としては，流しやその排水口など湿潤箇所から，しばしば検出される。

*E. sakazakii*は乳児用調整粉乳(粉ミルク)を介して，乳幼児に髄膜炎や敗血症などを引き起こすことがある。それ以外のエンテロバクター属菌は，健常人に感染を起こさせることはほとんどなく，病院内での日和見感染症が主な感染例であり，尿路感染，敗血症，創傷感染，髄膜炎などの原因となる。

エンテロバクター属菌の性状は，クレブシエラ属に類似している。インドール陰性であるが，フォーゲス・プロスカウエル(VP)反応，クエン酸利用能，運動性，オルニチン脱炭酸はいずれも陽性である(写真11)。

【遺伝子情報】

2007年に*Enterobacter* sp. 638株と*E. sakazakii* ATCC BAA-894株の完全ゲノム配列が決定されたのを皮切りに，10年ほどの間に50株あまりの完全ゲノム配列が公開された。ドラフト配列に至っては1,000株以上登録されている。

Enterobacter sp. 638株は，4,518,712 bpの染色体と157,749 bpのプラスミドを持つ。合計4,676,461 bpのGC含量は52.9%で，4,382個の遺伝子からなる。そのうち4,274個の遺伝子は蛋白質をコードしており，108個の遺伝子はRNAをコードしている。rRNAは7組あり，tRNAは84個，シグナルペプチドを持つ遺伝子は1,510個(34.5%)で膜貫通型の蛋白質は1,035個(23.6%)である。約80%の遺伝子の機能が予測できている。病原性に関与する特徴的な遺伝子は見つかっていない。

E. sakazakii ATCC BAA-894株は，4,368,373 bpの染色体と31,208 bpと131,196 bpの2個のプラスミドを持っている。*E. sakazakii*は，*E. cloacae*と約97.0%の相同性を持つ。しかし，*Citrobaceter koseri*とも97.8%の相同性を有しているため，【分類・歴史】の項で述べたように，新たな属への提案がなされている。

【培養】

エンテロバクター属菌の培養には，マッコンキー寒天培地，DHL寒天培地，BTB乳糖加寒天培地などが用いられる。食品中の腸内細菌数測定用には，バイオレットレッド胆汁ブドウ糖(VRBG)寒天培地を用いることもある。マッコンキー寒天培地には炭素源として乳糖が使用されているが，このVRBG寒天培地では，代わりにブドウ糖が使われている。

【抗原構造】

エンテロバクター属菌の抗原性に関する研究は，あまり活発ではない。クレブシエラのK抗原は80種類以上あるが，これらの抗血清が*E. aerogenes*のK抗原と高い反応性を示すといわれている(Gaston et al., 1989)。

*E. cloacae*のO抗原は30種以上あり，尿路感染症においてはO4が主な血清型であると報告されている(Weischer and Kolmos, 1993)。

【物理化学的抵抗性】

エンテロバクター属菌は，ペニシリン系，第一世代セフェム系抗生物質に対し自然耐性を示す。基質特異性拡張型β-ラクタマーゼ(extended-spectrum β-lactamase：ESBL)産生性のエンテロバクター属菌も出現しており，第二，第三世代セフェム系，セファマイシン系抗生物質に対しても耐性を示す。この耐性遺伝子は，プラスミド上にコードされており，容易に伝播が起こることが知られている。

また，*E. sakazakii*は，他の腸内細菌科の細菌に比べて，乾燥・酸素などのストレスに対して高い抵抗性を示す。一般にグラム陰性菌は乾燥状態においては徐々に死滅していくが，*E. sakazakii*は粉ミルクのなかで年単位の長期間も生存することができる(Riedel and Lehner, 2007)。その結果，乳幼児の髄炎や腸炎の原因となっている。

9

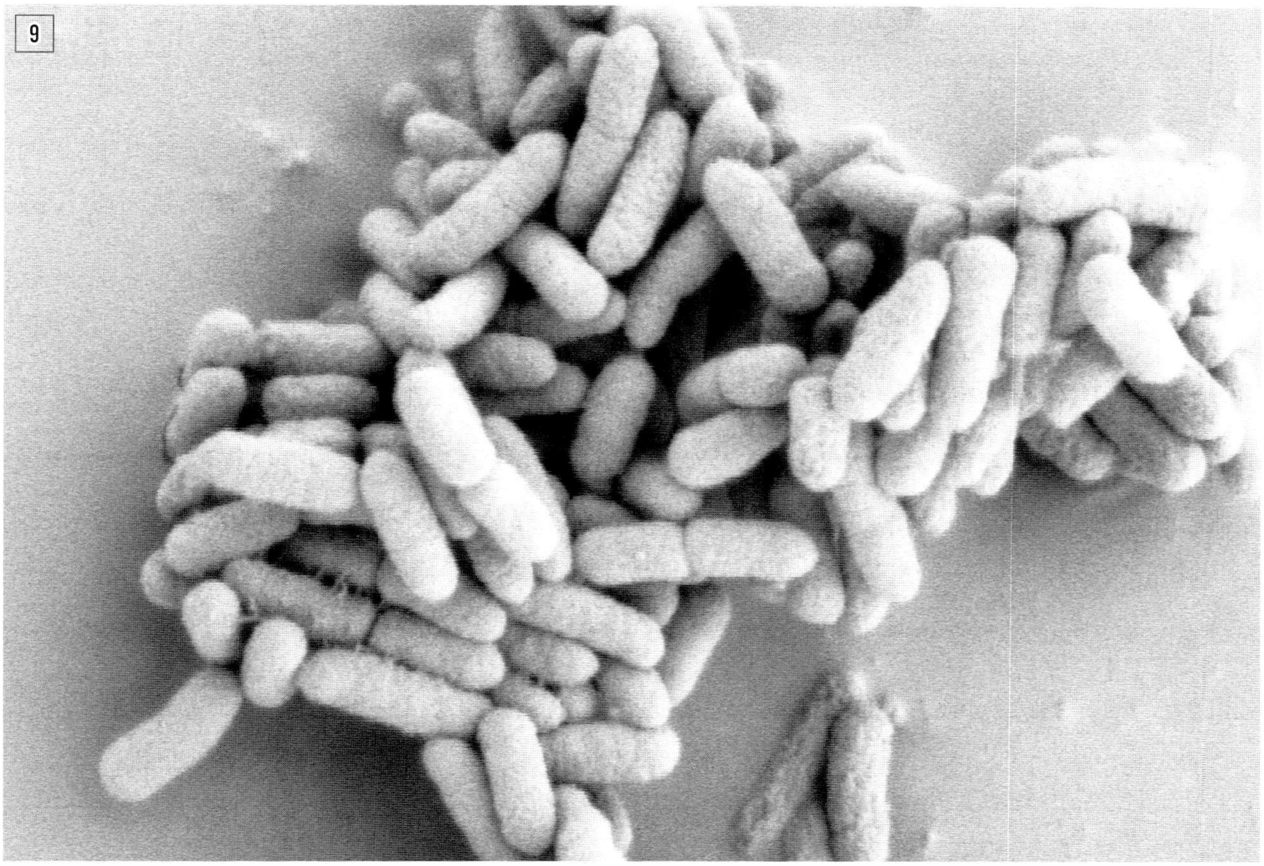

10

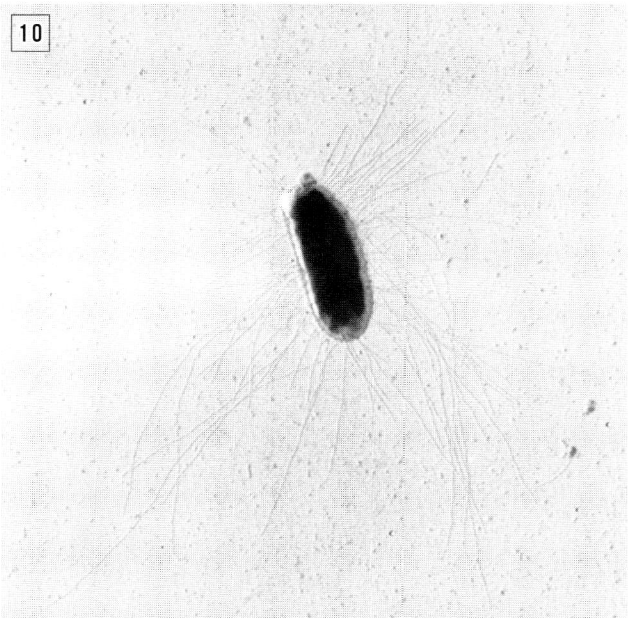

11

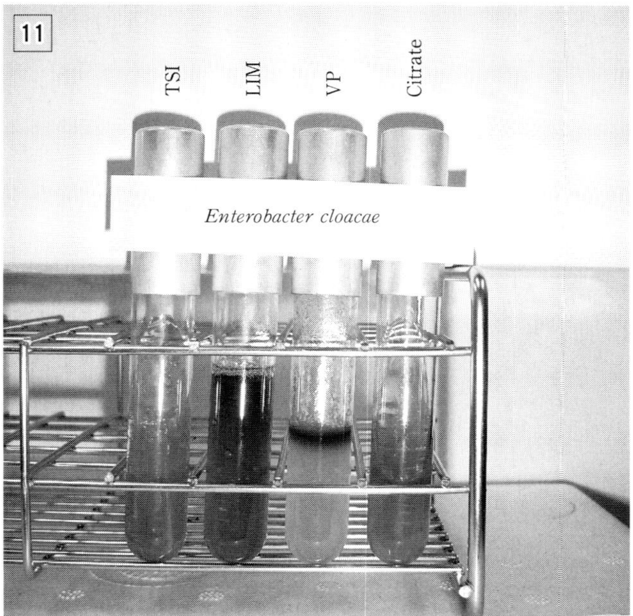

写真 9 *E. cloacae* の走査型電子顕微鏡像

写真 10 *E. cloacae* の透過型電子顕微鏡像。菌体の周り全体に鞭毛が生えている。

写真 11 *E. cloacae* の生化学的性状(IMViC テスト)。ブドウ糖発酵，乳糖および，または白糖発酵，ガス産生，リジンカルボキシラーゼ(+；色素を還元して脱色が起こっているために陰性に見える)，インドール(−)，運動性(+)，VP 反応(+)，クエン酸利用能(+)。(口絵 35 参照)

【病原性】

エンテロバクター属菌は，健常人に感染することはほとんどない，病原性の弱い菌である。しかし，新生児や感染防御能力の低下した患者に感染し，死に至らしめることもある。

E. sakazakii は乳児用調整粉乳(粉ミルク)を介して，未熟児，低体重出生児，免疫不全児といった乳幼児に髄膜炎や敗血症などを引き起こす。感染した幼児の死亡率は20～50%と高率で，死亡しなかった場合も神経障害などの重い合併症を誘発する危険が指摘されている(Bowen and Braden, 2006)。*E. sakazakii* による新生児髄膜炎は，1958年にイギリスで初めて確認された。その後，世界各地で同様な症例が報告されているが，日本での事例は報告されていない(表1)。海外で，少なくとも10名の乳幼児の *E. sakazakii* による死亡例が報告されている。

E. sakazakii の病原因子については，*E. sakazakii* が他の組織の上皮細胞や内皮細胞に比べて，ヒトの脳微小血管内皮細胞に高頻度に侵入することや，その際主要外膜蛋白A(Omp A)の発現が重要だという研究報告がある(Singamsetty et al., 2008; Mittal et al., 2009)。しかし，その詳細はほとんどわかっていない。

E. cloacae，*E. aerogenes* などは，病院内で日和見感染症を起こすことがある。がん末期や大手術後など，感染防御能力の低下した患者などにおいて，日和見感染症が発生している。特に医療器具に関連する感染症としては，カテーテル留置時の尿路感染，人工呼吸装着時の呼吸器感染，静脈内高カロリー輸液などにともなう敗血症などが報告されている。日本国内においても，*E. cloacae* による死亡事例の報告がある。*E. cloacae* の病原因子として，外毒素，エアロバクチン，ヘマグルチニンが報告されているが，その詳細はほとんどわかっていない(Keller et al., 1998)。

【疫学】

エンテロバクター属菌は，尿から最も高頻度に検出される。尿路感染は，*Escherichia coli*，*Enterococcus* spp.，*Staphylococcus* spp.，*Pseudomonas aeruginosa*，*Klebsiella pneumoniae*，*Candida albicans* などさまざまな細菌や真菌によって起こる。一般に *Escherichia coli* が最も多く，30～40%を占める。次いで，*Enterococcus* spp. が多く，20～25%を占める。エンテロバクター属菌は，起因菌の3～4%を占める。

E. sakazakii が乳児用調整粉乳(粉ミルク)を介して，乳幼児に髄膜炎や敗血症などを引き起こしていることより，粉ミルクの *E. sakazakii* による汚染状況が調査された。14%前後の汚染率で，その汚染菌数は100 g あたり0.36～66個と極めて低いと報告されている(Nazariwec-White and Farber, 1997)。

【治療】

通常のエンテロバクター属菌感染症に対しては，第三世代セファロスポリンなどがよく使われる。しかし，上述したようにESBL産生性エンテロバクターも出現しており，このような場合にはセファマイシンやカルバペナム薬が有効である。

【予防】

乳児用調整粉乳(粉ミルク)は，50°Cくらいまで冷ましたお湯で作成することが多かった。*E. sakazakii* 感染症を予防するために，70°C以上のお湯で調乳することが推奨される。70°C以上のお湯で調乳すると，*E. sakazakii* は検出されないと報告されている。

病院内でのエンテロバクター属菌による日和見感染に関しては，徹底した標準予防策をとるしか手立てがない。

【その他】

エンテロバクター属菌は，グリセロールを発酵して水素を生産する。植物性油脂，動物性油脂，廃油などの油脂をメチルエステル化してバイオディーゼル燃料を製造すると，副生成物としてグリセロールを含む廃液が生じる。これを有効利用しようと，エンテロバクター属菌を用いて水素とエタノールを製造する方法が考案されている。

【引用・参考文献】

Abbott, S. L. 2003. *Klebsiella*, *Enterobacter*, *Citrobacter*, *Serratia*, *Plesiomonas*, and other *Enterobacteriaceae*, p. 684-700. *In* Murray, P. R., Baron, E. J., Jorgensen, J. H., et al. (eds.),

表1　*E. sakazakii* による主な乳幼児感染事例(五十君・朝倉，2008を一部表記変更)

発生年	国　名	感染源	患者数	死亡者数
1958	イギリス	不明	2	2
1965	デンマーク	不明	1	0
1979	米国	不明	1	0
1981	米国	不明	1	0
1983	オランダ	粉乳の疑い	8	0
1985	ギリシャ	不明	1	0
1986～1987	アイスランド	調整粉乳	3	1
1987	米国	不明	2	0
1988	米国	調整粉乳	4	0
1990	米国	ブレンダー	1	0
1990	米国	不明	1	0
1998	ベルギー	粉乳の疑い	12	2
2000	米国	不明	1	0
1999～2000	イスラエル	調整粉乳	2	0
2001	米国	調整粉乳	10	1
2002	ベルギー	調整粉乳	1	1
2004	ニュージーランド	調整粉乳	5	1
2004	フランス	調整粉乳	4	2

Manual of clinical microbiology, 8th ed., vol. 1, ASM Press, Washington, D. C.

Bowen, A. B., and Braden, C. R. 2006. Invasive *Enterobacter sakazakii* disease in infants. Emerg. Infect. Dis. 12: 1185-1189.

Gaston, M. A., Strickland, M. A., Ayling-Smith, B. A., et al. 1989. Epidemiological typing of *Enterobacter aerogenes*. J. Clin. Microbiol. 27: 564-565.

Gavini, F., Mergaert, J., Beji, A., et al. 1989. Transfer of *Enterobacter agglomerans* (Beijerinck 1888) Ewing and Fife 1972 to *Pantoea* gen. nov. as *Pantoea agglomerans* comb. nov. and description of *Pantoea dispersa* sp. nov. Int. J. Syst. Bacteriol. 39: 337-345.

五十君静信, 朝倉宏. 2008. CODEX で, 乳児用調製粉乳の微生物規格に加えられたエンテロバクター・サカザキ. IASR 29：223-224.

Iversen, C., Mullane, N., McCardell, B., et al. 2008. *Cronobacter* gen. nov., a new genus to accommodate the biogroups of *Enterobacter sakazakii*, and proposal of *Cronobacter sakazakii* gen. nov., comb. nov., *Cronobacter malonaticus* sp. nov., *Cronobacter turicensis* sp. nov., *Cronobacter muytjensii* sp. nov., *Cronobacter dublinensis* sp. nov., *Cronobacter genomospecies* 1, and of three subspecies, *Cronobacter dublinensis* subsp. dublinensis subsp. nov., *Cronobacter dublinensis* subsp. *lausannensis* subsp. nov. and *Cronobacter dublinensis* subsp. *lactaridi* subsp. nov. Int. J. Syst. Evol. Microbiol. 58: 1442-1447.

Keller, R., Pedroso, M. Z., Ritchmann, R., et al. 1998. Occurrence of virulence-associated properties in *Enterobacter cloacae*. Infect. Immun. 66: 645-649.

Mittal, R., Wang, Y., Hunter, C. J., et al. 2009. Brain damage in newborn rat model of meningitis by *Enterobacter sakazakii*: a role for outer membrane protein A. Lab. Invest. 89: 263-277.

Nazarowec-White, M., and Farber, J. M. 1997. *Enterobacter sakazakii*: a review. Int. J. Food Microbiol. 34: 103-113.

Riedel, K., and Lehner, A. 2007. Identification of proteins involved in osmotic stress response in *Enterobacter sakazakii* by proteomics. Proteomics 7: 1217-1231.

Singamsetty, V. K., Wang, Y., Shimada, H., et al. 2008. Outer membrane protein A expression in *Enterobacter sakazakii* is required to induce microtubule condensation in human brain microvascular endothelial cells for invasion. Microb. Pathog. 45: 181-191.

Weischer, M., and Kolmos, H. J. 1993. Ribotyping of selected isolates of *Enterobacter cloacae* and clinical data related to biotype, phage type, O-serotype, and ribotype. APMIS 101: 879-886.

【飯島義雄】

クレブシエラ属
Genus ***Klebsiella***

【分類・歴史】

腸内細菌科に属する *Klebsiella*, *Enterobacter*, *Serratia* 属の生物は, しばしばコロニーの形態や生化学的特徴の類似性より同一のグループに分類される。

1882 年に von Frisch は鼻硬化症の患者から莢膜を有する細菌(*K. pneumoniae* subsp. *rhinoscleromatis*)を分離, 1883 年には Friedlander が肺炎で死亡した患者の肺から, Friedlander 桿菌として知られる細菌(*K. pneumoniae*)を分離した。そして, 1896 年に Abel は臭鼻症桿菌(*K. pneumoniae* subsp. *ozaenae*)について記載した。これらの 3 菌種は現在, *K. pneumoniae* の亜種に分類される。

腸内細菌の分類は遺伝子学的分類の導入により絶えず変化しており, 最新情報については "Bergey's Manual of Systematic Bacteriology" の新刊を参照されたい。"Manual of Clinical Microbiology" (9th ed., vol. 1) (2007) では, *Klebsiella* 属は, *K. pneumoniae*, *K. granulomatis*, *K. pneumoniae* subsp. *ozaenae*, *K. pneumoniae* subsp. *rhinoscleromatis*, *K. oxytoca*, *K. variicola*, *K. singaporensis* に分類される。2001 年に Drancourt らにより, *K. ornithinolytica*, *K. planticola*, *K. terrigena* は, *Klebsiella* 属から新しい *Raoultella* 属に変更された。*Klebsiella* と *Raoultella* の鑑別は表 2 に示す。DNA の GC 含量は 52～58%で, 基準種は *Klebsiella pneumoniae* である。

【形態・構造】

大腸菌に比しやや大型のグラム陰性桿菌(0.3～1.0×0.6～6.0 μm)で, 腸内細菌科に属し, 非運動性である。*Klebsiella* の細胞壁は他の腸内細菌科と同様, ペプチドグリカン層とリポポリサッカライド(LPS)を含む外膜からなるが, 一番外側の層は大量の莢膜多糖からなる粘張性の高いコロニーを形成するため, 腸内細菌科の他の細菌と比較的容易に鑑別できる(写真 12)。

【増殖】

通性嫌気性で, 発育因子の要求性はほとんどないが, *K. pneumoniae* の尿路由来株ではシステイン要求性が

表 2 *Klebsiella* と *Raoultella* の分類とその性状

菌種	*K. pneumoniae*			*K. oxytoca*	*R. ornithinolytica*	*R. planticola*	*R. terrigena*
亜種	*pneumoniae*	*ozaenae*	*rhinoscleromatis*				
インドール産生	−	−	−	+	+	V	−
ODC	−	−	−	−	+	−	−
VP 反応	+	−	−	+	V	+	+
マロン酸塩利用	+	−	+	+	+	+	+
ONPG 反応	+	V	−	+	+	+	+
10°Cで発育	−	NA	−	−	+	+	+
44°Cで発育	+	NA	−	+	NA	−	−
D-melezitose からの酸産生	−	NA	NA	−	NA	−	+

K. singaporensis の生化学的性状は, 一株しか知られておらず利用できない。*K. variicola* はアドニトール反応陰性によって *K. pneumoniae* と区別可能。L-rhamnose 陰性によって区別可能なこともある。ODC：ornithine decarboxylase, VP：Voges-Proskauer, ONPG：o-nitrophenyl-β-D-galactopyranoside, V：most strains negative, NA：not available

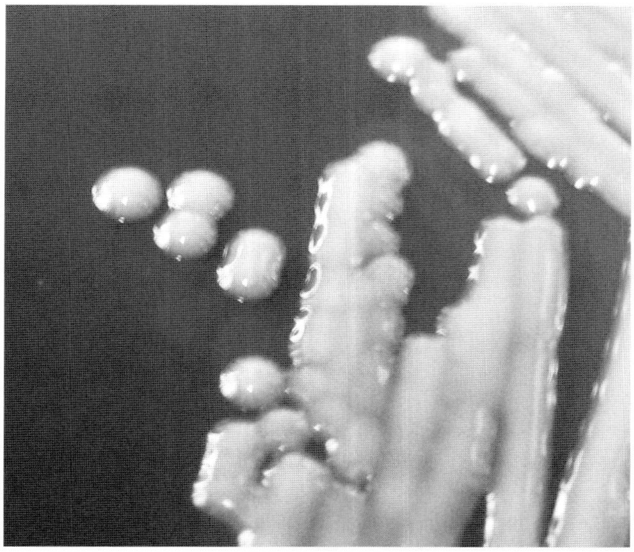

写真 12　マッコンキー培地における *K. pneumoniae* のコロニー。ピンク色で粘稠性が高いコロニーを形成する。

見られることがあり，通常の培地ではピンポイントコロニーとして発育する。この場合には，0.63 mM システインを含む培地や市販の同定システムが必要となる。オキシダーゼは陰性で，H_2S は産生しない。また多くはメチルレッド(MR)反応(細菌がブドウ糖を分解し，強酸を産生するか否かを調べる反応)陰性，フォーゲス・プロスカウエル(Voges-Proskauer：VP)反応(ブドウ糖を発酵しアセトインを産生するか否かを調べる反応)陽性であるが，呼吸器由来の株ではしばしば逆の反応が見られることもある。色素は産生せず，フェニルアラニンを分解しない。*K. oxytoca* はトリプトファンからインドールを産生できるという点で *K. pneumoniae* と異なる。*K. ozaenae* と *K. rhinosclematis* は増殖が遅く，市販のシステムや通常の生化学的性状では同定が難しい。

【生態】

ヒトや動物の腸管や気道，および土壌や水中に広く分布し，ヒトや動物における感染症の原因菌となる。*Klebsiella* はさまざまな植物の根の表面からもしばしば分離される。*K. pneumoniae* や *K. oxtoca* は嫌気下でニトロゲナーゼの作用により窒素固定(空気中に存在する窒素分子をアンモニア，硝酸塩，二酸化窒素などの窒素化合物に変換)する能力を持ち，連合窒素固定細菌(associative nitrogen fixers)に分類される。

ヒトにおいては，*K. pneumoniae* は鼻咽頭(検出率 1〜6%)，腸管(検出率 5〜38%)に共生している。小児の便では，抗菌薬未使用の場合 90〜100%の高い保有率とされている。病院では患者，医療従事者ともに定着率が滞在期間とともに上昇し(患者の検出率は，便 77%，咽頭 19%，手 42%)，医療行為によって伝搬する可能性もある(Podschun and Ullmann, 1998)。病院内の *K. pneumoniae* の主な保菌は患者の消化管であり，主たる伝播経路は職員の手指であるが，時折，汚染された医療器具や血液製剤が原因になることもある。また，抗菌薬の使用により患者の保菌率が上昇するという報告もある。

【遺伝子情報】

現在全ゲノムが明らかとなっている *K. pneumoniae* は，*K. pneumoniae* MGH78578 をはじめ，GenBank に公開されている。

K. pneumoniae MGH78578 は，1994 年に 66 歳男性の喀痰より分離された菌株で，アンピシリン，チカルシリン，トリメトプリム-スルファメトキサゾールやゲンタマイシンに対して耐性で，アミカシン，シプロフロキサシン，イミペネムに対して感受性がある。本ゲノム構造は 10,000 塩基当たり 1 塩基以下の誤差の精度で塩基配列情報が解読されている〔“The Klebsiella pneumonia Genome Sequence Project” (http://www.genome.wustl.edu/)〕。また 2006 年には完全にアノテーション(ゲノム情報に遺伝子と機能を割り当てること)化された配列が公開されている。本菌の染色体は4,894 遺伝子を保有しており，4,776 個の蛋白質をコードしていることが明らかにされている。また本菌は約 3.5〜180 kb の 5 つのプラスミドを保有していることが報告されている(表 3)。

【培養】

普通寒天培地によく発育(*K. granulomatis* を除く)する他，腸内細菌を同定するのに使われるすべての培地〔栄養寒天培地，tryptic casein soy 寒天培地，bromocresol purple lactose 寒天培地，Drigalski 寒天培地，マッコンキー寒天培地，eosin-methylene blue(EBM)寒天培地と bromotymol blue(BTB)寒天培地など〕によく発育する(確認培地とその性状については写真 13〜15 を参照)。*K. granulomatis* は通常の培地では生育しないため，細胞培養(HEp-2 単層など)を利用する。炭水化物を多く含む培地(BTB 乳酸培地，Hajna 培地や Worfel-Ferguso 培地など)では，炭水化物の少ない培地に比べ莢膜の形成が促進される。乳糖を分解し有機酸ができるため培地の pH が酸性へと変動し，BTB 寒天培地を青から黄へ，クリグラー寒天培地を赤から黄へ変色させる。ほぼすべて Simmons のクエン酸塩培地と，Moller の KCN 培地に生育する。

【抗原構造】

外膜に O 抗原を含むリポリサッカライド(LPS)を有する。O 抗原のいくつかはガラクタンやマンナンのよう

表 3　肺炎球菌染色体およびプラスミドのゲノム情報

	RefSeq	鎖長(Mbp)	GC 含量	蛋白質	RNA
染色体	NC_009648	5.3	57.5%	4776	111
プラスミド pKPN3	NC_009649	0.18	51.7%	180	−
プラスミド pKPN4	NC_009650	0.11	53.4%	123	−
プラスミド pKPN5	NC_009651	0.089	53.8%	98	−
プラスミド pKPN6	NC_009652	0.0043	41.4%	5	−
プラスミド pKPN7	NC_009653	0.0035	45.7%	5	−

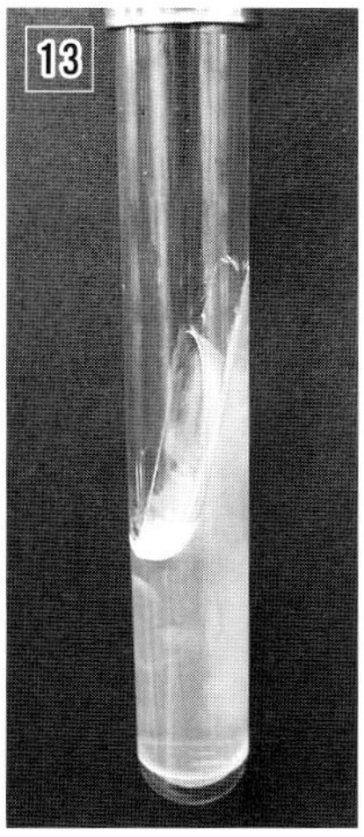

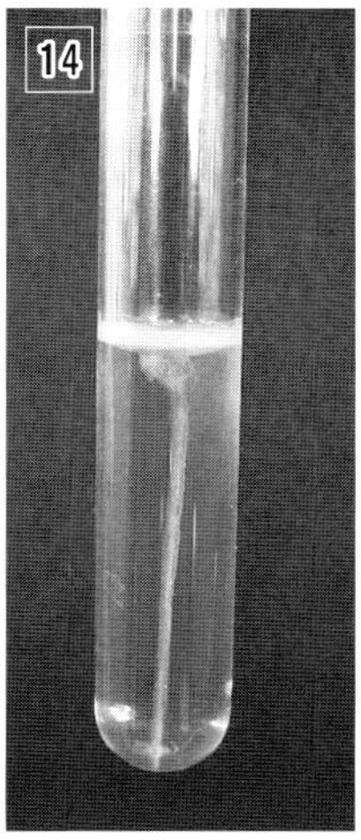

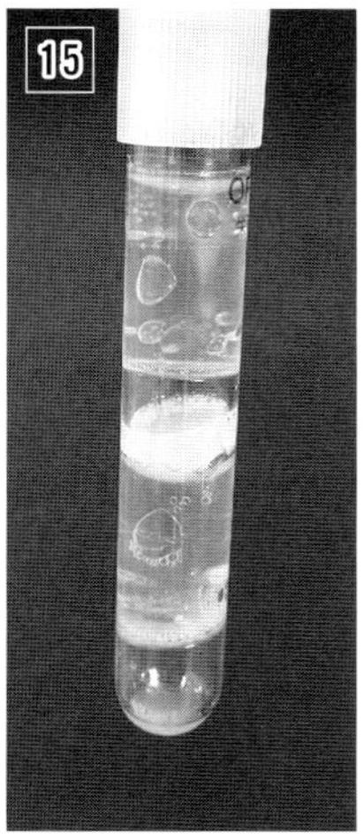

写真13 Kligler培地。ブドウ糖，乳糖分解により斜面上部，下部とも黄変する。ガス産生により培地の下部に空隙が認められる。(口絵38参照)

写真14 SIM培地。硫化水素，インドールを産生しない。菌を接種した部位では培地が混濁し増殖が認められるが，その周囲は混濁がなく運動性がないことが確認される。(口絵39参照)

写真15 OF培地。上層部(好気)，下層部(嫌気)とも黄変し，ブドウ糖発酵菌であることが確認できる。ガス産生による気泡が見られる。(口絵40参照)

なホモポリサッカライドで構成されている。O抗原は12種類知られているが，これらは，熱に安定なK抗原によって妨害されるため，あまり利用されていない。

*Klebsiella*の莢膜多糖は莢膜やK抗原(ドイツ語の莢膜Kapselの頭文字が由来)を構成している。莢膜多糖は細胞外莢膜物質として液体培地中に自由に拡散する。Julianelle(1926)が最初の3種の莢膜型を決定して以来，現在までにおよそ80種が知られており，いくつかのK抗原は病原性に関連する。他の莢膜型に比べ，K1，K2が特に病原性が高いと考えられている。

【物理化学的安定性・抵抗性】

*Klebsiella*感染症の問題は，多剤耐性株の拡大である。*K. pneumoniae*は通常はアミノグリコシドに感受性がある。しかし，アミノグリコシド修飾酵素を伝達するプラスミドが1970年代に広がり，フランスの調査では，ゲンタマイシン，トブラマイシン，ネチルマイシンおよび/またはアミカシンに対する*Klebsiella*の感受性が78%に低下していた。2006年の30施設を対象とした本邦での報告では，*K. pneumoniae* 129株すべてがアミカシンに対し感受性があった。

*K. pneumoniae*と*K. oxytoca*は，従来，アミノベンジルペニシリン(アンピシリン)とカルボキシシリン(カルベニシリン)には自然耐性を示すが，これは染色体性ペニシリナーゼによるものであり，この酵素はβ-ラクタマーゼ阻害剤であるクラブラン酸により不活化される。セフェム系抗菌薬には感受性がある。しかし1982年以降，プラスミドにコードされた第三世代セフェム系薬を分解するいわゆる基質特異性拡張型β-ラクタマーゼ(ESBL)産生株が出現し，拡大の傾向にある。これらの株はセフタジジム(CAZ)に耐性を示すことを特徴とし，欧米ではSHV型やTEM型と呼ばれるβ-ラクタマーゼを産生する菌株が多い。一方，わが国で検出されるESBLの多くは，CTX-M型あるいはToho型と呼ばれる酵素産生株であり，欧州や米国でもSHV型やTEM型からCTX-M型に置き換わりつつある。さらに，ESBL産生株はフルオロキノロンにしばしば耐性を示す。わが国の報告では，2002年に実施された全国規模のサーベイランスで収集された630株の*K. pneumoniae*のうち，ESBL産生株は8株(1.3%)であり，8株のうち1株にフルオロキノロン耐性が認められた。ESBL産生株の多くはカルバペネムに感受性を有するが耐性を示す株も分離されてきており，その耐性機序としては，①β-ラクタマーゼと外膜蛋白の変異の協調作用，②カルバペネマーゼ(メタロβ-ラクタマーゼなど)の産生などが考えられている。

2013年に米国では，*K. pneumoniae*のカルバペネム耐性が10年間で7倍(1.6%から10.4%に)増加したことが注目された。カルバペネム耐性腸内細菌科細菌(Carbapenem-resistant *Enterobacteriaceae*：CRE)の中でも，大腸菌と*K. pneumoniae*が注目されている。KPC(Klebsiella pneumonae Carbapenemase)，OXA-48，NDM(New Delhi metallo β-lactamase)などさまざまなカルバペネマーゼが報告されているが，日本で報告が多いものはIMP-6による耐性である。これらの薬剤耐性遺伝子がプラスミドにより菌株や菌種を超えて，伝達されうる。

【病原性】

本菌種の病原性については多くの因子が関与しており，ひとつの病原因子が臨床症状に決定的な影響を持っているわけではない。感染の初期には線毛などによる宿主細胞への接着能が必須であり，消化管への定着に成功すると誤嚥などにより気道へ散布される。そして抗菌薬耐性株の場合には抗菌薬の選択により優位に増殖する。また組織に定着した細菌は，シデロフォアにより宿主細胞の蛋白から菌の生存に必須の鉄を獲得する。*K. pneumoniae*は細胞内寄生菌ではないため，貪食細胞による殺菌などの宿主の防御機構から逃避することが必要となり，莢膜やLPSなどがその重要な役割を果たすと考えられている。本菌感染症では菌体外毒素による宿主細胞への傷害は明確になっていない。

(1)莢膜抗原(K抗原)

親水性の莢膜多糖は，*Klebsiella*に関しては最初に報告された病原因子である。1984年，Simoons-Smitらにより，マウスの皮膚モデルを用いてK抗原が欠損した*K. pneumoniae*の病原性がK抗原を有するものより低下したことが示された。この病原性の低下は，ヒト多形核白血球(PMNs)に貪食されやすくなっていることや，血清やPMNsにより殺菌されやすくなっているという結果により説明されている。また，いくつかの実験でK抗原が特異抗体のない状況下でのオプソニン化貪食作用から，細菌を防御するために重要な役割を果たしていることが明らかにされており，その機序は，補体成分，特にC3bの活性化や取り込みを阻害することによる。さらに，*in vitro*でK抗原はマクロファージの分化や機能的能力を阻害する。K2は尿路感染症，肺炎や菌血症の患者に最もよく見られる血清型であり，世界的にヒト

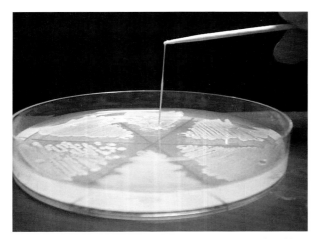

写真16　莢膜多糖類を大量に産生することにより，粘張性の高いコロニーが形成される。

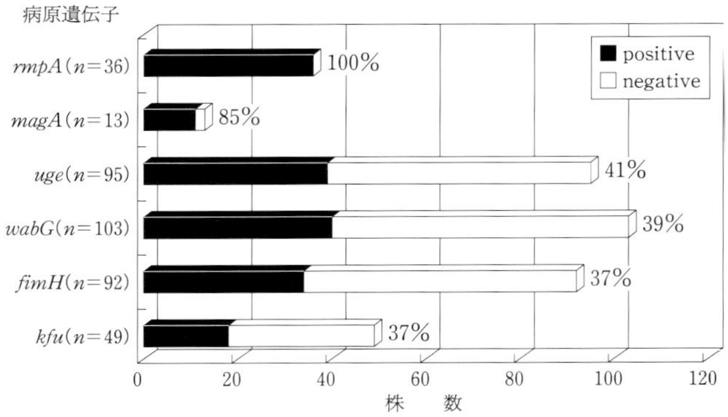

図8　粘張性と病原遺伝子

の感染症で多く見られ，自然環境から分離されることは稀である。1981年以降，*K. pneumoniae*による市中感染型原発性化膿性肝膿瘍(Community-acquired primary pyogenic liver abscess：PLA)が出現してきており，注目を集めている。肝膿瘍の原因となる主なセロタイプはK1で*magA*を保有する高粘張性(hypermucoviscous)*K. pneumoniae*であることが明らかになっている。報告の多くは台湾であるが，アジアの一部や北米，欧州でも報告されてきている。地理的な偏りの理由はまだ不明ではあるが，細菌と宿主側の要因や，社会経済的背景，また感受性の遺伝子が関与していると考えられている。我々も，2004～2006年に都内のふたつの大学附属病院で検出された臨床分離株*K. pneumoniae* 104株を対象に，粘張性の評価，病原遺伝子(*magA*，*rmpA*，*fimH*，*kfu*，*uge*，*wabG*)のPCR法による検出，莢膜抗原について検討した(図8)。由来は，尿13株，喀痰23株，血液14株，膿16株などであった。このうち40株(38%)で高粘張性が認められた。粘張性と*magA*，*rmpA*遺伝子の検討では，*magA*，*rmpA*遺伝子の保有によりそれぞれ高粘張性に有意な差が認められた($P<0.05$)(表4)。莢膜抗原と病原遺伝子の検討では，*magA*遺伝子の保有によりK1抗原の有無に有意な差が認められ，同様に*rmpA*遺伝子とK2抗原にも有意な差が認められた($P<0.05$)(表5)。また莢膜抗原と粘張性の検討では，K1，K2抗原の有無によりそれぞれ高粘張性に有意な差が認められた($P<0.05$)(表6)。これらの結果より，病原遺伝子，特に*magA*や*rmpA*を保有している株では，K1およびK2抗原陽性，高粘張性で病原性が高いということが推測された。

(2)リポポリサッカライド(LPS)

他の腸内細菌と同じく，*K. pneumoniae*はリピドA，コアオリゴサッカライド，O抗原特異性ポリサッカライド側鎖から構成されるLPSからなる細胞壁を有している。O抗原の一番重要な役割は*K. pneumoniae*を補体が関与する溶菌から防御することと考えられている。

(3)線毛(pilli，fimbriae)

*K. pneumoniae*は，さまざまなタイプの線毛をつく

表5　莢膜抗原と病原遺伝子

	magA(+) *rmpA*(+)	*magA*(−) *rmpA*(+)	*magA*(+) *rmpA*(−)	*magA*(−) *rmpA*(−)
K1 (*n*=15)	10	1	3	1
K2 (*n*=5)	0	5	0	0
K3～6 (*n*=0)	0	0	0	0
Unknown (*n*=84)	0	20	0	64

表4　粘張性と*magA*，*rmpA*遺伝子

	magA(+) *rmpA*(+)	*magA*(−) *rmpA*(+)	*magA*(+) *rmpA*(−)	*magA*(−) *rmpA*(−)
hypermucoviscosity (*n*=40)	10	26	1	3
non-hypermucoviscosity (*n*=64)	0	0	2	62

表6　莢膜抗原と粘張性

	K1	K2	K3～6	不明
hypermucoviscosity (*n*=40)	12	5	0	23
non-hypermucoviscosity (*n*=64)	3	0	0	61

ることができ，そのうち，type-1 pilli は宿主細胞に付着することに関わっている。その病原性についてはほとんど知られていない。

(4)シデロフォア(siderophore)

鉄は細菌の発育に必須である。1982 年，Brewer らは，高鉄血症で病原性が強くなることを観察した。ヒトの体内で，鉄は血清中のトランスフェリンや乳汁などの分泌物中のラクトフェリンなどの担体分子と複合体を形成，あるいは赤血球内のヘム蛋白に結合しているため，腸内細菌は必須の鉄を可溶化し運ぶための高親和性システム(シデロフォア)を形成している。鉄をキレートするために生成される化合物としては，エンテロケリン(enterochelin)とエロバクチン(aerobactin)の 2 種類が重要である。*Klebsiella* のほとんどの株はエンテロケリンを産生し，ごく僅かの株がエロバクチンを有する。Nassif と Sansonetti らは，*K. pneumoniae* の K1 あるいは K2 血清型の病原性がエロバクチンをコードする遺伝子を持つプラスミドの存在と関連があることを示した。後にこの 180-kb のプラスミドは，同時に *rmpA* 遺伝子を運んでいることも明らかにされた。

【疫学・臨床】

K. pneumoniae は，市中肺炎の原因微生物の 1.3～2.9%を占め，院内肺炎の原因微生物として 2.2～8.3%を占める。また，JANIS(院内感染対策サーベイランス)によると 2006 年の血液由来の菌分離頻度では，黄色ブドウ球菌，表皮ブドウ球菌，大腸菌，CNS に次いで 5 位(0.85%)であった。また，すべての院内尿路感染症の 6～17%を占める。

K. pneumoniae は健常人の尿路感染症や肺炎の原因となる。市中細菌性肺炎(Friedlander's pneumonia)はアルコール依存症患者に多く見られる。肺炎や尿路感染症に加え，本菌による院内感染症は，種々の基礎疾患を有する患者に見られ，創傷，血管内や他の侵襲的な異物，肝・胆道系の感染や腹膜炎，髄膜炎に及ぶ。しばしば菌血症の原因にもなり，グラム陰性菌による感染症としては *E. coli* に続き 2 番目に多い。

K. rhinoscleromatis は，鼻腔や気道(咽頭，喉頭，気管)に生じる慢性感染症である鼻硬化症の原因菌となる。典型的には肉芽腫性変化により気道の閉塞を引き起こし，広範囲の線維化と瘢痕が残る。

K. ozaenae は，健常なヒトの鼻咽頭に定着することがある。慢性萎縮性鼻炎(臭鼻症)に関連しているとされている。しかし，この症候群との病原性についてはまだはっきりしていない。気管支拡張症や嚢胞性線維症の患者に持続感染していることがある。

K. granulomatis(以前は，*Calymmatobacterium granulomatis*)は，性感染症の鼠径部肉芽腫(ドノバン症 donovanosis)の原因菌と推定されている。通常の培地に発育せず，グラム染色でも十分に染まらないため，この菌を同定するにはギムザあるいはライト染色によりドノバン体(Donovan bodies)を証明する方法が最も一般的である。最近は，*phoE* と *scrA* 遺伝子のプライマーを利用して，その他の *Klebsiella*(*phoE* と *scrA* ともに陽性)から *K. granulomatis*(*phoE* 陽性)を鑑別する方法が用いられてきている。

K. oxytoca は，*K. pneumoniae* と同様に，さまざまな院内感染症の原因となりえる。市中および院内肺炎の患者から分離される。後者は時に致命的となる。また，ペニシリン使用中にしばしば見られる出血性腸炎患者では，下痢便より *K. oxytoca* が純培養上に検出されることから，その原因として抗菌薬による菌交代症が疑われてはいたが否定的な意見も多かった。しかし，Christoph らは抗菌薬による出血性腸炎の患者から細胞毒を産生する *K. oxytoca* を分離し，これを用いた動物モデルによって抗菌薬と細胞毒産生 *K. oxytoca* を投与した群でのみ右側結腸優位の出血性腸炎が認められたことより，細胞毒産生 *K. oxytoca* が抗菌薬による出血性腸炎の一因になっている可能性を示した。

【治療】

非多剤耐性(non-MDR)の *K. pneumoniae* の場合には，治療の選択肢として，第一世代のセファロスポリン，ペニシリン/β-ラクタマーゼ阻害剤合剤，トリメトプリム・スルファメトキサゾール合剤，フルオロキノロン，アミノグリコシドなどがある。MDR 株，特に ESBL 産生株に対する第 1 選択薬は，第四世代のセファロスポリンかカルバペネムに限定される。カルバペネム耐性菌に対してはコリスチンが推奨されている。

K. rhnoscleromatis に対する抗菌薬は，6～8 週の投与が必要とされるが，再発がよく見られる。伝統的に，ストレプトマイシンかテトラサイクリンが使われるが，最近の報告では，トリメトプリム・スルファメトキサゾール合剤かフルオロキノロンの方が，治療の成功と副作用のリスクが少ないことが報告されている。

K. ozaenae は，以前抗菌薬治療を受けた入院患者から分離された株以外では，多くの抗菌薬に感受性がある。

【予防】

手洗いにおいては，0.5%クロルヘキシジン含有のイソプロピルアルコールによる指洗浄が 4%クロルヘキシジンジグルコネート単独よりも消毒効果が優れている。

薬剤耐性株伝播の予防として，1999 年，Lucet らと Paterson らは，バリアープレコーションと患者のコホートにより，抗菌薬使用制限をせずに ESBL 産生株の伝播を防いだことを報告している。しかし，Paterson らは，ICU でのサーベイランスと制御の強化，検査室での ESBL 産生株同定能力の向上，経験的な抗菌薬使用の制限を続ける努力が必要と述べている。

【引用・参考文献】

Abbott, S. L. 2007. Klebsiella, Enterobacter, Citrobacter, Serratia, Plesiomonas, and other Enterobacteriaceae, p. 698-715. *In* Murray, P. R., Barton, E. J., Jorgensen, J. H., et al. (eds.), Clinical microbiology, 9th ed., vol. 1, ASM Press, Washington, D. C.

Clegg, S., and Sebghati, T. A. S. 2001. Klebsiella pneumonia, p. 1655-1680. *In* Sussman, M. (ed.), Molecular medical microbiology, Academic Press, Waltham, Massachusetts.

Donnenberg, M. S. 2005. Enterobacteriaceae, p. 2567-2586. *In* Mandell, G. L., Bennett, J. E., and Dolin, R. (eds.), Mandell, Douglas, and Bennet's principles and practice of infectious diseases, 6th ed., vol. 2, Elsevier, Philadelphia.

Fraser, R. S., Muller, N. L., Colman, N., et al. 1999. Fraser and Pare's diagnosis of diseases of the CHEST, 4th ed., vol. 2, W. B. Saunders Company, Philadelphia.

Gibert, D. N., Moellering, Jr., R. C., Eliopoulos, G. M. et al.

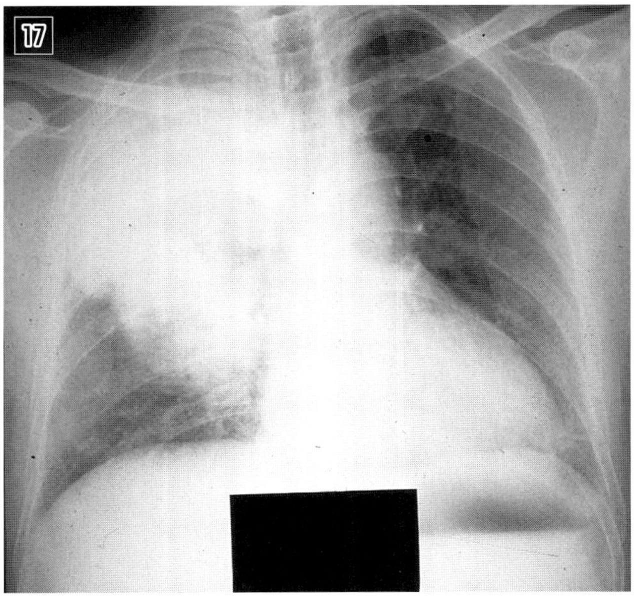

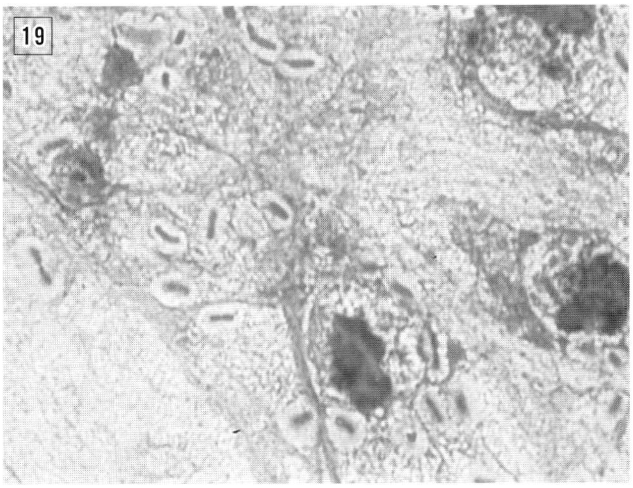

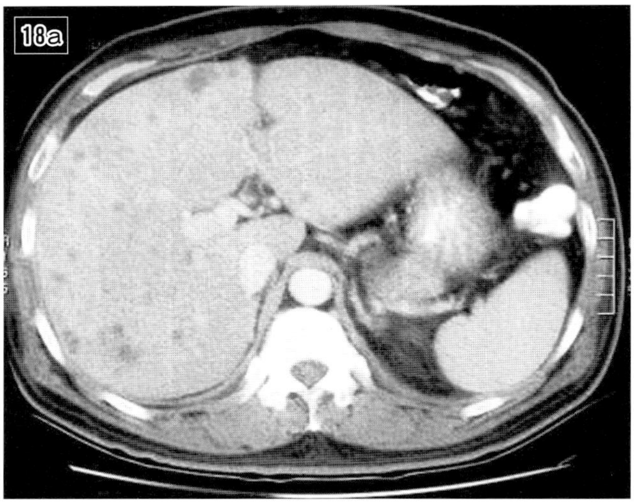

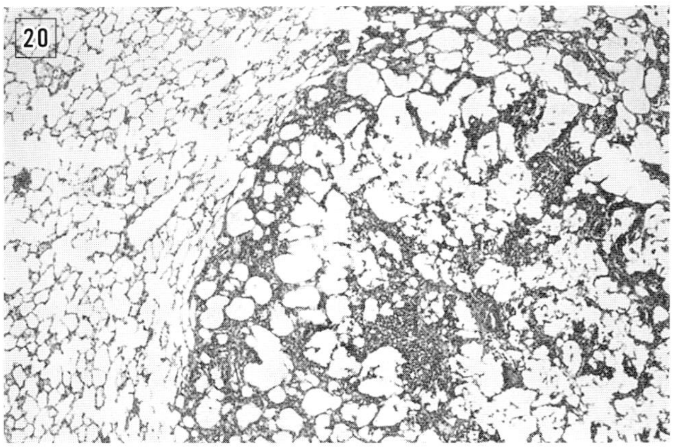

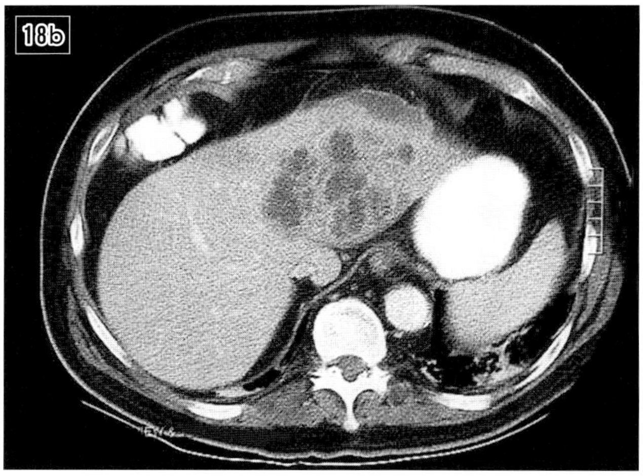

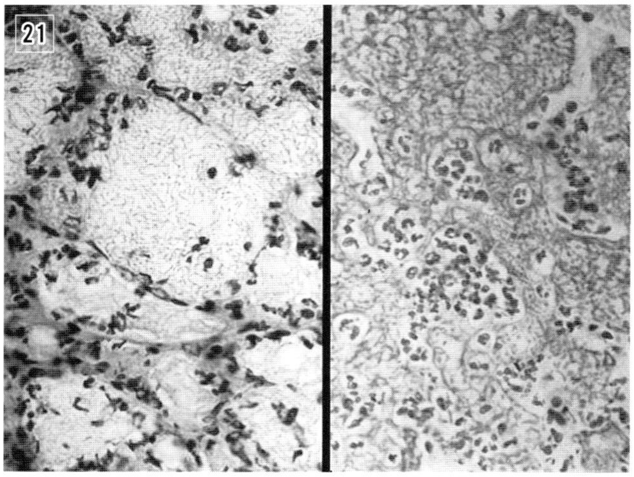

写真 17　クレブシエラ肺炎患者の胸部レントゲン写真。右上中肺野に気腔を充填するように拡大する浸潤影が認められる。肺炎球菌性肺炎と比較すると，大量の炎症性滲出液により大葉が膨張するため葉間胸膜が膨隆する傾向がある。また，膿瘍や空洞を形成，胸水や膿胸をきたすことが多い。

写真 18　クレブシエラ肝膿瘍の腹部 CT 画像。a）50 歳男性，フィリピン人の症例。*K. pneumoniae* による多数の小さな肝膿瘍が認められる。b）53 歳男性，白人。*K. pneumoninae* による単一の巨大肝膿瘍が認められる。

写真 19　グラム染色像。グラム陰性の太い桿菌が認められる。厚い莢膜により，菌体周囲が明るく抜けて見える。

写真 20　クレブシエラ肺炎の肺病理（マウス）。感染初期の病理は肺炎球菌性肺炎に類似し，毛細血管のうっ血と菌体を含む肺胞腔内の浮腫が認められ，急速に遠心的に多発大葉へと広がる。肺炎球菌性肺炎と異なる点は，実質の壊死をともなうことであり，一度炎症細胞浸潤を併発すると，壊死は初期に顕微鏡的であるが，次第に膿瘍を形成するようになり，血管を閉塞すると大きな空洞を形成する。（口絵 41 参照）

写真 21　クレブシエラ肺炎の肺凍結切片（マウス）。肺胞腔内を押し広げるようにクレブシエラが増殖し，炎症細胞が認められる。（口絵 42 参照）

(eds.) 2008. The sanford guide to antimicrobial therapy, Medicine & Health Science Books.

Grimont, P. A. D., and Grimont, F. 2005. Genus Klebsiella, p. 685-693. *In* Brenner, D. J., Krieg, N. R., and Staley, J. T. (eds.), Bergey's manual of systematic bacterioligy, 2nd ed., vol. 2, The proteobacteria, part B The Gammeproteobacteria, Springer, New York.

Högenauer, C., Langner, C., Beubler, E., et al. 2006. *Klebsiella oxytoca* as a causative organism of antibiotic-associated hemorrhagic colitis. N. Engl. J. Med. 355: 2418-2426.

Keynan, Y., and Rubinstein, E. 2007. The changing face of Klebsiella pneumonia infections in the community, p. 385-389. Int. J. Antimicrob. Agents 30: 385-389.

Lederman, E. R., and Crum, N. F. 2005. Pyogenic liver abscess with a focus on *Klebsiella pneumoniae* as a primary pathogen: an emerging disease with unique clinical characteristics. Am. J. Gasrtoenterol. 100: 322-331.

松島敏春. 2002. 市中肺炎. 内科 89 : 1319-1322.

Murray, P. R., Holmes, B., and Aucken, H. M. 2005. *Citrobacter*, *Enterobacter*, *Klebsiella*, *Plesiomonas*, *Serratia*, and members of the Enterobacteriaceae, p. 1474-1506. *In* Borriello, S. P., Murray, P. R., and Funke, G. (eds.), Topley & Wilson's microbiology and microbial infections, 10th ed., bacteriology vol. 2, Hodder Arnold, London.

日本呼吸器学会呼吸器感染症に関するガイドライン作成委員会. 2008. 成人院内肺炎診療ガイドライン, 日本呼吸器学会, 東京.

Podschun, R., and Ullmann, U. 1998. *Klebsiella* spp. as Nosocomial pathogens: epidemiology, taxonomy, typing methods, and pathogenicity factors. Clin. Microbiol. Rev. 11: 589-603.

Yamaguchi, K., Ohno, A. of the Levofloxacin Surveillance Group. 2005. Investigation of the susceptibility trends in Japan to fluoroquinolones and other antimicrobial agents in a nationwide collection of clinical isolates: a longitudinal analysis from 1994 to 2002. Diagn. Microbiol. Infect. Dis. 52: 135-143.

山口恵三, 石井良和, 岩田守弘, ほか. 2007. Meropenem を含む各種注射用抗菌薬に対する 2006 年臨床分離株の感受性サーベイランス. Jpn. J. Antibiot. 60: 344-377.

【本田(細野)なつ絵, 山口恵三】

プレシオモナス属
Genus ***Plesiomonas***

プレシオモナス シゲロイデス
Plesiomonas shigelloides

【分類・歴史】

プレシオモナス シゲロイデス(*Plesiomonas shigelloides*)はプレシオモナス属(*Plesiomonas*)に分類される唯一の菌種である。プレシオモナス属は 1947 年に Ferguson と Henderson によりヒトの糞便から初めて分離された(Ferguson and Henderson, 1947)。彼らはその分離菌が *Shigella sonnei* と共通の抗原を持っていることに注目して, Paracolon C27 と名づけて記載した。その後, 世界各地で下痢症患者から本菌を検出したとする報告が相次ぎ, ヒトの下痢症との関係が注目されるようになった。本菌の名称については *Escherichia sonnei*, *Pseudomonas shigelloides*, *Pseudomonas michigani*, *Aeromonas shigelloides* などいろいろ提案されたが, 最終的に Habs and Schubert(1962)の提唱した *Plesiomonas shigelloides* が支持を受け, 現在ではこれが正式菌名として承認されている。その後, 新たにフェルグソナ属(*Fergusona*)を設けてそこに含ませる提案もあったが, これは国際細菌命名規約による優先権の点で承認されていない。

プレシオモナス属は以前, ビブリオ科(*Vibrionaceae*)に含まれていた。しかし, 近年の分類学の進歩とともに化学的および系統発生学的分類により, *P. shigelloides* はエンテロバクテリア(腸内細菌)科(*Enterobacteriaceae*)と共通の抗原を保有していること, 本菌の rRNA の塩基配列は腸内細菌科のそれと高い相同性を有していることなどから "Bergey's Manual of Systematic Bacteriology" (2nd ed., vol. 2) によるとプレシオモナス属は腸内細菌科に分類されている。

【形態・構造】

P. shigelloides は 0.8〜1.0×3.0 μm, グラム陰性, 無芽胞性, 通性嫌気性の桿菌で, 菌体の一端に 2〜数本の鞭毛(極叢毛)を持っている(写真 22)。鞭毛に鞘はない。明らかな莢膜は見られないが, 大部分の菌株には生菌の菌体(O)凝集を阻止する易熱性の莢膜様物質がある。菌体内にリン, カリ, マグネシウムが含まれる封入体が存在することもある。寒天培地上のコロニーは 1.0〜2.0 mm 程度で半透明〜灰白色で腸内細菌科の多くの菌種と同様である。

【増殖】

P. shigelloides の最適発育温度は 37〜38°C, 発育温度の範囲は 10〜42°C であり, 一部の菌株は 8°C および 45°C でも増殖可能である。世代時間は多くの腸内細菌科の菌種と変わらない。すべての菌株は pH 4.0〜9.0 の範囲で増殖する。*P. shigelloides* の発育には特に食塩を必要としない。NaCl 濃度における発育は培地によって異なるが 4% まではほとんどの株が発育し, 5% でも発育可能な株が存在する。

P. shigelloides は腸内細菌科において唯一のオキシ

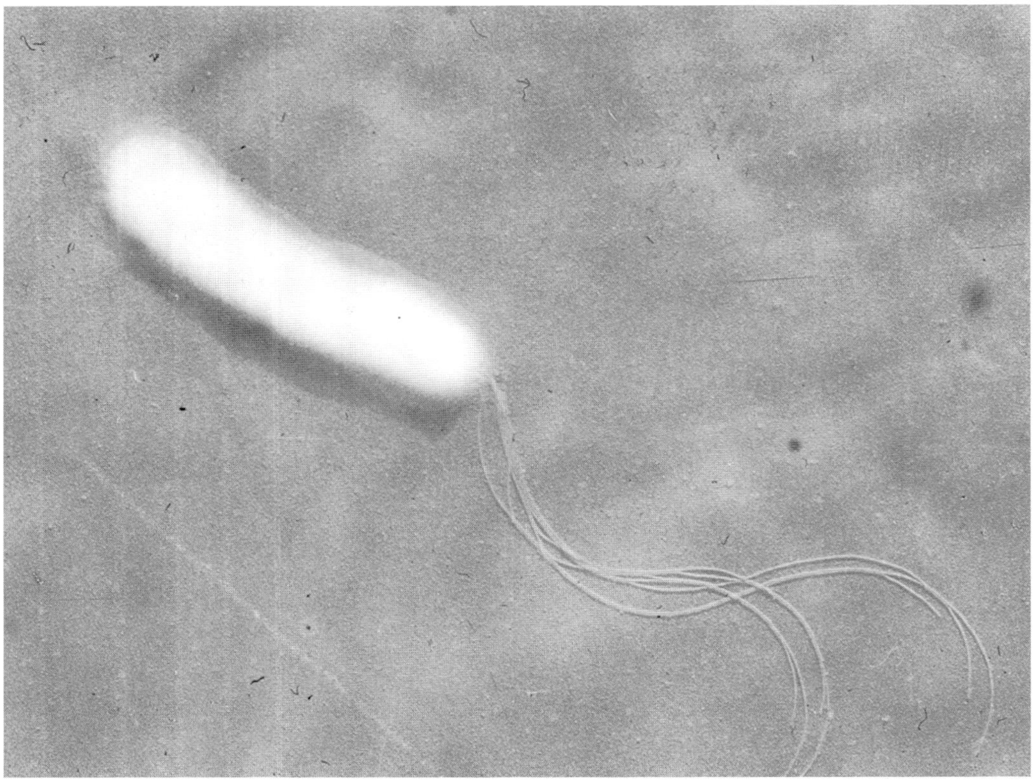

写真22　*P. shigelloides* の電子顕微鏡写真(大阪府立公衆衛生研究所より供与)。菌体の一端に2〜数本の鞭毛を持っている。

ダーゼ陽性菌である。主な生化学的性状は硝酸塩還元，カタラーゼおよびインドール陽性である。Voges-Proskauer，クエン酸ともに陰性，硫化水素を産生しない。ブドウ糖，麦芽糖，イノシトールを発酵して酸を産生するが，ガスは発生しない。白糖，マンニトール，アラビノースは発酵しない。株により乳糖を遅れて発酵することもある。リシンデカルボキシラーゼ，アルギニンジヒドロラーゼおよびオルニチンデカルボキシラーゼは陽性である。0%NaCl培地でも発育可能である。多くの株はVibriostatic agent O/129の10 μgおよび150 μgに感受性である。

【生態】

P. shigelloides は淡水中の常在菌である。淡水中での増殖にはふたつの要因があり，ひとつは栄養となる有機物が豊富に含まれているか下水などで汚染されていることであり，他のひとつは *P. shigelloides* の最適発育温度(37〜38℃)が多くの水生菌と比べて高いことである。そのため，わが国では水温の高くなる夏季には水中での活動が他の水生菌よりも活発となり選択的に増殖が可能で，逆に冬季は水中での活動が緩慢となり，ほとんど増殖が見られない。ただし，泥土中においては夏季，冬季の温度変化が少なく，栄養となる有機物も豊富にあるため，年間を通しての生活場所になっている。また，淡水中で生息している魚介類にも付着，共存している。ヒトへの感染経路は飲用水，汚染された生食用魚介類主を介して経口摂取により起こる。

【遺伝子情報】

P. shigelloides の5S rRNA(GenBank X02264)，16S rRNA(GenBank M59159，X74688)，23S rRNA(GenBank X65487)の3つの塩基配列をそれぞれ100%として腸内細菌科のそれらとの相同性を比較すると5S rRNA(96〜97%)，16S rRNA(93〜95%)，23S rRNA(91%)となる。これは *P. shigelloides* とその類縁とされているビブリオ科，エロモナス科のそれらとの塩基配列の相同性と比較しても高い値を示している。

また，後述のように *P. shigelloides* O17の菌体抗原(O抗原)は *Shigella sonnei* のそれと免疫学的に完全に同一のものとされている。この事実の裏づけとして，両者のO抗原遺伝子群は *Shigella sonnei* に一部IS(Insertion Sequence)630を含むことを除いて非常に高い一致率を示している(図9)。ただし，*P. shigelloides* のO抗原の遺伝子群(GenBank AF285970)は染色体上にあり，*Shigella sonnei* のそれはプラスミド上とされている。このため，*Shigella sonnei* のO抗原遺伝子群は *P. shigelloides* のそれから獲得したものか，あるいは両者のO抗原遺伝子は同一の起源に由来しているのではとも想像できる。

一方，*P. shigelloides* O1については全遺伝子配列が報告されている(GenBank AQQO00000000)。それによるとひとつの環状染色体で大きさは3.9 Mbp，GC%は51.2で，3,285の遺伝子，7つのrRNAと96のtRNAが存在する。

P. shigelloides の遺伝子による検出についてはPCRによる方法がいくつか報告されている。一例として23S rRNA(GenBank X65487)について以下のプライマーを用いて行うことができる。

フォワード：5′-CTC CGA ATA CCG TAG AGT GCT ATC C-3′(906〜930)

リバース：5′-CTC CCC TAG CCC AAT AAC ACC TAA A-3′(1189〜1165)

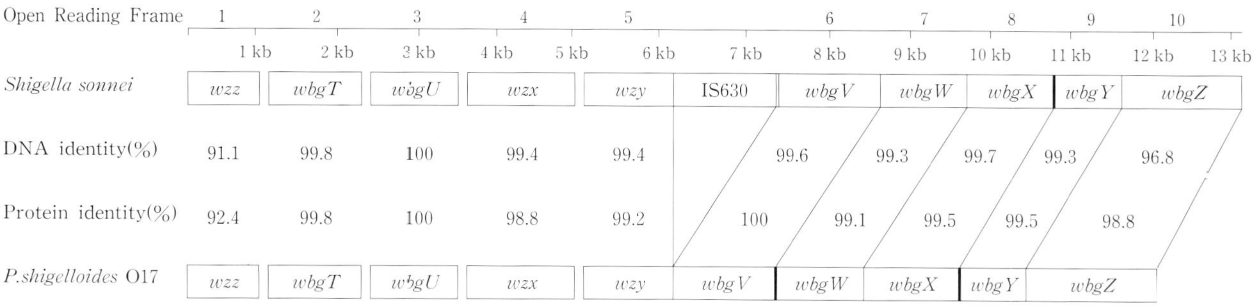

図 9　プラスミド由来 *Shigella sonnei* I 相の O 抗原遺伝子群と *P. shigelloides* O17 のそれとの比較
(Shepherd et al., 2000 を参考にして作成)

増幅サイズは 284 bp である。

【培養】

P. shigelloides は一般に用いられている多くの培地に良好に発育する。しかも，*Shigella* や *Salmonella* などの腸管病原菌を検索するための培地にも発育するため，これらを分離培地として用いれば *P. shigelloides* の検出は比較的容易である。確認培地についても一般の検査室で常用されているもので十分間に合い，しかも簡単なスクリーニングでほぼ間違いなく同定できる。

分離，確認するための培地として SS 寒天，DHL 寒天，マッコンキー寒天があり，*P. shigelloides* はこれらの寒天培地で無色からやや薄いピンク，半透明の発育集落を形成する。培地上の *P. shigelloides* の集落は *Shigella* のそれと酷似しており，その後の確認培地としての TSI 培地においても *Shigella* と同様な所見を示す(写真 23，24)。さらに後述のように *P. shigelloides* の一部の菌株はシゲラ属(*Shigella*)の特定の種の O 抗原と完全あるいは部分的に同一のため，シゲラ属の診断用抗血清に凝集する。これらにより *P. shigelloides* を *Shigella* と誤同定する可能性があるため，オキシダーゼ，リシンデカルボキシラーゼ，運動性の生化学的性状の試験実施は必須である。

P. shigelloides の検出のみを目的とした検索調査や集団感染事例の疫学調査などの場合には増菌培養も必要で，増菌培地としてはアルカリペプトン水，胆汁加ペプトンブイヨン，テトラチオネートブイヨンが報告されている。一方，分離培地としてイノシット発酵性を指標とした IBG(Inositol-Brillantgrun-Gallesalz)寒天があり，糞便からの検出に優れた成績が得られており，欧米では本菌の疫学調査に比較的よく用いられている。その他，PL(plesiomonas)寒天，SS-イノシトール寒天などがある。しかし，一般に下痢症や胃腸炎を対象とした日常の検査では増菌培養も含めてこのような培地は必要ない。

【抗原構造】

P. shigelloides は発見当時から *Shigella sonnei* I 相と共通の菌体抗原(O 抗原)を持っていると報告されたため，本菌の O 抗原については当時の細菌学者たちの興味を引き，いろいろな材料からの検出が試みられた。それら

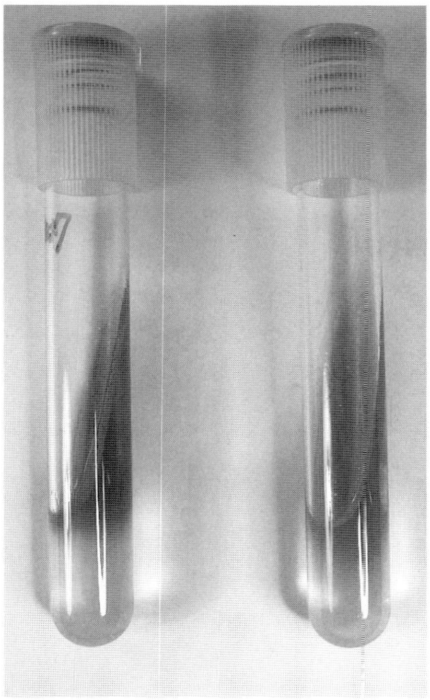

写真 24　TSI 寒天培地(確認培地)での *P. shigelloides* O17(左)と *Shigella sonnei* I 相(右)。*P. shigelloides* は斜面部赤色，高層部黄色でガスの産生は見られず，*Shigella* と同様の所見を示す。(口絵 44 参照)

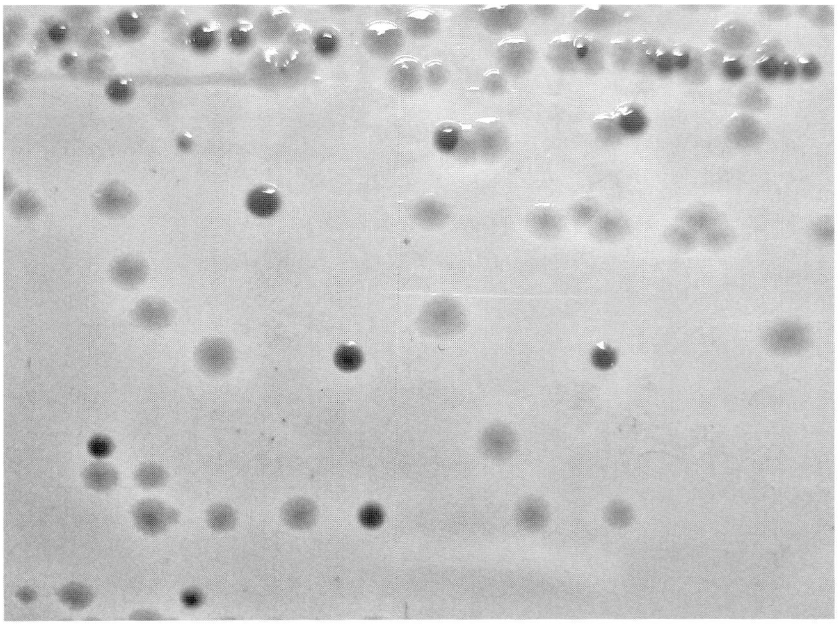

写真 23　SS 寒天培地上の *P. shigelloides* の集落。*P. shigelloides* は 1.0～2.0 mm 程度で半透明から薄いピンク色の集落を形成する。赤色集落は *Escherichia coli* である。(口絵 43 参照)

の *P. shigelloides* の分離株についてのO抗原の調査から，本菌は *Shigella sonnei* と共通のO抗原を持つものはそれらのうちのひとつにすぎないことが明らかになった。その後，*P. shigelloides* の血清学的研究はわが国およびチェコスロバキアの協力のもとに進められ，国際的に用いられる血清型別システムとして現在では102のO抗原および51の鞭毛抗原(H抗原)の存在が確立されるに至った。

P. shigelloides の中には前述のO17(*Shigella sonnei* I相と完全に同一のO抗原)のみならず，
O11(*Shigella dysenteriae* 8と部分的に同一のO抗原)，
O22(*Shigella dysenteriae* 7と部分的に同一のO抗原)，
O23(*Shigella boydii* 13と部分的に同一のO抗原)，
O54(*Shigella boydii* 2と部分的に同一のO抗原)，
O57(*Shigella boydii* 9と部分的に同一のO抗原)
がシゲラ属と共通のO抗原を持つ。さらに *P. shigelloides* のO抗原は明らかにされていないが *Shigella dysenteriae* 1，*Shigella flexneri* 6とも共通抗原が存在する。また，シゲラ属以外にも *Aeromonas hydrophila* とも共通のO抗原を持っており，*P. shigelloides* のO5，O14，O15およびO22は *A. hydrophila* のO13，O29，O19およびO28と各々お互いに共通であることが明らかにされている。

一方，*P. shigelloides* はO抗原の種類にかかわらず，すべての株で腸内細菌共通抗原(Enterobacterial common antigen：ECA)を保有している。腸内細菌共通抗原は腸内細菌科のほとんどすべての菌種が保有しているが，腸内細菌科以外の菌種には一部例外を除いてまったく見られない。

【物理化学的安定性・抵抗性】

熱に対しては他のグラム陰性稈菌と同様に60°C，15分で死滅する。また，乾燥には極めて弱く，寒天培地平板や斜面培地などで密栓をしないでおくと数日で死滅する。

【病原性(ヒトの疾患)】

P. shigelloides の最初の分離例は病歴不明のヒトの糞便からであるが，後に下痢症，胃腸炎患者から分離されはじめ，1950〜1970年代にかけて，世界各地で本菌を検出されたとする症例報告が相次いだ。その後も，*P. shigelloides* が下痢症患者と下痢のない健常者からどの程度検出したかを比較した成績，およびそれをもとにして *P. shigelloides* は下痢症と密接な関連があると述べた報告が多い。この点が *P. shigelloides* が下痢症原因菌として受け入れられている大きな根拠となっている。

下痢症の他に，*P. shigelloides* は稀に腸管以外の日和見感染を起こすこともある。新生児に感染して敗血症・髄膜炎を起した例，多発性骨髄腫あるいは脾切除をした患者が敗血症を併発した例，軽度の胃腸炎で敗血症になった例，鎌形赤血球貧血患者が蜂巣炎を起した例などがある。これらの多くは新生児や基礎疾患のある患者に限定され，健常者は腸管以外の感染はほとんどない。

【病原性(病原因子)】

(1)毒素

P. shigelloides の培養上清中には腸管ループテストおよび乳飲みマウスの胃内接種テストで耐熱性エンテロトキシンの存在を示す反応，さらには易熱性エンテロトキシンも含まれることを示唆した報告がある。例えば，Y1細胞に大腸菌の易熱性エンテロトキシンと同様の形態学的変化をもたらす耐熱性エンテロトキシンを産生することを認めたとするもの，あるいは除鉄したsyncase培地(コレラ毒素産生用培地)の *P. shigelloides* 培養上清にはその活性が抗コレラ毒素血清で中和されるコレラ毒素または大腸菌易熱性エンテロトキシン様の物質があるとするものなどである。ただし，鉄イオンを添加したsyncase培地の培養上清にはコレラ毒素活性が認められないため，コレラ毒素や大腸菌易熱性エンテロトキシンの産生は鉄イオンによって規制されているとしている。さらに，これらの病原因子を遺伝子レベルで解明しようとした研究においても，*P. shigelloides* には *E. coli* のすべてのエンテロトキシン，*V. cholerae* のコレラ毒素および *Shigella* の侵入性の各遺伝子にハイブリダイズする遺伝子の存在はまったく認められていない。しかしながら毒素産生には否定的な研究も見られ，ウサギ腸管ループ，乳飲みマウスあるいは各種の培養細胞によるテストでいずれもエンテロトキシンの産生や細胞侵入性は確認できないとする報告も数多い。エンテロトキシン以外ではHeLa細胞に対するある種の細胞毒の存在の報告があるが，少なくとも志賀毒素の産生は認められていない。

(2)溶血毒

多くの研究者によると一般には *P. shigelloides* は溶血毒を産生しないとされている。しかし，検出方法を検討することによって多くの株が産生可能ともなる。例えば，使用する培地の成分(鉄分など)と寒天を重層することにより酸素濃度を減少させれば溶血は起こりやすくなる。このように鉄分を欠乏させた培地においては産生され，溶血毒活性は鉄によって規制を受けるものとしており，それを本菌の生体内における鉄代謝と結びつけ，病原性に何らかの役割を持つのではないかとした報告もある。さらに考察培地中のカルシウムによって増強され，反対にEDTAによって抑制される。

(3)菌体外酵素および内毒素

P. shigelloides の産生するエラスターゼ(elastase)その他の各種の菌体外酵素が宿主組織の傷害をもたらす可能性もあり，その作用は鉄を減少させた培地では増強される。さらに他のグラム陰性稈菌と同様に *P. shigelloides* が産生する内毒素が病原性に関与するとも推測されている。

(4)接着性

P. shigelloides の細胞接着についてINT-407細胞を用いた実験では，臨床材料分離株は水域環境からのものより高い細胞付着レベルを示す報告がある。しかし，他方では逆に水域環境の方が高いとするまったく異なる現象も報告されている。

(5)細胞侵入性

P. shigelloides はすべてSerenyテスト陰性であるにもかかわらず，一部の菌株に *Shigella* や腸管侵入性大腸菌に見られるようなコンゴレッド結合性，HEp-2またはHeLa細胞侵入性を認めたとする報告もある。また，Caco-2細胞を用いた実験では感染後6〜8時間で

侵入するとしており，透過型電子顕微鏡下では *P. shigelloides* は細胞膜に結合した液胞に囲まれて観察され，食細胞に類似したプロセスのように取り込まれていることを示唆している。このことから *P. shigelloides* の細胞への侵入性は *Shigella* や腸管侵入性大腸菌のようなそれとは異なる機序で行われるといわれている。

(6)ヒトおよび動物への投与

初期の報告では *S. sonnei* と同一の O 抗原を持つ *P. shigelloides* の赤痢様患者由来株を有志者に直腸注入および経口投与したが，いずれも下痢の発症は見られなかった。さらに有志者 33 名への 10^3〜10^9 個の経口投与でも発症者は見られていない。アカゲザルへの経口投与を試みたが下痢は認められなかったという。なお，*P. shigelloides* が検出された下痢症患者について血清学的に抗体を調べたが腸管内分泌型 IgG 抗体の上昇は認められなかったという。

(7)プラスミド

Shigella に代表される腸管侵入性の菌により感染したと見られる症状を示した患者から分離した *P. shigelloides* には多くの株でプラスミドの存在が認められ，それらのうちの一部は大型のプラスミドである。無菌ブタへの投与実験でこのような大型のプラスミドを保有した *P. shigelloides* のある菌株の 10^9 を与えたところ，中等度の下痢を生じ，小腸での菌の定着および増殖，腸粘膜上皮細胞内への侵入，大腸粘膜の炎症と浮腫，粘膜上皮の破壊などの病理学的変化が認められ，このプラスミドを失った菌株では無菌ブタの発症や細胞内への侵入が見られなかったとの報告がある。また，ワタリガニから分離されたストレプトマイシン耐性の *P. shigelloides* にふたつのプラスミドが存在していたり，さらにバクテリオシンをコード化するプラスミドの存在もある。これらのプラスミドについては，シゲラ属や腸管侵入性大腸菌に見られるビルレンスプラスミドと同じものとは思われないとはいえ，不安定な病原因子を含んでいるのではないかと考察されているが，それを裏づける研究はない。

【疫学】

P. shigelloides の水からの検出はいろいろな国で実施，報告されているが，検出率を比べると 9〜71%とかなりの幅がある。この成績は水中の栄養素，汚染度などとともに調査した地域の気候などが異なるため，各々の検出頻度をそのまま比較することはできない。わが国の調査においては，河川，池，沼の水からの *P. shigelloides* の検出率は夏季には高く冬季には低くなる。淡水中に生息している魚類，貝類，は虫類，両生類，鳥類にも広く分布している。概して水中で生息する魚類よりも泥中を生活場所としている両生類，貝類の検出率が高い。熱帯地方のザイールでは常に水温が高いため，淡水魚からの *P. shigelloides* の検出は 59.3%とかなり高率で，本菌による下痢症は淡水魚の摂取と密接な関係があるのではと報告している。海水からの *P. shigelloides* は大腸菌群の汚染が見られる河口域，海岸域の海水からは稀に分離されることもあるが，それ以外の場所での海水からの検出はない。

家畜についてはイヌ，ネコ，ウシ，ヤギ，ヒツジ，その他，猛禽類，水鳥，サル，スカンク，ヘビ，カエル，カメなど多くの動物からの分離あるいは分離菌株の記載もある。

下痢症患者からの *P. shigelloides* の検出率はインド，タイ，マレーシア，バングラデシュにおいては数%から多いときは 20%を超え，また，健康保菌者においてもタイではかなり高率に検出されている。ナイジェリアでは下痢症患者からの *P. shigelloides* の検出は田舎では 8%と高く，都市では検出されないことから上水の整備が関係しているとの報告がある。一方，ハンガリー，カナダ，ドイツ，フィンランド，わが国を含む工業先進国は下痢症患者においても *P. shigelloides* の検出は 1%以下でかなり低く，健康保菌者ともなればほとんど検出されないほどである。概して東南および南西アジア地域における下痢症患者，健常者からの *P. shigelloides* の検出は他の地域よりもかなり高率で，本菌の生態を考え合わせると各国の上下水道の整備状態と検出とは密接な関係があると想像される。

わが国では散発例とともに *P. shigelloides* は輸入感染症の原因菌としてかなり重要な位置を占めており，国立感染症研究所の病原微生物検出情報によると，国内における *P. shigelloides* のほとんどは海外由来のものである。米国においても旅行者下痢症患者から *P. shigelloides* がよく検出され，感染する危険度の高いものとして，魚介類の生食とともにメキシコやカリブ海への旅行であると報告している。カナダでも魚介類や未処理の水の摂取とともに熱帯地方への旅行が *P. shigelloides* の感染と関係が深いと指摘されている。

一方，わが国で発生した *P. shigelloides* による食中毒，集団下痢症の事例についても過去に十数例報告されているが，これらの事例の発生の多くは季節と密接な関係があり，初夏から中秋に起こり冬季は見られない。また，推定原因食品としては魚介類やその加工品が多い。喫食から発症までの潜伏時間は事例毎にバラツキが見られるが，十〜二十数時間が多い。また，食中毒，集団下痢症の媒介物質としてはアユ，コイといった淡水魚やイカ，サバなど魚介類，寿司やその加工品，飲料水などが報告されており，*P. shigelloides* の生態と関連深いものが推定原因食品として挙げられている。米国ではカキや汚染された井戸水を調理に用いてつくったサラダが感染源とされた集団下痢症もある。

P. shigelloides 感染症の特徴のひとつに，本菌はしばしば他の腸炎起因菌と同時に検出されることである。食中毒，集団下痢症においては *Vibrio parahaemolyticus*, *Salmonella* Hartford(米国)との混合感染例が報告されているが，旅行者下痢症患者からは特にこの傾向が強く，*P. shigelloides* を検出した患者の半数以上は *Shigella*, *Salmonella*, enterotoxigenic *E. coli*, *Vibrio parahaemolyticus* などの他の病原菌も同時に分離されている。

疫学マーカーとしては血清型別が挙げられる。検出頻度の高い血清群は O2，O17，O32，O44 などで，その中でも O17 は最もよく検出され世界中に広く分布している。

【治療】

食中毒，集団下痢症の事例で見ると，患者の臨床症状は主に下痢と腹痛である。下痢は1日数回程度，その便性は軟，水様性が多い。発熱のあるときは微熱がほとんどである。散発例で稀に赤痢様あるいはコレラ様症状を呈するときは，脱水症状，アシドーシスに陥ることもある。しかし，多くの患者は下痢のみの軽症で，経過は良好なことが多く，発症から2〜3日で回復する。

治療については軽症のため，あえて特別に行わなくても多くは自然に治癒する。しかし，新生児や基礎疾患のある患者，他の菌種との混合感染の患者は重症になることもあり，抗生物質の投与も必要となる。

P. shigelloides の多くの株はクロラムフェニコール，テトラサイクリン，第三世代セフェム系，キノロン系，モノバクタム系，カルバペネム系，トリメトプリムサルファメトキサゾールに感受性である。しかし，他の腸内細菌と同様，ほとんどの *P. shigelloides* はペニシリン，アンピシリン，ピペラシリン，カルベニシリンなどのβ-ラクタム系抗生物質に対しては耐性を示す。アミノグリコシド系抗生物質のアミカシン，ゲンタマイシンおよびトブラマイシンについては報告者により耐性，感受性となっており，菌株により異なるものと思われる。

【予防】

P. shigelloides はヒトへの感染経路は主に飲食物を介して起こるため，その防止策としては一般の細菌性食中毒予防の原則を遵守することである。しかし，本菌の生態は淡水中に常在することおよびそれによる下痢症は夏季に多く発生することから，以下に述べることが予防として特に重要である。

①給水施設の衛生管理が十分でない井戸水，簡易水道などの水を飲用，調理用として用いない。

②生食用魚介類はできるだけ新鮮なもの，または冷凍，冷蔵流通したものを購入し，調理後速やかに喫食する。調理時の二次汚染防止，手洗いの慣行。

③開発途上国，特に東南アジアへの旅行者あるいは滞在者は生水厳禁，可能な限り殺菌したミネラルウオーター，加熱調理済食品を喫食する。

【その他】

開発途上国においては水道の普及が完全ではないため *P. shigelloides* が水道水中に生存しているので，それを飲用としている住民は *P. shigelloides* に対して知らずに免疫を獲得しており，その結果，*P. shigelloides* のみならず共通のO抗原を持つ *Shigella* に対してもある程度感染，発症を防御することができる。一方，水道が普及している先進国の住民はそのような免疫を獲得しがたいので *Shigella* に対して容易に感染が成立し重篤化することもありうる。一般に常に多種類の病原体に対して知らずに感染，免疫を獲得できる環境では，ある病原体に感染しても以前知らずに獲得した病原体との間で共通抗原が存在すれば免疫機構が働き，ある程度症状の重篤化は避けられているのではと思われる。

【引用・参考文献】

Ferguson, W. W., and Henderson, N. D. 1947. Description of strain C27: a motile organism with the major antigen of *Shigella sonnei* phase 1. J. Bacteriol. 54: 179-181.

Habs, H., and Schubert, R. H. W. 1962. Uber die biochemischen Merkmale und die taxonomische Stellung von *Pseudomonas shigelloides* (Bader). Zbl. Bakt. Hyg. 186: 316-327.

Janda, J. M. 2005. Genus XXVII. Plesiomonas, Habs and Schubert 1962, 324AL, p. 740-744. *In* Brenner, D. J., Krieg, N., Staley, J. T., et al. (eds.), Bergey's manual of systematic bacteriology, 2nd ed., vol. 2, Springer, New York, USA.

Janda, J. M., and Abbott, S. L. 2006. The genus *Plesiomonas*, p. 335-356. The Enterobacteria, 2nd ed., ASM Press, Washington DC, USA.

国立感染症研究所感染症情報センター. 1990. 輸入細菌感染症. 病原微生物検出状況 11：No 2.

Shepherd, J. G., Wang, L., and Reeves, P. R. 2000. Comparison of O-antigen gene clusters of *Escherichia coli* (*Shigella*) sonnei and *Plesiomonas shigelloides* O17: sonnei gained its current plasmid-borne O-antigen genes from *P. shigelloides* in a recent event. Infect. Immun. 68: 6056-6061.

塚本定三. 2000. *Plesiomonas shigelloides*, p. 336-362. 坂崎利一(編)，新訂 食水系感染症と細菌性食中毒，中央法規出版，東京.

【塚本定三】

プロテウス属
Genus ***Proteus***

【分類・歴史】

プロテウス属(*Proteus*)は，エンテロバクテリア科(*Enterobacteriaceae*)に属するグラム陰性桿菌である。*Proteus* は寒天培地上で遊走することがあるため，ギリシャ神話のさまざまな形に変形できる海神の名プロテウスに由来して命名された。

1943 年，Rustigian と Stuart はプロテウス属に，*P. vulgaris*，*P. mirabilis*，*P. morganii*，*P. rettgeri* の 4 菌種を置いた。しかし，その後 DNA 相関性などの研究により，*P. morganii* および *P. rettgeri* はそれぞれ，*Morganella morganii*，*Providencia rettgeri* として分類され，現在ではプロテウス属には，*P. vulgaris*，*P. mirabilis*，*P. myxofaciens*，*P. penneri* の 4 菌種が含まれる。

Proteus と類似する属には，*Morganella*，*Providencia* があり，これまでの歴史のなかではこれらの属間での移動もあった(表 7)。

【形態・構造】

グラム陰性桿菌で，周毛性の鞭毛を持ち，運動性を有する。本菌は菌体抗原(O 抗原)の表面に鞭毛抗原(H 抗原)を持ち，H 型(または HO 型)菌と表記されるが，突然変異(H–O 型変異)により鞭毛を形成する性質を失い，無鞭毛性の菌(O 型菌)になることがある。O 型菌では運動性はない。また，O 型菌は原則として H 型菌には戻らない。

【増殖】

プロテウス属は，好気性および通性嫌気性であり，37℃で普通の培地によく発育する。また，通常周毛によって運動する。

プロテウス属の培養上の特徴は，通常の固形(寒天)培地では独立集落を形成せず，培地表面全体に広がり，曇り形成，いわゆる遊走(swarming，Hauchbildung)することである(写真 25)。寒天やペプトン中には遊走を促進する物質が含まれるが，培地に活性炭を添加するとこれらの物質が吸着され，遊走は消失する。また，遊走を阻止するために，培地にエタノール，フェノール，胆汁酸塩，界面活性剤などの添加が行われる。

一方，突然変異によって鞭毛を失った菌は，独立集落をつくる(写真 26)。この変異は，Weil と Felix によって明らかにされ，遊走する菌は H 型(Hauch の H)，突然変異によって鞭毛を失った菌は O 型(Ohne Hauch)と名づけられた。

【生態】

プロテウス属は，下水，土壌などの自然界に腐敗菌として，また，ヒトおよび動物の腸管内にも分布する。ヒトでは，各種の臨床材料(尿，便，血液，膿瘍，創傷など)から分離され，その頻度は，*P. mirabilis*，*P vulgaris*，*P. penneri* の順に高い。*P. myxofaciens* の分離報告は非常に少なく，自然界での分布は不明である。プロテウス属の食中毒原因菌としての報告はほとんどない。

【遺伝子情報】

P. mirabilis および *P. vulgaris* の GC 含量は 38～41%，*Morganella* は 50%，*Providencia* は 40～42%である。

【培養】

本菌はエンテロバクテリア科の代表的な菌であり，菌の分離には，DHL 寒天，マッコンキー寒天，SS 寒天培地などが用いられる。SS 寒天上では，サルモネラに類似した集落を形成する(写真 27b，28b)。また DHL 寒天上では，大腸菌に類似した集落を形成する菌株も存在する(写真 28c)。一次同定試験には，TSI 寒天，LIM 培地が使われる(写真 29)。さらに確認試験では，尿素培地，VP 半流動寒天，クエン酸塩培地，SIM 培地，アミノ酸培地などを用いて同定する(写真 30)。

本菌は，カタラーゼ陽性，オキシダーゼ陰性，ブドウ糖を発酵的に分解，通常ガス産生である。フェニルアラニンデアミナーゼ陽性が大きな特徴であり，しばしば尿素を加水分解する。主な生化学的性状を表 8 に示した。

本菌は，ある種のアミノ酸を酸化的に脱アミノ化してケト酸(フェニルアラニンの場合はフェニルピルビン酸，トリプトファンの場合はインドールピルビン酸)とアンモニアに分解する性質を持っている。SIM 培地では，

表 7 *Proteus* 属，*Morganella* 属および *Providencia* 属の主な生化学的性状

	Proteus		*Morganella*	*Providencia*
	vulgaris	*mirabilis*		
インドール	+	−	+	+
硫化水素	+	+	−	−
クエン酸(シモンズ)	±	±	−	+
オルニチン	−	+	+	−
マンニット	−	−	−	±
イノシット	−	−	−	±
キシロース	+	+	−	−
マルトース	±	−	−	−
D-マンノース	−	−	+	+
ゼラチン	+	+	−	−
尿素	+	+	+	−
フェニルアラニン(PPA 反応)	+	+	+	+
トリプトファン(IPA 反応)	+	+	+	+
遊走	+	+	−	−

+：陽性，−：陰性，±：菌株により異なる

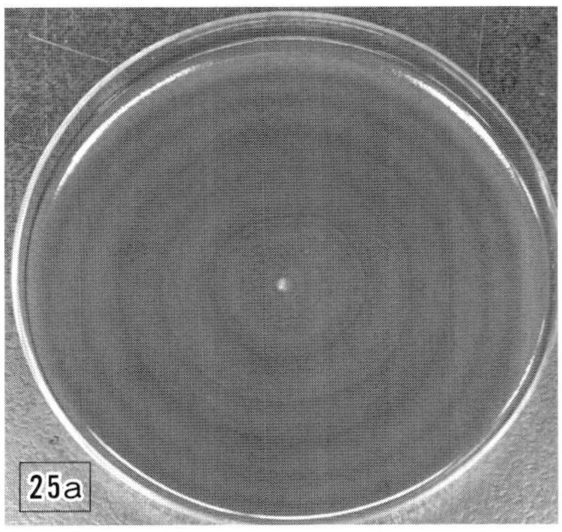

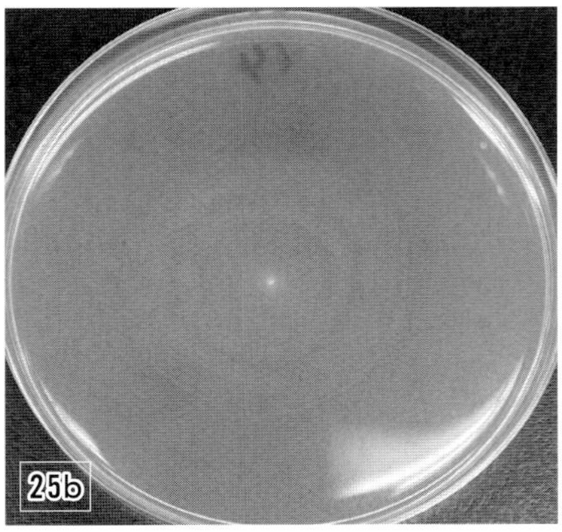

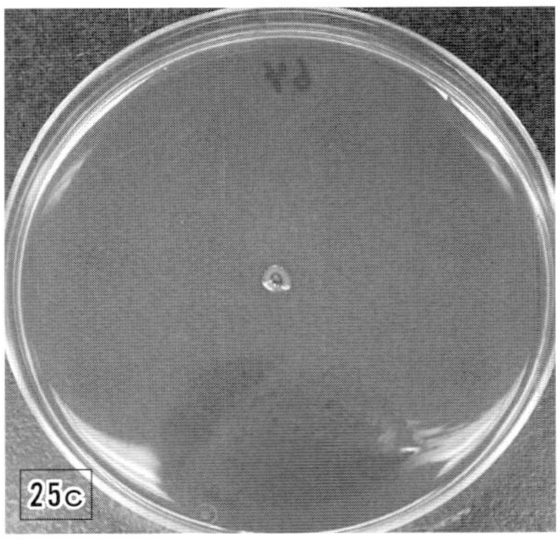

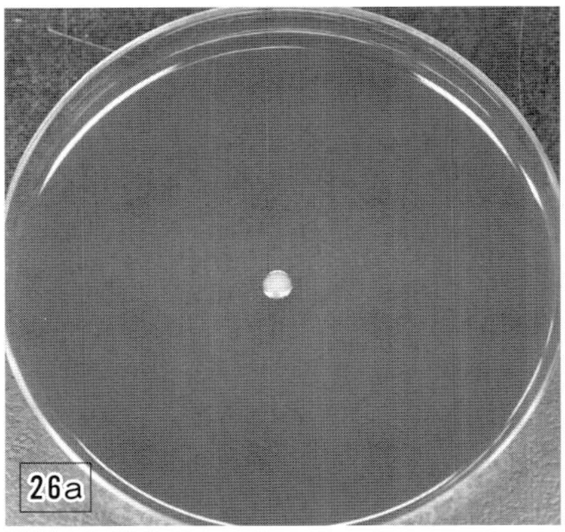

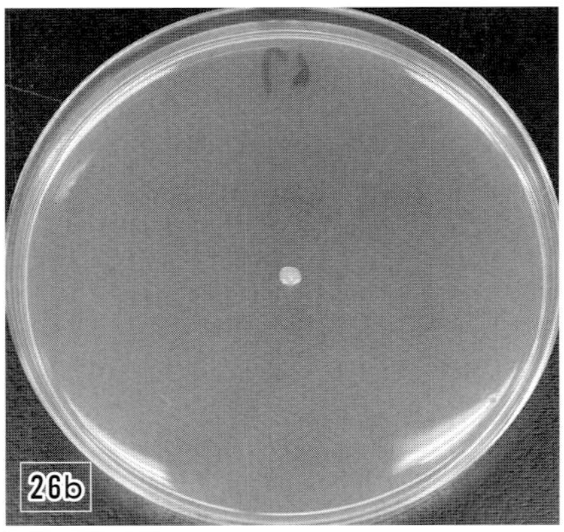

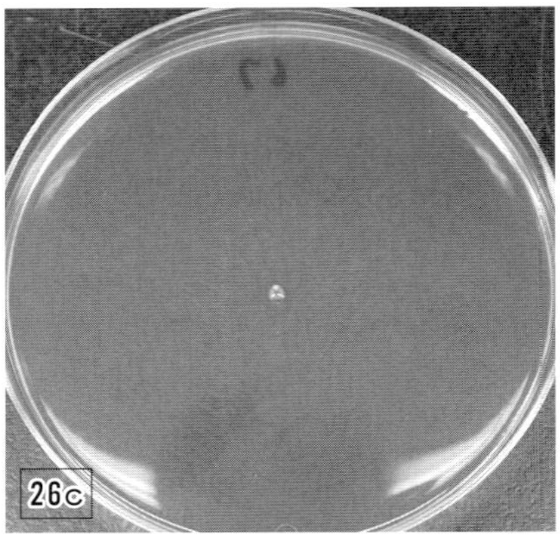

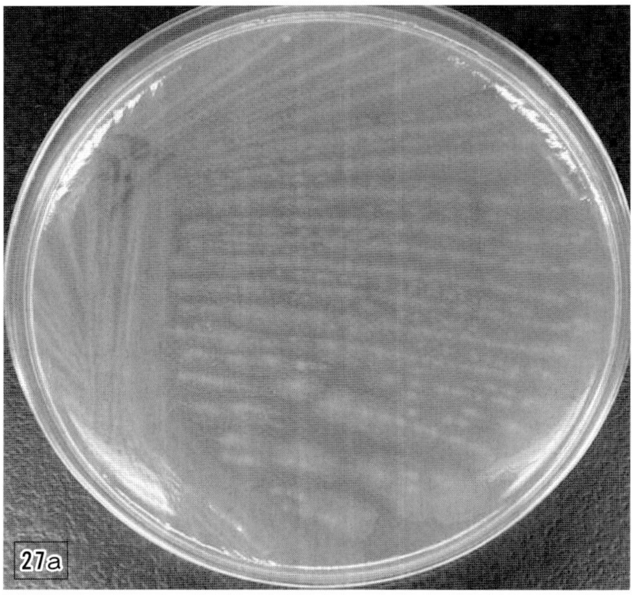

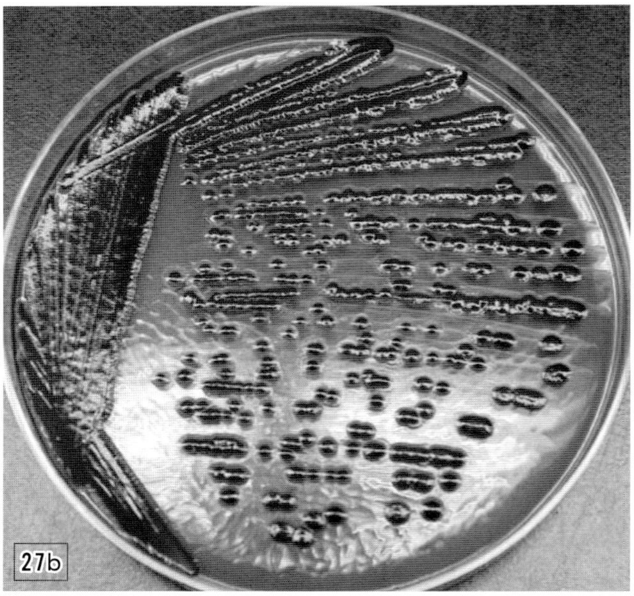

写真 25　*Proteus mirabilis*(H 型または HO 型菌)。a)血液寒天培地，b)普通寒天培地。いずれも中心部に接種した菌が遊走し，培地表面に広がって発育している。c)SS 寒天培地。培地中に含まれる胆汁酸塩によって遊走は阻止されているために，孤立集落を形成する。

写真 26　*Proteus vulgaris*(O 型菌)。a)血液寒天培地，b)普通寒天培地，c)SS 寒天培地。O 型菌に変異しているため，運動性(−)で，遊走も見られない。

写真 27　*Proteus mirabilis*。a)普通寒天培地上の集落には遊走が見られる。b)SS 寒天培地上の集落は，培地に含まれる胆汁酸塩により遊走が阻止されている。

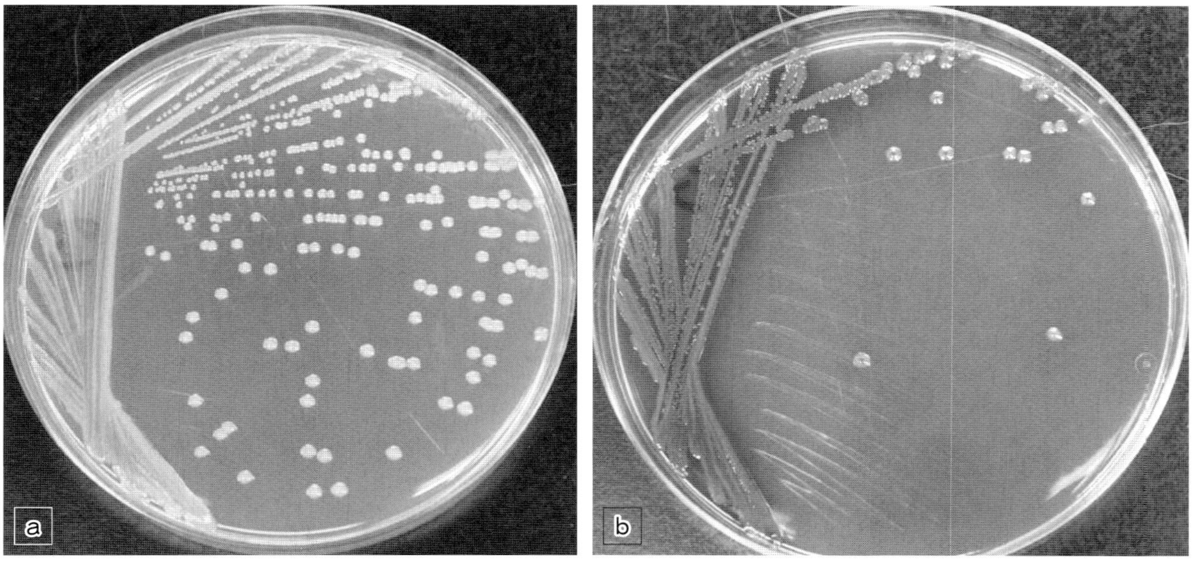

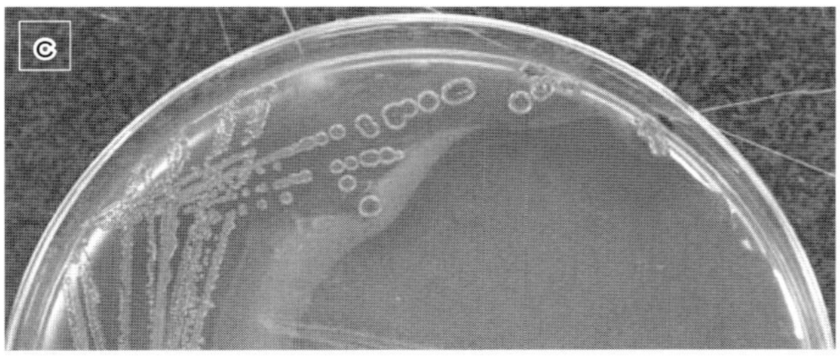

写真28 *Proteus vulgaris*(O型菌)。a)普通寒天培地，b)SS寒天培地上の集落。O型菌に変異しているため，運動性(－)で遊走も見られず，普通寒天培地上で独立集落を形成している。c)DHL寒天培地上の集落。大腸菌に類似した集落を形成する場合もある。

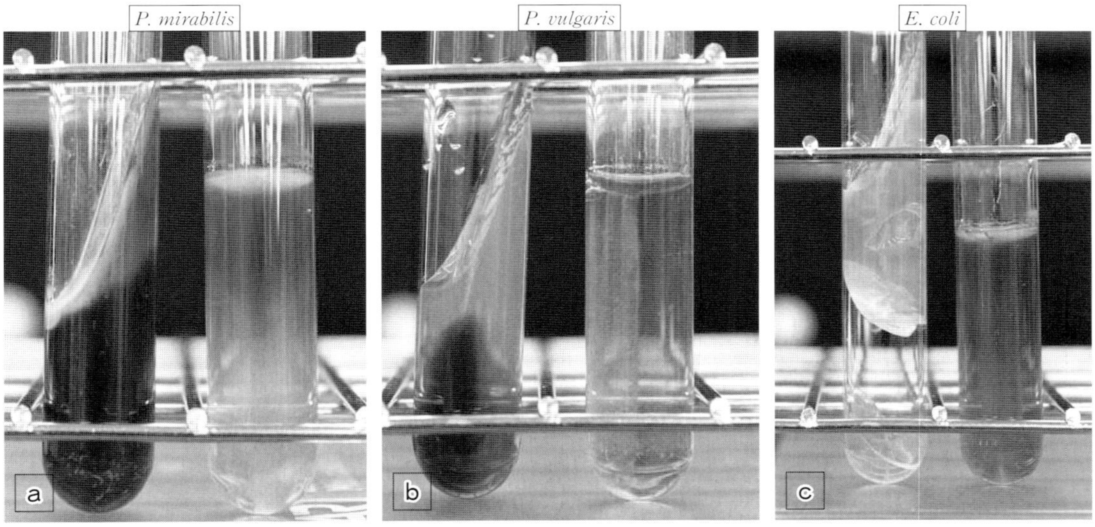

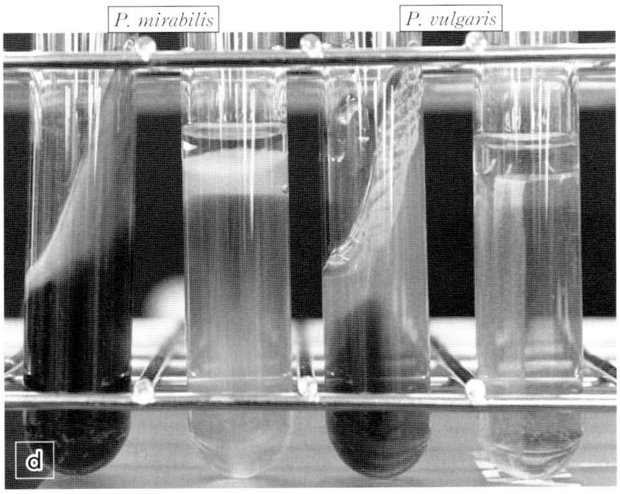

写真29 a～c)*Proteus mirabilis*, *P. vulgalis*(O型菌), *Escherichia coli* のTSI寒天(左)およびLIM培地(右)での発育。d)LIM培地にインドール試薬を添加。*P. mirabilis* はインドール(－)，*P. vulgalis* はインドール(＋)である。しかし，写真に示した *P. vulgalis* はO型菌に変異しているため発育が弱く，インドール反応も弱い。〔口絵45参照〕

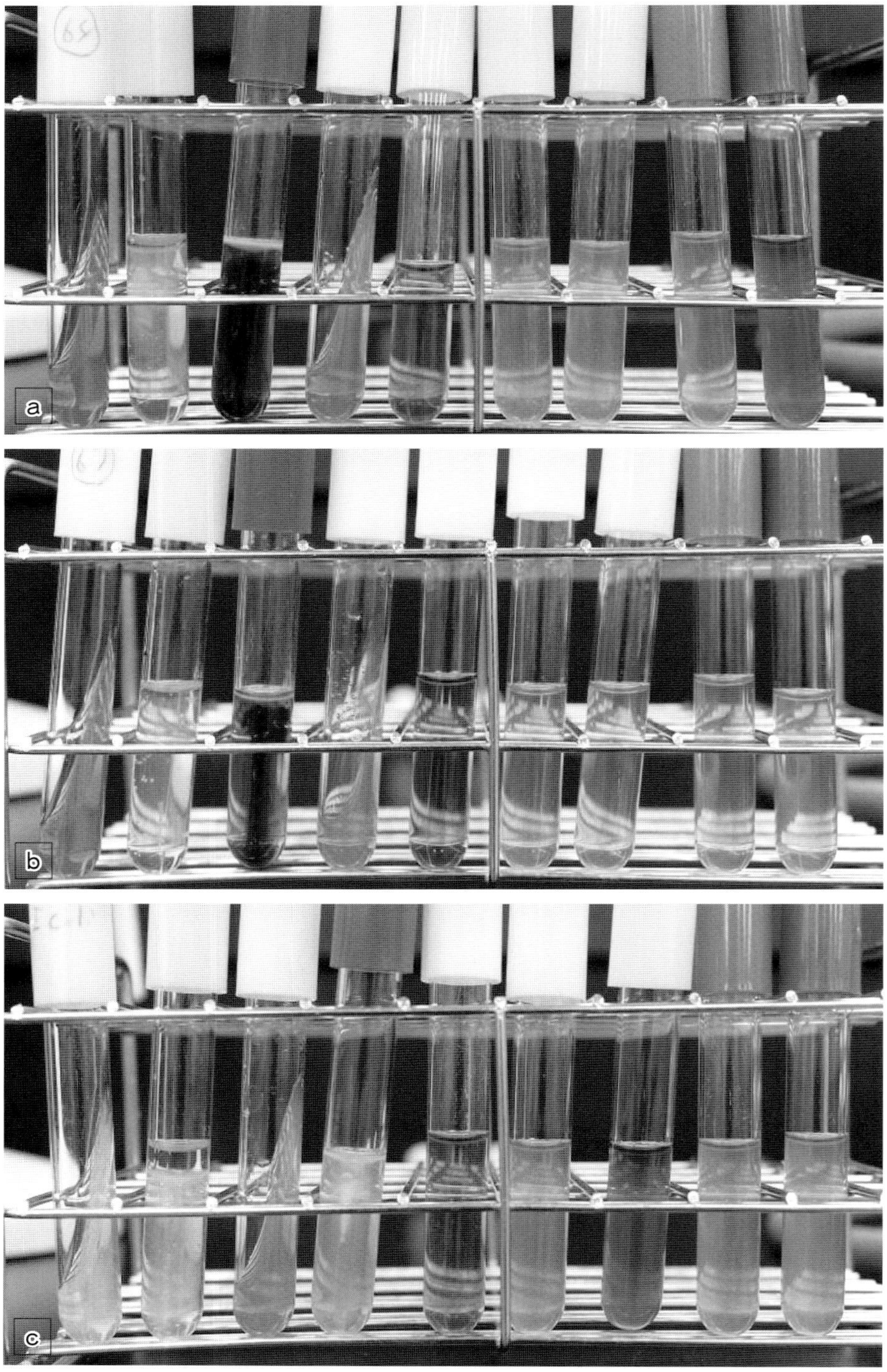

写真 30　培地は左から尿素培地，VP 半流動，SIM 培地，クエン酸塩培地，マロン酸塩培地，アミノ酸(対照培地)，リジン培地，アルギニン培地，オルニチン培地(ただし，写真 30c では SIM 培地とクエン酸塩培地の並びが逆になっている)。a) *Proteus mirabilis*。尿素(＋)，SIM 培地では硫化水素(＋)と IPA 反応(＋)，オルニチン(＋)。b) *Proteus vulgaris*。尿素(＋)，SIM 培地では硫化水素(＋)と IPA 反応(＋)，オルニチン(－)。c) *Escherichia coli*。尿素(－)，SIM 培地では硫化水素(－)と IPA 反応(－)，リジン(＋)。(口絵 47 参照)

表 8　*Proteus vulgaris*，*P. mirabilis*，*P. penneri* の主な生化学的性状

		P. vulgaris	*P. mirabilis*	*P. penneri*
TSI：	斜面	黄	黄赤	黄赤
	高層	黄	黄	黄
	硫化水素	＋	＋	－
	ガス	±	＋	±
LIM：	リジン	－	－	－
	インドール	＋	－	－
	運動性	＋	＋	±
尿素		＋	＋	＋
VP		－	±	－
クエン酸		±	±	－
フェニルアラニン(PPA 反応)		＋	＋	＋
トリプトファン(IPA 反応)		＋	＋	＋
アルギニン加水分解		－	－	－
オルニチン・デカルボキシラーゼ		－	＋	－
ONPG		－	－	－
糖(酸)：	マルトース	±	－	±
	サリシン	±	－	－
	白糖	＋	±	＋
	乳糖	－	－	－

＋：陽性，－：陰性，±：菌株により異なる

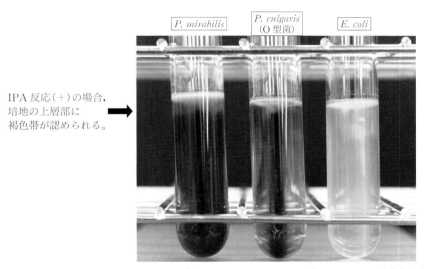

写真 31　SIM 培地での *Proteus mirabilis*，*P. vulgaris*(O 型菌)，*Escherichia coli* の発育。*Proteus* は硫化水素(＋)，IPA 反応(＋)，*E. coli* は硫化水素(－)，IPA 反応(－)。(口絵 46 参照)

ペプトン量が普通の培地より多量に含まれているため，トリプトファン量が多い。プロテウスは，トリプトファンから脱アミノ反応によりインドールピルビン酸をつくり，これが SIM 培地中の鉄イオンと反応することにより褐色の呈色反応が見られる。このインドールピルビン酸による反応は IPA(indol pyruvic acid)反応と呼ばれている(写真 31)。また同様にプロテウスはフェニルアラニンから脱アミノ反応によりフェニルピルビン酸をつくる。このフェニルピルビン酸による呈色反応は PPA (phenyl pyruvic acid)反応と呼ばれている。

プロテウス属は硫化水素を産生し，尿素を速やかに分解することで，*Morganella* 属や *Providencia* 属とは区別される(表 7)。

【抗原構造】

プロテウス属菌の血清学的性状については，主に *P. vulgaris*，*P. mirabilis* について研究されている。Weil と Felix は，これらの菌種には，ふたつの型があると報告した。すなわち，遊走(swarming)を起こす運動性の H(Hauchbildung)型と，孤立集落をつくる非運動性の O(ohne Hauchbildung)型である。この型名から，鞭毛抗原は H 抗原，菌体抗原は O 抗原と呼ばれるようになった。

プロテウス属菌の抗原が最初に研究されたのは，発疹チフス，発疹熱などのリケッチア病との関連からであった。Proteus OX19，OX2，OXL，OXK などの OX 株は，Felix によって発疹チフス患者から分離された *Proteus vulgaris* である。これらの菌株は，リケッチア感染症の病原体とはまったく関係ないが，リケッチア患者血清に反応することから，ワイル-フェリックス (Weil-Felix)反応として，リケッチア感染症の補助診断法に使われてきた。OX 株のうち，*Proteus* OX19 株は発疹チフス(*Rickettsia prowazekii* による感染症)の患者血清に，また *Proteus* OXK 株は，つつが虫病(つつが虫病リケッチアである *Orientia tsutsugamushi* による

感染症)の患者血清に凝集する。

一方，Kauffmann と Perch(1947)は，OX 株を基礎にして，*P. vulgaris* および *P. mirabilis* の血清学的検討を行い，49 の O 群と 19 の H 抗原から，110 の血清型からなる抗原構造表を確立した。これらの血清型はその後さらに追加され，また，大腸菌やサルモネラの O 抗原と交差するものもあることが明らかにされている。

【物理化学的安定性・抵抗性】

本菌は通常のグラム陰性・無芽胞性の桿菌であるので，熱や薬品に対する抵抗性は大腸菌と変わらない。

【病原性】

P. mirabilis や *P. vulgaris* は，尿路感染症，創傷感染，胆道感染，菌血症，呼吸器感染の原因となり，女性や高齢者が感染しやすい。院内感染の原因菌のひとつでもある。

P. mirabilis は尿や糞便から多く検出され，*P. vulgaris* は尿より創傷や軟組織から分離される。これらの菌種はヒトの尿，便，膿，喀痰などの臨床材料からしばしば検出されるが，菌種は単一菌種として検出されるよりも，他の菌種と複数菌種で検出される場合が多い。検出されることと疾患の関与については，総合的に判断する必要がある。

急性単純性膀胱炎からの分離菌では大腸菌が最も多く 70%，次いで，*Proteus mirabilis* や *Klebsiella* などを含めたグラム陰性桿菌が 80〜85%を占める。

P. mirabilis による尿路感染症はほとんどが上行感染であり，難治性でしばしば重症化して腎盂腎炎を引き起こす。尿路に感染しやすいのは，ウレアーゼ産生能や運動性と関係するともいわれている。また，病原因子としては，定着線毛，ウレアーゼ，IgA，プロテアーゼ，溶血毒，LPS などが報告されている。

【治療】

一般的には，セフェム系薬やフルオロキノロン系薬が用いられるが，最近は薬剤耐性菌も出現しているため，注意を要する。

【引用・参考文献】

Cowan, S. T.〔坂崎利一(訳)〕1975. 医学細菌同定の手引(第 2 版)，近代出版，東京.

Forsythe, S. J., Abbott, S. L., and Pitout, J. 2015. *Klebsiella*, *Enterobacter*, *Citorobacter*, *Cronobacter*, *Serratia*, *Plesiomonas*, and other *Enterobacteriaceae*, p. 714–737. *In* Jorgensen, J. H., Pfaller, M. A., Carroll, K. C., et al. (eds.), 11th manual of clinical microbiology, vol. 1, ASM Press, Washington, DC.

Penner, J. L. 2005. *Genus XX1X*, Proteus *Hauser* 1885, 12[AL], p. 745–753. *In* Brenner, D. J., Krieg, N. R., Staley, J. T., et al. (eds.), Bergey's manual of systematic bacteriology, 2nd ed., vol. 2, Part B, Springer, East Lansing.

坂崎利一. 1966. プロテウス-プロビデンス群，p. 565–569. 福見秀雄，牛場大蔵，三橋進，ほか(編)，病原微生物学 細菌編，医学書院，東京.

坂崎利一，田村和満. 1992a. 腸内細菌(上巻)，近代出版，東京.

坂崎利一，田村和満. 1992b. 腸内細菌(下巻)，近代出版，東京.

坂崎利一，吉崎悦郎，三木寛二. 1995. 新細菌培地学講座・下 I (第二版)，近代出版，東京.

坂崎利一，吉崎悦郎，三木寛二. 1996. 新細菌培地学講座・上(第二版)，近代出版，東京.

吉田眞一. 2013. プロテウス属，プロビデンシア属，モルガネラ属，p. 348–351. 吉田眞一，柳雄介，吉岡泰信(編)，戸田新細菌学，南山堂，東京.

【甲斐明美，小西典子】

サルモネラ属
Genus ***Salmonella***

【分類・歴史】

サルモネラ属(*Salmonella*)菌は1885年のSalmon and Smithによる*Bacillus cholerae-suis*(現在の*Salmonella enterica* subsp. *enterica* serovar Choleraesuis)の分離以降，多くの菌が分離されてきたが，その分類法については長く混乱が続いた(Ezaki, 2002)。1934年の国際微生物学会においては多種多様のサルモネラ属菌を血清型により分類することが採択され，それ以降，1980年代までの約50年間は血清型にもとづく分類法が国際的に広く利用されてきた。その間，細菌分類の原則に則った種(species)への分類法が確立されることはなく，1980年代半ばの時点で種が明確にされていない細菌は本菌のみであった。1985年になってLe Minorらにより DNAの相同性にもとづく種および亜種の提案が行われた以降も混乱は続いたが，2005年のIUMSにおける決議以降は現在の種・亜種を基本とした分類法が広く受け入れられている。サルモネラ属は*S. enterica*と*S. bongori*の2菌種からなり，*S. enterica*はさらに6つの亜種(subsp. *enterica*，subsp. *salamae*，subsp. *arizonae*，subsp. *diarizonae*，subsp. *houtenae*，subsp. *indica*)に分類される。このなかでsubs. *enterica*にはヒトや家畜に対して病原性を示すほとんどすべての血清型が含まれている。血清型は疫学的な分類指標として現在でも広く利用されているが，これに加えて一部の血清型分離の際にはより詳細なファージ型による分類法も利用されている。すなわち，serovar Enteritidisおよびserovar Typhimuriumは全サルモネラ属菌分離株のなかでそれぞれ53.7%および15.9%と極端に高い検出率を占めるため〔WHO Global Foodborne Infections Network (GFN)へ2001～2010年の10年間に報告された血清型別検出数にもとづき算出〕血清型別のみでは疫学的分類指標として不十分な場合もあり，これらの血清型分離の際にはファージ型別が疫学的に大きな意味を持つ。ファージ型別には国際的に厳密に標準化された方法が求められ，わが国においてはリファレンスセンターである国立感染症研究所細菌第一部でファージ型別の受託解析を行っている。

サルモネラ属菌はヒトに対する病原性を指標としてチフス性菌(腸チフス・パラチフス菌)と非チフス性菌に分けられる場合がある。腸チフス菌，パラチフス菌にはヒトに対してチフス症状を引き起こすserovar Typhiとパラチフス症状を引き起こすserovar Paratyphi A，serovar Paratyphi B，serovar Paratyphi Cおよびserovar Sendaiが含まれ，非チフス性菌にはヒトに対して急性胃腸炎を引き起こすserovar Enteritidisおよびserovar Typhimuriumをはじめとした多くの血清型が含まれる。わが国では腸チフス・パラチフス(ただしパラチフスについてはserovar Paratyphi Aを原因とするもの)のみが三類感染症に指定されており非チフス性菌感染症との法律上の扱いが大きく異なる。これは腸チフス・パラチスフ菌感染症においてヒト-ヒト感染が多いこと，症状が重い場合が多いことなどによるものである。

また，サルモネラ属菌は人獣共通感染症としても知られ，家畜伝染病予防法においてはウシ，スイギュウ，シカ，ブタ，イノシシ，ニワトリ，アヒル，ウズラ，シチメンチョウに対するserovar Typhimurium，serovar Enteritidis，serovar Choleraesuis，serovar Dublin感染症とウマに対するserovar Abortusequi感染症が届出伝染病として，家禽に対するserovar Gallinarum(生物型Gallinarumおよび生物型Pullorumであるものに限る)感染症が家畜伝染病として指定されている。このような血清型毎の規制からもわかるように，サルモネラ属菌は非常に広い宿主域を持つ一方で，血清型毎に動物宿主域と病原性に違いがある点で特徴的である(表9)。

【形態・構造】

サルモネラ属菌はグラム陰性・無芽胞性の通性嫌気性中等大桿菌である(写真32)。多くのものが周毛性の鞭毛を有しているが，一部の血清型で鞭毛を持たない非運動性のものも存在する(写真33)。

本菌は通常0.5～2 μm程度の桿菌の形態をとるが，環境要因によっては球状のviable but nonculturable (VBNC)状態に移行することがあり，温度条件，栄養

表9 主要な血清型が引き起こす疾病の宿主特異性(Bäumler et al., 1998より抜粋の上，一部改変)

宿主	血清型	病名	主な症状
ヒト	Typhimurium, Enteritidis	急性胃腸炎	下痢，発熱，嘔吐
	Typhi	チフス熱	敗血症，発熱
	Paratyphi A, B and C, Sendai	パラチフス熱	敗血症，発熱
ウシ	Typhimurium	牛サルモネラ症	下痢，発熱，敗血症
	Dublin	牛サルモネラ症	下痢，発熱，敗血症，早流産
家禽	Gallinarum biovar Pullorum	ひな白痢	下痢，敗血症
	Gallinarum biovar Gallinarum	家禽チフス	下痢，敗血症，とさかの変色
	Enteritidis, Typhimurium	鶏パラチフス	下痢，敗血症
ヒツジ	Abortusovis	サルモネラ症	敗血症，流産，腟帯下
	Typhimurium	サルモネラ症	下痢，敗血症
ブタ	Choleraesuis	豚パラチフス	体表面の鬱血，敗血症，発熱
	Typhimurium	豚サルモネラ症	下痢
	Typhisuis	持続性パラチフス	断続的下痢
ウマ	Abortusequi	馬パラチフス	敗血症，早流産，精巣炎
	Typhimurium	馬サルモネラ症	下痢，敗血症
齧歯類	Typhimurium	チフス症	敗血症，発熱

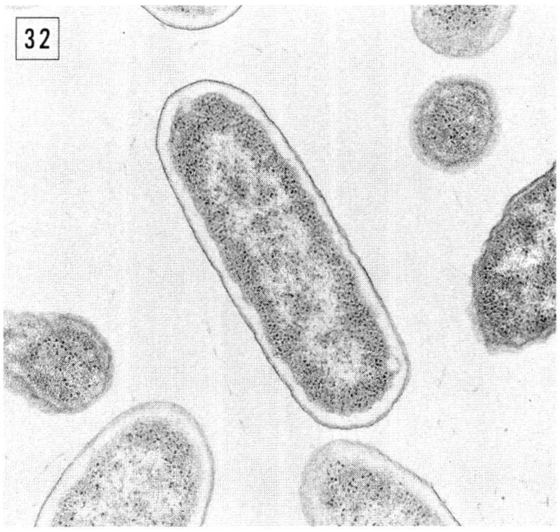

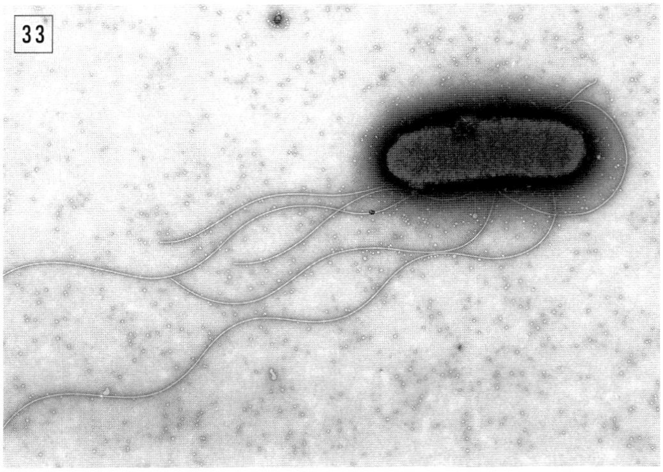

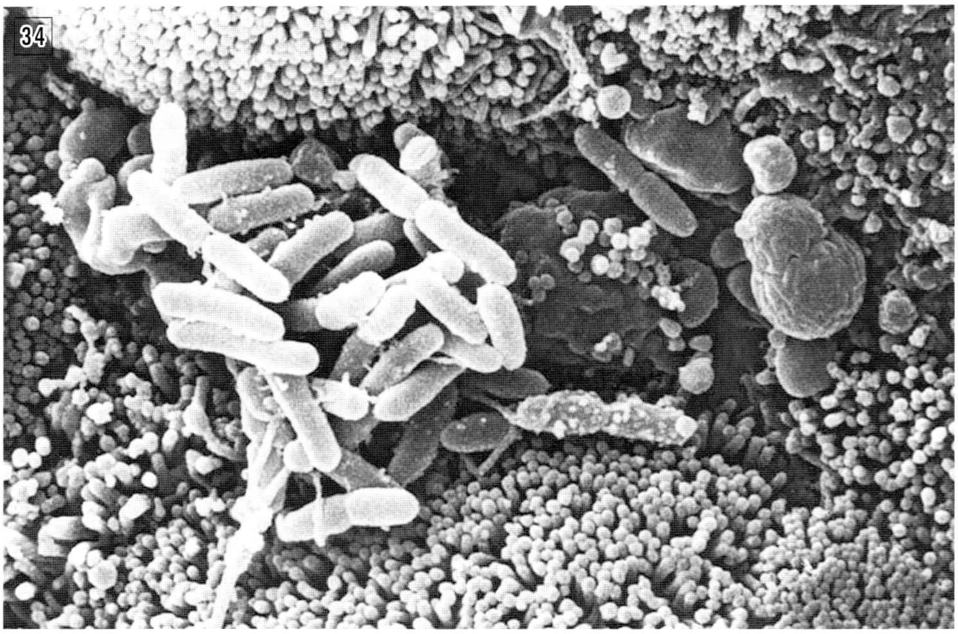

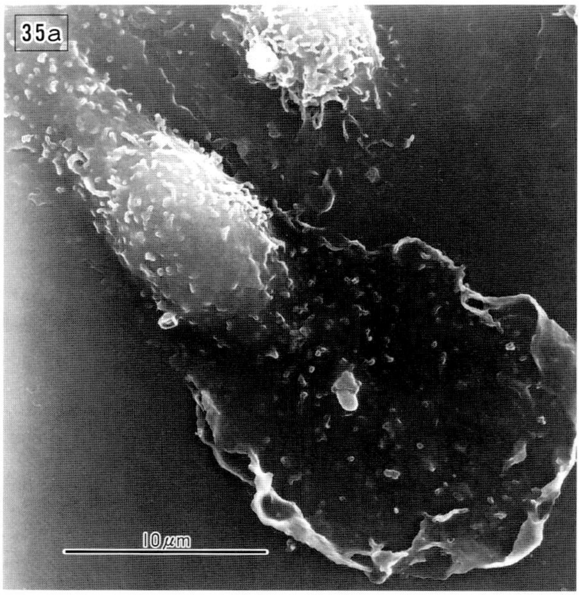

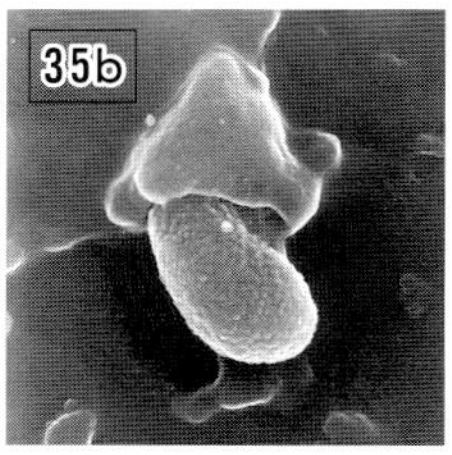

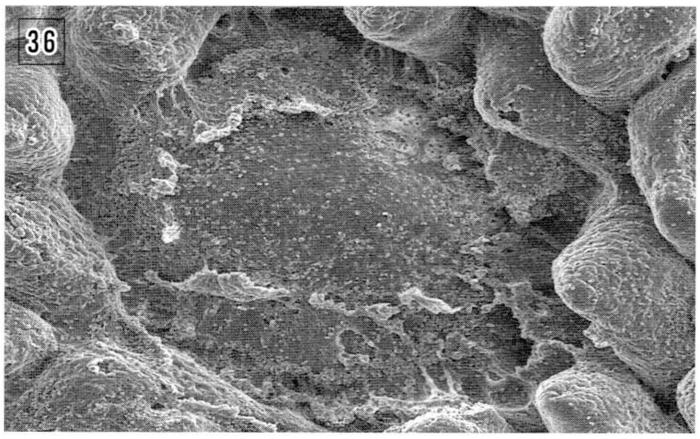

写真 32　*S.* Enteritidis の樹脂包埋超薄切片の透過型電子顕微鏡像(中野政之博士より供与)。芽胞非形成の中等大桿菌である。

写真 33　*S.* Typhimurium の透過型電子顕微鏡像(有田美知子博士より供与)。大部分の血清型が鞭毛を有し，活発な運動性を呈する。

写真 34　ラット腸管に付着するチフス菌の走査型電子顕微鏡像(江﨑孝行博士より供与)。サルモネラ属菌は回腸末端のパイエル板表面に分布する M 細胞を介して粘膜表面から体内に侵入する。

写真 35　a)マクロファージに侵入する *S.* Typhimurium の走査型電子顕微鏡像。カバーガラスに接着させたマクロファージに serovar Typhimurium を感染させ，洗浄，固定化後に観察した像。b)侵入部の強拡大像(a，b ともに四宮博人博士より供与)

写真 36　チフス菌をラット腸管に接種し 30 分後に撮影した走査型電子顕微鏡像(江﨑孝行博士より供与)。2 週間静脈栄養のみで飼育したラットの腸管にチフス菌を直接接種すると，30 分後にはパイエル板表面の上皮細胞が破壊され，また一部では基底膜の破壊も見られ出血が起きる。経口栄養を与え，粘液分泌を正常に保ったラットでは菌の接種後 3 時間後でもこのような像は得られない。

条件，浸透圧，湿度についてVBNC状態への移行を誘発する要因となることが報告されている(Colwell and Grimes, 2004)。

【増殖】

35〜37℃を至適温度とするが，10〜45℃で発育可能である。しかしながら菌が存在する環境によっては54℃の高温や2〜4℃の低温でも増殖可能なことも知られている。世代時間は至適温度帯で20分程度と比較的早く，10℃付近の低温域でも400〜600分程度である(Fehlhaber et al., 1998)。他のグラム陰性桿菌に比べて乾燥に強いが，食品中において水分活性0.93以下での増殖は確認されない。また3〜4%のNaCl存在下では増殖が抑制される(Thomas et al., 2012)。

一般的なサルモネラ属菌は普通寒天培地上によく発育し，胆汁酸塩，テトラチオン酸塩，ブリリアントグリーン，クリスタルバイオレットなどに対して他の腸内細菌よりも強い抵抗性を持つ傾向にある。

【生態】

サルモネラ属菌は哺乳類，は虫類，両生類および鳥類まで非常に広い宿主域を持つ。本菌はそれぞれの宿主の腸管内に主に生息するが，ニワトリにおいては卵巣や卵管での保菌も確認されている。各種家畜のなかで最も保菌率が高いのはニワトリであり，このためサルモネラ属菌食中毒の原因食品として最も多いのは卵およびその加工品である。それ以外にも加熱不十分な鶏肉や牛レバーなどの食肉もしばしば原因食品となる。また，食品由来の感染症以外にもペットからの感染も報告されており，1960年代には米国でミドリガメから小児への感染が大きな問題となった。さらに，本菌汚染は動物のみに留まらず，野菜にも見られ，しばしばサラダや生野菜などを原因とする食中毒の発生も報告される。

腸チフス・チフス菌のヒトへの感染においても食品を介した感染がほとんどであるが，腸チフス・チフス菌の場合には非チフス性菌と異なり患者および無症状保菌者の糞便に汚染された食品，水，手指が感染源となることも知られている。

【遺伝子情報】

2001年にserovar Typhiおよびserovar Typhimuriumの全ゲノム配列が明らかにされて以降(Parkhill et al., 2001; McClelland et al., 2001)，サルモネラ属菌のゲノム配列解析は精力的に行われており，NCBI genome databaseには2016年8月までに208の解析が完了したゲノム配列が登録されている。ゲノムサイズは平均で約4.77 Mbpで，5,000前後の遺伝子が含まれている。GC含量は51〜53%である。

サルモネラ属菌のゲノムにおいて最も特徴的なものは*Salmonella* Pathogenicity Island(SPI)と呼ばれる病原遺伝子群である。現在までに少なくとも21番までのSPIが同定されている(Blondel et al., 2009)が，このなかでSPI-1〜5までの5つのSPIはすべての*S. enterica*に共通して存在し，その中でもType III secretion system(T3SS)をコードするSPI-1とSPI-2はサルモネラ属菌の病原性において最も重要な遺伝子群である(後述)。SPIのGC含量は37〜47%とゲノム全体のGC含量よりも低くなっており，このことはSPIが進化の過程で水平伝播により獲得されたものであることを示している。

プラスミドは一部の分離株で確認されるのみであるが，すべての同定されたプラスミドは7.8 kbpの*Salmonella* plasmid virulence(*spv*)と呼ばれる保存性の高い遺伝子群を持つ。*spv*にコードされる蛋白質群は細網内皮系細胞における菌の増殖に必要である。

【培養】

患者糞便からの分離培養においてはSS寒天培地，DHL寒天培地，XLD寒天培地などの選択分離培地が一般的に利用される。これらの分離培地はサルモネラ属菌の代表的な生化学的性状である硫化水素産生性を鑑別指標とするものであるが，serovar Choleraesuisのように分離頻度の比較的高い血清型のなかにも硫化水素を産生しないものも存在するため，硫化水素産生性によらない分離用培地であるBGS寒天培地やCHROMagar Salmonellaとの併用が推奨される(写真37，38)。下痢症状を呈する患者糞便を試料とする場合にはこれらの培地に直接塗抹を行うことで菌の分離が可能である場合が多いが，菌量が少ないと予想される場合はTetrathionate(TT)培地およびRappaport-Vassiliadis(RV)培地などを利用した増菌培養を行った後に選択分離培地へ接種する。また，食品からの分離においては一般的に食品中の菌量が少ないことや凍結，乾燥，加熱などによって菌が損傷を受けている場合が多いため，TT培地やRV培地での増菌培養の前に，緩衝ペプトン水(BPW)による前増菌培養が必要である(図10)。

サルモネラ属菌の同定試験では通常，TSI培地，LIM培地を用いた培養試験が最も一般的であるが，それ以外にもIMViC試験を含む腸内細菌同定に利用されるさまざまな試験が利用可能である。それぞれの同定試験用培地での一般的なサルモネラ属菌の挙動を写真39〜41に示す。本菌の同定培養において指標とされる一般的性状としてはブドウ糖発酵性陽性，乳糖・白糖分解性陰性，ガス産生性陽性，硫化水素産生性陽性，リジン脱炭酸酵素発現性陽性，運動性陽性，インドール産生性陰性，MR反応陽性，VP反応陰性，クエン酸利用性陽性，オキシダーゼ試験陰性，ONPGテスト陰性などの性状がある。ただし，先述のように分離頻度の比較的高い血清型のなかにも上記の性質に当てはまらない血清型も存在するため注意が必要である。代表的例としては，上述のserovar Choleraesuis(硫化水素産生性陰性)に加え，serovar Typhi(ガス産生性陰性，クエン酸利性用陰性)，serovar Paratyphi A(硫化水素産生性陰性，リジン脱炭酸酵素発現性陰性，クエン酸利用性陰性)，serovar Gallinarum(運動性陰性，クエン酸利月性陰性)がある。

【抗原構造】

先述のようにサルモネラ属菌においては分類学的な検討よりも実用的な血清型による細分が先行し，1934年以降，Kaffmann-Whiteの抗原構造分類にもとづき60種類以上の菌体(リポ多糖体)抗原(O抗原)と80種類以上の鞭毛抗原(H抗原)の組み合わせによる血清型分類がなされてきた。現在までに2,500種以上という膨大な数の血清型が報告されており，その数は現在も増え続けている。

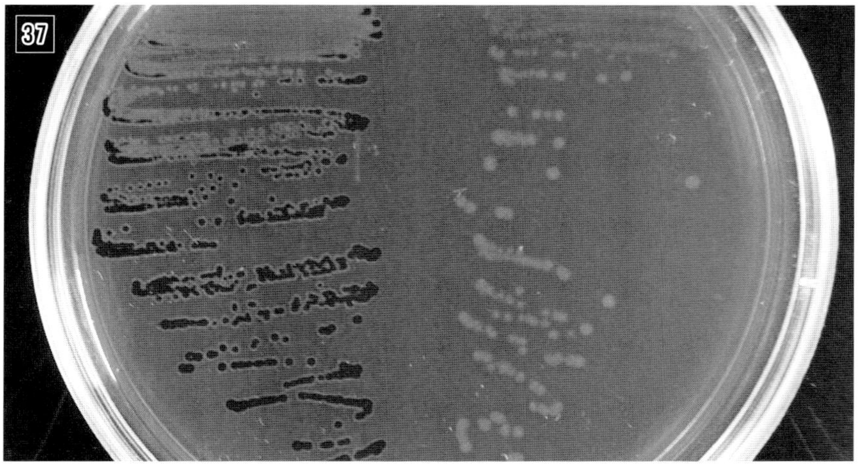

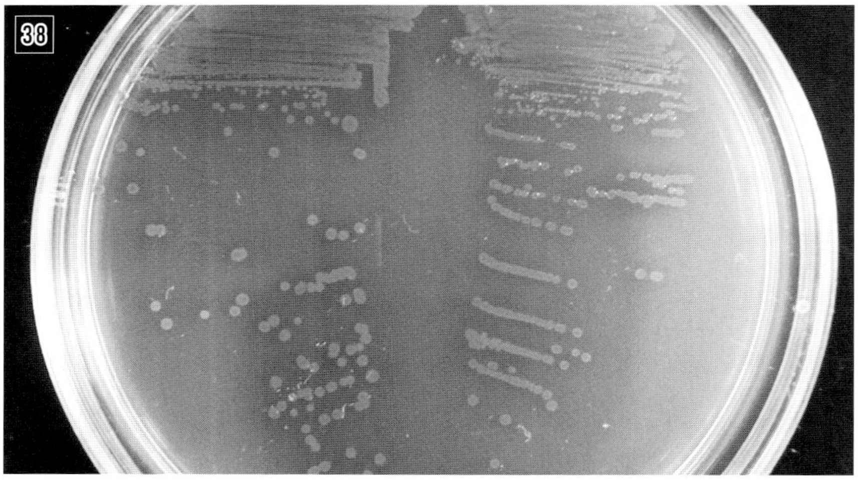

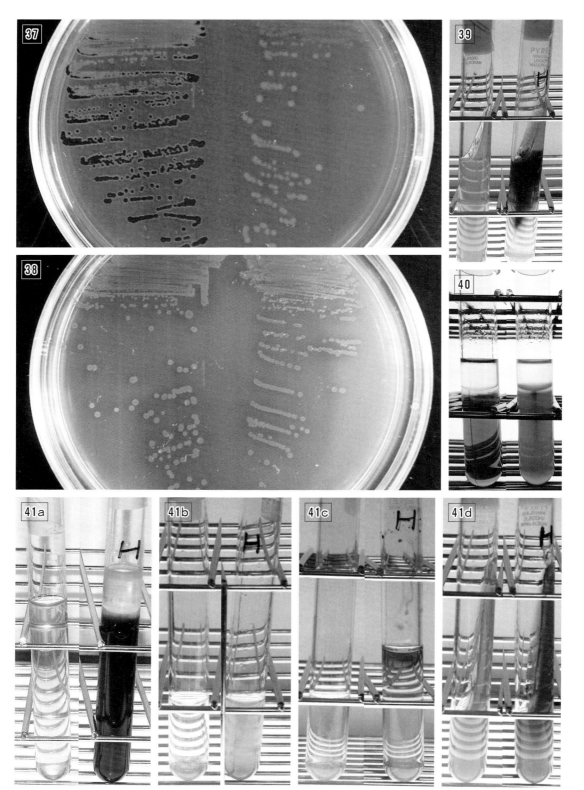

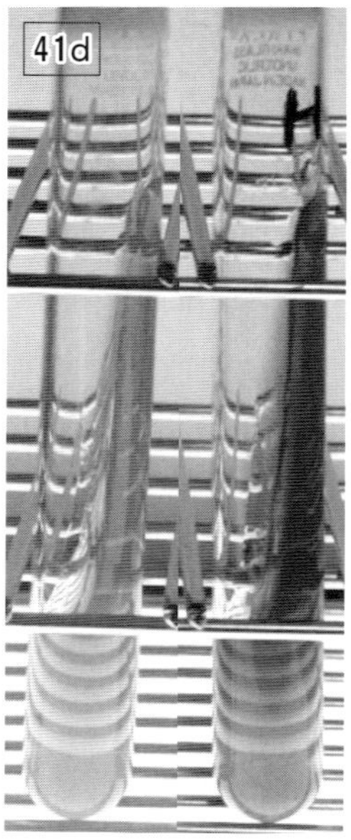

写真 37　XLD 寒天培地上に形成された *S.* Enteritidis（左）および *S.* Choleraesuis（右）の集落。多くのサルモネラ属菌が硫化水素産生性を持ち黒色集落を形成する一方で，serovar Choleraesuis は硫化水素産生性を持たないため透明の集落を形成する。本培地を用いた serovar Choleraesuis の分離同定は困難である。（口絵 49 参照）

写真 38　CHROMagar Salmonella 上に形成された *S.* Enteritidis（左）および *S.* Choleraesuis（右）の集落。serovar Choleraesuis も他の多くの血清型と同様に藤色の集落を形成する。（口絵 51 参照）

写真 39　TSI 培地における *S.* Enteritidis の発育性状。ブドウ糖発酵性陽性，乳糖・白糖分解性陰性であるため高層部で黄色，斜面部で赤色を呈する。また，硫化水素産生性陽性であるため高層部が黒変し，ガス産生性陽性により高層部に気泡が確認される。左が未接種，右が *S.* Enteritidis を接種した像。（口絵 50 参照）

写真 40　LIM 培地における *S.* Enteritidis の発育性状。リジン脱炭酸能陽性であるため高層部の深部まで紫色を呈する。また，運動性陽性であるため培地全体が混濁する。インドール試験（重層部）は陰性である。左が未接種，右が *S.* Enteritidis を接種した像。（口絵 52 参照）

写真 41　IMViC 試験における *S.* Enteritidis の挙動。それぞれ左が未接種，右が *S.* Enteritidis を接種した像。**a)** SIM 培地における発育性状。運動性陽性および硫化水素産生性陽性であるため培地全体が黒変する。またインドール試験（重層部）は陰性である。**b)** MR 試験における挙動。VP-MR 培地を用いた試験像。MR 反応陽性である。**c)** VP 試験における挙動。VP-MR 培地を用いた試験像。VP 反応陰性である。**d)** SC（シモンズクエン酸）培地での発育性状。クエン酸利用性陽性であるため培地の青変が観察される。（口絵 53 参照）

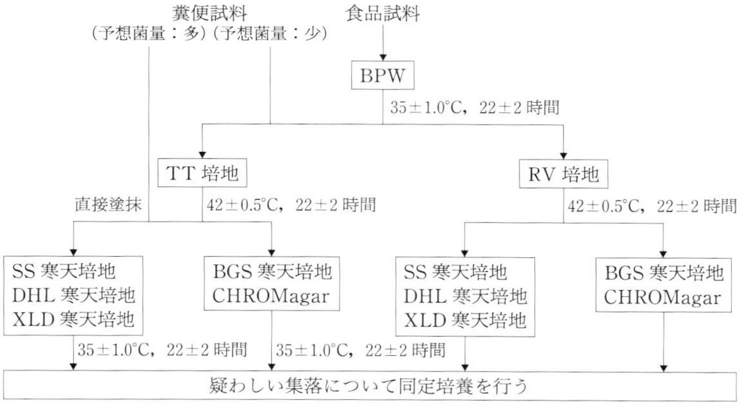

図 10　糞便および食品試料からのサルモネラ属菌検出手順

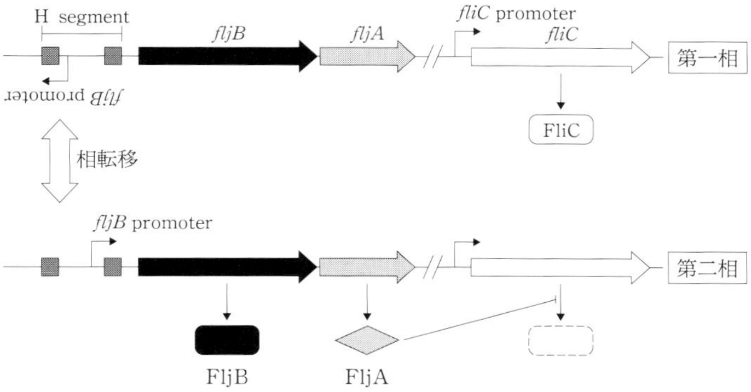

図 11　H 抗原相転移の分子メカニズム(Yamamoto and Kutsukake, 2006 より抜粋の上，一部改変)

サルモネラ属菌の大部分は複相性の H 抗原を持つ。すなわち多くの菌の染色体上には抗原性の異なる H 抗原をコードするふたつの遺伝子 *fliC* と *fljB* が存在する。これらの抗原は同時に発現することはなく，*fliC* にコードされた FliC を発現している状態を第一相，*fljB* にコードされた FljB を発現している状態を第二相と呼ぶ。第一相から第二相への相転換は *fljB* の上流に存在する *fljB* プロモーターを含む約 1 kbp のフラグメント(H セグメント)のダイナミックな逆位への転換によって起こる(図 11)。すなわち，第一相においては *fljB* プロモーターが *fljB* に対して逆位となっており *fljB* を含むオペロンからの蛋白質の発現はなく，一方で別の箇所にコードされた FliC が発現した状態となっている。これに対して第二相においては *fljB* プロモーターが *fljB* に対して順位となり *fljB* を含むオペロンからの蛋白質の発現が誘導される。*fljB* を含むオペロンには FljA という FliC 発現のネガティブレギュレーターが含まれ，FljB とともに FljA が発現することで FliC の発現が抑えられる。結果として第二相では FljB のみが発現した状態となる(Yamamoto and Kutsukake, 2006)。実験的には第一相から第二相への相転換は一方の抗原に対する抗血清を含む半流動培地を用いて行われる。例えば serovar Typhimurium は第一相 i，第二相 1，2 という H 抗原構造を持つが，第一相から第二相への相転換の際には H-i 血清を含む半流動培地で菌を培養する。本培地内では第一相 H-i 抗原を発現する菌が培地中の H-i 血清にトラップされ接種部に留まるのに対し，相転換により第二層 H-1，2 抗原を発現するようになった菌は培地中の H-i 血清にトラップされることなくその運動性により培地全体に広がる。結果として，接種部から離れた位置の菌を回収することで第二相の菌を獲得することが可能である(実際にはクレーギー管という培地を仕切るためのガラス管を挿入した半流動培地が利用される)。

サルモネラ属菌の抗原構造は Kaffmann-White の抗原構造様式に従い，O 抗原，第一相 H 抗原，第二相 H 抗原の順に間をコロンで結んで表記する(例えば serovar Typhimurium の抗原構造は 1，4，5，12：i：1，2 と表記される)。また subsp. *enterica* においては原則としてその菌が分離された土地の名前を付するように規定されており(ただし，serovar Typhimurium，Enteritidis，Typhi，Paratyphi A，Choleraesuis などは本規定以前に分離，命名されていたためこの限りではない)，日常的には抗原構造よりもこれらの固有名詞が使用される。またその際の表記法としては種名・亜種名を省略して血清型名のみ示す方法が一般的に利用されている(下例)。この際，血清型名を記載していることを明確にするために，血清型名の頭文字を大文字としたローマン体で記載しなければならない。

例 1)　属名・種名・亜種名・血清型名を表記した記載法：

Salmonella enterica subsp. *enterica* serovar Typhimurium

例 2)　種名・亜種名を省略した記載法：

Salmonella Typhimurium もしくは *S.* Typhimurium

【物理化学的抵抗性】

サルモネラ属菌は通常，75°C以上，1 分もしくは 60°C,

10〜20分で死滅するが，菌が存在する環境の栄養状態や水分活性などの環境要因が殺菌温度と時間に影響することも報告されている(Aljarallah and Adams, 2007)。また，サルモネラ属菌を低温条件や高温条件に曝すことで低温や高温に対する耐性が増すことも報告されている。凍結状態では長期間の生残が可能であり，凍結融解にも強い。また，他のグラム陰性桿菌によりも乾燥に対して強いことも知られている(Thomas et al., 2012)。

酸抵抗性に関してはpH 6.5〜7.5を至適とし，通常pH 4.5〜9.5程度までのpH域で増殖可能であるが，熱抵抗性と同様に環境要因，水分活性，培養温度，血清型などによって酸抵抗性も変化する。また熱抵抗性と同様に，あらかじめpH 5.5〜6.0程度の弱酸に暴露することにより酸への抵抗性が増し，pH 3程度の酸性下でも生残可能な株へと変化することも知られている。

サルモネラ属菌に対する消毒については70%エタノールをはじめ，次亜塩素酸ナトリウム，塩化ベンザルコニウムなどほとんどの一般的な消毒剤が有効である。

サルモネラ属菌についても他の多くの細菌と同様，薬剤耐性菌の出現が問題となってきている。サルモネラ属菌における最初の薬剤耐性菌の出現は1960年代とされており，その後，1980年代後半のファージ型DT104を示すserovar Typhimurium多剤耐性菌の出現によって公衆衛生上の大きな問題として取り上げられるようになった。serovar Typhimurium DT104株は当初，アンピシリン，クロラムフェニコール，ストレプトマイシン，サルファ剤，テトラサイクリンという5剤へ耐性を持つことが確認されていた。その後，本株の多剤耐性化は進み，現在までにゲンタマイシン，トリメトプリム，フルオロキノロン系抗菌薬などへも耐性を示す株が報告されている。比較的新しい抗菌薬であるフルオロキノロン系抗菌薬に対する耐性菌の出現はこれまでの本薬剤に頼った治療・防除策について変更を余儀なくされる点で大きな問題となりつつある。2012年にはClinical and Laboratory Standards Institute(CLSI)ドキュメントにおいてもフルオロキノロン系抗菌薬に対する薬剤耐性の判定基準(ブレイクポイント)の強化(シプロフロキサシンについて最小発育阻止濃度(MIC)＝4 mg/L以上で耐性，2 mg/Lで中間，1 mg/L以下で感受性とされていたものが1 mg/L以上で耐性，0.12〜0.5 mg/Lで中間，0.06 mg/L以下で感受性と閾値が引き下げられた)が行われており，今後，薬剤耐性サルモネラ属菌に対する対策はさらに強化されるものと予想される。

【病原性】

本菌を原因とする急性胃腸炎は通常8〜48時間という比較的短い潜伏期間を経て発病し，腹痛，下痢，発熱，嘔吐を主徴とする。下痢は1日に数〜十数回，3〜4日程度持続し，発熱については中等度の発熱が1〜2日程度見られることがほとんどだが，小児や老齢者では重症化することも稀ではない。重症化した場合には血便やコレラ様の脱水症状，菌血症を起こすこともある。非チフス性菌においてはヒト-ヒト感染は起こらず，食中毒が主な発生要因である。食中毒の原因となった食品中に含まれていた菌量としては10^1〜10^7 cfu程度まで非常に幅広い範囲での報告がなされている。これは発症菌量が宿主側の条件(年齢，基礎疾患，免疫力など)に加え，その菌がどのような食品中に存在していたかといった菌の生存環境にも影響されるためである。特に，チョコレートやチーズなどの高脂肪食品では10^1〜10^2 cfu程度の低い汚染菌量での発症が報告されているため注意が必要である(D'Aoust et al., 1994)。

腸チフス症の潜伏期間は非チフス性の急性胃腸炎よりも長く，通常5〜21日である。39〜40°Cの高熱，徐脈，脾臓の腫れ，バラ疹などが本症に特徴的な症状として知られている。その他に頭痛，意識の溷濁，寒気，だるさをともないやすい。下痢，嘔吐などの症状は少なくむしろ便秘に傾く。パラチフス症でも腸チフス症とほぼ同じ症状が見られるが，腸チフス症よりも軽症のことが多い(腸チフス症とパラチフス症の正確な鑑別は原因菌の血清型別によってのみ可能である)。腸チフス・パラチフス性の菌では食品や水を介した感染に加え，患者および健康保菌者の糞便を介した感染も見られる。発症菌量については10^2〜10^6 cfu程度までさまざまな報告があるが，接触感染が起こることなどから通常はかなり少量の菌で感染が成立するものと考えられる。

サルモネラ属菌は細胞侵入性を持つ細胞内寄生菌であるが，通常の急性胃腸炎では感染した菌が腸管上皮近傍に留まるのに対して腸チフス・パラチフス症においては菌が腸管に侵入後，リンパ管を経て血中に入り全身感染が引き起こされる(Wallis and Galyov, 2000)。いずれの感染においても，経口的に取り込まれた菌は腸管に到達した後，腸管粘膜上皮細胞やM細胞へ能動的に侵入し，さらにM細胞を介してマクロファージに取り込まれる。この過程においてはSPI-1とSPI-2にコードされる2種類のT3SSが感染過程依存的に発現する(Srikanth et al., 2011)。すなわち，SPI-1にコードされるT3SSは菌が腸管上皮へ到達すると発現が惹起され，SPI-1内にコードされているSip，Sopといったエフェクターと呼ばれる病原遺伝子を上皮細胞内へ注入する。上皮細胞内へ取り込まれたエフェクターは上皮細胞膜の構造変化を引き起しmacropinocytosis様式の細菌の取り込みを誘発する他，炎症性サイトカインの誘発やアポトーシス・ピロトーシスの誘発を行う。一方で，菌のマクロファージへの取り込みとそれに引き続く*Salmonella*-containing vacuole(SVC)という菌を内包するファゴソームの形成にともないSPI-2にコードされるT3SSおよびSse，Spiといったエフェクターの発現が惹起される。これらのエフェクターはマクロファージの殺菌作用から菌を防御し，またマクロファージ内での菌の増殖を助ける。結果として急性胃腸炎においては腸管上皮細胞での感染の持続化と炎症の増悪化が起こり，またチフス症では菌を内包したマクロファージによる血中への菌の拡散が引き起こされる。

【疫学】

非チフス性サルモネラ属菌感染症は開発途上国のみならず先進国においても頻繁に発生する感染症のひとつである。Kubota et al.(2011)はアクティブサーベイランスにもとづくわが国における本菌食中毒患者実数の推定値を25万人程度と報告しており，さらにMajowicz et al.(2010)は世界中で年間9,380万人が非チフス性サルモネラ属菌に感染し，15万人以上が死亡していると推定している。わが国で2000〜2009年までの10年間に非チフス性サルモネラ属菌感染症が死因として報告された死者数は49名である(厚生労働省・人口動態統計より)。これに対して，腸チフス・パラチフス症は上下水道などのインフラが整備され衛生対策がなされた国ではほとんど発症せず，わが国での感染事例(年間50〜100名の感染例が報告される)の約80%以上は国外を感染地とするものである。一方で，インフラ整備の遅れている開発途上国においては腸チフス・パラチフス症は現在でも大きな問題となっている。

わが国では腸チフス・パラチフス症は感染症法において三類感染症に指定されているため，診断した医師による発生の届け出がなされる。一方で，急性胃腸炎に関しては「感染性胃腸炎」が五類感染症定点把握疾患に定められ全国約3,000か所の小児科医療機関から発生の届け出がなされているが，報告される「感染性胃腸炎」には他の細菌，ウイルスおよび原虫などによる胃腸炎が同時に計上されているためサルモネラ属菌による急性胃腸炎発生の実数を把握することはできない。また一方で，食品などに起因して発生したものに関しては食品衛生法にもとづき診断した医師による保健所を介した届け出がなされ食中毒統計調査として取りまとめられている。

前述のようにわが国では腸チフス・パラチフス症に比べて非チフス性菌による急性胃腸炎の発生が圧倒的に多く，また本菌による急性胃腸炎の発生要因としては食中毒によるものが大部分であるため，食品衛生法にもとづく食中毒統計調査の結果はわが国におけるサルモネラ属菌感染症の発生動向を知る上で重要なデータを与えるものと思われる。食中毒統計調査に報告されたサルモネラ属菌食中毒事例数は1990年代に入って急激な上昇を続け，1999年には825件とピークに達したが，その後減少傾向に転じている。これは1998年の食品衛生法施行規則の一部改正をはじめとする政府主導の対策(後述)の成果であると考察される。発生件数の減少傾向は現在も続いており，2009年以降は年間50〜70件程度の低い水準で推移している。一方，年間患者数についても1990年代後半より顕著な減少傾向が続いており，2000年代後半以降は年間3,000人程度で推移している。ただし，本菌中毒においては現在でも患者数100名以上の大規模食中毒事件が年間2〜10回程度発生しており，今後これらの大規模食中毒事件発生に対する対策強化によりさらなる患者数の減少が期待される。

【治療】

非チフス性サルモネラ属菌を原因とする急性胃腸炎は小児や高齢，基礎疾患を持つ患者以外の場合は重症化することが少ないため，脱水予防や腹痛の緩和などを中心に対症療法を行う。軽症例では抗菌薬を使用しないのが原則であるが，重症化した場合にはフルオロキノロン系抗菌薬を第1選択薬として投与を行う。止瀉薬は除菌を遅らせるので使用しない。不完全に治療した場合，疾患が慢性化したり健康保菌者となる場合があるので，検便で完全に除菌したことが確認される(症状が消褪しても便への排菌が続く場合があるため)まで治療を続けるべきである。

腸チフス・パラチフス症に対しては塩酸シプロフロキサシンなどのフルオロキノロン系抗菌薬が現在のところ効果的で，投薬後1〜2日で本症の主徴である高熱が解消され，頭痛，だるさなどの症状も軽くなる。抗菌薬の投与は急性胃腸炎と同様に患者便の培養検査で陰性であることが確認できるまで続けられるべきである。

【予防】

サルモネラ属菌感染症の感染経路としては汚染食品を介した食中毒がほとんどであるため(腸チフス・パラチフス菌感染症においても水を含む食品媒介の発症事例が多い)，本菌感染症に対する予防策においては食中毒予防が大きな位置を占める。1990年代においてサルモネラ属菌は，わが国で発生する食中毒事例の原因物質の40〜50%を占めており，またその患者数も1万人前後を推移し，大きな問題となっていた。これらの状況をふまえて，厚生省(当時)は特別にサルモネラ研究班を設置し，原因究明および防止策を進めた。1998年には原因食品として大半を占めていた鶏卵に関し，食品衛生法施行規則および食品，添加物などの規格基準の一部改正が行われ，また一方で農林水産省による「採卵鶏農場におけるサルモネラ対策指針」や「鶏卵のサルモネラ総合対策指針」の策定など，多方面からの本菌食中毒予防策が講じられた。また，これらの施策に加えて消費者への啓蒙活動も積極的に行われた。消費段階における予防では本菌感染症が10^6 cfu程度の比較的高い菌量による発症事例が多いことや，本菌が加熱処理に弱いという性質を持つため「つけない・ふやさない・やっつける」といういわゆる「食中毒予防の三原則」の遵守による対策の有効性が広く受け入れられている。

また，は虫類などのペットを介した感染事例が国外のみならず国内でも報告されたことを受け，2005年には厚生労働省より「ミドリガメ等のハ虫類を原因とするサルモネラ発症事例に係る注意喚起について」が通知され，飼育者に対し保菌が疑われる動物に触った後には十分な手洗いを行うことなどの衛生対策の普及が図られた。

予防のためのワクチンについては，非チフス性菌に対するヒト用のワクチンは存在しない。一方で，*S.* Enteritidisをターゲットとしたニワトリ用ワクチンについてはわが国においても1998年以降，複数承認されている(一部，*S.* Typhimuriumもターゲットとするものも含む)。ただし，これらのワクチンは非チフス性菌のニワトリへの感染を完全に阻止するものではなく，鶏舎の洗浄・消毒の徹底などを含む生産段階におけるさまざまな予防対策のうちのひとつとして位置づけられなくてはならないことに注意するべきである。一方で，チフス性菌に対してはヒト用の経口生ワクチン，注射不活化ワクチンが存在し，欧米先進国では流行地への渡航者を対象に接種が行われている。これらのワクチンはわが国では未認可であるものの輸入可能であり，外務省でも流行地への渡航者に対して渡航前の接種を推奨している。

【引用・参考文献】

Aljarallah, K. M., and Adams, M. R. 2007. Mechanisms of heat inactivation in *Salmonella* serotype Typhimurium as affected by low water activity at different temperatures. J. Appl. Microbiol. 102: 153-160.

Bäumler, A. J., Tsolis, R. M., Ficht, T. A., et al. 1998. Evolution of host adaptation in *Salmonella* enterica. Infect. Immun. 66: 4579-4587.
Blondel, C. J., Jiménez, J. C., Contreras, I., et al. 2009. Comparative genomic analysis uncovers 3 novel loci encoding type six secretion systems differentially distributed in *Salmonella* serotypes. BMC Genomics 10: 354.
Colwell, R. R., and Grimes, D. J.〔遠藤圭子(訳)〕2004. 培養できない微生物たち，学術出版センター，東京.
D'Aoust, J.-Y. 1994. *Salmonella* and international food trade. Int. J. Food Microbiol. 24: 11-31.
Ezaki, T. 2002. 医学細菌の分類・命名の情報 14. *Salmonella* 属の菌種の分類命名に関する裁定委員会の決定事項. 感染症学雑誌 76：839-841.
Fehlhaber, K., and Krüger, G. 1998. The study of *Salmonella enteritidis* growth kinetics using Rapid Automated Bacterial Impedance Technique. J. Appl. Microbiol. 84: 945-949.
Kubota, K., Kasuga, F., Iwasaki, E., et al. 2010. Estimating the burden of acute gastroenteritis and foodborne illness caused by *Campylobacter*, *Salmonella*, and *Vibrio parahaemolyticus* by using population-based telephone survey data, Miyagi Prefecture, Japan, 2005 to 2006. J. Food Prot. 74: 1592-1598.
Majowicz, S. E., Musto, J., Scallan, E., et al. 2011. The global burden of nontyphoidal *Salmonella* gastroenteritis. Clin. Infect. Dis. 50: 882-889.
McClelland, M., Sanderson, K. E., Spleth, J., et al. 2001. Complete genome sequence of *Salmonella enterica* serovar Typhimurium LT2. Nature 413: 852-856.
Parkhill, J., Dougan, G., James, K. D., et al. 2001. Complete genome sequence of a multiple drug resistant *Salmonella enterica* serovar Typhi CT18. Nature 413: 848-852.
Srikanth, C. V., Mercado-Lubo, R., Hallstrom, K., et al. 2011. *Salmonella* effector proteins and host-cell responses. Cell Mol. Life Sci. 68: 3687-97.
Thomas, J. M., Karl, R. M., and Kalmia, E. K. (eds.) 2012. *Salmonella* species, p. 205-221. Food microbiology: an introduction, 3rd ed., ASM Press, Washington, DC.
Wallis, T. S., and Galyov, E. E. 2000 Molecular basis of *Salmonella*-induced enteritis. Mol. Microbiol. 36: 997-1005.
WHO Global Foodborne Infections Network (GFN). http://www.who.int/gfn/en/
Yamamoto, S., and Kutsukake, K. 2006. FljA-Mediated Posttranscriptional Control of Phase 1 Flagellin Expression in Flagellar Phase Variation of *Salmonella enterica* Serovar Typhimurium. J. Bacteriol. 188: 958-967.

【山﨑栄樹】

シゲラ(赤痢菌)属
Genus *Shigella*

【分類】

赤痢菌群は 1898 年に志賀潔により報告されたことにちなんで *Shigella* と命名されている。赤痢菌は生化学的性状から 4 群に分類され，志賀が発見した A 群 *S. dysenteriae* に加えて，当時の発見した研究者にちなんで B 群 *S. flexneri*，C 群 *S. boydii*，D 群 *S. sonnei* と命名されている。赤痢菌群は遺伝学的には大腸菌群とほぼ同一種に属する非運動性のグラム陰性桿菌であるが，医学的重要性，歴史的背景から独立した属として分類されている。赤痢菌群による血便をともなった下痢症はアメーバ赤痢と区別して細菌性赤痢(bacillary dysenteri)と呼ばれる。

【形態】

赤痢菌は 0.5～1.0×1.5～3 μm のグラム陰性桿菌である(写真 42，43)。鞭毛を持たないため，大腸菌と異なり，軟寒天培地上で運動性が見られない(写真 44)。一方，培養細胞に感染させると，病原因子を外膜の一端に発現し，これが宿主細胞のアクチン蛋白を重合させることを推進力として，細胞内を移動する(写真 45)。

【増殖】

赤痢菌の生育至適条件は大腸菌群と同様に 32～37°C pH7 前後で，世代時間は培地と温度により異なるが，大腸菌群と同程度で 30 分くらいと考えられる。赤痢菌の細胞侵入に必須な III 型分泌装置は温度と浸透圧により発現が制御されており，宿主の体温に近い 37°C では発現されるが，30°C や，低浸透圧条件では発現が抑制されることが知られている(写真 46)。これは宿主への感染以外に不要な，III 型分泌装置の発現を抑制することで，環境中での生存性を上げているものと考えられる。必須栄養素としてはニコチン酸アミド要求性が知られており，生化学的性状の特徴のひとつである。他にはクエン酸非利用性，リシン脱炭酸酵素陰性，ガス非産生性などの生化学的性状が大腸菌と異なる。

【生態】

赤痢菌はヒトおよびサルなどの霊長類にのみ腸管感染する宿主特異性があり，他の動物による保菌は知られていない。赤痢菌の主な感染経路は糞口感染であり，患者または保菌者の糞便で汚染された手指，食品，器物，水が感染源となる。便所のドアのノブ，タオルなどを介しても感染が起こりうる。赤痢菌は実験的には非常に少ない菌量で感染が成立することが知られており，最少の菌量は 10^1～10^2 個程度である(Morris, 1986)。これは赤痢菌の感染が糞口感染で家族内感染が多い事実とよく合致する。

【遺伝子情報】

赤痢菌群は既に 4 群ともゲノムシーケンスが終了している。大腸菌群のなかでの赤痢菌群の位置づけは，大腸菌として分離される臨床分離株のコレクションである EcoR 株群を対照に，染色体上の複数の遺伝子のシーケンスを比較する MLST(multi-locus sequence typing)解析で明らかにされており，6 型以外の B 群は EcoR 株

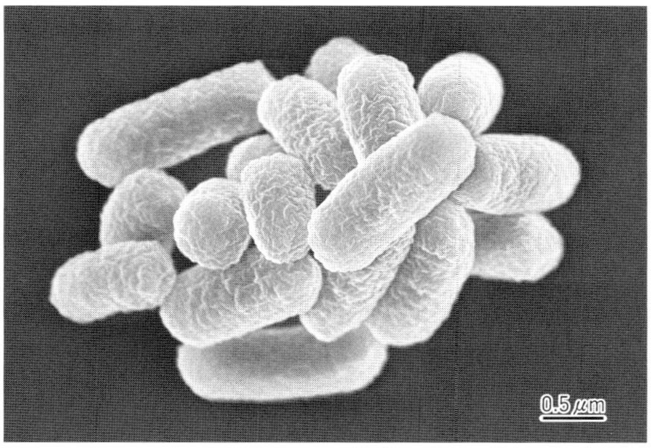

写真 42　D 群赤痢菌の走査型電子顕微鏡写真(2 万倍)

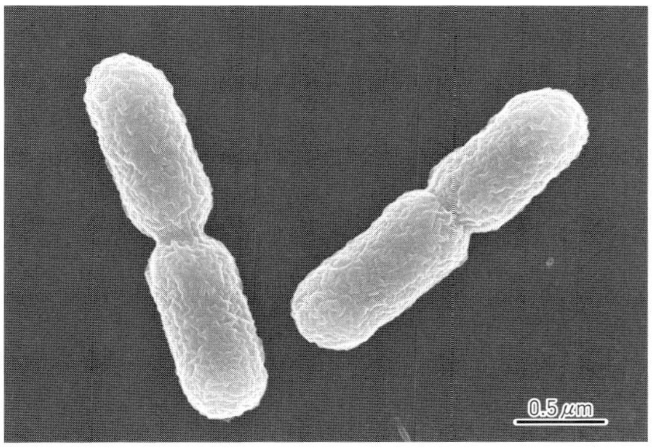

写真 43　D 群赤痢菌の分裂像(3 万倍)(斎藤典子氏より供与)。鞭毛構造は認められない。

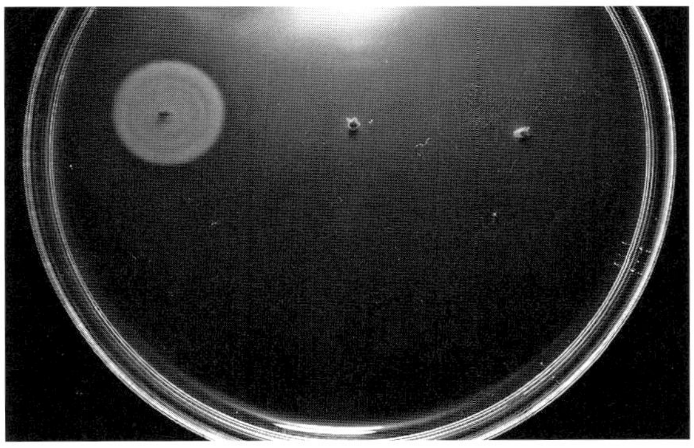

写真 44　軟寒天培地を用いた運動性比較試験(山本章治氏より供与)。赤痢菌(右および中央)は大腸菌 O157：H 7(左)と比べて 37°C3 時間の培養で拡散しない。

の 47 型に，D 群は EcoR 株の 24 型の近傍に独立したクラスターを形成し，少し離れて A 群，C 群，B 群 6 型が分類されることが報告されている(Pupo et al., 1997)。

【培養】

赤痢菌の培養は検査用の選択性の強い培地では増殖しないものや発育の悪いものがあり，選択性の異なる 2 種の培地を併用する。検査材料としては大便，食品，飲料水，調理者の手指，調理器具の拭き取りサンプルで，大便は滅菌綿棒にとりキャリー・ブレアの輸送培地に入れる。理想的には化学療法前の急性期に新鮮便を採取し，できるだけ早く検査する。選択培地としては SS 寒天培地または DCLS 培地，選択性の弱い培地としてマッコンキー寒天培地，DHL 寒天培地，CRT などを併用する(食品衛生検査指針，2004)。頻用される SS 寒天培地

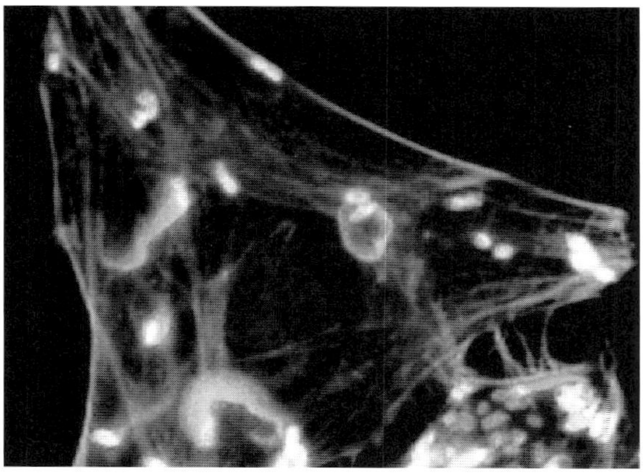

写真 45　HeLa 細胞への侵入像(三浦雅史氏より供与)。菌体は赤，アクチン繊維は緑色で蛍光染色されている。赤痢菌は細胞に侵入後，細胞のアクチン単量体を重合させることを推進力に細胞内，細胞間を移動する。菌体後部にアクチンが重合した，いわゆるアクチンコメットが観察される。(口絵 48 参照)

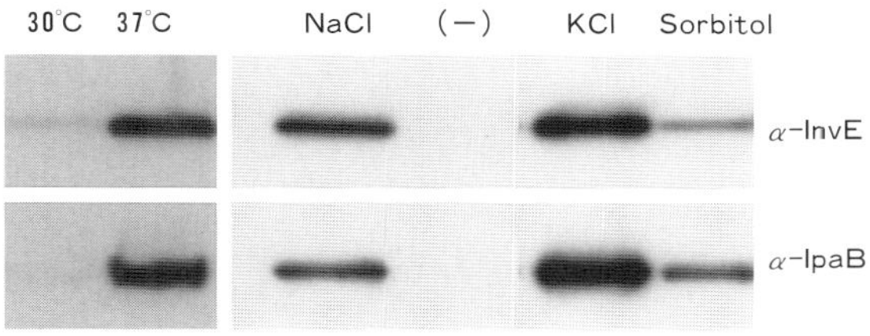

写真 46　赤痢菌の III 型分泌装置のエフェクター蛋白 IpaB およびそのレギュレーター蛋白 InvE の発現を比較したウエスタンブロッティング。低温(30°C)および，37°Cでも塩(NaCl, KCl)や浸透圧成分(Sorbitol)を含まない Yeast extract-Nutrient broth 培地(−)ではこれらの発現が抑制される。

では *S. dysenteriae* type 1 の発育が阻害され，D 群の増殖が弱いことが知られている。2004 年の WHO のマニュアルでは新しい選択培地として XLD 寒天培地(Xylose-lysine-desoxycholate)が推奨されている(WHO, 2005)。

二次培養は TSI 培地および LIM 培地で一晩 37°Cで培養する。TSI 培地での性状は穿刺部で黄色，斜面で赤色(D 群は乳糖遅発酵のため黄色を帯びてくる)，ガス産生性陰性，硫化水素産生陰性，LIM 培地ではリシン脱炭酸陰性，非運動性である(食品衛生検査指針，2004)。近年，赤痢菌と届け出されたもののなかに大腸菌および その他の菌を誤同定したものが見られる。その原因としては，簡易キットを用いたときに接種菌量が少ないと，発育が十分でないため，判定時に種々の性状が陰性を示してしまい，赤痢菌の性状と似てしまうのが一因であると考えられる。疑わしいものは二次培養による生化学的性状の再確認と，PCR による遺伝子検査が有効である(伊藤ほか，1992)。遺伝子診断法では細胞侵入性に必須な病原性プラスミド上の侵入性関連遺伝子 *invE* と染色体上の病原因子遺伝子 *ipaH* を標的にした PCR 法が開発されている。また患者検体の鏡検は粘血便が症状の場合アメーバ赤痢を除外するため有用である。

【抗原構造】

赤痢菌の抗原構造は大腸菌と同様，ポリサッカライドである O 抗原である。A 群は 13 種類，B 群は型抗原と

群抗原を組み合わせて13種類，C群は18種類の血清型に分類され，診断用血清が市販されており，疫学マーカーとして利用されている。血清診断は生理的食塩水に懸濁した菌をスライドグラス上で赤痢菌の診断用血清と混合し，菌体の凝集を調べる(写真47)。大腸菌の中には赤痢菌の抗血清で強く凝集するものがあるが，赤痢菌の生化学的性状を示さないものは赤痢菌と決定しない。B群は6種類の血清型を規定する型抗原に加えて，群抗原で分類され，それらの組み合わせで2a，3bというように表記する。B群の型抗原は脱落することが知られており，その場合，群抗原の組み合わせでX群ならびにY群と表記する(坂崎，1991)。D群は血清型が一種類であるが，O抗原合成遺伝子群が病原性プラスミド上に存在するため，プラスミドの脱落により，同一の菌でも血清型がI相(写真48)からII相(写真49)に変化する。II相菌はI相菌と比べて辺縁不整で，光沢の異なるR型のコロニーを形成する場合が多いが，確定するためには血清凝集反応が必要である。

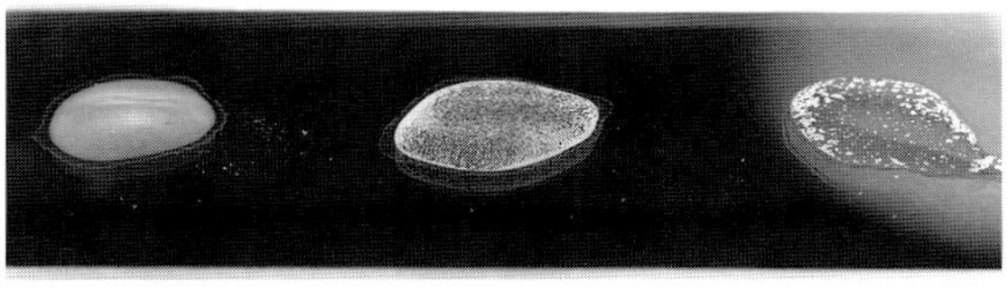

写真47　免疫血清を用いたD群赤痢菌(II相菌-左)，(I相菌-中央および右)の凝集反応。寒天培地上，または液体培地で生育した赤痢菌を生理的食塩水に懸濁し，スライドグラス上で免疫血清と混合し，凝集反応を観察する。

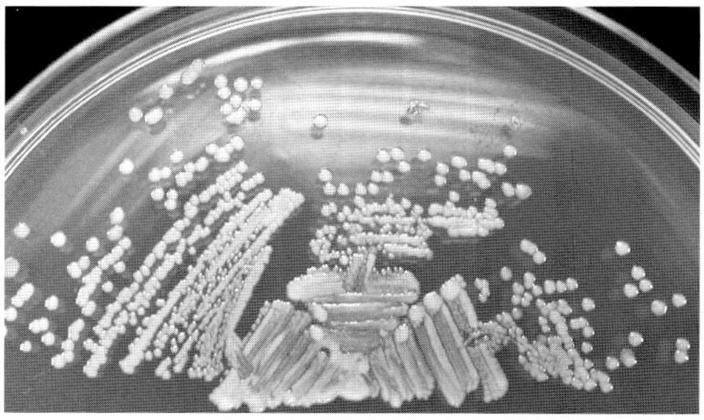

写真48　LB培地上でのD群赤痢菌(I相)の集落。30°C16時間培養。辺縁整，光沢のある集落を形成する。

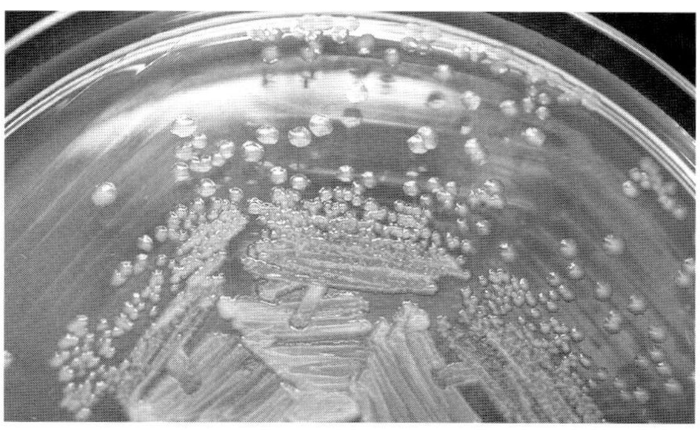

写真49　LB培地上でのD群赤痢菌(II相)の集落。同時間培養のI相菌と比べてやや大きめで，辺縁不整，光沢のない集落を形成する場合が多い。相の確定には免疫血清を使用した凝集反応を用いる。

【物理化学的安定性・抵抗性】

赤痢菌は芽胞を形成しないため物理化学的な安定性は他のグラム陰性菌と同様であり，特別の抵抗性は知られていない。乾燥した環境では早期に死滅し，各種のストレスに対する抵抗性も弱いが，水分を含む食品中では比較的長く生存し，牛乳，卵，エビ，カキ(牡蠣)などを用いた実験では25°Cで50日以上の生存が報告されている(坂崎，1991)。

【病原性】

赤痢菌群は，宿主の腸上皮細胞に侵入するための遺伝子群をコードする病原性プラスミドを保有している。赤痢菌の病原性は主として大腸上皮細胞への細胞侵入性と，細胞内増殖性にあり，これらは病原性プラスミド上にコードされるIII型分泌装置とエフェクター蛋白遺伝子群に依存している。III型分泌装置はneedle complexと呼ばれる菌体外に突出した針状の構造物で，これを介してエフェクター蛋白群が宿主の腸管上皮細胞に注入される。このエフェクター蛋白群の作用で宿主細胞は細胞骨格系に変化が生じ，菌を取り込むように仕向けられると考えられている。大腸上皮の上皮細胞の細胞質内に取り込まれた赤痢菌は細胞内で増殖し，病原因子の作用で，宿主細胞のアクチン蛋白を重合させることで細胞内外に拡散すると考えられている。その結果，上皮に潰瘍性の病変を形成し，粘膜固有層に好中球浸潤をともなう炎症性の病変を形成する。菌が粘膜固有層を越えて血中に侵入することは稀である(荒川・渡邉，2011)。

赤痢菌の腸管感染はヒトおよびサルなどの霊長類にのみ感染が成立する宿主特異性があるが，実験的にはモルモットの眼球に接種すると角膜，結膜で増殖，浸潤し炎症を起こすことが知られており(Serény test)，動物実験系として用いられている。

赤痢菌の保有する毒素遺伝子として細胞毒性，神経毒性を持つ志賀毒素が有名であるが，*S. dysenteriae*のtype 1型以外の赤痢菌は志賀毒素遺伝子を保有していない。類似の毒素として，腸管出血性大腸菌O157のベロ毒素1(VT1または別名Stx1)が志賀毒素(Stx)と同一のアミノ酸配列を有している。現在では稀であるが，神経症状をともなった赤痢菌感染のひとつの病態である疫痢の発生に，志賀毒素は関与していると考えられている。

【疫学】

細菌性赤痢はアジア地域を中心に年間9,100万人が感染し，栄養状態の悪い小児を中心に41万人が死亡していると推定されている。国立感染症研究所，感染症情報センターに寄せられた日本の年間届け出患者数は2003年471例，2004年586例，2005年558例であり，近年では，2010年235例，2011年300例，2012年214例，2013年143例，2014年158例と減少傾向にある(国立感染症研究所・厚生労働省健康局)(図12)。推定感染地別には海外旅行にともなうアジアからの輸入例が国内例を超えており，2003年は国外320例(69%)，2004年は国外472例(82%)，2005年は国外415例(76%)であった。年齢別では20歳代が最も多く，海外旅行などの行動様式を反映しているものと思われる(図13)。血清型別に見ると2000～2005年では分離される赤痢菌群はD亜群が60～75%を占めており，次いでB亜群が15～20%を

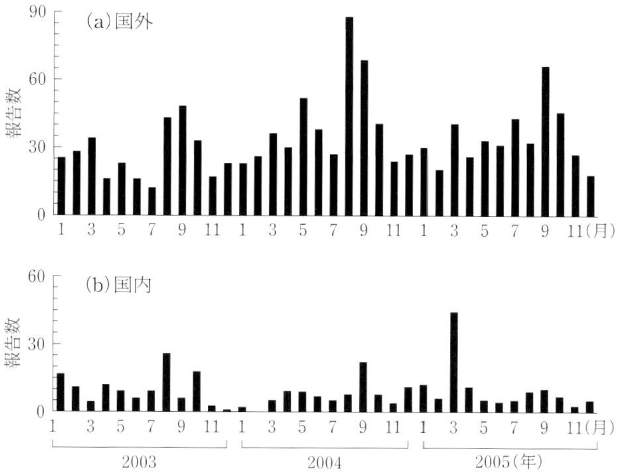

図12 細菌性赤痢患者月別・推定感染地別発生状況，2003～2005年(感染症発生動向調査：2006年2月6日現在報告数)

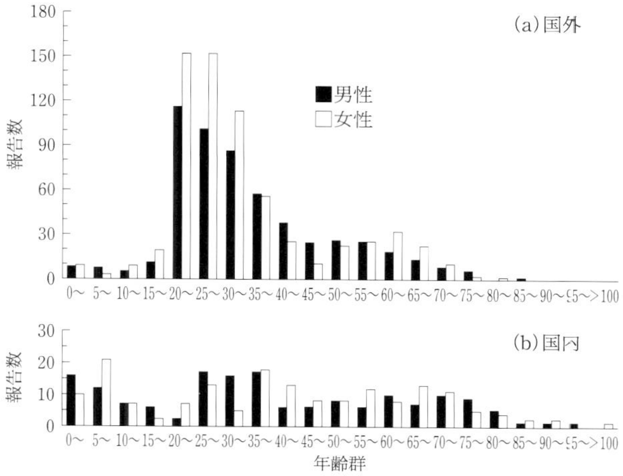

図13 細菌性赤痢患者の推定感染地別・性別年齢分布，2003～2005年(感染症発生動向調査：2006年2月6日現在報告数)

表10 年別赤痢菌検出状況，2000～2005年(病原微生物検出情報：2006年2月24日現在報告数)

		2000	2001	2002	2003	2004	2005
地研	*Shigella dysenteriae*	4(4)	2(1)	2(2)	2(2)	3(2)	1(1)
	Shigella flexneri	45(16)	40(12)	66(8)	21(5)	38(19)	27(17)
	Shigella boydii	4(4)	2(1)	3(1)	7(4)	2(2)	3(1)
	Shigella sonnei	205(77)	225(55)	185(47)	75(40)	95(68)	56(36)
	Shigella(種名不明)	－	1(1)	－	－	－	4(3)
検疫所	*Shigella dysenteriae*	8(8)	1(1)	1(1)	4(4)	4(4)	－
	Shigella flexneri	42(42)	33(33)	26(26)	22(22)	18(18)	21(21)
	Shigella boydii	5(5)	6(6)	5(5)	6(6)	8(8)	7(7)
	Shigella sonnei	189(189)	181(181)	125(125)	120(120)	162(162)	146(146)
	Shigella(種名不明)	－	－	1	－	－	－

( )：輸入例再掲

占める(表10)。抗菌薬耐性は多くの国でテトラサイクリン，アンピシリン，ST合剤，ニューキノロン剤に対する耐性菌が出現している。

【治療】

薬物療法の概略

細菌性赤痢は感染後12～50時間後に発熱，腹痛，血液，粘液を含む頻回の下痢で発症し，3～4日続くのが典型的である。耐性菌を考慮し，抗生物質の感受性を調べることが重要である。2012年の東京都感染症情報センターの報告によると，ノルフロキサシン(NFLX)耐性が13.4%，セフォタキシム(CTX)耐性が3.0%であった。ナリジクス酸(NA)耐性菌の中にはフルオロキノロン系薬剤に低感受性のものがかなりあるので注意が必要である。治療としてはこれらのニューキノロン剤(成人のみ)とホスホマイシン(FOM)の5日間投与が推奨されている(相楽，1999)。

現在の流行型であるD亜型による感染は血便をともなわない下痢だけの場合が多く，赤痢と気づかずに感染を拡大させる場合があるため注意が必要である。無治療の場合，赤痢の諸症状から回復した後に数か月にわたり無症候性に菌を排出する例があることが報告されている。

【予防】

赤痢菌は腸管出血性大腸菌と同様に，微量の菌で感染が成立するため，伝播経路の遮断法などによる予防法が公衆衛生上重要である。近年日本で発生している細菌性赤痢の多くは国外感染およびそれらの感染者からの二次感染，あるいは輸入食品の汚染による国内感染が推定されている。国外感染に関しては輸入感染症についての知識の普及を図るとともに，帰国時に感染の疑いがある場合には，検疫所，保健所などで健康相談を受ける重要性を認識してもらう必要がある。また感染防止対策として個人レベルでは，十分に加熱した調理をすることや石鹸による手洗いをすることが有効であること，および家族内感染を起こすことが多いので二次感染を防ぐような注意の重要性を認識してもらうことが必要である。また，行政的には喫食，聴き取り調査などの疫学調査を積極的に行い，感染経路を迅速に特定することが必要である。

【その他】

感染症法にもとづいて細菌性赤痢の患者，疑似症患者および無症状病原体保有者を診断した医師はただちに最寄りの保健所への届け出が必要である。また，ペット用サルからヒトが感染した事例も見られることから，2004年10月より赤痢菌に感染しているサルを診断した獣医師もただちに最寄りの保健所への届け出が必要となった。サルの感染事例はこれまでに2005年37例，2006年6例(2月21日現在)が報告されている。

また，1999年に食品衛生法施行規則が改正され，病因物質の種別に赤痢菌が追加された。汚染食品の喫食が赤痢の原因として疑われ，医師から食中毒の届け出があった場合や保健所長が食中毒と認めた場合には，各都道府県において保健所による調査および国への報告が行われている。食品衛生法にもとづき厚生労働省に届けられた赤痢菌による食中毒事例は2000年に1件(患者103人)，2001年に3件(同19人)，2002年に2件(同36人)，2003年に1件(同10人)，2004年に1件(同14人)の届け出であったが，近年では2010年に1例(同2人)，2011年7例(同52人)，2012年から2015年まではゼロとなっている(厚生労働省・食中毒統計)。

【引用・参考文献】

荒川英二，渡邉治雄．2011．赤痢菌(genus *Shigella*)，p. 482-492．松本慶蔵(編)，病原菌の今日的意味(改訂4版)，医薬ジャーナル社，大阪．

伊藤健一郎，渡邊治雄，豊里満良，ほか．1992．赤痢菌遺伝子の解析とPCRによる迅速診断法．日本臨牀 50：368-372．

国立感染症研究所・厚生労働省健康局．2009．〈特集〉細菌性赤痢，p. 2006-2009．病原微生物検出情報 30：1-3．

Morris, G. K. 1986. *Shigella*. *In* Cliver, D. O., and Cochrane, B. A. (eds.), Progress in food safety, Food Research Inst. Univ. of Wisconsin, Madison.

Pupo, G. M., Karaolis, D. K. R., Lan, R. T., et al. 1997. Evolutionary relationships among pathogenic and nonpathogenic *Escherichia coli* strains inferred from multilocus enzyme electrophoresis and *mdh* sequence studies. Infect. Immun. 65: 2685-2692.

相楽裕子．1999．細菌性赤痢，p. 70-73．日本医師会(編)，感染症の診断・治療ガイドライン，医学書院，東京．

坂崎利一(編)．1991．*Shigella*，p. 139-152．食水系感染症と細菌性食中毒，中央法規，東京．

渡邉治雄．2004．赤痢菌，p. 307-315．食品衛生検査指針 2004 微生物編．

WHO. 2005. Guidelines for the control of shigellosis, including epidemics due to *Shigella dysenteriae* type 1. WHO Library Cataloguing-in-Publication Data. World Health Organization.

【三戸部治郎，渡邉治雄】

エルシニア属
Genus *Yersinia*

【分類】

エルシニア属(*Yersinia*)は，腸内細菌科に属するグラム陰性，通性嫌気性，無芽胞の小桿菌である。*Yersinia* の命名は，ペストの原因菌として知られる *Yersinia pestis* を発見した Alexandre Yersin に由来する。現在までのところ，本属菌には19菌種2亜種が知られているが，このうち，*Y. pestis*，*Y. enterocolitica* および *Y. pseudotuberculosis*(仮性結核)がヒトと動物に病原性を有する菌種として知られている(表11)。*Y. pestis* による感染症はペスト(plague)，*Y. enterocolitica* および *Y. pseudotuberculosis* による感染症は総称してエルシニア症と呼ばれている。また，*Y. ruckeri* はサケ科魚類のレッドマウス病(ERM)の病原体として知られている。なお，*Y. pseudotuberculosis* と *Y. pestis* は，DNAの相同性が80%以上あり，分類学的には同じ菌種といえるが，*Y. pestis* の重要性に鑑み，別の菌種に分類されている。*Y. enterocolitica* は，通常，生物型別と血清型別が行われている。生物型は Waters らの生物型が広く使われており，8つの生化学的性状の違いにより5種の生物型に分けられている。また，血清型別は通常O抗原による型別が行われ，現在，51のO血清群に分けられている。ヒトに病原性を示すものは生物型と血清型の特定の組み合わせに限られており，O3(3または4)，O4,32(1)，O5,27(2)，O8(1)，O9(2)，O13a,13b(1)，O18(1)，O20(1)およびO21(1)(カッコ内は生物型)の9血清群がある。このうち，O3，O5,27およびO9は世界的に広く分布しているが，O4,32，O8，O13a,13b，O18，O20およびO21はほぼ北米に限局して分布していることから“American strains”と呼ばれている(表12)。現在，*Y. enterocolitica* は，分類学的検討により，病原性の強い生物型1(1B)(American strains)を *Y. enterocolitica* subsp. *enterocolitica* に，病原性のない生物型1(1A)と生物型2〜5を *Y. enterocolitica* subsp. *palearctica* として2亜種に分けられている。*Y. pseudotuberculosis* はO抗原により，1〜15の血清群に

表11　エルシニア属菌

菌　種	亜　種
Y. pestis	
Y. enterocolitica	sub. *enterocolitica*
	sub. *palearctica*
Y. pseudotuberculosis	
Y. aldovae	
Y. aleksicae	
Y. bercovieri	
Y. frederiksenii	
Y. intermedia	
Y. kristensenii	
Y. massiliensis	
Y. mollaretii	
Y. rohdei	
Y. ruckeri	
Y. similis	

表12 病原性 *Y. enterocolitica* の血清型と生物型

血清型	生物型	分布	毒力
O3	3, 4	全世界	
O5,27	2	全世界	弱毒
O9	2	全世界	
O8	1B	全世界	
O4,32	1B	北米	
O13a,13b	1B	北米	強毒
O18	1B	北米	
O20	1B	北米	
O21	1B	北米	

表13 *Y. pseudotuberculosis* の抗原表

生物型	亜型	O抗原	H抗原
1	1a	2, 3, 23	a, c
	1b	2, 4, 23	a, c
	1c	2, 4, 27, 24	b, c, d
2	2a	5, 6, 16	a, d
	2b	5, 7, 16, 17	a, d
	2c	5, 7, 11, 18	a, d
3		8, [15]	a
4	4a	9, 11	b : a, b
	4b	9, 12	a, b, d
5	5a	10, 14, 32	a : a, e, (b)
	5b	10, 15, 33	a
6		13, [19], 26	a
7		19, [13]	a
8		20	a
9		25, [10]	a, b, d
10		26	a, d
11		27, 4, 14, 15	b, d
12		28	a, b, d
13		29	—
14		30	a, b, d
15		31, 2, 10, 32, 33	—

[ ]：菌株によって異なる

型別され，さらに血清群1，2，4および5はさらに数亜群に分けられており，現在までのところ，21血清群が知られている(表13)。このうち，血清群1〜7群および10群がヒトに病原性を示す。*Y. pestis* はO抗原を欠くため，単一の血清型を示す。また，生化学的性状の違いで大きく3つの生物型に分類されている。

【形態・構造】

大きさ0.5〜0.8×1〜3 μmの小桿菌で，芽胞や莢膜を欠く(写真50)。*Y. pestis* と *Y. ruckri* を除く *Yersinia* は周毛性鞭毛を持ち，30℃以下の培養温度で運動性を示すが，37℃培養では鞭毛が発育せず運動性を欠く。*Y. pestis* と *Y. ruckri* は鞭毛を欠くため運動性を持たない。また *Y. pestis* はWayson染色では両端染色性を示す(写真51)。

【増殖・分布】

いずれの菌種も通性嫌気性である。発育温度域は0〜44℃，発育至適温度は28〜30℃で，4℃以下でも発育可能な低温菌である。発育可能なpHは4.0〜10.0(*Y. pestis* および *Y. pseudotuberculosis* は5.0〜9.6)，発育至適pHは7.2〜7.4で，大腸菌などの他の腸内細菌に比べアルカリに対する抵抗力が比較的強い。

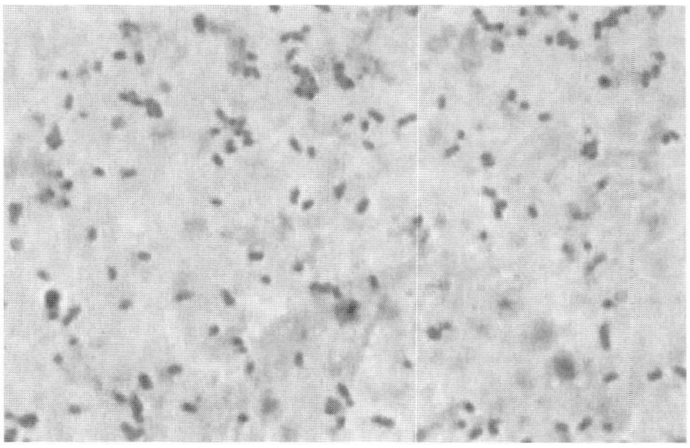

写真50 *Yersinia enterocolitica*(グラム染色)。×1,000。(口絵54参照)

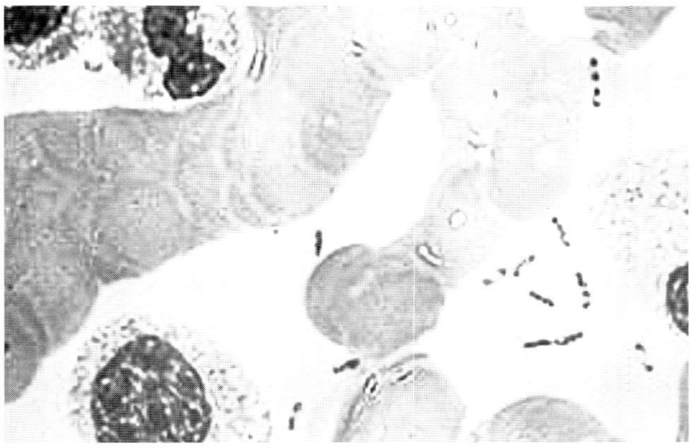

写真51 両端染色性を示す *Yersinia pestis*(Wayson染色)(CDCホームページ http://www.cdc.gov/ncidod/dvbid/plague/wayson.htm より)。(口絵55参照)

【生態】

エルシニア属のうち，*Y. pestis*，病原性 *Y. enterocolitica* および *Y. pseudotuberculosis* を除く，非病原性の菌種は土壌や河川水など自然界に広く分布する。*Y. pestis* は野生動物，特に野生齧歯類に保菌されており，感染したこれらの個体を吸血したノミを介して，ヒトや動物に感染する。稀に，感染した個体との直接接触により感染することがある。病原性 *Y. enterocolitica* や *Y. pseudotuberculosis* のような経口感染は見られない。病原性 *Y. enterocolitica* および *Y. pseudotuberculosis* は，家畜では，ブタ，ヒツジが保菌し，ヒツジとウシでは本菌による死・流産の報告が見られる。ウマ，ニワトリからは両菌とも通常分離されない。伴侶動物であるイヌとネコも保菌動物として知られている。病原性 *Y. enterocolitica* は野ネズミ以外の野生動物からはほとんど分離されないが，*Y. pseudotuberculosis* はサル，シカ，イノシシ，野ウサギ，野鳥など多種の野生動物から分離され，多くの場合不顕性感染するが，時に腸炎ならびに腸間膜リンパ節，肝，脾などに壊死巣を形成し，敗血症を起こして死亡する例が，サル，ウサギ，モルモット，鳥類などで報告されている(写真52)。本菌に病原性 *Y. enterocolitica* ならびに *Y. pseudotuberculosis* のヒトへの主たる感染経路は，これらの菌に汚染された食品や水などを介した経口感染である。また，輸血による *Y. enterocolitica* 感染例も報告されている。

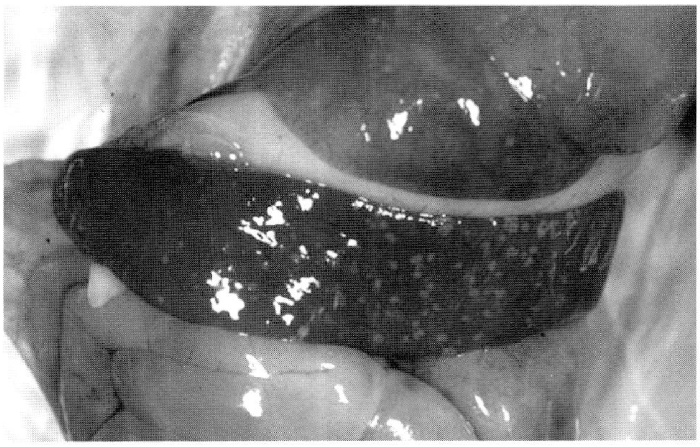

写真 52　*Yersinia pseudotuberculosis* 4b に感染し死亡したリスザルの肝臓と脾臓(宇根有美博士より供与)。肝臓と脾臓に多発性白色結節が観察される。(口絵 56 参照)

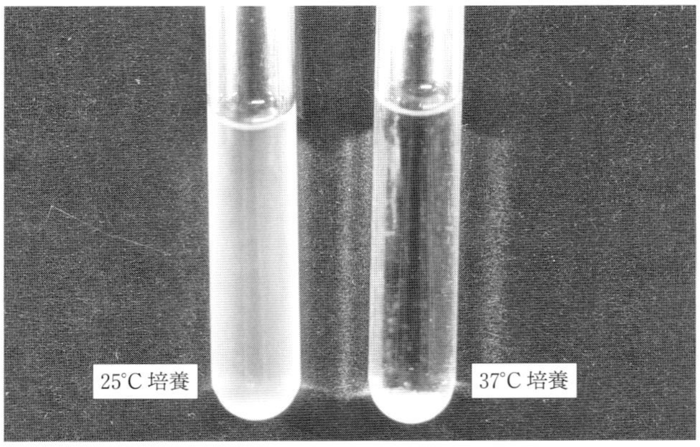

写真 54　*Yersinia enterocolitica* O8 で観察される自己凝集性(25°Cまたは 37°C，24 時間培養)。病原性株では，37°C培養で凝集塊を生じる。(口絵 57 参照)

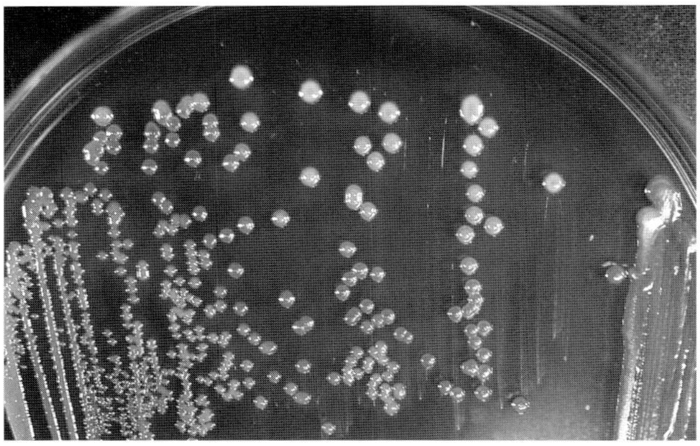

写真 53　*Yersinia enterocolitica* O8 の CIN 寒天培地上のコロニー。25°C，24〜36 時間培養で直径 0.5〜1 mm 程度の深紅色コロニーを形成

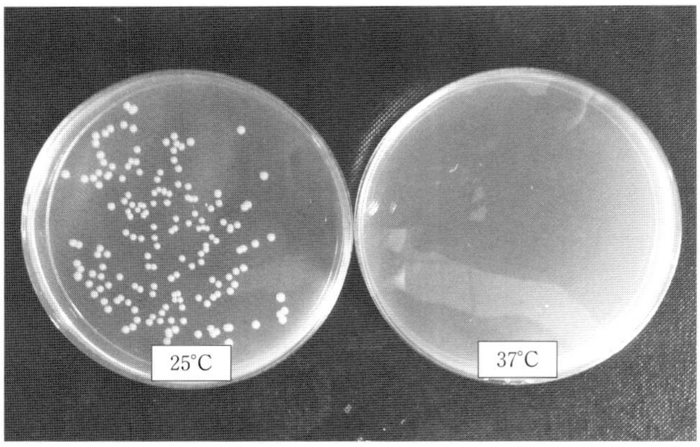

写真 55　カルシウム依存性試験(*Yersinia enterocolitica* O8，25°Cまたは 37°C，24 時間培養)。病原性株では，37°C培養で発育しないか，または発育阻害されて小さなコロニーを形成する。

【遺伝子情報】

Y. enterocolitica strain 8081，*Y. pseudotuberculosis* strain IP 31758，strain IP32935，*Y. pestis* strain CO92，strain Nepal516 などの病原性 *Yersinia* について全ゲノム配列が公表されている。

染色体はいずれも約 4.6 Mb の大きさで，GC 含量は 46〜50%である。*Y. pestis*，病原性 *Y. enterocolitica* および *Y. pseudotuberculosis* は，いずれも約 70 kb のプラスミド(pYV)を保有しており，*Y. pestis* はさらに 110 kb(pFra)と 9.5 kb(pPla)のプラスミドを保有している。これらのプラスミドには，後述するように，病原遺伝子がコードされている。

【培養】

Yersinia は発育に特別な栄養素は必要としないので，普通寒天培地や標準寒天培地などで発育可能である。食品や糞便などからのエルシニア(*Y. ruckeri* を除く)の分離には，選択平板培地として CIN(cefsulodin-Irgasan-novobiocin)寒天培地が頻用される。CIN 寒天培地上でエルシニアは紅色のコロニーを形成する(写真 53)。最近，病原性 *Y. enterocolitica* を選択的に分離できる酵素基質培地 “CHROMagar™ Yersinia” が開発されている。また，適切な増菌培地がないため，菌数の少ない材料からの菌分離には M/15 リン酸緩衝液に検体を加え，4°Cで 3 週間程度培養する低温増菌培養法が実施されている。*Y. ruckeri* の分離には，Shotts-Waltman 寒天培地などが開発されている。

病原性 *Y. enterocolitica* ならびに *Y. pseudotuberculosis* の病原性状の鑑別には，自己凝集性，カルシウム依存性試験およびピラジナミダーゼ試験が用いられる。自己凝集性試験は Brain Heart Infusion Broth などの液体培地に菌を接種し，25°Cならびに 37°Cで 24〜48 時間培養すると，病原性を有する。*Y. enterocolitica* および *Y. pseudotuberculosis* は 37°C培養で凝集塊を生じる(写真 54)。カルシウム依存性試験では，病原性株は 37°C培養で発育しないか，または発育阻害されて小さなコロニーを形成する(写真 55)。また，ピラジナミダーゼ試験では，病原性 *Yersinia* と *Y. pseudotuberculosis* はピラジナミダーゼ分解能が陰性であるのに対し，その他の非病原 *Yersinia* は陽性を示す。

【抗原構造】

抗原として *Y. enterocolitica* では，O 抗原，H 抗原および K 抗原が，*Y. pseudotuberculosis* では O 抗原と H 抗原が特定されているが，通常はいずれも O 抗原が血清型別に用いられている。*Y. pestis* は単一の O 抗原しか持たない。なお，*Y. enterocolitica* O9 は *Brucella melitensis* および *Vibrio cholerae* O1 と，*Y. pseudotuberculosis* 血清群 2 と 4 はそれぞれ *Salmonella* O 群 4 ならびに O 群 9 と 14 と共通抗原を持つ。

【物理化学的抵抗性】

上述したように発育可能な pH は 4.0〜10.0(*Y. pestis* および *Y. pseudotuberculosis* は 5.0〜9.6)で，他の腸内細菌に比べアルカリに対する抵抗性が強い。したがって，その性質を利用して，食品や糞便などからエルシニアを分離する際，アルカリ(KOH など)で他の混在する菌を抑え，エルシニアを選択的に分離するアルカリ処理法が用いられている。熱抵抗性や水分活性などは大腸菌などの腸内細菌とほぼ同様である。

【病原性】

Y. pestis，病原性 *Y. enterocolitica* および *Y. pseudotuberculosis* は，Ⅲ型の分泌機構を持っている。病原性 *Y. enterocolitica* および *Y. pseudotuberculosis* の病原因子としては約 70 kb の病原性プラスミド DNA にコードされているものと染色体 DNA にコードされているものがある。前者では腸管上皮細胞への付着，マクロファージの食作用の阻害，食細胞内での殺菌作用に対する抵抗性などに関与すると考えられている YadA および YOP(*Yersinia* Outer Membrane Protein)の産生性がある。後者では上皮細胞侵入性，耐熱性エンテトキシン産生性が知られている。染色体 DNA 上にはこれらの他にも病原性 *Y. enterocolitica* の America strains，*Y. pseudotuberculosis* および *Y. pestis* では鉄と親和性の高い菌体外膜蛋白の産生性，また，*Y. pseudotuberculosis* の一部の菌株は T 細胞の過剰活性化やサイトカインの過剰産生を誘導するスーパー抗原(YMP)の産生性に関与する遺伝子がコードされている。

Y. pestis は病原性 *Y. enterocolitica* ならびに *Y. pseudotuberculosis* と共通の約 70 kb の病原性プラスミドの他，96.2 kb と 9.5 kb の病原性プラスミドを保有している。96.2 kb のプラスミドには莢膜抗原(fraction 1)やホスホリパーゼを産生する遺伝子がコードされており，本菌のノミの中腸腺における生残と定着に関与している。また，9.5 kb のプラスミドにはプラスミノーゲン・アクチベーターと呼ばれる蛋白分解酵素を産生する遺伝子がコードされており，フィブリンによる凝固阻止や貪食細胞の遊走の阻止に関与している。その他，ペスチシン 1 やコアグラーゼの産生に関与する遺伝子もコードされている。

【疫学】

わが国では 1899〜1926 年までに 2,905 人(死者 2,420 人)のペスト患者が発生したが，1926 年横浜での患者を最後にペストの発生は見られない。現在，ヒトにおけるペストは①アフリカ南部(マダガスカル)，②インド北部，③中国(雲南省から蒙古)，④北米南西部，⑤南米西部で発生が見られ，毎年 1,000〜3,000 人の患者が報告されている。これらの地域では野生齧歯類間で本菌の感染環が維持されている。ペストは腺ペスト，敗血症ペストおよび肺ペストの 3 病型があり，いずれも最終的には敗血症から死に至る。感染・発症した場合，致死率は腺ペストで 90%，敗血症ペストおよび肺ペストで 100%である。なお，ペスト感染末期に四肢末端，鼻の先端などが皮内出血から黒色に変色することから，ペストが黒死病(black death)と呼ばれた。

Y. enterocolitica は 1982 年に食中毒菌に指定されているが，届け出られる事件数，患者数ともに多くはない。しかし，1972 年以降，現在までに，患者数が 100 名を超える大きなものを含め，本菌による集団感染例が 20 件報告されている。わが国における病原性 *Y. enterocolitica* 感染は，集団感染例，散発例のいずれもほとんどが血清型 O3 によるものであったが，2004 年以降は発生した集団感染例はすべて血清型 O8 によるものになり，本血清型菌による散発例も増加している。ヒトの *Y. enterocolitica* 感染症における一般的な臨床症状は，発熱，下痢，腹痛などを主症状とする胃腸炎であるが，稀に咽頭炎，心筋炎，髄膜炎，肝膿瘍，敗血症などの腸管以外の病像を示すことがある。*Y. pseudotuberculosis* は，わが国では 1913 年に初めてヒトの敗血症例から分離されている。その後，1981 年になり岡山県で本菌の集団感染例がわが国で初めて確認された。この事例の調査研究から，それまで泉熱と呼ばれていた発熱・発疹を主症状とする原因不明の感染症は *Y. pseudotuberculosis* の感染によるものであることが明らかになった。現在までに，泉熱とされていたものも含め，集団感染例が 16 例確認されており，また，毎年西日本を中心に散発例が報告されている。ヒトにおける *Y. pseudotuberculosis* 感染症も臨床症状として一般的には胃腸炎症状を示すが，その他に発疹，結節性紅斑，咽頭炎，苺舌，四肢末端の落屑，リンパ節の腫大，肝機能低下，腎不全，敗血症など多様な症状を呈することが多い。

【治療】

病原性 *Y. enterocolitica* は β-ラクタマーゼを持っているため，ペニシリン系の抗生物質に対し耐性を示すが，他のほとんどの抗生物質には感受性を示す。また，*Y. pseudotuberculosis* もマクロライド系以外のほとんどの抗生物質に対して高い感受性を示す。しかし，敗血症以外，抗生物質の臨床的効果は不明なことが多く，ヒトでのエルシニア症の治療には対症治療を中心に行うべきである。*Y. pestis* は感染初期にストレプトマイシン，テトラサイクリン，オキシテトラサイクリン，クロラムフェニコール，レボフロキサシン，スパルフロキサシンなどのニューキノロン系の抗生物質を投与する。

【予防】

ペストの予防については，流行地でのノミの刺傷を避ける。また，ワクチンも開発されている。病原性 *Y. enterocolitica* と *Y. pseudotuberculosis* 感染症の予防は，一般的な食中毒の予防法に準じるが，いずれも低温菌なので，食品，特に生肉を 10℃以下で保存する場合でも保存は短時間に留め，長く保存するときは冷凍する。沢水や井戸水を介した水系感染を防ぐため，加熱・消毒されたものを飲用するよう心がける。また，イヌやネコなどの保菌動物と接触した後は，手洗いを心がける。なお，両菌ともワクチンは開発されていない。

【引用・参考文献】

Bottone, E. J., Bercovier, H., and Mollaret, H. 2005. Genus XLI *Yersinia*, p. 838-848. *In* Garrity, G. M., Brenner, D. J., KrigN. R., et al. (eds.), Bergey's manual of systematic bacteriology, 2nd ed., Springer, New York.

福島博．2009．*Yersinia enterocolitica*，p. 315-334．仲西寿夫，丸山務(監修)，食品由来感染症と食品微生物，中央法規出版，東京．

福島博．2009．*Yersinia pseudotuberculosis*，p. 335-346．仲西寿夫，丸山務(監修)，食品由来感染症と食品微生物，中央法規出版，東京．

Merhej, V., Adékambi, T., Pagnier, I., et al. 2008. *Yersinia massiliensis* sp. nov., isolated from fresh water. Int. J. Syst. Evol. Microbiol. 58: 779-784.

Munnich, S. A., Smith, M. J., Weagant, S. D., et al. 2001. *Yersinia*, p. 471-514. Hui, Y. H., Pierson, M. D., and Gorham, J. R. (eds.), Foodborne disease handbook, vol. 1, Bacterial pathogens, Marcel Dekker, New York.

Sprague, L. D., Scholz, H. C., Amann, S., et al. 2008. *Yersinia similis* sp. nov. Int. J. Syst. Evol. Microbiol. 58: 952-958.

Thuan, N. K., Naher, K., Kubo, R., et al. 2016. Evaluation of chromogenic medium for selective isolation of *Yersinia*. Food Hyg. Safe. Sci. 57: 166-168.

Wauters, G., Kandolo, K., and Janssens, M. 1987. Revised biogrouping scheme of *Yersinia enterocolitica*. Contrib. Microbiol. Immunol. 9: 14-21.

【林谷秀樹】

パスツレラ科
Family *Pasteurellaceae*

パスツレラ属
Genus *Pasteurella*

【分類・歴史】

パスツレラ属(*Pasteurella*)(フランスの微生物学者 Louis Pasteur の名にちなみ 1887 年に Trevisan が提唱)は，グラム陰性，通性嫌気性，非運動性，芽胞非形成の小桿菌である。本属菌は動物に感染して敗血症や呼吸器病を，ヒトには化膿性の局所感染や敗血症を起こす細菌であるが，属名は 18 世紀後半に欧州で流行した家禽コレラの原因菌 *Pasteurella multocida* を分離し，生ワクチンの研究を行った Pasteur に捧げられたものである。

現在，本属には 16S rRNA による分類で 5 種 3 亜種，さらに不確実な 7 種が含まれている(Olson et al., 2005)。しかしながら，これまでの分類の変遷を見ると，再分類では，それまでの“*P. avicida*, *P. muriseptica*/*muricida*, *P. cuniculicida*, *P. suiseptica*/*suilla*, *P. boviseptica*/*bollingeri*”は 1939 年にすべて *P. multocida* となり，“*P. urea*”は 1986 年 *Actinobacillus* 属に移った。“*P. haemolytica*”の生物型 T は 1990 年に *P. trehalosi* となり，さらに 2007 年には *Bibersteinia* 属に移った。一方，生物型 A の大部分は 1999 年に *Mannheimia haemolytica* となった。“*P. granulomatis*”も 1999 年に *Mannheimia* 属に移った。“*P. anatis*”は 2003 年に *Gallibacterium* 属に，“*P. avium*”，“*P. gallinarum*”，“*P. volantium*”はいずれも *Avibacterium* 属に移った。また，かつて誤って，あるいは仮に *Pasteurella* に分類されていた菌のうち“*P. pestis*”は 1944 年 *Yersinia* 属に，“*P. turalensis*”は 1947 年 *Franciscella* 属に，“*P. pseudotuberculosis*”は 1965 年 *Yersinia* 属に移された。また，“*P. gallicida*”は 1985 年に名が消され，“*P. lymphangitidis*”は 1991 年にパスツレラ科から除外された。さらに，“*Pasteurella anatipestifer*”は 1993 年 *Riemerella* 属に移され，“*P. piscicida*”は 1995 年に *Photobacterium damselae* subsp. *piscicida* となった(Christensen and Bisgaard, 2008)。

パスツレラ属菌のなかで，ヒトを含む哺乳類や鳥類の病原菌として最も重要なのは *P. multocida* である。本菌種は現在では subspecies *multocida*, *septica*, および *gallicida* の 3 亜種に分けられている(Mutters et al., 1989)。*P. multocida* については，1877 年に Perroncito が，1878 年に Semmer が病鶏の組織中に菌を観察，あるいは分離し，1879 年には Toussaint が菌を分離して本菌の単独原因説を実証したとされる。また，1878 年に Bollinger はウシの出血性敗血症例から菌を分離している。

【形態・構造】

大きさは 0.3〜1.0×1.0〜2.0 μm の小球〜卵桿菌で，単在〜短連鎖する(写真 1)。培地での継代により多形性を示すようになる。感染宿主体内の菌および新鮮分離菌は明瞭な両端染色性(二極染性)を示す(写真 2)。これは細胞質内でポリリン酸からなる顆粒が両端に集まるためである。また，新鮮分離菌の多くは莢膜を有する(写真 3)。鞭毛は持たない。線毛遺伝子の報告はあるが，形態的には再現性に乏しく不明な点が多い。

寒天培地上での集落は直径 1〜4 mm の円形で灰白色半透明で粘稠性(ムコイド)である(写真 4，5)が，哺乳類の呼吸器由来で莢膜抗原型 A 株の集落はより粘稠度が高く，かつ水様性を示す(写真 6)。集落にはしばしば解離(dissociation)が見られる(写真 7)。透明な寒天培地上に形成された集落を透過斜光法による実体顕微鏡下で観察すると，蛍光色が強い(iridescent type)，灰白色のままで粘稠度が高い(mucoid type)，青〜無色で透明度の強い小さい(blue〜gray type)集落が認められる。同じ iridescent type でも由来動物種によって集落の色調が異なる(写真 8a〜c，写真 9a〜c)。iridescent type と mucoid type の菌は莢膜を保有し，病原性が強いが，blue〜gray type の菌は莢膜を保有せず，病原性が弱い。集落の解離は菌株により程度が異なるが，継代培養によって起こりやすい。

【増殖】

通性嫌気性で，生育可能温度は 22〜44°Cであり，生育至適温度は 37°C付近である。至適 pH は 7.15(杉本，1989)。カタラーゼ，オキシダーゼ，インドールを産生し，硝酸塩を還元する。ウレアーゼは産生せず，MR(メチルレッド)・VP(Voges-Proskauer)試験は陰性である。硫化水素を産生し，鉛糖紙法で確認できる。糖を発酵的に分解して酸を産生するが，ガスを出さない。

【生態】

哺乳類，鳥類など健康な動物の上部気道に高率に保菌されている。イヌの 55〜75%，ネコの 60〜97%が口腔内に保菌していることが明らかにされている。また，20%のネコが爪にも保菌している(丸山・影森，1982)。これらのイヌやネコによる咬傷や掻傷を介したり，キスなどによる直接的接触によってヒトへの伝播が起こる。また，感染動物の口や鼻からの分泌物や滲出物には菌が含まれており，これらで汚染された飼育環境は他の動物への感染源となる。

【遺伝子情報】

パスツレラ属菌で全ゲノム配列が解明されているのは家禽コレラ罹患鶏(ケイ)由来 *P. multocida* の Pm70 株(血清型 A：3)についてだけである(May et al., 2001)。Pm70 株のゲノムは長さ 2,257,487 bp の 1 本の環状染色体で，2,014 のコード領域，6 つの rRNA オペロンおよび 57 の tRNA からなる。*P. multocida*, *Haemophilus influenzae* と *Escherichia coli* の間の 1,197 の保存領域の配列対比較にもとづくゲノムサイズの解析結果から，*P. multocida* と *H. influenzae* はおよそ 2 億 7,000 万年前に枝分かれし，ガンマプロバクテリア綱としての起源は 6 億 8,000 年前であることがわかった。また，ゲノムの約 7%を占める合計 104 種の病原関連遺伝子が同定されている。ゲノムの約 1%を占めるふたつの ORF がコードする蛋白は *Bordetella pertussis* の赤血球凝集素と相同性が高い。菌に必須である鉄の獲得と代謝に関与する

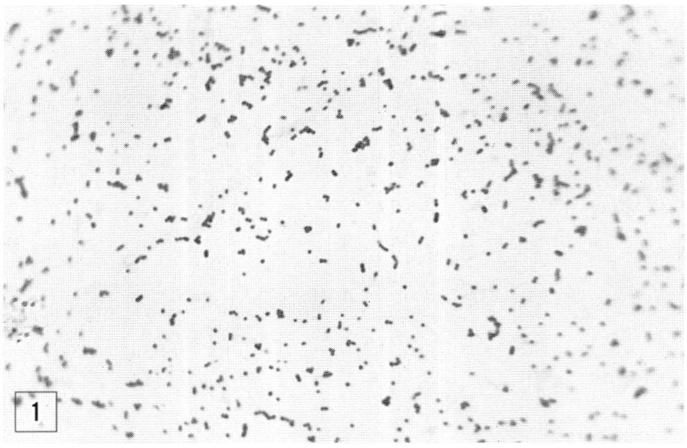

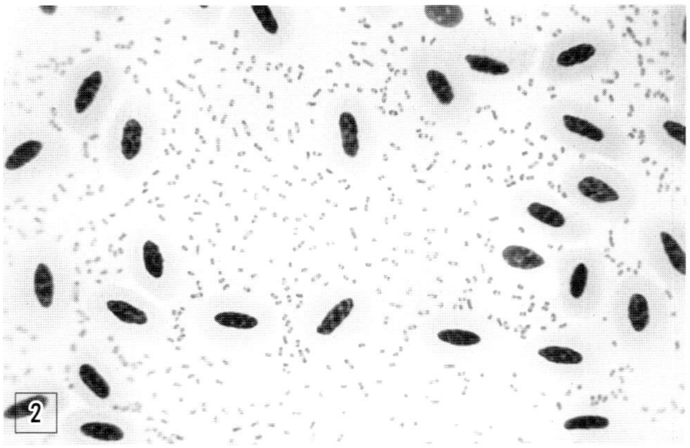

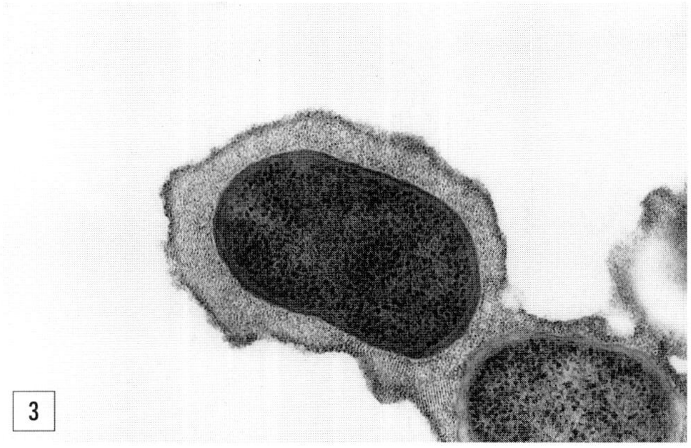

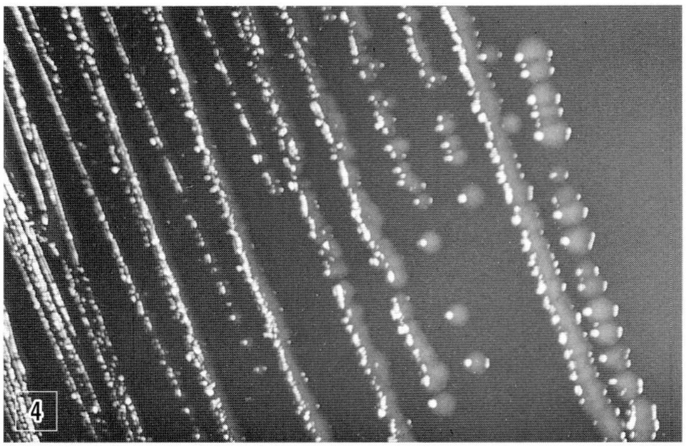

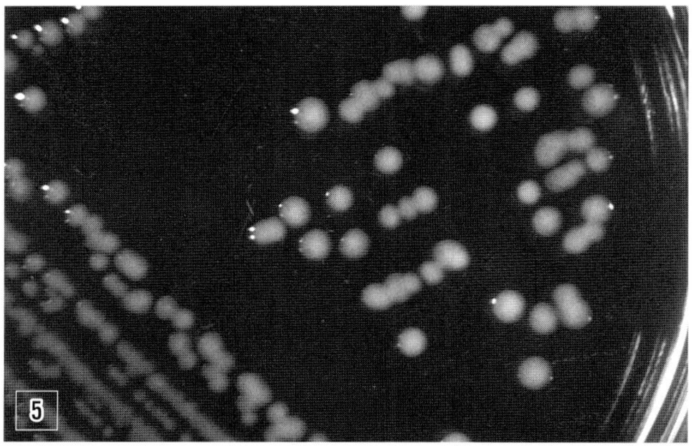

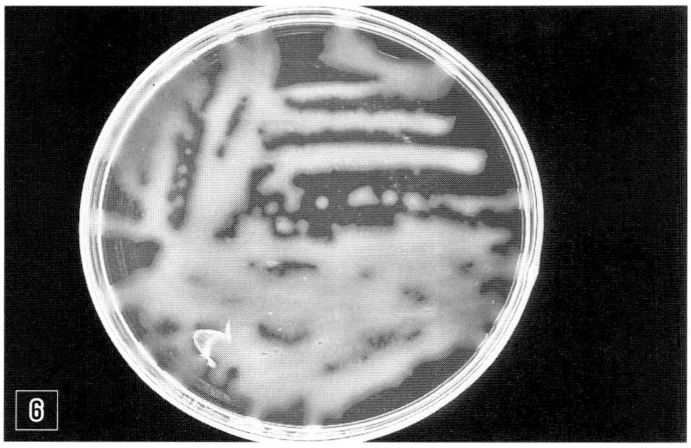

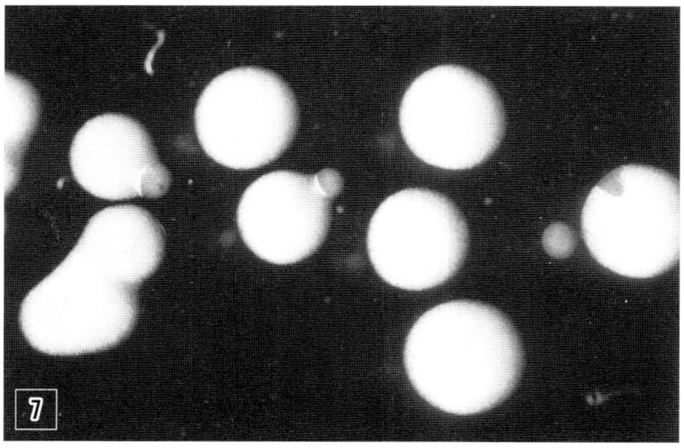

写真 1　*P. multocida* のギムザ染色像(寒天培地培養菌)(澤田拓士撮影)。(口絵 58 参照)

写真 2　*P. multocida* の両端染色性(二極染性)(澤田拓士撮影)。メチレンブルー染色。家禽コレラ罹患ガチョウの心血，大きい細胞は赤血球。(口絵 59 参照)

写真 3　*P. multocida* 強毒株(家禽コレラ罹患シチメンチョウ由来，莢膜抗原型 A)の超薄切片像(澤田拓士撮影)。最外層の厚い莢膜が明瞭である。フェリチン法

写真 4　*P. multocida*(家禽コレラ罹患鶏由来，莢膜抗原型 A)の血液寒天培地上のコロニー(澤田拓士撮影)

写真 5　*P. multocida*(ブタ肺炎病巣由来，莢膜抗原型 D)の dextrose starch agar(DSA)上のコロニー(澤田拓士撮影)

写真 6　*P. multocida*(ウシ肺炎病巣由来，莢膜抗原型 A)の DSA 上の水様性ムコイドコロニー(澤田拓士撮影)

写真 7　*P. multocida*(家禽コレラ罹患シチメンチョウ由来，莢膜抗原 A 型)のコロニーの解離像(澤田拓士撮影)。iridescent type(有莢膜株)から blue type(無莢膜株)への解離。透過斜光法。(口絵 60 参照)

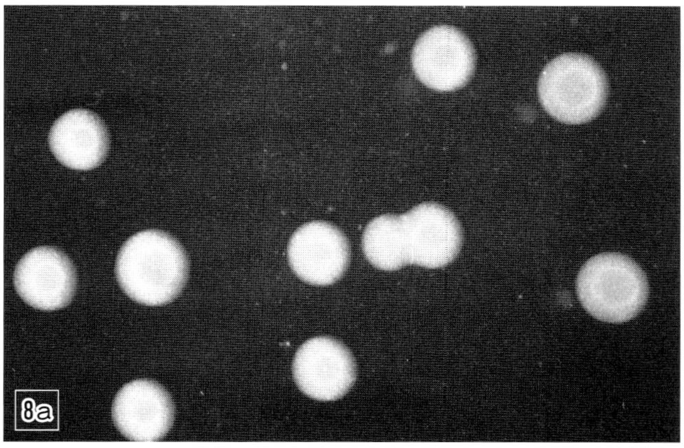
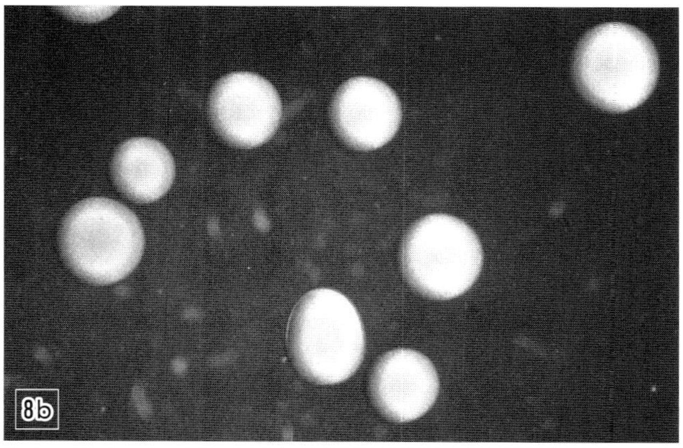
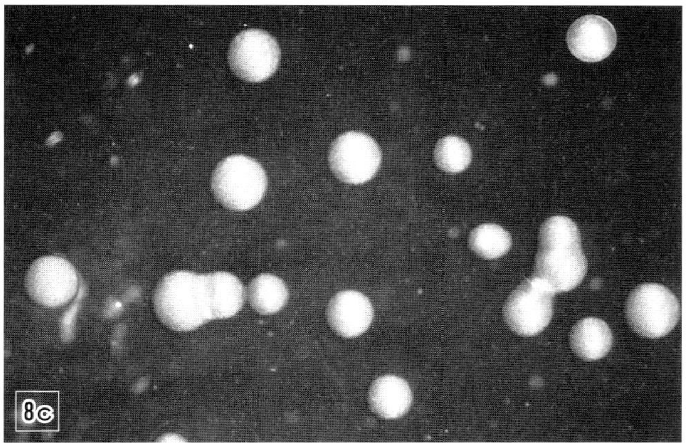
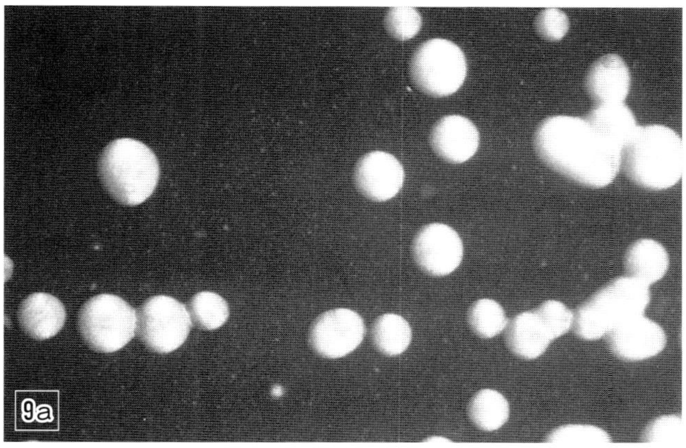
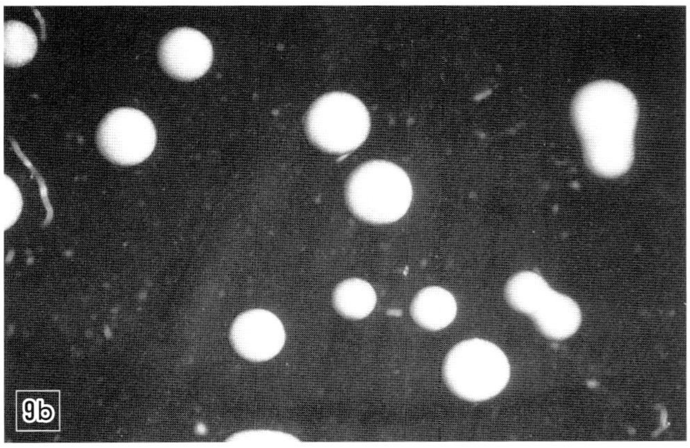
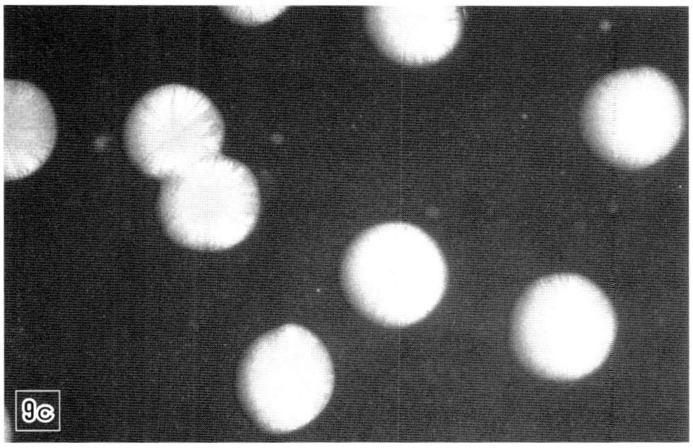
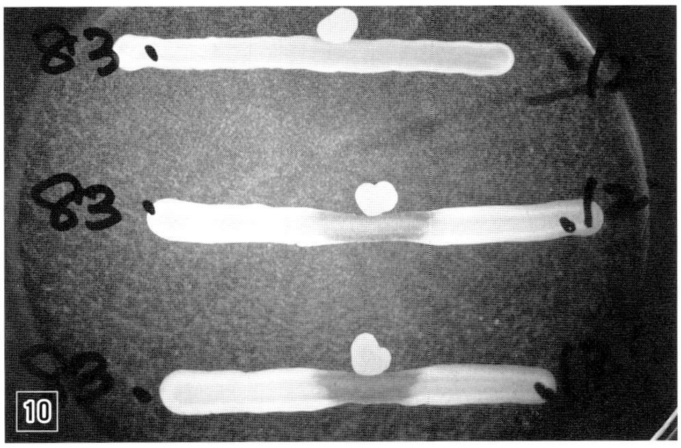
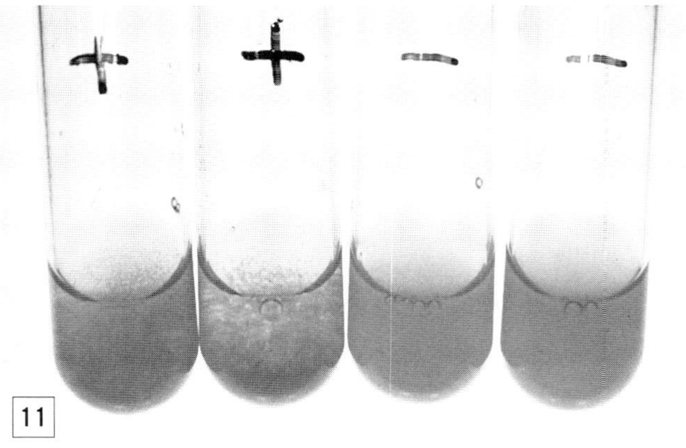

写真 8 *P. multocida* 莢膜抗原 B 型株のコロニー（澤田拓士撮影）。いずれも出血性敗血症例由来で，a）ウシ由来，b）スイギュウ由来，c）バイソン由来。透過斜光法。蛍光色でも色調が異なる。（写真 8a，b は口絵 61 参照）

写真 9 *P. multocida*（家禽コレラ罹患鳥類由来，莢膜抗原 A 型）のコロニー（澤田拓士撮影）。透過斜光法。色調の異なる iridescence が認められる。c）sectored type と呼ばれ，慢性症例由来株に見られる。

写真 10 ヒアルロニダーゼによる *P. multocida* の脱莢膜試験（澤田拓士撮影）。画線塗抹した *P. multocida* 莢膜抗原 A 型株が点状に塗抹した黄色ブドウ球菌の産生するヒアルロニダーゼで莢膜のヒアルロン酸が分解されてコロニーが透明化する（A 型の簡易同定法，DSA 平板 18 時間培養）。

写真 11 アクリフラビンによる綿状物形成試験（澤田拓士撮影）。*P. multocida* 莢膜抗原 D 型株をアクリフラビン溶液（1,000 倍希釈）に浮かべると綿状に固まる（flocculation）（D 型の簡易同定法）。

遺伝子が50種以上認められている。

【培養】

普通寒天培地での発育は不良であるが，血液やその蛋白消化物を加えた培地によく発育する。非溶血性であるが，嫌気培養下で溶血を起こす遺伝子の存在が報告された(Cox et al., 2000)。血清あるいは酵母エキスの添加は発育を増強する。Dextrose starch agar(DSA)およびyeast extract proteose peptone cystein(YPC)寒天(喜多・波岡，1982)などでは血液成分なしでよく発育し，透明ゆえに透過斜光法による集落の観察に適している。増菌用の液体培地としてはtryptose broth やbrain heart infusion brothが良い。菌の変異を防ぐために培養時間は寒天培地では18時間以内，液体培地では6時間以内に留める。

分離培養において，材料が古い場合や鼻腔粘液材料では選択培地が用いられる。選択剤としてはクリンダマイシン(1〜4 μg/mL)，バンコマイシン(25〜50 μg/mL)，カナマイシン(0.05〜3 μg/mL)，バシトラシン(2.5 μg/mL)，またはゲンタマイシン(0.03〜0.75 μg/mL)などの抗菌性物質を単独あるいは組み合わせて血液寒天培地に加える。また，臓器の乳剤や拭い取り材料の生理食塩液浮遊液をマウスの腹腔内に注射して48時間後に殺処分し，心血を血液寒天培地で培養するマウス通過法も行われる。

【抗原構造】

*P. multocida*は型特異的な莢膜抗原および菌体抗原を有し，これらの抗原型の組み合わせによって多くの血清型に分類される(Rimler and Rhoades, 1989)。莢膜抗原は多糖体で，菌の加熱抽出抗原を用いる間接赤血球凝集(IHA)テストにより，A，B，D，E，Fの5種の型に分けられる。これらのうちA型はヒアルロニダーゼ処理による脱莢膜試験(写真10)で，D型はアクリフラビンによる綿状物形成試験(写真11)で簡易同定が可能である。一方，菌体抗原はリポ多糖体(LPS)で，塩酸処理菌体を用いる凝集テストにより12種に，加熱抽出抗原を用いるゲル内二重拡散沈降(GDP)反応により16種の型に分けられている。莢膜抗原型はPCR法による同定が可能となった(Townsend et al., 2001)。

血清型と病型の関係は必ずしも一定ではないが，ウシやスイギュウの出血性敗血症，家禽コレラ，豚萎縮性鼻炎を起こす株の血清型はある程度限定されることが知られている。

【物理化学的安定性・抵抗性】

*P. multocida*は宿主の体外では数週間しか生存できず，熱や日光にも弱いが，感染動物の血液，臓器，死体中では比較的長期間生存できる。感染マウスの血液を綿棒に浸し乾燥を防げば約5日間生存し，スライドグラス上にフィルムとなった血液中でも24時間は生存している。また，感染血液を密封した試験管内で冷所に保存した場合，200日以上生存した例がある。液体培地中の菌は密栓して室温に置けば2年間は病原性を有したまま保存できる。土壌中での生存日数は温度，湿度，pHに依存するが，至適条件下(3°C，50%，7.15)では110日以上病原性を有したまま生存する。凍結乾燥状態あるいは50%にウマ血清を加えた液体培地を密栓した試験管内に入れ，−23°C以下に，血清なしでも−80°C以下に保存すればかなり長期間，病原性の低下なしに保存できる(杉本，1989)。

【病原性】

*P. multocida*の病原性因子は多様である(Harper et al., 2006)。莢膜保有株は非保有株に比べて病原性が強いが，これは食菌抵抗性と宿主細胞への付着能(写真12a，b)や侵入能(写真13a，b)の違いによる。本菌の細胞内増殖性も観察されている(写真14a，b)。莢膜の細胞付着性に関与する蛋白(Cp39)は主要外膜蛋白H(OmpH)と同一であることから，Cp39は外膜から莢膜に滲出したものと考えられている。これらの蛋白は感染防御抗原でもあり，PlpB(*Pasteurella* lipoprotein B)と同定されている。莢膜はまた，補体による殺菌に抵抗する(血清抵抗性)。外膜蛋白も同様の機能が報告されている。また，本菌には4型線毛が存在し，多くの線毛遺伝子も知られており，細胞への付着や侵入に関わる可能性が考えられている。グラム陰性菌に共通する内毒素(endotoxin)は本菌の宿主における生存に必須であり，敗血症死に関与し，防御抗原でもある。本菌の外毒素である易熱性の皮膚壊死毒素(dermonecrotic toxin：DNTまたは*Pasteurella mutocida* toxin：PMT)(写真15)はブタの鼻甲介骨の破骨細胞に作用して骨吸収を促進し，鼻甲介を萎縮させる(萎縮性鼻炎atrophic rhinitis：AR)(写真16)。その他の病原因子として，ノイラミニダーゼ(シアリダーゼ)，鉄獲得蛋白や代謝酵素などが挙げられる。

本菌は家畜・家禽に感染して重篤な病気を引き起こす。ウシやスイギュウの出血性敗血症(写真17a，b)，家禽コレラ(写真18a〜c)，ウシやブタの肺炎，ブタのAR，ウサギの鼻炎(snuffle)などが主なものである。ヒトでは化膿性疾患や敗血症である。イヌやネコによる咬傷や掻傷などの外傷を受けて1〜2日以内に局所の激痛，発赤，腫脹が見られ，時に化膿する(写真19)。一般に病変は限局性であり，近接リンパ節が腫脹したとしても全身感染に至ることはほとんどない。しかしながら，免疫機能低下者や肝硬変，糖尿病などの重篤な基礎疾患をもつヒトでは感染経路が外傷性，非外傷性によらず敗血症などの全身感染を引き起こす場合がある(澤田，2004)。

【疫学】

家畜の呼吸器病を起こす菌がヒトへ伝播するとされているが，極めて稀で職業病的である。近年，イヌやネコを室内で飼育することや飼育頭数が増えたことにともない，ヒトと動物の接触機会が増え，子供や老人に症例が増加する傾向にある。ヒトの症例は世界的に認められるが，特にペットの飼育がさかんな先進国で頻度が高い。イヌ・ネコの咬傷によるヒトの症例報告が1930年代から増加し，世界保健機構(WHO)はパスツレラ症を最も重要な人獣共通伝染病のひとつとして警告を発した。

ヒトの症例のうち，外国ではイヌ・ネコの咬傷・掻傷によるものが多いのに対し，わが国では動物とのキスなどによる接触や飛沫感染によるものが半数を占める。次いで咬傷・掻傷によるものが多い。ヒトがイヌやネコから受ける創傷の部位は80%以上が4肢で，残りが頭頸部である。上肢の咬傷はネコで多く，頭頸部はイヌで多

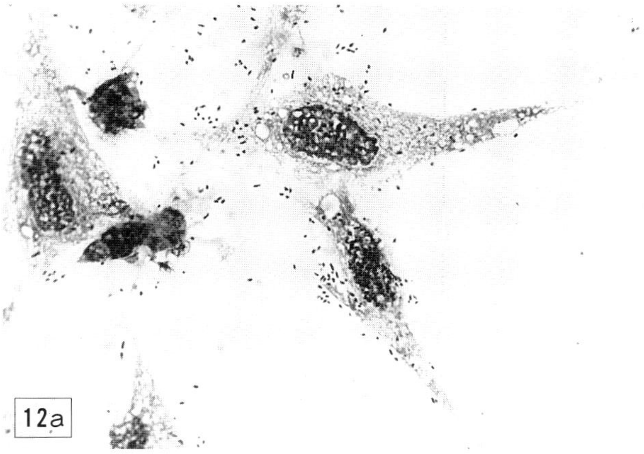

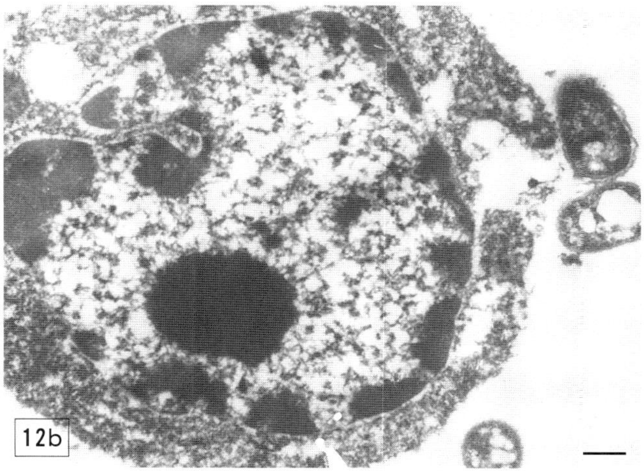

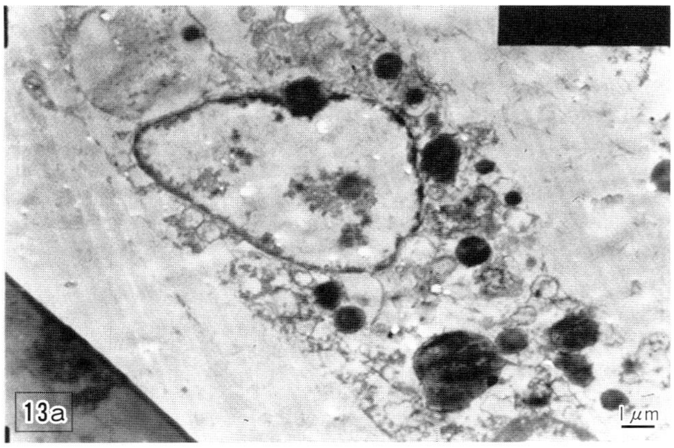

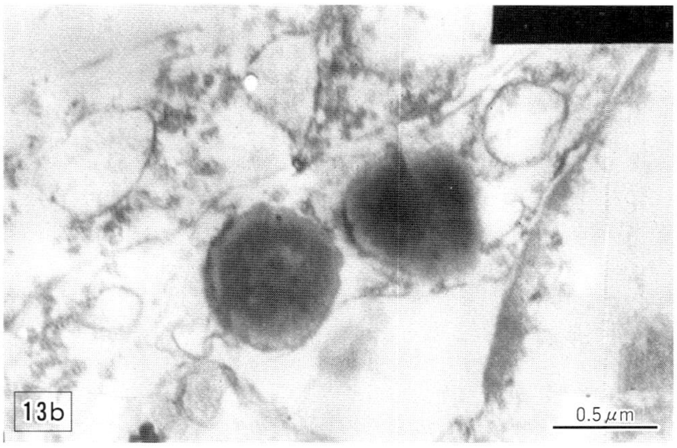

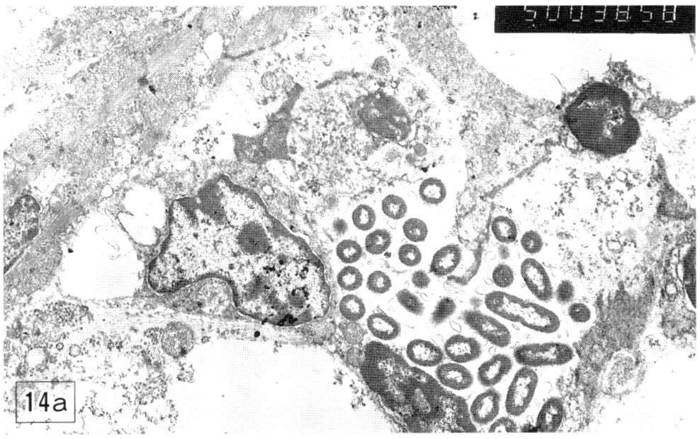

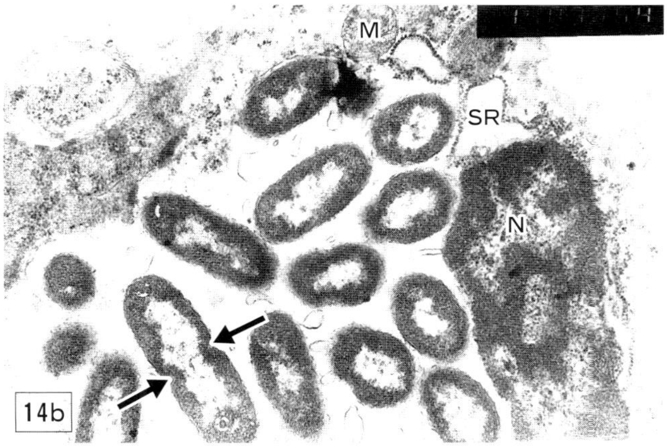

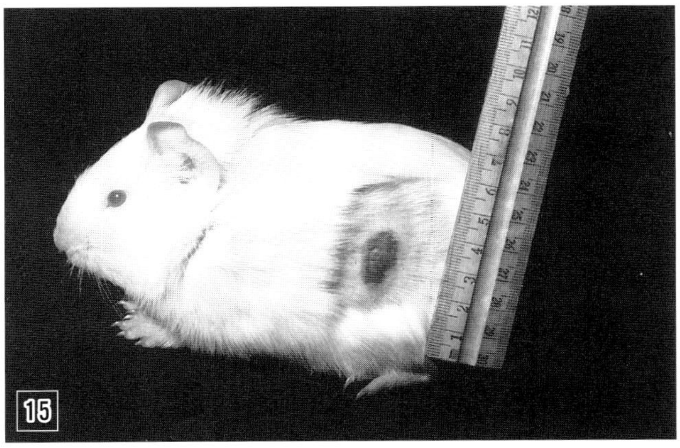

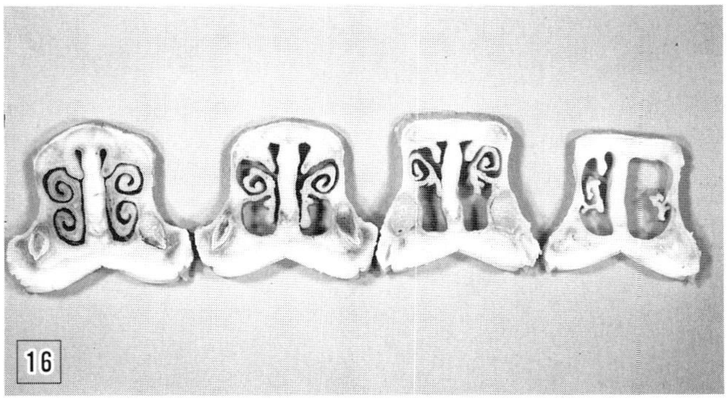

写真 12　*P. multocida* 莢膜抗原 A 型株（シチメンチョウ由来）の鶏胚線維芽（CEF）細胞への付着像（澤田拓士撮影）。a）光学顕微鏡像，b）透過型電子顕微鏡像

写真 13　*P. multocida* 莢膜抗原 A 型株（シチメンチョウ由来）の CEF 細胞への侵入像（澤田拓士撮影）。透過型電子顕微鏡像，a）弱拡大，b）強拡大

写真 14　*P. multocida* 莢膜抗原 A 型株（ニワトリ由来）実験感染鶏胚心筋細胞内の菌増殖像（澤田拓士撮影）。透過型電子顕微鏡像，a）弱拡大，b）強拡大。M：肥大したミトコンドリア，SR：拡張した筋小胞体，N：核，矢印：菌体の分裂

写真 15　*P. multocida* 莢膜抗原 D 型株（ブタ由来）皮膚壊死毒素（DNT）によるモルモットの病変（澤田拓士撮影）。菌液の超音波処理上清を皮内に接種後 24 時間の所見

写真 16　*P. multocida* 莢膜抗原 D 型株（DNT 産生陽性）実験感染豚鼻甲介の萎縮病変（AR）（阪野哲也氏撮影）。左から，正常・軽度・中等度・重度。鼻中隔の変形により顔面が変形する。

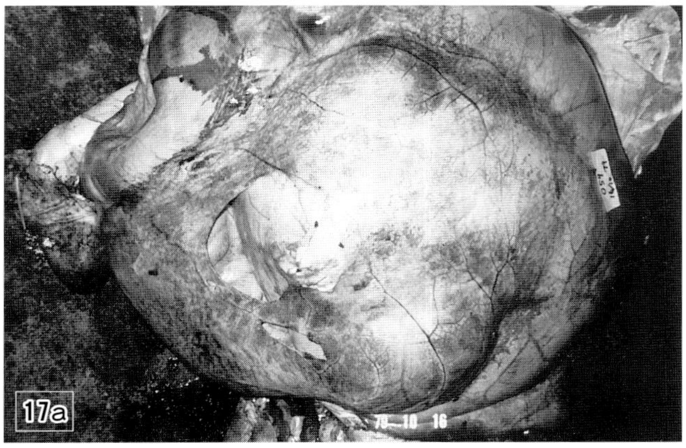

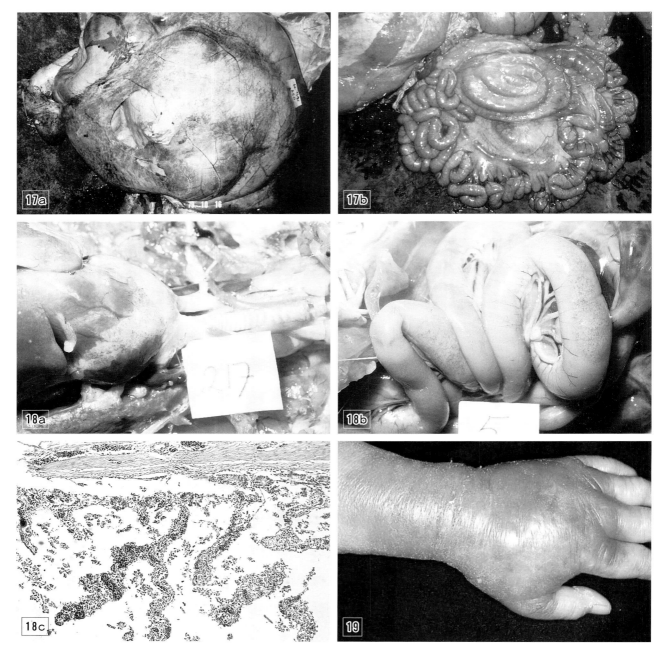

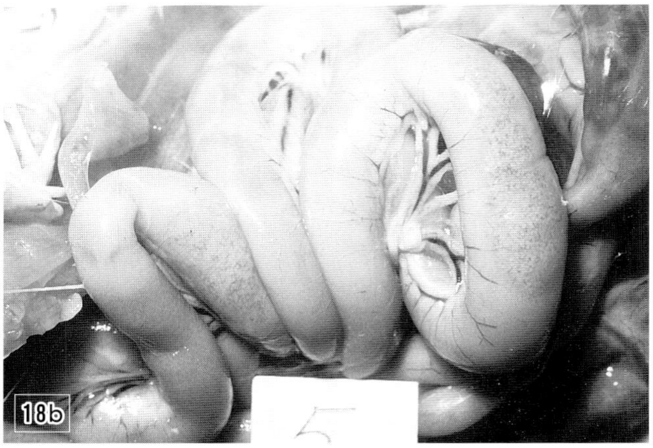

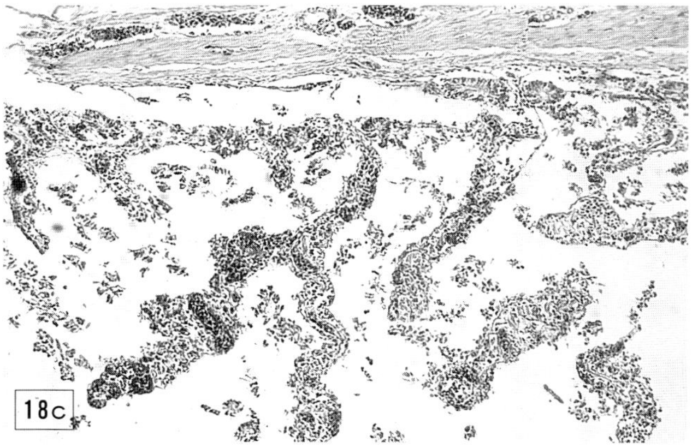

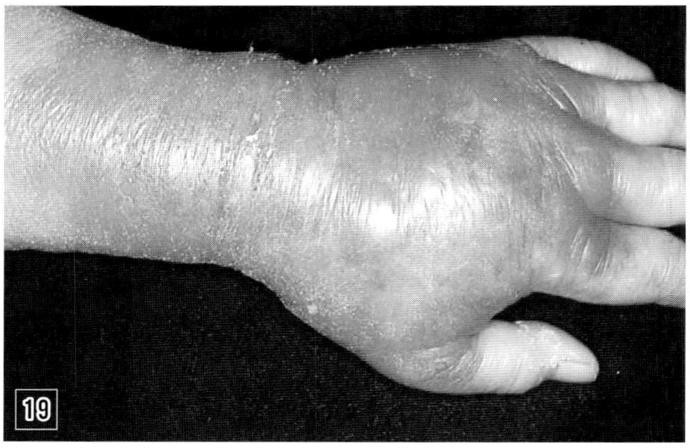

写真 17　a)出血性敗血症で死亡したスイギュウの胃漿膜および腹膜の広範な点状出血(平棟孝志氏撮影)と b)死亡ウシの腸管漿膜の広範かつ重度な充出血(Ramdani Chancellor 氏撮影，インドネシア)。(写真 17a は口絵 62 参照)

写真 18　*P. multocida* 実験感染鶏の家禽コレラ病変(澤田拓士撮影)。a)心外膜(心冠部脂肪織)の点状出血，肝臓のうっ血と小白色壊死巣，肺の浮腫，b)空回腸漿膜の点状出血，および c)小腸における粘膜上皮細胞の剝離，うっ血した絨毛の血管内に多数の菌が認められる。(写真 18b，c は口絵 63a，b 参照)

写真 19　ネコ咬傷によるヒトの *P. multocida* 感染例(青森県立中央病院より供与)。73 歳，女性。発赤に気づいて 3 日目。左手背から前腕にかけてび漫性の発赤，腫脹が見られ，一部に水疱，血疱をともなう。2 か月後に治癒。(口絵 68 参照)

い。乳幼児と高齢者は感受性が高い。イヌによる場合性差はないが，ネコによる場合は女性に多い。発生の季節差はほとんどない。基礎疾患を持つヒトが *P. multocida* に感染した症例で，患者由来株と患者が飼っていたネコあるいはイヌの口腔由来株の血清型，薬剤感受性パターン，プラスミドプロファイル，RAPD 型などの一致から家庭内感染が確認されている(澤田，2004)。

【治療】

ヒトに対してはペニシリン系，テトラサイクリン系，セフェム系，フルオロカルボン系などの抗菌剤投与が有効である。

【予防】

家畜や家禽の疾病に対するワクチンは実用化されているが，ヒトやイヌ・ネコに対するワクチンはなく，その必要性も低い。ヒトの感染を予防するには，イヌ・ネコによる咬傷および掻傷を防ぐことと，キスなど濃密な接触を避けることである。これらの動物の口腔内における高い保菌率から，常に感染の機会があるとみるべきで，飼い主はもちろん，獣医師やこれらの動物と接する機会の多いヒトたちは対策を考える必要がある。

【引用・参考文献】
Christensen, H., and Bisgaard, M. 2008. Taxonomy and biodiversity of memberes of *Pasteurellaceae*, p. 1-26. *In* Kuhnert, P., and Christensen, H. (eds.), *Pasteurellaceae* biology, genomics and molecular aspects, Caister Acadmic Press, Norfolk, UK.
Cox, A, J., Hunt, M. L., Ruffolo, C. G., et al. 2000. Cloning and characterisation of the *Pasteurella multocida ahpA* gene responsible for a haemolytic phenotype in *Escherichia coli*. Vet. Microbiol. 72: 135-152.
Harper, M., Boyce, J. D., and Adler, B. 2006. *Pasteurella multocida* pathogenesis: 125 years after Pasteur. FEMS Microbiol. Lett. 265: 1-10.
喜多英治，波岡茂郎．1982．パスツレラ症，p. 464-469．熊谷哲夫ほか(編)，豚病学，近代出版，東京．
丸山努，影森令克．1982．イヌ，ネコの咬・掻傷に起因するヒトのパスツレラ症．日獣会誌 35：621-626．
May, B. J., Zhang, Q., Li, L. L., et al. 2001. Complete genomic sequence of *Pasteurella multocida*, Pm70. Proc. Natl. Acad. Sci. U.S.A. 98: 3460-3465.
Mutters, R., Mannheim, W., and Bisgaard, M. 1989. Taxonomy of the group, p. 3-34. *In* Adlam, C., and Rutter, J. M. (eds.), *Pasteurella* and pasteurellosis, Academic Press, London.
Olsen, I., Dewhirst, F. E., Paster, B. J., et al. 2005. Family *Pasteurellaceae*, p. 851-856. *In* Brenner, D. J., Krieg, N. R., and Staley, J. (eds.), Bergey's mannual of systematic bacteriology, 2nd ed., vol. 2, Springer, New York.
Rimler, R. B., and Rhoades, K. R. 1989. *Pasteurella multocida*, p. 37-73. *In* Adlam, C., and Rutter, J. M. (eds.), *Pasteurella* and pasteurellosis, Academic Press, London.
澤田拓士．2004．パスツレラ感染症，p. 227-230．木村哲，喜田宏(編)，人獣共通感染症，医薬ジャーナル社，大阪・東京．
杉本千尋．1989．パスツレラセエ(パスツレラ科)，p. 229-239．梁川良，笹原二郎，坂崎利一ほか(編)，新編 獣医微生物学，養賢堂，東京．
Townsend, K. M., Boyce, J. D., Chung, J. Y., et al. 2001. Genetic organization of *Pasteurella multocida cap* loci and development of a multiplex capsular PCR typing system. J. Clin. Microbiol. 39: 924-929.

【澤田拓士】

ヘモフィルス属
Genus ***Haemophilus***

【分類学】

パスツレラ科(*Pasteurellaceae*)に属する。ヘモフィルス属(*Haemophilus*)の基準種はインフルエンザ菌(*Haemophilus influenzae*)である。本菌は好気，嫌気いずれの条件でも増殖し，好気条件では熱に安定なX因子，熱に不安定なV因子を要求する。DNAのGC含量は37～44%である。ヘモフィルス属でヒトに病原性があるのは，*H. influenzae*(特に生物型III)の近縁の*H. influenzae* biotype *aegypticus*，*H. ducrey*，*H. parainfluenzae*などである。

【形態・構造】

インフルエンザ菌はグラム陰性小桿菌で，大きさは0.3～0.5×0.5～3.0 μmで，多形性を示す。写真20には喀痰中に認められる本菌のグラム染色所見を示した。多くのインフルエンザ菌は短桿菌だが，しばしば長桿菌も認める。本菌はウサギ血液寒天培地では小さな透明なコロニーを形成する(写真21)。写真22には喀痰中の非莢膜株(nontypeable *H. influenzae*：NTHi)の透過型電子顕微鏡像を示している。

【増殖】

好気性であるが，無酸素状態ではX因子を要求しなくなる。至適pHは7.6で，pH 6.6～7.8で増殖可能である。本菌の宿主はヒトであり，ヒト以外の宿主に知られていない。本菌は成人や小児の上気道に存在し，とりわけ小児における分離率は高い。これらの上気道に定着したインフルエンザ菌は周期的に置き変わっていると考えられている。また，本菌は飛沫や直接的接触により伝播されることが知られている。

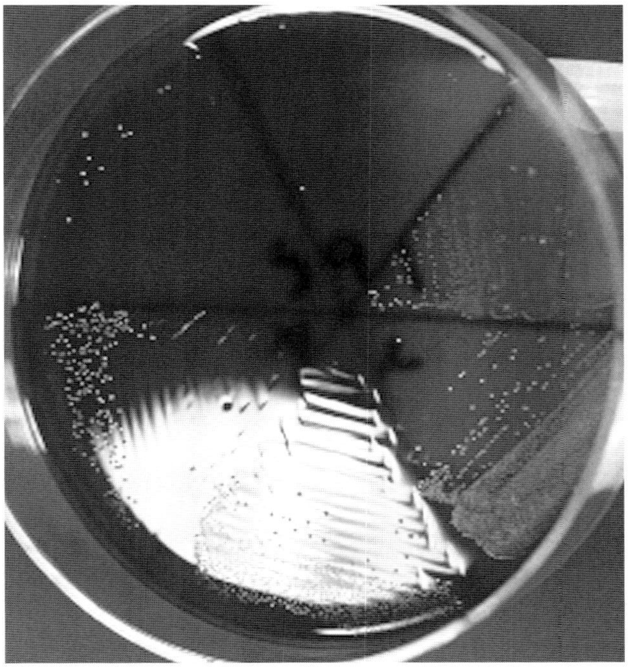

写真21　ウサギ血液寒天培地上のインフルエンザ菌コロニー。光沢のある小コロニーが多数認められる。

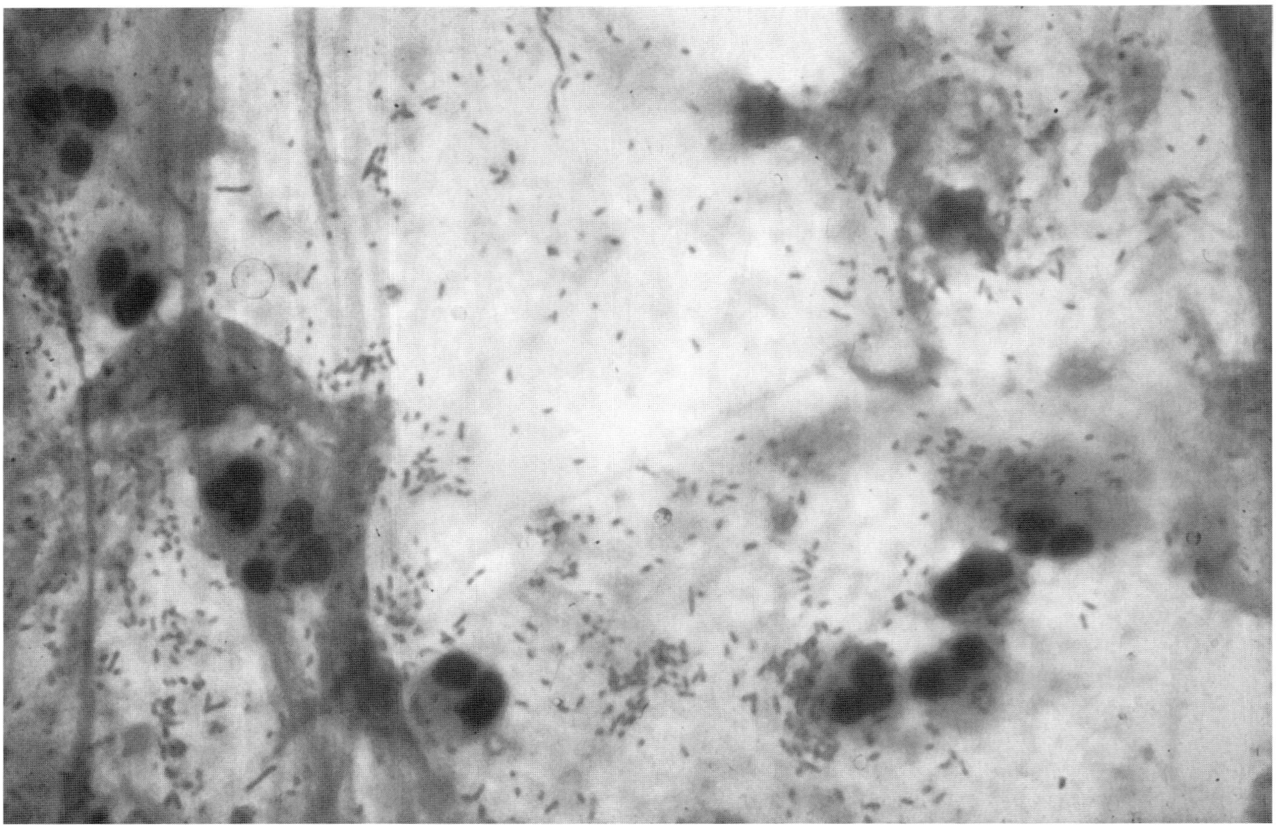

写真 20　慢性閉塞性肺疾患(COPD)患者の喀痰グラム染色所見。多数のインフルエンザ菌がグラム陰性の多形性を示す短桿菌として認められる。(口絵 64 参照)

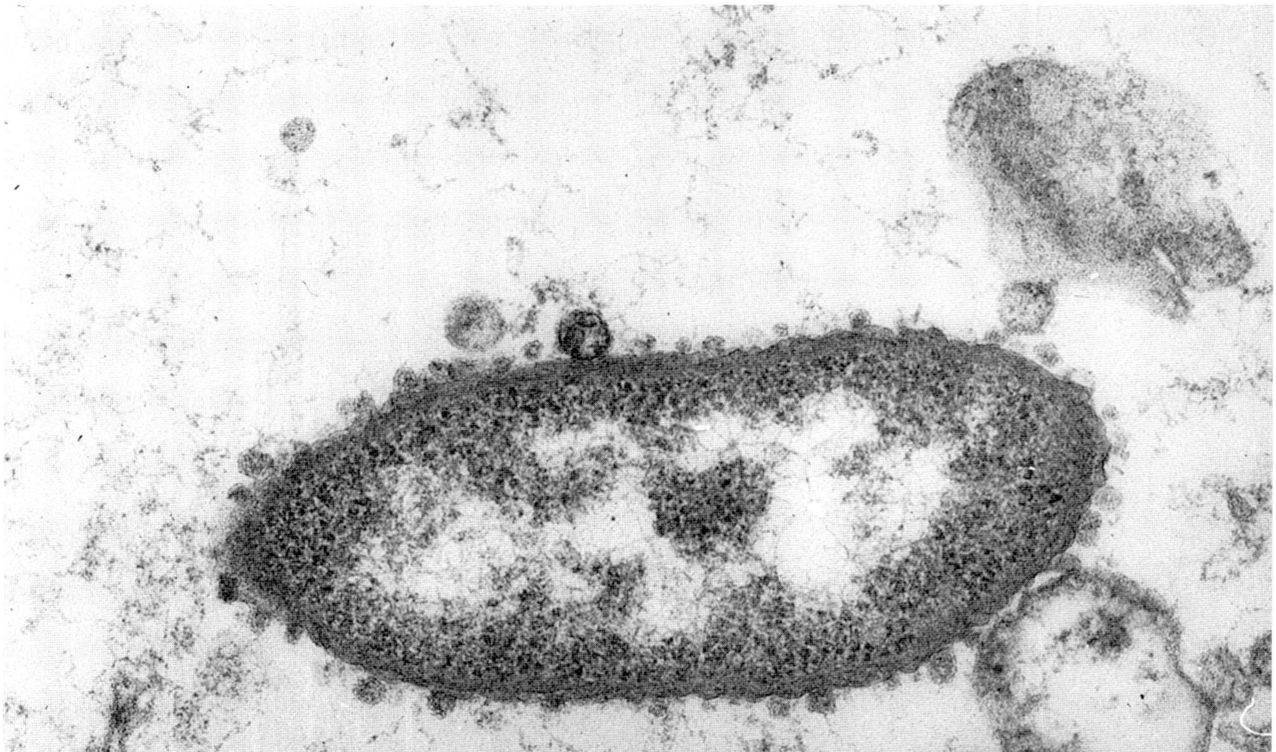

写真 22　喀痰中のインフルエンザ菌の透過型電子顕微鏡所見

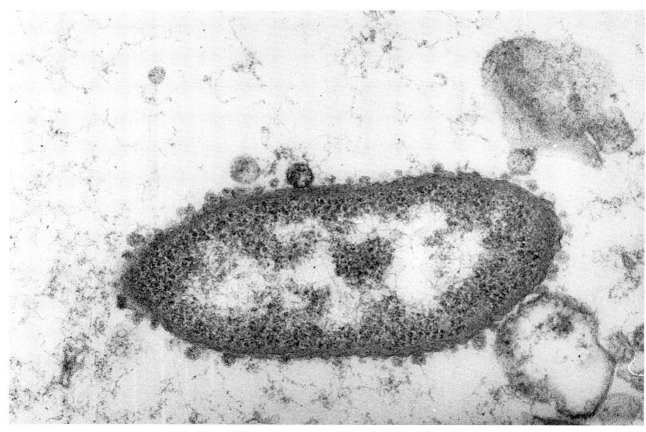

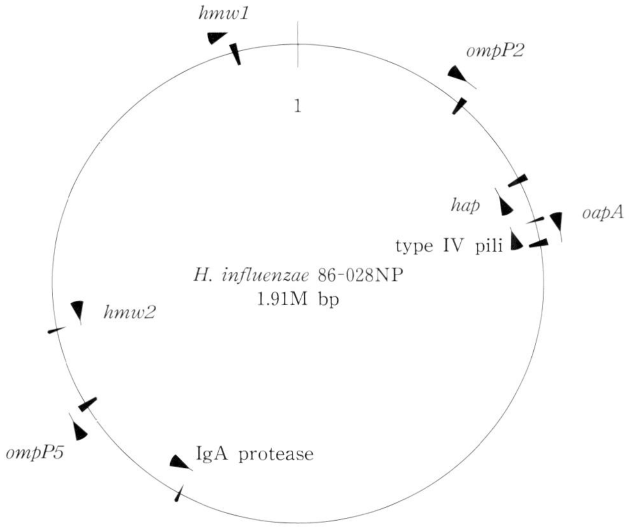

図1 インフルエンザ菌 86-028NP 株染色体上の病原因子遺伝子の局在

【遺伝子情報】

世界で最初に全ゲノム配列が明らかにされた細菌は *H. influenzae* Rd 株である。その後，ヒトや出芽酵母，大腸菌などさまざまな生物種のゲノム配列が明らかにされていき，ゲノム生物学といった新しい領域の学問を形成する契機となった。ヘモフィルス属菌では，これまでに *H. influenzae*，*H. ducreyi*，*H. parasuis*，*H. somnus*(*Histophilus somni*)(2010 年 5 月時点)でのゲノム配列が明らかにされている。その中でも特に臨床的に最も重要である *H. influenzae* については既に Rd 株，86-028 NP 株，PittGG 株，PittEE 株の 4 株を含む 16 株の全ゲノム配列が完結されている。図 1 には 86-028NP 株の病原性遺伝子の分布を示す。菌株によって異なるがゲノムサイズは 1.8〜1.9 Mb で，およそ 1,600〜1,800 個の ORF がコードされており，GC 含量は 38%である。病原性株・非病原性株を含む 13 株の NTHi ゲノム配列(ドラフト配列を含む)を比較した研究(Hogg et al., 2007)では，明らかになった遺伝子クラスターの 52%がすべての株に存在し(core genes)，29%が 2 株以上で共有されていた。また 19%が菌株特異的な遺伝子であったと報告されている。この菌株特異的な遺伝子は主に atypical codon usage を有し，バクテリオファージや他の菌種由来の遺伝子に相同性を示していた。このことはインフルエンザ菌ゲノムが，病原性に関与しない core genes を中心に構成されており，これに外来性病原因子を獲得することで病原性を獲得してきたことを示している。

またインフルエンザ菌ゲノムには，環境適応するために必要な発現調節システムである two component system が他の病原菌に比べて非常に少ないことが明らかとなっているが(Fleischmann et al., 1995)，一方で，ゲノム配列に hypermutable sequence である tetranucleotide repeat を含んでおり，これによって遺伝子変異を過剰に起こすことで環境に適応した進化を行っていると推察され(Moxon, 2009)，結果，同一菌種にあっても病原性株と非病原性株のような幅広い多様性を有していると考えられている。

【培養】

本菌はその増殖に血液中の X 因子(hemin)と易熱性の V 因子(nicotinamide adenine dinucleotide：NAD, nicotinamide adenine dinucleotide phosphate：NADP)を要求する。このため，分離培養にはチョコレート寒天，Fildes ペプシン消化血液寒天で培養する。また，本菌はウサギもしくはウマ血液寒天培地でもよく増殖する。ウサギ血液寒天培地上で V 因子を産生する黄色ブドウ球菌の集落の周囲では本菌の集落が大きくなる(これを衛星現象 satellite phenomenon という)。また，本菌は 5〜10%の CO_2 の存在下でよく増殖する。インフルエンザ菌の生存率は急速に失われるため，臨床検体は速やかに培養する必要がある。

【抗原構造】

(1)莢膜

インフルエンザ菌はその莢膜ポリサッカライドの抗原性の違いから，a〜f まで 6 つの血清型に分けられる。また，ポリサッカライド抗原を欠く菌を nontypeable と呼び，通常は type b(Hib)と NTHi が臨床的に重要である。一般に，上気道に定着するのは多くは NTHi であり，Hib は僅かに 2〜4%のみと見なされている(Murphy, 2005)。しかしながら，後述の Hib ワクチン接種が開始された地域では，その頻度は 1%以下になったとされている。

type b 莢膜ポリサッカライドは polyribose-ribitol-phosphate(PRP)の繰り返し構造からなっており(Koneman et al., 1997)，この type b PRP 構造から構成される莢膜が好中球の貪食，殺菌に抵抗することが知られている。

(2)OMP(outer membrane protein)

NTHi の OMP には 6〜8 種類の蛋白質が存在する。そのなかで P2 蛋白質は主要な蛋白質であり，すべての NTHI に存在する。また，P2 蛋白質はポーリンとして機能し，親水性低分子の OMP の通過を可能にしている。この P2 蛋白質は菌株特異的な NTHI の血清殺菌の標的と考えられている(Yi et al., 1997)。一方，P6 蛋白質は分子量 16 kDa のリポ蛋白で，OMP の 1〜5%を占めている。P6蛋白質は正常なNTHiに表出し，ヒトや動物実験で感染防御抗体を誘導し，蛋白とDNAレベルでNTHiに高く保存されている(Murphy et al., 2006)。

(3)LOS(lipooligosaccharide)

LOSは外膜の重要な構成成分のひとつであるが，腸内細菌のLPSと違いO-polysaccharideの繰り返し構造を欠いていることからLOSと呼ばれている。しかしながら，LPSの生物活性部分であるLipid Aを有しており，本菌の病原性に関与している。

【物理生化学的抵抗性】

通常の消毒や乾燥に対して感受性であり，55℃，30分間で死滅する。自己融解するため，菌株保存には頻回にチョコレート培地で継代するか，凍結乾燥を行う。

【病原性】

前述の莢膜，LOS以外に，繊毛とその他のアドヘジンによる菌付着，その後の細胞内侵入，IgAプロテアーゼなどが本菌の病原性に関与すると考えられる。

(1)菌の付着，細胞侵入

莢膜構造のないNTHiの表面構造を以下に示す。NTHiの表面抗原は外膜(OMP)，lipooligosaccharide(LOS)，線毛(pili)などにより構成される。NTHiの線毛は5つの遺伝子にコード(*hif A*～*E*)され，*hif A*はその主要な構造蛋白をコードしている(van Ham et al., 1994)。小児の臨床検体から得たインフルエンザ菌の約1/3がこの線毛を発現する遺伝子群を有しているとされる。線毛非保有株も気道粘膜に付着することから線毛以外のアドヘジンが想定される。このような線毛非保有株のアドヘジンとして，HMW1とHMW2と呼ばれる高分子蛋白質が確認され，約70～80％のNTHiがこのHMW1，HMW2を発現するとされている(St. Geme III et al., 1993)。HMW1，2を発現しないNTHi株からHiaと呼ばれるアドヘジン蛋白質，Hapと呼ばれるserine-type IgA1プロテアーゼ様のアドヘジンも報告されている(St. Geme III et al., 1994)。また，インフルエンザ菌の透明なコロニーフェノタイプに重要とされるopacity associated protein A(OapA)が上皮細胞へのアドヘジンとして機能することも報告されている(Prasadarao et al., 1999)。このようにNTHiには複数の気道粘膜への接着機構が存在する。

NTHiは気道粘膜に付着するだけでなく，上皮細胞表面を越えて侵入する。Apicellaらはヒト気管支上皮の初代培養系の透過型電顕による観察において，NTHi株が無線毛上皮に付着し，感染した細胞は微絨毛(microvilli)と膜状仮足(lamellipodia)が菌に向かって伸長し菌をとらえることで示される細胞骨格の再構成を示した(Ketterer et al., 1999)。本菌の気道上皮内侵入機構のひとつはmacropinocytosisであると考えられる。

(2)IgAプロテアーゼ

NTHi株はヒトIgA1を分解する細胞外酵素であるIgA1プロテアーゼを産生する。このプロテアーゼはIgAのαheavy chainのヒンジ部分を分解し，Fab部分とFc部分を分離させる(Mulks et al., 1994)。この結果，粘膜IgAはバリア機能としての凝集性を失う。臨床分離のNTHi株は，健常キャリアから分離されたNTHi株より高いIgA1プロテアーゼ産生を示すことから，IgA1プロテアーゼはNTHiの病原性因子とされている(Vitovski et al., 2002)。さらに，Murphyらは2番目のIgA1プロテアーゼ遺伝子として*igaB*を同定した(Fernassys et al., 2006a)。この遺伝子を有する菌株はIgA1プロテアーゼ活性の増加を認め，喀痰由来株＞中耳炎由来株＞侵襲性感染症＞鼻咽頭定着株の順にその遺伝子発現頻度は高かった。

【疫学】

インフルエンザ菌は小児における最も頻度の高い細菌性髄膜炎の起炎菌であり，その主要な起炎菌がHibである。また，小児の中でも2歳以下の幼児に好発する。わが国における小児の細菌性髄膜炎のインフルエンザ菌の占める割合は35～60％に及び，以下肺炎球菌(15～25％)，B群連鎖球菌(7～12％)，大腸菌(5～10％)の順である(Fernassys et al., 2006b)。Hib感染による髄膜炎における頻度の高い症状は発熱と意識低下である。本症の致命率は5％で，6％には神経後遺症(難聴)を，約25％にその他の後遺症を残すとされる。わが国における2008～2009年の厚生労働省班会議の調査では，その発症率は10万人(5歳未満小児)当たり7.1～8.3とされている。また，髄膜炎の好発年齢よりやや高い2～4歳の小児ではHibによる喉頭蓋炎が生命を脅かす感染症として知られているが，Hibワクチンの導入により症例数が激減している。

一方，NTHi感染症は主に肺炎，慢性閉塞性肺疾患(COPD)の急性増悪，中耳炎などの起炎菌として重要である(Murphy, 2000a; 2000b)。小児の中耳炎の約20％はインフルエンザ菌感染であり，そのほとんどがNTHiであるとされている。

β-ラクタム耐性インフルエンザ菌として，最初にβ-ラクタマーゼ産生アンピシリン耐性菌(β-lactamase-positive ampicillin-resistant：BLPAR)が報告された。このβ-ラクタマーゼ産生菌は，TEM-1型β-ラクタマーゼとRob-I型β-ラクタマーゼを産生することが知られている(Medeiros et al., 1975; 1986)。

その後，1980年にβ-ラクタマーゼ非産生性アンピシリン低感受性菌(β-lactamase-negative ampicillin-resistant：BLNAR)の分離が報告された(Markowitz, 1980)。

このBLNARの耐性機序はPBP3をコードする*ftsI*遺伝子変異にともなうPBP3のアフィニティーの低下に起因している(Clairoux et al., 1992)。さらに，1997年にはβ-ラクタマーゼ陽性クラブラン酸，アモキシシリン耐性菌(β-lactamase-producing and amoxicillin-clavulanate-resistant：BLPACR)の分離が報告された(Ishiwada et al., 1998)。このBLPACRはBLPARとBLNARの両方の特徴を有している。最近のわが国におけるBLNAR株，BLPACR株における*ftsI*遺伝子変異の解析では，すべての株がLys-Thr-Glyモチーフに，Asn526-to-Lys(97.5％)とArg517-to-His(2.5％)を含む変異があることが判明している(Hirakata et al., 2009)。

2004年における小児科領域感染症では，BLNARとBLPACRの分離頻度はそれぞれ59.3％と6.4％(Sakata et al., 2009)であり，2007年における成人の呼吸器感染

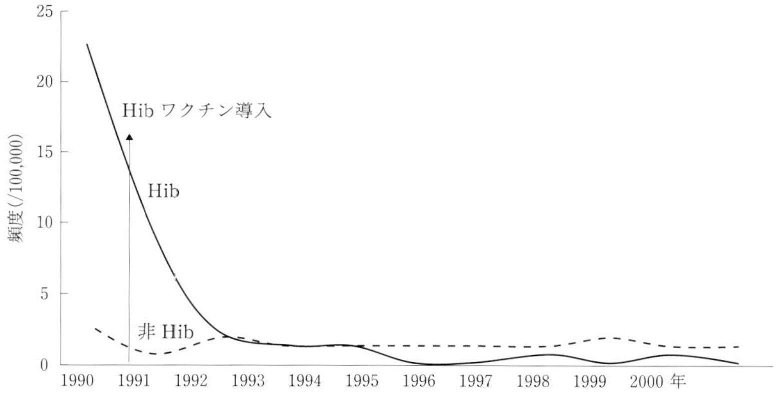

図 2　Hib ワクチン導入後の 5 歳未満の小児における Hib および非 Hib による侵襲性感染症の頻度(1990～2000 年，米国)(CDC，2002 をもとに改変)

症では BLNAR と BLPACR の分離頻度はそれぞれ 29.1%，BLPACR は 6.7%であった(Niki et al., 2009)。小児領域における BLNAR の分離頻度が顕著である。また，キノロン耐性決定領域(QRDRs)の変異株の出現も報告されている(Hirakata et al., 2009)。

【治療】

β-ラクタマーゼ産生アンピシリン耐性菌，BLNAR，BLPACR のすべての耐性菌に強い抗菌活性を有する抗菌薬は，新世代セフェム系薬，β-ラクタマーゼ阻害剤配合ペニシリン系薬，カルバペネム系のメロペネム，ニューキノロン系薬である。

【予防】

最初に認可された Hib ワクチンは莢膜ポリサッカライド(PRP)ワクチンであり，年長の小児には有効であったが，18 か月以下の幼少児には免疫原性が低く，無効であった。そこで，T 細胞依存性蛋白キャリアを PRP に付けることで免疫学的メモリーを付与することにより，これらの問題は克服された。現在，PRP-D(ジフテリアトキソイド conjugate)，PRP-T(テタヌストキソイド conjugate)，HbOC(Diphteria CRM_{197} protein conjugate)，PRP-OMP(髄膜炎菌外膜複合体 conjugate)などの Hib コンジュゲートワクチンが海外で認可されている。結果的にこれらのワクチンは各国に導入され，侵襲性 Hib 感染症の発生を顕著に減少させた(Adams et al., 1993; Eslola et al., 1999)。図 2 には米国における Hib ワクチン導入前後の Hib および非 Hib による 5 歳未満の小児における侵襲性感染症の頻度を示している(CDC, 2002)。1991 年の Hib ワクチン導入後の Hib 侵襲性感染症の顕著な減少がわかる。一方，非 Hib 侵襲性感染症の頻度は不変である。また，キャリア蛋白としてインフルエンザ菌由来 D 蛋白質を用いた 10 価肺炎球菌結合型ワクチン(PCV10)が開発されたが，2016 年時点で PCV10 のインフルエンザ菌(NTHi)による急性中耳炎に対する効果は認められていない。わが国でも 2008 年 12 月からアクトヒブ[R](PRP-T)を接種できるようになった。その後 Hib ワクチンは 2010 年 11 月には 5 歳未満の小児に対して「子宮頸がん等ワクチン接種緊急促進事業」により公費助成の対象となり，2013 年 4 月より定期接種化された。Hib ワクチン導入後の 2013 年には侵襲性 Hib 感染症の罹患率は，公費助成前の髄膜炎 7.71，非髄膜炎 5.15 に対し，それぞれ 0.17，0.10 まで減少した。

【引用・参考文献】

Adams, W. G., Deaver, K. A., Cochi, S. L., et al. 1993. Decline of childhood *Heamophilus influenzae* type b (Hib) disease in the Hib vaccine era. JAMA 269: 221-226.

CDC. 2002. Progress toward elimination of *Haemophilus influenzae* type b invasive disease among infants and children-United States, 1998-2000. MMWR 51: 234-237.

Clairoux, N., Picard, M., Brochu, A., et al. 1992. Molecular basis of non-βlactamase-mediated resistance toβlactamase antibiotics in strains of *Haemophilus influenzae*. Antimicrob. Agents Chemother. 36: 1504-1513.

Eslola, J., Dagan, R., Goldbatt, D., et al. 1999. Combined vaccination of *Haemophilus influenzae* type b conjugate and diphteria-tetanus pertussis containing acellular pertussis. Lancet 354: 2063-2068.

Fernassys, M. M., Lesse, A. J., Cai, X., et al. 2006a. Characterization of *igaB*, a second immunoglobulin A1 protease gene in nontypeable *Haemophilus influenzae*. Infect. Immun. 74: 5860-5870.

Fernassys, M. M., Lesse, A. J., Cai, X., et al. 2006b. Epidemiology of bacterial meningitis in children: Aichi Prefecture, Japan, 1984-1993. Pediatr. Neutrol. 14: 244-250.

Fleischmann, R. D., Adams, M. D., White, O., et al. 1995. Whole-genome randam sequencing and assembly of *Haemophilus influenzae* Rd. Science 269: 497-512.

Hirakata, Y., Ohmori, K., Mikuriya, M., et al. 2009. Antimicrobial activities of piperacillin-tazobactam against *Haemophilus influenzae* isolates, including β-lactamase-negative ampicillin-resistant and β-lactamase-positive amoxicillin-clavulanate resistant isolates, and mutation in their quinolone resistance-determining regions. Antimicrob. Agents Chemother. 53: 4225-4230.

Hogg, J. S., Hu, F. Z., Janto, B., et al. 2007. Characterization and modeling of the *Haemophilus influenzae* core and supragenomes based on the complete genomic sequences of Rd and 12 clinical nontypeable strains. Genome Biol. 8: R103.

Ishiwada, N., Kuroki, H., Sugimoto, K., et al. 1998. Characteristics of β-lactamase-producing and amoxicillin-clavulanate-resistant strains of *Haemophilus influenzae* isolateed from pediatric patients. J. Infect. Chemother. 4: 112-115.

Ketterer, M. R., Shao, J. Q., Hornick, D. B., et al. 1999. Infection of primary human bronchial epithelial cells by *Haemophilus influenzae*: Macropinocytosis as a mechanism of airway epithelial cell entry. Infect. Immun. 67: 4167-4170.

Koneman, E. W., Allen, S. D., Janda, W. M., et al. (eds.) 1997. Haemophilus, p. 363-393. *In* Color atlas and textbook of diagnostic microbiology, 5th ed., Lippincott-Raven Publishers, Philadelphia.
Markowitz, S. M. 1980. Isolation of an ampicillin-resistant, non-β-lactamase-producing strain of *Haemophilus influenzae*. Antimicrob. Agents Chemother. 17: 80-83.
Medeiros, A. A., and O'Brien, T. F. 1975. Ampicillin-resistant *Haemophilus influenzae* type b possesses a TEM-type β-lactamase but little permeability barrier to ampicillin. Lancet 29: 1(7909): 712-719.
Medeiros, A. A., Levesque, R., and Jacoby, G. A. 1986. An animal source for ROB-1 β-lactamase of *Haemophilus influenzae* type b. Antimicrob. Agents Chemother. 29: 212-215.
Moxon, E. R. 2009. Bacterial variation, virulence and vaccines. Microbiology 155: 997-1003.
Mulks, M. H., and Shoberg, R. J. 1994. Bacterial immunoglobulin A1 proteases. Methods Enzymol. 235: 543-554.
Murphy, T. F. 2000a. *Haemophilus influenzae* in chronic bronchitis. Semin. Respir. Infect. 15: 41-51.
Murphy, T. F. 2000b. Bacterial otitis media: pathogenic considerations. Pediatr. Infect. Dis. J. 19: S9-16.
Murphy, T. F. 2005. Haemophilus infections, p. 2661-2667. *In* Mandel, G. L., Bennett, J. E., and Dolin, R. (eds.), Principles and practice of infectious diseases, 6th ed., Elsevier, Philadelphia.
Murphy, T. F., Kirkham, C., and Lesse, A. J. 2006. Construction of a mutant and charcterization of the role of the vaccine antigen P6 in outer membrane integrity of *Haemophilus influenzae*. Infect. Immun. 74: 5169-5176.
Niki, Y., Hanaki, T., Matsumoto, T., et al. 2009. Nationwide surveillance of bacterial respiratory pathogens conducted by the Japanese Society of Chemotherapy in 2007: general view of the pathogen's antibacterial susceptibility. J. Infect. Chemother. 15: 156-167.
Prasadarao, N. V., Lysenko, E., Wass, C. A., et al. 1999. Opacity-associated protein A contributes to the binding of *Haemophilus influenzae* to Chang epithelial cells. Infect. Immun. 67: 4153-4160.
Sakata, H., Toyonaga, Y., Sato, Y., et al. 2009. Nationwide survey of the development of drug-resistance in the pediatric field: drug-sensitivity of *Haemophilus influenzae*. J. Infect. Chemother. 15: 402-409.
St. Geme III, J. W., de la Morena, M. L., and Falkow, S. 1994. A *Haemophilus influenzae* IgA protease-like protein promotes intimate interaction with human epithelial cells. Mol. Microbiol. 14: 217-233.
St. Geme III, J. W., Falkow, S., Barenkamp, S. J., et al. 1993. High-molecular-weight proteins of nontypable *Haemophilus influenzae* mediate attachment to human epithelial cells. Proc. Natl. Acad. Sci. U.S.A. 90: 2875-2879.
van Ham, S. M., van Alphen, L., Mooi, F. R., et al. 1994. The fimbrial gene cluster of *Haemophilus influenzae* type b. Mol. Microbiol. 13: 673-684.
Vitovski. S., Dunkin, K. T., Howard, A. J., et al. 2002. Nontypeable *Haemophilus influenzae* in carriage and disease: a difference in IgA1 protease activity levels. JAMA 287: 1699-1705.
Yi, K., Sethi, S., and Murphy, T. F. 1997. Human immune response to nontypeable *Haemophilus influenzae* in chronic bronchitis. J. Infcet. Dis. 176: 1247-1252.

【大石和徳，明田幸宏】

アグレガチバクター属
Genus *Aggregatibacter*

アグレガチバクター　アクチノミセテムコミタンス
Aggregatibacter actinomycetemcomitans

【分類】

ヒトの侵襲性歯周炎(aggressive periodontitis)や慢性歯周炎(chronic periodontitis)の主な原因菌とされる通性嫌気グラム陰性短桿菌である*Aggregatibacter actinomycetemcomitans*は，1912年Klingerによって最初*Bacterium actinomycetemcomitans*として報告された。種名は，放線菌症(actinomycosis)病巣からActinomyces菌種に付随して見つかったことに由来する。1960年にBaynesとSimmonsによって*Actinobacillus*属として提案され，*Actinobacillus actinomycetemcomitans*とされた。その後，*Haemophilus*属にしようという提案で，*Haemophilus actinomycetemcomitans*となった。そして，2006年Norskov-LauritsenとKilianによってなされた解析から*Haemophilus*属とは異なり凝集する(aggregative)ことから*Aggregatibacter*という新しい属名になった(Norskov-Lauritsen and Kilian, 2006)。ゲノムサイズは2,024,943 bpでGC含量は48%である。グルコースは分解するがスクロース(sucrose)は分解せず，カタラーゼを持っている。本菌種には，血清型a，b，c，d，e，fおよびgが報告されているが，それに属さないものが存在する。血清型を決定するのは，主要な外膜抗原でもあるLPSを構成するO-ポリサッカライドである。

【形態・構造】

嫌気性2〜3日培養の分離株は，1 mm程度で小さく培地への固着性があり，コロニーの中心部に星状の構造物が観察される(写真23)。継代培養によって，スムーズ型のコロニーになり，中心部の星形に見える構造がなくなる。菌体は1 μm程度で，多形性を示すことがある(写真24)。液体培養では，小さい顆粒状になることがある。新鮮分離菌株の多くのラフ型集落の菌体表層には，長い線毛が観察される(写真25，26)。新鮮分離の線毛保有株には，バイオフィルム形成能がある。菌体の超薄切片標本では，蛇行した外膜が観察される(写真27)。菌体表層には，莢膜構造は観察されないが，膜小胞(vesicle)が観察される。

【分布】

*A. actinomycetemcomitans*は，ヒトの侵襲性歯周炎ならびに慢性歯周炎から高率に検出される(Henderson et al., 2003)。多くの患者では歯周局所での菌数増加と血清抗体価には相関が見られるが，感染があるにもかかわらず抗体の上昇が見られない重症の歯周炎患者も認められる。侵襲性歯周炎は，限局性と，多くの歯に波及した広汎性のものに分類される。本菌による限局性侵襲性歯周炎は黒人米国人に多く，人種による感染頻度が異なることが明らかにされている。本菌の病原性因子であるロイコトキシン(leukotoxin)産生能が強い株が，アフリカ系の移民に高頻度に認められることから，高病原性株

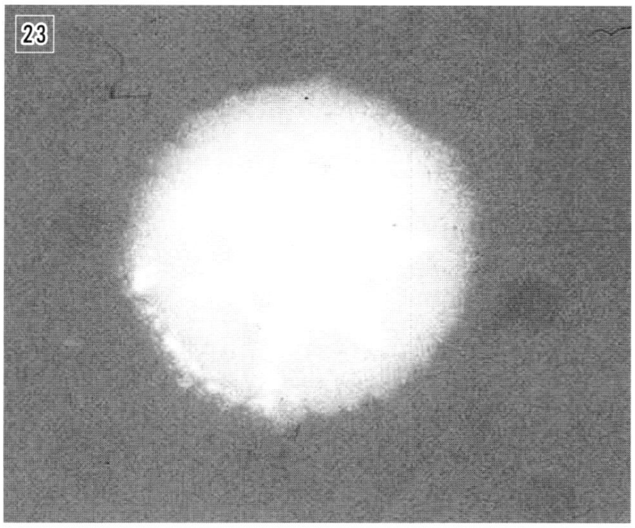

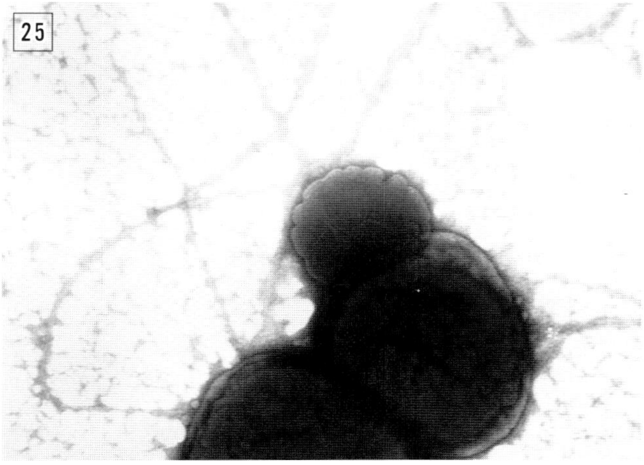

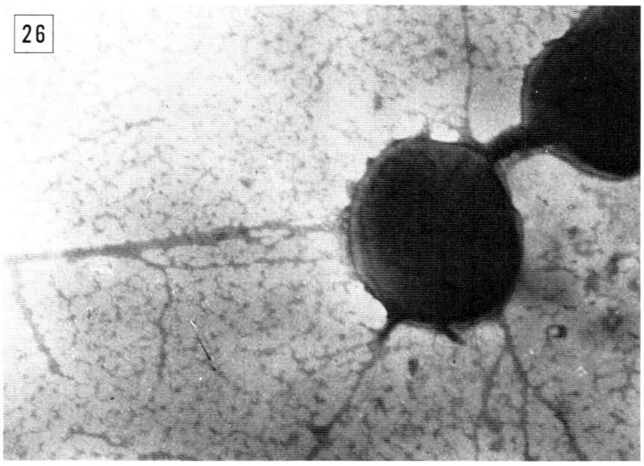

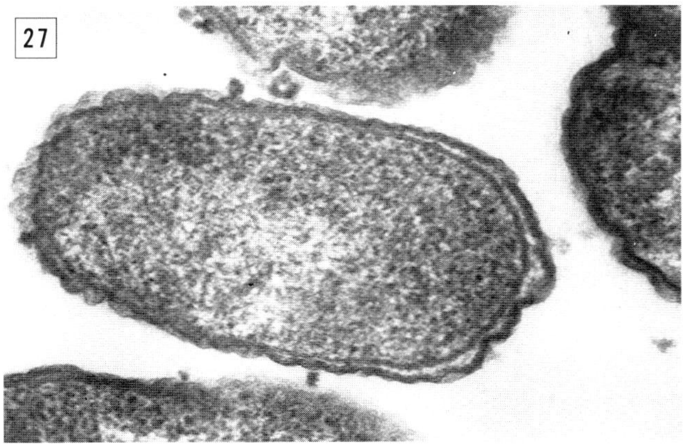

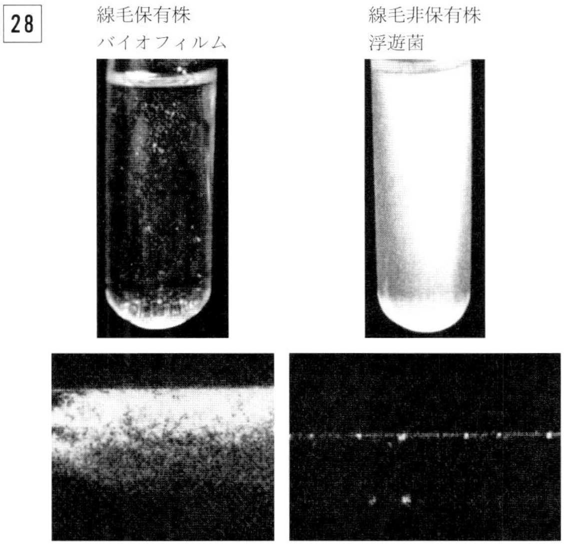

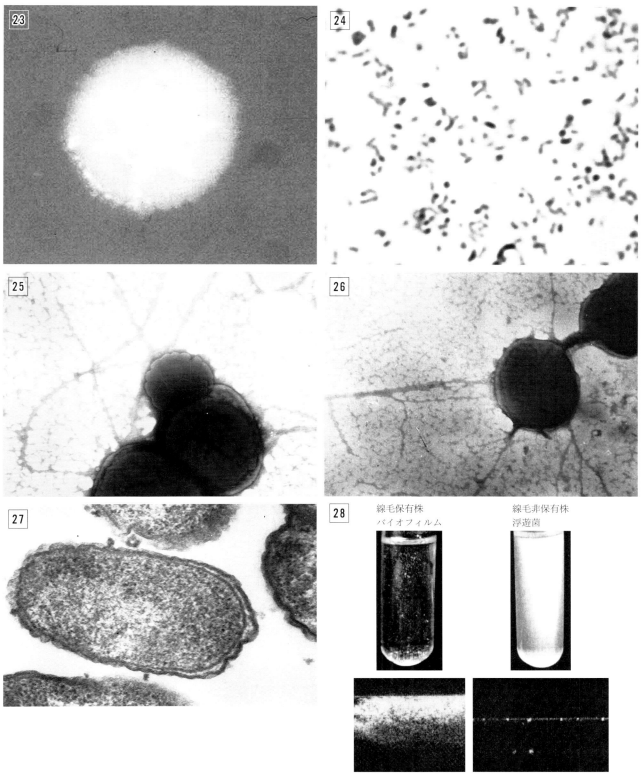

写真 23　*A. actinomycetemcomitans* 培養 3 日目のコロニー。中心部に星状に見える構造を持つものは，線毛を有する。（口絵 65 参照）
写真 24　*A. actinomycetemcomitans* のグラム染色した菌体。（口絵 66 参照）
写真 25　*A. actinomycetemcomitans* の陰性染色後の菌体。周囲に長く伸びる線毛が観察される。
写真 26　*A. actinomycetemcomitans* の陰性染色後の菌体。周囲にまっすぐに伸びる長い線毛が観察される。
写真 27　*A. actinomycetemcomitans* の超薄切片像。外膜は蛇行している。菌体表層に vesicle が観察される。
写真 28　*A. actinomycetemcomitans* の *flp* 遺伝子を持つ線毛保有株の試験管に付着し，共焦点レーザー顕微鏡で観察されるバイオフィルム形成能。一方，*flp* 遺伝子を持たない線毛非保有株は試験管に付着できず，共焦点レーザー顕微鏡でもバイオフィルムの形成は認められない。（口絵 67 参照）

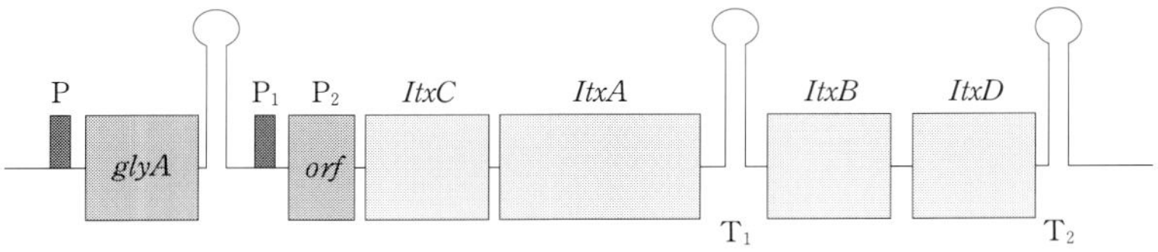

図3　*A. actinomycetemcomitans* JP2（ロイコトキシン高産生株）のロイコトキシンオペロン。ロイコトキシン高産生株では低産生株に比べ *orf* の後半部が530 bp 欠損し，P_2 が形成され，ふたつのプロモーターによりロイコトキシンの産生が亢進している。

がアフリカで生まれ，広がっている可能性が示唆されている（Haubek et al., 1996）。*A. actinomycetemcomitans* は，細菌性心内膜炎の原因菌となる。また，心冠状動脈疾患部などからも検出される。血清型の分布は，地域，人種などによって異なり，本菌種の白血球毒高産生株が血清型 b に多いことなどから，血清型によって歯周病原性が異なっていると考えられる。

【病原性】

A. actinomycetemcomitans は，線毛，内毒素，および 2 種の外毒素により侵襲性歯周炎の発症に関わっていると考えられている。特にロイコトキシン高産生株は，モロッコでのコホート研究により侵襲性歯周炎の発症のリスクとなりうることが報告されている（Haubek et al., 2008）。

(1) 付着定着因子

A. actinomycetemcomitans の線毛遺伝子は，長い線毛を発現し，強い細胞付着能を示す。線毛蛋白質は，76 のアミノ酸からなる 7,970 kDa からなる（Inoue et al., 1998; 2003）。本蛋白質は，同時に本菌バイオフィルム形成因子でもある（写真 28）。線毛は，*flp-rcp-tad* complex と呼ばれる遺伝子群によって形成される（Tomich et al., 2007）。継代を繰り返すとスムーズ型のコロニーへと変化し，線毛も消失する。

(2) 内毒素

A. actinomycetemcomitans 菌体から温フェノール・水で抽出した LPS の有する骨吸収活性は高い。LPS がヒトの線維芽細胞を刺激して TLR-2 および TLR-4 の発現を上昇および osteoprotegrin の産生を促し骨吸収に関わる。それが本菌感染によって歯槽骨の吸収が進行する病因になっていると考えられている。本菌の LPS に含まれる O-ポリサッカライドは，本菌感染予防ワクチン抗原になるとの知見もある。

(3) 外毒素

①白血球毒素

A. actinomycetemcomitans は，ロイコトキシンを産生する。分子量 116,000 の易熱性蛋白質でヒトのマクロファージや多形核白血球に致死的毒性を示す。本毒素は，*Pasteurella haemolytica* などの細胞溶解毒素である RTX ファミリーに属する。*A. actinomycetemcomitans* のロイコトキシン低産生株の遺伝子 *ltx* は，図 3 で示すようなオペロンを形成している。*ltxA* は，ロイコトキシンの毒性を司る。*ltxA* の前後にある 3 つの遺伝子 *ltxB*，*LtxC* および *ltxD* は，毒性の活性化や分泌に関与している。ロイコトキシン高産生株では，*ltxC* の上流に 530 bp の欠損があり，それによって毒素の分泌量が非常に高くなっている。

②細胞致死膨化毒素（cytolethal distending toxin：CDT）

本菌は，細胞致死膨化毒素を産生することによって，宿主細胞の G2 期を阻害し膨化，分裂の停止，DNA の fragmentation を引き起こす（Sugai et al., 1998）。細胞致死膨化毒素は，マクロファージの NLRP3 インフラマソームを活性化して炎症性サイトカインの遊離を引き起こすことも報告されている（Shenker et al., 2015）。

③Fc 結合蛋白

A. actinomycetemcomitans には，非特異的に IgG 抗体などの Fc 部と結合する 34 kDa の外膜蛋白質が存在する。この Fc 結合性因子は，ロイコトキシンとともに本菌の免疫抑制に関わると考えられている。

【引用・参考文献】

Haubek, D., Ennibi, O. K., Poulsen, K., et al. 2008. Risk of aggressive periodontitis in adolescent carriers of the JP2 clone of *Aggregatibacter (Actinobacillus) actinomycetemcomitans* in Morocco: a prospective longitudinal cohort study. Lancet 371: 237-242.

Haubek, D., Poulsen, K., Westergaard, J., et al. 1996. Highly toxic clone of *Actinobacillus actinomycetemcomitans* in geographically widespread cases of juvenile periodontitis in adolescents of African origin. J. Clin. Microbiol. 34: 1576-1578.

Henderson, B., Nair, S. P., Ward, J. M., et al. 2003. Molecular pathogenicity of the oral opportunistic pathogen *Actinobacillus actinomycetemcomitans*. Annu. Rev. Microbiol. 57: 29-55.

Inoue, T., Shingaki, R., Sogawa, N., et al. 2003. Biofilm formation by a fimbriae-deficient mutant of *Actinobacillus actinomycetemcomitans*. Microbiol. Immunol. 47: 877-881.

Inoue, T., Tanimoto, I., Ohta, H., et al. 1998. Molecular characterization of low-molecular-weight component protein, Flp, in *Actinobacillus actinomycetemcomitans* fimbriae. Microbiol. Immunol. 42: 253-258.

Norskov-Lauritsen, N., and Kilian, M. 2006. Reclassification of *Actinobacillus actinomycetemcomitans, Haemophilus aphrophilus, Haemophilus paraphrophilus* and *Haemophilus segnis* as *Aggregatibacter actinomycetemcomitans* gen. nov., comb. nov., *Aggregatibacter aphrophilus* comb. nov. and *Aggregatibacter segnis* comb. nov., and emended description of *Aggregatibacter aphrophilus* to include V factor-dependent and V factor-independent isolates. Int. J. Syst. Evol. Microbiol. 56: 2135-2146.

Shenker, B. J., Ojcius, D. M., Walker, L. P., et al. 2015. *Aggregatibacter actinomycetemcomitans* cytolethal distending toxin activates the NLRP3 inflammasome in human macrophages, leading to the release of proinflammatory cytokines. Infect. Immun. 83: 1487-1496. doi: 10.1128/IAI.03132-14

Sugai, M., Kawamoto, T., Peres, S. Y., et al. 1998. The cell cycle-specific growth-inhibitory factor produced by *Actinobacillus actinomycetemcomitans* is a cytolethal dis-

tending toxin. Infect. Immun. 66: 5008–5019.
Tomich, M., Planet, P. J., and Figurski, D. H. 2007. The tad locus: postcards from the widespread colonization island. Nat. Rev. Microbiol. 5: 363-375.

【奥田克爾，石原和幸】

カンピロバクター科
Family ***Campylobacteraceae***

カンピロバクター属
Genus ***Campylobacter***

【分類・歴史】

Vibrio fetus（現在の *Campylobacter fetus*）は，獣医学領域では古くからウシやヒツジの流産の病原菌として知られていたが，ヒトとの関わりについては，ほとんど注目されていなかった。

1913年にMcFadyeanとStockmanは，*Campylobacter*様細菌をウシやヒツジの流産菌として報告し，1919年にSmithとTaylorは本菌を *Vibrio fetus* と命名した。1957年，米国のKingらは，本菌の発育温度域の違いから *Vibrio fetus* とrelated *vibrio* の2群に分けた。*Vibrio fetus* は今日の *C. fetus*，related *vibrio* は *C. jejuni* や *C. coli* と考えられる。

1963年には，SebaldとVêronらは，これらの細菌群が微好気的条件下でのみ発育，ブドウ糖を酸化的にも発酵的にも利用しないこと，ゲノムDNAのGC含量の相違点などを根拠としてビブリオ属（*Vibrio*）から独立させ，*Campylobactor fetus* を基準株とするカンピロバクター属（*Campylobacter*）を新設した。

1972年，ベルギーのDekeyserらは，2名の下痢患者の便からメンブランフィルターを用いた濾過法により初めて *Campylobacter* の分離に成功し，1973年にはButzlerらも同じ手法で，子供および成人の下痢便から類似菌を分離し，現在の *C. jejuni* が下痢の原因菌であることを明らかにした。そして，1977年，イギリスのSkirrowらが優れた分離培地を開発し，下痢患者の糞便から *C. jejuni* を分離して以来，本菌はヒトの下痢症起因菌として認識されるようになった。

一方，わが国では伊藤らが1979年に東京都内の保育園で発生した集団下痢症の原因菌として *C. jejuni* を初めて検出した（Itoh et al., 1980）。そして1982年に厚生省（現，厚生労働省）は本菌を *Campylobacter jejuni/coli* として食中毒起因菌に指定した。

1991年，Vandammeらにより，ゲノムDNAの相同性や16S rRNA遺伝子の塩基配列による分子系統樹解析を用いた分類の再編成が行われ，一部の *Wolinella* 属菌が *Campylobacter* 属に移り，新たにヘリコバクター科（*Helicobacteraceae*）およびアルコバクター属（*Arcobacter*）が設けられた。カンピロバクター科（*Campylobacteraceae*）には，カンピロバクター属（*Campylobacter*），アルコバクター属（*Arcobacter*），サルフロスピリラム属（*Sulfurospirillum*）などが含まれている。

カンピロバクター属は，2015年現在，25菌種9亜種に分類されている（表1）。

【形態・構造】

C. jejuni は，幅0.2〜0.4 μm，長さ0.5〜5 μmの細長いらせん状のグラム陰性桿菌である。両極にそれぞれ1本の鞭毛（無鞘）を持ち，いわゆるコルクスクリュー様の独特な運動を活発にする（写真1，2）。

【増殖】

本菌の発育には微好気条件（酸素濃度5〜10%）が必須で，通常の大気条件下では急速に死滅する。*C. jejuni/coli* の発育温度域は34〜43°C（至適発育温度40〜42°C），発育可能pHは5.5〜9.0（至適pH 6.5〜7.5）である（表2）。炭水化物は利用しないが，アミノ酸（アスパラギン酸，グルタミン酸，セリンなど）や有機酸（フマル酸，乳酸，リンゴ酸，ピルビン酸，コハク酸など）は利用する。世代交代時間は約60分（37°C）で，大腸菌（約20分）や腸炎ビブリオ（約10分）と比べ長い。

【生態】

カンピロバクター属は，家畜，家禽（きん），ペット，野生動物，野鳥などの動物の腸管内に分布している。*C. jejuni* は，ニワトリの腸管内やウシの胆汁・肝臓から高頻度に分離される。*C. coli* はブタやニワトリから検出され，

表1　カンピロバクター属（*Campylobacter*）の分類

菌種	亜種
C. fetus	*fetus*
	venerealis
	testudinum
C. jejuni	*jejuni**
	*doylei**
*C. coli**	
C. lari	*lari**
	concheus
*C. upsaliensis**	
C. hyointestinalis	*hyointestinalis**
	lawsonii
C. iguaniorum	
*C. helveticus**	
*C. mucosalis**	
*C. lanienae**	
*C. hominis**	
*C. insulaenigrae**	
*C. concisus**2	
*C. curvus**2	
*C. rectus**2	
*C. showae**2	
*C. gracilis**2	
C. sputorum	(sputorum*2)
	(bubulus)
	(faecalis)
C. canadensis	
C. peloridis	
C. cuniculorum	
C. avium	
C. subantarcticus	
C. volucris	
C. ureolyticus	

*Enteric *Campylobacter*，*2 Oral *Campylobacter*
（　）：生物型

表2　*C. jejuni* および *C. coli* の発育条件

	発育条件	至適発育
温度	34〜43°C	40〜42°C
pH	5.5〜9.0	6.5〜7.5
塩分濃度	0.5〜2.0%	0.5%
水分活性	0.99以上	0.99

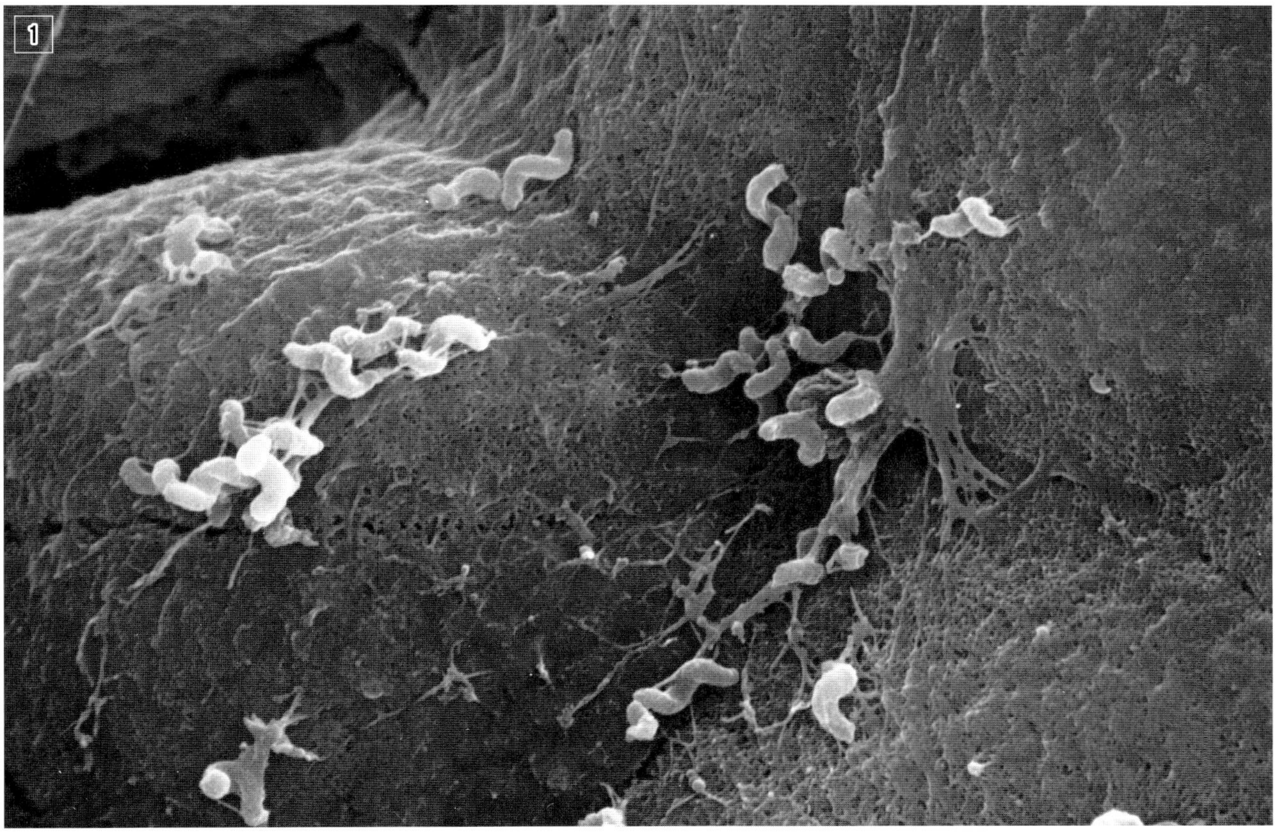

写真 1　*C. jejuni* 電子顕微鏡写真。×7,000
写真 2　*C. jejuni* 電子顕微鏡写真。×45,000

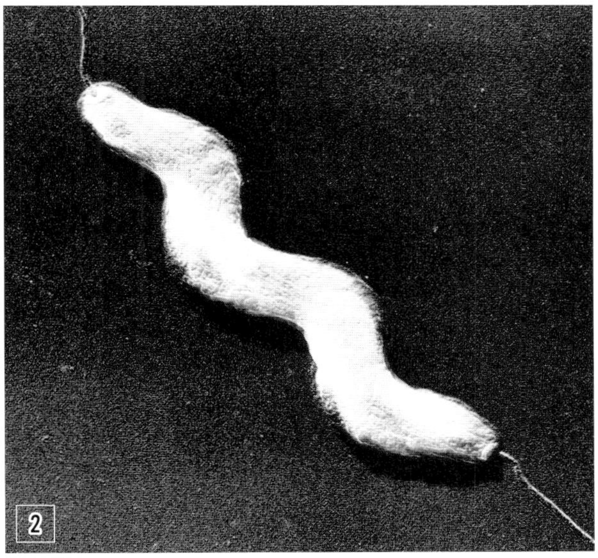

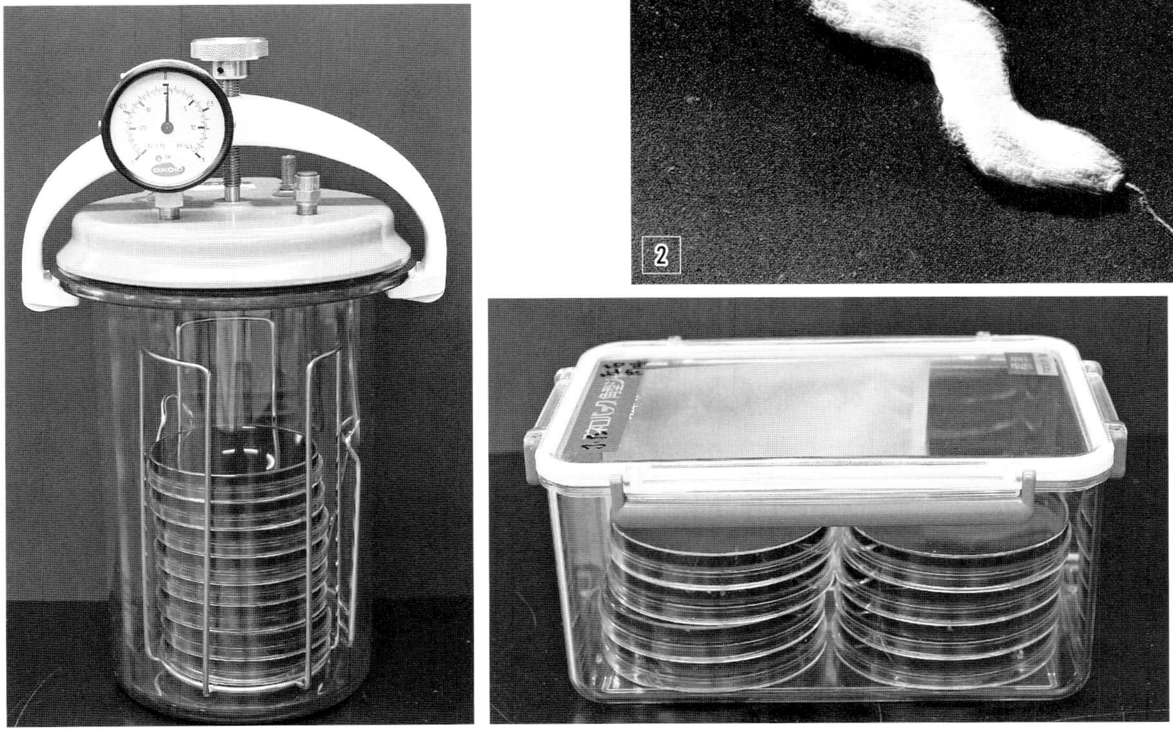

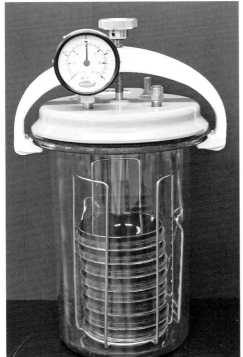

写真 3　微好気培養法：微好気ガスに置換できるジャー(左)，ガスキットシステム(右)

表3　PCR法による *C. jejuni* および *C. coli* 同定用 Primer

	塩基配列(5′-3′)	アンプリコンサイズ(bp)	報告者
C. jejuni	CAA ATA AAG TTA GAG GTA GAA TGT GGA TAA GCA CTA GCT AGC TGA T	159	Winters and Slavik (1995)
C. coli	GGT ATG ATT TCT ACA AAG CGA G ATA AAA GAC TAT CGT CGC GTG	502	Linton et al. (1997)

注) このほか，市販品もある。

ブタでは *C. coli* の検出率が *C. jejuni* より高い。

【遺伝子情報】

C. jejuni NCTC11168株の全塩基配列が2000年にParkhillらにより決定され，ゲノムは，1,641,481塩基対(GC含量30.6%)からなり，1,654の蛋白と54のRNA分子を保有していることが報告された。また，16S rRNAや23S rRNA遺伝子，*gyr*A，*gly*A，*ceu*E，*asp*，*lpx*A，GTPase遺伝子などがPCR法などによる菌の同定に用いられている(表3)。分子疫学的解析法としては，Pulsed-field gel electrophoresis(PFGE)法やMultilocus sequence typing(MLST)法などが利用されている。*C. jejuni* と *C. coli* を対象としたMLSTデータベースには，8,400以上のST型が報告(2016年10月現在)されている(PubMLST)。

【培養】

カンピロバクター属菌の培養には微好気条件が必要である。微好気培養の方法には，混合ガス(5% O_2，10% CO_2，85% N_2)置換法とガス発生キット法がある。簡便な方法として通常用いられているのは，ガスキットシステムである(写真3)。ガスキットシステムは，気密性の箱のなかに微好気ガス発生袋を入れて培養する方法で，市販品がある。また，カンピロバクター属の中には，発育に水素を必要とする(水素要求性)菌種もあり(表4)，そのような菌種の発育を期待する場合には，混合ガスに水素を10%以下に加える(例えば，5% O_2，7.5% CO_2，7.5% H_2，80% N_2)。

糞便や食品からカンピロバクターを分離する場合には，mCCDA寒天やスキロー血液寒天などの選択分離培地を用いて行う。また，Preston培地あるいはBolton増菌培地などを用いた増菌培養法を併用する場合もある(表5，6，写真4〜8)。最近，ESBL産生菌が増加していることから，本菌の分離には，ESBL産生菌などに対して発育抑制効果のあるCCDA寒天(SEL)が有効である(写真12)。

C. jeuni は湿潤環境，かつ低温条件下では長期間生存するが，乾燥，高温条件に非常に弱いため，検査材料の送付に際しては，糞便はグリセリン保存液やCary-Blair培地などの適切な保存・輸送培地を用いて低温で搬送し，速やかに検査を開始する。食品，拭き取り材料なども冷蔵での搬送が望ましい。なお，冷凍は著しく菌

表4　*Campylobacter* の主な性状

	性　状										25°Cの発育	
	Oxi	Cat	Urea	Hip	IA	NA	CF	H_2S	NO_3	H_2	微好気	好気
C. jejuni subsp. *jejuni*	+	+	−	+	+	V	R	−	+	−	−	−
C. jejuni subsp. *doylei*	+	V	−	+	+	S	S	−	−	−	−	−
C. coli (= *C. hyoilei*)	+	+	−	−	+	V	R	−	+	−	−	−
C. lari	+	+	V	−	−	R	R	−	+	−	−	−
C. fetus subsp. *fetus*	+	+	−	−	−	V	S	−	+	−	+	−
C. fetus subsp. *venerialis*	+	+	−	−	−	V	S	−	+	−	+	−
C. hyointestinalis subsp. *hyointestinalis*	+	+	−	−	−	R	S	+	+	V	V	−
C. hyointestinalis subsp. *lawsonii*	+	+	−	−	−	R	S	+	+	V	−	−
C. upsaliensis	+	+W	−	−	+	S	S	−	+	−	−	−
C. mucosalis	+	−	−	−	−	R	S	+	+	+	−	−
C. sputorum												
biovar sputorum	+	−	−	−	−	R	S	+	+	−	−	−
biovar faecalis	+	+	−	−	−	R	S	+	+	−	−	−
biovar paraureolyticus	+	−	+	−	−	R	V	+	+	−	−	−
C. concisus	+	−	−	−	−	V	V	+	+	+	−	−
C. curvus	+	−	−	−	V	V	S	+	+	+	−	−
C. rectus	+	−	−	−	+	R	S	+	+	+	−	−
C. showae	+	+	−	−	V	R	S	+	+	+	−	−
C. gracilis	−	V	−	−	V	V	S	−	+	•	−	−
C. lanienae	+	+	−	−	−	R	R	−	+	−	−	−
C. helveticus	+	−	−	−	+	S	S	−	+	−	−	−
C. hominis	+	−	−	−	−	V	S	−	V	•	−	−
C. insulaenigrae	+	+	−	−	−	R	R	−	+	•	−	−
C. canadensis	+	V	V	−	−	V	S	V	V	−	−	−

Oxi：オキシダーゼ，Cat：カタラーゼ，Urea：ウレアーゼ，Hip：馬尿酸加水分解試験，IA：酢酸インドキシル加水分解試験，NA：ナリジクス酸(30 μg/mL)，CF：セファロシン(30 μg/mL)，H_2S：硫化水素産生性(TSI寒天)，NO_3：硝酸塩還元試験，H_2：水素要求性，V：不定，W：弱反応，S：感受性，R：耐性，•：調べられていない

表5　カンピロバクターの選択分離培地

組成	mCCDA	Skirrow	Butzler	Preston	Blaser-Wong
基礎培地	Campylobacter Blood-Free Selective Medium	Blood agar base No. 2	Blood agar base No. 2	Nutrient agar	Blood agar base No. 2
血液*	—	5%	5%	5%	5%
選択剤/1 L*2:					
Vancomycin	—	10 mg	—	—	10 mg
Polymyxin B	—	2,500 IU	—	5,000 IU	2,500 IU
Trimethoprim	—	5 mg	—	10 mg	5 mg
Bacitracin	—	—	25,000 IU	—	—
Colistin	—	—	10,000 IU	—	—
Cephazolin	—	—	15 mg	—	—
Novobiocin	—	—	5 mg	—	—
Cycloheximide	—	—	50 mg	100 mg	—
Cephalothin	—	—	—	—	15 mg
Rifampicin	—	—	—	10 mg	—
Amphotericin B	10 mg	—	—	—	2 mg
Cefoperazone	32 mg	—	—	—	—

* ウマまたはヒツジの脱繊維血，*2 選択サプリメントとして市販されている(OXOID)

表6　カンピロバクターの増菌培地

組成	Preston	Bolton
基礎培地	Nurient broth (Lab-Lemco)	Bolton broth
血液(脱繊維)	ウマ溶血液 5%	ウマ溶血液 5%
選択剤/1 L*		
Vancomycin	—	20 mg
Polymyxin B	5,000 IU	—
Trimethoprim	10 mg	20 mg
Cycloheximide	100 mg	50 mg
Rifampicin	10 mg	—
Cefoperazone	—	20 mg
Ferrous sulphate*2	250 mg	
Sodium metabisulphite*2	250 mg	
Sodium pyruvate*2	250 mg	

* 選択サプリメントとして市販されている(OXOID)
*2 発育サプリメントとして市販されている(OXOID)

表7　下痢症患者から分離される *C. jejuni* の主要血清型

Lior 型	Penner 血清群(抗原因子)*
LIO 1	D(4, 13, 16, 43, 50)
LIO 2	A(1, 44)
LIO 4	B(2)
LIO 5	R(23, 36, 53)
LIO 6	F(6, 7)
LIO 7	D, O(19), C(3)/D
LIO 9	E(5)
LIO 10	G(8)
LIO 11	UT
LIO 28	Y(37)
LIO 33	A(1, 44)
LIO 36	C(3)
LIO 50	R(23, 36, 53)
LIO 60	N(18)
TCK 1	L(15)
TCK 12	J(11)
TCK 13	K(12)
TCK 26	D(4, 13, 16, 43, 50)

* カンピロバクター免疫血清(デンカ生研)

数を低下させる。検査法の概略を図1に，また *Campylobacter* の同定に必要な主な性状を表4，写真9〜11に示した。

【抗原構造】

C. jeuni および *C. coli* を対象とした血清型別法として，易熱性抗原あるいは耐熱性抗原を用いる方法が国際型別委員会で承認されている。

(1)易熱性(Heat-Labile)抗原による血清群型別

Lior 法(Lior et al., 1982)により，*C. jeuni*, *C. coli* および *C. lari* を型別するシステムで，現在108群に群別されている。対象とする易熱性抗原は，鞭毛を含む多糖体抗原などの複合的菌体表層抗原と考えられる。ホルマリン処理菌をウサギに免疫して得られた抗血清を用いて，スライド凝集反応により型別を行う。

(2)耐熱性(Heat-Stable)抗原による血清群型別

Penner 法(Penner and Hennessy, 1980)により，*C. jeuni* および *C. coli* を型別するシステムである。対象とする耐熱性抗原の主体は，リポオリゴサッカライド(LOS)またはポリサッカライド(PS)と考えられる。菌体から100°C，1時間加熱して抽出した可溶性抗原をヒツジ赤血球に感作し，ホルマリン処理菌を免疫原とした抗血清との受身血球凝集反応(PHA)で型別する方法である。*C. jeuni*(40群)および *C. coli*(17群)からなる。

2種類の型別法ともそれぞれ一長一短はあるが，いずれも血清型別法としての有用性が認められている。Lior システムは，スライド凝集反応により型別を行うため操作は簡単であるが，診断用の市販血清はない。Penner 法は，型別操作は煩雑であるが，市販血清(デンカ生研)がある。両者の型別法による血清群間には，ある程度の相関性が認められる。主な Lior 型と Penner 型の関係を示した(表7)。両システムの略号として，国際的には Lior 型は「HL」，Penner 型は「HS」と表現されることが多い。

【物理化学的安定性・抵抗性】

C. jejuni や *C. coli* の生存性には，温度条件が大きく

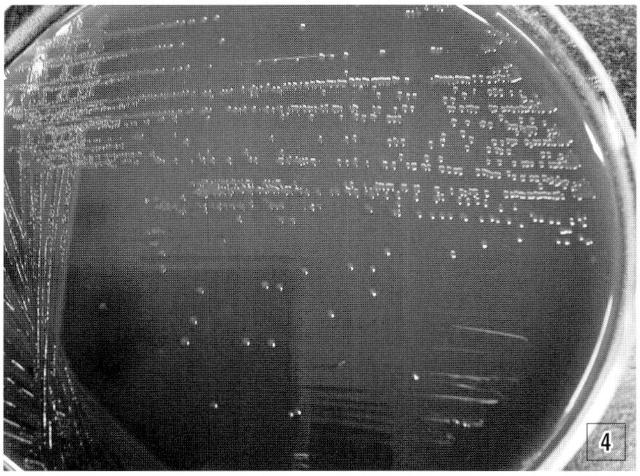

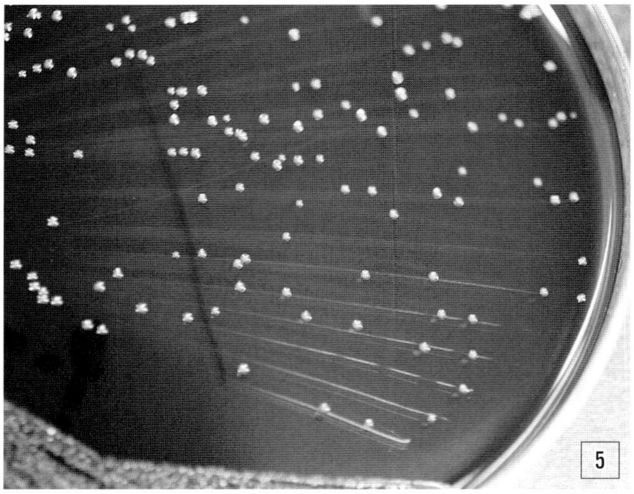

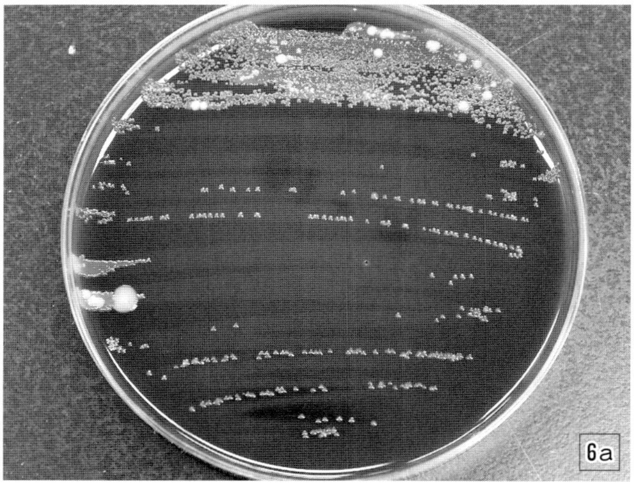

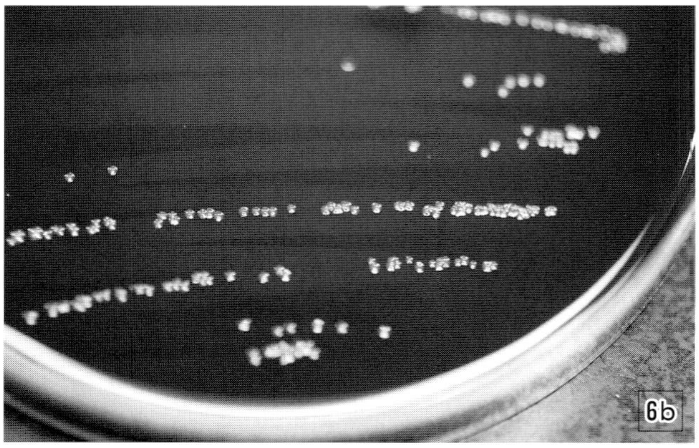

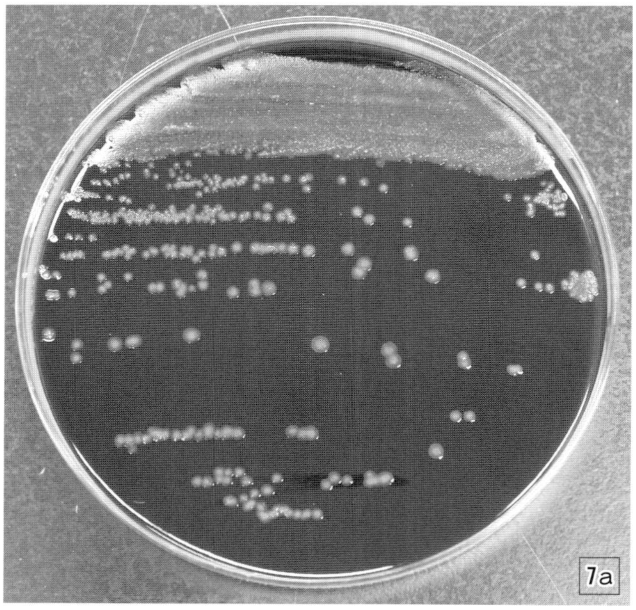

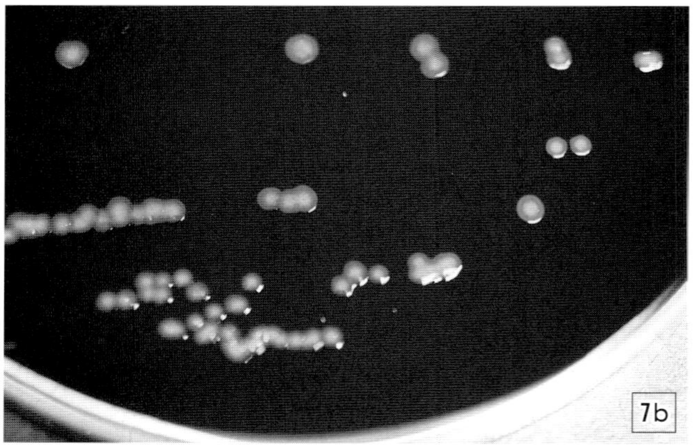

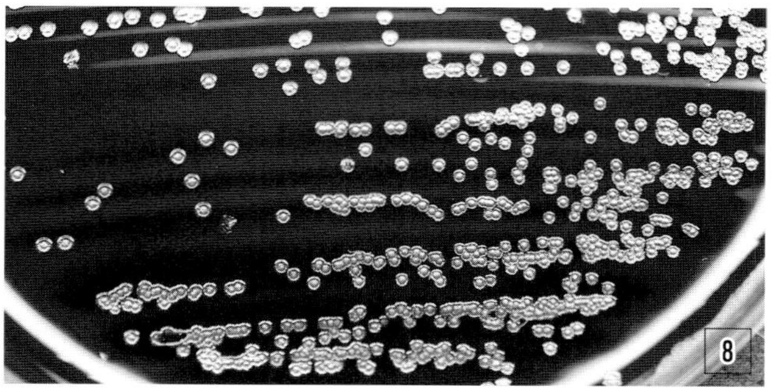

写真 4　*C. jejuni* の血液寒天平板上の集落。42°C，48 時間微好気培養で，光沢のあるやや混濁した透明の 1〜2 mm の集落となる。

写真 5　*C. jejuni* の（溶血）血液寒天平板上の集落。42°C，48 時間微好気培養で，光沢のあるやや混濁した透明の 1〜2 mm の集落となる。血液寒天平板上の *C. jejuni* 集落は，培地に加えた血液の溶血の有無によって大きな差は通常認められない。

写真 6　a）糞便検体をスキローの血液寒天に塗抹，42°C，48 時間微好気培養後に発育した *C. jejuni* と b）その一部拡大

写真 7　a）糞便検体を mCCDA 寒天に塗抹，42°C，48 時間微好気培養後に発育した *C. jejuni* と b）その一部拡大

写真 8　糞便検体を mCCDA 寒天に塗抹，42°C，48 時間微好気培養後に発育した *C. jejuni*（拡大）。写真 7b の集落に比べて，扁平な形態を示している。mCCDA 寒天上のカンピロバクターの集落は，まるみを帯びたものから扁平なものまでさまざまである。

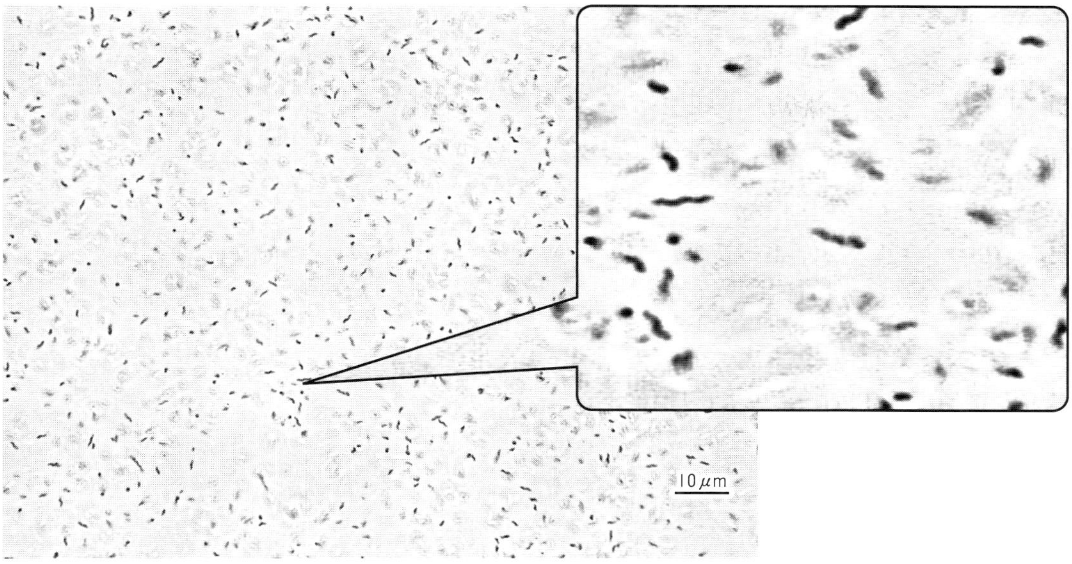

写真 9 位相差顕微鏡下の *C. jejuni*。カンピロバクターの検査では，形態と運動性の観察は非常に重要である。分離培地上の疑わしい集落を釣菌して懸滴標本を作製し，位相差顕微鏡で観察する。典型的な *C. jejuni* は，S 字状またはらせん状で，コルクスクリュー様運動をする。ただし，培養時間が長すぎると，菌体が球形化する。位相差顕微鏡がないときは，グラム染色を行い，形態観察を行う。×1,000

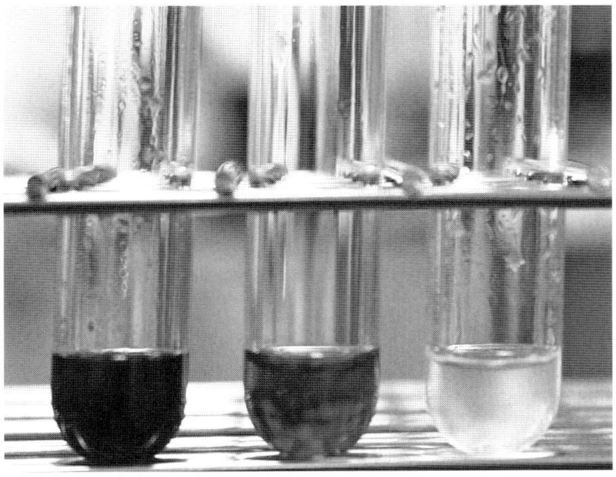

(＋)　(±)　(－)

写真 10 馬尿酸加水分解試験。*C. jejuni* の同定に用いられる試験法のひとつ。1%馬尿酸ナトリウム水溶液に菌体を濃厚に懸濁して 37℃で 2 時間反応後，2%ニンヒドリン試薬を加えると，典型的な *C. jejuni* は，馬尿酸を分解して濃紫色を呈する。しかし，菌株によっては淡青色ないし無色のものもあるので注意が必要である。(口絵 69 参照)

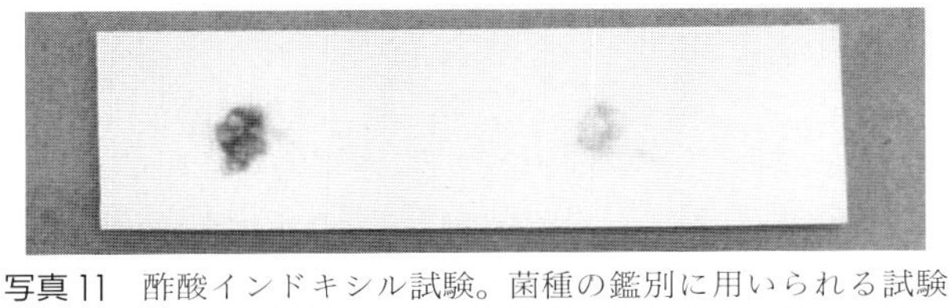

写真 11 酢酸インドキシル試験。菌種の鑑別に用いられる試験法のひとつ。試験紙上に菌体を濃厚に塗布すると数～30 分以内に陽性の場合は青～灰緑色を示す(試験紙上の左は陽性，右は陰性)。(口絵 70 参照)

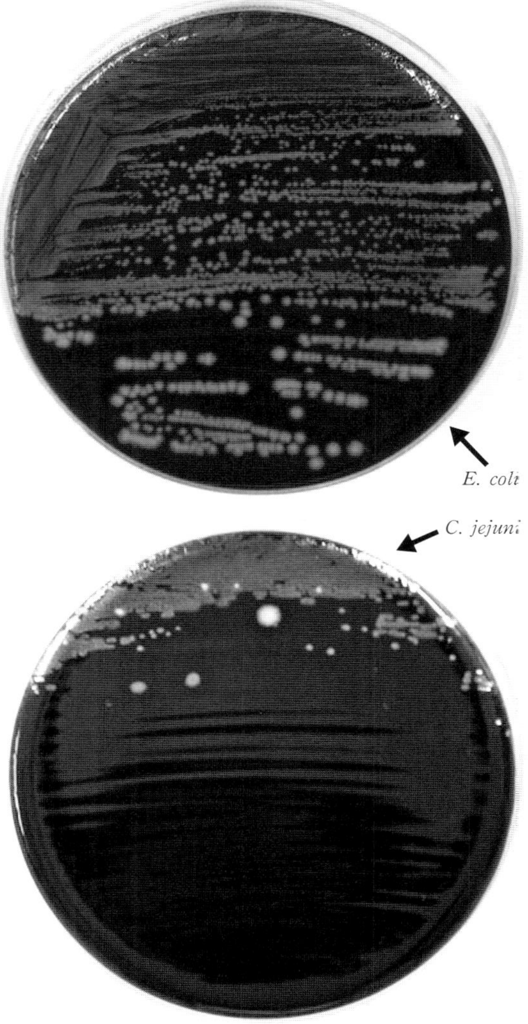

写真 12 mCCDA 寒天(上)と CCDA 寒天(SEL)(下)。ESBL 産生菌が含まれる糞便を，mCCDA 寒天と CCDA 寒天(SEL)に塗抹し，培養した。mCCDA 寒天には，セフォペラゾンが含まれるが，セフェム系薬剤に耐性を示す ESBL 産生菌の出現により，培地の選択抑制効果が低下し，カンピロバクター属菌が分離できない事例も増えてきている(上)。このような場合，CCDA 寒天(SEL)は有効である(下)。

糞便

直接分離培養
- mCCDA 寒天
- Skirrow 寒天培地

微好気培養
- 42°C(37°C)*2
- 48 時間

食品

25g 秤量
- Preston，Bolton などの基礎培養液(血液未添加)100 mL
- ストマッカー処理

懸濁液　10 mL*
- 所定の濃度の Preston または Bolton
- サプリメントとウマ血液を添加

微好気培養　42°C(37°C)，24〜48 時間
- mCCDA 寒天に塗抹

微好気培養　42°C(37°C)，48 時間

疑わしい集落

検鏡(位相差顕微鏡)
- らせん状菌，コルクスクリュー運動

純培養(血液寒天培地)
- 微好気培養，42°C(37°C)，24〜48 時間

生化学性状検査
- ナリジクス酸(30 μg)，セファロチン(30 μg)の感受性試験
- オキシダーゼ
- 馬尿酸塩加水分解
- 酢酸インドキシル
- 発育試験・微好気(25°C)
- 発育試験・好気(25°C)
- カタラーゼ
- 硫化水素
- ウレアーゼなど

同定
必要に応じて血清型別を実施

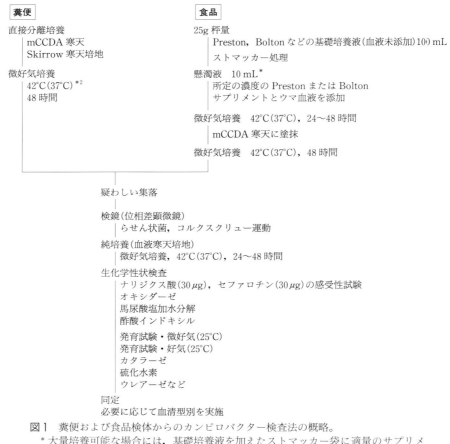

図 1　糞便および食品検体からのカンピロバクター検査法の概略。
* 大量培養可能な場合には，基礎培養液を加えたストマッカー袋に適量のサプリメントと血液を入れ，そのまま培養する。
*2 *C. fetus* などを検査対象とする場合は，培養温度を 37°C にする。

影響する。冷蔵などの低温では数日間以上，−20°Cの凍結条件下では 1 か月間以上生存するが，高温条件では非常に弱く，20°C以上では短時間で死滅する。

また，乾燥には極めて弱く，伊藤(1987)の実験では，10^7 個の菌を乾燥させたところ，乾燥直後に 10^3 個に減少，1 時間後には 10 個以下になった。また，大気に曝されると短時間で死滅する。しかし，湿潤かつ低温条件下では長期間生存可能であり，井戸水(10°C以下)中などでは 10 日間以上生存するが，25°Cの温度条件では 5 日間で死滅することが実証されている。

熱に対する抵抗性は，大腸菌よりもやや弱く，75°C，1 分の加熱で死滅する。

表 8　*C. jejuni* の病原因子

機能	病原因子
定着/侵入：	LPS
	flagella
	fimbrial filament
	surface-exposed protein (CadF)
毒素：	70 kDa toxin
	Cytotoxin
	Cytolethal distending toxin (Cdt)
	Shiga-like toxin
	Hemolytic cytotoxin
	Hepatotoxin

【病原性(ヒトの疾患を中心に)】

(1)腸炎症状

ヒトの下痢症から分離される菌種は，*C. jejuni* がその約 95%を占め，*C. coli* は数%にすぎない。*C. lari* や *C. upsaliensis* が分離されることは稀である。

C. jejuni による腸炎の潜伏時間は 2〜5 日(平均 2〜3 日)で，潜伏期間が他の食中毒菌に比べ長いのが特徴である。患者の主症状は，下痢(水様便)，腹痛，発熱で，嘔吐なども見られる。下痢は，血便や粘液便をともなうこともあり，通常 1 日に 2〜6 回，1〜3 日間続くが，重症例では大量の水様性下痢のために急速に脱水症状を呈する。発熱時の平均体温は 38.3°Cで，サルモネラ症に比べるとやや低い傾向である。

C. jejuni 感染症の予後は，一部の免疫不全患者を除き死亡例もなく一般的には良好な経過をとる。また，患者の年齢分布は，低年齢層と青年層に偏向した二峰性を示し，男性での罹患率が高い。

C. jejuni の病原性については，これまで菌の腸内での定着性と侵入性および毒素の面から検討されてきた(表 8)。しかし，本菌の病原性に関わる要因については依然として明確にされていない。

(2)ギラン・バレー(Guillain–Barré)症候群

C. jejuni の後感染性疾患としてギラン・バレー(Guillain–Barré)症候群(GBS)との関連性が注目されている(Yuki, 2001)。GBS は，急性の末梢神経障害で，手足の軽いしびれ感から始まり，下肢の方から段々上方に麻痺が見られ，歩行困難となる。四肢の運動麻痺の他に，脳神経麻痺による顔面神経麻痺，複視，燕下障害が，ま

た重症例では呼吸筋麻痺も見られる。GBS患者全体の3割程度に本菌による先行感染(GBS発症時の1〜3週間前)が認められている(Takahashi et al., 2005)。GBSはこれまで予後良好な自己免疫性末梢神経疾患としてとらえられていたが，*C. jejuni* 感染症に後発する症例は，概して重症化しやすく，発症1年後の時点においても寛解する患者は6割程度に留まる。また死亡例も確認されている。GBSの罹患率は諸外国でのデータでは人口10万人当たり1〜2人とされているが，わが国における発生状況は不明である。なお，GBSはボツリヌス食中毒の症状とよく似ており，鑑別を要する。

C. jejuni 感染症に後発するGBSに，AMAN(Acute Motor Axonal Neuropathy)との関連性が極めて深いと考えられている。発症メカニズムとしては，古賀・結城ら(古賀・結城，2003；西本・結城，2011；Yuki, 2001)による「特定の免疫学的背景を有する患者が，GM1またはGM1bに類似する糖鎖構造を保有する *C. jejuni* に感染すると，IgG抗GM1抗体が産生され，運動神経が障害されて筋力が低下する」という分子相同性説が立証されている。

GBS患者由来の *C. jejuni* の抗原性には特徴が認められ，分離菌株の血清型はPenner 19型が多い。

(3)腸管外感染症

C. fetus，*C. jejuni*，*C. upsaliensis* などが，ヒトの血液や脳脊髄液から分離されることも報告され，菌血症・敗血症，髄膜炎，関節炎，脳症などの関連性が指摘されている。特に *C. fetus* は，全身感染(systemic infection)との関連性が高く，主に髄膜炎，敗血症，流産などの原因となる。また，母親からの垂直感染による *C. fetus* の新生児髄膜炎も報告(市之宮ほか，2011)されており，産科・小児科領域においては軽視できない重要な菌である。

【疫学】

C. jejuni 食中毒における感染菌量は他の食中毒菌に比べて少なく，数百個程度で感染が成立するものと考えられている(Black et al., 1988)。推定原因食品として，鶏肉関連調理食品(とり刺し，とり鍋，焼き鳥など)，および調理過程の衛生上の不備(二次汚染，加熱不十分)が示唆されている。なお，欧米では生牛乳を原因食とする事例が多いが，わが国では加熱殺菌乳が流通しているため，生牛乳による発生例は見られない。この他，井戸水，涌水および簡易水道水を感染源とした水系感染事例も確認されており，その原因の大部分は未殺菌あるいは不十分な消毒によるものである(甲斐ほか，2005)。

C. jejuni による食中毒は，わが国では2003年以降，細菌性食中毒のなかで第1位の発生頻度であり，細菌性食中毒事件数の60%以上を占めるに至っている。本食中毒の発生は年間を通じて発生しているが，5〜6月と9〜10月頃に多い傾向にある。

一方，散発下痢症における本菌の検出率は，3〜6%で細菌性下痢症起因菌の中では重要である。特に小児では受診当初感冒と診断されることも多く，実際の患者数はかなりの数に上るものと推察される。

【治療】

患者の多くは，自然治癒し予後も良好である場合が多く特別治療を必要としないが，重篤な症状や敗血症などを呈した患者では，対症療法とともに適切な化学療法が必要である。第1選択薬剤としては，エリスロマイシンなどのマクロライド系薬剤が推奨される。セフェム系薬剤に対しては多くの菌株が自然耐性を示すため治療効果は期待できない。

フルオロキノロン系薬剤に対しては，近年耐性菌が増加し世界的な問題となっており，わが国においても患者糞便から分離される *C. jejuni* の40%以上が耐性菌となっている。したがって本剤を使用する際は，この点を念頭に入れた処方が必要である。一方，第1選択薬剤に用いられるエリスロマイシンに対する耐性菌出現頻度は0〜3%程度と低く，増加傾向も2015年現在認められていない。

【予防】

カンピロバクター食中毒の予防法としては，食肉店舗や調理施設の衛生管理と加熱処理が最も重要である。従事者の手指や調理器具・器材を介して，カンピロバクター汚染が拡大されるため，注意が必要である。また，生食あるいは加熱不十分の鶏肉の喫食は控えるべきである。さらにペットやヒトからの二次感染も起こりうるので，特に小児では注意が必要である。具体的には，以下のことが挙げられる。

①熱や乾燥に弱いので，調理器具は使用後によく洗浄し，熱湯消毒・乾燥すること。
②生あるいは加熱不十分な食肉の喫食を避けること。
③食肉からサラダなどの生食用食材，あるいは調理後の食材への二次汚染を防ぐ。
④未殺菌の井戸水，湧水，沢水などは飲まない。必ず塩素消毒や煮沸消毒をすること。
⑤未殺菌の牛乳を飲まないこと。
⑥小児ではイヌやネコなどペットからの感染に特に注意すること。

カンピロバクター食中毒の予防対策は，喫緊の課題である。

【引用・参考文献】

Black, R. E., Levine, M. M., Clements, M. L., et al. 1988. Experimental *Campylobacter* infection in humans. J. Infect. Dis. 157: 472-479.

Butzler, J. P., Dekeyser, P., Detrain, M., et al. 1973. Related *vibrio* in stools. J. Pediatr. 82: 493-495.

Dekeyser, P., Detrain, M., Butzler, J. P., et al. 1972. Acute enteritis due to related *vibrio*: first positive stool cultures. J. Infect. Dis. 125: 390-392.

市之宮健二，井上文孝，井上貴博，ほか．2011.*Campylobacter fetus* による新生児髄膜炎の1例：自験例および本邦報告例の検討．日周産期・新生児学会誌 47：113-118.

伊藤武．1987．食品衛生におけるカンピロバクター．食品と微生物 4：10-22.

Itoh, T., Maruyama, T., Sakai, S., et al. 1980. An outbreak of acute enteritis due to *Campylobacter fetus* subspecies *jejuni* at a nursery school. Microbiol. Immunol. 24: 371-379.

甲斐明美，横山敬子，高橋正樹．2005．食を介する感染症：カンピロバクター．化学療法の領域 21：529-536.

King, E. O. 1957. Human infections with *Vibrio fetus* and a closely related *vibrio*. J. Infect. Dis. 101: 119-128.

古賀道明，結城伸泰．2003．*Campylobacter jejuni* 腸炎とギラン・バレー症候群．感染症学雑誌 77：418-422.

Linton, D., Lawson, A. J., Owen, R. J., et al. 1997. PCR detection to species level, and fingerprinting of

Campylobacter jejuni and *Campylobacter coli* direct from diarrheic samples. J. Clin. Microbiol. 35: 2568-2572.

Lior, H., Woodward, D. L., Edgar, J. A., et al. 1982. Serotyping of *Campylobacter jejuni* by slide agglutination based on heat-labile antigenic factors. J. Clin. Microbiol. 15: 761-768.

McFadyean, J., and Stockman, S. 1913. Report of the Department Committee Appointed by the Board of Agriculture and Fisheries to Enquire into Epizootic Abortion, p.22 and Appendix Part III. Her Majesty's Stationary Office, London.

西本幸弘，結城伸泰．2011．ギラン・バレー症候群と *Campylobacter jejuni* 感染．臨床と微生物 38：15-19.

Parkhill, J., Wren, B. W., Mugall, K., et al. 2000. The genome sequence of the food-borne pathogenen *Campylobacter jejuni* reveals hypervariable sequence. Nature. 403: 655-658.

Penner, J. L., and Hennessy, J. N. 1980. Passive hemagglutination technique for serotyping *Campylobacter fetus* subsp. *jejuni* on the basis of soluble heat stable antigens. J. Clin. Microbiol. 12: 732-737.

PubMLST. *Campylobacter* locus/sequence definitions database.

Sebald, M., and Véron, M. 1963. Teneur en bases de l'AND et classification des vibrions. Ann. Inst. Pasteur 105: 897-910.

Skirrow, M. B. 1977. *Campylobacter* enteritis: a 'new' disease. Br. Med. J. 2: 9-11.

Smith, T., and Taylor, M. S. 1919. Some morphological and biological characters of the spirilla (*Vibrio fetus*, n. sp.) associated with disease of the fetal membranes in cattle. J. Exp. Med. 30: 299-311.

Takahashi, M., Koga, M., Yokoyama, K., et al. 2005. Epidemiology of *Campylobacter jejuni* isolated from patients with Guillain-Barré and Fisher syndromes in Japan. J. Clin. Microbial. 43: 335-339.

Vandamme, P., and De Ley, J. 1991. Proposal for new family, *Campylobacteraceae*. Int. J. Syst. Bacteriol. 41: 145-152.

Winters, D. K., and Slavik, M. F. 1995. Evaluation of a PCR based assay for specific detection of *Campylobacter jejuni* in chicken washes. Mol. Cell Probs. 9: 307-310.

Yuki, N. 2001. Infectious origins of, and molecular mimicry in, Guillain-Barré and Fisher syndromes. Lancet infect. Dis. 1: 29-37.

【甲斐明美，横山敬子，高橋正樹，小西典子】

ヘリコバクター科
Family ***Helicobacteraceae***

ヘリコバクター属
Genus ***Helicobacter***

Helicobacter pylori がヒトの胃より分離・培養されてから30年近くが経過した。現在では，この菌がヒトに慢性胃炎・消化性潰瘍を起こし，胃がんや胃MALTリンパ腫の発症に深く関与していることを疑う者はいない。さらに，特発性血小板減少性紫斑病(ITP)をはじめ，数多くの疾患との関連が指摘されている。現在までの研究結果から，健康保険では胃感染 *H. pylori* の除菌適応は「胃潰瘍または十二指腸潰瘍の確定診断がなされた患者」，「胃MALTリンパ腫の患者」，「特発性血小板減少性紫斑病の患者」，「早期胃がんに対する内視鏡的治療後の患者」「内視鏡検査により胃炎の確定診断がなされたヘリコバクター・ピロリ感染患者」となっている。一方，*H. pylori* 以外のヘリコバクター属(*Helicobacter*)の菌種もさまざまな動物から分離された。この中には，ヒト疾患を起こす菌種，関連を疑われている菌種がある。

ここでは *H. pylori* を中心にヒトに関連するヘリコバクター属菌種について概説する。

【分類・歴史】

(1)歴史(*H. pylori* の培養検出・病原性確定について)

ヒトの胃粘液下(中)にらせん状菌が存在することは，病理学者により19世紀後半から繰り返し指摘されてきた。また，胃粘膜にウレアーゼ活性があることも指摘されてきた。20世紀に入ると，多くの病理学者が胃粘液でのらせん状菌存在を報告した。しかし，培養ができず，しかも胃液は強酸性であるため，らせん状菌は混入雑菌とされた。長い期間，胃粘膜は食事での一時的な混入病原体を除いて無菌に近いと考えられていた。

1980年頃から，オーストリアのパース(Perth)でDr. Robin Warren(1937年生まれ)とDr. Barry Marshall(1951年生まれ)は，胃らせん状菌がカンピロバクターに近縁ではないかと考え，微好気環境での培養を試みた。長期間の検討後，1982年に1週間程度の微好気培養(当時としては長期)でらせん状菌の分離培養に成功した。彼らは当初からこの菌が胃炎に関連すると考えて，1983年にLancet誌に報告したのが *H. pylori* の最初の報告である。2人が別々にLetter to the Editorとして「unidentified curved bacilli」とのタイトルで記述している。一方，PhillipsとLeeはラット，マウスの胃より，らせん状菌(現在の *H. muridarum*)を分離培養したことを1983年初めに報告している。

H. pylori は当初(G)CLO(gastric *Campylobacter*-like organism)と呼ばれていたが，その後 *Campylobacter pyloridis* と命名された。しかし，ラテン語の文法上の問題で，1987年に *Campylobacter pylori* と改名された。その後，23S rRNAおよび遺伝子DNAの相同性解析から1989年に *Helicobacter* 属が新設され現在の *H. pylori* となった。このときに *Campylobacter cinaedi* および *Campylobacter fennelliae* も *Helicobacter* 属に移されている。なお，現在は多くの *Helicobacter* 属菌種が検出されているが，胃生息と腸管生息(肝・胆管系を含む)に大別される。

培養方法が確立されると胃粘膜からの分離培養は容易であったため，*H. pylori* が胃粘膜に生息することは世界的に認識されたが，病原性に関しては議論があり，常在菌的で病原性はないとする研究者も多かった。マーシャルなど数名の研究者は自ら *H. pylori* の菌液を飲み，急性胃炎が発生することを示した。また，*H. pylori* 感染の胃粘膜では，臨床的に無症状であっても，病理的には好中球などの細胞浸潤があり，胃炎状態であることが判明した。さらに，初回胃内視鏡施行で *H. pylori* 感染がなかった患者が数週間後に急性胃炎(腹痛をともなう)を起こし，そのときの患者胃粘膜から *H. pylori* が検出された事例が複数報告された(これが判明するまでは胃は無菌に近いと考えられ，内視鏡の十分な消毒はなされていなかったが，現在は専用の機器での高水準消毒が行われている)。これらのことから，*H. pylori* が胃炎を起こすことが確定している。さらに，消化性潰瘍(胃潰瘍・十二指腸潰瘍)患者では *H. pylori* 感染が多く，除菌によって潰瘍の再発率が激減することが判明した。現在では，*H. pylori* は消化性潰瘍の原因菌(causative agent)とされている。胃がんとの関連については1990年前後に多くの疫学研究が報告され，*H. pylori* は胃がんの明確な危険因子とされた。これらの報告をもとに，IARC(International Agency for Research on Cancer, WHO)は1994年に *H. pylori* をヒトに対する明確な発がん因子と認定した。このときの会議は *H. pylori* とSchistosomes, liver flukesに対するものであったため，これらに関する世界各国の専門家20名が参加して開催され，日本からも2名が参加している。このときの報告書である“Iarc Monographs on the Evaluation of Carcinogenic Risks to Humans” Volume 61, Schistosomes, Liver Flukes and *Helicobacter pylori*, 1994での，*H. pylori* の結論の記述を記載する。

5.5 Evaluation:

There is sufficient evidence in humans for the carcinogenicity of infection with *Helicobacter pylori*. There is inadequate evidence in experimental animals for the carcinogenicity of infection with *Helicobacter pylori*.

Overall evaluation:

Infection with *Helicobacter pylori* is carcinogenic to humans (Group 1).

Group 1は「The agent (mixture) is carcinogenic to humans. The exposure circumstance entails exposures that are carcinogenic to humans.」と定義されている。この本の表紙を写真1に示した。

さらに *H. pylori* は多様な疾患との関わりが指摘され，研究が継続されている。このような重大な疾患との関わりから，*H. pylori* の発見者であるロビン・ウォレンとバリー・マーシャルに対し，2005年にノーベル医学生理学賞が授与された。

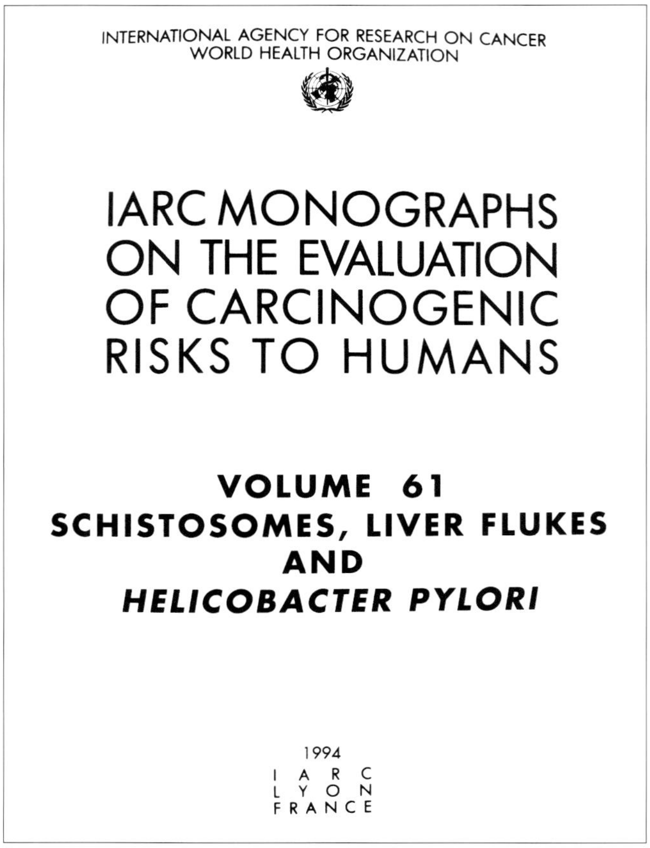

写真1　IARC MONOGRAPHS ON THE EVALUATION OF CARCINOGENIC RISKS TO HUMANS Volume 61 SCHISTOSOMES, LIVER FLUKES AND *HELICOBACTER PYLORI* 1994 の表紙

(2)分類

現在，*Helicobacter* 属は，*Bacteria*(真正細菌)のなかで，プロテオバクテリア門(*Proteobacteria*)の *Epsilonproteobactera* で，カンピロバクター目(*Campylobacterales*)のヘリコバクター科(*Helicobacteraceae*)に分類されている。ヘリコバクター科には *Helicobacter* 属以外には従来から近縁とされている *Wolinella*(ヒトや動物(ウシなど)の消化管生息)と *Sulfuricurvum*，*Sulfurimonas*，*Sulfurovum*，*Thiovulum*(これらは環境生息菌で，無機質の硫黄を電子供与体として利用し硝酸性窒素を還元脱窒するため，水質浄化に利用されている)の5属が含まれている。

ヘリコバクター属には現在30菌種以上が正式に登録されている。この属の菌種は動物(トリを含む)の消化管から分離されるが，分離部位は基本的に胃と腸に大別される。*H. pylori* は胃炎を起こすが，*H. pylori* は以外の胃分離菌種もその検出動物に胃炎を起こすと考えられている。腸管(糞便)分離の菌種は下痢症を起こすが，*H. hepaticus*，*H. bilis* は感染動物(マウス)に肝炎・胆管炎も起こす。ヒトに下痢症を起こす *H. cinaedi* などではヒトに敗血症を起こす。

主な菌種の生化学的特徴と分離動物を表1に示した。

【形態・構造】

ヘリコバクター属はグラム陰性菌であり，基本的な表層構造はカンピロバクターや他のグラム陰性菌と同様のものが多い。らせん状の菌体である菌種が多いが桿菌状のものもある。一部菌種では外膜と内膜の間にペリプラスマ線維(periplasmic fibers)を持つ。*H. pylori* の電子顕微鏡像(negative staining)を写真2に示した。また，他のヘリコバクター属菌種の電子顕微鏡像を写真3〜7に示した。

H. pylori では増殖菌体はらせん状もしくはカーブした桿菌状(helical form)で，菌端に数本の鞭毛を持ち，運動能を示す。液体培地では運動性を示すが，固形培地上での遊走はほとんど観察されない(ヘリコバクター属の他菌種では遊走を示すものはある)。この鞭毛は有鞘であることが特徴である(有鞘鞭毛はビブリオ属などにも見られる)。鞘は構造上では外膜と同じと考えられている。*H. pylori* では有鞘鞭毛端で鞘部分がまるく膨化していることが多い。他のヘリコバクター属菌種でも有鞘鞭毛を持つものが多いが，鞭毛端は膨化しない。鞭毛蛋白は FlaA(56 kDa)と FlaB があるが，運動を司るのは FlaA である。

【培養】の項で述べるが，*H. pylori* は微好気環境で，らせん状の菌形態で，増殖するが，微好気環境長期培養・嫌気状態への移行など周辺環境が変化すると球状化する(球状体：coccoid form)(写真3c)。増殖している胃小窩ではらせん状であるが，胃ムチン層上層では球状体も多く観察される。球状体は現在の技術では培養不能である。現在のところ，*H. pylori* の培養検出は胃粘膜，胃液，十二指腸粘液，小腸上部粘液で培養可能であるが，他の部位では不能である。便中には抗原や遺伝子は検出

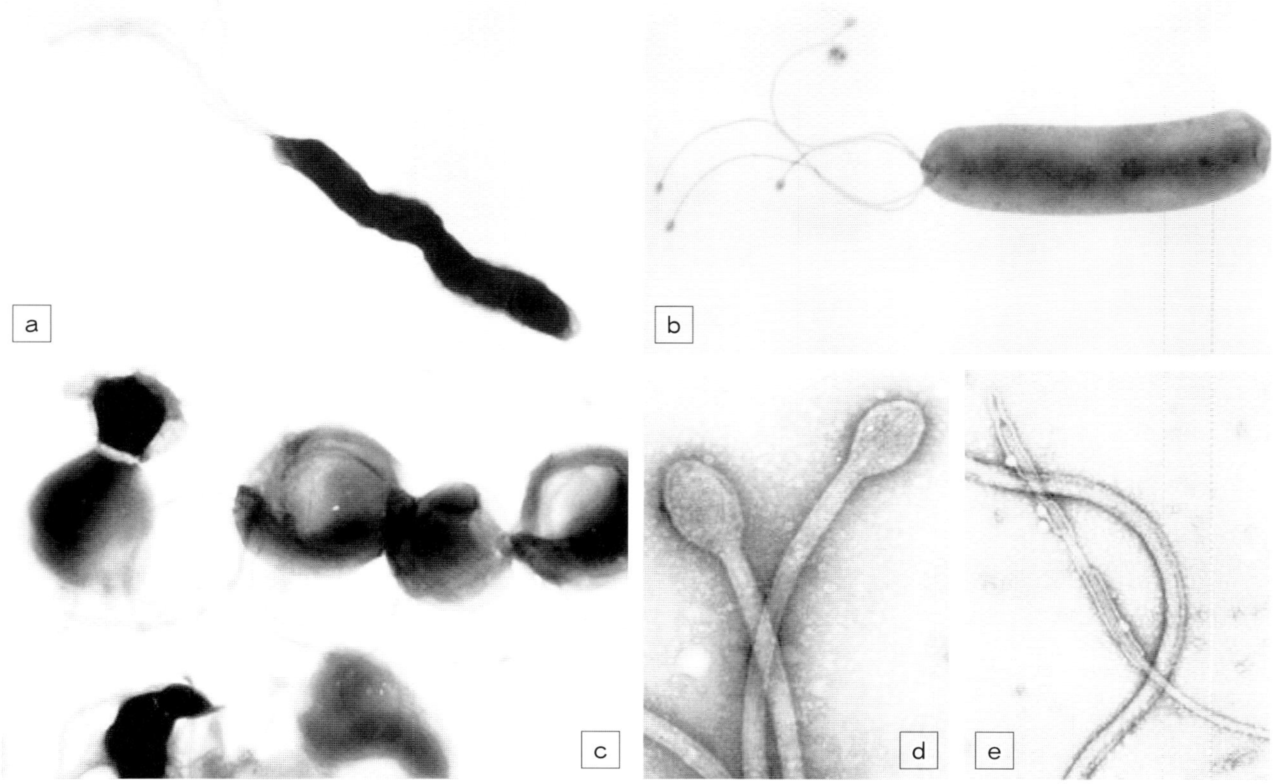

写真2 *H. pylori* の電子顕微鏡像(negative staining)。a)らせん状菌体，b)湾曲した桿菌状菌体，c)球状体(coccoid body)，d)膨化している鞘付き鞭毛末端，e)鞘付き鞭毛と鞘が破損して内部の鞭毛が観察される部分

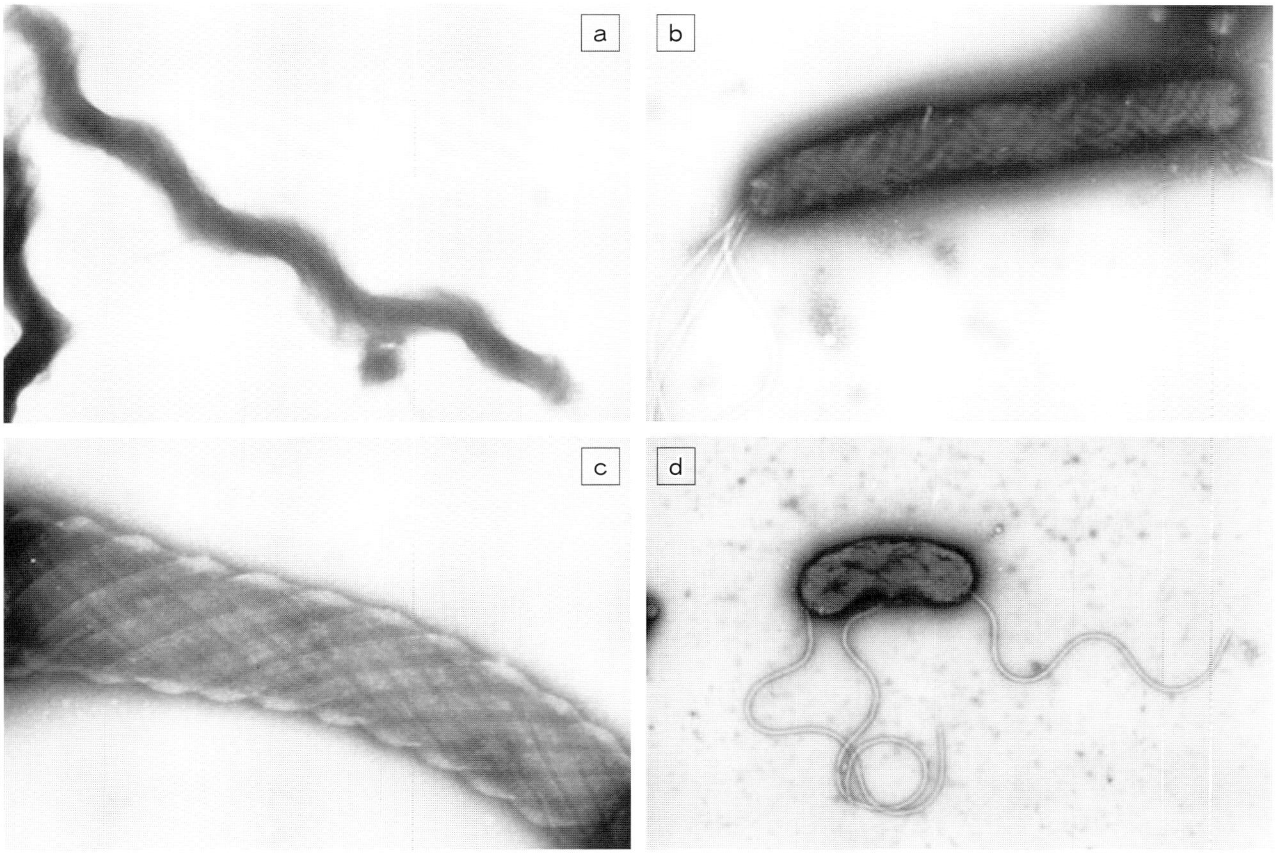

写真3 他のヘリコバクター属菌種の電子顕微鏡像(negative staining)。a)*H. felis*(らせん状菌体)，b，c)*Helocobacter* sp. Flexspira(桿菌状菌体。ペリプラスム線維を持つ。上下の線維が観察され格子状に見える)，d)*H. mustelae*(湾曲した桿菌状菌体)

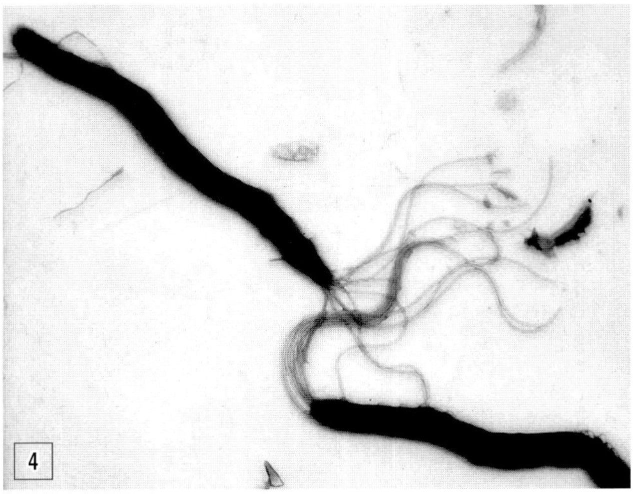

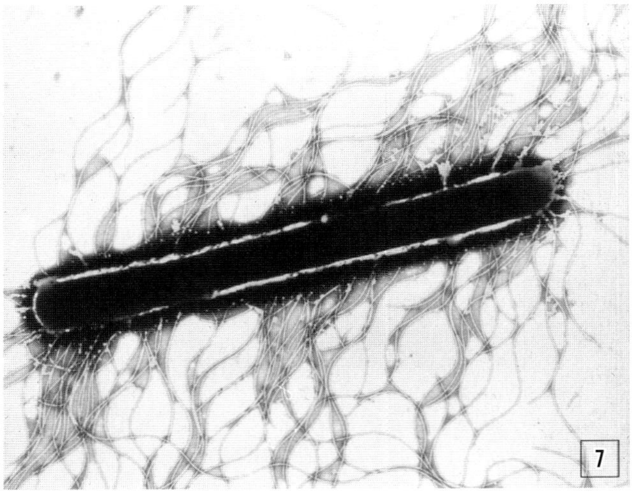

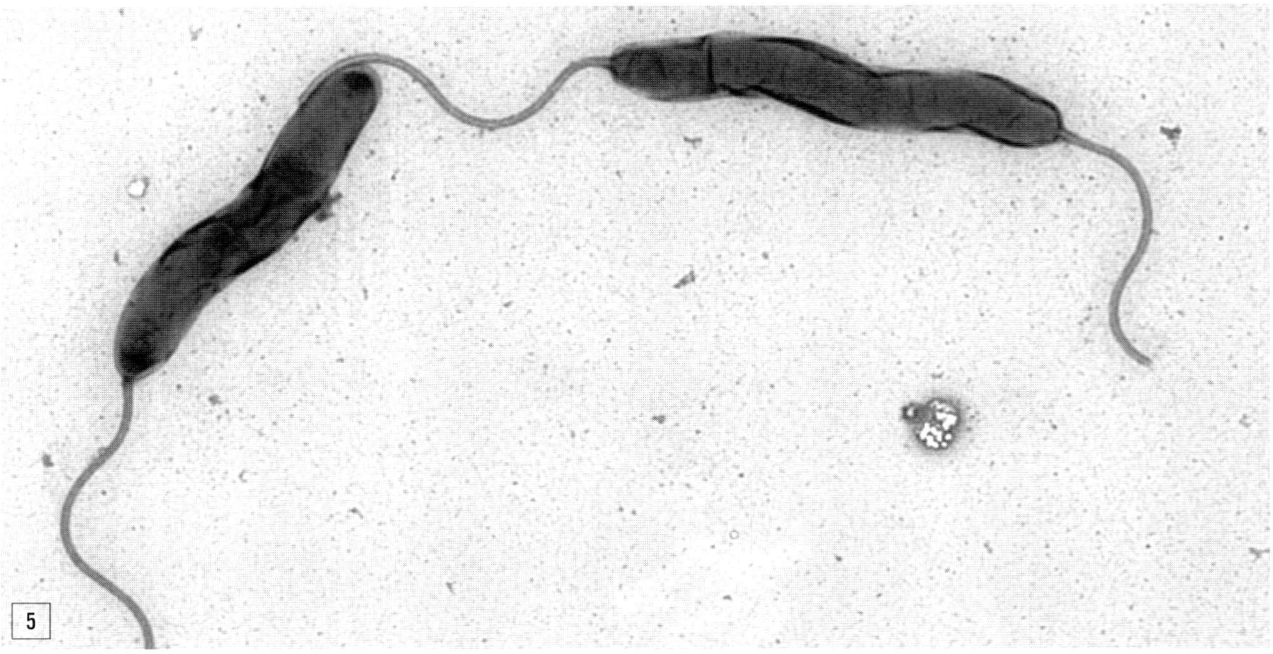

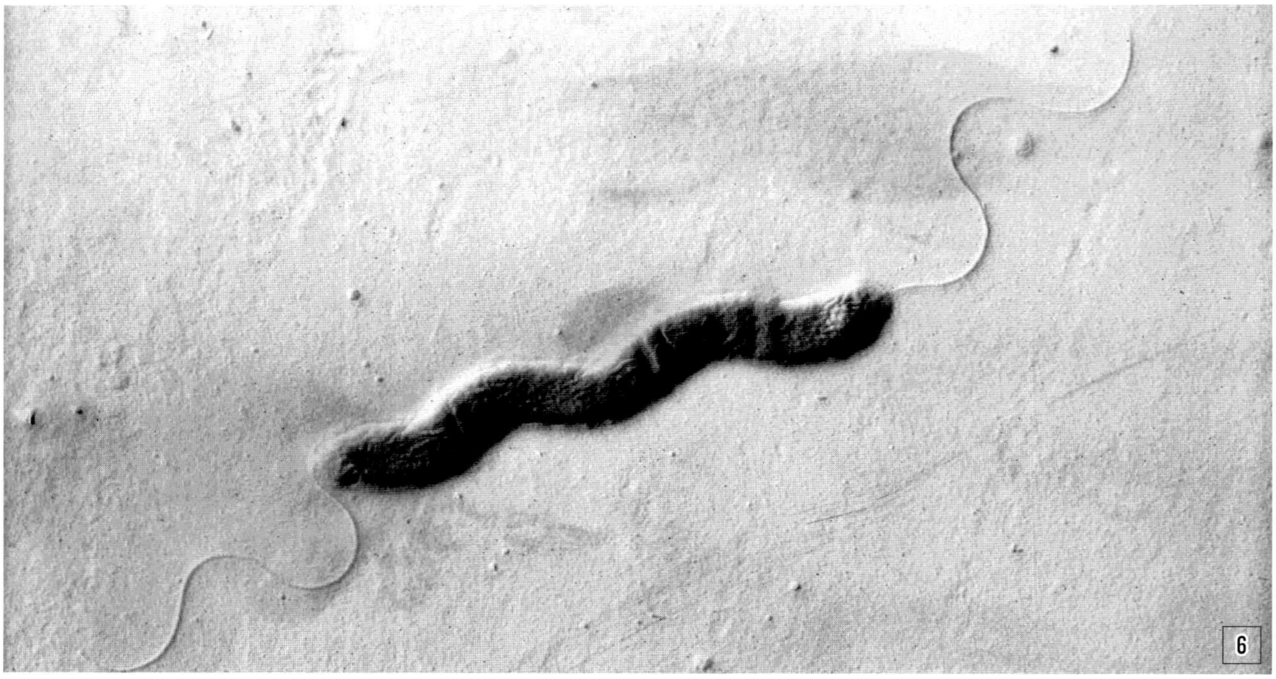

写真 4　*H. muridarum* の電子顕微鏡像（negative staining）。らせん状菌体で菌端に多数の鞘付き鞭毛が観察される（鞘付き鞭毛の末端は膨化していない）。

写真 5　*H. cinaedi* の電子顕微鏡像（negative staining）。らせん状菌体と菌端の 1 本の鞘付き鞭毛が観察される。

写真 6　*Campylobacter jejuni* の電子顕微鏡像（shadowing）。菌はらせん状形態であるが，鞭毛は鞘付きではない。

写真 7　*Proteus vulgaris* の電子顕微鏡像（negative staining）。桿菌の菌体周辺全体に鞭毛があるが，鞭毛は鞘付きではない）の電子顕微鏡像を示した。

可能であり，便中抗原検出は *H. pylori* の保有診断にも用いられるが，培養はできない。さらに環境(河川水など)からも培養分離はできない。このため，感染経路の確定はなされていない。これらの状況から球状体は培養できないが死んではいない状態〔viable but non-culturable state：V(B)NC〕であり，胃で増殖可能菌体に変化して感染するとの考えがあるが，現状では判定不能である。なお，腸管生息の菌種は便から分離培養が可能である。ただし，各動物(ヒトを含む)の胃においては(病理)組織検索ではらせん状菌体が観察されるが，培養はできないものもある。

【増殖】

H. pylori は，カンピロバクター属やナイセリア属の一部(淋菌・髄膜炎菌など)と同様に，微好気環境で増殖する。基本的には，二酸化炭素 10〜15%，酸素 5%(残り窒素)の環境で培養する。胃生検材料からの初代分離ではこの環境での培養が望ましい。ガス環境で最も重要なのは二酸化炭素であり，継代では 10%程度の二酸化炭素存在下で増殖する。また，増殖に高湿度を必要とする。基本的に栄養要求性は高く，増殖に血液成分(血液，血清)の添加を必要とする。ただし，アルブミン・スターチ・炭末を添加すると無血清で増殖し，dimethyl β-cyclodextrin を(0.1〜0.2%)を添加すると無血清で増殖する。*H. pylori* は不飽和脂肪酸に感受性であり，dimethyl β-cyclodextrin はこれをトラップして増殖を支持していると思われる。増殖は通常の細菌と同じ 2 分裂である。増殖速度は遅く，初代分離でのコロニー形成に 1 週間程度を要するが，継代培養では 3〜4 日でコロニーを形成する。詳細は【培養】の項に記述する。

他のヘリコバクター属も概ね上記と同様の環境で増殖する。ただし，*H. cinaedi*，*H. fennellae*，*H. pullorum* などは微好気環境に加えて，水素の存在下で増殖が良い(特に，*H. pullorum* は水素がないと非常に増殖が悪い)。

【生態】

H. pylori は，生化学的性状としてオキシダーゼ陽性，カタラーゼ陽性，ウレアーゼ陽性，ウマ尿酸塩水解陰性，硝酸塩還元陰性である(表 1)。また，ブドウ糖から酸の産生をする(発酵)経路を持っていないが，ブドウ糖の利用能はある。

これらの性状のうち特徴的なものはウレアーゼである。他のウレアーゼ(主に細菌)との性状比較を表 2 にまとめた。*H. pylori* のウレアーゼは活性が高いと記述されるが，一定時間で分解される尿素量(specific activity)は他の菌種と比較して高くはなく，最も高いのは *Ureaplasma urealyticum* である。しかし，Km 値が非常に低く，ほぼ血液中と同じである胃粘膜・粘液中の低濃度尿素を効率よく分解しアンモニアを産生すると考えられている。また，他の細菌のウレアーゼはサブユニットが 3 種もしくは 1 種であるが，*H. pylori* のものは 2 種であり，大サブユニットに 1 分子のニッケル(Ni)を含んでいる。さらに，他の細菌では細胞質内に存在しているが，*H. pylori* では細胞質内および細胞表面に存在しており，この点でも特徴的である。このため，環境の尿素を速やかに分解する。*H. pylori* は酸耐性を示さないが，尿素存在下では酸耐性を示す。ウレアーゼで菌体周囲を中性化し生残する。このウレアーゼ活性によりヒト強酸性胃液中を生残・通過し，pH 5.5 と考えられている胃小窩で増殖していると考えられる(どのような状態で胃液中を通過するかは不明であるが)。この強いウレアーゼ活性を利用して *H. pylori* の保有診断を行うことが可能である(【病原性】の項を参照)。他の *Helicobacter* 属胃生息菌種は同様のウレアーゼを保有しているが，腸管生息菌種では保有していないものもある。

H. pylori は他のグラム陰性菌と同様に外膜・内膜を

表 1　*Helicobacter* 属に所属する主な菌種の基本性状

	大きさ(μm)		鞭毛			42°C での発育	ペリプラズム線維	ウレアーゼ産生	オキシダーゼ産生	カタラーゼ産生	硝酸塩還元	主な分離源
	幅	長さ	本数	局在	髄鞘							
Gastric												
Helicobacter												
H. pylori	0.5〜1	2.5〜5	4〜8	双極	+	(−)	−	+	+	+	−	ヒト
H. baculiformis	1	10	11	双極	+	−	+	+	+	+	+	ネコ
H. bizzozeronii	0.3	5〜10	10〜20	双極	+	V	−	(+)	+	+	+	イヌ
H. cynogastricus	0.8〜1	10〜18	6〜12	双極	+	−	+	+	+	+	+	イヌ
H. felis	0.4	5〜7.5	14〜20	双極	+	V	+	(+)	+	+	+	ネコ，イヌ
H. salomonis	1	5〜7	10〜23	双極	+	−	−	+	+	+	+	イヌ
H. suis	1	2.3〜6.7	4〜10	双極	+	−	−	+	+	+	−	ブタ，ヒト
Enterohepatic												
Helicobacter												
H. bilis	0.5	4〜5	3〜14	双極	+	+	+	+	+	+	+	マウス
H. canadensis	0.3	1〜4	1〜2	双極	−	+	−	−	+	+	V	ヒト
H. canis	0.25	4	2	双極	+	+	−	−	+	−	−	イヌ，ヒト
H. cinaedi	0.4	3	1〜2	双極	+	V	−	−	+	(+)	+	ヒト
H. equorum	0.3	1.5〜4	1	単極	+	−	−	−	+	+	+	ウマ
H. fennelliae	0.4	3	2	双極	+	(−)	−	−	+	(+)	−	ヒト
H. hepaticus	0.3	1.5〜5	2	双極	+	−	−	+	+	+	+	マウス
H. pullorum	0.5	3〜4	1	単極	−	+	−	−	+	+	+	トリ，ヒト
H. rodentium	0.3	1.5〜5	2	双極	−	+	−	−	+	+	+	マウス
H. typhlonius	0.3	2〜3	2	双極	+	+	−	−	+	+	V	マウス

陽性率　+：100%，(+)：80〜94%，V：42〜66%，(−)：7〜33%，−：0%

表2　精製されたウレアーゼの性質

	Km (mM)*	specific activity (mmol of urea/min per mg of protein)*	pH optimum	native Mr	subunit Mr	subunit composition	metal content
Bacteria:							
*Helicobacter pylori**2	0.17～0.48	1,100～1,700	8.0	550,000 ～600,000	α=29,500～31,000 β=62,000～66,000	$(\alpha\beta)\times6$	5.21 Ni/$(\alpha\beta)\times6$ (1.0 Ni/β)
*Helicobacter felis**3	0.4	NR	NR	597,000	α=30,200 β=64,800	$(\alpha\beta)\times6$	
*Helicobacter nemestrinae**4	NR	NR	NR	566,000	α=30,100 β=69,300	$(\alpha\beta)\times6$	
*Helicobacter mustelae**5	0.45	1,560	NR	535,000 ～564,000	α=27,500～29,200 β=62,000～64,300	$(\alpha\beta)\times6$	
Klebsiella aerogenes	2.8	2,200	7.75	224,000	α=9,000 β=11,000 γ=72,000	$(\alpha_2\beta_2\gamma)\times2$	2.1 Ni/$\alpha\beta_2\gamma_2$
Proteus mirabilis	13.0	2,057	7.5	212,000 ～250,000	α=8,000 β=10,000 γ=73,000	$(\alpha_2\beta_2\gamma)\times2$	
Providencia stuatii	9.3	5,520	NR	230,000	α=8,000 β=10,000 γ=73,000	$(\alpha_2\beta_2\gamma)\times2$	1.9 Ni/$\alpha\beta_2\gamma_2$
Ureaplasma urealyticum	2.5～4.5	33,530～180,000	7.0～7.5	150,000 ～380,000	α=66,000～76,000	α_2 or α_5 or α_6	
Plant:							
Jack bean	2.9	1,000～5,500	NR	590,000	(α=98,000)	α_6	2.0 Ni/α

この表でサブユニットは分子量の小さいものから α, β, γ とした。NR：報告なし。* これらの値は異なる緩衝液，温度，pH で測定されたものである。*2 以下の文献より引用・改変：Li-Tai Hu et al., 1990; Dunn et al., 1990; Evans et al., 1991; Hawtin et al., 1991; Turbett et al., 1992。*3 以下の文献より引用・改変：Turbett et al., 1992; Goorz et al., 1994。*4 以下の文献より引用・改変：Turbett et al., 1992。*5 以下の文献より引用・改変：Dunn et al., 1991; Turbett et al., 1992

有している。膜の生態的特徴として LPS(リポ多糖)構造とコレステリールグルコシドの保有がある。外膜外側の脂質側構成成分の多くを構成するリポ多糖類(LPS)において，大腸菌などの LPS ではリピッド A を構成する 2 分子の糖のリン酸化部では，各構成糖には 1 分子に 1 個のリン酸基が結合している。しかし，*H. pylori* LPS では片方の糖(4 位)はリン酸基が結合しておらず，結合リン酸基(1 位)にエタノールアミンが結合しているものが多い。また，リピッド A 構成脂肪酸が大腸菌に比べ，鎖長が長く，3-OH C18:0 および 3-OH C16:0 が主要である。これらの構造から *H. pylori* LPS の細胞傷害性は低いとされている。ただし，慢性胃炎の形成・持続には関与していると考えられている。また，大腸菌などの LPS は自然免疫系において TLR-4 を介してシグナル伝達が行われるが，*H. pylori* LPS では TLR-2 を介すると報告されている。なお，さらに *H. pylori* の遺伝子では LPS の糖合成に関わる酵素の遺伝子数が多様であり，これら遺伝子の on/off によって同一菌株でも多種の *O*-抗原多糖が形成されることが示されている。この *O*-抗原多糖では，他の細菌ではほとんど認められないフコース(fucose)を持つものが多く，ヒトの多種類の Lewis 血液型糖鎖構造を発現している。これら Lewis 血液型糖鎖構造保有により，ヒト免疫系から回避しているとの考えもあるが，判然とはしていない。

コレステリールグルコシドを含むステリールグルコシドは植物や真菌などに幅広く存在しており，ステロールの 3-OH にグルコースが β 結合している。コレステリールグルコシドの保有は細菌では非常に稀であり，マイコプラズマやボレリアの一部で報告されているのみである。*H. pylori* ではこのコレステリールグルコシドを膜(多くは外膜)に多量保有している(総脂質の約 25%)。しかも，コレステロールとグルコースは α 型であり，大変特異である。また，*H. pylori* 保有コレステロールグルコシド(CGs)には 3 種あり，基本構造物は cholesteryl-α-D-glucopyranoside(CGL)であり，他 2 種は CGL に脂肪酸(C14:0)が結合したものと，CGL にホスファチジル基が結合したものである(図 1)。これら CGs を合成するにはコレステロールが必要であるが，*H. pylori* にはコレステロール合成能はなく，マイコプラズマと同様に，外界から取り込んで CGs を合成する。無血清培地(dimethyl β-cyclodextrin 添加)で培養すると，培地中にコレステロールがないため，増殖菌体は CGs を保有しない。したがって，*H. pylori* にとって CGs は増殖に必須な物質ではない。ただし，CGs はヒト免疫系からの反応回避の働きがあり，ヒト胃粘膜での生残には必須であることが示されている。*H. pylori* 自体にとってはコレステロールの膜への取り込み自体が膜強化に働いている。なお，胃粘膜には表層粘液と腺粘液の 2 種類があり，腺粘液の特定糖鎖成分(2 分岐型 *O*-glycan の非還元末端に α1, 4-GlcNAc 残基を持つもの)は *H. pylori* に対して殺菌活性を示し，CGs 合成を阻害することが判明している。また，他のヘリコバクター属菌種でも CGs を保有するものが多い。*H. pylori* 脂質の二次元 TLC(Thin-Layer Chromatography)像を写真 8 に示し

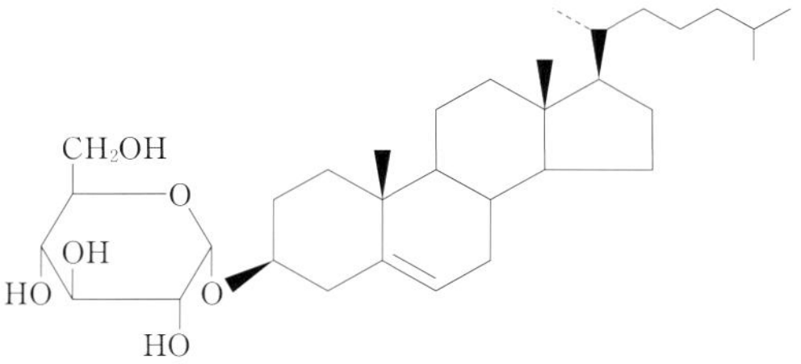

CGL：Cholesteryl-α-D-glucopyranoside

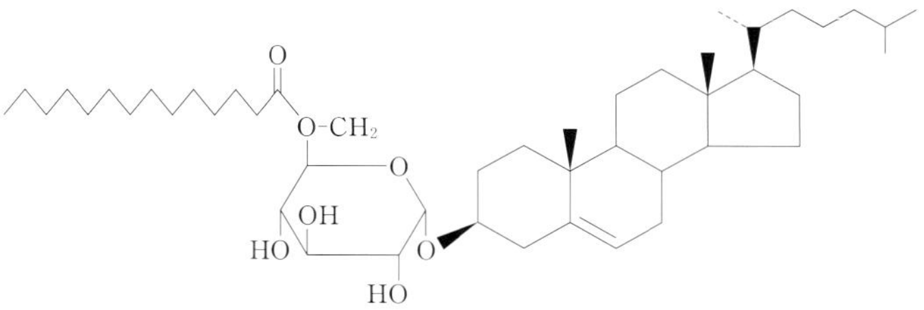

CAG：Cholesteryl-6-*O*-tetradecanoyl-α-D-glucopyranoside

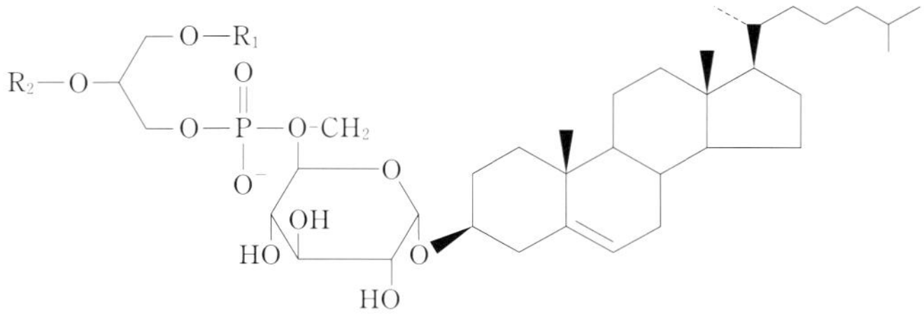

CPG：Cholesteryl-6-*O*-phosphatidyl-α-D-glucopyranoside

図1 コレステロールグルコシドの構造

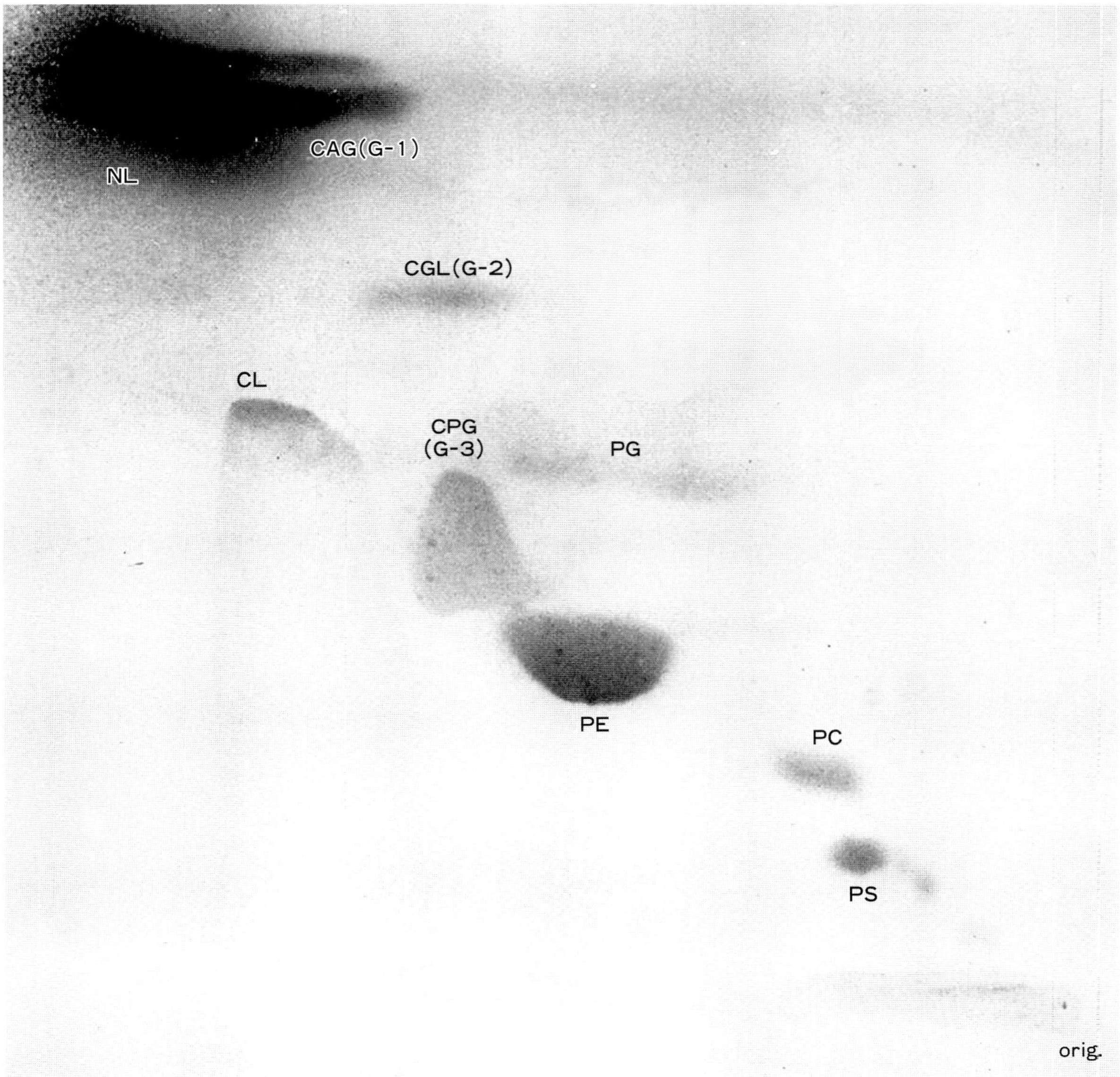

写真8 *H. pylori* 脂質の二次元 TLC 像。CAG・CGL・CPG：コレステリールグルコシド，PE：phosphatidylethanolamine, PG：phosphatidylglycerol，CL：cardiolipin，PC：phosphatidylcholine，PS：phosphatidylserine，NL：neutral lipids

た。

【遺伝子情報】

H. pylori のゲノムは約1.6 Mbpであり，GC含量は39%である。ORF(open reading frames)は1,500程度であり，機能の推定できるORFは900程度である。他の細菌に比較するとゲノムは小さく，生合成系の遺伝子が少なく，宿主依存性が強いことを示している。また，転写因子・遺伝子修復に関連する遺伝子も少ない。RNAポリメラーゼのシグマ因子は少なく，熱ショック蛋白の誘導に関与するRpoH，定常期に関与するRpoSはない。ただし，菌は熱ショック蛋白(HSP60など)を多量に保有し，ストレスで増加し，増殖期と定常期では構成蛋白に相違がある。*H. pylori* では別の転写制御機構が働いていると思われる。一方で菌体表層構造(外膜)の外膜蛋白・LPS生合成に関連する遺伝子は多い。さらにこれら遺伝子ではCT，AG，Cなどの塩基の繰り返し配列が多く見つかっている。このような状況から *H. pylori* ではgenomic diversityが高いと考えられる。現在では世界各地で分離された多くの *H. pylori* 菌株で全塩基配列が判明している。東京大学の小林らは多数の株の塩基配列を検討して，*H. pylori* 菌株での新しい遺伝子変異の仕組みとして，「一定遺伝子領域の逆位と重複」が起こり，重複遺伝子ができること，また重複遺伝子が入ることによる遺伝子崩壊が起こることを検出している。さらに，世界での系統的地理的分化を検討し，世界の *H. pylori* 菌株系統のなかで東アジア型(日本，韓国)，ヨーロッパ型，アメリンド型(アメリカ先住民)，西アフリカ型でのゲノム進化様相を提示している。彼らの検討では東アジア型とヨーロッパ型で多様化が著しいのは病原因子である *cagA*・*vacA*，菌表層構造関連(外膜蛋白・LPS合成)，酸化還元・電子伝達系などの遺伝子群であることを示している。特に酸化還元・電子伝達系ではモリブデン関連の遺伝子が東アジア株で崩壊していた。なお，*cagA*・*vacA* の遺伝子型については【病原性】の項で記述する。

【培養】

増殖ガス環境については【増殖】の項に記述したように微好気環境・高湿度である。従来の嫌気培養に用いられるジャー(写真9)は，容器内で，水を入れたガス発生パックから二酸化炭素・水素ガスを発生させ，金属カタリストで容器内酸素を水素と結合させて水として酸素を除くものである。カタリストがない場合には酸素の除去が不完全であり，微好気環境になる。これを利用してヘリコバクター属菌種の微好気培養が行われてきた。この方法では容器内圧力が高く，頑丈な容器と厳重なシールが必要であった。これに対し，日本のメーカーから二酸化炭素発生・酸素鉄吸着のパックが市販された。このパックでは容量設定で嫌気・微好気培養が可能であり(それぞれのパックがある)，容器内圧は上がらないため，簡便な容器設定でよい(写真10)。最近はこのタイプのジャーが世界的に用いられている。ただし，水素ガスが増殖に必要な菌種では以前からの水素ガス発生パック(カタリストなし)での培養が必要である。最も安定した増殖ガス環境作成には嫌気チャンバー(写真11)の使用が望ましい。供給ガスボンベを5%酸素・10〜15%二酸化炭素・窒素の組成にすれば微好気培養ができる。このチャンバーでは大気に曝すことなく，継代や実験が可能である。ただし，チャンバー内は結露しない程度に高湿度を保つことが重要である。

通常の分離培養培地には，自家製の場合，7%(5〜10%)血液加寒天培地が使用される。添加血液(血清)ではウマが多く使用される。基礎の寒天培地にはBHIA(brain heart infusion agar)やコロンビア寒天培地の使用が多い。強酸性胃液によりヒトの胃粘膜は通常ではかなり無菌的である。しかし，*H. pylori* での持続感染では萎縮性胃炎により酸分泌が低下し胃液は中性化する。この場合は，口腔からの細菌・真菌の定着が多く認められる。このため，継代培養では抗菌剤の添加は必要ではないが，胃生検サンプルからの初代分離では抗菌剤添加が必要である。抗菌剤添加・無添加血液寒天培地での胃生検サンプルからの初代分離例を写真12に示した。左側は抗菌剤無添加であり *H. pylori* 以外の菌コロニー(大型辺縁不整など)が多数認められるが，右側は抗菌剤添加であり *H. pylori* の菌コロニーのみが認められる(同じ胃生検材料を用いている)。ただし，菌株によっては，抗菌剤添加で増殖が抑制される株もあるため，抗菌剤添加・無添加培地の双方を使用することが望ましい。抗菌剤としては基本的にはバンコマイシン10 μg，トリメトプリム5 μg，ポリミキシンB 2.5 units/mL程度が添加される(カンピロバクター培養用Skirrow培地の処方)。各会社からさまざまに工夫された *H. pylori* 検出用生培地が市販されている。また，*H. pylori* 輸送用培地も市販されている。胃生検サンプルはホモジナイザーで軽く潰した後で培地に塗布する。*H. pylori* はヒトの胃粘膜層(胃小窩)でfree swimmingの状態で存在しているが，一部は粘膜上皮細胞表面にグリコカリクスを介して強固に結合している。粘膜下層より下には菌は存在しない。このため，粘膜部分さえ懸濁されればよく，胃生検サンプル全体を均一化する必要はない。初代分離培養では1週間程度培養する。【形態・構造】の項に記述したが，*H. pylori* は長期培養では球状化しやすく，球状体は培養不能である。このため，寒天培地では初代では10日以上，継代では7日以上培養すると継代培養ができないことがあり，注意を要する。血液寒天培地では，透明感のある表面平滑なコロニーを形成する(写真13)。グラム染色光学顕微鏡観察では陰性のらせん状，S字状，コンマ状の菌体が観察される(写真14)。球状体は点状であり，これが多い場合は速やかに継代することが望ましい。

他のヘリコバクター属菌種も同様の血液(血清)添加培地が使用される。培養期間もほぼ同様である。しかし，ピンホール状のコロニーを形成する菌種や遊走性を示して薄く広がったコロニーを形成する菌種がある。*H. pylori* 以外は培養が困難なものが多く，継代に失敗することも多いため，コロニーが認められた場合には速やかに継代・凍結保存することが望ましい。

【抗原構造(*H. pylori* のみ記述)】

H. pylori はヒトの胃に感染し，抗菌剤などで積極的に除菌しない限り，一生にわたる持続感染となる(感染経過と病態に関しては【病原性】の項を参照)。この持続

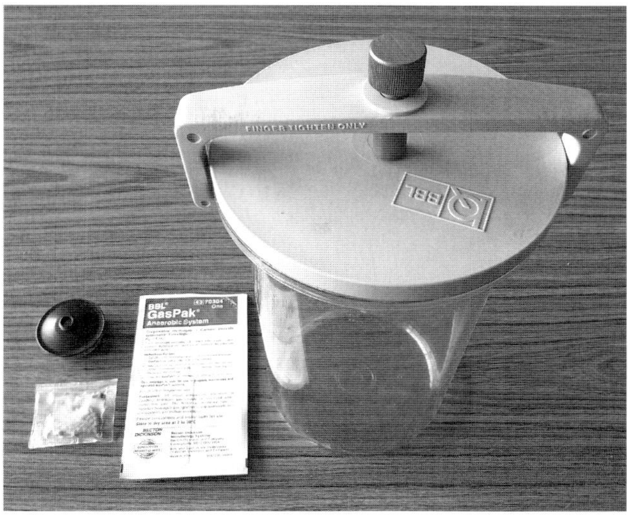

写真 9 BBL 社の嫌気ジャー・嫌気パック・金属カタリスト・カタリスト容器

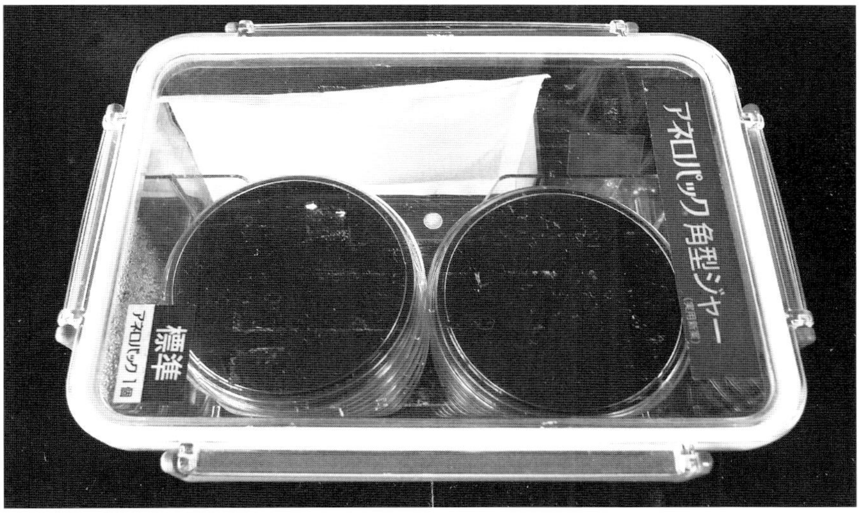

写真 10 ミツビシ社角形ジャー。簡便なポウチタイプもある。

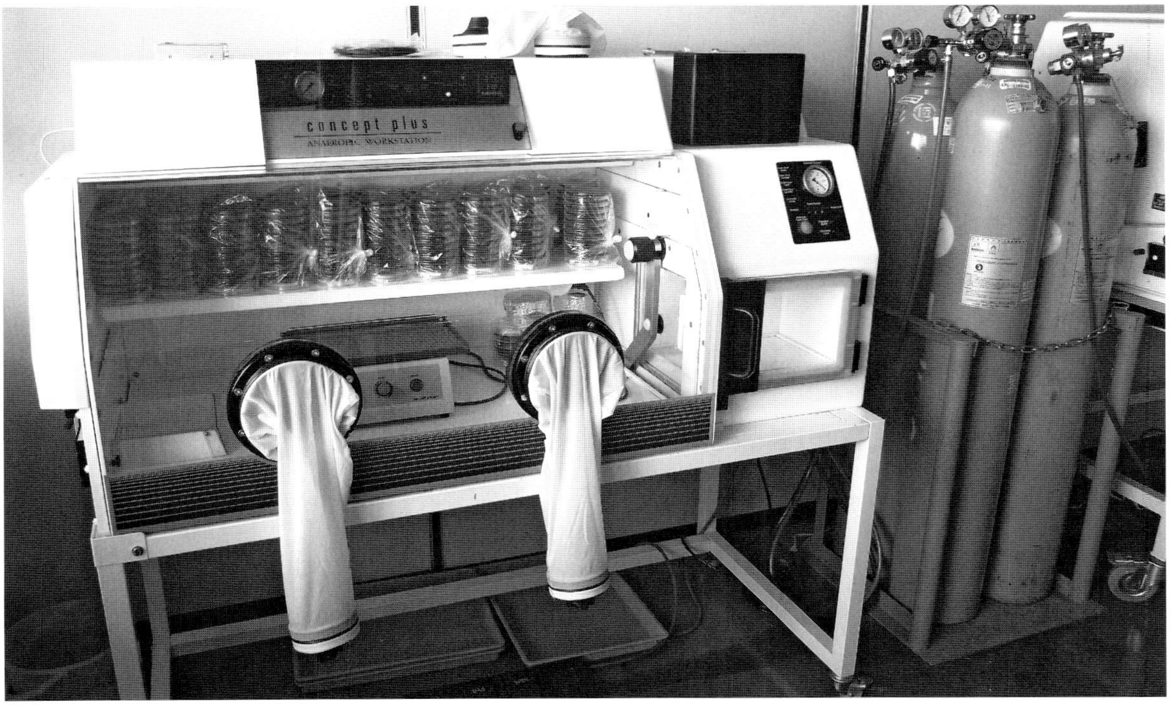

写真 11 嫌気チャンバー

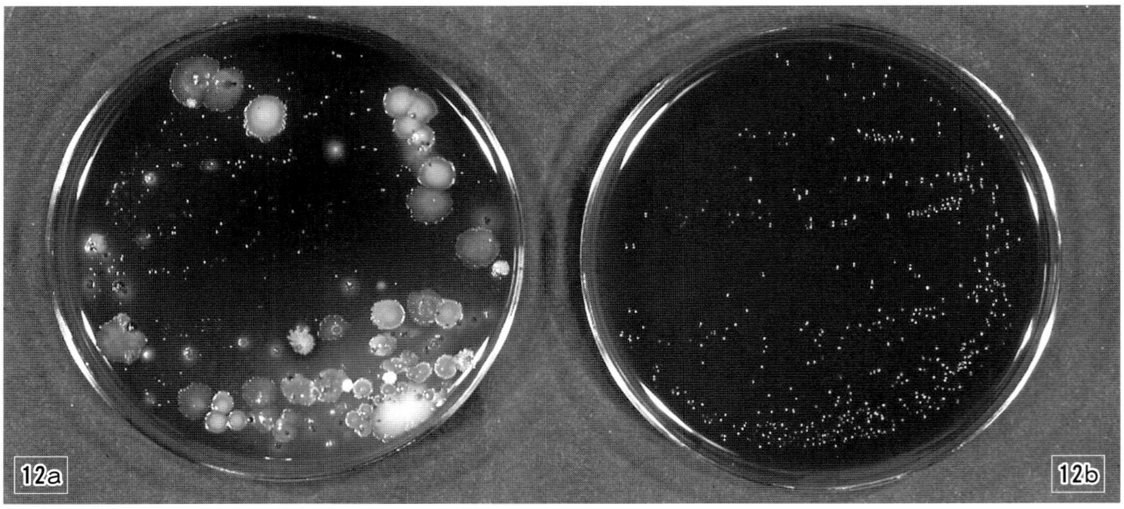

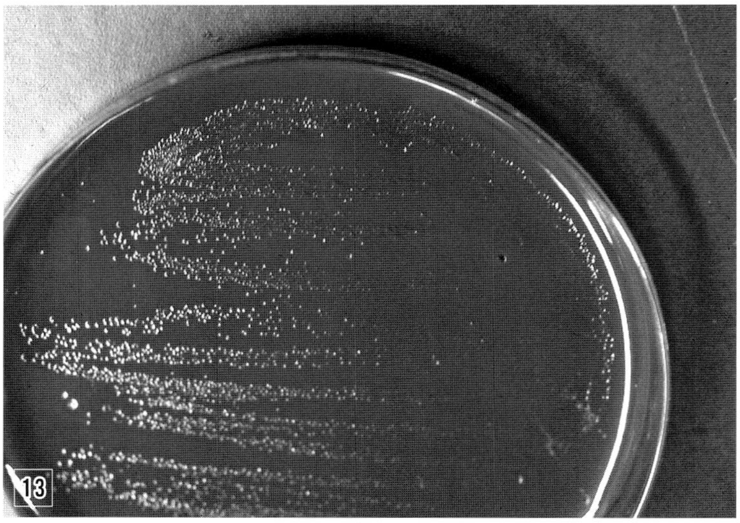

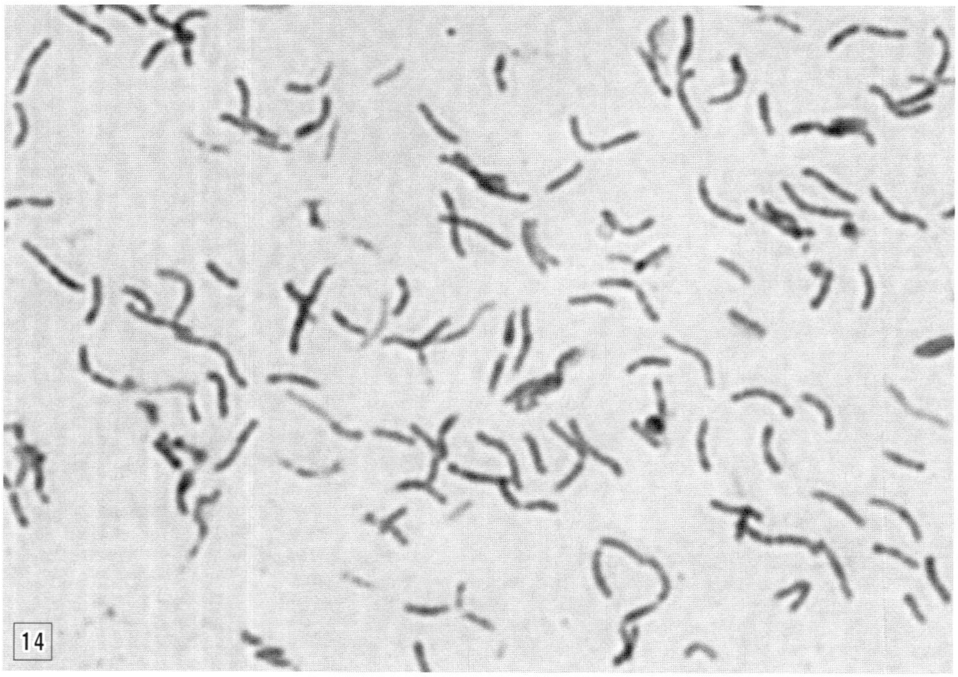

写真 12　抗菌剤添加・無添加血液寒天培地での胃生検サンプルからの初代分離例(同じ胃生検材料を用いている)。a)抗菌剤無添加。*H. pylori* 以外の菌コロニー(大型辺縁不整など)が多数認められる。b)抗菌剤添加。*H. pylori* の菌コロニーのみが認められる。
写真 13　血液寒天培地では透明感のある表面平滑なコロニーを形成する。
写真 14　グラム染色光学顕微鏡観察では陰性のらせん状，S 字状，コンマ状の菌体が観察される。

感染において，ヒト血液中には *H. pylori* の菌体に対する抗体価が上昇する。この抗体価は消化管粘膜に感染する細菌としては非常に高く，血液中特異 IgG 抗体のみでなく，胃粘膜での特異 IgA 抗体も検出できる。しかしながら，高い抗体価は胃粘膜からの菌排除には働かない。抗体の保有は *H. pylori* の保有診断となっている。この項では，ヒト血液中で抗体が認められる主要な *H. pylori* の抗原について概説する。

H. pylori 保有患者血清を *H. pylori* 蛋白(SDS-PAGE)に免疫ブロットを行うと，患者毎にかなり異なるが，検出される *H. pylori* 主要蛋白は 120 kDa，60〜65 kDa，56 kDa，30〜40 kDa，20〜25 kDa などである。120 kDa 近傍の蛋白は CagA である。この蛋白は病原性・発がん性に関わると考えられている。なお，CagA を持たない株もある(特に欧米株。CagA の詳細に関しては【病原性】の項に記載する)。60〜65 kDa 近傍の蛋白で最も反応性の高いものは HSP60(熱ショック蛋白)である。シャペロニン cpn60 ファミリーに属し，*H. pylori* 蛋白中でも保有量が多い。ただし，この蛋白に対する特異性は低く，他の cpn60 ファミリー，特に大腸菌の GroEL，とは交差反応を起こす。その他にこの近傍の反応性の高い蛋白として，ウレアーゼ B サブユニット，およびカタラーゼがある。カタラーゼに対するモノクローナル抗体は便中抗原検出キットに利用されている。56 kDa 蛋白はフラジェリン(FlaA)であり，30〜40 kDa にはウレアーゼ A サブユニットなどがある。20〜25 kDa 近傍にも反応性の高いものが認められるが，対応蛋白は確定的ではない。

【物理化学的安定性】

ヘリコバクター属菌種は全体的に不安定で環境抵抗性は低い。上述したように，らせん状・桿菌状の増殖菌体は環境が悪化すると球状化し培養できなくなる。培養が長期になると，継代できなくなることが多い。また，培養が長期を要するもの，ピンポイントコロニーしか形成しないものなど培養が困難なものが多い。環境中からは検出できない菌種がほとんどであり，環境での安定性は不明である。また，胃組織での形態観察で確認されるが，培養できないものもある。しかし，後述する *H. suis*(ヒト胃での *H. heilmanii* type I を含む)など，工夫により培養可能となった菌種もある。

H. pylori の寒天培地培養(微好気)では，1 週間以上の培養では球状体が多くなり，継代に失敗しやすい。大気中(室温・37℃)では数時間は菌数に大きな低下はないが，半日程度が経過すると急速に球状化する。ただし，ヘリコバクター属菌種のなかでは比較的に大気中で安定である。4℃では，球状化は急速には進行せず，1 週間程度は継代可能であった。なお，*H. pylori* では(他菌種でも)，菌株により増殖性・安定性は大きく異なる。

ヘリコバクター属菌種の菌株保存方法として，ATCC などの菌株保存施設では凍結乾燥法が用いられているが，通常の凍結乾燥法では死滅しやすく，研究施設でのこの方法は推奨できない。一方で，ヘリコバクター属菌種の凍結での安定性は高い。培養液体培地(5%血清添加)に 20%弱にグリセロールを加えた溶液に懸濁し，−80℃で凍結すると 5 年以上は生残する(−25℃は不可)。

【病原性(主にヒト疾患に関連するもの)】

(1) *H. pylori*

①感染と疾患の関連(胃関連疾患)

H. pylori はヒトの慢性胃炎の起因菌であり，消化性潰瘍(胃潰瘍・十二指腸潰瘍)の原因菌である。大部分の胃がん(EB ウイルス関連などの一部を除く)の発生に大きく関わっている。さらに，胃 MALT リンパ腫の発生にも関わっている。胃外の疾患との関連も指摘されている(後述)。以下，胃での関連疾患を記述する。

H. pylori はヒトの胃に幼児期に感染する(ほとんど 10 歳まで)。成人での自然感染は稀である(【疫学】の項参照)。環境から菌が培養検出できないため，感染経路・感染状況は不明である。

初感染時には一過性の急性胃炎を起こし，その後多くの場合は慢性活動性胃炎へ移行する。慢性胃炎状態になった場合は，抗菌剤などによる積極的除菌がなければ，一生を通じての持続感染となる。この胃炎では組織学的には好中球の浸潤など明確な炎症像が認められる。胃粘膜(胃小窩)での *H. pylori* の存在像を写真 15 に示した。また，*H. pylori* 感染慢性胃炎の組織像を写真 16 に示した(多数の炎症細胞浸潤が認められる)。別に，マウスに *H. pylori* を感染させたときの組織像を写真 17 に示した。*H. pylori* の株の多くはマウスの胃への感染確率は高くないが，感染が成立した場合はこのような激しい細胞浸潤をともなう胃炎を起こすこともある。この慢性胃炎が長期にわたると，正常胃粘膜は徐々に崩壊・消失して，萎縮性胃炎に至る。萎縮性胃炎では胃腺の減少・消失があり，胃液は中性化する。なお，*H. pylori* の除菌により，胃酸の回復は速やかなことが多く，胃酸低下は *H. pylori* の感染自体も影響している。保菌者では，胃痛・胃部不快感を訴える患者もいるが，無症状のことが多い。なお，この慢性胃炎進展においては T リンパ球の Th1 反応が主体となっている。菌の棲息部位は胃粘膜のみである。胃炎症により腸上皮化生が起こるが，腸粘膜部分には定着しない。この棲息胃粘膜から生菌が遊離するため，胃液・小腸上部粘液では培養検出が可能である。大腸(便)では抗原と遺伝子の検出(PCR)は可能で，口腔からは PCR 検出は可能であるが，培養検出はできない。なお，胃周辺の血液・リンパ節から菌が培養でも検出され，菌体は一定頻度で侵入していると思われる。マウス腸管から球状体が取り込まれることも報告されている。これらのことが，生体への強い免疫刺激となっていると考えられる。

この *H. pylori* の持続感染(慢性胃炎)を母体として，消化性潰瘍が発生する。旧来から消化性潰瘍の原因としてストレスなどさまざまな要因が取り上げられてきた。また，消化性潰瘍患者では対症治療を行っても再発が高頻度に発生することが知られていた。*H. pylori* の胃生息が判明してから，消化性潰瘍患者ではこの菌の保有率が高く，除菌によって潰瘍再発率が激減することが明確に示された。したがって，現在では *H. pylori* は消化性潰瘍の原因菌(causative agent)と記載される。消化性潰瘍患者で *H. pylori* 保菌者は除菌療法が第 1 選択となっている。ただし，多くの菌保有者のなかで，潰瘍発生者は一部のみである。菌持続感染の状況を基盤として

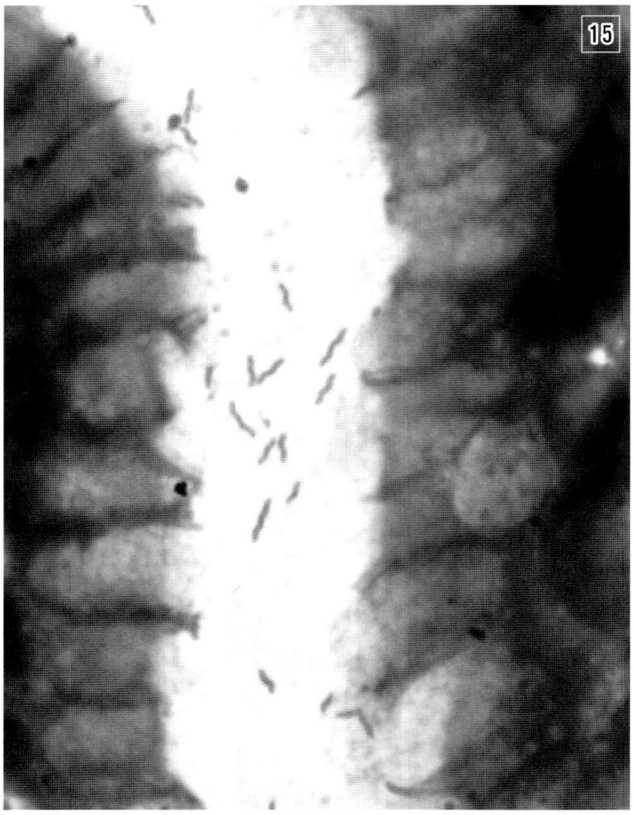

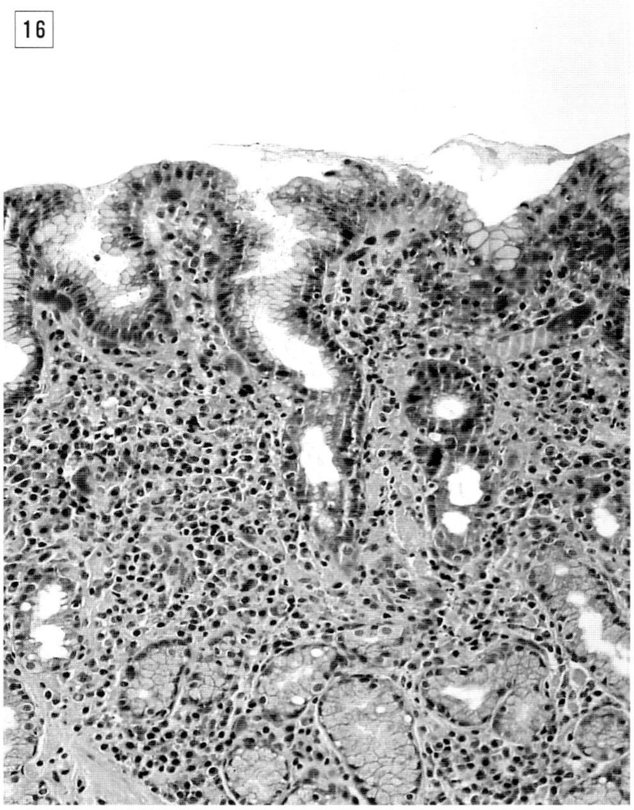

17

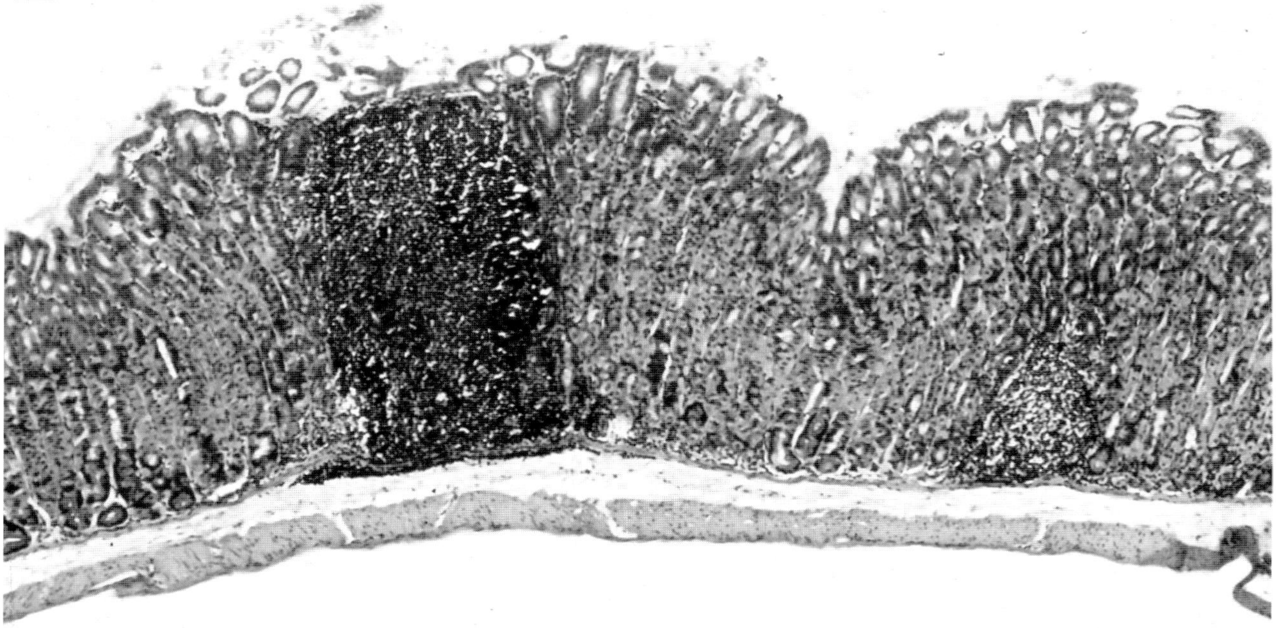

写真 15　胃粘膜（胃小窩）での *H. pylori* の光学顕微鏡像。ギムザ染色, ×1,000
写真 16　*H. pylori* 感染慢性胃炎の組織像（光学顕微鏡像）。多数の炎症細胞浸潤が認められる。HE 染色, ×200。（口絵 71 参照）
写真 17　マウスに *H. pylori* を感染させたときの組織像（光学顕微鏡像）

旧来から指摘されてきた因子などが関連して潰瘍が発生すると考えられている。なお，NSAIDs(解熱・鎮痛剤)やステロイド剤が起因となる胃潰瘍の発生因子は別である。胃潰瘍患者での除菌治療での胃粘膜像(胃内視鏡像)を写真18に示した。除菌前の潰瘍が除菌後の経過に従って順調に修復されている。

また，この *H. pylori* の持続感染(慢性胃炎)と胃がん発生とが大きく関連していることが判明している。従来から，萎縮性胃炎でのがん発生が多いことは指摘されており，*H. pylori* の発見後に菌持続感染で萎縮性胃炎に至ることも認識されている。欧米での胃がん発生患者と *H. pylori* の保有との関連を検討した大規模疫学研究(prospective study, 1991〜1993)では，*H. pylori* の保有が胃がん発生確率を高めることが明確に示されている。感染者の危険率(Odds ratio)は非感染者に比べて1.6〜6倍に及ぶ。これらの疫学研究をもとにIARCは *H. pylori* 感染を胃がん発生の危険因子とした(Group 1)(詳細は「(1)歴史」の項参照)。また，早期胃がん内視鏡的治療後の残存胃での異時性発がんが除菌により抑制されることが日本での多施設無作為臨床試験で示されている。また，日本での検討で，動物実験ではモンゴリアンジャービルへの *H. pylori* 感染により胃がんが発生することが示されている。さらに，cagA遺伝子をゲノムに組み込んだトランスジェニックマウスでは胃がんなど消化器がんや血液がんが発生することが示されている(CagAは後述)。これらの状況から *H. pylori* 持続感染が胃がん発生の最大の危険因子であることは確実である。ただし，消化性潰瘍と同様に多くの菌保有者のなかで，胃がん発生者は一部のみである。菌側の病原因子としてはCagAなどが検討され，生体側因子としては慢性炎症性変化やDNAメチル化などが検討されている。なお，*H. pylori* 感染が極めて高率であるのに消化性潰瘍発生が少ない国があり(アフリカ諸国：African eniguma と呼ばれる)，*H. pylori* 感染が同様に高率であるのに日本・韓国のように胃がん発生の多い国とタイ・ベトナムのように少ない国(Asian eniguma と呼ばれる)がある。*H. pylori* では地域による菌株差もあるが，宿主での反応性の違いも疾患発生に大きく関わっていると考えられる。

一方，リンパ組織に発生する腫瘍性病変(悪性リンパ腫)ではリンパ節に発生する節性リンパ腫とそれ以外の臓器で発生する節外性リンパ腫とに分けられる。消化管は，特に胃は，節外性リンパ腫の好発部位である。消化管粘膜で粘膜内に後天的にリンパ組織は形成されたものをMALT(mucosa-associated lymphoid tissue)と呼び，これから腫瘍化したものをMALTリンパ腫と称する。胃MALTリンパ腫では *H. pylori* 感染率が高いことが判明した。特に低悪性度(low-grade)での陽性確率は高い。しかも *H. pylori* 感染患者の胃MALTリンパ腫(特にlow-grade)では除菌により明確な改善が認められた。以前は胃全摘が行われてきたが，現在では *H. pylori* 陽性胃MALTリンパ腫では除菌が第1選択である。改善率は60〜80%とされている。ただし，高悪性度(high-grade)では，遺伝子変化の集積が大きいためか，改善率は低い。胃MALTリンパ腫では染色体転座が起るが，転座および遺伝子の融合で *AP12-MALT1* と呼ばれる遺伝子構造が形成されと除菌療法に反応しないことが判明している。

②病原因子(胃関連疾患)

H. pylori の病原因子(胃疾患で)は数多く報告されているが，ここでは最も詳細に検討されているCagAとVacAのみ記述する。

②-1 CagA(cytotoxin-associated gene A)

CagAは，分子量およそ120〜140 kDaの蛋白質である。保有株と非保有株があり，CagA陽性菌株は陰性菌株に比べて激しい萎縮性胃炎や消化性潰瘍を誘導することから高炎症起因病原因子と見なされた。その後加えて，胃がん発生の基盤をなす病原因子と考えられている。日本での分離株ではほとんどがCagA保有株であるが(沖縄を除く)，欧米株では60〜70%の保有率である。CagA蛋白質をコードする遺伝子(*cagA*)は，*H. pylori* の染色体DNAに挿入された起源不明の外来遺伝子 *cag* PAI(*cag* pathogenicity island)に存在する。40 kbのDNA断片である *cag* PAIには，CagAの他に，Ⅳ型分泌装置を構成する蛋白質の遺伝子群も含まれる。Ⅳ型分泌装置は，*H. pylori* 菌体内で産生された蛋白質(エフェクター分子)を宿主細胞内に直接注入するための注射器様の構造体であり，CagAも，このⅣ型分泌装置を介して，宿主細胞内に注入される。細胞内に侵入したCagAはチロシンリン酸化されSHP-2と結合し，SHP-2の異常活性化を起こし，これにつながるシグナル伝達系ErK MAPキナーゼ経路を脱制御する。さらに，CagAは細胞極性の制御を行うスレオニンキナーゼPAR1/MARKと結合して，その活性を抑制し，apical-basalの極性を喪失させる。また，PAR1の不活化は細胞分裂で重要な紡錘体機能も阻害する。これらの作用により，正常細胞分裂が阻害され染色体異常の発生・蓄積が進行すると考えられている。上述したが，*cagA* をゲノムに組み込んだトランスジェニックマウスでは胃がんのみならず全身の腫瘍性変化が発生することが示されている。

CagAには分子多型がある。CagAのC末端側には，*H. pylori* の菌株間で保存されたアミノ酸配列，Glu-Pro-Ile-Tyr-Ala配列(EPIYA配列)の繰り返し領域が存在する。CagAのEPIYA繰り返し領域の基本的な構造を図2に示した。EPIYA配列の繰り返し領域は，その配列の前後を構成するアミノ酸残基の違いにより，EPIYA-Aセグメント，EPIYA-Bセグメント，EPIYA-CセグメントおよびEPIYA-Dセグメントに区別される。欧米諸国で分離される *H. pylori* のCagAのほとんどは，EPIYA-Aセグメント，EPIYA-BセグメントおよびEPIYA-Cセグメントによって，EPIYA配列の繰り返し領域が構成されており，このタイプのCagAは，欧米型CagA(EPIYA-ABC型CagA)と呼ばれている。一方，東アジア諸国で分離される *H. pylori* のCagAのほとんどは，EPIYA-Aセグメント，EPIYA-BセグメントおよびEPIYA-Dセグメントによって，EPIYA配列の繰り返し領域が構成されており，このタイプのCagAは，東アジア型CagA(EPIYA-ABD型CagA)と呼ばれている。また，欧米型CagAのEPIYA-Cセグメントおよび東アジア型CagAのEPIYA-Dセグメン

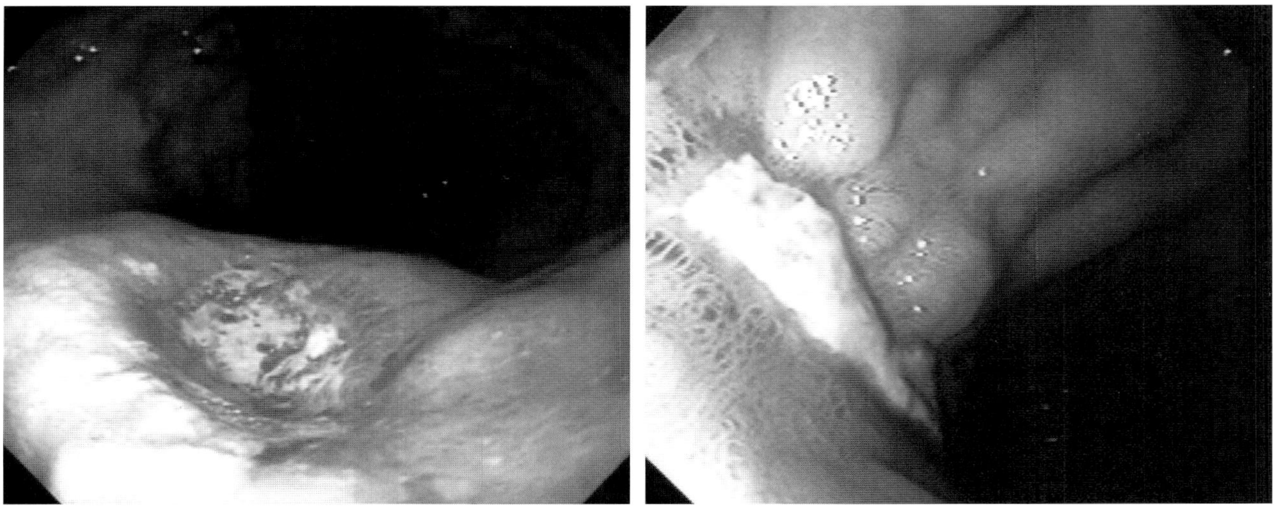

除菌前(潰瘍)

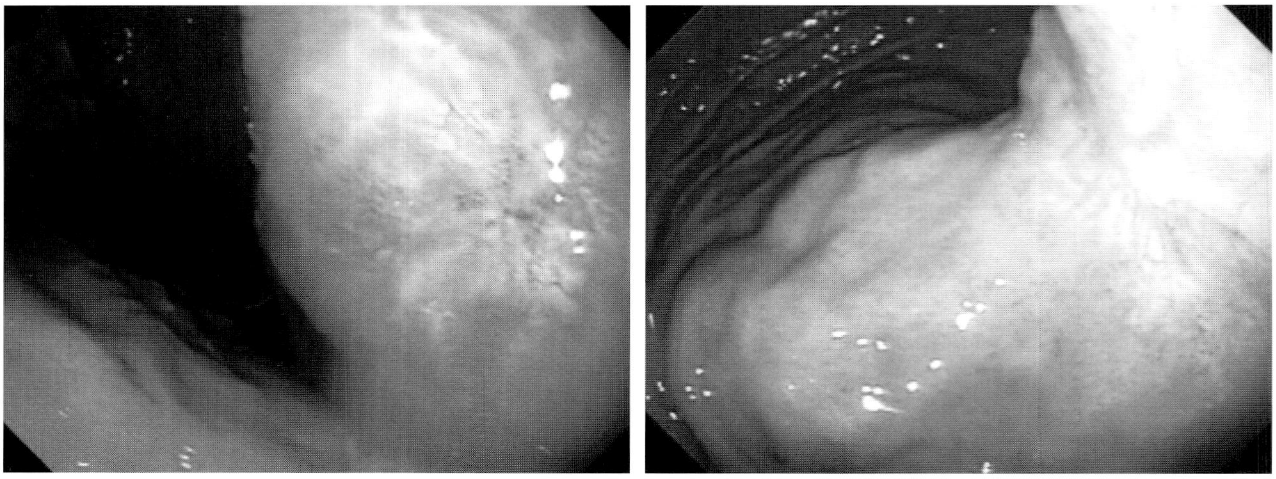

除菌１か月後

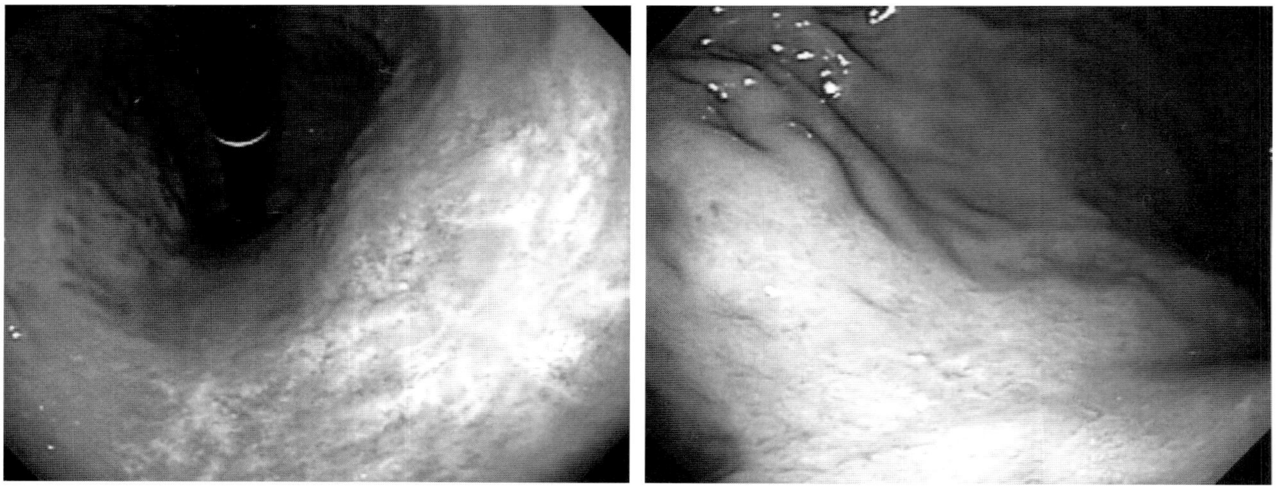

１年以上経過

写真 18　*H. pylori* 除菌後の胃潰瘍の経過(胃内視鏡像)

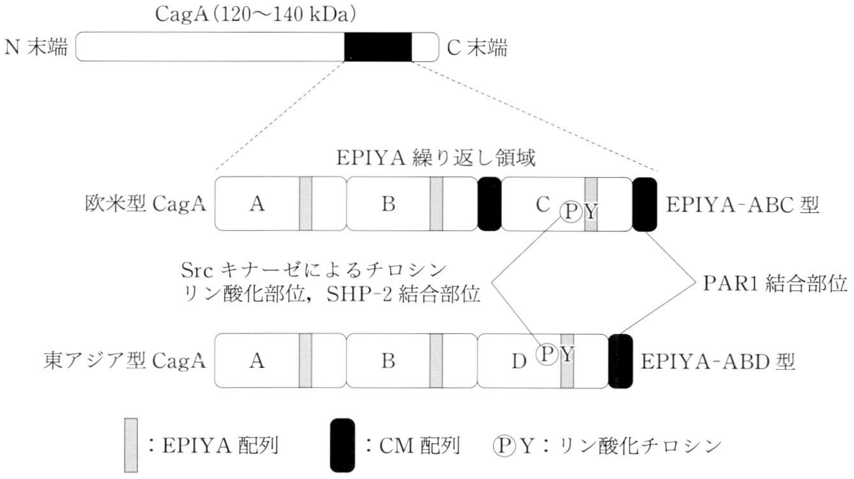

図 2 CagA の EPIYA 繰り返し領域の基本的な構造

トに隣接する位置には，16 アミノ酸残基からなる保存されたアミノ酸配列，CM(CagA multimerization)配列(別名 CRPIA モチーフ：conserved repeat responsible for phosphorylation-independent activity motif)が存在する。東アジア型 CagA は欧米型に比べて SHP-2 結合性が強く，炎症惹起・発がん誘導が強いとされている。*H. pylori* 菌株での CagA タイプの違いと保有率の差が日本での高い胃がん発生の要因と考えられている。ただし，日本では菌株のほとんどすべてが東アジア型 CagA を保有しており，CagA に加えて他の菌株・宿主側要因が集積して胃がん発生に至ると思われる。

②-2 VacA(空胞化毒素：vacuolating cytotoxin)

VacA は約 140 kDa の前駆体蛋白をコードしており，蛋白が菌体外分泌されるときに約 90 kDa の成熟毒素となる。成熟毒素は N 末端側 33 kDa(p33)と C 末端側 55 kDa(p55)のフラグメントで構成されている(図 3)。最終的に成熟毒素が六量体を形成し，活性亢進とペプシン耐性を獲得する。VacA には細胞空胞化以外にもさまざまな活性がある。まず，VacA はチロシンホスファターゼ RPTPα と RPTPβ に結合する。RPTPβ への結合は酵素活性を阻害し，細胞接着を阻害し，胃上皮細胞の剝離をもたらし，粘膜傷害を起こす。VacA は Cdc42 依存性に細胞内に取り込まれる。VacA での空胞形成は後期エンドソームとリソソームが融合して形成される。空胞形成には SNARE 構成蛋白の syntaxin7 と VAMP7 が働くと報告されている。空胞化毒素による細胞の空胞形成を写真 19 に示した。この空胞形成と他の活性は独立している。VacA はミトコンドリアの膜電位を低下させ，チトクローム C の遊離と PARP の切断を起こし，カスパーゼ 3 の活性化が認められる。これにより細胞のアポトーシスが起こる。また，VacA により COX-2 の発現が起こり，PGE_2 の産生が亢進する。これにより十二指腸粘膜でのヒスタミン放出が増加して最終的には潰瘍形成に至るとの報告もある。その他，宿主の免疫修飾も起こす。VacA は IL-2 産生を抑制し，T 細胞の増殖を抑えて，免疫反応から回避している。一方で，骨随由来マスト細胞を誘導して多種のサイトカインを産生させることなどが報告されている。

VacA には遺伝子多型がある(図 3)。シグナル領域(S-segment)，中間領域(i-region)，中央領域(m-region)でタイプが分類されている。s1/m1 株は強毒性，s2/m2 株は弱毒性とされている。i1 は強毒との報告が多い。*cagA* 保有株はほぼ全例で s1 であり，非保有株は s2/m2 がほとんどである。この面からも *cagA* 保有株は強毒株といえる。地域によりタイプには差があり，東アジアでは *cagA* 保有株が大多数であることもあり，s1 がほとんどであるが，m では東アジア北部で m1 が多く，南部で m2 が多いとされている。

②-3 宿主側反応
(AID：activation-induced cytidine deaminase)

AID は京大の本庶教授のグループが発見した酵素であり，シトシンを最終的にチミンに変換する酵素である。ヒト生体で通常は B リンパ球のみで発現しており，抗体のクラス・スイッチおよび抗体可変領域遺伝子の突然変異(somatic hypermutation)に必須であることが確認されている。この AID を全細胞に恒常的に発現しているトランスジェニックマウスではリンフォーマのみならず肺にも腫瘍形成が見られている。この酵素の発現はさまざまな遺伝子への変異導入を起こして，最終的に発がんに至ると思われる。

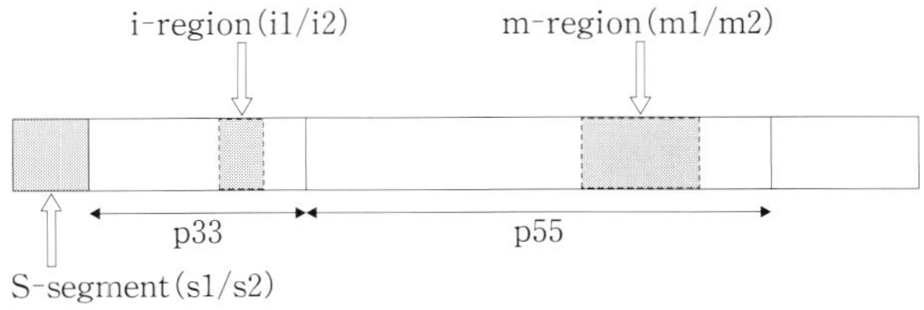

図 3 VacA(空胞化毒素)の構造と遺伝子多型

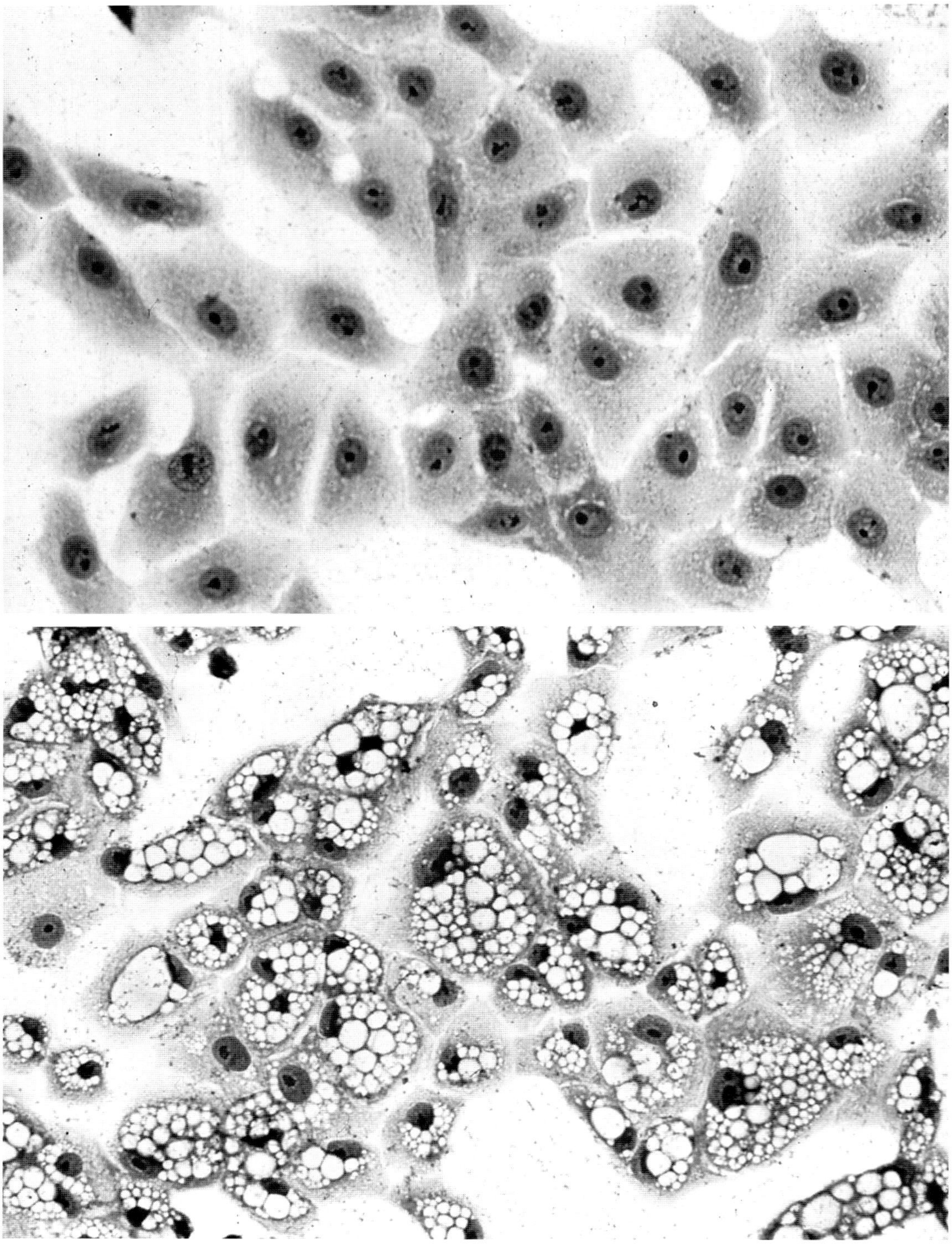

a

b

写真 19　空胞化毒素による細胞の空胞形成(Vero 細胞)。a)正常細胞，b)毒素添加(培養上清添加)後

H. pylori 感染によりヒト胃がん由来細胞でAIDが強く発現しており，除菌によって発現が低下することが判明した。このことはマウスでも確認されている。そして，AID発現とともに *p53* の遺伝子変異が起こっていることも認められている。なお，このAID発現には細胞内刺激伝達系の要であるNFκBの活性化が必要であった。このAID発現は *cag* PAI保有株では起こったが，非保有株では起こらなかった。したがって，AID発現は *cag* PAIに存在するⅣ型分泌装置により何らかの因子が細胞内に注入されて起こると推定されている。

なお，AIDはBリンパ球以外の細胞で，TGF-βやLPS刺激などによっても発現が認められており，*H. pylori* 感染に特異的とは思われない。さまざまな臓器・細胞での炎症・サイトカイン産生がAID発現を誘導し，発がんへの経路進展に作用している可能性がある。

③感染と疾患の関連(胃外疾患)

H. pylori の生息部位は胃粘膜のみであるが，菌の強い免疫原性と免疫修飾性によるためか，胃以外での疾患との関連も多く指摘されている。

まず，関連が疫学的にはかなり明確なのは特発性血小板減少性紫斑病(ITP)である。日本においては *H. pylori* 陽性ITP患者の半数は *H. pylori* 除菌によって血小板数が増加する。ITP患者の治療にはステロイドや免疫抑制剤などの長期投与が行われているが，これに比べ除菌療法は短期間であり簡便である。これらの状況から，*H. pylori* 陽性ITP患者では除菌療法が保険適用となっている。菌のITP発症への関わりは判明していないが，免疫反応が介在していることは確実である。菌構成特定蛋白に対する抗体が交差反応を起こしている可能性は指摘されている。ただし，除菌による有効率には各国で差があり，日本・イタリアでは有効率が高いが米国・フランスでは低い。この理由はまったく不明である。

その他，鉄欠乏性貧血の小児例(18歳以下)および慢性蕁麻疹では除菌により症状が改善することが報告されている。確定的でなく，今後の検討が必要である。

(2)H. pylori 以外のヘリコバクター属菌種

他のヘリコバクター属菌種でヒトへの病原性が確定している菌種や推測されている菌種がある。これらについて概述する。まず，ヒト腸管から分離される菌種である(便からの分離培養可能)。ヒト腸管から分離されたカンピロバクター・ヘリコバクター属と思われる未知菌株が集積され，性状や遺伝子の検討によりCLO-1，CLO-2，CLO-3に分類された(CLO：Campylobacter-like organisms)。現在ではCLO-1は *H. cinaedi*，CLO-2は *H. fennelliae*，CLO-3は *H. pullorum*，の菌種名となっている。これらの菌種では当初はホモセクシャル男性の下痢起因菌として分離されたが，現在では健康人にも下痢を起こすことが判明している。これらの菌の培養は困難であり，感染実態は判然としていない。*H. cinaedi* はハムスターの常在菌である。この菌種は血液に侵入しやすく，ペット感染で新生児に敗血症や髄膜炎を起こした例がある。また，日本では免疫不全のない多数の整形外科患者で院内感染(特定病院)として血液から分離された例がある。病原因子として *H. cinaedi* と *H. pullorum* では細胞致死性膨潤毒素(cytolethal distending toxin：CDT)の産生が報告されている。この毒素は標的細胞の核および細胞質の膨張を誘導し，細胞分裂を不可逆的に停止させ，細胞を死に至らしめる。本毒素は，A，BおよびCの3つのサブユニットからなる蛋白質毒素で，ヌクレアーゼ活性を有するBサブユニットが毒素の本体である。IL-10欠損マウスを用いた *H. cinaedi* の感染実験において，CDTが，盲腸上皮組織の炎症，異形成および過形成を増悪させることが報告されている。

ヒトの胃では *H. pylori* 以外の大型コークスクリュー状菌体が形態的に観察され，ウレアーゼが陽性であることは判明した。しかし，近年まで培養が成功せず，“*Gastrospirillum hominis*”と呼ばれていた。その後，遺伝的検討から *Candidatus* Helicobacter heilmannii との名称が与えられた(*Candidatus*：培養できないが遺伝子検索で新菌種と見なすとの意味)。さらに *H. heilmannii* は遺伝子解析から type I と type II に分けられた。一方，ブタ，イヌ，サル，ネコで同様の形状で培養不能の菌が認められていた。ブタでは *Candidatus* Helicobacter suis との名前が与えられていたが，近年に高湿潤微好気環境で培養に成功し，*Helicobacter suis* との正式菌名が登録された。この後の検討で *Helicobacter suis* と H. heilmannii type I は同一であることが判明し，*H. suis* に統括された。H. heilmannii type II はいまだ培養不能である。上記の動物の胃で形態的にはヘリコバクターと認められるが培養できていないものは残っている。この *Helicobacter suis* はブタに潰瘍を起こす。ヒトでは軽度の胃炎を起こすと考えられているが，最近にマウスでの感染実験で胃MALTリンパ腫が発生したことが報告され注目されている。

さまざまな動物(主として腸管・便)から分離培養され，ヘリコバクター属ではあるが未知の性状・遺伝情報を持つ菌株群を *Helicobacter* sp. flexspira(古くは *Flexispira rappini*，もしくは *Helicobacter rappini* と呼ばれていた)と呼び，taxonとして1～9分類していた。このなかから，2003年にtaxon 6へ *H. trogontum* との菌種名が与えられ，taxon 9へ *H. bilis* との菌種名が与えられた。まだ正式菌種名の決まっていない *Helicobacter* sp. flexspira の菌株がヒトの腸管や血液から分離された例がある(主として免疫抵抗力低下患者)。

Helicobacter hepaticus はマウス腸管に感染し，腸炎を起こす。一部のマウス系統(A/JCrなど)では慢性活動性肝炎を起こし，さらに肝腫瘍も起こす。ヒトからの菌分離の報告はない。しかし，抗 *H. hepaticus* IgG抗体(*H. pylori* 抗原で吸収後)がヒトにおいてかなり頻度で検出されている。検出陽性患者は肝・胆道の炎症疾患やアルコール性肝疾患である。ヒトでの感染・定着様式や病原性は判然としない。マウスへの病原因子としてはHSP70やCDTが指摘されている。また，*Helicobacter bilis* もマウス腸管に感染し，腸炎を起こす。特定のマウス系統(SW，SCIDなど)では肝炎を起こす。*H. bilis* はイヌやネコからも分離されている。ヒトからの菌分離の報告はない。しかし，チリの慢性胆嚢炎患者胆汁の一部からPCRで *H. bilis* の塩基配列が検出された。日本でも胆管・胆嚢癌患者や胆石・胆嚢炎患者の胆汁中から *H. bilis* の塩基配列が検出されている。この菌も *H. he-*

paticus と同様の状況である。この菌もCDTを産生する。

【疫学(*H. pylori* のみ)】

H. pylori は，前述したごとく，大腸(便)や環境からは分離培養は不能である。このため経口感染以外は考えられないが，感染経路は確定していない。基本的には，水系感染である。環境の衛生状態の悪い国で感染率が高く，人口の80%程度に達する国も多い。環境整備，特に上水道の整備が行われると感染率は明確に低下する。しかし，衛生環境が整備された先進国でも感染率は10～20%程度であり，多くのヒトが持続感染状況にある。先進国での感染は母－子経口感染もしくは施設内(保育園など)経口感染が指摘されている。一方，*H. pylori* 感染は幼小児期に成立し，成人での感染は少ない。10歳以下，おそらく5歳程度までに感染が成立すると思われる。この状況から，特定世代の感染率はその世代の幼小児期の衛生環境状態に関連する。日本は *H. pylori* 感染では中進国であり，人口の約半数程度が感染している。世代的に見ると，50歳以上では70%程度であるが，若年になるほど低下し，20歳台では10%程度と思われる。20～30年後には先進国と同様の感染率に低下すると考えられる。

【診断・治療】

(1)診断

H. pylori 感染の診断は，菌分離培養，ウレアーゼ活性測定，抗原検出，抗体価測定に分類される。

①菌分離培養

H. pylori の分離培養は胃からのみ可能であり，培養を行うには内視鏡による生検材料が必要である。微好気培養で1週間程度の期間が必要であり，一般的ではない。しかし，一次除菌失敗例などで抗菌剤感受性を検討するためには菌株が必要である。

②ウレアーゼ活性利用

内視鏡による生検で尿素の分解活性を調べる「迅速ウレアーゼ試験」のキットが市販されている。結果が即座に得られるため，内視鏡施行時には便利である。試験陽性を確認して，培養法を行うことも可能である。他の方法として尿素呼気試験(ウレア・ブレステスト)がある。この方法は内視鏡施行の必要がない。^{13}C-尿素を経口投与する(^{13}Cは安定同位体)。*H. pylori* 保有者では胃でのウレアーゼ活性のため，尿素が胃中で分解され^{13}C-二酸化炭素が形成される。これが胃から吸収され，肺からの呼気に排出される。呼気中の^{13}C-二酸化炭素を測定し，*H. pylori* 感染の診断を行う。この方法では^{13}C-尿素投与後，30分程度で呼気を採取する。

③抗原検出

便からの培養はできないが，抗原は確実に存在する。便からの抗原検出キットが市販されている。また，内視鏡施行での生検材料を用いて組織学的に *H. pylori* 菌体を確認することができる。ヘマトキシリン・エオジン染色(HE染色)，ギムザ染色や免疫染色が使用される。

④抗体価測定

【抗原構造】の項で記述したが，*H. pylori* 感染患者の菌に対する血中抗体価は高い(菌は胃からの排除されていない)。このため，血中IgG抗体価を測ることで，感染診断が行える。世界中で多数のキットが市販されている。ただし，【遺伝子情報】の項で記載したように，地域により菌株に差異がある。したがって，血中抗体価測定に用いる抗原菌株により，同一血清で抗体価に差があり，陽性率が異なってくる。このため，地域に適した菌株使用が必要であり，日本では日本分離株を抗原として用いたキットが主に用いられている。また，尿中にも抗体が排出されており，尿中抗体測定キットも市販されている。

H. pylori 感染確認では上記のどの方法でもよい。しかし，除菌されても抗体価低下は緩やかであり，除菌判定に抗体価測定を用いることは難点がある。この方法を除菌判定に用いるときは，除菌前と除菌後6か月以上経過時での定量的な比較で，抗体価が半分以下に低下した場合に除菌成功と判断する。一般的には除菌判定には尿素呼気試験もしくは便中抗原測定法が主に用いられる。

(2)治療

H. pylori そのものは多くの抗菌剤に感受性である(分離培地に添加されるものを除く)。しかし，菌の生息部位である胃粘膜中では，(血液からの)抗菌剤濃度はさほど上昇せず，pH 5.5の粘膜環境では抗菌剤の効果は大きく低下する。このため，抗菌剤単剤での除菌率は非常に低い。このため，複数の薬剤を組み合わせ，しかも通常量より多量を投与する。

現在，推奨されている一次除菌法(初めての除菌)はプロトンポンプ阻害薬(PPI)ないしカリウムイオン競合型アシッドブロッカー(P-CAB)＋アモキシシリン(AMPC)＋クラリスロマイシン(CAM)を朝夕食後に1週間投与する3剤併用である。具体的には，PPIないしP-CAB(胃酸抑制薬)は通常量を1日2回(1日量では通常の倍量)，AMPC(ペニシリン系抗菌薬)は750 mgを1日2回(1日量では通常の倍量)，CAM(マクロライド系抗菌薬)は200 mgもしくは400 mgを1日2回(後者は1日量では800 mgで通常の倍量)である。この方法では抗菌薬としては投与薬剤量も多く，期間も長いため，ある程度の副作用は認められる。下痢・軟便が最も多く，味覚異常・口内炎・皮疹などがあるが，重症例は少ない。しかし，下痢・出血性下痢・発熱などで2～5%が治療中止となっている。この3剤投与の除菌成功率は2000年頃では85%以上であったが，近年は70%程度に低下している。主な理由はCAMに対する耐性菌株である。CAMを含むマクロライド系抗菌剤は小児科・呼吸器科・耳鼻科などで幅広く使用されており，長期使用のあった患者で耐性獲得の可能性がある。現在は *H. pylori* 菌株の約30%程度が耐性株と思われる。

上記の状況から一次除菌失敗例に対して，CAMを含まない薬剤の組み合わせが二次除菌法として設定されている。PPIないしP-CAB＋AMPC＋MNZ(メトロニダゾール)の組み合わせであり，CAMに代えて，MNZの250 mgを1日2回投与する。MNZは原虫や嫌気性菌に幅広く効果を示し，アメーバ赤痢やクロストリジウム・ディフィシルによる偽膜性大腸炎の治療に用いられる。ただしMNZはジスルフィラム(嫌酒薬)様の作用があり，飲酒をすると少量でも気分不良や嘔吐など急性アルコール中毒様症状が出現するため，飲酒は厳禁する。

【疫学】の項で記述したが，*H. pylori* 感染は幼小児期に起こる。このため，成人患者での除菌成功例での再感染は稀である(再感染が多いと除菌の意味はない)。先進国では特に低く，日本では0～2%と見積もられている。なお，除菌治療後半年以内に菌保有が認められた場合は除菌失敗であり，除菌で菌陰性となってから1年以上経過後に菌保有が認められた場合を再感染と考えている。

現在，健康保険で除菌療法の適用は，①内視鏡検査または造影検査において胃潰瘍または十二指腸潰瘍の確定診断がなされた患者，②胃MALTリンパ腫の患者，③特発性血小板減少性紫斑病の患者，④早期胃がんに対する内視鏡的治療後の患者でヘリコバクター・ピロリ感染が疑われる患者，⑤内視鏡検査において胃炎の確定診断がなされたヘリコバクター・ピロリ感染胃炎患者である。*H. pylori* 感染が感染者に対し利益になることはほとんどなく，*H. pylori* 感染者はすべて除菌することが望ましい。なお，*H. pylori* 感染による胃酸分泌低下は除菌により改善され，酸分泌が回復することが多いが，これにより逆流性食道炎が起こることが懸念されていた。しかし，除菌後に逆流性食道炎がある程度は起こるが，重症化はしないため，除菌の妨げとはならない。

【予防】

最大の予防は衛生環境の改善，特に上水道の整備である。ただし，衛生環境のよい先進国でも10%程度の感染率はある。感染そのものを完全に阻止することは困難であるが，慢性持続性胃炎のみの期間が長く，胃潰瘍・胃がんやITPなどの重大疾患の発症にはかなりの期間が必要と考えられている。このため，*H. pylori* 感染を確認し，陽性なら速やかに除菌することが，重大疾患の発症予防となる。

一方で，*H. pylori* に対してもワクチン開発研究が行われてきた。しかし，*H. pylori* ワクチンの実用化には至っていない。マウスを用いた検討では，ワクチンによってある程度の感染防御が可能であることが報告されている。ただし，*H. pylori* の多くの株はマウスでの感染・定着率が悪く，類縁種である *H. felis* を用いて多くの検討が行われた。*H. pylori* は胃粘膜上に感染する菌であり，本菌による感染を防ぐには分泌型IgA抗体による粘膜免疫を強力に誘導する必要がある。*H. pylori* 感染では粘膜での特異分泌型IgA抗体は検出されるものの，除菌はされず，持続感染となっている。この強力な粘膜免疫を誘導する方法として，粘膜免疫を効率的に誘導できるアジュバントとの混合での経口投与がある。コレラ毒素および大腸菌の易熱性エンテロトキシン(LT)がアジュバントとして有効であることが示されている。コレラ毒素および同じような作用を持つLTは経口投与において同時に投与された食物などの抗原に対する免疫寛容の誘導を抑止する効果を持ち，経口(粘膜)アジュバントとして広く検討されている。一方，ワクチンに用いる抗原としてはウレアーゼのサブユニット(UreAとUreB)が有望であると報告された。上記の報告は *H. felis* を用いた結果だが，これらの検討はヒトの *H. pylori* 感染のモデルとは厳密にはいえない。しかし，*H. pylori* の新鮮分離株がspecific pathogen free(SPF)マウスに感染することが発見されたことで，*H. pylori* 感染の動物モデル実験が可能となった。この動物実験系を用いた検討でも，ウレアーゼ+LTの組み合わせが最も有効な感染防御率を示している。ただし，どの検討でも100%の感染防御率は得られていない。これらの研究をもとに，ヒトへのワクチン投与の検討が行われた。この検討は経口投与で行われ，LTもしくはコレラ毒素が粘膜アジュバントとして使用された。しかし，これらのヒトでの検討では下痢などの副作用のため，もしくは免疫効果の不十分のため検討は中止されている。

一方，上記以外のワクチン抗原の候補としてVacA，CagA，NAP(neutrophil-activating protein)などが検討された。また，経口以外の投与ルートの検討もされた。そして，これら蛋白もしくは全菌体を抗原とし，水酸化アルミニウムをアジュバントとしたワクチンが動物実験モデルでは効果を示すことが報告されている。さらにVacA，CagA，NAPをワクチン抗原とし，水酸化アルミニウムをアジュバントとした筋肉接種ワクチンのphase I検討が行われ，健康成人(*H. pylori* 非感染)での特異抗体値上昇と副作用の少なさ(安全性)が報告されている。元来，ワクチン開発には長い年月が必要である。*H. pylori* 感染のように，炎症病態に免疫反応が強く関連する疾患ではワクチン開発にはさらに多くの困難が伴うが，今後の発展を期待したい。

【引用・参考文献(極力日本語の総説を記載した)】

(総説・雑誌特集号)

今月の主題 *Helicobacter pylori* の診断と臨床応用2010. 臨床検査 54：131-199.

特集 *Helicobacter pylori* 感染症のすべて2005. 臨床と微生物 32：97-175.

特集 *Helicobacter pylori* の病原性；新たなる発見2008. Helicobacter Research 12: 231-271.

特集 *Helicobacter pylori* Now 2009. 日本臨牀 67：2227-2378.

特集 日本ヘリコバクター学会ガイドライン2009. 2008. Helicobacter Research 12: 386-460.

特集 *H. pylori* 以外の *Helicobacter* と疾患との関わり2010. Helicobacter Research 14: 89-114.

特集I *Helicobacter pylori* の遺伝子を用いた研究：病原因子から分子疫学まで，特集II *Helicobacter pylori* 除菌療法の保険適応拡大2010. Helicobacter Research 14: 230-305.

特集III 疾患保険適用後の *Helicobacter pylori* 感染症診療の変化2011. Helicobacter Research 15: 511-550.

(論文・書籍)

Fukase, K., Kato, M., Kikuchi, S., et al. 2008. Effect of eradiction of Helicobacter pylori on incidence of metachronous gastric carcinoma after endoscopic resection of early gastric cancer: an open-label, randomised controlled trial. Lancet 372: 392-397.

Hirai, Y., Haque, M., Yoshida, T., et al. 1995. Unique Cholesteryl glucosides in *Helicobacter pylori*: composition and structural analysis. J. Bacteriol. 177: 5327-5333.

IARC 1994. Infection with *Helicobacter pylori*, p. 177-241. *In* IARC monographs on the evaluation of carcinogenic risks to humans volume 61 schistosomes, liver flukes and *Helicobacter pylori*, Lyon, France.

Marshall, B. J. 1983. Unidentified curved bacilli on gastric epithelium in active chronic gastritis (Letter to the Editor). Lancet i, 1273-1275.

Matsumoto, T., Marusawa, H., Kinoshita, K., et al. 2007. *Helicobacter pylori* infection triggers aberrant expression of activation-induced cytidine deaminase in gastric epithelium. Nat. Med. 13: 470-476.

Ohnishi, N., Yuasa, H., Tanaka, S., et al. 2008. Transgenic expression of *Helicobacter pylori* CagA induces gastrointestinal and hematopoietic neoplasms in mouse. Proc. Natl. Acad. Sci. U.S.A. 105: 1003-1008.

Warren, J. R. 1983. Unidentified curved bacilli on gastric epithelium in active chronic gastritis (Letter to the Editor). Lancet i, 1273.

Watanabe, T., Tada, M., Nagai, H., et al. 1998. *Helicobacter pylori* infection induces gastric cancer in Mongolian gerbils. Gastroenterology 115: 642-648.

【平井義一，佐藤貴一】

クロストリジウム科
Family ***Clostridiaceae***

クロストリジウム属
Genus ***Clostridium***

【分類】

クロストリジウム属(*Clostridium*。ラテン語で小さな紡錘体の意。これはバチルス属と比較してのことと思われる。小さめの菌もあるが，長径 10 μm ほどのものもある)は，グラム陽性，偏性嫌気性，芽胞形成性の大桿菌で，多くの種を含んでいる。Pasteur(1861)により嫌気性菌(animalcules，後に anaerobies，anaerobe)として記載され，芽胞は Koch(1876)により発見された。*Clostridium* 属の命名は Prazmowski(1880)による。菌種は，形態，糖分解能，代謝産物，病原因子の種類などにより分類され，約 176 種 5 亜種(2005)に分類されている。GC 含量は 26～56 モル％であり，Firmicutes，Low GC content グループに分類されるが，ヒトに病原性のある種は GC 含量が 26～32％であり，38％以上のものは非病原性である。16S rRNA からは Cluster I～XIX，129 種類(Bergy's manual では 83 種類)に分類されている。最近，腸内細菌叢のメタゲノム解析が進み，バクテロイデスよりもクロストリジウム(Cluster IV の *C. leptum* グループや XIVa の *C. coccoides* グループで，多くは培養は困難である)が多いことが，また，これらの菌は過剰な免疫反応を抑えることにより，炎症性腸疾患の発症を抑えているのではと報告されている。病原性のある菌種としては約 83 が記載されているが(Cato et al., 1986)，これらは表 1 のように分類される。ここでは簡単に全体像を述べた後，従来から病原性の強い菌として知られているウェルシュ菌，ボツリヌス菌，破傷風菌，ディフィシル菌について解説する。

【形態・構造】

大桿菌であるが，培養条件により大きさや菌の配列状態は異なる。グラム染色は培養が古い(48 時間以上)と菌体が溶菌して陰性化しやすい。周毛性鞭毛を形成するものとないものがあり(ウェルシュ菌は無鞭毛)，前者ではコロニーの辺縁が不規則となる(写真 5 参照)。条件が悪化すると芽胞を形成するが，ウェルシュ菌やディフィシル菌は芽胞の形成能が弱い。

【増殖・分布】

ウェルシュ菌のように少量の酸素の存在でも生育するものから，ボツリヌス C 型と D 型菌のように高い嫌気度を要求するものもある。糖や蛋白質を強く分解し，多くの酵素，毒素を産生するが，例外もある(破傷風菌は糖非分解)。土壌，環境水，動物の腸管などに広く分布し，生育可能温度も 4～50°C(ウェルシュ菌は 44°C ほどが至適。ボツリヌス E 型菌などは 4°C でも増殖可能)と広く，創傷感染症や食中毒を起こす。

【遺伝子情報】

C. acetobutylicum ATCC 824，*C. acetobutylicum* DSM 1731，*C. perfringens* strain 13，*C. perfringens* ATCC 13124，*C. perfringens* F262，*C. perfringens* SM101，*C. tetani* strain E88，*C. botulinum* A strain Hall，*C. botulinum* A strain ATCC 3502，*C. difficile* strain 630(epidemic type X)，*C. difficile* strain BI1，*C. thermocellum* DSM 1313，*C. thermocellum* AD2 などの全ゲノム配列が公表されている。菌種によりゲノム構造が異なるので総括的には表記しがたいが，共通点を挙げれば以下のようである。

染色体は閉環した二本鎖 DNA(大きさ 2.7～4.9 Mb)で，プラスミドを持つ。全染色体 DNA の約 80％が open reading frame(ORF)を構成し，ひとつの遺伝子 DNA の平均長は 900～1,000 塩基である。生物的機能が明確な ORF は約 1,500 個，全遺伝子数の 50～60％を占め，機能不明であるが他の菌種と相同性がある ORF は約 20％であり，その他の機能不明な ORF は 20～30％である。ゲノムの全領域(ORF と連結配列)にわたって GC 含量は均等で，rRNA オペロン以外には際だって異なる領域はない。バクテリオファージ(ファージ)ゲノムが 1～2 か所入っており，また十数個のトランスポゼースの遺伝子が存在する。しかし，全体にわたり外来遺伝子を取り込んだ水平伝播の形跡は少なく，安定したゲノム構造である。ORF の配列は染色体複製方向(リーディング鎖)にコードされるものが多く，複製逆方向(ラギング鎖)には比較的少ない。クロストリジウム属が共通に保有する遺伝子は約 900 個程度である。

ウェルシュ菌は多くの毒素・酵素を産生するが，その主要な病原遺伝子は染色体に分散して複数個重複して散在する(図 1)。これに対しボツリヌス菌や破傷風菌は組織を侵襲させるような酵素群の産生は少なく，神経毒素が主要毒素である。破傷風毒素遺伝子はプラスミド，ボツリヌス A，B，E，F 型毒素遺伝子は，通常，染色体，C 型と D 型毒素遺伝子はファージ，G 型毒素遺伝子はプラスミド上に存在する(図 2，3)。

【小熊惠二】

表 1　ヒトに病原性のある代表的な菌種の 16S rRNA による分類

Cluster	菌　種
Cluster I	ボツリヌス菌 *C. botulinum* (type A～G)，破傷風菌 *C. tetani*，ウェルシュ菌 *C. perfringens* (type A～E)，ショウベイ菌 *C. chauvei*，ゼプチクム菌 *C. septicum*，ノービー菌 *C. novyi*
Cluster II	ヒストリチクム菌 *C. histolyticum*
Cluster XI	ディフィシル菌 *C. difficile*

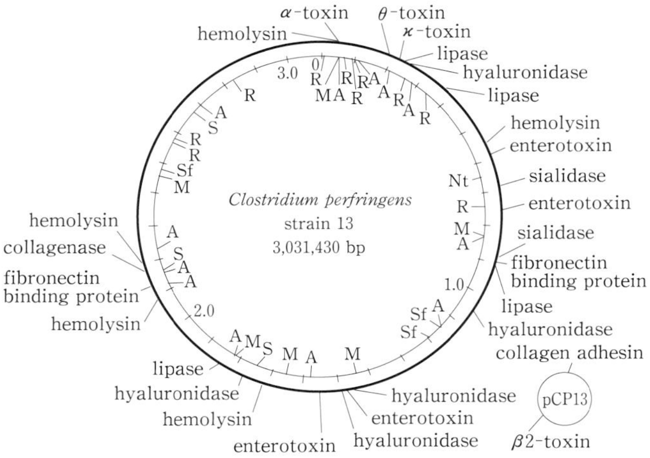

図1　*C. perfringens* A strain 13の病原遺伝子の分布(清水，2004をもとに作成)。各病原遺伝子のゲノム上の配列。ヘモリジンは5個，ヒアルロニダーゼは5個，エンテロトキシン4個，シアリダーゼは2個など重複，分散して配置。主要な毒素とされるα毒素，θ毒素，κ毒素などは各1個の遺伝子を持つ。内側のアルファベットは制限酵素の略称。

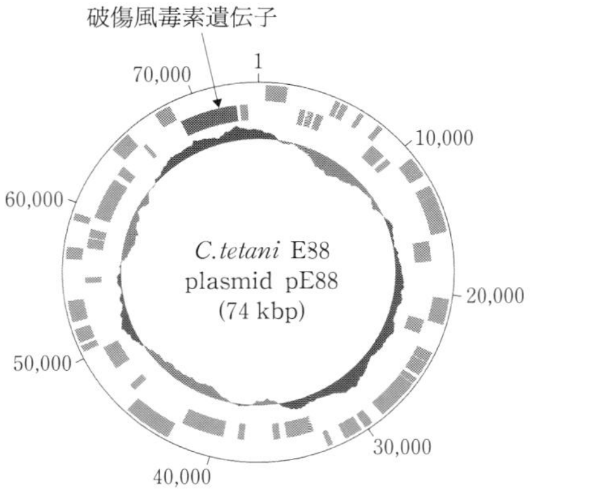

図2　破傷風菌プラスミド。ボックスは遺伝子で，一番外側のものは転写方向が正(リーディング鎖)，内側のものは負(ラギング鎖)であり，一番内側のグラフはGC含量を示す。なお，溶血毒素の遺伝子などは染色体上に存在する。

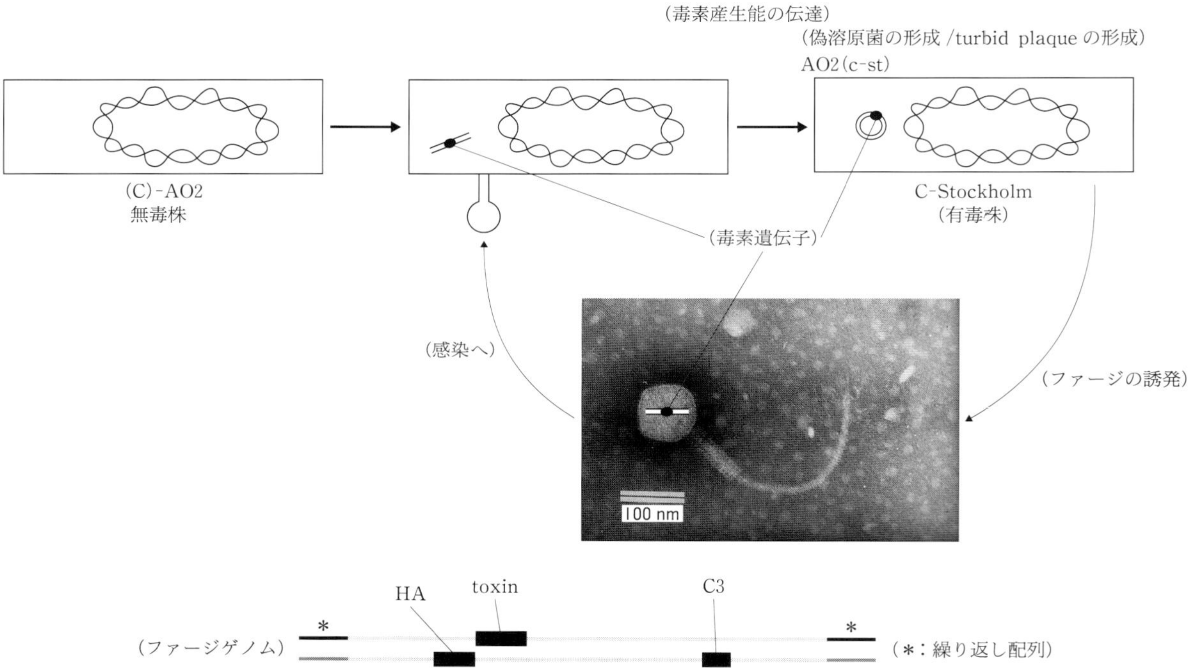

図3　ボツリヌスC型，D型毒素産生性とファージ。C型，D型毒素遺伝子はファージ変換により，有毒株から無毒株に伝達される。有毒株C-Stockholmより得られたc-stファージを無毒の(C)-AO2に感染させると混濁斑(turbid plaque)を形成し，感染菌AO2(c-st)は有毒株となる。ファージゲノムは線状二本鎖DNAであり，毒素遺伝子の他，C3酵素の遺伝子が存在している(上図では，簡単にするため，ファージのゲノムはらせん状にはしていない)。線状DNAの両端は繰り返し配列(terminal direct repeat)であり，これを介し，感染菌中では環状となる。この環状DNAは菌の染色体に組み込まれないでいるので(これをpseudolysogenyという)，細胞分裂にともない容易にファージゲノムはなくなり，有毒株と変換された菌は再び無毒株となりやすい(毒素遺伝子の詳細は図6参照)。

ウェルシュ菌
Clostridium perfringens, *Clostridium welchii*

【分類・歴史】

1892年，WelchとNuttall(イギリス)は死体より，翌年，Frankel(ドイツ)はガス壊疽患者より，さらに，VeillonとZuber(1897年，フランス)が本菌を分離し，それぞれ*Bacillus aerogenes capsulatus*，*Bacillus phlegmonis emphysematosaeto*，*Bacillus perfringens*(ラテン語で“breaking through”の意)と命名したが，その後，*Clostridium*となった。本菌は多数の酵素・毒素を産生するが，主要な毒素(major toxin，またはantigen)と

表2 *Clostridium perfringens* の毒素産生による型分類

型	群	疾病	主要毒素(主抗原)				それ以外の毒素(副抗原)								腸管毒素
			α	β	ε	ι	γ	δ	θ	η	κ	λ	μ	ν	
A		ヒトと動物のガス懐疽，ヒトの食中毒*	++	−	−	−	−	−	++	(+)	++	−	++	++	−
B	1	仔ヒツジの赤痢様腸炎，仔ウマの腸管毒血症	++	++	++	−	++	−	++	−	−	++	++	++	−
	2	ヒツジ，ヤギの腸管毒血症	++	++	++	−	?	−	++	−	++	−	−	+	
C	1	ヒツジの腸管毒血症	++	++	−	−	++	++	++	−	++	−	−	+	+
	2	仔ウシ，仔ヒツジの出血性腸炎	++	++	−	−	?	−	++	−	++	−	−	+	
	3	仔ブタの腸炎	++	++	−	−	?	−	++	−	+	−	+	++	
	4	ヒトの壊疽性腸炎(パプア・ニューギニア)	++	++	−	−	?	−	++	?	+	−	++	−	
	5	ヒトの壊疽性腸炎(ドイツ)	++	++	−	−	++	−	−	?	−	−	−	++	
D		ヒツジ，仔ヒツジ，ヤギ，ウシの腸管毒血症*2，ヒトの腸管に常在	++	−	++	−	−	−	++	−	++	+	++	++	
E		ヒツジ，ウシ(病原性未確定)	++	−	−	++	−	−	++	−	++	++	+	++	

* 100°C 1〜3時間の加熱に耐える耐熱性芽胞を形成する菌株による。*2 タイ，カンボジアの難民キャンプ(クメールキャンプ)で子供の中毒発生。++：全部あるいは大部分の菌株が産生，+：50%以下の菌株が産生，(+)：稀な株が産生，−：非産生。δ，θ：溶血毒，κ：collagenase，λ：gelatinase，μ：hyaluronidase，n(nu)：DNse，γ，η：機能不明

しては，α，β(致死毒)，ε(パーメアーゼ)，ι(ADPリボシレーション活性)があり，これらの産生パターンによりA〜E型に分けられる(表2)。その他の毒素(minor toxin，またはantigen)としてはγ，δ，η，θ，κ，λ，μ，νがある。毒素としてはα毒素が最も重要であるが(詳細は後述)，ι毒素も興味深い。これは活性成分(active component)と結合成分(binding component)よりなる2成分毒素(binary toxin)であり，非筋肉性のアクチンをADPリボシル化し細胞傷害を起こす。ウェルシュ菌のみならず，ボツリヌスC，D型菌(C2毒素)，ディフィシル菌(CDT)なども類似の毒素を産生する(Clostridial binary toxin，後述)。

【菌の形態・培養】

嫌気度や栄養の要求性は弱く，発育pH域(5.5〜8.0)も温度域(20〜50°C)も広い。至適温度は43〜45°Cと高く，そのときの世代時間は10分と非常に短い。これらの性状と芽胞形成性により，何度も温め直す食品などを介し食中毒を起こしやすい。鞭毛は無形成であるが(写真1)，病巣部由来の菌では莢膜が観察される。固形培地ではスムーズなコロニーを形成する(写真2)。α毒素により，血液寒天培地では溶血環を，卵黄寒天培地では白濁還を示す。後者はレシチナーゼ反応あるいは卵黄反応，LV(lecito-vitellin)反応と呼ばれ，本菌の同定に利用される(写真4)。また，糖をよく分解し酸とガスを産生する。このため，牛乳培地では嵐状発酵(stormy fermentation)を呈する(写真3)。

【疫学・病態】

芽胞の状態で土壌中に存在し，創傷よりの感染や食中毒を起こす。時に，腸管の手術時に内因感染を起こす。ヒトの場合はいずれもA型であるが(ごく稀にC型が壊疽性腸炎を起こす)，動物の場合は他の型により腸管感染症もきたす。

(1)創傷感染

創傷感染では皮下組織のみの感染である蜂巣炎(anaerobic cellulitis)と，筋組織まで達するものがある。後者ではガス産生と組織破壊(壊死)が著明であるので，ガス壊疽(gas gangrene)あるいはクロストリジウム性筋壊死(Clostridial myonecrosis)と呼ばれる。本菌単独でも発症するが，浮腫形成能の高い*C. novyi*や組織破壊を示す*C. septicum*，*C. histolyticum*などとの混合感染も多い(したがってこれらの菌は，ガス壊疽菌群あるいは組織傷害性クロストリジウムhistotoxic Clostridiaと呼ばれる)。また，好気性菌の感染後にこれらの菌が増殖することも多い。ウェルシュ菌の産生する毒素のなかで最も重要なのはα毒素である。本毒素はホスホリパーゼC(レシチナーゼC)活性を示す。毒素の本態が酵素であることがわかった最初のものであるが，この作用により溶血活性，致死活性，壊死活性を示す。α毒素の作用機構の詳細に関してはまだ不明の点もあるが，毒素は活性ドメインと結合ドメインに分かれ，その活性発揮には亜鉛などの2価の陽イオン3個が必要である(図4)。標的細胞膜に存在するレセプターに結合後，細胞内に存在するホスホリパーゼCも活性化し，アラキドン酸カスケードなどを介しトロンボキサンやホスファチジン酸を形成して平滑筋の収縮や溶血を起こすこと，あるいは，毒素がTrkA受容体に結合した場合には，MAPキナーゼを介しNADPHオキシダーゼを活性化して細胞傷害を起こすことが提唱されている。

(2)食中毒

エンテロトキシン(分子量35,000ほど)を産生するA型菌による。この毒素は芽胞形成時に同時に産生される。毒素は胃酸で不活化されるので，食品とともに大量に摂取された菌が，腸管のなかで増殖・芽胞形成をするときに産生された毒素により，腹痛，下痢をきたすが，予後は良好である。

【臨床症状，診断・治療】

臨床症状により本症を疑い塗抹染色，菌の培養を試みる。同定にはLV反応と抗α毒素血清を利用したその中和反応が重要である(写真4)。食中毒の場合も，菌の分離とエンテロトキシンの産生により診断される。創傷

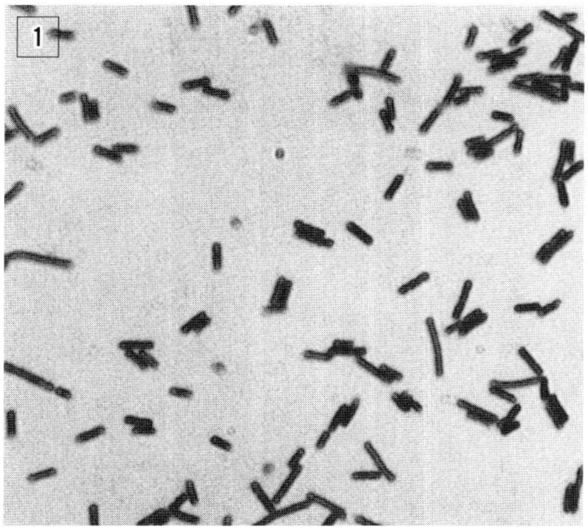

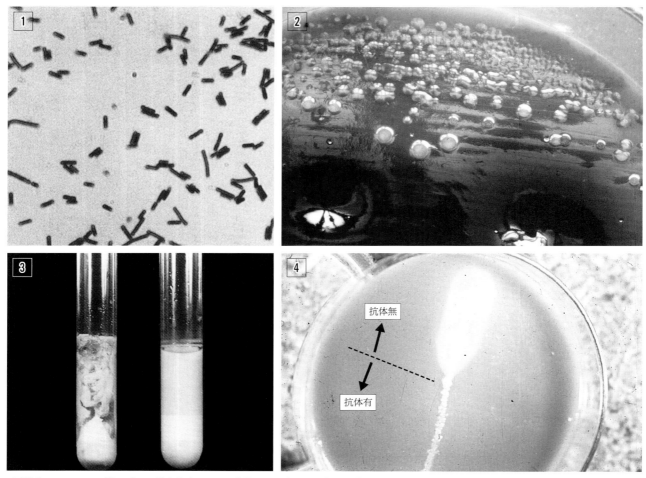

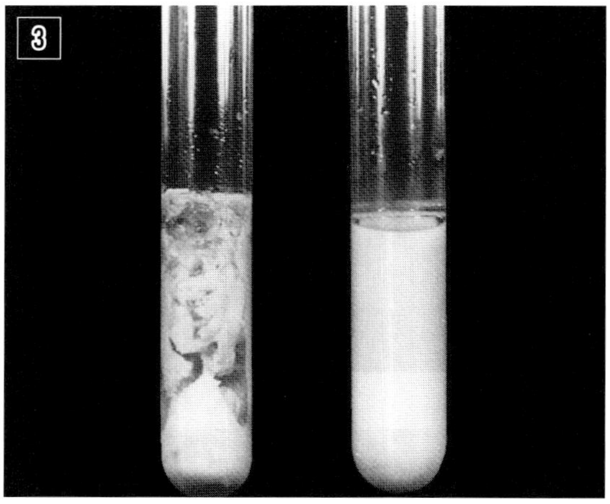

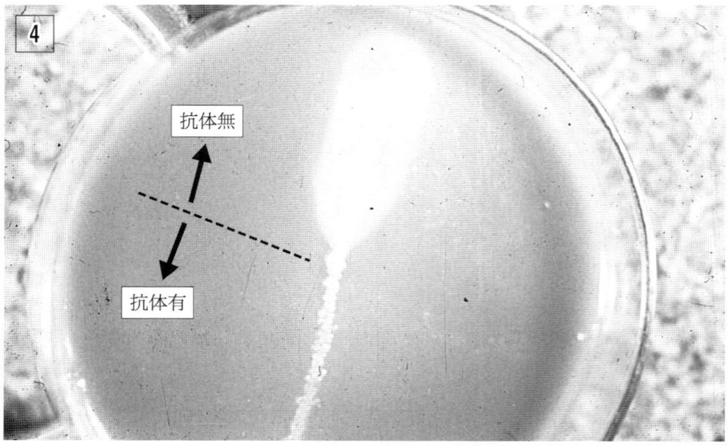

写真 1　ウェルシュ菌のグラム染色像(ヤクルト本社より供与)。通常の培養では芽胞を形成することは少ない。

写真 2　ウェルシュ菌の GAM 培地の上コロニーの所見(岐阜大学微生物学研究室より供与)。表面は平滑・湿潤で辺縁はスムーズなコロニーを形成する。

写真 3　牛乳培地における嵐状発酵(小田紘博士より供与)。ガスの産生が強くガスが培地に亀裂を入れたり，嵐のように培地を吹き上げることがある。

写真 4　ウェルシュ菌の LV(卵黄)反応(「細菌学教育用映像素材集」より)。卵黄寒天平板の半分に抗 α 毒素抗体を加えたものに，菌を線状に接種し培養すると，抗体のない部分では白濁環が形成される。

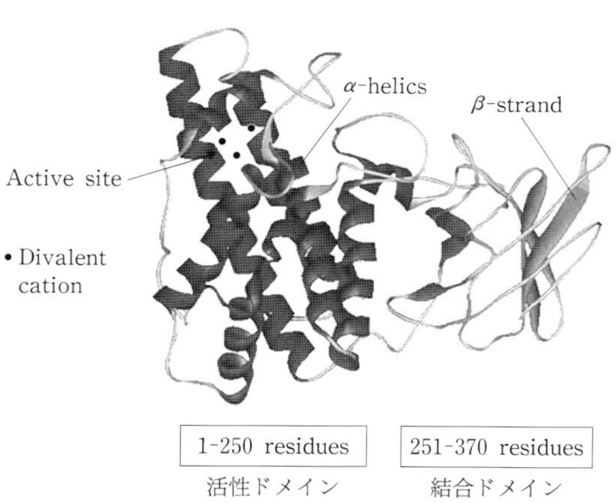

図 4　α 毒素の構造(櫻井純博士より供与)。活性ドメインと結合ドメインに分かれる。活性ドメインには 3 個の 2 価のイオン(Zn^{2+} など)が存在する。これらは毒素が構造を維持し，酵素活性を示すために必須のものである。

感染の治療は病巣部を洗浄・切除(debridement)する(時には手足の切断)ことと，ペニシリンなどの(大量)投与である。時に高圧酸素療法も行われる。

【小熊惠二，山本由弥子，鈴木智典】

ボツリヌス菌
Clostridium botulinum

【分類・歴史】

欧州では古くからソーセージ(ラテン語では botulus といわれ，菌名の語源)などの摂食後，中毒が発症していた。菌は 1897 年，ベルギーの van Ermengem により分離され，本症は感染ではなく，強力な易熱性の神経毒素によるものであることが報告された(これは今の B 型菌)。次いで抗原性の異なる毒素を産生する菌が分離され，A〜G 型毒素(菌)と命名された。当初，菌名は *Bacillus botulinus* であったが，1922 年，*C. botulinum* となった。菌の生化学的性状は毒素型とは無関係であり，これと遺伝子の相同性などにより 4 群(group)に分類される(表 3)。ヒトには主に A，B，E，F 型菌が，C，D

型菌は主に家畜やトリに中毒を起こす。近年，G型菌はボツリヌス菌から除かれ *C. argentinense* として独立された。G型と同様に他のClostridiaの菌が毒素を産生し中毒を起こすことも判明した〔F型毒素を産生するバラチ菌(*C. baratii*)やE型毒素を産生するブチリカム菌(*C. butyricum*)〕。2013年に，新規の神経毒素を産生するH型菌の発見が米国より報告されたが，その詳細はまだ不明である。

C，D型菌の分類は混乱していた。C型毒素には抗原性の異なるC1，C2毒素があり，C1を主に産生し，C2，Dを副次的に産生する(C1＞C 2，D)菌をCα，C2のみを産生する菌をCβ，D＞C1，C2の菌をD型と命名していた。しかし，C2毒素は神経毒素ではなく，非筋肉性アクチンをADPリボシル化する2成分毒素であり，各菌は1種類の神経毒素しか産生しない，ということが判明し，Cα，Cβの分類は誤りであることが結論された。さらに，C，D型は分子量25,000ほどで，rho蛋白質などをADPリボシル化するC3酵素も産生することも明らかになった。C(あるいはC1と記載)型，D型毒素とC3酵素の遺伝子はファージ(図3参照)，C2毒素遺伝子はプラスミドDNA上に存在する。なお，1種類の菌が2種類の毒素を産生する場合もある。等量から一方を多く産生するので，これらはAB，Ba，Af，Bf(大文字の方を多く産生する)と記載される。ひとつの菌がA，B毒素両方の遺伝子を持つが，一方は不完全な遺伝子であり発現していないこと(silent geneという)が多いことも示された。

【菌の形態・培養】

周毛性鞭毛を持ち，亜端在性の芽胞を形成する(写真6〜8)。分離には血液寒天や卵黄寒天培地を用いる。溶血毒素も産生するが血液寒天では溶血環の形成は弱く，ラフ型のコロニーを形成する(写真5)。このとき，産生されたリパーゼにより，コロニーの表面や周囲が真珠様(oil in water状)となる。卵黄寒天では，一部のC型とD型菌を除きレシチナーゼは産生しないので白濁環は形成されない。

【疫学・病態】

(1)中毒の様式

芽胞は海・湖沼や土壌中などに存在する。世界の地域における芽胞の型の分布には多少偏りがあり，日本ではE，C，D型が多い。ボツリヌス菌による疾患としては以下の4タイプがある(図7参照)。

①食餌性ボツリヌス中毒(food-borne botulism)

食品中で産生された毒素を摂取することにより起こる典型的な毒素型食中毒(生体外毒素型中毒)であり，缶詰，瓶詰，ハム，ソーセージ，発酵食品，真空パック製品(近年は特に加熱不十分な「レトルト類似食品」など)により起こる。わが国では1951年，北海道で起きた魚の発酵食品である「イズシ」よりE型菌が分離されたのが初めてであり(E型は，通常，魚によるので，“fish

表3　ボツリヌス菌の分類と性状

性　状	群			
	I	II	III	IV
毒素型	A，B，F	B，E，F	C，D	G*
牛乳消化	＋	−*2	W*2	＋
ゼラチン液化	＋	＋	＋	＋
ブドウ糖分解	＋	＋	＋	−
リパーゼ産生	＋	＋	＋	−
レシチナーゼ産生	−	−	＋/−	−
芽胞耐熱性	120℃，4分	80℃，6〜12分	100℃，15分*3	104℃，11分
発育至適温度	30〜37℃	20〜30℃	37〜42℃	37℃
最低発育温度	10℃	3.3℃	15℃	?
トリプシンによる毒素の活性化	−/＋	＋＋	＋/−	＋

* 独立し，*C. argentinense* となった。*2 C，Dでは酸性となりcurdとなる。一部の菌では消化もする。II群菌ではcurdにもならない。*3 104℃, 11分

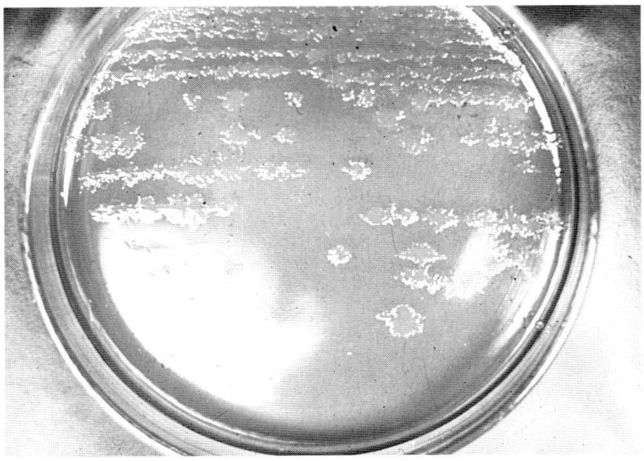

写真5　ボツリヌスC型菌コロニー(血液寒天)

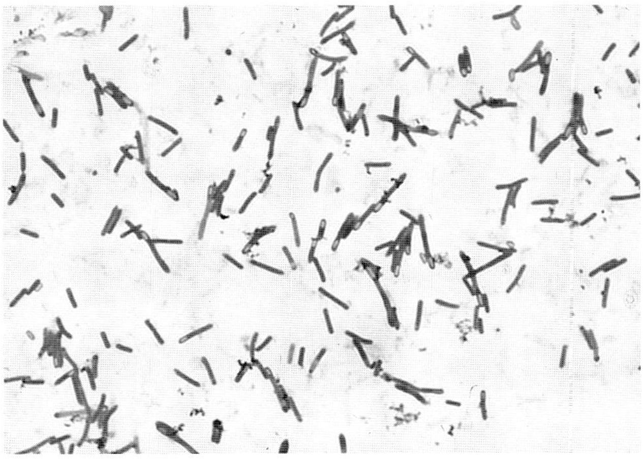

写真6　ボツリヌスC型菌の芽胞(単染色)

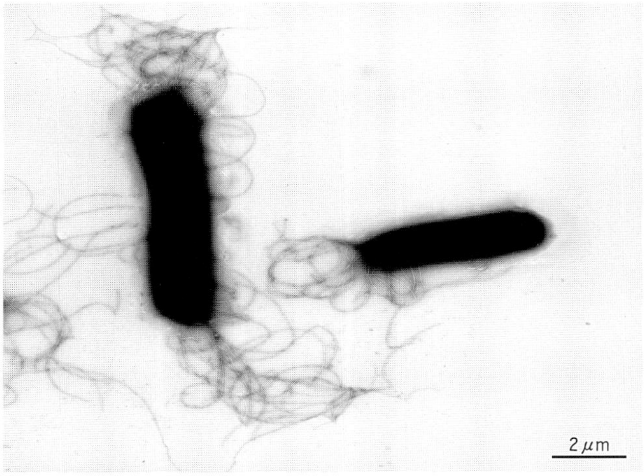

写真7　ボツリヌスA型菌(ネガティブ染色)

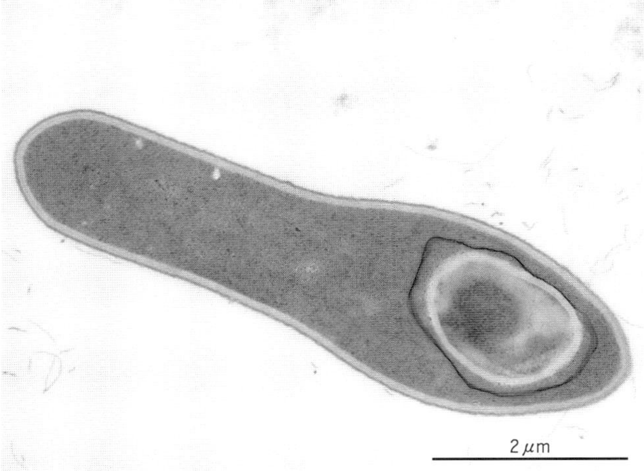

写真8　ボツリヌスA型菌の芽胞(超薄切片)

borne botulism”と呼ばれる)，その後今日まで120件ほどの報告がある。致死率は20%ほどであったが，致死率も中毒数も近年は激減した。

②創傷ボツリヌス症(wound botulism)

破傷風と同じ感染様式で創傷より芽胞が侵入し，生体内で発芽・増殖・毒素産生が起こるものである。稀な疾患であったが，近年，欧米では薬物常用者(drug users)に発症することが多い。

③乳児ボツリヌス症(infant botulism)

1976年，米国で最初に報告された。離乳食(ハチミツなど)などと一緒に芽胞が摂取され，これが乳児の腸内で発芽，増殖し，毒素を産生し中毒をきたすものである。生後2週齢から1歳未満の乳児に多く発生するのでこのように命名された。これまで元気に育っていたのに，頑固な便秘(2日以上の間隔の排便)，吸乳力や泣き声が低下する，首がすわらない，手足が動かないなどの症状(floppyな状態)を示す。予後は良いが，時に突然死の原因となる。わが国では発生は少ないが(これまで30例ほど。しかし，最近では毎年のように発生している)，米国では食餌性中毒よりも多く発生している(これまでに約2,000例)。

④成人腸管ボツリヌス症(adult intestinal botulism)

メッケル憩室を持つ，あるいは手術により胃腸の解剖学的・生理学的状態が変化した，大量の抗生物質投与などにより腸内細菌叢を乱した成人などに，乳児ボツリヌス症型の中毒が発症したものである。成人と乳児のボツリヌス症を合わせてintestinal toxemia botulism，前者のみではadult colonization botulism，adult intestinal toxemia botulism，adult intestinal botulismなどと命名されたが，ここでは成人腸管ボツリヌス症と命名した。非常に稀であり，これまでに15例ほど報告されている。

(2)毒素の構造と機能

A～G型の神経毒素は，分子量約15万の易熱性の蛋白質であるが，食品中では無毒成分との複合体(progenitor toxin)として存在し，分子量30万(M毒素，12S毒素)，50万(L毒素，16S毒素)，90万(LL毒素，19S毒素)を形成する。A型菌は3種の毒素を，B，C，D型菌はMとL毒素を，E，F型菌はM毒素のみを，またG型菌はL毒素のみを産生する。M毒素は，神経毒素に赤血球凝集活性を示さない分子量約14万の無毒成分(non-toxic non-HA：NTNH)が結合して，このM毒素に赤血球凝集活性を示す無毒成分(hemagglutinin：HA)が結合してL，LL毒素が形成される。無毒成分は神経毒素を胃液や腸液などから保護し，無毒成分と神経毒素の結合は腸液のないアルカリ条件下で解離するので，経口摂取された複合体は胃を通過し，小腸上部より吸収されリンパ管(乳ビ管)のなかで解離した後，神経毒素はリンパ管(胸管)から血管に移行し，血行性に神経-筋接合部(end-plate)や自律神経節およびその末端に作用し，毒性を発揮すると推察されている。神経毒素は約10万の重鎖と約5万の軽鎖よりなる。軽鎖は亜鉛を1分子結合し，エンドペプチダーゼ(プロテアーゼ)活性を示す(active domain)。重鎖部分は機能的には約5万のドメインに2分され，N末端側は脂質二重膜にチャンネル(孔)を形成する活性(channel forming- or transmembrane- domain)，C末端側にはシナプス前膜のレセプターに結合する活性がある(binding domain)。毒素は神経末端より神経伝達物質であるアセチルコリンの放出を阻害する。アセチルコリンが放出されるためには，アセチルコリン小胞はシナプトブレビン(synaptobrevin)やシンタキシン(syntaxin)，SNAP-25などのSNARE蛋白質を介してシナプス前膜にドッキング(docking)および融合(fusion)しなければならない。毒素はこれらの蛋白質を切断することによりその作用を発揮する。これらの詳細，および遺伝子に関することは図5～8に示した。

近年，筆者らはL毒素の分子量は約75万であり，LL毒素はL毒素の二量体であることを，また，HAは4つのサブコンポーネント(HA-1，2，3a，3bと命名)よりなり，A，B型毒素はHA1を，C，D型毒素はHA3bを主に介して，それぞれ腸上皮細胞(や赤血球)の表面に存在するガラクトースやシアル酸に特異的に結合することを示した(図6)。したがって，HAのないM毒素や神経毒素より効率よく吸収されると結論したが，米国やフランスからは，神経毒素は単独で胃や小腸上皮細胞から吸収されるというデータも発表されており，この巨大分子の吸収機構は，今後さらなる解析が必要とされるテーマである。

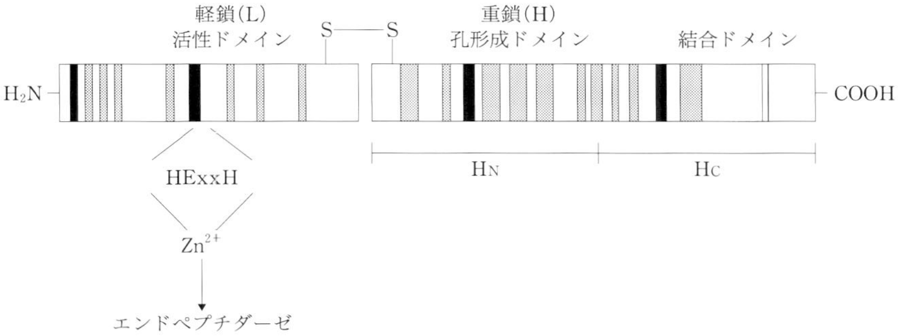

図5　ボツリヌス神経毒素の構造(小熊，2005；小熊ほか，2011)。分子量約15万の神経毒素は，自分の産生する酵素，あるいはトリプシン処理により，N末端から約5万の部分に切れ目が入り，軽鎖，重鎖の二本鎖構造となる。重鎖のC末端側，N末端側は，それぞれ結合ドメイン(H_C)，孔形成ドメイン(H_N)であり，また軽鎖は活性ドメインと呼ばれている。各毒素間で相同性が非常に高い領域を■で，相同性が比較的高い領域を□で示す。軽鎖の中央部分の相同性が非常に高い領域にある亜鉛結合モチーフ(HExxH)に1分子のZn^{2+}が結合し，エンドペプチダーゼ活性を示す。

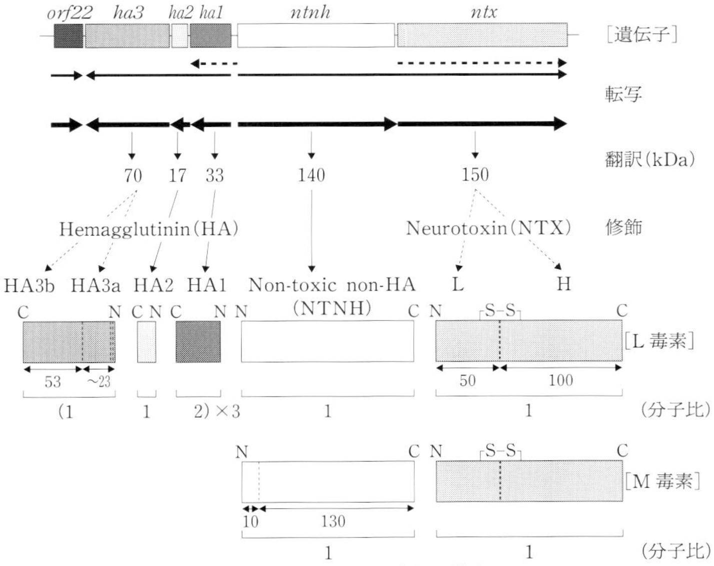

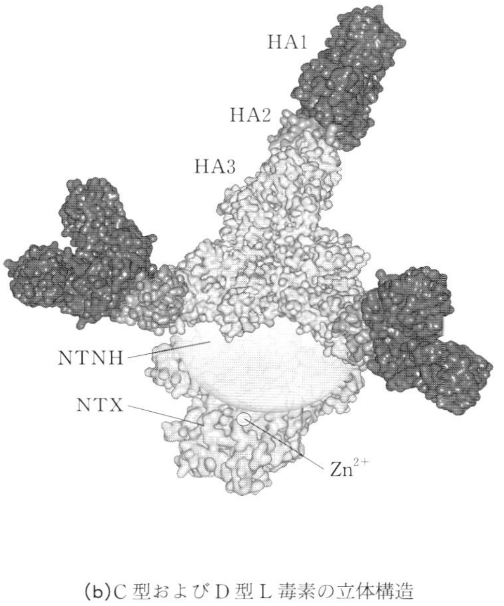

図6　複合体毒素(progenitor toxin)の一次構造，遺伝子構成と立体構造。C型，D型L(16S)毒素およびM(12S)毒素の遺伝子構成と転写，翻訳，蛋白質の修飾を示した。HAは3〜4サブコンポーネント(HA-1，2，3a，3b)よりなる。HA1：HA2：HA3の構成比は2：1：1であり，3分子のHAがHA3を介して1分子のNTNHとNTXに結合する。HA-1とHA-3bはそれぞれガラクトースとシアル酸に結合する。(口絵72参照)

【臨床症状】

食餌性中毒では毒素を含む食品を摂取後2〜40時間の潜伏期の後，まず下痢，嘔吐などの胃腸症状が現れるが，これはボツリヌス毒素による症状ではなく，混合感染した他の菌や代謝産物などの影響によるものである。次いで複視，眼瞼下垂，口渇，嚥下困難，尿閉，便秘，呼吸困難などの毒素による運動神経および副交感神経遮断症状が現れる(通常，眼症状から始まり，両側性に顔から下部へ進む)。意識障害はない。誤嚥により肺炎を発症すると発熱をきたす。死因はほとんどの場合，呼吸障害である。乳児ボツリヌス症の場合の潜伏期は腸内で芽胞が発芽・増殖しなければならないので長く，3〜30日ぐらいである。症状は既に述べた。

【診断・治療】

まず，患者の症状，年齢(乳児ボツリヌス症)，摂食物の種類(食餌性ボツリヌス症の場合には，嫌気性菌が増殖可能なものを，加熱しないで食べたか)などで本症を疑う。一般血液，尿，髄液，頭部CTなどの検査では，合併症がない限り異常は認められない。筋電図は診断に有用である。最終的な診断には，食品，糞便，胃・腸内容物，吐物などより菌を分離し，毒素を証明することが必要である。PCRにより毒素遺伝子の有無を検索する方法も使用される。

治療では，摂取された毒素を希釈・排泄することと，ICUに入院させ呼吸の管理をすることが重要である。必要に応じ抗毒素抗体を投与する。抗生物質は創傷ボツリヌス症の場合は用いられるが，他は誤嚥性肺炎などが発症した以外は投与されない。なお，アミノ配糖体およびマグネシウムを含む浣腸剤の投与は神経・筋障害を悪化させるので禁忌である。

【小熊惠二，鈴木智典，山本由弥子】

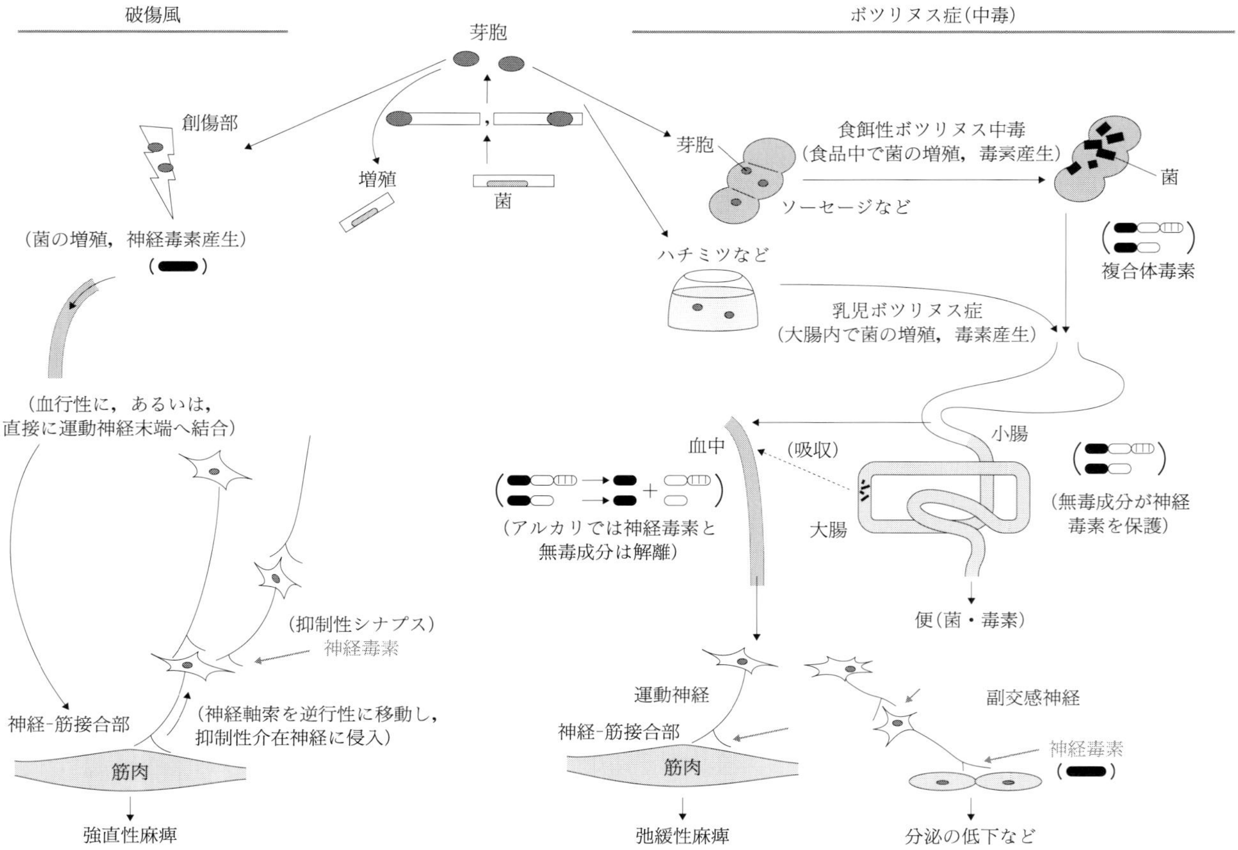

図7　破傷風とボツリヌス症(中毒)の発症機構

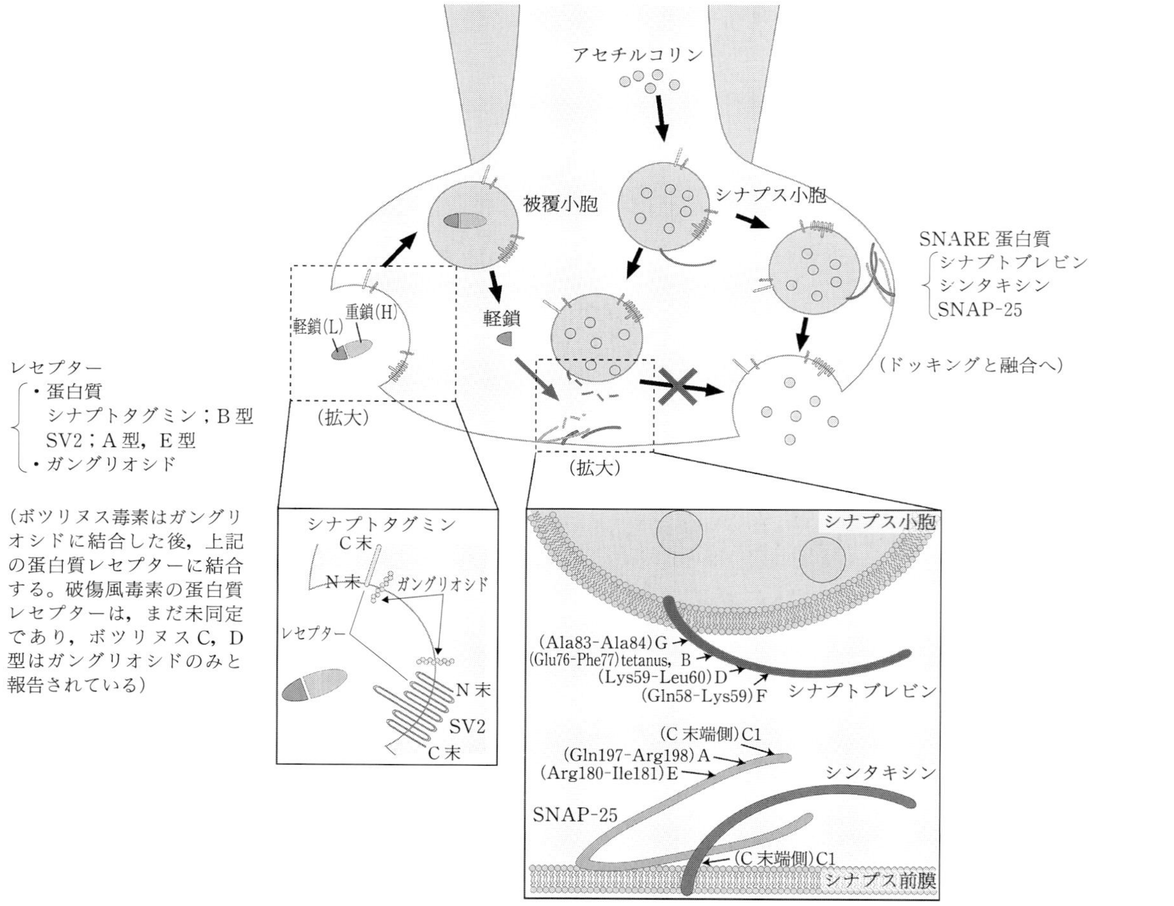

図 8　破傷風毒素とボツリヌス毒素の作用機構。毒素は重鎖の C 端でシナプス前膜に存在するレセプターに結合する。receptor mediated endocytosis で細胞内に取り込まれた後，軽鎖は重鎖の N 端側が形成したチャンネルを通り細胞質に移行し，標的である特定の SNARE 蛋白質を特定の部で切断する。レセプターや SNARE 蛋白質の切断される部を示した。

破傷風菌
Clostridium tetani

菌や毒素の性状，発症の機構などをボツリヌスと比較して記載する。

【分類・歴史】

破傷風(tetanus)という病気はヒポクラテスの時代から記載があるが，菌を分離したのは北里柴三郎(1889年)である。1890年になり，発症には毒素が重要であり，抗毒素抗体の投与により発症が阻止できること(Behring と Kitasato)が判明するとともに，1920年にはトキソイドも作製された。菌は凝集反応などにより10以上の型に分類されるが，毒素の抗原性や作用は均一性が高く細分類はされない。

【形態・培養】

周毛性鞭毛を持ち(写真9)，運動性はボツリヌス菌より高い(分離時には3%ほどの寒天が推奨されている)。特徴的な端在性の芽胞を形成するため，これは太鼓のバチ(drumstick)状といわれる(写真10)。糖非分解であり，蛋白質などの分解で増殖するが，その分解性も弱い(ゼラチンは液化する)。リパーゼも産生しない。分離には血液寒天や卵黄寒天培地を用いる。溶血毒素も産生するが血液寒天では溶血環の形成は弱く，ラフ型のコロニーを形成する。LV 反応も陰性である。

C，D 型以外のボツリヌス菌と破傷風菌は LV 反応は陰性であるが，近年，これらの菌でもウェルシュ菌の α 毒素様の遺伝子を持ち，条件によりレシチナーゼ活性が多少認められることが報告されている。

【疫学・病態】

破傷風芽胞は広く世界の土壌中に存在する。ヒトや動物が傷を受けたときに生体内に侵入し，条件が良ければ発芽・増殖し，毒素を産生し発症させる。傷は交通事故などによる大きなものから，識別できないようなもののときもある。ワクチン接種により完全に予防できる疾患であるので，ワクチン接種を行っている先進国では発症は少ないが，未開発国では出産にともなう妊婦や新生児の破傷風をはじめ，現在でも，毎年，数十万人が死亡している。創傷ボツリヌスと同様に，ヘロインの皮下接種などでの発症も認められる。WHO はワクチンをして妊婦と新生児の破傷風をなくすことを目標としている(Expanded Program on Immunization)。先進国では60歳以上の発症が多いので，小児期までの3回のワクチン接種の後，10年に一度ほどの接種が推奨されている。

神経毒素の大きさ・構造・機能はボツリヌス毒素と類似している。しかし，ボツリヌス毒素とは異なり重鎖のC端側(Hc)に，神経の軸索を逆行性軸索流により上行する機能があるため，神経末端から侵入した毒素は上行し，脊髄の運動神経細胞に達する(上行は1 cm/hr ほどの速度。さらに上行し，延髄まで達するため，全身性の破傷風を起こすといわれている)。その後，細胞の外に出た後，抑制性の介在ニューロンに侵入し，軽鎖がシナ

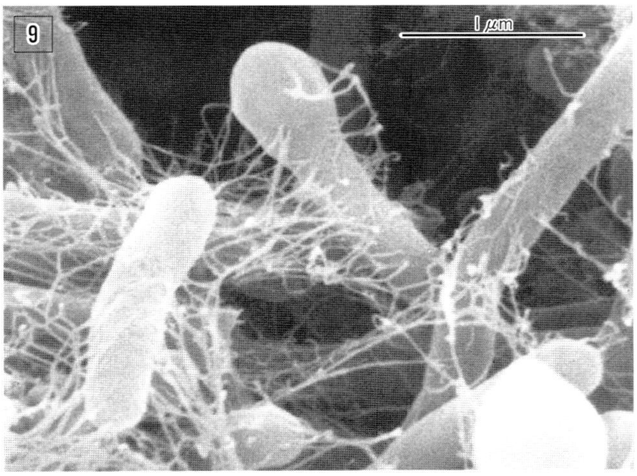

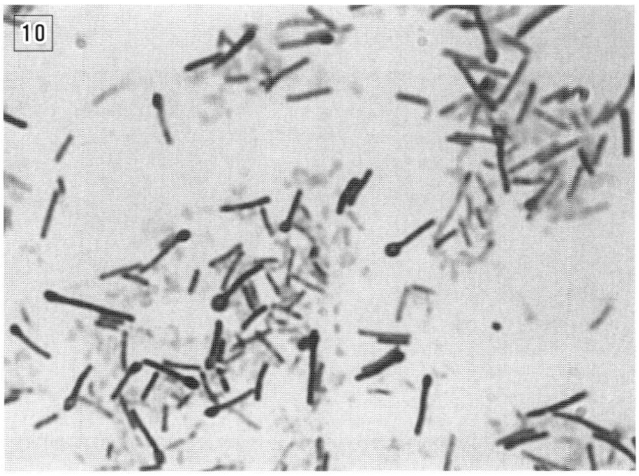

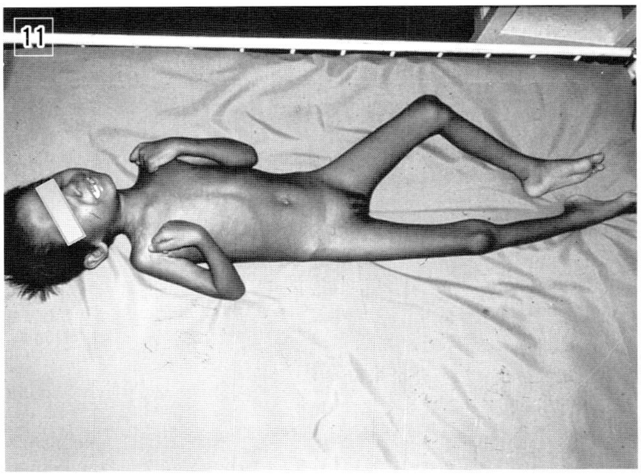

写真9 破傷風菌の走査電子顕微鏡像(海老沢功博士より供与)。多数の鞭毛を持ち活発に運動する。

写真10 破傷風菌のグラム染色像(海老沢功博士より供与)。菌体の先端に菌体幅より大きい芽胞を形成する。太鼓バチ状の形態が芽胞形成菌の特徴であるが，棍棒状の菌体も破傷風菌である。

写真11 破傷風の患児(WHO・松田守弘博士より供与)。全身が硬直しているが，上肢は屈曲，下肢は伸展する。

プトブレビンに作用し（作用点はボツリヌスB型毒素と同じ部位），この細胞からの伝達物質（GABAなど）の遊離を阻害するため筋肉の硬直（強直）をきたす（図5，7，8参照，写真11）。

【臨床症状】

硬直は感染局所の筋肉の他，顔面から始まり，頸部，体幹，四肢へと広がる。開口困難（lockjaw），咬痙（trismus），特有の顔貌（痙笑），頸部硬直，腹壁の波（板）状の硬直，腱反射亢進が生ずる。上肢では屈筋，下肢では伸筋の硬直が起きるため，重症時には後弓反張（opisthotonus）となる。また，自立神経系にも作用するため，脈や血圧の変動などが認められる。

【診断・治療】

患者の症状，外傷の有無や土壌による汚染を考慮し診断する。硬直・痙攣のためクレアチン・キナーゼ（creatinine kinase）が上昇する。病巣部からの菌の分離も試みられる。

治療は抗毒素抗体（ヒト型抗体がある）の投与をし，呼吸と血圧の管理が重要である。病巣部の洗浄や壊死部の除去，抗菌剤や筋弛緩剤の投与もなされる。発作は音や光などで誘発されるため，患者を静かで暗い部屋に隔離する。

【小熊恵二，阪口義彦】

ディフィシル菌
Clostridium difficile

【分類・歴史】

本菌は1935年に，新生児の腸内に存在する，培養・分離が困難な菌として記載された。そのため当初は *Bacillus difficile* と命名されたが，3年後には *Clostridium difficile* となり，1977年，クリンダマイシンによる偽膜性大腸炎の患者より分離された。その後の研究により，特定の抗菌薬の投与により腸内細菌叢の主要な菌が死滅され，耐性の本菌が増殖し（菌交代），偽膜性大腸炎を起こすことが明確となった。2002年にカナダで本菌の変異株による腸炎が多発し，これは強毒株（BI/NAP1/027型）と呼ばれ（後述），現在，北米や欧州ではこの強毒株による感染が問題となっている。院内感染時などでは，リボタイピングによる細分類（解析）などがなされる。

【形態・培養】

周毛性鞭毛を持ち，亜端在性の芽胞を形成する（写真12）。選択培地であるcycloserin-cefoxitin fructose agar（CCFA）培地を用いると分離は困難ではない。3〜5 mmの菊花状のコロニーを形成し（写真13），また，長波長（360 nm）の紫外線照射により黄金色の蛍光を発するので判定は容易である。

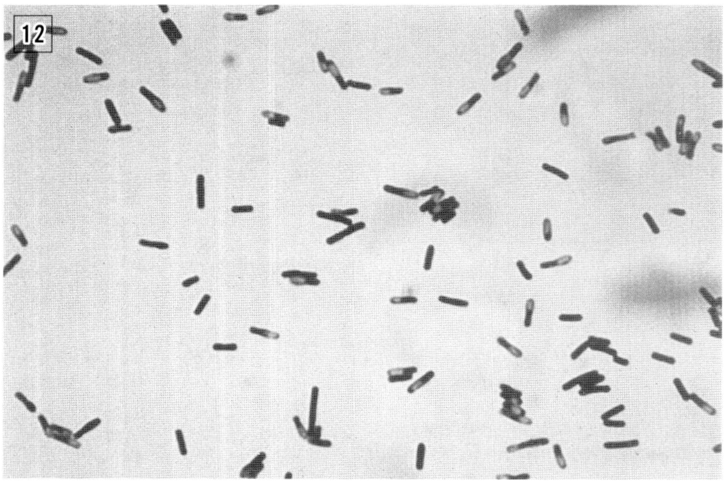

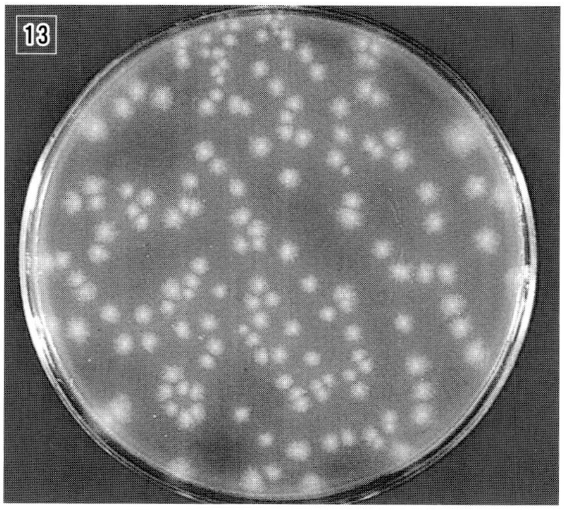

写真12　ディフィシル菌の染色光学顕微鏡像（稲松考思博士より供与）。芽胞は菌体の端に，菌体よりやや幅広い楕円形として形成される。

写真13　ディフィシル菌のCCFA培地上のコロニーの所見（稲松考思博士より供与）。比較的大型で辺縁がギザギザのコロニーを形成する。独特の臭気を発する。

【疫学・病態】

クリンダマイシン，広域β-ラクタム剤，フルオロキノロンなどの使用時に，本菌が異常に増殖し，抗菌剤関連下痢症(antibiotic-associated diarrhea：AAD)，さらには偽膜性大腸炎(pseudomembranous colitis：PMC)を起こす。菌は腸管ループ活性を持つtoxin A(TcdA)と細胞毒性を持つtoxin B(TcdB)を産生する。分子量はそれぞれ308 kDaと270 kDaであるが，近年，その構造と機能も解析された。両毒素とも類似したドメイン構造を示し，各ドメインはその機能により，N端側から，活性，自己切断，膜貫通，受容体結合，と命名された(図9)。両毒素ともRho蛋白質のN末端から37番目のスレオニンをUDP-glucose存在下で単糖付加(monoglucosylation)し，アクチンの重合を阻害し，共同して腸管上皮細胞を傷害する。また，両毒素とも各種サイトカインの産生を促し，好中球浸潤の誘導，炎症反応の促進をきたし，偽膜(炎症細胞，壊死産物，フィブリンなどによる黄色の膜)を形成すると考えられている(写真14)。両毒素遺伝子は近接して存在するが，その間には*tcdE*(hollin-like protein)，上流には*tcdD*(positive regulator)，下流には*tcdC*(negative regulator)の3遺伝子が存在し，毒素遺伝子の発現を調節している。これら毒素遺伝子と3遺伝子を含めて，本菌の病原性領域〔pathogenicity locus：PaLoc(19.6 kb)〕という(図9)。

カナダで分離された強毒株は，*tcdC*遺伝子の欠損によりtoxin A，toxin Bの産生が20倍ほどに増加していること，さらにはADPリボシル化作用を持つ第3の毒素である2成分毒素も産生すると報告されている(後述)。なおこの菌は，制限酵素切断パターンではBI型，パルスフィールドゲル電気泳動(pulsed-field gel electrophoresis：PFGE)ではNorth American PFGE 1型，リボタイピングでは027型を示すためBI/NAP1/027型(あるいは単に027型)と呼ばれる。DNAジャイレースの変異によりフルオロキノロンにも耐性ゆえ，本菌の出現には，この薬の投与が最も関係していると考えられている。欧州ではその他，018型，056型も出現してきた。他方，強毒株とは逆に無毒株や1毒素産生株(toxin Bのみの産生)も存在する。

偽膜性大腸炎患者の便からは，ほとんどの事例でディフィシル菌が10^6個以上培養される。新生児や施設の高齢者でも～数十%のヒトが保菌しているが，無症候例の場合の菌数は10^5個以下と少ない。近年の遺伝子解析では50%程度が陽性になるので，一般成人でも保菌者は多いと推察されている。保菌しても発症しない理由としては，菌数や産生される毒素量の他，腸の状態や抗毒素抗体の存在などが推察されている(新生児では，上皮細胞に毒素のレセプターがないのではとの説もある)。

毒素の命名であるが，toxin A，toxin Bは*C. sordel-*

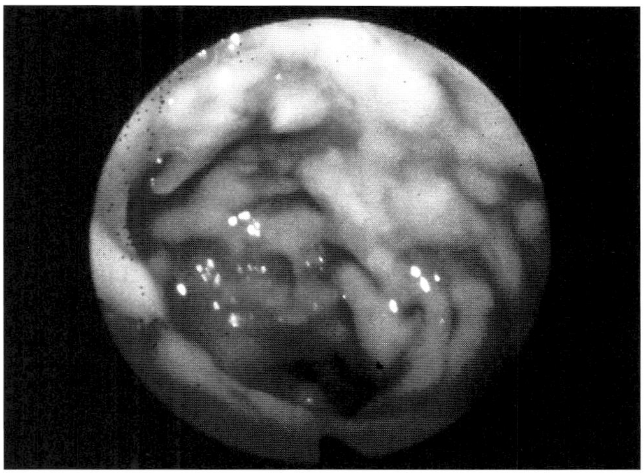

写真14 大腸の偽膜(中村信一博士より供与)。(口絵73参照)

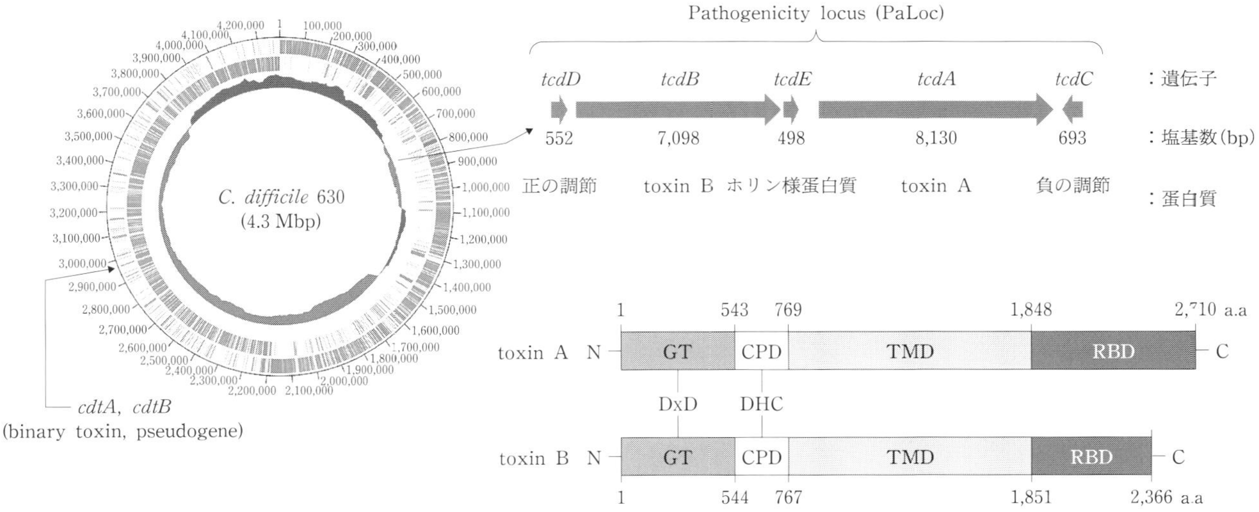

GT：グリコシルトランスフェラーゼドメイン(活性ドメイン)，CPD：システインプロテアーゼドメイン(自己切断ドメイン)，TMD：膜貫通ドメイン，RBD：受容体結合ドメイン。数字はアミノ酸残基数を示す。

図9 toxin A，toxin Bの遺伝子と一次構造。AとBの同一性(identity)，類似性(similarity)は49%，90%である。PaLocに関しては本文参照のこと。両毒素とも，機能的に4個のドメインに分かれる。細胞へ結合(RBD)，侵入(TMD)し，その後自分で自分を切断し(CPD)，活性ドメイン(GT)が細胞質に移動し機能を発揮する。また活性発揮にはGTの中央部にあるDxD配列が，自己切断にはDHC配列が重要であることも判明している。toxin A，Bのドメイン構造はXingmin et al.(2010)をもとに作図

lii の出血・致死毒素，*C. novyi* の α 毒素と類似しており，large Clostridial toxin と呼ばれる。新しく発見された2成分毒素(binary toxin)はCDT(*C. difficile* transferase)と命名されたが，大腸菌などが産生するcytolethal distending toxin(これもCDTと略される)とは異なり，前述のように，ウェルシュ菌の ι 毒素，ボツリヌスC2毒素などと類似しているもので，これはClostridial binary toxinと呼ばれる。

【臨床症状】

抗菌薬投与数日(時に数か月)後に下痢，腹痛，発熱をきたす。軽いものから重症のものまであるが，通常，粘血便や血便となる。下痢がなく急性腹症をきたすものもある。時に腸穿孔もきたす。

【診断・治療】

上記の症状から推察する。以前はtoxin Aのみをチェックできるキットしかなかったが，現在ではA，B両毒素を検出できるEIA(迅速診断キット)がある。必要に応じ，細胞毒性試験や菌の分離，内視鏡診断を行う。治療としては，原因となった抗菌薬の投与を止め，腸炎の治療のため他の抗菌薬を使用する。わが国ではバンコマイシンでの治療のみが保険適用であるが，時にこれはVRE(vancomycin resistant enterococci)の出現を誘発するので，欧米では，軽症の場合は，まず，メトロにダゾールを，白血球数が15,000/μL以上で血清クレアチニンが50%以上増加している重症例ではバンコマイシンを使用することを推奨している。

【小熊恵二，阪口義彦】

【引用・参考文献】

Borriello, S. P., and Aktories, K. 2005. *Clostridium perfringens*, *Clostridium difficile* and other *Clostridium* species, p. 1089-1136. *In* Borriello, S. P., Murray, P. R., and Funke, G. (eds.), Topley & Wilson's microbiology and microbial infections, 10th ed., bacteriology vol. 2, Hodder Arnold, London.

Brueggenman, H., Baeume, S., Fricke, W. F., et al. 2003. The genome sequence of *Clostridium tetani*, the causative agent of tetanus disease. Proc. Natl. Acad. Sci. U.S.A. 100: 1316-1321.

Cato, E. P., George, W. L., and Finegold, S. M. 1986. Genus *Clostridium*, p. 1141-1200. *In* Sneath, P. H. A., Mair, N. S., Shappe, M. E., et al. (eds.), Bergey's manual of systematic bacteriology, vol. 2, William & Wilkins, Baltimore.

Hasegawa, M., Kawasaki, A., Yang, K., et al. 2007. A role of lipophilic peptidoglycan-related molecules in induction of nod1-mediated immune responses. J. Biol. Chem. 282: 11757-11764.

Johnson, E. A. 2005. *Clostridium botulinum* and *Clostridium tetani*, p. 1035-1088. *In* Borriello, S. P., Murray, P. R., and Funke, G. (eds.), Topley & Wilson's microbiology and microbial infections, 10th ed., bacteriology vol. 2, Hodder Arnold, London.

Nakamura, T., Kotani, M., Tonozuka, T., et al. 2009. Crystal structure of the HA3 subcomponent of *Clostridium botulinum* type C progenitor toxin. J. Mol. Biol. 385: 1193-1206.

小熊恵二．1986．ボツリヌス毒素，p. 211-247．三輪谷俊夫，吉川昌之介，竹田美文(編)，医学細菌学(第1巻)，菜根出版，東京．

小熊恵二．2005．ボツリヌス毒素の遺伝子および構造と機能に関する研究．日本細菌学雑誌 60：521-530．(浅川賞受賞論文)

Oguma, K., Fujinaga, Y., and Inoue, K. 1995. Structure and function of *Clostridium botulinum* toxins. Microbiol. Immunol. 39: 161-168.

Oguma, K., Inoue, K., Fujinaga, Y., et al. 1999. Structure and function of *Clostridium botulinum* progenitor toxin. J. Toxicol.-Toxin Rev. 18: 17-34.

小熊恵二，阪口義彦，西河淳．2011．ボツリヌス菌，p. 259-288．松本慶蔵(編)，病原菌の今日的意味，医薬ジャーナル社，大阪．

阪口玄二．1988．ボツリヌス菌毒素の構造と機能．日本細菌学雑誌 43：951-960．(浅川賞受賞論文)

Sakaguchi, Y., Hayashi, T., Kurokawa, K., et al. 2005. The genome sequence of *Clostridium botulinum* type C neurotoxin-converting phage and the molecular mechanisms of unstable lysogeny. Proc. Natl. Acad. Sci. U.S.A. 102: 17472-17477.

Sakaguchi, Y., Hayashi, T., Yamamoto, Y., et al. 2009. Molecular analysis of an extrachromosomal element containing the C2 toxin gene discovered in *Clostridium botulinum* type C. J. Bacteriol. 191: 3282-3291.

Sakaguchi, Y., Suzuki, T., Yamamoto, Y., et al. 2015. Genomics of *Clostridium botulinum* group III strains. Res. Microbiol. 166: 318-325.

櫻井純．2006．ウェルシュ菌主要毒素の構造と機能及び活性発現機構に関する研究．日本細菌学雑誌 61：35．(浅川賞受賞論文)

櫻井純，本田武司，小熊恵二(編)．2002．細菌毒素ハンドブック，サイエンスフォーラム．

Sebaihia, M., Peck, M. W., Minton, N. P., et al. 2007. Genome sequence of a proteolytic (Group I) *Clostridium botulinum* strain Hall A and comparative analysis of the clostridial genomes. Genome Res. 17: 1082-1092.

Sebaihia, M., Wren, B. W., Mullany, P., et al. 2006. The multidrug-resistant human pathogen *Clostridium difficile* has a highly mobile, mosaic genome. Nat. Genet. 38: 779-786.

清水徹．2004．ウエルシュ菌ゲノム構造の解析と病原遺伝子発現調節機構の解明．日本細菌学会誌 59：377-385．

Shimizu, T., Ohtani, K., Hirakawa, H., et al. 2002. Complete genome sequence of *Clostridium perfringens*, an anaerobic flesh-eater. Proc. Natl. Acad. Sci. U.S.A. 99: 966-1001.

Xingmin, S., Savidge, T., and Hanping, F. 2010. The enterotoxicity of *Clostridium difficile* toxins. Toxins 2: 1848-1880.

【小熊恵二，阪口義彦，鈴木智典，山本由弥子】

ペプトストレプトコッカス科
Family ***Peptostreptococcaceae***

ペプトストレプトコッカス属
Genus ***Peptostreptococcus***

【分類・歴史】

ペプトストレプトコッカス属(*Peptostreptococcus*)は，もともとヒトに関連したグラム陽性嫌気性球菌の大半を含んでいたが，16S rRNA遺伝子配列にもとづく再分類により，*Anaerococcus*属，*Finegoidia*属，*Gallicola*属，*Parvimonas*属，*Peptoniphilus*属，*Peptostreptococcus*属に分類された(Song et al., 2007)。現在，*Peptostreptococcus*属には，基準種である*Peptostreptococcus anaerobius*と，2006年に口腔より分離された新たな菌種*Peptostreptococcus stomatis*などを属する(Downes and Wade, 2006)。また，これらの菌種は，16S rRNA遺伝子配列にもとづく分類によると，他のグラム陽性嫌気性球菌とは僅かに遠い関係にあり，比較的*Clostridium*属に近いクラスターに位置している。

【形態・構造】

*P. anaerobius*は，通常直径0.5〜0.9 μmの球桿菌であり，しばしば高い多様性を示す。グラム染色では，対または連鎖状に配列した菌体として観察される。*P. stomatis*は0.8〜0.9 μmの球菌で，対または短い連鎖状に配列して観察される(Downes and Wade, 2006)。

【培養・増殖】

5%ウマ血液を添加したFAA(fastidious anaerobe agar)培地上で5日間培養された*P. anaerobius*および*P. stomatis*の集落の直径は，それぞれ2.2〜4.0 mmおよび0.8〜1.8 mmである。*P. anaerobius*の集落は僅かに盛り上がったオフホワイトの中心を持つ灰色で，はっきりとした濃厚な甘い匂いを放つ。*P. stomatis*の集落は*P. anaerobius*と比べて，より凸状(ピラミッド状)である。また，*P. anaerobius*は，Proline arylamidase活性を持つが，*P. stomatis*はその活性を持たない(Downes and Wade, 2006)。

【遺伝子情報】

*P. anaerobius*ゲノムのG+C含量は33〜34モル%で，*P. stomatis*標準株ゲノムのG+C含量は36モル%であることが報告されている。また，16S rRNA遺伝子の可変領域1において，*P. stomatis*の二次構造内のループは，*P. anaerobius*のそれよりも25 bp長いことが知られている(Downes and Wade, 2006)。

【生態・病原性】

*P. anaerobius*は消化管の正常細菌叢の一員であり，ヒトの臨床検査材料，とりわけ腹部や女性産道から分離されるが，ほとんどは他菌種との混合感染として分離される。*P. anaerobius*はもともと口腔からも分離される菌種であると報告されていた。しかし，近年の16S rRNA遺伝子を用いた再分類により，口腔から分離される菌種は*P. anaerobius*でなく，新たに分類・命名された菌種*P. stomatis*であると報告されている(Downes and Wade, 2006)。*P. anaerobius*や*P. stomatis*の病原性についてはほとんど研究されておらず，莢膜を形成する株の病原性への寄与や，マウスモデルの膿瘍形成実験など僅かな報告のみである。

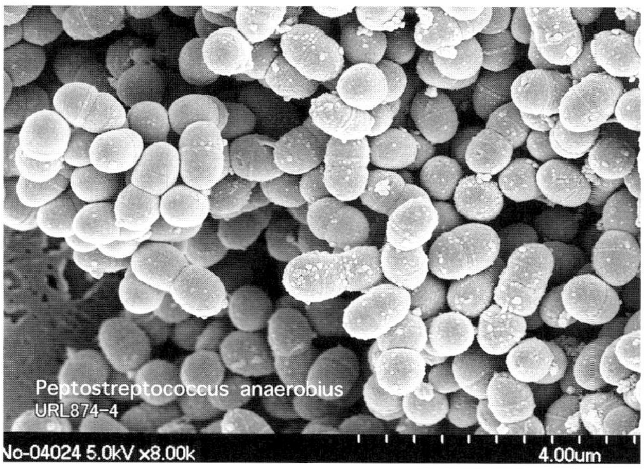

写真1 *Peptostreptococcus anaerobius*の走査型電子顕微鏡写真。×8,000

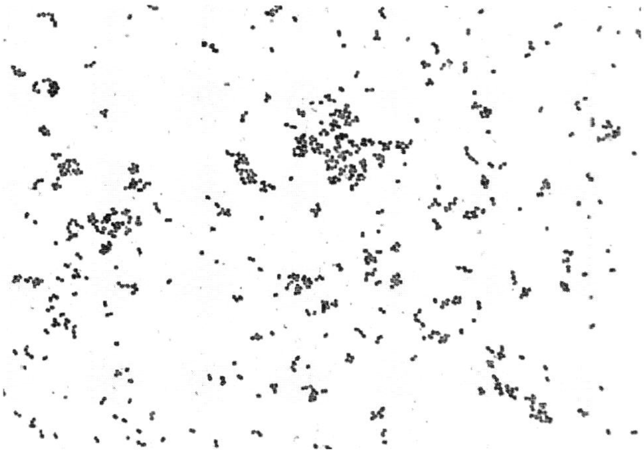

写真2 *Peptostreptococcus anaerobius*のグラム染色像。×1,000。(口絵74参照)

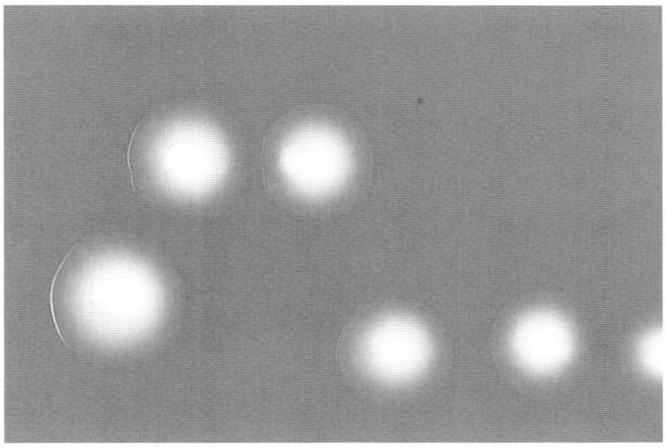

写真3 *Peptostreptococcus anaerobius*の集落(嫌気性血液寒天培地)

【治療】

*P. anaerobius*の抗生物質感受性に関する報告は乏しい(Murdoch, 1998)。クリンダマイシンには感受性だが，一部の株はクロラムフェニコールやエリスロマイシン，テトラサイクリンに耐性を示す。また，時折，セフォタ

キシムやセフォキチンを含むβ-ラクタム薬に耐性を示す株が存在することが報告されている。*P. stomatis* の薬剤感受性に関する報告はほとんどない。

【引用・参考文献】

Downes, J., and Wade, W. G. 2006. *Peptostreptococcus stomatis* sp. nov., isolated from the human oral cavity. Int. J. Syst. Evol. Microbiol. 56: 751–754.

Murdoch, D. A. 1998. Gram-positive anaerobic cocci. Clin. Microbiol. Rev. 11: 81–120.

Song, Y., Liu, C., and Finegold, S. M. 2007. *Peptoniphilus gorbachii* sp. nov., *Peptoniphilus olsenii* sp. nov., and *Anaerococcus murdochii* sp. nov. isolated from clinical specimens of human origin. J. Clin. Microbiol. 45: 1746–1752.

【後藤隆次，田中香お里，渡邉邦友】

アナエロコッカス属
Genus *Anaerococcus*

【分類・歴史・その他】

アナエロコッカス属(*Anaerococcus*)は，もともとペプトストレプトコッカス属(*Peptostreptococcus*)に分類されていたが，2001年の16S rRNA遺伝子配列にもとづく再分類により *Anaerococcus* 属に分類された。現在，*Anaerococcus* 属には，基準種である *Anaerococcus prevotii* 以外に，*A. vaginalis*，*A. hydrogenalis*，*A. lactolyticus*，*A. octavius*，*A. tetradius*，*A. murdochii* などが属している(Song et al., 2007)。

本属の菌種は，ヒトの膣や化膿性分泌物などから分離されることが多い。本属は，一般に糖分解性である。ゲノムのG+C含量は，25〜33モル%である(Ezaki et al., 2001)。

【引用・参考文献】

Ezaki, T., Kawamura, Y., Li, N., et al. 2001. Proposal of the genera *Anaerococcus* gen. nov., *Peptoniphilus* gen. nov. and *Gallicola* gen. nov. for members of the genus *Peptostreptococcus*. Int. J. Syst. Evol. Microbiol. 51: 1521–1528.

Song, Y., Liu, C., and Finegold, S. M. 2007. *Peptoniphilus gorbachii* sp. nov., *Peptoniphilus olsenii* sp. nov., and *Anaerococcus murdochii* sp. nov. isolated from clinical specimens of human origin. J. Clin. Microbiol. 45: 1746–1752.

【後藤隆次，田中香お里，渡邉邦友】

フィネゴルディア属
Genus ***Finegoldia***

【分類・歴史】

フィネゴルディア属(*Finegoldia*)は，1属1種で基準種 *Finegoldia magna* のみを属する。*F. magna* は，1983年までは *Peptococcus magnus* の菌種名で呼ばれていたが，GC含量とDNA-DNA相同性の研究により *Peptostreptococcus magnus* へと再分類された。さらに，1999年の16S rRNA配列にもとづく再分類により，現在の *F. magna* へと変更された(Murdoch and Shah, 1999)。*F. magna* は，*Gallicola barnesae* や *Parvimonas micra*(旧 *Micromonas micros*)と比較的近縁である。

【形態・構造】

直径0.7〜1.6 μm のグラム陽性球菌である。グラム染色では，単在，2連，4連などの配列の他，菌塊として観察されることが多い。多くの株において，集落中心部は細胞が大きく染色性も良いが，周縁部は細胞が小さく染色性が不安定である。細胞壁内において，リジンの ε-アミノ基とD-アラニンのカルボキシル基との間で，グリシンによる架橋を形成する。芽胞，鞭毛を有しない。

【培養・増殖】

多くの株は血液寒天培地上でゆっくり増殖し，5日培養後には直径2 mm の集落となるが，その大きさは著しく多様である。一般的に非溶血性であるが，時々，β溶血を示すものもある。集落の形は一般に正円で，低い凸面体である。集落の色は一般に半透明であるが，株によっては白色，灰色，時には黄色っぽいものもあり多様である。集落の光沢はあるものとないものがある。

本菌属は偏性嫌気性菌であるが，新鮮な臨床分離株2株を48時間，大気中で放置しても1%の細胞がまだ生存していたことから，本菌属は割合に耐気性であるらしいことが報告されている(Murdoch, 1998)。

【遺伝子情報】

F. magna ゲノムのG+C含量は32〜34モル%であることが，計22株のTm測定により算出されている(Ezaki et al., 1983)。2008年に *F. magna* ATCC 29328株の全ゲノム配列が報告され(Goto et al., 2008)，本菌株は，4つのrRNAオペロンを含む約1.8 Mb の環状染色体(1,631個のORFをコード)と，約190 kb のプラスミド(182個のORFをコード)を持つことが示された(図1)。本染色体上にはトランスポゾンはひとつしかなく，プロファージ領域もないことから，*F. magna* は外来遺伝子のやりとりの少ない安定な染色体を持つと考えられる。

【生態・病原性】

F. magna はグラム陽性嫌気性球菌のなかでは最も分離頻度や病原性が高い日和見感染菌である。特に，軟部組織や骨関節感染症，糖尿病性足潰瘍より分離される。多くは他菌種との混合感染として分離されるが，軟部組織などでは単独感染で分離される場合もある(Murdoch, 1998)。

F. magna の既知の病原因子には，アルブミン結合蛋白(Lejon et al., 2004)やProteinL(Smith et al., 2004)(両者とも抗貪食性に寄与)，subtilisin-like serine proteinase(Karlsson et al., 2009)(抗菌ペプチドやケモカイン，フィブリノーゲンの分解に関与)，FAF(Frick et al., 2008)(接着因子)などが報告されており，病原性への寄与が推察されている。また，*F. magna* ATCC 29328株の全ゲノム解析により，sortase遺伝子(アルブミン結合蛋白やProteinLなど，C末の膜貫通領域の上流にLPXTG様モチーフを持つグラム陽性菌の表層蛋白の活性化に役立つ)が，染色体の他にプラスミド上にもコードされていることが報告されている(Goto et al., 2008)(図1)。

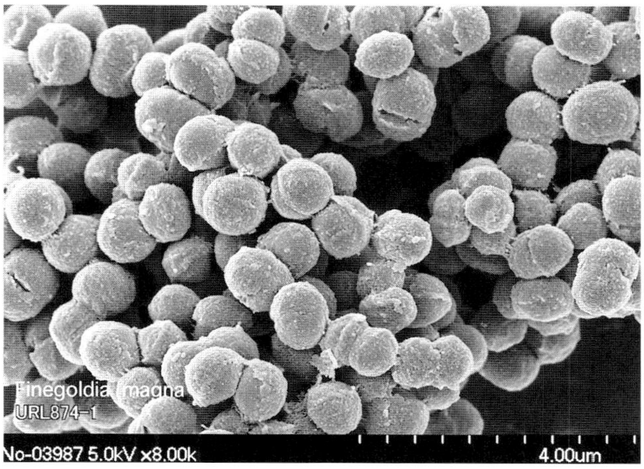

写真4 *Finegoldia magna* の走査型電子顕微鏡写真。×8,000

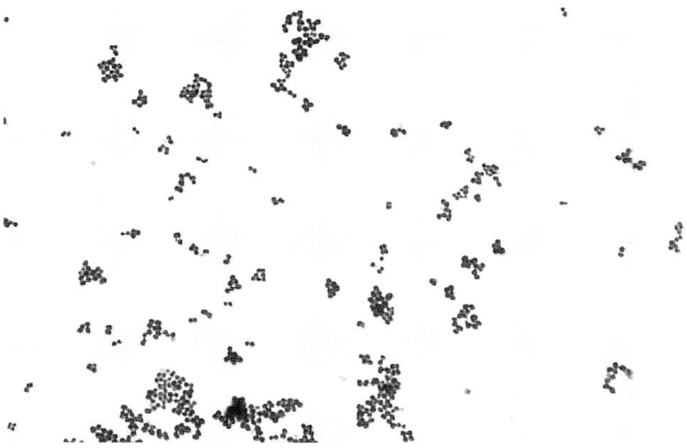
写真5 *Finegoldia magna* のグラム染色像。×1,000。(口絵75参照)

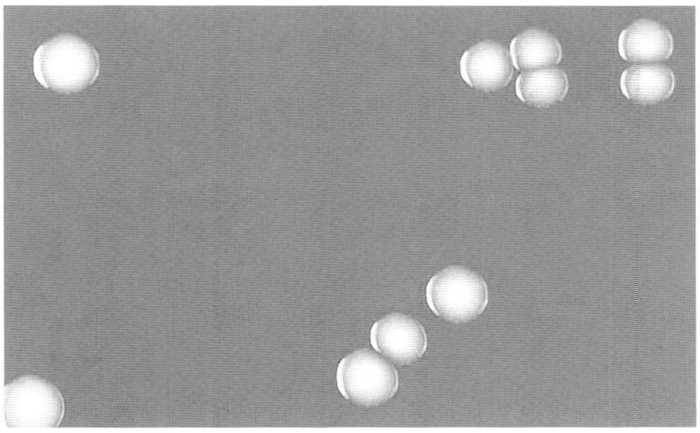
写真6 *Finegoldia magna* の集落(嫌気性血液寒天培地)

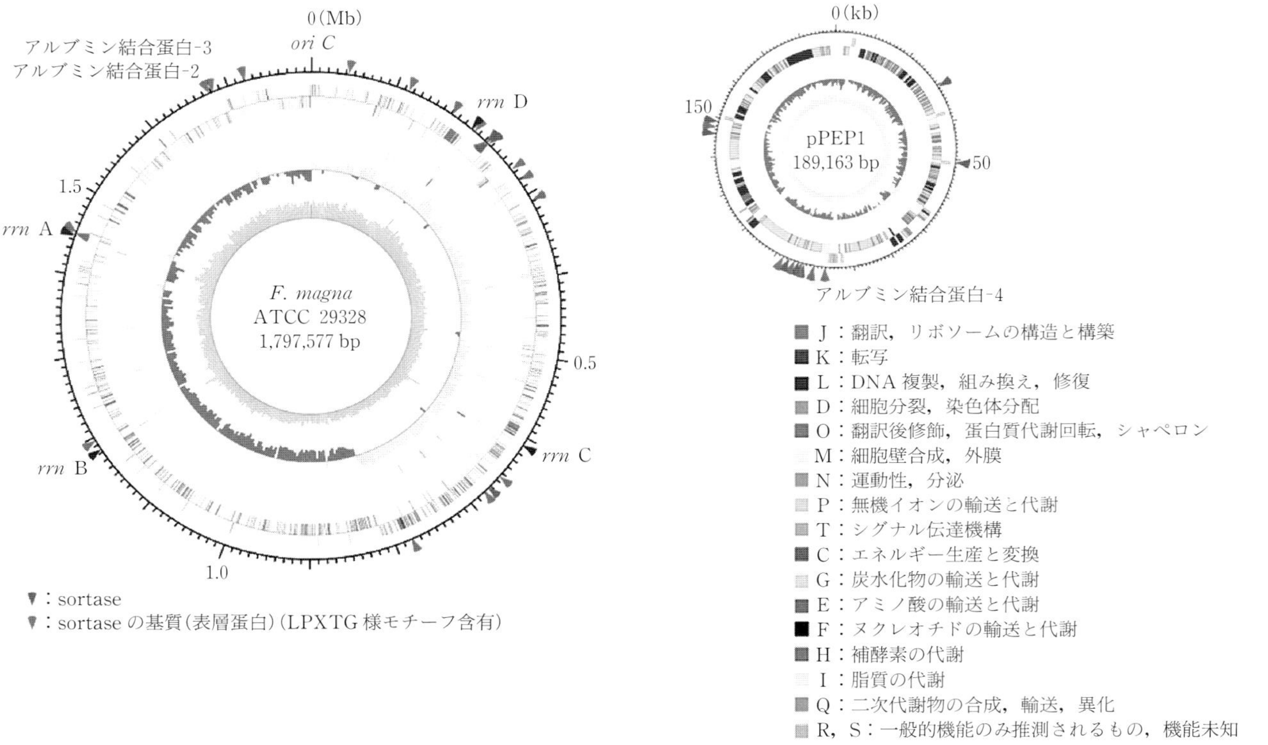

図1　*F. magna* ATCC 29328 株のゲノム構造。各環は，内側より順に以下を示す。G+C 含量，GC skew(G+C/G−C)，tRNA 遺伝子，rRNA オペロン，予想される遺伝子(転写と反対方向)，予想される遺伝子(転写と同方向)。(口絵 77 参照)

【治療】

β-ラクタム系抗生物質に対しては，一部，ペニシリン耐性株の報告があるが，ほとんどの株が感受性である。メトロニダゾールについても，一部で耐性株(*nimB* 遺伝子による)の報告があるものの，多くの株に対して有効である。クリンダマイシンについては，7〜10%の株が耐性であるとの報告がある。テトラサイクリンに対しては，約 37%の株が耐性であるとの報告があり，リボソーム保護や薬剤排出ポンプの関与が報告されている。エリスロマイシンについても，約 35%の耐性株が存在し，メチルトランスフェラーゼ遺伝子(*ermTR* 遺伝子)も報告されている。

【引用・参考文献】

Ezaki, T., Yamamoto, N., Ninomiya, K., et al. 1983. Transfer of *Peptococcus indolicus*, *Peptococcus asaccharolyticus*, *Peptococcus prevotii* and *Peptococcus magnus* to the genus *Peptostreptococcus* and proposal of *Peptostreptococcus tetradius* sp. nov. Int. J. Syst. Bacteriol. 33: 683-698.

Frick, I. M., Karlsson, C., Mörgelin, M., et al. 2008. Identification of a novel protein promoting the colonization and survival of *Finegoldia magna*, a bacterial commensal and opportunistic pathogen. Mol. Microbiol. 70: 695-708.

Goto, T., Yamashita, A., Hirakawa, H., et al. 2008. Complete genome sequence of *Finegoldia magna*, an anaerobic opportunistic pathogen. DNA Res. 15: 39-47.

Karlsson, C., Andersson, M. L., Collin, M., et al. 2009. SufA — a bacterial enzyme that cleaves fibrinogen and blocks fibrin network formation. Microbiology 155: 238-248.

Lejon, S., Frick, I. M., Björck, L., et al. 2004. Crystal structure and biological implications of abacterial albumin binding module in complex with human serum albumin. J. Biol. Chem. 279: 42924-42928.

Murdoch, D. A. 1998. Gram-positive anaerobic cocci. Clin. Microbiol. Rev. 11: 81-120.

Murdoch, D. A., and Shah, H. N. 1999. Reclassification of *Peptostreptococcus magnus* (Prevot 1933) Holdeman and Moore 1972 as *Finegoldia magna* comb. nov. and *Peptostreptococcus micros* (Prevot 1933) Smith 1957 as *Micromonas micros* comb. nov. Anaerobe 5: 555-559.

Smith, D., D'Argy, R., Nilsson, M., et al. 2004. Whole-body autoradiography reveals that the *Peptostreptococcus magnus* immunoglobulin-binding domains of protein L preferentially target B lymphocytes in the spleen and lymph nodes *in vivo*. Cell Microbiol. 6: 609-623.

【後藤隆次，田中香お里，渡邉邦友】

ペプトニフィルス属
Genus *Peptoniphilus*

【分類・歴史・その他】

ペプトニフィルス属(*Peptoniphilus*)は，もともとペプトストレプトコッカス属(*Peptostreptococcus*)に分類されていたが，2001年の16S rRNA遺伝子配列にもとづく再分類により*Peptoniphilus*属に分類された。現在，*Peptoniphilus*属には，基準種である*Peptoniphilus asaccharolyticus*以外に，*P. harei*，*P. indolicus*，*P. lacrimalis*，*P. ivorii*，*P. gorbachii*，*P. olsenii*などが属している(Song et al., 2007)。本属は一般に糖非分解性である。ゲノムのG+C含量は30～34モル%である(Ezaki et al., 2001)。

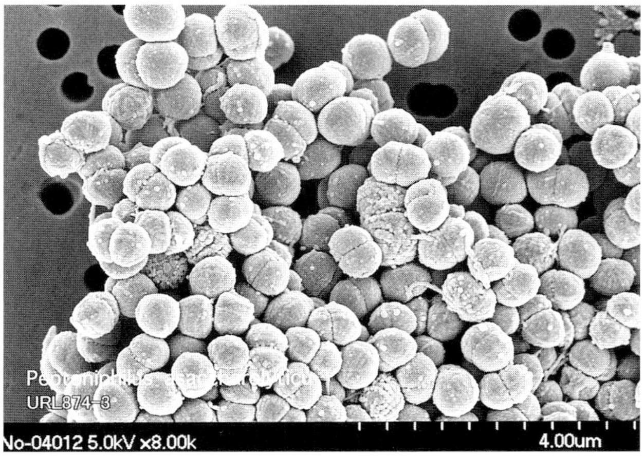

写真7 *Peptoniphilus asaccharolyticus*の走査型電子顕微鏡写真。×8,000

【引用・参考文献】

Ezaki, T., Kawamura, Y., Li, N., et al. 2001. Proposal of the genera *Anaerococcus* gen. nov., *Peptoniphilus* gen. nov. and *Gallicola* gen. nov. for members of the genus *Peptostreptococcus*. Int. J. Syst. Evol. Microbiol. 51: 1521-1528.

Song, Y., Liu, C., and Finegold, S. M. 2007. *Peptoniphilus gorbachii* sp. nov., *Peptoniphilus olsenii* sp. nov., and *Anaerococcus murdochii* sp. nov. isolated from clinical specimens of human origin. J. Clin. Microbiol. 45: 1746-1752.

【後藤隆次，田中香お里，渡邉邦友】

パルビモナス属
Genus *Parvimonas*

【分類・歴史】

パルビモナス属(*Parvimonas*)は，1属1種で基準種*Parvimonas micra*のみで構成される。本菌種は，長い間*Peptostreptococcus micros*の名で呼ばれていたが，1999年の16S rRNA配列にもとづく再分類により，*Micromonas micros*と命名された(Murdoch and Shah, 1999)。しかし，*Micromonas*は，既に藻類の分類で使用されていた属名であったため，2006年に*M. micros*

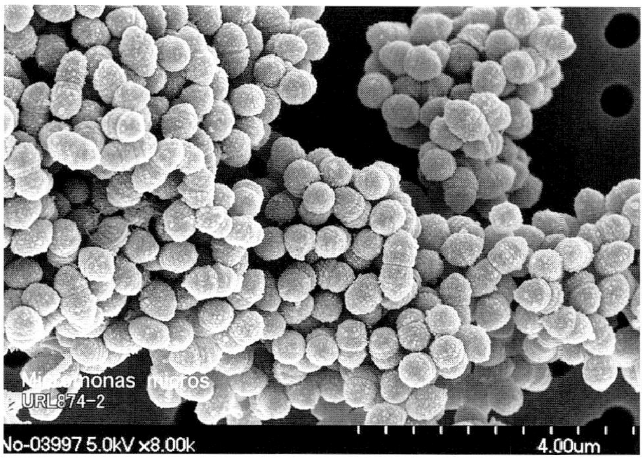

写真8 *Parvimonas micra*の走査型電子顕微鏡写真。×8,000

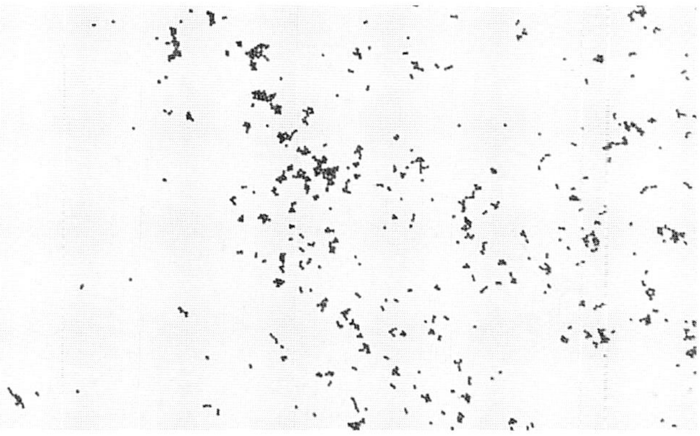

写真9 *Parvimonas micra*のグラム染色像。×1,000。(口絵76参照)

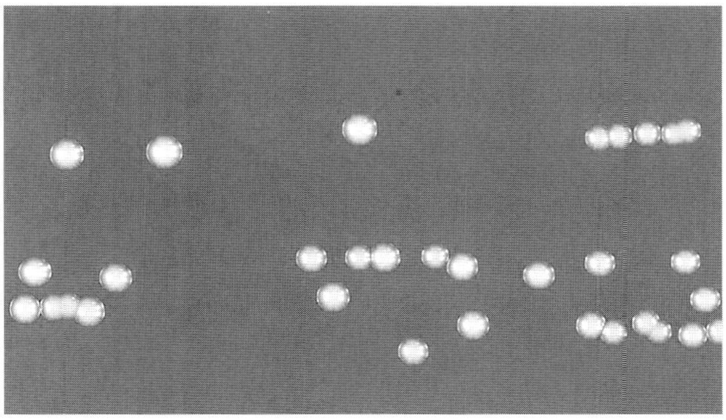

写真10 *Parvimonas micra*の集落(嫌気性血液寒天培地)

は現在の *P. micra* へと名称変更された(Tindall and Euzéby, 2006)。

【形態・構造】

直径 0.3〜0.7 μm のグラム陽性球菌である。グラム染色では，二連か連鎖状で観察されるが，固形培地上で培養した場合は菌塊として観察される場合もある。細胞壁のペプチドグリカンは，position 1 でのグリシンや，position 3 のオルニチン(D-アスパラギン酸が持つ)を保有し，ペプチド間で架橋を形成する(Weiss, 1981)。

【培養・増殖】

多くの株は血液寒天培地上で非常にゆっくり増殖し，5 日培養後には直径 1 mm の特徴的な集落を形成する。これらは一般に白色(時々灰色)で光沢があり，半球形に膨らんでいる。本菌属は偏性嫌気性菌であるが比較的に耐気性で，ふたつの新鮮な臨床分離株を 48 時間，大気中で放置しても 1%の細胞がまだ生存していた(Murdoch, 1998)。

【遺伝子情報】

P. micra ゲノムの G+C 含量は 27〜29 モル%である(Cato et al., 1983)。現在，*P. micra* KCOM 1538 株の全ゲノム配列が報告されており，本菌株は約 1.7 Mb の染色体を持つことが知られている。

【生態・病原性】

P. micra は口腔や消化管の正常細菌叢の一部である。特に，慢性歯周病や歯性膿瘍，扁桃周囲膿瘍，慢性副鼻腔炎，慢性中耳炎の病原菌の一員として，本菌種の関与が認識されてきた。本菌種の病原因子については，ほとんど解明されていないが，莢膜を形成する株が報告されていたり，グルタチオンから形成する硫化水素の歯周組織へ毒性が示唆されたりしている(Murdoch, 1998)。

【治療】

P. micra は多くの抗生物質に対して高い感受性を示すが，メトロニダゾールやクリンダマイシンに対して耐性を示す株も約 10%存在すると報告されている(Sheikh et al., 1993)。

【引用・参考文献】

Cato, E. P., Johnson, J. L., Hash, D. E., et al. 1983. Synonomy of *Peptococcus glycinophilus* (Cardon and Barker 1946) Douglas 1957 with *Peptostreptococcus micros* (PrCvot 1933) Smith 1957 and Electrophoretic Differentiation of *Peptostreptococcus micros* from *Peptococcus magnus* (PrCvot 1933) Holdeman and Moore 1972. Int. J. Syst. Bacteriol. 33: 207–210.

Murdoch, D. A. 1998. Gram-positive anaerobic cocci. Clin. Microbiol. Rev. 11: 81–120.

Murdoch, D. A., and Shah, H. N. 1999. Reclassification of *Peptostreptococcus magnus* (Prevot 1933) Holdeman and Moore 1972 as *Finegoldia magna* comb. nov. and *Peptostreptococcus micros* (Prevot 1933) Smith 1957 as *Micromonas micros* comb. nov. Anaerobe 5: 555–559.

Sheikh, W., Pitkin, D. H., and Nadler, H. 1993. Antibacterial activity of meropenem and selected comparative agents against anaerobic bacteria at seven North American centers. Clin. Infect. Dis. 16: S361–S366.

Tindall, B. J., and Euzéby, J. P. 2006. Proposal of *Parvimonas* gen. nov. and *Quatrionicoccus* gen. nov. as replacements for the illegitimate, prokaryotic, generic names *Micromonas* Murdoch and Shah 2000 and *Quadricoccus* Maszenan et al. 2002, respectively. Int. J. Syst. Evol. Microbiol. 56: 2711–2713.

Weiss, N. 1981. Cell wall structure of anaerobic cocci. Revue de l'Institut Pasteur de Lyon 1: 53–59.

【後藤隆次，田中香お里，渡邉邦友】

マイコプラズマ科
Family ***Mycoplasmataceae***

マイコプラズマ属
Genus ***Mycoplasma***

日本語での「マイコプラズマ」の用語範囲は幅広く，Class *Mollicutes* を意味する場合，Order *Mycoplasmatales* や Genus *Mycoplasma* を意味する場合，*M. pneumoniae*（「ヒト」肺炎マイコプラズマ）のみを意味する場合などさまざまである。ここでは Class *Mollicutes* を概説し，Order *Mycoplasmatales* のなかでヒトに関連するものを中心に記載する。

【分類・歴史】

Class *Mollicutes* の名はラテン語で *mollis*（動きやすい・柔らかい）と *cutis*（皮・皮膚）に由来している。この綱（Class）の分類を表1に記載した。19世紀の終りにウシ肺疫（bovine pleuropneumonia）から分離されたのが最初のマイコプラズマ（現在の *Mycoplasma mycoides* subsp. *mycoides*）である。このため，当初はマイコプラズマを PPLO（Pleuropneumonia-like organisms）と呼んだ。この後，1955年に現在の概念としてのマイコプラズマ（Genus *mycoplasma*）の属名が提唱されている（E. A. Freundt）。一方，1940年頃にヒトの肺炎からウイルス様粒子（Eaton agent）が検出されたが，1960年頃にマイコプラズマであることが判明した。これが現在の肺炎マイコプラズマ（*Mycoplasma pneumoniae*）である。

この綱は Tenericutes 門に属しており，特徴は細胞壁（ペプチドグリカン層）を保有しないことである。また，アミノ酸合成系や長鎖脂肪酸の合成系を遺伝子としても保有しないものが多い。ただし，DNA および RNA をともに保有し，基本的には細胞に寄生することなく，自律増殖を行う明らかな細菌である（例外はある）。ゲノムを見ると GC 含有率は 20～40%であるが，多くは 25～30%程度である。ペプチドグリカン層がないため，グラム染色では陰性に染まるが，分類学的にはラクトバシラス，バシルス，クロストリジウムなどのグラム陽性菌に近い。遺伝子での特徴として通常の生物では終止コドン（stop codon）である UGA を Class *Mollicutes* ではトリプトファンと読む（下記例外はある）。ゲノムサイズは自律増殖を行う生物では最も小さい。このため多くの菌種で全ゲノムが判明した株がある（表2）。現在のところ，最もゲノムサイズが小さいのは *M. genitalium* の 580 kb である。予想遺伝子数は500以下である。外環境からアミノ酸などさまざまな栄養分を取り込むとはいえ，この遺伝子数（産生蛋白数）で細胞に寄生せず自律増殖をすることは驚きである。遺伝子の特徴としては発現調節遺伝子の数が少ないことが挙げられている。また，5S rRNA 遺伝子の数も少なく，大きさも小さい。この程度の長さでは人工的に DNA 合成が可能であり，*M. genitalium* では全ゲノムが合成されており，*M. mycoides* の人工合成全ゲノムを *M. capricolum* の細胞に導入して新 *M. mycoides* を自律増殖させることに成功している。

ここでは代表的な各綱（Class）の概説のみを記載する（表1）。Class *Mollicutes* では増殖にステロールを要求

表1 マイコプラズマ（広義）の分類（モリキューテス綱の分類）

Class *Mollicutes*	
Order *Acholeplasmatales*（アコレプラズマ目）	
Family *Acholeplasmataceae*	
Acholeplasma（アコレプラズマ属）：	ステロール非要求，動物・植物・環境から検出
Order *Anaeroplasmatales*（アナエロプラズマ目）	
Family *Anaeroplasmataceae*	
Anaeroplasma（アナエロプラズマ属）：	ステロール要求，反芻動物の rumen（第1胃）から検出，嫌気性
Asteroleplasma（アステロレプラズマ属）：	ステロール非要求，反芻動物の rumen（第1胃）から検出，嫌気性
Order Entomoplasmatales（エントモプラズマ目）	
Family Entomoplasmataceae	
Entomoplasma（エントモプラズマ属）：	ステロール要求，昆虫・植物から検出
Mesoplasma（メソプラズマ属）：	ステロール非要求，昆虫・植物から検出
Family Spiroplasmataceae	
Spiroplasma（スピロプラズマ属）：	ステロール要求，昆虫・植物から検出，らせん状形態
Order Haloplasmatales	
Family Haloplasmataceae	
Haloplasma（ハロプラズマ属）：	ステロール非要求，高塩海水（紅海）から検出，嫌気性，好塩性（1～18%），多形性（含：らせん状）
Order Mycoplasmatales	
Family Mycoplasmataceae	
Mycoplasma（マイコプラズマ属）：	ステロール要求，ヒト・動物から検出
Ureaplasma（ウレアプラズマ属）：	ステロール要求，ヒト・動物から検出，ウレアーゼ保有
Candidus Phytoplasma（ファイトプラズマ）	ステロール？，昆虫・植物から検出，らせん状でない，培養不能
Candidus Hepatoplasma（ヘパトプラズマ）	ステロール？，ワラジムシ（midgut）から検出，球状（突起あり），培養不能
Candidus Bacilloplasma（バシロプラズマ）	ステロール？，ワラジムシ（hindgut）から検出，桿状，培養不能

表2　マイコプラズマ(Mollicutes綱)の全ゲノム配列判明種(代表的なもの)

菌　種	菌　株	全ゲノムサイズ(bp)	GC含有率(%)	予想遺伝子数	備　考
1) *Mycoplasma agalactiae*	PG2	877,438	29.7	751	
2) *Mycoplasma arthritidis*	158L3-1	820,453	30.7	635	
3) *Mycoplasma capricolum* subsp. *capricolum*	ATCC27343	1,010,023	23.77	826	
4) *Mycoplasma gallisepticum*	R	996,422	31	742	
5) *Mycoplasma genitalium*	G-37(ATCC33530)	580,076	31.68	482	最小ゲノムサイズ
6) *Mycoplasma hyopneumoniae*	7448	920,079	28	681	病原性株
	J(ATCC27715)	897,405	28	679	非病原性株
7) *Mycoplasma mobile*	163K(ATCC43663)	777,079	24.9	635	
8) *Mycoplasma mycoides* subsp. *mycoides* SC	PG1	1,211,703	24	985	
9) *Mycoplasma penetrans*	HF-2	1,358,633	25.7	1,038	
10) *Mycoplasma pneumoniae*	M129(ATCC29342)	816,394	40.0	688	
11) *Mycoplasma pulmonis*	UAB CTIP	963,879	26.6	782	
12) *Mycoplasma synoviae*	53	799,476	28	694	
13) *Ureaplasma parvum* serovar 3	ATCC700970	751,719	25.5	614	当初は *U. urealyticum* で報告
14) *Candidus* Phytoplasma asteris	OY-M	860,631	28	754	Onion yellows phytoplasma で報告
	AYWB	706,569	26.9	671	Aster yellows witches'-broom phytoplasma で報告
15) *Candidus* Phytoplasma mali		601,943	21.4	497	線状染色体

するものとしないものがある(【増殖】の項参照)。アコレプラズマ目では，名前のごとく，増殖にステロールを要求しない。ただし，培地に血清もしくはコレステロールを加えると増殖はよくなる。アコレプラズマは動物，植物，環境などさまざまなところから検出されるものの，病原性はないと考えられている。アナエロプラズマ目は嫌気性菌であり，ウシなど反芻動物の第1胃に生息している。代表的な rumen bacteria である。エントモプラズマ目は昆虫と植物から検出され，ヨコバイなどの昆虫を媒介として，植物の病気を起こす。細胞外で自律増殖する。エントモプラズマ目のなかでスピロプラズマ属は特徴的ならせん状の形態を示す。ファイトプラズマも昆虫と植物に生息し，多くの植物に病気を起こす。ファイトプラズマの特徴的は細胞に寄生することである。近年は Class *Mollicutes* に属するものでこのような細胞寄生性のものも見つかっている。現在のところ，ファイトプラズマは培養不能であり，生物学的性状はわからない。このため，遺伝子側情報により Candidus(暫定的名称)として命名されている。また，ファイトプラズマはアコレプラズマに近縁であり，双方とも Class *Mollicutes* では例外的に UGA が，通常の生物と同様に，停止暗号である。

マイコプラズマ目にはマイコプラズマ属とウレアプラズマ属があり，ヒトを含む動物から分離される。マイコプラズマ目(マイコプラズマ属とウレアプラズマ属双方)は増殖にステロールを要求する。動物生息では当然ながらコレステロールを利用するが，ステロール類を幅広く利用可能である。さらに，ウレアプラズマ属はウレアーゼ活性を示し，増殖に尿素を要求する。このウレアーゼ活性は高く，ヘリコバクター・ピロリとともに細菌の産生する代表的ウレアーゼである。ただし，ウレアプラズマ属ウレアーゼが細胞質に存在するのに対し，ピロリ菌では細胞質と外膜外側に存在する。

【形態・構造】

Class *Mollicutes* の最大の特徴は，上記したように，ペプチドグリカン層がないことである。このため，細胞の膜系は細胞質膜1枚のみであり，これが直接に外界に接している(写真1)。対比のためにグラム陽性菌(写真2a)とグラム陰性菌(写真2b)の電子顕微鏡像(超薄切片)を示した。

液体培養での形態は球形のものが多い。そして，外圧で変形しやすい。しかし，スパイコプラスマはらせん状形態である。マイコプラズマ属の菌種でも細胞やガラス面に接着した状態では細長く進展した形態をとることも多い。Class *Mollicutes* は全体的に細胞内骨構造(膜裏打ち構造)があると考えられている。

ペプチドグリカン層がないためか，細胞の大きさはさまざまであり，1 μm を超えるものから 0.1 μm 程度の粒子まである。ただし，0.2 μm 以下の粒子には，ほぼ増殖性はない。このため，マイコプラズマ属菌種は通常の細菌を濾過除去するために使用される穴径 0.45 μm のフィルターを通過し，濾過液にも増殖細胞が存在する。穴径 0.2 μm のフィルター濾過では濾過液にマイコプラズマ粒子は存在するものの，増殖細胞はない。マイコプラズマ属菌種は(真核)細胞培養へのコンタミが大きな問題であり，細胞培養実験では液体濾過には常に穴径 0.2 μm のフィルターが使用される。

Class *Mollicutes* は鞭毛や線毛を保有しない。しかし，それぞれの宿主細胞に強固に接着するものが多い。ヒトにマイコプラズマ肺炎を起こす *M. pneumoniae*(肺炎マイコプラズマ)ではこの細胞接着が詳細に検討されている。*M. pneumoniae* はヒトの気管支繊毛上皮細胞に強固に接着するが，このとき細胞は紡錘状・棍棒状となり，上皮細胞へめり込むように接着する。この接着部分(突起部)の細胞内には Tip と呼ばれる特殊な構造が存在する。*M. pneumoniae* のアドヘジンは P1(169 kDa，遺伝子 MPN141)と呼ばれており，これに直接結合もしくは

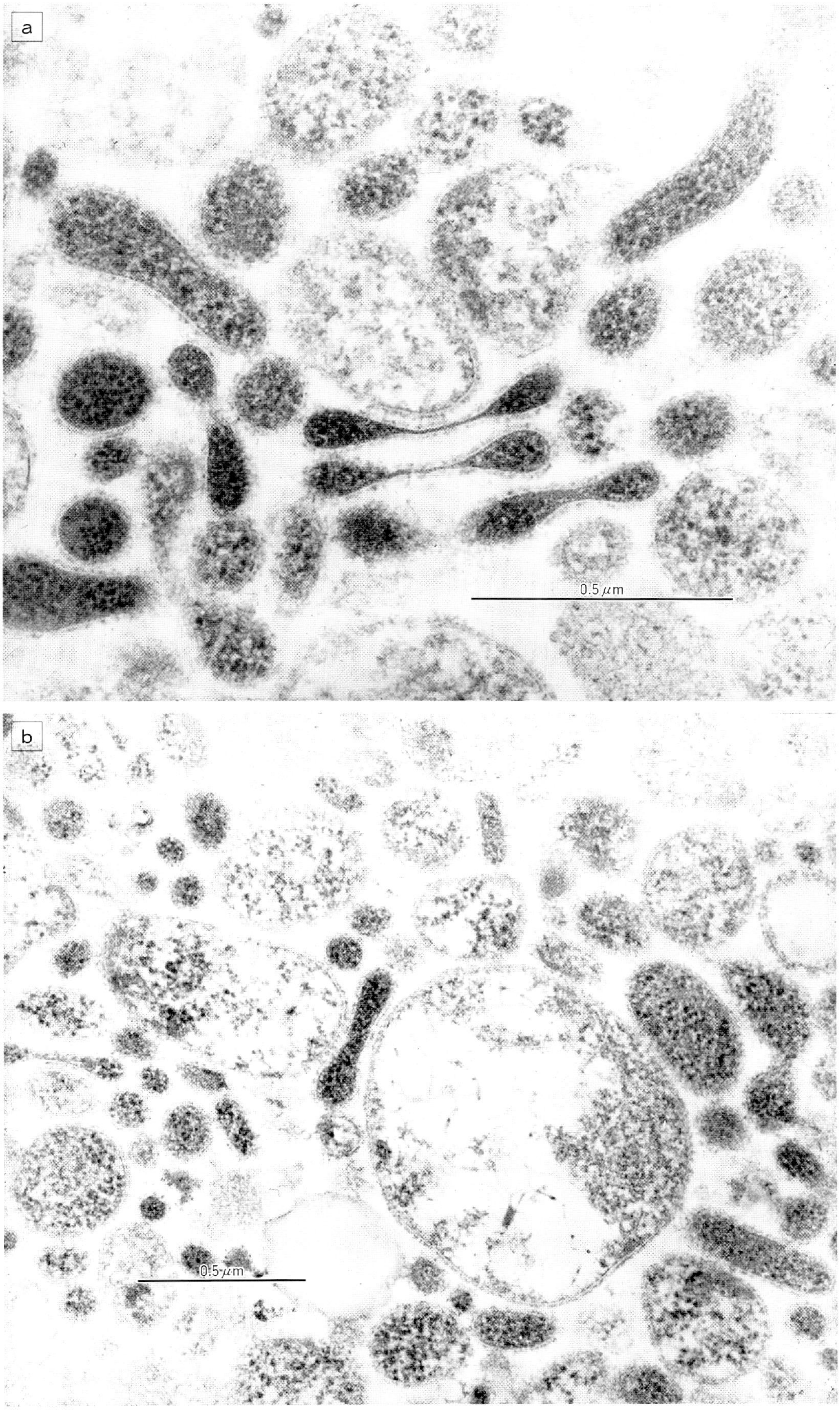

写真1 a) *M. pneumoniae* と b) *M. orale* の電子顕微鏡像

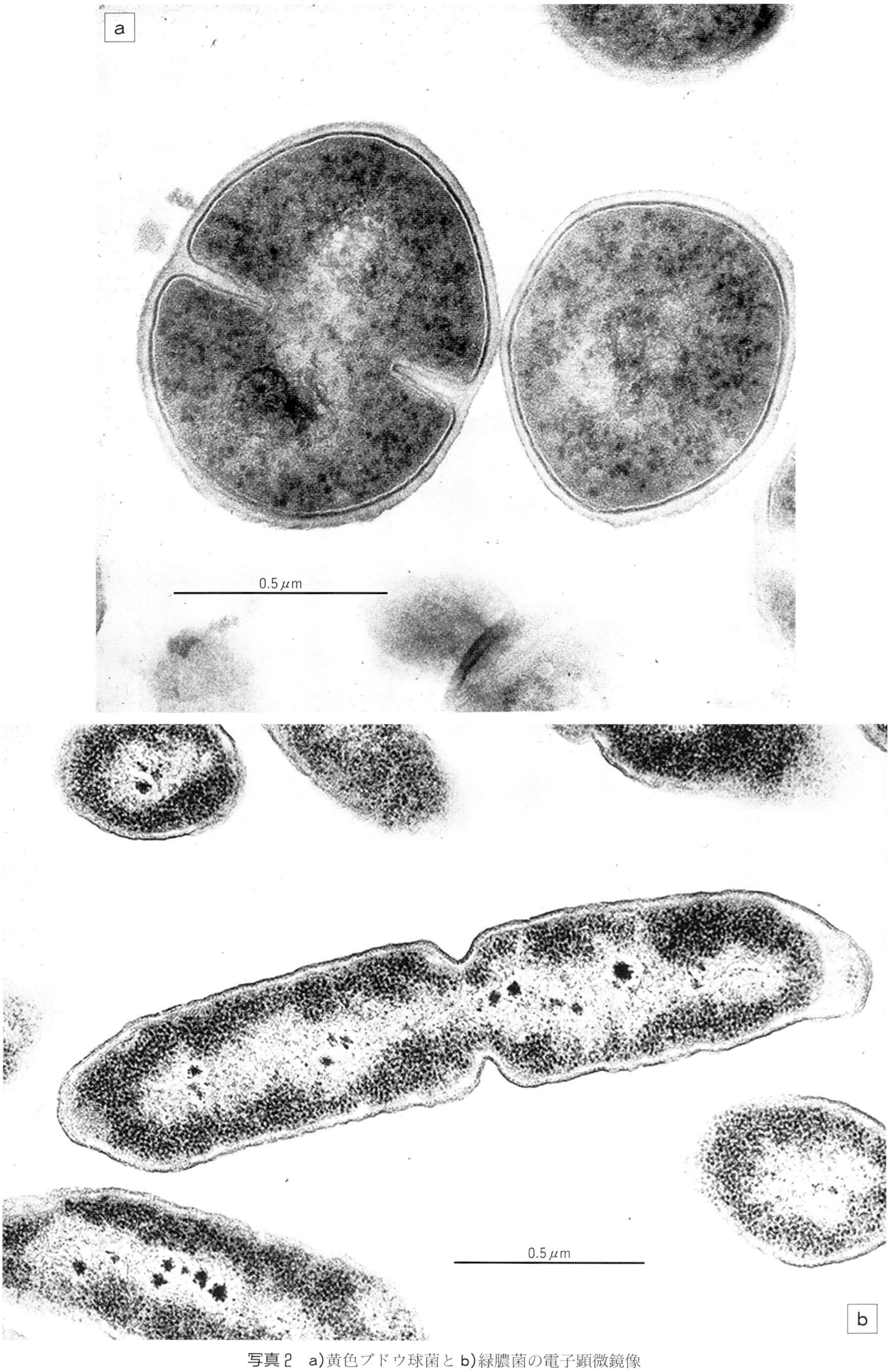

写真２　a）黄色ブドウ球菌とｂ）緑膿菌の電子顕微鏡像

足場となる蛋白としてB(P90：90 kDa)とC(P40：40 kDa)がある。P1は浮遊球状細胞表面では全体に散在しているが，上皮細胞のシアル酸を認識して接着するとその接着部分表面に集合する。このP1複合体は電子顕微鏡では膜を貫通する棒状物(膜内24 nmまで，膜外側10 nm)の外側に8×4〜8 nmの粒子が観察されている。このTip構造先端部分膜直下にはterminal buttonと呼ばれるボタン状構造があり，この構造はP65，P30，HMW3(74 kDa)の蛋白で構成される。このterminal buttonから細胞内側，Tip構造の細胞内軸方向中心部分に電顕では密度が高く(濃く染まる)観察されるelectron dense core(EDC)と呼ばれる構造がある。EDCはHMW1(112 kDa)，HMW2(216 kDa)などの蛋白で構成される。このEDCはTip構造の終末部分まで続いており，最終的にTip構造根本部分(細胞内)でbowl(ボウル)と呼ばれる部分につながる。このbowlにはP41，P21の蛋白があり，この部分でTipの細胞内構造を細胞につなぎ止めている。このような接着部分の特殊構造は*M. genitalium*，*M. penetrans*，*M. fermentans*など多くのマイコプラズマ属菌種で観察されている。

上記したが，マイコプラズマ属菌種は鞭毛や線毛を持たない。しかし，滑走(gliding motility)と呼ばれる運動を行う菌種が多い。この運動は浮遊細胞ではなく，細胞などの固層に接着した形で這い回るように運動する。淡水魚のエラに壊死を起こす*M. mobile*は滑走速度が速く(4 μm/sec)，このマイコプラズマを主な材料として滑走運動が大阪市立大の宮田らによって精力的に検討されている。以下に概略を記載する。*M. mobile*は固層接着ではだるま状の形状をしており，くびれたネック(neck)部分で接着し，滑走する。この滑走装置では細胞膜内Gli123(数字は分子量)があり，これにGli521とGli349が膜外へ結合している。Gli349は約100 nm長の屈曲した蛋白であり，この蛋白が固層上のシアル酸を認識して接着し，形状変化により運動する。Gli521は実際の滑走を行うGli349へのギアのような働きをしていると想定されている。この運動にはATPが必要であり，ATP利用にはGli123の近傍に存在するP42が関係していると思われる。この滑走装置は*M. mobile*のネック部分全体に分布している。また，宮田らは*M. mobile*の細胞内骨格として頭部のメッシュ様キャップ構造からネック部分へ多数のクラゲ触手様構造物がつながっている“くらげ”構造を検出しており，この細胞内骨格触手部分が滑走装置と何らかの連動をしていると想定している。*M. pneumoniae*も滑走するが，このマイコプラズマはP1アドヘジンで滑走することが示されている。このように，マイコプラズマ属菌種は自律増殖生物で最小のゲノムを持つグループにもかかわらず，強固な定着システムと複雑な運動装置を持つことは驚きである。

【増殖】

Class *Mollicutes*全体では通性嫌気性(通性)から(偏性)嫌気性までさまざまである。マイコプラズマ属は通性嫌気性であるが，初代分離時には5%程度の炭酸ガス存在下で増殖がよい。マイコプラズマ属はペプチドグリカン層を欠くため，変形しやすい。また，細胞粒子の大きさも不ぞろいである。しかし，分裂は基本的には他の細菌と同様に2分裂と考えられている。付着細胞が長い桿菌様となり，じゅず状に分裂する像も観察されている。ステロール類の要求はClass *Mollicutes*の分類に重要であり，マイコプラズマ属はコレステロールを要求する。3 β-OH構造を持つステロール類は幅広く利用可能である。アコレプラズマ属の多くは酢酸から脂肪酸を合成できるが，マイコプラズマ属では長鎖脂肪酸合成能はない。ただし，取り込んだ脂肪酸を利用してリン脂質の合成は行う。マイコプラズマ属菌種は多くのアミノ酸，塩基(核酸前駆体)，ビタミン類を増殖に要求する。これらのことから，一般的マイコプラズマ属の培養液には血清が添加される。

現在のところ，Class *Mollicutes*のATPaseはすべて膜結合型である。また，NADHオキシダーゼはマイコプラズマ属とウレアプラズマ属では細胞質に存在するが，アコレプラズマでは膜に存在する。

エネルギー利用の面で，多くのマイコプラズマ属菌種にはグルコースを分解し酸を産生する(発酵する)菌種と，アルギニンを分解し培地がアルカリに傾く菌種がある。多くの菌種ではグルコースの分解とアルギニンの分解のどちらかを行うため同定指標のひとつである(どちらも行うもしくは行わない菌種もある)。ウレアプラズマはグルコースの分解とアルギニンの分解の双方を行わない。ウレア(尿素)をウレアーゼによって分解し，ATP合成を行う(表4参照)。

【生態】

Class *Mollicutes*全体では非常に幅広い生態系に生息している。動物(魚類を含む)，植物，昆虫が主要である。疾患を起こす菌種も多い。動物(ヒトを含む)における主なマイコプラズマ感染症と原因菌を表3に記載した。動物分離のマイコプラズマ属菌種では検出部位・感染部位はさまざまであるが，口腔・呼吸器に感染するもの(検出されるもの)が最大のグループである。また全身感染・関節炎を起こす菌種がかなり認められるのも特徴である。なお，ウレアプラズマは尿素要求性のため，泌尿生殖器の生息であるが，呼吸器から分離されることはある。

このように，全体的には幅広く生息しており，アコレプラズマ属菌種は環境からも幅広く検出される。しかし，その他のもの，特にマイコプラズマ属・ウレアプラズマ属菌種においては個々の菌種の生息域は狭く，ほぼ特定の動物種に限られる。多くの菌種は定着細胞表面のシアル酸を認識しているようであり，この宿主域の狭さの理由は判明していない。この宿主域の狭さが疾患の，特にヒト疾患の解析を困難にしている。ヒトにマイコプラズマ肺炎を起こす*M. pneumoniae*(肺炎マイコプラズマ)の自然宿主はヒトのみである。チンパンジーにはヒトとほぼ同様の症状を起こすようであるが，現在は実験動物としてほぼ使用できない。ゴールデンハムスターでの感染実験では肺の炎症像は明確に起こるが，感染解析ツールも少なく，ヒトでの炎症と異なることも指摘されている。マウスの感染実験では炎症の程度は低いが，感染解析ツールが多いこともあり，さまざまな工夫が行われている。また，マウスでは*M. pulmonis*が肺炎を起こすため，この菌のマウス感染実験を解析してヒトマイコプ

表 3　動物(ヒトを含む)における主なマイコプラズマ感染症と原因菌

【ヒト】	
マイコプラズマ肺炎	*M. pneumoniae*
非淋菌性尿道炎(疑)	*M. genitalium*，*Ureaplasma urealyticum*
女性生殖器感染(含：流・早産)(強疑)	*M. hominis*，*M. genitalium*
易感染患者(HIV 感染)への全身感染	*M. fermentans*，*M. penetrans*
【ウシ】	
ウシ肺疫(CBPP)	*M. mycoides* subsp. *mycoides*
マイコプラズマ肺炎	*U. diversum*，*M. bovis*，*M. bovigenitalium*，*M. dispar*
マイコプラズマ乳房炎	*M. bovis*，*M. bovigenitalium*，*M. canadense*，*M. alkalescens*，*M. bovis*
エペリスロゾーン病	*M. wenyonii*
【ヤギ・ヒツジ】	
伝染性無乳症	*M. agalactiae*，*M. capricolum* subsp. *capricolum*，*M. mycoides* subsp. *mycoides* large colony type
伝染性胸膜肺炎(CCPP)(ヤギ)	*M. capricolum* subsp. *capricolum*
【ブタ】	
マイコプラズマ肺炎	*M. hyopneumoniae*
マイコプラズマ関節炎	*M. hyorhinis*，*M. hyosynoviae*
エペリスロゾーン病	*M. suis*，*M. parvum*
【ネコ】	
ヘモバルトネラ症(ネコ伝染性貧血)	*M. haemofelis*
【マウス・ラット】	
マイコプラズマ肺炎	*M. pulmonis*
関節炎(ラット)	*M. arthritidis*
回転病(マウス)	*M. neurolyticum*
【家禽】	
呼吸器性マイコプラズマ病(ニワトリマイコプラズマ病)	*M. gallisepticum*，*M. synoviae*
マイコプラズマ滑膜炎	*M. synoviae*
メレアグリデス病(シチメンチョウ)	*M. meleagridis*

ラズマ肺炎での病態を推定しようとする研究も行われている。

【遺伝子情報】

遺伝子情報については最初の分類の項目で概要を記載した。追加事項を記載する。マイコプラズマ属，特に *M. pneumoniae* においては，全ゲノムが判明しており，表現形質や病原性関連も詳細に検討されている。2009 年に，ゲノム情報をもとに判明している事項を参照して，包括的なプロテオーム，代謝ネットワーク，トランスクリプトームの検討がなされ，Science 誌に掲載された。大腸菌が調節遺伝子を約 50 個持つのに対して *M. pneumoniae* は 8 個しか持たないことは既に判明しているが，この論文では，*M. pneumoniae* は多くの非翻訳 RNA(non-coding RNA)が存在しており，また転写オペロン内にエクソン-イントロン構造を有することを指摘している。このマイコプラズマはこれらを利用し，真核生物に似た複雑な遺伝子制御を行っていると推察している。また，代謝ネットワークの検討からは外部から取り込む必要な物質の特定を行い(defined minimal medium)，essential components として 19 物質(glucose，glycerol，spermine，nicotinic acid，thiamin，pyridoxamine，folic acid，pantothenate，adenine，guanine，cytidine，cholesterol，palmitic acid，oleic acid，oligopeptides，cysteine，など)を提示している。

【培養】

Class *Mollicutes* 全体の多くが培養可能であるが，それぞれに工夫が必要である。ここでは *M. pneumoniae* を中心に，ヒト分離マイコプラズマの培養について記載する。ヒト分離マイコプラズマの主要な生化学性状を表 4 に示した。

マイコプラズマの培養は一般的に 1 週間程度の長期を必要とし，同定にも長期を要する。このため，診断法としてはあまり使用されず，薬剤感受性検査用もしくは遺伝子型などの研究用に行われる。

培地は基本的には Hayflick の処方に従って作成されている。基本培地は Mycoplasma broth base もしくは PPLO broth base(Difco，BBL など)と呼ばれるマイコプラズマ基礎培地を使用する。この基礎培地に血清および酵母抽出液を加えるが，培地市販会社が販売する supplement もしくは enrichment で代用できる。

基本的なヒト検出マイコプラズマの培養用培地組成を表 5 に示した。マイコプラズマ基礎培地そのものは栄養分がそれほど豊富ではない。コレステロール，脂肪酸などの必須成分補給のため，血清添加が必要である。*M. pneumoniae* の培養では 20%血清添加が必須である。血清種はウマが最もよく，FCS(ウシ胎児血清)でも代用可能である。ただし，脂質分が上面に分離したような血清では増殖がよくない。分離培養には 1 週間程度を必要とするため，表 5 に記載したように，一般細菌増殖抑制剤の添加が必須である。表記した量でも培養期間が長くなると，ペニシリン分解により，一般細菌の増殖が起こることもある。

なお，この液体培地を用いても，マイコプラズマの増殖はよくなく，最終的にかすかに濁る程度までしか増殖しない(細胞が小さいこともあるが)。濁度では増殖確認が困難である。このため，ブドウ糖・アルギニンと pH 指示薬のフェノールレッドを添加することが多い。作成培地は薄いオレンジ色であるが，*M. pneumoniae* のよ

表4 ヒトから検出されるマイコプラズマ属，ウレアプラズマ属菌種の代表的性状

	ブドウ糖* 分解能	アルギニン*2 分解能	尿素 分解能	赤血球*3 吸着・溶血
(主に口腔・呼吸器から)				
M. amphoriforme	+	−	−	−
M. buccale	−	+	−	−
M. faucium	−	+	−	−
M. lipophilium	−	+	−	−
M. orale	−	+	−	−
M. pneumoniae	+	−	−	+
M. salivarium	−	+	−	−
(主に泌尿・生殖器から)				
M. fermentans	+	+	−	−
M. hominis	−	+	−	−
M. spermatophilum	−	+	−	−
U. urealyticum	−	−	+	−
U. parvum	−	−	+	−
(その他)				
M. genitalium	+	−	−	+
M. penetrans	+	+	−	−
M. pirum	+	+	−	−
M. primatum	−	+	−	−

* 分解能＋菌種ではブドウ糖添加培養で培地が酸性化
*2 分解能＋菌種ではアルギニン添加培養で培地がアルカリ化
*3 ニワトリ赤血球吸着能およびヒツジ赤血球溶血能

表5 マイコプラズマ用液体培地（*M. pneumoniae* 培養用）

PPLO broth*	2.1 g
蒸留水*2	70 mL
ウマ血清*3	20 mL
25%酵母抽出液*3,4	10 mL
2.5%酢酸タリウム*3,5	1 mL
ペニシリン G（10 万単位/mL）*3,5	1 mL

* Difco 社。寒天培地作成時は PPLO agar 3.5 g に変更
* を *2 に溶解後，121℃，15 分間高圧蒸気滅菌。滅菌・冷却後に *3 群を無菌的に添加
*4 250 g のドライイースト（製菓用）を 1 L の蒸留水の徐々に投入し，懸濁。100℃，30 分間加熱（温浴）。冷却後に遠心し，上清を濾過滅菌。冷凍保存
*5 一般細菌増殖抑制用

うにブドウ糖を分解するものでは酸産生により黄色に，*M. orale* のようにアルギニンを分解するものではアルカリに傾き赤色なる。この色変化で増殖を確認する（写真 3）。分離したい菌種が決まっている場合にはその菌種が分解するもののみを添加する。なお，ウレアプラズマ属では表 3 の培地に尿素（最終 0.1%）を加え（ブドウ糖・アルギニンは添加せず，フェノールレッドは添加），pH を 6.0 前後に調整する（Taylor-Robinson の培地）。増殖すると尿素分解により培地は示変する。マイコプラズマの分離では液体培地での増菌培養を行い，その後寒天培地でコロニーを形成させてクローニングを行うことが多い。なお，*M. pneumoniae* の初代分離には 2 層培地が使用される。これは，培養試験管の下方に寒天培地を上方に液体培地を入れたもので，培地組成は同じである。ただし，培地には他の口腔マイコプラズマの増殖抑制のために 0.02%メチレンブルーを加える。2 層培地では単なる液体培地より分離率は明確に高く，寒天培地と液体培地の境界付近に増殖を認めることが多い（写真 4）。

固形培地では，液体培地に寒天を 1.2〜1.4%になるように加える（ウレアプラズマ属では 1%）。培養条件として *M. pneumoniae* では大気中でよいが（5〜10%炭酸ガス濃度が増殖はよい），他のヒト分離マイコプラズマでは嫌気培養が望ましい（初代分離では必須）。

この寒天培地ではマイコプラズマ属菌種は特有のコロニーを形成する。コロニー自体の大きさは小さく，1 週間以上培養しても，0.5 mm 程度である（写真 5a）。このコロニーを光学顕微鏡で見ると，典型的なものではいわゆる目玉焼き（fried egg）状である（写真 5b）。この中心部の盛り上がったように見える部分はマイコプラズマ細胞が寒天培地中に落ち込んで形成されている。また，*M. pneumoniae* では典型的な目玉焼き状コロニーを形成することは少なく，目玉形状がはっきりしない桑実状のコロニーをつくることが多い（写真 5c）。また，*M. pneumoniae* は過酸化水素産生により血液寒天培地では β 溶血を示す（写真 6）。さらに，トリ血球吸着能があり，寒天培地上のコロニーにトリ血球を加えるとコロニー周囲にトリ血球が吸着集積した像が観察される（写真 7）。ウレアプラズマ属は液体培地では 1 日で増殖し，寒天培地では 2 日でコロニーを形成する。ただし，コロニーは小さく 50 μm 以下しかない（これ以上培養しても死滅する）。このように，極小のコロニーしか形成しないため，Ureaplasma の属名が決まる前は T-strain もしくは T-mycoplasma（Tiny mycoplasma）と呼ばれていた。

マイコプラズマの菌株保存では，培地に高濃度の血清を含むため，液体培養の菌液をそのまま凍結（−20℃もしくは−80℃）保存可能で，1 年間程度は保存可能である。増殖菌液にグリセロールを 10%（最終）添加し，−80℃で凍結すると数年間以上は保存可能である。

【抗原構造】

マイコプラズマ属菌種が感染を起こしたときに宿主と反応する主な抗原は細胞膜にある蛋白と脂質である。通常の一般細菌ではリポ蛋白や糖脂質を持つものは少ないが，マイコプラズマ属菌種はこれらを多く保有し，これらが主な反応抗原である。これらの抗原は菌種特異性が強い。このため，反応抗体は種特異性が高い。蛍光抗体法を用いてコロニーを菌種特異的に検出することができる（写真 8）。また，一般の細菌では表面抗原に対する抗体と反応させた場合には凝集反応は起こるが，増殖阻止は起きない。一方，マイコプラズマでは抗体により，発育阻止（中和）や代謝阻止が起こる。これらを利用して菌種の同定が行われる（写真 9）。写真 9 では *M. orale* に対する抗体を含むディスク（O）の周辺のみで *M. orale* が増殖していない。

また，これらの抗原は液性免疫も細胞性免疫も賦活す

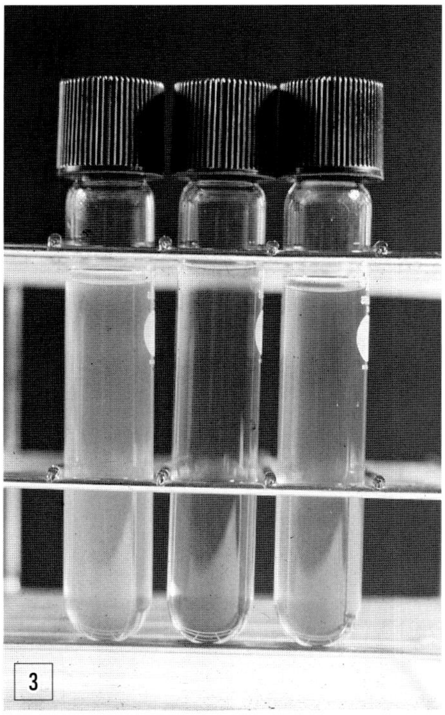

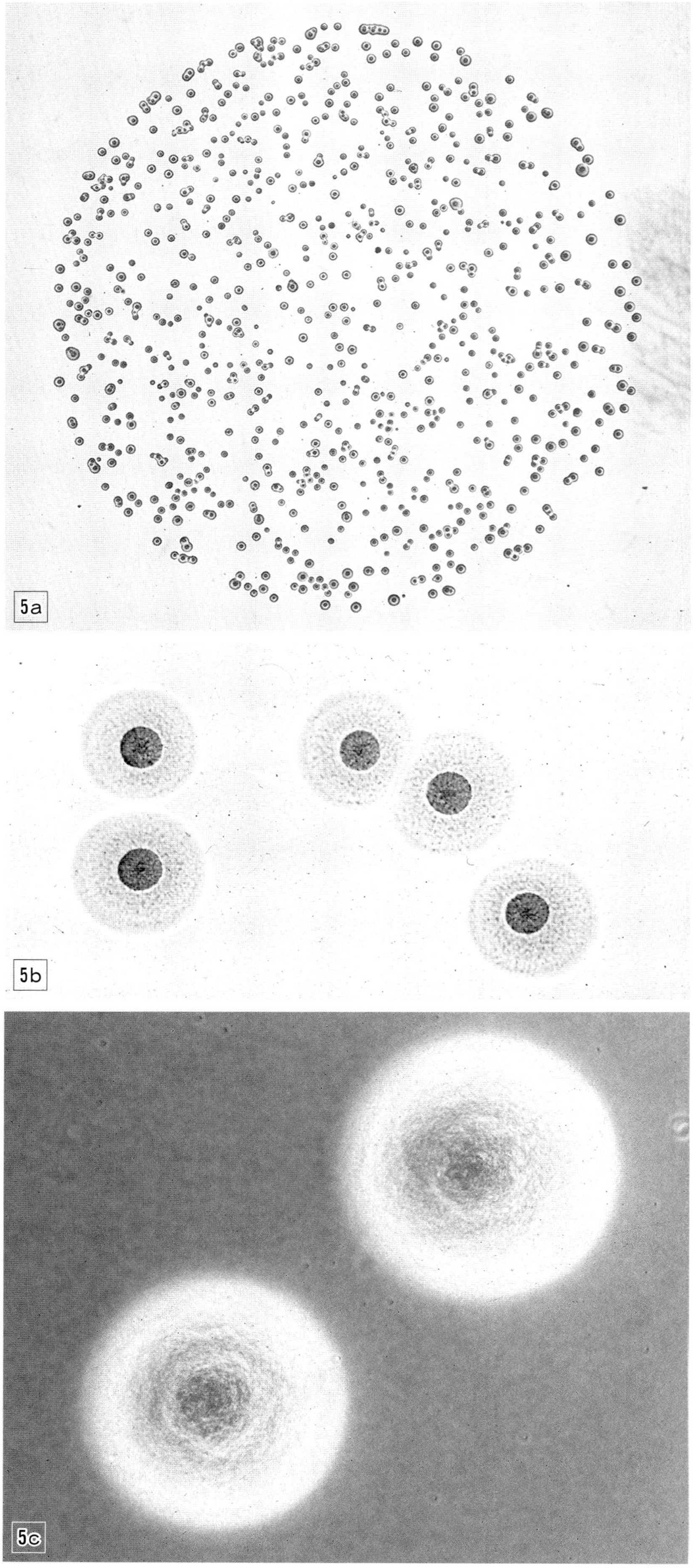

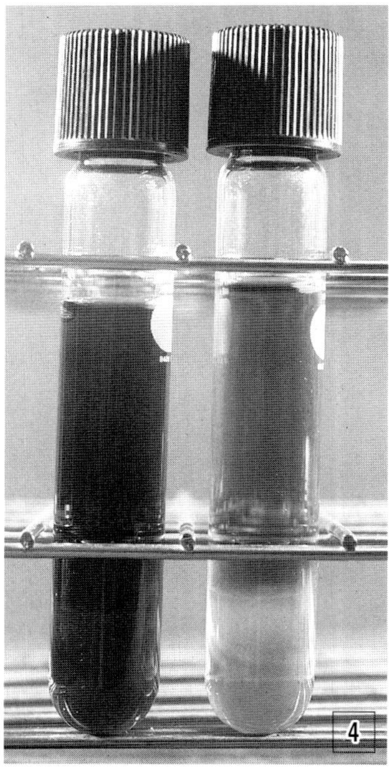

写真3　マイコプラズマの増殖。中央）培養前，左）*M. pneumoniae* 培養後，右）*M. orale* 培養後。（口絵 78 参照）

写真4　マイコプラズマの分離。左）培養前，右）培養後。（口絵 79 参照）

写真5　寒天培地によるマイコプラズマ属の特有コロニー形成。a）0.5 mm 程度，b）目玉焼き（fried egg）状，c）桑実状

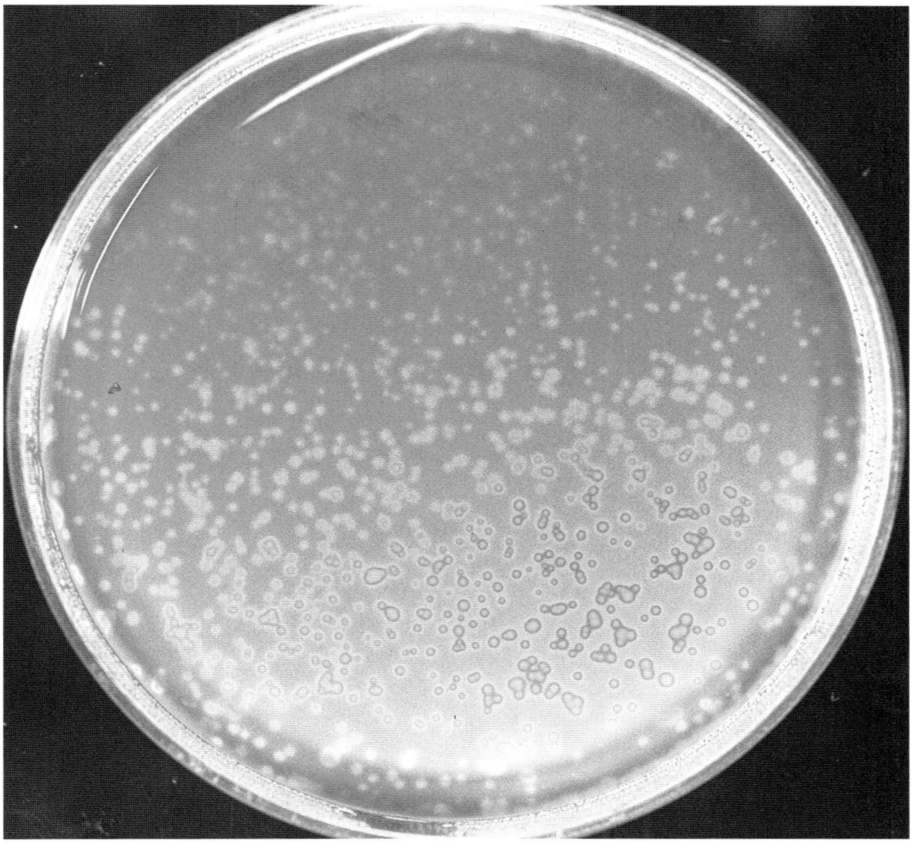

写真6　血液寒天培地では過酸化水素産生によりβ溶血を示す。コロニー周囲が透明化

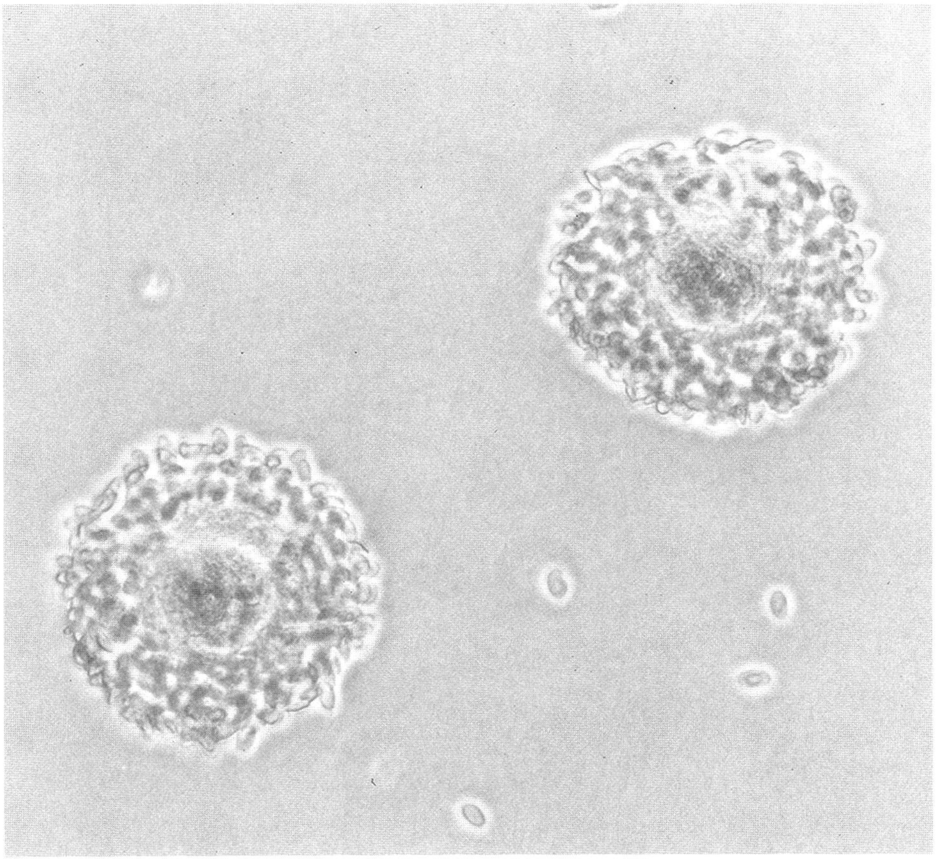

写真7　トリ血球を加えるとコロニー周囲にトリ血球が吸着集積した像が観察される。

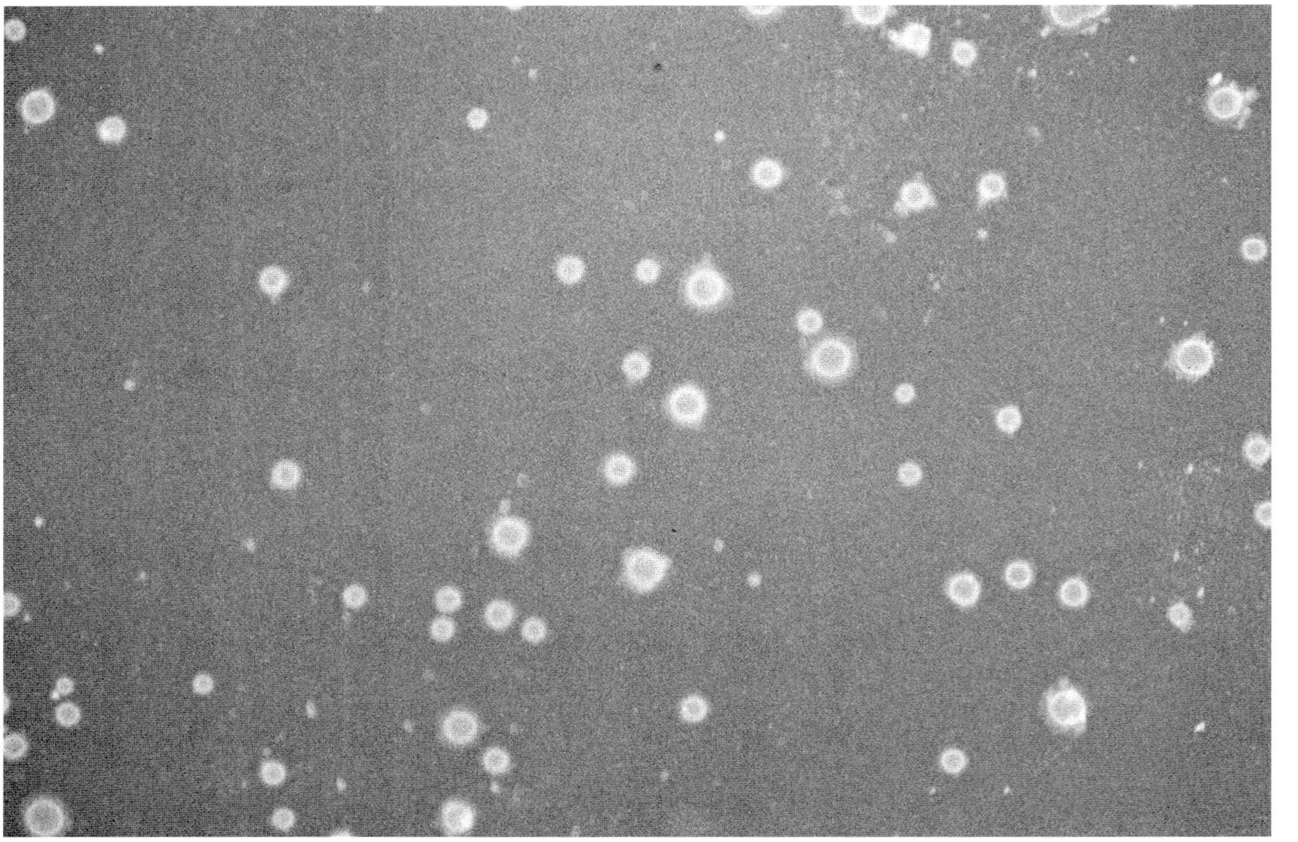

写真 8　蛍光抗体法を用いた検出

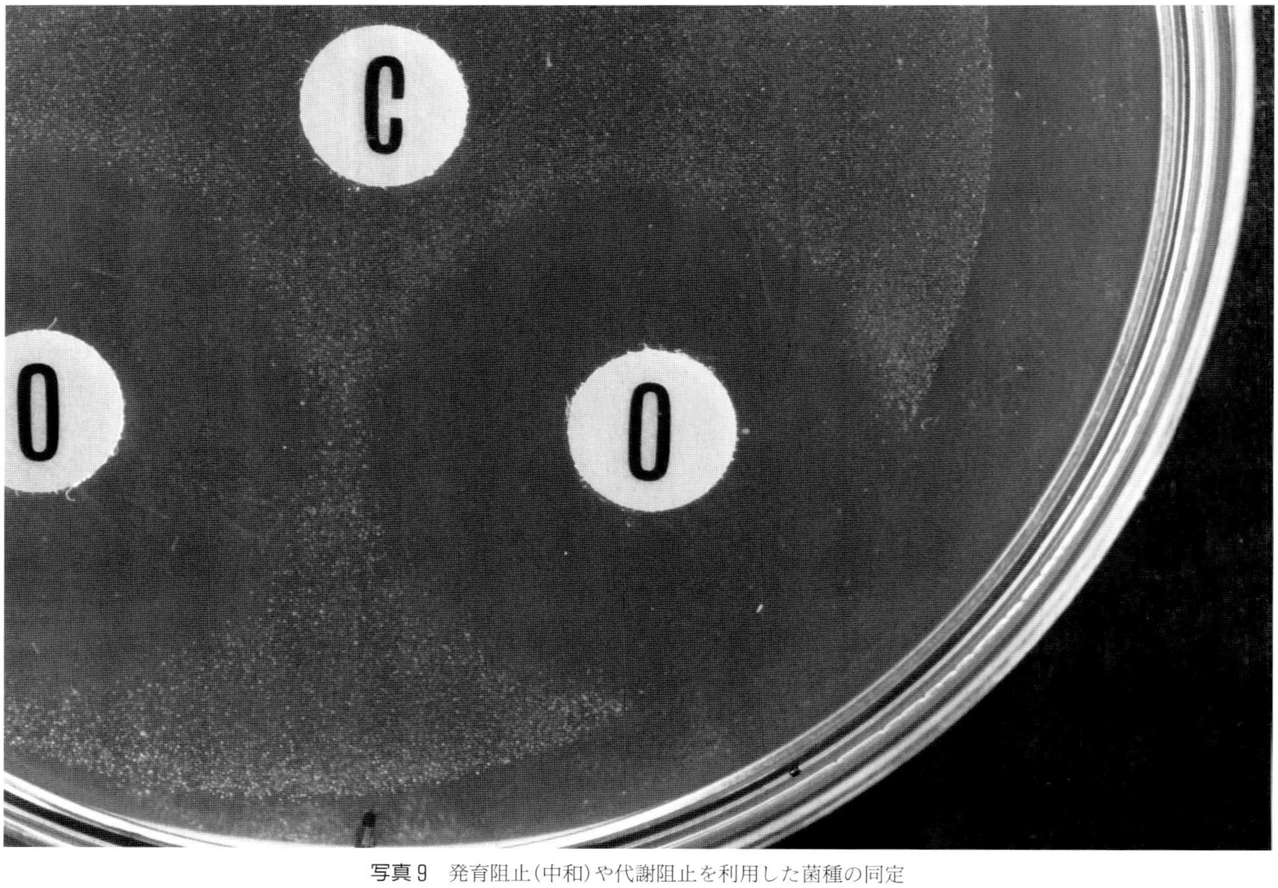

写真 9　発育阻止(中和)や代謝阻止を利用した菌種の同定

る。動物のマイコプラズマ感染ではこの免疫反応が病態と密接に関連している(【疾患・病原性】の項参照)。

M. pneumoniae では主要アドヘジンであるP1蛋白には遺伝子型が知られており，アミノ酸配列に反映される。遺伝子型はPCRで判定され，Ⅰ型，Ⅱ型に分類されるが，Ⅱ型には別にⅡ亜型がある。これらは疫学的に流行状況と関連する。また，*Ureaplasma urealyticum* には従来から血清型として14型に分類されていた。この *U. urealyticum* は遺伝子的に大きく2群に分かれていた。2002年に *U. urealyticum* は *U. urealyticum*(Biover 2)と *U. parvum*(Biover 1)の2種に分割された。*U. parvum* には血清型1，3，6，14が含まれ，*U. urealyticum* には残り2，4，5，7，8，9，10，11，12，13が入る。

【物理化学的抵抗性】

マイコプラズマ属菌種，ウレアプラズマ属菌種はペプチドグリカン層を持たず，細胞質膜が直接に外界に接している(細胞質膜外側に莢膜様成分が見られるものはある)。もちろん，芽胞は産生しない。このため，物理化学的抵抗性は弱い。ほぼすべての消毒剤で殺菌される。乾燥で速やかに死滅する。ただし，凍結には強い。

【疾患・病原性(主としてヒトに対して)】

表3のように多くの菌種が動物に対して明確に感染症を引き起こす。ヒトでも多くの菌種が検出されており，それらの代表的性状を表4に記載した。口腔・呼吸器から分離されるものと，泌尿・生殖器から分離されるものに大別される。しかし，泌尿・生殖器から分離されるものでは呼吸器から分離された例も多い。これらのなかで病原性が確定しているものは *M. pneumoniae* のみである。以下ではヒトに関連する代表的マイコプラズマ種に関してのみ記述する。

(1)*M. pneumoniae*(肺炎マイコプラズマ)

M. pneumoniae は，ヒトのマイコプラズマ肺炎(mycoplasma pneumonia, mycoplasmal pneumoniae)の起因菌である。典型例では潜伏期は2〜3週間である。頭痛・発熱・倦怠感など感冒様症状で始まる。高熱が持続し，激しい咳(多くは乾性)が長期に続くのが特徴である。しかし，小児では全身状態はさほど悪化しない。一般的には予後良好な疾患である。walking pneumoniaとの言葉もある。ただし，稀には急性呼吸窮迫症候群(ARDS)など重症化例もある。成人での発症では重症例が多い。全体的にはマイコプラズマ肺炎は予後良好な疾患ではあるが，多彩な合併症を起こすことでも知られている。肺外症状と呼ばれている。マイコプラズマ肺炎の患者数は膨大であるため，重要な合併症には注意する必要がある。主な肺外症状を表6にまとめた。このなかで重大なものは心臓系，神経系である。心内膜炎・心筋炎では心電図での異常が多く認められ，陰性T波が多い。神経系では表に記した以外にもポリオ類似症状など多様であり，重症化や，後遺症を残すものもある。マイコプラズマの肺外発症の部位からマイコプラズマが培養されたり，抗原・遺伝子が検出されている。マイコプラズマ血症と肺外発症の関連が注目されている。

M. pneumoniae は経気道で侵入し，飛沫感染である。ヒト気管繊毛上皮細胞に接着し，増殖する。この付着部位で上述した菌突出部特殊構造(tip構造)が存在する。

表6　マイコプラズマ肺炎の呼吸器以外の合併症(肺外症状)

- 耳：　中耳炎，鼓膜炎(軽症を含めると多い)
- 皮膚：Stevens-Johnson症候群，
  発疹(皮膚症状を示すものは20%程度か)
- 肝臓：機能障害(一過性であるが，軽症を含めると多い)
- 心臓：心筋炎(一過性軽症例は数%で，重症例・死亡例もある)，心内膜炎
- 血液：溶血性貧血，血小板減少症(稀)
- 神経系：Guillain-Barré症候群，髄膜炎など
  (神経系全体で一過性軽症例は数%で，重症例もある)

菌が細胞に接着すると繊毛運動が阻害され，上皮細胞は脱落する。この細胞傷害ため，長期の咳が継続すると考えられる。感染には多量の菌数が必要である。濃厚な接触が起こる学校などの施設内感染，家族内感染が多い。ただし，*M. pneumoniae* 感染が成立してもすべてが肺炎とはならない。軽い感冒様症状から重症肺炎まで症状の程度はさまざまである。

典型的なマイコプラズマ肺炎の発症は5〜15歳(特に小学校世代)が最も多く，この年代での肺炎の30%以上を占める。次いで，15〜30歳の若年成人であり，高齢になるに従って少なくなる。一方，5歳以下，特に3歳以下では典型的な発症は少ない。マイコプラズマ肺炎の発生は季節的には秋〜冬とされてきたが，最近は季節性が薄くなっている。また，従来4年周期で流行し，オリンピックの開催年に流行するためOlympic diseaseとの言葉もあったが，近年では周期性は崩れている。

病原因子としては菌が過酸化水素を産生し，これが上皮細胞障害を起こすとの指摘がある。毒素(ADPリボシル化毒素)の産生があるが，病原性との関わりは不明である。マイコプラズマ肺炎の発症には免疫反応，特に遅延型過敏症反応が大きく関与していることは明らかである。肺炎の発症が少ない5歳以下の幼児でも *M. pneumoniae* に対する抗体を高率に保有していること，年齢が大きくなれば肺炎の発症時の症状が重いことなどから2回目の感染以降に過剰免疫反応が起こり，肺炎発症に至るのではと推測されている。実際にマイコプラズマ肺炎では寒冷凝集反応の陽性化，ツベルクリン反応の陰転化などの免疫異常が認められることがある。ただし，典型的マイコプラズマ肺炎を発症すると再度の発症は稀とされている。また，マイコプラズマ肺炎患者では血液中のIL-18やIL-8が上昇していることが報告されている。

診断は，特に発症早期の確定診断は，現在でも困難である。培養可能であるが，確定まで1週間以上を要し，手技も煩雑であり，診断には用いられていない。抗原検出法としてはPCRなどの遺伝子検出法，蛍光抗体法(抗体を用いた抗原検出)がある。蛍光抗体法では菌種特異的に検出可能である。マイコプラズマ肺炎患者咽頭スワブからのスメア検体での例を写真10に示した。ただし，蛍光抗体法は感度・煩雑さや熟練の必要から一般的にはなっていない。従来は抗体検出法としてIHA(間接赤血球凝集反応)やCFT(補体結合反応)などの検査方法が行われてきたが，これらの検査では陽性化するのに2週間以上を必要とし，診断での利用価値は低度であった。

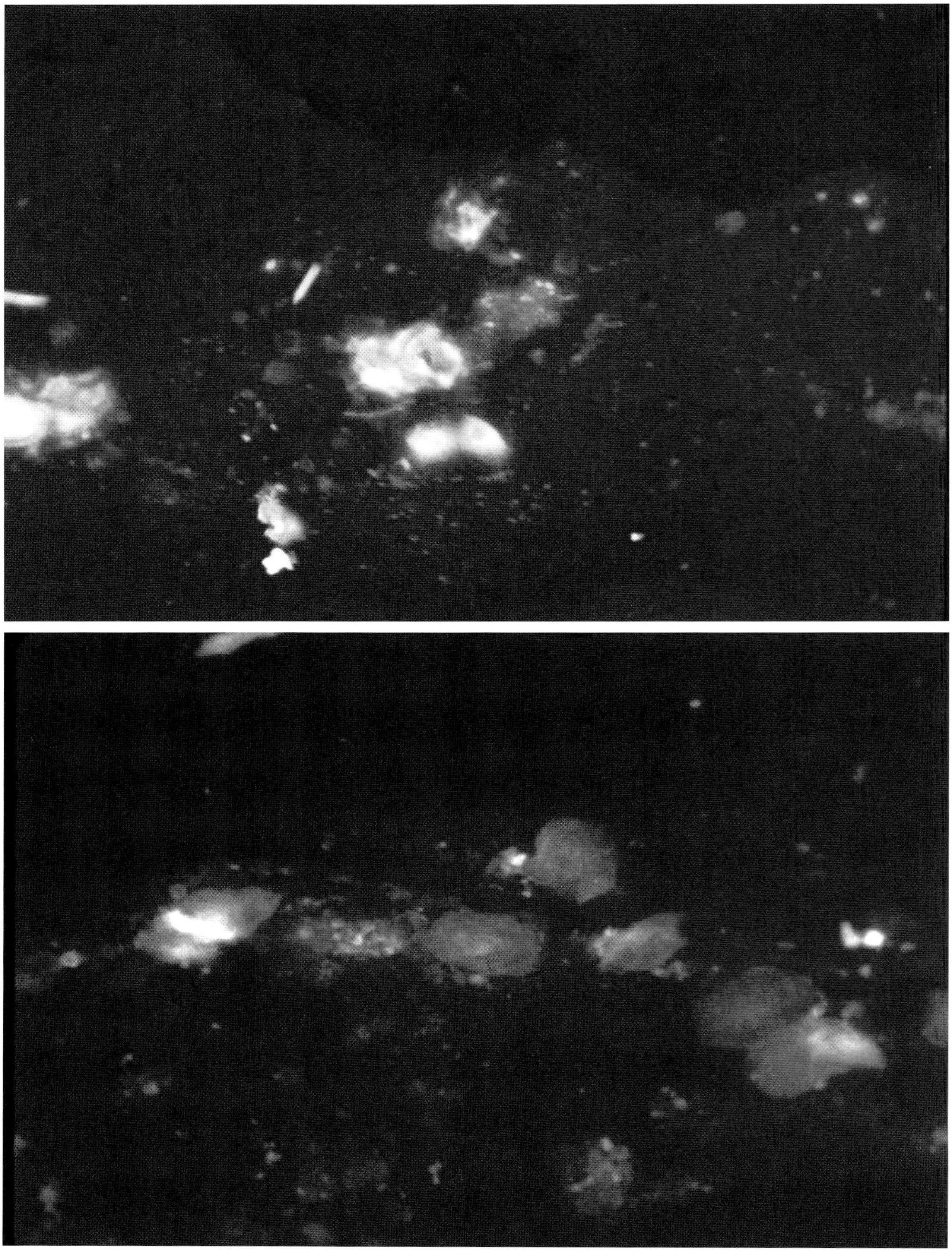

写真10　スメア検体での抗原検出。マイコプラズマ肺炎患者の咽頭拭い液をスライドグラスに塗布し，蛍光抗体法で肺炎マイコプラズマを検出した。細胞表面を主として，顆粒状の強い蛍光が検出される。（口絵 80 参照）

現在行われている抗体検出法では感染早期に上昇するIgMを主として検出する方法が主要であり，微粒子凝集法，イムノカード法，ELISA法などがあり，微粒子凝集法とELISA法では定量検出が可能である。これら抗体検出法でも抗体価の上昇が十分でない感染早期，特に発症(発熱)から4日以内では診断は困難である。抗体価が低い場合は2週間後にペア血清採取が望ましく，4倍以上の上昇で感染陽性とする。また，上記したように，マイコプラズマ肺炎では，非特異的ではあるが，寒冷凝集反応(IgM抗体)が陽性となることも多い。臨床症状と相関して，64倍以上であるとマイコプラズマ肺炎の可能性が高い。ただし，陽性になるのは患者の半数程度であり，陰性でもマイコプラズマ肺炎を否定できない。

典型的胸部X線所見では間質性の淡い浸潤像(スリガラス状：間質性陰影)が認められる。上記の淡い浸潤像の胸部X線所見を原発性非定型肺炎〔(primary) atypical pneumonia：PAPまたはAP，異型肺炎ともいう〕と呼ぶ。ただし，この非定型肺炎像はマイコプラズマ以外にクラミジアやウイルスなどさまざまな微生物感染で見られる。また，マイコプラズマ肺炎の胸部X線像は多様性に富んでおり，細菌性肺炎(肺胞性陰影)のような典型肺炎像を呈することもある。胸部X線所見のみではマイコプラズマ肺炎の診断を行うことは困難である。胸部X線所見の例を写真11に示した。動物実験では肺での炎症は血管周囲炎(単核球浸潤)の様相を呈する。ヒトマイコプラズマ肺炎でも胸部CT所見では気管支肺動脈周囲間質の肥厚とそれに連なる微細粒状影が特徴とされている。

検査所見ではCRPの上昇，赤沈の亢進の炎症指標の上昇が認められるが，白血球数は軽度の増加程度に留まることが多い。ただし，ある程度の好酸球増加を示す例もかなり認められ，小児のマイコプラズマ肺炎患者や喘息患者ではeosinophil cationic protein(ECP)が高値を示すとの報告がある。また，GOT・GPTの軽度上昇を認めることも多い。さらに患者の約半数は寒冷凝集反応が高値(陽性)となる。ツベルクリン反応が陰性化することが稀ではない。

マイコプラズマ肺炎は全体的には予後良好な疾患であるが，抗菌剤を使用しない場合には咳などの症状が長期に続く。このため，抗菌剤が投与される。マイコプラズマはペプチドグリカン層(細胞壁)がなく，ペプチドグリカン合成阻害作用を示すβ-ラクタム剤はまったく効果を示さない。その他の抗菌剤，蛋白合成阻害剤やDNA合成阻害剤(キノロン系)は効果を示す。マイコプラズマ肺炎の患者は小児に多く，小児に安全性の高いマクロライド系が頻用されてきた。しかし，日本では近年にマクロライド耐性株が増加している。耐性機構はマクロライド結合部位である23SリボソームドメインVの点突然変異である。マクロライド系抗生剤は抗菌作用以外に抗炎症，免疫調節，分泌抑制(粘液，水)の作用が報告されている。このため，日本ではび漫性細気管支炎(DPB)・慢性気管支炎や小児滲出性中耳炎・慢性副鼻腔炎に対して少量長期投与が行われている。これらのマクロライド少量長期投与が耐性菌増加に関わっている可能性が指摘されている。ただし，マイコプラズマ肺炎病態への免疫反応の関わりは大きく，マクロライド耐性株感染例でも，これらの免疫調節作用のためか，効果を示す例もかなり認められてきた。しかし，最近はマクロライド剤投与では効果が認められない例が増加している。症状が遷延した場合はキノロン剤などへの投与変更が必要である。なお，マイコプラズマ肺炎では軽快後も菌排出は長期に続くため，軽快後も一週間程度は抗菌剤の投与続行が望ましい。

(2) *Ureaplasma* spp.(ウレアプラズマ)

旧来はT-strainと呼ばれていた。ヒトの泌尿器(尿)から分離される菌種である。他のマイコプラズマより増殖が早く，24時間以内に最高菌数に達するが，寒天培地上のコロニーは小さい。表4に示したように，増殖に尿素を要求し，ウレアーゼを産生し，尿素を分解する。このウレアーゼは最も高活性であり，specific activityで50,000(mmol of urea/min per mg of protein)前後の値を示す(プロテウス菌では2,000程度)。現在，ウレアプラズマは前述したように*U. urealyticum*と*U. parvuum*に分類されている。

ウレアプラズマは性交など性的接触により伝播することは確実である。ヒトの非淋菌性尿道炎の原因菌のひとつではないかとされているが，症状のない健康成人(尿道スワブ)からもかなりの頻度で検出される。現状では少なくとも*U. urealyticum*の一部は非淋菌性尿道炎を起こす可能性が高い。

(3) *Mycoplasma genitalium*

前述したように外界から栄養分を取り込んで自律増殖をする生物では最もDNA(染色体)が小さい。

性状，抗原性などが*M. pneumoniae*に類似しており，抗体は交差反応を示す。ヒトの泌尿生殖器から分離され，ウレアプラズマと同様に性的接触により伝播する。現在では，疫学的解析から非淋菌性尿道炎の原因菌のひとつと考えられている(STD)。また，子宮経管炎や感染性早産との関連も指摘されている。

(4) *M. hominis*

この菌種も性的接触により伝播する。子宮頸管炎などとの関連が強く疑われており，早産・流産との関連が多く指摘されている。男性の尿道炎との関連はないようである。

(5) その他のヒト由来マイコプラズマ

*M. fermentans*も分離頻度はさほど高くないが，ヒトの泌尿生殖器から分離される。泌尿生殖器，呼吸器などの疾患との関連が疑われているが，判然としていない。

さらに，AIDSなどの重度の免疫抵抗力低下患者ではさまざまなマイコプラズマが病原性を発揮する。*M. fermentans*や*M. penetrans*をはじめとして*M. hominis*，*M. genitarium*での症例が報告されており，関節炎，敗血症，髄膜炎など多彩な感染症を引き起こす。一方，*M. orale*，*M. sarivarium*はヒトの口腔内の常在菌であり，感染症とは関連していないと考えられている。

【細胞培養・マイコプラズマ】

HeLa，Veroなどの真核細胞の細胞培養は重要な研究手段である。この培養細胞がマイコプラズマによって汚染されていることは稀ではない。マイコプラズマが汚染し，継続感染状態になっても培養細胞は死滅せず，増

11a

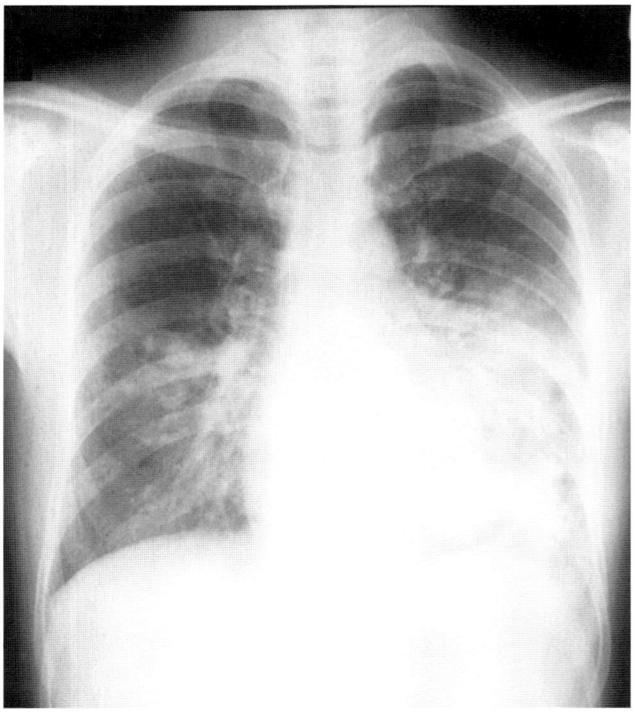

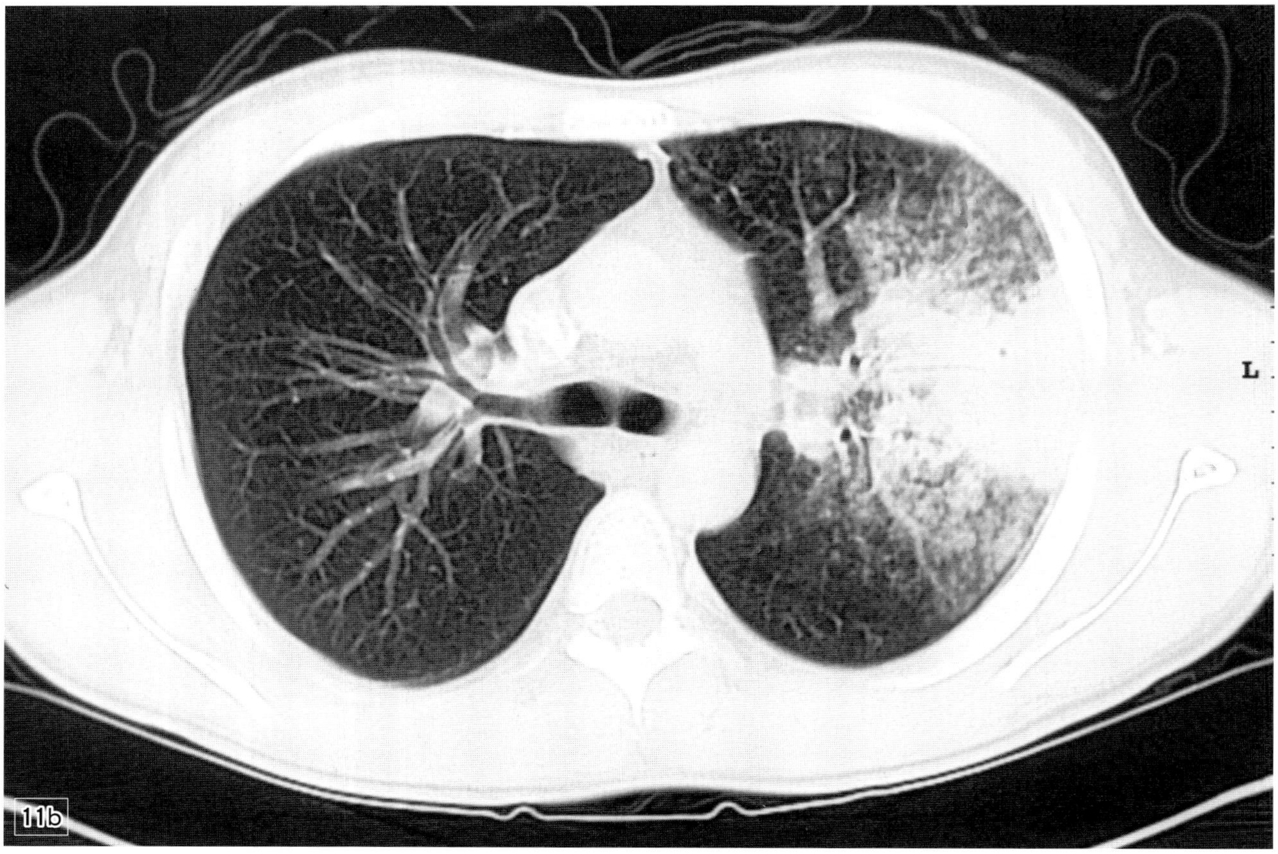

写真 11①　胸部 X 線所見(自治医科大学呼吸器内科・杉山幸比古教授より供与)。a，b)同一患者(a：X 線像，b：CT 像)

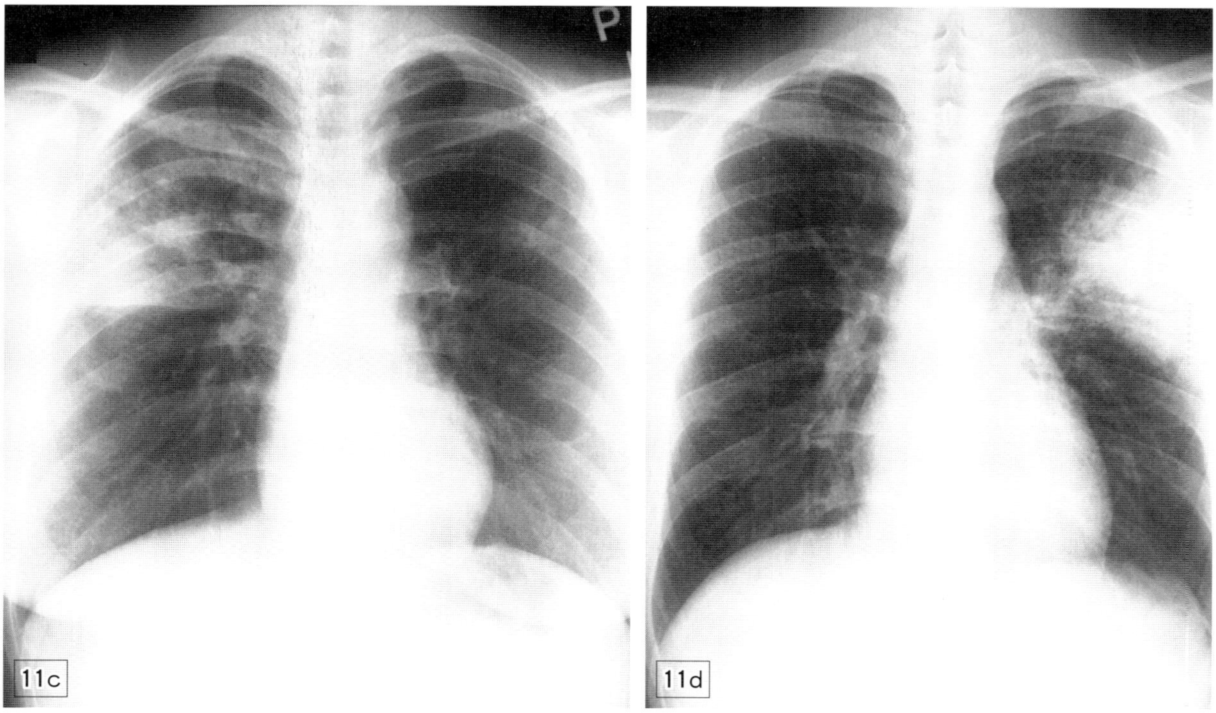

写真 11② 胸部 X 線所見(自治医科大学呼吸器内科・杉山幸比古教授より供与)。**c, d)**CTX 線像

殖率が低下するか，無症候のことが多い。しかし，この状況で実験を行うと結果が大きくばらついたり，誤った結果が導き出されることとなる。汚染マイコプラズマは多種であり，ヒト・ウシ・ブタなどからの由来菌がある。代表的なものはヒト口腔由来の *M. orale* である。このため，細胞培養では作業時にヒト口腔由来マイコプラズマが汚染しないように注意が必要である。ピペットを口で扱うことは行わない。マイコプラズマ汚染が疑われた場合には，核酸結合色素による検出やマイコプラズマ培養を行う。マイコプラズマを除くためにはキノロン剤などでの処理が行われるが，容易ではない。

【L-form(L 型菌)】

通常の細菌(ブドウ球菌，大腸菌など)は当然ながら，ペプチドグリカン層を持っている。これらの菌は β-ラクタム系抗生剤などの細胞壁合成阻害剤存在下やリゾチームの作用などによりペプチドグリカン層が脱落する。通常の細菌は菌体内圧が高く，ペプチドグリカン層がない状況では破裂して死滅する。しかし，培地環境をショ糖などで高浸透圧にすると，細胞壁合成阻害剤存在下でペプチドグリカン層がない状態のままで増殖可能である。このような増殖状態の細菌を L-form と呼ぶ(L はこの状態の菌を最初に検出した Lister 研究所の頭文字)。基本的には細胞壁合成阻害剤などが存在しないと元のペプチドグリカン層を持つ状態に復帰する。復帰しない株も得られているが，染色体遺伝子はほぼ元の菌株と同一である。作成された L-form の電子顕微鏡像(超博切片)を写真 12 に示した。写真 2a，b に対比して，ペプチドグリカン層がなく，細胞質膜が直接外界に接している。グラム陰性菌 L-form ではペプチドグリカン層がないため，写真 12b では外膜が膜断片になり放散している像が観察されている。

泌尿器感染における β-ラクタム系抗生剤投与後の再燃(抗生剤投与時には L-form となり，投与終了すると元の菌形に戻り再燃)，結核の肺結節内での菌の生残(結節内で L-form の形で長期生残)などに関連しているとの推論があるが，判然とはしていない。

【引用・参考文献】

(分類・遺伝・形態)

Dandekar, T., Huynen, M., Regula, J. T., et al. 2000 Re-annotating the *Mycoplasma pneumoniae* genome sequence: adding value, function and reading frames. Nucl. Acids Res. 28: 3278-3288

Güell, M., Noort, V. V., Yus, E., et al. 2009 Transcriptome complexity in a genome-reduced bacterium. Science 326: 1268-1271.

Jaffe, J. D., Stange-Thomann, N., Smith, C., et al. 2004 The complete genome and proteome of *Mycoplasma mobile*. Genome Res. 14: 1447-1461.

Kube, M., Schneider, B., Kuhl, H., et al. 2008. The linear chromosome of the plant-pathogenic mycoplasma '*Candidatus* Phytoplasma mali". BMC Genomics 9: 306. doi: 10.1186/1471-2164-9-306

Kühner, S., Noort V. V., Betts M. J., et al. 2009. Proteome organization in a Genome-reduced bacterium. Science 326: 1235-1240.

Miyata, M. 2010. Unique centipeptide mechanism of Mycoplasma glinding. Annu. Rev. Microbiol. 64: 519-537.

Oshima, K., Kakizawa, S., Nishigawa, H., et al. 2004 Reductive evolution suggested from the complete genome sequence of a plant-pathogenic phytoplasma. Nat. Genet. 36: 27-9.

Sasaki, Y., Ishikawa, J., Yamashita, A., et al. 2002 The complete genomic sequence of *Mycoplasma penetrars*, an intracellular bacterial pathogen in humans. Nucl. Acids Res. 30: 5293-300.

(増殖・生態・培養)

Hirai, Y., Kukida, S., Matsusita O., et al. 1992. Menbrane lipids of Mycoplasma orele: lipid composition and synthesis of phospholipids. Physiol. Chem. Phys. Med. NMR 24: 21-27.

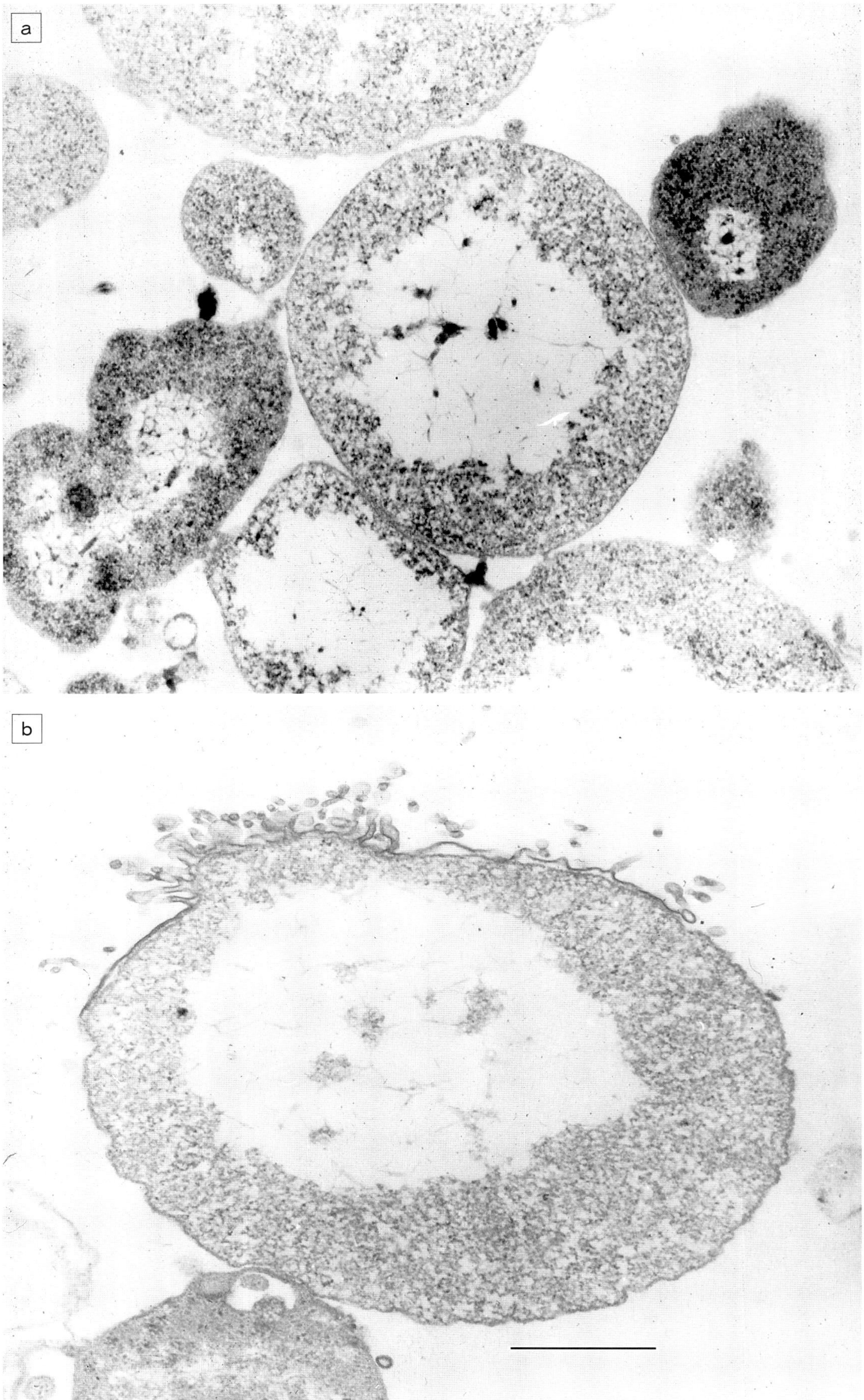

写真 12　L-form の電子顕微鏡像。a)グラム陽性菌(ブドウ球菌)，b)グラム陰性菌(緑膿菌)

尾形 学(監修)，輿水 馨，清水高正，山本孝史(編)．1988．マイコプラズマとその実験法，近代出版，東京．

(疾患と病原性・診断)

Hames, C., Halbedel, S., Hoppert, M., et al. 2009. Glycerol metabolism is important for cytotoxity of *Mycoplasma pneumoniae*. J. Bacteriol. 191: 747–753.

Hirai, Y., Shiode, J., Masayoshi, T., et al. 1991. Application of an indirect immunofluorescence test for detection of *Mycoplasma pneumoniae* in respiratory exudates. J. Clin. Microbiol. 29: 2007–2012.

Kannan, T. R., and Baseman, J. B. 2006. ADP-ribosylating and vacuolatig cytotoxin of *Mycoplasma pneumoniae* represents unique virulence determinant among bacterial pathogens. Proc. Natl. Acad. Sci. 103: 6724–6729.

Morizumi, M., Hasegawa, K., Kobayashi, R., et al. 2005. Emergence of macrolide-resistant *Mycoplasma pneumoniae* with a 23S rRNA gene mutation. Antimicrob. Agents Chemther. 49: 2302–2306.

成田光生．2010．マクロライド耐性マイコプラズマ．臨床検査 54：524–528．

斎田幸久(編)．2007．特集 マイコプラズマ肺炎の画像診断．臨床画像 23：621–691．

Shimizu, T., Kida, Y., and Kuwano K. 2007. Triacylated lipoproteins derived from *Mycoplasama pneumoniae* activate nuclear factor-kappaB through toll-like receptors 1 and 2. Immunology 121: 473–483.

Tanaka, H., Narita, M., Teramoto, S., et al. 2002. Role of interleukin-18 and T-helper type 1 cytokines in the development of *Mycoplasma pneumoniae* pneumonia in adults. Chest. 121: 1493–1497.

Yamashita, R., Kitahara, H., Kanemitsu, T., et al. 1994. Eosinophil cationic protein in the sera of patients with mycoplasma pneumonia. Pediatr. Infect. Dis. J. 13: 379–381.

【平井義一】

バチルス科
Family ***Bacillaceae***

バチルス属
Genus ***Bacillus***

【分類・形態】

バチルス属(*Bacillus*)細菌はグラム陽性の好気性あるいは通性嫌気性菌で芽胞をつくる。普通寒天培地あるいは血液寒天培地で増殖可能であり，土，水などの環境からよく分離される。また食品や患者検体からも分離される。芽胞は耐熱性であり100℃の加熱に耐える。また乾燥に強く，抗菌薬ならびに消毒薬に非常に耐性である。

バチルス属(*Bacillus*)には多くの菌種を含むが，主要な菌種には *B. subtilis*(枯草菌)，*B. cereus*，*B. megaterium*，*B. thuringiensis*，*B. licheniformis*，*B. mycoides*，*B. anthracis* などが知られている。ほとんどの菌種はヒトに病原性を有しないが，*B. anthracis* はヒトに強い病原性を示し，時に致死的となる。*B. cereus* および他の数種はヒトに食中毒を起こし，また時に日和見感染による全身感染を起こす。

16S rRNA遺伝子配列の比較による系統樹解析によれば，*B. anthracis*，*B. cereus*，*B. thuringiensis*，*B. mycoides* は互いに遺伝的に近縁関係にあり，*B. subtilis* とは離れている。

図1に見られるように，*B. anthracis* は *B. cereus* のなかの特定の病原性を持ったグループと考えることができる。図の矢印は嘔吐毒素遺伝子を持つ *B. cereus* 株の位置であり，ひとつのグループは *B. anthracis* と近い関係にある。*B. anthracis* のそれぞれの株は遺伝的に非常に近い関係にある特定のグループであることが注目される。すなわち，ある特定の菌株が病原性遺伝子を獲得し，世界中に広まったことが推測される。

【遺伝子情報】

分子疫学解析から，*B. anthracis* と *B. cereus* が遺伝的に近縁関係にあることが明らかとなった。それぞれの菌種の数株について全ゲノム配列が決定されている。我々が決定した *B. cereus* NC7401株(嘔吐型食中毒株)のゲノム配列を図2に示す。NC7401株は染色体と巨大プラスミドからゲノムが構成されている。染色体DNAは約5.2 Mb，プラスミドDNAは約270 Kbのサイズで，染色体のGC含量は35.6%，想定遺伝子数は5,202であり，プラスミドには菌の増殖に必須の遺伝子は存在しない。

図3にゲノム配列が決定されている *B. cereus* 株の配列と，*B. anthracis* のゲノム配列を比較した。7401株と他の *B. cereus* 株のゲノム配列が似ていることはもちろんであるが，*B. anthracis* 株のゲノム配列は7401株のゲノム配列と非常に似ている。このことは16S rRNA遺伝子配列の結果とも一致している。

非常に注目されるのは，*B. cereus* 7401株のプラスミド塩基配列と *B. anthracis* の病原性プラスミドpXO1の配列とがよく似ていることである。すなわち両者の起源は同一であると思われる。図4にそれぞれのプラスミド塩基配列を比較して示す。pXO1は *B. anthracis* の病原性の本体であり，毒素遺伝子を有する。*B. anthracis* Sterne株とA2012株のpXO1配列は当然ながら非常に似ていて，1か所のDNAの逆転があるのみであり，毒素遺伝子がそれぞれのpXO1上に存在する。7401株のプラスミド(pNCcldと命名)はpXO1と共通の配列を多く持っているが，*B. anthracis* の毒素遺伝子は持たない。その代わりに，嘔吐毒素遺伝子領域を持つ〔図の黄色部分(region I)〕。すなわち嘔吐型食中毒を起こす *B. cereus* 株の嘔吐毒素は染色体ではなくプラスミド上に存在

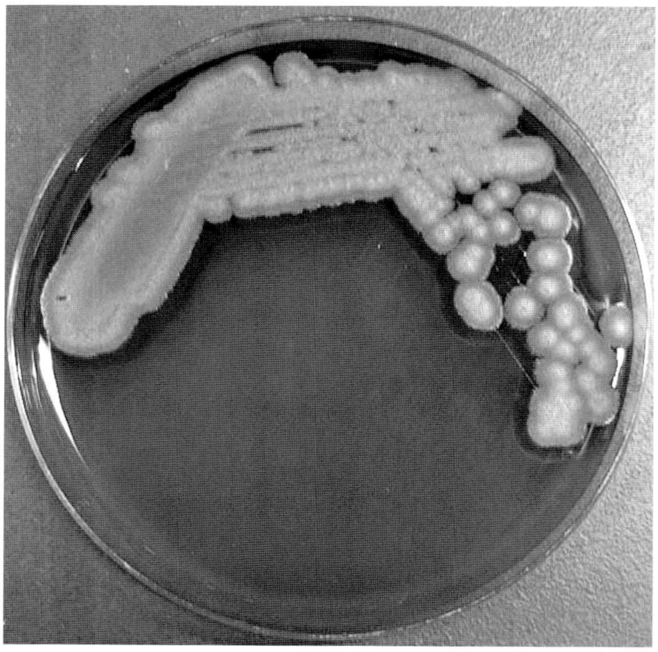

写真1　血液寒天培地上の *Bacillus cereus* のコロニー(太田美智男撮影)。粗な表面のコロニー形態を示す。

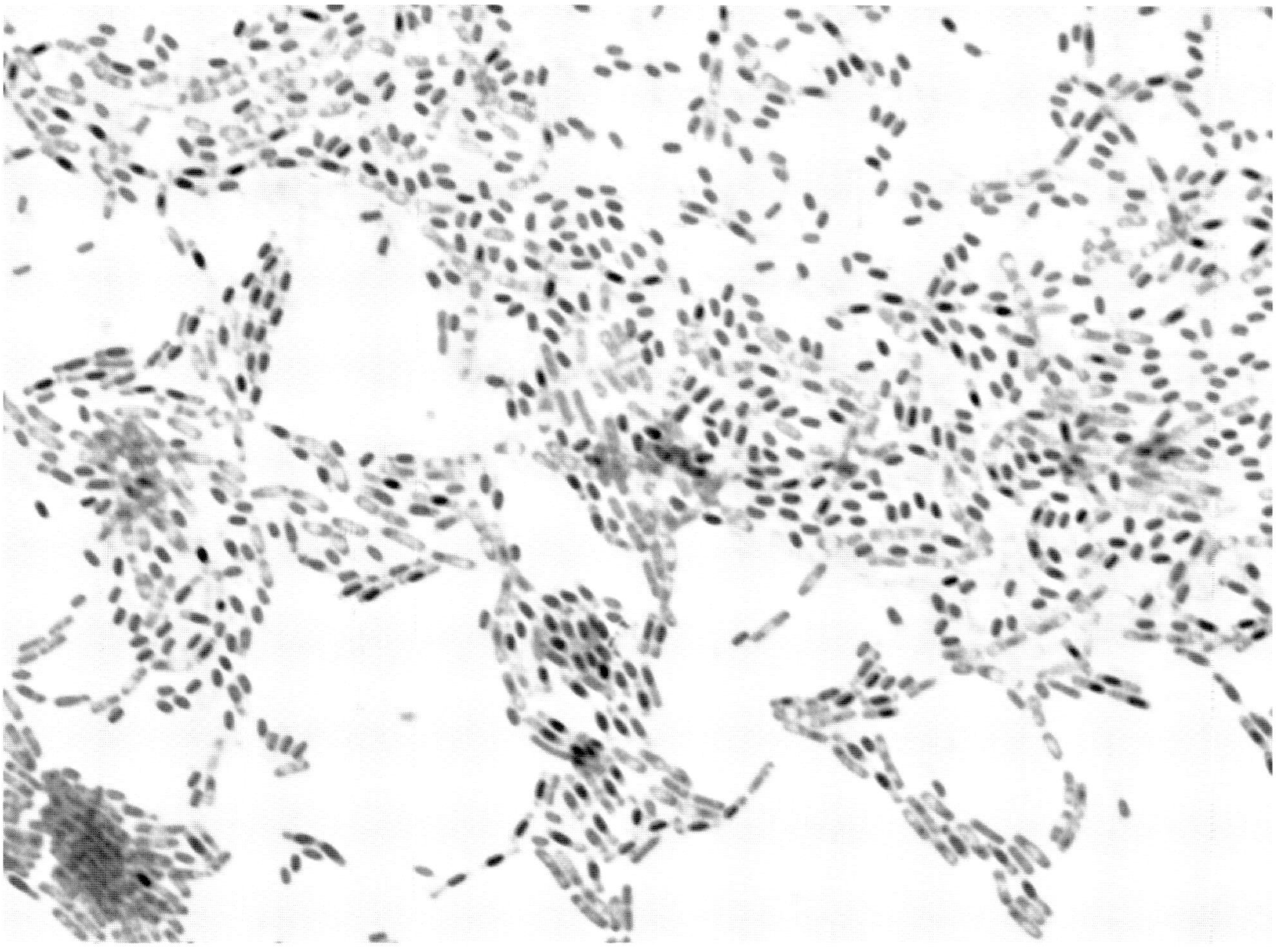

写真 2　*Bacillus cereus* の芽胞染色。芽胞がピンク色に染まっている（石原由華博士より供与）。（口絵 84 参照）

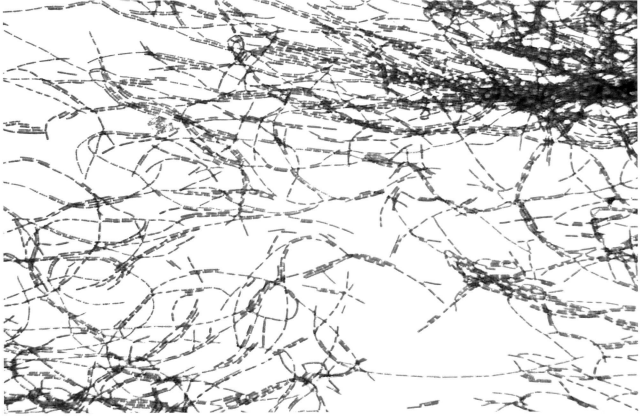

写真 3　*Bacillus anthracis*（炭疽菌）のグラム染色（太田美智男撮影）。グラム陽性桿菌が青色に染色される。この染色法では芽胞は染まらず菌体内に透明に見える。（口絵 85 参照）

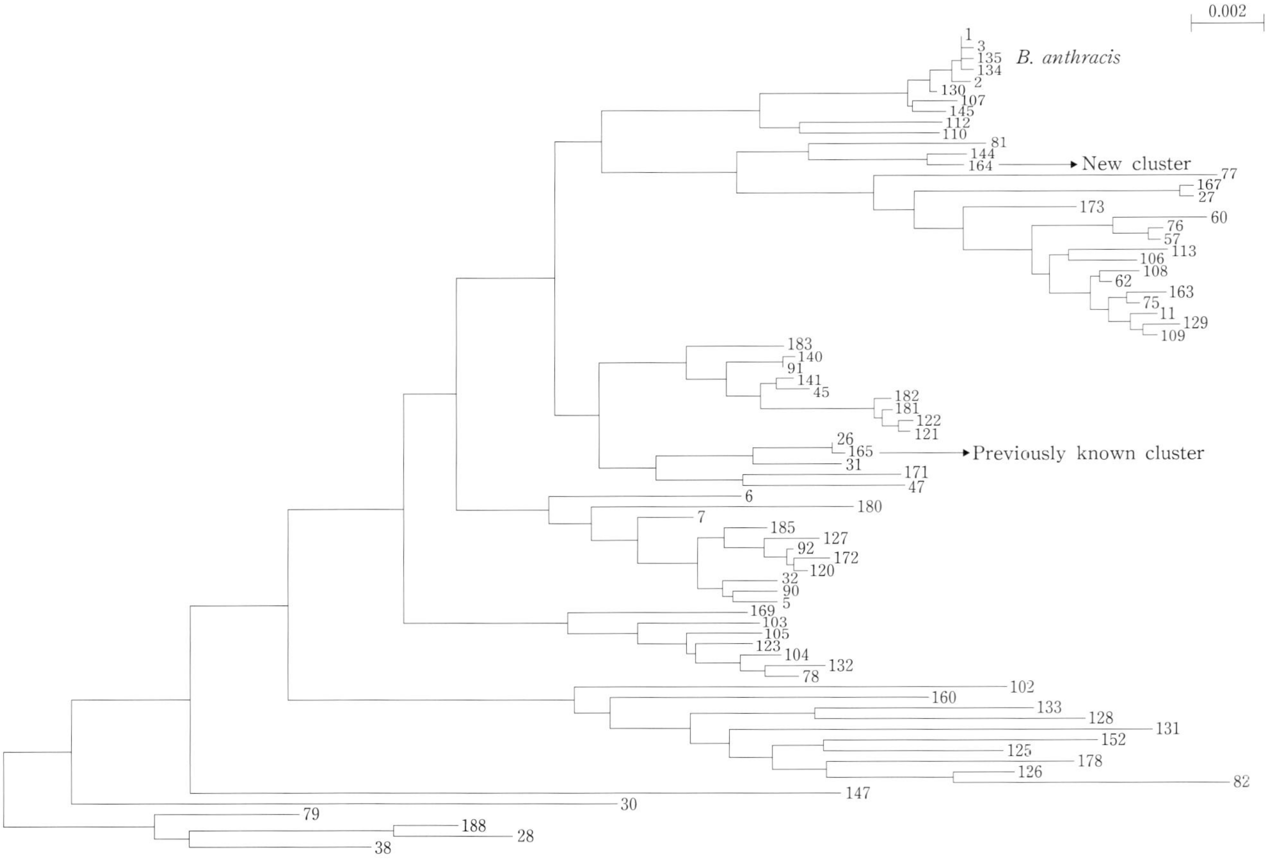

図1　*B. cereus* および *B. anthracis* の種々の菌株について，6 種類の house keeping 遺伝子塩基配列の比較（multi locus sequence typing：MLST）にもとづいて描いた系統図（Vassileva et al., 2007；©American Society for Microbiology）

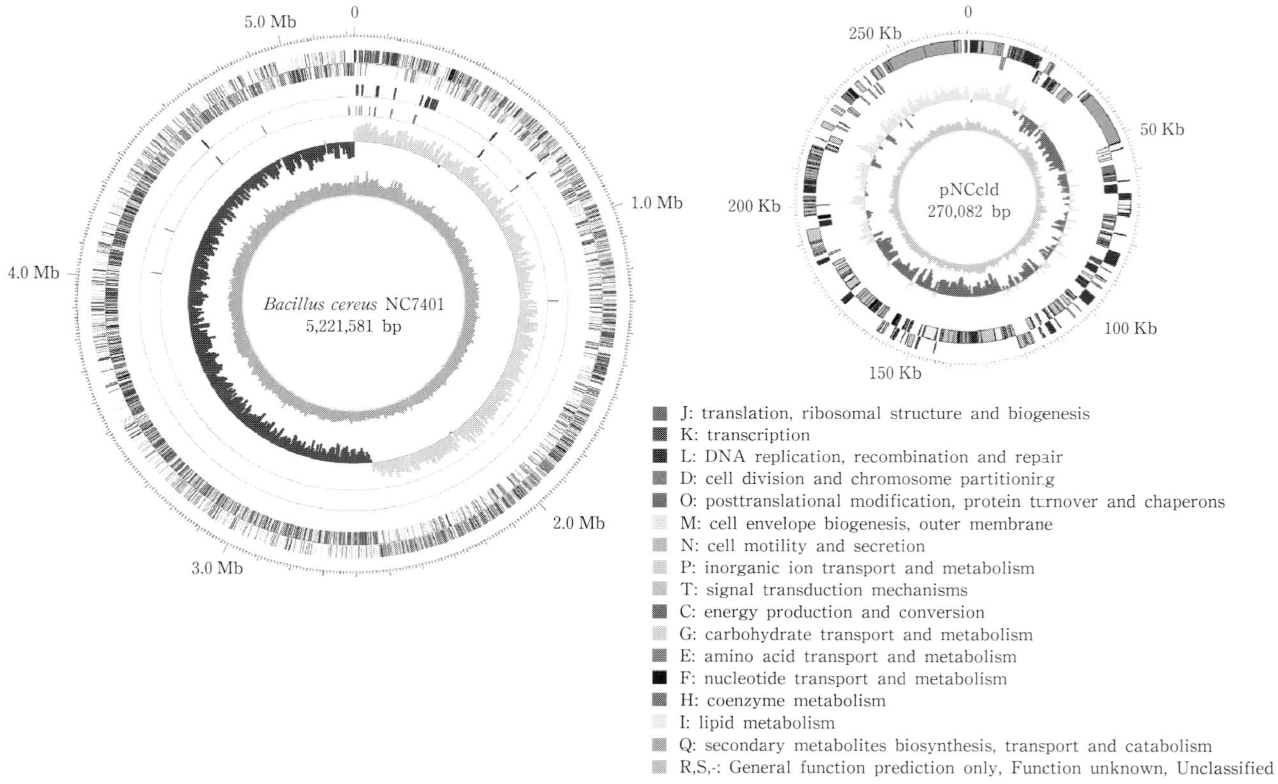

図2　*B. cereus* 7401（嘔吐型食中毒）株のゲノム配列とプラスミド pNCcld の配列の特徴（岡本陽原図）。（口絵 86 参照）

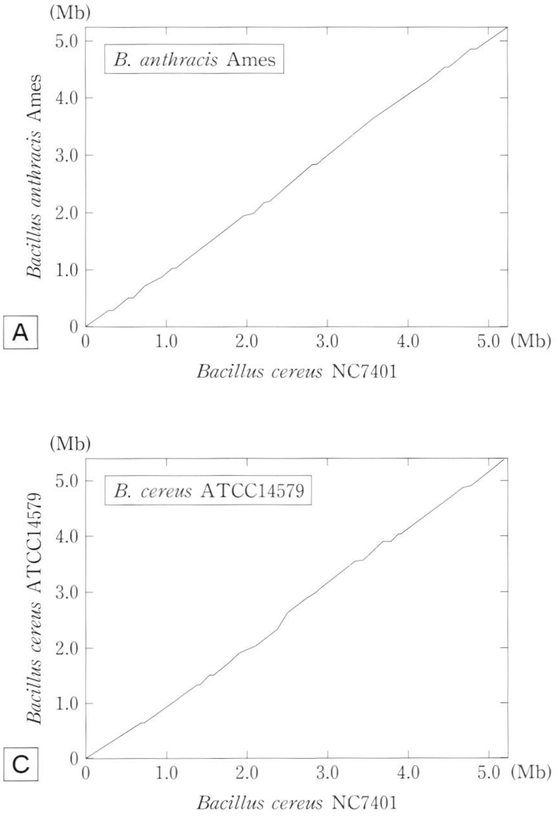

図3　*B. cereus* 7401株，ATCC10987株，ATCC14579株のゲノム配列と *B. anthracis* Ames株のゲノム配列の比較（岡本陽原図）

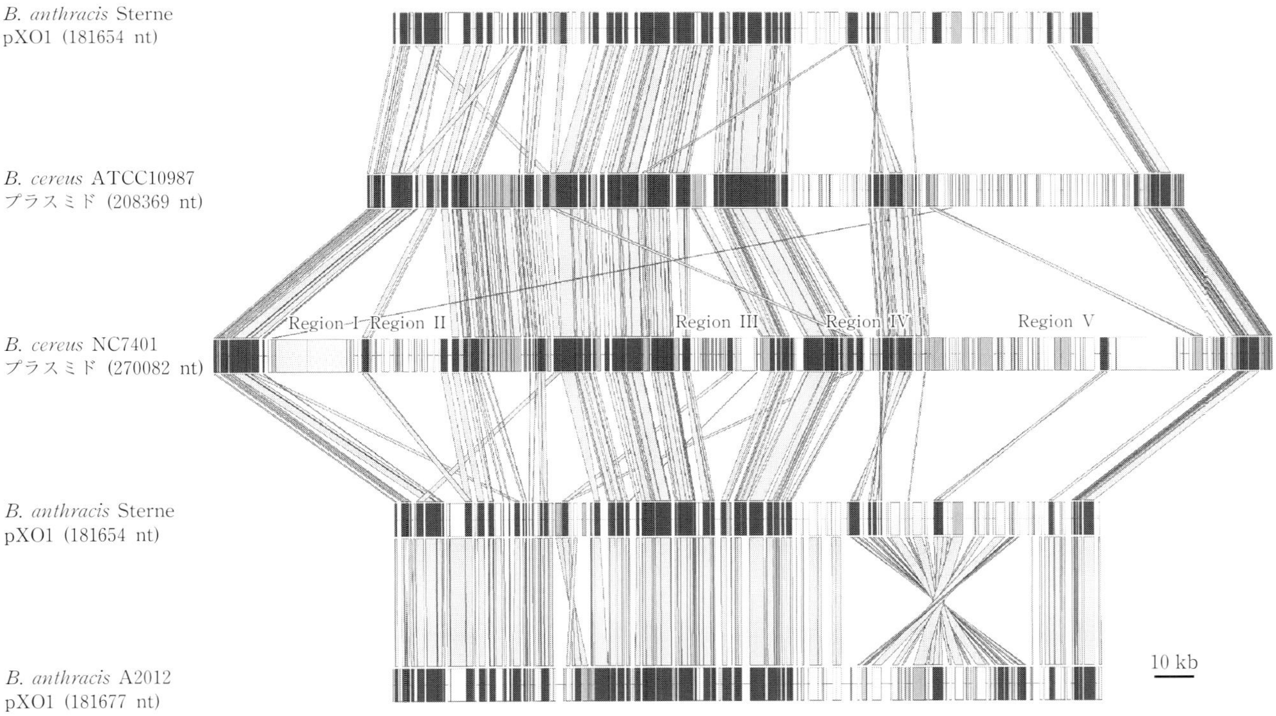

図4　*B. cereus* NC7401のプラスミドと *B. anthracis* PXO1の塩基配列の比較（岡本陽原図）。（口絵87参照）

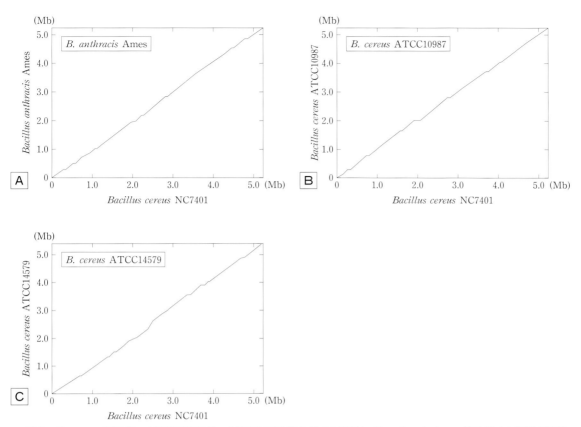

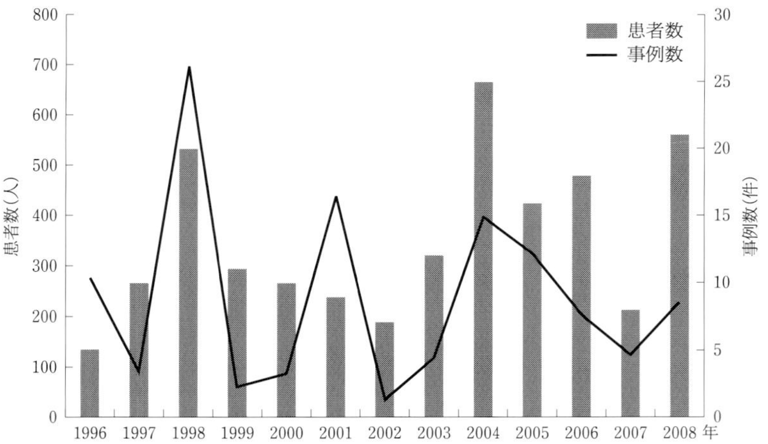

図 5　日本における 1996〜2008 年の *B. cereus* 食中毒(ほとんど大部分が嘔吐型)の発生数(国立感染研のデータより)

する。*B. cereus* ATCC10987 株のプラスミドは嘔吐型食中毒を起こさず，当然ながら嘔吐毒素遺伝子領域を持たない。しかしそのプラスミドも pXO1 と共通の配列を多く持っている。

【病原性・毒素】

既に述べたように，*B. anthracis* は毒素ならびに特有のポリグルタミン酸莢膜によって極めて強い病原性を持つ。毒素，莢膜の遺伝子はともにそれぞれのプラスミド(pXO1，pXO2)上に存在する。毒素は防御抗原，浮腫因子，致死因子の 3 種の毒素からなり，特に致死因子は MAP キナーゼキナーゼ(MAPKK)の分解による細胞死を起こす。感染した家畜よりヒトに感染し，肺炭疽，腸炭疽などの症状を示す。生物兵器として過去にテロに用いられたこともある。生ワクチンによって予防可能である。

B. cereus は嘔吐型の食中毒と下痢型の食中毒を起こすが，大部分は嘔吐型の食中毒である。原因菌株はそれぞれ嘔吐型毒素あるいは蛋白性の腸管毒素(下痢毒素)を分泌する。日本における *B. cereus* 食中毒の件数は 5〜25 件/年であり，患者数は 100〜500 人/年であるが，嘔吐毒素が耐熱性で食品を汚染する危険があるために，食品加工業では重要な問題となっている。

嘔吐型毒素は永年その性質がよくわかっていなかった。1995 年に我々はこの嘔吐毒素を精製し，構造決定に成功して cereulide と命名した。cereulide は環状ペプチドで 4 個のアミノ酸が結合したペプチドが，三量体として環状に結合した構造をとる。カリウムイオンを中心に保持することができるので，カリウムイオノフォアとしての活性を持ち，ミトコンドリアの呼吸機能を傷害する。結果として細胞内におけるミトコンドリアの変性と脂肪滴の蓄積が起こる。マウスの投与実験では，cereulide による肝障害は可逆性で，しばらくすると回復するが，投与量が多ければそのまま死亡する。実際，古いスパゲッティを食べての *B. cereus* の嘔吐型食中毒による死亡例が報告されている。

B. cereus は日和見感染症として全身感染を起こす。時に病院内で院内感染を引き起こす。*B. cereus* による感染はそれほど稀ではない。また稀に重症肺炎を起こすことも報告されている。

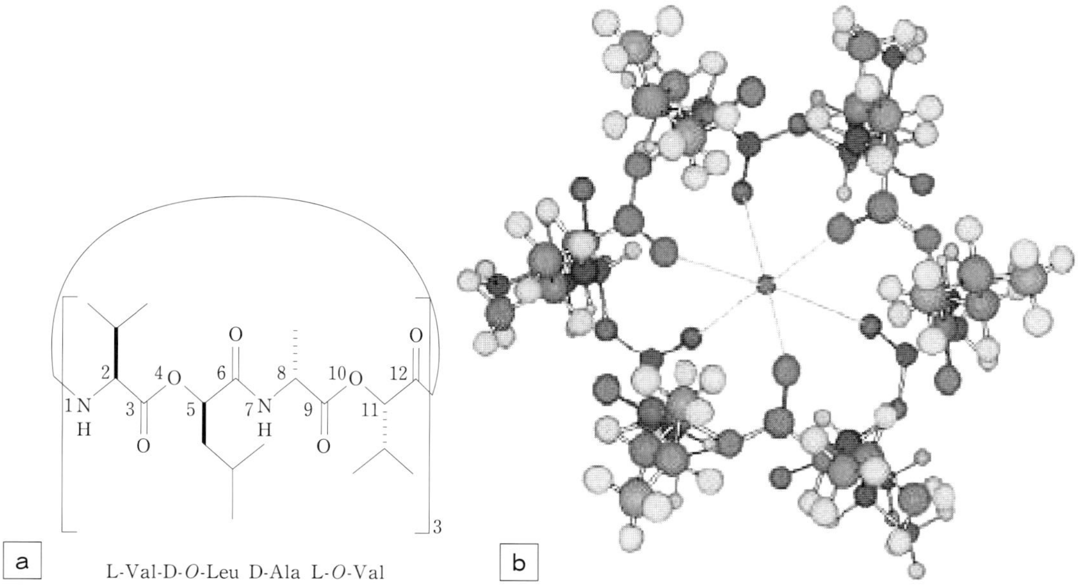

図 6　a)嘔吐毒素 cereulide の構造(Agata et al., 1995；©Federation of European Microbiological Societies)と b)K-cereulide の三次元モデル(Pitchayawasin et al., 2003；©Elsevier)

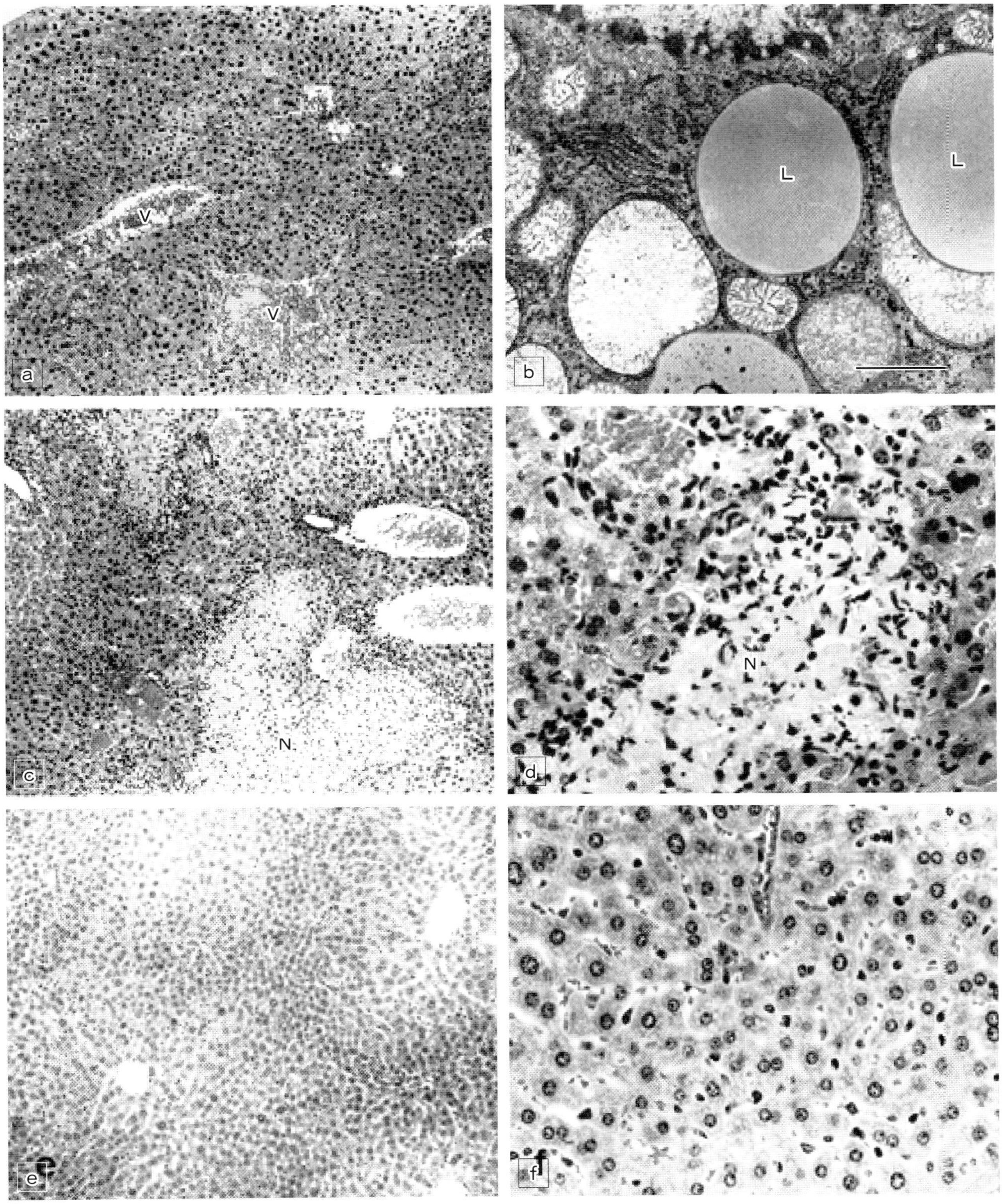

写真4　cereulide による肝細胞の変性(Yokoyama et al., 1999；©Federation of European Microbiological Societies)。cereulide をマウスに10 g 投与して48時間後の肝細胞変性。b)電子顕微鏡所見，d)強拡大H－E染色図，e・f)4週後の肝細胞所見。V：中心静脈，N：壊死部位，L：脂肪滴

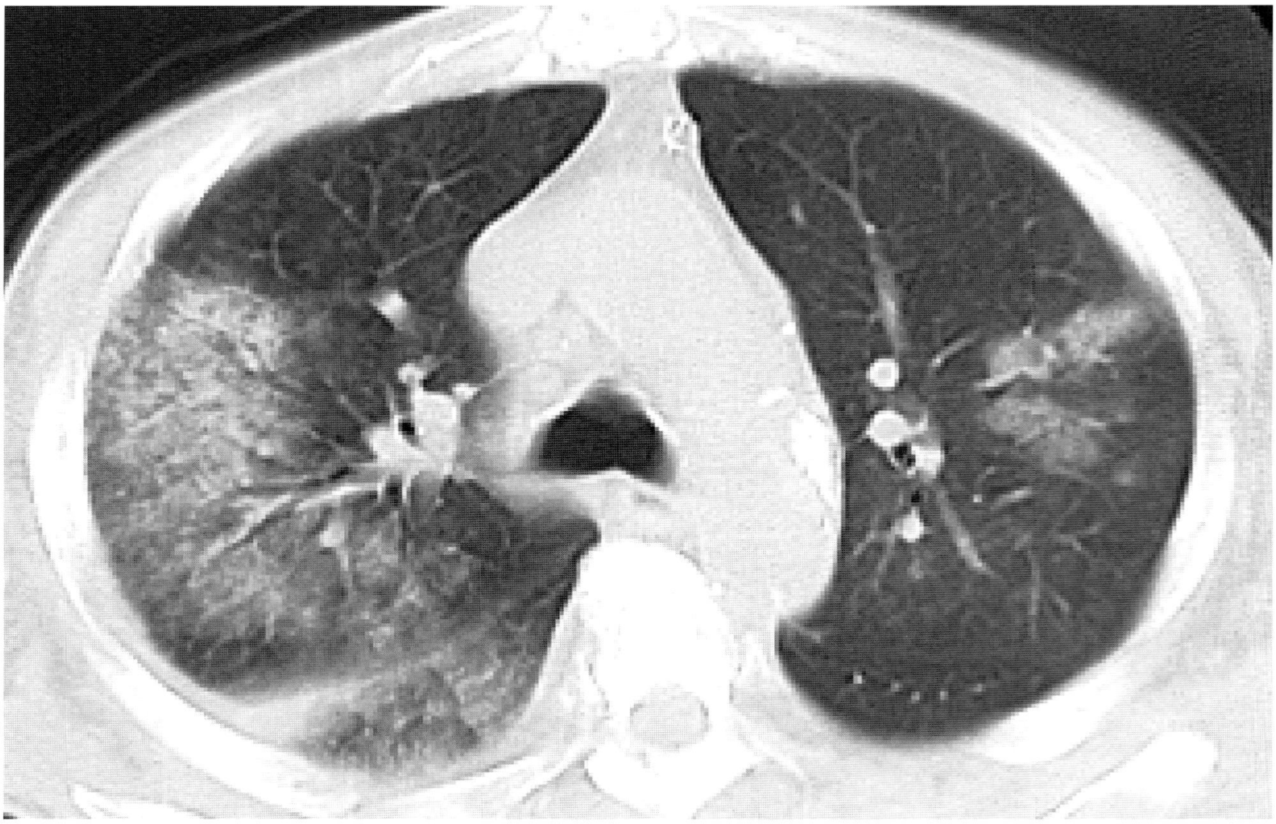

写真5　*B. cereus* の重症肺炎のCT像。両肺野に浸潤性肺炎が見られる。なお，この症例は喀痰に *B. cereus* の貪食白血球像が見られて *B. cereus* 肺炎の診断が確定した。

【引用・参考文献】

Agata, N., Ohta, M., Mori, M., et al. 1995. A novel dodecadepsipeptide, cereulide, is an emetic toxin of *Bacillus cereus*. FEMS Microbiol. Lett. 129(1): 17-20

Pitchayawasin, S., Kuse, M., Koga, K., et al. 2003. Complexation of cyclic dodecadepsipeptide, cereulide with ammonium salts. Bioor. Med. Chem. Lett. 13: 3507-3512.

Vassileva, M., Torii, K., Oshimoto, M., et al. 2007. A new phylogenetic cluster of cereulide-producing *Bacillus cereus* Strains. J. Clin. Microbiol. 45: 1274-1277.

Yokoyama, K., Itoh, M., Agata, N., et al. 1999. Pathological effect of synthetic cereulide, an emetic toxin of *Bacillus cereus*, is reversible in mice. FEMS Immunol. Med. Microbiol. 24: 115-120.

【太田美智男，岡本　陽】

リステリア科
Family ***Listeriaceae***

リステリア属
Genus ***Listeria***

【分類・歴史】

リステリア属(*Listeria*) は，グラム陽性，通性嫌気性，無芽胞の桿菌で，人獣共通感染症であるリステリア症 Listeriosis の病原体である。リステリア属は *Firmicutes* 門 *Bacilli* 綱 *Bacillales* 目 *Listeriaceae* 科に属する低GC含量の真正細菌で，2009年発行の“Bergey's Manual of Systematic Bacteriology”(2nd ed.)(2009)には，*L. monocytogenes*，*L. ivanovii*，*L. seeligeri*，*L. innocua*，*L. welshimeri*，*L. grayi* の6菌種が記載されている(表1)(De Vos et al., 2009; Seeliger and Jones, 1986)。本菌属の基準種でヒトにおけるリステリア症の原因となる *L. monocytogenes*(いわゆるリステリア菌)の哺乳動物に対する起病性は，Murray らによる齧歯類への感染実験によって1926年に最初に報告された(当時は，*Bacterium monocytogenes* と記載されていた)。翌年，Pirie らは南アフリカの野生のアレチネズミ(gerbil)から本菌を分離し，消毒による無菌的外科手術法を考案したジョセフ・リスター(Joseph Lister 1827-1912)の功績を讃えて *Lieterella monocytogenes* と命名することを提案し，属名は後に *Listeria* に改称された(Pirie, 1940)。1929年，デンマークでヒトの細菌感染症の起因菌として本菌が分離されると(Nyfeldt, 1929)，本菌の感染によって新生児や成人に敗血症や髄膜炎が引き起こされるリステリア症の疾病概念が確立された。また本菌によるヒツジの髄膜炎が1933年に Gill らによってニュージーランドで報告され，リステリア症はヒトだけでなく家畜動物にも感染して敗血症や髄膜炎，流産を引き起こす人獣共通感染症として確立された(Gill, 1933)。さらに，1980年代以降，感染動物由来の乳製品(未殺菌ミルク，チーズなど)，食肉や，感染動物の糞尿によって汚染された野菜の摂取を原因とする food-borne infection の集団感染事例が増加し，致死率も極めて高いことから，獣医・畜産学，食品衛生学，公衆衛生学分野などにおいても重要な食中毒原因菌のひとつとして認識されている。

一方，*L. monocytogenes* 以外の菌種のヒトへの病原性は低く，*L. ivanovii* と *L. seeligeri* のヒトからの検出報告は極めて稀である。しかし，これらの菌種も，ウシやヒツジ，ヤギなどの家畜動物に感染し流産や死産，敗血症，脳炎などを引き起こす。この3菌種以外の菌種は非病原性の環境菌(腐生菌)である。

【形態・構造】

リステリア属は，グラム陽性の両端が円形の短桿菌(0.4～0.5×0.5～2.0 μm)である(写真1上段)。基本的に単個菌か短い連鎖状であるが，陳旧培養では6 μm程度の糸状鎖を形成する場合もある。芽胞形成能はなく，菌体の周囲に4～6本の周毛性鞭毛を有する(写真2)。鞭毛構成因子の遺伝子発現は温度によって制御されており，20～25℃培養下で発現され弱い運動性を示すが，37℃では転写制御因子 MogR によって抑制される(Grundling et al., 2004)。

本属の細胞壁は，他のグラム陽性桿菌と同様，ジアミノピメリン酸(mesodiaminopimelic acid：meso-DAP)を含むペプチドグリカン層(細胞壁の乾燥重量の約35%)やO抗原を構成するタイコ酸(同60～70%，約120 kD)，リポタイコ酸やH抗原となる鞭毛蛋白などで構成されている。

【増殖】

微好気性の通性嫌気性を示す。増殖には比較的高い栄養が要求され，最適な増殖にはビオチン，リボフラビン，チアミン，チオクト酸，各種アミノ酸を必要とする。嫌気条件下の発酵代謝によりグルコースからL(+)－乳酸，酢酸などを産生する。発育温度域は0～45℃，生育至適温度は22～37℃で，30℃前後で最もよく増殖し，人工培地中では12時間で定常期に達する。増殖可能なpH域はpH 5.2～9.0であるがpH 5.2以下の環境でも死滅しない(pH 4.6のチーズ中で90日以上生残していたという報告もある)。また耐塩性があり，2 M NaCl(約10%)存在下でも増殖可能である。

リステリア属のうちヒトや動物に起病性のある *L. monocytogenes*，*L. ivanovii*，*L. seeligeri* の3菌種は通性細胞内寄生菌であり，感染宿主の食細胞(主として単球・マクロファージ)，肝細胞，上皮細胞などの細胞質内で増殖することが可能である。実験的にマウス腹腔マクロファージに感染させた場合，感染後5～6時間で約10～20倍に増殖する。

【生態・分布】

上述したようにリステリア属菌種は各種ストレス環境に対する抵抗性が強く，トウモロコシ畑・小麦畑(検出率13%)，牧草地(同9%)や荒地(同51%)などの土壌や，河川(同19～22%)，汚水(同42～94%)といった水中など，幅広い環境に生息が可能である。穀物(同13%)や

表1　リステリア属菌の病原性と抗原型

菌　種	ヒト	動物	検出される血清型
L. monocytogenes	＋＋	＋	1/2a，1/2b，1/2c，3a，3b，4a，4ab，4b，4d，4e，7
L. ivanovii	(＋)	＋＋	5
L. seeligeri	(＋)	＋	1/2a，1/2b，3b，4a，4b，4c，6b
L. innocua	−	−	1/2b，4ab，6a，6b
L. welshimeri	−	−	1/2b，6a，6b
L. grayi	−	−	1/2b，6a，6b

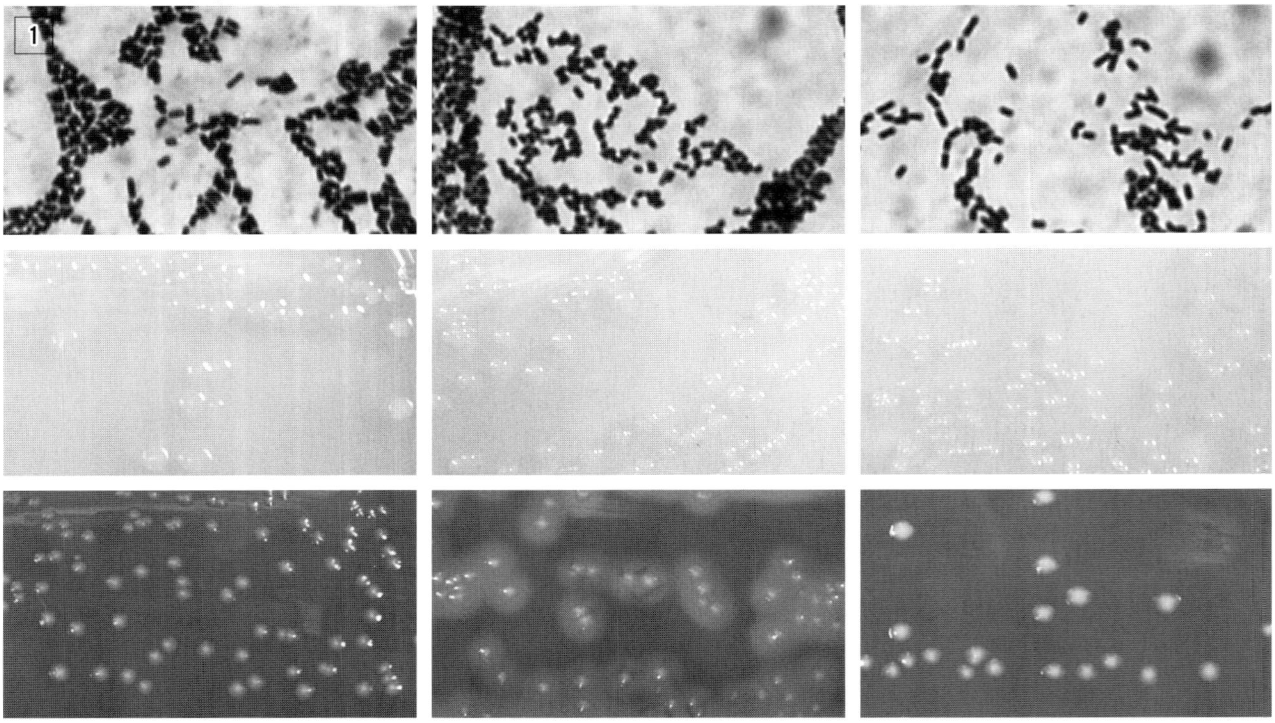

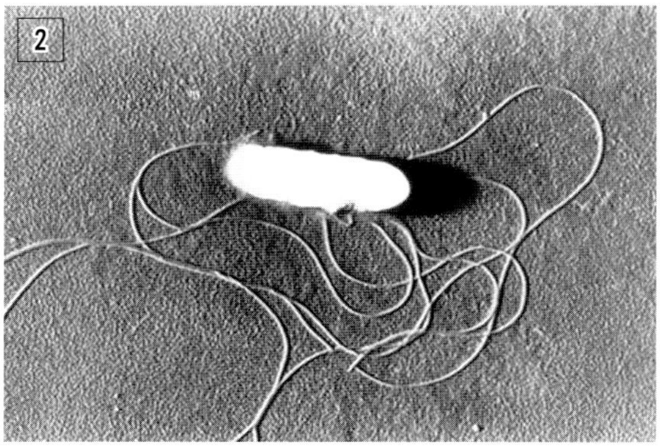

写真 1　リステリア属菌のグラム染色像と BHI 寒天培地および羊血液寒天培地上の集落。上段：グラム染色像（×1,000），中段：BHI 寒天平板培地上の集落，下段：10％羊血液寒天培地上の集落。（口絵 82 参照）

写真 2　リステリア菌の走査電子顕微鏡像（東京都健康安全研究センター；東京都保健福祉局「食品衛生の窓」ウェブサイトより。承認番号 29 健研健第 501 号）。http：//www.fukushihoken.metro.tokyo.jp/shokuhin/micro/listeria.html）

牧草（同 15％）からも検出され，野生のシカ（同 16％），野鳥（同 17％），ヒツジ，ヤギ，ウシなどの反芻動物（同 19～29％）およびこれら保菌動物の糞便で汚染された野菜や果物など広範囲に生息している。低温耐性によって冷蔵温度（4°C）保存食品内でも生育・増殖することが可能であり，食品衛生上大きな問題となる。

動物のリステリア症は，主として *L. ivanovii* に感染したウシやヒツジ，ヤギなどの家畜動物で発症し，敗血症，腸炎，髄膜炎，流産などが引き起こされる。また，*L. monocytogenes* はこれらの動物の乳腺でも増殖し，ミルクを汚染する。一方，ヒトのリステリア症は主に *L. monocytogenes* で汚染された乳製品や食肉，野菜・果物などが加熱殺菌調理されないまま摂取されることにより経口感染（食中毒）で引き起こされる。摂取された菌はその酸抵抗性によって胃内の強酸性環境を通過し，腸管壁から侵入すると考えられている。しかし他の多くの食中毒菌と異なり腸管内には定着せず，血中に移行してマクロファージなどの食細胞内で増殖し，敗血症，さらに血液-脳関門を越えて髄膜炎を引き起こす（図 1）。また，妊婦に感染した場合には，胎盤のプラセンタルバリアを越えて胎児に感染し，流産や新生児髄膜炎などを引き起こす。しかし，たとえ菌を摂取したとしてもリステリア症を発症するのは主として，高齢者，妊婦および胎児・新生児であり，健常成人で重篤化することは稀であることから，ある種の日和見感染とみなすことができる。

【遺伝子情報】

これまでに *L. monocytogenes* EGD-e 株（血清型 1/2a，NC 003210），*L. monocytogenes* F2365 株（同 4b，NC 002973），*L. monocytogenes* HCC23 株（NC 011660），*L. innocua* CLIP11262 株（同 6a，NC 003212），*L. welshimeri* SLCC5334 株（同 6b，NC 08555），*L. seeligeri* SLCC3954 株（同 1/2b），*L. ivanovii* PAM55 株（同 1/2a）などの全ゲノム配列が決定され，NCBI などのデータベース上に公表されている。

染色体は環状の二本鎖 DNA で構成されており，ゲノムサイズは約 2.7～3.0 Mb，G+C 含有率は 36～39％である。全染色体の 88.4～90.3％が ORF を構成し，おおよそ 2,780～2,973 の遺伝子（ORF）が推定されている。

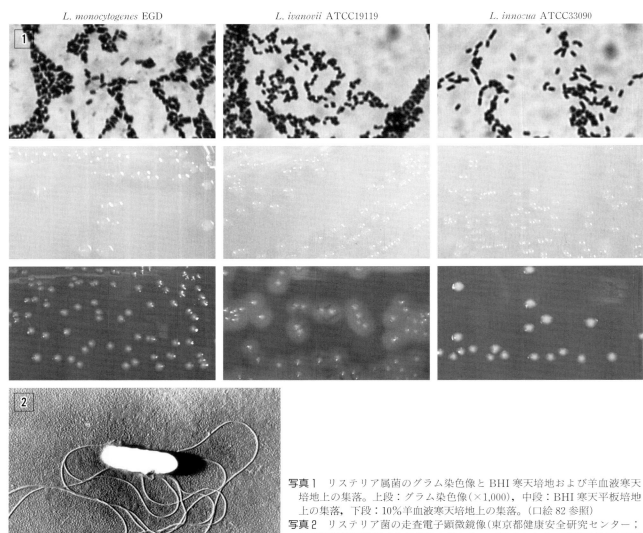

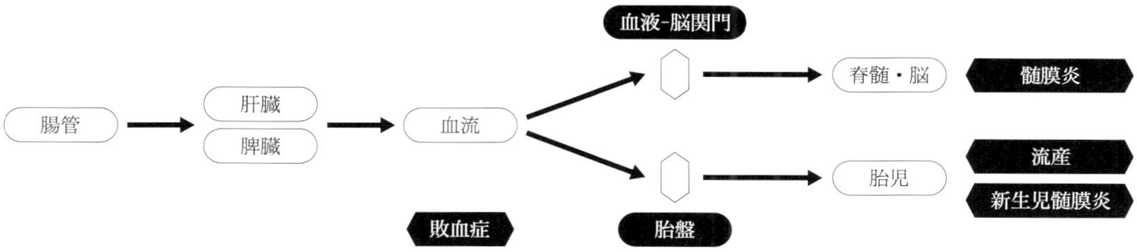

図1　リステリア菌の感染様式(本文参照)

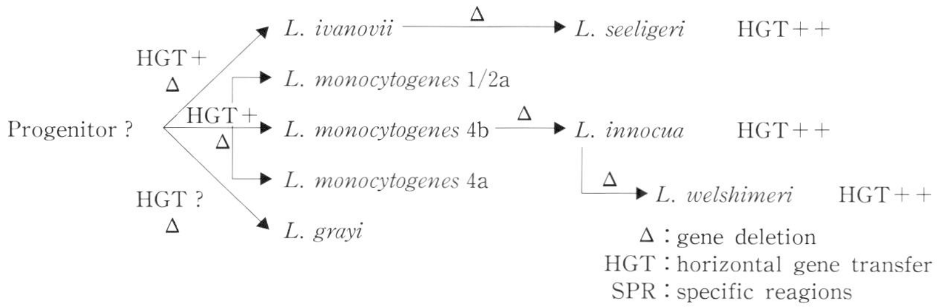

図2　リステリア属の系統進化想定図(Barbuddhe et al., 2008 を改変)

種あるいは血清型に特異的な遺伝子も存在するが，ほとんどの遺伝子がリステリア属全体に共有されている。これらのゲノム情報の比較研究から，リステリア属は遺伝子欠失変異や種間の水平遺伝子伝播により分化してきたと考えられている(図2)(Barbuddhe et al., 2008)。

【培養・鑑別・同定】

リステリア属は標準寒天培地や普通培地でも生育可能であるが，一夜培養で形成される集落は微小であるため，培養にはトリプティックソイ培地やブレインハートインフュージョン培地など栄養豊富な培地の使用が望ましい。コロニーは乳白色半透明の円形(0.5〜1 mm 径)で，斜光法で観察した場合，真珠様の淡い青緑色を呈する(写真1中段)。またリステリアの分離・鑑別用に Oxford 寒天培地，PALCAM 寒天培地，クロモアガー・リステリア寒天培地などが開発されている。

リステリア症の診断は，菌を直接分離培養して鑑別同定することで確定する。髄液，血液，羊水などの臨床検体から直接分離培養を試みることも可能であるが，リステリア用増菌培地などで増菌させた上で血液寒天培地に移植すると検出率が高まる。一方，リステリア菌による食品汚染を確認する場合には，従来，本菌の低温発育能を利用して 5〜10°Cで長期間選択培養してから分離する方法が用いられてきた。しかし，その後の研究により 30°Cでも選択的に増菌させることが可能であることが明らかになり，FDA，USDA-FSIS および ISO の最新の迅速検出プロトコールでは，30°Cと 35〜37°Cの 2 段階の増菌培養法が採用されている(Gorski, 2008)。

リステリア属各菌種の鑑別・同定基準は，エスクリン分解能や糖利用能などの生化学的性状の差違にもとづく(表2)。これらの検査は，一般に市販されている鑑別キットを用いると迅速・簡便に実施できる(写真3)。あるいは，後述する病原遺伝子群を直接 PCR 法で検出することで同定することも可能である(写真4)。また，ヒツジ血液寒天培地上で生育させた場合，*L. monocytogenes* の集落の周囲に狭い β 溶血が，*L. ivanovii* ではスフィンゴミエリナーゼの作用により広い β 溶血が観察される(写真1下段)。この溶血反応が，交差接種した *Staphylococcus aureus* あるいは *Rhodococcus equi* 集落の近傍で増幅される現象を利用した CAMP 試験は，両菌種の鑑別に有用である(表2)(Christie et al., 1944)。

【抗原構造】

同一菌種を血清型によりさらにサブタイピングすることが可能で，疫学的調査などに利用されている。リステリア属は，細胞壁構成因子のうち，耐熱性の菌体抗原(O 抗原，I〜XV)と易熱性の鞭毛抗原(H 抗原，A〜D)の組み合わせによって，少なくとも 13 の血清型(serovars)に分類される(表1)。O 抗原性は，主として細胞壁構成成分であるタイコ酸のラムノース部位で決定される。鞭毛(H)抗原は他属との交叉抗原性を示さないので，鞭毛抗原に対する抗血清はリステリア属の鑑別に用いることができる。ヒトのリステリア症由来の臨床分離株の多くは，4b(49%)，1/2a(27%)，1/2b(20%)型であるが，抗原型が直接病原性を規定するとは考えられていない(Goulet et al., 2006)。また T 細胞抗原として重要なものに，分泌性蛋白で細胞傷害毒素活性を示すリステリオリシン O(listeriolysin O：LLO)や細胞壁表面に存在する p60 蛋白などが知られている。

【物理化学的抵抗性】

低温抵抗性であり，高塩環境においても生育可能である。遠距離冷蔵輸送技術や食品保存技術の普及により，従来の食中毒菌と比べて本菌による食中毒のリスクが相対的に高まっていると考えられている。一方，本菌は無芽胞菌であるため熱に弱く，通常の加熱調理はもとより，パスツリゼーションによる低温加熱殺菌によってミルクの安全性は十分に確保される。ペニシリンをはじめ各種抗菌薬への感受性は概ね高いが，セファロスポリン系剤に対しては中等度の自然耐性を有している(Troxler et

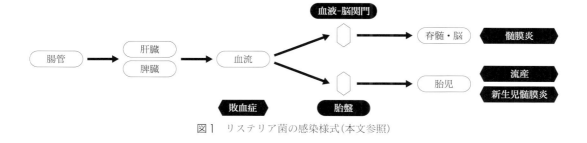

表2　リステリア属菌の溶血能と生化学性状（糖利用能・硝酸還元能）（Seeliger and Jones, 1986; Gorski, 2008を参考に作成）

菌　種	Hemolysis	CAMP test	Esculin	Acid production from Dextrose	Mannitol	Xylose	Rhamnose	Reduction of nitrate
L. monocytogenes	β+	SA	+	+	−	−	+	−
L. ivanovii	β++	RE	+	+	−	+	−	−
L. seeligeri	β(+)	−	+	+	−	+	−/+	−
L. innocua	γ	−	+	+	−	−	v	−
L. welshimeri	γ	−	+	+	−	+	v	−
L. grayi	γ	−	+	+	+	−	−	−

β：β-hemolysis，γ：no hemolysis，SA：*Staphylococcus aureus*，RE：*Rhodococcus equi*，+：positive，−：negative，v：variable

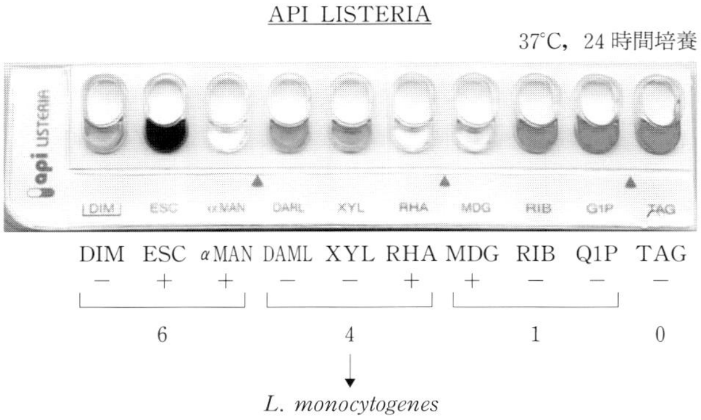

写真3　リステリア菌の簡易迅速鑑別キットによる同定。増菌培養したリステリア臨床分離株をA社のリステリア鑑別キットの各スロットに接取し，37°Cで24時間静置培養した。培養後，各生化学性状の陽性/陰性を判定し，検査成績をデータベースと照合した結果，*L. monocytogenes*と同定された。（口絵81参照）

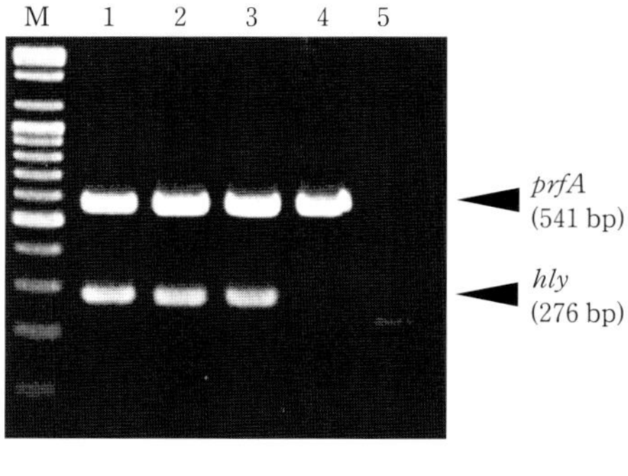

M：100 bp ladder，
1：*L. monocytogenes* SMU-H01，
2：*L. monocytogenes* EGD-1，
3：*L. monocytogenes* EGD-2，
4：*L. monocytogenes* ATCC15313，
5：*L. innocua* ATCC33090

写真4　リステリア菌病原遺伝子のPCR法による検出。各菌株より調整したゲノムDNAを鋳型として*prfA*遺伝子と*hly*遺伝子をPCR法により増幅し，PCR増幅断片を2%アガロースゲル電気泳動により検出した。*L. monocytogenes*臨床分離株（SMU-H01; lane 1）と実験室株（EGD; lane 2〜3）では，*prfA*および*hly*が確認された。*hly*を欠損した弱毒変異株（ATCC15313; lane 4）では，*hly*は検出されなかった。非病原性の*L. innocua*（lane 5）では，いずれの遺伝子も検出されなかった。

al., 2000）。

【病原性】

リステリア属のうちヒトや動物に起病性を有する*L. monocytogenes*，*L. ivanovii*，*L. seeligeri*の3菌種は通性細胞内寄生菌である（Portnoy, 1994; Cossart and Portnoy, 2000）。感染宿主内では，外来異物である細菌がマクロファージなどの食細胞に貪食されると，食胞（ファゴソーム）と呼ばれる大型のエンドソーム内で活性酸素による殺菌を受け，さらに食胞とリソソーム顆粒が融合すると，リソソーム由来の抗菌ペプチドや分解酵素群の作用によって速やかに分解・殺菌される。しかし，上記3菌種は，スーパーオキシドやその派生種である過酸化水素などの活性酸素ラジカルを分解するスーパーオキシド・ディスムターゼ（superoxide dismutase：SOD）やカラターゼ（catalase）といった消去酵素を産生して殺菌を免れ，さらにLLOの細胞膜傷害毒素や2種類のホスホリパーゼ（phospholipase）を産生して食胞膜を傷害し，食胞内からエスケープして細胞質へと侵入することでリソソーム酵素による分解からも免れることができる。細胞質内へ脱出して増殖した菌は，ActAの作用により菌体の片端にアクチンを重合させ細胞質内を移動し，隣接細胞へと感染を拡大していく（Vázquez-Boland et al., 2001）（図3上，写真5）。これらの細胞内寄生増殖サイクルに必要な一連の病原遺伝子群は，染色体上の<u>Listeria</u> <u>p</u>athogenicity <u>i</u>sland-1（LIPI-1）と呼ばれる領域にクラスターとして存在し，細胞内環境を感知して活性化される転写促進因子PrfAによって正に発現調節されている（Goebel et al., 2000）（図3下）。これらの病原遺伝子のうち，LLOをコードする*hly*とActAをコードする*actA*は特に重要で，これらの遺伝子を欠損した変異株はマウスに対する病原性が著しく低下している。また，PrfAは上皮細胞や肝細胞への侵入に関与する侵入因子インターナリン（internalin，およびInlB）の遺伝子発現も制御している。リステリアの侵入因子インターナリンは宿主細胞表面のE-カドヘリン（E-cadherin）と結合して腸管上皮細胞への菌の侵入を誘導し，またInlBは肝細胞上のHGF受容体（c-Met）と結合して菌の細胞侵入を誘導することが知られている（図1参照）。鞭毛は培養上皮細胞への接着や侵入に部分的に関与するようであるが，鞭毛構成因子の遺伝的欠損は病原性や宿主T細胞応答に影響を与えないことが，マウ

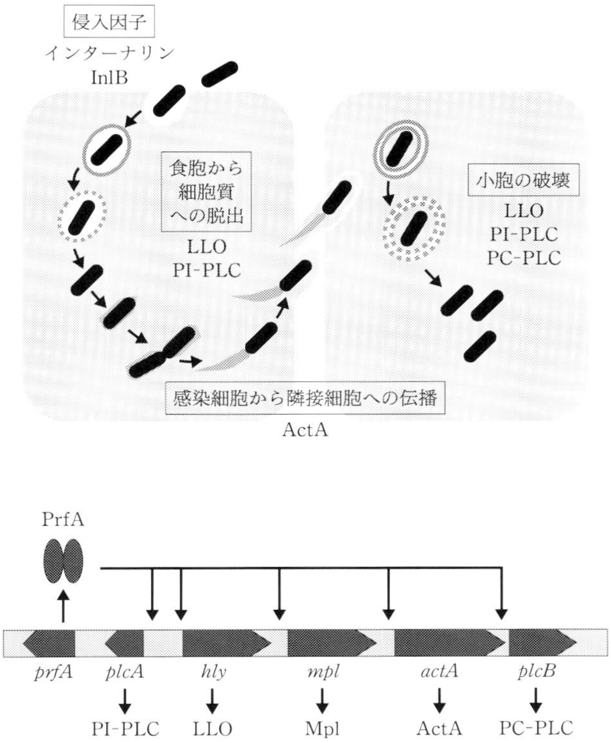

図3　リステリア菌の細胞内寄生サイクルと病原遺伝子クラスター（本文参照）。上：リステリア菌の細胞内寄生サイクルと各ステップに関与している病原因子，下：*L. monocytogenes* の病原遺伝子クラスター（LIPI-1）

ス感染モデルで証明されている（Way et al., 2004）。

ヒトのリステリア症の多くは食品を媒介した経口感染であるが，他の一般的な食中毒菌と異なり腸炎や下痢症といった消化管症状はあまり認められず，発熱・頭痛・悪寒・嘔吐などの感冒様症状が引き起こされ，重症化すると敗血症や髄膜炎（稀に髄膜脳炎）を発症する。また，妊婦は健常人より感染のリスクが高く，感染母体の胎盤から胎児へと垂直感染し流死産や胎児敗血症あるいは新生児髄膜炎といった周産期リステリア症が引き起こされる。このような通常，血液-脳関門やプラセンタルバリアで護られている組織へ侵入し定着・増殖するためには，上述の細胞侵入能や細胞内寄生能が極めて重要な役割を果たしていると想定される（図1参照）。

細胞内寄生性を示す *L. ivanovii* と *L. seeligeri* も *L. monocytogenes* の LIPI-1 に類似した病原遺伝子クラスターを有し，試験管内で培養マクロファージに感染させると *L. monocytogenes* 同様，食胞からエスケープし細胞質内で増殖する。*L. ivanovii* では赤血球に対してより強い溶血活性を示すホスホコリンエステラーゼ（phosphocolinesterase：SmcL）や侵入因子を産生するLIPI-2病原遺伝子クラスターを有していることが，ヒツジなどの小型反芻動物が感染感受性を示す一因であると考えられている。

【疫学（罹患率，死亡率，発症頻度，耐性菌分離頻度など）】

リステリア症の年間発生率は人口100万人対で2〜15例と低いが，重症化したリステリア症の死亡率は約20〜30％と高い。米国では年間約2,500人の重症リステリア症患者が発生し，そのうち約500人が死亡している。ヒツジやウシなどの家畜動物におけるリステリア症の多

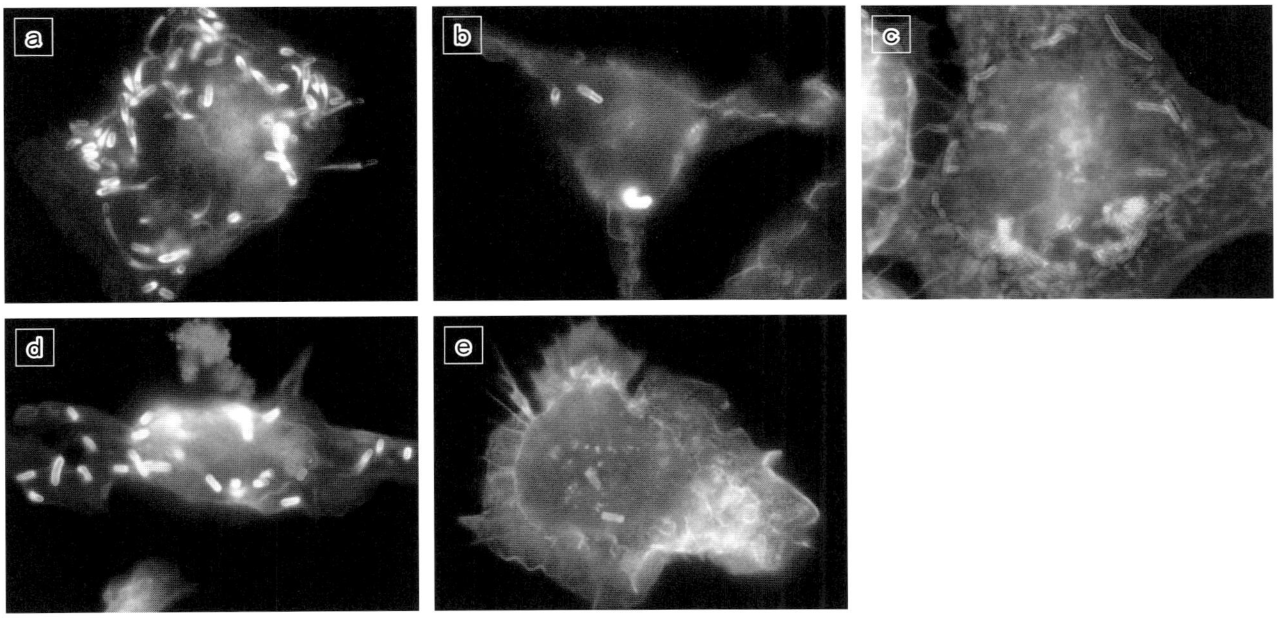

写真5　培養マクロファージ細胞に感染したリステリア属菌の蛍光顕微鏡像。マウス腹腔マクロファージにリステリア各株を感染させ，感染6時間後に固定し，菌体を抗リステリア抗体で赤に，宿主のアクチンをファロイジンで緑に染色して蛍光顕微鏡で観察した。a）*L. monocytogenes* 野生株：細胞内で増殖し，菌体の片端にアクチン重合体を形成している。b）*L. monocytogenes hly* 欠損変異株：LLOを産生できないため食胞からエスケープできず増殖できない。c）*L. monocytogenes actA* 欠損変異株：細胞内で増殖しているが，ActAを欠損しているためアクチン重合体が観察されない。d）*L. ivanovii*：*L. monocytogenes* 同様，細胞内で増殖しアクチン重合体を形成している。e）*L. innocua*：病原遺伝子クラスターを持たず，細胞内で増殖できない。（口絵83参照）

くも食餌由来で，腐敗した貯蔵生牧草(silage)によって伝播され，流産や新生児敗血症を引き起こす。また，わが国の1991〜1993年度における野生動物の保菌頻度の調査結果によると，哺乳類の6.1%，鳥類の13.4%から *L. monocytogenes* が分離されている(Yoshida et al., 2000)。分離頻度が最も高かった動物種は，哺乳類ではニホンザル(20.0%)，鳥類ではカラス(43.2%)で，サル由来の分離株の血清型の多くは1/2a，1/2b，4bとヒトの臨床分離株の分布とほぼ同様であった。

食中毒としてのリステリア症が広く認知されるようになったのは，1981年にカナダで発生した集団食中毒事例で，汚染キャベツを用いたコールスローが感染源となって41人が感染し17人が死亡した(致命率41%)。以降，酪農がさかんな中〜高緯度の国々(カナダ，フランス，デンマーク，米国など)を中心に本菌による集団感染事例はしばしば発生し，食品媒介性感染症としてのリステリア症の疾病概念が確立された(表3)。一方，乳製品の加熱殺菌が徹底されているわが国においては，年間40〜50例の散発例が報告されるに留まっている。

L. monocytogenes 感染に対する感染防御には，炎症性サイトカインのひとつであるTNF-αが重要な役割を果たしていることがマウス感染モデルで明らかにされているが，近年，クローン病などの炎症性疾患の治療のために抗TNF-α製剤を投与されている患者がリステリア症を発症する事例が相次いで報告されているので，本剤投与治療中に細菌性髄膜炎を疑う症状が観察された場合には留意が必要である(Williams et al., 2005)。

【治療法】

リステリア属菌の *in vitro* での抗菌薬に対する感受性は一般に高いが，宿主動物に感染した *L. monocytogenes* は宿主細胞内で増殖しているため，細胞内移行性の低い抗菌薬の有効性には限界があると考えられる(Troxler et al., 2000)。ヒトリステリア症に対する抗菌薬療法としては，第1選択としてアンピシリンあるいはペニシリンの単剤投与もしくはアミノ配糖体(ゲンタマイシン)との併用投与が推奨されている。β-ラクタム剤が禁忌の患者には，第2選択としてトリメトプリムとスルフォンアミドを併用投与する。

【予防法】

細胞内寄生性を欠損した弱毒変異株の多くは弱毒化にともない特異的防御免疫誘導能も欠失しているため，実用化できる弱毒生ワクチン株は開発されていない。細胞内寄生菌である本菌に対しては，細胞性免疫を誘導できない加熱死菌やコンポーネントワクチンの効果も期待できない。

保菌動物が多様で自然界に広く分布し，低温・高塩環境下でも生育可能であるため，環境から駆逐することは難しい。そのためリステリア症の予防には，一般的な食中毒菌と同様，食品の加熱調理や洗浄を徹底することが肝要である。特に高齢者など免疫能が低下している場合，非加熱殺菌乳やそれを原料にしたチーズなどの乳製品の喫食は可能な限り避けることが望ましい。

【引用・参考文献】

Barbuddhe, S., Hain, T., and Chakraborty, T. 2008. Comparative genomics and evolution of virulence, p. 311-335. *In* Liu, D. (ed.), Handbook of *Listeria monocytogenes*, CRC Press, Taylor & Francis Group, Boca Raton.

Campero, C. M., Odeon, A. C., Cipolla, A. L., et al. 2002. Demonstration of *Listeria monocytogenes* by immunohistochemistry in formalin-fixed brain tissues from natural cases of ovine and bovine encephalitis. J. Vet. Med. 49: 379-383.

Christie, R., Atkins, N. E., and Munch-Peterson, E. 1944. A note on a lytic phenomenon shown by group B streptococci. Aust. J. Exp. Biol. Med. Sci. 22: 197.

Cossart, P., and Portnoy, D. A. 2000. The cell biology of invasion and intracellular growth by *Listeria monocytogenes*, p. 507-515. *In* Fischetti, V. A., Novick, R. P., Ferretti, J. J., et al. (eds.), Gram-positive pathogens, ASM Press, Washington D. C.

De Vos, P., Garrity, G. M., Jones, D., et al. (eds.) 2009. Bergey's Manual of Systematic Bacteriology, vol. 3: The firmicutes, 2nd ed., Springer, Dordrecht, Heidelberg, London, New York.

Gill, D. A. 1933. "Circling" disease: a meningoencephalitis of sheep in New Zealand. Vet. J. 89: 258-270.

Goebel, W., Kreft, J., and Bockmann, R. 2000. Regulation of virulence gene in pathogenic listeria spp, p. 499-506. *In* Fischetti, V. A., Novick, R. P., Ferretti, J. J., et al. (eds.), Gram-positive pathogens, ASM Press, Washington D. C.

Gorski, L. 2008. Phenotypic identification, p. 139-168. *In* Liu, D. (ed.), Handbook of *Listeria monocytogenes*, CRC Press, Taylor & Francis Group, Boca Raton.

Goulet, V., Jacquet, C., Martin, P., et al. 2006. Surveillance of human listeriosis in France, 2001-2003. Euro Surveill. 11: 79-81.

Grundling, A., Burrack, L. S., Bouwer, H. G., et al. 2004. Listeria monocytogenes regulates flagellar motility gene expression though MogR, a transcriptional repressor required for virulence. Proc. Natl. Acad. Sci. U.S.A. 101: 12318-12323.

Lecuit, M. 2005. Understanding how *Listeria monocytogenes* targets and crosses host barriers. Clin. Microbiol. Infect. 11: 430-436.

Liu, D. 2008. Epidemiology, p. 27-60. *In* Liu, D. (ed.), Handbook of *Listeria monocytogenes*, CRC Press, Taylor & Francis Group, Boca Raton.

Loeb, E. 2004. Encephalitic listeriosis in ruminants: immunohistochemistry as a diagnostic tool J. Vet. Med. A. Physiol.

表3 海外における主なリステリア集団食中毒発生事例(1980〜1990年代)

発生年	発生国	規模(患者数/死亡者数)	原因食品
1981	カナダ	41/17(致死率41%)	コールスロー
1983	米国	49/14(致死率29%)	低温殺菌乳
1985	米国	85/29(致死率34%)	ナチュラルチーズ
1989〜90	デンマーク	26/ 6(致死率23%)	ナチュラルチーズ
1992	フランス	279/85(致死率30%)	ブタ舌のゼリー寄せ
1993	フランス	33/ 9(致死率27%)	リーエット
1995	フランス	33/ 2(致死率 6%)	ナチュラルチーズ

Pathol. Clin. Med. 51: 453-455.
Nyfeldt, A. 1929. Etiologie de la mononucleose infecteuse. Compt. Rend. Soc. Biol. 101: 590.
Pirie, J. H. H. 1940. *Listeria*: Change the name for genus of bacteria. Nature 145: 264.
Portnoy, D. A. 1994. Cellular biology of *Listeria monocytogenes* infection, p. 279-293. *In* Miller, V. L., Kaper, J. B., Portnoy, D. A., et al. (eds.), Molecular genetics of bacterial pathogeenesis, ASM Press, Washington D. C.
Rutten, M., Lehner, A., Posposchil, A., et al. 2005. Cerebral listeriosis in an adult freiberger geldding. J. Comparat. Pathol. 134: 249-253.
Salyers, A. A., and Whitt, D. D. 2002. *Listeria monocytogenes*, a doubly motile pathogen, p. 398-406. *In* Salyers, A. A., and Whitt, D. D. (eds.), Bacterial pathogenesis: a molecular approach, 2nd ed., ASM Press, Washington, D. C.
Seeliger, H. P. R., and Jones, D. 1986. *Listeria*, p. 1235. *In* Sneath, P. H. A. (ed.), Bergey's manual of systematic bacteriology, vol. 2, Williams & Wilkins, Baltimore.
Troxler, R., von Graevenitz, A., Funke, G., et al. 2000. Natural antibiotic susceptibility of *Listeria* species: *L. grayi*, *L. innnocua*, *L. ivanovii*, *L. monocytogenes*, *L. seeligeri*, and *L. welshimeri* strains. Clin. Microbiol. Infect. 6: 525-535.
Vázquez-Boland, J. A., Kuhn, M., Berche, P., et al. 2001. *Listeria* pathogenesis and molecular virulence determinants. Clin. Microbiol. Rev. 14; 584-640.
Wagner, M., and McLauchlin, J. 2008. Biology, p. 3-26. *In* Liu, D. (ed.), Handbook of *Listeria monocytogenes*, CRC Press, Taylor & Francis Group, Boca Raton.
Way, S. S., Thompson, L. J., Lopes, J. E., et al. 2004. Characterization of flagellin expression and its role in Listeria monocytogenes infection and immunity. Cell. Microbiol. 6: 235-242.
Wiiliams, G., Kahn, A. A., and Schweiger, F. 2005. Listeria meningitis complicating infliximab treatment for Crohn's disease. Can. J. Infect. Dis. Med. Microbiol. 16: 289-292.
Yoshida, T., Sugimoto, T., Sato, M., et al. 2000. Incidence of *Listeria monocytogenes* in wild animals in Japan. J. Vet. Med. Sci. 162: 673-675.

【野村卓正，光山正雄】

スタフィロコッカス(ブドウ球菌)科
Family ***Staphylococcaceae***

スタフィロコッカス(ブドウ球菌)属
Genus ***Staphylococcus***

【分類・歴史】

本菌は1878年，Kochが化膿病巣に球菌を見出しその存在が認められ，1880年Pasteurが液体培地で培養に成功し，1884年Rosenbachがその性状を詳しく記述している。Rosenbachは本菌のコロニーの色により*Staphylococcus aureus*(黄色ブドウ球菌)と*S. albus*(白色ブドウ球菌)に分けたが，その後Passetが*S. citreus*(橙色ブドウ球菌)を追加し3種類のブドウ球菌が記載されていた。生物学的・生化学的な性状が明らかになるにつれて表現型の類型化により，*Micrococcus*に分類されたことがあった。しかし，1955年Evansは*Staphylococcus*属とし，1965年，SilvestiとHill(1965)はG+C含量の比較から，*Micrococcus*はG+C含量が63〜73%であるが，*Staphylococcus*は30〜39%であり，*Micrococcus*とは異なる属であるとした。

1980年頃以降は，ゲノム情報にもとづく分子進化系統樹により分類が見直され，現在では，ブドウ球菌属はPhylum XIII Firmicutes(ファーミキューテス門)，Class I *Bacilli*(バシラス綱)，Order *Bacillales*(バシラス目)，Family VII *Staphylococcaceae*(ブドウ球菌科)，Genus I. *Staphylococcus*(ブドウ球菌属)に分類されている(Ludwig et al., 2009)。

本菌の種(species)・亜種(subspecies)・型(type)の分類は，菌の形態，構造(細胞壁のペプチドグリカンの構造，細胞膜のメナキオンの種類，脂肪酸組成，極性脂質など)，代謝能(糖代謝能，基質利用能など)，産物・分泌物(毒素，酵素など)，抗生物質感受性・耐性，ファージ感受性などにより類型化されている。しかし，ゲノム情報にもとづく分類法が主流となったために，DNA－DNAハイブリダイゼーション，16S rRNA塩基配列，リボタイピング，PFGEなどにより種が分類され，疫学的解析などに利用されている。DNA－DNA相補試験で，ハイブリダイゼーションの条件が，至適条件(マイルド)で相補率が65〜80%，緊縮条件(ストリンゲント)で30〜70%の場合には，亜種とされている(Peacock, 2005)。

病原性にもとづく臨床細菌学的な分類では，Von-Daranyi(1925)が，病原性菌は血清中で凝集することに着目して病原性菌の指標としたが，後には，その原因がコアグラーゼであることから，コアグラーゼの産生およびその抗原型によりBaird-Parker(1965)が，ヒトの病原ブドウ球菌を*S. aureus*，*S. epidermidis*，*S. saprophyticus*とした。その後，その他の種のブドウ球菌にも病原性があることが報告されたが，コアグラーゼの有無はヒトへの病原性と最も密接に関連しており，その抗原型により疫学的追跡も可能であることから，臨床細菌学的にはBaird-Parkerの分類が重要視されてきた。また，生理的・生化学的特性，ファージ感受性，抗原性，宿主特異性などから，生物型(biotype)が細分類されたが，現在ではゲノム解析による分化系統樹で，表1-1に示すごとく31種に分類されている。

ブドウ球菌感染症の特徴は，菌の発見された当初から皮膚の急性化膿性炎症が主たる病態とされていた。しかし，局所の化膿のみならず，全身症状を起こすことが古くから記載されていた。1914年Barberが下痢・嘔吐の原因として記載し，その病原因子，腸管毒(enterotoxin)は1930年Backらにより同定された。1880年にRitter von Rittershanらが記載した表皮剝離症(後に熱傷様皮膚症候群staphylococcal scaled skin syndrome：SSSS)(写真1)の病原因子は，1976年にMerishとGlasgowにより毒素〔exofoliative (epidermotic) toxin〕であることが発見された。さらに，1978年にToddとFishautが記載したショック症候群は，1981年にBergdolらによりスーパー抗原(toxic shock syndrome toxin：TSST)が病原因子であることが報告された。このように病態の記載は古くからあったが，その原因因子が明らかになったのは近年のことである。

ブドウ球菌の歴史に関しては，抗生物質とその耐性菌の出現の歴史が重要である。抗生物質が実用化された1940年当初にはブドウ球菌感染症に著効を奏したが，その1〜2年後には早くも耐性菌が出現した。耐性菌は薬剤不活性化酵素(ペニシリナーゼ，β-ラクタマーゼなど)の産生や新しいペニシリン結合蛋白を産生し，その他の抗生物質にもその作用機序(作用標的分子)に応じて，次々と耐性機構を発現し，高度・多剤耐性能を獲得してきた(表5参照)。これらの耐性因子の多くは水平伝達遺伝子によるもので，メチシリン耐性菌(MRSA)(1960)をはじめ各種の薬剤耐性ブドウ球菌，多剤耐性ブドウ球菌が難治性の院内感染症の主要な原因菌となっている。薬剤耐性菌として最も制圧困難な菌属である(吉川，2001；橋本，2000)。

ブドウ球菌は今日に至っても感染症の主要な起因菌であり，特に院内感染症として，新しい病原因子や耐性因子を持ち込んでヒトや哺乳動物への感染を繰り返している。抗生物質の汎用，特に家畜などの飼料に抗生物質が添加されており，そこで耐性を獲得したブドウ球菌がヒトへ伝播し，感染を広げる可能性が強く，感染症監視機構によりグローバルな管理・監視が望まれる。

【形態・構造】

*Staphylococcus*はグラム陽性球菌(0.5〜1.5 μm)(写真2)であり，分裂様式の特異性を反映して，典型的にはブドウ房状に凝集配列をする(写真3)。通性嫌気性菌，カタラーゼ陽性，鞭毛を持たず，運動性はなく，芽胞を形成しない。

菌体は，最外層から莢膜(カプセル)，細胞壁，細胞膜があり，細胞膜が一部「繰り込まれた」ようなメソソームを形成する場合がある。細胞質は密に分布するリボソームと蛋白分子と核様体(DNA)からなる，ホモジーニアスな構造である(写真4)。

莢膜は臨床分離株では観察されることが多いが，一般に培養した菌では顕著ではない。その組成はN-アセチル-D-アミノガラクトウロン酸，N-アセチル-D-フコー

表 1-1　ブドウ球菌種の分化系統樹と宿主の特異性

系統樹	種類	宿主	備考
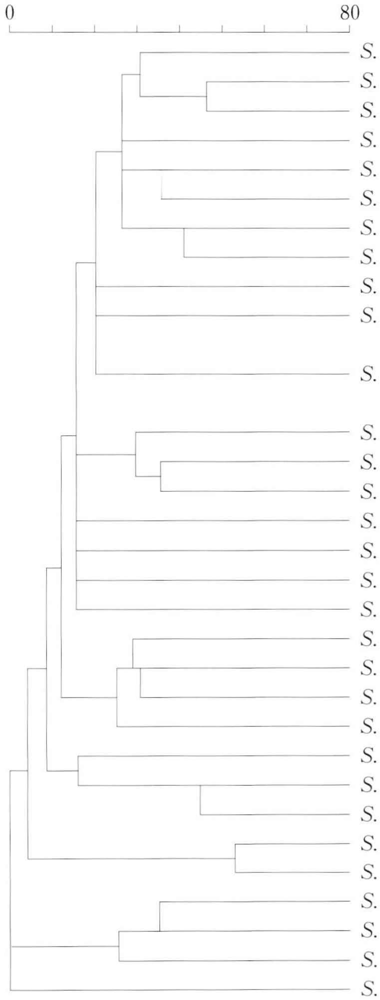			
	S. epidermidis	ヒト，家畜，トリ	体内留置機器感染
	S. capitis	ヒト，霊長類	
	S. caprae	亜種 1：ヒト，2：ヤギ	
	S. sacharolyticus	ヒト	
	S. hominis	ヒト	
	S. haemolyticus	亜種 1：ヒト，2：霊長類	
	S. warneri	ヒト	
	S. pasteuri	霊長類	
	S. lugdunensis	ヒト	
	S. auricularis	亜種 1：ヒト，2：霊長類	
	S. aureus	亜種 A：ヒト・偶蹄類・トリ，B：ブタ・トリ，C：有蹄類，D：ウサギ・齧歯類	化膿性感染，全身感染，ショックなど
	S. cohnii	ヒト	
	S. saprophyticus	ヒト，霊長類，家畜	尿路感染
	S. xylosus	齧歯類，霊長類，トリ	
	S. kloosii	齧歯類，霊長類，トリ	
	S. equorum	ウマ	
	S. arlettae	トリ	
	S. gallinarum	トリ	
	S. carnosus		
	S. simulans	ヒト，有蹄類など	
	S. piscifermentans		
	S. felis	有蹄類	
	S. schleiferi	ヒト，食肉類	
	S. intermedicus	ウマ，トリ	
	S. delphini	クジラ	
	S. hyicus	亜種 1：有蹄類，2：トリ	
	S. chromogenes	有蹄類	
	S. sciuri	齧歯類，クジラ	
	S. vitulinus	有蹄類，奇蹄類，クジラ	
	S. lentus	有蹄類，奇蹄類，クジラ	
	S. caseolyticus		

偶蹄類(ウシ目)：イノシシ・カバ・シカ・キリン・ウシなど，奇蹄類(ウマ目)：ウマ・バク・サイなど，家禽類：トリ，食肉類：イヌ・ネコ

表 1-2　ブドウ球菌 3 株の生化学的性状比較

性状	*S. aureus*	*S. epidermidis*	*S. saprophyticus*
コロニー着色	黄・橙・白	白	V
嫌気性増殖	+	+	V
コアグラーゼ	+	−	−
クランピング因子	+	−	−
DNA 分解酵素	+	−	−
アルカリホスファターゼ	+	−	−
ウレアーゼ	+	+	+
β-ガラクトシダーゼ	−	−	+
アセトイン産生	+	V	+
ノボビオシン感受性	+	+	−
D-トレハロース	+	−	+
D-マニトール	+	+	V
D-マンノース	+	+	−
D-ツラノース	+	−	+
マルトース	+	−	+
スークロース	+	+	+
N-アセチルグルコサミン	−	−	V

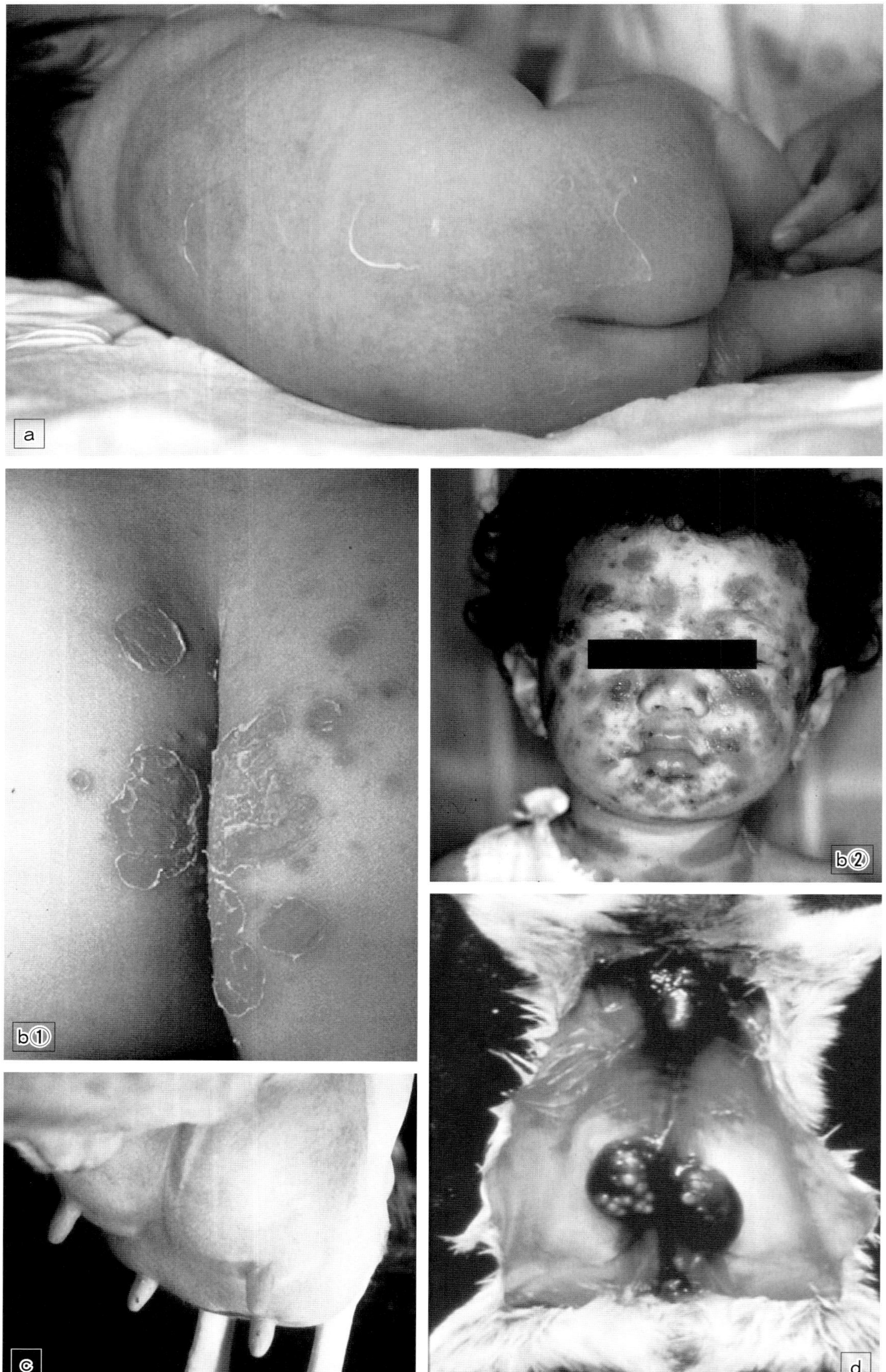

写真１　黄色ブドウ球菌が原因で起こる疾患例。a)乳幼児の熱傷様皮膚症候群。全身の皮膚の角化層のみが剝げ落ちている。b)とびひ。膿を含んだ水疱と周辺の発赤・炎症が表皮に広がり，時に癒合して大きな化膿巣をつくる。c)ウシの乳房炎。d)マウスの腎膿瘍。ヒトと同じような感染巣を形成する。(口絵 88 参照)

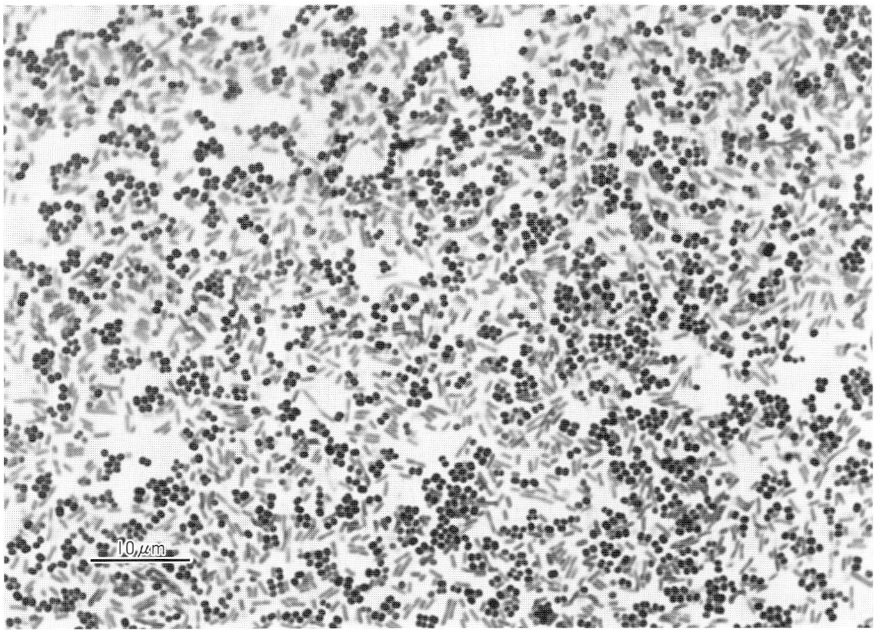

写真 2　黄色ブドウ球菌と大腸菌のグラム染色像。グラム染色では黄色ブドウ球菌は紫色に染色された球菌，大腸菌は赤色に染色された桿菌として観察される。（口絵 89 参照）

3

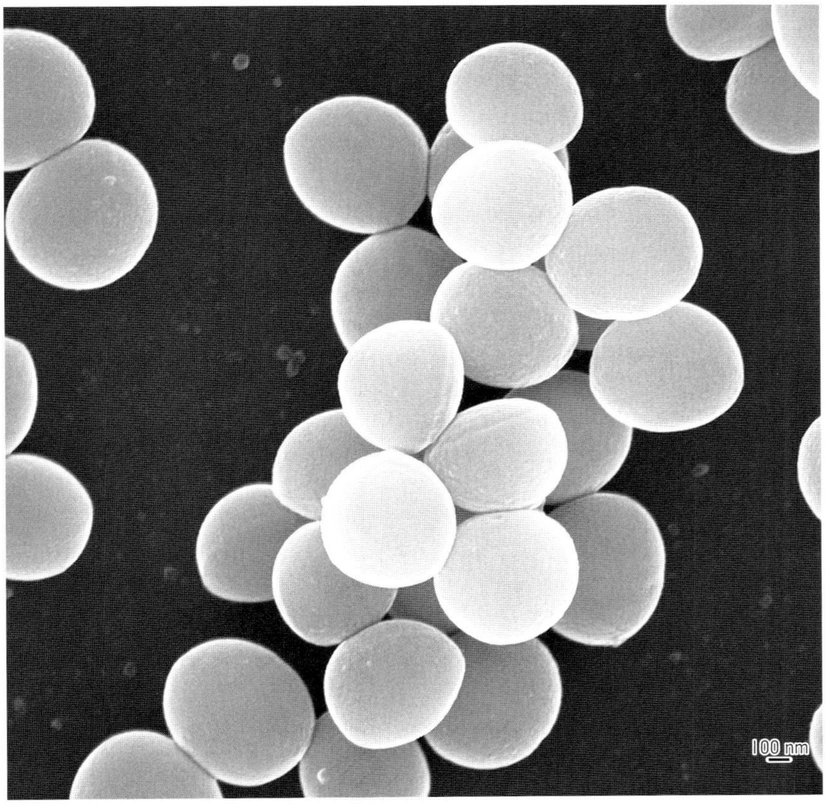

4

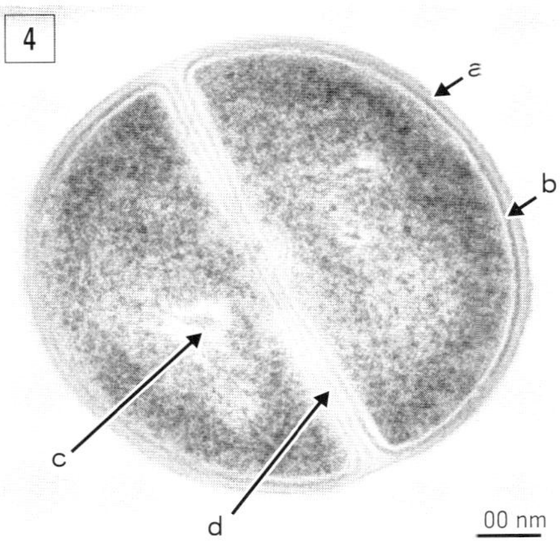

写真 3　黄色ブドウ球菌の走査型電子顕微鏡（scanning electron microscope：SEM）像。特徴あるブドウの房状配列を呈する。

写真 4　黄色ブドウ球菌の透過型電子顕微鏡（transmission electron microscope：TEM）像。超薄切片化された菌体の観察像。菌体の一番外側にペプチドグリカンで構成される細胞壁（a）が存在し，その内側に細胞質膜（b）が形成される。核は核膜が存在しないため不定形の繊維状として観察される（c）。菌体の中央には隔壁（d）が観察され，これが分裂後の娘細胞の細胞壁となる。

スアミン，およびタウリンなどの多糖体である。

細胞壁は厚く堅牢で，多層のペプチドグリカンがムレインを構成し，タイコ酸(teichoic acids)がペプチドグリカンと細胞膜を架橋し，堅牢な3次構造をつくっている。ペプチドグリカンは乾燥重量の50〜60%を占め，タイコ酸が30〜50%を占める。

ペプチドグリカンは菌種によりペプチドとグリカンの架橋構造が異なるが，基本的にはグリカン部はN-アセチルグルコサミンとN-アセチルムラミン酸がβ-1，4結合で長いグリカン鎖を形成している。このムラミン酸のカルボキシル基にL-アラニン(A)・D-グルタミン酸(E)・L-リジン(K)・D-アラニン(A)のペンタペプチド(あるいはD-アラニンをはずれたトリペプチド)が結合し，ひとつの単位構造となり，長いペプチドグリカン鎖を形成する。1本のペプチドグリカンのペンタペプチドのL-リジンと，隣接する他のペプチドグリカン鎖のペンタペプチド(あるいはトリペプチド)のD-アラニンが，ペンタグリシン(オリゴペプチド)で架橋されると，ペプチドグリカン鎖は平面的に広がり，固定され「面」を形成する。これが20〜40層重なりのペプチドグリカン層となる(図1)。この構造物をムレインという。この構造は，基本的にはグラム陽性菌に共通であるが，ペンタグリシンによる架橋は本菌に特異的で，リゾチームでは溶解(加水分解で開裂)されないが，リゾスタフィン(endo-β-N-acetylgulucosaminidase)により溶解される。菌種によってはこのグリシンはL-セリンやL-アラニンとなっているものがある。

グリカン鎖のムラミン酸の6位の水酸基にリン酸が付加され，これにタイコ酸が結合して，ムレインの重層を固定し，細胞膜へアンカーリングしている。

タイコ酸はグリセロールリン酸(glycerol teichoic acid，グルセロールタイコ酸)またはリビトールリン酸(ribitol teichoic acid：リビトールタイコ酸)のポリマーである。さらに，リピドを持ったタイコ酸としてリポタイコ酸(lypoteichoic acid)(写真6)が知られている。

細胞膜は脂質二重層と膜蛋白で構成される(写真7)。膜蛋白は電子伝達系，輸送系蛋白，DNA分離，細胞壁合成など，*S. aureus*，*S. epidermidis*では鉄結合蛋白(シデロフォア)として2種類(スタフィロフェリンA，B)を産生する酵素類が局在する。電子伝達系には，シトクロームa602，b557，o555を持つものがある。Menaquinones(MK-6〜9)はisoprenoid quininesで電子伝達系と酸化的リン酸化に重要な働きをしている。メナキオン(menaquinones)の側鎖に不飽和のポリイソプレノイドを持つものがある。

主要な脂質は，リン脂質(ホスファチディルグリセロール，ジホスファチディルグリセロール(カルジオリピン)，ホスファチジン酸，リジルホスファチディルグリセロール)，糖脂質(モノグルコシル，β-ジグルコシルジグリセリド，ホスファチディルグルコース)，メナキオン，カロテノイドである。カロテノイドには無色なスクワレン，黄色，橙色，赤色のトリテルペノイドカロテノイド(C30)などを含み，主要な色素はスタフィロキサンチンである。主要な脂肪酸はC16：0，C18：0，C20：0であり，イソ，アンテイソ分枝のC15：0，C17：0がある。

細胞表層には少なくとも21種類の蛋白が付着・内在しているが，病原性に関わる分子も多く，その代表的な蛋白を表2，写真8に示す。

*S. aureus*や*S. epidermidis*では細胞壁を欠落したL-型菌となることがあり，これは通常の培地では生育が困難な場合が多い。リゾスタフィン，ベンジルペニシリン，メチシリンなどでの細胞壁合成阻害剤で誘導され，マイコプラズマ様の小さいコロニーを形成する。慢性感染症，免疫力低下状態，がんなどの体液から分離されることがある。L-型菌では細胞壁を欠落しているが，おそらく細胞膜の強度を維持するためであろうが，コレステロールを誘導・産生している(Hayami et al., 1979)。

メソソームは細胞膜が余剰に蓄積された(細胞質側へ皺のように入り込む)ごとき形態を呈するが，機能は不明である。

【増殖】

菌は通性嫌気性であるが通常は好気的によく増殖する。普通寒天培地で生育し，6〜8 mmのコロニーを形成する。生育温度は10〜40°C(至適温度30〜37°C)，増殖可能pHは4.2〜9.3(至適pH 7.0〜7.5)，世代時間は条件がよければ30〜40分である。高浸透圧耐性，高塩濃度耐性で，水分活性wa＝0.85相当(10%食塩相当)で生育するが，15%食塩濃度では増殖が抑制される。

増殖は2分法で細胞分裂は分裂面に対して直角に分裂

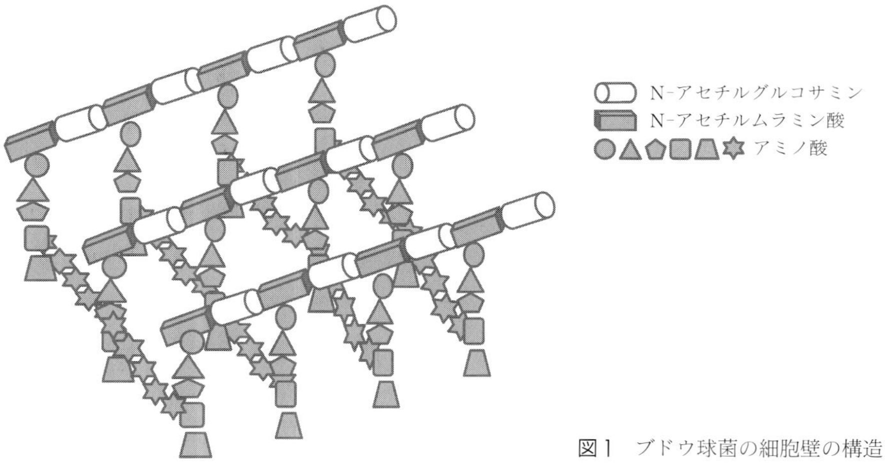

図1　ブドウ球菌の細胞壁の構造モデル・化学組成

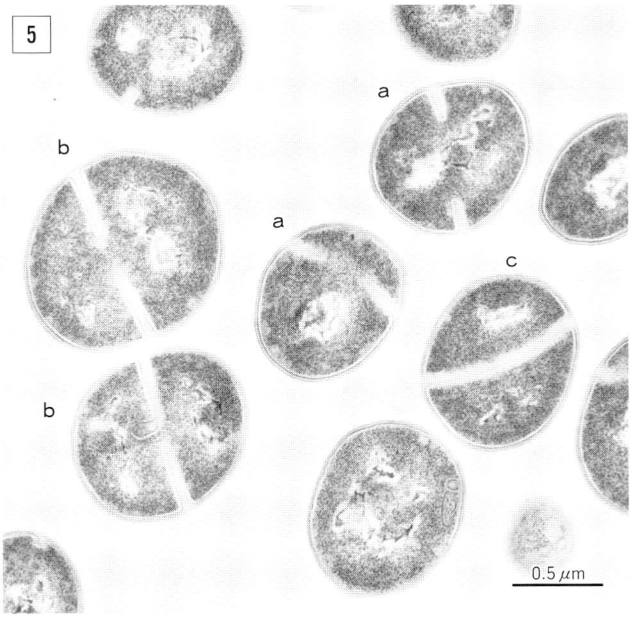

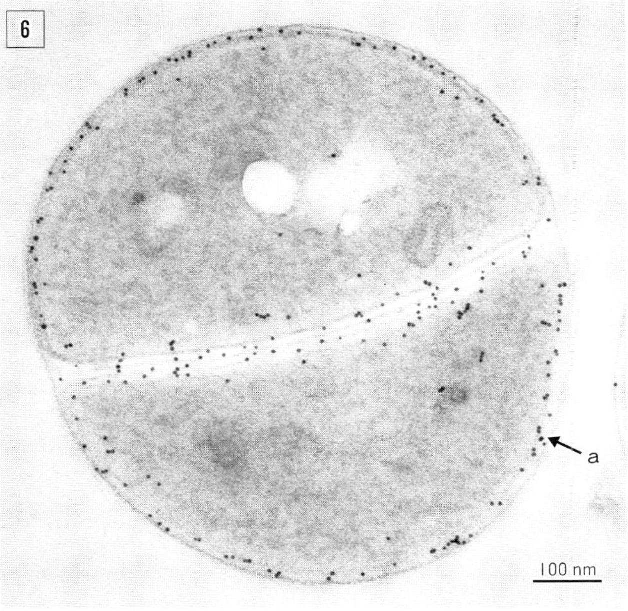

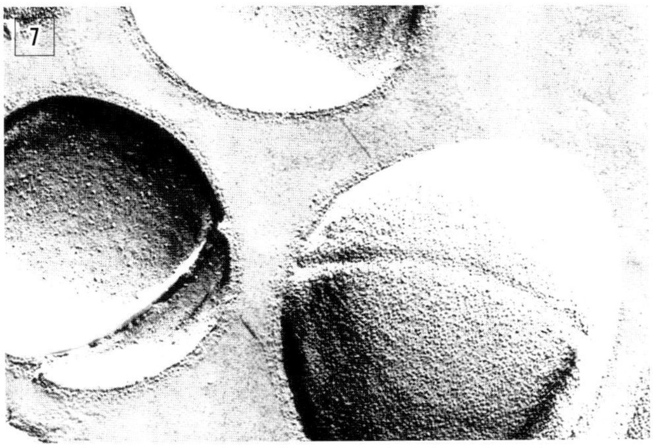

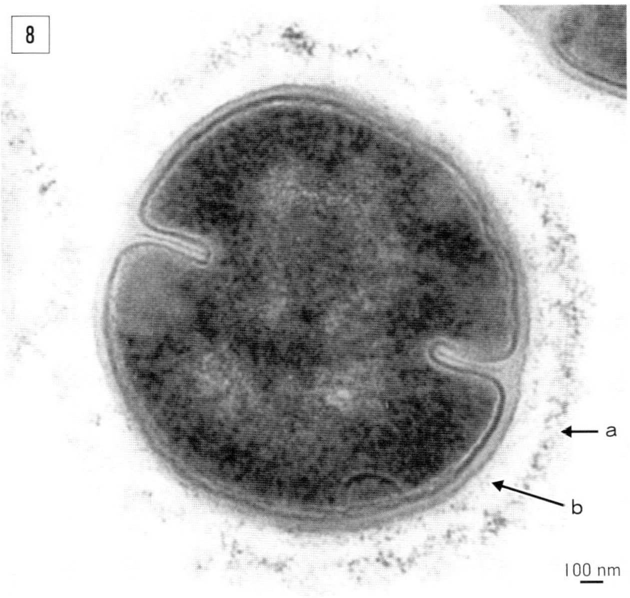

写真5　黄色ブドウ球菌の TEM 観察像。細胞壁から隔壁が菌体中心に向かって形成され(a〜c)，その後隔壁形成開始部位から分離が起こり，ふたつの娘細胞となる。

写真6　免疫電顕法によるリポタイコ酸(lipoteichoic acid：LTA)の菌体内局在性観察像。超薄切片化された菌体上で抗 LTA 抗体を反応し，結合した LTA 抗体(IgG)をプロテイン A-gold (5 nmϕ)で標識する(pre-embedding 法)と，細胞質膜から細胞壁にわたって gold 粒子が観察され(a)，LTA が細胞壁に構築されていることがわかる。

写真7　黄色ブドウ球菌の凍結割断法による細胞膜の構造(平井義一博士より供与)。凍結割断法では細胞膜の脂質二重層が疎水結合部分で割断される。表層に見られる粒子は膜に埋め込まれている蛋白分子である。菌の分裂面の断面も観察できる。

写真8　免疫電子顕微鏡法によるプロテイン A の菌体表面分布。黄色ブドウ球菌は IgG・Fc との結合活性を有するプロテイン A を産生する。このプロテイン A の菌体表面における局在を，抗フェリチン IgG 抗体を反応後，フェリチンで標識する(post-embedding 法)と，対象とした菌体(Cowan I 株)では表面にフェリチンによる二層性分布が観察され(a，b)，プロテイン A が菌体表面に形成され，かつ IgG・Fc との結合部位が二層性に配列していることがわかる(Yamada and Matsumoto, 1984; 1988)。

表2　*S. aureus* の表層に局在する蛋白質

物質名	機　能
フィブロネクチン結合蛋白 A, B (FnPa, FnPb)	フィブロネクチンへ結合，FnBPA はフィブリノーゲンへも結合
クランピング因子 A, B(ClfA, ClfB)	フィブリノーゲンへ結合，血小板を活性化，凝血促進，ClfB は表皮のサイトケラチンへ結合
コラーゲン結合蛋白(Can)	コラーゲンへ結合
プロテイン A(Spa)	イムノグロブリンの Fc ドメインへ結合
セリン－アスパラギン酸多遺伝子ファミリー(SdrC, SdrD, SdrE)	アドヘジン，SdrE は血小板の活性化と凝血促進
骨シアロプロテイン結合(Bbp)	Srd ファミリーで，骨のシアロプロテインへ結合
エラスチン結合蛋白(EbpS)	エラスチンへ結合
Map/Eap	MHC クラスII類似蛋白，Eap は広い結合能を持ち，線維芽細胞へ結合，白血球遊走を阻害し抗炎症作用
プラスミン感受性蛋白(Pls)	巨大分子蛋白で MecA と連座し，フィブロネクチンやイムノグロブリンへが菌体へ接着するのを干渉する。
バイオフィルム形成蛋白	ウシからの分離株では 5%が保有，ヒトからの分離株では 25%が保有。宿主細胞への接着と細胞が菌を取り込みに影響
マトリックス結合蛋白(Ehb)	巨大分子のフィブロネクチン結合蛋白

これらの表層蛋白は N 末端に分泌シークエンスがあり，C-末端には陽性に荷電した尾部，疎水性膜貫通ドメイン，壁結合部位，LPXTG(Leu－Pro－Thr－Gly)，ソルターゼ(SrtA)感受性部位などを持ち，細胞壁へ根づいている。

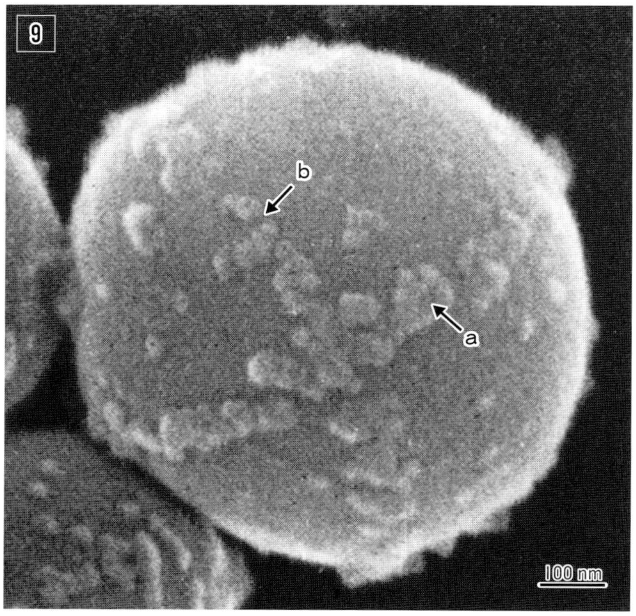

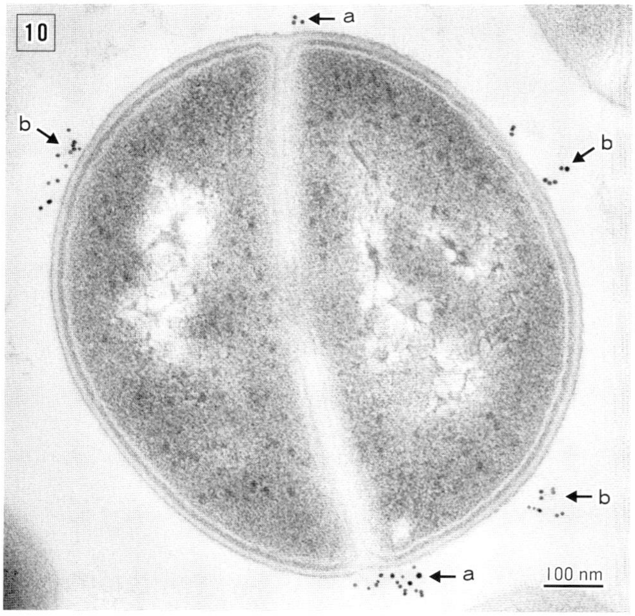

写真 9　免疫電鏡法による自己溶解酵素(autolysin：ATL)の菌体表面における局在性観察像。黄色ブドウ球菌は菌体の分裂に重要な機能を発揮すると考えられている ATL を産生する。菌体と抗 ATL 抗体を反応後，プロテイン A-gold (20 nmϕ) で標識し(post-embedding 法)，走査型電顕で観察すると菌体表面に標識された gold が粒子状に観察され，しかも，その粒子が連なりリングが形成され(a，b)，さらに a と b で特異な十文字様リングを形成することがわかる(Yamada et al., 1996)。

写真 10　写真 9 と同じ免疫電顕法(post-embedding 法)においてプロテイン A-gold (5 nmϕ) で標識することにより ATL の局在を透過型電顕で観察すると，gold 粒子が隔壁形成部位の表面(a)ならびに次期もしくは前期の隔壁形成部位表面(b)に局在することが観察され，写真 7 におけるリング状分布観察結果とあわせると，ATL が隔壁形成部位に作用して隔壁に切れ目をつけ，菌体を分離に導くことがわかるようになってきた(Yamada et al., 1996)。

し，その結果ブドウの房状に凝集する(写真 3)。細胞分裂の分子機構は詳しく解析されて担当遺伝子群も明らかであるが，分裂細胞壁は自己融解酵素(オートリジン)により外側から切れ込み(写真 9，10)2 分する。分裂した新しい面はスムーズな表面構造をしているが，次の分裂までには粗な表層構造となる(天児，2004)。

普通寒天上で単離したコロニーは培地より盛り上がり，辺縁は円形・平滑，光沢があり潤滑である(写真 11)。コロニーは白，灰色，黄色，オレンジ，橙色など色素産生性により異なる(写真 11)。液体培地(ブイヨン)では増殖により混濁するが，凝集塊となり沈殿することがある。液体培地での色素の産生は顕著ではない。L-型菌は増殖が遅く目玉焼き状のコロニーを呈する。

増殖に必要な炭素源は，グルコース，マンノース，グルコースアミン，フルクトース，ラクトース，マニットール，ガラクトース，N-アセチルグルコースアミン，β-グルコシドなどの糖を利用し，これを PTS システム(phosphoenol pyruvate dependent phosphotransferase

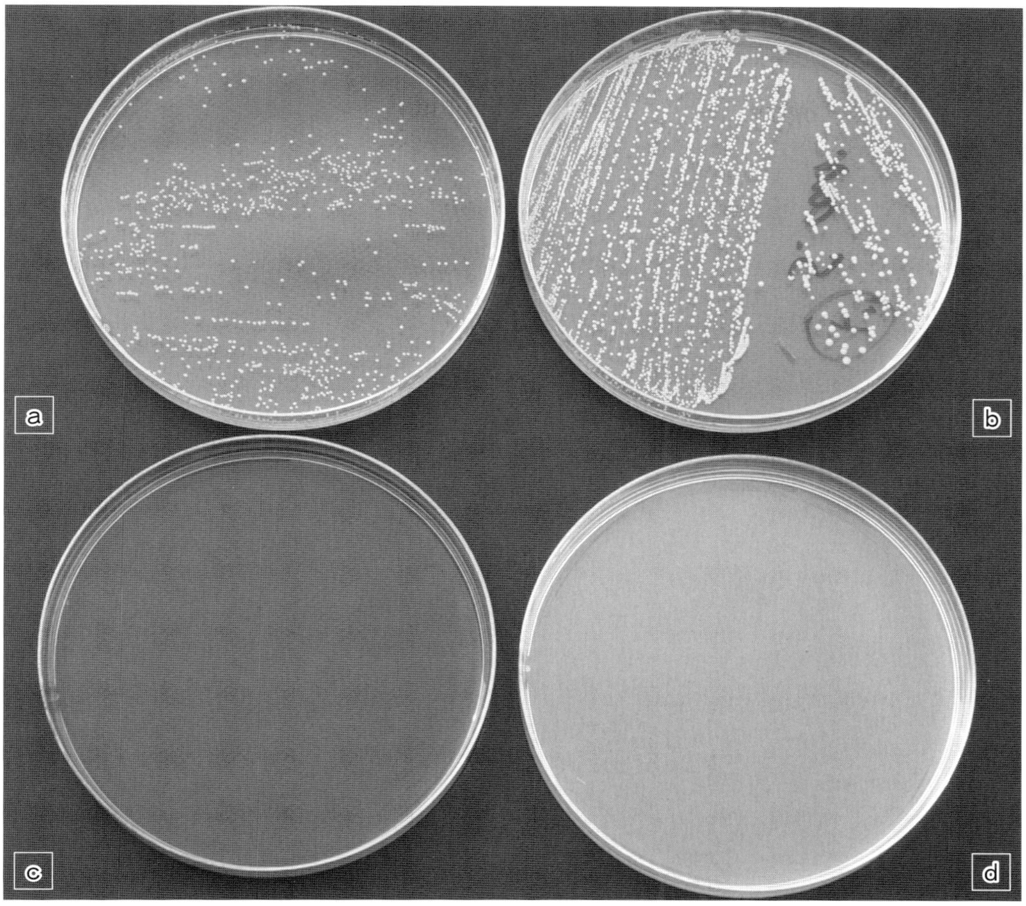

写真11 黄色ブドウ球菌の培養コロニー像。a)マンニット食塩培地で培養した場合，培地が酸性化してフェノールレッドが黄色になる。b)普通寒天培地上でのコロニーは黄色に着色する。対照としてc)マンニット食塩培地，d)普通寒天培地。(口絵90参照)

system)で細胞内へ取り込み，解糖系(Embden-Meyerhof：EMおよびhexose monophosphate：HMP)で乳酸へ代謝し，好気条件ではアセチルCoAからクエン酸回路(TCA)で代謝する。グルコースを多量に添加するとTCA回路が抑制され酢酸が蓄積する(グルコース効果)。好気的代謝では酢酸と炭酸ガスが最終産物であり，嫌気的条件では最終産物は乳酸である。*S. aureus* はリボース，キシルロース，アラビノースを利用しないが，*S. saprophyticus*，*S. xylosus* は利用する。*S. saprophyticus* のグルコースの代謝産物はエタノール，酢酸および炭酸ガスである。

窒素源は5〜12種類のアミノ酸を利用し，代謝最終産物はアンモニアである。ビタミンのBグループが必須要素である。菌はプロテアーゼ，リパーゼ，エステラーゼなどの加水分解酵素を産生し，外界の物質を分解して，増殖に必要な栄養分を補給する。ただし，*S. saprophyticus* は他の菌種と異なり，硫安をN源として生育するものもある。

【生態】

本菌は自然界に広く分布し，ヒトの生活環境に密着して生存している。

自然環境のなかで，菌が独立して生息・増殖することはほとんどなく，また植物などへは寄生や感染もしない。主にヒトや哺乳動物などの温血動物の表皮・粘膜・腸管などに寄生し生息する。比較的宿主特異性があるが，ヒト，ブタ，ウシ，ヒツジ，ウサギなどの哺乳動物に寄生するグループは近縁の菌種である。ヒトには少なくとも7菌種が常在するといわれる。ヒトの表皮では，*S. epidermidis*(10^4〜10^6 cfu/cm^2)が最も普遍的に生息し，生毛，汗腺，外界に解放された皮膚，粘膜に常在する。その他には一時的に寄生し短期間のみ生息するもの，付着菌として一時的に付着しそこで増殖はしない場合がある。*S. aureus* は健常人の約1/3の鼻腔前庭に常在し，耳孔，咽頭などにも常在する。

遺伝的な解析からはブドウ球菌と宿主は共進化した形跡があるが，例外的に *S. xylosus* は齧歯類からヒトまで幅広い宿主域を示し，おそらく齧歯類の分布・種類が極めて多様であるゆえに，宿主域が極めて広いと推察される。ブドウ球菌のヒトの体表への分布は，その環境条件により異なる。皮脂の分泌が多い思春期頃には *S. epidermidis*，*S. hominis*，*S. haemolyticus* が頭皮に多く，外耳道には *S. auricularis*，*S. capitis* などが多い。顔面には *S. epidermidis* が多い。腋窩には *S. epidermidis*，*S. hominis* が好んで生息し，鼻腔に *S. cureus* を常在する人は約30%あり，60%の人は一時的な保菌者となっている。他の動物に比してヒトの皮膚に最も多く分布するのは，*S. epidermidis* である。

【遺伝子情報】

2009年3月現在，ブドウ球菌属の19株の全ゲノム(プラスミドを含む)シークエンスが公開されている。*S. aureus* は最初バンコマイシン中等度耐性株Mu50とメチシリン耐性N315で解明され(Kuroda, 2001)，その後13株が，*S. epidermidis* はATCC12228(Yue-Qing, 2003)およびRP12Aの2株，*S. saprophyticus* ATCC 15305(Kuroda et al., 2005)は1株のみ，その他，*S. carnosus* TM300，*S. haemolyticus* JCSC1435が公表されている。ブドウ球菌属のゲノムは，ゲノムサイズが約2.3〜2.9 Mbで，遺伝子数約2,500個であり，1〜8個のプラスミドを保有している。*S. aureus*，*S. epidermidis*，および *S. saprophyticus* の3種類の比較ゲノムを表3に示す(Kuroda et al., 2001; 2005)。3株で共通しているオルソログは1,640個(約66%)，で各種が特異的に保有する遺伝子数は512〜631個(約22%)である(表3)。ブドウ球菌としてのゲノムの特徴は，挿入配列(Tn，Is，プロファージ，ゲノムアイランド，病原遺伝子群Pathogenicity Island：PI)が多く，遺伝子組み換えが頻繁に起こっているということである。*S. aureus* は他の2種に比して遺伝子数が多く，それらはほとんどが挿入配列で水平伝播する病原遺伝子群，薬剤耐性遺伝子群(メチシリン耐性遺伝子群 *SCCmec*，*mecI* など)であり，*S. saprophyticus* や *S. epidermidis* はそれらをほとんど保有していない。*S. aureus* の病原遺伝子を(表3，4)に示す。*S. saprophyticus* は，他の2株に比して膜輸送に関わる遺伝子の種類と数が多く，窒素代謝系が発達(N源として直接窒素を利用)しており，病原遺伝子群をほとんど持たない。

S. aureus は多様な病原遺伝子群を染色体に散在して保有するが，それらの発現は調節遺伝子(*agr*，*sar* など)により制御され，それはまた，菌の2成分制御系(環境感知から遺伝し発現への情報伝達系)によりコントロールされている(Novick, 2000)。

遺伝子の伝播はプラスミド，ファージ，DNA断片が，トランスフォーメーション(形質変換)，形質導入(トランスダクション)，接合伝達のいずれによっても起こり，人工的に遺伝子操作が可能である。

トランスダクションはグループBファージが伝播し，プラスミドも頭部へ含み形質を導入する。NovickとMorseにより1971年から，大きな染色体断片から5 kbpの小型プラスミドまで運搬することが示された。

トランスフォーメーションはLindebergらにより1972年，NCTC8325で行われ，その後，染色体地図の

表3-1　3株の黄色ブドウ球菌のゲノム構成比較(Kuroda et al., 2001; 2005を参考に作成)

	S. aureus	*S. epidermidis*	*S. saprophyticus*
染色体			
総塩基対数(bp)	2,814,861	2,499,279	2,516,575
G+C含量(%)	33	32.1	33.2
蛋白質遺伝子数	2,595	2,419	2,446
全ゲノムに対する比	83.6	83.7	83.7
リボソームRNA			6
16S	5	5	6
23S	5	5	6
5S	6	6	8
tRNA	62	60	60
tmRNA	1	1	0
挿入配列			
IS1181	8	0	0
IS431	2	0	
その他	7	58	
トランスポゾン		4	2
Tn554	5		
その他	0		
バクテリオファージ	1		1
SCCs	1	1	2
病原遺伝子群(島)(PI)	3	3	
遺伝子群(島)(GI)	0	1	1
プラスミド			
塩基対数(bp)	24,653	P1〜P6：65,341	P1&P2：38,454，22,870
G+C含量(%)	28.7	33.4	32.1
蛋白質コードORF	29		45，23

S. aureus 315，*S. epidermidis* ATCC 12228，*S. saprophyticus* ATCC 15303

表3-2　機能別に見た3株の遺伝子数(Kuroda et al., 2001; 2005を参考に作成)

	S. aureus	*S. epidermidis*	*S. saprophyticus*
総　数	2,595	2,419	2,446
輸送関連	59	37	98
調節関連	26	13	61
伝播・伝達性	46	73	20
病原因子	96	9	7

表4　*S. aureus* の分泌蛋白・毒素

	作用機序・機能
細胞膜傷害	
α-毒素(*hla*)	孔形成細胞溶解毒素
β-毒素(*hlb*)	スフィンゴミエリナーゼ
δ-毒素(*hld*)	界面活性化蛋白
γ-毒素(*hlgA*，*hlgB*，*hlgC*)	血球溶解，PV 毒素に結合
Panton-Valentine　白血球溶解毒素(*lukS*-PV，*lukF*-PV)	白血球を溶解
発熱毒・スーパー抗原	
エンテロトキシン(*sea-see*，*seg-seq*)	悪心，嘔吐，下痢
トキシックショック症候群毒素-1 Tsst-1(*tst*)	T 分裂促進，トキシックショック症候群(TSS)
表皮剥脱毒素 A，B(*eta*，*etb*)	皮膚顆粒細胞を標的，熱傷様皮膚症候群，スーパー抗原活性
フィブリン形成－線維素溶解酵素	
コアグラーゼ(coa)	Ca の存在で血漿凝固，コアグラーゼ反応因子(CRF)と共同でフィブリノーゲンをフィブリンへ転換)
スタフィロキナーゼ(sak)	プラスミノーゲンをプラスミン(線溶酵素)に変換
細菌溶解酵素	
エンド-β-N アセチルグルコースアミニダーゼ	細菌溶解，バチルスとミクロコッカスの細胞壁を溶解し細胞の貪食能を干渉する
リゾスタフィン(*end*)	ブドウ球菌細胞壁のグリシン架橋を開裂，亜鉛金属酵素
加水分解酵素	
リパーゼ(*geh*)	トリグリセリド，レシチン，リゾリン脂質を加水分解
ヌクレアーゼ(*nuc*)	RNA と DNA をヌクレオチドに分解
ウレアーゼ(*ure*)	尿素をアンモニアとカルバミノ酸に分解
ヒアルロニダーゼ(*hysA*)	細胞膜のヒアルロン酸を分解，細胞へ侵入
プロテアーゼ(*sspA*，*sspB*，*aur*，*scp*)	セリンプロテアーゼ(V8 プロテアーゼ：SspA)，システインプコテアーゼ：SspB，メタロプロテアーゼ aur，スタフォパイン：Spc

作成にこの方法が利用された。プラスミドによる形質転換頻度は 10^{3-4} 変異株/μg DNA 程度で，プロトプラストを用いる場合には 10^6/μg DNA である。

接合伝達性プラスミドとして，Novick によるクラスⅢプラスミドとクラスⅠが接合伝達する。ゲノム解析ではコンピーテンス因子はプラスミドで運ばれているが，多くの株がこれを持っていることが判明した。リゾスタフィンで作成したプロトプラストはポリエチレングリコールが存在することで細胞融合による伝達も可能であるが，しかし極めて低い確率である。

【分離・培養・同定】

臨床材料からは普通寒天培地で，好気的に，37℃，12～24 時間の培養でコロニーは観察できる。コロニー性状は，直径 2～3 mm，円形，黄色ないし白色，弾力性のある盛り上がった湿潤な表面のコロニーである。

検査材料を直接グラム染色し，グラム陽性球菌が見られれば，分離培地としてマニット食塩培地に塗布・培養する。黄色ないし白色のコロニー，マニット分解能と食塩耐性，カタラーゼ，コアグラーゼ，クランピング因子，耐熱性 DNase，血液寒天培地で溶血性などを確認し，同定する。プロテイン A，カプセル多糖体抗原などをラテックス凝集反応で検出すればさらに確実になる。表現型の詳細な同定は市販の同定キットによると便利である。疫学的解析には，薬剤感受性パターン，コアグラーゼ型(Ⅰ～Ⅷ型)で概略推定でき，さらに，ファージ型別が利用されるが，手技の煩雑さと再現性が困難で現在は普及していない。PFGE(Sma I)は大規模な調査でパターン化されており，PulsNet で参照できる(McDougal et al., 2003)。

遺伝子同定法には，薬剤耐性因子特に *mecA* の検出も含めて，PCR，muliplexPCR，Real time PCR，プローブ・ハイブリダイゼーションなどがある。PBP2′ の検出にはラテックス凝集反応も可能である。

臨床検査材料を分離培養・薬剤感受性試験培地で培養すると，コロニーの周辺に透明で小さなコロニーがサテライト状に生育することがある。これは多型小コロニー(Small colony variant：SVC)といわれ，このコロニーを再度培養すると，通常のコロニーと SVC が生育する。そのような性状は薬剤感受性試験でディスク法で観察されることがあり，本態はいまだ明らかでないが，MRSA のヘテロ耐性も類似の増殖像を呈する。

【菌体の抗原構造】

(1)多糖抗原

莢膜と細胞壁のタイコ酸が型特異的抗原となりうる。莢膜は N-アセチルグルコースミンウロン酸，N-アセチルガラクトサミンウロン酸などの多糖体からなり，抗原的に 11 種類が分離されている。細胞壁抗原はポリサッカライド A と呼ばれている多糖体が抗原となる。*S. aureus* では N-アセチルグルコサミン，または N-アセチルガラクトアミンにリビトールが結合したリビトールタイコ酸が抗原となり，*S. epidermidis* ではグルセロールタイコ酸が抗原となる。

(2)蛋白質抗原

表層蛋白質が菌体抗原となり，コアグラーゼ(Ⅰ～Ⅷ型)やプロテイン A(写真 7)が抗原となる。コアグラーゼは菌種に特異的であり，この抗原型別は菌の病原性や疫学的な追跡に有用である(Watanabe et al., 2005)。

【物理化学的安定性・抵抗性】

(1)60～80℃

30 分で不活性化する。10℃では増殖が抑制されるが，それ以下の温度，凍結でも死滅しない。pH 4.2〜9.3 では生存するが，これ以上，あるいはそれ以下では増殖が抑制され，pH 3 以下，pH 10 以上では死滅することもある。乾燥に対しては強く，また高浸透圧で，水分活性値(*Wa*)が 0.86 以下で増殖が抑制されるが，0.50 以下となれば長期間は生存できない。無酸素環境でも栄養分があれば増殖する。

(2)消毒剤

クロルヘキシジンなど一般の消毒剤で死滅する。アニリン色素，クリスタル紫などの色素で発育は抑制される。リゾチームには抵抗性である。ベンザルコニュウムや水銀に対しては耐性因子(薬剤排出機構)を持つものがある。

【病原性】

菌が産生する毒素，病原因子を表 2，4 にまとめた(Dinger et al., 2000; Kuroda et al., 2001)。

基本的な病態は化膿性炎症である。毛孔・汗腺から，あるいは外傷などにより皮膚・皮下組織・結合組織へ菌が混入すると，菌はフィブリノネクチン結合蛋白質，マトリックス結合蛋白などの結合蛋白質で結合組織へ接着し，増殖を始める。増殖とともに，コアグラーゼ，プロテイン A，白血球溶解毒素などを産生し，宿主の貪食機能に抵抗するとともに，毛細血管を閉塞して炎症を限局して膿瘍を形成する。また，各種加水分解酵素を分泌して結合組織を破壊しながら病巣を拡大する。皮膚感染症・化膿症である，よう(毛嚢一致性：フルンケル)，癰(ようが癒合・拡大したもの：カルブンケル)，伝染性膿痂疹(とびひ，インペチーゴ)，および蜂巣炎(蜂窩織炎)などを起こす。

局所病巣から血流へ毒素を放出すると標的細胞特異的な病変が起こり，熱傷様皮膚症候群(写真 1)や毒素性ショック症候群(toxic shock syndrome：TSS)(Monday and Bohach, 1999)などを惹起する。SSSS を惹起する毒素は表皮剝離毒素(exofoliative toxin：ET)で乳幼児の皮膚顆粒層に働き，角化細胞を剝離する。乳幼児では角化細胞が剝離すると脱水症状や二次感染の危険がある。TSS を惹起する毒素は，エンテロトキシン F と分類されていたが，T 細胞(MHC グラス II 分子に非特異的に結合)を過剰に刺激しサイトカインを短期間に過剰に産生させることからスーパー抗原と命名された。病状は発熱，発疹，下痢・嘔吐，血圧低下，腎機能低下，ショックを起こし，播種性血管内凝固症候群(DIC)，さらに多臓器不全へ進展する。

特有な毒素による疾患として，食中毒がある。ブドウ球菌エンテロトキシンには A〜E タイプがあり，さらに G〜Q タイプがある。毒素は食品中で産生され，耐熱性で 80℃，10 分間の処理では不活化されない。汚染された食品を食べると(毒素型食中毒)，毒素が胃腸粘膜から吸収され，嘔吐中枢へ働き早期(3〜6 時間後)に悪心・嘔吐を起こす。わが国で食中毒の原因菌の第 3〜4 位にある。2000 年には雪印乳業の粉乳製品による大規模な食中毒(1 万 4,700 人)が発生し，企業を倒産させた例がある。

深部の化膿性感染症としては，肺炎・肺化膿症・膿胸，心内膜炎・腸炎・膀胱炎・中耳炎・副鼻腔炎・骨髄炎および敗血症などがある。薬剤耐性菌が起因菌の場合には治療が困難である。

以上の他に，細胞壁構成分子，特にリポタイコ酸(写真 8)には，エンドトキシン様作用，皮膚の炎症反応，白血球遊走阻止，アジュバント活性，マイトーゲン活性などがある。健常人は抗ペプチドグリカン抗体を保有しているといわれる。タイコ酸の一部は細胞壁の外側にあり，抗体やバクテリオファージの吸着，レクチンの結合に関与する。

S. aureus の病原性として，IgA 腎症の患者では，糸球体にブドウ球菌膜蛋白(分子量 35 kD)の蛋白が沈着している場合が多く，既知の病原因子以外に，抗原性を持って何らかの疾病を惹起しているものがある(Koyama et al., 2004)。

S. epidermidis は *S. aureus* が保有する病原因子をほとんど保有しないが，物質表面，特に体内留置医療機器(カテーテル，ペースメーカー，人工弁膜など)へ接着しバイオフィルムを形成し，遷延化尿路感染症や菌血症，敗血症の原因となる。手術後，免疫抑制下あるいは免疫力低下のコンプロマイズドホストには日和見感染症の原因となる。

S. saprophyticus は主として尿路感染を起こし，特に若年女子に多く発症する。*S. saprophyticus* はウレアーゼ活性が高く，巨大分子である細胞膜結合蛋白で尿路粘膜へ接着し，それが病因となっているようである。

その他の菌種は病原性としては一括してコアグラーゼ陰性ブドウ球菌(CNS)として日和見感染の原因として取り扱われることがある。病原因子ははっきりしない。

S. auerus は同一人物に繰り返して感染し，感染防御抗体はできないようである。菌体表層構造物，タイコ酸やプロテイン A などに対して健常人も抗体を保有しているらしいが，感染防御抗体としては機能していないのかもしれない。

【疫学】

ブドウ球菌感染症は原因菌がヒトの常在細菌であるので，どこでもいつでも発生する可能性がある。伝播経路は，自家，接触，介在物，時には空気伝播をする。年間発症数などは正確には把握できない。院内感染症の原因菌としては，特に薬剤耐性黄色ブドウ球菌による肺炎・腸炎の発生頻度が高い。院内感染が起これば感染ルートを特定し，蔓延を防止するよう適切な処置を施さなければならない。わが国での黄色ブドウ球菌性食中毒の発生頻度は 1998〜2007 年には年間 50〜80 件(700〜1,400 人)で推移していたが，2000 年には 87 件(1 万 4,722 人)の大規模発生があった。一般的に症状が軽微なので実際にはもっと高頻度に発生している可能性がある。

疫学的な追跡には，PFGE，コアグラーゼ型，薬剤耐性パターンなどが利用される。

【治療・抗生物質・薬剤耐性】

ブドウ球菌感染症の治療はもちろん抗生物質による。ブドウ球菌に対して，それぞれの薬剤は特徴的な構造変化を惹起して，殺菌効果を示す。写真 12 はそれぞれ作用機序の異なる薬剤で処理した場合の菌体の壊れ方である。細胞壁合成阻害剤であるペニシリン，蛋白合成阻害剤であるアルベカシン，核酸合成阻害剤であるニューキノロン，細胞壁合成阻害剤であるバンコマイシンで処理

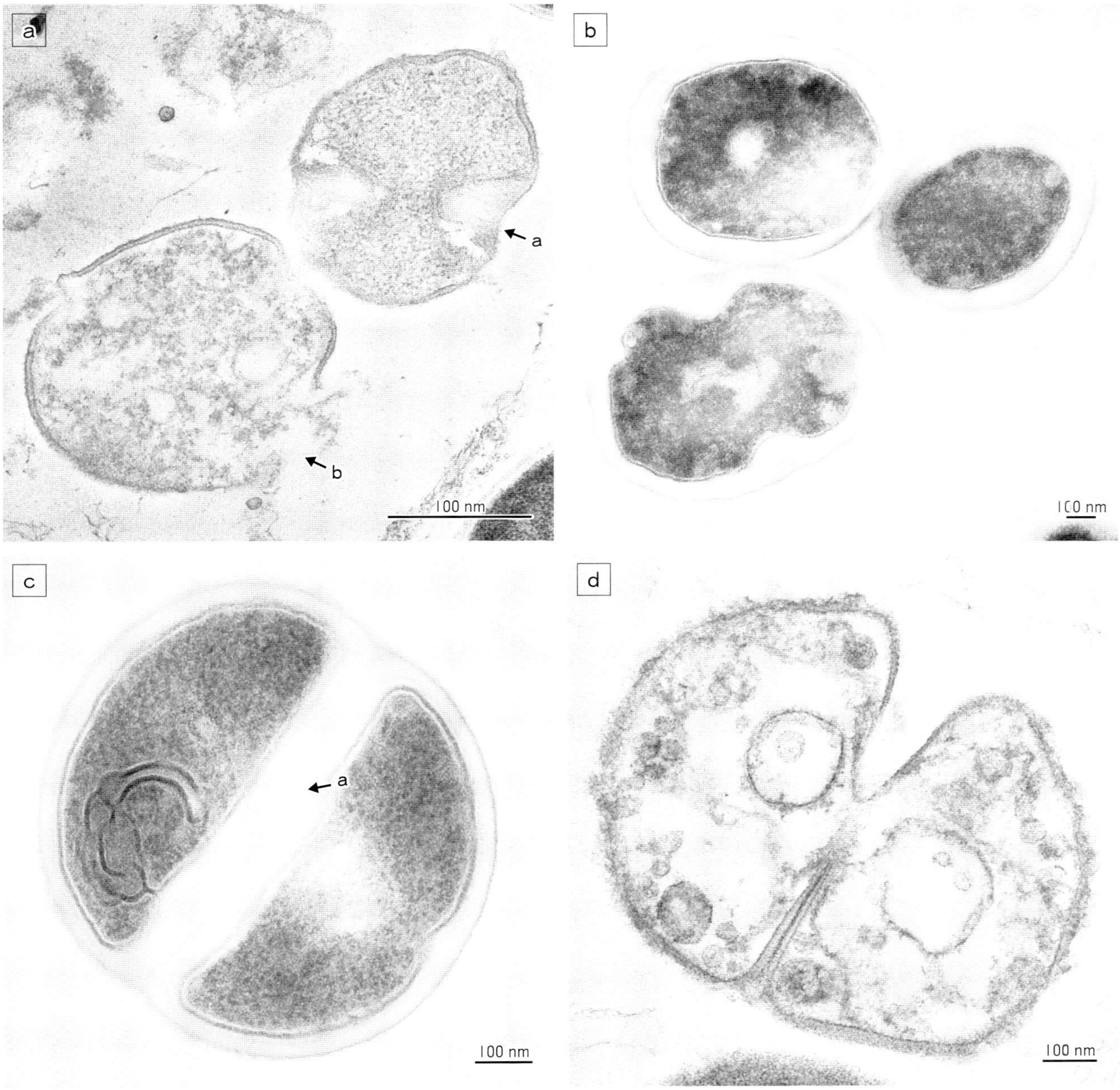

写真 12　抗菌薬で処理された際の黄色ブドウ球菌の超微形態変化を示した像。**a)**細胞壁合成阻害薬のペニシリンGで処理した菌体の超薄切片を透過型電顕で観察した像で，隔壁の膨隆化が進み(a)，隔壁形成部位で解裂が生じ溶菌に至る菌体(b)が数多く観察される。**b)**蛋白合成阻害薬であるアミノグリコシド系抗菌薬のひとつのアルベカシンで処理したメチシリン耐性黄色ブドウ球菌(MRSA)を透過型電顕で観察した超微形態像である。溶菌に至る菌体も若干認められるが，多くの処理菌体では顕著に肥厚化した細胞壁が観察される。**c)**核酸合成阻害薬のニューキノロン薬のひとつであるスパルフロキサシンで処理した黄色ブドウ球菌の透過型電顕像である。中には溶菌に至る菌体も観察できるが，隔壁が著しく肥厚化した(a)隔壁形成の異常が多くの処理菌体で観察できる。**d)**細胞壁合成阻害薬であるバンコマイシンで処理したMRSAの観察所見である。溶菌に至る多様な超微形態変化が観察できたが，分裂進行中の双葉状菌体において最も溶菌が著しく，細胞質膜の乖離が生じ，細胞壁との間に多数の小胞が生じる特徴ある溶菌像が観察される。

表 5　ブドウ球菌の抗生物質耐性

薬剤	耐性形質・機能蛋白	主たる作用	遺伝子(関連遺伝子)	遺伝子の局在部位	菌種
ペニシリン	ペニシリナーゼ(A～D)	β 環の開裂	*blaZ* (*bla*I, *bla*R1)	プラスミド・染色体	多くのブドウ球菌属
メチシリン	ペニシリン結合蛋白 PBP2′	PBP2 蛋白の代替え	*mec*A(*mec*I, *mec*R1, *fem* A～D	染色体カセット SCCmec，type I ～V	*S. aureus*，*S. epidermidis*，その他
マクロライド・リンコサマイド・ストレプトグラミン(MLS)	23S RNA メチラーゼ	23S RNA の 2058A のメチル化により 50S リボソームの薬剤親和性を低下	*elm*A～C	A(染色体)，B(プラスミド＋染色体)，C(プラスミド)	*S. aureus*，*S. epidermidis*，その他
マクロライド・ストレプトグラミン(MS)	ATP 依存性排泄ポンプ	マクロライド・リンコサミンの不活性化	*msr*A, *lin*A, *lin*A′	*msr*A：染色体，*lin*A，*lin*A：プラスミド	*S. hominis*，*S. chonii*，*S. epidermidis* など
テトラサイクリン	テトラサイクリン排出蛋白	エネルギー依存性薬剤排出	*tet*K, *tet*L	*tet*K(プラスミド)，*tet*L(プラスミド)	*S. aureus*，*S. epidermidis*，その他 *tet*L は *S. hyicus*
テトラサイクリン・ミノサイクリン	リボソーム保護蛋白 tetM	活性化 tRNA のリボソームへの結合は妨げないが，ペプチド合成を阻害	*tet*M	染色体，Tn916，Tn916 類似トランスポゾン	*S. aureus*，*S. intermedicus*
アミノグリコシド	アミノグリコシド 6′-アセチルトランスフェラーゼ AAC(6′)，アミノグリコシド 2″ホスフォトランスフェラーゼ APH(2″)	トブラマイシン，ゲンタマイシン，アミカシンの 6′ 炭素のアセチル化，2″炭素のリン酸化	*aac(6′)-aph(2″)*	プラスミド，Tn916，Tn916 類似トランスポゾン	*S. aureus*，*S. epidermidis*
	アミノグリコシド 3′-ホスフォトランスフェラーゼ APH(3′)-III	カナマイシン，アミカシンなどの 3′水酸基のリン酸化	*aph(3′)*-III *a(aphA)*	染色体・プラスミド	*S. aureus*，*Enterococcus*
	アミノグリコシド 4′-アデニルトランスフェラーゼ ANT(4′-4″)-1	トブラマイシン，アミカシンなどの 4′水酸基，ヂベカシンの 4″の水酸基のアデニル化	*ant(4′)-la(aadD)*	プラスミド	*S. aureus*，*S. epidermidis*
	アミノグリコシド 9-アデニルトランスフェラーゼ ANT(9)	スペクチノマイシンをアデニル化	*ant(9)-la(spc)*	トタンスポゾン Tn544	*S. aureus*，*S. epidermidis* *mecA* 株に多い，その他
トリメトプリム	S1 ジヒドロフォレイトレダクターゼ(S1DRHR)	トキケトプリムへの親和性の低下	*drfA*	プラスミド，Tn4003	*S. aureus*，*S. epidermidis*，*S. Hominis*，その他
クロラムフェニコール	クロラムフェニコールアセチルトランスフェラーゼ(CAT)	リボソームへの結合阻害	*cat*	プラスミド	*S. aureus*，*S. intermedius*，その他
フルオロキノロン	DNA ジャイレース(DNA トポイソメラーゼ)	サブユニット A，B の変異	*gyrA*, *gyrB* *(nov)*	染色体(recf-gyrB-gyrA)	*S. aureus*，*S. epidermidis*，その他
	多剤排出蛋白 NorA	エネルギー依存性薬剤排出	*norA*　および *flqB*	染色体	*S. aureus*，*S. epidermidis*，その他
	DNA トポイソメラーゼ，サブユニット A	フルオロキノン結合性の低下	*grlB－grlB*	染色体	*S. aureus*
リファンピン	RNA ポリメラーゼサブユニット A	リファンピン結合部位の変異	*rpoB* *(rif)*	染色体(rlp-rpoB-rpoC)	*S. aureus*，*S. epidermidis*，その他
グリコペプチド	バンコマイシン耐性(VRSA)，中等度耐性(VISA)，高度耐性(hVISA)	細胞壁の肥厚(VISA，hVISA)，細胞壁ムラミルペンタペプチドの変異でバンコマイシン・テイコプラニンへの親和性が低下	*van*A (VRSA)	プラスミド	*S. aureus*
カドミウム・亜鉛	カドミウム排出蛋白，結合蛋白	排出機構，Cd などにより誘導される蛋白の転写制御，結合蛋白	*cadA*, *cadB*, *cadC*	プラスミド	*S. aureus*
水銀・有機水銀	水銀還元酵素，有機水銀リアーゼ，水銀耐性オペロン制御蛋白	水銀イオンを揮発性水銀へ還元，有機水銀の炭素結合を分解	*merA*, *merB*, *merR*	プラスミド(merA)，染色体，Tn4004	*S. aureus*
ヒ素・アンチモン	ヒ素ポンプ膜蛋白，ヒ素還元酵素，ヒ素耐性オペロン制御蛋白	ヒ素の排出	*arsB*, *arsC*, *ArsR*	プラスミド	*S. aureus*

したものである。

本来はほとんどの抗生物質が殺菌あるいは静菌作用を発揮するはずであるが，*S. aureus* は薬剤耐性因子を獲得しやすいことが歴史的にもゲノムの特徴からも明らかになった(表 5)。

ペニシリン耐性はペニシリンが医療現場に導入された後，ほとんど直後の 1940 年代に出現し，主として β-ラクタマーゼを産生する。現在分離される菌の 75～90% が耐性である。メチシリン耐性は，1961 年，メチシリンが適用された翌年，ヘテロジーナスな耐性菌として分離された。1970 年代半ばからは院内感染の原因菌として世界各地で分離された。流行する耐性菌の起源は同一菌株と見なされ，その菌株が広く伝播されたようである。メチシリン耐性は可動性遺伝子(staphylococcal cassette chromosome *mec*：*SCCmec*)で，現在は 5 種のタイプ(Type-1B，Type-2A，Type-3A，Type-2B，Type-C)(Hiramatsu, 2001)が同定されている。耐性菌は院内感染から分離されることが多いが，近年では市中感染例からも MRSA が分離され，*SCCmec* が一般生活環境にも広範囲に分布しているらしい(Hiramatsu et al., 2001)。

薬剤耐性は，細菌が薬剤を分解・修飾したり，菌体内への流入を阻止したり外界へ排出する。耐性機構として，その機能を担う担当遺伝子が明らかなものと，多因子が関与して耐性(狭義にはこれを薬剤耐性と定義しないこともある)となるものがある。耐性因子とその遺伝子を

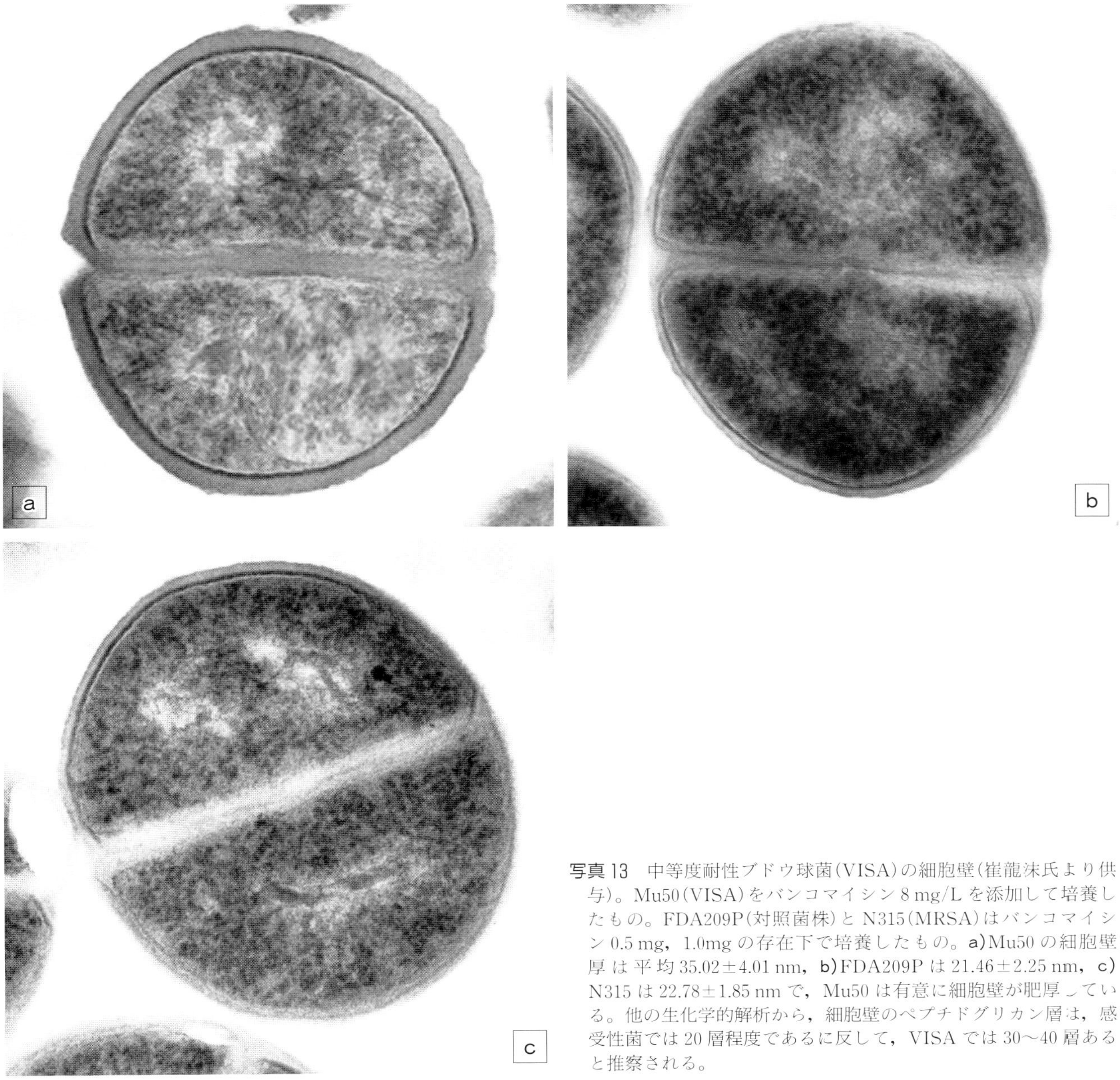

写真 13 中等度耐性ブドウ球菌(VISA)の細胞壁(崔龍洙氏より供与)。Mu50(VISA)をバンコマイシン 8 mg/L を添加して培養したもの。FDA209P(対照菌株)と N315(MRSA)はバンコマイシン 0.5 mg, 1.0mg の存在下で培養したもの。a)Mu50 の細胞壁厚は平均 35.02±4.01 nm, b)FDA209P は 21.46±2.25 nm, c)N315 は 22.78±1.85 nm で, Mu50 は有意に細胞壁が肥厚している。他の生化学的解析から, 細胞壁のペプチドグリカン層は, 感受性菌では 20 層程度であるに反して, VISA では 30〜40 層あると推察される。

表 5 にまとめた(Peacock, 2005; Kuroda, 2001)。バンコマイシン耐性因子はエンテロコッカス(VRE)では *vanA* 遺伝子が関与し, 高度耐性(バンコマイシン濃度 MIC：8 mg/L)となるが, その因子を持った *S. aureus* は米国で実験的に作製され, 臨床的には 1 例が分離(VRSA)されたのみである(Tenover et al., 2004)。わが国で分離された中等度バンコマイシン耐性菌(VISA)Mu50, Mu3, バンコマイシン MIC：8 mg/L(Hiramatsu, 1997)はその耐性機構は細胞壁の肥厚にあるようで(Hiramatsu, 2001), その形態像を写真 13 に示した。

S. aureus 感染症の治療は抗生物質による治療が一般的であるが, 長期化したり, 限局化した膿瘍は外科的に摘出することが望ましい。

【予防】

S. aureus, *S. epidermidis* はヒトの表皮・粘膜・腸管の常在細菌である。したがってこれによる感染症は外傷あるいは事故や人為的な処置(医源)により菌を強制的に体内へ混入・挿入させて発症する。あらゆる医療行為において,「伝播・感染経路」の遮断がすべてである。きめ細かい, 滅菌操作, 日常の消毒作業のチェックが基本である。

表皮を切開する手術では, 術前・術後に感染予防に抗生物質が処方されることが多いが, 消毒剤を効果的に利用して可能な限り抗生物質の利用が限定的とされるべきである。手術時に患者の皮膚の剃毛をすると, 毛孔や表皮を傷つけることもあるので, 剃毛をしないことが一般的となっている。

感染予防のワクチンはない。ヒトは自然免疫として, ブドウ球菌の表層構造物(莢膜, 細胞壁, 表層蛋白など)に対して抗体を保有しているが, 感染防御抗体としての効果は明らかではない。

【その他】

ブドウ球菌はヒトとともに進化し, 共生しているらしい。ゲノム解析では菌の染色体 DNA にヒトの遺伝子と酷似した配列断片が見られ，また，遺伝子間すなわちイントロン相当部には「ジャンク」としてヒト遺伝子の断片らしき配列が見られるという。ヒトと共生してヒト側も何らかの恩恵を受けているかもしれないが，院内感染症の主要な起因菌であり，また，菌交代症，薬剤耐性を随時獲得して常在するので，目を離せない細菌である。

【引用・参考文献】

天児和暢．2004．写真で語る細菌学，九州大学出版会，福岡．

ブドウ球菌研究会(編)．1986．ブドウ球菌，医歯薬出版，東京．

Cui, L., Murakami, H., Kuwahara-Arai, K., et al. 2000. Contribution of a thichend cell wall and its glutamine nonamidated component to the vancomycin resistance expessed by *Staphylococcus aureus* Mu50. Antimicrob. Agents Chemother. 44: 2276-2285.

Dingers, M. M., Orwin, P. M., and Schlievert, P. M. 2000. Exotoxins of *Staphylococcus aureus*. Clin. Microbiol. Rev. 13: 16-34.

橋本　一．2000．薬はなぜ効かなくなるか――病原菌は進化する，中央新書，中央公論新社，東京．

Hayami, M., Okabe, A., Sasai, K., et al. 1979. Persence and synthesis of cholesterol in stable staphylococcal L-forms. J. Bacteriol. 140: 859-863.

Hiramatsu, K. 1997. Methicillin-resistant *Staphylococcus aueus* clinical strain with reduced vancomycin susceptibility. J. Antimicrob. Chemother. 40: 135-136.

Hiramatsu, K. 2001. Vancomycin-resistant *Staphylococcus aureus*: a new model of antibiotic resistance. Lancet Infect. Dis. 1: 147-155.

Hiramatsu, K., Aritaka, N., Hanaki, N., et al. 1997 Dissemination in japanese hospitals of strains of *Staphylococcus aureus* heterogeneously resistant to vancomycin. Lancet 350: 1668-1671.

Hiramatsu, K., Cui, L., Kuroda, M., et al. 2001. The emergence and evolution of methicillin-resistant *Staphylococcus aureus*. Trends Microbiol. 9: 486-493.

Kloos, W. E., and Schleifer, K. H. 1986 *Staphylococcus*, p. 1013-1035. *In* Sneath, P. H. A., Mair, N. S., Sharpe, M. E., et al. (eds.), Bergey's manual of systematic bacteriology, vol. 2, Williams & Wilkins, Baltimore.

Koyama, A., Sharmin, S., Sakurai, H., et al. 2004. *Staphylococcus aureus* cell envelope antigen is a new candidate for the induction of IgA nephropathy. Kidney International 66: 121-132.

Kuroda, M., Ohta, T., Uchiyama, I., et al. 2001. Whole genome sequencing of mehticillin-resistant *Staphylococcus aureus*. Lancet 357: 1225-1240.

Kuroda, M., Yamashita, A., Hirakawa, H., et al. 2005. Whole genome sequence of *Staphylococcus saprophyticus* reveals the pathogenesis of uncomplicated urinary tract infection. PNAS 102: 13272-12377.

Ludwig, W., Schleifer, K. H., and Whitman, W. B. 2009. Revised road map to the phylum *Firmicutes*, p. 1-17. *In* De Vos, P., Garrity, G., Jones, D., et al. (eds.), Bergey's manual of systematic bacteriology, 2nd ed., vol. 3, Springer-Verlag, New York.

McDougal, L. K., Steward, C. D., Killgore, G. E., et al. 2003. Pulsed-field gel electrophoresis typing of Oxacillin-resistant *Staphylococcus aureus* isolates from the United States: establishing a nationa database. J. Clin. Microbiol. 41: 5113-5120.

Monday, S. R., and Bohach, G. A. 1999. Properties of *Staphylococcus aureus* enterotoxins and toxic shock syndrome toxin-1, p. 589-609. *In* Alouf, J. E., and Freer, J. H. (eds.), The comprehensive sourcebook of bacterial protein toxins, 2nd ed., Academic Press, San Diego.

Novick, R. P. 2000. Pathogenicity factors and their regulation, p. 392-407. *In* Fischetti, V. A., Novick, R. P., Ferretti, J. J., et al. (eds.), Gram-positive pathogens, 2nd ed., ASM Press, Washington.

Peacock, P. E. 2005. *Staphylococcus*, p. 871-832. *In* Borriello, S. P., Murray, P. R., and Funke G. (eds.), Topley & Wilson's microbiology & microbial infections, vol. 2., 10th ed., Hodder Arnold, London.

Tenover, F. C., Weigel, L. M., Appelbaum, P. C., et al. 2004. Vancomycin-resistant *Staphylococcus aureus* isolate from a patient in Pennsylvania. Antimicrob. Agents Chemother. 48: 275-280.

Yamada, S., and Matsumoto, A. 1984. Localization of protein A on the cell surface of *Staphylococcus aureus* Cowan I and protein A-deficient strains. J. Electron Microsc. 33: 172-174.

Yamada, S., and Matsumoto, A. 1988. Hemagglutination activity and localization of Fc receptor of group A and G streptococci. Microbiol. Immunol. 32: 15-23.

Yamada, S., Sugai, M., Komatsugawa, H., et al. 1996. An autolysin ring associated with cell separation of *Staphylococcus aureus*. J. Bacteriol. 178: 1565-1571.

Watanabe, S., Ito, T., Takeuchim, F., et al. 2005. Structural comparison of ten serotypes of staphylocoagulases in *Staphylococcus aureus*. J. Bacteriol. 187: 3698-3707.

吉川昌之介．2001．ヒトは細菌に勝てるか，丸善，東京．

Zhang, Y.-Q., Ren, S. X., Li, H. L., et al. 2003. Genome-based analysis of virulence genes in a non-biofilm-forming *Staphylococcus epidermidis* strain (ATCC 12228) Mol. Microbiol. 49(6): 1577-1593.

【林　英生，山田作夫】

ラクトバチルス(乳酸桿菌)科
Family ***Lactobacillaceae***

ラクトバチルス属
Genus ***Lactobacillus***

【分類】

乳酸菌(Lactic acid bacteria)という名称は，細菌の生物学的な分類上の特定の菌種を指すものではなく，その性状に対して名づけられたものである。すなわち，発酵によって糖類から最終産物として多量の乳酸を産生し，かつ，悪臭の原因になるような腐敗物質をつくらないものが，一般に乳酸菌と呼ばれる。その細菌の形状から，球状の乳酸球菌と桿状の乳酸桿菌に分類されることもある。乳酸菌は，その発酵の様式から，乳酸のみを最終産物としてつくり出すホモ乳酸菌と，アルコールや酢酸など乳酸以外のものを同時に産生するヘテロ乳酸菌に分類される。ホモ乳酸菌は基質となる糖の85〜95%が乳酸となり，ヘテロ乳酸菌では約50%が乳酸になる。

ラクトバチルス属(*Lactobacillus*)は，*Firmicutes*，*Bacilli*，*Lactobacillales*，*Lactobacillaceae*，*Lactobacillus* として分類され，現在185菌種26亜種が記載されている。基準種は *L. delbrueckii* である。

【形態・性状】

グラム陽性，0.5〜0.7×2〜8 μm の細長い，時には湾曲した桿菌で，球状を呈するものもある。芽胞を形成せず，鞭毛を持たず，運動性はない(一部の菌種には運動性が認められている)。細胞質に顆粒状の構造が見られることがある。

糖分解能が強く，糖を主として乳酸に発酵し，酢酸，エタノール，蟻酸を産生するものもある。通性嫌気性ないし微好気性で，5〜10%の炭酸ガスを必要とするものもある。栄養要求性は高く，アミノ酸，ビタミン，脂肪酸などを要求する。生育温度は2〜50°C，至適生育温度は30〜40°C，生育至適 pH は5.5〜6.2である。GC 含量は32〜53%。

ファージにはグループ A，B があり，正20面体の頭部と尾部からなる。

【遺伝子構造】

ゲノム構造の例として，*L. casei* の場合では菌株によってゲノム構造が異なるが，概略は，染色体 GC 含量46%，総塩基数約3.0 Mb，コードする蛋白質分子約3,000，RNA は75からなる。1個のプラスミドを保有し，塩基数は29〜36 Kb のプラスミド(薬剤耐性因子含む)であるが，株あるいは種により異なる。本菌種の遺伝子操作は一般に困難とされている。

【生態】

ラクトバチルス属は自然界に広く分布し，ヒトや動物の糞便，乳，乳製品，肉・魚類製品などから分離される。口腔には *L. casei*，*L. fermentum*，*L. plantarum*，*L. salivarius*，腸管には，*L. acidphilus*，*L. salvarius*，*L. gaserii*，*L. reuteri*，膣には *L. jensenii*，*L. crispatus*，*L. vaginalis* などが正常細菌叢を形成する。

【培養】

炭素源として，糖以外に，ヌクレオチド，各種アミノ酸，ビタミンを要求する。パントテン酸，ニコチン酸は発育に必須である。微好気性で，5〜10%の炭酸ガスの添加で発育が促進される。

培地は，Briggs 寒天，BL 寒天，MRS 寒天など，糖を大量に含むものを利用する。30〜37°Cで2日間程度の培養で，径2〜5 mm のコロニーをつくる。色素は産生しない。

【生理的活性】

ラクトバチルス属は，ヒトの口腔，腸内や女性の膣内に常在し，常在細菌叢の一部をなしている。これらは，生体にとって有益になるバリヤーとして機能していると考えられている。消化管内には菌数にして腸内容物1 g 当たり $10^{7\sim8}$ 個が存在している。腸管内では腸粘膜の保護，腸管運動の調整，腸管粘膜免疫の刺激，腸内細菌叢の調整など，宿主に有益な作用を施していると考えられている。膣内にはグラム陽性菌が多数生息しているが，これらの菌の発見者の名をとって，デーデルライン桿菌と呼ばれていた。これは1種の菌名ではなく，*L. jensenii*，*L. crispatus*，*L. vaginalis* などの総称であり，膣内の pH を低下させるとともに，菌が産生する H_2O_2 が他の菌の増殖を制御しているようである。

【病原性】

病原性はほとんどなく，ヒトの口腔内にはラクトバチルス属も多く生息している。主なものとしては，*L. oris*，*L. casei*，*L. salivarius*，*L. brevis* などである。この *Lactobacillus* 属はう蝕の発生に関与するとされていたが，乳酸を産生する能力は高いものの，歯面への付着能力が低く，プラーク中の菌数は少ないため，う蝕原性は強くなく，う蝕の進行を促進するものであるとされている。

稀ではあるが，細菌性心内膜炎，亜急性心内膜炎，敗血症，膿瘍などを起こすことが報告されている(Arɔi et al., 2003; Husni, 1997)。報告症例の多くは基礎疾患として糖尿病，免疫不全，弁膜性疾患などを有しており，また，事前に歯科治療を受けていることが多いとされている。*L. rhamnosus*，*L. paracaei*，*L. plantarum* などが日和見感染の起因菌となりうるが，本来病原性は強くない。病原因子としては，莢膜や定着因子など表層構造物が関与するらしい。

【臨床応用・実用製品】

健康なヒトの腸内にはたくさんの種類の微生物が生息しており，ほぼすべてのヒトの腸内からは，腸内容物1 g 当たり $10^{7\sim8}$ の菌数で検出される(表1)。これらのラクトバチルス属は，腸内環境を変える機能を有しており，健康増進の役に立つことも明らかにされてきている。ヨーグルト，発酵乳，乳酸菌飲料などの製造に多くのラクトバチルス属の菌株が使用され，近年では機能性の高いプロバイオティクス(ヒトの健康に効果を示す生きた微生物)(表2)として注目を浴びているが，各株の性状に特異性が高く，工業的な特許の対象となっている。既に臨床試験を通じて，その有効性が認められている機能や今後，ヒト試験を通じて機能性を確認することが期待されている(Kalliomaki et al., 2003)。

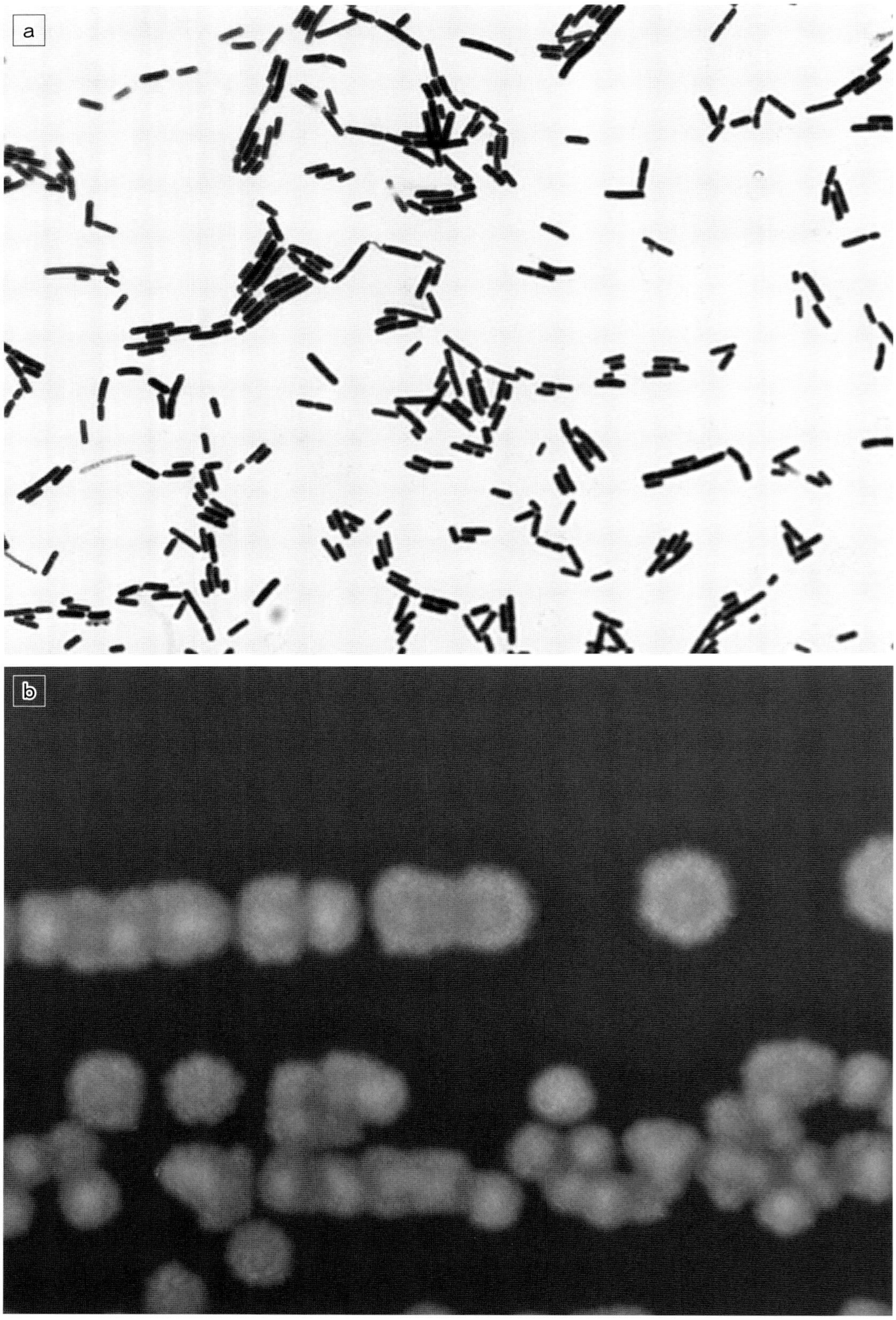

写真1　*L. acidophilus*。a)菌形態，b)集落。菌株名：JCM 1132^{T}，由来：ヒトや動物の消化管，生育温度：30～37°C，生育培地：BL 培地(栄研)，染色法：グラム染色。×1,000。(写真 1a は口絵 91 参照)

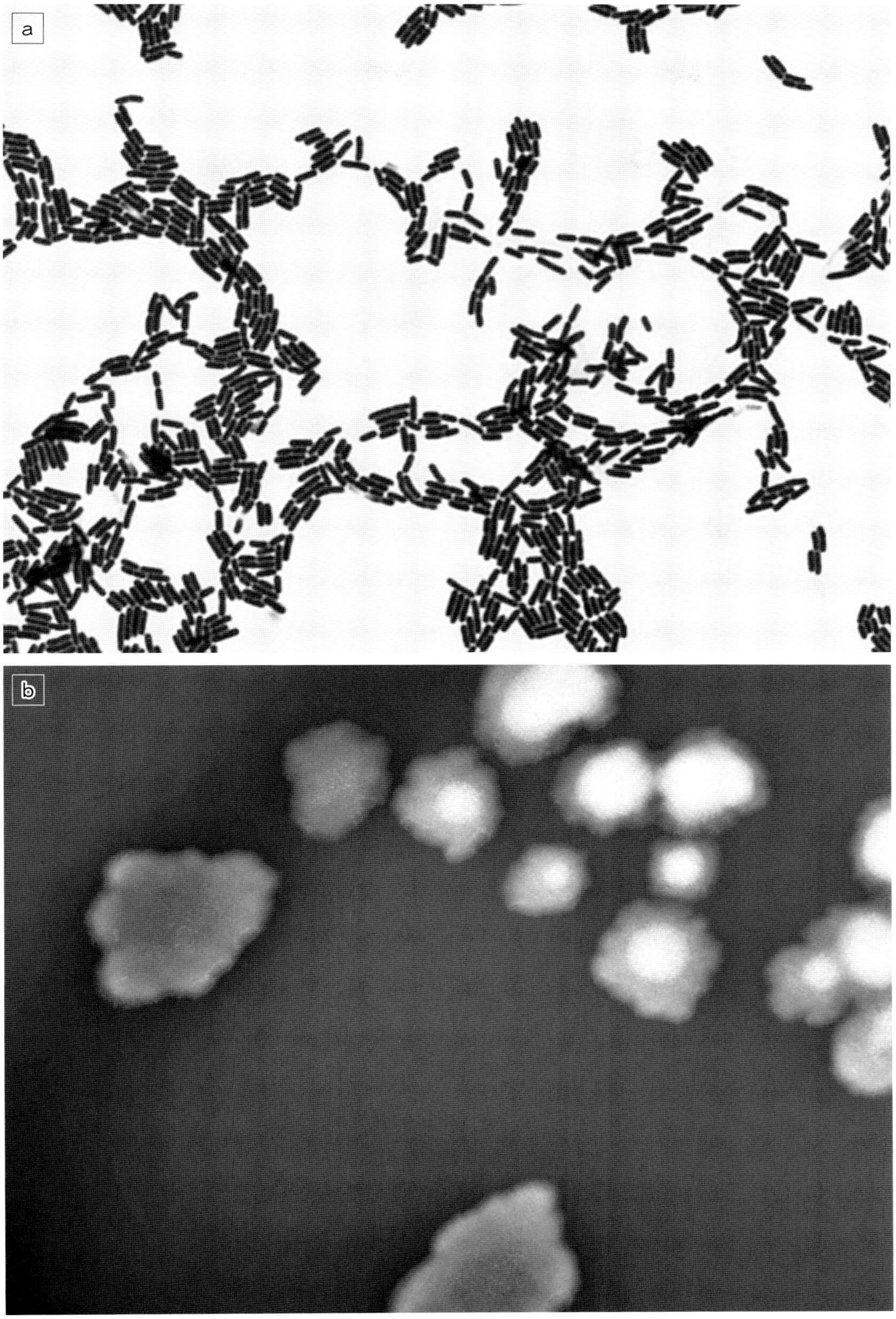

写真2　*L. agilis*。a)菌形態，b)集落。菌株名：JCM 1187ᵀ，由来：トリの消化管，生育温度：30〜37℃，生育培地：BL 培地(栄研)，染色法：グラム染色。×1,000。(写真 2a は口絵 92 参照)

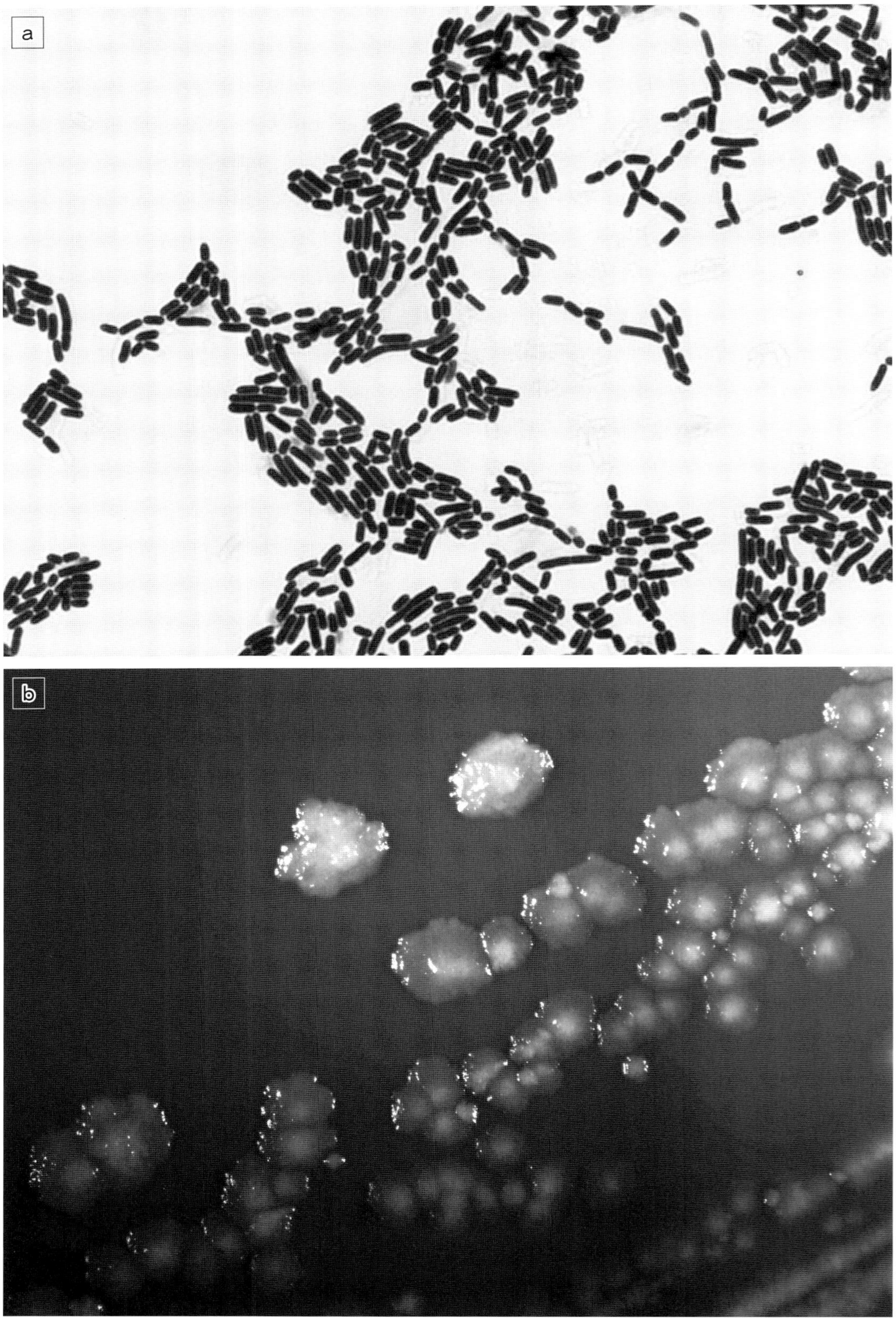

写真 3　*L. brevis*。a)菌形態，b)集落。菌株名：JCM 1059ᵀ，由来：乳製品・漬け物・消化管，生育温度：30〜37°C，生育培地：BL 培地(栄研)，染色法：グラム染色。×1,000。(写真 3a は口絵 93 参照)

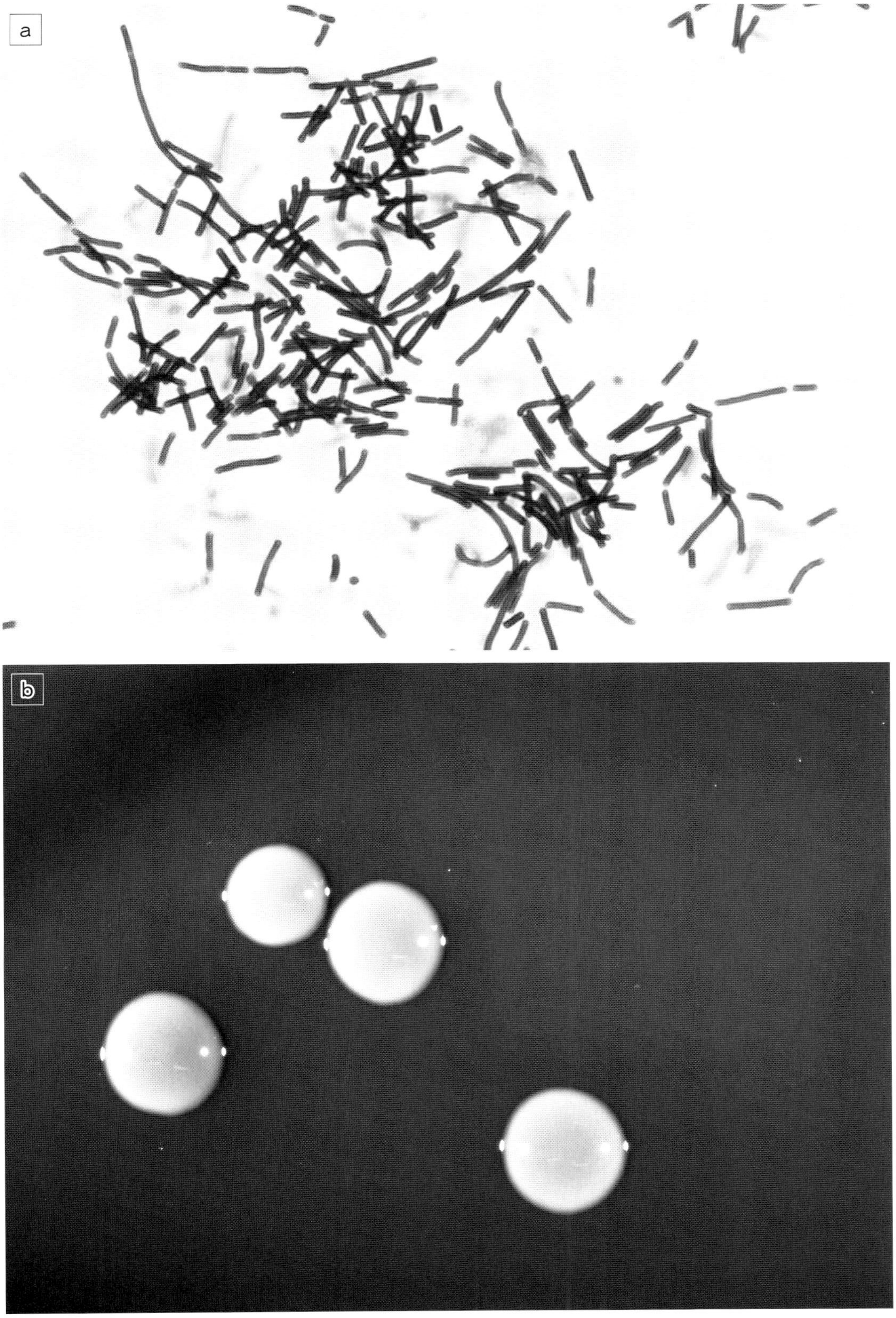

写真 4　*L. casei*。a)菌形態，b)集落。菌株名：JCM 1134^T，由来：乳製品・消化管，生育温度：30〜37℃，生育培地：BL 培地(栄研)，染色法：グラム染色。×1,000。(写真 4a は口絵 94 参照)

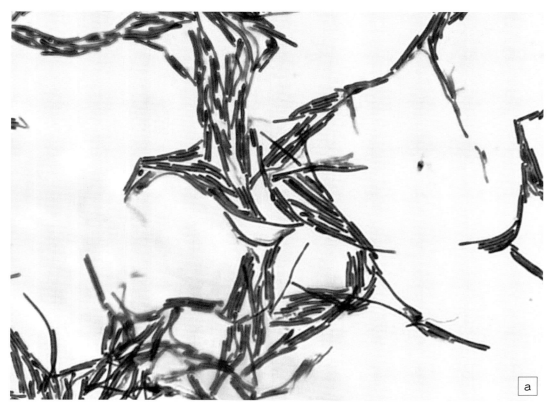

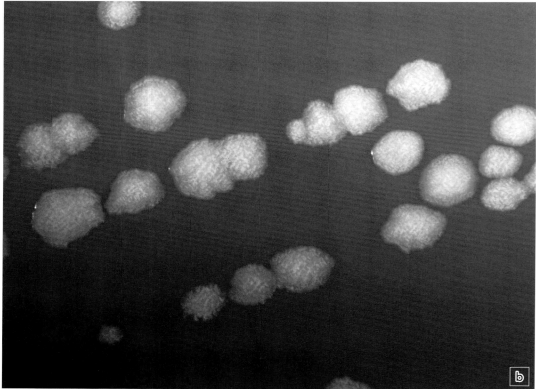

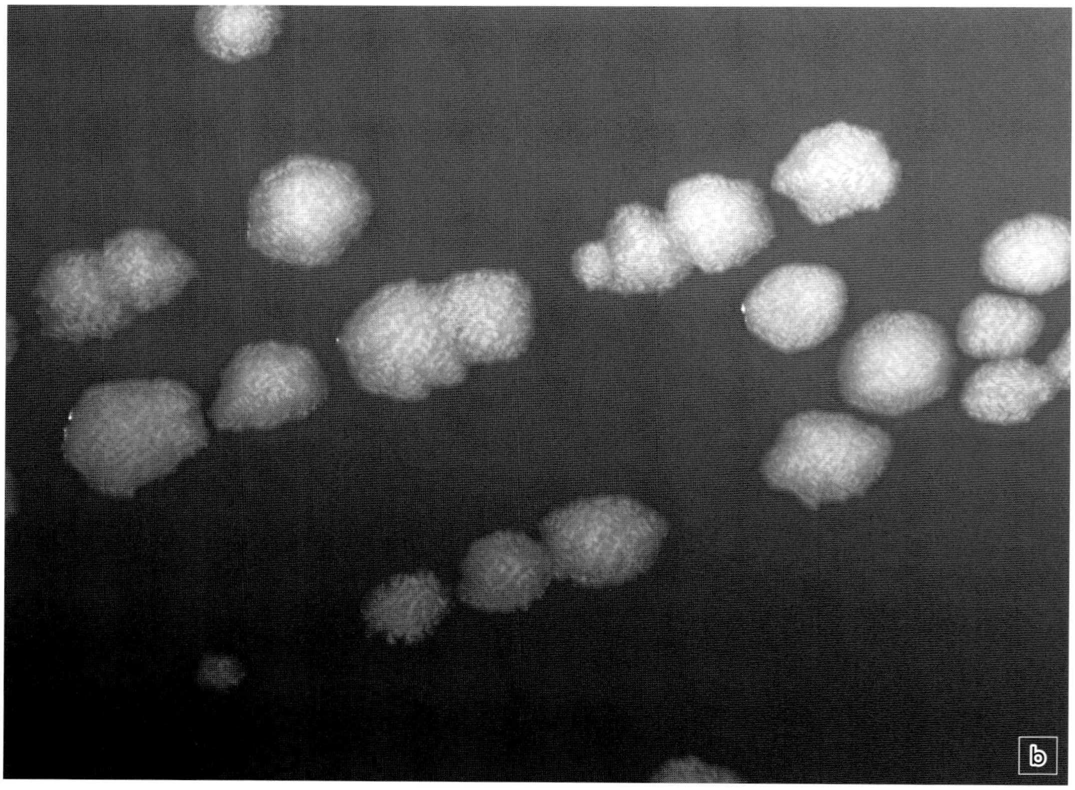

写真 5　*L. delbrueckii*。a)菌形態，b)集落。菌株名：JCM 1012ᵀ，由来：乳製品，生育温度：30〜37°C，生育培地：BL 培地(栄研)，染色法：グラム染色。×1,000。(写真 5a は口絵 95 参照)

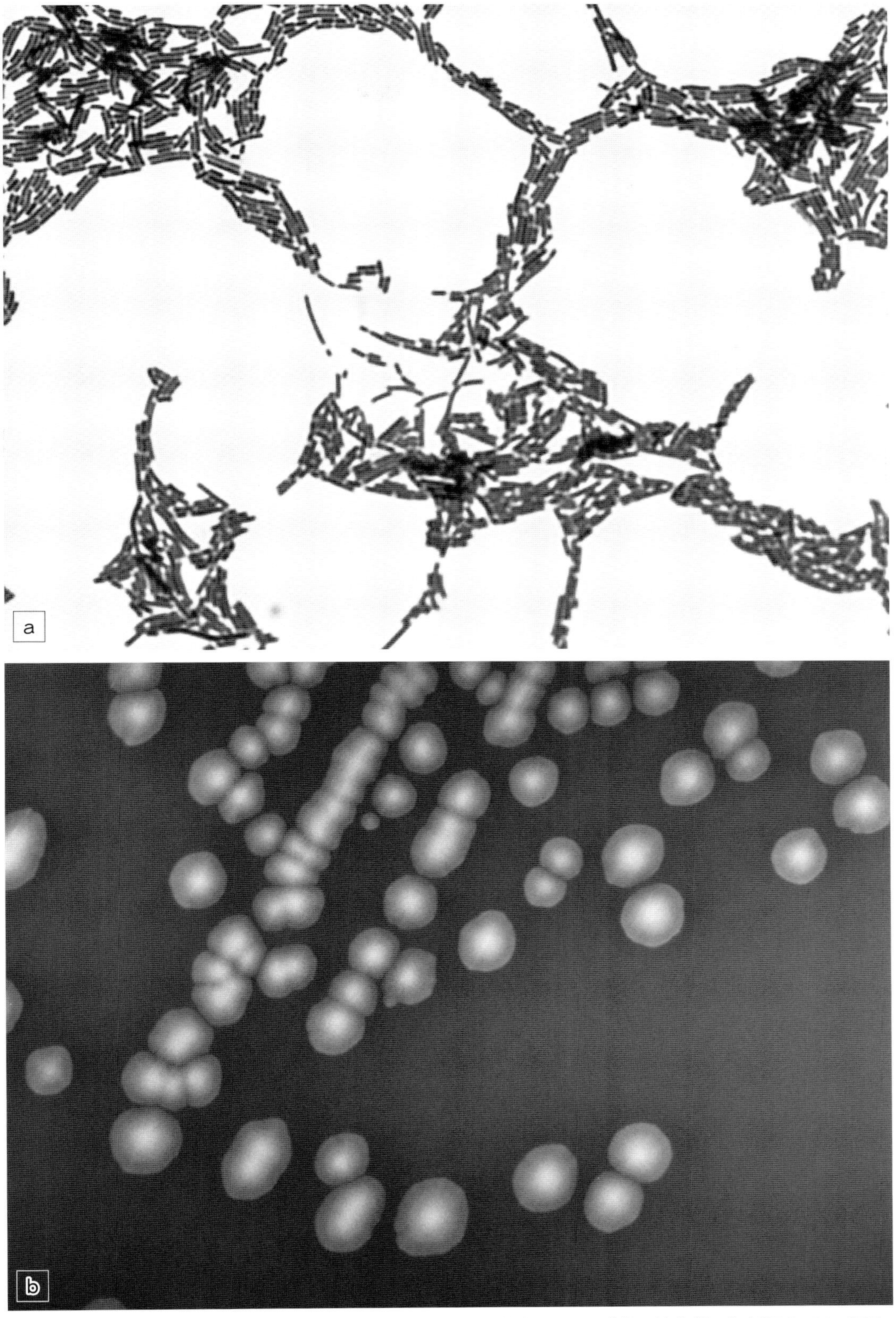

写真6　*L. gasseri*。a)菌形態，b)集落。菌株名：JCM 1131^{T}，由来：ヒトや動物の消化管，生育温度：30〜37°C，生育培地：BL 培地(栄研)，染色法：グラム染色。×1,000。(写真 6a は口絵 96 参照)

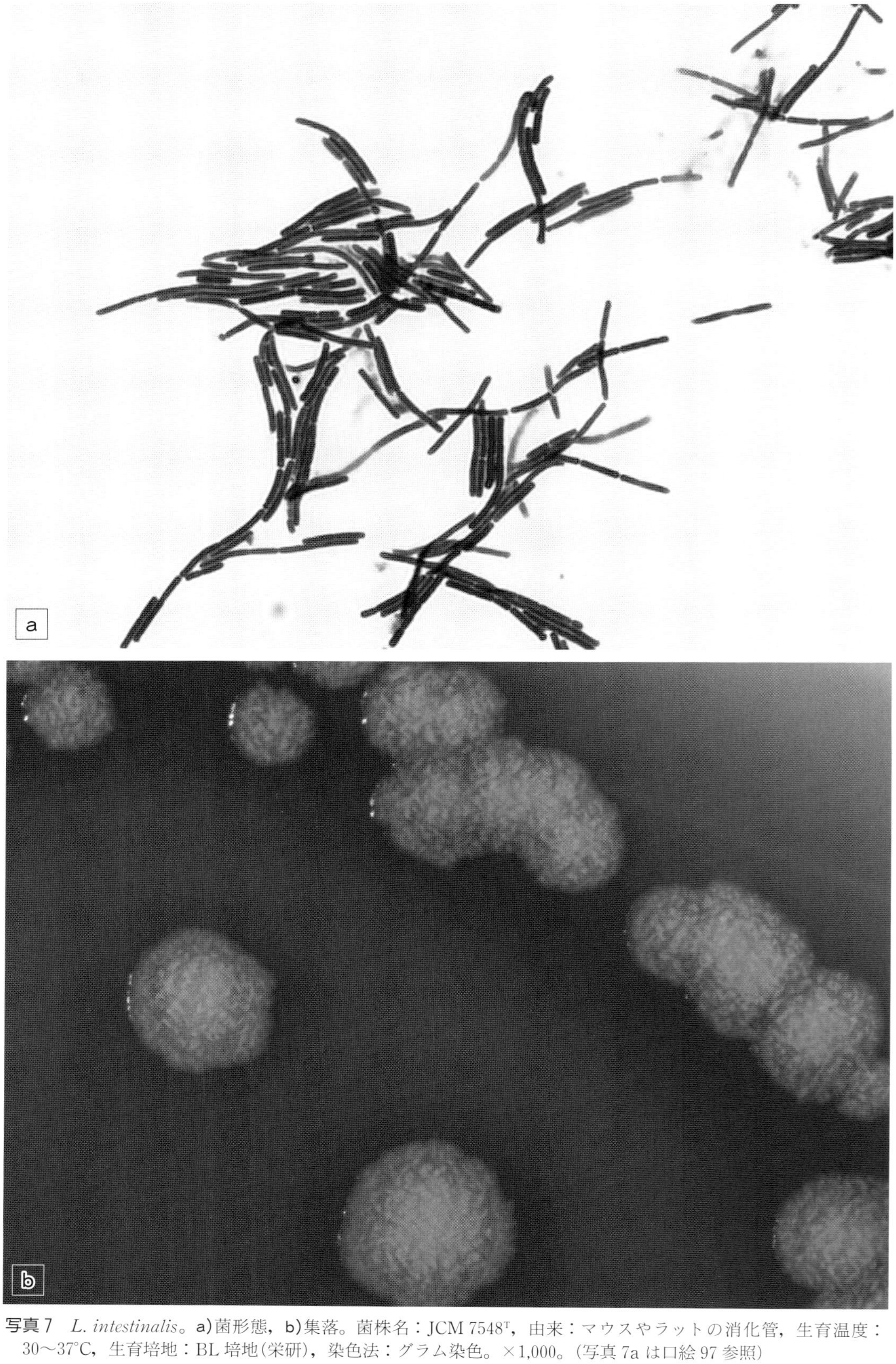

写真7　*L. intestinalis*。a)菌形態，b)集落。菌株名：JCM 7548^{T}，由来：マウスやラットの消化管，生育温度：30～37℃，生育培地：BL 培地(栄研)，染色法：グラム染色。×1,000。(写真 7a は口絵 97 参照)

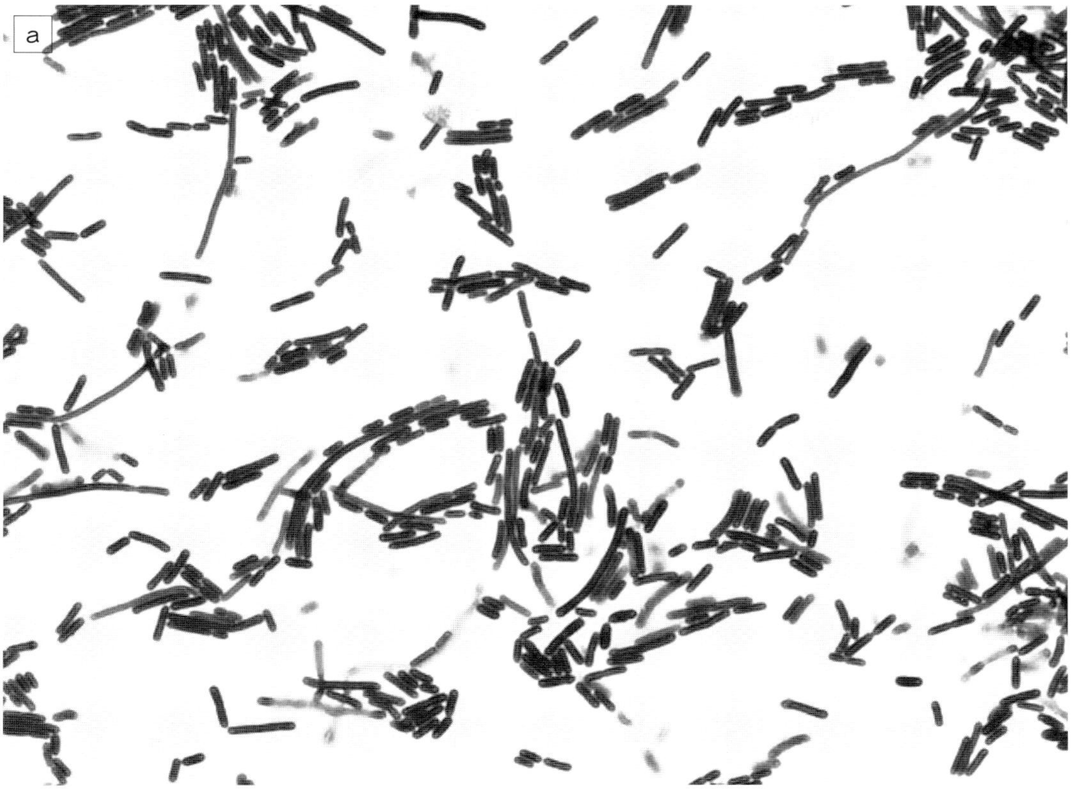

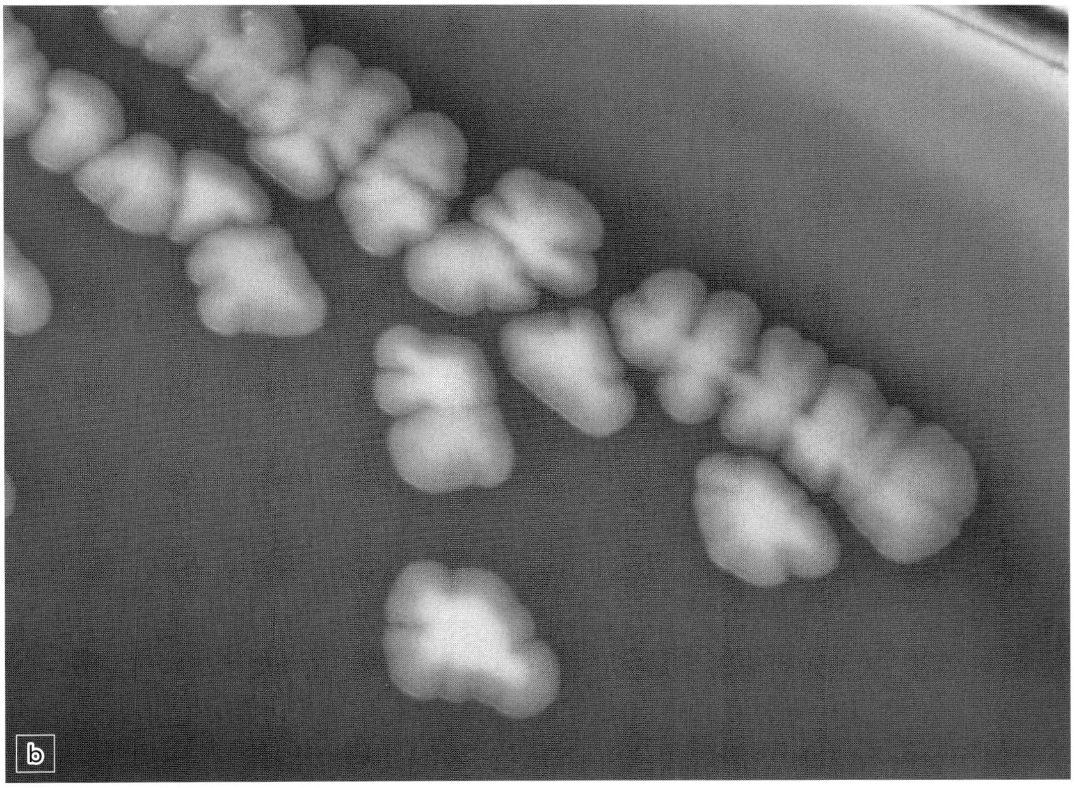

写真 8 *L. johnsonii*。a)菌形態，b)集落。菌株名：JCM 2012ᵀ，由来：動物の消化管，生育温度：30～37°C，生育培地：BL 培地(栄研)，染色法：グラム染色。×1,000。(写真 8a は口絵 98 参照)

表1　人体・発酵食品に含まれるラクトバチルス属(*Lactobacillus*)菌種の分布

	人体	発酵食品	プロバイオティクス
L. acidphilus	+	+	+
L. brevis	+	+	+
L. casei	−	+	+
L. delbreuckii	−	+	+
L. fermentum	−	+	+
L. gasseri	+	−	+
L. jensenii	−	−	−
L. johnsonii	+	+	+
L. paracasei	+	+	+
L. plantarum	−	+	+
L. rhamnosus	+	+	+
L. salivarius	+	−	+

一方，発酵食品の製造過程において，乳酸菌が雑菌として混入することが問題になることもある。*L. brevis*，*L. fructivorans*，*L. hilgardii* など，アルコールに強い乳酸菌は，酒類の醸造，発酵中に混入・増殖すると，異臭・酸味を生じて酒の商品価値を失わせてしまうことがある。

表2　プロバイオティクスの機能

科学的に証明されている健康表示
- ロタウイルス下痢症改善作用
- 抗生物質誘導下痢症改善作用
- 乳糖不耐症軽減作用
- 乳児食餌性アレルギー症軽減作用
- 整腸作用

ヒト試験が求められる試験研究
- 発がんリスク低減作用
- 免疫能調節作用
- アレルギーの低減作用
- 血圧降下作用
- 胃内ピロリ抑制作用
- 腸内環境改善作用
- 過敏性大腸炎，クローン病および潰瘍性大腸炎の軽減作用
- *Clostridium difficile* 下痢症の低減作用
- 食餌性コレステロールの低減作用
- 乳児および児童の呼吸器感染症の抑制作用
- 口腔内感染症の低減作用

【引用・参考文献】

Arpi, M., Vancanneyt, M., Swings, J., et al. 2003. Six cases of *Lactobacillus* bacteremia: identification of organism and antibiotic susceptibility, and therapy. Scand. J. Infect Dis. 35: 404-408.

Haakensen, M., Dobson, C. M., Hill, J. E., et al. 2009. Reclassification of prdicoccus dextrinicus (Coster and White 1964) Back 1978 (Approved List 1980) as Lactobacillus dextrincuc comb. nov., and emended description of genus Lactobacillus. Int. J. Syst. Evol. Microbiol. 59: 615-621.

http://www.ncbi.nlm.nih.gov/Taxonomy/Browser

Husni, R. N., Gordon, S. M., Washington, J. A., et al. 1997. Lactobacillus bacteremia and endocarditis: review of 45 cases. Clin. Infect. Dis. 25: 1048-1055.

Kalliomaki, M., Salminen. S., Poussa, T., et al. 2003. Probiotics and prevention of atopic disease: 4-year follow-up of a randomised placeb-controlled trail. Lancet 361: 1869-1871.

Kilian, M. 2005. Streptococcus and Lactobacillus, p. 834-881. *In* Borriello, S. P., Murray, P. R., and Funke, G. (eds.), Bacteriology, vol. 2, Topley & Wilson's Micribiology and Microbial Infections, Hodder Arnold, UK.

光山正雄．2002．ラクトバシラス属菌，p. 450-453．竹田美文・林英生(編)，細菌学，朝倉書店，東京．

【辨野義己】

エンテロコッカス科
Family *Enterococcaceae*

エンテロコッカス(腸球菌)属
Genus *Enterococcus*

【分類・歴史】

エンテロコッカス(腸球菌)属(*Enterococcus*)はグラム陽性の1ないし2個，あるいは短い連鎖をつくる球菌である。この菌はもっぱらヒトを含む動物の糞便から分離される連鎖球菌ということから，長らく連鎖球菌属(*Streptococcus*)のひとつのグループ(enterococcal group)とされ，その抗原性から「Lancefield D群レンサ球菌」と呼ばれていた。しかしながら，DNA/DNAあるいはDNA/rRNA雑種法や16S rRNAの塩基配列の結果から，このグループに属する菌は他の連鎖球菌属の菌とは大きく異なることが明らかになり，1984年，連鎖球菌属(*Streptococcus*)から分離され腸球菌属(*Enterococcus*)が新たにつくられた(Schleifer and Kilpper-Bälz, 1984)。これらの菌はカタラーゼを持たず糖を発酵分解することによりエネルギーを獲得し，最終的には乳酸を生産する乳酸発酵菌である。分離された菌がカタラーゼ非産生グラム陽性球菌であり胆汁エスクリン(bile-esculin：BE)寒天培地上で生育し，エスクリンを加水分解し，黒色のコロニーを形成する。PYR (pyrrolidonyl arylamidaseの産生)，LAP(leucine aminopeptidaseの産生)試験に陽性でかつ6.5%NaCl存在下で45℃にて生育すれば，腸球菌属の菌であると考えられる。この属には2012年時点で44菌種が知られている。さらにマンニトールとソルボースからの酸形成，アルギニンの加水分解の性状によってGroup I～Vの5つのグループに分けられている。そしていくつかの性状によりさらに細かく分類されている(表1)(Facklam et al., 2002)。G+C含量は菌種によって若干異なるが，概ね34～45%の範囲内である。

【形態・構造】

直径0.5～1 μmの球菌で卵形や球形で時として球桿菌の形態をとることもある。1ないし2個，あるいは短

表1 腸球菌属の菌種同定に用いられる性状

菌種	菌種同定のための性状*											
	MAN	SOR	ARG	ARA	SBL	RAF	TEL	MOT	PIG	SUC	PYU	MGP
Group I												
E. avium	+	+	−	+	+	−	−	−	−	+	+	V
E. gilvus	+	+	−	−	+	+	−	−	+	+	+	−
E. malodoratus	+	+	−	−	+	+	−	−	−	+	+	V
E. pallens	+	+	−	−	+	+	−	−	+	+	−	+
E. pseudoavium	+	+	−	−	+	−	−	−	−	+	+	+
E. raffinosus	+	+	−	+	+	+	−	−	−	+	+	V
E. saccharolyticus[*2]	+	+	−	−	+	+	−	−	−	+	−	+
Group II												
E. faecalis	+*	−	+*	−	+	−	+	−	−	+*	+	−
E. haemoperoxidus[*2,3]	+	−	+	−	−	−	−	−	−	+	−	+
E. faecium	+*	−	+	+	V	V	−	−	−	+*	−	−
E. casseliflavus	+	−	+*	+	V	+	−*	+*	+*	+	V	+
E. gallinarum	+	−	+*	+	−	+	−	+*	−	+	−	+
E. mundtii	+	−	+	+	V	+	−	−	+	+	−	−
Group III												
E. dispar	−	−	+	−	−	+	−	−	−	+	+	+
E. durans	−	−	+	−	−	−	−	−	−	−	−	−
E. hirae	−	−	+	−	−	+	−	−	−	+	−	−
E. ratti	−	−	+	−	−	−	−	−	−	−	−	−
E. villorum[*4]	−	−	+	−	−	−	−	−	−	−	−	−
Group IV												
E. asini	−	−	−	−	−	−	−	−	−	+	−	−
E. cecorum	−	−	−	−	+	+	−	−	−	+	+	−
E. phoeniculicola[*2]	−	−	−	+	−	+	−	−	−	+	−	+
E. sulfureus	−	−	−	−	−	+	−	−	+	+	−	+
Group V												
E. canis[*2]	+	−	−	+	−	−	−	−	−	+	+	+
E. columbae[*2]	+	−	−	+	+	+	−	−	−	+	+	−
E. moraviensis[*2]	+	−	−	+	−	−	−	−	−	+	+	+

* MAN：mannitol，SOR：sorbose，ARG：arginine，ARA：arabinose，SBL：sorbitol，RAF：raffinose，TEL：0.04% tellurite，MOT：motility，PIG：pigment，SUC：sucrose，PYU：pyruvate，MGP：methyl-α-D-glucopyranoside，＋：90%以上の株が陽性，－：10%以下の株が陽性，V：11～89%の株が陽性，＊：3%未満の株で希に異なる反応が見られる。[*2] 標準株の性状を記載した。[*3] 5日間の培養によりMANが陽性となる。[*4] *E. villorum*の性状と*E. porcinus*の性状は同じなのでふたつの種はひとつにまとめられている。

い連鎖をつくる。グラム陽性菌である腸球菌の細胞壁は厚いペプチドグリカン層からできている。ペプチドグリカンは2種類の糖，N-アセチルムラミン酸とN-アセチルグルコサミンの繰り返し結合による直列の鎖同士が，N-アセチルムラミン酸に結合しているペプチド(L-Ala^{1}-γ-D-Glu^{2}-L-Lys^{3}-D-Ala^{4}-D-Ala^{5})と交差架橋(cross-bridge)を介して架橋している。ペプチド間の架橋は一方のD-Ala^{4}と他方のL-Lys^{3}間で起こり，架橋反応時にD-Ala^{4}の隣にあるD-Ala^{5}が外れるため，架橋されたペプチドにはD-Ala^{5}は存在しない。*E. faecalis*を除く多くの菌種では，ペプチド間を架橋する交差架橋は1個のD-Aspである。*E. faecalis*においては2～3個のL-Alaによる交差架橋が見られる(Coyette and Hancock, 2002)。細胞壁にはペプチドグリカン以外にD群抗原であるリポテイコイン酸，ペプチドグリカンに結合しているテイコイン酸，多糖体，細胞壁付随蛋白質が存在している。いくつかの種は多糖体よりなる莢膜を持つ。細胞壁に付随している蛋白質の多くは他のグラム陽性菌と同様にそのC末端側に特徴的なアミノ酸配列(LPXTG)を持ち，このモチーフを介してペプチドグリカンと結合している。

【増殖】

カタラーゼを持たない通性嫌気性菌であり，糖を分解し乳酸発酵によりエネルギーを獲得し，最終産物として乳酸を産生するがガスは発生させない乳酸発酵菌である。特殊な条件下で*E. faecalis*は電子伝達系によってつくられた水素イオン駆動力(proton motive force)による酸化的リン酸化によってエネルギーを得ることも知られている(Huycke, 2002)。至適生育温度は35℃であるが，10～45℃の幅広い温度域で生育することができる。また60℃30分の加熱にも耐えることが報告されている。28%食塩を含む培地で生育可能であり，幅広いpH域(pH 4.8～9.6)でも生育可能である。また，動物の腸管内に生息することから40%胆汁酸の存在下でも生育でき，おしなべて厳しい環境下でも生育できる菌種である。

【生態】(Gilmore et al., 2014 参照)

腸球菌は，昆虫からヒトまで動物の腸管および植物に生息し，生態学的に共生細菌として進化してきた。乳肉の発酵食品にも用いられる。菌種により主として生息する動物などが異なる。*E. faecalis*，*E. faecium*はヒトを宿主として腸管に生息する。

これとは別に約20年前より，医療の進歩による病院内の重度易感染者の増加と抗菌薬多用の医療環境において，これらの菌が潜在的に保持し病原性因子として機能しうる各種の形質と薬剤耐性が，特定の遺伝系統〔*E. faecium* CC17(clonal complex 17)，*E. faecalis* CC2など6型〕の細菌に集積し，新種の菌に進化し，多剤耐性病院内感染菌として広がってきたことがわかってきた。

【遺伝子情報】

最初に全塩基配列が決定されたのはVanA型VREである*E. faecalis* V583株で，3つのプラスミドを保持しており，染色体の全長は3,218,031 bpであった(http://das.nig.ac.jp/cgi-bin/gbrowse/Efae_V583_/)。

E. faecalis，*E. faecium*については複数株の塩基配列が決定され，解析がなされている。染色体のサイズは株によって異なるが，概ね2～3 Mbp程度である(http://www.broad.mit.edu/annotation/genome/enterococcus_faecalis/MultiHome.html)。

【培養(分離・同定・診断用)】

血液寒天培地上での腸球菌のコロニーは白色または灰白色で，大きさは0.5～1.5 mmぐらいである。*E. faecalis*の場合，羊血液を含む血液寒天培地では溶血性を示さない。ウマ，ヒト，ウサギ血液寒天培地で臨床分離した*E. faecalis*の30～60%はβ溶血性である(写真1)。*E. durans*もβ溶血を示すが，この場合どの動物の血液でも問題はない。その他の腸球菌はα溶血を示すか非溶血性である。培養温度は35～37℃でよく，培養環境の二酸化炭素濃度を調節する必要もない。腸球菌の選択培地としてはbile-esculin-azide寒天培地がよく用いられる。窒化物と胆汁によって腸球菌と混在するグラム陰性菌と陽性菌の生育をそれぞれ阻害し，腸球菌が選択的に生育する。さらに腸球菌はエスクリンを加水分解することから，黒いコロニーを形成する。近年，腸球菌は大腸菌とともに水の糞便汚染指標菌として分離を試みられるが，この際にはoxoline-esculin寒天培地が使われる。

【抗原構造】

リポテイコイン酸がD群連鎖球菌を特徴づけていた抗原であり，現在でも腸球菌属を特徴づける抗原であるが，*Leuconostoc*，*Pediococcus*，*Vagococcus*に属する菌の表層にも存在する。リポテイコイン酸以外の型別に用いられる抗原も細胞表層に存在することが*E. faecalis*，*E. faecium*，*E. durans*で知られている。

【物理化学的安定性・抵抗性】

消毒や滅菌に関しては一般的な細菌と変わりない条件で殺菌されるが，腸球菌属の細菌は酸化ストレスをはじめとしてさまざまな厳しい環境下で生存可能であることが知られている。至適生育温度は35℃であるが，10～45℃の幅広い温度域で生育することができる。60℃ 30分の加熱にも耐えることが報告されている。28%食塩を

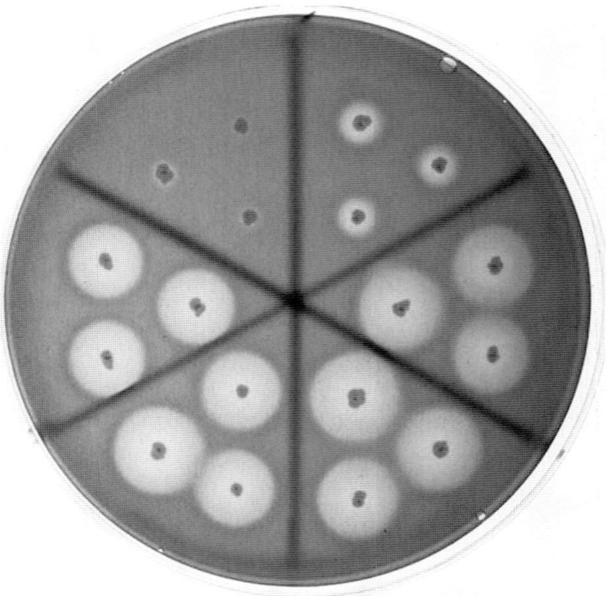

写真1　腸球菌*E. faecalis*の示すβ溶血

含む培地で生育可能であり，幅広いpH域(pH 4.8〜9.6)でも生育可能である。

抗菌薬に対する抵抗性は基本的に高く，菌種によってさまざまではあるが多くの菌種でアミノ配糖体やβ-ラクタム剤に対して生来的に耐性を示すことが知られている。それらに加えこの属の菌種ではプラスミドの接合伝達によって外来性の耐性遺伝子の獲得が何度も起こることで，多剤耐性化した薬剤耐性菌が数多く分離されている(表2)。腸球菌属の中でも臨床から分離されることの多い*E. faecalis*，*E. faecium*において，ほとんどすべての抗菌薬に耐性であるバンコマイシン耐性腸球菌(VRE：vancomycin resistant enterococci)となった株が多数分離されており，臨床現場で大きな問題となっている(表3，図1)。

表2 腸球菌の薬剤耐性

自然耐性
β-ラクタム剤(セフェム系抗生物質)(〜50 μg/mL)
アミノグリコシド(aminoglycoside)(ゲンタマイシン gentamicin など，低度耐性)(〜100 μg/mL)
リンコマイシン〔lincomycin(低度耐性)〕
ST 合剤(生体内耐性)
獲得耐性
テトラサイクリン(tetracycline)
マクロライド(macrolide)(エリスロマイシン erythromycin など)
リンコマイシン(高度耐性)
クロラムフェニコール(chloramphenicol)
アミノグリコシド(高度耐性)(1,000 μg/mL<)
グリコペプチド(glycopeptide)
ペニシリン(penicillin)，アンピシリン(ampicillin)

注：太字は院内感染で問題となる薬剤耐性

表3 バンコマイシン耐性の型別

関連耐性遺伝子(型別)	Vcm MIC (mg/L)	Tei MIC (mg/L)	耐性遺伝子の所在	耐性発現	ペプチドグリカン前駆体末端	分離菌種
vanA (VanA)	64〜1000	16〜512	プラスミド，染色体	誘導型	D-Ala-D-Lac	*E. faecalis*, *E. faecium*, etc.
vanB (VanB)	4〜1000	≦1	プラスミド，染色体	誘導型	D-Ala-D-Lac	*E. faecalis*, *E. faecium*, etc.
vanC (VanC)	2〜32	≦1	染色体	非誘導型	D-Ala-D-Ser	*E. casseliflavus*, *E. gallinarum*, *E. flavescens*
vanD (VanD)	64〜128	4〜64	染色体	非誘導型	D-Ala-D-Lac	*E. faecium*, *E. faecalis*, *E. raffinosus*
vanE (VanE)	16	0.5	染色体	誘導型	D-Ala-D-Ser	*E. faecalis*
vanG (VanG)	<16	<0.5	染色体	誘導型	D-Ala-D-Ser	*E. faecalis*

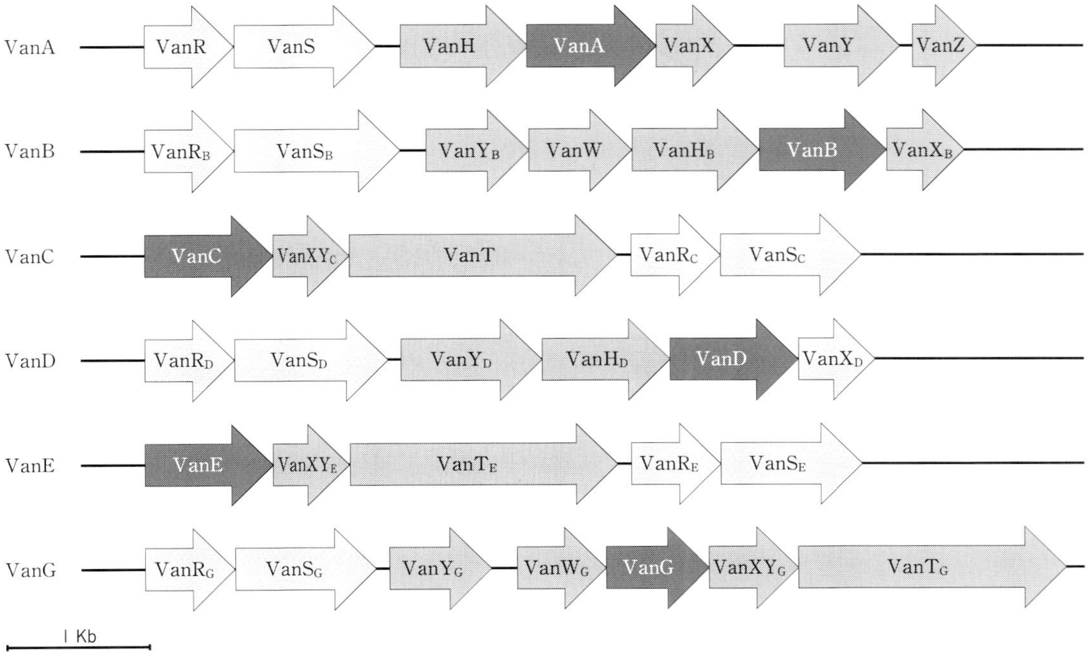

図1 バンコマイシン耐性遺伝子群の構造

【病原性】(Gilmore et al., 2014 を参照)

病院内感染原因菌としての重要な腸球菌は *E. faecalis* と *E. faecium* である。元来，ヒト腸管の共生細菌として進化してきたこれらの菌は，いわゆる病原細菌が持つある形質により，病原性の有無が決定されるような病原性因子は保持していない。しかしながら，これらの菌は大腸菌や黄色ブドウ球菌などの日和見感染菌が保持している病原性因子と類似の形質を保持している。近年，特に米国において重度易感染者の存在と多量の抗菌薬使用の病院環境において，これらの形質と多剤薬剤耐性が特定の遺伝系統の菌に集積し多剤耐性病院内感染菌として病院環境に広がり，重症の尿路感染症(65%)，敗血症(心内膜炎)(11%)(心内膜炎の5〜10%は *E. faecalis*)，創傷感染症(24%)の起因菌となっている(カッコ内の数字は腸球菌感染症比率)。腸球菌の病原性因子は，主として *E. faecalis* で報告されている。*E. faecalis* のヒト組織定着因子として，コラーゲン結合蛋白(collagen-binding adhesin：Ace)，凝集物質(aggregation substance：AS)，腸球菌表層蛋白(enterococcus surface protein：Esp)などがある。Ace はヒト組織のコラーゲンに結合し，AS は *E. faecalis* のフェロモン反応性プラスミド上に遺伝子が存在し，フィブロネクチン(fibronectin)と結合の可能性がある。Esp はバイオフィルム(biofilm)形成に関連する物質で同様の物質は院内感染分離菌 *E. faecium* も高頻度に生産する。その他，莢膜多糖体などがある。

E. faecalis の外分泌蛋白として，ヒト赤血球溶解能とバクテリオシン両活性(cytolysin；β-hemolysin/bacteriocin)，ゼラチナーゼ，セリンプロテナーゼなどがある。このうち cytolysin については cytolysin 生産株がマウスに対する病原性を高めることが示された。これは *E. faecalis* の外分泌蛋白が毒素(toxin)活性を持つことを示した最初の報告である(Ike et al., 1984)。これらの定着因子や外分泌蛋白は，病院内感染原因菌が高頻度(50%以上)に生産し，健常者糞便由来菌(共生細菌)では低頻度(5%以下)である。その他，各種バクテリオシン(Bacteriocin)は細菌叢で定着因子として機能する。各種薬剤耐性は日和見感染菌の主要な病原性因子である。

【疫学(耐性菌の現状)】(Gilmore et al., 2014 を参照)

1980年代後半より米国でバンコマイシン(vancomycin：Van)，ゲンタマイシン(gentamicin：Gen)，アンピシリン(ampicillin：ABPC)，エリスロマイシン(erythromycin：Em)，テトラサイクリン(tetracycline：Tet)などの高度多剤耐性腸球菌の院内感染が問題となっている。2010年1月1日〜2012年6月30日に調査された全米の院内感染症分離腸球菌84,050株の内訳は，*E. faecium* 20,172株(24%)，*E. faecalis* 63,878株(76%)であった。両菌の VRE は 20,038株(24%)で，そのうち *E. faecium* VRE は 14,998株(75%)である。これらの菌の薬剤耐性は自然耐性と獲得耐性がある(表2)。β-ラクタム薬に対しては *E. faecium* は自然耐性である。*E. faecalis* は ABPC に対しては比較的感受性であるが，セフェム(cephem)系に対しては自然耐性である。分子量の大きい主な6種類の PBPs のうち(特に Pbp5)の変異によりさらに親和性が低下し，セフェム系，ABPC に高度耐性となる。アミノグリコシドに対して細胞膜通過障壁により自然耐性で，獲得耐性により高度耐性となる。ストレプトグラミン系抗菌剤の quinupristin-dalfopristin(Q/D)は *E. faecalis* は自然耐性で，*E. faecium* は獲得耐性となる。その他 Em，Tet，Rif，fluoroquinolone，Cm など臨床使用されるほぼすべての抗菌薬に対して獲得耐性となる。β-ラクタム薬耐性グラム陽性菌に対する重要な治療薬である VAN に対する高度耐性菌(VRE)は，世界的には *E. faecium* で多く分離され，*E. faecalis* では比較的少ない。日本の VRE の分離頻度は比較的少ない。タイの輸入鶏肉分離の *E. faecalis* VRE(*vanA* 型，VanB 形質)と同型の VRE がヒトから分離される。*E. faecalis* VRE や，*vanB* 型 VRE が比較的多く分離されることが特徴である。また米国で病院内感染原因菌として病院環境に広がっている *E. faecium* VRE(CC17)は，日本では広がっていない。

【治療】

バンコマイシン耐性腸球菌，特に *E. faecium* に対して Linezolid(Zyvox)，Quinopristin-Dalfopristin(Synercid)が認可されているが，耐性となった VRE は既に海外で報告されており，慎重な使用が望まれている。

【予防】

腸球菌は常在菌であり，感染予防のためのワクチンは用いられていない。

【その他】(Gilmore et al., 2014 を参照)

腸球菌はグラム陽性菌で唯一，液体培地中でも高頻度で伝達を行うことができる接合伝達性プラスミドを持つことが知られている。ひとつは *E. faecalis* にのみ存在することが知られている性フェロモンに反応するプラスミドである。性フェロモン(以下，フェロモン)は受容菌が産生する，アミノ酸7〜8個からなるペプチドで，これに反応して供与菌に存在するプラスミドの接合伝達遺伝子群が発現する。受容菌が産生するフェロモンは10種類程度知られており，ひとつのプラスミドはひとつのフェロモンにのみ反応する。フェロモンによる接合伝達遺伝子群発現の結果，凝集物質が供与菌表層に分泌され(写真2)，この働きにより受容菌と供与菌が安定な凝集塊を形成し，高頻度の伝達が行われる。受容菌がプラスミドを得るとプラスミド上の遺伝子から産生されるフェロモンとよく似た構造をしているフェロモン阻害物質によってフェロモンの働きが隠されるようになり，同種のプラスミドを持つ供与菌との接合伝達が起こらないようになる(Clewell and Dunny, 2002)。もうひとつは性フェロモンに反応しないにもかかわらず高頻度で伝達を行うグループである。*E. faecium* 由来のゲンタマイシン耐性プラスミド pMG1 に代表されるプラスミドである。このプラスミドは *E. faecium* に限らず *E. faecalis* や *E. hirae* にも伝達し，フェロモンに反応しないことや遺伝子レベルで既に知られていたプラスミドと類似性がなかったことから新しいタイプのプラスミドとして研究されてきた。このプラスミドが多くの臨床分離株から見出されることやバンコマイシン耐性遺伝子を持つタイプが分離されたこともあり，腸球菌の多剤耐性化および VRE の出現に大きな役割を果たしていると考えられて

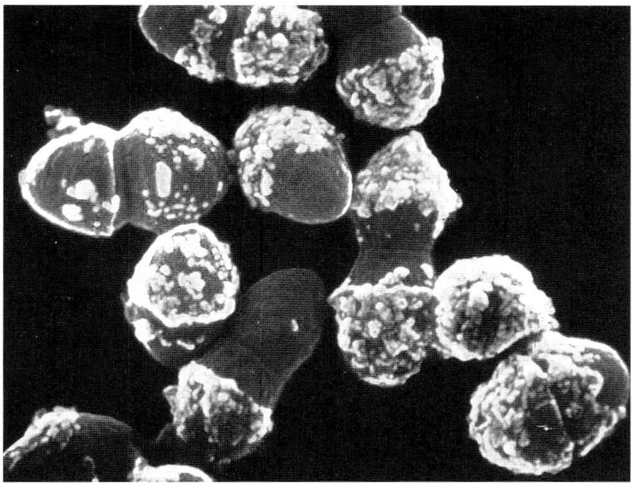

写真2 性フェロモンによって誘導される凝集物質の分泌。性フェロモン反応性プラスミドを持つ *E. faecalis* を短時間性フェロモンに曝し，抗凝集物質抗体で標識した電子顕微鏡像

いる(Ike et al., 1998; Tomita et al., 2002)。さらに腸球菌には接合伝達性トランスポゾン(conjugative transposon)が広く存在している。接合伝達性プラスミドと同じように接合を行い，細胞間を移ることができる。多くの場合この転移因子は薬剤耐性遺伝子を持っており，それによってテトラサイクリン，エリスロマイシンあるいはアミノ配糖体に対して耐性となる。接合伝達性トランスポゾンはその宿主域が広いのが特徴で，腸球菌属のみならず *Streptococcus* や *Lactococcus* など他のグラム陽性菌にも伝達されることが知られており，薬剤耐性遺伝子の拡散に大きな役割を果たしていることは明らかである(Clewell and Flannagan, 1993)。

腸球菌感染症のほとんどは患者自身の腸内細菌の腸球菌が原因と考えられていた。しかしながら1980～1990年代の腸球菌感染症に関連する研究報告から，病院内における病原性腸球菌の患者から患者への感染伝播の主要な原因は医療従事者の手による伝播であることがわかった。医療従事者の手は陽球菌の一時的な運搬の役割を担っている。清潔な手に接種または付着した腸球菌は24時間，また無機質な医療器具などに付着した腸球菌は4か月間の長期にわたって生存することができる。腸球菌はヒトの手や医療器具，環境などへの定着能が高く，手の衛生状態の指標菌として大腸菌よりも優れている。多剤耐性(vancomycin 耐性)腸球菌は，院内感染により重度易感染者の腸管に伝播し，数か月，数年間定着する。これは重度易感染者は各種抗菌剤使用により，腸管の正常細菌叢が異常状態になり，腸管正常細菌叢による外来菌の定着抑制作用(colonization resistance)が保たれなくなっていることによる。

腸球菌感染症は，高齢者，糖尿病，悪性腫瘍，心疾患，移植，手術後患者などの基礎疾患を持つ重度の易感染者で発症する。重症感染症は，菌血症，心内膜炎である。米国において菌血症原因菌で2番目に多い細菌である。腸球菌による菌血症は心内膜炎が存在することが特徴である。死亡率は26～46%とされており，*E. faecium* による菌血症は死亡率が高い。腸球菌による菌血症では，*S. aureus* による菌血症と異なり，血行性に伝播し他の臓器に転移性の膿瘍を形成することはない。*E. faecium* の臨床分離菌の50%以上は高度バンコマイシン，アンピシリン，アミノグリコシド耐性で，その他マクロライド耐性を保持している。感染症原因の多くは医療器具関連感染症で，中心静脈カテーテル，尿管カテーテル，気管装着器具などである。

【引用・参考文献】

Clewell, D. B., and Dunny, G. M. 2002. Conjugation and genetic exchange in enterococci, p. 265–300. *In* Gilmore, M. S., Clewell, D. B., Courvalin, P., et al. (eds.), The enterococci: pathogenesis, molecular biology, and antibiotic resistance, ASM Press, Washington, D.C.

Clewell, D. B., and Flannagan, S. E. 1993. The conjugative transposons of gram-positive bacteria, p. 369–393. *In* Clewell, D. B. (ed.), Bacterial conjugation, Plenum Press, New York.

Coyette, J., and Hancock, L. E. 2002. Enterococcal cell wall, p. 177–218. *In* Gilmore, M. S., Clewell, D. B., Courvalin, P., et al. (eds.), The enterococci: pathogenesis, molecular biology, and antibiotic resistance, ASM Press, Washington, D.C.

Facklam, R. R., Carvalho, M. G. S., and Teixeira, L. M. 2002. History, taxonomy, biochemical characteristics, and antibiotic susceptibility testing of enterococci, p. 1–54. *In* Gilmore, M. S., Clewell, D. B., Courvalin, P., et al. (eds.), The enterococci: pathogenesis, molecular biology, and antibiotic resistance, ASM Press, Washington, D.C.

Gilmore, M. S., Clewell, D. B., Ike, Y., et al. (eds.) 2014. Enterococci: from commensals to leading causes of drug resistant infection, NCBI Bookshelf, A service of the National Library of Medicine, National Institute of Health.

Huycke, M. M. 2002. Physiology of enterococci, p. 133–175. *In* Gilmore, M. S., Clewell, D. B., Courvalin, P., et al. (eds.), The enterococci: pathogenesis, molecular biology, and antibiotic resistance, ASM Press, Washington, D.C.

Ike, Y., Hashimoto, H., and Clewell, D. B. 1984. Hemolysin of *Streptococcus faecalis* subspecies *zymogenes* contributes to virulence in mice. Infect. Immun. 45: 528–530.

Ike, Y., Tanimoto, K., Tomita, H., et al. 1998. Efficient transfer of the pheromone-independent *Enterococcus faecium* plasmid pMG1 (Gm^r) (65.1 kilobases) to *Enterococcus* strains during broth mating. J. Bacteriol. 180: 4886–4892.

Schleifer, K. H., and Kilpper-Balz, R. 1984. Transfer of *Streptococcus faecalis* and *Streptococcus faecium* to the genus *Enterococcus* nom. rev. as *Enterococcus faecalis* comb. nov. and *Enterococcus faecium* comb. nov. Int. J. Syst. Bacteriol. 34: 31–34.

Tomita, H., Pierson, C., Lim, S. K., et al. 2002. Possible connection between a widely disseminated conjugative gentamicin resistance (pMG1-like) plasmid and the emergence of vancomycin resistance in *Enterococcus faecium*. J. Clin. Microbiol. 40: 3326–3333.

【谷本弘一，池 康嘉】

ストレプトコッカス科
Family *Streptococcaceae*

ストレプトコッカス属
Genus *Streptococcus*

【分類・歴史】

ストレプトコッカス〔*Streptococcus*（レンサ球菌）〕はグラム陽性の球状細菌で，その直径は0.5〜1 μmである。カタラーゼを産生せず，通性嫌気性で，連鎖あるいは対をなして増殖・生育する。芽胞や鞭毛を欠き，多くの菌種は運動性を欠く。DNAのGCモル比は34〜41%である。

ストレプトコッカスはBillroth（1874）により丹毒患者の皮膚膿汁中に最初に観察された。次いでRosenbach（1884）は化膿病巣中の連鎖を形成する球菌に対して*Streptococcus pyogenes*と命名した。この菌種名が今日でもストレプトコッカスの基準種（type species）となっている（浜田・川端，2002）。

ストレプトコッカス属の菌株を血液寒天平板で培養すると，3つの異なる溶血反応（α，β，γ溶血）を示す。この反応性の違いを利用したストレプトコッカスの分類法が便宜的に医療の現場で広く用いられてきた。中でもβ溶血を示す菌種にはヒトや動物に強い病原性を示すものが多く，そのため医学上特に注目されてきた。β溶血とは集落周囲の赤血球を完全に溶解した溶血環を生じる溶血反応をいう。一方，α溶血は不完全な緑色を帯びた溶血環を呈し，γ溶血は溶血環を生じないものを比喩的に指す。

細菌の系統分類は16S rRNAの塩基配列にもとづいて行われる。これによればストレプトコッカスはOrder（目）"*Lactobacillales*" Family（科）Ⅳ，*Streptococcaceae*，Genus（属）Ⅰ，*Streptococcus*に分類されている。*Streptococcus*属はさらに図1（河村，1998）に示すように大きく6グループ（pyogenic，bovis，anginosus，salivarius，mitis，およびmutans group）に分けられる。それぞれのグループに属する菌種名が図中にまとめて示されている。特にpyogenic（化膿レンサ球菌）グループに分類される菌種にはβ溶血性の強病原性菌種が多い。古くLancefield（1933）はβ溶血レンサ球菌をA，B，C，

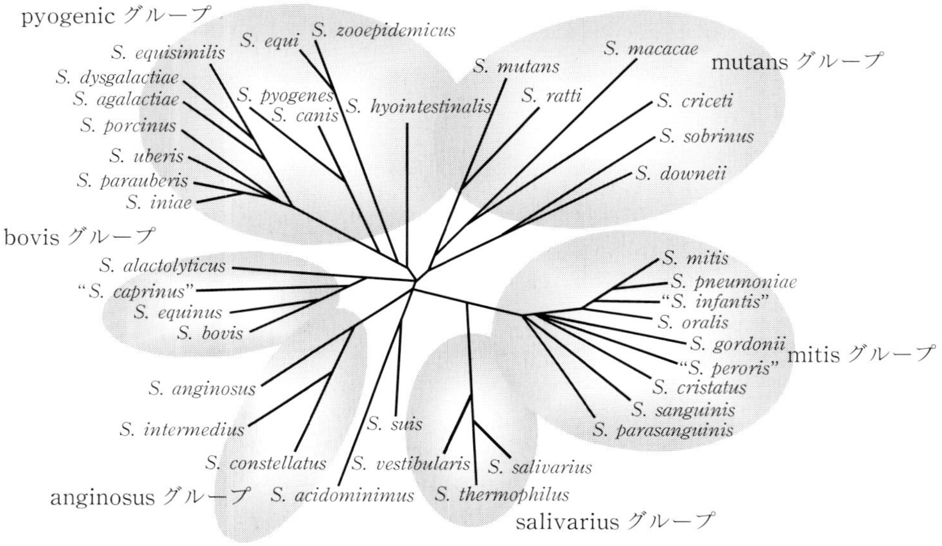

図1　16S rRNAの塩基配列にもとづく*Streptococcus*属の系統発生学的関係（河村，1998をもとに作成）

表1　主要レンサ球菌種の分類と病原性

菌群／菌種	Lancefield 血清群	溶血	宿主／病原性
pyogenic グループ			
S. pyogenes	A	β	ヒト／咽頭炎，腎炎，リウマチ熱，劇症型感染
S. agalactiae	B	β	ヒト／新生児髄膜炎，ウシ／乳腺炎
S. equi	C	β/α/γ	ウマ／リンパ節炎
bovis グループ			
S. bovis	D	α	ヒト，動物／尿路感染症，心内膜炎
mitis グループ			
S. sanguinis	(H)	α	ヒト／心内膜炎
S. pneumoniae	−	α（好気培養） β（嫌気培養）	ヒト／肺炎，中耳炎
mutans グループ			
S. mutans	(E)	γ	ヒト／う蝕，心内膜炎
S. sobrinus	−	α	ヒト／う蝕

D，E などの血清群(serological group)に分け，病原レンサ球菌の血清学的診断への道を開いた(表 1)。これらの群は，ストレプトコッカスの細胞壁多糖の構造による免疫化学的特異性を反映している。

本項では数多くのストレプトコッカス属の菌種のなかから特に重要な病原細菌種として pyogenic グループから A 群 *S. pyogenes* と B 群 *S. agalactiae* を，mitis グループから *S. pneumoniae* を，また mutans グループから *S. mutans* を取り上げて論じることとする。

【形態・構造】

ストレプトコッカスは，球菌が連鎖状に配列している(写真 1)ことから付けられた。これは，本菌の分裂が菌体の赤道面において特異的に生じているためである。*S. pyogenes* の細胞壁多糖に特異的な抗体を用いて免疫蛍光法で染色すると，菌体表層全体が染色されるが，一世代時間培養すると新たに合成された細胞壁が未染色の状態で個々の菌体の赤道面に沿って観察される。同様の染色部位の分散が世代時間を重ねる毎に認められる(Cole and Hahn, 1962)。

ストレプトコッカスの菌体表層には多糖や蛋白よりなる多くの構造物が存在し，菌種や分類上の特異性を担った，ビルレンスの発現に必須とされているものが少なくない。例えば，*S. pyogenes* において A 群抗原(group A antigen)としての細胞壁多糖(*N*-アセチルグルコサミンとラムノースの共重合体)や，莢膜を構成するヒアルロン酸，また型別抗原(typing antigen)としての M 蛋白や T 蛋白などがよく知られている。莢膜形成の有無により本菌の集落形態は大きく異なる(写真 2〜4)。これら以外にも本菌はフィブロネクチン結合蛋白やペニシリン結合蛋白などの他，各種の酵素や毒素を菌体外に，あるいは菌体表層に産生・分泌する(Cole et al., 2011; Cunningham, 2000; Påhlman et al., 2008; Stollerman and Dale, 2008; Yamaguchi et al., 2013)。

一方，*S. pneumoniae* は複雑な構造を有する莢膜多糖を有し，その免疫化学的特異性にもとづき多くの血清型に分類され，あるいは後述のように，精製した莢膜多糖はワクチンとして実際にヒトにも用いられている(Henriques-Normark and Tuomanen, 2013)。

さらにミュータンスレンサ球菌(*S. mutans* と *S. sobrinus* がヒトでは分離される)においては，細胞壁多糖(グルコースあるいはガラクトースとラムノースの組み合わせよりなる)の構造の違いによる血清型別(serological typing)が行われている(Hamada et al., 2015)。

【増殖・分布】

ストレプトコッカスは 20〜40°C の間で生育する菌種が多いが，至適温度は 37°C で，栄養要求が厳しい。菌の分離・増殖にはブレインハートインフュージョン，Todd-Hewitt ブロース，ハートインフュージョンブロースのような複合培地が用いられる。臨床検体からの初代培養の際には 5〜15% の CO_2 存在下でよりよい菌

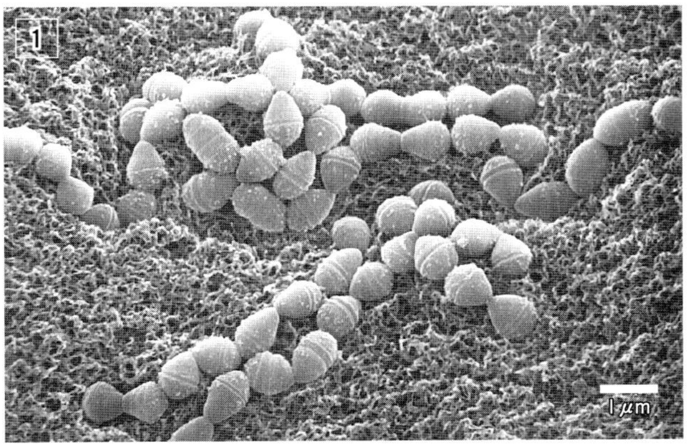

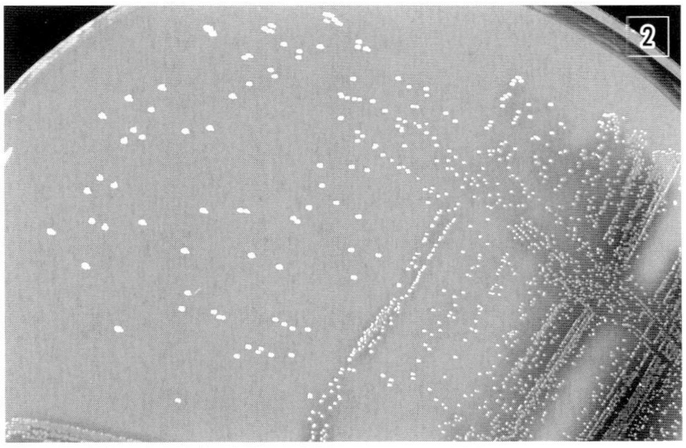

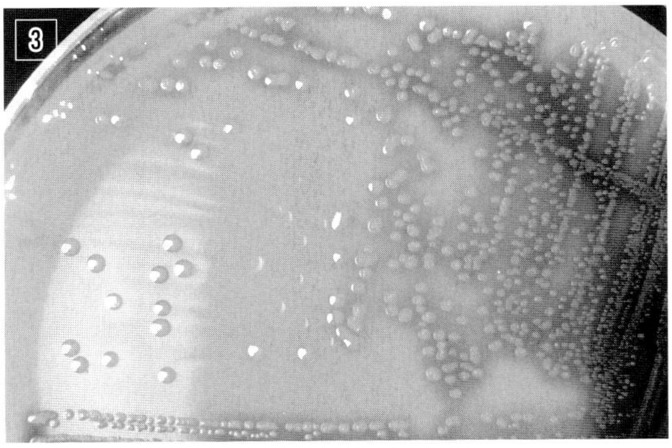

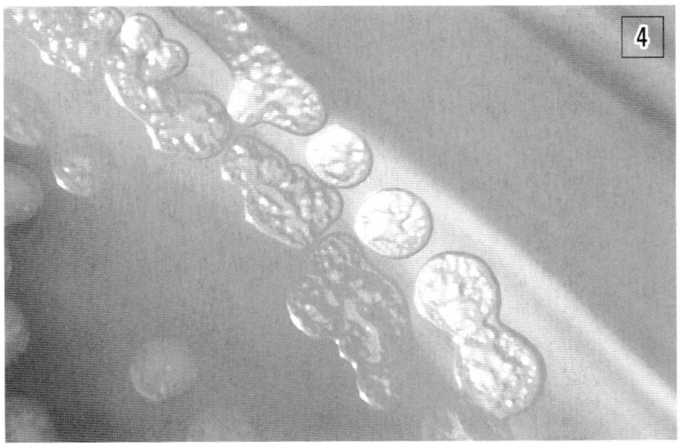

写真 1 寒天平板上に生じた *S. pyogenes* の培養初期のコロニーの走査電子顕微鏡像(M. J. Marcon 博士より供与)
写真 2 *S. pyogene* の血液寒天平板上のグロッシー(非ムコイド)型のコロニー(M. J. Marcon 博士より供与)。光沢に富んでいる。
写真 3 同じくムコイド型コロニー(M. J. Marcon 博士より供与)。ヒアルロン酸莢膜が産生されているため，きらきらと水滴状に光って見える。
写真 4 同じくマット型コロニー(M. J. Marcon 博士より供与)

の生育が見られる。溶血反応を見るには脱線維したヒツジ血液(5%)を添加した寒天平板培地が用いられる。多くの糖類を分解・発酵し，主として乳酸を産生する。ガスは生じない。

【生態】

ストレプトコッカスの多くの菌種はヒトあるいは動物の体内外に分布・生育し，正常フローラのメンバーとして生息しあるいは病原菌としてさまざまな感染症の原因となる。*S. pyogenes* は咽頭や皮膚に，*S. pneumoniae* は上気道粘膜，また *S. mutans* は歯の表面に好んで生息し，それぞれの菌種の感染の侵入門戸となっている。

ストレプトコッカスにはバクテリオシン産生性を有する菌種や菌株が広く分布している。これらの多くは広範囲なグラム陽性細菌種の生育を抑制するが，生態学的な意義についてはなお明らかではない。

一方，*S. agalactiae* は膣フローラに生育し，新生児に感染すると髄膜炎などを誘発することがある他，ウシの乳房炎の原因菌として知られている。

【遺伝子情報】

いくつかの代表的なレンサ球菌種については全ゲノム配列が決定されている。特にヒトに病現性を示す *S. pyogenes* や *S. agalactiae* については多数の菌株について解明されており，研究者の関心の深さがわかる。

ストレプトコッカスのゲノムはいずれも一本鎖の環状を呈し，約 2 Mbp 前後のサイズを有する。全ゲノム配列中のオープンリーディングフレーム(ORF)は 1,700〜2,200 程度と推定される。これらの ORF は，菌の形態形成や生育に必要な一連の代謝系に関与する酵素系の他に，菌種に特有の病原性発現に必要なビルレンス因子をコードしている。*S. pyogenes*，*S. pneumoniae*，*S. agalactiae* の 3 菌種に共通の ORF は約 1,000 とされる(Tettelin et al., 2002)。

1980 年代中期以降先進諸国を中心に劇症型 *S. pyogenes* 感染症(後述)の報告例が増加している(Reglinski and Sriskandan, 2014)が，これらの分離株はそれ以前に分離された保存株と比較して，ファージ挿入部あるいはプロファージ領域内でゲノム構造に大きな再編(リアレンジメント)が生じていることが明らかにされた。染色体の 2/3 に相当する部分が，DNA の複製軸にほぼ対照に入れ替わっているのである。このようなことが生じることにより，病原性遺伝子を含む領域が入れ替わり，プロファージ領域の遺伝子構成を変化させ，新たな遺伝子を有するファージ創出に結びついている可能性がある。1985 年以前の分離株では 25%の株にリアレンジメントが認められるにすぎないが，1990 年以降の分離株では非劇症株でも 57%，劇症株では実に 81%にも及んでいることが示された(Nakagawa et al., 2003)。*S. pyogenes* のファージには毒素遺伝子の運び屋としての機能を有することが報告されているが，ゲノム構造の可塑性を亢進させる引き金ともなっていると考えられる。

【培養】

ストレプトコッカス属の培養には，【増殖・分布】で述べたように菌の厳しい栄養要求に適応した市販の複合培地が用いられる。臨床検体からの初代培養には血液寒天平板培地を用いることが多い。口腔や腸管からの分離培養には mitis salivarius 寒天平板培地が選択培地としてよく用いられる。色素やスクロース，テルライト溶液を加えることにより，グラム陰性菌やストレプトコッカス属以外のグラム陽性菌の生育の抑制を図った培地である。

【抗原構造】

ストレプトコッカスは同一菌種内でも菌体表面の抗原構造の違いにより，さまざまな分類法が考案され，特定の疾病との関連や疫学的分布を調べる手段として用いられている。特に A 群 *S. pyogenes* については，さらに M 蛋白や T 蛋白の抗原性の違いによる型別(typing)が可能である(Fischetti, 1989)。現在では M 蛋白は遺伝子構造の違いにもとづいた *emm* 遺伝子分類へと移行しつつあり，既に 250 以上の型に分類されている(Facklam et al., 2002)。*emm* 遺伝子型の地理的分布には偏りが認められる(Steer et al., 2009)。M 蛋白以外にも *S. pyogenes* の菌体表層にはさまざまな蛋白が存在することが示されている(Severin et al., 2007)。

B 群ストレプトコッカスは細胞壁の群抗原の他に，莢膜多糖の構造の違いによりⅠa，Ⅰb，Ⅱ〜Ⅷの型に分類される。当初はⅠa，Ⅰb，Ⅱ，Ⅲが有力と考えられたが，Ⅴ型が近年浮上し，また日本人女性ではⅥ，Ⅷ型の分離頻度が高いとの報告がある(Johri et al., 2006; Lachenauer et al., 1999)。

S. pneumoniae は群抗原は有さないが，莢膜多糖の特異性により，約 90 の血清型の存在が報告されている。これらのうち感染頻度の高い 23 種の型多糖を混合したものが 23 価ワクチンとして実用に供されている。一方，最近 *S. pneumoniae* に広く分布する菌体表層蛋白抗原がいくつか明らかにされている。これらが感染防御抗原として機能するならば，将来的にはより有効なワクチンたりうる可能性が指摘されよう(Yamaguchi et al., 2008)。

ミュータンスレンサ球菌は細胞壁の多種抗原の特異性により *a*〜*h*，*k* の 9 型に分別されている。これらのうち，ヒトから分離されるのは *c*，*d*，*e*，*f*，*g*，*k* の 6 型で *c*，*f*，*k* 型は *S. mutans* に *d*，*g* 型菌は *S. sobrinus* に分類される(Hamada et al., 2015)。

【抵抗性】

多くのストレプトコッカスは 55°C，30 分で殺菌されるが，中には *S. thermophilus* のように 60°C，30 分でも生存し続ける菌種もある。通常の消毒剤の濃度で死滅し，ベンジルペニシリンをはじめ多くの抗生剤に強い感受性をなお示す。ただし，それらのなかにあってもマクロライド系抗生剤には以前に比して，耐性を獲得しつつあることが明らかにされている。ストレプトコッカスは，ドアのノブなど室内の乾燥した場所では何週間にもわたって生存することがある。

【病原性】

A 群 *S. pyogenes* は病原性の発現に関与する多彩な菌体外毒素や酵素などや菌体表層成分を産生する(表 2)。本菌種は咽頭炎や皮膚の化膿炎(猩紅熱を含む)などの他に，非化膿性続発症(nonsuppurative sequelae)として急性糸球体腎炎やリウマチ熱を発症することがある。さらに近年，わが国や欧米諸国では急激な経過をとり，高い死亡率を示す劇症型感染症(severe invasive infec-

表2 *S. pyogenes* の主なビルレンス因子

局在	病原因子	主な病原性関連機能
莢膜	ヒアルロン酸	白血球の食作用に抵抗
菌体表層	M 蛋白	アドヘジン，血清成分との結合，白血球機能阻害，感染防御抗原
	F 蛋白	フィブロネクチンと結合，細胞への侵入に関与，感染防御抗原
	ラミニン結合蛋白質	細胞への付着に関与
	免疫グロブリン結合蛋白質	オプソニン作用からの回避
	リポタイコ酸	アドヘジン
	C5a ペプチダーゼ	C5a を分解し多型核白血病の化学走性を阻害
菌体外	発熱毒素 A，C	発熱，発疹，嘔吐，スーパー抗原活性 (特定の T 細胞を活性化し，炎症性サイトカインなどを急激に産生)
	システインプロテアーゼ (＝発熱毒素 B)	食細胞の遊走を阻害
	ストレプトリジン O，S	溶血，白血球破壊
	ストレプトキナーゼ	プラスミノーゲンをプラスミンに転換
	ヒアルロニダーゼ	莢膜や宿主組織のヒアルロン酸を分解

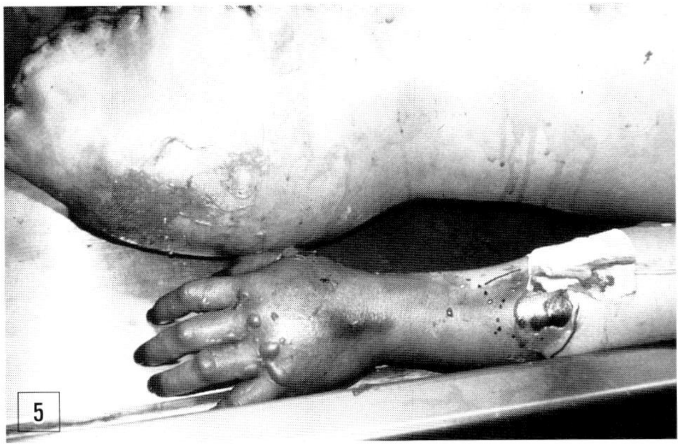
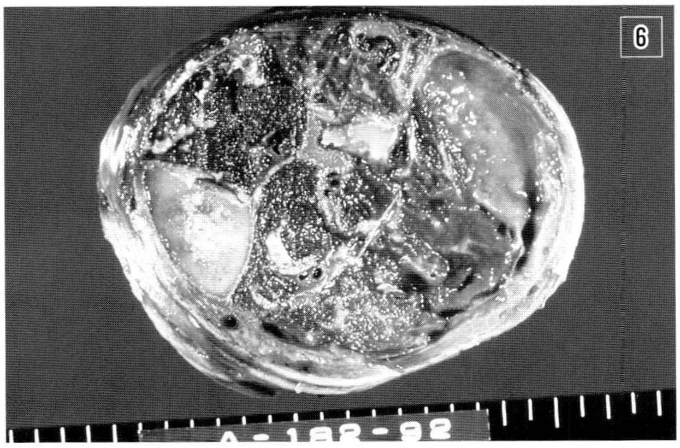
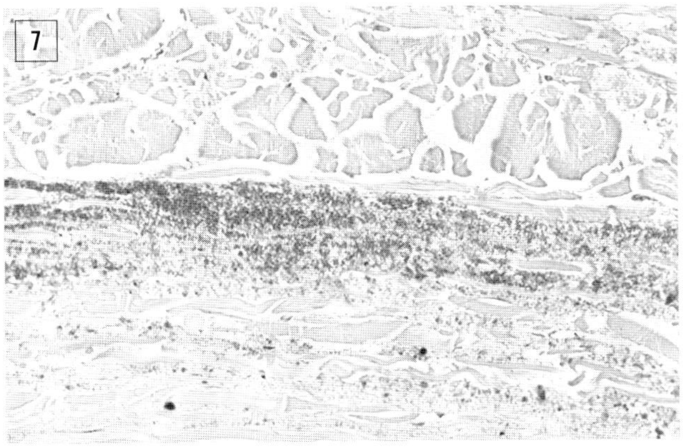
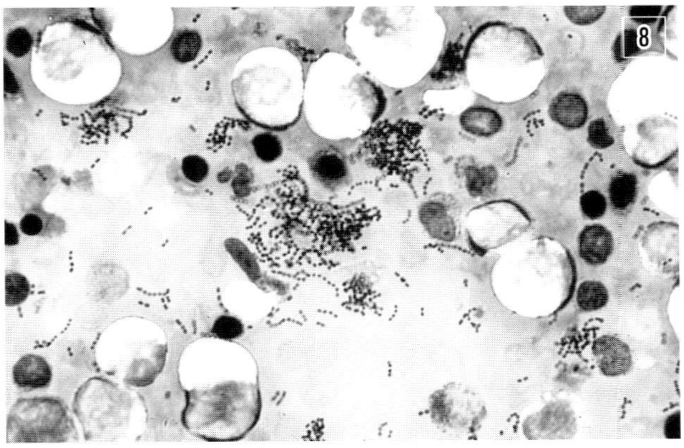

写真 5 劇症型 *S. pyogenes* 感染症(44 歳，男性，死亡症例)(大國ほか，1994；©日本細菌学会)。左大腿部，上腕部に筋肉の壊死
写真 6 前述の患者の大腿部の切断面(大國ほか，1994；©日本細菌学会)。筋肉の壊死や融解が認められる。
写真 7 劇症型 *S. pyogenes* 感染症(59 歳女性，死亡例)の壊死病巣部の病理組織像(Terao et al., 2008；©American Society for Biochemistry and Molecular Biology)。多数の *S. pyogenes* が菌膜下に侵入増殖している。(口絵 99 参照)
写真 8 心腔内血液像(大國ほか，1994；©日本細菌学会)。*S. pyogenes* に起因する敗血症患者(29 歳女性)より採取した血球の他に多数のレンサ球菌が認められた。

tions)の存在が注目されている(写真 5〜10)。*S. pyogenes* による劇症型感染症には，*Staphylococcus aureus* による毒素ショック症候群(toxic shock syndrome)に類似の病型と，組織への侵入部から感染が筋膜などに沿って急速に拡大し，筋肉の壊死や筋膜炎などを惹起し，血小板減少，浮腫，多臓器不全や敗血症様症状を呈するものでさまざまである(Reglinski and Sriskandan, 2014; Cole et al., 2011)。

B 群 *S. agalactiae* は母親が保菌者で母子間の垂直感染が生じると，感染後の長短さまざまなタイミング(生後 1 週以内から 3 か月間)で新生児に発熱，菌血症，肺炎，髄膜炎などの症状を惹起することがある。回復しても後遺症として知的障害をはじめ，聴力や視力の喪失，運動障害などの後遺症が残ることがある(Johri et al., 2006)。

S. pneumoniae は肺炎の最大の原因菌である。多く大

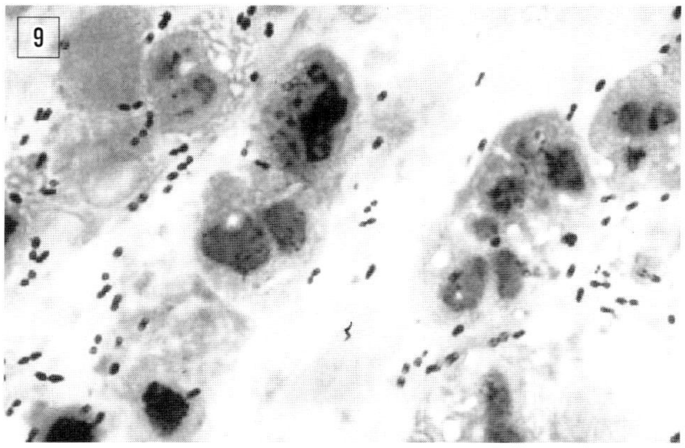
9

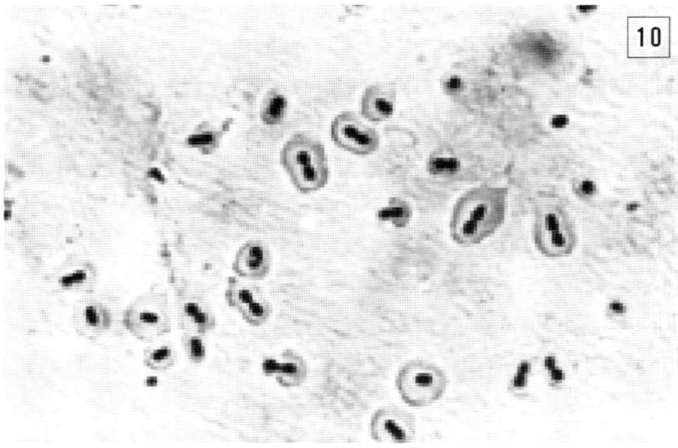
10

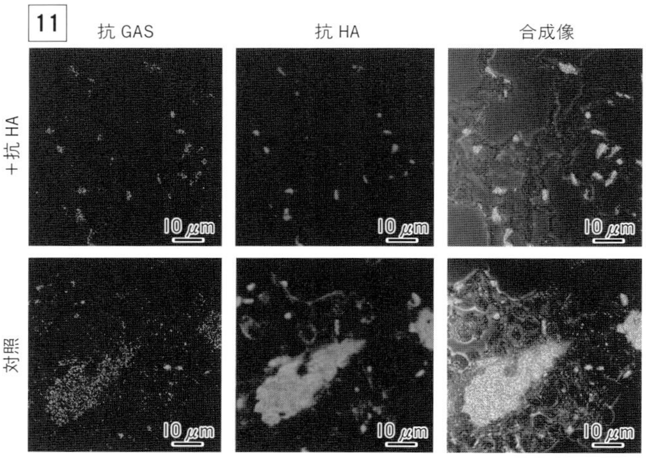
11
抗 GAS
抗 HA
合成像
＋抗 HA
対照
10 μm

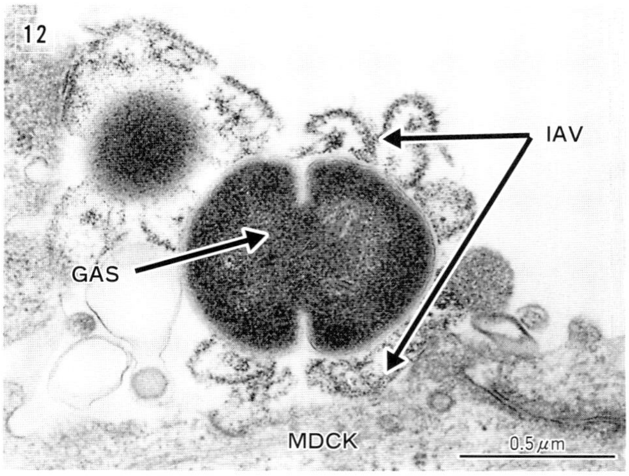
12
IAV
GAS
MDCK
0.5 μm

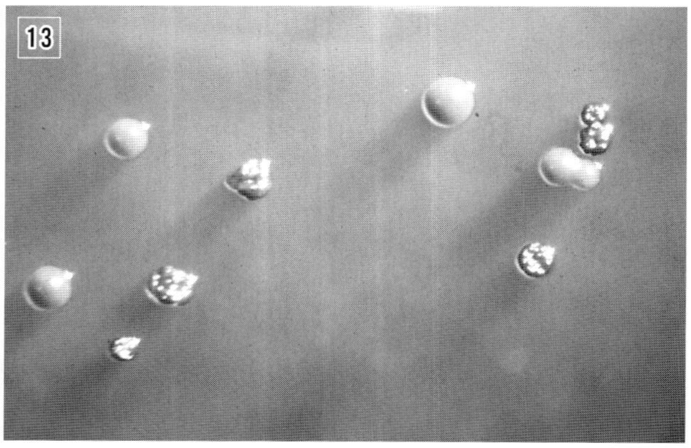
13

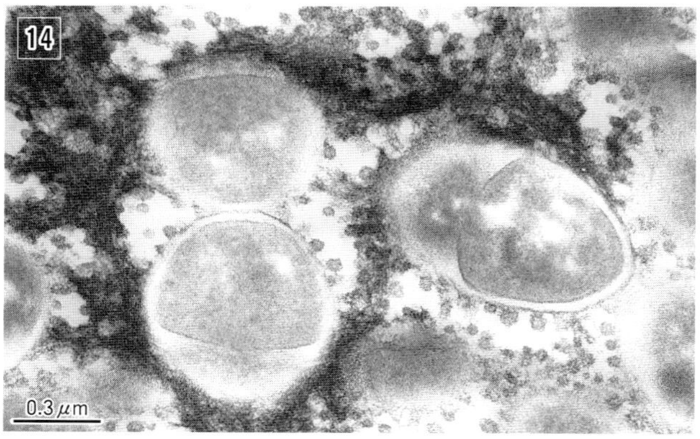
14
0.3 μm

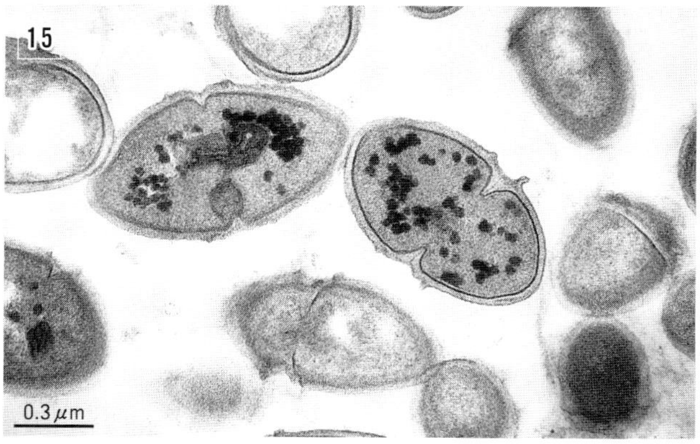
15
0.3 μm

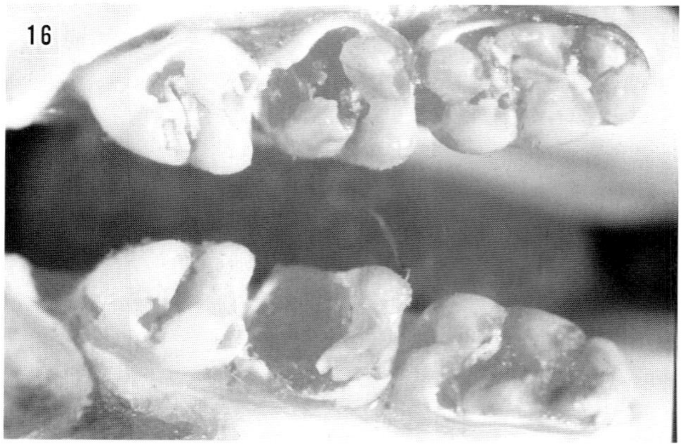
16

写真9 大葉性肺炎患者の喀痰の塗沫標本のグラム染色像(CDC)。*S. pneumoniae* が主として双球菌状に多数認められる。(口絵100参照)

写真10 *S. pneumoniae* の特異莢膜抗体の添加後の莢膜膨化反応像(©K. Todar，許可を得て転載)

写真11 *S. pyogenes* のA型インフルエンザウイルス感染細胞への結合(Okamoto et al., 2003；©American Society for Microbiology)。A型インフルエンザウイルス-*S. pyogenes* 共感染マウスの感染24時間後の肺の組織片を，抗 *S. pyogenes* ウサギ抗血清(抗GAS，緑；図の左側)，および，抗A型インフルエンザウイルス赤血球凝集素抗体(抗HA，赤；図の中央)で染色した。共焦点レーザー顕微鏡により，A型インフルエンザウイルス赤血球凝集素の発現しているA型インフルエンザウイルス感染細胞に *S. pyogenes* が局在している様子が観察できる(左側)。しかし，共感染12時間後に抗A型インフルエンザウイルス赤血球凝集素抗体をマウスに投与するとA型インフルエンザウイルス感染細胞数が減少し，細胞に付着する *S. pyogenes* 数も減少した(右側)。(口絵101参照)

写真12 A群インフルエンザウイルス感染上皮細胞にA群レンサ球菌を感染させ，電子顕微鏡で観察した(Okamoto et al., 2003；©American Society for Microbiology)。A型インフルエンザウイルス(IAV)粒子が *S. pyogenes*(GAS)に直接結合している。

写真13 mitis salivarius寒天平板培養したミュータンスレンサ球菌(*S. mutans* および *S. sobrinus*)のコロニー形態。*S. mutans* のコロニーはラフでサイズが小さいのに対し，*S. sobrinus* のコロニーの直径は *S. mutans* に比してやや大きく，コロニー一般にはよりスムーズである。両者ともに培地中に含有されるスクロースから非水溶性グルカンを産生するためzooglea(寒天ゲル状の粘着集落)として観察される。

写真14 スクロース寒天平板培養した *S. mutans* の透過型電子顕微鏡像。密な菌体外多糖が線維束状(不溶性 α-グルカン)，あるいは菌体表面に顆粒状(フラクタン)として観察される。

写真15 グルコース寒天平板培養した *S. mutans* の透過型電子顕微鏡像。切片調製後に過ヨウ素酸化し，アルカリ性亜硝酸ビスマスで多糖を染色。菌体外には多糖は観察されないが，細胞質にヨード好性グリコゲン様の細胞内多糖顆粒が散在している。

写真16 *S. mutans* により誘発されたラットの実験う蝕。SPFラットに *S. mutans* を感染され，高スクロース粉末飼料を56日間投与後のラット下顎骨を実体顕微鏡下で撮影した。

葉性肺炎を生じるが，気管支炎や気管気管支炎のこともある。乳幼児では侵襲性感染が起こり，菌血症／敗血症や髄膜炎(meningitis)に至ることが少なくない(Mook-Kanamori et al., 2011)。また(急性)中耳炎の原因となることが幼小児ではしばしばある(Henriques-Normark and Tuomanen, 2013)。

S. pyogenes や *S. pneumoniae* とインフルエンザウイルスの共感染は宿主の病態を著しく悪化させ，しばしば死に至ることがある(写真11，12)(Jean et al., 2010; Okamoto et al., 2003)。

S. mutans はヒトの歯面に生息し，食生活の影響を強く受け，う蝕を誘発する。*S. mutans* はソルビットとマンニットを分解し，またスクロースを基質として複数のグルコシルトランスフェラーゼの作用により非水溶性の菌体外グルカンを産生し，歯の表面に強く付着する。またスクロース含有培地で特徴的な集落を形成する。一方，過剰な糖の存在下で貯蔵エネルギーとしてヨード染色性の菌体内多糖を産生する。実験的に本菌を幼若ラットに感染し，高スクロース食で飼育するとう蝕(dental caries)を生じる(写真13〜16)。

【治療】

β 溶血性ストレプトコッカス感染症に対する治療薬の第1選択は現在でもペニシリン系抗菌薬である。ペニシリンが禁忌の場合には第一世代セフェム系抗菌薬を用いる。*S. pneumoniae* に起因する感染症にはペニシリンGやセフトリアキソンなどを用いる。

【引用・参考文献】

Billroth, T. 1874. Untersuchungen über die Vegetationsformen von Coccobacteria Septica, Georg Reimer, Berlin.

Cole, J. N., Barnett, T. C., Nizet, V., et al. 2011. Molecular insight into invasive group A streptococcal disease. Nat. Rev. Microbiol. 9: 724-736.

Cole, R. M., and Hahn, J. J. 1962. Cell wall replication in *Streptococcus pyogenes*. Science 135: 722-724.

Facklam, R. F., Martin, D. R., Lovgren, M., et al. 2002. Extension of the Lancefield classification for group A streptococci by addition of 22 new M protein gene sequence types from clinical isolates: emm 103 to emm 124. Clin. Infect. Dis. 34: 28-38.

Fischetti, V. A. 1989. Streptococcal M protein: molecular design and biological behavior. Clin. Microbiol. Rev. 2: 285-314.

浜田茂幸，川端重忠．2002．レンサ球菌．p. 169-182．竹田美文，林英生(編)，細菌学，朝倉書店，東京．

Hamada, S., Kawabata, S., and Nakagawa, I. 2015. Molecular and genomic characterization of pathogenic traits of group A *Streptococcus pyogenes*. Proc. Jpn. Acad., Ser. B 91: 539-559.

Henriques-Normark, B., and Tuomanen, E. I. 2013. The pneumococcus: epidemiology, microbiology, and pathogenesis. Cold Spring Harb. Perspect. Med. 3: a010215.

Jean, C., Louie, J. K., Glaser, C. A., et al. 2010. Invasive group A streptococcal infection concurrent with 2009 H1N1 influenza. Clin. Infect. Dis. 50: e59-e62.

Johri, A. K., Paoletti, L. C., Glaser, P., et al. 2006. Group B *Streptococcus*: global incidence and vaccine development. Nat. Rev. Microbiol. 4: 932-942.

Kadioglu, A., Weiser, J. N., Paton, J. C., et al. 2008. The role of *Streptococcus pneumoniae* virulence factors in host respiratory colonization and diseases. Nat. Rev. Microbiol. 6: 288-301.

河村好章．1998．*Streptococcus* 属菌種の分類の現状．日本細菌学雑誌 53：493-507．

Lachenauer, C. S., Kasper, D. L., Shimada, J., et al. 1999. Serotypes VI and VIII predominate among group B streptococci isolated from pregnant Japanese women. J. Infect. Dis. 179: 1030-1033.

Lancefield, R. C. 1933. A serological differentiation of human and other groups of hemolytic streptococci. J. Exp Med. 57: 571-595.

Mook-Kanamori, B. B., Geldhoff, M., van der Poll, T., et al. 2011. Pathogenesis and pathophysiology of pneumococcal meningitis. Clin. Microbiol. Rev. 24: 557-591.

Nakagawa, I., Kurokawa, K., Yamashita, A., et al 2003. Genome sequence of an M3 strain of *Streptococcus pyogenes* reveals a large-scale genomic rearrangement in invasive strains and new insights into phage evolution. Genome Res. 13: 1042-1055.

Okamoto, S., Kawabata, S., Nakagawa, I., et al. 2003. Influenza A virus-infected hosts boost an invasive type of *Streptococcus pyogenes* infection in mice. J. Virol. 77: 4104-4112.

大國寿士，五十嵐英夫，大江健二．1994．あなどれないレンサ球菌感染症．日本細菌学雑誌 49：759-767．

Påhlman, L. I., Olin, A. I., Darenberg, J., et al. 2008. Soluble M1 protein of *Streptococcus pyogenes* tiggers potent T cell activation. Cell. Microbiol. 10: 404-414.

Reglinski, M., and Sriskandan, S. 2014. The contribution of group A streptococcal virulence determinants to the pathogenesis of sepsis. Virulence 5: 127-136.

Rosenbach, F. J. 1884. Mikro-organismen bei den Wund-Infektions-Krankheiten des Menschen, J. F. Bergmann, Weisbaden.

Severin, A., Nickbarg, E., Wooters, J., et al. 2007. Proteomic analysis and identification of *Streptococcus pyogenes* surface-associated proteins. J. Bacteriol. 189: 1514-1522.

Steer, A. C., Matatolu, L., Beall, B. W., et al. 2009. Global *emm* type distribution of group A streptococci: systematic review and implication for vaccine development. Lancet Infect. Dis. 9: 611-616.

Stollerman, G. H., and Dale, J. B. 2008. The importance of the group A *Streptococcus* capsule in the pathogenesis of human infections: a historical perspective. Clin. Infect. Dis. 46: 1038-1045.

Terao, Y., Mori, Y., Yamaguchi, M., et al. 2008. Group A Streptococcal cysteine protease degrades C3 (C3b) and contributes to evasion of innate immunity. J. Biol. Chem. 283: 6253-6260.

Tettelin, H., Masignani, V., Cieslewicz, M. J., et al. 2002. Complete genome sequence and comparative genomic analysis of an emerging human pathogen, serotype V *Streptococcus agalactiae*. Proc. Nat. Acad. Sci. U.S.A. 99: 12391-12396.

Todar, K. 2012. *Streptococcus pneumoniae*. Todar's Online Textbook of Bacteriology. http://textbookofbacteriology.net/S.pneumoniae.html.

Walker, M. J., Barnett, T. C., McArthur, J. D., et al. 2014. Disease manifestations and pathogenic mechanisms of group A Streptococcus. Clin. Microbiol. Rev. 27: 264-301.

Yamaguchi, M., Terao, Y., and Kawabata, S. 2013. Pleiotropic virulence factor-Streptococcus pyogenes fibronectin-binding proteins. Cell. Microbiol. 15: 503-511.

Yamaguchi, M., Terao, Y., Mori, Y., et al. 2008. PfbA, a novel plasmin- and fibronectin-binding protein of *Streptococcus pneumoniae*, contributes to fibronectin-dependent adhesion and antiphagocytosis. J. Biol. Chem. 283: 36272-36279.

【浜田茂幸】

アクチノマイセス科
Family ***Actinomycetaceae***

アクチノマイセス属
Genus ***Actinomyces***

【分類・歴史】

放線菌目（*Actinomycetales*）のうち，菌糸をつくらないマイコバクテリア科以外の菌種を放線菌類（*Actinomycetes*）と呼ぶ。嫌気性のアクチノマイセス属（*Actinomyces*）と好気性のノカルジア属（*Nocardia*）がヒトに病原性を示す（平松・中込，2005）。前者による感染症が放線菌症（actinomycosis）で，後者によるものがノカルジア症（nocardiosis）である。細菌および真菌のいずれにも類似した性状を有しているが，分類上は真正細菌に属する（天児・南嶋，1997）。ヒトの放線菌症は1878年に，Israelによって初めて報告され，その後Wolfeとともに病原微生物として分離された。当初はグラム陽性の糸状の微生物によって引き起こされる感染症として報告され，ノカルジア症との区別はなされていなかったが，1943年にWaksmanとHenriciによって違いが明らかにされ，区別されるようになった（Smego and Foglia, 1998）。1990年代以降，16S rDNAシークエンスの解析情報などにもとづいた系統学的な分類体系が導入され，分類は劇的に変化した。1997年以降，新たに18種が加えられ，逆に他の属に分類されたものもある。2008年時点で34種あるとされ，そのうち20種類はヒトから分離されている。他はウシ，イヌ，ネコ，ブタ，海洋哺乳類から分離されている。DNAシークエンスは公式なデータベースが整備されておらず，また多くの新種の発見や，名前の変更などによりしばしば混乱を招いている（Hall, 2008）。

【形態】

アクチノマイセスは幅が0.2～1.0 μmの直線もしくは僅かに湾曲した桿菌で，分枝した菌糸状を呈し，多形性に富む。グラム染色で陽性に染まり，V，Y，T字型の配列を示す。芽胞・莢膜は形成せず，鞭毛はなく非運動性である（藤田ほか，1999；平松・中込，2005）。

【分布・生態】

ヒトに病原性を持つアクチノマイセスはヒトの口腔，咽頭，消化管，女性生殖器に常在しており，内因性に発症するとされる。外界からの感染はなく，ヒトからヒトへの伝播も確認されていない（Brooks et al., 1995; Smego and Foglia, 1998）。

【培養・増殖】（写真1）

ブレインハートインフュージョン寒天培地，血液寒天培地などを用いて37℃で2～14日間嫌気培養する。ブレインハートインフュージョン寒天培地上で18～48時間培養した際に形成される微小コロニーを観察する（天児・南嶋，1997；平松・中込，2005；内海ほか，1995）。

【病原性】

ヒトに病原性を示すものは，*A. israelii*，*A. naeslundii*/*viscosus* complex，*A. odontolyticus*，*A. meyeri*，*A. genencseriae*（*A. israelii* serotype II）などがあるが，感染例の多くは*A. israelii*によるものである。常在しているアクチノマイセスは，粘膜バリアの破綻を契機と

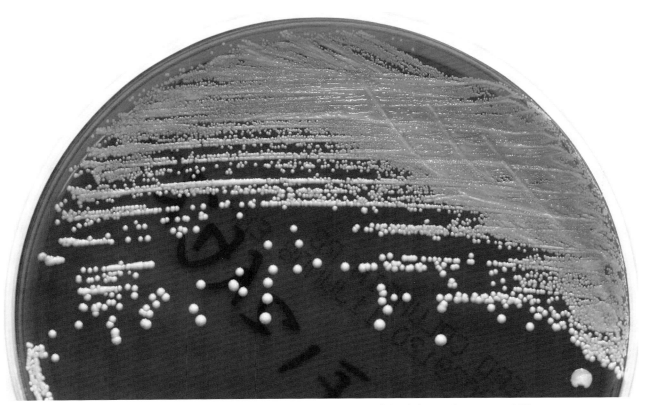

写真1　*A. israelii*のコロニー（長崎大学・栁原克紀教授より供与）。白色，円形のコロニーを認める。

して病原性を発揮する。口腔内や頭頸部では，外傷，歯科処置，口腔内手術，頭頸部がんに対する手術・放射線療法などが発症に関連している。また肺への感染は誤嚥が，腹腔内感染では消化管手術や憩室炎，虫垂炎，魚骨などの異物による粘膜の破綻が契機となる（Mandell et al., 2005）。

【病型】

頭頸部が好発部位であり，放線菌症に占める割合については幅広い報告があるが概ね全体の55％程度を占めている。軟部組織の腫脹，膿瘍，腫瘤，あるいは潰瘍性病変を呈する。充実性の場合は，悪性腫瘍との鑑別を要する。軟部組織の感染症では慢性・再発性の膿瘍になる場合もある（Mandell et al., 2005; Smego and Foglia, 1998）。

胸部型の病変は15％程度を占め，肺実質や胸腔などに病巣を形成する。経過としては慢性・緩徐に進行し，胸痛，発熱，体重減少，咳嗽，血痰などの症状を認める。起こりやすい肺葉や特異的な画像所見はなく，通常は肺炎像もしくは腫瘤影である。胸腔内に病変を認める場合がある（Mandell et al., 2005）。

腹部に起こる頻度は約20％程度である。腹部では診断が非常に困難である場合が多く，診断までに数か月～数年を要することもある。症状は，発熱，体重減少，便通の変化，腹痛，腫瘤の触知など非特異的なものが多い。病巣は膿瘍や硬い腫瘤であることが多く，しばしば腫瘍と診断される。虫垂炎，特にその穿孔は発症のリスクとなり，腹部における発症原因の65％を占めるとの報告もある。結果として右腸骨窩が腹部の発症部位として最も多く，右側は左側よりも頻度が高い（Mandell et al., 2005）。

【診断】

外科的摘出標本，喀痰，肺胞洗浄液，浸出液などを検体とする。穿刺吸引や生検により得られた検体も診断に有用である。それらの病巣中や膿汁中に，肉眼で確認できる0.1～5 mm大の黄色または褐色の顆粒状の菌塊を硫黄顆粒（sulfur granule）と呼ぶ。その中心部は菌糸からなる網状構造で，辺縁は棍棒体（club）が放射状に配列する。確定診断は通常，培養でなされることが多いが，既に抗菌薬が使用されていたり，同時に培養された他の菌の影響などにより培養がうまくいかないこともあるとされている。病巣内には種々の細菌が混在することが多く，感染巣の部位に応じて，*Actinobacillus actinomycetemcomitans*，*Eikenella corrodens*，*Fusobacterium*，*Bacteroides*，*Capnocytophaga*，*Staphylococcus*，*Streptococcus*，*Enterococcus* などが分離されることがある。また悪性腫瘍との鑑別を要する場合が多く，培養に適した検体が得られない場合には，外科的に摘出された病理標本から診断されることも多い。PCRやハイブリダイゼーションなど遺伝子学的手法を用いた検出法が報告されており，今後の進歩が期待される（天児・南嶋，1997；Hall, 2008；平松・中込，2005；Mandell et al., 2005；Smego and Foglia, 1998；内海ほか，1995）。

【治療・予防】

治療は，抗菌化学療法と外科的療法（ドレナージや病巣の除去）の組み合わせで行う。多くの症例でペニシリン系薬長期投与の有効性が期待される。アモキシシリンとクラブラン酸やスルバクタムとの併用療法も効果が期待される。クリンダマイシンやエリスロマイシンも有効で，ペニシリンアレルギーの患者に有用である。多くの種はメトロニダゾールに耐性で，テトラサイクリン系薬の有効性はさまざまである。薬剤の膿瘍への移行が悪い可能性も考慮に入れる必要がある。また組織破壊が不可逆的である場合もある。口腔内の衛生を保つこと，口腔・消化管の粘膜が破綻した場合に適切な抗菌薬の予防投薬をすることにより発症のリスクを低下させることができるとされている（Brooks et al., 1995；平松・中込，2005；Murray et al., 2005）。

【引用・参考文献】

天児和暢，南嶋洋一（編）．1997．戸田新細菌学，第31版，南山堂，東京．

Brooks, G. F., Butel, J. S., Ornston, L. N., et al. 1995. Jawetz, Melnick & Adelberg's medical microbiology, 20th ed., Appleton & Lange, Norwalk, Conn.

日本放線菌学会（編）．2002．Digital atlas of actinomycetes. http://www.actino.jp/DigitalAtlas1/

藤田浩，ほか（編），梅本俊夫，ほか（執筆）．1996．改訂 新図説口腔微生物学（改訂新版），学建書院，東京．

Hall, V. 2008. *Actinomyces*: gathering evidence of human colonization and infection. Anaerobe 14: 1–7.

平松啓一，中込治（編）．2005．標準微生物学，第9版，医学書院，東京．

Honda, H., Bankowski, M. J., Kajioka, E. H., et al. 2008. Thoracic vertebral actinomycosis: *Actinomyces israelii* and *Fusobacterium nucleatum*. J. Clin. Microbiol. 46: 2009–2014.

Mandell, G. L., Bennett, J. E., and Dolin, R. 2005. Mandell, Douglas, and Bennett's, principles and practice of infectious disease, 6th ed., vol. 2, Elsevier, Philadelphia.

Murray, P. R., Rosenthal, K. S., and Pfaller, M. A. 2005. Medical microbiology, 5th ed., Elsevier Mosby, Philadelphia.

Smego, R. A. Jr., and Foglia, G. 1998. Actinomycosis. Clin. Infect. Dis. 26: 1255–1261.

鶴谷純司，富永正樹，古川次男，ほか．1999．診断に苦慮した肺放線菌症の1例．日呼吸会誌 37：934–937．

内海爽，大西克成，金政泰弘，ほか（編）．1995．エッセンシャル微生物学，第4版，医歯薬出版，東京．

【小佐井康介，関　雅文，河野　茂】

コリネバクテリウム科
Family ***Corynebacteriaceae***

コリネバクテリウム属
Genus ***Corynebacterium***

【分類】

コリネバクテリウム属(*Corynebacterium*)はグラム陽性，好気性または通性嫌気性，異染小体を有する桿菌で，棍棒状を呈するが多形性態を示す。多形性態はまっすぐか，やや湾曲した形状である。一般的な特徴は非運動性，カタラーゼ陽性，外毒素産生，細胞壁にmeso-diaminopimeric acid(meso-DAP)，アラビノース，ガラクトース，ミコール酸を持つ。GC含量は51～71%である。エスクリン，ゼラチンの液化陰性，ラクトース，キシロース，マンニットール非分解である。Klebs(1883)がジフテリア患者の咽頭部の偽膜よりの塗抹標本で，レンサ球菌と桿菌の存在を述べたのが始まりである。翌年，Löfflerが*Corynebacterium diphtheriae*の純培養に成功した。また，RouxとYersin(1888)が純培養上清中にジフテリア毒素の存在を見つけた。さらにはBehringと北里(1890)がジフテリアの抗毒素による血清療法を発見した。Schick(1913)は毒素の少量を皮内接種し，ジフテリアに対する免疫の有無を見るシック試験法を開発した。ジフテリア予防のためのトキソイドワクチンはRamon(1923)によって，ジフテリア毒素をホルマリン処理することにより無毒化に成功した。

コリネバクテリウム属は放線菌群に属し，そのなかに入っている他のミコバクテリウム属(*Mycobacterium*)，ノカルディア属(*Nocardia*)のふたつの属も菌体にミコール酸を有しており類縁関係にあるが，細胞の化学構造は各々異なっている。コリネバクテリウム属はその形態が棍棒状(一端が太くなっているもの)を呈するCoryne(club)状をしていることから命名された。ヒトに対して病原性を有する菌種の代表は*Corynebacterium diphtheriae*(ジフテリア菌)である。*C. diphtheriae*によって起こるジフテリアの発症は主として小児に見られる疾患であり，飛沫感染により生体内へ入り，上気道粘膜に感染する。感染局所で菌は増殖し，産生された毒素が局所粘膜組織の壊死を起こし，壊死部にはジフテリア特有の灰白色の偽膜が形成される。*C. diphtheriae*は血中に移行することなく，産生されたジフテリア毒素(菌体外毒素)のみが血中に入り，全身的な中毒症状を起こす。その後，心筋が侵され心臓麻痺や運動神経の麻痺で死亡することがある。感染症法(2008年5月12日一部改正施行)で二類に属する重篤な疾患で，診断後ただちに届け出が必要である。ジフテリア毒素は*C. diphtheriae*以外でも*C. ulcerans*と*C. pseudotuberculosis*(ヒツジ偽結核菌)により産生されることもわかってきた。近年，欧米諸国で注目され，わが国でも問題となりつつある*C. ulcerans*がジフテリア類似症状を引き起こすことが報告されている。

また，それ以外のコリネバクテリウム属では日和見感染菌として注目されている菌種が増えてきている。従来，ジフテリア以外の疾患で，コリネバクテリウム属に含まれている数種の菌種で，病原性は弱いが，上気道，皮膚，粘膜などの臨床材料から検出されるようになっている。特に，高齢者の嚥下性肺炎や敗血症などのさまざまな日和見感染症の原因菌として注目を浴びてきている。*C. jeikeium*(以前は*Corynebacterium* group JK)は敗血症，腹膜炎，術後感染，肺炎を起こす報告が見られる。*C. pseudodiphtheriticum*(以前は*C. hofmanii*と呼ばれていた。偽ジフテリア菌)は口腔，鼻咽頭の粘膜に常在し，肺がんなどの基礎疾患を有する人での肺炎の報告がある。*C. striatum*ではグラム陽性球菌やグラム陰性桿菌との混合感染が多く肺炎や敗血症などの症例が報告されている。*C. urealyticum*(以前はGroup D2 *Corynebacterium*と呼ばれていた)は，独立菌種となったが膀胱留置カテーテル患者から分離されることが多い菌種である。*C. durum*の病原性は不明とされているが，肺炎からの起炎菌としての症例報告も見られている。*C. xerosis*(ゼローシス菌)は眼粘膜，上気道，皮膚の常在細菌であり，非病原性といわれていたが，免疫不全患者の肺炎，敗血症，心内膜炎の場合に血液から分離されている。

【形態・構造】

*C. diphtheriae*は大きさ0.5～1.1×1.2～6.4 μmのまっすぐか，少し湾曲した形の中等度のグラム陽性桿菌で，しばしば一方の端が膨れた棍棒状，樹枝状，顆粒状などの多形性態を示す(写真1)。菌体は相互に松葉状，開指状でV，W，L字型で柵状の配列をする。芽胞，鞭毛，莢膜は形成しない。菌体内に1～数個のポリフォスフェイト(polyphosphate)の異染小体(metachromatic granule，Babes-Ernst小体)を持っており，ナイセル(Neisser)の法により異染小体染色をすると菌体は黄褐色に染まり，両端には青黒色に染まった顆粒が見られる。単染色でもよく染まり濃染部と淡染部が交互に見られる。発育集落の形態によって3種類の菌型に分けられる。形態が短小であるgravis型(重症型)，多形性で長いintermediate(中間型)，湾曲して長いmitis型(軽症型)である(表1)。一般的にgravis型はmitis型に比較して死亡率が高いといわれているが，例外もあり，集落の形態と病原性の関連性は明らかでなくなっている。

【増殖】

好気性または通性嫌気性で至適pH 7.0～7.6，至適温度34～37°Cである。レフレルウマ血清培地では発育は極めて良好で，灰白色，粘稠性の微小集落を形成するが，選択培地ではない。血液寒天培地では白色，湿潤性の集落を形成，荒川培地では青黒色の集落を形成し鑑別が容易で，保菌者の検診に用いる。亜テルル酸塩加血液寒天培地上ではよく発育し，亜テルル酸塩を還元し黒色の集落を形成し，他の菌では発育が抑制されるので本菌の鑑別培地として用いる。普通寒天培地上では発育不良である。*C. diphtheriae*はブドウ糖，マルトースを分解するがショ糖は非分解でガスも非産生である。尿素非分解であるが硝酸塩還元試験は陽性である(表2)。*C. ulcerans*はブドウ糖，マルトースは分解するがショ糖は非分解で，尿素は分解するが硝酸塩還元試験は陰性である。*C. pseudotuberculosis*はブドウ糖，マルトース，ショ糖を

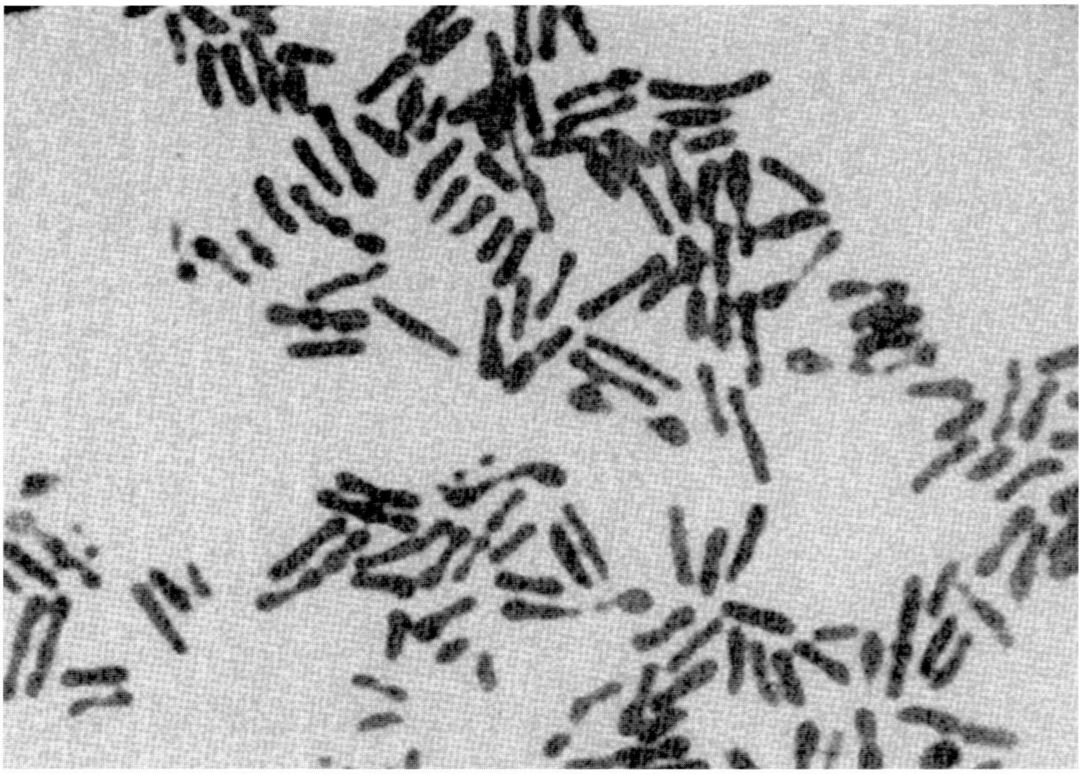

写真1　*Corynebacterium diphtheriae* の形態と配列。グラム陽性，桿菌であるが多形性態で棍棒状をしている。

表1　*Corynebacterium diphtheriae* の分類

性状	重症型 (gravis)	中間型 (intermedius)	軽症型 (mitis)
鏡検像　形態	短小	長い 多形性 (末端膨隆)	長い 湾曲
鏡検像　異染小体	少ない	少ない	著明
ヴイヨン中の発育	菌膜(＋) 沈殿	菌膜(－) 顆粒状沈殿	菌膜(＋) 均一混濁
テルル酸塩加 培地上の発育	大 灰黒色 扁平 菊花状 菊花状 硬い (R 型)	小 灰黒色 扁平 中間 (R 型)	中間 黒色 正円型 光沢 光沢 粘稠性 (S 型)
溶血性	±	－	＋
デンプン分解	＋	－	－
モルモットに対する感受性	強	中	弱

表2　主要コリネバクテリウム属の簡易鑑別性状

	ブドウ糖分解	ショ糖分解	尿素分解	硝酸塩還元
Corynebacterium diphtheriae	＋	－	－	＋
C. ulcerans	＋	－	＋	－
C. pseudotuberculosis	＋	＋	＋	－
C. xerosis	＋	＋	－	±
C. jeikeium	±	－	－	－
C. pseudodiphtheriticum	－	－	＋	＋
C. striatum	＋	＋	－	＋
C. urealyticum	－	－	＋	－

分解する。尿素は分解するが，硝酸塩還元試験は陰性である。*C. xerosis* はブドウ糖，ショ糖を分解するが，マルトース非分解である。*C. jeikeium* はブドウ糖は分解・非分解があるが，マルトース，ショ糖，尿素は非分解であり，硝酸塩還元試験は陰性である。*C. pseudodiphtheriticum* はブドウ糖，マルトース，ショ糖非分解で，尿素，硝酸塩還元試験は陽性である。*C. striatum* はブドウ糖，ショ糖は分解するがマルトースは非分解で，尿素非分解，硝酸塩還元試験は陽性である。*C. urealyticum* の集落性状は *C. jeikeium* と類似しており，区別しがたいが，ブドウ糖，ショ糖，マルトース非分解で，尿素は分解するが硝酸塩還元試験は陰性である。生化学的性状の相違より，*Corynebacterium* 属の65菌種を24時間培養後に判定できる簡易同定キットが出ている。

【生態】

コリネバクテリウム属は *C. diphtheriae* 以外の菌種の多くは通常ヒト・動物の皮膚，粘膜，腸内に常在する。*C. diphtheriae* は病原性が強いが，他の菌種は病原性が弱いといわれている。しかしながら *C. ulcerans* はジフテリア毒素を産生する菌種もあり，ジフテリア類似の症状を呈することもある。*C. ulcerans* はウシ，ウマなどの動物の常在細菌で，イヌ，ネコからも分離される。これらの動物との接触や生の乳製品などの摂取による感染が認められている。*C. ulcerans* は元来毒素産生性は見られなかったが，ジフテリア毒素遺伝子を持ったバクテリオファージが溶原化して毒素産生菌になることから，それらの菌株はヒトに対するジフテリア類似症状を呈することがある。*C. jeikeium* はヒトの皮膚，粘膜，腸内に常在するが，近年抗菌薬耐性を示す菌株が現れ，肺炎や敗血症を起こすことがわかってきて，病院内感染症の起因菌として注目されている。特に，血液・造血器系の悪性腫瘍を有する患者や顆粒球減少患者においては重篤な敗血症を起こすことがある。*C. pseudodiphtheriticum* は上気道，皮膚の常在菌であるが，基礎疾患として肺がんを有している患者に肺炎などの報告がある。*C. striatum* は上気道や皮膚の常在細菌で，稀に肺炎，敗血症を起こすことがある。MRSA やグラム陰性桿菌の腸内細菌科やブドウ糖非発酵菌と同時検出されることが多く，どちらが起炎菌かの鑑別が困難な場合が多い。*C. urealyticum* は尿から分離されることが多く，膀胱カテーテル留置患者から検出される。

【遺伝子情報】

C. diphtheriae は特定のバクテリオファージ（β-ファージ）がジフテリア毒素遺伝子を持ち，毒素非産生株に感染（溶原化）し，ファージ変換されると遺伝子が発現されて毒素産生株に変わる。このバクテリオファージは *C. diphtheriae* へ感染しても菌体内の染色体と共存したままで，菌は死滅することなく生存し続け，DNA を複製する。β-プロファージの状態にある溶原化型で，溶菌型のバクテリオファージとは異なる。このプロファージを持つ *C. diphtheriae* のみがジフテリア毒素を産生する。しかし，バクテリオファージが何かの機序で菌体から放出されると毒素産生性はなくなることがある。臨床分離菌株中の菌体中にジフテリア毒素遺伝子が含まれている場合，PCR 法によりジフテリア毒素遺伝子を検出する。菌株のなかにジフテリア毒素遺伝子が含まれていなければ，増幅操作によっても増幅される DNA は検出されない。また，ジフテリア毒素遺伝子の一部を増幅するプライマーセットを用い増幅操作は LAMP（loop-mediated isothermal amplification の略）法により，増幅された DNA の確認を増幅産物中の濁度を測定するか，蛍光色素での発色により観察する方法もある。

C. ulcerans はジフテリア毒素を産生しない菌株が多いが，ジフテリア様疾患の患者から分離された菌株ではジフテリア毒素を保有している。毒素産生株は毒素の遺伝子を持つバクテリオファージが関与している。

【培養】

C. diphtheriae は Klebs（1883）によって発見され，Löffler（1884）が純粋培養に成功した。選択分離培地には荒川培地，クラウベルグ（Clauberg）培地で35〜37°C の温度で培養する。血液寒天培地でも発育良好である。白色で湿潤性の集落が見られる。レフレルウマ血清培地では極めて発育良好で，24時間培養後に灰白色で湿潤性，円形，隆起した集落形成をする。亜テルル酸塩を加えた培地（チンスダール Tinsdal 培地）では黒色あるいは灰黒色の集落を形成し，集落周辺にハローの形成が見られる。グラム陰性菌の発育を阻害し，グラム陽性菌に対しても一部発育を抑制するので，本菌の鑑別に利用される（図1）。

他のコリネバクテリウム属では，*C. jeikeium* はヒツジ血液寒天培地上で48時間培養後でも直径0.5 mm 以下の微小な真珠様光沢（金属様光沢）を有する集落を形成する。*C. psudodiphtheriticum* はヒツジ血液寒天培地上で48時間培養後には直径0.5〜1 mm の白色集落を形成する。*C. striatum* はヒツジ血液寒天培地上で24時間培養後には直径1 mm の白色集落を形成するがグラム陽性菌の *Staphylococcus* と類似しており，鑑別困難な場合がある。*C. urealyticum* はヒツジ血液寒天培地上の集落は *C. jeikeium* と区別できない。*C. ulcerans* はヒツジ血液寒天培地上では乳白色の光沢ある集落を形成し，チ

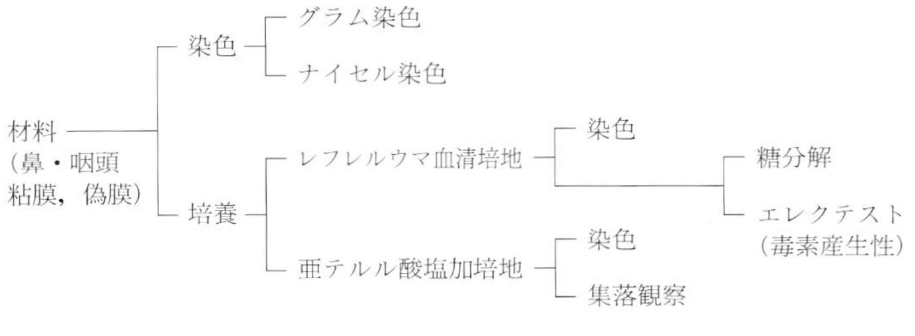

図1 *Corynebacterium diphtheriae* の細菌学的検査法

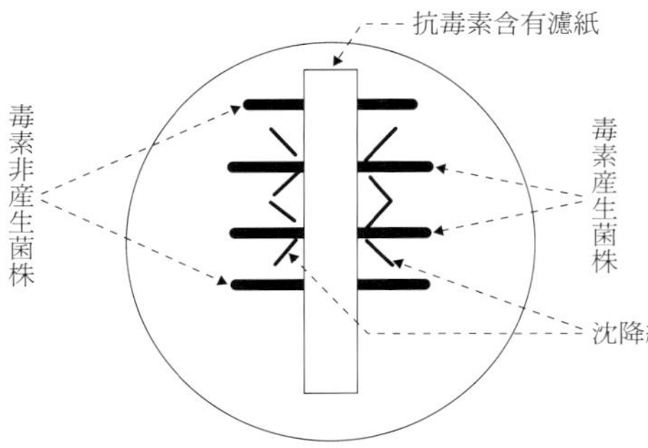

図2　エレクテスト。*Corynebacterium diphtheriae* の外毒素産生の有無を寒天培地上で抗原抗体反応により見る方法

ンスダール培地では亜テルル酸を還元して黒色の集落を形成し *C. diphtheriae* と類似した発育をする。

(1)エレクテスト(Elek's test)

C. diphtheriae の外毒素産生性の有無を寒天培地上で抗原抗体反応を沈降法で見る方法。2%ウマ血清含有寒天平板培地上に，500単位1 mLのジフテリア抗毒素を含ませた濾紙を置き，その濾紙と直角に被検菌および既知の毒素産生菌を塗抹，37℃で24～72時間培養する。毒素産生菌では濾紙から数mmのところに約45°の角度で沈降線を生ずる(図2)。

(2)培養細胞

毒素の力価を既知の標準毒素ならびに抗毒素を用いて，Vero細胞が増殖したか，死滅したかを培地の色で判定する。

(3)PCR法

ジフテリア毒素遺伝子の存在の有無をPCR法で検出する方法。

【抗原構造】

C. diphtheriae の産生する毒素の抗原性は均一で，抗原型は1種類である。菌体抗原は耐熱性のO抗原と易熱性のK抗原があるが，抗原構造による分類は用いられていない。

【物理化学的抵抗性】

C. diphtheriae は各種の消毒薬が有効である。逆性石けん，両性界面活性剤，次亜塩素酸ナトリウム，消毒用エタノールおよび70%イソプロパノールが用いられる。暗所で数か月，唾液や水中でも数～10日間くらいは生存する。加熱では70℃，1分間，80℃，10秒の熱処理で死滅するといわれているが，通常は80℃，10分間の熱処理が最も有効である。*C. diphtheriae* は主に飛沫で伝播するので，医療従事者の感染防止にはマスクの着用が必須である。汚染物の消毒・滅菌は患者が使用した物品や病室の消毒も行う。患者の喀痰は焼却処分とする。また，感染部位(咽頭，喉頭，鼻，皮膚など)の分泌液の曝露防止に注意を払う。そのためにはディスポーザブルのシーツ，覆布，滅菌ガウンその他を利用する。また，シングルユースの汚染物はプラスチック袋で二重に密閉し，外袋を消毒した後に運搬し，高温焼却する。再使用器械・器材類は，密閉用容器(回収用コンテナなど)に密閉して，容器の外側を消毒した後に運搬し，適切に消毒または滅菌処理をする。医療スタッフは飛沫の吸入防止に注意を払う。

【病原性】

C. diphtheriae の病原性は菌が産生する外毒素が特徴的な疾患を引き起こす。菌の培養法により毒素産生は影響を受ける。アミノ酸濃度，pHも関与するが，最も影響するのが鉄イオン濃度で，至適鉄イオン濃度は0.14 μg/mLであるが，それ以上高くなると毒素産生性は強く抑制される。生体内でも上気道粘膜での鉄イオン濃度の低下は毒素産生が高まることになる。

ジフテリア毒素は易熱性の蛋白毒素で分子量は58,000の一本鎖のポリペプチドで分子内にふたつのS-S結合を持っている。プロテアーゼ，トリプシン処理によりN末端側のS-S結合間のポリペプチド鎖に切れ目ができ，フラグメントAとフラグメントBに分かれる。フラグメントAは分子量約21,000で毒素活性があり，フラグメントBは分子量約37,000でふたつのドメイン(RとT)を有し，Rドメインは宿主細胞表面レセプターへの結合する部分を有し，Tドメインは細胞への吸着と侵入する部分がある。ジフテリア毒素が細胞に作用する場合には蛋白分解酵素によって毒素が活性化し，フラグメントBはフラグメントAを細胞質内へ取り込み，フラグメントAが細胞内へ入ると，活性型毒素はペプチド伸長因子(EF2)をADPリボシル化する。ADPリボシル化されたEF2は酵素活性が消失し，リボソームで移動することができなくなり，宿主細胞の蛋白合成を阻害し，細胞は死に至る(図3)。

ジフテリア毒素は抗原性が高く，動物に免疫すると容易に抗毒素が作成できる。この毒素はすべての *C. diphtheriae* が産生するのではなく，毒素遺伝子を保有する特定のバクテリオファージがプロファージの形で菌の染色体に組み込まれ，溶原化した毒素産生株のみにより産生される。プロファージがなくなった *C. diphtheriae* は毒素非産生菌になる。産生された毒素は一定の処理をすれば，毒素活性は消失しても抗原性を維持することができる。これら毒素活性の消失したものをトキソイドあるいはアナトキシンと呼んでいる。Ramanはジフテリア毒素をアルカリ下(pH 8.0)で，ホルマリン処理するこ

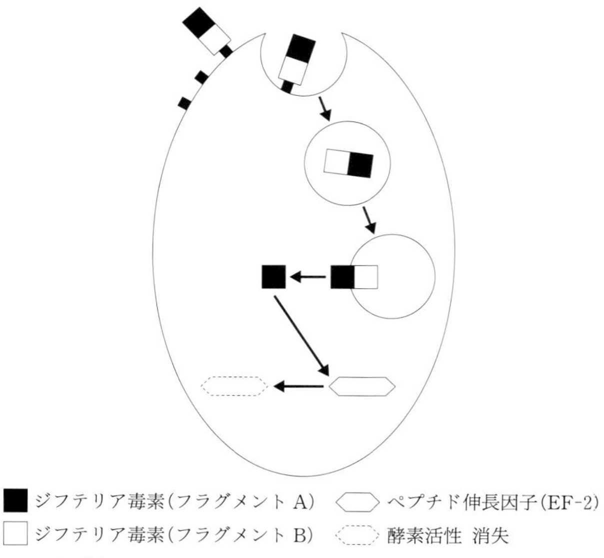

図3　ジフテリア毒素の宿主細胞内への侵入と蛋白合成阻害

とで，トキソイドを作製した。これをアナトキシンと呼びヒトへの免疫に使用したが，副作用の問題が出たために用いられていない。現在は精製トキソイドをリン酸アルミニウムに吸着させたものを沈降トキソイドとして，ワクチンに用いている。抗毒素はウマにトキソイドを接種して抗毒素血清を得る。得られた抗毒素血清は 1 mL 中に 500 抗毒素単位以上の抗体含むものとされている。抗毒素単位は抗毒素の 1 国際単位はデンマーク国立血清研究所保管の国際標準抗毒素の 0.0628 mg と定められている。これと同じ力価の抗毒素が，その国の標準抗毒素として保管されている。

C. ulcerans もジフテリア毒素産生性を持つ株があり，ジフテリア様患者から分離され，急性の上気道粘膜呼吸器疾患を引き起こすことが知られてきた。元来はウシ，ヒツジの常在細菌で，毒素非産生菌であるが *C. diphtheriae* と同じ毒素を産生することがわかってきた。人獣共通感染症の起因菌となり，ウシ，ヒツジとの接触や生の乳製品の摂取により感染することがわかってきた。英国，フランスなどでは *C. diphtheriae* によるジフテリアと同等の扱いをしている。わが国での報告は数例あるくらいで極めて少ない。*C. pseudotuberculosis* は通常動物の疾患で，ヒツジ，ヤギ，ウシなどの化膿性リンパ管炎，化膿性疾患の原因となり，稀にそれらの動物と接触して，ヒトでのリンパ節炎や肺炎から分離されることもある。

それ以外のコリネバクテリウム属の *C. jeikeium*，*C. pseudodiphtheriticum*，*C. striatum*，*C. urealyticum* は通常，ヒトの皮膚，粘膜，腸内の常在細菌であり，病原性が弱く，感染症を起こすことは稀であった。しかし近年日和見感染や重篤な感染症を起こすことで注目を浴びている菌種もある。特に，*C. jeikeium*（写真 2，3）については，ヒトの皮膚，特に腋窩，鼠径・直腸周辺から頻繁に検出されており，1970 年代になり重度の感染症例が報告され始めた。敗血症，心内膜炎，腹膜透析患者の腹膜炎，ペースメーカーなどの体内挿入人工物を有する患者において菌血症，術後感染の起因菌となることがある。*C. pseudodiphtheriticum*（写真 4）は上気道や皮膚の常在菌であるが肺炎や菌血症などの報告がある。患者は基礎疾患（肺がんなど）を有していることが多い。*C. striatum*（写真 5，6）は上気道や皮膚の常在細菌であるが，肺炎や敗血症で報告がある。脳神経系疾患や長期臥床患者の喀痰からしばしば分離されるが，MRSA や好気性グラム陰性桿菌（腸内細菌科，ブドウ糖非発酵菌）と同時に検出されることが多く，起因菌かどうかの鑑別が困難なことが多い。*C. urealyticum*（写真 7）はほとんど尿から分離され，特に膀胱カテーテル留置患者から分離されることが多い。

【疫学】

わが国のジフテリア患者の届け出数は 1945 年には約 8 万 6,000 人（そのなかで約 10％が死亡）であったものが，1991～2000 年の 10 年間では 21 人（死亡 2 名）に減少した。三種混合ワクチン（ジフテリア Diphtheria，破傷風 Tetanus，百日咳 Pertussis：DPT）は世界各国で実施されており，その普及とともにジフテリアの発生率は激減している。わが国でも 2001 年以降はほとんど発生していない。旧ソビエト連邦で 1990～1998 年の間に約 16 万人の感染発症が見られ，5,000 人が死亡した。ソビエト連邦の崩壊にともない衛生環境の悪化，ワクチン接種率の低下，移動人口の増加がジフテリアを容易に拡大させた。これをふまえてジフテリアに対する疫学，診断，治療および予防に関するワーキングが設置され，特にワクチン接種の強化により患者数は激減した。もし世界でワクチンの供給が減少すると，患者数は増加する疾患であることは否定できない。また，熱帯地方では，皮膚ジフテリアの臨床所見があり問題となっている。海外渡航者からの感染・発症事例も見られている。国内の流行期は冬～春にかけての報告が見られる疾患である。今後，ジフテリアは輸入感染症として問題となる可能性がある。

近年，コリネバクテリウム属はジフテリア毒素を産生する *C. diphtheriae*，*C. ulcerans* 以外は日和見感染菌として扱われ，上気道や皮膚，粘膜などのさまざまな臨床材料から分離される。高齢者の嚥下性肺炎，敗血症などの日和見感染菌として注目を集め，多くの抗菌薬に対しても耐性傾向を示すようになってきている。*C. jeikeium* は多剤耐性の傾向が見られ，β-ラクタム系薬，アミノ配糖体系薬，ニューキノロン系薬，ST 合剤に耐性を示し，グリコペプチド系薬，ミノサイクリン，リファンピシンに感受性を示す。*C. pseudodiphtheriticum* は β-ラクタム系薬，アミノ配糖体系薬，ニューキノロン系薬，テトラサイクリン，ST 合剤，グリコペプチド系薬，リファンピシンに感受性で耐性株は見られない。*C. striatum* はグリコペプチド系薬には感受性であるが，他剤は感受性を示す株と多剤耐性を示す株がある。*C. urealyticum* は多くの薬剤に耐性を示す傾向にある。

【治療】

ジフテリアの治療用抗毒素は 1890 年 Behring と北里柴三郎が有効であることを証明したのが始まりである。それ以来，ジフテリア患者の治療はウマ抗毒素が用いられている。ジフテリアなどの毒素産生性の疾患はできるだけ早期に抗毒素療法を行うことが，効果的な治療法である。しかしながら，現在の治療用抗毒素はトキソイドおよび毒素をウマに接種して得られた免疫血清を用いているので，使用に際しては血清病の可能性がある。血清病を予防するために，ノルアドネラリンや抗ヒスタミン薬，アナフィラキシー反応への対応が必要である。今後は製剤中の特異抗体以外の成分を除去した精製品の改良が求められている。最近はアナフィラキシーを避けるために，ヒトモノクロナール抗体の開発が進められているが，いまだ実用化までには至っていない。初期段階での化学療法はペニシリン，セファロスポリン，エリスロマイシン，リファンピシンなどの抗生物質が有効である。

(1)シックテスト（Schick test）

ジフテリア菌に感受性のない個体では，皮内に接種された微量の毒素により発赤や硬結などの反応が出現するが，感受性のある（抗毒素抗体を保有する）個体では反応は出ない。これをシックテストと呼び，ジフテリアに対する感受性を知る方法として広く応用されていたが，現在では本試験は行われていない。代わりに培養細胞を用いた，抗毒素抗体測定法が開発されてきた。

(2)抗毒素抗体測定法

マイクロプレート上に培養した Vero 細胞を用いて，

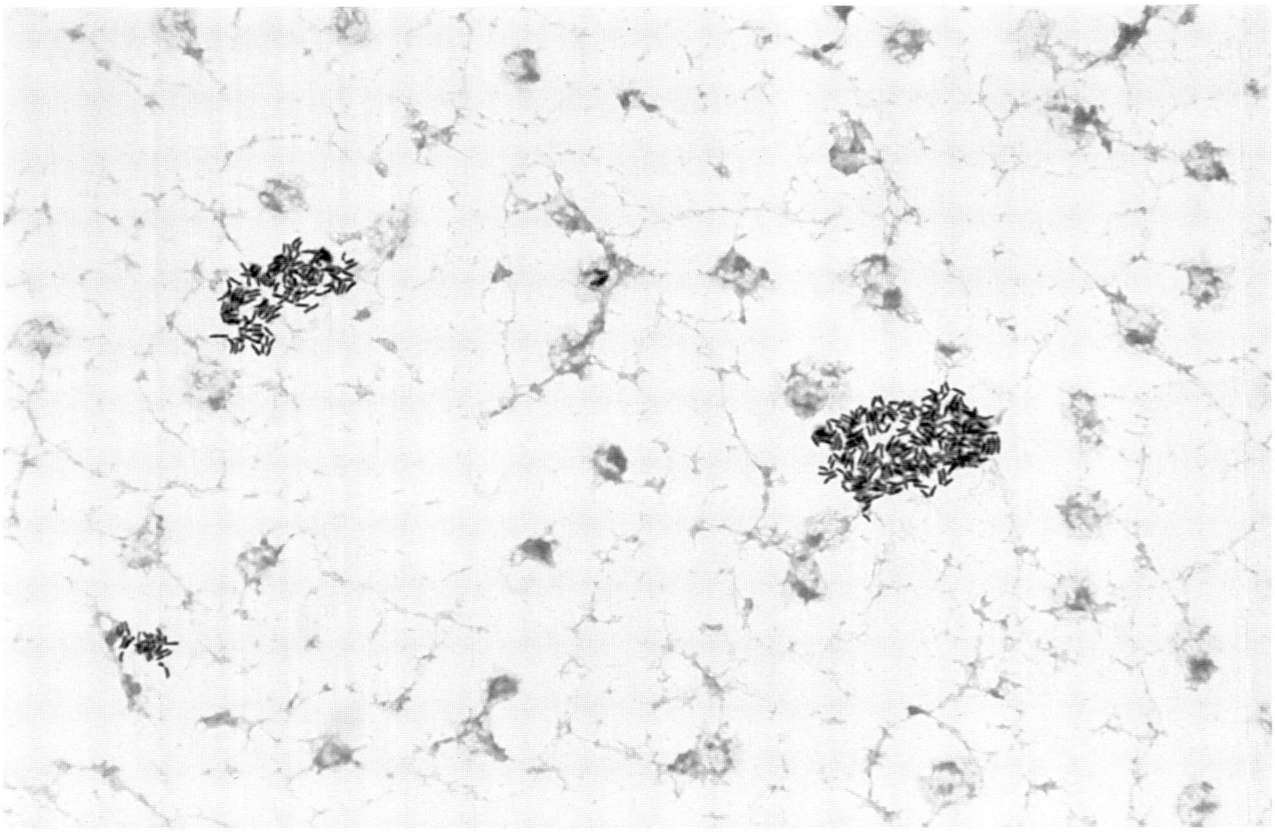

写真 2　動脈血由来の *C. jeikeium* の形態と配列(順天堂大学臨床検査部・三澤成毅博士より供与)。グラム陽性，やや短い桿菌。血液培養ボトル内容液のグラム染色では集塊をなすことが多く，特徴的な形態や配列が判別しにくい。(口絵 102 参照)

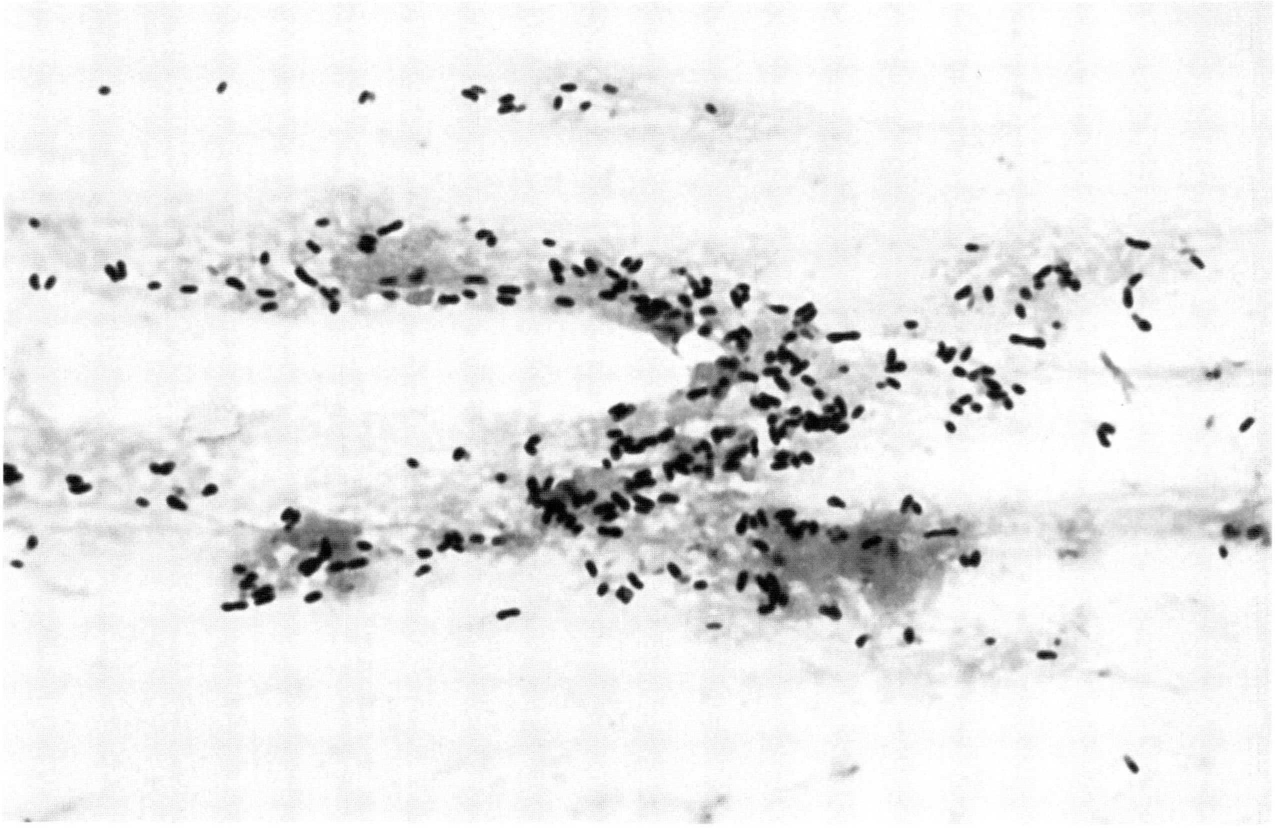

写真 3　耳漏由来の *C. jeikeium* の形態と配列(順天堂大学臨床検査部・三澤成毅博士より供与)。グラム陽性，棍棒状の短い桿菌が多数認められる。患者は慢性中耳炎であった。培養では本菌が純培養状に分離された。(口絵 103 参照)

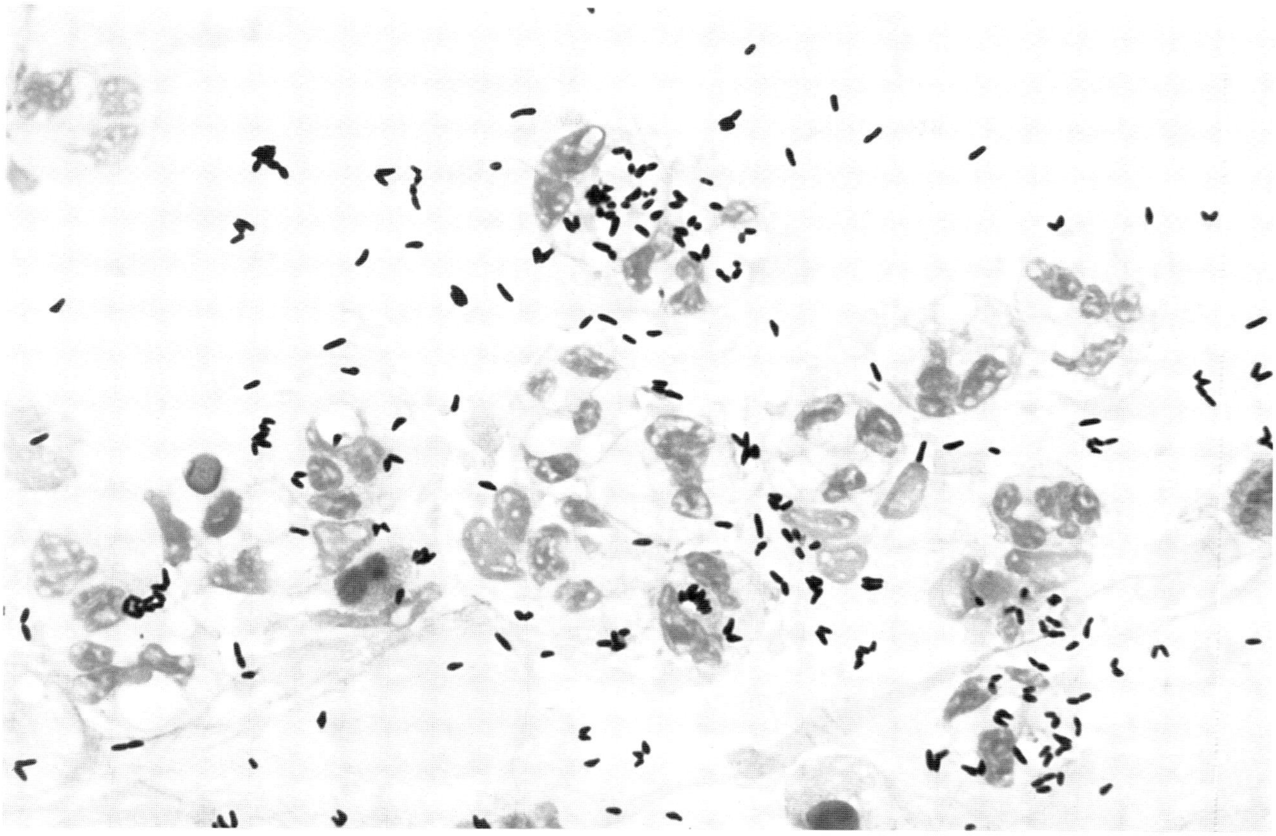

写真4　喀痰由来の *C. pseudodiphtheriticum* の形態と配列(順天堂大学臨床検査部・三澤成毅博士より供与)。グラム陽性，やや長い棍棒状の桿菌のみが多数の好中球とともに認められ，一部は好中球に貪食されている。(口絵104参照)

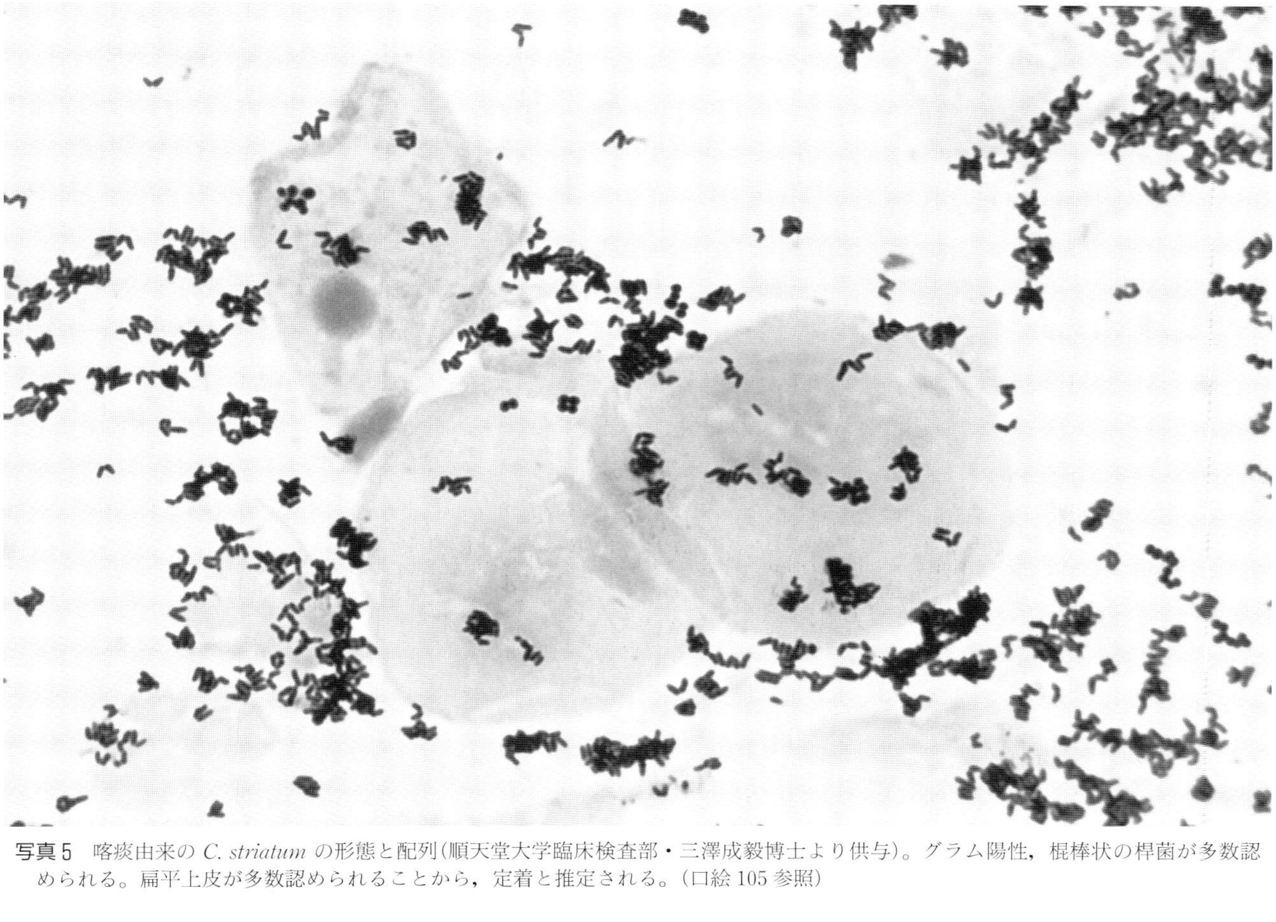

写真5　喀痰由来の *C. striatum* の形態と配列(順天堂大学臨床検査部・三澤成毅博士より供与)。グラム陽性，棍棒状の桿菌が多数認められる。扁平上皮が多数認められることから，定着と推定される。(口絵105参照)

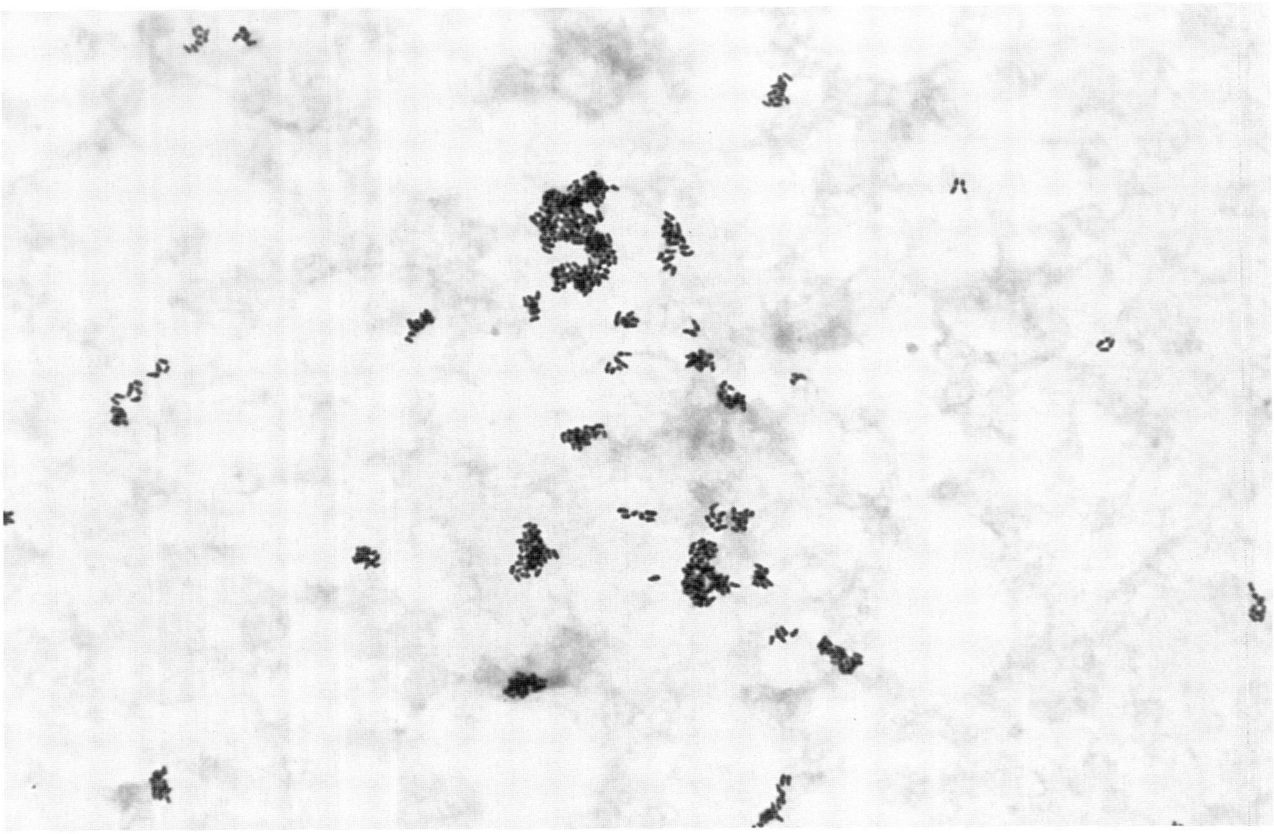

写真 6　動脈血由来の *C. striatum* の形態と配列（順天堂大学臨床検査部・三澤成毅博士より供与）。グラム陽性，棍棒状の桿菌が集塊状に認められる。血管カテーテル挿入部周囲の膿培養からも本菌が分離されたことから，カテーテル関連敗血症が疑われる。（口絵 106 参照）

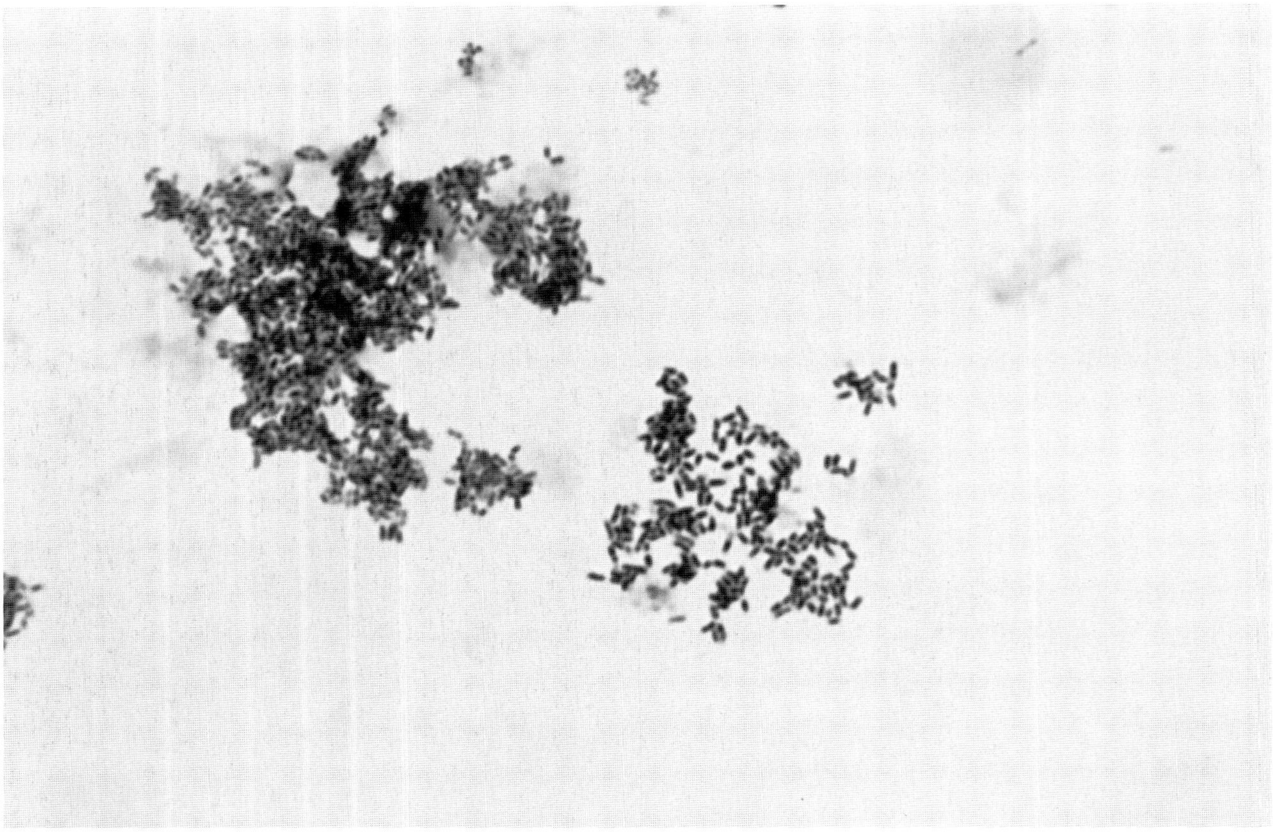

写真 7　カテーテル尿由来の *C. urealyticum* の形態と配列（順天堂大学臨床検査部・三澤成毅博士より供与）。グラム陽性，短い桿菌で集塊をなす。膀胱カテーテル留置患者では長期間の留置によってカテーテル周囲にバイオフィルムが形成される。（口絵 107 参照）

細胞変性効果により血清中のジフテリア毒素抗体がジフテリア毒素を中和するのに要する，抗毒素抗体価を定量的に求める測定法である。

【予防】

ジフテリアの予防は世界各国ともに拡大予防接種事業の一環としてのワクチン接種が推奨され，三種混合ワクチンの普及が進められている。わが国では1948年にジフテリア単独ワクチン，1958年にジフテリア・破傷風混合ワクチン，1968年にDPTワクチンとなり，1981年から現行のワクチンとして百日咳ワクチンは無細胞ワクチンとなった経緯がある。DPTワクチンは1期初回，生後3〜90か月(生後3〜12か月)に3回，その後12〜18か月後に追加接種を行う。第2期は11〜12歳に二種混合ワクチン(DT)を行うことになっている。第1期ワクチン接種率は良いが，第2期のDTワクチン接種率は70%くらいと低い。中和抗体(抗毒素価)が0.1 IU/ml以下の場合にはジフテリアトキソイドによるワクチン接種が推奨される。

モロニーテスト(Moloney test)

予防接種に用いるトキソイドを生理的食塩液で20〜100倍に希釈し，その0.1 mLを皮内に接種して局所の発赤の出現を見る。1〜2日後接種部位に10 mm以上の発赤が見られたら，予防接種による副作用を起こしやすいので，この人にはワクチンの接種は控える。15歳以上では陽性者が50%以上に達する。小児では陽性者はほとんどいないのでこの試験は省略してもよい。

【感染症法・学校感染症の取り扱い】

ジフテリアは感染症法で二類感染症に指定されている。ジフテリアと診断した医師はただちに最寄の保健所へ届け出る。患者は原則として指定医療機関へ入院となるが無症状者は入院の対象とはならない。報告のための基準は診断した医師の判断により，症状や所見から当該疾患が疑われ，かつ，以下の方法によって病原体診断がなされたもの。

材料：病変(感染)部位からの採取材料

- 病原体の検出：ジフテリア菌の分離と同定，ならびに分離菌におけるジフテリア毒素の検出。
- 病原体の遺伝子の検出：PCR法など。

学校感染症ではジフテリアは学校において予防すべき感染症第一種に定められており，治癒するまで出席停止となっている。

【引用・参考文献】

Barakett, V.G., Bellaich, G., and Petit, J.C. 1992. Fatal septicemia due to a toxigenic strain of *Corynebacterium diphtheriae* subspecies mitis. Eur. J. Clin. Microbiol. Infect. Dis. 11: 761-762

Coyle, M.B., and Lipsky, B.A. 1990. Coryneform bacteria in infectious diseases: clinical and laboratory aspects. Clin. Microbiol. Rev. 3: 227-246.

Funke, G., and Bernard, K.A. 2007. Coryneform gram-positive rods, p. 485-514. *In* Murray, P.R, Baron, E.J., Jorgensen, J.H., et al. (eds.), Manual of clinical microbiology, 9th ed., American Society for Microbiology Press, Washington, D.C.

Johnson, W.D., and Kaye, D. 1970. Serious infections caused by diphtheroids. Ann. NY Acad. Sci. 174: 569-576.

Hande, K.R., Witebsky, F,G., Brown, M.S., et al. 1976. Sepsis with a new species of corynebacterium. Ann. Intern. Med. 85: 423-426.

畑中正一・嶋田甚五郎(編)．1999．コリネバクテリウム属，p. 200-202．微生物学，文光堂，東京．

国立感染症研究所感染症情報センター．2006．コリネバクテリウム・ウルセランスによるジフテリア様症状を呈した患者に対する対応について．IASR 27：333-334．

Lelie, H., Leverstein-Van Hall, M., Mertens, M., et al. 1995. *Corynebacterium* CDC group JK (*Corynebacterium jeikeium*) sepsis in haematological patients: a report of three cases and a systematic literature review. Scand. J. Infect. Dis. 27: 581-584.

中尾浩史．2000．ロシアで再興したジフテリア菌の分子疫学的解析．日本細菌学雑誌 55：55-67．

Renom, F., Garau, M., Rubi, M., et al. 2007. Nosocomial outbreak of *Corynebacterium striatum* infection in patients with chronic obstructive pulmonary disease. J. Clin. Microbiol. 45: 2064-2067.

Riebel, W., Frantz, N., Adelstein, D., et al. 1986. *Corynebacterium* JK: a cause of nosocomial device-related infection. Rev. Infect. Dis. 8: 42-49.

Rutala, W.A. 1996. APIC guideline for selection and use of disinfectants. Am. J. Infect. Control. 24: 313-342.

Schuhegger, R., Lindermayer, M., Kugler, R., et al. 2008. Detectin of toxigenic *Corynebacterium diphtheriae* and *Corynebacterium ulcerans* strains by a novel real-time PCR. J. Clin. Microbiol. 46: 2822-2823.

Seto, Y., Komiya, T., Iwaki, M., et al. 2008. Properties of corynephage attachment site and molecular epidemiology of *Corynebacterium ulcerans* isolated from humans and animal in Japan, Jpn. J. Infec. Dis. 61: 116-122.

Young, V.M., Meyers, W.F., Moody, M.R., et al. 1981. The emergence of coryneform bacteria as a cause of nosocomial infections in compromised hosts. Am. J. Med. 70: 646-650.

【一幡良利】

マイコバクテリウム科
Family ***Mycobacteriaceae***

マイコバクテリウム属
Genus ***Mycobacterium***

【分類・歴史】

抗酸菌とは，genus *Mycobacterium* に属す，好気性・グラム陽性および多形態性を有する桿菌の総称である。長鎖の分枝脂肪酸（ミコール酸）を含む脂質に富む細胞壁を持つため染色されにくいが，一度染色されると，酸，アルコール，煮沸などに抵抗性を示し脱色されにくいという性質（抗酸性）があるので acid-fast bacillus とも呼ばれている（写真1）。マイコバクテリウム属には，結核菌などのようにヒトに対して強い病原性を持つものから非病原性のものまで多数の菌種が存在しており，大きくは結核菌（*M. tuberculosis*）をはじめとする結核菌群，*M. avium* complex（MAC），*M. kansasii* などの培養可能な非結核性抗酸菌（nontuberculous mycobactrerium：NTM，mycobacterium other than tuberculosis：MOTT）（一般的には，非定型抗酸菌とも呼ばれている），ならびにらい菌などの培養不能あるいは困難な抗酸菌に分類されている。ここでは，結核菌と非結核性抗酸菌について説明する。

抗酸菌には，結核菌群と非結核性抗酸菌を含め現在100以上の菌種が知られており，この十数年，従来の生物学的・生化学的性状にもとづく分類・同定法に加えて，16S rRNA 遺伝子の塩基配列の解析などの遺伝学的手法，gas chromatography，HPLC を用いての脂質分析などの新しい化学的手法の導入により，非結核性抗酸菌を中心に *M. intermedium*，*M. interjectum*，*M. lentiflavum* などの新たな菌種・亜種の報告・登録が相次いでおり（この十数年間でも50種以上に及ぶ），今後も AIDS 患者での日和見感染症との関連で新菌種の報告が増えていくものと考えられる（米国の NCBI には，現在分類学的に確定されていないものを含めて約150以上の菌種が登録されている）（Brown-Elliot et al., 2002; Tortoli, 2006; Ernst et al., 2007）。写真2は，わが国の抗酸菌症の患者から分離される主要な抗酸菌（結核菌，*M. kansasii*，*M. avium*）の小川培地（卵培地）上での発育集落の形態を見たものであるが，結核菌は *M. kansasii* や *M. avium* に比べて粗糙な発育形状を示している。

表1には主な抗酸菌の菌種を示した。なお非結核性抗酸菌については，その発育速度と色素産生性とによって，大きくⅠ～Ⅳ群に分類する方法，Runyon 分類があるが，図1に示すように，16S rRNA 遺伝子や *rpoB* 遺伝子の塩基配列の比較といった遺伝学的手法にもとづく系統樹とは必ずしも一致していない（Devulder et al., 2005）。Runyon 分類のⅠ～Ⅳ群の非結核性抗酸菌の概略は以下のとおりである。

(1) Ⅰ群（光発色菌 photochromogens）

病原性の *M. kansasii*，*M. marinum*，稀に病原性の *M. simiae*，*M. asiaticum*。暗所培養では灰白～象牙色の集落を結ぶが，光照射（約1時間）の後再び暗所で培養するとレモン黄色になる（写真3）。集落は RS または S 型である。なお，16S rRNA 遺伝子の塩基配列から比較すると，*M. kansasii* はⅢ群の *M. gastri* に非常に近い関係にある。また，*M. marinum* は結核菌に近い 16S rRNA の塩基配列を有している。

(2) Ⅱ群（暗発色菌 scotochromogens）

病原性の *M. scrofulaceum*，*M. xenopi*，*M. ulcerans*，稀に病原性の *M. szulgai*，*M. gordonae*，*M. lentiflavum*，*M. heckeshornense*，*M. interjectum* など。暗所培養で黄～橙黄色の集落を結び，集落はS型である（写真3）。*M. scrofulaceum* はⅢ群の MAC に似た生物学的・生化学的性状を有しているが，16S rRNA 遺伝

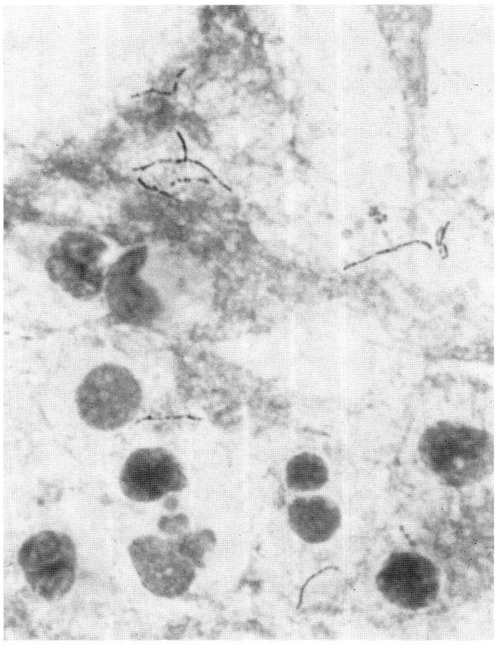

写真1　結核患者喀痰中の結核菌（チール・ネルゼン染色）（口絵109参照）

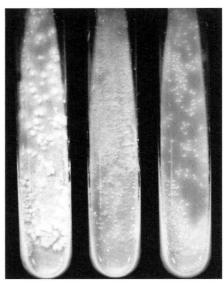

写真2　代表的な抗酸菌の小川培地上の培養所見。（口絵110参照）

表1　主な培養可能抗酸菌の菌種(斎藤，2007より改変)

抗酸菌群	ヒトへの起病性 +	ヒトへの起病性 −
結核菌群	***M. tuberculosis****，*M. africanum*，*M. bovis*，*M. caprae*§，*M. canetti*§，*M. microti*§	
非結核性抗酸菌 Runyon Ⅰ群	***M. kansasii****，***M. marinum****，*M. asiaticum*§，*M. simiae*§	
Runyon Ⅱ群	***M. scrofulaceum****，***M. ulcerans****，***M. xenopi****，*M. bohemicum*§，*M. gordonae**§，*M. heckeshornense**§，*M. interjectum*§，*M. intermedium**§，*M. lentiflavum**§，*M. szulgai**§	*M. cookii*，*M. hiberniae*，*M. tusciae*
Runyon Ⅲ群	***M. avium****，***M. intracellulare****，***M. malmoense****，*M. avium* subsp. *paratuberculosis*§，*M. branderi**§，*M. celatum**§，*M. conspicuum*§，*M. genavense**§，*M. haemophilum**§，*M. nonchromogenicum**§，*M. shimoidei**§，*M. terrae**§，*M. tricum**§	*M. gastri*，*M. lepraemurium*，*M. triviale*
Runyon Ⅳ群	***M. abscessus****，***M. chelonae****，***M. fortuitum****，*M. goodii**§，*M. mageritense**§，*M. mucogenicum**§，*M.neoaurum*§，*M. peregrinum*§，*M. smegmatis*§，*M. thermoresistibile**§	*M. alvei*，*M. aurum*，*M. chitae*，*M. diernhoferi*，*M. phlei*，*M. vaccae*

太字は一般的に起病性が報告されている抗酸菌。* わが国で報告されたことのある抗酸菌。§ 稀に感染症を起こしたという報告のある抗酸菌

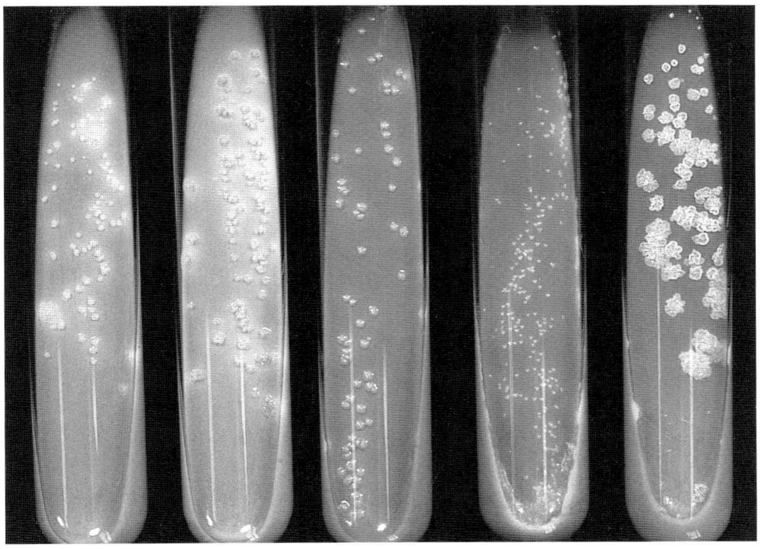

M. kansasii 暗所　*M. kansasii* 光照射後　*M. scrofulaceum*　*M. avium* complex　*M. fortuitum*

写真3　代表的な非結核性抗酸菌の小川培地上の培養所見。(口絵111参照)

子の塩基配列から見ると，これらの菌とはかなり遠い関係にある。

(3)Ⅲ群(非光発色菌 nonphotochromogens)

病原性の *M. avium*，*M. intracellulare*，*M. malmoense*，稀に病原性の *M. shimoidei*，*M. nonchromogenicum*，*M. haemophilum*，*M. terrae*，*M. genavense* など。灰白～象牙色の集落を結び，一般的には光発色は示さず集落はS型である(写真3)。なお，*M. avium* と *M. intracellulare* は性質が似ており，まとめてMACと呼ばれているが，遺伝学的分類では各々別の菌種に属している。*M. avium* は，insertion sequence(IS)の保有状況とビルレンスにもとづいて4つの亜種(subsp. *avium*，*paratuberculosis*，*hominissuis*，*silvaticum*)に分類されるが，稀にヒトに病原性を示しクローン病との関連が疑われている *M. paratuberculosis* は *M. avium* subsp. *paratuberculosis* として *M. avium* の亜種に組み入れられている。また，これとは別にMACの表現型を有してはいるものの16S rRNAの塩基配列から見た遺伝子型では *M. avium* と *M. intracellulare* の中間に位置する菌(MAC X)も見出されているが，16S-23S rRNA遺伝子のITS 1(internal transcribed spacer)領域の塩基配列の比較から，MAC X菌には *M. colombiense* という新菌種名が提唱されている。

(4)Ⅳ群(迅速発育菌 rapid growers)

病原性の *M. fortuitum*(写真3)，*M. abscessus*，*M.*

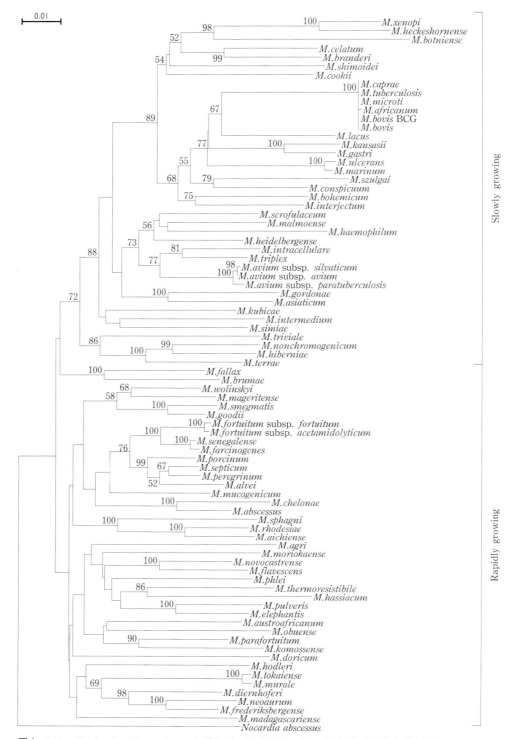

図1　16S rRNA，*hsp65*，*sod*，*rpoB* 遺伝子の塩基配列にもとづく抗酸菌の進化系統樹（Devulder et al., 2005；©Microbiology Society）

chelonae，稀に病原性の *M. smegmatis*，*M. peregrinum*，*M. thermoresistibile*，*M. neoaurum*，*M. mageritense*，*M. goodii*，*M. mucogenicum* など。迅速発育を示し，孤菌の分離培養でも1週間以内に集落を結び，継代培養では3日以内に発育する。色素産生性については光発色性，暗発色性，非光発色性と，また集落もS〜R型とさまざまである。*M. fortuitum*，*M. chelonae*，*M. abscessus*，*M. mucogenicum* は，互いに類似した性質を有しており，*M. fortuitum* complex と呼ばれている。また，*M. fortuitum* と *M. peregrinum* との異同については，長くコンセンサスが得られていなかったが，DNA のホモロジー分析などの結果から後者は独立菌種とみなされるに至っている。

これら非結核性抗酸菌の分類・同定は，従来は菌の生物学的・生化学的性質をもとにして行ってきたが，近年は種々の遺伝学的・化学的・分子生物学的な手法が開発され，①16S rRNA 遺伝子の可変領域に設定した各菌種に特異的なプローブを用いる DNA プローブ法（AccuProbe キット)，②*Mycobacterium* 属に特異的なプライマーを用いた PCR で目的とする抗酸菌の 16S rRNA，32 kDa 蛋白，65 kDa HSP，ITS 1 などをコードする遺伝子の DNA 断片を増幅し，次いでその塩基配列を決定し，既知の菌種のそれと比較する PCR-based sequencing 法，③IS*900*，IS*901*(*M. avium*，*M. paratuberculosis* の同定)，IS*1245*(*M. avium* の同定・型別)，IS*1407*(*M. celatum* の同定)，IS*2404*，IS*2606*(*M. ulcerans* の同定・型別)などの保有プロフィールを比較する IS 分析法，④蛍光標識した PCR amplicon DNA を，16S rRNA 遺伝子のうちの各菌種に特異的な塩基配列を持つ 82 個の DNA 断片をプローブとしてスポットしてある DNA microarray 上でハイブリダイゼーションを行う DNA microarray 法，⑤DNA-DNA マイクロハイブリダイゼーションによる同定キットを用いる DDH 法などが利用されている(冨岡，2005a)。

【形態・構造】

結核菌はまっすぐか，またはやや湾曲した 1〜4×0.3〜0.6 mm の細長く繊細な桿菌であるが，しばしば一端が膨大した形，分枝形あるいは顆粒状などの多形態性を示し(写真 4)，強毒結核菌では紐状発育(コード形成)が見られる(写真 5)。チール・ネルゼン(Ziehl-Neelsen)染色により菌体は赤染し，菌体内にはしばしば 1〜数個の Ziehl 顆粒が認められる。臨床検査室では，この染色法と蛍光法(ローダミン/オーラミン法)とを併用することが多い。

他方，非結核性抗酸菌には，結核菌に似た繊細な桿菌あるいはそれより太くて長いものや短いもの，球菌状，さらに菌種によっては cross band を有するものなどがあり，一般的に抗酸性は結核菌に比べて弱い(写真 6)。MAC を 7H10 や 7H11 寒天培地などに培養した場合，SmT(平滑，透明，不整形，扁平)，SmD(SmO)(平滑，不透明，ドーム状)，および RG(粗糙，不透明，不整形)の異なる集落を結ぶ。写真 7 には，これらの集落変異株の光顕像と走査電顕像を示したが，SmD 変異株は長く伸びた桿菌であるのに対して，SmT や RG 変異株は短桿菌の形状を有している。なお，これらの集落変異株のビルレンスは SmT≧RG＞SmD の順である。

結核菌の細胞壁は堅牢であり，ミコール酸(α 位に長鎖アルキル基を β 位に水酸基を持つ炭素数 56〜86 の高級分枝脂肪酸)，cord factor(trehalose 6,6′-dimycolate)，sulfolipid，Wax D などの脂質に富むが，これらは菌体乾燥重量の約 20〜40%，細胞壁の 60%を占め，結核免疫や宿主感染抵抗性増強能などを有している(図 2)。糖質には mannan，galactan，arabinogalactan などがあり，強い抗原性を持つ。また lipoarabinomannan(LAM。マンノース付加 Man-LAM とアラビノース付加 Ara-LAM がある)や phosphatidylinositol dimannoside などの糖脂質やリン脂質も多く含まれている。特に Ara-LAM は宿主マクロファージに働き TNF-α や IL-10 などのサイトカイン産生能を高め，一酸化窒素合成酵素(nitric oxide synthase)活性を増強する作用を示す。他方，Man-

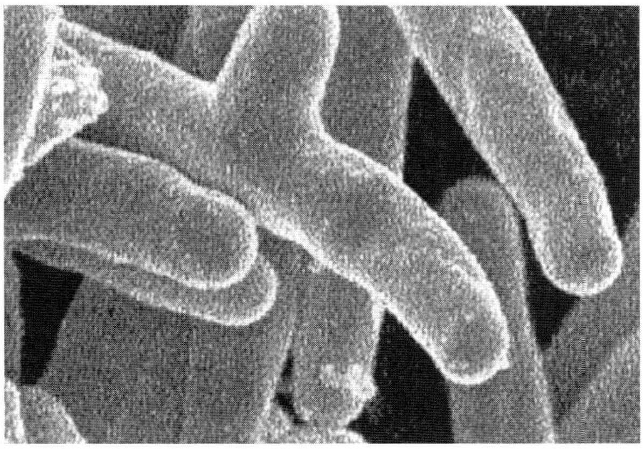

写真 4 結核菌の走査電顕像

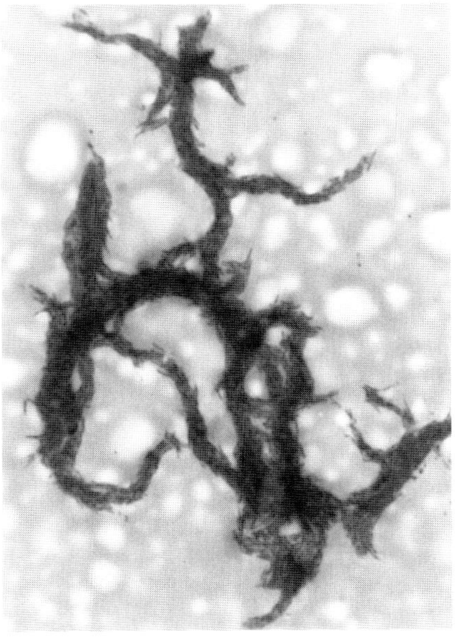

写真 5 結核菌のコード形成(7H9 液体培地内での培養所見)

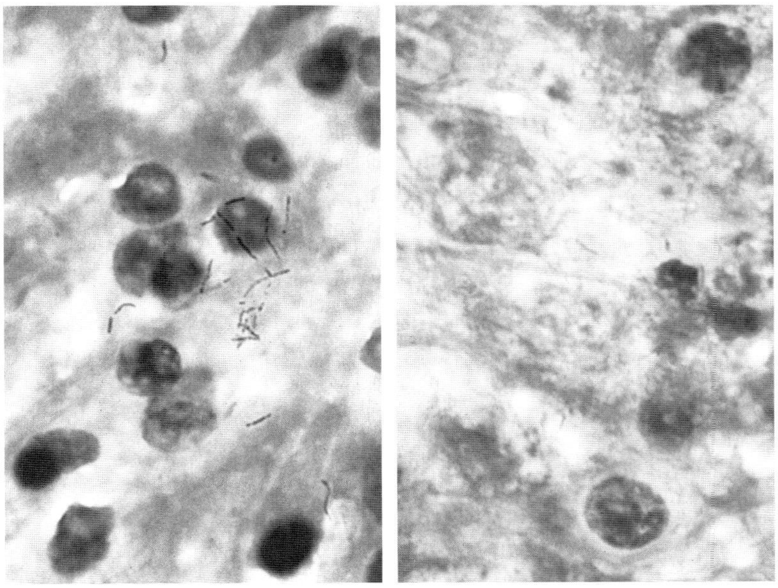

結核患者喀痰　　MAC 患者喀痰

写真 6 結核患者と MAC 症患者からの喀痰のチール・ネルゼン染色像(MAC は結核菌に比べて抗酸性が弱いことに注目)。(口絵 112 参照)

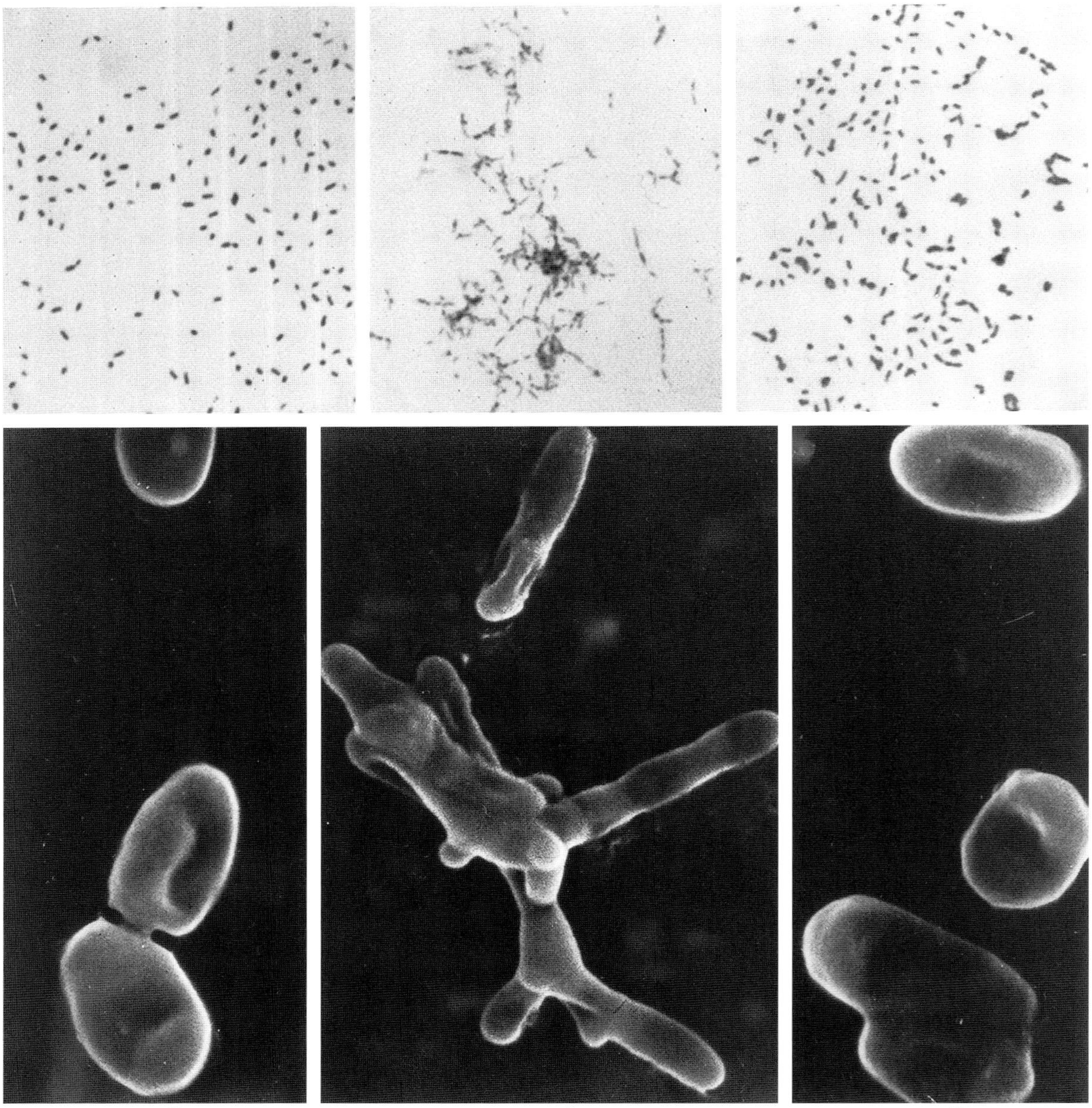

SmT 株　　SmD 株　　RG 株

写真 7　MAC の 3 種の集落変異株(SmT，SmD，RG 株)のチール・ネルゼン染色像(上)と走査電顕像(下)(SmT，RG 変異株は短桿菌であるのに対して，SmD 変異株は抗酸性の弱い長桿菌であることに注目)。(写真 7 上は口絵 113 参照)

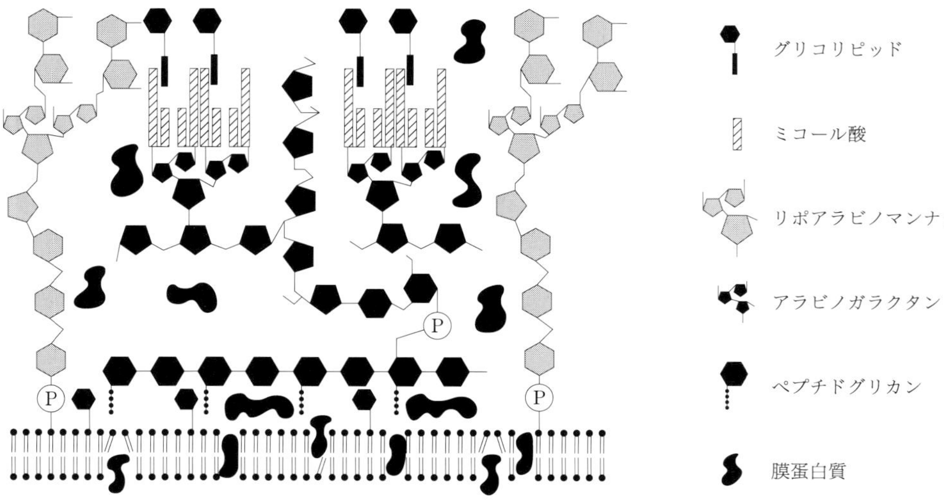

図 2　結核菌の細胞壁(Bloom, 1994 より改変)

LAMはマクロファージのIFN-γ応答能やT細胞の増殖能に対しては抑制的な作用を及ぼすことが知られている。Arabinogalactanはミコール酸，peptidoglycanと複合体(mAGP complex)をつくり，細胞壁の基本構造(細胞壁骨格CWS)をなしている。このCWSは強いアジュバント活性や肉芽腫形成作用などを示すが，このものの本体はN-acetylmuramyl-L-aranyl-D-isoglutamine(MDP)であり，T細胞，B細胞さらにはマクロファージに働きそれらの細胞機能を増強させることが知られている。

非結核性抗酸菌も大方結核菌と同様な生物学的性状・菌体成分を有しているが，大まかにいって，①cord factorを持たない，②結核菌に比べ細胞壁の堅牢性にやや劣り，抗酸性やNaOH処理に対する抵抗性が弱い傾向がある，③ManLAMを持たないものが多い，などの点で結核菌との間に差異が見られる。

【増殖】

結核菌は偏性好気性であるが5〜10%の炭酸ガスの存在下で発育が促進される。至適発育温度は36〜37℃，至適pHは弱酸性ないし中性である。通常，卵培地上では3〜4週で淡黄白色，乾燥性，魚鱗状の粗糙な集落を形成し(写真8)，培養が進むと黄色調が強くなる。結核菌はナイアシン試験陽性，*p*-nitro-a-acetylamino-b-hydroxypropiophenone(NAP)耐性であるが，これらの性状は結核菌を非結核性抗酸菌から鑑別する上で有用である。非結核性抗酸菌の培養には上記の結核菌用の培地が広く使われているが，卵培地では3日以内に発育するもの(迅速発育菌)から，2〜3週間を要するもの(遅発育菌)とさまざまである。至適発育温度は37〜38℃(菌種によっては30〜33℃)であるが，結核菌と異なり多くは25℃でも発育可能である。集落形態には湿潤性・平滑なS型，乾燥性・粗糙なR型，あるいはその中間のSR型とがある(写真8)。

【生態】

結核菌はヒトからヒトに主に飛抹核感染で直接伝播する菌であり，自然界から分離されることはほとんどない。

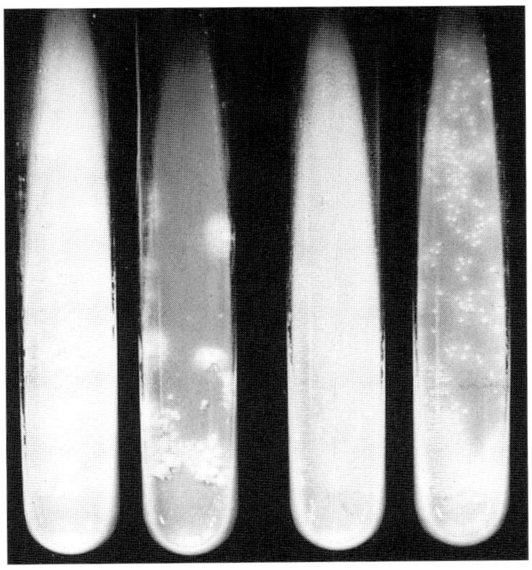

結核菌　　　　　　　　MAC

写真8　結核菌とMACを異なる菌量で植えた場合の小川培地上の培養所見。(口絵114参照)

他方，非結核性抗酸菌は，*M. haemophilum*などの数種の菌を除いては，環境常在抗酸菌(environmental mycobacteria)に属しており，自然環境や人間の生活環境，特に河川・湖沼水，水道水，耕作地や草原の土壌(森林土壌には少ない)などから分離される(表2)(Chemlal and Portaels, 2003)。特に，*M. fortuitum*と*M. gordonae*は自然界からの分離頻度が高い。他方，*M. avium*は臨床材料からの分離率が非結核性抗酸菌のなかでは最も高い。なお，*M. avium*を蒸留水中，37℃でインキュベートした場合には1週間以内にミコール酸合成系の変化，カタラーゼやウレアーゼ活性の低下，tRNA合成系の低下，リボヌクレアーゼ活性の増強といった適応が生じ，菌の耐久性が増し，2年後でも30%の生存率を示すことが報告されており，結核菌と同様に飢餓状態では休眠型への変換が起こるらしい。こうしたことも非結核性抗酸菌の自然環境中での生き延び策に関連しているものと考えられる。

【遺伝子情報】

結核菌H37Rv株のゲノム(4,411,529塩基対：GC含量65.6%)には，3,924個のopen reading flame(ORF)が存在するが(図3)(Cole et al., 1998)，その特徴としては，①DNAホモロジーから見て遺伝子産物の機能の特定や推定が可能なORFが84%を占めるが，残り16%はその機能が不明であり結核菌にのみ特異的な遺伝子である，②反復配列を有するDNA(特に挿入配列)や新しいタイプの多重遺伝子族が多く認められる，③13個のσfactorの他に100個以上の転写制御蛋白をコードする

表2　主要な非結核性抗酸菌(NTM)とその環境内分布(Chemlal and Portaels, 2003より改変)

環境内での分布	病原性のNTM	通常雑菌性のNTM
自然界		
しばしば分離されるもの	MAC* *M. scrofulaceum* *M. fortuitum*	*M. gordonae* *M. terrae* *M. nonchromogenicum*
稀に分離されるもの	*M. avium* *M. intracellulare* *M. chelonae* *M. malmoense* *M. simiae* *M. asiaticum* *M. marinum*	*M. flavescens* *M. vaccae* *M. aurum* *M. gastri* *M. smegmatis* *M. thermoresistibile*
ヒトの生活によって影響を受けた環境(人為的環境)		
しばしば分離されるもの	*M. kansasii* *M. xenopi* *M. avium* MAC*	*M. gordonae*
稀に分離されるもの	*M. marinum*	
環境からは(いまだ)分離されていないもの	*M. ulcerans* *M. haemophilum* *M. genavense* *M. szlugai* *M. shimoidei* *M. celatum*	*M. triviale*

* MACには自然界からの分離頻度が高い数種の菌群があるが，これらの菌は*M. avium*，*M. intracellulare*に類似，あるいはその中間型の性質を有している。

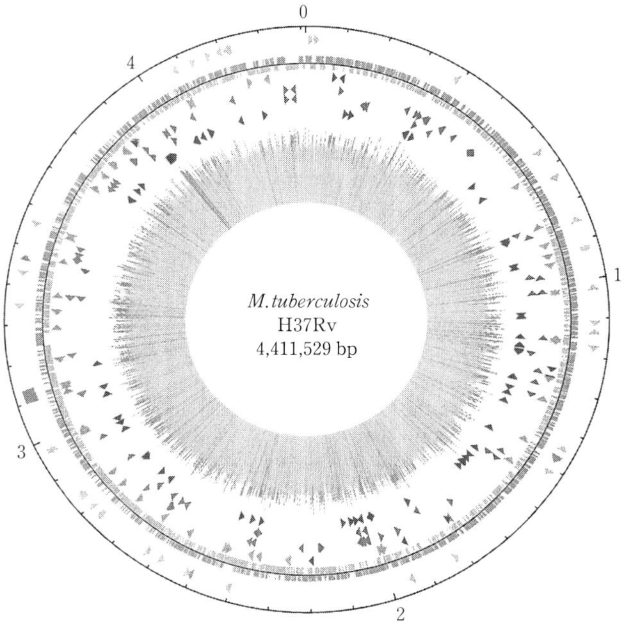

図3　結核菌 H37Rv 株の染色体 DNA の環境地図(Cole et al., 1998；©Nature)。最も外側の円の 0 は複製開始点。外側の円から順に，RNA 遺伝子，直列反復領域，読み取り方向が時計回りと反時計回りの ORF の配置のプロフィール，反復 DNA，PPE ファミリー，PE ファミリー遺伝子，PGRS 配列のプロフィール，各遺伝子の GC 含量の分布パターンなどが示されている。(口絵 108 参照)

遺伝子が存在する，④翻訳のための開始コドンは主に ATG が使われているが(61%)，GC 含量が高いことを反映して GTG の使用頻度が 35%と *E. coli* や *B. subtilis* での 9〜14%に比べて高い，⑤蛋白を構成するアミノ酸は G+C-rich コドンに対応するもの(Ala，Gly，Pro，Arg，Trp)が多く，A+T-rich コドンに対応するもの(Asn，Ile，Lys，Phe，Tyr)は比較的少ない，⑥解糖系，ペントースリン酸経路，TCA サイクル，酸化的リン酸化経路などのエネルギー代謝に関わる酵素群の ORF に加えて，硝酸レダクターゼ(nitrate reductase)やフマル酸レダクターゼ(fumarate reductase)などの嫌気的な呼吸に関わる酵素をコードする ORF(*nar*，*frd*)が存在する，⑦ヘモグロビン様蛋白の遺伝子が存在しており，酸化ストレスに対する抵抗性や酸素分子の捕捉に関わっているらしい，⑧β-lactamase や aminoglycoside acetyltransferase などの抗生剤不活化酵素や薬剤排出系(drug-efflux system)を構成する蛋白(ABC transporter)などの薬剤自然耐性に関わる遺伝子が存在する，⑨脂質代謝に関わる酵素群をコードする ORF(*acc*，*des*，*mma* など)が多く，ミコール酸の生合成に関わる *fas*，*fabD*，*acpM*，*kasAB*，*inhA*，*cmaA1A2* 遺伝子や，結核菌のビルレンスにも関係している phthiocerol dimycocerosate の合成に関わる *mas*，*ppsABCDE* 遺伝子が特徴的である，⑩DNA 複製の方向と同じ転写方向の ORF は全体の 59%と枯草菌の 75%に比べて有意に少なく，また一般細菌と異なり，結核菌の rRNA(*rrn*)オペロンは複製開始点 ori*C* からかなり隔たった位置に存在することなどにも結核菌の遅発育性の原因を求めうることなどが明らかになっている(Cole et al., 1998; Ernst et al., 2007)。現在までのところ，結核菌 H37Rv 株に加えて，同じ結核菌の臨床分離株(CDC 1551 株)，*M. bovis* AF 2122/97 株，*M. avium* subsp. *paratuberculosis* K10 株および *M. leprae* TN 株の全ゲノムの sequencing が完了している。

【培養】

結核菌はヒトからヒトに感染し，主に患者の臨床材料(喀痰・気管支洗浄液・胃液など)あるいは播種性感染では血液から分離される。結核菌の培養には固型培地として小川培地や Löwenstein-Jensen 培地などの卵培地，7H11 寒天培地，7H9 培地や Dubos 培地などの液体培地が常用されるが，最近，血液寒天培地が優れた発育支持能を持つことが報告されている。非結核性抗酸菌も肺感染症患者からは喀痰から，播種性感染では血液から分離されるが，*M. marinum* などでは皮膚膿瘍から分離されることもある。非結核性抗酸菌の場合も結核菌と同じ上記の培地が用いられる。臨床検体よりの発育可能な抗酸菌の検出用には，7H9 培地やこれをベースとして polyoxyethylene stearate(POES)などの発育促進剤や，PANTA(polymyxin B，amphotericin B，nalidixic acid，trimethoprim，azlocillin)のような雑菌の発育防止のための抗菌薬などを補助剤として加えた BACTE 12B などの培地が使用されている。また，これに 2, 3-diphenyl-5-thienyl-(2)-tetrazolium chloride(STC)を抗酸菌の発育指標として添加した 7H9 培地ベースの液体培地(KRD 培地)(写真 9)，小川培地に STC を加えたウェルパック培地 S(写真 10)や，抗酸菌の発育を鋭敏に感知する蛍光センサーを培養チューブの底面に装着した 7H9 培地ベースの液体培地(MGIT)が使用されている(写真 11)。

【抗原構造】

結核菌の菌体には種々の蛋白が含まれているが，特に感染防御免疫や遅延型過敏症反応に関わる蛋白抗原についての研究が精力的に進められてきており，結核菌培養濾液の蛋白成分を純度高く集めて得られる PPD(purified protein derivative)などの精製ツベルクリンの他に，α 抗原や MBP 70 抗原など 50 種を超す蛋白が分離されて，そのうちの多くの蛋白については遺伝子のクローニングも行われて，それらの遺伝子(genomics)，蛋白(proteomics)情報は結核の新しいワクチンや診断法の開発に利用されている(Mustafa, 2005)。表 3 にはアミノ酸配列が決定されている主な蛋白抗原を示したが，いまだその機能の不明なものも少なくない。近年，従来のツベルクリン反応(写真 12)に代わる結核感染に特異的な免疫診断法として，ESAT-6，CFP-10，TB7.7 といった Th1 細胞を特異的に活性化する蛋白抗原を用いた *in vitro* 遅延型過敏症反応の測定キット(クォンティフェロン)(写真 13)が使用されている(日本結核病学会予防委員会，2011)。また，MPB64 抗原を用いた免疫クロマトグラフィーを検出原理とする結核菌群同定用キット「キャピリア TB」が市販されている(写真 14)。

MAC は 1〜28 の血清型に分類されるが，そのうち 1〜6，8〜11，21 型は *M. avium*，7，12〜20，25 型は *M. intracellulare* であり，その他の血清型には MAC X 菌や *M. scrofulaceum* などが含まれている(Tomioka et al., 1993)。なお，IS の保有状況や上記の ITS 1 分析な

9

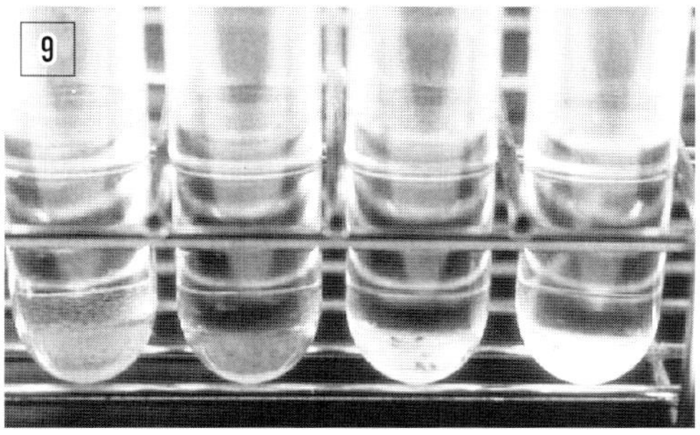

14

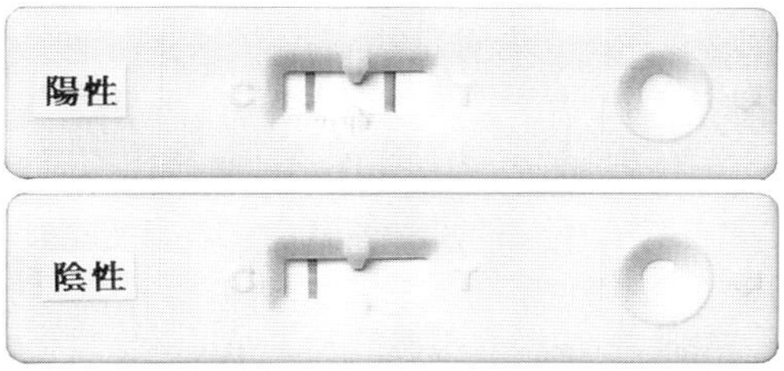

10

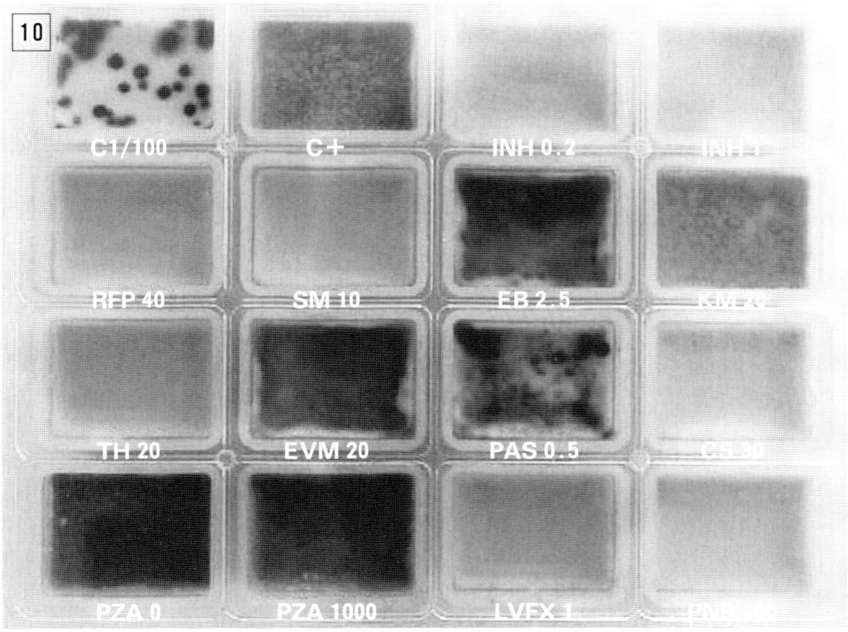

11

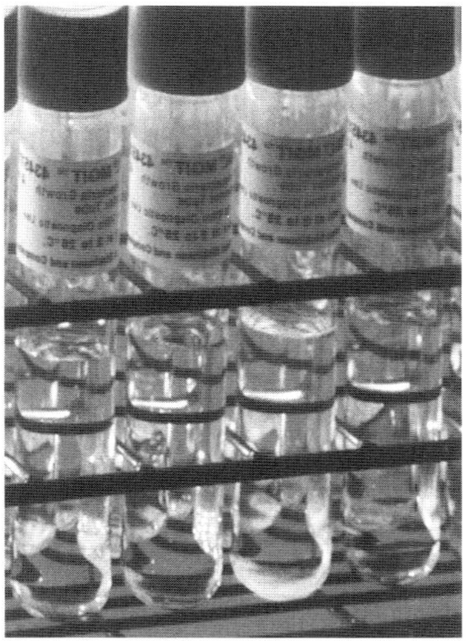

12

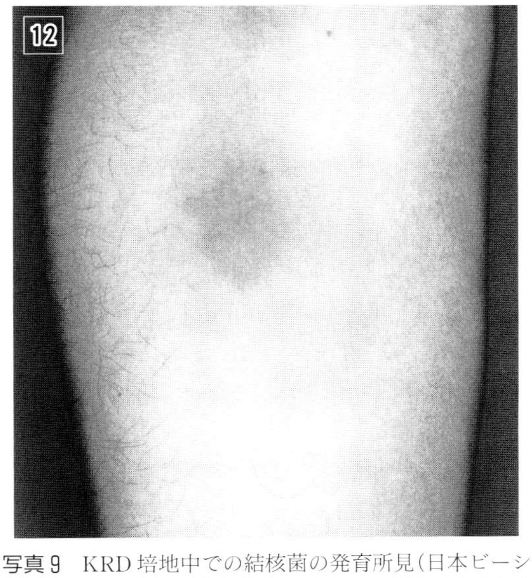

13

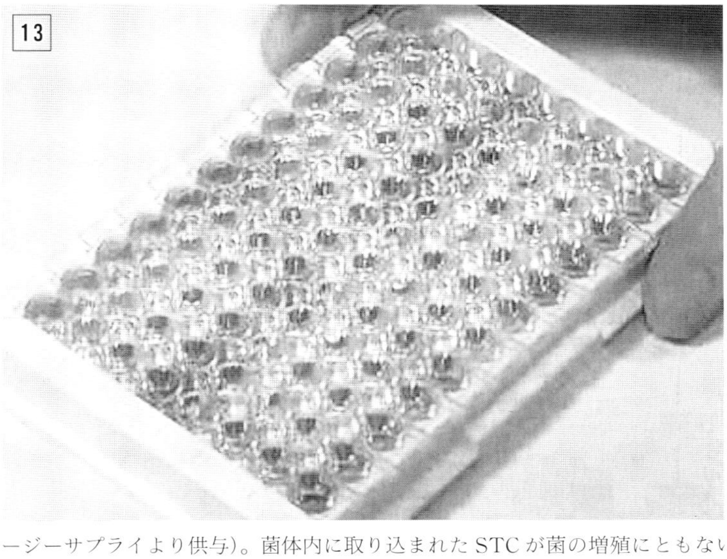

写真 9　KRD 培地中での結核菌の発育所見(日本ビーシージーサプライより供与)。菌体内に取り込まれた STC が菌の増殖にともない還元され難容性の赤色色素が生成し，菌体が赤く染まって見える。(口絵 115 参照)

写真 10　小川培地に STC を加えたウェルパック培地 S(薬剤感受性試験用培地)上での結核菌の発育所見(日本ビーシージーサプライより供与)。発育した菌は STC の還元によって赤染して見える。(口絵 116 参照)

写真 11　結核患者喀痰を Mycobacteria Growth Indicator tube(MGIT)に接種した場合の培養所見(日本ベクトン・ディッキンソンより供与)。結核菌陽性の喀痰を接種したチューブ(左から 3 本目)では，培地中の酸素が消費され，管底にコートしてある酸素センサーが紫外線を受けて赤橙色の蛍光を発している。(口絵 117 参照)

写真 12　ツベルクリン反応。一般診断用にはリン酸緩衝液に溶解した 0.05 μg/0.1 mL の PPD 液の 0.1 mL を皮内に注射し，48 時間後の発赤(10 mm 以上で陽性)と硬結，ならびに二重発赤・水疱・壊死といった強陽性に特徴的な反応の有無を見る。この写真では二重発赤が認められている。

写真 13　クォンティフェロン。ESAT-6 や CFP-10 で活性化された結核菌抗原特異的 Th1 細胞から産生された IFN-γ を ELISA 法にかけたときの呈色像(黄色になったウェルが陽性)。(口絵 118 参照)

写真 14　結核菌群同定キット「キャピリア TB」(日本ベクトン・ディッキンソンより供与)。上が陽性(判定部 T と C に 2 本の赤紫色のラインが確認できる)，下が陰性(判定部 C にのみ 1 本のラインが確認できる)の結果を示す。

表 3　結核菌群のアミノ酸配列の決定されている主な抗原蛋白(冨岡，2005b より改変)

蛋白質名	菌種*	分子量(kDa)	機　能	免疫学的性状
DnaK，CIE Ag63 DnaK	MTB MBV	71 70	Heat shock protein(HSP-70) Heat shock protein(HSP-70)	抗体産生・T 細胞増殖性・自己免疫反応
GroEL，CIE Ag82 GroEL，64 kD antigen，MbaA，CIEAg82	MTB MBV	65 65	Heat shock protein(HSP-60) Heat shock protein(HSP-60)	抗体産生・Tc 誘導・T_{DTH} 細胞の標的抗原・自己免疫反応
Rv2608(PPE family)	MTB	60	菌の増殖に関与	抗体産生
PhoS，CIE Ag78，Pab，Japan Ag5	MTB	38	Phosphate-binding protein(リン酸輸送に関与)	抗体産生・T 細胞増殖性応答
CIE Ag85，P32，MPT44 CIE Ag85A，MBP44 CIE Ag85B，a antigen	MTB MBV MBV	30/31 30/31 30/31	不明(主要分泌蛋白：fibro-nectin 結合蛋白，mycolyl-transferase)	モノクロン抗体で検出可能・抗体産生・T 細胞増殖性応答
SodA，CIE Ag62	MTB	23	Superoxide dismutase	モノクロン抗体で検出可能
MPT64 MPB64	MTB MBV	23 23	不明(結核菌群の主要分泌蛋白) 不明(結核菌群の主要分泌蛋白)	$CD4^+$T 細胞活性化(IFN-γ 産生・感染防御抗原)
19 kDa antigen	MTB	19	強毒株の細胞膜に発現する lipoprotein	抗体産生・T 細胞増殖性応答
MPB70	MBV	18	不明(MBV の主要分泌蛋白)	抗体産生
16 kDa protein (α-crystallin)	MTB	16	不明(静止期に強く発現・persistency との関連？)	$CD4^+$T 細胞活性化
MPT40	MTB	14	不明(MBV では発現していない)	抗体産生・T 細胞増殖性応答
GroES GroES, MPB57, BCG-a, MCP-I	MTB MBV	12 12	Heat shock protein(HSP-12) Heat shock protein(HSP-12)	モノクロン抗体で検出可能・T 細胞増殖性応答
CFP-10(Mtb11)	MTB	10	強毒株に発現(病原因子？)	Th1 細胞活性化(IFN-γ 産生)・感染防御抗原
ESAT-6	MTB	6	強毒株に発現(病原因子？)	Th1 細胞活性化(IFN-γ 産生)・感染防御抗原

* MTB：結核菌，MBV：*M. bovis*

どの成績から，1～3 型は *M. avium* subsp. *avium* に，4～6，8～11，21 型は *M. avium* subsp. *hominissuis* に属し，22～24，26～28 型は *M. intracellulare* に属することが明らかになっている(Mijs et al., 2002)。

【物理化学的安定性・抵抗性】

結核菌は堅牢な細胞壁を有し(図 2)，さらに表層が疎水性であり集塊発育をするので，物理的・化学的処理に対して抵抗性が強い。特に乾燥には強く，3 か月以上も生存し(乾燥した喀痰中では 6～8 か月)，塵埃感染のもとになる。熱にも抵抗性が強く，喀痰中では 100℃，5 分の加熱にも耐える。さらに結核菌は酸やアルカリにも抵抗性であるので，喀痰などの検査材料については小川培地などへ接種する前に雑菌の殺菌を目的としたアルカリ処理(1～2％NaOH)を行っている。結核菌は消毒剤やマラカイト・グリーン・ペニシリンなどの薬剤にも強く，喀痰中の菌の死滅には 5～10％クレゾールで 1～12 時間もかかる。しかし紫外線には弱く寝具などの日光消毒がある程度有効である。非結核性抗酸菌は，結核菌に比べて抗酸性も弱く，酸やアルカリなどの物理化学的処理に対する抵抗性が弱い傾向が見られる。

【病原性】

結核菌は，ヒトではあらゆる臓器，組織に結核症を起こしうるが，肺結核が圧倒的に多い。図 4 に示すように，結核菌の感染は，飛沫・飛抹核感染や塵埃感染といった形で菌を経気道的に吸入することにより起こり，初感染の個体では肺に初感原発巣と初感染リンパ節巣が形成される(初期変化群)。免疫の発現により石灰沈着を残して治癒し一生健康に過ごす人が多いが，10～15％の人では空洞をともなう肺結核(写真 15)や結核性胸膜炎などの発症をみる。抵抗力の弱い個体では，感染後引き続いて早期に一次結核症として発病し，主にリンパ行性・血行性に菌が散布し，リンパ節結核や早期蔓延粟粒結核などに進展することが多い(写真 16)。残りの半数の人では，感染後数年から数十年を経過してから，休眠型(dormant type)として体内に潜んでいた初感染菌が，老化，免疫不全，栄養状態の悪化などの宿主の抵抗力の減弱や別の細菌による肺感染症に乗じて，二次結核症として再燃するものと考えられているが，高齢者では外因性の感染を起こして結核を発病する例も少なくない。

他方，非結核性抗酸菌は，ヒトに対しては主に肺結核類似症を引き起こすが，稀にリンパ節炎，胸膜炎，骨髄炎，前立腺炎や皮膚疾患の原因となる。概して菌のビルレンスが低いため，非結核性抗酸菌症は日和見感染の傾向が強く，不顕性感染で終始する場合が多いと考えられる。一般的に，肺の基礎疾患やその後遺症に続発して起こる二次感染型が多く，結核と異なりヒトからヒトへの伝染の証拠はない(Falkinham, 1996)。また表 2 に示すように，非結核性抗酸菌は自然界に広く分布し，土壌，湖・河川・海などの自然水，塵埃などから検出される(Chemlal and Portaels, 2003)。このような環境因子から見て，ヒトが NTM に感染する機会はむしろ結核菌の場合よりも多く，いわゆる多クローン性感染(poly-

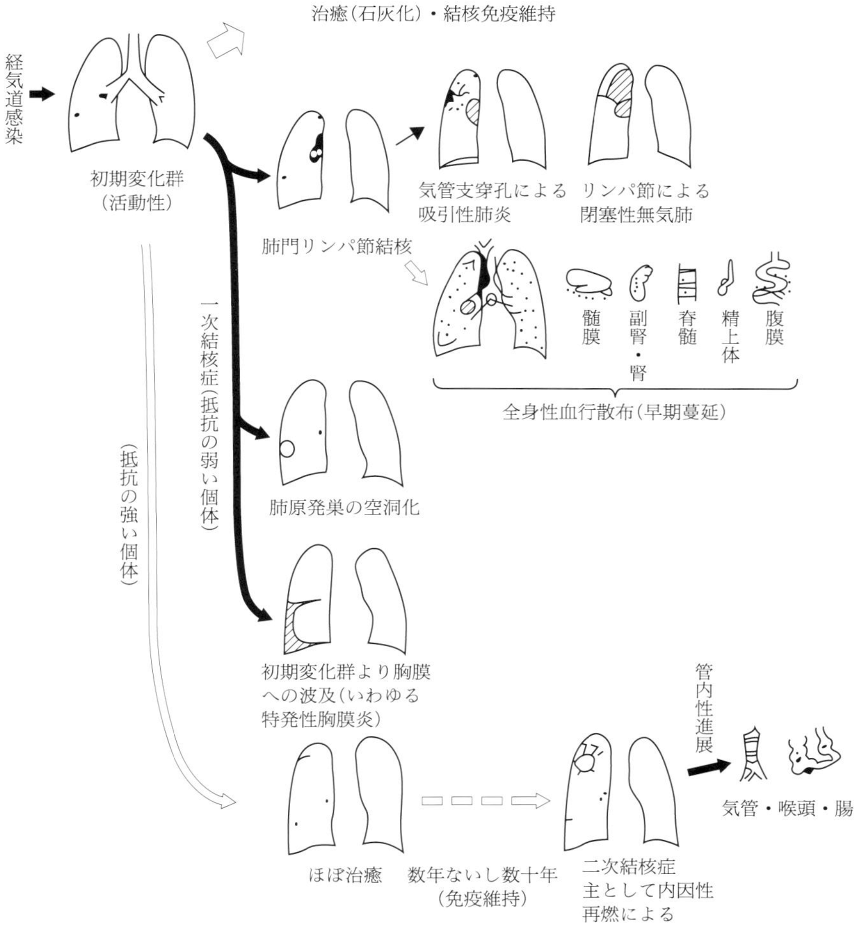

図4 結核の発病の諸相(初感染から発病まで)(岩井, 1985)

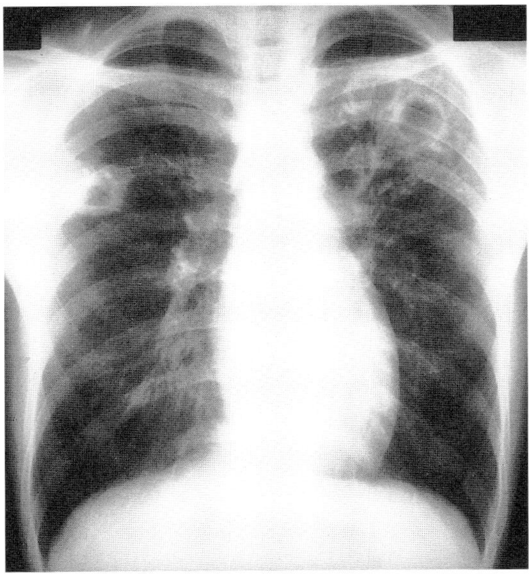

写真15 肺結核患者の単純X線正面像(河原内科医院・河原伸博士より供与)。両上肺野に多発性空洞とその周囲に結節影・索状影などの散布巣が認められる。

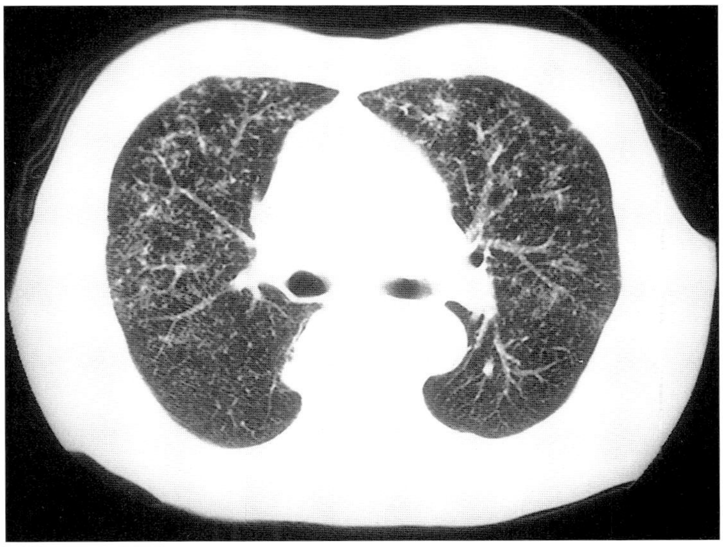

写真16 粟粒結核患者の胸部CT(河原内科医院・河原伸博士より供与)。全肺野に比較的明瞭な粒状影がび漫性に認められる。

clonal infection)が起こりやすいと考えられる。さらに，血清型1〜3の *M. avium* についてはトリがヒトへの重要な感染源であるが，その他の血清型のMAC菌については，患者分離株や環境由来株のIS*901*の陽性率はそれぞれ8%および4%と，いずれもトリや哺乳動物よりの分離株の陽性率(各々88%および41%)に比べて著しく低いことから，ヒトへの主な感染源は環境であろうとされている。ただし，*M. avium* は臨床材料からの分離率が非結核性抗酸菌のなかでは最も高いことは特記に値する。

結核や非結核性抗酸菌に対する宿主の感染防御免疫の発現には，$CD4^+$T細胞(特にTh1細胞)とTh1細胞が分化・活性化して産生するTh1型サイトカイン(IFN-γ，IL-2，GM-CSF，TNF-αなど)が重要である(Tomioka, 2004; Berrington and Hawn, 2007)。近年，HIV感染者における結核や非結核性抗酸菌症の増加が問題になっているが，$CD4^+$T細胞数減少が軽度のHIV感染者でもその発症をみる結核と異なり，MAC症などの非結核性抗酸菌症はAIDSの末期に$CD4^+$T細胞が100/mm^3以下になって初めてその発症をみることが多い。こうしたことからも明らかなように，非結核性抗酸菌症の発症要因としては，老齢化やその他の原因による宿主の免疫学的感染抵抗性の低下が重要である(Inderlied et al., 1993)。なお，わが国では従来は空洞をともなう結核類似型のMAC肺感染症が多かったが，近年中年女性に一次感染型として発症する多発性小結節と気管支拡張を特徴とする小結節・気管支拡張型(中葉・舌区型)MAC症が増加してきている(長谷川，2006)。

非結核性抗酸菌の病原性の程度は *M. kansasii*＞MAC＞*M. fortuitum*，*M. chelonae*＞*M. scrofulaceum* といわれているが，菌株毎の差も大きい。なお近年，アフリカ，中南米，ギニア，インド，オーストラリアなどでの *M. ulcerans* によるBuruli潰瘍の増加が問題になっているが，この菌は *M. haemophilum*，*M. xenopi*，*M. malmoense* などとともにold but emerging pathogensと称されており，重度の潰瘍を生ずる(Dobos et al., 1999)。その病態から見て，そのヒトへのビルレンスはかなり強いものと考えられるが，今後の研究による病原因子の解明が大いに嘱望されるところである。

結核菌をはじめとする抗酸菌は典型的な細胞内寄生菌であり，宿主マクロファージ内で好んで増殖する(写真17，18)。そのビルレンスは，基本的には宿主マクロファージ内での増殖力あるいはマクロファージの殺菌メカニズムに対する抵抗性の強弱といったいわゆる菌の侵襲性に関わる因子によって規定されている。マクロファージ内での殺菌エフェクターには，活性酸化窒素(RNI)，活性酸素分子種(ROI)，遊離脂肪酸，リソソーム(lysosome)内の殺菌性酵素・殺菌性塩基性蛋白などがあるが，いずれにしても抗酸菌はこれらの殺菌エフェクターに対する抵抗性が極めて強い(Glickman and Jacobs, 2001; Smith, 2003)。例えば結核菌では，①脂質に富んだ堅牢な細胞壁，②食胞(phagosome)-リソソーム融合阻害因子(ManLAM，NH_3，sulfatide，polyanionなど)，食胞-リソソームの酸性化(acidification)阻害因子(urease/NH_3，ある種の蛋白成分)，③食胞よりのエスケープに関わる因子(cytolysin)，マクロファージのROI・RNI産生阻害因子(LAM，sulfatide，リン脂質など)，④ROIのスカベンジャー(superoxide dismutase：SOD，catalase，LAMなど)，⑤マクロファージ走化性抑制因子などが，菌のビルレンスの発現

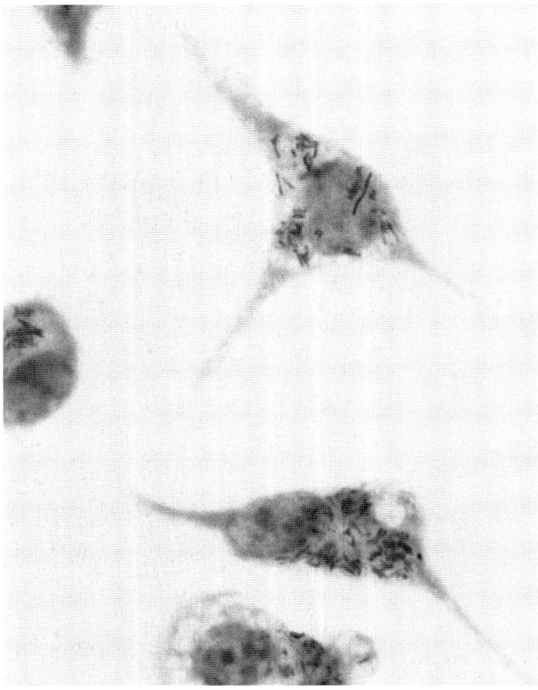

写真17　マクロファージ内で増殖する結核菌(チール・ネルゼン染色像)。(口絵119参照)

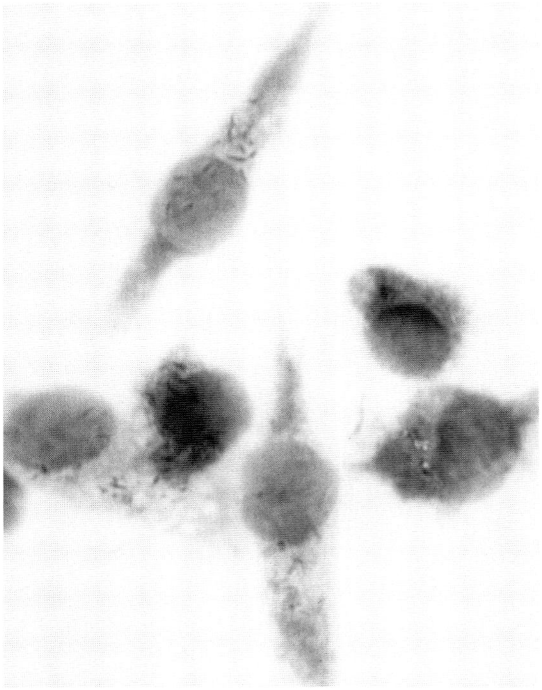

写真18　マクロファージ内で増殖するMAC(チール・ネルゼン染色像)(写真17の結核菌に比べて，抗酸性が弱いことに注目)。MACはビルレンスが低い割には，マクロファージ内での生残力と増殖力が良い。(口絵120参照)

表 4　抗酸菌の主な病原性因子：遺伝子とその産物(Tomioka, 2005 より改変)

遺伝子またはその産物と機能	ビルレンスへの寄与	該当する菌種*
Fibronectin 結合蛋白(antigen 85)	細胞への付着？	MTB, MBV, MAC
rns, *cfaD* 様：adhesin	細胞への付着	MTB
mce	細胞内侵入性，細胞内増殖	MTB, MAC, MSG
aroA, *B*, *Q*：shikimate pathway	細胞内増殖？	MTB, MBV
leuD：ロイシン合成	細胞内増殖？	MTB, MBV
ストレス蛋白(70, 65, 12 kD HSP)	細胞内増殖？	MTB
recA：RecA 蛋白	細胞内増殖？，遺伝子組み替え	MTB
mig：acyl CoA synthetase	食細胞内増殖	MAC
Mramp：2 価金属イオンの transporter	食細胞内増殖	MTB
erp：export repetitive protein	食細胞内増殖	MTB, MSG, MLR
icl：isocitrate lyase	食細胞内増殖	MTB
mag：PE/PE-PGRS 遺伝子に相当	食細胞内増殖	MMR, (MTB)
sod：superoxide dismutase	食細胞内増殖(ROI の処理)	MTB, MAC, MSG
katG：catalase/peroxidase	食細胞内増殖(ROI の処理)	MTB, MAC
ahpC：alkylhydroperoxide reductase	食細胞内増殖(ROI の処理)？	MTB, MBV, MSG, MLR
oxyR：ROI 消去酵素の発現誘導	食細胞内増殖(ROI の処理)	MBV, MSG, MLR
ideR：iron-dependent regulatory protein	食細胞内増殖(ROI の処理)	MTB
devR, *devS*：regulatory protein	食細胞内増殖(ストレス応答)	MTB
pknG：protein kinase G	食細胞内増殖(P-L 融合阻害)	MBV
ure：urease	食細胞内増殖(P-L 融合阻害)	MTB, MBV
tlyA：hemolysin, cytolysin	食細胞内増殖(細胞質内 escape)	MTB, (MAC)
plcABCD：phospholipase C	食細胞内増殖(細胞質内 escape)	MTB
glnA：glutamine synthetase	細胞壁合成	MTB
ald：alanine dehydrogenase	細胞壁合成(GlnA 活性化)	MTB, MBV, MSG
sdaA：L-serine deaminase	細胞壁合成(GlnA 活性化)	MBV
asd：aspartate semialdehyde dehydrogenase	細胞壁合成(DAP 合成)	MTB, MSG
ask：aspartokinase	細胞壁合成(DAP 合成)	MTB, MSG
pks：phenolphthiocerol synthase	細胞壁脂質合成，PDIM 産生	MTB, MLR
pps, *fadD28*, *mmpL7*	細胞壁脂質合成，PDIM 産生・分泌(肺内増殖)	MTB, MBV
mmaA4, *pca*：methyl transferase	細胞壁脂質(ミコール酸)合成	MTB
lip, *gcp*, *htr*, *map*, *pep*	組織・細胞傷害性，侵襲性	MTB
virS：*virF*(*Shigella*)様	病原性遺伝子発現の制御	MTB, MBV

* MTB：結核菌，MBV：*M. bovis*，MSG：*M. smegmatis*，MLR：*M. leprae*，MMR：*M. marinum*，P-L：phagosome-lysosome

に関与している可能性が指摘されている(Koul et al., 2004; Houben et al., 2006; Mueller and Pieters, 2006)。なお，ビルレンスの弱い抗酸菌では，マクロファージに感染した場合にマクロファージにアポトーシスが誘導され，このアポトーシスに連動してマクロファージ内感染菌の殺菌が起こるが，H37Rv 株のような強毒結核菌では Man-LAM の働きによりアポトーシスが抑制されることが知られている(Koul et al., 2004)。表 4 には，現在までに報告されている抗酸菌(特に結核菌)の病原遺伝子を列挙したが，そのほとんどは宿主マクロファージ内での菌の増殖能やマクロファージ内殺菌メカニズムに対する抵抗性を支配する遺伝子である。

【疫学】

世界的な規模で見ると，現在世界人口の 1/3 が結核に感染しており，2015 年の統計では，年間の新患者数は 1,400 万人，死亡者数は約 180 万人と推定されている。また，発展途上国での新患者の発生数は全体の 95%以上を占めている。1999 年のわが国での「結核緊急事態宣言」はまだ記憶に新しいが，2015 年の統計では，結核登録患者数は約 4 万 5,000 人，年間の新登録患者数は約 1 万 8,000 人，死亡者数は約 2,000 人であり，わが国での結核根絶への道はまだまだ険しいものがある。わが国の 2005 年の結核の既感染率は 20 歳で 1%，60 歳で 20%，80 歳で 70%程度と推定されている。他方，非結核性抗酸菌症はわが国では増加の一途をたどっており，2001 年の調査では全抗酸菌症の約 30%が非結核性抗酸菌症であり，そのうち *M. avium* 症が 57%，*M. intracellualre* 症が 25%，*M. kansasii* 症が 8%であったと報告されている。この菌種別の分布は国によって異なり，アメリカでは *M. kansasii* 症が最も多い。なお，AIDS 患者での非結核性抗酸菌症の 95%が MAC 症であり，そのうちの 90%は *M. avium* 症である。

【治療】

年間 1,000 万人もの人が結核治療を受けているが，多剤耐性結核(MDR-TB)や超多剤耐性結核(XDR-TB)の増加と HIV 感染者での難治性結核の増加が，結核治療をますます困難なものにしている。わが国では，2009 年での未治療患者，既治療患者での MDR-TB はそれぞれ 0.6%，5.1%となっている。現在施行されている結核の初回治療における標準療法は次のとおりであるが，薬剤としては第 1 選択剤〔first line drug(表 5)〕が使用される。①イソニアジド(INH)，リファンピシン(RFP)，ピラジナミド(PZA)にストレプトマイシン(SM)またはエタンブトール(EB)のいずれかを加えた 4 剤併用療法 2 か月間行い，その後 INH，RFP の 2 剤併用または INH，RFP および EB の 3 剤併用療法を 4 か月間行う。②INH，RFP の 2 剤に SM または EB の 3 剤併用療法を 6 か月間行い，その後 INH，RFP の 2 剤併用または INH，RFP および EB の 3 剤併用療法を 3 か月間行う。MDR-TB や XDR-TB 患者では，これら

表5　わが国で認可されている抗結核薬(尾形，2008より改変)

薬　剤	抗結核活性	副作用	使用量(最大量)(mg/日)	薬剤耐性基準(mg/mL)
第1選択剤(First line drugs)				
イソニアジド*	＋＋＋＋	低度	300	0.2
リファンピシン*2	＋＋＋＋	低度	600	40
ピラジナミド*	＋＋＋	低度	1,500	
ストレプトマイシン*	＋＋＋	中等度	1,000(週2，3回)	10
エタンブトール*3	＋＋	低度	1,000	2.5
第2選択剤(Second line drugs)				
エチオナミド*	＋	高度	600	20
カナマイシン*	＋＋＋	中等度	1,000	20
サイクロセリン*3	＋＋	中等度	500	30
エンビオマイシン	＋＋＋	低度	1,000	20
パラアミノサリチル酸*3	＋	中等度	12,000	0.5
レボフロキサシン*	＋＋	低度	600	1

* 対数増殖期の菌に殺菌作用を示す。*2 対数増殖期および分裂停止状態の静止期の菌に滅菌作用を示す。*3静菌作用を示す。

の薬剤のなかで感受性のあるものに，キノロン薬(レボフロキサシン，シプロフロキサンシン)，カナマイシン，エンビオマイシン，エチオナミド，パラアミノサリチル酸，サイクロセリンなどの第2選択剤〔second line drug(表5)〕を加えた多剤併用を行う。最近では，diarylquinolineに属するbedaquilineやnitroimidazole系薬剤のdelamanidが，リファンピシンの承認以後40年ぶりに新規の結核治療薬として認可されているが，他剤との併用効果についての臨床試験がさらに進められている。

非結核性抗酸菌は一般に抗菌剤に対する感受性が結核菌より低く，それがゆえに，非結核性抗酸菌症の化学療法は*M. kansasii*や*M. szulgai*症を除いてMAC症，*M. fortuitum*症，*M. chelonae*症などの場合では困難なことが多い。治療の方針としては，①隔離入院は不要であるが，病状の進展が急速・広汎である場合には入院治療を行う，②長期多剤併用を行う，③栄養状態など患者の抵抗力の増強を図る，などが挙げられる。MAC症にはいまだ特に有効な薬剤がなく一般に難治性であり，これがAIDS患者におけるMAC症での死亡率が高い理由のひとつである。米国胸部学会のガイドラインでは，マクロライド薬(クラリスロマイシン：CAM，アジスロマイシン)，RFPまたはリファブチン，およびEBの3薬に加えて初期にSMの併用が推奨されている(長谷川，2006)。またわが国では，CAM，RFP，EBに加えてSMまたはカナマイシンの4剤を併用する標準化学療法が推奨されている(日本結核病学会非結核性抗酸菌症対策委員会，2012)。なお，化学療法の有効性が確実でないMAC症では，病巣を含む肺葉切除を施術することがあるが，術後の状態は一般的に良好である。*M. kansaii*症には，INH，RFP，EBの3剤併用療法(1年間以上)が有効であるが，他にCAM，ニューキノロン薬，エチオナミド，ST合剤などが有効である。また，*M. fortuitum*症や*M. chelonae*症などの他の難治性非結核性抗酸菌症にはMAC症の場合と同様な化学療法が行われているが，抗菌薬の治療効果はあまり期待できない。

【予防】

結核の予防にはBCG接種が行われるが，過去に行われた臨床試験では，有効率が0〜80%という相反する成績が報告されており，米国では有効率はなべて50%とみなされて，定期のBCG接種は行われていない。しかしながら，小児などでの重症結核(粟粒結核)や結核性髄膜炎の予防効果では有効率が70%以上という成績が得られており，わが国では生後6か月の乳児を対象にBCG接種が行われている。なお，MACを中心とする非結核性抗酸菌症に対するワクチンや予防法はいまだに開発されていない。

【引用・参考文献】

Berrington, W. R., and Hawn, T. R. 2007. *Mycobacterium tuberculosis*, macrophages, and the innate immune response: does common variation matter? Immunol. Rev. 219: 167-186.

Bloom, B. R. (ed.) 1994. Tuberculosis: Pathogenesis, properties, and control. AMS Press, Washington, D.C.

Brown-Elliot, B. A., Griffith, D. E., and Wallace, R. J. Jr. 2002. Newly described or emerging human species of nontuberculous mycobacteria. Infect. Dis. Clin. North. Am. 16: 187-220.

Chemlal, K., and Portaels, F. 2003. Molecular diagnosis of nontuberculous mycobacteria. Curr. Opin. Infect. Dis. 16: 77-83.

Cole, S. T., Brosch, R. Parkhill, J., et al. 1998. Deciphering the biology of *Mycobacterium tuberculosis* from the complete genome sequence. Nature 393: 537-544.

Devulder, G., Pérouse de Montclos, M., Flandrois, J. P. 2005. A multigene approach to phylogenetic analysis using the genus *Mycobacterium* as a model. Int. J. Syst. Evol. Microbiol. 55: 293-302.

Dobos, K. M., Quinn, F. D., Ashford, D. A., et al. 1999. Emergence of a unique group of necrotizing mycobacterial diseases. Emerg. Infect. Dis. 5: 367-378.

Ernst, J. D., Trevejo-Nuñez, G., and Banaiee, N. 2007. Genomics and the evolution, pathogenesis, and diagnosis of tuberculosis. J. Clin. Invest. 117: 1738-1745.

Falkinham, J. O. 1996. Epidemiology of infection by nontuberculous mycobacteria. Clin. Microbiol. Rev. 9: 177-215.

Glickman, M. S., and Jacobs, W. R. 2001. Microbial pathogenesis of *Mycobacterium tuberculosis*: Dawn of a discipline. Cell 104: 477-485.

長谷川直樹．2006．肺*Mycobacterium avium* complex(MAC)

症の診断と治療．呼吸器科 13：107-116．
Houben, E. N., Nguyen, L., and Pieters, J. 2006. Interaction of pathogenic mycobacteria with the host immune system. Curr. Opin. Microbiol. 9: 76-85.
Inderlied, C. B, Kemper, C. A., Bermudez, L. E., et al. 1993. The *Mycobacterium avium* complex. Clin. Microbiol. Rev. 6: 266-310.
岩井和郎．1985．結核症の病理，p. 97-151．岩井和郎(編)，結核病学 I 基礎・臨床編，結核予防会，東京．
川端美則，岩井和郎．1987．結核の病理．内科 MOOK 36：18-26．
Koul, A., Herget, T., and Ullrich, A. 2004. Interplay between mycobacteria and host signalling pathways. Nat. Rev. Microbiol. 2: 189-202.
Mijs, W., de Haas, P., Rossau, R., et al. 2002. Molecular evidence to support a proposal to reserve the designation *Mycobacterium avium* subsp. *avium* for bird-type isolates and *M. avium* subsp. *hominissuis*' for the human/porcine type of *M. avium*. Int. J. Syst. Evol. Microbiol. 52: 1505-1518.
Mueller, P., and Pieters, J. 2006. Modulation of macrophage antimicrobial mechanisms by pathogenic mycobacteria. Immunobiology 211: 549-556.
Mustafa, A. S. 2005. Mycobacterial gene cloning and expression, comparative genomics, bioinformatics and proteomics in relation to the development of new vaccines and diagnostic reagents. Med. Princ. Pract. 14 (Suppl. 1): 27-34.
日本結核病学会非結核性抗酸菌症対策委員会，日本呼吸器学会感染症・結核学術部会．2012．肺非結核性抗酸菌症化学療法に関する見解—2012 年改訂．結核 87：83-86．
日本結核病学会予防委員会．2011．クォンティフェロン® TB ゴールドの使用指針．結核 86：839-844．
尾形英雄．2008．抗酸菌症治療の現状．呼吸器科 13：53-61．
斎藤肇．2007．結核菌検査指針，結核予防会，東京．
Smith, I. 2003. *Mycobacterium tuberculosis* pathogenesis and molecular determinants of virulence. Clin. Microbiol. Rev. 16: 463-496.
Tomioka, H. 2004. Adjunctive immunotherapy of mycobacterial infections. Curr. Pharm. Des. 10: 3297-3312.
冨岡治明．2005a．抗酸菌の細菌学的診断，p. 178-188．工藤翔二，土屋了介，金沢実，大田健(編)，Annual Review 呼吸器 2005，中外医学社，東京．
冨岡治明．2005b．抗酸菌の細菌学．化学療法の領域 21：166-175．
Tomioka, H. 2005. Development of new antituberculous drugs: strategies for new drug targets and drug delivery. Drug Design Rev. 2: 427-434.
Tomioka, H., Saito, H., Sato, K., et al. 1993. Identification of *Mycobacterium avium* complex strains belonging to serovars 21-28 by three commercial DNA probe tests. Tuber. Lung Dis. 74: 91-95.
Tortoli, E. 2006. The new mycobacteria: an update. FEMS Immunol. Med. Microbiol. 48: 159-178.

【冨岡治明】

ノカルジア科
Family ***Nocardiaceae***

ノカルジア属
Genus ***Nocardia***

【分類・歴史】

ノカルジア属は土壌，水中，有機物などの環境中に広く存在する腐生菌である。ヒトには常在しない。好気性の放線菌であり，フランスの細菌学者でかつ獣医でもある Edmond Nocard(1850～1908)にちなんで *Nocardia* と名づけられた。グラム陽性，抗酸性，カタラーゼ陽性で，運動性はない。細菌および真菌のいずれにも極めて類似の性状を有し，両者の中間に位置すると考えられているが，原核生物であるところから分類上は真性細菌に属する。細菌および真菌との類似点を表1に示す(Sorrell et al., 2005；吉田ほか，2013)。代表的な菌種である *N. asteroides* はウシの疾患である鼻疽の原因菌として 1888 年に同定されている。菌種の数は 60 種以上にも及ぶが，ヒトに感染症(ノカルジア症)を引き起こす菌と

表1　ノカルジア属と細菌，真菌との類似点(Sorrell et al., 2005；吉田ほか，2013)

細菌との類似点	真菌との類似点
1. 核膜およびミトコンドリア欠如(原核生物)	1. 真性分枝，菌糸形成
2. 菌糸の径が小	2. 発育緩徐
3. 細胞壁の化学組成	3. 気菌糸を着生するものが多く，無性胞子形成
4. 抗細菌性抗生物質感受性	4. 集落が固く，培地に固着
5. リゾチーム感受性	5. 病理像

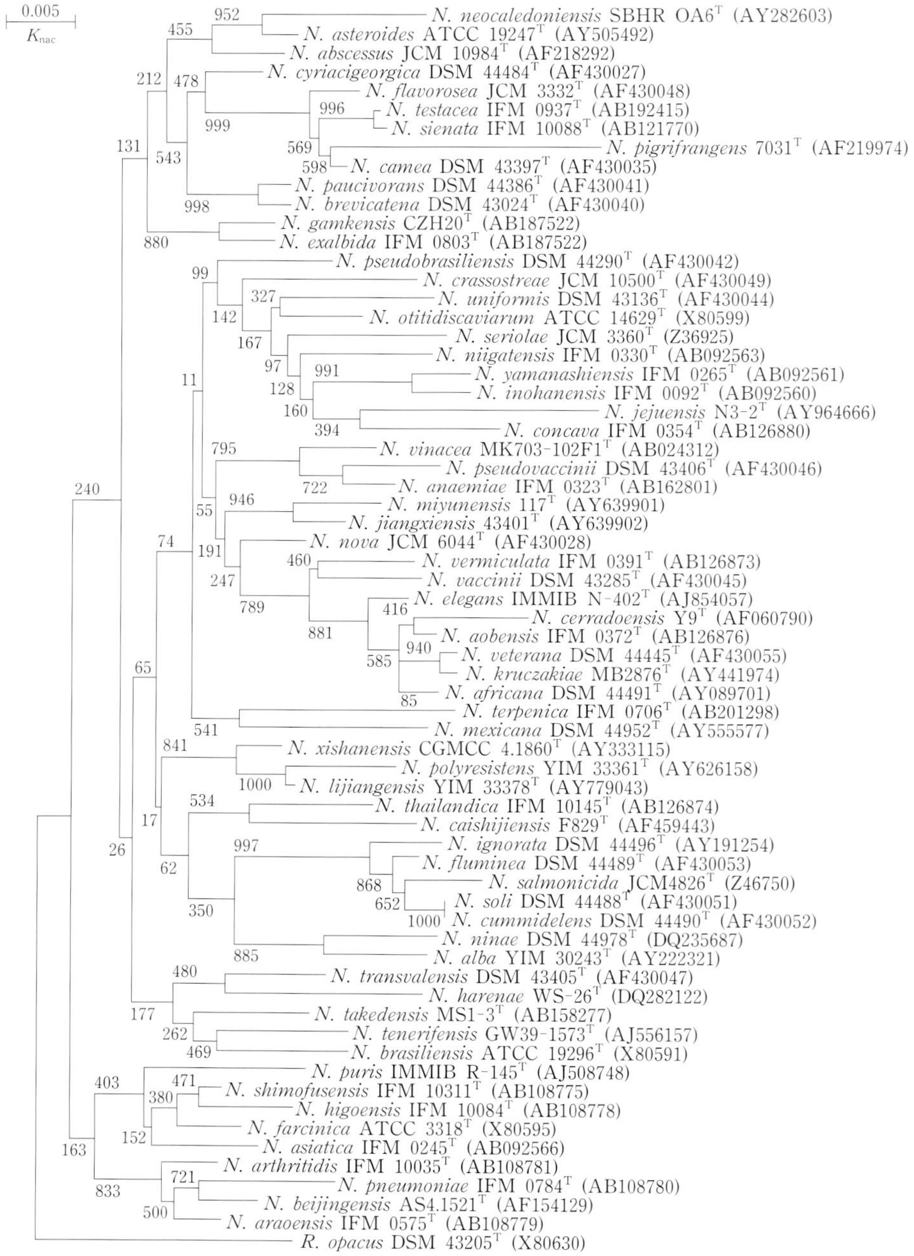

図1　*Nocardia* 菌種の系統図(三上，2007)

して最も重要であるのは *N. asteroides* であり，その他 *N. brasiliensis*，*N. otitidiscaviarum*，*N. farcinica*，*N. nova* もヒトのノカルジア症の原因菌となる。また *N. seriolae*，*N. kampachi* などは魚類にノカルジア症を引き起こす。図1に *Nocardia* 菌種の系統図を示す(三上，2007)。

【形態・構造】

ノカルジアは寒天培地上に好気的に徐々に発育し，白亜色の気菌糸を着生するために，白色，ひだ状，不正の集落をつくる。コロニーは分離当初は白亜色であるが，継代するにつれて気菌糸の着生が悪くなり，黄～橙色となる(Sorrell et al., 2005；吉田ほか，2013)。写真1に *N. asteroides* のコロニー像を示す。ぱさついて乾燥した外観が特徴である。

顕微鏡的には径0.5～1.2 μmの分枝した菌糸体からなり，断裂して桿状または球状になり，胞子の連珠を形成する(写真2)。グラム染色では陽性となる(写真3)。発育時期により部分的に抗酸性の染色性を示す。抗酸性染色の脱色には酸，アルコールに代えて0.5%硫酸水を用いる方が良い。また，メテナミン銀染色で染色される。病巣や膿中のものは桿状またはフィラメント状になる(写真3)。

細胞壁はⅣ型で，主要成分は単糖類のN-アセチルグルコサミンや，多糖類のアラビノースとガラクトースからなる(緒方ほか，1995；三上，2007)。細胞壁は脂質に富んだミコール酸を含むため，酸や消毒薬，乾燥に対して高い抵抗性を有する(緒方ほか，1995；三上，2007)。同様にミコール酸を細胞壁に含むマイコバクテリウム属やロドコッカス属との相違点を表2に示す(緒方ほか，1995)。菌体は大量の直鎖の不飽和のD-10-メチルオクタデカン酸，メナキノン，ジホスファチジルグリセロール，ホスファチジルエタノールアミンやホスファチジルイノシトール・マンノシドを含む(緒方ほか，1995；三上，2007)。DNAのG+C含量は，64～72モル%である(緒方ほか，1995；三上，2007)。

基本的には桿菌であるが，成長にともなう末端部の伸長によりフィラメント状となり，しばしば分枝もともなう。フィラメント状となった菌は，断片化し球状の菌体となり，同様のサイクルが繰り返される。興味深いことに，BHI培地で発育させた菌は，対数増殖期には99%がフィラメント状となり，静止期には単桿～球菌の形態となる(Beaman and Maslan, 1978)。対数増殖期と静止期の菌の構造の違いは，菌と宿主の相互作用にも影響を及ぼしており，マウス感染モデルでは対数増殖期の菌の方が静止期の菌よりもより病原性が強い(Beaman et al., 1978；Millán-chiu et al., 2001)。

【培養】

サブロー・デキストロース寒天培地，血液寒天培地，小川培地などで，好気的に徐々に育つ。通常1～2週間の培養が必要である。土壌様の臭気を発する。培養のための至適温度は35°Cであり，*N. asteroides* は45°Cでも発育が可能であるが50°Cでは発育できない。炭素源にはグルコースなどの糖類，酢酸，プロピオン酸，脂肪酸，炭化水素，ステロイドなどを用いる。ほとんどの株はアミノ酸，アンモニアなど単純窒素源を含む培地上でも発育し，特別な栄養要求を持たないと考えられている(緒方ほか，1995；三上，2007)。リソソームを含む培地でも成長可能である。

同定のために必要な生化学的性状を表3に示す。アピザイム(api® zym)などの酵素活性測定キットを活用した検体のスクリーニングが有用である。しかし正確な菌種同定のためには生化学的反応や加水分解試験による古典的な手法では限界があり，近年は16S rRNA遺伝子解析などの分子生物学的手法も用いられている。

【病型】

ノカルジア症は亜急性ないし慢性の化膿性肉芽腫性疾患である。皮膚および皮下組織に病巣をつくる皮膚ノカルジア症と，経気道的に肺に感染し，血行性に散在して多発性皮下膿瘍，瘻孔を形成する播種性ノカルジア症がある。この他，しばしば脳，腎，脾などに膿瘍を形成する内臓ノカルジア症に大別される(Sorrell et al., 2005；影山・三上，2007)。一般的にはステロイド薬などの免疫抑制剤の使用などにより免疫能の減弱したヒトへ感染する例が多いが，わが国では高齢者への感染例も多い

表2　ミコール酸を細胞壁に含むマイコバクテリウム属やロドコッカス属との相違点(緒方ほか，1995)

性　状	ノカルジア属	マイコバクテリウム属	ロドコッカス属
形態学的性状			
基質菌糸	+	−	−
気菌糸	+	−	−
分生子	±	−	−
化学的性状			
脂肪酸			
テュベルクロステアリン酸	+	+	+
ミコール酸			
炭素原子数	46～60	60～90	34～64
二重結合数	0～3	1～3	0～4
ピロリシスによる遊離炭素数	12～18	22～26	12～19
リン脂質			
ホスファチジルエタノールアミン	+	+	+
主なメナキノン	$-8(H_4)$, $-9(H_2)$	$-9(H_2)$	$-8(H_4)$, $-9(H_2)$
DNA G+Cモル%	64～72	62～70	59～69

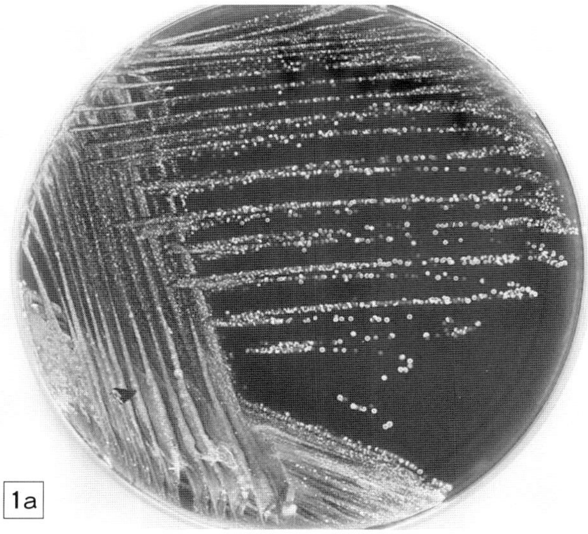

1a

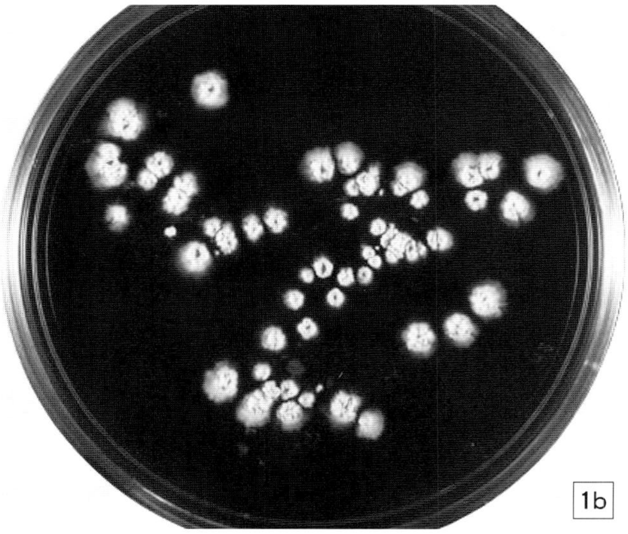

1b

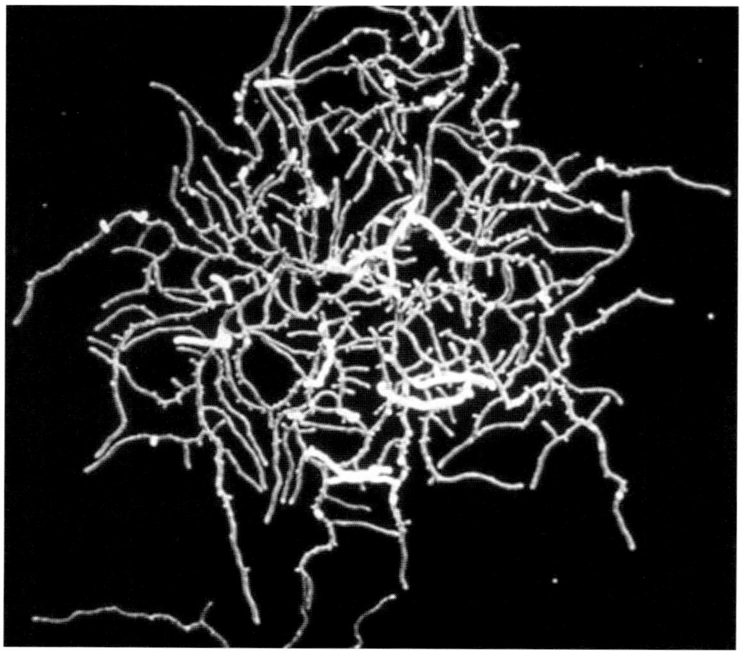

2

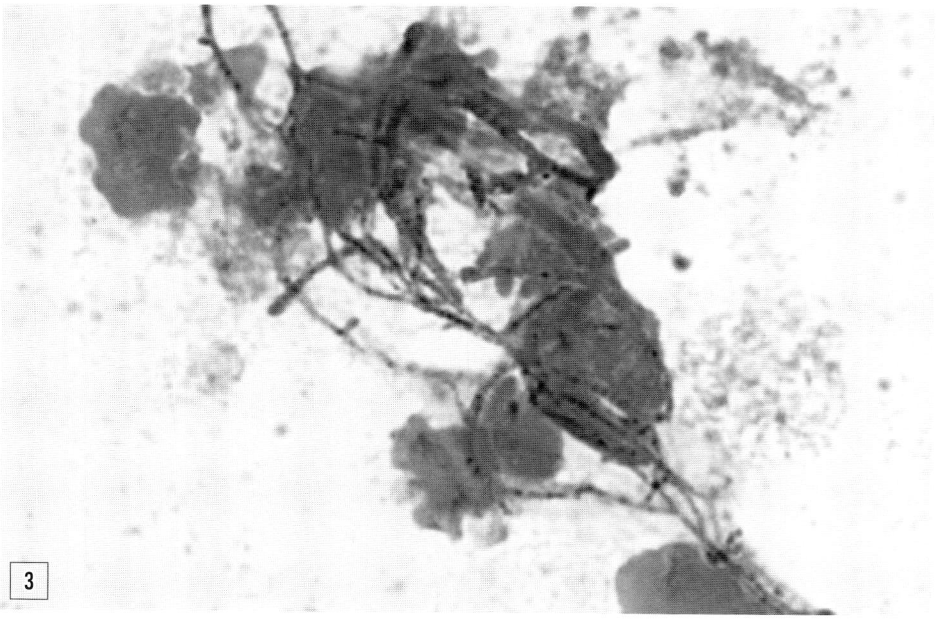

3

写真 1　*N. asteroides* のコロニーの肉眼像(写真 1a は長崎大学病院検査部より供与。写真 1b は CDC・William Kaplan 博士より供与，http://phil.cdc.gov/phil/)
写真 2　*N. asteroides* の走査型電子顕微鏡像(千葉大学・三上襄博士より供与，http://www.pf.chiba-u.ac.jp/gallery/gallery-index.html)
写真 3　肺ノカルジア症の喀痰グラム染色(北松中央病院・東山康仁博士より供与)。(口絵 121 参照)

表 3 *Nocardia* の生化学的性状

性　状	*N. asteroides*	*N. farcinica*	*N. nova*	*N. brasiliensis*	*N. otitidiscaviarum*
気菌糸形成	+	+	+	+	+
ミコール酸	+	+	+	+	+
リゾチーム発育	+	+	+	+	+
分解					
アデニン	−	−	−	−	−
カゼイン	−	−	−	+	−
ヒポキサンチン	−	−	−	V	+
チロシン	−	−	−	+	V
キサンチン	−	−	−	−	+
ゼラチン	−	−	−	+	−
デンプン	−	−	−	−	−
酸産生					
ガラクトース	−	−	−	+	−
グルコース	+	+	+	+	+
イノシトール	−	−	−	+	+
ラムノース	V	V	−	−	−
45℃発育	V	+	V	−	V
アリルスルファターゼ	−	−	V	−	−
クエン酸利用	+	−	−	+	V
アシルアミダーゼ	V	+	−	−	−
IPM 感受性	S	S	S	R	R
TOB 感受性	S	R	R		
KM 感受性				R	S

(影山・三上，2007)。ヒト-ヒト感染はないとされている。

【治療】

ノカルジア症治療の第 1 選択薬は ST 合剤である。副作用などで ST 合剤が使用できない場合は，皮膚ノカルジア症ではテトラサイクリン系薬，肺ノカルジア症・播種性ノカルジア症ではカルバペネム系薬(＋アミノグリコシド系薬)が第 2 選択薬として有効である。その他，ニューキノロン系薬，ペニシリン系薬，セフェム系薬も有効であるが，β-ラクタマーゼ産生菌があるので注意を要する。

【引用・参考文献】

Beaman, B. L., and Maslan, S. 1978. Virulence of Nocardia asteroides during its growth cycle. Infect. Immun. 20: 290-295.

Beaman, B. L., Goldstein, E., Gershwin, M. E., et al. 1978. Lung response to congenitally athymic (nude), heterozygous, and Swiss Webster mice to aerogenic and intranasal infection by Nocardia asteroides. Infect. Immun. 22: 867-877.

千葉大学真菌医学研究センター．目で見る真菌症シリーズ 9 病原性放線菌による病気：ノカルジア症．http://www.pf.chiba-u.ac.jp/medemiru/me01.html

影山亜紀子，三上襄．2007．臨床由来病原性 *Nocardia* 属菌の分類と系統解析．真菌誌 48：73-78.

三上襄．2007．ノカルジア症，放線菌症．真菌誌 48：186-188.

Millán-Chiu, B. E., Hernández-Hernández, F., Pérez-Torres, A., et al. 2011. In situ TLR2 and TLR4 expression in a murine model of mycetoma caused by Nocardia brasiliensis. FEMS Immunol. Med. Microbiol. 61(3): 278-287.

緒方幸雄，内山竹彦，伊藤正彦．1995．微生物学・免疫学，医学教育出版社，東京．

Sorrell, T. C., Mitchell, D. H., Iredell, J. R., et al. 2005. Nocardia Species, p. 2916-2924. *In* Mandell, G. L., Bennett, J. E., and Dolin, R. (eds.), Principles and practice of infectious diseases, 6th ed., Churchill Livingstone Elsevier, Philadelphia.

吉田眞一，柳雄介，吉開泰信(編)．2013．戸田新細菌学，第 34 版，南山堂，東京．

【今村圭文，関　雅文，河野　茂】

ビフィドバクテリウム科
Family ***Bifidobacteriaceae***

ビフィドバクテリウム属
Genus ***Bifidobacterium***

【分類】

1899年，H. Tissierによって本菌属細菌が健康小児の糞便から初めて分離された(当時は*Bacillus bifidus communis*と命名された)。ビフィドバクテリウム属(*Bifidobacterium*)細菌はグラム陽性無芽胞性偏性嫌気性菌であり，本属細菌のG+C含有量は57～64モル%を示す。他のグラム陽性無芽胞性嫌気性菌である*Lactobacillus*属細菌(33～53モル%)や*Propionibacterium*属細菌(57～68モル%)と区別される。ビフィドバクテリウム属細菌は31種類の菌種に分類される(Borriello et al., 2005; Simpson et al., 2004; Okamoto et al., 2008; Watanabe et al., 2009)(表1)。従来，*B. denticolens*，*B. inopinata*(どちらもヒトう歯から分離される)とされた2菌種は現在，それぞれ*Parascardovia denticolens*および*Scardovia inopinata*に命名変更されている。

【形態・性状】

グラム陽性の偏性嫌気性細菌である。0.5～1.3×1.5～8 μmの大きさで，やや湾曲した桿棒状の形態を示す(写真1，2)。桿菌であるが，分岐状またはV字状を示すことが多い。継代培養を繰り返すことによりこのような特徴的形態を失うことがある。発育至適温度は37～41℃であり，最低発育温度は25～28℃，最高発育温度は43～46℃である。非運動性で芽胞は形成しない。PH 4.5以下，pH 8.5以上では増殖できない。Fructose-6-phosphate phosphoketolaseを有し，fructose-6-phosphate経路によりグルコースを分解する。各種の糖の分解により，酢酸と乳酸を3：2の割合で産生することが特徴であり，他の酢酸産生菌や乳酸産生菌と区別されうる。ガスの産生はない。酪酸，プロピオン酸の産生もない。カタラーゼの産生は通常認められない。ヒト腸管から分離される本菌属細菌の多くはコール酸や抱合型胆汁酸(グリココール酸塩，タウロコール酸塩)を加水分解する。表2に主なビフィドバクテリウム属細菌の生物学的性状を示す。

【遺伝子構造】

B. adolescentis ATCC15703株は2.09 Mb，*B. longum* DJO10A株は2.38 Mb，*B. longum* NCC2705株は2.26 Mb，*B. animalis* subsp. *lactis* AD011株は1.93 Mbのゲノムサイズを持つことが報告された(Schell et al., 2002; Kim et al., 2009)。*B. animalis* subsp. *lactis* AD011株のゲノムにはfructooligosaccharidesのプロセッシングに関与する遺伝子*fos*クラスターが存在し，本クラスターは*B. breve* UCC2003株の*fos*クラスター

表1　ビフィドバクテリウム属(*Bifidobacterium*)の菌種

菌種	分離部位
B. adolescentis	ヒト成人糞便
B. angulatum	ヒト成人糞便，汚水
B. catenulatum	ヒト成人糞便，ヒト新生児糞便
B. gallicum	ヒト成人糞便
B. longum	ヒト成人糞便，ヒト新生児糞便，汚水
B. bifidum	ヒト成人糞便，ヒト新生児糞便，ウシ糞便
B. breve	ヒト新生児糞便，ヒト腟，ウシ糞便
B. pseudocatenulatum	ヒト成人糞便，ヒト新生児糞便，ウシ糞便
B. dentium	ヒトう歯，ヒト糞便，ヒト腟，ヒト膿瘍，ヒト創傷感染部
B. scardovii	ヒト成人臨床材料
B. merycicum	ウシ腸管
B. ruminantium	ウシ腸管
B. boum	ウシ腸管，ブタ糞便
B. thermophilum	ウシ腸管，ウシ糞便，ブタ糞便
B. pseudolongum	ウシ腸管，ブタ糞便
B. animalis	ニワトリ糞便，ラット糞便，ウサギ糞便
B. gallinarum	ニワトリ糞便
B. pullorum	ニワトリ糞便
B. asteroides	ハチ腸管
B. indicum	ハチ腸管
B. coryneforme	ハチ腸管
B. psychraerophilum	ブタ腸管
B. choerinum	ブタ糞便
B. cuniculi	ウサギ糞便
B. magnum	ウサギ糞便
B. saeculare	ウサギ糞便
B. tsurumiense	ハムスター歯垢
B. mongoliense	ロバ発酵乳
B. minimum	汚水
B. subtile	汚水
B. thermacidophilum	嫌気温湿器

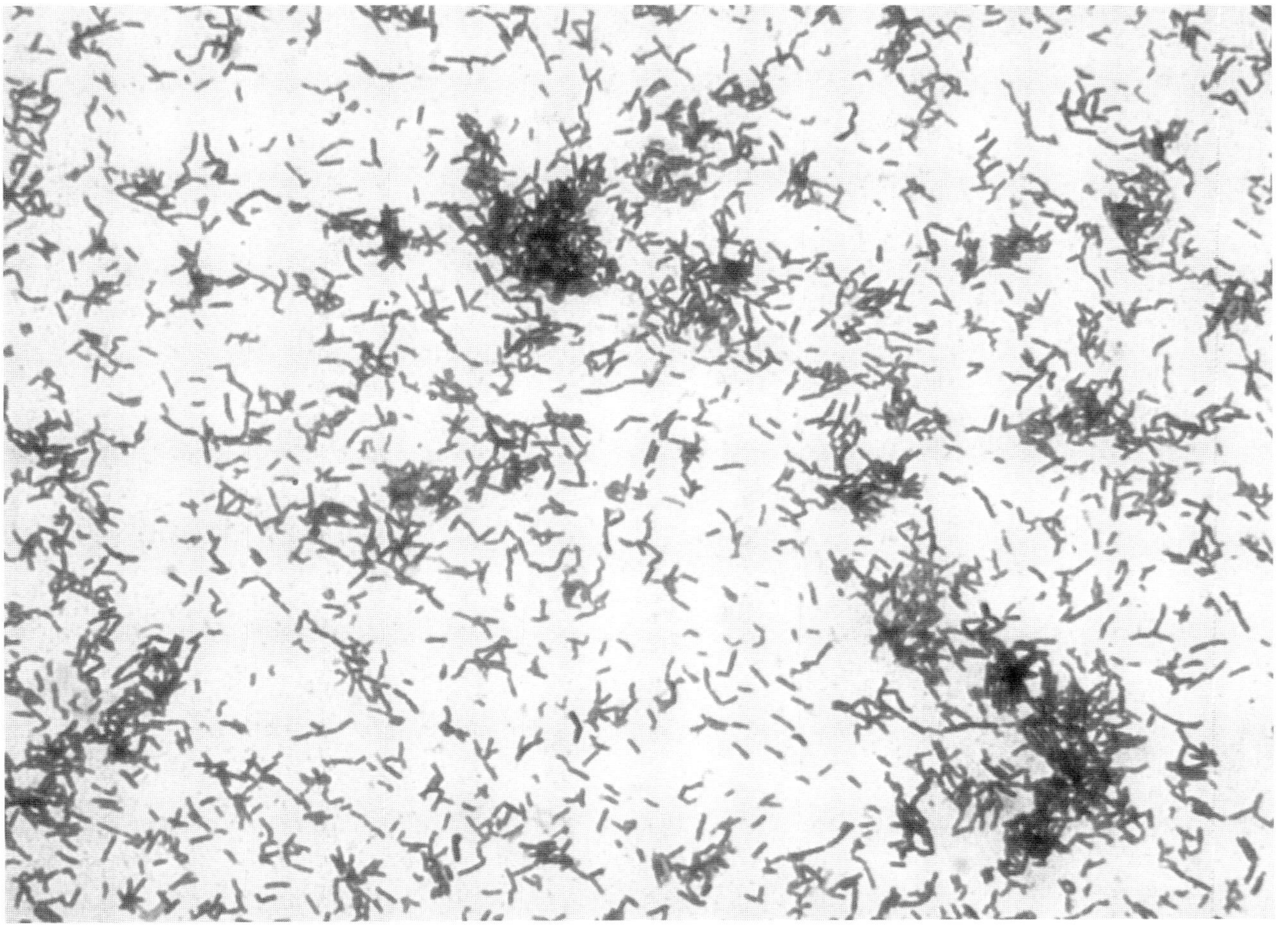

写真 1　*Bifidobacterium longum* subsp. *longum* JCM1217 株のグラム染色像。(口絵 136 参照)

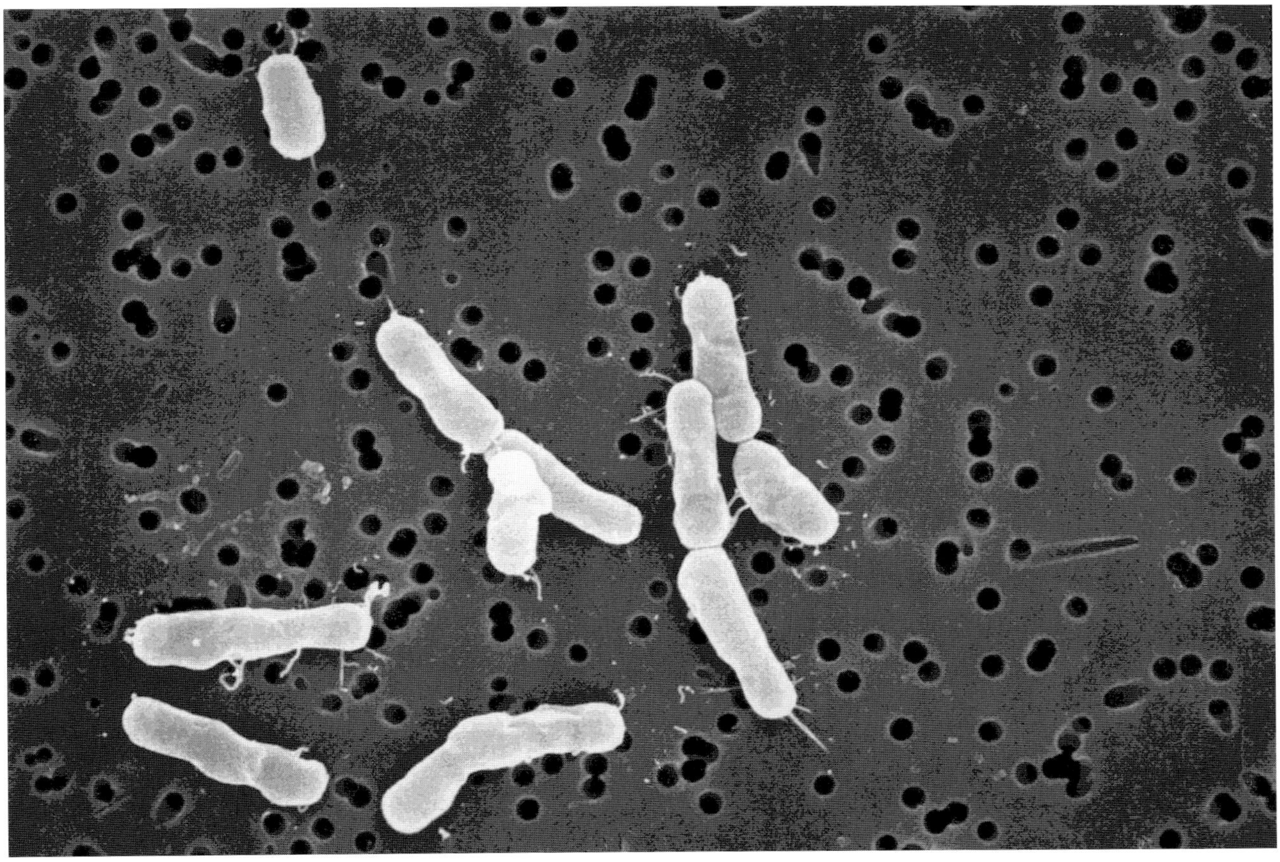

写真 2　*Bifidobacterium longum* subsp. *longum* JCM1217 株の走査電子顕微鏡像

表2　ビフィドバクテリウム属(*Bifidobacterium*)の性状

菌種	グリコーゲンの発酵	糖分解性			
		アラビノース	セロビオース	メレジトース	白糖
B. adolescentis	+	v*1	+	−	+
B. bifidum	−	−	−	−	−
B. breve	+	−	+	v	+
B. dentium	+	+	+	+	+
B. longum subsp. *infantis*	−	−	−+*2	−	+
B. longum subsp. *longum*	−	+	−　+	+W*3	+

*1 一定の結果が得られない。*2 基本的に陰性だが，菌株によっては陽性所見を示す。*3 基本的に陽性だが，菌株によっては弱陽性所見を示す。

(Ryan et al., 2005)と類似することが明らかにされた(光岡，2006)。

【生態】

種々の動物の正常細菌叢(正常フローラ normal flora)を構成する。ヒト腸内正常細菌叢(human intestinal normal flora)として検出される菌種として，*B. adolescentis*，*B. gallicum*，*B. longum*，*B. bifidum*，*B. breve* などがある。このうち，*B. bifidum*，*B. breve*，*B. longum* subsp. *infantis* は新生児より，*B. adolescentis*，*B. longum* subsp. *longum*，*B. gallicum* は成人より検出される。*B. dentium* はヒトう歯より検出され，*B. breve*，*B. dentium* はヒト腟より検出される。*B. merycicum*，*B. boum* などはウシ，*B. animalis*，*B. gallinarum* はニワトリ，*B. choerinum*，*B. psychraerophilum* はブタ，*B. cuniculi*，*B. magnum* などはウサギ，*B. asteroides*，*B. indicum* などはハチの腸管内に棲息する。また，*B. tsurumiense* はハムスターの歯垢，*B. mongoliense* はロバの発酵乳，*B. minimum*，*B. subtile* は下水，*B. thermacidophilum* は嫌気温湿器より検出された。

【培養】

被験材料を10倍階段希釈して，ビフィドバクテリウム属の選択培地であるBS培地に接種する。BS培地は市販のBL培地にBS添加液(プロピオン酸塩，硫酸パロモマイシン，硫酸ネオマイシン，塩化リチウム含有)を5%の割合で加えて作成する。37°C 2〜3日間，嫌気培養を行う(光岡，2006)。ビフィドバクテリウム属細菌は0.5〜2.0 mmの褐色がかった隆起したコロニーを形成する。*Streptococcus* は灰色，*Lactobacillus salivarius* は黄褐色のコロニーとして発育してくることがあるため，染色像(ビフィドバクテリウム属は分岐状やV字型などを示す)とBL培地上での好気的発育の有無(ビフィドバクテリウム属は発育なし)で区別する。乳製品中のビフィドバクテリウム属の分離培養には市販のTOSプロピオン酸寒天培地が使用される。写真3にTOSプロピオン酸寒天培地上での *B. longum* JCM1217株のコロニー形態を示す。なお，菌種については生物性状の他にAPI嫌気テストの結果により判定する。

【生理活性】

ビフィドバクテリウム属27株中の *Clostridium difficile* の増殖およびヒト腸管上皮細胞への付着への効果

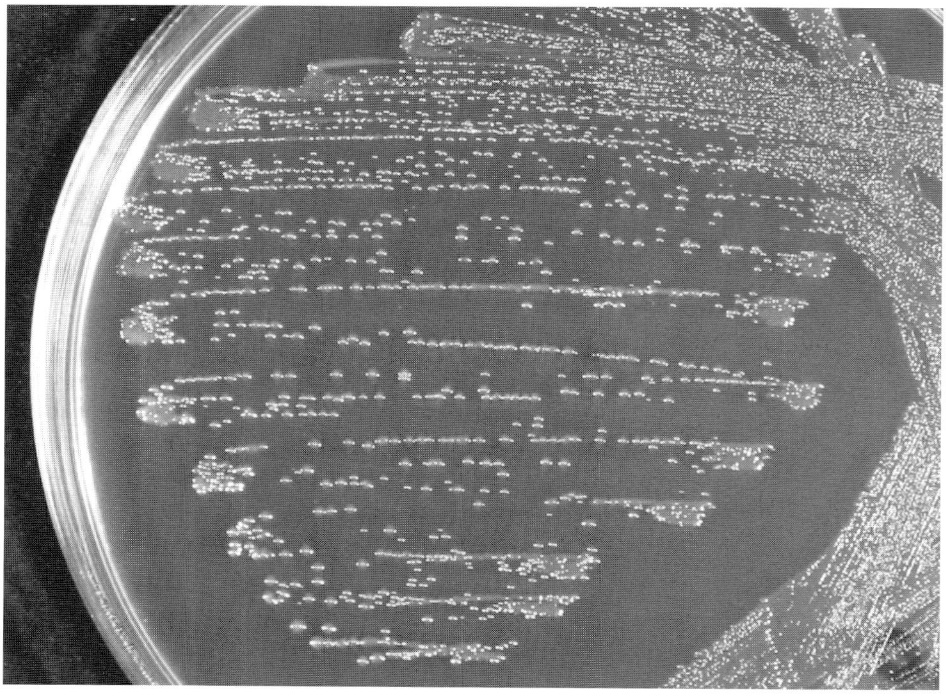

写真3　*Bifidobacterium longum* subsp. *longum* JCM1217株のコロニー所見。TOSプロピオン酸寒天培地使用

が調べられた(Trejo et al., 2006)。被験菌株の培養上清はpH 4.1〜5.0の酸性を示し，すべて *C. difficile* の増殖を抑制した。また27株中6株の培養上清は *C. difficile* の腸管上皮細胞への付着を抑制することが示された。本付着抑制活性は易熱性であり，中性領域でのみ有効であり，proteinase Kやキモトリプシンなどの蛋白分解酵素活性に抵抗性であることが明らかにされた。

Zhong et al.(2004)は *B. adolescentis* 1027株の培養上清の腸管毒素原性大腸菌(ETEC)，腸管病原性大腸菌(EPEC)および *C. difficile* のヒト腸管上皮細胞への付着への効果をフローサイトメトリー解析により調べた。培養上清からSuperexG75ゲル濾過およびQ-Sepharose FFイオン交換クロマトグラフィーにより精製された16 kDaの蛋白性アドヘジンは上記細菌の腸管上皮細胞への付着を抑制することが示された。

ビフィドバクテリウム属細菌27株の加熱死菌を用いて，マウス由来マクロファージ様J 774.1細胞からの炎症誘導性サイトカイン(KL-12，TNF-αなど)の分泌誘導についての解析が行われた(He et al., 2002)。成人型のビフィズス菌といわれている *B. adolescentis* や *B. longum* subsp. *longum* は新生児型のビフィズス菌といわれている *B. bifidum*，*B. breve*，*B. longum* subsp. *infantis* よりも，多量のIL-12やTNF-αの産生を行うことが示された。Hoarau et al.(2008)は *B. breve* C50株の培養上清が細胞内シグナル伝達に作用することを示した。培養上清はMAPK(mitogen-activated protein kinases)，GSK3(glycogen synthase kinase-3)，PI3K(phosphatidylinositol 3-kinase)を活性化することにより，樹状細胞の成熟を促進するとともに，IL(interleukin)-10産生を刺激し，樹状細胞の生残を延長化することが明らかにされた。

【病原性】

ビフィドバクテリウム属が臨床材料より検出されることは少ない。*B. dentium* は，ヒトのう歯，糞便，腟より分離され，その潜在的病原性が推定されている。*B. longum* と *B. breve* は，ヒト臨床材料より時として分離されるが，病原性については不明である。

【治療・薬剤感受性】

ビフィドバクテリウム属は本来，病原性を持たないため，治療の対象となることはほとんどない。ベンジルペニシリン，マクロライド，リンコマイシン，クロラムフェニコール，バンコマイシンなどに感受性である。一方，アミノグリコシド，ナリジクス酸，メトロニダゾールなどには通常抵抗性を示す。

【臨床応用】

ビフィドバクテリウム属細菌中，*B. longum*，*B. bifidum*，*B. animalis* subsp. *lactis*，*B. breve* などは生菌製剤であるプロバイオティクス(probiotics)として細菌感染症やウイルス感染症に有効に作用することが知られている。

栄養素の競合的取り込みによる病原細菌への栄養素摂取抑制効果，宿主細胞への付着阻害，腸管蠕動運動亢進作用による病原微生物の腸管外排出作用，粘液産生亢進作用による上皮細胞傷害軽減作用，産生短鎖脂肪酸の殺菌作用，免疫活性化作用などがプロバイオティクスの病原微生物を抑制する機序であることが考えられる(神谷, 2003)。プロバイオティクスの臨床応用として以下のものが挙げられる。

(1)便秘症

Marteau et al.(2002)は健康成人女性36名を対象にして，*B. animalis* subsp. *lactis* DN-173 010株の便秘に及ぼす効果を調べた。被験ヨーグルト(*B. animalis* subsp. *lactis* DN-173 010株，*L. delbrueckii* subsp. *bulgaricus* および *S. thermophilus* を含む)および対照ヨーグルト(*L. delbrueckii* subsp. *bulgaricus* および *S. thermophilus* を含む)を10日ずつ摂取(125 g×3回/日)するクロスオーバー試験が行われた結果，被験ヨーグルトを摂取した場合に腸管通過時間の有意な短縮が認められ，*B. animalis* subsp. *lactis* DN-173 010株が便秘を改善することが示された。

Tabbers et al.(2009)は便秘(週3回未満の排便)を訴える小児160名(3〜16歳)を対象として，*B. animalis* subsp. *lactis* DN-173 010株，*L. delbrueckii* subsp. *bulgaricus* および *S. thermophilus* を含む発酵乳を3週間にわたり投与(125 g×2回/日)し，その効果を調べた。発酵乳投与群の便秘改善率は35%であり，対照群(生菌を含まない酸性乳を投与)のそれ(15%)に比べ有意に高率であることが示された。

(2)抗菌薬関連下痢症
(antibiotics-associated diarrhea：AAD)

プロバイオティクス(*B. animalis* subsp. *lactis* ＋ *S. thermophilis*)およびプラセボ投与を受けた小児における AADの発症率が比較された結果，プロバイオティクス投与群は16.3%(13/80例)であり，プラセボ群のそれ(31.2%；24/77例)に比べ有意に低率であり，相対的リスクは0.52を示した(Correa et al., 2005)。Jirapinyo et al.(2002)はcefprozil，ampicillin，gentamicin，cloxacillinなどの抗菌薬の投与を受けた18名の小児(1〜36か月)のうち，プロバイオティクス(*L. acidophilus* ＋ *B. longum* subsp. *infantis*)群での下痢発症率は37.5%(3例/8例)であり，対照群でのそれ(80%；8例/10例)に比べ低率であったことを報告した。Clindamycinを投与された成人20名のうち，プロバイオティクス(*L. acidophilus* ＋ *B. longum*)投与群(n＝10)およびプラセボ群(n＝10)の下痢発症率はそれぞれ30%および80%であり，プロバイオティクスがAADの発症を予防することが示された(Orrhage et al., 1994)。

(3)ロタウイルス感染症(rotavirus infection)

ロタウイルス感染が関与する小児下痢症へのビフィドバクテリウム属を含むプロバイオティクスの治療効果が報告された(Lee et al., 2001)。プロバイオティクス投与患児およびプラセボ投与患児での下痢持続期間はそれぞれ3.1日および3.6日を示し，プロバイオティクス投与が下痢持続期間を0.5日短縮した。

(4)旅行者下痢症(traveller's diarrhea)

プロバイオティクスによる旅行者下痢症の予防効果が報告されている。エジプトへ2週間，旅行したデンマーク人94名を対象としてプロバイオティクスの効果を調べた結果，プロバイオティクス(*L. acidophilus* ＋ *L. bulgaricus* ＋ bifidobacteria ＋ *S. thermophilus*)の投与により旅行者下痢症の発症率(43%)はプラセボ群のそれ(71%)に比べ有意に低率であった(Black et al., 1989)。

【引用・参考文献】

Black, F. T., Andersen, P. L., and Orskov, J. 1989. Prophylactic efficacy of lactobacilli on traveler's diarrhea. Travel Med. 7: 333-335.

Borriello, S. P., Murray, P. R., and Funke, G. (eds.) 2005. Topley & Wilson's microbiology & microbial infections, vol. 2, 10th ed., Hokkeer Arnold, London.

Correa, N. B., Peret Filho, L. A., Penna, F. J., et al. 2005. A randomizede formula controlled trial of *Bifidobacterium lactis* and *Streptococcus thermophyilus* for prevention of antibiotic-associated diarrhea in infants. J. Clin. Gastroenterol. 39: 385-389.

He, F., Morita, H., Ouwehand, A. C., et al. 2002. Stimulation of the secretion of pro-inflammatory cytokines by *Bifidobacterium* strains. Microbiol. Immunol. 46: 781-785.

Hoarau, C., Martin, L., Faugaret, D., et al. 2008. Supernatant from *Bifidobacterium* differentially modulates transduction signaling pathways for biological functions of human dendritic cells. PLoS ONE 3: e2753.

Jirapinyo, P., Densupsoonton, N., Thamonsiri, N., et al. 2002. Prevention of antibiotic-associated diarrhea in infants by probiotics. J. Med. Assoc. Thai 85: S739-S742.

神谷　茂．2003．腸管感染症とプロバイオティクス．医学のあゆみ 207：894-899．

Kim, J. F., Jeong, H., Yu, D. S., et al. 2009. Genome sequence of the probiotic bacterium *Bifidobacterium animalis* subsp. *lactis* AD011. J. Bacteriol. 191: 678-679.

Lee, M. C., Lin, L. H., Huang, K. L., et al. 2001. Oral bacterial therapy promotes recovery from acute diarrhea in children. Acta. Paediatr. Tw. 42: 301-305.

Marteau, P., Cuillerier, E., Meance, S., et al. 2002. *Bifidobacterium animalis* strain DN-173 010 shortens the colonic transit time in healthy women: a double-blind, randomized, controlled study. Aliment. Pharmacol. Ther. 16: 587-593.

光岡知足．2006．培養法による腸内菌叢構成の検索法，p. 55-75．光岡知足(編)，財団法人日本ビフィズス菌センター(監修)，プロバイオティクス・プレバイオティクス・バイオジェニックス—腸内細菌の関わりを中心としたその研究と意義，日本ビフィズス菌センター，東京．

Okamoto, M., Benno, Y., Leung, K.-P., et al. 2008. *Bifidobacterium tsurumiense* sp. nov., from hamster dental plaque. Int. J. Syst. Evol. Microbiol. 58: 144-148.

Orrhage, K., Brismar, B., and Nord, C. E. 1994. Effects of supplements of *Bifidobacterium longum* and *Lactobacillus acidophilus* on intestinal microbiota during administration of clindamycin. Microb. Ecol. Health Dis. 7: 17-25.

Ryan, S. M., Fitzgerald, G. F., and van Sinderen, D. 2005. Transcriptional regulation and characterization of a novel β-fructofuranosidase-encoding gene from *Bifidobacterium breve* UCC2003. Appl. Environ. Microbiol. 71: 3475-3482.

Schell, M. A., Karmirantzou, M., Snel, B., et al. 2002. The genome sequence of *Bifidobacterium longum* reflects its adaptation to the human gastrointestinal tract. Proc. Natl. Acad. Sci. U.S.A. 99: 14422-14427.

Simpson, P. J., Ross, R. P., Fitzgerald, G. F., et al. 2004. *Bifidobacterium psychraerophilum* sp. nov. and *Aeriscardovia aeriphila* gen. nov., sp. nov., isolated from a porcine caecum. Int. J. Syst. Evol. Microbiol. 54: 401-406.

Tabbers, M. M., Chmielewska, A., Roseboom M. G., et al. 2009. Effect of the consumption of a fermented dairy product containing *Bifidobacterium lactis* DN-173 010 on constipation in childhood: a multicentre randomized controlled trial (NTRTC: 1571). BMC Pediatrics 9: 22

Trejo, F. M., Minnaard, J., and Perez, D. G. 2006. Inhibition of *Clostridium difficile* growth and adhesion to enterocytes by *Bifidobacterium* supernatants. Anaerobe 12: 9-10.

Watanabe, K., Makino, H., Sasamoto, M., et al. 2009. *Bifidobacterium mongoliense* sp. nov., from airag, a traditional fermented mare's milk product from Mongolia. Int. J. Syst. Evol. Microbiol. 59: 1535-1540.

Zhong, S.-S., Zhang, Z. J.-E., Wang, J.-D., and et al. 2004. Competitive inhibition of adherence of enterotoxigenic *Escherichia coli, enteropathogenic Eshecichia coli* and *Clostridium difficile* to intestinal epitherial cell line Lovo by purified adhesin of *Bifidobacterium adolescentis*. World J. Gastroenterol. 103: 1630-1633.

【神谷　茂，大﨑敬子】

スピロヘータ科
Family ***Spirochaetaceae***

細長いらせん状の，細胞外に遊離しない鞭毛により運動する一群のグラム陰性の細菌をスピロヘータ〔Spirochaeta，spirochete (span of helical organism, *spira*：coil，*chaete*：hair，*Spirochaeta*：coiled hair)〕と称する。スピロヘータは自然界では環境水中に自由生活しているもの，哺乳動物の腸管や反芻胃，口腔，シロアリ(termite)やゴキブリ(cockroach)などに寄生あるいは共生しているもの，また，ヒトや動物に寄生して病気を起こすもの，試験管内培養が容易のものや困難なものなど多種多様である。

【分類】

スピロヘータの中でもスピロヘータ科トレポネーマ属の分類は複雑で流動的な部分があるが，“Bergey's Manual of Systematic Bacteriology”(第2版，2005)を一部修正し，主な属名(Genus)ならびに代表的種名(Species)を下に示した。

Phylum BXVII *Spirochaetes*	
Class I. “Spirochaetes”	
Order I. *Spirochaetales*	
Family I. *Spirochaetaceae*	
Genus I. *Spirochaeta*	
II. *Borrelia*	*B. Burgdorferi, B. recurrentis*
III. *Brevinema*	
IV. *Clevelandina*	
V. *Cristispira*	
VI. *Diplocalyx*	
VII. *Hollandina*	
VIII. *Pillotia*	
IX. *Treponema*	*T. pallidum* subsp. *pallidum*
	T. pallidum subsp. *pertenue*
	T. pallidum subsp. *endemicum*
	T. carateum, T. denticola
Family II. *Brachyspiraceae*	
Genus I. *Brachyspira*	*B. hyodysenteriae*
Family III. *Leptospiraceae*	
Genus I. *Leptospira*	*L. interrogans, L. borgpetersenii*
Genus II. *Leptonema*	*L. Illini*

Paster らによる 16S rRNA 遺伝子の塩基配列を基礎としたトレポネーマ属と他の各種スピロヘータとの近縁関係を図1に示した。

スピロヘータには細胞の運動に適応した柔軟な細胞壁が存在し，ペプチドグリカンを構成するジアミノ酸はレプトスピラ属では $\alpha\varepsilon$-ジアミノピメリン酸(A_2pm 型)であるのに対し，トレポネーマ属，スピロヘータ属，ボレリア属ではオルニチン(Orn 型)である。また，レプトスピラ属は細菌として極めてユニークで多糖はラムノース，フコース，アラビノース，キシロース，マンノース，ガラクトース，グルコースなど多種の糖を含むが，特異な成分として4-*O*-メチルマンノースを含んでいる(Yanagihara et al., 1983; 1984; Azuma et al., 1975; Zerner, 2011)。

【形態】

一般にスピロヘータは細長いらせん状を呈し，細胞体(protoplasmic cell cylinder：PC)と細胞体両端付近か

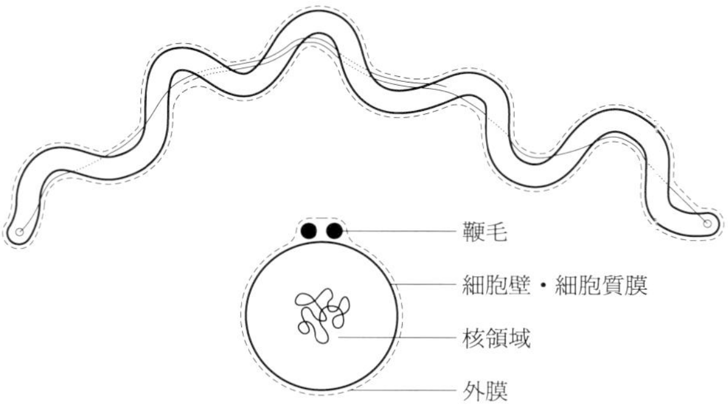

図2　スピロヘータの一般的形態モデル(R. C. Johnson 博士原図)

ら派生する鞭毛(periplasmic flagella：PF，endoflagella，flagella)がエンベロープ(outer envelope：OE，外被。または outer membrane：OM，外膜)に包まれた独特の形態(図2，写真8〜18参照)を持ち，細胞壁は薄く，しなやかで，他の多くの細菌が運動できない結合組織のような高粘度の媒体中でも回転，旋回など柔軟自在な独特の運動性を有する。また，トレポネーマ属，レプトネーマ属には細胞内微小管(cytoplasmic tubule, fibril)が存在する(写真11〜13参照)。

スピロヘータの運動器官は鞭毛で，鞭毛が時計方向に回転すれば細胞体は反時計方向に，エンベロープは時計方向に回転する。細くて繊細なレプトスピラでは細胞の端部が鉤状に湾曲(フック)し，主にその旋回で移動し，フックの見られない変異株では運動性がない。一方，ボレリア属やトレポネーマ属では細胞体端部にフックは見られない。ボレリア属では鞭毛運動にともない生ずる細胞の波動で移動し，レプトスピラ属との間に運動様式の相違が見られる。

【性状】

主な病原スピロヘータには梅毒トレポネーマの他，ボレリア属(*Borrelia*)のライム病ボレリア(*B. burgdorferi* など)，回帰熱ボレリア(*B. recurrentis* など)，レプトスピラ属(*Leptospira*)のワイル病レプトスピラ(血清型 Icterohaemorrhagiae など)，秋疫(あきやみ)レプトスピラ(血清型 Autumnalis など)などがあり，代表的な梅毒トレポネーマ(*T. pallidum* subsp. *pallidum*)(Nichols 株)，ライム病ボレリア(*B. burgdorferi*)(B31 株)，ワイル病レプトスピラ(*L. interrogans* serovar Lai)(Lai 株)ではゲノムの全塩基配列が決定され，代謝系，病原因子，病原性など多くが明確になった。

主なスピロヘータの一般的性状と病原性との関係を表1にまとめた。

梅毒トレポネーマ，ライム病ボレリアは微好気性で，ゲノムサイズはそれぞれ約 1.1 Mbp，1.5 Mbp と細菌として非常に小さく，生合成系が限られ，栄養源や細胞成分の多くが宿主に依存している。また，互いに必須の遺伝子の数や配列は高度に保存されているが，リポ多糖(LPS)，TCA 回路，酸化的リン酸化系を欠くなど共通点も多い。ライム病ボレリアは線状染色体と20個以上の線状，環状プラスミドを持つ特異な細菌である。一方レプトスピラ属は好気性で，大小2個の環状染色体を有し，ゲノムサイズは Lai 株では約 4.69 Mbp で大腸菌 *E. coli* K12 株の 4.64 Mbp とほぼ同等で，LPS，TCA 回

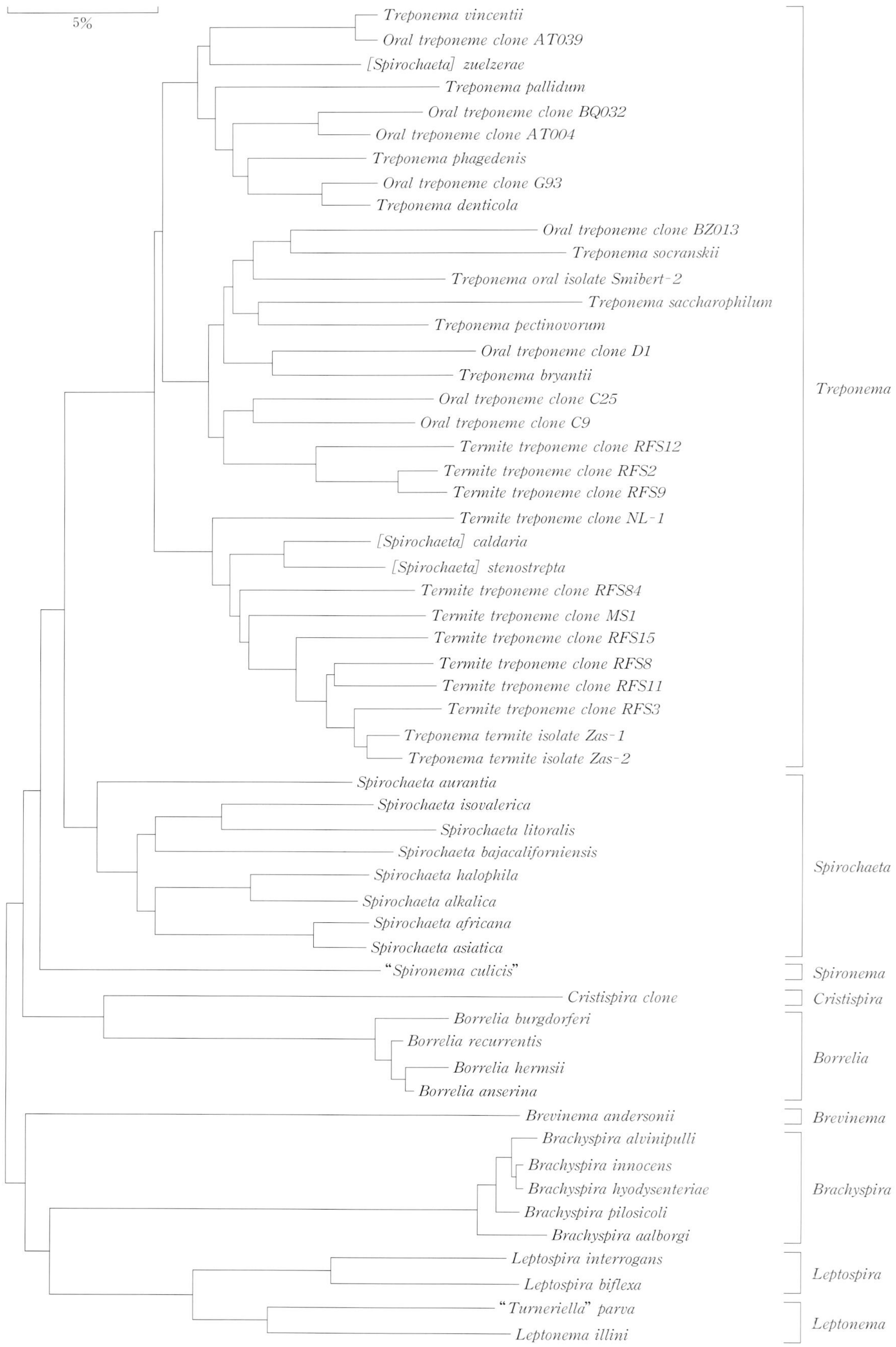

図1　16S rRNA 遺伝子の塩基配列を基礎とするトレポネーマ属を中心とするスピロヘータの系統樹
（Paster and Dewhirst, 2001; Levett et al., 2005; Zerner, 2011 を参考に作成）

表1 主なスピロヘータと一般的性状

スピロヘータ目(*Spirohaetales*)			鞭毛数	G+C含量	細胞壁ペプ	生理学	代表的な種名	病原性
科	属	大きさ(μm)	(細胞各端)	(モル%)	チドグリカン	的性状		(主な病名)
スピロヘータ科 (*Spirochaetaceae*)	*Spirochaeta*	0.2〜0.5×5〜50	1	51〜65	Orn 型*	嫌気・通性嫌気性	*S. aurantia*	なし
	Cristispira	0.5〜3.0×30〜180	90〜150				*Cristispira* spp.	なし
	Treponema	0.1〜0.4×5〜20	4〜10	36〜54	Orn 型	嫌気性または微好気性	*T. pallidum* subsp. *pallidum*	梅毒, Yaws, Pinta
	Borrelia	0.2〜0.5×8〜30	7〜20	27〜32	Orn 型	微好気性	*B. recurrentis* *B. burgdorferi*	回帰熱 Lyme 病
	Brevinema	0.2〜0.3×4〜5	1	34		微好気性	*B. andersonii*	?
ブラキスピラ科 (*Brachyspiraceae*)	*Brachyspira*	0.2〜0.4×7〜9	4〜15	25〜27	Orn 型?	嫌気性	*B. aalborgi* *B. hyodysenteriae*	脳スピロヘータ症 ブタ赤痢
レプトスピラ科 (*Leptospiraceae*)	*Leptospira*	0.1×6〜12	1	35〜42	A_2pm 型*2	好気性	*L. interrogans*	ワイル病
	Leptonema	0.13×13〜15	1	54	A_2pm 型	好気性	*L. illini*	なし

*Orn: ornithine, *2 A_2pm: diaminopimelic acid

表2 梅毒トレポネーマ, ライム病ボレリア, ワイル病レプトスピラの性状

代表的病原スピロヘータ	大きさ (μm)	鞭毛数 各細胞端	ゲノム構成 サイズ(bp)	遺伝子数	G+C含量 (モル%)	酸素要求性
T. pallidum subsp. *pallidum* Nichols 株 (梅毒)	0.10〜0.18 ×6〜20	3〜4 本	環状染色体 1,138,006	1,041	52.8	微好気性
B. burgdorferi B31 株 (ライム病)	0.18〜0.25 ×11〜30	7〜11 本	線状染色体 線状, 環状プラスミド 21 個 1,519,857	1,738	28.5 26.9	微好気性
L. interrogans serovar Lai Lai 株 (ワイル病)	0.1〜0.15 ×6〜12	1 本	環状染色体 I 環状染色体 II 4,691,184	4,727	36.0	好気性

路などを有している。表2に上記3株の性状を比較した。

【引用・参考文献】

Azuma, I., Taniyama, T., Yamamura, Y., et al. 1975. Chemical studies on the cell walls of *Leptospira biflexa* strain Urawa and *Treponema pallidum* strain Reiter. Jpn. J. Microbiol. 19: 45-51.

Levett, P. N., Morey, R. E., Galloway, R., et al. 2005. Reclassification of *Leptospira parva* Hovint-Hougen et al 1982 as *Turneriella parva* gen. nov., vomb. nov. Int. J. Syst. Evol. Microbiol. 55: 1497-1499.

Paster, B. J., and Dewhirst, F. E. 2001. Phylogenetic foundation of spirochetes, p. 5-9. *In* Saier, M. H. Jr., and Garcia-Lara, J. (eds.), The spirochetes, Horizon Press, Norfolk, UK.

Yanagihara, Y., Kamisango, K., Takeda, K., et al. 1983. Identification of 4-*O*-methylmannose in cell wall polysaccharide of *Leptospira*. Microbiol. Immunol. 27: 711-715.

Yanagihara, Y., Kamisango, K., Yasuda, S., et al. 1984. Chemical compositions of cell walls and polysaccharide fractions of spirochetes. Microbiol. Immunol. 28: 535-544.

Zerner, R. L. 2011. Family IV. *Leptospiraceae*, p. 546, 559. In Krieg, N. R., Ludwig, W., Whitman, W., et al. (eds.), Bergey's manual of systematic bacteriology, 2nd ed., vol. 4, Springer-Verlag, New York.

【柳原保武, 堤 寛】

ボレリア属
Genus *Borrelia*

【分類・歴史】

ボレリア(Borreliae)は微好気性で, レプトスピラやトレポネーマに比較して粗大な右巻きのらせん構造を有する。ダニやシラミなどの節足動物をベクターとし, ヒトなどの哺乳動物の血液, 皮膚組織などに寄生して回帰熱やライム病を起こす。

発熱と解熱を繰り返す疾患のひとつである回帰熱の病原体は Obermeier により 1873 年に報告された。種名については曲折を経て現在では *Borrelia recurrentis* と称され, シラミ(*Pediculus humanus*)をベクターとする病原体である。このシラミ媒介回帰熱は世界中の不潔な環境下で起こり, 20 世紀前半には戦争, 革命などに際して頻発した。第二次世界大戦後, 殺虫剤によるシラミの駆除, 抗生物質の使用により先進国でこの感染症が発生することはなくなったが, アフリカにおける飢餓や民族紛争による難民の間に現在も散発する。これに対し世界各地の主として乾燥地帯の周辺に風土病のように分布する回帰熱もある。これらの病原ボレリアはいずれも *Ornithodoros* 属の軟ダニ(soft tick)がベクターとなって媒介される。この他 *Argas* 属, *Rhipicephalus* 属, *Boophilus* 属のダニが, トリ, ウシ, ウマなどのボレリア症のベクターとなる。

回帰熱ボレリアに比較してライム病ボレリアの発見は

新しく，病原体の確定は1984年(Johnson et al., 1984)である。ライム病研究は米国コネチカット州Old Lyme地区に発生したLyme arthritisをイェール大学A. C. Steereが1977年に報告したことが端緒となった。しかしこの病原体による遊走性紅斑(erythema migrans：EM)や慢性萎縮性肢端皮膚炎(acrodermatitis chronicum atrophicans：ACA)などの病変については100年前より知られていた。現在ライム病ボレリアは3種記載されており，すべて*Ixodes*属硬ダニ(hard tick)により媒介される。

これらの病原ボレリアならびに関連種を表3，また16S rRNA遺伝子配列比較による系統樹を図3に表した。系統樹はそれぞれ硬ダニ媒介ライム病および関連ボレリア種，軟ダニ媒介回帰熱ならびに関連ボレリア種，硬ダニ媒介回帰熱ボレリア近縁種の3つのクラスターに分離する。

【形態・構造】

大きさは0.2～0.5×8～30 μm，らせん状の細胞体両末端から7～20本の鞭毛が出て外被(outer envelop：OE)に覆われている(図4)。この外被は細胞表層にあり，細胞全体を包み込む膜状構造物であるが，機械的，化学的酵素処理などで容易に剝奪溶解する。成分は脂質，糖，リポ蛋白質などで免疫原性を有し，感染に重要な役割を果たす。鞭毛は運動器官で基底小体，フック，鞭毛繊維からなり，細胞両端から出た鞭毛は中ほどで重なる。細胞体はこの繊維束に巻き付き，全体が外被に包まれて細胞内鞭毛(endoflagella)となり，一般細菌とは異なる独特の構造を有し，高粘度の中でも運動でき，結合組織中も移動できる。細胞壁は薄く，電子顕微鏡像では細胞質膜と密接した壁・膜複合体(wall-membrane complex)として観察される。細胞質は一般細菌と変わらないが，特異成分としてコレステロールを含むものもある。

【増殖】

ボレリアの人工培養はKelly(1971)が初めて成功して以来改良が行われ，多くのボレリアが培養可能となった。現在はBarbour-Stonner-Kelly II(BSK-II)培地が用いられるが，組成が複雑で特にウサギ血清やウシ血清アルブミンBSAのロットによって培養結果が異なることがしばしば起こる。作成時調整はしないがpHはほぼ7.8で，ボレリアの増殖にともなって酸性になり，培地は黄変する。微好気性のため空気層を少し含む密閉容器を用い，培養は32～34℃で静置して行う。ゼラチンを含むため粘稠な培地中で活発に運動しながら菌数10^8～10^9程度まで増殖，世代時間は8～24時間で，密度が高くなると互いに絡み合って培地の底に沈殿する。ファージ様粒子の存在も知られている。ブドウ糖を分解して乳酸を産生，長鎖脂肪酸は必須発育因子である。DNAのG＋C含量は27～32モル％である。

【生態】

回帰熱を媒介するダニは砂漠周辺，サバンナなどの乾燥した地域に生息するため，感染者は中近東から地中海沿岸，サハラ周辺，アフリカ中・東部，北米西部地域に発生する。このダニは乾燥・飢餓に強く，孵化後吸血しないまま1回脱皮，6～7回の吸血・脱皮を経て成熟・産卵するが，この間形態はほとんど変化しない。脱皮は数日のうちに終り，1回の吸血時間も短く15～60分である。吸血量が不足しても再吸血して脱皮，次のステージに移行できる。産卵数は一度に100個前後であるが，吸血すれば再度産卵できる。*Ornithodoros moubata*は東アフリカの重要な回帰熱媒介ベクターであるが，通常日干し煉瓦でつくられた家屋(Tembe dwelling)の土間や壁の穴に潜み，住人が就寝時吸血してボレリアを感染させる。同地域の病原体は*Borrelia duttonii*で，住民の血液検査やダニの感染率の調査から高い侵淫率が報告されている(Kisinza et al., 2003)。この地域で*B. duttonii*を保有しているものはヒトとダニの他になく，ヒトは患者であり保菌動物でもあることになるが，もとは*Borrelia crocidurae*のように小齧歯類の寄生生物であったものがヒトに適応したと考えられる。さらに*B. recurrentis*は*B. duttonii*がもっぱらヒトを吸血するシラミに適応してシラミ媒介性ボレリアになったことが，生態のみならずゲノム解析の結果からも推定される(Lescot et al., 2008)。一方新世界回帰熱ボレリアのひとつである*Borrelia hermsii*は齧歯類や鳥類が保菌動物となって環境中で生息し，キャンプ地の家屋などでダニの刺咬を受け感染することが多い(Schwan et al., 2007)。

*Ixodes*属ダニは比較的寒冷で湿潤な気候帯に分布する。幼虫，若虫，成虫と形態変化がはっきりとしているところや，乾燥など環境変化に耐性がない点でも軟ダニとは異なる。吸血時間も幼虫，若虫で3日，雌成虫では7日間と長く，自然界では春に吸血，数か月かけて脱皮して秋に再度吸血して冬を越すというように2～3年かけて成熟する。産卵数も約3,000と多い。この種のダニは本来ヒトとは関係なく，幼虫や若虫は齧歯類などの小動物，雌成虫はシカなどの大動物を吸血，ボレリアはそのダニの吸血サイクルに適応して生存していると考えられる。ライム病はこの自然サイクルにヒトが侵入したためボレリアの伝達を受けて起こったといえる。日本のライム病は中部地方以北の*Ixodes persulcatus*が生息する地域で起こり，北海道で患者が最も多い。世界全体ではシベリアから欧州にかけて，ドイツ，オーストリアでは年間数万人の患者発生が報告される。また北米における約2万人の患者は米国東北部や中北部に集中しており，西海岸地区にも例数は少ないが発生する。

【遺伝子情報】

ライム病ボレリア(*Borrelia burgdorferi*，*Borrelia garinii*，*Borrelia afzelii*)ならびに回帰熱ボレリア(*B. recurrentis*，*B. duttonii*)あわせて5種についてゲノム解析が行われ，全塩基配列が公開されている(Fraser et al., 1997; Lescot et al., 2008)。染色体の特徴はDNA分子が直鎖状であること，環状や線状のプラスミドを持つことで，線状分子の末端は共有結合で閉じたヘアピン構造になっている。染色体は904～932 kbで，800あまりのORFがあるが，フレームシフトや終止コドンを含む偽遺伝子も存在する。このDNA分子には生存のための基本的代謝や細胞構成成分合成に関する遺伝子が多く，これらの性状はライム病ボレリア，回帰熱ボレリアでよく保存されている。TCAサイクルはなく，ATP産生は解糖系によりリポ多糖を持たず，リポ蛋白質は100以上存在する。遺伝子の数は種によって幅があり，900～

表3 代表的なボレリア種と疾患

種名	ベクター	リザーバー	疾患	分布地域
Borrelia recurrentis	*Pediculus humanus*	ヒト	シラミ媒介回帰熱	世界各地
B. duttonii	*Ornithodoros moubata*	ヒト	旧世界ダニ媒介回帰熱	アフリカ中部，東部
B. hispanica	*O. erraticus*	齧歯類	旧世界ダニ媒介回帰熱	欧州南西部，アフリカ北部
B. crocidurae	*O. erraticus*	齧歯類	旧世界ダニ媒介回帰熱	北部アフリカ
B. persica	*O. tholozani*	齧歯類	旧世界ダニ媒介回帰熱	中国西部～中近東，エジプト
B. hermsii	*O. hermsi*	齧歯類	新世界ダニ媒介回帰熱	米国西部
B. turicatae	*O. turicata*	齧歯類	新世界ダニ媒介回帰熱	米国南西部
B. parkeri	*O. perkeri*	齧歯類	新世界ダニ媒介回帰熱	米国西部
B. burgdorferi	*Ixodes scapularis*	齧歯類	ライム病	米国中部，東部
	I. pacificus	齧歯類	ライム病	米国西部
	I. ricinus	齧歯類	ライム病	欧州～シベリア西部
B. garinii	*I. ricinus*	齧歯類	ライム病	欧州，アジア
	I. persulcatus	齧歯類	ライム病	アジア～シベリア西部
	I. uriae	海鳥	不明	高緯度地域～両極地
B. afzelii	*I. ricinus*	齧歯類	ライム病	欧州～シベリア西部
	I. persulcatus	齧歯類	ライム病	アジア～シベリア西部
B. japonica	*I. ovatus*	齧歯類	不明	日本
B. andersonii	*I. dentatus*	ウサギ	不明	米国
B. bissettii	*I. scapularis*	齧歯類	不明	米国
B. tanukii	*I. tanuki*	不明	不明	日本
B. turdi	*I. turdus*	不明	不明	日本
B. valaisiana	*I. ricinus*	不明	不明	欧州，日本
B. lusitaniae	*I. ricinus*	不明	不明	欧州，アフリカ北部
B. lonestari	*Amblyomma americanum*	不明	不明	米国
B. miyamotoi	*I. persulcatus*	不明	不明	日本，米国
B. theileri	*Boophilis microplus*	家畜	ウシボレリア症	欧州，北米，アフリカ南部他

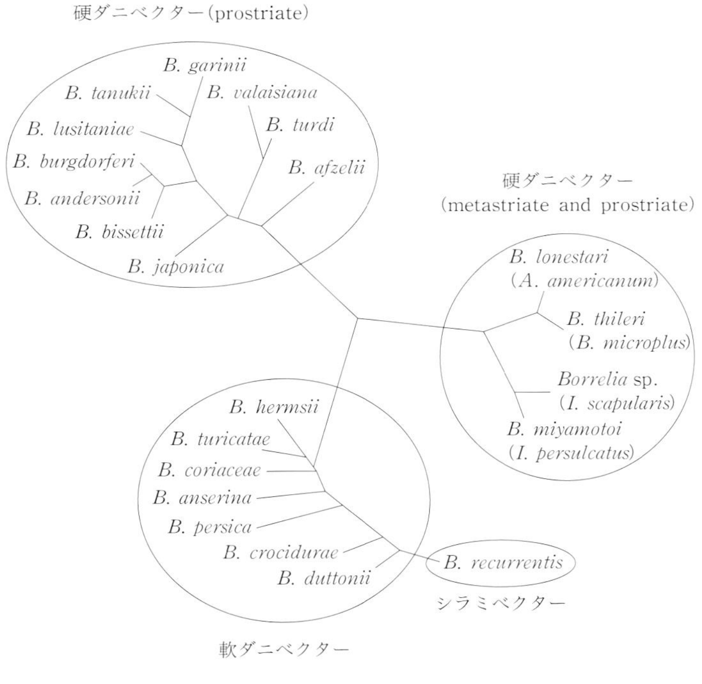

図3 主要なボレリア種の系統樹。16S rRNA 遺伝子の塩基配列を比較して作成した系統樹は3つのクラスターに分岐した。そのひとつは *Ixodes* 属硬ダニが媒介するボレリア群で，ライム病ボレリアはすべて含まれた。シラミ媒介回帰熱ボレリアは *Ornithodoros* 属軟ダニ媒介ボレリアと近縁で，これもひとつのクラスターを形成した。もうひとつのボレリア群は遺伝的性状が回帰熱ボレリアに近いものの，硬ダニがベクターとなるグループである。

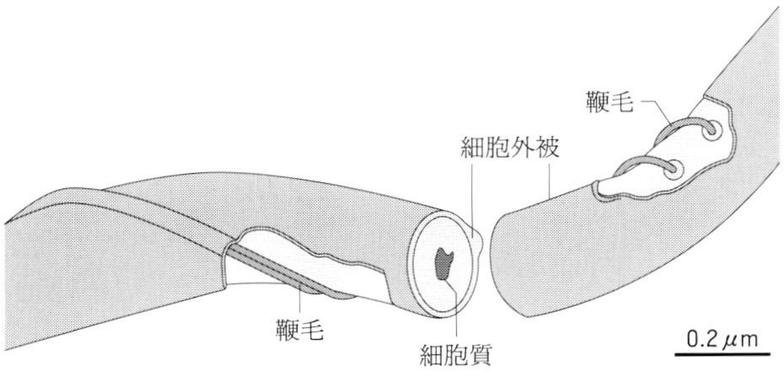

図4 ボレリア形態の模式図(A. G. Barbour 原図を一部改変；http://spiro.mmg.uci.edu/)。菌体は鞭毛束に巻き付く形でらせん状形態をとり，その周りを外被が包む。鞭毛は細胞両末端から生じ中央で重なる。

1,700である。プラスミドDNAと呼ばれる分子は200〜8 kbと大きさが多様で，環状または線状であるが，いずれも分子数は染色体と同じであるところから分節染色体と呼ばれることもある。プラスミドはサイズ，数ともにボレリア種毎にまちまちであるとともに，偽遺伝子が多数存在，中にはまったくORFのないプラスミド分子もある。よく研究されている遺伝子は回帰熱ボレリアの回帰現象の原因ともなっている菌体表層遺伝子(variable major protein：vmp)である。この遺伝子産物はリポ蛋白で細胞表層に存在，定期的に抗原変異して宿主の生体防御機構を回避する(Burman et al., 1990)。ふたつのファミリーがあり，分子量の小さいものをvariable small protein(vsp)大きいものをvariable large protein(vlp)と呼ぶ。ライム病ボレリアにも同様の遺伝子群があり，vmp-like sequence(vls)と呼ばれる(Zhang et al., 1997)。また外層蛋白(outer surface protein：osp)もライム病ボレリア細胞表面にあって，ダニ体内や宿主に感染するために重要と考えられる蛋白遺伝子もある。これらの遺伝子の存在するプラスミド分子は培地での培養過程，あるいは実験動物での経代培養によって，分子量が異なったり脱落することが頻繁に起こる(写真1)。

【培養】

ライム病ボレリアに関して，ベクター，保菌動物，病的材料からのボレリア培養にBSK-II培地を用いる。ダニは次亜塩素酸ナトリウムとエタノールでそれぞれ洗った後開腹して，中腸内容物を培地に投入して数日間静置する。保菌動物組織や患者皮膚片も細切して同様に培養，皮膚や血液の他，関節の病変部，脳脊髄液からも培養できる。血液を培養する場合には増殖が抑制されるので，黄変が見られなくても培地の一部をとり，数日毎に新しい培地に経代する。これまでは培養されたボレリアについてrRNA遺伝子や遺伝子間配列などを比較して種別を調べることが行われてきたが，培地中で増殖しないボレリア種も少なからずあることが現在わかっている。

新世界回帰熱ボレリア *B. hermisii* の初めての培養は1971年であるが，旧世界回帰熱ボレリアの培養はさらに下って1994年のことである。Cutlerがエチオピアでシラミ媒介回帰熱患者から *B. recurrentis* の培養に成功(Cutler et al., 1994)，続いてタンザニアにおいて *B. duttonii* の培養に成功した(Cutler et al., 1999)。いずれもBSK-II培地を用いてのことであるが，ダニや患者血液からの培養には数週間の時間がかかり，必ずしも成功するとは限らない。実際には血液サンプルを検鏡してボレリアを検出したり，nested PCRによって診断・同定を行う方が確度が高い(Kisinza et al., 2003)。

【抗原構造】

回帰熱ボレリアの外被には脂肪酸をアンカーとする菌体表層蛋白VMPがあり，宿主免疫を刺激して抗体産生を誘導する(図5)。回帰熱ボレリアは抗原型の異なるVMPを次々と発現して，新しいタイプのボレリアが順次菌血症を起こす。この抗原変換は世代当たり10^{-3}〜10^{-4}の頻度で起こり，動物実験でも観察できる(写真2)。菌血症を起こさず，赤血球を凝集して生体防御を回避する場合も観察できる。ライム病ボレリアでもvmpのように遺伝子組み換えにより順次発現蛋白変換システムvlsカセットが見出されているが，ライム病ボレリアは血液中では10^4/mL程度までしか増殖しないので，回帰熱ボレリアほどには宿主免疫を刺激しないと考えられる。またこれとは別にOspもVMPと同様に抗原性を有し

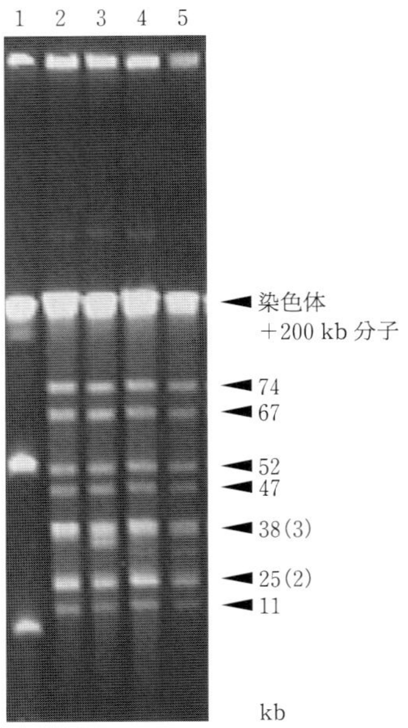

写真1　ボレリアゲノムのパルス電気泳動パターン。スナネズミに *B. duttonii* Ly株を接種し，定期的に血液を採り培養，増殖した細胞をパルス電気泳動により細胞中のDNA分子の分離を行った。Lane 1：マーカー，2：原株のDNAパターンで染色体と11本の直鎖状プラスミド分子が見える(染色体と200 kbの分子は重なっており，下部の濃いバンドはそれぞれ3本と2本の分子を含む)，3：接種5日目に血液中で増殖した細胞のDNAパターンで36 kb付近に新たな分子が観察できる，4：接種9日後に回帰増殖したボレリア，5：第11日目の回帰増殖ボレリア，いずれも30 kb付近に薄いバンドが見える。

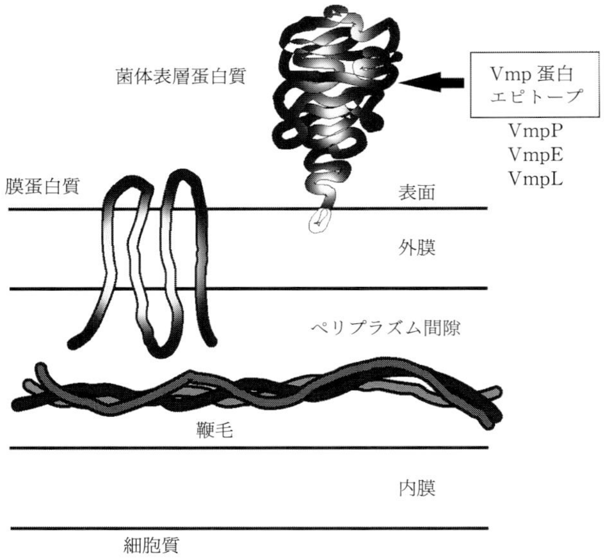

図5　ボレリア細胞膜表面構造の模式図(A. G. Barbour原図を一部改変；http://spiro.mmg.uci.edu/)。細胞壁膜複合体の外部に鞭毛が沿うようにして伸び，全体が外被に包まれる。抗原物質となるリポ蛋白質(VMP，Osp)は脂質部分が外被にアンカーとなり，蛋白部分が細胞外に露出している。

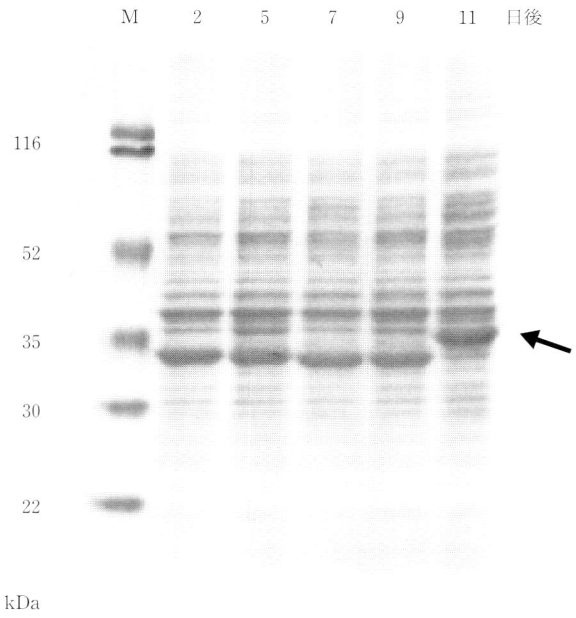

写真2　ボレリア蛋白プロフィール。スナネズミに *B. duttonii* Ly 株を接種，それぞれ写真に示した日数経過後に血液を採取，培養した菌体を SDS-PAGE に供した。第 11 日目の血液から培養したボレリアでは分子量の異なる VMP の発現が見られた。

ていて，OspA，B はダニ体内で，OspC は哺乳類に感染したときに優先的に発現されることがわかっている。この他，診断には鞭毛抗原，熱ショック蛋白抗原が用いられ，ELISA や IFA 試験さらにはウェスタンブロット法により特異抗体を検出して，ライム病を確定する。

【物理化学的安定性・抵抗性】

血液中，感染臓器中では室温で 1〜2 日，低温では数日生存するとされるが，乾燥や高温には弱く，50°Cでは 30 分以内に急速に死滅する。培養菌体にグリセリンを加えて超低温 −80°Cまたは液体窒素で冷凍すれば，数年間以上の長期保存に耐える。サポニン，胆汁酸で容易に溶菌，消毒剤に対する感受性も非常に高い。

【病原性】

回帰熱ボレリア感染約 1 週間後に，悪寒とともに発熱と頭痛が起こる。筋痛や関節痛をともなったり黄疸，脾臓や肝臓が肥大することもある。発熱が 3〜4 日続いた後，解熱，一般症状も軽快するが，2〜14 日の無熱期の後，再び発熱する。このように発熱と解熱を繰り返すことが回帰熱の特徴であり，有熱期には血液中にボレリアが多数観察される。スナネズミを用いた実験で，患者由来 *B. duttonii* Ly 株では 3 回菌血症を繰り返した後，ボレリアは消失して免疫が残るが，*B. duttonii* 406K 株は増殖を続けて動物を殺す。流行地では無症状の子供がボレリアを保有することもあるので，病原性に強弱あることが推察される。

ライム病ボレリア保有マダニの刺咬により感染，ほとんどの場合遠心状に遊走性紅斑 EM が見られ，疲労感，発熱，悪寒，頭痛，筋痛，関節痛などをともなうこともある(第一期)。第二期になると循環器症状，髄膜炎，神経根炎，顔面・末梢神経症状などが見られる。また EM に続いて皮膚リンパ細胞腫(Lymphocytoma cutis)に進展することもある。第三期は慢性期で，慢性萎縮性肢端皮膚炎，脳炎，関節炎などが慢性化して腫脹と疼痛をともなう。病原ボレリア種のうち *B. burgdorferi* は関節炎，*B. garinii* は神経症状，*B. afzelii* は肢端皮膚炎に深く関与する。感染には OspC の発現，細胞外マトリックスデコリン結合蛋白 dbp も重要である。膜蛋白のシグナル伝達には TLR2 が関与，炎症性サイトカインを誘発すると考えられている。ダニ体内で発現する OspA もプラスミンを生成させ病原体の移行を助けると推察され，また vls の抗原変換による液性免疫の回避もあると考えられる。

【疫学】

シラミ媒介回帰熱はスーダンでしばしば集団発生している(de Jong et al., 1995)が，東アフリカにおいてはダニ媒介回帰熱患者が常に発生する。そのほとんどは 5 歳以下の子供で罹患率は約 10%，症状のない子供でも 4% にボレリアが検出される(Kisinza et al., 2003)。この地域で回帰熱はマラリアに次いで多い感染症で，季節性もなく年中一定の患者発生がある。医療設備の不備や栄養不足もあって死亡例が少なくないが，正確な調査はないため死亡率は不明である。この地域のダニのボレリア保有率は最大で 60% に上る(Fukunaga et al., 2001)。ボレリアは経卵伝播するとされていたが，疑問も投げかけられている(Tabuchi et al., 2008)。

ライム病患者発生は全世界で年間 10 万人ともいわれるが，わが国での正確な数はわからない。国内では重症例が少ないとされるが，北海道では肩，膝，手の関節炎あるいは顔面神経麻痺患者が多数報告されている。

【治療】

テトラサイクリン系，β-ラクタム系，マクロライド系などの抗生物質療法が奏効する。回帰熱の治療にはペニシリン，ドキシサイクリン，エリスロマイシンなどが，ライム病ではセフトリアキソン，セフォタキシム，アモキシシリンなどを用いる。しかし Jarisch-Herxheimer 反応として知られるショック症状がしばしば起こる。薬剤耐性ボレリアは知られていない。

【予防】

家屋内のダニ駆除が回帰熱予防に効果的であるが，容易ではない(Talbert et al., 1998)。国内には存在しない病原体であるので検疫を厳重にし，シラミの駆除を行う。ライム病予防には忌避剤ジエチルメタトルアミド(DEET)が有効である。野外で媒介ダニの刺咬を受けても早期(24 時間以内)に虫体を除去すれば感染することは少ない。マダニの刺咬は深く真皮まで達するので，除去する際は口器が残らないように丁寧に取り除かなければならない。米国では菌体表層蛋白の組み換えワクチン Lymerix が一時期使用されたが，副作用のため現在では用いられない。

【引用・参考文献】

Burman, N., Bergstrom, S., Restrepo, B. I., et al. 1990. The variable antigens Vmp7 and Vmp21 of the relapsing fever bacterium *Borrelia hermsii* are structurally analogous to the VSG proteins of the African trypanosome. Mol. Microbiol. 4: 1715-1726.

Cutler, S. J., Akintunde, C. O., Moss, J., et al. 1999. Successful in vitro cultivation of *Borrelia duttonii* and its comparison

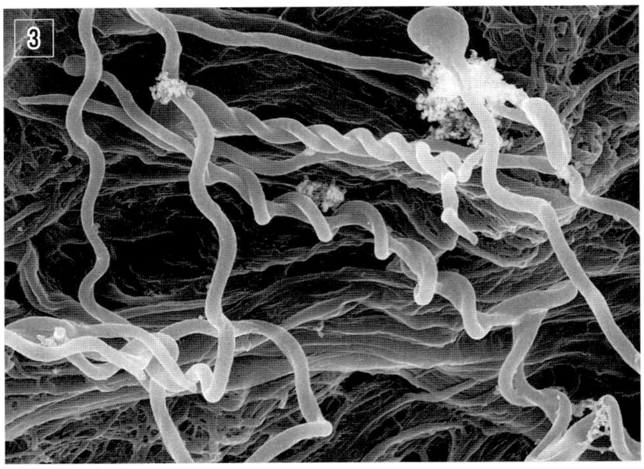

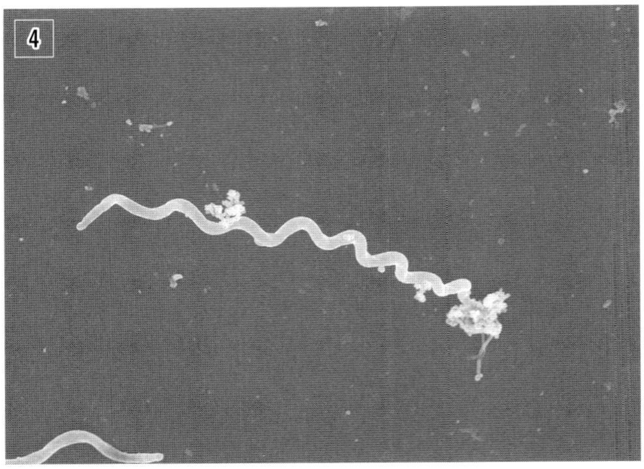

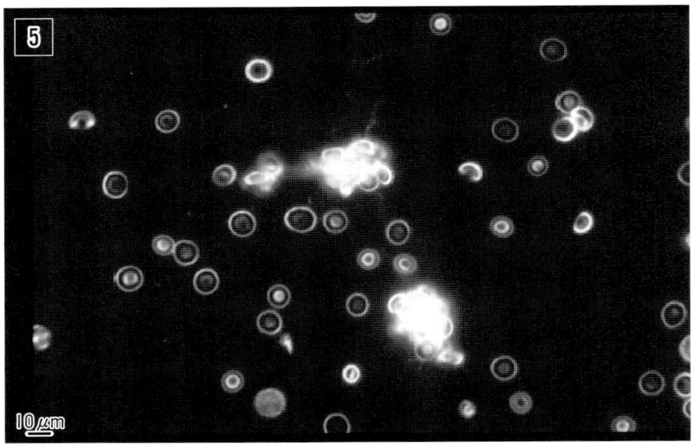

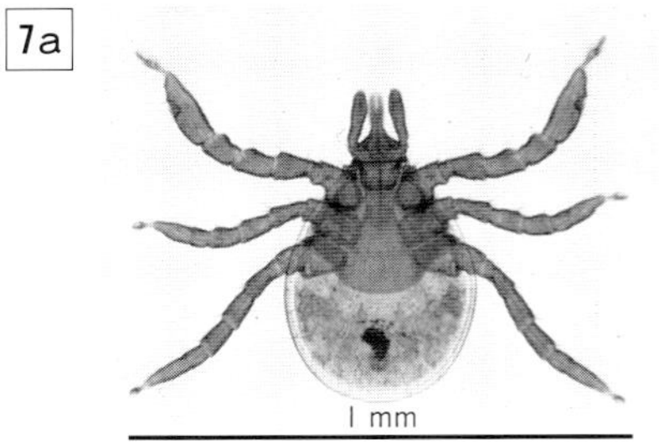

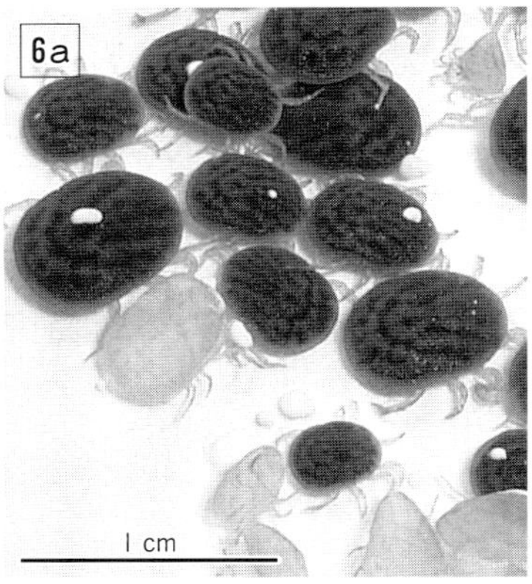

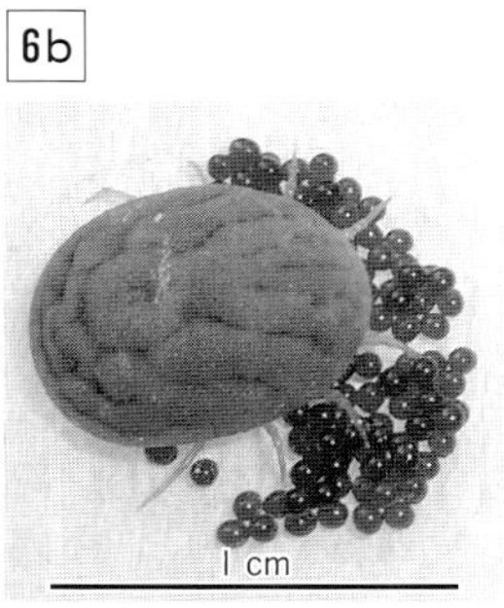

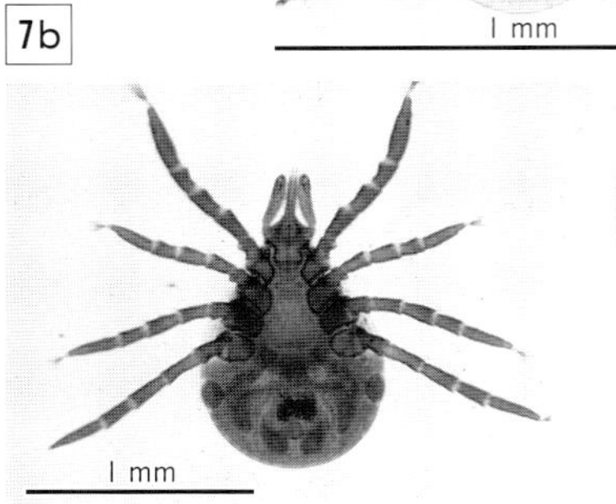

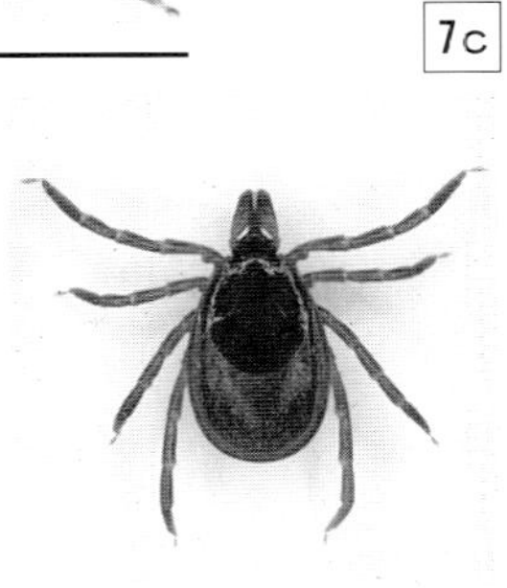

写真 3　ライム病ボレリア(*Borrelia garinii*)の走査電子顕微鏡像。活発に運動し，両末端の回転が逆の場合にはひとつの細胞が絡み合って縄をなったようになる。

写真 4　回帰熱ボレリア(*Borrelia duttonii*)の走査電子顕微鏡像。ライム病ボレリアとの形態的区別はできない。

写真 5　回帰熱ボレリア(*Borrelia duttonii*)感染マウス血液の暗視野像。このボレリア株は ddY マウスに接種すると菌血症を起こさず血球を凝集する。他に *B. crocidurae* も同様の凝集塊をつくる。

写真 6　回帰熱媒介ダニ(*Ornithodoros moubata*)。a)同腹のダニをウサギに吸着させて集団飼育した。十分吸血した個体は N5(4 回吸血脱皮)に進むが，吸血量が足りない個体は N3 に留まる(最小の個体)。b)産卵は 6〜7 回吸血後始まるが，再度吸血すれば再び産卵できる。

写真 7　ライム病ボレリア媒介マダニ *Ixodes persulcatus*(いずれも中尾稔博士より供与)。a)孵化したばかりの幼虫。b)吸血 1 回・脱皮した若虫。c)雌成虫，雄は背板(茶色の濃い部分)くらいの大きさで背中全体を背板が覆っている。雌はさらにもう 1 回吸血して産卵する。

with *Borrelia recurrentis*. Int. J. Syst. Bacteriol. 49: 1793-1799.
Cutler, S. J., Fekade, D., Hussein, K., et al. 1994. Successful cultivation of *Borrelia recurrentis*. Lancet 343: 242.
de Jong, J., Wilkinson, R. J., Schaeffers, P., et al. 1995. Louse-borne relapsing fever in southern Sudan. Trans. R. Soc. Trop. Med. Hyg. 89: 62.
Fraser, C. M., Casjens, S., Huang, W. M., et al. 1997. Genomic sequence of a Lyme disease spirochaete, *Borrelia burgdorferi*. Nature 390: 580-586.
Fukunaga, M., Ushijima, Y., Aoki, Y., et al. 2001. Detection of *Borrelia duttonii*, a tick-borne relapsing fever agent in central Tanzania, within ticks by flagellin gene-based nested polymerase chain reaction. Vector Borne Zoon. Dis. 1: 331-338.
Johnson, R. C., Hyde, F. W., Schmid, G. P., et al. 1984. *Borrelia burgdorferi* sp. nov.: etiological agent of Lyme disease. Int. J. Syst. Bacteriol. 34: 496-497.
Kelly, R. T. 1971. Cultivation of *Borrelia hermsii*. Science 173: 443.
Kisinza, W., McCall, P., Mitani, H., et al. 2003. A newly identified tick-borne *Borrelia* species and relapsing feverin Tanzania. Lancet 362: 1283-1284.
Lescot, M., Audic, S., Robert, C., et al. 2008. The genome of *Borrelia recurrentis*, the agent of deadly louse-borne relapsing fever, is a degraded subset of tick-borne *Borrelia duttonii*. PLoS Genet. 4: e1000185.
Norris, S. J. 2006. Antigenic variation with a twist — the Borrelia story. Mol. Microbiol. 60: 1319-1322.
Obermeier, O. 1873. Vorlommen feinster eine eigenbewegung zigender faden im blute von rekurrenskranken. Zentralbl. Med. Wiss. 11: 145-155.
Schwan, T. G., Raffel, S. J., Schrumpf, M. E., et al. 2007. Diversity and distribution of *Borrelia hermsii*. Emerg. Infect. Dis. 13: 436-442.
Steere, A. C., Malawista, S. E., Snydman, D. R., et al. 1977. Lyme arthritis: an epidemic of oligoarticular arthritis in children and adults in three connecticut communities. Arthritis Rheum. 20: 7-17.
Tabuchi, N., Kataoka-Ushijima, Y., Talbert, A., et al. 2008. Absence of transovarial transmission of *Borrelia duttonii*, a tick-borne relapsing fever agent, by the vector tick Ornithodoros moubata. Vector Borne Zoon. Dis. 8: 607-613.
Talbert, A., Nyange, A., and Molteni, F. 1998. Spraying tick-infested houses with lambda-cyhalothrin reduces the incidence of tick-borne relapsing fever in children under five years old. Trans. R. Soc. Trop. Med. Hyg. 92: 251-253.
Zhang, J. R., Hardham, J. M., Barbour, A. G., et al. 1997. Antigenic variation in Lyme disease borreliae by promiscuous recombination of VMP-like sequence cassettes. Cell 89: 275-285.

【福長将仁】

トレポネーマ属
Genus *Treponema*

【分類】

トレポネーマ属〔*Treponema* (*trepo*：turn, *nema*：thread, *treponema*：turning thread)〕はスピロヘータの一種で，患者病巣や哺乳動物の口腔，腸管，シロアリ，環境などに存在し，今日，30近い種名，種名のないトレポネーマ属55種，また環境中から3遺伝種(genomospecies)と11口腔クローン，144未培養クローンなどが分離あるいは見出されており，トレポネーマの分類は煩瑣で流動的な側面がある。

【病原トレポネーマ】

主な病原トレポネーマには，梅毒(syphilis)の原因となる *Treponema pallidum* subsp. *pallidum* および近縁の *T. pallidum* subsp. *pertenue* (very thin, slender), *T. pallidum* subsp. *endemicum* (endemic, native, dweling in place), *T. carateum* (carate：name of a South American disease, pinta, carateum：of carate)の他，歯周病に関連する口腔トレポネーマの *T. denticola* などが知られている。*T. paraluiscuniculi* はウサギの梅毒原因トレポネーマである。表4に梅毒トレポネーマならびに近縁のトレポネーマの性状を比較した。

【梅毒(5類全数把握感染症)syphilis (great pox)】

梅毒は1493年コロンブス(Christopher Columbus)が西インド諸島大航海からスペイン帰還後，欧州から全世界に急速に拡大し，以後数百年にわたり人類に重大な脅威をもたらした最も重要な感染症のひとつで，今日なお世界的には毎年1,200万人以上の患者が発生している。

> **コラム① 梅毒の起源と日本渡来**
>
> 起源については古くから議論の多いところであり，①1493年コロンブスが西インド諸島から欧州に持ち込み広がったとするColumbian Hypothesis，②コロンブスの大航海以前に欧州に存在した，あるいは中央アジアから欧州にもたらされたとするPre-Columbian Hypothesis，③性病性梅毒と非性病性トレポネーマ症の病原体はもともと各地に存在した単一の病原体が環境要因によりそれぞれ別の亜種に進化したとするUnitarian Hypothesisなどがある。2008年，Harperらは進化系統樹解析から世界の *T. p. pallidum* は比較的新しい時代に生じたもので，南米の *T. p. pertenue* に非常に近いとするコロンブス説を提唱している(Harper et al., 2008)。
>
> 梅毒の日本渡来の記録は，1512(永正11)年，京都の竹田秀慶の「月海録」に“唐の浸淫瘡に似た瘡(かさ，唐瘡＝梅毒)”の流行の記載があり，コロンブスの大航海からスペイン帰還後約20年，バスコダ・ガマ(Vasco da Gama)のカルカッタ到着の1498年から14年後のことである。杉田玄白(1733～1817)は1810(文化7)年「形影夜話」に4～50年で数万人の梅毒患者を診たが治癒させることはできなかったと述懐するほど当時は猖獗を極めた。

梅毒トレポネーマ(*T. pallidum* subsp. *pallidum*)の自然宿主はヒトのみで，梅毒は通常，性的行為による直接接触で感染する慢性の代表的性感染症(sexually transmitted disease：STD)のひとつである。一方，梅毒トレポネーマは妊婦の胎盤を通過して胎児に感染し，先天梅毒(congenital syphilis)を起こす。日本では1987年には約3,000例の梅毒患者が報告されたが，以後減少傾

表4　病原トレポネーマの性状(Larsen et al., 1998を参考に作成)

種　名	*Treponema pallidum* subspecies			*Treponema carateum*
	pallidum	*pertenue*	*endemicum*	
病　名	syphilis	yaws, pian framboesia	endemic syphilis bejel, dichuchwa	pinta, carate, cute
	性病性梅毒	熱帯苺腫	非性病性梅毒	接触伝染性皮膚疾患
分布	世界的	熱帯地域	乾燥地帯(アフリカ，中東)	半乾燥地帯(中南米)
発病時期	青年，成人	子供	子供から成人	子供，青年
伝播	性的接触	皮膚接触	粘膜	皮膚接触
全身性感染	+	——	——	——
皮膚感染	——	+	+	+
先天感染	+	——	稀	——
人工培地増殖	——	——	——	——

向が続き，1993年以降は数百例と1,000例以下で推移している。しかし，近年は2003年の509例を最少に患者が漸増しており，2007年は737例の報告がある。世界的にはWHO推計によると，合計1,205万人の新患が発生している(Gerbase et al., 1998)。先天梅毒では流産，死産，新生児の死亡，幼児の梅毒を引き起こすが，タンザニアでは死産の50%が梅毒による(LaFond and Lukehart, 2006)。

コラム② “Syphilis”の由来

ヴェローナの天文学者，病理学者で伝染病のコンタギオン説(接触伝染説)の提唱で知られるGirolamo Fracastroが1530年に著したVergilius風の長編詩『梅毒あるいはフランス病(Syphilis sive Morbus Gallicus)』において「大旱魃に牧羊青年Syphilusが極度の旱魃，炎天に煩悶し，太陽の神を呪い，神殿を破壊したため，罰として“梅毒”を与えられた」とすることによるが，それまでのフランス病，ナポリ病，スペイン病などの国名を冠した不名誉な病名は使われなくなった。

梅毒トレポネーマ(syphilis treponeme)
Treponema pallidum **subsp.** ***pallidum***

1905年，赤痢アメーバの発見などで著名なドイツの原虫学者F. R. Schaudinnと皮膚科医師E. Hoffmannが患者病巣の滲出液から発見し，染色所見から*Spirochaeta pallida* (*pallidum*：pale, pallid)と命名(Schudinn and Hoffmann, 1905)した。後に*Treponema pallidum*を経て，今日の種名*Treponema pallidum* subsp. *pallidum*(以後*T. p. pallidum*)となった。1913年ウサギ睾丸内継代で強毒*T. p. pallidum* Nichols株が確立され，梅毒トレポネーマの標準株になっている。

*T. p. pallidum*はグラム陰性の微好気性の細菌で，大きさは0.15〜0.20×6〜10 μm，細胞体(PC)の両端は先細りになっており，長いPC内部には数本の細胞内微小管〔cytoplasmic tubule(CT, T)またはcytoplasmic fibril(CF)〕の束が細胞質膜付近に縦に偏在し(写真11〜13)，PCの外側，先端付近に端を発するそれぞれ3〜4本の鞭毛periplasmic flagella, PFの束にPCが巻きつくように存在し，全体がエンベロープ(outer envelope：OEまたはouter membrane：OM)に包まれている(写真8〜18参照)。

1998年Fraserらにより*T. p. pallidum*. Nichols株ゲノムの全塩基配列が決定され，代謝マップが作成された。環状染色体のゲノムサイズは1,138,006 bp，読み取り枠ORF 1,041個で，細菌としては非常に小さい。NADHオキシダーゼ，Embden-Meyerhof経路が存在し，ATPの産生は基質レベルの燐酸化による。スーパーオキシドジスムターゼ(SOD)，カタラーゼ，ペロキシダーゼ，TCA回路，電子伝達系を欠き，補酵素，脂肪酸，ヌクレオチドの*de novo*合成はできない(Fraser et al., 1998)。

(1)病原因子と病原性

*T. p. pallidum*にはLPS(内毒素)は存在せず，外毒素も産生しない。ヒアルロニダーゼは*T. p. pallidum*の組織への拡散を促進する。多種のリポ蛋白質を産生し，Toll様受容体2(TLR2)を介して炎症性物質の産生を誘導する。チフス菌，赤痢菌，緑膿菌などの病原性グラム陰性菌と異なりタイプIII分泌系装置を持たない。5種の溶血因子(ヘモリジン)遺伝子が存在するが，細胞溶解酵素，細胞傷害毒素の病原性との関連はわからない。フィブロネクチンやラミニンを介して内皮細胞に結合し，炎症反応，免疫応答による組織破壊が起こる。12種の膜リポ蛋白遺伝子*tprA-L*は抗原変換により宿主免疫系からの攻撃の回避に関与する。Methyl-accepting chemotaxis transmembrane proteins(MCPs)とcytoplasmic chemotaxis proteins (Che) systemの走化性2成分制御系が機能し，4個のMCPs遺伝子を有し，化学誘引物質としてグルコース，ヒスチジンが認められている。

(2)培養

*T. p. pallidum*の試験管内培養にはいまだ成功していない。1911年野口英世はウサギ睾丸や腎臓片などを含む培地中，嫌気培養で*T. p. pallidum*の培養に成功したと報告した(Noguchi, 1911)。しかし，今日までNoguchiの分離株は保存されておらず，追試に成功した者もいない。現在，睾丸エキス，SOD，カタラーゼ添加TpCM培地中，RAB-9細胞単層培養上，5%CO_2，3〜4%O_2，91〜92%N_2存在下，2,000倍以上に増殖するが，安定した継代が得られていない。世代時間は35〜40時間，ウサギ睾丸内接種での世代時間は30〜33時間である(Norris et al., 2001)。

(3)臨床症状と病態

梅毒の感染源は，患者の皮膚・粘膜の病変部滲出液，感染期の体液で，主として性交によって感染する。輸血では感染は生じないとされている。オーラルセックスによる感染では初発病変が咽頭・口腔に発生する。

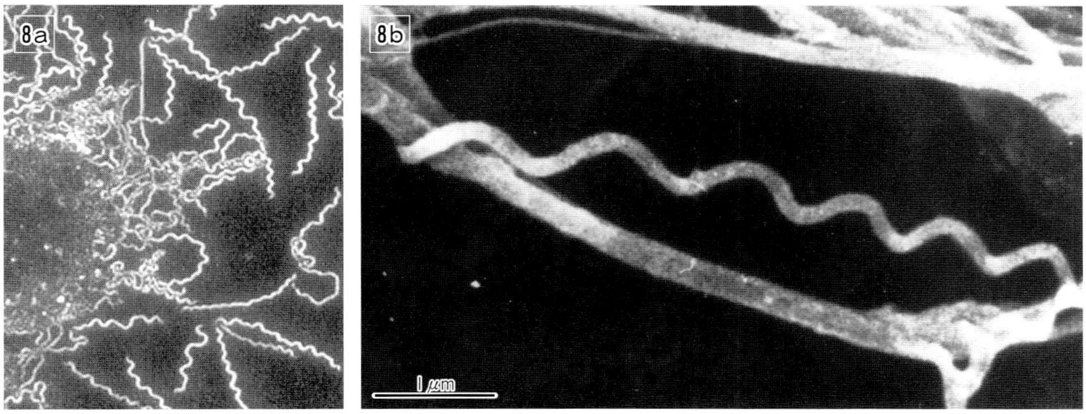

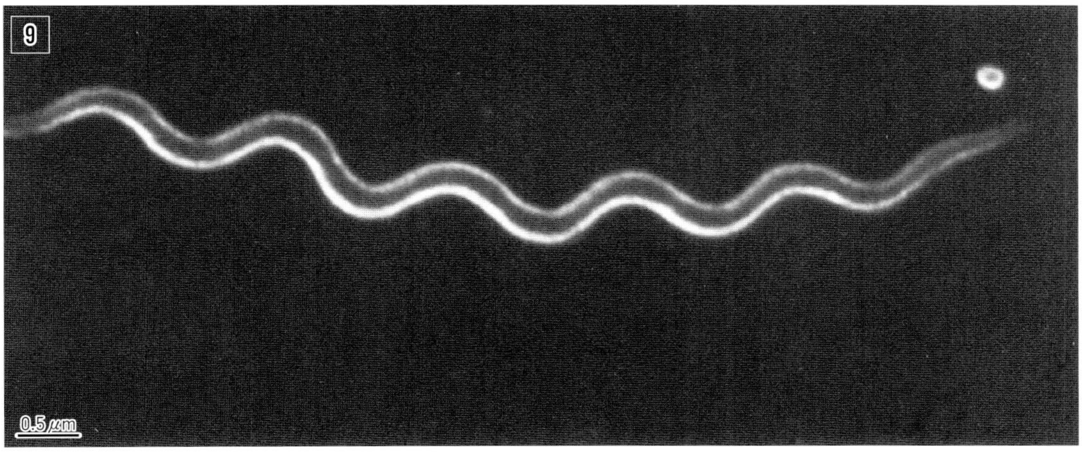

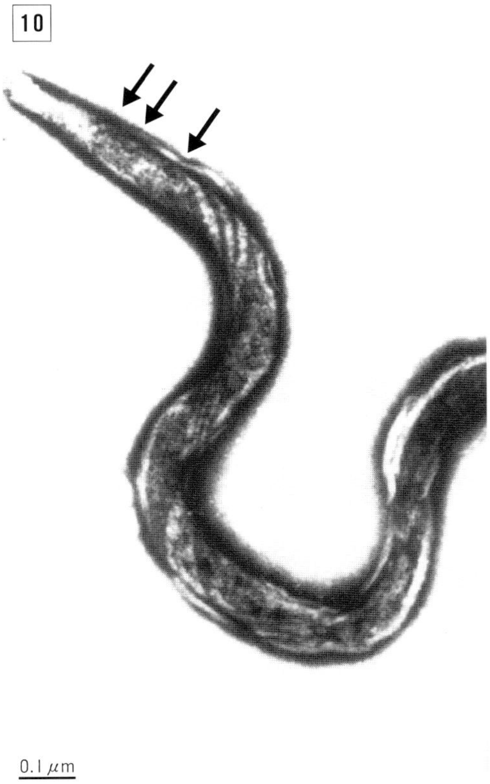

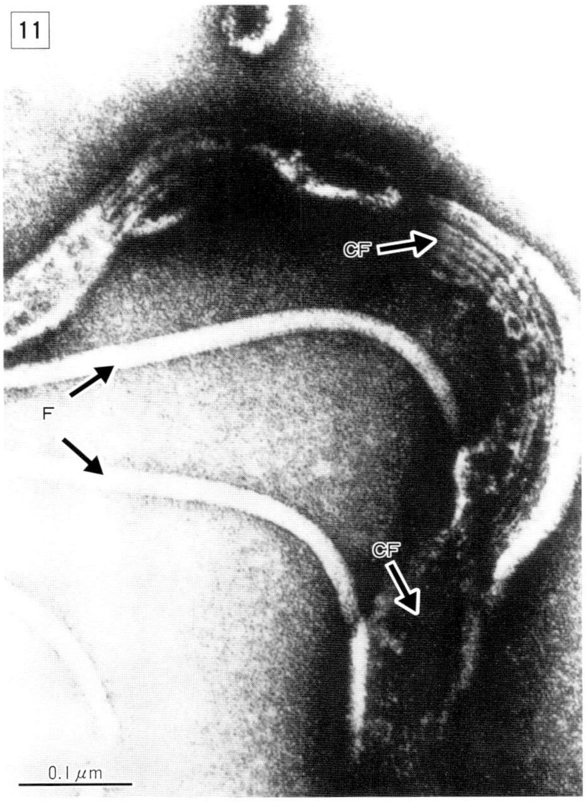

写真 8 生体組織，培養細胞系での *T. p. pallidum* Nichols 株の走査電子顕微鏡像(写真 8a：Russell C. Johnson 博士，写真 8b：吉井善作博士，小西久典博士より供与)。らせん像が見られる。

写真 9 単個 *T. p. pallidum* Nichols 株の全体像(Russell C. Johnson 博士より供与)。細胞端はやや細く尖り突き出ている(pointed)。長さ 6〜15 μm，径 0.15 μm，波長 1.1 μm，振幅 0.2〜0.3 μm。

写真 10 *T. p. pallidum* Nichols 株の陰性染色電子顕微鏡像(吉井善作博士，小西久典博士より供与)。矢印は 3 個の鞭毛付着部位を示し，3 本の鞭毛が細胞体に添って巻きつくように存在する。

写真 11 損傷した *T. p. pallidum* Nichols 株(吉井善作博士，小西久典博士より供与)。細胞外に遊離した鞭毛(F)と細胞体内を縦に走る微小管(CF)の束が見える。

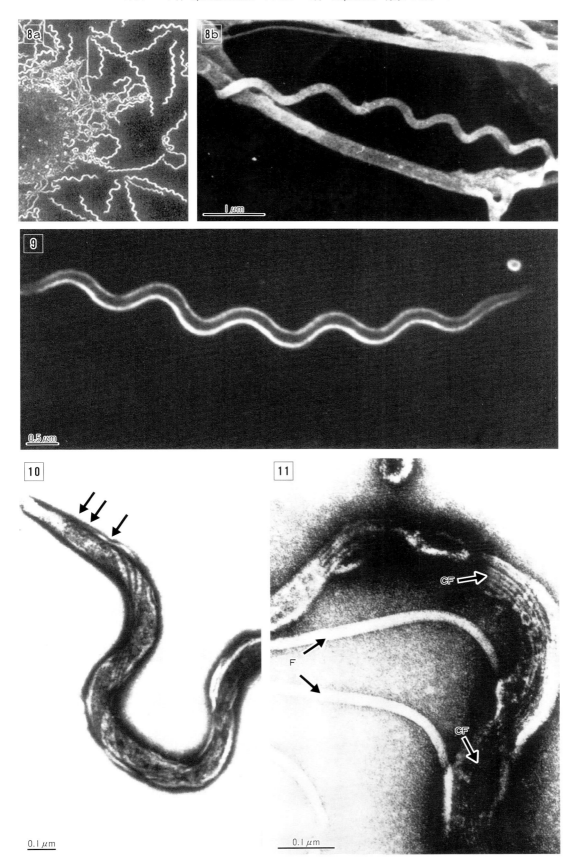

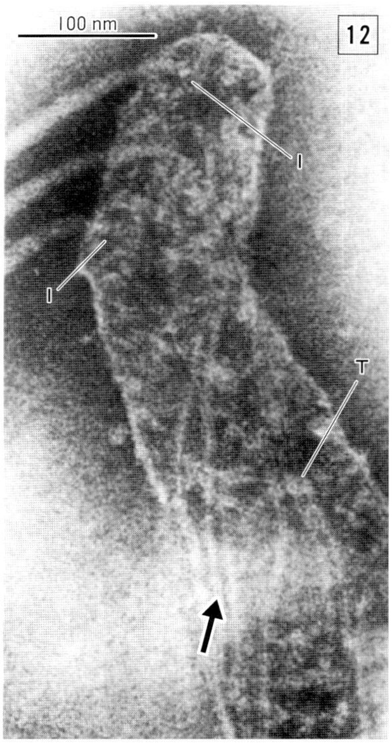

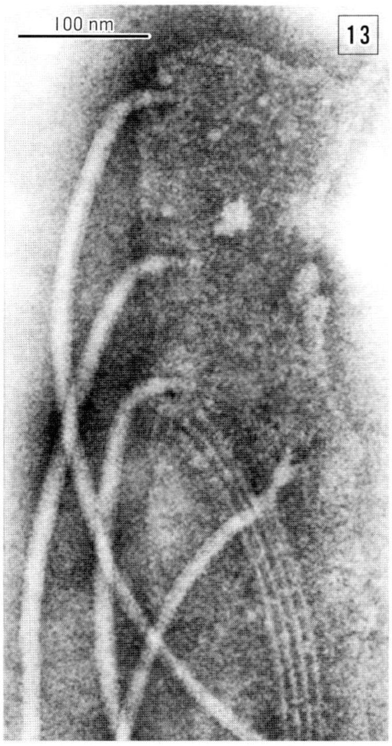

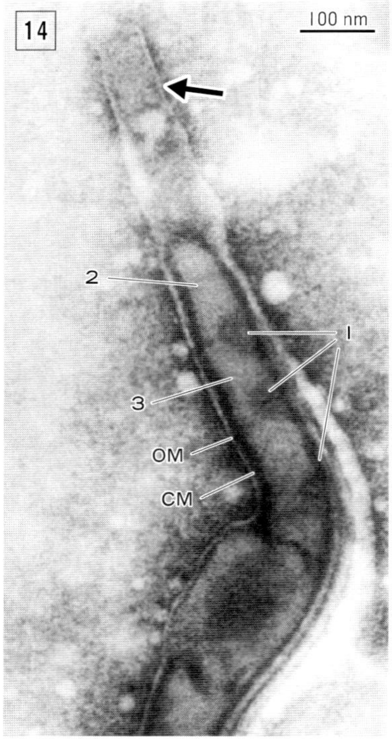

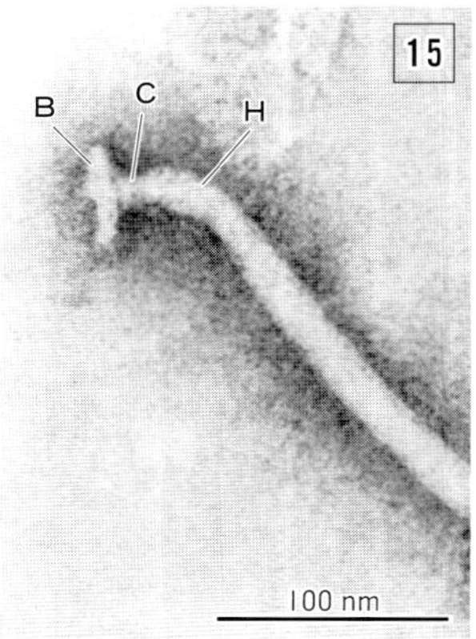

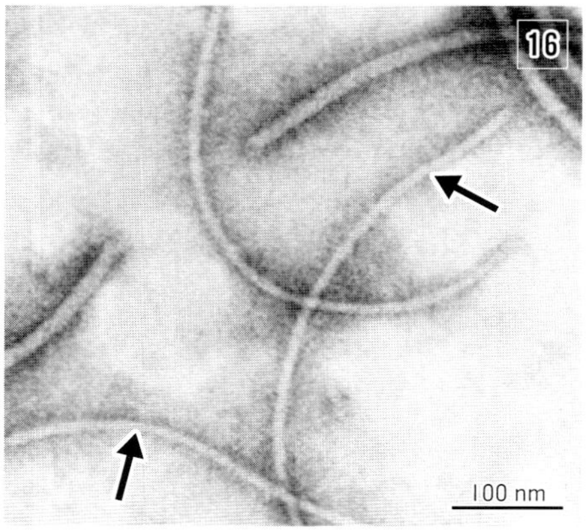

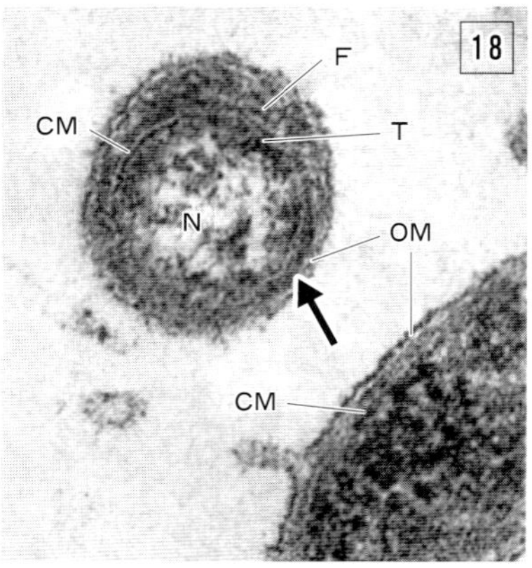

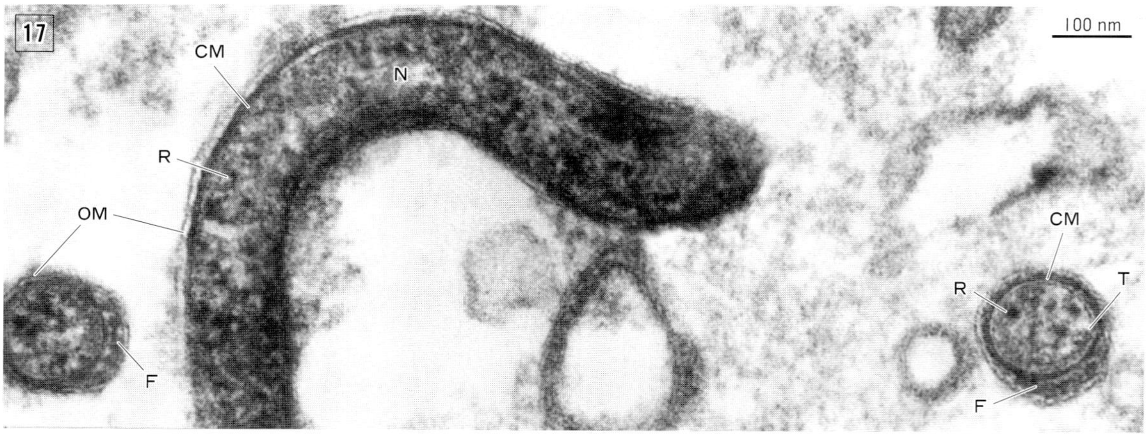

写真 12　*T. p. pallidum* Nichols 株を *Myxobacter* AL-1 protease II で処理した細胞端（Kari Hovind-Hougen 博士より供与）。細胞内微小管（T）と 3 個の鞭毛付着部位（I）が見られる。

写真 13　AL-1 酵素で処理した *T. phagedenis* Reiter 株の細胞端付近（Kari Hovind-Hougen 博士より供与。3 本の細胞内微小管が鞭毛の I 付近に端を発している。

写真 14　僅かに損傷した *T. p. pallidum* Nichols 株の細胞端（Kari Hovind-Hougen 博士より供与）。縞模様の先端構造（矢印）先端部構造 2，3，および 3 個の鞭毛付着箇所（I）と外膜（OM）と細胞質膜（CM）が見られる。

写真 15　*T. refringens* から Teepol 処理で分離した鞭毛基部（Kari Hovind-Hougen 博士より供与）。基部ノブ（B）は 2 枚の薄いディスクからなり，フック（H）とネック（C）が見られる。

写真 16　AL-1 酵素処理した *T. p. pallidum* Nichols 株より分離した鞭毛断片（Kari Hovind-Hougen 博士より供与）。一部は繰り返し水洗により鞘（sheath）を消失（矢印）している。

写真 17　*T. phagedenis* の超薄切片像（Kari Hovind-Hougen 博士より供与）。鞭毛（F），細胞内微小管（T），核領域（N），外膜（OM），細胞質膜（CM）の外側にペプチドグリカン層（矢印）が見られる。

写真 18　*T. p. pallidum* Nichols 株の超薄切片像（Kari Hovind-Hougen 博士より供与）。細胞は 3 層の OM により囲まれ，内側に鞭毛（F），細胞内微小管（T），リボソーム（R），核領域（N）が見られる。

ヒトからヒトへ伝播する梅毒は代表的な慢性感染症であり，3 つの臨床病期に分けられる。

①第一期(局在期)梅毒(primary syphilis)

感染後平均 3 週で外陰部に生じ，無痛性潰瘍(硬性下疳，hard chancre)と無痛性鼠径リンパ節腫脹(無痛性横痃，bubo indolenta)が特徴である。病変部には形質細胞浸潤と血管内皮細胞の腫大がめだち，無数の菌が存在して感染性が高いが，数週で自然治癒する(写真 19)。

②第二期(播種期)梅毒(secondary syphilis)

感染後 8 週〜3 か月に生じる全身皮膚・粘膜の梅毒疹(syphilides)(手掌の膿疹，体幹のバラ疹，口腔粘膜疹，梅毒性脱毛，梅毒性乾癬，梅毒性フランベジア，外陰部の扁平コンジローマ)が特徴である。病原体は血行性に全身に播種する。病変部に形質細胞浸潤と血管内皮細胞の腫大がめだち，無数の菌が分布して感染性だが，これらも数週で自然消退する。肉芽腫反応は見られない。この時期には，梅毒性胃炎も比較的高頻度に認められる。形質細胞浸潤とともに好中球浸潤がめだつ(写真 20〜24)。

③潜伏梅毒(latent syphilis)

第二期梅毒の自然治癒後の数年にわたる無症状期を指す。血清学的に梅毒反応陽性だが，無症状で，経胎盤感染を除いて感染性はない。感染後 1 年以内の前期潜伏期梅毒では 1/4 に第二期症状の再発を認めるが，後期潜伏梅毒では 1 年以上，無症候感染が続く。潜伏感染者の 1/3 は完全治癒，1/3 は潜伏感染の長期継続，1/3 は第三期梅毒に移行する。

④第三期(慢性期)梅毒(tertiary syphilis)

感染後 2〜10 年後に生じる。①心臓・血管梅毒：梅毒性大動脈瘤や大動脈弁膜症，②神経梅毒(変性梅毒)：中枢神経病変による進行麻痺と脊髄癆，および③諸臓器におけるゴム腫(gumma)(梅毒性肉芽腫反応)を認める(写真 25a，25b 対照，26)。

⑤梅毒性大動脈中膜炎

上行大動脈に大動脈瘤を生じやすい。弁輪拡張による大動脈弁閉鎖不全症や大動脈弁への感染(心内膜炎)をきたすことがある。冠状動脈入口部狭窄を合併すると，冠動脈バイパス術を要する。組織学的に，大動脈壁の栄養血管である脈管(vasa vasorum)を中心とするリンパ球・形質細胞浸潤と虫食い状線維化(星芒状瘢痕)が中膜外側を中心に観察される。外膜も瘢痕性線維化に陥る。梅毒性肉芽腫は見られない。感染後，無治療で 10 年以上を経過した症例に観察される。肉眼的に肥厚した内膜と正常内膜が入り交じり，縮緬(ちりめん)皺様に見える。

⑥神経梅毒

梅毒による中枢神経病変の総称である。感染後比較的早期に現れる「髄膜血管型」と数年後に晩発する「実質型」(進行麻痺と脊髄癆)がある。前者は髄膜の動脈内膜炎とゴム腫が特徴である。進行麻痺は病理学的に梅毒性汎発性髄膜脳炎である。臨床症状は，記憶障害・判断力低下(痴呆)と人格変化，反社会的行動などの精神病症状が主体で，末期に四肢麻痺をともなう。脊髄実質病変をきたす脊髄癆では，下肢や腹部の電撃痛，深部知覚の障害，進行性の失調症，括約筋障害，瞳孔異常が特徴である。進行麻痺で死亡した患者 70 名の大脳の鍍銀染色標本を寝食を忘れて鏡顕し，12 名から梅毒トレポネーマを発見した(Noguchi and Moore, 1913)ことが，今に残る野口英世博士の顕著な業績であることを再認識する必要があろう(コラム③参照)。

⑦先天梅毒(congenital syphilis)

T. p. pallidum が妊娠後期に経胎盤的に感染すると，全身諸臓器に壊死性炎症が生じる。流産，死産が多いが，出生した場合(先天梅毒)では，後天梅毒の第二期皮膚症状に加えて，肝，脾，肺，骨・軟骨，皮膚，脳に病変を認める。胎盤ならびに臍帯に好中球浸潤をともなう壊死性病変が観察される。出産後 2 年以内の早期先天梅毒では，骨軟骨病変，貧血，肝脾腫，神経梅毒症状を認める。2 年以降の晩期(遅発性)先天梅毒ではリンパ節腫大，コンジローマ，ハッチンソン歯，鞍鼻，神経梅毒症状が現れる。

(4)診断

梅毒の検査室診断には，病原体を直接可視化する「直接法」と病原体に対する生体反応を検索する「間接法(血清診断)」がある。

①直接法

病原体の証明には，滲出液のパーカーインク染色を暗視野観察する。また，Warthin-Starry 法などの鍍銀法によりらせん状スピロヘータを同定できる。生検標本(ホルマリン固定パラフィン切片)に対する酵素抗体法(免疫染色)で *T. p. pallidum* 抗原を証明すれば，病理診断に応用できる。PCR 法による遺伝子診断を応用することも可能である。

②間接法(血清反応)

カルジオリピン抗原を用いる STS(serological test for syphilis，非トレポネーマ試験)と *T. p. pallidum* 抗原を用いる TPHA，FTA-ABS 試験(トレポネーマ試験)が利用される。非トレポネーマ試験，トレポネーマ試験ともに感染後 4 週で陽性化する。

非トレポネーマ試験はカルジオリピン・レシチンに対するレアギン抗体を検出するスクリーニング試験であり，VDRL 試験，ガラス板法，PPR カードテスト，梅毒凝集法，緒方法(Wassermann 反応)などがある。全身性エリテマトーデス(SLE)や抗リン脂質抗体症候群で生物学的偽陽性反応を呈するが，梅毒の治療効果をよく反映する。

トレポネーマ試験は *T. p. pallidum* 抗原を利月する特異的試験だが，治癒後も陽性反応が持続する。

梅毒の血清診断には，通常，非トレポネーマ試験とトレポネーマ試験が併用される。STS，TPHA とも陽性なら梅毒，STS のみ陽性なら生物学的偽陽性，TPHA のみ陽性なら治癒期梅毒を考える。FTA-ABS はどちらかが陰性のとき，あるいはともに陰性の感染初期(FTA-ABS，IgM 抗体が陽性)に用いる。

コラム③　野口英世の業績

野口英世は千円札の顔であるとともに，小学生用の伝記物に日本の科学者の理想像として記述されている。今に残る野口の業績はいったい何だろうか。

福島県の貧しい農家に生まれ，左手のやけどをバネに医師を目指し，20 歳の若さで医師免許を取得し，1900 年に 24 歳で渡米。ロックフェラー医学研究所において，梅毒スピロヘータの純粋培養，続いて小児麻痺(ポリオ)および狂犬病の

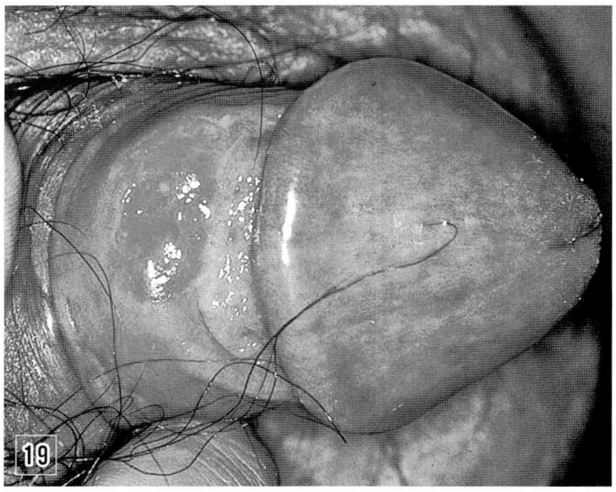

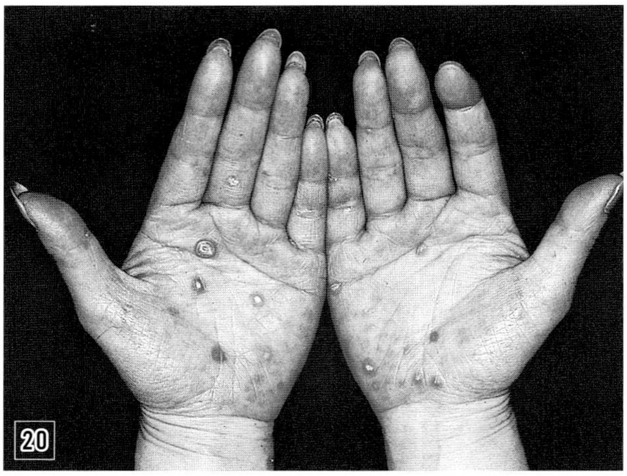

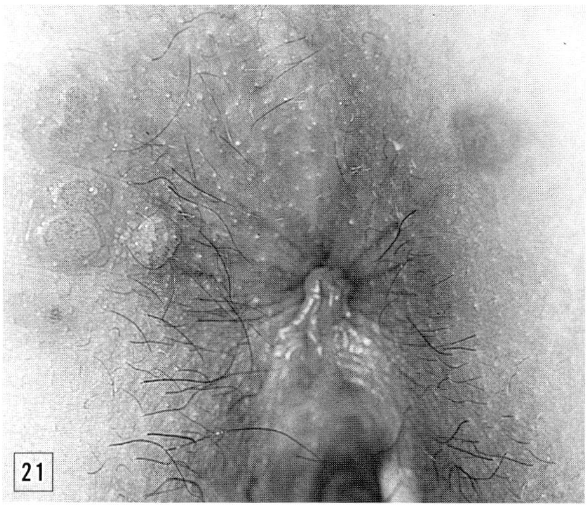

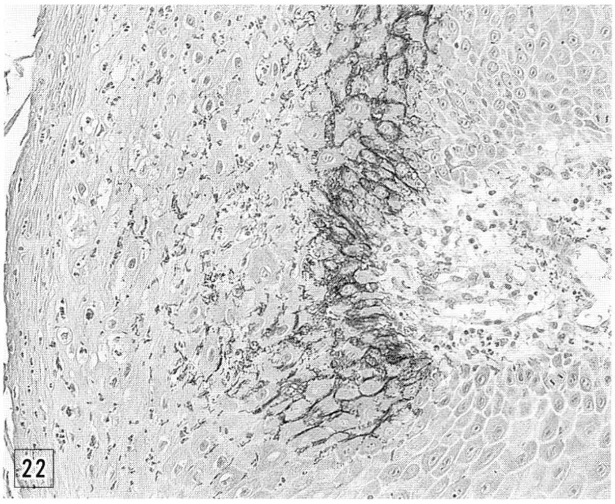

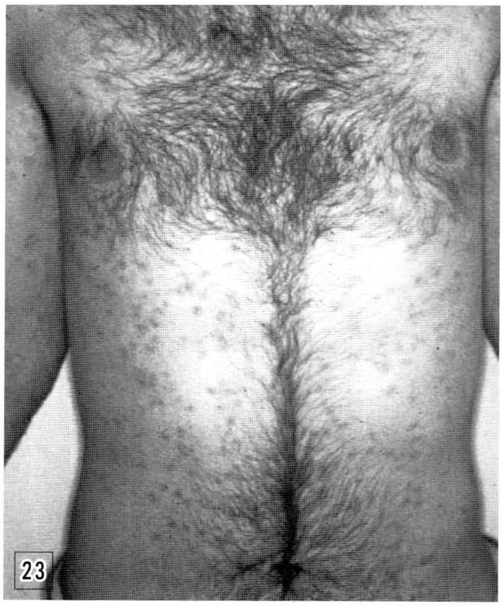

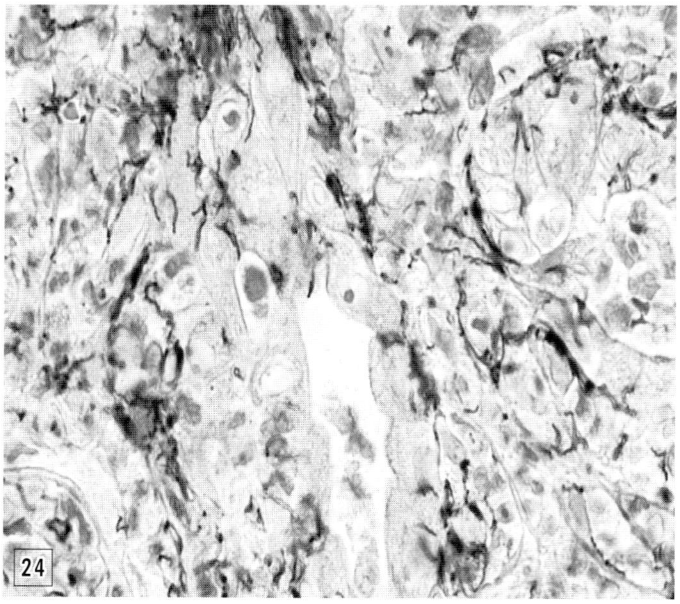

写真 19　包皮部に形成された無痛性潰瘍（第 1 期梅毒）の肉眼所見。潰瘍底にしこりを触れるため硬性下疳と称される。通常，両側ソケイリンパ節が腫大する。（口絵 122 参照）

写真 20　手掌膿疱の肉眼所見（第二期梅毒疹）。手掌の多発性膿疱形成は第二期梅毒の特徴的皮疹である。（口絵 123 参照）

写真 21　肛門周囲の扁平コンジローマの肉眼所見（第二期梅毒疹）。扁平な赤色隆起が肛門周囲に多発している。（口絵 124 参照）

写真 22　扁平コンジローマの組織所見（*T. pallidum* subsp. *pallidum* に対する免疫染色）。らせん状のトレポネーマの感染が多数，扁平上皮細胞間に観察される。（口絵 125 参照）

写真 23　体幹部に見られたバラ疹（最初に現れる第二期梅毒疹）（Russell C. Johnson 博士より供与）。四肢，体幹部にできるバラ疹は第二期梅毒の先行皮疹である。（口絵 126 参照）

写真 24　梅毒性胃炎の組織所見（*T. pallidum* subsp. *pallidum* に対する免疫染色）。腺管上皮間ならびに粘膜固有層に分布する多数のらせん状菌体が褐色に染色されている。（口絵 127 参照）

病原体を特定したと発表し，1914年，1915年のノーベル医学賞候補となった。1918年，開通したばかりのパナマ運河を通ってエクアドルに颯爽と到着した野口は，黄熱病の病原菌(レプトスピラ)を発見するとともに「野口ワクチン」を作製した。当時，このワクチンで黄熱病が終息したように見えたため，同年，彼は3度目のノーベル医学賞候補となった。1927年，イギリスの医学者Adrian Stokesが西アフリカで野口ワクチンの効果を否定したため，翌1928年，ガーナのアクラで黄熱病研究を再開。同年，黄熱病により51歳の生涯を閉じた。

2回目のノーベル賞候補となったその年に横浜港へと帰国した彼は，“野口フィーバー”する熱狂的な市民に迎えられ，多くの市民講演会に招かれた。ところが，医学界の反応は冷たく，彼は一度も学術講演会に呼ばれなかった。その後，野口は日本に一度も帰国しなかった。

上に述べた野口の業績は，現在ではすべて否定されている。現代に生き残る彼の業績は，神経梅毒患者の脳標本に梅毒スピロヘータを発見した点にある。南米アンデス地方に流行するバルトネラ感染症であるペルー疣(慢性型)とオロヤ熱(急性型)に関する研究業績も残されている。彼が黄熱病の病原体と信じたのは，症状が似ているワイル病レプトスピラだったのだ。これは，野口のせいでなく，臨床的に黄熱病とワイル病を鑑別できなかった臨床医の誤りに由来する悲劇だった。20世紀初頭，電子顕微鏡でしか見ることのできない「ウイルス」をあらゆる方法を用いて必死に追いかけ，その結果，敗れ去った悲運の科学者が野口だといえる。野口は，徹底的な実験による実践派だった。気の遠くなるような実験パターンをすべて実行してデータを収集した。米国では実験マシーンと揶揄された。彼はまた，伝染病の蔓延する実際に現地に実際に出向いて研究を行うという，現在にはない研究スタイルをとった「最後の細菌の狩人」でもあった。ガーナに渡った野口は，自らの誤りを悟っていたと思われる。

渡辺淳一氏の『遠き落日』(角川書店)で私生活がセンセーショナルに描かれたことから，彼の学問的業績や人格に関しては誤解されている部分も多い。日本人の間で最も有名でありながら，最も誤解されている人物ともいえよう。

ちなみに，1915年に稲田龍吉・井戸泰はワイル病病原体を発見，分離し *Spirochaeta icterohaemorrhagiae* と命名したが，1918年野口は各種スピロヘータを詳細に比較検討し，*Leptospira* の属名を提案，採用され今日に至っている。

1915年の来日に際して野口は，横浜港でレプトスピラ症の祖，稲田龍吉と面談している。これをきっかけに共同研究が始まっていれば，微生物研究史は大いに変わっていたかもしれない。残念。

(5)治療と予防

治療にpenicillin系，macrolide系，doxycyclineなどを用いる。ワクチンはない。

1910年，秦佐八郎はPaul Ehrlichのもとで梅毒の画期的な治療薬“魔法の弾丸・サルバルサン606号”を開発，人類に大きな恩恵をもたらした(Ehrlich and Hata, 1910)。当時，梅毒は人類に重く圧しかかった難病で“He who knows syphilis, knows medicine”(梅毒を知るものが医学を知るものである，Sir William Osler, 1849～1919)と言われた。1940年代にペニシリンが登場し，以後治療薬は抗生物質中心になり，今日に至っている。サルバルサン以前には激しい副作用をともなう水銀あるいは水銀化合物が梅毒の治療に広く用いられてきた。欧州では1497年に水銀が使用され，日本では1563年に源介入道が軽粉(塩化第一水銀)を使用している。

コラム④　梅毒を患った著名人たち

Charles Baudelaire, Guy de Maupassant, Heinrich Heine, Oscar Wilde, Giacomo G. Casanova, Jonathan Swift, Fyodor M. Dostoyevsky, Walter Whitman, Friedrich Wilhelm Nietsche, Paul Gauguin, Edouard Manet, Arthur Schopenhauer, Franz Schubert, Robert Schumann，国王Louis 14世，Friedlich大王，Ivan雷帝，イギリス王Henry 8世，Edward 7世，フランス王Charles 8世，スコットランド女王Maryの夫，法王Alexander 6世，Julius 2世，Leo 10世の他，結城秀康，黒田如水，Adolf Hitler, Benito A. A. Mussoliniなどなど多彩であり，Ludwig van Beethovenについては今日なお検証が続いている。

コラム⑤　野口英世が進行麻痺(痴呆性麻痺)患者大脳切片にLevaditi鍍銀法で見出した鮮明な梅毒トレポネーマの顕微鏡写真像(公益財団法人野口英世記念会より供与)

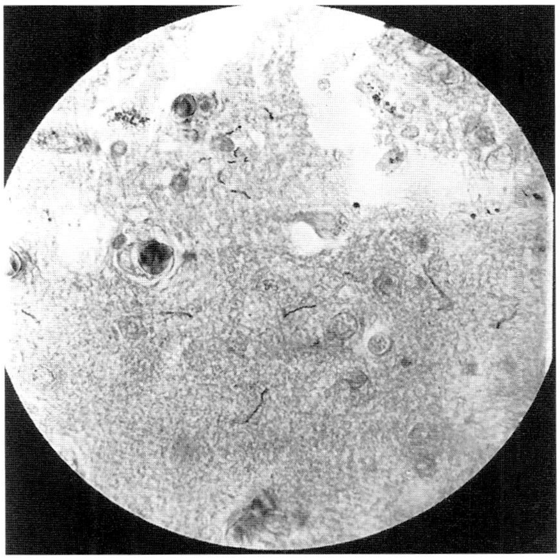

2015年に野口英世記念館で発見されたガラス乾板画像で，顕微鏡視野の余白に，「Gen. Paralysis in Brain. sec.(進行麻痺患者大脳切片)，Trep. Pallid.(梅毒トレポネーマ)，1731(試料番号)，12・23・'12(日付)，×1100(倍率)，Noguchi」の記載がある。1913年の「Noguchi and Moore (1913) J. Exp. Med. 17：232-238A」に掲載された野口の梅毒研究における最も重要な発見の原板写真で，当時の精神病の理解に大きく貢献した。この1枚の乾板は多くを我々に語りかけ，想像を膨らませる。70名の進行麻痺あるいは脊髄癆で死亡した患者の脳，脊髄から膨大な数，おそらく1万枚を超える組織切片を作製し，寝食を惜しんで丹念に顕微鏡観察を行ったことは想像に難くない。野口の伝記や小説には梅毒トレポネーマ発見は夏の暑い日の早暁と書かれているものが多いようである。しかし，膨大な数の切片作製と観察は夏も冬も続いていたと推測される。当の論文に掲載された梅毒トレポネーマ発見の写真はクリスマス直前の12月23日で，休暇もとらず観察に没頭していたと思われ，共著者のMooreや恩師Flexnerには“later”確認してもらったと注記している。組織切片における梅毒トレポネーマ発見の日を知りたいところである。

【柳原保武，堤　寛】

その他の病原トレポネーマ，病原ブラキスピラ
Other Pathogenic *Treponema* and *Brachyspira*

(1)*Treponema pallidum* subsp. *pertenue*

1905年にCastellaniが発見した，yaws，フランベジア，熱帯苺腫(tropical frambesia)，風土性トレポネーマ症(endemic treponematosis)の病原体。フランベジア(熱帯苺腫)は重症の風土性(非性病性)トレポネーマ症で，西アフリカおよびパプアニューギニアの熱帯森林地

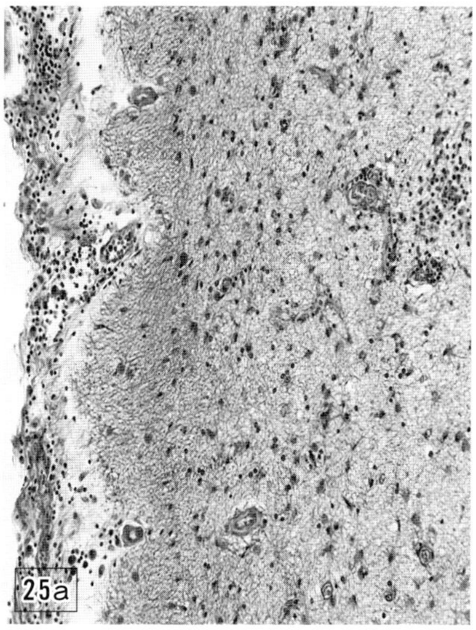

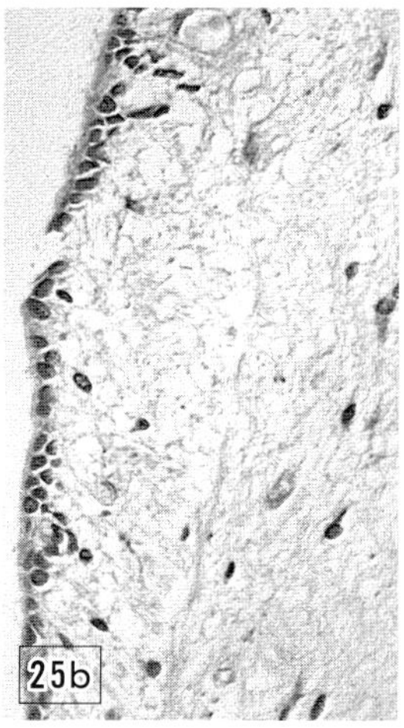

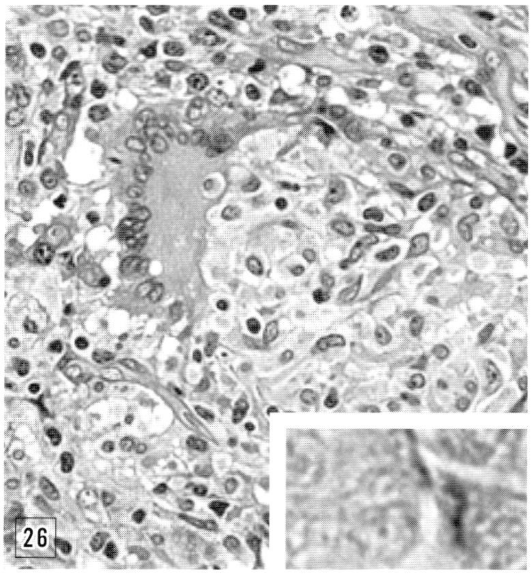

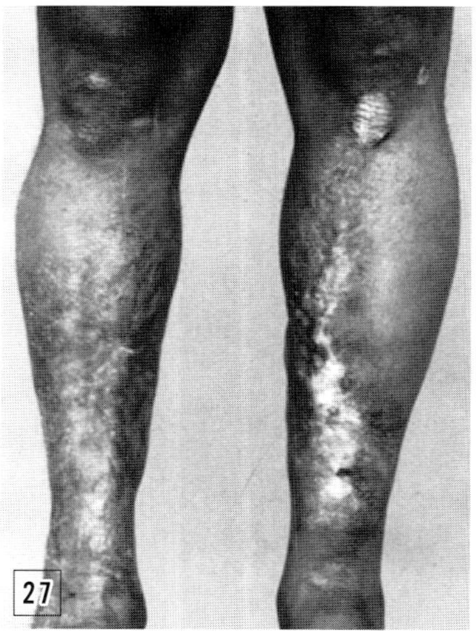

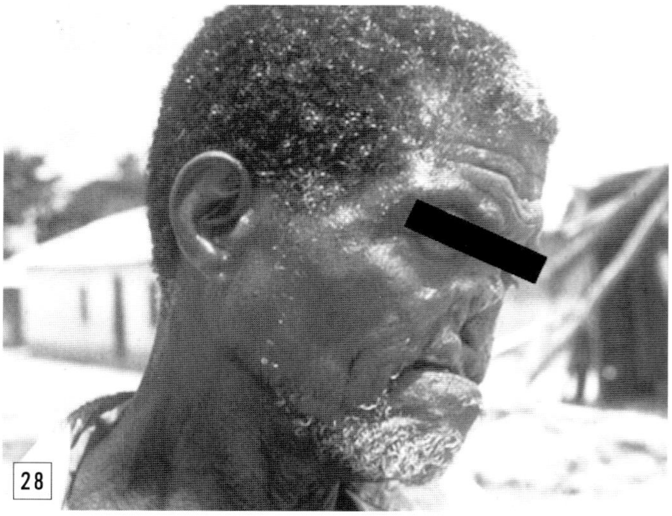

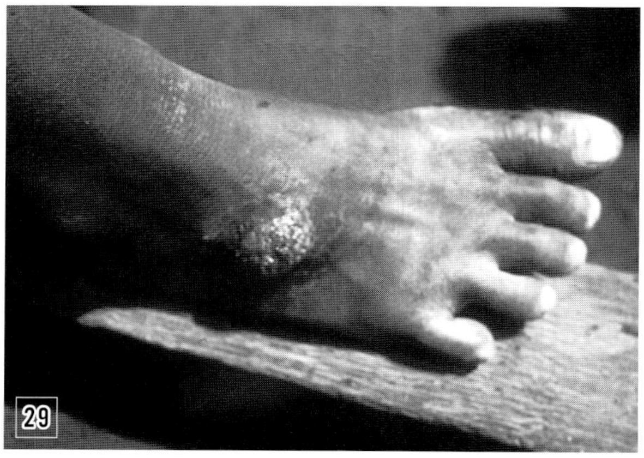

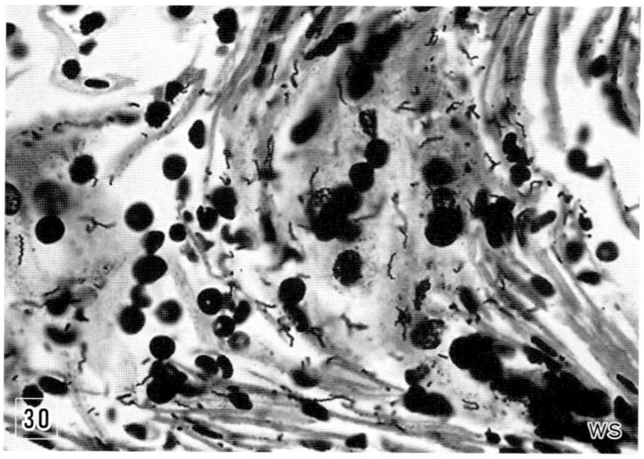

写真 25　進行麻痺の組織所見(写真 25a，ヘマトキシリン・エオジン染色)。梅毒トレポネーマ非感染の正常組織像(対照，写真 25b：藤井潤博士より供与)に比し，肉眼的に皮質の菲薄化(萎縮)が明らかな大脳半球は慢性髄膜脳炎を呈している。神経細胞の脱落とグリア細胞の増加が著しい。大脳皮質の層構造は消失している。軟膜および脳実質小血管周囲性に小リンパ球の浸潤を認める。(口絵 128 参照)

写真 26　梅毒性ゴム腫(ヘマトキシリン・エオジン染色，Inset：*T. pallidum* subsp. *pallidum* に対する免疫染色)。多核巨細胞の形成をともなう肉芽腫形成を示すリンパ節病変(梅毒性リンパ節炎)である。肉芽腫内に少数のトレポネーマが証明される。ゴム様の弾性を示す壊死性肉芽腫が第三期梅毒の特徴である。(口絵 129 参照)

写真 27　*Treponema carateum* による第二期 Pinta の皮疹(Russell C. Johnson 博士より供与)。青味を帯びた色素沈着部と青白い色素脱出部が見られる。(口絵 130 参照)

写真 28　*T. pallidum* subsp. *endemicum* による晩期非性病性梅毒(Russell C. Johnson 博士より供与)。ベジェールの病変で，鼻部の重篤な組織脱落が見られる。(口絵 131 参照)

写真 29　風土性トレポネーマ症(フランベジア)の肉眼所見。パプアニューギニアの森林地帯に住む女児の足背部に，イチゴに類似する赤色顆粒状の隆起性皮膚病変を認める。境界明瞭で大きさは 2 cm ほどである。その形状から熱帯イチゴ腫の名がある。同様の病変は頭部，頸部，体幹部にも認められた。(口絵 132 参照)

写真 30　風土性トレポネーマ症(フランベジア)の組織所見(Warthin-Starry 法)(故 Robin A. Cooke 博士より供与)。剥離した表皮細胞の周囲に，黒色に鍍銀されるトレポネーマ(らせん菌)が多数観察される。(口絵 133 参照)

帯に蔓延している。患者の多くは栄養状態の悪い小児である。直接接触ないしハエなど非性的接触により媒介される。梅毒と同様に3期の臨床病期をとる。第一期は下肢の下疳(潰瘍)を示す。第二期に特徴的な皮膚の熱帯イチゴ腫を認める。境界鮮明な球状・乳頭腫状病変で，全身皮膚に多発する。この病変が野生キイチゴに類似することから yaws とも称される(写真29，30)。この時期に指に骨髄炎をきたす。第三期は有痛性骨炎による顔面破壊が見られる。梅毒と異なり，心血管・神経病変を欠き，病原体は胎盤を通過せず，先天性感染を生じない。

診断は病変からの滲出液を暗視野証明法による。梅毒反応強陽性となるため，熱帯地方出身者が梅毒反応陽性の場合，梅毒とともにフランベジアの可能性も考慮すべきである。ペニシリンが有効で，瘢痕なく治癒する。

(2) *Treponema pallidum* subsp. *endemicum*

非性病性梅毒〔Endemic (non-venereal) syphilis, Bejel, Njovera〕の病原体。

16S rRNA 遺伝子では *T. p. pallidum* と2塩基のみが異なる。子供の皮膚，骨，軟骨の慢性感染症で病状は性病性梅毒や yaws に似ている(写真28)。子供時代に感染すると梅毒に免疫になる。

(3) *Treponema carateum*

Pinta の病原体(写真27)。1938年，メキシコ，中米，コロンビアなど中南米の熱帯地方の接触感染性皮膚カルジオリピン抗原と *T. p. pallidum*. 抗原に対する血清反応陽性。

上記4種のトレポネーマは DNA 相同性が95%以上で互いに類似し，免疫学的(同一血清反応)，形態学的に区別できないが，*tpp15*，*tprC*，*tprI* 遺伝子の制限酵素断片長多型性 RFLP 解析で区別が可能である(Centrion-Lara et al., 2006)。

(4) *Treponema denticola*

口腔細菌の一種で嫌気性，ヒトの歯周病発生とその重症度に関連する。*T. denticola* 35405 株のゲノムサイズは 2,843,201 bp で *T. pallidum* subsp. *pallidum* よりもかなり大きく，解糖，糖新生，ペントースリン酸経路を有するが，TCA 回路を欠いている。*T. palidum* subsp. *pallidum*，*Borrelia burgdorferi*，*Leptospira interrogans* と618のコア・セット読み取り枠 ORF を共有するが，1,268個の ORF はいずれとも相同性がない。

これに関しては次項で詳しく解説している。

(5) *Brachyspira aalborgi*

腸スピロヘータ症(intestinal spirochetosis)の病原体。

腸スピロヘータ症はヒト大腸感染症で，大腸の陰窩上皮表面にべったりと付着した特徴的な感染様式とは裏腹に，臨床症状に乏しい。通常，大腸生検の偶発所見として観察される。稀に，下痢や下血の原因となる。欧米では大腸生検の2〜7%に見出されるが，わが国では稀である。欧米のエイズ患者の直腸生検では36%という高頻度に感染が確認され，いわゆるゲイ腸症候群(gay bowel syndrome)の一翼を担っている。

(6) *Brachyspira hyodysenteriae*

ブタ赤痢スピロヘータ(Swine dysentery spirochete)。

1971年症状の激しいブタ赤痢(bloody stool, serious diarrhea)の病原体として発見され，トレポネーマ属に分類された嫌気性スピロヘータである。強い腸管病原性溶血毒 β-hemolysin を産生する。属名は *Treponema* から *Serpula*，*Serupulina* を経て1997年 *Brachyspira* に落ち着いた。*B. hyodysenteriae* B78T 株の環状染色体の大きさは 3.2 Mbp である。

【引用・参考文献】

Centrion-Lara, A., Molini, B. J., Godornes, C., et al. 2006. Molecular differentiatin of *Treponema pallidum* subspecies. J. Clin. Microbiol., 44: 3377-3380.

Ehrlich, P., and Hata, S. 1910. Die experimentelle Chemotherapie der Spirillosen, p. 1-100, Springer, Berlin.

Fraser, C. M., Norris, S. J., Weinstock, G. M., et al. 1998. Complete genome sequence of *Treponema pallidum*, the syphilis spirochete. Science 281: 375-388.

Gerbase, A. C., Rowley, J. T., Heymann, D. H., et al. 1998. Global prevalence and incidence estimates of selected curable STDs. Sex. Transm. Infect. 74: S12-S16.

Harper, K. N., Ocampo, P. S., Steiner, B. M., et al. 2008. On the origin of the Treponematoses: A phylogenetic approach. PLoS Neglected Diseases 2: 1-13.

LaFond, R. E., and Lukehart, S. A. 2006. Biological Basis for Syphilis. Clin. Microbiol. Rev. 19: 29-49.

Larsen, S. A., Norris, S. J., Steiner, B. M., et al. 1998. Syphilis and related treponematoses, p. 641-668. *In* Hausler, W., Collier, L., Balows, A., et al. (eds.), Topley and Wilson's microbiology and microbial infections, 9th ed., vol. 3, Hodder Arnold, London.

Noguchi, H. 1911. A method for the pure cultivation of pathogenic *Treponema pallidum* (*Spirochaeta pallida*). J. Exp. Med. 14: 99-108.

Noguchi, H., and Moore, J. W. 1913. A demonstration of *Treponema pallidum* in the brain in case of general paralysis. J. Exp. Med. 17: 232-238A

Norris, S. J., Cox, D. L., and Weinstock, G. M. 2001. Biology of *Treponema pallidum*: correlation of functional activities with genome sequence data, p. 171-200. *In* Saier, M. H. Jr., and Garcia-Lara, J. (eds.),The spirochetes, Horizon Press, Norfolk, UK.

Schaudinn, F., und Hoffmann, E. 1905, Vorlaufiger Bericht uber das Vorkommen von Spirocheten in syphilitischen Krankheitsprodukten und bei Papillomen. Arb. Gesundh. Amt. Berlin, 22: 528-534

謝辞

写真8a，9，23，27，28はミネソタ大学・Russell C. Johnson 教授，写真8b，10，11は元山口大学・吉井善作博士，小西久典博士，写真25bは鳥取大学・藤井潤博士から提供された。写真12〜18は元デンマーク国立血清研究所・Kari Hovind-Hougen 博士から提供された Acta Pathol. Microbiol. Scand. Sec. B 1976, Suppl. No. 255 から使用した。コラム⑤の写真は公益財団法人野口英世記念会・竹田美文博士より供与された。写真を提供された各位のご厚意に深謝する。

【柳原保武，堤 寛】

トレポネーマ デンティコーラ
Treponema denticola

【分類】

Treponema denticola は，慢性歯周炎(chronic periodontitis)の主要な病原体のひとつである。“dentis”は「歯」を，“colo”は「棲む」を意味する。菌種としては“Bergey's Manual of Systematic Bacteriology”(Smibert, 1984)には記載されていたが標準株(type strain)の記載がなく，1980年の“Approved Lists of

Bacterial Names”にも記載されていなかったため，1993年に臨床分離株とともに再解析され，ATCC35405を標準株，ATCC33520とATCC35404を参照株(reference strain)とする菌種として再提唱された(Chan et al., 1993)。トレポネーマ属(*Treponema*)はふたつの亜群(subgroup)に分かれ，*T. denticola*は，*T. pallidum*，*T. phagedenis*と同じクラスターに属する(Paster et al., 1991)。*T. denticola* ATCC35405株のゲノムは2,843,201 bpであり，GC含量は37.9モル%である(Seshadri et al., 2004)。ゲノムには，2,786の遺伝子があると推定される。このうち26.5%(734)が本菌に特有なものである。本菌のゲノムサイズは*T. pallidum* (1,138,006 bp)(Fraser et al., 1998)と大きく異なっているが，1/4の遺伝子はアミノ酸レベルで*T. pallidum*と平均71%の相同性を示す。

【形態・構造】

大きさ0.15〜0.20×6〜16 μm，波長0.9 μm，振幅0.15 μmの規則正しい屈曲を持つらせん状細菌であり，菌体の回転運動による運動性を有する(Chan et al., 1993)(写真31)。スピロヘータのなかでは小〜中型である。細胞質は細胞質膜とその表層を覆う薄いペプチドグリカン層(壁-膜複合体)により覆われている。細胞体内部には細胞内微小管(cytoplasmic fibril)を持つ。本菌の運動性を司るものとしては，細胞体の両端付近から2〜3本のペリプラズマ鞭毛(periplasmic flagella)が細胞体の外側に出て細胞体を取り巻き，菌体中央では4〜6本になっている(写真32)。外被(outer sheath)は，細胞体およびそれを取り巻くペリプラズマ鞭毛全体を包んでいる(Holt, 1978)(図6)。グラム染色では染まりづらいが，陰性を示す。外被を構成する脂質の主要なものは，グラム陽性菌のリポタイコ酸(lipoteichoic acid)に類似した組成を持つ。

【増殖・分布】

偏性嫌気性であり，歯と歯肉の間に形成される歯肉溝に定着する(写真33，34)。検出頻度は，健常な歯肉溝では少なく，慢性歯周炎によって深くなった歯肉溝(歯周ポケット)からは高頻度に分離される。慢性歯周炎の局所からは，*Porphyromonas gingivalis*，*Tannerella forsythia*とともに分離されることが多い(写真35)。これらの細菌は歯肉溝および歯の表面でバイオフィルムを形成している。ウシの趾皮膚炎(digital dermatitis)から*T. denticola*に非常に類似した*Treponema*が分離されることも報告されている。口腔内細菌の*P. gingivalis*，*Fusobacterium nucleatum*，*T. forsythia*との間に認められる共凝集性は，これらの歯周病原性菌が歯面および歯肉溝内にバイオフィルムを形成するのに関与していると考えられている。

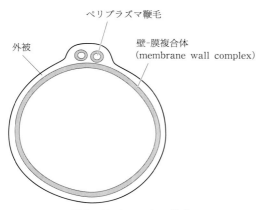

図6　*T. denticola*の構造

本菌は主にアミノ酸を代謝するが，グルコースを利用できるという報告もある。メチルレッドの還元性はない。嫌気条件下で血清とリン酸チアミン(thiamin-phosphate)を添加したpeptone-yeast培地で増殖する。一般に培養はNOS培地かTYGVS培地で行われ，分離はこれに0.8% agarを加えた寒天培地内でのコロニー形成によって行う。揮発性脂肪酸は主に酢酸を産生するが，微量の蟻酸，乳酸，コハク酸も産生する。また硫化水素を産生する。リファンピン(rifampin)に対し耐性である。

【病原性】

本菌は，壮年期以降の慢性歯周炎の病巣から高頻度に検出される。その検出率の増加と歯周炎との間に有意な関連が認められ，歯周炎発症に関与していると考えられている。また，本菌と*Prevotella intermidia*は，歯肉の急性炎症と壊死をともなう急性壊死性潰瘍性歯肉炎(acute ulcerative necritizing gingivitis：ANUG)に関与すると考えられている。本菌は歯面，フィブロネクチン(fibronectin)，ラミニン(laminin)への付着性と*P. gingivalis*，*F. nucleatum*との共凝集によって歯肉溝内に定着する。本菌の表層を覆う外被中の複数のプロテアーゼと主要外被蛋白は，本菌の病原性の中心的な役割を果たすと考えられている。

(1)Dentilisin

デンティリジン〔dentilisin(キモトリプシン様酵素chymotrypsin like enzyme)〕は，上流の*prcB*，*prcA*とオペロンを形成する*prtP*によってコードされる72 kDaのプロテアーゼである(Ishihara, 2010)(図7)。上流の*prcA*によってコードされる蛋白はPrcA1とPrcA2に分解され，デンティリジンと複合体を形成する。PrcBもPrtPと複合体を形成し，PrtPの細胞表層での安定化に関わることが報告されている(Godovikova et al., 2010)。デンティリジンはセリンプロテアーゼ(serine protease)であり，活性中心は*Bacillus subtilis*の蛋白分解酵素subtilisinと25%の相同性を持つ。デンティリジンは，prolyl-phenilalanine配列のところで蛋白を分解する。本酵素はフィブロネクチン，ラミニンのような細胞間基質を構成する蛋白を分解する。本菌のフィブリノーゲン(fibrinogen)分解性は炎症による出血を維持し，血液からの栄養源の獲得に関わっていると考えられている，IL-1β，TNFα，IL-6，IL-8，MCP-1などの分解は，本菌に対する免疫応答を攪乱し宿主の防御反応から逃れるために働き，C3の分解による補体の活性化とそれにともなうMMP-9の遊離促進は，炎症による組織傷害をさらに憎悪させる。また，本酵素の欠損株では，組織への侵入性とマウス接種による膿瘍形成能が低下していることが示されている。本酵素は，これらの作用により本菌の付着，組織破壊，組織への侵入に重要な役割を果たすと考えられている。

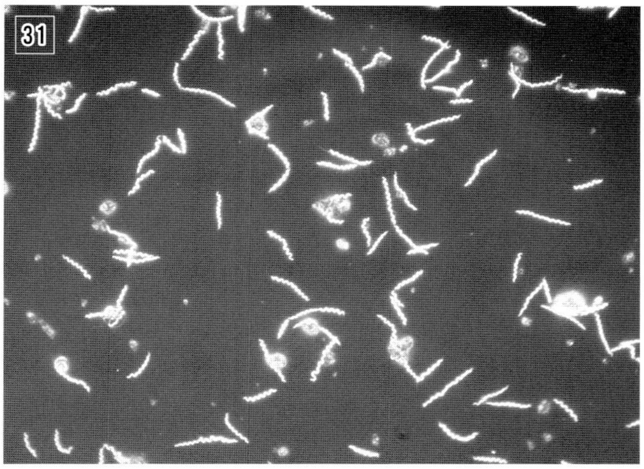

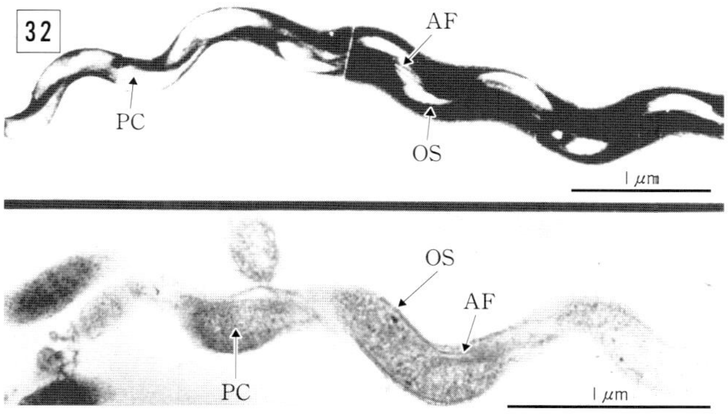

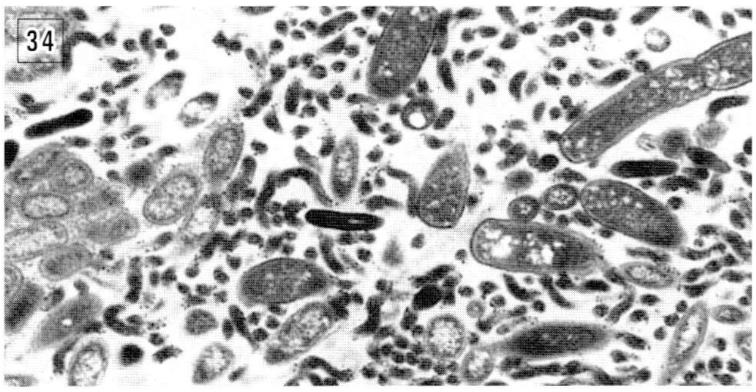

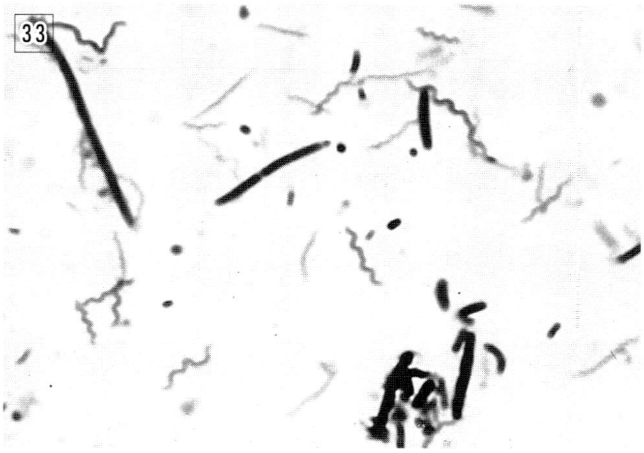

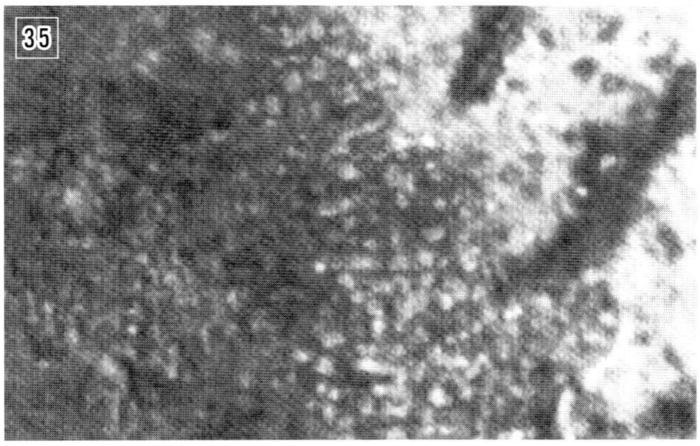

写真 31　*T. denticola* の暗視野顕微鏡写真
写真 32　*T. denticola* の電子顕微鏡写真（福本裕博士より供与）。上は陰性染色，下は酢酸ウラニル（ulanyl acetate）染色。PC：細胞体，AF：細胞内微小管，OS：外被
写真 33　歯周病のある歯周ポケットから採取したデンタルプラークを分散して塗抹し，ギムザ染色したもの。さまざまな形態のスピロヘータが観察される。（口絵 134 参照）
写真 34　デンタルプラークの電子顕微鏡写真。免疫染色により金粒子の付着した *T. denticola* 菌体が認められる。
写真 35　デンタルプラークの免疫染色。*P. gingivalis*（ピンク）と *T. denticola*（黄色）が重なって認められる。（口絵 135 参照）

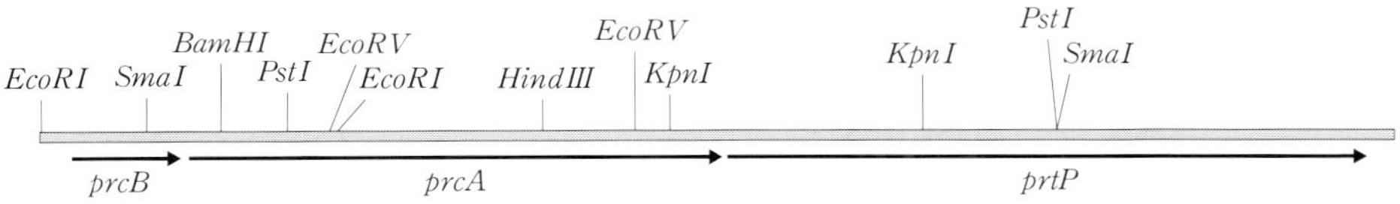

図 7　Dentilisin オペロン（operon）。Dentilisin オペロンには，*prcB*，*prcA*，*prtP* の 3 つの遺伝子が存在する。*prtP* は，dentilisin をコードする。*prcA* によってコードされる蛋白は，ふたつに切断され，dentilisin と合体を形成する。PrcB は，細胞表層での PrtP の安定化に関わる。

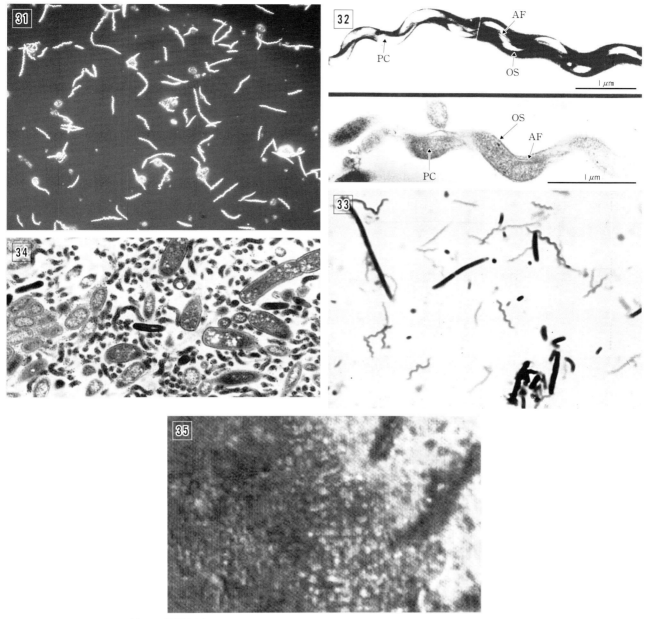

(2)主要外被蛋白(major outer sheath protein：Msp)

Msp は，53 kDa の外被の主要蛋白であり，外被内ではオリゴマー(oligomer)を形成して存在している。本蛋白は，*T. pallidum* の，ポーリン，アドヘジン機能を持つ 12 個の膜蛋白(TprA-L)と相同性を持つ(Fenno et al., 1997)。本蛋白の機能としては，フィブロネクチン，ラミニンなどの細胞間基質蛋白に対する付着性を持ち，本菌の定着因子として働くことが考えられている。本蛋白には，N 末端側の M^{77}-Y^{286} のドメイン($MOSP^{N}$)と C 末端側の L^{332}-Y^{543} のドメイン($MOSP^{C}$)が存在し，$MOSP^{C}$ が外被内に存在し β-barrel 構造を呈し，$MOSP^{N}$ はペリプラズムに存在すると考えられている(Anand et al., 2013)。本蛋白は，上皮細胞や赤血球に孔形成活性(pore-forming activity)によって傷害性を持つこと，線維芽細胞(fibroblast)の細胞内カルシウム動体制御機構(calcium flux)を阻害することが報告されている。

(3)免疫抑制因子

本菌の成分は，ヒトリンパ球，マウスリンパ球が抗原や有糸分裂促進剤(mitogen)に対して起こす増殖を抑制する作用を持ち，この抑制には単球の働きが関与すると考えられている。さらに本菌のリポ蛋白(lipoprotein)は，多型核白血球の酸素依存性/非依存性防御に影響を与えることが示されている。

【引用・参考文献】

Anand, A., Luthra, A., Edmond, M. E., et al. 2013. The major outer sheath protein (Msp) of *Treponema denticola* has a bipartite domain architecture and exists as periplasmic and outer membrane-spanning conformers. J. Bacteriol. 195: 2060-2071. doi: 10.1128/JB.00078-13

Chan, E. C., Siboo, R., Keng, T., et al. 1993. *Treponema denticola* (ex Brumpt 1925) sp. nov., nom. rev., and identification of new spirochete isolates from periodontal pockets. Int. J. Syst. Bacteriol. 43: 196-203.

Fenno, J. C., Wong, G. W., Hannam, P. M., et al. 1997. Conservation of *msp*, the gene encoding the major outer membrane protein of oral *Treponema* spp. J. Bacteriol. 179: 1082-1089.

Fraser, C. M., Norris, S. J., Weinstock, G. M., et al. 1998. Complete genome sequence of *Treponema pallidum*, the syphilis spirochete. Science 281: 375-388.

Godovikova, V., Wang, H. T., Goetting-Minesky, M. P., et al. 2010. *Treponema denticola PrcB* is required for expression and activity of the *PrcA-PrtP* (dentilisin) complex. J. Bacteriol. 192: 3337-3344. doi: 10.1128/JB.00274-10

Holt, S. C. 1978. Anatomy and chemistry of spirochetes. Microbiol. Rev. 42: 114-160.

Ishihara, K. 2010. Virulence factors of *Treponema denticola*. Periodontol. 54: 117-135. doi: 10.1111/j.1600-0757.2009.00345.x

Paster, B. J., Dewhirst, F. E., Coleman, B. C., et al. 1991. Phylogenetic analysis of the spirochetes. J. Bacteriol. 173: 6101-6109.

Seshadri, R., Myers, G. S., Tettelin, H., et al. 2004. Comparison of the genome of the oral pathogen *Treponema denticola* with other spirochete genomes. Proc. Natl. Acad. Sci. U.S.A. 101: 5646-5651.

Skerman, V. B. D., McGowan, V., and Sneath, P. H. A. 1980. Approved lists of bacterial names. Int. J. Syst. Bacteriol. 30: 225-420.

Smibert, R. M. 1984. Genus III. *Treponema Schaudinn* 1905, 1728[AL], p. 49-57. *In* Krieg, N. R., and Holt, J. G. (eds.), Bergey's manual of systematic bacteriology, vol. 1, Williams & Wilkins, Baltimore.

【石原和幸，奥田克爾】

レプトスピラ科
Family ***Leptospiraceae***

レプトスピラ属
Genus ***Leptospira***

【分類・歴史】

レプトスピラ属(*Leptospira*：ラテン語で細いらせん体)は，グラム陰性好気性スピロヘータで，人獣共通感染症(Zoonosis)病原体のひとつである。特に高温多雨な地域に地球規模で蔓延している。本症の病態は，1886年ハイデルベルグの医師Adolf Weilにより，脾臓肥大と出血黄疸をともなう急性熱性疾患(ワイル病Weil's disease)として初めて記載された(Kobayashi, 2001a)。1914年秋，九州大学の稲田龍吉，井戸泰らは黄疸出血性レプトスピラ症を発病した炭坑夫の血液中から世界で初めて病原体分離に成功し，*Spirocheta icterohaemorrhagiae*(*japonica*)と命名した(Inada and Ido, 1915)。同時に感染源はネズミであることを明らかにした。一方，第一次世界大戦中の北フランス戦線ではワイル病が大流行し，1915年ドイツのHübenerら，Uhlenhuthらはそれぞれ独自に病原体を発見し，*S. nodosa*，*S. icterogenes*と命名した(Hübener and Reiter, 1915; Uhlenhuth and Fromme, 1915)。当時の最前線では塹壕内に野ネズミが生息し，それが感染源となった(Faine et al., 1999; Levett, 2001)。野口英世は南米の黄熱病患者よりレプトスピラを分離し，病原体を確定したとして，属名*Leptospira*の提案を行った(Noguchi, 1918)。しかし，このとき黄熱病病原体をレプトスピラと誤ったことが，後にアフリカで黄熱病により自らの命を落とす原因となった。それ以前の1907年Stimsonは死亡した患者腎臓切片にスピロヘータを見出して，その形態がインテロゲーション(？)マークに似ていたことから*Spirocheta interrogans*と記載していた。これらにもとづき1966年*L. interrogans*が種名として採用された。また，1990年に稲田らが分離したIctero No. I株がレプトスピラの参考株，標準株に採用された(Marshall, 1992)。

レプトスピラ科はレプトスピラ属(*Leptospira*)の他に，細胞の微細構造や遺伝学的性状が異なるレプトネーマ属(*Leptonema*)とターネリア属(*Turneria*)の3属から構成される。レプトスピラ属は遺伝学的分類が導入される以前は，病原性の*L. interrogans*と非病原性の*L. biflexa*に2分類され，さらに病原レプトスピラは血清学的分類により200あまりの血清型(serovar)に分類されていた(Faine et al., 1999; Levett, 2001)。しかし1990年以降DNA相同性にもとづく遺伝学的分類や16S rRNA遺伝子配列にもとづく系統分類が導入されると，病原，非病原性を含むレプトスピラ属は*L. interrogans*，*L. borgpetersenii*，*L. santarosai*など22種に分類されるに至った(表1)(Brenner et al., 1999; Yasuda et al., 1987; Saito et al., 2013; Smythe et al., 2013; Bourhy et al., 2014)。ただ問題点は，この遺伝種分類と血清型分類はまったく別の分類であり，同じ血清型に属する株でも，異なる遺伝種に属するケースが多々見られ，それが現在の分類の混乱のもとになっている。遺伝子分類が主流となったが，血清型分類は後述の血清診断や予防ワクチンを考える上で，今日でも重要である。

【形態・構造】

レプトスピラは細長いらせん状(直径0.1 μm，長さ6～20 μm)の細菌で，“？”のごとくに両端はフック状に湾曲している(写真1)。細胞体(Protoplasmic cylin-

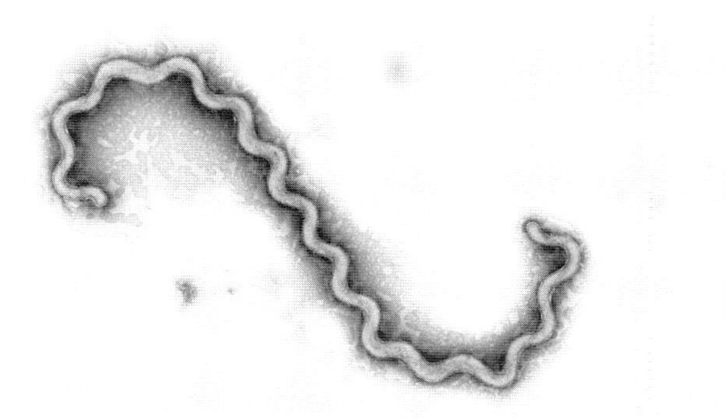

写真1　レプトスピラの暗視野顕微鏡像。レプトスピラは染色されにくいので，観察には生の標本観察が可能な暗視野顕微鏡法が用いられる。生標本なので，スピロヘータに独特ならせん状菌体の回転運動を観察することもできる。

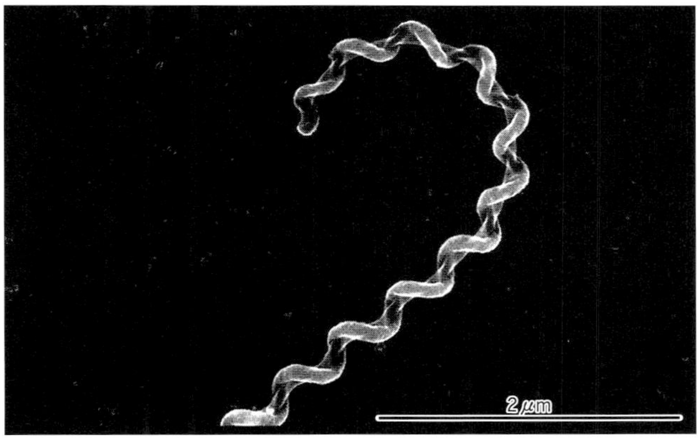

写真2　レプトスピラの顕微鏡下での凝集像。レプトスピラLPSに対する抗体を作用させると菌体の凝集が観察される(MAT)。これを利用して患者の血清診断が実施可能である。

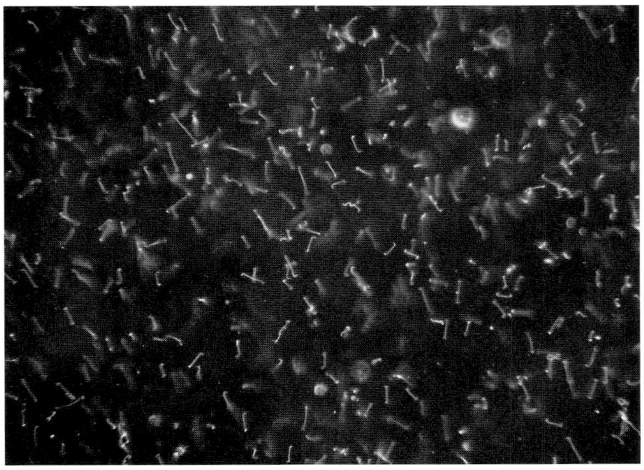

写真3　レプトスピラの透過型電子顕微鏡像。両端がインテロゲーションマーク(？)のように曲がった微細ならせん状の細胞構造が観察できる。

表1　レプトスピラ属の遺伝種分類と血清型(Bharti et al., 2003 を改変)。この他に，*L. licerasiae*，*L. wolffii*，*L. kmetyi*，*L. idonii*，*L. mayottensis* がある。

遺伝種	血清型	参考株	血清群
Pathogenic			
L. interrogans	Australis	Ballico	Australis
	Bratislava	Jez Bratislava	Australis
	Bataviae	Van Tienen	Bataviae
	Canicola	Hond Utrecht IV	Canicola
	Hebdomadis	Hebdomadis	Hebdomadis
	Icterohaemorrhagiae	RGA	Icterohaemorrhagiae
	Copenhageni	M 20	Icterohaemorrhagiae
	Lai	Lai	Icterohaemorrhagiae
	Pomona	Pomona	Pomona
	Pyrogenes	Salinem	Pyrogenes
	Hardjo	Hardjoprajitno	Sejroe
L. alexanderi	Manhao3	L 60	Manhao
L. fainei	Hurstbridge	BUT 6	Hurstbridge
L. inadai *	Lyme	10	Lyme
L. kirschneri	Bim	1051	Autumnalis
	Cynopteri	3522 C	Cynopteri
	Grippotyphosa	Moskva V	Grippotyphosa
	Mozdok	5621	Pomona
	Panama	CZ 214K	Panama
L. meyeri	Semaranga	Veldrat Semaranga 173	Semaranga
L. borgpetersenii	Ballum	Mus 127	Ballum
	Castellonis	Castellon 3	Ballum
	Javanica	Veldrat Bataviae 46	Javanica
	Sejroe	M 84	Sejroe
	Tarassovi	Perepilitsin	Tarassovi
L. weillii *2	Celledoni	Celledoni	Celledoni
L. noguchii *3	Fortbragg	Fort Bragg	Autumnalis
L. santarosai	Brasiliensis	An 776	Bataviae
	Georgia	LT 117	Mini
L. broomii	?	5399	?
L. alstonii	Pingchang	80-412	Ranarum
L. terpstrae	Hualin	LT 11-33	Icterohaemorrhagiae
L. yanagawae	Saopaulo	Sao Paulo	Semaranga
Saprophytic			
L. vanthielii	Holland	Waz Holland	Holland
L. biflexa	Patoc	Patoc I	Semaranga
L. wolbachii	Codice	CDC	

* 稲田龍吉にちなんで命名，*2 Adolf Weil にちなんで命名，*3 野口英世にちなんで命名

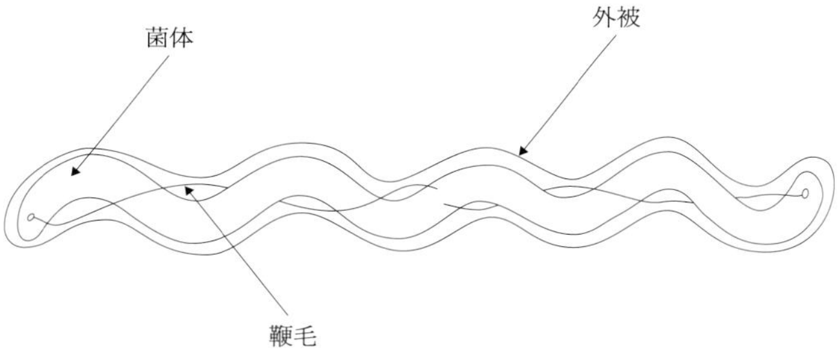

図1　スピロヘータの構造

der)の両端から派生する各1本の鞭毛は，外被(Outer envelope)に包まれ菌体外に露出することがない(図1，写真2)。形態から病原性，非病原性のレプトスピラを区別することはできない。通常の染色法では染まりにくく，暗視野顕微鏡による観察が最適である(写真3)。暗視野顕微鏡を用いると独特なレプトスピラの運動性を観察することも可能である。

【増殖】

レプトスピラは高級脂肪酸を唯一の炭素源として β 酸化して利用する。至適 pH は 7.2～7.4，至適温度 28～30°C，世代時間は 6～8 時間である。病原性レプトスピラと非病原レプトスピラの鑑別点としては，病原株は 8-アザグアニン(225 mg/L)存在下では増殖できず，1 M NaCl 存在下菌体が球状化すること，13°Cで増殖できないなどがある(Faine, 1987; Faine et al., 1999; Terpstra, 2003)。

【生態】

レプトスピラは齧歯類をはじめトリ，ヘビ，ダニ，カエル，サカナなど120種を超える多種，多様な動物から分離され，そのなかでヒトは終末宿主である(梁川, 1992)。レプトスピラは表皮の小さな傷口だけでなく，健康な皮膚からも侵入感染するといわれている。病原性レプトスピラは保有動物に感染共生し，腎臓内に定着し尿中に排泄される。レプトスピラは保有動物に対してはほとんど無害と考えられ，長期にわたり断続的に尿中に排出される。排出されたレプトスピラは高湿な環境中では長期間にわたり水，泥などのなかで生存し感染力を維持している。ヒトや動物は，感染動物尿に経皮的，経口的に触れることでレプトスピラに直接感染する他に，レプトスピラを含む汚染水や土壌を介した間接感染経路もある。したがってレプトスピラ症は，まさに至るところに感染源が存在するUbiquitous infectious diseaseである。

【遺伝子情報】

これまでに病原性レプトスピラの*L. interrogans* serovar (sv) Lai 56601株(Ren et al., 2003)，*L. interrogans* sv Copenhageni Fiocuz L1-139株(Nascimento et al., 2004)，*L. borgpetersenii* sv Hardjo 1550株，*L. borgpetersenii* sv Hardjo JB 197株(Bulach et al., 2006)，非病原レプトスピラ *L. biflexa* sv Semarang Patoc I株(Picardeau et al., 2008)の全ゲノムの解読が完了している。病原株では，3.6〜4.2 Mbの環状染色体I(C I)と0.31〜0.35 Mbの環状染色体II(C II)のふたつが，非病原株Patoc Iではこれに加え74 kbpのプラスミド(p74)の3つを保有していた(表2)。p74およびC IIの一部は，レプトスピラのファージ(LE-1)由来であることが明らかになった。病原株と非病原株の比較ゲノム解析から，その遺伝子の2/3は保存されていることが明らかになった。また，LPS合成遺伝子(血清型を規定する遺伝子)は，全遺伝子の2%程度を占めていた。CopenhageniやLaiは多くの動物に感染するが，一方Hardjoはウシに特異的に感染することが知られる。比較ゲノム解析から，HardjoではCopenhageni，Laiに比べて遺伝子の大幅な欠落(約700 kb)が見られることから，極めて限られた感染宿主に適合した結果，自然環境中で生存するに必要な遺伝子の欠落(遺伝子の縮小)が起こったと推察されている(Bulach et al., 2006)。非病原株ではリボソーム遺伝子は各2コピー存在するが，一方病原株では23Sと16Sは2コピーだが，5Sは1コピーのみである。また大腸菌などでは，16S-23S-5Sがシストロンを形成しているが，レプトスピラではこれらがゲノム上に散らばって存在するユニークな構成をとる。

【培養】

レプトスピラは，ビタミンB_1とB_{12}，長鎖脂肪酸を必須栄養素とする。レプトスピラは自身で脂肪酸を合成できないので，炭素数15個以上の長鎖脂肪酸はエネルギー源かつ炭素源であり，さらに細胞の脂質源として必須である。脂肪酸自体の毒性のために，遊離脂肪酸はアルブミンとの複合体としてレプトスピラに与えなければならない。炭水化物(糖)は，エネルギーや炭素源として不適当である。必須栄養素ではないが，ピルビン酸は培養の難しいレプトスピラの増殖開始を促進する。多くの他の細菌と異なり，レプトスピラはDNAやRNA合成に外部から供給されるピリミジン塩基を利用できないので，ピリミジン構造類縁体である5-フルオロウラシル(5FU)には非感受性である。それゆえ，5FUは雑菌の混在したなかから，レプトスピラを分離するための選択培地に添加される。

培養には，増殖に不可欠な複合体型ビタミンB_{12}を高濃度に含むウサギ血清(8〜10%)を添加したKorthof培地，Stuart培地，Fletcher培地などが用いられる。ウシ血清アルブミンをベースとしたEllinghausenとMcCulloughのツィーン80/ウシ血清アルブミン培地やJohnsonとHarrisによるその変法培地(EMJH培地)，さらには低蛋白質，あるいは無蛋白質培地はワクチンの製造に用いられる。

通常レプトスピラは液体培地を用いて，好気的条件下で静置培養するが，大量培養には通気培養を行うとよい。レプトスピラの分離培養には，前述の培地に0.8〜1.3% (w/v)の寒天で固形した培地を用いることができる。レプトスピラは好気性なので，寒天表面で増殖し，高い運動性を示すことから次第に拡散し，7〜14日以内に肉眼で見えるコロニーを形成する。平板培地は乾燥を防ぐために密封し，湿潤な状態を保たなければならない。0.1〜0.5% (w/v)の寒天を含む半流動培地は，さまざまな

表2　病原，非病原レプトスピラのゲノムの比較(Picardeau et al., 2008を改変)

性　状	*L. borgpetersenii**		*L. interrogans**2		*L. biflexa**3			Phage
	C I	C II	C I	C II	C I	C II	P74	LE-1
Size(bp)	3,614,456	317,335	4,277,185	350,181	3,603,977	277,995	74,116	73,623
G+C(%)	41.0	41.2	35.1	35.0	38.9	39.3	37.5	38.5
Protein-coding(%)	80	80	74.9	75.5	92.3	93.3	90.9	93.4
CDS*4	2,607	237	3,105	274	3,268	266	56	82
Transposase	215	26	26	0	8	1	1	0
Pseudogene	340	28	38	3	32	1	0	0
Transfer RNA gene	37	0	37	0	35	0	0	0
23S rRNA gene	2	0	2	0	2	0	0	0
16S rRNA gene	2	0	2	0	2	0	0	0
5S rRNA gene	1	0	1	0	2	0	0	0

* *L. borgpetersenii* serovar Hardjo strain L550, *2 *L. interrogans* serovar Copenhageni strain Fiocruz, *3 *L. biflexa* serovar Patoc strain Patoc I (Ames strain), *4 Exluding transposes and pseudgenes.

レプトスピラ株の分離や中期的な維持(数年間)に適している(Faine, 1987; Faine et al., 1999; Terpstra, 2003)。培地の種類によっては，培養不能となる株もある。使用する培地によって，レプトスピラの選択が起こっていることを常に考慮する必要がある。

【抗原構造】

レプトスピラは菌体外膜のリポ多糖体(LPS)の抗原性により200以上の血清型に分類されている。また，血清型はそれぞれ血清学的性状が類似する血清型のグループ(血清群)に便宜的に分属する。この血清型の鑑別同定には，それぞれの血清型を代表する参考菌株のパネルとそれに対する免疫ウサギ抗血清のパネルの準備が必要である。抗血清をレプトスピラに反応させ，抗原抗体反応の有無を暗視野顕微鏡下での凝集試験(microscopic agglutination test：MAT)により調べる(写真4)。

【物理化学的安定性・抵抗性】

レプトスピラは湿潤した環境水中でないと生存できない。乾燥に極めて弱く，56℃，30分の加温でも死滅する。各種消毒液にも感受性で，アルコール，逆性石鹸などでも容易に消毒可能である。レプトスピラは表皮の微細な傷口から侵入感染する。レプトスピラ症患者の尿中や発熱期の血液中にはレプトスピラ生菌が含まれるので，取り扱いには細心の注意が必要である。

【病原性】

レプトスピラ症の3主徴は蛋白尿，黄疸，出血であるが，黄疸，出血は重症例でないと見られない。発熱，全身倦怠，筋痛，結膜充血などを特徴とする。この他に起因菌の血清型によっては，呼吸の炎症所見が高頻度に見られる(写真5)。病原因子としては，溶血毒素としてスフィンゴミエリナーゼC，スフィンゴミエリナーゼH (pore-forming protein)，ヘモリジン関連蛋白質(Hap1＝レプトスピラ外膜リポ蛋白質LipL32)などが知られる(写真6)。

(1)黄疸出血性レプトスピラ症(ワイル病)

日本では血清型Icterohaemorrhagiaeと Copenhageniに起因し，感染源との接触から3〜14日の潜伏期の後に発症する。

①第1期(発熱期)

突然の悪寒をともなう39〜40℃に及ぶ発熱と頭痛，腰痛，全身倦怠感，結膜の充血，腓腹筋痛が起こる。結膜の充血(写真7)は最も特徴的であり，第2〜3病日には顕著となる。

②第2期(発黄期，黄疸期)

解熱傾向を示すが，黄疸は最高潮に達し，出血傾向が現れる。皮膚の点状出血，歯茎や口蓋の口腔内出血，鼻血，吐血，血便，眼球結膜の出血，喀血，血尿(写真8)などを呈する。また，心筋，血管壁および血管運動神経の障害による循環器不全が見られる。頭痛，不眠，重症例では意識障害が見られる。

③第3期(回復期)

衰弱と激しい貧血が見られるようになる。このため皮膚は灰緑黄色となる。

(2)秋季レプトスピラ症

日本では古くより秋疫，用水病，七日熱などの風土病としての秋季レプトスピラ症が知られていた。秋の収穫

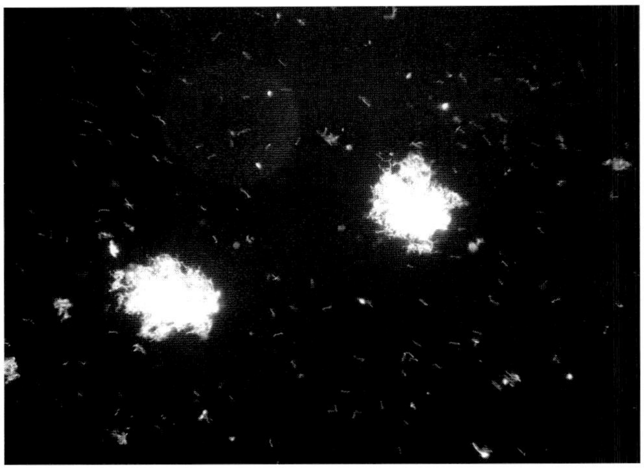

写真4　レプトスピラの菌体末端の走査型電子顕微鏡像(愛知医科大学・角坂照貴講師より供与)。末端が？マーク状に曲がり，菌体の中心を貫くようなエンドフラジェラ(菌体内鞭毛)の存在がわかる。

5

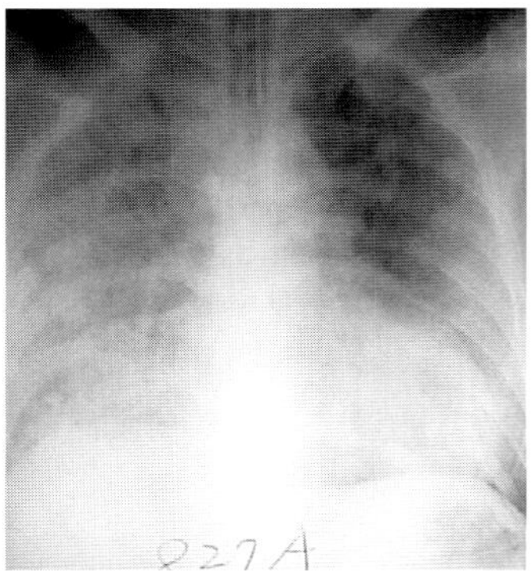

6

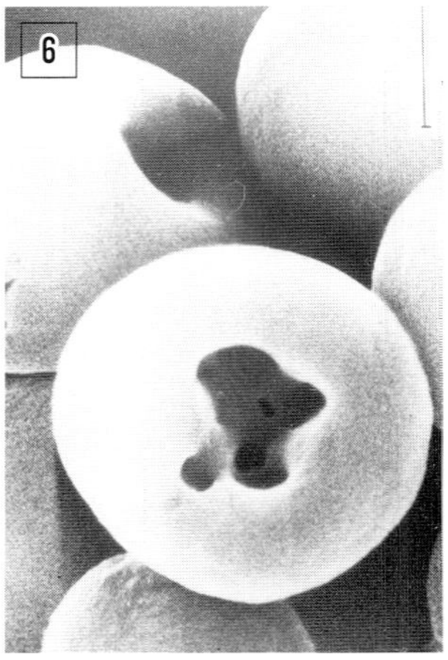

写真5　レプトスピラ症患者の胸部X線写真(Chang Gung Memorial Hospital・Chih-Wei Yang博士より供与)。一部の患者では，呼吸器の炎症を呈する。

写真6　レプトスピラの溶血因子を作用させたヒツジ赤血球の走査電子顕微鏡像(静岡県立大学・柳原保武名誉教授より供与)。ヒツジ赤血球に穴があき，溶血している様子が観察できる。

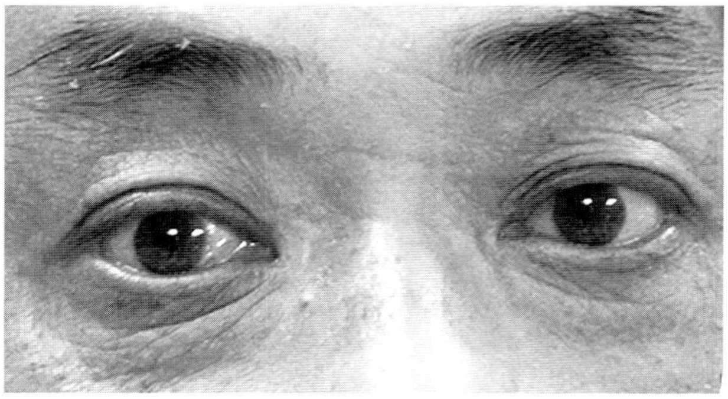

写真7　レプトスピラ症患者に見られる結膜の充血と黄疸(Chang Gung Memorial Hospital・Chih-Wei Yang博士より供与)。感染初期にレプトスピラ症患者に見られる特異的症状で，診断の決め手となる。(口絵138参照)

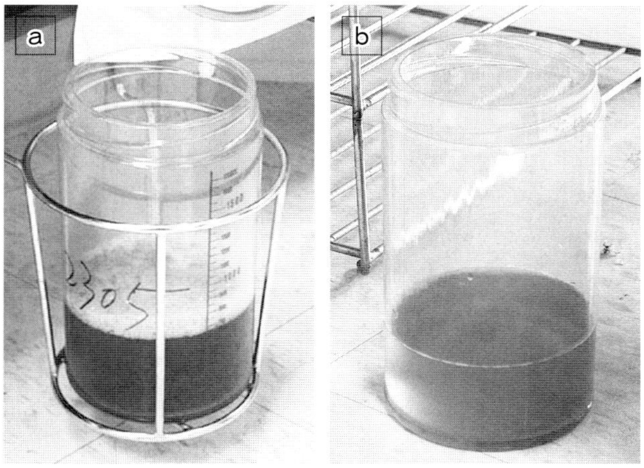

写真 8　レプトスピラ症患者の血尿（Chang Gung Memorial Hospital・Chih-Wei Yang 博士より供与）。a）治療前，b）治療後。感染期には著しい血尿が見られるが，ペニシリンによる治療で著しく改善した。（口絵 139 参照）

時期に野ネズミが田畑に出現し，その結果農民がレプトスピラ症に感染したためである。日本では血清型 Autumnalis（秋疫 A），Hebdomadis（秋疫 B），Australis（秋疫 C）感染に起因する。重症の秋季レプトスピラ症はワイル病と区別できない。最も注意すべき後発症は水晶体混濁で，通常は 1〜6 か月の間に 30〜40％の頻度で起こる。ヒトでは発病期から蛋白尿，白血球増加，血沈の促進，CRP 陽性などの臨床検査所見が見られる。重症例では貧血，血小板減少が見られる。黄疸を呈した重症例でも血清中の AST（GOT），ALT（GPT），LDH は正常ないし，一過性の上昇に留まる。

（3）動物のレプトスピラ症

自然界ではレプトスピラは動物の間で循環伝染している。急性感染から回復した保菌動物の尿中には長期間にわたりレプトスピラが排出され，幼弱動物の感染源となる。また，各種野生動物から家畜やヒトへ，あるいは家畜からヒトへのルートで感染が広がる（Bharti et al., 2003；梁川，1992）。日本の家ネズミのレプトスピラ保有率は 11〜80％（1960〜1982 年），米国のスカンクは 50％以上に達する。一般動物では不顕性感染が圧倒的に多いが，一部の家畜，ペット，実験動物のゴールデンハムスターでは致死的となる（写真 9）。血清型と宿主との

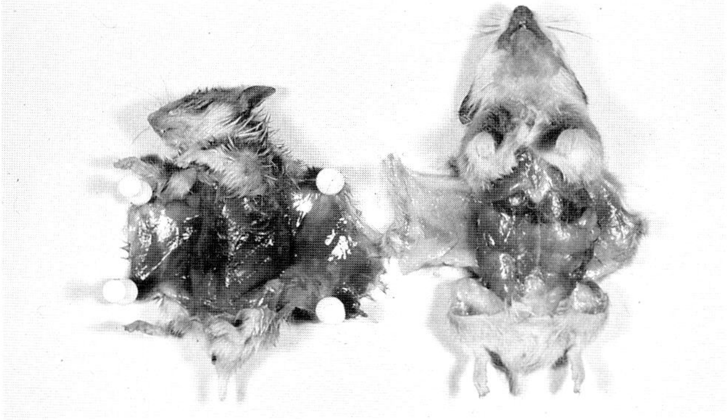

写真 9　レプトスピラ感染ハムスター（静岡県立大学・柳原保武名誉教授より供与）。（左）感染，（右）正常。感染ハムスターでは皮下に著しい出血が認められる。（口絵 137 参照）

間には家ネズミと血清型 Icterohaemorrhagiae と Copenhageni，野ネズミと血清型 Grippotyphosa，イヌと血清型 Canicola，ブタと血清型 Pomona のように宿主向性が認められる。

イヌは Canicola による顕性，不顕性感染が多く，保有体となって数年から生涯にわたりレプトスピラ尿症を呈し，イヌからヒトへの感染が起こる。潜伏期はワイル病と同じく 4〜9 日が多い。

家畜は種により保菌期間が異なり，ウシでは一般に数週間以下で，保菌率も低い。日本では Hebdomadis, Autumnalis，欧州では Grippotyphosa による血色素尿，米国では Pomona による流産が多い。オーストラリアでは Hardjo による感染が多い。ブタでは米国では Pomona による流産が多く，数か月から 1 年以上保菌状態となる。

【疫学】

熱帯の高温多湿な環境下ではレプトスピラは長期にわたり生存可能なため，しばしば流行が見られる。ブラジル，ニカラグア，コスタリカなどの中南米，フィリピン，タイ，インド，中国などの東南アジア諸国で大規模な発生が見られている（Bharti et al., 2003；柳原，2001；Yanagihara et al., 2007）。全世界における発生状況は正確にはわかっていないが，年間 50 万人以上が感染し，致死率は 5〜30％程度と推定される（WHO, 1999）。熱帯での罹患率は 10〜100％と推定される。また，デング出血熱をはじめとする他の熱帯病と誤診されているケースも多い。一方，わが国ではレプトスピラ症は旧伝染病予防法，さらには 1999 年より施行された感染症法でも届け出対象疾病として含まれていなかったため（現在は 4 類感染症），長らくその実態は不明であった。宮城県における統計では 1959 年から 1988 年の 30 年間に 2,346 名の患者発生が見られ，うち 163 名が亡くなっている。しかし，機械化農業が進んだ今日では農民の患者は激減し，今日では水泳，カヌーなどの水遊び，あるいは海外旅行での散発感染事例，輸入動物を介した感染事例がめだってきている。特に沖縄県では 1988 年から 2000 年までの 13 年間で 67 例のレプトスピラ症の発生を確認している（中村，2001）。輸入動物を介した感染事例としては，米国より輸入されたアメリカモモンガ（southern fling squirrel）を介した血清型 Grippotyphosa によるヒト感染事例が知られる（Masuzawa et al., 2006）。

【治療】

症状は急性的に進行するので，治療の遅れは致命的となる場合がある。日本ではストレプトマイシン 1 日 1〜2 g ずつ，2〜4 日間筋注が推奨されている（Kobayashi, 2001b）。第 5 病日までに治療を開始しないと，十分な効果は期待できない。一方，欧米ではアミノグリコシド系薬剤の重篤な副作用（腎障害や第 8 脳神経障害など）を嫌うためか，ペニシリン，オキシテトラサイクリンなどが使用されるが，長期間大量投与する必要がある。また，治療開始後 2〜24 時間に Jarisch-Herxheimer 反応が見られる場合があるので注意が必要である。腎不全患者の救命には，腎臓透析が有効である。

【予防】

最も根本的制御法は感染源となる野ネズミの駆除であ

る。レプトスピラの予防接種には不活化全菌体ワクチンが，中国，韓国，キューバなどで使用され成果を収めている。日本ではCopenhageni（Icterohaemorrhagiaeに対しても交差防御），Autumnalis，Hebdomadis，Australisの4価不活化全菌体よりなるヒト用ワイル病秋疫混合ワクチンがあったが，現在は製造が中止されている。感染防御抗原の本体は血清型を規定するLPSであるため，血清型を超えた交差感染防御は期待できない。そのため流行する血清型とワクチン株の血清型を一致させる必要がある。また，不活化ワクチンであるため感染防御効果が持続しない点も問題である。現在，蛋白質抗原を用いた血清型にかかわらず広く有効なワクチンの研究に期待が寄せられている。

【その他】

開発途上国ではレプトスピラ症は極めて重要な制御すべき感染症である。日本においては国内のレプトスピラ症は制御されたように見えるが，世界的交通網の発達，世界規模での物流のなかで，海外からの病原体の侵入はもはや看過できない状況となりつつある。特に最近のペットブームで輸入齧歯類を通じて，これまで日本に存在しない血清型の侵入が現実に起こっている（Masuzawa et al., 2006）。レプトスピラ症ではまず迅速な診断と治療の開始が肝要で，さらにそれに続くのは起因菌の血清型の解明である。そのためには日本に存在しない血清型に対しても，迅速な遺伝子診断と簡便な血清型同定が実施できるよう準備する必要がある。

【引用・参考文献】

Bharti, A. R., Nally, J. E., Ricaldi, J. N., et al. 2003. Leptospirosis: a zoonotic disease of global importance. Lancet Infect. Dis. 3: 757–771.

Bourhy, P., Collet, L., Brisse, S., et al. 2014. *Leptospira mayottensis* sp. nov., a pathogenic *Leptospira* species isolated from humans. Int. J. Syst. Evol. Microbiol. 64: 4061–4067.

Brenner, D. J., Kaufmann, A. F., Sulzer, K. R., et al. 1999. Further determination of DNA relatedness between serogroups and serovars in the family *Leptospiraceae* with a proposal for *Leptospira alexanderi* sp. nov. and four new *Leptospira* genomospecies. Int. J. Syst. Bacteriol. 49: 839–858.

Bulach, D. M., Zuerner, R. L., Wilson, P., et al. 2006. Genome reduction in *Leptospira borgpetersenii* reflects limited transmission potential. Proc. Natl. Acad. Sci. U.S.A. 103: 14560–14565.

Faine, S.〔吉井善作（訳）〕 1987. レプトスピラ症防疫指針，内田老鶴圃，東京.

Faine, S., Adler, B., Bolin, C., et al. 1999. *Leptospira* and Leptospirosis, MediSci, Melbourne.

Hübener, E. A., and Reiter, H. 1915. Beiträge zur Aetiologie der Weilschen Krankheit. Mitteilung I. Dtsch Med. Wochenschr. 41: 1275–1277.

Inada, R., and Ido, Y. 1915. A report on the discovery of the causative organism (a new species of *Spirochaeta*) of Weil's disease (in Japanese). Tokyo Ijishinshi (Tokyo Med. J.) 1908: 351–360.

Kobayashi, Y. 2001a. Discovery of the causative organism of Weil's disease: historical view. J. Infect. Chemother. 7: 10–15.

Kobayashi, Y. 2001b. Clinical observation and treatment of leptospirosis. J. Infect. Chemother. 7: 59–68.

Levett, P. N. 2001. Leptospirosis. Clin. Microbiol. Rev. 14: 296–326.

Marshall, R. B. 1992. International Subcommittee on Systematic Bacteriology. Subcommittee on the Taxonomy of *Leptospira* Minutes of the meetings, 13 and 15 September 1990, Osaka, Japan. Int. J. Syst. Bacteriol. 42: 330–334.

Masuzawa, T., Okamoto, Y., Une, Y., et al. 2006. Leptospirosis in squirrels imported from United States to Japan. Emerg. Infect. Dis. 12: 1153–1155.

中村正治．2001．我が国におけるレプトスピラ症の現状．化学療法の領域 17：2154–2159.

Nascimento, A. L. T. O., Ko A. I., Martins, E. A. L., et al. 2004. Comparative genomics of two *Leptospira interrogans* serovars reveals novel insights into Physiology and Pathogenesis. J. Bacteriol. 186: 2164–2172.

Noguchi, H. 1918. Morphological characteristics and nomenclature of *Leptospira* (*Spirochaeta*) *icterohaemorrhagiae* (Inada and Ido). J. Exp. Med. 27: 575–592.

Picardeau, M., Bulach, D. M., Bouchier, C., et al. 2008. Genome sequence of the saprophyte *Leptospira biflexa* provides insights into the evolution of *Leptospira* and the pathogenesis of Leptospirosis. PLoS ONE. 3: 1–9.

Ren, S. X., Fu, G., Jiang, X. G., et al. 2003. Unique physiological and pathogenic features of *Leptospira interrogans* revealed by whole-genome sequencing. Nature 422: 888–893.

Saito, M., Villanueva, S. Y., Kawamura, Y., et al. 2013. *Leptospira idonii* sp. nov., isolated from environmental water. Int. J. Syst. Evol. Microbiol. 63: 2457–2462.

Smythe, L., Adler, B., Hartskeerl, R. A., et al. 2013. International Committee on Systematics of *Prokaryotes* Subcommittee on the Taxonomy of *Leptospiraceae*. Classification of *Leptospira genomospecies* 1, 3, 4 and 5 as *Leptospira alstonii* sp. nov., *Leptospira vanthielii* sp. nov., *Leptospira terpstrae* sp. nov. and *Leptospira yanagawae* sp. nov., respectively. Int. J. Syst. Evol. Microbiol. 63: 1859–1862.

Terpstra, W. J. 2003. Human Leptospirosis: Guideline for diagnosis, surveillance and control, World Health Organization, Geneva.〔レプトスピラ研究班WHOガイダンス翻訳チーム（訳）．2005．ヒトのレプトスピラ症の診断，サーベイランスとその制御に関する手引き〕

Uhlenhuth, P., and Fromme, W. 1915. Experimentelle Untersuchungen über die sogenannte Weilsche Krankheit (ansteckende Gelbsucht). Med. Klin. 44: 1202–1203.

World Health Organization. 1999. Leptospirosis world wide 1999. Wkly. Epidemiol. Rec. 74: 237–242.

梁川良．1992．動物のレプトスピラ症．化学療法の領域 8：673–678.

柳原保武．2001．世界におけるレプトスピラ症．化学療法の領域 17：2146–2153.

Yanagihara, Y., Villanueva, S. Y., Yoshida, S., et al. 2007. Current status of Leptospirosis in Japan and Philippines. Comp. Immunol. Microbiol. Infect. Dis. 30: 399–413.

Yasuda, B. H., Steingerwalt, A. G., Sulzer, L. R., et al. 1987. Deoxyribonucleic acid relatedness between serogroups and serovars in the family *Leptospiraceae* with proposals for seven new *Leptospira* species. Int. J. Syst. Bacteriol. 37: 407–415.

【増澤俊幸】

バクテロイデス科
Family *Bacteroidaceae*

バクテロイデス属
Genus *Bacteroides*

【分類】

Bacteroides は1898年，Veillon と Zuber により最初に分離された（Veillon and Zuber, 1898）。当初の偏性嫌気性無芽胞グラム陰性桿菌の分類の基準は曖昧であり，菌体の両端が鈍円であれば *Bacteroides*，菌体の両端が点状または紡錘状であれば *Fusobacterium*（以前は Fusiformis と呼ばれた）とされた。また，発酵産物として酪酸を生じれば *Fusobacterium*，産生しなければ *Bacteroides* とされた。このような特異性の低い生物性状での菌属の分類は，バクテロイデス属（*Bacteroides*）の命名をはじめとして多数の菌群の分類学的位置づけに多くの混乱を引き起こした。1989年の承認命名リスト（"Approved Lists of Bacterial Names"）には，バクテロイデス属として50種を超える菌種が記載された。"Bergey's Manual of Systematic Bacteriology"（1984）においても，バクテロイデス属は形態的にも生化学性状においても多様な菌群を含んでいる。これら分類学的な矛盾点を解決すべくバクテロイデス属の分類に，血清型別，ファージ型別，菌体脂質の比較や16S rRNA を標的とした oligonucleotide cataloging など生化学的・分子生化学的手法が導入された。これにより，バクテロイデス属（*Bacteroides*）は *Bacteroides fragilis* を中心とする菌群とそれ以外に区別されることが明らかとなり，Shah and Collins（1988; 1989; 1990）は *Bacteroides* 属を *B. fragilis* group のみに限定し，*B. melaninogencus*-*B. oris* 群を新菌属 *Prevotella* 属に，主として口腔内に常在し，ウサギ血液寒天培地上で黒色色素を産生する *Bacteroides gingivaliis* を *Porphyromonas* 属に移すことを提唱した。これにより狭義のバクテロイデス属（*Bacteroides*）として10菌種（*B. fragilis*，*B. caccae*，*B. distasonis*，*B. eggerthii*，*B. merdae*，*B. ovatus*，*B. thetaiotaomicron*，*B. uniformis*，*B. stercoris*，*B. vulgatus*）に整理された。バクテロイデス属（*Bacteroides*）の代表菌種は *B. fragilis* である。*B. fragilis* group に属する菌種の G+C 含量は39～49 mol％であり，生化学性状も類似している。*B. fragilis* group 以外の *Bacteroides* 菌群は，他属へ再分類されている。以前より，*B. distanosnis* と *B. merdae* は遺伝的にも生化学性状においても *Bacteroides* 属よりも *Porphyromonas* 属に近いと考えられていたが，最近，新属である *Parabacteroides* 属の菌種として再分類された。現在，バクテロイデス属の主要菌種として45菌種が記載されている（表1）。

【形態・構造】

菌体の大きさは0.5～2.0×1.6～12 μm で，両端鈍円のグラム陰性桿菌であり多形性を示す。グラム染色において菌体内部の染色性には濃淡が認められる。通常の培養条件下では菌体は単在または対で存在している（写真1，2）。芽胞は形成しない。時に外膜空胞形成が認められる。発酵可能な炭水化物を含む培地での培養菌において外膜空胞が形成されやすいといわれている（写真3，4）。鞭毛はなく，運動性はない。大部分の菌株は線毛を持たないが一部線毛を有する菌株も存在する。多くの菌株は莢膜を産生し，腸管内での定着や病原性に寄与していると考えられている（写真5）。バクテロイデス属の細胞壁リポ多糖はヘプトースや keto-3-deoxyoctonate（KDO）を含有しない。

表1 バクテロイデス属（*Bacteroides*）に含まれる菌種

1. *B. acidifaciens*	24. *B. luti*
2. *B. barnesiae*	25. *B. massiliensis*
3. *B. caccae*	26. *B. nordii*
4. *B. cellulosilyticus*	27. *B. oleiciplenus*
5. *B. chinchillae*	28. *B. ovatus*
6. *B. clarus*	29. *B. paurosaccharolyticus*
7. *B. coprocola*	30. *B. plebeius*
8. *B. coprophilus*	31. *B. propionicifaciens*
9. *B. coprosuis*	32. *B. pyogenes*
10. *B. denticanum*	33. *B. reticulotermitis*
11. *B. dorei*	34. *B. rodentium*
12. *B. eggerthii*	35. *B. salanitronis*
13. *B. faecichinchillae*	36. *B. salyersiae*
14. *B. faecis*	37. *B. sartorii*
15. *B. finegoldii*	38. *B. stercorirosoris*
16. *B. fluxus*	39. *B. stercoris*
17. *B. fragilis*	40. *B. thetaiotaomicron*
18. *B. galacturonicus*	41. *B. uniformis*
19. *B. gallinarum*	42. *B. vulgatus*
20. *B. graminisolvens*	43. *B. xylanisolvens*
21. *B. helcogenes*	44. *B. xylanolyticus*
22. *B. heparinolyticus*	45. *B. zoogleoformans*
23. *B. intestinalis*	

【増殖・分布】

偏性嫌気性である。酸素分圧3％以下でよく発育する。*B. fragilis* は空気中でも6～8時間は生存している。血液寒天培地上で不透明，灰白～白色の隆起したコロニーを形成する（写真6）。ガスパックシステムを利用した簡便な嫌気培養でも，2日培養で直径1 mm 以上の正円コロニーを形成する。わが国でよく使用される GAM 寒天培地では黄金色の鈍い光沢のあるコロニーを形成する。通常溶血性は観察されないが，溶血性を示す菌株も稀に分離される。さまざまな糖を発酵し，グルコースからの最終代謝産物は酢酸とコハク酸である。これらバクテロイデス属が産生する有機酸は大腸環境を弱酸性化して外来の病原細菌の増殖を阻止するとともに，宿主に吸収され重要なエネルギー源として利用されている（540 kcal/日相当）。1％グルコース添加液体培地での最終 pH は5.0～5.5である。至適 pH は7.0であるが，多くの菌株は pH 8.5でも増殖する。至適増殖温度は37°Cであるが，25～45°Cの温度範囲で増殖できる。バクテロイデス属の大部分の菌群はエスクリン分解性である。バクテロイデス属は20％の胆汁添加により増殖が促進される。バクテロイデス属用の選択培地として *Bacteroides* 寒天培地，鑑別培地として *Bacteroides* Bile Escline agar 培地（BBE 寒天培地）があり，後者ではエスクリンを分解して培地を黒変する（写真7）。インドールを産生するもの

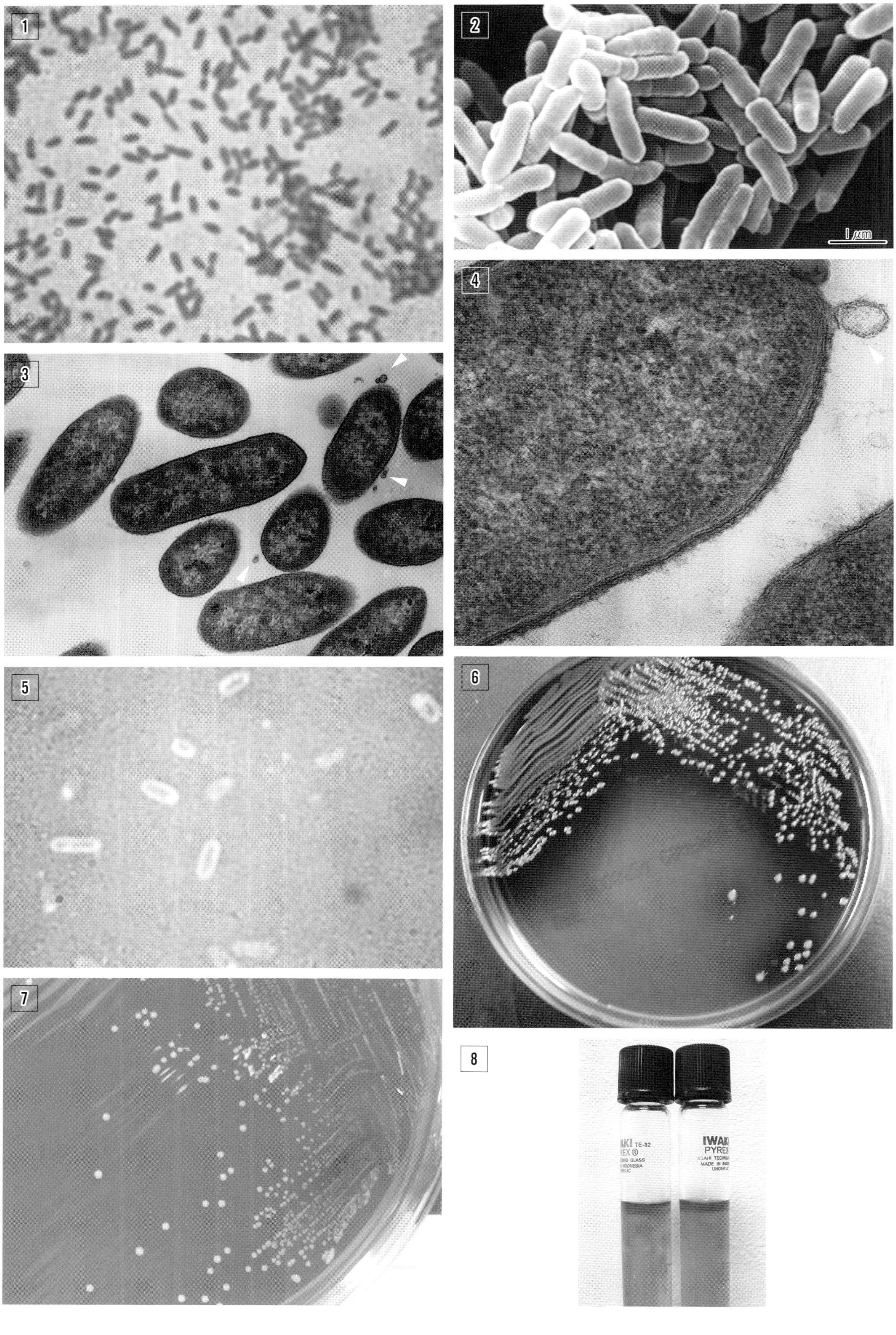
1
2
1 μm
3
4
5
6
7
8

写真1 *B. thetaiotaomicron* のグラム染色像。菌体は単在か対を形成する。(口絵140参照)
写真2 *B. fragilis* の走査電子顕微鏡像
写真3 *B. fragilis* の透過電子顕微鏡像(×20,000)。鞭毛や線毛はない。菌体周囲に外膜空胞が散見される(矢頭)。
写真4 *B. fragilis* の透過電子顕微鏡像(×80,000)。外膜空胞(矢頭)が観察できる。菌体最表層に高電子密度帯が存在する。
写真5 *B. fragilis* の莢膜像。菌体周囲に莢膜の存在を示すハローが観察される。明瞭なハローを有する菌体とハローが不明瞭な菌体が混在する。
写真6 *B. fragilis* のBBE寒天培地上でのコロニーの所見(2日培養)。エスクリンの分解により,コロニー周囲は黒色に変化する。
写真7 *B. fragilis* の5%ヒツジ血液寒天培地上でのコロニーの所見(2日培養)。直径1〜3 mmの白色のコロニーを形成する。大部分の菌株は溶血性を示さない。(口絵141参照)
写真8 GAM半流動培地におけるインドール産生。*B. fragilis*(左)と *B. thetaiotaomicron*(右)をGAM半流動培地で2日間培養後,コバック試薬を滴下した。*B. fragilis* はインドールを産生しないが,*B. thetaiotaomicron* はインドールを産生するためにコバック試薬が反応し,赤変する。(口絵142参照)

としない菌種がある。*B. fragilis*,*B. vulgatus* はインドールを産生せず,*B. thetaiotaomicon* や *B. ovatus* はインドールを産生する(写真8)。

【生態】

バクテロイデス属に含まれる菌種はヒトの大腸に存在しており,腸内細菌叢の主要な構成菌群である。動物や昆虫などの腸管にも存在している。したがって糞便から数多く検出され,菌種として記載されていない未同定の *Bacteroides* に多数遭遇する。常在菌である一方で嫌気性菌感染症からの分離頻度が最も高い菌群であり,医学的に重要である。ペントースリン酸経路を有し,glucose-6-phosohate dehydrogenase(G6PDH)と6-phosphogluconate dehydrogenase(6PGDH)を持つ。主要なメナキノンはMK-10またはMK-11である。*Bacteroides* は菌体構成成分としてスフィンゴ脂質を有する。*Bacteroides* のスフィンゴ脂質としてセラミドフォスフォリルエタノールアミン(CPE),セラミドフォスフォリルグリセロール(CPG)が同定されている。CPEとCPGは *B. fragilis* の他,*B. thetaiotaomicron*,*B. caccae*,*B. eggerthii*,*B. ovatus*,*B. uniformis*,*B. stericoris* の7菌種から見出され,*B. vulgatus* や *Parabacteroides* 属にはない。腸内細菌叢は母子間で伝達されるといわれており,バクテロイデス属も出産時に母親から新生児に伝播すると考えられる。

【遺伝子情報】

現在 *B. fragilis* NCTC9343およびYCH46,*B. thetaiotaomicron* VPI-5482,*B. vulgatus* ATCC8482,*Parabacteroides distasonis* ATCC8503などの全ゲノム配列が決定されている(表2)。染色体の大きさは4.8〜6.2 Mb,約4,000〜4,500個前後のORFが検出されている。G+C含量は42〜45%である。これらの菌種の染色体上には,難分解性多糖を分解する多様な酵素遺伝子が遺伝子重複により多数存在している。これら4菌種のゲノムにおいて,マルトオリゴ糖の外膜受容体蛋白質であるSusCファミリーの構造遺伝子が最大の遺伝子ファミリーを形成している。バクテロイデス属のゲノムの最大の特徴は,多数の莢膜多糖の合成領域が存在することである。*B. fragilis* では約20前後の遺伝子から構成される莢膜多糖生合成遺伝子領域が9か所存在する(Kuwahara et al., 2004)。また,これら細胞表層の抗原性に関与する多数の遺伝子群の発現がDNA逆位というシステムにより制御されている。このような機構により,バクテロイデス属は常に表層分子を変化させて宿主免疫を回避していると考えられる。

【培養】

偏性嫌気性菌であるため,培養には嫌気ジャーや嫌気ボックスが必要になる。バクテロイデス属は比較的酸素耐性のため,厳密な嫌気環境での操作は必ずしも必要ではなく,ガスパックと嫌気ジャーを用いた簡便な嫌気培養システムで十分培養が可能である。嫌気ボックスを使用する場合,一般的なガス組成(窒素80%,水素10%,炭酸ガス10%)のもとで良好に発育する。GAM培地などのグルコース加完全培地での世代時間は約60分である。ヘミンはバクテロイデス属発育に必須か,または発育を促進する。ヘミンの添加により,グルコース加最小栄養培地での世代時間が8時間から2時間に短縮され,最終的な菌の収量も増加する。Peptone yeast glucose(PYG)培地における最終発酵産物はヘミン存在下ではコハク酸と酢酸および少量のプロピオン酸であるが,ヘミンを加えていない場合は最終代謝産物としてフマル酸(またはマロン酸)と乳酸とが生成される。ビタミン B_{12} はコハク酸からプロピオン酸の産生に必要である。糖分解性で,胆汁中でよく増殖する。バクテロイデス属の選

表2 *Bacteroides* および *Parabacteroides* 属のゲノムの特徴(Xu et al., 2007)

項目	菌種			
	BF	BT	BV	PBD
ゲノムサイズ(bp)	5,277,274	6,260,361	5,163,189	4,811,379
G+C含量(%)	43.3	42.8	42.2	45.1
ORF数	4,578	4,788	4,088	3,867
Ribosomal RNAオペロン数	6	5	7	7
接合伝達性トランスポゾン	4	5	9	7
ファージ	3	4	4	1
莢膜多糖生合成領域	9	7	9	13
外膜蛋白質(SusCファミリー)	132	226	159	97
ECFシグマ因子	41	50	41	36
ハイブリッド型二成分制御系	12	32	22	7

BF:*B. fragilis*,BT:*B. thetaiotaomicon*,BV:*B. vulgatus*,PBD:*Parabacteroides distasonis*

択培地としては，チオグリコール酸ナトリウム，コリスチン，ネオマイシンを含んだ寒天培地が用いられている。

【抗原構造】

バクテロイデス属のリポ多糖(LPS)は腸内細菌科のLPSとは異なる脂肪酸により構成されており，エンドトキシン活性は有するものの，腸内細菌科の菌群のエンドトキシン活性より100倍から1,000倍弱い。ゲノム配列決定により，バクテロイデス属は多数の莢膜多糖生合成領域を有することが明らかになり，本菌群は抗原性の異なる複数の莢膜多糖を産生していると考えられる。バクテロイデス属の莢膜多糖の構造については，*B. fragilis* NCTC9343株が産生する2種類の莢膜多糖(PS AおよびPS B)について構造解析がなされている(図1)。これら*B. fragilis*の莢膜多糖は細菌の莢膜多糖としては稀な正と負の双方の電荷を有する両荷電性の多糖であるという特徴を有する。この両荷電性が*B. fragilis*の膿瘍形成に重要な役割を果たしていると考えられている。これらLPSや莢膜多糖の抗原性にもとづく血清型別は確立されていない。莢膜については菌株により莢膜生合成遺伝子領域の遺伝子構成が異なるため，産生する莢膜多糖の構造は菌株間でも大きな違いがあると推測される。*B. fragilis*の莢膜多糖体は，宿主に対して他の莢膜多糖体にはあまり見られないT細胞依存性の免疫反応を起こす。近年，*B. fragilis*の産生するPS Aが無菌マウスにおいてTh1型の免疫反応を惹起し，免疫系のTh1/Th2のアンバランスを是正することが報告されている。

【物理化学的抵抗性】

熱や一般的に医療現場で使用される消毒剤により，速やかに不活化される。偏性嫌気性菌は酸素に暴露すると発育が阻害され，ついには死滅する。バクテロイデス属は偏性嫌気性菌ではあるが，酸素に対する感受性は比較的低い。*B. fragilis*は空気中で6〜8時間放置しても生存し，また，3日間放置した集落中の菌体も大部分生存している。この酸素に対する比較的強い抵抗性が本菌種の病原性と関係している。*B. fragilis*の多くの菌株は活性酸素の除去に働くcatalaseやsuperoxide dismutaseを産生する。バクテロイデス属の多くの菌種が血清に抵抗性を示す。胆汁にも抵抗性であり，培地への20%胆汁の添加はバクテロイデス属の増殖を促進する。

【病原性】

バクテロイデス属はヒト腸管内常在菌であり，粘膜バリアーの破綻や腸管への外科的侵襲があった場合，日和見感染症を起こすことがある。バクテロイデス属は無芽胞嫌気性菌としては臨床検査材料からの分離頻度が最も高く，臨床的に重要な嫌気性菌と認識されている。中でも*B. fragilis*は最も病原性が高いと考えられており，骨盤・腹腔内膿瘍，皮下軟部組織感染症，菌血症の原因となる。事実，本菌種はバクテロイデス属のなかで最も高頻度に検出され，臨床検体から分離されるバクテロイデス属の約7割を占める。*B. thetaiotaomicron*は*B. fragilis*に次いで2番目に高頻度に分離され，*B. ovatus*，*B. uniformis*，*B. vulgatus*も臨床材料からしばしば分離される。*B. fragilis*の病原因子として最も重要なのは莢膜多糖であり，精製した莢膜多糖を腹腔内に接種すると生菌が存在しなくとも膿瘍が形成される。また，catalaseやsuperoxide dismutaseを有し，比較的酸素に耐性であるという点も本菌種の病原性に重要な役割を果たしている。バクテロイデス属は宿主細胞表面の多糖分子を分解するシアリダーゼやフコシダーゼなどの多様な糖分解酵素を有しており，これらも感染病巣における生存に寄与していると考えられる(Wexler, 2007)。バクテロイデス属は大腸菌や腸球菌などの通性嫌気性菌と混合感染を起こす場合が多い。先行する通性嫌気性菌の感染が，感染組織の酸化還元電位を低下させ，偏性嫌気性菌であるバクテロイデス属の増殖に適した環境を形成するという二相性感染モデルが提唱されている。

【疫学】

バクテロイデス属において疫学解析の対象となっているのは，*B. fragilis*のエンテロトキシン産生株である。本菌株のエンテロトキシンの本体は分子量約20,000の亜鉛結合性のメタロプロテアーゼであり，フラジリシン(Fragilysin)と呼ばれる。本毒素を産生する*B. fragilis*はenterotoxigenic *B. fragilis*と呼ばれる。小児および高齢者における下痢症の原因のひとつと考えられている。フラジリシンの構造遺伝子は6 kbの病原遺伝子島(pathogenicity island：PI)に存在し，外来性に獲得し

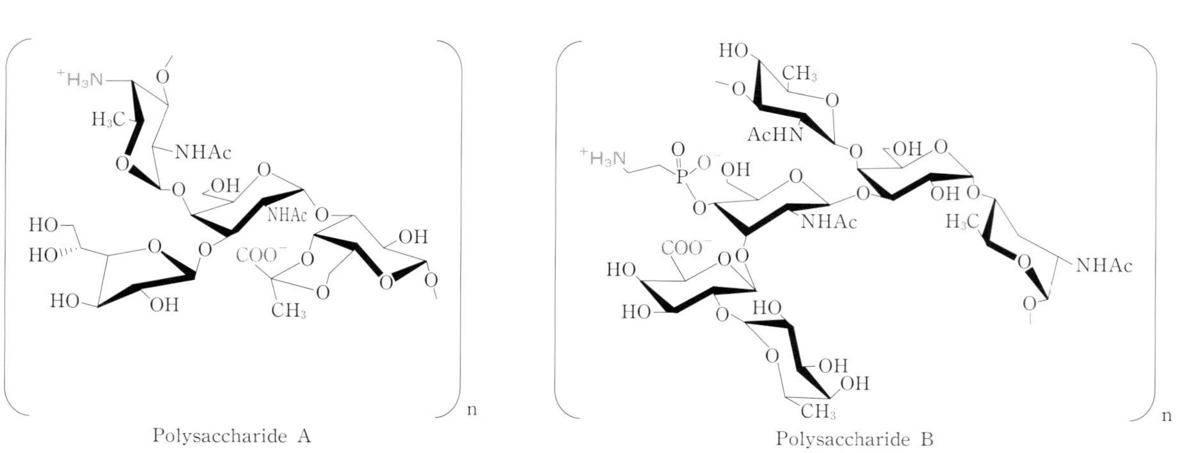

図1　*B. fragilis* NCTC9343株の莢膜多糖の構造。*B. fragilis* NCTC9343株が産生する2種類の莢膜多糖(PS AおよびPS B)の化学構造が決定されている(Tzianabos et al., 1993を参考に作成)。これらの構造中には陽性，陰性双方のチャージが存在する(両荷電性多糖)。一般的に細菌の莢膜多糖は陰性荷電のみか荷電していない場合が多く，この点で*B. fragilis*の莢膜多糖はユニークな構造である。

たものと考えられている。薬剤耐性に関しては，*B. fragilis* の臨床分離株のうち2～3%にメタロ-β-ラクタマーゼ産生株が認められている。

【治療】

バクテロイデス属の多くの菌株がペニシリンとセファロスポリンを分解するβ-ラクタマーゼを産生し，ペニシリンおよび第一世代セファロスポリンに対して高度耐性を示す。第三世代セファロスポリンには軽度から中等度の耐性を示す。バクテロイデス属が産生するβ-ラクタマーゼはスルバクタム，タゾバクタム，クラブラン酸などのβ-ラクタマーゼ阻害薬により不活化されるため，*Bacteroides* 感染症の治療にはアンピシリン/スルバクタム(ABPC/SBT)，セフォペラゾン/スルバクタム(CPZ/SBT)，ピペラシリン/タゾバクタム(PIPC/TAZ)などが使用される。*B. fragilis* の少数の株に，セファマイシンやカルバペネムを同時に分解するメタロ-β-ラクタマーゼ産生株が存在し，本酵素遺伝子の他菌種への拡散が警戒されている。バクテロイデス属の臨床分離株の70～80%がテトラサイクリンに耐性であり，耐性化が進んでいる。しばしばエリスロマイシン耐性，クリンダマイシン耐性がテトラサイクリン耐性とともに接合伝達性トランスポゾンにより伝達される。アミノ配糖体とモノバクタムにバクテロイデス属は自然耐性である。

【予防】

ワクチンの臨床的需要はない。排泄物で汚染されやすい陰部の洗浄や仙骨部褥創の適切な管理が重要である。

【引用・参考文献】

Holdeman, L. V., Kelley, R. W., and Moore, W. E. C. 1984. Genus I. *Bacteroides* Castellani and Chalmers 1919, 959[AL], p. 604–631. *In* Krieg, N. R., and Holt, J. G. (eds.), Bergey's manual of systematic bacteriology, vol. 1, William & Wilkins, Baltimore.

Kuwahara, T, Yamashita, A., and Hirakawa, H. 2004. Genomic analysis of *Bacteroides fragilis* reveals extensive DNA inversions regulating cell surface adaptation. Proc. Natl. Acad. Sci. U.S.A. 101: 14919–14924.

Sakamoto, M., and Benno, Y. 2006. Reclassification of *Bacteroides distasonis*, *Bacteroides goldsteinii* and *Bacteroides merdae* as *Parabacteroides distasonis* gen. nov., comb. Nov., *Parabacteroides goldsteinii* comb. nov. and *Parabacteroides merdae* comb. nov. Int. J. Syst. Evol. Microbiol. 56: 1599–1605.

Shah, H. N., and Collins, M. D. 1988. Proposal for reclassification of *Bacteroides asaccharolyticus*, *Bacteroides gingivalis*, and *Bacteroides endodontalis* in a new genus, *Porphyromonas*. Int. J. Syst. Bacteriol. 38: 128–131.

Shah, H. N., and Collins, M. D. 1989. Proposal to restrict the genus *Bacteroides* (Casrellani and Chalmers) to *Bacteroides fragilis* and closely related species. Int. J. Syst. Bacteriol. 39: 85–87.

Shah, H. N., and Collins, M. D. 1990. *Prevotella*, a new genus to include *Bacteroides melaninogenicus* and related species formerly classified in the genus *Bacteroides*. Int. J. Syst. Bacteriol. 40: 205–208.

Tzianabos, A. O., Onderdonk, A. B., Rosner, B., et al. 1993. Structural features of polysaccharides that induce intra abdominal abscesses. Science 262: 416–419.

Veillon, M. H., and Zuber, H. 1898. Researches sur quelques microbes strictement anaerobes et leur cole en pathologie. Arch. Exp. Med. Path. Anat. 164: 517–545.

Wexler, H. M. 2007. *Bacteroides*: the good, the bad, and the nitty-gritty. Clin. Microbiol. Rev. 20: 593–621.

Xu, J., Mahowald, M. A., and Ley, R. E. 2007. Evolution of symbiotic bacteria in the distal human intestine. PLoS Biol. 5: e156.

【桑原知巳】

ポルフィロモナス科
Family ***Porphyromonadaceae***

ポルフィロモナス属
Genus ***Porphyromonas***

ポルフィロモナス ジンジバリス
Porphyromonas gingivalis

【分類】

血液平板上で黒色集落となる(写真1)菌端がまるい非運動性で偏性嫌気性のグラム陰性桿菌は，1921年OliverとWherryによって最初に発見され*Bacterium melaninogenicum*と命名された(Olsen et al., 1999)。その後，*Bacteroides*属に入れられ*Bacteroides melaninogenicus*となった。1970年HoldemanとMooreは，糖の分解能から3つの亜種に分類されるとして，糖分解能のない*Bacteroides melaninogenicus* subspecies *asaccharolyticus*，ラクトース(lactose)やスクロース(sucrose)などの糖を分解する*B. melaninogenicus* subspecies *intermedius*およびグリコーゲン(glycogen)，マルトース(maltose)，マンノース(mannose)，ラフィノース(raffinose)なども分解する*B. melaninogenicus* subspecies *melaninogenicus*に分類された。次いで，*B. melaninogenicus* subspecies *asaccharolyticus*は亜種でなく*B. asaccharolyticus*菌種となった。その後ヒトの口腔由来の*B. asaccharolyticus*は，赤血球凝集能があり，trypsin様酵素活性があり，非口腔由来株とそれらの性状が異なることから*B. gingivalis*として独立した菌種となった。さらに，1988年になってShahとCollinsによって，*B. gingivalis*，*B. asaccharolyticus*ならびにヒトの歯根尖病巣などから分離されて命名されていた糖分解能を持たない*B. endodontalis*に対して新しい*Porphyromonas*属にする提案がなされ，受け入れられた(Shah and Collins, 1988)。*B. melaninogenicus* subspecies *intermedius*と*B. melaninogenicus* subspecies *melaninogenicus*は，嫌気性菌の草分けといえる研究者Prevotに由来する*Prevotella*属に分類された。現在，ヒト口腔由来の黒色集落となるポルフィロモナス属(*Porphyromonas*)は，*P. gingivalis*，*P. endodontalis*，*Prevotella*属は，*Prevotella intermedia*，*Prevotella nigrescens*，*Prevotella denticola*，*Prevotella loescheii*，*Prevotella melaninogenica*である。

P. gingivalis W83株のゲノムサイズは2,343,476 bp，GC含量は48.3モル%，遺伝子数は1,990であることが明らかにされている。特徴的なのは繰り返し配列がゲノムのおよそ7%を占め，その中には117 copyのinsertion sequenceが含まれていることである(Nelson et al., 2003)。

【形態・構造】

血液平板状で同じ黒色集落を形成する*Prevotella*属が培養条件によって大きさや形態が異なるのに対して，ポルフィロモナス属は0.5×1.0 μmの楕円形の形態を保つ(写真2)。菌体表層に2種類の線毛を持つ。長い方の線毛(FimA)はⅠ～Ⅴ型の5つのタイプに分類され，Ⅱ型のFimAを持つ株が細胞侵入性などの病原性が強いとされている(写真3，4)。一方，短い線毛(Mfa1)は，歯周局所の他菌種とのバイオフィルム形成などに関わる。これらの線毛は，他の菌種とは異なったバクテロイデス属に共通の生合成メカニズムを持つことが明らかにされ，Ⅴ型線毛と命名された(Xu et al., 2016)。超薄切片で，外膜と内膜を明瞭に区別することができ，外膜表層に薄い電子密度の高い構造物が観察される(写真5)。実験動物に接種すると膿瘍形成能があるものには，電子密度の高い外側に繊維状に染まる構造物が観察される(写真6)。

【分布】

*P. gingivalis*はヒトの口腔内固有のものである。サル，イヌ，オオカミなどの口腔から分離される糖分解のない類似菌種のほとんどは性状が異なり，DNA相同性が低いが，*P. gingivalis*と類似した病原性を示すことが報告されているものもある(Lenzo et al., 2016)。慢性歯周炎患者の歯周ポケットから高率に検出され，多くの患者では歯周局所における菌数増加と血清抗体価の間に相関が見られる。慢性歯周炎患者からは，Ⅱ型線毛を持つものの頻度が高く，本線毛タイプの家族内感染も認められている。また歯周炎の進行とともに，歯肉上皮の破綻が起こり歯科処置やブラッシング時に一過性の菌血症を起こすため，口腔以外の部位に影響を与えることがある。本菌の口腔以外の検出部位としては，心内膜炎，脳膿瘍，心冠状動脈疾患部などが報告されている。

【病原性】

本菌は，慢性歯周炎の主要な病原性因子で，線毛，蛋白分解酵素，内毒素により多彩な病原性を示すことが報告されている(Lamont and Jenkinson, 1998)。これらの病原因子に加え，本菌と本菌により産生される膜小胞(vesicle)は細胞侵入性を持ち，それが病原性に関わっていることが明らかにされている(Furuta et al., 2009; Takeuchi et al., 2011)。

(1)付着定着因子

1974年OkudaとTakazoeは，ヒトの口から分離され黒色集落となる当時*B. melaninogenicus*として一括されていた菌群に，線毛があり強い細胞付着能のあるものが存在することを見出した(Okuda and Takazoe, 1974)。その後，*P. gingivalis*の線毛の付着因子としての役割が示され，36 kDaの主要蛋白質をコードする*fimA*遺伝子(Dickinson et al., 1988)のうちⅡ型のものが強い病原性を示し，歯周炎局所に多いことが明らかにされた(Amano et al., 2004)。Mfa1は，*Streptococcus gordonii*とのバイオフィルム形成に関与していることが示されている(Park et al., 2005)。本菌は，歯周局所に認められる*Fusobacterium nucleatum*，*Treponema denticola*などの菌と共培養するとその増殖に相乗効果が認められる(Kuramitsu et al., 2005; Saito et al., 2008)ため，共生作用と付着因子によって他の歯周病原性グラム陰性菌と歯周病原性バイオフィルムを形成すると考えられている。

(2)内毒素

*P. gingivalis*菌体から温フェノール・水で抽出した

1
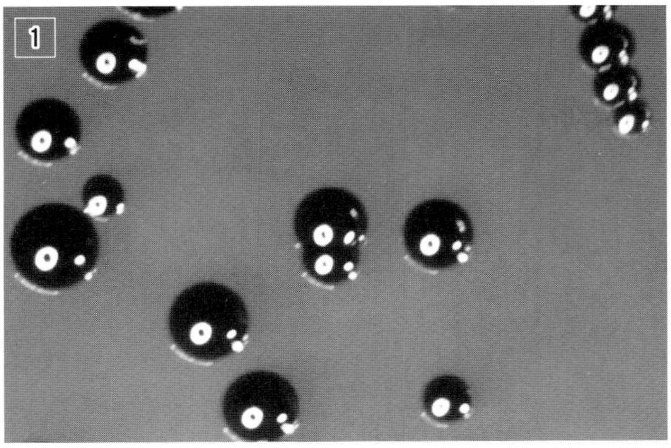

2
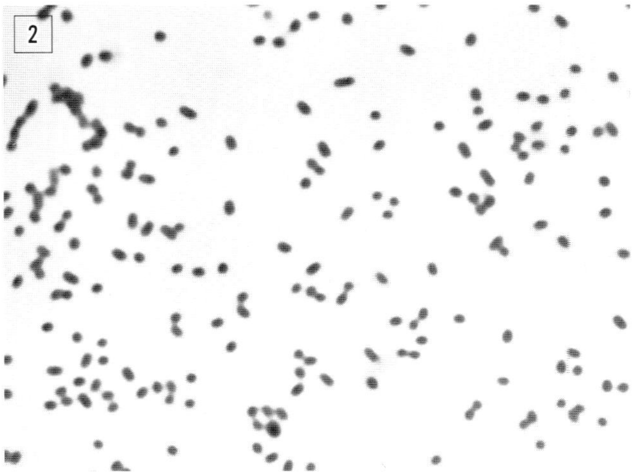

3
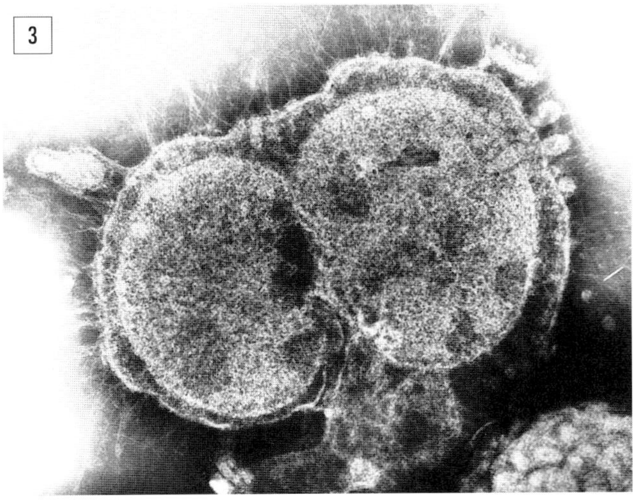

4
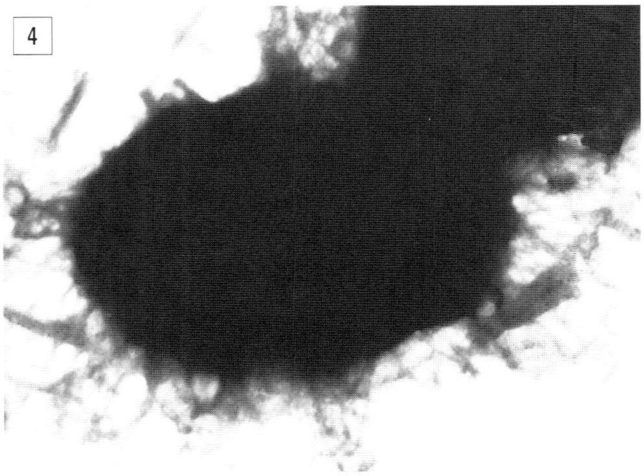

5
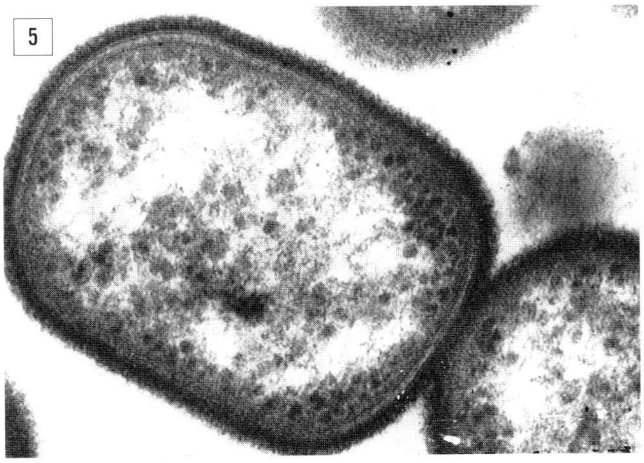

6
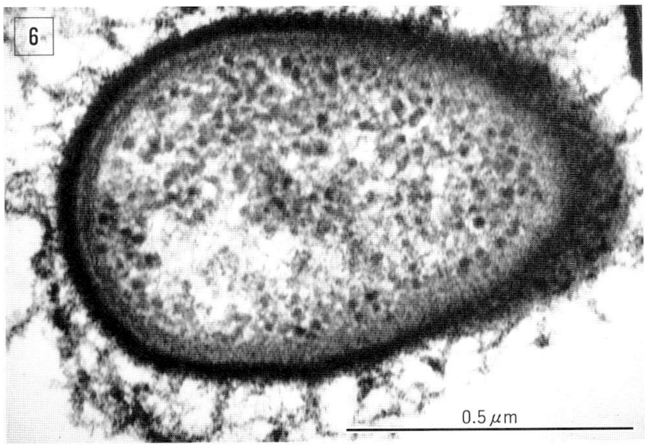

7
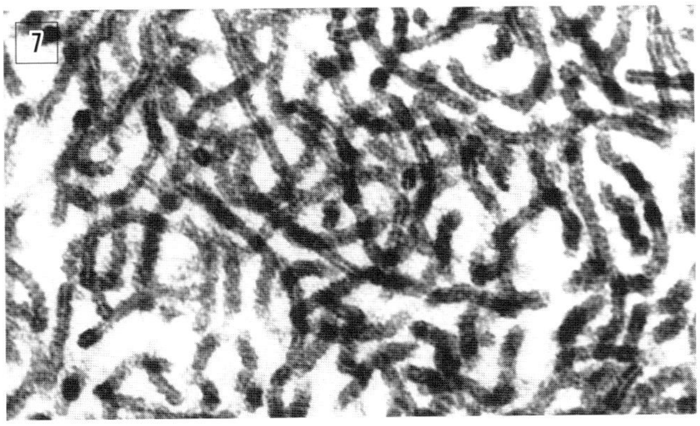

写真1 *P. gingivalis* の血液平板上コロニー。培養3日目頃から黒色が鮮明になる。(口絵143参照)

写真2 *P. gingivalis* のグラム染色した菌体。(口絵144参照)

写真3 *P. gingivalis* の陰性染色後の菌体。周囲に線毛構造が観察される。

写真4 *P. gingivalis* の陰性染色後の菌体。周囲に線毛構造が観察される。

写真5 *P. gingivalis* の超薄切片像。外膜の外側に電子密度の高い莢膜が見られる。

写真6 実験動物に接種すると膿瘍をつくる *P. gingivalis* 菌株の超薄切片像。外膜の外側に電子密度の高い部分と繊維状に見える構造物が観察される。

写真7 *P. gingivalis* 菌体から温フェノール・水で抽出したLPSの超薄切片像

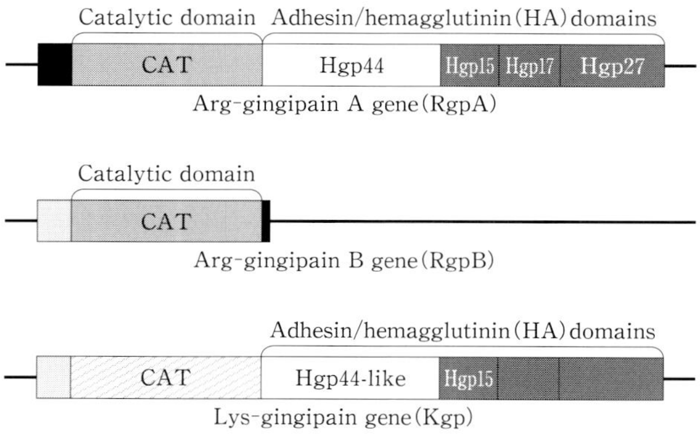

図1　*P. gingivalis* gingipain の構造

LPS の切片標本が写真7である。本 LPS のリピド A は，腸内細菌のそれと異なり TLR4 のみならず TLR2 を介して C3H/HeJ マウス応答を引き起こす。Ogawa らによって TLR2 を介して細胞に刺激を与えていたのは，本菌の温フェノール・水で抽出 LPS 画分に存在していた3つの脂肪酸残基を持つリポ蛋白であることが示された(Ogawa et al., 2007)。歯周病の病原性としては，破骨細胞を誘導することにより歯槽骨の破壊をもたらすことである。

(3) プロテアーゼ

P. gingivalis のアルギニンあるいはリシンを認識してその C 末端側で切断するシステインプロテアーゼは，ジンジパイン(gingipain)と命名された(Curtis et al., 1999)。アルギニンを認識するのが Arg-gingipain (Rgp)でリシンを認識するのが Lys-gingipain (Kgp)である(図1)。これらの酵素は，Ⅸ型分泌機構により菌体外へ分泌される(Sato et al., 2010)。Rgp は，触媒ドメイン(catalytic domain)と付着・赤血球凝集ドメイン(adhesion/hemagglutinin domain)を持つ1,704個のアミノ酸からなる RgpA と，736のアミノ酸からなる触媒ドメイン単独からなる RgpB が存在する。Kgp は，1,723個のアミノ酸からなる。RgpA と Kgp では，触媒ドメインは相同性が低いにもかかわらず，付着・赤血球凝集ドメインは，相同性が高い。Rgp は，1型および2型コラーゲンの分解，免疫グロブリンの解裂，ラミニン・フィブロネクチンの分解，食細胞の貪食と殺菌作用に対する障害さらには線毛のプロセシングに関わって細胞への付着・侵入を促進する。また RgpA の Hgp44 は，本菌の血小板凝集作用に関われることが示されている(Naito et al., 2006)。Kgp は，1型コラーゲンの分解，免疫グロブリンを解裂するとともにフィブリノーゲンに対して強い分解能を持ち，線溶系の亢進に働く。Gingipain は，IL-1，IL-8 などのサイトカインの分解や，補体成分の分解により免疫応答の攪乱も引き起こす。また，*P. gingivalis* は3種のプロテアーゼにより PI3K/Akt シグナル系路を抑制し(Nakayama et al., 2015)，上皮細胞の機能に障害をもたらす。

【引用・参考文献】

Amano, A., Nakagawa, I., Okahashi, N., et al. 2004. Variations of *Porphyromonas gingivalis* fimbriae in relation to microbial pathogenesis. J. Periodontal. Res. 39: 136-142.

Curtis, M. A., Kuramitsu, H. K., Lantz, M., et al. 1999. Molecular genetics and nomenclature of proteases of *Porphyromonas gingivalis*. J. Periodontal. Res. 34: 464-472.

Dickinson, D. P., Kubiniec, M. A., Yoshimura, F., et al. 1988. Molecular cloning and sequencing of the gene encoding the fimbrial subunit protein of *Bacteroides gingivalis*. J. Bacteriol. 170: 1658-1665.

Furuta, N., Takeuchi, H., and Amano, A. 2009. Entry of *Porphyromonas gingivalis* outer membrane vesicles into epithelial cells causes cellular functional impairment. Infect. Immun. 77: 4761-4770. doi: 10.1128/IAI.00841-09

Kuramitsu, H. K., Chen, W., and Ikegami, A. 2005. Biofilm formation by the periodontopathic bacteria *Treponema denticola* and *Porphyromonas gingivalis*. J. Periodontol. 76: 2047-2051.

Lamont, R. J., and Jenkinson, H. F. 1998. Life below the gum line: Pathogenic mechanisms of *Porphyromonas gingivalis*. Microbiol. Mol. Biol. Rev. 62: 1244-1263.

Lenzo, J. C., O'Brien-Simpson, N. M., Orth, R. K., et al. 2016. *Porphyromonas gulae* has virulence and immunological characteristics similar to those of the human periodontal pathogen *Porphyromonas gingivalis*. Infect. Immun. 84: 2575-2585. doi: 10.1128/IAI.01500-15

Naito, M., Sakai, E., Shi, Y., et al. 2006. *Porphyromonas gingivalis*-induced platelet aggregation in plasma depends on Hgp44 adhesin but not Rgp proteinase. Mol. Microbiol. 59: 152-167.

Nakayama, M., Inoue, T., Naito, M., et al. 2015. Attenuation of the phosphatidylinositol 3-kinase/Akt signaling pathway by *Porphyromonas gingivalis* gingipains RgpA, RgpB, and Kgp. J. Biol. Chem. 290: 5190-5202. doi: 10.1074/jbc.M114.591610

Nelson, K. E., Fleischmann, R. D., DeBoy, R. T., et al. 2003. Complete genome sequence of the oral pathogenic Bacterium *Porphyromonas gingivalis* strain W83. J. Bacteriol. 185: 5591-601.

Ogawa, T., Asai, Y., Makimura, Y., et al. 2007. Chemical structure and immunobiological activity of *Porphyromonas gingivalis* lipid A. Front Biosci. 12: 3795-3812.

Okuda, K., and Takazoe, I. 1974. Haemagglutinating activity of *Bacteroides melaninogenicus*. Arch. Oral Biol. 19: 415-416.

Olsen, I., Shah, H. N., and Gharbia, S. E. 1999. Taxonomy and biochemical characteristics of *Actinobacillus actinomycetemcomitans* and *Porphyromonas gingivalis*. Periodontology 2000 20: 14-52.

Park, Y., Simionato, M. R., Yoshimura, F., et al. 2005. Short fimbriae of *Porphyromonas gingivalis* and their role in coadhesion with *Streptococcus gordonii*. Infect. Immun. 73: 3983-3989.

Saito, Y., Fujii, R., Nakagawa, K. I., et al. 2008. Stimulation of *Fusobacterium nucleatum* biofilm formation by *Porphyromonas gingivalis*. Oral Microbiol. Immunol. 23: 1-6.

Sato, K., Naito, M., Yukitake, H., et al. 2010. A protein secretion system linked to bacteroidete gliding motility and pathogenesis. Proc. Natl. Acad. Sci. U.S.A. 107: 276-281. doi: 10.1073/pnas.0912010107

Shah, H. N., and Collins, M. D. 1988. Proposal for reclassification of *Bacteroides asaccharolyticus, Bacteroides gingivalis*, and *Bacteroides endodontalis* in a new Genus, *Porphyromonas*. Int. J. Syst. Bacteriol. 38: 128-131.

Takeuchi, H., Furuta, N., Morisaki, I., et al. 2011. Exit of intracellular *Porphyromonas gingivalis* from gingival epithelial cells is mediated by endocytic recycling pathway. Cell Microbiol. 13: 677-691. doi: 10.1111/j.1462-5822.2010.01564.x

Xu, Q., Shoji, M., Shibata, S., et al. 2016. A distinct type of pilus from the human microbiome. Cell 165: 690-703. doi: 10.1016/j.cell.2016.03.016

【奥田克爾，石原和幸】

フラボバクテリア科
Family ***Flavobacteriaceae***

【分類・歴史】

フラボバクテリア科(*Flavobacteriaceae*)はバクテロイデス(*Bacteroides*)門(*Bacteroidetes*)の下位フラボバクテリア(*Flavobacteria*)目(*Flavobacteriales*)に属する科である。フラボバクテリア目にはフラボバクテリア科の他，*Blanttabacteria* 科(*Blanttabacteriaceae*)，*Cryomorpha* 科(*Cryomorphaceae*)の3つの科が属し，それぞれ1，9，114の属から構成されている(図1)。ここではヒトの疾患に関わりが深いフラボバクテリウム属(*Flavobacterium*)と本属から派生した菌種を中心に解説する。

フラボバクテリウム属は，フラボバクテリア科の基準の属で，Bergeyらにより最初の特徴の記載がある(Skerman et al., 1980)。Flavo-は，flavus(黄色)が由来となっていることから，この記載では黄あるいは橙色の色素を産生し，炭水化物から弱く酸を産生する種を含む属とされている。このような曖昧な表現形質により分類されたため，Hendrie et al. (1968)が「黄色集落をつくる菌で明確に定義づけられた他の菌属に一致していないグラム陰性桿菌は *Flavobacterium* とする」と記述しているように，分類学的には不均一な属であり1980年に発行された“Approved lists of bacterial names”(以下，“Approved Lists”)でも *Flavobacterium esteraromaticum* や *Flavobacterium marinotypicum* のようにグラム陽性の菌種が含まれた時期もある。基準種は，*Flavobacterium aquatile* であるが，1979年HolmesとOwenによりこの基準株の性状が最初の記載と整合しないことなどにより疑義名として種名廃棄の提案が出され(Holmes and Owen, 1979)，この基準種の正当性に関する論議があった。その後，1982年に裁定委員会によりこの提案は拒絶され，現在に至っている。1980年に発行されたApproved Listsとその引用元となる“Bergey's Manual of Detaminative Bacteriology”(第8版)(1974)に掲載されたフラボバクテリウム属でもブドウ糖非発酵菌と発酵菌の種が混在していた(Weeks, 1974)。こうした経緯を見ても，雑多な菌が集められた属といえよう。

Approved Listsにはフラボバクテリウム属として18菌種が記載され，“Bergey's Manual of Systematic Bacteriology”(2nd ed.)(Release 5.0, 2004, Ref.)(以下，“Bergey's Manual”)では，旧名も含めて50菌種が記載されている。現在では他の属への移行や新属として独立するなど再分類が進み，半分近くの23菌種が *Flavobacterium* 属から他へ移った。このように属内の菌種が均一化されてきたこともあり，1996年Bernardetらにより系統分類による位置づけ，およびGC含量によるフラボバクテリウム属の分類と特徴の修正とフラボバクテリア科の特徴の修正が行われた(Bernandet et al., 1996)。その後，現在(2016年10月)に至るまでに113菌種が新種として提案されている(表1)。

【形態・構造】

フラボバクテリウム属はグラム陰性桿菌で，先端は円形または少し細くなる形態である。通常，菌体の大きさは幅0.3〜0.5 μm，長さ2〜5 μmであるが，培養条件や

Phylum *Bacteroidetes*

Class *Flavobacteria*

Order *Flavobacteriales*

Family *Blattabacteriaceae*
Genus *Blattabacterium*^{T}

Family *Cryomorphaceae*
Genus *Cryomorpha*^{T}, *Brumimicrobium*, *Crocinitomix*, *Fluviicola*, *Lishizhenia*, *Owenweeksia*, *Phaeocystidibacter*, *Salinirepens*, *Wandonia*

Family *Flavobacteriaceae*
Genus *Flavobacterium*^{T}, *Actibacter*, *Aequorivita*, *Aestuariibaculum*, *Aestuariicola*, *Algibacter*, *Aquimarina*, *Arenibacter*, *Aureicoccus*, *Aureitalea*, *Aureivirga*, *Bergeyella*, *Bizionia*, *Capnocytophaga*, *Cellulophaga*, *Chryseobacterium*, *Cloacibacterium*, *Coenonia*, *Corallibacter*, *Costertonia*, *Croceibacter*, *Croceitalea*, *Cruoricaptor*, *Dokdonia*, *Donghaeana*, *Elizabethkingia*, *Empedobacter*, *Epilithonimonas*, *Eudoraea*, *Euzebyella*, *Flagellimonas*, *Flaviramulus*, *Flavivirga*, *Formosa*, *Fulvibacter*, *Gaetbulibacter*, *Gaetbulimicrobium*, *Galbibacter*, *Gangjinia*, *Gelidibacter*, *Gillisia*, *Gilvibacter*, *Gramella*, *Hyunsoonleella*, *Imtechella*, *Jejuia*, *Joostella*, *Kaistella*, *Kordia*, *Kriegella*, *Krokinobacter*, *Lacinutrix*, *Leeuwenhoekiella*, *Leptobacterium*, *Lutaonella*, *Lutibacter*, *Lutimonas*, *Mangrovimonas*, *Maribacter*, *Mariniflexile*, *Marinivirga*, *Maritimimonas*, *Marixanthomonas*, *Meridianimaribacter*, *Mesoflavibacter*, *Mesonia*, *Muricauda*, *Muriicola*, *Myroides*, *Namhaeicola*, *Nonlabens*, *Olleya*, *Ornithobacterium*, *Persicivirga*, *Pibocella*, *Planobacterium*, *Polaribacter*, *Pontirhabdus*, *Postechiella*, *Pricia*, *Pseudofulvibacter*, *Pseudozobellia*, *Psychroflexus*, *Psychroserpens*, *Riemerella*, *Robiginitalea*, *Salegentibacter*, *Salinimicrobium*, *Sandarakinotalea*, *Sediminibacter*, *Sediminicola*, *Sejongia*, *Siansivirga*, *Sinomicrobium*, *Snuella*, *Soonwooa*, *Spongiibacterium*, *Stanierella**, *Stenothermobacter*, *Subsaxibacter*, *Subsaximicrobium*, *Sungkyunkwania*, *Tamlana*, *Tenacibaculum*, *Ulvibacter*, *Vitellibacter*, *Wautersiella*, *Weeksella*, *Winogradskyella*, *Yeosuana*, *Zeaxanthinibacter*, *Zhouia*, *Zobellia*, *Zunongwangia*

^{T}：type genus(基準属)，*：*Aquimarina* に再分類する提案がされている。

図1 フラボバクテリア科(*Flavobacteriaceae*)の分類体系。フラボバクテリア科はバクテロイデス(*Bacteroides*)門(*Bacteroidetes*)の下位フラボバクテリア(*Flavobacteria*)目(*Flavobacteriales*)に属す。フラボバクテリア目にはフラボバクテリア科の他，*Blanttabacteria* 科(*Blanttabacteriaceae*)，*Cryomorpha* 科(*Cryomorphaceae*)の3つの科が属し，それぞれ1，9，114の属から構成されている。

表1　フラボバクテリウム属(*Flavobacterium*)に属する菌種

Bergey's Manual 2nd ed. の掲載名	現在の分類学的位置
F. aquatile^{T}	
F. acidificum	
F. acidurans	
F. balustinum	→ *Chryseobacterium balustinum*
F. branchiophilum	
*F. breve**	→ *Empedobacter breve**
F. capsulatum	→ *Sphingomonas capsulata* → *Novosphingobium capsulatum*
*F. columnare**2	
F. degerlachei	
F. devorans	
F. esteraromaticum	→ *Aureobacterium esteraromaticum* → *Microbacterium esteraromaticum*
F. ferrugeneum	→ *Terrimonas ferruginea*
F. flevense	
F. frigidarium	
F. frigoris	
F. gillisiae	
*F. gleum**	→ *Chryseobacterium gleum**
F. gondwanense	→ *Psychroflexus gondwanensis*
F. halmephillum	→ *Halomonas halmophila*
F. heparinum	→ *Cytophaga heparina* → *Sphingobacterium heparinum* → *Pedobacter heparinus*
F. hibernum	
*F. hydatis**2	
*F. indologenes**	→ *Chryseobacterium indologenes**
F. indoltheticum	→ *Chryseobacterium indoltheticum*
F. johnsoniae	
F. limicola	
F. marinotypicum	→ *Microbacterium maritypicum*
*F. mengosepticum**	→ *Chryseobacterium mengosepticum** → *Elizabethkingia meningoseptica**
F. micromati	
*F. mizutaii**	
*F. multivolum**2	→ *Sphingobacterium multivolum**2
F. oceanosedimentum	
*F. odoratum**	→ *Myroides odoratus**
F. okeanokaites	→ *Planococcus okeanokoites* → *Planomicrobium okeanokoites*
F. omnivorum	
F. pectinovorum	
*F. psychrophilum**2	
F. resinovorum	→ *Novosphingobium resinovorum*
F. saccharophilum	
F. salegens	→ *Salegentibacter salegens*
*F. scophthalmum**2	→ *Chryseobacterium scophthalmum**2
*F. spiritivolum**	→ *Sphingobacterium spiritivolum**
F. succinicans	
F. tegetincola	
*F. thalpophilum**2	→ *Sphingobacterium thalpophilum**2
F. thermophilum	
F. uliginosum	→ *Cytophaga uliginosa* → *Cellulophaga uliginosa* → *Zobellia uliginosa*
F. xanthum	
F. xinjiangense	
*F. yabuuchiae**	→ *Sphingobacterium spiritivolum**

Bergey's Manual 2nd ed. 以降に提唱された菌種

F. aciduliphilum	*F. banpakuense*	*F. chungangense*	*F. defluvii*
F. ahnfeltiae	*F. beibuense*	*F. chungbukense*	*F. denitrificans*
F. akiainvivens	*F. branchiarum*	*F. chungnamense*	*F. dongtanense*
F. algicola	*F. branchiicola*	*F. collinsense*	*F. enshiense*
F. anatoliense	*F. buctense*	*F. collinsii*	*F. faecale*
F. anhuiense	*F. caeni*	*F. compostarboris*	*F. filum*
F. antarcticum	*F. cauense*	*F. croceum*	*F. fluvii*
F. aquaticum	*F. ceti*	*F. cucumis*	*F. fontis*
F. aquidurense	*F. cheniae*	*F. cutihirudinis*	*F. frigidimaris*
F. araucananum	*F. cheonanense*	*F. daejeonense*	*F. fryxellicola*
F. arsenatis	*F. cheonhonense*	*F. daemonensis*	*F. gelidilacus*
F. arsenitoxidans	*F. chilense*	*F. dankookense*	*F. ginsengisoli*

F. ginsenosidimutans	*F. maotaiense*	*F. psychrolimnae*	*F. swingsii*
F. glaciei	*F. marinum*	*F. qiangtangense*	*F. terrae*
F. glycines	*F. maris*	*F. rakeshii*	*F. terrigena*
F. granuli	*F. myungsuense*	*F. reichenbachii*	*F. tiangeerense*
F. gyeonganense	*F. nitratireducens*	*F. resistens*	*F. tilapiae*
F. haoranii	*F. nitrogenifigens*	*F. rivuli*	*F. tructae*
F. hauense	*F. noncentrifugens*	*F. saliperosum*	*F. ummariense*
F. hercynium	*F. notoginsengisoli*	*F. sasangense*	*F. urocaniciphilum*
F. indicum	*F. oncorhynchi*	*F. segetis*	*F. urumqiense*
F. jumunjinense	*F. oryzae*	*F. seoulense*	*F. vireti*
F. koreense	*F. palustre*	*F. sinopsychrotolerans*	*F. weaverense*
F. kyungheense	*F. paronense*	*F. soli*	*F. xueshanense*
F. lacus	*F. phragmitis*	*F. spartansii*	*F. yanchengense*
F. limnosediminis	*F. piscis*	*F. squillarum*	*F. yonginense*
F. lindanitolerans	*F. plurextorum*	*F. subsaxonicum*	
F. longum	*F. ponti*	*F. suncheonense*	
F. macrobrachii	*F. procerum*	*F. suzhouense*	

T：type species（基準種），*：日本細菌学会でのバイオセイフティーレベル1に分類，*2：ドイツのDSMZでバイオセイフティーレベル2に分類

いくつかの菌種ではこれより短くなる（1 μm）場合や10～40 μmとフィラメント状になるものもある。鞭毛はないが，一部を除き滑走（gliding）と呼ばれる運動性を示す（写真1）。好気性菌であるが，*Flavobacterium hydatis* と *Flavobacterium succinicans* はブドウ糖添加培地などの条件下で嫌気的にも発育する。典型的な集落は黄色であり（写真2），この色調はカロテノイド（carotenoid）とフレキシルビン（flexirubin）タイプの色素のいずれか，あるいは両方の産生によるもので，クリーム色から明るいオレンジ色まで変化に富むが，色素を産生しないものもある。ほとんどの菌種の発育至適温度は20～30℃で，*Flavobacterium psychrophilum* のように15～18℃と好冷菌と呼ばれるものも多く，近年氷河から分離された *Flavobacterium omnivorum* は至適温度が11℃と低く20℃では発育できない菌種もある。カタラーゼは陽性，チトクローム・オキシダーゼは陽性であるが，*Flavobacterium saccharophilum* や近年土壌や汚水から分離・命名された菌種ではオキシダーゼを産生しないものが見られる。核酸のGC含量は30～40％である。

【生態】

自然界に広く分布し，湖沼水，土壌などに棲息するなど水との関連が高いと考えられている。近年，氷河や南極の湖水・土壌など寒冷な環境や汚水などからも新種が分離され，種々の環境に適応した菌種の存在がうかがえる。

また，病院内の浴用水や消毒液などから分離されることがあり，新生児などの院内感染の汚染源と考えられている。

【遺伝子情報】

全ゲノム配列が解析されているのは，*F. psychrophilum* JIP02/86（ATCC 49511）と *Flavobacterium johnsoniae* UW101で，サイズはそれぞれ2,861,988 bpと6,096,872 bpである。*F. psychrophilum* はサケ科魚類の病原体であり，魚体への感染機序などの解析や病原体の検出法に関する遺伝子レベルの研究が進んでいる。*F. johnsoniae* UW101は，glidingと呼ばれる運動性に関する研究が行われ，*glaA*，*glaB*，*glaD*，*glaE*，*glaF*，*glaG*，*ftsX* の7つの遺伝子が運動性に関与していることが解析されている。

【培養・同定】

【形態・構造】で記載したように培養至適温度は菌種によって異なるが，臨床材料から分離されるフラボバクテリア科の菌は室温（25℃付近）で普通寒天培地上によく発育する。ここでは，臨床材料から分離される機会の多い *Chryseobacterium indologenes*（＝*Flavobacterium indologenes*）と *Elizabethkingia meningoseptica*（＝*Flavobacterium meningosepticum*）について，同定する上での特徴を解説する。

(1) *Chryseobacterium indologenes*（＝*Flavobacterium indologenes*）

以前はCenter for Diseases Control（CDC）の *Flavobacterium* group IIbとして分類されていたもので，1983年にYabuuchiらにより *Flavobacterium indologens* として命名され（Yabuuchi et al., 1983），その後1994年にVandammeらにより新しい属 *Chryseobacterium* として分類された菌種である。ハートインフュージョン寒天培地（HIA），血液寒天培地でよく発育するが，マッコンキー寒天培地で発育が抑制される菌株が見られる。HIA上の集落は平坦円形で，色素フレキシルビンによる淡黄色から濃黄色を呈する。このフレキシルビンはアルカリになると色調が濃橙～赤色に変化することから，集落に3％水酸化ナトリウム溶液を滴下させることで確認できる（写真2）。鞭毛は有さないが，glidingと呼ばれる特徴的な運動性が見られる。このglidingは0.2％程度に寒天を加えた軟寒天の平板培地の中心に被験菌を接種し，35℃，16～24時間培養することで観察できる。*C. indologenes* の滑走による運動性は，写真1aのように特徴的な花弁状に広がる集落として観察できる。一方，鞭毛を有さず滑走もしない *Klebsiella pnemoniae* のような菌は，直径数mmの集落を形成するのみであり（写真1b），*Pseudomonas aeruginosa* のように鞭毛による運動性を有する菌株は，きれいな円形に広がる集落を形成する（写真1c）。また培養が新しい場合，強い果実臭があるのも特徴となる。カタラーゼ，チトクローム・オキシダーゼは陽性。ブドウ

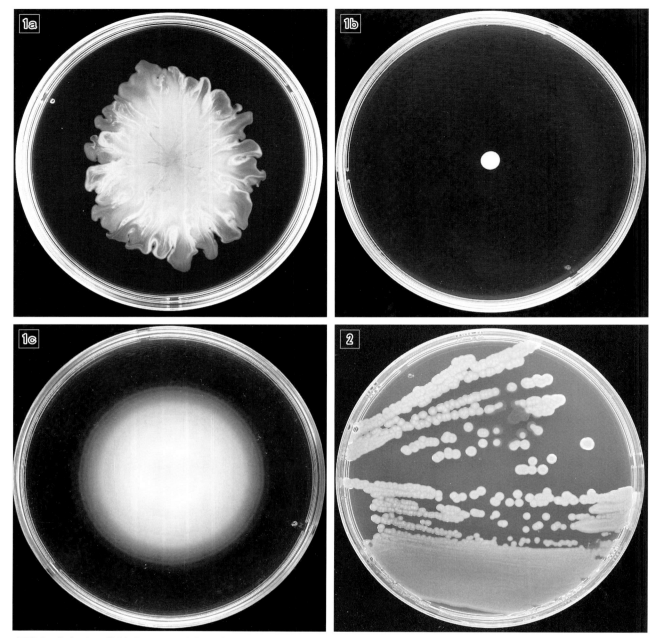

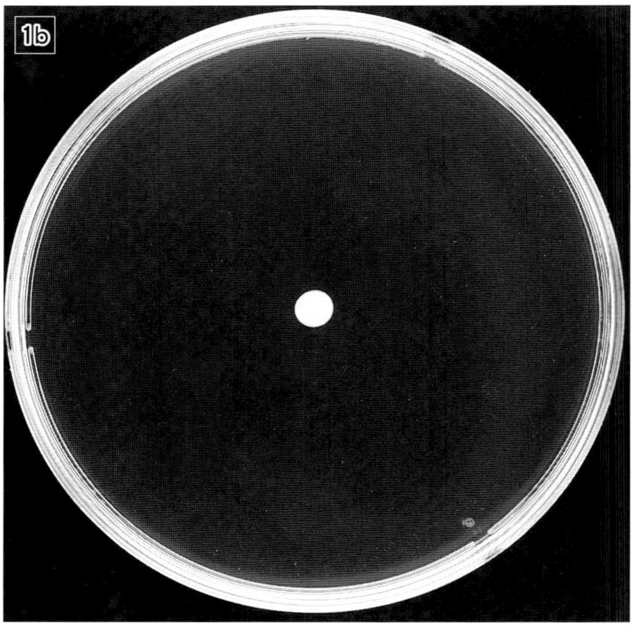

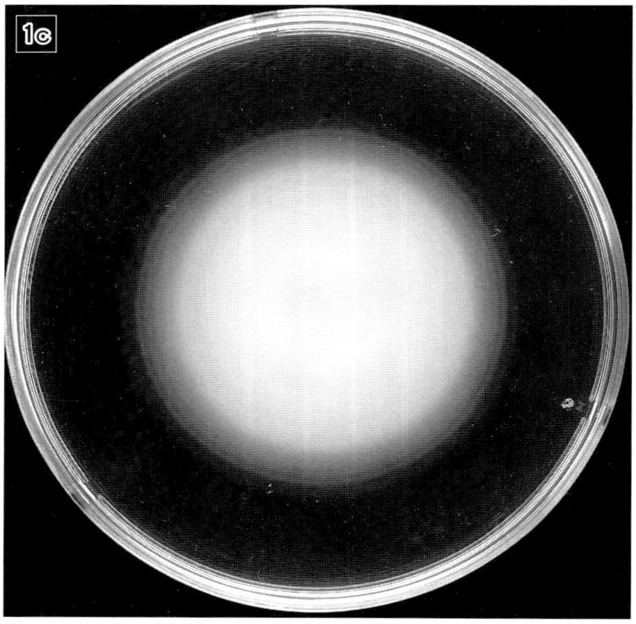

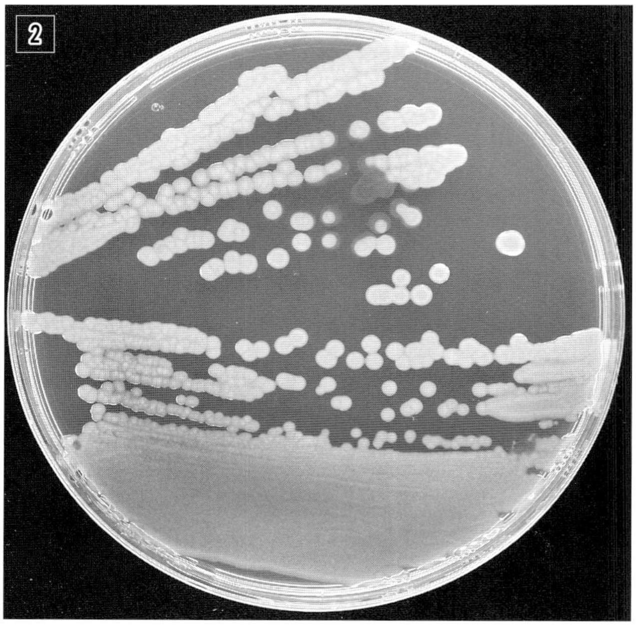

写真1　軟寒天の平板培地上での運動性の確認試験(いずれも中心に被験菌を接種し，35℃，20時間培養後の所見)。a)*Chryseobacterium indologenes* EKN 2605株。Glidingによる運動性で，特徴的な花弁状に広がる集落を形成する。b)*Klebsiella pneumoniae* EKN 5262株。鞭毛を有さずglidingも見られない非運動性の菌株は，直径数mmの発育に留まる。c)*Pseudomonas aeruginosa* EKN 3089株。鞭毛による運動性を有する菌株は，同心円型に広がる発育を示す。

写真2　*Chryseobacterium indologenes* EKN 2605株の培養所見(ハートインフュージョン寒天培地で35℃，20時間培養)。集落は色素flexirubinによる淡黄色から濃黄色を呈する。このflexirubinはアルカリになると色調が濃橙～赤色に変化することから，集落に3%水酸化ナトリウム溶液を滴下させることで確認できる(上部中ほど)。(口絵145参照)

糖から酸化的に酸を産生する。種名の由来にもなっているようにインドール産生能を有するが，これは非発酵菌としては特徴的な性状である。

(2) *Elizabethkingia meningoseptica*(＝*Flavobacterium meningosepticum*)

CDCの*Flavobacterium* group Ⅱaとして分類されていたもので，1994年にVandammeらによりフラボバクテリウム属から*Chryseobacterium*属の菌として分類され，2005年に新たに提案された*Elizabethkingia*属の基準種として移行された菌種である。HIA，血液寒天培地でよく発育するが，マッコンキー寒天培地は，菌株により発育が抑制されるものが見られる。HIA上の集落は平坦円形な黄白色で色素は産生しない。鞭毛はなく，滑走による運動性は見られない。カタラーゼ，チトクローム・オキシダーゼは陽性。ブドウ糖から酸化的に酸を産生する。前述した*C. indologens*と同様インドール産生能を有している。抗血清による群別がされていて，A，B，C，D，E，F，G，H，K，Oの10種の群別血清が市販されているが，血清型と病原性の関連は明確にされていない。

これら2菌種以外に*F. psychrophilum*は，後述するように魚病の原因菌として重視されている菌種であるが，適切な選択分離培地がなく，また発育が極めて遅いため，検出が困難である。そのため，魚体の組織から 16S rRNA と *gyrase* B をターゲットとした遺伝子検出法が推奨されている。

【病原性】

フラボバクテリウム属を含むフラボバクテリア科に属する菌で，いわゆる病原菌と呼ばれる菌種は少なく，日本細菌学会の『病原体等安全取扱・管理指針』では biosafety level(BSL) 2 以上に指定されている菌種はない。*Empedobacter breve*，*Chryseobacterium gleum*，*C. indologenes*，*E. meningoseptica*，*Flavobacterium mizutaii*，*Myroides odoratus* (*Flavobacterium odoratum*)，*Sphingobacterium spiritivorum* (*Flavobacterium yabuuchiae*)の 7 菌種が BSL1 に区分され，このすべてが日和見感染症の可能性のある菌として記載されている。ドイツの DSMZ では，国際微生物連盟の機関誌である「International Journal of Systematic and Evolutional Microbiology」で新規に発表される菌種について，その論文の記載から菌株リストに BSL の情報を付記しているが，フラボバクテリア科に属する菌では前述の 7 菌種を含めて 14 菌種が BSL 2 に分類されている(表 1)。*E. meningoseptica* は，新生児の髄膜炎や敗血症の原因菌としての報告が見られ，成人では糖尿病や重度の火傷などの基礎疾患を有する患者で髄膜炎や敗血症，菌血症を引き起こす。また，消毒薬に対する抵抗性が高いため院内感染の原因となり，稀に健常人の肺炎や敗血症の報告が見られる。*E. meningoseptica* 以外では，*C. indologenes* がヒト材料から頻繁に分離されるが，臨床症状を呈するのは稀で，糖尿病や臓器移植など重篤な基礎疾患を有する入院患者で菌血症を引き起こす例がある。本菌による院内感染は，入院中の留置医療器具の使用と関連があるとされている。その他，*E. breve*，*F. mizutaii* が臨床材料から分離されることがある。いずれにしても，単独で感染症を引き起こす例は稀で，日和見感染の起因菌とされている。ヒトの感染症ではないが *F. psychrophilum* は，マスやアユの冷水病の原因菌として知られている菌種である。冷水病はニジマスでは世界規模で，日本国内ではアユの養殖分野で深刻な問題となっている魚病である。

【薬剤耐性・治療】

グラム陰性菌の治療に常用されるアミノ配糖体系，β-ラクタム系，テトラサイクリン，クロラムフェニコールなど多くの抗菌薬に対して，本質的に耐性であることから，本菌による感染症に効果的な抗菌薬の選択は困難とされている。しかし，グラム陽性菌を対象にした抗菌薬治療で効果が認められる場合があり，ミノサイクリンやスパルフロキサシンなど新世代のキノロン剤，バンコマイシン，リファンピシンが有効とされている。

また，消毒薬として使用されているクロルヘキシジンに抵抗性を有することから，病院などの消毒液から分離されることがある。

【引用・参考文献】

Al-Tatari, H., Asmar, B. I., and Ang, J. Y. 2007. Lumboperitonial shunt infection due to *Chryseobacterium indologenes*. Pediatr. Infect. Dis. J. 26: 657–659.

アユ冷水病対策協議会．2008．アユ冷水病防疫に関する指針．(http://www.maff.go.jp/j/syouan/suisan/suisan_yobo/ayu_reisui/pdf/sisin.pdf)

Bernardet, J. F., Segers, P., Vancanneyt, M., et al. 1996. Cutting a Gordian knot: emended classification and description of the genus *Flavobacterium*, emended description of the family *Flavobacteriaceae*, and proposal of *Flavobacterium hydates* nom. nov. (Basonym, *Cytophaga aquatilis* Strohl and Tait 1978). Int. J. Syst. Bacteriol. 46: 128–148.

Cascio, A., Stassi, G., Costa, G. B., et al. 2005. *Chryseobacterium indologenes* bacteraemia in a diabetic child. J. Med. Microbiol. 54: 677–680.

Coyle-Gilchrist, M. M., Crewe, P., and Roberts, G. 1976. *Flavobacterium meningosepticum* in the hospital environment. J. Clin. Pathol. 29: 824–826.

Duchaud, E., Boussaha, M., Loux, V., et al. 2007. Complete genome sequence of the fish pathogen *Flavobacterium psychrophilum*. Nature Biotechnology 25: 763–769.

Fraser, S., and Jorgensen, J. H. 1997. Reappraisal of the antimicrobial susceptibilities of *Chryseobacterium* and *Flavobacterium* species and methods for reliable susceptibility testing. Antimicrobiol. Agents Chemother. 41: 2738–2741.

Garrity, G. M., Bell, J. A., and Lilbun, T. G. 2004. Taxonomic outline of the prokaryotes Bergey's manual of systematic bacteriology, 2nd ed., Release 5.0. Springer, New York.

Hendrie, M. S., Mitchell, T. G., and Shewan, J. M. 1968. The identification of yellow-pigmented rods, p. 67–78. *In* Gibbs, B. M., and Shapton, D. A. (eds.), Identification methods for microbiologists, Part B, Academic Press, London.

Holmes, B., and Owen, R. J. 1979. Proposal that *Flavobacterium breve* be substituted as the type strain of the genus in place of *Flavobacaterium aquatile* and emended description of the genus *Flavobacterium*; status of the named species of *Flavobacterium*. Request for an opinion. Int. J. Syst. Bacteriol. 29: 416–426.

Holmes, B., Owen, R. J., and McMeekin, T. A. 1984. Genus *Flavobacteriim* Bergey, Harrison, Breed, Hammer and Huntoon 1923, 97, p. 353–361. *In* Krieg, N. R., and Holt, J. G. (eds.), Bergey's manual of systematic bacteriology, vol. 1, Williams & Wilkins, Baltimore.

Hunnicutt, D. W., and McBride, M. J. 2001. Cloning and characterization of the *Flavobacterium johnsoniae* gliding motility genes gldD and gldE. J. Bacteriol. 183: 4167–4175.

Lee, C., Chen, P., Wang, L., et al. 2006. Fatal case of community-acquired bacteremia and necrotizing fasciitis caused by *Cryseobacterium meningosepticum*: case report and review of the literature. J. Clin. Microbiol. 44: 1181–1183.

日本細菌学会．2008．病原体等安全取扱・管理指針，東京．

Schreckenberger, P. C., Daneshvar, M. I., and Hollis D. G. 2007. *Acinetobacter, Achromobacter, Chryseobacterium, Moraxella*, and other nonfermentative Gram-negative rods, p. 770–802. *In* Murray, P. R., Baron, E. J., Landry, M. L., et al. (eds.), Manual of clinical microbiology, 9th ed., vol. 1, ASM Press, Washington.

Skerman, V. B. D., McGowan, V., and Sneath, P. H. A. 1980. Approved lists of bacterial names. Int. J. Syst. Bacteriol. 30: 225–420.

Thong, M. L., Puthucheary, S. D., and Lee, E. L. 1981. *Flavobacterium meningosepticum* infection: an epidemiological study in a newborn nursery. J. Clin. Pathol. 34: 429–433.

Vandamme, P., Bernardet, J. F., Segers, P., et al. 1994. New perspectives in the classification of the flavobacteria: description of *Chryseobacterium* gen. nov., *Bergeyella* gen.

nov., and *Empedobacter* nom. rev. Int. J. Syst. Bacteriol. 44: 827–831.

Wayne, L. G. 1982. Action of the Judicial Commission of the International Committee on Systematic Bacteriology on requestes for opinions published between July 1979 and April 1981. Int. J. Syst. Bacteriol. 32: 464–465.

Weeks, O. B. 1974. Genus *Flavobacterium* Bergey et al. 1923, 97, p. 357–364. *In* Buchanan, R. E., and Gibbons, N. E. (eds.), Bergey's manual of determinative bacteriology, 8th ed., The Williams & Wilkins, Baltimore.

Yabuuchi, E., Kaneko, T., Yano, I., et al. 1983. *Sphingobacterium* gen. nov., *Sphingobacterium spiritivorum* comb. nov., *Sphingobacterium multivorum* comb. nov., *Sphingobacterium mizutae* sp. nov., and *Flavobacterium indologenes* sp. nov.: glucose-nonfermenting Gram-negative rods in CDC groups II k-2 and II b. Int. J. Syst. Bacteriol. 33: 580–598.

Zhu, F., Wang, S., and Zhou, P. 2003. *Flavobacterium xinjiangense* sp. nov. and *Flavobacterium omnivorum* sp. nov., novel psychrophiles from the China No. 1 glacier. Int. J. Syst. Evol. Microbiol. 53: 853–857.

【池戸正成】

フソバクテリア科
Family ***Fusobacteriaceae***

フソバクテリウム属
Genus ***Fusobacterium***

【分類・歴史】

"*Fusobacterium*" は，偏性嫌気性の無芽胞グラム陰性桿菌の一群である。属名は紡錘形の(fusus)小桿菌(bacterion)という形態に由来している(Bailey and Love, 1993)。紡錘形をした桿菌は，古くは1693年にLeeuwenhoekによって歯垢中に存在することが示されている。その後の記述としては1890年代にPlautやVincentにより壊死性潰瘍性歯肉炎，Vincent's anginaの検体中に見出され，1898年にはVeillonとZuberが紡錘形の微生物の純培養に成功し *Bacillus fusiformis* と命名している(Dzink et al., 1990)。*Fusobacterium* という属名は1922年にKnorrが *F. nucleatum*，*F. polymorphum* と *F. plauti-vincentii*(現在の *Leptotrichia buccalis*)の3菌種からなる属として提案した(Knorr, 1922)。偏性嫌気性の紡錘形の桿菌については形態から種々の菌名が菌種，属をまたがって付けられており混乱を招いてきたが，フソバクテリウム属(*Fusobacterium*)は整理・再分類，新菌種登録などの変遷を経て，現在の系統分類学では *Fusobacteria* 門 *Fusobacteria* 綱 *Fusobacteriaceae* 科の属のひとつに位置づけられており，ヒトおよび動物(サル，ウマ，ネコ，イヌ)の口腔から分離された14菌種が登録されている(2017年3月現)。Type species は *F. nucleatum* Knorr 1922である(上述の *B. fusiformis* は *F. nucleatum* Knorr 1922のシノニムとされている)。

分子生物学的分類が進むにつれ，グラム陰性桿菌ではあるものの遺伝学的には *Clostridium* などのグラム陽性菌に近いことが明らかにされ，1980年以降一部の菌種は *Clostridium*，*Eubacterium*，*Filifactor* といったグラム陽性桿菌や新しい属に再分類された(Cato et al., 1985; Duncan et al., 2002; van Gylswyk et al., 1980; Hofstad and Aasjord, 1982; Jalava and Eerola, 1999)。また，ヒトの臨床材料から最もよく分離される主要な菌種である *F. nucleatum* は，菌体酵素の電気泳動パターン，DNAホモロジーなどから1990年代はじめに5つの亜種(*F. nucleatum* subsp. *animalis*，*fusiforme*，*nucleatum*，*polymorphum*，*vincentii*)に分けられている(Dzink et al., 1990; Gharbia and Shah, 1992)。この他，細胞形態，集落形態，一部性状が異なる3つのbioverの存在が知られていた *F. necrophorum* については，生化学的性状，DNAホモロジーなどの検討からbiovar AとBが1991年にそれぞれ *F. necrophorum* subsp. *necrophorum* と *funduliforme* というふたつの亜種として確立された(Shinjo et al., 1991)。また，biovar Cはこれに先立ち1990年に新菌種 *Fusobacterium pseudonecrophorum* として独立したが(Shinjo et al., 1990)，1993年には *Fusobacterium varium* のシノニムとして *F. varium* に統合された(Bailey and Love, 1993)。

【形態・構造】

(1) *F. nucleatum*

代表的な菌種である *F. nucleatum* は亜種によって大きさには差があるが(0.5～2×5～25 μm)，一様に特徴的な先端の尖った細長い紡錘形(fusiform)の菌体をしている。血液寒天上での集落形態は *F. nucleatum* subsp. *nucleatum*，*polymorphum*，*vincecntii* では，2 mm程度の円形，表面スムーズで光沢のある集落(*polymorphum* では全体的に斑があり，*nucleatum* では中心部に密度が高い核のように見える部分がある)，*fusiforme* と *animalis* では，いわゆるパンくず状といわれるイレ

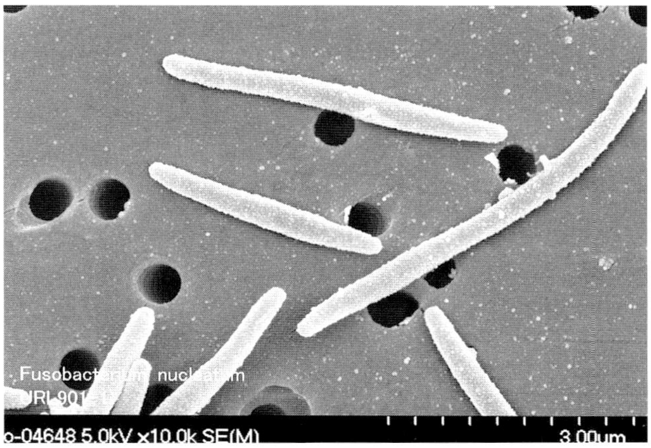

写真1 *F. nucleatum* subsp. *nucleatum* の走査型電子顕微鏡写真。×10,000

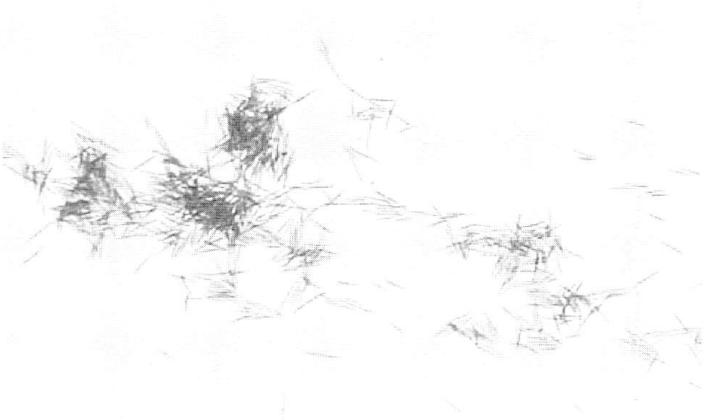

写真2 *F. nucleatum* subsp. *nucleatum* のグラム染色像。×1,000。(口絵146参照)

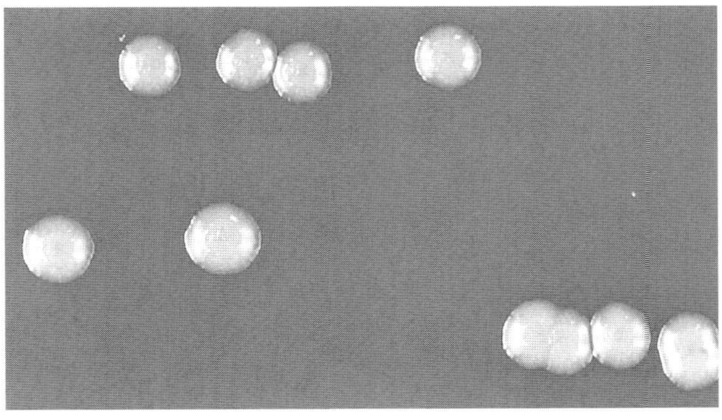

写真3 *F. nucleatum* subsp. *nucleatum* の集落(嫌気性血液寒天培地)

ギュラーな乾いた印象の集落を形成する。細胞壁はグラム陰性菌に特徴的な外膜とペプチドグリカン層からなり，SDS-PAGE で各亜種特徴的なプロファイルを示す外膜蛋白が外膜容積の 1/3 を占めている。これらの外膜蛋白は本菌種の主要な抗原性を担う他，細菌間の凝集に関与している。また，外膜の LPS はエンドトキシン活性と O 抗原としての特異性を持つと報告されており，構成的にも腸内細菌科に近い Lipid A と KDO を含んでいる。この他，ペプチドクリカン層の架橋構造として meso-diaminopimelic acid の代わりに meso-lanthionine を主要な構成分として保持している（Bolstad et al., 1996; Gharbia and Shah, 1992; Jousimies-smor et al., 2003）。

（2）*F. necrophorum*

F. necrophorum subsp. *necrophorum* は 0.5〜0.6×3〜7 μm の桿菌で細長いフィラメント状の細胞形態がよく観察される。血液寒天培地上では 2 mm 程度の円形，辺縁が波状の灰色から白みがかった集落を形成する。*F. necrophorum* subsp. *funduliforme* は 0.4〜0.8×1〜8 μm の桿菌であるが，1〜4 μm の短めの菌体が主である。血液寒天培地上では *necrophorum* よりやや小さめの円形，辺縁整，灰色がかった半透明で盛り上がった表面滑の集落を形成する（Shinjo et al., 1991）。外膜の LPS は Lipid A，KDO を含みエンドトキシン活性を示す（Garcia et al., 1975）。また，ペプチドグリカン層は *F. nucleatum* と同じく lanthionine を主な架橋構成成分として含んでいる（Kato et al., 1981）。

（3）*F. varium*

菌体細胞（0.3〜0.7×0.7〜2 μm）は，多形で球桿菌状あるいは桿菌状のものが混在し，不均一である。血液寒天培地上では 1〜2 mm 程度の円形，辺縁整，やや凸状の半透明（中心部は灰白で辺縁は無色）の集落を形成する（Moor et al., 1984）。外膜 LPS は KDO を含み，Lipid A も含んでいるが，Lipid A の構成脂質が一部 *F. nucleatum* と異なることが報告されている（Hase et al., 1977）。ペプチドグリカン層には lanthionine ではなく meso-diaminopimelic acid を主に含んでいる（Kato et al., 1981）。

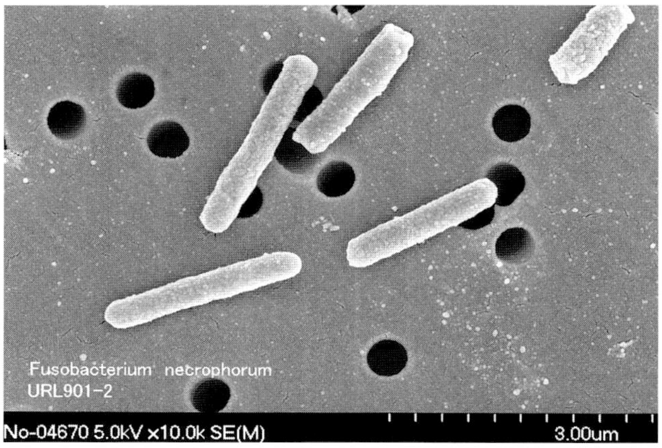

写真 4　*F. necrophorum* subsp. *necrophorum* の走査型電子顕微鏡写真。×10,000

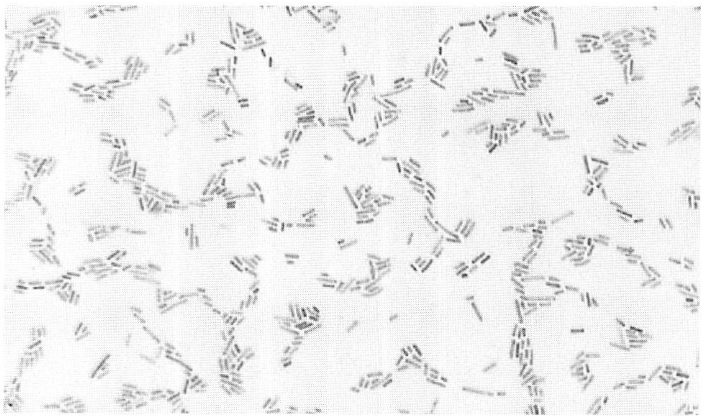

写真 5　*F. necrophorum* subsp. *necrophorum* のグラム染色像。×1,000。（口絵 147 参照）

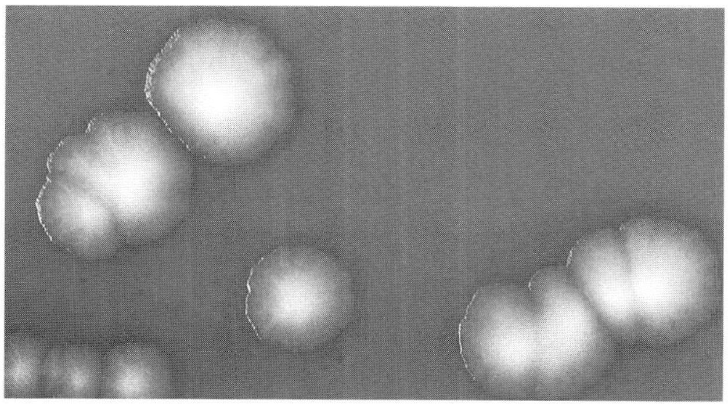

写真 6　*F. necrophorum* subsp. *necrophorum* の集落（嫌気性血液寒天培地）

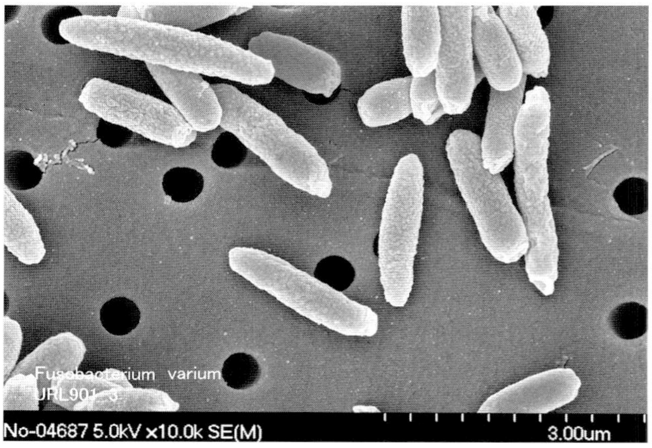

写真 7　*F. varium* の走査型電子顕微鏡写真。×10,000

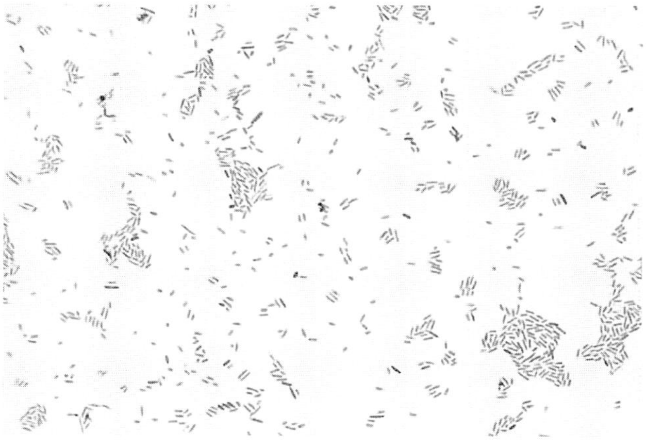

写真 8　*F. varium* のグラム染色像。×1,000。（口絵 148 参照）

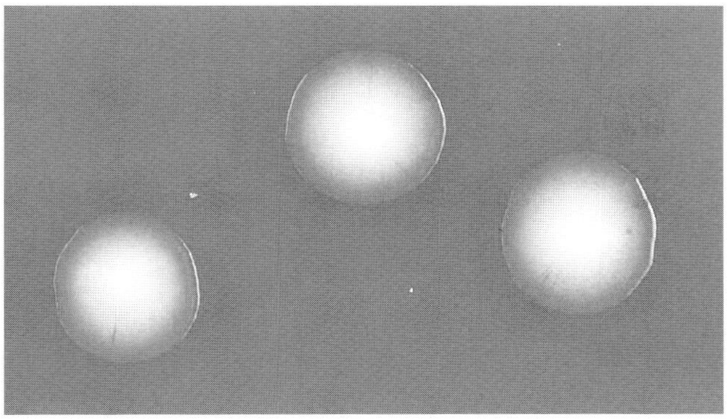

写真9 *F. varium* の集落写真(嫌気性血液寒天培地)

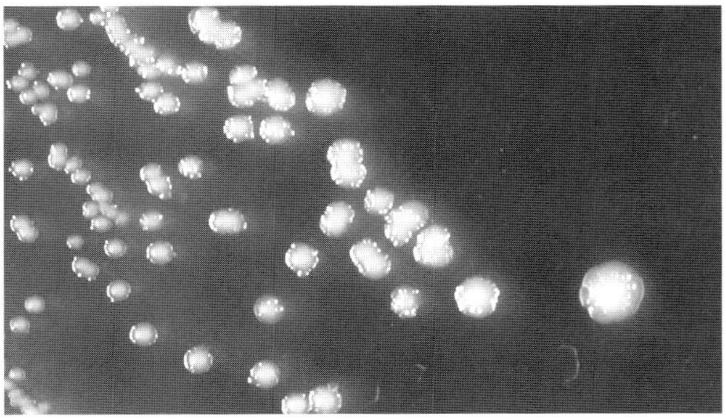

写真10 *F. varium* の集落写真(BBE 培地)

(4)その他のヒトから分離されることがある菌種

①*F. periodonticum*

進行した歯周病患者の病巣から分離される。[細胞形態]0.5〜1.0×4.0〜7.0 μm のフィラメント状, 100 μm のこともある。[血液寒天培地上の集落]2〜3 mm 程度の円形, 凸状, 辺縁整あるいはやや波状, 不透明(Slots et al., 1983)。

②*F. naviforme*

歯肉溝, 感染症材料などから分離される。[細胞形態]0.5〜0.7×3〜12 μm 通常紡錘形。[血液寒天培地上の集落]12 mm 程度の円形, 辺縁整, やや凸状, 灰白, 半透明(Moor et al., 1984)。

③*F. gonidiaformans*

腸管, 泌尿生殖器, 各種感染症材料などから分離される。[細胞形態]0.4〜0.7×0.7〜3.0 μm。多形性, 空胞があり, フィラメント状あるいは長く連なる。[血液寒天培地上の集落]1 mm 程度の円形, 辺縁整, やや凸状, 半透明, 表面滑(Moor et al., 1984)。

④*F. mortiferum*

血液, 各種感染症材料, 便などから分離される。[細胞形態]0.8〜1.0×1.5〜10 μm。球状化, 膨化, 糸状化した細胞など多形性に富む。[血液寒天培地上の集落]1〜2 mm 程度の円形, 辺縁整あるいはやや不整, 凸状あるいはやや中央の盛り上がりがあり, 半透明, 表面滑(Moor et al., 1984)。

【遺伝子情報】

Fusobacterium については, 菌種により病原因子など種々の遺伝子が同定され報告されているが, これまでにゲノム解析の結果が報告されているものは *F. nucleatum* の5つの亜種のうち次の3亜種のみである。

Type strain である ATCC25586(*F. nucleatum* subsp. *nucleatum*, 以下 FNN), ATCC49256(*F. nucleatum* subsp. *vincentii*, 以下 FNV), ATCC10953(*F. nucleatum* subsp. *polymorphum*, 以下 FNP)についてゲノム解析の結果が報告されている。

(1)ATCC25586(FNN)

ゲノム解析からは, 塩基数 2.17 Mb で 2,067 個の ORF を持つひとつの環状染色体で GC 含量は 27%であること, 推定される主要な代謝系は Firmicutes 門の *Clostridium* spp., *Enterococcus* spp. や *Lactococcus* spp. に近いこと, グルタミン酸, アスパラギン酸, アスパラギンの3種のアミノ酸についてしか生合成系がないことなどが明らかになっている。また, これまで報告がない高分子量の外膜蛋白の存在が示唆されている。この他, グルタミン酸から酪酸への発酵が基本的なエネルギー源となっていることが示唆されている。さらに, システインとメチオニンの脱硫化を行うと考えられ, 結果発生するアンモニア, 硫化水素, メチルメルカプトン, 酪酸は繊維芽細胞の発育を停止しうるため, この菌が傷の治癒を妨げ, 歯肉溝上皮の透過性を亢進することにつながると推定されている(Kapatral et al., 2002)。

(2)ATCC49256(FNV)

ゲノムのドラフトシークエンスが報告されており, 2,777 の ORF が同定され, うち 1,576 個の ORF は蛋白合成系, 代謝系, 遺伝子修復・複製・細胞分裂, DNA 修飾, LPS, 病原因子その他の機能を担うことが推定されている。上述の ATCC25586(FNN)ゲノムとの比較から, FNN との ortholog ではない 441 個の ORF が同定されている。うち 323 個の ORF は機能が明らかな他の生物の ORF との関連が見られた他, FNN では見られなかった真核生物型の serine/threonine kinase, phosphatase, peptidase なども見つかっている。この他, FNN と同じく古典的な oxidase-peroxidase system がなく, 酸素のストレスを緩和する可能性がある thioredoxine/glutaredoxin 酵素を持っていることなどが示されている(Kapatral et al., 2003)。

(3)ATCC10953(FNP)

塩基数 2.43 Mb で 2,510 の ORF を持つゲノムの解析結果が報告されている。ORF の機能推定の他, 上記2株および他菌種との相同性解析により, 上記2株に見られない 627 個の ORF が確認されている。また蛋白質をコードする *Fusobacterium* spp. に独特な領域の多くで *Clostridium* spp. や *Bacillus* spp., *Streptococcus* spp. との類似性が示されている。一方 FNP ゲノムには FNN, FNV に見られなかった *C. difficile* の可動遺伝子 CdISt IStron に似た ribozyme/transposon があり, FNP では特に *Clostridia* などの Firmicutes 門の細菌との間で遺伝子の水平伝播が容易である可能性が示唆されている(Karpathy et al., 2007)。

その他, *Fusobacterium* spp. の GC 含量が低く, リボソームの配列にもとづく系統解析で Firmicutes 門に近いことについて, FNN(ATCC25586)のゲノム情報をもとに進化的な視点から系統解析が行われており, 35〜56%の遺伝子が Bacteroidetes 門, Proteobacteria 門, Spirochaetes 門および Firmicutes 門内からの水平伝播に由来すること，グラム陰性菌の細胞壁に関連する大きな領域が Proteobacteria 門に由来しているらしいことが報告されている（Mira et al., 2004）。

【培養】

Fusobacterium spp. は偏性嫌気性の細菌であるため，大気環境下，炭酸ガス培養では発育しない。培養は嫌気環境下で，偏性嫌気用のパウチ，ジャー（N_2 80〜95% 程度，CO_2 5〜20%程度）あるいは嫌気チャンバー（N_2 80%程度，CO_2 10%程度　H_2 10%程度）内，35°C〜37°Cで行う。培養に適した培地は，嫌気条件下に保存された嫌気性菌用の血液寒天培地，変法 GAM 寒天培地などである。分離鑑別培地としてクリスタルバイオレットが添加されている変法 FM 培地がある。増菌，終末代謝産物分析用には半流動培地（HK 半流動培地，GAM 半流動培地など）を用いる。分離菌であれば通常 2 日培養である程度の大きさの集落が観察できるが，臨床検体からの分離に際しては 4 日から 1 週間までは観察を続ける。*Fusobacterium* spp. はほとんどの菌種が 20%胆汁感受性であるが，*F. varium* と *F. mortiferum* は耐性で Bacteroides Bile Esculin（BBE）培地に発育する。

【疫学・病原性（ヒトの疾患を主に）】

（1）*F. nucleatum*

ヒトの口腔，上気道，腸管，女性生殖器などに常在し，ヒトの臨床材料から最も高頻度に分離される *Fusobacterium* spp. の菌種である。頭頸部の化膿性疾患，嚥下性肺炎，膿胸の他，腹腔内感染症からも分離される。横隔膜より上の感染症では，*Prevotella* spp.，*Porphyromonas* spp.，口腔レンサ球菌などとともに，腹腔内感染症からは *Bacteroides fragilis* group や大腸菌などの腸内細菌とともに分離されることが多い。肺胸膜感染症からは単独でも分離される（Jousimies-smor et al., 2003; Moor et al., 1984）。病原因子については歯科領域でよく研究されており，病巣を形成するのに重要な付着および凝集に関する研究が，菌体および外膜蛋白や LPS などの菌体成分を用いて多数検討されており，動物細胞への付着活性，赤血球凝集活性，フィブロネクチン結合活性，他の口腔細菌との共凝集や侵襲性の増強などが報告されている（Bolstad et al., 1996; Saito et al., 2008）。また，リンパ球のアポトーシスを誘導する外膜蛋白（Fap2）も報告されている（Kaplan et al., 2005）。

（2）*F. necrophorum*

最も病原性が強い *Fusobacterium* spp. といわれる *F. necrophorum* は *F. nucleatum* に比べると頻度は低いが，ヒトおよび動物の化膿性疾患から分離される。動物由来菌はもっぱら *F. necrophorum* subsp. *necrophorum*，ヒト由来菌は *F. necrophorum* subsp. *funduliforme* が多いとされている。ヒトでは口腔，上気道に常在し，咽頭炎，扁桃炎，扁桃周囲膿瘍などからよく分離される。脳膿瘍からも分離される。また，現在では少ないとされているが，レミエール症候群（Lemierre's syndrome）など重篤な感染症への関与が強く示唆されている（Jousimies-smor et al., 2003; Mira et al., 2004）。レミエール症候群については，近年イギリスで再び増加しているという報告もある。病原因子として leukotoxin, endotoxin，hemolysin，hemagglutinin などが研究されている（Garcia et al., 1975; Riordan, 2007; Tadepalli et al., 2008）。

（3）*F. varium*

ヒトの腸管内に常在し，主に腹腔内感染症から *B. fragilis* group や大腸菌などの腸内細菌とともに分離される。また，この菌種については，潰瘍性大腸炎との関連が議論されており，研究が進められている（Minami et al., 2009; Nomura et al., 2005; Sakurazawa and Ohkusa, 2005）。

【治療】

臨床材料から分離される主要な菌種は上述のとおり *F. nucleatum*，*F. necrophorum*，*F. varium* の 3 菌種であるが，*F. varium* 以外の 2 菌種は古い世代のフルオロキノロン，マクロライドを除けば全般に抗菌薬感受性は良好である。しかしながら，一部（10%程度）ペニシリンに高度耐性を示す株があり，そのうちの一部はセファロスポリンに対しても耐性あるいは感受性が不良である。一方 *F. varium* はペニシリン，セファロスポリンとも耐性あるいは感受性が不良な株が多い。他の 2 菌種と異なり，少ないながらクリンダマイシン耐性株も見られる。ところで，*Fusobacterium* spp. が検出される感染症は，遷延化した肺胸膜感染症や時に見られる菌血症，脳膿瘍などの中枢神経感染症を除けば，多くは 3〜5 菌種以上の偏性嫌気性菌および通性嫌気性菌との混合感染である。したがって抗菌化学療法に際しては，同時分離菌の感受性も考慮する必要がある。特に先行投与薬で良好な治療効果が得られない場合は，横隔膜より上の感染症では同時に分離されることが多い *Prevotella* spp. の β-ラクタマーゼ産生の有無も考慮して治療薬を選択する。侵襲性の高い感染症の場合は外科的処置が必須である。腹腔内感染症では高率に広域な β-ラクタマーゼを産生している *B. fragilis* group の共存が一般的で，*B. fragilis* group 自体が広範な耐性を示す菌群であるため，この菌群を対象とした抗菌薬を選択する（日本化学療法学会・日本嫌気性菌感染症研究会，2007）。

【予防】

基本的に内因性感染症であるため，感染経路などに対する対策はない。口腔に由来する感染症については，歯肉溝における *Fusobacterium* spp. や *Porphyromonas* spp. の異常増殖を防ぐために日々の口腔ケアが重要である。また嚥下性肺炎を起こしやすい状況にあるお年寄りや患者に関しても可能な限り誤嚥を防ぐことともに舌苔の除去を含めた口腔のケアが大切と考えられる（Ishikawa et al., 2008; Terpenning, 2005）。

【引用・参考文献】

Bailey, G. D., and Love, D. N. 1993. *Fusobacterium pseudonecrophorum* is a synonym for *Fusobacterium varium*. Int. J. Syst. Bacteriol. 43: 819-821.

Bolstad, A. I., Jensen, H. B., and Bakken, V. 1996. Taxonomy, biology and periodontal aspects of *Fusobacterium nucleatum*. Clin. Microbiol. Rev. 9: 55-71.

Cato, E. P., Moore, L. V. H., and Moore, W. E. C. 1985. *Fusobacterium alocis* sp. nov. and *Fusobacterium sulci* sp. nov. from the human gingival sulcus. Int. J. Syst. Bacteriol. 35: 475-477.

Duncan, S. H., Hold, G. L., Harmsen, H. J. M., et al. 2002.

Growth requirements and fermentation products of *Fusobacterium prausnitzii*, and a proposal to reclassify it as *Faecalibacterium prausnitzii* gen. nov., comb. nov. Int. J. Syst. Evol. Microbiol. 52: 2141-2146.

Dzink, J. L., Sheenan, M. T., and Socransky, S. S. 1990. Proposal of three subspecies of *Fusobacterium nucleatum* Knorr 1922: *Fusobacterium nucleatum* subsp. *nucleatum* subsp. nov., comb. nov.; *Fusobacterium nucleatum* subsp. *polymorphum* subsp. nov., nom. rev., comb. nov.; and *Fusobacterium nucleatum* subsp. *vincentii* subsp. nov., nom. rev., comb. nov. Int. J. Syst. Bacteriol. 40: 74-78.

Garcia, M. M., Cherlton, K. M., and McKay, K. A. 1975. Characterization of endotoxin from *Fusobacterium necrophorum*. Infect. Immun. 11: 371-379.

Gharbia, S. E., and Shah, H. N. 1992. *Fusobacterium nucleatum* subsp. *fusiforme* subsp. nov. and *Fusobacterium nucleatum* subsp. *animalis* subsp. nov. as additional subspecies whithin *Fusobacterium nucleatum*. Int. J. Syst. Bacteriol. 42: 296-298.

Hase, S., Hofstad, T., and Rietschel, E. T. 1977. Chemical structure of the lipid A component of lipopolysaccharides from *Fusobacterium nucleatum*. J. Bacteriol. 129: 9-14.

Hofstad, T., and Aasjord, P. 1982. *Eubacterium plautii* (Seguin 1928) comb. nov. Int. J. Syst. Bacteriol. 32: 346-349.

Ishikawa, A., Yoneyama, T., Hirota, K., et al. 2008. Professional oral health care reduces the number of oropharyngeal bacteremia. J. Dent. Res. 87: 594-598.

Jalava, J., and Eerola, D. 1999. Phylogenetic analysis of *Fusobacterium alocis* and *Fusobacterium sulci* based on 16S rRNA gene sequences: proposal of *Filifactor alocis* (Cato, Moore and Moore) comb. nov. and *Eubacterium sulci* (Cato, Moore and Moore) comb. nov. Int. J. Syst. Bacteriol. 49 Pt4: 1375-1379.

Jousimies-smor, H. R., Summanen, P. H., Wexler, H., et al. 2003. *Bacteroides*, *Porphylomonas*, *Prevotella*, *Fusobacterium*, and other anaerobic gram-negative bacteria, p. 880-901. *In* Murray, P. R., Baron, E. J., Jorgensen, J. H., et al. (eds.), Manual of clinical microbiology, 8th ed., ASM Press, Washington, D.C.

Kapatral, V., Anderson, I., Ivanova, N., et al. 2002. Genome sequence and analysis of oral bacterium *Fusobacterium nucleatum* strain ATCC25586. J. Bacteriol. 184: 2005-2018.

Kapatral, V., Ivanova, N., Anderson, I., et al. 2003. Genome analysis of *F. nucleatum* sub spp vincentii and its comparision with the genome of *F. nucleatum* ATCC25586. Genome Res. 13: 1180-1189.

Kaplan, C. W., Lux, R., Huynh, T., et al. 2005. *Fusobacterium nucleatum* apoptosis-inducing outer membrane protein. J. Dent. Res. 84: 700-704.

Karpathy, S. E., Qin, X., Gioia, J., et al. 2007. Genome sequence of *Fusobacterium nucleatum* subspecies *polymorphum* — a genetically tractable *Fusobacterium*. PLoS ONE 2(8): e659. doi: 10.1371/journal. pone. 0000659

Kato, K., Umemoto, T., Fukuhara, H., et al. 1981. Variation of dibasic amino acid in the cell wall peptidoglycan of bacteria of Genus *Fusobacterium*. FEMS Microbiol. Lett. 10: 81-85.

Knorr, M. 1922. Uber die fusospirillare Sysmbiose, dir Gattung Fusobacterium (K. B. Lehmann) und Spillium sputigenum.(Zugleich ein Beitrag zur Bakterionogie der Mundhohle). I. Mitteilung: die Epidemiolligue der fysisoirillaren Symbiose, besonders der Plaut-Vincecntscher Angina. Zebtralbl. Bakteriol. Parasitenkd. Infektionskr. Hyg. Abt. 1 Orig. 87: 536-545.

Minami, M., Ando, T., Okamoto, A., et al. 2009. Seroprevalence of *Fusobacterium varium* in ulcerative colitis patients in Japan. FEMS Immunol. Med. Microbiol. 56: 67-72. doi: 10.1111/j.1574-695X.2009.00550.x

Mira, A., Pushker, R., Legault, B. A., et al. 2004. Evolutionary relationships of *Fusobacterium nucleatum* based on phylogenetic analysis and comparative genomics. BMC Evolutionary Biology 4: 50. doi: 10.1186/1471-2148-4-50

Moor, W. E. C., Holdman, L. V., and Kellet, R. W. 1984. Genus II *Fusobacterium* Knorr 1922, 4[AL], p. 631-637. *In* Krieg, N. R. (ed.), Bergey's manual of systematic bacteriology, vol. 1, Williams & Wilkins, Baltimore.

日本化学療法学会・日本嫌気性菌感染症研究会(編). 2007. 嫌気性菌感染症 診断・治療ガイドライン 2007, 共和企画, 東京.

Nomura, T., Ohkusa, T., Okayasu, I., et al. 2005. Mucosa-associated bacteria in ulcerative colitis before and after antibiotic combination therapy. Aliment. Pharmacol. Ther. 21: 1017-1027.

Riordan, T. 2007. Human infaction with *Fusobacterium necrophorum* (necrobacillosis), with a focus on Lemierre's syndrome. Clin. Microbiol. Rev. 20: 622-659.

Saito, A., Inagaki, S., Kimizuka, R., et al. 2008. *Fusobacterium nucleatum* enhances invasion of human gingival epitherial and arotic endothelial cells by *Porphyromonas gingivalis*. FEMS Immnol. Med. Micribiol. 54: 349-355.

Sakurazawa, T., and Ohkusa, T. 2005. Cytotoxity of organic acids produced by anaerobic intestinal bacteria on cultured epithelial cells. J. Gastroenterol. 40: 600-609.

Shinjo, T., Fujisawa, T., and Mitsuoka, T. 1991. Proposal of two subspecies of *Fusobacterium necrophorum* (Flügge) Moore and Holdeman: *Fusobacterium necrophorum* subsp. *necrophorum* subsp. nov., nom. rev. (ex Flügge 1886), and *Fusobacterium necrophorum* subsp. *funduliforme* subsp. nov., nom. rev. (ex Hallé 1898). Int. J. Syst. Bacteriol. 41: 395-397.

Shinjo, T., Hiraiwa, K., and Miyazato, S. 1990. Recognition of biovar C of *Fusobacterium necrophorum* (Flügge) Moore and Holdeman as *Fusobacterium pseudonecrophorum* sp. nov., nom. rev. (ex Prevot 1940). Int. J. Syst. Bacteriol. 40: 71-73.

Slots, J., Potts, T. V., and Mashimo, P. A. 1983. *Fusobacterium periodonticum*, a new species from the human oral cavity. J. Dent. Res. 62: 960-963.

Tadepalli, S., Stewart, G. C., Nagataja, T. G., et al. 2008. Human *Fusobacterium necrophorum* strains have a leukotoxine gene and exhibit leukotoxic activity. J. Med. Microbiol. 57: 225-231.

Terpenning, M. 2005. Prevention of aspiration pneumoniae in nursing home patients. Clin. Infect. Dis. 40: 7-8.

van Gylswyk, N. O., Morris, E. J., and Els, H. J. 1980. Sporulation and cell wall structure of *Clostridium polysaccharolyticum* comb. nov. (formerly *Fusobacterium polysaccharolyticum*). J. Gen. Microbiol. 121: 491-493.

【田中香お里，渡邉邦友】

クラミジア科
Family ***Chlamydiaceae***

分類・歴史

【発見から分類に至る歴史的背景】

「クラミジア」は現在，原核生物の一種であることがわかっている。しかしながら，発見当初はいわゆる濾過性病原体であり，なおかつ偏性細胞内寄生体であることから，リケッチアとともにウイルスの一種と見なされていた。1963年に生化学的解析によりDNAおよびRNAの両方が感染性粒子に含まれることや超微形態学的に2分裂像が見られることから「ウイルス」と見なすべきではないことが明らかになり，その後は偏性細胞内寄生性細菌として研究が進められている。しかしながら近年，アメーバを宿主とする新しいウイルスとしてMimivirusが発見された(Raoult et al., 2004; Raoult and Forterre, 2008)。この直径400 nmもの大きさのウイルスのゲノムサイズは1.18 Mbpsであり，クラミジアのゲノムサイズ，1～1.2 Mbpsとほぼ同様である。Mimivirusおよびその類縁ウイルスの発見とその特徴は従来のウイルスの定義には入りきらず，ウイルスとは何かとの根源的な問いが再び投げかけられている(Raoult and Forterre, 2008)。一方，クラミジアにおいてもアメーバを宿主とする新しいクラミジアが発見されるなど，自然界におけるクラミジアに関する解析が進んでいる(Corsaro and Greub, 2006; Burnard and Polkinghorne, 2016)。ここではかつてはウイルスの仲間であると見なされていたクラミジアについて，発見から現在の分類に至るまでの歴史的背景を紹介する。

(1)クラミジアの発見

クラミジアによる代表的な疾患であるトラコーマに関する記述は古代中国やエジプトに見られるという。このトラコーマに関する調査研究においてHalberstaedterとvon Prowazekは1907年にヒトからオランウータンへトラコーマ病原体を伝播させうることを報告した(Halberstaedter and von Prowazek, 1907)。この報告のなかで，彼らは結膜上皮細胞のギムザ染色により細胞質内に多数の小さな粒子や大型の粒子を含む空胞を見出した(図1)。小粒子のいくつかは細胞外にも見出された。彼らはこの微生物が細菌とは異なる性状を有することなどを指摘した。既知の原虫や細菌とも異なるであろうということから，この微生物をChlamydozoa〔ギリシア語のkhlams(マントやコートの意)に由来する〕と呼ぶことを提案した。小粒子が好塩基性に染色される基質に埋め込まれたように見えることがマントを被った微生物のように見えることにもとづくとされている(Brinkman et al., 2002; Griffiths and Gupta, 2007)。この報告において，既に基本小体や網様体が観察されている。

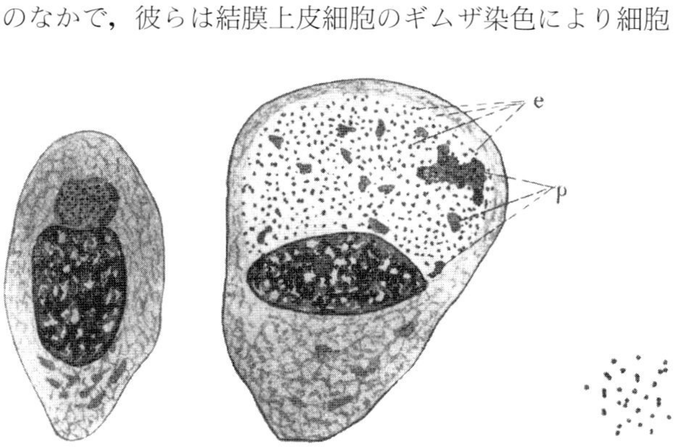

図1　クラミジアの発見。トラコーマの病原体として報告された際のクラミジアの観察図(Halberstaedter and von Prowazek, 1907)。封入体が描かれている。また，基本小体と見なされる粒子(eおよびFig.3)も描かれている。

クラミジアの研究の進展は科学技術の進展と並行して行われ，形態学的知見にもとづく分類から現在のゲノム科学にもとづく分類に至っている(Forterre, 2010)。1929～1930年において欧州ではオウムインコ類に起因した重篤な異型肺炎の大流行が見られた。この肺炎は「オウム病」と呼ばれた。Bedsonらは1930年に，オウム病のオウムおよびヒトの組織に含まれる感染因子は濾過性病原体であることを報告した(Bedson et al., 1930)。引き続き，Lillieはオウムの巣状病変に見られる細胞内微生物を研究し，この細胞内微生物は培養できないグラム陰性の球菌であることとオウムとの関連性から*Rickettsia psittaci*という学名を提案した。当時は培養不能グラム陰性球菌ないし桿菌はすべて*Rickettsia*と見なされていたことによる。Colesもオウム病の病原体に関する報告をしたが学名の提案はしなかった。Bedsonと共同研究者はこの微生物がオウム病の病原体であることを証明するとともに，特徴的な増殖環を持つことを解明した。1934年に至り，Thygesonはトラコーマ病原体とオウム病病原体の類似性に気づいた。この類似性は補体結合反応における共通抗原の発見(1942年)によっても裏づけられた。1945年にはJonesらが「いわゆるウイルスと呼ばれている因子でサルファ剤に感受性であることが証明されているのはlymphogranuloa-trachoma-psittacosis群の病原体である。このグループをChlamydiaという名前でウイルスと区別する証拠が蓄積している」と記載した(Jones et al., 1945)。その後，さまざまな分類学的混乱を経て，1966年にPageがクラミジア科およびクラミジア属を提案し(Page, 1966)，さらに*Chlamydia trachomatis*および*Chlamydia psittaci*が提案され(Page, 1968)，現在の分類の基礎となった。

(2)細菌としてのクラミジア

クラミジアは偏性細胞内寄生性で濾過性病原体として認識されたことから，当初はウイルスの仲間であると見なされていた。クラミジアの増殖環においても，感染性という観点からは，ウイルス増殖における暗黒期に相当する時期が見られる。その後，抗菌剤に感受性であること，電子顕微鏡観察などにより形態学的な連続性があること，さらにクラミジア粒子内にはDNAおよびRNAの両方が存在することが明らかとなり，ウイルスとは見なしえないことが判明した。その後の多くの研究からクラミジアは非常に古い時期に他の細菌群から分岐した原核生物であることが明らかになっている。したがって，クラミジアの分類は細菌学的分類に従っている。

クラミジアの分類	科学技術の進展
オウム病病原体 Norcard (1893) *Bacillus psittacosis* Bedson, Western and Simpson (1930) (オウム病病原体発見の報告。命名せず) Lillie (1930) *Rickettsia psittaci* Coles (1930) “coccoid X bodies of psittacosis” Levinthal (1930, 1932) *Microbacterium multiforme psittacosis* Bedsonらによる増殖環，抗原構造，補体結合反応などの研究の進展 (1930-1938)	医学微生物学
トラコーマ病原体 Halberstaedter and von Prowazek (1907) Chlamydozoa Busacca (1933, 1935) *Rickettsia trachomae* Foley and Parrot (1937) *Rickettsia trachomatis* =*Chlamydozoon trachomatis*	
リンパ肉芽腫病原体 Miyagawa et al. (1935) “Virus of lymphogranuloma inguinale Nicolas, Favre and Durand” Brumpt (1938) *Miyagawanella ymphogranulomatosis*	免疫化学の進展
↓	
Psittacosis-Lymphogranuloma venereum-Trachoma 因子 (PLT 因子) Rake, Shaffer and Thygeson (1942) trachoma および封入体結膜炎因子と psittacosis-lymphogranumola venereum 因子との類似性	電子顕微鏡の発展 生化学の進展
クラミジア科およびクラミジア属 (1966) *Chlamydia trachomatis* および *Chlamydia psittaci* (1968) Page によるクラミジアの現代的分類	分子生物学の進展
Chlamydia pneumoniae (1989) *Chlamydia pecorum* (1992) DNA 相同性に基づく新種の提案	
Chlamydia 属の再分類：*Chlamydia* 属および *Chlamydophila* 属 以前の *Chlamydia psittaci* の再分類 新たな科の提案：*Simkaniaceae, Parachlamydiaceae, Waddliaceae* DNA 相同性および rRNA 塩基配列の相同性を分類の基礎とした	塩基配列解読の進展
核酸診断法の進展による新しいクラミジアの発見と同定 魚類，昆虫，原生生物などにおけるクラミジアの発見：Criblamydia	ゲノム科学の進展

図2　クラミジアの分類の変遷と科学技術の進展。クラミジアは医学微生物学の進展により発見され，当初は病気との関連性から分類されていた。その後，免疫化学，電子顕微鏡，分子生物学などの進展により分類基準は変化し，現在はゲノム科学的知見にもとづいた分類体系となっている。ゲノム情報にもとづき，*Chlamydia* 属と *Chlamydophila* 属は1属 *Chlamydia* とされた。

(3)クラミジアの分類の変遷

クラミジアの分類は性状解明の進展により改訂されてきた(図2)(福士，2002)。初めは光学顕微鏡観察による感染細胞内の形態学的な知見にもとづいていた(1900年代初頭)。次いで，生物学的な増殖様式が明らかになったことが加味され「クラミジア」がいくつかの生物群からなることが示された(1930〜1940年頃)。これらクラミジア生物群は病原性および宿主域との関連性が強く意識された分類体系をもたらした。免疫化学的な手法の発展をともなう血清学の進展によりクラミジア生物群に共通抗原が見出され，宿主域を超えた分類がなされた(1940年代)。しかし，種のレベルにおいては宿主域をもとに分類がなされた。デオキシリボ核酸が遺伝物質であることが明らかとなり，ウイルスが再定義されるのにともなって，クラミジアがウイルスではなく細菌であることが認識された。抗菌剤への感受性やグリコーゲン産生能などの生化学的な性状の解明により明らかに2種に分類できることがわかった(1950〜1960年代)。核酸の解析技術の進展により分類の基盤性状が表現形質から遺伝形質へと変わっていった。クラミジアにおいても新しい種として *Chlamydia pneumoniae* および *Chlamydia pecorum* が提案されたが，これらは染色体DNAの相同性解析結果も新種提案の大きな根拠となった(1980年代)。核酸配列解読技術の進展はゲノム自体の解読へと発展し，分類の細分化から再びまとめあげる方向へと向かわせている(1990年代以降現在)。2015年にはクラミジア科の属として *Chlamydia* および *Chlamydophila* を再び統合し，1属 *Chlamydia* とすることが再提案され，正式に承認された(Horn et al., 2004; Sachse et al., 2015)。

ゲノム解読により，クラミジア種間での遺伝子交換が示された(Jeffrey et al., 2010)。この組み換え現象はクラミジアの進化を考えるときに興味深い。環境クラミジアについても，クラミジアとプラスチドとの関連性についても知見が蓄積されつつある(McFadden, 2014)。

現在のクラミジアの分類を表1に示す。またクラミジアの系統樹を図3に示す(Azuma et al., 2006)。この系統樹ではDNA複製に関与する遺伝子にもとづいており，他の細菌との系統進化も表されている。もうひとつの遺伝子としてrRNAコード遺伝子を用いることにより，細菌の進化が類推されている(図4)(Horn et al., 2004)。クラミジアの仲間はかなり早い時期(20億年前)に分岐したと考えられている。病原性クラミジアと環境クラミジアは7億年ほど前に分岐したようである。

進化の過程で，細菌はいったんさまざまな遺伝子を保有するが，宿主との依存関係がより強くなった場合には，遺伝子を失っていく一方で，宿主から遺伝子を得ることも生じる。これはウイルスの進化にも共通した概念といえるであろう。この進化の過程で残った遺伝子は，クラミジアとして存在するために必須の遺伝子群といえる。

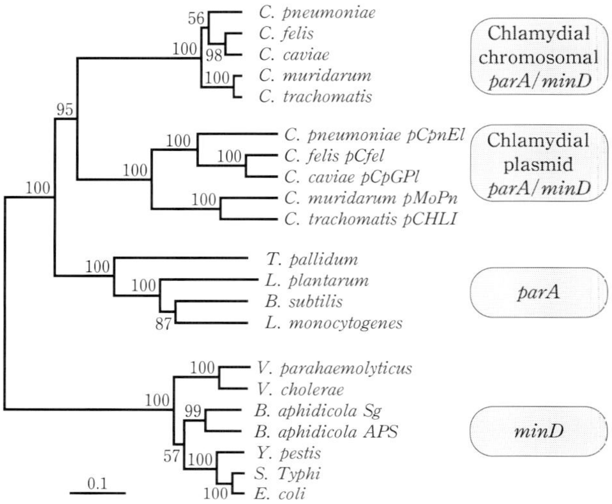

図3　クラミジアと他の細菌を含む分子系統樹(Azuma et al., 2006；©Oxford University Press)。クラミジアゲノム上のDNA複製に関与する遺伝子による系統樹

表1　クラミジアの分類

目	科	属	種	宿主動物
Chlamydiales	*Chlamydiaceae*	*Chlamydia*	*C. trachomatis*	ヒト
			C. suis	ブタ
			C. muridarum	マウス
			C. psittaci	鳥類
			C. abortus	ヒツジ，鳥類
			C. felis	ネコ
			C. caviae	モルモット
			C. pecorum	反芻動物
			C. pneumoniae	ヒト，コアラなど
			C. ibidis	鳥類
			C. gallinacea	鳥類
			C. avium	鳥類
	Parachlamydiaceae	*Parachlamydia*	*P. acanthamoebae*	アメーバ
		Neochlamydia	*N. hartmannellae*	アメーバ
		Protochlamydia	*Pr. Amoebophila*	アメーバ
			Pr. Neagreliophila	アメーバ
	Simkaniaceae	*Simkania*	*S. negevensis*	不明
	Rhabdochlamydiaceae	*Rhabdochlamydia*	*R. porcellionis*	魚類
			R. crassificans	魚類
	Waddliaceae	*Waddlia*	*W. chondrophila*	ウシ
			W. malaysiensis	コウモリ

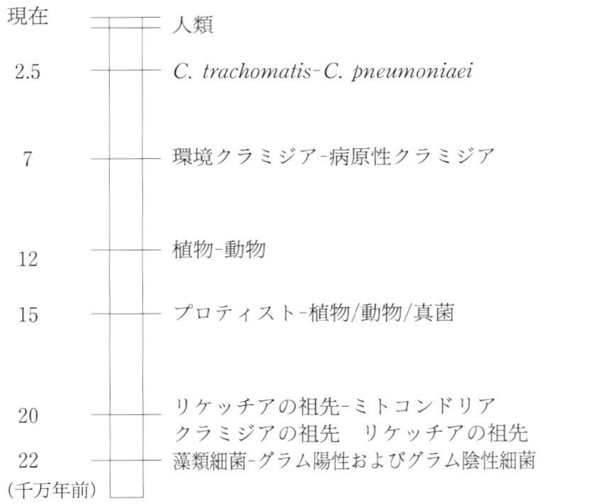

図4　クラミジアの進化年代の予想図。すべての細胞性生物に存在する遺伝子であるリボソーム遺伝子にもとづく分子系統樹から分岐年代を推測した(Horn et al., 2004)。クラミジアは22億年前に他の藻類細菌やグラム陰性細菌，グラム陽性細菌の祖先生物から分岐した。クラミジア全体の祖先は20億年ほど前に他の偏性細胞内寄生細菌の祖先から分岐した。現在知られている病原性細菌は7億年ほど前にアメーバなどを宿主とするクラミジアから分岐し，2億5,000万年前に現在の *C. trachomatis* および *C. pneumoniae* のそれぞれの祖先が分岐したと推測されている。

Hornらの解析によれば711の遺伝子がクラミジア科で保存されている(Horn et al., 2004)。この保存された遺伝子群により「クラミジア」という生物の基本的な性状が決定されていると考えられる。ゲノム科学の進展により，さまざまな生物の系統関係が類推されている。クラミジアにおいては，ゲノム解析からシアノバクテリアとの進化的な関係が示されている。プラスティドとクラミジアの類縁性も示されている(McFadden, 2014)。偏性細胞内寄生体と細胞内小器官との関連性は真核細胞の成立を知る手がかりになるかもしれないと考えられている(Forterre, 2010)。

クラミジアの進化において，各遺伝子がどのような役割を演じてきたかは，不明な点が多い。しかしながら，宿主細胞との相互作用を考える際に，重要と思われる遺伝子としてIII型分泌装置遺伝子(Type III Secretion System：T3SS)がある(阿部，2009；Troisfontaines and Cornelis, 2005)。細菌が菌体細胞から外部に蛋白質を分泌する機構としてI～VII型まで知られている(阿部，2009)。この中でもIII型分泌装置(T3SS)は病原因子を宿主細胞内に直接注入する機能を有しており，細菌細胞と宿主細胞の相互作用において重要な役割を担っていると考えられている。特にクラミジアのような細胞内寄生菌では，T3SSから分泌される蛋白質により宿主細胞内環境を変化させていると考えられ，宿主寄生体関係を考える上で興味深い。他のウイルスでいえば，ヘルペスウイルスにおけるテグメント蛋白質の機能と類似した蛋白質が，クラミジア菌体からT3SSにより宿主細胞内に分泌されると考えられるであろう。このようにT3SSは宿主細胞内に寄生するために重要な存在であると考えられる。系統発生学的研究によっても，クラミジアが他の細菌群と分岐したときにはT3SSは既に存在していたと考えられている(Horn et al., 2004)。T3SSがクラミジアと宿主細胞との相互作用において実際にどのような役割を担っているかに関する解析は始まったばかりといえるが，T3SSおよび分泌される因子であるエフェクターの役割について，クラミジアと他のグラム陰性病原細菌やウイルスとの比較は有意義であろう(図5)。

ゲノム解析は原核生物の進化という大きな視点のみならず，現在のクラミジアの成立にも大きな示唆を与えている。一例として，*C. pneumoniae* の起源についても動物由来である可能性が提案されている(Myers et al., 2009)。Myersらはコアラから分離されたクラミジアのゲノム配列をヒト由来 *C. pneumoniae* と比較した。単一塩基多型(single nucleotide polymorphism：SNP)や各種遺伝子の保存性などから，系統関係を解析した。その結果，コアラから分離された *C. pneumoniae* はヒトの *C. pneumoniae* の基礎となるクラミジアであることを明らかにした。SNPは1塩基単位の突然変異による遺伝学的多型性を指している。クラミジアにおいても塩基単位での突然変異が系統発生上のさまざまな段階で生じ，子孫に受け継がれている。このSNPを調べることにより，生物の系統発生を逆に遡ることが可能であると考えられている。

分子検出技術の発展により，より多くのクラミジアないしクラミジア様生物が見出されている(Ossewaarde

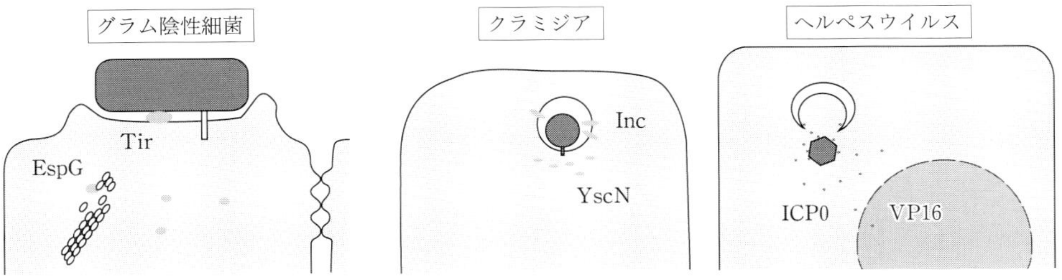

図5　III型分泌装置およびエフェクターの機能比較。III型分泌装置はグラム陰性細菌で発見された。その後，クラミジアにおいても同様の構造が見出された。グラム陽性細菌では，細胞外の細菌細胞が感染細胞にIII型分泌装置を介してエフェクター分子を注入し，細胞内環境を変化させることが知られている(阿部，2009参照)。Tirは宿主細胞膜に局在し，細菌細胞が宿主細胞に吸着するのに機能し，EspGは細胞内の微小管の破壊を行うことが知られている。クラミジアにおけるエフェクター分子の詳細は解析が始まったばかりであるが，封入体膜を形成する蛋白質であるIncや細菌病原因子と相同性を有するYscNなどの蛋白質が知られている。これらは食胞に含まれたクラミジアからIII型分泌装置により細胞質内に分泌され，封入体膜の形成や細胞内環境をクラミジア増殖に適するように修飾すると考えられている。一方ウイルスにおいても，例えばヘルペスウイルスではテグメントが存在し，感染においてアポトーシス誘導の阻止やインターフェロン誘導阻止(ヘルペスウイルスのICP0など)やウイルス遺伝子発現活性化(ヘルペスウイルスのVP16)などに関与するとされている。これらの現象は，細胞寄生体が宿主細胞の細胞内環境をどのように寄生体自身に最適化しようとしているかを考えるときに興味深い。

et al., 1999; Burnard and Polkinghorne, 2016)。鳥類においては，*C. psittaci* および *C. abortus* に加え，新種3種(*C. avium*，*C. gallinacea*，*C. ibidis*)が報告され，鳥類におけるクラミジアおよび鳥類クラミジアによるヒトへの感染に関する新たな知見が得られてきている(Sachse et al., 2014; Vorimore et al., 2013)。また，新たな宿主としてコウモリ(Hokynar et al., 2017)，霊長類(Klöckner et al., 2016)および水棲動物(Pawlikowska-Warych and Deptuła, 2016)が注目されている。さらに，アメーバ寄生性クラミジアが見出され，環境クラミジアとして研究が進展している(Birtels et al., 1997; Corsaro and Greub, 2006; Griffiths et al., 2005; Griffiths and Gupta, 2007; Lamoth et al., 2009; Schmitz-Esser et al., 2004)。*Parachlamydia acanthamoebae* および *Simkania negevensis* である。原因不明の熱病に関連して，加湿機からアメーバ Acanthamoeba が分離された。このアメーバは未知のグラム陰性菌に感染していた。その後の塩基配列解析からこの細菌はクラミジアの一種であることが判明した(Birtles et al., 1997)。1999 年に *Parachlamydia acanthamoebae* と命名された。*P. acanthamoebae* と感染症との関連性も示唆されている(Greub, 2009)。一方，自然界や病原性とは無関係に見つかったクラミジアが *S. negevensis* である。この Simkania は 1993 年に培養細胞における汚染微生物として発見された。生物学的性状の解析からクラミジアの類縁微生物であることが明らかとなり，Simkania と命名された。その後，血清調査などによりヒト集団にも感染があることが報告された。最近では，呼吸器疾患との関連性が報告されている(Kumar et al., 2005; Vouga et al., 2017)。上記のクラミジアに加え，さまざまなクラミジアが分離同定されてきている。*Waddlia chondrophila*，*Rhabdochlamydia porcellionis* である(Haider et al., 2008)。今後，遺伝子検出方法の改良により，より多くのクラミジア関連細菌が発見されるかもしれない。問題としては，細菌分類の規則により，分離株を得る必要があることや菌株を一定の機関で保管することが義務づけられていることが挙げられる。新しいクラミジア関連細菌のように培養が困難な細菌の場合，新しい規則は新種の提案の障害となっている。遺伝子解析技術が進展し，原核生物のゲノム解析は細菌の進化について新たな視点をもたらしたが，新しい問題も提起することとなった。

クラミジアの研究の進展は，従来のウイルスの概念ではとらえきれないような Mimivirus の発見と併せ，自然界には未知の生命体が多く存在することを示している。これらの発見をふまえ，クラミジアやウイルスという偏性細胞内寄生体がどのように生まれてきたか，さらに真核生物がどのように成立したかに関する議論が展開されている(Forterre, 2010)。今後，生命そのものがどのように成立してきたかへの解明の手がかりとしてクラミジアを含む偏性細胞内寄生生命体の研究が発展すると期待される。

【引用・参考文献】

阿部章夫．2009．病原細菌の分泌装置：その機能と病原性発揮のメカニズム．感染症学雑誌 83：94-100.

Azuma, Y., Hirakawa, H., Yamashita, A., et al. 2006. Genome Sequence of the Cat Pathogen, Chlamydophila felis. DNA Res. 13: 15-23.

Birtles, R. J., Rowbotham, T. J., Storey, C., et al. 1997. Chlamydia-like obligate parasite of free-living amoebae. Lancet 349: 925-926.

Brinkman, F. S. L., Blanchard, J. L., Cherkasov, A., et al. 2002. Evidence that plant-like genes in Chlamydia species reflect an ancestral relationship between Chlamydiaceae, Cyanobacteria, and the Chloroplast. Genome Res. 12: 1159-1167.

Burnard, D., and Polkinghorne, A. 2016. Chlamydial infections in wildlife-conservation threats and/or reservoirs of ‘spill-over’ infections? Vet. Microbiol. 196: 78-84.

Collier, L. 1987. The wide range of chlamydial infection. BMJ 295: 447.

Corsaro, D., and Greub, G. 2006. Pathogenic potential of novel Chlamydiae and diagnostic approaches to infections due to these obligate intracellular bacteria. Clin. Microbiol. Rev. 19: 283-297.

Everett, K. D. E., Kahane, S., Bush, R. M., et al. 1999. An unspliced group I intron in 23S rRNA links Chlamydiales, chloroplasts, and mitochondria. J. Bacteriol. 181: 4734-4740.

Forterre, P. 2010. A new fusion hypothesis for the origin of Eukarya: Better than previous ones, but probably also wrong. Res. Microbiol. doi:10.1016/j.resmic.2010.10.005

福士秀人．2002．クラミジアの命名と分類の変遷，p. 13-25．副島林造・松島敏春(編)，実地医家のためのクラミジア・ニューモニエ感染症，医薬ジャーナル社，東京．

Greub, G. 2009. Parachlamydia acanthamoebae, an emerging agent of pneumonia. Clin. Microbiol. Infect. 15: 18-28.

Griffiths, E., and Gupta, R. S. 2007. Phylogeny and shared conserved inserts in proteins provide evidence that Verrucomicrobia are the closest known free-living relatives of chlamydiae. Micobiology 153: 2648-2654.

Griffiths, E., Petrich, A. K., and Gupta, R. S. 2005. Conserved indels in essential proteins that are distinctive characteristics of Chlamydiales and provide novel means for their identification. Microbiology 151: 2647-2657.

Haider, S., Collingro, A., Walochnik, J., et al. 2008. Chlamydia-like bacteria in respiratory samples of community-acquired pneumonia patients. FEMS Microbiol. Lett. 281: 198-202.

Halberstaedter, L., and von Prowazek, S. 1907. Űber Zelleinschliesse parasitärer Natur beinn Trachom, p. 44-47. *In* Germany Reichsgesundheitsamt (ed.), Arbeiten aus dem Kaiserlichen Gesundheitsamte, vol. 26, Nabu Press, Worcestershire, UK.

Hokynar, K., Vesterinen, E. J., Lilley, T. M., et al. 2017. Molecular evidence of Chlamydia-like organisms in the feces of *Myotis daubentonii* bats. Appl. Environ. Microbiol. 83: e02951-16. doi: org/10.1128/AEM.02951-16

Horn, M., Collingro, A., Schmitz-Esser, S., et al. 2004. Illuminating the evolutionary history of chlamydiae. Science 304: 728-730.

Huang, J., and Gogarten, J. P. 2007. Did an ancient chlamydial endosymbiosis facilitate the establishment of primary plastids? Genome Biol. 8: R99.

International Committee on Systematics of Prokaryotes Subcommittee on the taxonomy of the Chlamydiae; Minutes of the inaugural closed meeting, 21 March 2009, Little Rock, AR, USA, 2010. Int. J. Syst. Evol. Microbiol. 60: 2694.

International Committee on Systematics of Prokaryotes Subcommittee on the taxonomy of the Chlamydiae. 2011. Minutes. Int. J. Syst. Evol. Microbiol. 60: 2691-2693.

Jeffrey, B. M., Suchlan, R. J., Quinn, K. L., et al. 2010. Genome sequencing of recent clinical Chlamydia trachomatis

strains identifies loci associated with tissue tropism and regions of apparent recombination. Infect. Immun. 78: 2544–2553.
Klöckner, A., Nagel, M., Greub, G., et al. 2016. Chlamydia-related bacteria in free-living and captive great apes, Gabon. Emerg. Infect. Dis. 22: 2199–2201. doi: 10.3201/eid2212.150893
Kumar, S., Kohlhoff, S. A., Gelling, M., et al. 2005. Infection with *Simkania negevensis* in Brooklyn, New York. Pediatr. Infect. Dis. J. 24: 989–992.
Lamoth, F., Aeby, S., Schneider, A., et al. 2009. Parachlamydia and Rhabdochlamydia in Premature Neonates. Emerg. Infect. Dis. 15: 2072–2075.
McFadden, G. I. 2014. Origin and evolution of plastids and photosynthesis in euka ryotes. Cold Sring Har. Perspect. Biol. 6: a016105.
Moustafa, A., Reyes-Prieto, A., and Bhattacharya, D. 2008. Chlamydiae has contributed at least 55 genes to Plantae with predominantly plastid functions. PLoS ONE 3: e2205.
Myers, G. S. A., Mathews, S. A., Eppinger, M., et al. 2009. Evidence that Human Chlamydia pneumoniae was Zoonotically Acquired. J. Bacteriol. 191: 7225–7233.
Ossewaarde, J. M., and Meijer, A. 1999. Molecular evidence for the existence of additional members of the order Chlamydiales. Microbiology 145: 411–417.
Page, L. A. 1966. Revision of the family *Chlamydiaceae* Rake (*Rickettsiales*): Unification of the psittacosis-lymphogranulma venereum-trachoma group of organisms in the genus *Chlamydia* Jones, Rake and Stearns, 1945. Int. J. Syst. Bacteriol. 16: 223–252.
Pawlikowska-Warych, M., and Deptuła, W. 2016. Characteristics of chlamydia-like organisms pathogenic to fish. J. Appl. Genetics 57: 135–141.
Pilhofer, M., Rappl, K., Eckl, C., et al. 2008. Characterization and evolution of cell division and cell wall synthesis genes in the bacterial phyla Verrucomicrobia, Lentisphaerae, Chlamydiae, and Planctomycetes and phylogenetic comparison with rRNA genes. J. Bacteriol. 190: 3192–3202.
Raoult, D., and Forterre, P. 2008. Redefining viruses: lessons from Mimivirus. Nat. Rev. Microbiol. 6: 315–319.
Raoult, D., Audic, S., Robert, C., et al. 2004. The 1.2-megabase genome sequence of Mimivirus. Science 306: 1344–1350.
Sachse, K., Bavoil, P. M., Kaltenboeck, B., et al. 2015. Emendation of the family Chlamydiaceae: proposal of a single genus, Chlamydia, to include all currently recognized species. Syst. Appl. Microbiol. 38: 99–103.
Sachse, K., Laroucau, K., Riege, K., et al. 2014. Evidence for the existence of two new members of the family Chlamydiaceae and proposal of *Chlamydia avium* sp. nov. and *Chlamydia gallinacea* sp. nov. Syst. Appl. Microbiol. 37: 79–88.
Schmitz-Esser, S., Linka, N., Collingro, A., et al. 2004. ATP/ADP translocases: a common feature of obligate intracellular amoebal symbionts related to Chlamydiae and Rickettsiae. J. Bacteriol. 186: 683–691.
Troisfontaines, P., and Cornelis, G. R. 2005. Type III secretion: more systems than you think. Physiology 20: 326–339.
Vorimore, F., Hsia, R. C., Huot-Creasy, H., et al. 2013. Isolation of a New Chlamydia species from the Feral Sacred Ibis (Threskiornis aethiopicus): Chlamydia ibidis. PLoS One 8: e74823.
Vouga, M., Baud, D., and Greub, G. 2017. Simkania negevensis, an insight into the biology and clinical importance of a novel member of the Chlamydiales order. Crit. Rev. Microbiol. 43: 62–80.

【福士秀人】

形態・増殖

【形態・構造】

(1)クラミジアの特徴

宿主である真核細胞(多くは哺乳動物細胞)の菌体取り込み胞(封入体)内で独特の機能的・形態的変換，すなわち基本小体(elementary body：EB)の網様体(reticulate body：RB)への変換，RB の 2 分裂増殖，EB への成熟変換，宿主細胞外放出という特異なサイクルを通じて増殖する細胞偏性寄生性細菌である。他の病原微生物との比較を表示する(表 2)。

(2)EB，RB の基本形態と外膜構造

EB，RB 両菌体はグラム陰性菌の LPS の O 抗原多糖とコアの一部を欠いたケトデオキシオクトン酸(Kdo, 3-deoxy D manno-oct-2-ulopyranosoic acid)とリピド A からなる LPS(クラミジア共通抗原，内毒素作用は細菌 LPS の約 1/10，TLR 4 を刺激して IL 8 を産生させる)，種々の蛋白と脂質からなるユニット膜状の外膜，ペリプラズマ間隙，ユニット膜状の内膜の 3 層が遍在性の核・細胞質を包んでおり，基本形態はグラム陰性菌に似ている。ただし RB では核は分散しているため形態的には認められない。両菌体の形態はクラミジア種間で大差ないが，*C. pneumoniae* には株によって広いペリプラズマ間隙のため西洋梨状を呈する EB がある。菌体の物理的強度は EB，RB ともに外膜に依存し，EB 外膜にはシステイン高含有蛋白(cysteine rich protein：CRP)として外膜構成蛋白の 60%を占める分子量 40 kDa の主要外膜蛋白(major outer membrane protein：MOMP)と呼ばれる糖蛋白，12 kDa の外膜複合体蛋白 A(outer membrane complex A：Omc A)，60 kDa の Omc B があり，それらの分子内，分子間の SS 結合によって剛性が保たれている。EB 外膜内面にある六角配列構造(hexagonally arrayed structure：HAS)は Omc B とされ，RB 外膜にはない。MOMP は EB では三量体で血清型抗原，ポーリン機能(直径約 2 nm)，宿主への吸着機能を持つ多機能糖蛋白であるが，RB では単量体。Omc A は EB では二量体，RB では単量体。RB 外膜は SS 結合に乏しく，物質透過性に富むいわば細胞内環境に適応した増殖型菌体である。一方，EB は代謝が休眠状態，物質透過性の乏しい剛直な外膜を持った菌体で細胞間・個体間伝播に関わる。細菌の剛性を担うペプチドグリカン(peptidoglycan：PG)はその合成に関わる遺伝子はあるが検出されない。PG 合成阻害剤であるペニシリンは宿主細胞への EB の吸着・侵入，RB への変換に影響しないが，2 分裂，EB への成熟変換を阻害し，その結果，RB は巨大 RB(aberrant form：AF)になるが，ペニシリンを除くと正常な RB に戻り，EB へ成熟変換する。EB，RB の性状を外膜性状とともに比較して表示する(表 3)。

最近，外膜蛋白として MOMP の他に Pro B，Omp 85 や Pmp(polymorphic membrane protein)が全ゲノムの塩基配列の解析で見出され，実像はないが Pro B や Pmp は塩基配列にもとづいた模型が描かれている(図 6)。Pro B(secondarily found protein having porin

表 2　クラミジアと他の病原微生物の比較

	クラミジア	細菌	リケッチア	マイコプラズマ	ウイルス
細胞外増殖	−	＋	−	＋	−
蛋白合成能	＋	＋	＋	＋	−
代謝エネルギー	−	＋	＋	＋	−
外膜の剛性	EB＋，RB−	＋	＋	−	variable
ペプチドグリカン	−	＋	＋	−	−
増殖様式	RB の 2 分裂	2 分裂	2 分裂	2 分裂	宿主依存
ゲノム核酸	DNA	DNA	DNA	DNA	DNA or RNA
抗生物質感受性	＋	＋	＋	＋	−

表 3　EB と RB の性状比較

	EB	RB
大きさ(μm)	0.3〜0.4	0.5〜1
外膜の強度	強	弱
外膜 SS 結合	多	少
HAS	＋	−
外膜脂質含量(%)	5	<3
核形態	遍在性	分散
DNA・RNA 量比	1：1	1：3
代謝活性	−	＋
分裂能	−	＋

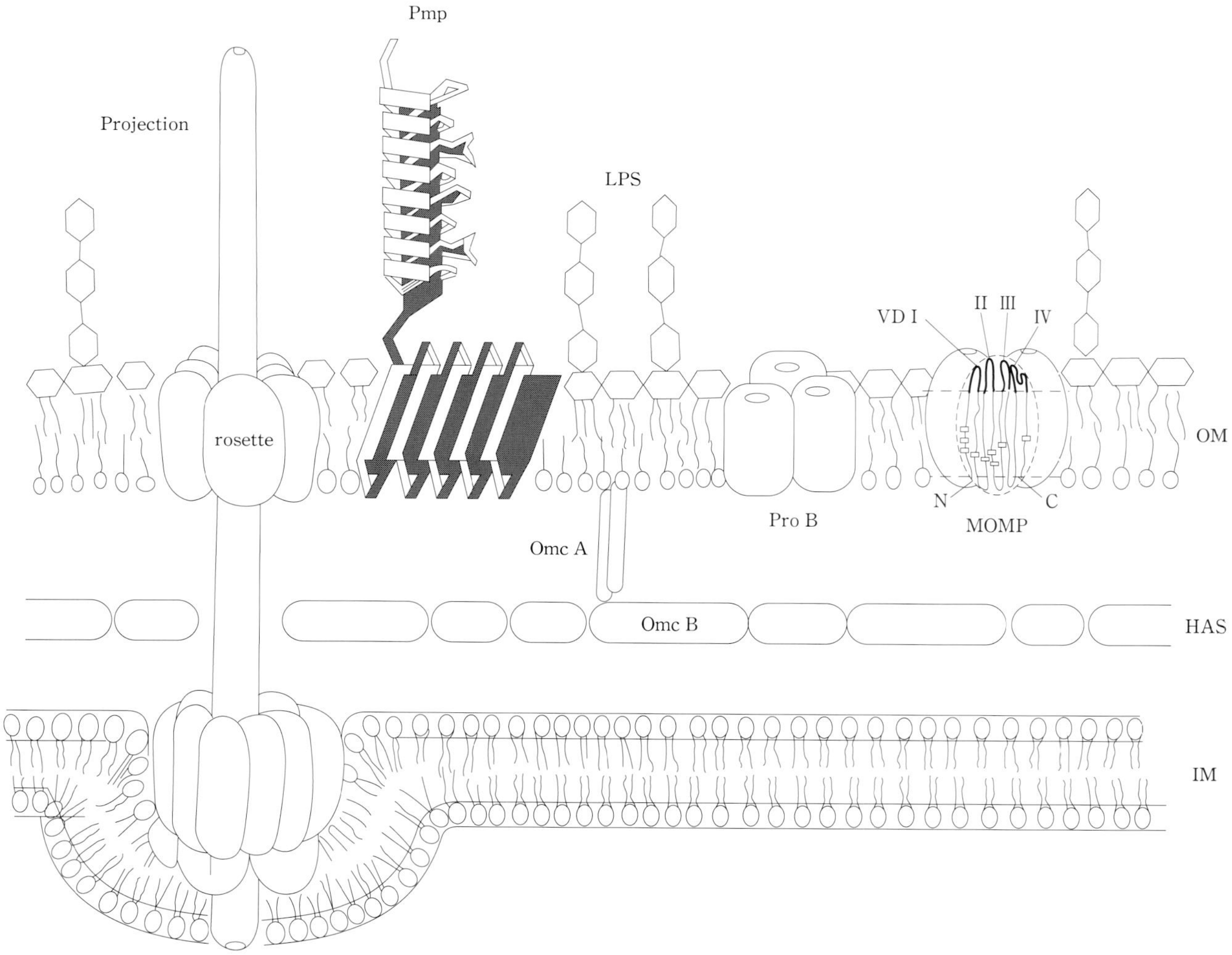

図 6　EB 外・内膜の模型図。MOMP 拡大図の□はシステインを示す(Birkelund and Christiansen, 2008 の模型を Matsumoto, 1988 および Field et al., 2005 にもとづき修正した)。

function)はポーリン活性を持ち，推定分子量 38 kDa，システイン含量は *C. trachomatis* serovar D，B，C では MOMP と同じく 9 個，serovar L 2 では 8 個，*C. pneumoniae* にもシステイン 6 個の類似蛋白があり，*C. trachomatis* とアミノ酸で 59.3%の相同性がある。量的には MOMP の 1/50 程度であるが外膜表面に分布し，これに対する抗体が中和能を示すことから注目されている。生育に必要な特別な物質の透過機能が想定されている。Omp 85(outer membrane protein with 85 kDa)は *N. gonorrhoeae*, *H. influenzae*, *T. pallidum* などの細菌にも共通して存在する。*C. trachomatis* や *C. pneumoniae* にある Omp 85 の分子量は 86 kDa，システイン含量は 3 個である。機能は不明であるが，外膜表面に分布するので注目されている。

Pmp は極めてユニークな外膜蛋白である。分子量 100 kDa 前後で極めて免疫原性が強い。*C. trachomatis* のゲノムは 9 メンバーからなる Pmp ファミリーを，*C. pneumoniae* では 21，*C. psittaci* では 4，*C. caviae* では 17，*C. abortus* では 18 の Pmp ファミリーをコードしている。しかし全メンバーの発現は把握されていない。種間の Pmp の相同性は比較的高いが，他の遺伝子に比べて変異が多いことから生体の防御反応などの高い選択圧力に対抗するための抗原変異や毒性あるいは病原性に関する重要な役割が想定される。かつて *C. pneumoniae* では MOMP に対する患者血清の反応性が低く，そのため *C. pneumoniae* の MOMP の免疫原性は弱いと考えられたが，後に Pmp の被覆による反応阻害であることが判明した。分子量から Pmp の形態観察が期待されるが，おそらく単独構造として識別しにくいことや，外膜での発現量が明らかでないことから観察像はなく，遺伝子の塩基配列から推定される模型図に留まっている(図 6)。それによると外膜脂質層に埋まった β バレル構造(beta-barrel)と蛋白分解酵素で解裂されやすいネックを介して外膜表面に突き出し，N-末端を先端とする β シートで形成された筒状領域からなる。*C. pneumoniae* や *C. trachomatis* の Pmp D が吸着素として，また Pmp M は全種共通であることから機能が注目されている。

表面突起群(surface projections：SP)が電顕的に *C. psittaci*，*C. trachomatis*，*C. pneumoniae* で発見され，*Y. enterocolitica*，*S. typhimulium*，*S. flexneli* などの SP との形態の類似性や，*C. caviae* GPIC の遺伝子塩基配列と *Yersinia* のそれの類似性などにより，クラミジアの SP が増殖環境を整えるために宿主細胞にエフェクターを分泌注入する III 型分泌(Type III Secretion：T3S)の機能を持った小器官であるとされている。この装置を形成する蛋白は *Yersinia* の T3S 蛋白との類似性にもとづいて同定され，少なくとも 14 種類ある。この内 CopB と CopD は T3S によって封入体膜に SP の貫く小孔を形成する。しかしエフェクター蛋白として僅かに Tarp(translocated actin recruiting phosphoprotein)が知られているにすぎない。超微形態的には個々の SP 構造は一端は内膜に結合し，他端はペリプラズマ間隙を通り，外膜の小孔を貫いて表面に突出した外径 6 nm，全長 45 nm の円筒状で，突出した先端部は尖っている。SP が通る外膜小孔は *C. psittaci* Cal 10 では 9 個，*C. trachomatis* serovar D では 8 個のサブユニットからなり，この小孔も T3S の一部と見なされる。EB では遍在する核の遠位表面にあり，SP が結合した内膜部に核から伸長した DNA が結合している(図 7)。種，株によって SP 数は異なり，*C. psittaci* Cal 10 EB では平均 18.5 本，*C. psittaci* Izawa-1 株で 22 本，プラーク形成法で純化した *C. trachomatis* serovar D では 70 本以上あり，EB 表面の一領域内で六角形状に規則配列している。SP の形成過程は明らかでない。

(3) 内部形態 —— 核と細胞質

核の存在は大きさや分裂形態の有無とともに EB，RB の顕著な相違点である(表 3)。感染後期に出現するヒストン様蛋白 Hc1(分子量 18 kDa)，分子量 26 kDa から 32 kDa のさまざまなサイズのファミリーからなり，増殖終期に発現する Hc2 などの DNA 結合蛋白によって折り畳まれ，形態的に識別できる核が形成される。中間体(intermediate form：IF)は感染後期に出現し，菌体中心部の DNA 凝集が特徴的であるが，RB で分散し

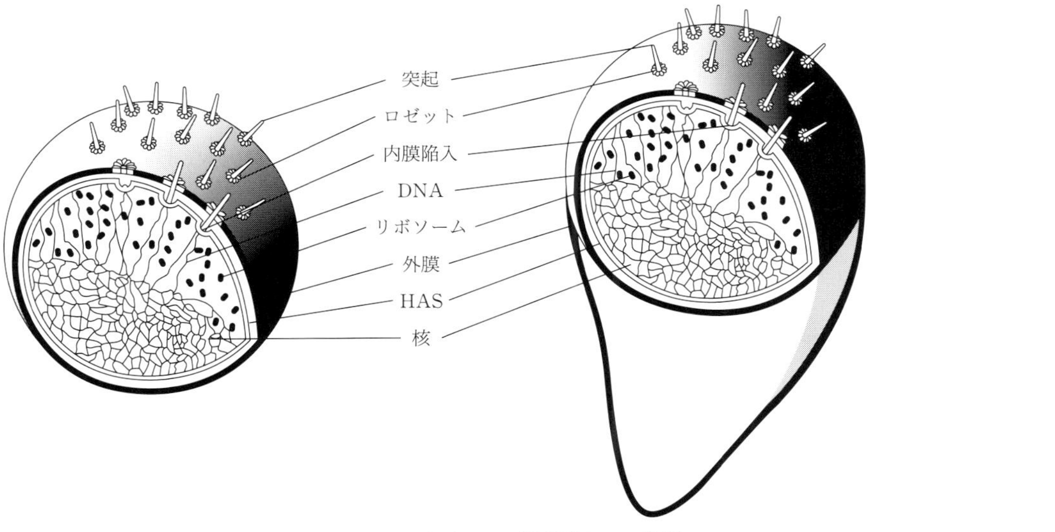

図 7 *C. pneumoniae* の球形 EB と洋梨型 EB の模型

ているDNAの核への凝集はIFに始まり，EBで完了する。Hc1蛋白はウニのヒストンH1とアミノ酸レベルで35%，Hc2は緑膿菌や*Streptomyces coelicolor*などのDNA結合蛋白と47%の相同性があり，これらの蛋白はDNA凝集のみならず転写や翻訳の調節に関わっている。代謝が旺盛なRBから休眠状態のEBへの変換が，Hc2の発現とDNA結合によって機能的に不活化する現象はRBからEBへの変換にHc2が関わることを示している。

RBにあるがEBに存在しない蛋白としては感染初期のRBに検出されるTarp，cAMP結合蛋白，cAMP結合蛋白キナーゼ，Inc蛋白(封入体膜に逐次移行する)などが知られている。

RBにもSPは存在するが，その数は感染後，経時的に変動する。T3S阻害剤INPO 400存在下では次代*C. pneumoniae* EBの産生が顕著に抑制されるが，阻害効果は宿主侵入時なのか成長時期なのか明らかでない。

【宮下修行，松本　明】

【増殖の形態学】

(1)吸着・侵入

EB吸着はまず静電的結合，宿主細胞表面のレセプターとEB表面のリガンドの特異的結合，次いで貪食によるEB侵入が続く。EB吸着，クラスリンピットへの貪食侵入は電顕的に観察された。静電的結合は宿主細胞のDEAEデキストランやポリ-L-リジンによる処理，Ca，Mg，Mnなどの2価カチオン処理で促進される。宿主細胞のDEAEデキストラン前処理は*C. trachomatis* Trachomaの吸着を促進するが，LGVには影響しない。前処理効果は*C. pneumoniae*の分離株間で異なる。GAG(glycosaminoglycan)の1種，ヘパラン硫酸(heparan sulfate：HepS)はEBと宿主細胞の結合の橋渡しをする(図8)。しかし*C. trachomatis*の血清型によってHepSによる吸着の程度が異なる。*C. psittaci*では温度，pHなどの条件で効果が左右される。*C. pneumoniae*感染はヘパリンやHepS処理で上皮細胞への吸着が阻害され，上皮細胞から生来のHepSを除去すると感染価が低下，遺伝的GAG欠失細胞へのヘパリン添加処理で感染価が高まる。これらの実験結果からHepS様GAGは*C. pneumoniae*のレセプターとされた。近年，MOMPがD-マンノース，D-ガラクトース，N-アセチルグルコサミンを含む糖蛋白であり，N-グリカナーゼ処理によってMOMPからマンナン型オリゴ多糖が遊離するが，このタイプのオリゴ多糖は*C. trachomatis*，*C. psittaci*，*C. pneumoniae*の吸着を阻害することがわかった。また，マンノースやマンノース-6-リン酸に対する宿主細胞のレセプター活性はクラミジア種や宿主細胞の種類によって異なる。例えば*C. trachomatis*はマンノースを，*C. pneumoniae*はマンノース-6-リン酸を吸着に利用するが，これらグリカン分子鎖を持つレセプターは動物種，細胞種によって異なり，このことがクラミジアの動物向性や組織・細胞親和性の一因と考えられる。その他，リガンドとしてOmc B，HSP 70，Pmp DやPmp 21，レセプターとしてエストロゲンレセプターがわかっているが，どの機序を利用して吸着するかはクラミジア種や株と宿主細胞によって異なり，このことが種や株による病原性や毒性に相違が生じる理由と見なされる。

クラミジアは尿道，膣，気道の粘膜上皮細胞，結膜細胞などの非貪食細胞に感染する。細胞膜にEBが吸着すると，吸着EBからT3SによってTarpが細胞質に注入，リン酸化され，これが宿主蛋白ezrin(アクチン骨格とプラズマ膜間の連結蛋白ERM系のメンバー)のリン酸化を惹起し，いくつかのシグナル伝達分子を活性化，RhoファミリーGTPaseのEB接着部への供給が起こり貪食が進行する。この複雑で迅速な反応は*C. trachomatis*に特異的で，EBでの転写や翻訳の開始が必要であるが，他種EBの侵入は異なる機序によるとされており，不明な点が多い。いずれにしてもEB貪食胞膜は修飾され，リソソーム融合の阻止が起こる。不活化EB貪食胞はリソソームと融合しEBは消化される。

(2)初期封入体の移動と拡大

貪食胞膜蛋白のリン酸化とアクチン，ダイニンで構成された細胞内移送機構によって貪食胞はゴルジ野に移動

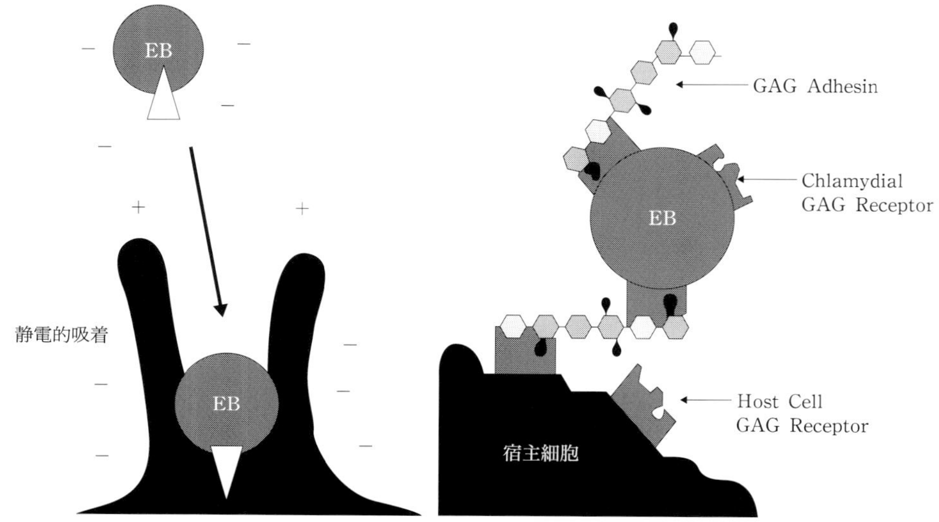

図8　宿主細胞への静電的吸着(左)とHepSの結合模型(右)

しTGN(trans-Golgi network)由来の分泌胞と融合して，初期封入体膜および変換初期のRBは宿主スフィンゴミエリンを獲得する。つまり正常なTGN胞はTGN-宿主プラズマ膜経路からはずれて初期封入体膜と融合して分泌経路に留まりRB増殖にともなって拡大する。RBへの変換はEB外膜を構築しているMOMPやCRPsのSS結合の還元をともなう。実験的にはジチオスレイトールやメルカプトエタノールによる還元で外膜透過性は高まるが，還元はクロラムフェニコールで阻止されるがサイクロヘキシミドの影響を受けないので，還元作用はクラミジアの活性である。しかし侵入後数分で起こるこの機序は明らかでない。増殖末期のRB外膜からEB外膜への変換はこれの逆現象であるが，これについても不明な点が多い。

RBの分裂にともなって封入体は拡大し，ついには宿主核を凌駕する大きさになる。*C. trachomatis*の封入体は球形で，内腔にはRBから生じるグリコーゲンが蓄積し，同時に拡大にともない宿主核を縁辺部へ圧迫し，菌体分布密度は疎となる。これらは*C. trachomatis*の特徴である。しかしクローン化で得られた7.5 kbpのプラスミド欠損*C. trachomatis*株はグリコーゲン蓄積をともなわずよく*in vitro*増殖するのでグリコーゲン蓄積がなぜ必要なのか明らかでない。他種の封入体は多かれ少なかれ不規則であるがグリコーゲン蓄積や封入体による宿主核の圧迫はない。クラミジア増殖を模式図に示す(図9)。

実験的に同一宿主内に生じた複数個の封入体は各々の拡大にともなって融合して1個の封入体になる。この融合にクラミジアが産生する封入体蛋白Incが関与している。IncAを欠失した*C. trachomatis*株では封入体間の融合は起こらない。IncAは*C. psittaci*，*C. pneumoniae*にもあるが，その遺伝子*incA*の異種間の相同性は20〜30%と低く，これが実験的に同一宿主内に形成した異種封入体が融合しない一因と考えられる。*C. psittaci*の封入体には感染12時間頃からミトコンドリアが結合し，これは*C. psittaci*の形態的特徴と見なされる。結合は強固で結合因子の介在が示唆される。これまでに判明しているInc蛋白は*C. psittaci*でIncA〜Cの3種，*C. trachomatis*でIncA〜Gの7種であるが，IncAを除きいずれも機能は明らかでない。

(3)RBの分裂と封入体との連結 —— 宿主細胞の制御

一般細菌の分裂には一連のFtz蛋白(filamentation temperature sensitive proteins)の働きによって進行するが，クラミジアにはFtzや類似遺伝子はない。近年，非蛋白性のSEP(septum)抗原が発見された。*C. trachomatis*，*C. psittaci*，*C. pneumoniae*のRB分裂域にリング状に分布し，EBに変換すると消失する。ペニシリンで分裂阻害したAFにはなく，ペニシリン除去によって正常なRBに戻り分裂を開始すると再び出現することからRB分裂に密接に関与していると考えられる。抗SEP抗体は市販の*Mycobactrium* cell wall skeletonを含むアジュバントでモルモットを感作して生じ，*E. coli*などの細菌菌体とも反応するが，その反応パターンは菌体全体が弱く反応するだけで分裂とは関係ない。

RBはしばしば封入体膜とSPを介して結合し，直接，宿主細胞質と連絡することが電顕的に明らかである。*C. psittaci* Cal 10のSP数を経時的に見ると活発な増殖期の平均SP数44本はEBへの変換期に近づくにつれてEBの平均SP数18本に近づく。このSP数の変動はT3S機序による宿主細胞への種々のエフェクター蛋白の分泌や，それらエフェクターよる宿主細胞のアポトーシスを抑制し増殖環境を維持する，いわばクラミジアによる宿主内増殖環境の制御の概念をもたらした。封入体膜からのRBの離脱がEBへの変換シグナルとなり，同時に宿主細胞へのアポトーシス抑制がはずれるために宿主細胞は死に，その結果，次代クラミジアが放出さると いう仮説が提唱されている。

(4)持続感染と慢性炎症の成立

RBは特定のアミノ酸の欠乏，抗生物質やインターフェロンの添加などさまざまなストレスによって2分裂を停止するが，特定の蛋白の合成を続けるために大小さまざまの異常RB(aberrant form：AF)となって宿主細胞内に留まり持続感染が成立する。しかしストレスの種類やクラミジア種によるAFの形態に相違がなく，AFはクラミジアに共通した反応形態と見なされる。AFはMOMPやOmc，LPSなどの外膜構成成分の産生や

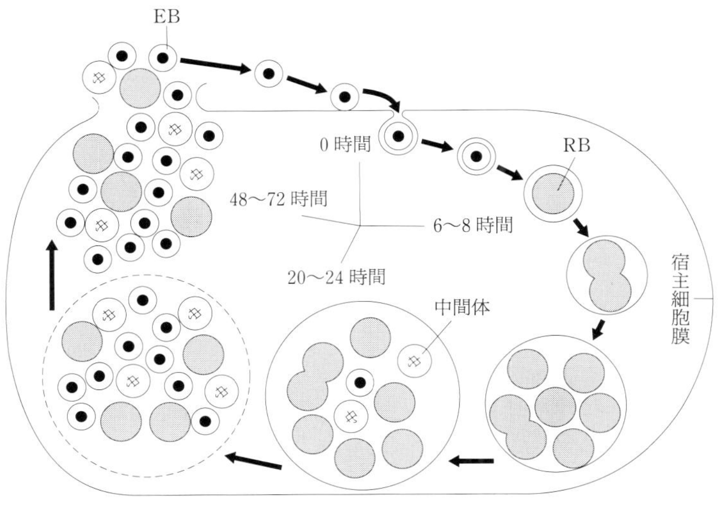

図9 増殖サイクルの模式図。EBの取り込みを0時間とした。

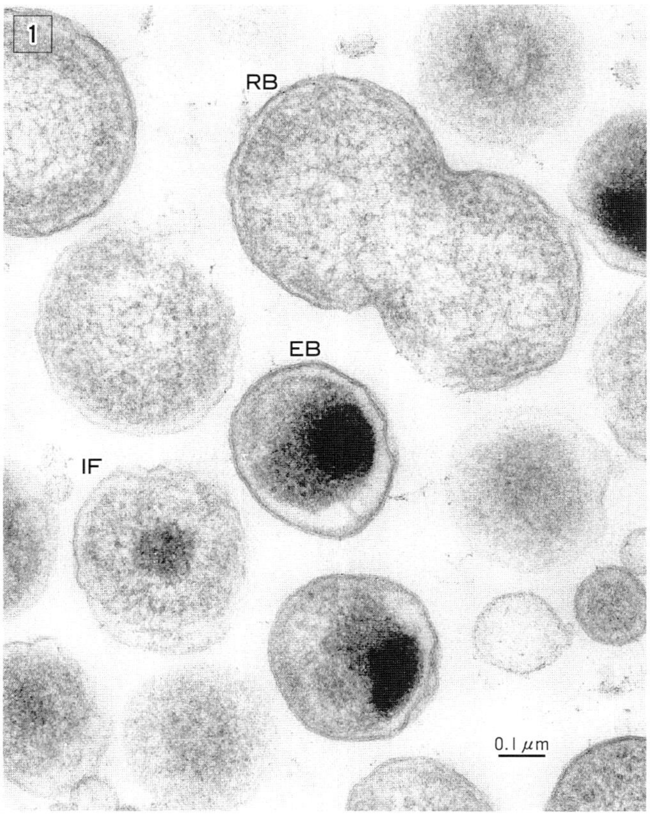

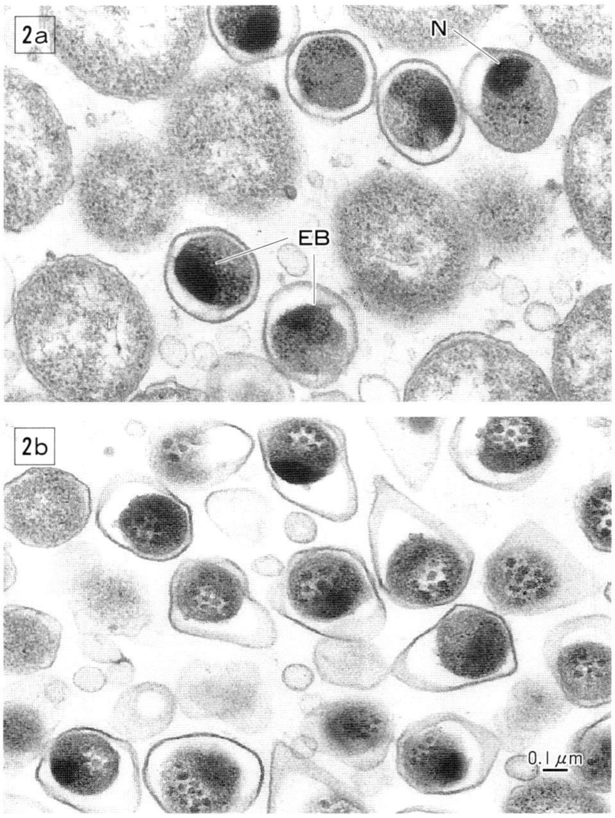

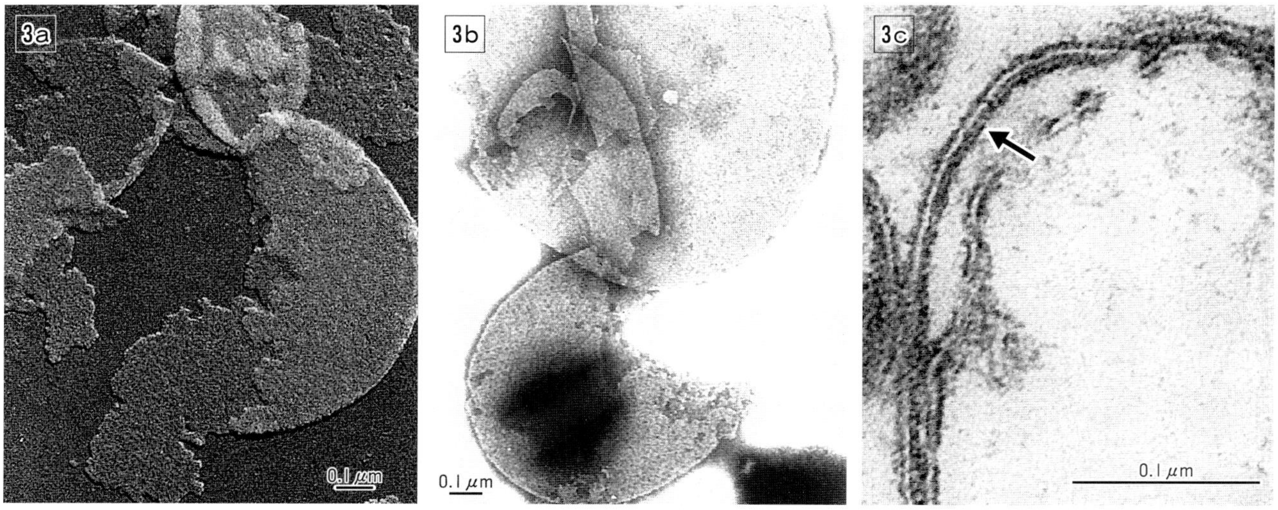

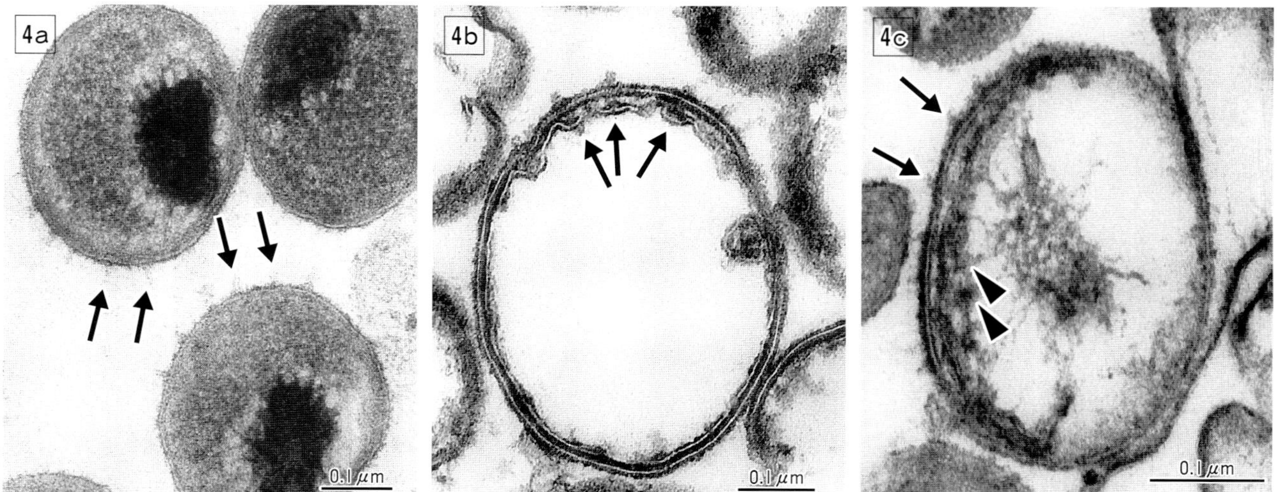

写真 1　形態が異なるクラミジア菌体。EB：遍在する高電子密度の核を持つ。RB：核，細胞質の区別なく，しばしば分裂増を示す。IF：中央に高電子密の核を持つ。

写真 2　a) *C. pneumoniae* KKpn-15 株の球形 EB。b) *C. pneumoniae* TW-183 株の西洋梨型 EB

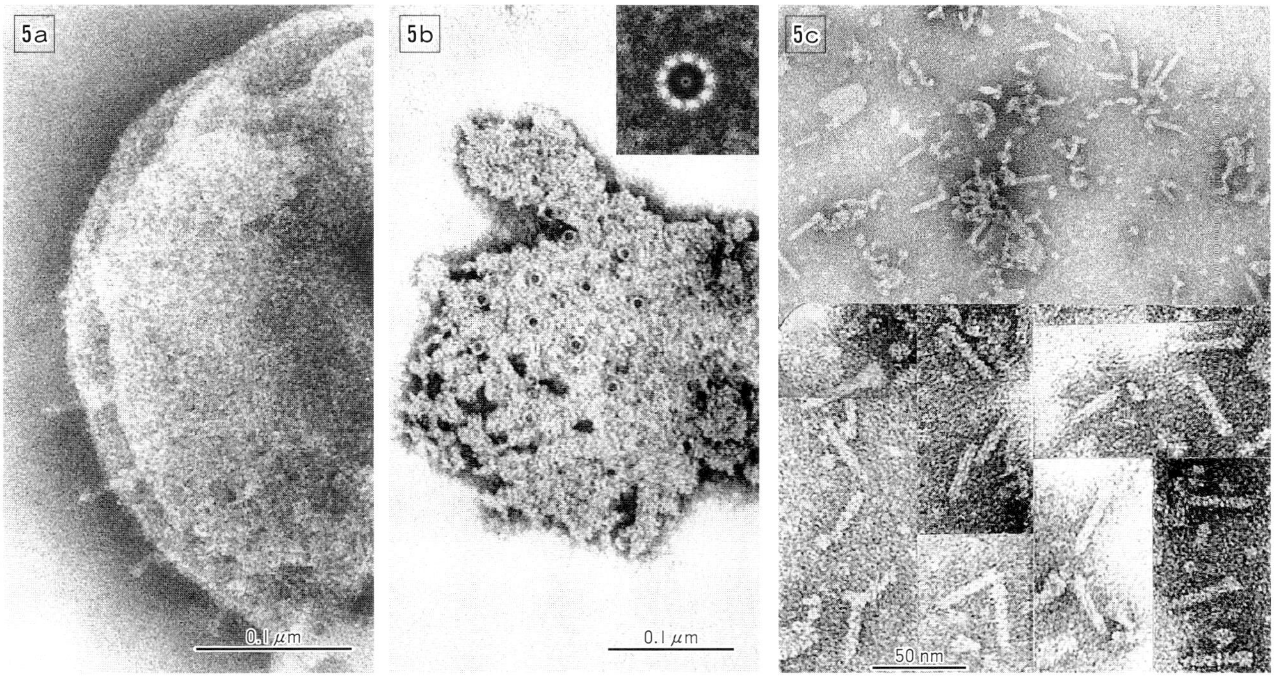

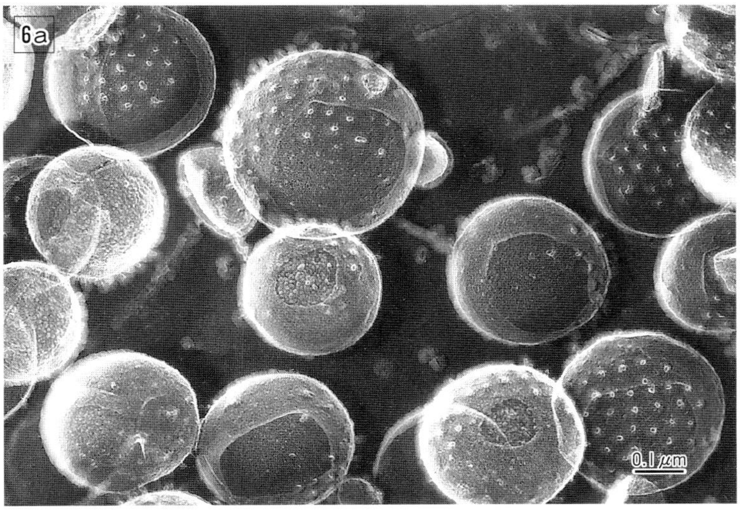

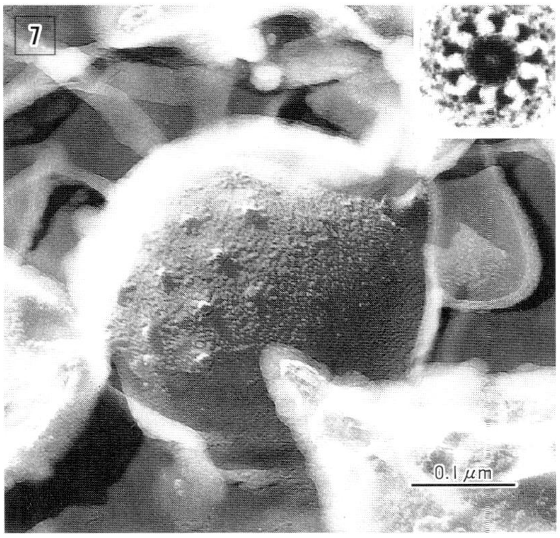

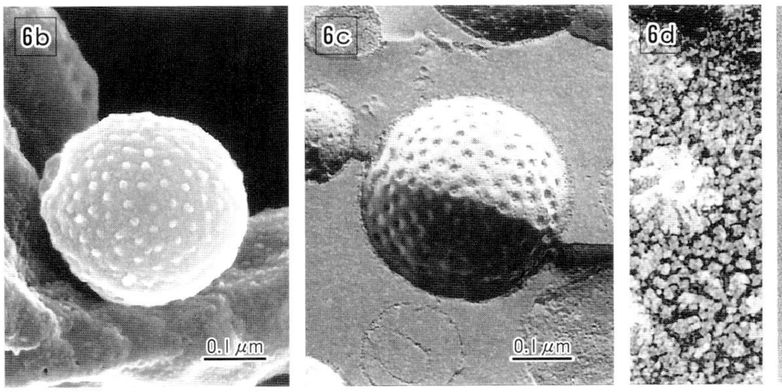

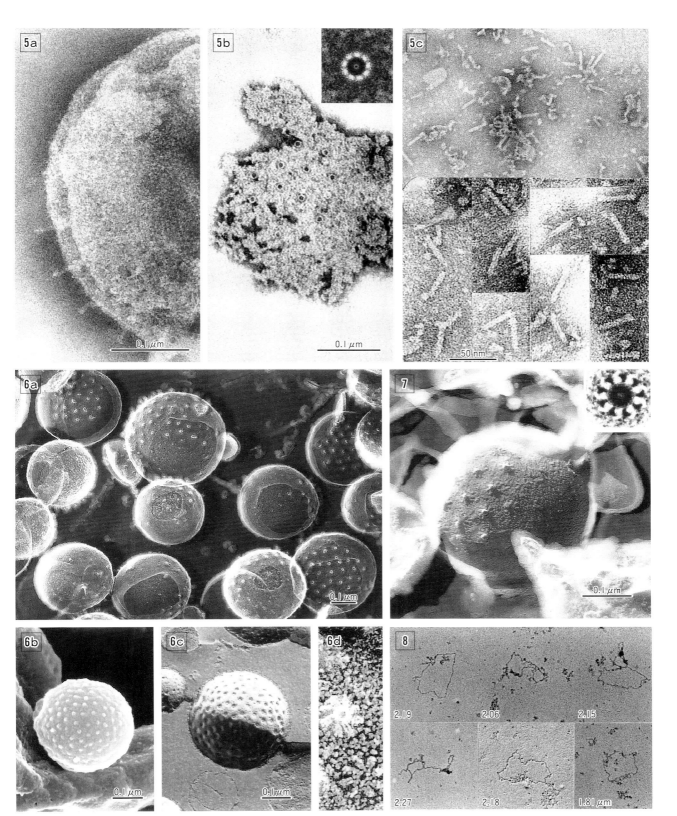

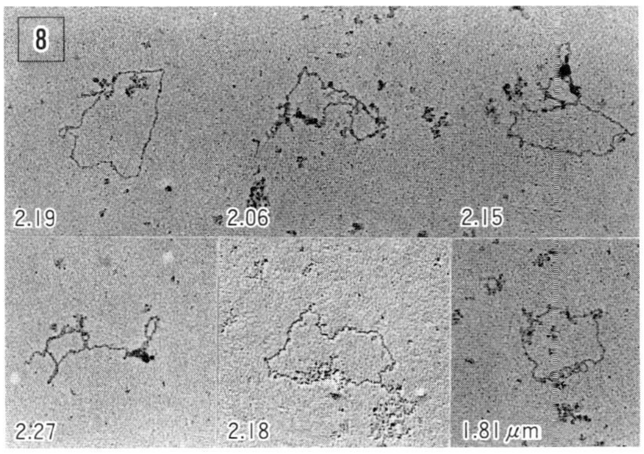

写真 3　a)精製 EB 外膜の白金蒸着像。b)精製 EB，RB 外膜の陰性染色像 EB 外膜のみにある HAS が外膜内面にあることを示す。c)EB 外膜・内膜複合体の切片像。HAS は外膜 2 重層の直下にある(矢印)。

写真 4　a)EB の突起群。核の遠位表面に分布する。b)EB 外膜・内膜複合体に認めた突起群。各突起は内膜凹部に結合している(矢印)。c)DNA 除去前の外膜・内膜複合体では DNA 繊維が各突起結合部に伸長結合している(矢印)。

写真 5　a)外膜・内膜複合体の陰性染色像。内膜から突出した各突起は外膜を貫いている。b)外膜断片に 6 角状に分布した小孔。右上は小孔が 9 個のサブユニットからなるローテイション像。c)部分精製した突起と拡大像。らせん配列した微少サブユニットからなる。

写真 6　a)封入体内 *C. trachomatis*　cloneD-12N 菌体の凍結レプリカ像。6 角配列した突起集団が菌体当たり 1 個ある。b，c)*C. trachomatis* clone D9-3 精製 EB の走査電顕像と凍結レプリカ像。突起数は 70 を越える。d)*C. trachomatis* clone EB の小孔の凍結レプリカ像。8 個のサブユニットで形成された外膜小孔

写真 7　精製 *C. psittaci* Cal 10 株 EB の凍結レプリカ像。六角配列した突起が写真 5b ローテイション像と同数のサブユニットの小孔から突出している。

写真 8　*C. trachomatis* が普遍的に保有する 7.5 kbp プラスミド。約 2 μm 長の環状 DNA。PCR 診断の標的であるが機能は明らかでない。

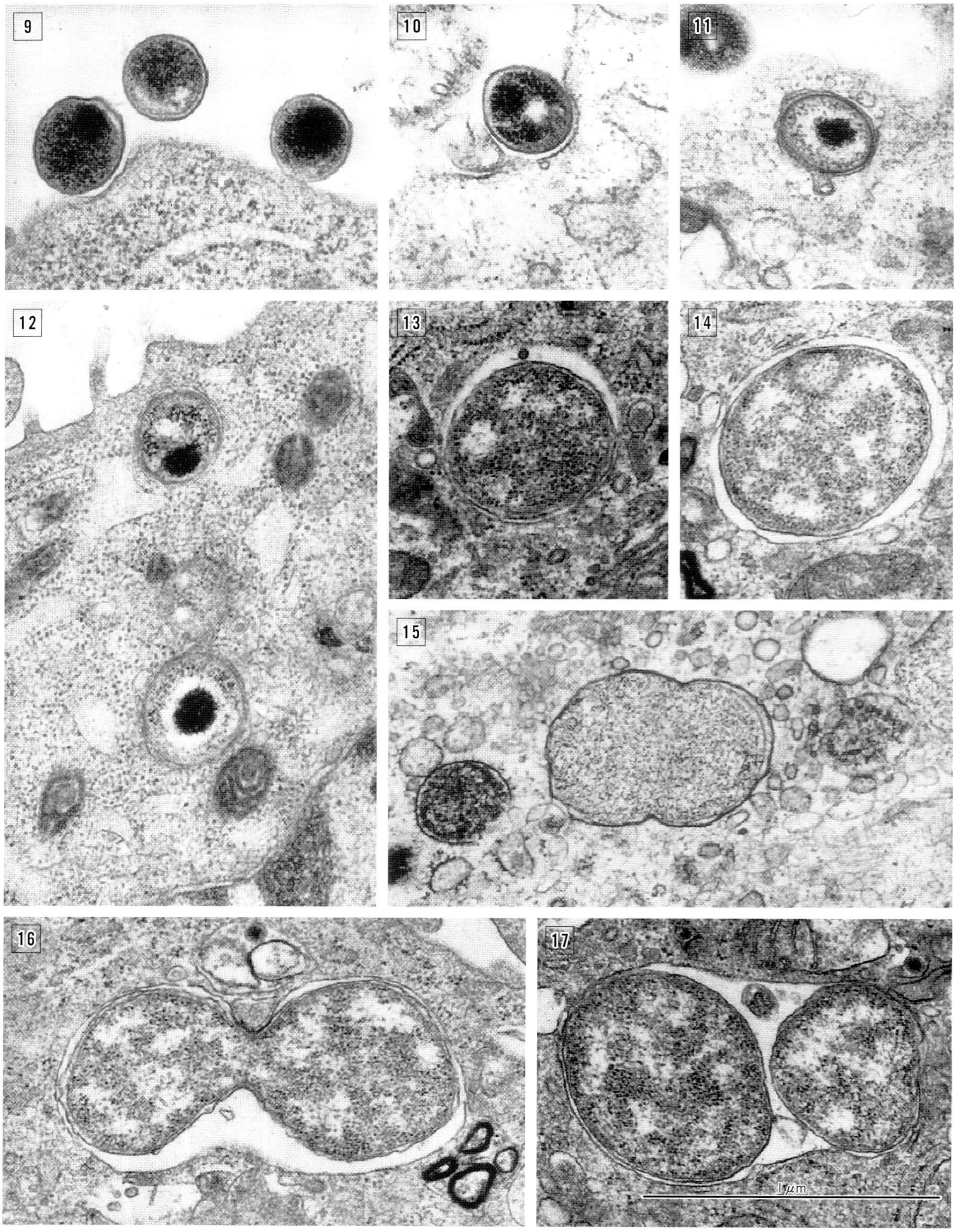

写真 9〜17　宿主細胞への EB の静電的吸着(写真 9)，不可逆的吸着(写真 10)，貪食侵入(写真 11，12)から初期封入体内での RB への変換と拡大(写真 13，14)，封入体膜との連絡(写真 15)，2 分裂開始(写真 16，17)を示す切片像。写真 10，15 にある串状構造に注目されたい。

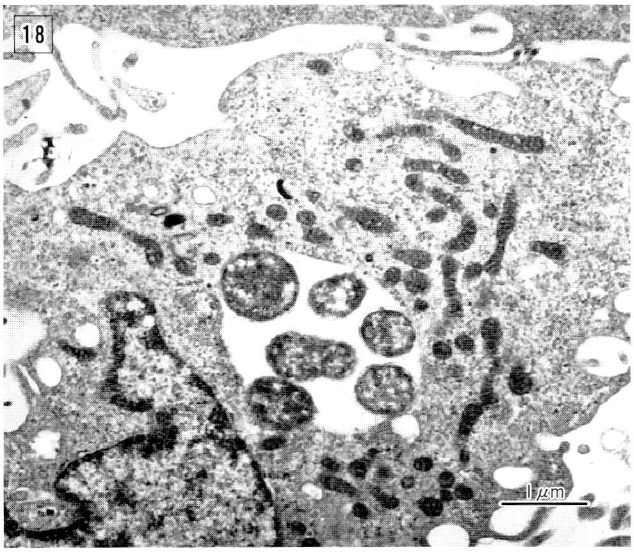

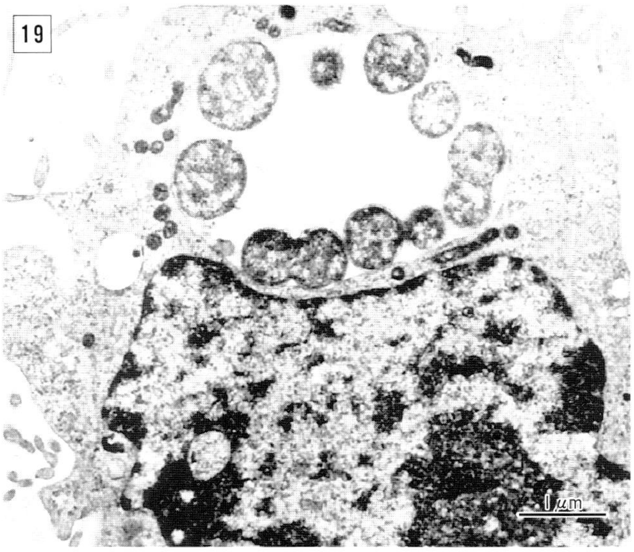

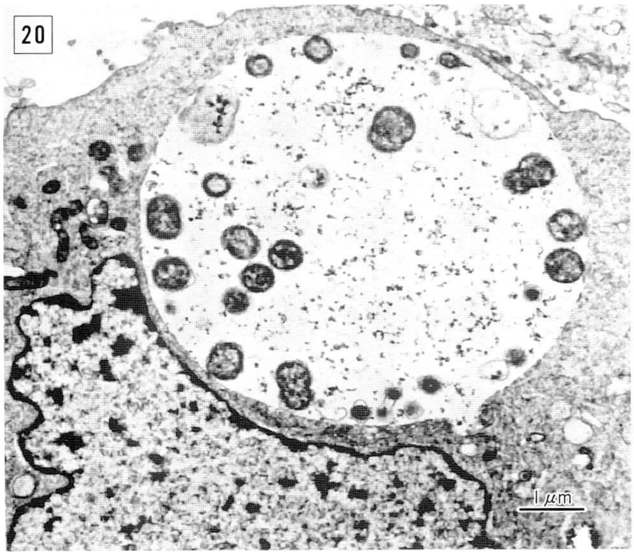

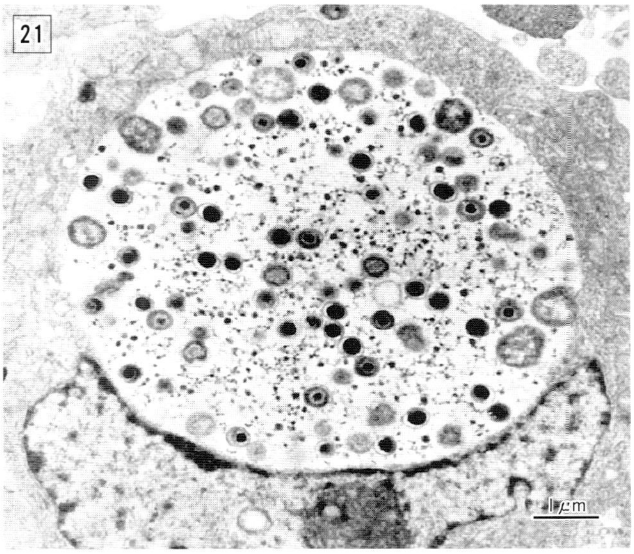

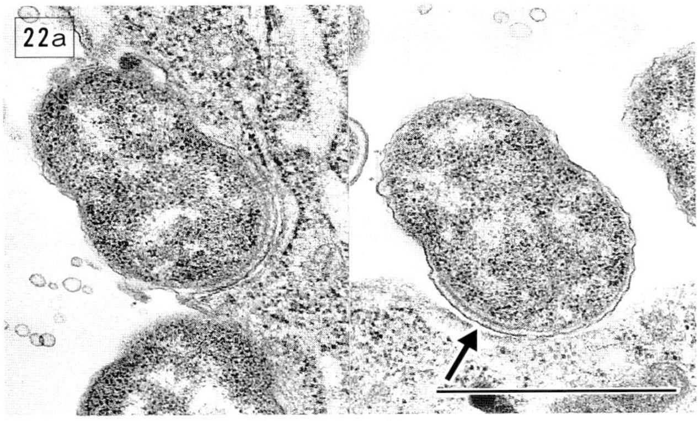

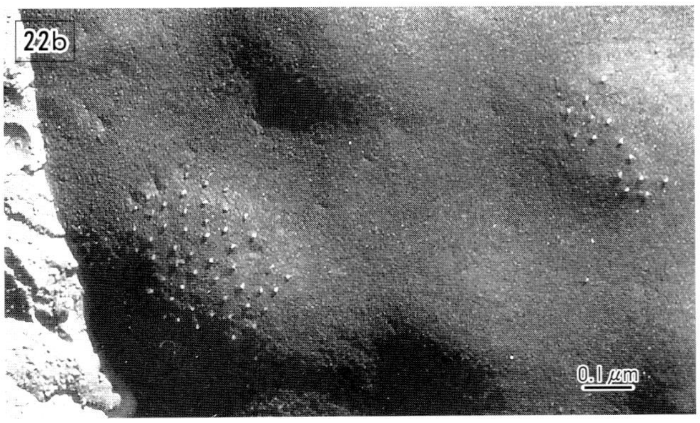

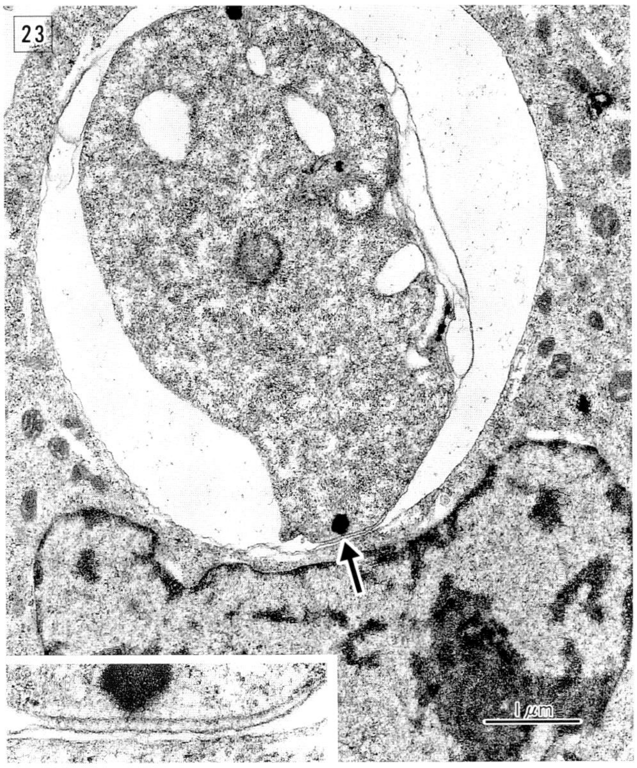

写真 18〜21　*C. trachomatis* 封入体の経時的変化。封入体は経時的に拡大，宿主核を圧迫し，同時に封入体内腔には感染約 1 日後にはグリコーゲンが蓄積する。このためヨード染色して光学顕微鏡下で容易に観察できる。

写真 22　a) *C. trachomatis* RB と封入体膜の突起による結合。b)封入体膜の凍結レプリカに見える突起集団

写真 23　ペニシリンで形成された巨大 AF。T3S による宿主制御を示す突起集団(矢印)と封入体膜の結合(左下)

SEP 抗原の産生はないが，免疫原性が強く，かつ属共通性の高い HSP 60(heat shock protein 60)の産生は正常 RB と同程度に，ゲノム複製や修復に機能する酵素は抑制状態で持続している。生体内でこの状態にある AF は正常 RB と異なり薬剤感受性に乏しく，標準的な薬剤投与による治療効果を期待できない。これが持続感染が医療上危惧される理由のひとつである。体内で最も注目すべきストレスは IFN-gamma で，これによって誘導される酵素 IDO(indoleamine-2-3 dioxygenase, tryptophane を L-kynurenine に分解する酵素)によって RB 内のトリプトファンが分解，枯渇するために AF が形成される。*In vitro* 持続感染が成立した宿主細胞に過剰のトリプトファンや IDO 阻害剤を添加すると AF は正常な RB に戻り増殖が復活する。一方，この復活は生体内ではステロイド投与で起こることが確認されている。これらの事実は抗炎症剤として投与されるステロイドで AF が活性化して感染巣が拡大し，これにともなう免疫学的障害の重篤化が想定される。逆にステロイド投与による AF 活性化は抗クラミジア薬との併用によってクラミジア排除に利用できる可能性も否定できない。

【引用・参考文献】(【形態・構造】【増殖の形態学】)

Birkelund, S., and Christiansen, G. 2008. Molecular biology of *Chlamydia*: Attachment, entry and inclusion formation, Molecular Biology, p. 51–57. *In* Christiansen, G. (ed.), Proceedings of 6th meeting of the European Society for Chlamydia Research, Aorthus, Denmark.

Brown, W. J., and Rockey, D. D. 2000. Identificastion of an antigen localized to an apparent septum within dividing *Chlamydiae*. Infect. Immun. 68: 708–715.

Campbell, L. A., and Kuo, C.-c. 2006. Interactions of *Chlamydia* with the host cells that mediate attachment and uptake, p. 505–522. *In* Bavoil, P. B., and Wyrick, P. B. (eds.), *Chlamydia*: genomics and pathogenesis, Horizon Bioscience, Wymondham, Norfolk, UK.

Christiansen, G., Vandahl, B., and Birklund, S. 2004. Cell and molecular biology of *Chlamydia pneumoniae*, p. 29–43. *In* Friedman, H., Tamamoto, Y., and Bendielli, M. (eds.), *Chlamydia pneumoniae*: Infection and Disease, Kluwer Academic/Plenum Publishers, New York.

Clifton, D. R., Dooley, C. A., Grieshaber, S. S., et al. 2005. Tyrosine phosphorylation of the chlamydial effector protein tarp is species specific and not required for recruitment if actin. Infect. Immun. 73: 3860–3868.

Clifton, D. R., Fields, K. S., Grieshaber, S. S., et al. 2004. A chlamydial type III translocated protein is tyrosine-phosphorylated at the site of entry and associated with recruitment of actin. Proc. Natl. Acad. Sci. 101: 10166–10171.

Fields, K. A., Fischer, E. R., Mead, D. Z., et al. 2005. Analysis of putative Chlamydia trachomatis chaperones Scc2 and Scc3 and their use in the identification of type III secretion substrates. J. Bacteriol. 187: 6466–6478.

Hatch, T. P. 1999. Developmentl biology, p. 29–69. *In* Stephens, R. S. (ed.), *Chlamydia:* intracellular biology, pathogenesis and immunology, ASM Press, Washington, D. C.

Matsumoto, A. 1988. Structural characteristics of chlamydial bodies, p. 21–45. *In* Barron, A. L. (ed.), Microbiology of *Chlamydia*, CRC Press, Boca Raton, USA.

松本明. 2000. クラミジア学入門, p. 1–92. 大学教育出版，岡山.

Miyashita, N., and Matsumoto, A. 2004. Morphology of *Chlamydia pneumoniae*, p. 11–28. *In* Friedman, H., Yamamoto, Y., and Bendielli, M. (eds.), *Chlamydia pneumoniae*: Infection and Disease, Kluwer Academic/Plenum Publishers, New York.

Rockey, D. D., and Matsumoto, A. 2000. The chlamydial developmental cycle, p. 403–425. *In* Brun, Y. V., and Shimken, L. J. (eds.), Prokaryotic Development, ASM Press, Washington, D. C.

Slepenkin, A., Elofsson, M., de la Maza, L. M., et al. 2006. Growth inhibition of *Chlamydiaceae* by a putative type three secretion inhibitor, p. 245–248. *In* Chernesky, M., Caldwell, H., Christiansen, G., et al. (eds.), Chlamydial Infections, Proceedings of 11th international symposium on human chlamydial infections, International Chlamydia Symposium, San Francisco, CA.

Suchland, R. T., Rockey, D. D., Bannatine, J. T., et al. 2000. Isolates of *Chlamydia trachomatis* that occupy non-fusogenic inclusions lack IncA, a protein localized to the inclusion membrane. Infect. Immun. 68: 360–367.

Swanson, K. A., Crane, D. D., and Caldwell, H. D. 2007. *Chlamydia trachomatis* species-specific induction of ezrin tyrosine phosphorylation functions in pathogen entry. Infect. Immun. 75: 5669–5677.

Tan, C., Spitznagel, J. K., Shou, H.-z., et al. 2006. The polymorphic membrane protein gene family of *Chlamydiaceae*, p. 195–218. *In* Bavoil, P. V., and Wyrick, P. B. (eds.), *Chlamydia*-genomics and pathogenesis, Horizon Bioscience, Wymondham, Norfolk, UK.

Wilson, D., Whittum-Hudson, J., Timms, P., et al. 2008. Kinematics of intracellular *Chlamydiae* provide evidence for contact-dependent development, Molecular Biology, p. 58–59. *In* Christiansen, G. (ed.), Proceedings of 6th meeting of the European Society for Chlamydia Research, Aorhus, Denmark.

【宮下修行，松本　明】

【クラミジア・宿主間相互作用(偏性細胞内寄生性)】

増殖の形態学の項と一部重複するが，本項では特に細胞微生物学的観点から解説する。

(1)病原因子の分泌とエフェクター

グラム陰性菌が菌体から外界に物質を輸送する際には，内膜・ペリプラズマ・外膜の 3 層を通過しうる I〜VI 型までの特殊な輸送機構が知られている。クラミジアの細胞壁構造はグラム陰性菌に類似している。クラミジアは偏性細胞内寄生性であるため，増殖に必要な栄養分の獲得や宿主細胞と相互作用する因子の分泌など，宿主細胞との物質交換が重要な役割を果たす。現在まで，クラミジアには，II 型(T2S)，III 型(T3S)，V 型分泌(T5S)機構の存在が知られている。クラミジアより宿主細胞中へ分泌される病原因子のうち主なものを表 4 に示す(Betts et al., 2009)。各分泌系の基質としての特性は，主にシグナル配列の存在から推定されているものである。CPAF(Chlamydia proteosome-like activity factor)は Sec 蛋白質依存的に T2S 機構により宿主細胞中に分泌される。PmpD は，オートトランスポーターである T5S 機構により菌体表面に表出し，一部は宿主細胞質中へ遊離する。エフェクターとは，T3S および T4S 機構により細菌から宿主細胞内に移行し，宿主細胞機能を修飾する病原因子の総称であり，一般的な外毒素とは区別されている。T3S 装置は鞭毛と同起源であり，ニードル状の構造を介して病原因子を宿主細胞に移行させるために特化した分泌装置である。クラミジアにも同様の表面

表4　菌体外へ分泌されるクラミジアの病原因子(Betts et al., 2009 をもとに本項で取り上げたものを抜粋，追加した)。略称の主なフルスペルは本文中に記載

病原因子	分泌様式	標的・結合分子	機能など
CADD	不明	death domain of TNF family receptors	Caspase 依存的なアポトーシスの誘導
ChlaDub 1/2	不明	IκB	IκB のユビキチン化を阻害し，NF-κB 活性化を抑制
LDa	不明	Lipid droplets	ゴルジ体より分泌される脂質小滴の取り込み
CPAF	II型分泌	BH3 only protein family，RXF5，USF1，CD1d	アポトーシスの抑制。抗原提示能の抑制
CT441	II型分泌	RelA	RelA を分解し，NF-κB の核移行を阻害
CopB	III型分泌	不明	Type III translocon
CopN	III型分泌	不明	宿主細胞周期の停止(G2/M arrest)
Cpn585	III型分泌(推定)	Rab1/10/11	Inc 蛋白質
CT813	III型分泌(推定)	Rab4，Vamp3/7/8	Inc 蛋白質
CT847	III型分泌	GCIP(G1/S チェックポイントに関与)	宿主細胞周期の修飾？
IncA	III型分泌	IncA(二量体形成)，Vamp3/7/8	Inc 蛋白質。封入体間の融合
IncG	III型分泌(推定)	14-3-3β	Inc 蛋白質
Tarp	III型分泌	Rac GEF(Sos1，Vav2)，アクチン	アクチン重合と再構築による台座様構造形成。EB の細胞内侵入
PmpD	V型分泌	不明	多型外膜蛋白質。付着因子。細胞質中に遊離し種々の生物活性？

突起群(SP)が存在し，封入体膜に SP が挿入されている像が認められることから(図 19b)，他の病原性グラム陰性細菌と同様に T3S 装置を有することが示された。T3S 機構により分泌される基質(エフェクター)については，認識に必要な領域が N 末端に存在することが明らかとなっている。クラミジアにおいても，いくつかの T3S エフェクターが同定されている。クラミジアはエフェクターをはじめとした病原因子を宿主細胞中に分泌することにより，宿主細胞の機能を修飾し，感染を成立させている。

(2)付着・侵入

クラミジアは宿主細胞表面に，①静電的作用および②EB 表面の付着因子と細胞表面の受容体の相互作用で付着する。ヘパラン硫酸に代表される宿主細胞および EB 表面の glycosaminoglycan(GAG)は EB の静電的付着に寄与している。クラミジアの付着因子としては，MOMP，Omc B，HSP 70，宿主細胞側の特異的受容体についてはマンノース受容体(mannose 6-phosphate receptor)やエストロジェン受容体がある。

EB 付着部位には，アクチン繊維の集積にともない台座(pedestal)様構造が形成され，それに引き続くエンドサイトーシスにより，EB は宿主細胞内へ侵入する。台座構造は，腸管病原性大腸菌(EPEC)や腸管出血性大腸菌(EHEC)の腸粘膜上皮細胞付着時に形成されるものとよく似ている。クラミジアによる台座構造形成に主要な役割を担うのが Tarp(translocated actin-recruiting phosphoprotein)である。Tarp は，*C. trachomatis* 感染細胞においてチロシンリン酸化されるクラミジア由来の蛋白質として同定された(Clifton et al., 2004)。Tarp による台座様構造形成の概略を図 10 に示す。Tarp は，T3S により EB から宿主細胞中へ移行する。Tarp には N 末端側に 50 残基程度のチロシンに富む繰り返し領域があり，宿主細胞内に移行した Tarp は宿主細胞のキナーゼにリン酸化され，以降のアクチン重合，再構築に至るシグナル伝達の足場(scaffold)となる。リン酸化 Tarp は，アクチン細胞骨格を制御する低分子量 GTPase Rac 1 のグアニンヌクレオチド交換因子(GEF)

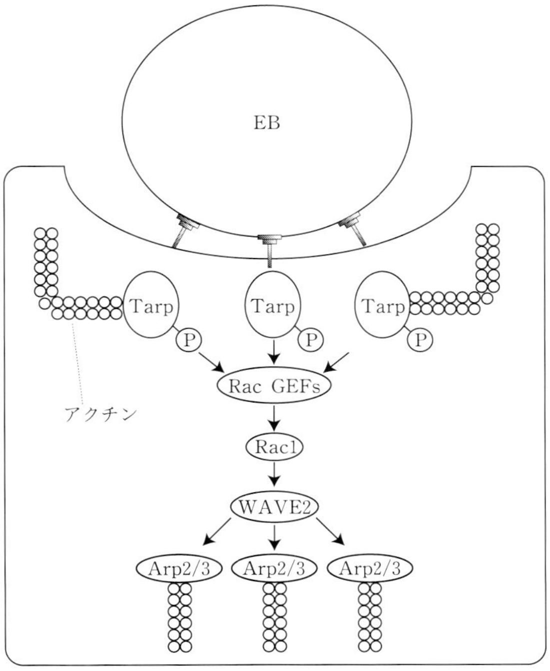

図 10　クラミジア EB の上皮細胞への定着とシグナル伝達。クラミジア EB は，上皮細胞へ付着後，T3S 装置を通じてエフェクターである Tarp を上皮細胞に挿入する。Tarp は宿主細胞内でリン酸化され，Rac1-WAVE2-Arp2/3 経路を活性化し，アクチン再構築による台座様構造を形成する。Tarp には，リン酸化非依存的にアクチンを直接重合する経路も報告されている。詳細は本文参照

である Sos1 複合体(Sos1/Abi1/Eps8)および Vav2 とリン酸化された繰り返し領域を介して結合する。Sos1 および Vav2 により，Rac1 の GTP 結合型への転換(活性化)が起こる。Rac1 活性化により，下流の WAVE2, Arp 2/3 複合体活性化によるアクチン重合と再構築が起こる(Lane et al., 2008)。病原性を示すすべてのクラミジア種ゲノム上には tarp 遺伝子がコードされているが，リン酸化ドメインの数は血清型や種によって異なっており，*C. muridarum* や *C. pneumoniae* の Tarp にはリン酸化ドメインが存在しない。Tarp の C 末側には，アク

チンと直接結合するWAVE2のWHドメイン相同領域が存在し，Tarpはアクチンと直接結合し重合反応の核となることができる。すなわち，Tarpによるアクチン重合にはTarpのリン酸化依存的・非依存的なふたつの経路が存在する。Tarp以外にも，エンドサイトーシスを誘導するエフェクターが複数存在すると考えられている。

(3)宿主細胞内における封入体の形成とメンブラントラフィック

①初期封入体の形成(図11)

EBの宿主細胞への侵入は古典的エンドサイトーシスではないことがわかっている。EBを含む小胞(初期封入体)周辺にはリサイクルエンドソームが集積しており，おそらく宿主細胞からの鉄の獲得に寄与しているのであろう。初期封入体膜にはリソソームマーカーであるLAMP1が存在しないことから，エンドソームの成熟による酸化作用，リソソームとの融合による細胞内消化から回避していることがわかる。初期封入体は，細胞辺縁部より核・ゴルジ体近傍へと移動し，スフィンゴミエリンを含む分泌小胞と融合する。これは脂質などのクラミジアの増殖に必要な栄養分の獲得に寄与している。ゴルジ体近傍への移動と分泌小胞との融合は，RBによる蛋白質合成に依存していると考えられる。ゴルジ体は，微小管をマイナス端の微小管形成中心(MTOC)に向かうモーター蛋白質ダイニンにより，細胞の適切な位置に配置されている。初期封入体もダイニンにより細胞辺縁部

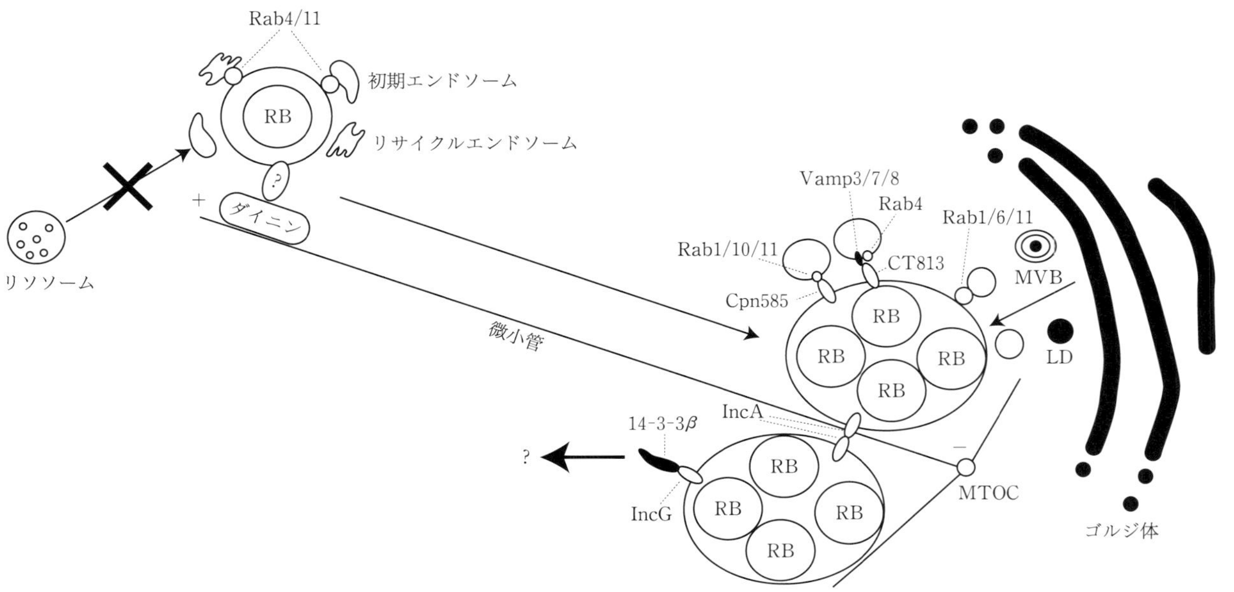

図11　初期封入体の形成とメンブラントラフィック(Valdivia, 2008の図を参考に作成)。宿主細胞内に侵入したEBはRBへと変換し，初期封入体を形成する。封入体膜にはエンドソーム経路から逸脱し，リソソームと融合しない。初期封入体の周辺には初期およびリサイクルエンドソームが集積する。初期封入体は，モーター蛋白質ダイニンにより，微小管に沿って微小管形成中心(MTOC)，ゴルジ体近傍へと移動する。クラミジアは，ゴルジ体から分泌される分泌小胞，multivesicular body(MVB)，脂質小滴(LD)の形で脂質などの栄養分を獲得し，活発に2分裂を行い，封入体は大きく拡張する。封入体膜上のInc蛋白質群は，Rab GTPaseをはじめとした膜輸送関連分子と相互作用し，クラミジアの細胞内増殖に寄与している。詳細は本文参照

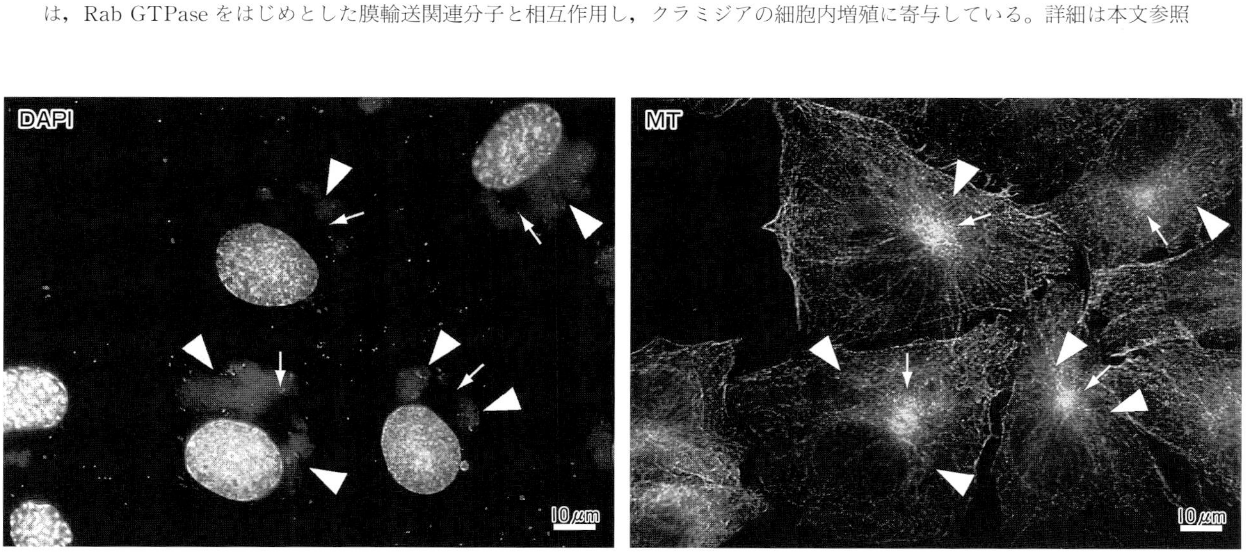

写真24　*C. psittaci* 封入体と微小管の位置関係(大屋賢司撮影)。HeLa細胞に *C. psittaci* Mat116感染18時間後に固定し，DAPIにより核酸を(上)，抗チューブリン抗体を用いて微小管を(MT：下)染色した。矢頭は封入体，矢印は微小管形成中心(MTOC)の位置を示す。封入体はMTOC周辺に形成されていることがわかる。

より輸送され，*C. trachomatis* においては感染2時間程度でゴルジ体や MTOC 近傍へ位置する（写真 24）（Grieshaber et al., 2003）。ダイニンとの結合に必要なクラミジア側の因子は同定されていない。ゴルジ体近傍へと位置した初期封入体中では，RB の活発な2分裂により封入体は大きく拡張する。

② Inc 蛋白質と宿主メンブラントラフィック（図 11）

クラミジアの封入体は，リソソームとの融合を阻害することにより細胞内消化から回避するとともに，細胞内に分布する小胞と選択的に融合し増殖に必要な栄養を獲得していると考えられる。封入体膜の構成成分の同定は，クラミジアの偏性細胞内寄生性を理解する上で重要である。Inc 蛋白質群は，*C. caviae* において封入体膜に局在する分子として同定された（Bannantine et al., 1998）。Inc は 40〜60 アミノ酸残基からなる二峰性の疎水モチーフを共通して持つ（図 18a）。疎水領域の存在は封入体膜への局在に重要であり，このようなモチーフを持つ遺伝子はクラミジアゲノム全体の 5%程度を占める。これまでに各種クラミジアにおいて数多くの Inc が同定されており，一部は T3S による分泌も確認されている。IncA は二量体を形成する性質があり，これは感染細胞内における封入体間の融合に関与する。また，*C. trachomatis* 特有の IncG は，14-3-3β と結合する。14-3-3β はリン酸化セリン残基に結合するアダプター蛋白質であり，細胞分裂やアポトーシスにおけるシグナル伝達に関与している。そのため，IncG と 14-3-3β の結合は，感染細胞の細胞分裂やアポトーシス抑制に関与しているのではと考えられている。これ以外にも Inc は以下に述べるメンブラントラフィックに関連した種々の宿主因子と相互作用する。

SNARE 蛋白質と Rab GTPase は，細胞内におけるメンブラントラフィックの特異性において重要な役割を担っている。小胞膜にある v-SNARE と標的膜にある t-SNARE が相互作用することにより，膜が融合する。活性型（GTP 結合型）の Rab GTPase は，各小胞膜，細胞内小器官膜に特徴的な分布をしており，標的膜に存在する Rab エフェクターに結合し v-SNARE と t-SNARE による膜融合を調節している。クラミジア封入体と宿主メンブラントラフィック関連因子の相互作用においても，Rab GTPase と SNARE は重要な役割を担っている。封入体膜に存在する Rab GTPase はクラミジア種により違いがある。例えば Rab1（小胞体からゴルジ体，ゴルジ膜間の輸送に関与），Rab4・11（初期エンドソームからゴルジ体への輸送に関与）はすべてのクラミジア種の封入体膜で検出される。一方，Rab6（ゴルジ体から小胞体への分泌に関与）は *C. trachomatis* の封入体のみで検出され，Rab6 と同様にゴルジ体から小胞体への分泌に関与する Rab10 は *C. pneumoniae* および *C. muridarum* の封入体で検出される。このような違いは，各種クラミジア間における封入体形態の相違ひいては宿主域，病原性の違いにも影響している可能性がある。各 Rab GTPase と封入体の関係から，これまでに述べたクラミジアの増殖過程を理解することが可能となる。例えば，クラミジアの増殖に必要なゴルジ体由来の脂質などの栄養獲得には封入体膜上の Rab1・6・10 が関与し，封入体周辺への初期およびリサイクルエンドソームの集積には Rab4・11 が関与している。酵母 Two ハイブリッド法やモチーフ検索により，各 Inc と直接結合する標的の探索もさかんに行われている。先に挙げた IncG と 14-3-3β の他にも，*C. trachomatis* の Inc である CT813 は Rab4 と，*C. pneumoniae* の Inc Cpn585 は Rab1・10・11 と結合することが報告されており，宿主細胞にこれら Inc の強制発現もしくは microinjection することにより感染による封入体の形成は競合的に抑制される。IncA と CT813 には SNARE 様のモチーフが存在し，このモチーフを介して v-SNARE である Vamp3・7・8 と結合することが報告されている。以上のように，クラミジアによる宿主メンブラントラフィックの修飾と封入体形成機構の一端が明らかになりつつある（Valdivia, 2008; Betts et al., 2009）。

③ クラミジアの増殖と封入体の拡張（図 12）

宿主細胞膜から隔離された封入体中で，RB は活発に2分裂増殖する。それにともない封入体は拡張し，核を辺縁部へと押しやり細胞質全体に充満する。この封入体の拡張のために，クラミジアは宿主からの栄養獲得を必要とする。ゴルジ体近傍へと移動した初期封入体の周りでは，カスパーゼおよびカルパインといったプロテアーゼがゴルジ体マトリックス蛋白質 Golgin-84 に作用することにより，ゴルジ体の断片化が起こる。その結果封入体の周りには小さなゴルジ体（ministack）が集積することとなり，封入体への脂質などの栄養分の輸送が促進されると考えられている（Heuer et al., 2009）（写真 25）。封入体へのステロール，スフィンゴ脂質，グリセロールリン脂質，中性脂肪などの供給は，ゴルジ体からの分泌小胞（Hackstadt et al., 1995）の他，multivesicular body（MVB）および脂質小滴（lipid droplet：LD）の形で行われる。MVB は，CD63 およびステロール供与体 MLN64 をマーカーとする後期エンドソーム系の小胞であり封入体周辺に集積する（Beatty, 2006）。LD は，コレステロールやスフィンゴ脂質を封入体に供給する非小胞系の経路である。LD は，封入体膜上に表出しているクラミジア由来 LDa（Chlamydia lipid droplet associates）と結合し封入体内部に取り込まれる（Cocchiaro et al., 2008）。

封入体の構造を維持するため，封入体の周りはアクチンと中間径フィラメント（ビメンチン，サイトケラチンなど）からなるリング状の構造により補強される（Kumar and Valdivia, 2008）。この構造は，アクチンストレスファイバー形成に寄与する GTPase RhoA に依存して形成される。しかしながら，この構造は，RhoA 下流のエフェクターである ROCK および RhoA の GTP 結合型（活性化）非依存的であるので，他の因子の介在が予想される。封入体の拡張時には，クラミジアから T2S により分泌される CPAF により中間径フィラメント頭部が切断されることにより封入体は拡張することができる。中間径フィラメントは，頭部以外の部分はアクチンフィラメントに結合しているため，封入体拡張後は再度中間径フィラメントが重合し，リング状構造が再形成される。このリング状構造は，封入体の形態を維持する他，菌体成分などの封入体内容物が宿主細胞質内に

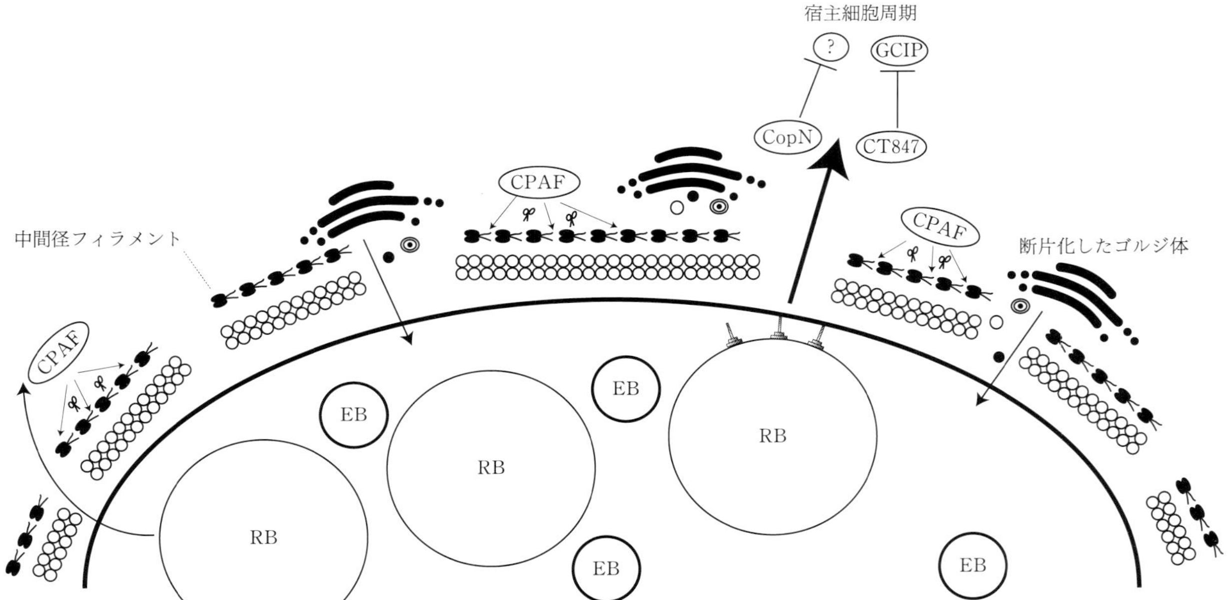

図 12　封入体の拡張時におけるクラミジアと宿主細胞の相互作用（Heuer et al., 2009; Kumar and Valdivia, 2008; Scidmore, 2008 の図を参考に作成）。クラミジア感染細胞内のゴルジ体は，プロテアーゼの働きにより断片化され（ministack），封入体周辺に集積する。これによりクラミジアはゴルジ体からの栄養分獲得を容易にしていると考えられている。封入体は，アクチンと中間径フィラメントからなるリング状の構造に囲まれその形態を維持している。封入体拡張時には，クラミジアより分泌される CPAF により，中間径フィラメントの構造物が一度切断され，再構築される。RB より T3S 機構を通じ分泌される CopN および CT847 は，宿主細胞周期を修飾することにより，菌の増殖に寄与していると考えられている。詳細は本文参照

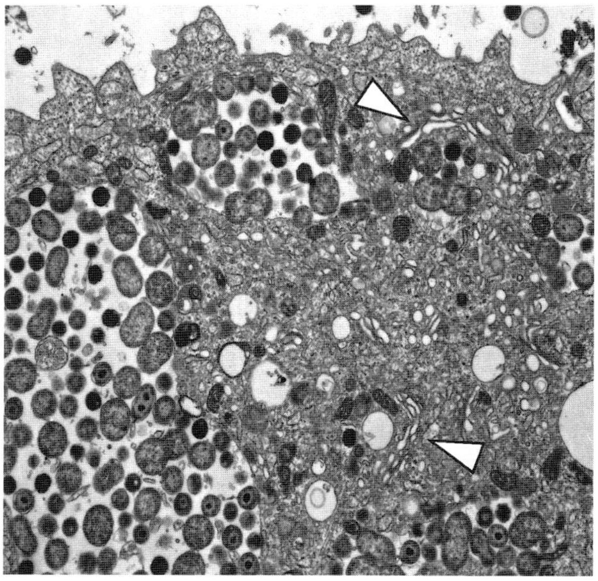

写真 25　封入体周辺部のゴルジ体 ministack（松本明博士提供）。Hep-2 細胞に *C. pneumoniae* 感染 40 時間後の電子顕微鏡画像。封入体周囲に断片化したゴルジ体（矢印）が観察される。×5,000

流出することを防ぎ，Nod1 などの細胞質内パターン認識受容体による認識からの回避に貢献していると考えられている。

また，クラミジア感染細胞においては，細胞周期チェックポイントに関与する Cdk1 および cyclinB が分解されること，T3S により分泌される CT847 は G1/S チェックポイントに関与するとされる GCIP（Grap2 cyclinD-interacting protein）に結合し分解する（Hackstadt et al., 1995）。また，CT847 と同様に T3S より分泌される CopN は宿主細胞の細胞周期を G2/M 期に停止させることが報告されている（Huang et al., 2008）。クラミジアによる宿主細胞周期修飾の意義は完全には解明されていないが，おそらくクラミジアの増殖に必要であることが宿主側因子の siRNA，阻害剤を用いた検討，クラミジア側因子（CopN）の阻害剤を用いた検討により示されている。

(4)宿主細胞免疫系の修飾（図 13）

クラミジアの封入体は，最終的には宿主細胞質のほとんどの領域を占めるほどにまで拡張する。従来より，封入体はリソソームとの融合を阻害することにより，細胞内消化から回避していることが知られている。これ以外にもクラミジアは宿主細胞内における免疫反応を抑制することにより，細胞内における活発な増殖を可能にしている。

NF-κB シグナル伝達系は，自然および獲得免疫系の惹起に重要な役割を担う。NF-κB は p50 と RelA からなり，通常は IκB により細胞質に止められている。サイトカイン受容体やパターン認識受容体からの刺激により活性化された IκB kinase（IKK）が IκB をリン酸化する。リン酸化された IκB がユビキチン化を受け分解されると，NF-κB は核内へと移行し炎症性サイトカインなどの標的遺伝子の転写を誘導する。ChlaDub（Chlamydia deubiquitinating）1/2 は，ユビキチン様プロテアーゼドメインを有し，IκB のユビキチン化を特異的に阻害することにより，NF-κB 活性化経路を抑制している（Le Negrate et al., 2008）。また，*C. trachomatis* CT441 は T2S により細胞質中に分泌され，RelA を分解することにより，NF-κB の核移行を阻害

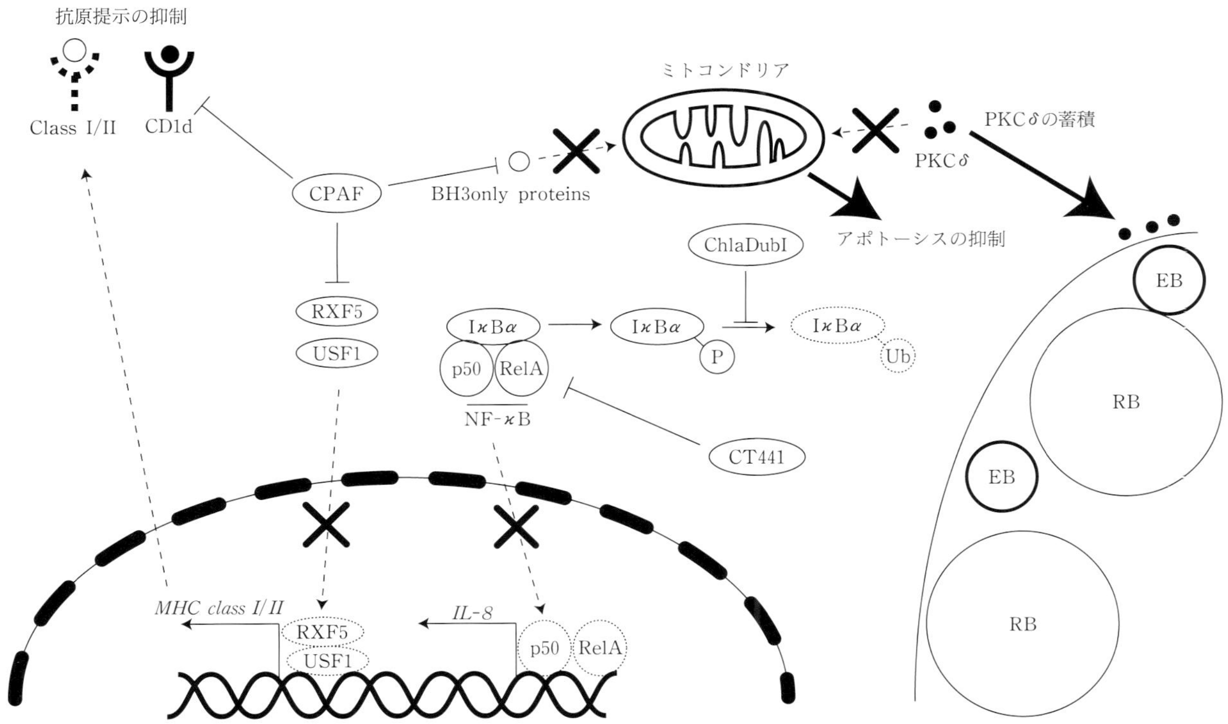

図 13　クラミジアによる宿主細胞免疫系の修飾（Byrne and Ojcius, 2004 および Betts et al., 2009 の図を参考に作成）。クラミジアは，リソソームとの融合阻害の他，アポトーシス経路の阻害，NF-κB 活性化の阻害，宿主細胞抗原提示能を阻害することにより，宿主免疫系による排除，監視から逃れている。詳細は本文参照

する（Lad et al., 2007）。

アポトーシスは感染細胞を排除する自然免疫反応の一端を担っており，クラミジアはアポトーシスを抑制することにより感染細胞内における増殖を可能にしている（Byrne and Ojcius, 2004）。*C. trachomatis* 封入体には，集積したデアシルグリセロールにより PKCδ（protein kinase C δ）が誘引される。PKCδ は，ミトコンドリアからのチトクロム c 放出に関与しており，結果として *C. trachomatis* 感染細胞におけるアポトーシスが抑制される。同様にチトクローム c 放出に関与する BH3 only protein family は，CPAF により分解される。先に述べた NF-κB シグナル伝達系の抑制もアポトーシス経路抑制に寄与する。また，CADD（Chlamydia assosicated death domain）は，death domain を持つ TNF 受容体ファミリーと相同性を有し，逆にアポトーシスを誘導するが，これは感染後期における EB の放出に関与していると考えられる。

CPAF は MHC class I および II 発現に関与する転写因子 RXF5 と USF1，脂質の抗原提示に関与する CD1d を分解する。すなわち，クラミジアは宿主細胞の抗原提示を抑制することにより，獲得免疫系からの認識を防いでいる（Lad et al., 2007）。

（5）宿主細胞からの脱出（図 14）

封入体中で，RB は EB へと再変換する。EB は細胞外へ放出され，新たな細胞へと感染する。感染細胞からの EB 放出機序については，①封入体膜と細胞質膜融解による EB の放出，②封入体放出，のふたつのモデルが存在し，両者の生じる割合は同程度である（Hybiske and Stephens, 2007）。前者は，透過性の増した細胞質膜および封入体膜を介して Ca^{2+} が細胞質内に流入し，Ca^{2+} 依存性の cystein protease が活性化し，封入体膜と細胞質膜が融解することによる。後者では Rho GTPase 依存的にアクチン，ミオシンといった細胞骨格再構築が起こり，封入体が“摘み取られる（pinch-out）”ように宿主細胞膜に被覆された状態で放出される。①の融解モデルでは，放出された EB は速やかに拡散し，新しい細胞に感染することができる。②の封入体放出モデルでは，潜在的に存在する宿主側の免疫反応からの回避，マクロファージに取り込まれ移動することにより宿主体内での拡散を容易にしている，と考えられている。封入体放出モデルは，クラミジアが宿主体内で長期間存在する持続感染成立のひとつの形式であるとも考えられる。

（6）持続感染

クラミジアの持続感染は，「宿主細胞内にて長期間生存しているが培養不可能な状態」と定義される。培養細胞を用いた持続感染を誘導する系はいくつか報告されているが，いずれにおいても①感染性粒子の消失，②大小不定の RB，を特徴とする（Hogan et al., 2004）。封入体内には，持続感染の系およびクラミジア種によって多少異なるものの，2 分裂および EB への再変換が停止し膨潤した RB（aberrant RB）が少数認められる。試験管内において持続感染を誘導する因子としては，ペニシリンなどの抗生物質，IFN-γ 処理，栄養分欠乏などがあるが，これら因子を除去すると持続感染より通常の増殖環への回復が認められる。持続感染に至る分子機序について，最も解析がなされているのは IFN-γ 処理により誘導される持続感染である。IFN-γ は本来，活性化 T 細胞および NK 細胞より分泌され，細胞性免疫の誘導・発現に主要な役割を果たすサイトカインであるが，線維

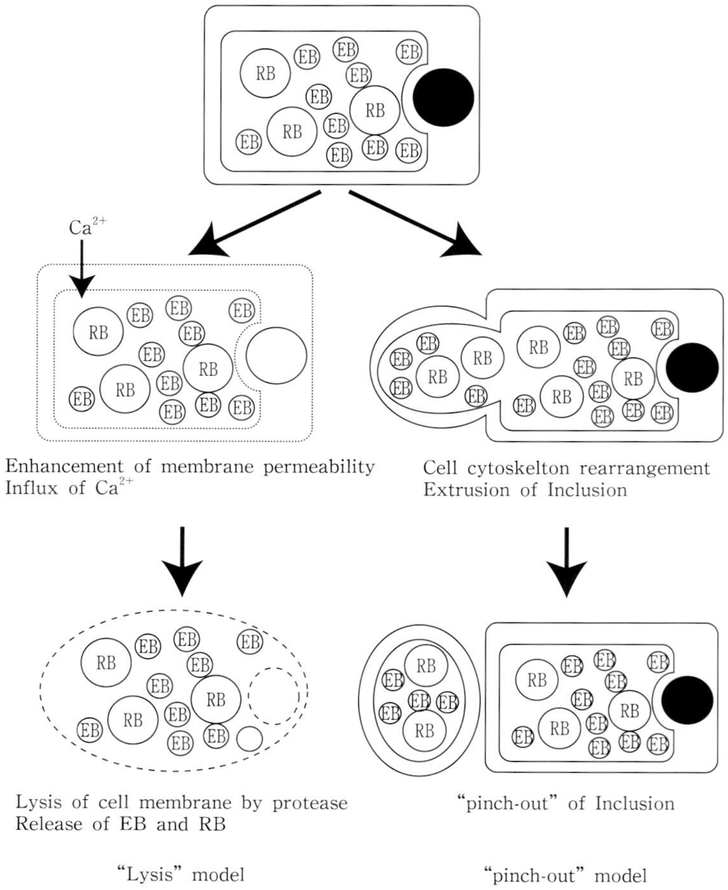

図14　クラミジアの宿主細胞からの脱出モデル（Hybiske and Stephens, 2007 の図を参考に作成）。封入体中でEBへと再転換したクラミジアは，宿主細胞外へと放出され，新たな細胞へと感染するが，その機序としてふたつのモデルが提唱されている。"Lysis" model は，透過性の増した細胞膜より Ca^{2+} が流入し，Ca^{2+} 依存性のプロテアーゼにより封入体膜と宿主細胞膜が融解されクラミジアが放出される。"pinch-out" model では，細胞骨格系再構築により，封入体が"摘み取られる（pinch-out）"ように放出されるものである。詳細は本文参照

芽細胞を低濃度のIFN-γで前処理することにより，クラミジア持続感染状態に陥ることが報告された。IFN-γ処理により，宿主細胞のトリプトファン分解酵素（indoleamine 2,3-deoxynegase：IDO）が活性化され，細胞内のトリプトファン含量が減少するためであることが明らかとなっている。トリプトファンはクラミジアの増殖に必須のアミノ酸であるが，トリプトファン合成酵素の分布はクラミジア種間において顕著な多様性を示す。*C. pneumoniae* は，トリプトファン合成酵素を欠き，実際IFN-γ処理に対する感受性が高い。この他，*in vitro* 持続感染モデルとして多用されているものとして Fe^{2+} キレート剤である deferoxamine mesylate（DAM）処理がある。遊離鉄イオンはクラミジアをはじめとしたほとんどの細菌の増殖に必須のイオンであり，遊離鉄イオンを枯渇させることにより，クラミジアを持続感染状態にするものである。これら *in vitro* 持続感染モデルについては，マイクロアレイ解析により，感染環の中間期（RBの増殖と分裂）において遺伝子発現が停止していることが示されている。この他，*C. trachomatis* 血清型KおよびC. *pneumoniae* においては，単球に感染した場合は恒常的に持続感染状態に陥ることが報告されている。先に記述した"封入体放出型"の宿主細胞からの脱出では封入体の形で食細胞系に取り込まれることにより持続感染状態を可能にすることが示唆されている。また近年，封入体放出後の形質膜をリソソームが修復することにより，宿主細胞と細胞内のクラミジアが引き続き生存することが報告されており，この機序も持続感染成立に寄与しているのかもしれない。いずれにせよ，これら *in vitro* で認められるクラミジアの持続感染は，鳥類における *C. psittaci* 持続感染，*C. trachomatis* 生殖器感染に関連した関節炎，*C. pneumoniae* による動脈硬化症などの慢性感染との関わりが指摘されており，今後の研究の進展が期待されている。

【引用・参考文献】

Bannantine, J. P., Rockey, D. D., and Hackstadt, T. 1998. Tandem genes of Chlamydia psittaci that encode proteins localized to the inclusion membrane. Mol. Microbiol. 28: 1017-1026.

Beatty, W. L. 2006. Trafficking from CD63-positive late endocytic multivesicular bodies is essential for intracellular development of Chlamydia trachomatis. J. Cell Sci. 119: 350-359.

Betts, H. J., Wolf, K., and Fields, K. A. 2009. Effector protein

modulation of host cells: examples in the Chlamydia spp. arsenal. Curr. Opin. Microbiol. 12: 81-87.
Byrne, G. I., and Ojcius, D. M. 2004. Chlamydia and apoptosis: life and death decisions of an intracellular pathogen. Nat. Rev. Microbiol. 2: 802-808.
Clifton, D. R., Fields, K. A., Grieshaber, S. S., et al. 2004. A chlamydial type III translocated protein is tyrosine-phosphorylated at the site of entry and associated with recruitment of actin. Proc. Natl. Acad. Sci. U.S.A. 101: 10166-10171.
Cocchiaro, J. L., Kumar, Y., Fischer, E. R., et al. 2008. Cytoplasmic lipid droplets are translocated into the lumen of the Chlamydia trachomatis parasitophorous vacuole. Proc. Natl. Acad. Sci. U.S.A. 105: 9379-9384.
Grieshaber, S. S., Grieshaber, N. A., and Hackstadt, T. 2003. Chlamydia trachomatis uses host cell dynein to traffic to the microtubule-organizing center in a p 50 dynamitin-independent process. J. Cell Sci. 116: 3793-3802.
Hackstadt, T., Scidmore, M. A., and Rockey, D. D. 1995. Lipid metabolism in Chlamydia trachomatis-infected cells: directed trafficking of Golgi-derived sphingolipids to the chlamydial inclusion. Proc. Natl. Acad. Sci. U.S.A. 92: 4877-4881.
Heuer, D., Lipinski, A. R., Machuy, N., et al. 2009. Chlamydia causes fragmentation of the Golgi compartment to ensure reproduction. Nature 457: 731-735.
Hogan, R. J., Mathews, S. A., Mukhopadhyay, S., et al. 2004. Chlamydial persistence: beyond the biphasic paradigm. Infect. Immun. 72: 1843-1855.
Huang, J., Lesser, C. F., and Lory, S. 2008. The essential role of the CopN protein in Chlamydia pneumoniae intracellular growth. Nature 456: 112-115.
Hybiske, K., and Stephens, R. S. 2007. Mechanisms of host cell exit by the intracellular bacterium Chlamydia. Proc. Natl. Acad. Sci. U.S.A. 104: 11430-11435.
Kumar, Y., and Valdivia, R. H. 2008. Actin and intermediate filaments stabilize the Chlamydia trachomatis vacuole by forming dynamic structural scaffolds. Cell Host Microbe 4: 159-169.
Lad, S. P., Li, J., da Silva Correia, J., et al. 2007. Cleavage of p65/RelA of the NF-kappaB pathway by Chlamydia. Proc. Natl. Acad. Sci. U.S.A. 104: 2933-2938.
Lane, B. J., Mutchler, C., Al Khodor, S., et al. 2008. Chlamydial entry involves TARP binding of guanine nucleotide exchange factors. PLoS Pathog. 4: e1000014.
Le Negrate, G., Krieg, A., Faustin, B., et al. 2008. ChlaDub1 of Chlamydia trachomatis suppresses NF-kappaB activation and inhibits IkappaBalpha ubiquitination and degradation. Cell. Microbiol. 10: 1879-1892.
Scidmore, M. 2008. Chlamydia weave a protective cloak spun of actin and intermediate filaments. Cell Host Microbe 4: 93-95.
Valdivia, R. H. 2008. Chlamydia effector proteins and new insights into chlamydial cellular microbiology. Curr. Opin. Microbiol. 11: 53-59.

【大屋賢司】

クラミジアの遺伝子構造

【クラミジアゲノムの普遍性・特異性】

(1)クラミジアゲノムの特徴

ゲノム生物学時代の到来がいわれて久しい。1995年のインフルエンザ菌の全ゲノム配列決定に始まり，現在NCBIのサイト(http://www.ncbi.nlm.nih.gov/)には9万以上の細菌染色体の情報が登録されている。偏性細胞内寄生性細菌については，1998年Stephensらによって*Chlamydia trachomatis*のゲノム配列が発表されて以来，現在までに284のクラミジアとその近縁のゲノムの配列が決定されている(表5)。その内わけは*C. trachomatis*が135と約半数を占め，*C. psittaci*では59，*C. muridarum*では15，*C. pneumoniae*では13と，ヒトに病原性を示すことが明らかな菌種のゲノムを中心に解析されている。最近では環境クラミジアとして土壌中でアメーバなどに感染する*Protochlamydia*や*Parachlamydia*などのゲノムも明らかとなり，クラミジアの進化を考える材料となっている。クラミジアのゲノムは単独で環状のDNAで，一般の細菌と比べサイズが小さい。*C. trachomatis*が約1 Mbの最も小さいゲノムを持ち，*Parachlamydia acanthamoebae*が約3 Mbで最も大きい。遺伝子の数も比較的少なく，*C. trachomatis*のコードする蛋白質は900たらず，*P. acanthamoebae*でも2,800ほどである。このふたつのゲノムの大きさの違いは，もともと環境中に存在したクラミジアが病原細菌としてヒトなどに特異的に感染するように進化する過程で，遺伝子の喪失とゲノムの縮小が起こったためと考えられている。

個別のクラミジアゲノムについては上記原著の他に数多くの総説も書かれているので，それを参考にしていただきたい(Hatch, 1998；萩原，2000；藤・三浦，2001；三浦ほか，2002；東ほか，2007)。

(2)クラミジアゲノムの比較

現在でもなおクラミジアの遺伝子破壊や遺伝子導入の方法は普及していないために，遺伝学的・分子生物学的な解析が容易ではない。こうした背景から，クラミジア遺伝子の機能解析は他の一般細菌に比較してあまり進んでいないのが現状である。

ゲノム同士を比較する比較ゲノム学(comparative genomics)は進化の謎を解くだけでなく，宿主特異性や標的臓器特異性，病原性を決定する因子を探索するために行われる。遺伝子操作の困難なクラミジアの研究においては比較ゲノム学が有用な情報を提供すると期待され，現在までに決定されたクラミジアゲノムをもとに多くの研究が行われてきた。以下はその成果をクラミジアの進化に関する研究と病原性や宿主または組織向性に関する研究に分けて紹介する。

①クラミジアゲノムの進化

Griffithsらは，クラミジアのゲノムにコードされたすべての蛋白質をBLAST解析し，*Chlamydiales*目に特異的な59の蛋白質，*Chlamydiaceae*科に特異的な79の蛋白質，*Chlamydia*属と旧*Chlamydophila*属に特異的なそれぞれ20の蛋白質，*Protochlamydia*に特異的な445の蛋白質を同定した(Griffiths et al., 2006)。さらに

表5　NCBIに登録されているクラミジアゲノム*

種または属	ゲノム数	プラスミド数	文献
Chlamydia trachomatis	135	1	Stephens et al., 1998; Carlson et al., 2005; Thomson et al., 2008; Seth-Smith et al., 2009; Jeffrey et al., 2010; Unemo et al., 2010; Somboonna et al., 2011; Harris et al., 2012; Putman et al., 2013; Jeffrey et al., 2013; Borges et al., 2013; O'Neill et al., 2013; Borges et al., 2014; Yamazaki et al., 2015
Chlamydia psittaci	59	1	Schöfl et al., 2011; Grinblat-Huse et al., 2011; Voigt et al., 2011; Seth-Smith et al., 2011; Van Lent et al., 2012; Chu et al., 2014; Wolff et al., 2015; Zhang et al., 2015
Chlamydia muridarum	15	1	Read et al., 2000
Chlamydia pneumoniae	13	1	Kalman et al., 1999; Shirai et al., 2000; Read et al., 2000; Myers et al. 2009; Roulis et al., 2014
Chlamydia pecorum	12	1	Mojica et al., 2011
Parachlamydia	6	−	Greub et al., 2009; Collingro et al., 2011; Domman et al., 2014; Yamaguchi et al., 2015
Chlamydia abortus	5	−	Thomson et al., 2005; Sait et al., 2011
Protochlamydia	4	−	Horn et al., 2004; Ishida et al., 2014; Domman et al., 2014
Neochlamydia	3	−	Domman et al., 2014; Ishida et al., 2014
Waddlia chondrophila	2	1	Bertelli et al., 2010
Chlamydia avium	1	1	Sachse et al., 2014
Chlamydia caviae	1	1	Read et al., 2003
Chlamydia felis	1	1	Azuma et al., 2006
Chlamydia gallinacea	1	1	Sachse et al., 2014
Chlamydia suis	1	1	Donati et al., 2014
Simkania negevensis	1	1	Collingro et al., 2011
その他	26	2	Pinto et al., 2015; Anantharaman et al., 2016; Seitz et al., 2016
合計	284	14	

*登録ゲノム(2016年10月)の多い順

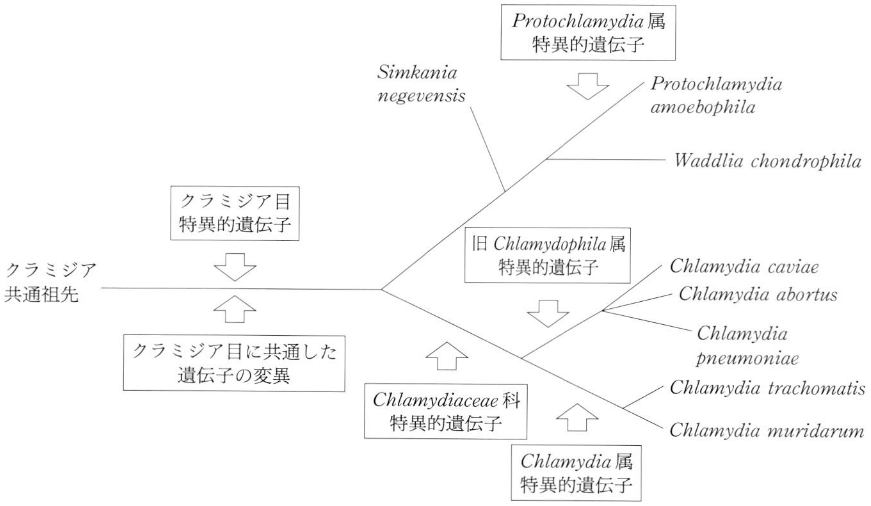

図15　クラミジアの進化とクラミジア特異的遺伝子(Gupta and Griffiths, 2006およびGriffiths et al., 2006を参考に作図)

33の遺伝子欠失と水平伝達の可能性を見出した。これらの結果から，クラミジアの進化にはゲノム内の遺伝子改変だけでなく，自由生活性バクテリアや原虫からの遺伝子の水平伝達が関与していると考えられた(図15)(Gupta and Griffiths, 2006)。

Brinkmanらは，クラミジアゲノムに藍藻や葉緑体の蛋白質に類似の蛋白質をコードする遺伝子が多数見つかったことなどから，クラミジアと藍藻，葉緑体が共通の祖先から進化してきたと結論した(Brinkman et al., 2002)。環境クラミジア *P. amoebophila* のゲノムにも同様の特徴があり，クラミジアの祖先が藍藻や葉緑体と近かったことを裏づけた(Horn et al., 2004)。病原性クラミジアはIII型分泌装置(T3SS)を持つが，興味深いことに *P. amoebophila* のゲノムにはT3SSに加えてIV型分泌装置(T4SS)の遺伝子が見つかった。ただし進化上比較的最近に *P. amoebophila* のゲノムに加わったと考えられている。

Myersらはコアラに感染する *C. pneumoniae*

LPCoLN のゲノム塩基配列を決定し，他のゲノムとの比較からヒトから分離された *C. pneumoniae* がもともと人畜共通感染として他の動物からヒトに移行しヒトに適応したものであると結論した(Myers et al., 2009)。

クラミジアゲノムではゲノムの複製終結点(*ter*)付近(plasticity zone：PZ)の遺伝子に多様性が高い(Read et al., 2000; 2003)。Azuma らは *C. felis* のゲノム塩基配列を決定し，*C. pneumoniae* などとの比較から frequently gene-translocated regions(FGRs)が外膜蛋白質をコードする *omp/pmp* 遺伝子の増幅に関与していると結論した(Azuma et al., 2006)。FGRs はゲノムの複製開始点(*ori*)と *ter* を結ぶ軸に対して対称に存在する。*C. pneumoniae* と *C. trachomatis* のゲノムを比較しても *ori-ter* 軸を対称にした遺伝子のシンテニーが見られることから，クラミジアゲノムでは進化の過程で *ori-ter* を軸にしてゲノムの組み換えを繰り返していると考えられる(藤・三浦，2001)。

②病原性と宿主または組織向性

Fehlner-Gardiner らはトリプトファン合成オペロンの有無と機能未知遺伝子(CT166)の有無が *C. trachomatis* の組織向性(tissue tropism)に相関があることを見出した(Fehlner-Gardiner et al., 2002)。

Dean らはよく保存されたハウスキーピング遺伝子の single nucleotide polymorphisms(SNPs)を解析し，病原性と SNPs に相関があることを明らかにした(Dean et al., 2009)。さらにクラミジア間で *ompA* 遺伝子座の組み換え頻度が比較的高いことを示唆した。

Somboonna らは同性と性行為する男性(men having sex with men：MSM)に重篤な出血性直腸炎を起こした *C. trachomatis* の塩基配列を決定し，これが *C. trachomatis*L2 株と D 株との組み換えによって生じたものであることを明らかにした(Somboonna et al., 2011)。

Jeffrey らは MSM の直腸から単離された *C. trachomatis* の塩基配列を決定し，CT144 や CT154，CT326 の多型性が直腸向性と関係することを見出した(Jeffrey et al., 2010)。

Heinz らは 312 のクラミジア外膜蛋白質とリポ蛋白質を網羅的に予測した(Heinz et al., 2009)。

Nelson らは，クラミジアの PZ に存在する phospholipase D(pzPLD)は種によって異なり，pzPLD を持つクラミジアは第一級アルコールで増殖が阻害されるが，pzPLD を持たないクラミジアは阻害されないことを明らかにした(Nelson et al., 2006)。

「(3)トランスクリプトーム解析」の項で述べるとおり DNA microarray をクラミジアのゲノムの解析に応用した例(ゲノム型 geno-typing)もいくつかある。例えば，Brunelle らは 14 株の *C. trachomatis* のゲノムを DNA マイクロアレイで解析し，その可変遺伝子を同定した(Brunelle et al., 2004)。

(3)トランスクリプトーム(Transcriptome)解析

ゲノムの塩基配列決定の成果としてゲノム上のほぼすべての遺伝子をリストすることができたが，一方でそれらの半数近くが機能未知であることがわかった。つまり，ポストシークエンスの仕事は，機能未知遺伝子の機能同定である。

遺伝子の機能を明らかにする上で，まずその遺伝子が実際に転写されているか否か，またどのような条件で転写されるかを知ることが重要である。ある生物個体や，組織，細胞の転写産物(mRNA)の全体をトランスクリプトームといい，トランスクリプトームを網羅的に解析する方法としてマイクロアレイ(DNA microarray, DNA chip)がある。cDNA を蛍光物質などで標識し，基板上に固定した相補的配列の短 DNA 断片に結合させて個々の cDNA を半定量化するもので，この短 DNA 断片の種類に依存して一度に何万種類もの cDNA を検出することができる。

クラミジアにマイクロアレイを適応した研究は次の 4 つに大別される。①クラミジア自身のトランスクリプトーム解析，②クラミジアの感染した宿主のトランスクリプトーム解析，③前述のような比較ゲノム学的解析，④菌の存在を証明する診断に応用した研究である。ここでは①クラミジア自身のトランスクリプトーム解析について解説する。

当初ふたつの報告は，感染後時系列で遺伝子発現を解析したもので，どちらも *C. trachomatis* のトランスクリプトームを解析し，検出された遺伝子を発現の時期で分類した(Belland et al., 2003b; Nicholson et al., 2003)。これらは同じ *C. trachomatis* ではあるが血清型が異なり宿主細胞も異なるにもかかわらず，感染後期遺伝子として分類された中には既知の *hctB* や *ltuB*，*omcA*，*omcB* 遺伝子を含む 17 遺伝子が共通していた。ところがその他の遺伝子の発現には違いが見られ，とりわけ感染初期遺伝子についてはほとんど一致しなかった。これは用いた菌株や宿主細胞など実験条件の違いに加え，感染初期の遺伝子発現を検出する技術的困難が原因として考えられる。そこで我々は遺伝子発現解析を感染中期以降に的を絞り，*C. pneumoniae* の感染後期遺伝子のスクリーニングを行い，結果として 20 の後期遺伝子を見出した(Miura et al., 2008)。

機能的解析を行ったものとしては，感染細胞にインターフェロン γ(IFN-γ)を作用させ持続感染下の *C. trachomatis* のトランスクリプトームを解析した報告や(Belland et al., 2003a)，炭素源の違いによる *C. trachomatis* のトランスクリプトーム解析を行った報告(Nicholson et al., 2004)がある。Maurer らは *C. pneumoniae* の遺伝子発現解析を時系列に加えて鉄の枯渇で持続感染させた状態で行った(Mäurer et al., 2007)。Abdelrahman らは，*C. trachomatis* の non-coding RNA を探索し，それらの感染周期や IFN-γ または化学療法剤による持続感染下での発現変化を調べた(Abdelrahman et al., 2011)。

以上はマイクロアレイを用いたトランスクリプトーム解析であるが，近年のシークエンス技術の進歩は目覚ましく，低コストで多数の配列を決めること(deep sequencing)ができるようになった。その技術を用いて Albrecht らは *C. trachomatis* の基本小体(EB)または網様体(RB)から得られた cDNA 配列を無作為に大量の配列を決定することで，EB または RB に多い転写産物を同定した(Albrecht et al., 2010)。

ゲノム情報は，比較ゲノム学という新しい研究の手法と transcriptome 解析を可能にした。しかしこれらによる遺伝子の分類は，その機能解析の第一歩にすぎず，いまだに多くの機能未知遺伝子が残されている。今後は個別の遺伝子の機能解析により，さらなるクラミジア感染の分子メカニズムの解明が望まれる。

【引用・参考文献】

Abdelrahman, Y. M., Rose, L. A., and Belland, R. J. 2011. Developmental expression of non-coding RNAs in Chlamydia trachomatis during normal and persistent growth. Nucl. Acids Res. 39: 1843-1854.

Albrecht, M., Sharma, C. M., Reinhardt, R., et al. 2010. Deep sequencing-based discovery of the Chlamydia trachomatis transcriptome. Nucl. Acids Res. 38: 868-877.

Anantharaman, K., Brown, C. T., Burstein, D., et al. 2016. Analysis of five complete genome sequences for members of the class Peribacteria in the recently recognized Peregrinibacteria bacterial phylum. PeerJ 4: e1619

Azuma, Y., Hirakawa, H., Yamashita, A., et al. 2006. Genome sequence of the cat pathogen, Chlamydophila felis. DNA Res. 13: 15-23.

東慶直，松谷峰之介，白井睦訓．2007．クラミジアのゲノム解析(Genome analyses of *Chlamydia*)．臨床と微生物 34：189-194.

Belland, R. J., Nelson, D. E., Virok, D., et al. 2003a. Transcriptome analysis of chlamydial growth during IFN-gamma-mediated persistence and reactivation. Proc. Natl. Acad. Sci. U.S.A. 100: 15971-15976.

Belland, R. J., Zhong, G., Crame, D. D., et al. 2003b. Genomic transcriptional profiling of the developmental cycle of Chlamydia trachomatis. Proc. Natl. Acad. Sci. U.S.A. 100: 8478-8483.

Bertelli, C., Collyn, F., Croxatto, A., et al. 2010. The Waddlia genome: a window into chlamydial biology. PLoS One 5: e10890.

Borges, V., Ferreira, R., Nunes, A., et al. 2013. Effect of long-term laboratory propagation on Chlamydia trachomatis genome dynamics. Infect. Genet. Evol. 17: 23-32.

Borges, V., Pinheiro, M., Vieira, L., et al. 2014. Complete genome sequence of Chlamydia trachomatis ocular serovar C strain TW-3. Genome Announc. 2. pii: e01204-13.

Brinkman, F. S., Blanchard, J. L., Cherkasov, A., et al. 2002. Evidence that plant-like genes in Chlamydia species reflect an ancestral relationship between Chlamydiaceae, cyanobacteria, and the chloroplast. Genome Res. 12: 1159-1167.

Brunelle, B. W., Nicholson, T. L., and Stephens, R. S. 2004. Microarray-based genomic surveying of gene polymorphisms in Chlamydia trachomatis. Genome Biol. 5: R42.

Carlson, J. H., Porcella, S. F., McClarty, G., et al. 2005. Comparative genomic analysis of Chlamydia trachomatis oculotropic and genitotropic strains. Infect. Immun. 73: 6407-6418.

Chu, J., Sun, R., Wu, Z., et al. 2014. Whole-genome sequences of low-virulence strain CB3 and mild strain CB7 of Chlamydia psittaci. Genome Announc. 2. pii: e00456-14.

Collingro, A., Tischler, P., Weinmaier, T., et al. 2011. Unity in variety: the pan-genome of the Chlamydiae. Mol. Biol. Evol. 28: 3253-3270.

Dean, D., Bruno, W. J., Wan, J. P., et al. 2009. Predicting phenotype and emerging strains among Chlamydia trachomatis infections. Emerg. Infect. Dis. 15: 1385-1394.

Domman, D., Collingro, A., Lagkouvardos, I., et al. 2014. Massive expansion of Ubiquitination-related gene families within the Chlamydiae. Mol. Biol. Evol. 31: 2890-2904.

Donati, M., Huot-Creasy, H., Humphrys, M., et al. 2014. Genome sequence of Chlamydia suis MD56, isolated from the conjunctiva of a weaned piglet. Genome Announc. 2. pii: e00425-14.

Fehlner-Gardiner, C., Roshick, C., Carlson, J. H., et al. 2002. Molecular basis defining human Chlamydia trachomatis tissue tropism. A possible role for tryptophan synthase. J. Biol. Chem. 277: 26893-26903.

Greub, G., Kebbi-Beghdadi, C., Bertelli, C., et al. 2009. High throughput sequencing and proteomics to identify immunogenic proteins of a new pathogen: the dirty genome approach. PLoS One 4: e8423.

Griffiths, E., Ventresca, M. S., and Gupta, R. S. 2006. BLAST screening of chlamydial genomes to identify signature proteins that are unique for the Chlamydiales, Chlamydiaceae, Chlamydophila and Chlamydia groups of species. BMC Genomics 7: 14.

Grinblat-Huse, V., Drabek, E. F., Creasy, H. H., et al. 2011. Genome sequences of the zoonotic pathogens Chlamydia psittaci 6BC and Cal10. J. Bacteriol. 193: 4039-4040.

Gupta, R. S., and Griffiths, E. 2006. Chlamydiae-specific proteins and indels: novel tools for studies. Trends Microbiol. 14: 527-535.

萩原敏且．2000．Chlamydia trachomatis の全ゲノム配列決定の意義．蛋白質核酸酵素 45：1367-1370.

Harris, S. R., Clarke, I. N., Seth-Smith, H. M., et al. 2012. Whole-genome analysis of diverse Chlamydia trachomatis strains identifies phylogenetic relationships masked by current clinical typing. Nat. Genet. 44: 413-419, S1.

Hatch, T. 1998. Chlamydia: old ideas crushed, new mysteries bared. Science 282: 638-639.

Heinz, E., Tischler, P., Rattei, T., et al. 2009. Comprehensive in silico prediction and analysis of chlamydial outer membrane proteins reflects evolution and life style of the Chlamydiae. BMC Genomics 10: 634.

Horn, M., Collingro, A., Schmitz-Esser, S. et al. 2004. Illuminating the evolutionary history of chlamydiae. Science 304: 728-730.

Ishida, K., Sekizuka, T., Hayashida, K., et al. 2014. Amoebal endosymbiont Neochlamydia genome sequence illuminates the bacterial role in the defense of the host amoebae against Legionella pneumophila. PLoS One 9: e95166.

Jeffrey, B. M., Suchland, R. J., Eriksen, S. G., et al. 2013. Genomic and phenotypic characterization of in vitro-generated Chlamydia trachomatis recombinants. BMC Microbiol. 13: 142.

Jeffrey, B. M., Suchland, R. J., Quinn, K. L., et al. 2010. Genome sequencing of recent clinical Chlamydia trachomatis strains identifies loci associated with tissue tropism and regions of apparent recombination. Infect. Immun. 78: 2544-2553.

Kalman, S., Mitchell, W., Maratha, R., et al. 1999. Comparative genomes of Chlamydia pneumoniae and C. trachomatis. Nat. Genet. 21: 385-389.

Kari, L., Whitmire, W. M., Olivares-Zavaleta, N., et al. 2011. A live attentuated chlamydial 1 vaccine protects against trachoma in nonhuman primates. J. Exp. Med. in press.

Mäurer, A. P., Mehlitz, A., Mollenkopf, H. J., et al. 2007. Gene expression profiles of Chlamydophila pneumoniae during the developmental cycle and iron depletion-mediated persistence. PLoS Pathog. 3: e83.

Miura, K., Toh, H., Hirakawa, H., et al. 2008. Genome-wide analysis of Chlamydophila pneumoniae gene expression at the late stage of infection. DNA Res. 15: 83-91.

三浦公志郎，藤英博，白井睦訓．2002．クラミジア・ニューモニエの細菌学的特徴——ゲノム解析からわかったこと，p. 40-51．副島林造，松島敏春(編)，実地医家のためのクラミジア・ニューモニエ感染症 基礎と臨床，医薬ジャーナル，大阪．

Mojica, S., Huot Creasy, H., Daugherty, S., et al. 2011. Genome sequence of the obligate intracellular animal pathogen Chlamydia pecorum E58. J. Bacteriol. 193: 3690.
Myers, G. S., Mathews, S. A., Eppinger, M., et al. 2009. Evidence that human Chlamydia pneumoniae was zoonotically acquired. J. Bacteriol. 191: 7225-7233.
Nelson, D. E., Crane, D. D., Taylor, L. D., et al. 2006. Inhibition of chlamydiae by primary alcohols correlates with the strain-specific complement of plasticity zone phospholipase D genes. Infect. Immun. 74: 73-80.
Nicholson, T. L., Chiu, K., and Stephens, R. S. 2004. Chlamydia trachomatis lacks an adaptive response to changes in carbon source availability. Infect. Immun. 72: 4286-4289.
Nicholson, T. L., Olinger, L., Chong, K., et al. 2003. Global stage-specific gene regulation during the developmental cycle of Chlamydia trachomatis. J. Bacteriol. 185: 3179-3189.
O'Neill, C. E., Seth-Smith, H. M., Van Der, Pol B., et al. 2013. Chlamydia trachomatis clinical isolates identified as tetracycline resistant do not exhibit resistance in vitro: whole-genome sequencing reveals a mutation in porB but no evidence for tetracycline resistance genes. Microbiology 159: 748-756.
Pinto, A. J., Marcus, D. N., Ijaz, U. Z., et al. 2015. Metagenomic evidence for the presence of comammox Nitrospira-like bacteria in a drinking water system. mSphere. 1. pii: e00054-15.
Putman, T. E., Suchland, R. J., Ivanovitch, J. D., et al. 2013. Culture-independent sequence analysis of Chlamydia trachomatis in urogenital specimens identifies regions of recombination and in-patient sequence mutations. Microbiology 159: 2109-17. doi: 10.1099/mic.0.070029-0
Read, T. D., Brunham, R. C., Shen, C., et al. 2000. Genome sequences of Chlamydia trachomatis MoPn and Chlamydia pneumoniae AR39. Nucl. Acids Res. 28: 1397-1406.
Read, T. D., Myers, G. S., Brunham, R. C., et al. 2003. Genome sequence of Chlamydophila caviae (Chlamydia psittaci GPIC): examining the role of niche-specific genes in the evolution of the Chlamydiaceae. Nucl. Acids Res. 31: 2134-2147.
Roulis, E., Bachmann, N., Polkinghorne, A., et al. 2014. Draft genome and plasmid sequences of Chlamydia pneumoniae strain B21 from an Australian endangered marsupial, the Western barred bandicoot. Genome Announc. 2. pii: e01223-13.
Sachse, K., Laroucau, K., Riege, K., et al. 2014. Evidence, for the existence of two new members of the family Chlamydiaceae and proposal of Chlamydia avium sp. nov. and Chlamydia gallinacea sp. nov. Syst. Appl. Microbiol. 37: 79-88.
Sait, M., Clark, E. M., Wheelhouse, N., et al. 2011. Genome sequence of the Chlamydophila abortus variant strain LLG. J. Bacteriol. 193: 4276-4277.
Schöfl, G., Voigt, A., Litsche, K., et al. 2011. Complete genome sequences of four mammalian isolates of Chlamydophila psittaci. J. Bacteriol. 193: 4258.
Seitz, K. W., Lazar, C. S., 3, 4, Hinrichs, K. U., et al. 2016. Genomic reconstruction of a novel, deeply branched sediment archaeal phylum with pathways for acetogenesis and sulfur reduction. ISME J. 10: 1696-1705.
Seth-Smith, H. M., Harris, S. R., Persson, K., et al. 2009. Co-evolution of genomes and plasmids within Chlamydia trachomatis and the emergence in Sweden of a new variant strain. BMC Genomics 10: 239.
Seth-Smith, H. M., Harris, S. R., Rance, R., et al. 2011. Genome sequence of the zoonotic pathogen Chlamydophila psittaci. J. Bacteriol. 193: 1282-1283.
Shirai, M., Hirakawa, H., Kimoto, M., et al. 2000. Comparison of whole genome sequences of Chlamydia pneumoniae J138 from Japan and CWL029 from USA. Nucleic Acids Res. 28: 2311-2314.
Somboonna, N., Wan, R., Ojcius, D. M., et al. 2011. Hypervirulent Chlamydia trachomatis clinical strain is a recombinant between lymphogranuloma venereum (L(2)) and D lineages. mBio 2: e00045-11.
Stephens, R. S., Kalman, S., Lammel, C., et al. 1998. Genome sequence of an obligate intracellular pathogen of humans: Chlamydia trachomatis. Science 282: 754-759.
Sturdevant, G. L., Kari, L., Gardner, D. J., et al. 2010. Frameshift mutations in a single novel virulence factor alter the in vivo pathogenicity of Chlamydia trachomatis for the female murine genital tract. Infect. Immun. 78: 3660-3668.
Thomson, N. R., Holden, M. T., Carder, C., et al. 2008. Chlamydia trachomatis: genome sequence analysis of lymphogranuloma venereum isolates. Genome Res. 18: 161-171.
Thomson, N. R., Yeats, C., Bell, K., et al. 2005. The Chlamydophila abortus genome sequence reveals an array of variable proteins that contribute to interspecies variation. Genome Res. 15: 629-640.
藤英博，三浦公志郎．2001．クラミジア．臨床と微生物 28：773-778
Unemo, M., Seth-Smith, H. M., Cutcliffe, L. T., et al. 2010. The Swedish new variant of Chlamydia trachomatis: genome sequence, morphology, cell tropism and phenotypic characterization. Microbiology 156: 1394-1404.
Van Lent, S., Piet, J. R., Beeckman, D., et al. 2012. Full genome sequences of all nine Chlamydia psittaci genotype reference strains. J. Bacteriol. 194: 6930-6931.
Voigt, A., Schöfl, G., Heidrich, A., et al. 2011. Full-length de novo sequence of the Chlamydophila psittaci type strain, 6BC. J. Bacteriol. 193: 2662-2663.
Wolff, B. J., Morrison, S. S., Pesti, D., et al. 2015. Chlamydia psittaci comparative genomics reveals intraspecies variations in the putative outer membrane and type III secretion system genes. Microbiology 161: 1378-1391.
Yamaguchi, H., Matsuo, J., Yamazaki, T., et al. 2015. Draft genome sequence of high-temperature-adapted Protochlamydia sp. HS-T3, an amoebal endosymbiotic bacterium found in Acanthamoeba isolated from a hot spring in Japan. Genome Announc. 3. pii: e01507-14.
Yamazaki, T., Matsuo, J., Kikuchi, M., et al. 2015. Draft genome sequence of Chlamydia trachomatis strain 54, isolated from the urogenital tract of a male in Japan. Genome Announc. 3. pii: e01242-15.
Zhang, Q., Wu, Z., Sun, R., et al. 2015. Whole-genome sequences of Chlamydia psittaci strain HJ, isolated from meat pigeons with severe respiratory distress and high mortality. Genome Announc. 3. pii: e00035-15.

【三浦公志郎】

【病原性遺伝子・その発現制御】

(1)クラミジアの病原性について

クラミジアの感染に起因する疾患は比較的穏やかで低免疫刺激性を特徴とし，ヒトの細胞に直接影響を与え疾患を誘発する毒素は知られていない。つまり，クラミジア感染によるクラミジアの増殖が細胞損傷や炎症の原因であると考えられる。そこで，クラミジアの増殖を生活環のステージで分類し，病原性をそのステージ毎に整理する(図 16)。

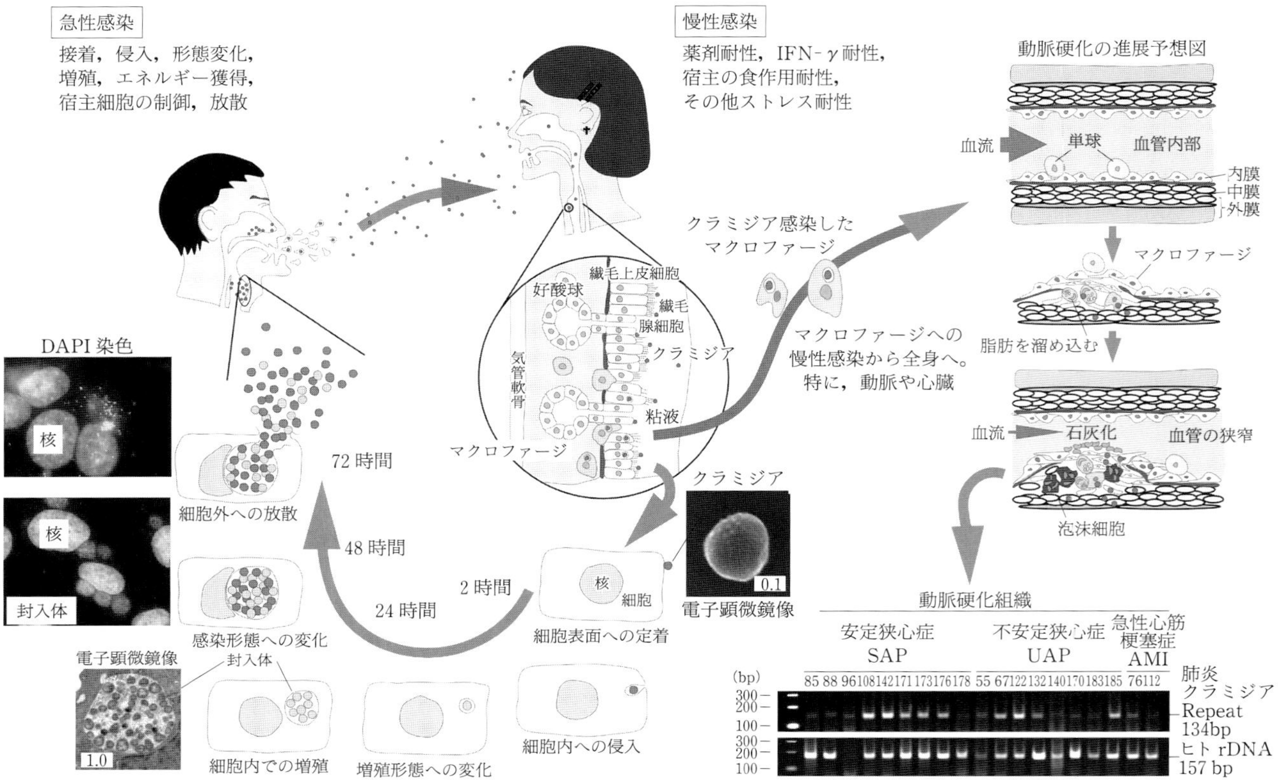

図 16　肺炎クラミジアの感染様式（クラミジア電子顕微鏡像は松本明博士提供）

①急性感染

クラミジアは偏性細胞内寄生性細菌で，代謝活性のない基本小体（elementarybody：EB）がヒトや動物の細胞に食作用で取り込まれ，網様体（reticulate body：RB）に形態変化した後にその食胞（封入体）中で増殖する。封入体のなかで数千の菌体数に増殖しつつ RB から EB への形態変化する。性行為感染症クラミジアでは 48 時間ほどで，肺炎クラミジアでは 72 時間くらいで，細胞から放出される。

①-1 細胞表面への定着

感染性を有する EB が宿主細胞に定着する。EB の大きさは約 0.2～0.4 μm で，細胞質には凝縮したヌクレオイドと大量のリボソームを含み，内外 2 重の膜に覆われている。ペプチドグリカン層は電子顕微鏡では観察されない。

①-2 細胞内への侵入

クラミジアは自力で宿主細胞に侵入できないと考えられ，宿主の食作用や飲作用によって受動的に宿主細胞中に取り込まれる。ただし，宿主の細胞内骨格系を刺激し食作用を誘導しているとも考えられる。

①-3 増殖形態への変化

感染後約 2～3 時間で，食胞中の EB は増殖性を有する RB へ形態変化をする。この RB の大きさは約 0.5～1.0 μm で，感染性はない。食胞膜はクラミジアの封入体膜蛋白質によって封入体膜として再構築される。封入体はリソソームの融合を阻害し，ゴルジ体からの小胞によってエネルギーや膜成分の供給を受ける。

①-4 細胞内での増殖

RB は 2 分裂増殖を行う。封入体もそれにともない巨大化し，宿主の核と同等の大きさになる。封入体当たり約 1,000 菌体数にまで増殖する。クラミジアは宿主細胞のアポトーシスを阻害し，宿主免疫系のサーベイランスから逃れる。

①-5 感染形態への変化

増殖阻害などのストレスがない場合は，感染できない増殖形態である RB は次の感染に備え EB と再び形態変化を行う。

①-6 細胞外への放散

クラミジアは次の感染に向けて封入体と宿主細胞を破壊し，放散する。性行為感染症クラミジアではこの感染の 1 サイクルが約 2 日間，肺炎クラミジアの場合は約 3 日間である。

①-7 2 次感染

細胞から放出された EB は細胞外で 1 週間まで生存可能とされる。しかし，実験室レベルでは，宿主の培養細胞中の EB は 4°C24 時間の保存で感染は 1%程度に減少する。

②慢性感染

肺炎クラミジアは 1989 年に確立した新種クラミジアで，成人の約 60%が抗体を保有する。呼吸器において急性感染を引き起こし，全市中肺炎の約 5%に関与する。また，動脈硬化部においても高い感染率を示し，マクロファージの慢性感染が原因となっていると考えられている。

②-1 マクロファージへの感染

クラミジアの侵入に対して免疫的サーベイランスを行っているマクロファージが，クラミジアを十分に消化できないか，もしくはキラーT 細胞などによって細胞死を誘導されないままクラミジアの感染を許可してしまう。

②-2 持続感染化

抗生剤やインターフェロンなどのチャレンジによって，もしくは鉄イオンなどの栄養の枯渇によって増殖の阻害を受けたときは，RBはさらに巨大なRBに形態変化し，持続感染化する。

②-3 動脈硬化部の感染

上気道での感染から他の臓器への感染拡大に関する機序はまだ明らかとなっていないが，クラミジア感染したマクロファージなどの貪食細胞が肺組織や動脈壁中に浸潤する際に，クラミジア菌体を肺胞上皮細胞や平滑筋細胞などに伝搬・感染するのではないかと考えられる。

②-4 動脈硬化部の感染の証明

心筋梗塞の患者100名から提供を受けた冠状動脈の内膜平滑筋細胞にクラミジアの感染・増殖が確認される。動脈硬化部位以外の血管組織，また，動脈硬化を認められない若年者の動脈組織ではクラミジアの感染は認められない。

(2)病原性遺伝子の同定(表6)

クラミジアの増殖には宿主細胞を必要し，典型的な生化学実験にはクラミジアと比較して何万倍も大きな宿主細胞がバックグラウンドとなる。ベクターなどの遺伝学的実験系がいまだに未開発であり，クラミジア研究を困難にしている。この状況のなか，クラミジアの病原性因子の同定は外膜の分離・精製による外膜蛋白質と，動物感染によって生成される抗体を用いての抗原によって進められた。その結果，多くの外膜蛋白質と封入体蛋白質が同定された。

多くのクラミジアのゲノムDNA配列の解読により，「共通性」や「類似性」を用いた病原性遺伝子の網羅的抽出が行われた。実験的に決定された外膜蛋白質や封入体蛋白質のアミノ酸配列には高い共通性が見られないが，外膜蛋白質のN末領域には共通配列が，封入体蛋白質には2回膜貫通の疎水領域が存在する。それらの特徴を用いて，クラミジアのゲノムから30〜40の外膜蛋白質様遺伝子が，50〜70の封入体蛋白質様遺伝子が同定された。また，他の病原性細菌において同定されていた病原性遺伝子も同定された。ゲノム上の数か所のクラスターに存在していたⅢ型分泌系装置の遺伝子がその典型であろう。松本らが電子顕微鏡観察によって示していたクラミジアEBの表層に存在するスパイク状の構造物をよく説明するものである。

ゲノム解析によってクラミジアの特殊性が病原性と関連づけられる場合がある。クラミジアが有する真核生物の遺伝子に類似する遺伝子の存在がひとつの例である。封入体蛋白質遺伝子のひとつとして同定された *incA2* 遺伝子産物はミオシンに類似し細胞内骨格の再構築に関与すると考えられ，*set* 遺伝子産物はヒストンのメチル化を担う *set* 遺伝子に類似し宿主もしくはクラミジアの細胞周期の制御に関与すると考えられた。各種クラミジアが有する遺伝子のレパートリーを比較することにより，クラミジアの種特異的遺伝子の同定が可能であり，宿主特異性や症状の特異性を決定する遺伝子が含まれていると期待される。肺炎クラミジアとネコクラミジア，性行為感染症クラミジアを比較した場合，806の共通遺伝子とそれぞれに約100の種特異的な遺伝子がわかる。中でも，トリプトファン合成系遺伝子のクラミジアごとの有無がIFN-γに対する抵抗性を決定していることが報告されている。

クラミジアのゲノム解析を基盤にして，クラミジアの持つすべての遺伝子を対象とした遺伝子発現解析(トランスクリプトーム)と蛋白質解析(プロテオーム)が行われている。特に，肺炎クラミジアの増殖形態RBから感染形態EBへの形態変化，もしくは持続感染化における分子機構の読解が動脈硬化症の制御につながると考えられ，DNAマイクロアレイによって感染後期に発現する遺伝子もしくは持続感染化において発現する遺伝子がリストされている。

(3)病原性遺伝子の各論

①外膜蛋白質遺伝子(*omp*)と多型外膜蛋白遺伝子(*pmp*)

クラミジアの外膜蛋白質は宿主細胞への接着や免疫反応のターゲットとなると考えられ，外膜に含まれる蛋白質の分離・精製による遺伝子同定が進んだ。クラミジアの宿主特異性の決定と細胞への接着および病原性の決定に寄与することが明らかとなった(Wehrl et al., 2004)。病原性の要因としては，NFκ-Bの経路を活性化することにより炎症のメディエイターとなることが考えられる(Niessner et al., 2003)。一方，多型膜蛋白質に対する抗体が感染を中和しうることが明らかとなり，クラミジアに対するワクチン開発におけるターゲット因子となっている。

この外膜蛋白質のアミノ酸配列には高い類似性はないが，N末領域のリピート配列GGA(I，L，V)とFXXNを保持する。その特徴を持つ多数の遺伝子がゲノムに存在し，多型外膜蛋白質遺伝子(*pmp*：Polymorphic membrane protein gene)としてファミリーを構成する。ネコの結膜炎を引き起こすネコクラミジアのゲノムには，*pmp*遺伝子が39同定された(Azuma et al., 2006)。そのうち，N末領域のリピート配列を保存されている12遺伝子(*pmp*s7，9-11，13-20)はネコクラミジアの野生分離株41株と実験室株のすべてに存在し，12 *pmp*遺伝子のすべてが感染後24時間と48時間で発現していた(図17)(Harley et al., 2007)。*pmp*の機能の解明とワクチンとしての有効性の検討が進められている。

②封入体膜蛋白質遺伝子(*inc*)

クラミジアの動物感染によってつくられる抗体を用いて封入体膜に局在する蛋白質が同定された。アミノ酸配列に共通性は極めて低いが，封入体蛋白質(Inc)群は他の生物には極めて稀な2回連続する膜貫通疎水性領域を持つ(図18a)。この特徴を用いての情報解析から肺炎クラミジアで89，ネコクラミジアで57，トラコマティスで36の遺伝子が*inc*遺伝子が同定された(図18b)。*pmp*遺伝子に分断された遺伝子が少なく多くの遺伝子が発現していると比較すると，*inc*遺伝子は分断されてた遺伝子が多くかつ半数くらいの遺伝子で発現が確認できない。*pmp*遺伝子ファミリーは進化上で成熟した段階にあり，*inc*遺伝子ファミリーは発達途上の多型遺伝子群だと考えられる(Azuma et al., 2006)。

Incの生理的意義はよくわかっていない。我々は3つ

表6　病原性遺伝子リスト

分類	感染ステージ	広義の病原性分類	3種に共通	肺炎クラミジア	ネコクラミジア	トラコマティス	遺伝子の例	産物の一般的な注釈	クラミジアにおける機能(予測)
感染ステージ	①定着	Outer membrane protein	16	19	13	2	*pmp20*：CPj0540 *pmp21*：CPj0963	多型外膜蛋白質 多型外膜蛋白質	炎症誘導メディエイター 炎症誘導メディエイター
		adherence/invasion factor	3		2	1	*adf*：CT166	adherence factor	細胞毒性
	②侵入 ③EBからRBへ ④増殖	type III secretory	35	2	2		*copN*：CPj0324 *tarp*：CPj0572	low calcium response protein E unknown function	エフェクター：宿主増殖阻害(増殖) アクチン集合因子(侵入)
		inclusion membrane protein	16	73	41	20	*incA2*：CPj0585	inclusion membrane protein	エフェクター：アポトーシス抑制(増殖)
		EUO	1				*euo*：CPj0561	early upstream open reading frame	DNA結合，Hc1-2の分解
		CPAF	1				*cpaf*：CPj1016	RFX5/USF1 protease	Protease活性，MHC発現抑制
	⑤RBからEBへ	感染後期発現遺伝子	17	3	1	1	*omcA*：CPj0558 *lcrH1*：CPj0811 *set*：CPj0878 *hctA*：CPj0886 *hctB*：CPj0384	Cysteine-rich lipoprotein type III secretory chaperone SETドメイン蛋白質 ヒストンH1様蛋白質Hc1 ヒストンH1様蛋白質Hc2	EB構成 *hctA*と*hctB*のメチル化 クロモソームの凝縮 クロモソームの凝縮
	⑥放散	phospholipase D	3			3	*pplD1*：CPj0329	phospholipase D	細胞膜障害
		endopeptidase/hemolysin	8				*tlyC1*：CPj0394	hemolysin	細胞膜障害
		Mac/Perforin	0		1		*macP*：Cfe0445	Mac/Perforin様蛋白質	細胞膜障害
	⑨持続感染 (鉄イオン欠乏)	発現上昇遺伝子	1 1				*pmp19*：CPj0539 *rodA*：CPj0867	多型外膜蛋白質 Rod Shape Protein	 持続感染時の異常RB構成
		発現抑制遺伝子	1 1				*omcA*：CPj0558 *lcrH1*：CPj0811	Cysteine-rich lipoprotein type III secretory chaperone	EB構成
環境応答	薬剤抵抗性	beta-lactamase	3					β-ラクタム剤耐性	
		mult-antibiotic resistance	5					薬剤耐性	
		penicillin-binding protein	5					薬剤耐性	
		Tryptophan synthesis	0		8	3		IFN-γ耐性	
	炎症と免疫反応	heat shock protein	7			1	*hsp60_1*：CPj0777	HSP60/GroEL	抗体が宿主hspと交叉反応
		CADD	1				*cadd*：CT610	coenzyme PQQ synthesis protein C	アポトーシス刺激
		Cap1	1				*cap1*：CT529	hypothetical	CD8 T＋ cellにより認識
		CrpA	0	1		1	*crpA*：CT442	Cysteine-rich protein	CD8 T＋ cell刺激
		CyaA	1				*cyaA*：CPj0712	adenylate cyclase	細胞内のcAMP濃度の変動
ゲノム情報解析	機能未知遺伝子		179	98	52	53		hypothetical	クラミジアの特異性
	種特異的遺伝子		0	185	111	69			感染宿主・臓器の特異性決定
	真核生物型遺伝子		46						感染宿主細胞の制御
	種特異的進化遺伝子		135	121	14	nd			感染宿主・臓器の特異性決定
	転写因子	sigma	3				*rpoD* *rpoN* *rpoF*	RNA polymeraseシグマサブユニット 窒素代謝関連シグマサブユニット フラジェリン関連シグマサブユニット	一般的なシグマ因子 感染後期発現，窒素固定 フラジェリン，III型分泌系
		遺伝子特異的転写因子	3				*atoSC* *dcrA*：CT296	two-component hypothetical	トラコマティス以外ではincA2が遺伝子間に挿入 金属依存性転写抑制

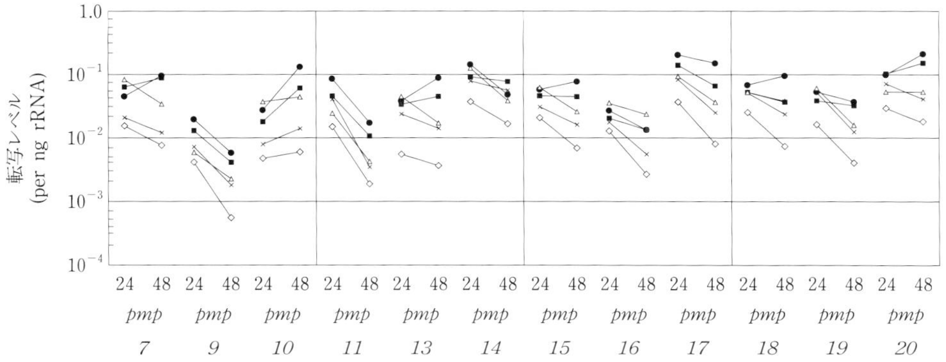

図 17　*pmp* 遺伝子発現解析

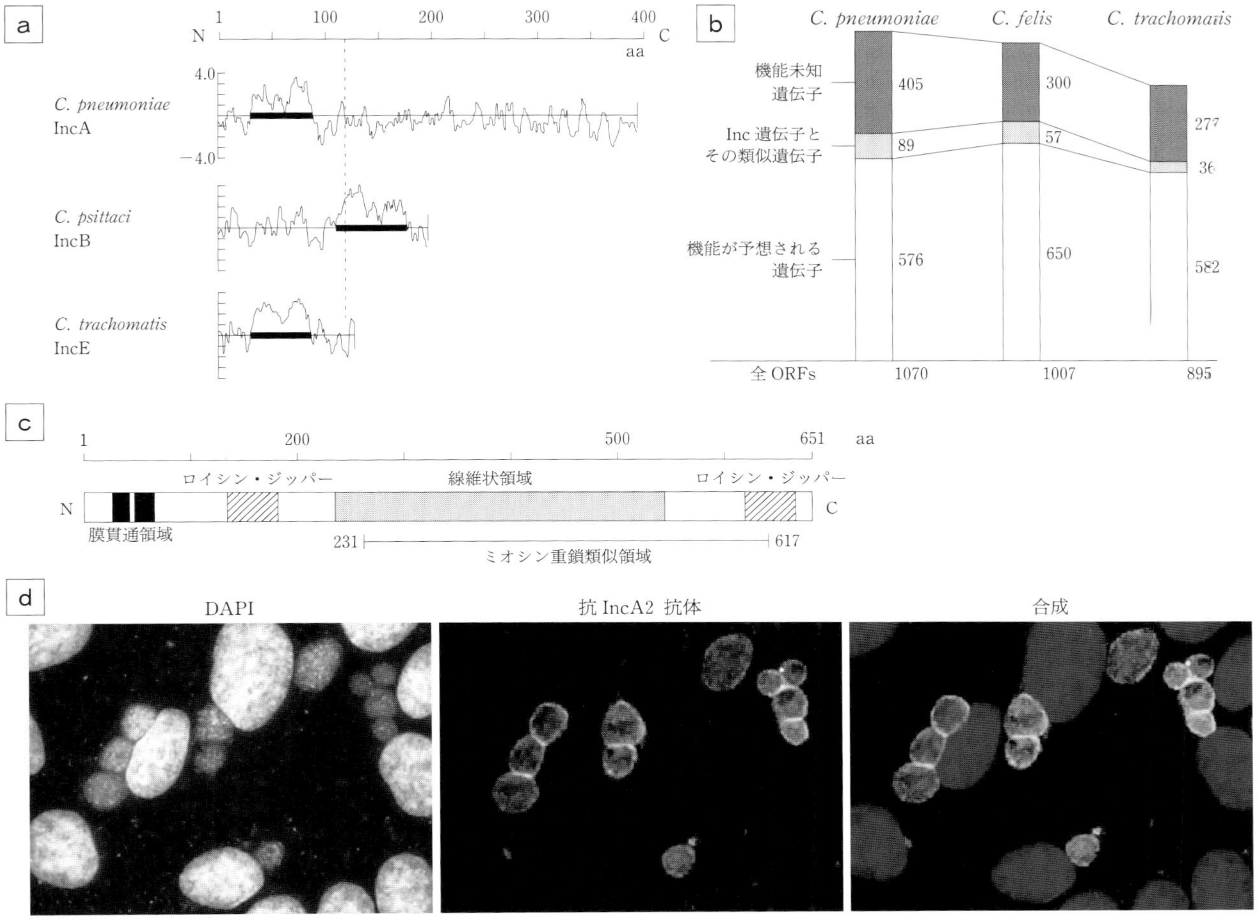

図 18　封入体膜蛋白質遺伝子。（口絵 149 参照）

の機能未知の Inc について抗体を作成し染色に用いたところ，抗体はいずれもクラミジアの封入体をリング状に染色し封入体膜に局在することがわかった。そのひとつであるミオシンに類似する IncA2 は 2 回連続する膜貫通疎水性領域以外に，ふたつの Zn フィンガー領域を持つ（図 18c）。図 18d は抗 IncA2 抗体を用いた間接蛍光抗体染色像である。

③III型分泌装置関連遺伝子

ゲノム解析によって驚きをもって得られた知見としてIII型分泌装置の遺伝子がある（図 19a）。松本らが電子顕微鏡観察によって示していたクラミジア EB の表層に存在するスパイク状の構造物（図 19b）がIII型分泌装置であると考えられる。III型分泌装置の構造遺伝子が 19，シャペロンが 10 遺伝子，エフェクターが 7 遺伝子などが同定され，クラミジア種間でよく保存されている（表 7）。志賀菌のIII型分泌装置を用いた生化学解析からいくつかのクラミジアのエフェクターの分泌が確認された。19 の構造遺伝子には本来フラジェラの構造遺伝子と類推される遺伝子も含まれており，正確な構造や進化的由来は不明である。クラミジアにおいてはIII型分泌装置の遺伝子名が統一されておらず混乱している（Peters et al., 2007）。

④真核生物型遺伝子

クラミジアのゲノム解析より，そのゲノム中に真核生

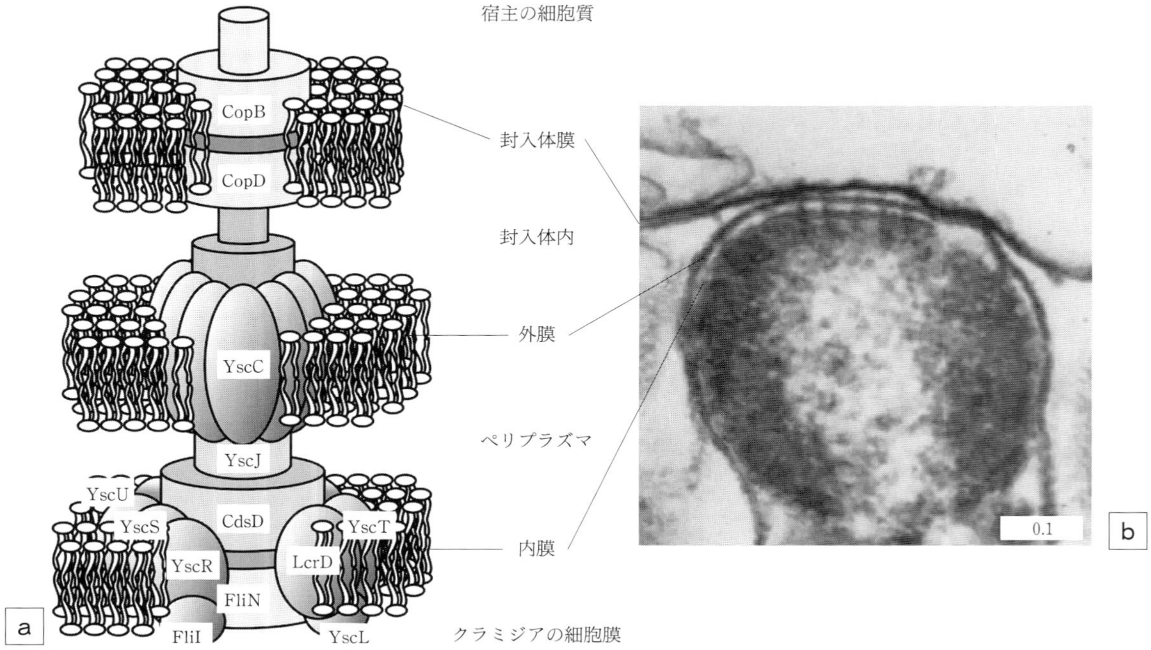

図 19　III型分泌系装置(電子顕微鏡像は Matsumoto, 1988)

表 7　3 型分泌系装置関連遺伝子

Structure	*C. pneumoniae* J138		genes*	*C. felis*	*C. trachomatis*
	CPj0322	*yscU*	*cdsU*	CF0547	CT091
	CPj0323	*lcrD*	*cdsV*	CF0548	CT090
	CPj0363	*flhA*	*flhA*	CF0580	CT060
	CPj0702	*yscC*	*cdsC*	CF0965	CT674
	CPj0704	*fliN*	*cdsQ*	CF0967	CT672
	CPj0707	*yscN*	*cdsN*	CF0970	CT669
	CPj0712	CPj0712	*cdsD*	CF0975	CT664
	CPj0808	CPj0808	*copD*	CF0059	CT579
	CPj0809	CPj0809	*copB*	CF0060	CT578
	CPj0823	*yscT*	*cdsT*	CF0074	CT564
	CPj0824	*yscS*	*cdsS*	CF0075	CT563
	CPj0825	*yscR*	*cdsR*	CF0076	CT562
	CPj0826	*yscL*	*cdsL*	CF0077	CT561
	CPj0828	*yscJ*	*cdsJ*	CF0079	CT559
	CPj0858	*fliI*	*fliI*	CF0105	CT717
	CPj0859	CPj0859	*fliH*	CF0106	CT718
	CPj0860	*fliF*	*fliF*	CF0107	CT719
	CPj1019	CPj1019	*copD2*	CF0274	CT860
	CPj1020	CPj1020	*copB2*	CF0275	CT861

Effector	*C. pneumoniae* J138		genes*	*C. felis*	*C. trachomatis*
	CPj0186	*incA*	*incA*	CF0458	CT119
	CPj0585	*incA2*	—	CF0851	(no ortholog)
	CPj0291	*incB*	*incB*	CF0516	CT232
	CPj0292	*incC*	*incC*	CF0517	CT233
	CPj0703	CPj0703	*pkn5*	CF0966	CT673
	CPj0324	*lcrE*	*copN*	CF0549	CT089
	CPj0572	*tarp*	*tarp*	CF0482	CT456
Chaperone	*C. pneumoniae* J138		genes	*C. felis*	*C. trachomatis*
	CPj0713	CPj0713	*sycE*	CF0976	CT663
	CPj0325	*sycE*	*scc1*	CF0550	CT088
	CPj0811	*lcrH1*	*scc2*	CF0062	CT576
	CPj1021	*lcrH2*	*scc3*	CF0276	CT862
	CPj0840	CPj0840	—	CF0088	CT700
	CPj0287	CPj0287	—	CF0512	(no ortholog)
	CPj0408	CPj0408	—	CF0622	CT102
	CPj0423	CPj0423	—	CF0638	CT274
	CPj0602	CPj0602	—	CF0868	CT484
	CPj0693	CPj0693	—	CF0955	CT683
Sigma	*C. pneumoniae* J138		genes	*C. felis*	*C. trachomatis*
	CPj0362	*rpsD*	*fliA*	CF0579	CT061

物に類似した遺伝子が多数存在することがわかった(Stephens et al., 1998)。我々はクラミジアの遺伝子の由来を網羅的に解析した。既に 1,000 近い細菌のゲノム DNA 配列が解読されているが，特定の種では多くの株が解析され偏りを生んでいる。そこで，属毎にオーソログ遺伝子セットを用意し，クラミジアの遺伝子をカテゴリーした。クラミジアの全遺伝子の約 5%は種特異的で，25%がクラミジア特異型，50%が真正細菌型，5%が真核生物型，15%は曖昧な型に分類される。同じ解析を大腸菌の全遺伝子について行うと，真核生物型に分類される遺伝子は存在しない。真核生物型遺伝子はクラミジアの重要な特徴である。

肺炎クラミジアとネコクラミジアの両方で真核生物型に分類された遺伝子は(図 20)，クラミジア内でよく保存されており，*Chlamydia* 属が他の菌群と分岐し現在の *Chlamydia* 属が確立する約 10 億年前から 1 億年前の間に真核生物(植物か？)から伝搬されたと推察される。真核生物様蛋白質の一部はIII型分泌系などにより封入体膜や宿主側に送り込まれ，寄生や擬態の機能を発揮すると考えられる(Azuma et al., 2006)。

⑤種特異的な進化を遂げた遺伝子

クラミジアの共通遺伝子にもその種独特な適応を支持した遺伝子が存在する。肺炎クラミジアとネコクラミジア，性行為感染症クラミジア，ムリダラムの 4 菌に共通する 795 遺伝子の産物についてその系統図を作成し，異常な系統分岐を示す遺伝子を抽出した(図 21) (Azuma

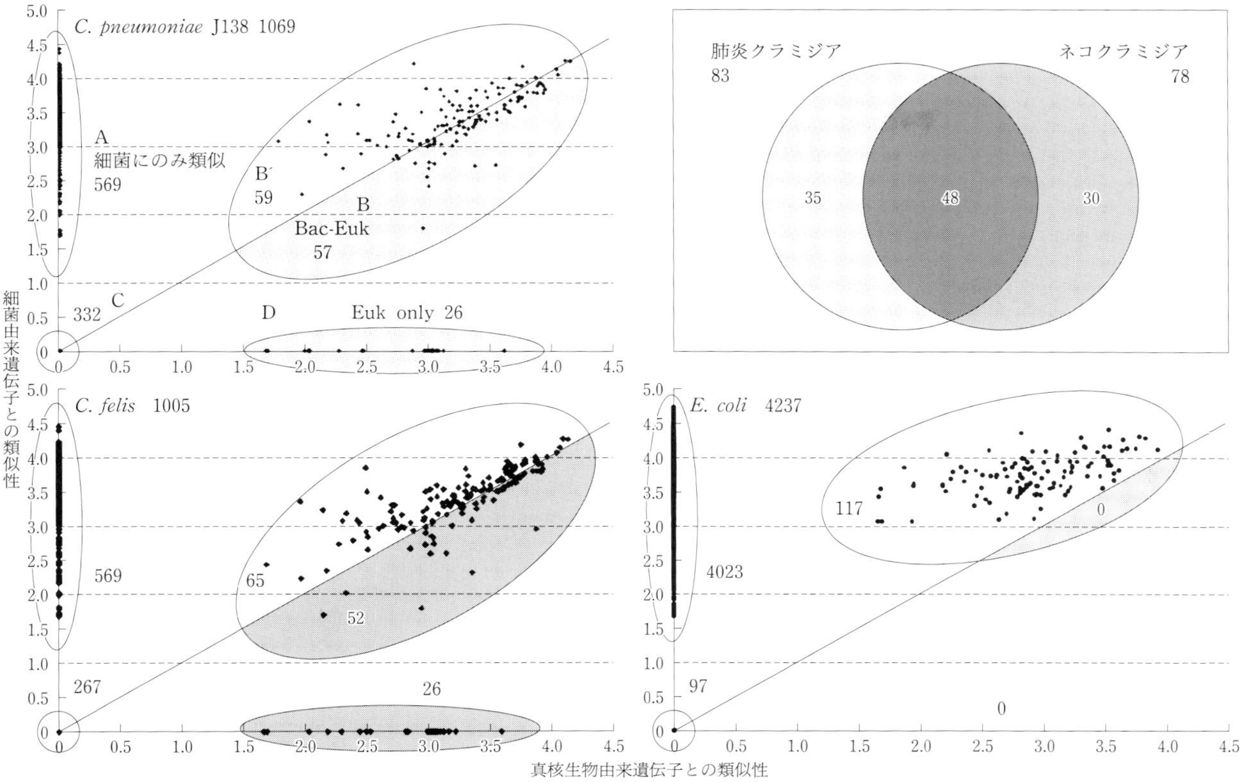

図 20　真核生物型遺伝子

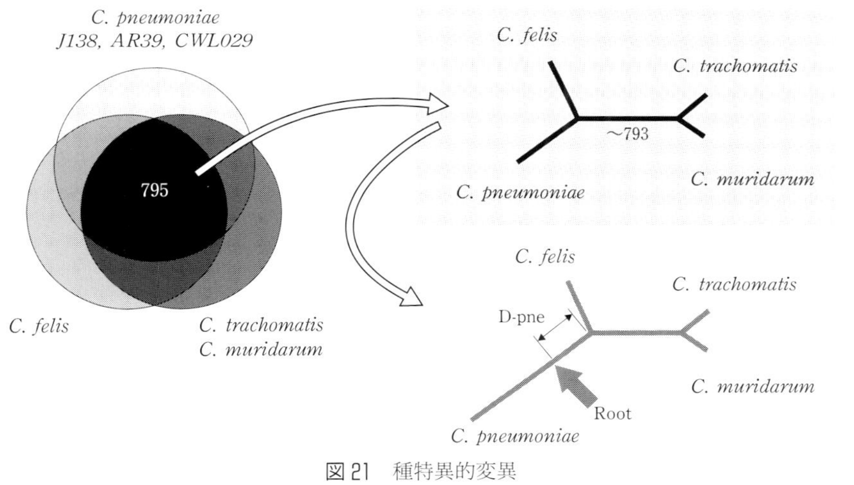

図 21　種特異的変異

et al., 2006)。その結果，肺炎クラミジアに異常な系統分岐が見られる遺伝子が121，ネコクラミジアには14遺伝子が存在した。核酸と結合する蛋白質が多く，種の成立には複製や転写制御が重要なのだと考えられた。IncA2 や Set はクラミジアに共通する真核生物型であり，種特異的な進化を遂げた遺伝子に分類される。このグループには細胞障害性 T 細胞などが有するパーフォリンや補体と類似性を示すクラミジア遺伝子も含まれている。

⑥ *set*，*hct1*，*hct2* 遺伝子

真核生物の SET 蛋白質はヒストンのメチル化によるクロマチンの構造制御を行う。肺炎クラミジアの *set* 遺伝子は，種特異的な進化を遂げたクラミジアに共通する真核生物型遺伝子で，*hctA* や *hctB* などとともに感染後期に発現する(図 22a)。肺炎クラミジアの SET 蛋白質はヒストン H 1 に類似する *hctA* や *hctB* の産物(Hc1 と Hc2)をメチル化する(Murata et al., 2007)(図 22b)。Hc1 と Hc2 が大腸菌のゲノム DNA の凝集することや肺炎クラミジアの SET はクラミジア菌体に局在することから(図 22c)，クラミジアの SET は Hc1 と Hc2 をメチル化することにより感染後期におけるクラミジアのゲノムの凝集を制御していると考えられる。

実験的に肺炎クラミジアの SET は Hc1 の N 末 50 アミノ酸を基質とする。*In silico* において SET の 3 次構造をモデリングし，8 アミノ酸ペプタイド毎の結合エネルギーを計算したところ，真核生物のヒストンと類似性

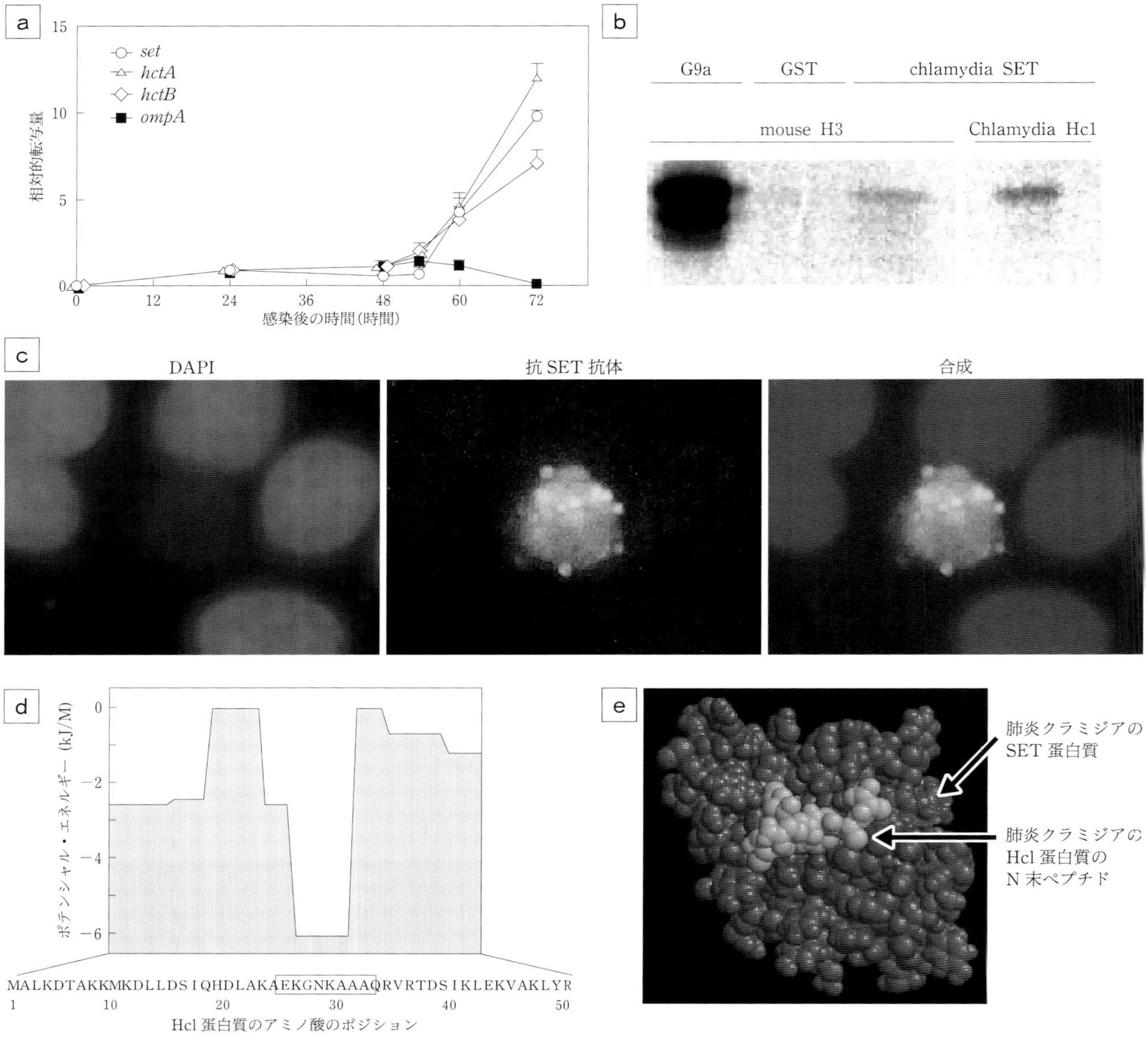

図 22　SET 蛋白質。(図 22c, e は口絵 150 参照)

の高い 26〜30 番目アミノ酸領域が強く結合することがわかった(図 22d)。図 22e にモデリングによる肺炎クラミジア SET の構造(青色)と結合する Hc1 ペプタイド(赤色)を示す。

⑦トリプトファン合成系遺伝子(trp)(図 23)

肺炎クラミジアはトリプトファン合成酵素遺伝子(*trp*)を持たず，宿主からのトリプトファンの供給に頼っている(図 23a)。ネコクラミジアはほぼすべての *trp* 群を持ち，性行為感染症クラミジアは部分的に持つ。ともに新規合成は不可能であるがトリプトファンの分解産物からトリプトファンを合成できると予想される。IFN-γ の重要な作用機序はトリプトファンの分解によるトリプトファンの枯渇を促すことであり，肺炎クラミジアが IFN-γ 感受性，ネコクラミジアが IFN-γ に対して高い抵抗性を持つことを説明しうる(図 23b)(Rahman et al., 2005)。性行為感染症クラミジアでは株による遺伝子構成の違いが存在し，それが病原性を規定するとの報告もある。

一方，クラミジアにおける *trp* 群のばらつきに着目し，多数のトリプトファンの誘導体をクラミジア感染実験系にチャレンジしたところ，脳内ホルモンであるメラトニンやセロトニンがクラミジアの感染・増殖を阻害した。メラトニンとセロトニンも IFN-γ と同様にクラミジア感染を持続感染化する可能性があるが(図 23c)，特にメラトニンは極めて安価で安全な化合物であり抗クラミジア薬としての開発が考えられる。

⑧感染後期発現遺伝子

クラミジアのトランスクリプトーム解析は，クラミジアよりも量的にはるかに多い宿主の RNA がバックグラウンドとなるため，一般的に困難である。しかし，肺炎クラミジアの RB から EB への形態変化や持続感染化の理解はクラミジアと動脈硬化症の関係を理解するために重要であり，クラミジアの全遺伝子に対する遺伝子発現解析が DNA マイクロアレイを用いて行われ，報告されている。我々のグループでは宿主の RNA を除去し，感染周期での発現変化を量的に解析するために，クラミジ

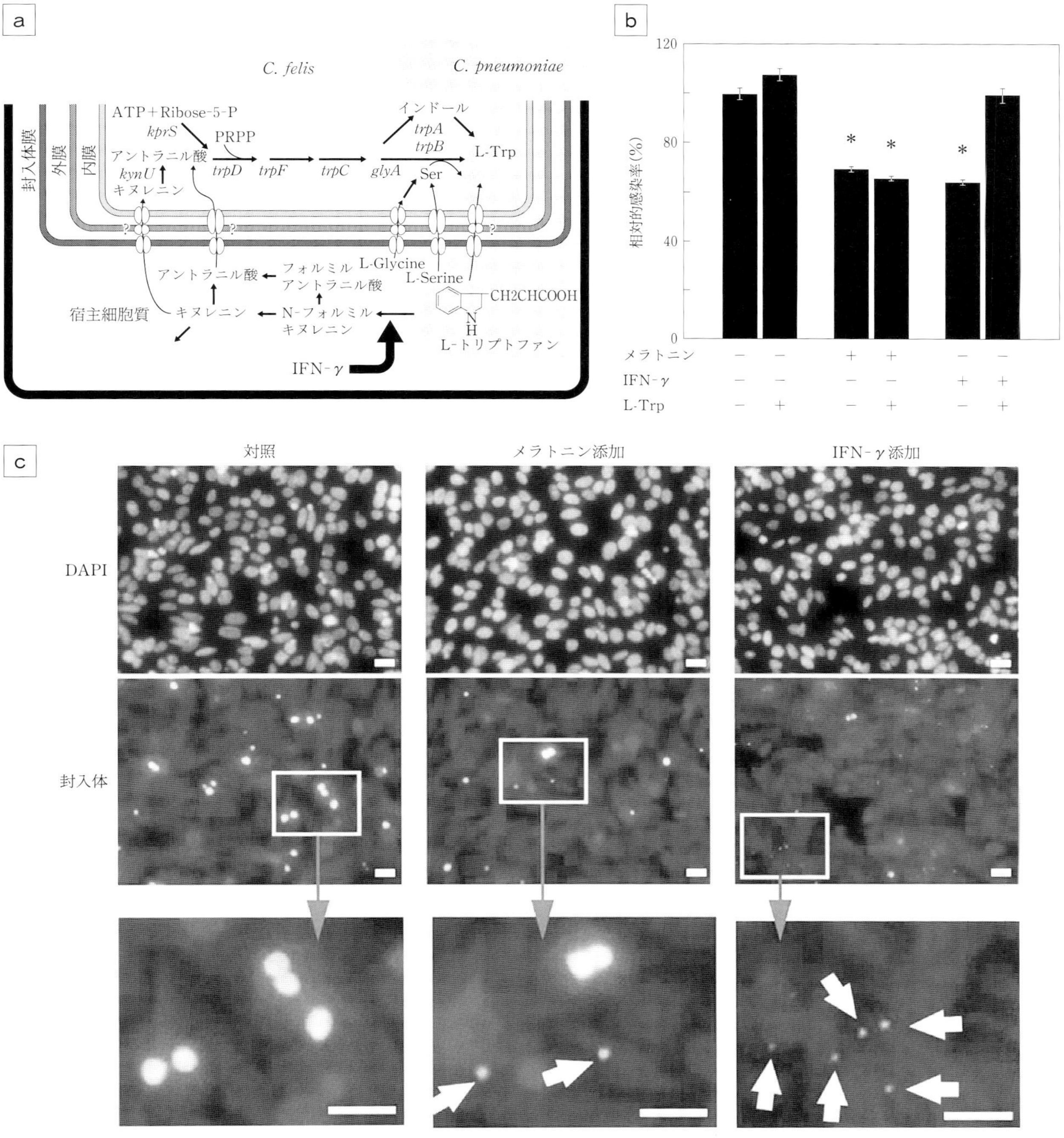

図 23　トリプトファン遺伝子の有無と薬剤耐性。(図 23c は口絵 151 参照)

アのゲノム DNA によるシグナルを基準とした(図 24a)。全遺伝子の約 90%について発現が把握でき，感染周期における遺伝子発現動態の解析と real time RT-PCR による再確認により，合計 20 の遺伝子が感染後期で発現することを示した(図 24b)。クラミジアの RNA polymerase の 3 種類のシグマ因子のうち，窒素の代謝調製に関わることが知られている *rpoN* が感染後期における遺伝子発現に関与することが示唆された(Miura et al., 2008)。逆に持続感染時には感染後期に発現上昇していた遺伝子群 *omcAB* や *ftsH*，*lcrH1* 遺伝子などの発現抑制が顕著である(Maurer et al., 2007)。転写制御の解析が待たれる(表 8)。

⑨その他の病原性遺伝子など

クラミジアがつくり出す物質で宿主細胞外で機能する毒素は知られていないが，ヒートショック蛋白質(HSP)は結果として毒素として作用するといえる。クラミジアとヒトの HSP は部分的に類似配列を有し，抗クラミジア HSP 抗体が宿主の HSP を認識する。その交叉反応が動脈硬化における自己免疫疾患的側面の要因と考えられている。FK506 結合因子やペニシリン結合因子，接着因子などがゲノム情報から同定されているが，機能は不明である。

クラミジアのゲノム解析からファージとプラスミドの存在が明らかとなった。肺炎クラミジアは一般的にプラスミドを持たないが，一部の株には報告がある。プラスミド上の遺伝子などによる系統解析から，クラミジアの種分化以降にプラスミドを交換した形跡は確認されなかった(Azuma et al., 2006)。プラスミド上の遺伝子が

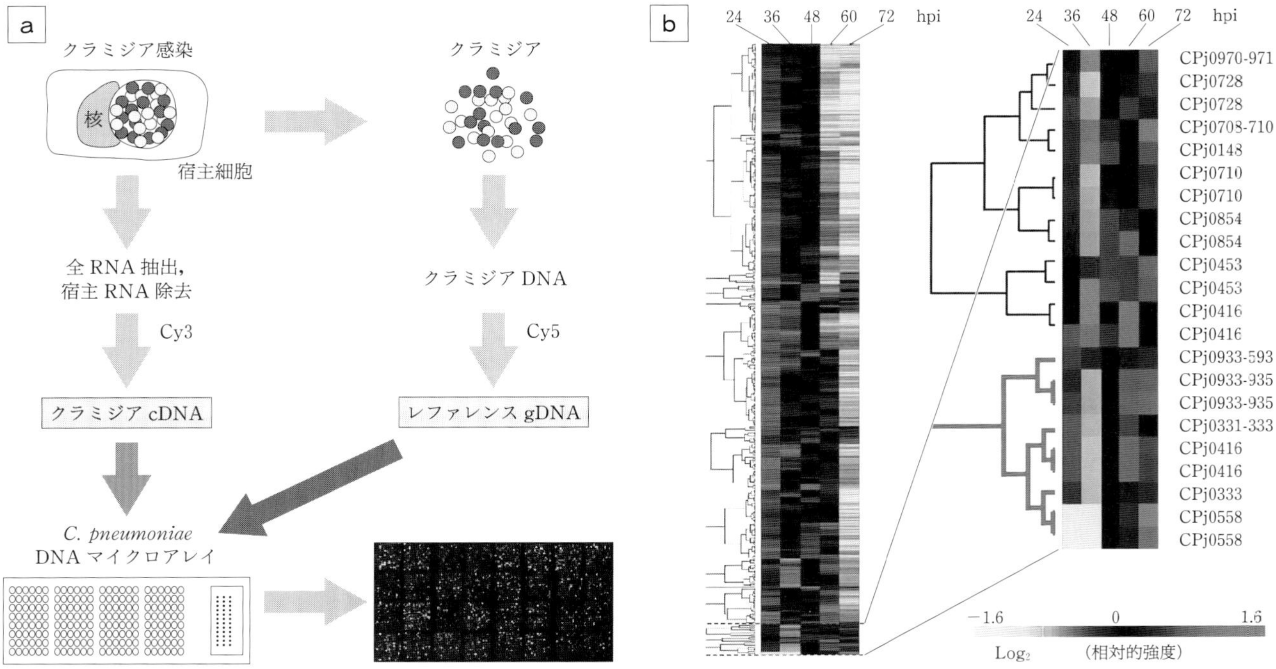

図 24　トランスクリプトーム解析。（口絵 152 参照）

表 8　感染後期発現上昇遺伝子

肺炎クラミジア	遺伝子	注釈	ネコクラミジア	トラコマティス
CPj0244	*adk*	adenylate kinase	CF0474	CT128
CPj0331	−	CT082 hypothetical protein	CF0556	CT082
CPj0332	−	CHLTR T2 protein	——	CT081
CPj0333	*ltuB*	LtuB protein	CF0557	CT080
CPj0384	*hctB*	histone-like protein 2	CF0595	CT046
CPj0416	*himD*	integration host factor alpha	CF0630	CT267
CPj0453	*pmp14*	polymorphic outer membrane protein H family	CF0731	CT872
CPj0466	*pmp15*	polymorphic outer membrane protein E family	——	——
CPj0558	*omcA*	9 kDa-Cysteine-rich lipoprotein	CF0822	CT444
CPj0559	−	CT444.1 hypothetical protein	CF0823	CT444.1
CPj0678	−	hypothetical protein	CF0942	——
CPj0679	*pgk*	phosphoglycerate kinase	CF0943	CT693
CPj0708	−	CT668 hypothetical protein	CF0971	CT668
CPj0709	−	CT667 hypothetical protein	CF0972	CT667
CPj0710	−	CT666 hypothetical protein	CF0973	CT666
CPj0728	−	CHLPN 76 kDa homolog_1 (CT622)	CF0991	CT622
CPj0854	*ompB*	outer membrane protein B	CF0101	CT713
CPj0878	*set*	SET domain protein	CF0125	CT737
CPj0886	*hctA*	histone-like developmental protein	CF0133	CT743
CPj0933	−	disulfide bond isomerase	CF0177	CT783
CPj0970	*yccA2*	transport permease	CF0227	CT819
CPj0971	*ftsY*	cell division protein ftsY	CF0228	CT820

病原性遺伝子の発現制御に関与するとの報告がある。トランスポゾンやリケッチに見られるリピート配列などはゲノムに存在しないが，*inc* 遺伝子が 5〜6 回タンデムにリピートしている領域が存在する。

【引用・参考文献】

東慶直．2004．クラミジア感染症．細胞 35：302-306.
東慶直．2008．細胞内寄生性細菌とクラミジアの培養，p.265-281．福井作蔵(編)，微生物増殖学の現在・未来，地人書館，東京．
Azuma, Y., Hirakawa, H., Yamashita, A., et al. 2006. Genome sequence of the cat pathogen, *Chlamydophila felis*. DNA Res. 13: 15-23.
東慶直，松谷峰之介，白井睦訓．2007．クラミジアのゲノム解析(Genome analyses of *Chlamydia*)．臨床と微生物 34：189-194.
Harley, R., Herring, A., Egan, K., et al. 2007. Molecular characterisation of 12 Chlamydophila felis polymorphic membrane protein genes. Vet. Microbiol. 124: 230-238.
Matsumoto, A. 1988. Structural characteristics of chlamydial bodies, p. 21-45. *In* Barron, A. L. (ed.), Microbiology of *Chlamydia*, CRC Press, Boca Raton, USA.
松本明．2000．クラミジア学入門，大学教育出版，岡山．
Mäurer, A. P., Mehlitz, A., Mollenkopt, H. J., et al. 2007. Gene expression profiles of Chlamydophila pneumoniae during the developmental cycle and iron depletion-mediated persistence. PLoS Pathog. 3: e83.
Miura, K., Inouye, S., Sakai, K., et al. 2001. Cloning and

characterization of adenylate kinase from Chlamydia pneumoniae. J. Biol. Chem. 276: 13490–13498.

Miura, K., Toh, H., Hirakawa, H., et al. 2008. Genome-wide analysis of Chlamydophila pneumoniae gene expression at the late stage of infection. DNA Res. 15: 83–91.

Murata, M., Azuma, Y., Miura, K., et al. 2007. Chlamydial SET domain protein functions as a histone methyltransferase. Microbiology 153: 585–592.

Niessner, A., Kaun, C., Zorn, G., et al. 2003. Polymorphic membrane protein (PMP) 20 and PMP 21 of Chlamydia pneumoniae induce proinflammatory mediators in human endothelial cells in vitro by activation of the nuclear factor-kappaB pathway. J. Infect. Dis. 188: 108–113.

Peters, J., Wilson, D. P., Myers, G., et al. 2007. Type III secretion a la Chlamydia. Trends Microbiol. 15: 241–251.

Rahman, M. A., Azuma, Y., Fukunaga, H., et al. 2005. Serotonin and melatonin, neurohormones for homeostasis, as novel inhibitors of infections by the intracellular parasite *Chlamydia*. J. Antimicrob. Chemother. 56: 861–868.

Stephens, R. S., Kalma, S., Lammel, C., et al. 1998. Genome sequence of an obligate intracellular pathogen of humans: *Chlamydia trachomatis*. Science 282: 754–759.

Wehrl, W., Brinkmann, V., Jungblut, P. R., et al. 2004. From the inside out--processing of the Chlamydial autotransporter PmpD and its role in bacterial adhesion and activation of human host cells. Mol. Microbiol. 51: 319–334.

【東　慶直】

クラミジア感染症の診断

培養によるクラミジア菌体の証明が最も基本的かつ確実な診断法であるが，感度は核酸増幅法(nucleic acid amplification test：NAAT)に比し低い。NAATは感度・特異度の両面に優れ，現在，クラミジア感染症における菌体の主要な検査室診断法である。しかし，核酸検出法では，検出対象の遺伝子を欠損している場合や弱い反応しか示さない株の出現も予想される(Murao, 2010)。核酸検出には偽陽性，偽陰性の出現に注意する必要がある。クラミジア菌体の外膜表面には，主要外膜蛋白(major outer membrane protein：MOMP)，polymorphic outer membrane proteins(POMPs)，cysteine-rich proteinであるOmcAとOmcB，クラミジア属共通のリポ多糖(lipopolysaccharide：LPS)などが分布する。これらの抗原に対する末梢血中の抗体検査も時に有用であり，さらに酵素免疫測定法(enzyme-linked immunosorbent assay：ELISA)の抗原として用いられている。

(1)非増殖・非増幅法による菌体の証明

①蛍光抗体法(fluorescent antibody assay：FA)

特異抗血清は複数の会社から入手でき，選択により直接法または間接法での検出が可能である。スワブ検体を直接スライドガラスに塗布し，クラミジア菌体または封入体保有細胞を蛍光標識抗体で染め，蛍光顕微鏡で観察する。直接法にはFITC標識モノクローナル抗体(クラミジアFA「生研」，または*C. trachomatis*特異的なトラコマチスFA「生研」，ともにデンカ生研，東京)などが用いられるが，分散した菌体の蛍光は弱く検出は容易でない(写真26)。感度は子宮頸管由来検体75〜90%，男性尿道スワブ検体60〜70%であるが，特異度は98〜99%と高い。

②酵素免疫測定法(ELISA)

泌尿生殖器，鼻咽腔，結膜，男性初尿を対象とし，わが国ではイデイア*PCE*クラミジア法(協和メデックス，

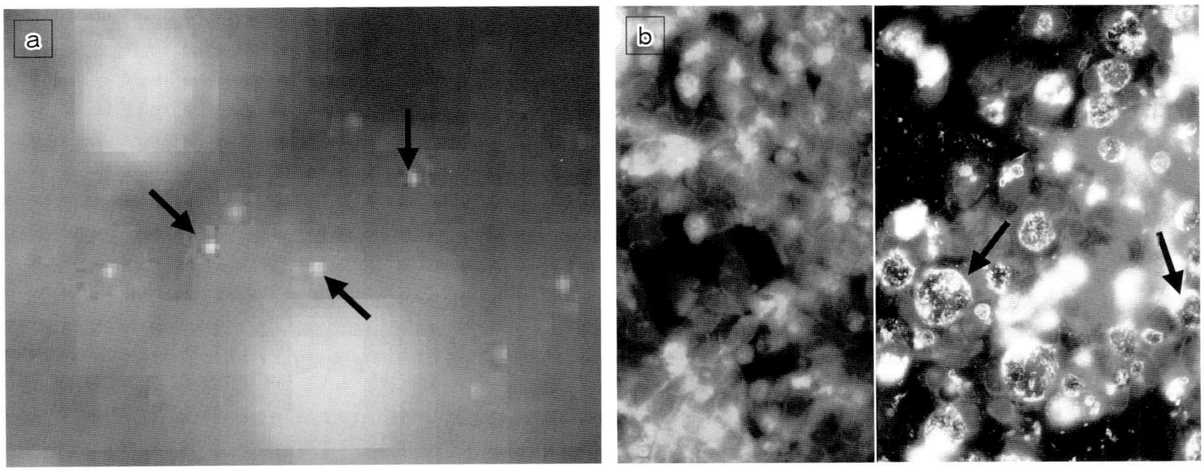

写真26　*C. trachomatis* 菌体(a)または感染細胞(b)の染色像。a)子宮頸管擦過検体のFITC標識クラミジア特異抗体(デンカ生研，東京)による直接染色(㈱アイ・ラボCytoSTD研究所・椎名義雄博士より供与)，b)*C. trachomatis* 陽性患者血清(一次抗体)とFITC標識抗ヒトIgG抗体(二次抗体：BioSource, CA, USA)による間接蛍光染色像。左は対照細胞。(口絵153参照)

東京)が入手できる。マイクロプレートにクラミジア属共通抗原であるLPSに対するモノクローナル抗体(MAb)を固相化し，これに煮沸抽出した検体を加え抗原を捕捉する。次いでポリマー化アルカリフォスファターゼ(ALP)標識抗クラミジアトラコマチスMAbを反応させる。ALP活性は酵素サイクル法で増感発色後，吸光度を測定する。本法は通常のサンドイッチELISAと異なり，MAbをデキストランポリマーに結合させ，そのポリマーに多数のALP分子を結合させているので，直接標識された抗体を用いた場合に比べ2〜5倍高い感度で煮沸抽出液中のLPSを検出できる。LPSはクラミジア属共通抗原であるため種の決定はできないが，陽性結果はクラミジア感染を示唆する。検出感度は62〜72%，75〜80%と報告者により若干の差があるものの培養法と同程度であり，特異度は97〜99.7%である。多数検体の測定に適当な方法である。

③ハイブリッドキャプチャー法(QIAGEN, Germany)

子宮頸管スメアと男性尿を対象としている。クラミジアトラコマチスのDNAとRNAプローブがハイブリッド形成したDNA/RNA複合体を96穴マイクロプレートに固相化された抗DNA/RNA複合体ウサギ抗体が補捉する。さらにALP標識抗DNA/RNA複合体マウスMAb抗体，化学発光基質との反応による発光を測定する。

④イムノクロマト法

C. trachomatis 専用キットとして，クリアビュークラミジア(アリーアメディカル，東京)とラピッドエスピー®《クラミジア》(DSファーマバイオメディカル，大阪)が市販されている。Point of care testingのひとつで，女性性器由来検体や男子初尿検体を対象とする。クリアビュークラミジアの感度は1×10^4個/mLを示し，培養法に比べ低い(50〜80%)が特殊な装置や技術を要せず30〜60分程度で結果が得られる。一方，ラピッドエスピー®《クラミジア》は8.0×10^2 EB/テストの感度を持ち，15〜30分ほどで判定が可能である。経過観察が困難なハイリスクグループの患者に診断後，ただちに抗菌薬を投与できる利点がある。ただし，どちらも他のクラミジアと反応する。

⑤フローサイトメトリーを用いた検出

実用例はまだ報告されていないが，細菌，ウイルスなどの次世代検査法としての期待があり，クラミジアについても今後の検討が望まれる。

(2)菌体の増殖，核酸増幅による菌体の証明

①培養法

病原体検出法としての培養法はNAATにとって代わり，ゴールドスタンダードとしてより菌体を得るための不可欠な手段で流行菌体の薬剤感受性調査や血清型の同定などに必須である。子宮頸管，尿道，直腸，眼瞼結膜，咽頭由来のスワブ検体を対象とし，適切な抗菌薬で細菌の増殖を防ぎつつ2〜7日間培養，封入体保有細胞を確認する。インヒビターのため，NAATで偽陰性を生ずる検体(子宮頸管検体：4〜10%程度)では，培養法が次善の方法である。図25，表9に培養法の1例と検体の取り扱いをそれぞれ示した。分離培養では生きた菌体をなるべく多く採取し，速やかに感受性細胞に接種することが重要である。尿道，子宮頸管，咽頭からのスワブ検体を綿棒(木製のスティックは不適)を用い採取，所定の保存液(SPGまたは2SP)に入れ4°Cに静置し，新しく準備した細胞単層に遠心補助のもとで接種する。止むを得ず保存する場合は4°Cに4時間静置後，−80°Cのフリーザーまたは液体窒素中に保存し，しかるべき後，必要ならば溶解することなく培養実施施設に運搬し，37°Cの湯浴中で速やかに溶解し細胞に接種する。接種は細胞当たりの感染量をできるだけ高くすることが重要であり，図25では1スワブ検体全量を1細胞単層に接種している。ガラスビーズは試料の均一化とスワブ検体中に封入体保有細胞がある場合に撹拌により破砕し感染性粒子を排出するために用いる。クラミジア種により細胞への感染性や至適培養温度は異なり(*C. trachomatis*，*C. psittaci* はMcCoy細胞，HeLa229細胞，37°C；*C. pneumoniae* はHL細胞，HEp2細胞，35.5°C)，ともに接種時に遠心(≧500×g，60分)する。また，培養液にcycloheximideを添加(終濃度0.5〜2 μg/mL)し宿主細胞の増殖を低下させることにより，クラミジアの増殖は数倍高まる。*C. trachomatis* の封入体は比較的容易に確認できるが，*C. pneumoniae* 封入体の無染色での検出は容易でなく(写真27)，*C. pneumoniae* 特異的FITC標識抗体を用いた蛍光抗体法(FA)などの染色を施す必要がある。初代培養陰性の場合は3代まで盲継代を実施して最終判定する。接種後の液についてNAATを行うことにより，効率的に結果を得ることができる。感度は75〜85%でNAATを100%とすると培養法は37〜85%，特異度は99.8%程度とされる。なお，*C. psittaci* の取り扱いにはP3レベルの実験室が必要である。

②核酸増幅法(NAAT)

C. trachomatis ではプラスミドDNAを標的とするコバス4800 CT/NG(ロシュ・ダイアグノスティックス，東京)，BDプローブテックET　CT/GC，BDバイパーQx クラミジアトラコマチス(日本ベクトン・ディッキンソン，東京)，アキュジーン®m-CT/NG(Abbott, IL, USA)や23S rRNAを標的とするアプティマ™ Combo-2(HOLOGIC，東京)が広く用いられている。優れた感度は初尿沈渣(排尿初めの約10 mL)や自己採取した膣スワブ検体からの菌体の検出を可能にした。しかし，残存する少数の死菌体も検出するため治癒の判定に注意が必要である。またこれまでのプラスミド欠損株に加え，2006年にはスウェーデンでプラスミドDNAの一部(377 kb)欠失株が見出されたが，コバス4800 CT/NGでは検出するためのプライマー(MOMP遺伝子を標的)を設計し，解決策がとられている。

C. pneumoniae については，研究室毎に独自に検討・開発された多数のPCR法があるが，わが国では市販キットはまだない。Dowell et al.(2001)は複数の施設で利用され，増幅領域，増幅方法，増幅産物の検出法の違いなどからDNAの *Pst*I fragment(Campbell et al., 1992)，16S rRNA(Gaydos et al., 1992)，*ompA* 遺伝子(Tong and Sillis., 1993)および16S，16S-23S rRNA(Madico et al., 2000)をそれぞれ標的とした4法を推奨

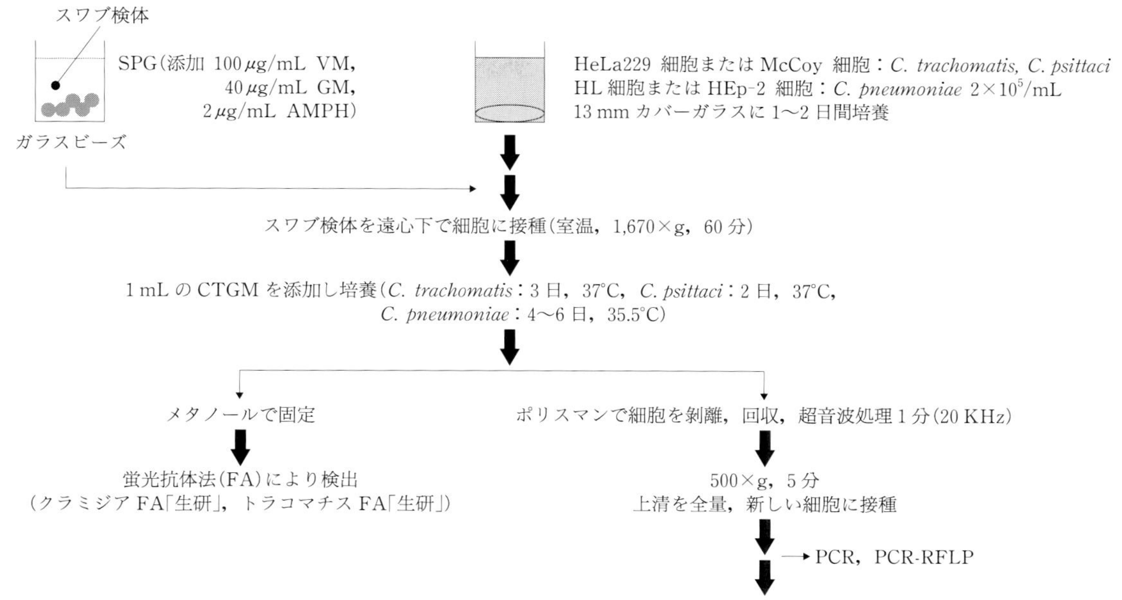

図25　*C. trachomatis*，*C. pneumoniae*，*C. psittaci* の分離培養手順(坂内ほか，1993 を改変)。VM：vancomycin，GM：gentamicin，AMPH：amphotericin B，SPG：sucrose phosphate glutamate buffer，CTGM：chlamydial growth medium，検体の培養・増殖は診断法であるとともに，研究対象としてのクラミジア菌体を得る手段でもある。

表9　検体の採取と取り扱い――培養法および核酸増幅法。C.t：*C. trachomatis*，C.p：*C. pneumoniae*

	方法	採取・輸送・保存
C.t の核酸増幅法	コバス 4800 CT/NG*	・添付の指示書に従い子宮頸管スワブや男性尿，咽頭うがい液を採取し専用の輸送容器に入れる。スワブ検体は採取後ただちに，また，初尿は 2〜30℃で 24 時間以内に，うがい液は 2〜8℃で 10 日以内に容器へ移す。その後，2〜30℃で輸送し，採取から 1 年以内に検査実施。
	BD プローブテック™ クラミジア*	・添付の指示書に従い採取し，スワブ検体(子宮頸管，男性用尿道，咽頭擦過)は 2〜27℃で速やかに検査施設へ運ぶ。ただし，外部施設へ輸送する際は 2〜8℃とし，凍結は不可。また，尿は保管温度が 2〜30℃の場合，採取後 8 時間以内に，2〜8℃では 24 時間以内に専用容器に移す。2〜30℃で輸送し，採取後 30 日以内に処理する。
	アプティマ™Combo 2 クラミジア*	・添付のスワブを用いて採取しスワブ搬送液に入れる。2〜30℃で保存し 60 日以内に試験に供する。尿は 24 時間以内に搬送用チューブに移し，2〜30℃の保存下で 30 日以内に試験に供する。
C.p の核酸増幅法と培養法	・Campbell et al., 1992	・咽喉スワブ検体を 1 mL の SPG*² に入れ，その 0.05 mL から 0.3 mL の 15,000×g 30 分の沈渣に proteinase K(100 μg/mL)－0.5%Tween20－0.5%Nonidet P-40 を添加し，60℃，60 分。その後，10 分間煮沸し，PCR に供する。 培養は SPG に入れた検体を 4℃に 4 時間静置し，その後－80℃に接種まで保存し HL 細胞に接種する。
	・Gaydos et al., 1992	・培養検体(200 μL)を Tween20-Nonidet P-40(終濃度各 0.5%(vol/vol)と終濃度 100 μg/mL の proteinase K で溶解，5 分間煮沸し氷で冷却，phenol-chloroform で DNA を抽出し酢酸ナトリウム―エタノールで沈殿させ，試験に供する。 培養は HL 細胞または McCoy 細胞を用い行う。
	・Tong et al., 1993	・喀痰検体では PCR 緩衝液(10 mM Tris-HCl，pH 8.3，50 mM KCl，1.5 mM $MgCl_2$，0.1% Triton X-100)で 10 倍に希釈し，proteinase k(60 μg/mL)存在下，55℃，60 分反応し，その後 100℃，10 分で酵素を不活化し氷中で冷却，PCR 検査に供する。
	・Madico et al., 2000	・スワブ検体を 1 mL の輸送液(AMPLICOR)に入れ DNA が壊れないように 4℃に保存し PCR に供する。 培養を行うためには，保存液にスワブ検体を入れよく攪拌し，3 本の培養細胞単層(BGMK または HEp-2)に接種(800×g，35℃，60 分)し，72 時間培養後(*C. trachomatis* は 48 時間)に直接蛍光抗体法により染色する。
	培養法*³ の 1 例	・スワブ検体を保存液*⁴(SPG または 2 SP 1 mL)に入れ 4℃に静置し，速やかに細胞に接種する。検査施設が離れている場合は冷蔵またはドライアイス存在下で輸送し，ただちに接種する。保存が必要な場合は 4℃に静置後，－80℃に保存する。接種に際し，速やかに 37℃で溶解し，超音波処理しクラミジア菌体を細胞から放出させ細胞に接種する。細胞は cover slip(直径 13 mm)に 2×10⁵ 細胞/tube に播種し一晩培養する。

* コバスのスワブ検体用は「コバス PCR スワブ検体セット」，尿・うがい液には「コバス PCR 尿・うがい液採取セット」を用いる。BD プローブテックの尿用は「BD プローブテック尿検体保存輸送キットチューブ(UPT)」。アプティマ用のスワブ検体は「アプティマ™ STD スワブ採取セット」，尿は「アプティマ™ STD 尿採取セット」。*² 保存液：SPG(Sucrose phosphate glutamate buffer：sucrose 7.5 g，KH_2PO4 0.052 g，Na_2HPO_4 0.122 g，glutamic acid 0.072 g を精製水で溶解し全量 1,000 mL とする。pH7.4)，または 2 SP(Sucrose-buffer：0.2 M sucrose-0.02 M phosphte に 10%胎児ウシ血清添加)を用いる。*³ *C. trachomatis* は HeLa または McCoy 細胞，*C. pneumoniae* は HL または HEp-2 細胞に 37℃，35.5℃でそれぞれ培養する。*⁴ 保存液には抗菌薬として，vancomyzine 100 μg/mL，gentamicin 40 μg/mL，抗真菌剤として 2 μg/mL amphotericin B を添加する。

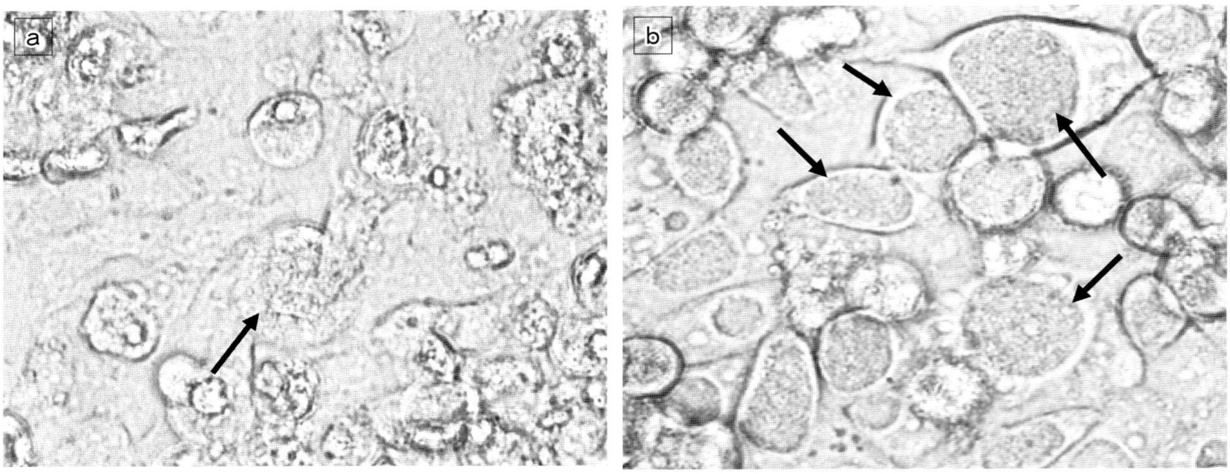

写真 27　*C. pneumoniae* (a) と *C. trachomatis* (b) 感染細胞の封入体像。a) HL 細胞に TW183 株を接種後 72 時間，b) 血清型 L2 株を HeLa229 細胞に感染，60 時間後に無染色で位相差顕微鏡で観察。×400 倍。未染色で *C. pneumoniae* 封入体を検出することは容易でなく，判定には間接蛍光抗体法などで染色し，観察する。(口絵 154 参照)

表 10　*C. trachomatis* および *C. pneumoniae* の核酸増幅法による検出

方法	プライマー配列	標的 DNA	参考または出典論文
C. trachomatis の検出			
①コバス 4800 CT/NG	未公表	Plasmid DNA	Loeffelholz et al., 1992
②BD プローブテック™ クラミジア	未公表	Plasmid DNA ＊(377 bp 欠損株も検出可)	Little et al., 1999
③アプティマ™ Combo 2 クラミジア	未公表	23S rRNA	Nelson et al., 1996
④BD バイパーQˣクラミジアトラコマチス			
⑤アキュジーン® m-CT/NG			
C. pneumoniae の検出			
⑥	HL-1：GTTGTTCATGAAGGCCTACT HM-1：GTGTCATTCGCCAAGGTTAA HR-1：TGCATAACCTACGGTGTGTT	*Pst* I restriction DNA fragment (474 bp)	Campbell et al., 1992
⑦	CpnA:5′-TGACAACTGTAGAAATACAGC-3′ CpnB:5′-ATTTATAGGAGAGAGGCG-3′	16S rRNA	Gaydos et al., 1992
⑧	External CP1 (sense)　：5′-TTACAAGCCTTGCCTGTAGG-3′ CP2 (anti-sence)：5′-GCGATCCCAAATGTTTAAGGC-3′ Internal CPC (sense)　：5′-TTATTAATTGATGGTACAATA-3′ CPD (anti-sense)：5′-ATCTACGGCAGTAGTATAGTT-3′	*ompA gene* (333 bp 増幅) (207 bp 増幅)	Tong and Sillis, 1993
⑨	CPN90：5′-GGTCTCAACCCCATCCGTGTCGG-3′ CPN91：5′-TGCGGAAAGCTGTATTTCTACAGTT-3′	16S rRNA，16S-23S spacer rRNA 増幅後種を鑑別	Madico et al., 2000
⑩	53・1：5′-d(ATGATCGCGGTTTCTGTTGCCA)-3′ 53・2：5′-d(GAGCGACGTTTTGTTGCATCTC)-3′	53 kDa protein gene	Kubota, 1996
⑪	CM1：5′-CAGGACATCTTGTCTGGCTT-3′ CM2：5′-CAAGGATCGCAAGGATCTCC-3′	MOMP 増幅後種を鑑別	Yoshida et al., 1998

①〜⑤：代表的な核酸増幅法を用いた *C. trachomatis* 検出のための市販キット。⑥〜⑨：Dowell et al., 2001 が比較的検討がなされている，として推奨する方法。

⑩，⑪：日本で開発された PCR 法。前者は *C. pneumoniae*，後者は *C. trachomatis*，*C. pneumoniae*，*C. psittaci* を検出し，増幅 DNA の切断パターンで種の鑑別を行う。

している。わが国では53 KDa蛋白遺伝子(Kubota, 1996)やMOMPの属共通遺伝子(Yoshida et al., 1998)を標的としたPCR法がある。いずれも高い検出率が期待される。問題は無徴候であっても*C. pneumoniae*を咽頭に保有する小児が存在することである。*C. psittaci*のPCR法も既に開発されているが，実施施設は国立感染症研究所などに限定されている。表10に一覧を示した。

②-1 コバス4800 CT/NG

男性初尿や子宮頸管擦過物，咽頭うがい液を対象としたTaqMan PCR法を測定原理としている。同一検体から淋菌の同時検出も可能である。感度は子宮頸管擦過物0.3 IFU/PCR，尿0.15 IFU/PCR，咽頭0.1 IFU/PCRである。

②-2 BD プローブテック ET CT/GC

4種のプライマーとDNAポリメラーゼおよび制限酵素を用いて標的DNAを増幅しつつ，蛍光プローブにてリアルタイムに検出を行う核酸増幅法(strand displacement amplification：SDA)である。プラスミドDNAの特異領域を標的とし，約3時間で測定でき，淋菌との同時検出も可能である。子宮頸管や咽頭スワブ，尿を検体とする。感度は96%，特異度は100%と高く，多施設間の感度の比較試験では頸管スワブ92.8%，男性尿道スワブ92.5%，女性尿80.5%，男性尿93.1%との報告がある。

②-3 アプティマ™ Combo 2 クラミジア／ゴノレア

Gen-Probe社の主要技術である①ターゲットキャプチャー法(target capture system：TCS)，②核酸増幅法(transcription mediated amplification：TMA)，③ハイブリダイゼーション法(hybridization protection assay：HPA)を用い，23S rRNAを標的としている。Poly Aテール結合のプローブとpoly T結合の磁性微粒子で検体中の共存物を除去し，逆転写酵素(Moloney murine leukemia virus由来：MMLV)やT 7 RNAポリメラーゼで多量のRNAが合成可能であり，淋菌の同時検出もできるように発光特性の異なる2種の標識プローブを用いている。感度は頸管スワブ94.2%，尿94.7～100%と報告され，測定当たりの最少検出菌量は8.0×10^{-3} EBまたは1 IFU，特異度は頸管スワブ97.6%，尿98.9%である。

以上のように*C. trachomatis*感染症の病原体診断は市販の測定法を選択し容易に実施できるようになった。しかし，一定の性能を得るためには厳密に指示書に従った測定が不可欠である。

(3)血清診断法

血清抗体の検出やその定量測定はクラミジア菌体の検出が困難な疾患(*C. trachomatis*による骨盤内感染症，卵管炎など)や喀痰の排出が困難な小児の*C. pneumoniae*感染症，*C. psittaci*による肺炎などの診断に有用である。また，これらクラミジア疾患の血清疫学調査に不可欠な手段である。

①微量免疫蛍光法

(Micro-immunofluorescence：MIF法)

手順を図26に示した。判定の客観性や煩雑さなどの問題から，限られた施設で行われているのみであり，ELISAが開発された今日では古典的な検査法となった。しかし，精製EB菌体を患者血清と反応させ，間接蛍光抗体法により抗体価を測定する本法は菌体および二次抗体を換えることで，クラミジア種特異的IgG，IgA，IgM抗体を検出できる利点がある。

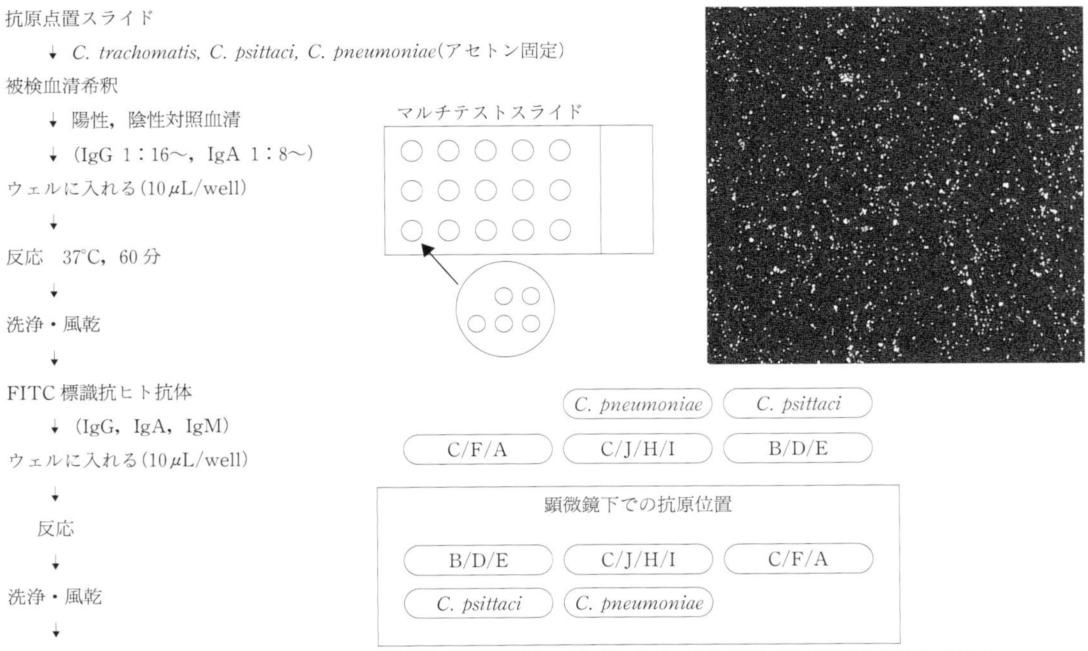

注)簡便には*C. trachomatis*血清型L2のみを点置し測定する場合もある。しかしC，J，H，Iに対する抗体価が低い傾向になる。*C. psittaci*，*C. pneumoniae*は必要に応じて点置する。抗原は国立感染症研究所ウイルス1部第5室より提供を受けることができる。

図26 Micro-immunofluorescence(MIF)法の手順。顕微鏡的にクラミジア菌体の蛍光発光を観察する。×400倍。(口絵155参照)

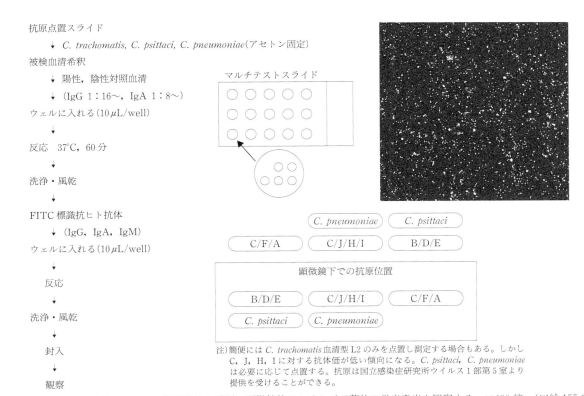

②酵素免疫測定法（ELISA）

全菌体，ザルコシル可溶化菌体（COMC），MOMPの可変領域Ⅳの種特異抗原，LPS，熱ショック蛋白（HSP）などをそれぞれ抗原としたキットが各社から市販されている。しかし，近年の核酸増幅法の普及により限られた領域での利用となった。初期に実用化された抗*C. trachomatis*抗体検査法にはヒタザイムクラミジアAb-IgG（IgA：日立化成，東京）がある。今後，菌体の構造がより詳細に明らかになり，感染既往と持続感染の区別可能な新たな方法の構築が期待される。

一方，市販の抗*C. pneumoniae*抗体測定キットにはヒタザイムC. ニューモニエAb-IgG（IgA，IgM：日立化成，東京），*C. pneumoniae* IgG ELISA（IgA，IgM：IBL，群馬），スマイテスト™ ELISA［クラミジアニューモニエ抗体IgG］（IgA：MBL，名古屋），エルナス® プレート肺炎クラミジアIgG（IgA，IgM：富士レビオ，東京）などがある。10歳までに50〜60%が不顕性感染により抗体を獲得することから，感染初期に産生され，IgGやIgA抗体より速やかに低下するIgM抗体測定の有用性は高いと思われる。エルナス® 肺炎クラミドフィラIgM（富士レビオ，東京）はイムノクロマト法でMIF法の結果と良好な相関が得られているという。いずれも使用に際しては製品添付書に厳密に従い測定することが重要である。

③ Immunoblot法

ドデシル硫酸ナトリウム-ポリアクリルアミドゲル電気泳動（SDS-PAGE）で分画したクラミジア蛋白を抗原とした免疫反応は抗体の反応性を詳細に知るための有用な手段である。報告者により抗原ペプチドの大きさに2〜3 kDaの違いはあるが，*C. trachomatis*と*C. pneumoniae*に対する種特異反応は，それぞれ170-，155-，145-，120-，115-，100-，57-，38 kDaおよび175-，130-，110-，98-，53-，46-，43-，30 kDaに見られる。また，クラミジア属共通の反応（90-，80-，75-，62-，60-，55 kDa，MOMPなど）も見られる。Immunoblot法はこれら特異的バンドの有無を指標に方法間の成績に不一致を生じた場合の最終確認法となっている。種特異バンドが1本でも検出されれば感染，または感染既往を示唆するとの解釈にもとづいているが，個々のバンドの出現と病態の関連はまだ明らかではない。

④補体結合反応（CF）法

*C. trachomatis*については，CF法による抗体の検出感度が低いこと，優れた菌体および抗体の検出法が開発されたことなどの理由で現在は行われていない。*C. psittaci*については一部の研究機関でPCR法が行われているが，現在でもCF法はオウム病の有用な検査手段となっている。患者発生数が少ないことや取り扱いにP3レベルの検査室を要することが代わりになる新たな検査法のない理由と思われる。CF法用試薬はオウム病クラミジアCF試薬「生研」としてデンカ生研より販売されている。*C. pneumoniae*については，種々の検査法が利用できる状態にあり，CF法は行われていない。

【引用・参考文献】

Angus, C. T. Lo, and Kai, M. K. 2006. Review of Molecular Techniques for Sexually Transmitted Diseases Diagnosis, p. 353-386. *In* Tang, Y.-W., and Stratton, C. H. (eds.), Advanced techniques in diagnostic microbiology, Springer, New York.

坂内久一，菰田照子．2004．クラミジア感染症の診断の最近の動向．化学療法の領域 20：26-32．

坂内久一，菰田照子，秋田博伸，ほか．1999．合成ペプチド抗原を用いた抗*Chlamydia trachomatis*抗体の検出．感染症誌 73：633-639．

坂内久一，菰田照子，宮沢博，ほか．1993．鼻咽腔からの*Chlamydia pneumoniae*の分離．臨床とウイルス 21：258-260．

Black, C. M. 1997. Current methods of laboratory diagnosis of *Chlamydia trachomatis* infections. Clin. Microbiol. Rev. 10: 160-184.

Budai, I. 2007. *Chlamydia trachomatis*: milestones in clinical and microbiological diagnostics in the last hundred years. A reviews. Acta Microbiologica et Immunologica Hungarica 54: 5-22.

Campbell, L. A., Perez Melgosa, M., and Hamilton, D. J., et al. 1992. Detection of *Chlamydia pneumoniae* by polymerase chain reaction. J. Clin. Microbiol., 30: 434-439.

Campbell, S., and Landry, M. 2006. Rapid antigen tests, p. 23-41. *In* Tang, Y.-W., and Stratton, C. H. (eds.), Advanced techniques in diagnostic microbiology, Springer, New York.

Dowell, S. F., Peeling, R. W., Boman, J., et al. 2001. Standardizing *Chlamydia pneumoniae* assays: recommendations from the centers for disease control and prevention (USA) and the laboratory center for disease control (Canada). Clin. Infect. Dis. 33: 492-502.

Fredlund, H., Falk, L., Jurstrand, M., et al. 2004. Molecular genetic methods for diagnosis and characterisation of *Chlamydia trachomatis* and Neisseria gonorrhoeae: impact on epidemiological surveillance and interventions. APMIS 112: 771-784.

Gaydos, C. A., Quinn, T. C., and Eiden, J. J. 1992. Identification of *Chlamydia pneumoniae* by DNA amplification of the 16S rRNA gene. J. Clin. Microbiol., 30: 796-800.

橋爪壮，加藤直樹，西浦常雄，ほか．1988．クラミジア感染症の診断，p. 57-125．熊本悦明，橋爪壮（編），クラミジア感染症の基礎と臨床，金原出版，東京．

Hatch, T. P. 1999. Developmental Biology, p. 29-67. *In* Stephens, R. S. (ed.), *Chlamydia,* intracellular biology, pathogenesis, and immunity, ASM press, Washington, D.C.

Kubota, Y. 1996. A new primer pair for detection of *Chlamydia pneumoniae* by polymerase chain reaction. Microbiol. Immunol. 40: 27-32.

許斐一郎，壇辻百合香，永山在明．2003．遺伝子増幅法による*Chlamydia trachomatis*診断キット（APTIMA combo 2）の基礎的検討．日性感染症誌 14：69．

Little, M. C., Andrews, J., Moore, R., et al. 1999. Strand displacement amplification and homogeneous real-time detection incorporated in a second-generation DNA probe system, BDProbe TecCT. Clin. Chemistry 45: 777-784.

Loeffelholz, M. J., Lewinski, C. A., Silver, S. R., et al. 1992. Detection of *Chlamydia trachomatis* in endocervical specimens by polymerase chain reaction. J. Clin. Microbiol., 30: 2847-2851.

Madico, G., Quinn, T. C., Boman, J., et al. 2000. Touchdown enzyme time release-PCR for detection and identification of *Chlamydia trachomatis*, *C. pneumoniae*, and *C. psittaci* using the 16S and 16S-23S spacer rRNA genes. J. Clin. Microbiol., 38: 1085-1093.

Marions, L., Rotzen-ostlund, M., Grillner, L., et al. 2008. High occurrence of a new variant of *Chlamydia trachomatis* escaping diagnostic tests among STI clinic in Stockholm, sweden. Sex Transm. Dis. 35: 61-64.

Miyashita, N., Ouchi, K., Kawasaki, K., et al. 2008. Comparison of serological tests for detection of immunoglobulin M antibodies to *Chlamydophila pneumoniae*. Respirology 13: 427–431.

Murao, W., Wada, K., Matsumoto, A., et al. 2010. Epidemiology of *Chlamydophila* caviae-like *Chlamydia* isolated from urethra and uterine cervix. Acta Med. Okayama 64: 1–9.

Nelson, N. C., Cheikh, A. B., and Matsuda, E., et al. 1996. Simultaneous detection of multiple nucleic acid targets in a homogeneous format. Biochem. 35: 8429–8438.

Ngan, C. C. L. 1997. Update on Techniques in the Diagnosis of *Chlamydia trachomatis* Infections. Annals Academy of Medicine 26: 801–807.

日本臨床検査薬協会．2008．章タイトル，p. 129–130. *In* 日本臨床検査薬協会広報委員会(編)，体外診断用医薬品集 2008 年版，薬事日報社，東京．

岡留綾，納富貴，永山在明．1999．IDEIA PCE *Chlamydia*®によるクラミジア抗原測定の基礎的検討．日性感染症誌 10：126–132.

Olshen, E., and Shrier, L. A. 2005. Diagnostic Tests for Chlamydial and Gonorrheal infections. Semin. Pediatr. Infect. Dis. 16: 192–198.

Schachter, J. 1997. DFA, EIA, LCR and other technologies: what tests should be used for diagnosis of *Chlamydia* infections? Immunological Investigations 26: 157–161.

副島林造，松島敏春(編)．2002．実地医家のためのクラミジア・ニューモニエ感染症基礎と臨床，医薬ジャーナル社，東京．

Solomon, A. W., Peeling, R. W., Foster, A., et al. 2004. Diagnosis and assessment of trachoma. Clin. Microbiol. Rev. 19: 982–1011.

Takahashi, S., Shimizu, T., Takeyama, K., et al. 2003. Efficacy of an RNA detection test kit in the diagnosis of genital chlamydial infection. J. Infect. Chemother. 9: 90–92.

Tong, C. Y. W., and Sillis, M. 1993. Detection of *Chlamydia pneumoniae* and *Chlamydia psittaci* in sputum samples by PCR. J. Clin. Pathol. 46: 313–317.

Tong, C. Y. W., and Mallinaon, H. 2002. Moving to nucleic acid-based detection of genital *Chlamydia trachomatis*. Expert Rev. Mol. Diagn. 2: 257–266.

Wyrick, P. B. 2006. Polarized epithelial cell culture for *Chlamydia trachomatis*, p. 323–338. *In* Bavoil, P. M., and Wyrick. P. B. (eds.), Chlamydia: genomics and pathogenesis, Horizon Bioscience, Wymondham, UK.

Yoshida, H., Kishi, Y., Shiga, S., et al. 1998. Differentiation of *Chlamydia* species by combined use of polymerase chain reaction and restriction endonuclease analysis. Microbiol. Immunol. 42: 411–414.

【菰田照子，坂内久一】

クラミジア感染症(病原性)・疫学・治療・予防

【小児の *Chlamydia pneumoniae* 感染症】

(1)疫学

C. pneumoniae はヒトからヒトへ伝播する呼吸器感染症を起こす病原体であり，わが国では欧米に比べて初感染年齢が低く幼児期の抗体保有率の上昇が早い(尾内ほか，1991)(図 27)。抗体保有率は年齢とともに上昇し，7 歳で 50%，成人で 60〜70%に達する(Ouchi, 2004)。マイコプラズマと違って，数年おきに流行を繰り返すということはなく，学校や保育園などの小集団で流行が起こるとされている(Aldous et al., 1992)。

潜伏期間は 1〜4 週，平均 21 日と考えられている(Jackson, 2005)。本菌に感染しても終生免疫が獲得されず何度でも感染する。感染が培養で証明されている小児でも抗体が証明されない例，すなわち Kutlin らは抗体測定と培養結果を検討し，培養陽性であった 3〜13 歳の小児 41 名のうち 9 名(20%)にのみ抗体が確認されたと報告している(Kutlin et al., 1991)。先ほど述べたように初感染は学童期以前であると推測されるが，血清 IgG, IgA 抗体の十分な上昇を見た例でも再感染があり，持続感染や健康保菌者もしばしば経験する(Hammerschlag et al., 1992; Hyman et al., 1995)。

個体レベルの持続感染については，呼吸器感染症と動脈硬化との関連でよく研究されている。後者は成人領域に譲るが，前者に関して小児では Yamasaki et al. (1990)は *C. pneumoniae* が分離された急性感染のうち 2 例が，有効な治療を受けたにもかかわらず治療直後に再び分離されたと報告している。

持続感染の機序であるが，持続感染は *C. pneumoniae* が宿主の免疫応答により代謝活性が抑制された aberrant form となって宿主細胞内に潜伏して成立するものと考えられている(Hogan et al., 2004)。持続感染の後に再度活性化，増殖して感染源となり，感染症を再発する可能性がある。持続感染例の中には長期にわたり血清 IgG，IgA 抗体が存在するにもかかわらず培養陽性例があり，血液中の抗体のみでは体内の菌増殖を阻止できな

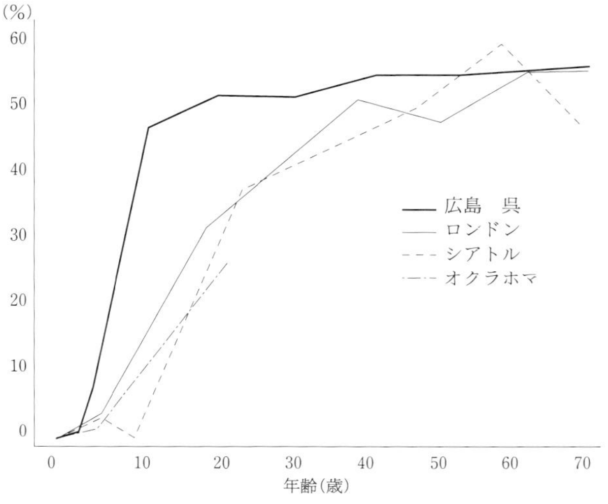

図 27 *C. pneumoniae* 年齢別抗体保有率

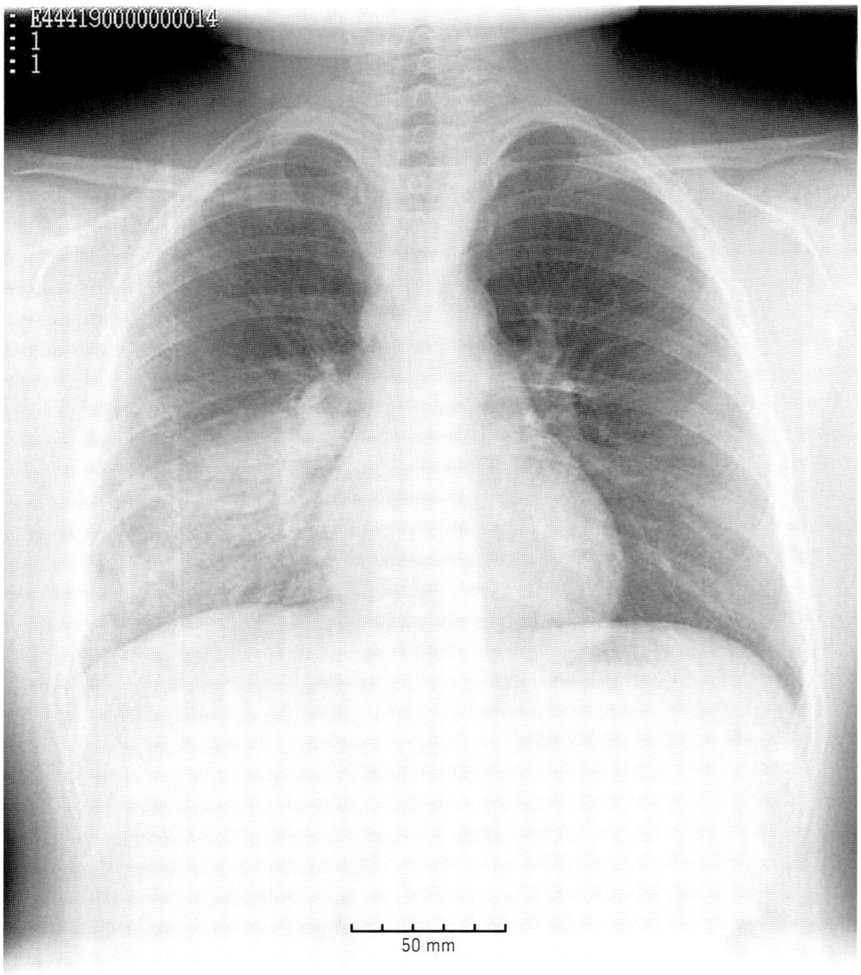

写真 28　クラミジア肺炎胸部レントゲン像。10 歳，男児

いことを示している（Surcel, 2004）。急性感染では主に IFN-γ が感染を阻止すると考えられている（Pantoja et al., 2001）。

ゲノムの全塩基配列が解析されて以来，ペプチドや蛋白などさまざまな抗原がワクチン候補として試されてきたが，今のところ有力な候補は見つかっていない。Li et al.（2006）はマウスに DNA ワクチンを皮下，もしくは筋肉内投与してある程度の感染予防効果を示していたが十分とはいえない。トラコーマ予防を目的として *C. trachomatis* 全菌体ワクチンが以前検討されたが，短期的な感染予防効果は認めたもののワクチン接種群でトラコーマがより悪化した経緯があり，慎重にコンポーネントを選びワクチン開発を行う必要がある（Roan and Starnbach, 2008）。今後さらなるコンポーネントワクチンの研究が期待される（Stary et al., 2015）。

（2）臨床

C. pneumoniae は，咽頭炎，気管支炎，肺炎などさまざまな呼吸器感染症を起こす（Ouchi, 2004）。マイコプラズマと並んで非定型肺炎の主要起因菌と見なされる。*C. pneumoniae* による肺炎は小児の市中肺炎の 6〜45％を占める（Ouchi, 2004）。肺炎は 3 歳以降に多く見られ，夜間に強い乾性の咳が遷延することが多い。末梢血白血球数，CRP ともに正常のことが多く，胸部エックス線像は肺胞病変と間質病変が混在した所見を呈することが多い（写真 28）。

（3）喘息との関連

気管支喘息は気道感染症を契機に発作が増悪することはよく知られており，*C. pneumoniae* の急性感染にともなって喘息発作が起こることもしばしば経験する。さらに，*C. pneumoniae* が気道に持続感染し，喘息の病態の本体である気道の慢性炎症に荷担し気道過敏性を亢進させている可能性が示唆されている。喘息患者では高率に *C. pneumoniae* に対する抗体を有し，気道に高頻度に *C. pneumoniae* が感染しており，鼻汁や血清中に本菌に特異的な IgE 抗体が高率に検出されている（Emre et al., 1994; Cunningham et al., 1998）。また，*C. pneumoniae* に感染した喘息患者はマクロライド系抗菌薬を投与すると喘息発作が減少する報告も多く，*C. pneumoniae* と喘息との関連について，特に抗菌薬による治療効果については今後の研究動向が興味深い（Richeldes et al., 2005）。

（4）診断

菌の検出，あるいは有意な血清抗体上昇による。菌の検出は HL 細胞，あるいは HEp-2 細胞を用いた分離培

表 11　肺炎クラミジア感染症の血清診断(ヒタザイム・C ニューモニエ)(肺炎クラミジア感染症血清診断研究会資料より)

・確診：		
	単一血清	IgM ID≧2.0
	対血清	IgA ID≧1.35 の上昇あるいは IgG ID≧1.0 の上昇
・疑診：		
	単一血清	1.1≦IgM ID<2.0 IgA ID≧3.0 あるいは IgG ID≧3.0

養法，PCR 法，抗原検査法による。分離培養がゴールドスタンダードとなるが，一般の検査室では行えない。PCR 法に関しては，4 種類の標準法が推奨されている(尾内，2005)。抗原検出法には蛍光抗体法と酵素抗体法があるが，*C. pneumoniae* に関しては感度，特異度ともに低い。血清抗体価は酵素抗体法や精製全菌体を抗原とした間接蛍光抗体法(indirect immunofluorescence：IIF)を原理とする micro-immunofluorescenc 法(MIF)で測定する。MIF が標準法であるが，*C. pneumoniae* 抗原の調整や判定に熟練を要し，一般の検査室では実施が容易でない。一般臨床の場では，保険収載されている EIA のヒタザイムC. ニューモニエ(表 11)を用いる。本法の抗原は *C. pneumoniae* EB のサルコシル不溶性外膜複合体で，主要外膜蛋白抗原(MOMP)をはじめとして 9 種類のペプチドで構成されている(岸本ほか，1996)。MIF との比較で，小児例では IgG で陽性一致率 87%，陰性率 71%であった。しかし，小児の抗原陽性例 20 例での IgG 陽性率は 75%，IgM 陽性率は 60%と不一致例も見られ，本法のみで感染例をすべて把握することは難しい(Hammerschlag, 2004)。ヒタザイムの IgM は，初感染の多い小児期で特に診断価値が高い。抗体価 2.0 以上を陽性と判断する。

(5)治療

小児にはマクロライド系，あるいはテトラサイクリン系薬が推奨される。治療期間は 10 日〜2 週間である。マクロライド系薬では，エリスロマイシン 30〜50 mg/kg/日分 3，ロキタマイシン 15〜30 mg/kg/日分 3，クラリスロマイシン 10〜15 mg/kg/日分 2〜3，アジスロマイシン 10 mg/kg/日分 1 を内服する。テトラサイクリン系はミノサイクリン 2〜4 mg/kg/日分 2 内服または点滴静注する。8 歳未満の小児には歯牙の着色などを考慮して慎重に使用する。

【引用・参考文献】

Aldous, M. B., Grayston, J. T., Wang, SP., et al. 1992. Seroepidemiology of *Chlamydia pneumonia* TWAR infection in Seattle families, 1966-1979. J. Infect. Dis. 166: 646-649.

Cunningham, A. F., Johnston, S. L., Julious, S. A., et al. 1998. Chronic *Chlamydia pneumoniae* infection and asthma exacerbations in children. Eur. Respir. J. 11: 345-349.

Emre, U., Roblin, P. M., Gelling, M., et al. 1994. The association of *Chlamydia pneumoniae* infection and reactive airway disease in children. Arch. Pediatr. Adolesc. Med. 148: 727-732.

Hammerschlag, M. R. 2004. Infection caused by *Chlamydia pneumonia*, p. 2488-2496. *In* Feign, R. D., Cherry, J. D., Demmler, G. J., et al. (eds.), Textbook of pediatrc infectious diseases, 5th ed., Saunders, Philadelphila.

Hammerschlag, M. R., Chirgwin, K., Roblin, P. M., et al. 1992. Persistent infection with *Chlamydia pneumonia* following acute respiratory illness. Clin. Infect. Dis. 14: 178-182.

Hogan, R. J., Mathews, S. A., Mukhopadhyay, S., et al. 2004. Chlamydial persistence: beyond the biphastic paradigm. Infect. Immun. 72: 1843-1855.

Hyman, C. L., Roblin, P. M., Gaydos, C. A., et al. 1995. Prevalence of asyptomatic nasopharyngeal carriage of *Chlamydia pneumonia* in subjectively healthy adults: Assessment by polymerase chain reaction-enzyme immunoassay and culture. Clin. Infect. Dis. 20: 1174-1178.

Jackson, L. A. 2005. *Chlamydophila (Chkamydia) pneumoniae*, p. 2258-2268. *In* Mandell, G. L., Bennett, J. E., Dolin, R. (eds.), Principles and practice of infectious diseases, 6th ed., Elsevier, Philadelphia.

岸本寿男，窪田好史，松島敏春，ほか．1996．ELISA 法による抗 *Chlamydia pneumoniae* 特異抗体の測定 2．臨床的有用性及び血清学的診断基準の検討．感染症誌 70：830-839.

Kutlin, A., Roblin, P. M., and Hammerschlag, M. R. 1991. Antibody response to *Chlamydia pneumonia* infection in children with respiratory illness. J. Infect. Dis. 177: 720-724.

Li, D., Borovkov, A., Vaglenov, A., et al. 2006. Mouse model of respiratory *Chlamydia pneumoniae* infection for a genomic screen of subunit vaccine candidates. Vaccine 24: 2917-2927.

Ouchi, K. 2004. Respiratory tract infections caused by *Chlamydia pneuomoniae* in pediatric patients, p. 263-273. *In* Friedman, H., Yamamoto, Y., and Bendinelli, M. (eds.), *Chlamydia pneumoniae* infections and diseases, 1st ed., Kluwer Academic/Plenum Publisher, New York.

尾内一信．2005．クラミジア感染症と小児．小児科 46：489-497.

尾内一信，金本康生，牛尾光宏．1991．日本における *Chlamydia pneumoniae* とその他のクラミジアの年齢別抗体保有率の検討．感染症誌 65：19-25.

Pantoja, L. G., Miller, R. D., Ramirez, J. A., et al. 2001. Characterization of *Chlamydia pneumoniae* persistence in HEp-2 cells treated with gamma interferon. Infect. Immun. 69: 7927-7932.

Richeldes, L., Ferrara, G., Fabbri, L. M., et al. 2005. Macrolides for chronic asthma, Cochrane detabase. Syst. Rev. Oct. 19(4): CD002997.

Roan, N. R., and Starnbach, M. N. 2008. Immune-mediated control of Chlamydia infection. Cell Microbiol. 10: 9-19.

Stary, G., Olive, A., Radovic-Moreno, A. F., et al. 2015. Vaccines. A mucosal vaccine against *Chlamydia trachomatis* generates two waves of protective memory T cells. Science 348: aaa8205.

Surcel, H. M. 2004. Immunity to Chlamydia pneumonia, p. 81-97. *In* Friedman, H., Yamamoto, Y., and Bendinelli, M. (eds.), *Chlamydia pneumoniae* infections and diseases, 1st ed., Kluwer Academic/Plenum Publisher, New York.

Yamazaki, T., Nakada, H., Sakurai, N., et al. 1990. Transmission of *Chlamydia pneumonia* in young children in a Japanese family. J. Infect. Dis. 162: 1390-1392.

【織田慶子，尾内一信】

【成人の *Chlamydia pneumoniae* 感染症】

(1)特徴

わが国における抗 *C. pneumoniae* 抗体保有率に，4 歳までは低く，幼稚園，小・中・高校生時に急激に上昇して，健常成人で約 60〜70%に至る(図 28)。このように感染機会が多いにもかかわらずそのほとんどが不顕性感染であり，顕性感染であっても感冒様症状に留まること

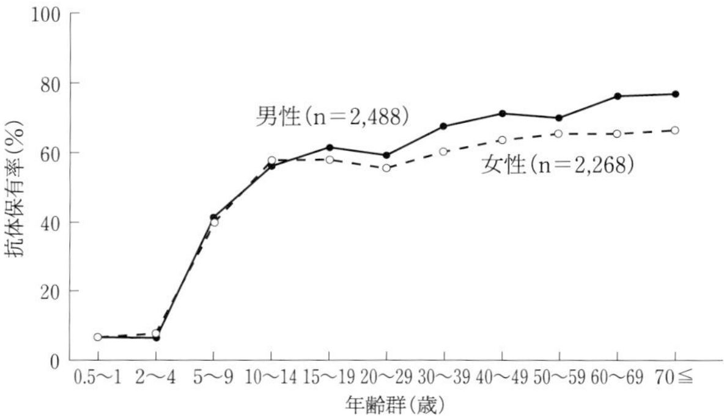

図 28　年齢別 *C. pneumoniae* 抗体保有率(Miyashita et al., 2002b；©Association of Clinical Pathologists)

が多い。流行事例は家族内や保育園，学校，軍隊などさまざまな小集団，施設で報告されているが，インフルエンザやレジオネラなどの集団感染事例とは異なり軽症が多いため，あまり社会的な問題とはならず，したがって抗菌薬が投与されない症例が多く，かつ集団内でゆっくり蔓延することが大きな特徴とされている。

(2)病態

C. pneumoniae は飛沫感染によってヒト・ヒト伝播し，気道上皮細胞に感染する。気道では炎症細胞の活性化，炎症性サイトカインやケモカインの放出，気道過敏性の亢進，粘液過分泌などが証明されており，マイコプラズマ感染症と比べ咳嗽が遷延する。特に 3 週間以上続く咳嗽を見た場合には，百日咳とともに *C. pneumoniae* 感染症も疑うべきである。また，喘息や慢性閉塞性肺疾患，気管支拡張症患者では急性増悪を引き起こし，発作が重症化しやすいとの報告もある(表 12)。

集団感染事例での呼吸器感染症の病型としては上気道炎が最も多く，気管支炎がこれに次ぐ。市中肺炎の原因微生物に関する国際的検討では，*C. pneumoniae* は全症例の 1～3%に関与し，軽症例が多いとされている(写真 29)。*C. pneumoniae* は他の非定型病原体よりも自然治癒傾向が強く，このことはマウス感染実験でも証明されている。ヒトでの自然治癒症例は集団発生の際に明らかとなり，実地医療では見逃されている症例が多いと思われる。また，他の病原微生物との複合感染が多いことも特徴のひとつで，複合感染症例では同時に感染している細菌の臨床像を強く反映し，細菌性肺炎の臨床像と類似する。

C. pneumoniae は，宿主内で特異的な体内動態を示

表 12　喘息急性増悪患者における非定型病原体感染と非定型病原体以外の感染者間での肺機能値(Cosentini, 2008)

		非定型病原体による感染者(22)	非定型病原体以外による感染(36)	*p* 値
最大呼気流量	予測値(L/min)	546.9±85.4	509.8±101.9	0.159
	入院時(L/min)	205.9±104.1	276.9±117.3	0.023
	対予測(入院時)	38.3±18.3	55.3±19.5	0.002
一秒率	入院時	39.73±19.64	58.53±20.43	0.02
	2～4 日後	70.91±25.6	89.14±17.07	0.002
	10～14 日後	76.30±24.54	92.91±13.89	0.002
	4～8 週後	85.05±19.13	92.26±14.44	0.114
急性重症発作	(人)	15	12	0.01
			OR 4.29, 95%CI 1.38-13.32	

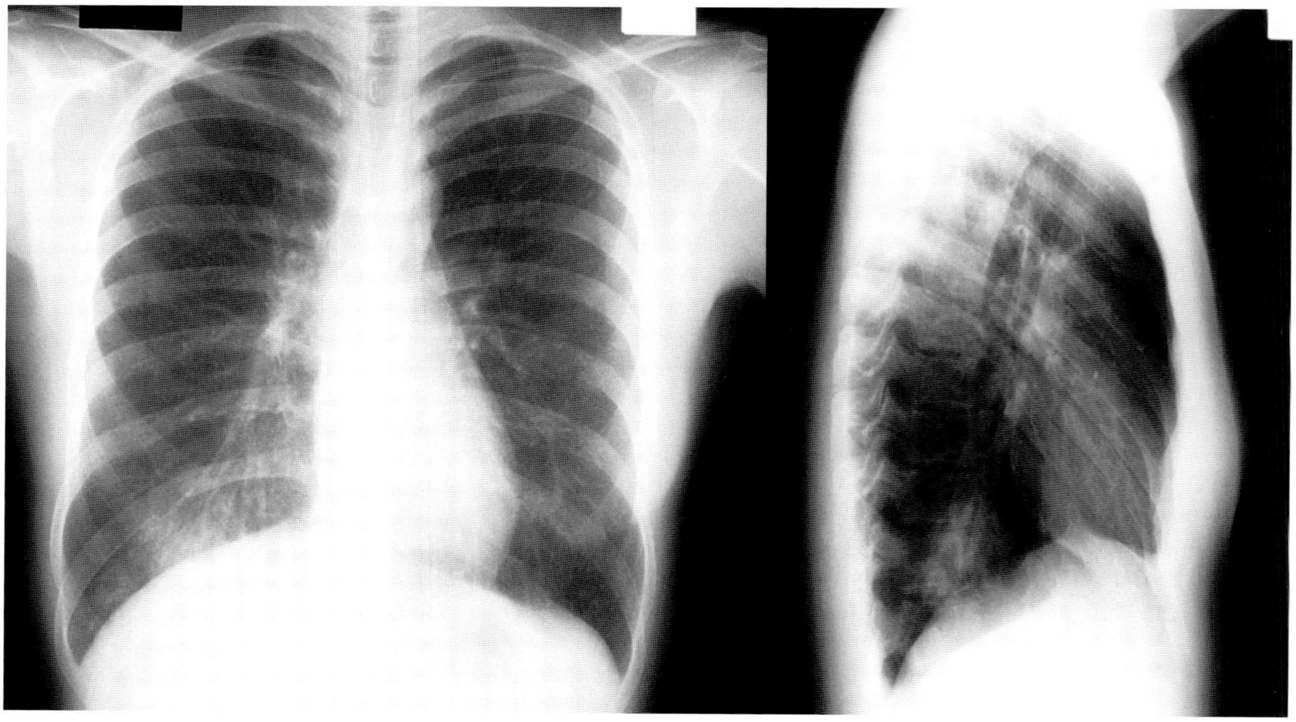

写真 29　典型的 *C. pneumoniae* 肺炎の胸部単純 X 線写真(29 歳，女性)

す。主として IFN-γ によって持続感染状態となり，局所で慢性炎症が継続される「(3) *C. pneumoniae* の体内動向」の項参照)。この持続感染が引き起こす慢性炎症性疾患(喘息や動脈硬化症など)との関連が注目されている。

(3) 治療

細胞内への移行性が良好，かつ，クラミジアの強い増殖抑制を示す薬剤にはテトラサイクリン系薬，マクロライド系薬，ニューキノロン系薬およびケトライド系薬などがある。急性呼吸器感染症に対し適正な抗菌薬を使用した場合には臨床症状や胸部浸潤陰影の改善は速やかで，投与開始後約 1 週間で治癒する症例が多い。しかし，肺炎が臨床的に改善したにもかかわらず菌の残存する症例があり，この場合症状の持続や再燃を見ることがある。

喘息の急性増悪に対する抗菌薬の有効性を検討した報告は多いが，ペニシリン系薬を対象とした二重盲検無作為化プラセボ対照試験では効果なく，マクロライド系薬やケトライド薬を対象とした二重盲検無作為化プラセボ対照試験では，有効性が示された(図 29)。

喘息の急性増悪以外にも喘息の発症や慢性化・難治化にも関与する可能性が示唆されている。喘息患者の下気道検体から *C. pneumoniae* の遺伝子が検出される報告は多いが，最近では生菌も証明され，このため気道から本菌を排除することにより喘息の安定化を見る二重盲検比較試験が施行された。マクロライド系薬を 6 週間投与し肺機能や臨床症状改善の有無を見たもので，いずれの試験でも肺機能や臨床症状の改善が確認された(図 30, 31)。ただし，14・15 員環系マクロライド薬には抗クラミジア活性以外に抗炎症作用を示すことから，両者の関連性を支持するには根拠がまだ不十分とされている

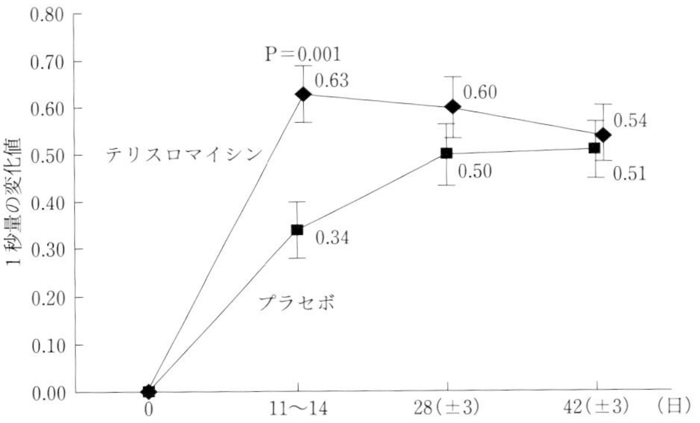

図 29 喘息急性増悪時のテリスロマイシンの効果(Johnston et al., 2006；©Massachusetts Medical Society)

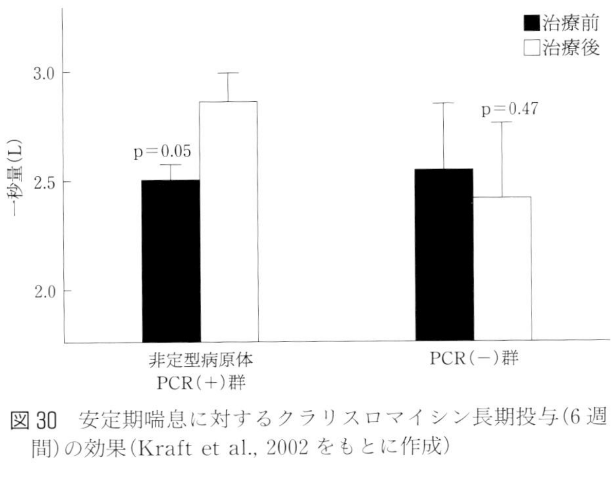

図 30 安定期喘息に対するクラリスロマイシン長期投与(6 週間)の効果(Kraft et al., 2002 をもとに作成)

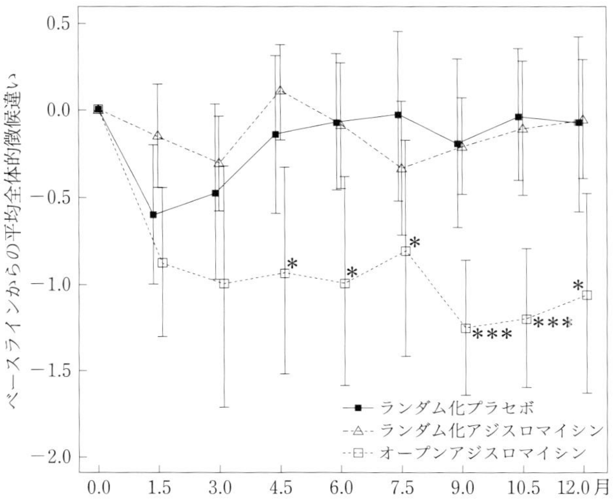

図 31 安定期喘息に対するアジスロマイシン長期投与(12 か月)の効果(Hahn et al., 2012；©American Board of Family Medicine)

喘息同様，*C. pneumoniae* が動脈硬化症に関与しているのであれば，病変局所を含め体内から本菌を排除することにより，新たな心血管イベントを抑制できる可能性が指摘される。初期の小規模研究では有効とした報告もあるが，その後の無作為比較試験，中でも 3 つの大規模二重盲検試験，WIZARD，ACES(いずれも冠動脈疾患に罹患した既往のある患者にアジスロマイシンを内服させ，その後の二次発症の予防効果を長期間観察した臨床研究)，PROVE-IT(急性冠動脈症候群を対象として，高脂血症薬とガチフロキサシンを 1 年間併用して予防効果を観察した臨床研究)は，いずれの結果にも抗菌薬による予防効果は見られなかった。これは持続感染菌体が薬剤低感受性で標準的な抗菌薬治療では効果が期待できないこと，さらに長期マクロライド投与にもかかわらず動脈硬化病変部から *C. pneumoniae* を除菌できなかった治療不成功例があることなど，慢性持続感染症例に対する治療法が確立されていないことに起因するのかもしれない。抗菌薬以外にも PEX(インテグリン結合活性を有する MMP 断片)に抗クラミジア活性のあることが *in vitro* および *in vivo* 感染実験で証明され，持続感染の新たな治療法として期待されている。

(4) 予後と予防

C. pneumoniae 感染症は適確に診断されれば治療に難渋する症例はない。しかし稀に高齢者や慢性基礎疾患を有する患者で重症例や死亡例が報告されている。この重症化する要因のひとつは他の病原微生物との複数菌感染で，特に高齢者や基礎疾患保有者に複数菌感染が多い。すなわちクラミジアの先行感染に引き続いて起こる二次性細菌感染が重症化や死亡の大きな要因と推察される。この場合には抗クラミジア薬とともに β-ラクタム薬の併用が必要となる。*C. pneumoniae* 感染は飛沫によって成立するため，その予防には「咳エチケット」(マスクの着用など)の遵守や手洗い・うがいが最も効果的であ

る。

【引用・参考文献】

Cosentini, R., Tarsia, P., Canetta, C., et al. 2008. Severe asthma exacerbation: role of acute Chlamydophila pneumoniae and Mycoplasma pneumoniae infection. Respir. Res. 30: 48.

Hahn, D. L., Grasmick, M., Hetzel, S., et al. 2012. Azithromycin for bronchial asthma in adults: an effectiveness trial. J. Am. Board. Fam. Med. 25: 442-459.

Johnston, S. L., Blasi, F., Black, P. N., et al. 2006. The effect of telithromycin in acute exacerbations of asthma.N. Engl. J. Med. 354: 1589-1600.

Kraft, M., Cassell, G. H., Park, J., et al. 2002. Mycoplasma pneumoniae and Chlamydia pneumoniae in asthma: effect of clarithromycin. Chest. 121: 1782-1788.

Miyashita, N., Fukano, H., Okimoto, N., et al. 2002a. Clinical presentation of community-acquired *Chlamydia pneumoniae* pneumonia in adults. Chest. 121: 1776-1781.

Miyashita, N., Fukano, H., Yoshida, K., et al. 2002b. Seroepidemiology of Chlamydia pneumoniae in Japan between 1991 and 2000. J. Clin. Pathol. 55: 115-117.

Miyashita, N., Fukano, H., Yoshida, K., et al. 2003. *Chlamydia pneumoniae* infection in adult patients with persistent cough. J. Med. Microbiol. 52: 265-269.

Miyashita, N., Kubota, Y., Niki, Y., et al. 1998a. *Chlamydia pneumoniae* and exacerbations of asthma in adults. Ann. Allergy. Asthma. Immunol. 80: 405-409.

Miyashita, N., Niki, Y., Kawane, H., et al. 1998b. *Chlamydia pneumoniae* infection in patients with diffuse panbronchiolitis and COPD. Chest. 114: 969-971.

Miyashita, N., Niki, Y., Nakajima, M., et al. 2001. Prevalence of asymptomatic infection with *Chlamydia pneumoniae* in subjectively healthy adults. Chest. 119: 1416-1419.

Miyashita, N., Obase, Y., Fukuda, M., et al. 2005. Outbreak of infection in long-term care facilities and an affiliated hospital. J. Med. Microbiol. 54: 1243-1247.

【宮下修行】

【*Chlamydia pneumoniae* の体内動態】

(1) 背景

呼吸器疾患以外に *C. pneumoniae* 感染の関与が疑われている慢性炎症性疾患は，文献的にも動脈硬化症，多発性硬化症，アルツハイマー病，関節炎など多く挙げられている(Onellette and Byrne, 2004)。*C. pneumoniae* の侵入門戸は呼吸器であることから，これら疾患への関与を考慮すると全身への本菌の動態は極めて重要である。これに関連してここでは本菌の各種細胞への感染増殖に関する知見を解説する。

(2) 推測される菌の体内動態例(図 32)

C. pneumoniae 感染の動脈硬化症への関与に関しては多くの報告がある。中でも動脈硬化性病巣部位から本

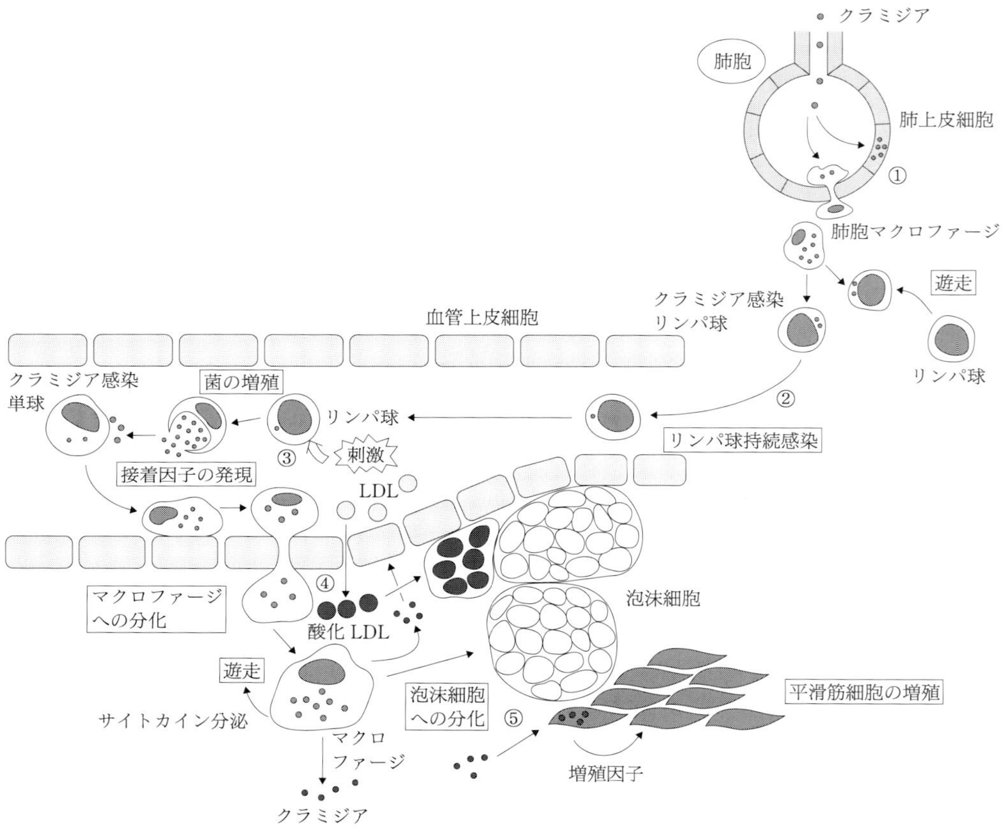

図 32　肺炎クラミジアの予測される体内動態例(山本，2005)。①クラミジアの気道感染による肺上皮細胞ならびに肺マクロファージ内での菌増殖。近傍リンパ球への 2 次的感染と感染リンパ球の血流への移行。②血流中での持続感染(もしくは不顕性感染)リンパ球の長期にわたる存在。③感染リンパ球への何らかの刺激による不顕性感染クラミジアの活性増殖と血液単球への感染。感染単球における接着因子の発現とマクロファージへの分化促進。④血管壁への感染マクロファージの遊走。感染マクロファージからの各種炎症性サイトカインの分泌。クラミジアの血管内皮細胞ならびに平滑筋細胞への感染増殖。感染内皮細胞による LDL の酸化。⑤酸化 LDL の取り込みによる感染マクロファージの泡沫細胞への分化。感染平滑筋細胞からの細胞増殖因子の分泌と細胞増殖

菌を検出した報告は，本菌の侵入門戸である気道から動脈血管病巣部位へ菌が伝播することを示している。

C. pneumoniae は極めてありふれた気道感染起因菌である。気道感染による菌の気道上皮細胞さらには肺胞マクロファージ内での増殖と，その結果新たに放出された基本小体(EB)の一部が血中の単球やリンパ球に感染することにより，血流を介して全身に流れることは，経気管的に *C. pneumoniae* を実験感染させたマウスの末梢血白血球から菌が回収されることにより立証された。事実，多くの動脈硬化症患者ならびに健常者の末梢血中から本菌が検出されている(Yamamoto, 2004)(写真30, 31)。*C. pneumoniae* は白血球，特にリンパ球に感染し(写真32)，おそらく中間体の菌形態(aberrant RB)をとることにより各種抗菌薬や宿主防御機構から逃れ，リンパ球に感染した本菌は上皮細胞に感染した状態に比べ抗菌薬に対して強い抵抗性を示し(Yamaguchi et al., 2003)，血流中に長期間存在することが可能となる。何らかの理由でこのような中間体が活性化して菌の増殖が起きると，その状況では容易に他の血液細胞(単球)に感染し，それに引き続き菌は細胞内で増殖する。感染した単球では，接着因子の発現とマクロファージへの分化誘導により感染細胞の血管壁への侵入とそれに続く血管細胞(血管内皮細胞，血管平滑筋細胞)へと感染が波及し，これに炎症性サイトカインなど各種炎症因子が誘導されるといった一連のカスケードが起きると考えられる(山本，2005)。一方，本菌が感染したマクロファージは，コレステロールの存在下で泡沫細胞となり，動脈硬化初期病変形成に積極的かつ直接的に寄与すると思われる(Yamaguchi et al., 2002b)。

一方，*C. pneumoniae* が間接的に動脈硬化症進展に関与する可能性として自己免疫が考えられている。いわゆる菌抗原が特定組織抗原と類似しているために起きる機序である。動脈硬化症は一種の自己免疫疾患であるとする考えもある(Wick et al., 1999)。*C. pneumoniae* の外膜蛋白はヒト心筋ミオシンと類似していることが立証され，感染による動脈硬化症進展への自己免疫反応関与の可能性は高い。この機構では，*C. pneumoniae* は動脈硬化病巣に常在する必要はなく，動脈硬化病変部位から必ずしも本菌が検出されない理由を説明できる。*C. pneumoniae* の熱ショック蛋白がヒトのそれと高い相同性を示すことから，自己免疫反応を誘導する機序のひとつとしても考えられている。

(3)末梢血からの *C. pneumoniae* 検出

動脈硬化症患者血液中からの *C. pneumoniae* の検出が多く報告されている(Yamamoto, 2004)。そのほとんどが患者末梢血より抽出したDNAからPCRでクラミジア特異遺伝子を検出しているため，血液中のどの細胞に菌が生息しているか不明である。マウスを用いた実験的クラミジア感染では末梢血単核球(PBMC)より菌が回収されるところから単球が感染細胞と推測されている。しかし，感染単球はこれまで証明されておらず，血中における感染細胞の実態は不明であった。ところが，患者末梢血CD3陽性細胞から *C. pneumoniae* DNAが回収され(Kaul et al., 2000)，さらに実験的にヒト末梢血リンパ球への *C. pneumoniae* 感染増殖(Haranaga et al., 2001a)(写真32, 33)が確認されたことから，血中ではリンパ球が *C. pneumoniae* のリザーバーであることが強く示唆されている。

健常人末梢血からの *C. pneumoniae* DNA検出(Haranaga et al., 2001b)(写真31)は，菌の不顕性感染を示すとともに *C. pneumoniae* 感染の関与が疑われている各種慢性炎症性疾患(例えば，動脈硬化症)との関わりを検討する上で重要な知見である。さらに輸血用血液からの *C. pneumoniae* DNA検出と混在白血球のフィルターによる除去が結果として *C. pneumoniae* の除去に有用であるとする成績(Ikejima et al., 2005)は，今後の血中 *C. pneumoniae* 感染細胞への対応に重要な示唆を与えるものであろう。

(4)マクロファージへの *C. pneumoniae* 感染

体内に侵入した *C. pneumoniae* の主たる感染細胞は呼吸器上皮細胞であることは広く知られている。実験的にも上皮細胞であるHEp-2細胞やHeLa細胞は菌の増殖に広く用いられ，菌と細胞との相互関係を解析する上で重要な試験管内感染系となっている。一方，感染病巣の構築や体内での菌の伝播を考慮すると，マクロファージと菌との関係は極めて重要である。試験管内で *C. pneumoniae* を肺胞マクロファージに感染させると細胞内での菌の旺盛な増殖が認められ(写真34)，それにともない各種炎症性サイトカインなどの分泌が観察される。さらには，本菌の感染により末梢血単球のマクロファージへの分化が促進されたり，接着因子の発現誘導や動脈硬化症の初期病変を形成する泡沫細胞の形成など，種々の作用を感染細胞に及ぼすことが知られている(Yamaguchi et al., 2002b)。宿主免疫機能が正常に機能するとINF-γ などの炎症性サイトカインの作用により，感染マクロファージ内の菌の増殖が顕著に抑制されることが知られており，その機構はindoleamine 2,3- dioxygenase(IDO)によるトリプトファン代謝亢進が主要な原因であることが明らかになっている(Carlin et al., 1987)。

(5)リンパ球への *C. pneumoniae* 感染

リンパ球への *C. pneumoniae* 感染はリンパ球が生体内で長期間生存することや感染免疫におけるリンパ球の主要な役割を考慮すると極めて重要と思われる。写真35はヒト末梢血リンパ球に実験的に *C. pneumoniae* を感染した際の電子顕微鏡像で，菌の接着と侵入像が認められる。マウスリンパ球を用いた実験的な感染ではTリンパ球への感染が認められているが，Bリンパ球やリンパ球特定サブセットへの感染などについてはいまだ不明で今後の研究進展に待つところである。

リンパ球への本菌の感染は感染したリンパ球に何らかの機能修飾を起こすと考えられている。このような感染リンパ球の機能解析のために株化リンパ球細胞を用いた感染モデルが確立(写真36)(Yamaguchi et al., 2002a)され，この感染系を用いてリンパ球表層CD3抗原の発現抑制が本菌感染によるプロスタグランジンE2の過剰産生(Yamaguchi et al., 2008)により引き起こされることが明らかになった。リンパ球への本菌の持続感染機構や他のリンパ球機能調整も含め，これらの詳細は今後の研究に待たれる。

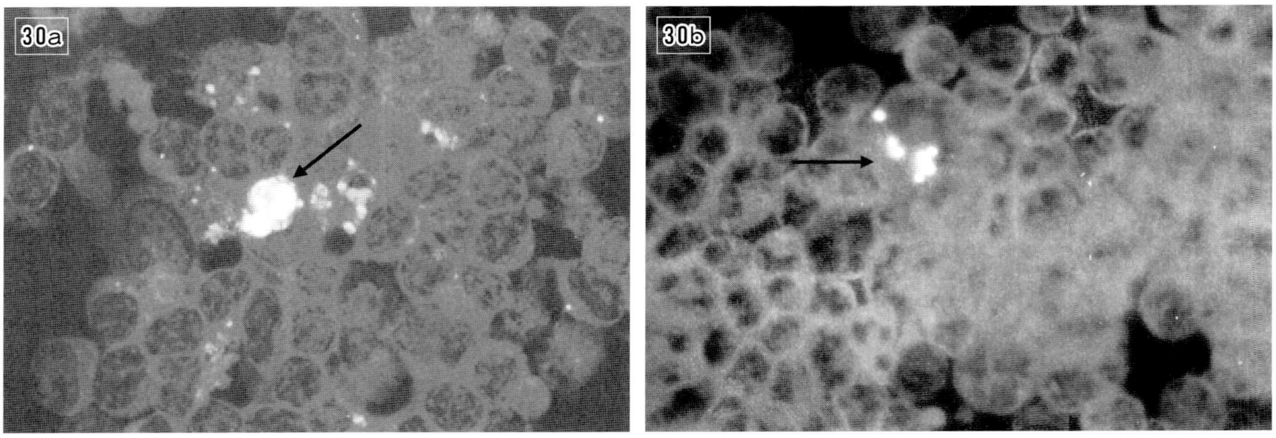

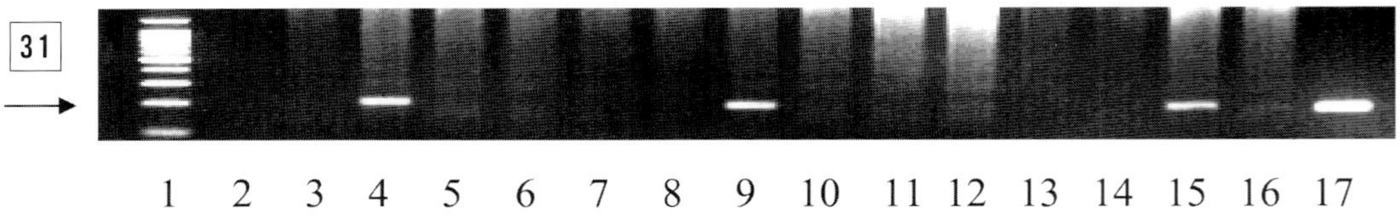

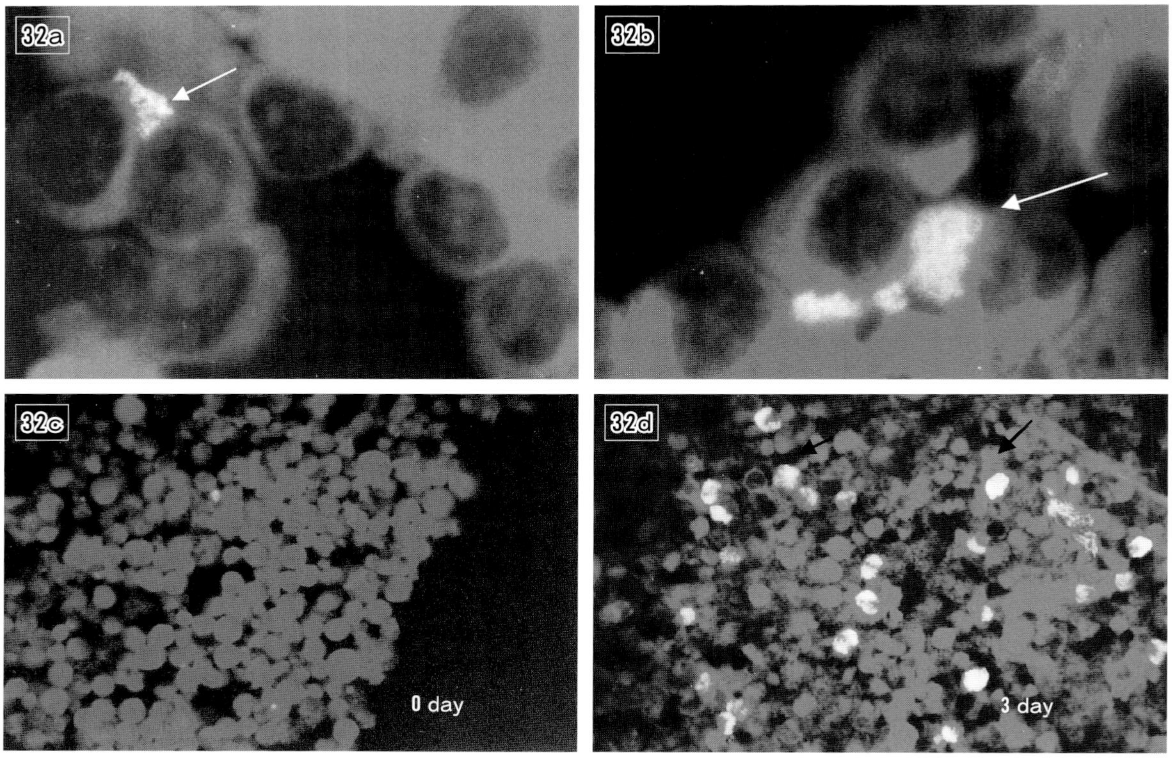

写真 30　健常人抹消血中の *C. pneumoniae* を FITC 標識抗クラミジア抗体で検出した蛍光顕微鏡像(Haranaga et al., 2001b)。矢印は菌を示す。a)ドナーA，b)ドナーB。(口絵 156 参照)

写真 31　健常人抹消血白血球 *C. pneumoniae* 特異 16S　rRNA 遺伝子の PCR による検出(PCR 特異産物のアガロース電気泳動像)(Haranaga et al., 2001b)。1：分子サイズマーカー，2～17：供血者番号，→：特異 PCR 産物の位置

写真 32　ヒト末梢血リンパ球およびマウス T リンパ球への *C. pneumoniae* の実験的感染(蛍光顕微鏡)(Haranaga et al., 2001a)。感染 3 日後(ヒト末梢血リンパ球)(a, b)ならびに感染 0 日(c)および 3 日後(マウス T リンパ球)(d)の感染 *C. pneumoniae* を FIT 標識抗クラミジア抗体で検出。矢印は増殖した *C. pneumoniae* を示す。a，b)Human peripheral lymphocytes，c，d)Mouse T-lymphocytes。(口絵 157 参照)

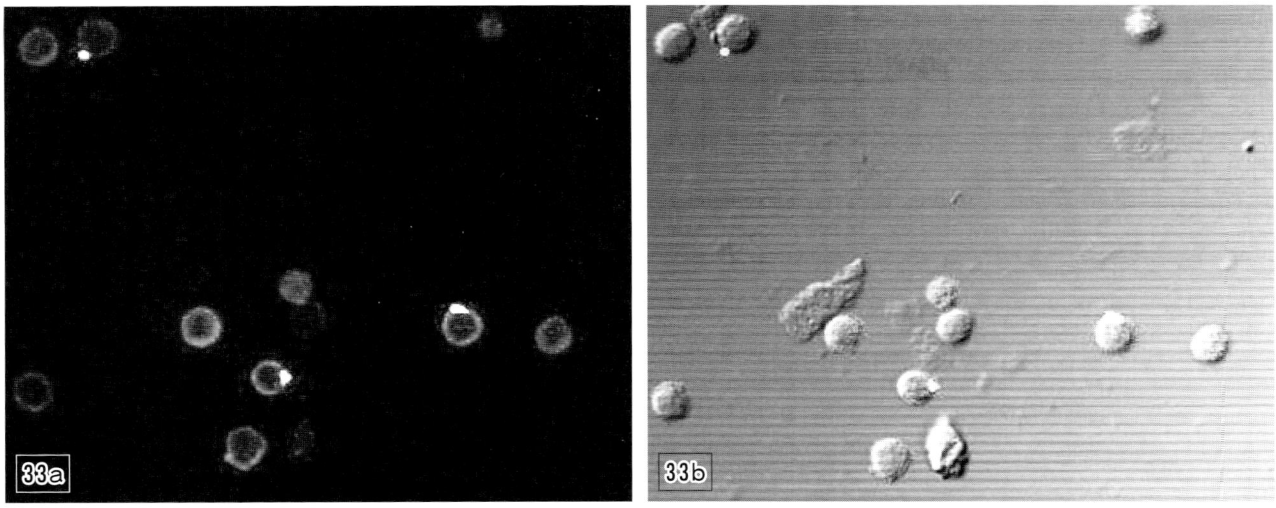

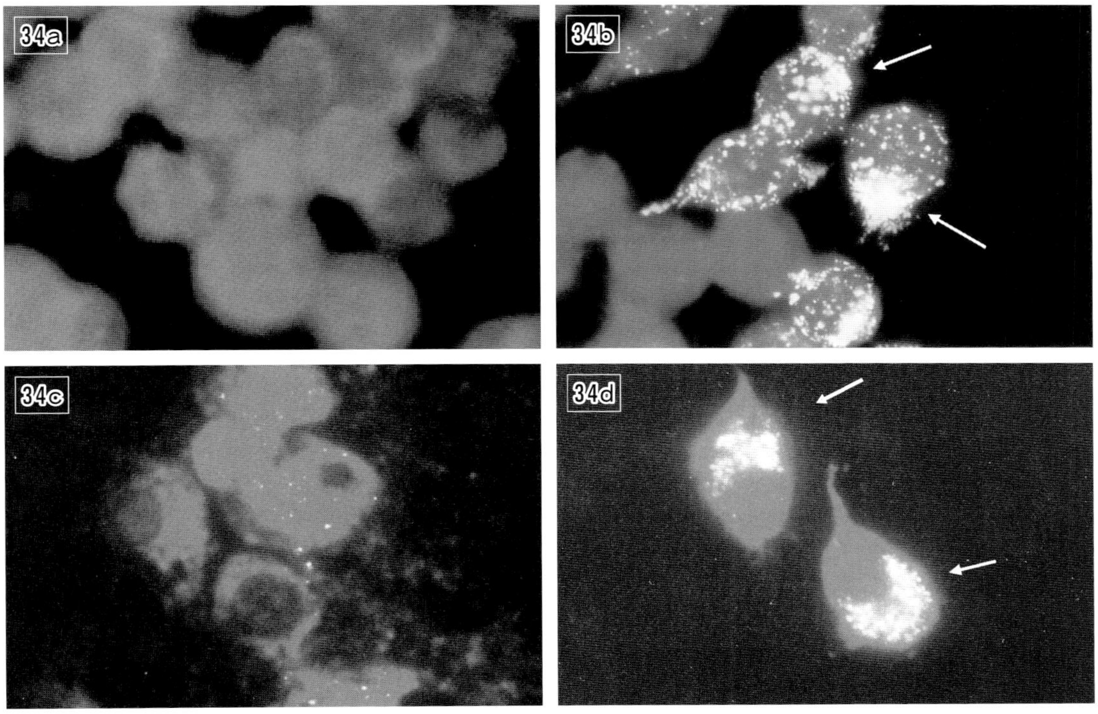

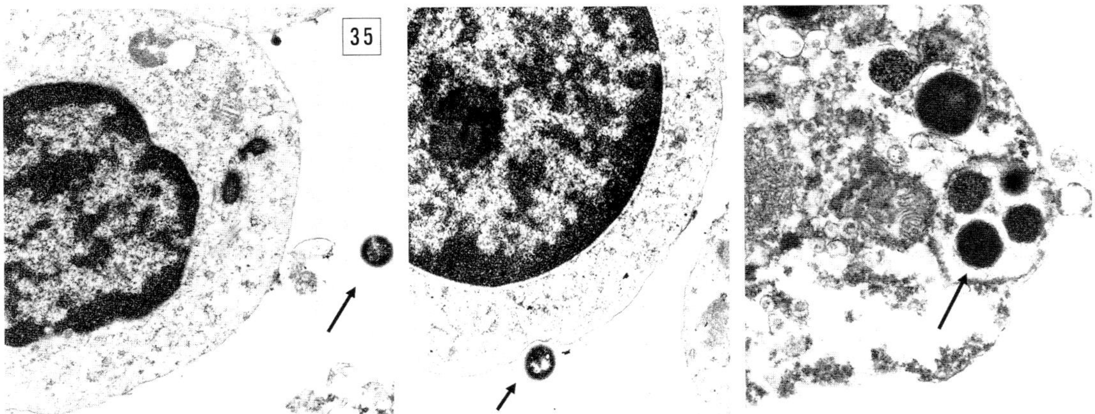

写真 33 CD3 陽性ヒト末梢血リンパ球へ感染した *C. pneumoniae*。感染 3 日後に抗 CD3 抗体(PE, 赤)ならびに抗クラミジア抗体(FITC, 緑)で染色。a)蛍光顕微鏡像, b)光学顕微鏡像。(口絵 163 参照)

写真 34 実験的 *C. pneumoniae* 感染によるマウス肺胞マクロファージの株化細胞(MH-S)ならびに初代培養(primary culture)細胞内での増殖像(蛍光顕微鏡)(Haranaga et al., 2003)。矢印は増殖した *C. pneumoniae* を示す。a)MH-S, time zero, b)MH-S, 48h, c)Primary alveolar macrophages, time zero, d)Primary alveolar macrophages, 48h。(口絵 164 参照)

写真 35 ヒト末梢血リンパ球への実験的 *C. pneumoniae* 感染の電子顕微鏡像。矢印は菌を示す。

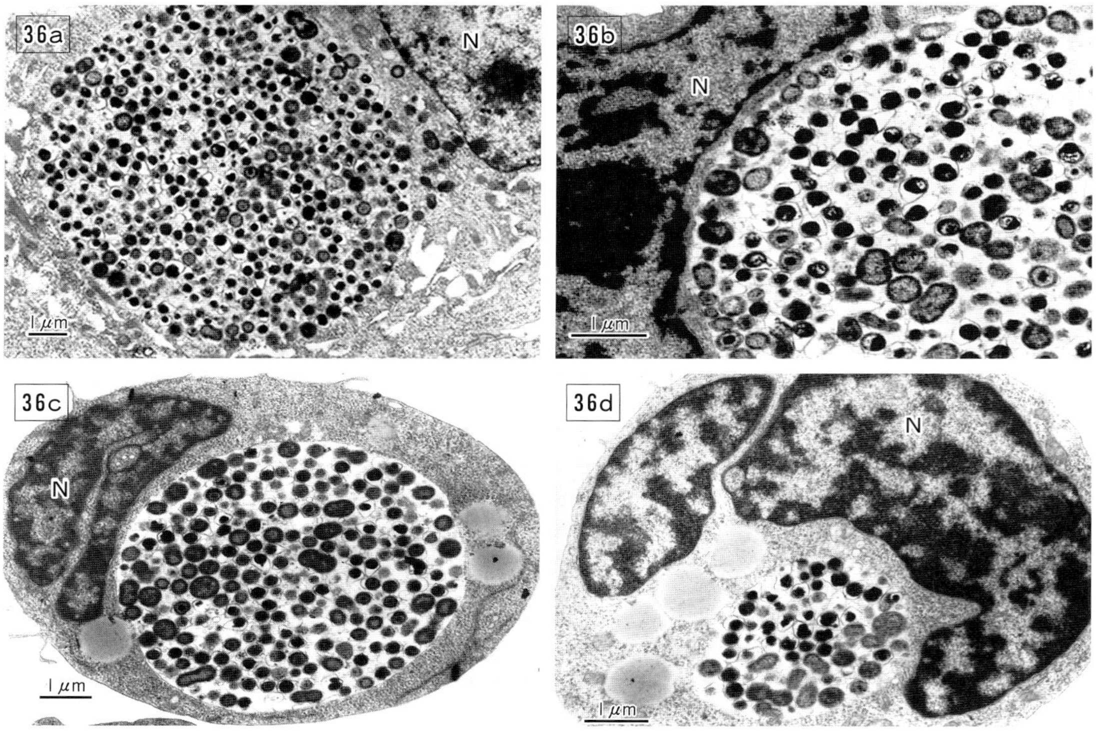

写真 36　実験的 *C. pneumoniae* 感染 3 日後の電子顕微鏡像（Yamaguchi et al., 2002a）。a）上皮細胞系 HEp-2 細胞，b）単球系 THP-1 細胞，c）リンパ球系 Molt 4 細胞，d）リンパ球系 P3HR1 細胞

【引用・参考文献】

Carlin, J. M., Borden, E. C., Sondel, P. M., et al. 1987. Biologic-response-modifier-induced indoleamine 2,3-dioxygenase activity in human peripheral blood mononuclear cell cultures. J. Immunol. 139: 2414-2418.

Haranaga, S., Yamaguchi, H., Friedman, H., et al. 2001a. *Chlamydia pneumoniae* infects and multiplies in lymphocytes in vitro. Infect. Immun. 69: 7753-7759.

Haranaga, S., Yamaguchi, H., Ikejima, H., et al. 2003. *Chlamydia pneumoniae* infection of alveolar macrophages: a model. J. Infect. Dis. 187: 1107-1115.

Haranaga, S., Yamaguchi, H., Leparc, G. F., et al. 2001b. Detection of *Chlamydia pneumoniae* antigen in PBMNCs of healthy blood donors. Transfusion 41: 1114-1119.

Ikejima, H., Friedman, H., Leparc, G. F., et al. 2005. Depletion of resident *Chlamydia pneumoniae* through leukoreduction by filtration of blood for transfusion. J. Clin. Microbiol. 43: 4580-4584.

Kaul, R., Uphoff, J., Wideman, J., et al. 2000. Detection of *Chlamydia pneumoniae* DNA in CD3＋ lymphocytes from healthy blood donors and patients with coronary artery disease. Circulation 102: 2341-2346.

Ouellette, S. P., and Byrne, G. I. 2004. *Chlamydia pneumoniae*: prospects and predictions for an emerging pathogen, p. 1-9. *In* Friedman, H., Yamamoto, Y., and Bendinelli, M. (eds.), *Chlamydia pneumoniae* infection and disease, Kluwer Academic/Plenum Publishers, N. Y.

Wick, G., Perschinka, H., and Xu, Q. 1999. Autoimmunity and atherosclerosis. Am. Heart. J. 138: S 444-449.

Yamaguchi, H., Friedman, H., Yamamoto, M., et al. 2003. *Chlamydia pneumoniae* resists antibiotics in lymphocytes. Antimicrob. Agents Chemother. 47: 1972-1975.

Yamaguchi, H., Haranaga, S., Friedman, H., et al. 2002a. A *Chlamydia pneumoniae* infection model using established human lymphocyte cell lines. FEMS Microbiol. Lett. 216: 229-234.

Yamaguchi, H., Haranaga, S., Widen, R., et al. 2002b. *Chlamydia pneumoniae* infection induces differentiation of monocytes into macrophages. Infect. Immun. 70: 2392-2398.

Yamaguchi, H., Matsuo, J., Sugimoto, S., et al. 2008. Inhibition of lymphocyte CD3 expression by *Chlamydophila pneumoniae* infection. Microb. Pathog. 45: 290-296.

Yamamoto, Y. 2004. *Chlamydia* detection in blood, p. 65-80. *In* Friedman, H., Yamamoto, Y., and Bendinelli, M. (eds.), *Chlamydia pneumoniae* infection and disease, Kluwer Academic/Plenum Publishers, N. Y.

山本容正．2005．動脈硬化とクラミジア，p. 285-291．光山正雄（編），微生物感染学，南山堂，東京．

【山本容正】

【男性の *Chlamydia trachomatis* 感染症】

(1)疫学

C. trachomatis による男性の性感染症では，尿道炎が大部分を占めるが，精巣上体炎，咽頭炎，直腸炎も含まれる。尿道炎は，一般的に淋菌性尿道炎と非淋菌性尿道炎に分けられるが，非淋菌性尿道炎のなかでクラミジア性尿道炎は半数程度とされている（日本性感染症学会，2011）。厚生労働省・性感染症センチネルサーベイランス報告（熊本ほか，2004）では，男性性感染症の27.0%が性器クラミジア感染症（主にクラミジア性尿道炎）であり，そのなかで20歳代が最も罹患率が高い。男性の年代別罹患率では，25〜29歳で最も罹患率が高く，次いで，20〜24歳，30〜34歳，35〜39歳，15〜19歳と続き，女性と比較してやや年齢のピークが高い。

一方，症状のない20歳代の男性の尿からも *C. trachomatis* が5%程度検出される（Takahashi et al., 2005）。したがって，女性のみならず男性においても無症候性感染も少なからずあると考えられる。

(2) *C. trachomatis* 関連疾患と症状

①尿道炎

一般的に感染から発症まで1〜3週間程度とされており(日本性感染症学会, 2008), 症状として軽度の排尿痛, 漿液性の分泌物, 射精時痛などがある。淋菌感染症と比べると, 尿道分泌物の性状・量, 亀頭の発赤や膿尿, 排尿痛の程度など自他覚症状, 臨床所見ともに軽微である(Takahashi et al., 2006)。

②精巣上体炎

尿道炎と比較すると, 頻度は極めて低いが中年(一般的には35歳)以下の精巣上体炎の原因の多くは *C. trachomatis* である(日本性感染症学会, 2011)。精巣上体と精巣の腫脹, 陰嚢の発赤, 発熱が主な症状であるが, 細菌性精巣上体炎の症状より軽微である。男性不妊症との関連が疑われているが, いまだ議論が残る。

③精嚢炎

C. trachomatis と精嚢炎との関連は微生物学的にも明らかである(Furuya et al., 2004)。精嚢は前立腺の背側で, 尿道と前立腺から精巣上体へと続く精管の近位側に位置している。一般的に精巣上体炎は, 尿道炎から精嚢, 精管を経由した感染経路であり, *C. trachomatis* による精嚢炎は, 急性精巣上体炎の前段階なのか, *C. trachomatis* の保菌部位なのかなど不明な点は多い。

④咽頭感染

近年, オーラルセックスが一般化し, *C. trachomatis* (Hamasuma, 2007)と淋菌(伊与田ほか, 2003；Takahashi et al., 2008a)の咽頭感染がパートナーに対する感染源となって問題視されている。咽頭感染は症状に乏しく, また, オーラルセックスが感染機会となるとの認識の欠如により, その頻度は増加していると見なされる。

⑤前立腺炎への関与

慢性前立腺炎／慢性骨盤痛症候群(chronic prostatitis/chronic pelvic pain syndrome：CP/CPPS)の病因は, いまだ明らかでない。*C. trachomatis* がこの原因ではないかとの推測から, 多くの研究がされてきた。前立腺圧出液(expressed prostatic secretion：EPS)中の抗クラミジアIgAが, 慢性前立腺炎症例で高かったとの報告や, EPS中の白血球数が多い症例ほど, 同部位の抗HSP60 IgA陽性率が有意に高い(小六ほか, 1995)。また, 経会陰的な慢性前立腺炎症例の前立腺の生検組織中の *C. trachomatis* DNA検出率は1.35%であったが, 異なったシリーズでは検出されなかった(Krieger and Riley, 2002)。微生物がこの病態に関与しているのではないかとの考えは, 抗菌薬が初回治療としてある程度効果があることにも後押しされる。しかし, 慢性前立腺炎の原因としての *C. trachomatis* の関与については, 組織内 *C. trachomatis* の培養・同定ができていないことから確定されていない。

(3) 検出法

核酸増幅法が一般的である。その詳細については【診断】の項を参照してほしい。

(4) 治療

米国疾病予防管理センター(CDC)が作成したクラミジア性尿道炎治療のガイドラインではマクロライド系, テトラサイクリン系およびニューキノロン系抗菌薬が推奨されている(Workowski and Berman, 2006)(表13)。投与量に違いはあるものの, ほぼ同様のガイドラインを, 日本性感染症学会が作成している(日本性感染症学会, 2011)。このなかの推奨薬剤を有効投与量とともに表示する(表13)。マクロライド系抗菌薬ではクラリスロマイシンとアジスロマイシンが有効な薬剤である。前者の

表13 性器クラミジア感染症(クラミジア性尿道炎)に対するCDCと日本性感染症学会(ガイドライン)の推奨(代替)治療薬剤(日本性感染症学会, 2011；Workowski and Berman, 2006をもとに作成)。エビデンスレベルの高いsystematic reviewとmetaanalysisで取り上げられているのは, アジスロマイシンとドキシサイクリンのみである。しかし, 他の推奨抗菌薬も臨床効果が高いことは知られている。*C. trachomatis* では耐性株が散見されるのみであることから, これらの適切な服用による治癒率は理論的には100%である。もし難治例があるとすれば, 治療薬の飲み忘れ, 再感染, 吸収阻害(他剤や食事との相互作用も含めて), 治療後の核酸増幅法での偽陽性などを疑う。

推奨治療薬剤(CDC)：①あるいは②	
①アジスロマイシン	1g(単回経口投与)
②ドキシサイクリン	100mg, 1日2回, 7日間経口投与
代替治療薬剤(CDC)：③〜⑥のいずれか	
③Erythromycin base	500mg, 1日4回, 7日間経口投与
④Erythromycin ethylsuccinate	800mg, 1日4回, 7日間経口投与
⑤オフロキサシン	300mg, 1日2回, 7日間経口投与
⑥レボフロキサシン	500mg, 1日1回, 7日間経口投与
推奨治療薬剤(日本性感染症学会)：下記のいずれか	
アジスロマイシン	1g(単回経口投与)
クラリスロマイシン	200mg 1日2回, 7日間経口投与
ミノサイクリン	100mg, 1日2回, 7日間経口投与
ドキシサイクリン	100mg, 1日2回, 7日間経口投与
レボフロキサシン	500mg, 1日1回, 7日間経口投与
トスフロキサシン	150mg, 1日2回, 7日間経口投与
シタフロキサシン	100mg, 1日2回, 7日間経口投与
(劇症症例に対して)	
ミノサイクリン	100mg, 1日2回, 3〜5日間点滴投与

有効性は 200 mg，1 日 2 回，14 日間投与の方法で報告(熊本ほか，1993)されている。抗アレルギー薬テルフェナジン，アステミゾール，向精神薬ピモジドとの併用により QT 延長や心停止などの有害事象の報告があり，併用禁忌である。アジスロマイシンの単回経口投与は高い有効性を示した。わが国でも有効性が報告(田中ほか，1996；Takahashi et al., 2008b)されており，細菌学的にも有効性が高く，飲み忘れがないなど理想的な治療薬である。しかし副作用として下痢などの消化器症状があり，注意が必要である。

テトラサイクリン系抗菌薬ではドキシサイクリンとミノサイクリンが有効である。前者は尿道炎に対しては経口投与で十分な効果が得られるが，精巣上体炎など重症化した場合にはミノサイクリンを経静脈投与することも可能である。

アジスロマイシンと比較検討した報告(Martin et al., 1992)では，ドキシサイクリンの 100 mg，1 日 2 回，7 日間投与にて，治療開始 5 日目から 35 日目までの治癒判定で 98%(125 例中 122 例)の *C. trachomatis* 陰性化率で，高い治療効果を示す。注意点は前庭機能障害としてめまいをみることがあり，注射剤では血管痛が強いことである。

ニューキノロン系抗菌薬はトスフロキサシンとレボフロキサシンで有効率が高い。男子クラミジア性尿道炎に対するオフロキサシン(レボフロキサシンの光学異性体)の 1 日 600 mg で，7 日間投与と 14 日間投与のクラミジア陰性化率は，それぞれ 100%(24 例中 24 例，26 例中 26 例)であった(熊本ほか，1990)。

注意すべきは，非ステロイド性抗炎症薬との併用である。特に，フェンブフェン，フルルビプロフェンアキセチル，フルルビプロフェン，ケトプロフェンは併用禁忌とされている。

以前はニューキノロン系抗菌薬は，淋菌に対しても強力な抗菌力を有していたが，現在では淋菌のニューキノロン耐性の頻度が 8 割を超えており，既に治療に用いることができない。淋菌性尿道炎の約 2〜3 割程度にクラミジア性尿道炎も合併しているが，これらの同時治療は現状では選択肢としてはない。したがって，淋菌性尿道炎を治療した後にクラミジア性尿道炎の治療を行う必要がある。

(5)予防

コンドームの適切な使用が最も簡便で効果的な予防法である。

性器クラミジア感染症のみならず性感染症は，性的により活動的な 20〜30 歳代という年齢層での罹患率が高く，近年若年化の傾向があることから，中学校，高等学校などでの健康教育の一環として，性感染症の知識，予防法などを指導することが効率的な予防法であるとも考えられるが，現状ではこれらの予防対策の実践は困難であり，悲観的である。

C. trachomatis が陽性と診断された受診者のパートナーにも医療施設を受診するように勧めるべきである。もしパートナーが *C. trachomatis* 陽性で，無治療でいた場合には，*C. trachomatis* に再感染することになるからである。いわゆるピンポン感染と呼ばれる伝播であり，パートナーがともに，適切に治療を受けることで再感染を予防できる。女性パートナーが性器クラミジア感染症と診断され，検査のために医療施設を受診した男性の調査(小島ほか，2003)では，クラミジア性尿道炎と診断されるのは 31.6%(114 例中 36 例)で，膿尿を認める男性では *C. trachomatis* 陽性が 90%(20 例中 18 例)，膿尿を認めない男性では *C. trachomatis* 陽性が 19%(94 例中 18 例)であった。したがって，このような医療施設受診者を適切に診断し治療することが再感染を予防する医療者側の責任でもある。

【引用・参考文献】

Cook, R. L., Hutchison, S. L., Østergaard, L., et al. 2005. Systematic review: Noninvasive testing for *Chlamydia trachomatis* and *Neisseria gonorrhoeae*. Ann. Intern. Med. 142: 914–925.

Furuya, R., Takahashi, S., Furuya, S., et al. 2004. Is seminal vesiculitis a disease entity? Clinical and microbiological study of seminal vesiculitis patients with acute epididymitis. J. Urol. 171: 1550–1553.

Hamasuna, R., Hoshina, S., Imai, H., et al. 2007. Usefulness of oral wash specimens for detecting *Chlamydia trachomatis* from high-risk groups in Japan. Int. J. Urol. 14: 473–475.

伊与田貴子，雑賀威，金山明子，ほか．2003．川崎市の男性および女性咽頭より分離した *Neisseria gonorrhoeae* の細菌学的および疫学的検討．感染症学雑誌 77：103–9.

小島宗門，平山きぶ，岡田晃一，ほか．2003．クラミジア陽性女性の男性パートナーにおけるクラミジアスクリーニング．日性感染症会誌 14：82–84.

小六幹夫，熊本悦明，広瀬崇興．1995．慢性前立腺炎における *Chlamydia trachomatis* の関与の研究 —— 前立腺分泌液中抗 *Chlamydia trachomatis* IgA の Westernblotting 法による反応バンドの分析．感染症学雑誌 69：426–437.

Krieger, J. N., and Riley, D. E. 2002, Bacteria in the chronic prostatitis-chronic pelvic pain syndrome: molecular approaches to critical research questions. J. Urol. 167: 2574–2583.

熊本悦明，広瀬崇興，林謙治，ほか．1990．男子非淋菌性クラミジア性尿道炎に対する Ofloxacin および Doxycycline の治療効果．日性感染症誌 1：67–74.

熊本悦明，広瀬崇興，熊澤浄一，ほか．1993．STD としての男子尿道炎と子宮頸管炎に対する Clarithromycin の治療効果の検討—特に *Chlamydia trachomatis* 感染症を中心に．日性感染症誌 4：96–104.

熊本悦明，塚本泰司，杉山徹，ほか．2004．日本における性感染症サーベイランス—2002 年度調査報告．日性感染症会誌 15：17–45.

Martin, D. H., Mroczkowski, T. F., Dalu, Z. A., et al. 1992. The Azithromycin for Chlamydial Infections Study Group: A controlled trial of a single dose of azithromycin for the treatment of chlamydial urethritis and cervicitis. N. Engl. J. Med. 327: 921–925.

日本性感染症学会．2011．性器クラミジア感染症．日性感染症会誌 22：52–59.

笹川寿之，村角直子．2008．男子大学性の性に対する意識や行動と HPV，クラミジア感染の実態．日性感染症会誌 19：70–79.

Takahashi, S., Kurimura, Y., Hashimoto, J., et al. 2008a. Pharyngeal *Neisseria gonorrhoeae* detection in oral-throat wash specimens of male patients with urethritis. J. Infect. Chemother. 14: 442–444.

Takahashi, S., Matsukawa, M., Kurimura, Y., et al. 2008b. Clinical efficacy of azithromycin for male nongonococcal urethritis. J. Infect. Chemother. 14: 409–412.

Takahashi, S., Takeyama, K., Kunishima, Y., et al. 2006. Analysis of clinical manifestations of male patients with

urethritis. J. Infect. Chemother. 12; 283-286
Takahashi, S., Takeyama, K., Miyamoto, S., et al. 2005. Incidence of sexually transmitted infections in asymptomatic healthy young Japanese men. J. Infect. Chemother. 11: 270-273.
田中正利，熊澤淨一，松本哲朗，ほか，1996．性感染症としての男子尿道炎におけるAzithromycinの基礎的・臨床的検討．日性感染症誌 7：76-91.
Workowski, K. A., and Berman, S. M. 2006. Sexually transmitted diseases treatment guidelines, 2006. MMWR 55: RR11, 1-94.

【髙橋　聡】

【女性の *Chlamydia trachomatis* 感染症】

性器*Chlamydia trachomatis*(クラミジア)感染症は，「感染症の予防及び感染症の患者に対する医療に関する法律」のもとで定点把握が行われており，わが国で最も頻度の高い性感染症である(図33)(岡部・山岸，2015)。また，報告数の経時的変化は2002年まで増加一途をたどっていたが，2003年以降は男女ともに減少傾向に転じた。しかし，高校生を対象にした大規模スクリーニング調査では，性交経験を持つ女子の13.1%からクラミジアが検出され，感染に気づかない無症候感染者が多数存在すると推測される。さらに，罹患者の年齢分布は性行動がさかんな10～20歳代に集中しており，若年者に対する性教育の見直しが急務とされている(今井，2007)。

クラミジアよる子宮頸管炎は，基本小体(elemental body：EB)が子宮頸管上皮に性交渉を介して感染し発症するが，罹患しても帯下の増加を認める程度で大部分が症状を呈さない。このため無治療のまま放置されることが多く，上行感染に移行して子宮内膜炎，卵管炎，子宮付属器炎，骨盤内炎症性疾患(pelvic inflammatory disease：PID)を発症する(写真37)。さらに，感染時の菌量が多いと骨盤内感染に留まらず，肝臓周囲に炎症が波及し肝被膜表面に癒着を形成することで，特徴的な右季肋部痛をともなうFitz-Hugh-Curtis症候群(FHCS)を引き起こす(写真38)。1930年代にCurtis(1930)とFitz-Hugh(1934)らは，FHCSを淋菌性卵管炎に合併した右上腹部痛をともなう肝周囲炎として報告した。FHCSはCurtisらの報告以来，淋菌が唯一の原因菌と考えられていたが，1982年にWolner-Hassenらが肝被膜からクラミジアの分離に成功し，原因菌になることを証明した(Wolner-Hassen, 1982)。

クラミジアによるPIDは急性感染と慢性感染に分類されるが，前者は救急外来へ搬送されるほどの激烈な腹痛をともない，急性腹症と鑑別を要する。一方で慢性PIDは炎症症状が乏しく，不顕性感染になり骨盤腹膜炎や卵管炎が長期間にわたって持続する。これにより，子宮および卵管周囲には特徴的なフィルム様癒着が形成される(写真39)。さらに卵管炎が慢性化すると卵管上皮下に線維化が形成され，内腔を狭窄して卵管閉塞を引き起こす(写真40)。これらはクラミジア感染症の治癒後も後遺症として残存するため，卵管の通過性やその可動性，あるいは卵管采における卵のピックアップを障害して不妊症や異所性妊娠，卵管水腫の原因になる(野口，1995)(写真41)。またクラミジア子宮頸管炎を合併している妊婦では，経産道感染により新生児結膜炎や肺炎を発症するため出産前までに治療が必要である(Numazaki et al., 1989)。将来，妊娠や出産を予定する若年女性では，性器クラミジア感染症の早期発見が極めて重要であり，米国疾病予防管理センターは，特に症状を認めなくても25歳以下の性活動を持つ女性に対しクラミジア・スクリーニング検査を推奨している(CDC, 2015)。

性器クラミジア感染症の診断は，スワブで採取した子宮頸管擦過検体から病原体を検出し行うが，骨盤内に潜んだ微量のクラミジアを検出する必要があるため感度の高い核酸増幅法を用いる(野口ほか，2006)。また，血中抗体検査(IgG，IgA)は，治療後も陽性が持続するため現行感染や治癒の判定には適さない。しかし，抗体価が高値を示す症例では卵管周囲癒着や卵管閉塞の存在が強

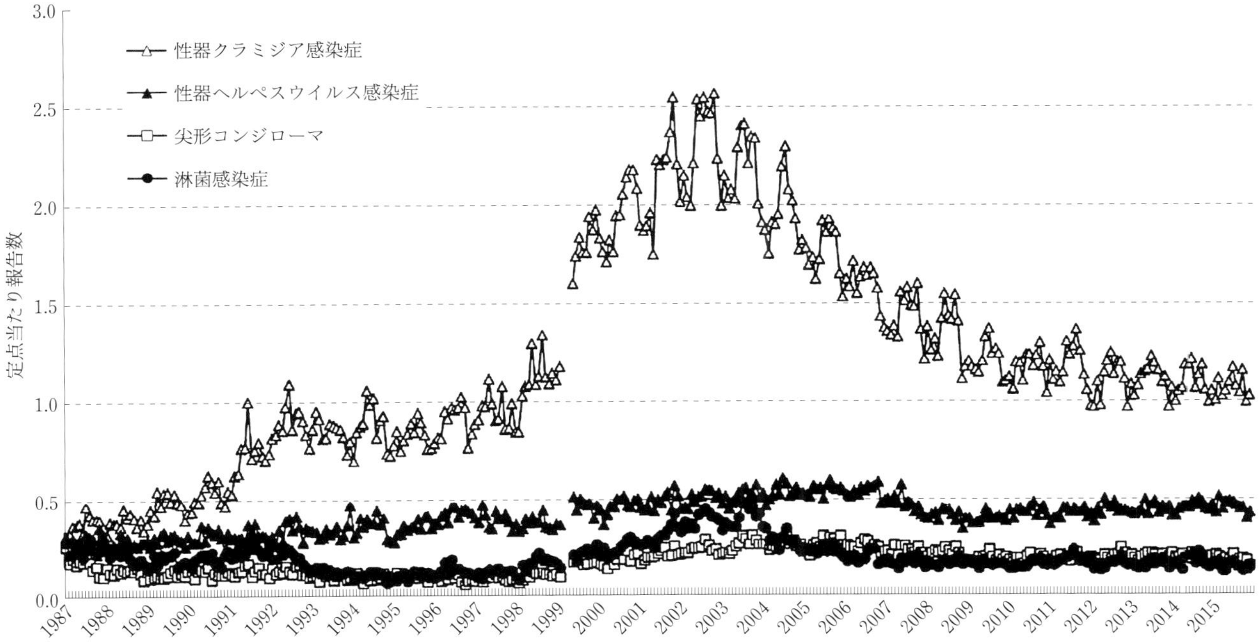

図33　性感染症定点把握4疾患の定点当たり報告数の月次推移(女性)(砂川・山岸，2015)。1987～2015年。2016年2月10日現在

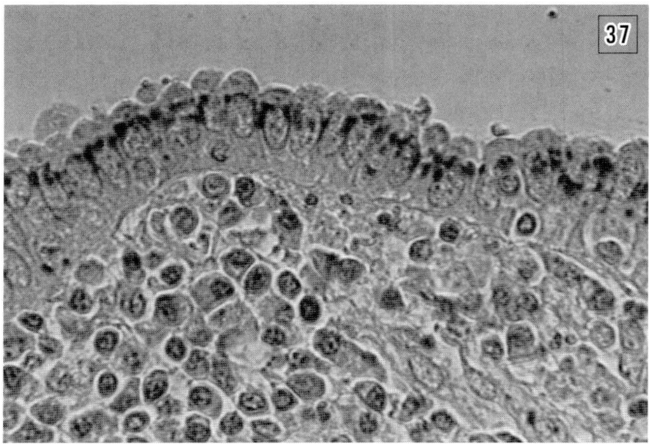

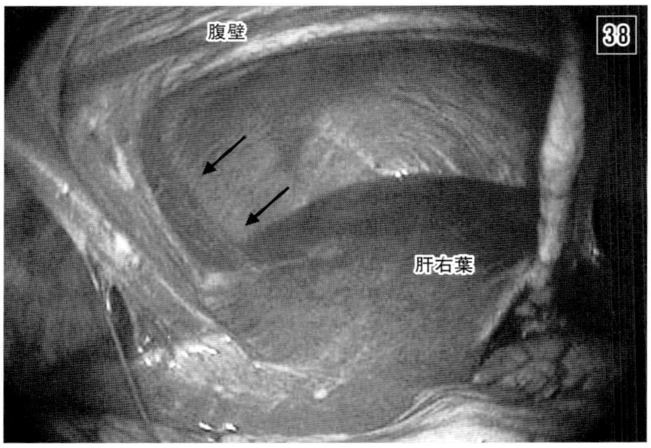

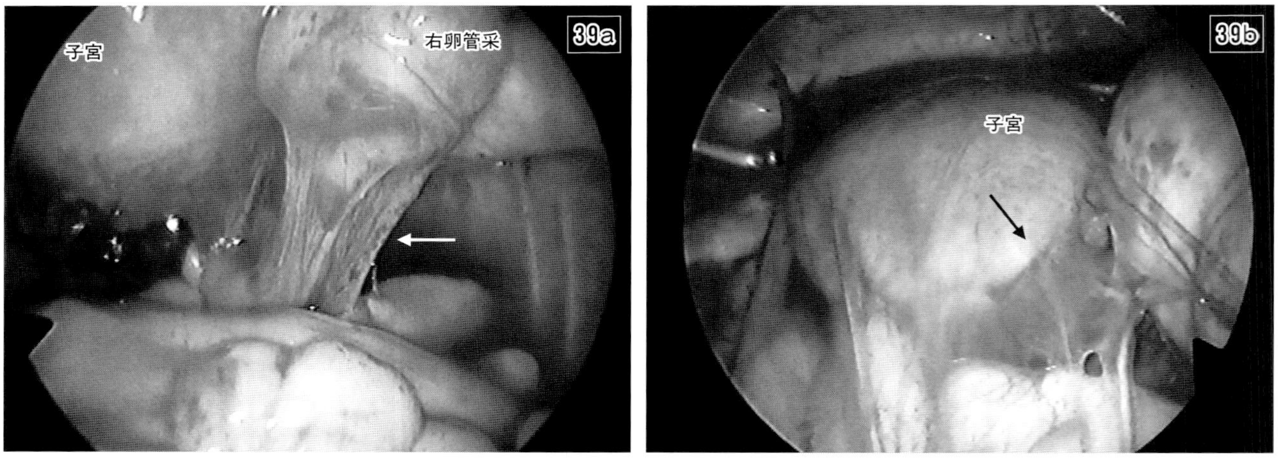

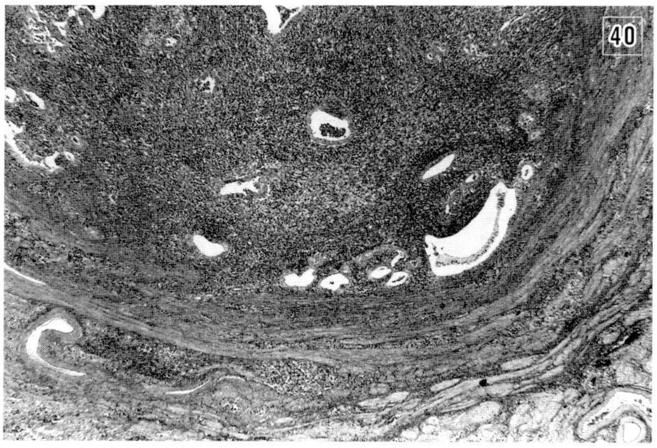

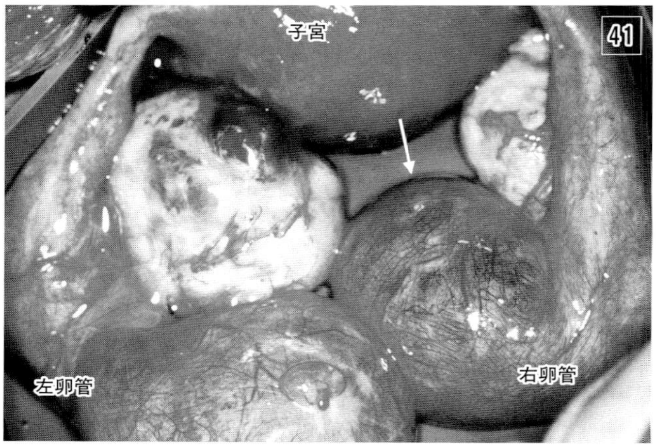

写真 37　卵管炎を認めた組織に対し *C. trachomatis* の EB に対する抗体(マウス由来)を用いて Avidin-Biotin Complex(ABC)染色を行った。多数の小円形細胞の浸潤と卵管上皮細胞に褐色に染色された封入体を認め慢性化した *C. trachomatis* による慢性卵管炎と診断された。(口絵 158 参照)

写真 38　Fitz-Hugh-Curtis 症候群では，肝臓被膜表面と腹壁の間に violin strings と称される癒着が形成(矢印)される。この癒着に起因した右季肋部痛は呼吸運動にて増強し，Fitz-Hugh-Curtis 症候群に特徴的である。(口絵 159 参照)

写真 39　クラミジアは，上行性感染し PID を発症する。子宮および卵管周囲に形成されたフィルム様癒着(矢印)により卵管の可動性が障害され卵管采が閉塞する。(口絵 160 参照)

写真 40　写真 37 の隣接切片についてマッソン・トリクローム染色により膠原線維染色を行った。炎症にともない卵管上皮細胞の増殖を認め，さらに卵管上皮下の間質には膠原線維の増殖が確認された。これらの変化により明らかな卵管内腔の狭小化を認める。(口絵 161 参照)

写真 41　卵管峡部と卵管采が同時に閉塞すると卵管膨大部に卵管液が貯留し，卵管留水腫(矢印)を発症する。(口絵 162 参照)

く疑われるため，不妊症のスクリーニング検査として有用である(中部ほか，1995；den Hartog et al., 2005)。

クラミジアによる子宮頸管炎は，マクロライド系抗菌薬の経口投与によりほぼ確実に治療が可能である。また，マクロライド系抗菌薬は妊婦に対する投薬が可能であり，妊娠中の性器クラミジア感染症の治療に用いられる。FHCSやPIDの劇症例に対してはミノサイクリンの点滴静注が奏功する(日本性感染症学会，2011)。さらに，再感染を防止するためパートナーのクラミジア感染を検索し，陽性例については治療を行う必要がある。

【引用・参考文献】

Adair, C. D., Gunter, M., Stovall, T. G., et al. 1998. Chlamydia in pregnancy: a randomized trial of azithromycin and erythromycin. Obstet. Gynecol. Feb. 91: 165-168.

CDC. 2015. Sexually transmitted diseases treatment guidelines, 2015. MMWR 55(RR 64): 1-137.

Curtis, A. H. 1930. A case of adhesions in the right upper quadrant. JAMA 94: 1221.

den Hartog, J. E., Land, J. A., Stassen, F. R., et al. 2005. Serological markers of persistent *C. trachomatis* infections in women with tubal factor subfertility. Hum. Reprod. 2005 Apr. 20: 986-90. Epub. Jan. 7.

Fitz-Hugh, T. Jr. 1934. Acute gonococcic peritonitis of the right upper quadrant in women. JAMA 102: 2094.

今井博久. 2007. 高校生のクラミジア感染症の蔓延状況と予防対策. 日本化学療法学会雑誌(日化療会誌) 55：135-142.

中部健，野口昌良，岡本俊充，ほか. 1995. Chlamydia trachomatis感染症と妊孕性障害に関する検討. 日性感染症誌 6：30-34

日本性感染症学会(編). 2011. 性感染症診断・治療ガイドライン 2011年版，日本性感染症学会，東京.

野口昌良. 1995. STDの臨床，永井書店，東京.

野口靖之，宍山秋子，藤田将，ほか. 2006. 子宮頸管および咽頭擦過検体，尿検体に対するSDA法を原理とする新しい核酸増幅法を用いた*Chlamydia trachomatis*および*Neisseria gonorrhoeae*の検出. 感染症学雑誌 80：251-256.

Numazaki, K., Wainberg, M. A., and McDonald, J. 1989. Chlamydia trachomatis infections in infants. CMAJ Mar. 15 140: 615-622.

砂川富正，山岸拓也. 2015. 感染症発生動向調査から見たわが国の性感染症の動向，2015年，p. 13-44. 荒川創一研究代表，性感染症に関する特定感染症予防指針に基づく対策の推進に関する研究.

Wølner-Hanssen, P., Svensson, L., Weström, L., et al. 1982. Isolation of Chlamydia trachomatis from the liver capsule in Fitz-Hugh-Curtis syndrome. N. Engl. J. Med. 306: 113.

【野口靖之】

【新生児・小児の *Chlamydia trachomatis* 感染症】

(1)疫学

妊婦の*C. trachomatis*感染の浸淫度に関しては2～37%と幅があるが，正常妊婦の子宮頸管からの*C. trachomatis*の分離陽性率はわが国では6%前後が一般的である。*C. trachomatis*感染と絨毛羊膜炎や前期破水(premature rupture of membrane：PROM)との関連も指摘され，全低出生体重児の3%程度は*C. trachomatis*感染に起因すると見なされる。未治療の感染妊婦より出生した新生児の50～75%に産道感染を中心とする母子感染を認め，その30～50%で新生児封入体結膜炎を発症する。母子感染児の10～20%で新生児期または乳児期に肺炎を発症する。

罹患患児の鼻咽腔では結膜や直腸粘膜などとともに*C. trachomatis*の感染を高頻度で認める。鼻咽腔感染の約30%は放置すると肺炎に進展する。未熟児の慢性呼吸障害と*C. trachomatis*感染との関連についても報告されたが，成熟児においても生後早期に肺炎などの呼吸

表14 早期新生児期に発症した *Chlamydia trachomatis* 肺炎の5例

症例	1	2	3	4	5
性別	F	F	M	F	F
在胎期間(週)	39	40	37	33	37
生下時体重(g)	2,605	3,025	2,982	2,265	3,714
分娩様式	経腟	帝王切開	経腟	経腟	経腟
アプガー・スコア(1分)	9	8	7	8	7
症状出現時日齢	3	13	1	0	1
初発症状	多呼吸	チアノーゼ	喘鳴	多呼吸	多呼吸
鼻咽腔クラミジア抗原	+	+	+	+	+
鼻咽腔クラミジアDNA	+	+	+	+	+
眼瞼結膜クラミジアDNA	+	−	+	+	−
C. trachomatis 血清型	E	E	E	E	H
特異的血清IgM抗体価					
臍帯血	1：128	<1：16	<1：16	1：32	1：32
日齢21	1：64	1：32	1：32	1：16	<1：16

表15 早期新生児期に発症した *Chlamydia trachomatis* 肺炎患児の母親に関する検索

症例の母親	1	2	3	4	5
前期破水の有無	無	無	無	無	無
胎盤所見	不明	不明	不明	絨毛羊膜炎	正常
子宮頸管クラミジア抗原	−	−	−	−	−
腟炎併発の有無	不明	不明	不明	不明	有
抗 *C. trachomatis*					
血清抗体価(妊娠20週)					
IgG	1：256	不明	不明	1：256	1：256
IgM	<1：16	不明	不明	1：64	<1：16

器疾患が発症することもある(表14，15)。新生児，乳児期以降の *C. trachomatis* 感染の実態に関しては不明な点も多いが，周産期に獲得されたクラミジア感染は1歳時でも約30％で認められ，生後2〜3歳の時期まで持続することもある。

(2)臨床像

①新生児・乳児肺炎

C. trachomatis 肺炎患児の大部分は生後6か月未満の乳児，新生児である。通常生後3〜16週に鼻汁や軽度の咳嗽で発症し，多くの場合は無熱性で遷延性の経過をたどる。多呼吸をともない，嘔吐やチアノーゼをともなう百日咳様の痙攣性咳嗽が出現することもあるが，喘鳴をともなうことは少ない(表16)。一般に全身状態は良好であるが，嘔吐や体重増加不良を主訴に来院することもある。肺野にラ音を聴取する場合も理学的所見は乏しい。結膜炎，中耳炎，咽頭炎などの合併はしばしば認められる。胸部X線所見では両側性のび漫性の間質性の肺浸潤像と過膨張もしくは斑状陰影などを認めることが多い(写真42)。末梢血所見では好酸球増多などを認める。*C. trachomatis* 肺炎と百日咳との鑑別が重要である。

表16　新生児，乳児 *Chlamydia trachomatis* 肺炎の臨床所見

1.	発症年齢と全身症状 生後12週未満での発症，無熱性の経過，体重増加不良
2.	理学的所見 痙性咳嗽，呼気性喘鳴，多呼吸，中耳炎・結膜炎の合併，ラ音聴取
3.	胸部X線所見 間質性浸潤陰影，過膨張
4.	検査所見 好酸球増多，血清IgG・IgM値の上昇，*C. trachomatis* 特異的血清IgG・IgM・IgA抗体の上昇

②新生児の封入体結膜炎

通常，出生後5〜14日で発症し，しばしば著明な眼瞼腫脹をともない，時に偽膜形成を認める。片側性あるいは両側性の膿漏眼を認め，未治療の場合でも封入体結膜炎の予後は良好である。しかし，軽度の炎症所見が2〜3週間にわたり持続し，再発も起こしやすい。微量の粘液膿性分泌物をともなう軽症結膜炎から大量膿性分泌物と偽膜形成をともなう眼瞼浮腫の著明なものまでさまざまある。結膜には組織学的な特性から，年長児や成人に認めるような濾胞は見られない。

クラミジアによる結膜炎は，アデノウイルスやヘルペスウイルス性結膜炎と異なり，遷延化，慢性化することが多く，早期に有効な抗生物質を投与する必要がある。

③小児のトラコーマ

トラコーマは小児期早期に濾胞性結膜炎として発症し，濾胞が治癒すると瘢痕化が引き起こされる。さらに眼瞼内反により，睫毛による角膜の擦過をともなう。これにより，角膜の潰瘍，瘢痕が起こり失明に至ることもある。細菌による重複感染は瘢痕化を加速化させる。ハエが媒介生物となることも多い。WHOのトラコーマの診断基準としては上眼瞼結膜のリンパ濾胞，典型的な結膜瘢痕化，血管性パンヌス(血管新生)，輪部濾胞などの所見が挙げられている。臨床材料よりの *C. trachomatis* の検出も診断の補助となる。近年，わが国では衛生環境の改善や抗菌化学療法の進歩などにともない，小児のトラコーマの発生はほとんど認められない。

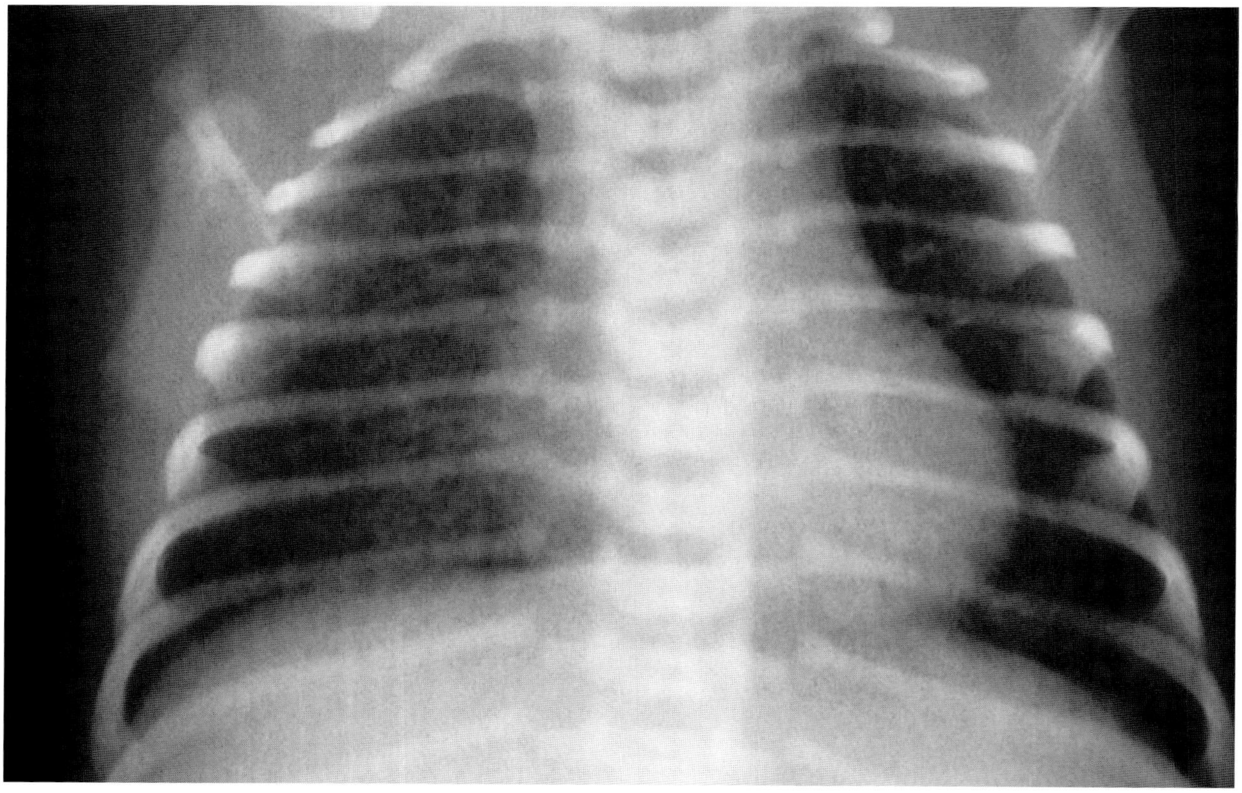

写真42　*Chlamydia trachomatis* 肺炎の胸部X線所見

(3) *C. trachomatis* の血清型と疾患との関係

C. trachomatis は主要外膜蛋白(major outer membrane protein：MOMP)の抗原性により現在では18の血清型が知られている。血清型により，トラコーマ流行地で眼疾患から検出されるクラミジア(血清型A〜C)と非流行地で泌尿生殖器や新生児の眼から検出されるクラミジア(血清型D〜K)に大別される。

わが国では日清戦争直後の1884年よりトラコーマが流行し，失明者も多数のために1919年にトラコーマ予防法が制定された。1950年代以降の抗生物質の普及および衛生環境の改善にともなってトラコーマの患者は激減した。一方，新生児の封入体結膜炎発症と母親の泌尿生殖器感染の因果関係は今世紀の初めに明らかになった。トラコーマにおいては眼の感染サイクルと並んで泌尿生殖器間の感染サイクルの存在も推定されている(図34)。現在，わが国はトラコーマ非流行地であり，泌尿生殖器疾患患者や新生児の眼から検出されるクラミジアの血清型はD，E，F，Gが主体である。札幌での健康妊婦および小児肺炎患児からの分離株の主な血清型もEなどのSTD型が中心であった。しかし，妊婦の子宮頸管材料の中には少数ながらもBaなどの眼のトラコーマ常在地域の血清型の変異株が存在し，トラコーマ固有の血清型の変異株が泌尿生殖器領域で病原性を発揮する可能性が示唆されている。

(4) 小児・新生児の *C. trachomatis* 感染症の診断と治療

臨床材料からの *C. trachomatis* 検出法に関しては【クラミジア感染症の診断】の項を参照されたい。

比較的稀であるが，従来の *C. trachomatis* DNA検出キットでは陰性となるプラスミド欠損株の報告や婦人科を受診した患者で *C. trachomatis* と *C. pneumoniae* やモルモットなどを宿主とする *C. caviae* に重複感染していた症例が報告されている。プラスミド欠損株同様，*C. pneumoniae* や *C. caviae* も *C. trachomatis* DNA検出キットでは陰性となるので診断上の問題点として指摘される。

新生児，乳児肺炎では，胸部X線像で両側肺野にびまん性の粒状影やスリガラス影などの間質性浸潤像を認め，時に過膨張を呈する。白血球増多はないが，末梢血好酸球数は増加する。CRPや赤沈は上昇し，血清IgM値の上昇を認めることもある。特異的IgA，IgM抗体が検出されれば診断的価値が高い(表17)。

封入体結膜炎の治療にはエリスロマイシンやテトラサイクリンなどの点眼薬や眼軟膏が用いられるが，再発も起こりやすく，投薬は2〜3週間必要なこともある。封入体結膜炎患児では少なくとも約半数に鼻咽頭感染を認めるため，続発する肺炎発症予防の観点からも10日〜2週間程度はエリスロマイシン(30〜50 mg/kg/day)，クラリスロマイシン(10〜15 mg/kg/day)，アジスロマイシン(20 mg/kg/day)などのマクロライドおよびニュー

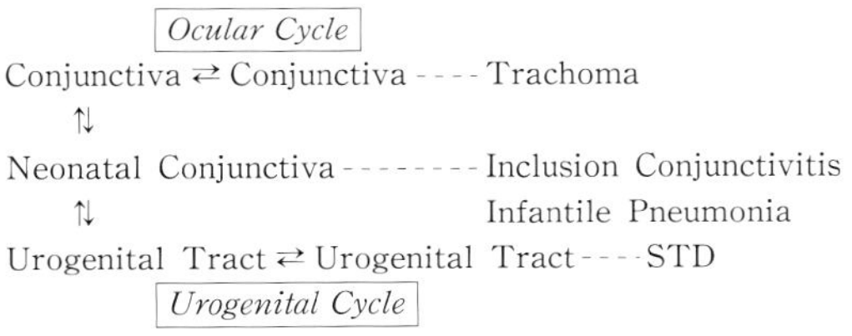

図34 トラコーマにおけるOcularおよびUrogenital Cycle

表17 サイトメガロウイルス感染を合併した *Chlamydia trachomatis* 肺炎の検査所見

	mother	day 8	Day 19	3 m
CMV IgG	>128.0	>128.0	>128.0	21.7
CMV IgM	0.47	1.22	0.55	0.66
CMV-DNA(PBMC)		(+)		
CMV isolation from urine				(+)
C. trachomatis IgG	7.14	6.23	5.91	2.91
C. trachomatis IgM		1.62	0.74	0.08
C. trachomatis IgA	2.00		0.04	0.00

cut off value：CMV IgG(EIA)<2.0，IgM(EIA)<0.80
C. trachomatis IgG, IgM, IgA(ELISA)<0.90

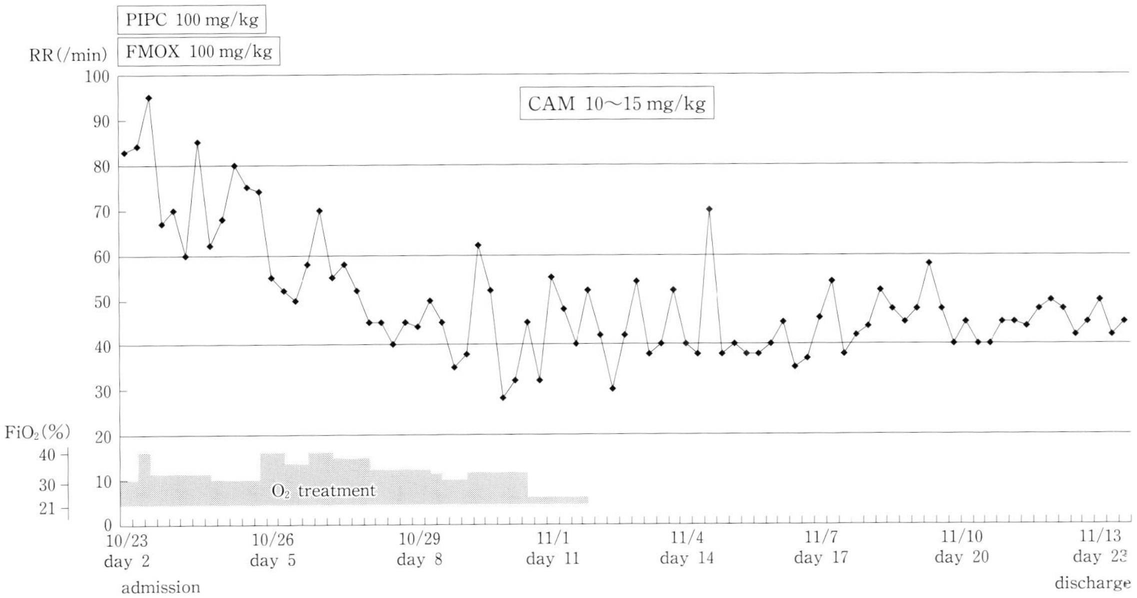

図35 日齢2で発症した *Chlamydia trachomatis* 肺炎男児例の臨床経過

マクロライド系抗生物質の内服が推賞される。感染妊婦とその性交渉のパートナーも治療を要する。

C. trachomatis 肺炎では，テトラサイクリン系薬が児の歯牙黄染や骨発育障害をきたす恐れがあるため一般的には投与しないが，マクロライド系薬剤などが無効の場合は塩酸ミノサイクリンを5日間程度内服投与することもある。新生児，乳児肺炎は通常は無熱性の経過をたどり，多呼吸，喘鳴，湿性咳嗽などの呼吸器症状を呈する（図35）。一般に，酸素投与や人工呼吸を要する症例は少ないが，未熟児・低出生体重児などでは重症化する場合もある。母親に対する治療も同時に行うが，授乳時はマクロライド系薬が望ましい。*C. trachomatis* 母子感染の予防のためには妊婦スクリーニングを含めた妊娠中の *C. trachomatis* 感染の早期発見とパートナーを含めた適切で十分な妊婦治療が重要である。

一般治療として，激しい咳の患児には鎮咳剤を投与する。肺炎が広範囲で呼吸困難が強く低酸素血症があれば，酸素吸入を行う。Respiratory distress syndrome（RDS）や器質化肺炎をきたした場合は，有効な抗菌薬剤とステロイドの併用も考慮する。家族や身近な人の症状を聞いて家族内感染や流行が疑われた場合には，有症者の検査，治療を行うことが望ましい。

クラミジア肺炎（オウム病を除く）は5類感染症定点把握疾患に定められ，性器クラミジア感染症は感染症法では淋菌感染症，性器ヘルペスウイルス感染症，尖圭コンジローマとともに，5類感染症として性感染症定点からの報告が義務づけられており，全国約500か所の基幹定点より毎週報告がなされている。報告のための基準は以下のとおりとなっている。

○診断した医師の判断により，症状や所見から当該疾患が疑われ，かつ，次のいずれかの方法によって病原体診断や血清学的診断がなされたもの。

- 病原体の検出
  例，気道から病原体（*C. trachomatis* または *C. pneumoniae*）の検出など
- 病原体に対する抗体の検出
  例，血清抗体の有意な上昇など
- 病原体の抗原の検出
  例，蛍光抗体法，酵素抗体法など

なお，原因となる病原体の名称についても併せて報告する。

その届け出状況を見ると，女性患者の報告数が急増している。増加要因としては，産婦人科定点が600から900に増加したことに加えて女性感染者数が増加傾向にあることが推察される。

【引用・参考文献】

Bell, T. A., Stamm, W. E., Wang, S. P., et al. 1992. Chronic *Chlamydia trachomatis* infections in infants. JAMA 267: 400–402.

Fraser-Hurt, N., Bailey, R. L., Cousens, S., et al. 2001. Efficacy of oral azithromycin versus topical tetracycline in mass treatment of endemic trachoma. Bull. World Health Organ. 79: 632–640.

Hammerschlag, M. R., Gelling, M., Roblin, P. M., et al. 1998. Treatment of neonatal chlamydial conjunctivitis with azithromycin. Pediatr. Infect. Dis. J. 17: 1049–1050.

Hammerschlag, M. R., Roblin, P. M., Gelling, M., et al. 1997. Use of polymerase chain reaction for the detection of *Chlamydia trachomatis* in ocular and nasopharyngeal specimens from infants with conjunctivitis. Pediatr. Infect. Dis. J. 16: 293–297.

Ikehata, M., Numazaki, K., and Chiba, S. 2000. Analysis of *Chlamydia trachomatis* serovars in endocervical specimens derived from pregnant Japanese women. FEMS Immunol. Med. Microbiol. 27: 35–41.

Johnson, R. E., Green, T. A., Schachter, J., et al. 2000. Evaluation of nucleic acid amplification tests as reference tests for *Chlamydia trachomatis* infections in asymptomatic men. J. Clin. Microbiol. 38: 4382–4386.

Numazaki, K. 2000. Oculogenital transmissions of *Chlamydia trachomatis*. 2000. Int. Med. J. 7: 61–62.

Numazaki, K. 2004. Current problems of perinatal *Chlamydia trachomatis* infections. J. Immune. Based Ther. Vaccines 2: 4 (1–7).

Numazaki, K., and Chiba, S. 1996. Serum gamma-interferon in patients with pneumonia due to *Chlamydia pneumoniae*. Pediatr. Infect. Dis. J. 15: 174–175.

Numazaki, K., Asanuma, H., and Niida, Y. 2003. *Chlamydia trachomatis* infection in early neonatal period. BMC Infectious Diseases 3: 2 (1–5).

Numazaki, K., Chiba, S., Kogawa, K., et al. 1986a. Chronic respiratory disease in premature infants caused by *Chlamydia trachomatis*. J. Clin. Pathol. 39: 84–88.

Numazaki, K., Chiba, S., Kogawa, K., et al. 1986b. Relationship between *Chlamydia trachomatis* infection and elevated serum immunoglobulin M levels in premature infants. Eur. J. Clin. Microbiol. 5: 573–575.

Numazaki, K., Chiba, S., Nakata, S., et al. 1984a. Prevalence of antibodies to *Chlamydia trachomatis* in Japanese persons determined by microimmunofluorescence using reticulate bodies as single antigen. Pediatr. Infect. Dis. J. 3: 105–109.

Numazaki, K., Chiba, S., Yamanaka, T., et al. 1983. Isolation of *Chlamydia trachomatis* from Japanese infants with pneumonia. Acta Paediatr. Jpn. 25: 249–253.

Numazaki, K., Chiba, S., Yamanaka, T., et al. 1984b. Pneumonia due to *Chlamydia trachomatis* in Japanese infants. Tohoku J. exp. Med. 143: 413–420.

Numazaki, K., Chiba, S., Yamanaka, T., et al. 1985. Detection of IgM antibodies against *Chlamydia trachomatis* by enzyme linked fluorescence immunoassay. J. Clin. Pathol. 38: 733–739.

Numazaki, K., Ikehata, M., Akashi, E., et al. 1998a. Seropositivity to *Chlamydia trachomatis* during pregnancy and perinatal complications. J. Infect. Chemother. 4: 28–31.

Numazaki, K., Ikehata, M., Chiba, S., et al. 1997. Reduction of trachoma in absence of a disease-control programme. Lancet 350: 447–448.

Numazaki, K., Ikehata, M., Chiba, S., et al. 1998b. Unclassified serovars of *Chlamydia trachomatis* isolated from Japanese infants. Clin. Microbiol. Infect. 4: 519–523.

Numazaki, K., Suzuki, K., and Chiba, S. 1995. Replication of *Chlamydia trachomatis* and *C. pneumoniae* in human monocytic cell line U-937. J. Med. Microbiol. 42: 191–195.

Numazaki, K., Wainberg, M. A., and McDonald, J. 1989. *Chlamydia trachomatis* infections in infants. Can. Med. Assoc. J. 140: 615–622.

Van Der Pol, B., Ferrero, D. V., Buck-Barrington, L., et al. 2001. Multicenter evaluation of the BDProbeTec ET System for detection of *Chlamydia trachomatis* and *Neisseria gonorrhoeae* in urine specimens, female endocervical swabs, and male urethral swabs. J. Clin. Microbiol. 39: 1008–1016.

【沼﨑　啓】

【*Chlamydia trachomatis* 関節炎】

関節炎には表18のように多くの種類があるが，感染性関節炎のひとつとして反応性関節炎(Reactive arthritis：ReA)がある。しかしその病原因子についてはよく解明されていない。ReAは無菌性関節炎とも呼ばれ，罹患関節内の病原微生物の証明は稀であるが，ReAの発症にいくつかの微生物が関与していることがわかってきた(Granfors et al., 1989)。

C. trachomatis は，性感染症の起炎菌のひとつであるが，近年，ReAの発症に関与していることが疑われてきた。ReAとの因果関係を示唆する事実として①滑膜細胞でクラミジアの封入体が電子顕微鏡(Ishikawa et al., 1986)および免疫電子顕微鏡(Schumacher et al., 1988)で観察されたこと，②罹患関節でのクラミジア抗原の免疫組織学的検出，③polymerase chain reaction (PCR)(Taylor-Robinsin et al., 1992)やribosomal RNA hybridizationなどによるクラミジア核酸の検出などが報告されている。しかし，いまだ関節腔からのクラミジアの分離・同定はなされておらず，ReAの発症機序については不明な点が多い。

サイトカインが炎症性関節炎の進行に関与していることが知られており，ReAの患者の滑膜組織でも，interleukin-6(IL-6)やinterleukin-8(IL-8)，tumor necrosis factor-α(TNF-α)などいくつかの炎症性サイトカインが検出されている(Sieper and Kingley, 1996)。

一方，同じクラミジア属のなかの *C. pneumoniae* の慢性的な感染が動脈硬化症や喘息を起こす炎症の引き金になっていることや血管内皮細胞に感染し，IL-6，IL-8などの炎症性サイトカインの産生を誘導していることも報告されている。

我々は，Human fibroblast-like synovial cell(FSC)を *in vitro* の系で確立し，*C. trachomatis* を感染させクラミジアの増殖，IL-6およびIL-8の産生量の測定，マクロライド系の抗菌薬のひとつであるアジスロマイシン(AZM)の影響などを検討した。ReAの臨床報告や *C. pneumoniae* の炎症性疾患の報告に，今回我々が得た結果を併せてReAの発症機序や治療効果について述べる。

(1)FSCでのクラミジアの増殖

ヒト滑膜組織を用いた研究は，ReAの発症機序を解明するために必要不可欠である。しかし，ヒト滑膜細胞の継代培養は極めて難しく，これまでにRodel et al. (2000)の報告以外はない。我々は，臼蓋形成不全患者の同意を得て寛骨臼周囲骨切り術を施行し，術中採取した5症例の滑膜組織を用いて実験を行った。患者はリウマチとクラミジア感染既往歴がなく，さらに採取した組織はPCR法でクラミジア陰性であることを確認した。採取した組織片を細切し酵素処理後培養し，2〜7継代の細胞を実験に使用した。またマウスfibroblast細胞McCoy細胞，ヒト子宮頸部がん上皮細胞HeLa 229細胞およびヒト喉頭部がん上皮性細胞HEp-2細胞を *C. trachomatis* と *C. pneumoniae* の培養に用いた。

使用したクラミジアの菌種は，*C. trachomatis* serovar E(UW-5/Cx)および *C. pneumoniae* TW-183である。クラミジア感染，増殖の方法は既報に従い(Nagayama et al., 1988)，蛍光抗体法で染色し感染の有無あるいは感染価の測定を行った。

5例の患者の滑膜組織から培養された細胞はいずれもfibroblast様の形態を示し，培養開始より2〜3週間でmonolayerとなった。*C. trachomatis* serovar Eを感染して72時間後に，蛍光抗体法で観察すると，5例すべての細胞で典型的なクラミジア封入体の形成を確認し，クラミジアに感受性を有することが証明された。しかしながら，*C. trachomatis* に感受性の高いHeLa細胞と比較すると，FSCでは約100分の1以下の封入体数でかなり感受性が低いことも判明した。

(2)One-step growth curveによるクラミジア粒子数の測定

C. trachomatis の増殖を正確に把握するために，感染細胞を24時間毎に集めて再度24のウェルプレートのMcCoy細胞に感染させてウェル当たりのInfectious EB数を測定し，One-step増殖曲線を求めた。その結果，感染48時間後にHeLa細胞では700倍以上に増殖しているのに対し，FSCでは72時間後でスタート時のEB数と同程度に達しているにすぎず，ほとんど増殖していないことが示された(図36)

(3)電子顕微鏡による観察

ReAは無菌性関節炎とも呼ばれ，罹患関節からの病原微生物の検出は稀で，その培養は困難である。また，罹患関節の組織内のクラミジアが不完全な形態を示すことが電子顕微鏡により観察されている。そこで，我々の樹立した *in vitro* 実験系で *C. trachomatis* 感染FSCお

表18 関節炎の種類

非感染症	変形性関節症 慢性関節リウマチ 骨壊死症 痛風 偽痛風 色素性絨毛結節性関節炎 神経病性関節症 血友病性関節症	
感染症	黄色ブドウ球菌性 淋菌性 結核性 真菌性 ウイルス性	反応性関節炎 Reactive Arthritis/Reiter syndrome

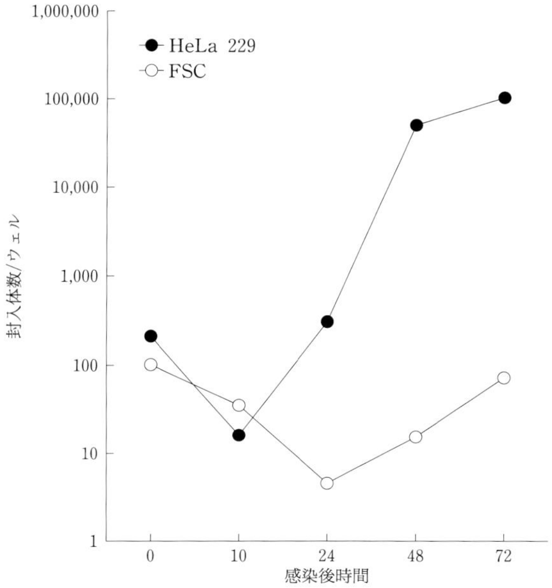

図 36　FSC および HeLa 229 細胞における *C. trachomatis* の増殖

および HeLa 細胞内のクラミジア封入体を電子顕微鏡で観察し，感染後 72 時間後の封入体を FSC および HeLa 細胞で比較した。HeLa 細胞では，封入体内に多くの基本小体(EB)および網様体(RB)を含む典型的な像が観察されるが(写真 43b)，FSC の封入体では EB は少なく，RB もしくは異形網様体が存在していた(写真 43a)。FSC と HeLa 細胞では，封入体の形態が大きく異なり潜伏感染の可能性が示唆される。

(4)クラミジア感染 FSC の IL-6 および IL-8 産生

IL-6，IL-8 や TNF-α のような炎症性サイトカインが，リウマチなどの炎症性関節炎の進行に重要な役割を果たしており，滑膜周辺組織より産生され慢性的な炎症反応に関与していることは一般的な考えになってきた。そこで 5 例の FSC でのサイトカイン産生量を求めることにした。

C. trachomatis 感染 FSC および HeLa 細胞の培養上清を経時的に集め－70℃で保存し，Capture enzyme-linked immunosorbent assay(ELISA)法で IL-6 を定量した。

5 例の患者の FSC のいずれにおいても *C. trachomatis* を感染させると，感染量依存的および経時的に IL-6 産生量は増加したが UV または熱不活化した *C. trachomatis*，Mock コントロールでの IL-6 産生を感染後 168 時間まで測定した結果，いずれもノーマル FSC と同程度であった。このことから，FSC において IL-6 産生を促進させるためにはクラミジア LPS やその他の蛋白成分ではなく，生きたクラミジア粒子の感染が必要であることがわかった。次に最も細胞数が多い細胞株を継代培養し，IL-6，および IL-8 の産生を HeLa 細胞と比較し検討した。図 37 で明らかなように FSC では IL-6，IL-8 の産生が極めて高いのと対照的に HeLa 細胞では *C. trachomatis* を感染させても両サイトカインの産生は低い。*C. pneumoniae* 感染 FSC についても，同様に IL-6 を測定したところ，*C. trachomatis* 感染よりも IL-6 産生は低かった。これらのことから，FSC で *C. trachomatis* 感染によって IL-6(IL-8)産生量が著しく増加していることや，*C. trachomatis* と *C. pneumoniae* で IL-6 産生量に差が見られたことから，宿主細胞やクラミジア種の違いが IL-6 産生の大きな要因になっていることが示唆された。

(5)抗生物質の効果

クラミジア由来の ReA の治療法としてテトラサイクリン系の抗生物質療法が有効であるとの報告がある。だが一方，抗生物質は無効であるという議論もありさらなる検討が求められている。しかし *in vitro* 実験系での報告はまったくなく *in vitro* の系で抗生物質の影響を IL-6 産生を指標に検討を行った。

抗生物質はクラミジア性感染症に効果の高いマクロライド系抗生剤 AZM を 2 MIC(minimum inhibitory concentration：HeLa 細胞に対する MIC 濃度)で用いた(永山，1995)。

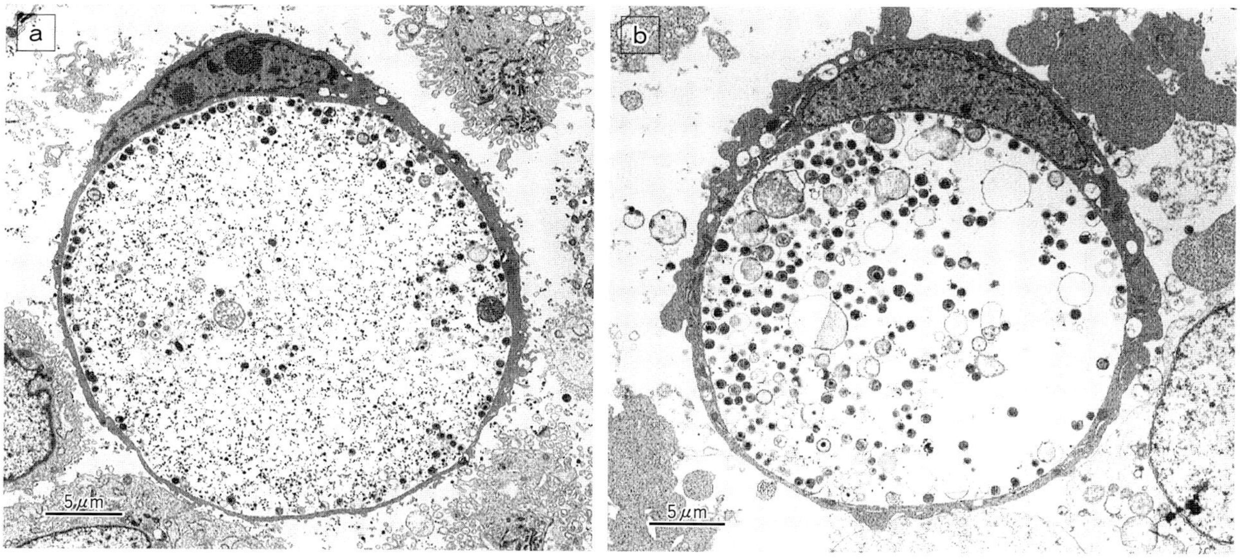

写真 43　FSC(a)および HeLa 229(b)細胞感染 72 時間後の電子顕微鏡像

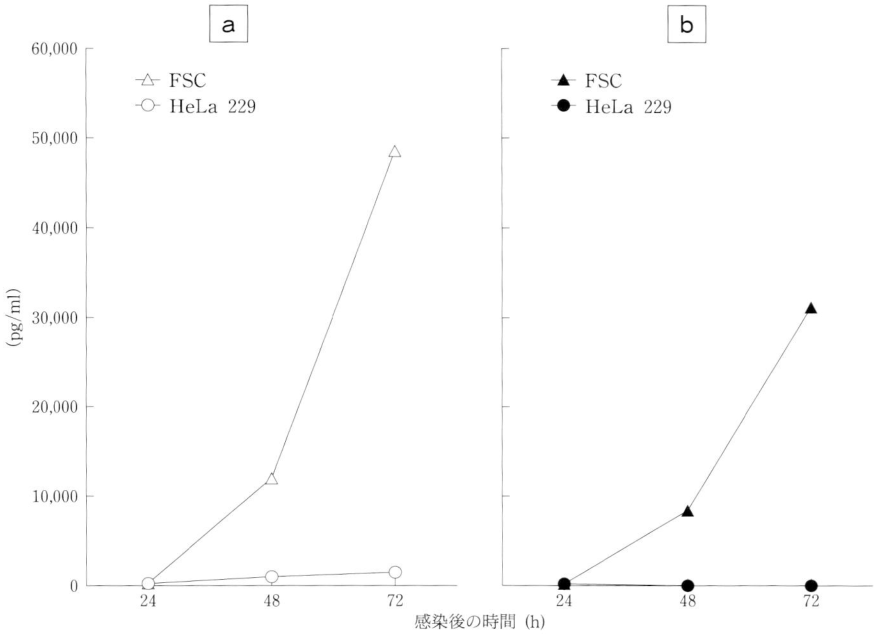

図37 *C. trachomatis* 感染 FSC および HeLa 229 細胞における IL-6(a), IL-8(b)産生の動的変化

C. trachomatis 感染直後および48時間後に AZM を添加し，感染後120時間までの IL-6 産生量を対照群と比較した。対照群の IL-6 産生は経時的に上昇したが，感染直後または48時間後に AZM を添加した群は感染価および IL-6 産生ともに抑えられていた(図38)。この結果より，感染の早い段階での AZM の投与は IL-6 産生を抑えるのに有効であると考えられる。

ReA は数種の微生物の感染が原因となっていることが認められ，既に述べたようにクラミジアもそのひとつである。しかしながら，その病原性や発症機序についてはほとんど明らかになっていないのが現状である。我々は滑膜細胞の組織培養を行い，クラミジア感染の *in vitro* 実験モデルを作製した。

滑膜細胞では *C. trachomatis* 感染により IL-6 産生量が著しく増加し(図37, 38)，このことが ReA の発症に大きく影響していることが証明された。さらに，クラミジアは LPS や Heat shock protein などの強い抗原性を持つ蛋白を構成成分として持っているが，IL-6 産生を促進させるためには感染可能な生きたクラミジアの存在が必要であることが明らかになった。このことは単なる蛋白の刺激ではなく，クラミジアの感染が成立することが発症に重要な意味を持っていることを意味している。

次に，今回我々が注目している結果は，*C. trachomatis* 感受性の高い HeLa 細胞で IL-6 産生は低く，感受性の低い FSC で IL-6 産生が高いことである。宿主細胞によって感染の感受性および IL-6 産生の増加に関係があり増殖が抑えられていることが炎症を増幅させている。さらに *C. pneumoniae* 感染 FSC では感受性は低かったが IL-6 も低かったことが注目される。*C. pneumoniae* は血管内皮細胞に親和性があり，高い炎症性を示すことも報告されているので，これらの宿主細胞とクラミジア種の組み合わせが ReA や動脈硬化症の発症のひとつの鍵となっている可能性は十分考えられる。さらに，電子顕微鏡によって得られた像も興味深い結果であった。通常，我々は *C. trachomatis* を感染させると48〜72時間で1封入体当たり数百〜1,000個の粒子が増殖しているのを観察することができる(図36)。それを電子顕微鏡で観察すると写真43b のような EB が多数を占める像が見られる。ところが，FSC では写真43a に示すように EB の形成が悪い不完全な形態を示していた。クラミジアは interferon-γ(IFN-γ)，TNF-α などのサイトカインや抗生物質の影響で異形網様体など非感染性の形態となり，このことが持続感染の一因となっていることも示されている。また，Nanagara et al.(1995)は電子顕微鏡による観察で罹患関節の滑膜組織内のクラミジア粒子の major outer membrane protein の抗原量が減少していることや，不完全な粒子の存在を示しており，このことが患部からの病原体の検出を困難にしていることを考

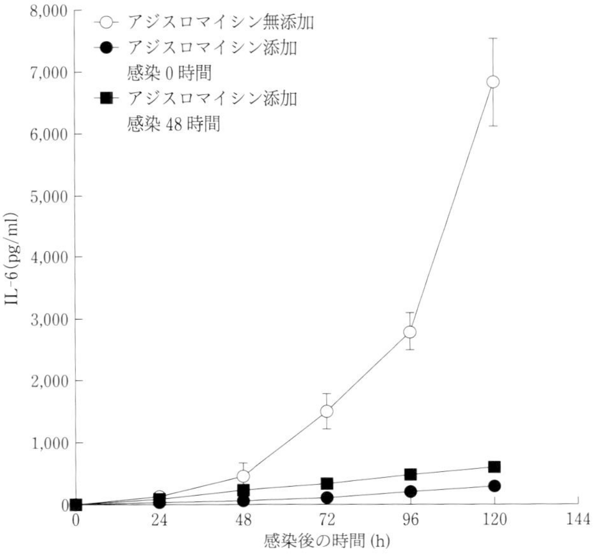

図38 *C. trachomatis* 感染 FSC 細胞による IL-6 産生に及ぼすアジスロマイシンの影響

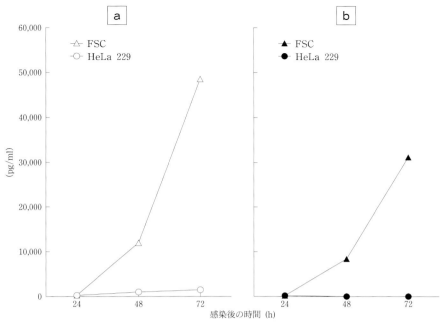

察している(Nanagara et al., 1995)。これらのことを考え併せると，今回の結果はこれまでの知見を裏づけるものかもしれない。

ReA の治療に抗生物質が使われている。例えば，エリスロマイシン，テトラサイクリンを投与すると，対照群(非投与またはペニシリン投与)に比して発症を抑えることができたという報告もあるが(Bardin et al., 1992)，ドキシサイクリンはこの種の治療でまったく効果を示さなかったとの報告もあり議論の分かれるところである。我々の *in vitro* 実験モデルでの AZM の影響を見た結果は，AZM は感染直後と感染 48 時間後添加のいずれの場合でも IL-6 産生を抑えていた。このことから，感染後早い段階での AZM 添加は有効であると推察される。

最後に，ReA の発症には HLA-B27 陽性者に多いことが知られ，B27 抗原と細菌菌体成分の相同性，交差反応性がその要因となっていることが示されているが，ここでは検討を行っていないので以上の記述に留めておく。

C. trachomatis は，淋菌とともに代表的な性感染症病原菌であり，わが国の STD 原因菌として最も多く認められ，若年層での感染の広がりは社会問題にもなっている。日本人には HLA-B27 陽性者の割合は少なく，ReA 発症例はこれまでのところ多くはない。しかしながら，HLA-B27 に限った疾患とも言い切れず，クラミジア性感染症患者の増加から ReA の患者が増えてくる可能性は極めて大きいと考えられる。ReA の多くの症例は治癒するが，一部の症例では再発性の関節炎をともない，概ね 20%が慢性持続性の関節炎，脊椎炎に移行する。発症機序の解明，診断法および治療法の確立が，これらの関節炎の慢性化の防止に重要である。

【引用・参考文献】

Bardin, T., Enel, C., and Cornelis, F. 1992. Antibiotic treatment of venereal disease and Reiter's syndrome in a Greenland population. Arthritis Rheum. 35: 190-194.

Granfors, K., Jalkanen, S., von Essen, R., et al. 1989. *Yersinia* antigens in synovial-fluid cells from patients with reactive arthritis. N. Engl. J. Med. 320: 216-221.

Ishikawa, H., Ohno, O., Yamasaki, K., et al. 1986. Arthritis presumably caused by *chlamydia* in Reiter syndrome. J. Bone Joint Surg. 68: 777-779.

永山在明. 1995. Azithromycin の *Chlamydia trachomatis* に対する in vitro 抗菌力. 日本化学療法学会雑誌 43：64-67.

Nagayama, A., Nakao, T., and Taen, H. 1988. In vitro activities of ofloxacin and four other new quinoline-carboxylic acids against *Chlamydia trachomatis*. Antimicrob. Agents Chemother. 32: 1735-1737.

Nanagara, R., Li, F., Beutler, A., et al. 1995. Alteration of *Chlamydia trachomatis* biologic behavior in synovial membranes: suppression of surface antigen production in reactive arthritis and Reiter's syndrome. Arthritis Rheum. 38: 1410-1417.

Rödel, J., Woytas, M., Groh, A., et al. 2000. Production of basic fibroblast growth factor and interleukin 6 by human smooth muscle cells following infection with *Chlamydia pneumoniae*. Infect. Immun. 68: 3635-3641.

Schumacher, H. R. Jr., Magge, S., Cherian, P. V., et al. 1988. Light and electron microscopic studies on the synovial membrane in Reiter's syndrome: immunocytochemical identification of chlamydial antigen in patients with early disease. Arthritis Rheum. 31: 937-946.

Sieper, J., and Kingley, G. 1996. Recent advances in the pathgenesis of reactive arthritis. Immunology Today 17: 161-163.

Taylor-Robinsin, D., Gilroy, C. B., Thomas, B. J., et al. 1992. Detection of *Chlamydia trachomatis* DNA in joints of reactive arthritis patients by polymerase chain reaction. Lancet 340: 81-82.

【永山在明】

【*Chlamydia psittaci* 感染症】

(1)病原性

オウム病(Psittacosis)は，主にトリを宿主とするオウム病クラミジア *Chlamydia psittaci* による人獣共通感染症である。*C. psittaci* の宿主としては，鳥類，哺乳類で，ほとんどのトリは *C. psittaci* に感受性を持ち，また多数の哺乳類にも分布している。ヒトは本来の宿主ではなく，動物から感染して症状を起こす。

感染様式としては，乾燥した病鳥の排泄物からの *C. psittaci* を吸入する飛沫感染が主体である(図 39)。トリでは保菌していても，ほとんどは外見上健常である(写真 44)。弱ったときや，ヒナを育てる期間などでストレスが加わったときや，他の感染症を合併したときなどには，不定期に便中に *C. psittaci* を排泄しヒトへの感染源となる。*C. psittaci* は比較的乾燥に強く，病鳥では唾液にも排泄されるので口移しの給餌や，噛まれて感染することも稀にある。通常 *C. psittaci* を吸入し，1〜2 週間の潜伏期間を経て，突然の発熱，咳，頭痛，全身倦怠感，筋肉痛，関節痛などの症状が出現する。ヒト-ヒト感染は，肺炎例の看護をしていた看護師が感染した事

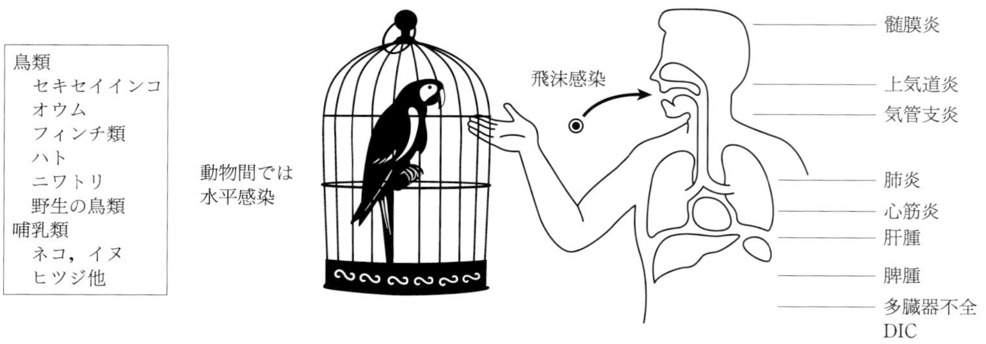

図 39　わが国で最も多いオウム病病原体(*C. psittaci* EB)の伝播様式と病名。オウム病は 20 世紀初頭に欧州で流行し，日本では 1957 年に初発例(輸入例はそれ以前)がある。トリが排泄したクラミジアにヒトが感染し発症する。

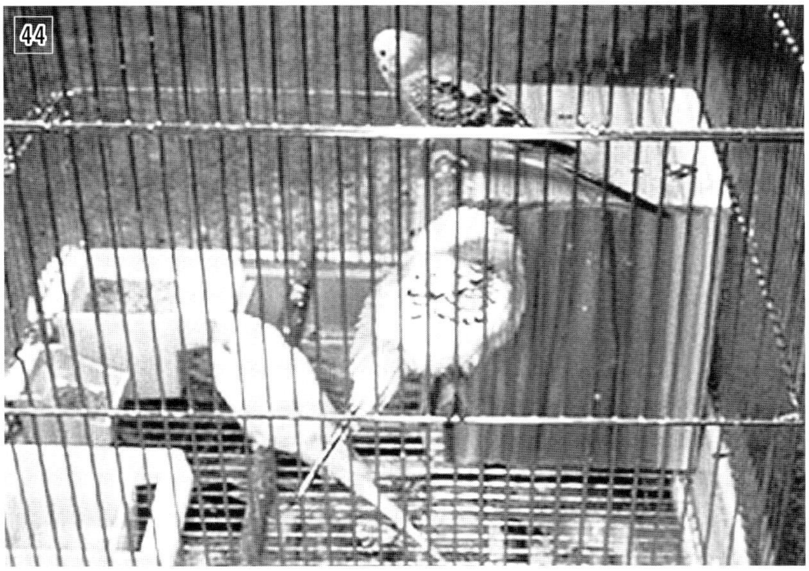

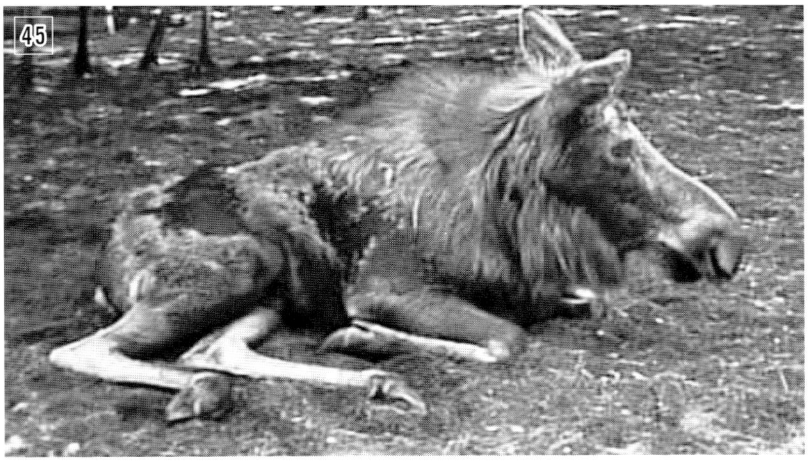

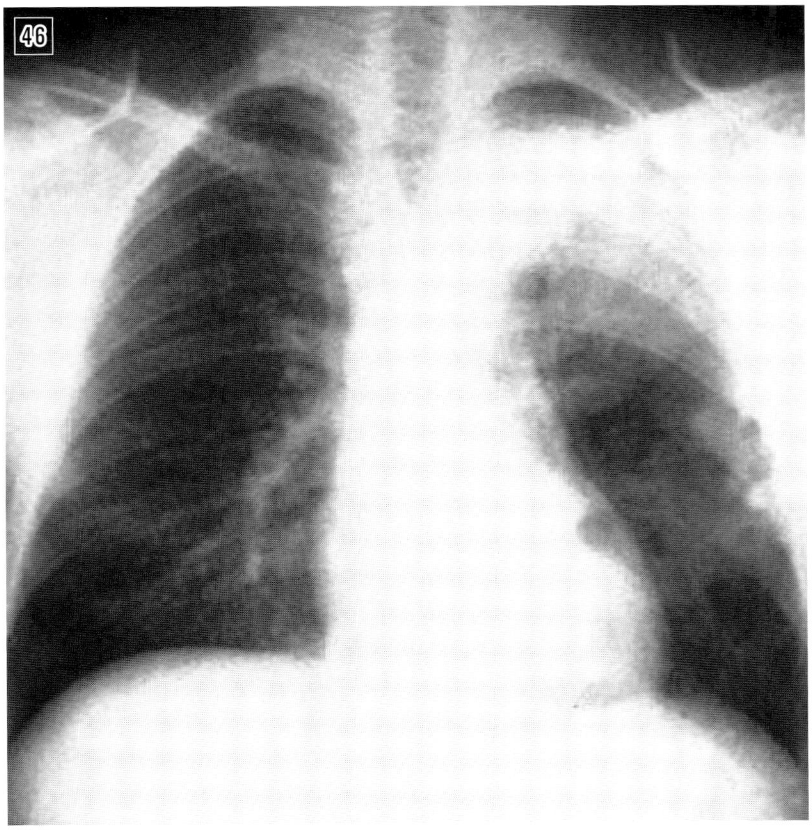

写真 44 オウム病を発症したセキセイインコ(手前 2 羽)と元気消失した不顕性感染セキセイインコ(奥の 1 羽)。いずれも感染源となる。

写真 45 オウム病集団発生の感染源となったシベリアヘラジカ(2001 年 6 月川崎市)。このシベリアヘラジカの胎盤スタンプの DFA，分泌物の PCR の PCR 陽性で，シベリアヘラジカと患者の分離株の PCR 産物が一致した。その後，施設内で捕獲したドバトから分離した株とも一致したため，トリ由来が示唆された。

写真 46 オウム病で肺炎を発症したヒトの胸部 X 線像。左上肺野にスリガラス様の陰影を認める。患者のおよそ 90%に肺炎を認めるが，敗血症型もあり，オウム病の特異的な症状とはいえない。

例が報告されており，起こりうると考えられるが，極めて稀である。

(2)疫学

毎年約20万羽が市場に流通しているとされるが，愛玩鳥などの輸入鳥の検疫は，輸出時の健康証明を求めるのみで，現在検査としては行われていない。実際には輸入鳥の調査では，保菌率の高さが指摘されていたが，近年では低下し，数%と報告されている。またセキセイインコなど国内生産されるトリにおいても汚染が見られ，さらに自然界のトリにも高率に感染している。ドバトの保菌率は20%程度との報告があり，ペットショップなどの健康なトリでは約5%程度に糞で *C. psittaci* 遺伝子が検出されている。

1999年の感染症法施行以前は，異型肺炎のなかに含まれ，実態は不明であった。感染症法では全数把握疾患の4類感染症として，診断したすべての医師に届け出が義務づけられている(感染症発生動向調査，2001；2002；2005；2006；2007；2011)。1999年4月〜2011年までに報告されたオウム病は354例であり，年別では1999年から23例，18例，35例，54例，44例，40例，34例，23例，29例，9例，21例，11例，13例であった。性別は，女性にやや多く，年齢群別では50代をピークに幅広い年齢層に見られるが，30歳未満では少なく，30歳以上が全体のほぼ90%を占めていた。発症日の記載があった例について発症月を見ると，1〜6月，特に4〜5月が多かった(図40)。従来からオウム病は，春から夏にかけて多いとされ，それはトリの繁殖期であるこの時期に産卵，子育てにストレスがかかるため保菌しているトリが菌を排泄しやすくなるためと考えられており，このことに一致している。

オウム病(図41)はほとんどは散発例で，時に家族内発生が見られる。オウム病の集団発生は欧米でのシチメンチョウやガチョウの食肉加工場での報告が見られるがわが国では稀であった。しかし，わが国で近年集団発生が相次いで起こった。2001年に動物公園でヘラジカ(写真45)の出産を介助した職員5名が発症(多田ほか，2003)。2002年に鳥展示施設で来園者を含む17名が発症(田原ほか，2002；Matsui et al., 2008；松本ほか，2003)。また2005〜2006年にかけて，開園前の鳥展示施設で職員が3名発症する事例があった(飯島ほか，2009)。

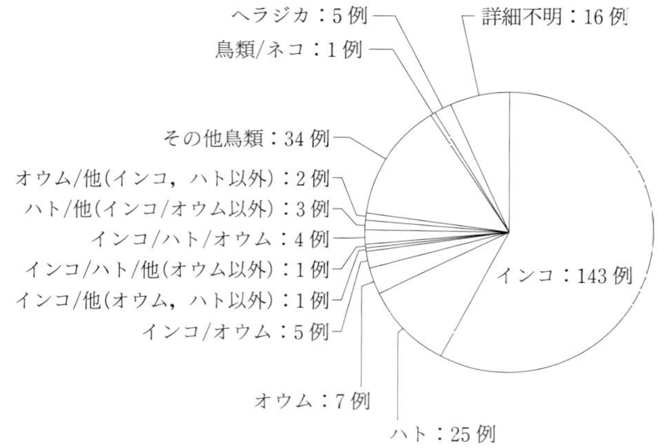

図41　オウム病の推定感染源(1999年4月〜2007年13週)。わが国の散発例ではインコが大半を占めるが，オウム病の感染動物はトリから哺乳類まで幅広い。N＝247(報告例のうち，動物などからの感染が推定または確定として報告されたもの)

(3)治療

臨床像は，病型としてインフルエンザ様の症状を呈する異型肺炎，あるいは肺臓炎の型と，肺炎症状が顕著ではない敗血症様症状を呈する型とがある。感染後1〜2週間の潜伏期間の後，高熱で突然発症する例が多く，頭痛，全身倦怠感，筋肉痛，関節痛などが見られる。比較的徐脈，肝障害を示すことが多い。呼吸器症状としては，乾性あるいは湿性咳嗽が見られ，血痰，チアノーゼを認める重症例もある。病態は上気道炎や気管支炎程度の軽症例から肺炎までさまざまであるが，特に初期治療が不適切でARDSや重症肺炎に至った場合，髄膜炎，多臓器障害，DIC(血管内播種性血小板凝固症候群)さらにショック症状を呈し致死的な経過をとることもある。*C. pneumoniae* によるクラミジア肺炎に比べると重症度は強い。胸部理学所見は病変の程度によりさまざまであり，胸部X線所見もマイコプラズマ肺炎に類似し，オウム病に特有な所見はないとされる(写真46)。検査所見では白血球数は正常で，CRPや赤沈は亢進する。中等度の肝機能異常をきたすことが多い。オウム病の診断には，トリとの接触歴，飼育歴についての詳細な問診が重要である。飼育鳥が死んでいる場合は特に疑いが濃

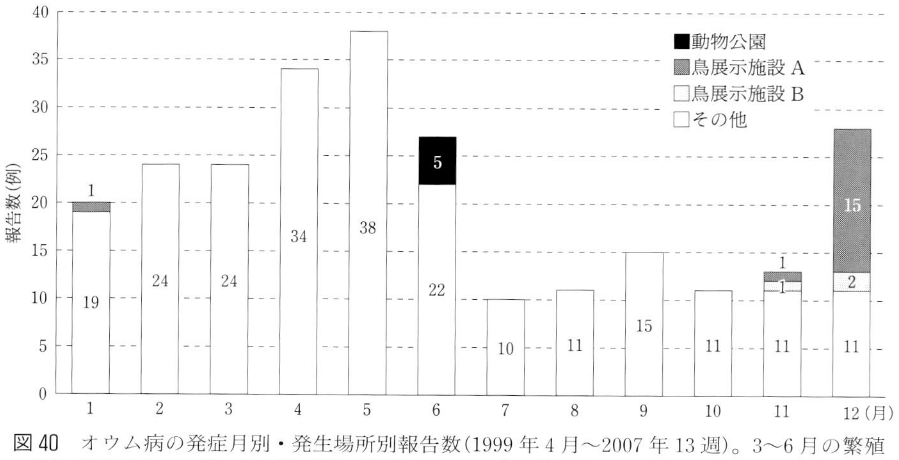

図40　オウム病の発症月別・発生場所別報告数(1999年4月〜2007年13週)。3〜6月の繁殖期に患者が多い。N＝255(発症月の記載がない22例を除く)

い。飼っていなくても，ペットショップに立ち寄った，公園でハトと接触した，などの接触歴がある場合が多い。特異的診断法には病原体検出法と血清診断法があり，ヒトからの検体は咽頭スワブや痰が主に利用され，分離培養，抗原検出法，遺伝検出法などの種々の検出法によって行われる。トリからは生きたままであれば総排泄腔スワブや糞便，死亡個体からは肝臓，脾臓，肺，腸管などが用いられる。分離培養は，実施に特別な施設や経験を要すること，またバイオハザードの観点からも習熟した施設以外で行うことは困難である。遺伝子検出法はPCR法などが行われる。血清診断法としては，*C. psittaci* 特異抗体測定に micro-IF 法(micro-immunofluorescence test)を用いる。血清診断の結果は，通常治療開始時には出ていないので，明らかにトリとの接触歴がある場合は，オウム病による肺炎を第一に考えてただちに治療を開始する。

クラミジアに対しては，細胞壁合成阻害剤であるペニシリン系薬やセフェム系薬などのβ-ラクタム系薬は無効である。また，アミノ配糖体も効果はない。オウム病に対してはテトラサイクリン系薬が第1選択薬である。マクロライド系，ニューキノロン系薬がこれに次ぐ。幼小児や妊婦では，テトラサイクリン系薬の歯牙や骨への沈着を考慮して，エリスロマイシンの点滴静注やニューマクロライド薬の内服などを行う。

投与期間については，一般的な市中感染の細菌性肺炎では7〜10日程度のことが多いが，クラミジアに対しては除菌を考慮し，約2週間と長めの投与がよい。全身状態の改善が良好であれば，経口剤に切り換えてもよい。全身症状によっては補助療法を行う。肺炎が両側に広がり低酸素血症をきたした場合には，酸素投与や呼吸管理を行い，またステロイドを使用する。DICへの対応が必要になることもある(岸本，2004)。

(4)予防

一般の飼育者のオウム病発生予防としては，乾燥糞を吸わないように注意し，口移しの給餌など過度な濃厚接触を避ける。トリが弱ったときや排菌が疑われる場合には，獣医の診察を受ける。死亡鳥の取り扱いに注意するなど知識の普及啓発を行う必要がある。動物取り扱い業者に対する指導や，オウム病の迅速診断のためには，医師・獣医師のオウム病に対する認識を高める必要があり，また展示施設では，集団発生予防のため，動物展示施設等ガイドラインに沿った管理が求められる(厚生労働省HP)。

【引用・参考文献】

病原微生物検出情報(IASR). 2002. 特集オウム病 1990-2002. IASR 23(10). http://idsc.nih.go.jp/disease/psittacosis/idwr200719.html

飯島義男，秋吉京子，田中忍，ほか. 2009. 鳥類展示施設におけるオウム病集団発生事例. 感染症学雑誌 83：500-505.

感染症発生動向調査(週報：IDWR). 2001. 感染症の話. オウム病. IDWR 45.

感染症発生動向調査(週報：IDWR). 2005. 速報 オウム病. IDWR 5.

感染症発生動向調査(週報：IDWR). 2006. 速報 オウム病. IDWR 16.

感染症発生動向調査(週報：IDWR). 2007. 速報 オウム病. IDWR 19.

岸本寿男. 2004. オウム病，p. 114-115. 日本医師会(編)，感染症の診断・治療ガイドライン，医学書院，東京.

厚生労働省HP. 小鳥のオウム病の検査方法等ガイドライン.

Matsui, T., Nakashima, K., Ohyama, T., et al. 2008. An outbreak of psittacosis in a bird park in Japan. Epidemiol. Infect. 136: 492-495.

松本明，福士秀人，板垣朝夫，ほか. 2003. 松江フォーゲルパークで発生したオウム病調査報告書，松江フォーゲルパークオウム病調査委員会，松江.

多田有希，舟生秀人，中島一敏，ほか. 2003. シベリアヘラジカから感染した動物公園職員のオウム病集団感染事例. 病原微生物検出情報 IASR 23：250-251.

田原研司，板垣朝夫，新田則之，ほか. 2002. 鳥展示施設に関連したオウム病集団発生事例 — 島根県松江市. 病原微生物検出情報 IASR 23：247-248.

【岸本寿男】

シムカニア科
Family *Simkaniaceae*

Simkania の微生物学と血清学的知見を解説する。

【分類・歴史】

Simkania negevensis はイスラエルのKahaneらによって1993年，培養中の霊長類細胞株から偶然に発見・分離されたもので，当初，クラミジア様微生物または微生物Zと呼ばれていたクラミジア目シムカニア科に分類される偏性細胞内寄生性グラム陰性菌である(Kahane et al., 1993)。近年の分子生物学の進歩により，昆虫に感染するクラミジア様微生物である *Fritschea bemisiae*(タバココナジラミから分離)や *F. eriococci*(カイガラムシから分離)，魚類に感染するクラミジア様微生物である *Syngnamydia venezia* もシムカニア科に分類されることが提唱され，現在3属4種とされている(Thao et al., 2003; Fehr et al., 2013)(図1)。他にもパラクラミジア科に分類される *Parachlamydia acanthamoebae* やワッドリア科に分類される *Waddlia chondrophila* なども近年発見され，いずれもクラミジア目に属し，前者は *S. negevensis* 同様ヒトに病原性を有し，呼吸器感染症を引き起こすことが示され(Grub and Raoult, 2002)，後者はウシやシカなどの反芻動物の流産を引き起こす可能性が示されている(Henning et al., 2002)。

【形態・増殖】

クラミジアと同様に感染性を有し，物理的に安定した基本小体(elementary body：EB)と代謝活性を有し，細胞内で増殖する網様体(reticulate body：RB)と大きくふたつの形態に変化するなど多くの点でクラミジアと共通の性質が見られる(写真1)(Kahane et al., 1993; 1999; 2002)。さらに近年三日月体(crescent body：CB)と呼ばれる形態も発見されている(Lamoth and Greub,

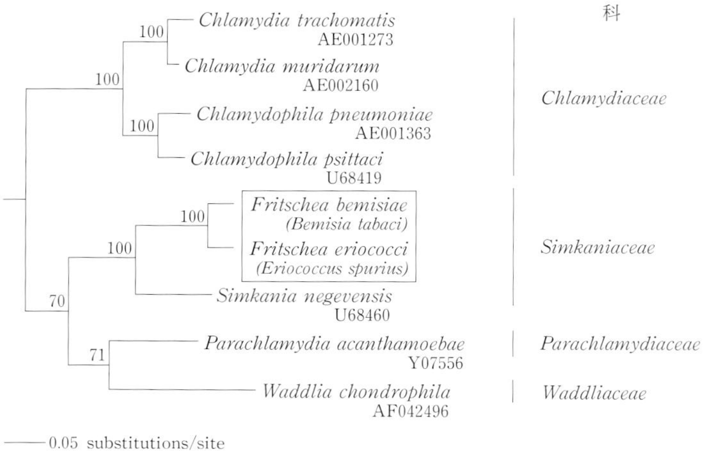

図1　クラミジア16S-23S rDNAのヌクレオチド配列の分析にもとづく系統樹(Thao et al., 2003；© Springer)。四角の枠内が新しく提唱しているクラミジアの種。カッコ内の名前は分離された昆虫を示す。系統樹中の数字はbootstrap解析による百分率を示す。ヌクレオチド承認番号を種の名前の下に記す。

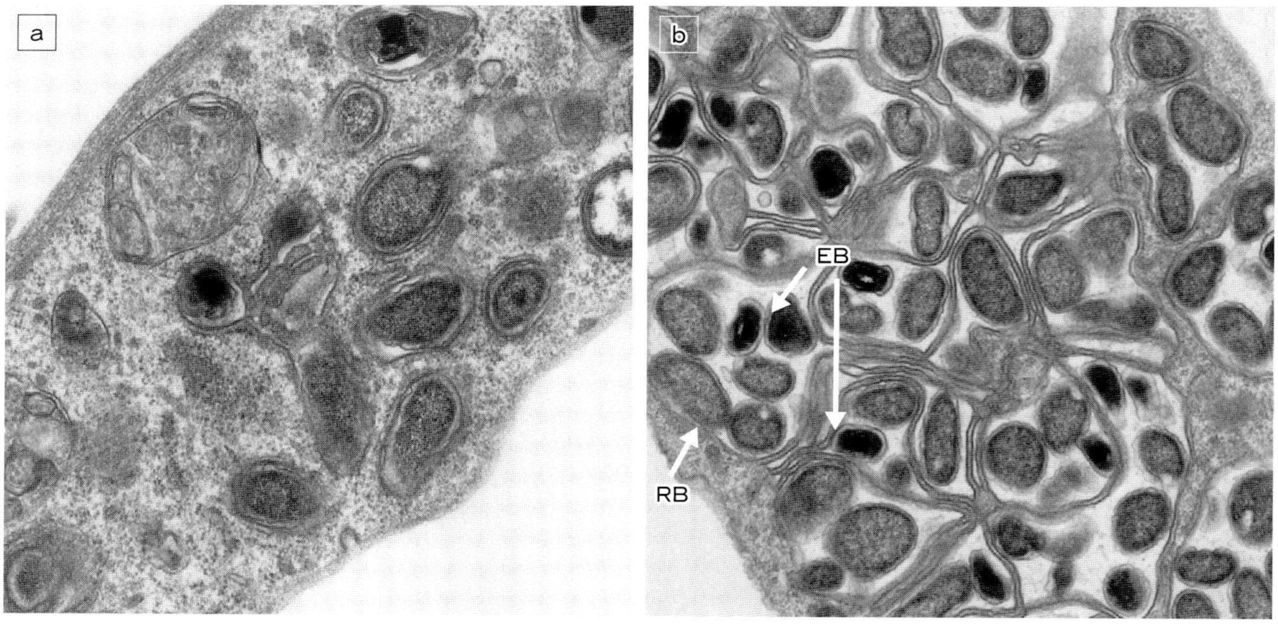

写真1　a)BEAS-2B細胞に感染させてから5日目の *S. negevensis* の電子顕微鏡図とb)HUVEC-C細胞に感染させてから7日目の *S. negevensis* の電子顕微鏡図。EB：基本小体，RB：網様体

2010)。透過電子顕微鏡では *S. negevensis* の EB には高電子密度と低電子密度の領域があることがわかる。Vero 細胞中の RB はクラミジアのそれと似ている。感染 3 日後には EB が現れはじめる。*S. negevensis* の形態の特徴として特に RB において外膜が波状になっていることが挙げられる(Pilhofer et al., 2014)。一方，クラミジア科と比べて培養 Vero 細胞では *S. negevensis* は 12〜14 日という長い増殖環を示すなどの点で異なる(表 1)。光学顕微鏡下では増殖の進行にともない，感染細胞の状態は劇的な変化を認める。タール状物質を含む小胞が細胞質内に出現する。これらは大きくなり角ばってくるが，感染後約 7 日までに空胞化する。しかし増殖環の後半である 7〜14 日までにはこの空胞は小さな動く粒子で満たされるようになる。透過電子顕微鏡では小さな封入体が近接して絡み合って存在する像が見られる。さらに封入体は宿主の小胞体に包まれるように存在する。封入体内に存在する EB はクラミジア科の円形や卵円形以外に引き延ばされた楕円形も観察されることもある(Pilhofer et al., 2014)。また，これら形態学的検討以外からもクラミジア科と異なる特徴を示唆する報告がなされている。EB が観察されてから宿主細胞崩解に至る感染後 15 日には EB が 8 倍以上増えるにもかかわらず，*S. negevensis* の感染力は，ほとんど変化をしない。EB の出現と感染力の増加，宿主細胞の崩解が増殖環のイベントと同調していないことはクラミジアと異なり，*S. negevensis* の RB にも感染力がある可能性を示唆している。

一方，自然界における *S. negevensis* の生態は依然として不明である。自然宿主は不明で，これまでヒトや哺乳動物のみならず，昆虫などの無脊椎動物にも感染していることが確認された(Thao et al., 2003)。また環境に

表 1　クラミジア科とシムカニア科との比較
(山口・山﨑, 2004 をもとに作成)

共通点		
培養	宿主細胞を必要とする	
増殖様式	2 分裂で増殖する	
	増殖中に形態学的変化をともなう	
	宿主細胞内に封入体を形成する	
核酸	DNA と RNA と両者が存在する	
代謝	自己で行う	
抗菌薬	感受性がある	
相違点	クラミジア科	シムカニア科
増殖周期	2〜3 日	12〜15 日
封入体	円形，卵円形	宿主細胞質に広がるような形 多数の小さな封入体 宿主小胞体に囲まれる
形態	EB，RB	EB，RB，CB？ 外膜が波状
ゲノムサイズ	1.0〜1.2 Mbp	2.5 Mbp
プラスミド	Ctr で 7.5 kbp	132 kbp
マクロファージへの感染	感染，増殖とも不良	増殖良好
(封入体形成)	成熟したものは不可	可能
外膜蛋白		cystein-rich protein 欠如

生息するアメーバに感染し，その細胞内に生存，持続感染することが可能であることもわかっている(Kahane et al., 1999)。直接的な証明ではないが PCR 法によって *Simkania* の 23S rRNA 遺伝子に似た配列が，は虫類のさまざまな組織から検出されたとの報告もなされており(Soldati et al., 2004)，広く宿主の種や地域を超えて存在する可能性が示唆されている。

【遺伝子構造】

S. negevensis はクラミジア科が 1.0〜1.2 Mb であるのと比較して 2.5 Mb の長さのゲノムを有する。プラスミドは 132 kb とクラミジア科と比べてかなり大きい(Collingro et al., 2011)。16S や 23S rDNA の配列は 80〜87%クラミジア科と相同である。ちなみにクラミジア科菌種間のこの遺伝子配列の相同性は 90%以上である(Everett et al., 1999a)。*S. negevensis* がクラミジア目であることの根拠は他のクラミジア目と同様，ペプチドグリカン生合成に関連する MurA 遺伝子に特徴的な挿入と欠失が存在することである。クラミジアの rRNA 遺伝子とは異なり，*S. negevensis* には 23S rRNA の position 1931 にある group I イントロンが存在し，このイントロンが rRNA からスプライシングされない。このイントロンは藻類にある葉緑体やアメーバ類にあるミトコンドリアの 23S rRNA に存在する group I イントロンと起源的には同類であることがわかった(Everett et al., 1996b)。

【微生物学】

S. negevensis はクラミジアと同様に哺乳類の単層培養細胞で増殖分離された。増殖確認のために，ギムザ染色やヒメネス染色，免疫蛍光抗体染色が行われる(写真 2)。*S. negevensis* は Vero，HEp-2，U937，macrophages，Buffalo green monkey cells などさまざまな細胞株で増殖する(Freidman et al., 2003; Kahane et al., 1998; 2004)。Vero 細胞は現在，臨床分離のために使用され，我々の検討では接種材料は 1,500×g，60 分，35℃の条件下の遠心操作が感染率の向上に有用で，超音

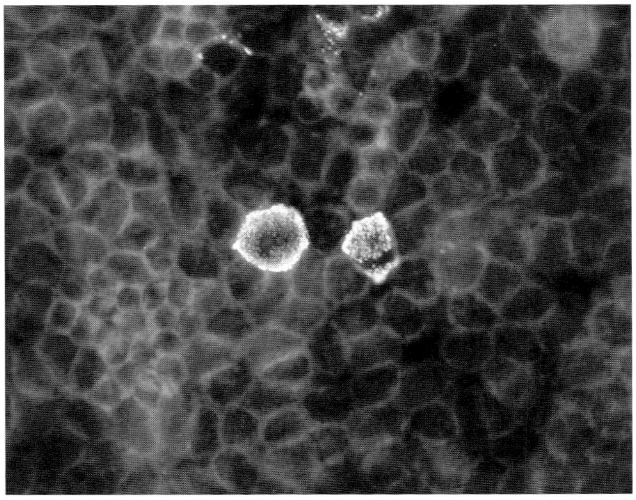

写真 2　*S. negevensis* 封入体の間接蛍光免疫染色。*S. negevensis* に感染させた 5 日目の単層 Vero 細胞を固定し，ポリクローナルなウサギ免疫血清と反応させた後，FITC を結合させたマウス抗ウサギ IgG 抗体で反応させた。×400。(口絵 165 参照)

波処理は影響せず，cycloheximide 添加，ポリエチレングリコールや DEAE デキストラン処理はむしろ封入体の減少を引き起こすことがわかった。接種材料に遠心操作を行い，10%ウシ胎児血清を加えた RPMI 1640 培地を使用し，抗菌薬ストレプトマイシンとバンコマイシンを各々最終濃度 100 μg/mL 加えたもので，最も多くの封入体を得る(Yamaguchi et al., 2004)。*S. negevensis* はクラミジア同様マクロライド系とテトラサイクリン系の抗菌薬に感受性を示し増殖が抑制される(Freidman et al., 2003)。その一方，クラミジアと異なりペニシリンとバシトラシンに完全な耐性を示す(Kahane and Friedman, 2000)。自然界での *S. negevensis* の保有宿主(いわゆるリザーバー)は *Acanthamoebae* spp. である(Kahane et al., 2004; 2001)。しかし実際には *S. negevensis* の分離培養は容易でなく，*S. negevensis* をはじめとする新しいクラミジア様微生物の研究はその発見のきっかけを含め PCR 技術が寄与するところが極めて大きい。PCR は主に疫学研究や診断法として利用され，16S rRNA 遺伝子の解析から系統発生学的に新しい株や種の同定に利用されている。この PCR ではリボソームオペロンを主な標的としており，現在新しいクラミジアの仲間の検索に利用されている。

16S rRNA 遺伝子を標的とした *Simkania* 種特異的プライマーは Kahane らによってプライマーセット(ZPF, ZPR)が設計された。16S rRNA 遺伝子の position 457〜859 に当たる 398 bp 断片を増幅する(Kahane et al., 1998; Greenberg et al., 2003)(表 2)。またクラミジア目の 16S rRNA 遺伝子を標的とし，その position 420〜930 に当たる 512 bp 断片を増幅するように設計された ccF と ccR を外部のプライマーとし，ZPF と ZPR を内部のプライマーとして nested PCR に応用した方法も報告されている(Kahane et al., 2004)。一方 *S. negevensis* は group I イントロンを 23S rRNA に含んでいる(Thao et al., 2003; Everett et al., 1999b)。Everett らはこのイントロンを含んだ遺伝子部位を増幅することを目的とした Simkania 特異的プライマーセットを設計した(表 2)。AF と BR を外部プライマーとしたときイントロン配列を含む 23S rRNA の 1,100 bp 断片が増幅されるが，イントロン配列を標的とした内部プライマー IntF と IntR によって 338 bp 断片が増幅される。また rRNA 遺伝子以外も heat shock protein (HSP) 60 をコードする *groEL* を標的とした *S. negevensis* 特異的 PCR も開発された(Petrichi et al., 2002)(表 2)。この PCR 法では慢性閉塞性肺疾患(chronic obstructive pulmonary disease：COPD)の患者末梢血単核球からと乳幼児の呼吸器疾患患者や保健施設の患者の鼻咽頭スワブから遺伝子を検出することができている。また PCR や分離培養とは別に血清学的手法による研究も進められ，*S. negevensis* をはじめとする新しいクラミジア様生物の病原的役割を評価するのにより一層利用されるようになった。これまで ELISA(enzyme-linked immunosorbent assay)が *S. negevensis* 感染の診断のために開発された(Kahane et al., 1998; Lieberman et al., 1997)。この方法は IgA 抗体と IgG 抗体を検出するもので，IgA は 30 倍希釈が，IgG は 100 倍希釈が開始血清濃度とされている。IgA の存在は最近の感染を示すもので，IgG の存在は最近もしくは過去に感染があったことを示すものと考えられている。我々はクラミジア感染症の血清診断法で世界的標準法である MIF(micro-immunofluorescence)法を応用し，*S. negevensis* 特異的 IgG 抗体を

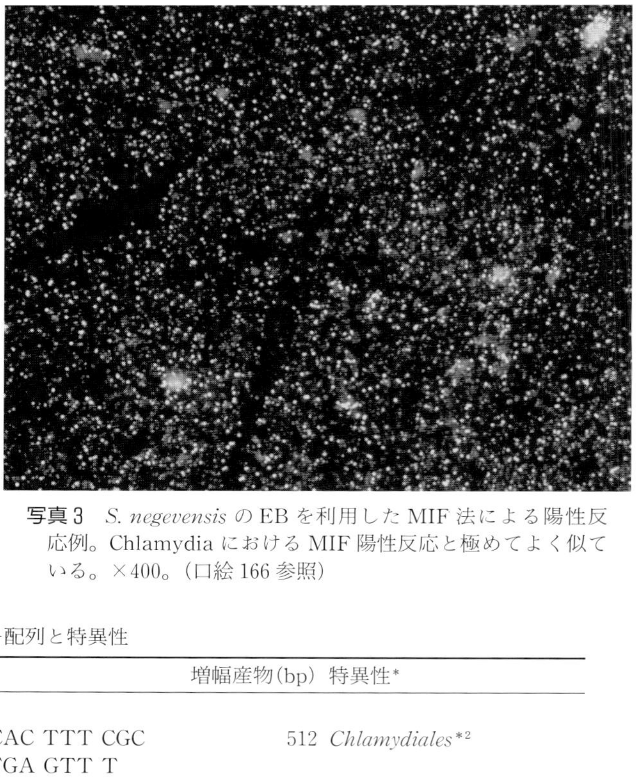

写真 3　*S. negevensis* の EB を利用した MIF 法による陽性反応例。Chlamydia における MIF 陽性反応と極めてよく似ている。×400。(口絵 166 参照)

表 2　プライマー配列と特異性

標的遺伝子とプライマーセット	プライマー配列(5′-3′)	増幅産物(bp)	特異性*
16S rRNA			
ccF	CCT CGG GTT GTA AAG CAC TTT CGC	512	*Chlamydiales*[*2]
ccR	CCC CGT CAA TTC TTT TGA GTT T		
ZPF	AAA GGT AAC GAA TAA TTG CCT	405	*S. negevensis*
ZPR	GCA CAG TCG GGG TTG AGA CCG ACT		
23S rRNA			
AF	CAC AGG TAG GCA TGA TGA	1099	*S. negevensis*
BR	CTA GCT GCG GGT AAA CG		
IntF	TTA GAT GCA CAA TGG ATA GTT GGA	338	*S. negevensis* intron I
IntR	CCA TCA GCG CTC ATG TGC TCA		
gro EL			
TS1F	ATG CTT TCG TTC TGG TCT AC	180	*S. negevensis* Hsp60 gene
TS1R	CCT GCA CGG AGA CGG TTG AC		

* 特異度はプライマー設計時に得られていたシークエンスから決定している。
*2 プライマーccF は 3′ 末端から 7 塩基は正確に一致しているが 5′ 末端から 2 から 5 塩基は *S. negevensis* とは異なる配列である。

検出できることを証明した(写真3)。この蛍光抗体法によって陽性の結果を示した血清をウエスタンブロット法で確認している。*C. pneumoniae* で吸収した血清で，Simkaniaの64 kDa蛋白に対する特異的な強い反応を示している(Yamaguchi et al., 2005)。交差反応の可能性は否定できないので，ウエスタンブロット法や吸収試験などを組み合わせて確認することが必要である。

【感染症・疫学・治療】

(1)呼吸器感染症

①小児呼吸器感染症

小児ではこれまでに急性細気管支炎との関連が示唆されている。カナダでは細気管支炎で入院した乳児から得た22の鼻洗浄液のうち14の検体で *S. negevensis* の遺伝子がPCRで検出された(Greenberg et al., 2003)(表3)。またイスラエルでは239人の乳児細気管支炎患者のうち，116人(48%)で病原微生物が検出され，最も多かったのがRSV(respiratory syncytial virus)の33%で，次いで *S. negevensis* の25%であった。またPCRで *S. negevensis* 遺伝子が検出された60人のうち38人(63%)は，RSV，アデノウイルスやサイトメガロウイルスなどは検出されず，対照の健常乳児では *S. negevensis* 遺伝子はまったく検出されなかった。またRSVによる細気管支炎と *S. negevensis* による細気管支炎とでは臨床症状や検査所見に有意差がなく，実験室レベルの微生物学的検査以外の鑑別は極めて困難であった(Kahane et al., 1998)(表4)。

②成人呼吸器感染症

S. negevensis 市中肺炎の臨床像は高熱と乾性咳嗽で，30歳代に多く認められている。臨床検査所見では軽度の低酸素血症と白血球数の微増および左方移動が認められるが，*S. negevensis* 肺炎に特徴的なものはなく，また胸部レントゲン像にも特徴はない。しかし報告例が少ないため詳細は不明である(Lieberman et al., 1997)。COPDの急性増悪の2.3%に *S. negevensis* が関与しているとされている(Lieberman et al., 2002)。近年，市中肺炎では *C. pneumoniae* と他の病原微生物との重複感染も多いことが明らかになってきたが，*S. negevensis* は *C. pneumoniae* と生物学的性質が似ていることから

表3　カナダにおける鼻洗浄液検体中 *S. negevensis* 遺伝子陽性細気管支炎患児の背景 (Greenberg et al., 2003 をもとに作成)

例	性別	日齢	入院日数	検出された他の病原体
1	女	15	3	なし
2	女	47	7	なし
3	男	16	3	RSウイルス
4	男	11	46	アデノウイルス
5	男	59	8	パラインフルエンザウイルス
6	女	154	8	ライノウイルス
7	女	39	2	アデノウイルス＋エンテロウイルス
8	女	121	5	アデノウイルス
9	男	50	5	インフルエンザウイルスA型
10	男	59	6	RSウイルス
11	女	111	7	RSウイルス＋サイトメガウイルス
12	女	124	3	サイトメガウイルス
13	女	20	11	RSウイルス＋肺炎クラミジア(*Chlamydophila pneumoniae*)
14	男	88	3	RSウイルス

表4　病原微生物による小児細気管支炎患者の臨床症状の相違(Kahane et al., 1998 をもとに作成)

臨床所見	SN (n＝33)	RSV (n＝52)	SN＋RSV (n＝19)
38℃以上の発熱	14(42%)	21(40%)	5(26%)
鼻汁	15(45%)	28(54%)	8(42%)
咳嗽	28(85%)	50(96%)	18(95%)
多呼吸	31(94%)	51(99%)	17(89%)
喘鳴	21(64%)	39(75%)	9(47%)
無呼吸	2(6%)	8(15%)	0
血中酸素飽和度＜95%	23(70%)	43(83%)	13(68%)
胸部X線所見			
気腫像	25(76%)	42(81%)	14(74%)
無気肺	15(45%)	20(38%)	8(42%)
浸潤影	7(21%)	8(15%)	3(16%)
白血球数の中央値(/μL)	13,300	12,800	11,900
入院数	26(79%)	40(77%)	14(74%)
集中治療室収容	8(24%)	14(27%)	8(42%)
人工呼吸	6(18%)	7(13%)	4(21%)
入院日数の中央値	5	4	3
死亡数	0	1(2%)	0

注：特に示さない限り，症例数としてデータを示す(カッコ内は%)。SN：*Simkania negevensis*，RSV：RSウイルス

同じように他の病原微生物との重複感染をしている可能性が高いと推測されている。

③遷延する咳嗽

デンマークでは2～3週間咳嗽が続く者には抗 *S. negevensis* 抗体陽性者は認められなかったが，4週間以上続く者にはその15%に抗体陽性を認め，4週間以上続く咳と抗 *S. negevensis* 抗体陽性は統計学的に有意な関連があった(Johnsen et al., 2005)。

④動脈硬化

頸動脈組織からPCRにより *S. negevensis* の遺伝子が検出されたこと(Friedman et al., 2003)，*S. negevensis* がマクロファージ系の細胞株でもよく増殖することから *S. negevensis* も *C. pneumoniae* と同様に動脈硬化との関連が疑われている。

(2)消化器感染症

イタリアでは急性胃腸炎の症状があった者の68%に抗 *S. negevensis* 抗体IgG陽性を認めた一方，対照の健常者では35%が陽性であり，統計学的に有意な差があったことから消化管感染症との関連が疑われている。

(3)血清疫学

S. negevensis 感染症の確立された血清学的検査方法は現在のところない。これまでに欧米から感染の報告があるが，これも *S. negevensis* 感染の実態の一端にすぎないと考えられる。これまでの報告による抗体保有率はイギリスの4歳以下で15%，その後加齢とともに上昇し19歳以降は74%とされ，米国では小児で23%，成人で39%，イスラエルでは成人で60～70%とされている(Friedman et al., 1999; 2003)(表5，図2，表6)。わが国での *S. negevensis* 感染の状況を把握するため我々は，山口県下関市の健康な0～90歳の588人を対象に検討した。その結果は他地域と同様に4歳以下で8%，小児期で約30%，成人で47～57%の抗体保有率であった(山

表5　ELISA法による *S. negevensis*，*C. pneumoniae* に対する健常成人の抗体陽性率(Friedman et al., 2003をもとに作成)

地域	対象	総数	抗体陽性率(%)	
			S. negevensis	*C. pneumoniae*
Vancouver, Canada	妊婦	100	68	35
Brooklyn, New York	健康成人	42	39	51
Beer Sheva, Israel	外傷者	200	68	78
Aarhus, Denmark	献血者	106	65	検討せず

S. negevensis：*Simkania negevensis*，*C. pneumoniae*：*Chlamydophila pneumoniae*

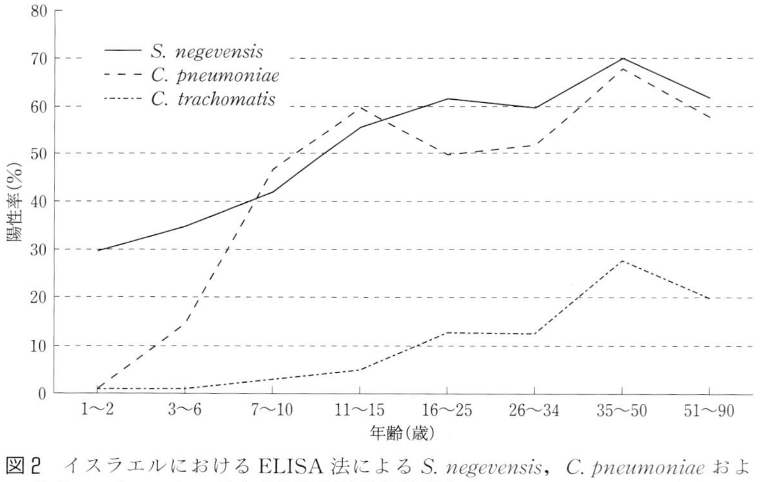

図2　イスラエルにおけるELISA法による *S. negevensis*，*C. pneumoniae* および *C. trachomatis* に対する年齢別抗体陽性率(Friedman et al., 2003をもとに作成)。*S. negevensis* の方が *C. pneumoniae* よりも早期に抗体を獲得している。16歳以降でほぼ横ばいになる。

表6　イスラエルにおけるELISA法による *S. negevensis*，*C. pneumoniae* および *C. trachomatis* に対する抗体陽性率(Friedman et al., 1999をもとに作成)

集団	総数	抗体陽性率(%)		
		Simkania negevensis	*Chlamydophila pneumoniae*	*Chlamydia trachomatis*
大学生	94	65	60(n.s.)*	17($P<0.001$)*
成人献血者	100	55	73($P<0.05$)*	22($P<0.001$)*
集団農場成人(18～40歳)	106	64	58(n.s.)*	17($P<0.001$)*
遊牧民成人(18～40歳)	45	80	27($P<0.001$)*	4($P<0.001$)*

* *S. negevensis* と比較したときの統計学的有意差。n.s.：有意差なし

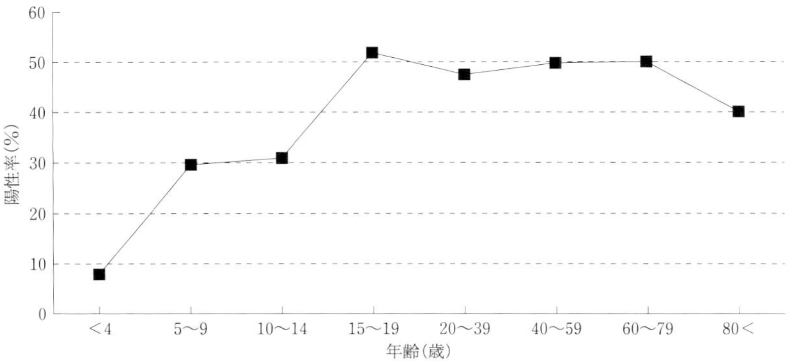

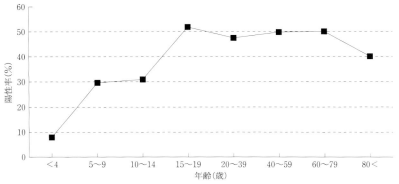

図3　わが国における蛍光抗体法による *S. negevensis* に対する年齢別抗体陽性率(山口・山﨑，2004)。小児期において *S. negevensis* に対する抗体陽性率が急速に上昇している。

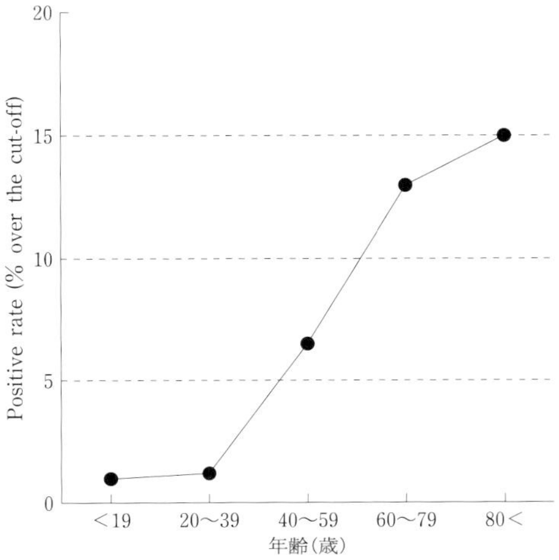

図4　日本の健常者における *S. negevensis* 特異的IgG抗体の年齢別保有状況。小児から若年成人においては極めて陽性率は低いが中年以降急速に上昇し，最終的には15%となった。20歳以上では7.5%の陽性率であった(292人中22人)。

口・山﨑，2004)(図3)。しかし同じ検体のMIF法による検討では，8倍希釈以上の抗体価を示した場合を陽性としたとき，30歳代までは極めて低く，その後急激に上昇し最終的には15%の抗体保有率であった(Yamaguchi et al., 2005)(図4)。このことから感染機会は地域差があるものの世界各地に広く蔓延する感染症であるといえる。

(4)感染経路

S. negevensis の感染経路は不明であるが，小児期で既に感染していることから，*S. negevensis* は自然環境に広く存在していることが予想される。実験室レベルでは，アメーバ内で細胞内共生体として増殖，長期間生存できること(Friedman et al., 1999)やアメーバは水のある環境に広く存在すること(Kahane et al., 2001)からレジオネラ菌のようなエアロゾルによる経気道呼吸器感染の可能性，ピロリ菌のように飲料水を介した水系消化器感染が推測される。既にイスラエルの複数の地区の飲料水や生活排水から *Acanthamoeba* の抗原とともに *S. negevensis* が複数株分離されている(Kahane et al., 2004)。また小児肺炎患者の咽頭洗浄液とその患者の生活用水の検討が行われ，両者ともに *S. negevensis* 抗原陽性となったのは76%で，遺伝子解析で両者は同じ株であることが証明されている(Kahane et al., 2007)。

(5)治療

S. negevensis 呼吸器感染症の治療としては，*in vitro* での薬剤感受性はエリスロマイシン，アジスロマイシン，ミノサイクリンなどが良好で，ドキシサイクリンやオフロキサシンは中等度，シプロフロキサシンは低いようである(Kahane and Friedman, 2000)。急性肺炎の臨床例ではエリスロマイシンによる治療で全例が速やかに改善している(Lieberman et al., 1997)。

【引用・参考文献】

Collingro, A., Tischler, P., Weinmaier, T., et al. 2011. Unity in variety: the pan genome of the *Chlamydiae*. Mol. Biol. Evol. 28: 3253–3270.

Donati, M., Fiani, N., Di Francesco, A., et al. 2013. IgG and IgA response to Simkania negevensis in sera of patients with respiratory and gastrointestinal symptoms. New Microbiol. 36: 303–306.

Everett, K. D. E., Bush, R. M., and Andersen, A. A. 1999a. Emended description of the order *Chlamydiales*, proposal of *Parachlamydiaceae* fam. nov. and *Simkaniaceae* fam. nov., each containing one monotypic genus, revised taxonomy of the family *Chlamydiaceae*, including a new genus and five new species, and standards for the identification of organisms. Int. J. Syst. Microbiol. 49: 415–440.

Everett, K. D. E., Kahane, S., Bush, R. M., et al. 1999b. An unspliced group I intron in 23S rRNA links *Chlamydiales*, chloroplasts, and mitochondria. J. Bacteriol. 181: 4734–4740.

Fehr, A., Walther, E., Schmidt-Posthaus, H., et al. 2013. *Candidatus* Syngnamydia venezia, a novel member of the phylum *Chlamydiae* from the broad nosed pipefish, *Syngnathus typhle*. PLoS ONE 8: e70853.

Friedman, M. G., Dvoskin, B., and Kahane, S. 2003. Infections with the chlamydia-like microorganism *Simkania negevensis*, a possible emerging pathogen. Microb. Infect. 5: 1013–1021.

Friedman, M. G., Galil, A., Greenberg, S., et al. 1999. Seroprevalence of IgG antibodies to the *Chlamydia*-like microorganism rate 'Simkania Z' by ELISA. Epidemiol. Infect. 122: 177–123.

Greenberg, D., Banerji, A., Friedman, M. G., et al. 2003. High rate of *Simkania negevensis* among Canadian Inuit infants hospitalized with lower respiratory tract infections. Scand. J. Infect. Dis. 35: 506–508.

Grub, G., and Raoult, D. 2002. *Parachlamydiaceae*: potential emerging pathogens. Emerg. Infect. Dis. 8: 625–630.

Henning, K., Schares, G., Granzow, H., et al. 2002. *Neospora caninum* and *Waddlia chondrophila* strain 2032/99 in a septic stillborn calf. Vet. Microbiol. 85: 285–292.

Johnsen, S., Birkebaek, N., Andersen, P. L., et al. 2005. Indirect immunofluorescence and real time PCR for detection of *Simkania negevensis* infection in Danish adults with persistent cough and in healthy controls. Scand. J. Infect. Dis. 37: 251–255.

Kahane, S., and Friedman, M. G. 2000. Antibiotic sensitivities in vitro of *Simkania negevensis*, p. 397. *In* Saikku, P. (ed.), Proceedings of fourth meeting of the European society for chlamydial research. Editrice Esculapio, Bologna, Italy.

Kahane, S., Dvoskin, B., Mathias, M., et al. 2001. Infection of *Acanthamoeba polyphaga* with *Simkania negevensis* and *S. negevensis* survival within amoebal cysts. Appl. Environ. Microbiol. 67: 4789–4795.

Kahane, S., Everett, K. D., Kimmel, N., et al. 1999. *Simkania negevensis*, strain Z^T; growth, antigenic and genome characteristics. Int. J. Syst. Bacteriol. 49: 815–820.

Kahane, S., Gonen, R., Sayada, C., et al. 1993. Description and partial characterization of a new chlamydia-like microorganism. FEMS Microbiol. Lett. 109: 329–334.

Kahane, S., Greenberg, D., Friedman, M. G., et al. 1998. High prevalence of "Simkania Z", a novel *Chlamydia*-like bacterium, infants with acute bronchiolitis. J. Infect. Dis. 177: 1425–1429.

Kahane, S., Greenberg, D., Newman, N., et al. 2007. Domestic water supplies as a possible source of infection with Simkania. J. Infect. 54: 75–81.

Kahane, S., Kimmel, N., and Friedman, M. G. 2002. The growth cycle of *Simkania negevensis*. Microbiology 148: 735–742.

Kahane, S., Platzner, N., Dvoskin, B., et al. 2004. Evidence for the presence of *Simkania negevensis* in drinking water and in reclaimed wastewater in Israel. Appl. Environ. Microbiol. 70: 3346–3351.

Lamoth, F., and Greub, G. 2010. Amoebal pathogens as emerging causal agents of pneumonia. FEMS Microbiol. Rev. 34: 260–280.

Lieberman, D., Dvoskin, D., Lieberman, D. V., et al. 2002. Serological evidence of acute infection with the *Chlamydia*-like microorganism *Simkania negevensis* (Z) in acute exacerbation of chronic obstructive pulmonary disease. Eur. J. Clin. Microbiol. Infect. Dis. 21: 307–309.

Lieberman, D., Kahane, S., Lieberman, D., et al. 1997. Pneumonia with serological evidence of acute infection with the *Chlamydia*-like microorganism "Z". Am. J. Respir. Crit. Care Med. 156: 578–582.

Michel, R., Muller, K. D., Zoller, L., et al. 2005. Free-living amoebae serve as host for chlamydia-like bacterium *Simkania negevensis*. Acta. Protozool. 44: 113–121.

Moazed, T. C., Kuo, C. C., Grayston, J. T., et al. 1998. Evidence of systemic dissemination of Chlamydia pneumoniae via macrophages in the mouse. J. Infect. Dis. 177: 1322–1325.

Petrich, A., Smieja, M., Luinstra, K., et al. 2002. Development of a PCR assay to determine prevalence of *Simkania negevensis* DNA in specimens from patients with respiratory diseases, p. 471–474. *In* Schachter, J., Christiansen, G., Clarke, I. N., et al. (eds.), Chlamydial infections: proceedings of the tenth international symposium on human chlamydial infections. International Chlamydia Symposium, San Francisco.

Pilhofer, M., Aistleitner, K., Ladinsky, M. S., et al. 2014. Architecture and host interface of environmental chlamydiae revealed by electron cryotomography. Environ. Microbiol. 16: 417–429.

Quinn, T. C., and Gaydos, C. A. 1999. In vitro infection and pathogenesis of *Chlamydia pneumoniae* in endovascular cells. Am. Heart. J. 138: S 507–511.

Soldati, G., Lu, Z. H., Vaughan, L., et al. 2004. Detection of mycobacteria and chlamydiae in granulomatous inflammation of reptiles: a retrospective study. Vet. Pathol. 41: 388–397.

Thao, M. L., Baumann, L., Hess, J. M., et al. 2003. Phylogenetic evidence for two new insect-associated Chlamydia of the Family *Simkaniaceae*. Curr. Microbiol. 47: 46–50.

山口徹也，山﨑勉．2004．シムカニア感染症の最近の動向．化学療法の領域 20：73–79．

Yamaguchi, T., Yamazaki, T., Inoue, M., et al. 2004. Facters improving the propagation of *Simkania negevensis* strain Z in cell culture. Jpn. J. Infect. Dis. 57: 103–106.

Yamaguchi, T., Yamazaki, T., Inoue, M., et al. 2005. Prevalence of antibodies against *Simkania negevensis* in a healthy Japanese population determined by the microimmunofluorescence test. FEMS Immunol. Med. Microbiol. 43: 21–27.

【山口徹也，山﨑　勉，Maureen G. Friedman】

ウイルス編

ウイルスの分類
Taxonomy of Viruses

国際的に広く通用するウイルスの分類と命名法を定める作業は，国際ウイルス分類委員会(International Committee on Taxonomy of Viruses：ICTV)において継続的に行われており，2011年に第9次報告が出版されている(King et al., 2011)。

ウイルスには，細菌，植物，無脊椎動物，脊椎動物などに感染するものが存在する。ICTVでは，いずれの生物を宿主にするウイルスについても適用可能な分類と命名法の体系を確立している。ここでは哺乳類，鳥類，魚類などを宿主とする脊椎動物ウイルスの分類についてまず紹介し(表1)，次に特にヒトに病気を起こす医学上重要なウイルスの分類上の位置づけを示すことにする(表2)。

ICTVによるウイルスの命名法では，分類の上位の分類単位taxonとして，科family，その下位に亜科subfamily，属genusを設け，その下に種speciesを位置づけている。ICTVとして取り扱うのは種までで，その下位にある血清型，株などは対象としていない。一方近年，科のさらに上位に目orderを設ける場合がある。

ここで例えば，小児の発疹症の原因ウイルスである麻疹ウイルスは，ICTVの分類によると，

order *Mononegavirales*　モノネガウイルス目
family *Paramyxoviridae*　パラミクソウイルス科
subfamily *Paramyxovirinae*　パラミクソウイルス亜科
genus *Morbillivirus*　モルビリウイルス属
(species) *Measles virus*　麻疹ウイルス

ということになる。ここで示すように，欧文ではICTVの正式名は，イタリック体で最初の1文字を大文字で記載し，目に対しては-*virales*，科に対しては-*viridae*，亜科に対しては-*virinae*，属に対しては-*virus*の各接尾語を付ける。このようにウイルスの命名は，一般生物，細菌などと異なり，ラテン語を用いて種名に属名を加えて表記する二命名法によらないという特徴がある。

ICTVでは，各ウイルス科を記載する順番を定めている。ゲノムの性状により，大きくDNAウイルスとRNAウイルスに分類し，その間に逆転写DNAおよびRNAウイルス(Reverse transcribing DNA and RNA viruses)を配置している。DNAウイルスは，さらに二本鎖DNAウイルス，一本鎖DNAウイルスに分類されている。RNAウイルスも，同様に二本鎖RNAウイルス，一本鎖RNAウイルスに分類されている。一本鎖RNAウイルスの場合，ゲノムの極性が問題となる。ゲノムRNAがmRNAと相補的な配列の，マイナス鎖RNAウイルスをまず記載し，次にゲノムRNAがmRNAと同じ配列の，プラス鎖RNAウイルスを記載している。各分類では，ヘルペスウイルス目やモノネガウイルス目など，目を形成するウイルス科を先に記載し，科の配置はアルファベット順になっている。

【引用・参考文献】

King, A. M. Q., Adams, M. J., Carstens, E. B., et al.(eds.) 2011. Virus taxonomy: classification and nomenclature of viruses: ninth report of the International Committee on Taxonomy of Viruses, Elsevier Academic Press, Amsterdam.

【山田雅夫】

表1　脊椎動物を宿主とするウイルスの分類〔国際ウイルス分類委員会(ICTV)第9次報告，2011〕。
目を形成する科の範囲を太線の枠で囲んで示す。医学上重要なウイルスを太字で示す。

Order 目	Family 科	Subfamily 亜科	Genus 属	Species 種(公式名称，*代表種)	一般名　(　)内は宿主　[　] 内は略号
DNA Viruses DNA ウイルス					
dsDNA Viruses　二本鎖 DNA ウイルス					
Herpesvirales　ヘルペスウイルス目					
	Alloherpesviridae　アロヘルペスウイルス科				
			Ictalurivirus　他3属		(魚類，両生類)
	Herpesviridae　ヘルペスウイルス科				
		Alphaherpesvirinae　アルファヘルペスウイルス亜科			
			Simplexvirus	Human herpesvirus 1*	単純ヘルペスウイルス1型 [HSV-1]
				Human herpesvirus 2	単純ヘルペスウイルス2型 [HSV-2]
			Varicellovirus	Human herpesvirus 3*	水痘・帯状疱疹ウイルス [VZV]
			Iltovirus	Gallid herpesvirus 1*	伝染性喉頭気管炎ウイルス(鶏)
			Mardivirus	Gallid herpesvirus 2*	マレック病ウイルス1(鶏)
		Betaherpesvirinae　ベータヘルペスウイルス亜科			
			Cytomegalovirus	Human herpesvirus 5*	(ヒト)サイトメガロウイルス [CMV]
			Roseolovirus	Human herpesvirus 6*,*2	ヒトヘルペスウイルス6 [HHV-6]
				Human herpesvirus 7	ヒトヘルペスウイルス7 [HHV-7]
			Muromegalovirus	Murid herpesvirus 1*	マウスサイトメガロウイルス
			Proboscivirus	Elephantid herpesvirus 1*	ゾウヘルペスウイルス1
		Gammaherpesvirus　ガンマヘルペスウイルス亜科			
			Lymphocryptovirus	Human herpesvirus 4*	Epstein-Barr virus EB ウイルス [EBV]
			Rhadinovirus	Saimiriine herpesvirus 2*	リスザルヘルペスウイルス
				Human herpesvirus 8	ヒトヘルペスウイルス8 [HHV-8，KSHV]
			Macavirus	Alcelaphine herpesvirus 1*	シカヘルペスウイルス1
			Percavirus	Equid herpesvirus 2*	ウマヘルペスウイルス2
	Malacoherpesviridae　マラコヘルペスウイルス科				(軟体動物)
	Adenoviridae　アデノウイルス科				
			Mastadenovirus	Human adenovirus C*	(ヒト)アデノウイルスC
				Human adenovirus A～G	種名：アデノウイルスA～G　血清型：1～57型
			Aviadenovirus	Fowl adenovirus A	家きんアデノウイルスA
			Atadenovirus	Ovine adenovirus D	ヒツジアデノウイルス
			Siadenovirus		(両生類)
			Ichtadenovirus		(両生類，魚類)
	Asfarviridae　アスファルウイルス科				
			Asfivirus	African swine fever virus*	アフリカ豚コレラウイルス
	Iridoviridae　イリドウイルス科				
			Ranavirus，Lymphocystivirus，Megalocytivirus の3属		(魚類，両生類)
	Papillomaviridae　パピローマウイルス科				
			属名：Alphapapillomavirus から，ギリシャ文字を冠して，Pipapillomavirus まで16属		
			ヒトパピローマウイルス(HPV)を含む属：Alpha，Beta，Gamma，Mu，Nupapillomavirus の5属		
			例えば，Alphapapillomavirus 属には種名としての Human papillomavirus 32 他13種		
	Polyomaviridae　ポリオーマウイルス科				
			Polyomavirus	Simian virus 40*	シミアンウイルス40(サル) [SV40]
				JC polyomavirus	JC ポリオーマウイルス
					Merkel cell polyomavirus　メルケル細胞ポリオーマウイルス
	Poxviridae　ポックスウイルス科				
		Chordopoxvirinae　コルドポックスウイルス亜科			
			Orthopoxvirus	Vaccinia virus*	ワクチニアウイルス
				Variola virus	痘瘡ウイルス
				Cowpox virus　牛痘ウイルス，Monkeypox virus　サル痘ウイルス	
			Molluscipoxvirus	Molluscum contagiosum virus*	伝染性軟属腫ウイルス
			Avipoxvirus	Fowlpox virus*	鶏痘ウイルス
			Capripoxvirus	Sheeppox virus*	羊痘ウイルス
			Cervidpoxvirus	Deerpox virus W-848-83*	シカポックスウイルス
			Leporipoxvirus	Myxoma virus*	(ウサギ)粘液種ウイルス
			Parapoxvirus	Orf virus*	オルフウイルス
			Suipoxvirus	Swinepox virus*	豚痘ウイルス
			Yatapoxvirus	Yaba monkey tumor virus*	ヤバサル腫瘍ウイルス
		Entomopoxvirinae　エントモポックスウイルス亜科(昆虫)			

*2 Human herpesvirus 6 は Human herpesvirus 6A と 6B の独立した種に分類されている。

Order 目	Family 科	Subfamily 亜科	Genus 属	Species 種(公式名称，*代表種)	一般名　(　)内は宿主　[　]内は略号
ssDNA Viruses　一本鎖 DNA ウイルス					
	Anelloviridae　**アネロウイルス科**				
			Alphatorquevirus	***Torque teno virus 1****	**トルクテノウイルス [TTV]**
			以下 *Betatorquevirus* から，ギリシャ文字を冠して，*Iotatorquevirus* までの８属		
	Circoviridae　サーコウイルス科				
			Circovirus	*Porcine circovirus-1**	ブタサーコウイルス１
			Gyrovirus	*Chicken anemia virus**	鶏貧血ウイルス
	Parvoviridae　**パルボウイルス科**				
		Parvovirinae　**パルボウイルス亜科**			
			Erythrovirus	***Human parvovirus B19****	**(ヒト)パルボウイルス B19**
			Dependovirus	***Adeno-associated virus-2****	**アデノ随伴ウイルス [AAV]**
			Bocavirus	*Bovine Parvovirus**	ウシパルボウイルス
					Human bocavirus　ヒトボカウイルス
			Parvovirus	*Minute virus of mice**	マウス微小ウイルス
			Amdovirus	*Aleutian mink disease virus**	アリューシャンミンク病ウイルス
		Densovirinae　デンソウイルス亜科			(無脊椎動物：節足動物)
Reverse Transcribing DNA and RNA Viruses　逆転写 DNA および RNA ウイルス					
	Hepadnaviridae　**ヘパドナウイルス科(dsDNA ゲノム)**				
			Orthohepadnavirus	***Hepatitis B virus****	**B 型肝炎ウイルス [HBV]**
			Avihepadnavirus	*Duck hepatitis B virus**	アヒル B 型肝炎ウイルス
	Retroviridae　**レトロウイルス科(＋鎖 RNA ゲノム)**				
		Orthoretrovirinae　**オルソレトロウイルス亜科**			
			Alpharetrovirus	*Avian leukosis virus**	トリ白血病ウイルス
			Betaretrovirus	*Mouse mammary tumor virus**	マウス乳がんウイルス
			Gammaretrovirus	*Murine leukemia virus**	マウス白血病ウイルス
			Deltaretrovirus	*Bovine leukemia virus**	ウシ白血病ウイルス
				Primate T-lymphotropic virus 1	**ヒト T 細胞白血病ウイルス１ [HTLV-1]**
			Lentivirus	***Human immunodeficiency virus 1***	**ヒト免疫不全ウイルス１ [HIV-1]**
			Epsilonretrovirus		(魚類)
		Spumaretrovirinae　スプーマレトロウイルス亜科			
			Spumavirus	*Simian foamy virus**	サル泡沫状ウイルス
RNA Viruses RNA ウイルス					
dsRNA Viruses　二本鎖 RNA ウイルス					
	Birnaviridae　ビルナウイルス科				
			Avibirnavirus	*Infectious bursal disease virus**	伝染性ファブリキウス嚢病ウイルス(鶏)
			Aquabirnavirus，*Blosnavirus* の２属		(魚類)
	Picobirnaviridae　ピコビルナウイルス科				
			Picobirnavirus	*Human picobirnavirus**	ヒトピコビルナウイルス：病原性不明
	Reoviridae　**レオウイルス科**				
		Spinareovirinae　**スピナレオウイルス亜科**			
			Orthoreovirus	***Mammalian orthoreovirus****	**レオウイルス**
			Coltivirus	***Colorado tick fever virus****	**コロラドダニ熱ウイルス**
			Aquareovirus		(魚類他)
		Sedoreovirinae　**セドレオウイルス亜科**			
			Orbivirus	*Bluetongue virus**	ブルータングウイルス(ウシ，メンヨウ)
				Great Island virus	**Kemerovo virus　ケメロボウイルス**
			Rotavirus	***Rotavirus A****	**ロタウイルス A**
			Seadornavirus	*Banna virus**	バンナウイルス(ヒト，カ)
Negative Sense ssRNA Viruses　マイナス鎖一本鎖 RNA ウイルス					
Mononegavirales　**モノネガウイルス目**					
	Bornaviridae　**ボルナウイルス科**				
			Bornavirus	***Borna disease virus****	**ボルナ病ウイルス**
	Filoviridae　**フィロウイルス科**				
			Marburgvirus	***Lake Victoria marburgvirus****	**マールブルグウイルス**
			Ebolavirus	***Zaire ebolavirus****	**エボラウイルス**
	Paramyxoviridae　**パラミクソウイルス科**				
		Paramyxovirinae　**パラミクソウイルス亜科**			
			Rubulavirus	***Mumps virus****	**ムンプスウイルス**
				Human parainfluenza virus 2,4	**パラインフルエンザウイルス 2,4**
			Avulavirus	*Newcastle disease virus**	ニューカッスル病ウイルス(鶏)
			Respirovirus	*Sendai virus**	センダイウイルス(マウス)
				Human parainfluenza virus 1,3	**パラインフルエンザウイルス 1,3**

Order 目	Family 科	Subfamily 亜科	Genus 属	Species 種(公式名称，*代表種)	一般名　(　)内は宿主　[　]内は略号
(モノネガウイルス目：続き)					
			Henipavirus	Hendra virus*	ヘンドラウイルス
				Nipah virus	ニパウイルス
			Morbillivirus	Measles virus*	麻疹ウイルス
		Pneumovirinae　ニューモウイルス亜科			
			Pneumovirus	Human respiratory syncytial virus*	RS ウイルス
			Metapneumovirus	Human metapneumovirus	メタニューモウイルス
	Rhabdoviridae　ラブドウイルス科				
			Vesiculovirus	Vesicular stomatitis virus*	水疱性口内炎ウイルス
			Lyssavirus	Rabies virus*	狂犬病ウイルス
			Ephemerovirus	Bovine ephemeral fever virus*	ウシ流行熱ウイルス
			Novirhabdovirus		(魚類)
	Arenaviridae　アレナウイルス科				
			Arenavirus	Lymphocytic choriomeningitis virus*	リンパ性脈絡髄膜炎ウイルス
				Lassa virus	ラッサウイルス
				South American hemorrhagic fever viruses	総称：南米出血熱ウイルス
				Junín virus	フニンウイルス
				Machupo virus	マチュポウイルス
				Guanarito virus	グアナリトウイルス
				Sabiá virus	サビアウイルス
	Bunyaviridae　ブニヤウイルス科				
			Orthobunyavirus	Bunyamwera virus*	ブニヤンベラウイルス
				California encephalitis virus*	カリフォルニア脳炎ウイルス(ラクロスウイルス)
			Hantavirus	Hantaan virus*	ハンターンウイルス
				Sin Nombre virus	シンノンブレウイルス他
			Nairovirus	Dugbe virus*	ジュグベウイルス
				Crimean-Congo hemorrhagic fever virus	クリミア－コンゴ出血熱ウイルス
			Phlebovirus	Rift Valley fever virus*	リフトバレー熱ウイルス
				SFTS phlebovirus	SFTS(重症熱性血小板減少症候群)ウイルス
	Orthomyxoviridae　オルソミクソウイルス科				
			Influenzavirus A	Influenza A virus*	インフルエンザ A ウイルス
			Influenzavirus B	Influenza B virus*	インフルエンザ B ウイルス
			Influenzavirus C	Influenza C virus*	インフルエンザ C ウイルス
			Thogotovirus	Thogoto virus*	トゴトウイルス(ヒト，ダニ)
			Isavirus		(魚類)
	(科名未設定)		Deltavirus	Hepatitis delta virus*	デルタ肝炎ウイルス［HDV］
Positive Sense ssRNA Viruses　プラス鎖一本鎖 RNA ウイルス					
Nidovirales　ニドウイルス目					
	Coronaviridae　コロナウイルス科				
		Coronavirinae　コロナウイルス亜科			
			Alphacoronavirus	Alphacoronavirus 1*	(ネコ，イヌ) ネココロナウイルス
				Human coronavirus 229E	ヒトコロナウイルス 229E
				Human coronavirus NL63	ヒトコロナウイルス NL63
			Betacoronavirus	Murine coronavirus*	マウス肝炎ウイルス
				Betacoronavirus 1	(ウシ，ヒト) ヒトコロナウイルス OC43
				Human coronavirus HKU1	ヒトコロナウイルス HKU1
				Severe acute respiratory syndrome-related coronavirus	SARS コロナウイルス
			Gammacoronavirus	Avian coronavirus*	トリ伝染性気管支炎ウイルス
		Torovirinae　トロウイルス亜科			
			Torovirus	Equine torovirus*	ウマトロウイルス
			Bafinivirus		(魚類)
	Arteriviridae　アルテリウイルス科				
			Arterivirus	Equine arteritis virus*	ウマ動脈炎ウイルス
	Roniviridae　ロニウイルス科				(無脊椎動物：甲殻類)
Picornavirales　ピコルナウイルス目					
	Picornaviridae ピコルナウイルス科				
			Enterovirus	Human enterovirus A～D	ヒトエンテロウイルス A～D
				旧来のポリオ，コクサッキー A，B，エコー，エンテロなどは血清型として A～D に包含。例えばポリオウイルス 1，2，3 は，Human enterovirus C* ヒトエンテロウイルス C に属す。例えばコクサッキーウイルス A 16，エンテロウイルス 71 は，Human enterovirus A に属す。	
				Human rhinovirus A～C	ヒトライノウイルス A～C
				旧来のライノウイルス属は廃止され，エンテロウイルス属の種となった。	

Order 目	Family 科	Subfamily 亜科	Genus 属	Species 種(公式名称, *代表種)	一般名　(　)内は宿主　[　]内は略号
(続き：ピコルナウイルス目)					
			Hepatovirus	Hepatitis A virus*	A 型肝炎ウイルス [HAV]
			Parechovirus	Human parechovirus*	ヒトパレコウイルス
			Kobuvirus	Aichi virus*	アイチウイルス
			Cardiovirus	Encephalomyocarditis virus*	脳心筋炎ウイルス(マウス他)
			Aphthovirus	Foot-and-mouse disease virus*	口蹄疫ウイルス(ウシ)
			Erbovirus	Equine rhinitis B virus*	ウマ鼻炎ウイルス B
			Teschovirus	Porcine teschovirus*	ブタテシオウイルス
			Sapelovirus	Porcine sapelovirus*	ブタサペロウイルス
			Senecavirus	Seneca Valley virus*	セネカバレーウイルス(ブタ)
			Tremovirus	Avian encephalomyelitis virus*	トリ脳脊髄炎ウイルス
			Avihepatovirus	Duck hepatitis A virus*	アヒル A 型肝炎ウイルス
	Dicistroviridae　ジシストロウイルス科				(無脊椎動物：昆虫)
	Iflaviridae　イフラウイルス科				(無脊椎動物：節足動物)
	Marnaviridae　マルナウイルス科				(無脊椎動物：甲殻類)
	Secoviridae　セコウイルス科				(植物)
	Astroviridae　アストロウイルス科				
			Mamastrovirus	Human astrovirus*	(ヒト)アストロウイルス*
			Avastrovirus	Turkey astrovirus*	シチメンチョウアストロウイルス
	Caliciviridae　カリシウイルス科				
			Norovirus	Norwalk virus*	ノーウォークウイルス*
			Sapovirus	Sapporo virus*	サッポロウイルス*
			Vesivirus	Vesicular exanthema of swine virus*	ブタ水疱発疹ウイルス
			Lagovirus	Rabbit hemorrhagic disease virus*	ウサギ出血病ウイルス
			Nebovirus	Newbury-1 virus*	ニューバリー1 ウイルス(ウシ)
	Flaviviridae　フラビウイルス科				
			Flavivirus	Yellow fever virus*　黄熱ウイルス,	Dengue virus　デングウイルス
				Japanese encephalitis virus	日本脳炎ウイルス
				West Nile virus　ウエストナイルウイルス,	Zika virus　ジカウイルス
				Tick-borne encephalitis virus	ダニ媒介性脳炎ウイルス
			Pestivirus	bovine viral diarrhea virus 1*	ウシウイルス性下痢ウイルス 1
			Hepacivirus	Hepatitis C virus*	C 型肝炎ウイルス [HCV]
	Hepeviridae　ヘペウイルス科				
			Hepevirus	Hepatitis E virus*	E 型肝炎ウイルス [HEV]
	Nodaviridae　ノダウイルス科				
			Betanodavirus		宿主：魚類
	Togaviridae　トガウイルス科				
			Alphavirus	Sindbis virus*	シンドビスウイルス
				Chikungunya virus	チクングニアウイルス
				Eastern equine encephalitis virus	東部ウマ脳炎ウイルス
				Western equine encephalitis virus	西部ウマ脳炎ウイルス
				Venezuelan equine encephalitis virus	ベネズエラウマ脳炎ウイルス
			Rubivirus	Rubella virus*	風疹ウイルス
Subviral Agents　ウイルスより小さい病原因子 Satellites, Viroids and Prions　サテライト, ウイロイド, プリオン					
	Vertebrate Prions　プリオン				CJD prion　CJD プリオン

表 2　医学的に重要なウイルスの分類〔国際ウイルス分類委員会(ICTV)第 9 次報告，2011〕

Order 目	Family 科	Subfamily 亜科	Genus 属	Species 種(公式名称，*代表種)	一般名　(　)内は略号
DNA Viruses DNA ウイルス					
dsDNA Viruses　二本鎖 DNA ウイルス					
Herpesvirales　ヘルペスウイルス目					
	Herpesviridae　ヘルペスウイルス科				
		Alphaherpesvirinae　アルファヘルペスウイルス亜科			
			Simplexvirus	*Human herpesvirus 1**	単純ヘルペスウイルス 1 型(HSV-1)
				Human herpesvirus 2	単純ヘルペスウイルス 2 型(HSV-2)
			Varicellovirus	*Human herpesvirus 3**	水痘・帯状疱疹ウイルス(VZV)
		Betaherpesvirinae　ベータヘルペスウイルス亜科			
			Cytomegalovirus	*Human herpesvirus 5**	サイトメガロウイルス(CMV)
			Roseolovirus	*Human herpesvirus 6**	ヒトヘルペスウイルス 6(HHV-6)
				Human herpesvirus 7	ヒトヘルペスウイルス 7(HHV-7)
		Gammaherpesvirus　ガンマヘルペスウイルス亜科			
			Lymphocryptovirus	*Human herpesvirus 4**	Epstein-Barr virus EB ウイルス(EBV)
			Rhadinovirus	*Human herpesvirus 8*	ヒトヘルペスウイルス 8(HHV-8，KSHV)
	Adenoviridae　アデノウイルス科				
			Mastadenovirus	*Human adenovirus A〜G*	種名：(ヒト)アデノウイルス A〜G
				*Human adenovirus C**	血清型：アデノウイルス 1〜57 型
	Papillomaviridae　パピローマウイルス科				
			属名：*Alphapapillomavirus* から，ギリシャ文字を冠して，*Pipapillomavirus* まで 16 属		
			ヒトパピローマウイルス(HPV)を含む属：*Alpha*，*Beta*，*Gamma*，*Mu*，*Nupapillomavirus* の 5 属		
	Polyomaviridae　ポリオーマウイルス科				
			Polyomavirus	*JC polyomavirus*	JC ポリオーマウイルス
	Poxviridae　ポックスウイルス科				
		Chordopoxvirinae　コルドポックスウイルス亜科			
			Orthopoxvirus	*Vaccinia virus**	ワクチニアウイルス
				Variola virus	痘瘡ウイルス(smallpox virus：天然痘ウイルス)
			Molluscipoxvirus	*Molluscum contagiosum virus**	伝染性軟属腫ウイルス
ssDNA Viruses　一本鎖 DNA ウイルス					
	Anelloviridae　アネロウイルス科				
			Alphatorquevirus	*Torque teno virus 1**	トルクテノウイルス(TTV)
	Parvoviridae　パルボウイルス科				
		Parvovirinae　パルボウイルス亜科			
			Erythrovirus	*Human parvovirus B19**	(ヒト)パルボウイルス B 19
			Dependovirus	*Adeno-associated virus-2**	アデノ随伴ウイルス(AAV)
			Bocavirus		Human bocavirus　ヒトボカウイルス
Reverse Transcribing DNA and RNA Viruses 逆転写 DNA および RNA ウイルス					
	Hepadnaviridae　ヘパドナウイルス科(dsDNA ゲノム)				
			Orthohepadnavirus	*Hepatitis B virus*	B 型肝炎ウイルス(HBV)
	Retroviridae　レトロウイルス科(＋鎖 RNA ゲノム)				
		Orthoretrovirinae　オルソレトロウイルス亜科			
			Deltaretrovirus	*Primate T-lymphotropic virus 1*	ヒト T 細胞白血病ウイルス 1(HTLV-1)
			Lentivirus	*Human immunodeficiency virus 1*	ヒト免疫不全ウイルス 1(HIV-1)
RNA Viruses RNA ウイルス					
dsRNA Viruses　二本鎖 RNA ウイルス					
	Reoviridae　レオウイルス科				
		Spinareovirinae　スピナレオウイルス亜科			
			Orthoreovirus	*Mammalian orthoreovirus**	レオウイルス
		Sedoreovirinae　セドレオウイルス亜科			
			Rotavirus	*Rotavirus A**	ロタウイルス A
Negative Sense ssRNA Viruses　マイナス鎖一本鎖 RNA ウイルス					
Mononegavirales　モノネガウイルス目					
	Bornaviridae　ボルナウイルス科				
			Bornavirus	*Borna disease virus**	ボルナ病ウイルス
	Filoviridae　フィロウイルス科				
			Marburgvirus	*Lake Victoria marburgvirus**	マールブルグウイルス
			Ebolavirus	*Zaire ebolavirus**	エボラウイルス

Order 目	Family 科	Subfamily 亜科	Genus 属	Species 種(公式名称，*代表種)	一般名　(　)内は略号
(続き：モノネガウイルス目)					
	Paramyxoviridae　パラミクソウイルス科				
		Paramyxovirinae　パラミクソウイルス亜科			
			Rubulavirus	*Mumps virus**	ムンプスウイルス
				Human parainfluenza virus 2,4	パラインフルエンザウイルス 2,4
			Respirovirus	*Human parainfluenza virus 1,3*	パラインフルエンザウイルス 1,3
			Henipavirus	*Hendra virus**ヘンドラウイルス，*Nipah virus*　ニパウイルス	
			Morbillivirus	*Measles virus**	麻疹ウイルス
		Pneumovirinae　ニューモウイルス亜科			
			Pneumovirus	*Human respiratory syncytial virus**	RS ウイルス
			Metapneumovirus	*Human metapneumovirus**	メタニューモウイルス
	Rhabdoviridae　ラブドウイルス科				
			Vesicurovirus	*Vesicular stomatitis virus**	水疱性口内炎ウイルス
			Lyssavirus	*Rabies virus**	狂犬病ウイルス
	Arenaviridae　アレナウイルス科				
			Arenavirus	*Lassa virus*	ラッサウイルス
				Junín virus　他	総称：南米出血熱ウイルス
	Bunyaviridae　ブニヤウイルス科				
			Orthobunyavirus	*California encephalitis virus*	カリフォルニア脳炎ウイルス［ラクロスウイルス］
			Hantavirus	*Hantaan virus**	ハンターンウイルス
			Nairovirus	*Crimean-Congo hemorrhagic fever virus*	クリミアーコンゴ出血熱ウイルス
			Phlebovirus	*Rift Valley fever virus*	リフトバレー熱ウイルス
	Orthomyxoviridae　オルソミクソウイルス科				
			Influenzavirus A	*Influenza A virus**	インフルエンザ A ウイルス
			Influenzavirus B	*Influenza B virus**	インフルエンザ B ウイルス
			Influenzavirus C	*Influenza C virus**	インフルエンザ C ウイルス
	(科名未設定)		*Deltavirus*	*Hepatitis delta virus**	デルタ肝炎ウイルス
Positive Sense ssRNA Viruses　プラス鎖一本鎖 RNA ウイルス					
Nidovirales　ニドウイルス目					
	Coronaviridae　コロナウイルス科				
		Coronavirinae　コロナウイルス亜科			
			Alphacoronavirus	*Human coronavirus 229E*	ヒトコロナウイルス 229 E
			Betacoronavirus	*Severe acute respiratory syndrome-related coronavirus*	SARS コロナウイルス
Picornavirales　ピコルナウイルス目					
	Picornaviridae　ピコルナウイルス科				
			Enterovirus	*Human enterovirus A～D*	ヒトエンテロウイルス　A～D
				旧来のポリオ，コクサッキーA，B，エコーなどは血清型として A～D に包含	
				Human rhinovirus A～C	ヒトライノウイルス A～C
			Hepatovirus	*Hepatitis A virus**	A 型肝炎ウイルス(HAV)
			Parechovirus	*Human parechovirus**	ヒトパレコウイルス
			Kobuvirus	*Aichi virus**	アイチウイルス
	Astroviridae　アストロウイルス科				
			Mamastrovirus	*Human astrovirus**	(ヒト)アストロウイルス*
	Caliciviridae　カリシウイルス科				
			Norovirus	*Norwalk virus**	ノーウォークウイルス*
			Sapovirus	*Sapporo virus**	サッポロウイルス*
	Flaviviridae　フラビウイルス科				
			Flavivirus	*Yellow fever virus**　黄熱ウイルス，*Dengue virus*　デングウイルス	
				Japanese encephalitis virus	日本脳炎ウイルス
			Hepacivirus	*Hepatitis C virus**	C 型肝炎ウイルス(HCV)
	Hepeviridae　ヘペウイルス科				
			Hepevirus	*Hepatitis E virus**	E 型肝炎ウイルス(HEV)
	Togaviridae　トガウイルス科				
			Alphavirus	*Sindbis virus**	シンドビスウイルス
			Rubivirus	*Rubella virus**	風疹ウイルス
Subviral Agents　ウイルスより小さい病原因子					
	Vertebrate Prions　プリオン				CJD prion　CJD プリオン

【山田雅夫】

ポックスウイルス科
Family ***Poxviridae***

【分類】

ポックスウイルス科に所属するウイルスに共通する主な特徴点として，次の性状が挙げられる。

①二本鎖線状の単一DNA分子をゲノムとし，分子の大きさは130〜300 kbpの範囲にある。②ビリオンは動物ウイルスのなかで最も大きい部類に属し，煉瓦状，卵形状，もしくは米粒状の特徴ある複雑な形状を有している。なお，ビリオン内に転写に必要な多数の酵素を含有する。③多くの他のDNA型ウイルスと異なり，ゲノムの複製ならびにビリオンの形態形成は細胞質内で起こる。

ポックスウイルス科は，宿主域によりまずふたつの亜科，コルド（脊椎動物）ポックスウイルス（*Chordopoxvirinae*）と昆虫ポックスウイルス（*Entomopoxvirinae*）に大別される。各亜科はさらに，前者については9属に，後者は3属に分けられる（表1）。なお，前者には新たな属の存在が示唆されている。

同一の属に所属するウイルス種の相互間には，遺伝学的ならびに抗原的に関連があり，また粒子の微細形態や宿主域においても類似性が存在する。

ヒトを自然宿主とするヒト固有のウイルスには，痘瘡（天然痘）ウイルスと伝染性軟属腫（伝染性軟疣）ウイルスがあるが，痘瘡は1977年の患者を最後に根絶された。現在，痘瘡ウイルスは，世界の2か所の研究所で予防の研究を目的として保存されるに留まる。したがって，ヒト固有のウイルスとしては，伝染性軟属腫ウイルスがあるのみである。

なお，元来他の動物を自然宿主とし，ヒトに感染伝播して病原性を示すウイルスには数種がある（後述）。

表1　ポックスウイルス科 *Poxviridae* の分類と所属ウイルス

亜科	属	種
コルド（脊椎動物）ポックスウイルス *Chordopoxvirinae*	オルソポックスウイルス *Orthopoxvirus*	ワクシニアウイルス Vaccinia virus，サル痘ウイルス Monkeypox virus，エクトロメリアウイルス（マウス痘ウイルス）Ectromelia virus（Mousepox virus），ハタネズミポックスウイルス Volepox virus，アレチネズミポックスウイルス Taterapox virus，痘瘡ウイルス Variola virus，牛痘ウイルス Cowpox virus，ラクダポックスウイルス Camelpox Virus，アライグマポックスウイルス Raccoonpox virus
	パラポックスウイルス *Parapoxvirus*	オルフウイルス（伝染性膿疱性皮膚炎ウイルス）Orf virus (Contagious pustular dermatitis virus)，ウシ丘疹性口内炎ウイルス Bovine papular stomatitis virus，ニュージーランドアカシカパラポックスウイルス Parapoxvirus of red deer in New Zealand，偽牛痘ウイルス（搾乳者結節ウイルス）Psudocowpox virus (Milker's nodule virus)，リスパラポックスウイルス Squirrel parapoxvirus
	トリポックスウイルス *Avipoxvirus*	鶏痘ウイルス Fowlpox virus，ヒワ痘ウイルス Juncopox virus，鳩痘ウイルス Pigeonpox virus，ウズラ痘ウイルス Quailpox virus，ムクドリ痘ウイルス Starlingpox virus，カナリアポックスウイルス Canarypox virus，カンムリシロムクポックスウイルス Mynahpox virus，オウムポックスウイルス Psittacinepox virus，スズメポックスウイルス Sparrowpox virus，シチメンチョウポックスウイルス Turkeypox virus
	ヤギポックスウイルス *Capripoxvirus*	ヒツジポックスウイルス Sheeppox virus，ランピースキン病ウイルス Lumpy skin disease virus，ヤギ痘ウイルス Goatpox virus
	シカポックスウイルス *Cervidpoxvirus*	シカポックスウイルス Deerpox virus
	ウサギポックスウイルス *Leporipox virus*	ミクソーマ（粘液腫）ウイルス Myxoma virus，ノウサギ線維腫ウイルス Hare fibroma virus，ウサギ線維腫ウイルス Rabbit fibroma virus，リス線維腫ウイルス Squirrel fibroma virus
	ブタポックスウイルス *Suipoxvirus*	ブタ（豚）痘ウイルス Swinepox virus
	モルシポックスウイルス *Molluscipoxvirus*	伝染性（軟疣）軟属腫ウイルス Molluscum contagiosum virus
	ヤタポックスウイルス *Yatapoxvirus*	ヤバサル腫瘍ウイルス Yaba monkey tumor virus，タナポックスウイルス Tanapox virus
昆虫ポックスウイルス *Entomopoxvirinae*	アルファ昆虫ポックスウイルス *Alphaentomopoxvirus*	コフキコガネムシポックスウイルス Melolontha melolontha entomopoxvirus，他6種
	ベータ昆虫ポックスウイルス *Betaentomopoxvirus*	ヒトリガポックスウイルス Amasacta moorei entomopoxvirus，他12種
	ガンマ昆虫ポックスウイルス *Gammaentomopoxvirus*	ユスリカポックスウイルス Chironomus luridus entomopoxvirus，他5種

【ウイルス粒子(ビリオン)】

(1)形態と大きさ

ワクシニアウイルスをはじめとするオルソポックスウイルス属や，トリならびにウサギポックスウイルス属の成熟ウイルス粒子(ビリオン)は，類似した形態と大きさを持っている。粒子全体は煉瓦状，あるいは頂点や稜の角がとれた直方体状である(図1，2，写真1a〜d，2a〜c)。

ワクシニアウイルスの細胞内成熟粒子(intracellular mature virus：IMV)のクライオ電子顕微鏡法(以下クライオ電顕法)による観察で，その大きさは約350×270 nm，他方，ネガティブ染色法では約360×310 nmと計測されている。

パラポックスウイルス属やヤギポックスウイルス属のビリオンは，上記のウイルス属のビリオンに比して，やや細長く米粒状である(図2c，写真2d，e，4e)。またその大きさも一回り小さく，例えばパラポックスウイルス属のオルフウイルスではネガティブ染色法で，約260×160 nmと計測されている。

ちなみに，ワクシニアウイルスとオルフウイルスについて，粒子の長さと幅の比率を求めて比較すると，前者で約1.3，後者で約1.6であり，オルフウイルスがやや細長いことが示されている。

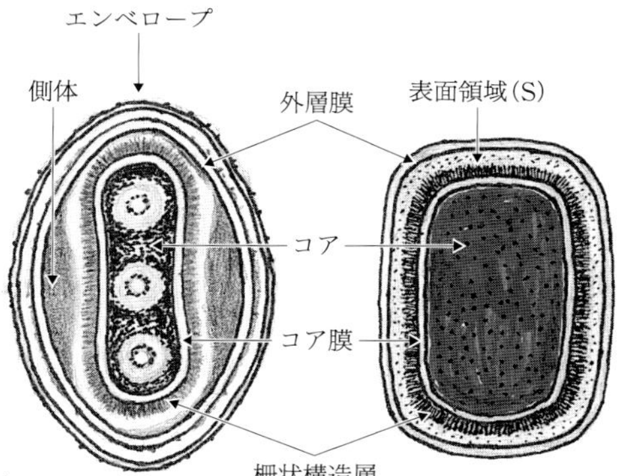

図1　ワクシニアウイルスをモデルにしたポックスウイルスのビリオンの構造模式図。a)エンベロープ保有ビリオン。超薄切片の観察所見に基づく。図は粒子の長軸に対す垂直断面像を示す。粒子内の諸構造が明瞭に認められる。b)細胞内成熟ウイルス粒子(IMV)(Dubochet et al., 1994の報告を参照)。エンベロープを有しない細胞内裸粒子(intracellular naked virion：INV)のクライオ電顕観察所見。コア内に特別な構造を認めない。また側体も見られない。

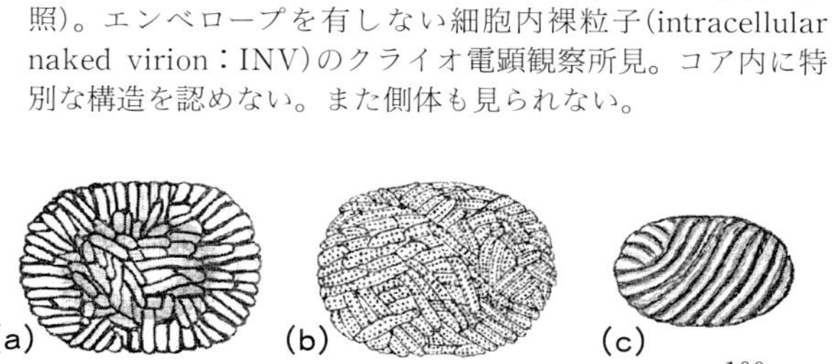

図2　ワクシニアウイルスとオルフウイルスのビリオンの大きさ，外観と表面微細構造の模式図。a)ワクシニアウイルスのネガティブ染色像。不規則な走向の多数の畝状あるいは小管状の構造(surface tubule：ST)が見られる。b)ワクシニアウイルスのフリーズエッチング法による試料作成後の観察所見(Medzon and Bauer, 1970の報告を参照)。ネガティブ染色法でも見られるひとつの畝が，さらに1対の，小球状構造の連なる畝からできていることを示す。c)オルフウイルスのネガティブ染色像。ワクシニアウイルスより一回り小さく，表面にらせん状に走る隆起を認める。

(2)構造

ポックスウイルスの感染性粒子は，最外側にエンベロープ(envelope)と呼ばれる1枚の膜の有無により2種類に区別される。

細胞質内で成熟を完了した多くの粒子は，通常エンベロープを保有しておらず，細胞内成熟粒子(intracellular mature virion：IMV)と呼ばれる。子孫ウイルスの大部分を占めるIMVは感染細胞が壊れて初めて細胞外に放出されるが，安定であるために個体間の伝播を担っていると考えられている。他方，感染細胞から放出されて間もない粒子はエンベロープを保有し，細胞外被膜粒子(extracellular enveloped virion：EEV)と呼ぶ(図1，写真5f)。粒子は放出される過程でエンベロープを獲得する(後述)。ウイルスを被っているエンベロープは抗体や補体からウイルスを守り，EEVが体内伝播を主に担っていると考えられている。

エンベロープに包まれた内部の粒子，あるいはIMV粒子の最外側には，外層膜(表面膜)(outer membraneあるいはsurface membrane，outer coat)がある。脊椎動物ポックスウイルスでは外層膜に接してこの内側に1対の側体(lateral body)があり，さらに粒子の中央部を占めて窪みのある円盤状のコア(core)が存在する(図1a，写真2f〜i)。ただし，この所見は従来の固定標本の超薄切片法によって得られたもので，非晶質の氷の薄膜中のウイルスのクライオ電顕法による観察では側体もコアの窪みも見られない(図1b)。したがってこれらが電顕試料の調整中にもたらされた人工産物である可能性も否定できない。

粒子の表面膜状の微細構造について，ワクシニアウイルスをネガティブ染色法で観察すると，幅7〜15 nm，長さ50〜100 nmの畝状構造あるいは小管状構造(surface tubule：ST)が認められる(図2a，写真1a，b)。この畝状構造に概当すると考えられる構造は，高分解能走査電顕観察によっても認められる(写真2a，b)。

他方，フリーズ・エッチング法による観察では，個々の畝はさらに2本の平行に走る幅の狭い畝状構造からできており，後者の狭い畝は径約5 nmの小粒状ユニットが直線状に並んでできていることが示された(図2b)。

上記所見と異なり，クライオ電顕法による観察では，粒子表面に沿う幅約30 nmの表面領域(surface domain)を識別できるのみで，上述の畝状構造に概当する特別な構造は認められない(図1b)。

他方，オルフウイルス粒子の表面には，径7〜9 nmの管状構造がらせん状に巻いている像をネガティブ染色法で観察することができる(図2c)。また，高分解能走査電顕観察によっても類似の隆起構造を認めている(写真2d，e)。

上述のワクシニアウイルスのSTやオルフウイルスのらせん状構造が，人工産物であるかどうかはなお議論の余地があると考えられる。骨組をなす超微構造もしくは物質が，粒子の外層膜内，あるいは膜直下に密着して存在し，乾燥や固定の処理により明確な構造物として認識されるに至るという可能性は否定できない。

コアは，コア実質部をコア膜(core envelope)が取り

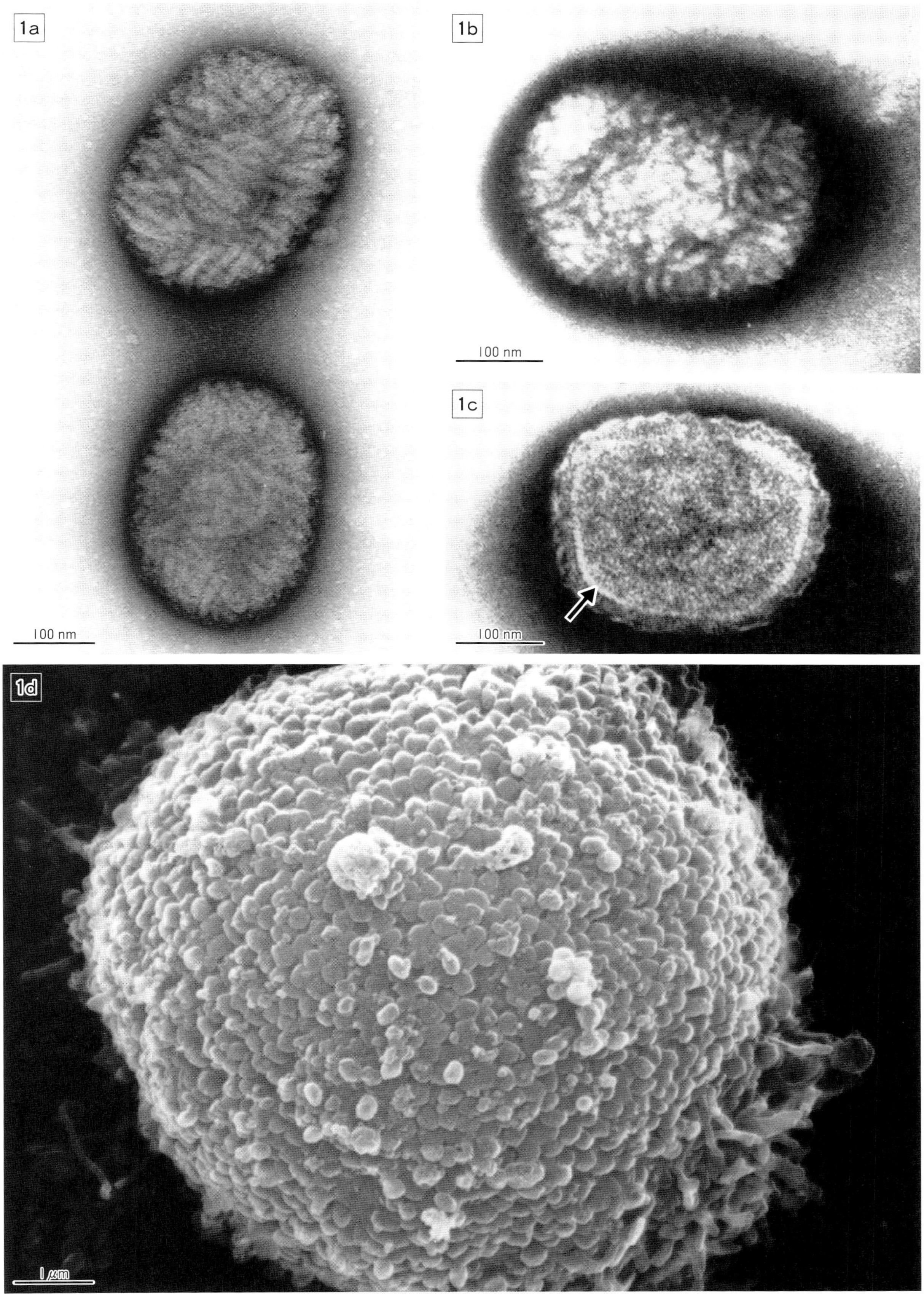

写真1　a)伝染性軟属腫ウイルス(ネガティブ染色像)(小田紘博士より供与)。粒子は全体として煉瓦状，あるいはやや扁平な直方体状を示す。扁平な面のほぼ中央部を占めて小判状の膨らみがあり，この部と外周部との間に浅い窪みが見られる。膨らみは，粒子内部で隣接して局在する側体(図1)を反映する。粒子の表面全体に，おびただしい数の畝状または小管状構造STが見られる。b)ワクシニアウイルス(ネガティブ染色像)(宮本博行博士より供与)。粒子は煉瓦状。写真の粒子は，かつてM型と称された。写真1aの伝染性軟属腫ウイルスと同様に，粒子表面全体にわたり畝状構造STで覆われている。また，楕円状の膨らんだ部分と，これを回る窪みも見られる。c)ワクシニアウイルス(ネガティブ染色像)(宮本博行博士より供与)。写真の粒子はかつてC型と呼ばれた。粒子内部への染色液の浸透により，最外側の外層膜の他に，内部構造としてコア膜(矢印)とコア実質が認められる。d)ワクシニアウイルス感染細胞(走査電顕像)(Ikoma et al., 1992のFig. 2より転載)。IHD株感染48時間後のFL細胞。球形化した細胞の表面膜に密着して，おびただしい数の煉瓦状のビリオンが観察される。一部の粒子は表面膜上にあり，他方大多数の粒子は表面膜の内面に密着して膜を押し上げ，粒子形態を浮き彫りにした状態として認められる(写真6a参照)。

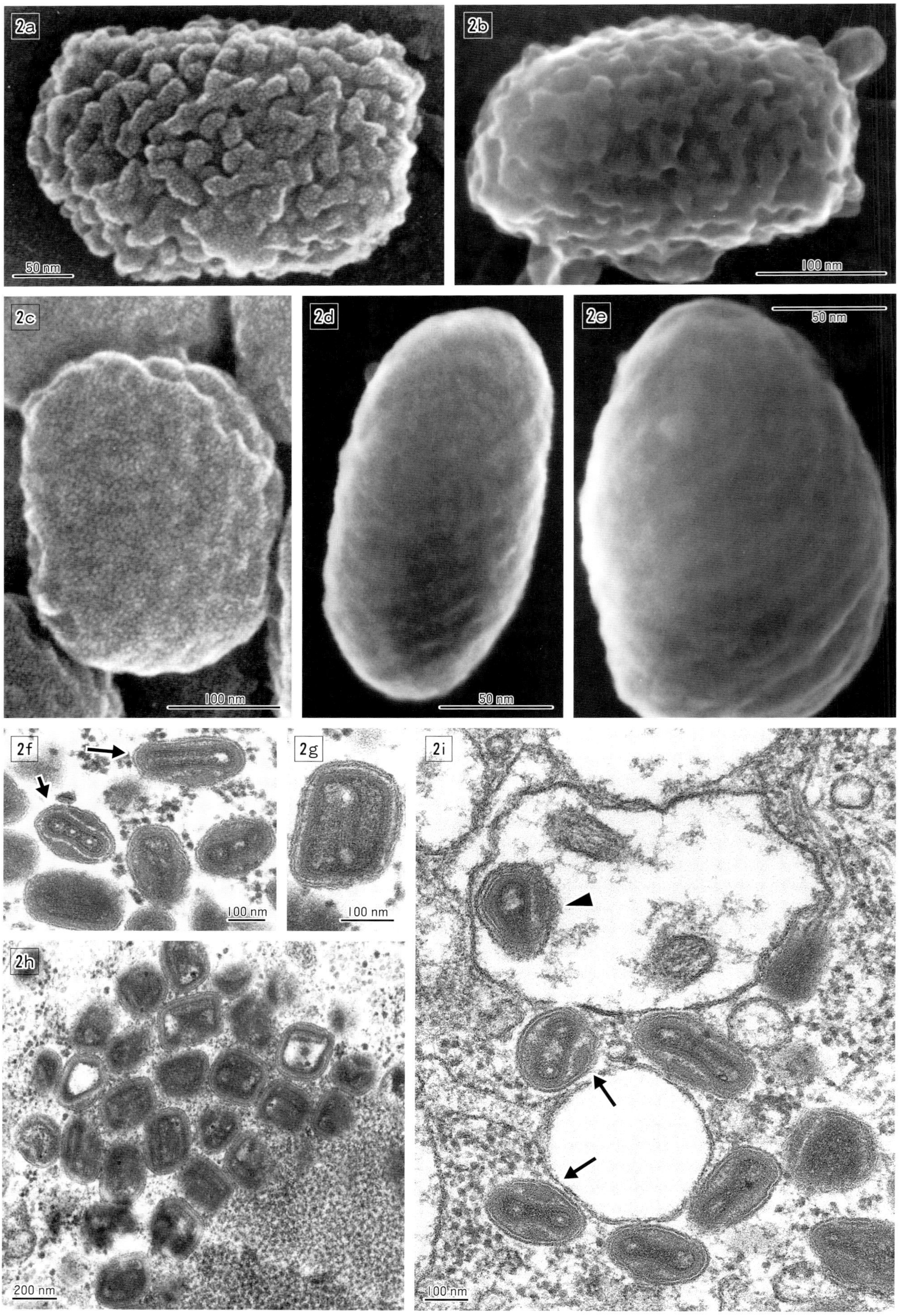
2a
50 nm
2b
100 nm
2c
100 nm
2d
50 nm
2e
50 nm
2f
100 nm
2g
100 nm
2i
100 nm
2h
200 nm

写真2 a)ワクシニアウイルス(超高分解能走査電顕像)(1)。白金コーティング処理をした細胞内ビリオン(IMV)。粒子表面の畝状構造の幅は10〜15 nmと計測される(写真2b参照)。b)ワクシニアウイルス(超高分解能走査電顕像)(2)。無コーティング処理下のIMVでは，畝状構造の幅は5〜10 nmで，粒子表面の皺様構造はネットを被せたように見受けられる。同一固定条件下では，本写真の像が写真2aより真実に近い粒子の表面構造を示す。c)ワクシニアウイルス(超高分解能走査電顕像)(3)。白金コーティング処理資料。細胞外に放出された後，いまだ細胞表面上に留まっているエンベロープ保有ビリオン(EEV)。粒子の表面に多少の凹凸はあるものの，緊張したエンベロープを覆っているため表面はほぼ平滑である。エンベロープを有しないIMVの像(写真2a)と対照的である。d，e)オルフウイルス(超高分解能走査電顕像)。粒子の表面をらせん状に隆起部が取り巻いている。オルフウイルスの構造上の特徴点である(写真2a〜eはHiramatsu et al., 1999のFig. 2，3，4より転載；©Oxford University Press)。f)牛痘ウイルス感染細胞(透過電顕像)。IMV粒子に対する超薄切片の角度により，各粒子のコアは種々の形態を示す。例えば，短矢印を付した粒子のコア内には3個の管状構造が認められる。他方，長矢印の示す粒子内には1本の管状構造のみが見られる。g)牛痘ウイルス感染細胞(透過電顕像)。煉瓦状粒子の，扁平で面積の広い方の表面に対して平行に薄切された断面像では，コア膜内におそらく3本と思われる棒状の構造が平行して存在している。h)牛痘ウイルス感染細胞(透過電顕像)。多数のIMV粒子の薄切像を示す。多くの粒子は長方形状であり，コアは種々の形態を示す。3本の棒状構造を内包する粒子も数個存在する。写真右下部に見られる小顆粒状物質の集積箇所は，A型封入体の一部である。i)牛痘ウイルス感染細胞(透過電顕像)。細胞実質部には多数のIMVが，他方空胞内にはエンベロープ保有ビリオン(矢じり印)が存在する。本写真内のビリオンは楕円状に見えるものが多く，いずれの粒子の外層膜も明確な膜構造を示す。矢印を付したIMVでは，側体の構造が明瞭に把握できる。

囲み，コア膜の外側に密着して柵状構造層(palisade layer)が存在するという基本構造からなっている(図1a, b，図3)。ただし，電顕観察法に応じて多少異なる所見が得られており，コア全体が窪みのある円盤状の形を示すという超薄切片での所見は(図1a)，クライオ電顕法では見られない(図1b)。

ゲノムはコア実質部に存在する。従来の電顕観察法での所見で，この部にコイル様構造の存在が知られており，例えばワクシニアウイルスのコアでは3本(トリプレット)の細管構造を認め，他方，ヒトの伝染性軟属腫ウイルスでは4〜6本の同様のコイル構造を観察している。

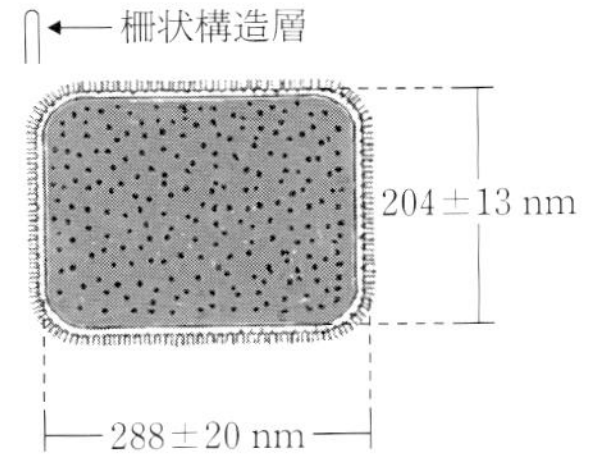

図3 コアの形態・構造の模式図(Dubochet et al., 1994の報告を参照)。分離コアのクライオ電顕観察所見に基づく。数値は，コアの大きさをコア膜間の長径と短径で示す。コア全体は，ビリオン同様に煉瓦状もしくはたる(樽)状であると推測される。1枚のコア膜が，ゲノムの存在する実質部を取り囲む。さらに，コア膜から外部に向けて突出する多数のスパイク構造がほぼ規則的に配列し，最外側の柵状構造層を形成する。

(3)化学的成分

ワクシニアウイルスのビリオン1粒子の重量は9.5×10^{-15}g，粒子重量中に占める各成分の割合は，蛋白質が大部分を占め約90%であり，約100種類の蛋白質が存在する。次いで脂質約5%，核酸約3.2%である。脂質は膜構造に関連する。

感染性粒子は，前期mRNAの合成と修飾に必要な一連の酵素や因子をコア内に包含している。以下にその主なものを挙げる。RNAポリメラーゼ，キャッピング酵素，ポリ(A)ポリメラーゼ，RNA-メチルトランスフェラーゼ，NPH I，NPH II，DNAヘリカーゼ，DNAトポイソメラーゼ，RNAポリメラーゼ付随蛋白質(RAP94)，前期転写因子(VETF)などである。

【ゲノム】

ポックスウイルスのゲノムは，単一線状の二本鎖DNA分子よりなっている。サイズは130〜300 kbpの範囲にあり，150〜300種類の蛋白質をコードしている。亜科や属間で若干の差違があり，サイズとGC含量について，例えばパラポックスウイルスは130〜150 kbp(約64%)，オルソポックスウイルスは170〜250 kbp(約36%)，トリポックスウイルスは約300 kbp(約35%)である。昆虫ポックスウイルスでは，サイズは亜科全体を通じて225〜380 kbpの範囲にあり，GC含量はβ昆虫ポックスウイルスで約18.5%であるとされている。

構造上，逆方向末端反復(inverted terminal repeats あるいはrepetitions：ITRs)がある。図4に示すように，ゲノムの両末端に同一の塩基配列が反対方向に並んだ領域があり，この構造の存在はすべてのポックスウイルスに共通するとされている。

なお，ITRs領域について指摘されている構造上の特徴には以下のものがある。①ゲノムの両末端は共有結合によって閉じてヘアピンループ(hairpin loop)をつくる。②全体の長さは多少の長短があり一定しない。③AT含量の比が高い。④所々に塩基対の不完全な箇所がある。⑤長さ不定の短い縦列反復配列(tandem repeats)がある。⑥せいぜい数個の読み取り枠ORFが存在する。⑦100 bp以下の高度に保存された領域がある。

【物理化学的性状】

オルソポックスウイルス属とトリポックスウイルス属はエーテル抵抗性であるが，他の多くの属は感受性である。一般にポックスウイルスの感染性は，通常の洗剤，ホルマリン，酸化剤に対して感受性を示す。

乾燥状態では強く，室温でも長期にわたり安定で感染力を保持する。ウイルス材料の凍結乾燥処理ではほとんど感染価の消失をともなうことなく，安定した状態で保存することができる。

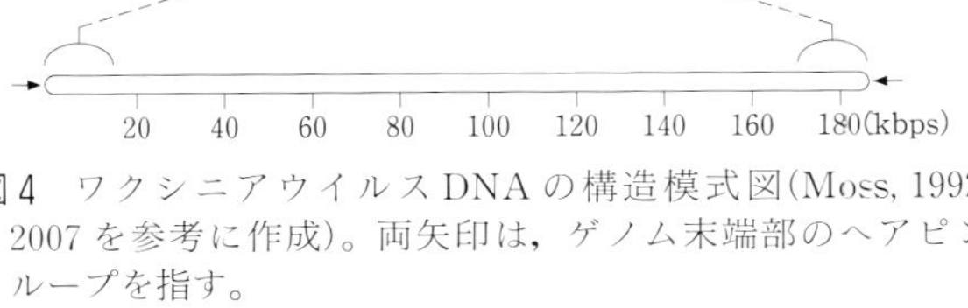

図4 ワクシニアウイルスDNAの構造模式図(Moss, 1992, 2007を参考に作成)。両矢印は，ゲノム末端部のヘアピンループを指す。

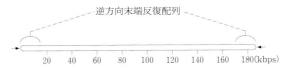

【抗原の性状】

脊椎動物ポックスウイルスの同一属内のウイルスは，血清学的交叉反応を示し，抗原性状のみならず，生物学的性状ならびに核酸の相同性の点でも相互に密接な関連を有している。オルソポックスウイルスは赤血球凝集抗原の産生があるが，その他の属では稀である。

【培養】

オルソポックスウイルスは，細胞培養や発育鶏卵漿尿膜上でよく増殖する。培養細胞ならびに実験動物の宿主域は広い。パラポックスウイルスとタナポックスウイルスの培養細胞の宿主域は狭く，増殖の程度は低い。伝染性軟属腫ウイルスの培養細胞ならびに実験動物での増殖には成功していない。

【増殖】

(1)吸着・侵入

ポックスウイルスが感染する宿主細胞のレセプター(receptor)について，化学物質として明確に同定され，また実証された例は知られていない。例えばワクシニアウイルスを用いた実験で，表皮成長因子 EGF レセプターの関与も示唆されたが，一般の承認には至っていない。

また，IMV と EEV が存在(「(2)構造」の項参照)するために，侵入過程の解明が遅れていた。しかし，最近，ワクシニアウイルスの巧妙な侵入機構が明らかになってきた。まず IMV はフィロポディアと呼ばれている細胞突起の先端に吸着する。次いで，突起に沿って運ばれて細胞表面に到達する。すると，細胞膜の泡状化が起こりマクロピノサイトーシスが誘導され，エンドソームに取り込まれる。そして，エンドソーム内の低 pH 化にともない，IMV の外層膜と細胞の膜が融合してコアその他の粒子内部が細胞質に侵入する。この一連の反応にはウイルスのリン脂質であるフォスファチジルセリンが必用であり，アポトーシスを起こした細胞を処理する機構を利用していると考えられている。他方，細胞膜上で IMV の膜融合が起こる像も観察されており，細胞とウイルス種によって両方法が使い分けられていると考えられる。膜融合は A16，A21，A28，F9，G3，G9，H2，J5，L5 の 9 種類のウイルス蛋白質が構成する複合体によって起こる。

EEV は細胞に吸着するとエンベロープが崩壊し，IMV 様粒子が放出され，以下 IMV と同様の機構で侵入する。

EEV の一部として細胞膜上に留まっている，いわゆる細胞付随ウイルス(cell-associated enveloped virion：CEV)が知られており，細胞から細胞への感染伝播(cell-to-cell spread)の効率を亢めると考えられている。この機能には，エンベロープ付随ウイルス蛋白質(A33，A34，A36，B5)が重要な役割を担っている。

(2)脱殻

ポックスウイルスの脱殻には 2 段階よりなる。IMV，あるいはエンベロープから離脱した裸粒子(naked particle)の外層膜が，細胞膜と融合してコアが細胞質内に侵入するのが第 1 段階である。その後侵入コアが持ち込んだ転写系(または転写装置)により，前期 mRNA の合成が開始され，これらが翻訳される。この過程のなかで，トリプシン様の活性を持つ 23 kd の脱殻酵素も合成される。この酵素によりコア膜が消化されて裂目を生じる。この部分からゲノムが細胞質に脱出を始め，脱殻の第 2 段階に入る。ゲノムがコア膜から完全に遊離し細胞質内に出て第 2 段階の脱殻が終了する。

(3)遺伝子発現の調節 ―― カスケード様式

ポックスウイルスは細胞質内でウイルス mRNA の合成を行うという，DNA 型ウイルスの中でも際だった特徴を有している。この特徴を共有するものには，他にアフリカブタコレラウイルスがあるのみである。

侵入ウイルスのコアが転写に必要な酵素や因子一式を保有することが，上記の特徴を可能にしている。感染後ただちにこの転写系を利用して前期遺伝子の転写が始まる。前期遺伝子がコードしている蛋白質の中には，中期遺伝子の転写に必要な酵素や因子が含まれる。ウイルスゲノムの複製が開始すると，これらの酵素や因子が働き，3 種の後期遺伝子活性化因子をコードしている中期遺伝子の転写を可能にする。次いで，産生された後期活性化因子は，後期遺伝子の発現を容易にするが，後期遺伝子は前期転写系(酵素や因子)をコードしており，この遺伝子産物はウイルス粒子の形成過程でビリオンのコアに組み入れられる。これでウイルス感染のひとつのサイクルが完了する。

上記は，感染後の遺伝子発現の推移の概略である。要約して，この発現は前，中，後期の 3 クラスに大別されている。ワクシニアウイルス感染後に検出される 3 クラスの mRNA 量の相対的推移について，次のように報じられている。前期 mRNA 量がピークに達する頃から中期 mRNA の合成が始まる。次いで，前期 mRNA 量が下降して最低値に近づく頃に中期 mRNA 量は最高値に達し，この頃から後期 mRNA 量が増加しはじめ，時間的経過とともに上昇する。

このゲノム発現の動態を機軸にして，並行あるいは随伴して，種々の分子生物学的ならびに生物学的変化が進行する。このように，遺伝子発現の調節が，前，中，後期と順次影響を及ぼしながら一定の秩序をもって推移する様式を，カスケード調節(cascade regulation)と呼んでいる。

(4)感染過程と前，中，後期遺伝子発現

感染性ビリオンのコアが細胞内に持ち込む転写系には，8 種類のサブユニットからなる RNA ポリメラーゼをはじめとして，ビリオンの化学的成分で述べた酵素や因子が含まれる。推測の域を出ないが，第 1 段階脱核後のコア内で，またはさらに第 2 段階脱殻の途上で，前期 mRNA が合成される。この合成はゲノムの二本鎖 DNA の両鎖で行われ，この時期にゲノムの約 50%が転写される。合成された mRNA は，コアから漏出あるいはゲノム域から離脱した後，前期蛋白質の合成に関わる。この蛋白質の主なものに，ゲノムの複製に必要な DNA ポリメラーゼやチミジンキナーゼなどの酵素や因子，先述した中期遺伝子の発現に必要な酵素や因子，成長因子，免疫回避因子などがある。

脱殻が終了し，コアの崩壊とともに前期 mRNA のレベルは低下するが，この頃よりウイルスゲノム(DNA)の複製が開始する。中期遺伝子の発現にはこの複製が必要であり，その進行にともない子孫DNAの中期遺伝子の転写が起こる。

ワクシニアウイルスの中期発現遺伝子として，少なくとも7種が同定されている。このうち3種は，後期遺伝子発現のトランス活性化因子をコードしている。その他の遺伝子には，RNAヘリカーゼ(NPH II)，一本鎖DNA結合蛋白質，セリンプロテアーゼインヒビター(SERPIN)の1種をコードするものなどがある。なお，中期転写に関与する酵素や因子には，VITF1，VITF3，キャッピング酵素がある。

先の項で述べたように，中期転写に続き，入れ替わって後期転写が始まる。後期遺伝子には，主として以下の蛋白質をコードしたものがある。ビリオンの形態形成のための構造蛋白質や，前期転写系に必要とされる種々の酵素や因子などである。後者の転写系は，ビリオン形成の途上で粒子に内包される。

後期転写に関与する因子には，VLTF-1，-2，-3，-4がある。

(5)mRNA

ポックスウイルスの前期mRNAには，真核細胞のmRNAと同様の特徴があり，特定の長さを有し，5´末端のキャップ構造と3´末端のポリ(A)尾部構造を持っている。

しかし，後期mRNAや中期mRNAでは，5´末端のキャップ構造に続き，不ぞろいの長さのポリ(A)配列を持っている。このポリ(A)リーダー配列は，前期mRNAでは稀である。また，たいていの後期mRNAでは，一般にサイズは長く，しかも不ぞろいで明確な3´末端を欠如している。例外は，牛痘A型封入体の蛋白質に関する後期mRNAのみで，一定部位で切断された明確な3´末端を有している。

なお，ポックスウイルスのmRNAは，前，中，後期のすべてのクラスを通じてスプライシングを受けることはない。

(6)ゲノムの複製

ポックスウイルスのゲノムは，共有結合で末端の閉じた二本鎖DNAであるが，その複製の特別な仕組みは，末端のヘアピン構造に鍵があるとされている。複製について，次のようなモデルが考えられている(Moss, 2007)。

まず，ゲノムの両末端部の一端のみ，あるいは両端にニックが入り，フリーの3´末端部が生じてプライマーができる。ニックの入ったDNA鎖は，対をなす反対鎖を鋳型に複製を始め，伸長する。末端まで伸びた後，両鎖の断端に折り畳みが生じてくる。伸びたDNA鎖の方は，折り畳みをつくった後，元の鎖を鋳型として複製を続け，他端のヘアピン(hairpin)を通過し，さらに反対側の鎖のコピーを完了して，1回目の複製のサイクルが終る。なお，ヘアピンループの複製時に，コンカテマー接合部(concatemer junction)ができる。次いで，再びニックが入り2回目のサイクルが開始する。このようにして複製が繰り返され，たくさんの枝分かれしたコンカテマー(またはコンカテマー中間体concatemer intermediate)ができあがる。

後期転写が開始すると，コンカテマー接合部を分断(resolution)する酵素が合成される。その結果，分断により多数の単位長のゲノムができあがることになる。分断に当たっては，ITRのなかにあるT_6-N_{7-9}-T/C-A_3-T/A配列が必要と考えられている。

分断に関与する酵素，リゾルベース(resolvase)の構成成分の可能性として，少なくとも次の3種の後期蛋白質が考えられている。①1型トポイソメラーゼ，②50 kdホモジメリックDNase(この酵素はニッキングと接合活性を持つ)，③細菌型・ホリデー接合リゾルベース(holliday junction resolvase)。

他のDNA型ウイルスと異なり，ゲノム複製の部位は細胞質内にあり，他にはアフリカブタコレラウイルスの例があるに留まる。その部位は膜で限局された領域で，あたかもミニ細胞核の様相を呈している。DNA結合能を持つウイルス膜蛋白質E8Rがウイルスゲノムの周りに粗面小胞体膜をリクルートすることによって形成される。感染が進むと後期蛋白であるリン酸化酵素F10LがE8Rをリン酸化する。するとE8RはDNA結合能を失い，ミニ細胞核様構造が消失する。代わりに，以前より固定標本の光顕や電顕観察で認められていたウイルスファクトリー(virus factory)，B型封入体，ウイロプラズマ(viroplasma)などと呼ばれていた構造が生じる。これらの構造はオートラジオグラフィーの併月で，DNA合成部位であることを確認することができる。

(7)形態形成

ウイルス粒子の形態形成(morphogenesisまたはassembly)は，ウイルスファクトリーと呼ぶ限局した領域(前項末尾参照)で進行する。この領域は，光顕観察ではギムザ染色で赤紫色に染まって見え(写真3a，b)，電顕観察では中等度もしくはやや高電子密度の微細顆粒状物質よりなる(写真3c，d)。

粒子形成の初期像として認められるのは，弧状構造(crescent)である(図5，写真4a〜d)。この構造は，弧状(arc)をなす1枚の膜と，この膜の凸側にブラシ状に配列した多数の針状体(スピキュールspicule)よりなっている。弧状構造は2次元像であり，3次元では杯状構造(cupule)である。この膜構造は，微細顆粒状物質を包み込みながら立体的に発達した球状粒子となる。スピキュールは65 kdのポリペプチドよりなり，膜に曲度をつけて一定の大きさの粒子を形づくる足場物質(スカホールドscaffold)としての役割を果たしている。

上述の粒子を取り囲む1層の膜は，最終的にビリオンの外層膜となるが，その由来については議論があり結論は出ていない。旧来の学説は，ウイルスファクトリーで膜が*de novo*に合成されるという，ウイルスの形態形成全般を通じて他に例のない特色ある機構によるというものであった。その後提出された有力な第2の学説は，ERとシスゴルジ網CGNの間の中間区画(intermediate compartment)の膜に由来し，ゲノムがこれに包み込まれるとするものである。第3の学説は，何らかの細胞小器官(organelle)の膜が出芽して多数の小空胞ができ，これらが融合して膜となると説明する。

ファクトリーの基質である中等度電子密度の顆粒状物質を充満した球状粒子ができあがると(写真4a)，次に内部構造の分化が始まる。高電子密度領域が出現しはじめ(写真4c)，ある程度拡大する。この領域は多数の筋

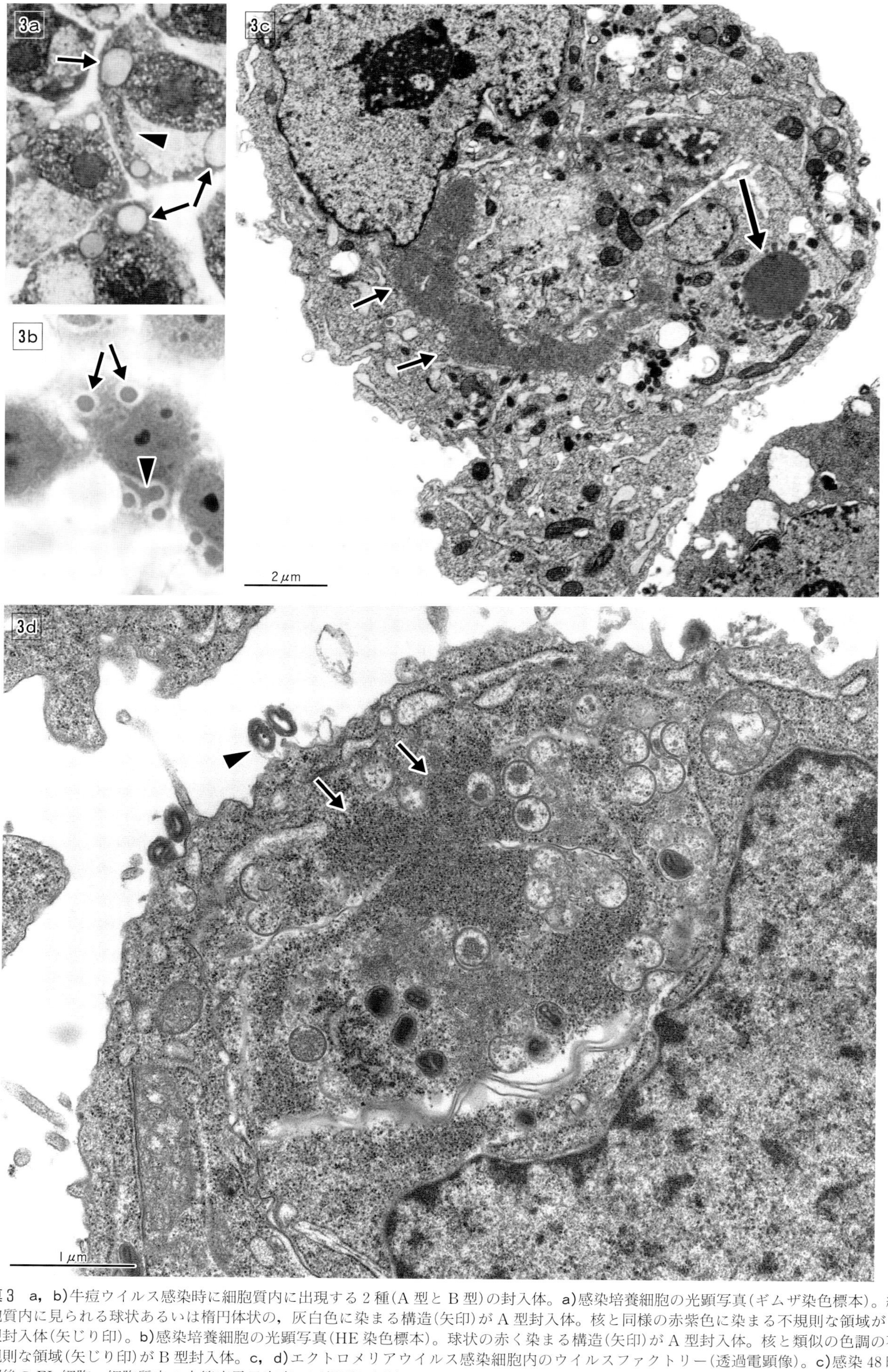

写真3　a，b)牛痘ウイルス感染時に細胞質内に出現する2種(A型とB型)の封入体。a)感染培養細胞の光顕写真(ギムザ染色標本)。細胞質内に見られる球状あるいは楕円体状の，灰白色に染まる構造(矢印)がA型封入体。核と同様の赤紫色に染まる不規則な領域がB型封入体(矢じり印)。b)感染培養細胞の光顕写真(HE染色標本)。球状の赤く染まる構造(矢印)がA型封入体。核と類似の色調の不規則な領域(矢じり印)がB型封入体。c，d)エクトロメリアウイルス感染細胞内のウイルスファクトリー(透過電顕像)。c)感染48時間後のFL細胞。細胞質内の中等度電子密度の不規則な領域がウイルスファクトリー，B型封入体(矢印部)である。長矢印はA型封入体を指す。多数の黒い粒状のIMVが見られる。d)感染24時間後のFL細胞。中等度電子密度のウイルスファクトリー(矢印部)とその周縁部には，種々の発育段階の多数の未熟粒子と数個のIMVが，数個ずつのグループとなって分布する。少数のビリオンが，細胞外に放出された後表面膜に付着し留まっている。これらはエンベロープ保有ビリオンEEV(矢じり印)と考えられる。

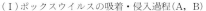

(Ⅰ)ポックスウイルスの吸着・侵入過程(A，B)

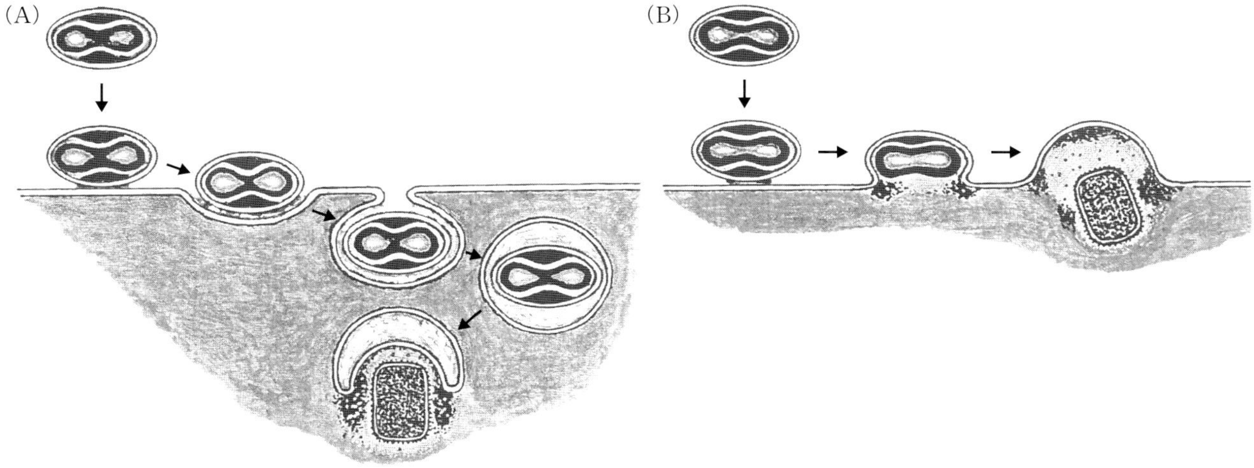

(Ⅱ)ポックスウイルスの形態形成

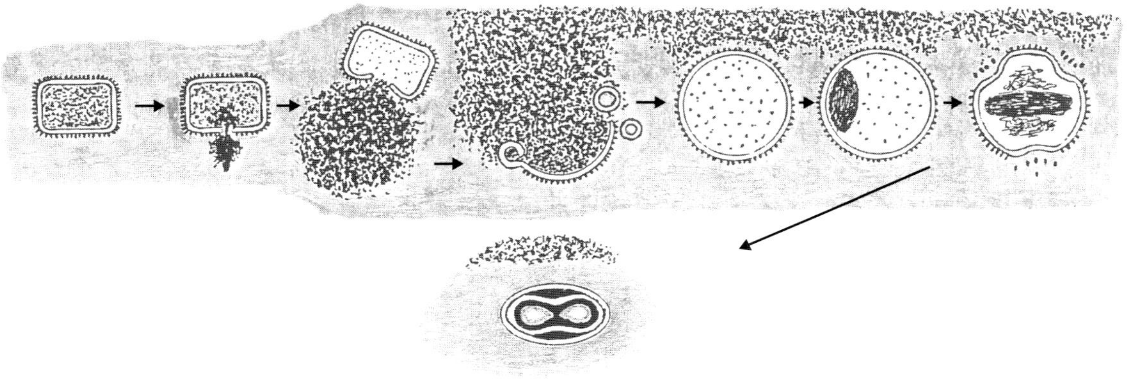

(Ⅲ)ポックスウイルスの放出過程(A，B)

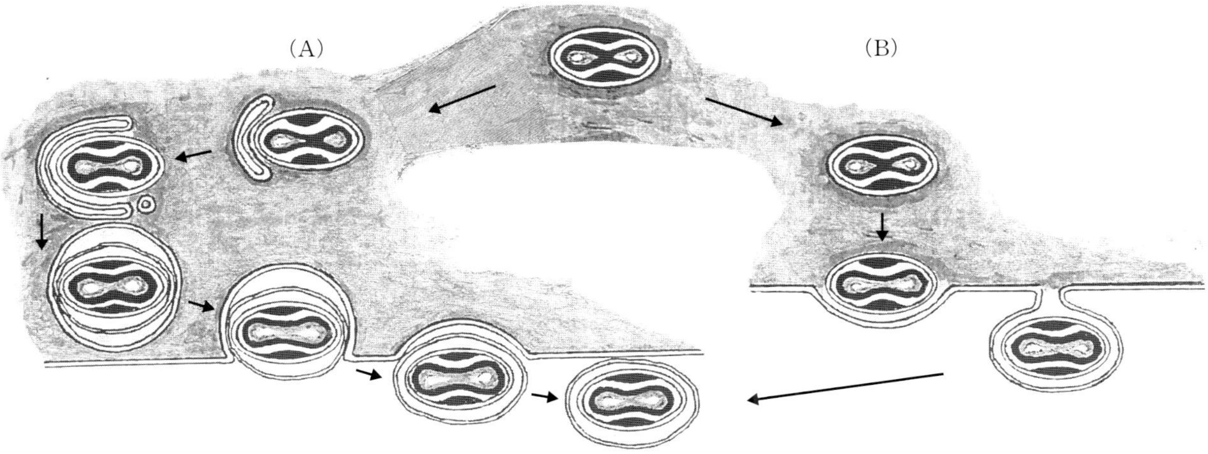

図5　ポックスウイルスの増殖サイクルの模式図。(Ⅰ)細胞表面膜に吸着したウイルス粒子は，(A)viropexis とも呼ばれる過程で細胞のエンドソーム内に入り(詳細は本文参照のこと)，次いで粒子の外層膜とエンドソーム膜との融合によってコアが細胞の実質内に入る。あるいは，吸着粒子の外層膜と細胞表面膜との融合による(B)の過程によって，コアが細胞質に入る。このように，コアの細胞質部への侵入によって，第1段階の脱殻は終了する。(Ⅱ)コア膜が破れて細胞質にゲノムが脱出することにより，第2段階の脱殻が起こる。脱出ゲノムを起点として，微細顆粒状構造よりなるウイルスファクトリー(B型封入体)が形成される。ファクトリーの微細顆粒状物質を膜構造が弧状に取り囲み，漸次包み込んで球状粒子ができあがる。球状粒子の内部に，高電子密度の線維状構造よりなる領域が出現し，拡大する。内部構造の分化発育が進行し，他方粒子表面のスピキュールの離脱と同調して粒子全体の形態も球状から煉瓦状に移行する。細胞内成熟粒子(IMV)ができあがる。一部のビリオンは場所を移動しはじめる。(Ⅲ)ポックスウイルスの細胞外放出過程には2種の様式(図のA，B)が存在する。そのひとつは，トランスゴルジ網由来の膜を被ってエクソサイトーシスによって出るもの(A)であり，他は細胞表面膜の直下に移動し，出芽によって出るもの(B)である。少なくとも放出直後の粒子はエンベロープを保有しており，細胞外被膜ビリオン(EEV)と呼ばれる。IMV の放出過程にはポックスウイルスの種類による差異があり，A の過程のみが観察されるウイルスがある反面，トリポックスウイルスのように B の過程が高頻度に観察されるものもある。

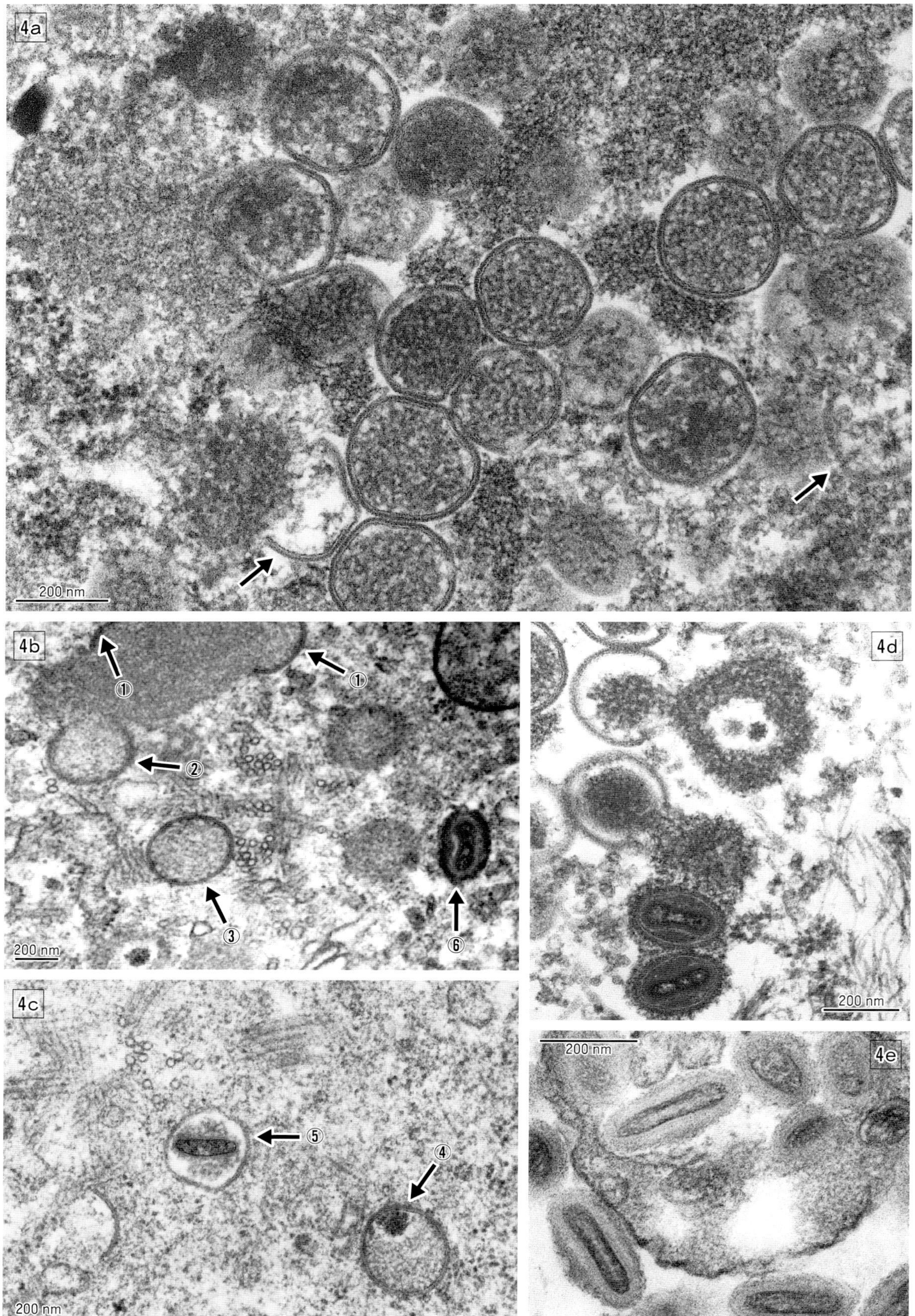

写真4　ポックスウイルスの成熟過程(透過電顕像)。a)牛痘ウイルス感染細胞内の未熟ウイルス。大多数の球状粒子は一重の膜で囲まれ，内部に紐状または微細顆粒状の物質を含有する。不連続の弧状の膜構造(矢印)も見られる。b，c)鶏痘ウイルス感染ニワトリ胎児繊維芽細胞内に出現した諸種発育段階のウイルス。発育過程は概略次のように進行すると考えられる(①〜⑥)。①微細粒子状物質からなるウイルスファクトリーの一部を１枚の膜が弧(アーク)状に取り囲む。②膜は同様の発育を続け，③球状粒子ができあがる。少なくとも写真の薄切レベルでは，粒子③の膜構造は連続している。④粒子の内部構造に分化が始まり，高電子密度領域が出現する。⑤さらに分化は進行し，コアと側体の各前駆領域へ区分が生じる。同時に，粒子全体の形態が変化しはじめ，球状から煉瓦状に移行してゆく。⑥IMV ができあがり，ウイルスの成熟過程は終る。なお，写真 b・c 内には，ウイルス粒子の発育像の他，管状構造の束が多数散見される。d)牛痘ウイルス感染 FL 細胞内における粒子の発育。膜状構造が微細粒子状物質を取り込みつつある像を示す。写真下部に成熟を完了した２個の IMV が見える。e)オルフウイルス感染ウシ腎細胞内に出現した多数のビリオン。ビリオンの長軸に沿う断面で，粒子の形態は細長く米粒状である。

状あるいは線維状構造が，ほぼ並行に走っているように見える。その後の経過は多少不明確であるが，高電子密度領域はコアとして，それ以外の内部は側体として分化成熟するのであろう。

粒子の内部構造の成熟と相俟って，スピキュールが膜から離脱を始め，ウイルス粒子全体の形態が球状から漸次煉瓦状に移行し，細胞内成熟粒子 IMV として完成する（写真 4d，e，図 5）。

(8)放出過程

IMV はトランスゴルジ網 TGN 由来の二重の膜に包まれる（写真 5a～f，図 5）。IMV を直接包む内側の膜はエンベロープとなり，粒子は被膜粒子（enveloped virion）と呼ばれる。外側（細胞質側）の膜は，空胞膜に概当する。この膜は，被膜粒子を内包したまま移動して細胞表面膜に達し，両者の膜は融合し，表面膜は開裂して内包していた被膜粒子を細胞外に向け露出することになる（写真 5f）。また，空胞膜を被り空胞内に向かって出芽し，その部に留まって見える粒子も存在する（写真 5 d，e）。

完全に細胞外に出た粒子は，extracellular enveloped virion（EEV）と呼ばれる（写真 3d）。このように，多くのポックスウイルスが，エクソサイトーシス（exocytosis）と呼ばれる機構によって放出される。まったく同じ機構であるが，粒子が微絨毛（microvilli）の先端まで運ばれて，その部位で放出されることもある。

他の放出機構として重要なものに出芽（budding）がある。この様式は，IMV が細胞表面膜または微絨毛の先端から，直接局所の膜を被って細胞外に出るというものである（写真 6a～d，1d，図 5）。

いずれの機構が主に，あるいは専一に働くかは，ウイルス種あるいは株の遺伝的性状に依存する。

なお，ウイルス放出に関連して，ポックスウイルス科に共通する現象として認められることは，細胞外に放出されるビリオンは産生ビリオンの一部にすぎず，大多数は宿主細胞内に留まることである。

(9)感染による宿主細胞の変化

培養細胞にワクシニアウイルスを接種すると，通常，顕著な細胞病変（CPE）の出現が見られる。関連して，宿主細胞のDNA，RNAならびに蛋白質の合成が抑制される。

宿主蛋白質の合成の抑制について，種々の要因が挙げられており，感染後の前期蛋白質の合成による，あるいは前期 mRNA の合成による，さらにはこれらの合成に関係なく接種ウイルス粒子の表層膜に局在する 2，3 の蛋白質に起因するともいわれ，それぞれの説を支持する成績が提出されている。いずれにせよ，感染後ゲノムの複製が始まると，先に遺伝子発現の項で述べたように，ウイルスの遺伝子発現に著明な変化がもたらされ，宿主の mRNA 合成は阻害を受け，宿主蛋白質の合成は著しく減少する。

(10)封入体

すべてのポックスウイルスのウイルス産生性感染の場合には，ウイルスファクトリー（B 型封入体）の出現がある（写真 3a～d）。また，ポックスウイルスの中には，この他に A 型封入体を誘導するものがある（写真 3a，b，6e～g）。後者に関連する病名と各 A 型封入体の別称を挙げると，マウス痘（伝染性エクトロメリア症）の Marchal body，鶏痘の Bollinger body（または Borrel body），牛痘の Downie body などがある。これら A 型封入体のなかに，IMV が併呑されている像を観察できることができる（写真 6e，f）。なお，ワクシニアや痘瘡ウイルスの感染時には，A 型封入体の出現は見られない。

【病原性】

(1)病原遺伝子 ―― 宿主免疫からの回避

ポックスウイルスゲノム中には，その遺伝子が欠損しても培養細胞での増殖に大きな影響が表れないものが数多く知られていた。しかし，動物に接種すると弱毒化することからその一群の遺伝子は病原遺伝子と名づけられた。詳細な解析の結果，その多くは宿主の免疫から回避するための遺伝子であることがわかった。

宿主は侵入したウイルスをまず Toll-like 受容体（TLR）などで病原体特有のパターンを認識し，ただちにインターフェロンを生産することにより抗ウイルス状態を構築する。多くのウイルスはこの時点で感染が阻止されるが，この自然免疫を回避するウイルスがその動物種の病原ウイルスとなる。したがって，自然免疫はウイルスの種特異性を決定するひとつの要因である。また，感染細胞はアポトーシスを起こしてウイルスの増殖を制限し，免疫原性を高めた抗原を提示する。次いで，抗体や細胞性免疫などの獲得免疫が誘導されることにより，治癒と再感染への準備がなされる。強い病原性を有するウイルスはこれらに対しても回避機構を有する。

ポックスウイルスが自然免疫から回避するための遺伝子として，まず，TLR からのシグナルを阻害する *A52R* と *A46R* をコードしている。また，インターフェロンベータ（IFN-β）と結合して阻害する因子として *B18R* が，IFN-γ 阻害因子として *B8R* が知られている。さらに，インターフェロン受容体からのシグナルを阻害する *H1L*，エフェクター分子である PKR の活性化を抑える *K3L* と *E3L* をコードしている。免疫を活性化するサイトカインである IL-1 や TNF-α，IL-18 と結合して阻害する *B15R*，*A53R*，*C12L*，またその産生を阻害する *B13R* と *B22R*，サイトカイン受容体からのシグナルを阻害する *A46R* と *A52R* が知られている。免疫担当細胞は多くの場合転写因子である NF-κB を介して活性化されるのであるが，NF-κB を阻害する *K1L* と *N1L* が知られている。また，アポトーシス阻害因子として，*B13R* と *B22R* が知られている。補体阻害因子として *C21L* がある。このようにポックスウイルスは多数の免疫回避機構を有しており，特に，痘瘡ウイルスはヒトの免疫から効率よく回避するために，重篤な症状を呈すると考えられる。

(2)痘瘡

かつて人類を悩ました脅威の急性感染症で，発熱と発疹を主症状としたが，痘瘡ウイルス（variola virus または smallpox virus）はもはや人類社会から根絶され，そのウイルス病も現存しない。往時，大痘瘡（天然痘）（variola major）と小痘瘡（アラストリム）（variola minor または alastrim）が区別され，死亡率は前者が 5～30%，後者が 1%以下であった。両痘瘡から分離されたウイルスの相互間で，ゲノム末端領域の塩基配列に

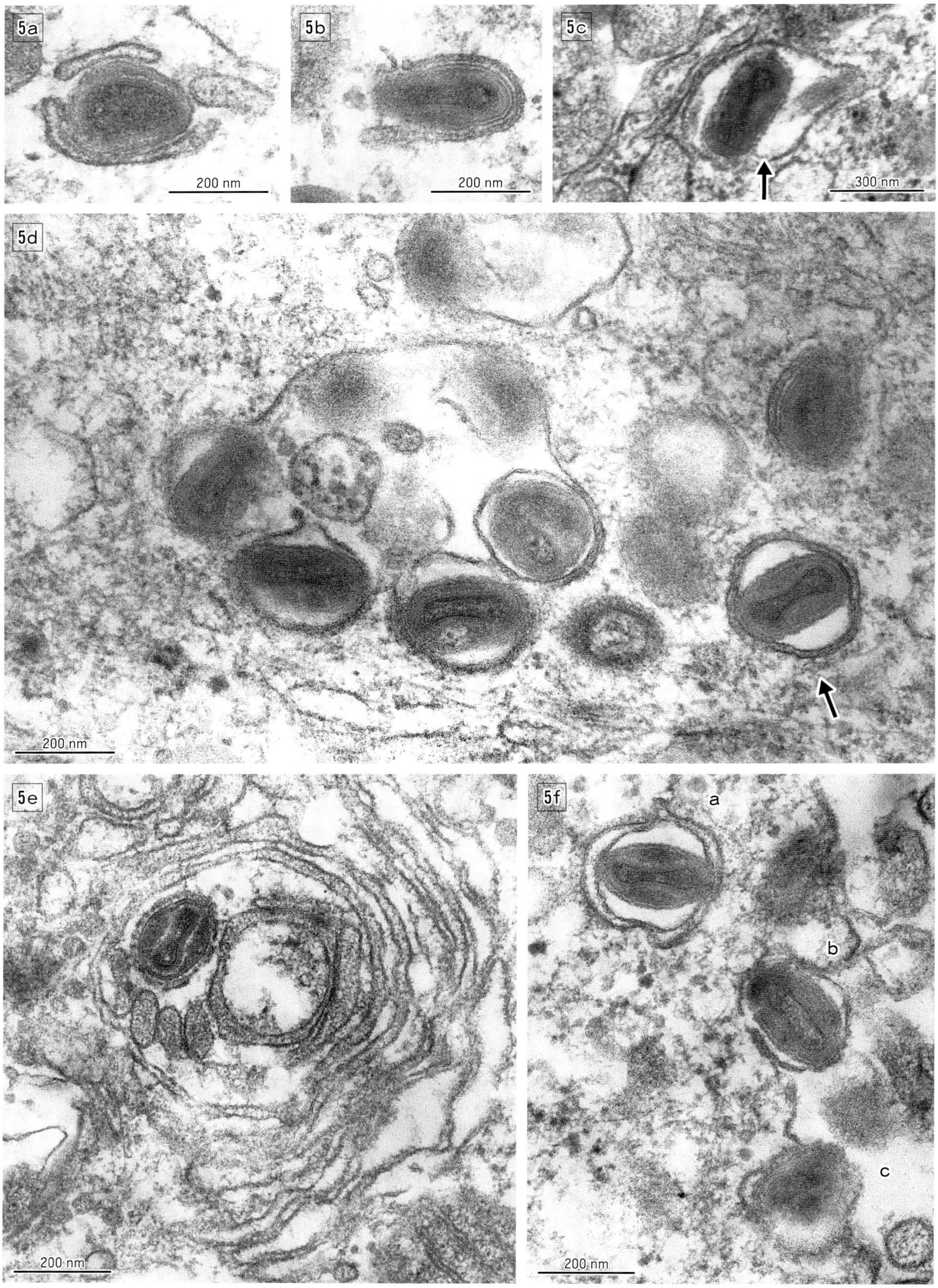

写真5　エクソサイトーシスによるポックスウイルスの放出過程(透過電顕像)。a〜d)牛痘ウイルス感染 FL 細胞。e，f)エクトロメリアウイルス感染 FL 細胞。a)トランスゴルジ網(TGN)由来の膜が，IMV の表面の大半を取り囲む。b)TGN 由来の膜が，粒子の左端部を除くほぼ全表面を包む。c)粒子は，矢印部で空胞膜とつながりのあることから，空胞膜と共通の膜が粒子を覆うエンベロープとなっていることがわかる。d)矢印部には，二重の膜で包まれた IMV が1個存在する。また，写真中央部の空胞内には数個のエンベロープ保有ビリオンが共存している。この空胞は，IMV を内包する二重膜の複数個が，外側の膜同士で逐次相互に融合してできあがったものと推測される。e)ゴルジ体の層板間に局在する IMV。TGN 膜のみでなく，ゴルジ体中間嚢の膜もビリオンのエンベロープ膜となりうることを示している。f)エクソサイトーシスによるウイルス放出の後期過程。二重膜に包まれた IMV(a)が細胞表面に向かって移動する。粒子(a)の二重膜の外側膜は空胞膜であり，内側はエンベロープ膜である。粒子(b)と(c)を包む空胞膜は，細胞表面膜と融合して空胞は開裂し，ビリオンは半ば細胞外に露出された状態にある。

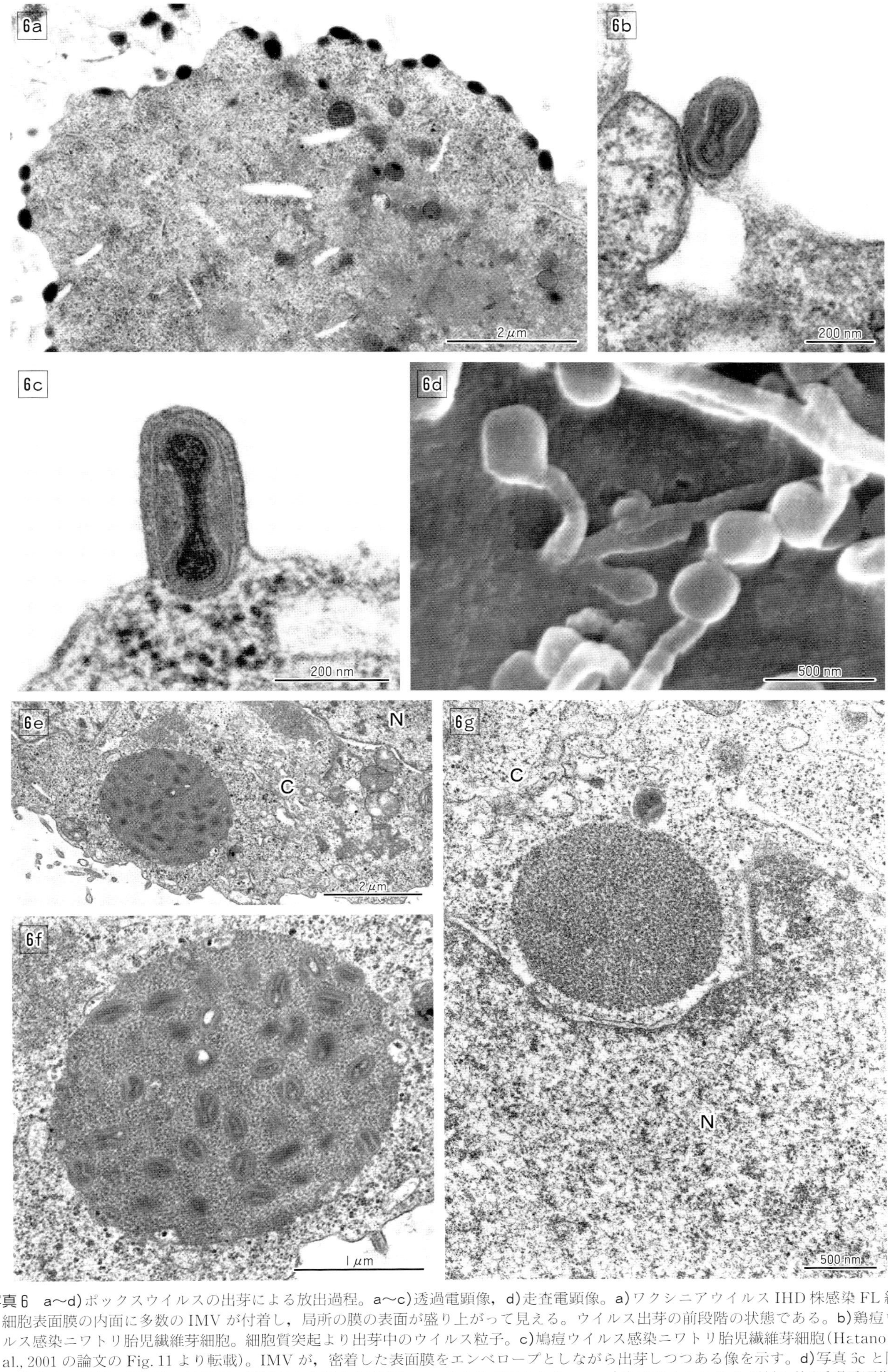

写真6　a〜d)ポックスウイルスの出芽による放出過程。a〜c)透過電顕像，d)走査電顕像。a)ワクシニアウイルス IHD 株感染 FL 細胞。細胞表面膜の内面に多数の IMV が付着し，局所の膜の表面が盛り上がって見える。ウイルス出芽の前段階の状態である。b)鶏痘ウイルス感染ニワトリ胎児繊維芽細胞。細胞質突起より出芽中のウイルス粒子。c)鳩痘ウイルス感染ニワトリ胎児繊維芽細胞(Hatano et al., 2001 の論文の Fig. 11 より転載)。IMV が，密着した表面膜をエンベロープとしながら出芽しつつある像を示す。d)写真 5c と同様の実験系。数個の煉瓦状の粒子が，微絨毛の先端より出芽しつつある像が見られる。e〜g)牛痘ウイルスの A 型封入体(透過電顕像)。e，f)CPV53 株感染 FL 細胞。g)CPRC-1 感染 FL 細胞。e)細胞質内に存在する A 型封入体。多数の IMV を併呑している。N：核，C：細胞質。f)写真 6e の一部強拡大像。封入体の基質は顆粒状の物質で充満している。なお，CPV53 株は，常に IMV を包埋した A 型封入体を形成する。g)細胞質内の A 型封入体。なお，CPRC-1 株感染時に形成される封入体は，IMV を内包していない。

明瞭な差異のあることが指摘されている。

1798年Jennerが種痘法の発明を報告してから，約180年後の1980年5月WHO総会で痘瘡の根絶が宣言された。今後に残る懸念は，可能性は低いものの，バイオテロのための病原体のひとつとして利用されることである。

(3)伝染性軟属腫(伝染性軟疣)(口絵167a，b；168参照)

現在,伝染性軟属腫ウイルス(molluscum contagiosum virus)のみが，ヒトに病原性のあるヒト固有のポックスウイルスである。全世界に広く分布し，大人より子供が多く罹患する。

通常2～5 mm大の疣状の腫瘍が，集簇性あるいは散在性に，胴，臀部，腕，時には顔面などの各所に生じる。性交感染では，肛門や生殖器周囲の皮膚に病巣をつくる。数か月間持続の後，自然治癒する。潜伏期間は2～7週間。感染細胞の細胞質内にモルスクム(molluscum)小体と呼ぶ封入体の形成がある(写真7a～c)。

(4)サル痘

サル痘ウイルス(monkeypox virus)のヒトへの感染では，全身に発疹(膿疱性水胞)をともなう急性感染症となる。臨床症状では痘瘡と区別がつかないが，サル痘の方が頸部や鼠蹊部リンパ節の腫脹が顕著であるといわれる。

リスやサルなどを捕獲し，食用に供するときに直接接触し，皮膚や粘膜の微小な傷口が侵入門戸となって感染する。リスやその他の齧歯類が自然宿主といわれる。西・中央アフリカ，特にDRC(コンゴ民主共和国)の熱帯雨林の村落で人獣共通感染症として稀に発生がある。アフリカ由来で，アジアでは発生を見ない。

(5)ワクシニア

ワクシニアウイルス(vaccinia virus)の起源は不明である。Jennerの種痘法の発明は牛痘ウイルスを用いてなされた。その後同ウイルスを用いて，ヒトの腕やウシその他数種の動物の皮膚に接種し，種々の経代ルートで長年月にわたり経代し，痘苗として利用された。後になって，この痘苗のウイルスはもはや牛痘ウイルスではなく，ワクシニアウイルスであることが判明した。

痘瘡が根絶された今日，一般人に対して種痘の必要はない。かつての種痘接種時には，通常の健常者では接種局所に初期には丘疹を生じ，後に水疱となり，さらにこれが臍のある膿疱性水疱となり，やがて膿疱は乾燥し痂皮を生じて脱落して終るという経過をたどった。時折起こった副作用のうち主なものは，①進行性ワクシニア，②全身性ワクシニア，③種痘後湿疹，④種痘後脳炎などである。

(6)牛痘

乳牛の搾乳時に，乳首や乳房の病巣部から稀にヒトの手に感染する。通常，手の1～数か所に病巣を生じる。症状は初回種痘接種時に類似し，丘疹，水疱，膿疱，痂皮形成とその後の脱落という経過をとる。局所の腫脹は種痘におけるより顕著である。

Jennerが種痘法発明に利用したウイルスである。しかし乳牛からヒトへの感染については，牛痘ウイルス(cowpox virus)よりもむしろ偽牛痘ウイルス(pseudocowpox virus)の方がはるかに高頻度である。

自然宿主は，牛痘の名称とは無関係で，ネズミ属である。飼いネコは，齧歯類からヒトへの中間的宿主という重要な位置づけにある。その他，ウマ，キツネ，動物園の動物などに感染の波及が見られることがある。なお，ウイルスが検出される範囲は，欧州とロシアの北部である。

細胞病変として，A型封入体の形成がある(写真6e～g)。

(7)バッファローポックス(水牛痘)

バッファローポックスウイルス(buffalopox virus)は，ゲノムの制限酵素地図での検討結果から，ワクシニアウイルスの亜種と見なされている。WHOにより痘瘡根絶計画が実施された1970年代に，インド，エジプト，インドネシアの水牛を主として流行の発生があり，インドでは痘瘡根絶後も持続して発生がある。

通常，水牛や乳牛の乳首や乳房に膿疱性の病巣が生じるのを特徴とする。時には全身性に発症があるが，仔ウシでこの傾向が強い。

ヒトへの感染は，家畜化した水牛より，職業上，あるいは低温殺菌未処理のミルクを飲むことによる。手や咽喉部にワクシニアの発疹類似の病巣形成がある。

(8)パラポックスウイルス属によるヒトへの感染

ヒトへの感染は，ウシ，ヒツジ，ブタなどの偶蹄類から接触感染か，あるいは稀に媒介物を通じて起こり，上皮に局所性病巣を生じる。

(9)オルフ

ヒツジやヤギのありふれた病気で世界中に存在する。オルフウイルス(orf virus)は，乾燥痂皮中で長期間，室温では数年感染力を保持する。

ヒトは，伝染性膿疱性皮膚炎を発症中のヒツジやヤギから擦傷を通じて感染する。手または前腕，時には顔面に，通常1個の時には多数の径1～3 cmの病巣を形成する。斑点状丘疹より扁平な水疱となり，さらに臍型陥凹のある潰瘍性の血管に富む小結節となり，最終的に痂皮をつくる。

(10)偽牛痘(搾乳者結節)

偽牛痘(搾乳者結節)ウイルス(pseudocowpox virus, Milker's nodule virus)によって，ヒトが搾乳時にウシの乳首の病巣から手に感染し，5～7日後に発症する。径2 cm前後の半球状の小結節を生じ，中央部に臍型陥没が見られることがある。小結節は肉芽組織よりなり，潰瘍化せず，漸次吸収されて治癒する。

偽牛痘ウイルスは元来ウシ固有のウイルスであり，牛痘ウイルスの自然宿主が齧歯類であることと異なる。

(11)ウシ丘疹性口内炎

ウシ丘疹性口内炎ウイルス(bovine papular stomatitis virus)により，仔ウシの口と周辺部に膿疱性口内炎の発症をみる。ヒトへの感染では，通常手に病巣を生じるが，オルフや偽牛痘より発生頻度は低い。

(12)ヤタポックスウイルス属によるヒトへの感染

ヤタポックスウイルス属のタナポックスウイルス(tanapox virus または Yaba-like disease virus：YLDV)とヤバサル腫瘍ウイルス(Yaba monkey tumor virus：YMTV)は，ともにアフリカに起源を持つ。

“タナ”ポックスウイルスの名は，ケニアの“Tana”川にちなんで名づけられたが，1957，1962年，この川

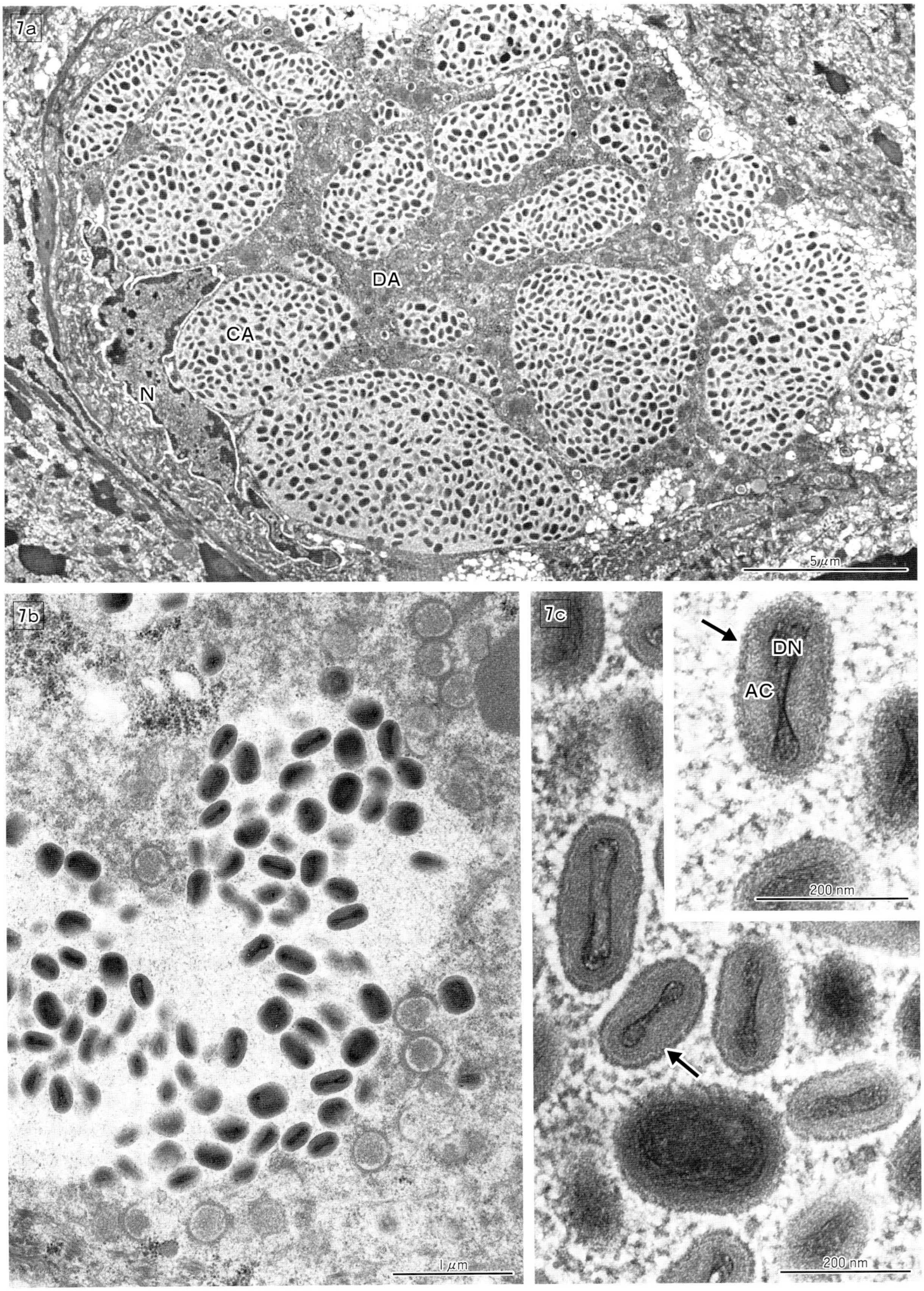

写真7　a〜c)伝染性軟属腫ウイルス(透過電顕像)。a)写真のほぼ全面を，1個のモルスクム小体保有細胞が占める。膨大化し細胞質内に充満する同小体は，核を細胞の一端(写真左端の方)に圧縮して見える。モルスクム小体は，背景が明るく見える多数の嚢胞(CA：clear area)と，中等度電子密度の細胞質実質領域(DA：dense area)よりなっている。嚢胞内には，おびただしい数の黒い(高電子密度の)点状のビリオンが充満している。N：nucleus。b)モルスクム小体の一局所の微細構造。前写真と同様構造の，嚢胞内透明部の基質は，微細な粉状もしくは網目様に見える。この領域には，おびただしい数の黒い煉瓦状のビリオンが密集して存在する。他方，細胞質実質部の大部分はウイルスファクトリーで占められており，この部には少数のIMVと未熟な球状の粒子の他，弧状の膜様構造も混在して見られる。c)モルスクム小体の嚢胞内部の拡大像。枠内写真も同様。ビリオンは全体として煉瓦状もしくは回転楕円体状である。個々の粒子は，薄切の角度に応じて異なった形態と構造を呈示する。矢印付きの粒子のコアは亜鈴状であり(DN：dumbbell-shaped nucleoid)，側体の局在該当部位にある不定形な物質(AC：amorphus coat)が，コアをはさんで圧縮した感じに見える。なお，粒子間に介在する基質領域は，網目様構造で占められる。写真7a，cは，Hirayama et al. (1992)のFig. 1，3，4より転載

の氾濫原の住民の間で，局在性の皮膚病巣をともなう急性熱性疾患の流行があったことにより，初めて知られることになった。タナポックスはこの地域とDRCの地方病として知られている。ヒトへの感染は，サルあるいは他の自然宿主の保有するウイルスが，節足動物の刺螫により機械的に伝達されて起こる。ただし，サルが自然宿主であるという証拠は出ていない。直接ヒトからヒトへの感染はない。ヒトへの感染実験で小結節を生じる。

他方，ヤバサル腫瘍ウイルス(YMTV)は，ナイジェリアで飼育中の捕獲アカゲザルに組織球腫(histiocytoma)が生じ，この腫瘍から初めて分離された。サルやヒトへの実験的ウイルス接種で組織球腫を生じる。ただし，自然状態でヒトへの感染の事実は知られていない。

サル以外には，YLDVとYMTVの至適な実験動物はない。YLDVのヒトへの感染実験で小結節の形成が見られる。両ウイルスのDNA相互間で，広汎にクロスハイブリッド形成がある。また，交叉防御テストや血清学的検査によって，YLDVはYMTVと関連のあることが知られている。

YLDVに感染したヒトの臨床症状について，ケニアの発症例の観察では孤立性の病巣が上腕，顔面，首，胴などに局在する。他方，DRCにおける発症例では，2割強の患者が2個あるいはそれ以上の病巣を認め，その部位は下肢に最も多く(7割強)，その他，上肢，躯幹，頭部にも分布が見られた。

【実験室内診断】

通常，ポックスウイルス感染症の迅速診断法としては，病巣部より検体(水疱内容液や組織片など)を採取し，①単クローン抗体を用いた蛍光抗体法やELISA法によりウイルス抗原を，②PCR法や*in situ*ハイブリダイゼーション法によりウイルスゲノムを，③ネガティブ染色法を用いた電顕観察によりウイルス粒子を検出する，などが試みられる。回顧的診断には，回復期血清を用い，中和抗体の測定，ELISA法，ウェスタンブロット法などを行う。

その他，特に伝染性軟属腫については，病巣部の組織標本中にモルスクム小体を観察，また電顕観察によりビリオンを検出する。なお，本ウイルスの漿尿膜ならびに培養細胞での増殖には成功していない。サル痘については，上記の診断法の他，特に水痘・帯状疱疹ウイルスとの鑑別が重要であり，これにはPCR法が有力な手段となる。

【疫学】

痘瘡の根絶後，痘瘡ウイルスは米国，ロシアの2か所の研究所で厳重管理下にあり，地球上のその他の場所には存在しない。痘瘡は，発疹期患者のエアロゾル飛沫を吸入し，呼吸気道を通じて感染する。サル痘のヒトへの感染は，主として感染野生動物のウイルスが，皮膚の傷口や口腔粘膜を通じて起るが，飛沫感染によることもある。サル痘ウイルスのヒトからヒトへの感染がある場合は，後者の機構による。

通常局所の病巣感染を起こすのみのポックスウイルス，例えば伝染性軟属腫の感染は，接触伝播による。

【予防・治療】

現在，一般人に種痘の必要はない。ワクシニアウイルスを使用する実験研究者や，痘苗製造従事者には種痘の接種が望まれる。種痘後の合併症の治療法として，VIG(vaccinia immune globulin)の投与がよいとされる。ただし種痘後脳炎には無効である。伝染性軟属腫の治療には，丘疹内容物を物理的に排出する。放置しても，通常数か月後またはそれ以降に自然に消退する。

【その他】

組み換えウイルス

ポックスウイルスはゲノムサイズが大きく，特にウイルス増殖に必要としないゲノム領域もかなり存在する。そこで，この部に外来遺伝子を挿入し，その発現を容易にする組み換えウイルス株をつくることが可能である。

実際，組み換え生ウイルスワクチンの作製を目的として，あるいは各種外来遺伝子の機能を知るための基礎実験として，ポックスウイルス，特にワクシニアウイルスがベクターとして利用されている。

【引用・参考文献】

Buller, R. M., Arif, B. M., Black, D. N., et al. 2005. *Poxviridae* p. 117–133. *In* Fanquet, C. M., Mayo, M. A., Maniloff, J., et al. (eds.), Virus taxonomy, 8th report of the international committee on the taxonomy of viruses, Elsevier Academic Press, San Diego & London.

Damon, I. K. 2007. Poxviruses, p. 2947–2975. *In* Knipe, D. M., and Howley, P. M. (eds.), Fields virology, 5th ed, vol. 2, Wolters Kluwer/Lippincott Williams & Wilkins, Philadelphia.

Dubochet, J., Adrian, M., Richter, K., et al. 1994. Structure of intracellular mature vaccinia virus observed by cryoelectron microscopy. J. Virol. 68: 1935–1941.

Fenner, F., Henderson, D. A., Arita, I., et al. 1988. Smallpox and its eradication, 1460 pp. World Health Organizaiton, Geneva.

Haga, I. R., and Bowie, A. G. 2005. Evasion of innate immunity by vaccinia virus. Parasitology 130: S11–S25.

Hatano, Y., Yoshida, M., Uno, F., et al. 2001. Budding of fowlpox and pigeonpox viruses at the surface of infected cells. J. Electron Microsc. 50: 113–124.

Hiramatsu, Y., Uno, F., Yoshida, M., et al. 1999. Poxvirus virions: their surface ultrastructure and interaction with the surface membrane of host cells. J. Electron Microsc. 48: 937–946.

Hirayama, K., Yonebayashi, K., Kusakabe, H., et al. 1992. Spikes on the surface of molluscum contagiosum virus treated with tannic acid — an ultrastructural study —. J. Clin. Electron Microsc. 25: 301–304.

Howard, A. R., Weisberg, A. S., and Moss, B. 2010. Congregation of orthopoxvirus virions in cytoplasmic A-type inclusions is mediated by interactions of a bridging protein (A26p) with a matrix protein (ATIp) and a virion membrane-associated protein (A27p). J. Virol. 84: 7592–7602.

Ikoma, K., Hiramatsu, Y., Uno, F., et al. 1992. Ultra-high-resolution scanning electron microscopy of vaccinia virus and its recombinant carrying the *gag* gene of human immunodeficiency virus type 1. J. Electron Microsc. 41: 167–173.

加藤四郎．1972．ポックスウイルスグループ，p. 15–49．保坂康弘，川瀬茂実，松井千秋(編)，ウイルス図鑑，講談社，東京．

Medzon, E. L., and Bauer, H. 1970. Structural features of vaccinia virus revealed by negative staining, sectioning,

and freeze-etching. Virology 40: 860-867.
Moss, B. 1992. Molecular biology of poxviruses, p. 45-80. *In* Binns, M. M., and Smith, G. L. (eds.), Recombinant poxviruses, CRC Press, Boca Raton.
Moss, B. 2007. *Poxviridae*: the viruses and their replication, p. 2905-2945. *In* Knipe, D. M., and Howley, P. M. (eds.), Fields virology, 5th ed, vol. 2, Wolters Kluwer/Lippincott Williams & Wilkins, Philadelphia.
新居志郎．1995．ポックスウイルス　Poxvirus，p. 288-289．日本電子顕微鏡学会(編)，電子顕微鏡でみるミクロの世界～生物編～，学際企画，東京．
新居志郎．2003．ポックスウイルス，p. 14-27．畑中正一(編)，電子顕微鏡 ウイルス学，朝倉書店，東京．
Schramm, B., and Locker, J. R. 2005. Cytoplasmic organization of poxvirus DNA replication. Traffic 6: 839-846.
志田壽利．1997．ポックスウイルス，p. 174-183．畑中正一(編)，ウイルス学，朝倉書店，東京．
White, D. O., and Fenner, F. J.〔北村　敬(訳)〕 1994．ポックスウイルス科(*Poxviridae*)，p. 310-319．医学ウイルス学(第4版)，近代出版，東京．

【新居志郎，宇野文夫，志田壽利】

ヘルペスウイルス科
Family *Herpesviridae*

一般性状

【分類】

(1)はじめに

ヘルペスウイルスの分類について，2009年に合意され2011年発刊された国際ウイルス分類委員会(International Committee on Taxonomy of Viruses：ICTV)第9次報告(King et al., 2011)に基づいて，これまでの分類からの変更点を中心に紹介したい(表1)。この新分類は，2005年のHerpesviridae Study Groupからの提案を基盤としている。

(2)国際ウイルス分類委員会ICTVの分類

ICTVによる命名法では，分類の上位のtaxon分類単位として，科(family)，その下位に亜科(subfamily)，属(genus)を設け，その下に種(species)を位置づけている。ICTVとして取り扱うtaxonは種までで，その下位にある血清型，株などは対象としていない。一方近年，family科のさらに上位に，order目を設ける試みが活発となっている。

ICTVの正式名は，欧文イタリック体で最初の1文字を大文字で記載すること，目に対しては-*virales*，科に対しては-*viridae*，亜科に対しては-*virinae*，属に対しては-*virus*の各接尾語を付けることとなっている。種に対しては-*virus*を接尾語として，あるいは，*virus*を一語として用いるが，耳で聞いた場合は，属名なのか種名なのか混同されやすく，属名の場合はgenusを付して呼ばれることが多い。

従来から，ヘルペスウイルスの分類では，ヘルペスウイルス科(*Herpesviridae*)を，アルファヘルペスウイルス亜科，ベータヘルペスウイルス亜科，ガンマヘルペスウイルス亜科の3つの亜科に分類し，各亜科はいくつかの属に分類していた。アルファヘルペスウイルス亜科は，宿主域が広く，増殖が早く，多くは神経節に潜伏感染する。ベータヘルペスウイルス亜科は宿主域が狭く，ガンマヘルペスウイルス亜科は，リンパ球に親和性が高いなど共通の性質を持つことで分類され，後にゲノムの分子系統樹においてその妥当性が検証されたといえる。

属名は，その属の代表的なウイルス種，疾患，共通の性状に由来するものが多い。例えば，アルファヘルペスウイルス亜科のシンプレックス属(*Simplexvirus*)は，代表種ヒトヘルペスウイルス1(*Human herpesvirus 1*)の一般名単純ヘルペスウイルス1型(herpes simplex virus type 1)に由来する。以下に，簡単に代表的な属の由来をまとめる。*Varicellovirus*(varicella-zoster virus)，*Mardivirus*(Marek's disease virus)，*Iltovirus*(infectious laryngotracheitis virus)，*Cytomegalovirus*(cytomegalovirus)，*Muromegalovirus*(murine cytomegalovirus)，*Roseolovirus*(Roseola Infantum：疾患名)，*Lymphocryptovirus*(リンパ球に隠れる)。

(3)ICTV第9次報告の新分類の変更点

①目と科のレベルの変更

1) ヘルペスウイルス目が新設され，その下に既存のヘルペスウイルス科に加えて，新たにアロヘルペスウイルス科(*Alloherpesviridae*)とマラコヘルペスウイルス科(*Malacoherpesviridae*)が新設された。
2) これにより，ヘルペスウイルス目は，以下の形態的性状を共有する「ヘルペスウイルス」と呼ばれるウイルス(宿主は，哺乳類，鳥類，は虫類，魚類，両生類，二枚貝)を，すべて包含することとなる。すなわち大型の二本鎖DNAゲノムがT＝16の立方対称(正20面体)のカプシドに内包され，外側にテグメントと呼ばれる蛋白質で構成される構造，さらにその外側に，種々の膜蛋白質を含む脂質のエンベロープを持つ，一群のウイルスである。一方で，ヘルペスウイルス目で括られるすべてのヘルペスウイルスの種で保存されている遺伝子は，DNAパケージングターミナーゼのATPaseサブユニットと推定されるものに限られるという。
3) 既存のヘルペスウイルス科には，従来どおり，哺乳類と鳥類とは虫類(カメ)のヘルペスウイルスが分類されている。
4) 新設されたアロヘルペスウイルス科には，これまで科名などを定めていなかったイクタルリウイルス属(*Ictalurivirus*)をおき，代表種は*Ictalurid herpesvirus 1*(宿主：アメリカナマズchannel catfish)である。また，その他の属として，*Batrachovirus*，*Cyprinivirus*，*Salmonivirus*をおき，魚類と両生類のヘルペスウイルスのいくつかの種がここに分類されている。アロ(allo)は「他のother」の意で，既存のヘルペスウイルス科との関連性が希薄なことに由来する。
5) 新設されたマラコヘルペス科には，オストレアウイルス属(*Ostreavirus*)をおき，二枚貝のカキ(牡蠣)のヘルペスウイルス(*Ostreid herpesvirus 1*)がここに分類されている(今のところ1種のみ)。マラコ(malaco)は，「軟体動物(mollusca)」の意である。

②既存のヘルペスウイルス科の亜科，属以下の変更

1) ガンマヘルペスウイルス亜科のなかに，新しくマカウイルス属(*Macavirus*)が設けられた。*Maca*は代表種シカヘルペスウイルス1(*Alcelaphine herpesvirus 1*)が引き起こす家畜病の悪性カタル熱(malignant catarrhal fever)に由来する。シカ，アンテロープ，ヤギを宿主とする近縁のウイルスが，genus *Rhadinovirus*から移動した。また関連のウシ，ブタのウイルスが新しい種として加わった。
2) ガンマヘルペス亜科のなかに，もうひとつ新しくペルカウイルス属(*Percavirus*)が設けられた。*Perca*は，この属に含まれているウイルス種の宿主動物(ウマ，イタチ)の奇蹄目(*perissodactyl*)と食肉目(*carnivore*)に由来する。代表種はウマヘルペスウイルス2(*Equid herpesvirus 2*)である。
3) この結果，新分類では，ガンマヘルペスウイルス

表1 ヘルペスウイルスの分類

目	科	亜科	属	主な種 ＊は代表種	一般名 略号	宿主 ヒトの場合は関連する主な疾患
Herpesvirales ヘルペスウイルス目 新						
	Alloherpesviridae アロヘルペスウイルス科 新					
			Batrachovirus バトラコウイルス属 新			
				Ranid herpesvirus 1＊	カエル Lucké 腫瘍ウイルス	カエル
			Cyprinivirus サイプリニウイルス属 新			
				Cyprinid herpesvirus 3＊	コイヘルペスウイルス	ニシキゴイ
			Ictalurivirus イクタルリウイルス属 新			
				Ictalurid herpesvirus 1＊	アメリカナマズヘルペスウイルス 1	アメリカナマズ
			Salmonivirus サーモニウイルス属 新			
				Salmonid herpesvirus 1＊	サケヘルペスウイルス 1	サケ
	Herpesviridae ヘルペスウイルス科					
		Alphaherpesvirinae アルファヘルペスウイルス亜科				
			Iltovirus イルトウイルス属			
				Gallid herpesvirus 1＊	伝染性喉頭気管炎ウイルス	ニワトリ
			Mardivirus マルディウイルス属			
				Gallid herpesvirus 2＊	マレック病ウイルス 1	ニワトリ
			Simplexvirus シンプレックスウイルス属			
				Human herpesvirus 1＊	単純ヘルペスウイルス 1 型 HSV-1	ヒト 口唇ヘルペス，角膜ヘルペス
				Human herpesvirus 2	単純ヘルペスウイルス 2 型 HSV-2	ヒト 性器ヘルペス
				Macacine herpesvirus 1	(サル)B ウイルス	マカク属 ヒトが感染すると致死性の脳炎
			Varicellovirus バリセロウイルス属			
				Human herpesvirus 3＊	水痘・帯状疱疹ウイルス VZV	ヒト 水痘 帯状疱疹
				Suid herpesvirus 1	オーエスキー病ウイルス	ブタ
				Bovine herpesvirus 1	ウシ伝染性鼻気管炎ウイルス	ウシ
				Canid herpesvirus 1	イヌヘルペスウイルス 1	イヌ
				Equid herpesvirus 1	ウマ流産ウイルス	ウマ
				Felid herpesvirus 1	ネコ鼻気管炎ウイルス	ネコ
			属未定(は虫類のヘルペスウイルス)			
				Chelonid herpesvirus 5	カメヘルペスウイルス 5	カメ
		Betaherpesvirinae ベータヘルペスウイルス亜科				
			Cytomegalovirus サイトメガロウイルス属			
				Human herpesvirus 5＊	ヒトサイトメガロウイルス HCMV	ヒト 先天性巨細胞封入体症 肺炎 網膜炎
			Muromegalovirus ムロメガロウイルス属			
				Murid herpesvirus 1＊	マウスサイトメガロウイルス	マウス
			Proboscivirus プロボスキウイルス属 新			
				Elephantid herpesvirus 1＊	ゾウヘルペスウイルス 1	ゾウ
			Roseolovirus ロゼオロウイルス属			
				Human herpesvirus 6＊	ヒトヘルペスウイルス 6 HHV-6	ヒト 突発性発疹
				Human herpesvirus 7	ヒトヘルペスウイルス 7 HHV-7	ヒト 突発性発疹
		Gammaherpesvirinae ガンマヘルペスウイルス亜科				
			Lymphocryptovirus リンフォクリプトウイルス属			
				Human herpesvirus 4＊	Epstein-Barr ウイルス EBV	ヒト 伝染性単核症
			Macavirus マカウイルス属 新			
				Alcelaphine herpesvirus 1＊	シカヘルペスウイルス 1	シカ 悪性カタル熱 ウシカモシカ
			Percavirus ペルカウイルス属 新			
				Equid herpesvirus 2＊	ウマヘルペスウイルス 2	ウマ
			Rhadinovirus ラディノウイルス属			
				Saimiriine herpesvirus 2＊	ヘルペスウイルスサイミリ	リスザル
				Human herpesvirus 8	ヒトヘルペスウイルス8 HHV-8(KSHV)	ヒト カポジ肉腫
				Murid herpesvirus 4	マウスガンマヘルペスウイルス 68	マウス
	Malacoherpesviridae マラコヘルペスウイルス科 新					
			Ostreavirus オストレアウイルス属 新			
				Ostreid herpesvirus 1＊	カキヘルペスウイルス 1	二枚貝 カキ

新設の目，科，属には「新」と表示

亜科には，既存の genus *Lymphocryptovirus*, genus *Rhadinovirus* に，genus *Macavirus*，genus *Percavirus* の 2 属が加わり，4 属となった。

4) ベータヘルペスウイルス亜科に新しくプロボスキウイルス属(*Proboscivirus*)が設けられた。*Probosci* は，宿主動物の長鼻目(*proboscidea*)に由来する。ゾウヘルペスウイルス 1(*Elephantid herpesvirus* 1)がここに分類された。

5) 新世界ザルのヘルペスウイルスの命名は，これまで宿主動物の科名に基づいていたが，今回宿主動物の属名に基づくことに変更された。これにより，一般名(サル)B ウイルスで知られるオナガザル(科)ヘルペスウイルス 1(*Cercopithecine herpesvirus 1*)は，マカク(属)ヘルペスウイルス 1

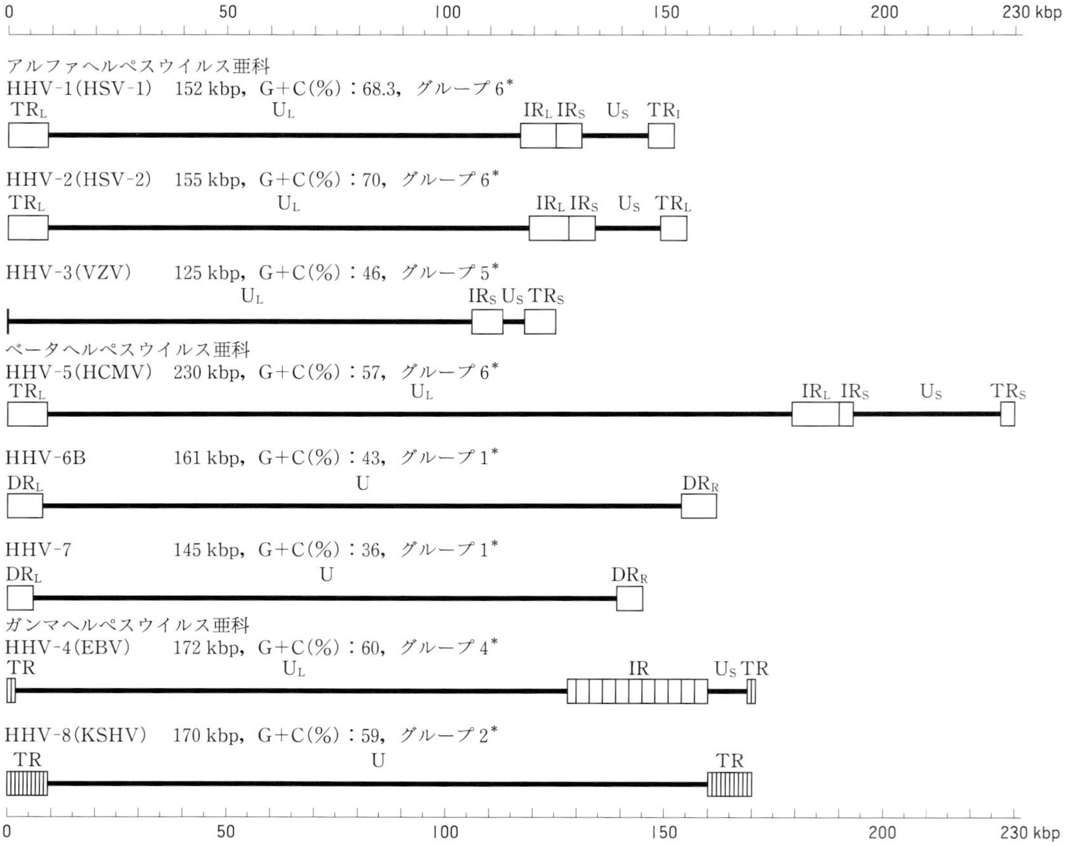

図 1　ヒトを宿主とする 8 種ヘルペスウイルスのゲノム模式図。正式名の略称(一般名の略称)に続けて，kbp で表示したゲノムサイズ，(G+C)含量%，*ゲノム構造のグループ(図 10)を示している。ユニーク領域(太い実線)，大きな反復配列(ボックスで表示)を図示している。U：unique sequence，TR：terminal repeat，IR：internal repeat，DR：direct repeat

(*Macacine herpesvirus 1*)に変更された。

(4)まとめにかえて

表 1 では，ヒトに病気を起こすヘルペスウイルスを中心に，獣医学領域のウイルスなどを交えて，一般名，引き起こす疾患を紹介してみようと試みた。すべてのウイルス種を網羅していないが，新しく提案されたヘルペスウイルス目のもとに，哺乳類，鳥類，魚類，両生類，二枚貝のヘルペスウイルスが分類されているのを概観していただきたい。また，ヘルペスウイルス目の中心となるヘルペスウイルス科の 3 亜科に分類される，ヒトを宿主とする 8 種類のヘルペスウイルスのゲノムの模式図を示す(図 1)。その後 2011 年にヒトヘルペスウイルス 6A と 6B は独立した種に分類された。

【引用・参考文献】

King, A. M. Q., Adams, M. J., Carstens, E. B., et al.(eds.) 2011. Virus taxonomy: classification and nomenclature of viruses: ninth report of the International Committee on Taxonomy of Viruses. Elsevier Academic Press, Amsterdam.

【山田雅夫】

【形態・構造】

(1)ビリオン

①形態と大きさ

ヘルペスウイルス科のビリオン(成熟ウイルス粒子)の外観は，一般に球状あるいは卵形状である(写真 1a，b)。一部の粒子では，エンベロープとテグメント層に起因する不規則と多形性により，球状からやや逸脱した形状のものも見られる。

ビリオンの大きさは 120～260 nm の範囲にあり，同一科に所属する各種ウイルス間で若干の差異がある。HSV では 170～200 nm 大である。最近のクライオ電子線トモグラフィ法(cryo-electron tomography，以下クライオ ET 法)による計測では，HSV ビリオンの両極におけるエンベロープ表面間の大きさは平均 186 nm，これにスパイク部分を加えた大きさは平均～225 nm であった。

各種ヘルペスウイルス間のビリオンの大きさの差異は，カプシド間の多少の大きさの差よりもむしろテグメント(後述)の量的差異によるところが大である。

現在はクライオ電子顕微鏡法(cryo-electron microscopy，以下クライオ EM 法)により，乾燥や固定液の影響を受けることなく，自然状態に近いウイルス粒子の観察と計測が行われている。かつてよく使用されたネガティブ染色法による観察の場合，エンベロープの脆弱性に関するウイルス間の差異が，計測に影響する可能性がある。

②構造

ビリオンは，外側よりエンベロープ(envelope)，テグメント(tegument)，カプシド(capsid)，コア(core)の 4 主要構造からなっている(図 2a，写真 2a)。

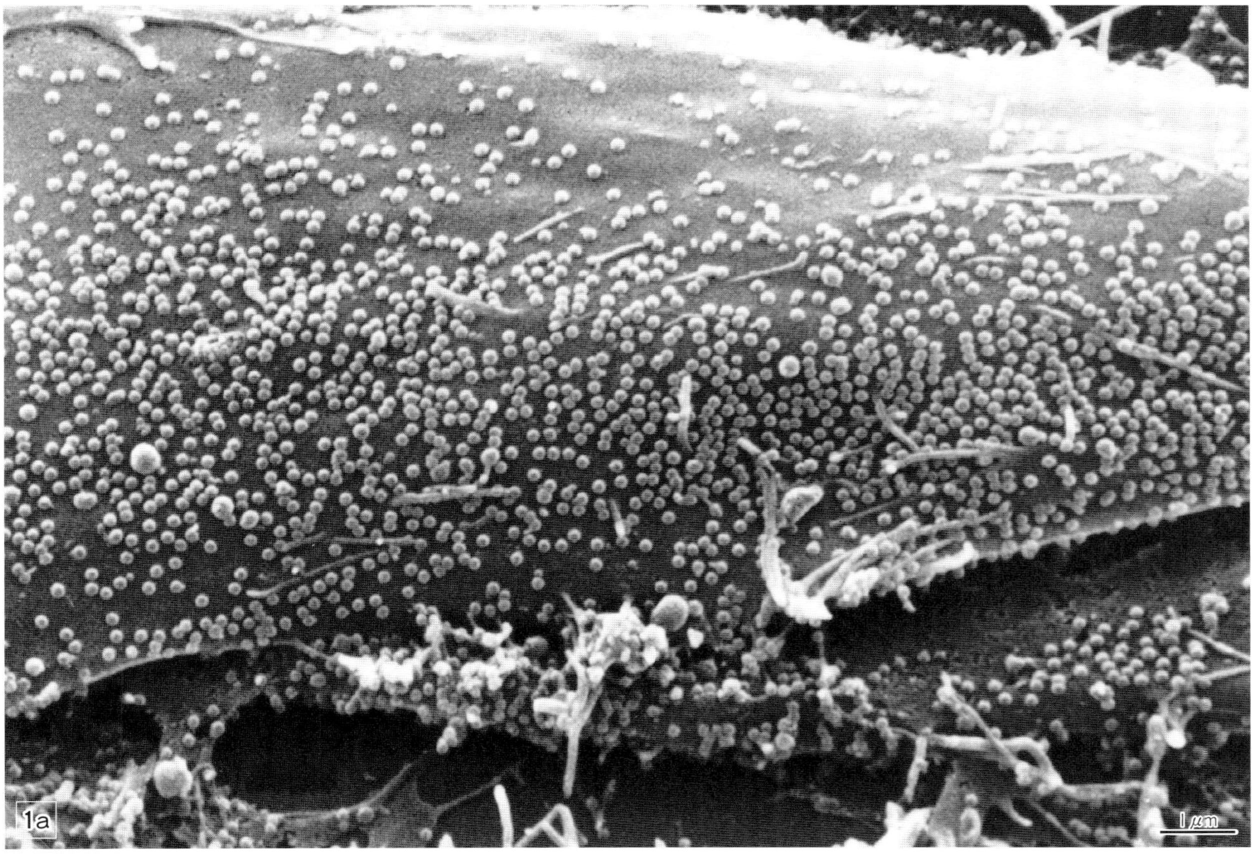

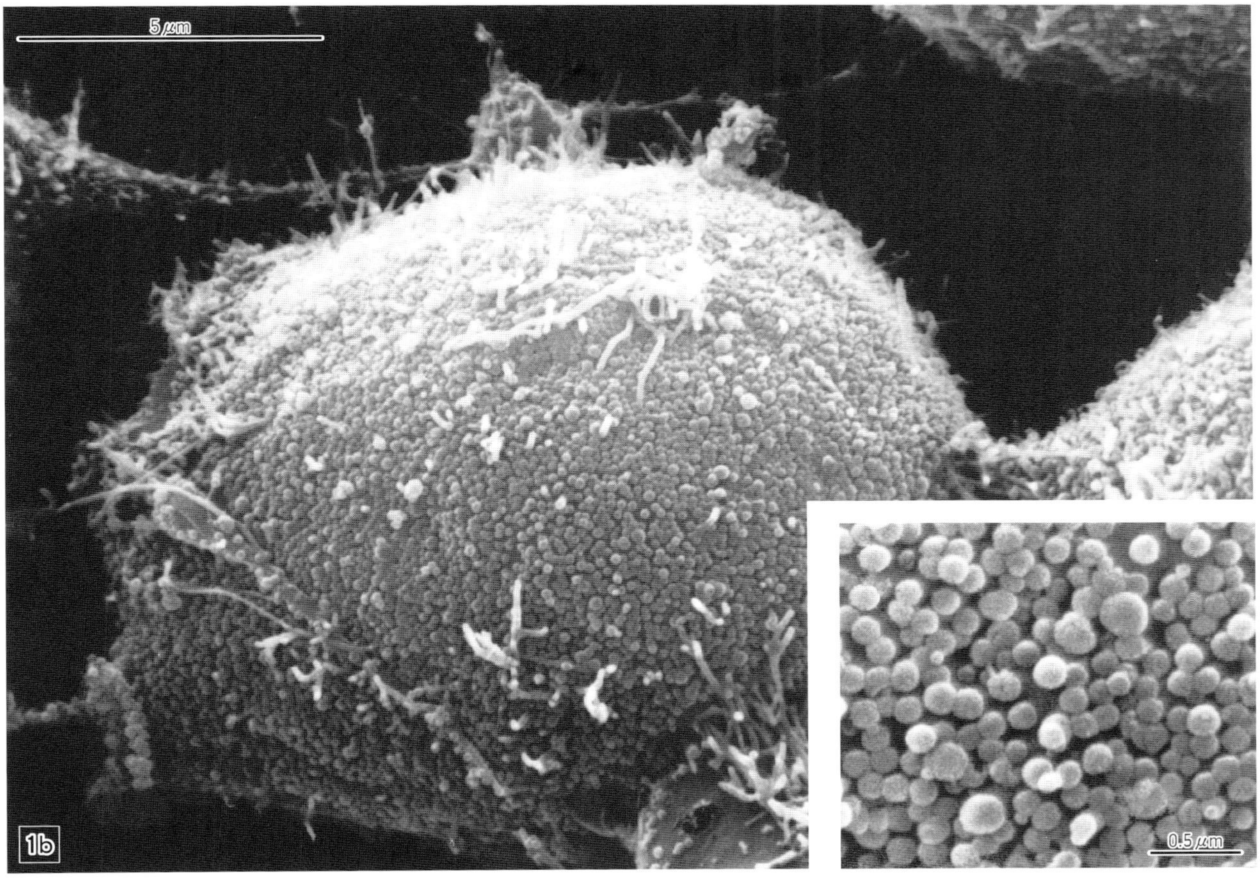

写真 1a　HSV-1感染15時間後のFL細胞の走査電顕像。HSV-1のビリオンを小拡大倍率で外観を示す。平たい細胞の表面膜上に，170～200 nmの球状の粒子が多数散在，付着している。稀に一回り大きい粒子が存在するが，超薄切片の観察でも認められるように，共通のエンベロープ内に複数個のカプシドが包含された粒子と考えられる。

写真 1b　HSV-1感染50時間後のFL細胞の走査電顕像，右下の枠内写真は一部拡大像。感染後期に入り，球形化した細胞の表面膜上にはおびただしい数の170～200 nmの球状粒子(ビリオン)が認められる。枠内写真でも明らかなように，細胞表面は隙間なく粒子で占められている。

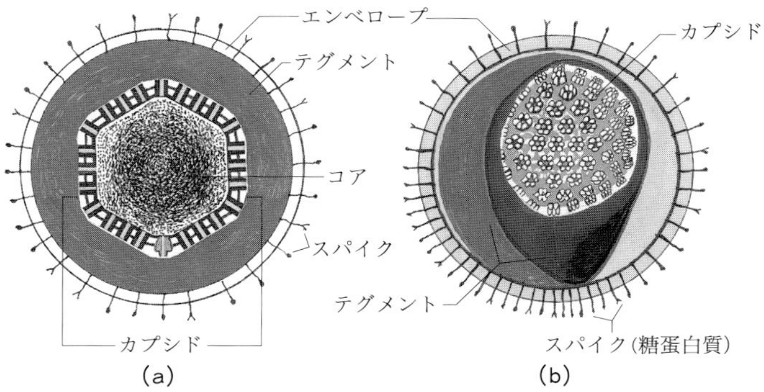

図2　ヘルペスウイルスのビリオンの基本構造。a)ビリオンの断面の模式図。ビリオンは，外側よりエンベロープ，テグメント，カプシド，コアの4主要構造からなる。b)ビリオン内3主要構造の相互関係模式図。テグメントは，エンベロープとカプシドの間に介在する構造であり，カプシドをキャップ状に包む。カプシドは，通常ビリオンの中央部に位置を占めることなく，一極に向かって偏在する傾向がある。関連して，カプシドがエンベロープに接近した近位極領域のテグメント層は薄く，他方，反対極(遠位極)のテグメント層は分厚く，またこの領域のエンベロープ上のスパイクの分布密度も高い。なお，図2bにはカプシドの内部構造についての描写はない。

一般に，カプシドは同心球状にエンベロープ内の中央部に位置するのではなく，1極に向かって偏在する傾向がある(図2b)。

(2)エンベロープ

①構造

ヘルペスウイルスのエンベロープは，細胞膜と同様に生物膜の基本構造である脂質二重層を有し，したがって超薄切片法によるエンベロープの垂直断面像の電顕観察で3層構造として認められ，その厚さは～5 nmである。宿主細胞膜由来の脂質二重層に，約10種あるいはそれ以上のウイルス糖蛋白質のスパイクが膜に埋め込まれた構造を有している。

1個のHSVビリオンのエンベロープ上には600～750個のスパイクが分布するが，その分布密度は一様ではない。スパイクは，カプシド存在部とは反対極(遠位極distal pole)のエンベロープ上により高い密集度を示す。この事実は，スパイクをエンベロープに固定する役目を果たすテグメント物質が，量的に豊富な遠位極のエンベロープ領域にはスパイクが多く分布し，逆に比較的乏しい近位極(proximal pole)には少ないことを示唆する(図2b)。

電顕観察では，ヘルペスウイルスのスパイクは，オルソミクソウイルスやパラミクソウイルスのスパイクのように明瞭に認められない。しかしクライオET法による観察では，HSVの代表的形状を持つスパイクは，長さ10～25 nm，幅～4 nm，末端は球状で径～6 nmである。このような棒状もしくは棍棒状のスパイクの他に，中には外側部がY字型に二股に分岐した形状のものも存在する。

また，エンベロープの膜面より出るスパイクの角度には種々があり，垂直状のものが多いなかにあって，少なくとも一種類のスパイクでは，膜面と35～55°の角度を保って突出しているのが観察される。

②機能

エンベロープの糖蛋白質は，感染の初期反応，すなわち宿主細胞へのビリオンの吸着，ならびにエンベロープと細胞膜間の膜融合などに重要な機能を果たす。エンベロープの各種構成蛋白質，ならびにこれらの機能的役割の具体例については，別項に記載がある(例：単純ヘルペスウイルス)。

(3)テグメント

①数種ヒトヘルペスウイルスのテグメントの電顕観察所見

テグメントは，エンベロープとカプシドの間に介在する構造と定義されており，クライオET法による観察では，カプシドを取り巻くキャップ様構造を呈する(図2b)。テグメントは全体として対称性を示さず，その下部構造は多形性である。

HSVビリオンについて，上記の定義に該当する領域を超薄切片法によって観察するとき，エンベロープを裏打ちしてかなり高電子密度の，すなわちやや黒っぽく見える領域が見られる(写真2b)。クライオET法では，エンベロープに沿って時折～40 nm長の繊維状の構造が見られることもあり，～7 nm幅のものはアクチンの可能性も示唆されている。

テグメントのキャップ構造とエンベロープの間をつなぐ構造物，リンカー(linker)の存在が認められている。リンカーは，スパイクが出ているエンベロープ局所の内側に主として観察される。

VZVのビリオンにおいても，HSVと同様にエンベロープの内側に黒く電子染色される領域があり，少なくともこの部分はテグメントの構造領域と考えられる(写真2c，e)。

対照的に，HHV-6とHHV-7のビリオンでは，テグメントを構造上の実体として容易に把握することができる。写真2d，fに示すHHV-6のビリオンでは，中等度

写真2a　HSV-1のビリオンのネガティブ染色像。ビリオンは，次の4主要構造からなる。1：エンベロープ，2：テグメント，3：カプシド，4：コア

写真2b　HSV-1のビリオンの超薄切片像。番号と名称は写真2aに同じ。テグメントは，本写真ではエンベロープを裏打ちする不規則な1層の高電子密度領域と，この領域とカプシドの間に介在する筋状もしくは紐状の構造として見られる。

写真2c　VZVのビリオンの超薄切片像。番号と名称は写真2aに同じ。テグメント領域には，エンベロープを裏打ちする1層の均質な高電子密度領域が認められる。

写真2d　HHV-6のビリオンの超薄切片像。番号と名称は写真2aに同じ。このウイルスのビリオンは，カプシドに密着した分厚いテグメントを保有する点で著しい特徴がある。この点は，HSVならびにVZVなどの他のヒトヘルペスウイルスのビリオンの形態と対照的である。

写真2e　VZV感染細胞の超薄切片像。感染後期，融解直前の細胞の細胞質領域。カプシドを包含しない異常粒子(矢印)が多数観察される。異常粒子はテグメントとエンベロープからなり，HSVのL粒子に類似する。異常粒子の高頻度の出現は，VZV感染に極めて特徴的な現象である。

写真2f　HHV-6感染細胞の超薄切片像。本写真で見られる多数の細胞外ビリオンは，いずれも整然とした形態を保有する。エンベロープを保有する粒子については，多形性に富むVZV(写真2e)と整った形態のHHV-6(写真2f)とは対照的である。

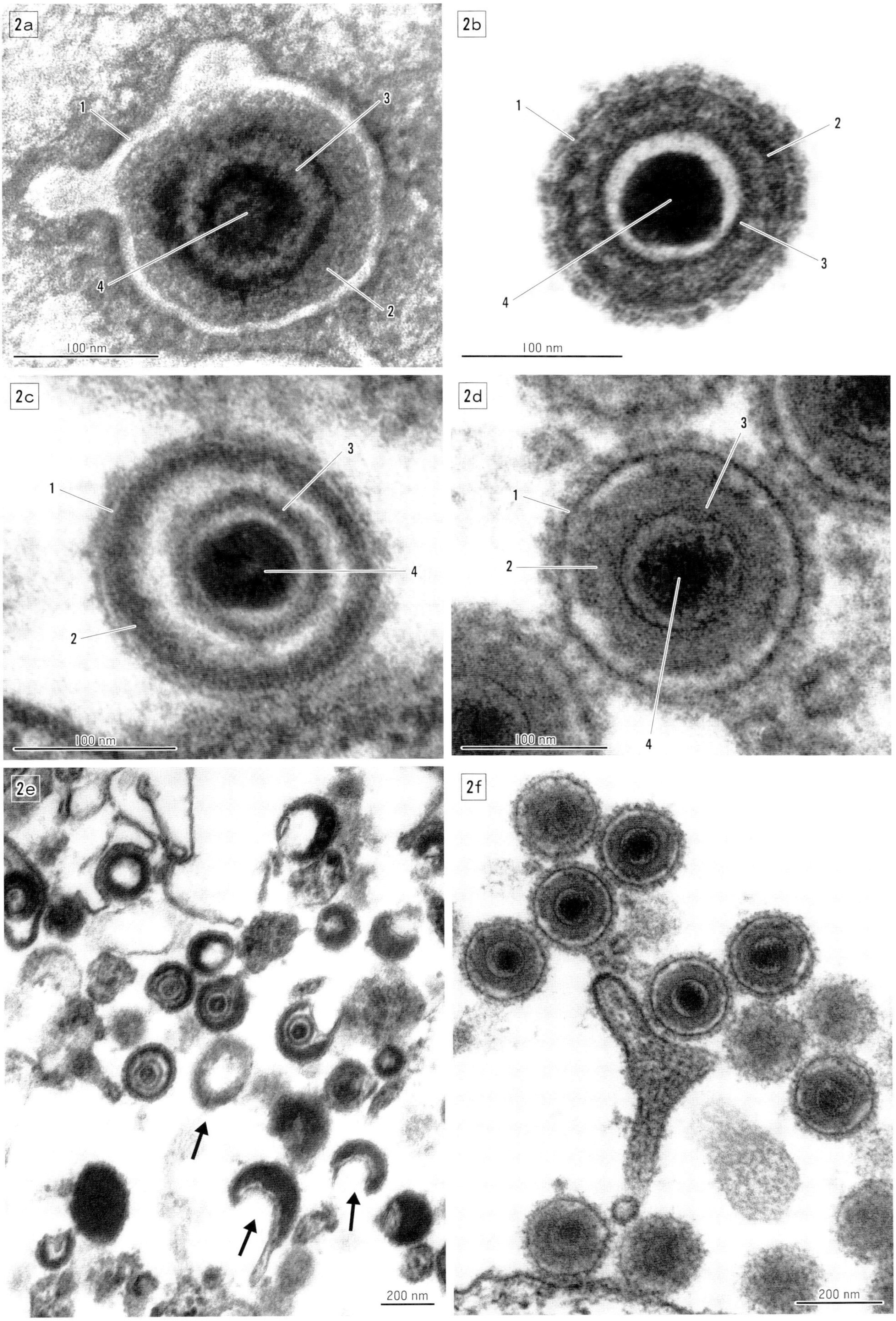
2a
1
3
4
2
100 nm
2b
1
2
4
3
100 nm
2c
1
3
4
2
100 nm
2d
3
1
2
4
100 nm
2e
200 nm
2f
200 nm

電子密度のほぼ均質な物質が，カプシドに密着して分厚く取り巻く像を明瞭に認める。

②テグメントの構築と機能

各種ヘルペスウイルスのテグメントの構成蛋白質には，約20種あるいはそれ以上の存在が知られている。

これらの蛋白質は，まずはカプシド形成部位の核内で，次いで細胞質内で逐次カプシドの周囲に付着して，最終的にテグメントの全構造が構築される。核内で付着するテグメント蛋白質は，カプシドが核から細胞質に移動するときに機能的役割があると考えられる。

テグメント構造は，カプシド表面からの位置関係によって内側と外側テグメント(inner and outer tegument)のおおよその区分けがなされている。

HSV-1では，核内でカプシドに付着する初期テグメント蛋白質，pUL31とpUS3に加えて，さらに細胞質で他種蛋白質，pUL36などが付随して内側テグメント層を構築する。このように，一部のテグメント蛋白質がカプシドに密着付随し，全体としてカプシドと類似の形態を持つ構造領域が内側テグメントであり，正20面体対称性を保持する。図3は，カプシドに密着したテグメント蛋白質の，ペントンならびに周囲のトリプレックスやヘキソンとの相互関係を模式的に示す。

他方，細胞質内に存在するその他多くの諸種テグメント蛋白質が外側テグメントを構築する。先述のように，外側テグメントにもテグメント全体の構造にも対称性は存在しない。

細胞質内でテグメント構造の充実した粒子は，第二次エンベロープ獲得の態勢にある。このように，テグメントはウイルスの成熟過程を通じて重要な機能的役割があるばかりでなく，感染の初期段階においても重要な機能を発揮する。例えばHSV-1の細胞内侵入直後，カプシドから遊離するテグメント蛋白質のうち，α-TIFはウイルスゲノムを活性化し，vhsは宿主細胞の代謝に影響を及ぼす。

なお，テグメントについては，「(3)テグメント」の①で指摘したウイルス間における形態的相違の他に，構成成分としての蛋白質の種類と機能において，亜科間で明瞭な相異があるばかりでなく，亜科内においても微妙な差異のあることが示されている。

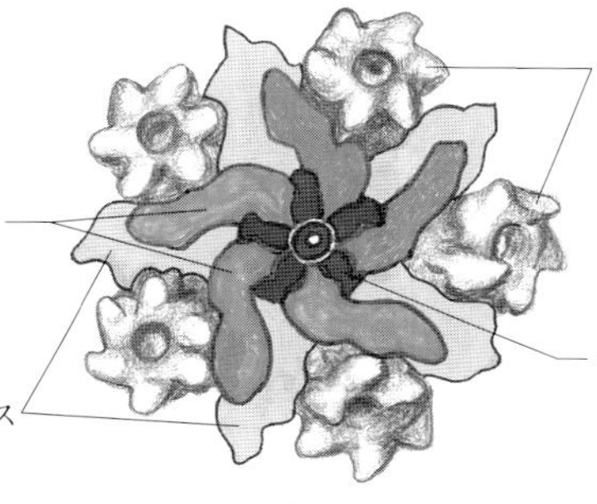

図3　内側テグメントとカプシド構造との相互関係(Zhou et al., 1999のFig. 4を改変；©American Society for Microbiology)。正20面体型カプシドの頂点にはペントンが位置を占め，介在するトリプレックスが一方ではペントンと結合し，他方では周囲のヘキソンと結合する。さらに内側テグメント蛋白質が，回転対称性のある配置で，これらの構造物の上部に密着する。

(4)カプシド

①形態，大きさ，構造

カプシドは正20面体状(icosahedral)であり，5，3，2の回転対称性を示す(図4)。大きさは，HSV-1で外径約125 nm，CMVではやや大きく約130 nmであり，カプシド殻(capsid shell)の厚さはともに約15 nmである。

ヘルペスウイルスのカプシドの構造上の特徴は，162個のカプソマーからなっていることであり(写真3，4)，この間に介在する320個のトリプレックスがカプソマー間を結ぶ。正20面体型カプシドの一面におけるこれら構築要素の相互関係を図5に示す。

②カプソマー(capsomer)；カプソメア(capsomere)

次の3種の型(1〜3)に区別される(図6，7，写真4)。

1)ヘキソン(hexon)

正20面体の各面の3回転対称軸の周りに3個ずつ，30個の各稜上に3個ずつ，カプシド殻全体で150個を数える。

図5に見るように，個々のヘキソンは，カプシドの回転対称軸との位置関係により，さらにP，C，Eと名づけるヘキソンのいずれかに分類される。これら3種のヘキソンのカプシド殻上の形態と構造は，相互に極めて類似するが同一ではない。

ヘキソンは円筒状であり，中心軸に沿い全長を通じてチャンネルがある(図6)。HSV-1での計測では，径〜17 nm，高さ(または長さ)は〜14 nmである。また，HHV-8では径14 nm，高さは16 nmである。ヘキソンは，それぞれ6個のサブユニットからなっている。

2)ペントン(penton)

12個あるカプシドの頂点のうち，11個に配置している。円筒状であり，HSV-1では径14.5 nm，高さ14

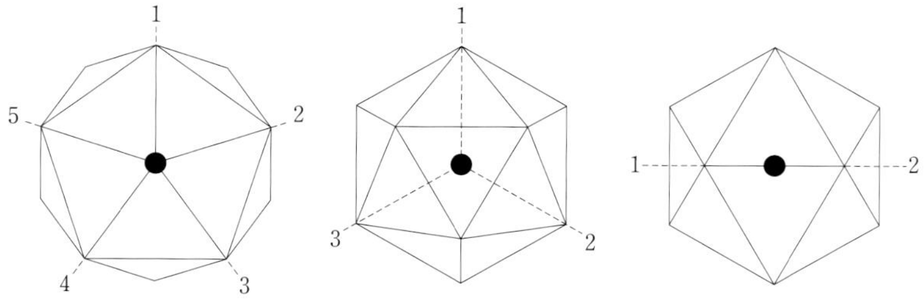

図4　正20面体の回転対称性。中央の回転対称軸(黒点部)を中心に，左より5回，3回，2回の回転対称のあることを示す。ヘルペスウイルスのカプシドには同様の回転対称性がある。

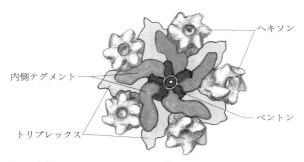

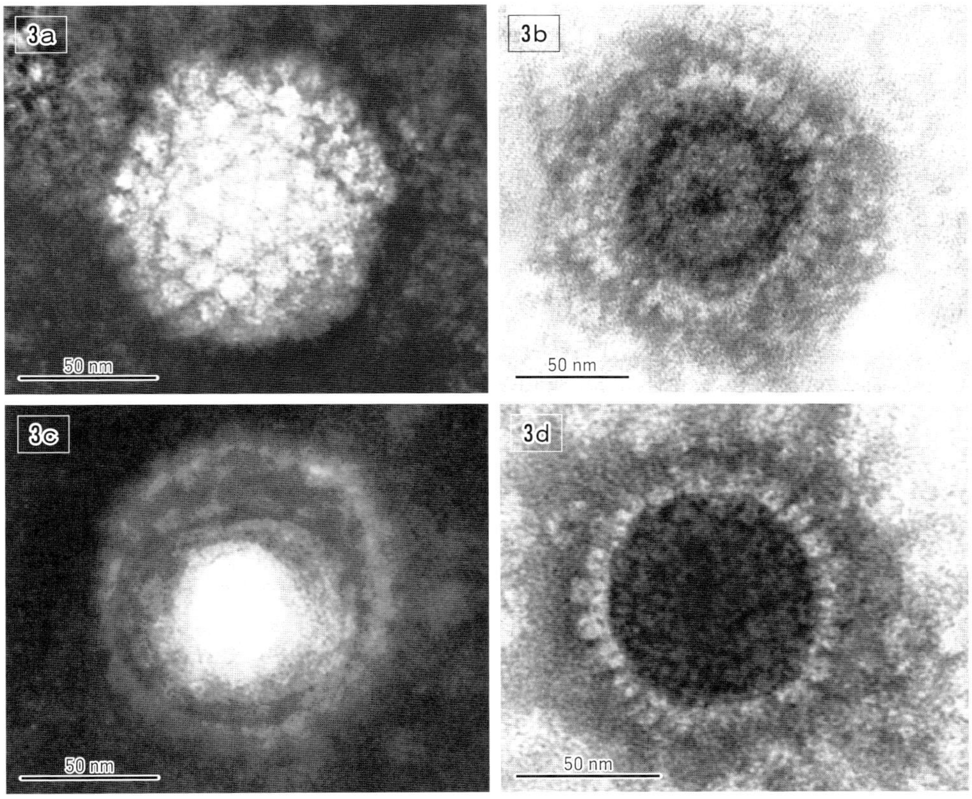

写真 3a〜d　HSV-1 のカプシドのネガティブ染色像。a)正 20 面体カプシドは，多数のカプソマーの集合よりなっており，これらが規則正しい配列をなす。多くのカプソマーの先端の中心部は，カプソマーが筒状構造を持っていることに基づいて穴があいて見える。このカプシドの右上部に相当し破損箇所を認める。染色液の粒子内侵入のないことから，コア構造の充実した C-カプシドと推測される。b)崩壊途上にあるカプシド内にネガティブ染色液が侵入し，リング状のコアが浮き出て見える。コアの径は約 40 nm であり，この粒子は小型コア B-カプシドである。c)カプシド内部は中央部を除いて染色液が適度に侵入している。内部は紐状構造が多重に取り巻いているように見え，ゲノムの存在様式を示唆している。C-カプシドと考えられる。d)カプシド内は染色液で充満しており，その他に何も認めない。A-カプシドである。多数のカプソマーの断面像が明瞭に見え，カプソマーが筒状構造を持つことを示す。

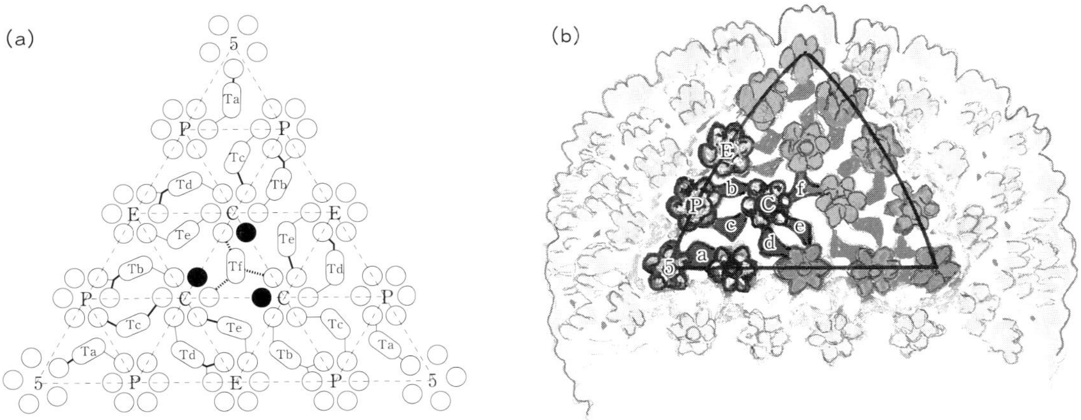

図 5　カプシド殻の基本的構造配置。a)正 20 面体型カプシドの 1 面におけるカプソマー(ペントンとヘキソン)の各サブユニットの配置と，トリプレックスとの相互関係を示す模式図(Zhou et al., 1994 の Fig. 4 を改変)。3 回転対称軸に沿う線上でカプシドの一面を外側から見た場合の図で，準等価説の三角分割数(T＝16)に従い，ひとつの三角形の面を分割して 16 個の小三角形をつくる。各小三角の頂点を中心に，これを回ってカプソマーのサブユニット(○，●)が位置を占める。5 回転対称軸(5)を中心に，これを回ってペントンの 5 個のサブユニットが並び，他方それ以外の小三角形の頂点を回って 6 個のサブユニットが配位する。ヘキソンは，その位置によって P，C，E の 3 種が区別され，形態的にも微妙な差異がある。また，トリプレックス(⬭)は Ta〜Tf に分類され，隣接カプソマーのサブユニットと相互に結合してカプシドの構築にあずかる。なお，トリプレックスとの関連が確認されていないヘキソンのサブユニット(●)があるとされている。b)正 20 面体型カプシドの 1 三角形面における非対称ユニットの構造模式図(Wu et al., 2000 の Fig. 2A を改変)。2 回転対称軸の線上に沿って，カプシドを外側から見た場合の図。ひとつの非対称ユニットは，カプシドの 1 個の三角形面の 1/3 を占めており，ペントンの 1 個のサブユニット，1 個の C ヘキソン，1 個分の P ヘキソン，1/2 個の E ヘキソン，ならびに各種のトリプレックス(Ta，Tb，Tc，Td，Te の各 1 個と Tf の 1/3 個)よりなる。

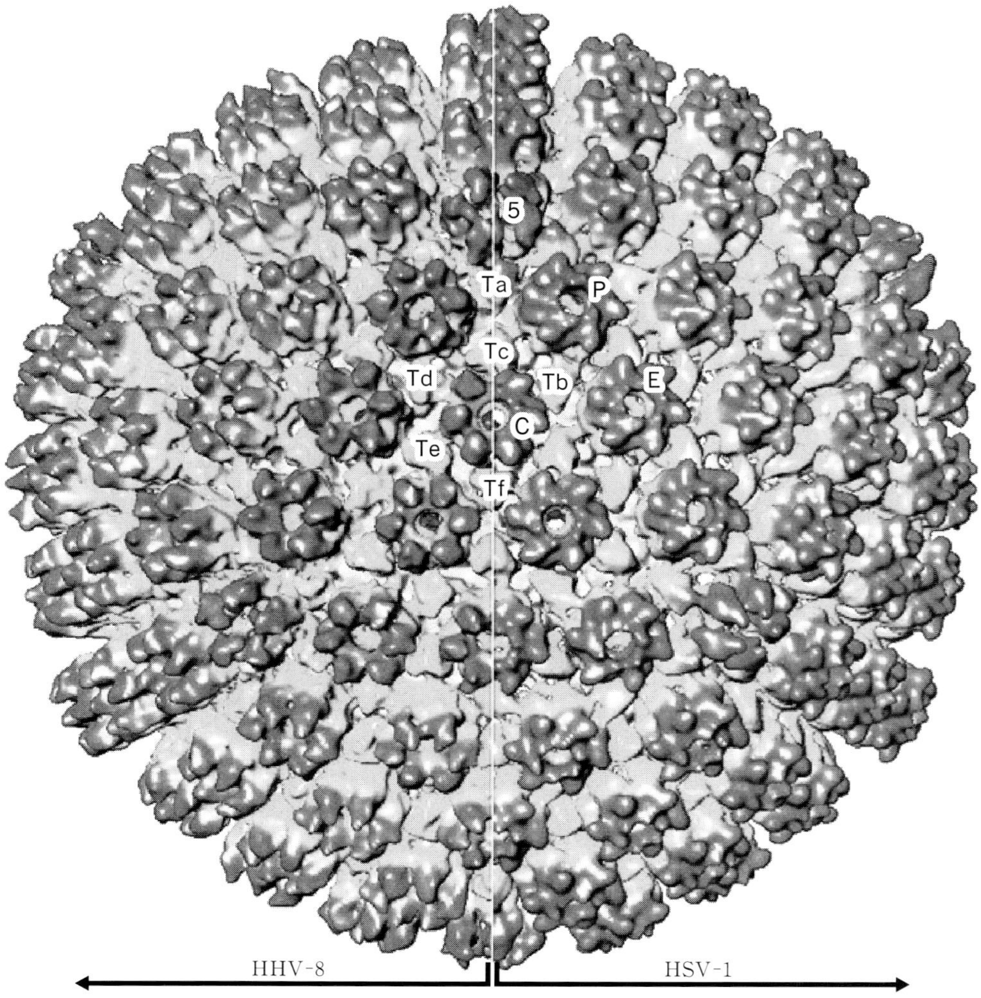

写真 4　HHV-8 と HSV-1 のカプシドの 3 次元再構成像(Wu et al., 2000 の Fig. 3 より転載)。カプシドの 3 回転対称軸の延長線上で，粒子を外から眺めた像で，左側半分は HHV-8 粒子，右側半分は HSV-1 粒子を配置したものである。両ウイルスの多数のカプシドをクライオ EM 法で撮影後，微細構造を解析処理し，カプシドの 3 次元構造を再構成した図形である。5 回転対称軸上にあるペントン(5)，3 種類のヘキソン(P，E，C)，6 種類のトリプレックス(Ta～f)の相互配置状態を示す。左右の 2 種ウイルスのカプシド間で，ヘキソンの形態に差異が認められる。HSV-1 では，ヘキソンの各サブユニットの先端が横側にやや曲がってねじれており，ヘキソン全体を外から見るとギアのような形に見える。他方，HHV-8 のサブユニットの先端は，ほぼまっすぐに突き出ており，ヘキソンは左右対照的に整然としている。

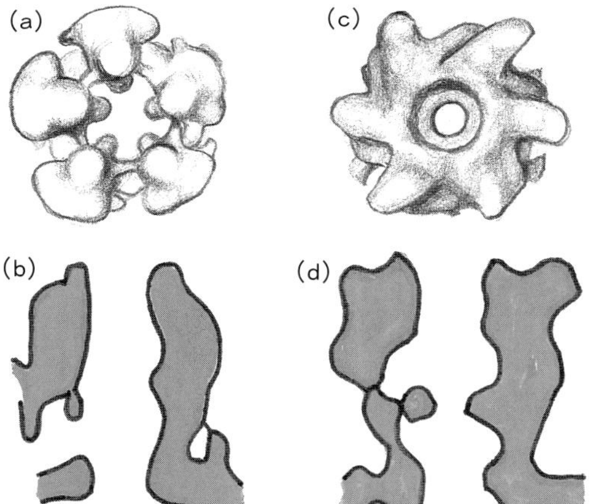

図 6　HSV-1 のペントンとヘキソンの形態と構造の模式図(Zhou et al., 1994 の Fig. 5 と 6 を改変；©Elsevier)。a，b)：ペントン。c，d)：ヘキソン。(a)，(c)は，カプソマーの中心軸の線上，カプシドを外側から見た場合の図，(b)，(d)は断面の概略図

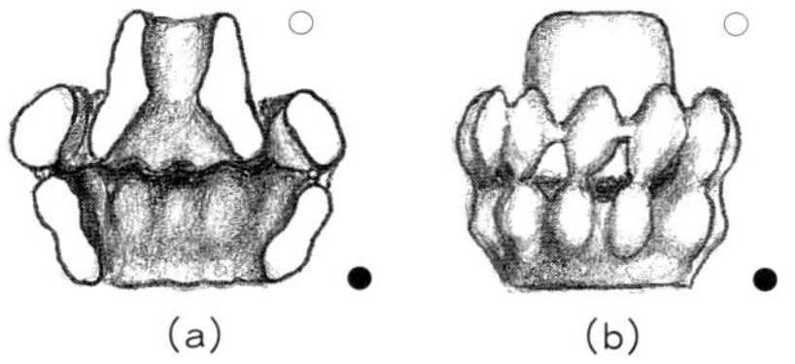

図 7　HSV-1 のポータルの形態と構造の仮説的模式図(Trus et al., 2004 の Fig. 2 と 3 を改変：©American Society for Microbiology)。a)断面図，b)側面外観図。○：ポータルの外側部，●：ポータルの内側(底)部。HSV-1 のポータルは，ドデカマーの可能性が示唆されている。

nm，他方 HHV-8 ではヘキソンと同様径 14 nm，高さ 16 nm と計測される。その全長を通じて中心軸に HSV-1 では径～5 nm，HHV-8 では径約 2.5 nm のチャンネルがある。各ペントンは 5 個のサブユニットからなっている（図 6）。

3）ポータル（portal）；ポータルコンプレックス（portal complex：pc）

HSV-1 と HHV-8 ではポータルの存在が示唆されており（図 7），この構造物はバクテリオファージのコネクターと同様に，DNA パッケージと放出に関与する機能を持つことが考えられている。

ポータルは，カプシドの 12 個の頂点のひとつに存在し，ヘキソンやペントンとほぼ同大である。HSV-1 のポータルの構成蛋白質は pUL6 である。ポータルは，12 回転対称性のあるドデカマー（dodecamer）と推定されている。HSV-1 では長さ～13 nm，外径は最大箇所で～15.5 nm，大小 2 重の円筒構造を有す。小円筒は中空状で，カプシドの外側に向かう突出部の径は 6.5 nm，他方大円筒のカプシド内部に向かう底部の径は 9 nm と計測される。大円筒の外周を回って，タイヤ様構造が 2 列，平行して取り巻いている。

③トリプレックス（triplex）

トリプレックスは，ペントンとヘキソン，あるいはヘキソン相互の間に位置を占め，分子レベルの止め金としてこれらをつなぐ（図 5，写真 4）。Ta～f の 6 種の型に分類される。トリプレックスの形態を模式的に図 8 に示す。

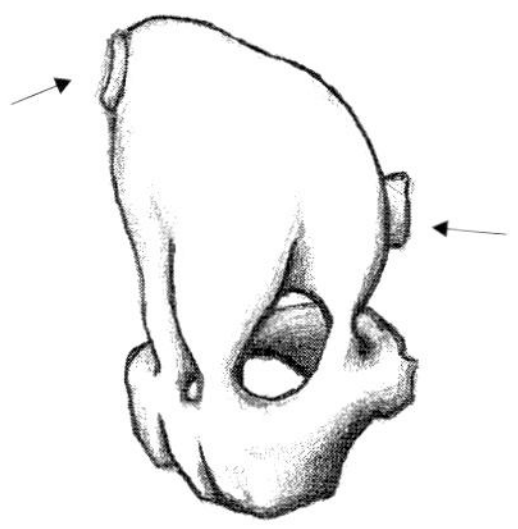

図 8　トリプレックスの形態と構造の模式図（Zhou et al., 1994 の Fig. 8 を改変；©Elsevier）。HSV-1 のトリプレックス Ta をモデルとした図。図の上部はカプシドの外側部に相当し，下部はカプシドの底部の構成に関与する。左側には上下に伸びる 2 本の脚部があり，右側に 1 本の尾部がある。左右の矢印は，隣接カプソマーのサブユニット（VP5）との結合部を示す。

④カプシドの構成蛋白質と構築上の役割

カプシドの構造をカプシド殻とその内部構造に大別すると，前者の構成蛋白質には 4 種がある。これらは，major capsid protein（MCP），triplex dimer prctein（TDP），triplex monomer protein（TMP），smallest capsid protein（SCP）である。もし portal をカプシド殻の構造物の一部として扱う場合には，5 番目の構成蛋白質として portal protein が挙げられる。ヘルペスウイルスの 3 種亜科の代表例のウイルスについて，構成蛋白質のウイルス毎の名称と，カプシド構築上ならびにウイルス成熟過程における各蛋白質の役割を表 2 に示す。

ヘルペスウイルスのカプシド殻の総分子量は約 200 MDa，また主要構築ブロックである MCP は，表中のいずれのウイルスについても分子量は 150 kDa 前後である。

ペントンとヘキソンは，構造上それぞれ 5 個および 6 個のサブユニットからできているが，分子レベルでペントンの 1 個のサブユニットは 1 コピーの MCP 分子（HSV-1 では VP5 1 分子）のみよりなり，他方，ヘキソン 1 個のサブユニットは，1 コピーの MCP 分子と 1 コピーの SCP 分子（HSV-1 では VP5 と VP26 の各 1 分子）の結合によってできている。

ヘキソンのサブユニットを構成する 2 種の分子の構造上の位置関係については，MCP がカプシド殻の内側の大部分を占め，SCP がサブユニットの外側の先端部に局在する。

HSV-1 と KSHV のヘキソンを外側真上から眺めるとき，先端部の構造には両者間で顕著な形態的差異がある。HSV-1 では，ヘキソンの各サブユニットの先端部が，横に曲がり出っ張って角のように見え，ヘキソン全体としてはギア様の形となる（図 6）。この形態は，サブユニット先端部を占める VP26 の分子構造に基因する。なお，KSHV のヘキソンや HSV-1 のペントンのサブ

表 2　ヒトヘルペスウイルス（HSV-1，HCMV ならびに KSHV）のカプシド関連蛋白質

存在部位	蛋白質の種類（共通一般名）	各種ウイルス蛋白質の個別的名称			各蛋白質の構造，機能など
		HSV-1	HCMV	KHSV	
カプシド殻	MCP mCP（TDP） mC-BP（TMP） SCP	UL19（VP5） UL18（VP23） UL38（VP19c） UL35（VP26）	UL86 UL85 UL46 UL48.5	ORF25 ORF26 ORF62 ORF65	ペントン，ヘキソン トリプレックス トリプレックス ヘキソンの上端部
ポータル（カプシド殻の頂点の 1 箇所に局在）	portal protein	UL6	UL104	ORF43	ポータル蛋白質；ゲノムのパッケージと放出
カプシド内部	protease	UL26*；VP24, VP21	UL80	ORF17	コアの成熟
	scaffold	UL26.5（pre VP22a*2）	UL80.5	ORF17.5	B-カプシドのコア

MCP: major capsid protein，mCP: minor capsid protein，mC-BP: minor capsid binding protein，TDP: triplex dimer protein，TMP: triplex monomer protein，SCP: smallest capsid protein

* protease（UL26）は切断されて VP24 と VP 21 が生じる。*2 pre VP22a（UL26.5）は protease の切断により，VP22a となる。

ユニットの先端部には，このような特徴的な形態を認めない(写真 4)。

個々のトリプレックスは，1 分子の TMP と 2 分子の TDP からなっている。例えば HSV-1 では，VP19c の 1 コピーと VP23 の 2 コピーからなるヘテロトリマーである(表 2)。

トリプレックスを構築する分子および分子間の構造は，その高さのレベルによって異なっている。床領域(floor)は，トリプレックスを取り囲む隣接 3 個のヘキソン，あるいはヘキソンとペントンの VP5 によってできており，見事な 3 回転対称を示す。下部 1/3 領域においても同様に，ほぼ 3 回転対称性があるが，ここでは 2 分子の VP23 と 1 分子の VP19c が 3 回転対称の等価位置を占めて存在することに基づいている。中部領域では VP23 の dimer が直線状(～180°)となり，VP19c は非対称の位置に偏在する。上部領域では主に VP19c によって占められており，VP23 は上方に向かうに従って消失する。

⑤カプシドの床領域

カプソマーの存在部の床は，ペントンとヘキソンの各サブユニットの下部領域からできている。また，トリプレックスの床も上述のように隣接する 3 個のヘキソン，あるいはヘキソンとペントンのサブユニットの下部領域から主としてできている。したがって床の構成主成分は VP5 である。

ペントンとヘキソンは，ともに全長を通じて中心軸に沿うチャンネルがあり，またトリプレックスの底部も穴があいているので，カプシド殻の内面は平滑で閉鎖した状態ではない。

⑥ A-，B-，C-カプシド

ヘルペスウイルスのカプシドは，コア構造との関連で 3 種のカプシドが区別されている。

正 20 面体型カプシド殻の内部に，DNA ゲノムの存在する成熟したコアを内包するカプシドを C-カプシド，他方，同様の形態と構造のカプシド殻の内部に何の構造も認めない中空のカプシド(empty capsid)を A-カプシドと呼んでいる(写真 3a～d)。

また，カプシド内にスカホールド蛋白質(scaffolding protein)を保有するが，いまだゲノムの存在しないカプシド，すなわち発育過程の途上にある未熟コアを内包するカプシドを B-カプシドという。以上の 3 種のカプシドを図 9 に示す。

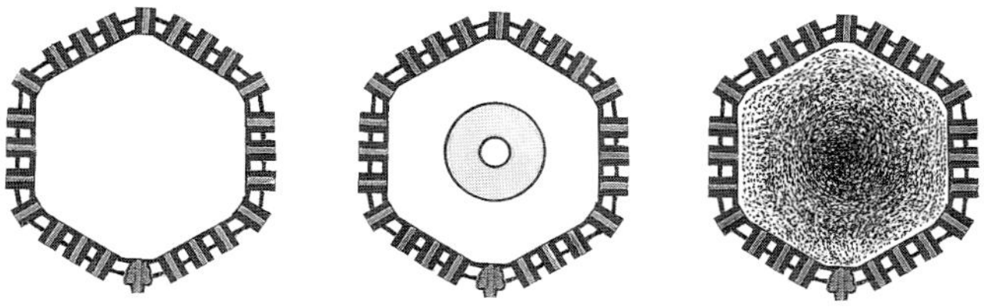

図 9　HSV-1 の 3 種のカプシド。左側よりそれぞれ A-，B-，C-カプシドと名づける 3 種の裸粒子の断面図を示す。A-カプシドは中空カプシドとも呼ばれ，カプシド内にはスカホールド蛋白質もゲノムも存在していない。図中央の B カプシドはスカホールド蛋白質を保有し，形態的に超薄切片で低電子密度のコアを認めるが，ゲノムを含有しない。C-カプシドはゲノムを保有し，すなわち成熟したコアを持つ粒子である。

ウイルスの発育過程におけるカプシドとコアの形態と構造の変化については，【増殖・形態学】の項に記述がある。

(5) コア

ここではビリオンの構築要素のひとつであるコアについて，すなわち前述の C-カプシドの内部構造，特にゲノムの存在様式について取り扱う。なお，B-カプシドのコア構造については，【増殖・形態学】の項で記述がある。

HSV-1 の C-カプシドの内腔の半径は約 43 nm であり，この部に位置するコアは全体として球状の外観を示す。クライオ EM 法による観察によると，コアは多数の筋(または線)状のものが並行して配列し，充満して集塊を形成したものに見える。また，個々の筋の構造は，観察角度に応じて小顆粒が連なって線状に，あるいは一定の間隔を保って点状に並んで見える(図 9)。平行する筋と筋との間隔は約 2.6 nm である。

これらの所見より，ヘルペスウイルスのコアは，ゲノムの二本鎖 DNA が随所で平行に配列して束状になり，全体として球塊となってカプシド殻内に充満した構造よりなると推定される。この事実から，ウイルス粒子内の DNA ゲノムの存在様式に関し，ヘルペスウイルスとバクテリオファージ T4 や λ との間に極めて高い類似性のあることが指摘されている。

【引用・参考文献】

Booy, F. P., Newcomb, W. W., Trus, B. L., et al. 1991. Liquid-crystalline, phage-like packing of encapsidated DNA in herpes simplex virus. Cell 64: 1007-1015.

Deng, B., O'Connor, C. M., Kedes, D. H., et al. 2007. Direct visualization of the putative portal in the Kaposi's sarcoma-associated herpesvirus capsid by cryoelectron tomography. J. Virol. 81: 3640-3644.

Gibson, W. 1996. Structure and assembly of the virion. Intervirology 39: 389-400.

Grünewald, K., Desai, P., Winkler, D. C., et al. 2003. Three-dimensional structure of herpes simplex virus from cryoelectrom tomography. Science 302: 1396-1398.

Newcomb, W. W., Homa, F. L., and Brown, J. C. 2005. Involvement of the portal at an early step in herpes simplex virus capsid assembly. J. Virol. 79: 10540-10546.

Newcomb, W. W., Juhas, R. M., Thomsen, D. R., et al. 2001. The UL6 gene product forms the portal for entry of DNA into the herpes simplex virus capsid. J. Virol. 75: 10923-10932.

新居志郎．2003．ヘルペスウイルス，p. 28-47．畑中正一(編)，電子顕微鏡 ウイルス学，朝倉書店，東京．

Rixon, F. J., and Chiu, W. 2003. Studying large viruses, p. 379-408. *In* Chiu, W., and Jhonson, J. E. (eds.), Virus structure; Advances in protein chemistry, vol. 64, Academic Press, San Diego.

Trus, B. L., Cheng, N., Newcomb, W. W., et al. 2004. Structure and polymorphism of the UL6 portal protein of herpes simplex virus type 1. J. Virol. 78: 12668-12671.

Wu, L., Lo, P., Yu, X., et al. 2000. Three-dimensional structure of the human herpesvirus 8 capsid. J. Virol. 74: 9646-9654.

Yang, K., Wills, E., and Baines, J. D. 2009. The putative leucine zipper of the UL6-encoded portal protein of herpes simplex virus 1 is necessary for interaction with pUL15 and

pUL28 and their association with capsids. J. Virol. 83: 4557–4564.
Zhou, Z. H., and Lo, P. 2008. Structure and assembly of human herpesviruses: new insights from cryo-electron microscopy and tomography, p. 483–516. *In* Chen, R. H., and Miyamura, T. (eds.), Structure-based study of viral replication, World Scientific, Singapore.
Zhou, Z. H., Chen, D. H., Jakana, J., et al. 1999. Visualization of tegument-capsid interactions and DNA in intact herpes simplex virus type 1 virions. J. Virol. 73: 3210–3218.
Zhou, Z. H., Dougherty, M., Jakana, J., et al. 2000. Seeing the herpesvirus capsid at 8.5 Å. Science 288: 877–880.
Zhou, Z. H., Prasad, B. V. V., Jakana, J., et al. 1994. Protein subunit structures in the herpes simplex virus A-capsid determined from 400 kV spot-scan electron cryomicroscopy. J. Mol. Biol. 242: 456–469.

【新居志郎，宇野文夫】

【ゲノム構造・複製】

ウイルスのヘルペスウイルス科への分類はその電子顕微鏡学的な特徴によるものであり（前出【分類】），動物を宿主とするものだけで，現在ヘルペスウイルスは100種以上同定されている。ビリオンの中心部のコアにあるヘルペスウイルスのゲノム(genome)は120～230 kbpの線状二本鎖(linear duplex)DNAで，遺伝子(gene)の数は70～200以上存在する。また，G+C(%)は種によって異なり，32～75%にまたがる。そのゲノム構造は図10に示すように，6グループに分類できる。

グループ1のゲノムは両端に同方向の直接反復配列(direct repeat：DR)にはさまれたユニーク配列(U)を持つ。CCV(channel catfish virus)，HHV-6(human herpes virus 6)，EHV-2(equine herpes virus 2)がこれに分類される。グループ2のゲノムには両末端に短い多数の反復配列がある。HVS(herpesvirus saimiri)が入る。グループ3は内部にDRがあるため，ユニーク部は2方向性のU_LとU_Sに分けられる。CRH(cottontail rabbit herpesvirus)がこれに入る。

グループ4は両端にTRを持ち，中央部にそれと関係のない内部反復配列(IR)と反復配列(D_LとD_R)を持つ。ふたつのユニーク(U_SとU_L)の逆配列はない。EBV(Epstein-Barr virus)が入る。

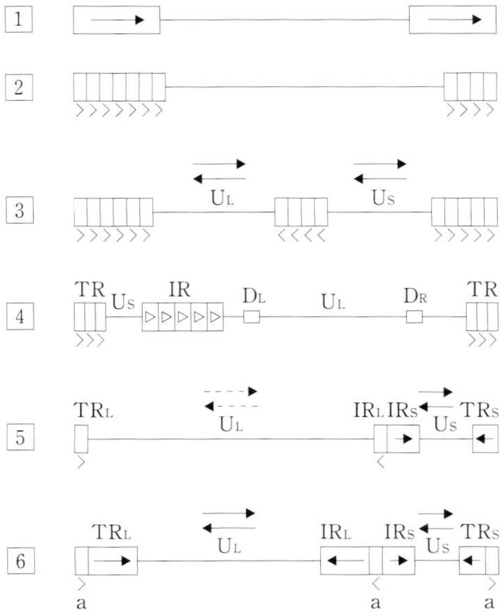

図10　ヘルペスウイルス科のゲノム構造。ユニーク(unique)配列と反復(repeat)配列は各々直線(――)と矩形(▭)で示す。配列の方向性は矢印など(⟶，---▸，>，▷)で示す。
U_L：unique long，U_S：unique short，TR_L：terminal repeat long，TR_S：terminal repeat short，IR_L：internal repeat long，IR_S：internal repeat short
6 のaは末端における反復配列で，感染後ゲノムの環状化，L-S逆位の組み換え機能を持ち，等モルの4アイソマー(U_Lの⇄，U_Sの⇄)を生成する。

グループ5はVZV(varicella-zoster virus)，PRV(pseudorabies virus)，EHV-1(equine herpesvirus 1)がそうで，ふたつのユニーク配列(U_LとU_S)はふたつの逆反復配列(TR_L/IR_L，TR_S/IR_S)に囲まれる。末端にa配列がない。U_Sは長い逆反復配列に囲まれるため2方向性の配列が等量存在するが，U_Lは等量存在しない。

グループ6にはHSV-1(herpes simplex virus 1)，HSV-2(herpes simplex virus 2)，HCMV(human cytomegalovirus)，MDV(Marek's disease virus)が分類され，5と異なり，①大きいIRでU_Lが囲まれ，②ゲノム両末端とIR_LとIR_Sの間に逆のコピー(a)があり，

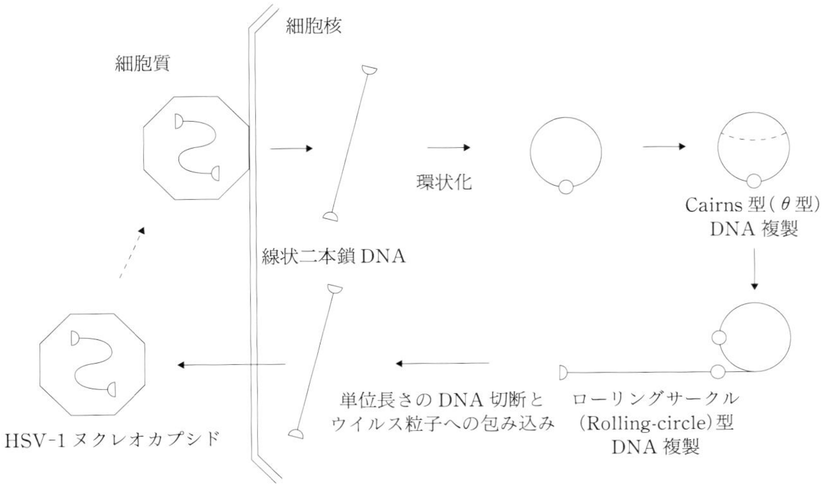

図11　ヘルペスウイルスDNAの複製

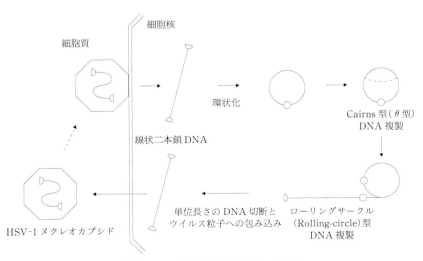

③ U_L と U_S の逆配列のため，4つの等量のゲノム配列のアイソマーがある。

ヘルペスビリオンは，エンベロープ上の糖蛋白と細胞表面膜上に分布するレセプターとの間の結合によって細胞に吸着する。さらにエンベロープと細胞膜との膜融合によるカプシドの細胞質内への侵入が起こる。カプシドは核膜に向かって移動し，ヌクレオカプシドのDNAは核膜孔を通して細胞核内に放出される。線状二本鎖DNA両端（a配列など）が結合し，環状DNAとなる（図11）。環状DNAはCairns型（θ型）複製をしていると推定される。その後ローリングサークル（Rolling-circle）型複製を行い，さらに単位長さのゲノムDNAに切断が行われ，それらがウイルス粒子に包み込まれる。

【引用・参考文献】

Umene, K. 1998. Herpesvirus, genetic variability and recombination, Touka Shobo, Fukuoka.

【坂岡　博】

【増殖・形態学】

(1)吸着と侵入

ヘルペスウイルスのビリオンは，細胞の表面膜に吸着し，エンベロープと表面膜の膜同士の融合の後，カプシドが細胞実質内に侵入する（図12，写真5a〜f）。

HSVの特別な細胞を使った実験系で，エンドソームを利用する侵入経路が報告されているが，自然の感染でこの様式のウイルスの侵入があるかどうかについては不明である。

ウイルスの侵入が，エンベロープと細胞表面膜との融合によって起こることの形態学的証明は，両者の垂直断面像で膜が切れ目なく明瞭につながっていることの確認によって果たされる。HSV感染ではこのような像が把握されている（写真5b，d）。

初期反応は，分子レベルではエンベロープの糖蛋白質と，対応する宿主細胞レセプターとの関わり合いによって進行する。

HSVの例を挙げると，gBならびにgCとglycosaminoglycan（GAG）との可逆的結合反応に始まる。次にgDは対応するレセプターと結合する。そのレセプターにはnectin 1，herpes virus entry mediator，3-O-硫酸化ヘパラン硫酸がある。その後，ヘテロ二量体gH/gIとgBによって，エンベロープと細胞膜間の膜融合が開始する。

侵入直後いまだ表面膜近くに存在するカプシドや，カプシドから離脱したテグメントと思われる不定形の構造物が，しばしば表面膜の内面に沿い，あるいはその近隣部に認められる（図12，写真5c，e，f）。このように，かなりのテグメントの構成蛋白質，少なくとも外側テグメントは細胞質内でカプシドから遊離するものと推測される。これらの中には，ウイルスの前初期遺伝子のトランス活性化に働くα-TIFや，宿主細胞のmRNAを分解し宿主細胞の高分子の合成の停止に作用するvhs（pUL41）などがある。

カプシドは微小管（microtubule）に沿って核膜孔に到達する（図13）。HSVの場合，核膜部におけるカプシドのレセプターはNup 358であるといわれる。この部で，カプシドの頂点のひとつに局在するポータル・コンプレックスを通じてウイルスDNAが放出され，核内に入る。他方，カプシドは核内に入ることなく，中空カプシド（empty capsid）としてその部に留まる（写真5g）。

テグメントは，HHV-6などの一部ヘルペスウイルスのビリオンを除いて，通常それ自体で同定できる特定の形態と構造を認めないので，侵入後のテグメントの動態を超薄切片法のみで追跡することは困難である。しかし単クローン抗体を用いる免疫電顕法の併用により，一部のテグメント蛋白質が，カプシドに付随したまま核膜孔まで至ることが知られている。例として，HSVやPrVのテグメント蛋白質pUS3，pUL36，pUL37が挙げられる。

(2)ゲノム放出後，カプシド出現までの核内変化

生体におけるヘルペスの感染では，溶解感染と潜伏感染のいずれかの感染様式をとるが，本項では前者の，ゲノム放出後成熟ビリオンの形成に至るウイルス産生性感染（productive infection）について取り扱う。

ヘルペスウイルスの増殖過程全般の時間的経過については，特に亜科間において，その他各ウイルスの種類や実験系などによって相違する。しかし増殖の基本的仕組みについては科を通じて共通し，統制のあるカスケード

写真5a〜g　HSV-1のHeLa細胞への吸着と侵入（Morgan et al., 1968とMiyamoto and Morgan, 1971より引用）。a）吸着段階，b）遊離状態に見えるビリオンの他に，矢印のビリオンのエンベロープは細胞の表面膜と融合の初期段階にある。c）写真中央部のビリオンのエンベロープは，その右側部で表面膜に吸着の初期段階にある。他方，細胞質内には侵入直後のカプシドが存在し，その上部に隣接してテグメント由来と思われる高電子密度の物質が存在する。d）1個のビリオンのエンベロープと細胞表面膜間で，融合が進展中，e，f）表面膜内側に，侵入直後のカプシドが存在し，表面膜の矢印部には不定形の物質が存在する。後者は，融合したエンベロープと離脱したテグメントに由来するものと推測される。g）細胞質内の核に隣接した領域に，ゲノム放出後と推測される2個の中空カプシド（矢印）が存在する。N：核領域

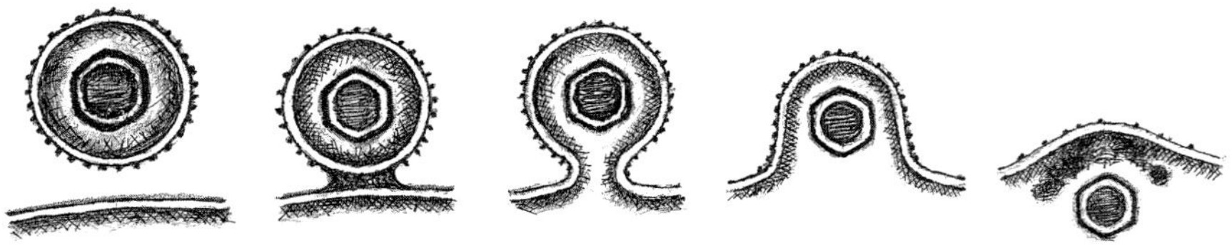

図12　ヘルペスウイルスの吸着・侵入の模式図。a）遊離状態のビリオン，b）ビリオンの細胞表面膜への吸着，c）エンベロープと表面膜との膜同士の融合の開始，d）カプシドの侵入開始，e）カプシドの細胞実質部への侵入と外側テグメントの離脱

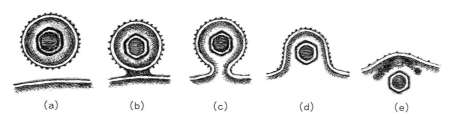

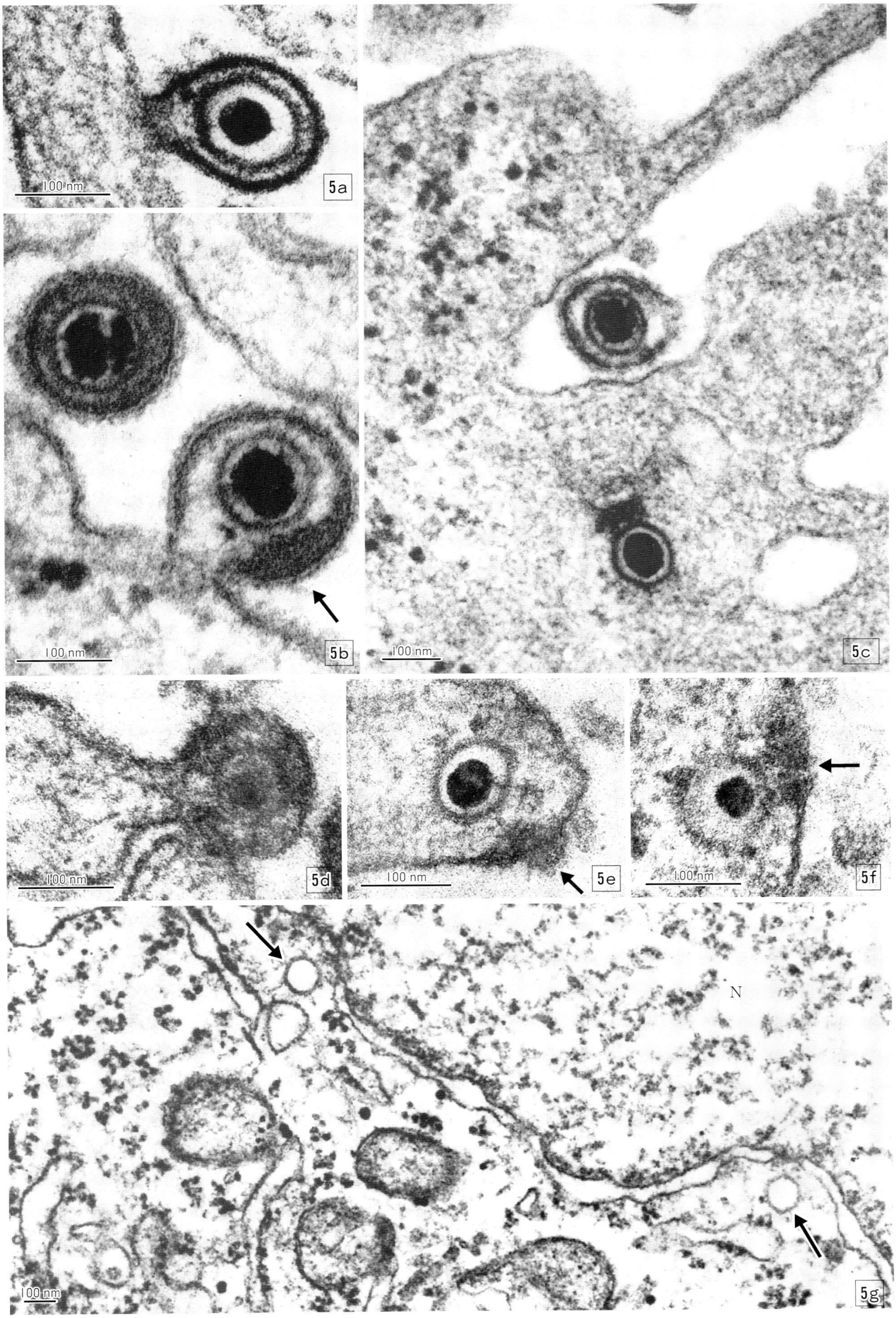
100 nm
5a
100 nm
5b
100 nm
5c
100 nm
5d
100 nm
5e
100 nm
5f
N
100 nm
5g

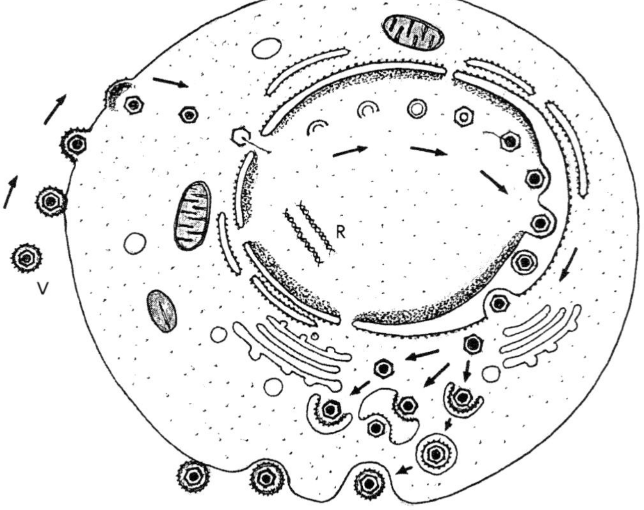

図 13　ヘルペスウイルスの増殖サイクルの形態学的模式図。遊離のビリオン(V)が細胞表面膜に達して吸着し，膜融合を通じてカプシドが細胞に侵入する。核膜孔に達してゲノムを放出，次いで核内で秩序立ったゲノムの発現と複製(R)が進行する。ウイルス産生物が適量に達するとカプシドの形態形成が始まる。成熟カプシドができあがるとともに，核外への移動も始まる。カプシドは内側核膜を被りエンベロープを獲得して初期ビリオンとなり，核膜腔に出る。次いで，ビリオンのエンベロープが外側核膜と膜融合し，カプシドが細胞質に入る。カプシドは細胞質内を移動し，TGN 膜部に達し，その部の膜を被って成熟ビリオンとなると同時に粒子は小胞内に入る。ウイルス含有小胞は表面膜に向かって移動し，ビリオンはエクソサイトーシスによって細胞表面に出る。

様式に従う。ウイルス遺伝子は少なくとも 4 種類の群，α，β，γ_1，γ_2 に分けられており，各遺伝子群はそれぞれ発現の順序と機序を異にしている。

核内に放出されたゲノムの遺伝子発現が開始し，順次進行する。また，平行してゲノムの複製も始まる。HSV の場合，宿主細胞の ND10 と呼ばれる核領域でゲノムの複製が行われるといわれる。続いてウイルス粒子の各種構成蛋白質の合成が起こる。

電顕観察で指摘できる宿主細胞核の初期変化は，低電子密度領域の出現である(写真 6a)。ウイルス粒子の発育過程初期の未熟カプシドが出現しはじめるのはこの領域である。

(3)カプシドの形態形成

ウイルスの発育過程に関する常套的研究方法は，一段増殖実験下で感染細胞内に出現する粒子の継時的電顕観察を行い，粒子数ならびに各種形態粒子の出現頻度から発育の動態を考察するやり方である。この種の研究から得られた HSV 粒子の，ゲノムのパッキング以前の初期発育過程の仮説を図 14 に示す。

カプシドの形成に関する画期的進展は，HSV-1 カプシドの 6 種の構成蛋白質をそれぞれコードする一連の遺伝子組み換えバキュロウイルスを用いる実験によってもたらされた。これらのウイルスを昆虫細胞(Sf 9)に重複感染させることにより，まず *in vivo* で，次いで各抽出蛋白液を用いて *in vitro* でカプシドの合成に成功した。この成果は上記仮説ともよく合致した。以下は，これらの分子生物学的知見の要約である。

カプシド殻の主要構成蛋白質 VP5(pUL19)と，カプシド内部のスカホールド(足場)前駆蛋白質 pre VP22a (pUL26.5)が結合して，複合体 VP5-preVP22a complex が生じる。preVP22a が相互に集合して複合体が束状に大きさを増すとともに，VP5 はカプソマー(またはカプソメア)を形成しながら，一方ではトリプレックスによって相互に架橋され逐次発育を続け(図 15)，初期不完全カプシド(early partial capsid)となる。同様に同心球状にさらに発育を続け後期不完全カプシド(late partial capsid)となり，最終的に完結した球状構造のプ

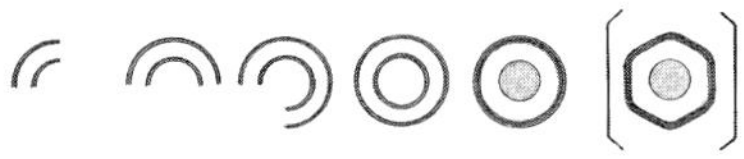

図 14　継時的電顕観察から推測される HSV の B カプシド形成過程模式図。2 枚のアーク状構造が出現，発育する。これが閉じて径約 60 nm の低電子密度コアを持つ粒子(大型コア B カプシド)ができあがる。次いでコアが凝縮し，径約 40 nm のコアを持つ粒子(小型コア B カプシド)となる。この粒子は括弧内に示すように，超薄切片では六角形状に見えることが多い。

写真 6a〜d　HSV-2 感染初期の核内に出現したウイルス粒子。a〜c)HSV-2 感染 6 時間後，ならびに d)8 時間後の FL 細胞，写真はいずれもカプシドの形態形成の過程と各粒子の構造を示す。a)感染極初期の核内変化に，低電子密度領域の出現がある。この領域に散在性に，時には群をなしてウイルス粒子が出現を始める。b)写真 6a 内の一群のウイルス粒子の拡大像を示す。種々の大きさの 2 枚のアーク状の構造が多数存在する。また，大型コア B カプシド(矢印)(図 14 参照)，ならびにウイルス DNA の局在に関連する高電子密度の(黒く染まった)コアを内包する粒子も存在する。c)小型コア B カプシドの他，種々の大きさと形態の黒いコアを持つ粒子，ならびに粒子に介在あるいは付随して，棍棒状もしくは紐状構造が見られる。d)少数の小型コア B カプシド(矢印)に比し，圧倒的に多数を占めるのは C カプシド(黒く染まり大きいコアを持つ粒子)である。その他，写真 6c に見られるのと同様の紐状あるいは棍棒状の構造が粒子間に介在して分布する。

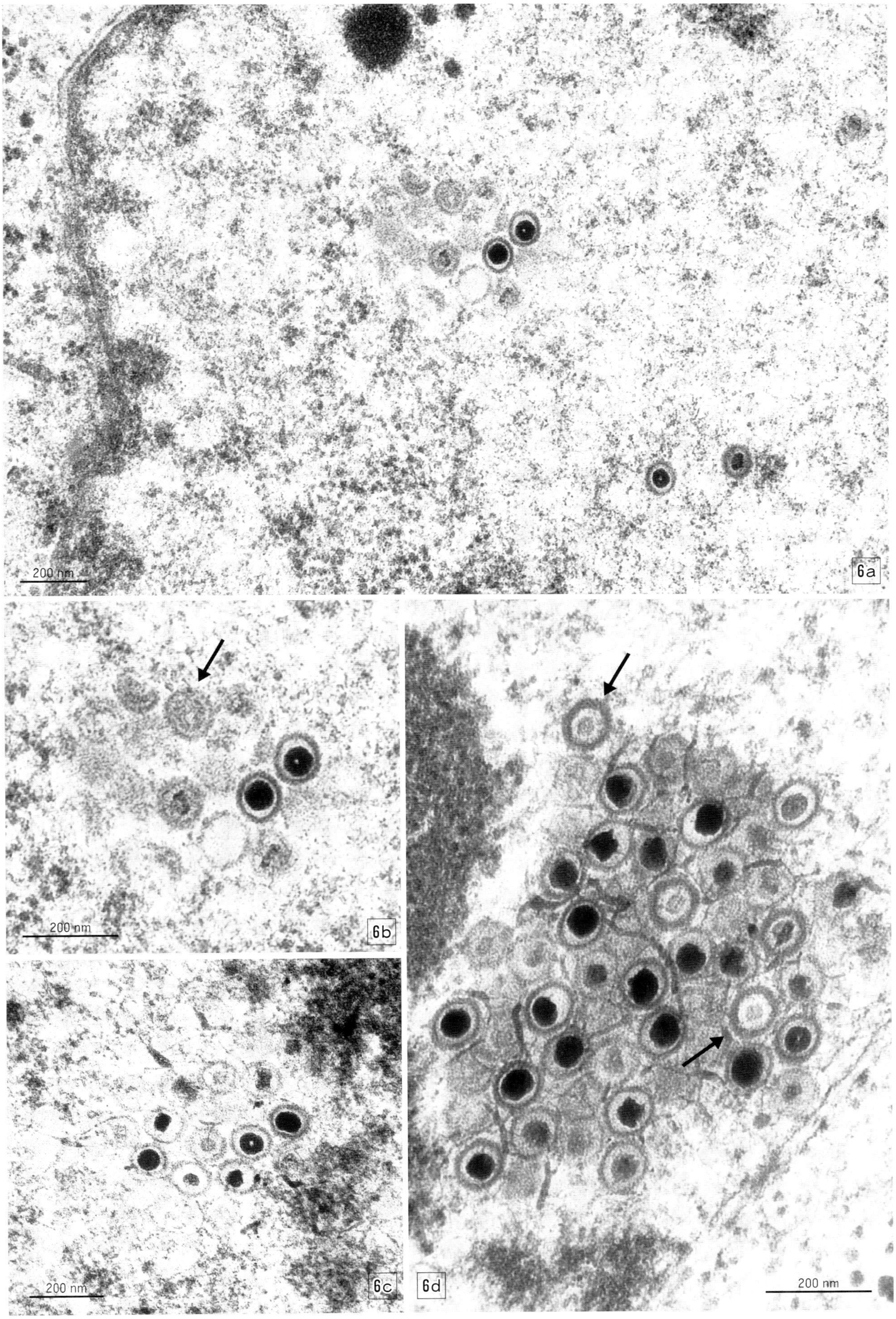
200 nm
6a
200 nm
6b
200 nm
6c
6d
200 nm

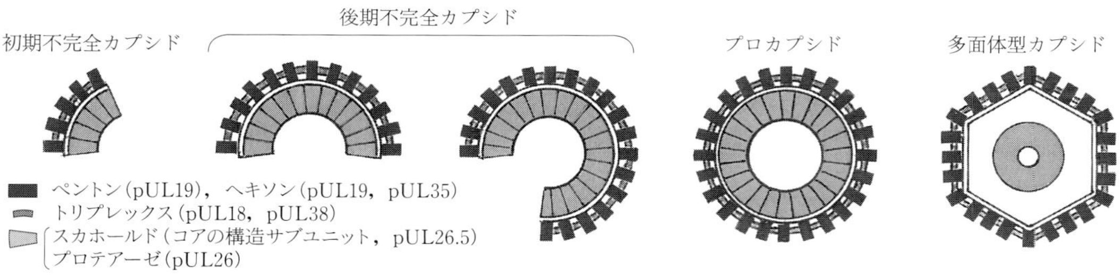

図 15　HSV-1 B カプシドの集合の分子生物学。カプシド形成の分子生物学的機構については，本文中の「(3)カプシドの形態形成」の項を参照のこと。なお，スカホールド(足場)蛋白質がプロテアーゼによる切断を受け，球状のプロカプシドが多面体の(正 20 面体型)カプシドにトランスフォームする。

ロカプシド(procapsid)ができあがる。プロカプシドは径約 60 nm のコアを持っており，大型コア B カプシ(large-cored B capsid)とも呼ばれる(写真 6b・矢印粒子)。

次いで，プロカプシド内のスカホールド前駆蛋白質 preVP22a は，プロテアーゼ(pUL26)によって C 末端部のペプチド断片(アミノ酸 25 個)が切断され，スカホールド蛋白質 VP22a となる。

この反応と直接関連して，プロカプシドの内部構造は変化し，コアの大きさは径約 40 nm の小型となり〔小型コア B カプシド(small-cored B capsid)〕，同時に粒子全体の形は球状から多面体型(polyhedral)，正確には正 20 面体型(icosaheral)のカプシドとなる(図 15，写真 6d の矢印粒子)。

小型コア B カプシドが形成されて後，DNA パッケージングが始まる。あるいはその直前の時期，すなわち B 型カプシドのコアが大型から小型へトランスフォームする時期に合致して，パッケージングが起こる可能性もあり，その時期については必ずしも明確ではない。また，ウイルス DNA はカプシドの頂点のひとつにあるポータル・コンプレックスを通じて入ると想定されているが，実証されていない。

次に，パッケージングに関連した電顕所見を示す。

B カプシドのコアは，電子染色で淡く灰色に染まって見える。電顕観察上低電子密度コアと呼ぶ(写真 6a～d)。他方，黒く濃染した，高電子密度コアも出現してくる。黒い部分はウイルス DNA の局在部と考えられており，その部の大きさの大小はパッケージングの進行の程度を示す。特に，カプシド内全体が黒く染まったコアを持つ粒子は，パッケージングが終ったもので C カプシドと呼んでいる。図 16 は，電顕観察所見に基づいてコアの成熟過程を模式的に描いたものである。

どの種のヘルペスウイルスによる感染においても，通常の電顕観察法では核内に存在する C カプシドの周囲に特別な構造を認めることはできない。しかし免疫電顕法によって，HSV や PrV の初期テグメント蛋白質 pUL31 や pUS3 の付着が確認されている。

(4)カプシドの核外脱出 —— 第一次エンベロープの獲得(primary envelopment)

カプシドが核外に脱出する主な機構は，写真 7a に見るように，内側核膜を被りつつ出芽して核膜腔に出ることによる。また，基本的に同様の機構によるが，核膜腔とつながりのある核内の空胞膜部での出芽像もしばしば認められる(写真 7c)。これらが第一次エンベロープの獲得である。

カプシドの核外脱出の他の機構として，核膜の断裂部より細胞質に漏出する仕組みも存在する。

核膜腔に出たエンベロープ保有粒子は，形態的にはいちおう完備しているので，初期ビリオン(primary virion)と呼ばれる。

第一次エンベロープ獲得を巡る分子生物学的機構の知見はいまだ十分ではないが，概略次のように説明されている。

この現象に関わるウイルス蛋白質について，アルファヘルペスウイルスでは少なくとも次の 3 種が知られている。内側核膜に局在する膜蛋白質で，初期ビリオンのエンベロープ蛋白質になる pUL34 と，初期テグメント蛋

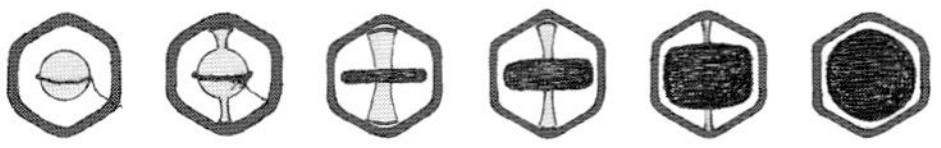

図 16　カプシド内コア構造の成熟過程模式図。感染細胞の超薄切片の継時的電顕観察結果による。小型コア B カプシドのコアに，ウイルス DNA と推測される高電子密度の繊維状構造物がまとい付き，漸次その幅を増し，最終的に球状の塊となって成熟を完了する。

写真 7a　内側核膜部におけるウイルスの出芽像。内側核膜を被って出芽中の粒子，および出芽をほぼ完了しつつある粒子(ともに矢印で指示)。HSV-1 感染 40 時間後の FL 細胞。N：核領域

写真 7b　初期ビリオンの外側核膜部における膜融合。本写真は，カプシドの細胞質への侵入機構との関連を示す。1 個の初期ビリオンは，エンベロープが外側核膜との融合を示しており，隣接する他のビリオンは外側核膜に吸着，融合開始段階にある。シチメンチョウヘルペスウイルス感染アヒル胎児線維芽細胞。N：核領域

写真 7c　内側核膜部におけるウイルスの出芽像。おそらく核膜腔と通じる空胞の内部に向かい，少なくとも 3 個の粒子(矢印)が膜を被り出芽中である。HSV-1 感染 20 時間後の FL 細胞。N：核領域

写真 7d　HSV-2 感染細胞の細胞質に分布する C カプシドの形態。写真中のカプシドの周囲には，特別な構造物を認めない。この所見は，右側写真 7e 中の HHV-6 の細胞質内カプシドの形態と明瞭に異なる。HSV-2 感染 FL 細胞

写真 7e　HHV-6 感染ヒト臍帯血リンパ球の細胞質に分布する C カプシドの形態。カプシドの周囲には，形態的に分厚いテグメントの付着があり，写真 7d 中の HSV-2 のカプシドと異なることがわかる。なお，小胞内の 2 個のビリオンも分厚いテグメントを保有する。

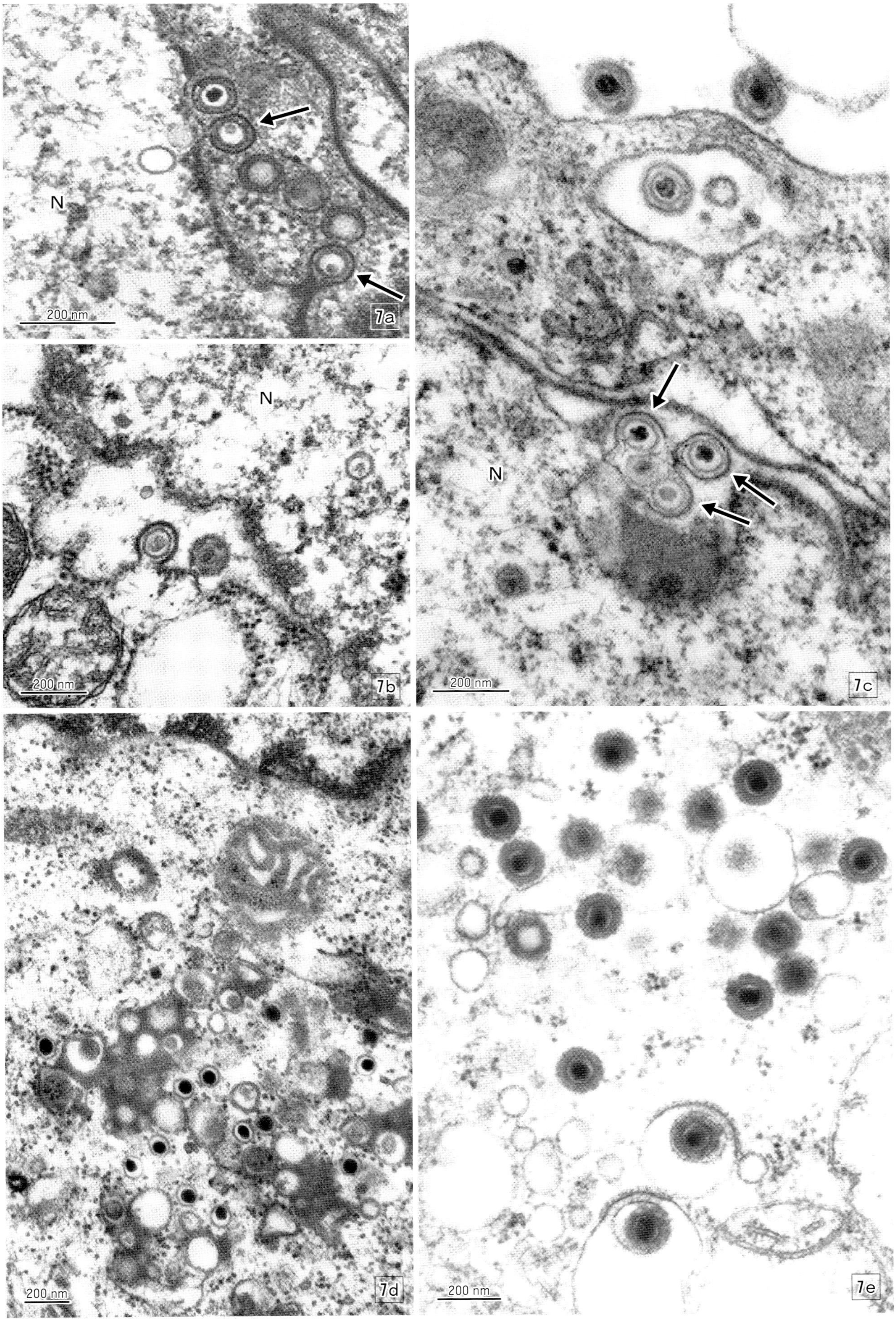
N
200 nm
7a
N
200 nm
7b
N
200 nm
7c
200 nm
7d
200 nm
7e

白質である pUL31 と pUS3 である。

まず pUL34 と pUL31 が複合体を形成して内側核膜部に局在する。アルファヘルペスウイルスの場合には，この複合体はおそらく pUS3 とも相互作用してカプシドをエンベロープ獲得部位に導く。pUL34 は細胞の蛋白キナーゼ(PKC)を出芽部に取り込む。内側核膜は，核ラミンと呼ばれる繊維状蛋白質で裏打ちされているが，PKC が核ラミンをリン酸化し，局所的に融解してカプシドが内側核膜に接近しやすいように道を通じる。

なお，*UL31* と *UL34* と同類の遺伝子は，ヘルペスウイルス科を通じて保存されている。他方，*US3* はアルファヘルペスウイルスのみに存在し，ベータやガンマヘルペスウイルスには存在しない。後者のウイルスでは，pUS3 に代行して機能する蛋白質があるものと推測される。

pUS3 には pUL34 を内側核膜部に集結させる機能があり，またリン酸化を通じて pUL34 の活性を調整することによりカプシドの核外脱出に間接的に関わっていることが推測される。

(5)核脱出ウイルスのその後の経過に関するふたつの学説(図 17，写真 8)

核膜腔に出た初期ビリオンのその後の動態については，基本的にふたつの学説に大別される。①ひとつの説は，エンベロープを被って核膜腔に出たビリオンは，その後小胞体 ER の内腔を通ってそのまま細胞外に出るというものである。その他 1，2 の説があるが，その機構上ビリオンがいったん獲得したエンベロープを脱ぎ去ることはなく，また粒子が細胞質の実質内に入ることがないという共通点を有している。②他の説では，初期ビリオンのエンベロープが外側核膜と融合し，カプシドが細胞質に入る。と同時にエンベロープを脱ぎ去る。その後細胞質内を移動してトランスゴルジ網(TGN)膜部に達した粒子は，その膜を利用して第二次エンベロープの獲得を行い成熟を完了する。その後輸送小胞によって運ばれて放出される。図 17 は，両学説の模式図である。

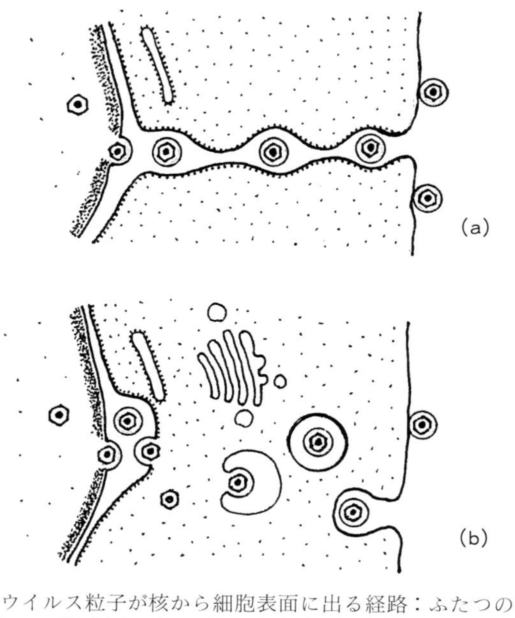

図 17　ウイルス粒子が核から細胞表面に出る経路：ふたつの学説とその模式図。a)カプシドは，内側核膜部で一度だけエンベロープを被ってビリオンとなり，ER などの膜腔内を通って，細胞の外に出る。b)カプシドは内側核膜部でエンベロープを被って(第一次エンベロープの獲得)，初期ビリオンとなる。次いで，外側核膜部で膜融合を通じてエンベロープを脱ぎ去り，カプシドが細胞質に入る。カプシドは細胞質内を移動して TGN 膜部に達し，その膜を被って(第二次エンベロープの獲得)成熟ビリオンとなる。ビリオン含有小胞が細胞表面に向かい，エクソサイトーシスによって外に出る。

研究の現況は，圧倒的に②の学説の優位を示している。したがって，ここではこの学説に沿って解説する(図 13，17b)。

(6)増殖ウイルスの細胞質への侵入とともなう変化

内側核膜部におけるカプシドの出芽像は，電顕観察で比較的高頻度に認めることができる。対照的に，初期ビリオンのカプシドが，細胞質に侵入する機構の証拠となるエンベロープと外側核膜との融合像をとらえることは容易ではない。この事実は，内側核膜部での出芽に比し，外側核膜部での侵入の速度が迅速であることを示唆している。写真 7b は，シチメンチョウヘルペスウイルス感染細胞の外側核膜部におけるカプシドの侵入初期過程を示す稀な所見である。なお HSV では，エンベロープと外側核膜との融合の上で，糖蛋白質 gB の融合活性の重要性が指摘されている。

脱エンベロープ(de-envelopment)によるカプシドの細胞質内侵入の結果として，初期ビリオンが当初保有したエンベロープ蛋白質 pUL34 とテグメント蛋白質 pUL31 は失われる。したがって両蛋白質は，細胞質内のカプシドや成熟ビリオンには検出されない。他方，初期ビリオンのテグメント蛋白質 pUS3 は，カプシドの細胞質内侵入後も粒子に付随する。この蛋白質は，エンベロープと外側核膜との融合に関わりがあるとされている。ただし先述のように，pUS3 もしくは同類の蛋白質を保有するのはアルファヘルペスウイルスのみである。

(7)細胞質内に移行した増殖ウイルスの動態，特にテグメント蛋白質の獲得

アルファならびにガンマヘルペスウイルス感染の場合，通常の電顕観察では感染細胞内に存在するカプシドの周囲に，テグメントに該当する構造を認めることは困難である(写真 7d)。したがって，これらウイルスのテグメント構造の存在を確認するためには，単クローン抗体を使用した免疫電顕法が最も有力な手段となる。

対照的に，ベータヘルペスウイルスの HCMV (HHV-5)，HHV-6，HHV-7 の感染細胞では，細胞質内に移動した増殖ウイルスのカプシドの周囲には，テグメントを形態的に明瞭に把握することができる(写真 7e)。

HSV や PrV の増殖ウイルスが，核から細胞質に入り細胞質ゾルのなかを移動する間に，多種類のテグメント蛋白質がある秩序に従ってカプシドの周囲に順次付着することが明らかにされている。

アルファヘルペスウイルスでは，核脱出後ビリオン形成に至るまでに 15 種以上のテグメント蛋白質と 10 種以上の糖蛋白質を獲得する。ベータヘルペスウイルスは，さらに多種類の蛋白質を獲得し保有する。このように，亜科毎に，またウイルス種毎に特異的な蛋白質も多数存在する。反面，ヘルペスウイルス科を通じて共通に保存

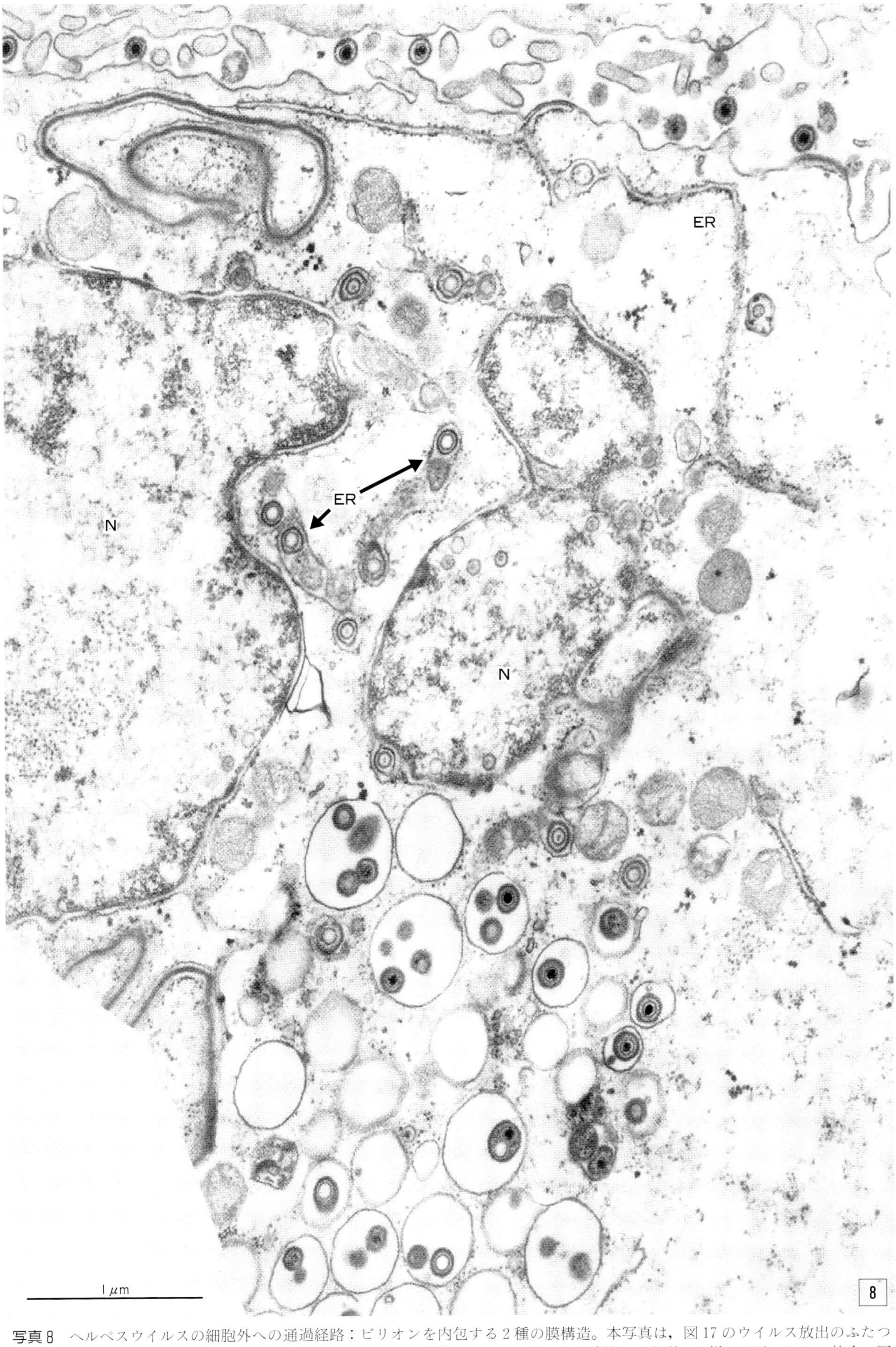

写真 8　ヘルペスウイルスの細胞外への通過経路：ビリオンを内包する 2 種の膜構造。本写真は，図 17 のウイルス放出のふたつの学説に関連する。写真の上半部では，ビリオンが ER の内腔で個々に，時には相前後して配列する様子が示される。他方，写真下半部には主として小胞（もしくは空胞）が多数集合しており，それぞれ 1 個もしくは複数個のビリオンを包含する。これらの小胞は，細胞表面膜に向かって移動し，エクソサイトーシスによりビリオンの放出に関与すると考えられる。

されている蛋白質の種類は，比較的少数に留まる。したがって，ヘルペスウイルスのテグメント蛋白質と糖蛋白質の獲得の機序について，一律に論じることは不可能であり，ここではアルファヘルペスウイルスを例にその概略について触れる。

核から細胞質に移動したカプシドが，以後のテグメント蛋白質を獲得する場所は，要約して次の2か所に大別される。第1は，粒子が移動する細胞質ゾル内においてであり，数種のテグメント蛋白質が付着する。第2の場所はTGN膜部である。この部で出芽する際に，この膜に付随するテグメント蛋白質を主として外側テグメント構造物として獲得する。

諸種テグメント蛋白質が，いかに相互に関連しつつ順次カプシドの周りに付随していくかについては，Mettenleiter(2004)の総説に詳しい記述がある。表3には，HSVとPrVの主要テグメント蛋白質をここでは3群に大別して示す。

第1群の蛋白質は，カプシドを回り，最内側に密着して存在し，核内であるいは細胞質ゾルで付着する。

pUL36は，HSV-1ゲノムの遺伝子産物のなかで最大の蛋白質であり，細胞質内でカプシドに付着し，内側テグメント(inner tegument)の構成成分のなかで最も重要な役割を担う。pUL36はpUL37と複合体を形成するが，両蛋白質はともにすべてのヘルペスウイルス亜科を通じて保存されており，また，複合体も同様共通に保存されていることから，内側テグメントの構築上両蛋白質は決定的役割を演じている。

第1群のその他のテグメント蛋白質として先述のpUS3は核内で付着し，以降核内・細胞質内を通じてカプシドに付随を認める。

次に第2群のテグメント蛋白質が，カプシドを回り第1群の外側に位置を占めると推測される。これらのなかで，遺伝子クラスター(*UL46〜49*)がコードする蛋白質群が主軸をなすが，そのいずれもアルファヘルペスウイルスの主要テグメント蛋白質として重要である。ただし留意すべきことは，これら4種の遺伝子はベータやガンマヘルペスウイルスには存在していない。

遺伝子クラスターの蛋白質群のなかでpUL48は最も重要な位置づけにあり，クラスター内の他の蛋白質と結合するか，あるいは機能的影響を受ける。また，pUL41とも結合し，これらの蛋白質はともにテグメントの構築にあずかる。なお，pUL49とpUL41はそれぞれpUL13の機能的影響を受ける。

pUL48はまたα-TIFとして知られ，他方pUL41はvhsとして知られているが，両蛋白質は外側テグメントのなかにあり，感染時に宿主細胞に侵入後，カプシドから容易に遊離して，それぞれの機能を発揮するものと推測される。

第3群のテグメント蛋白質には，pUL11，pUL16，pUL21がある。

TGNの膜にpUL11が付随し，この蛋白質にpUL16が結合し，次いで後者にpUL21が結合する。このように順繰りに結合してできたテグメント蛋白質群と，後述する糖蛋白質と相互作用するテグメント蛋白質群が，ビリオンのテグメント構造の外側部を構築する。

(8)ウイルスの出芽と放出――第二次エンベロープの獲得(secondary envelopment)

アルファヘルペスウイルスの感染細胞内のTGN膜には，感染の進行にともないgB，gD，gH，gMなど，10種以上のウイルス糖蛋白質が付随し，蓄積する。これらの一部の蛋白質間では複合体(gE/gI，gH/gL，gM/gN)も形成される。

特にgMは，ウイルスの出芽部位を含め，ゴルジ体にウイルス糖蛋白質が集合し蓄積するよう作用し，また，融合活性のあるウイルス糖蛋白質の濃度を調整する機能がある。

先述したテグメント蛋白質の中には，糖蛋白質と相互作用するものがある。例えば，pUL48はgH/gLと，またおそらくはgBやgDと，他方pUL13はgE/gIと，pUL49はgE/gIの他，gM/gNとも相互作用がある。pUL20はgKに対して機能上影響を及ぼす。

感染の進行したTGN膜には，以上の糖蛋白質の他，膜の細胞質面を裏打ちするように前記pUL11とその関連蛋白質や，糖蛋白質と相互作用のあるテグメント蛋白質が付随して存在する。

このように，カプシドは細胞質ゾルのなかでもテグメントを構成する蛋白質を獲得し，その後TGN膜に到達するが，粒子がこの膜に至る機序の詳細については不明である。pUL11とgMが関与する可能性が示唆されている。

内側テグメントと，おそらくは一部の外側テグメントを保有するカプシドがTGN膜と接触し，カプシド周囲のテグメント蛋白質と，ウイルス糖蛋白質の膜貫通尾部

表3　HSVとPrVの感染細胞の細胞質内カプシドに検出されるテグメント蛋白質(Mettenleiter, 2004の総説を参照し作成)

第1群	(pUS3*)，pUL36，pUL37
第2群	pUL13，　pUL41，pUL46，pUL47，pUL48，pUL49
第3群	pUL11，　pUL16，pUL21

* pUS3は，核内カプシドと細胞質内カプシドの両者に付随を認める。なお，pUL31は細胞質内カプシドには検出されない。

注1）3種の蛋白質群は，①カプシドに密着する内側テグメント蛋白質(第1群)，②エンベロープに密接に付随するテグメント蛋白質(第3群)，③テグメント構造上，①と②の間に位置する蛋白質および遺伝子クラスターに関連する一群の蛋白質(第2群)をまとめて区別した。詳細は本文参照のこと。

写真9a　HSV-1感染細胞の細胞質内におけるウイルスの出芽と成熟過程。矢印は細胞質内で出芽中のウイルス粒子を指す。その他の顕著な変化として，数個のカプシドが共通の膜に囲まれ，一見さやに入った豆のように見える構造物が，小胞(または空胞)内に多数認められる。感染40時間後のFL細胞。N：核領域

写真9b，c　宿主細胞クロマチンの核周縁部への凝集像。クロマチンの凝集と，核のほぼ中央部を占めて拡大するウイルス増殖領域の出現は，ヘルペスウイルスの融解感染に特徴的な細胞学的変化であり，後者は光顕レベルの核内封入体に対応する。HSV-1感染24時間後のコウモリ細胞(Tb1Lu)。b)核内にカプシドを，また核膜腔には数個のエンベロープ保有初期ビリオンを認める。c)核周縁部には凝集クロマチンがあり，核内のその他のほぼ全領域を占めて，適度電子密度の微細顆粒状の物質が充満する。

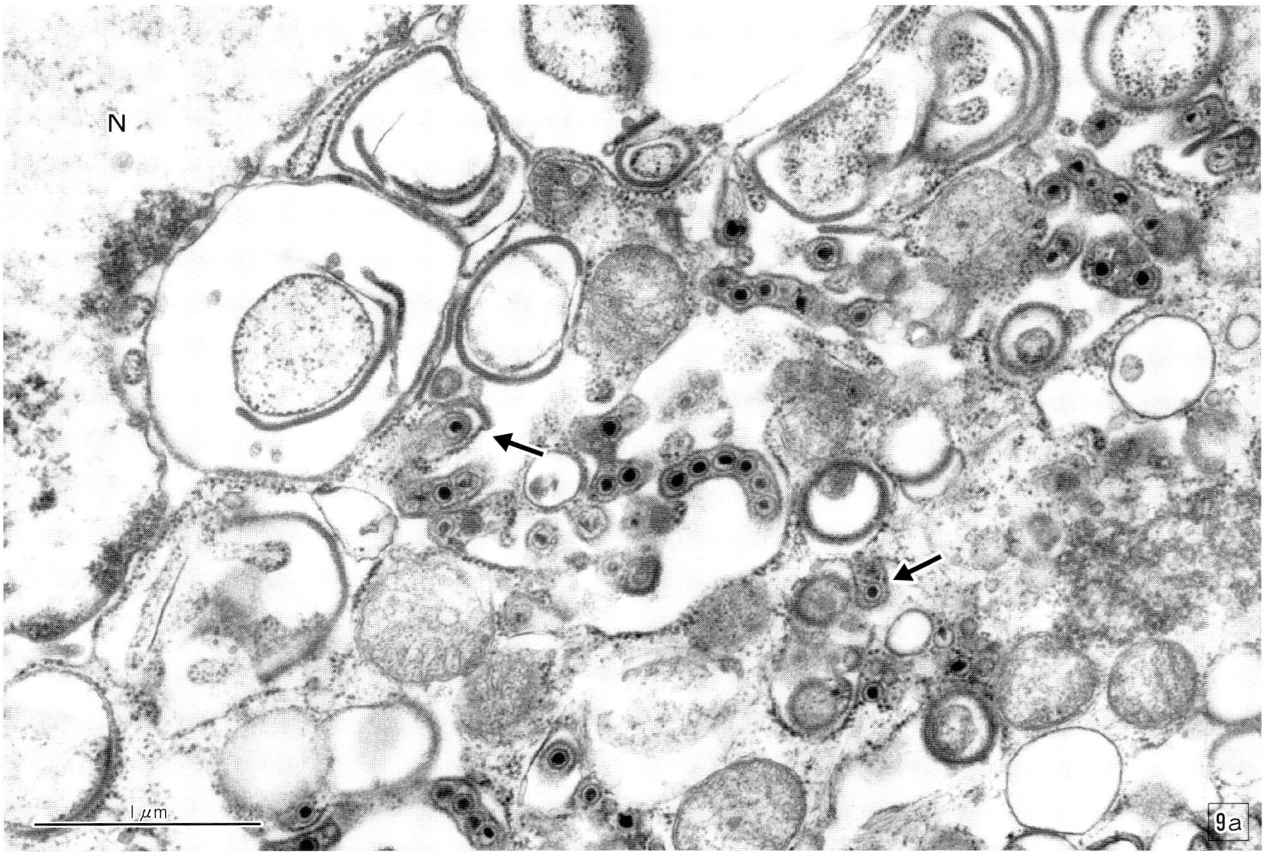
N
1 μm
9a

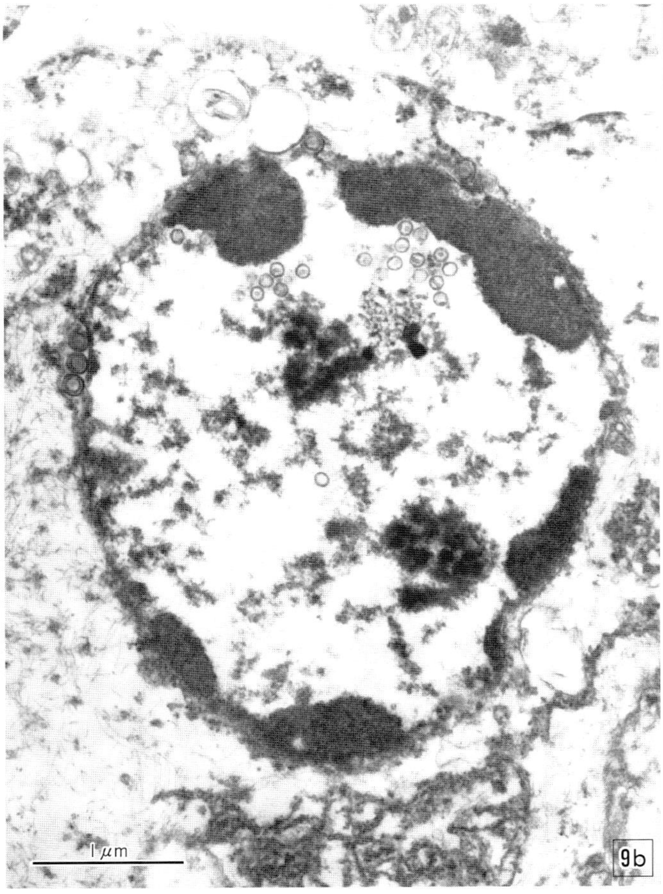
1 μm
9b

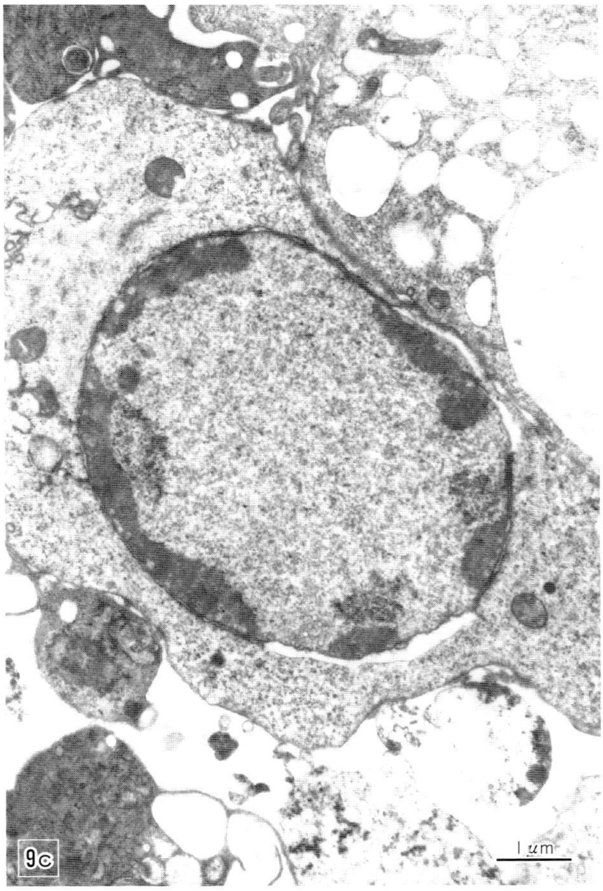
9c
1 μm

あるいは膜付随テグメント蛋白質とが相互作用し，これを契機としてウイルスの出芽(viral budding)が始まる(写真 9a)。出芽を完了した粒子は，TGN 膜由来のエンベロープを獲得して成熟ビリオンとなり，TGN 膜腔内に入る。この時点でウイルスの発育過程は終了し，同時にウイルスの細胞外放出もしくは遊出(viral egress)の第一歩となる。

上述のように，ヘルペスウイルスの出芽と第二次エンベロープの獲得は，成熟ビリオンの形成に直結する重要事象である。しかし，出芽現象はカプシドの存在と無関係に進行する側面があり，カプシドを内包することなく，エンベロープとテグメントからなる粒子が出現することがある。したがって，第一次ならびに第二次エンベロープの獲得に関連して，出芽を誘導する因子や機構の解明は興味ある課題である。

具体的に，カプシドを内包しないウイルス粒子の例として，アルファヘルペスウイルスでは HSV や PrV の L 粒子(L-particle)が挙げられる。両ウイルスの L 粒子の産生は，TGN 膜部のみでなく，内側核膜部においても認められる。また，VZV 感染細胞では，多形性に富む大小不同の異常粒子が高頻度に出現するという特色がある。

他方，ベータヘルペスウイルスの HCMV の感染では，高電子密度の物質を包含する大小さまざまの粒子(dense body)が多数出現する。対照的に，同一亜科の HHV-6 や HHV-7 の感染細胞では，観察許容範囲での細胞外粒子のすべては形態的に完備しており，欠陥粒子を見出すことは極めて困難である。

このように，ヘルペスウイルスの種間において欠陥粒子の出現頻度やその形状にかなりの相違のあることが認められるが，その理由については今後の研究課題として残される。

TGN 膜部で出芽して，小胞(vesicle)の内部に出た成熟ビリオンや欠陥粒子は(写真 8)，小胞とともに細胞表面に向かって移動する。表面膜に達した後，細胞学的にエクソサイトーシス(exocytosis)と呼ばれる機構によって，小胞の膜は表面膜と融合し，小胞は開裂して内容液とともにウイルス粒子が外部環境に曝され，逐次放出される。

走査電顕観察によれば，HSV，VZV，HCMV などの感染後期の細胞表面膜上には多数の粒子が認められる。少なくとも *in vitro* 実験系では，細胞表面に出た粒子の多くはただちに離脱することなく，かなりの時間膜上に付着したまま留まることが示されている。

(9)宿主細胞核の形態変化

アルファヘルペスウイルス感染時に特に顕著に見られる宿主細胞核の形態変化には，クロマチンの不規則な凝縮，特に核周縁部への凝集がある(写真 9b，c)。この変化は感染の比較的初期より始まり，特に後期に明瞭になる。

【引用・参考文献】

Arii, J., Uema, M., Morimoto, T., et al. 2009. Entry of herpes simplex virus 1 and other alphaherpesviruses via the paired immunoglobulin-like type 2 receptor α. J. Virol. 83: 4520–4527.

Dargan, D. J. 1986. The structure and assembly of herpesviruses, p. 359–437. *In* Harris, J. R., and Horne, R. W. (eds.), Electron microscopy of proteins, vol. 5, Viral structure, Academic Press, London.

Gibson, W. 1996. Cytomegaloviruses: structure and assembly of the virion. Intervirology 39: 389–400.

Homa, F. L., and Brown, J. C. 1997. Capsid assembly and DNA packaging in herpes simplex virus. Rev. Med. Virol. 7: 107–122.

Lyman, M., and Enquist, L. W. 2009. Herpesvirus interactions with the host cytoskeleton. J. Virol. 83: 2058–2066.

Mettenleiter, T. C. 2004. Budding events in herpesvirus morphogenesis. Virus Res. 106: 167–180.

Miyamoto, K., and Morgan, C. 1971. Structure and development of viruses as observed in the electron microscope. XI. Entry and uncoating of herpes simplex virus. J. Virol. 8: 910–918.

Morgan, C., Rose, H. M., and Mednis, B. 1968. Electron microscopy of herpes simplex virus. I. Entry. J. Virol. 2: 507–516.

Nii, S. 1992. Electron microscopy on the development of herpesviruses. J. Electron Microsc. 41: 414–423.

新居志郎．2003．ヘルペスウイルス，p. 28–47．畑中正一(編)，電子顕微鏡 ウイルス学，朝倉書店，東京．

Nii, S., Morgan, C., and Rose, H. M. 1968. Electron microscopy of herpes simplex virus. II. Sequence of development. J. Virol. 2: 517–536.

新居志郎，宇野文夫，吉田まり子，ほか．1998．ヒト β ヘルペスウイルスの構造と成熟．日本臨牀 56：22–28.

Nii, S., Yoshida, M., Uno, F., et al. 1990. Replication of human herpesvirus 6 (HHV-6): morphological aspects. Adv. Exp. Med. Biol. 278: 19–28.

Ogawa-Goto, K., Tanaka, K., Gibson, W., et al. 2003. Microtubule network facilitates nuclear targeting of human cytomegalovirus capsid. J. Virol. 77: 8541–8547.

Rixon, F. J. 1993. Structure and assembly of herpesviruses. Semin. Virol. 4: 135–144.

Roizman, B., Knipe, D. M., and Whitley, R. J. 2007. Herpes simplex viruses, p. 2501–2601. *In* Knipe, D. M., and Howley, P. M. (eds.), Fields virology, 5th ed., vol. 2, Wolters Kluwer/Lippincott Williams & Wilkins, Philadelphia.

Steven, A. C., and Spear, P. G. 1997. Herpesvirus capsid assembly and envelopment, p. 312–351. *In* Chiu, W., Burnett, R. M., and Garcea, R. (eds.), Structural biology of viruses, Oxford University Press, New York.

Thomsen, D. R., Newcomb, W. W., Brown, J. C., et al. 1995. Assembly of the herpes simplex virus capsid: requirement for the carboxyl-terminal twenty-five amino acids of the proteins encoded by the UL26 and UL26.5 genes. J. Virol. 69: 3690–3703.

Wild, P., Senn, C., Manera, C. L., et al. 2009. Exploring the nuclear envelope of herpes simplex virus-1 infected cells by high-resolution microscopy. J. Virol. 83: 408–419.

Wisner, T. W., Wright, C. C., Kato, A., et al. 2009. Herpesvirus gB-induced fusion between the virion envelope and outer nuclear membrane during virus egress is regulated by the viral US3 kinase. J. Virol. 83: 3115–3126.

Wright, C. C., Wisner, T. W., Hannah, B. P., et al. 2009. Fusion between perinuclear virions and the outer nuclear membrane requires the fusogenic activity of herpes simplex virus gB. J. Virol. 83: 11847–11856.

【新居志郎】

【増殖機構・分子生物学】

(1)はじめに

ヘルペスウイルス科(*Herpesviridae*)に属するウイル

スは，カキといった無脊椎動物からヒトのような高等脊椎動物に至るまで幅広く分布している。ヘルペスウイルスの顕著な特徴は，初感染後も宿主体内に潜伏感染するという点にある。そして，免疫抑制状態といった宿主の変化にともなってウイルスは再活性化され，回帰発症を引き起こす。現在までに約250種類のヘルペスウイルスが同定されているが，その生物学的性状およびゲノム構造によって，3つの亜科(*Alphaherpesvirinae*, *Betaherpesvirinae*, *Gammaherpesvirinae*)に分類される。ヘルペスウイルスは，120〜250 kbpの二本鎖直鎖状のDNAゲノムを有し，そのゲノムに70〜200個の遺伝子をコードしている。各亜科に属するウイルス間では，それぞれのウイルス遺伝子は保存されている場合が多い。一方，すべての亜科のヘルペスウイルスで保存されている遺伝子は，約40個程度であり，その他のウイルス遺伝子は，各亜科のヘルペスウイルス群，または，各ヘルペスウイルスに特異的なものである。すべての亜科のヘルペスウイルスで保存されているウイルス遺伝子が40個もあるという事実は，これらの遺伝子産物はヘルペスウイルス感染において普遍的な役割を果たしていることが強く示唆される。つまり，各ヘルペスウイルスは極めて多様な病態および感染形態を呈するが，これらの感染現象には，普遍的な共通性と多様性といった二面性があることを物語っている。本章では，各ヘルペスウイルス亜科に属する代表的なウイルスである単純ヘルペスウイルス(HSV：herpes simplex virus)，ヒトサイトメガロウイルス(HCMV：human cytomegalovirus)およびEpstein-Barrウイルス(EBV：Epstein-Barr virus)に焦点を当て，その増殖機構を比較概説する。なお，図18にはヘルペスウイルスの一般的な生活環を示した。

(2)ウイルスの細胞への侵入

HSVは，エンベロープ糖蛋白質gCおよびgBが細胞表面に存在するヘパラン硫酸群に結合することによって細胞への吸着が起こる。その後，エンベロープ糖蛋白質gDが細胞受容体に結合することによってウイルスの細胞への侵入が開始される。最近では，gBが細胞受容体と結合することもHSVへの侵入に重要であることが報告されている。gB，gH，gLはすべてのヘルペスウ

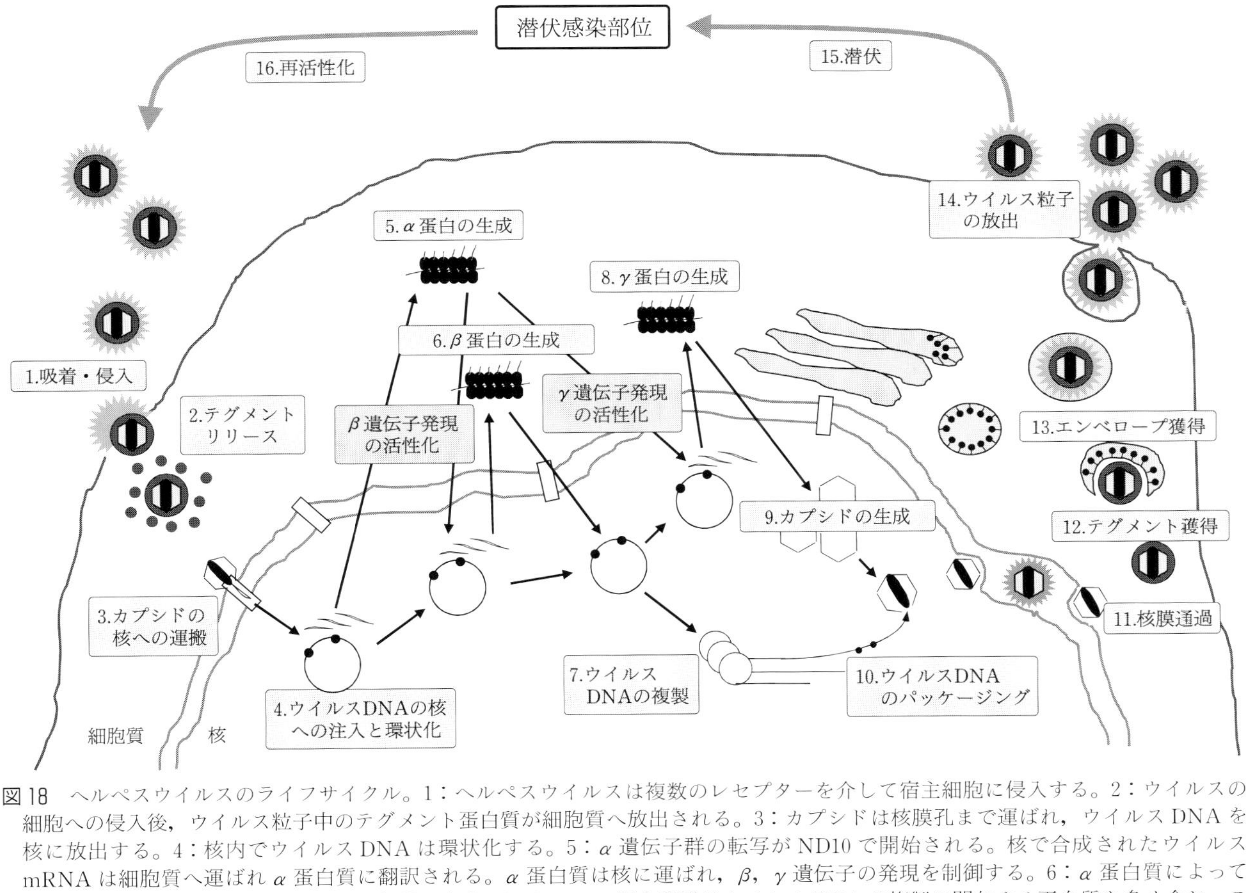

図18 ヘルペスウイルスのライフサイクル。1：ヘルペスウイルスは複数のレセプターを介して宿主細胞に侵入する。2：ウイルスの細胞への侵入後，ウイルス粒子中のテグメント蛋白質が細胞質へ放出される。3：カプシドは核膜孔まで運ばれ，ウイルスDNAを核に放出する。4：核内でウイルスDNAは環状化する。5：α遺伝子群の転写がND10で開始される。核で合成されたウイルスmRNAは細胞質へ運ばれα蛋白質に翻訳される。α蛋白質は核に運ばれ，β，γ遺伝子の発現を制御する。6：α蛋白質によってβ遺伝子群の発現が活性化され，β蛋白質が生成される。7：β蛋白質群はウイルスDNAの複製に関与する蛋白質を多く含む。これらの作用によりウイルスDNAはローリングサイクル機構により複製され，中間体として巨大なコンカテマーを形成する。8：ウイルスDNAの複製が行われると，γ遺伝子群が発現する。9：γ蛋白質群には主にウイルス粒子の構造蛋白質が含まれ，空のカプシドが生成される。10：カプシド生成後，中間体であるコンカテマーがウイルスゲノムの大きさに開裂したウイルスDNAがカプシドへパッケージングされる。11：カプシドは核膜内膜でいったんエンベロープを獲得するが，核外膜でエンベロープを脱ぎ，ヌクレオカプシドが細胞質に放出される。12：その後，ヌクレオカプシドは細胞質でテグメントを獲得し，13：細胞質内の膜オルガネラで最終エンベロープを獲得する。14：エンベロープを獲得したウイルス粒子はエクソサイトーシスで細胞外へ放出される。15：ヘルペスウイルスは特定の部位で潜伏感染する。潜伏中のウイルスDNAはエピゾーム状に存在する。16：何らかの刺激によって再活性化されたウイルスは，局所で増殖し回帰発症を引き起こす。

イルスで保存されているウイルス遺伝子産物である。HSV gD に結合する細胞受容体としては，TNF(tumor necrosis factor)受容体ファミリーに属する HVEM (herpesvirus entry mediator)，免疫グロブリンスーパーファミリーに属する nectin-1 および nectin-2，ヘパラン硫酸のひとつである 3-*O*-sulfated heparan sulfate が同定されている。gB レセプターとしては，免疫系の細胞に発現しシグナル伝達を制御する PILRα(paired immunoglobulin-like type 2 receptor α)が同定されている。HSV にはふたつの血清型(HSV-1 および HSV-2)があるが，これら細胞受容体は HSV の血清型によって親和性が異なる。HVEM および nectin-1 は両血清型の HSV と効率よく結合するが，nectin-2 に関しては，HSV-1 より HSV-2 の方が効率的に結合する。逆に，3-*O*-sulfated heparan sulfate には，HSV-2 より HSV-1 の方が高い親和性を示す。一方，HSV-1 は PILRα を利用することができるが，HSV-2 は利用できない。gD や gB が細胞受容体に結合すると，多くの場合，ウイルスエンベロープと細胞膜が融合し，ウイルスが細胞内に侵入するが，細胞種によっては，エンドサイトーシスによって細胞内に取り込まれることも知られている。HCMV の場合は，主に gB が細胞表面に存在するヘパラン硫酸群に結合することによって細胞への吸着が起こる。その後，gB が細胞受容体に結合することによってウイルスの細胞侵入が開始される。HCMV gB に結合する細胞受容体は，EGFR(Epidermal growth factor receptor)やインテグリンが報告されている。gB の細胞受容体結合後，ウイルスエンベロープと細胞膜が融合し，ウイルスが細胞内に侵入する。EBV の B 細胞への感染は，エンベロープ糖蛋白質 gp 350/220 が宿主細胞表面に存在する CD21 に結合することにより細胞への吸着が起こり，続いて，エンベロープ糖蛋白質 gH/gL/gp 42 複合体の gp 42 が HLA class II分子に結合し，エンドサイトーシスによってウイルスが細胞内に侵入する。

ヘルペスウイルスが細胞に侵入すると，カプシドはダイニンモーター蛋白質を介し微小管に沿って MTOC (mictotuble organizing center)に収束し，その後，核膜孔へと輸送される。侵入から核膜孔に到達するまでの間に，カプシドに付着していたテグメント蛋白質が細胞質に放出される。HSV では，テグメント蛋白質 VHS (virion host shut off)や α-TIF(α-trans-inducing factor)が細胞質に放出され，ウイルス増殖に役割を果たしていることが知られている。VHS(virion host shut off)は，RNase 活性を有し，宿主細胞蛋白質の RNA を分解することによって宿主蛋白質の合成を阻害する。よって，感染細胞においてはウイルス蛋白質が優位に合成されることになる。α-TIF は核に移行し，最初に発現するウイルス遺伝子群のプロモーターに作用して，それらの発現を活性化する。HCMV や EBV でもウイルス粒子によって持ち込まれたテグメント蛋白質がウイルスの遺伝子発現を制御していることが報告されている。

(3)ウイルス遺伝子の発現

ヘルペスウイルスのウイルス遺伝子の転写および翻訳は，宿主細胞由来の RNA ポリメラーゼおよび細胞質内のポリソームを利用して行われている。ウイルスの侵入後，核膜孔に到達したカプシドはウイルス DNA を核内に注入する。核内に注入されたウイルス DNA は環状化し，ウイルス遺伝子の転写が開始される。HSV や HCMV は，細胞に感染するとすぐに溶解感染を引き起こす。一方，EBV を培養細胞に感染させるとウイルスは潜伏状態になり，極めて限定されたウイルス遺伝子のみが発現する。EBV の場合は，潜伏感染細胞を刺激することによって溶解感染が誘導される。ヘルペスウイルスのウイルスの遺伝子は，溶解感染期の発現時期によって 3 群(α，β，γ)に大別され，それぞれの発現はカスケード状に制御されている。α 遺伝子は，主に遺伝子発現制御因をコードしており，β や γ 遺伝子の発現を制御している。β 遺伝子群は，ウイルス DNA 複製に必要な蛋白質やデオキシリボヌクレオチド代謝に関わる酵素群を，γ 遺伝子群はウイルス粒子構造蛋白質をコードしている。HSV，HCMV，EBV の溶解感染におけるウイルスゲノムからの転写は，ND10(nuclear domain 10)という核ドメインで開始される。ND10 は宿主細胞の抗ウイルス応答に関与していると考えられている。ウイルス遺伝子の転写が開始された後，ND10 は新たに合成された α 蛋白質(HSV の ICP0，HCMV の IE72，EBV の BZLF1)によってその構造が共通に破壊される。

(4)ウイルス DNA の複製とカプシドへのパッケージング

ヘルペスウイルスのウイルス DNA はローリングサイクル型の複製様式で進行し，中間体として巨大な分子量を持つコンカテマーが形成される。核内で空のカプシドが生成されると，ウイルス DNA の複製中間体であるコンカテマーが本来のウイルスゲノムの大きさに開裂され，カプシドへパッケージングされる。

(5)ウイルス粒子の核から細胞質への輸送，細胞質における成熟，細胞外への放出

核内でウイルス DNA をパッケージングしたヘルペスウイルスは，核内膜でエンベロープを被り，核内膜と核外膜の間の領域(perinuclear space)に出芽する。その後，核外膜でエンベロープをいったん脱ぎ，裸のカプシドが細胞質に放出される。細胞質のカプシドは，テグメントを付着させ，細胞質内の膜オルガネラ〔HSV は TGN(*trans*-Golgi network)やエンドソーム，HCMV が ERGIC(endoplasmic reticulum-Golgi intermediate compartment)や TGN，EBV は不明〕で出芽してエンベロープを獲得後，細胞膜まで輸送されエクソサイトーシスによって細胞外に放出される。

(6)潜伏感染

生体内に感染したヘルペスウイルスは，発症の有無にかかわらず特定の臓器・組織に潜伏感染する。潜伏感染する部位や潜伏感染細胞におけるウイルス遺伝子の発現様式は各ヘルペスウイルスで多様性を示す。HSV は，三叉神経節または仙髄神経節に潜伏感染する。HSV 潜伏感染細胞では，LAT(latency associated transcript)のみが発現しており，この転写物は蛋白質をコードしていないと考えられている。LAT は，8 kbp 以上の転写物がスプライシングされたイントロンである。LAT が発現した神経細胞はアポトーシス抵抗性が亢進するという報告があり，潜伏感染している神経細胞の生存に LAT が寄与していると考えられている。HCMV は，骨髄系前駆細胞に潜伏感染することが明らかになりつつある。HCMV 潜伏感染細胞におけるウイルス遺伝子発現様式は不明な点が多いが，他のヘルペスウイルス同様に，限定されたいくつかのウイルス遺伝子のみが発現していることが報告されている。しかし，それらの遺伝子産物の HCMV 潜伏感染における機能は不明である。EBV の潜伏感染部位は，健常人では抹消の B リンパ球である。EBV 関連がんに潜伏している EBV においては，癌の種類によって発現しているウイルス遺伝子のパターンが異なる。潜伏関連 EBV 遺伝子は，細胞の不死化やがん化，ウイルスゲノムの維持・分配，および，潜伏感染の維持に関わっている。

【引用・参考文献】

Kieff, E. D., and Rickinson, A. B. 2007. Epstein-Barr virus and its replication, p. 2603–2654. *In* Knipe, D. M., and Howley, P. M. (eds.), Fields virology, 5th ed., Lippincott-Williams &

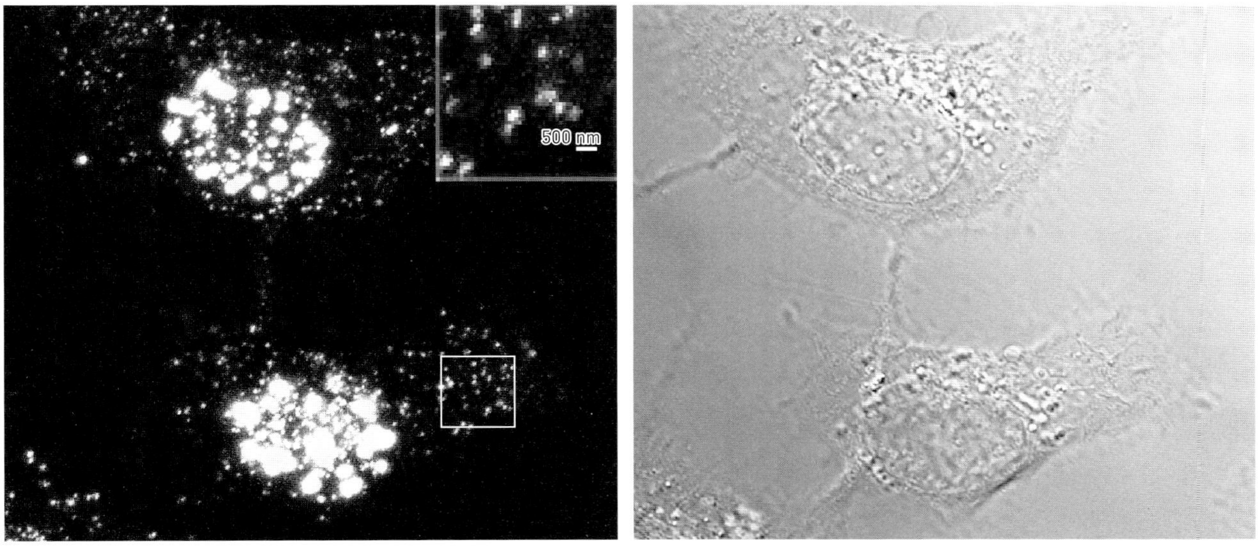

写真 10 HSV-1 カプシド蛋白質 VP26 を蛍光蛋白質で標識した組み換えウイルスのリアルタイムイメージング像。生きた感染細胞においてウイルス粒子（緑色のドット）が観察可能。（口絵 199 参照）

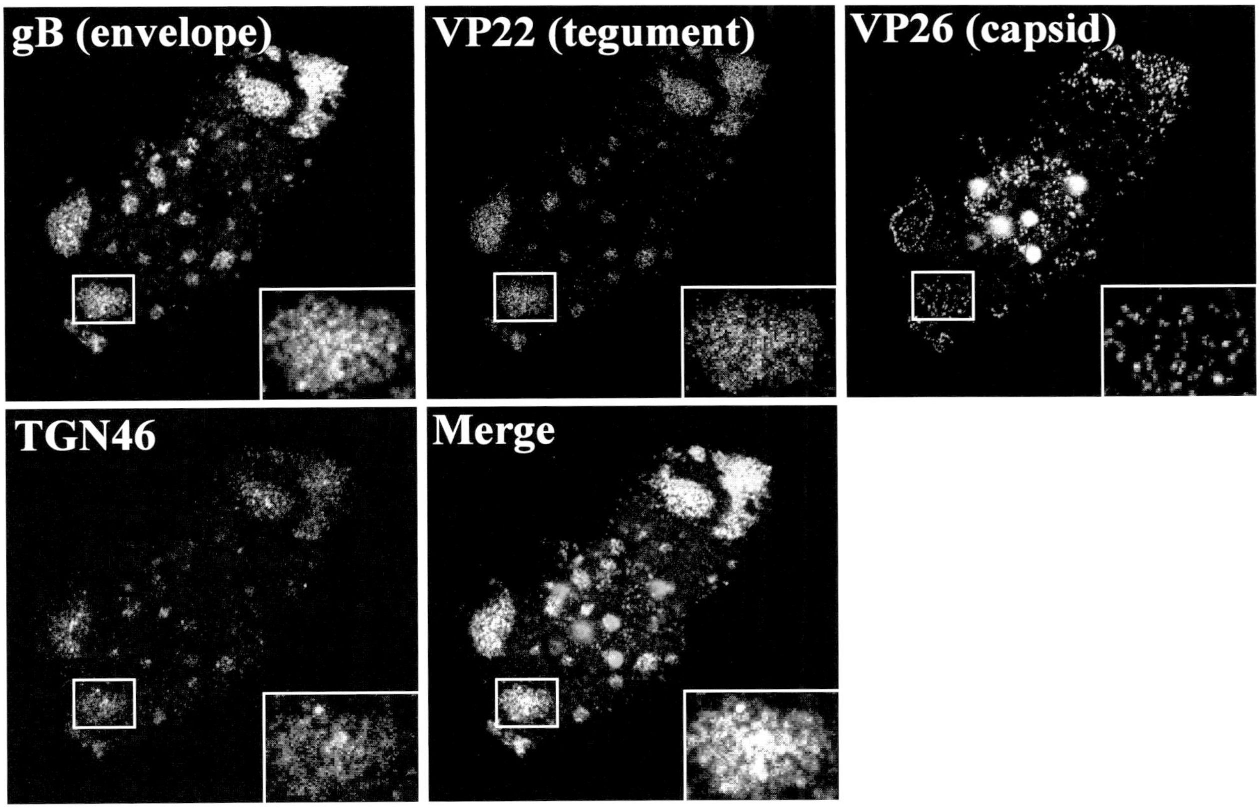

写真 11 HSV-1 カプシド蛋白質 VP26，テグメント蛋白質 VP22，エンベロープ蛋白質 gB をそれぞれ異なる蛍光蛋白質で標識した組み換えウイルス感染細胞を，TGN のマーカーである TGN46 で免疫染色し，共焦点レーザー顕微鏡で観察した像。カプシド蛋白質，テグメント蛋白質，エンベロープ蛋白質が集積するドメイン（ウイルス粒子構築の場）に TGN マーカーが特異的に集積している。よって，ウイルス粒子最終構築の場が TGN であることが示唆される。（口絵 200 参照）

Wilkins, Philadelphia.
Mocarski, E. S., Shenk, T., and Pass, R. F. 2007. Cytomegaloviruses, p. 2701–2772. *In* Knipe, D. M., and Howley, P. M. (eds.), Fields virology, 5th ed., Lippincott-Williams &Wilkins, Philadelphia.
Pellett, P. E., and Roizman, B. 2007. The family *Herpesviridae*: a brief introduction, p. 2479–2499. *In* Knipe, D. M., and Howley, P. M. (eds.), Fields virology, 5th ed., Lippincott-Williams &Wilkins, Philadelphia.
Rickinson, A. B., and Kieff, E. D. 2007. Epstein-Barr virus, p. 2655–2700. *In* Knipe, D. M., and Howley, P. M. (eds.), Fields virology, 5th ed., Lippincott-Williams &Wilkins, Philadelphia.
Roizman, B., Knipe, D. M., and Whitley, R. J. 2007. Herpes simplex viruses, p. 2501–2602. *In* Knipe, D. M., and Howley, P. M. (eds.), Fields virology, 5th ed., Lippincott-Williams & Wilkins, Philadelphia.
Satoh, T., Arii, J., Suenaga, T., et al. 2008. PILRα is a herpes simplex virus-1 entry coreceptor that associates with glycoprotein B. Cell 132: 935–944.

【川口　寧】

ヒトのヘルペスウイルス

単純ヘルペスウイルス
Herpes Simplex Viruses (HSV)

【発見・分類】

ヘルペス病変についての記述は紀元前のギリシアまで遡ることができるが，それが伝染性因子によるものであることが証明されたのは19世紀も後半になってからである。そして1920年頃にはウサギ角膜への接種実験によって濾過性病原体(ウイルス)であることが確定された。1962年になって単純ヘルペスウイルス(HSV)には2種の血清型があり，両者は異なる生物学的性状を示すことが判明し，1型(HSV-1)と2型(HSV-2)に分けられることになった(表4)。HSVはヒトヘルペスウイルスのなかで最も早く発見され，かつさまざまな動物(マウス，ウサギ，ニワトリ受精卵)に感染し病変を起こすこと，ほとんどの培養細胞系でよく増殖することからヘルペスウイルスのプロトタイプとして最も広範な研究が行われてきた。

【ゲノム】

HSV-1ゲノムは約152.3 kb，HSV-2は約154.7 kbの大きさを持つが，その大きさはゲノム中に存在する繰り返し配列の数によって数kbの範囲で変動しうる。ゲノムは約82%を占めるL領域と約18%を占めるS領域に分けられ，L，S領域にはそれぞれユニークな配列(U_LおよびU_S)とその両端に倒置反復配列(abとb′a′，およびa′c′とca)が存在する(図19)。感染細胞内ではL-S結合部をはさんでU_L，U_Sの方向が異なる4種類のアイソマー(P，I_L，I_S，I_{SL})が等量だけ形成され，ウイルス粒子は1種類のアイソマーを1分子含む(McGeoch et al., 2006)。

【ウイルス粒子の構造・構成成分】

HSV粒子は直径約200 nmのほぼ球状で，最外層にはエンベロープを持ち，そこには10種を超えるウイルス糖蛋白質が存在する。カプシドは162個のカプソメアから形成され，正20面体構造をとる。カプシドの中心部には二本鎖DNAが糸巻き状に凝集したコアが認められる。エンベロープとカプシドの間には電子密度の高いテグメントと呼ばれる層状構造体があり，ここには20種類以上のウイルス蛋白質が含まれる。

成熟HSV粒子には，カプシドに8種類，エンベロープには13種類，テグメントに23種類，計44種類のウイルス蛋白質が存在する。また，マススペクトロメト

表4　単純ヘルペスウイルス1型，2型

ウイルス名	ICTV提唱	亜科	ゲノムサイズ	主な潜伏感染部位	疾　病	抗体保有率(本邦)
HSV-1	HHV-1	α	152.3 kb	知覚神経節 (三叉神経節など)	口唇ヘルペス，ヘルペス性歯肉口内炎， ヘルペス脳炎，新生児ヘルペス，角膜ヘルペス， 性器ヘルペス(急性型)，ベル麻痺，カポジ水痘様発疹症	成人男性66% 成人女性84%
HSV-2	HHV-2	α	154.7 kb	知覚神経節 (仙髄神経節など)	性器ヘルペス(再発型)，ヘルペスひょう疽， 新生児ヘルペス，脳幹脳炎，脊髄炎，無菌性髄膜炎， 急性網膜壊死	成人男性2% 成人女性6～10% 性風俗従事者80%

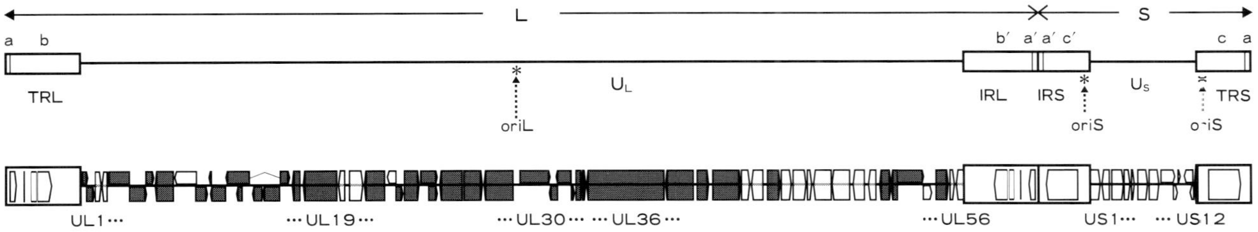

図 19 単純ヘルペスウイルスのゲノム構造。HSV ゲノムは L 領域と S 領域とに分けられ，各々の両端に位置する倒置反復配列(TRL・IRL および TRS・IRS)とユニークな配列(U_L および U_S)とで構成される。L 領域に 60 個，S 領域に 14 個，全体で少なくとも 74 個の遺伝子がコードされている。コア遺伝子(大半のヘルペスウイルスにホモログとして見出される遺伝子)を黒で，ノンコア遺伝子を白で示す。

リーによる分析から，粒子内には予想を超える多数の細胞側蛋白質(少なくとも 49 種)が含まれていることがわかった(図 20)(Loret et al., 2008)。そのほとんどはテグメント部分に存在し粒子成熟過程で取り込まれるが，それらの役割についてはよくわかっていない。

【HSV の増殖機構】

HSV 粒子の細胞表面への吸着は，主に gC，gB と細胞側レセプター(glycosaminoglycans)との結合による。次いで gD および gB が各々のレセプター分子に結合し，gH/gL 複合体との共同作用によってエンベロープと細胞膜との膜融合が起こる(Reske et al., 2007)。カプシドの細胞質への侵入にともなってテグメント蛋白質も細胞内に入り，感染初期にさまざまな役割を果たす(図 21)。

細胞質に侵入したカプシドは，微小管ネットワークによって核表面へと運ばれる。この輸送にはカプシド構成成分のひとつ VP26 とダイニンとの相互作用が関与する(Dohner et al., 2006)。カプシドは核膜孔複合体と相互作用しウイルス DNA が核内へと放出される。ウイルス DNA の放出は ATP 依存性で，カプシドを取り囲む巨大テグメント蛋白質 UL36 と細胞側蛋白質 importin β が関与する。主要テグメント蛋白質 VP16(UL48)は宿主因子 HCF と結合して核へ輸送され，さらに転写制御因子 Oct-1 と結合して HSV の前初期(α)遺伝子の転写を著しく促進させる。また，vhs(UL41，virion host shut-off protein)は RNA 分解酵素活性を持ち，mRNA の分解を促進し細胞の高分子合成を抑制する。

核内へと放出されたウイルス DNA はただちに環状となり，核内の小構造体 ND10 の近傍に位置を占める。これは HSV DNA が既存の ND10 構造に移動するというより，むしろウイルス DNA が入ったところに ND10 構成蛋白質群が集積してくるということらしい(Everett et al., 2007)。前初期遺伝子(IE 遺伝子)には 5 種類の遺伝子が含まれ，US12 を除きいずれも遺伝子発現の制御に関わる。そのなかのひとつ α 4 は HSV の初期，後期遺伝子の発現を制御する主要な転写制御因子であるとともに，ウイルス DNA の複製を開始する場の形成に必要な ICP8 をリクルートする役割を担っている(Livingston et al., 2008)。α 0 は特定のプロモーターに依存しない転写増強活性を示すが，その分子機構には α 0 が E3 ユビキチンリガーゼ活性を持ち，ND10 蛋白質群を選択的に分解することが関わっている。

HSV DNA の複製には 7 種のウイルス蛋白質が必須である。一本鎖 DNA 結合蛋白質 ICP8(UL29)，DNA リガーゼ・プライマーゼ複合体(UL5/UL8/UL52)，複製開始点結合蛋白質(UL9)，および DNA ポリメラーゼ複合体(UL30/UL42)である。ICP8 は，複製複合体形成の足場ともなり，UL5/UL8/UL52 複合体，UL9 をリクルートする。そこへポリメラーゼ複合体が集積して DNA 複製が開始される。HSV DNA の複製はシータ(θ)型の複製様式で始まるが，次第にローリングサークル型の複製に移行する。HSV DNA 複製には，細胞側の酵素蛋白質として DNA リガーゼ，トポイソメラーゼ II，DNA 損傷応答関連蛋白質なども必要である。HSV DNA には L 領域に 1 か所(OriL)，S 領域に 2 か所(OriS)の複製開始点が存在している。いずれかひとつあれば増殖できるが，OriL は潜伏感染からの再活性化に関与している可能性が高い。

ウイルス DNA 複製の開始に少し遅れて後期の蛋白質合成が始まる。カプシド形成とカプシドへのウイルス DNA のパッケージング(packaging)には約 15 種類の遺伝子産物による絶妙に調節された一連の働きが必要である。カプシドはまず DNA を含まないほぼ球状のプロカプシド(procapsid)として形成される。次いで足場として作用したカプシド内部の UL26，UL26.5 遺伝子産物が自らのプロテアーゼ活性によって切断を受けることによって成熟型の正 20 面体となる。それにともない，ヘキサマーの一部がカプシドから除去され，UL35 が結合する。DNA パッケージングにはポータルサイト(portal site)を形成する UL6 に加えて，HSV DNA の pac 配列を認識し，コンカテマーを特定部位で切断するターミナーゼ複合体(terminase complex：UL15，UL28，UL33)など，少なくとも 7 種の遺伝子産物が必要である(Trus et al., 2007)。

カプシド形成，DNA パッケージングはレプリケーションコンパートメント(replication compartment)内で起こるが，感染初期と後期ではカプシドの分布に相違が認められる。カプシドがどのように核外へと輸送されるのか，その機構に関してはいくつかのモデルが提案されている。最も有力なのは HSV DNA で充塡されたカプシド(C capsids)は核内膜へと出芽，いったんエンベロープを獲得するが，核外膜と融合することによってエンベロープを失う(deenvelopement)とともに細胞質へと脱出するというモデルである。この過程には UL34，UL31 が関与し，さらに US3 蛋白質キナーゼ(PK)が調節的な役割を果たす。UL34 は C 末端アンカー型 type II 膜蛋白質で疎水性蛋白質 UL31 との相互作用によって

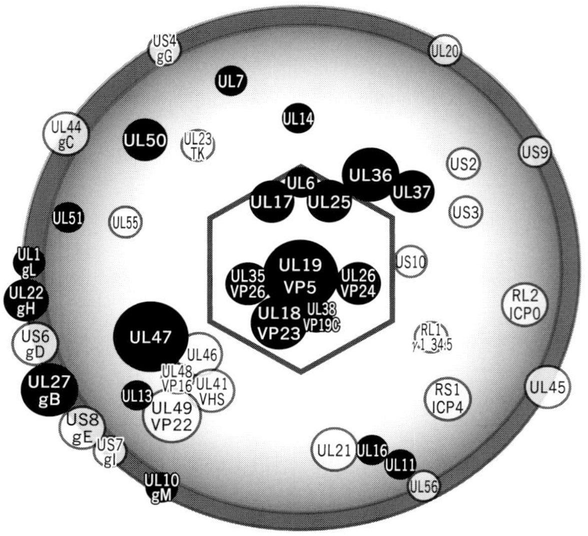

細胞外成熟 HSV 粒子に含まれる蛋白質	
ウイルス蛋白質	細胞蛋白質
カプシド構成蛋白質	14-3-3 protein epsilon
UL6	14-3-3 protein gamma
UL17	14-3-3 protein zeta/delta
UL18(VP23)	Actin
UL19(VP5)	Annnexin A1, A2, A5
UL25	Annnexin A2
UL26(VP24)	Annnexin A5
UL35(VP26)	Arf1/Arf3
UL38(VP19C)	Arf1/Arf3/Arf5
	Arf1/Arf3/Arf4/Arf5
エンベロープ構成蛋白質	Arf4
UL1(gL)	ATP-dependent RNA helixase DDX3X
UL10(gM)	Casein kinase 2
UL20	Cofilin 1
UL22(gH)	Cyclophilin A
UL27(gB)	Cystein-glycine-rich protein 1
UL44(gC)	Eukaryotic translation initiation factor 4H(eIF4H)
UL45	Glyceraldehyde-3-phosphate dehydrogenase(GAPDH)
US4(gG)	Growth factor receptor bound protein 2
US6(gD)	HSP70
US7(gI)	Keratin 1
US8(gE)	Keratin 10
テグメント構成蛋白質	Macrophage migration inhibitory factor
RL1(ICP34.5)	Membrane attack complex inhibition factor(CD59)
RL2(ICP0)	Nucleoside diphosphate kinase A/B
RS1(ICP4)	Peroxiredoxin-1
UL11	Peroxiredoxin-2
UL13	Profilin-1
UL14	Programmed cell death protein 6
UL16	Rab2A/Rab2B/Rab4B
UL21	Rab5
UL23(TK)	Rab6
UL36(ICP1/2)	Rab7A
UL37	Rab10
UL41(vhs)	Rab11
UL46(VP11/12)	Rab15
UL47(VP13/14)	Rab33B
UL48(VP16)	Rab35
UL49(VP22)	Rab-like protein 3
UL50(dUTPase)	S100 calcium protien binding A11
UL51	Secl4-like protein 4
UL55	Tetraspanin 13
UL56	Transferrin receptor protein 1(CD71)
US2	Translocase of inner mitochondrial membrane 50(TIMM50)
US3	Triosephosphatase isomerase
US9	Ubiquitin C
US10	Ubiquitin-conjugating enzyme E2 L3

図 20　単純ヘルペスウイルスの粒子と構成成分(Loret et al., 2008 より改変；©American Society for Microbiology)。細胞外成熟 HSV 粒子中に含まれるウイルス蛋白質を図に示す。各円の大きさはウイルス粒子中の蛋白量を表す。コア遺伝子を黒で，ノンコア遺伝子を白で示す。下表に細胞外成熟 HSV 粒子に含まれるウイルスおよび細胞蛋白質を挙げる。

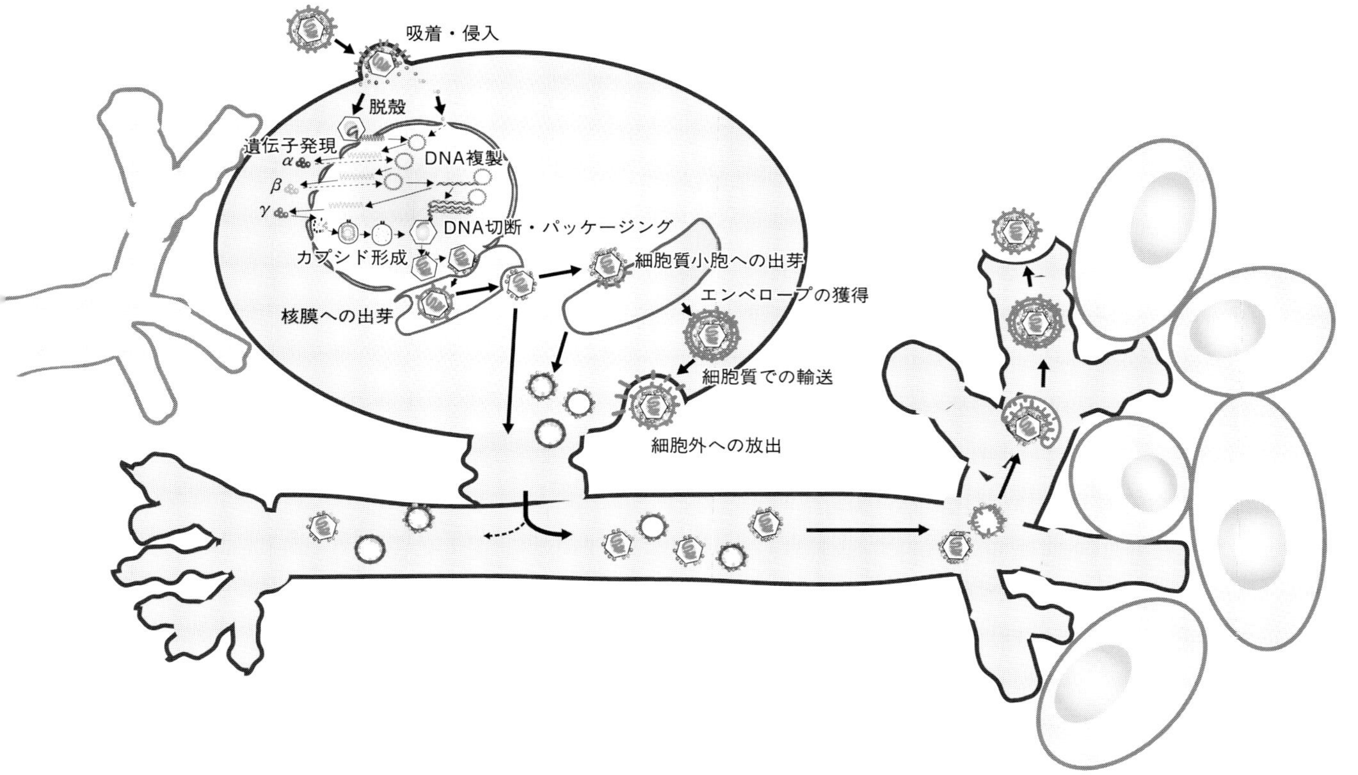

図21 単純ヘルペスウイルスの増殖機構と軸索輸送。HSVは，細胞への吸着・カプシドの細胞質への侵入，カプシドの核への輸送・脱殻(DNAの核への放出)，前初期(α)および初期(β)遺伝子の発現，ウイルスDNA複製，後期(γ)遺伝子発現，カプシド形成，DNAの切断・パッケージング，カプシドの核内膜への出芽・核外膜での脱エンベロープ，細胞質小胞への出芽(エンベロープの獲得)，細胞質内輸送，細胞外への放出の過程を経て増殖する。神経細胞では，エンベロープ糖蛋白質を含む小胞とカプシドとは軸索内を別々に運ばれ，神経終末でエンベロープを獲得すると考えられている。

核内膜にアンカーされる。核内膜は核ラミン(ラミンA/CやラミンB)による網状構造によって裏打ちされており，カプシドの核内膜への出芽にはバリアーとして作用することが考えられる(Mou et al., 2008)。HSVの感染は核構造にも大きな変化をもたらす。

カプシドの周囲を取り囲むテグメント蛋白質の役割は大きくふたつに分けられる。ひとつは感染後期におけるウイルス粒子(カプシド)の組み立て，成熟，輸送，放出などに関わるもの，他のひとつは感染初期のカプシド輸送，遺伝子発現制御，細胞機能調整に関わるものである。ひとつのテグメント蛋白質が両局面で作用している場合もある。個々のテグメント蛋白質がいつ，どこでカプシドに付着するのか，あるいは粒子内に取り込まれることになるのか。分布の状況とカプシドとの会合時期の決定は，その機能を推測する上でも重要な情報となる。

カプシドが最終的にエンベロープを獲得するのは，細胞質小胞への出芽によるが，それはトランス・ゴルジネットワーク(TGN)由来の小胞だと考えられている(Mettenleiter et al., 2006)。小胞への出芽にはカプシドに最も近接して存在する2種のテグメント蛋白質UL36，UL37と主要テグメント構成蛋白質UL48が重要な役割を果たしている。加えて，小胞の細胞質側に分布するアシル化膜蛋白質UL11やUL51もこの過程に必要だが，その機構は不明な点が多い。粒子に付随するエンベロープ糖蛋白質を有する小胞や，既に出芽したカプシドを含む小胞の細胞内輸送にはさまざまなウイルス側，細胞側の因子が関与している。

なお，ウイルス増殖に関するヘルペスウイルス一般に共通の形態学については別項に記述がある。HSV感染細胞では，種々の顕著な形態変化を観察することができる(写真12〜20)。

【HSVの病原性発現・アクセサリー遺伝子】

HSVがコードする遺伝子のうち培養細胞での増殖に必須なものは約30種で，残りの約50種は非必須遺伝子である。しかも，Vero細胞やBHK細胞などでの増殖能にはまったく，あるいは僅かしか影響を与えない遺伝子が少なからずある。このような遺伝子は典型的な“アクセサリー遺伝子”として位置づけられる(表5)。それらの役割は宿主個体との相互作用の解析を通して初めて理解されうる(Mori and Nishiyama, 2006)。マウスはHSVに自然感染することはないが，実験的にはヒト以上に感受性が高く(マウスの系統によって差はあるが)，皮下や角膜に接種するとヒトと類似の病態を示し，かつ脳炎死する。一方，他のヒトヘルペスウイルスはマウスに病原性をまったく示さない。

HSVの野生株(強毒株)をマウスの皮膚に接種するとき，ウイルスは知覚神経終末から軸索輸送によって神経細胞核へと運ばれ増殖，さらに上行して脊髄，脳幹に達し，脳炎を起こす。さまざまなHSV株のマウスに対する病原性を調べてみると，培養細胞での増殖能は維持されているにもかかわらず末梢接種での毒力が著しく低下している株がある。また，多くのアクセサリー遺伝子欠損ウイルスは脳内に直接接種すれば強い病原性を示すが，UL39(リボヌクレオチドリダクターゼ)やRL1(ICP34.

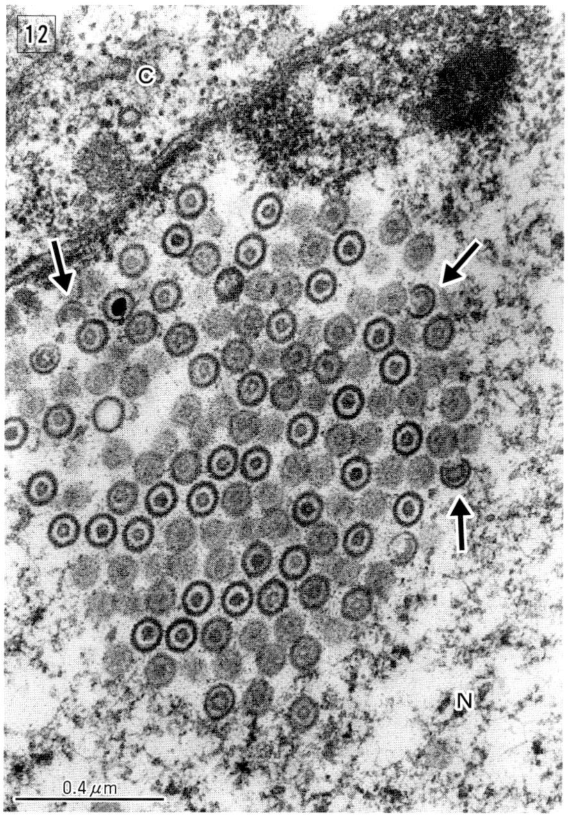

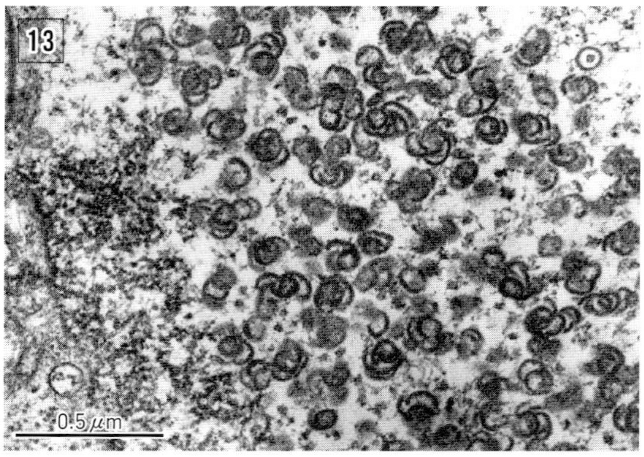

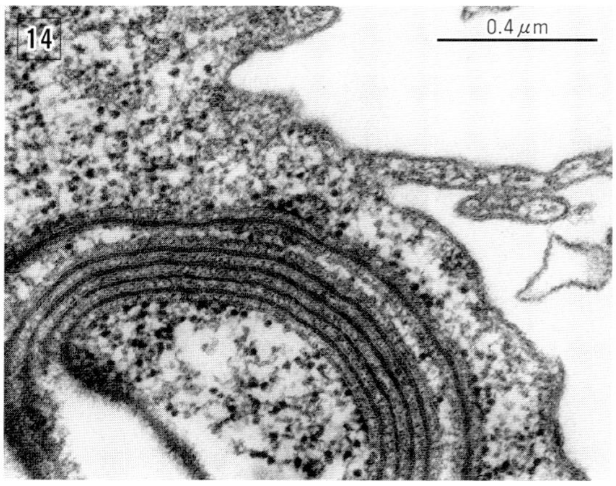

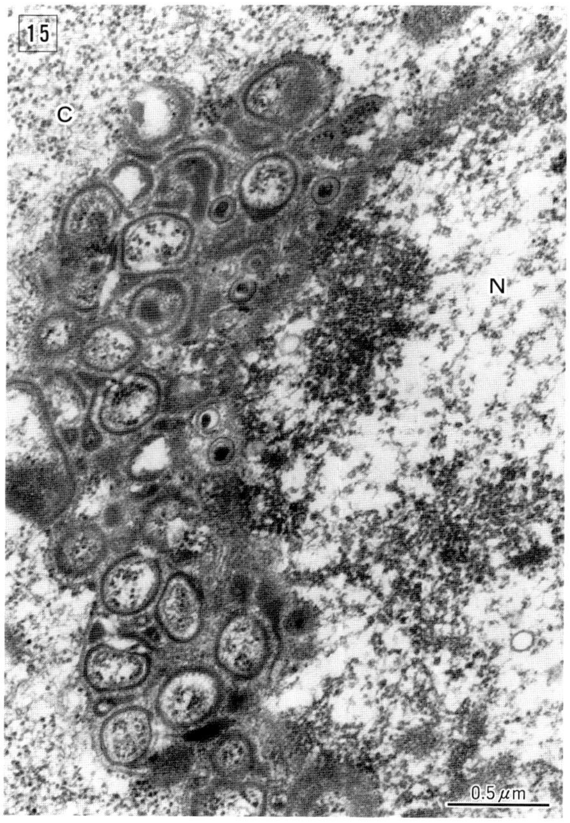

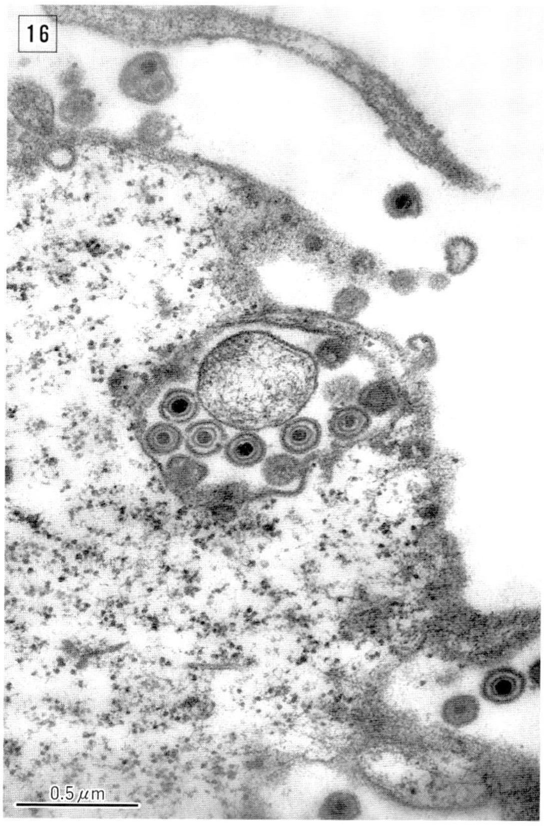

写真 12　HSV-1 感染後期の FL 細胞（写真提供：新居志郎）。N：核，C：細胞質。核内に出現したウイルス粒子の結晶様配列。大多数の粒子は径約 40 nm の低電子密度のコアを含有するカプシド（small-cored B capsid）である。矢印は形成途上の粒子を示す。

写真 13　HSV-1 感染後期の FL 細胞（写真提供：新居志郎）。おびただしい数の異常ウイルスが，核内の一領域に群がって存在する状態を示す。多量の主要カプシド蛋白質（VP5）に比してスカホールド蛋白質の量的比率が極めて小さい場合に出現するものと考えられる。

写真 14　HSV-1 感染後期の FL 細胞（写真提供：新居志郎）。内側核膜の増生と重層化現象。この現象は，程度の差はあるが多種ヘルペスウイルスの感染時に認められる。特に HSV-1 感染後期の細胞に顕著に観察される。

写真 15　HSV-1 感染後期の FL 細胞（写真提供：新居志郎）。N：核，C：細胞質。内側核膜部における膜の増生像。なお，同一部位には第一次エンベロープを獲得中，ならびにエンベロープを獲得した粒子も混在する。

写真 16　HSV-1 感染後期の FL 細胞（写真提供：新居志郎）。ウイルス放出の最終段階。成熟ビリオンが細胞質部の空胞内もしくは細胞外に存在する。

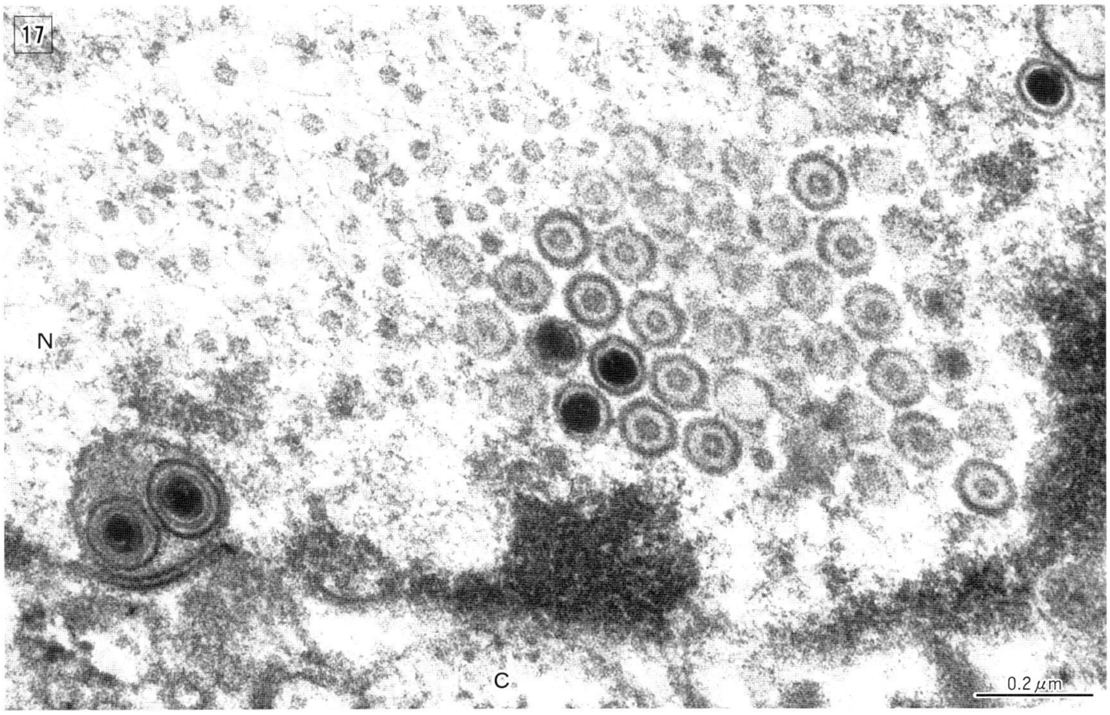

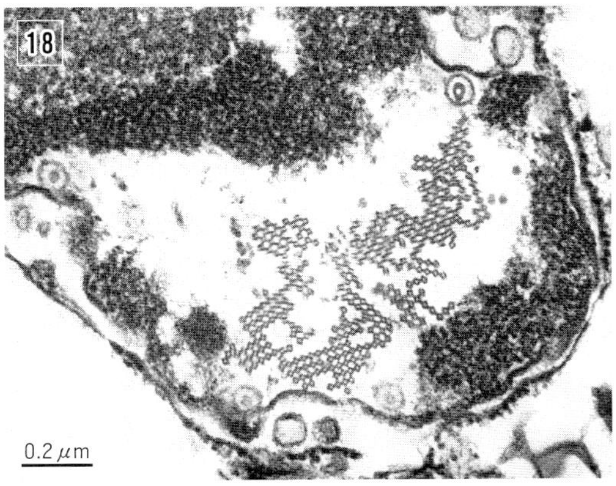

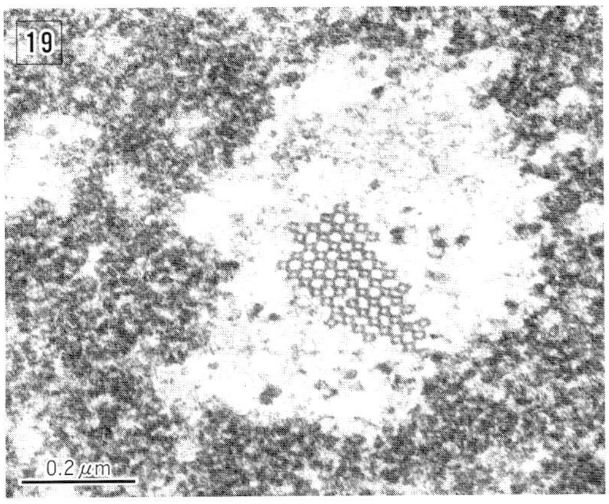

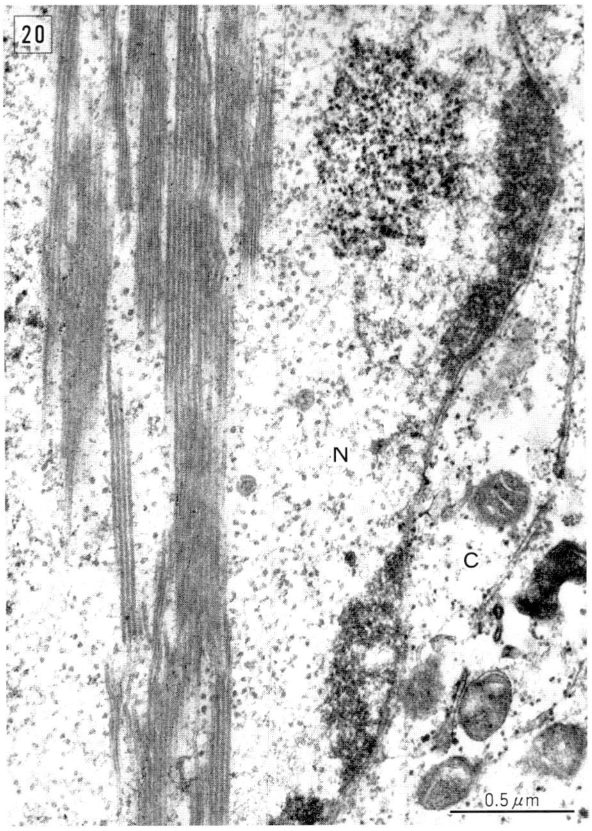

写真 17　HSV-2 感染後期の FL 細胞(写真提供：新居志郎)。N：核，C：細胞質。写真右半分の核領域には，右上隅の 1 個のウイルス粒子を除くすべての粒子が一群となって結晶様の配列を示す。大多数の粒子は，径約 40 nm のコアを保有する B カプシドであるが，径 60～70 nm の高電子密度コアを保有する C カプシドも少数混在する。また，写真左半分の核領域や，ウイルス粒子の存在部の周縁に，径 30～40 nm の多数の顆粒が散在する。さらに，核内の空胞もしくは核膜腔の核実質への陥入部に，2 個のビリオンが存在する。これらは，第一次エンベロープの獲得を終了した粒子である。

写真 18　HSV-2 感染後期の FL 細胞(写真提供：新居志郎)。HSV-2 感染に特徴的とされる微小管(microtubule)の核内出現。束状の微小管を，その走向軸に対して垂直に切断した像，およびやや斜めに切断した像を示す。

写真 19　HSV-2 感染後期の FL 細胞(写真提供：新居志郎)。HSV-2 感染に特徴的とされる微小管(microtubule)の核内出現。一群の微小管を，その走向軸に対して垂直に切断した超薄切片像

写真 20　HSV-2 感染後期の FL 細胞(写真提供：新居志郎)。N：核，C：細胞質。HSV-2 感染に特徴的とされる微小管(microtubule)の核内出現。微小管の走向軸に対して平行方向の超薄切片像

表 5　単純ヘルペスウイルスの主なアクセサリー遺伝子とその機能と役割

ウイルス遺伝子名		機能(活性)
ヌクレオチド代謝，DNA 代謝に関わる酵素		
	UL2	ウラシル DNA グリコシラーゼ，損傷 DNA の除去修復に関わる酵素
	UL23	チミジンキナーゼ，神経病原性発現に重要
	UL39	リボヌクレオチド還元酵素(大サブユニット)，神経病原性発現に必須
	UL50	dUTP 分解酵素，神経病原性発現に重要
アポトーシスの抑制		
	UL14	分子シャペロン機能を持つ粒子テグメント蛋白質，アポトーシスの抑制作用を持つ
	UL39	N 末にセリン/スレオニンキナーゼ活性を持つリボヌクレオチド還元酵素(大サブユニット)
	US3	セリン/スレオニンキナーゼ，アポトーシス誘導シグナル伝達系の阻害，粒子成熟・輸送にも関与
インターフェロン作用の抑制		
	RL1	リン酸化した eIF2α の脱リン酸化を促進させる作用を持つ($\gamma_1$34.5)
	RL2	ユビキチンリガーゼ活性を持つ前初期遺伝子(ICP0)，IRF3/IRF7 の活性化を阻害
	US11	RNA 結合活性を持つ粒子テグメント蛋白質，PKR の活性化を阻害
免疫機構からの回避		
	UL41	RNase 活性を持ち mRNA の分解促進，宿主免疫応答の全体的な抑制
	UL43	多数回膜貫通ドメインを有する膜蛋白質，細胞膜融合を抑制，樹状細胞機能の抑制
	UL44	吸着に関わるエンベロープ糖蛋白質(gC)，C3b レセプター活性を持つ，補体作用からの回避
	US8	Fc レセプター活性を持つエンベロープ糖蛋白質(gE)，抗体作用からの回避
	US12	ペプチドトランスポーター(TAP)結合活性を持つ，MHC class I 分子の抑制，細胞傷害性 T 細胞からの逃避
神経軸索輸送に関与		
	UL56	C 末端アンカー型膜蛋白質，キネシン KIF1A と相互作用，順行性軸索輸送に関与(？)
	US8	エンベロープ糖蛋白質(gE)，極性細胞における粒子の輸送制御
	US9	C 末端アンカー型膜蛋白質，細胞質小胞の逆行性軸索輸送に関与
潜伏感染維持・再活性化に関与		
	LAT	Latency-associated transcripts，潜伏感染および再活性化に関与，アポトーシスの抑制作用もある
	RL2	ユビキチンリガーゼ活性を持つ前初期遺伝子(ICP0)，蛋白質分解系の制御

5)の欠損では神経病原性が著しく低下する。

さまざまな刺激は細胞にアポトーシスを誘導し，それは個体のホメオスタシス(恒常性)維持に重要である。ウイルスに感染した細胞をアポトーシスへと誘導し，できるだけ早く除去することは防御反応の一部と見なすことができる。しかし，感染早期のアポトーシスの誘導はウイルス増殖の中断を意味する。そこで多くのウイルスはアポトーシスを抑制する機構を発達させてきた。HSV は他のヘルペスウイルスと同様，抗アポトーシス作用に関与する遺伝子を少なからず保有する。それには US3 (PK)，US5(gJ)，UL14，LAT，US1(ICP22)，RL1 (ICP34.5)，RS1(ICP4)などが含まれる(Nguyen and Blaho, 2007)。

HSV は宿主の免疫機構からの回避に関わる種々の蛋白質もコードしている。エンベロープ糖蛋白質 gC は細胞への吸着に重要であるとともに，補体成分 C3b 結合作用を持つ。gE/gI 複合体は抗体の Fc 部分に対するレセプター活性を有する。さらに，前初期に発現される US12 は TAP 結合作用を持ち，MHC class I 分子の細胞表面への輸送を阻害する。これらの作用によって HSV 粒子や感染細胞は補体，中和抗体，細胞傷害性 T 細胞(CTL)による不活化作用を回避する。また，HSV はインターフェロン(IFN)作用の抑制に関わる蛋白質をコードしている。ICP34.5 は脱リン酸化酵素(protein phosphatase 1)に結合することによって，dsRNA 依存性蛋白質キナーゼ(PKR)によってリン酸化された eIF2α の脱リン酸化を促進し IFN 作用を阻害する。US11 は多面的な機能を持つが，その RNA 結合能を介して dsRNA 依存性 PKR の活性化を阻害する。前初期遺伝子 ICP0 も Interferon regulatory factor 3(IRF3)，IRF7 の活性化を抑制する。UL41 は RNA 分解酵素活性を持ち宿主細胞のさまざまな機能にさまざまな影響を与えるが，IFNα の作用，産生の両方を抑制しうる。

【潜伏感染の成立・維持と活性化】

HSV のライフサイクルを維持するためには神経細胞で潜伏し再活性化することが必須である。知覚神経終末から侵入したカプシドは，求心性の軸索流によって神経細胞核へ到達する。核内に入った HSV DNA は潜伏期にはエピゾームとして神経核内に保持される。その後，さまざまな活性化刺激によって溶解感染サイクルへと入り，粒子が産生されて遠心性軸索流によって末梢へと輸送される。この際，エンベロープ糖蛋白質を含む小胞とカプシドとは軸索内を別々に運ばれ，神経終末で最終的にエンベロープを獲得することになると考えられている(図 21)(Diefenbach et al., 2008)。

動物実験による観察では，感染した知覚神経細胞の一部のみが溶解感染のサイクルに入り，多くの神経細胞では当初から潜伏状態を形成する。潜伏感染の成立・維持，活性化の機構に関してさまざまな仮説が提唱されており，複数の要因が関与している可能性が高い。観察事実としては，潜伏状態ではウイルス蛋白質は合成されていない，ゲノムの特定部位からの転写産物(latency-associated transcripts：LAT)が豊富に検出される。しかし，LAT 領域を欠損させた HSV も潜伏感染を起こし，効率は低下するものの再活性化しうる。したがって，LAT は潜伏感染の成立，維持，再活性化に必須ではない。IE 遺伝子の転写開始には宿主因子として Oct-1，HCF，ウイルス転写蛋白質として VP16 が必要だが，これらの蛋白質の発現，あるいは供給が十分でないという可能性もある。一方，HSV DNA とヒストン関連蛋白質の会合が潜伏感染を制御しているという可能性も報告されている(Knipe and Cliffe, 2008)。潜伏感染の成立に small interfering RNA(siRNA)や microRNA(miRNA)の関与も示唆されている。LAT 領域から作られる miRNA が IE 遺伝子のひとつ ICP0 の合成を抑制すること，また潜伏時に ICP4 に対応した miRNA が合成されておりその発現を抑制することが示され注目されている(Umbach et al., 2008)。

【HSV 感染症・診断】(口絵 171～177 参照)

小児期における HSV の初感染は不顕性か，症状があっても軽くすむことがほとんどである。HSV-1 はヘルペス性歯肉口内炎，口唇ヘルペス，ヘルペス性角結膜炎などの原因となるが，稀に新生児ヘルペスやヘルペス脳炎などの致死的疾患を起こす。HSV-2 は性器ヘルペス，ヘルペス瘭疽，新生児ヘルペスなどを起こす。従来，HSV-1 が性器ヘルペスの原因となることは稀であったが，性行動様式の変化により先進国では初発の性器ヘルペスは HSV-1 によるものが半数以上を占めるようになった。しかし，再発型は 2 型によるものが依然として多い(表 4)(Gupta et al., 2007)。

HSV 感染症の診断は，病変部からのウイルス分離，PCR 法によるウイルス DNA の検出と定量，病変部細胞からのモノクローナル抗体による抗原検出によって行われる。初感染ではペア血清での抗体価の上昇，あるいは抗 HSV IgM 抗体の検出なども有用である。

【HSV 感染症の治療・予防】

抗ヘルペス薬アシクロビル(ACV，商品名ゾビラックス)が開発され，臨床応用が始まって既に 20 年以上経過し，その治療効果と安全性についての評価は定まったといえる。耐性ウイルスに関しては，ACV 耐性 HSV の病原性が低く抗生物質に対する耐性菌のような事態には今のところなっていない。ACV 以外に現在治療薬として市販されているのはバラシクロビル，ファムシクロビル，ビダラビンなどがありいずれもヌクレオシドアナログである。最近，ウイルスのヘリカーゼ/プライマーゼ複合体に対する選択的阻害薬が合成され，それらに優れた抗 HSV 作用があることが報告され注目されている(Kleymann et al., 2002)。

米国では性感染症(STD)としての重要性が大きく，HSV に対してもさまざまな観点からワクチンの開発が試みられている。しかし，臨床応用可能なワクチンは現在のところまだない(西山，2008)。

【HSV の利用】

HSV をベースとしたベクターは，ふたつの方向での医学的応用が考えうる(西山・川口，2003)。ひとつは HSV の神経向性，潜伏感染能を利用するもので，さまざまな外来性の遺伝子を搭載して神経組織に対する遺伝子導入を目的とする。この場合には，非増殖型のウイルスベクターが使用されるだろう。他のひとつは悪性腫瘍の治療を目的とするもので，腫瘍細胞で選択的に増殖する，弱毒化 HSV が用いられる。現在，多種類のベクターや腫瘍溶解ウイルスが開発され，臨床試験が進められている(西山・五島，2007)。

【引用・参考文献】

Diefenbach, R. J., Miranda-Saksena, M., Douglas, M. W., et al. 2008. Transport and egress of herpes simplex virus in neurons. Rev. Med. Virol. 18: 35-51.

Dohner, K., Radtke, K., Schmidt, S., et al. 2006. Eclipse phase of herpes simplex virus type 1 infection: efficient dynein-mediated capsid transport without the small capsid protein VP26. J. Virol. 80: 8211-8224.

Everett, R. D., Murray, J., Orr, A., et al. 2007. Herpes simplex virus type 1 genomes are associated with ND10 nuclear substructures in quiescently infected human fibroblasts. J. Virol. 81: 10991-11004.

Gupta, R., Warren, T., and Wald, A. 2007. Genital herpes. Lancet 370: 2127-2137.

Kleymann, G., Fischer, R., Betz, U. A. K., et al. 2002. New helicase-primase inhibitors as drug candidates for the treatment of herpes simplex disease. Nat. Med. 8: 392-398.

Knipe, D. M., and Cliffe, A. 2008. Chromatin control of herpes simplex virus lytic and latent infection. Nat. Rev. Microbiol. 6: 211-221.

Livingston, C. M., DeLuca, N. A., Wilkinson, D. E., et al. 2008. Oligomerization of ICP4 and rearrangement of heat shock proteins may be important for herpes simplex virus type 1 prereplicative site formation. J. Virol. 82: 6324-6336.

Loret, S., Guay, G., and Lippe, R. 2008. Comprehensive characterization of extracellular herpes simplex virus type 1 virions. J. Virol. 82: 8605-8618.

McGeoch, D. J., Rixon, F. J., and Davison, A. J. 2006. Topics in herpesvirus genomics and evolution. Virus Res. 114: 90-104.

Mettenleiter, T. C., Klupp, B. G., and Granzow, H. 2006. Herpesvirus assembly: a tale of two membranes. Curr. Opin. Microbiol. 9: 423-429.

Mori, I., and Nishiyama, Y. 2006. Accessory genes define the relationship between the herpes simplex virus and its host. Microb. Infect. 8: 2556-2562.

Mou, F., Wills, E. G., Park, R., et al. 2008. Effects of lamin A/C, lamin B1, and viral US3 kinase activity on viral infectivity, virion egress, and the targeting of herpes simplex virus UL34-encoded protein to the inner nuclear membrane. J. Virol. 82: 8094-8104.

Nguyen, M. L., and Blaho, J. A. 2007. Apoptosis during herpes simplex virus infection. Adv. Virus Res. 69: 67-97.

西山幸廣．2008．ヘルペスウイルス感染症の克服――単純ヘルペスウイルスワクチンの開発は可能か．実験医学 26：2884-2890．

西山幸廣，五島典．2007．単純ヘルペスウイルスを利用した癌に対するウイルス療法．ウイルス 57：57-65．

西山幸廣，川口寧．2003．ヘルペスウイルスの医学的利用――遺伝子治療と癌治療への応用．ウイルス 53：155-162．

Reske, A., Pollara, G., Krummenacher, C., et al. 2007. Understanding HSV-1 entry glycoproteins. Rev. Med. Virol. 17: 204-215.

Trus, B. L., Newcomb, W. W., Cheng, N., et al. 2007. Allosteric signaling and a nuclear exit strategy: binding of UL25/UL17 eterodiHmers to DNA-filled HSV-1 capsids. Mol. Cell 26: 479-489.

Umbach, J. L., Kramer, M. F., Jurak, I., et al. 2008. MicroRNAs expressed by herpes simplex virus 1 during latent infection regulate viral mRNAs. Nature 454: 780-783.

【牛島洋子，西山幸廣】

水痘・帯状疱疹ウイルス
Varicella-Zoster Virus (VZV)

【分類・歴史】

水痘・帯状疱疹ウイルスは，ヘルペスウイルス科（*Herpesviridae*）のアルファヘルペスウイルス亜科（*Alphaherpesvirinae*）に属し，バリセロウイルス属（*Varicellovirus*）のヒトヘルペスウイルス 3〔*Human (alpha) herpesvirus 3*〕：水痘・帯状疱疹ウイルス（Varicella-zoster virus）である。国際ウイルス命名委員会の略称は，HHV-3 である。通称名として使われているのは，水痘・帯状疱疹ウイルス（Varicella-zoster virus）で，水痘ウイルスが使われ，英語の略称として，VZV が使用されている。

水痘は，1767 年に Heberden によって痘瘡と区別され，1888 年に von Bokay の観察，帯状疱疹患者との接触により，水痘を発症することが報告された。1925 年には Kundratitz は，帯状疱疹の水疱内容を接種して，水痘の発症を認めている。水痘と帯状疱疹の病原ウイルスは，Weller（1953）らの細胞培養を用いた一連の細胞培養と免疫学的手法による研究で，同一の水痘・帯状疱疹ウイルスであることが確定された。

水痘・帯状疱疹ウイルスのウイルス学的な特徴は，ヘルペスウイルスに共通する。水痘ウイルス感染の臨床的な特徴としては，初感染で水痘を，再活性化により帯状疱疹を発症する。水痘は，ウイルスが口腔・気道粘膜で感染増殖し，感染後約 14 日の潜伏期を経て，全身の皮膚・粘膜で丘疹・水疱・膿庖・痂皮などの病変を形成し，水痘を発症する。皮膚粘膜で増殖したウイルスは感覚神経終末から，単純ヘルペスウイルス（HSV）と同様に三叉神経節や脊髄後根神経節などの知覚神経節に至り，そこで潜伏感染する。この潜伏したウイルスは，後に加齢や免疫低下によりウイルスが再活性化し，神経線維束に沿って末梢に至り，神経支配領域に紅斑や水疱をともなう帯状疱疹を発症する。

【ビリオン】

ウイルス粒子の構造は，エンベロープを有し正 20 面体のカプシドを内蔵する。コアを欠除したカプシドの割合などの差異はあるが，基本的には他のヘルペスウイルスと同様な構造を有する。ウイルス粒子（写真 21）はエンベロープを有し，エンベロープ上には，中和の標的である gH（gHgL）や gB，gE：gI，gC などの糖蛋白を有し，細胞への吸着と侵入を果たす（Shiraki et al., 1982）。エンベロープとカプシドの間にテグメントがあり，テグメントにはウイルス由来転写因子などを有し，感染を促進する。カプシドは 162 個のカプソメアで構成される正 20 面体で，そのなかに糸巻き状に DNA を持つコアを内蔵する。水痘ウイルスの特徴として，コアを欠失したカプシドの割合が高いことが挙げられる（写真 22）（Shiraki and Takahashi, 1982）。感染細胞の電顕観察により，増殖ウイルスの形態に 2，3 の特徴点を指摘することができる（写真 23，24）。

【ゲノム】

水痘・帯状疱疹ウイルスのゲノムは複数株の塩基配列が決定されており，最初に報告された Dumas 株は，124,884 bp である（Davison and Scott, 1986）。水痘ワクチンの原株である岡（原）株は 125,078 bp で，ワクチン株は 125,125 bp と報告されているが，欧州 GSK のワクチン株は 124,821 bp で，米国 Merck のワクチン株は 124,815 bp と報告され，ゲノムサイズは 125 kbp と記載されている。水痘・帯状疱疹ウイルスには，図 22 のように 4 か所の繰り返し配列が存在し，その繰り返し配列の個数は株間だけでなく，同じ株でもクローン間で異なる。ワクチン株間での塩基配列の長さの違いは，ワクチン株としての弱毒性と関係ない部位で違うと考えられている。ウイルスゲノムの特徴的な GC 含量に関して，VZV は 46%（1.705 g/cm^3）で，HSV-1 の 67%（1.726 g/cm^3）やヒトサイトメガロウイルスの 56%（1.717）や一般の生物の 50% に比較して低い。

ゲノム構造は，基本的には HSV と同様に図 22 のような構造をとるが，4 つのアイソマーは等モルではなく，図に示された方向性を持つ U_L と方向性の異なる Us のふたつのアイソマーで約 95% を占める。ウイルスは，約 70 の蛋白をコードしており，ウイルス感染後の転写時期により，前初期蛋白，前期蛋白，後期蛋白の 3 種の蛋白に分類される。前初期蛋白は主としてウイルスの転写調節因子，前期蛋白は主として DNA 合成に関わる蛋

写真 21　精製水痘・帯状疱疹ウイルス（リンタングステン酸ネガティブ染色）。中心のウイルスは，エンベロープに覆われているため，染色液がエンベロープ内に侵入しておらず，内部構造が染色されていない。他の 3 個のウイルスは，エンベロープ内に染色液が侵入しコアの有無が明瞭に確認できる。

写真 22　ウイルスの性状を，既知の濃度の latex 粒子（直径 108 nm）を対照粒子として混和後，ネガティブ染色でエンベロープとコアの有無と latex 粒子（矢印）数との比より，粒子数を換算。a）Unpenetrated enveloped particle（エンベロープに損傷のない完全ウイルス粒子），b）Penetrated enveloped particle（エンベロープに損傷があり染色液の侵入したウイルス粒子），c）naked full particle（エンベロープのないコアのあるカプシド），d）naked empty particle（コアを欠損したカプシド）。約 70% 程度の CPE を示す感染細胞より得た感染性 cell-free ウイルス液の場合，総粒子数は 5〜25×10^{10} 粒子，約 10^4 個/細胞で，それぞれの a：b：c：d の粒子数比は 1：1：1：2，感染性粒子は 10^5〜10^6 粒子に 1 個であった。水痘ウイルスは感染性粒子が少なく，コアを有しない粒子が多いことが特徴である（Shiraki and Takahashi, 1982）。

写真 23　水痘・帯状疱疹ウイルス感染細胞の核内に出現したウイルス粒子（提供：新居志郎）。細片状のコアを有する発育途上のカプシド（矢印）が，核内に高頻度に観察される特徴がある。矢じり印の粒子は，黒く見える（高電子密度の）コアを内包する成熟カプシドである。その他，多数の約 30 nm 大の小顆粒がカプシドと共存して見られる。N：核領域，C：細胞質領域

写真 24　水痘・帯状疱疹ウイルス感染細胞の細胞外に観察される多数の粒子（提供：新居志郎）。大多数を占めるのは，エンベロープとテグメント物質からなり，カプシドを欠く異常粒子である。大小不同の多数の異常粒子の出現は，このウイルス感染におけるひとつの特徴点である。異常粒子はサイトメガロウイルスの dense body と類似性がある。少数のビリオン（矢印）も見られる。この他，1 個の裸粒子（矢じり印）も認められる。エンベロープから離脱したカプシドと考えられる。この事実はこのビリオンの，特にエンベロープの脆弱性を示唆している。

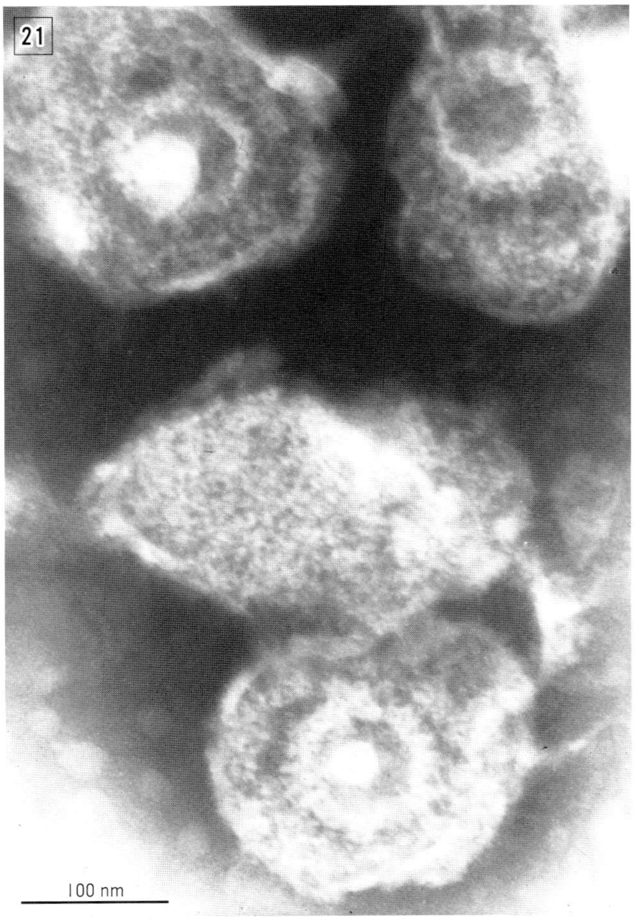
21
100 nm

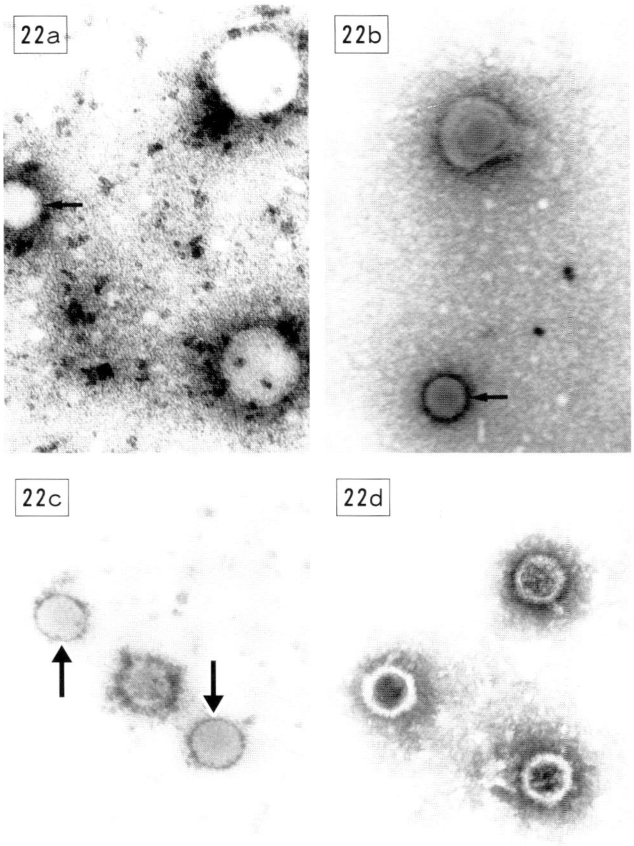
22a
22b
22c
22d

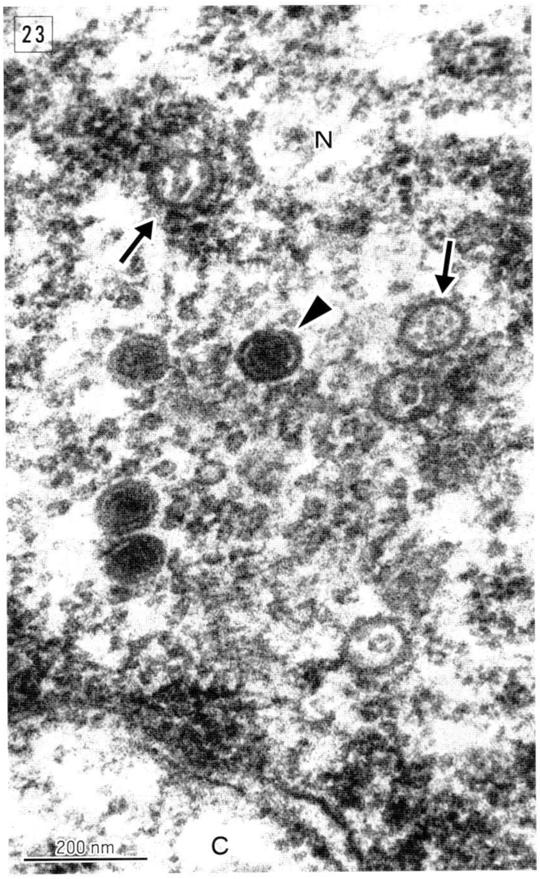
23
N
C
200 nm

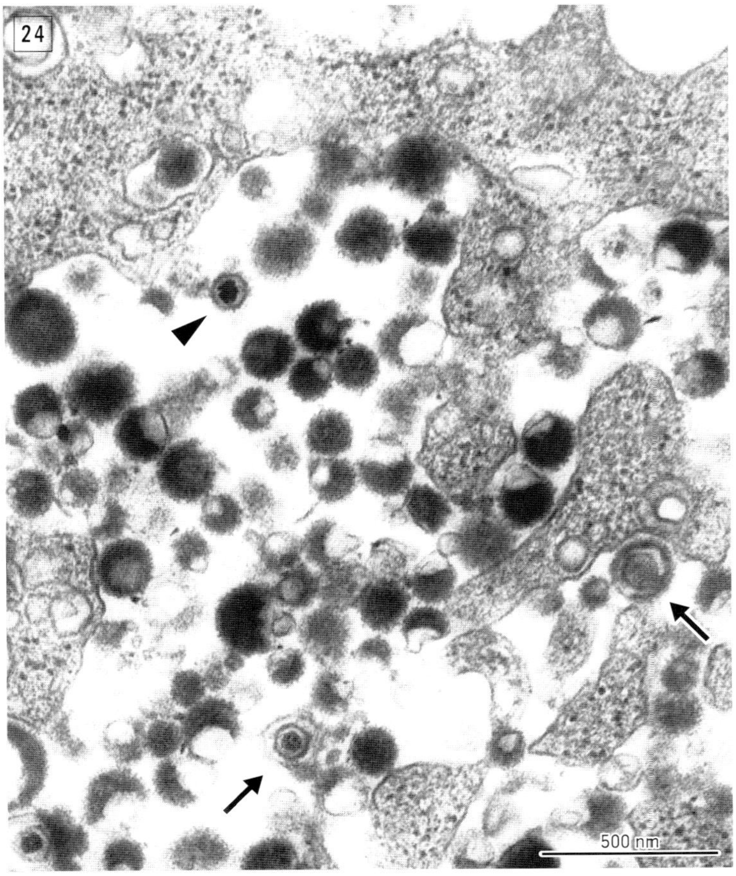
24
500 nm

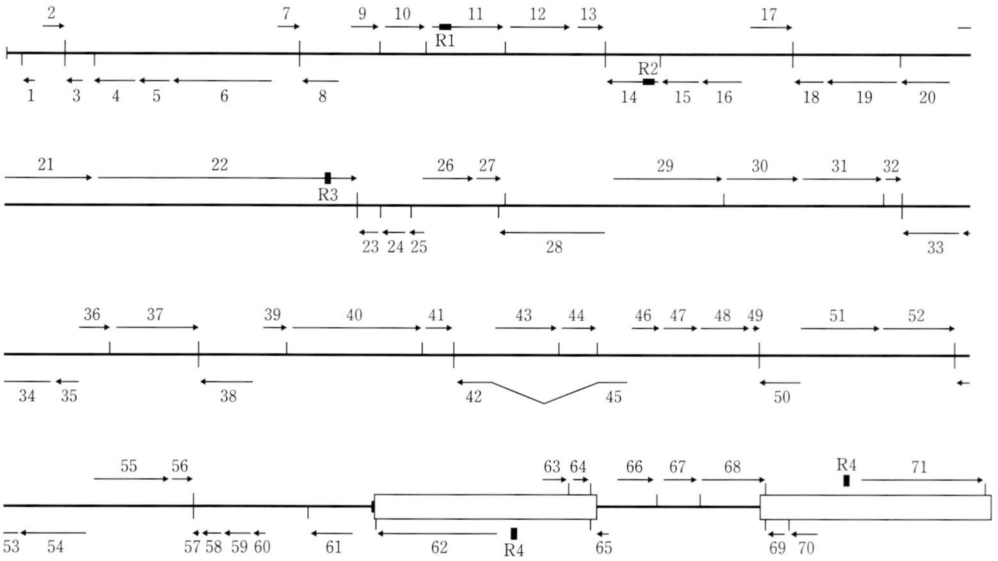

図 22　水痘ウイルスのゲノム構造と各遺伝子の配置。VZV ゲノムに 68 個の ORF の存在が，Davison and Scott (1986)によって報告された。HSV の TR_L〔Terminal repeat of the L (long) component〕は約 9 kb で，VZV の TR_L は 87 塩基と短く，一方，HSV の TR_S〔TR of the S (short) component〕は6.5 kb で VZV は 7 kb である。そのため，HSV では 4 つのアイソマーが等モル存在するが，VZV は TR_L が短く，U_L (Unique sequence of a long domain)はほとんどが図の方向性のため，見かけ上 U_S の方向性の異なる 2 アイソマーが主体である。IR_S(Inverted repeat)と TR_S の 62 と 71，63 と 70，64 と 69 は，同一の遺伝子である。また図のように，VZV には 4 か所の繰り返し配列(reiteration) (R 1～R 4)が存在する。

白(チミジンキナーゼや DNA 合成酵素など)，後期蛋白はウイルス粒子の構成蛋白などから構成される。ウイルスゲノムの複製は HSV と同様に，Rolling-circle，すなわち，環状となったゲノムは，トイレットペーパーのロールを引き出してミシン目に沿って切るように，1 ゲノムずつの単位にターミナーゼによって，複製された DNA が切り出され，カプシド内に収納される。繰り返し配列数や株間の塩基配列の差異を利用した制限酵素断片の比較により，ウイルス分離株の同定が可能である(写真 25)。最近では，塩基配列(ワクチンでは，IE62 領域)によって，鑑別されている。

【物理化学的性状】

DNA と蛋白の比重がそれぞれ 1.70，1.20 であるため，蛋白と DNA から構成されるカプシドは 1.30 g/mL で，エンベロープを有する感染性ウイルス粒子はエンベロープの脂質のため軽くなり，その浮遊密度は $CsCl_2$ 中では 1.272 g/mL である(Shiraki et al., 1982)。

ウイルスの感染性は水疱内では安定とされるが，一般に非常に不安定である。有機溶媒，熱(56°C)などにより感染性は容易に喪失する。Cell-free ウイルスの感染価は，通常の培養液中では 1 時間で 30～40%程度に低下するが，SPGC 液中〔リン酸緩衝生理食塩水(PBS)に 5%ショ糖，0.1%グルタミン酸ナトリウム，10%ウシ胎児血清〕ではほとんど低下を認めない(Asano and Takahashi, 1978)。水痘ウイルス感染細胞の上清中には 10^9 粒子/mL 程度の大量のウイルス粒子を認めるが，ほとんど感染性を認めない(Shiraki and Takahashi, 1982)。感染細胞を SPGC などの保存液中で超音波破砕して得たウイルスは感染性を保持しているが，それでも，1 万から 10 万粒子に 1 感染性程度であり，HSV の 50 個中 1 感染性粒子に比べ非常に感染性は低い。このため，水痘ウイルスによるプラック形成は，他のウイルスのようにメチルセルロースやアガロースによる重層を用いなくても daughter focus は問題とならないので，通常の維持培地でも可能である(Asano and Takahashi, 1978)。

水痘ウイルスの保存は，10%DMSO を用いた感染細胞として−70～80°C以下で凍結保存する。あるいは感染細胞を，トリプシンを使用しないで EDTA を含む PBS で細胞を浮遊させ，SPGA 液中に浮遊した細胞を超音波などで破砕した上清に含まれる cell-free ウイルスとして，−70～80°C以下で凍結保存する。

【抗原の性状】

水痘・帯状疱疹ウイルスは，約 70 種の蛋白質を発現し，それらの蛋白の抗原性は特異的である。精製ウイルスに存在する蛋白と糖蛋白の電気泳動像より，約 40 種の蛋白が確認できる(写真 26)。本ウイルスに対する動物での特異抗血清は，ウイルスを感染させたサル腎細胞をサルに免疫する，あるいは，ウイルスを感染させたモルモット胎児細胞をモルモットに免疫して特異抗血清を得ることができる。ウイルスの抗原性は特異的であることから，水痘・帯状疱疹ウイルスの抗原の検出は水痘や帯状疱疹の診断的な意義があり，ウイルス抗原を用いた血清反応は特異的で診断価値がある。水痘ウイルスのなかでは，糖蛋白 gE は量的に多く発現し，抗原性も強いとされる。臨床的な観点からは，水痘や帯状疱疹後に，HSV に対する抗体上昇(heterologous antibody response)を認めることが知られている。糖蛋白 gB は，HSV と抗原交差性を示すエピトープを有するが(Shiraki et al., 1982)，血清診断に影響はないと考えられる。したがってこの現象は，両ウイルスの抗原交差による因子と，ウイルス感染時にもう一方のウイルスの不顕性な再活性化による抗体上昇も考慮される。

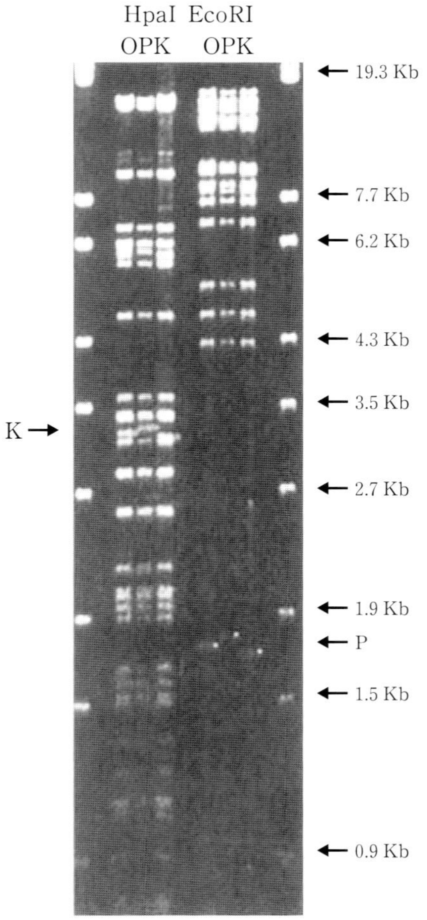

写真25　DNA制限酵素断片の比較によるウイルス株の区別（Shiraki et al., 1991；©Wiley Periodicals）。生後2か月のとき，家族内で水痘の接触があったが，発症しなかったので2歳でワクチンを接種した。4歳で帯状疱疹を発症したので，帯状疱疹から分離されたウイルスと水痘ワクチン株と比較し，HpaI-KとEcoRI-Pの断片の不一致から，生後2か月に感染したウイルスによる野生株と判定した。O：岡ワクチン株，P：患者分離株，K：河口株

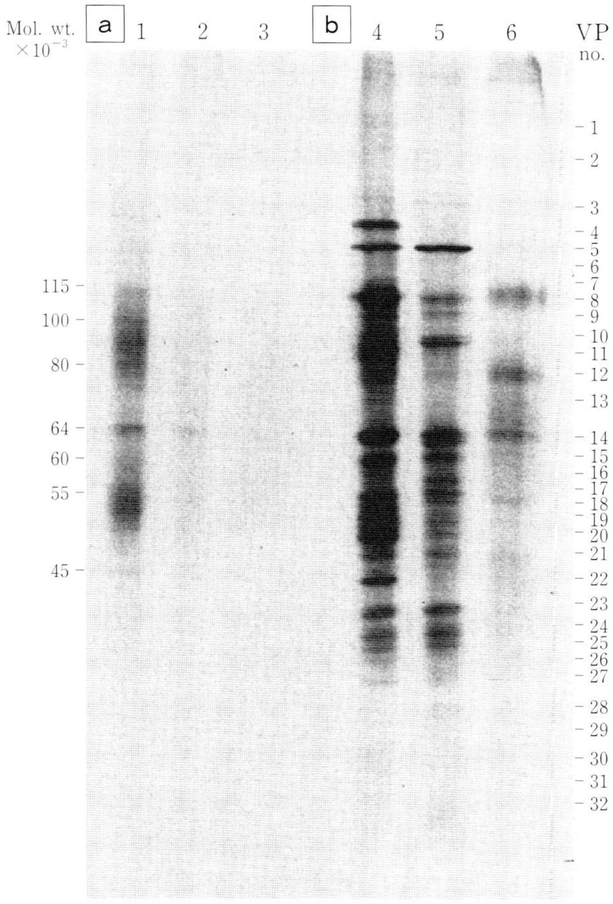

写真26　精製ウイルス粒子中に確認される糖蛋白および蛋白（Shiraki et al., 1982；©Wiley Periodicals）。a）^{14}C-glucosamine標識ウイルス粒子の糖蛋白。1：全ウイルス粒子，2：カプシド，3：エンベロープ分画。糖蛋白はすべてエンベロープ分画に認められる。糖蛋白は糖鎖修飾の多様性のため，ブロードなバンドとなっている。b）^{35}S-methionine標識ウイルス粒子蛋白。4：全ウイルス粒子，5：カプシド，6：エンベロープ分画

【培養】

水痘・帯状疱疹ウイルスの培養は，ヒト由来細胞（肺，皮膚，血管内皮，肝など）（写真27），サル腎由来細胞，モルモット細胞などで，培養が可能。ベロ細胞やHeLa細胞などでもウイルスの増殖を認めるが，周辺より増殖した細胞によって，感染細胞が排除される。したがって，実験室ではヒト胎児肺線維芽細胞やヒトメラノーマ由来（MeWo）細胞は感受性が良く，経代が容易であることから，広く使用されている。水痘の場合には，3日以内は水疱からの分離ができるが，痂皮となると分離は難しい。

【増殖細胞の変化】

ウイルスが感染すると，感染の広がりは14時間後には確認される。ウイルス感染細胞では，写真のような細胞変性を示す。細胞変性現象としては，細胞の円形化を認め，円形細胞は周辺細胞に広がっていく。細胞融合による巨細胞形成を示す（写真27）。核内と細胞質内に封入体を形成する。

【病原性】

水痘と帯状疱疹の臨床像については，口絵169a～d；170を参照。水痘・帯状疱疹ウイルスの初感染では，水痘を発症する。水痘ウイルスは，感染者の口腔咽頭の粘膜の病変から飛沫・飛沫核として，眼，鼻腔，咽頭粘膜に感染し増殖する。ここから，マウスポックスウイルスのモデルを基礎とした病態仮説と，最近，SCID（severe combined immunodeficiency）-huマウス（免疫不全マウスにヒト胎児の臓器と胸腺を移植したマウス）を用いて得られた結果から提唱された病態仮説がある（Ku et al., 2005）。従来のマウスポックスウイルス感染をモデルした仮設では，粘膜で増殖したウイルスは1次ウイルス血症により所属リンパ節に感染し増殖する。それらのウイルスは，2次ウイルス血症により全身散布され，皮膚だけでなく，肝臓・肺などの臓器でウイルスが増殖する。そして，皮膚で増えたウイルスにより皮膚病変が形成され，水痘となる。このように，1次と2次ウイルス血症により，全身に感染が及ぶとする仮説である。新たに提唱された仮設では，Epstein-Barr virus感染モデルを基本として，SCID-huマウスで得られた結果から構成されている。粘膜で増殖したウイルスはT細胞に感染し，そのT細胞が全身に感染を広げ，自然免疫，特

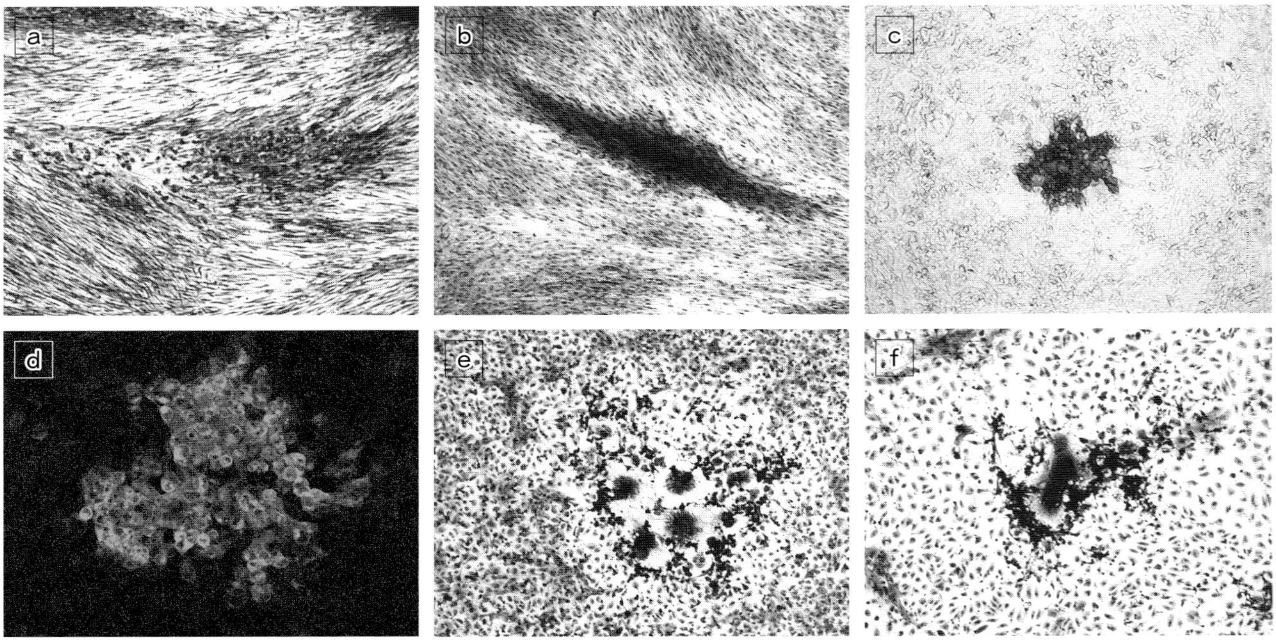

写真27　ウイルスの細胞変性現象(CPE)のさまざまな形状(Shiraki et al., 2003；©Wiley Periodicals)。a)ヒト胎児肺線維芽細胞，b)新生児皮膚線維芽細胞，c，d)初代ヒト肝細胞，e)臍帯静脈血管内皮細胞，f)皮膚微小血管内皮細胞(a，b，e，fは，ホルマリン固定後メチレンブルー染色，cはヒト帯状疱疹回復期血清，dは抗gHヒトモノクローナル抗体による免疫染色)。(口絵201参照)

にインターフェロンの関与する病態が考慮されている。このようにして，T細胞を中心に病態を説明する仮説である。

水痘を発症する際に，皮膚病変を形成した場合に，そこで増殖したウイルスは感覚神経終末から取り込まれ，逆行性軸索輸送によって，三叉神経節や脊髄後根神経節の感覚細胞に至り，そこでウイルスは潜伏感染状態となる。潜伏感染時には，三叉神経には37.0～3560.5コピー/100 ngDNAのゲノムが存在している。これらの潜伏ゲノムは後の再活性化・帯状疱疹発症のウイルスの供給源となる。

水痘ワクチンを白血病児に接種した場合には，野生株感染者に比べ帯状疱疹の頻度は有意に低い。また，水痘ワクチン接種後皮疹が出現したケースと皮疹が出現しなかったケースの帯状疱疹の検討を行った研究により，皮疹出現者では，非出現者に比べ帯状疱疹の頻度が高いことが明らかになった。このことは，ウイルス増殖による皮疹の出現により水痘ウイルスが神経節で潜伏するウイルス量(viral load)が多いため，帯状疱疹の頻度が高くなったと考えられる。

帯状疱疹は，わが国では年間約60万人が発症するとされ，高齢者ではその発症頻度が高く，高齢化社会に向け増加している疾患である。潜伏感染したウイルスが再活性化して，神経支配領域(デルマトーム)に沿った病変を形成する。再活性化されたHSVは，神経細胞から神経線維中を通して終末に至り，そこでウイルスの増殖が始まり病変を形成する。一方，帯状疱疹ではウイルスは神経線維内ではなく，神経鞘など神経束に感染しながら，神経支配領域に紅斑，水疱，痂皮などの病変を形成する。したがって，病変を生じる領域に，1週間ほど前から前駆症状をともなうことがある。免疫不全者では，病変形成が遅れることがあり，極度の免疫不全の場合には病変形成に至らないケースもあり，帯状疱疹の病変形成には免疫が関与している。帯状疱疹の経過中から疼痛があり，帯状疱疹から回復後にも3か月以上疼痛を残す帯状疱疹後神経痛を高齢者では合併する。

健常人での帯状疱疹の頻度は，年間4.3/1,000人であるが，ヒト免疫不全ウイルス(HIV)感染者の帯状疱疹は約30/1,000人と高く，HIV感染の初発の日和見感染症として，帯状疱疹によってHIV感染が判明するのは十数%とされる。帯状疱疹の再発は，1～5%以内とされたが(Dworkin et al., 2007；新村ほか, 2003)，全体の約6%であった(Shiraki et al., 2017)。帯状疱疹を発症しても終生免疫とはならない。また，免疫不全者では再発しやすい。帯状疱疹の同時2か所発症は0.4%と稀ではあるが，健常人にも起こりうる(新村ほか，2003)。

帯状疱疹が外耳道や耳介や口腔内に出現すると，膝神経節の浮腫による顔面神経麻痺をともなうRamsay-Hunt症候群などを発症するため，顔面の合併症には注意が必要である。

動物モデルに関して，種々な動物モデルが試みられてきたが，水痘および帯状疱疹の病態モデル動物はない。現在，ウイルスの増殖と免疫応答などを，SCID-huマウスに対してその移植臓器にウイルスを感染させ，ウイルスの広がりや細胞浸潤など免疫応答を含めた検討が行われている(Ku et al., 2005)。モルモットでは，生ウイルス接種により皮疹などは認めないが，水痘ウイルスに対する皮内反応の誘導や抗体産生を認める。

【実験室内診断】

水痘と帯状疱疹は，典型的な場合には臨床症状より診断が可能である。そのため，病原診断は他のウイルスに比べ，その使用は限られる。水痘や帯状疱疹の場合，水疱内容の塗沫標本の単クローン抗体を用いた免疫染色による診断が望ましい。HSV感染と同様にTzanck試験では，塗沫標本のギムザ染色により，ウイルスに感染した表皮細胞のバルーン化を認める。水疱内容からの核酸のPCR法やLAMP法によるウイルス核酸(DNA)の検出，水疱内容からウイルスの分離などが，病原診断として実施されている。

ウイルス分離は，ヒト初代細胞の感受性が良いため使用されている。水疱内容からのウイルス分離は，早ければ3〜4日後に細胞変性効果(CPE)を認め，多くの場合には10日以内に確認できる。水痘では血液，末梢血単核球からの分離も可能であるが，水疱内容からのウイルス分離に比べ効率は悪い。ウイルスの感染性は容易に喪失するので，検体を保存液に入れ，凍結などの方法で感染性を保持して，検査機関へ送付する必要がある。

水痘や帯状疱疹の場合，急性期と回復期の血清のEIA法(Enzyme immunoassay：酵素免疫測定法)，IAHA法(免疫粘着赤血球凝集法)，FA法(蛍光抗体法)や中和法を用いた抗体価を比較するペア血清による血清診断が有用である。ペア血清による診断では感染時期が推定できる。これら抗体測定法の単回の測定で，抗体が陰性であれば水痘未感染であり，陽性であれば既感染を意味する。帯状疱疹感染後には水痘の回復期に比べ，高い抗体価を示す。水痘ウイルスは結核同様に，水痘皮内反応のようにTh1系の細胞性免疫である遅延型過敏症を誘導するので，水痘皮内反応などを補助的に使用することが考慮される。

【疫学】

感染症サーベイランスによれば，水痘の発症年齢は1〜4歳で約70%を占め，季節的な流行としては，6〜8月に減少し谷(小児の夏休みで集団生活がなくなり，流行が収まり)を形成し，9月(新学期から集団生活が始まり)から増加して，12〜1月にピークとなる流行のパターンを繰り返している。

2014年10月から水痘ワクチンが2回定期接種となり，季節性がなくなり定点の患者数は約1/4〜1/3と減少している。

宮崎県の約4万8,000人の患者のデータから，帯状疱疹の発症率は年間4.3/1,000人で，発症年齢は図23のように分布し，高齢者で多い。季節的には水痘ほどの季節性は認めないが，水痘と鏡像関係にあり(図24)，水痘の流行とは逆に，8月に多く2月に少ない。これは，水痘との接触が水痘に対する免疫を賦活化し，帯状疱疹を減少させることが，その1因と考えられる。帯状疱疹の頻度は，30歳代で小さな谷を形成しているが，これは子供での水痘への暴露による追加免疫が帯状疱疹を減少させると考えられる。そして，50歳代で立ち上がっている(Toyama et al., 2009)。温帯での水痘流行は小児であるが，タイ国では成人の感染が一般的であり，国によって疫学は異なる。

【治療】

ノーベル賞受賞者Elion博士によって，1977年に報告された抗ヘルペスウイルス薬アシクロビルによって，水痘と帯状疱疹の治療は大きく変わった。アシクロビルは，(非感染)正常細胞の酵素ではリン酸化されない。しかし，ウイルスが感染細胞内に誘導するチミジンキナーゼによりリン酸化され，続いて細胞の酵素でアシクロビル3リン酸となり，ウイルスDNAに取り込まれる。アシクロビルにはデオキシリボースに3´末端がないため，取り込まれた部位以降のDNAの伸長を阻止し，ウイルスDNA合成を停止する。このように，感染細胞のみウイルス由来の酵素でリン酸化されるという感染細胞特異性が高く，細胞毒性が低いので，選択性は高い。ペンシクロビルはアシクロビルと同様な作用機序を有し，その経口吸収を高めたファムシクロビルが1989年に開発された。アシクロビルも経口吸収が10〜20%と低いので，経口吸収を約60%と高めたバラシクロビルが1993年に開発された。水痘に対しては，アシクロビルの経口吸収を改善したバラシクロビルが経口治療薬として使用されている。帯状疱疹に関しては，アシクロビルとバラシクロビルに加えて，ファムシクロビルが経口薬として使用されている。注射用製剤としては，ビダラビン(アラセナA)とアシクロビルがあり，ビダラビン軟膏が塗り薬としてある。

【予防】

水痘を予防する水痘ワクチンは，1977年に高橋らによって，白血病児にも安全に使用できる高度弱毒生ワクチンとして開発された。そして，その安全性と有効性から，米国や欧州では定期接種に組み込まれ，2006年に世界で約1,400万人に使用されている。わが国では2014年10月より水痘ワクチン2回接種が定期接種となった。水痘ワクチンは，免疫を有する成人や高齢者に接種することによって，水痘ウイルスに対する免疫が賦活でき，この免疫の賦活によって帯状疱疹の予防ができることが，米国の大規模臨床試験で確認された。米国，欧州，わが国では50歳以上を対象として，帯状疱疹や帯状疱疹後神経痛の予防に使用されている。

水痘患児との接触など水痘の感染が疑われる場合には，接触後3日以内の水痘ワクチン緊急接種が唯一水痘の発症を予防する手段である。海外では，帯状疱疹発症後の高い抗水痘・帯状疱疹ウイルス抗体価のγ-グロブリン製剤(varicella-zoster immunoglobulin：VZIG)を，水痘患者と接触後に投与し，感染を阻止または軽症化できるが，わが国では確実に感染予防できるグロブリン製剤はない。さらに，接触後約14日間の潜伏期の後半に，抗ウイルス薬アシクロビルなどを投与することにより，水痘の発症の予防または軽症化が可能である(暴露後予防)。発症しない場合でも免疫は獲得できるので，皮内反応などで免疫獲得の有無を調べる必要がある。

【その他】

水痘皮内反応は，わが国で開発された細胞性免疫評価法で，水痘抗原を皮内注射し，ツベルクリン反応と同様に遅延型反応として発赤・硬結を計測するものである(Kamiya et al., 1977)(写真28)。水痘ワクチンを接種すると4〜7日で水痘皮内反応が陽性になる。水痘発症の場合には発疹出現時から陽性になる。したがって，水痘に対する免疫の有無の測定に使用できる。また，この細胞性免疫測定法は，帯状疱疹の急性期には陰性で，回復期には陽性となる。このように水痘に対する細胞性免疫が測定できるので，水痘ワクチン接種後の免疫の成立の確認に使用され，帯状疱疹の感受性者(皮内反応陰性者)のスクリーニングに使用できることが期待されている。

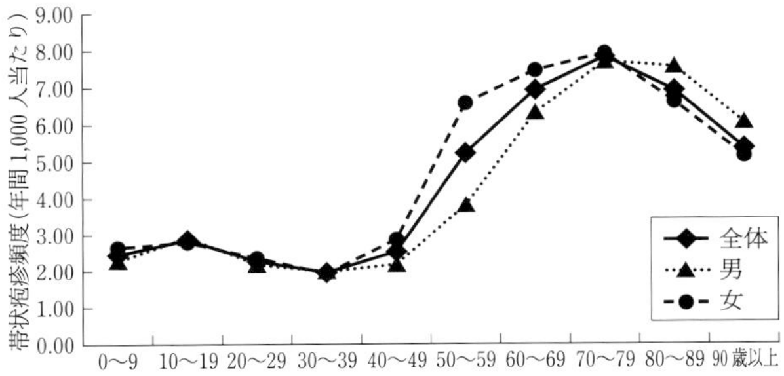

図23　帯状疱疹の年齢別・性別頻度(Toyama et al., 2009；水痘のデータは，宮城県感染症サーベイランスより)。1997〜2006年の10年間における宮崎県の帯状疱疹患者48,388人の年齢別・性別の1,000人当たりの頻度。小児期の帯状疱疹に関しては，妊婦の水痘感染や1歳以内の水痘感染は，小児の帯状疱疹発症のリスク因子とされる。高齢者の帯状疱疹の頻度は，わが国では50歳代(米国では60歳代)から急速に上昇している。

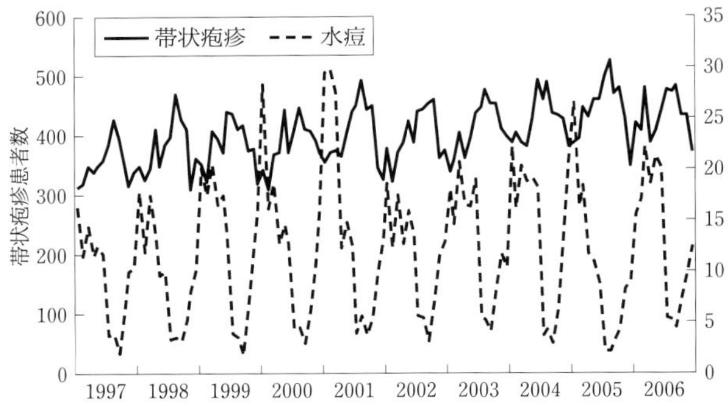

図24　帯状疱疹と水痘の季節的頻度の推移とその鏡像関係(Toyama et al., 2009；水痘のデータは，宮城県感染症サーベイランスより)。水痘は，毎年6月から夏休みにその流行は収まり，新学期とともに流行が始まり，12〜1月に流行のピークとなる。一方，帯状疱疹は水痘ほど年内の変化は大きくないが，水痘の減少と増加に対して，帯状疱疹の頻度は鏡像関係にある。水痘ワクチンの定期接種化で，水痘が減少した場合にどのように変化するかは明らかでない。

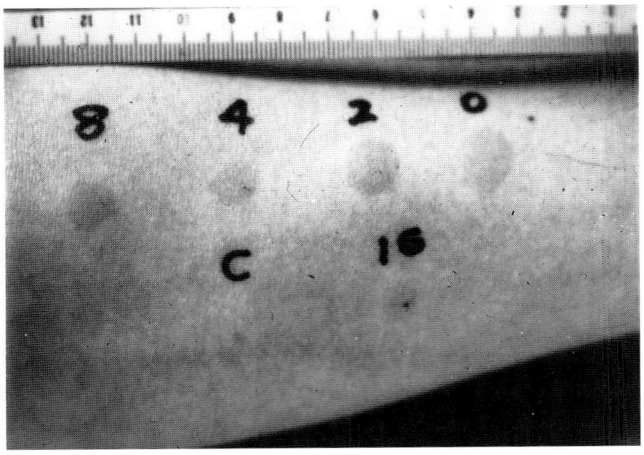

写真28　水痘皮内反応の陽性例。水痘・帯状疱疹ウイルスに対する細胞性免疫(遅延型過敏反応：結核のツベルクリン反応に相当)を測定する免疫評価法。皮内に接種8時間後から紅斑や硬結を認め，24時間後に5 mm径以上で陽性と判定できる。写真は皮内反応液を原液，2，4，8，16倍希釈したものと水痘抗原を含まない対照液(C)の反応を24時間後に測定したもの。

【引用・参考文献】

Asano, Y., and Takahashi, M. 1978. Studies on neutralization of varicella-zoster virus and serological follow-up of cases of varicella and zoster. Biken J. 21: 15–23.

Davison, A. J., and Scott, J. E. 1986. The complete DNA sequence of varicella-zoster virus. J. Gen. Virol. 67: 1759–1816.

Dworkin, R. H., Johnson, R. W., Breuer. J., et al. 2007. Recommendations for the management of herpes zoster. Clin. Infect. Dis. 44 Suppl. 1: S1–26.

Kamiya, H., Ihara, T., Hattori, A., et al. 1977. Diagnostic skin test reactions with varicella virus antigen and clinical application of the test. J. Infect. Dis. 136: 784–788.

Ku, C. C., Besser, J., Abendroth, A., et al. 2005. Varicella-Zoster virus pathogenesis and immunobiology: new concepts emerging from investigations with the SCIDhu mouse model. J. Virol. 79: 2651–2658.

新村眞人，本田まりこ，峰咲幸哲，ほか．2003．ヘルペスカラーアトラス 帯状疱疹，臨床医薬研究協会．

Shiraki, K., and Takahashi, M. 1982. Virus particles and glycoprotein excreted from cultured cells infected with varicella-zoster virus (VZV). J. Gen. Virol. 61: 271–275.

Shiraki, K., Horiuchi, K., Asano, Y., et al., 1991. Differentiation of Oka varicella vaccine strain from wild varicella-zoster virus strains isolated from vaccinees and household contact. J. Med. Virol. 33: 128–132.

Shiraki, K., Okuno, T., Yamanishi, K., et al. 1982. Polypeptides of varicella-zoster virus (VZV) and immunological relationship of VZV and herpes simplex virus (HSV). J. Gen. Virol. 61: 255–269.

Shiraki, K., Toyama, N., Daikoku, T., et al. 2017. Herpes zoster and recurrent herpes zoster. Open Forum Infect. Dis. 4: ofx007. https://doi.org/10.1093/ofid/ofx007

Shiraki, K., Yoshida, Y., Asano, Y., et al. 2003. Pathogenetic tropism of varicella-zoster virus to primary human hepatocytes and attenuating tropism of Oka varicella vaccine strain to neonatal dermal fibroblasts. J. Infect. Dis. 188: 1875–1877.

Toyama, N., Shiraki, K., and Members of the Society of Miyazaki Prefecture Dermatologists. 2009. Epidemiology of herpes zoster and its relation with varicella in Japan: a ten-year survey of 48,388 cases in Miyazaki prefecture. J. Med. Virol. 81: 2053–2058.

Weller, T. H. 1953. Serial propagation in vitro of agents producing inclusion bodies derived from varicella and herpes zoster. Proc. Soc. Exp. Biol. Med. 83: 340–346.

【白木公康】

ヒトサイトメガロウイルス
Human Cytomegalovirus (HCMV)

【分類・歴史】

20世紀初頭，死産児の全身の臓器で巨大で異様な細胞が検出され，当初はアメーバと考えられたが，核内封入体を持つウイルス感染細胞であることがわかった。ウイルスはM. Smithらにより先天感染児の尿より分離された。1960年に分離者の一人であるT. H. Wellerによりcytomegalovirus (cyto：細胞，megalo：巨大な)と名づけられた。核内封入体を持つ細胞は，その特徴から“フクロウの目細胞(owl's eye cell)”と呼ばれている。βヘルペスウイルス亜科に属し，学名*Human herpesvirus 5*(HHV-5)で，通称cytomegalovirusである。

【ビリオン】(図25，写真29，34)

ヒトサイトメガロウイルス(human cytomegalovirus：HCMV)は，動物ウイルスで最大の235 kbpのゲノムを持つ。したがって，HCMVのヌクレオカプシドの直径は，単純ヘルペスウイルス(herpes simplex virus：HSV)より約5%大きい130 nmで，体積は17%大きい。HCMV粒子は，ウイルスDNAと蛋白で構成されるコア(core)，162個のカプソメアで構成される正20面体のカプシド(capsid)，糖蛋白と脂質を含むエンベロープ(envelope)，およびカプシドとエンベロープの間のテグメント(tegument)よりなる(写真33)。

(1)コア(core)

HCMVのコアは，2：1の割合でポリアミンのspermineとspermidineを含む。したがって，ポリアミンの生合成阻害剤によってHCMVの増殖は抑制される。複製開始部位のDNA(origin of replication：*Ori*Lyt)には，RNA：DNAハイブリドを形成し，DNAと共有結合している約300および500塩基のRNAが存在する(Prichard et al., 1998)。

(2)カプシド(capsid)(写真31〜33)

カプシドは，12個のペントンと150個のヘキソンよりなる162個のカプソメアにより構成される。カプシドは，7種類の蛋白よりなる。*UL86*遺伝子産物major capsid protein(MCP)は，ペントンとヘキソンを形成する。*UL85*遺伝子産物(minor capsid protein：mCP)は，*UL46*遺伝子産物(minor capsid binding protein：mC-BP)と2：1の割合でトリプレック(triplex)をつくり，ペントンやヘキソンの間を埋めている。*UL48/49*遺伝子産物(smallest capsid protein：SCP)は，ヘキソンの頂に付きテグメント蛋白と相互関連している。さらに，*UL80*遺伝子(*UL80*，*UL80a*，*UL80.5*)にコードされる3個のassemblin/assembly関連蛋白がプロカプシドにあり，DNA遺伝子のカプシドへの収納，成熟に関連するが，成熟したウイルス粒子には認められない。

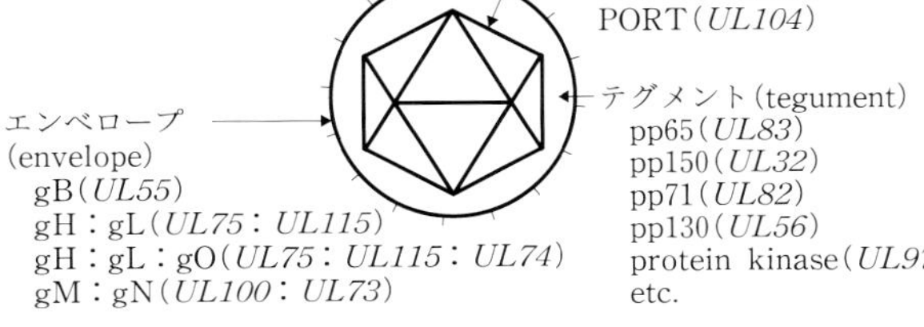

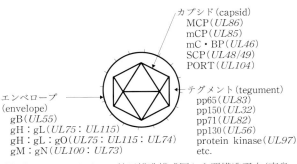

図25 HCMVウイルス粒子構造模式図と主要構造蛋白(南島，1996を改変)

(3)テグメント(tegument)

少なくとも27個の蛋白がテグメントに存在し，ウイルス粒子の体積の40%を占める。*UL83*遺伝子産物pp65は，最も大量に(15%)存在し，ウイルスが細胞に感染すると核に移行する。多形核白血球の核内pp55を検出することによりHCMV感染症の診断(antigenemia，抗原血症)に利用されている。*UL32*遺伝子産物pp150も大量に存在し，*UL47*遺伝子産物と同様にカプシド表面蛋白と固く結合している。*UL82*遺伝子産物pp71も大量に含まれ，virion transactivator(VTA)の働きを持っている。*UL56*遺伝子産物pp130は，HCMVのATPase活性を持つ*UL89*遺伝子産物と一緒にターミナーゼ(terminase)を構成し，DNAパケージングモチーフに結合し，ヌクレアーゼ活性を示す。ガンシクロビルを1リン酸化する*UL97*遺伝子産物プロテインキナーゼ(protein kinase)も少量存在する。最近，テグメントには蛋白のみでなく，転写産物であるRNAが存在することが判明したが，その意義についてはいまだ明らかではない。

(4)エンベロープ(envelope)

エンベロープは，HCMVの感染性を規定している。脂質を含むため，エーテルなどの有機溶媒で処理すると，ウイルスは簡単に失活し，感染性を失う。エンベロープは宿主細胞の脂質膜に由来し，ウイルス遺伝子産物の多数の糖蛋白を含む。中でも，*UL55*遺伝子産物gBは，ウイルスの細胞への結合，侵入，細胞間伝播，細胞融合，さらに極性を持つ細胞から子孫ウイルスが放出される際，重要な働きをする。gBは160 kdのモノマーとして生合成され，ゴルジ内のフリン(furin)様プロテアーゼで116 kdと55 kdに切断され糖鎖が付き，最終的にヘテロダイマーを形成する。ヒトの血中の中和抗体の半分以上はgBに対する抗体である。*UL100*遺伝子産物gMはビリオン体積の10%を占め，最も多いエンベロープ蛋白である。*UL73*遺伝子産物gNはgMの1%しかないが，gM：gNのヘテロダイマーを形成し，ウイルス増殖に必須である。

*UL75*遺伝子産物gHは，適切な細胞内局在のためにシャペロンとして*UL115*遺伝子産物gLを必要とし，gH：gLヘテロダイマーを形成する。gHは細胞融合を起こし，gH：gLを細胞内で発現させると多核の合胞細胞(syncytium)を生じる。*UL74*遺伝子産物gOが加わったgH：gL：gOのヘテロトリマーは，gH：gLによる細胞融合を促進する。さらに，gH：gLに*UL128*および*UL130*遺伝子産物が加わったヘテロテトラマーおよび*UL131*遺伝子産物が加わったヘテロペンタマーは臨床分離株の上皮細胞，血管内皮細胞および樹状細胞への感染に必須である。

また，*UL33*，*UL78*，*US27*および*US28*にコードされるG-protein-coupled receptorもエンベロープおよ

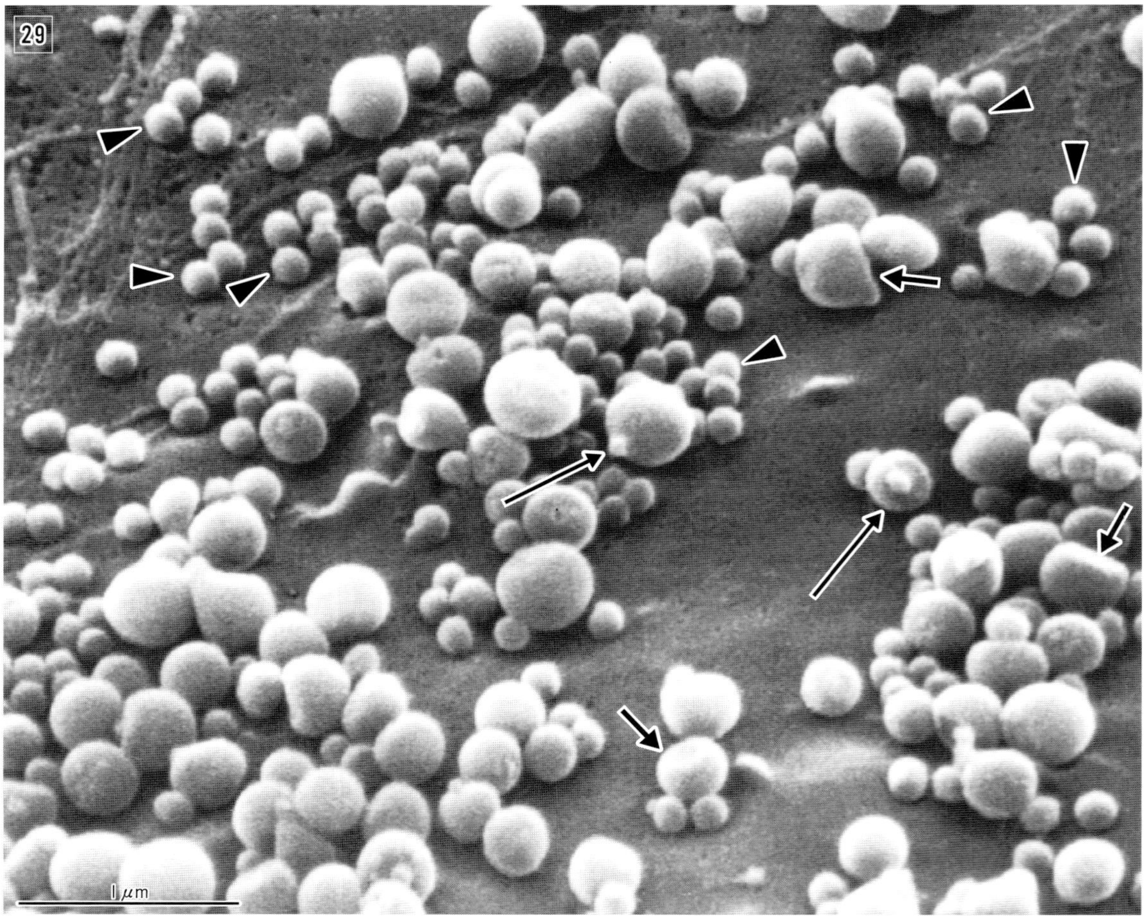

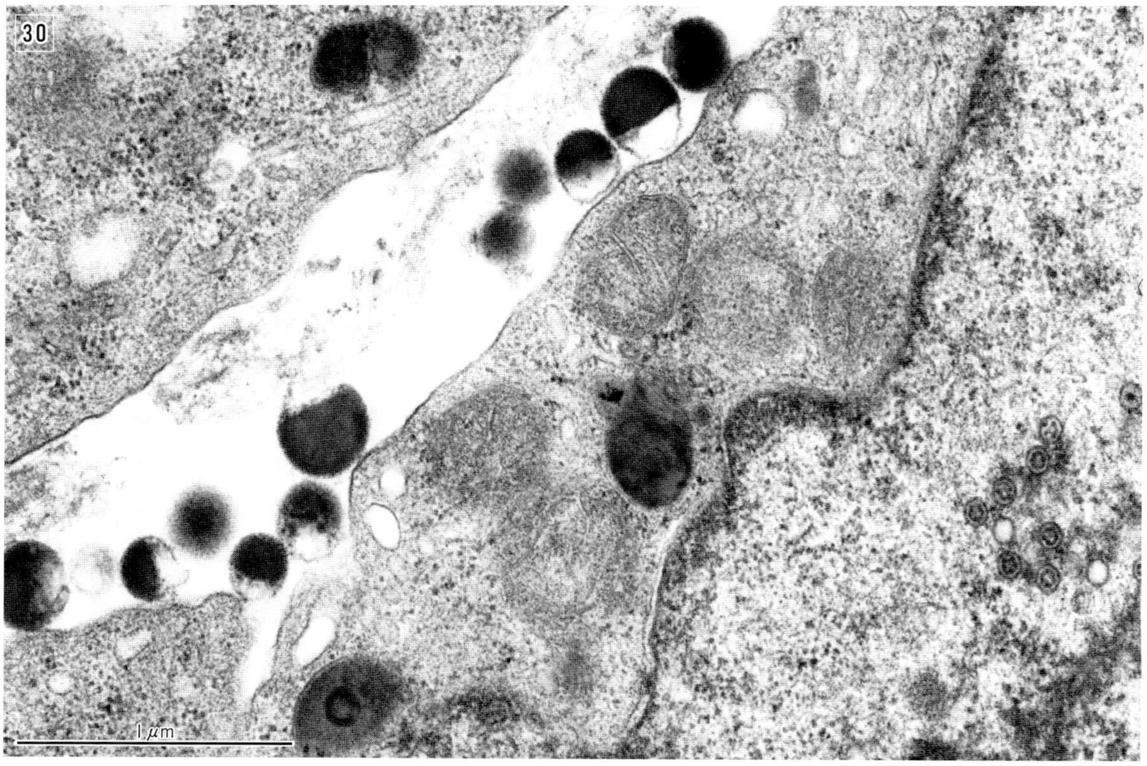

写真 29　HCMV・AD169 株感染ヒト胎児肺（HEL）線維芽細胞（写真提供：新居志郎）。細胞表面上に分布する多数のウイルス粒子（走査電顕像）。同様資料の超薄切片の観察所見との対比から，径 170～200 nm のほぼ均一な大きさの球状粒子は HCMV のビリオンであり（矢じり印），これより大きく大小不ぞろいの粒子はデンスボディ（dense body，高電子密度粒子）であることが示された。デンスボディの中には，平滑な断端面を有し全体としてカップ状に見えるもの（短矢印）や，突起様構造を持つもの（長矢印）がある。

写真 30　HCMV・AD169 株感染ヒト胎児肺（HEL）線維芽細胞（写真提供：新居志郎）。細胞外のデンスボディ。写真の右側ならびに下半部の大部分を占める細胞の，膜上もしくは近隣部に多数のデンスボディが並列する。デンスボディは全体としてほぼ球状であるが，黒く染色されたデンスマス（dense mass，高電子密度物質塊）の存在領域は粒子内部の全領域に及ぶことなく，したがって当該物質の充実度に応じてカップ状に，あるいはやや不規則な形状を示す。デンスボディを覆うエンベロープは，デンスマスのない領域では緩んで不規則となり，しばしば緩みを生じる。この部分は，走査電顕像ではしばしば小突起様構造物として認められる。なお，核内には一群のカプシドの存在を認める。

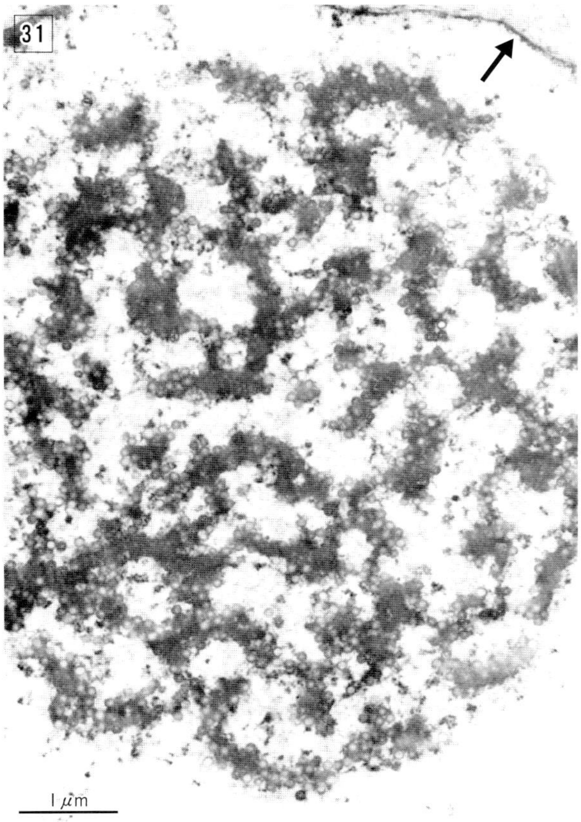

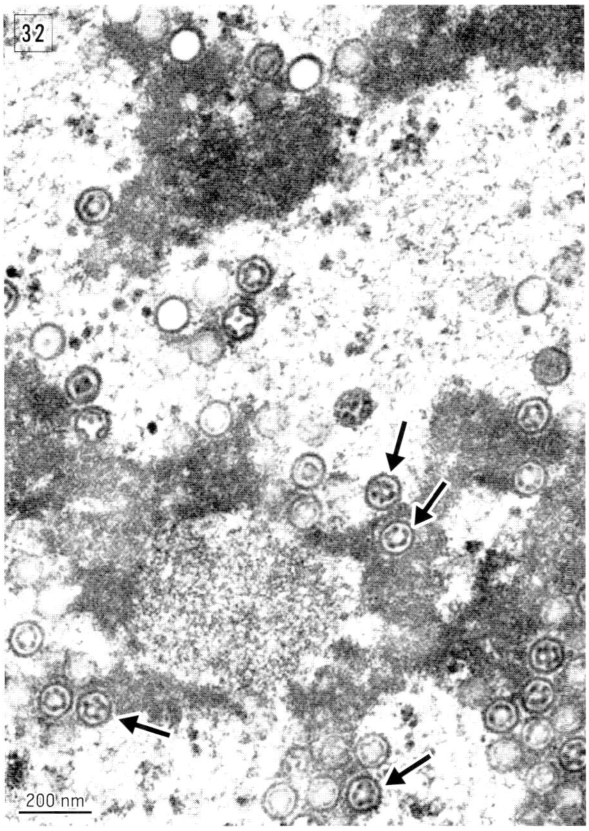

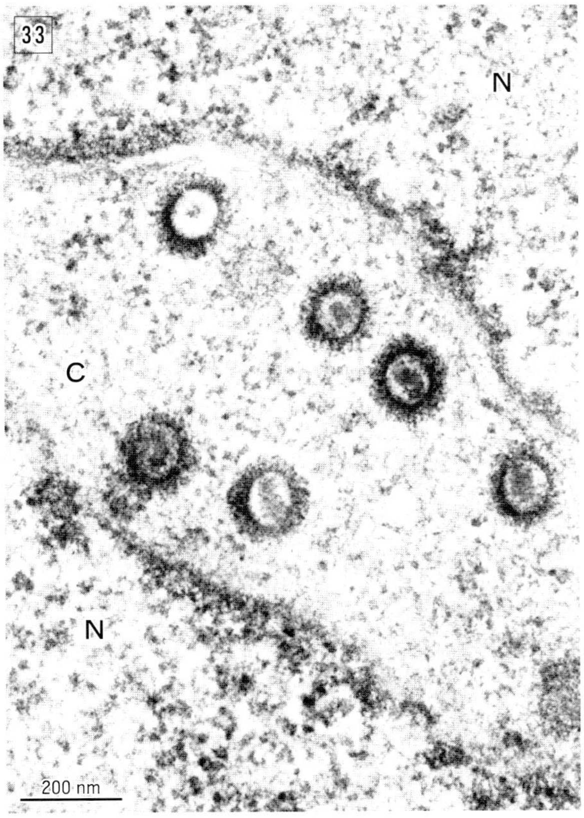

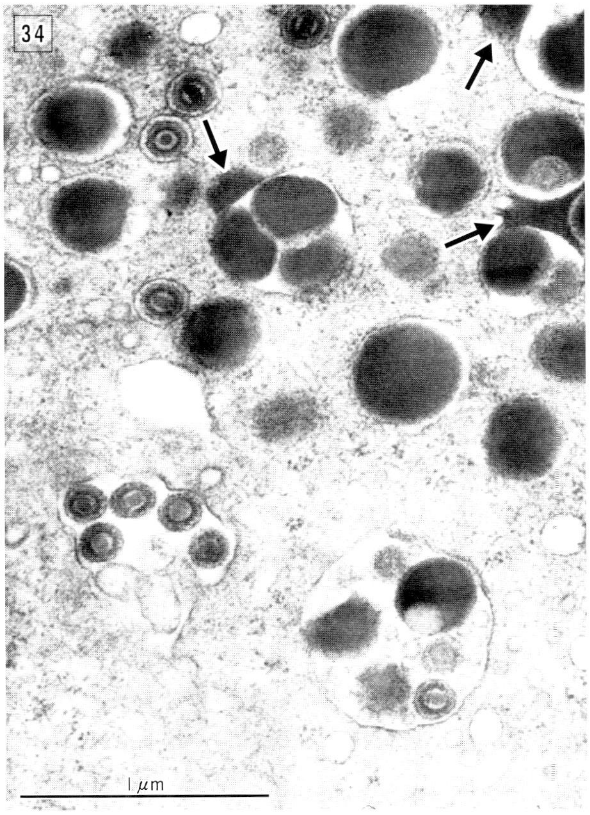

写真 31　新鮮分離 HCMV・OU-1 株感染 HEL 線維芽細胞(写真提供：新居志郎)。感染細胞の核内に出現した網様封入体(reticular inclusion body：skein)。核中央部の広範囲を占めて，高電子密度，不規則，不定形の網様封入体が存在しており，網様構造物の全域にわたって多数のカプシドが群がるように付随している。このように，カプシドが密に付随した複雑な網様体構造物の出現は，CMV 感染に特徴的である。矢印は核膜を指す。

写真 32　新鮮分離 HCMV・OU-1 株感染 HEL 線維芽細胞(写真提供：新居志郎)。網様封入体と付随するカプシド。高電子密度の網様体領域の内部もしくは周縁部に多数のカプシドが存在する。写真内の大多数を占めるカプシドは，数珠様構造のコアを内包する未熟粒子(矢印)である。なお，この形態のコアを持つカプシドの出現も，CMV 感染に特徴的である。

写真 33　新鮮分離 HCMV・OU-1 株感染 HEL 線維芽細胞(写真提供：新居志郎)。核領域(N)に嵌入した細胞質部(C)に存在するカプシド。カプシドの周囲には，けばだった構造物が付随しており，カプシドがテグメント構造を獲得したことを示している。通常，核内のカプシド(写真 32)では，この形態の粒子を認めない。

写真 34　新鮮分離 HCMV・OU-1 株感染 HEL 線維芽細胞(写真提供：新居志郎)。細胞質内に出現したビリオン，デンスボディ，デンスマス。トランスゴルジ網(TGN)由来空胞内に多数のビリオンやデンスボディが存在する。なお，空胞膜に密着してデンスマスの集積(矢印)も見られる。

び感染細胞膜に存在する。

【ゲノム】

HCMV ゲノムは，ヘルペスウイルス最大の 235 kbp の二本鎖 DNA で，160 個以上の遺伝子をコードしている。ゲノム構造は，基本的には HSV と同様，末端反復配列および倒置反復配列にはさまれた unique long（UL）と unique short（US）よりなり，*ab*-UL-*b'a'c'*-US-*ca* の構成を示す。Towne 株では，162 個の遺伝子のうち 45 個がヒト線維芽細胞での増殖に必須であり，117 個は必須ではないことが明らかとなった（Dunn et al., 2003）。臨床分離株は実験室内継代株と比べ，*b* 配列が短く新たな 19 個の UL の ORF が見つかっている（Cha et al., 1996）。

ゲノムの複製・パケージなどについては HSV と同様と思われる。

【物理化学的性状】

ウイルス粒子は，エーテルなどの有機溶媒，熱に弱く，簡単に感染性を失う。また，ウイルスストックを－80℃に保存しても失活するので，ウイルス液に等量の 70% ソルビトールを加え，よく混和し，分注して－80℃で保存する。

【抗原の性状】

中和反応ではっきりした血清型は区別できないが，ヒト血清と臨床分離株を用いて交差中和反応を行うと，同じ血清でも各ウイルス株に対する 50%中和力価は多様であり，場合によってはまったく中和できないことがある。したがって，抗原性にも株により幅があると考えられる（Klein et al., 1999）。

【培養】

種特異性が強く，実験室継代株はヒト線維芽細胞でしか培養できない。新鮮分離株は，増殖が遅くウイルス分離に最低 1 週間，場合によってはめくら継代を行って数週間～1 か月を要することもある。新鮮分離株は血管内皮細胞などでも増殖できるが，繊維芽細胞による継代で血管内皮細胞など感染に必要な *UL128*，*UL130*，*UL131* 遺伝子は急速に失われ，血管内皮細胞などに感染できなくなる。

【増殖】

HCMV の増殖は HSV と比べ非常に遅いが，基本的には HSV の増殖と同様と考えられる。前初期（immediate early：IE）遺伝子，初期（early：E）遺伝子，後期（late：L）遺伝子の順に発現する。DNA 複製も HSV と同様ローリングサークルで起こる。感染細胞は，巨大化し，核内封入体と Fc レセプターに富む細胞質内封入体が見られることが特徴である（写真 35）。

【病原性】

（1）潜伏感染と再活性化

通常，幼少時の感染は不顕性に終り，ウイルスは終生体内に存続する。輸血にともなう HCMV 感染症は白血球を除去して輸血することにより防止できる。抗体陽性の健康人の白血球分画，特に単球（monocyte）で PCR により HCMV の DNA を検出できる。ヒト骨髄を移植した SCID マウスに HCMV を感染させ，骨髄細胞をメチルセルロース中でコロニー形成させると，感染性ウイルス粒子は検出されないが，顆粒球/マクロファージ前駆細胞のコロニーにウイルス DNA を検出できる。以上のような臨床的，実験的観察より，HCMV は骨髄の CD34＋/CD33＋，CD14＋，CD15＋の表面マーカーを持つ骨髄球系前駆細胞や末梢血の CD14＋ monocyte 系細胞に潜伏感染していることが明らかとなった。潜伏感染した細胞が組織内に移行し，サイトカインの影響を受けて分化し，マクロファージと樹状細胞（dendritic cell）になると HCMV の再活性化が起こり，易感染性宿主では内因感染を起こす場合がある。

（2）感染防御免疫

抗体は，HCMV 感染症の軽症化には有効であるが，再感染や内因感染を防止できない。NK 細胞の欠如した重篤な HCMV 感染症患者の報告もあり，NK 細胞も感染防御に一役買っていることが示唆されている。しかし，エイズ患者や臓器移植患者では，CD8＋T 細胞の障害の程度と HCMV 感染症の重症度はパラレルであり，細胞性免疫が感染防御免疫を担っている。一方で，HCMV は宿主の感染防御を回避するさまざまな遺伝子を持っている。すなわち，*US2*，*US3*，*US6*，*US11* 遺伝子産物は，TAP 抑制やクラス I 分子を移動させて，MHC クラス I による抗原提示を抑制する。抑制性リガンドホモローグ（gpUL18）で，感染細胞と接触した T 細胞や NK 細胞を抑制する。*UL83* 遺伝子産物で IRF 作用を阻害し，IFN により活性化した PKR を抑制する。*UL111a* 遺伝子産物は抑制性サイトカイン IL-10 の活性を持つ。さらに，*UL37x1* および *UL36* 遺伝子産物の vMIA と vICA は，感染細胞のアポトーシスを抑制する（Goldmacher et al., 1999; Skaletskaya et al., 2001）。

（3）HCMV 感染症

HCMV 初感染は，胎盤，産道，母乳を介する垂直伝播，および，唾液，尿，精液，膣分泌液，血液，移植臓器を介する水平伝播で起こる。通常の宿主では HCMV 感染は一般に無症状に経過し，思春期の初感染あるいは輸血による CMV 単核症以外の顕性感染は稀である。しかし，免疫の未熟な胎児や免疫の低下したエイズ，臓器移植，腫瘍，自己免疫疾患患者などの易感染性宿主では重篤な HCMV 感染症を起こす。HCMV は胎内感染を起こす最も重要な病原体で流産，死産，あるいは重篤な先天性巨細胞封入体病を起こす（写真 36）。エイズ，臓器移植，腫瘍，自己免疫疾患などの患者では，潜伏した HCMV が再活性化して内因感染を起こし，間質性肺炎，網膜炎（写真 37），脳炎（写真 38），消化管の潰瘍・出血・穿孔などの重篤な日和見感染症を起こす。HAART 療法以前のエイズ患者では，HCMV 網膜炎や脳炎を起こし，失明や死亡を招いた。

【実験室内診断】

HCMV は大多数のヒトが感染しており，単なる HCMV 感染と治療を必要とする HCMV 感染症を鑑別する診断が必要である。臓器からのウイルス分離，pp65 抗原陽性多形核白血球の検出（抗原血症），および，PCR による白血球や血漿中の DNA 検出（DNA 血症）などが，活動性 HCMV 感染症の指標になる。

【疫学】

アジア諸国では生後早期に感染し，1～2 歳までに 70～90%の子供が抗体陽性となる。日本人の成人では従来85～90%は抗体陽性とされてきたが，近年特に若い世代での抗体保有率が低下し，妊婦の抗体保有率も70%以下となっており，今後の重篤な先天性HCMV感染児の増加が懸念される。

【治療】

現在，抗HCMV薬としてガンシクロビル(ganciclovir：GCV，デノシン®)，ホスカルネット(foscarnet：PFA，ホスカビル®)が日本では認可されている。GCVはグアノシンの類似体であり，ウイルス遺伝子*UL97*にコードされるリン酸基転移酵素で1リン酸化され，さらに細胞のリン酸化酵素で2リン酸化，3リン酸化されて活性型となり，dGTPと競合してウイルスDNAポリメラーゼ(*UL54*)の活性を阻害する。また，PFAはピロリン酸の類似体で，直接DNAポリメラーゼのピロリン酸結合部位に結合してDNAポリメラーゼ活性を阻害する。日本では認可されていないが，シドホビル(cidofovir：CDV，Vistide®)，ホミビルセン(fomivirsen)も抗HCMV薬として使用されている。

【予防】

これまでワクチンの開発が試みられたが実用化には至っていない。

【引用・参考文献】

Cha, T. A., Tom, E., Kemble, G. W., et al. 1996. Human cytomegalovirus clinical isolates carry at least 19 genes not found in laboratory strains. J. Virol. 70: 78-83.

Dunn, W., Chou, C., Li, H., et al. 2003. Functional profiling of a human cytomegalovirus genome. Proc. Natl. Acad. Sci. U.S.A. 100: 14223-14228.

Goldmacher, V. S., Bartle, L. M., Skaletkaya, A., et al. 1999. A cytomegalovirus-encoded mitochondria-localized inhibitor of apoptosis structurally unrelated to Bcl-2. Proc. Natl. Acad. Sci. U.S.A. 96: 12536-12541.

Klein, M., Schoppel, K., Amvrossiadis, N., et al. 1999. Strain-specific neutralization of human cytomegalovirus isolates by human sera. J. Virol. 73: 878-886.

Mocarski, E. S. 2004. Immune escape and exploitation strategies of cytomegalovirus: impact on and imitation of the major histocompatibility system. Cell. Microbiol. 6: 707-717.

Mocarski, E. S., Shenk, T., and Pass, R. F. 2007. Cytomegalovirus, p. 2701-2772. *In* Knipe, D. M., and Howley, P. M. (eds.), Fields virology, 5th ed., Wolters Kluwer/Lippincott Williams & Wilkins, Philadelphia.

南島洋一. 1996. サイトメガロウイルス, p. 100-106. 新村眞

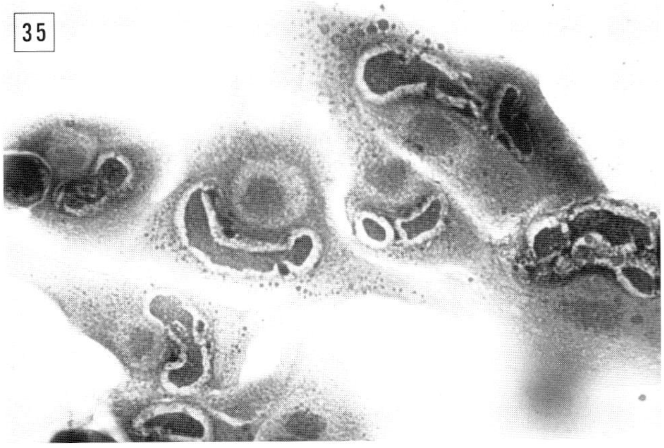

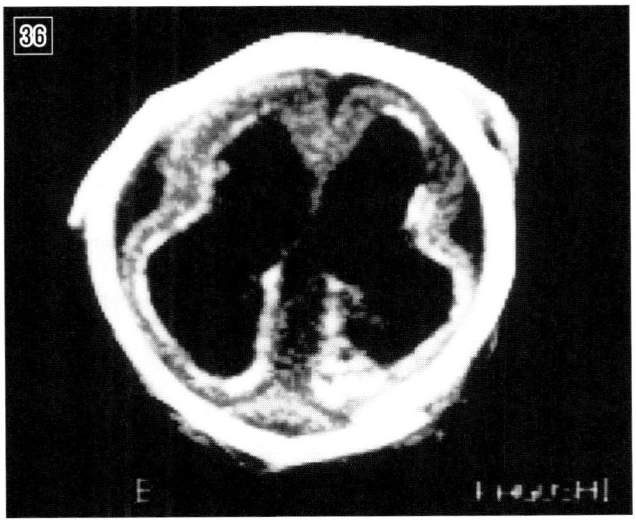

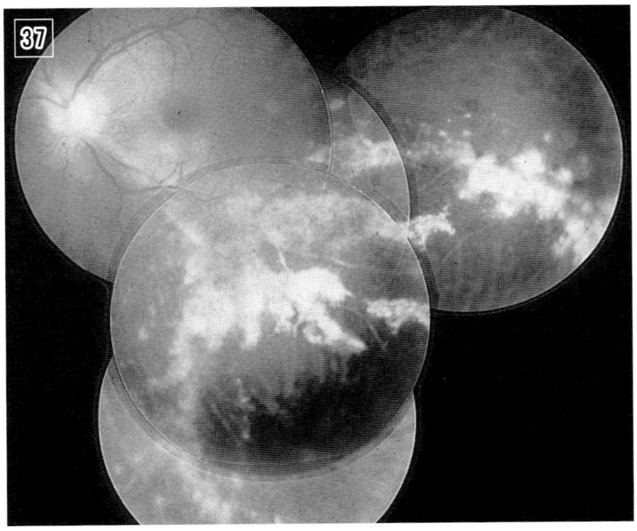

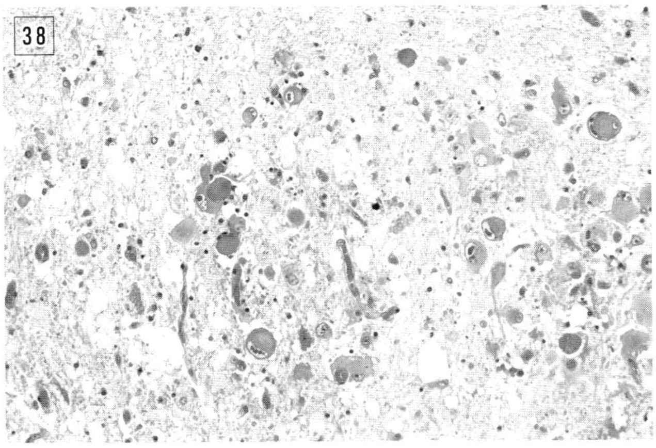

写真35 HCMV感染胎児肺線維芽細胞。感染細胞は巨大化し，勾玉様の核内封入体と円形の細胞質内封入体が見られる。細胞質内封入体には抗体のFcレセプターが存在し，抗HCMV抗体陰性血清でも抗体のFcで反応する。(口絵202参照)

写真36 先天性巨細胞封入体病患児の頭部CT像。胎内感染し，脳室拡大と脳室壁の石灰化が著しい。患児は生後3日目に死亡

写真37 HCMV網膜炎。患者は再生不良性貧血があり，HCMV網膜炎を発症した。ガンシクロビルの投与を受けるも1年半後には，網膜のかなりの部分まで病巣が拡大した。(口絵204参照)

写真38 HCMV脳炎。網膜炎を発症した患者が，脳炎も発症した。神経細胞およびグリア細胞の双方に感染細胞が見られた。(口絵203参照)

人，山西弘一(監修・編集)，ヘルペスウイルス感染症，中外医学社，東京.
Nigro, G., Adler, S. P., and Torre, R. L. 2005. Passive immunization during pregnancy for congenital cytomegalovirus infection. N. Engl. J. Med. 353: 1350-1362.
Prichard, M. N., Jairath, S., Penfold, M. T., et al. 1998. Identification of persistent RNA-DNA hybrid structures within the origin of replication of human cytomegalovirus. J. Virol. 72: 6997-7004.
Skaletskaya, A., Bartle, L. M., Chittennden, T., et al. 2001. A cytomegalovirus-encoded inhibitor of apoptosis that suppresses caspase-8 activation. Proc. Natl. Acad. Sci. U.S.A. 98: 7829-7834.
Streblow, D. N., and Nelson, J. A. 2003. Models of HCMV latency and reactivation. Trends Microbiol. 11: 293-295.

【榮鶴義人】

EB ウイルス
Epstein-Barr Virus (EBV)

【分類・歴史】

ヘルペスウイルス科，ガンマヘルペスウイルス亜科に属し，正式名称は *Human herpesvirus 4* (HHV-4)。1964 年，電子顕微鏡でバーキットリンパ腫培養細胞内のヘルペスウイルス様粒子として発見，発見者にちなんで Epstein-Barr virus (EBV)と命名された。

【形態・構造】(写真 39～43)

成熟したウイルス粒子(virion)は直径 120～160 nm，ウイルス粒子の中心部に電子顕微鏡で濃く見える直径 45～75 nm のコア(core)があり，その周りを直径 100～115 nm のカプシド，さらにその周りをエンベロープ(envelope)が覆っている。

【物理化学的安定性・抵抗性】

エンベロープ型のウイルスであるためエーテル，クロロホルム，弱い界面活性剤，熱，乾燥，凍結融解などで容易に不活化する。また，紫外線などゲノムへのダメージによっても不活化する。しかし，同じヘルペスウイルスでありながら，実験時の通常の操作で容易に不活化するサイトメガロウイルスよりははるかに安定である。

【遺伝子情報】

EB ウイルスのゲノムは二本鎖 DNA でプロトタイプ(prototype)では約 184 kb，B95-8 株は約 175 kb，GC 含量は 60%である。B95-8 EBV 株の塩基配列は 1984 年に決定された。

写真 39　P3HR-1 細胞より抽出した EBV の PTA・ネガティブ染色像(山口淳二氏より供与)。一群のウイルス粒子と 1 個のラテックス粒子(矢じり印)が見られる。膜様のエンベロープをまとった 2 個の粒子を除き，各カプシドは，中央に穴のあるカプソマーの多数の集合よりなることが明瞭に示される。

写真 40　P3HR-1 細胞の核内に観察されたウイルス粒子(写真提供：新居志郎)。写真右上部にある一群の粒子は，径約 60 nm のリング状コアを有する 1 個のカプシド，高電子密度(黒い)物質を充満する数個のカプシド，ならびに数個の中空カプシドなどの集合よりなる。他方，写真下半部の領域には，径約 30 nm のおびただしい数の顆粒が見られる。これらの顆粒は，コアに関連する物質(スカホールド蛋白質)よりなると推測される。なお，本写真の細胞は，ウイルス増殖が進行し，変性途上にある。

写真 41　P3HR-1 細胞の細胞質内に観察された microtubule の異常配列(写真提供：新居志郎)。写真は，microtubule をその走向に沿い，あるいはやや斜めに薄切した構造を示す。一般に EBV 産生リンパ芽球様培養細胞株では，束状に異常集合した microtubule が時折細胞質内に認められる。

写真 42　P3HR-1 細胞の細胞質内における microtubule の異常集合(写真提供：新居志郎)。写真中央部の microtubule は，やや斜めに切断された断面像として示されており，6 角形状の規則正しい配列状態にあることがわかる。

写真 43　P3HR-1 細胞の細胞外に観察された一群のビリオン(写真提供：新居志郎)。いずれのビリオンも，エンベロープの周囲に粉状の微細粒子の付着が認められる。EBV の培養細胞株では，ウイルス粒子の周囲にしばしばこのような粉末状物質の被覆が観察されている。

矢じり印の粒子では，エンベロープ膜の 3 層構造が明瞭に見られる。他方，矢印の粒子では，共通のエンベロープが 2 個のカプシドを包含している。

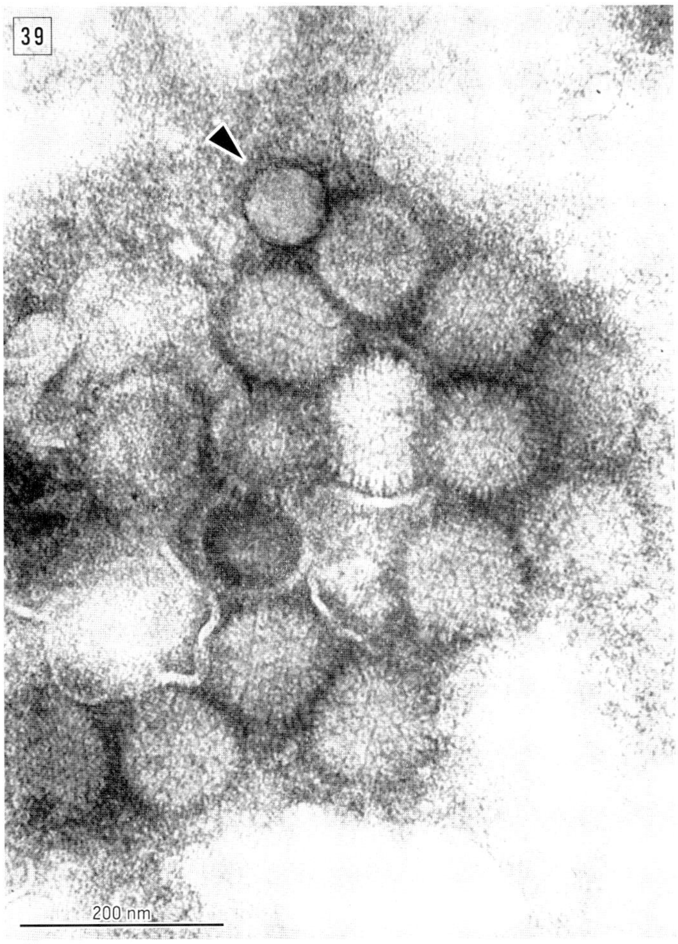
39
200 nm

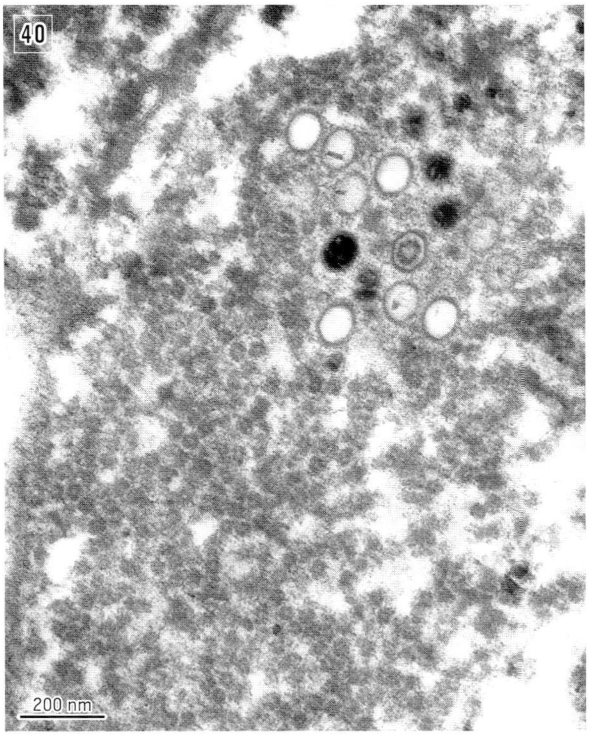
40
200 nm

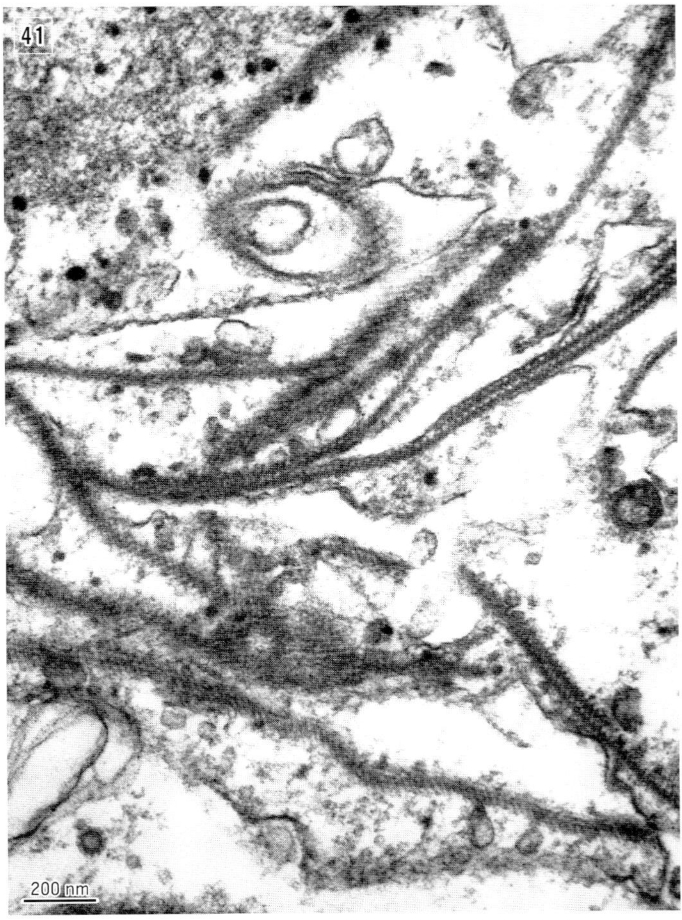
41
200 nm

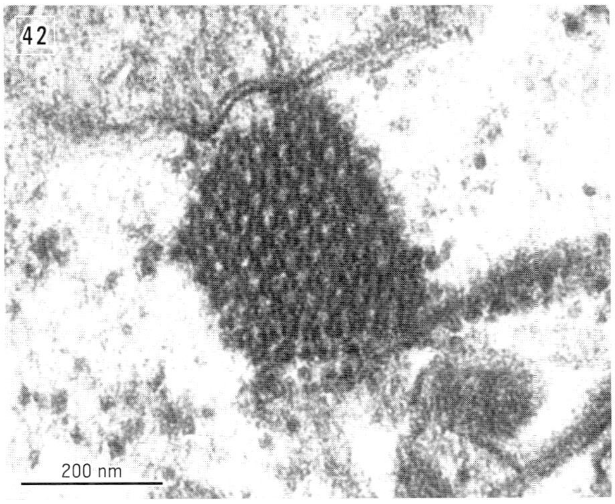
42
200 nm

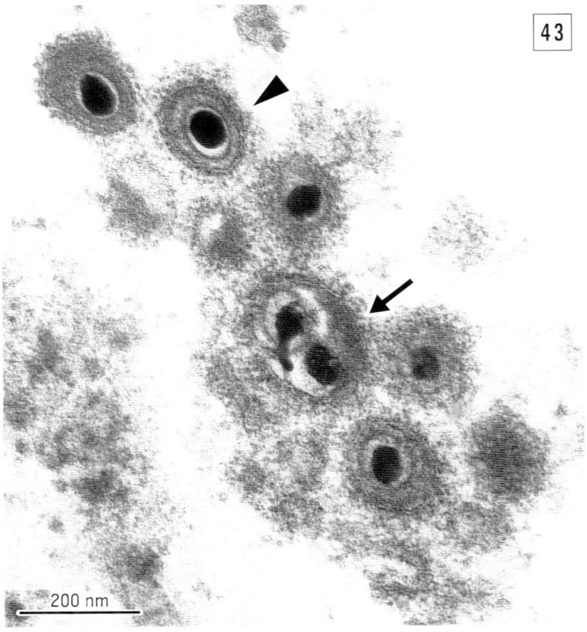
43
200 nm

EBVゲノムはウイルス粒子内では線状，潜伏感染細胞内ではゲノム両端にある繰り返し配列TRが結合して環状構造をとる。ゲノム内部は4つの繰り返し配列IR1，IR2，IR3，IR4，それらに区切られた5つのユニーク配列U1，U2，U3，U4，U5からなる。

80あまりあるEBV遺伝子の大部分はEBV複製にともなって発現し，潜伏感染状態で発現するのは12種類で，核抗原EBNA1，EBNA2，EBNA3A，EBNA3B，EBNA3C，EBNA-LPの6種類，膜蛋白質がLMP1，LMP2A，LMP2Bの3種類，BamHI-A断片領域にコードされるBARTs，蛋白質に翻訳されない小RNA EBER，micro RNAである。

【培養・増殖】

EBVには*in vitro*での溶解感染系がない。EBV潜伏感染細胞株のなかでウイルスをよく産生するものとしてAkata，B95-8，P3HR-1の3つがある。Akata細胞は抗IgG抗体処理によりEBV産生が誘導され，産生されるEBVはプロトタイプである。B95-8細胞はTPA処理により，P3HR-1細胞は低温培養によりEBV産生が誘導され，産生されるEBVはともに大きな欠損を有し，P3HR-1 EBVはリンパ球トランスフォーム活性がない。

潜伏感染からのEBV産生はスイッチ遺伝子であるBZLF-1の発現で始まり，ローリングサークル様式によりウイルスゲノムのコンカテマーが形成され，TR部分で切断されウイルス粒子内に取り込まれる。潜伏感染細胞内ではEBVゲノムは環状構造をとり，細胞周期に同調してS期に一度だけ複製され，娘細胞へ伝達される。潜伏感染細胞におけるEBVゲノムの複製・維持にはEBNA1が重要な役割を果たしている。

【生態】

EBVは一般に唾液を介して口から感染する。多くは無症候性，一部は伝染性単核症となるが，いずれの場合も中和抗体，CTLが誘導され，感染は制圧される。しかし，EBVは排除されず，メモリーBリンパ球内でEBV抗原を発現しない潜伏感染状態で維持される。潜伏EBVはBリンパ球の活性化にともなって活性化し，咽頭上皮での複製・増幅を経て唾液中へ排泄される。

【病原性】(口絵194；195参照)

初感染像である伝染性単核症は発熱，咽頭炎，リンパ節腫大，血液中での異型リンパ球出現が特徴的である。異型リンパ球はEBV感染Bリンパ球に対する過剰免疫反応と考えられるが，大部分はCTL活性を有しない。また，ヒツジ赤血球を凝集させる異好抗体(heterophile antibody)の出現も特徴的とされるが，日本人では出現しない例が多く，出現しても低値に留まる。通常，数週間で自然治癒するが，稀に半年以上遷延する例があり，慢性活動性EBV感染症として区別される。慢性活動性EBV感染症には伝染性単核症に続発するものと，そうでないものがあり，いずれの場合もEBV感染細胞の主体はTリンパ球である。また，ときに血球貪食症候群をともない，全症例の半数近くが致死的な経過をとる。

EBV感染が致死的な経過をとる疾患としてX連鎖性リンパ増殖症が知られている。リンパ球のシグナル伝達に関わるSLAM関連蛋白質SAPが病因遺伝子である1型と，アポトーシスを抑制する分子XIAPの異常による2型がある。

エイズ，臓器移植などの重篤な免疫不全状態ではEBVの活性化がより強く起こり，EBV感染Bリンパ球のオリゴあるいはポリクローナルな増殖症が起こる。移植後リンパ増殖症PTLD，Bリンパ増殖症BPLDと呼ばれ，一部はモノクローナルな増殖によりリンパ腫を発症する。

EBV関連の腫瘍性疾患としてはバーキットリンパ腫，鼻性T/NKリンパ腫，ホジキンリンパ腫，膿胸関連リンパ腫，上咽頭がん，胃がんなどが知られている。

バーキットリンパ腫はアフリカ赤道下の小児に多発するBリンパ腫で，c-myc遺伝子の転座にともなう活性化を常にともなっている。鼻性T/NKリンパ腫は鼻腔や咽頭に初発し，顔面正中部に沿って進行する破壊性の壊死性肉芽腫性病変で，東南アジアでの発生が多い。ホジキンリンパ腫の約半数でホジキン細胞，Reed-Sternberg細胞にEBVが感染している。膿胸関連リンパ腫は慢性膿胸に合併するBリンパ腫である。上咽頭がんは東南アジアの中国人に多発し，遺伝，食事などが発症要因として疑われている。世界のほとんどの地域での上咽頭がん発症率は年間10万人当たり1人以下であるが，中国南部の広東省と香港では年間10万人当たり20人である。世界的に胃がんの10%前後がEBV感染胃がん細胞のモノクローナルな増殖である。

【診断】

古くは血清中のEBV抗体を蛍光抗体法で測定するのが診断の中心であった。伝染性単核症ではウイルスカプシド抗原VCAに対するIgM抗体の出現が特異的であり，上咽頭がんにおいては早期抗原に対するIgA抗体が診断的意義が高い。現在ではEBV抗体のELISAキットも開発されている。

血液中のEBVゲノムをPCRにより定量する方法は移植後などの活動性EBV感染症の診断に威力を発揮する。また，腫瘍性疾患では*in situ* hybridaization法により組織中のEBERを検出するのが簡便かつ確実な方法である。

【疫学】

一度感染すると血清中のVCA抗体が終生陽性となるため，VCA抗体を指標に感染の有無を知ることができる。出生時は母親からの移行抗体によりほぼ100%陽性であるが，半年後には約50%に低下し，その後2〜3歳までに60%前後まで上昇する。移行抗体の減少によりEBVに感染したためである。その後思春期以降に再び抗体陽性率が上昇する。キスによる感染によるもので，25歳以上ではEBV感染率はほぼ100%に達する。

【治療】

抗ウイルス剤は無効である。伝染性単核症にはステロイドの他，対症療法が中心となる。PTLDには免疫抑制剤減量，Bリンパ球に対するモノクローナル抗体リツキサン，EBV特異的CTLが有効である。慢性活動性EBV感染症には化学療法や造血幹細胞移植が行われる。バーキットリンパ腫ではシクロホスファミドが有効である。上咽頭がんは放射線療法，化学療法が用いられるが，ステージが進んだものは予後が悪い。

【引用・参考文献】
Longnecker, R. M., Kieff, E., and Cohen, J. I. 2013. Epstein-Barr virus, p. 1898-1959. *In* Knipe, D. M., and Howley, P. M. (eds.), Fields virology, 6th ed., vol. 2, Wolters Kluwer/Lippincott Williams & Wilkins, Philadelphia.
高田賢蔵(監修)．2015．EB ウイルス(第 3 版)，診断と治療社，東京．

【髙田賢藏】

ヒトヘルペスウイルス 6
Human Herpesvirus 6 (HHV-6)

【分類・歴史・病原性】

ヒトヘルペスウイルス 6(*Human herpesvirus 6*：HHV-6)は，βヘルペスウイルス亜科，*Roseolovirus* 属に分類されている。1986 年 Salahuddin らによってリンパ増殖性疾患患者より分離され(Salahuddin et al., 1986)，その後，1988 年山西らによって突発性発疹の患児より分離され(Yamanishi et al., 1988)，その原因ウイルスであることが明らかとなった。HHV-6 は，免疫担当細胞，特に CD4 陽性 T 細胞において感染増殖する。現在は，塩基配列，抗原性，細胞向性の違いなどによりふたつのウイルス(HHV-6A および HHV-6B)に分類されている。実際，突発性発疹を引き起こすのは，HHV-6B であり，HHV-6A は，世界中でも現在までに数株しか分離されておらず，その病原性に関してはいまだに不明である。血清疫学調査により，ほとんどの成人がHHV-6B に対する抗体を有しており，その抗体保有は生後約 6 か月頃より認められ，1 歳以上ではほぼ 100%が抗体を保有している。

HHV-6 は初感染後，宿主(ヒト)に潜伏感染する。潜伏部位は，マクロファージ，モノサイト系であるといわれている。近年，臓器移植や造血幹細胞移植後における免疫抑制状態において潜伏していた HHV-6 が再活性化し，移植後の発熱，移植片対宿主病(GVHD)の誘発や間質性肺炎，脳炎などの多種多様な疾患の原因となることが示唆されている。

【ビリオン】

約 162 kbp の二本鎖 DNA ゲノムを含む正 20 面体のカプシドの直径約 100 nm からなる。エンベロープを持つ成熟ウイルス粒子(ビリオン)の直径は，約 200 nm である(写真 44，45)。

【ゲノム】

HHV-6 ゲノムは，その両端に direct repeat(DR_L，DR_R)が存在し，DR に囲まれた unique segment(U)から構成されている。open reading frames(ORFs)は両方向の strand にコードされている。HHV-6A は 110 個，HHV-6B は 119 個の ORF をコードしている。HHV-6A と HHV-6B においては，全塩基配列の相同性は約 90%である。HHV-6 ゲノムは，感染サイクルのなかで，3 つの異なった感染時期(前初期，初期，後期)にその遺伝子の転写，翻訳が行われる。主に前初期遺伝子は，転写活性を持つ遺伝子，初期遺伝子はウイルス DNA 合成および複製に関する遺伝子，後期遺伝子はウイルス構造蛋白質をコードする遺伝子からなっている。

【診断】

(1)ウイルス分離

患者の血液より末梢血単核球を分離し，10%fetal bovine serum，IL-2，phytohemagglutinin 入りの培地(RPMI1640 培地：完全培地)にて培養する。培養後 9 日から 14 日頃から巨細胞状の細胞変性効果(cytopathic effect：CPE)が観察される。確認は，HHV-6 特異的なモノクローナル抗体を用いてその抗原の発現を調べるこ

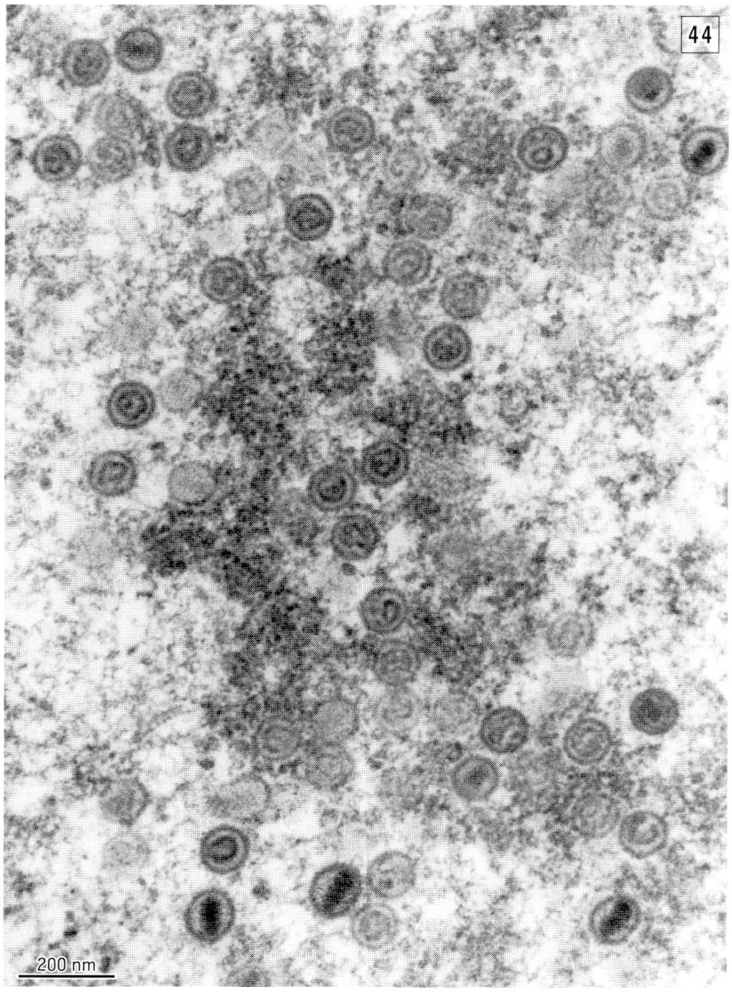

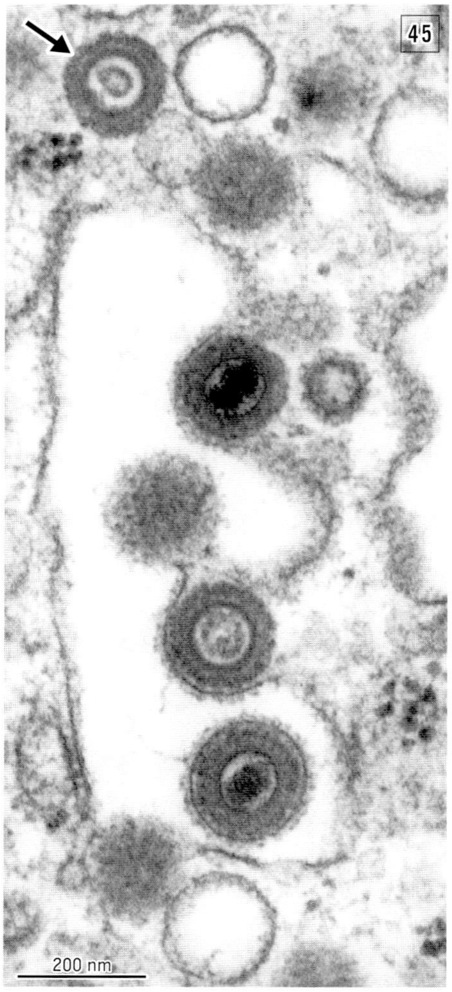

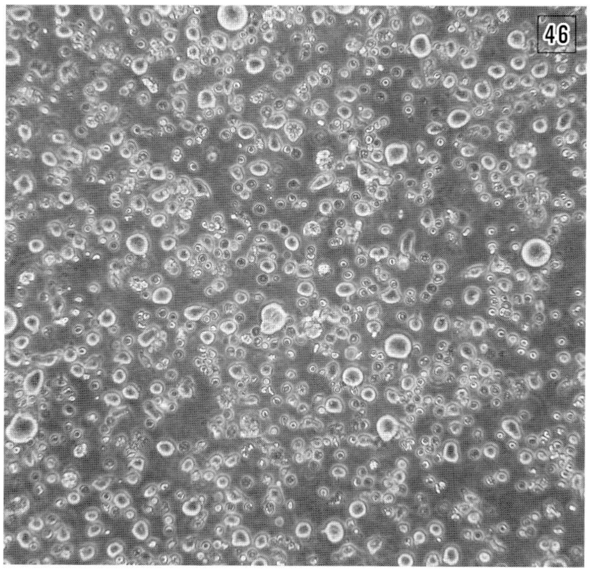

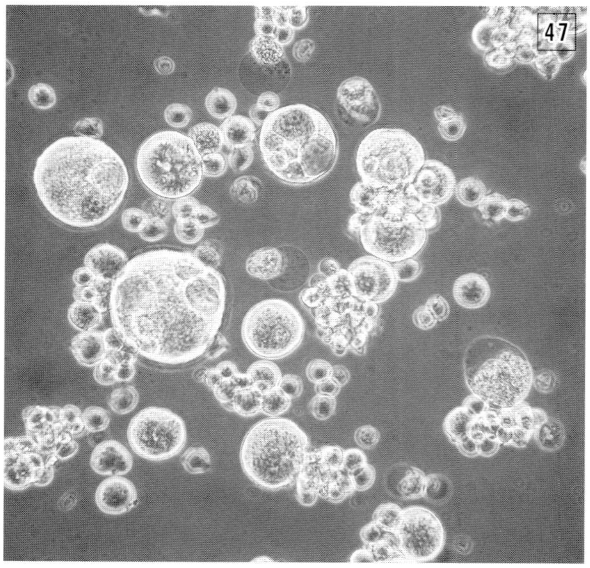

写真 44　HHV-6B(HST 株)感染 MT4 細胞の核内に出現したウイルス粒子(提供：新居志郎)。やや高電子密度の微細顆粒状物質よりなる網状構造に付随もしくは隣接して多数のカプシドが見られる。コアの微細形態は多様であり，種々の発育段階にあることを示す。高電子密度コアを内包する数個の成熟カプシドも認められる。

写真 45　HHV-6B(HST 株)感染 MT4 細胞のトランスゴルジ網(TGN)由来空胞膜部で出芽中の粒子，およびおそらく出芽を完了したと考えられる 1 個の成熟粒子が空胞内に存在する(提供：新居志郎)。細胞質内の粒子(矢印)は分厚いテグメントをまとっており，写真 44 の核内粒子と顕著な差異が指摘できる。

写真 46　HHV-6B(HST 株)感染細胞における細胞変性効果(CPE)。phytohemagglutinin にて刺激された臍帯血単核球に HHV-6B(HST 株)を感染させ，3 日後の写真。HHV-6 感染により細胞は丸くなり，膨張した状態になっている(細胞変性効果)。

写真 47　HHV-6A 感染により形成された巨細胞。HHV-6A(GS 株)を感染させた Jurkat 細胞において細胞膜融合をともなった巨細胞形成が観察される。

とにより行う。

(2)血清学的診断

間接蛍光抗体法によって血清中における抗体価を測定する。初感染の場合は，診断可能であるが，健常人においても高い抗体価を保有している場合があるため，再発の場合は診断が困難となる場合もある。

(3)分子生物学的診断法

HHV-6 DNA を検出する。PCR 法(定性 PCR：real-time PCR 法)，LAMP 法が挙げられる。

【治療】

ガンシクロビル，foscarvir などが治療薬として報告されている。重篤な合併症の頻度も高く，使用には慎重を要する。

【増殖】

HHV-6 は，主に活性化された末梢血単核球あるいは臍帯血単核球において感染増殖することができる(写真 46)。HHV-6 は，肺繊維芽細胞，神経細胞，NK 細胞を含むさまざまな細胞に感染することができるが，ほとんどの細胞において完全なウイルス粒子形成は見られない。HHV-6A の方が広範囲の細胞に感染できることが知られている。つまり，ウイルスの細胞親和性は，バリアント間で異なる。T 細胞系でも，HHV-6A(U1102 株，GS 株)は，HSB-2，J Jhan，SupT1 細胞で，HHV-6B は，MOLT-3 や MT-4 細胞で効率よく増殖することができる。

HHV-6A の宿主レセプターは，ヒト CD46 であり，HHV-6B の宿主レセプターはヒト CD134 であることが報告されている。

HHV-6A は，さまざまなヒト細胞(Jurkat 細胞，SupT1 細胞など)に高力価のウイルスを感染させると，数時間後から多核形成をともなった細胞膜融合(巨細胞形成)を形成することが明らかにされている(写真 47)。また，この細胞融合にはヒト CD46 が必要であることが判明している。各々の受容体に結合するウイルス側リガンドは，エンベロープ糖蛋白質である glycoprotein H/glycoprotein L/glycoprotein Q1/glycoprotein Q2(gH/gL/gQ1/gQ2)複合体であることが明らかとなっている。

【引用・参考文献】

Akkapaiboon, P., Mori, Y., Sadaoka, T., et al. 2004. Intracellular processing of human herpesvirus 6 glycoproteins Q1 and Q2 into tetrameric complexes expressed on the viral envelope. J. Virol. 78: 7969-7983.

Dominguez, G., Dambaugh, T. R., Stamey, F. R., et al. 1999. Human herpesvirus 6B genome sequence: coding content and comparison with human herpesvirus 6A. J. Virol. 73: 8040-8052.

Gompels, U. A., Nicholas, J., Lawrence, G., et al. 1995. The DNA sequence of human herpesvirus-6: structure, coding content, and genome evolution. Virology 209: 29-51.

Isegawa, Y., Mukai, T., Nakano, K., et al. 1999. Comparison of the complete DNA sequences of human herpesvirus 6 variants A and B. J. Virol. 73: 8053-8063.

Mori, Y., Seya, T., Huang, H. L., et al. 2002. Human herpesvirus 6 variant A but not variant B induces fusion from without in a variety of human cells through a human herpesvirus 6 entry receptor, CD46. J. Virol. 76: 6750-6761.

Mori, Y., Yang, X., Akkapaiboon, P., et al. 2003. Human herpesvirus 6 variant A glycoprotein H-glycoprotein L-glycoprotein Q complex associates with human CD46. J. Virol. 77: 4992-4999.

Salahuddin, S. Z., Ablashi, D. V., Markham, P. D., et al. 1986. Isolation of a new virus, HBLV, in patients with lymphoproliferative disorders. Science 234: 596-601.

Santoro, F., Kennedy, P. E., Locatelli, G., et al. 1999. CD46 is a cellular receptor for human herpesvirus 6. Cell 99: 817-827.

Tang, H., Serada, S., Kawabata, A., et al. 2013. CD134 is a cellular receptor specific for human herpesvirus 6B entry. Proc. Natl. Acad. Sci. U.S.A. 110: 9096-9099.

Yamanishi, K., Mori, Y., and Pellett, P. E. 2006. Human herpesvirus 6 and 7, p. 2819-2845. *In* Knipe, D. M., and Howley, P. M. (eds.), Fields virology, Lippincott Williams & Wilkins, Philadelphia.

Yamanishi, K., Okuno, T., Shiraki, K., et al. 1988. Identification of human herpesvirus-6 as a causal agent for exanthem subitum. Lancet 1: 1065-1067.

Zerr, D. M. 2006. Human herpesvirus 6: a clonical update. Herpes 13: 20-24.

【森　康子】

ヒトヘルペスウイルス 7
Human Herpesvirus 7 (HHV-7)

【分類・歴史】

ヒトヘルペスウイルス 7(*Human herpesvirus 7*：HHV-7)は，HHV-6 と同様 β ヘルペスウイルス亜科で *Roseolovirus* 属に分類され，突発性発疹の原因ウイルスのひとつである。HHV-7 は 1990 年に Frenkel らによって健常人の培養 CD4+T リンパ球より分離された(Frenkel et al., 1990)。その後，突発性発疹の患者から HHV-7 が分離され，HHV-6 と並んで突発性発疹の原因ウイルスのひとつであることが明らかとなった(Tanaka et al., 1994)。

【ビリオン】

HHV-7 は，145 kbp の二本鎖 DNA ゲノムを含む正 20 面体のカプシド(100 nm)およびカプシドを取り囲む分厚いテグメントが，細胞由来の脂質二重膜からなるエンベロープで包まれており，その直径は 160～200 nm である。透過型電子顕微鏡(TEM)観察によるビリオンの構造は，HHV-6 と非常によく似ているが，強拡大像ではエンベロープ表面のスパイク存在部の微細構造に若干の相違が認められる。

【ゲノム】

HHV-7 は，JI 株について全塩基配列が決定されており，そのゲノム構造は HHV-6 と相同性が高く(ほぼ全域)，アミノ酸の相同性は約 50% である(Nicholas, 1996)。宿主因子のホモログとして *U12* および *U51* 遺伝子が，CC(β-)ケモカインのレセプターをコードし，カルシウム動員能があり，そのリガンドは，いずれも CCR7 のリガンド(ELC/CCL19，SLC/CCL21)，CCR4 のリガンド(MDC/CCL22，TRAC/CCL17)であることが報告されている。

【物理化学的性状】

HHV-7 は紫外線，加熱および各種消毒剤により容易に不活化される。

【培養】

HHV-7 は，IL-2 および PHA で活性化されたヒト臍帯血単核球でよく増殖する。一方末梢血単核球やウイルス感受性の培養細胞として報告されている未熟 T 細胞樹立株である SUP-T1 細胞では，そのウイルス産生量は低く，感染増殖実験には適さない。HHV-7 に感染した臍帯血単核球は，HHV-6 と同様に風船を膨らませたように肥大化(ballooning)し，時には多核巨細胞を形成する。ウイルスのレセプターは CD4 であるが，ウイルス側リガンドは不明である。同じ CD4 をレセプターとする HIV の感染を競合阻害することが報告されている(Lusso et al., 1994)。また，ふたつのエンベロープ糖蛋白質(gB および U100 がコードしスプライシングを受けた gp65)が，細胞表面にあるプロテオグリカン上のヘパラン硫酸やヘパリンに結合するとされる。動物実験モデルはない。

【増殖・形態】

ヒト臍帯血単核球を用いて HHV-7 を一段増殖感染させると，細胞外のウイルスは感染後 3 日でほぼ定量可能となり，5～7 日で最高値に達する。

感染細胞の光顕観察では，ヘルペスウイルスに共通して特徴的な核内封入体を形成する(写真 48，49)。TEM 観察でも，感染後 24 時間から核内に β ヘルペスウイルス亜科に共通して特徴的な網状構造(網様体)を認め，時間経過とともに網状構造の周辺に多数のカプシドが集積してくる。48 時間以降には，核内だけでなく細胞質内，細胞表面上に子孫ウイルス粒子を認める。また，HHV-7 は細胞質内にしばしば特徴のある封入体様領域(aggregation of dense materials：ADM)を形成する。高電子密度のテグメント様物質の集積と考えられ，時間経過とともに，分厚いテグメントは有するがエンベロープを持たないウイルス粒子がこの領域を取り囲む(写真 50～52)。

【病原性】

一般に乳幼児期に HHV-6 よりも半年ほど遅れて(生後 1 年前後から)感染が始まり，学童期までにほとんどの人が感染する。初感染時の症状は，主として発熱や不顕性感染，ごく一部が典型的な突発性発疹として発症する。HHV-7 による突発性発疹は，臨床的には 2 度目の突発性発疹として経験することが多い。終生持続感染して，唾液からのウイルス分離が可能である。唾液腺が持続感染部位と考えられている。また HHV-6 と同様に免疫力低下時には再活性化すると考えられるが，その病態は明らかではない。

【実験室内診断】

HHV-7 感染の診断には，血液からのウイルス分離，血清学的診断，各種臨床検体からのウイルス抗原，ウイルス DNA の検出(PCR 法，LAMP 法)などが行われる。初感染および再活性化時の血清学的診断をする上で，抗体価の測定法(酵素抗体法，間接蛍光抗体法，IgM 抗体価)によっては HHV-6 との交差反応に注意が必要である。中和抗体価についてはほとんど交差反応はなく，初感染および再活性化の鑑別も可能である(Yoshida et al., 2002)。

写真 48　SB 株感染臍帯血単核球(CBMC)の感染後 72 時間のメイ・ギムザ染色。核内封入体領域が赤紫色に染まる。感染後 24 時間から観察でき，時間経過とともに封入体領域が拡大する。

写真 49　写真 48 と同じ材料の HE 染色。ヘルペスウイルスに特徴的な CowdryA 型封入体が感染後 24 時間から観察できる。

写真 50　008CH 株感染 48 時間後の臍帯血単核球(CBMC)の細胞質内に出現した径約 1 μm の高電子密度領域と，その周囲ならびに近隣部に散在するカプシド。この領域は，テグメント物質からなると推測される。粒子はいずれもカプシドの周囲に分厚いテグメントを保有する。

写真 51　上記感染材料の CBMC の細胞表面上に付着する一群の成熟ビリオン。細胞外に放出された後，まだ細胞表面上に留まっているビリオンで，粒子はいずれも分厚いテグメントを保有する。エンベロープの微細構造は，HHV-6 に比して膜自体の電子密度がやや高く明瞭に見える反面，スパイク領域の構造が不明瞭で貧弱に見える。

写真 52　MSO 株感染 48 時間後の CBMC のトランスゴルジ網由来空胞膜部で出芽中の粒子，ならびに出芽を完了後空胞内に存在すると考えられる成熟ビリオン。

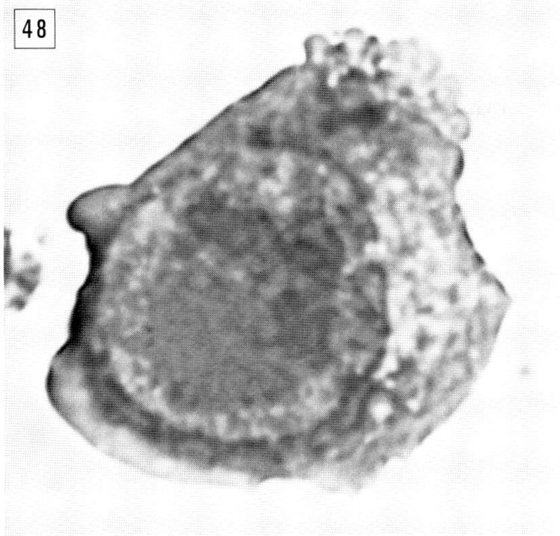
48

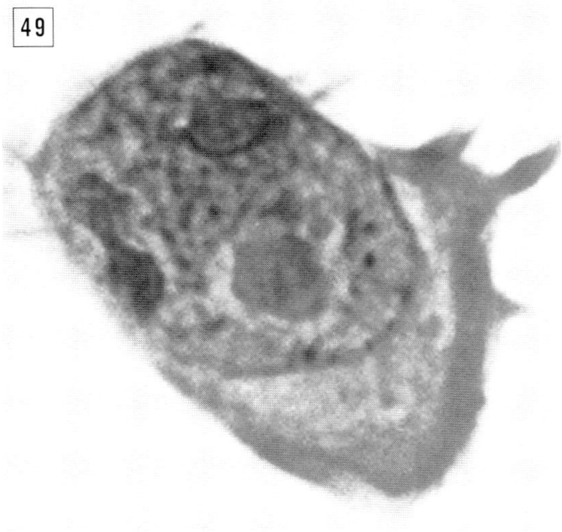
49

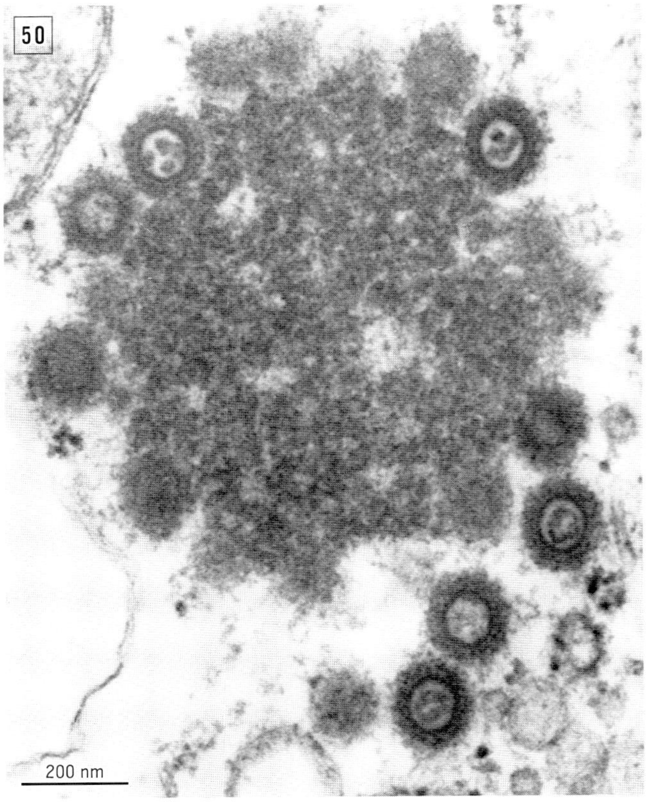
50
200 nm

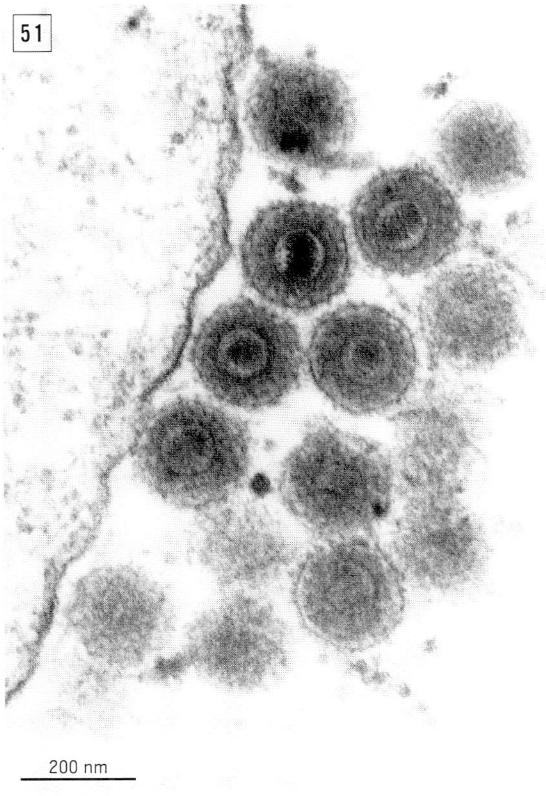
51
200 nm

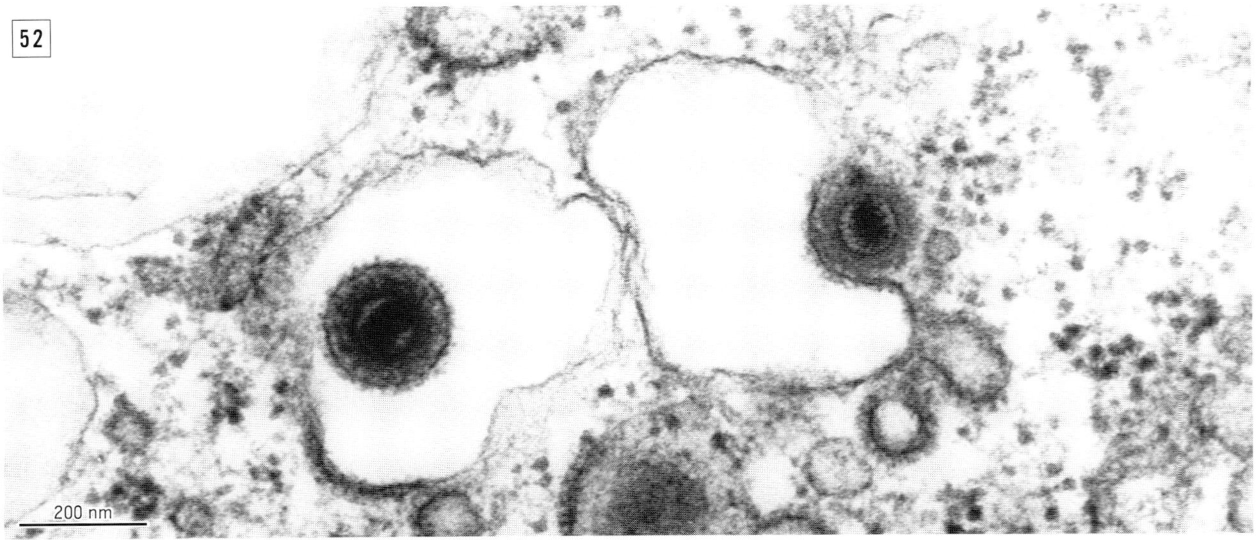
52
200 nm

【疫学】

感染は主として唾液を介しての近親による水平感染であると考えられている(Takahashi et al., 1997)。小児血清による解析で，生後半年から1年の間にHHV-6の感染が先行し，その後HHV-7の感染が起こることが示された。成人の抗HHV-7抗体保有率は，ほぼ100%である。成人では，HHV-7に対する中和抗体価は，HHV-6より高い値で維持される。母親からの移行中和抗体価が，高値で維持されるHHV-7に比べて低値のHHV-6は，その消失にともなって早期に感染が生じると考えられ，唾液から常時排泄されているHHV-7が，HHV-6より後に感染する理由のひとつに挙げられる(Yoshida et al., 2002)。IgG抗体価は，一般的にHHV-6感染で高値であり，HHV-7では低い傾向があるので，中和抗体価の動態と相反する場合があり要注意である。

【予防・治療】

通常は予後良好のため，対症療法にて経過観察するのみであり，特に予防や治療が問題となることはない。

【引用・参考文献】

Frenkel, N., Schirmer, E. C., Wyatt, L. S., et al. 1990. Isolation of a new herpesvirus from CD4+ T cells. Proc. Natl. Acad. Sci. U.S.A. 87: 748-752.

Lusso, P., Secchiero, P., Crowley, R. W., et al. 1994. CD4 is a critical component of the receptor for human herpesvirus 7: interference with human immunodeficiency virus. Proc. Natl. Acad. Sci. U.S.A. 91: 3872-3876.

Nicholas, J. 1996. Determination and analysis of the complete nucleotide sequence of human herpesvirus 7. J. Virol. 70: 5975-5989.

Takahashi, Y., Yamada, M., Nakamura, J., et al. 1997. Transmission of human herpesvirus 7 through multigenerational families in the same household. Pediatr. Infect. Dis. J. 16: 975-978.

Tanaka, K., Kondo, T., Torigoe, S., et al. 1994. Human herpesvirus 7: another causal agent for roseola (exanthem subitum). J. Pediatr. 125: 1-5.

Yoshida, M., Torigoe, S., Ikeue, K., et al. 2002. Neutralizing antibody responses to human herpesviruses 6 and 7 do not cross-react with each other, and maternal neutralizing antibodies contribute to sequential infection with these viruses in childhood. Clin. Diagn. Lab. Immunol. 9: 388-393.

【吉田まり子，山田雅夫】

ヒトヘルペスウイルス8
Human Herpesvirus 8 (HHV-8)

【分類・歴史】

ヒトヘルペスウイルス8(*Human herpesvirus 8*：HHV-8)は通称カポジ肉腫関連ヘルペスウイルス(Kaposi's sarcoma-associated herpesvirus：KSHV)と呼ばれ，ヘルペスウイルス科γヘルペスウイルス亜科に属する。γヘルペスウイルスはさらにEpstein-Barr virus (EBV)または*Human herpesvirus 4* (HHV-4)を代表とするγ1ヘルペスウイルスとHHV-8やγヘルペスウイルスのプロトタイプとされるherpesvirus saimiri(HVS)を代表とするγ2ヘルペスウイルスに分類される。前者は*lymphocryptovirus*，後者は*rhadinovirus*とも呼ばれる。

カポジ肉腫(Kaposi's sarcoma：KS)はアフリカ中部では風土病的に蔓延していることが知られていたが，1980年頃から米国西海岸で始まったAIDSの流行にともなって，カポジ肉腫が男性同性愛者を中心に顕著に増加したことで感染症としての認識が一気に高まり，ウイルス狩りが展開された。1994年に米国コロンビア大学の分子疫学者MooreとChangらによってRDA(representational differential analysis)によりゲノム断片の一部が同定された。得られた断片はEBVのBDLF1やHVSのORF26といったカプシド蛋白の読み取り枠と相同性が高いことからγヘルペスウイルスと認識され，間もなく全長の塩基配列が報告された。

【ビリオン】

超薄切片法による電顕観察で，成熟ビリオンは大きさ径約150 nmで，外側からエンベロープ，テグメント，カプシド，コアの4主要構造よりなっている(写真59)。カプシドの径は100～110 nmで，成熟カプシドは径70～80 nmの高電子密度のコアを包含する(写真58, 59)。核内の未熟カプシドで，低電子密度コアを有するもののうち，リング状の形態を持つものは径約60 nm大である。

【ゲノム】

ゲノムは直鎖状二本鎖DNAである。pulse field gel electrophoresis(PFGE)や全長塩基配列解析からはおよそ170～180 kbと推定される。約140 kbのユニーク領域と末端のGCに富んだ反復配列(terminal repeat：TR)を持ち，細胞内侵入後TRで連結され環状ゲノムとなりエピソームとして核内に潜伏する(図26)。TRは一般的には801 bpをユニットとした反復配列で40～50コピー存在し，ユニット数の違いによりゲノム全長の長さに若干の差が生まれる。

TRにはORF73から翻訳される潜伏感染因子latency-associated nuclear antigen(LANA)の認識・結合配列が2か所存在し，これに続くGCに富んだ32 bpまでが潜伏感染のorigin(ori-P)として機能する。溶解複製originはユニーク領域内に2か所存在し，517 bpの共通配列(AT rich領域を含む)とユニットの異なる反復配列から構成されている。ユニーク領域には80余の遺伝子が存在し，進化の過程で宿主遺伝子から取り

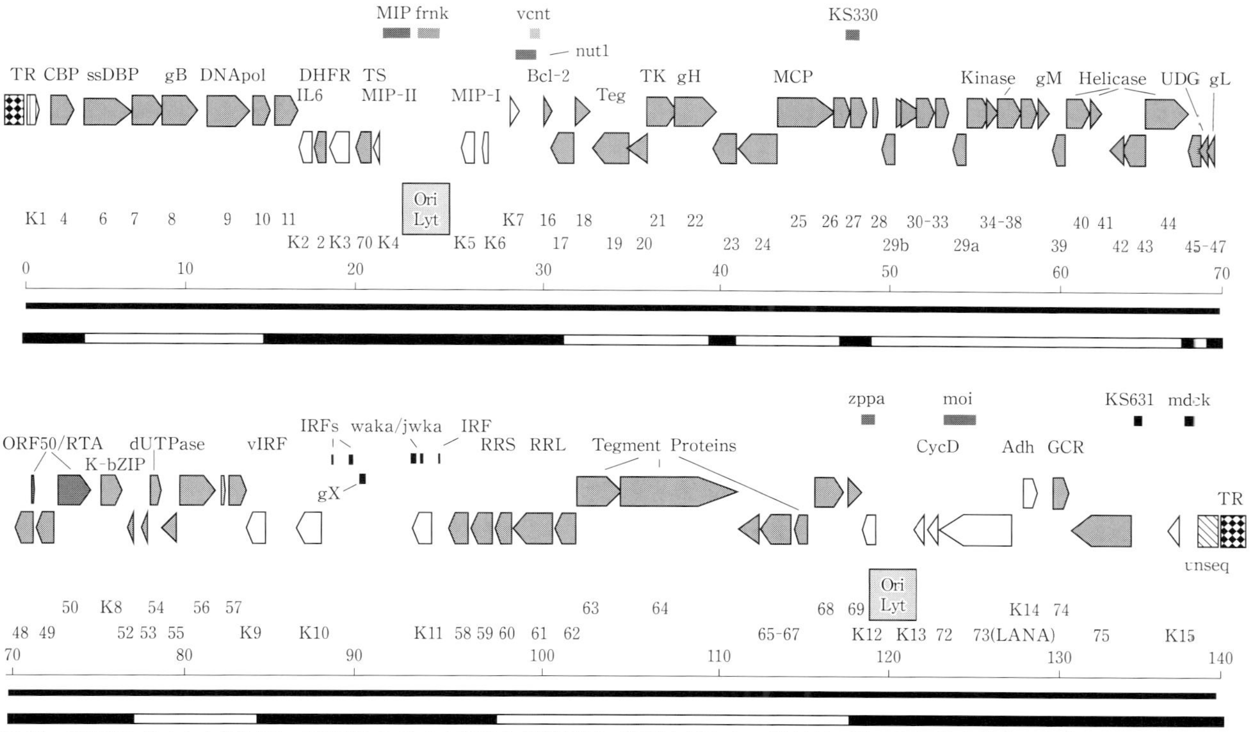

図 26 KSHV ゲノムと遺伝子。KSHV のゲノム構造と各遺伝子の配置を示した。遺伝子は読み取り枠を基本に記載してある。最下段の黒と白の box で示した bar は，黒い部分(■)が KSHV に特有の遺伝子群の存在するところ，白い部分(□)が他のヘルペスウイルスとの相同性が高い部分を示す。

込んだと思われる遺伝子も数多く存在する(表 6)。

【抗原の性状】

KSHV 感染にともない優位かつ特異的に抗体産生が誘導されるのは LANA であり，血清学的診断における特異性は高い。ウイルス粒子構造因子はヘルペスウイルス間，特に EBV との相同性が高く，また EBV は広くヒトに蔓延しているためしばしば交差反応が問題となる。

【培養】

培養細胞系ではマウス由来の細胞を含め，種々の細胞に感染するとされる。溶解複製は誘導されず，潜伏感染へ向かうことは KSHV の特徴のひとつである。

KSHV は特殊な B リンパ腫である primary effusion lymphoma (PEL) の発症に関わる原因ウイルスであり，この腫瘍から BC-1，BC-3，KS-1，BCBL-1，JSC-1，TY-1 など多くの培養細胞株が樹立されている(写真 53)。それぞれの株で内在する KSHV ゲノムのコピー数は若干異なるが，コピー数を保ったまま潜伏感染状態を維持している。

表 6 宿主から取り込んだ遺伝子

機能	遺伝子
細胞増殖	*v-cyclin* (ORF72)
	v-GPCR (ORF74)
	v-IRF (K9，K10)
アポトーシス抑制	*v-bcl2* (ORF16)
	v-FLIP (ORF71/K13)
	v-IL6 (K2)
ケモカイン	*v-MIP I* (K4)
	v-MIP II (K6)
	v-MIP III (K4.2)
細胞内シグナリング	*v-NCAM* (K14)

TPA (12-O-tetradecanoylphorbol 13-acetate)，SB (sodium butyrate) や γ インターフェロン，oncostatin M などが PEL 細胞株や *in vitro* 感染系で溶解複製/再活性化誘導に使用されている。

【増殖】

(1) 溶解複製/再活性化サイクル (写真 54〜59)

溶解複製/再活性化を誘導するとまず前初期遺伝子群が発現してくる。最も早期に誘導されるのが RTA (replication and transcription activator) である。RTA は種々のウイルス遺伝子を発現誘導する転写因子であり，以後，複製機能遺伝子を中心とした初期遺伝子，粒子構成遺伝子を中心とした後期遺伝子がカスケード状に発現し，最終的に娘ウイルス産生に至る。ウイルス粒子の集合 (assembly) に関してはほとんど報告がなく未知な部分が多いが，基本的には単純ヘルペスウイルス 1 型 (HSV-1 または HHV-1) に準ずるものと思われる。

(2) 潜伏感染サイクル

溶解複製/再活性化サイクルではほぼすべてのウイルス遺伝子が発現されるが，潜伏感染では基本的に一領域 4 遺伝子のみ〔*LANA*，*v-CYC*，*v-FLIP*，*K12* (*KAPOSIN*)〕が発現している。一部の報告で interferon regulatory factor (IRF) のホモローグである *K10.1* (もしくは *LANA-2*) も発現しているといわれている。

潜伏感染ではウイルスゲノムは LANA と ori-P により宿主複製因子を巧みに利用して細胞周期に呼応した複製を行っている。また LANA は染色体構成因子と相互作用してゲノムの分配・維持にも関与している。

【病原性】 (口絵 178a，b；179 参照)

動物界に蔓延している γ ヘルペスウイルスは多くの場合腫瘍や腫瘍様病態の発症に関わっている。KSHV

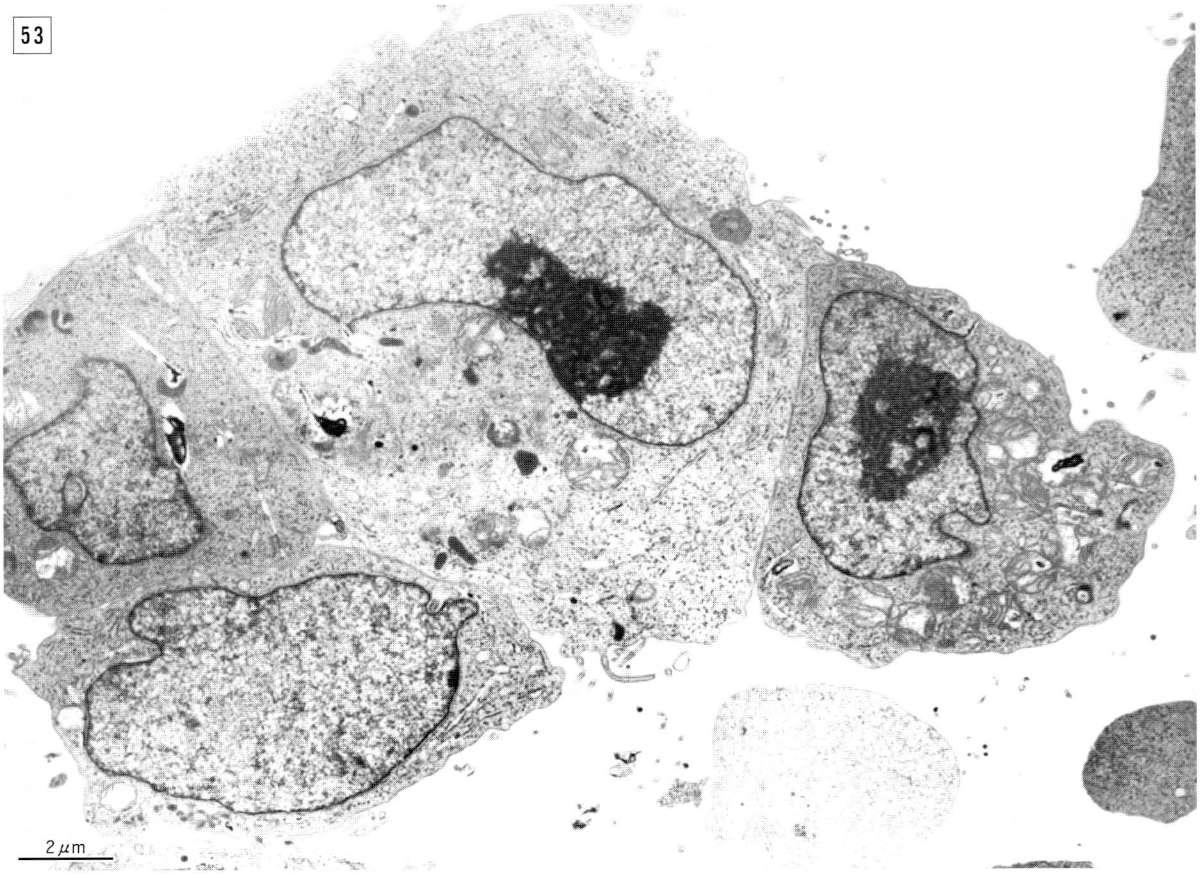

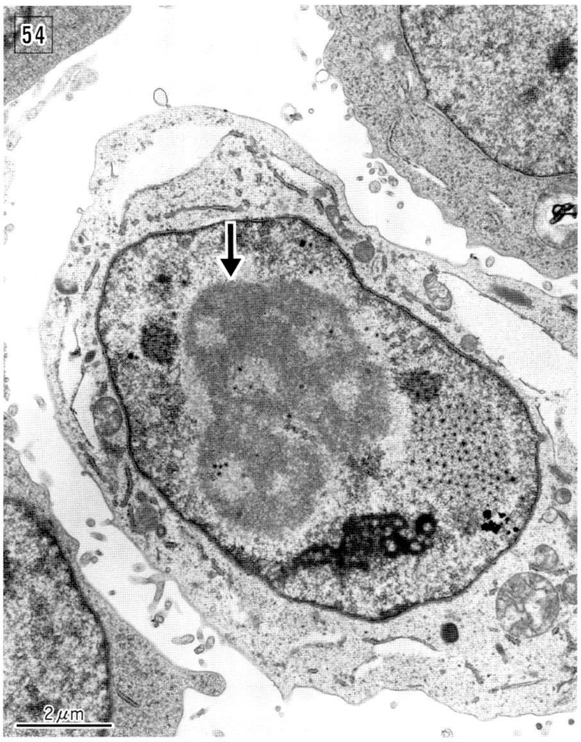

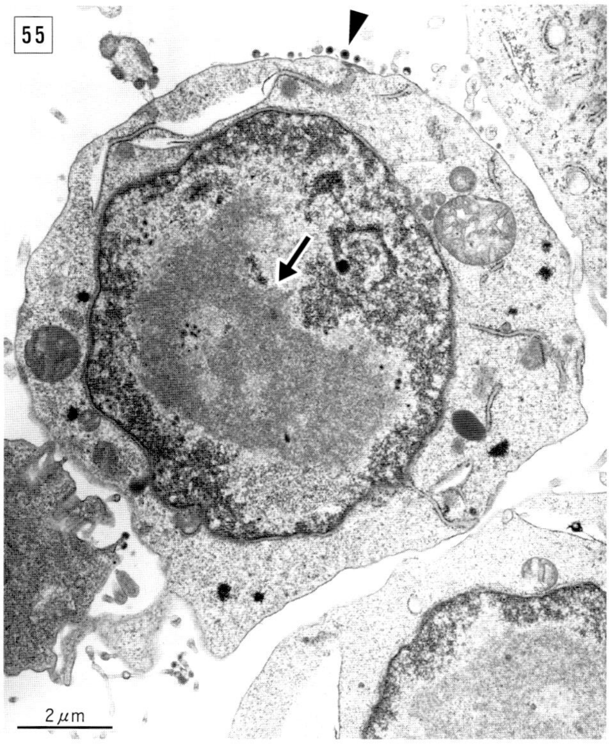

写真 53　TPA 非処理 KS-1 細胞（大朏祐治博士より供与）。写真の中央部を含めた大半部を占めて，相互に密着した 4 個の細胞が見られる。細胞内外にウイルス粒子を認めず，また感染による細胞病変も見られない。Otsuki et al. (1999) の報告を参照。

写真 54，55　TPA 含有培地で培養 48 時間後の KS-1 細胞（大朏祐治博士より供与）。核内中央部の広い領域にわたり，中等度電子密度の不定形構造物（矢印）の出現がある。この構造物は，弱拡大写真によってより明確に把握でき，HHV-8 感染を特徴づける微細構造上の細胞病変である。不定形構造領域の外周部ならびに内部には低電子密度領域が存在するが，この領域にカプシド保有粒子が点在し，また写真 55 中央部の細胞の表面上には成熟ビリオン（矢じり印）も見られる。Otsuki et al. (1999) の報告を参照。

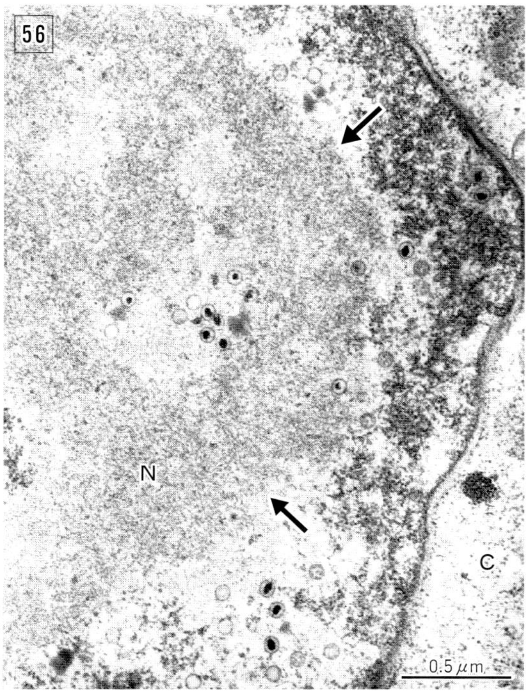

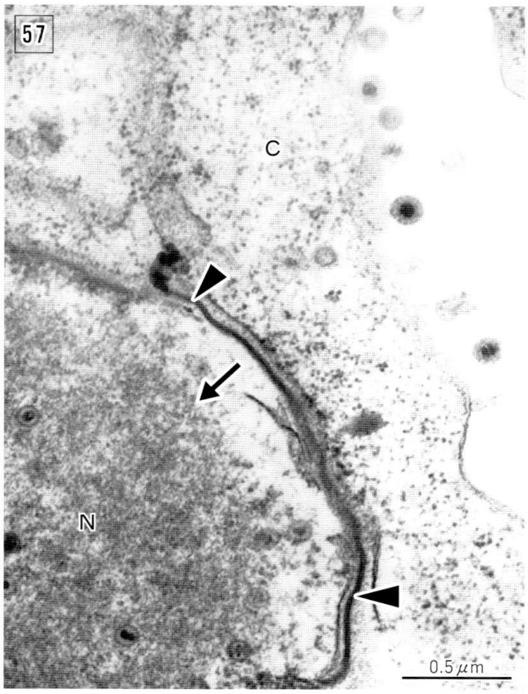

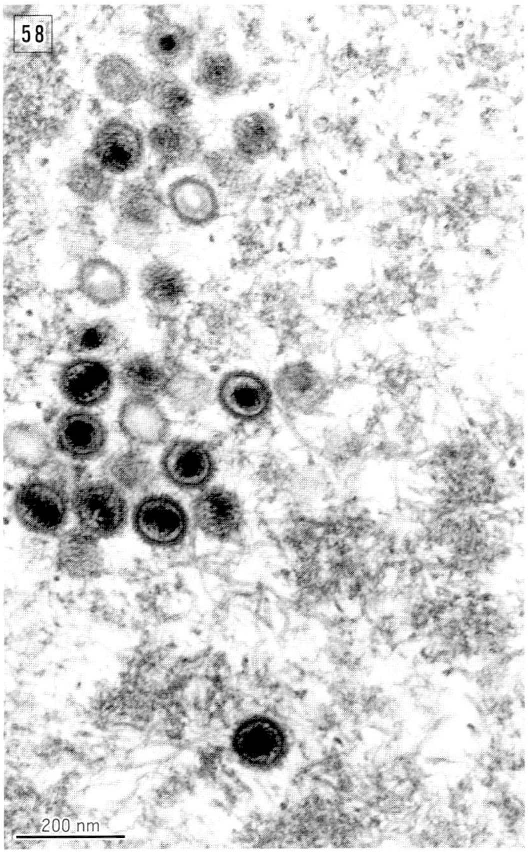

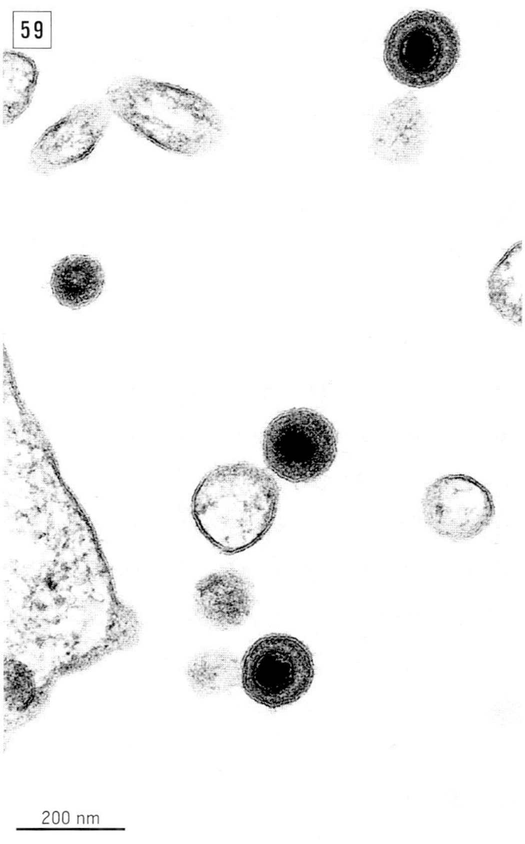

写真 56 TPA 含有培地で培養 48 時間後の KS-1 細胞(大朏祐治博士より供与)。写真内の核領域(N)の大部分を占めて，中等度電子密度の不定形構造領域(矢印：写真 54，55 で指摘)が存在する。この領域は，一見微細粉末状物質の集積よりなっている。カプシド保有粒子が不定形構造領域に付随して，あるいはこの領域に囲まれた内部や外周部に存在する低電子密度の領域に観察される。カプシド内のコアの形態は，発育過程に応じて多様である。Otsuki et al. (1999) の報告を参照。C：細胞質

写真 57 TPA 含有培地で培養 48 時間後の KS-1 細胞(大朏祐治博士より供与)。核内(N)は，ほぼ不定形構造領域(矢印)で占められており，数個のウイルス粒子がこの構造物に付随して認められる。ヘルペスウイルス感染に特徴的で，しばしば観察される内側核膜の重層化現象(矢じり印)が起こっており，その先端部は粗面小胞体内に嵌入しつつある。細胞外には数個の成熟ビリオンが見られる。Otsuki et al. (1999) の報告を参照。C：細胞質

写真 58 TPA 含有培地で培養 48 時間後の TY-1 細胞(片野晴隆博士より供与)。核実質内に観察された多数のウイルス粒子。大多数のカプシドは，高電子密度のコアを内包した成熟カプシドである。同一核領域には，ウイルス粒子の他に多数の紐状構造を認める。

写真 59 TPA 含有培地で培養 48 時間後の TY-1 細胞(片野晴隆博士より供与)。細胞外の成熟ビリオン。各粒子はエンベロープ，テグメント，カプシド，コアの整然とした形態と構造を保有しており，粒子間に形態上の不ぞろいは見られない。エンベロープは，膜の基本構造である 3 層構造を明瞭に呈示する。

ではAIDS(acquired immunodeficiency syndrome)など免疫不全状態が惹起されるとウイルスの病原性が顕著になる。KSHVは生体内ではBリンパ球に潜伏感染するが，勃発的な溶解複製/再活性化サイクルにより血管内皮細胞への感染が繰り返され，免疫不全下でKSが発症するものと考えられる。KSにはいくつかの型があるがすべてのKSにKSHVは関わっている。また前述のPELに関しても同様である。PELでは一般にEBVとの共感染が指摘されるが，培養細胞系へ持ち込むと多くの場合EBVは脱落していくがKSHVは残存することから，少なくともPELの維持にはKSHVが重要な働きをしているものと考えられる。

【実験室内診断】

感染患者血清中には種々の抗KSHV抗体が存在していると思われるが，中でも有用なのは抗LANA抗体の検出である。培養PEL細胞株を用いて免疫蛍光抗体法で容易に検出できる。LANAは感染細胞では核内に特有のdot-shapedとして観察されるので診断に迷うことはない。LANAを大腸菌などで発現・精製してELISAを行うことも有用である。

一方ウイルスの存在を証明することは，血中ウイルスの量がかなり少ないことから極めて困難である。ウイルス分離・同定は時間的にも経費的にも有用ではなく，末梢単核球から抽出したDNAを鋳型にしたPCR診断が有用である。

【疫学】

ヒトに感染するヘルペスウイルスではHSV-2とともに，感染率は他のヘルペスウイルスに比し極めて低い。片野らを中心とした疫学調査によると欧米や日本ではウイルス抗体保有率は2～3%である。

【治療】

KSHVの急性感染症や潜伏感染からの再活性化で何らかの病態が惹起されることに関して報告はほとんどなく，治療が必要な病態はないものと考えられる。現段階ではむしろAIDSを背景にして潜伏感染状態で発症するKSやPELの治療が重要となる。phosphonoformic acid(PFA)は*in vitro*再活性化系でウイルスの増幅を抑制できる。

【予防】

ウイルス伝播は他のヘルペスウイルスと同様salivary sheddingにより親から子へ伝播するものと考えられるので，風土病的に蔓延している地域では感染予防することは極めて困難である。日本や欧米ではKSHVは麻薬の回し打ちや性風俗的にHIV(human immunodeficiency virus)とともに蔓延してきたと思われ，こうした社会風俗を改善・啓蒙することが重要であると思われる。ワクチン開発の議論はないわけではないが，今のところ必要であるとはいいがたい。

【引用・参考文献】

Boshoff, C., and Weiss, R. A. 1998. Kaposi's sarcoma-associated herpesvirus. Adv. Cancer Res. 75: 57-86.

Chang, Y., Cesarman, E., Pessin, M. S., et al. 1994. Identification of herpesvirus-like DNA sequences in AIDS-associated Kaposi's sarcoma. Science 266: 1865-1869.

Damania, B., and Jung, J. U. 2001. Comparative analysis of the transforming mechanisms of Epstein-Barr virus, Kaposi's sarcoma-associated herpesvirus, and Herpesvirus saimiri. Adv. Cancer Res. 80: 51-82.

Ganem, D. 1997. KSHV and Kaposi's sarcoma: the end of the beginning? Cell 91: 157-160.

Hengge, U. R., Ruzicka, T., Tyring, S. K., et al. 2002a. Update on Kaposi's sarcoma and other HHV8 associated diseases Part 1: epidemiology, environmental predispositions, clinical manifestations, and therapy. Lancet Infect. Dis. 2: 281-292.

Hengge, U. R., Ruzicka, T., Tyring, S. K., et al. 2002b. Update on Kaposi's sarcoma and other HHV8 associated diseases. Part 2: pathogenesis, Castleman's disease, and pleural effusion lymphoma. Lancet Infect. Dis. 2: 344-352.

Kedes, D. H., Operskalski, E., Busch, M., et al. 1996. The seroepidemiology of human herpesvirus 8 (Kaposi's sarcoma-associated herpesvirus): distribution of infection in KS risk groups and evidence for sexual transmission. Nat. Med. 2: 918-924.

Otsuki, Y., Iwata, J., Furihata, M., et al. 1999. Ultrastructure of Kaposi's sarcoma-associated herpesvirus (KSHV)/human herpevirus-8 (HHV-8) in a primary effusion lymphoma cell line treated with tetradecanoyl phorbol acetate (TPA). Med. Electron Microsc. 32: 94-99.

Russo, J. J., Bohenzky, R. A., Chien, M. C., et al. 1996. Nucleotide sequence of the Kaposi sarcoma-associated herpesvirus (HHV8). Proc. Natl. Acad. Sci. U.S.A. 93: 14862-14867.

【上田啓次】

サルのヘルペスウイルス

Bウイルス
B Virus

【分類・歴史】

Bウイルス(BV)の正式名は，*Macacine herpesvirus 1*(McHV-1)である。分類学上は*Herpesvirales*目，*Herpesviridae*科，*Alphaherpesvirinae*亜科，*Simplexvirus*属に所属する(International Committee on Taxonomy of Viruses, 2012)。1932年，ニューヨーク市Health Departmentのポリオ研究責任者であったBrebner博士が，アカゲザルに指を咬まれて急性進行性髄膜脳炎を発症し，呼吸困難で死亡した。その死体より採取された検体を調べたところ単純ヘルペスウイルス(HSV)と類似したウイルスが分離された。その後，ポリオウイルスワクチンの開発で著名なSabin博士らにより，このウイルスはHSVとは異なることが確認されてBVと名づけられた(Pimentel, 2008)。現在では，この名称が慣用名として広く使用されている。これまでに全世界で約50例のBV感染事例が報告されている(山田，2005)。

【ビリオン】

BVは，直径160～180 nmの典型的なヘルペスウイルスのビリオン構造を有する(写真60～62)。ビリオンの中には，直径100 nmほどの正20面体カプシドが不定形のテグメント蛋白質層のなかに埋まっており，これを脂質二重膜のエンベロープが取り囲んでいる(Elmore and Eberle, 2008; Jainkittivong and Langlais, 1998)。

【ゲノム】

BVゲノムの塩基配列はすべて解読された(Perelygina et al., 2003)。その全長は156,789塩基対であり，GC含量が極めて高く74.5%もある。BVゲノムの基本構造はHSVゲノムと同じである(図27)。塩基配列情報の解析から，BVゲノム上には75個の遺伝子が存在すると推定され，そのうち74個はHSVの遺伝子と相同性がある。BVゲノムには6か所の複製開始点が存在しており，HSVとは明らかに異なる。また，HSVの神経病原性制御遺伝子γ34.5に相当する遺伝子が存在しないこともHSVとの相違点である(Elmore and Eberle, 2008)。

【物理的化学的性状】

BVは，紫外線照射，加熱処理(56°C，30分以上)，次亜塩素酸塩水溶液(0.25%以上)，ポピドンヨード，クロルヘキシジン，70%エタノール，2%グルタルアルデヒド，ホルムアルデヒド，脂質溶解性有機溶剤，酸性環境，および界面活性剤で不活化される。BVは，アシクロビル，バラシクロビル，およびフェムシクロビルに感受性である。各種温度条件下におけるBV感染性の持続期間は他の動物ヘルペスウイルスに類似すると考えられる(Centers for Disease Control and Prevention, 2010; Cohen et al., 2002; Holmes et al., 1995; Public Health Agency of Canada, 2011; Weigler, 1992)。

【抗原の性状】

中和試験とELISAにおいて，BV抗原はHSV抗原と交差する。BVとHSVの塩基配列から両ウイルスの蛋白質を推定して比較すると，アミノ酸配列の相同性は平均値で62.5%(幅は26.5～87.5%)であった。この高い相同性は，強い抗原的交差性があるという事実と一致する(Elmore and Eberle, 2008)。

【培養】

BVは，旧世界ザルの培養細胞(アフリカミドリザル由来ベロ細胞，ベルベットモンキー腎臓細胞，およびBSC-1細胞など)やウサギ腎臓由来細胞(LLC-RL細胞など)でよく増殖する(Whitley and Hilliard, 2007)。国立感染症研究所の規則では，培養面積25 cm^{2}の少量培養でウイルス分離を実施する場合に限りバイオセーフティーレベル(Biosafety Level：BSL) 3の実験区域で培養することが認められている。それ以上の規模で培養する場合はBSL4で実施しなければならないと定められている(岩崎・畑岸，2006)。

【増殖】

BVの生活環はHSVとよく似ている。また，その形態形成，細胞内局在，および出芽様式もHSVに類似している(写真60～62)。BV感染細胞で核内封入体(Cowdry type A)が観察されることがあるが，病理標本において常に検出できるわけではない。したがって，診断指標にすることはできない(Whitley and Hilliard, 2007)。

【病原性】

(1)ヒトに対する病原性

ヒトの感染は，粘膜や傷のある皮膚がサルから排出されたBVに暴露することによって起こる(Whitley and Hilliard, 2007)。通常，ヒトでの潜伏期間は2～5週間であるが，暴露後48時間以内に発症した症例もある。抗体調査の結果から不顕性感染は極めて少ないと推測されている。詳細な記録が残る26例の感染事例からBVに感染したヒトの臨床症状がまとめられている(図28)。重度の脳脊髄炎症状を呈した場合，呼吸麻痺などにより死に至ることがあり，治療しなければ80%の感染者が死亡すると推計されている(光永ほか，2004；棚林，

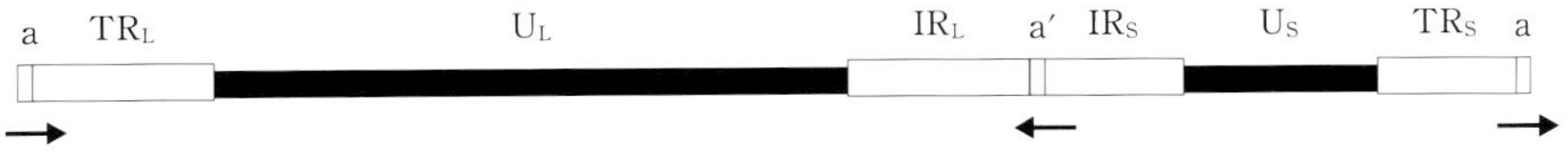

図27　Bウイルスゲノムの基本構造(岩崎・畑岸，2006の報告を参考に作成)。BVゲノムはL鎖とS鎖からなる。U_L領域はL鎖のユニーク領域，U_S領域はS鎖のユニーク領域である。TR_L領域とIR_L領域はU_L領域をはさみ込む逆向き繰り返し配列で，それぞれゲノム末端側とゲノム内側に位置する。同様に，TR_S領域とIR_S領域もU_S領域を縁どる逆向き繰り返し配列で，それぞれゲノム末端側とゲノム内側に位置する。a配列はゲノム最末端に位置する繰り返し配列で，a′配列はa配列の逆向き繰り返し配列である。

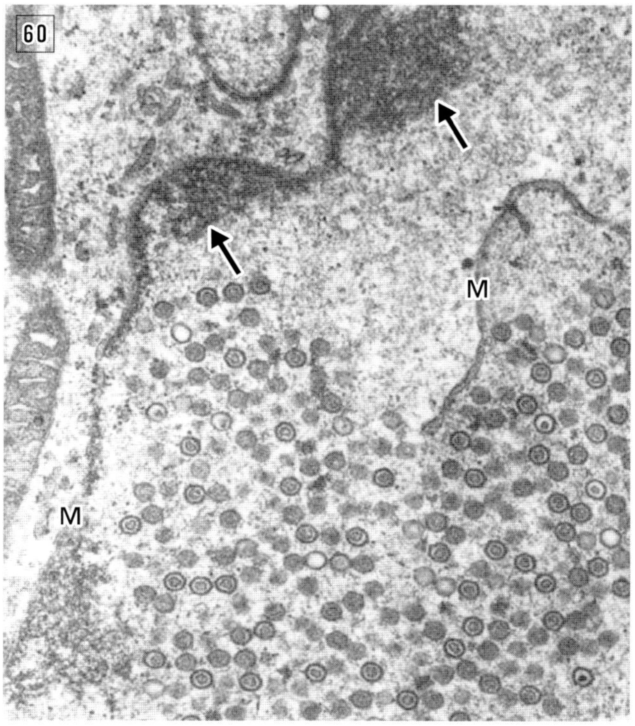

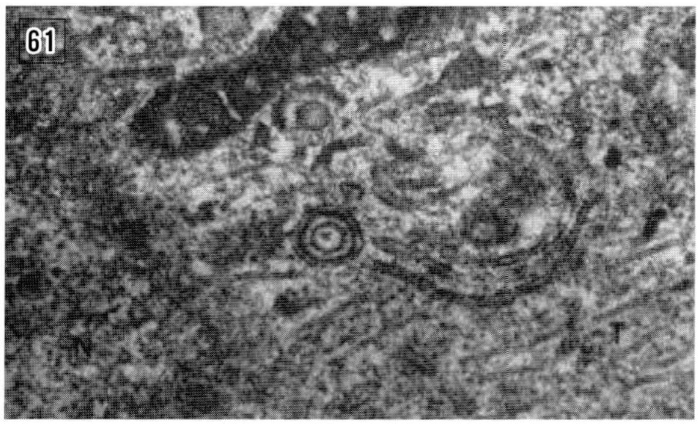

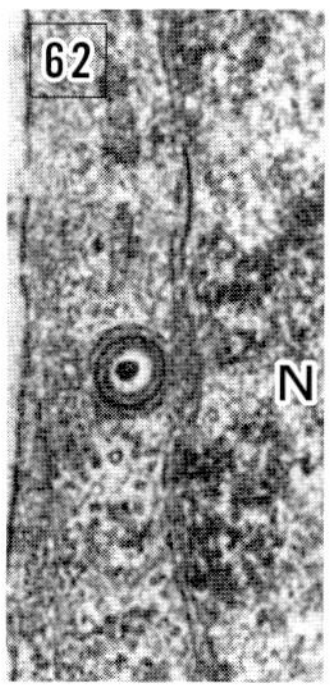

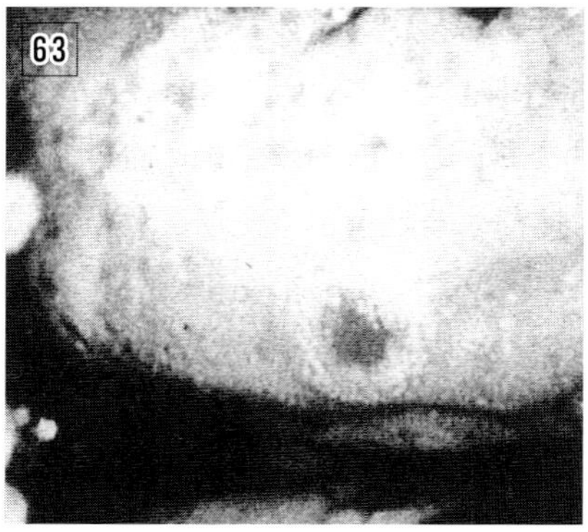

写真 60　B ウイルス接種 48 時間後の BSC-1 細胞の透過電顕像(28,000 倍に拡大)(Ruebner et al., 1975；©Elsevier)。膨張した核(M は核膜の位置を示す)にヌクレオカプシドが認められる。カプシド内のコアは，発育過程に応じて多形態性である。矢印で示すクロマチンは核周辺部へ押しやられている。

写真 61　B ウイルス接種 48 時間後の BSC-1 細胞の透過電顕像(39,000 倍に拡大)(Ruebner et al., 1975；©Elsevier)。成熟したエンベロープを有するヌクレオカプシドは，微小管内ではなく膜構造で区切られた空胞内に存在する。

写真 62　B ウイルス接種 48 時間後の BSC-1 細胞の透過電顕像(40,000 倍に拡大)(Ruebner et al., 1975；©Elsevier)。核膜から細胞室内へ出芽したヌクレオカプシドを示すと推測(N は核を示す)される。

写真 63　B ウイルス感染カニクイザルに見られた口腔内の潰瘍病変(長文昭氏より提供；吉川，2004)

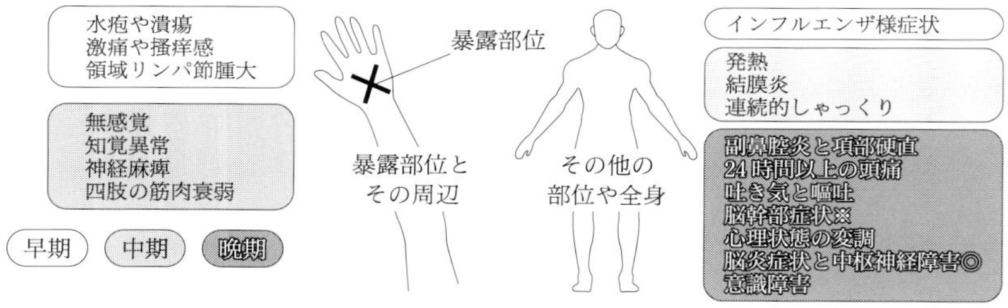

図 28　B ウイルスに感染したヒトの臨床症状(光永ほか，2004 を参考に作成)。※脳幹部症状：複視，構音障害，嚥下困難，眩暈，交差性半側不全麻痺，運動失調をともなう小脳症状，交差性の感覚消失，脳神経麻痺，転倒発作。◎脳炎症状と中枢神経障害：尿閉，呼吸障害，痙攣，ぴくぴく動く，半側不全麻痺，半側麻痺などを含む他の限局性神経症状，進行性上向性麻痺，昏睡，ウイルス性脳炎に特徴的な他の症状，中枢神経障害に特徴的な他の症状

2009)。患者が死亡した症例のいくつかでは麻痺が認められている。また，患者が昏睡状態のままであった症例もある(Whitley and Hilliard, 2007)。患者死亡症例の一部で病変部が髄質と橋に広がっていたことが報告されているが，多くの症例では中枢神経系の病変部は上頸部脊髄内に限局されていた。

現在では，抗ウイルス剤治療により致死率は低下している(光永ほか，2004)。ただし，死に至らず治癒した場合でも神経系に重度の後遺症が残ることがある(棚林，2009)。生存症例における症状のレベルはさまざまである。ほとんど，またはまったく神経症状が現れない症例もあれば，とても激しい中枢神経系症状を呈した症例もある。いく人かの生存者はゆっくりとした神経機能の低下を経験している(光永ほか，2004；Whitley and Hilliard，2007)。

(2) 自然宿主に対する病原性

BV の自然宿主はアジアを原産地とするマカカ属サル(図 29)である。これらの自然宿主が健常である場合，その BV 感染は不顕性感染，または口唇と口腔内の水疱や潰瘍などの軽微なものである(写真 63)。自然宿主間の伝播は水平感染が一般的である。BV は HSV と同様に神経節に潜伏感染し，間欠性に再活性化する。その際，回帰発症することもある。この再活性化 BV は非感染サルやヒトの感染源となる(棚林，2009；Whitley

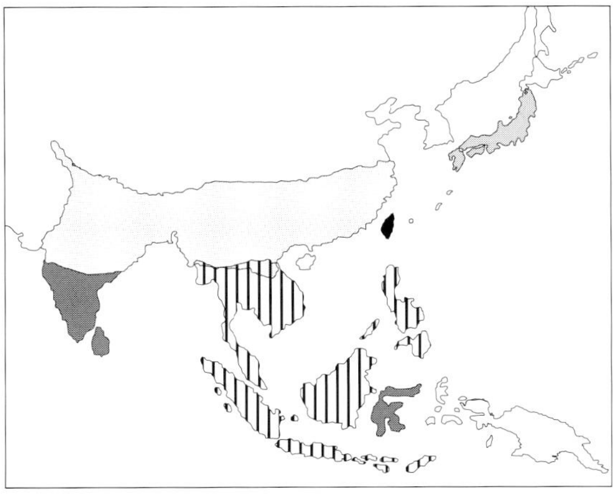

図29　Bウイルスの自然宿主であるアジア原産マカカ属サルの分布(日本モンキーセンター，2009を参考に作成)。□アカゲザル，□カニクイザル，■タイワンザル，□ニホンザル，■その他

and Hilliard，2007)。

【実験室内診断】

ウイルス分離が最も重要で確実な基準である。病巣部から採取した検査材料を，感受性培養細胞に接種してBVを増殖させる。近年，遺伝子検査のひとつであるPCR法が迅速診断法として用いられる。血清中のBV特異抗体の検出は診断・治療のための迅速検査法としては利用できない。ただし，診断・治療の参考，感染事故発生後の検証，ならびにサル集団の疫学調査には有用である(光永ほか，2004；棚林，2009)。

【疫学】

わが国で1997年に実施された動物実験施設内のサルの抗体調査では約40%が抗BV抗体陽性であった(国立大学動物実験施設協議会バイオハザード対策小委員会，1997)。自然宿主における感染経路はサル間の闘争や繁殖行動による水平感染と考えられる。性的成熟前の陽性率は25%程度と低く，成熟後は約90%以上と高い。垂直感染の可能性もあるが実際には稀である。ヒトの主要な感染経路は粘膜や皮膚損傷部からのBV侵入である。ヒト間の二次感染事例やヒト体内の潜伏感染BVの再活性化によると疑われる発症事例も報告されている。BV汚染物に暴露したヒトの発症頻度は正確にはわかっていないが，発症事例の報告は稀である(光永ほか，2004；棚林，2009)。

【治療】

BV感染症は，アシクロビル，またはガンシクロビルを静脈内に継続投与して治療する(図30)。明らかに神経系障害の徴候や症状を呈する患者には，ガンシクロビル投与が推奨される。BV感染症，およびその疑いのある患者を世話する際に二次感染が起こりうる。これを防ぐために，患者の家族と医療関係者は，血液と体液に対する一般的な安全対策を実施すべきである(光永ほか，2004)。

【予防】

(1)感染予防

BVに対するワクチンはまだ存在しないので，BVと接触しないことが一番の感染予防対策である。すべてのアジア原産マカカ属サル，ならびにそれらと接触した可能性のあるサルは，BVを保有すると考えて扱うべきである。したがって，それらのサル，およびサル由来材料を扱う場合には，常にBV感染の危険性を考慮して作業する必要がある。作業に当たっては，必ず，作業衣，手袋，マスク，および防護用眼鏡類(ゴーグルなど)などの個人防護用具を着用する。BVに暴露した場合，その感染を防ぐために最も決定的な時期は暴露直後の数分間である。そこで，眼や粘膜が暴露された場合は，ただちに滅菌生理食塩水や水で15分間以上洗浄する。また，皮膚が暴露された場合は，ポビドンヨードやクロルヘキシジンなどの洗浄剤を含む水溶液で洗浄する(表7)(光永ほか，2004；棚林，2009)。

(2)発症予防

事業所(霊長類飼育・実験・研究施設)の管理者と保健関係者は，事故報告があった場合，前もって策定しておいた方針に従って，担当医師による診察，事故遭遇者のカウンセリング，当該サルの健康状態とBV感染状況の把握などを実施する。そして，それらの情報に基づいてBV感染の危険性の程度を判断し，診断，検査，ならびに発症予防投薬の必要性などを決定する。その際に参考となる資料を表7と8に示す。抗ウイルス剤を用いた発症予防としては，アシクロビル，またはバラシクロビルを継続的に経口投与する(図30)(光永ほか，2004；棚林，2009)。

(3)事業所による管理・教育・訓練

事業所は，室内外を問わずBV暴露事故が発生する可能性のある場所に，事故発生時の緊急対応処置と検体採取に必要な備品とそのマニュアル，感染後の治療プロトコール，ならびに事故発生時の対応方法を明示した掲示板などを配備しておく。これらは，いずれも前もって準備しておくべきものである。また，これら備品などの利用方法やサルに関わるバイオハザードについて，作業者を定期的に教育・訓練する責任がある(光永ほか，2004)。

【その他】

特別な例外を除いて，ヒトは，サルから排出されたBVに暴露して感染する。したがって，サルがBVを保有していなければ，ヒトのBV感染の危険性もない。

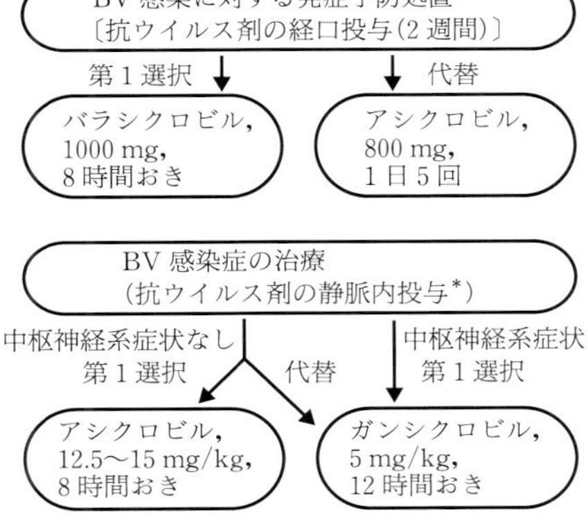

図30　Bウイルス感染での抗ウイルス剤を用いた発症予防措置と治療に関する勧告のまとめ(光永ほか，2004を参考に作成)。*症状が見られなくなり，かつBVに対する培養を二度実施して二度とも陰性の結果が出るまで投与を継続する。

表7　Bウイルスに暴露時の初期の対応処置(光永ほか，2004をもとに一部改変)

応急手当	
粘膜暴露	・眼または粘膜を滅菌生理食塩水，または水で少なくとも15分間洗浄する。
皮膚暴露	・洗浄剤(クロルヘキシジンまたはポビドンヨードなど)を含む水溶液で15分間徹底的に洗浄する。
	・皮膚を0.25%の次亜塩素酸塩水溶液で洗浄し，続いて洗浄剤水溶液で10〜15分間洗浄するのも一案である。
初期検査	
ヒト	・洗浄が十分行われたか評価する。
	・怪我の発生した日付，時間，場所，および接触した液体，または組織の種類を確定する。
	・全般的な健康状態(服用中の薬剤も含む)を評価し，最近の破傷風追加トキソイド接種はいつ実施されたかを確定する。
	・抗生物質または狂犬病ワクチン接種と免疫グロブリンによる暴露後の発症予防処置が必要かどうかを決定する。
サル	・暴露に関与したサル，その種，およびそのサルを担当していた獣医師をそれぞれ特定する。
	・全般的な健康状態(服用中の薬剤や，このサルが現在，および過去に実験動物として関与した研究の種類を含む)を評価する。
	・過去の血中抗体検査結果(BV感染，またはサル免疫不全ウイルスへの感染を含む)を評価する。
臨床検査	
ヒト	・身体検査，特に暴露部位の評価と神経機能の検査を行う。
	・血清分析用に，ベースラインとなる血清抗体レベルを取得することを考慮する。
	・怪我部位，または暴露した粘膜からの検体を培養することを考慮する。
サル	・粘膜病巣(水疱や潰瘍など)や結膜炎などがないかサルを検査する。
	・病巣，結膜，頬側壁粘膜からの検体を培養することを考慮する。
	・BVに対する血中抗体検査の実施を考慮する(そのサルが血中抗体陽性であるとわかっている場合を除く)。
教育と治療	
	・怪我の重大さについて，被暴露者にカウンセリングを行う。
	・BV感染の徴候や症状について，被暴露者に情報を提供する。
	・BVに関する情報と，緊急時に助言を求めるために連絡を取れるような連絡先を載せたカード(財布に入れて携帯できるようなもの)を必ず被暴露者に提供する。
	・被暴露者を受け持っている事業所の管理者と保健関係者に対し，必ず怪我についての通知をする。
	・被暴露者，および被暴露者の管理者とともに，怪我が発生した当時に採用されていた安全対策を見直す。
	・フォローアップ用のインタビューの予定を決める。
	・暴露後の発症予防措置の実施を考慮する(表2を参照のこと)。

表8　Bウイルスに暴露した後の発症予防措置に関する勧告(光永ほか，2004をもとに一部改変)

発症予防措置の実施を推奨

- 高リスクの感染源(例えば，マカカ属サルで，健康状態の悪い，免疫不全・免疫抑制下，BVを放出していることがわかっている，またはBV疾患に適合する病巣のあるもの)に対する皮膚(損傷部)暴露，または粘膜暴露(怪我の有無にかかわらない)の場合。
- 皮膚(損傷部)暴露，または粘膜暴露(怪我の有無にかかわらない)で，洗浄が不十分な場合。
- 頭部，頚部，胴部の裂傷がある場合。
- 深い咬傷を負った場合。
- 神経系，BVの疑いのある病巣，瞼，または粘膜由来の組織および液体に関与する注射針に暴露した場合。
- サルの口腔や性器の病巣または神経系組織由来の液体で汚染された物体，あるいはBVを含んでいることがわかっている物体に暴露した後に刺傷や裂傷を負った場合。
- 洗浄後の培養がBV陽性であった場合。

発症予防措置の実施を考慮

- 粘膜飛散を十分に洗浄した場合。
- 裂傷(皮膚に損傷を負った場合)を十分に洗浄した場合。
- 健康状態の悪い，または免疫不全・免疫抑制下のマカカ属サル由来の血液に関与する注射針に暴露した場合。
- 体液(病巣以外の部位からの体液)で汚染された物体，あるいは感染している可能性のある培養細胞またはその培養液に暴露した後に刺傷や裂傷を負った場合。

発症予防措置の実施を避ける

- 皮膚に損傷のない皮膚暴露。
- サルのうち非マカカ属サルに関与する暴露の場合(ただし，非マカカ属サルもBVに感染しうることも十分に考慮すべきである)。

高リスクの感染源による暴露には，マカカ属サルによる咬傷，あるいは，眼・口腔・性器からの分泌物，神経系組織，およびマカカ属サルによって汚染された物体(例えばケージや器具など)との接触が含まれる。

BVはアジア原産マカカ属サルを自然宿主とする。これらのサルの繁殖コロニーにおいてBV抗体陽性ザルを排除して，BVを保有しないサルのコロニーが樹立されている。わが国では，独立行政法人医薬基盤研究所の霊長類医科学研究センターで，約600頭のカニクイザルからなるBV除去繁殖コロニーが維持されており，そこでは年間約250頭の子ザルが生まれているそうである。

【引用・参考文献】

Centers for Disease Control and Prevention. B Virus (herpes B, monkey B virus, herpesvirus simiae, and herpesvirus B), First Aid and Treatment. 11 August 2010. Available from http://www.cdc.gov/herpesbvirus/firstaid-treatment.html.

Cohen, J. I., Davenport, D. S., Stewart, J. A., et al. 2002. Recommendations for prevention of and therapy for exposure to B virus (*Cercopithecine herpesvirus 1*). Clin. Infect. Dis. 35: 1191-1203.

Elmore, D., and Eberle, R. 2008. Monkey B virus (*Cercopithecine herpesvirus 1*). Comp. Med. 58: 11-22.
Holmes, G. P., Chapman, L. E., Stewart, J. A., et al. 1995. Guidelines for the prevention and treatment of B-virus infections in exposed persons. Clin. Infect. Dis. 20: 421-439.
International Committee on Taxonomy of Viruses. Virus Taxonomy: 2011 Release. 24 February 2012. Available from: http://www.ictvonline.org/index.asp?bhcp＝1.
岩崎琢也，畑岸悦子．2006．Bウイルス．日本臨牀 64巻増刊号：290-295．
Jainkittivong, A., and Langlais, R. P. 1998. Herpes B virus infection. Oral Surg. Oral Med. Oral Pathol. Oral Radiol. Endod. 85: 399-403.
国立大学動物実験施設協議会バイオハザード対策小委員会．Bウイルス抗体調査結果について．23 May 1997，Available from http://www.mext.go.jp/b_menu/hakusho/nc/t19970523001/__icsFiles/afieldfile/2009/05/21/t19970523001_y0000001.pdf.
光永総子，藤本浩二，中村伸．2004．Bウイルス(*Cercopithecine Herpesvirus 1*)感染の予防，緊急対応および治療に関するガイドライン．霊長類研究 20：147-164．
日本モンキーセンター．2009．サル図鑑．23 September 2009．Available from http://www.j-monkey.jp/encyclopedia/index.html.
Perelygina, L., Zhu, L., Zurkuhlen, H., et al. 2003. Complete sequence and comparative analysis of the genome of herpes B virus (*Cercopithecine herpesvirus 1*) from a rhesus monkey. J. Virol. 77: 6167-6177.
Pimentel, J. D. 2008. Herpes B virus — "B" is for Brebner: Dr. William Bartlet Brebner (1903-1932). CMAJ 178: 734.
Public Health Agency of Canada. CERCOPITHECINAE HERPES VIRUS 1. 18 February 2011. Available from http://www.phac-aspc. gc.ca/lab-bio/res/psds-ftss/herpes-cerco-eng.php.
Ruebner, B. H., Kevereux, D., Rorvik, M., et al. 1975. Ultrastructure of *Herpesvirus simiae* (herpes B virus). Exp. Mol. Pathol. 22: 317-325.
Weigler, B. J. 1992. Biology of B virus in macaque and human hosts: A review. Clin. Infect. Dis. 14: 555-567.
Whitley, R. J., and Hilliard, J. 2007. Cercopithecine herpes virus 1 (B virus), p. 2989-2903. *In* Knipe, D. M., and Howley, P. M. (eds.), Fields virology, 5th ed., vol. 2, Wolters Kluwer/Lippincott Williams & Wilkins, Philadelphia.
山田章雄．2005．サル由来感染症，国立感染症研究所感染症情報センター病原微生物検出情報 26：200-202．
吉川泰弘．2004．Bウイルス感染症(ヘルペスB感染症)，p. 66-70．木村哲，喜田宏(編)，人獣共通感染症(改訂3版)，医薬ジャーナル社，大阪．

【荒尾雄二郎】

〈補　　足〉

アロヘルペスウイルス科
Family ***Alloherpesviridae***

コイヘルペスウイルス
Cyprinid Herpesvirus 3

【分類・歴史】

コイヘルペスウイルス病は，アロヘルペスウイルス科に属するCyprinid herpesvirus 3（Koi herpesvirus：KHV）によって起こるコイに特有な疾病である。本病は感染力が強く死亡率が非常に高い。コイヘルペスウイルス病は，1998年にイスラエルおよび米国で発生したニシキゴイの大量死の原因としてHedrickらにより報告された。新しいウイルス（KHV）が病魚から分離され，この病気の原因であることが実験的に証明された。

これまでに欧州の多くの国でコイヘルペスウイルス病の発生が確認されている。また，米国，イスラエルそして南アフリカでも報告されている。アジアでは，インドネシア，台湾，日本，香港以外にもタイ，マレーシア，シンガポールで病気の発生またはKHVの検出が報告されている。わが国では2003年11月，霞ヶ浦のコイ養殖場において初めて発生が確認された（Sano et al., 2004）。

【ビリオン】

KHVは直径180～230 nmのエンベロープに囲まれた20面体で，約100 nmのカプシドを有している。

【ゲノム】

日本，米国およびイスラエルで分離された3株においてKHVのゲノムDNAの全塩基配列が解読されており，そのサイズは295 kbpで，それぞれの株間の相同性が非常に高いことが明らかにされている（Aoki et al., 2007）。

【物理化学的性状】

KHVは，紫外線，加熱および各種消毒剤により不活化される（Kasai et al., 2005）。

【培養】

KHVの分離培養には，コイ鰭由来細胞KF-1やコイ脳由来株化細胞CCBなどが用いられている。KF-1細胞では細胞変性効果として細胞融合と細胞内空胞を形成し，CCB細胞は多核巨細胞を形成する。KHVの増殖温度は15～25°Cで至適温度は20°Cである。

【増殖】

コイヘルペスウイルス病は水温が13°C以下，30°C以上ではほとんど発生せず，それはKHVの増殖特性と関係している。

【病原性】

KHVに感受性を示す魚種は，マゴイおよびニシキゴイに限られ，近縁のフナやキンギョは感染しない。本病は，稚魚から成魚にまで感染し，死亡率は80～90%と非常に高い。水温は20～25°Cで発病し，潜伏期間は2～3週間程度である。

病魚は遊泳が緩慢となり，食欲不振となる。また，粘液分泌物をともなう鰓の退色や鰓の腐れ，眼球陥入などが観察される。

【実験室内診断】

培養細胞によるウイルス分離およびPCR法が用いられる。

【疫学】

感染様式としては，水を介しての水平感染による。飼育資材の共用でも感染が起こる。

【予防・治療】

魚類ウイルス病の一般的な防除対策と同様に，発病歴のない養殖場の種苗を使用する，ウイルスフリーの飼育水を使用する，使用機器を消毒するなどが挙げられる。

弱毒生ワクチンが有効であるが，強毒株への回帰の危険性があり，わが国では使用が認められていない。国内では不活化ウイルスによる経口リポソームワクチンの効果が報告されているが現在のところ実用化されていない。

【その他】

本病は，持続的養殖生産確保法における特定疾病であり，同法に基づく蔓延防止措置として移動制限，焼却などの対象となっている。

【引用・参考文献】

Aoki, T., Hirono, I., Kurokawa, K., et al. 2007. Genome sequences of three koi herpesvirus isolates representing the expanding distribution of an emerging disease threatening koi and common carp worldwide. J. Virol. 81: 5058-5065.

Hedrick, R. P., Gilad, O., Yun, S., et al. 2000. A herpesvirus associasted with mass mortality of juvenile and adult koi, a strain of common carp. J. Aquat. Anim. Health 12: 44-57.

Kasai, H., Muto, Y., and Yoshimizu, M. 2005. Virucidal effects of ultraviolet, heat treatment and disinfectants against koi herpesvirus (KHV). Fish Pathol. 40: 137-138.

Sano, M., Ito, T., Kurita, J., et al. 2004. First detection of koi herpesvirus in cultured common carp *Cyprinus carpio* in Japan. Fish Pathol. 39: 165-167.

【中島員洋】

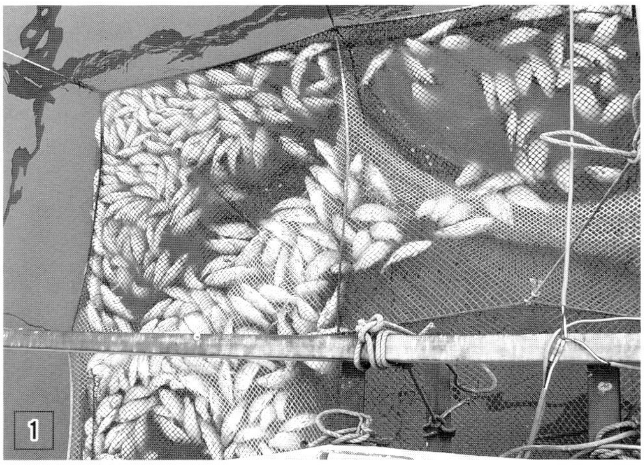

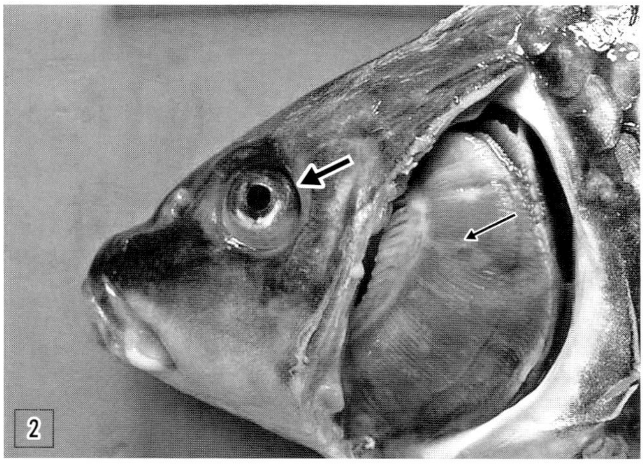

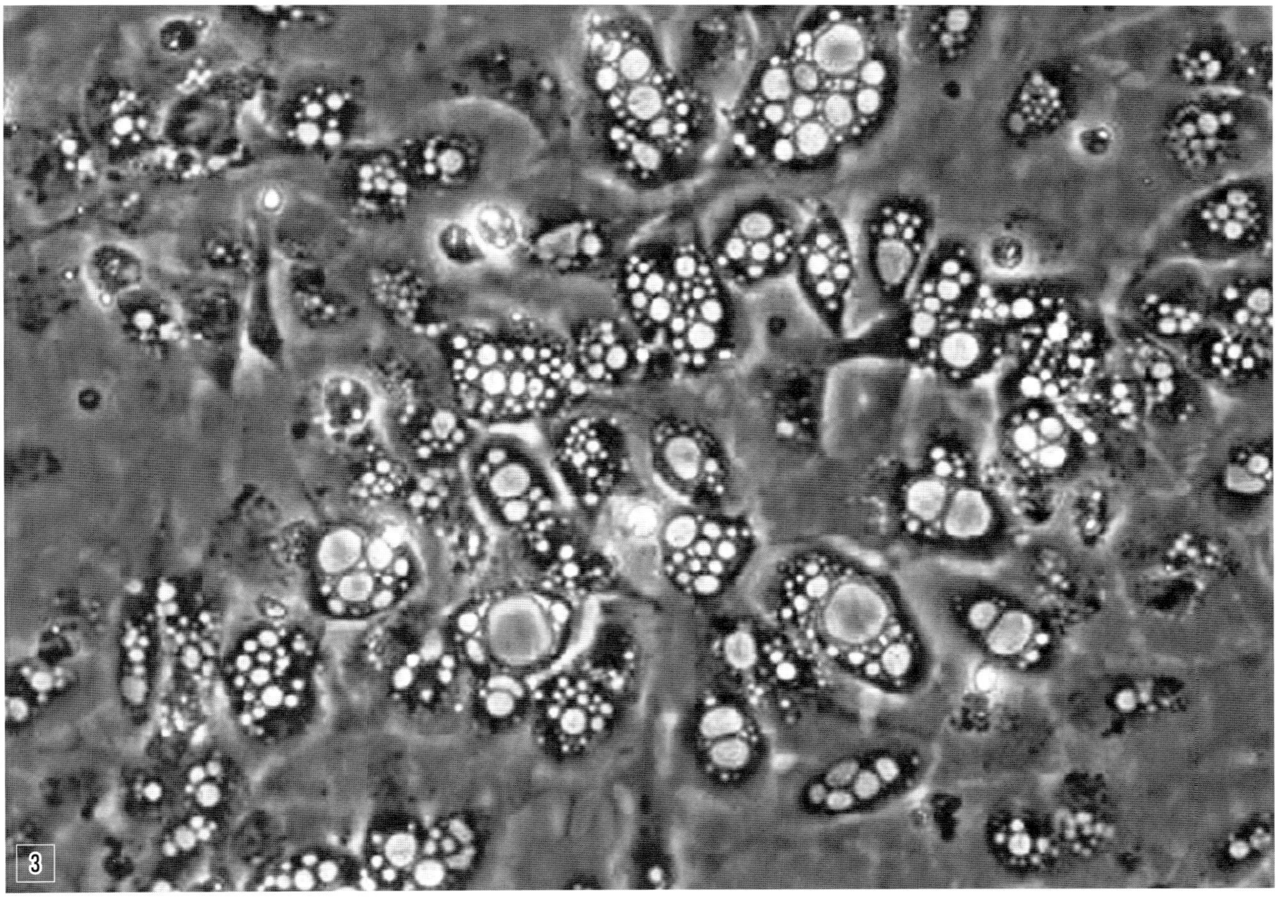

写真 1 コイヘルペスウイルス病による養殖コイの大量死(佐野元彦博士より供与)
写真 2 コイヘルペスウイルス病に罹病したコイ(佐野元彦博士より供与)。眼の落ち込み(太矢印)と鰓の壊死(細矢印)が認められる。
写真 3 KHV 感染 KF-1 細胞における CPE(栗田潤博士より供与)。空胞化を特徴とする。

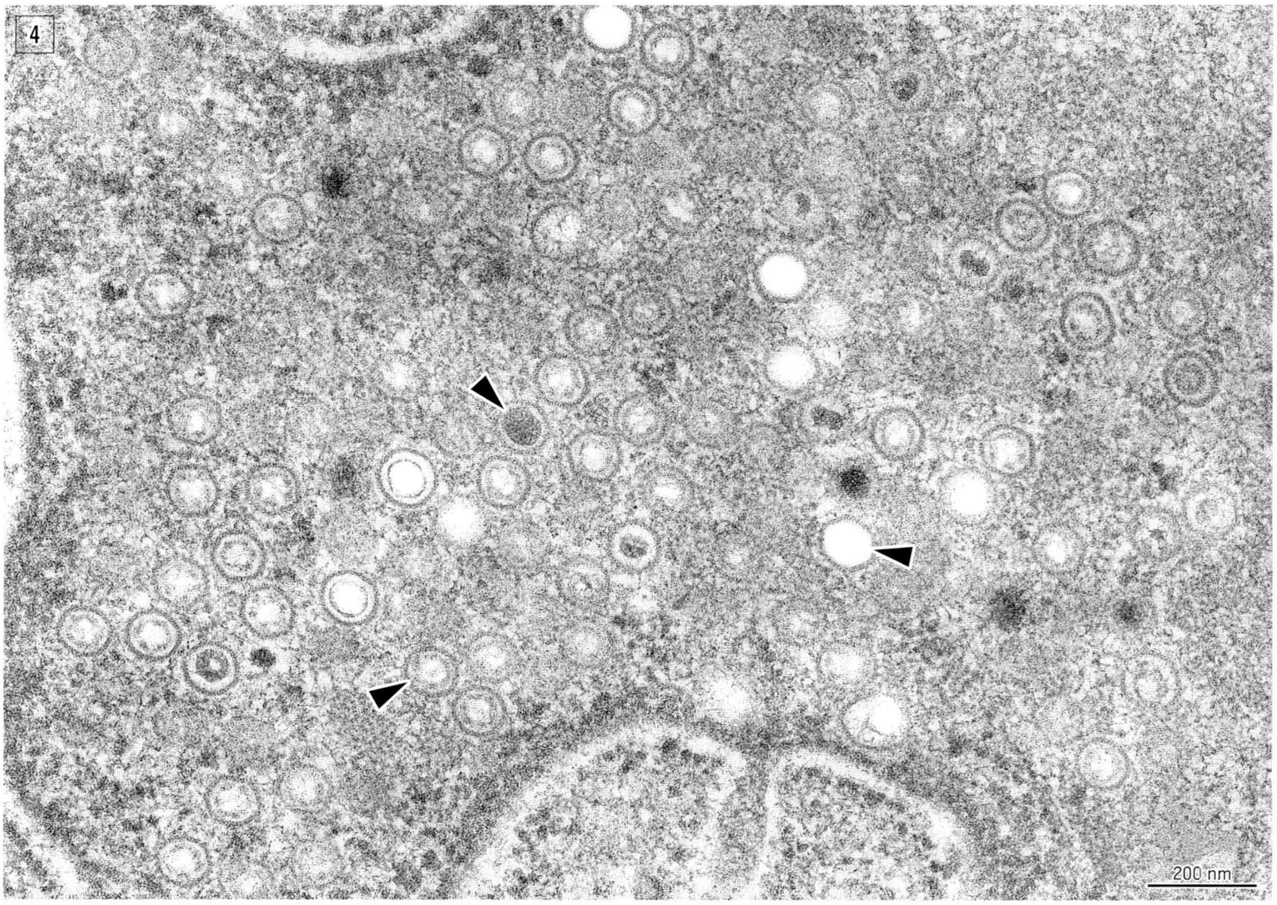

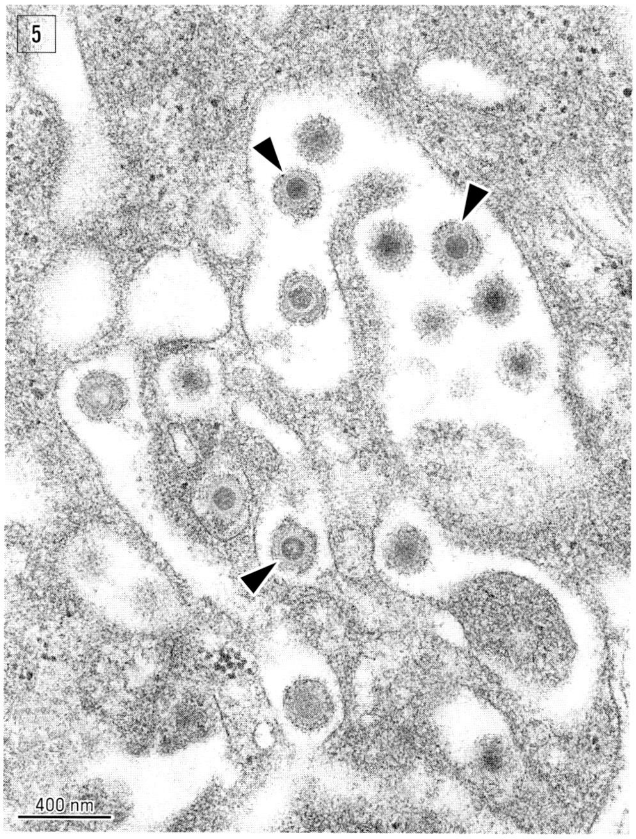

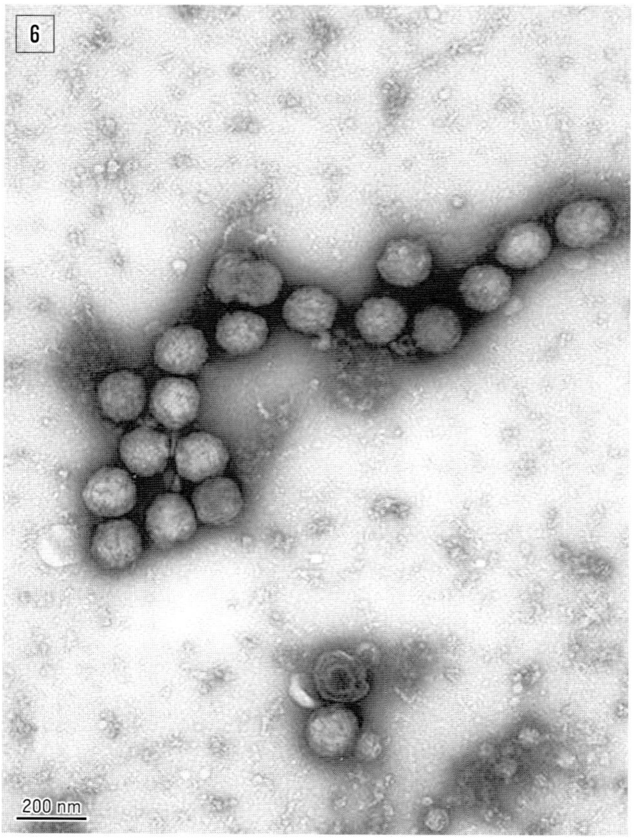

写真 4　培養細胞(NGF-2)の核内に形成された多数の KHV のカプシド(矢じり印)(三輪理博士より供与)。内部が空のもの，同心円状に見えるもの，電子密度の高いコアを有するものなどが観察される。

写真 5　培養細胞(CCB)内の小胞に出芽・放出された KHV の成熟粒子(矢じり印)(三輪理博士より供与)

写真 6　KHV のネガティブ染色像(中易千早博士より供与)

【中島員洋】

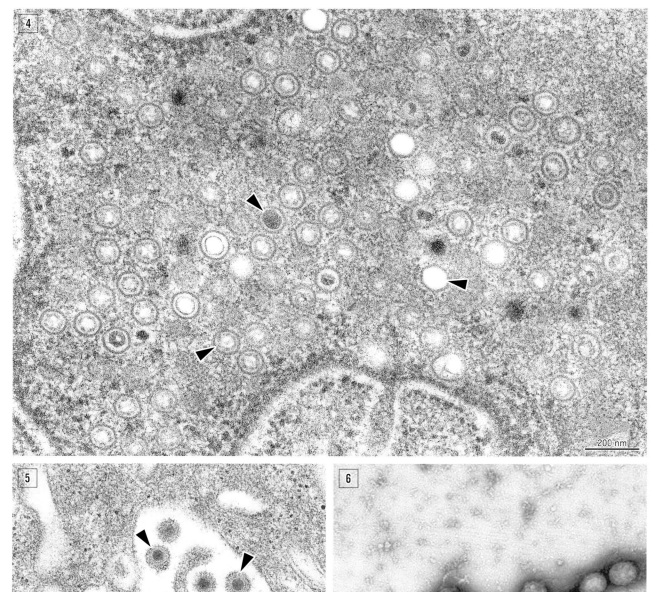

アデノウイルス科
Family ***Adenoviridae***

【分類・歴史】

アデノウイルスは，1953年に，RoweやHillemanらの2研究グループによって，急性呼吸器感染症の原因としてヒトアデノイドや気道分泌物から分離された。ウイルスの名称はその組織名に由来する。アデノウイルス科(*Adenoviridae*)には，ヒトを含む哺乳動物の*Mastadenovirus*属，トリの*Aviadenovirus*属，は虫類・トリ・有袋類や哺乳類の*Atadenovirus*属，そしては虫類・トリ・チョウザメの*Siadenovirus*属の4種類がある。ヒトアデノウイルスには中和反応によって56種の血清型が分けられ，さらに血球凝集反応によりAからGの7種類のサブグループに分けられている(表1)。

【ビリオン】

(1)ウイルス粒子

ウイルス粒子の直径はおよそ90(70〜100)nmで，被膜(エンベロープ)のない正20面体構造を持つ。DNAゲノムを蛋白質のカプシドが囲み，その外面は8〜10 nmのヘクソン240個とペントン12個からなり，各ペントンベースから9〜77.5 nmの1本のファイバーが突出している(Stewart et al., 1991; 1993; Valentine and Pereira, 1965)。ファイバーの長さは血清型によって異なる(Roelvink et al., 1998)が，ネガティブ染色では通常，ウイルス粒子の精製ないし染色過程で壊れて見えないことが多い(写真1)。

(2)ウイルス構造蛋白

ウイルス粒子をドデシル酸ナトリウム(SDS)で溶かして電気泳動すると，およそ11種類の蛋白が認められる。カプシド蛋白は7種からなり，II(ヘクソン蛋白)が量的に最も多い。他にIIIa，VI，VIII，IXの4種はカプシド構造の安定化に，IIIはペントンベース蛋白，IVはファイバー蛋白である。コアには4種の蛋白があり，V，VII，muの3種はゲノムDNAと接して存在し，VIIが主要なコア蛋白で，Vはペントンベースと結合する蛋白である。またterminal protein(TP)はゲノムDNAの5′末端と共有結合している。

【ゲノム】

ウイルスゲノムは二本鎖線状DNAで，両端に36〜371塩基の逆向きの反復配列を持つ。ウイルス増殖の際，この領域で増幅が開始され，またゲノムが環状化する。最初に全塩基配列が決定されたアデノウイルス2型では35,937 bp(accession No. J01917)(Roberts et al., 1984)，5型では35,935 bp(M73260)(Chroboczek et al., 1992)で，2型とはファイバー蛋白コード領域を除いておよそ95%が一致する。Aサブグループのアデノウイルスは GC含量が最も低く48〜49%で，Bサブグループが50〜52%，他は57〜61%である。ウイルスゲノム塩基配列の系統樹解析では，胃腸管感染ウイルスクラスター(A，F)と呼吸器感染ウイルスクラスター(B，C，D，E)の2種に分けられるが，ファイバー先端部(fiber knob)のアミノ酸系統樹解析では，サブグループA，C，D，EとサブグループB，Fのふたつのクラスターに分けられる(Roelvink et al., 1998)。

ウイルスゲノムには6個の初期遺伝子(E1A，E1B，E2A，E2B，E3，E4)，2個の後初期遺伝子(IX，I va)，そして5種(L1〜L5)のmRNAをコードする後期遺伝子があり，すべてRNAポリメラーゼIIにより転写される。両端に位置するE1AとE4が最初に逆方向に転写される。E1A蛋白は転写を活性化し，宿主細胞をS期に誘導する。E1B蛋白はE1A蛋白とともに作用し細胞増殖を，E2蛋白はDNA複製を，E3蛋白は宿主細胞の反応を変化させ，E4蛋白は転写制御，mRNAの輸送そしてDNAの複製を司る。後期mRNAはスプライシングにより生成されて20種あり，そのpoly Aの付加する3′末端によりL1〜L5の5グループに分けられる。後期遺伝子産物は多くのウイルス構造蛋白としてカプシドの生成に関与する。

【物理化学的性状】

分子量は，150〜180×10^6ダルトンで，DNAは13%，蛋白質は87%を占める。ウイルス被膜や脂質はなく，CsCl溶液中の浮遊密度はおよそ1.30〜1.37 g/cm^3。凍結状態で安定して保存できる。また，弱酸に安定で，脂質溶剤には非感受性である。熱感受性には異なる属の間で差異がある。なお，ファイバー蛋白と非構造蛋白は糖鎖修飾されている。

【抗原の性状】

血清型は中和反応によって分類され，ヘクソン，ペントンベースそしてファイバー蛋白が中和抗体で認識される。ウイルス粒子表面の抗原は型特異的で，型特異性はウイルス粒子のヘクソン蛋白のアミノ酸281〜292(loop 1)と441〜455(loop 2)(Toogood et al., 1992)や，ファイバー蛋白の先端にある抗原決定基で決められる。血球凝集反応にはファイバー蛋白の軸が関与している(Mei and Wadell, 1993)。ヘクソン蛋白内の抗原決定基はそれぞれの属内で交差反応性があり，属共通抗原として補体結合反応，蛍光抗体法やELISA法に用いられている。

表1　ヒトアデノウイルス(*Mastadenovirus*)の分類

サブグループ	血球凝集グループ	血清型
A	IV(凝集ほとんどなし)	12，18，31
B	I(サル血球で凝集)	3，7，11，14，16，21，34，35，50
C	III(ラット血球で一部凝集)	1，2，5，6
D	II(ラット血球で凝集)	8，9，10，13，15，17，19，20，22〜30，32，33，36〜39，42〜49，51，53，54
E	III	4*
F	III	40，41
G	不明	52

4*はBサブグループと関連している。

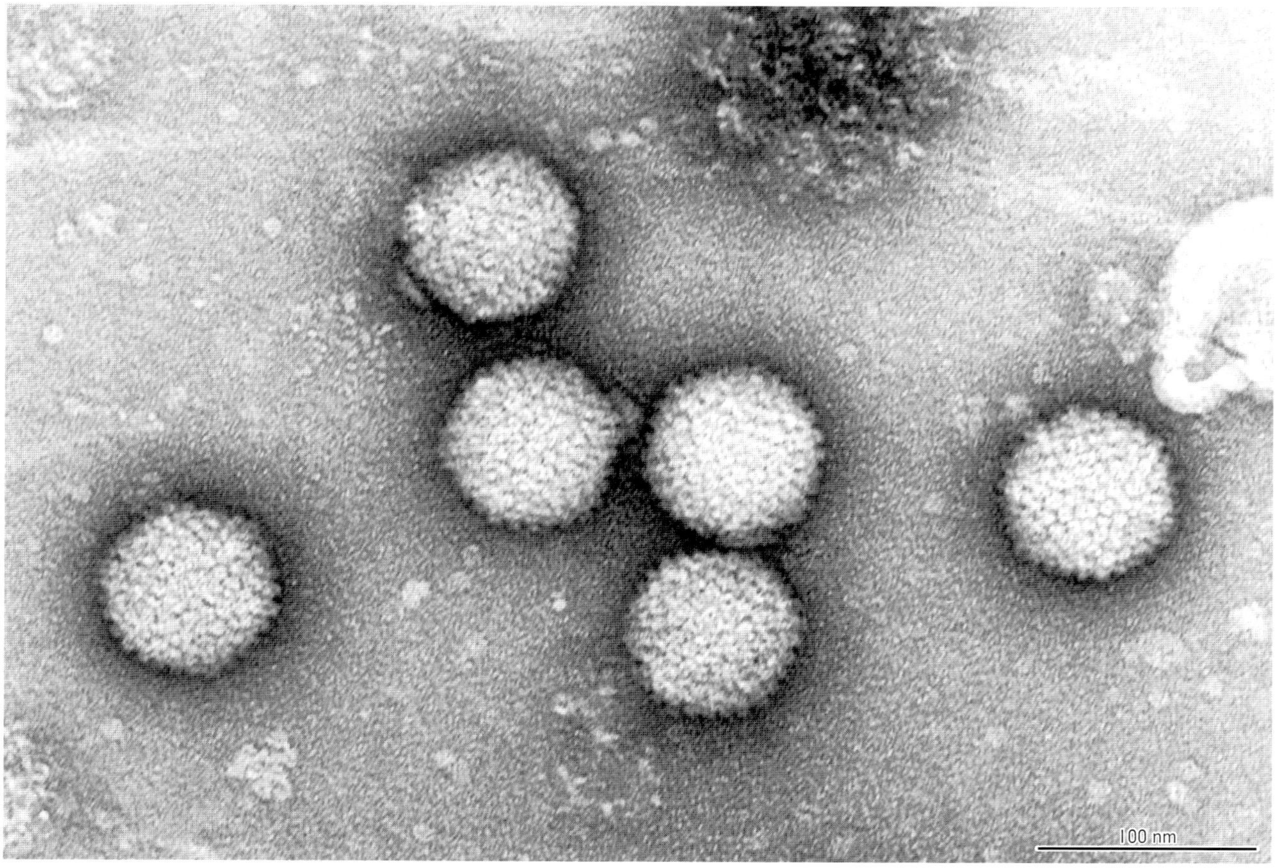

写真1　アデノウイルス40/41型粒子のリンタングステン酸によるネガティブ染色像。乳児下痢症患者の便から精製したもの。ウイルス精製ないし染色過程でファイバーが消失しているが，ヘクソンが明瞭に観察できる。

【培養】

アデノウイルスの感受性細胞には，ヒト胎児腎細胞(HEK)の他，Hep-2，HeLa，KB，293細胞などのヒト由来細胞株およびサル腎細胞がある。分離用臨床検体とともに遠心すると吸着効率が高くなることによって分離陽性率が高まる。HEK細胞にはアデノ随伴ウイルス(パルボウイルス科の写真1)が混じっている可能性があり，ヒト腎細胞由来で持続的に培養可能な293細胞ではアデノウイルス5型のE1A，E1Bが宿主DNAと結合していることが知られている。またサル腎細胞にはSV40が感染していることがあり，その場合SV40のT抗原の作用によりウイルスの増殖が良くなる。

【増殖】

(1)細胞への接着と侵入

アデノウイルスはファイバーの先端で，細胞膜にあるCoxsackie B virus-adenovirus receptor(CAR)に接着する(Bergelson et al., 1997)。これは上皮細胞のタイトジャンクション(接合帯)の一部である(Cohen et al., 2001)。そして心臓，膵臓，中枢および末梢神経，前立腺，精巣，肺，肝臓，小腸に多く，リンパ球や成人筋組織にはない(Meier and Grebet, 2004)。CARはBサブグループ以外のアデノウイルスと結合することが明らかにされた(Gaggar et al., 2003)。Bサブグループウイルスは血液幹細胞や樹状細胞に発現するCD46に結合する(Gaggar et al., 2003)。ペントンベースは細胞のインテグリンと結合し，ウイルスの細胞内侵入に関与する。細胞内に侵入したウイルスは10分後にはエンドソームに運ばれ，その後5分以内に細胞質内に移動する。細胞内侵入後40分でウイルス粒子は核膜孔付近に認められ，DNAを遊離する。120分後には約半数のウイルスDNAがヘクソン蛋白と離れて核内に遊離すると考えられている。

(2)増殖サイクルと形質転換

HeLa細胞にアデノウイルスが感染すると，初期過程を経て，5〜6時間後にウイルスDNAの複製が起こる後期過程が始まる。感染サイクルは20〜24時間で，1細胞当たり10^4個のウイルス粒子が産生される。ウイルス粒子にならないウイルス蛋白とDNAも存在し，最終的には感染細胞の蛋白およびDNA量は2倍になる。高濃度で感染させた細胞はほとんど分裂しないが，低濃度の場合は細胞分裂し増殖する。ウイルスは，通常，感染細胞のゲノムには組み込まれないが，動物での腫瘍化(形質転換)の際には組み込みが起こる。アデノウイルスは一時腫瘍ウイルスとしてさかんに研究されたが，現在，ヒト腫瘍との関連は否定されている。

(3)感染細胞の電顕像

アデノウイルス感染細胞には電顕的に4種類の核内封入体(Ⅰ，Ⅱ，Ⅲ，Ⅳ)が観察される(写真2a，b)。Ⅰ型封入体は高電子密度を持つ小型顆粒状の形態を示し，初期抗原蛋白を含むと考えられている。Ⅱ型封入体は中等度の電子密度を持ち線維性ないし顆粒状で，感染経過とともに無構造となる。蛋白と核酸が含まれ，ウイルスの

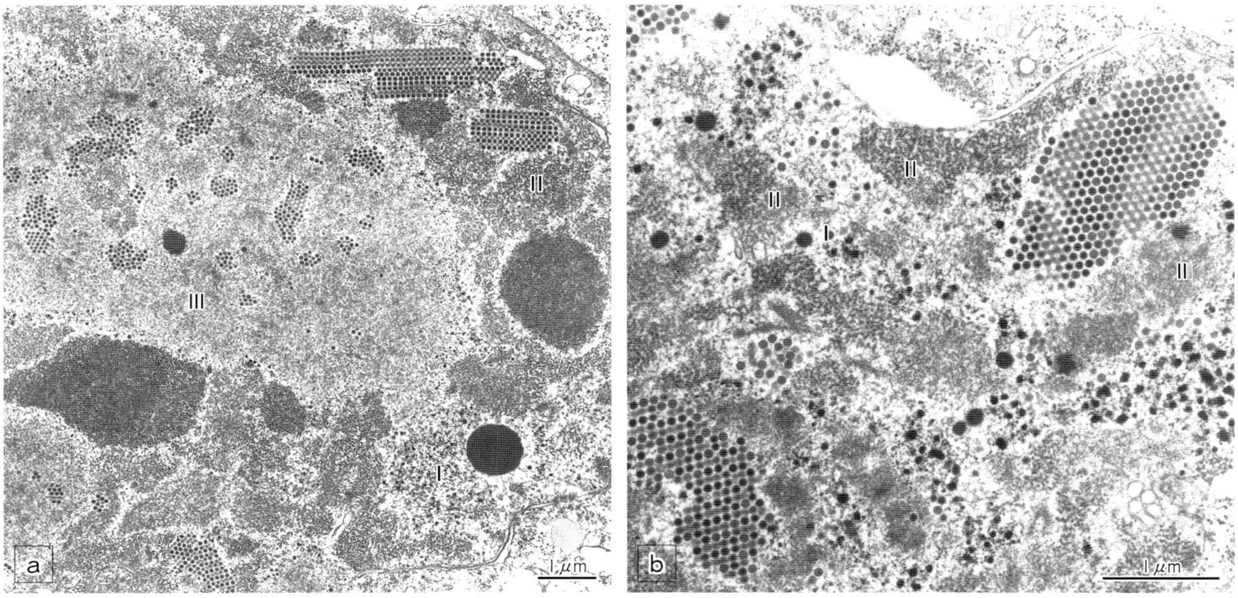

写真 2　アデノウイルス 5 型感染 HeLa 細胞の透過電顕像。a)電子密度や大きさの異なるII型ないしIII型封入体が見られ，ウイルス粒子が集まって結晶構造を示す。b)写真 2a の拡大像でＩ型封入体も見られる。

DNA ポリメラーゼと terminal protein が同定されている。III型封入体は不整形で電子密度の低い 5〜10 nm のフィラメント状で，感染経過とともに大きくなり，一本鎖 DNA と DNA 結合蛋白が含まれる。IV型封入体については，Martinez-Palomo et al.(1967)は高電子密度の不整形封入体としたが，Murti et al.(1990)はII型とIII型封入体の間に存在し明瞭に区別できないために，新しい構造物として大きな多角形の結晶構造を呼んだ。これはウイルスコア蛋白からなっている。II型封入体はたいていIII型封入体に囲まれており，II型封入体でウイルス DNA の合成が始まり，III型封入体で DNA の伸長反応が起こっていると考えられている(Roberts et al., 1984)。ウイルス粒子はIII型封入体の内部や周囲に見られることが多い。また感染早期から細胞の核内に比較的長い線維ないし線維束がバラバラの方向で観察される。ウイルス関連蛋白と考えられている(Martinez-Palomo et al., 1967)。

(4)感染細胞の形態変化(Smudge 細胞)

アデノウイルスがさかんに増殖する急性ないし融解感染(lytic infection)では，E1B ないし E4 蛋白の作用によって宿主細胞の維持に必要な蛋白合成系が阻害される。アデノウイルス感染細胞は円形化ないしぶどうの房状に形態が変化(cytopathic effect：CPE)し，比較的特徴的な好塩基性の核内封入体を形成する。核膜が不鮮明化し，Smudge 細胞と呼ばれるアデノウイルスに特徴的な形態変化が出現する。

ヒトアデノウイルスは，種特異性を持つ。異種細胞では増殖効率が悪いものの増殖し，実験動物に抗体反応を引き起こし，さらに炎症性サイトカイン(IL-1，IL-6，TNF-α)の産生を誘導する。またハムスターへ感染させると高率に腫瘍を発生するが，ヒトのがんの発生には関与していない。

【病原性】

アデノウイルス肺炎例の肺胞上皮細胞には，両染性ないし好塩基性の核内封入体があり，核膜が不鮮明化し狭い細胞質により縁どられる Smudge 細胞(写真 3a)が出現し，また核膜が保たれた Cowdry A 型封入体も認められる(写真 5a)。アデノウイルス感染により引き起こされる細胞死は臓器病変となって現れ，肺炎例では気管支や細気管支炎および間質性肺炎を起こし，肺胞内にフィブリンの析出や硝子膜形成をともなう。結膜炎例では浸出性炎症性細胞浸潤があり，腸管感染例では所属リンパ節に過形成性腫大をきたし，腸重積の原因となる。炎症性細胞浸潤は主に CD8 リンパ球からなり，おそらく感染細胞の膜に MHC 抗原とともに発現する E1A ないし E1B 蛋白産物を認識していると考えられている。

感染すると，鼻咽頭，結膜，小腸などで増殖し，所属リンパ節でも増殖する。ウイルス血症として各臓器に広がることは免疫抑制状態以外では稀で，局所的な感染が多い。一方で感染者の扁桃，アデノイドそして腸管では少量のウイルスが月ないし年の単位で検出され，成人の末梢血リンパ球からも見出されることがあり，無症候性の持続ないし潜伏感染が起こると考えられている。臨床的には，咽頭炎，肺炎(写真 3，4，7)，結膜炎，胃腸炎，出血性膀胱炎，腸重積(写真 5，6)，髄膜脳炎，肝炎などが知られている。これら疾患とウイルス型について表 2 にまとめた。

【実験室内診断】

病原体診断には，患者の臨床症状に合わせて，鼻汁，唾液，喀痰，拭い液や洗浄液，髄液，糞便などを検査材料としてウイルス分離，ウイルス抗原の検出，あるいはウイルス遺伝子を検出し，同定する。最近，イムノクロマト，ラテックス凝集反応や酵素抗体(ELISA)法での抗原検出キットが市販されて検査に使用されているが，血清型別の判定はできない。PCR 法による遺伝子検査によると，迅速診断に有用かつ型別判定が可能となった。

血清学的診断では急性期と回復期のペア血清を用い，赤血球凝集阻止反応(HI)，補体結合反応(CF)，中和反

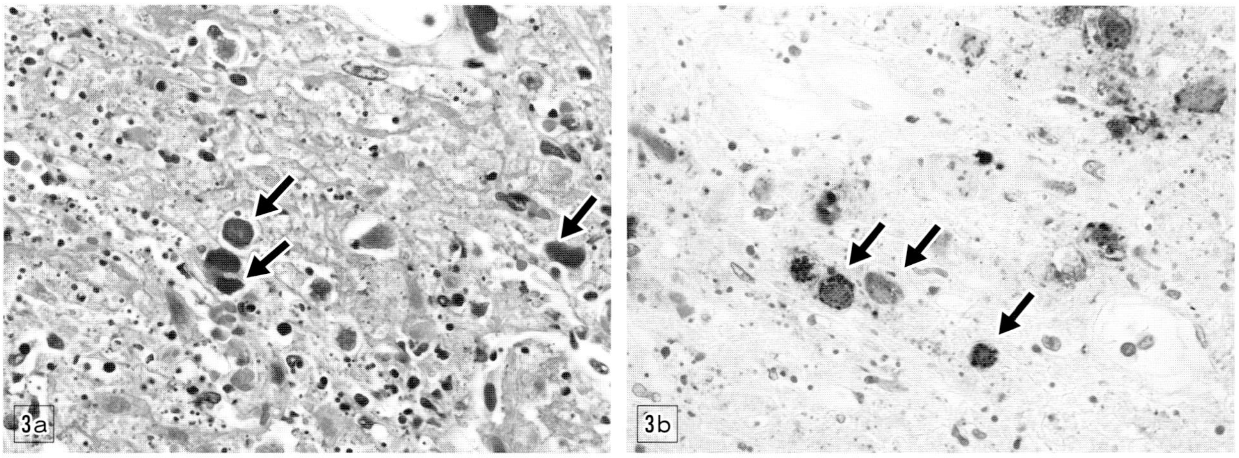

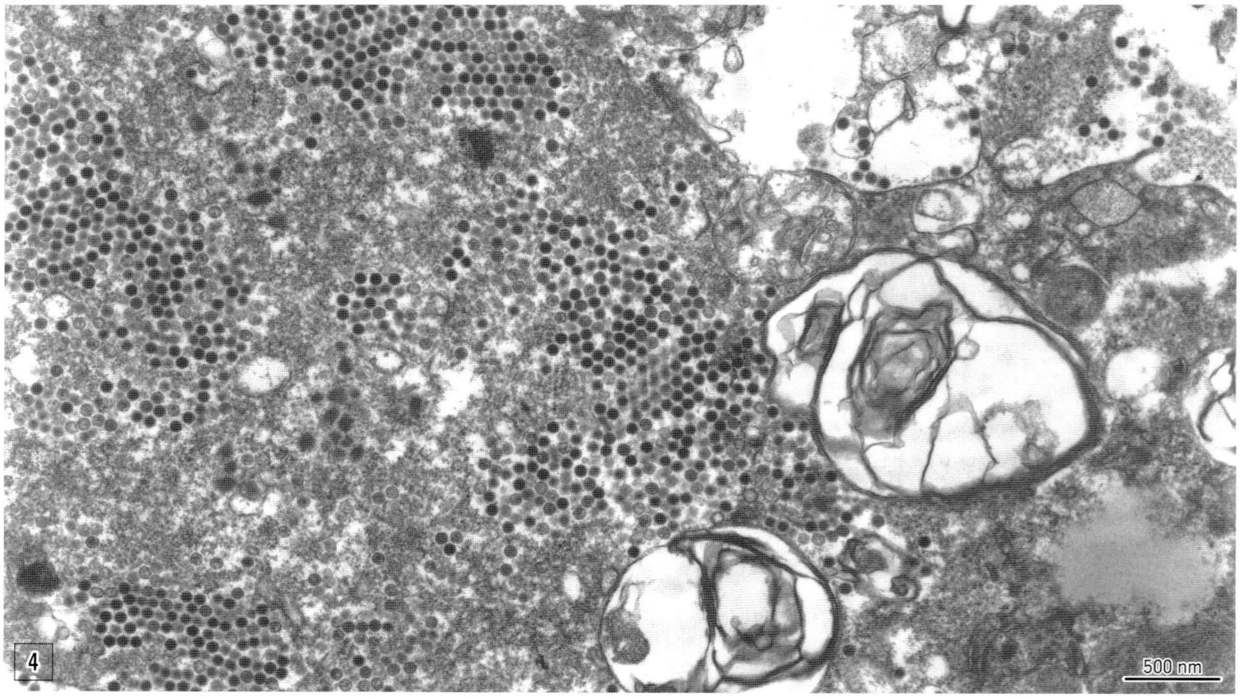

写真3　アデノウイルス肺炎。a)壊死組織内に核膜が不明瞭となった濃染核のある細胞(Smudge 細胞)が見られる。形態学的所見はアデノウイルス感染細胞に比較的特異的とされる。HE 染色。b)アデノウイルス特異抗原を免疫組織化学的に検出した。核および細胞質内のウイルス抗原が陽性。(口絵 205 参照)

写真4　小児のアデノウイルス肺炎剖検例。肺組織のホルマリン固定後の戻し電顕で，ミエリン像を細胞質内に持つII型肺胞上皮細胞の核内にウイルス粒子が認められる。一部は結晶構造で配列する。核膜は不鮮明となり，細胞質内にもウイルス粒子が認められる。ウイルス粒子の見られないあるいは少ない感染細胞には核内に線維束が見られることがある。

表2　アデノウイルス感染症

疾患	アデノウイルス	グループ	宿主年齢
急性熱性咽頭炎	1，3，5，6，7	B，C	幼児，小児
咽頭結膜熱	3，7，14	B	学童
急性呼吸器疾患	3，4，7，14，21	B，E	軍人(新兵)
肺炎	1，2，3，4，7	B，C，E	幼児
流行性角結膜炎	8，11，19，37	B，D	全年齢
急性出血性膀胱炎	11，21	B	幼児
胃腸炎	40，41	F	幼児，小児
髄膜脳炎	7，12，32	A，B，D	小児，免疫抑制状態
肝炎	1，2，5	C	免疫抑制状態
心筋炎	?	?	小児

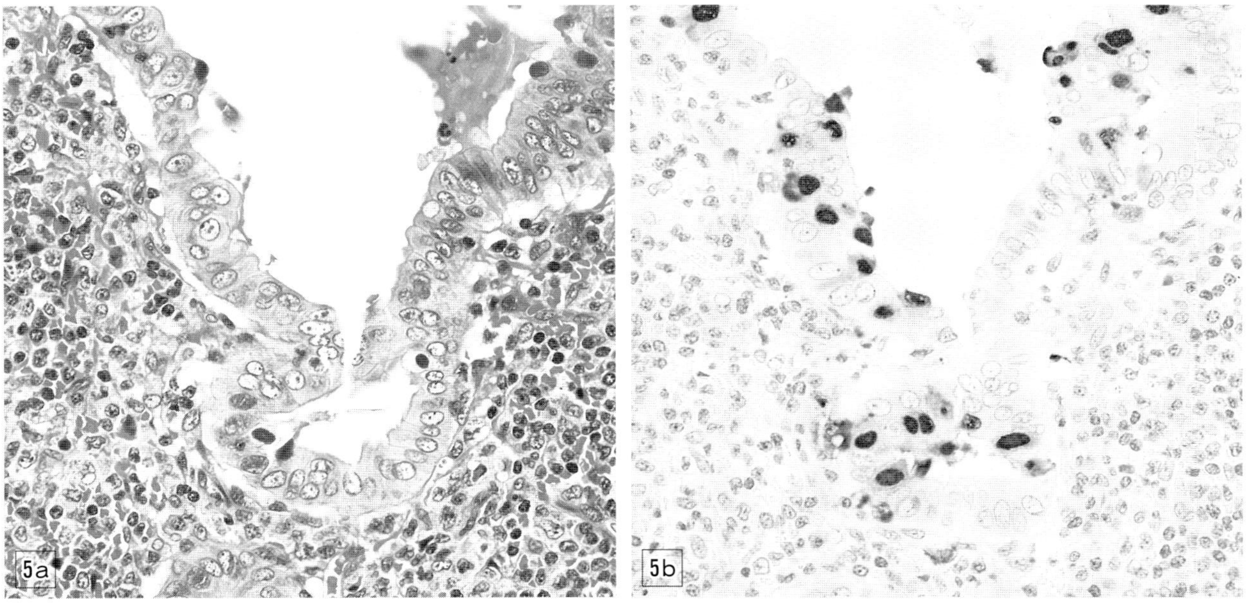

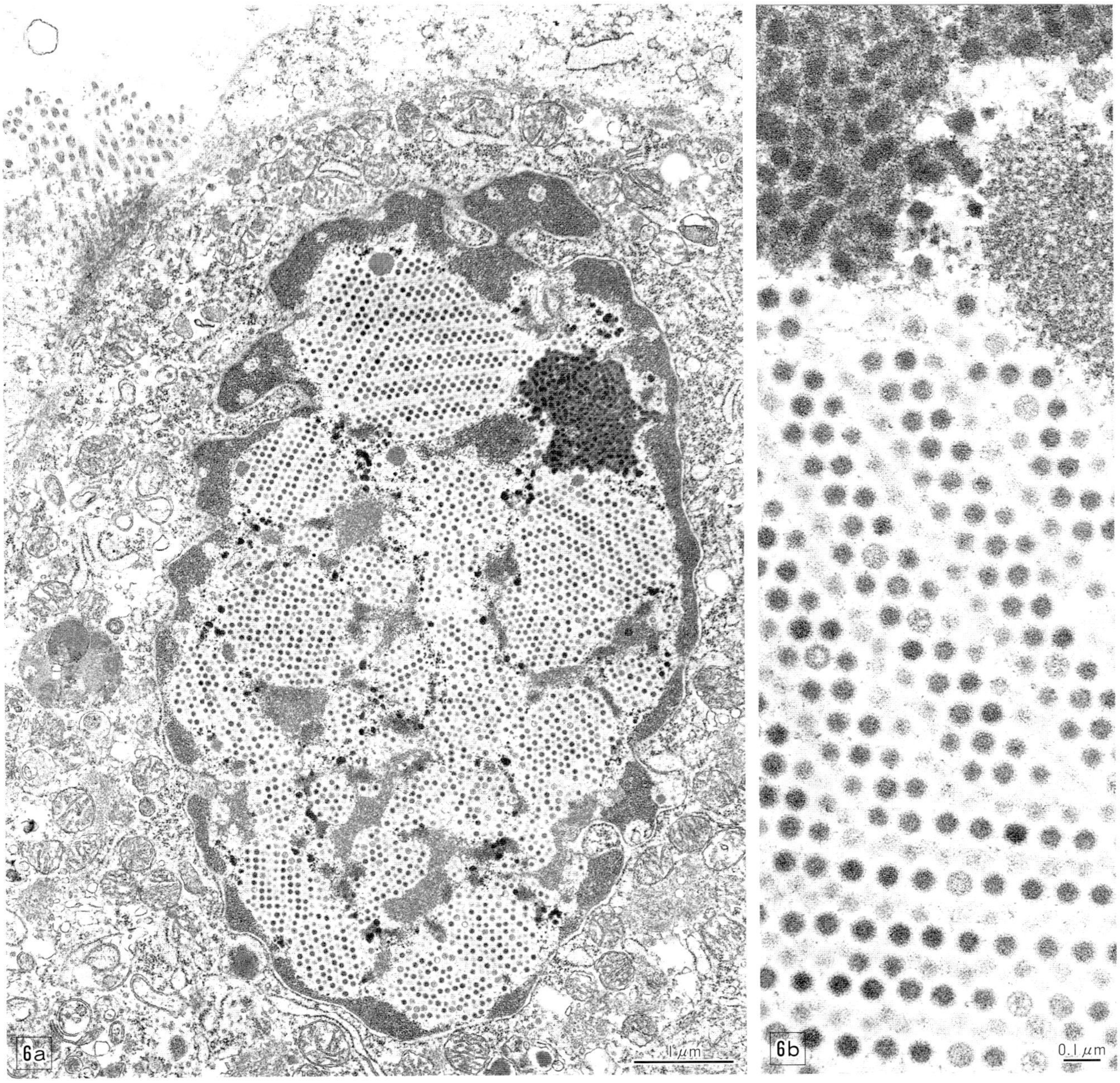

写真5　小児の腸重積例で，整復後に切除した虫垂組織。a)上皮細胞に Cowdry A 型および一部に Smudge 細胞を認める。HE 染色。b)同部位のアデノウイルス抗原の免疫染色。核内封入体陽性細胞にウイルス抗原が陽性。（口絵 206 参照）

写真6　ホルマリン固定組織からの戻し透過電顕。写真5と同一例。a)Microvilli のある虫垂粘膜上皮細胞の核内に結晶構造で配列するアデノウイルス粒子。核膜には不規則な陥入があり，電顕的に種々の核内封入体が認められる。b)ウイルス粒子の拡大像

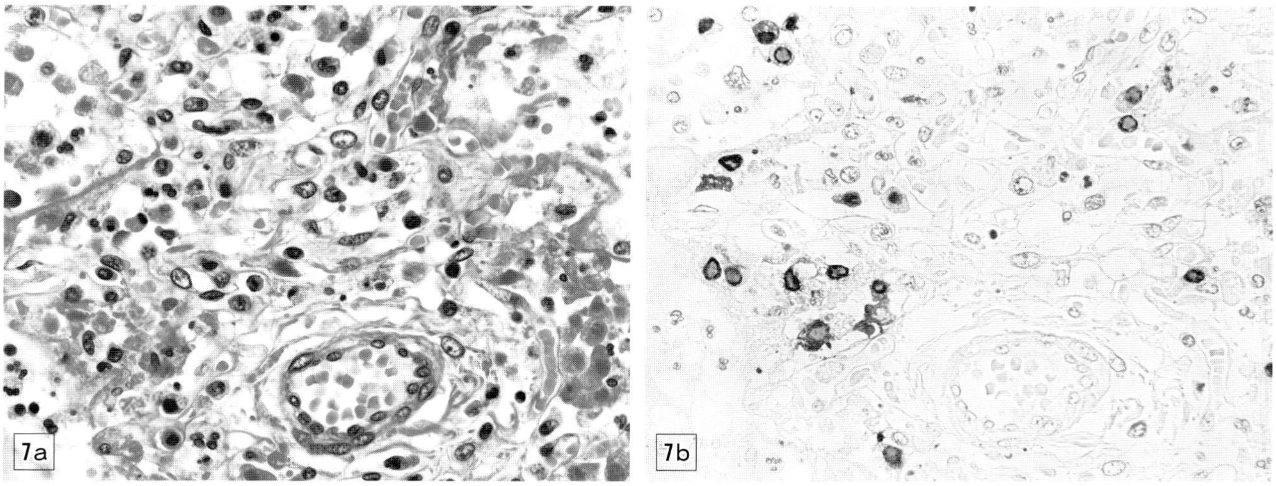

写真7　小児のアデノウイルス肺炎。a)一部に Smudge 細胞が見られる。HE 染色。b)隣接する切片でアデノ随伴ウイルスの Rap 抗原の免疫染色により，感染細胞の核内に抗原が陽性。（口絵 207 参照）

応(NT)などが行われる。

【疫学】

アデノウイルス感染による咽頭結膜熱は，5 類感染症で小児科定点把握疾患である。発熱，咽頭炎，眼症状を主とする 5 歳以下の小児に多い急性ウイルス感染症で，地域での流行を起こす。プールでの感染も多く見られることからプール熱ともいわれる。通常は 6 月頃から増加し 7〜8 月にピークとなる。流行性角結膜炎は眼科定点把握疾患である。しかし，アデノウイルス自体は季節特異性なく年間を通じて分離される。他に前述したように，呼吸器，眼，消化器，泌尿器疾患など，多彩な臨床症状を起こす。

【治療】

特異的治療法はないので，対症療法が中心となる。

【予防】

感染者との密接な接触を避けることや，流行時のうがいや手指の消毒を励行する。ウイルス被膜がないので，脂質を含むウイルス被膜に影響を与え感染性を消失させるエタノールなどの通常の消毒薬は効果が薄い。ウイルスに汚染された器具や汚物は次亜塩素酸ナトリウムやグルタールなどの変性剤が有用である。

【引用・参考文献】

Bergelson, J. M., Cunningham, J. A., Droguett G., et al. 1997. Isolation of a common receptor for coxackie B viruses and adenovirus 2 and 5. Science 275: 1320-1323.

Chroboczek, J., Bieber, F., and Jacrot, B. 1992. The sequence of the genome of adenovirus type 5 and its comparison with the genome of adenovirus type 2. Virology 186: 280-285.

Cohen, C. J., Shieh, J. T., Pickles, R. J., et al. 2001. The coxsackievirus and adenovirus receptor is a transmembrane component of the tight junction. Proc. Natl. Acad. Sci. U.S.A. 98: 15191-15196.

Gaggar, A., Shayakhmetov, D. M., and Lieber, A. 2003. CD46 is a cellular receptor for group B adenoviruses. Nat. Med. 9: 1408-1412.

Martinez-Palomo, A., Le Buis, J., and Bernhard, W. 1967. Electron microscopy of adenovirus 12 replication. 1. fine structural changes in the nucleus of infected KB cells. J. Virol. 1: 817-829.

Mei, Y. F., and Wadell, G. 1993. Hemagglutination properties and nucleotide sequence analysis of the fiber gene of adenovirus genome types 11p and 11a. Virology 194: 453-462.

Meier, O., and Greber, U. F. 2004. Adenovirus endocytosis. J. Gene Med. 6: S152-S163.

Murti, K. G., Davis, D. S., and Kitchingman, G. R. 1990. Localization of adenovirus-encoded DNA replication proteins in the nucleus by immunogold electron microscopy. J. Gen. Virol. 71: 2847-2857.

Roberts, R. J., O'Neill, K. E., and Yen, C. T. 1984. DNA sequences from the adenovirus 2 genome. J. Biol. Chem. 259: 13968-13975.

Roelvink, P. W., Lizonava, A., Lee, J. G. M., et al. 1998. The coxsackievirus-adenovirus receptor protein can function as a cellular attachment protein for adenovirus serotypes from subgroups A, C, D, E, and F. J. Virol. 72: 7909-7915.

Stewart, P. L., Burnett, R. M., Cyrklaff, M., et al. 1991. Image reconstruction reveals the complex molecular organization of adenovirus. Cell 67: 145-154.

Stewart, P. L., Fuller, S. D., and Burnett, R. M. 1993. Difference imaging of adenovirus: bridging the resolution gap between X-ray crystallography and electron microscopy. EMBO J. 12: 2589-2599.

Toogood, C. I., Crompton, J., and Hay, R. T. 1992. Antipeptide antisera define neutralizing epitopes on the adenovirus hexon. J. Gen. Virol. 73: 1429-1435.

Valentine, R. G., and Pereira, H. G. 1965. Antigens and structure of the adenovirus. J. Mol. Biol. 13: 13-20.

【佐多徹太郎，永田典代】

ポリオーマウイルス科
Family *Polyomaviridae*

【分類・歴史】

ポリオーマウイルス科(*Polyomaviridae*)にはポリオーマウイルス属(*Polyomavirus*)のみが属する。当初，ポリオーマウイルス属はパピローマウイルス属とともにパポバウイルス科に分類されていた。2000年にパポバウイルス科がポリオーマウイス科とパピローマウイルス科に分割された際に，ポリオーマウイルス属はポリオーマウイルス科に分類された。ポリオーマウイルス科に分類されるウイルスは，一般的に自然宿主内でのみ効率よく増殖し，非自然宿主においては感染のサイクルが完全に進行せず腫瘍を形成すると考えられている。

歴史上初めて発見されたポリオーマウイルスであるMurine polyomavirus(mPyV)はマウスにさまざまな種類の腫瘍を形成するウイルスとして1953年に分離された(Gross, 1953)。「ポリオーマ」という名は*poly*(多くの)，*-oma*(腫瘍)というギリシャ語に由来している(Eddy et al., 1958; Stewart et al., 1958)。2008年までに20種弱の哺乳類や鳥類を宿主とするポリオーマウイルスが報告されているが(表1)，1960年にポリオウイルスのワクチンの製造に用いていたアカゲザルの腎臓細胞から分離されたサルを宿主とするsimian virus 40(SV40)(Sweet and Hilleman, 1960)，1971年に腎移植患者の尿から分離されたヒトを宿主とするBKウイルス(BKV)(Gardner et al., 1971)，同じく1971年に進行性多巣性白質脳症の患者の脳から分離されたヒトを宿主とするJCウイルス(JCV)(Padgett et al., 1971)などを中心にウイルスの増殖機構や病原性について解析されている。

特に，SV40は転写，RNA修飾，DNA複製などの真核生物の基本的な分子機構を明らかにするためのモデルとして，多くの基礎研究においてその対象とされた。また，ヒトを宿主とするJCVとBKVによる疾患は免疫不全を契機に発症する稀な疾患であったが，近年のHIV感染者の増加や移植医療の発達とともに患者数が急増しており，その病原性についての研究がさかんである。

2007年以降，ヒトを宿主とする新たなポリオーマウイルスであるWUウイルス(WUV)(Gaynor et al., 2007)，KIウイルス(KIV)(Allander et al., 2007)，メルケル細胞ポリオーマウイルス(MCPyV)(Feng et al., 2008)，*Trichodysplasia spinulosa*関連ポリオーマウイルス(TSV)(van der Meijden et al., 2010)などの11の新しいポリオーマウイルスがヒト由来の検体から次々と発見され，ポリオーマウイルスとヒト疾患との関連性が注目されている。また，ヒト以外の動物からも多くのポリオーマウイルスが検出されており，現在1,200以上のポリオーマウイルスのゲノムが報告されている(Polyomaviridae study group of the International Committee on Taxonomy of Viruses et al., 2016)。

2011年にInternational Committee on Taxonomy of Viruses(ICTV)のPolyomaviridae study groupがポリオーマウイルス科に3つの属(Avipolyomavirus, Wukipolyomavirus, Orthopolyomavirus)に分類することを提唱したが(Johne et al., 2011)，組み換えポリオーマ

表1　代表的なポリオーマウイルスの宿主と特徴

宿主	ウイルス	特　徴
ヒト	BKウイルス(BKV)	小児期に90%が感染する。初感染は通常無症候性であり，腎臓，脾臓，リンパ球に潜伏感染し，骨髄移植，腎移植後に活性化して，出血性膀胱炎やポリオーマウイルス腎症(Polyomavirus nephropathy)を惹起する。
ヒト	JCウイルス(JCV)	成人のおよそ3/4は既感染者である。初感染は通常無症候性であり，腎臓，リンパ球などに潜伏感染する。免疫不全状態などを契機にして活性化しヒトの脳のオリゴデンドロサイトに感染，致死的な脱髄を惹起する。
ヒト	メルケル細胞ポリオーマウイルス(MCPyV)	メルケル細胞がんに関与すると考えられている。腫瘍の染色体にウイルスゲノムが挿入されている。
ヒト	*Trichodysplasia spinulosa*関連ポリオーマウイルス	免疫不全の患者に起こる稀な皮膚疾患(*Trichodysplasia spinulosa*, pilomatrix dysplasia)の病変部から発見された。病変部においては，ウイルスのさかんな増殖が見られる。
サル	Simian virus 40(SV40)	アカゲザルで無症候性感染を起こす。Simian immunodeficiency virusの感染の際に活性化すると考えられている。1950年代半ばから1963年の間にポリオのワクチンにSV40が混入した。上衣腫，骨肉腫，胸膜中皮腫でウイルスゲノムやT抗原が確認されている。
サル	Simian agent 12(SA12)	南アフリカのvervet monkeyの腎臓由来の細胞から1963年に単離。アカゲザル腎臓由来の細胞で核の腫大をともなう細胞障害を惹起する。Chacma baboonでの抗体保有率が高い。
サル	Baboon polyomavirus 2	1989年にヒヒの腎臓由来の細胞から単離。
ウシ	Bovine polyoma virus(BPyV)	ウシでの感染が蔓延。ウシでの病原性はないと考えられている。
ウサギ	Rabbit kidney vacuolating virus	1964年に単離。ウサギでの病原性はないと考えられている。
マウス	Murine polyomavirus(mPyV)	成体の尿からまた経胎盤性に新生仔に感染し，呼吸器を介して腎臓に潜伏感染し，各臓器に腫瘍原性を有すると考えられている。
マウス	Murine pneumotropic virus(K virus)	1953年に報告された。腫瘍原性はなく新生仔に間質性肺炎を惹起する。
ハムスター	Hamster polyomavirus(HaPyV)	1967年に報告された。ハムスターのepitheliomaやlymphomaに関与すると考えられている。
トリ	Budgerigar fledgling disease virus(BDFV)	1981年に報告された。インコに伝染性の急性疾患を惹起する。

ウイルスが存在すること，この提唱のもとになった分子系統解析が異なった遺伝子を用いていたことから，ICTV に認証されなかった。そこで，Polyomaviridae study group of the International Committee on Taxonomy of Viruses はウイルスの宿主と遺伝子配列に基づいたポリオーマウイルスの種と属の分類を提唱し，2015年の12月にICTVの執行委員会から承認された(Polyomaviridae study group of the International Committee on Taxonomy of Viruses et al., 2016)。以下にポリオーマウイルスの種を規定するクライテリアを列記する。

C1：完全長のゲノムの配列が公共のデータベースから入手可能で，かつ，完全長のゲノムの配列に関する論文が査読のある雑誌に報告されていること。

C2：ウイルスゲノムの特徴である二本鎖DNAをゲノムとして有すること，T抗原をコードする早期遺伝子，その対側に構造蛋白質をコードする後期遺伝子を有し，ふたつの領域は非翻訳調節領域で分かれていること。

C3：自然宿主についての十分な情報を有すること。

C4：T抗原をコードする塩基配列が，最も近い種と15%以上の相違を有していること。

C5：2種類のポリオーマウイルスが15%以下の遺伝子の相違を有し，生物学的特性を有する際に新種とすることができる。

ポリオーマウイルスは宿主特異性を有していることから，新種のポリオーマウイルスに命名する際には宿主の名前を記載することとした。すなわち，ラテン語での宿主の名前，ポリオーマウイルス，番号を通して新規のポリオーマウイルスを命名することが提唱された。例としては，*Mastomys natalensis polyomavirus 1*(Orba et al., 2011)，*Chlorocebus pygerythrus polyomavirus 2* (Yamaguchi et al., 2013)のように記載される。BK Polyomavirus(BKV)は *Human polyomavirus 1* として呼称されることになる(Seif et al., 1979)。

また，T抗原のアミノ酸残基がポリオーマウイルスの進化と関係しているという事実に基づいて，Polyomaviridae study group of the International Committee on Taxonomy of Viruses はポリオーマウイルスを下記の4つの属に分けることを提唱した(Polyomaviridae study group of the International Committee on Taxonomy of Viruses et al., 2016)。

①*Alphapolyomavirus*

霊長類動物，コウモリ，齧歯類動物，他の哺乳類動物に感染するウイルスを含む。*Human polyomavirus 5* (Merkel cell polyomavirus)，*Human polyomavirus 8* (*Trichodysplasia spinulosa* polyomavirus)，*Mus musculus polyomavirus 1*(murine polyomavirus)などが含まれる。

②*Betapolyomavirus*

霊長類動物，コウモリ，齧歯類動物，他の哺乳類動物に感染するウイルス26種類を含む。*Human polyomavirus 1*(BK virus：BKV)，*Human polyomavirus 2*(JC virus：JCV)，*Human polyomavirus 3*(KI polyomavirus)，*Human polyomavirus 4*(WU polyomavirus)，*Macaca mulatta polyomavirus 1*(Simian virus 40：SV40)などが含まれる。

③ *Deltapolyomavirus*

4種類のヒトポリオーマウイルスを含む。*Human polyomavirus 6*(human polyomavirus 6)などが含まれる。

④ *Gammapolyomavirus*

上記のうち，*Alphapolyomavirus*，*Betapolyomavirus*，*Deltapolyomavirus* は哺乳類動物にのみ感染するポリオーマウイルスである。*Gammapolyomavirus* は鳥類に感染する7種類のポリオーマウイルスが含まれる。今後は，この分類に基づいてウイルスを呼称することが望ましいが，2016年現在では研究者にもいまだ十分に浸透しているとはいえない状況であるのでここでは旧名を使用する。

【ビリオン】

ポリオーマウイルスはエンベロープを持たない直径約40～45 nmの粒子構造をしており，VP1，VP2，VP3の3つのカプシド蛋白質，二本鎖閉環状DNAゲノムと宿主細胞由来のヒストンH2A，H2B，H3，H4からなる。ウイルス粒子は，正20面体構造を呈しており，成熟ウイルス粒子の密度は，1.34 g/mlである。ウイルスカプシドは，major capsid proteinであるVP1が5つとminor capsid proteinであるVP2とVP3のどちらかひとつによりなるペンタマーが72個集合し，形成されている(写真1～4)。大腸菌などでVP1のみを発現させると，ウイルスと同様の構造を呈するウイルス様粒子(virus-like particle：VLP)が形成されることから，粒子の主たる骨格はVP1のみからなり，VP2とVP3は外郭を裏打ちしていると考えられている。VLPは安定な中空粒子であり，大腸菌や昆虫細胞などの蛋白質の大量発現系を用いて比較的簡便に作成することができることから，新たなナノマテリアルとしても注目されている。

【ゲノム】

ポリオーマウイルスのゲノムは約5,000塩基対程度からなる二本鎖閉環状DNAで，機能的に複製開始起点と初期転写と後期転写のプロモーターを含んだ調節領域，ゲノム複製以前に転写される初期転写領域，ゲノム複製以後に転写される後期転写領域の3つの領域に分けられる(図1)。調節領域には，宿主細胞の転写調節因子や初期転写産物が結合し，転写や複製を制御している。初期転写領域はウイルスゲノムの複製に先立って転写され，ウイルスゲノム複製に関与しているLarge　T抗原，small t抗原などをコードしており，後期転写領域はウイルスゲノムの複製が開始された後に転写され，カプシド蛋白質であるVP1，VP2，VP3などをコードしている。初期転写領域にはT′やmiddle T，17KTなどのスプライシング変異体の存在がいくつかのウイルスで報告されている。また，後期転写領域にはカプシド蛋白質の他にAgnoという調節蛋白質を持つウイルスが存在する。

【物理化学的性状】

SV40は前述したようにポリオウイルスのワクチンの製造に用いていたアカゲザルの腎臓細胞から分離され，1960年代にはポリオワクチンへのコンタミネーションが問題になったが，SV40が混入していたワクチンはホ

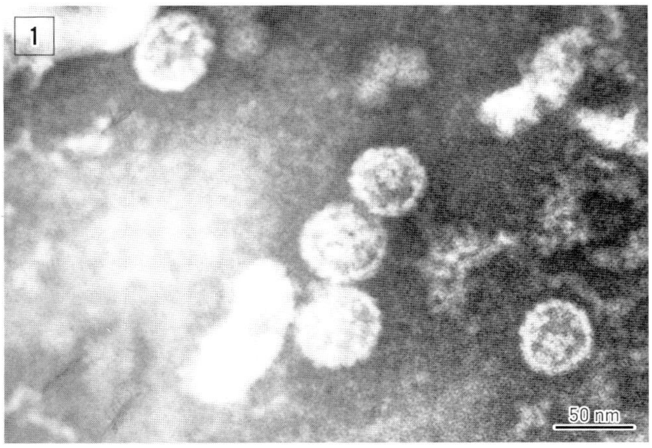

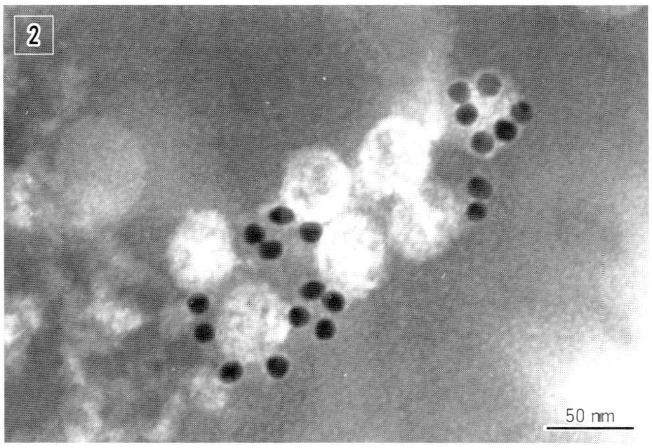

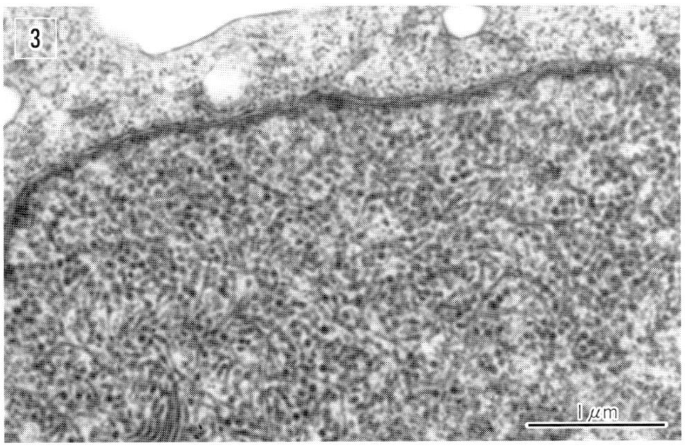

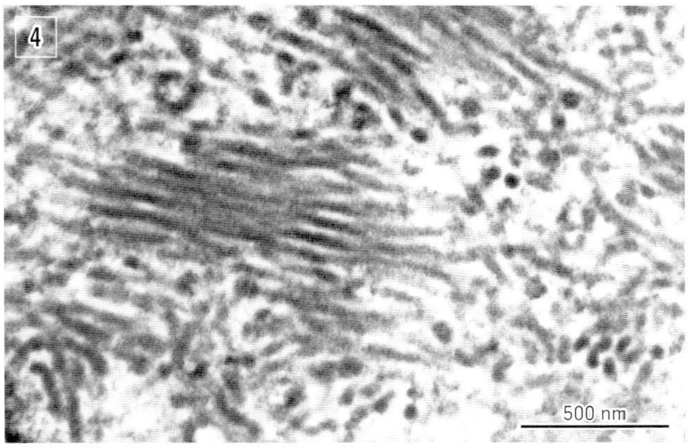

写真 1 JC ウイルス粒子のネガティブ染色(negative staining)。ウイルス粒子の直径は 40〜50 nm で正 20 面体構造をとる。外郭蛋白質である VP1 が粒子の最外層を構成する。
写真 2 抗 JC ウイルス VP1 抗体および，金コロイドをラベルした二次抗体を用いて染色を行った JC ウイルス粒子のネガティブ染色像。金コロイドが粒子に局在している。
写真 3 JC ウイルス感染細胞の核の電顕像。細胞の核は腫大して，ウイルス粒子およびウイルス形成に関与すると考えられている紐状の構造物で占められている。
写真 4 写真 3 の強拡大電顕像。ウイルス粒子および紐状の構造物が認められる。

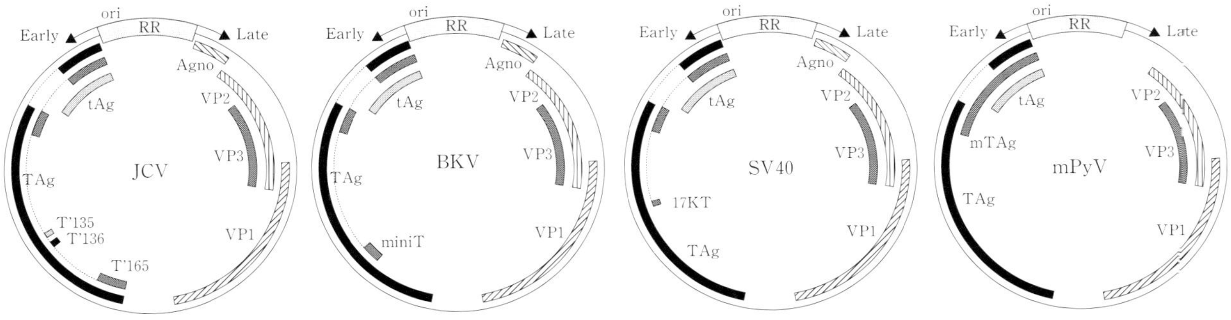

図 1 代表的なポリオーマウイルスである JC ウイルス(JCV)，BK ウイルス(BKV)，SV40，Murine Polyomavirus(mPyV)のゲノム構造の模式図

ルマリンで不活化されていたにもかかわらず SV40 は感染性を失わなかった。このことから，ポリオーマウイルスのウイルス粒子は，ホルマリンに耐性があると考えられている。また，熱やアルコールなどにも耐性がある。

【抗原の性状】

ウイルス粒子を構成するカプシド蛋白質 VP1，VP2，VP3 の 3 種類のなかで VP2，VP3 は粒子の裏打ちをしており粒子表面には出ていないと考えられている。抗原となるのは粒子の外郭を形成している VP1 のみである。VP1 のみで作成した粒子である VLP は，血清抗体価の測定に利用されている。mPyV，BKV，JCV とそれぞれの VLP は赤血球凝集能がある。BKV では抗原性の異なる株の存在が報告されている。JCV では VP1 のアミノ酸配列の変異は報告されているが，抗原性の違いについては検討されておらず不明である。

【培養】

一般的にポリオーマウイルスの宿主域は狭く，自然宿主以外の種や細胞種以外での分離，増殖は困難である。SV40 はアフリカミドリザルの腎臓細胞を用いた培養系でよく増殖し分離されるが，ポリオウイルスを作成していたアカゲザルの腎臓細胞では明らかな cytopathic effect(CPE)を示さず，これがポリオワクチン汚染の原因となった。BKVはヒトが自然宿主であるが，アフリカミドリザルの腎臓細胞で増殖する。JCVは，ヒト胎児脳細胞の初代培養細胞で分離されたが，現在はヒト神経芽細胞腫由来の株化細胞などが用いられている。また，いずれのウイルスに関しても，自然宿主での病態を模倣する実用的な実験動物感染モデルはいまだ存在しない。

【増殖】

(1)吸着と侵入

ポリオーマウイルスの増殖サイクルの研究は主にmPyV，SV40，JCV，BKVの4種について行われている。増殖サイクルの最初のステップである宿主細胞への吸着は，いずれのウイルスもシアル酸のα(2-3)結合もしくはα(2-6)結合を認識し結合することによる。mPyVとJCV，BKVについては，赤血球凝集能があることから糖鎖への吸着は予想されていた。一方，SV40については，このような性質がなく感染がノイラミニダーゼ抵抗性であることから，当初はシアル酸への結合能はないと考えられていた。しかしながら，その後の研究によりガングリオシドGM1に存在するシアル酸を認識して細胞表面に結合することがわかった。それぞれのウイルスは，シアル酸を認識することにより細胞表面に吸着した後にコレセプターである蛋白質分子を認識することにより細胞内に侵入すると考えられており，mPyVはα4β1インテグリン，SV40はMHC class I，JCVはセロトニンレセプター(5HT-2a)が細胞の侵入に重要であることがわかっている。しかしながら，いずれのウイルスにおいても，これらの分子非依存的な感染の成立も見られ，細胞の種類により侵入に必要なコレセプターが異なることが考えられている。これらのレセプターと結合した後，mPyVとSV40，BKVはカベオラ依存性のエンドサイトーシスで細胞内に侵入し，JCVはクラスリン依存性のエンドサイトーシスにより細胞内に侵入する。

(2)ウイルス粒子の細胞内輸送

ウイルス粒子は，細胞に吸着・侵入した後に，自身の複製のために特定の部位に移動する必要がある。DNAウイルスであるポリオーマウイルスの複製の場は核であり，ウイルス粒子は形質膜付近のエンドソームから核まで移動しなくてはならない。一般に細胞質内の高分子の拡散は極めて低いことが知られている。直径数十nmという巨大な分子であるウイルスは，効率よく細胞内を移動するために，宿主細胞が持つ細胞内輸送系を利用していることが知られている。細胞内に侵入したウイルス粒子は，エンドサイトーシスの経路の違いによらずカベオソームという細胞内小器官に輸送される。その後小胞体に達し，そこで細胞質内に移動することがmPyVとSV40の研究から明らかになっている。細胞質中に放出されたウイルス粒子は，核膜孔を通過して核内に移行する。ゲノムの放出が核膜孔の通過と同時に起こるのか，粒子が核膜孔を通過した後に起こるのかについては，いまだ結論が出ていない。

(3)ウイルスの複製

ウイルスゲノムが核内へ到達すると宿主細胞のRNAポリメラーゼIIにより初期転写産物の転写が開始される。SV40における初期転写には，Sp1などの多くの宿主転写因子が関わっている。ポリオーマウイルスで唯一，神経系組織に指向性を有するJCVの転写調節因子としては，脳に発現が強い蛋白質であるGF-1(glial factor-1)やTst-1/Oct-6，YB-1，Purα，NF-1 class D，DDX1などが報告されている。初期転写産物であるLarge T抗原はヘリケース活性を有しウイルスゲノムの複製開始点に特異的に結合し複製を行う。ポリオーマウイルスのゲノム複製にはLarge T抗原とともに宿主のDNA合成機構が必要不可欠であるが，これらの機構はS期に発現してくるように厳密に制御されているため，Large T抗原は，pRbやp107，p130と結合することにより宿主細胞をS期へ導入させゲノム複製に必要な環境を整える。さらにこの不適切なS期への導入に対して宿主細胞側は細胞周期を停止させアポトーシスを誘導しようとするが，Large T抗原はp53に結合し，これを阻止する。ゲノム複製と同時に，後期転写産物の転写が始まり，カプシドを構成する構造蛋白質が産生される。これらの構造蛋白質は核内に輸送され，そこで新たなウイルス粒子が形成される。

(4)ウイルス粒子の放出

ウイルスが増殖していくためには，子孫ウイルス粒子を何らかの方法で細胞外に放出させ周囲の細胞に感染を拡大していく必要がある。核内で形成されたポリオーマウイルスの子孫ウイルスは，宿主細胞の溶解にともなって放出されると考えられている。SV40やJCVでは，後期転写産物のagnoがウイルスの放出を制御していることが報告されている。ウイルス蛋白質のなかで唯一agnoは細胞質に局在し，細胞質における調節蛋白質と考えられている。JCVのagnoは，核膜に存在する宿主因子Heterochromatin protein 1αと相互作用することにより，核膜の状態を変化させ，ウイルス粒子の核から細胞質内へ輸送を制御している。ポリオーマウイルスの中にはagnoを持たないウイルスも存在し，そのようなウイルスでのウイルス粒子の放出機構に関してはいまだ不明である。

【病原性】

ヒトポリオーマウイルスであるBKV，JCVは以下に記載するヒト疾患と関係しており，病原性についての研究が進んでいる(表2)。その他の哺乳類を宿主とするポリオーマウイルスは自然宿主に対してはほとんど病原性がないと考えられているが，鳥類を宿主とするウイルスは比較的病原性が強いことが知られている。最近，メルケル細胞がんという稀な皮膚がんからメルケル細胞ポリオーマウイルス(MCPyV)が(写真5)，免疫不全者に起こる稀な皮膚疾患である *Trichodysplasia spinulosa* から *Trichodysplasia spinulosa* 関連ポリオーマウイルス(TSV)が相次いで発見され，皮膚疾患とポリオーマウイルスとの関連が注目されており，今後，疾病発生機序とウイルスとの関係性の解明など，さらなる研究の発展が期待される。また，2007年に呼吸器感染症に罹患した小児の鼻咽頭拭い液からKIウイルス(KIV)とWUウイルス(WUV)が発見され，その後もヒトのさまざまな検体から新しいポリオーマウイルス(HPyV6，HPyV7，HPyV9，MWPyV，STLPyV，HPyV12，NJPyV)が次々と発見されている。ヒト疾患との関連性

表2 ヒトに感染するポリオーマウイルスの特徴と関係する疾病

ヒトポリオーマウイルス（ウイルス名）	略称	発見年	関係する疾病	分離された部位，検体	血清学的陽性率
BK polyomavirus	BKPyV，BKV	1971	出血性膀胱炎（Hemorrhagic cystitis：HC），ポリオーマウイルス腎症（Polyomavirus nephropathy：PVN）	尿	80〜90%
JC polyomavirus	JCPyV，JCV	1971	進行性多巣性白質脳症（Progressive Multifocal Leucoencephalopathy：PML）	尿，脳（PML 病変部）	50〜70%
Karolinska Institute polyomavirus	KIPyV	2007	不明	喀痰	50〜90%
Washington University polyomavirus	WUPyV	2007	不明	喀痰	70〜90%
Merkel cell polyomavirus	MCPyV，MCV	2008	メルケル細胞がん	メルケル細胞がん病変部	60%
Human polyomavirus 6	HPyV6	2010	不明	皮膚	70%
Human polyomavirus 7	HPyV7	2010	不明	皮膚	35%
Trichodysplasia spinulosa-associated polyomavirus	TSPyV，TSV	2010	皮膚疾患（*Trichodysplasia spinulosa*, pilomatrix dysplasia）	*Trichodysplasia spinulosa* 病変部	70〜80%
Human polyomavirus 9	HPyV9, Lymphotropic virus	2011	不明	皮膚，血液，便	25〜50%
Malawi polyomavirus	MWPyV, MXPyV，HPyV10	2012	不明	便，疣贅	不明
St Louis polyomavirus	STLPyV	2012	不明	便	不明
Human polyomavirus 12	HPyV12	2013	不明	肝臓	20%

についてはっきりしないものが多いが，移植患者において皮膚病変や血管炎の病変部に HPyV7 や NJPyV が同定された症例が報告されており，免疫不全患者におけるポリオーマウイルスの病原性については今後のさらなる研究が求められている（Decaprio and Garcea, 2013; Mishra et al., 2014; Ho et al., 2015）。

(1) BKV とポリオーマウイルス腎症（Polyomavirus nephropathy：PVN）

PVN は腎移植後に起こる一番頻度の高い BKV 関連疾患であり，急性間質性腎炎の病態をとる。原因ウイルスは BKV であることから BK ウイルス腎症とも呼ばれる。腎移植患者の約 80%で BKV のウイルス尿症とウイルス血症が見られ，1〜10%で PVN の発症が見られる。PVN の患者の約 90%で同種腎臓移植片が重症の機能不全に陥る。近年，新たな免疫抑制療法の導入により PVN の発生が増加している。PVN では，BKV の腎上皮細胞での溶解性感染により近位尿細管の壊死が見られる（写真 6）。尿沈渣中にウイルス封入体を含んだ Decoy cell（おとり細胞）が見られ，血清，尿などから PCR 法を用いてウイルス DNA が検出される。

(2) BKV と出血性膀胱炎（Hemorrhagic cystitis：HC）

出血性膀胱炎は，骨髄移植患者の 10%に起こる BKV 関連合併症であり，排尿障害とさまざまな程度の血尿が見られる。典型的には，BKV 関連出血性膀胱炎は移植後 10 日以上経過してから発症する遅発性の合併症である。BKV が尿路上皮で再活性化しており，剥離上皮細胞内に BKV のウイルス粒子が存在する。PVN と同様に尿より PCR 法を用いてウイルス DNA が検出される。

(3) JCV と進行性多巣性白質脳症（Progressive Multifocal Leukoencephalopathy：PML）

PML は 1958 年に初めて報告されたヒト大脳白質に脱髄を起こす致死性疾患である。1970 年代に電子顕微鏡検索により PML の病変部のオリゴデンドロサイトの核内にウイルス粒子の存在が確認され，さらに脳検体より JCV が分離されたことによりウイルス感染性疾患であることが明らかにされた。JCV は主として腎の集合管上皮に潜伏感染しており，健常人でも尿中にウイルス DNA を検出できる。また，骨髄単核球や B 細胞中にもウイルス DNA が検出され，これらの細胞においても潜伏感染が成立していると考えられている。潜伏感染している JCV が，免疫不全を契機に再活性化し中枢神経系に移行すると，髄鞘を形成するオリゴデンドロサイトに感染することにより脱髄を惹起する（写真 7〜10）。また脳内ではアストロサイトにも感染すると考えられている。脳内における多巣性の病変分布形式からウイルスは血行性に脳内に散布されるものと考えられるが，その時期や機序については明らかでない。ウイルスが再活性化する契機となる免疫不全の病態としては，HIV-1 感染による AIDS が約 80%と最も多く，悪性リンパ腫，他の悪性腫瘍，SLE などが報告されている。AIDS 症例においては約 5%と高頻度に PML が起こるが，これは HIV-1 の Tat 蛋白質が直接的に JCV を活性化することによると考えられている。従来は，非常に稀な疾患とされていたが，近年，HIV 感染者の増加にともない増加している。わが国においても年間 10 症例程度の報告がある。

(4) BKV，JCV と腫瘍

現在までに BKV と JCV が腫瘍の形成に関わっているという明らかな証拠はない。多くのヒト腫瘍でウイルス DNA の存在を指摘する報告はあるが，否定的な報告や実験系の問題点を指摘する声なども多く，統一した結論は得られていない。

【実験室内診断】

ポリオーマウイルス感染症の診断は，それぞれの疾患の臨床的所見を基礎に必要に応じて実験室内診断も行われる。ポリオーマウイルスの分離は難しいことから，PVN や HC の場合は尿中や血清中，PML の場合は髄液中のウイルス DNA の存在を PCR 法や RT-PCR 法を用いて確認，定量する。BKV 感染症である PVN と

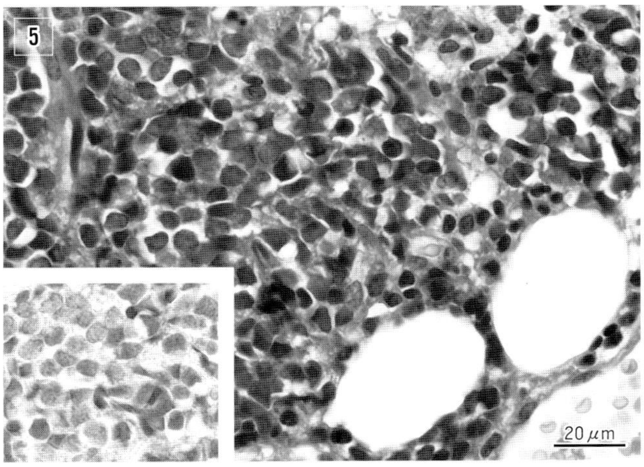

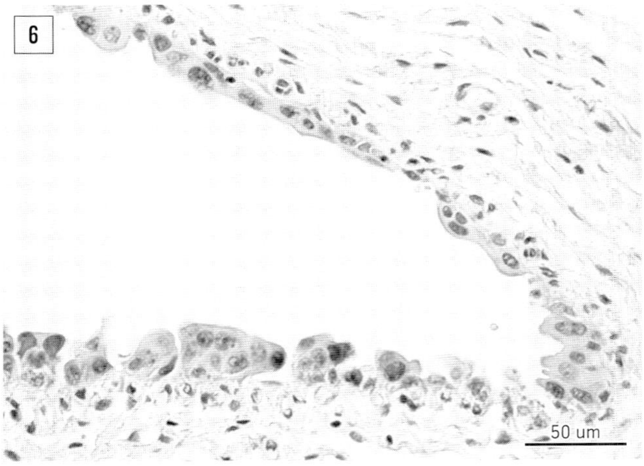

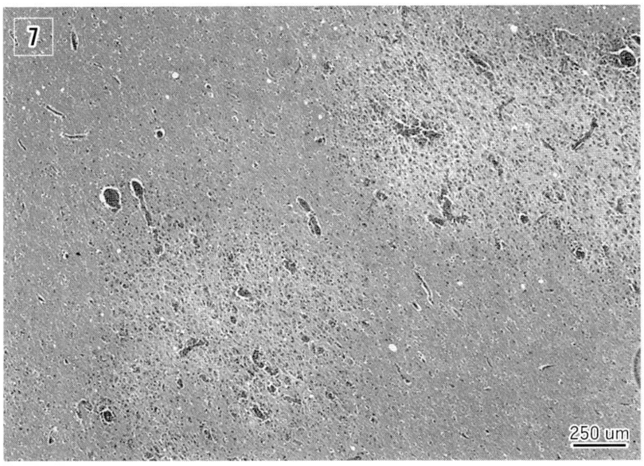

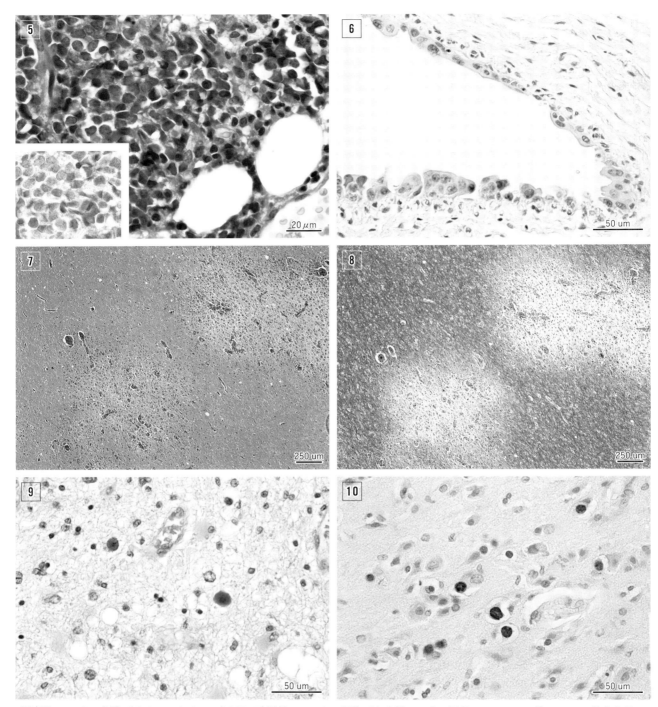

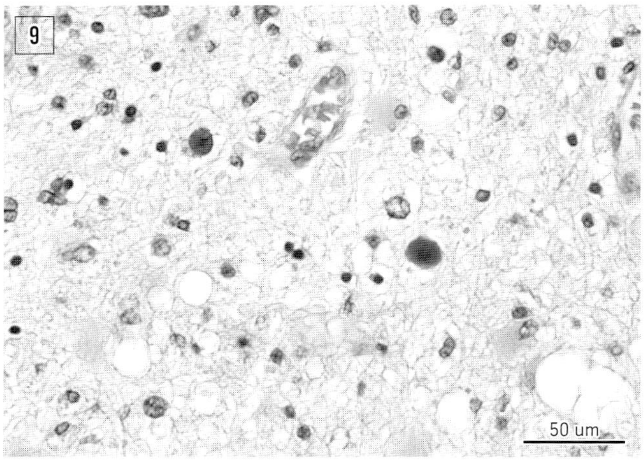

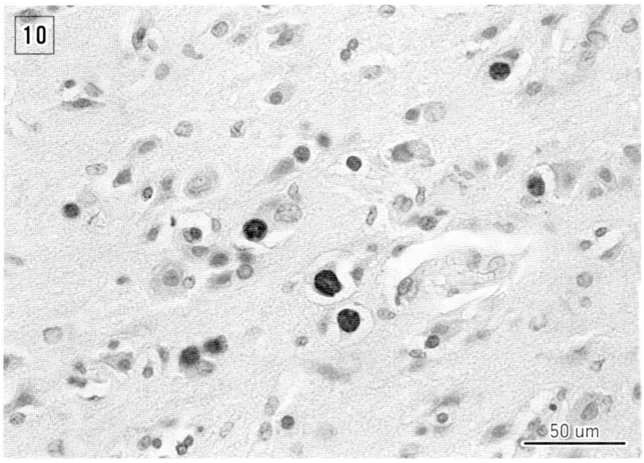

写真 5　メルケル細胞ポリオーマウイルス（MCPyV）陽性のメルケル細胞がん症例の H&E 写真と MCPyV の抗 Large T 抗体を用いた免疫染色（国立感染症研究所感染病理部・片野晴隆博士より供与）。円形または楕円の明るい核を持ち，核内のクロマチンは精細で，時にはスリガラス様に見えることもある。腫瘍細胞の核内に MCPyV の Large T の発現が見られる（左下）。MCPyV 陰性例では核に多形性があり，核内のクロマチンが濃く，diffuse に見えることが多い。（口絵 208 参照）

写真 6　BK ウイルス感染症例の尿管の抗 Large T 抗体を用いた免疫染色像。尿管上皮の腫大した核を有する細胞に Large T の発現が認められる。抗 Large T 抗体は SV40 Large T に対する抗体で BK ウイルスの Large T とも交差する。（口絵 209 参照）

写真 7　JC ウイルス感染症例の脳の H&E 像。脱髄領域はヘマトキシリンによる染色が薄くなっている。（口絵 210 参照）

写真 8　JC ウイルス感染症例の脳の Klüver-Barrera（KB）染色像。青く染色される髄鞘の部分が薄くなっているのが脱髄領域。（口絵 211 参照）

写真 9　JC ウイルス感染症例の脳の H&E 像。核が腫大し，スリガラス状の染色が認められる細胞が JC ウイルスに感染した細胞。周囲にはアストロサイトの増殖が認められる。さらに病態が進行するとマクロファージの集簇が観察される。JC ウイルスは中枢神経系では主にオリゴデンドロサイトに感染し増殖する。（口絵 212 参照）

写真 10　JC ウイルス感染症例の脳の抗 VP1 抗体を用いた免疫染色像。核の腫大した細胞に JCV の VP1 の発現が認められる（茶色が陽性所見）。感染細胞はオリゴデンドロサイトと考えられる。（口絵 213 参照）

HC は，尿中，血清中ウイルス DNA 量と病態とが相関すると考えられている。一方，JCV 感染症である PML では尿中，血清中にもウイルス DNA を検出することはできるが病態との相関はないとされており，診断には髄液中のウイルス DNA の存在を証明する必要がある（Probable PML）。また，PCR 法を用いた検索では病態形成に寄与していない潜伏感染のウイルスを検出する可能性があるため，確定診断には病理組織学的検索が必要である（Definite PML）（プリオン病及び遅発性ウイルス感染症に関する調査研究班，2013）。抗ウイルス蛋白質抗体を用いた免疫組織化学的検査は非常に特異度が高い。BKV，JCV の Large T 抗原に交差する SV40 の抗 Large T 抗原抗体が汎用されている。

【疫学】

ポリオーマウイルスの疫学は，ヒト疾患と関係のある BKV と JCV で数多くの研究が行われている。BKV，JCV ともに幼・小児期に無症候性感染する。感染は呼吸器系を介していると考えられているが明確な証拠はない。その後，主に腎泌尿器系に潜伏感染し，宿主が免疫不全に陥ると前述した疾患を引き起こす。調査により若干の違いはあるが，成人の 90％以上が BKV の抗体を，約 50～80％が JCV の抗体を保有しており，いずれもヒト集団に常在するウイルスと考えられている。BKV 抗体保有率が若年者の方が高いのに対し，JCV 抗体保有率は高齢者の方が高い。また，BKV と JCV の陽性率には負の相関があり，BKV 陰性者で JCV 陽性率が高い。このことから，BKV と JCV は異なる機構で感染し，BKV 感染は JCV 感染に対してある程度は防御的に働くと考えられている。

【治療】

現在の段階ではポリオーマウイルスに特異的な抗ウイルス薬は見つかっていない。*In vitro* で SV40 の増殖抑制効果が報告されている DNA 合成阻害剤であるシドホビル（Cidofovir）が BKV 感染症，JCV 感染症ともに使用されており有効との報告もあるが，治療効果を認めないとの報告もある。siRNA や CDK 阻害剤などを使った新たな治療法の開発も *in vitro* では進んでいるが，有用な実験動物感染モデルが存在しないことから臨床応用の段階には至っていない。最近，FDA 認可済みの薬剤を用いたスクリーニングにより坑マラリア薬として市販されているメフロキンが *in vitro* で JCV の増殖を抑制することが報告された（Brickelmaier et al., 2009）。欧米では実際の PML 患者での治験も開始されており，PML 治療薬として期待されている。ポリオーマウイルスによる疾患はいずれも免疫不全を契機として発症するので，免疫不全の原因となっている疾患の治療や免疫抑制剤の減量など免疫状態の改善が最も効果がある。AIDS に合併した PML では，AIDS の有効な治療法の highly active antiretroviral therapy（HAART）が PML に対しても有効であるとされている。しかし，HAART 療法で免疫抑制状態が回復した際には，免疫再構築症候群（Immune Reconstruction Inflammatory Syndrome：IRIS）などの副作用が見られることもある。

【予防】

ポリオーマウイルスによる疾患は，潜伏感染しているウイルスの再活性化によるものであるが，免疫不全状態以外の発症要因が不明であり，有効な予防手段はない。

【引用・参考文献】

Allander, T., Andreasson, K., Gupta, S., et al. 2007. Identification of a third human polyomavirus. J. Virol. 81: 4130–4136.

Brickelmaier, M., Lugovskoy, A., Kartikeyan, R., et al. 2009. Identification and characterization of mefloquine efficacy against JC virus in vitro. Antimicrob. Agents Chemother. 53: 1840–1849.

Decaprio, J. A., and Garcea, R. L. 2013. A cornucopia of human polyomaviruses. Nat. Rev. Microbiol. 11: 264–276.

Drachenberg, C. B., Hirsch, H. H., Ramos, E., et al. 2005. Polyomavirus disease in renal transplantation: review of pathological findings and diagnostic methods. Hum. Pathol. 36: 1245–1255.

Eddy, B. E., Stewart, S. E., Young, R., et al. 1958. Neoplasms in hamsters induced by mouse tumor agent passed in tissue culture. J. Natl. Cancer Inst. 20: 747–761.

Egli, A., Infanti, L., Dumoulin, A., et al. 2009. Prevalence of polyomavirus BK and JC infection and replication in 400 healthy blood donors. J. Infect. Dis. 199: 837–846.

Fanning, E., and Zhao, K. 2009. SV40 DNA replication: from the A gene to a nanomachine. Virology 384: 352–359.

Feng, H., Shuda, M., Chang, Y., et al. 2008. Clonal integration of a polyomavirus in human Merkel cell carcinoma. Science 319: 1096–1100.

Gardner, S. D., Field, A. M., Coleman, D. V., et al. 1971. New human papovavirus (B. K.) isolated from urine after renal transplantation. Lancet 1: 1253–1257.

Gaynor, A. M., Nissen, M. D., Whiley, D. M., et al. 2007. Identification of a novel polyomavirus from patients with acute respiratory tract infections. PLoS Pathog. 3: e64.

Gross, L. 1953. Neck tumors, or leukemia, developing in adult C3H mice following inoculation, in early infancy, with filtered (Berkefeld N), or centrifugated (144,000 × g), Ak-leukemic extracts. Cancer 6: 948–958.

Ho, J., Jedrych, J. J., Feng, H., et al. 2015. Human polyomavirus 7-associated pruritic rash and viremia in transplant recipients. J. Infect. Dis. 211: 1560–1565.

Howley, P. M., and Livingston, D. M. 2009. Small DNA tumor viruses: large contributors to biomedical sciences. Virology 384: 256–259.

Imperiale, M. J., and Major, E. O. 2006. *Polyomaviruses*, p. 2263–2298. *In* Knipe, D. M., and Howley, P. M. (eds.), Fields virology, 5th ed., vol. 2, Wolters Kluwer/Lippincott Williams & Wilkins, Philadelphia.

Jiang, M., Abend, J. R., Johnson, S. F., et al. 2009. The role of polyomaviruses in human disease. Virology 384: 266–273.

Johne, R., Buck, C. B., Allander, T., et al. 2011. Taxonomical developments in the family Polyomaviridae. Arch. Virol. 156: 1627–1634.

Koralnik, I. J. 2006. Progressive multifocal leukoencephalopathy revisited: has the disease outgrown its name? Ann. Neurol. 60: 162–173.

Mishra, N., Pereira, M., Rhodes, R. H., et al. 2014. Identification of a novel polyomavirus in a pancreatic transplant recipient with retinal blindness and vasculitic myopathy. J. Infect. Dis. 210: 1595–1599.

Neu, U., Stehle, T., and Atwood, W. J. 2009. The *Polyomaviridae*: contributions of virus structure to our understanding of virus receptors and infectious entry. Virology 384: 389–399.

Orba, Y., Kobayashi, S., Nakamura, I., et al. 2011. Detection and characterization of a novel polyomavirus in wild rodents. J. Gen. Virol. 92: 789–795.

Padgett, B. L., Walker, D. L., ZuRhein, G. M., et al. 1971. Cultivation of papova-like virus from human brain with progressive multifocal leucoencephalopathy. Lancet 1: 1257-1260.

Polyomaviridae Study Group of the International Committee on Taxonomy of Viruses et al. 2016. A taxonomy update for the family *Polyomaviridae*. Arch. Virol. 161: 1739-1750.

プリオン病及び遅発性ウイルス感染症に関する調査研究班(編). 2013. 進行性多巣性白質脳症(progressive multifocal leukoencephalopathy：PML)診療ガイドライン 2013. 18 pp. プリオン病及び遅発性ウイルス感染症に関する調査研究班.

Seif, I., Khoury, G., and Dhar, R. 1979. The genome of human papovavirus BKV. Cell 18: 963-977.

Stewart, S. E., Eddy, B. E., and Borgese, N. 1958. Neoplasms in mice inoculated with a tumor agent carried in tissue culture. J. Natl. Cancer Inst. 20: 1223-1243.

Sweet, B. H., and Hilleman, M. R. 1960. The vacuolating virus, S. V. 40. Proc. Soc. Exp. Biol. Med. 105: 420-427.

van der Meijden, E., Janssens, R. W., Lauber, C., et al. 2010. Discovery of a new human polyomavirus associated with trichodysplasia spinulosa in an immunocompromized patient. PLoS Pathog. 6: e1001024.

Yamaguchi, H., Kobayashi, S., Ishii, A., et al. 2013. Identification of a novel polyomavirus from vervet monkeys in Zambia. J. Gen. Virol. 94: 1357-1364.

Yaniv, M. 2009. Small DNA tumour viruses and their contributions to our understanding of transcription control. Virology 384: 369-374.

【鈴木忠樹，大場靖子，澤　洋文】

パピローマウイルス科
Family ***Papillomaviridae***

【分類・歴史】

パピローマウイルス科はポリオーマウイルス科とともに1998年までパポーバ科(papova family)に分類されてきた。Papovaはpapillomavirus，齧歯目のpolyomavirus，サルのポリオーマウイルスであるvacuolating virus 40(SV40の発見当初の呼び名)の最初の2文字を発見順につなげたものである。パピローマウイルスとポリオーマウイルスとはどちらも電顕的に正20面体を呈しており，またカプシド(外殻capsid)の外にはエンベロープを持たないなどの共通点がある。しかし，パピローマウイルスとポリオーマウイルスではゲノムや粒子の大きさの他に遺伝子構成の点で根本的な違いが明らかとなり，独立した科(*papillomaviridae*)として扱われることになった(Howley and Lowy, 2001)。しかし，最近両者の特徴を併せ持つウイルス(Bandicoop papillomatosis carcinomatosis virus：BPCV)がBandicoop(オニネズミ)より発見された(Woolford et al., 2007; Bennett et al., 2008)。BPCVはポリオーマウイルスの遺伝子構成と大型T抗原，小型t抗原遺伝子を持ちながらパピローマウイルス並みのゲノムサイズと外殻(capsid)蛋白質をコードするL1，L2遺伝子を持つ。BPCVがパピローマウイルスとポリオーマウイルスの共通の祖先なのか，あるいは両者の組み換えによって生じたのか新たな議論を呼んでいる。パピローマウイルスはヒト，ウシ，シカ，ウサギ，マウス，トリなどの高等脊椎動物から見つかっているがその種特異性は高く特殊な例を除いて種を超えて感染することはない。そこで各宿主名を冠し，ヒトパピローマウイルス(human papillomavirus：HPV)，ウシパピローマウイルス(bovine papillomavirus：BPV)などと分類される。一方，ゲノム配列の相同性にもとづきα，β……πまでの17の属に分類されているが，既にこれらの属に分類不能なウイルスも存在すること，今後も新たなパピローマウイルスの分離が続くことなどを考慮すれば属の数はさらに増えるものと予想される(図1)。研究の進んでいるヒトからはこれまでに200以上の型のHPVが分離されており，主にα，β，γ，μ(mupa)，ν(nupa)などに属している。PVの型分けはゲノムDNAのホモロジーに基づいており，便宜的な基準は時代とともに変遷してきている。現在は，特定領域の塩基配列(L1)が既知の型と90%未満であれば新型，90〜98%であれば亜型(subtype)，98%以上であればvariantとして取り扱われている。当初，独立型として分離されたHPV27はHPV2のサブタイプHPV2cと同一であり，HPV67はHPV34の，HPV46はHPV20の，HPV55はHPV44のそれぞれサブタイプであることが明らかとなっている(Bernard, 2006)。HPVのホモロジーに基づく分類とそれらの病型はよく一致する。例えばβ-papillomavirusはEV(epidermodysplasia verruciformis)症特異的なHPV型からなる。子宮頸がんの原因となるHPVはすべてα-papillomavirusに属する。PV研究者はこのように定義された型が種と同義と考える傾向にあった。しかし，ICTVによるウイルス種の定義は特異な生物学的あるいは病理学的特徴を示さなければ独立種として認めていない。PVの型はこの独立種の定義を満たさないことが多い。例えばHPV2，27，57はともに尋常疣贅から分離され，HPV6と11は尖圭コンジローマなどの同じ病変から分離され，臨床・病理像にも差はない。そこで，2004年にこれらの類似の型に数字を付けてひとつの種として扱うシステムが提唱された(de Villiers et al.,

表1　HPV型と主たる病型

部位・病型	HPVの属種	型
皮膚		
足底疣贅	Mu-1	1
尋常性疣贅(粘膜も)	Alpha-4	2，27，57
扁平疣贅	Alpha-2	3，10，28
	Nu-1	41
Butcher's 疣贅	Alpha-8	7
疣贅状表皮発育異常症	Beta-1, 2	5，8，9，12，14，15，17，19，20，21，22，23，24，25，47
色素性疣贅	Gamma-1	4，65，95，158，173
その他(皮膚)	Alpha-10	29，77，78，94，117，125，160
	Gamma-1〜10	48，50，60，88，101，109，112，116，121
	Gamma-11〜21	126，127，128，131，135，137，144，156，161，163，167
	Gamma-22〜	172，175，178，184，187，201，203など
粘膜		
高リスク型	Alpha-9	16，31，33，35，52，58(Group 1)；67(2B)
	Alpha-7	18，39，45，59(Group 1)；68(2A)；70，85，97(2B)
	Alpha-5	51(Group 1)；69，82(2B)
	Alpha-6	66(Group 1)；30，53，66(2B)
	Alpha-11	34，37(2B)，177
低リスク型		
	Alpha-3	61，62，72，81，83，84，86，87，89，102，114
	Alpha-13, 14	54；71，90，106
尖圭コンジローマ	Alpha-10	6，11(43，44)
FEH(focal epithelial hyperplasia)	Alpha-10	13
	Alpha-1	32

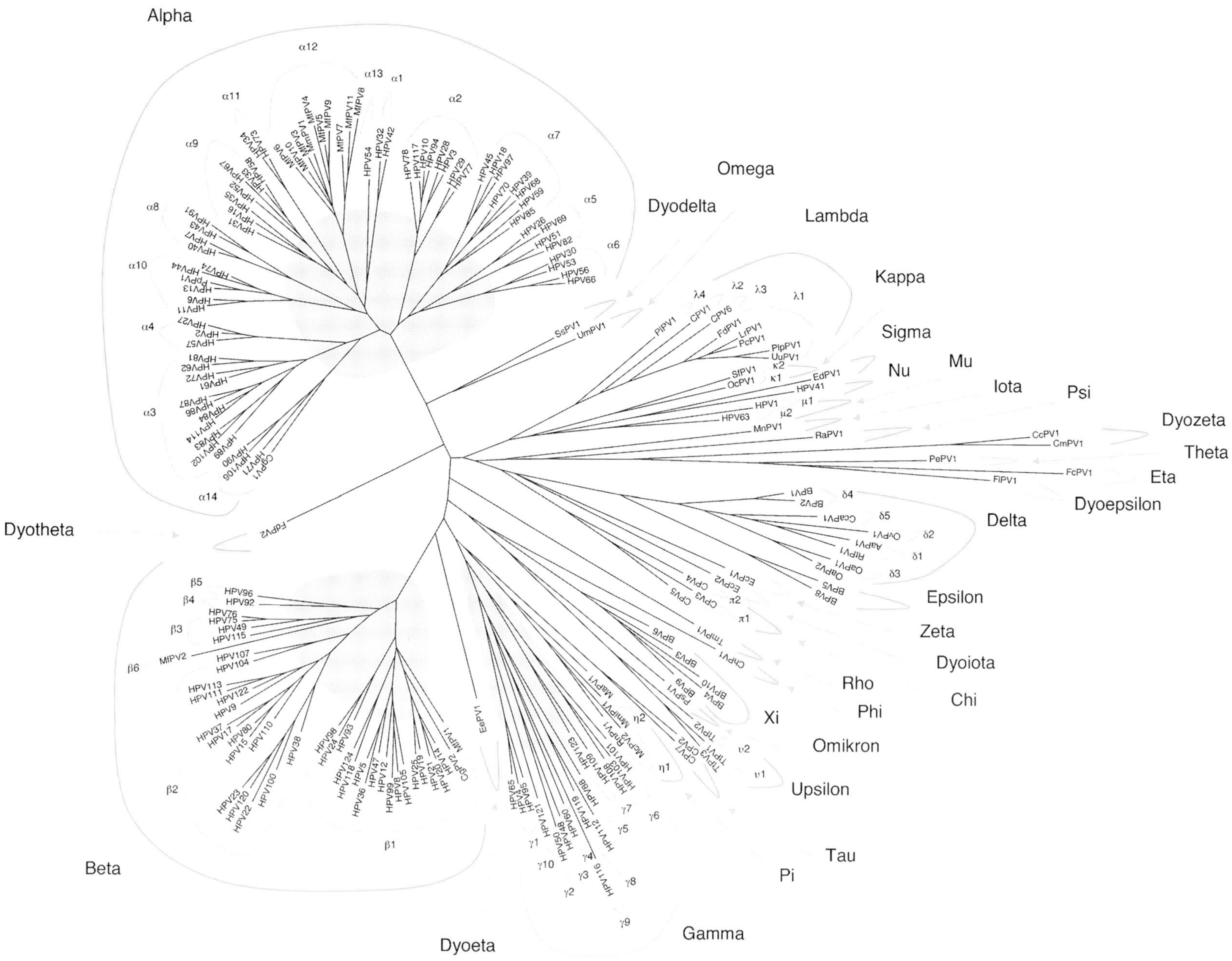

図1　189のPV型の分子系統樹(Bernald et al., 2010；©Elsevier)。枝の先の数字はHPVの型を示す。カッコで括った数字はPVの種を示す。例えば*alpha*属PVのなかのspecies 8(α8)はHPV7, 40, 43, 91型を含む。

2004)。これによれば，HPV6と11はHPV13，44，55，74に加え，PcPV(Pigmy chimpanzee PV)やCCPV(Chimpanzee PV)とともにα属PVの種(No 10)に分類される(図1)。しかし，型と種をともに数字で呼ぶため，型で分類してきたPV研究者や医学研究者の間では数字による種の名称は定着しそうにない(Bernard, 2006)。その他の分類法として皮膚に好んで感染する型(皮膚向性HPV)と粘膜に好んで感染する型(粘膜向性HPV)に分類したり，感染による発がんリスクの強さから高リスク型，中等度リスク型，低(無)リスク型に分類したりすることもある(表1)(Lorincz et al., 1992)。

【ビリオン】

ビリオン(virion)は直径40〜55 nmのほぼ球状で，正20面体様構造をとる(写真1，2)。ビリオンは外殻(capsid)蛋白質とゲノムからなり，エンベロープ(envelope)は持たない。外殻はL1蛋白質(約55 kd)とL2蛋白質(約70 kd)からなるが，L1蛋白質のみで20面体のウイルス様粒子(virus-like particle：VLP)を再構成することができる。VLPは72個のカプソメア(capsomere)からなり，各カプソメアは5分子のL1蛋白質からなる(写真2)。L2蛋白質は粒子当たり12〜36分子(L1蛋白質の1/30〜1/10)存在すると推定されている。

【ゲノム】

パピローマウイルスのゲノムは二本鎖閉環状DNAで5,300〜8,000塩基対よりなる。すべての遺伝子は一方のDNA鎖上にコードされており，その鎖をセンス鎖と呼ぶ。最初に全塩基配列が決定された1型ウシパピローマウイルス(BPV1)ゲノム上に存在するORF(open reading frame)に対し，初期遺伝子領域のE1〜E8および後期遺伝子領域のL1，L2がORFの大きい順に命名された。これらのうち，E3とE8は少なくともHPVでは保存されていない(図2)。その他のORFは概ねほとんどのパピローマウイルスでもゲノム上にほぼ同じ配置で存在し明らかなホモロジーが見られるが，E5のないものは多く，E6の見られないものも存在する。

E6の上流，L1の下流にほとんどのウイルスでORFのない500〜1,000塩基対からなる領域がありLCR(long control region)あるいはURR(upstream regulatory region)と呼ばれている。この領域には後述するE1，E2結合配列以外にAP1，Sp1，Oct-1，YY1など数多くの転写因子結合配列が見られ，転写開始点や複製の起点が存在する。宿主細胞の分化にともない異なるプロモーターが使われ，初期遺伝子群，後期遺伝子群の発現を制御している。

E4はE1/E4融合蛋白質としてウイルス増殖期にかなり多量に発現するためむしろ後期遺伝子に相当する。その機能はほとんどわかっていないが，サイトケラチンと結合して細胞骨格を破壊し，ウイルス増殖を助けていると考えられている。

E5はその宿主細胞によりPDGF受容体やEGF受容体活性を増強し，細胞トランスフォーミング活性がある。

多くのパピローマウイルスではE6はZnフィンガードメインを2個，E7は1個持っている。おそらくE6はE7の遺伝子重複によりできたと考えられる。これを裏づけるようにE6を持たないパピローマウイルスがウシ(BPV3，4，6)やトリ〔chaffinch (Fringilla coelebs) papillomavirus：FPV，Psittacus erithacus papillomavirus：PePV〕で見つかっている。また，ワタオノウサギパピローマウイルス(CRPV)のE6はZnフィンガードメインを3つ持つ。E6，E7は宿主や感染部位によって多様に進化したと考えられるが，腫瘍性病変の形

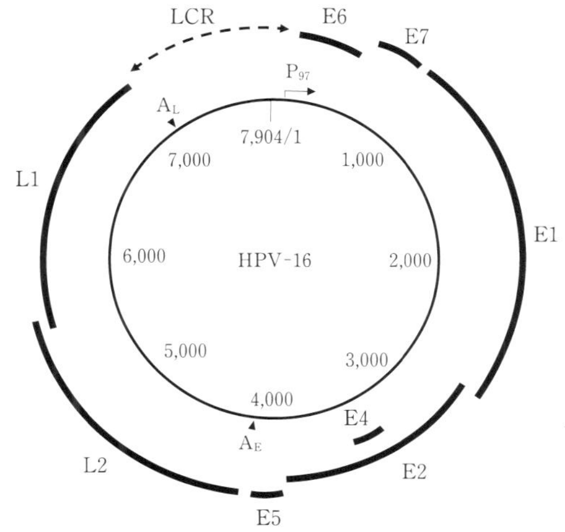

図2　HPV-16のゲノム構造。ウイルスゲノムは7,904塩基対の環状二本鎖DNAからなる。初期遺伝子領域のORF(E1〜E7)と後期遺伝子領域のORF(L1とL2)およびLCR(long control region)の位置関係をゲノムの外周に示す。主な転写開始点(P_{97})，初期ポリ(A)化信号(A_E)，後期ポリ(A)化信号(A_L)の位置を示す。塩基配列の1番はBPV1や多くのウイルスで保存されているHpaI認識配列(GTTAAC)を基準に決められたが，その後ウイルスヘリケースE1の認識配列(AACAAT)とオーバーラップすることが明らかになり，複製起点がほぼ塩基配列1に相当する(Ustav et al., 1991)。

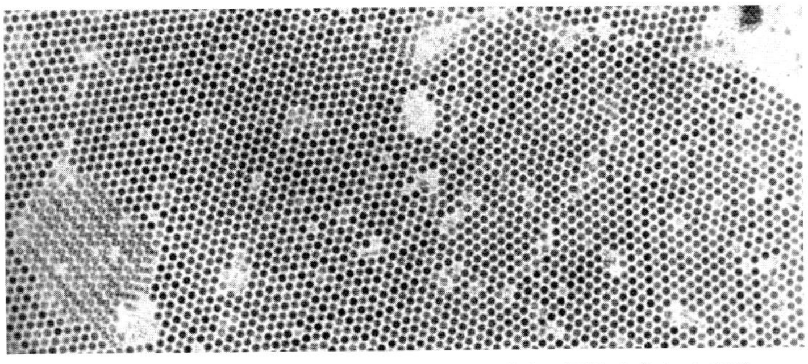

写真1　HPVの電顕像(江川清文博士より供与)。最終分化した細胞の核内に格子状配列を呈してウイルス粒子が密集しているのがわかる。本写真はHPV60のものであるが型間で電顕像に差はない。

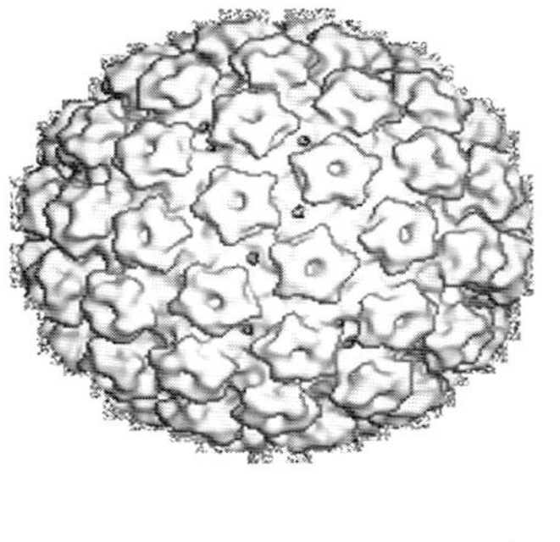

写真2　BPV1の電顕像をもとにした9Åの解像度の三次元再構築像(Trus et al., 1997より許可を得て転載；©Springer Nature)

成に深く関わっており，その機能については後述する。上述したようにL1とL2はカプシド蛋白質をコードする。

【物理化学的性状】

ビリオンはCsCl密度勾配遠心では1.34 g/cm³に分画される。ゲノムはビリオン重量の10〜13％を占める。ゲノムのGC含量は40〜50％である。主な感染経路は病変部との接触感染であること，効率の良いウイルス培養法がないため消毒の効果などはほとんど調べられていないが，エンベロープを持たないためポリオーマウイルスなどと同じく一般の熱や消毒薬には比較的耐性であると考えられる。

【抗原の性状】

パピローマウイルスの自然感染ではL1カプシドに対する抗体が検出される。しかし，その抗体価は一般に低く再感染を防げるほど高くはない。ウイルス被感染細胞の排除には細胞性免疫が関わっており，E6，E7，E2などが抗原として示唆されているがその機構は不明である。

【培養】

ウイルス感染細胞の培養にはいくつかのHPVで成功例が見られるが，長期間の維持は現在でも困難である。ウイルスゲノム内に薬剤耐性マーカーなどを加え薬剤選択によりウイルスゲノムを保持する細胞を維持する方法が比較的成功している。しかし，これらの培養細胞ではウイルスゲノムをエピゾーマル(episomal)に複製維持するのみでビリオンは産生しない。感染性ビリオンを産生させるには，ウイルスゲノムを保持する角化細胞を三次元培養により扁平重層化させ，さらにTPAなどのフォルボールエステルで刺激する必要があるが，その効率は低い。

【増殖】

(1)ウイルスの生活環

PVは扁平重層上皮を増殖の場としウイルス血症は起こさない。ウイルス粒子は小さな傷などからまず基底細胞に感染する。PVの細胞への接着はカプシド蛋白L1とヘパラン硫酸プロテオグリカン(HSPG)との間で起きると考えられている。1997年にPVリセプターと報告されたα6インテグリンのない角化細胞にもBPV4やHPV11が感染することから，現在ではHSPGが主要なレセプターだと考えられている。L2のN末がフリン(furin)によって切断された後，PVカプシドはクラスリンを介したエンドサイトーシスにより小胞輸送され，後期エンドソームでウイルスゲノムはカプシドから離れて核内に入る。L2蛋白がウイルスゲノムの核膜口通過と核内のPMLボディあるいはND10ボディへの局在に関与していることが示唆されている(Day and Schiller, 2006)。

基底細胞の核内に入ったウイルスゲノムは20〜100コピーに増幅(初期複製)される。基底細胞ではウイルスゲノムが潜伏感染状態で存在し，宿主ゲノムの複製と協調してウイルスゲノムも複製され，ほぼ一定のコピー数が維持される(維持複製)。細胞の分化とともに後述するE1，E2蛋白質が高発現するようになるとウイルスは溶解感染状態に入り，ウイルスゲノムのみが数百〜数千倍に複製増幅される(後期複製)(写真5)。これらの複製はND10ボディ内またはその近傍で行われる。後期複製の後，後期遺伝子(L1，L2)の発現が誘導されウイルス粒子が形成される(写真1，4)。このとき，L2はE2と共局在し，ウイルスDNAのカプシド内への包み込みに必要である(Day et al., 1998)。ウイルスゲノム複製におけるウイルス初期遺伝子の機能をもう少し詳しく述べる。

(2)E1，E2

E1蛋白質はE2蛋白質の助けを借りてLCR内でオーバーラップする複数のE1結合配列(AACNAT)に結合し，環状の六量体ふたつ(double hexamer)を形成する。結合したE1はDNAポリメラーゼやRPAなどの宿主複製蛋白質群を複製起点にリクルートするとともに，ATP依存性DNAヘリケースとして働き，複製を開始させる。CDKによるリン酸化により核内に局在し，後期複製時には同一細胞周期に複数回の複製を可能にする。E2蛋白質はN末側に転写活性化ドメイン，C末側にDNA結合ドメインおよび二量体形成ドメイン，その間のヒンジドメインからなる。LCR内には複数のE2認識配列(ACCGN4CGTT)が存在し，E2蛋白質が二量体として結合する。さらにLCR上の2か所に結合した二量体はN末ドメインを介して結合し，DNAを折り曲げ，ループを形成しうる。E2蛋白質はウイルスプロモーター上流に結合し，他の転写因子の状況によって転写を正または負に調節する。またN末ドメインはE1蛋白質と結合し，複製を促進する。BPV1のE2は，EBVのEBNA1やHHV8のLANAと同様に分裂期の染色体とウイルスゲノムを架橋し，HPV11，16，18などのE2は分裂期の紡錘体とウイルスゲノムを架橋し，細胞分裂時のウイルスゲノムの分配にも関わっている。

写真3　ミルメシア(HPV1)(江川清文博士より供与)。a)中心が噴火口状に陥凹するドーム状丘疹で，炎症や疼痛をともなうことが多い。通常小児の手足に生じる。病理組織学的には，1細胞中に多数認められる好酸性顆粒状の細胞質内封入体が特徴的である。b)弱拡像，c)強拡像(HE染色)。(口絵214参照)

写真4　HPV感染病変のカプシド抗原に対する抗体による免疫染色(HPV1)(江川清文博士より供与)。カプシド抗原は重層扁平上皮の分化にともない産生されるため，主として顆粒細胞層より上層の細胞核内に陽性所見が得られる。(口絵215参照)

写真5　*In situ* hybridization(HPV1)(江川清文博士より供与)。扁平重層上皮の基底層直上層からほぼ全層にわたり，細胞核に強陽性を得る。(口絵216参照)

写真6　尖圭コンジローマ(HPV6)(江川清文博士より供与)。a)外陰部や肛囲に生じ鶏冠状を呈する疣贅。コイロサイトと呼ばれる空胞細胞の出現を病理組織学的特長とする。b)弱拡像，c)強拡像(HE染色)。(口絵217参照)

写真7　疣贅状表皮発育異常症(HPV5)(江川清文博士より供与)。a)前額部に生じた扁平疣贅様皮疹。病理組織学的には，澄明細胞と呼ばれる好塩基性の細胞質を有する大型で明るい細胞の出現が特徴。b)弱拡像，c)強拡像(HE染色)。(口絵218参照)

写真8　足底表皮様嚢腫(HPV60)(江川清文博士より供与)。a)足底に生じた結節。病理組織学的には真性嚢腫で，壁に均質無構造の細胞質内封入体を，嚢腫内腔角質内に空胞構造を認める。b)弱拡像，c)強拡像(HE染色)。(口絵219参照)

写真9　ボーエン様丘疹症(HPV16)(江川清文博士より供与)。a)外陰部や肛囲に多発する黒褐色調の色素斑や扁平丘疹。ボーエン病様の病理組織像を呈する。b)弱拡像，c)強拡像(HE染色)。(口絵220参照)

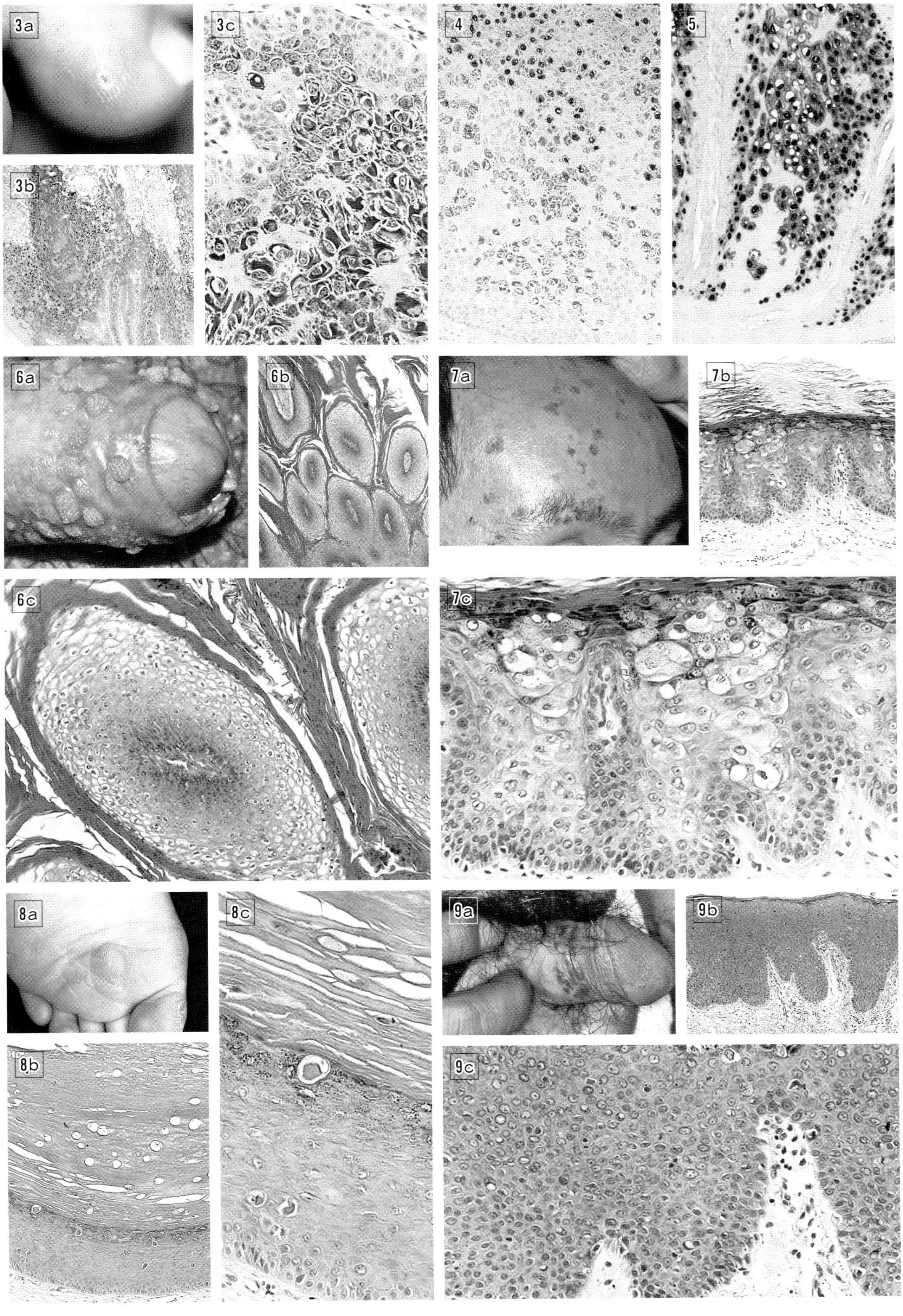
3a
3b
3c
4
5
6a
6b
7a
7b
6c
7c
8a
8c
9a
9b
8b
9c

このように，E2は転写，複製，分配において重要な役割を果たしている(Howley and Lowy, 2001)。

(3)E6，E7

一部の例外を除いてPVのE7蛋白質はアミノ末端側にがん抑制遺伝子産物pRbとの結合モチーフ(LXCXE)を持つ。ウイルスの増殖する細胞は扁平重層上皮組織の表層側にある本来細胞周期を出た最終分化へ向かう細胞である。このような細胞においてウイルスゲノムを複製させるためにE7の活性が必要であると考えられている。すなわち，E7はpRbを不活化し宿主の複製関連因子群を供給し高いCDK活性を維持することでウイルスゲノムの後期複製を可能にする。pRb蛋白質との結合能を比べると粘膜向性HPVでは高リスク型HPVのE7が低(無)リスク型HPVのE7より強い。上述したようにPVの中にはE7のみでE6を持たないものもあり，E6遺伝子はE7遺伝子重複によってできたと考えられている。子宮頸がんより見つかるHPVのE6はユビキチンリガーゼであるE6APと結合すると，p53と3者複合体を形成し，p53をユビキチン化して分解を促進する。しかし，その他の多くのHPVのE6にはこの活性はない。より多くのHPVのE6ではアポトーシス誘導因子であるBakと結合し，その活性を阻害する。E6の基本的な役割のひとつは宿主細胞をアポトーシスから守ることであると考えられる。

【病原性】(口絵180〜190参照)

パピローマウイルス(PV)はパピローマ(乳頭腫)を形成する小型DNAウイルスである。パピローマは皮膚または粘膜の上皮にできる良性腫瘍性病変であり，一般に皮膚では疣(いぼ)(疣贅)，粘膜では広義のコンジローマ(湿疣)と呼ばれる(写真3〜15)。パピローマウイルスの伝播は性交や皮膚接触など病変部との直接接触によりウイルスが傷などから基底細胞に侵入すると感染が成立すると考えられている。ヒトでは100を超える型のHPVが種々の病変から見つかっている。各型は感染部位により異なる病変を形成することもあるが，各型と感染部位，病型の間には強い関連が見られる(表1)。

感染から肉眼病変ができるまでには数週間から数か月かかり，これらの多くは数か月〜数年の経過で自然治癒する。しかし，特定の型のPVでは持続感染を背景に良性病変の一部から悪性腫瘍を生じることがある(写真16〜24)。子宮頸がんはその代表であり，子宮頸がんの95%以上から16型など特定の型のHPV DNAが検出される。HPVが感染すると肉眼的にCIN(cervical intraepithelial neoplasia)病変を形成するようになる(写真14，17)。主に後述するE6，E7の生物活性により細胞異型性が見られ，主に異型細胞が全層に占める割合により，CIN1(写真17)，CIN2(写真18，22)，CIN3(写真19)と診断され，これらの病変部から子宮頸がん(写真15，20)を生ずることがある。CIN1/2ではHPV DNAはエピゾーマルに存在するが(写真24a)，CIN3や子宮頸がん細胞ではHPV DNAの一部が染色体に組み込まれていることが多く(写真24b)，組み込みにともなうE6，E7遺伝子の異常発現ががん化の引き金になっていると考えられている。子宮頸がんほど因果関係は強くはないが，これらの型は陰茎がん，肛門がん，舌がんなどの頭頸部がんの他，一部の非メラノーマ皮膚がん，食道がん，肺がんなどとの関係が指摘されている。HPV-5，8などはある種の免疫学的異常を背景に幼少時に生じた疣贅状皮疹が全身に広がる疣贅状表皮発育異常症(EV症)(写真7)を引き起こし，約半数の症例で皮膚がんを合併する。また，HPV-6，11などは通常外陰部，肛門周囲に尖圭コンジローマと呼ばれる良性腫瘍を形成するが(写真6，21)，これが出産時の経産道感染などにより気道(主に喉頭)に感染すると再発性の乳頭腫症(recurrent respiratory papillomatosis：RRP)を引き起こす。がん化することは稀であるが臨床的に気道狭窄が問題となる。これまでの研究では子宮頸がん由来のHPVではE6とE7遺伝子が責任遺伝子であるといわれており，他のHPVに比べてpRbやp53を不活化する活性が高い。これ以外にも細胞がん化に関連した活性や，免疫による排除機構を抑える働きがE6とE7蛋白質に見つかっている。このように発がん性のあるHPVのE6とE7には持続感染を維持する機能と細胞をがん化に導く機能の双方が備わっている(Kiyono, 2000)。

【実験室内診断】

HPV感染病変は臨床的には発生部位，形状など視診で診断されることが多い。凝縮した偏心性の核周囲が明るく抜けたコイロサイト(koilocyte)と呼ばれる細胞の出現など，HPV感染に特徴的な病理組織学的所見もいくつかある(写真8，9)。また，高リスク型HPVの感染に特異的なECAC(ectopic chromosome around centrosome)と呼ばれる病理組織所見も報告されている(写真10)。HPV感染病変は特徴的な肉眼所見をともなうことから，通常HPVの存在を証明することは臨床的には意義が少ない。しかし，疫学的にもリスク因子として証明された子宮頸部病変については，広く用いられているPapスメア法(パパニコロー染色による子宮頸部擦過細胞診)に加え，PCR法，通常の核酸ハイブリッド法

写真10　点状疣贅(HPV63)(江川清文博士より供与)。a)足底に多発した，白色点状角化性病変。病理組織学的には，著明な角質肥厚と顆粒層を中心とした細線維状の細胞質内封入体を認める。b)弱拡像，c)強拡像(HE染色)。(口絵221参照)

写真11　色素性疣贅(HPV65)(江川清文博士より供与)。a)足底に生じた黒色調の色素沈着をともなう尋常性疣贅様皮疹。病理組織学的には，1細胞に1個出現する好酸性均質無構造の細胞質内封入体が特徴的である。b)弱拡像，c)強拡像(HE染色)。(口絵222参照)

写真12　(青年性)扁平疣贅(HPV3)(江川清文博士より供与)。a)頬部に多発した淡褐色の扁平丘疹。病理組織学的に，basket-weave状の角質肥厚と顆粒層を中心に“bird's eye cell”と呼ばれる空胞細胞を認める。b)弱拡像，c)強拡像(HE染色)。(口絵223参照)

写真13　尋常性疣贅(HPV2)(江川清文博士より供与)。a)爪囲に表面乳嘴状の角化性丘疹を認める。いわゆる“さかむけ”に一致して生じ，小児に多い。病理組織学的には，角質肥厚や乳頭腫症をともなう表皮肥厚，顆粒層の空胞細胞と粗大ケラトヒアリン顆粒の出現を特徴とする。b)弱拡像，c)強拡像(HE染色)。(口絵224参照)

(写真3〜13ならびに説明文とも，江川清文博士より供与)

写真14　HPV感染によって子宮頸部に発生した前がん病変のコルポスコピー像(平井康夫博士より供与)。(口絵225参照)

写真15　HPV感染によって子宮頸部に発生した浸潤がんのコルポスコピー像(平井康夫博士より供与)。(口絵226参照)

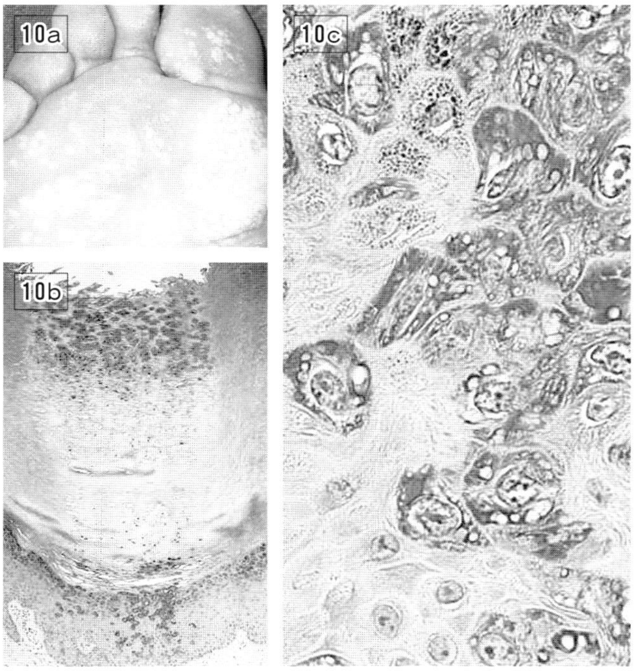
10a
10b
10c

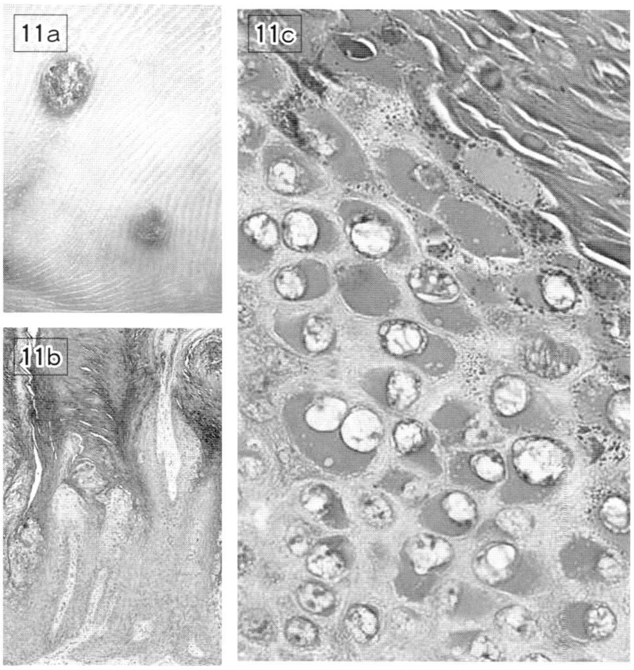
11a
11b
11c

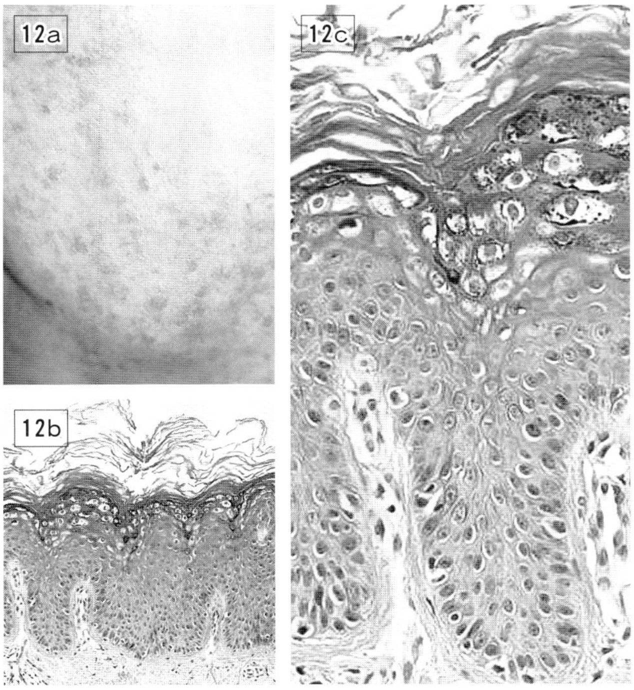
12a
12b
12c

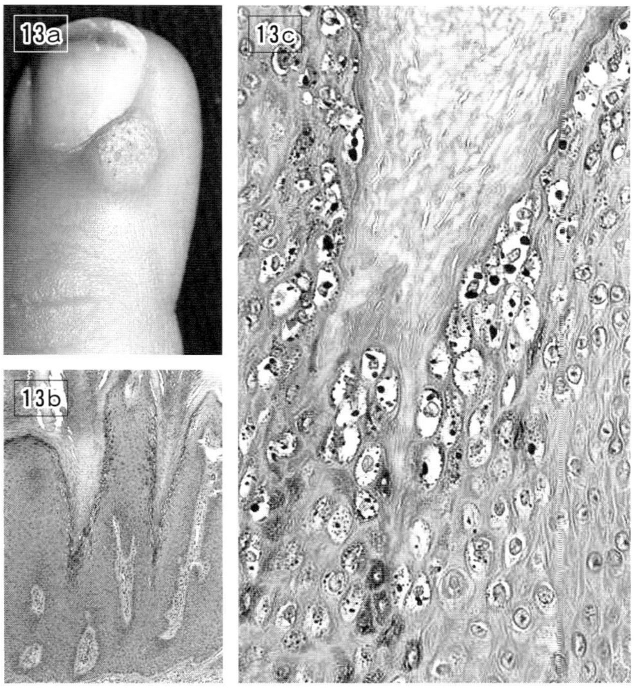
13a
13b
13c

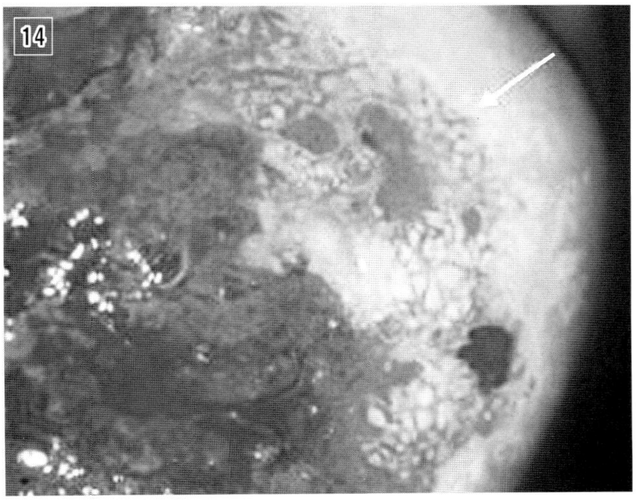
14

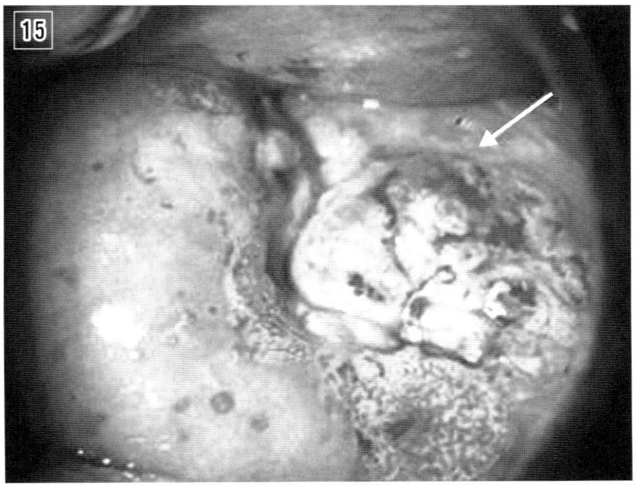
15

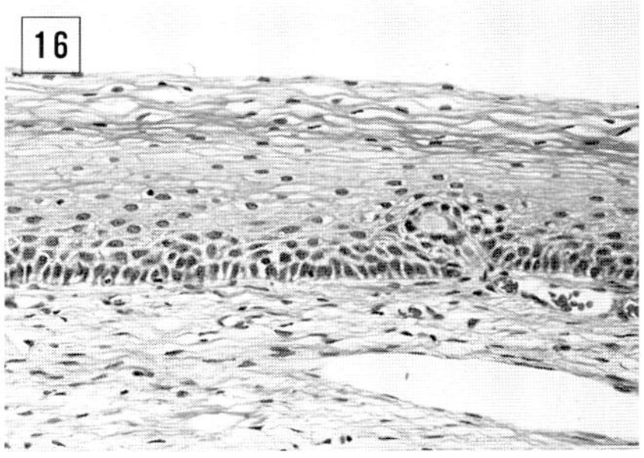

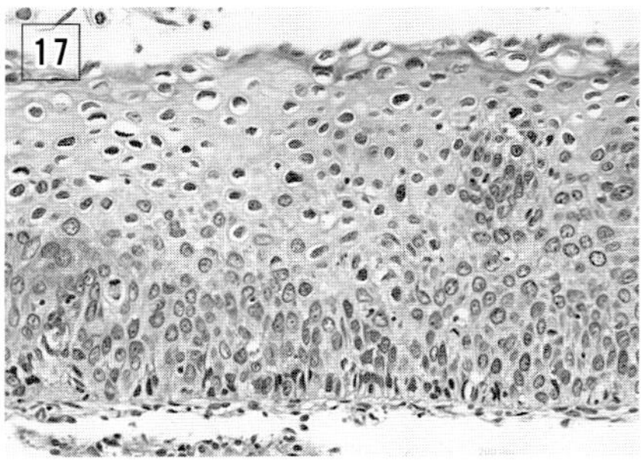

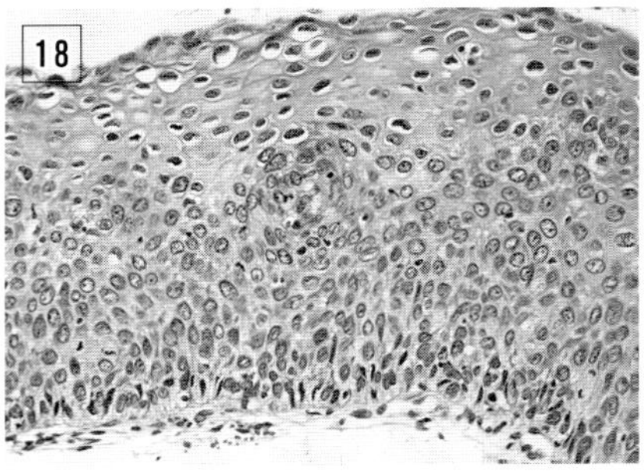

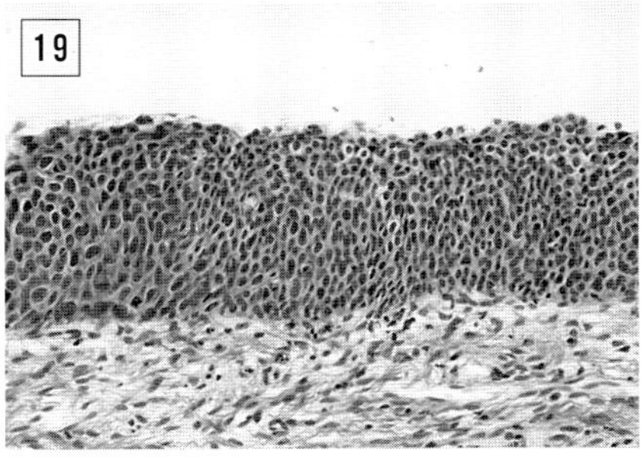

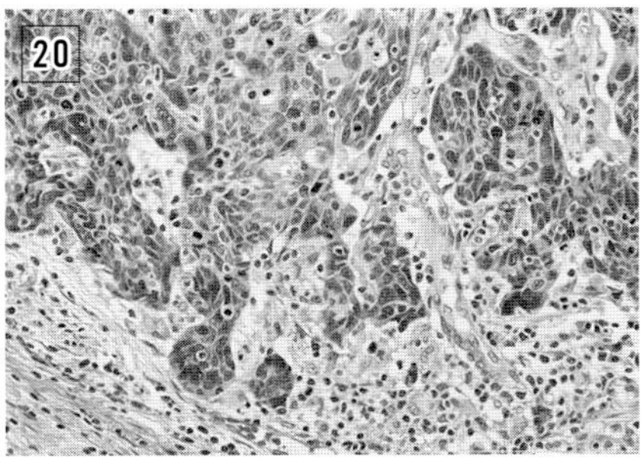

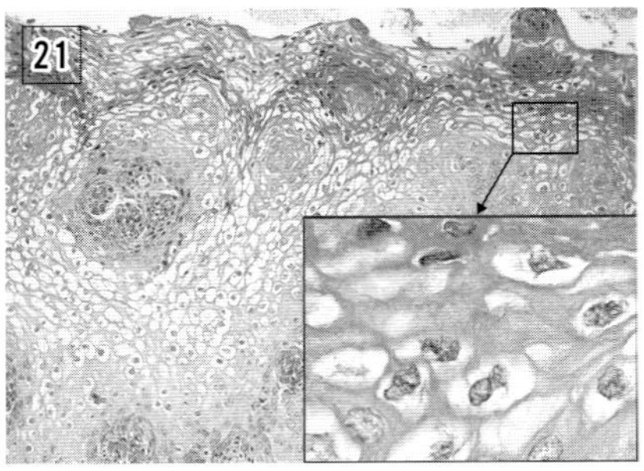

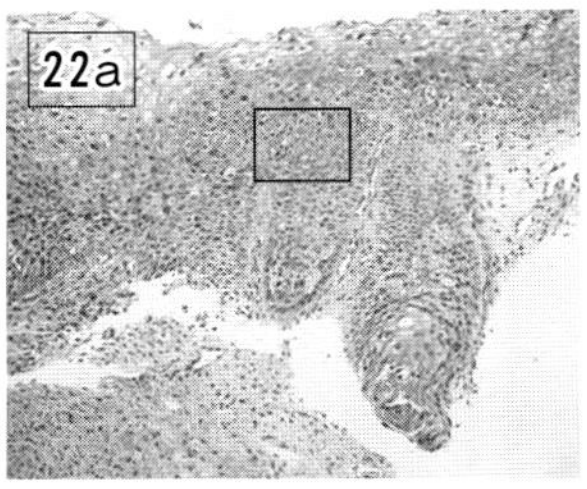

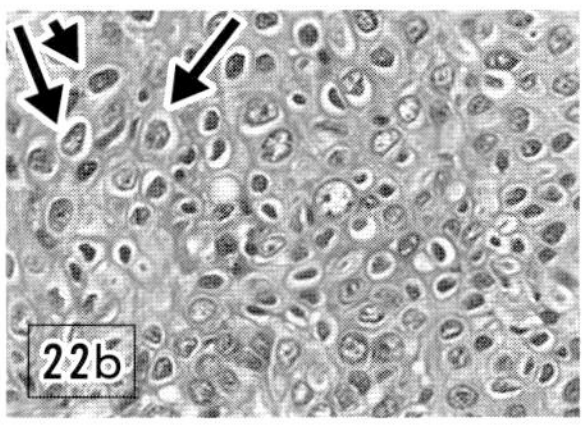

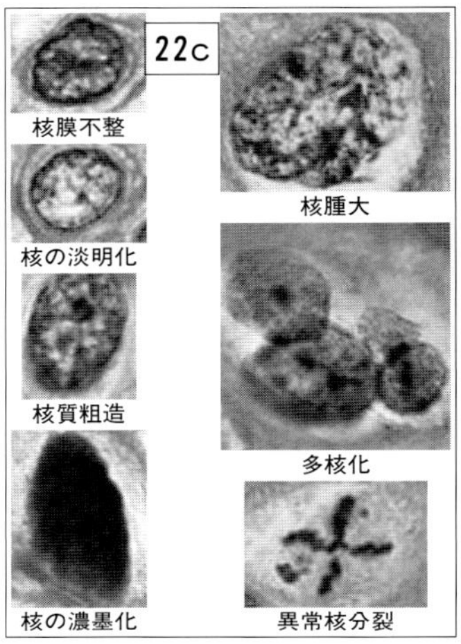

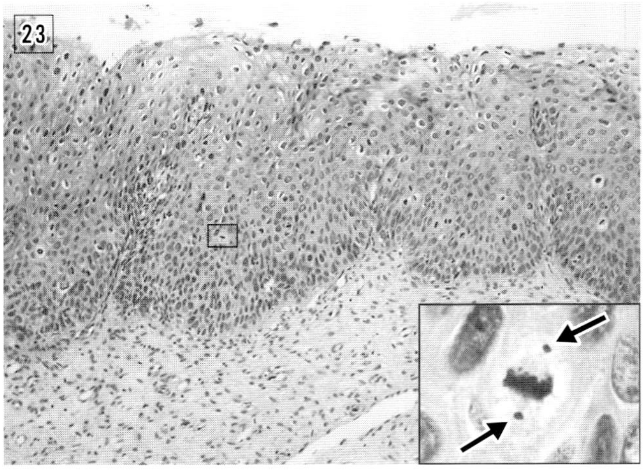

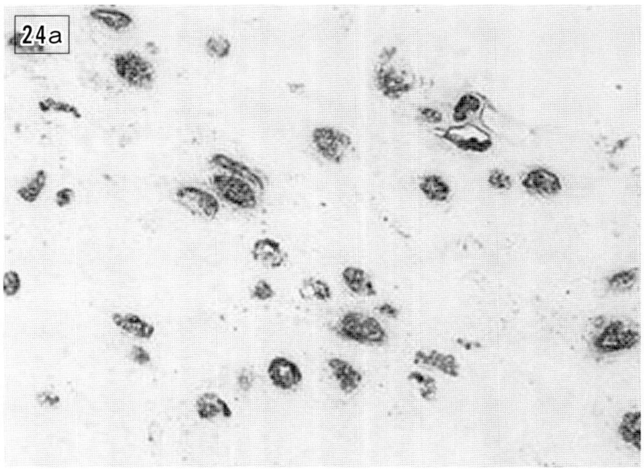

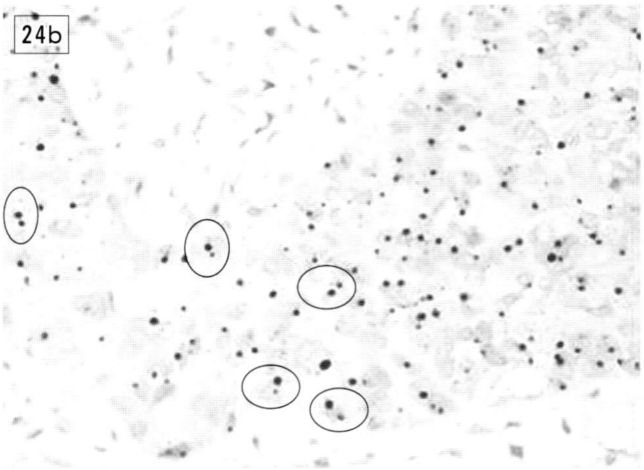

写真 16　子宮頸部の正常重層扁平上皮(古田玲子博士，北川知行博士より供与)。×290

写真 17　HPV 感染が誘導した軽度前がん病変 CIN 1(古田玲子博士，北川知行博士より供与)。幼若な異型細胞が深層に増生している。中層から表層には分化傾向があり，koilocytosis をともなっている。×290

写真 18　CIN2(古田玲子博士，北川知行博士より供与)。幼若な異型細胞が中層まで増生している。×290

写真 19　CIN3(古田玲子博士，北川知行博士より供与)。腫瘍性異型を呈する幼若な細胞が全層にわたり増生している。×290

写真 20　間質に浸潤した扁平上皮がん(古田玲子博士，北川知行博士より供与)。×290

写真 21　尖圭コンジローマ(condyloma acuminatum)(古田玲子博士，北川知行博士より供与)。乳頭状発育を示し，表層の細胞には koilocytosis(矢印)が見られる。HPV 6 型や 11 型が誘導する良性病変。×145，×725

写真 22　ウイルス誘導変性異型(viro-degenerative atypia：VDA)(古田玲子博士，北川知行博士より供与)。この病変は通常 CIN2 とされるが，この中には koilocytosis(矢印)の他に，右に示すような核膜不整(irregular envelope)，核の淡明化(paleness)，核質粗造(coarse granularity)，核の濃墨化(smudge)，核腫大(nuclear enlargement)，多核化(multinucleation)，異常核分裂(abnormal mitosis)などの VDA 所見が全層にわたり認められる。VDA を腫瘍性異型と鑑別し，過剰診断をしないことが肝要である。a：×73，b：×290，c：×725

写真 23 高リスク HPV 感染のマーカーECAC(ectopic chromosome around centrosome)(矢印)(古田玲子博士，北川知行博士より供与)。分裂中期で赤道面に並んでいる染色体の両側の中心体近傍に対称性に出現する 1 個の約 0.7 μ 大の異所性染色体。×145，×725

写真 24 In situ hybridaization 法で見る HPV の存在様式(古田玲子博士，北川知行博士より供与)。a)episomal patternでび漫性の顆粒状のシグナルとして検出される。b)integration pattern で，数と大小のサイズまでが一定のドット状のシグナル(この症例では 2 個)として検出される。×290

(写真 16〜24 ならびに説明文はともに古田玲子博士，北川知行博士より供与)

や逆相核酸ハイブリッド法によるウイルス DNA の検出や型の同定が臨床経過の予測などに役立つ可能性があり，米国などでは子宮頸がん検診の一環として既に導入されている。

【疫学】

皮膚あるいは粘膜の病変部位を介した接触感染により感染は広がると考えられている。しかし，HPV の場合，100 以上ある型が世界中で見つかる。そのため，宿主には一定の割合でウイルス保有者が存在していると考えられる。例えば子宮頸がんの原因ともなる HPV16 などは女性の 3〜15%程度から検出され，何らかの HPV の子宮頸部への生涯感染率は 70%に上ると推定されている。非常に稀な疾患である EV 症から見つかる HPV5，8 などは一定の割合で健常人の毛根にも潜伏感染していることが明らかにされている。

【治療】

HPV 感染症のほとんどは病変をつくっても数か月から数年で自然治癒するが，病変部位やその大きさによっては耐えがたい場合も多い。HPV6/11 の気道への産道感染(前出の RRP)では免疫寛容により自然治癒せず，気道閉塞により命に関わる。また，HPV16 型などは子宮頸がんなどを引き起こすことが臨床的に問題となる。現在まで，有効な抗ウイルス剤はなく治療法は確立されていない。歴史的には液体窒素による組織破壊や抗がん剤の塗布などが行われているが，最近 Toll-like receptor 7(TLR7)のアゴニストであるイミキモド(Imiquimod)が使われ，尖圭コンジローマ(HPV6 や HPV11 の感染病変)などでは良い成績を収めている(Severson et al., 2001)。2009 年 RRP の治療に COX2 阻害剤が試みられ，その有効性が示されはじめている。HPV の複製は DNA ポリメラーゼをはじめそのほとんどを宿主因子に依存しているため特異的な抗ウイルス剤の開発は困難が予想されるが，ウイルスゲノム複製に働く E1 や E2 が標的候補であろう。しかし，潜伏感染状態の維持複製には E1 や E2 が不要だとの報告もある。子宮頸がんに関しては，早期発見と外科的治療により治癒が期待されるが，進行がんに関しては，ほとんどの子宮頸がんで発現している E6 と E7 を標的として細胞障害性 T 細胞(CTL)を誘導する治療ワクチンの開発が進められている。E6 と E7 は細胞がん化のみならずがん形質の維持にも必要であり，子宮頸がん由来の細胞株では E6，E7 の発現を抑えるだけで増殖が停止する。子宮頸がんにおける E6 および E7 蛋白質はまさにがん細胞特異的であり，格好の標的ペプチドである。しかし一方では，子宮頸がん患者では外来性のペプチドを発現しながら実際には免疫監視機構から逃れている。抗原提示による効率的な CTL の誘導とともに持続感染者における免疫監視機構からの逸脱機構も解明される必要がある。

【予防】

臨床的に最も問題となる HPV 感染による子宮頸がんの予防には感染予防が重要である。子宮頸部へは性交により感染するため，男性が媒介しており，性的パートナーの数が多いほど，HPV の感染率，子宮頸がんのリスクが高くなることが知られている。海草由来の抽出物 Carageenan が性交時の HPV 感染を阻止できるとしてコンドームなどへの塗布が検討されている。現在世界各国で認可されている第一世代の子宮頸がん予防ワクチンはその約 70%の原因となる HPV16 と HPV18 の感染予防ワクチンである。これらは主に中和抗体の誘導を狙ったもので昆虫細胞または酵母で L1 蛋白質を発現させてつくらせた VLP(virus-like particle)を抗原としている。臨床試験から約 8 年が経過するが，この間高い中和抗体が維持され，HPV16，18 感染による病変形成にほぼ 100%予防されている。オーストラリア，イギリス，米国の多くの州では学校単位で 12〜13 歳の女子にワクチン接種を既に始めている。HPV16，18 とホモロジーの高い HPV31，33，45 感染も部分的に予防できるがその他の型の HPV 感染はほとんど予防できない。より多くの型を中和できる L2 のエピトープが報告されており日本で臨床試験が始まっている(Kawana et al., 2001)。

【引用・参考文献】

Bennett, M. D., Woolford, L., Stevens, H., et al. 2008. Genomic characterization of a novel virus found in papillomatous lesions from a southern brown bandicoot (*Isoodon obesulus*) in Western Australia. Virology 375: 173-182.

Bernard, H. U. (ed.) 2006. Phylogeny and taxonomy of papillomaviruses, Caister Academic Press, Norfolk.

Bernard, H. U., Burk, R. D., Chen, Z., et al. 2010. Classification of papillomaviruses (PVs) based on 189 PV types and proposal of taxonomic amendments. Virology 401: 70-79.

Day, P. M., and Schiller, J. T. 2006. Early events in the papillomavirus lifecycle, p. 175-192. *In* Campo, S. M. (ed.), Papillomavirus research: from natural history to vaccines and beyond, Caister Academic Press, Norfolk.

Day, P. M., Roden, R. B., Lowy, D. R., et al. 1998. The papillomavirus minor capsid protein, L2, induces localization of the major capsid protein, L1, and the viral transcription/replication protein, E2, to PML oncogenic domains. J. Virol. 72: 142-150.

Howley, P. M., and Lowy, D. R. 2001. Papillomaviruses and their replication, p. 2197-2264. *In* Knipe, D. M., and Howley, P. M. (eds.), Fields virology, 4th ed., vol. 2, Lippincott Williams & Wilkins, Philadelphia.

Kawana, Y., Kawana, K., Yoshikawa, H., et al. 2001. Human papillomavirus type 16 minor capsid protein l2 N-terminal region containing a common neutralization epitope binds to the cell surface and enters the cytoplasm. J. Virol. 75: 2331-2336.

Kiyono, T. 2000. ヒトパピローマウイルス初期遺伝子の機能と発癌. 現代医療 32：2761-2767.

Lorincz, A. T., Reid, R., Jenson, A. B., et al. 1992. Human papillomavirus infection of the cervix: relative risk associations of 15 common anogenital types. Obstet. Gynecol. 79: 328–337.

Severson, J., Evans, T. Y., Lee, P., et al. 2001. Human papillomavirus infections: epidemiology, pathogenesis, and therapy. J. Cutan. Med. Surg. 5: 43–60.

Trus, B. L., Roden, R. B., Greenstone, H. L., et al. 1997. Novel structural features of bovine papillomavirus capsid revealed by a three-dimensional reconstruction to 9 A resolution. Nat. Struct. Biol. 4: 413–420.

Ustav, M., Ustav, E., Szymanski, P., et al. 1991. Identification of the origin of replication of bovine papillomavirus and characterization of the viral origin recognition factor E1. EMBO J. 10: 4321–4329.

Woolford, L., Rector, A., Van Ranst, M., et al. 2007. A novel virus detected in papillomas and carcinomas of the endangered western barred bandicoot (*Perameles bougainville*) exhibits genomic features of both the *Papillomaviridae* and *Polyomaviridae*. J. Virol. 81: 13280–13290.

【清野　透】

サーコウイルス科と TTV
Family *Circoviridae* and Its Related Viruses

【分類】

サーコウイルス科は環状一本鎖 DNA ウイルスの総称だった。分類学は急速に進展し(表 1)，少なくとも 5 つの科と未分類科(*Anellovirus*)に分類される(ICTV, 2007)。5 つの科のうち，*Inoviridae*，*Microviridae* は細菌，*Geminiviridae*，*Nanoviridae* は植物，*Circovirus*，*Anellovirus* は動物のウイルスである。未分類科は近く *Anelloviridae* となるだろう。*Circoviridae* の Chicken anemia virus(CAV)は，*Anellovirus* に入るか，独立するかだろう。

Anellovirus 属内分類(表 2)は，宿主別，ゲノム型別が混在している。約 3.8 kb の TTV(Torque teno virus)ゲノムは極めて多彩で，こんなに変化に富んだ遺伝子を持つウイルスが生残できるか不思議なほどである。ヒトの TTV は 6 つのグループに分類される。この他，ゲノムが小さい Torque teno mini virus(TTMV)，Small anellovirus(SAV)などがある。由来宿主動物種による分類は，将来混乱を招こう。

【ビリオン】

小型で膜を持たない(Nishizawa et al., 1997)。TTV はショ糖密度勾配遠心法で 1.26 g/cm^3 に分画される(Nishizawa et al., 1997)。*Circovirus* の PCV-2 は 10〜12 nm の直径を持つ(Stevenson et al., 1999)。

【ゲノム】

環状一本鎖 DNA をゲノムとする(図 1)。*Inovirus*，*Microvirus*，*Nanovirus* はプラス鎖，*Anellovirus*，*Circovirus* はマイナス鎖。*Circovirus*，*Geminivirus* は ambisense 鎖のゲノムを持つ(Hino and Prasetyo, 2009; Miyata et al., 1999)。約 3.8 kb の TTV ゲノムのうち，約 1/3 は非翻訳領域(NTR)で，多彩な TTV の間では変異が少ない(Takahashi et al., 1998)。NTR 内 36-nt (TA278 の nt3816〜3851)が DNA 複製開始点を形成する(Mushahwar et al., 1999; Okamoto et al., 1999)。

【転写産物】

TTV の mRNA は，TATA ボックス(nt85〜90)と polyA シグナル(nt3073〜3079)を利用し，スプライシングで数種できる(Hino and Prasetyo, 2009; Kamahora et al., 2000; Qiu et al., 2005)。転写開始点の約 100 b 上流に，転写調節領域がある(Kamada et al., 2004; Suzuki et al., 2004)。少なくとも VP1，VP2，VP3 の 3 種の蛋白をつくる(図 3，ORF1：VP1，ORF2：VP2，ORF3：VP3)。予想される蛋白はスプライシングにより 6 種以上になるが，生物学的意味はいまだ不明である

表 2　TTV の仲間(仮称 *Anelloviridae**)

Genus		宿主種
Alphatorquevirus	Group 1，TTV-1〜4	ヒト
	Group 5，TTV-5，6	
	Group 2，TTV-7〜9	
	Group 3，TTV-10〜18	
	Group 4，TTV-19，20	
	Group 6，TTV-21，22	
Betatorquevirus	TTMV - 1〜9†	ヒト
Gammatorquevirus	TTVV - 1, 2§	ヒト
その他動物ウイルスは省略		

*表 1 の注参照，†Torque teno mini virus，§Torque teno vario virus

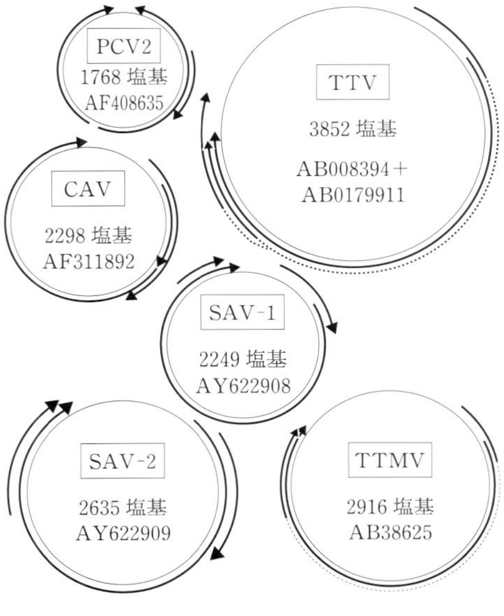

図 1　TTV，TTMV，SAV(*Anellovirus*)，CAV (*Gyrovirus*)，porcine circovirus type 2(PCV-2，*Circovirus*)ゲノムの比較。環はゲノムサイズに対応。時計回りの矢はマイナス鎖，反時計回りの矢はプラス鎖の翻訳。実線はエキソン，点線はイントロン

表 1　一本鎖環状 DNA ゲノムを持つウイルスの分類

科	属	主なウイルス	鎖の向き	鎖の数
未分類*	*Anellovirus*	TTV(ヒト，霊長類，動物)，TTV-like mini-virus(TTMV)，Small anellovirus(SAV)	マイナス鎖	1
Circoviridae	*Circovirus*	Porcine circovirus(PCV)	両方向鎖	1
	Gyrovirus	Chicken anemia virus(CAV)	マイナス鎖	1
Geminiviridae	*Begomovirus*	Maize streak virus(植物)	両方向鎖	1〜2
Inoviridae	*Inovirus*	(細菌)	プラス鎖	1
Microviridae	*Chlamydiamicrovirus*	ϕX174(細菌)	プラス鎖	1
Nanoviridae	*Babuvirus*	Banana bunchy top virus(BBTV)；	プラス鎖	
	Nanovirus			

*新しい科 *Anelloviridae* の創設が提唱されており，National Center for Biotechnology Information の分類表には既に使用されている。

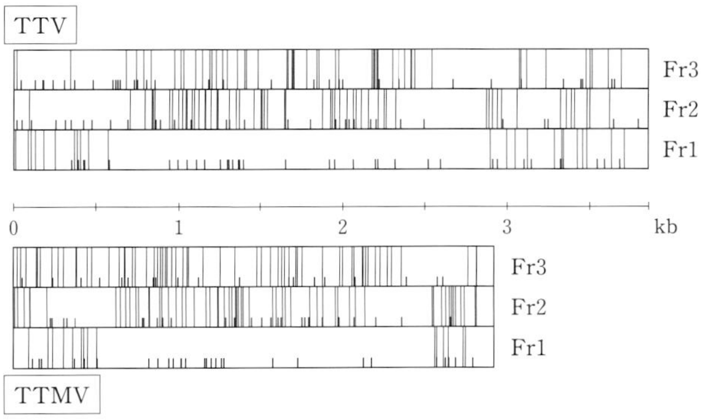

図 2　TTV，TTMV ゲノム上の ORF 配置

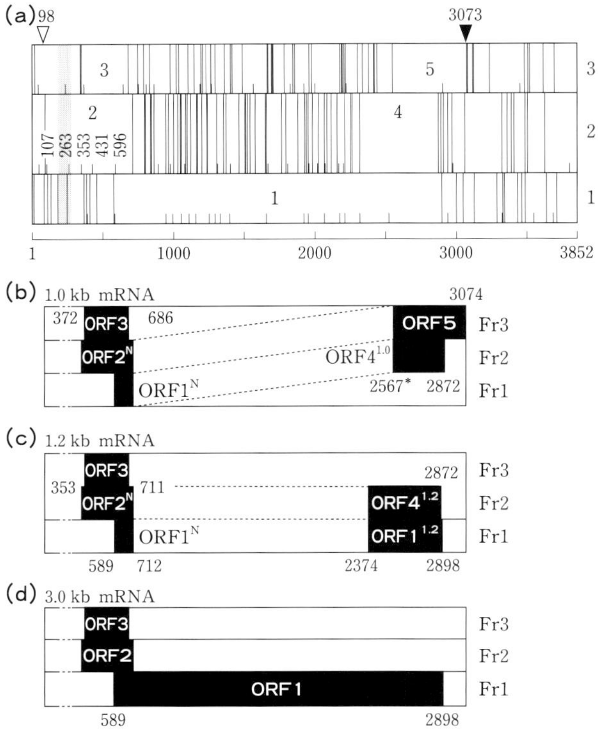

図 3　TTV ゲノム（AB008394＋AB017911）と mRNA。a）ORF の配置と b〜d）1.0，1.2，3.0 kb 3 種の mRNA。▽：キャップ，▼：polyA，短棒：開始コドン，長棒：終止コドン，点線部分：スプライシング

（Hino and Prasetyo, 2009）。CAV（図 4）（Kamada et al., 2006），TTMV（図 2）の ORF 配置もよく似ている。

【抗原の性状】

CAV の ORF はすべてゲノムの相補鎖にある。最も大きな ORF に由来する VP1 は構造蛋白と DNA 複製酵素の両機能を持つと予想される。VP2，VP3 は初期蛋白であろうと推定されている（Douglas et al., 1995）。VP2 はリン酸分解酵素でセリン/スレオニンを基質とする（Noteborn et al., 1998）。VP3 は，DNA 複製と粒子産生に必須で，TTV VP3 は CAV VP3 を相補する（表 3）（Prasetyo et al., 2009）。VP3 は増殖細胞にアポトーシスを誘導する（apoptin）（Noteborn et al., 1994）。TTV VP1-3 は CAV VP1-3 に似ている。サーコウイルスの蛋白も似ている。スプライシングによる他蛋白の性状は未解析。

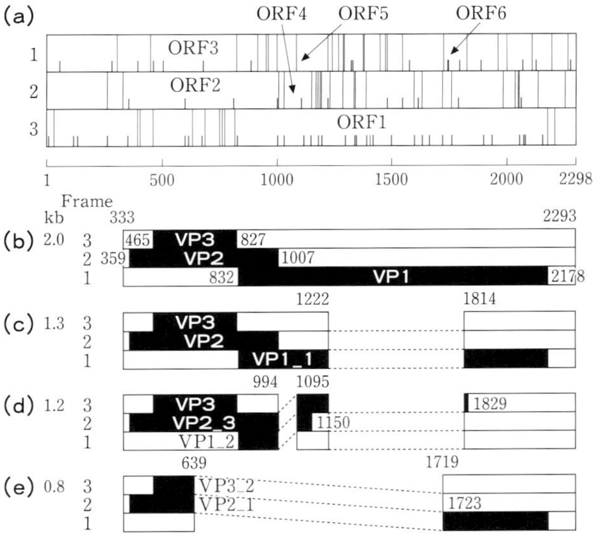

図 4　CAV の転写と ORF。a）ゲノム上 6 個の ORF，b〜e）2.0 kb，1.3 kb，1.2 kb，0.8 kb mRNA の翻訳領域

表 3　CAV/Ap(－)複製の Apoptin，TTV-VP3 による相補

RF DNA	発現ベクター	CAV DNA*	Virus titer*
CAV/WT	－	1.00	1.00
CAV/Ap(－)	－	＜0.01	＜0.001
	pAp/WT	1.00	＜0.001
	pTTV-VP3	1.00	＜0.001
CAV/ApRM	－	1.00	1.00

環状複鎖複製型（RF）DNA を apoptin または TTV-VP3 発現プラスミドと MDCC MSB1 細胞にトランスフェクション。CAV の wild-type（WT），apoptin knock-out[Ap(－)]，reverse mutant（ApRM）CAV を使用。

*WT に対する DNA（copies/culture），Virus titer（$TCID_{50}$/culture）の比

【培養・増殖】

ブタ PCV-2 はブタの細胞で，ニワトリ CAV はニワトリの細胞で培養できるが，TTV の培養系はない。

【病原性】

ヒトに関係するのはアネロウイルス（*Anellovirus*）である。TTV は肝炎患者の血清から発見されたが，ヒトに対する病原性は証明されていない。全 TTV を合算するとほぼ全員が生後 1 年 TTV に感染する。また，すべての TTV が同じ病原性を示す可能性は少ない。しかし，特定の TTV が稀に病気を起こすかもしれない。TTMV についても同じである。PCV-2 はブタに，CAV はニワトリに病原性を示す。

【実験室内診断】

最も簡便な実験室内診断は PCR である。TTV は，ほぼ全員が感染しているので，免疫学的診断法は当分開発されないだろう。

【予防・治療】

乳幼児期の糞口感染が感染の主役らしい。非病原性ウイルスの感染予防は必要か？

【引用・参考文献】

Douglas, A. J., Phenix, K., Mawhinney, K. A., et al. 1995. Identification of a 24 kDa protein expressed by chicken anaemia virus. J. Gen. Virol. 76: 1557-1562.

Hino, S., and Prasetyo, A. A. 2009. Relationship of torgue tenoviruses to chicken anemia virus, p. 118-130. *In* de Villiers, E.-M., and zur Hausen, H. (eds.), The still elusive human pathogens, Springer-Verlag, Berlin, Heidelberg.

International-Committee-on-Taxonomy-of-Viruses. 2007. Index of viruses. Taxonomic Table. *In* "http://www.ncbi.nlm.nih.gov/ICTVdb/Ictv/index.htm".

Kamada, K., Kamahora, T., Kabat, P., et al. 2004. Transcriptional regulation of TT virus: promoter and enhancer regions in the 1.2-kb noncoding region. Virology 321: 341-348.

Kamada, K., Kuronishi, A., Kamahora, T., et al. 2006. Spliced mRNAs detected during the life cycle of chicken anemia virus. J. Gen. Virol. 87: 2227-2233.

Kamahora, T., Hino, S., and Miyata, H. 2000. Three spliced mRNAs of TT virus transcribed from a plasmid containing the entire genome in COS1 cells. J. Virol. 74: 9980-9986.

Miyata, H., Tsunoda, H., Kazi, A., et al. 1999. Identification of a novel GC-rich 113-nucleotide region to complete the circular, single-stranded DNA genome of TT virus, the first human circovirus. J. Virol. 73: 3582-3586.

Mushahwar, I. K., Erker, J. C., Muerhoff, A. S., et al. 1999. Molecular and biophysical characterization of TT virus: evidence for a new virus family infecting humans. Proc. Natl. Acad. Sci. U.S.A. 96: 3177-3182.

Nishizawa, T., Okamoto, H., Konishi, K., et al. 1997. A novel DNA virus (TTV) associated with elevated transaminase levels in posttransfusion hepatitis of unknown etiology. Biochem. Biophys. Res. Commun. 241: 92-97.

Noteborn, M. H., Todd, D., Verschueren, C. A., et al. 1994. A single chicken anemia virus protein induces apoptosis. J. Virol. 68: 346-351.

Noteborn, M. H., Verschueren, C. A., Koch, G., et al. 1998. Simultaneous expression of recombinant baculovirus-encoded chicken anaemia virus (CAV) proteins VP1 and VP2 is required for formation of the CAV-specific neutralizing epitope. J. Gen. Virol. 79: 3073-3077.

Okamoto, H., Nishizawa, T., and Ukita, M. 1999. A novel unenveloped DNA virus (TT virus) associated with acute and chronic non-A to G hepatitis. Intervirology 42: 196-204.

Prasetyo, A. A., Kamahora, T., Kuronishi, A., et al. 2009. Replication of chicken anemia virus (CAV) requires apoptin and is complemented by VP3 of human torque teno virus (TTV). Virology 385: 85-92.

Qiu, J., Kakkola, L., Cheng, F., et al. 2005. Human circovirus TT virus genotype 6 expresses six proteins following transfection of a full-length clone. J. Virol. 79: 6505-6510.

Stevenson, G. W., Kiupel, M., Mittal, S. K., et al. 1999. Ultrastructure of porcine circovirus in persistently infected PK-15 cells. Vet. Pathol. 36: 368-378.

Suzuki, T., Suzuki, R., Li, J., et al. 2004. Identification of basal promoter and enhancer elements in an untranslated region of the TT virus genome. J. Virol. 78: 10820-10824.

Takahashi, K., Hoshino, H., Ohta, Y., et al. 1998. Very high prevalence of TT virus (TTV) infection in general population of Japan revealed by a new set of PCR primers. Hepatol. Res. 12: 233-239.

2009.1.22 入稿

【日野茂男】

パルボウイルス科
Family *Parvoviridae*

【分類・歴史】

パルボウイルス科(*Parvoviridae*)は，現在，無脊椎動物の*Densovirinae*亜科と脊椎動物に感染する*Parvovirinae*亜科のふたつに分類され，そのうち*Parvovirinae*亜科は*Amdovirus*属(アリューシャンミンク病ウイルス)，*Bocavirus*属(イヌ微小ウイルスcanine minute virus，ウシパルボウイルス，また，2005年に発見されたヒトボカウイルス)，*Dependovirus*属(ヒトなどのアデノ随伴ウイルスなど)，*Erythrovirus*属(ヒトパルボウイルスB19，サルのパルボウイルス)，および*Parvovirus*属(ネコパルボウイルス，Kilhamラットウイルス，H-1ウイルス，マウスパルボウイルスなど)の5つの属に分類される。

このうち，ネコに腸炎，汎白血球減少症あるいは小脳性運動失調を引き起こすウイルスが存在することは100年以上前から知られていた(Berns and Parrish, 2007)。1959年，Kilhamラットウイルスがラット腫瘍由来培養細胞から分離された。1965〜1966年，アデノ随伴ウイルスは電子顕微鏡により，アデノウイルス感染材料内にアデノウイルスの他に小さな粒子が存在することから発見された。1974年にヒトの血液からヒトパルボウイルスB19が分離され，また，2005年には新しいボカウイルスがヒト鼻咽頭吸引検体から検出された。

【ビリオン】

(1)構造と組成

パルボウイルス科は，最も小さいウイルスで，ラテン語の小さい(*parvus*)が語源である。ウイルス粒子は直径18〜26 nm，エンベロープを持たない正20面体構造で，カプシド蛋白質60個が一本鎖DNAを取り囲む。分子量は$5.5〜6.2\times10^6$，CsCl溶液中の感染性粒子の浮遊密度はおよそ1.45 g/cm^{3}で，ショ糖密度勾配遠心法における沈降係数は110〜122 Sである。感染性粒子はおよそ80%が蛋白で残りの20%がDNAからなる。

(2)構造蛋白と機能

パルボウイルスは2ないし4種類の蛋白からなり，*Densovirinae*亜科の*brevidensovirus*のみ5種類の蛋白質(VP1〜5)を持つ。蛋白質の大きさはVP1 80〜96 kDa，VP2は64〜85 kDa，VP3は60〜75 kDa，VP4は49〜52 kDaで，種によって異なる。主要な蛋白質はVP2あるいはVP3である。これらの遺伝子配列は重複しており，VP1とVP2は選択的にスプライシングされた転写因子から合成され，VP3は，VP2の蛋白分解による切断によりDNAを含んだカプシドのなかで形成される。原子構造解析によって，いくつかのパルボウイルスのカプシド構造が明らかとなっている(Berns and Parrish, 2007; Tattersall et al., 2005)。VP2の1/3のアミノ酸が8本の逆平行β-barrel構造を形成し，このβ-barrel鎖は大きなループ構造により結合してカプシドの表面を構成し，宿主や組織特異性，レセプター結合，抗体結合エピトープなどの機能に関与しているとされている。また，このチャンネルはDNAパッケージングにも使われる。

【ゲノム】

ウイルスゲノムは線状の一本鎖DNA(ssDNA)，4,000〜6,000塩基(分子量$1.5〜2.0\times10^6$)である。いくつかのパルボウイルスはマイナス鎖DNAだけをカプシド内に有するが，*Densovirinae*亜科や*Dependovirus*属にはネガティブ鎖とポジティブ鎖の両方を有するものがある。GC含量は41〜53%で，ウイルスゲノムの両端にはInverted Terminal Repeat(ITR)と呼ばれる120〜600塩基のヘアピン構造が存在する。このITRが複製の開始点となり，自身のDNAを鋳型として複製を行う。ITRはウイルス粒子のパッケージングにも重要である。前半左側のゲノムは複製や転写を司る非構造蛋白〔3′末端(－)鎖DNA〕，後半右側のゲノムはカプシド蛋白(CAP，VP，あるいはS)をコードする遺伝子である。選択的スプライシングにより非構造蛋白質NS1あるいはNS2などが合成される(Berns and Parrish, 2007; Tattersall et al., 2005)。

【物理化学的性状】

成熟粒子はエーテル，クロロフォルム，あるいは界面活性剤に対して抵抗性を示し，pH 3〜9で安定である。さらに，ほとんどの種は56℃60分の熱処理でも安定であるが，ホルマリン，ヒドロキシルアミン，酸化剤，紫外線照射などにより不活化する(Tattersall et al., 2005)。

【抗原の性状】

正20面体構造の3回軸周囲の領域は立体構造の中和エピトープに相当し，抗ウイルス抗体がよく結合する部位で，パルボウイルスの細胞親和性や宿主域の決定に重要であると考えられている(Hueffer and Parrish, 2003)。直鎖エピトープとしてはパルボウイルスB19のVP1のN末端領域やイヌパルボウイルスのVP2のN末端領域が知られている。ほとんどのパルボウイルスは，VP1にカルシウム依存ホスホリパーゼA_2(PLA_2)酵素活性部位を持っており，細胞侵入のときにカプシド表面に露出する。

【培養】

ネコ，イヌあるいはブタのパルボウイルスはそれぞれの動物の腎初代，継代あるいは株化細胞(CRFK，A72，ESK細胞など)での培養が可能であり，臨床検体からのウイルス分離や，不活化あるいは弱毒生ワクチン株の製造に用いられている(Truyen and Parrish, 1992)。一方，*Erythrovirus*属のヒトパルボウイルスB19は一般の細胞では培養が困難であるが，赤芽球性前駆細胞と一部の白血病細胞株(MB-02，UT-7/Epo細胞など)で増殖が可能である(Allander et al., 2005)。

【増殖】

パルボウイルスはひとつかそれ以上の細胞表面レセプターに結合し，エンドソーム輸送によって細胞質内を移動する。イヌおよびネコパルボウイルスはトランスフェリン受容体を利用して，クラスリン媒介エンドサイトーシスによって細胞に取り込まれる(Parker et al., 2001)。また，多くのパルボウイルスの赤血球凝集素(HA)は細胞のシアル酸に結合し，レセプターとして使われている(Kaludov et al., 2001)。一方，ヒトパルボウイルスB19のレセプターは赤血球細胞膜の脂質ラフトに蓄積されている中性糖脂質のグロボシドで，血液型P抗原の基本構造である(Brown et al., 1993)。P抗原は特に赤芽球前駆細胞に強く発現するが，巨核球，内皮細胞，胎盤，胎児肝，胎児心などにも発現している。よって，20万人に1人といわれるP抗原欠損者はB19に感染しないと考えられている。

細胞質内に侵入し放出されたウイルス粒子は，微少管あるいは細胞骨格モーター分子を介する細胞骨格依存性輸送によって核の近傍まで移動する。ゲノムとカプシドは核内に移行し，ウイルスの複製が始まる。電子顕微鏡で感染細胞の核内にウイルス粒子の塊状の集合が観察できる(写真1)。パルボウイルスは合成期(S期)の細胞で複製する。またパルボウイルスは複製に必要な酵素を持っていないので，DNAの複製には宿主細胞のDNA複製機構が必要とされる。

S期の細胞でパルボウイルスが増殖することは，主な病原性を決定する要因と考えられる。ほとんどのパルボウイルスは胎仔(児)，仔あるいは小児の臓器に感染し，臓器形成に影響を及ぼす。ヒトパルボウイルスB19は胎児水腫の原因となる。これらのウイルスは同じ宿主で

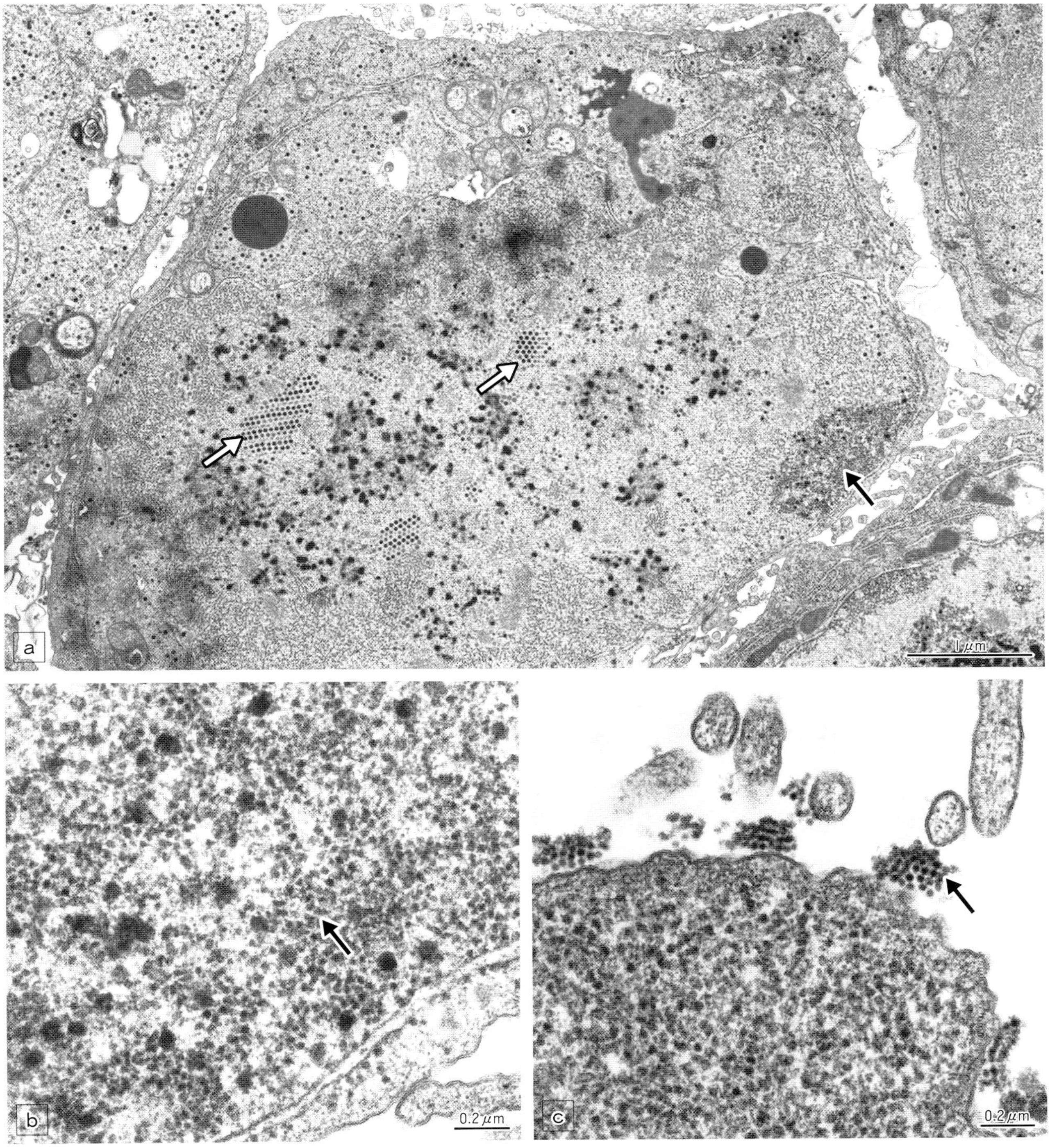

写真1　アデノウイルス2型感染HeLa細胞にアデノ随伴ウイルス2型を重感染させた電顕像。a)感染細胞の核内にアデノウイルス粒子(約100 nm，白の矢印)とともに，サイズの小さいアデノ随伴ウイルス粒子の集合(黒の矢印)がある。b)核縁に接してアデノ随伴ウイルス(約30 nm)が認められる。c)細胞表面に塊状に集合したアデノ随伴ウイルスの粒子がある。

も年長では異なった臓器に感染性を示すが，いずれも赤芽球，リンパ球，腸管上皮など分裂増殖がさかんな細胞に感受性を示す。

【病原性】(口絵 196a，b 参照)

パルボウイルス科でヒトから分離されたウイルスとしては，ヒトボカウイルス(*Human bocavirus*：HBoV)，ヒトパルボウイルス 4(*Human parvovirus 4*：PARV4)およびヒトパルボウイルス B19(*Human parvovirus B19*，以下 B19)がある。前者ふたつのウイルスは 2005 年に分離された比較的新しいウイルスである(Allander et al., 2005)。HBoV はスウェーデンの呼吸器感染症患者の鼻咽頭保存液から分子として検出され，その後，世界各地の呼吸器感染患者からの検出の報告が相次いだため呼吸器感染症の原因ウイルスとして重要視されている。この他に胃腸管感染症の原因となるボカウイルスも最近発見されている。一方で，PARV4 については病原性との関連性は今のところまだよくわかっていない。B19 はパルボウイルス科，*Erythrovirus* 属に属する。1974 年に輸血液の B 型肝炎ウイルスの表面抗原のスクリーニングテストを行っている際に発見されたもので，B19 という名前はその際のサンプルのコード番号に由来する(Cossart et al., 1975)。その後，鎌状赤血球症の患者での一過性の再生不良性貧血(aplastic crisis)，小児の伝染性紅斑(りんご病，第 5 病)，感染後の関節炎あるいは関節痛の原因となることが明らかにされた。

B19 の病原性

B19 の感染様式は，成人の感染実験から明らかとなっている(Anderson et al., 1985)。ウイルス DNA は鼻腔内接種後 6 日目に血中に出現し，8〜9 日目がピークとなる。11 日以降には血中のウイルス特異的 IgM が上昇し，ウイルス DNA は検出されなくなる。2 週間目以降には，血中のウイルス特異的 IgG が上昇する。ウイルス血症の頃に発熱，頭痛を発症し，ウイルス特異的 IgM 抗体の上昇と同時期に皮疹，関節痛あるいは関節症が見られる。また，一過性の好中球，リンパ球，血小板減少，網状赤血球の消失などの所見を示す。健常成人では感染しても 25〜50%が不顕性感染といわれている。

一方，小児では伝染性紅斑が主症状である(Heegaard and Brown, 2002)。およそ 18 日の潜伏期を経て，頬に蝶翼状の境界鮮明な赤い発疹が出現し，1〜4 日後に手・足あるいは体幹部に網目状あるいはレース状の発疹を示す。発疹は 10 日前後で消失する。この他，掻痒感，小胞をともなうことがある。さらに，伝染性紅斑を発症した小児の 10〜19%程度に関節症が見られた。成人では皮疹の見られる割合は低いが，関節症の発症頻度は高く，60%以上の感染者に見られる。

妊娠時に B19 が感染すると非免疫性の胎児水腫あるいは流産の危険がある(Caul et al., 1988)。胎児水腫の危険率は報告によって異なる(0〜24%)。妊娠時に感染が判明した場合は超音波画像診断により胎児の状態をよく把握する。胎児における病原性は溶血性貧血患者の aplastic crisis におけるそれに類似しており，胎児の肝組織，骨髄，あるいは胎盤の有核赤血球に核内封入体形成あるいはウイルス抗原の検出によって示される B19 感染像が見られる(写真 2)。また，この部位を電子顕微鏡で観察すると核内にウイルス粒子の結晶構造が観察される(写真 3)。胎児は重度の貧血と高拍出性の心不全で死亡する。

【実験室内診断(B19)】

B19 は骨髄，胎児肝，臍帯血などの赤芽球性前駆細胞とヒト骨髄芽球細胞株あるいは赤白血病細胞株の MB-02，UT-7/Epo，JK-1 および KU812Ep6 細胞でのみ増殖が可能であり，通常のウイルス分離法は困難である。PCR 法による遺伝子検出も可能である。ペア血清を得て ELISA 法により特異的 IgM あるいは IgG 抗体の上昇を検出する血清学的診断が行われている。

病理学的には骨髄や末梢血の赤芽球系細胞の核内封入体あるいはウイルス抗原の検出によって診断が可能であるが，HIV 感染者などの免疫不全患者や慢性感染者においては感染細胞の検出が困難なことがある。

【疫学(B19)】

小児の伝染性紅斑は 5 類感染症定点把握疾患である。主に春に流行し，生後 6 か月以降から発生が見られ，5〜9 歳が最も多い。わが国においては 1997 年，2001 年，2007 年に大きなピークがあり，ほぼ 5 年毎の流行周期で発生数の増加が見られている。

【治療(B19)】

特異的な治療はなく，対症療法のみである。重症例ではガンマグロブリン製剤の投与が有効なこともある。

【予防(B19)】

感染者は発症初期に鼻腔，咽頭からウイルスを排泄しているがウイルス排泄期に特徴的な症状は示さないので実際的な予防策はない。ワクチンはない。妊婦などは流行期に感冒症状を示す人との接触を避け，万一感染した場合は胎児の状態を注意深く観察する。

【引用・参考文献】

Allander, T., Tammi, M. T., Eriksson, M., et al. 2005. Cloning of a human parvovirus by molecular screening of respiratory tract samples. Proc. Natl. Acad. Sci. U.S.A. 102: 12891-12896.

Anderson, M. J., Higgins, P. G., Davis, L. R., et al. 1985. Experimental parvoviral infection in humans. J. Infect. Dis. 152: 257-265.

Berns, K., and Parrish, C. R. 2007. *Parvoviridae*, p. 2437-2477. *In* Knipe, D. M., and Howley, P. M. (eds.), Fields virology, 5th ed., vol. 2, Wolters Kluwer/Lippincot Williams & Wilkins, Philadelphia.

Brown, K. E., Anderson, S. M., and Young, N. S. 1993. Erythrocyte P antigen: cellular receptor for B19 parvovirus. Science 262: 114-117.

Caul, E. O., Usher, M. J., and Burton, P. A. 1988. Intrauterine infection with human parvovirus B19: a light and electron microscopy study. J. Med. Virol. 24: 55-66.

Cossart, Y. E., Field A. M., Cant, B., et al. 1975. Parvovirus-like particles in human sera. Lancet 7898: 72-73.

Heegaard, E. D., and Brown, K. E. 2002. Human parvovirus B19. Clin. Microbiol. Rev. 15: 485-505.

Hueffer, K., and Parrish, C. R. 2003. Parvovirus host range, cell tropism and evolution. Curr. Opin. Microbiol. 6: 392-398.

Kaludov, N., Brown, K. E., Walters, R. W., et al. 2001. Adeno-associated virus serotype 4 (AAV4) and AAV5 both require sialic acid binding for hemagglutination and efficient transduction but differ in sialic acid linkage specificity. J. Virol. 75: 6884-6893.

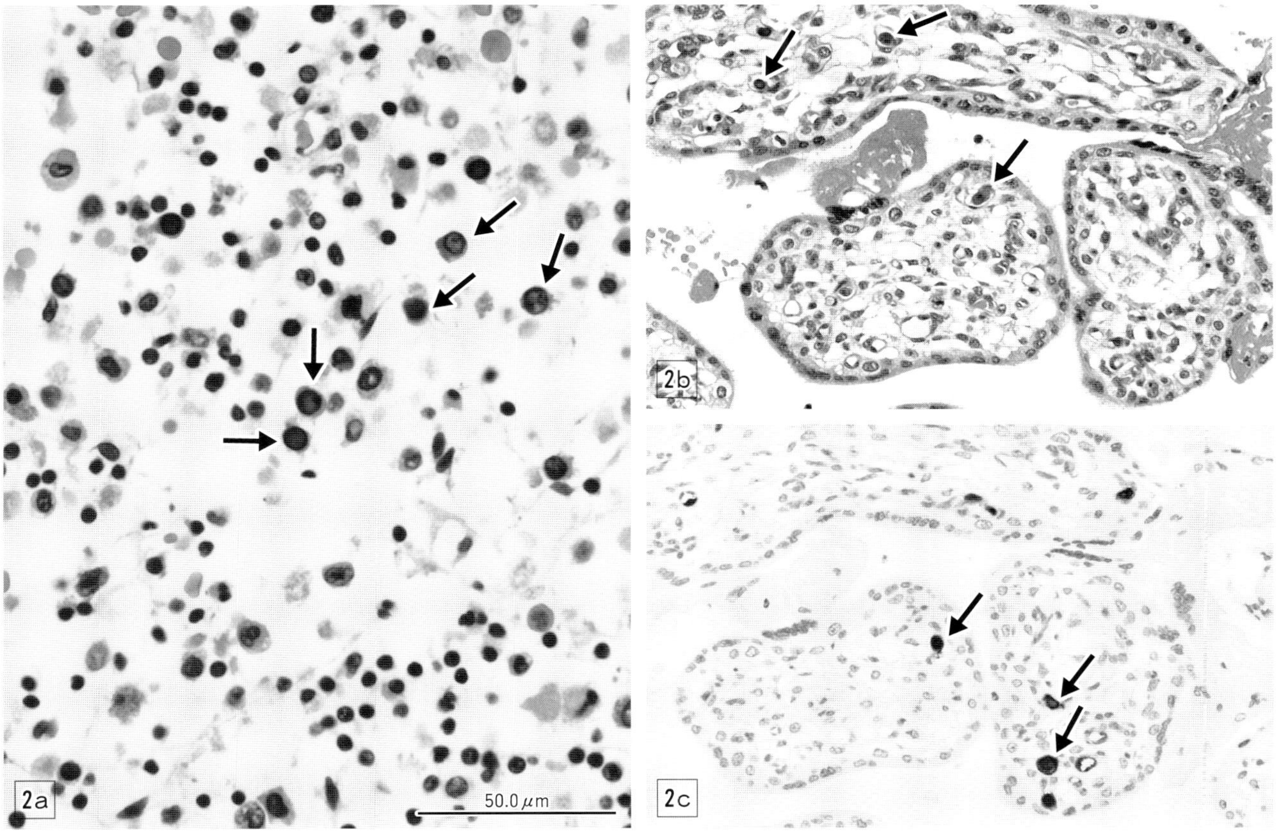

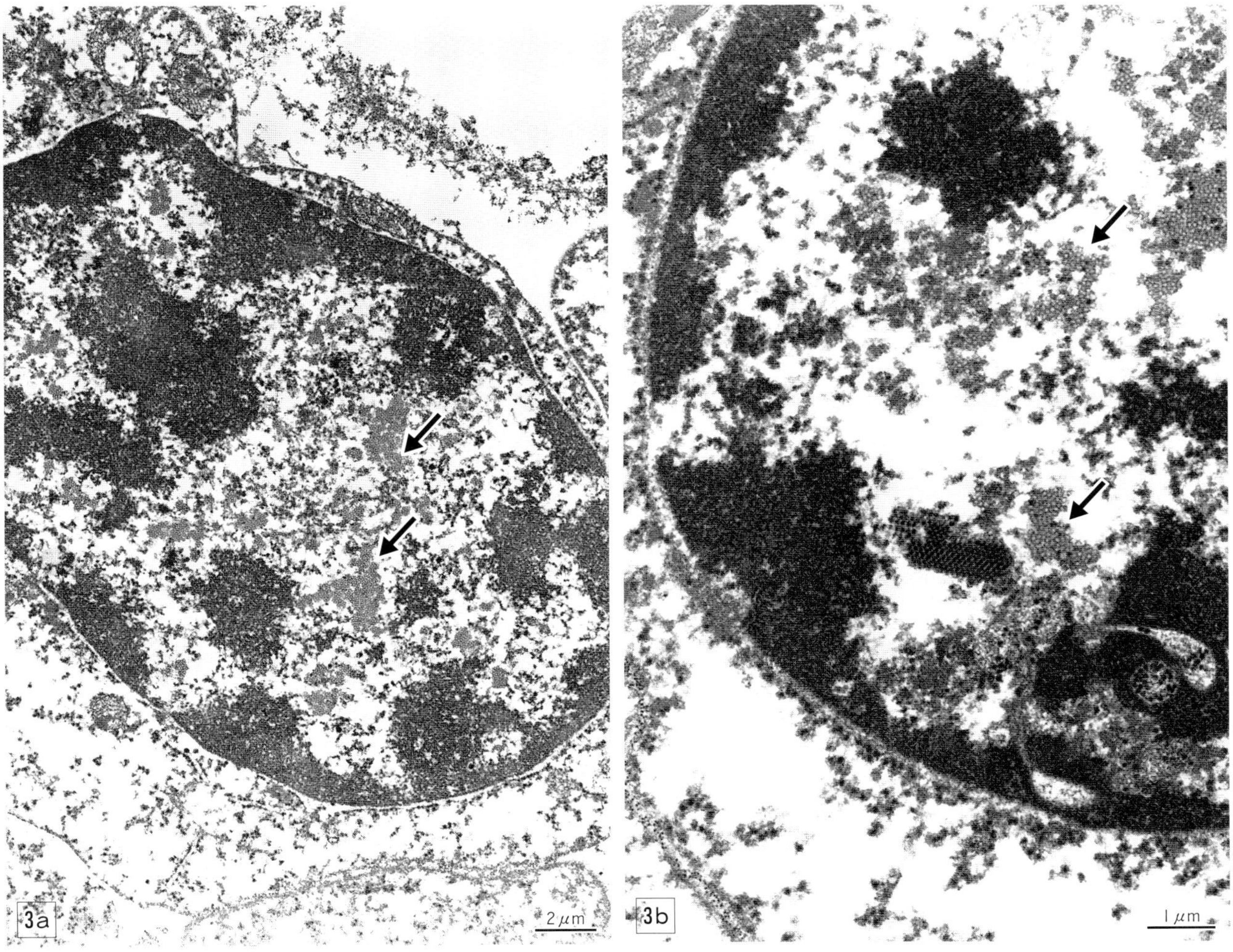

写真 2　パルボウイルスによる胎児水腫例。a)胎児水腫の骨髄。核内封入体陽性の有核赤血球が認められる。この細胞にパルボウイルスの抗原が陽性となる。b)胎児水腫例の胎盤。胎盤絨毛の小血管内に核内封入体陽性の有核赤血球を認める。c)写真 2b と同一部位の免疫染色。核内封入体陽性の有核赤血球にパルボウイルス抗原が陽性である。CD34 との二重染色を行うと小血管内に抗原陽性細胞があることが明らかである。(口絵 227 参照)

写真 3　写真 2 と同様の胎児水腫例のホルマリン固定組織からの戻し電顕。a)有核赤血球の核内に結晶構造の配列を示すウイルス粒子が認められる。b)写真 3a の拡大像

Parker, J. S., Murphy, W. J., Wang, D., et al. 2001. Canine and feline parvoviruses can use human or feline transferrin receptors to bind, enter, and infect cells. J. Virol. 75: 3896-3902.

Tattersall, P., Bergoin, M., Bloom, M. E., et al. 2005. *Parvoviridae*, p. 353-369. *In* Fauquet, C. M., Mayo, M. A., Maniloff, J. et al. (eds.), Virus taxonomy, 8th report of the international committee on the taxonomy of viruses, Elsevier Academic Press, San Diego & London.

Truyen, U., and Parrish, C. R. 1992. Canine and feline host ranges of canine parvovirus and feline panleukopenia virus: distinct host cell tropisms of each virus in vitro and in vivo. J. Virol. 66: 5399-5408.

【永田典代，佐多徹太郎】

ヘパドナウイルス科
Family ***Hepadnaviridae***

オルソヘパドナウイルス属
Genus ***Orthohepadnavirus***

B型肝炎ウイルス
Hepatitis B virus (HBV)

【分類・歴史】

B型肝炎ウイルス(Hepatitis B virus：HBV)はヘパドナウイルス科(*Hepadnaviridae*)，オルソヘパドナウイルス属(*Orthohepadnavirus*)に所属する。同じ属にはWoodchuck hepatitis virus(WHV)，Ground squirrel hepatitis virus(GSHV)，Woolly monkey hepatitis B virus(WMHBV)が所属している(表1)。

感染性の肝炎には，経口感染するA型と血液を介して感染するB型が存在することが知られていた。1965年にBlumbergらはオーストラリア先住民の血清中に輸血歴のある血友病患者血清の抗体と反応するオーストラリア抗原を発見した。オーストラリア抗原が輸血後肝炎に関連する抗原であることがBlumberg，大河内，Princeらにより明らかにされた。これがB型肝炎ウイルスの発見である。オーストラリア抗原の発見は輸血後肝炎の減少に役立ったが，輸血後肝炎のリスクをほとんどなくすことは1989年のC型肝炎ウイルスの発見を待たねばならなかった(「ヘパシウイルス属」の項参照)。Blumbergはこの発見によりノーベル医学賞を受賞することになる。B型肝炎患者血清を電子顕微鏡で観察すると，大小さまざまなウイルス関連蛋白が観察されるが，このなかで直径約42 nmのDane粒子がB型肝炎ウイルス粒子である(写真1)。B型肝炎ウイルス(HBV)の感染はさまざまな病態の肝疾患を引き起こすが，持続感染化すると慢性肝炎から肝硬変，肝臓がんという致死的な疾患の原因となる。ウイルスの表面抗原を患者血清あるいは感染チンパンジー血清から精製して非感染者に接種すると感染防御抗体が誘導される(HBワクチン)。WHOは全世界で約4億人の慢性HBV感染者が存在すると推定しており，このうち1/4は肝臓疾患で死亡すると考えられている。このため，WHOはHBワクチンの全員接種を進めている。わが国では輸血による新規HBV感染は激減したが，ウイルス感染後のウインドウ期においてはウイルス検出が困難なため，感染防止は完全ではない。また，近年わが国におけるB型肝炎の疫学および臨床像は大きく変化してきている。HBVは免疫能が十分に発達していない乳児期から幼児期までに感染すると持続感染化すると考えられてきた。成人では糖尿病などの免疫抑制状態において感染するとキャリア化することもあるが稀な場合であった。したがって，HBワクチンとHB免疫グロブリンによりHBVキャリア妊婦からの出産時の垂直感染防止が可能となり，HBVキャリアは数世代の後に日本から排除されると推測された。しかし，HBVの遺伝子型による分類とその臨床像の解析が進み，新たな事実が認識されるようになった。日本におけるHBVの遺伝子型は主としてBとCであり，垂直感染によるキャリア化が主体で成人の水平感染ではキャリア化しない。欧米においては遺伝子型AのHBVが主体であり，免疫能が正常な成人に感染しても1割程度が持続感染化する。そしてわが国の急性B型肝炎症例のウイルス遺伝子型を解析すると都市部を中心に外国株である遺伝子型AのHBV感染症例が増加している。献血におけるHBVスクリーニングにおいても遺伝子型Aのウイルス増加が認められている。この外国株の浸淫によりわが国のHBV対策はこれまでの母児感染予防に加えて思春期以降の水平感染防止も考慮する必要がある。WHOの西太平洋地域ではすべての加盟国で出産後24時間以内のHBワクチン全員接種を進めている。わが国でも平成28年10月よりHBワクチンが定期接種化された。

【ビリオン】

形態・大きさ・構造

B型肝炎ウイルス粒子はDane粒子とも呼ばれ，直径42〜47 nmの球形粒子である(写真1)。エンベロープを有し，内部には直径約28 nmで正20面体のヌクレオカプシドが存在する。ヌクレオカプシドは120対のコア蛋白質の二量体により形成され，内部には不完全二本鎖DNAゲノムが1コピーとそれに共有結合したポリメラーゼ蛋白質がパッケージされている。エンベロープは3種類の表面蛋白質，large，middle，small surface蛋白質と脂質二重膜よりなる。ウイルス粒子の浮遊密度は塩化セシウム溶液中で1.24〜1.26 g/mLである。また，感染患者血液中には大量のHBs抗原が存在する。その浮遊密度は1.18 g/mLとウイルス粒子よりも軽い。精製HBs抗原は免疫すると感染中和活性を誘導することによりワクチンとして利用されている。現在では酵母あるいは培養細胞で生産されたリコンビナントHBs抗原がワクチンとして臨床で使用されている。培養細胞においてPre-S1からS遺伝子を発現させると培養液中に棍棒状および球状のHBs抗原が分泌される(写真2)。

【ゲノム】

HBVは約3.2 kbの不完全二本鎖環状DNAをゲノムとする(図1)。マイナス鎖DNAは完全長だが，プラス鎖は約2/3の長さしかなく，一定ではない。このDNAにコードされる4つの蛋白読み取り枠(ORF)はすべて

表1 ヘパドナウイルス科の分類

属	種
オルソヘパドナウイルス(*Orthohepadnavirus*)	B型肝炎ウイルス(Hepatitis B virus)，ウッドチャック肝炎ウイルス(Woodchuck hepatitis virus)，地リス肝炎ウイルス(Ground squirrel hepatitis virus)，ウーリーモンキーB型肝炎ウイルス(Woolly monkey hepatitis B virus)
エビヘパドナウイルス(*Avihepadnavirus*)	アヒル肝炎ウイルス(Duck hepatitis B virus)，サギ肝炎ウイルス(Heron hepatitis B virus)，他

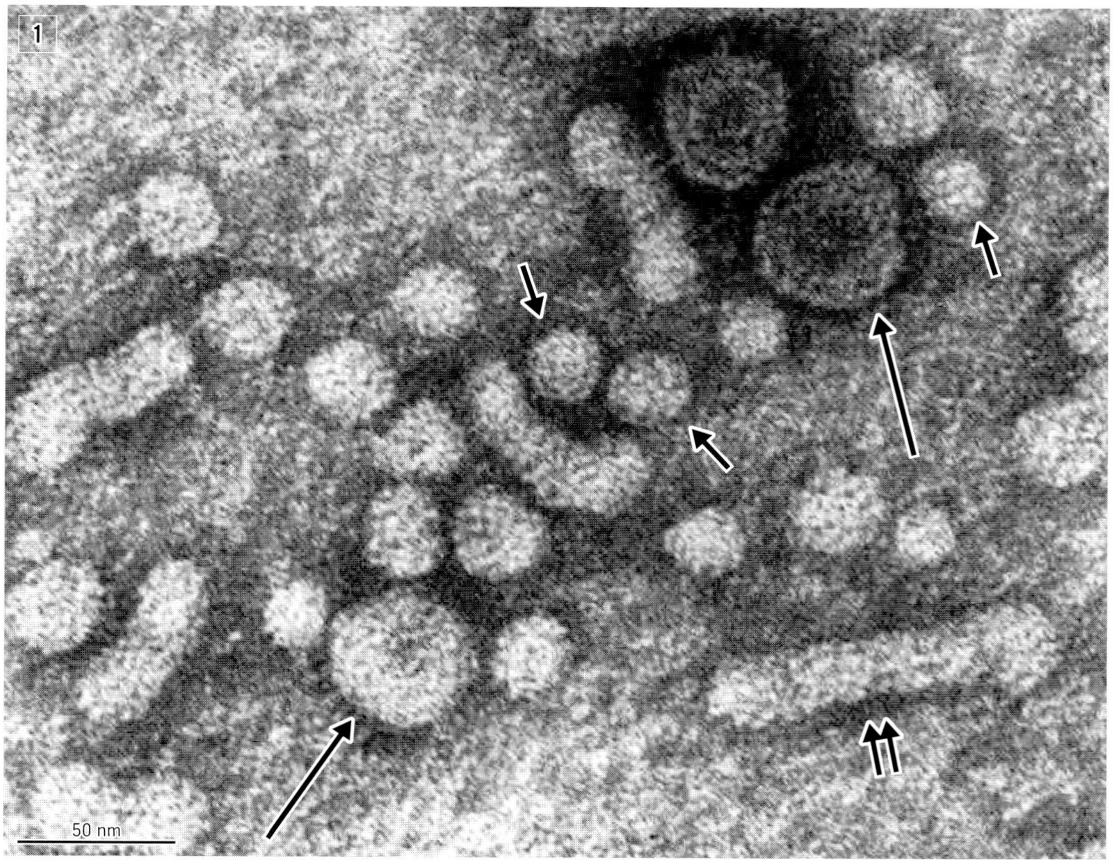

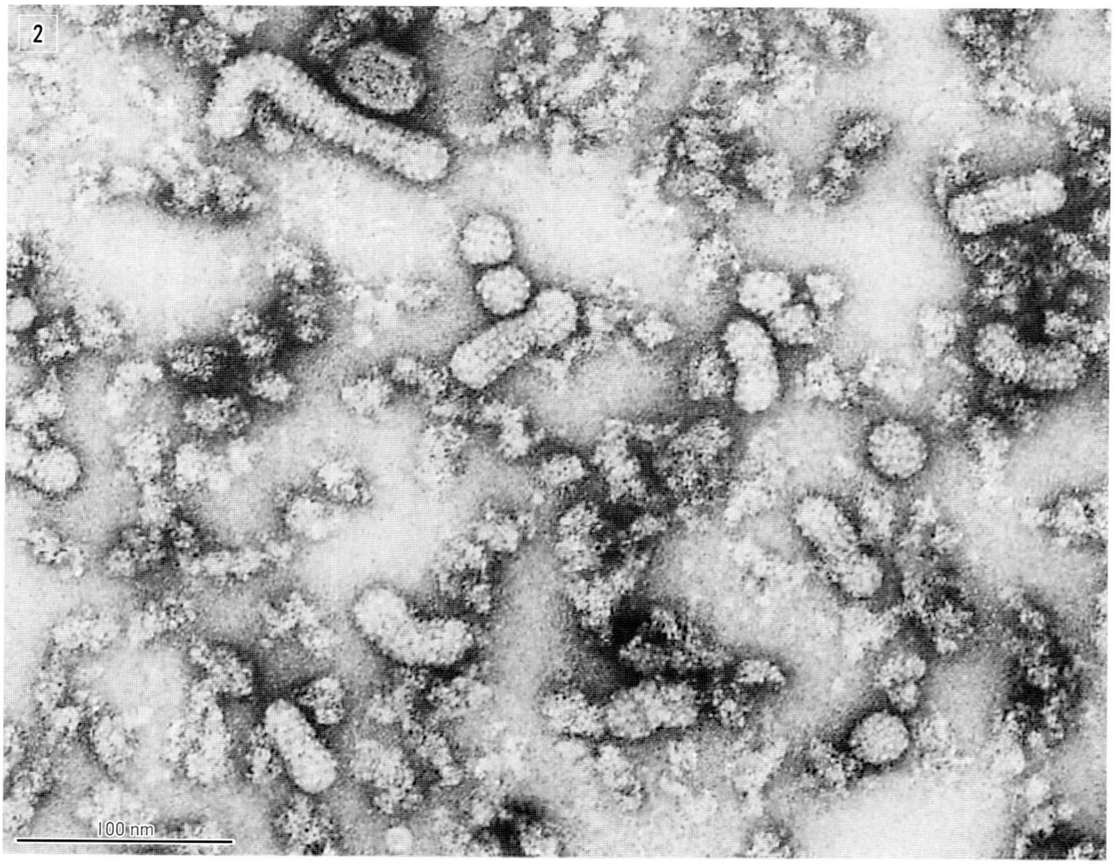

写真 1　HBV キャリアの血液材料から検出されたウイルス粒子。径 42 nm の球状 Dane 粒子(長大矢印)，径 22 nm の小型粒子(短小矢印)ならびに棍棒状あるいは管状粒子(2 重矢印)が認められる。

写真 2　S 遺伝子を発現させた培養細胞の培養液中に分泌された棍棒状ならびに球状粒子

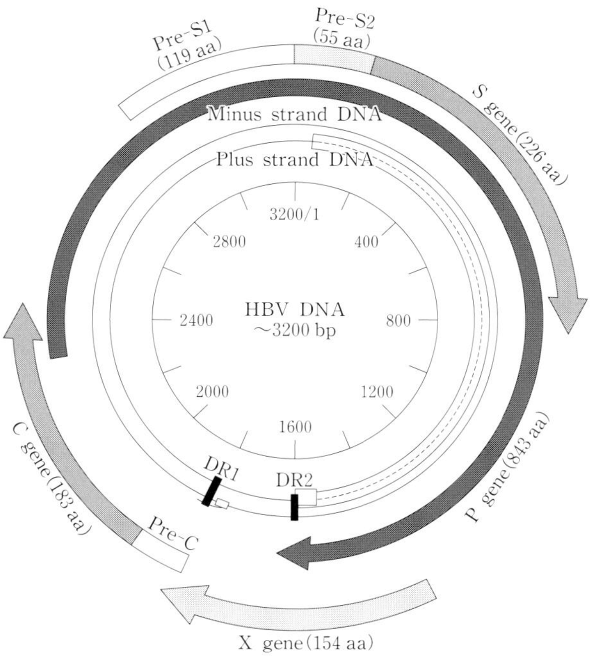

図1 HBVのゲノム構造とORF

同じ方向を向き，部分的あるいは完全に重複しているが，アミノ酸配列を決めるコドンをずらすことにより，コンパクトなゲノムからウイルスゲノム複製およびウイルス粒子構造に必要な蛋白質を生産することを可能にしている。ゲノムDNA上にはRNAの転写に必要なプロモーターが4か所，エンハンサーが2か所，ポリAシグナルが1か所存在する。ウイルス粒子が細胞に感染してウイルスゲノムが核内に侵入するとウイルスゲノムDNAは完全二本鎖DNAとなり，4種類のウイルスRNA(3.5，2.4，2.1，0.7 kb)の転写が開始される。しかしこのなかで，0.7 kbのX遺伝子のmRNAは検出が困難な場合がある。さらに3.5 kbのpreC/C mRNAはその5′末端の詳細な解析からプレコアmRNAとプレジェノミックRNA(pregenomic RNA：pgRNA)がある。プレコアmRNAはHBe蛋白質の発現に関与する。プレジェノミックRNAはHBc抗原とポリメラーゼ蛋白質のmRNAとして働くとともに，ポリメラーゼ蛋白質の逆転写活性によりウイルスゲノムDNAの鋳型となる。2.4 kbのPre-S mRNAはPre-S1/S2を含むHBs抗原の発現に，2.1 kbのS mRNAはPre-S2を含むまたは含まないHBs抗原の発現に関わる。

【物理化学的性状】

B型肝炎ウイルスは脂質二重膜をエンベロープとするが，エタノールによる消毒では感染を完全に防ぐことができない事例が報告されている。Krugmanらの実験ではHBs抗原陽性血清を水で10倍希釈し98℃，1分間の加熱処理により感染性を不活化した。しかし，血液に含まれるウイルス量により感染性はかなり異なるため慎重に考える必要がある。ウイルスを含んだ血液が付着した場合の消毒方法は以下のようになる。まず，第1に流水でよく洗浄すること，洗浄により血液を除去するとともに，血液が付着したまま乾燥すると感染性が持続する可能性があるため乾燥をまず防ぐことが重要である。第2に加熱する。オートクレーブ，乾熱滅菌，煮沸消毒のいずれかで設定温度で15分以上加熱する。薬物消毒は，次亜塩素酸系の消毒液の場合有効塩素濃度を1,000 ppmの液に1時間以上浸す。また，非塩素系の場合，2%グルタルアルデヒド液を用いる。エチレンオキサイドガス，ホルマリンガスを用いて消毒する場合には，器具などを十分に洗浄した後に水分をよく拭き取ってから薫蒸する。消毒用エタノールはB型肝炎ウイルスを十分に消毒できないことが知られている。

【抗原の性状】

4つのオープンリーディングフレーム(open reading frames：ORFs)抗原がつくられる。そのうち，ウイルスポリメラーゼをつくるP-ORF以外のC-ORF，S-ORF，およびX-ORFから診断に有用な抗原がつくられる。C-ORFからはコア抗原(HBc抗原)とpreコア蛋白質(HBe抗原)がつくられる。HBc抗原はHBV粒子の蛋白質の殻に由来し，血流からは検出されない。HBc抗原が肝臓細胞表面に発現された場合，感染細胞の破壊に決定的な免疫応答を誘導する。HBc抗原は感染性ウイルス材料の指標であり，ウイルス増殖の最も正確な目印である。HBe抗原は感染後3～6週間に出現し，急性感染で最も感染性を有する時期にあることを意味する。HBe抗原が10週間以上持続する場合は，その患者が慢性感染へと進行しつつあることを示す。S-ORFからは表面抗原(HBs抗原)がつくられる。HBs抗原は急性感染の最早期の指標であり，6か月以上持続して検出された場合には慢性肝炎の指標ともなりうる。したがって，HBs抗原はHBV感染の診断や血液のスクリーニングに有用である。X-ORFからはHBx抗原がつくられる。HBx抗原は，転写活性化因子であるがDNAには結合しない。HBx抗原は，急性および慢性肝炎患者のHBe抗原陽性血液中に検出される。HBx抗原に対する特異抗体は他のウイルス学的指標が検出限界以下のときに検出することができる。

【培養】

HBVはHCVと同様に宿主域は狭く通常ヒトとチンパンジーにしか感染しない。しかし，同じオルソヘパドナウイルス属に属するWHVとGSHVはWoodchuck(ウッドチャック)とGround squirrel(地リス)に感染するため，感染実験動物として用いられる。また，*Avihepadonavirus*属に属するDHBVはガチョウに感染するが，ガチョウの初代培養肝細胞を用いた感染実験が可能である。DHBVの感染レセプターとしてcarboxypeptidase D(CPD)が同定された。DHBVのs抗原は細胞表面のCPDに結合して細胞内へ侵入すると考えられる。HBVはマウスには感染しないが，ウイルス遺伝子を導入したトランスジェニックマウスによる研究が進んできた。HBVの各遺伝子を挿入したマウス，全遺伝子を挿入したマウス，ウイルス粒子を産生するマウスなどがつくられた。PreSを含むHBs抗原を肝臓で強く発現するマウスは，いわゆるgroundglass appearanceの像を呈する肝細胞が出現し，最終的には肝臓がんを発症する。これはPreSを含むHBs抗原が肝細胞内小胞体に蓄積するためと考えられている。また，トランスジェニックマウスを使用して，免疫反応によるHBV感染細胞の排除機構が詳しく研究された。最近開発されたヒト肝細胞移植キメラマウスはHBVに感染感受性があり，感染実験動物として使用され始めている。しかし，免疫不全マウスを元にしているため，獲得免疫反応はない。培養細胞ではHBV遺伝子のトランスフェクション実験により1.3コピー以上の遺伝子を導入することによりウイルス遺伝子複製が可能である。HBVの複製は肝細胞だけでなく，他の多くの上皮系細胞で可能である。また，最近同定されたNTCPを導入した培養細胞はHBV感染感受性があることが報告された。

【増殖】

HBVは以下の過程により感染増殖すると考えられている(図2)。

(1)感染初期過程

HBVの感染初期過程については不明の点が多い。どのようにして肝細胞に吸着して，細胞内へ侵入するかを解析するための感染実験系がDHBVとガチョウの初代培養肝細胞の組み合わせしかないためである。前述のようにDHBVの感染レセプターとしてCPDが見出されたが，感染にはCPD以外の宿主因子も必要と考えられている。DHBVによる解析からはウイルスの感染は細胞への吸着と侵入の2段階によると考えられる。吸着は4℃で可能でありエネルギーに依存しないが，侵入のステップは37℃でないと起こらない。また，侵入からヌクレオカプシドの細胞内への侵入過程はpH非依存性と考えられている。ヌクレオカプシドは細胞質から核内に移動する過程についての詳細は不明である。また，最近，HBVのレセプターとしてNTCPが同定された。今後HBVの感染初期過程の解明が進むことが期待される。

(2)ゲノム転写と翻訳過程

relaxed circular(RC)DNAは核内でcovalently closed circular DNA(cccDNA)となる。cccDNAから4種類のウイルスRNA(3.5，2.4，2.1，0.7 kb)が転写される。ウイルスRNAの転写はPreC/C，PreS，S，Xプロモーターと，エンハンサー1と2により制御されているが，肝特異的転写因子HNF1およびHNF3とその他の転写因子がウイルスゲノムに結合して転写を調節する。興味深いことにHBx蛋白質はトランスアクチベーター活性を有し，ウイルスRNAの転写制御に関わっている。4種類のRNAはスプライシングされることなく細胞質へ移行して，ウイルス蛋白質の鋳型となる。各RNAは5′末端にキャップ構造を，3′末端にはポリAが付加している。蛋白質の翻訳はキャップ依存性に起きるが，唯一ポリメラーゼ蛋白質の翻訳開始コドンはpgRNAの内部にあり，その翻訳機構は確定していないが，5′末端からのリボソームスキャンニングによるかスキャンニングなしで翻訳開始するかは明らかではない。

(3)ウイルスゲノム複製過程

細胞内に侵入したヌクレオカプシド内には不完全二本鎖DNA(RCDNA)が存在する。このRC DNAは細胞の核内で完全環状二本鎖DNA(cccDNA)となる。cccDNAへの変換はDNA修復過程と類似しており，細胞のゲノム遺伝子の修復機構に関わる宿主酵素群とウイルスのDNAポリメラーゼの関与が考えられているが，詳細な機構は不明である。前述のとおり，cccDNAからはウイルスRNAが転写され，中でもプレジェノミックRNAからはHBc抗原とポリメラーゼ蛋白質が翻訳されるとともに，ウイルスゲノム複製の鋳型となる。プレジェノミックRNAの5′末端近傍にはパッケージングシグナルであるイプシロンが存在する。イプシロンにポリメラーゼ蛋白質が結合することがカプシド内にパッケージングされるスイッチとなる。ヌクレオカプシド内にパッケージングされたポリメラーゼ蛋白質は逆転写酵素活性によりプレジェノミックRNAを鋳型としてマイナス鎖DNAの合成を開始する。マイナス鎖DNA合成が

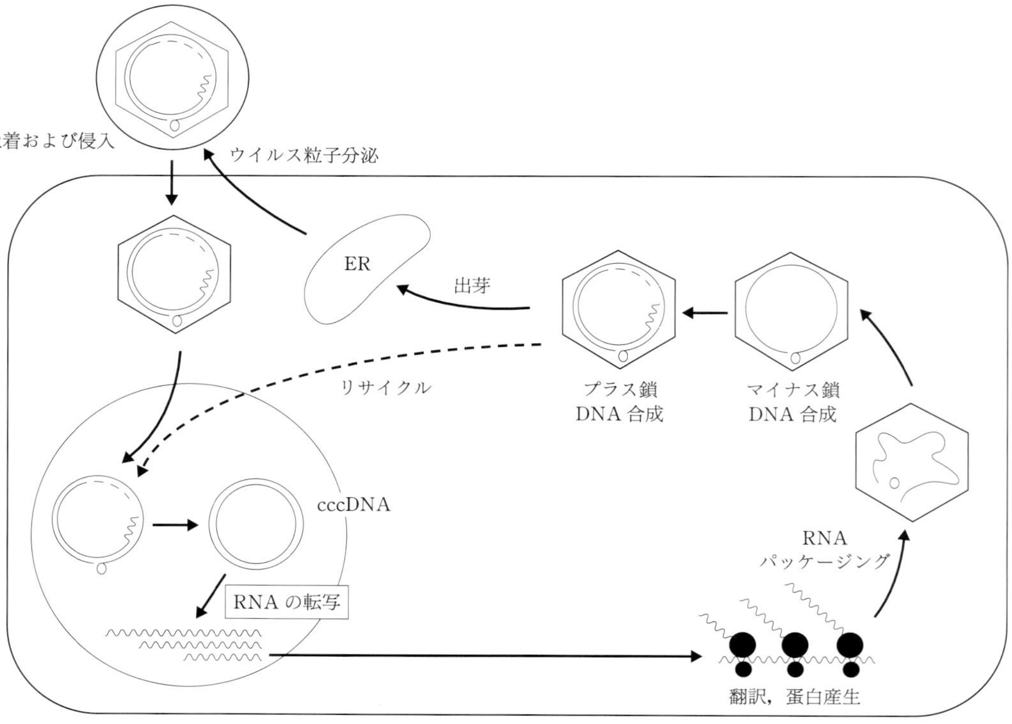

図2　HBVの増殖過程の模式図

進行すると同時にポリメラーゼ蛋白質のRNaseH活性によりプレジェノミックRNAは分解される。最終的にマイナス鎖DNAは環状DNAとなる。プレジェノミックRNAの分解産物である短いRNAをプライマーとしてプラス鎖DNAの合成がポリメラーゼ蛋白質のDNAポリメラーゼ活性により開始される。プラス鎖DNA合成は何らかの理由により不完全に終り，RC DNAが形成される。RC DNAを含んだヌクレオカプシドはエンベロープを被ってウイルス粒子を形成し，細胞外へ分泌されるか，核内へ再輸送されて，RC DNAがcccDNAとなり，ウイルスゲノムの細胞内コピー数を増幅する。

(4)ウイルス粒子形成と分泌過程

ウイルス粒子であるDane粒子はプレジェノミックRNAとポリメラーゼ蛋白質をパッケージングしたヌクレオカプシドがエンベロープを被ることにより形成される。ウイルス粒子形成過程の詳細も十分に解明されていない。また，感染患者血液中にはエンベロープ蛋白質を含むHBs抗原が大量に分泌されるがその形成および分泌過程に関してもよくわかっていない。

【病原性】

HBVは血液や体液を介して感染し，同様の感染経路によるHIVやHCVよりも感染性が非常に高いことが特徴である。産道感染，経皮感染，性的感染などにより感染する。アジアにおいてはHBVキャリア妊婦の多くがHBe抗原陽性で血中ウイルス量が高く，出産時の垂直感染により出産児がキャリア化する。アフリカにおいて垂直感染率は10%程度で高くはないが，幼少時の水平感染によりキャリア化することが多いと考えられている。輸血や血液製剤による感染は多くの国でHBV感染拡大をもたらしたが，ウイルスのスクリーニングにより劇的に減少している。さらに，HBV感染のハイリスクグループと考えられる，例えば医療関係者や養護施設従事者，その他血液や体液に接する可能性のある職業，家族に感染者のいる場合などは予防的なワクチン投与が望まれる。

HBVは主として肝細胞に感染すると考えられている。HBVの感染レセプターはいまだに発見されていないが，同定されれば詳細な臓器特異性が解析されると期待される。DHBVやWHVの解析では膵臓，腎臓などにもウイルスが検出されるようである。HBVの複製可能なゲノムを導入するとさまざまな培養細胞で複製が検出されることからもウイルスゲノム複製の過程での臓器特異性は低いと考えられる。しかし，HBVのプロモーターの多くは肝臓特異的な転写因子に依存することから，肝細胞においてウイルス複製効率はより高いことが予想される。培養細胞，トランスジェニックマウスなどの研究からウイルス感染自身は細胞障害性をあまり誘導せず，HBVによる肝炎はもっぱら宿主の免疫反応に依存すると考えられている。とりわけ急性肝炎における細胞性免疫による感染細胞排除にはウイルス特異的CD8陽性T細胞による細胞障害活性が重要である。さらに，同時に誘導されるインターフェロンガンマなどのサイトカインにより感染細胞が排除される。急性肝炎は糖尿病や免疫抑制剤の服用など免疫機能の低下がない場合は通常一過性に終り，ウイルスは排除されて治癒する。しかし，遺伝子型Aの場合には免疫反応が正常でも約10%の感染者が持続感染化するといわれている。母児感染による垂直感染や幼少時の水平感染によりHBVは持続感染化する。成人期まではほとんど炎症反応のない無症候性キャリアであることが多い。成人期に一過性の炎症をともない，HBe抗原陽性からHBe抗体陽性へとゼロコンバージョンする。ゼロコンバージョンにはHBVに対する免疫反応の活性化が重要であるが，その機構はよくわかっていない。また，HBe抗原陽性のまま，あるいはHBe抗体陽性となっても持続的に炎症が継続し慢性肝炎となることも多い。炎症反応により，肝細胞の脱落と再生の繰り返しにより肝臓内に線維化が進行し，肝硬変，肝臓がんに至る。しかし，C型肝炎と異なり，HBV感染の場合は肝硬変を経過せず，慢性肝炎や無症候性キャリアからも肝発がんすることがある。

【実験室内診断】

HBVの実験室内診断は，一連の血清学的指標の検査とHAVやHCVなどの他の感染性因子を排除するための検査で構成される。血清学的検査は自己収束性の急性感染を慢性感染から区別するためやワクチンで誘導された免疫を追跡するために実施されることが多い。HBV-DNAを検出する核酸検出試験はHBV量の測定や治療効果を計測するために使用されることが増えている。

【B型肝炎の自然経過・疫学】

HBe抗原陽性の慢性肝炎症例では年率2～6%，HBe抗原陰性の慢性肝炎症例では年率8～10%の割合で肝硬変に進展し，さらに肝硬変からは年率2～8%，慢性肝炎からも年率1%以下の割合ではあるが肝がんが発生すると報告されている。現在日本におけるHBVキャリアは130～150万人と推定されている。

HBVの遺伝子型

近年，B型肝炎の臨床像やその重症度，治療に対する反応性に関わるウイルス側の要因としてHBVの遺伝子型が注目されている。これまでHBVの分類はHBs抗原の血清型であるd/y，w/rが用いられてきた。しかし，後にこの抗原性の違いはHBs抗原の一部のアミノ酸の違いにより変化していることが明らかになり，HBs抗原の一部のアミノ酸変異を見る血清型よりもHBVゲノム全体の塩基やアミノ酸の変異を反映する遺伝子型により，B型肝炎の臨床像の差異が検討されるようになった。HBVゲノムの全塩基配列を分子進化学的解析により比較し，8%以上異なるものを別の遺伝子型として命名している。現在，遺伝子型AからHまでの8遺伝子型が報告され，世界中での分布や臨床像の違いについて検討されている。欧米では主に遺伝子型AとDが分布しており，Fが中南米から報告されている。アジアにおいては，東アジアでは遺伝子型B，Cが，南アジアではAとDが主であると報告されている。アフリカではAが主に分布しているが，西アフリカから遺伝子型EとDが報告されている。遺伝子型Gはフランス，北米由来の血清から，Hは中南米由来の血清からの分離が報告されている。日本での遺伝子型の地域別分布は，本州の東北を除く地域では遺伝子型Cが多数を占めるが，東北や沖縄で遺伝子型Bが比較的多く，遺伝子型Bは日本の南北端に偏って存在している。

【治療】

(1)ラミブジン

B 型肝炎の抗ウイルス薬として，逆転写酵素阻害剤のラミブジンが使われるようになった。ラミブジンは慢性肝炎の治療だけでなく，劇症肝炎や慢性肝炎の急性増悪による重症肝炎や，非代償性肝硬変患者の肝機能改善にも効果がある。しかし，投与を中止すると肝炎は再び悪化し，長期投与による耐性ウイルスの出現も大きな問題である。ラミブジンの導入により慢性 B 型肝炎の治療は大きく変化した。ラミブジンに続き，アデフォビル，エンテカビルが保険収載された。これらの抗ウイルス薬はヒト免疫不全症ウイルス(HIV)に対する抗ウイルス薬の開発過程で，B 型肝炎ウイルスにも効果があることが確認され，導入されてきた。HBV のゲノム DNA から宿主の RNA 転写酵素により RNA が転写され，その一部が逆転写酵素により DNA に逆転写される。このウイルスゲノム複製過程において，感染細胞のゲノムにウイルスゲノムがインテグレーションする。このため自然経過においても治療によっても，持続感染患者からのウイルス完全排除は非常に困難である。ラミブジンはその強力な抗ウイルス作用により，持続感染患者の血中ウイルス量を減少させ，慢性炎症による肝組織病変の改善が期待できる。しかし，抗ウイルス効果がいかに強力でも，単剤では HIV に対する抗ウイルス薬導入初期と同様に耐性ウイルスの出現は避けられない。ラミブジンの耐性ウイルスは逆転写酵素の YMDD 配列の変異ウイルスに代表される。薬剤耐性ウイルス出現による治療抵抗を克服するため新たな抗ウイルス薬が開発されてきている。

(2)アデフォビル

アデフォビルは 2004 年にわが国でも認可された。初期の臨床試験において野生株およびラミブジン耐性株に対して抑制効果を示し，1 年間の投与では耐性ウイルスの出現がなく，その効果が大変期待された。しかし，その後の臨床試験により，その効果は当初期待されたほどではなく，また耐性ウイルスが 1〜5 年間の治療後に出現することが報告された。

(3)エンテカビル

エンテカビルはラミブジンよりも B 型肝炎ウイルス野生株に対してより強い抗ウイルス作用を持つ。当初，HBe 抗原陽性患者および HBe 抗体陽性患者に対する臨床試験で 2 年間の治療により耐性ウイルスの出現はないとされたが，最近の臨床試験ではエンテカビル耐性ウイルスの出現も報告されている。また，エンテカビルはラミブジン耐性ウイルスに対しては，野生株よりも抗ウイルス効果が低い。このため，エンテカビルはラミブジン耐性ウイルスに対する治療よりも治療歴のない B 型肝炎患者の治療に適していると考えられる。

(4)テノフォビル

テノフォビルはアデフォビルと類似の核酸アナログで，HIV に対する治療薬として開発され，やはり B 型肝炎ウイルスに対する抗ウイルス効果がある。当初の臨床試験では HIV と HBV の重感染例に対する少数例でのレトロスペクティブスタディが多かったが，ラミブジン耐性ウイルスに対して強い有効性を示した。また，テノフォビルはアデフォビルよりも治療効果が期待されている。テノフォビル耐性ウイルスの出現の報告は僅かであるが，アデフォビルにおける経験からも，ラミブジン耐性ウイルスに対する臨床試験が進行するとテノフォビル耐性ウイルスの出現が危惧される。単剤による抗ウイルス治療において耐性ウイルスの出現を防ぐことは困難であり，今後は異なるアプローチが必要と考えられる。さらにテノフォビルには腎毒性が報告されており，長期間のテノフォビル投与は慎重に行っていく必要がある。

【予防】

Krugman らにより，熱により不活化した HBs 抗原陽性血清の接種および抗 HBs 抗体投与が感染防御に有効であること，つまり HBV に対する能動免疫および受動免疫が可能であることが示された。その後 HB ワクチンの開発が進み，わが国では HBV キャリア血漿由来の HB ワクチンが 1985 年に実用化された。母児感染を含め HBV 感染防止に大きく寄与したが，この第一世代の HB ワクチンは血漿由来のため安全性の面からの懸念もあり，遺伝子組み換え技術を応用した酵母由来の組み換え HB ワクチンが開発された。その後 CHO 細胞や huGK-14 細胞由来の沈降 HB ワクチンが開発されたが，現在国内で用いられている HB ワクチンはビームゲン(化血研：酵母由来)とヘプタバックス-II(MSD：酵母由来)の 2 種類のみである。HB ワクチン接種者には抗 HBs 抗体が誘導されるが，健康成人で約 10%に抗体誘導が低いいわゆる low responder が存在する。追加接種により抗体が誘導されることが多いが，まったく抗体が誘導されない non responder も存在する。Pre-S2 を含む HB ワクチンが開発され low responder や non responder に有効であるとの報告もあるが，現在臨床では Pre-S2 を含むワクチンは使用できない。また，中和活性に重要な共通抗原決定基“a”のアミノ酸変異によるエスケープミュータントが報告されている。145 番が Gly から Arg に変異した株などがあるが，今のところ蔓延する傾向はない。感染力が低くなるためとも考えられるが世界規模でのワクチン投与が行われているため，今後も新たなエスケープミュータントの出現を警戒する必要がある。

輸血用血液のスクリーニング，HB ワクチンと免疫グロブリン(HBIG)による母児感染予防，さらにさまざまな感染対策によりわが国の新規 HBV キャリアは激減した。しかし，これまでにも述べたとおり，外国株のわが国への浸淫が懸念されている。HTLV1 と同様に母児感染予防を一義的に考慮した時代から，HIV と同様に性感染症予防を第一に考えるべき時代と変化してきている。HB ワクチンという優秀なワクチンによって，B 型肝炎は感染を予防することができ，撲滅可能な疾患である。

【引用・参考文献】

Huang, C. F., Lin, S. S., Ho, Y. C., et al. 2006. The immune response induced by hepatitis B virus principal antigens. Cell Mol. Immunol. 3: 97-106.

Krajden, M., McNabb, G., and Petric, M. 2005. The laboratory diagnosis of hepatitis B virus. Can. J. Infect. Dis. Med. Microbiol. 16: 65-72.

World Health Organization. Global Alert and Response, Hepatitis B, Serological markers of HBV infection, 2012. Available from http://www.who.int/csr/disease/hepatitis/whocdscsrlyo20022/en/index3.html#serological

【脇田隆字】

レトロウイルス科
Family ***Retroviridae***

一般性状

【分類・歴史・科の特性】

(1)歴史

レトロウイルスの歴史は100年以上も前に遡る。1908年EllermanとBangは，トリ白血病の細胞を含まない濾過成分を健康なトリに接種すると，同様の白血病を起こすことを観察した。同じく1911年Rousは，トリ肉腫の濾過成分を健康なトリに接種すると，元のトリと同様の肉腫を起こすことを発見した。その後これらの濾過性感染因子の本体がRNAウイルスであることが判明し，EllermanとBangの発見した因子はALV(*avian leukosis virus*)と，Rousの発見した因子は発見者であるRousの名前をとってRSV(*Rous sarcoma virus*)と命名された。その後次々に同様の腫瘍を起こすウイルスが，トリ以外でもマウス，ラット，ネコなどで発見され，RNA腫瘍ウイルス(RNA tumor virus)と総称されるようになった。

1962年Teminは，これらのウイルスの増殖がDNA依存性RNAポリメラーゼ阻害剤で阻害されることから，これらのウイルスがその生活環のなかでRNAからDNAに変換されて，染色体に組み込まれて存在しているとするプロウイルス(provirus)仮説を提唱した。この考え方は当時WatsonとCrickにより提唱されていた遺伝情報がDNAからRNA，蛋白質へと受け継がれるという分子生物学のセントラルドグマに対立している仮説であった。また1969年HuebnerとTodaroは，レトロウイルス遺伝子内に存在する腫瘍原性に関連する遺伝子断片が伝達されることにより腫瘍が伝播していくというウイルスオンコジーン仮説を立てた。

1970年TeminとBaltimoreは独立に，RNA腫瘍ウイルスからRNAを鋳型としてDNA合成を触媒する逆転写酵素を分離し，Teminのプロウイルス仮説が正しかったことが証明された。このように，これらのウイルスはゲノムであるRNAからDNAに逆向きの転写を行うことから，以降レトロウイルス(retrovirus)と呼ばれるようになった(ラテン語で*retro*とは逆向きという意味)。また1978年BishopとVarmusは，これらレトロウイルス遺伝子内に存在するオンコジーンが宿主由来の細胞因子由来であり，レトロウイルスがプロウイルスとなって宿主の染色体に組み込まれた際にウイルス内に組み換えにより取り込まれることを示した。

その後ヒトレトロウイルスとしては，1981年高月により提唱された成人T細胞白血病ATLの原因ウイルスとしてHTLV-1(*human T-cell lymphotropic virus type 1*)がGalloと日沼・吉田により独立に分離され，さらには1983年にAIDS患者からBarré-SinoussiとMontagnierによりHIV(*human immunodeficiency virus*)が分離され，それぞれ疾患との関連が確認された。現在ではこれらレトロウイルスは魚類，両生類，は虫類，鳥類，哺乳類まで広く分布していることが明らかとなり，種々の疾患との関連が明らかになりつつある。

(2)特性

レトロウイルスは宿主から持ち込まれた脂質二重層からなるエンベロープで覆われ，内部にコアを有する直径80～100 nmの球形粒子で，ウイルスゲノムとしてプラス鎖の極性を持ち，直鎖状で7～12 kbのサイズの同じ性質を有するRNAを2本粒子内に取り込んでいる。レトロウイルスの全体的特性としては，ウイルス複製過程で逆転写によりウイルスRNAをDNAに転写し，さらにプロウイルスDNAとして宿主の染色体DNAへ組み込むことが挙げられる。レトロウイルスゲノムの主要な遺伝子としてはマトリックス(MA)，カプシド(CA)，ヌクレオカプシド(NC)をコードする*gag*(group-specific antigen)遺伝子，逆転写酵素(RT)とインテグラーゼ(IN)をコードする*pol*(polymerase)遺伝子，ウイルスプロテアーゼ(PR)をコードする*pro*(protease)遺伝子，受容体との結合ならびに膜融合活性を有する糖蛋白質であるエンベロープ(SU/TM)をコードする*env*(envelope)遺伝子がある。単純なゲノムを有するレトロウイルスはこれらのみで構成されているが，複雑なゲノムを有するレトロウイルスではさらに数種類のウイルス複製を制御する遺伝子を保持している。

腫瘍を起こすレトロウイルスのほとんどは，それ自身だけでは増殖能力を持たない欠損ウイルス(defective virus)であり，何らかのヘルパーウイルス(helper virus)を必要としていることが多い。また多くのレトロウイルスは体細胞に感染して動物から動物(ヒトからヒト)へと水平感染するが，レトロウイルスがいったん胚細胞に感染すると，垂直感染としてそのプロウイルスが子孫に受け継がれることになる。このようなレトロウイルスを内因性レトロウイルス(endogenous retrovirus)と呼ぶ。ヒトを含む多くの動物種ではこのような内因性レトロウイルス遺伝子が多数組み込まれているが，組み込まれて長い年月の後に進化の過程で変異や断片化が起こり，ウイルスの感染性は失われていることが多い。逆に体細胞に感染して水平感染していくレトロウイルスは外因性レトロウイルス(exogenous retrovirus)と呼ばれる。

(3)分類

レトロウイルスは歴史的にはその病原性から，腫瘍や肉腫を起こすオンコウイルス(oncovirus)，遅発性進行性神経変性疾患やHIVのように免疫不全を起こすレンチウイルス(lentivirus)，明らかな病原性が認められないスプーマウイルス(spumavirus)に分類されてきた。また電子顕微鏡でのレトロウイルスの内部コアの形態と位置からA型からD型粒子までに分類されてきた(図1)。A型は内部構造を持たず外部が厚い殻で覆われているタイプで，この型は現在ではその他の型への成熟段階で存在している未成熟粒子と考えられており，分類上では使用されていないが，IAP(intracisternal A-type particle)などのウイルスに関連した細胞内レトロトランスポゾン(retrotransposon)の構造として現在でも使用されている。B型は内部コアが球状だが偏在して存在しているもの，C型は細胞質膜で形成されて内部コアが

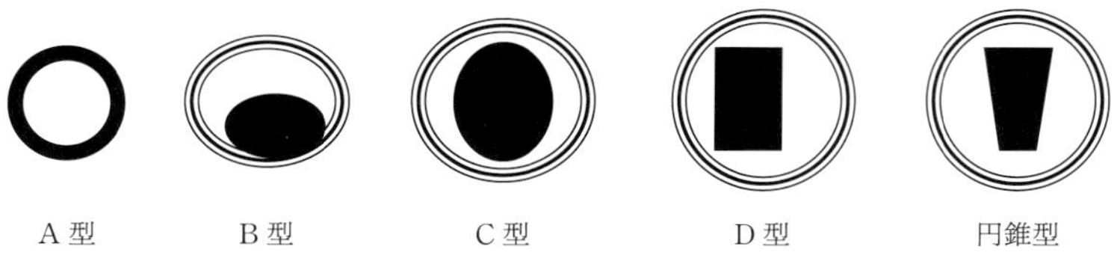

図1　レトロウイルス内部コアの分類

球状で中心に存在しているものを指す。またD型は細胞質で形成され，A型粒子を経て出芽し，円筒形の内部コアを有するものを指す。これらの古い分類は部分的には種々のウイルス属を分類するには有用ではあったが，その後多数のレトロウイルスが分離されるに従って不十分となり，ゲノムの塩基配列や構造から国際ウイルス分類委員会(International Committee on Taxonomy of Viruses：ICTV)によって新たな分類法が提唱された(表1)。それによると亜科としてオルソレトロウイルス亜科(*Orthoretrovirinae*)とスプーマレトロウイルス亜科(*Spumaretrovirinae*)に分類され，オルソレトロウイルス亜科には属(Genus)としてアルファレトロウイルス，ベータレトロウイルス，ガンマレトロウイルス，デルタレトロウイルス，イプシロンレトロウイルス，レンチウイルスの6種類があり，スプーマレトロウイルス亜科は属としてはスプーマウイルスの1種類が存在する。以下それぞれのウイルス属の特性について記述する。

①アルファレトロウイルス属(*Alpharetrovirus*)

アルファレトロウイルス属はC型の形態を示し，*gag*，*pro*，*pol*，*env* 遺伝子のみを有する単純なレトロウイルス属で，*gag*-*pro* 遺伝子は同じフレームで読まれる。トリに広く分布しており，代表的なウイルスとしてはALVとRSVがあり，両者を総称してALSV(*Avian leukosis sarcoma virus*)と呼ぶ。またニワトリ，キジなどに内因性レトロウイルスも報告されており，多くの分離された外因性レトロウイルスは *src*，*myb*，*myc* などオンコジーンを取り込んでいる。

②ベータレトロウイルス属(*Betaretrovirus*)

ベータレトロウイルス属はB型またはD型の形態を示し，*gag*，*pro*，*pol*，*env* 遺伝子のみを有する単純なレトロウイルス属で，このタイプのウイルスは細胞質でA型粒子を中間体として組み立てられ，細胞質膜に運

表1　レトロウイルス科(*Retroviridae*)の分類

亜科(subfamily)	属(Genus)	種(Species)	宿　主	コアの形態
Orthoretrovirinae	*Alpharetrovirus*	*Avian leucosis virus* (ALV) *Rous sarcoma virus* (RSV)	ニワトリ ニワトリ	C型
	Betaretrovirus	*Mouse mammary tumor virus* (MMTV) *Mason-Pfizer monkey virus* (M-PMV) *Jaagsiekte sheep retrovirus* *Squirrel monkey retrovirus*	マウス サル ヒツジ リスザル	B，D型
	Gammaretrovirus	*Murine leukemia virus* (MLV) *Feline leukemia virus* (FeLV) *Gibbon ape leukemia virus* (GALV) *Reticuloendotheliosis virus* (RevT) *Porcine type-C oncovirus* *Viper retrovirus* *Chick syncytial virus* *Trager duck spleen necrosis virus*	マウス ネコ サル トリ ブタ ヘビ ニワトリ アヒル	C型
	Deltaretrovirus	*Primate T-lymphotropic virus 1* (HTLV-1, STLV-1) *Primate T-lymphotropic virus 2* (HTLV-2, STLV-2) *Primate T-lymphotropic virus 3* (STLV-3) *Bovine leukemia virus* (BLV)	ヒト，サル ヒト，サル サル ウシ	C型
	Epsilonretrovirus	*Walleye dermal sarcoma virus* *Walleye epidermal hyperplasia virus 1*	スズキ(パーチ) スズキ(パーチ)	C型
	Lentivirus	*Human immunodeficiency virus type 1* (HIV-1) *Human immunodeficiency virus type 2* (HIV-2) *Simian immunodeficiency virus* (SIV) *Equine infectious anemia virus* (EIAV) *Feline immunodeficiency virus* (FIV) *Bovine immunodeficiency virus* (BIV) *Caprine arthritis encephalitis virus* (CAEV) *Visna/maedi virus*	ヒト ヒト サル ウマ ネコ ウシ ヤギ ヒツジ	桿状，円錐形
Spumaretrovirinae	*Spumavirus*	*Simian foamy virus* *Bovine foamy virus* *Feline foamy virus* *Equine foamy virus*	サル，ヒト ウシ ネコ ウマ	未成熟

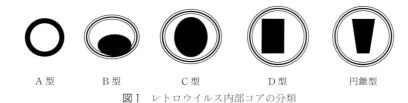

ばれ出芽し，出芽後ウイルスコアが成熟する。*gag*，*pro*，*pol*，*env* 遺伝子は，すべて別のリーディングフレームから読まれる。動物種としては現在までのところ，マウス，霊長類(ヒト以外)，ヒツジが知られており，代表的なウイルスとしてはマウスに乳がんを起こすMMTV(*mouse mammary tumor virus*)やアカゲザルに乳がんを起こすM-PMV(*Mason-Pfizer monkey virus*)がある。この属には外因性ならびに内因性レトロウイルスの両者が存在しており，MMTV はスーパー抗原をコードしていることでも知られている。

③ガンマレトロウイルス属(*Gammaretrovirus*)

ガンマレトロウイルス属はC型の形態を示し，*gag*，*pro*，*pol*，*env* 遺伝子のみを有する単純なレトロウイルス属であり，*gag*，*pro*，*pol* 遺伝子は同じフレームで読まれ，Gag-Pro-Pol 蛋白質は *gag* 末端に存在する終止コドンのリードスルー(read-through)により発現する。このウイルス属はは虫類，トリ，哺乳類など種々の動物種から多数分離されており，代表的なウイルスとしてはマウスに白血病を起こすMLV(*murine leukemia virus*)，テナガザルに白血病を起こすGALV(*gibbon ape leukemia virus*)，ネコに白血病を起こすFeLV(*feline leukemia virus*)などがある。MLV には分離株としてAbelson，AKR，Friend，Moloney などが知られている。マウスレトロウイルスにおいては，その受容体利用から，マウスだけに感染する ecotropic virus，マウス以外の動物種に感染する xenotropic virus，マウスとその他の動物種に感染する amphotropic virus に分類されている。またこの属には多くの外因性ならびに内因性レトロウイルスの両者が存在しており，外因性レトロウイルスは *ras* や *abl* などのオンコジーンを取り込んでいることが多い。

④デルタレトロウイルス属(*Deltaretrovirus*)

デルタレトロウイルス属はC型の形態を示し，*gag*，*pro*，*pol*，*env* 遺伝子以外に，選択的スプライシング(alternative splicing)により発現する *tax* および *rex* と呼ばれる調節遺伝子を持つ複雑なレトロウイルス属である。*gag*，*pro*，*pol* 遺伝子は異なるリーディングフレームで読まれ，Gag-Pro-Pol 蛋白質は2回のフレームシフトにより発現する。この属で最も有名なウイルスとしてヒトに白血病(成人T細胞白血病，ATL)を起こすHTLV-1と，ウシに白血病を起こすBLV(*bovine leukemia virus*)がある。HTLV はサルのレトロウイルスであるSTLV(*simian T-lymphotropic virus*)から異種間感染によりヒトに感染したと考えられ，両者はPTLV(*primate T-lymphotropic virus*)と総称されている。現在までのところ内因性レトロウイルスは知られていない。

⑤イプシロンレトロウイルス属(*Epsilonretrovirus*)

イプシロンレトロウイルス属は内部コアがC型の形態を示し，*gag*，*pro*，*pol*，*env* 遺伝子以外に細胞周期などに関連した数種類のオープンリーディングフレームを持つ複雑なレトロウイルス属である。*gag*，*pro*，*pol* 遺伝子は同じリーディングフレームから読まれる。スズキ目のパーチ(食用淡水魚)から分離された *walleye dermal sarcoma virus* などが知られている。現在までのところ内因性レトロウイルスは知られていない。

⑥レンチウイルス属(*Lentivirus*)

レンチウイルス属は内部コアが円筒形ないし円錐形を示し，*gag*，*pro*，*pol*，*env* 遺伝子以外に種々のアクセサリー遺伝子を持つ複雑なレトロウイルス属である。*gag* 遺伝子と *pro-pol* 遺伝子は異なるリーディングフレームで読まれ，Gag-Pro-Pol 蛋白質はフレームシフトにより発現する。元来はヒツジに脳炎を起こす *Visna/maedi*，ウマに貧血を起こすEIAV(*equine infectious anemia virus*)，ヤギに関節炎・脳炎を起こすCAEV(*caprine arthritis encephalitis virus*)など中枢神経を冒す遅発性感染(slow virus infection)の原因の一部となるウイルス属であったが(lentus はラテン語でslow の意味)，現在ではHIV やFIV(*feline immunodeficiency virus*)，BIV(*bovine immunodeficiency virus*)など免疫不全を起こすウイルスが追加されている。種々の動物種から外因性レトロウイルスが分離されているが，現在までのところ内因性レトロウイルスは知られていない。

⑦スプーマウイルス属(*Spumavirus*)

スプーマウイルス属はその表面に顕著に突起したスパイクと内部コアは中心に存在するが未成熟で淡い陰影を有する粒子形態を示し，*gag*，*pro*，*pol*，*env* 遺伝子と *tas/bel-1*，*bet* など少なくとも2種類以上のアクセサリー遺伝子を持つ複雑なレトロウイルス属である。ウイルス粒子は細胞質で組み立てられ小胞体ないし細胞質膜から出芽する。また逆転写が既に感染細胞内で進行しており，ウイルス粒子内に逆転写されたDNA が多量に含まれている。代表的なウイルスとしてはHFV(*human foamy virus*)が知られており，種々の動物種から外因性レトロウイルスが分離されている。この種のウイルスは感染により細胞に泡沫状の大きな空胞を形成するが(spuma はラテン語で foam 泡の意味)，疾患との関連は現在まで報告されていない。

【前田洋助，原田信志】

【形態・構造・増殖の形態学】

(1)ウイルス粒子の形態的分類

レトロウイルス粒子は球形で，エンベロープを持ち，直径はおよそ70〜130 nm である。ウイルス粒子表面には糖蛋白でできた表面突起があり，その長さはおよそ8 nm である。内部にはコアと呼ばれる構造物があり，これはヌクレオカプシドに相当する。コアの形態として，球形で偏心しているもの，球形でウイルス粒子の中心にあるもの，コーン状の形態をしたものなどがあり，歴史的にはコアの形態からレトロウイルスが分類されていた時代もあった。現在でもレトロウイルスの形態を表現する際にA〜D型粒子という呼称を使うことがある。A型粒子は通常細胞内に存在する直径50 nm 前後の球形粒子で，電子密度の高い二重のリング状構造を持ち，中心部の電子密度は低い。同じ形態を持った細胞外粒子が見られないことから，レトロウイルスの形態的分類に用いられたことはない。B型粒子は球形であるが内部のコアは中心から偏在している。C型粒子は細胞膜直下で組み立てられて細胞外に出芽し，球形で中心に球状のコア

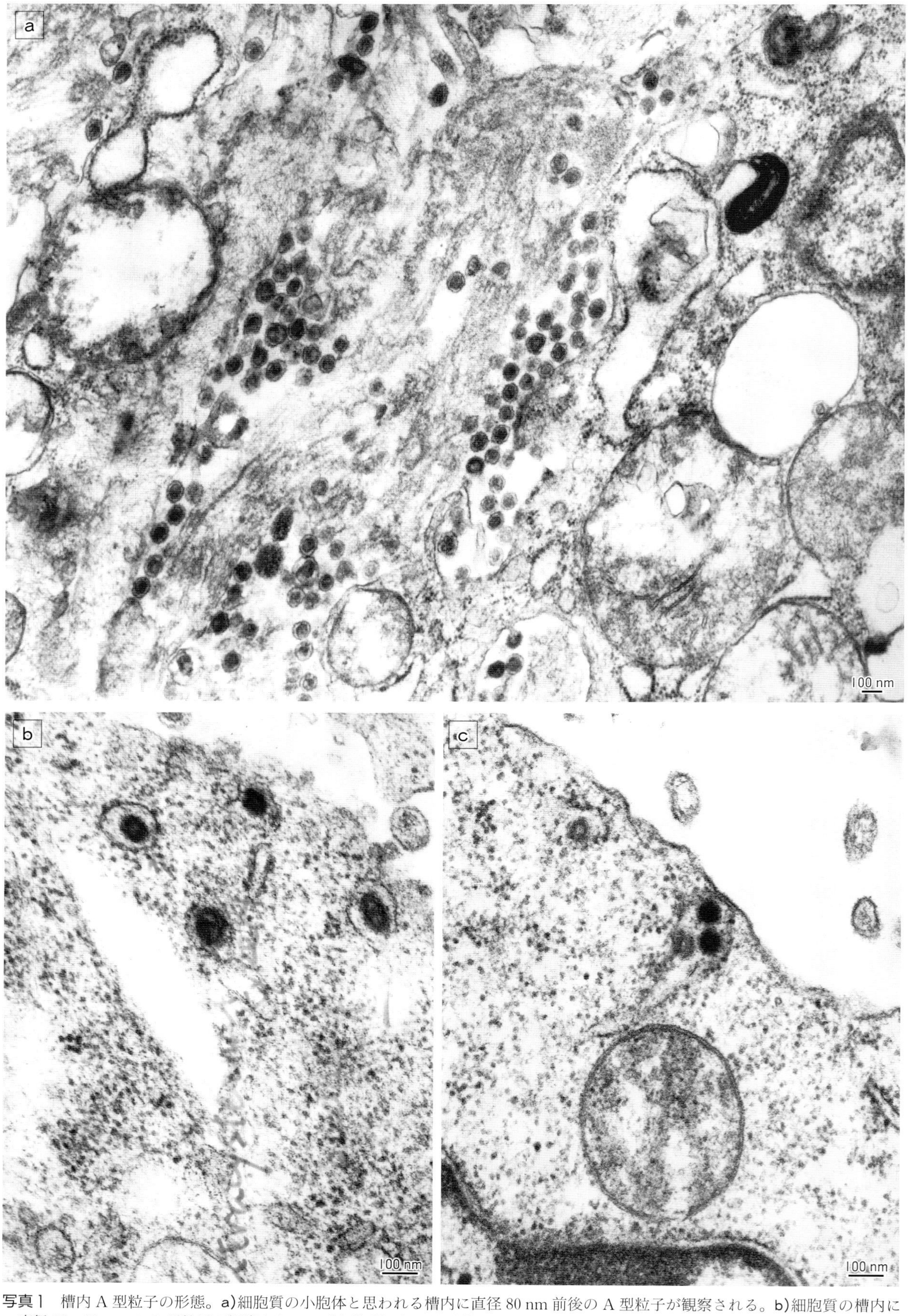

写真1　槽内A型粒子の形態。a)細胞質の小胞体と思われる槽内に直径80 nm前後のA型粒子が観察される。b)細胞質の槽内に直径70～80 nmのA型粒子が観察される。c)細胞質の粗面小胞体と思われる槽内に直径60～90 nmのA型粒子が観察される。

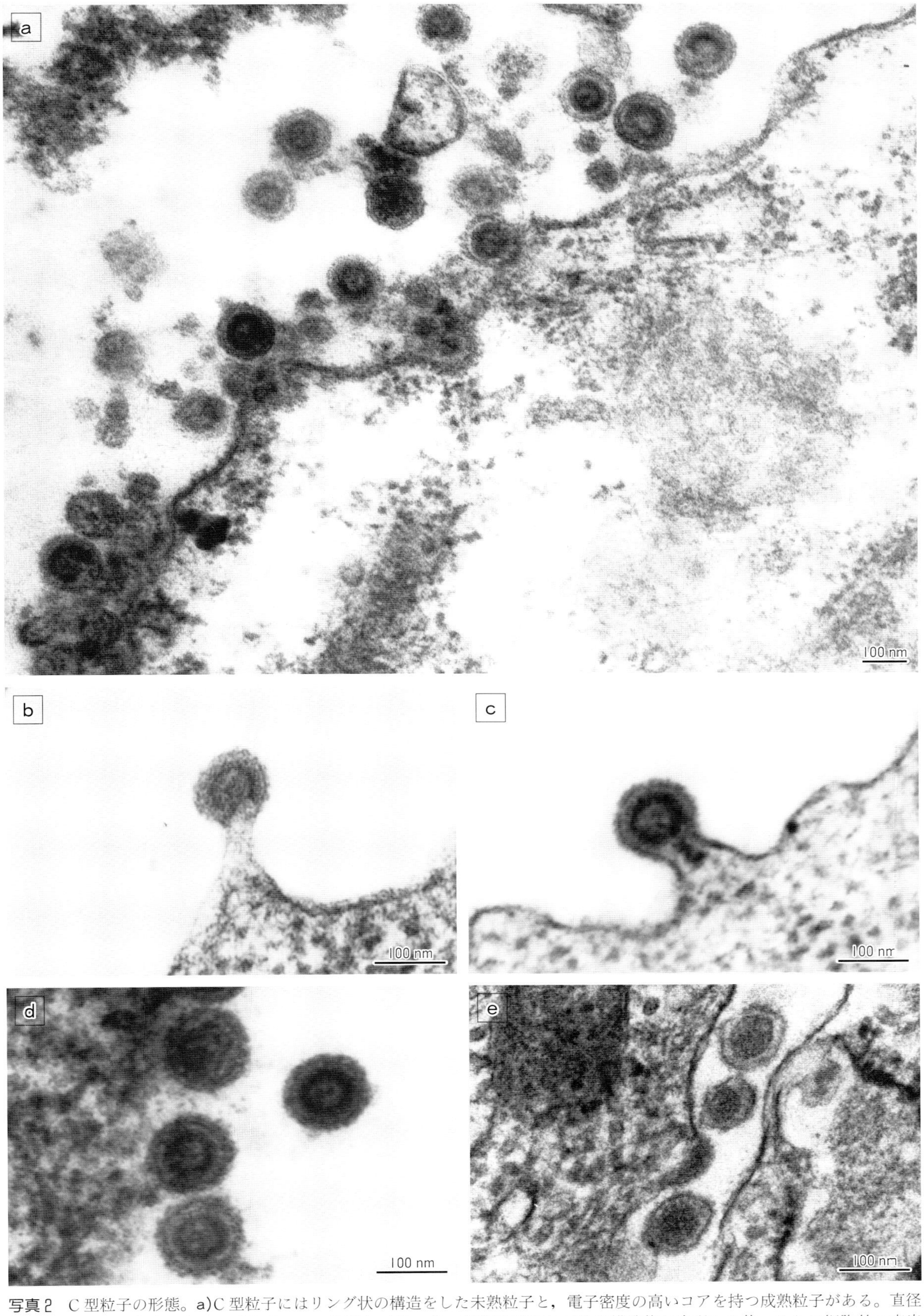

写真2 C型粒子の形態。a)C型粒子にはリング状の構造をした未熟粒子と，電子密度の高いコアを持つ成熟粒子がある。直径は 70～130 nm 程度である。b)ウイルスの出芽 budding 像。細胞膜直下に弓状の構造物が出現した後，さらに細胞外へ突出して茎部を形成する。c)やがて弓状の構造物はリング状になり，茎部で細胞に接着した未熟粒子のような形態になる。d)茎部で切り離されて細胞外に放出されると，エンベロープを持ちリング状の構造をした未熟粒子となる。e)中心部が電子密度の高いコアとなり，成熟粒子となる。

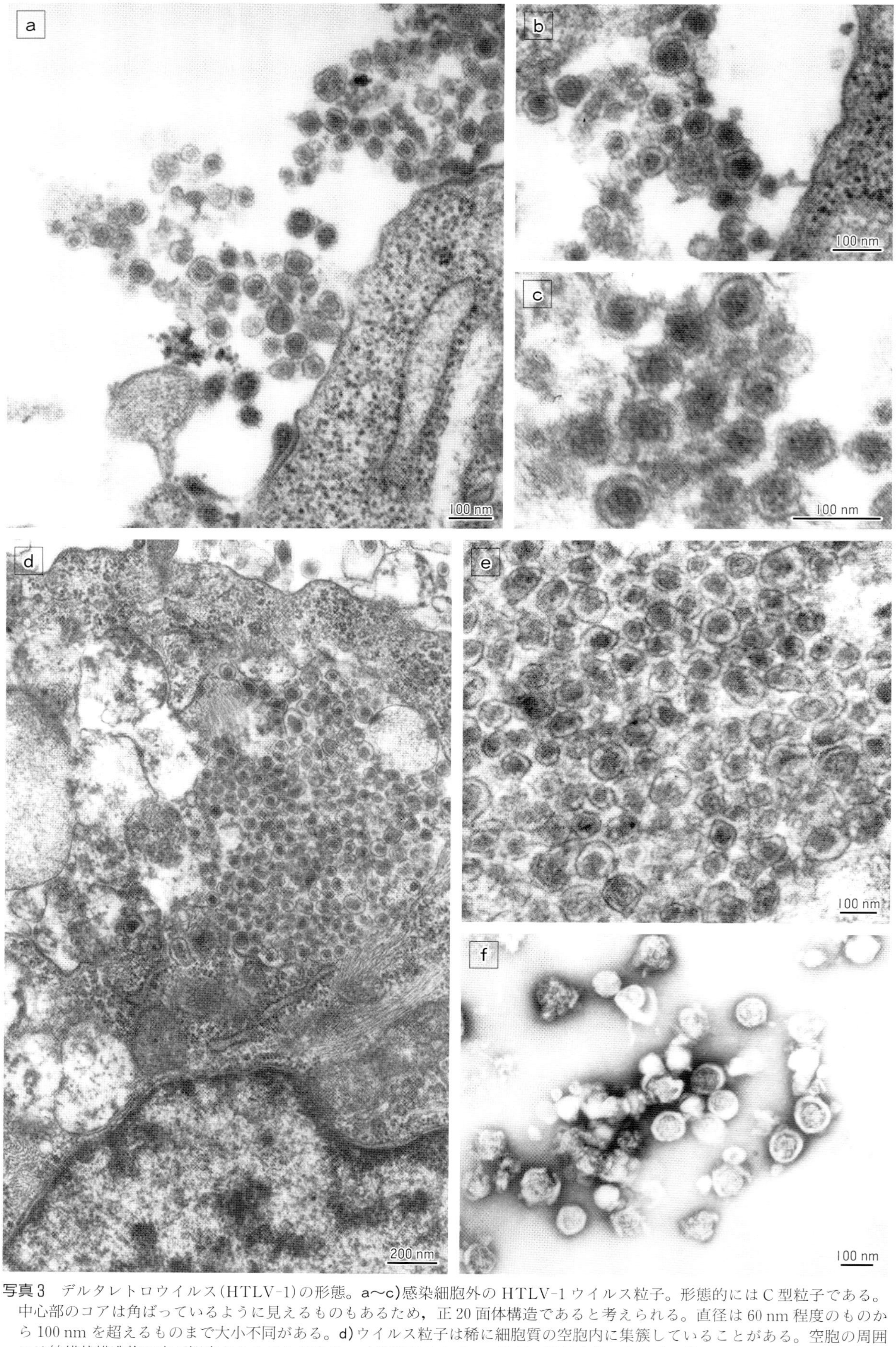

写真3　デルタレトロウイルス(HTLV-1)の形態。a〜c)感染細胞外のHTLV-1ウイルス粒子。形態的にはC型粒子である。中心部のコアは角ばっているように見えるものもあるため，正20面体構造であると考えられる。直径は60 nm程度のものから100 nmを超えるものまで大小不同がある。d)ウイルス粒子は稀に細胞質の空胞内に集簇していることがある。空胞の周囲には線維状構造物の束が観察されることがある。e)空胞内のウイルス粒子の強拡大像。細胞外の粒子と同じように大小不同が認められる。f)ネガティブ染色像。エンベロープに囲まれたコアが観察される。

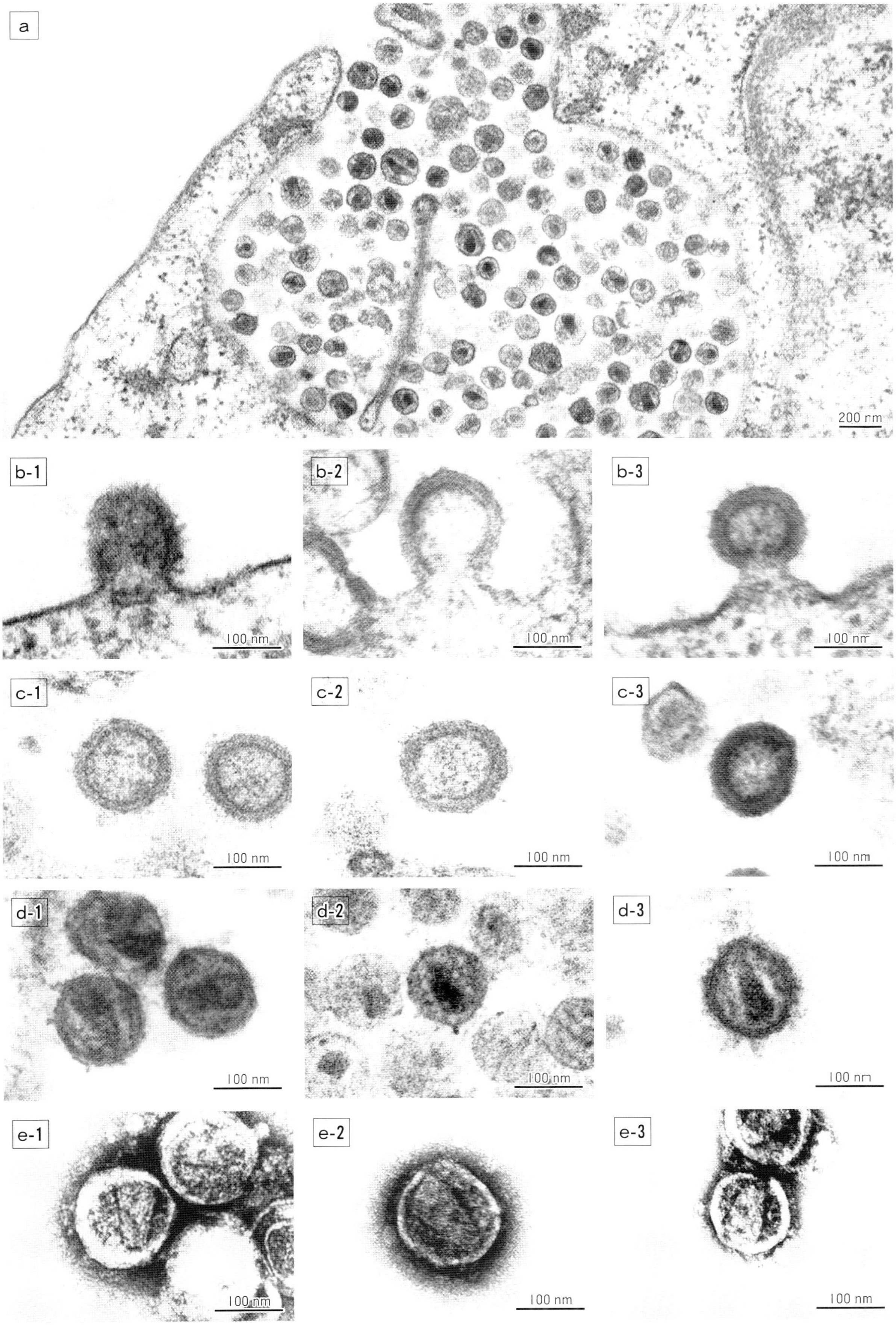

写真4　レンチウイルスの形態(HIV-1, HIV-2, SIV$_{AGM}$)。a)HIV-1感染細胞外に見られるウイルス粒子。直径100 nm前後の球形ウイルスが観察される。成熟粒子は内部に電子密度の高いコアを持つ。超薄切片像ではコアはウイルス中心部にあるもの, 偏心しているもの, conical状のものなどが見られるが, 立体的にはconicalな形をしているものと考えられる。b)レンチウイルスは出芽(budding)で細胞外に放出される。1：HIV-1, 2：HIV-2, 3：SIV$_{AGM}$。以下の数字も同じ。c)未熟粒子は二重リング状の形態を持つ。d)典型的な成熟粒子は中心部にconicalな形状のコアを持つ。e)ウイルス粒子のネガティブ染色像。エンベロープに囲まれたconicalな形状のコアが観察される。

を持つ。D型粒子は球形で円筒形のコアを持っており，細胞質内で組み立てられA型粒子の形態を経由して細胞外に出される。

(2)ウイルス関連蛋白質の局在

ウイルス粒子には数種類のウイルス特異蛋白質が局在している(図2)。エンベロープには表面蛋白(surface protein：SU)と膜貫通蛋白(transmembrane protein：TM)がある。いずれも糖蛋白であり，*env*遺伝子にコードされる。スプーマウイルスでは第3のエンベロープ蛋白であるLP(leader protein)を持つ。エンベロープ内にはマトリックス蛋白(matrix protein：MA)，カプシド蛋白(capsid protein：CA)，ヌクレオカプシド蛋白(nucleocapsid protein：NC)などがあり，これらは*gag*遺伝子にコードされる。ウイルス粒子内には酵素であるプロテアーゼ(protease：PR)，逆転写酵素(reverse transcriptase：RT)，インテグラーゼ(integrase：IN)を含んでおり，これらはいずれも*pol*遺伝子にコードされている。その他の蛋白を粒子内に含むウイルスもある。

(3)レトロウイルスの形態学

①槽内A型粒子

細胞内，特に小胞体内や核膜二重層の間などに存在する直径50〜90 nm程度の球形粒子を槽内A型粒子(intracisternal A-type particle：IAP)という(写真1)。一部のウイルスでは細胞質内にA型粒子が見られることがあり，細胞質内A型粒子(intracytoplasmic A particle)という。A型粒子は電子密度の高い二重リング状の構造をとり，槽内に出芽する像が観察されることもある。細胞内にA型粒子を持つ細胞の細胞膜外に後述する他の型の粒子が観察されることがあり，このような場合のA型粒子は他の型の粒子を形成するための経路にある未熟なカプシドに相当するものではないかと考えられている。

②アルファレトロウイルス・ガンマレトロウイルス

アルファレトロウイルスとガンマレトロウイルスに属するウイルスはともにC型粒子の形態を持ち，直径は70〜140 nmである。実際には，電子密度が高く球形に見える(おそらく正20面体と思われる)コアを持つ成熟粒子と呼ばれる形態の粒子と，リング状のコアを持つ未熟粒子と呼ばれる形態の粒子が観察される(写真2)。細胞からは出芽(budding)という特徴的な様式で放出される。出芽はまず細胞膜直下に電子密度の高い弧状構造物が出現し，細胞膜を押し上げるように突出した後，茎部を持った形態を経てやがて細胞から放出されるものである。放出された直後の形態は未熟粒子である。

③デルタレトロウイルス

デルタレトロウイルス(写真3)に含まれるウイルスの形態はC型粒子である。HTLV-1の場合，中心に正二十面体と思われる電子密度の高いコアを持ち，ウイルス粒子の直径は50〜180 nmである。HTLV-1感染細胞の場合，ウイルス粒子は細胞外とともに細胞内空胞に集簇している場合もある。その形態形成は出芽によるとも考えられているが，ウイルス粒子形態形成過程のすべてが観察されていないことから，明確なことはわからない。

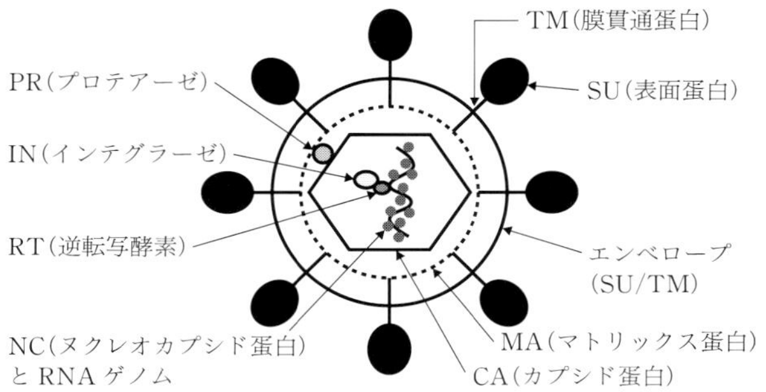

図2　レトロウイルス粒子の模式図。レトロウイルス粒子の模式図および各コンポーネントのおおまかな局在を示す。詳細は本文参照

④レンチウイルス

レンチウイルス(写真4)にはヒト免疫不全ウイルス(HIV)やサル免疫不全ウイルス(SIV)などが含まれる。細胞外には電子密度の高いコアを持つ成熟粒子と，ドーナツ状の構造を呈する未熟粒子が観察される。細胞外への放出の様式は出芽による。成熟粒子・未熟粒子とも直径は100 nm前後である。

【引用・参考文献】

Fauquet, C. M., Mayo, M. A., Maniloff, J., et al. (eds.) 2005. Virus taxonomy, eighth report of the international committee on taxonomy of viruses, Elsevier Academic Press, Sandiego & London.

畑中正一(編). 2003. 電子顕微鏡 ウイルス学，朝倉書店，東京.

Knipe, D. M., and Howley, P. M. (eds.) 2007. Fields virology, 5th ed., Wolters Kluwer/Lippincott William & Wilkins, Philadelphia.

Levy, J. A. (ed.) 1993. The Retroviridae, Plenum Publishing Corp., New York & London.

【中野隆史，佐野浩一】

【ベータレトロウイルスの形態学・特性】

ベータレトロウイルスとは電子顕微鏡的にB型あるいはD型の粒子形態を呈するものをいう。B型粒子はスパイクを持つ外被と偏心性の核様体を有し，マウス乳がんウイルス(mouse mammary tumor virus：MMTV)が該当し，D型粒子はスパイクのない外被と多彩な核様体像を示し，メイソン・ファイザーサルウイルス(Mason-Pfeizer monkey virus：M-PMV)が分類され，ともに細胞質内にはドーナツ状のA粒子を見る(図3)。

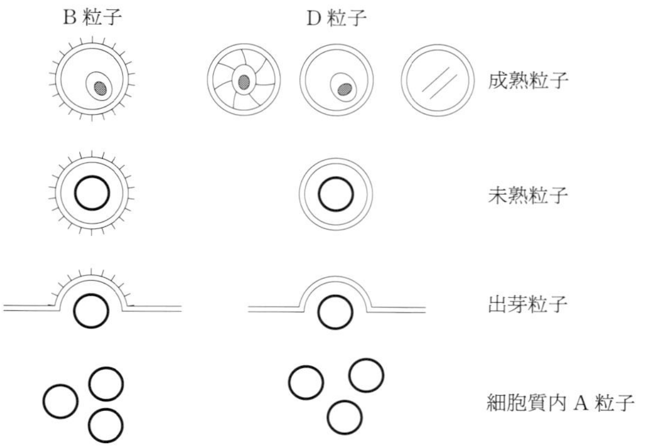

図3　ベータレトロウイルスの模式図(星野，1981を参考に改変)

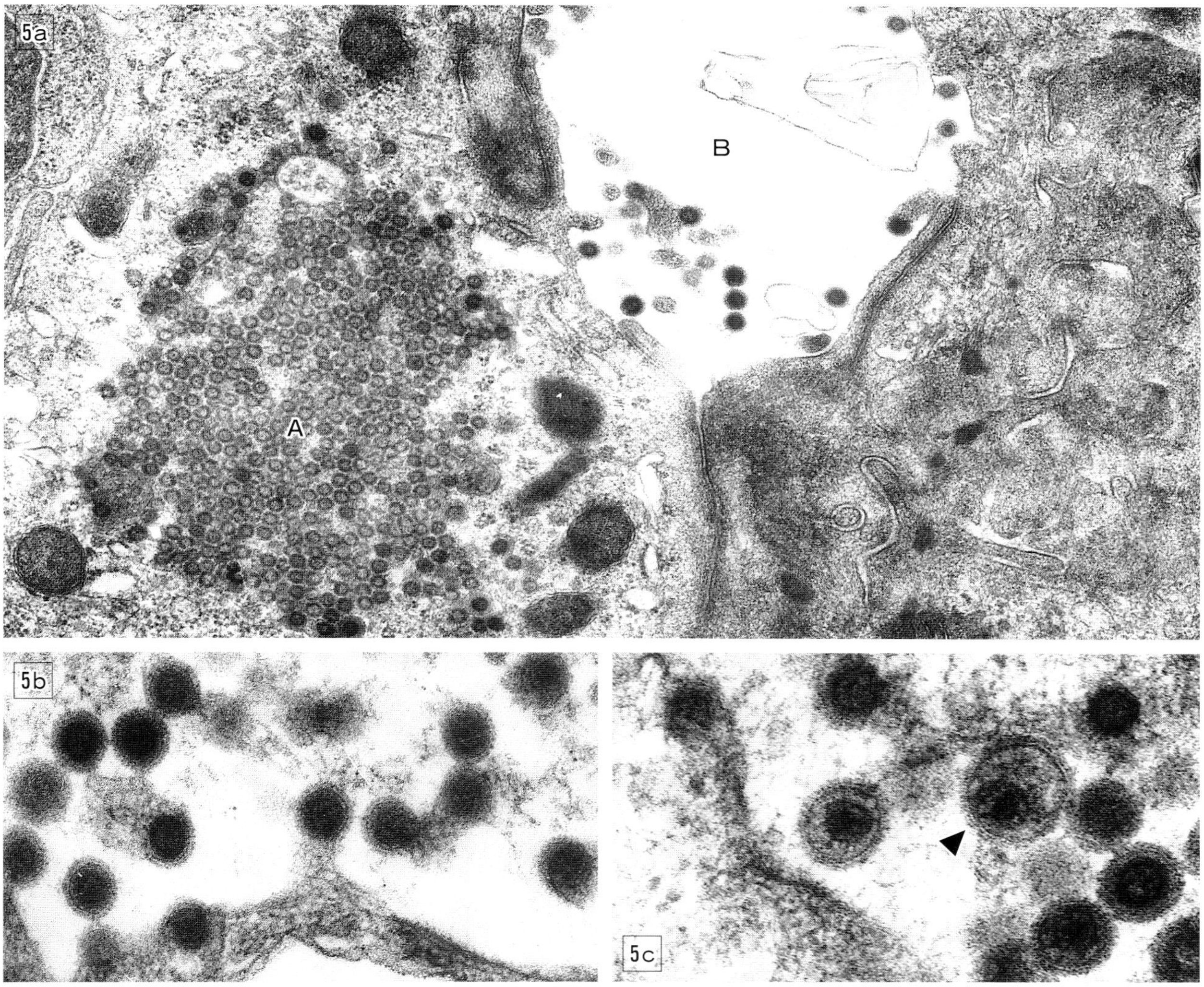

写真5　マウス乳がんウイルス(MMTV)。a)細胞質内A粒子(intracytoplasmic A-particle)。細胞質内に外径 70 nm，内径 50 nm の二重輪形態を呈するA粒子の集塊(A)を見る。A粒子は腺腔側の細胞膜に至りB粒子(B)として腺腔内に放出される(2% GLA-2% OsO_4 二重固定，U-Pb 二重染色，×26,000)。b)出芽B粒子(budding B-particle)と未熟B粒子(immature B-particle)。宿主の細胞膜を被り腺腔内に出芽するB粒子と未熟B粒子を見る。いずれも外被(envelope)には突起(spike)を認め核様体(nucleoid)は中央部に位置している(2% GLA-2% OsO_4 二重固定，U-Pb 二重染色，×64,000)。c)成熟B粒子(mature B-particle)(矢頭)。突起を持つ外被と偏在する核様体は薄膜(shell)で取り囲まれた高電子密度のコアよりなる(2% GLA-2% OsO_4 二重固定，U-Pb 二重染色，×98,000)。いずれも GR マウス乳がん

(1)マウス乳がんウイルスの形態

Bittner(1936)が乳がん好発系マウスから「貰い乳」すると嫌発系マウスに乳がんが発生したことから，乳汁を介する乳がん誘発因子を乳因子(milk factor)と名づけ，その後ウイルス粒子が確認された。MMTV を保有するマウスの乳腺上皮や乳がんの胞体内核上部には細胞質内A粒子の集塊を見る(写真 5a)。A粒子は外径 70 nm 内径 50 nm のドーナツ状または二重輪と形容される中空の球形構造を呈し，一般に内輪の方が電子密度は高い。MMTV は正常乳腺上皮細胞では分泌面に向けて出芽し，ウイルスの産生は細胞の機能的極性と密接な関係を持つが，乳がん細胞においては腺腔面に出芽する。A粒子は腺腔に面した細胞膜直下に移動し，スパイクをそなえた宿主の細胞膜を被って微絨毛先端より出芽してB粒子となるが，出芽B粒子や未熟B粒子の核様体は中央部に位置する(写真 5b)。成熟B粒子は円型または長円形で長径 100〜140 nm を呈し，表面はスパイクが密在する外被と偏心性に局在する薄膜で取り囲まれた高電子密度のコアよりなる核様体で構成されている(写真 5c)。

(2)マウス乳がんウイルスの伝達

MMTV は *gag-pol-env* の3つの遺伝子からなり，がん遺伝子は持たない。*gag* は p28 といった主要核様体構成ポリペプチドをつくり，*pol* は Mg 依存性の逆転写酵素をコードしており，*env* は gp52 や gp36 といった外被構成糖蛋白をつくっている。MMTV ゲノムが染色体に組み込まれると，その両端には繰り返し配列(long terminal repeat：LTR)と呼ばれる領域が追加される。LTR 領域にはオープンリーディングフレーム(open reading frame：orf)遺伝子が存在し，スーパー抗原として機能する ORF 蛋白をコードしている。乳仔が哺乳した MMTV(乳因子)は腸管々腔内で粒子形態を失い腸管ー乳腺間のウイルス情報の伝達はリンパ球が担っている(Tsubura et al., 1988)。腸管局所で MMTV に感染

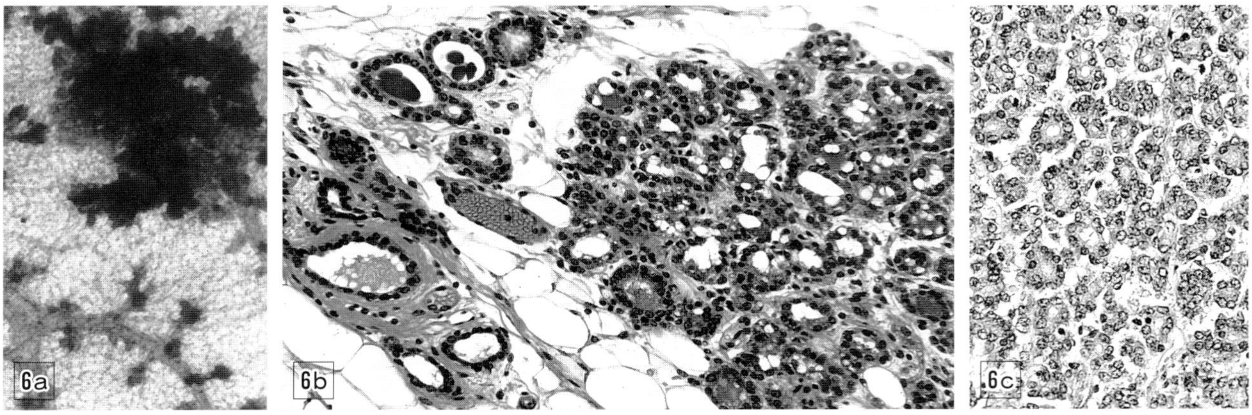

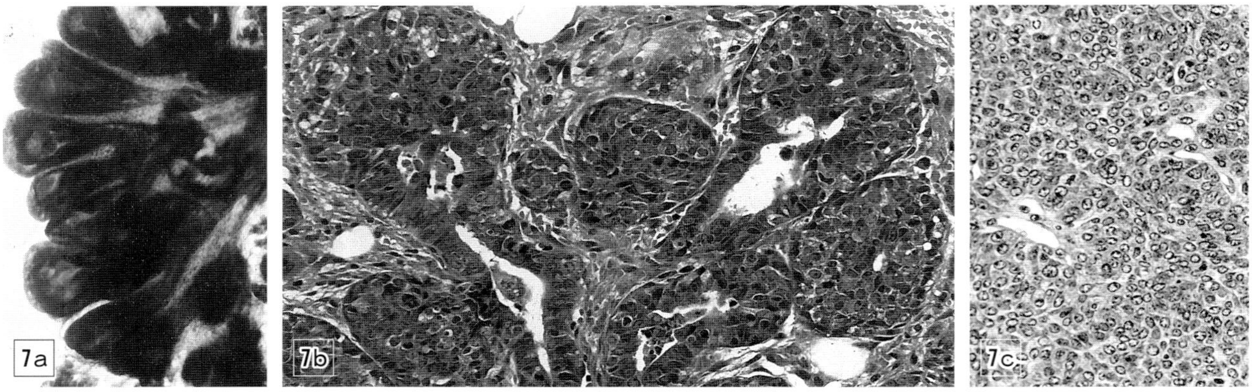

写真6　過形成性腺胞結節(hyperplastic alveolar nodule：HAN)とA型腺がん。a)HANは径1mm以下の乳白色を呈する触知不能な微小結節である(ホールマウント標本)。b)HANは妊娠期の腺胞に類似し，腺上皮と筋上皮の二層構造を呈し，腺上皮は高い分泌能を呈する(HE, ×200)。c)A型腺がんは小葉構造を基本構造とする(HE, ×200)。いずれもC3Hマウス

写真7　プラーク(plaque)とB型腺がん。a)plaqueは円盤状を呈し，妊娠中期以降触知可能となり，分娩により退縮する(ホールマウント標本)。b)plaqueは上皮過形成をともなう放射状に分岐した乳管と結合職の増殖からなる(HE, ×200)。c)B型腺がんは乳管由来を示唆する充実性の増殖形態をとる(HE, ×200)。いずれもGRマウス

した僅かのリンパ球はスーパー抗原を産生してTリンパ球を活性化し，種々のリンフォカインを産生してBリンパ球の増殖にも寄与し，これらリンパ球がMMTVの貯蔵庫となり，乳腺への伝達を容易にする。C3Hマウスの保有する乳因子(外来性MMTV)は水平感染し，Bittner virusまたはMMTV-S(standard)と呼ばれる。一方，C3Hマウスを乳因子を持たないマウスに里子に出してBittner virusを除去しても，晩期低乳がん誘発性ではあるが，MMTV粒子の出現を見る。このウイルスは胚細胞にプロウイルスとして組み込まれた内在性MMTV(*Mtv-1*)として子孫に垂直伝達し，Nandi virusまたはMMTV-L(low oncogenic)という。さらに，GRマウスの保有するMMTVはMühlbock virusまたはMMTV-P(plaque inducing)と呼ばれ，乳汁による他，内在性MMTV(*Mtv-2*)としても子孫に伝達し，早期高乳がん誘発性である。しかし，MMTVの粒子形態はすべての亜系間で共通であり，超微形態的にはまったく差を見ない。

(3)マウス乳がんウイルスの造腫瘍性

マウス乳腺発がんは特有の前がん病変を経て乳がんへと進展する2階段発がんを見る。前がん病変としてMMTV-SやｰLが過形成性腺胞結節(hyperplastic alveolar nodule：HAN)を生じるのに対して，MMTV-PはHANも生じるが妊娠依存性腫瘍(プラークplaque)が形成される(螺良・森井，1992)。HANとは径1mm以下の乳白色を呈する微小結節で(写真6a)，組織学的には分泌像を呈する妊娠期の腺胞に類以し(写真6b)，大量のMMTVを産生している。一部のHANは進展してDunnの分類でいうA型腺がん(写真6c)になることが多い。一方プラークは妊娠とともに増大して妊娠中期以降円盤状の触知可能な腫瘤となり(写真7a)，組織学的には分泌像もMMTVの産生も見ない上皮過形成をともなう乳管の放射状分岐と結合織の増殖よりなる(写真7b)。プラークは分娩とともに退縮し，次回の妊娠で再増殖し，この繰り返しの過程で一部が乳管由来を示唆するB型腺がんへと移行することが多い(写真7c)。

(4)マウス乳がんウイルスの体内分布

内在性MMTVは乳腺の他，外涙腺(写真8a)，唾液腺，尿道腺，前立腺や精嚢腺といった組織に存在し，A粒子(写真8b)やB粒子(写真8c)を見るが，がん化は乳腺のみである(螺良・森井，1992)。MMTVの主たる伝達は乳汁あるいは胚細胞を介するものであるが，これら外分泌腺に成熟B粒子を見ることは，咬傷時の唾液，性交時の精液や何らかの機序により涙液や尿を介する水平感染の可能性も否定できない。

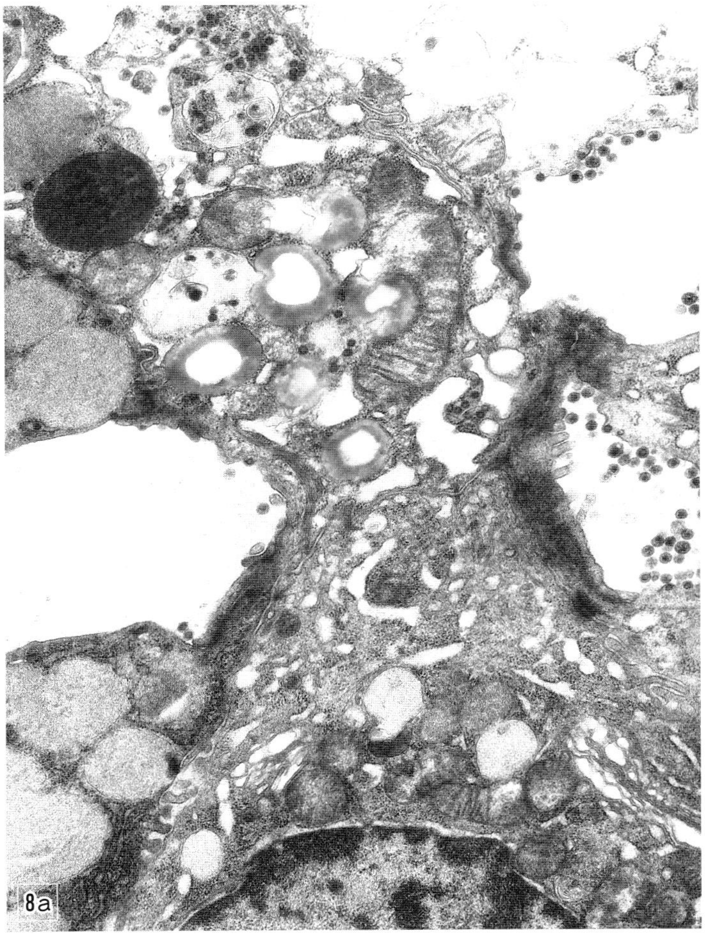

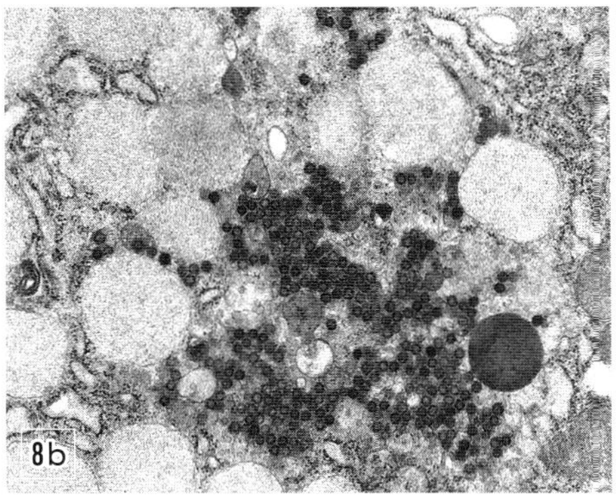

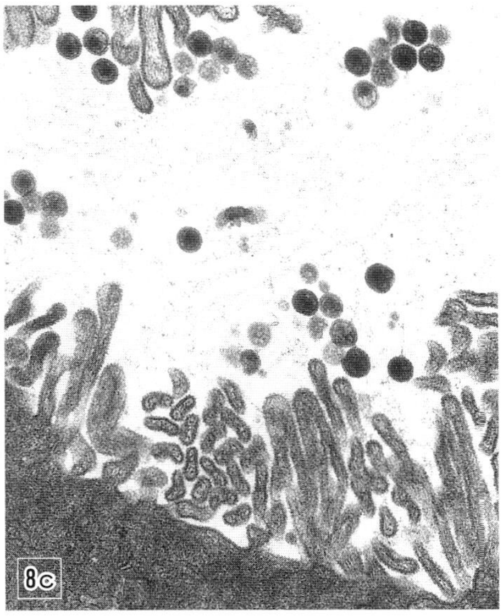

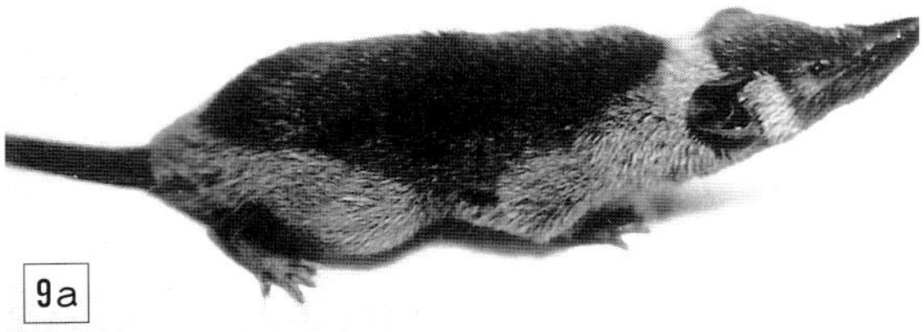

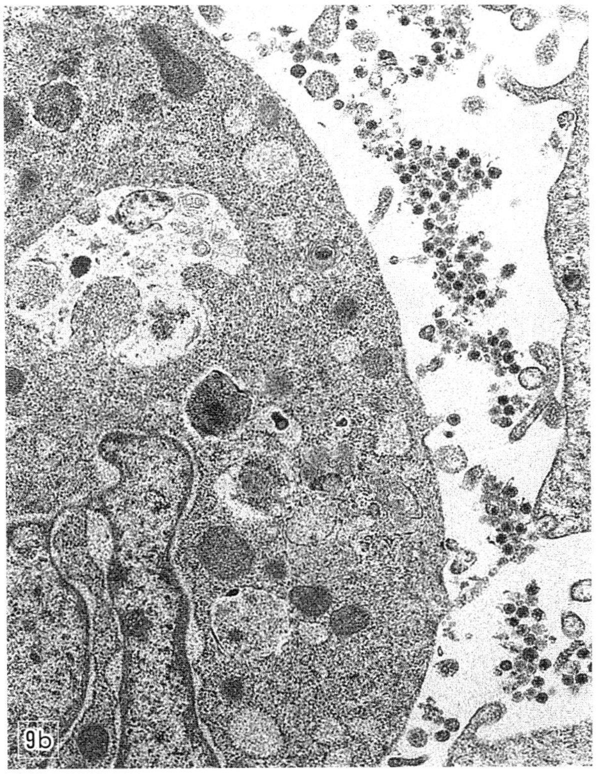

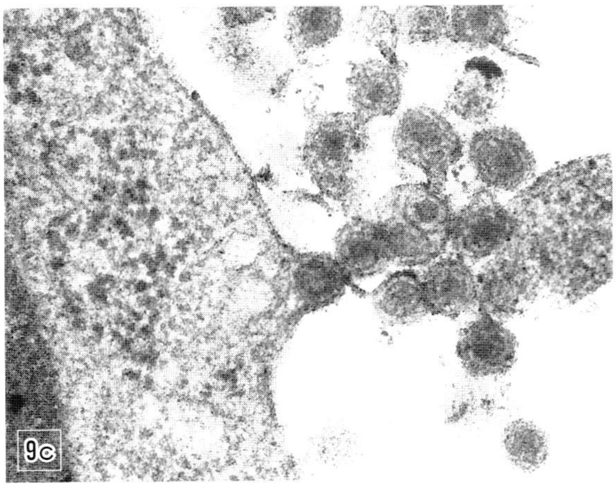

写真 8　外涙腺。a)漿液性腺房細胞に多数のウイルス粒子を認める(2% GLA-2% OsO_4 二重固定，U-Pb二重染色，×14,000)。b)細胞質内 A 粒子(intracytoplasmic A-particle)。細胞質内に A 粒子の集塊を見る(2% GLA-2% OsO_4 二重固定，U-Pb 二重染色，×14,000)。c)出芽 B 粒子(budding B-particle)，未熟 B 粒子(immature B-particle)と成熟 B 粒子(mature B-particle)。宿主の細胞膜を被り腺腔内に出芽する B 粒子と未熟 B 粒子を見る。いずれも外被(envelope)には突起(spike)を認め，核様体(nucleoid)は中央部に位置している。成熟 B 粒子は突起を持つ外被と偏在する核様体が特徴である(2% GLA-2% OsO_4 二重固定，U-Pb 二重染色，×30,000)。いずれも GR マウス

写真 9　スンクスと Sm-MTV。a)食虫目トガリネズミ科動物であるスンクス(*Suncus muriuns*)は霊長類の最も原始的な祖先とされている。b)Sm-MT 乳がん細胞株。細胞間に多数の Sm-MTV 粒子を見る(2% GLA-2% OsO_4 二重固定，U-Pb 二重染色，×15,000)。c)Sm-MTV。細胞外に放出された粒子は類円形でスパイクを持たず核様体は中央部に位置し，時に複数個認める(2% GLA-2% OsO_4 二重固定，U-Pb 二重染色，×80,000)。

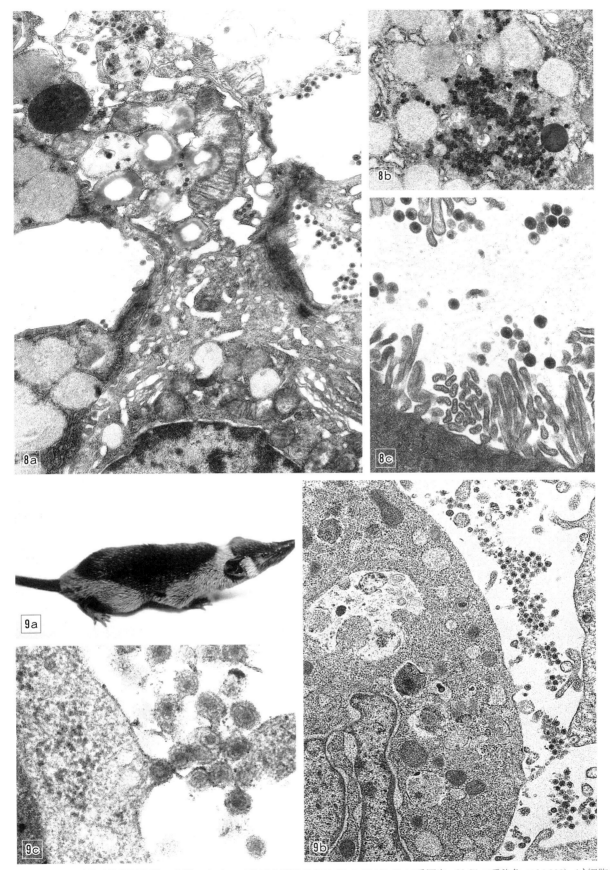

(5)メイソン・ファイザーサルウイルスとスンクス乳がんウイルス

MMTV によるマウス乳腺発がんが証明されて以来，他の種属の乳がんにおけるウイルス関与の可能性が調べられた。アカゲザルの自然発生乳がんに D 型粒子形態を呈し，Mg 依存性の逆転写酵素を持つウイルス粒子が見出され，MPMV と命名された。MPMV 産生細胞の細胞質には A 粒子が存在し，細胞外に出芽して円形または不正楕円形で表面にはスパイクを持たず，内部には中心性あるいは偏心性の薄膜で囲まれた高電子密度の小さなコアあるいは平行に走る 2 本の線状の薄膜構造を認める(星野，1981)。スンクス(ジャコウネズミ)は哺乳類では最下位の食虫目に属し，霊長類の直接の先祖と考えられている(Tsubura et al., 1995)(写真 9a)。スンクスの自然発生乳がん培養細胞株(Sm-MT)から Mg 依存性の逆転写酵素を持つウイルスが見出され，スンクス乳がんウイルス(Sm-MTV)と命名された(Yamashiro et al., 1986)。Sm-MT は細胞質内に A 粒子が見られ，細胞外へウイルスの産生を認め(写真 9b)，成熟粒子は外径 140 nm で類円形を呈し表面にスパイクはなく中心性のときに複数の核様体を持つ。核様体は高電子密度のコアとそれを取り巻く薄膜よりなり D 型粒子と近似する(写真 9c)。ただし MPMV や Sm-MTV に乳腺上皮をがん化させる直接の証拠はない。

【引用・参考文献】

星野宗光．1981．腫瘍ウイルス —— RNA 型ウイルスを中心に．電子顕微鏡 15：139-145．

螺良愛郎，森井外吉．1992．マウス乳癌ウイルス(MTV)の体内伝達と腫瘍発生 —— マウス乳癌モデルのヒト乳癌への外挿．実験動物 41：111-121．

Tsubura, A., Inaba, M., Imai, S., et al. 1988. Intervention of T-cells in transportation of mouse mammary tumor virus (milk factor) to mammary gland cells in vivo. Cancer Res. 48: 6555-6559.

Tsubura, A., Shikata, N., Oyaizu, T., et al. 1995. Experimental models for carcinogenesis in the house musk shrew, Suncus murinus, Insectivora. Histol. Histopathol. 10: 1047-1055.

Yamashiro, J. M., Tsutsui, Y., Nagayoshi, S., et al. 1986. Ultrastructural characterization of the retrovirus particles (Sm-MTV) liberated from the mammary tumor cell line (Sm-MT) of a house musk shrew, Suncus murinus (Insectivora). Cancer Res. 46: 3128-3137.

【螺良愛郎，四方伸明】

【ゲノム】

レトロウイルスのゲノムは，同一配列の一本鎖線状，プラス鎖 RNA のホモ二量体として存在する。つまり，他のウイルスと異なり，ビリオンは二倍体となるという特徴がある。

レトロウイルスの RNA ゲノム構造を図 4 に示す。ゲ

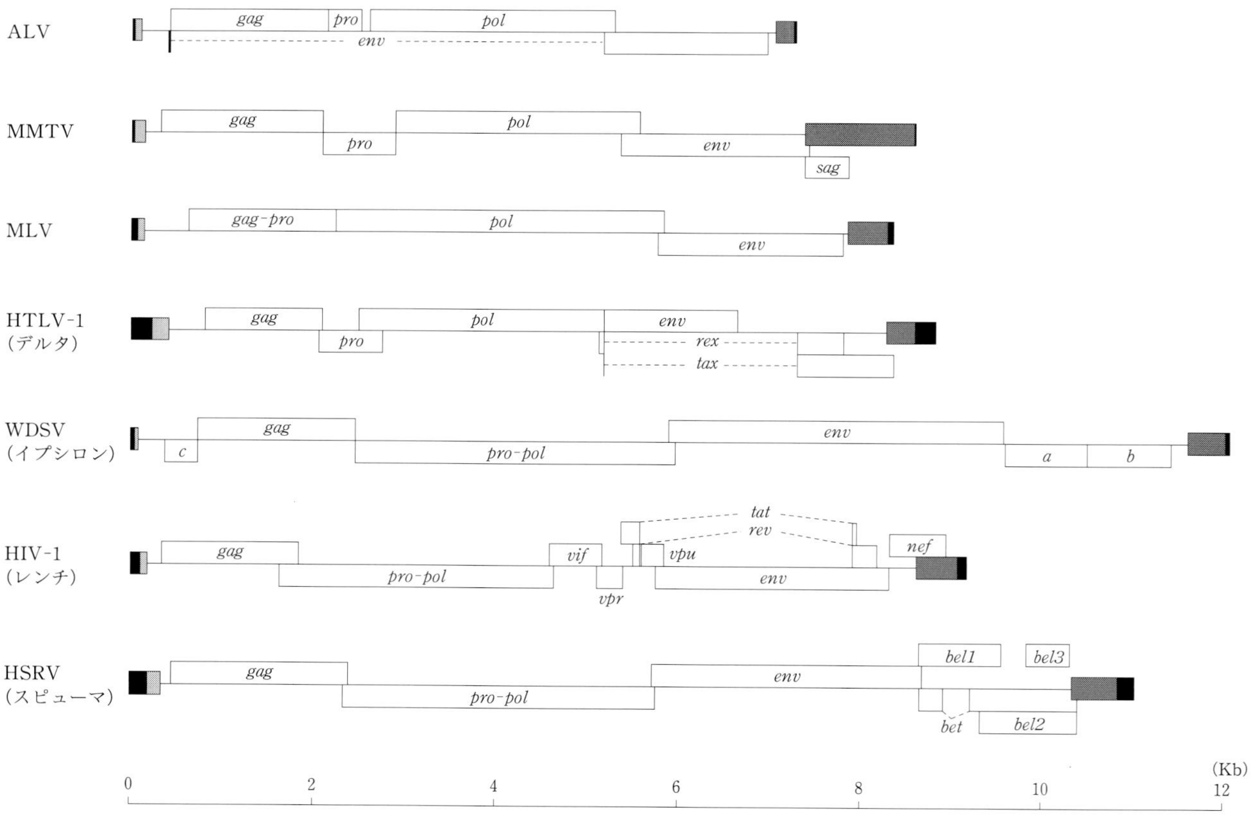

図 4　レトロウイルス RNA ゲノムの構造。ALV：*Avian leukosis virus*(トリ白血病ウイルス)，MMTV：*Mouse mammary tumor virus*(マウス乳がんウイルス)，MLV：*Murine leukemia virus*(マウス白血病ウイルス)，HTLV-1：*Human T-cell lymphotropic virus type 1*(ヒト T 細胞白血病ウイルス 1 型)，WDSV：*Walleye dermal sarcoma virus*(ウォールアイ皮膚肉腫ウイルス)，HIV-1：*Human immunodeficiency virus type 1*(ヒト免疫不全ウイルス 1 型)，HSRV：*Human spumaretrovirus*(ヒトスピューマレトロウイルス)。図中の黒四角は R 領域，薄い灰色四角は U5 領域，濃い灰色四角は U3 領域を示す。RNA ゲノムに付加されている 5′ cap および 3′ ポリ A は省略した。

ノムサイズは7〜13 kbの範囲にあり，すべてのレトロウイルスに共通して*gag*遺伝子，*pro*遺伝子，*pol*遺伝子および*env*遺伝子が存在する。*pro*遺伝子は，他の遺伝子から独立していない場合もある。*gag*遺伝子は，マトリックス(matrix：MA)，カプシド(capsid：CA)，ヌクレオカプシド(nucleocapsid：NC)をコードしており，*pro*遺伝子はプロテアーゼ(protease：PR)，*pol*遺伝子は逆転写酵素(reverse transcriptase：RT)とインテグラーゼ(integrase：IN)，*env*遺伝子は表面(surface：SU)蛋白質と膜貫通(transmembrane：TM)蛋白質をそれぞれコードしている。複雑なゲノムを持つレトロウイルス(complex retrovirus；イプシロン，デルタ，レンチ，スピューマ)は，アクセサリー蛋白質をコードする遺伝子を持ち，これらは生体内でのウイルス複製や病原性発現に重要な役割を果たすと考えられている。

図4に示すように，レトロウイルスRNAゲノムは5′末端および3′末端にR(repeated)，U3(unique 3′ sequence)，U5(unique 5′ sequence)領域を持つ。構造上，これらの領域はすべてのレトロウイルスに共通しているが，個々のウイルスにより，各領域の長さは異なる。ウイルス複製の過程で，ウイルスゲノムの末端領域の構造は変化する。RNAゲノムは5′末端にRとU5，3′末端にU3とRを有する。RNAゲノムから逆転写過程を経て，二本鎖DNAが合成される際ウイルスゲノムの両末端にはU3，R，U5からなるLTR(long terminal repeat)と呼ばれる繰り返し構造が形成される(詳細は【増殖の分子生物学】の図6参照)。LTRを含むウイルス遺伝子は宿主の染色体に組み込まれ，これをプロウイルスと呼ぶ。プロウイルスから宿主の転写機構により，子孫ウイルスRNAゲノムが生じる。したがって，ウイルスRNAゲノムは細胞内メッセンジャーRNA(mRNA)と同じく，5′末端にcap構造，3′末端にポリAを持つ。

ウイルスゲノムの両末端領域には，ウイルス複製に機能する領域が含まれる。R領域は，ゲノムの5′末端および3′末端のポリA直前に存在する繰り返し配列である。U5にはattachment(att)サイトと呼ばれる，宿主染色体へのプロウイルスの組み込みに必要な領域がある。U5の下流には，primer binding site(pbs)が存在する。Pbs(18塩基)はトランスファーRNA(tRNA)が結合し，RNAゲノムからのマイナス鎖DNA合成を開始するサイトである。Pbsに続き，ウイルスRNAのビリオンへの取り込みのシグナルとなるPsi elementと呼ばれる領域がある。5′末端領域には，dimer linkage structure(DLS)と呼ばれるRNAゲノムの二量体形成に必要なサイトも存在する。一方，RNAゲノム3′末端のU3上流には，AやG塩基の連なったpolypurine tract(ppt)があり，これは，プラス鎖DNA合成の開始サイトとなる。U3にはattサイトに加えて，プロウイルスからの遺伝子発現におけるプロモーターやエンハンサーが含まれる。これらの領域は，ウイルス複製における逆転写過程やウイルス遺伝子発現に重要な役割を果たす。

【足立昭夫，野間口雅子】

【増殖の分子生物学】

レトロウイルスの生活環は図5のようである。吸着・

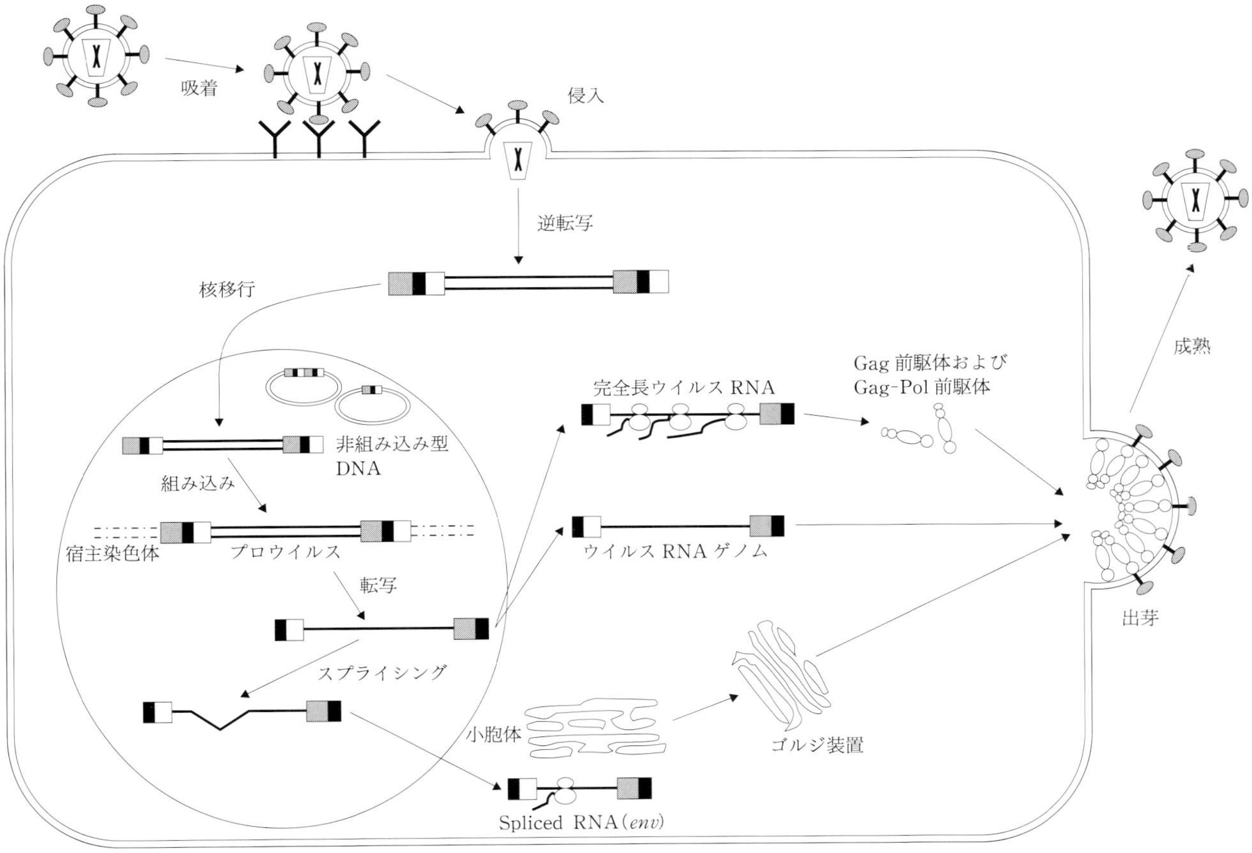

図5　レトロウイルスの生活環。レトロウイルス複製過程の主要ステップを示す(詳細は本文参照)。

侵入に始まり，出芽／成熟に至るまでの複製過程を模式的に示してある。

(1)吸着・侵入

レトロウイルスのSUが，細胞表面の受容体に結合する。受容体として利用される細胞表面分子はウイルスによって異なる(表2)。SUと受容体との結合後，エンベロープ蛋白質に構造変化が起こり，宿主の細胞膜とウイルスエンベロープとの膜融合が誘導される。膜融合には，特にTMの構造変化が重要であると考えられている。膜融合の後，細胞内にウイルスコアが侵入する。多くのレトロウイルスではpH非依存的に細胞表面での膜融合と侵入の過程が進行するが，一部のレトロウイルスでは，吸着後，pH依存性にエンベロープ蛋白質の構造変化が誘導されるため，エンドソームで膜融合を起こすようである。細胞質に侵入したウイルスコアの脱殻がどのように誘導され進行するかはあまりよくわかっていない。

表2　レトロウイルスの受容体(Goff, 2007)

ウイルス	受容体
トリ白血病ウイルス(ALV-A)	*tv-a* locus
トリ白血病ウイルス(ALV-B, D, E)	*tv-b*, *-e* locus
トリ白血病ウイルス(ALV-C)	*tv-c* locus
マウス乳がんウイルス(MMTV)	トランスフェリンレセプター Trf1
マウス白血病ウイルス，エコトロピック(MLV Ecotropic)	mCAT-1(Atrc1)
マウス白血病ウイルス，アンフォトロピック(MLV Amphotropic)	Ram-1/GLVR2/PiT-2
マウス白血病ウイルス，ポリトロピック(MLV Polytropic)	Rmc1/XPR1
ヒトT細胞白血病ウイルス1型(HTLV-1)	GLUT-1
ヒト免疫不全ウイルス1型，2型(HIV-1，HIV-2)	CD4プラスCXCR4もしくはCCR5

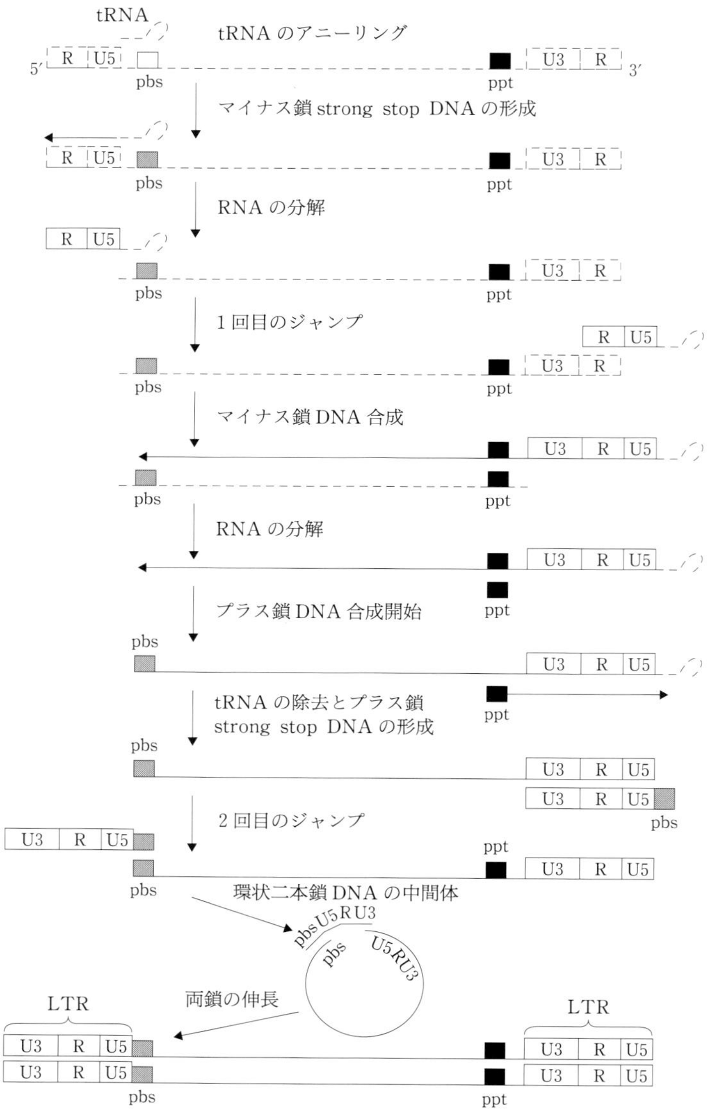

図6　レトロウイルスRNAの逆転写過程。RNAゲノムから二本鎖ウイルスDNA合成までを模式的に示す。破線はRNA，実線はDNAを示す。

HIV-1では，コアの安定性の増加や減少は逆転写過程を抑制することが示唆されており，適切な脱殻過程の進行がウイルス複製に重要であると考えられる。

(2)逆転写過程(RNAゲノムからの二本鎖DNA合成)

ウイルスコアの細胞質への侵入直後に逆転写反応が開始され，ウイルスRNAゲノムから二本鎖DNAが合成される。逆転写反応には，感染ウイルス粒子内に存在していたRT，IN，NCなどを含む複合体が関与する。RTはN末端にDNA合成活性，C末端にRNaseH活性(RNA：DNAハイブリッドのRNAのみを分解する酵素活性)ドメインを持ち，この過程において主たる役割を果たす。レトロウイルスRNAゲノムの逆転写過程は図6のとおりである。この逆転写過程がレトロウイルスの名前の由来であり，他のRNAウイルスと異なり，RNAウイルスでありながら生活環のなかでDNAとして存在するという際だった特徴となっている(図5)。

(3)組み換え

レトロウイルス粒子は，二量体化したRNAゲノムを含み，逆転写過程で両方のRNAゲノムが鋳型として利用される。これにより逆転写過程では，高い頻度でウイルスゲノムの組み換え(recombination)が起こることが知られており，copy choice model(マイナス鎖DNA合成の途中で，RTによる鋳型RNAゲノムのスイッチが起こる)とstrand-displacement assimilation model(プラス鎖DNA合成中に生じたプラス鎖DNA断片が，別のマイナス鎖DNAと結合し，新たにプラス鎖DNAを合成する)とが提唱されている。組み換えは，相同性配列を持たないふたつのRNA分子間でも起こる。この特性は，ウイルスゲノムの多様性や細胞内遺伝子のウイルスゲノムへの導入などを生じる基盤のひとつとなっている。

(4)プロウイルスDNAの宿主染色体への組み込み(integration)

レトロウイルスの線状二本鎖DNAの宿主染色体への組み込みは，逆転写過程と同様に，レトロウイルスに特徴的で，かつ，効率の良いウイルス増殖に必須の過程である(図5)。

逆転写により合成された二本鎖DNAは，まず核内に移行する。このステップと続く宿主染色体への組み込みには，PIC(preintegration complex)と呼ばれる，蛋白質と核酸の複合体が機能する。PICを構成する分子やその特性については解明されていないが，単純なゲノムを持つレトロウイルス(simple retrovirus；アルファ，ベータ，ガンマ)のPICは少なくともCA，RT，INを含み，complex retrovirusの一員であるHIV-1ではMA，NC，RT，IN，VprがPICを構成する分子の一部であるとされている。また，逆転写過程からプロウイルスの組み込みには，ウイルス蛋白質のみならず，さまざまな宿主因子の関与が報告されている。

二本鎖DNAの核移行のルートは，simple-とcomplex retrovirusとで異なる。simple retrovirusでは，細胞分裂期の核膜の崩壊時にウイルスDNAとPICは核内に移行する。したがって，非分裂細胞では線状二本鎖DNAが細胞質内に蓄積し，感染は成立しない。対照的に，レンチウイルスとスピューマウイルスは非分裂細胞にも感染し，ウイルスDNAはPICにより能動輸送されると考えられているが，その分子メカニズムは明確になっていない。

核内に移行するウイルスDNAは線状および2種類の閉環状構造を持つものがある(図5)。これらのうち，線状二本鎖DNAのみが宿主染色体の任意の場所に組み込まれる。この過程は感染ウイルス粒子によって持ち込まれたINによって図7のように触媒される。組み込みのステップは，①細胞質内でのINによるゲノム末端attサイトの認識と3′プロセッシング反応(3′末端の2塩基除去による5′突出末端の作出)，②核内への移行とストランドトランスファー反応(宿主染色体における5′突出末端の作出および宿主染色体5′末端リン酸基とウイルスDNA3′末端OH基との結合)，③修復(宿主細胞のDNA修復酵素系による染色体の一本鎖部分の相補鎖合成)のように進行する。宿主染色体に組み込まれたLTRを含むウイルスDNAはプロウイルスと呼ばれる。プロウイルスを排除する機構はなく，宿主染色体の一部として永久に存続し，細胞分裂の際に娘細胞に受け継がれる。

(5)ウイルス遺伝子発現

プロウイルスからウイルスゲノムが転写される(図5)。LTRのU3内にはプロモーターとエンハンサーが多数存在している。宿主細胞の持つ遺伝子と同様，宿主のRNAポリメラーゼIIや転写因子の働きにより，U3内のこれらのサイトが認識され，5′LTRのU3とRの境界で転写が開始される。宿主の転写因子に加えて，HTLV-1 TaxやHIV-1 Tatは，LTRからの転写を活性化するウイルス蛋白質である。ウイルスRNAの転写後，3′LTRのRとU5の境界でRNAが切断され，宿主の機構により5′capと3′ポリAが付加される。プロウイルスの転写により生じた完全長のウイルスRNAは，スプライシングを受け(図8)，核外に輸送される。simple retrovirusでは，完全長ウイルスRNAのconstitutive export elementと呼ばれるサイトと，宿主因子の複合体との相互作用によりウイルスRNAの核外輸送が媒介・促進される。一方，complex retrovirusでは，HTLV-1 RexあるいはHIV-1 RevとRex/Rev responsive elementとの相互作用により，RNAの核外輸送が調節される。完全長ウイルスRNAは核外に輸送され，子孫ウイルスのRNAゲノムとなりビリオンにパッケージングされるか，もしくは，mRNAとして*gag*と*gag-pol*遺伝子がリボソームで翻訳され，Gag前駆体，Gag-Pol前駆体となる。これらの前駆体は細胞膜に輸送されるが，その機構はよくわかっていない。スプライシングが起こったウイルスRNAは，*env*遺伝子やcomplex retrovirusではアクセサリー遺伝子となる(図5，8)。*env*遺伝子は粗面小胞体で翻訳，多量体化され，ゴルジ装置へ送られる。ここで，宿主プロテアーゼにより，SUとTMに切断され，糖鎖修飾を受けた後，細胞表面に運ばれる。

(6)ウイルス粒子の出芽・放出と成熟

多くのレトロウイルスでは，合成されたGag，Gag-Pol，EnvおよびウイルスRNAは細胞膜で会合し，ウイルス粒子が出芽する(図5)。MMTVやM-PMVなどのベータレトロウイルスでは細胞質内でカプシド形成

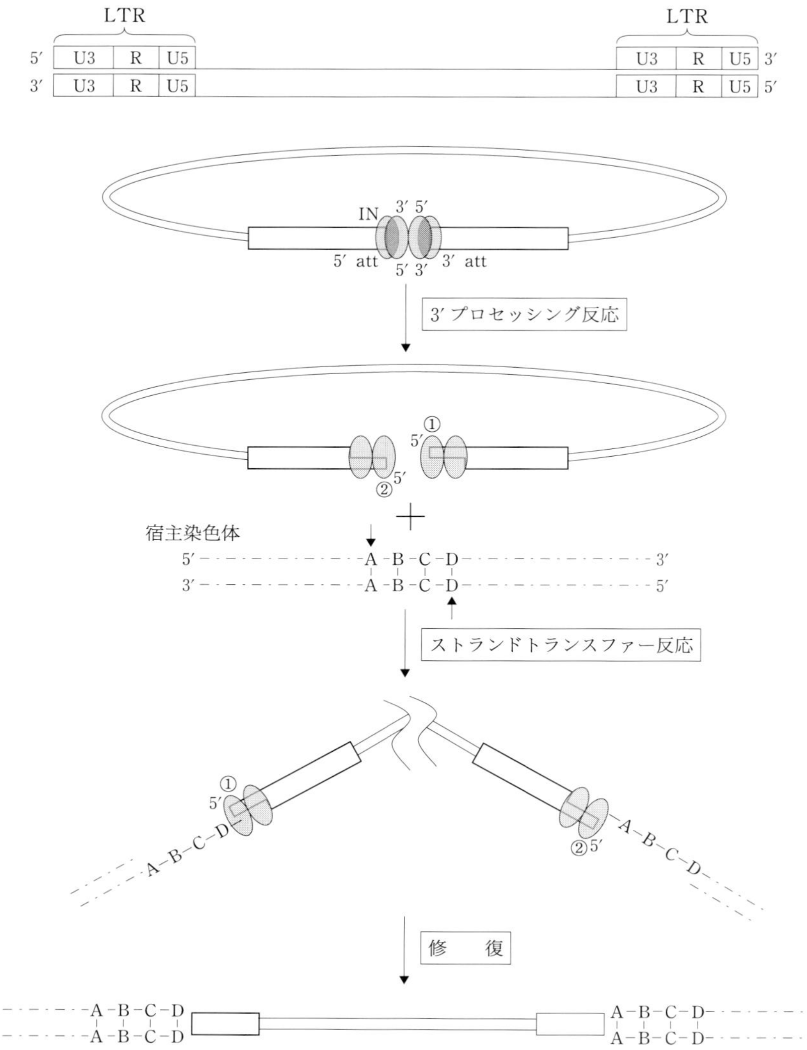

図7　ウイルスDNAの宿主染色体への組み込み反応。ウイルスDNAの組み込み反応は，3′プロセッシング反応(ウイルスDNA 3′末端からの2塩基除去)，ストランドトランスファー反応(宿主染色体5′末端およびウイルスDNA 3′末端の結合)，DNA修復酵素系による修復のステップで進行する。実線はウイルスDNA，-・-は宿主染色体，灰色楕円はINを示す。

が起こり，その後，細胞膜でEnvと会合して出芽する。Gag前駆体のみを細胞内で発現させても，virus-like particleと呼ばれる粒子が形成・放出される。したがって，Gag蛋白質はウイルス粒子形成に中心的役割を果たす。粒子形成に重要なGag蛋白質の領域は，①Mドメイン(membrane binding domain；MA内にあり，細胞膜との結合に必要)，②Iドメイン(interaction domain；NC内にあり，Gag-Gag結合に必要)，③Lドメイン(late assembly domain；粒子の効率的な産生・放出に必要)，である。Gag-Pol前駆体はGag前駆体との相互作用によりウイルス粒子内に取り込まれる。ウイルス粒子形成では，Gag前駆体とGag-Pol前駆体が最適な比率で存在する必要がある。ウイルスRNAゲノムは5′末端にあるPsi　elementがシグナルとなり，NCとの相互作用によりウイルス粒子に取り込まれる。ウイルス粒子内ではRNAゲノムは二量体化されているが，二量体RNAが粒子に取り込まれるのか，粒子に取り込まれて二量体化されるのかはわかっていない。

ウイルス粒子が細胞表面から出芽するとき，Gag前駆体とGag-Pol前駆体はPRにより切断される。Gag前駆体からはMA(エンベロープの裏打ち蛋白質)，CA(コア形成)，NC(ウイルスRNAと結合)ができる。Gag-Pol前駆体はPR，RT，INに開裂し，感染性を持つ成熟ウイルス粒子となる(図5)。

(7)宿主のレトロウイルス抑制因子

宿主細胞は，病原体に対するさまざまな防御機構をそなえている。レトロウイルスに対する宿主の抑制因子も明らかにされており，ウイルス蛋白質と拮抗し，細胞指向性や宿主域を決定する要因となるものもある。TRIM5α，APOBEC3G，tetherinなどがその例である(Goff, 2004; Malim and Emerman, 2008)。

【引用・参考文献】

Goff, S. P. 2004. Retrovirus restriction factors. Mol. Cell 16: 849-859.

Goff, S. P. 2007. *Retroviridae*: the retrovirus and their replication, p. 1999-2070. *In* Knipe, D. M., and Howley, P. M.

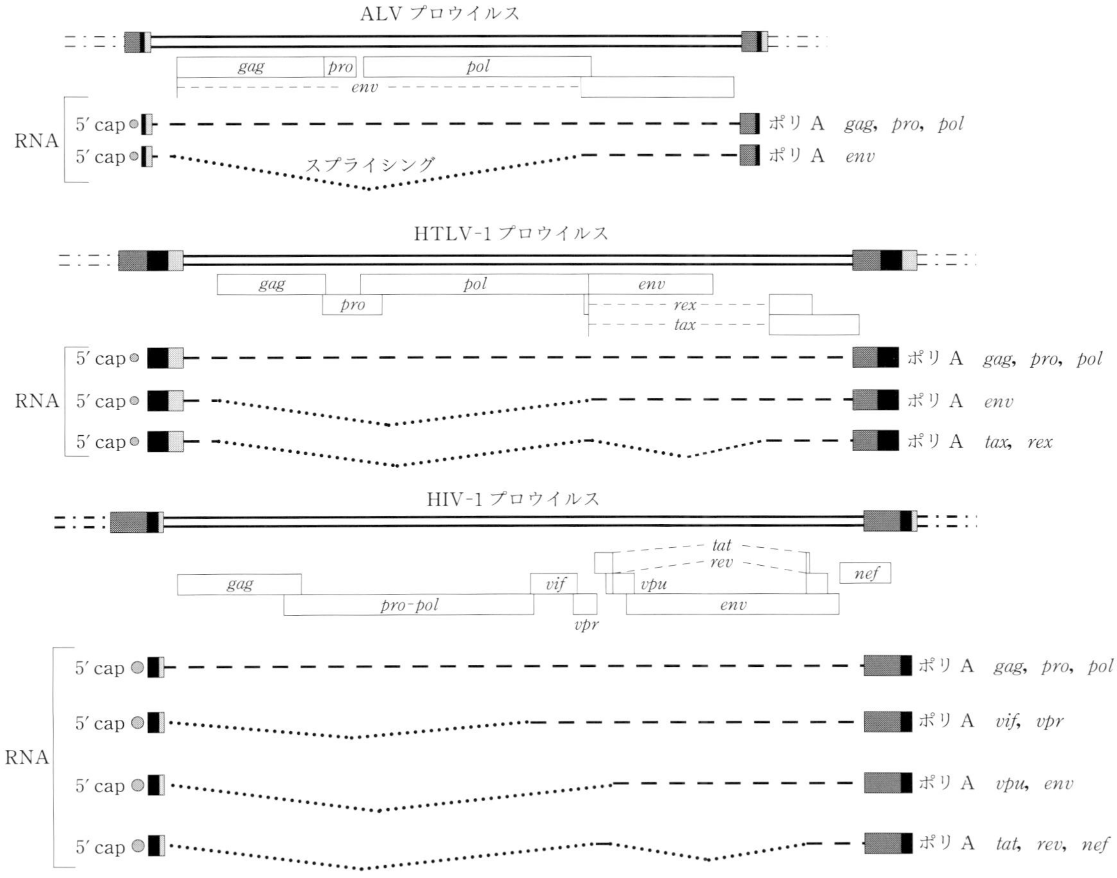

図8 レトロウイルスのスプライシングパターン。ALV：トリ白血病ウイルス，HTLV-1：ヒトT細胞白血病ウイルス，HIV-1：ヒト免疫不全ウイルス1型。HIV-1にはより多くのスプライシングパターンを持つRNAが存在する。実線はウイルスDNA，－・－は宿主染色体，破線はウイルスRNA，丸点線はスプライシングサイト，黒四角はR領域，薄い灰色四角はU5領域，濃い灰色四角はU3領域を示す。

(eds.), Fields virology, 5th ed., vol. 2, Wolters Kluwer/Lippincott Williams & Wilkins, Philadelphia.
Malim, M. H., and Emerman, M. 2008. HIV-1 accessory proteins－ensuring viral survival in a hostile environment. Cell Host Microbe 3: 388-398.

【足立昭夫，野間口雅子】

【レトロウイルスによる発がん】

(1)トリの白血病ウイルス

レトロウイルスによる発がんの歴史は古い。1908年にV. EllermanとO. Bangがニワトリの白血病ウイルスとして最初に報告したものである。ただニワトリの場合は，同じウイルスが赤血症，白血症，顆粒球症(または骨髄球症)などと多様な腫瘍を形成するために，その病因ウイルスと病気との因果関係がはっきりしなかったので，長い間ニワトリのレトロウイルスについては評価が定まらなかった。白血球が増えずに貧血状態を起こすaleukemic leukemiaと呼ぶ症状も現れた。

また，このウイルスを他のニワトリに注射すると肉腫を形成することもあり，このことも混乱を招いた原因となっている。しかしながら，今までの長いがんウイルスの研究から，活性化したがん遺伝子をウイルス粒子に取り込み，これがレトロウイルスベクターとなって肉腫をつくることがわかった。

白血病ウイルス(leucosis complex)には，いくつかのウイルスが混在していた可能性もある。DNAウイルスであるマレック病ウイルス，レトロウイルスでは赤血芽球症ウイルス(erythroblastosisで*erb*がん遺伝子が入っている)，骨髄球症ウイルス(myelocytosisで*myc*がん遺伝子が入っている)などが1950年代になって分離され，それぞれの性質が明らかになった。またシチメンチョウからは細網内皮症ウイルス(reticuloendotheliosis)で*rel*がん遺伝子が見つかった。

こうしたトリのレトロウイルスの分離にはデユーク大学のJ. W. Beard，East LansingのB. R. Burmesterの各グループが活躍した。

当時の先端技術の電子顕微鏡を使ってがんウイルスの研究をしたのはVillejeufのW. Bernard，M. D. Anderson病院のL. Dmochowski，京都大学ウイルス研究所の天野重安らである。

(2)乳がんウイルス

ニワトリに腫瘍をつくるウイルスが発見されて話題を呼んだが，哺乳類ではこのようなウイルスがなかなか見つからなかった。そのなかで最初に見つかったのがマウスの乳がんウイルスで，1936年のことである。これは純系のマウスをつくろうとする仕事の結果生まれた副産物で，それまでの純系マウス確立の長い歴史がある。

最初に純系のマウスをつくろうとしたのはハーバード

表3　レトロウイルス発見の年表

発見年	ウイルス名	発見者
1908	ニワトリ白血病ウイルス	Ellerman，Bang
1910	ニワトリ肉腫ウイルス	Rous，藤浪
1936	マウス乳がんウイルス	Bittner
1951	マウス白血病ウイルス	Gross，Eddy，Stuart
1956	マウス白血病ウイルス	Friend，Moloney，Rauscher
1956	マウス白血病ウイルス	天野
1959	マウス白血病ウイルス(X線)	Kaplan
1961	ウシ白血病ウイルス	Olson
1962	マウス白血病ウイルス(X線)	Latarjet
1964	ネコ白血病ウイルス	Jarret
1966	マウス骨肉腫ウイルス	Finkel
1969	ウシ白血病ウイルス	Hardy
1970	ネコ肉腫ウイルス	川上
1972	ギボン肉腫ウイルス	Theilen
1973	ヒヒレトロウイルス	Lapin
1980	ヒトT細胞ウイルス(ATL)	Gallo，日沼
1983	ヒトT細胞ウイルス(AIDS)	Montagnier

大学のC. C. Littleで1909年のことである。Littleは毛の色が薄茶色をしたDBAマウスの純系を確立した。またH. J. Baggは1906年に白いマウスを欧州から輸入して純系をつくり，Baggアルビーノと呼んだが，これが現在よく使われているBalb/cマウスである。また1920年にはコールドスプリングハーバーのL. C. StrongがC3Hマウスをつくり，実際には1935年に初めてC3Hマウスについて報告している。

このC3Hマウスから乳がんウイルスを取り出したのがJ. J. Bittnerである。それまでもC3Hが乳がんをつくりやすい純系マウスであることが知られていた。また母親マウスに染色体外因子があるように予想されていた。しかしながら母乳にその乳がんをつくる因子があるということをはっきりさせたのが，ジャクソン研究所のBittnerである。Bittnerは1936年に乳がんをつくるC3Hの乳仔を，乳がんをつくりにくいマウスの乳仔と交換することによって，C3Hの母親の出す母乳でどのマウスにも乳がんをつくることを報告した。この交叉実験により，C3Hの中には乳がんウイルスのあることを確認できたわけである。

その後，C3Hの雄のマウスにもやはり検出されない乳がんウイルスが存在し，雄のC3Hと性交を持った雌のマウスには時々乳がんが発生し，その子供には乳がんが多発することがわかった。これは母乳以外にもウイルスが伝播する可能性を示したものでH. B. Andervontが1945年に報告している。

電子顕微鏡で乳がんウイルスらしい粒子を最初に見つけたのは，K. R. Porterで1948年のことであり，技術が進歩して人々に認められるようになったのは1953年である。同じ時期に木下良順も同様の発表をしている。マウス乳がんウイルスに感染したマウスは成熟して5〜12か月になる間に乳がんを発生する。卵巣を除くと乳がんができなくなる。また，雄のマウスでも女性ホルモンを注射すると乳がんができてくる。これらから，乳がんウイルスの増殖と発病に女性ホルモンが大きく関係していることがわかる。分子生物学的研究が進んで，乳がんウイルスの遺伝子発現には女性ホルモンの関与のあることが明らかになった。

(3)マウスの白血病ウイルス

ニワトリで白血病ウイルスが見つかって以来，多くの人が哺乳類でも似たウイルスを探していたが，1951年ニューヨークのL. GrossがAkマウスで成功するまでずいぶん長い年月を費やしている。Grossの成功した理由はウイルスを新生仔に注射して白血病が早く起こるウイルスをマウスに継代接種していったことにある。

他のグループが成功したのは1956年以降である。日本では京都大学ウイルス研究所の天野重安が，日本で育成されたSLマウスから感染性を持った白血病ウイルスを取り出している。市川康雄はこのウイルスを電子顕微鏡で見つけ出し，野竹邦弘はその培養に成功している。その結果，日本で初めてがんウイルス部門が設立される。

1963年，畑中正一はこの白血病ウイルスの塩基組成を明らかにし，RNAウイルスであることを確定した。さらにこのウイルスRNAが宿主細胞のDNAとハイブリッドを形成することを示した(畑中，1964)。1970年，D. Baltimoreがマウスのラウシャー白血病ウイルスからRNAをDNAに逆に転写する逆転写酵素を発見する。同時にニワトリのラウス肉腫ウイルスから逆転写酵素を発見したH. Teminとともに，1975年にこの業績でノーベル医学生理学賞を受ける。P. Rousはラウス肉腫ウイルスの発見で1966年に単独でノーベル医学生理学賞を受けている。このとき，1910年にニワトリから藤波肉腫ウイルスを発見した京都大学の藤波鑑は既に他界していた。

マウス白血病ウイルスの抗原分析，免疫反応，動物実験では米国のNIHでR. J. Huebnerのグループが活躍した。W. P. Rowe，G. J. Todaro，E. M. Scolnick，M. Hatanakaらがこのグループに属した。ウイルスがん遺伝子の仮説は1969年にHuebnerによって提唱され，現在のがん遺伝子の研究へと発展していく。

マウス白血病ウイルスで最もよく研究されたのはFMRウイルスである。FはC. Friendでニューヨークのスローンケタリング研究所，MはJ. B. Moloney，RはF. J. Rauscherで，ともにNIHでそれぞれウイルスを取り出すことに成功した。

1956年に取り出されたフレンドウイルスは脾臓の肥大と赤血症が特徴で，いち早く日本に輸入されて東大医科学研究所の小高健，癌研究所の井川洋二らが活躍する。

X線で誘発される白血病ウイルスを取り出したのは，1959年にスタンフォード大学のH. S. Kaplanと1962年にパリのラジウム研究所のR. Latarjetである。日本人では京都大学の丹羽太貫，予防衛生研究所(現在の感染症研究所)の吉倉広がX線で誘発されるマウス白血病について研究した。

これまでのウイルスはすべて純系のマウスから取り出されたが，野生のマウスからレトロウイルスをどんどん取り出して成果を上げたのが南カリフォルニア大学のM. B. Gardnerである。

マウスの白血病ウイルスからRNAゲノムを取り出しウイルス粒子のなかに2倍体として存在している電子顕微鏡写真を示す(写真10)。逆転写酵素でプロウイルスDNAをつくるのに2倍体であることが欠かせない。このウイルスRNAから逆転写されるDNAは予想に反して細胞の核ではなく細胞質で合成されることが電子顕微鏡によりトリチウムでラベルされたチミジンの取り込みで明らかにされた(Hatanaka et al., 1971)(写真11)。

今まで述べてきたレトロウイルスは外から感染するウイルスが主であるが，X線で誘発されるようなゲノムに内在しているレトロウイルスもある。AKRマウスは純系で外からの感染がないにもかかわらずウイルスを生産して白血病になる。内在性(endogenous)レトロウイルスと呼んでいる。

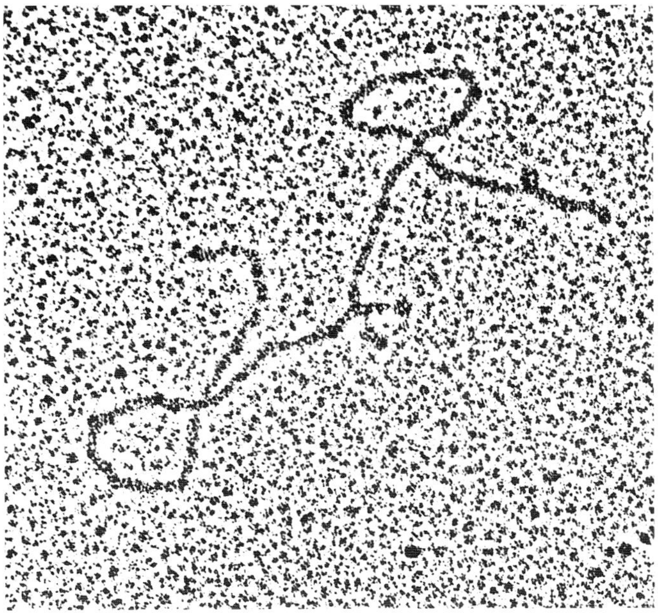

写真10　マウス白血病ウイルスのRNAゲノム

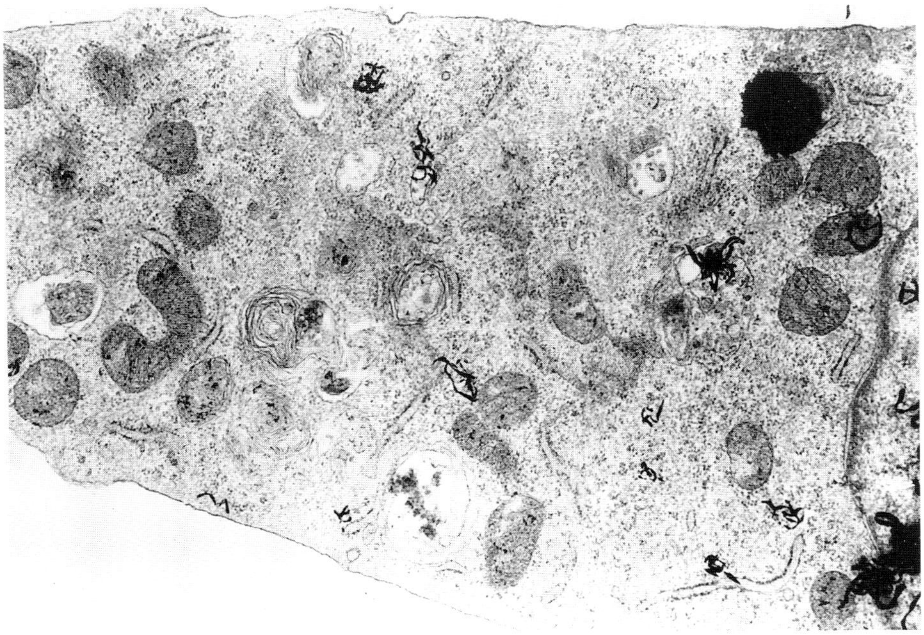

写真11　レトロウイルスによる細胞質でのDNA合成。細胞質にチミジンの取り込みが見られる。

動物のゲノムに内在しているendogenous retrovirusで他の動物細胞に感染するウイルスのあることが最初はネコで畑中正一，岡部博巳らによって発見された。1973年のことである。ネコからヒトの細胞に感染するRD114と呼ばれているウイルスである。その後マウスではW. Roweのグループが精力的にこのようなウイルスを研究した。これらを他好性ウイルス(xenotropic virus)と呼んでマウスからマウスに感染する自好性ウイルス(ecotropic virus)と区別している。いずれにしても1950年代から1970年代にかけては，マウスレトロウイルス研究の全盛時代であった。

(4)肉腫ウイルス

肉腫ウイルスの見つかったのは最初にニワトリで，ラウス肉腫ウイルスと藤波肉腫ウイルスであることは前に述べた。レトロウイルスががん遺伝子としてラウス肉腫ウイルスの場合は*src*がん遺伝子，藤波肉腫ウイルスは*fps*がん遺伝子をウイルス内に取り込んでいる。マウスではアーゴンヌ研究所のM. P. FinkelがCF1マウスから骨肉腫ウイルスの分離に成功している。1966年のことでFBJウイルスと呼ぶが，このがん遺伝子は後にFinkelのosteosarcomaにちなんで*fos*と称されている。*fos*は核蛋白質で*jun*と呼ぶがん遺伝子がつくる蛋白質と共同して転写の調節をする重要な因子である。

ロンドン病院のJ. J. HarveyはマウスのモロニーЁ白血病ウイルスをラットに継代してからBalb/cマウスに接種したところ，驚くべきことに肉腫ができあがった。ラットの活性化したがん遺伝子を取り込んだために肉腫をつくるようになったのである。1964年に報告している。

この遺伝子は後にHarveyのHとrat sarcomaを略して*H-ras*と呼ばれるようになった。ヒトの膀胱がんの細胞にも同様に活性化したがん遺伝子*H-ras*があることが1982年にわかる。一方シカゴ大学のW. H. Kirstenは最初にマウスで白血病ウイルスを見つけたが，その一部をラットに継代しているうちにラット，マウス，ハムスターに肉腫をつくるようなウイルス株ができあがった。1967年から一連の報告をしている。これは後の活性化されたがん遺伝子*K-ras*と呼ばれるもので，KirstenのKにちなんでいる。*ras*系統のがん遺伝子は細胞膜の内膜に存在して外から受ける刺激を変換するmodulatorとなり，そのシグナルを核に伝達する分子量が21,000の重要な蛋白質をつくる。

Kirstenの見つけた白血病ウイルス，モロニー白血病ウイルスを高濃度でBalb/cの新生仔マウスに接種すると骨肉腫(osteosarcoma)ができた。このがん遺伝子は後に*mos*と呼ばれたもので，初期胚の発生に関係している。1969年に畑中正一は種々の肉腫ウイルスを細胞に感染させるとがん化とともに糖透過能(glucose transport)が上昇することを見つけた。後に糖透過に関係する蛋白質であるglucose transporter遺伝子が取り出されて，このことがH. Lodishらによって遺伝子レベルで証明された。

1974年，土田信夫・畑中正一らは正常なラットの細胞がカーステン肉腫ウイルスと類似するRNAを発現していることを報告した。1976年，H. Varmus，J. M. Bishopらは正常なニワトリの細胞がラウス肉腫ウイルスと類似DNAを持っていることを報告した。こうして，細胞のがん遺伝子(*c-onc*と略しprotooncogeneとも呼んでいる)の存在と発言が確かめられたことになり，1989年，VarmusとBishopがノーベル医学生理学賞を受賞する。

(5)その他のがんをつくるレトロウイルス

ネコでは造血系のリンパ腫などが主である。最初にネコのがんウイルスを取り出したのはグラスゴー大学のW. Jarretのグループで，1964年のことである。ネコにはこの他に免疫不全を引き起こすウイルスがあり，貧血症状をともなうことが多い。いずれもレトロウイルスの一種である。肉腫をつくるウイルスからはがん遺伝子の*fms*などがとられている。

イヌでは特にマストサイトーマの起こることが際だっている。マストサイトーマはイヌが中年を越した頃によく発生する。イヌでもがんウイルスの分離に何人かの研究者が専念したが，C. G. Ricardらのグループが1967年にビーグル犬からウイルスを取り出している。しかしイヌのがんウイルスに関しては，そのウイルスの性質もよくわからず，再現性に乏しいのでこれからの研究課題になっている。イヌの中でもボクサーは特にリンパ腫，マストサイトーマなどを多発するので，この方のウイルス分離を多くの研究者が試みている。

家畜では特にウシの白血病，リンパ肉腫がよく研究されている。だいたい5〜7歳で白血病やリンパ腫が頻発する。ウシのがんウイルスを分離する試みのなかで，ウシからヒツジに感染させることによってウイルスの分離が容易になった。これはH. Olsonらによる1961年の実験で確かめられた。

ウシのレトロウイルスの電子顕微鏡写真は1969年にJ. M. Millerによって報告されている。血清免疫学的には，ミルク用のウシでは10.2%，ビーフ用のウシでは1.2%がこのウイルスに感染していることがわかった。1973年のことで，この統計は北米の数字である。他の報告によると，ミルク用のウシでは少なくとも20%が既にこのウイルスに感染していると信じられている。この状況は欧州でも同様とする報告もある。

サルからはTheilenらがウーリーモンキーから肉腫ウイルスを1971年に取り出すことに成功している。このウイルスをマーモセットに注射すると肉腫ができあがった。

1972年には類人猿ギボンからリンパ肉腫ウイルスが取り出された。ギボンは西南アジアに住む類人猿で体は小さい。このウイルスもマーモセットなどに接種すると肉腫をつくることができる。1973年には，旧ソ連のB. A. Lapinらによってヒヒからレトロウイルスを取り出すことに成功している。

(6)ヒトにがんをつくるレトロウイルス

京都大学ウイルス研究所の日沼頼夫は，間接蛍光抗体法で日本の南部に多発する成人T細胞白血病(ATL)がレトロウイルスに関係することを1981年に発見した。ATLが新しいタイプの白血病であることを報告したのは京都大学医学部の高月清で1976年のことである。ATLの細胞株を樹立したのは岡山大学医学部の三好勇夫で，ウイルスの遺伝子構造を明らかにしたのは癌研究所の吉田光昭である。

その結果，このウイルスは1980年にR. C. Galloが既に報告していたレトロウイルスHTLV-1と同一であることがわかる。HTLV-1には独特な調節遺伝子があり，そのなかで*tax*は転写調節遺伝子でTリンパ球を不死化し，培養細胞をがん化する作用がある(畑中，1997)。

【引用・参考文献】

畑中正一．1964．白血病ウイルスの化学的及び生物学的性格．天野重安(編)，癌ウイルスシンポジウムII記録，日本臨牀，東京．

畑中正一．1997．レトロウイルス，p. 308-338．畑中正一(編)，ウイルス学，朝倉書店，東京

Hatanaka, M., Kakefuda, T., Gilden, R. V., et al. 1971. Cytoplasmic DNA synthesis induced by RNA tumor viruses. Proc. Natl. Acad. Sci. U.S.A. 68: 1844-1847.

【畑中正一】

ヒトのレトロウイルス

ヒト免疫不全ウイルス
Human Immunodeficiency Virus (HIV)

【一般性状】

1981年，米国カリフォルニア州サンフランシスコで原因不明の強い免疫不全を呈する男性が認められた。その後も同様の症状を呈する患者が全米に広がり，やがて世界中で認められた。この原因不明の疾患は後天性免疫不全症候群(AIDS)と名づけられた。1983年に，フランスのMontagnierらによって，その病原体としてLAVと名づけられたレトロウイルスが初めて分離された。同様のウイルスがその後も報告され，このウイルスは統一名称としてHIVとして呼ばれることになった。

一方，類似のウイルスが西アフリカを中心に存在することが明らかとなった。それまで知られていた，世界的に広がっているものはHIV-1，1985年に分離されたこの類似ウイルスはHIV-2と名づけられた。HIV-2は，HIV-1に比べ，AIDS発症までがゆっくりと経過する。

HIVはレトロウイルス科，オルトレトロウイルス亜科，レンチウイルス属に属し，ヒトから分離された最初のレンチウイルスである。

HIVが感染する主な標的細胞は，CD4陽性のリンパ球とマクロファージである。したがって感染源となる主なものは，血液，血液製剤，精液，膣分泌液，母乳などである。

【病原性(発症機構，病気など)】

ウイルスの増殖は特にリンパ組織で活発で，ウイルス増殖にともない免疫細胞は破壊される。このような増殖と細胞破壊は，HIVに感染した初期から活発であり，したがって生体は破壊された免疫細胞を補うために，免疫細胞を補給するために新たに再生され続けることになる。

HIVに感染すると数週間で発熱や咽頭痛などの風邪様症状を示す急性期の後に，抗HIVの免疫応答が誘導される。しかし，この免疫応答後もウイルス量は低下するものの，完全には体内から排除されずに持続感染状態となる。この状態に入るとその後は長期間無症状に経過することから，このような感染者は無症候性キャリアと呼ばれる。この期間は，特別の治療を行わなければ平均で10年程度といわれている。

無症候期にも，徐々に免疫系の主役であるリンパ球数は減り続け，やがて全身の持続性リンパ節腫脹症が見られるようになる。さらに進行すると，発熱，下痢，体重減少，倦怠感，盗汗(ねあせ)などの症状が加わり，AIDS関連症候群と呼ばれる状態に入る。最終的には，免疫不全にともなうさまざまな日和見感染症〔カンジダ症，クリプトコッカス症，ニューモシスチス肺炎(カリニ肺炎と呼ばれていた)，トキソプラズマ脳症など〕やカポジ肉腫などの悪性腫瘍，また脳内にもHIVが侵入し脳神経症状(AIDS脳症)も時に出現するようになり，AIDSと診断される段階に至る。

【疫学】

現在 WHO により，全世界の HIV 感染者数は 3,690 万人(2014 年末)と推定されている(2014 年末の段階の世界の HIV 感染者数と AIDS 患者数の状況を表 4 に示す)。一時は 5,000 万人とも推定されていた感染者数であるが，このように低下してきた理由として，特にインドにおいて集中的に感染者数の見積もり活動が行われた結果の下方修正とサハラ以南の新規感染者数の減少に基づいている。このような下方修正があるものの，最近は抗 HIV 薬剤で治療することが一般的になり，それぞれの感染者の生存期間が延長していることに加えて，新規感染者数は一部の国では減少が見られるが，世界的には大きな変化は見られないので，全体としては増加する傾向にあると考えられる。

それぞれの国において，感染状況に大きな特徴が認められる。特に，アフリカとアジアにおける多くの開発途上国では HIV の感染拡大が激しく，平均寿命の低下を招く国も出てきている。中でも，HIV 感染者の 60%がサハラ以南の国々に集中している。例えば，HIV 感染率がスワジランド王国では 33%，ボツワナ共和国では 24%，レソト王国では 23%，ジンバブエ共和国では 20%と，極めて高率である。一方，東南アジアの国々はやや遅れて HIV 感染拡大が認められた。例えば，タイでは 1984 年に最初の感染例が見つかった。その後のバンコクの麻薬常用者の調査では，1987 年には 1%の陽性率であったが，翌年には 43%と急激に上昇している。この麻薬常用者間ではサブタイプ B で，欧米型に近いものであったが，1988 年から異性間性的接触による AE 型と呼ばれる組み換え型(CRF01_AE)の感染拡大が始まった(Ou et al., 1993)。近年のアジアでは，中国，インド，インドネシアへの感染拡大が急速に広まっており，サハラ以南のような情況になる前に何らかの対策が急がれる。

一方，わが国では 1985 年に初めて AIDS と診断された患者が見つかり，その後も徐々に HIV 感染伝播は広がっている。陽性率はいまだ低いものの，先進国の中では毎年の新規感染者数の上昇が今なお続いている稀な国である。2007 年末の段階の HIV 感染者数と AIDS 患者に関するわが国の状況を表 5 に示す。

表4　2014年末における世界のHIV感染者数とAIDS患者数（WHOのHPより）

HIV 感染または AIDS 発症している人	合計	3,690 万人
	成人(女性)	3,430 万人(1,740 万人)
	小児(<15 歳)	260 万人
2014 年に新たに HIV に感染した人	合計	200 万人
	成人	180 万人
	小児(<15 歳)	22 万人
2014 年に AIDS で亡くなった人	合計	120 万人
	成人	100 万人
	小児(<15 歳)	15 万人

表 5　2014 年末の日本における HIV 感染者数と AIDS 患者数(エイズ動向委員会報告より)

診断区分	感染経路	日本国籍			外国国籍			計		
		男	女	計	男	女	計	男	女	計
HIV 感染者	異性間の性的接触	2,657	713	3,370	401	830	1,231	3,058	1,543	4,601
	同性間の性的接触*	9,131	4	9,135	552	1	553	9,683	5	9,688
	静注薬物濫用	39	2	41	27	3	30	66	5	71
	母子感染	16	9	25	5	8	13	21	17	38
	その他*2	283	38	321	57	25	82	340	63	403
	不明	1,054	110	1,164	397	541	938	1,451	651	2,102
	合計	13,180	876	14,056	1,439	1,408	2,847	14,619	2,284	16,903
AIDS 患者	異性間の性的接触	2,001	230	2,231	289	214	503	2,290	444	2,734
	同性間の性的接触*	2,815	3	2,818	145	2	147	2,960	5	2,965
	静注薬物濫用	26	3	29	26	2	28	52	5	57
	母子感染	9	3	12	1	5	6	10	8	18
	その他*2	166	24	190	27	15	42	193	39	232
	不明	1,069	85	1,154	349	149	498	1,418	234	1,652
	合計*3	6,086	348	6,434	837	387	1,224	6,923	735	7,658
凝固因子製剤による感染者*4		1,421	18	1,439	－	－	－	1,421	18	1,439

* 両性間の性的接触を含む。*2 輸血などにともなう感染例や推定される感染経路が複数ある例を含む。*3 1999 年 3 月 31 日までの病状変化による AIDS 患者報告数 154 件を含む。*4「血液凝固異常症全国調査」による 2014 年 5 月 31 日現在の凝固因子製剤による感染者数

【診断】

HIV感染は，多数の検体の抗体検出に向いた酵素抗体法(ELISA)や粒子凝集法(PA)，迅速診断が可能なイムノクロマト法(IC)，さらに抗体確認検査に用いられるウェスタンブロット法や蛍光抗体法(IFA)などの免疫学的手法，ウイルス抗原を検出できるELISA，ウイルスRNAゲノムを高感度に検出できる核酸増幅試験(PCR，NAT)，そしてウイルス分離などにより行われる。一方，AIDS発症の診断には，これらのHIV検査で陽性と判定された感染者で，指標疾患として多様な真菌症，原虫症，細菌感染症，ウイルス感染症などの日和見感染症やリンパ腫やカポジ肉腫など日和見腫瘍のいずれかが明らかに認められた段階でAIDSと診断される。

【治療】

HIVは，一本鎖RNAをゲノムとして持つウイルスであるが，ウイルス複製の過程でいったん自らコードしている逆転写酵素により二本鎖DNAにする。また，このウイルスに特徴的なプロテアーゼをコードしており，ウイルスコアを構成するGag蛋白質の前駆体から成熟蛋白質への切断(感染性を発揮するするために必須の過程)に関わっている。したがって，宿主細胞への影響が少なく，ウイルス複製の遮断効果が高い薬剤として，このようなウイルス側の酵素を標的にするもの，すなわち逆転写酵素阻害剤(NRTI)，非核酸系逆転写酵素阻害剤(NNRTI)，プロテアーゼ阻害剤が有効な薬剤として実用化している。現在は，これらを複数組み合わせて治療するHAART(highly active anti-retroviral therapy，カクテル療法とも呼ばれる)が普及し，長期にわたって病気の進行をコントロールできるほどに効果が上がってきている(Ho et al., 1995)。しかし，徐々にこれら薬剤に対する耐性株の出現が大きな問題となってきており，別の標的に対する薬剤開発を目指す研究も活発になってきている。細胞融合過程に必須のEnv gp41の機能を低下させるフュージョンインヒビターも開発され，米国やEUで既に認可されている。また，レセプターであるCD4やコレセプターであるケモカインレセプターとHIV粒子との相互作用を阻害する薬剤，ウイルスゲノムの宿主細胞への組み込みに関わるインテグラーゼの阻害薬なども開発されている。しかし，これらのいずれをもってしても，感染者からのHIVの完全な排除はできない。治療している期間のみに，ウイルス量を低下させる効果が期待できるものである。

【感染経路・予防】

HIVは極めて弱いウイルスで，通常の社会生活では感染者からうつることはなく，一般には血液もしくは血液細胞を含む体液から伝播する。性交感染においては，性分泌液に接触することにより感染する。特に，肛門性交ではHIVの侵入が容易な腸粘膜へ精液が接触することで感染する。したがって，同性間，異性間にかかわらず，性的な接触にはコンドーム使用がHIV感染予防のために重要である。また，感染者の血液が，傷，輸血，同じ注射器を用いた麻薬のまわし打ちなどを通して，血液中に侵入することによっても感染する。わが国においては，血友病患者にHIV感染が広がり，その原因が血液製剤に混入していたウイルスにあったことが判明し，防げたはずの医療事故として，訴訟になった経緯がある(薬害エイズ事件)。現在では，事前のHIVの存在のチェック体制が整い，輸血や血液製剤の安全性は大きく向上している。ただ，病院などにおける針刺し事故は後を絶たない現状があり，リキャップをしないなどのマニュアルづくりとその周知徹底が必要である。

母子感染する経路としては，出産時の産道感染，母乳の授乳による感染，妊娠中の胎児への感染が挙げられる。帝王切開することによってリスクは大幅に下げられる。また，感染母親への抗HIV薬を投与することも，このHIV感染リスクを下げる上で効果的と考えられる。

HIVに感染すると，ウイルスが侵入した体内で増え，それにともなってHIVに対する免疫応答が起こる。献血の際にはHIVなどの危険な病原体が陽性のものは除去する必要がある。特異的な抗体の存在によってHIV感染をチェックしていた時期があり，感染から抗体誘導までの時期はウインドウ(空白)期間と呼ばれ，陰性と判定されるがウイルス量はむしろその後の抗体が検出される時期よりも多く，実際，そのような誤って判定されて輸血に基づくHIV感染を引き起こした例も認められたが，現在のわが国では，それまで2か月ほどと考えられていたウインドウ期間を平均11〜22日にまで短縮できる，最も感度よく血液中のウイルスを検出できる核酸増幅試験(NAT)の導入により，飛躍的に安全性が高まっている。

わが国の特徴的な問題として，HIV検査目的で献血をしようとする者が多い点がある。現在では，HIVに感染した例が見つかっても原則として献血者にはその結果を知らせないことになっているので，感染の疑われる機会があった場合には，匿名・無料で検査ができる全国の保健所で確認することが望まれる。

【引用・参考文献】

エイズ動向委員会報告. http://api-net.jfap.or.jp/mhw/survey/mhw_survey.htm

Ho, D. D., Neumann, A. U., Perelson, A. S., et al. 1995 Rapid turnover of plasma virions and CD4 lymphocytes in HIV-1 infection. Nature 373: 123-126.

Ou, C. Y., Takebe, Y., Weniger, B. G., et al. 1993. Independent introduction of two major HIV-1 genotypes into distinct high-risk populations in Thailand. Lancet 341: 1171-1174.

World Health Organization homepage. HIV/AIDS. http://www.who.int/hiv/en/

【生田和良】

ヒト T 細胞白血病ウイルス 1 型
Human T-Cell Leukemia Virus Type 1 (HTLV-1)

【分類・歴史】

ヒト T 細胞白血病ウイルス 1 型(human T-cell leukemia virus type 1：HTLV-1)はレトロウイルス科(*Retroviridae*)，デルタレトロウイルス属(*Deltaretrovirus*)に分類される。HTLV-1 は，成人 T 細胞白血病(adult T-cell leukemia：ATL)だけでなく HTLV-1 関連脊髄症(HTLV-1 associated myelopathy：HAM)などの炎症性疾患の原因ウイルスである。1977 年に日本で T リンパ系腫瘍が多く，その患者の出身地が九州・沖縄に偏在し共通した臨床的特徴を有することに着目した高月らが ATL を独立した疾患として報告した。その後，1980 年に Gallo らによって HTLV が発見された。さらに 1981 年に日沼らによって ATL と HTLV-1 の関連性が明らかとなり，ATL はヒトにおいてレトロウイルスが引き起こすことが明らかとなった初めての疾患として認知された。

【ビリオン(形態，大きさ，構造，化学成分)】

直径が約 100 nm の球状ウイルスであり，正 20 面体のヌクレオカプシド内に遺伝物質である一本鎖 RNA(2 分子)と逆転写酵素を有する。さらにその外側は糖蛋白と脂質二重層のエンベロープで包まれ，ウイルス粒子が形成されている。レトロウイルスは電子顕微鏡で観察される形態により，A，B，C，D 型粒子に分けられているが，このうち HTLV-I は C 型粒子に分類されている。

【ゲノム】

HTLV-I のゲノムは約 9 kb であり他のレトロウイルスと同じく，コア蛋白をコードする *gag* 遺伝子，逆転写酵素やインテグラーゼをコードする *pol* 遺伝子，エンベロープ蛋白をコードする *env* 遺伝子などの構造遺伝子をコードする領域が内部にあり，両端には LTR(long terminal repeat)配列が存在する。HTLV-1 に特徴的な配列として，*env* と 3′ 側 LTR との間に存在し調節遺伝子，アクセサリー遺伝子をコードする pX 領域がある。pX 領域のプラス鎖には，*p12*，*p13*，*p21*，*p30*，*rex*，*tax* が，一方マイナス鎖には *HTLV-1 bZIP factor* (*HBZ*)がコードされている(図 9)。

【物理化学的性状(感染性の薬剤に対する抵抗性・感受性・耐熱性)】

HTLV-1 の消毒薬感受性などについて詳細な報告はないが，HBV や HIV に準じた消毒によって不活化できると考えられる。しかし，HTLV-1 は感染細胞を介して伝播するため血液・母乳・精液など体液との接触に注意すれば問題ない。

【抗原の性状】

HTLV-1 構造遺伝子群では，*gag* 遺伝子領域に p19(マトリックス)，p24(カプシド)，p15(ヌクレオカプシド)，*env* 遺伝子領域に gp46(外皮蛋白質)，p21(膜貫通領域を有する)がコードされており検出抗原となりうる。一方 *env* 遺伝子と 3′ 側 LTR の間に存在する pX 領域には調節・アクセサリー遺伝子がコードされている。pX 領域プラス鎖には 4 つのオープンリーディングフレーム(open reading frame：ORF)があり，また alternative splicing 機構によって複数の調節遺伝子が産生される(図 9)。ORF I には $p12^{I}$，ORF II には $p13^{II}$ と $p30^{II}$，ORF III には *rex*($p21^{rex}$，$p27^{rex}$)，ORF IV には *tax*($p40^{tax}$)がコードされる。pX 領域マイナス鎖には *HTLV-1 bZIP factor* (*HBZ*)がコードされ，spliced form と unspliced form の存在が報告されている。

【培養】

HTLV-1 は T リンパ球を試験管内で IL-2 依存性あ

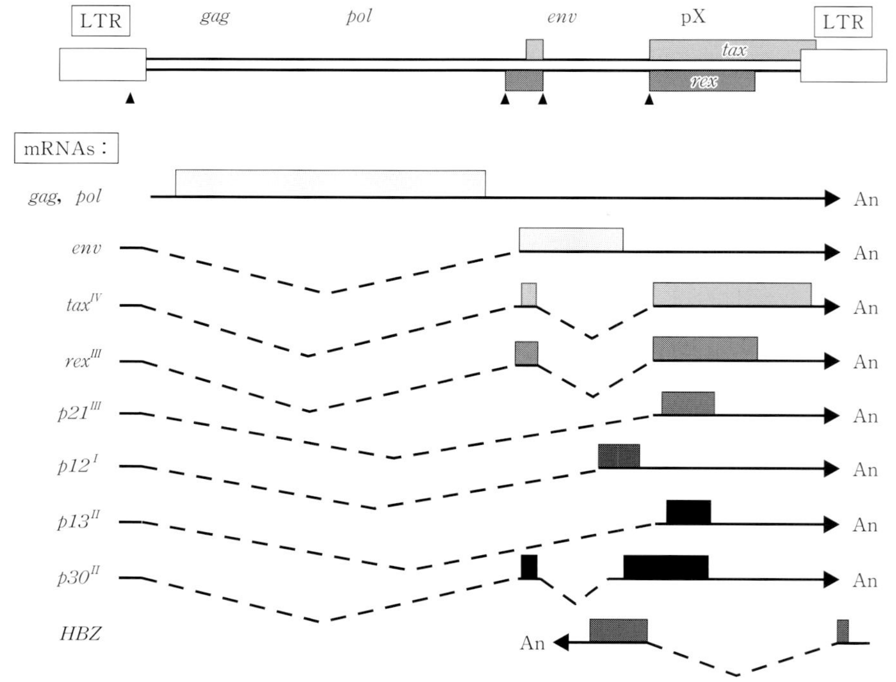

図 9　HTLV-1 の構造と遺伝子。HTLV-1 にコードされる構造遺伝子(*gag*，*pol*，*env*)，調節遺伝子(*tax*，*rex*)，アクセサリー遺伝子(*p12*，*p13*，*p21*，*p30*，*HBZ*)を示す。

るいは非依存性に不死化し増殖させる。HTLV-1 の特徴は感染させる場合，HTLV-1 感染細胞と標的細胞の共培養が必要であり，遊離ウイルス粒子だけでは感染効率は極めて悪いという点である。

【増殖】

先に述べたように，HTLV-1 は遊離ウイルス粒子による感染性は極めて悪く感染細胞を介して感染する。HTLV-1 の受容体として，glucose transporter 1 (GLUT1)が同定されている。この分子はさまざまな細胞で発現しており，実際 HTLV-1 は幅広い種類の細胞に感染が可能である。HTLV-1 は生体内で T リンパ球だけでなく B リンパ球，単球，繊維芽細胞などさまざまな細胞に感染しているが，増殖させるのは CD4 陽性 T リンパ球であり CD4 陽性 T リンパ球に腫瘍を起こす。またヒト以外の動物種(ウサギ，ラットなど)にも感染が成立するので，培養細胞ならびに実験動物の宿主域は広い。

このように HTLV-1 の感染には感染細胞が必要であるが，感染細胞と非感染細胞の接触が起こると Gag, Env 蛋白が接触面に集積し，タリンも集合してくる。この接触面には微小管形成中心(microtubule organizing center：MTOC)が Gag 蛋白質に近接して観察され，ウイルス学的シナプス(virological synapse)が形成される(図 10)。このシナプスを通じてウイルス RNA を含む複合体が非感染細胞へ移動し，感染が成立する。感染後 HTLV-1 はウイルス一本鎖 RNA から逆転写酵素の働きで二本鎖 DNA を合成し，インテグラーゼの作用により宿主細胞の染色体 DNA にランダムに組み込ませる。組み込まれたウイルス DNA はプロウイルス(provirus)と呼ばれる。

このように HTLV-1 は伝播する際に感染細胞を必要とするため感染経路としては，①母児感染(主に母乳を介する)，②性交感染，③輸血・薬物濫用の 3 つのルートが知られている。いずれの場合も感染成立には感染細胞の存在が不可欠である。このためウイルスから見ると感染細胞を増やすことで感染の機会を増大させることができることになる。実際，HTLV-1 感染者では HTLV-1 ビリオンは見つけることができないが感染細胞は存在する。HTLV-1 の場合，多くの感染細胞は 1 コピーの HTLV-1 プロウイルスを有するため，プロウイルス量は感染細胞数を意味する。プロウイルス量が多い母親から母乳を哺乳した児は感染の危険性が高いことが明らかになっている。このことから感染細胞数の増加は感染機会の増加を引き起こしているといえる。また，HTLV-1 レセプターはさまざまな細胞に普遍的に存在するにもかかわらず，感染後体内で観察される HTLV-1 プロウイルスは主に CD4 陽性メモリーT リンパ球分画に最も多く存在することから，感染後の HTLV-1 は自身のコードする調節遺伝子，アクセサリー遺伝子の働きにより CD4 陽性 T リンパ球の増殖を誘導していると考えられる。

HTLV-1 プロウイルスの組み込み部位を解析すれば，感染細胞のクロナリティを判定することが可能である。Inverse PCR 法を用い 3′ 側 LTR と隣接するゲノム DNA を増幅することによって HTLV-1 感染細胞の組み込み部位について解析を行うと，HTLV-1 感染者(キャリア)では HTLV-1 感染細胞のクローナルな増殖が認められ，一方 ATL 患者では特定の HTLV-1 感染細胞(すなわち腫瘍細胞と考えられる)のモノクローナルな増殖が確認される。クローナルな増殖は少なくとも数年にわたって持続している。T リンパ球の寿命は数年と考えられており，HTLV-1 感染によって T リンパ球の寿命が異常に延長しているものと考えられる。

【病原性】

HTLV-1 が感染していても症状を示さない無症候性キャリアのうち，ATL を発症する危険性は生涯で約 5%程度と推定されている。ATL 以外に HTLV-1 感染が原因と判明している疾患としては，HAM や HTLV-1 関連ぶどう膜炎などがあるが，発症頻度は少なく，ATL の数分の 1 程度の発症率であるといわれている。ATL は HTLV-1 によって惹起される CD4 陽性 T リンパ球の悪性腫瘍である。HTLV-1 感染後，約 60 年の潜

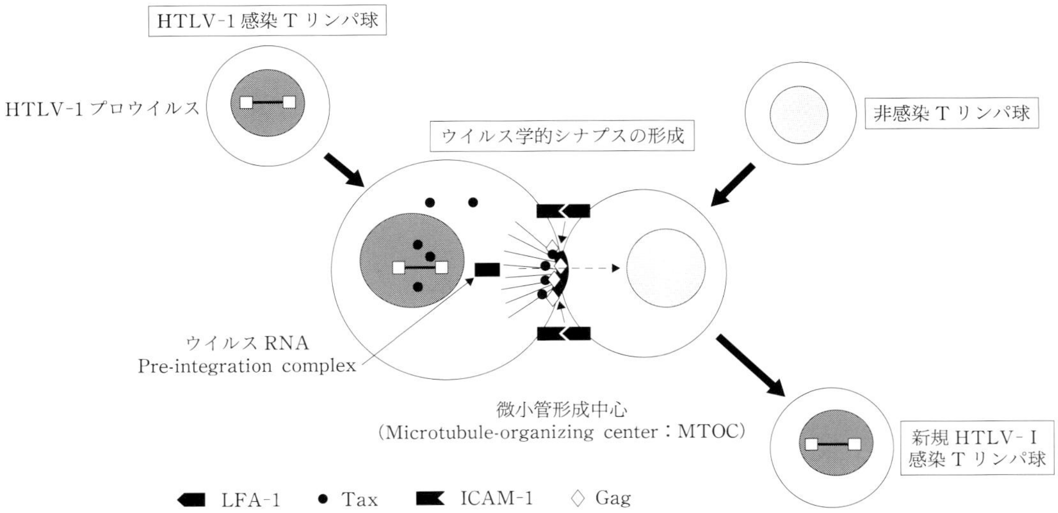

図 10 HTLV-1 によるウイルス学的シナプスの形成と感染。感染細胞が非感染細胞と接触するとウイルス学的シナプスが形成される。接着分子として ICAM-1，LFA-1 が重要であり，Tax，Gag などのウイルス蛋白質もその形成に関与している。

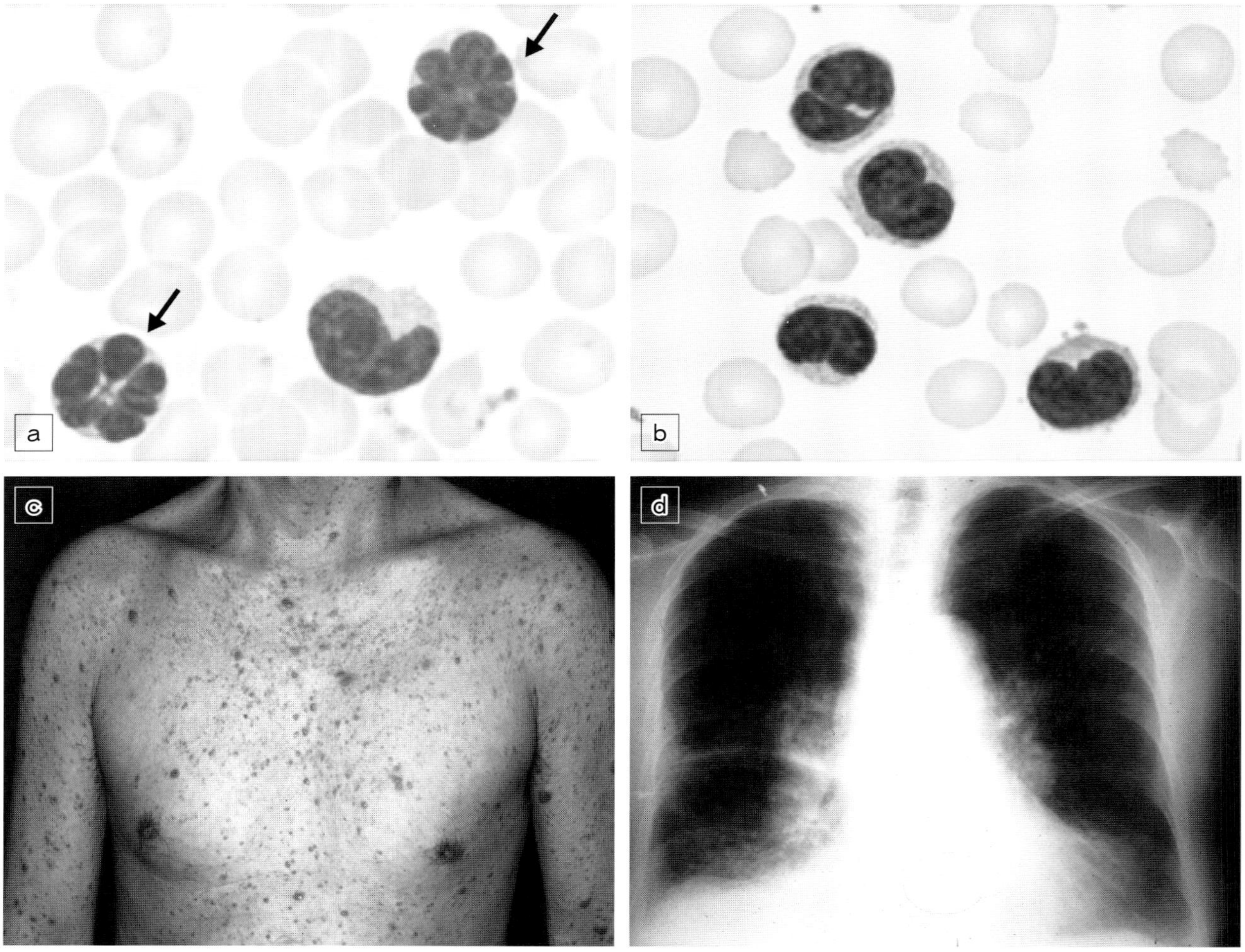

写真 12　ATL 患者の臨床所見。a)末梢血では核にくびれを有する花細胞(flower cell)が認められる。b)慢性型 ATL では核異型が少ない細胞が多く認められる。c)皮疹は ATL 症例の約 70%で認められる所見である。d)肺門リンパ節腫大，下肺野への浸潤が認められた ATL 患者の胸部 X 線写真。(口絵 228 参照)

伏期間を経て ATL が発症する。ATL は臨床症状や検査所見から①急性型，②リンパ腫型，③慢性型，④くすぶり型の 4 つの臨床病型に分類される。急性型は末梢血中に特徴的な ATL 細胞(写真 12a)が出現し，皮疹(写真 12c)，リンパ節腫大(写真 12d)，肝脾腫，高 Ca 血症などの症状や検査所見が認められる。リンパ腫型は，末梢血中への異常リンパ球の出現がない。non-Hodgkin's lymphoma と区別がつきにくいが，T リンパ腫でありかつ HTLV-1 抗体が陽性であれば，リンパ腫型 ATL が強く疑われる。慢性型は，末梢血中に ATL 細胞(写真 12b)を認めるが，リンパ節腫大などを認めない病型であり，比較的緩徐な臨床経過をとるが，数年の経過後に急性転化する。くすぶり型は末梢血中に少数の ATL 細胞を認め，皮疹や呼吸器症状が存在する病型であり，慢性の経過をとることが多い。

ATL 患者の大きな特徴として高度な免疫不全状態が上げられる。ATL 患者ではサイトメガロウイルス感染症，真菌感染症，ニューモシスチス肺炎などの日和見感染が高率に合併する。これは細胞性免疫の障害による。ATL は CD4，CD25 陽性であり，約 60%は Foxp3 が陽性である。したがって制御性 T リンパ球の性格を有していることがあり，免疫抑制によって免疫不全を起こしていると考えられる。

HTLV-1 による発がん機構に関しては *tax* 遺伝子を中心に解析が進められてきた。Tax は，NF-κB，CREB，AP-1 転写経路の活性化により細胞を増殖に導くとともに p53 の機能的抑制によりアポトーシスを抑制している。さらに Tax は，p18，lck，DNA ポリメラーゼ β 遺伝子の発現抑制，p16，MAD1 への直接阻害などを通じて感染細胞の増殖だけでなく染色体不安定性も惹起し，腫瘍化に深く関係している(図 11)。しかし，実際の ATL 細胞を解析すると *tax* 遺伝子を発現できないものも多く認められる。その機序としては，① *tax* 遺伝子の変異・欠失，② 5′ 側 LTR(ウイルス遺伝子発現のプロモーター・エンハンサー)の DNA メチル化，③ 5′ 側 LTR の欠失が存在する。Tax 蛋白は細胞傷害性 T リンパ球(cytotoxic T-lymphocyte：CTL)による免疫監視機構の標的分子であるため，Tax 蛋白の発現は細胞増殖に寄与する反面，腫瘍細胞にとってはその発現が不利に働くのではないかと考えられる。したがってキャリアや慢性型の時期には感染細胞の増殖を促進する Tax は必要であるが，腫瘍化の後期において遺伝的変化やエピジェネティックな変化が蓄積した段階では，Tax の働きは必ずしも必要がなくなり，逆に *tax* 遺伝子を不活化することによって宿主の免疫監視機構から逃れることが感染細胞数の増大をもたらし，腫瘍化につな

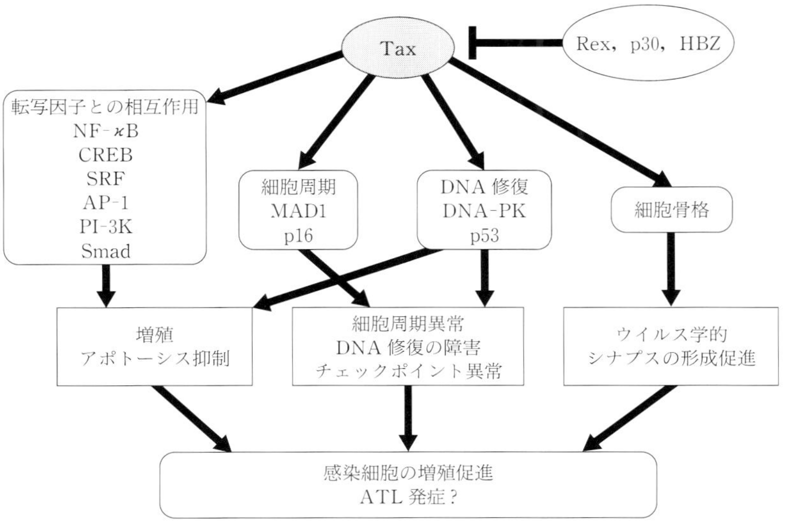

図11　Taxの多面的作用。TaxはNF-κB，CREB，AP-1などの転写経路を活性化するだけでなく，p53の機能的抑制により感染細胞を増殖させアポトーシスを阻害し感染細胞数を増加させると考えられている。加えて染色体不安定性を増加させDNA修復を抑制し，発がんを促進していることも報告されている。

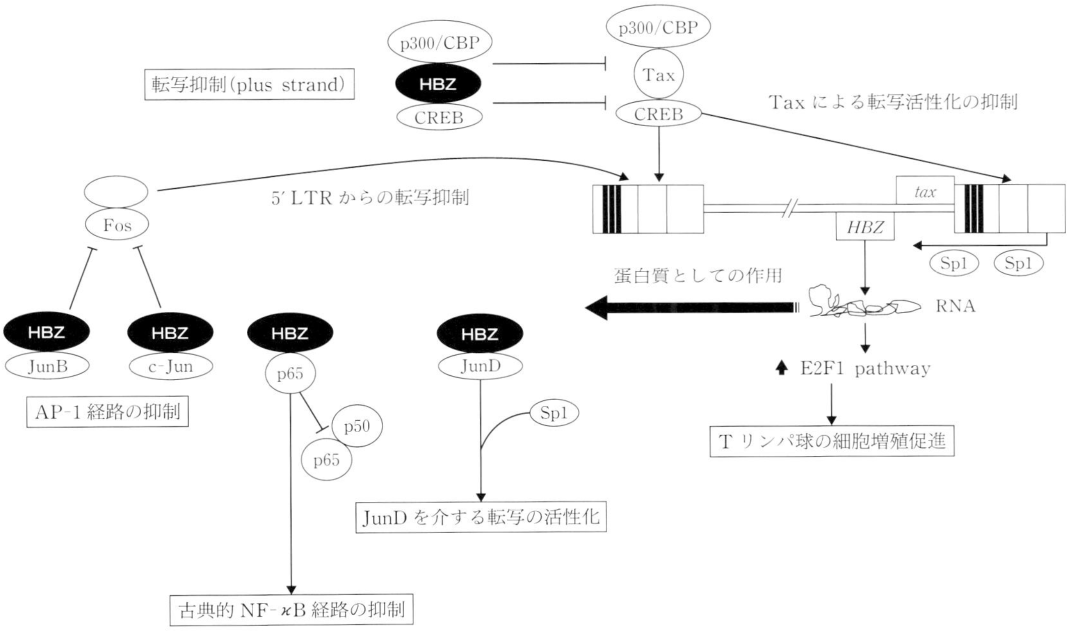

図12　HBZの作用。HBZはCREB，c-Junと結合し5′側LTRからのウイルス遺伝子転写を抑制するだけでなく，JunDと結合しその活性化，p65と結合し古典的NF-κB経路の抑制を起こす。一方，HBZ RNAはTリンパ球を増殖させる作用を有する。

がっているものと考えられる。しかしながら，これまで述べたメチル化や欠失によりTax蛋白が発現できない細胞においても3′側LTRはすべてのATLで保たれており，3′側LTRとそれに近接するpX領域こそが腫瘍化に重要であると考えられる。この疑問に答えをもたらしたのがアクセサリー遺伝子のうちマイナス鎖にコードされている*HTLV-1 bZIP factor*(*HBZ*)遺伝子である。この遺伝子は以前よりその存在が知られていたが，2002年にGaudrayらによりCREB-2との結合を介してTaxのウイルス転写活性を抑制することが報告された。その後の解析によりAP-1を構成するc-JunやJunBとも結合しDNA結合能を抑制すること，JunDに関してはその転写活性を増強することが示された(図12)。

すべてのATL細胞で3′LTRはメチル化されておらずHBZをコードする領域も保たれていた。我々はHBZにspliced formが存在し，HBZ転写産物はすべてのATL細胞株，新鮮ATL症例において発現していることを報告した。RNAiによるHBZ mRNAの発現抑制はATL細胞株の増殖を抑制し，またHBZをヒトTリンパ球細胞株に発現させると増殖を促進する。この増殖促進作用はHBZ RNAによって担われていた。さらにHBZトランスジェニックマウスを用いた*in vivo*の解析では，胸腺細胞の抗CD3抗体に対する反応性亢進および脾臓CD4陽性細胞数の増加を認めた。これらの事実から*HBZ*遺伝子はATLの発がん機構に重要な役割を担っていることが示唆される。以上述べたようにHTLV-1による腫瘍化には，*tax*遺伝子と*HBZ*遺伝子というふたつのウイルス遺伝子がともに重要な役割を果たしているものと考えられる。

【実験室内診断】

(1)血液学的・生化学的検査

末梢血検査では，急性型，慢性型では白血球数は上昇する。異型リンパ球が増加し，末梢血中に特有のくびれを持つ花細胞(flower cell)(写真12a)が出現することもある。血液生化学的検査では高LDH血症，高Ca血症が高率に認められる。

(2)細胞表面マーカー

ATL細胞は，成熟し活性化されたヘルパーT細胞の表面形質を示す。多くはCD2，3，4，25，HLA-DR陽性でCD8陰性である。

(3)血清検査

ATL患者において，抗HTLV-1抗体は全例で陽性である。またATL細胞はIL-2受容体のα鎖(CD25)を高発現しているため，血清中の可溶性IL-2レセプター(sIL-2R)の高値が認められることが多く，また病勢とも相関しているため治療上の指標として用いられる。

(4)病理学的検査

リンパ節腫大を示す症例ではリンパ節の確定診断も必要であり，病理学的検査を行うと通常，非ホジキンリンパ腫と診断される。

(5)遺伝子検査

HTLV-1は感染後に，そのプロウイルスを宿主染色体DNAに組み込む。そのため，腫瘍細胞のモノクローナルな増殖が起こっているATL症例でサザンブロットを行うと単一な部位に組み込まれたプロウイルスがモノクローナルなバンドとして検出される。このためサザン法でHTLV-1プロウイルスのモノクローナルな組み込みを証明することがATLの確定診断となる。一方，ATLでは他のリンパ系腫瘍と同様にp53の変異やp16の欠失が約20%の症例で報告されている。このような遺伝学的異常を有する症例では予後不良であることが明らかとなっているため，予後判定の上で参考にすることができる。

【疫学】

HTLV-I感染者数は全世界で1,000万人と推定されており，日本南西部をはじめ，カリブ海沿岸地域，南アメリカ，アフリカなどの地域に多い。日本でのHTLV-1抗体陽性者(キャリア)数は約80万人で，そのうち毎年約1,000人がATLを発症していると推定されている。ATLの生涯発症危険率は男性で約6%，女性で約2%と男性で高く，平均の発症年齢は約67歳である。

【治療】

ATLの治療は，先に述べた病型分類に従って行う。くすぶり型や慢性型の安定期に対しては，化学療法は基本的に行わず，経過を見ながら対症療法を必要に応じて行うのが一般的であるが，慢性の症例でもBUNやLDHが高値を示し，血清アルブミンが低値を示すものは予後不良群として化学療法の対象となる。一方，急性型やリンパ腫型に対しては強力な多剤併用化学療法を行うが，その限界も指摘されており，可能であれば同種骨髄移植を考慮すべきである。特に移植時に移植片対宿主反応(graft-versus-host disease：GVHD)が存在した症例で長期生存例が多いことからCTLを中心とした細胞性免疫がATL治療においても有効であることが示唆される。ATLは活性化Tリンパ球由来でその細胞表面にFas抗原を高発現しており，Fas抗原を介するシグナルにも高感受性である。またATLでは高Ca血症や日和見感染症などが直接死因と関わることが多く原疾患の治療に加えてこれら合併症の治療も重要である。

【予防】

HTLV-1の感染経路としては，母児感染，性交感染，輸血・薬物濫用の3つのルートが存在する。感染経路として最も頻度が高い母児感染において，キャリア母から児に感染する確率は約20%であるが，断乳すればこれを5%まで減少させることが可能である。したがって，抗体検査で抗HTLV-1抗体陽性の妊婦には児への断乳が勧められている。男女間感染は男性から女性への感染が主であるが，女性から男性への感染も起こりうる。輸血による感染は細胞成分を含む赤血球や血小板の輸血で起こるが，献血者の抗体検査が施行されるようになってからは，この感染経路は阻止された。

【その他】

キャリアの時期ではクローナルな感染細胞の増殖が腫瘍化と関連していると考えられるので，このクローナル増殖を抑制することが必要である。しかしながら抗がん剤などはDNAの変異を促進し，かえって腫瘍化への促進因子となる可能性もあるため，臨床的適応とはならない。Taxをはじめとするウイルス抗原に対する免疫応答を高めて感染細胞増殖を抑制する戦略は，腫瘍化の抑制につながる可能性がある。

【引用・参考文献】

Etoh, K., Tamiya, S., Yamaguchi, K., et al. 1997. Persistent clonal proliferation of human T-lymphotropic virus type I-infected cells in vivo. Cancer Res. 57: 4862-4867.

Gaudray, G., Gachon, F., Basbous, J., et al. 2002. The complementary strand of the human T-cell leukemia virus type 1 RNA genome encodes a bZIP transcription factor that down-regulates viral transcription. J. Virol. 76: 12813-12822.

Grassmann, R., Aboud, M., and Jeang, K. T. 2005. Molecular mechanisms of cellular transformation by HTLV-1 Tax. Oncogene 24: 5976-5985.

Igakura, T., Stinchcombe, J. C., Goon, P. K., et al. 2003. Spread of HTLV-I between lymphocytes by virus-induced polarization of the cytoskeleton. Science 299: 1713-1716.

Kannagi, M., Harada, S., Maruyama, I., et al. 1991. Predominant recognition of human T cell leukemia virus type I (HTLV-I) pX gene products by human CD8+ cytotoxic T cells directed against HTLV-I-infected cells. Int. Immunol. 3: 761-767.

Karube, K., Ohshima, K., Tsuchiya, T., et al. 2004. Expression of FoxP3, a key molecule in CD4CD25 regulatory T cells, in adult T-cell leukaemia/lymphoma cells. Br. J. Haematol. 26: 81-84.

Koiwa, T., Hamano-Usami, A., Ishida, T., et al. 2002. 5′-long terminal repeat-selective CpG methylation of latent human T-cell leukemia virus type 1 provirus in vitro and in vivo. J. Virol. 76: 9389-9397.

Manel, N., Kim, F. J., Kinet, S., et al. 2003. The ubiquitous glucose transporter GLUT-1 is a receptor for HTLV. Cell 115: 449-459.

Matsuoka, M. 2005. Human T-cell leukemia virus type I (HTLV-I) infection and the onset of adult T-cell leukemia (ATL). Retrovirology 2: 27.
Matsuoka, M., and Jeang, K. T. 2007. Human T-cell leukaemia virus type 1 (HTLV-1) infectivity and cellular transformation. Nat. Rev. Cancer 7: 270-280.
Sakashita, A., Hattori, T., Miller, C. W., et al. 1992. Mutations of the p53 gene in adult T-cell leukemia. Blood 79: 477-480.
Satou, Y., Yasunaga, J., Yoshida, M., et al. 2006. HTLV-I basic leucine zipper factor gene mRNA supports proliferation of adult T cell leukemia cells. Proc. Natl. Acad. Sci. U.S.A. 103: 720-725.
Shimoyama, M. 1994. Chemotherapy of ATL, p. 221-237. *In* Takatsuki, K. (ed.), Adult T-cell leukemia, Oxford University Press, New York.
Takatsuki, K., Uchiyama, T., Sagawa, K., et al. 1977. Adult T-cell leukemia in Japan, p. 73-77. *In* Seno, S., Takaku, F., and Irino, S. (eds.), Topics in hematology, Excerpta Medica, Amsterdam.
Takeda, S., Maeda, M., Morikawa, S., et al. 2004. Genetic and epigenetic inactivation of tax gene in adult T-cell leukemia cells. Int. J. Cancer 109: 559-567.
Tamiya, S., Etoh, K., and Suzushima, H. 1998. Mutation of CD95 (Fas/Apo-1) gene in adult T-cell leukemia cells. Blood 91: 3935-3942.
Utsunomiya, A., Miyazaki, Y., Takatsuka, Y., et al. 2001. Improved outcome of adult T cell leukemia/lymphoma with allogeneic hematopoietic stem cell transplantation. Bone Marrow Transplantation 27: 15-20.
Yamada, Y., Hatta, Y., Murata, K., et al. 1997. Deletions of p15 and/or p16 genes as a poor-prognosis factor in adult T-cell leukemia. J. Clin. Oncol. 15: 1778-1785.

【松岡雅雄】

動物のレトロウイルス

レトロウイルスはすべての脊椎動物において寄生体として見出されるといわれており，レトロウイルス科には多様性に富んだ多数のウイルスが含まれる。そのうちの主なものを表6にまとめたので参照されたい。歴史的にヒトと関係の深い伴侶動物，家畜，家禽や実験動物から分離されたウイルスが多いが，これはヒトの身近にいたため検索が容易であった，またはウイルスの起こす疾患が目につきやすかったためと考えられる。記載のない動物種にはレトロウイルスが存在しないというより，いまだ検索がされていないと考えるべきであろう。基本的にレンチウイルス属を除くオルソレトロウイルス亜科のウイルスは宿主に白血病，リンパ腫，肉腫などの腫瘍を起こす腫瘍ウイルス(レトロウイルスによる発がんに関しては他章を参照されたい)，培養細胞などから分離され病原性がいまだ不明なウイルスが含まれる。レンチウイルス属のウイルスはマクロファージ指向性を持ち，炎症性の疾患を起こすものが多い。スプーマウイルス亜科には非ヒト霊長類由来ウイルスを中心に，家畜から分離されたウイルスが含まれるが，非病原性と考えられている。

ヒトレトロウイルスの中にはHTLVやHIVのように，過去に霊長類から種を超えて伝播しヒトに疾患を起こすものがある。また，ワクチンなどの生物製剤やヒト以外の動物種からの臓器および組織移植を介して未知のレトロウイルスがヒトに新しい疾患を起こす可能性がある。したがって動物ウイルスであっても公衆衛生上無視できない。

以下に各ウイルス属の代表的なウイルスについて概説する。

【レトロウイルス科】

(1)オルソレトロウイルス亜科

①アルファレトロウイルス属

ニワトリ白血病ウイルス(ALV)

ウイルス遺伝子として *gag*，*pro*，*pol* および *env* を持つ単純レトロウイルス。ウイルス性がん遺伝子を持たない。種々の血液細胞由来の白血病を起こす。ウイルスが細胞に侵入する際利用する受容体の違いから10の型(A-J)に分けられる。ウイルスは水平および垂直感染する。ニワトリの衛生および飼養管理の徹底により本ウイルスによる腫瘍の発生は減少したが，1980年代末に従来の流行型とは遺伝的に異なり，骨髄系細胞の腫瘍を好発する新規のウイルス(J型)が出現し，急速に世界中に拡散した。このウイルスは外来性ウイルスと内在性トリ白血病ウイルス(EAV-HP)の組み換え体と考えられている(Payne, 1998; Venugopal, 1999)。

②ベータレトロウイルス属

Jaagsiekte ヒツジレトロウイルス(JSRV)

ウイルス遺伝子として *gag*，*pro*，*pol*，*env* に加え機能不明の *orf-x* を持つ外来性complexウイルス。ヒツジおよびヤギに肺腺がんを起こす。*jaagsiekte* はアフリカーン語で「追い立てられて息が切れている状態」を意味し，肺がんを発症した感染ヒツジの呼吸器症状から名づけられた。Env蛋白がoncoproteinとして働く珍し

表6　動物のレトロウイルス

ウイルス亜科	ウイルス名	頭文字表記	宿主	特記事項
アルファレトロウイルス	ニワトリ白血病ウイルス	ALV	ニワトリなど	本文を参照。ALV関連ウイルスでがん遺伝子を持つ欠損ウイルスが多数知られており（*Rous sarcoma virus*，*Avian myeloblastosis virus*，*Avian erythroblastosis virus* など），ALVに随伴して複製する
ベータレトロウイルス	マウス乳がんウイルス	MMTV	マウス	内在性ウイルスによる垂直感染と乳汁を介した水平感染
	メイソン・ファイザーサルウイルス	M-PMV	アカゲザル	アカゲザルの乳腺腫瘍から分離された。病原性は不明
	ヤーグジークテヒツジレトロウイルス	JSRV	ヒツジ	本文を参照
	リスザルレトロウイルス	SMRV	リスザル	リスザル肺細胞から分離された内在性ウイルス
ガンマレトロウイルス	マウス白血病ウイルス	MLV	マウス	Friend-MuLV，Rauscher-MuLVは赤芽球系および骨髄球系リンパ腫を起こす。Moloney-MuLVはTリンパ種を起こす。用いる細胞受容体の違いによりecotropic（マウス細胞に感染），xenotropic（マウス以外の細胞に感染），amphotropic（マウスおよびマウス以外の細胞に感染），polytropic（マウスおよびマウス以外の細胞に感染，amphotropicウイルスとは異なる受容体を用いる）に分類される。MuLV関連ウイルスでがん遺伝子を持つ欠損ウイルスが多数知られている（*Abelson MuLV*，*Harvey sarcoma virus*，*Kirsten sarcoma virus* など）。MuLVに随伴して複製する。
	ネコ白血病ウイルス	FeLV	ネコ	本文を参照。FeLVの他に感染性粒子を産生する内在性xenotropicレトロウイルスRD-114がある。
デルタレトロウイルス	ウシ白血病ウイルス	BLV	ウシ	本文を参照
	サルT細胞指向性ウイルス	STLV-1〜3	サル類	外来性ウイルス。稀にTリンパ球白血病を起こす。
イプシロンレトロウイルス	*Walleye dermal sarcoma virus*	WDSV	ウォールアイ	本文を参照
	Snakehead retrovirus	SnRV	スネークヘッドフィッシュ	アジア原産のスネークヘッドフィッシュ由来の細胞から分離された。外来性ウイルスと考えられている病原性は不明
レンチウイルス	ウマ伝染性貧血ウイルス	EIAV	ウマ	本文を参照
	ビスナ／メディウイルス	VISNA	ヒツジおよびヤギ	本文を参照
	ヤギ関節炎・脳炎ウイルス	CAEV		
	ウシ免疫不全ウイルス	BIV	ウシ	抗体調査から世界中に存在する。マクロファージ指向性で持続性炎症性の疾患を起こすが，免疫不全様症状も起こしうる。一般に感染は臨床症状をともなわないが，ストレス刺激により顕在化することがある。BIVの一種である *Jembrana virus* はバリ島原産のウシ（*Bos javanicus*）に感染後1〜2週間で発熱嗜眠，食欲廃絶およびリンパ節腫を主徴とする致死性疾患を起こした。
スプーマウイルス	サルフォーミーウイルス	SFV	霊長類	本文を参照

いウイルス。ヒツジはゲノム中にJSRVと関連した内在性ウイルス（enJSRV）を多数持っている。enJSRVはヒツジの胚発生や胎盤形成に重要な役割を果たすだけでなく，ドミナントネガティブなenJSRVプロウイルスはJSRVの複製を抑制することが示唆されている。一方，enJSRVから逃避したJSRVの出現もあり，宿主とレトロウイルスの共進化を考える上で興味深い（Arnaud et al., 2008）。

③ガンマレトロウイルス属

③-1 テナガザル白血病ウイルス（GALV）とコアラレトロウイルス（KoRV）

ウイルス遺伝子として *gag*，*pro*，*pol*，*env* を持つ単純レトロウイルス。GALVは飼育下でリンパ芽球性リンパ種を呈したテナガザルから分離され，正常テナガザルに慢性顆粒球性白血病を起こす。テナガザルの生息地である東南アジアのネズミ（*Mus caroli*）がGALVと類似の内在性ウイルスを持っていたことから齧歯類からの種間感染が疑われた（Lieber et al., 1975）。一方，コアラには野生，飼育を問わずリンパ腫/白血病が多いことが知られていたが，その調査の過程でKoRVが分離された（Hanger et al., 2000）。KoRVはコアラに白血病および免疫抑制を起こす。遺伝子解析の結果からKoRVはGALVに遺伝的に非常に近く両ウイルスは共通の祖先（おそらく齧歯類のレトロウイルス）から過去数百年の間に種間感染したことが疑われているが，どのようにして伝播したかは不明である。KoRVは内在性ウイルスであるが感染性粒子を形成することからも内在化して間もないことが示唆されており，レトロウイルスの新しい宿主への感染，内在化の過程が現在進行している希有な例である（Tarlinton et al., 2006; 2008）。

③-2 ネコ白血病ウイルス（FeLV）

ウイルス遺伝子として *gag*，*pro*，*pol*，*env* を持つ単純レトロウイルス。1960年代にリンパ腫を多発する多頭飼育世帯の調査中に腫瘍由来の伝染性因子として見出された。咽頭が感染ネコの唾液に暴露され水平感染する。暴露されたネコの多くで急性期に強力な免疫応答が誘導され，ウイルスは排除される。ウイルスが骨髄で複製の後，上皮細胞に至ると排除は困難になる。ウイルス中和抗体を産生できない個体ではウイルス血症が続き新たな感染源となる。これらのネコの多くはリンパ系，血液細胞系の腫瘍や再生不良性貧血，免疫不全症を起こす。内在性FeLV関連ウイルス（欠損ウイルス）との組み換えやmycなどの細胞性プロトオンコジーンを取り込むことで，リンパ腫のリスク上昇，急性胸腺リンパ腫の発生が知られている（Jarret, 1999）。

④デルタレトロウイルス属

ウシ白血病ウイルス（BLV）

ウイルス遺伝子として *gag*，*pro*，*pol*，*env* の他に *tax* および *rex* を持つcomplexレトロウイルス。家畜化されたウシが自然宿主であり，ウイルスリザーバーとしての野生動物は特定されていない。ウシの白血病には散発型と流行型があるが，BLVは流行型白血病（致死性のBリンパ球性白血病）を起こす。他にBLVは持続性Bリンパ球増多症を起こすが，これはトランスフォームされていないB細胞が蓄積する良性の病態と考えられる。伝播は直接接触および乳汁を介した感染B細胞の暴露の他，媒介昆虫による可能性があるが，汚染注射針や除角器具などを介した医原性伝播が知られている（Gillet et al., 2007）。

⑤イプシロンレトロウイルス属

Walleye 皮膚肉腫ウイルス（WDSV）

ウォールアイは北米大陸原産の淡水魚。ウイルスは病変部からC型レトロウイルス様粒子として発見された。ウイルス遺伝子として *gag*，*pro*，*pol*，*env* の他に *Orf*-A，B，Cを持つcomplexレトロウイルス。皮膚に血管新生をともなう多発性の硬い腫瘍を形成するが，致死性ではない。病変は秋から見られるようになり，産卵期の翌年春にはピークになるが以後退縮する。*Orf*-AとBはgene duplicationと考えられる。*Orf*-A遺伝子産物はレトロウイルスサイクリン（rv-cyclin）であり，レトロウイルスによる細胞増殖の機構として特異である。*Orf*-C遺伝子産物はアポトーシス誘導能が示唆されており，病変の退縮に関わっていると考えられている（Holzschu et al., 2003）。

⑥レンチウイルス属

⑥-1 ウマ伝染性貧血ウイルス（EIAV）

ほぼ世界中に存在し，ウマ科動物に感染する。ウイルス遺伝子は *gag*，*pro*，*pol*，*env* の他にS1（*tat*），このウイルスに特異的なS2およびS3（*rev*）を持つcomplexレトロウイルス。感染ウマを吸血したカによって媒介される。診断は血清学的に行う（抗Gag抗体）。EIAV感染は急性期，持続感染期および無症候期に3大別される。急性期には発熱と血小板減少が見られ死ぬ個体があるが，多くの場合症状は軽く見過ごされることもある。その後回帰性の臨床症状を示す持続感染期に移行するが，臨床症状の回帰が頻繁な個体では古典的ウマ伝染性貧血の主徴である，貧血，体重減少，浮腫が見られる。他のレンチウイルス属の起こす疾患が持続性，進行性であるのと異なり，感染ウマは持続感染期を経て無症候期に入る。無症候期でもウイルスは排除されず，免疫抑制により持続感染状態に復する（Leroux et al., 2004）。

⑥-2 ビスナウイルス（VISNA）とヤギ関節炎・脳炎ウイルス（CAEV）

両ウイルスは系統的に近縁であり，現在では小型反芻獣レンチウイルスとして総称される。ウイルス遺伝子として *gag*，*pro*，*pol*，*env* に加えて *tat*，*rev*，*vif* を持つcomplexレトロウイルス。*visna*（アイスランド語で進行性の無関心—脳疾患）および *maedi*（アイスランド語で呼吸困難—肺疾患による呼吸困難）は品種改良のためドイツのヒツジを導入した1930年代にアイスランドで見出されたヒツジの疾患。CAEVはヤギで見られる脳炎，乳房炎および疼痛および腫脹をともなう関節炎を主徴とする症候群。マクロファージに指向性があり，感染マクロファージの活性化による持続性，進行性の炎症性，変性性疾患を起こす。脳炎の特徴的病理所見として脱髄と活性化リンパ球の浸潤が挙げられる。乳腺組織中のマクロファージはウイルスの標的細胞であるため，初乳，乳汁を介した垂直感染が起こる。また，咳嗽により排出された感染細胞を介した水平感染がある（Blacklaws et al., 2004）。

（2）スプーマウイルス亜科

①スプーマウイルス属

サルフォーミーウイルス（SFV）

1950年代にサル腎臓細胞培養で激しい細胞変性効果を起こす伝染性因子として見出された。試験管内では泡沫状（foamy）の変性効果を示すものの，個体レベルで疾患と関連しているという報告はなく，非病原性と考えられている。ウイルス遺伝子として *gag*，*pro*，*pol*，*env* の他に *tas*（*transactivator of spumavirus*，かつて *bel*-1と呼ばれていた），*bel*-2および *bel*-3を持つcomplexレトロウイルス。ゲノムは全長約12 kbあり，レトロウイルス中最大。現在まで旧世界ザル，新世界ザルおよび類人猿の多くの種からウイルスが分離されている。ウイルス株の進化系統解析から，これらのウイルスは各々の宿主と共進化してきたと考えられている。ヒトからフォーミーウイルスが分離されることがあるが，これは系統解析の結果，サルから種間感染したものと考えられる。ヒトを自然宿主とするフォーミーウイルスは存在しない。フォーミーウイルスは試験管内ではすべての脊椎動物由来細胞に感染することが知られている。フォーミーウイルスのゲノムの大きさ，非病原性および宿主域の広さから，遺伝子治療などの遺伝子導入用ベクターとしての可能性が検討されている（Murray and Linial, 2006）。

(3)非ヒト霊長類のレンチウイルス亜科

①はじめに

現在までに非ヒト霊長類の多くからレンチウイルスが分離されており，サル免疫不全ウイルス(SIV)と総称されている。これらウイルスは一般的には自然宿主に対して非病原性である。しかし，ヒトの後天性免疫不全症候群(エイズ)の病原ウイルスであるヒト免疫不全ウイルス1型(HIV-1)および2型(HIV-2)はそれぞれ，チンパンジーおよび西アフリカにすむスーティーマンガベイ(sooty mangabey, *Cercocebus atys*)(写真13)のウイルスが種を超えてヒトに感染したと考えられていることからも，将来に既知または未知のSIVがヒトに新たな疾患を起こす可能性があり，新興感染症監視の観点から注意を払うべきウイルス群である。本来自然宿主ではなかったヒトがHIVに感染して発症するように，SIVをその本来の自然宿主ではないサルに接種するとエイズ様の病態が誘導されることが知られており，これはHIV-1感染病原性の研究や予防・治療法開発研究のための動物モデルとして広く用いられている。一方，これらSIVの自然宿主であるサル類や類人猿が，感染してもなぜエイズ様の病態を起こさないのかは解明されるべき課題であるが，これら自然宿主とSIVの研究を通してHIV-1感染に対する予防・治療法の手がかりが得られると期待される。

② SIVはアフリカに生息する多くの非ヒト霊長類種から分離され，多くの系統に分かれる

現在までに30種を超える非ヒト霊長類からレンチウイルスが分離されている。これらはチンパンジーやゴリラといった類人猿やオナガザル科のサル類を含むが，SIVに感染しているのはアフリカに生息する種に限られる。すなわち，アジアに生息するマカカ属(ニホンザル，アカゲザル，カニクイザルなど)やコロブス亜科(テングザル，ハヌマンラングールなど)のサル類，同じくアジアに生息する類人猿(テナガザルやオランウータン)，南米大陸に生息する広鼻下目のサル(クモザル，オマキザル，マーモセットなど)からレンチウイルス分離の報告はない。また，アフリカに生息するものでもヒヒ(オナガザル科)や曲鼻猿亜目(キツネザルやガラゴ)からの分離報告はない。

各霊長類種から分離されたウイルスの20種ほどに関して遺伝子配列に基づいたウイルス間の系統関係が解析可能である。SIVの系統解析から以下のことがわかった。

①SIVは多様性の高いウイルス群であり，現在，大きく8系統に分かれる(解析に用いるウイルス遺伝子部位によりこの分類が変わる，以下で説明)が，単一の祖先ウイルスからほぼ同時期に分岐・進化した。

②同一の宿主種から分離されたSIVは単一のグループを形成する。例外はマンドリルから分離されたSIVmndである。SIVmndにはふたつの型が知られており，各型は別種の霊長類から分離されたSIVとグループを形成する。

③宿主霊長類種の進化系統関係とSIVの進化系統関係は必ずしも一致しない。

以上のことから，現在のSIVの祖先ウイルスは過去のある時期にアフリカ大陸で別の宿主由来のウイルスが数多くの霊長類種にほぼ同時に感染し，その後各宿主種内で独自に進化してきたと考えられる(Vandewoude and Apetrei, 2006)。

③ SIVの遺伝子構造

SIVはHIVと同様，ウイルス遺伝子として*gag*，*pro*，*pol*，*env*に加えて複数のアクセサリー蛋白をコードする遺伝子を持つcomplexレトロウイルスである。SIVは特定のアクセサリー蛋白遺伝子の有無により，以下の3型に分けることができる。

③-1 プロトタイプ

アクセサリー蛋白遺伝子として*vif*，*vpr*，*tat*，*rev*，*nef*を持つ。以下のふたつの型はプロトタイプに新しい遺伝子が加わるためこの型をプロトタイプと考える。SIVagm，SIVmnd-1，SIVlhoest，SIVsun，SIVsyk，SIVdeb，SIVtal，SIVcolなどがこの型に分類される(Beer et al., 1999; Courgnaud et al., 2001; Bibollet-Ruche et al., 2004; Liegeois et al., 2006)。

③-2 *vpu*型

プロトタイプが持つアクセサリー蛋白遺伝子群に加え，*vpu*遺伝子を持つ。*vpu*遺伝子の起源は不明。SIVcpz，SIVgsn，SIVmus，SIVmonがこの型に分類される。HIV-1はSIVcpzがヒトに種間感染したものと考えられており，遺伝子構造も*vpu*型である(Huet et al., 1990; Courgnaud et al., 2002)。

③-3 *vpx*型

プロトタイプが持つアクセサリー蛋白遺伝子群に加え，*vpx*遺伝子を持つ。*vpx*遺伝子は*vpr*遺伝子と相同性があり，*vpr*のgene duplicationであると考えられている。SIVsmm，SIVmac，SIVrcm，SIVmnd-2，SIVdrlがこの型に分類される。HIV-2はSIVsmmがヒトに種間感染したものと考えられており，遺伝子構造も*vpx*型である(Chakrabarti et al., 1987; Hirsch et al., 1989; Beer et al., 2001; Souquiere et al., 2001; Hu et al., 2003)。

④ SIVcpzはSIVgsnとSIVrcmの組み換え体である

チンパンジーはSIVcpzの自然宿主であるが，野生および飼育下のチンパンジーの検索により，ウイルスの保有状況が大きく異なることがわかっており，ウイルスが比較的最近この宿主に定着したことが示唆されている。SIVcpzと他のSIVの詳細な遺伝子解析から，SIVcpzは*pol*領域で系統解析を行うとSIVrcm(Red-capped mangabey, *Cercocebus torquatus*)(写真14)と近縁だが，*env*領域で系統解析を行うとSIVgsn(Greater spot-nosed monkey, *Cercopithecus nictitans*)(写真15)と近縁になることがわかった。SIVcpzはウイルスゲノムの5′側はSIVrcm，3′側はSIVgsnの組み換え体と考えられる(Sharp et al., 2005)。HIV-1には多くの遺伝子型が存在し遺伝子型間の組み換え体の存在が知られており，ウイルス間の組み換えは自然界で発生する。組み換え体ウイルス出現のシナリオはいくつか考えられるが，チンパンジーがこれらのサルを捕食することから，独立した2系統のウイルスがチンパンジーに感染し，結果的に組み換えを起こしたというのが最も単純なものであろう。SIVcpzはHIV-1，2に加えて，霊長類レンチウイルスが種間感染をした例と考えられ，将来にヒトに第3，第

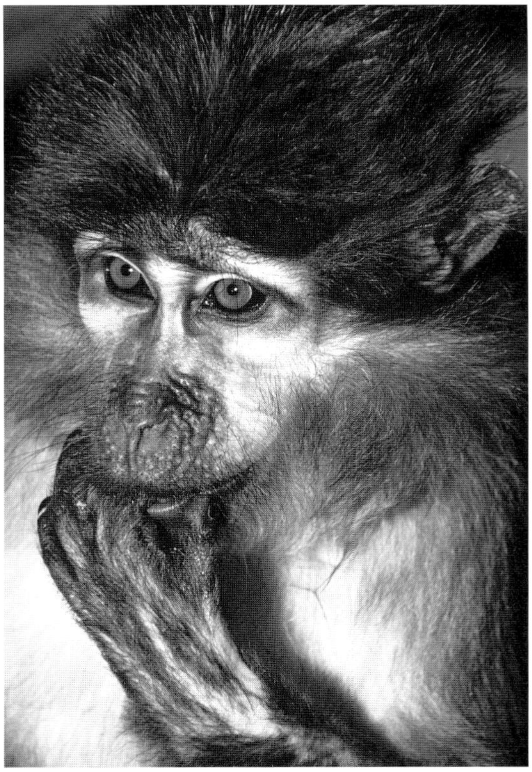

13

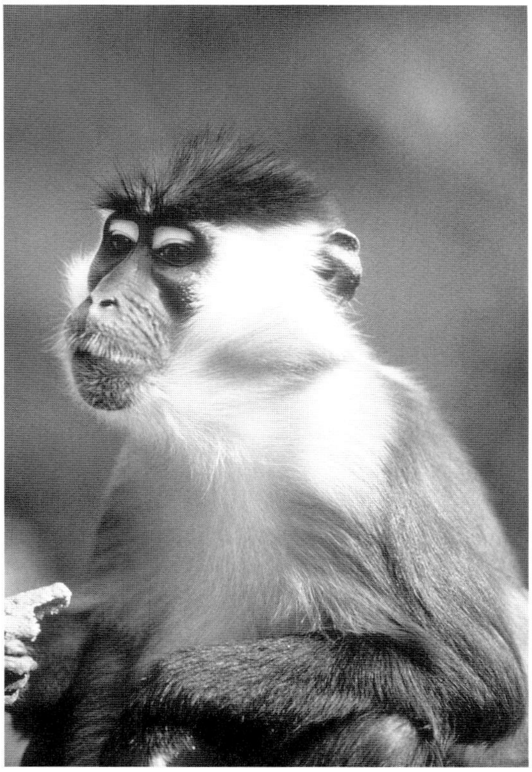

14

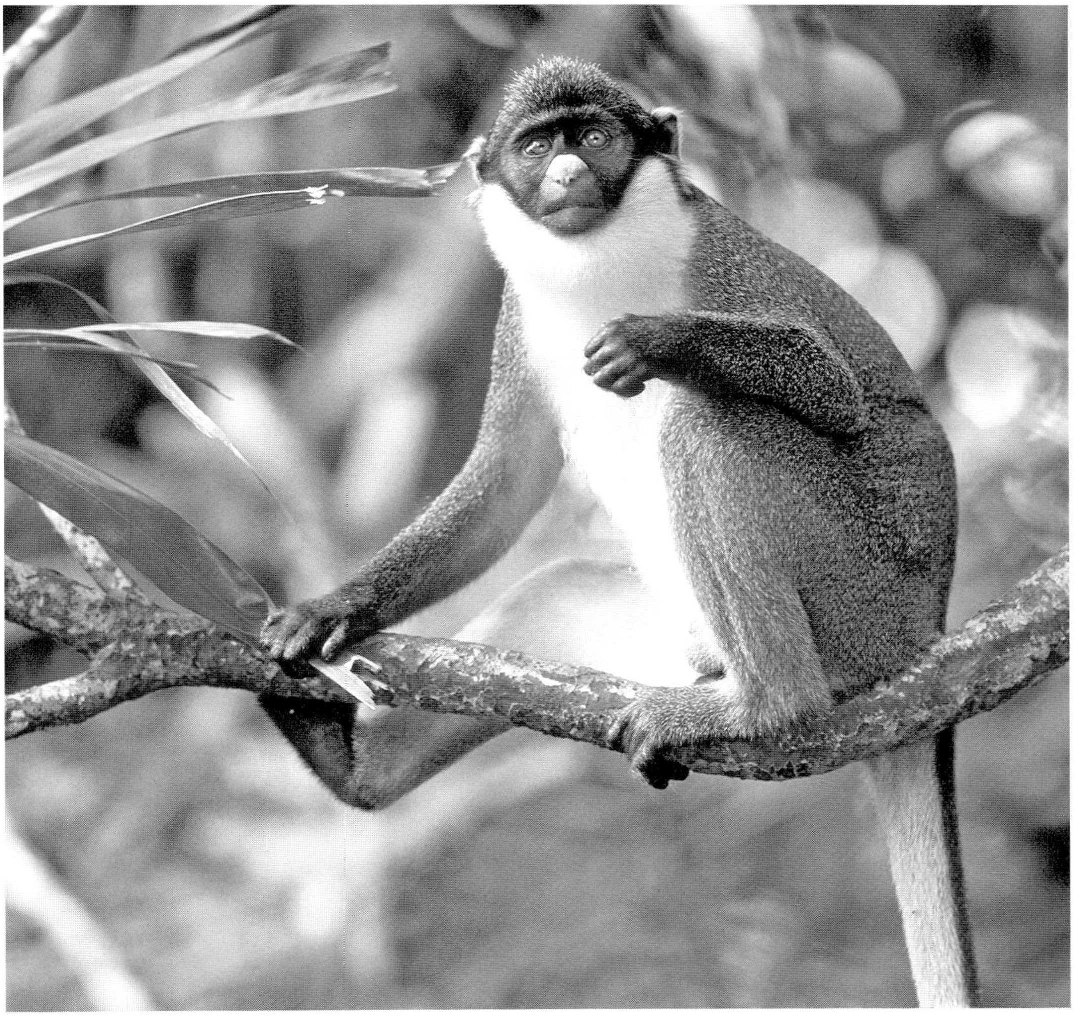

15

写真13　スーティーマンガベイ(sooty mangabey，学名 *Cercopithecus atys*)。Copyright © Rod Williams/Nature Picture Library/ネイチャー・プロダクション。(口絵 229 参照)

写真14　シロエリマンガベイ(white-collared mangabey または red-capped mangabey，学名 *Cercocebus torquatus*)。Copyright © JOHN CHELLMAN/Animals Animals/Earth Scienes。(口絵 230 参照)

写真15　オオハナジログェノン(greater spot-nosed monkey，学名 *Cercopithecus nictitans*)。Copyright © Pete Oxford/Nature Picture Library/ネイチャー・プロダクション。(口絵 231 参照)

4のHIVが種間感染を通して出現する可能性を示唆すると考えられる。

⑤ SIVの病原性

SIVはその自然宿主に対して非病原性であると考えられてきたが，SIV感染した自然宿主が長い年月を経て臨床的なエイズを発症した例が非常に少ないながら報告されている（Pandrea et al., 2001; Ling et al., 2004）。また，SIVが本来の宿主ではない種に感染した場合，免疫不全を起こすことも知られている（Apetrei et al., 2004）。エイズ研究において動物モデルとして多用されているSIVmacはマカカ属のサルに免疫不全を起こすが，野生のマカカ属のサルにこのウイルスは存在しない。SIVmacは米国の霊長類センターにおいてSIVsmmがsooty mangabeyからアカゲザルに感染したものである。

霊長類レンチウイルスと有蹄類レンチウイルスを比較すると，どちらもマクロファージに指向性を持つが，それに加えて霊長類レンチウイルスはCD4陽性Tリンパ球に指向性を持つ。このリンパ球指向性が霊長類レンチウイルスに免疫不全ウイルスとしての性格を与えている。

【引用・参考文献】

Apetrei, C., Gormus, B., Pandrea, I., et al. 2004. Direct inoculation of simian immunodeficiency virus from sooty mangabeys in black mangabeys (Lophocebus aterrimus): first evidence of AIDS in a heterologous African species and different pathologic outcomes of experimental infection. J. Virol. 78: 11506-11518.

Arnaud, F., Varela, M., Spencer, T. E., et al. 2008. Coevolution of endogenous betaretroviruses of sheep and their host. Cell Mol. Life Sci. 65: 3422-3432.

Beer, B. E., Bailes, E., Goeken, R., et al. 1999. Simian immunodeficiency virus (SIV) from sun-tailed monkeys (Cercopithecus solatus): evidence for host-dependent evolution of SIV within the C. lhoesti superspecies. J. Virol. 73: 7734-7744.

Beer, B. E., Foley, B. T., Kuiken, C. L., et al. 2001. Characterization of novel simian immunodeficiency viruses from red-capped mangabeys from Nigeria (SIVrcmNG409 and -NG411). J. Virol. 75: 12014-12027.

Bibollet-Ruche, F., Bailes, E., Gao, F., et al. 2004. New simian immunodeficiency virus infecting De Brazza's monkeys (Cercopithecus neglectus): evidence for a cercopithecus monkey virus clade. J. Virol. 78: 7748-7762.

Blacklaws, B. A., Berriatua, E., Torsteinsdottir, S., et al. 2004. Transmission of small ruminant lentiviruses. Vet. Microbiol. 101: 199-208.

Chakrabarti, L., Guyader, M., Alizon, M., et al. 1987. Sequence of simian immunodeficiency virus from macaque and its relationship to other human and simian retroviruses. Nature 328: 543-547.

Courgnaud, V., Pourrut, X., Bibollet-Ruche, F., et al. 2001. Characterization of a novel simian immunodeficiency virus from guereza colobus monkeys (Colobus guereza) in Cameroon: a new lineage in the nonhuman primate lentivirus family. J. Virol. 75: 857-866.

Courgnaud, V., Salemi, M., Pourrut, X., et al. 2002. Characterization of a novel simian immunodeficiency virus with a vpu gene from greater spot-nosed monkeys (Cercopithecus nictitans) provides new insights into simian/human immunodeficiency virus phylogeny. J. Virol. 76: 8298-8309.

Gillet, N., Florins, A., Boxus, M., et al. 2007. Mechanisms of leukemogenesis induced by bovine leukemia virus: prospects for novel anti-retroviral therapies in human. Retrovirology 4: 18.

Hanger, J. J., Bromham, L. D., Mckee, J. J., et al. 2000. The nucleotide sequence of koala (Phascolarctos cinereus) retrovirus: a novel type C endogenous virus related to Gibbon ape leukemia virus. J. Virol. 74: 4264-4272.

Hirsch, V. M., Olmsted, R. A., Murphey-Corb, M., et al. 1989. An African primate lentivirus (SIVsm) closely related to HIV-2. Nature 339: 389-392.

Holzschu, D., Lapierre, L. A., and Lairmore, M. D. 2003. Comparative pathogenesis of epsilonretroviruses. J. Virol. 77: 12385-12391.

Hu, J., Switzer, W. M., Foley, B. T., et al. 2003. Characterization and comparison of recombinant simian immunodeficiency virus from drill (Mandrillus leucophaeus) and mandrill (Mandrillus sphinx) isolates. J. Virol. 77: 4867-4880.

Huet, T., Cheynier, R., Meyerhans, A., et al. 1990. Genetic organization of a chimpanzee lentivirus related to HIV-1. Nature 345: 356-359.

Jarrett, O. 1999. Strategies of retrovirus survival in the cat. Vet. Microbiol. 69: 99-107.

Leroux, C., Cadore, J. L., and Montelaro, R. C. 2004. Equine Infectious Anemia Virus (EIAV): what has HIV's country cousin got to tell us ? Vet. Res. 35: 485-512.

Lieber, M. M., Sherr, C. J., Todaro, G. J., et al. 1975. Isolation from the asian mouse Mus caroli of an endogenous type C virus related to infectious primate type C viruses. Proc. Natl. Acad. Sci. U.S.A. 72: 2315-2319.

Liegeois, F., Courgnaud, V., Switzer, W. M., et al. 2006. Molecular characterization of a novel simian immunodeficiency virus lineage (SIVtal) from northern talapoins (Miopithecus ogouensis). Virology 349: 55-65.

Ling, B., Apetrei, C., Pandrea, I., et al. 2004. Classic AIDS in a sooty mangabey after an 18-year natural infection. J. Virol. 78: 8902-8908.

Murray, S. M., and Linial, M. L. 2006. Foamy virus infection in primates. J. Med. Primatol. 35: 225-235.

Pandrea, I., Onanga, R., Rouquet, P., et al. 2001. Chronic SIV infection ultimately causes immunodeficiency in African non-human primates. AIDS 15: 2461-2462.

Payne, L. N. 1998. Retrovirus-induced disease in poultry. Poult. Sci. 77: 1204-1212.

Sharp, P. M., Shaw, G. M., and Hahn, B. H. 2005. Simian immunodeficiency virus infection of chimpanzees. J. Virol. 79: 3891-3902.

Souquiere, S., Bibollet-Ruche, F., Robertson, D. L., et al. 2001. Wild Mandrillus sphinx are carriers of two types of lentivirus. J. Virol. 75: 7086-7096.

Tarlinton, R. E., Meers, J., and Young, P. R. 2006. Retroviral invasion of the koala genome. Nature 442: 79-81.

Tarlinton, R., Meers, J., and Young, P. 2008. Biology and evolution of the endogenous koala retrovirus. Cell Mol. Life Sci. 65: 3413-3421.

Vandewoude, S., and Apetrei, C. 2006. Going wild: lessons from naturally occurring T-lymphotropic lentiviruses. Clin. Microbiol. Rev. 19: 728-762.

Venugopal, K. 1999. Avian leukosis virus subgroup J: a rapidly evolving group of oncogenic retroviruses. Res. Vet. Sci. 67: 113-119.

【五十嵐樹彦】

レオウイルス科
Family *Reoviridae*

【分類】

レオウイルス科は15属からなるが，ヒトに感染するのは，オルソレオウイルス属(*Orthoreovirus*)，ロタウイルス属(*Rotavirus*)，オルビウイルス属(*Orbivirus*)，コルチウイルス属(*Coltivirus*)，そして症例は極めて少ないが，セアドルナウイルス属(*Seadornavirus*)の5属である。他10属は，各種哺乳動物，植物，真菌，魚類，両生類，昆虫，軟体動物，甲殻類の病原ウイルスである(Dermody et al., 2013; Estes and Greenberg, 2013; Roy, 2013)。

レオウイルス(Reovirus)の名称は，Respiratory Enteric Orphan Virusに由来する。すなわち，呼吸器，腸管から分離されたがヒトに対する病原性は明確でないウイルスとして命名された。レオウイルス科に属するウイルスは，遺伝子として分節した10〜12本の二本鎖RNA(dsRNA)をゲノムとして有することを特徴とする。本項では，ヒトに重篤な急性胃腸炎を起こすロタウイルスを中心に記載する。

【ビリオン】

形態と大きさ

直径約80〜100 nmの正20面体構造をとり，T＝13 Lである(写真1〜5)。コア，内層の2層の一重殻粒子，あるいはコア，内層，外層の3層で構成される二重殻粒子が存在する(写真5)。コアはあまり観察されず，疎水性が高く，多くは凝集してゲノムを含まない粒子となっている。レオウイルス科内では，基本構造は類似しているものの，属間での形態の違いは比較的明瞭で，電子顕微鏡観察で区別可能である。

ロタウイルスの名は，外観が車輪のように見えるため，車輪を意味するラテン語rotaに由来する。一方，オルビウイルスの名は，内部カプシドを構成するドーナツ様の32個のカプソメアが特徴的で，環あるいは輪を意味するラテン語orbisに由来する。

ロタウイルスの粒子構造では，コアはVP1(12分子)，VP2(120分子)，VP3(12分子)からなり，780個のVP6(三量体)が結合して一重殻粒子を形成し，さらに糖蛋白質VP7(780分子で三量体)とVP4(120分子)の2種の外層蛋白質で覆われ二重殻粒子つまり感染性粒子となる。

クライオ電子顕微鏡とイメージプロセシングにより，詳細なトポグラフィーが明らかにされている(写真5)。最外層はVP7とVP4であり，細胞レセプターと結合する。780個のVP7は三量体として260の形態単位をなし，平滑な粒子表面を形成する。VP4は，二量体構造をとり，10〜12 nmの長さの60個のスパイクを構成する。この突起は粒子内部に刺さり込むようになっており，VP7，VP6とも相互作用している。通常のネガティブ染色では，VP4スパイクは観察されない。粒子の直径を表すとき，この突起を含めると100 nmで，含めないと80 nmである。VP4は，トリプシンなどのプロテアーゼ処理でVP5*とVP8*に開裂される。また，高pHで非可逆的なコンフォメーション変化をする。

バキュロウイルス発現系で，VP2とVP6を共発現させると中空の一重殻粒子が，VP2，VP6，VP7を共発現させると二重殻粒子が自己集合する(写真6，7)。

【ゲノム】

ゲノムは分節しており，レオウイルス，オルビウイルスが10本，ロタウイルスが11本，コルチウイルスが12本のdsRNAで構成される(図1，写真8)。そこで，抽出RNAをポリアクリルアミドゲル電気泳動法(polyacrylamide gel electrophoresis：PAGE)で解析すると，容易に各ウイルス属に特徴的なRNAパターンを観察することができる(図1)。また，株毎に個々の分節RNAの移動度が異なるので，RNAパターンを比較することで，流行ウイルス株の同定，伝播経路の特定などの疫学調査が可能である(写真9)。

dsRNAのプラス鎖の5′末端はキャップ構造を持ち，m7GpppGm2p……となっており，マイナス鎖ではリン酸化されている。3′末端にはポリAの付加はない。非コード塩基配列は一般に短いが，5′および3′末端配列は，各ウイルス属で保存されている。各ウイルス属内では，分節間でほぼ共通した末端配列を有する。レオウイルスで，5′ GCUA……UCAUC 3′，ロタウイルスで，5′ GGC (A/U) (A/U) C……(U/G) (G/U) (A/G) CC 3′，オルビウイルスで，5′ GUUAAAA……ACACUUAC 3′，コルチウイルスで，5′-GACAUUU……UGCAGUC-3′である。また，内部に30〜40塩基の各セグメント特異的な配列が存在する。これらは，シス作動性複製エレメントであり，最小のエレメントは，3′末端のGUGUACC-3′である。こうした共通の末端配列は，ゲノムとして一本鎖RNAの分節構造を有するオルソミクソウイルス科，アレナウイルス科，ブニヤウイルス科に属するウイルスにも見られ，転写，複製，分節RNAのパッケージの際の重要なシグナルになっていると思われる。総塩基数は，レオウイルスで23,549(Dearing株)，ロタウイルスで18,505(KU株)，オルビウイルスで19,218(ブルータングウイルス10型)塩基対である。GC含量は低い(ロタウイルスで33〜42%)。各分節RNAは，一部の例外を除き単一の蛋白をコードしている。粒子内にdsRNA依存RNAポリメラーゼVP1やキャップ合成関連酵素VP3を有する。VP2はコアの主要蛋白質でVP1，VP3の足場となる。上述したように，VF6は一重殻粒子の主要蛋白質で，VP4，VP7は最外層蛋白質である。これら6種の構造蛋白質の他に，6種の非構造蛋白質NSP1〜NSP6が存在する。NSP6は，分節RNA11がふたつのORFを持つことにより産生される。

ロタウイルスにおいては，A群の他に，B〜H群が分類されており，PAGEにおけるRNAパターンに著しい違いがある。A群では，4：2：3：2，B群では，4：2：2：3，C群では，4：3：2：2のパターンを示す(図1)。また，各群特異的な末端配列に特徴があり，B群では，5′-GG (U/C) (A/U) N (A/U) 5……(U/A) (A/U) AA (A/G) ACCC-3′，C群では，5′-GCC (A/U) 7……UGUGGCU-3′となっている。

RNAパターンの解析と塩基配列決定により，ゲノムの多様性が明らかとなっている。この多様性は，点変異の蓄積，分節RNAのリアソートメント(再集合あるい

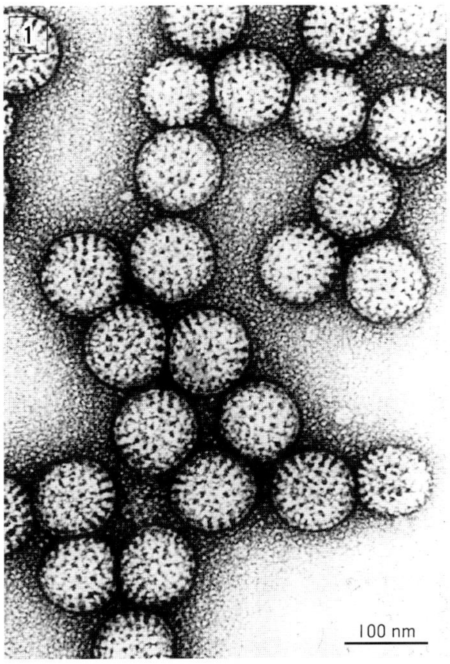

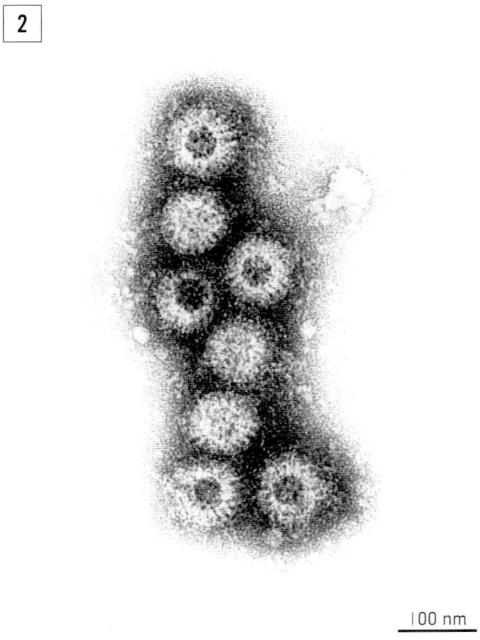

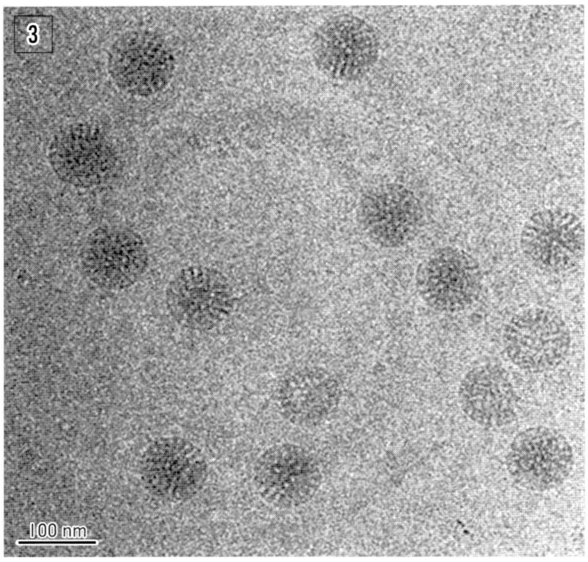

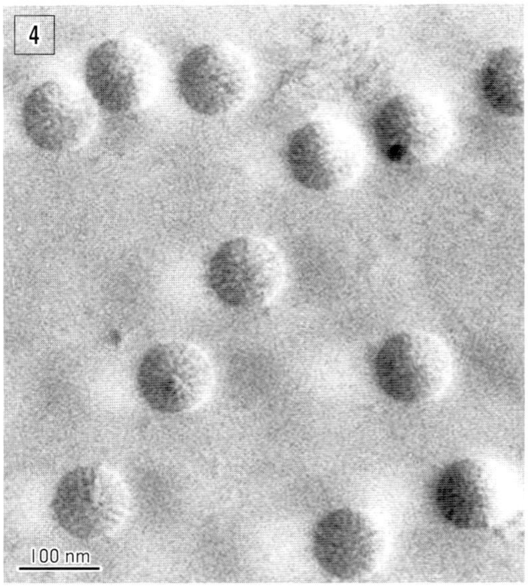

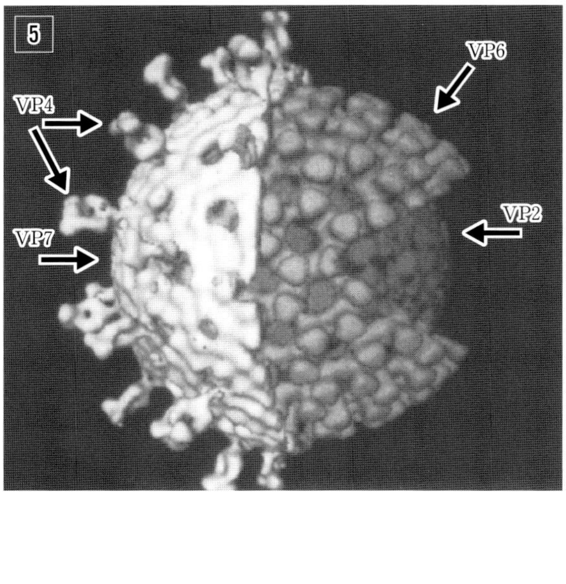

写真1　ロタウイルス粒子のネガティブ染色像(谷口孝喜)。粒子の辺縁が車輪のように見える。ラテン語で車輪をrotaと呼ぶため，rotavirusと命名された。辺縁がスムーズな大きい方の粒子が二重殻粒子で感染性があり，辺縁がギザギザしている小さな粒子が一重殻粒子である。

写真2　ロタウイルス粒子と抗ロタウイルス血清を混合した結果生じた凝集塊(谷口・浦沢，2003)

写真3　ロタウイルスのクライオ電子顕微鏡像(谷口孝喜・Danev Radostin)

写真4　位相差電子顕微鏡によるロタウイルス粒子(谷口孝喜・Danev Radostin)

写真5　クライオ電子顕微鏡のコンピュータ解析で示されたロタウイルス粒子(Shaw et al., 1996；©Springer Nature)。ロタウイルスは，最内層のコア(VP2を骨格とし，VP1，VP3を含む)，内層のVP6，外層のVP7，VP4からなる。表面の突起は，二量体のVP4分子を示す。

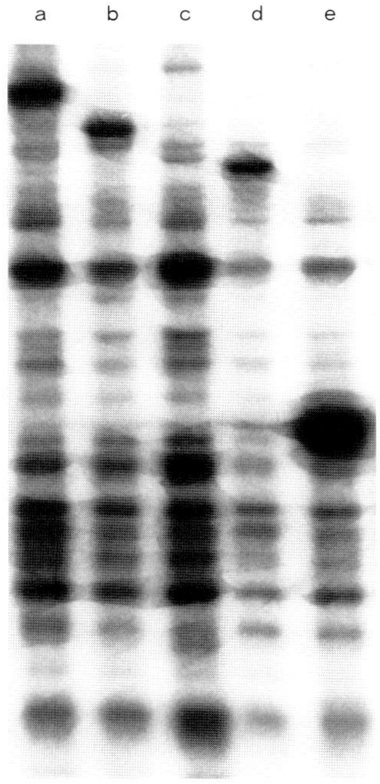

写真 6 バキュロウイルス発現系で発現されたヒトロタウイルス構造蛋白質(谷口，1998)。a：VP1，b：VP2，c：VP3，d：VP4，e：VP6

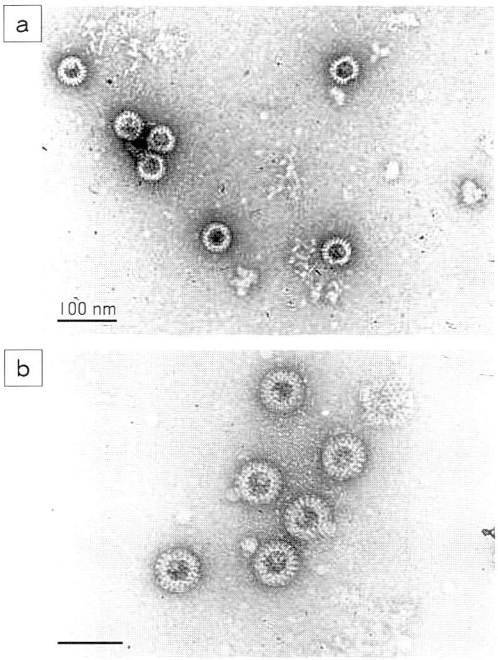

写真 7 バキュロウイルス発現系で，a)VP2 と VP6 を共発現させて調製した中空の一重殻粒子(谷口，1998)と，b)VP2，VP6，VP7 を共発現させて調製した中空の二重殻粒子

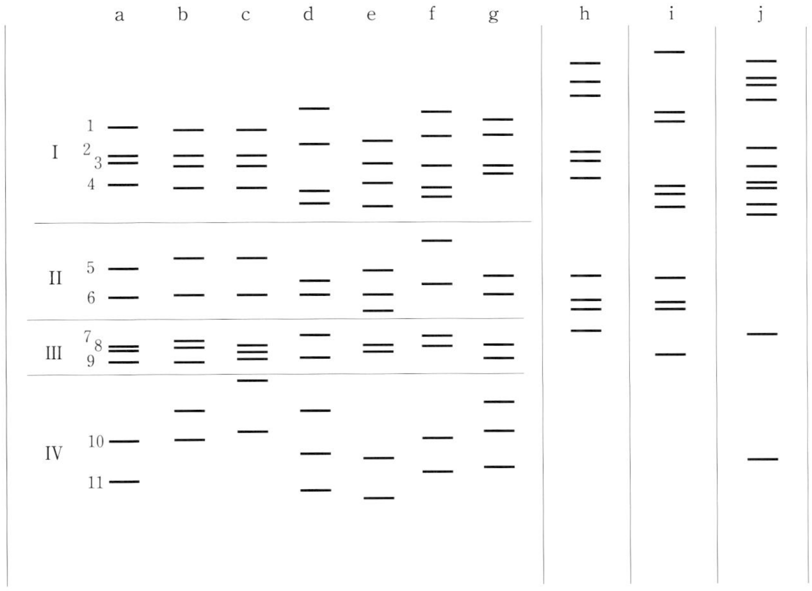

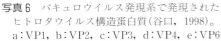

図 1 レオウイルス科に属する代表的なウイルスのゲノムの PAGE における泳動パターン(「谷口孝喜：レオウイルス科，医科ウイルス学(髙田賢藏編)，改訂第 3 版，p. 401，2009，南江堂」より許諾を得て転載)。a〜g：ロタウイルスの 11 本の dsRNA は，Ⅰ，Ⅱ，Ⅲ，Ⅳ群に分かれる。A 群は，4-2-3-2，B 群は，4-2-2-3，C 群は，4-3-2-2，D 群は，5-2-2-2，E 群は，4-2-2-3 となる。a：A 群ロタウイルス(long)，b：A 群ロタウイルス(short)，c：A 群ロタウイルス(super-short)，d：B 群ロタウイルス，e：C 群ロタウイルス，f：D 群ロタウイルス，g：E 群ロタウイルス，h：レオウイルス 1 型，i：ブルータングウイルス，j：コロラドダニ熱ウイルス

は組み換え)，そしてリアレンジメント(再編)による。リアソートメントは，異なるふたつの株が同一細胞内に感染した場合の分節 RNA の交換をいい，試験管内では高頻度で起きる。リアソートメントを起こしたウイルスをリアソータントという。しかし，濃厚な混合感染が起きた場合などを除き，自然界でのリアソートメントの頻度は低い。近縁のウイルス間ではより頻度が高いが，異なる属間，ロタウイルスでの異なる群間，オルビウイルスでの異なるセログループ間ではリアソートメントは起きない。リアソートメントでの各分節の交換は，必ずしもランダムではなく，特定の分節は高頻度で同じ組み合わせをとる場合がある。リアレンジメントは，比較的長い配列の欠失や部分的な ORF の重複による(写真 10)。NSP1〜NSP5 の非構造蛋白質をコードする遺伝子で多

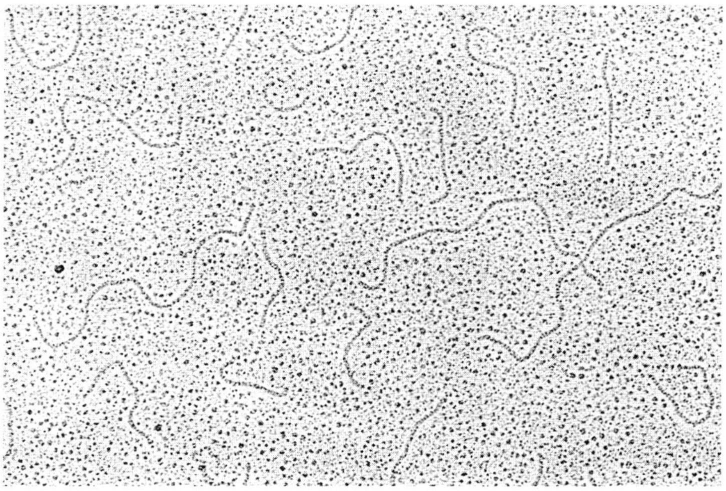

写真8　ロタウイルスのdsRNAをチトクロームCで処理後展開し，Pt-Pd蒸着により回転シャドーイングし，観察した(谷口孝喜)。長さの異なる遺伝子が認められる。

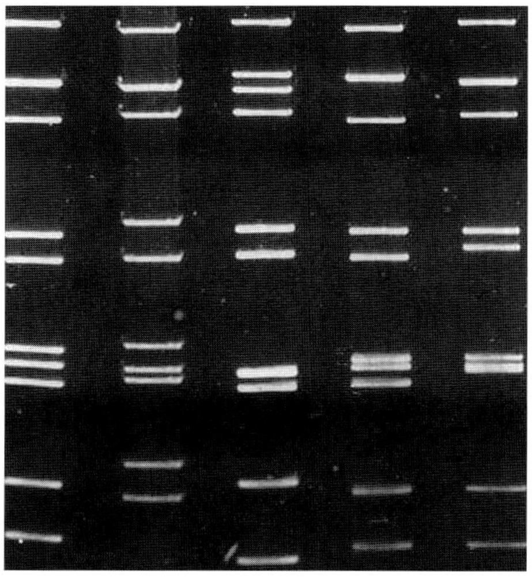

写真9　ヒトロタウイルスのゲノムのPAGEにおける泳動パターン。株により，各セグメントの移動度はかなり異なる。

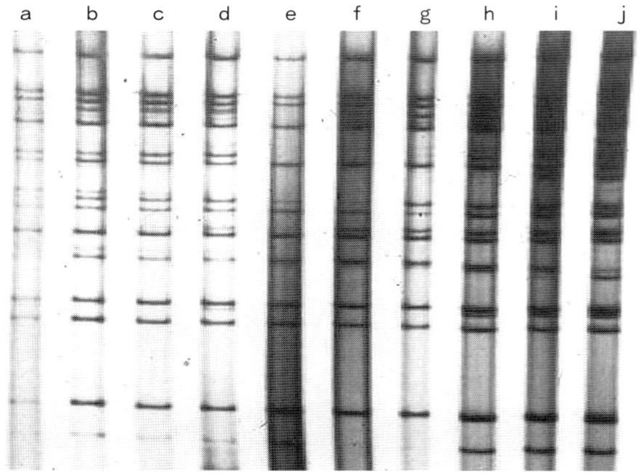

写真10　重症免疫不全児で長期にわたってロタウイルスを排出し続けた症例。増殖の過程で多くのセグメントがリアレンジメントを起こしているのが観察される。2月9日(a)，2月16日(b)，2月23日(c)，3月2日(d)，3月16日(e)，3月23日(f)，4月6日(g)，4月20日(h)，5月11日(i)，および6月22日(j)に便を採取し，抽出RNAをPAGEで解析

く見られる(Taniguchi et al., 1996)。

各分節RNAの機能を詳細に明らかにするには，各分節RNAに人工的に変異を加えて，その変異RNAを有する感染性ウイルス粒子を得て，その形質を調査するという，リバースジェネティクスの手法が最も有用である。最近，レオウイルス，ブルータングウイルス，ロタウイルスにおいて，リバースジェネティクスの系が開発され(Komoto, 2006; Kanai, 2017)，今後の進展が期待されている。

以下，ロタウイルスについて記載する。

【物理化学的安定性】

完全粒子の$CsCl_2$液中での浮上密度は1.36/cm^{3}で，沈降定数は520〜530 Sである。Ca^{2+}の存在は粒子の安定性に重要である。Ca^{2+}のキレート剤であるEGTAやEDTAで処理すると最外層がはずれ，感染性が失われる。一重殻粒子の$CsCl_2$液中での浮上密度は1.38/cm^{3}で，沈降定数は380〜400 Sである。トリプシン存在下で増殖したヒトロタウイルスは不安定で，完全粒子(二重殻粒子)の比率が少なく，一重殻粒子が多くなる。精製する際は，$CsCl_2$による密度勾配遠心は避け，メトリザマイド密度勾配遠心がふさわしい。コア粒子は，$CsCl_2$液中での浮上密度は1.44/cm^{3}で，280 Sである。チオシアネート，高濃度の$CaCl_2$処理で調製できる。

感染性はpH 3〜9で安定である。4°C，20°Cで数か月は安定で，50°Cでも比較的安定である。凍結融解を繰り返すと感染性は下がる。エンベロープはなく，脂質は含まないため，フルオロカーボン，エーテル，クロロホルム，イオン系，非イオン系の界面活性剤にも安定である。0.1%SDS，β-プロピオラクトン，ホルマリン，フェノール，95%エタノールで感染性を除くことができる。血球凝集活性は，45°C，凍結融解，pH 10処理で失われる。ただし，ウイルス株によりかなり異なる。ヒトロタウイルスは他のロタウイルスに比較して弱く，不安定である。

【抗原構造】

VP6が最も免疫原性が高く，VP6は，グループ(群)特異性およびA群に存在するサブグループ(亜群)特異性を有する。VP6は，一般に中和活性は示さない。グループは，A〜Hまで知られている(D〜Hについての

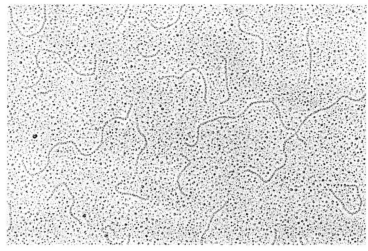

情報は少ない)。VP6の配列が塩基，アミノ酸レベルで>30%以上の違いがあることで分類されている。VP7とVP4にはそれぞれ独立した中和抗原があり，それぞれの蛋白によって規定される血清型(遺伝子型)をGタイプ(GlycoproteinのG)，Pタイプ(Protease-sensitiveのP)という。VP7の免疫原性がはるかに強く，一般にビリオンの抗原性はGタイプに一致する。少なくとも27種のGタイプに分類されているが，ヒトではG1～G4，G9が主要である。Pタイプの血清学的分類は技術上困難であるため，P1～P14までが血清学的に分類されているが，塩基配列からの分類(VP4遺伝子型)も併用されており，少なくとも37種(P[1]～P[37])知られている。世界的にG1P[8]の組み合わせを持つウイルス株の検出頻度が最も高い。しかし，G，Pタイプの分布は，年毎に，また，地域毎にかなり異なる。インドではG10が，ブラジルではG5が，ネパールではG12が比較的高頻度で検出されているなど，地域特異的な分布も見られる。VP7の抗原決定基はコンフォメーショナル(構造依存的)で，特異性が高いが，VP4はよりシーケンシャル(アミノ酸配列依存的)であり交叉反応性が高い。

【培養】

アフリカアカゲザル腎臓株化細胞MA-104細胞が最も感受性が高い。プラーク形成には，ミドリザル腎臓株化細胞CV-1細胞が，明瞭なプラークを形成する(写真11)。CaCo2細胞，Vero細胞も感受性がある。感染前に，トリプシン処理をすることで，VP4がVP5*とVP8*に開裂し，侵入過程が促進され，感染性が活性化される。通常，10 μg/mLのトリプシンで処理し，吸着させた後，1 μg/mLの濃度で維持液に加え，培養を続けるとよい。サル，ウシなどの動物由来のロタウイルスの感染性は高いが，ヒトロタウイルスの感染性は一般に低い。

下痢便からのウイルス分離には，アフリカアカゲザル腎臓初代細胞が最適であるが，MA-104細胞でも十分に可能である。トリプシン処理と回転培養を行うことが必須である。二，三代，継代を続ける必要がある場合が多い。その後，静置培養に移行できる。

実験動物での感染については，ブタ，マウス，ラットなどで行われている。年齢依存性が高く，ともに幼弱な動物を使用する必要がある。マウスでは，生後5～7日の乳飲みマウスを使用する。増殖部位は小腸の絨毛上皮細胞である(写真12)。成熟した非分裂の腸管細胞で増殖する。分化した細胞は効率的な感染や複製に必要な因子を発現しているのかもしれない。

【増殖】

増殖速度は，ウイルス株によりかなり違いがある。すべての増殖過程は細胞質内で起こり，増殖サイクルは，増殖効率の良いSA11株で10～12時間，効率の悪いヒトロタウイルスでは18～22時間である。感染には，VP4がトリプシン処理により，VP5*+VP8*に開裂することが必須である。増殖において，細胞質内に局在する電子密度の高い封入体(viroplasm)が重要であり，そのviroplasmは，感染初期には多数の小型の構造体であるが，感染後期には小型の集合体が集まり大型の構造体となる。

(1)吸着

ウイルス株や細胞の種類により結果が異なり，詳細は不明である。吸着には，VP4の開裂やVP7の糖加は必要としない。赤血球凝集活性があること，ノイラミニダーゼ処理でウイルスの感染性が低下すること，フェツイン(fetuin)やムチンのようなシアル酸を含む化合物が

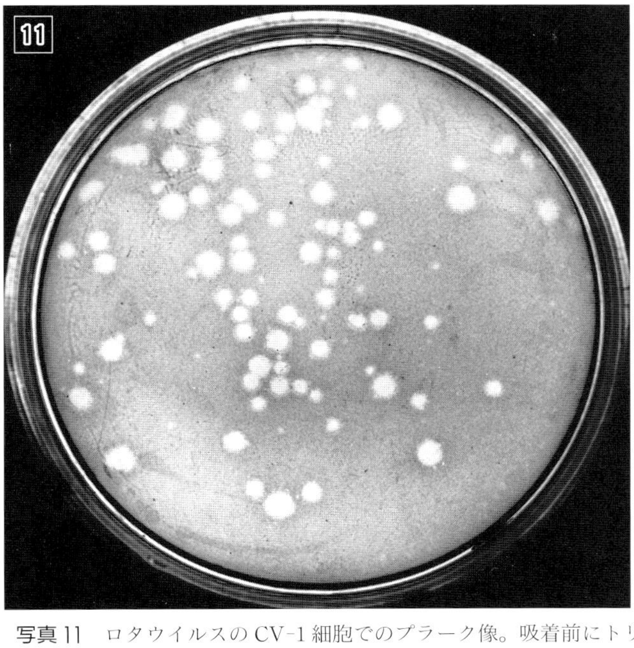

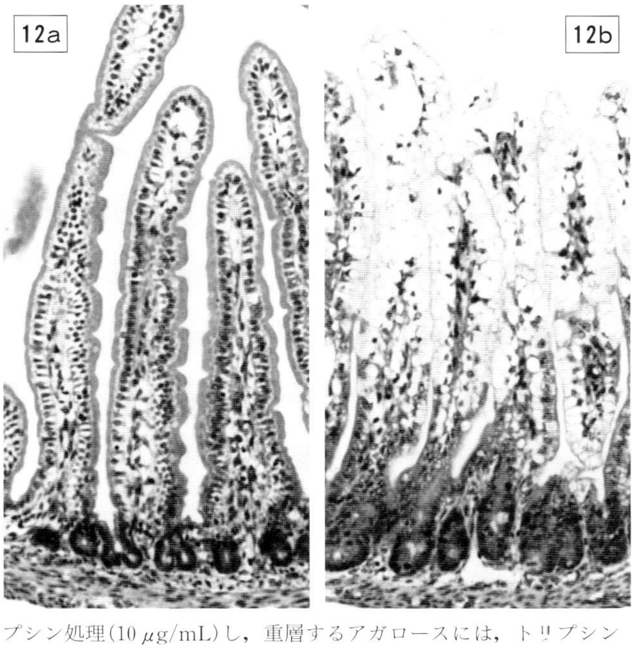

写真11　ロタウイルスのCV-1細胞でのプラーク像。吸着前にトリプシン処理(10 μg/mL)し，重層するアガロースには，トリプシン(3 μg/mL)を加える必要がある。

写真12　生後6日目の乳飲みマウスにサルロタウイルスSA11株を経口感染して2日後の小腸切片。a)未感染マウスの小腸，b)感染マウスの小腸(加藤賢三博士より供与；「谷口孝喜：レオウイルス科，医科ウイルス学(髙田賢藏編)，改訂第3版，p. 404，2009，南江堂」より許諾を得て転載)

ウイルスの吸着を阻害することなどから，シアル酸がレセプターであろうと判断されている。細胞のノイラミニダーゼ処理によるウイルスの感染性の感受性に大きな差がある。サルロタウイルスSA11株やウシロタウイルスNCDV株など動物ロタウイルスは，細胞のノイラミニダーゼ処理で大きく影響を受ける。細胞のノイラミニダーゼ処理に影響を受けないウイルス，特にヒトロタウイルスは，ノイラミニダーゼに感受性のない内部のシアル酸に結合すると考えられる。糖脂質の内部のシアル酸や多糖の修飾を受けたシアル酸など，例えばGM1ガングリオシドのシアル酸をレセプターとしているらしい。シアル酸と結合するのは，VP4スパイクのVP8*の溝で，VP8*はガレクチンの構造に似ている。

(2)侵入と脱殻

シアル酸との結合により，VP4のコンフォメーションが変化し，VP5*のDGE配列を介してインテグリン$\alpha 2\beta 1$と相互作用する。その後，VP5*とVP7が，hsc70，$\alpha v\beta 3$，$\alpha x\beta 2$，$\alpha 4\beta 1$と結合する。これは，細胞により，ウイルス株により異なる。Ca^{2+}イオンが低濃度になると脱殻が進行する。侵入過程は直接侵入あるいはエンドサイトーシスが考えられている。

(3)転写

ロタウイルスの外層が取り除かれて，一重殻粒子になると，転写活性が高まる。一重殻粒子は，内在性のRNA依存RNAポリメラーゼ(RNA-dependent RNA polymerase：RdRp)であるVP1，グアニリルトランスフェラーゼであるVP3，および足場となるVP2で構成されるコアに加えて，多量の内部蛋白質VP6から構成される。VP1単独では活性はない。クライオ電子顕微鏡とイメージプロセシングにより，ロタウイルスの11本のdsRNAの粒子内の存在様式について推測されている。ロタウイルス粒子は，正20面体であり，頂点が12個ある。各頂点には，1本のdsRNAがVP1とVP3を結合した状態で存在しているとされている(Pesavento et al., 2001)。これらdsRNAのマイナス鎖を鋳型として，5′末端にキャップ構造を有し，3′末端にはポリAを持たない完全長のプラス鎖RNAが合成される。12個の粒子頂点に存在すると予想されている11本のdsRNAのマイナス鎖を鋳型として，プラス鎖RNAが合成され，タイプIチャネルを通して細胞質内に放出される。電子顕微鏡観察で実際に放出されるプラス鎖RNAが確認されている(Lawton et al., 1997)。このプラス鎖RNAは，蛋白質合成に使用されるとともに，dsRNAの鋳型にもなる。転写においては，dsRNAは環状構造をとり，転写が次から次へと回転するように進行すると考えられている。つまり，転写では，dsRNAは，巻き戻され，分離し，転写され，再結合し，再び巻かれることを繰り返すという，極めて動的な過程である。すべてのセグメントは同時に転写される。レオウイルスでは，50塩基／秒のスピードで転写が進行するといわれている。

(4)翻訳

前述したように，ロタウイルスのmRNAは3′末端にポリAを持たない。そこで，ポリA結合蛋白質(polyA binding protein：PABP)の代わりに，NSP3がmRNAの環状化に関わっているらしい。つまり，NSP3のN末端側ドメイン(アミノ酸No. 4〜164)が，mRNAの3′末端の共通配列(5′-GUGACC)に特異的に結合し，NSP3のC末端側ドメインがキャップ関連翻訳開始因子eIF4Gと結合し，mRNAは環状となる。eIF4Eは5′末端のキャップ構造に結合し，5′末端の4塩基(5′-GACC-3′)は翻訳のエンハンサーとして働く。NSP3とPABPのeIF4Gとの結合部位はオーバーラップしており，また，NSP3とeIF4Gの親和性はPABPとeIF4Gの親和性よりも強いため，宿主のmRNAの翻訳よりもロタウイルスの翻訳がより効率的に進むと思われる。こうして，ウイルスは宿主の翻訳装置をハイジャックし，宿主蛋白質の合成をシャットオフする。

(5)複製

RNAの複製は，NSP2とNSP5が集積しているviroplasm内で，粒子内に取り込まれたmRNAが，1回だけマイナス鎖RNAの鋳型となり，dsRNAの合成がなされることにより起こる(写真13〜17)。dsRNAの合成は，VP1，VP2，VP3，NSP2，NSP5(これらはすべて一本鎖RNAに結合能を有する)からなるコア粒子へのmRNAのパッケージングと同時に起きるようである。3′末端には，マイナス鎖RNAの合成開始に関与するエレメント，RdRpを誘うエレメントなど，dsRNAの合成を促進するエレメントが存在する。5′末端もまた，マイナス鎖RNAの合成に関わる安定な複合体(RdRpと他の因子)を含んでいる。ORFにもシス作動性エレメントが存在する。さらに，mRNAの長さ，AU含量も複製の効率に影響を与える。最終的に1粒子には，11本の分節RNAが1本ずつパッケージされているので，パッケージのためのmRNAの選択は極めて特異性が高いといえる。しかしながら，そのメカニズムは，古くから不思議に思われているものの現在でも不明である。パッケージングは，まずmRNA，RdRp，キャッピング酵素からなる前駆複合体ができて，次いでVP2が結合してコアを作成する。こうして，VLP(virus-like particle)ができて，mRNAがそのコアに挿入される。次いで，カプシド蛋白質の集合とencapsidationが同時に起きる。VP1-VP3複合体が特異のmRNAと結合し，VP2が結合して五量体になり，次いで，正20面体に集合するとの一連のプロセスが考えられている。

(6)組み立て

2層の一重殻粒子は，viroplasmから隣接のER(ER貫通蛋白質であるNSP4を介して)に発芽して，エンベロープを被り，その後，エンベロープをはずし，VP4とVP7を保有する(写真14〜17，図2)。ER上のNSP4とVP7そして，細胞質内のVP4の局在が観察されている。しかし，この過程については諸説があり(Suzuki, 1996)，不確定である。

写真13　サルロタウイルスSA11株をMA104細胞に感染後，8時間での超薄切片像(井手富彦・新美元・前野芳正・河本聡志・谷口孝喜)。ロタウイルス粒子の内部にウイルスゲノムの存在が認められる。a〜hは，各粒子の拡大像

写真14　Viroplasm(ウイルス封入体あるいはウイルス工場と呼ばれる)から，二重殻粒子が産生されてくる様子が観察される(井手富彦・新美元・前野芳正・河本聡志・谷口孝喜)。

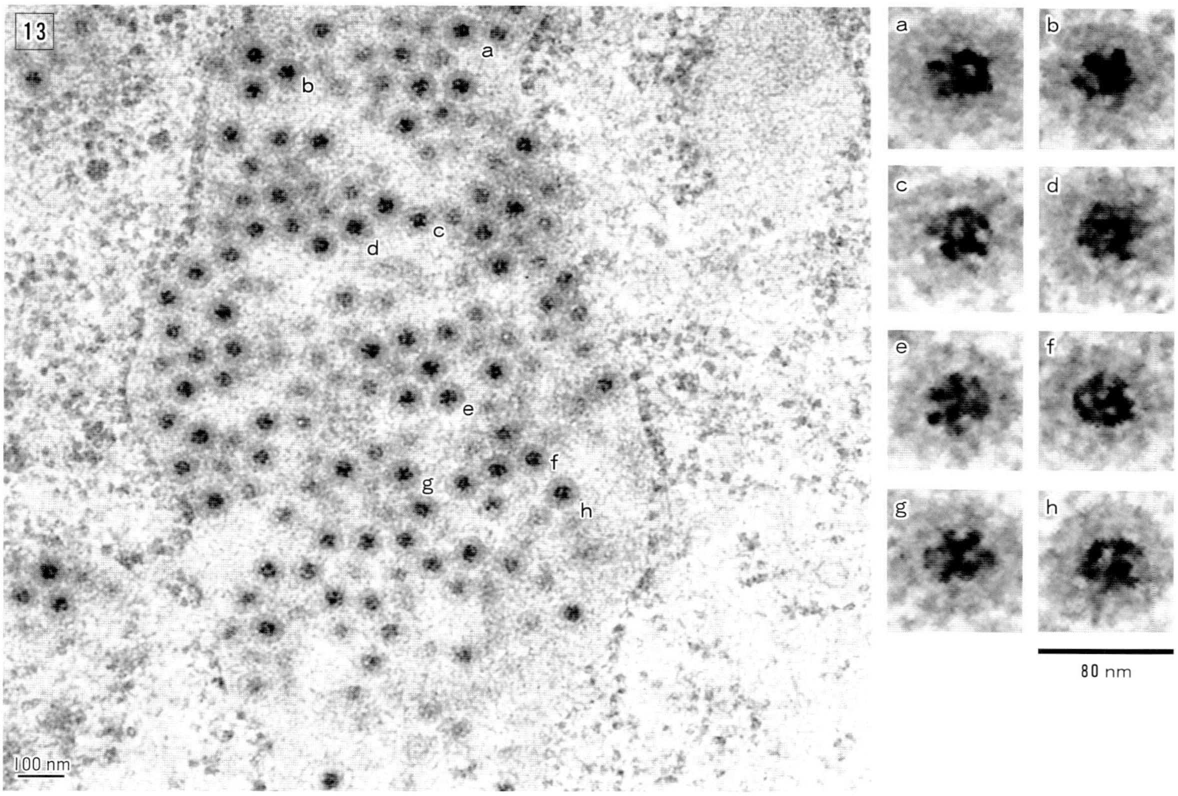
13
a
b
c
d
e
f
g
h
100 nm
80 nm

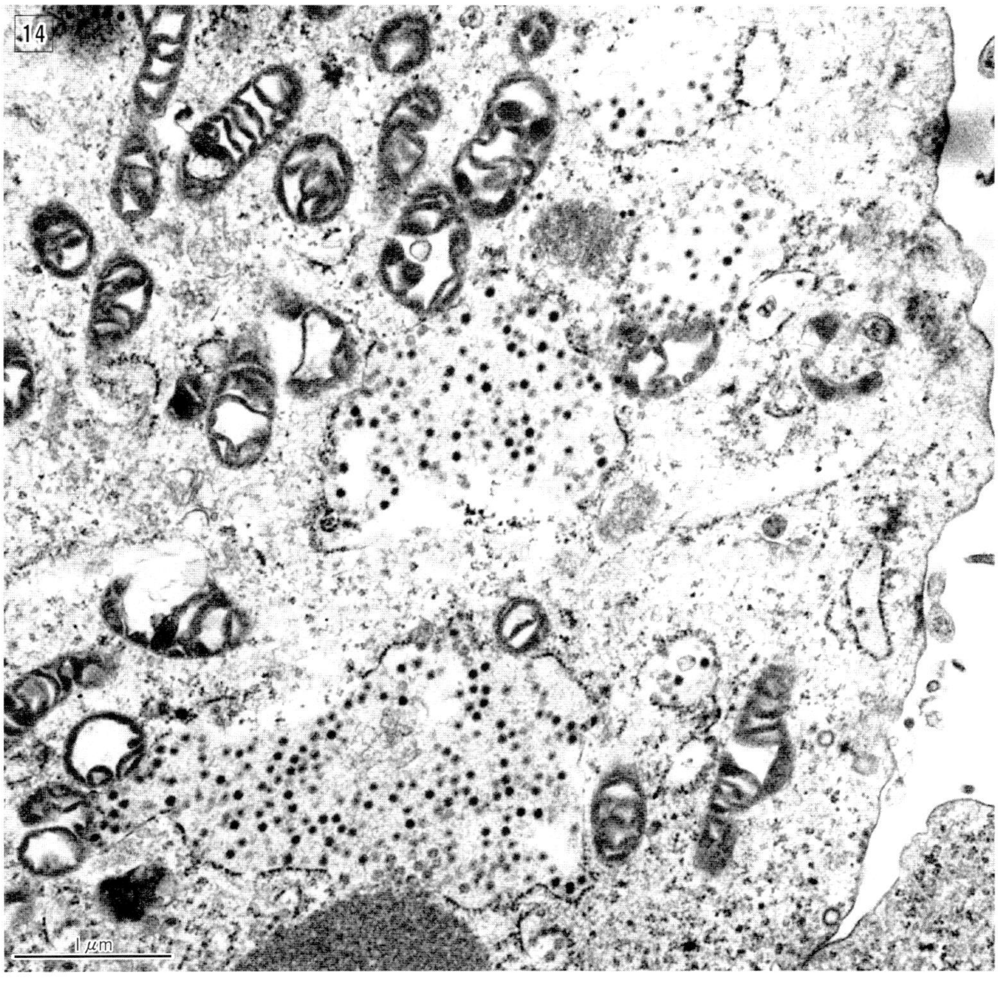
14
1 μm

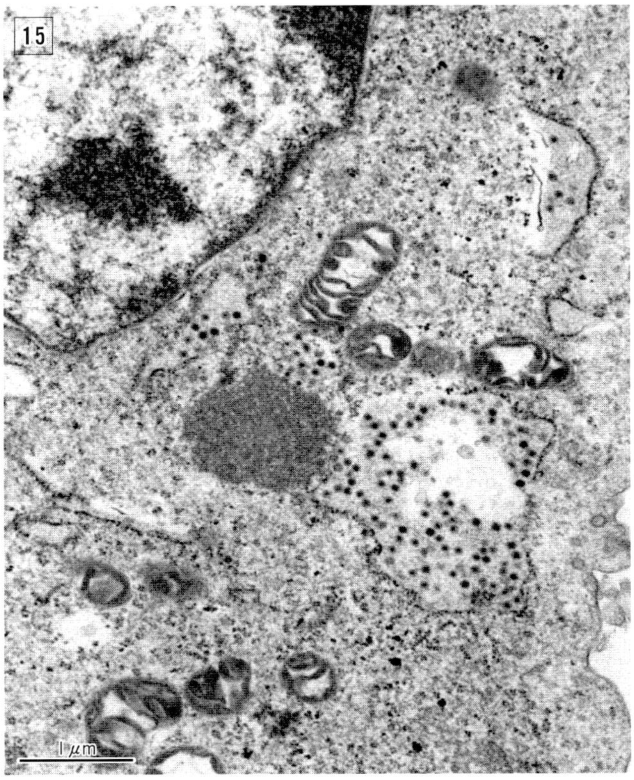
15
1 μm

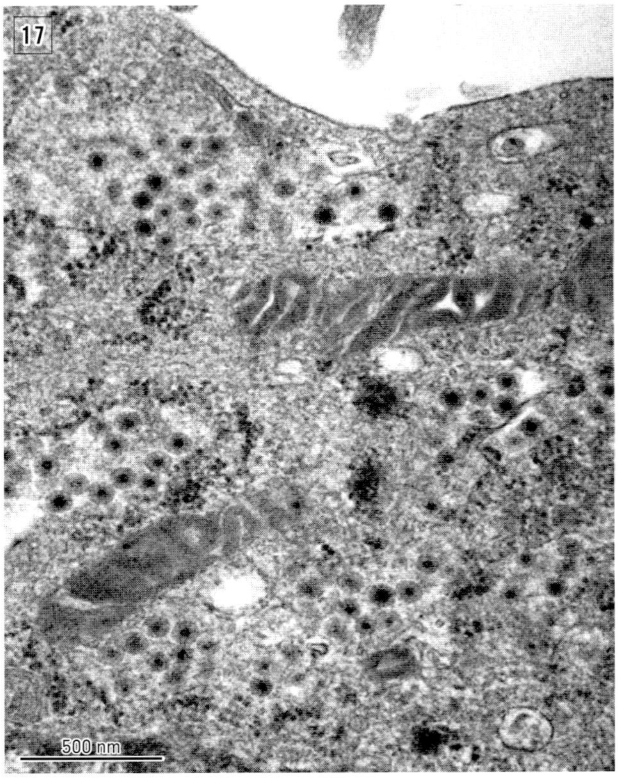
17
500 nm

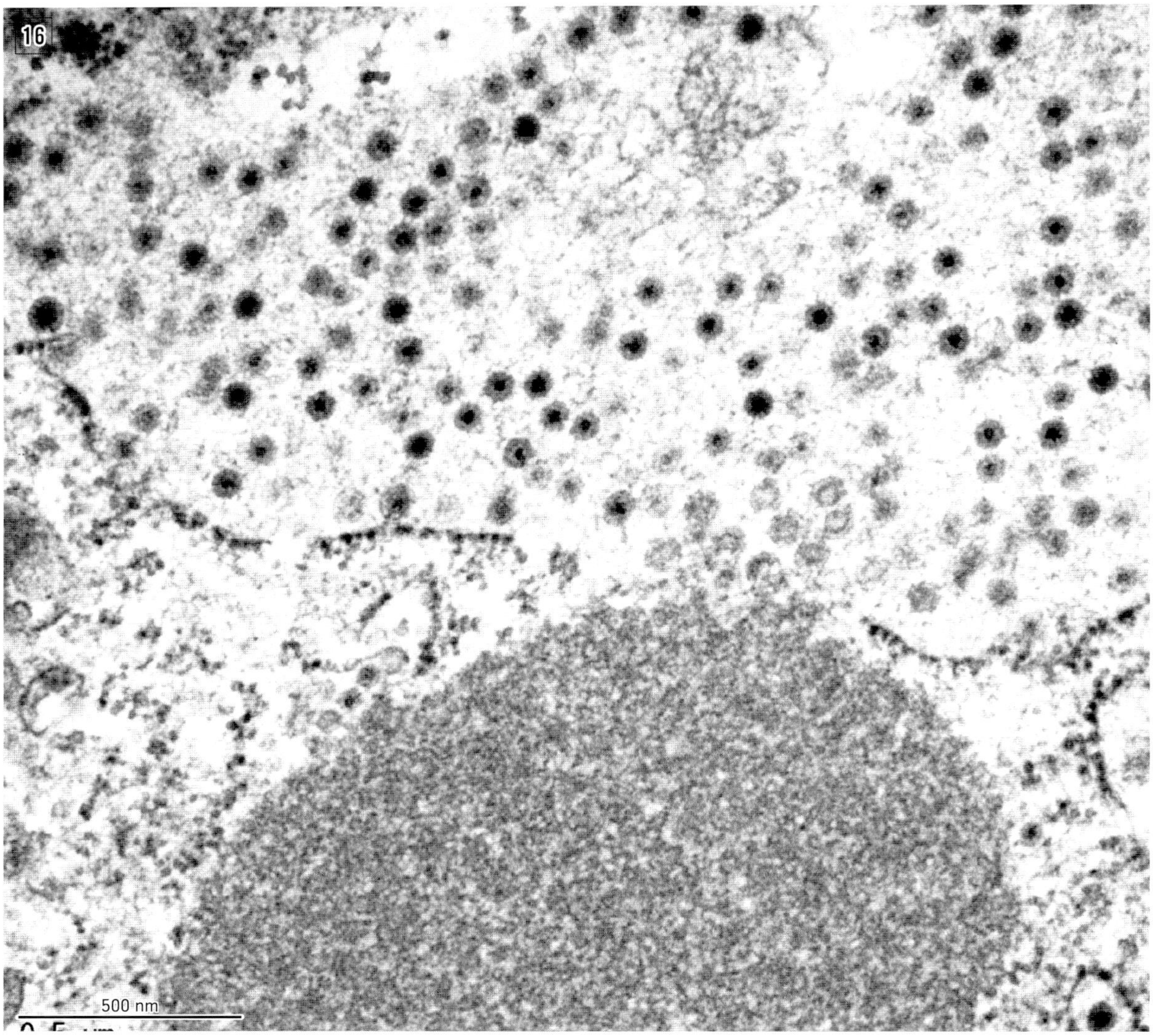
16
500 nm

写真15　Viroplasm（ウイルス封入体あるいはウイルス工場と呼ばれる）から，二重殻粒子が産生されてくる様子が観察される（釘田雅則・河本聡志・谷口孝喜）。

写真16　Viroplasmから，一重殻粒子が掃き出されるようにして産生されてくる様子が観察される（井手富彦・新美元・前野芳正・河本聡志・谷口孝喜）。最初は，ゲノムの存在は観察されないが，その後，ゲノムが合成されるように観察される。

写真17　ロタウイルスはエンベロープを持たないウイルスであるが，ウイルス増殖の過程で一時的にエンベロープを被る段階がある（釘田雅則・河本聡志・谷口孝喜）。ER膜を介して，ER内部に侵入する際，エンベロープを被り，その後，VP4とVP7を獲得して，エンベロープがはずれる。この過程については諸説があり（Suzuki, 1996），明快な説明はない。

【病原性（ヒト）】

ロタウイルスは小腸絨毛の先端部約1/3の上皮細胞で増殖する。感染後，腸管細胞の空胞化が起き，絨毛は背が低くなり，幅が広くなって吸収面積が著しく減少する。また，微絨毛の配列の乱れや欠落などの組織病変を起こす。陰窩（クリプト）の過形成も見られる。こうして，生理機能が低下し水の吸収が阻害され下痢を起こす。しかし，小腸上皮細胞はクリプトからの新生と絨毛先端部での脱落により3〜6日で一新されるといわれており，ロタウイルス感染後の絨毛表面の細胞は再生が良く，治療が適切であれば予後は良い。病理変化の程度と下痢の重篤度には相関はなく，下痢が病理変化を起こす前に起こることが多い。炎症は細菌感染に比べて，軽い。

病原性についてはいくつかのメカニズムが報告されている。①腸管細胞の破壊にともなう吸収不良と浸透圧による下痢，②腸管神経系の活性化による絨毛突起の虚血，③NSP4エンテロトキシン活性化など，複数の機構により，胃腸炎が起こると考えられている。特に，非構造蛋白NSP4の腸管毒素（エンテロトキシン）としての作用がウイルスでは初めて報告されたこともあり，極めて注目されている。NSP4の作用で，ホスフォリパーゼC-イノシトール三リン酸経路の活性化により，細胞の小胞体（ER）内のCa^{2+}イオンが細胞質に放出され，紲胞内のCa^{2+}イオン濃度が上昇する結果，腸管腔からのNa^{+}イオンや水の吸収が阻害され，Cl^{-}イオンの分泌が亢進する（図3）。しかし，アデニレートサイクラーゼやグアニレートサイクラーゼは増加せず，細菌毒素とは作用機

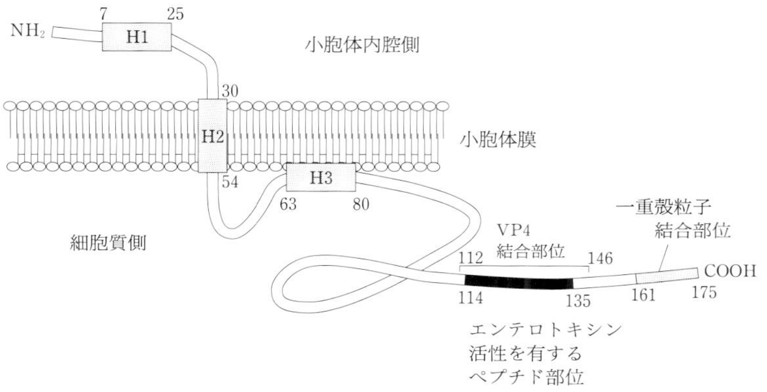

図2　ロタウイルス非構造蛋白質NSP4の小胞体（ER）膜での存在様式と活性部位（谷口・武田，1997；Taylor et al., 1996）。アミノ酸No. 112〜146，および161〜175にそれぞれVP4結合部位と一重殻粒子の結合部位がある。一重殻粒子がER内に侵入する際，一時的にエンベロープを被り，VP4とVP7を得て，エンベロープをはずす機構に関連している。

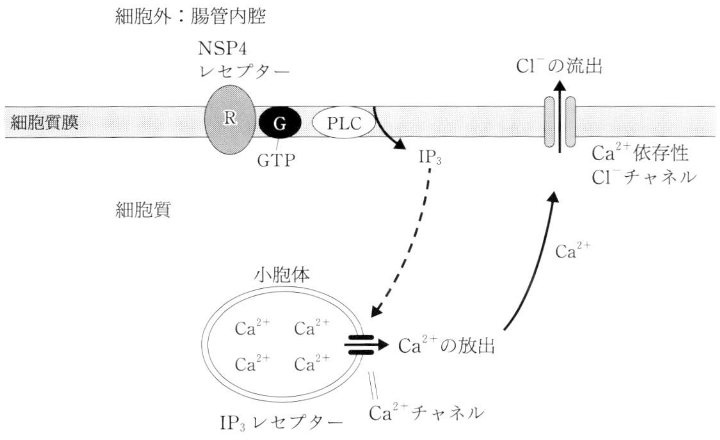

図3　NSP4のエンテロトキシン活性の機構（谷口・武田，1997）。細胞外からのNSP4は，ホスフォリパーゼC（PLC）−イノシトール三リン酸（IP_3）経路を活性化し，小胞体からのCa^{2+}の放出を促し，細胞膜のCa^{2+}依存性Cl^{-}チャネルを開き，クロライドイオンの分泌を亢進する。

序が異なる。NSP4による下痢は，年齢依存性であり，隣接細胞へのパラクリン効果を持つ。NSP4とラミニンβ-3，フィブロネクチンと作用する。NSP4に対する抗体は下痢の程度を軽減化する。また，腸管神経系をブロックする薬剤投与により，下痢が和らげられる。

VP3，VP4，NSP1，VP6，VP7，NSP2，NSP3，NSP4が毒力と関連する。それぞれ，宿主蛋白質のシャットオフ(NSP3)，腸管外伝播(NSP3，VP6)，細胞への侵入(VP7，VP4)，インターフェロンの誘導の制御(NSP1)などに関与する。

2003年に，ロタウイルスの内部抗原であるVP6が，急性期の血液中に多量に存在することが示された。ロタウイルス感染において，急性期に強い抗原血症が顕著に見られ，さらに，ウイルス血症も示されていることから，全身感染の存在を支持する。事実，ロタウイルス感染において，胃腸炎以外に，さまざまな胃腸炎以外の疾患との関連性が強く示唆されていた。肝炎，腎炎，DIC(播種性血管内凝固症候群)，赤血球貪食性リンパ組織サイトーシスそして脳炎，脳症，痙攣などの中枢神経疾患などである。腸管以外の組織でのウイルスRNAないし蛋白質の検出も髄液，血液，内皮細胞，中枢神経系，心臓で検出され，肝臓，腎臓でも非構造蛋白質が検出された報告もある。また，ロタウイルス感染により，粘膜バリアーの機能の低下によって高分子に対する透過性が高まり，異常な免疫応答(食物アレルギー)が生じる可能性が指摘されている。

【実験室内診断】

RT-PCRが一般的である。GタイプやPタイプの決定も可能である。PAGEによるRNAパターンの検査，電子顕微鏡観察，抗VP6モノクローナル抗体を用いた酵素抗体法も行われる。

臨床検査では，ロタレックス(ラテックス凝集反応)，ロタザイム(酵素抗体法)，ロタセル(受身血球凝集反応)や，最近はイムノクロマトグラフィーを利用したキットの利用が多い。多くは，数分から数十分で検出が可能である。

【疫学】

(1)世界的分布

ロタウイルスは，世界各地に分布する。開発途上国では，年間約21万5,000人の乳幼児がロタウイルス胃腸炎で死亡している。また，開発国でも，入院する症例が多く，医療経済的に問題となっている。疾病負担の大きな感染症である。

(2)季節性

温帯地域では，冬季間に集中している。わが国では，12〜3月がピークであったが，最近は，2〜5月に多くの患者が見られ，3月がピークとなり，理由は不明であるが，流行の時期がずれてきている。ノロウイルスの流行期が11〜2月なので，最近では，ノロウイルスの流行に引き続き，ロタウイルスの流行が起きるという図式が定着している。熱帯地域では，1年中見られるが，特に乾季に多い傾向がある。この季節性は湿度が関係すると考えられている。

(3)年齢分布

A群では，生後6か月〜2歳がピークであり，5歳までにほぼすべての乳幼児が感染し，症状の程度に差があるものの発症する。成人の急性胃腸炎の約10%はロタウイルスが病因であるとも報告されている。B群では，成人が標的となる。C群では，A群よりもやや年齢が高く，幼児から学童に多い。また集団発生の頻度もC群に多い。

(4)発生様式

一般に散発例がほとんどである。時に乳児院，保育園や小学校などに集団発生が生じる。ノロウイルスのような食中毒の事例は極めて少ない。感染様式は，下痢便を介した糞口感染であるが，空気感染(塵埃感染)も示唆されている。ロタウイルスは感染力が強く，1〜10 PFUという微量のウイルスで感染が起こるため，家族内感染，院内感染が起きやすい。また，その感染力の高さから，いかに衛生状態を改善しても，その制御は困難である。

(5)臨床症状

下痢，嘔吐の胃腸炎症状が主で，水様便が高頻度で見られる。30%程度に白色便(米のとぎ汁様)が見られる。かつて白痢と呼ばれたゆえんである。また，約1/3に上気道症状が見られる。発症率，重症率ともに男子が高い。潜伏期は約2日である。下痢は約6日持続し，便中に多量のウイルス(1 g中$10^{9\sim12}$粒子)を排泄する。

(6)再感染

異なる血清型(遺伝子型)に対してはもとより，同じ血清型(遺伝子型)でも抗原変異が著しい場合には感染防御は十分でない。また粘膜免疫の特徴として免疫の持続が短いため，症状は軽くなるものの再感染が起きる。

ロタウイルスの自然感染では，再感染は度々起こるが，再感染を起こす毎に症状が軽くなることが知られている。また，ロタウイルスの感染防御は初感染では一般にGタイプ特異的であるが，再感染すると交叉反応性が強くなる。

(7)動物との関わり

本来ウシ，ブタ，ネコなどの動物にのみ検出されていたウイルス株や，動物ロタウイルスとのリアソータント株がヒトから分離されており，ヒト－動物間の異種間感染が起こっていることが推測される。

(8)A群以外のロタウイルス

B群ロタウイルスは，ヒト，ブタ，ラット，ウシで検出されている。1983年に中国で3万人以上(15歳以上が85%で，0〜4歳では2.8%のみ)の患者が発生するという大規模な集団発生があり，その後も小規模な発生がある。抗体調査では，他国でもその分布が示唆されていたが，最近，バングラデシュ，インド，ミャンマー，ネパールでも検出されている。C群ロタウイルスは，ヒト，ブタ，ウシで検出されている。検出頻度は，A群ロタウイルスの約1/200である。4歳以上主に学童と成人に感染し，しばしば集団発生を起こす。E群はブタで，D，F，G群はトリでのみ検出されている。最近，ヒト，ブタでH群が分離されている。

【治療】

特異的治療法はない。ブドウ糖加電解質液の経口輸液剤(Oral rehydration solution：ORS)が速効性で有用である。脱水に対して，軽度の場合は補液，重度の場合には輸液を行う。ウイルス感染による小腸の損傷は症状が現れる以前に起きていると考えられ，抗ウイルス剤の効果はあまり期待できない。

【予防】

下痢便と嘔吐物の処理に注意する。変法ジェンナー方式の動物由来ウイルスワクチンとして，1998年に，VP7をコードする遺伝子のみをヒトロタウイルス(G1〜G4)のそれで置き換えたサルロタウイルスRRV由来のリアソータント4価混合ワクチンRotaShieldが開発され，米国で大規模に投与されたが，腸重積という副反応の発生があり，中止された。2006年にふたつの経口生ワクチンRotaTeqとRotarixの大規模な臨床試験成績が報告され，その安全性と有効性が実証されている。Rotarixは，最も高頻度に存在するG1P[8]の血清型(遺伝子型)を有するヒトロタウイルス89-12株由来で，培養細胞で頻回継代され弱毒化したものである。一方，RotaTeqは，RotaShieldのウシロタウイルス版であり，ウシロタウイルスをベースとし，G1，G2，G3，G4ヒトロタウイルスの各VP7遺伝子のみを組み込んだ単一遺伝子リアソータント4種，およびヒトロタウイルスに最も多いP[8]のVP4遺伝子を含む単一遺伝子リアソータント1種，計5種の混合物で5価ワクチンである。これら2種のロタワクチンは，既に約100か国以上で認可され，80か国以上で定期接種されている。わが国でもRotarixは2011年11月から，RotaTeqは2012年7月から投与が開始され，ロタウイルス胃腸炎患者数は大幅に減少している。ただ，腸重積の発生がやや増加するとの報告がある。その他，次世代ワクチンとして，バキュロウイルスで発現した人工的ウイルス様粒子，発現VP6や変異NSP4なども検討されている。

【引用・参考文献】

Dermody, T. S., Parker, J. S., and Sherry, B. 2013. Orthoreoviruses, p. 1304-1346. *In* Knipe, D. M., and Howley, P. M. (eds.), Fields virology, 6th ed., vol. 2, Wolters Kluwer/Lippincott Williams & Wilkins, Philadelphia.

Estes, M. K., and Greenberg, H. B. 2013. Rotaviruses, p. 1347-1401. *In* Knipe, D. M., and Howley, P. M. (eds.), Fields virology, 6th ed., vol. 2, Wolters Kluwer/Lippincott Williams & Wilkins, Philadelphia.

Kanai, Y., Komoto, S., Kawagishi, T., et al. 2017. Entirely plasmid-based reverse genetics system for rotaviruses. Proc. Natl. Acad. Sci. U.S.A. 114: 2349-2354.

Komoto, S., Sasaki, J., and Taniguchi, K. 2006. Reverse genetics system for introduction of site-specific mutations into the double-stranded RNA genome of infectious rotavirus. Proc. Natl. Acad. Sci. U.S.A. 103: 4646-4651.

Lawton, J. A., Estes, M. K., and Prasad, B. V. V. 1997. Three-dimensional visualization of mRNA release from actively transcribing rotavirus particles. Nat. Struct. Biol. 4: 118-121.

Pesavento, J. B., Lawton, J. A., Estes, M. K., et al. 2001. The reversible condensation and expansion of the rotavirus genome. Proc. Natl. Acad. Sci. U.S.A. 98: 1381-1386.

Roy, P. 2013. Orbiviruses, p. 1402-1423. *In* Knipe, D. M., and Howley, P. M. (eds.), Fields virology, 6th ed., vol. 2, Wolters Kluwer/Lippincott Williams & Wilkins, Philadelphia.

Shaw, A. L., Rothnagel, R., Zeng, C. Q.-Y., et al. 1996. Rotavirus structure: interactions between the structural proteins. Arch. Virol. (Suppl.) 12: 21-27.

Suzuki, H. 1996. A hypothesis about the mechanism of assembly of double-shelled particles. Arch. Virol. (Suppl.) 12: 79-85.

谷口孝喜．1998．ロタウイルスの遺伝子と蛋白質．ウイルス 48：137-151．

谷口孝喜．2009．レオウイルス科，p. 401，404．高田賢蔵(編)，医科ウイルス学(改訂第3版)，南江堂，東京．

谷口孝喜，武田直和．1997．下痢症ウイルス研究の進展．実験医学 vol. 15 no. 19(増刊)：211-218．羊土社．

谷口孝喜，浦沢正三．2003．レオウイルス，p. 130-143．畑中正一(編)，電子顕微鏡 ウイルス学，朝倉書店，東京．

谷口孝喜，河本聡志，守口匡子．2006．ロタウイルス胃腸炎の予防—最近のワクチン開発事情．現代医学 54：145-152．

Taniguchi, K., Kojima, K., and Urasawa, S. 1996 Nondefective rotavirus mutants with an NSP1 gene which has a deletion of 500 nucleotides, including a cysteine-rich zinc finger motif-encoding region (nucleotides 156 to 248), or which has a nonsense codon at nucleotides 153 to 155. J. Virol. 70: 4125-4130.

Taylor, J. A., O'Brien, J. A., and Yeager, M. 1996. The cytoplasmic tail of NSP4, the endoplasmic reticulum-localized non-structural glycoprotein of rotavirus, contains distinct virus binding and coiled coil domains. EMBO J. 15: 4469-4476.

【谷口孝喜】

ボルナウイルス科
Family ***Bornaviridae***

【分類・歴史】

ボルナウイルス科に属するボルナ病ウイルスは，1994年に全塩基配列が決定され，パラミクソウイルス科，フィロウイルス科，ラブドウイルス科と同じモノネガウイルス目(*Mononegavirales*)に属することが判明した。ゲノムは約8.9 kbの非分節型のマイナス鎖，一本鎖のRNAである。現在，ボルナウイルス科ボルナウイルス属は8種に分類され，哺乳類，鳥類，は虫類に由来するウイルスが含まれている。これまでに，未分類のウイルスを含めると20種類の遺伝子型の異なるウイルスが同定されている。

ボルナ病(Borna disease：BD)は，古くよりヨーロッパ南東部での発症が確認されていたボルナ病ウイルス(Borna disease virus-1：BoDV-1)の感染を原因とするウマとヒツジの急性脳症である。当時，*hitzige Kopfkrankheit*(熱脳症)と呼ばれたこの疾患は感覚異常，運動失調，抑うつ状態，無動そして虚脱などの症状を呈し，その多くが死亡することが知られていた。古くは1766年にドイツで発行された獣医学の教科書にこの疾患に関する記載を見ることができる。ボルナという名前は，1885年ドイツ東部サクソニー地方の町ボルナにおいてこの疾患の大発生が見られたことに由来している。20世紀に入るとボルナ病に関する多くの重要な研究が発表されるようになった。1909年にはErnst Joest とKurt Degenにより，感染ウマの海馬神経細胞に封入体(Joest-Degen body)が発見されている。また，1924年には，Wilhelm Zwickらにより感染ウマの脳乳剤をウサギに接種することで疾患が伝播することが確かめられ，BDの原因がウイルス感染である可能性が示された。以降，1980年頃までは，ドイツを中心とするボルナ病流行地において研究が継続されていた。1985年にBoDV-1感染とヒトの精神疾患との関連性を示唆する論文が発表されると，BoDV-1への関心は世界中に広まり，その関心は各国へ広まった。現在までに，BoDV-1の感染は流行地以外にも見られることが明らかとなっている。また，ウマやウシなどの家畜以外にも，愛玩動物や野生動物にまで感染が広がっていることが確認されている。

BoDV-1は長年，単独でボルナウイルス属を形成していたが，2008年に前胃拡張症を呈したオウムで鳥ボルナウイルス(Avian bornavivus：ABV)が見つかった。ABVには，現在までに15種類の遺伝子型が発見されている。また2015年には，ドイツで進行性の髄膜脳炎で死亡した患者からカワリリスボルナウイルス(Variegated Squirrel Bornavirus 1：VSBV-1)が検出されている。

【ビリオン】

BoDV-1感染細胞から細胞外に放出される成熟ウイルス粒子(ビリオン)は極めて少ない。そのため，電子顕微鏡を用いたビリオンの観察にはn-butyrateなどを用いてビリオンの産生を誘発したウイルス感染細胞を使用する必要がある(写真1)。BoDV-1の形態は直径が約100〜130 nmの球状粒子である(写真1a)。稀に，感染細胞の空胞内にウイルス様粒子が観察される(写真2矢印)。ビリオンの出芽は，スパイクを有する膜構造が感染細胞表面より出現し，直下に電子密度の高い顆粒をともないながら細胞表面から出芽すると考えられる(写真3)。ウイルス粒子はエンベロープに包まれ，エンベロープの表面には約7 nmのスパイクを有している(写真1a，b，4)。ビリオンの内部には電子密度の濃い三日月状のコア構造があり，直径が約4 nmのヌクレオカプシドを有する(写真1a，4)。感染細胞外には小型のウイルス粒子も観察される。この小型粒子は免疫電子顕微鏡法による観察から，ヌクレオプロテイン(N)に対する抗体の反応しない不完全粒子と考えられる(写真5)。

【ゲノム】

BoDV-1のゲノムは，8,909塩基の非分節，マイナス鎖一本鎖のRNA分子よりなっている。ゲノムの両末端には転写と複製に必須なプロモーター配列を含む非翻訳領域(UTR)が存在している(図1a)。ゲノムの3′と5′末端のUTRの長さはそれぞれ54と86塩基である。また，ゲノムの3′末端はアデノシン(A)とウリジン(U)残基に富んだ配列となっている。両末端のプロモーター領域は相補性の高い反復配列(inverted terminal repeats：ITR)となっており，ゲノムRNAは両末端の相補性によりパンハンドル構造を形成すると考えられている。特徴的なことは，BoDV-1のゲノム末端のITRは不完全な配列を持つことである。感染細胞から分離されたBoDV-1のゲノムならびにアンチゲノムRNAはともに5′末端側が数塩基欠損していることが明らかとなっている。これまでの解析から，BoDV-1は複製過程においてゲノムの5′末端を欠損させることで複製効率を制御していると考えられている。

ゲノム内には，3つの転写開始配列と5つの転写終結配列が確認されている(図1b)。また，5つのスプライシング関連配列がある(図1b)。ゲノムには少なくとも6つの蛋白質をコードするORF(open reading frame)がある(3′末端よりN-X-P-M-G-Lの順)(図2a)。他のモノネガウイルス目のウイルスとは異なり，BoDV-1のORFはN蛋白質をコードするORF以外はそれぞれに重なってゲノム上にコードされている。ABVのゲノム構造もBoDV-1とほぼ同一である。

【物理的化学的性状】

BoDV-1の感染性は56℃での熱処理で消失する。ウイルス粒子は37℃において比較的安定であり，血漿存在下で24時間保持しても感染性はほとんど失われない。ウイルス粒子は，pH 5.0以下，有機溶媒，界面活性剤，UV処理に感受性を示し，不活化される。ウイルスの感染性は，ホルマリンや塩素系消毒剤で迅速かつ完全に消失する。

【抗原の性状】

(1)N抗原

40 kDaのN蛋白質は，ウイルスのRNAゲノムとともにヌクレオカプシドを形成するウイルスRNPの基本構造蛋白質である。N蛋白質には翻訳開始部位の異なるふたつのイソ型(p40N，p38N)が存在する。p38Nは，p40NのN末端の13アミノ酸を欠損した形であり，核

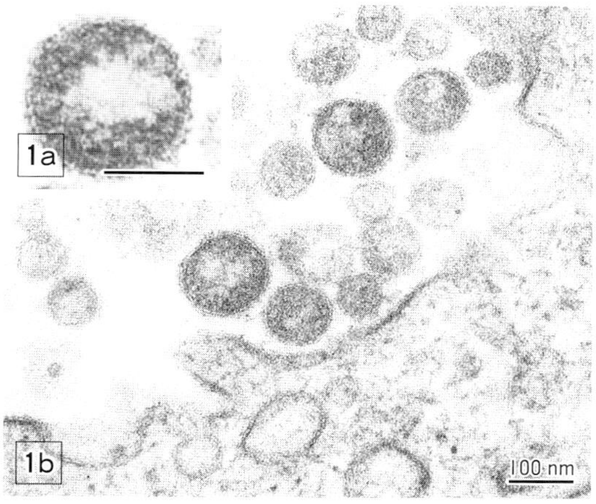

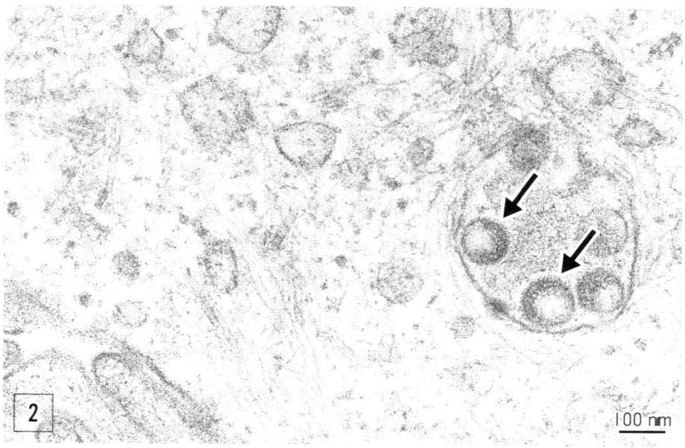

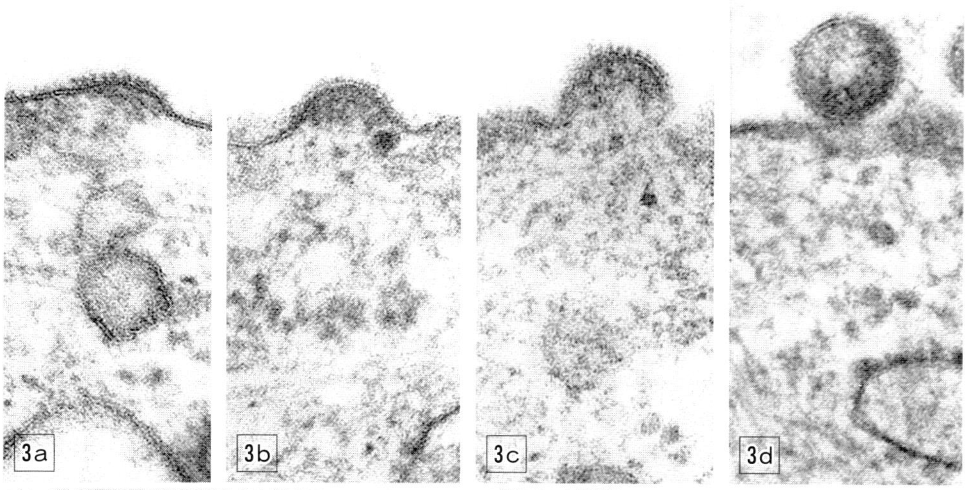

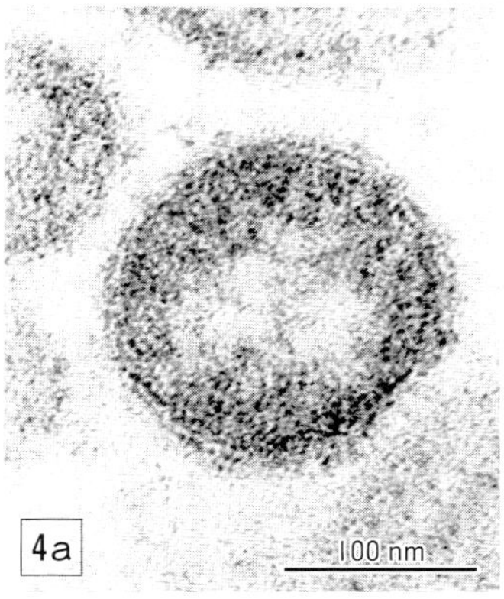

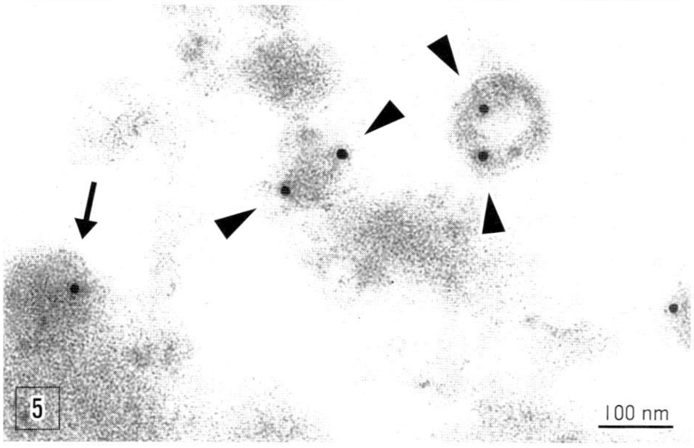

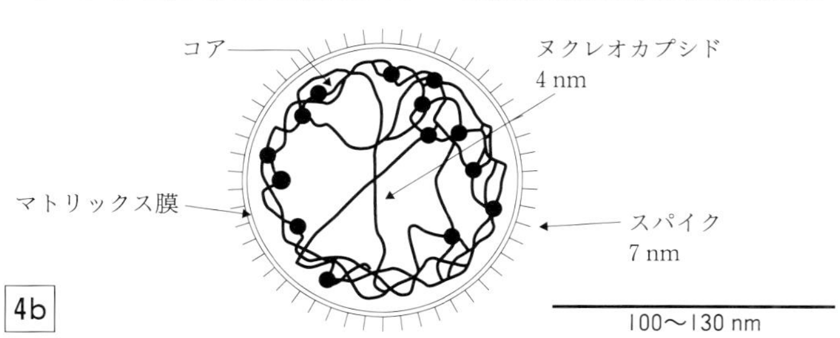

写真 1　ボルナ病ウイルス粒子。n-butyrate を添加して培養しウイルス産生を誘発したボルナ病ウイルス感染 MDCK（イヌ腎由来）細胞の超薄切片像（Kohno et al., 1999；©American Society for Microbiology）。a）ウイルス粒子の拡大像。粒子は球形でエンベロープを有し，その表面にスパイクがある。粒子内部の電子密度の高い領域に偏りがある。b）細胞外にウイルス粒子が観察される。

写真 2　ボルナ病ウイルス粒子（Kohno et al., 1999；©American Society for Microbiology）。ウイルス様粒子が感染細胞の空胞内に観察される（矢印）。

写真 3　超微形態学的にとらえられるボルナ病ウイルス粒子の形態形成過程（Kohno et al., 1999；©American Society for Microbiology）。a）スパイクを有する膜構造が感染細胞表面に出現する。b，c）膜構造は直下に電子密度の高い顆粒をともないながら細胞表面から球状に隆起していく。d）膜構造が閉じて球状粒子が完成し，感染細胞外に出る。

写真 4　a）ボルナ病ウイルス粒子の超薄切片像と b）その模式図（Kohno et al., 1999；©American Society for Microbiology）。ウイルス粒子はエンベロープに包まれ，エンベロープの表面には約 7 nm のスパイクを有している。粒子の内部には直径が約 4 nm のヌクレオカプシドが存在する。

写真 5　ボルナ病ウイルス粒子（免疫電子顕微鏡像）（Kohno et al., 1999；©American Society for Microbiology）。抗 BoDV-1 N 抗体に反応するウイルス粒子（矢頭）と感染細胞表面の膜構造（矢印）。ルテニウムレッドと四酸化オスミウムを用いて画像コントラストを増強している。

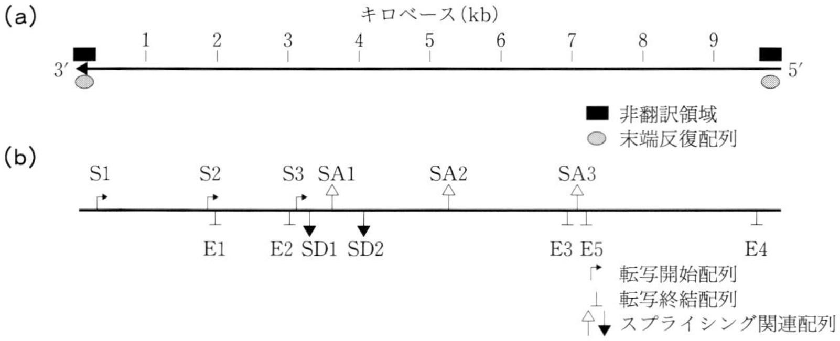

図1　ボルナ病ウイルスRNAの構造模式図。a)ゲノムRNA両末端には非翻訳領域と末端反復配列が存在する。b)ゲノム内のシグナル配列。S：転写開始配列，E：転写終結配列，SD/SA：スプライシング関連配列

移行シグナル(nuclear localization signal：NLS)が欠損している。細胞内に侵入したBoDV-1 RNPはp40Nに存在するNLSの機能により，複製部位である細胞核に侵入すると考えられている。一方，p40N/38Nともに核外輸送シグナル(nuclear export signal：NES)を有している。また，N蛋白質はマウスへの感染においてCD8 T細胞の標的となっており，アミノ酸番号にして129から136の配列(TELEISSI)が抗原決定基であることが判明している。

(2)P抗原

24 kDaのリン酸化蛋白質であるP蛋白質は，ウイルスの転写複製においてRNA依存性RNAポリメラーゼ(L蛋白質)の補助因子として働く。ウイルスのRNAポリメラーゼ複合体を形成するための中心的な役割をしており，ポリメラーゼ活性を本質的に制御している。4か所のセリンリン酸化部位を持ちプロテインキナーゼCならびにカゼインキナーゼIIによりリン酸化を受ける。P蛋白質には翻訳開始部位の異なる16 kDaのイソ型(P′/p16)が存在している。感染細胞内での発現は顕著である。P蛋白質の蓄積がBoDV-1の病原性誘導に深く関与していると考えられており，P蛋白質のみをグリア細胞に発現させたトランスジェニックマウスでは，BoDV-1持続感染マウスに類似した神経症状が誘導される。

(3)X抗原

P蛋白質をコードしている同じmRNAから発現される10 kDaの蛋白質。P蛋白質と直接結合してP蛋白質を細胞質へと輸送する機能を有する。BoDV-1のポリメラーゼ複合体に働き，ポリメラーゼ活性を負に制御するが，ウイルスの複製制御には必須である。ウイルス粒子には取り込まれない非構造蛋白質である。

(4)M抗原

ウイルス粒子を裏打ちしている16 kDaのマトリックス蛋白質。P蛋白質と直接結合することが示されている。他のモノネガウイルス目のウイルスのM蛋白質と異なりウイルスの転写活性には影響を及ぼさない。

(5)G抗原

BoDV-1のエンベロープを形成する糖蛋白質。G蛋白質は予想分子量56 kDaの前駆体蛋白質(GPC)として合成された後，糖鎖修飾を受け84～94 kDaの糖蛋白質となる。GPCは翻訳後フリンでGP1とGP2に切断される。G蛋白質はBoDV-1の細胞内侵入に重要な働きをしており，GP1がレセプターと結合する能力を有することが知られている。また，GP2はpH依存的な膜融合に関与していると考えられている。

(6)L抗原

190 kDaのRNA依存性RNAポリメラーゼ。他のモノネガウイルス目のL蛋白質とアミノ酸配列で高い相同性を有する。P蛋白質と直接結合する。

【培養】

BoDV-1は初代神経細胞を含む培養細胞系で増殖する。感染可能な培養細胞の由来臓器の範囲は広く，神経系由来の細胞株にもよく感染する。また，宿主範囲も広く，ヒトをはじめ多くの哺乳動物由来の細胞で増殖する。

【増殖】

(1)吸着・侵入

BoDV-1が感染する宿主細胞のレセプターについては，いまだ同定されていない。MおよびG蛋白質に対する抗体は，BoDV-1に対して中和活性を持つことから，これらふたつの蛋白質がBoDV-1の細胞への吸着や侵入に重要であることが予想されている。組み換えウイルスを用いた解析により，G蛋白質のGP1領域が宿主細胞への吸着に関与していることが明らかとなっている。リソソームに障害性を示す薬剤によりBoDV-1の感染が阻害されることから，BoDV-1はレセプターを介して細胞に吸着した後，エンドサイトーシスにより細胞質内へと侵入すると考えられる。

(2)核輸送

ウイルス粒子は，細胞内小胞においてpH依存的に細胞膜と融合し，脱殻が起こると考えられている。BoDV-1が複製部位である細胞核へと侵入するためには，複製本体であるRNPを核へ輸送するシステムが必要である。これまでに，N，P，XそしてL蛋白質がそれぞれにNLSを持ち，単独あるいは相互作用してRNPを核へと運ぶと考えられている。N蛋白質のNLSはそのN末端に同定されている。P蛋白質のNLSは蛋白質の両末端側に存在している。

一方，核内で複製したRNPは，核外へと輸送される。N蛋白質にはロイシンとイソロイシンに富んだ典型的なNESが同定されている。N蛋白質の核外輸送はレプトマイシンBで阻害されることから，宿主因子であるCRM1が関与することが明らかとなっている。N蛋白質のNES領域はP蛋白質と結合する領域と重なっており，P蛋白質の存在下ではN蛋白の核外輸送は阻害さ

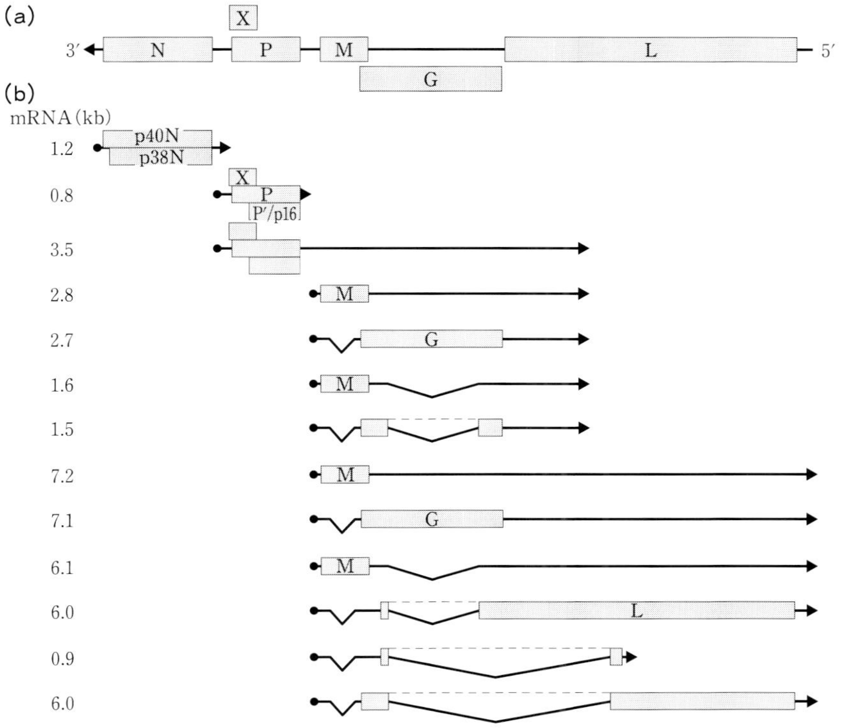

図2 BoDV-1のゲノム構造と遺伝子発現。a)BoDV-1ゲノムに見られるORFとb)mRNAの発現パターン。ゲノムには6つの蛋白質がコードされている。BoDV-1 mRNAは，選択的スプライシングにより発現調節を受けている。

れる。X蛋白質もP蛋白質との相互作用において，ウイルスの核外輸送に関与している。単独で核内局在を示すP蛋白質は，X蛋白質の存在下で細胞質に移行する。P蛋白質にはメチオニンに富んだNES領域が存在していることが明らかとなっており，X蛋白質との結合によるP蛋白質の構造的変化がNESの機能に関与していると考えられている。

(3)遺伝子発現

BoDV-1はN，P，L蛋白質とゲノムRNAから構成されるRNPを基本単位として核内で転写を行う。人工複製系を用いた解析から，BoDV-1の効率的な転写活性にはN蛋白質とP蛋白質の発現比率が重要であることが示されている。P蛋白質の過剰発現は転写活性を顕著に低下させる。持続感染細胞ではN蛋白質に対するP蛋白質の比率が大きくなっており，転写が抑制状態にあると考えられる。一方，X蛋白質はウイルスの転写活性を負に制御する。X蛋白質は転写に必須なP蛋白質の多量体化を阻害するか，あるいはP蛋白質の核外輸送を促進することで転写を抑制すると考えられている。

BoDV-1はM，G，L蛋白質を発現するmRNAの生成にRNAスプライシング機構を利用している(図2b)。これらmRNAの発現には異なるスプライス部位を選択的に認識する選択的スプライシング機構が関与しており，BoDV-1が感染や増殖ステージに応じてmRNAの発現調節を行っている可能性が示されている。さらに，BoDV-1のゲノム上には特定のスプライシングを特異的に抑制するスプライシング抑制配列も同定されており，BoDV-1 mRNAの発現は厳密に制御されていると考えられる。

(4)ゲノム複製

BoDV-1のゲノム複製には鋳型となるマイナス鎖のゲノムRNAから，まず，相補的なプラス鎖のRNAゲノム(アンチゲノム)を複製する必要がある。ゲノムRNAの3′末端よりRNAポリメラーゼであるL蛋白質が入り込み，全長を複製する。BoDV-1では，mRNAの発現に続くアンチゲノム合成開始がどのように制御されているかについてはわかっていない。完成したアンチゲノムを鋳型に，今度はゲノムの複製が行われ複製サイクルが完了する。先にも述べたが，BoDV-1のゲノムとアンチゲノムRNAはともにその5′末端側が数塩基欠損している。複製サイクルにおいて5′末端を欠損させたゲノムを複製するためには，少なくとも1コピーの完全なゲノム末端を持つゲノムRNAが鋳型として必要である。しかしながら，これまでに感染細胞内では完全長のゲノム末端を持つBoDV-1ゲノムは見つかっていない。このことから，BoDV-1のLポリメラーゼは，5′末端配列が欠損している鋳型から欠損配列を補った完全長の相補鎖ゲノムを合成した後に，再びその5′末端側を削るというユニークなゲノム複製機構を用いていると考えられている。

(5)翻訳

BoDV-1は，すべての転写産物をポリシストロン性mRNAとして発現している。N蛋白質をコードしているmRNAからは，その翻訳開始が39塩基下流から始まるイソ型p38Nが産生される(図2b)。M，G，そしてL蛋白質をコードするmRNAもそれぞれスプライシングにより発現調節が行われている。BoDV-1の転写産物のなかで一番短い0.8 kbのmRNAからは，X，PそしてP′蛋白質の3つの蛋白質が発現される(図2b)。X

蛋白質をコードするORFは，P ORFの49塩基上流から始まり，P蛋白質と71アミノ酸が重なっている。P′蛋白質はP蛋白質と同じフレーム上の2番目のAUGコドンから翻訳されている。0.8 kb mRNAから発現されるXとP蛋白質の翻訳制御には，mRNAの5′末端の非翻訳領域に存在しているupstream ORF(uORF)が関与していることが明らかとなっている。

【病原性】

(1)ボルナ病

ウマで見られる典型的なボルナ病は急性の進行性脳炎で急性型と慢性型がある。急性型では，数か月から数週間の潜伏期の後に微熱や軽度の行動異常が認められ，次第に痙攣，興奮，無動，麻痺などを呈した後，全身麻痺に陥り，約80%が死亡する。また一部の回復例では症状の再発が確認されている。一方，慢性型の症状は明確ではないが，主要なウイルス抗原の発現が脳内に分布しており，特に情動を司る大脳辺縁系に多く認められている。ウシへの感染はウマやヒツジに比べて稀と考えられるが，わが国でもウシボルナ病の発生が報告されている。

ネコでは，原因不明の神経疾患“staggering disease”とBoDV-1との関連性が指摘されている。運動失調，行動異常，固有位置感覚の欠陥は多くの症例に共通した症状である。一方，微熱，不全麻痺，知覚過敏，躁病状態などの症状も観察されており，病態は複合的であると考えられる。近年，イヌの発症例も報告されるようになった。いずれも急性の転帰を示し，生前診断では，狂犬病またはジステンパーが疑われている。症状は急激に転帰して重度の神経疾患を発症する。

急性ボルナ病は，病理組織学解析で細胞性免疫を介した散在性髄膜脳脊髄炎像を示す(写真6)。実質への炎症性細胞の浸潤や広範な神経細胞侵食とグリオーシスも認められる。炎症反応は大脳辺縁系に強い傾向にあり，髄膜や脊髄では僅かである。ウマの病変組織では，大型の神経細胞内に特徴的な好酸性の核内封入体が認められる。一方，BoDV-1抗原とゲノムは，神経症状を発症した個体の脳内に広く認められるが，必ずしも炎症局所と一致して検出されるわけではない。症状を示さない慢性感染例では，神経組織的な異常はともなわずに，脳内に広くウイルス抗原が観察される。

(2)鳥ボルナウイルス感染症

前胃拡張症(Proventricular dilatation disease)は鳥類，特にオウム類で好発する中枢神経系と末梢神経神経節へのリンパ球浸潤を主徴とする致死性疾患である。主な症状は，消化器系の機能不全による嘔吐や麻痺・痙攣などの中枢神経症状である。長年，原因が不明であったが，2008年に前胃拡張症を呈したオウムで鳥ボルナウイルス感染が見つかった。オウムボルナウイルス4型(Parrot bornavirus 4：PaBV-4)の実験的感染により，本ウイルスの感染が前胃拡張症を引き起こすことが確認されている。前胃拡張症を呈したトリから検出される鳥ボルナウイルスはPaBV-2とPaBV-4が多い。

鳥ボルナウイルス感染が関連すると思われるその他の疾患として毛引き症(Feather picking disease)がある。わが国において毛引き症を発症した愛玩鳥インコでPaBV-5の持続感染が観察されている。

(3)カワリリスボルナウイルス感染症

2011～2013年にかけてドイツで進行性脳炎または髄膜脳炎で死亡した3名の男性から新型のボルナウイルス(VSBV-1)が検出された。3名の患者はともにカワリリス(Variegated Squirrel，学名*Sciurus variegatoides*)のブリーダーであり飼育，繁殖を行っていた。カワリリスの主な生息地はコスタリカやエルサルバドル，パナマなどの中米である。死亡患者と接触のあったカワリリスの組織検体からはVSBV-1が同定された。また2名の患者の脳組織より，カワリリスから検出されたものとほぼ同一のVSBV-1 RNAが検出された。VSBV-1は咬傷や引っ掻き傷を介して，カワリリスからヒトへ伝播したと考えられている。

【実験室内診断】

通常，BoDV-1感染の診断法としてはウェスタンブ

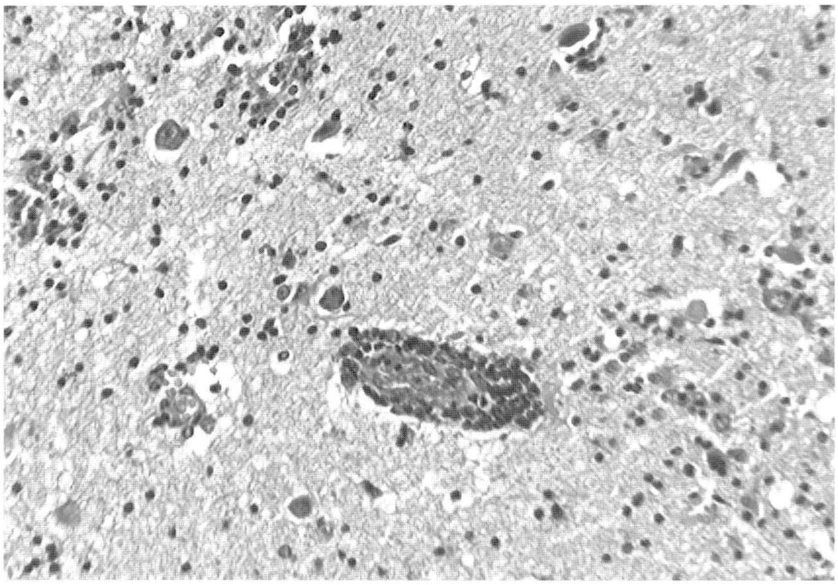

写真6　ボルナ病発症ウマに認められた囲管性細胞浸潤(酪農学園大学・谷山弘行博士より供与)。前頭葉では広範囲にわたってリンパ球の浸潤が観察された。

ロット法による血清中の抗 BoDV-1 抗体の検出が行われる。ただし BoDV-1 に対する抗体価は極めて低いことが知られており，複数の検査法(ELISA 法，間接蛍光抗体法)を組み合わせることで抗体の有無を判定する必要がある。確定診断には，剖検脳組織を用いて PCR や *in situ* ハイブリダイゼーション法によりウイルスゲノムを，免疫組織染色法によりウイルス抗原を検出する。

【疫学】

運動器疾患を発症したウマやネコでは陽性率が高く，中枢神経系での持続感染が認められている。BoDV-1 の感染宿主域は広く，これまでにイヌ，ヤギ，ロバなどの家畜やペット，ウサギ，キツネ，ヤマネコなどの野生動物において BoDV-1 感染が確認されている。また，わが国に生息するニホンザルにおいても抗体が検出されている。近年，ボルナ病の流行地付近に生息するトガリネズミが BoDV-1 を保有していることも明らかとなった。疫学調査により，BoDV-1 陽性は見かけ上健康な動物にも認められており，多くの個体が不顕性感染を示すと考えられている。

BoDV-1 は唾液，鼻汁，あるいは結腸内容液より検出され，動物間の直接接触によって伝播すると考えられている。一方，過去の調査ではボルナ病の流行は節足動物の活動期(春～夏)に集中しているとの報告もあり，媒介昆虫が存在する可能性もある。ウマにおいては垂直感染も認められている。

鳥ボルナウイルスの感染は，これまでにわが国を含む多くの国から報告されている。鳥ボルナウイルスの感染が確認されたトリの種類は多岐にわたるが，オウム目からの報告が最も多い。その他にはカナリヤ，キンパラ，カエデチョウなどのスズメ目，そしてカナダガンなどの水禽類からも報告がある。鳥ボルナウイルスに関しては，ウイルスが感染鳥の糞便中に排泄されるため，糞便－経口感染が鳥ボルナウイルスの主要な感染経路であると考えられている。また，鳥ボルナウイルスの垂直感染を示唆する報告も存在する。

【治療・予防】

BoDV-1 は脳に持続感染するため完全な排除は困難である。治療は一般的な脳炎に対する対症療法が主体となる。症状の進行が急性の場合，その予後はウマで見られる典型的なボルナ病同様に不良である。しかし，典型的なボルナ病を発症したウマで，低い割合であるが回復例が存在する。

現在，ワクチンは開発されていない。自然界における BoDV-1 の保有動物および詳細な感染経路は不明である。そのため，有効な予防法はない。

【その他】

組み換えウイルス

BoDV-1 は核内で持続感染する唯一の動物由来 RNA ウイルスである。そのため，その特性を利用したウイルスベクターの開発が期待されている。近年，ウイルスゲノムの cDNA クローンより組み換えウイルスを産生するリバースジェネティクス技術を用いることで，効率的に外来遺伝子を発現する組み換え BoDV-1 を作成することが可能となってきている。

【引用・参考文献】

de la Torre, J. C. 2006. Reverse-genetic approaches to the study of Borna disease virus. Nat. Rev. Microbiol. 4: 777-783.

Hoffmann, B., Tappe, D., Höper, D., et al. 2015. A Variegated squirrel bornavirus associated with fatal human encephalitis. N. Engl. J. Med. 373: 154-162.

Honkavuori, K. S., Shivaprasad, H. L., Williams, B. L., et al. 2008. Novel Borna virus in psittacine birds with proventricular dilatation disease. Emerg. Infect. Dis. 14: 1883-1886.

Kishi, M., Tomonaga, K., Lai, P., et al. 2002. Borna disease virus and its role in neurobehavioral disease, p. 23-43. *In* Carbone, K. M. (ed.), Borna disease virus and its role in neurobehavioral disease, ASM Press, Washington, D.C.

Kohno, T., Fujioka, Y., Goto, T., et al. 1998. Contrast-enhancement for the image of human immunodeficiency virus from ultrathin section by immunoelectron microscopy. J. Virol. Methods 72: 137-143.

Kohno, T., Goto, T., Takasaki, T., et al. 1999. Fine structure and morphogenesis of Borna Disease Virus. J. Virol. 73: 760-766.

Taniyama, H., Okamoto, M., Hirayama, K., et al. 2001. Equine Borna disease in Japan. Vet. Rec. 148: 480-482.

朝長啓造．2012．ボルナウイルス．ウイルス 62：209-218.

Tomonaga, K., and Carbone, K. M. 2002. Borna disease virus: Spanning a century of science, p. 1-21. *In* Carbone, K. M. (ed.), Borna disease virus and its role in neurobehavioral disease, ASM Press, Washington, D.C.

Tomonaga, K., Kobayashi, T., and Ikuta, K. 2002. Molecular and cellular biology of Borna disease virus infection. Microb. Infect. 4: 491-500.

Schneider, U. 2005. Novel insights into the regulation of the viral polymerase complex of neurotropic Borna disease virus. Virus Res. 111: 148-160.

Schwemmle, M., Carbone, K. M., Tomonaga, K., et al. 2005. *Bornaviridae*, p. 615-622. *In* Fauquet, C. M., Mayo, M. A., Maniloff, J., et al. (eds.), Virus taxonomy, 8th report of the international committee on taxonomy of viruses, Elsevier Academic Press, San Diego & London.

渡邊洋平，朝長啓造．2007．ボルナウイルス感染症，p. 106-113．清水実嗣(監修)，人獣共通感染症，養賢堂，東京.

【朝長啓造，河野武弘，佐野浩一】

ラブドウイルス科
Family *Rhabdoviridae*

【分類・歴史】

1950年代に水疱性口内炎ウイルス(vesicular stomatitis virus：VSV)および狂犬病ウイルス(rabies virus：RV)の電子顕微鏡写真が得られて，粒子が棒状の形状を持つという共通点をもとにラブドウイルス科という科名が与えられて以来，さまざまな種類の生物から同様の形状のウイルスが見つかっている。ラブドウイルス科に属するウイルスは哺乳動物を宿主とするもの，植物(主に栽培植物)を宿主とするもの，その他に，魚類や昆虫を宿主とするものなどさまざまなものがあり，表1に示すように6つの属に分けられている。

哺乳動物に感染するラブドウイルスには，RVを含む *Lyssavirus* 属，VSVを代表とする *Vesiculovirus* 属とウシ流行熱ウイルスを代表とする *Ephemerovirus* 属の3つがある。*Lyssavirus* 属には7つの遺伝子型があり，表1のように，1型は狂犬病ウイルス，2型にはラゴスコウモリウイルス，3型にはモコラウイルス，4型にはデュベンヘイジウイルス，5，6型はヨーロッパコウモリリッサウイルス(1)と(2)，7型にはオーストラリアコウモリリッサウイルス(1996年に初めてオーストラリアのヒト患者から分離された)が含まれる。1型以外の6つはまとめて，狂犬病様ウイルス(rabies-like viruses)とも呼ばれ，どれも1950年代以後に発見されたが，ヒト患者発生は稀である。モコラウイルス以外はコウモリがウイルス保有動物である。5，6，7型は抗原性の交差が見られる。

狂犬病は欧州でも古くから知られていた怖い病気であるが，19世紀末に至りフランスのL. Pasteurにより近代的な研究がなされ，病原体が脳を冒すことにより特異的な病状を呈することが明らかにされた。また，Pasteurは脳から病原体が分離されることの他，細菌とは異なり培養できないことや光学顕微鏡で見えないことにも気づいていたが，濾過性病原体(ウイルス)であることはPasteurの死後の1903年にRemlingerによって証明された。

VSVはウシなどの家畜に口内炎を起こすが，その症

表1　ラブドウイルスの分類

属	ウイルス例	宿主・分布
Vesiculovirus	Vesicular stomatitis virus (VSV)	ウマ，ウシ，ヒツジ，ブタ
	Indiana serotype	
	New Jersey serotype	
	Spring viremia of carp virus	コイ
	Piry virus	オポッサム
	Chandipura virus	ヒト，スナバエ(インド)
	Cocal virus	ダニ(トリニダッド)
Lyssavirus		
Genotype 1	Rabies virus	イヌ，キツネ，コウモリなど
Genotype 2	Lagos bat virus	コウモリ(アフリカ)
Genotype 3	Mokola virus	トガリネズミ(アフリカ)
Genotype 4	Duvenhage virus	食虫コウモリ(南アフリカ)
Genotype 5	European bat lyssavirus type 1	コウモリ(欧州)
Genotype 6	European bat lyssavirus type 2	コウモリ(欧州)
Genotype 7	Australian bat lyssavirus	コウモリ(オーストラリア)
Ephemerovirus	Bovine ephemeral fever virus	
	Obodhiang virus	蚊(スーダン)
	Kotonkan virus	蚊(ナイジェリア)
Novirhabdovirus	Hirame rhabdovirus	ヒラメ
	Infectious hematopoietic necrosis virus	サケ
	Viral hemorrhagic septicemia virus	サケ，ニジマス
Cytorhabdovirus	Broccoli necrotic yellow virus	ブロッコリー
	Lettuce necrotic yellow virus	レタス
	Northern cereal mosaic virus	ムギ
Nucleorhabdovirus	Eggplant mottled dwarf virus	ナス
	Maize mosaic virus	トウモロコシ
	Potato yellow dwarf virus	ジャガイモ
	Rice yellow stunt virus	イネ
	Sonchus yellow net virus	ノゲシ
未分類	Kern canyon virus	コウモリ(カリフォルニア)
	Sigma virus	ショウジョウバエ
	Orchid fleck virus*	ラン科植物
	その他，多数あり	

*Orchid fleck virusは，*Nucleorhabdovirus* 属のウイルスに類似するが，分節型のゲノムを持つことから，ラブドウイルス科に新たに *Dichorhabdovirus* 属を設けることが提案されている(近藤，2013)。

状は軽症で，数日で治癒に向かうにもかかわらず，他の伝染病(特にウシ，ブタ，ヒツジなど偶蹄類を襲う口蹄疫)の初期症状と区別がつかず，誤診すると経済的被害が甚大であり厳重な対応が求められる。ウシ流行熱ウイルスはウシの上気道感染を起こし，発熱，流涎，関節症状などをきたすが，重症化は稀である。

植物のラブドウイルスは栽培植物に被害をもたらすものが多いが，分類は不完全で，暫定的にラブドウイルス科に分類されているものも多数含まれる(Dietzgen et al., 2011)。魚類に感染するラブドウイルスもサケ，マス，コイなど養殖魚に大きな被害をもたらすために，警戒されている。昆虫のものでは，ショウジョウバエから見つかったシグマウイルスはラブドウイルス科に分類されている。雌バエから垂直感染してキャリアーとなり，炭酸ガスに対して感受性を与え，炭酸ガスに曝露されると麻痺を起こす。

【ビリオン】

(1)ウイルス粒子の形態

RV および VSV を代表とするラブドウイルス科はウイルス粒子の形状が棒状あるいは砲弾型の形態・形状をとる。粒子のサイズは，長さ約 180 nm，幅 75～80 nm で，VSV はやや細長く，RV はやや短めで，むしろ砲弾型の形状をとる(図 1)。ウイルス粒子の底部は完全な平坦ではなく中心部が内側に陥入していると思われる。粒子はエンベロープに包まれており，その表面に突出するスパイク突起は，長さ 5～10 nm，幅約 3 nm で，粒子当たり約 600 個が一定の配列をとって配置している。植物のものでは，粒子の長さが約 2 倍の長さを持つものがあり，両端が丸く見える。

ウイルス産生条件によって，標準的な棒状粒子の他に異常な粒子が形成される。VSV の無希釈継代によりサイズの短い粒子(T 粒子 truncated particle)が形成され，干渉作用を示すことから DI 粒子(defective-interfering particle)とも呼ばれる。RV を酸性 pH の培養条件下で増殖させると，スパイク突起を欠如する感染性のない粒子(spikeless virion)が多数産生される(写真 1)(Kawai and Matsumoto, 1981)，また，RV の持続感染材料から精製された粒子の中には干渉作用を示す長さの短い粒子(DI 粒子)の他，フィロウイルスに似た細長い形状の粒子もしばしば観察される(写真 2b)(Kawai et al., 1975)。

(2)ウイルス粒子の構造

膜貫通蛋白質である G 蛋白は三量体によりスパイク突起を構成し，粒子表面に一定の配列をとって並ぶ。M 蛋白はエンベロープの直下に存在していると考えられているが，一部は二量体を形成し，その N 末端が粒子の外側に露出している(後述)。粒子内部には N 蛋白がゲノム RNA を包むことによりヌクレオカプシド(ribonucleoprotein：RNP)が形成され，らせん状に巻かれ円柱状の形状をとって納まる。

(3)ウイルス粒子の化学的成分

核酸成分として，ゲノム RNA が粒子の 1～2%を占める(サイズなどは後述)。エンベロープの脂質二重層の脂質成分は宿主細胞の形質膜に由来し，主に細胞膜の脂質を反映しているが，一部の成分はウイルス蛋白との親和性を反映して成分比が変化している。蛋白質成分には，5 つのウイルス遺伝子からつくられる 5 種類の蛋白質(N，P，M，G，L)(表 2)の他に，RV では微量成分として宿主細胞由来の特定の蛋白質が組み込まれて存在する(下記参照)。VSV の粒子には宿主細胞成分はほとんど検出されない。糖質として，エンベロープのスパイク糖蛋白質に結合している N 型糖鎖成分が含まれる。

エンベロープを構成する蛋白質には，スパイク突起を構成する糖蛋白質(G)および非糖蛋白質(M)があり，脂質二重層の外側および内側に一定の配置をとって配置している。G 蛋白は膜貫通蛋白質で，N 末端が外側に，C 末端が内側に配置し，三量体としてスパイク突起を構成する。VSV の M 蛋白は通常単量体であるが，RV の M 蛋白の一部(20～30%)は二量体として存在し，単量体とは存在様式が異なり，N 末端側を外に向けた膜貫通型の構造をとると考えられている(Ameyama et al., 2003)。

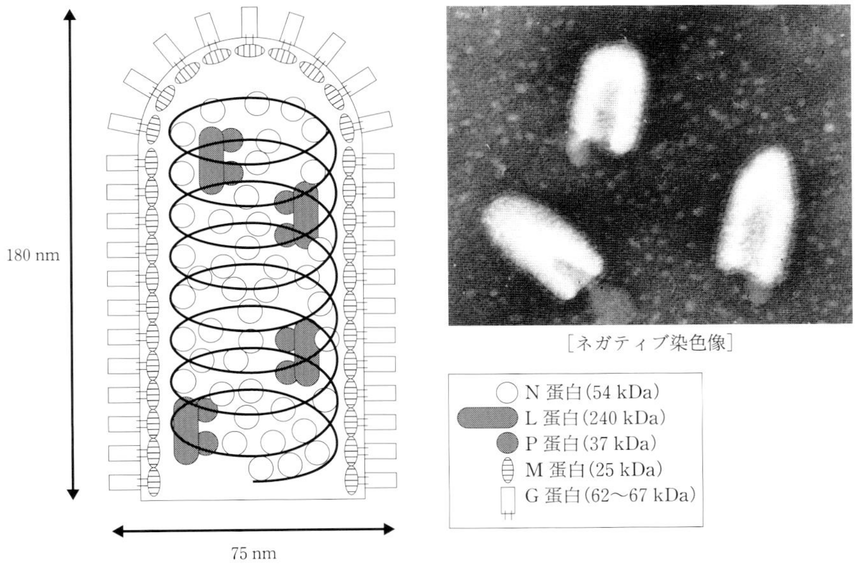

図 1　狂犬病ウイルス粒子の模式図および電子顕微鏡像

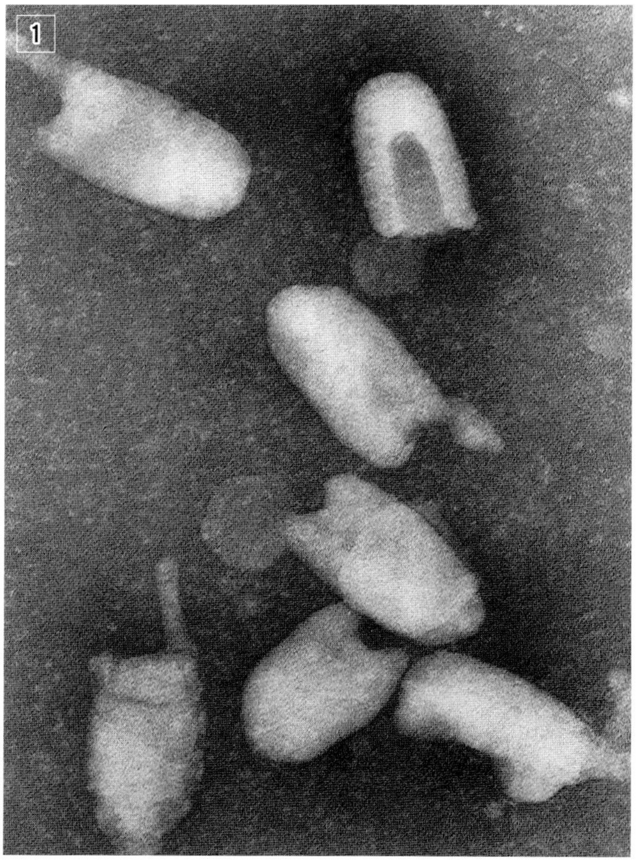

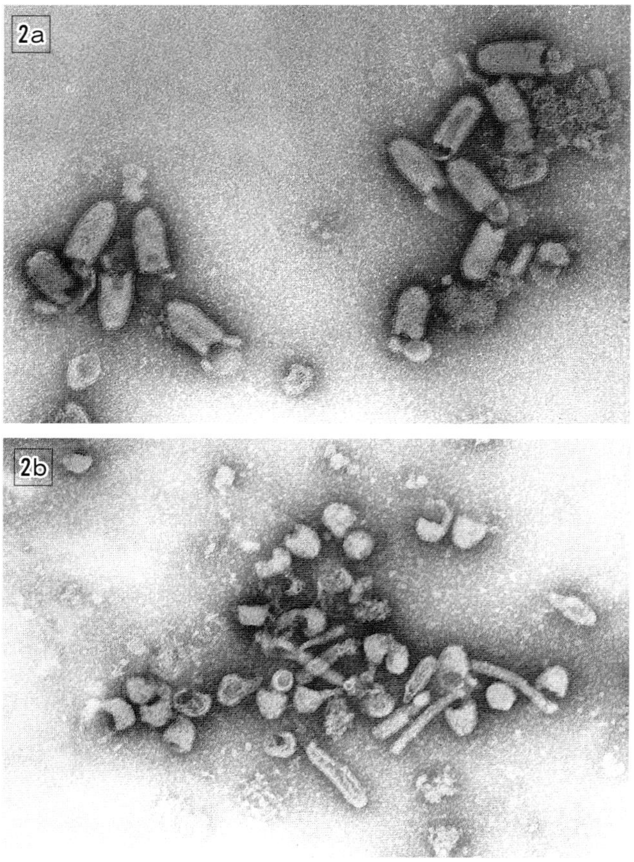

写真 1　狂犬病ウイルススパイク欠損粒子のネガティブ染色像。砲弾型の粒子の表面にあるべきスパイク突起を欠如する。
写真 2　狂犬病ウイルスの持続感染培養系のウイルス粒子（ネガティブ染色像）。a）BHK 細胞における持続感染系から回収されたウイルスを蔗糖密度勾配遠心にかけ，沈降速度の速い感染性粒子の分画，および b）沈降速度の遅い干渉粒子（DI 粒子）の分画，に分けて，ネガティブ染色像として観察した。干渉粒子の分画には幅の小さい細長い紐状の粒子も散見される。

RNA 結合蛋白質（N）は，核酸結合蛋白質で，ゲノム RNA は全長にわたって 9 塩基毎に結合して RNP を形成する。RV の N 蛋白は RNA に結合した後にリン酸化される（Kawai et al., 1999）。RNP には RNA 合成に関わる 2 種類の蛋白質（L および P）が結合し，らせん構造をとって粒子内に納まっている（図 1）。L 蛋白は分子量 190 kDa の多機能な巨大蛋白質で，ウイルス RNA 合成に関わるいくつかの触媒機能を持つ。P 蛋白はリン酸化蛋白質で，N および L 蛋白の働きを補佐する（後述）。

（4）粒子内転写酵素

マイナス鎖 RNA をゲノムとするウイルスは，細胞内侵入後にゲノム RNA を鋳型として転写（一次転写）を行う必要があり，自前の転写酵素（RNA 依存 RNA ポリメラーゼ）が成熟粒子内に含まれ，感染に際し細胞内へ持ち込む。VSV の粒子では転写酵素活性が容易に検出されるが，RV では活性が低くその検出はかなり困難である（Kawai, 1977）。

（5）粒子内の宿主細胞由来成分

RV の場合，ウイルスの精製純度を高めても排除されない成分として，さまざまな宿主細胞成分が成熟粒子に検出され，フィブロネクチン（fibronectin）以外は粒子表面への付着ではなく，エンベロープあるいは粒子内部に組み込まれている。特に BHK 細胞で複製した RV の成熟粒子で見ると決まった細胞成分が検出される。電気泳動における移動度の大きいものから，ミオシン（220 kDa），CD44（130～kDa），VAP100（100 kDa），Hsc73（73 kDa），ERM proteins（85 kDa，82 kDa，75 kDa），actin（42 kDa），VAP21（21 kDa）などが検出される（Naito and Matsumoto, 1978; Sagara and Kawai, 1992; Sagara et al., 1995; 1997; 1998; Xiao et al., 2000）。血清を含む培地で複製された場合に粒子表面にはフィブロネクチン（260 kDa）が結合する。CD44 については，アクチン関連の種々の蛋白質〔すなわち，ミオシン，ERM 蛋白，アクチン（42 kDa）〕が検出されたことから，我々はアクチンを細胞膜やエンベロープに結合させる膜蛋白質の存在を想定し，RV の G 蛋白と密接な存在様式をとる 130 kDa の CD44 を同定した（Tsukita et al., 1994; Sagara et al., 1995）。このことからアクチンや ERM 蛋白質などアクチン関連蛋白質がウイルスの複製において何らかの重要な働きを担っていると思われる。電子顕微鏡的に RV 粒子における細胞骨格系蛋白質の局在部位を調べたところ，アクチンや ERM 蛋白質はエンベロープ全体に均等に分布せずに，粒子頭部に近い部位と底部に近い部位に局在しているのを観察し（著者未発表データ），アクチンが粒子形成，特に出芽時のふたつの律速段階（出芽ドーム形成および出芽の終結）に重要な働きをしていることを推測した。

表2　ラブドウイルスの遺伝子産物(蛋白質)とその機能

遺伝子*	存在の有無と位置	遺伝子産物 (分子サイズ)	遺伝子産物の機能
N	ラブドウイルス共通	N 蛋白 (47～62 kDa)	RNA 結合蛋白 (RNP 形成)
P	ラブドウイルス共通	P 蛋白 (20～30 kDa) (40～50 kDa*4)	N 蛋白の補佐および L 蛋白の補佐
ORF3*2	[P～M 遺伝子間] 植物ウイルス Sigmavirus	 movement protein (4b, Sc4) X	 細胞間の伝播に関与 ?
M	ラブドウイルス共通	M 蛋白 (20～30 kDa)	膜蛋白 (G 蛋白の補佐および RNA 合成の制御)
G	ラブドウイルス共通	糖蛋白(G) (65～90 kDa)	スパイク突起を構成 (受容体認識と結合，および 低 pH 依存性膜融合)
ORF6*3	[G～L 遺伝子間] 狂犬病ウイルス *Novirhabdovirus* *Ephemerovirus*	 — NV(12～14 kDa) 糖蛋白 Gns(90 kDa)	 (pseudogene) 複製効率に関与 機能不詳
L	ラブドウイルス共通	L 蛋白 (220～290 kDa)	RNA ポリメラーゼ (転写およびゲノムの複製)

* ゲノムを構成する遺伝子の配列順に従って，上欄から下欄に遺伝子名を並べた。
*2 P～M 遺伝子間に存在する第3番目の遺伝子で，植物のラブドウイルスに見られるもので，cell-to-cell movement に関与すると考えられている。
*3 G～L 遺伝子間に存在する第6番目の遺伝子で，狂犬病ウイルスでは“pseudogene”であり，遺伝子産物は検出されていない。*Novirhabdovirus* 属では低分子量の非構造蛋白質(NV)がつくられる。
Ephemerovirus 属では 90 kDa の非構造糖蛋白質が産生される。*Nucleorhabdovirus* 属の一部にも第6遺伝子を持つものがある。
*4 下段の括弧内は SDS-PAGE における移動度から推定される分子サイズ(P 蛋白はリン酸化されることにより移動度が遅くなる)。

【ゲノム】

(1)ゲノムの構造

ラブドウイルスのゲノムは非分節型の一本鎖で直鎖状の構造をとるマイナス鎖 RNA である。一部の植物ラブドウイルス，例えば orchid fleck virus(ランに壊疽斑紋を起こす)は分節型のゲノムを持ち，L 蛋白は他の蛋白とは別の分節にコードされる。

(2)ゲノムのサイズ

ゲノム RNA の分子量は $4.2 \sim 4.6 \times 10^6$，塩基数では 11～15 kb(例えば，RV や VSV のゲノムサイズは 11～12 kb)と，属間でかなり幅がある(図2参照)。

(3)遺伝子構成

ラブドウイルス科のゲノムは共通する5つの遺伝子(N，P，M，G，L)が 3′末端側からこの順に配列しており，5種類のウイルス蛋白質(N，P，M，G，L)をコードしている(図2)(ちなみに，P 蛋白はかつて NS あるいは M1 蛋白，RV の M 蛋白は M2 蛋白と呼ばれていた)。L 遺伝子はゲノムの約半分の領域を占め，巨大な多機能蛋白質(L)をコードする。植物のラブドウイルス(*Cytorhabdovirus*，*Nucleorhabdovirus*)および昆虫の Sigmavirus は，他のラブドウイルスと違って，P と M 遺伝子の間に独自の遺伝子(ORF3)が加わる。一部のラブドウイルスは G－L 遺伝子間に第6遺伝子(ORF6)を持つ(図2説明参照)。

ゲノムの 3′末端には RNA ポリメラーゼが認識するリーダー領域があり，また各遺伝子の 5′末側には転写の終結や polyA 付加のシグナルなどが存在している。

【物理化学的性状】

蔗糖密度勾配を用いた超遠心条件下での VSV や RV の成熟粒子の沈降速度は約 600 S である。熱に弱く，50℃でもかなり速く感染性が低下するが，70℃以上では短時間で失活する。紫外線にも強い感受性を示す。脂質二重層の膜にウイルス糖蛋白(G)を組み込んだエンベロープを持つ粒子であるため脂質を溶出する化学物質(エーテルやアルコール類)に感受性で，アルコール類は手指や器具類の消毒にも有用である。

【抗原の性状】

(1)HA 活性

RV はニワトリよりもガチョウの血球を凝集するが(適正 pH は 6.2，温度は 0～4℃と低温が適正で，室温や 37℃は不可)，反応条件が厳しく，血清中には凝集阻害因子が含まれているため，培養細胞でウイルスを殖やす際に使用する血清はあらかじめカオリンなどを用いて阻害因子を除去することが必要である。血球をあらかじめノイラミニダーゼで処理しても被凝集性は変わらない。

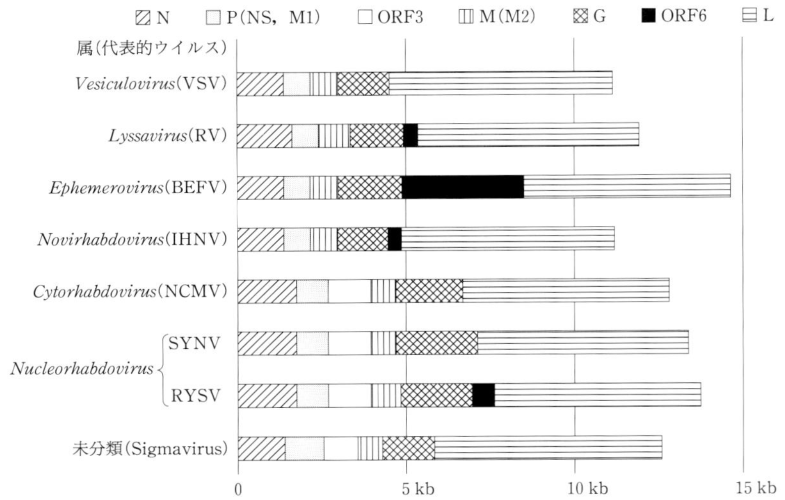

図2　ラブドウイルスの遺伝子構成の比較。ORF3は植物ウイルス属の他，Sigmavirus(昆虫ウイルスのひとつ)にも見つかっている。ORF6は，RVではpseudogeneと呼ばれ(遺伝子産物は検出されていない)，BEFVではGns遺伝子(非構造糖蛋白をコードする)などを含み，IHNVではNV遺伝子(non-virion proteinをコードする)，RYSVでは第6遺伝子(virion-associated proteinをコードする)と称され，いずれも機能的な共通性は示されていない。VSV：vesicular stomatitis virus，RV：rabies virus，BEFV：bovine ephemeral fever virus，IHNV：infectious hematopoietic necrosis virus，NCMV：northern cereal mosaic virus，SYNV：sonchus yellow net virus，RYSV：rice yellow stunt virus

(2)中和抗原

スパイク突起を構成するG蛋白は主なウイルス中和抗原で，狂犬病ワクチンの重要な抗原成分である。G蛋白は細胞性免疫にも関わりを持つ。

RVのG蛋白に対するモノクローナル抗体のパネルを用いたエピトープ解析では，G抗原にはウイルス分離株間で，中和エピトープの欠失など地域的特徴が見られ，またワクチン株間でもかなり抗原性の違いが見られるが，重要なエピトープ群が保たれているためか，どのウイルス株で製造されたワクチンでも予防効果には大きな違いがないと考えられている。モノクローナル抗体を用いた中和力の比較では，低濃度の抗体によって容易に中和されるようなデリケートなコンホメイショナルエピトープと，かなり高濃度の抗体によって中和されるリニアエピトープと，その中間的なエピトープなどがある(Irie and Kawai, 2002)。

(3)N抗原

RVのN蛋白はスーパー抗原としての性質を持ち，Vβ8 T細胞を刺激する。その役割は，防御的働きよりもむしろ刺激されたT細胞から産生されるサイトカインを介して感染局所の筋肉細胞から神経への伝播に有利に作用することが示唆されている。N抗原は細胞性免疫にも関わる重要な抗原でもある。

【培養】

(1)発育鶏卵での増殖

H. Koprowskiの初期の研究として，RVのFlury株をニワトリ発育卵で増やすことを繰り返すことにより馴化させた高度に弱毒化されたHEP(high egg-passage)株が作成された。HEP株はマウス脳内接種でも発病させることはないが，G遺伝子の1塩基の置換で病原性復帰変異が起こることもあり，生ワクチンとしては使用されていない。

(2)培養細胞におけるウイルスの複製・増殖

ウイルスを培養細胞系において複製させることは，さまざまな目的で試みられてきた。VSVはいろいろな細胞系で容易に複製するが，RVの培養系における複製はレセプターの有無，種類などさまざまなバリアーがあり，特にRVの街上毒が効率よく複製できる培養細胞系はない。固定毒株(実験室株)が効率よく複製できる宿主細胞も種類が少ないが，狂犬病ワクチンの製造においては培養細胞系でウイルスを効率よく殖やすことが副作用の少ないワクチンを開発する上で重要な課題である。最近用いられる細胞系として，Vero細胞，マウス神経芽腫細胞C1300由来NA変異株，ハムスター由来のBHK-21細胞およびHmLu細胞(国産の動物用ワクチンの製造に用いられている)などがある(いずれもインターフェロンを産生しないという共通点がある)。他に，ヒト二倍体細胞HDCは海外のヒト用ワクチンの製造に用いられている。ニワトリ胎児線維芽細胞(CEF)は国産のヒト用狂犬病ワクチンの製造に用いられている。RVに関するインターフェロン研究にはヒト神経芽腫細胞SYM-1が適している(Honda et al., 1984)。培養系での感染価アッセイには感受性の高いBHK-21細胞が有用である。

器官培養におけるRVの感染として，脊髄後根神経節由来のexplant cultureの神経細胞はウイルス感受性も高く，街上毒ウイルスの感染実験に向いている(写真3，4)。

【増殖】

ウイルスの複製の仕組みは，VSVの培養細胞(BHKやCHO細胞)を用いた感染系を用いて研究が進んだ。RVの複製機構も基本的にはVSVの複製と類似するが，

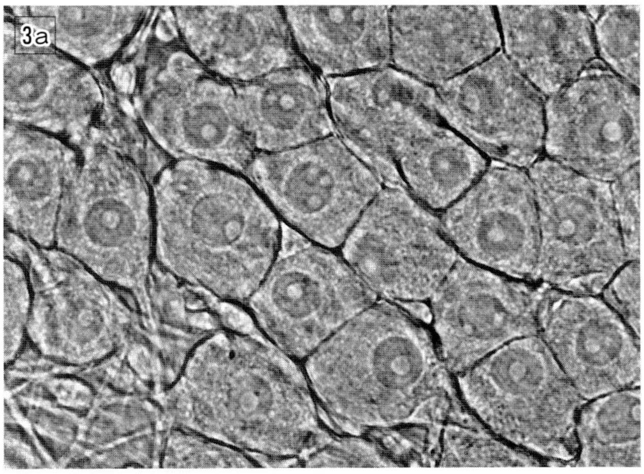

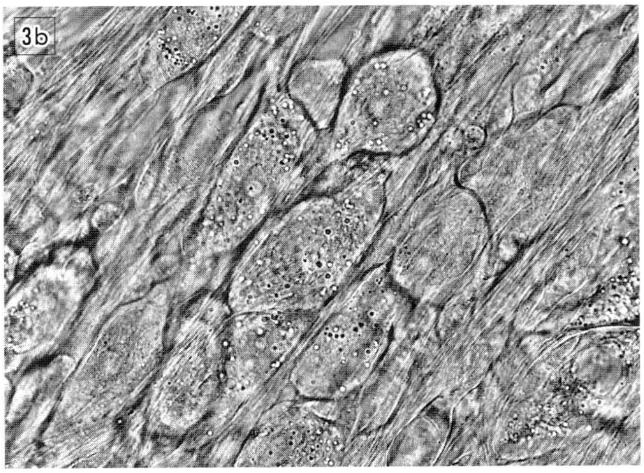

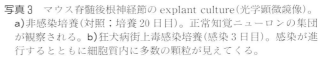

写真 3　マウス脊髄後根神経節の explant culture（光学顕微鏡像）。a）非感染培養（対照；培養 20 日目）。正常知覚ニューロンの集団が観察される。b）狂犬病街上毒感染培養（感染 3 日目）。感染が進行するとともに細胞質内に多数の顆粒が見えてくる。

写真 4　マウス脊髄後根神経節の explant culture における狂犬病ウイルス感染像。a）マウス脊髄後根神経節の explant culture における狂犬病街上毒感染。脳内の神経細胞（写真 6 参照）と同様に，知覚神経細胞の細胞質内に大きい封入体が形成されており，周辺に多数の粒子形成像が見られるが，細胞表面には粒子形成像が見られない。感染の進行とともに膨大化したミトコンドリアや空胞（vacuole）が多数見られるようになる。b）狂犬病弱毒株（HEP-Flury 株）感染像。神経細胞内の封入体とは少し離れたゴルジ野と思われる領域に少数の粒子形成像が見られ，細胞体表面の出芽は見られない。ミトコンドリアの膨大化や空胞形成も見られる。なお，固定毒感染の場合には感染の進行とともに神経細胞周辺のグリア細胞にもウイルス増殖像が見られるようになる。

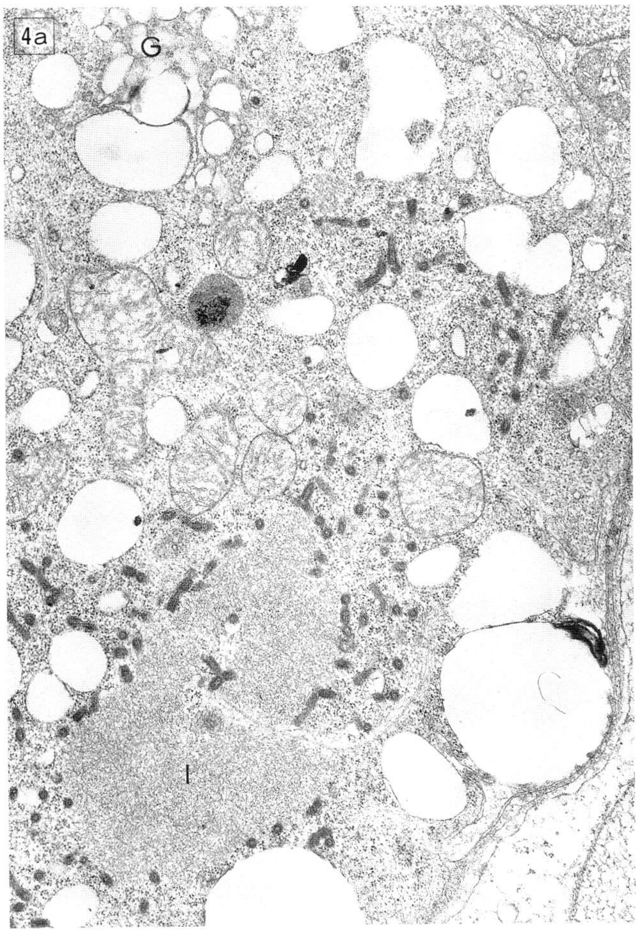

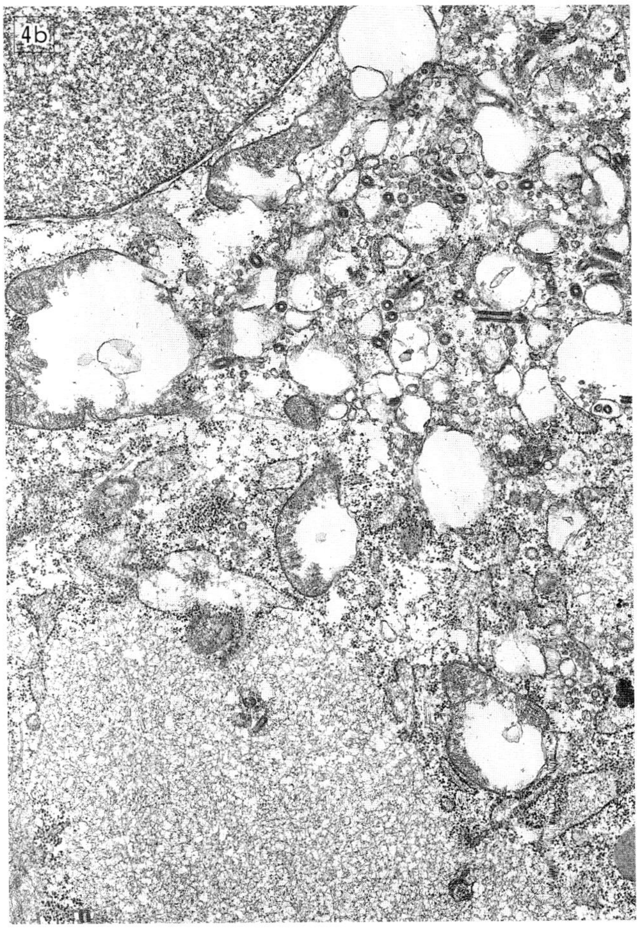

宿主域や細胞病変(特に宿主細胞活動のshut-offが弱いことや，封入体形成など)など，異なる点も多い。

(1)吸着・侵入

培養細胞における通常の感染系では，ウイルス粒子はスパイク突起の働きにより細胞表面の受容体を認識し結合した後，エンドソーム内に取り込まれる。受容体はウイルス種によって異なる。

(2)ウイルス受容体

VSVの受容体として，糖脂質(ganglioside)の関与が想定されている。RVの受容体としては，アセチルコリン受容体(AChR)，ニュトロフィン受容体(p75NTR)，接着分子のひとつNCAMなど，複数の分子が同定あるいは提唱されているが，それぞれの役割の詳細はまだ明らかではない。RVに対して感受性の高い非神経性の細胞BHK-21では，NCAMがレセプター分子として働くことが示唆されている。RVの個体レベルの感染では，末梢組織から侵入後，結合組織，横紋筋，神経組織，唾液腺と少なくとも4種類の細胞・組織を経由することから，関与する細胞種毎に異なる分子をレセプターとして使用している可能性もある。

(3)脱殻

エンドソーム内に取り込まれたウイルスは，内部のpHが低下すると，酸性pH依存性の膜融合(すなわち，ウイルスG蛋白のコンフォメーションが変換し，内包されていた膜融合ドメインが露出して，ウイルスエンベロープとエンドソーム膜との膜融合が起こること)により，粒子内のRNPが細胞質内へ送り込まれる(塩化アンモニウムなどでエンドソーム内pHの低下を抑制すると，感染過程の進行が阻止される)。なお，RVのスパイクG蛋白は，培養神経芽腫細胞を宿主とした場合に，中性に近いpHにおいても膜融合活性が観察され，エンドサイトーシスを介さない別の侵入機構の可能性が示唆されている(Morimoto et al., 1992)。

(4)遺伝子発現の調節，mRNA合成・転写およびゲノムの複製

細胞内侵入後，ゲノムRNAは裸のRNAにはならずにRNPの状態で転写の鋳型として働く。感染初期には持ち込みの転写酵素が一次転写(親ウイルスのゲノムRNAを鋳型とする転写)を行う。転写では，一般にリーダー領域の転写(転写物はリーダーRNAと呼ばれる)に続き，各遺伝子領域が順に転写され，それぞれ単一のウイルス蛋白質をコードするmRNA(monocistronic mRNA)がつくられる(図3)。RVの場合にはしばしば複数の遺伝子領域を含む転写物も同時に多数つくられるがその意義は不明である(Morimoto et al., 2011)。ラブドウイルスの個々の遺伝子は3′端から順に少しずつ転写効率を減衰させながら各遺伝子が個別に転写される(狂犬病ウイルスの例を図3に示す)。一次転写のmRNAが翻訳されてN，P，L蛋白が蓄積するとゲノムの複製が行われるようになり，同時に複製されたゲノムRNAを鋳型とする二次転写も始まる(図3の上段)。このようにして，ゲノムRNA合成と二次転写が同時並行的に進行する。一次転写と二次転写とでは転写物には違いがないと考えられている。

ゲノムRNAは複製と同時にN蛋白が順に結合してRNPを形成すると考えられている。ゲノムRNAはマイナス鎖であり，その複製にはまずプラス鎖が合成され，N蛋白が結合してプラス鎖のRNPとなり，これを鋳型として子孫ウイルス用のマイナス鎖ゲノムRNAが合成され，N蛋白が結合してマイナス鎖のRNPが形成され

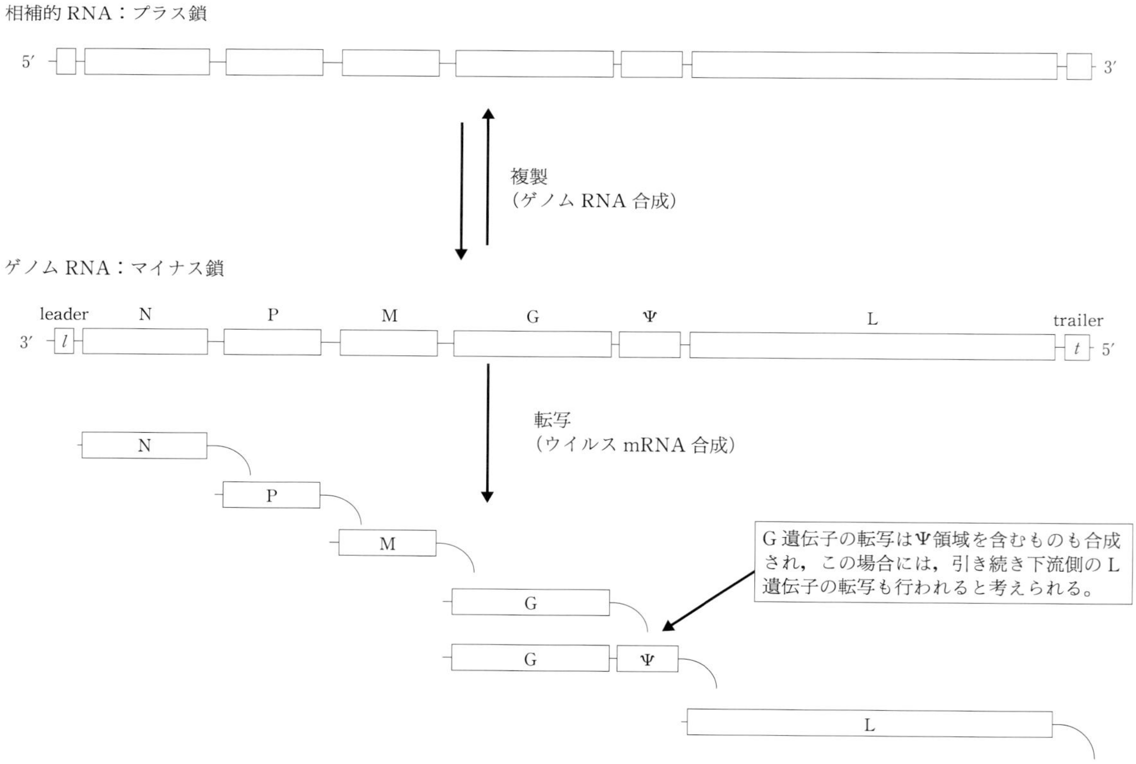

図3　狂犬病ウイルスのゲノムの複製および転写(模式図)

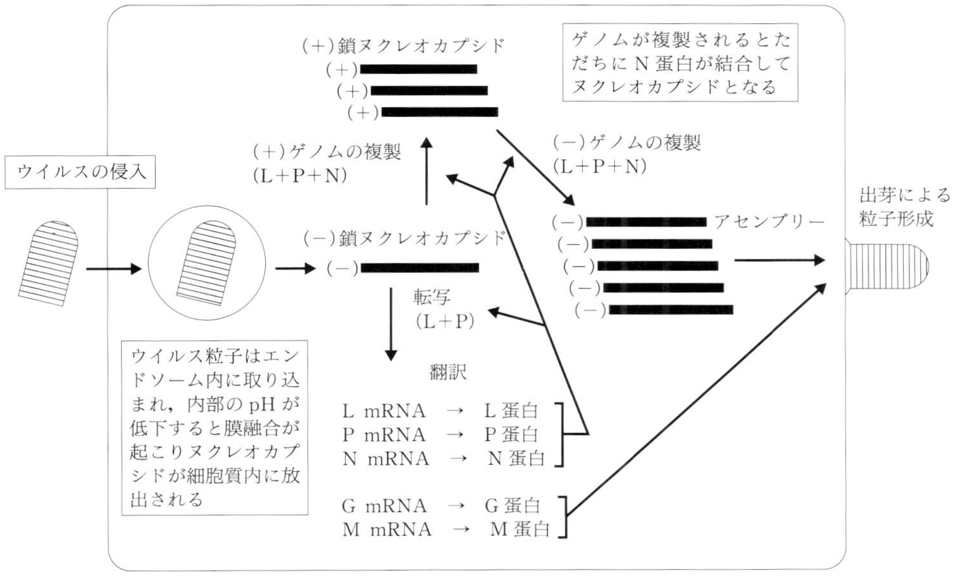

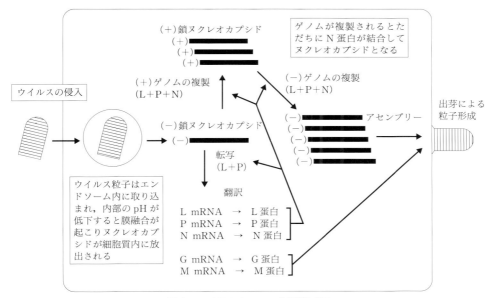

図4 ラブドウイルスの複製模式図

る。この過程が繰り返されて多数の子孫ウイルス形成の材料が蓄積してくる(図4)。ゲノムサイズRNAの合成では，マイナス鎖ゲノムRNAの方がプラス鎖RNAよりもかなり多くつくられる。

ラブドウイルスのP蛋白は転写およびゲノムRNAの複製に重要な役割を持ち，複数の機能が想定されている。そのひとつはN蛋白に対する分子シャペロンとしての働きで，遊離型のN蛋白がゲノムサイズのRNAに正しく結合するのを助ける。触媒機能を持つL蛋白がヌクレオカプシド状態のゲノムRNAを鋳型として転写を行う際にもP蛋白は補佐的な役割を果たす。このふたつの働きには，RVのP蛋白に対するモノクローナル抗体♯402〜13との反応性の違いから構造変換をともなうことが示唆された(Toriumi et al., 2002; 2004)。P蛋白はリン酸化蛋白であるが，その機能を発揮する上でリン酸化・脱リン酸の過程が関わっている。

(5)感染過程

ラブドウイルスの感染過程は，一次転写(ゲノムRNAを鋳型とする転写)と二次転写(複製されたRNAを鋳型とする転写)のふたつの段階があり，一次転写は感染前期に相当し，期間は比較的短い。二次転写の段階から後期が始まり，ゲノムの複製と同時にエンベロープ成分の準備が進み，徐々に子孫粒子形成が起こる。

スパイク突起を構成するウイルスG蛋白は糖蛋白質で，粗面小胞体で合成され，N端のシグナルペプチド部分が切断された後に，N型糖鎖が付加され，ゴルジ体に送られて糖鎖の成熟過程が進み出芽部位に送られる。G蛋白の成熟過程にはM蛋白の関与が示唆されている。これと関連して，RVのM蛋白の二量体を認識するモノクローナル抗体(♯3-9-16)を用いた蛍光染色により，RV感染細胞内のM蛋白の二量体はゴルジ体に局在することが示され，単量体とは異なる機能を担うことが示唆された(Ameyama et al., 2003)。

ラブドウイルスの複製過程は一般に細胞質内で行われるが，植物のラブドウイルスには細胞質で複製過程が行われるもの(Genus *cytorhabdovirus*)と，細胞核内で行われるもの(Genus *nucleorhabdovirus*)とがある。

(6)形態形成と出芽・放出過程

成熟ウイルス粒子の形成は出芽法により行われる(写真5a，b)。すなわち，ウイルスエンベロープ構成成分が集積した細胞膜にRNPが接近し，膜面を持ち上げて突出するようにして粒子形成が起こる。このような出芽過程の最終段階は律速段階と思われ，細胞から放出前の状態で並んだ像が感染細胞の表面に多数観察される(写真5c)。BHKやCEFのような線維芽細胞系の培養細胞における出芽像は細胞表面のみならず，細胞質内の封入体の周辺でも粒子形成像が観察される(写真5d)。個体レベルの感染では，脳内の神経細胞における粒子形成は主に細胞質内の膜系と関連した部位で観察されるが(写真6)，軸索突起末端部位からの出芽像も観察され，後者はRVの体内伝播における神経細胞間のウイルス伝播に関わっている可能性がある。

(7)感染による宿主細胞の変化

感染過程が進むと次第に宿主のDNA合成・転写・蛋白質合成が抑えられるようになる。これはshut-offと呼ばれる現象で，リーダーRNAの関与が示唆されている。このため，細胞の動的平衡が破綻し，細胞骨格系や接着分子の維持が困難になり，細胞の円形化など細胞変性効果あるいは細胞死を導く要因となる。M蛋白も(おそらくshut-offとは別の仕組みで)細胞変性に関わると考えられる。VSVでは複製の早期からshut-offが強く現れるが，RVではかなり遅いためウイルス抗原陽性細胞の細胞分裂像もしばしば見られる。RVの場合，細胞株やウイルス株の組み合わせによっては，アポトーシスの過程も加わってくる。RVの街上毒と固定毒とでは封入体形成を含めて細胞変性過程に違いが見られる(後述)。

(8)封入体形成

N抗原は本来RNPを構成する主要成分であるが，RV感染細胞内では大部分が細胞質内に形成される封入体に検出される。特に個体レベルの街上毒感染では，大脳辺縁系(特にアンモン角)の神経細胞の細胞質内に検出されることが多い(神経細胞内封入体は発見者の名前に

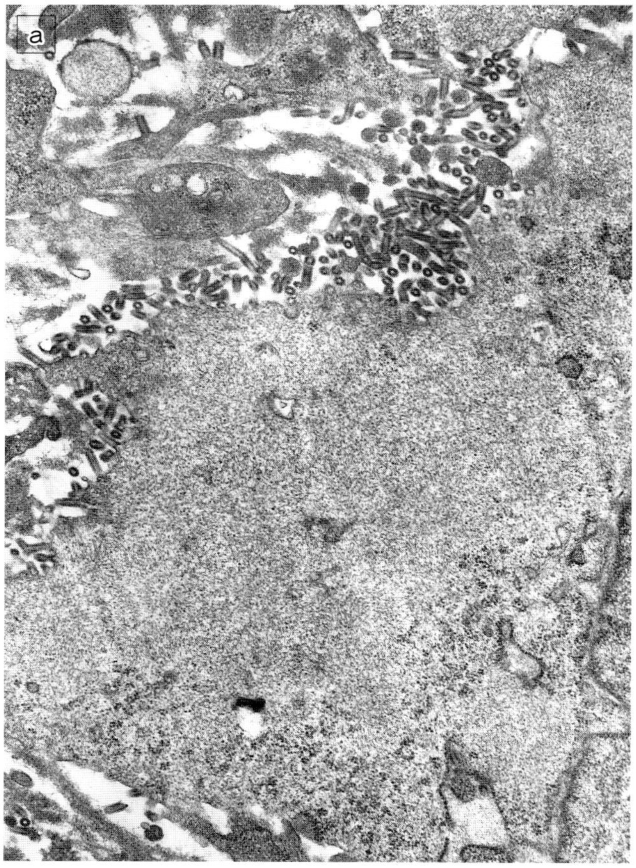

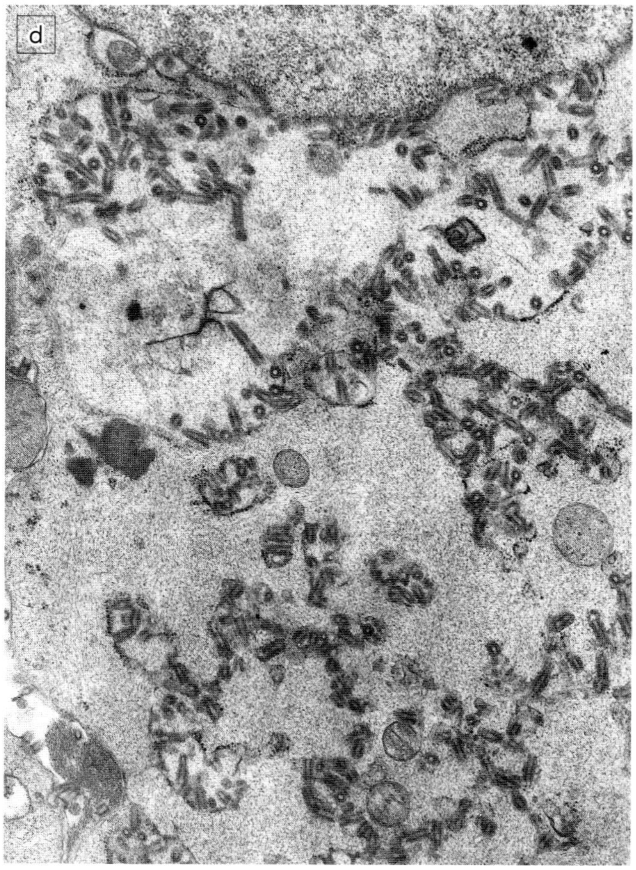

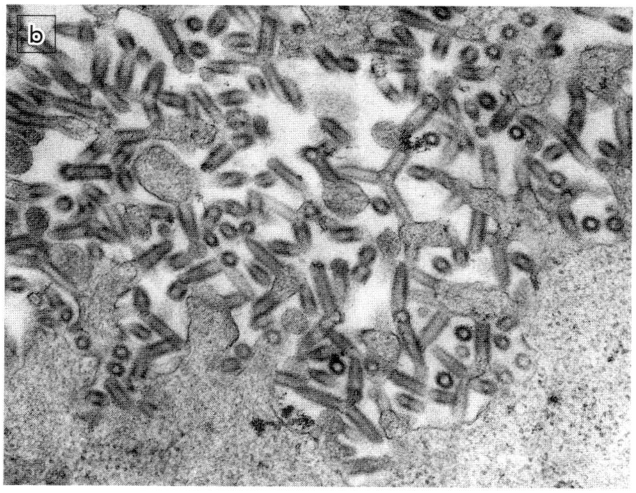

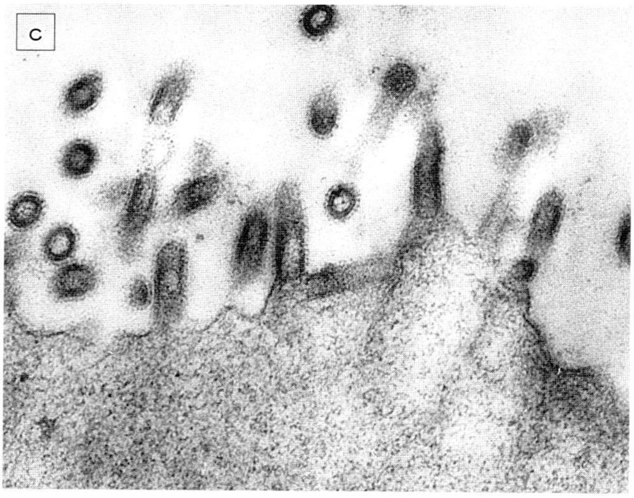

写真5　ニワトリ線維芽細胞(CEF)における狂犬病固定毒(HEP-Flury株)感染像。a)細胞表面からの出芽による粒子形成像。細胞質内に形成された封入体に近接した部位の細胞膜から出芽による粒子形成像が多数観察される。b)写真5aの他の部位をさらに拡大したもの。c)細胞表面の出芽像の一部。出芽像をよく見ると，成熟粒子と同じ長さで粒子形成の最終段階で留まっているように見える像が多数観察され，出芽による粒子形成の最後の切り離し段階が律速段階になっている可能性が示唆される。d)細胞質内の膜系からも多数の粒子形成が観察される。培養線維芽細胞では，神経細胞とは異なり，細胞表面および細胞質内のいずれの膜系でも出芽が活発に行われる。

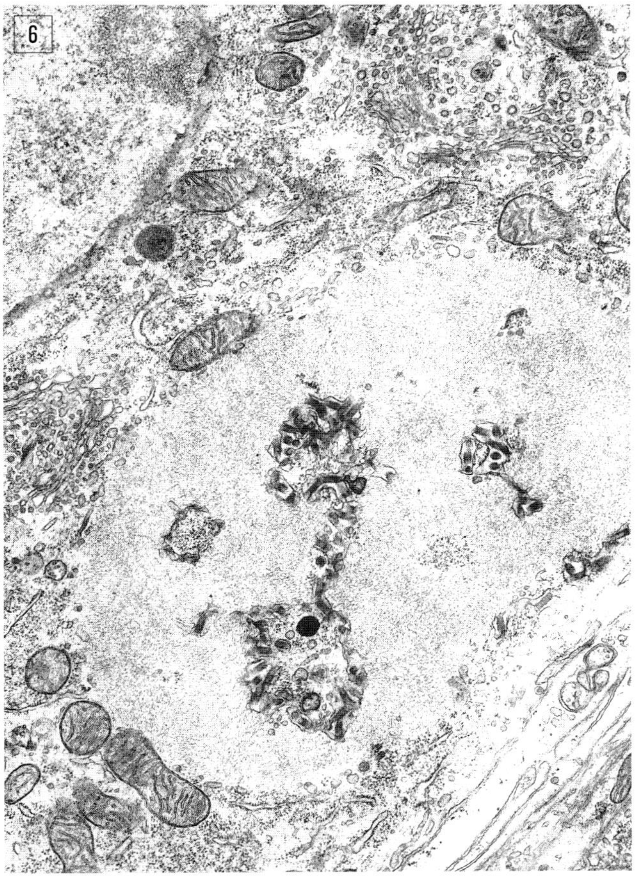

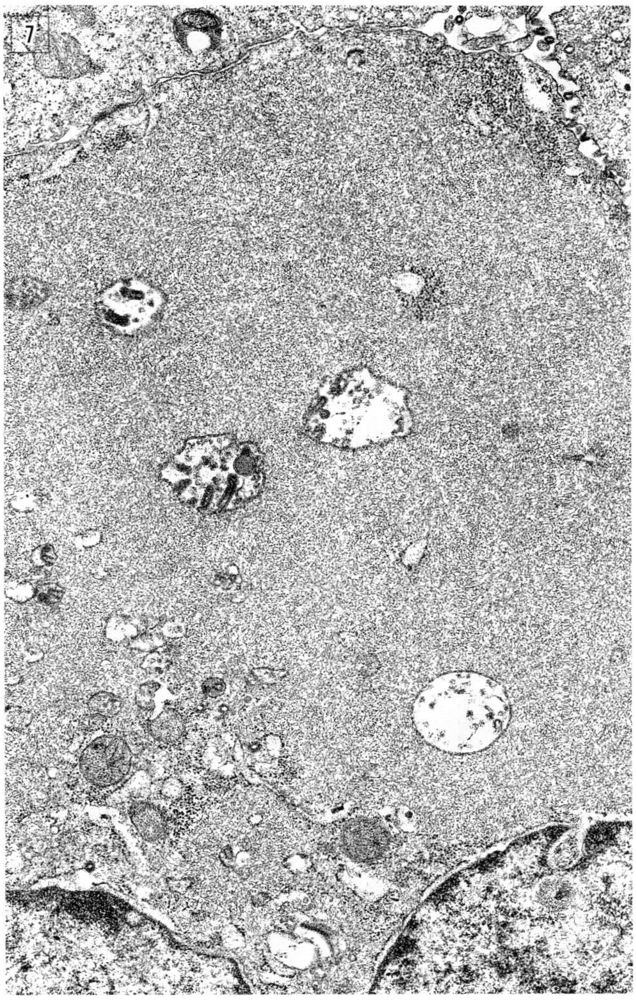

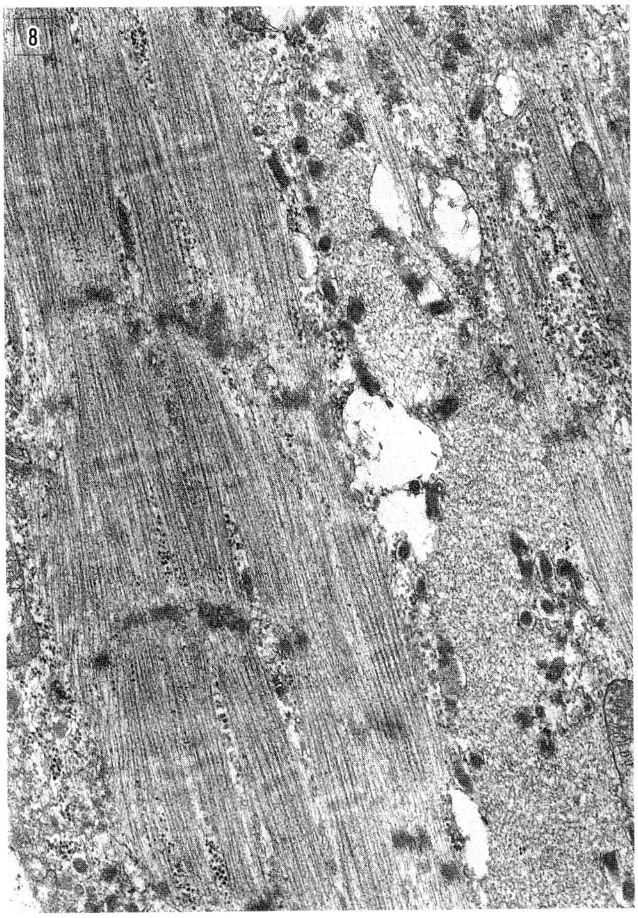

写真6　狂犬病ウイルス(街上毒)を感染させたマウス脳のアンモン角神経細胞の細胞質内封入体(ネグリ小体)形成(松本清一博士撮影)。細胞質内に形成された封入体の近辺の膜系において子孫ウイルス粒子形成が見られるが，徐々に封入体同士が融合して大きな封入体となる。その結果，粒子形成の見られる膜系が封入体に囲まれたような像を呈するようになる。神経細胞の細胞体表面からの粒子形成像はほとんど見られない。神経細胞を包むグリア細胞には感染が見られない。

写真7　BHK 細胞における狂犬病ウイルス(HEP-Flury 株)の持続感染系で見られる細胞質内封入体形成像。細胞質内に巨大な封入体が形成されているが，粒子形成像が僅かに見られるだけである。BHK 細胞における急性感染ではこの写真とは異なり，CEF の場合と同様に，封入体に近接する細胞表面および細胞質内のいずれの膜系でも出芽が活発に行われる。

写真8　骨格筋細胞における狂犬病ウイルスの複製像(松本清一博士撮影，未発表)。脊髄前角運動ニューロンと共培養し，神経筋接合部形成とともに横紋形成が見られ，収縮活動が見られるようになった培養骨格筋細胞に狂犬病ウイルス(街上毒)を感染させたときのウイルス複製像。特徴として神経細胞と同様に，主に細胞質内封入体の近辺の膜系で粒子形成が見られ，細胞表面での出芽像はほとんど見られない。細胞質内には，封入体形成とともに断裂の進んだ横紋筋原線維(アクトミオシンの束)が所々に見られる。

ちなんでネグリ小体と呼ばれる)(写真6)。ネグリ小体はエオジン色素で染色され(例：Sellers染色)，他の構造と容易に識別される。これはウイルス感染による神経細胞の破壊が弱く，大きな封入体が形成されるもので，街上毒感染に特徴的な病理組織学的所見として，その検出は病理診断的価値がある。狂犬病に関する電子顕微鏡的研究は，松本清一による感染マウスの脳材料のネグリ小体の研究に始まり，さらに宮本包厚・松本清一による感染マウス脳における街上毒と固定毒の電子顕微鏡を用いた比較研究がなされた。従前は固定毒感染脳ではネグリ小体が観察されないとされていたが，電子顕微鏡的に見ると，神経細胞内に非常に小さい封入体が観察される。固定毒はむしろ神経細胞に対して強い細胞毒性を示すため，大きいネグリ小体を形成する前に細胞が死滅すると推測された(Miyamoto and Matsumoto, 1967)。街上毒感染脳の神経細胞体におけるウイルス粒子形成像は培養細胞や唾液腺細胞におけるウイルス粒子形成像と比べると非常に少なく，何らかの抑制的な仕組みが働いていることが強く示唆される(Matsumoto and Kawai, 1969; Dierks et al., 1969)。

培養細胞におけるRV感染でもゲノムの複製とともに神経細胞と同様の細胞質内封入体形成が観察される(特に固定毒ウイルスの感染で顕著に見られる)(写真5a)。封入体は膜に包まれず，電子顕微鏡的にも無構造でRNPが徐々に集積したものと考えられ，N，P，L蛋白に対するいずれの抗体でも蛍光染色される。今のところ，封入体の形成機序や役割，封入体と粒子形成との関係などは明らかではないが，ウイルス粒子の出芽像は封入体の近辺に多く見られる傾向がある。封入体がウイルスRNA合成の場という証拠はなく，RV感染BHK細胞における ^{3}H-ウリジンを用いた電子顕微鏡的オートラジオグラフィー解析によるとRNA合成は封入体とは離れた部位で行われ，その後合成されたRNPの多くは封入体に取り込まれるという経過が観察される(Tanabe et al., 1975)。細胞当たりのウイルス産生量から見ると，新たに形成されたヌクレオカプシドの一部が子孫ウイルス粒子形成に利用されるだけで，計算上大部分は細胞内に残り大きな集塊，すなわち封入体を形成して蓄積するように思われる。また，培養細胞における持続感染系でも巨大な封入体が形成されるが，粒子形成像は稀にしか観察されない(写真7)。

【病原性】

ここでは主に狂犬病について述べる。

(1)狂犬病の概念

狂犬病という病気はイヌや野生動物からヒトへの終末感染として起こる。考古学的資料からも本疾患は古代エジプトの時代から既に知られており，またヒポクラテスの時代には既にイヌに咬まれて伝播されることや発病すると水を怖がることが知られていた。狂犬病は，潜伏期間が非常に長いという特徴を持つが，中枢神経系が冒される急性ウイルス性神経疾患の態をなし，末梢組織における潜伏状態が潜伏期間を左右すると考えられている。潜伏期間は平均30日と非常に長いが，発病すると病状は急性に経過し，治療法がないため，多くの場合ほぼ100%が数日のうちに死に至る。

(2)RVの体内伝播と発症および経過

狂犬病を発症した病獣に手足などを咬まれたときに，病獣の唾液中に含まれるウイルスが咬傷部位から侵入する。末梢組織に入ったRVは骨格筋での複製(写真8)の後に知覚神経を経て脊髄後根から脊髄へ入り，脳に達する。脳では大脳皮質は冒さず，脳幹部から大脳辺縁系，特に海馬にウイルス抗原が分布する。さらに脳神経を経て遠心性に広がり，特に顔面神経を経て唾液腺に至ると，唾液腺細胞で大量の子孫ウイルスが産生され，唾液とともに放出されて次の伝播に供される。

発病の比較的初期から現れる嚥下障害のため，ウイルスを含む唾液が呑み込まれなくなりウイルスの伝播に有利となる。また，ウイルスは脳幹部および大脳辺縁系を中心とした領域を選択的に冒すため，不安感や情緒不安や落ち着きのなさや興奮性(軽度の振動，音，光，風などにも反応して痙攣を起こしたりする)が症状として現れる。麻痺型では，このような興奮期の症状がはっきりせず，麻痺症状が前面に出る。現在でも狂犬病は発病後の治療法が確立しておらず，数日以内に意識障害に陥り，最終的には呼吸麻痺などによりほぼ100%が死亡する。

イヌの場合にもウイルスの体内伝播はヒトと類似するが，発病するとイヌは落ち着かず彷徨するようになり，ウイルス伝播の機会を与える。ヒトなどが接近すると怯え，咬みつき行動を示す。イヌの場合も唾液の誤嚥を避けるため，あごを低くした姿勢をとりよだれを垂らし続ける。よだれには大量のウイルスが含まれる。このように脳内の限定された領域が冒されることにより子孫ウイルスを次の個体へ伝播するのを確実にしている。

(3)継代による病原性の変化

狂犬病については，L. Pasteurが狂犬の脳から病原体を分離して以来，フリーザーのない時代の病原体保存法として，ウサギの脳内に狂犬病街上毒を接種して継代するという病原体の維持・保存方法がとられたが，脳継代を繰り返すに従い病原体の性状の変化が観察された。そのひとつは潜伏期間が短縮し，約1週間という一定の日数に固定してくることで，Pasteurはこのような変異株を固定毒(fixed virus)と名づけ，元の野生型のウイルスを街上毒(street virus)と呼んだ。また，固定毒株は末梢組織からの感染力が低下していたことから，このような性質をワクチンとして利用する暴露後の治療的ワクチン接種法(PET)を思いついた(後述)。

(4)RVの神経親和性の分子的基盤

街上毒から固定毒への変異は突然変異によるものと思われるが，どの遺伝子の変異によるものであるかはまだ明らかではない。しかし，固定毒からさらに病原性が低下した無毒株への変化については分子レベルの研究が進んだ。例えば，H. KoprowskiはRVのFlury株を孵化鶏卵で継代を繰り返すことにより神経病原性をより強く消失したHEP株を作成した(HEP株は成熟マウスの脳内に接種しても発症させない)。しかし，この株は神経芽腫細胞あるいは新生児マウス脳で1～2回継代すると，固定毒と同様の神経病原性を回復した復帰変異株が選択的に増幅してくるが，BHKやCEFで継代する場合はこのような復帰変異株の増幅は見られない。この病原性復帰変異株はG蛋白の333位のアミノ酸1個の置換

(Gln → Arg)が病原性復帰に関係することが示された。その後，源・伊藤らの西ヶ原株由来弱毒株(Ni-CE)を用いた研究では，G蛋白以外に，N・P・M遺伝子の変異によっても病原性が減弱することが示された(Shimizu et al., 2006)。

RVの持つ向神経性(神経親和性。ウイルスを中枢神経系へ向かわせる体内伝播の性質)はウイルスが受容体として利用する細胞表面分子の選択性と関連するもので，上記の神経病原性の強弱とは別である。これと関連して，RVのG蛋白のアミノ酸配列のなかにヘビ毒ブンガロトキシン(アセチルコリン受容体に結合する神経毒)の一次構造と類似する配列を持ち，αブンガロトキシンによって筋肉細胞へのRVの結合が阻止されることから，少なくとも横紋筋肉細胞への侵入にはアセチルコリン受容体がウイルス受容体として働くことが示唆されている。また，このRV G蛋白の神経毒様配列は中枢神経系のアセチルコリン受容体との結合にも関与することでウイルスの向神経性にも関わっている可能性がある。

【実験室内診断】

ヒト狂犬病患者の生前診断の場合，特徴的な臨床症状が欠如する場合でも血清中の高い特異抗体価の検出が証拠となる。死亡後の診断では脳材料(大脳辺縁系，特に海馬部位)にネグリ小体を検出する他，顔面組織などの病理組織標本の免疫染色によりウイルス抗原を検出する。

感染動物の診断では，病獣を屠殺後に脳を摘出して海馬部位のスタンプ標本を作製し，Sellers染色液のエオジンあるいは抗N抗体を用いた蛍光染色で染まる神経細胞質封入体(ネグリ小体)を検出する。RT-PCR法によりウイルス遺伝子を検出する場合にはN遺伝子の保存性のよい領域の塩基配列が用いられる。さらに，ウイルス抗原を迅速に検出する診断法として，最近免疫クロマトグラフィ(immunochromatography)法が開発されている(この場合はG蛋白に対するモノクローナル抗体が用いられ，検査用キットが市販されている)。

【疫学】

ここでは狂犬病の疫学について述べる。

(1)日本の狂犬病

日本における狂犬病は江戸時代初期に輸入感染症としてイヌに流行が始まった。長崎あるいは平戸の出島で交易に関係していた外国人が持ち込んだ感染イヌから本土に広がったと考えられている。5代将軍が発令した「生類憐みの令」によりイヌの頭数が急速に増加したことも感染の広がりを促進した可能性がある。また日本の野生動物ではオオカミにも広がり本州オオカミ絶滅の一因になった。

かつて日本国内で見られたヒトの狂犬病はイヌからヒトへの咬傷による感染がほとんどであり，流行の規模は変動したが，第二次世界大戦後までヒトの犠牲も続いていた。第二次世界大戦後にGHQの指令により1950(昭和25)年に狂犬病予防法が成立し，その施行により野犬の捕獲，飼い犬のワクチン接種および輸入犬の検疫が実施され10年足らずのうちに撲滅に成功し，昭和30年代になってヒトでもイヌでも国内での狂犬病の発生は見られなくなった。それ以後は，海外での感染者が帰国後に発病する例が稀に見られるだけであるが(最近では2006年に2例が報告された)，海外には狂犬病流行地が多いため動物の検疫やイヌの予防接種など再輸入・侵入を防ぐための方策は継続が必要である。

(2)海外の狂犬病

世界的に見ると，日本やイギリス，ニュージーランド，オーストラリアなど一部の島国地域を除いて全世界において発生が見られる。現在も報告例だけでも毎年3〜5万人のヒト患者が発生している。したがって，狂犬病流行地に赴く場合は予防的にワクチンを接種しておくことが望ましい。

中国や東南アジアの狂犬病流行国ではイヌがウイルスのリザーバーとなっており，咬傷などによりヒトへの感染は終末感染として発生する。野生動物がウイルスのリザーバーとして感染サイクルが成立している国では撲滅が一層困難である。例えば，インドやアフリカなどではイヌ以外にジャッカルなど他の野生動物も媒介動物となっている。欧州ではイヌの狂犬病は撲滅されているが，野生動物にウイルス保有動物(主にキツネ)が存在し，猟犬などへの感染源になる。北米大陸では地域により野生動物におけるウイルス保有動物が異なり，東側ではアライグマ，五大湖周辺ではスカンクが感染源になる。キツネがウイルスを持っている地域もある。吸血コウモリは広く北米一帯で感染源になる可能性がある。吸血コウモリは感染しても活動性がすぐには冒されず，ウイルスを排出しながら活動する。このために，夜間に家畜やヒトが吸血される際にウイルスの伝播が起こる。

【予防】

(1)ヒト狂犬病の予防

狂犬病流行地に出かける場合には(特に長期滞在が予定されている場合)ワクチン接種が勧められている。日本のワクチンは，1か月間隔で2回接種し，半年後に追加免疫をすることにより1〜2年間の感染防御効果が期待される。流行地における獣医師や医師，看護師のように，病獣の捕獲や狂犬病の患者の治療に関わる職種の者には曝露前予防としてのワクチン接種が行われるが，一般のヒトへのワクチン接種は行われておらず，もっぱら前述のように病獣に咬まれた人に対して，発症の予防を目的としたワクチン接種(曝露後の治療的ワクチン接種)が行われる。また，吸血コウモリの生息する洞窟内ではウイルスがエアロゾル状態で浮遊しているため，洞窟内の空気を吸い込むことにより呼吸器系からの感染を起こす可能性があり，洞窟探検者はあらかじめ狂犬病ワクチンの接種が必要である。

(2)イヌや家畜の狂犬病予防

イヌがウイルスのリザーバーとなっている流行地では，イヌへの予防接種が不可欠である。先進国では定期的にイヌへのワクチン接種が行われており，ネコにも予防接種が行われている国もある。本来なら有効なワクチンがあり，ワクチン接種を徹底すれば撲滅が可能であるが，ワクチンが高価なことなど諸事情により流行地におけるイヌの予防接種が徹底されず，撲滅計画が成功していない国も多い。

島国では日本と同様にイヌ対策により撲滅がやりやすいが，再輸入に備えてイヌやネコに対するワクチン接種が行われている国が多い。イギリスも既に狂犬病撲滅国であるが，英仏間の海底トンネルを介しての野生動物の交流が問題になっており，狂犬病の侵入の可能性に対して目を光らせている。

北米や中南米のウシの狂犬病は野生動物(特にスカンクや吸血コウモリ)からの感染によるもので，経済的損害の観点から，ウシにワクチン接種が行われている地域もある。欧州ではイヌの狂犬病は撲滅されている国が多いが，本来はキツネがウイルス保有動物であり，ヒトの狂犬病予防のためにもキツネからイヌへの感染予防策が必要である。野生動物へのワクチン接種を目的として，狂犬病ウイルスの糖蛋白遺伝子を組み込んだ組み換えワクチニアウイルスが作成された。この組み換えワクチニアウイルスを含む餌を野外に撒くことにより(特に冬期に)野生動物に免疫を与えて森林のRV保有動物を減らしてイヌへの感染を防ぐことで，欧州のいくつかの国や米国大陸の一部の地域では期待する効果が出ている(Rupprecht et al., 2004)。

(3)狂犬病ワクチン

先進国で現在使われているヒト用狂犬病ワクチンの多くはヒト二倍体細胞やアヒル胎児線維芽細胞(日本ではニワトリ胎児由来の組織培養)を宿主として殖やしたウイルスから製造された不活化ワクチンである。中和抗原であるG蛋白のみを取り出したコンポーネントワクチンは抗原性の安定性などさまざまな問題がありまだ開発されていない。かつて用いられていたヤギなどの感染脳材料はアレルギー性脳炎など副作用が強く用いられなくなっている。培養細胞におけるRVの複製効率はかなり悪く，ワクチンの製造コストが高く，需要に対して安価に供給することに制限がある。一方，上記の組み換えワクチニアウイルスは野生動物への接種にのみ用いられており，副作用などの安全性に関する諸問題が解決されていないために，ヒトやペット動物への接種には用いられていない。孵化鶏卵や培養細胞を用いてのウイルス継代による弱毒化を生ワクチン開発の原理とするには，神経病原性の復帰変異の問題があり，継代による弱毒化だけでは生ワクチンへの応用は困難である。病原性に関する分子生物学的研究成果から複数の遺伝子に二重あるいは三重に変異を導入して復帰変異を起こしがたくした遺伝子改変ウイルスを用いる方法も考えられ，さまざまな試験株がつくられている。

【治療】

(1)発症前の治療

狂犬病ワクチンは，培養細胞を用いたウイルス複製系を利用することにより副作用の大きな問題は解決されたが非常に高価なために，流行地であっても集団予防的なワクチン接種は実施されず，今でも主に暴露後の治療的ワクチン接種(post-exposure treatment：PET)が行われている。すなわち，狂犬病を発症しているかあるいは発症が疑われるイヌ(あるいは野生動物)に咬まれたときには，咬傷部位の洗浄，消毒など一般的な外科的処置の他に，発症の予防を目的として特定のプロトコルに基づいて狂犬病ワクチンの接種が行われる。PETは狂犬病の潜伏期間が非常に長いことに基づくものであるが，不成功例も見られる。PETをより確実なものにするために，最近は特異的抗体やインターフェロンを同時に投与することが推奨されている。

(2)発症後の治療

狂犬病が発病した場合の治療法は確立していない。狂犬病はいったん発病すると，自然治癒はなく，有効な治療薬もなく，対症療法(抗不安薬や抗痙攣薬など)のみで，数日以内にほぼ100%が呼吸麻痺などにより死亡する。ちなみに，米国で狂犬病を発症した女子高生に対して行われた低体温導入薬(昏睡を誘導する)や抗ウイルス薬など(ketamine，midazolam，ribavirin，amantadine)の投与を組み合わせた治療により治癒し，社会復帰するに至った例は大きな話題になった(Willoughby et al., 2005)。その後も類似の治療プロトコル(ミルウォーキー・プロトコル Milwaukee protocol)による治療成功例もあるが，不成功例も多くまだ確実な治療法とはなっていない。

【その他】

ここではラブドウイルスの特徴を利用した遺伝子導入ベクターへの応用について述べる。

(1)VSVのG蛋白を利用する方法

VSVの幅広い宿主域を利用するもので，①VSVのG蛋白を組み込んだシュードビリオン(pseudovirion，特にレトロウイルスベクターのpseudovirion)をつくらせて，遺伝子導入ベクターとして用いる方法や，VSVのゲノムRNAに外来遺伝子を組み込んだ組み換え

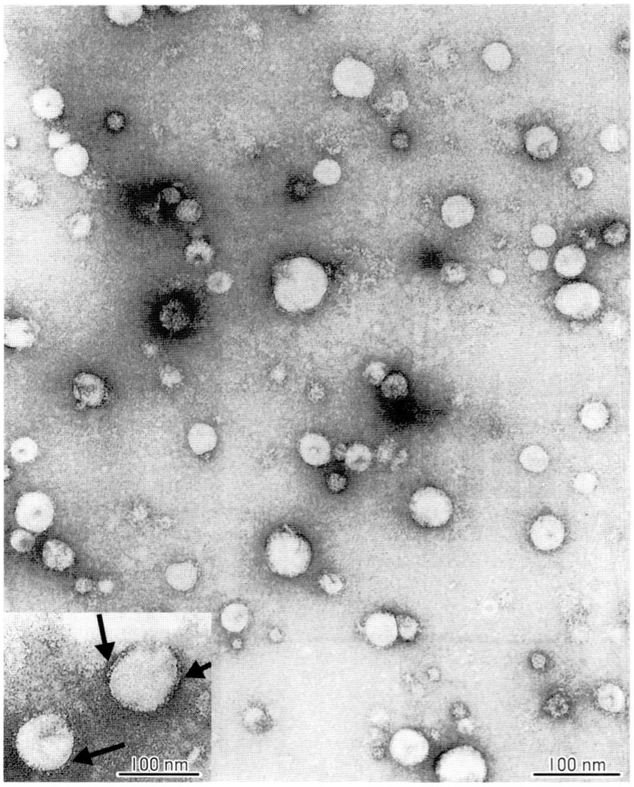

写真9　VSV-G/virosome。VSVのG蛋白を精製ウイルスから1%octylglucosideで抽出し，あらかじめプラスミドDNAを封入したリポソーム(genosome)の表面に酸性条件下で組み込む(G蛋白のpH依存性の膜融合活性を利用してリポソーム膜に組み込まれる)ことにより作成した遺伝子導入用virosomeの電子顕微鏡写真(ネガティブ染色像)。サイズには幅があるが(40〜100 nm)，矢印で示すように，粒子の表面にはVSV由来のスパイクが並んでいるのが観察される。

VSV を作成して感染により目的の細胞にサイトカインなどさまざまな遺伝子を発現させるベクターとする方法などがある。② VSV-G/genosome は VSV の精製ウイルス粒子から G 蛋白のスパイク突起としての三量体構造を保ちながら分離・精製し，あらかじめプラスミド DNA を内封したリポソーム(genosome と呼ぶ)の表面に酸性条件下で組み込んで人工ウイルス粒子を構築する(写真 9)。これはウイルス感染と同じ方法で標的細胞に遺伝子を導入することができ，効率の高い遺伝子導入ベクターとして利用することができる(Shoji et al., 2004)。

(2)RV の G 蛋白を利用する方法

RV が持つ神経親和性を他分野の研究に応用するもので，特に脳内神経細胞間のネットワークを解析する道具として有用である(Kelly and Strick, 2000)。接種した脳の特定の部位に存在する神経細胞の線維の末端から逆行性に細胞体へ輸送されて遺伝子が発現されると，接種した部位に存在する神経突起がどの部位の神経細胞と連絡しているかを知る手がかりとなる。利用方法として，①感染性 RV をそのまま，あるいはレポーターとして外来遺伝子(GFP や β ガラクトシダーゼの遺伝子)を組み込んだ感染性の組み換え RV を用いる方法(しばしば軸索突起全体にわたってウイルス抗原が検出される)，②複製能を欠失した RV を利用する方法(二次感染が起こらない)，③RV のスパイク蛋白質を組み込んだシュードビリオンをつくる方法などがある。レトロウイルスをベースとした遺伝子導入ベクターとして，VSV の G 蛋白と同様に RV の G 蛋白をエンベロープに持つシュードビリオンを出芽法によりつくらせる。この目的には，我々の見出した RV の成熟 G 蛋白発現条件が有用である。RV の G 遺伝子の単独発現では成熟した機能的な糖蛋白質を産生することは長年困難であったが，成熟した G 蛋白のみを認識するモノクローナル抗体(♯1-30-44)を用いて発現条件を検討してきた結果，G 遺伝子の発現時に 2.5 mM の酪酸ソーダを添加するという簡単な操作だけで，1-30-44 エピトープを持ち，pH 依存性の膜融合能を持つ機能的なスパイク糖蛋白質が大量に発現できることがわかり(Sakai et al., 2004)，RV の G 蛋白を持ち，レトロウイルスのゲノムをベースとした神経親和性のシュードビリオンをつくらせることができるようになった。

【引用・参考文献】

Ameyama, S., Toriumi, H., Takahashi, T., et al. 2003. Monoclonal antibody ♯3-9-16 recognizes one of the two isoforms of rabies virus matrix protein that exposes its N-terminus on the virion surface. Microbiol. Immunol. 47: 639-651.

Dierks, R. E., Murphy, F. A., and Harrison, A. K. 1969. Extraneural rabies virus infection: virus development in fox salivary gland. Am. J. Pathol. 54: 251-273.

Dietzgen, R. G., Calisher, C. H., Kurath, G., et al. 2011. Family *Rhabdoviridae*, p. 686-713. *In* King, A. M. Q., Adams, M. J., Carstens, E. B., et al. (eds.), Virus taxonomy, 9th report of the international committee on taxonomy of viruses, Elsevier Academic Press, Amsterdam・Boston・Heidelberg, et al.

Honda, Y., Kawai, A., and Matsumoto, S. 1984. Comparative studies of rabies and Sindbis virus replication in human neuroblastoma (SYM-1) cells that can produce interferon. J. Gen. Virol. 65: 1645-1653.

Irie, T., and Kawai, A. 2002. Studies on the different conditions for rabies virus neutralization by monoclonal antibodies ♯1-46-12 and ♯7-1-9. J. Gen. Virol. 83: 3045-3053.

Kawai, A. 1977. Transcriptase activity associated with rabies virion. J. Virol. 24: 826-835.

Kawai, A., and Matsumoto, S. 1981. Production of spikeless particles of the rabies virus under conditions of low pH. Virology 108: 267-276.

Kawai, A., Matsumoto, S., and Tanabe, K. 1975. Characterization of rabies viruses recovered from persistently infected BHK cells. Virology 67: 520-533.

Kawai, A., Toriumi, H., Tochikura, T. S., et al. 1999. Nucleocapsid formation and/or subsequent conformational change of rabies virus nucleoprotein (N) is a prerequisite step for acquiring the phosphatase-sensitive epitope of monoclonal antibody ♯5-2-26. Virology 263: 395-407.

Kelly, R. M., and Strick, P. L. 2000. Rabies as a transneuronal tracer of circuits in the central nervous system. J. Neurosci. Methods 103: 63-71.

近藤秀樹．2013．総説 2．分節型ゲノムをもつラブドウイルス．ウイルス 63(2)：143-154．

Matsumoto, S., and Kawai, A. 1969. Comparative studies on development of rabies virus in different host cells. Virology 39: 449-459.

Miyamoto, K., and Matsumoto, S. 1967. Comparative studies between pathogenesis of street and fixed rabies infection. J. Exp. Med. 125: 447-456.

Morimoto, K., Kawai, A., Sato, Y., et al. 2011. A unique transcription mode of rabies virus high egg passage-Flury strain detected in infected baby hamster kidney-21 cells. Microbiol. Immunol. 55: 558-564.

Morimoto, K., Ni, Y., and Kawai, A. 1992. Syncytium formation is induced in the murine neuroblastoma cell cultures which produce pathogenic type G proteins of the rabies virus. Virology 189: 203-216.

Morimoto, K., Okubo, A., and Kawai, A. 1989. Structure and transcription of the glycoprotein gene of attenuated strain of rabies virus. Virology 173: 465-477.

Naito, S., and Matsumoto, S. 1978. Identification of cellular actin in the rabies virus. Virology 91: 151-163.

Rupprecht, C. E., Hanlon, C. A., and Slate, D. 2004. Oral vaccination of wildlife against rabies: opportunities and challenges in prevention and control. Dev. Biol. (Basel) 119: 173-184.

Sagara, J., and Kawai, A. 1992. Identification of heat shock protein 70 in the rabies virion. Virology 190: 845-848.

Sagara, J., Tochikura, T. S., Tanaka, H., et al. 1998. The 21-kDa polypeptide (VAP21) in the rabies virion is a CD99-related host cell protein. Microbiol. Immunol. 42: 289-297.

Sagara, J., Tochikura, T. S., Yamamoto, T., et al. 1997. Immunological studies of a 21 kDa cellular component efficiently incorporated into rabies virion grown in a BHK-21 cell culture. Microbiol. Immunol. 41: 947-955.

Sagara, J., Tsukita, S., Yonemura, S., et al. 1995. Cellular actin-binding ezrin-radixin-moesin (ERM) family proteins are incorporated into the rabies virion and closely associated with viral envelope proteins in the cell. Virology 206: 485-494.

Sakai, M., Kankanamge, P. J., Shoji, J., et al. 2004. Studies on the conditions required for structural and functional maturation of rabies virus glycoprotein (G) in G-cDNA-transfected cells. Microbiol. Immunol. 48: 853-864.

Shimizu, K., Ito, N., Mita, T., et al. 2006. Involvement of nucleoprotein, phosphoprotein, and matrix protein genes of rabies virus in virulence for adult mice. Virus Res. 123: 154-

160.
Shoji, J., Tanihara, Y., Uchiyama, T., et al. 2004. Preparation of virosomes coated with the vesicular stomatitis virus glycoprotein as efficient gene transfer vehicles for animal cells. Microbiol. Immunol. 48: 163-174.
Tanabe, K., Kawai, A., and Matsumoto, S. 1975. Electron microscopic studies on the rabies viral inclusion. Ann. Rep. Inst. Virus Res. Kyoto Univ. 18: 87-91.
Toriumi, H., Eriguchi, Y., Takamatsu, F., et al. 2004. Further studies on the hyperphosphorylated form (p40) of the rabies virus nominal phosphoprotein (P). Microbiol. Immunol. 48: 865-874.
Toriumi, H., Honda, Y., Morimoto, K., et al. 2002. Structural relationship between nucleocapsid-binding activityof the rabies virus phosphoprotein (P) and exposure of 402-13 epitope located at the C-terminus. J. Gen. Virol. 83: 3085-3043.
Tsukita, S., Oishi, K., Sato, N., et al. 1994. ERM family members as molecular linkers between the cell surface glycoprotein CD44 and actin-based cytoskeletons. J. Cell Biol. 26: 391-401.
Willoughby, R. E. Jr., Tieves, K, S., Hoffman, G. S., et al 2005. Survival after treatment of rabies with induction of coma. N. Engl. J. Med. 352: 2508-2514.
Xiao, S., Komiya,K., Tochikura, T. S., et al. 2000. The rabies virion-associated 100-kDa polypeptide (VAP100) is a host-derived minor component of the viral envelope. Microbiol. Immunol. 44: 657-668.

【河合明彦】

フィロウイルス科
Family ***Filoviridae***

【分類・歴史】

(1)マールブルグウイルス

1967年にドイツとユーゴスラビアで，ほぼ同時期にウガンダからドイツとユーゴスラビアに研究用として輸入されたサル(アフリカミドリザル *Cercopithecus aethiops*)の血液，組織，細胞などを扱った研究者，技術者の計26名が発熱などの感染症状や出血症状を呈した。さらに6名の二次感染者が発生した。このときにその疾患の病原体として新種のウイルスが分離された。その感染症の流行が発生した都市名のマールブルグにちなんでそのウイルスはマールブルグウイルスと命名された(Martini et al., 1968)。死亡率は23%と極めて高いものであった。マールブルグウイルスは，電子顕微鏡により確認された形態の特徴(写真1a)，糸状(filamentous)であることから，新たな科としてのフィロウイルス科(*filoviridae*)に分類されることになった。マールブルグウイルスによる感染症(マールブルグ出血熱 Marburg hemorrhagic fever)はアフリカで局地的に発生している。しかし，大掛かりな調査にもかかわらず，マールブルグウイルスの自然界の宿主は長い間明らかではなかった。マールブルグウイルスやエボラウイルス(マールブルグウイルスと同様にフィロウイルス科に分類される)の宿主がオオコウモリであることが示唆されていた。アフリカの熱帯雨林地帯に生息するオオコウモリの組織から，nested PCR や real-time PCR による遺伝子増幅法でフィロウイルスゲノムが増幅されることが報告された(Leroy et al., 2005; Swanepoel et al., 2007)。そして，アフリカの熱帯雨林地域に生息するオオコウモリから感染性のあるマールブルグウイルスを分離することにより，マールブルグウイルスの宿主が，オオコウモリ(Egyptian fruits bats)であることが明らかにされた(Towner et al., 2009)。

1967年の初めての流行確認以降，ケニアやジンバブエで散発的なマールブルグ出血熱の発生が報告されていたが，比較的大きなマールブルグ出血熱流行が，1998～2000年と2004～2005年に，それぞれコンゴ民主共和国(旧ザイール)とアンゴラで発生した。コンゴ民主共和国とアンゴラでの流行では，それぞれ149人(死亡率83%)と374人(同88%)の患者が発生した。2008年6月にはウガンダからのオランダへの帰国者がマールブルグ出血熱を発症して死亡している(Timen et al., 2009)。

(2)エボラウイルス

1967年にマールブルグウイルスの存在が明らかにされてから9年後の1976年に，スーダン南部(現，南スーダン)とコンゴ民主共和国で，発熱などの感染症状にともない出血症状を呈する疾患の流行が発生した。スーダンでは284人の患者が，コンゴ民主共和国では318人の患者が発生した。南スーダンとコンゴ民主共和国の流行の死亡率は，それぞれ53%と88%であった。この時に患者から病原体として分離されたのが，エボラウイルスである。その名は，コンゴ民主共和国の流行における最初のエボラ出血熱患者(ヤンブク教会学校の助手)の出身地を流れる川(エボラ川：ザイール川の支流のひとつ)の名前にちなんで命名された。電子顕微鏡による解析によ

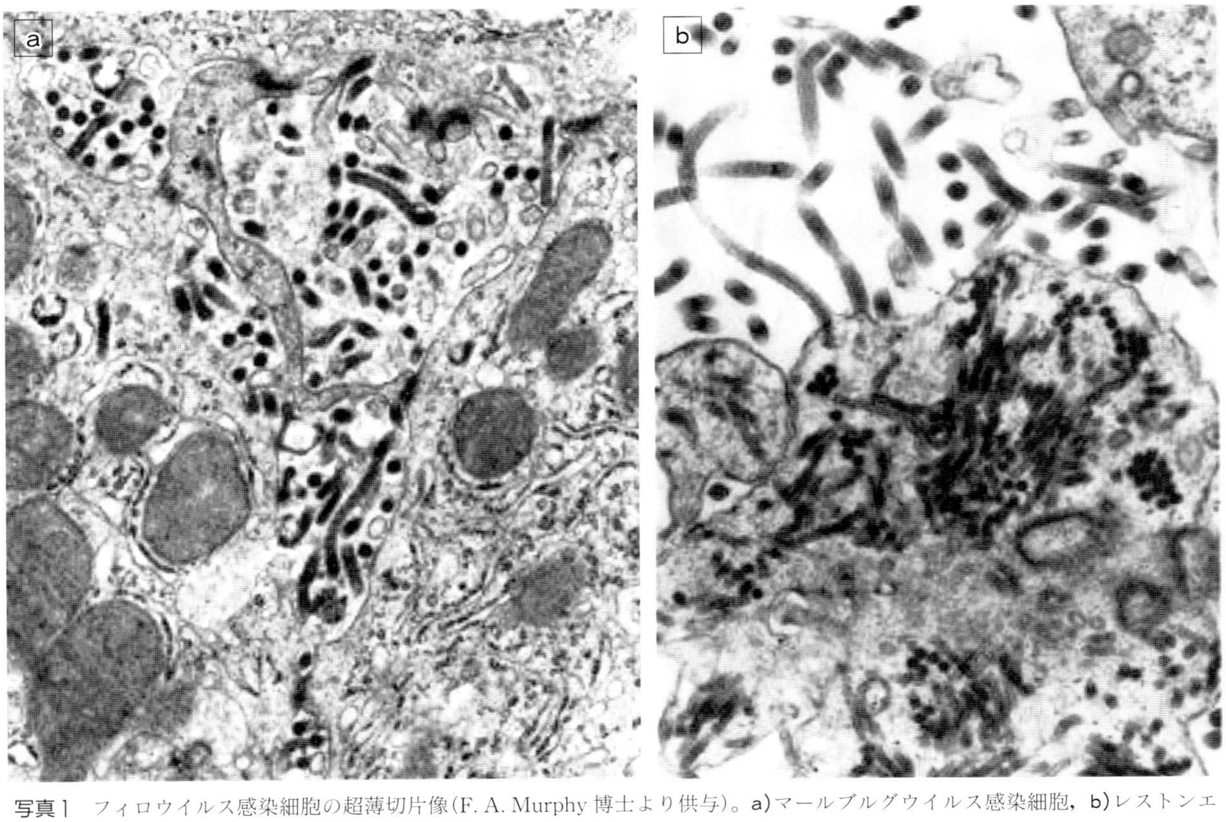

写真1　フィロウイルス感染細胞の超薄切片像(F. A. Murphy 博士より供与)。a)マールブルグウイルス感染細胞，b)レストンエボラウイルス感染細胞

り，形態はマールブルグウイルスと同様に糸状で(写真1b)，その他の性状もマールブルグウイルスと類似していることから，マールブルグウイルスとともにフィロウイルス科に分類された。エボラウイルスによる出血熱は，エボラ出血熱(Ebola hemorrhagic fever)と呼ばれる。ただし，最近エボラ出血熱患者が必ずしも明らかな出血症状を呈するわけではないことから，エボラウイルス病(Ebola virus disease)と呼ばれるようになった(WHO。ただし国際ウイルス学会は，エボラ出血熱としている)。1995年には，コンゴ民主共和国のキクウィト市で315人の患者からなるエボラ出血熱が流行した(死亡率は77%)。この流行以降，エボラ出血熱の比較的大きな流行が断続的に続いていることは特筆に値する。エボラ出血熱の“流行”＝感染拡大の理由は，大きく3つに分けられる。①1976年に見られた例では，感染を防御するための手袋，各患者に使う注射筒・針などの消耗品の不足，②1995年キクウィトで見られたように，死者に対する弔いの儀式での感染，③2014〜2015年の西アフリカで見られたように，感染の機会があった後，車で遠くに移動して，そこで発生する(この場合は，①の要素とはあまり関係がない)。これらはいわゆる蚊などが媒介することはまったくなく，流行の語の意味は大きく異なることを認識する必要がある。

そして，2013年12月から2015年中頃まで，西アフリカ(ギニア，シエラレオネ，リベリア)などで計約2万8,600人(疑い患者を含む)の患者が発生し，その約1万1,300人が死亡し，過去にない大規模なエボラ出血熱流行が発生した。ザイールエボラウイルスによる流行であり，致死率は約40%であった。輸入感染事例が感染源となってナイジェリアやマリ，米国ダラスでも散発的なエボラ出血熱流行が発生した。この大規模流行事例は，条件が整えば基本的にはヒトからヒトへの感染経路が接触感染に限られているエボラ出血熱であっても大規模流行に発展するリスクがあることを示している。

かつて密林のなかの限られた発生であったエボラウイルスが西アフリカのサバンナ地域で拡大感染が起きたのには，葬儀の際の伝統的な儀式による接触感染と，車の交通手段での拡散が大きく関与している。また1976年からのシエラレオネでのラッサ熱調査研究で米国疾病管理予防センター(Centers for Disease Control and Prevention：CDC)は，スーダンとザイールでのエボラウイルスのチェックを続けていたが，まったく検出されていなかった。

エボラ出血熱の流行地はサハラ砂漠以南のアフリカの熱帯雨林地帯であるが，フィリピンにもエボラウイルス(レストンエボラウイルス)が存在することが確認されている。1989〜1990年に米国ヴァージニア州レストンの動物検疫施設で，フィリピンから輸入され飼育されていたカニクイザル(*Macaca fascicularis*)に出血熱様疾患が認められ，その個体の検体からエボラウイルスが分離され，レストンエボラウイルスと命名された。フィリピンのある特定のサル飼育施設がレストンエボラウイルス感染の発生源であった。1992年に同様の事象がイタリアでも発生している。

2009年までのマールブルグ出血熱とエボラ出血熱の流行については，表1にまとめた。また，マールブルグ出血熱とエボラ出血熱の流行地を図1に示した。

【ビリオン】

エボラウイルスではザイールエボラウイルス，スーダンエボラウイルス，タイフォレストエボラウイルス，ブンディブギョエボラウイルス，レストンエボラウイルスの5亜種の存在が，一方のマールブルグウイルスでは，レークビクトリアマールブルグウイルスの1亜種の存在が確認されている。エボラウイルスやマールブルグウイルスの形態は，桿状あるいは長い棒状であり，ともに糸状，U状，環状を呈し，多形性である(写真1a，b，2，3)。ウイルス粒子(ビリオン)の長径長さは多様で，最長14,000 nmに及ぶものもあるが，分画した粒子の比較で最高の感染価を示したのはエボラウイルスでは1,200 nm，マールブルグウイルスでは860 nmの長さを有するものであった。他方，ビリオンの短径は一定で80 nmであり，内部のヌクレオカプシドの径は約50 nmである。

【ゲノム】

フィロウイルス科に分類されるエボラウイルスとマールブルグウイルスは，マイナス極性の一本鎖RNAウイルスである。その大きさは，約19,000塩基からなり，7つの蛋白質(3′側から順に，ヌクレオカプシドNP，VP35，VP40，膜糖蛋白質glycoprotein：GP，VP30，VP24，ポリメラーゼL)がコードされている(図2)。

【抗原の性状】

各ウイルス蛋白質の機能は，表2にまとめた。NPとVP30は，ウイルス遺伝子(RNA)と結合するカプシド蛋白質である。VP35はポリメラーゼと結合するポリメラーゼ複合体蛋白質を形成する。VP40とVP24がマトリックス蛋白質に分類される。GPは，ウイルス粒子表面に発現される膜蛋白質である。GPは蛋白分解酵素で分割され，N末側のGP1とC-末側のGP2となる。両者はS-S結合で結合し，GP2のC末端側に膜貫通部分が存在する。細胞表面に存在する受容体との結合と感染に重要な役割を果たす。GPに対して誘導される抗体は中和活性を有する。マールブルグウイルスとエボラウイルスの遺伝子構造には大きな違いは認められないが，エボラウイルスにだけ認められる特徴として，GPのN-末端側の約300アミノ酸配列とC-末端側のユニークな約40アミノ酸からなる分泌型GP(sGP)が発現されることが挙げられる。

マトリックス蛋白質のひとつであるエボラウイルスのVP40が，フィロウイルスの糸状の構造に重要な働きを有する。VP40を人工的に細胞内で発現させることにより，エボラウイルスの粒子用構造物を細胞表面から発芽させることが可能である(Noda et al., 2002)。

【培養】

フィロウイルスは，多くの株化細胞に感受性を示すが，通常，フィロウイルスの分離や研究にはVero E6細胞が用いられる。野生株を分離する際には，分離初期は細胞変性効果を示さない場合もあるので注意を要する。

【増殖】

Vero E6細胞を含むいくつかの株化細胞では高い増殖性を示す。

表1 2009年までのマールブルグ出血熱とエボラ出血熱の流行のまとめ

ウイルス	流行国	年	死亡者数/患者数	特記事項
LV MARV*	ドイツ，旧ユーゴスラビア	1967	7/ 31	ウガンダから研究用に輸入されたアフリカミドリザルが感染源であった。
LV MARV	ジンバブエと南アフリカ	1975	1/ 3	インデックスケースはジンバブエでマールブルグウイルスに感染した。旅行同行者も感染し，南アフリカに搬送された。3人目の患者はその患者の治療・看護に携わった看護師(院内感染)である。
LV MARV	ケニア	1980	1/ 2	
LV MARV	ケニア	1987	1/ 1	
LV MARV	DRC*2	1998/1999	52/ 76	後方視的研究により，約150人の患者が発生したことが確認されている。この流行は，金鉱山に関連していることが確認されている。
LV MARV	アンゴラ	2004/2005	357/423	マールブルグ出血熱において死亡率が80%を超える流行としては初めてのものである。
LV MARV	オランダ	2008	1/ 1	ウガンダにおいて，ある洞窟に観光目的に入っている事実が確認されている。
Sudan EBOV	スーダン	1976	151/284	初めて確認されたスーダンエボラウイルスによるエボラ出血熱の流行
Zaire EBOV	DRC	1976	280/318	初めて確認されたザイールエボラウイルスによるエボラ出血熱の流行
Zaire EBOV	DRC	1977	1/ 1	散発的流行
Sudan EBOV	スーダン	1979	22/ 34	
Reston EBOV	米国	1989/1990	0/ 4	フィリピンから輸入された霊長類(サル)がウイルス性出血熱症状を呈し，エボラウイルス(レストンエボラウイルス)が分離された。それが感染源となり，4名のヒトの感染が確認されているが，症状を呈したものはいない。
Reston EBOV	イタリア	1992	0/ 0	フィリピンから輸入された霊長類(サル)がウイルス性出血熱症状を呈し，レストンエボラウイルスに感染していた。
Tai Forest EBOV	アイボリーコースト	1994	0/ 1	死亡したチンパンジーの解剖に当たった獣医師がウイルス性出血熱症状を呈し，エボラウイルス(タイフォレストエボラウイルス)が分離同定された。
Zaire EBOV	DRC	1995	244/315	DRCのキクウィト市が流行の中心地。
Zaire EBOV	ガボン	1996	21/ 31	
Zaire EBOV	ガボンと南アフリカ	1996	45/ 60	南アフリカでの患者発生は，ガボンから南アフリカに搬送された患者の治療・看護に当たった看護士が院内感染したものである。
Sudan EBOV	ウガンダ	2000	149/394	ウガンダ北部のグル州が流行地となった。
Zaire EBOV	ガボンとDRC	2001/2002	69/ 92	ガボンとDRC両国の国境沿いで発生した。
Zaire EBOV	DRC	2003	29/ 35	13名はウイルス学的にエボラ出血熱と診断されている。疫学的調査によると130人の患者が発生したと考えられている。
Sudan EBOV	スーダン	2004	7/ 17	
Zaire EBOV	DRC	2005	9/ 12	
Zaire EBOV	DRC	2007	187/264	この流行では，26人がウイルス学的にエボラ出血熱と診断されている。
Bundibugyo EBOV	ウガンダ	2007/2008	37/149	これまで知られていた4種のエボラウイルスとは遺伝学的に異なる性質があり，ブンディブギョエボラウイルスと命名された(Towner et al., 2008)。
Reston EBOV	フィリピン	2008/2009	不明	フィリピンの養豚場で飼育されているブタがレストンエボラウイルスに感染していたことが確認された。血清学的に数名のヒトが感染していることが確認されているが，出血熱症状を呈したものはいない。

* “LV MARV” は “Lake Victoria MARV” を示す。
*2 “DRC” はコンゴ民主共和国を示す。

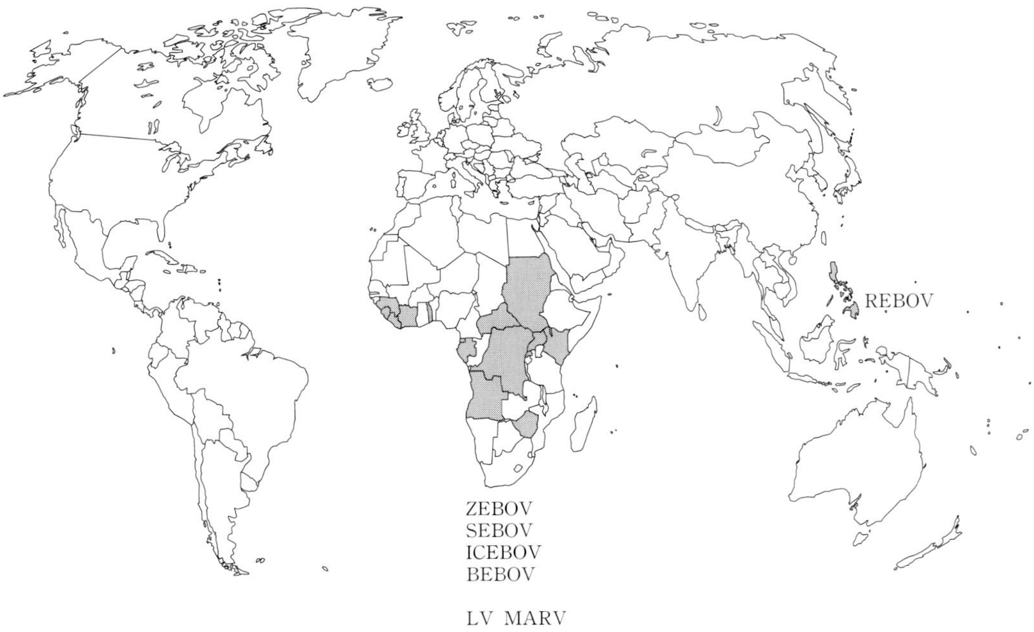

図1 エボラ出血熱とマールブルグ出血熱の流行地。図中のZEBOV，SEBOV，ICEBOV，BEBOV，REBOVは，それぞれザイール，スーダン，アイボリーコースト，ブンディブギョ，レストンエボラウイルスを示す。LV MARVはレークビクトリアマールブルグウイルスを示す。レストンエボラウイルス（フィリピン）以外はアフリカに存在するウイルスで，フィロウイルスによる出血熱はアフリカに流行する。

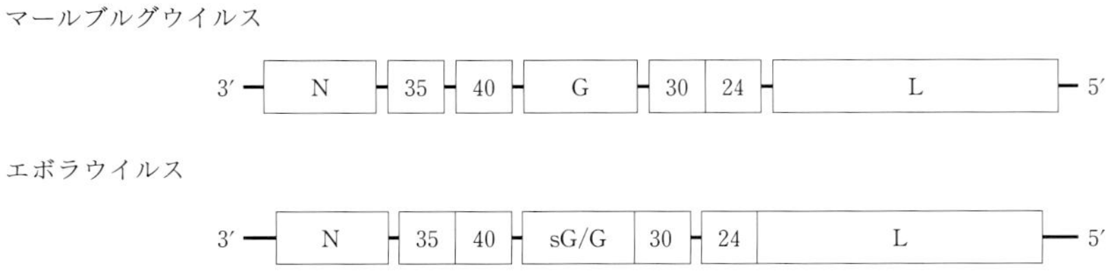

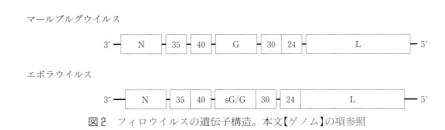

図2 フィロウイルスの遺伝子構造。本文【ゲノム】の項参照

【病原性】

ヒトは，主としてマールブルグウイルスやエボラウイルスが感染している組織（感染動物や患者の血液，臓器など）に直接接触して感染する。性行為を介して感染する例も確認されている。潜伏期間はマールブルグ出血熱で3〜10日，エボラ出血熱で2〜21日である。突然の発熱，全身倦怠，筋肉痛，頭痛などの非特異的症状に始まる。播種性血管内凝固症候群（disseminated intravascular coagulation：DIC），肝障害，膵炎，腎不全など，多臓器不全症状を引き起こす。ヒトでの致死率は流行の原因となるウイルス種により異なるが，概ね50〜90％である（表1）。

ザイールエボラウイルスとスーダンエボラウイルスのヒトでの致死率はそれぞれ約80％と約50％と異なるものの，ともに高くその病原性は極めて高い。しかし興味深いことに，ザイールエボラウイルスはサルやマウスなどの動物に対して致死的感染症を示すものの，スーダンエボラウイルスは致死的感染症は示さない（倉田，1990）。このようにエボラウイルスの亜属毎に生物学的特性は異なる。

アフリカにおいて分離されたエボラウイルスとマールブルグウイルスは，ヒトや霊長類においてウイルス性出血熱を発症させ，その致死率は高い。中でもザイールエボラウイルスによる出血熱の致死率は最も高く，約90％にも達する（ただし，2014〜2015年の西アフリカにおける大規模流行では約40％であった）。一方，フィリピンにその存在が確認されているレストンエボラウイルスは，サルなどの霊長類には致死的な出血熱を引き起こすことが確かめられているが，ウイルス学的にレストンエボラウイルスに感染したことが確認されたヒトにおいて，これまで出血熱症状を呈した者はいない。レストンエボラウイルスがヒトに病原性を示さないと結論づけるにはデータが少ない現状にあるが，レストンエボラウイルスはヒトに対して病原性は低いのではないかと考えている専門家もいる。

【実験室内診断】

出血熱症状を呈するアフリカ旅行者，海外から輸入された霊長類やその臓器の取り扱い者が，発熱などの感染症を疑わせる症状を呈した場合に，エボラ出血熱やマールブルグ出血熱の可能性を念頭におく。アフリカでの旅行歴や職歴が問診上重要である。アフリカ熱帯雨林地帯に存在する洞窟に入った既往のある人が発熱などの感染症状を呈した場合には特に注意を要する。ラッサ熱（写真4〜6）やクリミア・コンゴ出血熱などのウイルス性出血熱（ともに国立感染症研究所で診断が可能），マラリア，黄熱，髄膜炎菌髄膜炎，リケッチア感染症，DICをともなう病態が鑑別されるべき疾患である。

エボラウイルスとマールブルグウイルスは，日本では

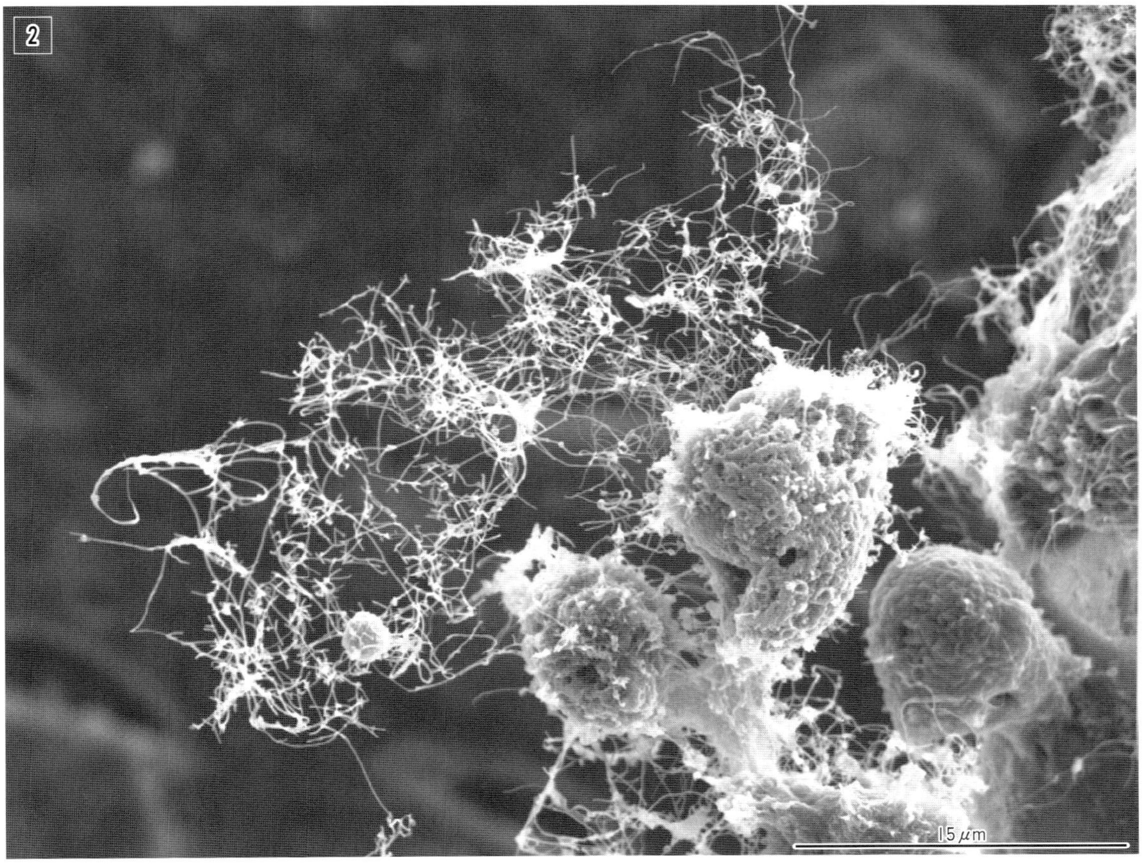

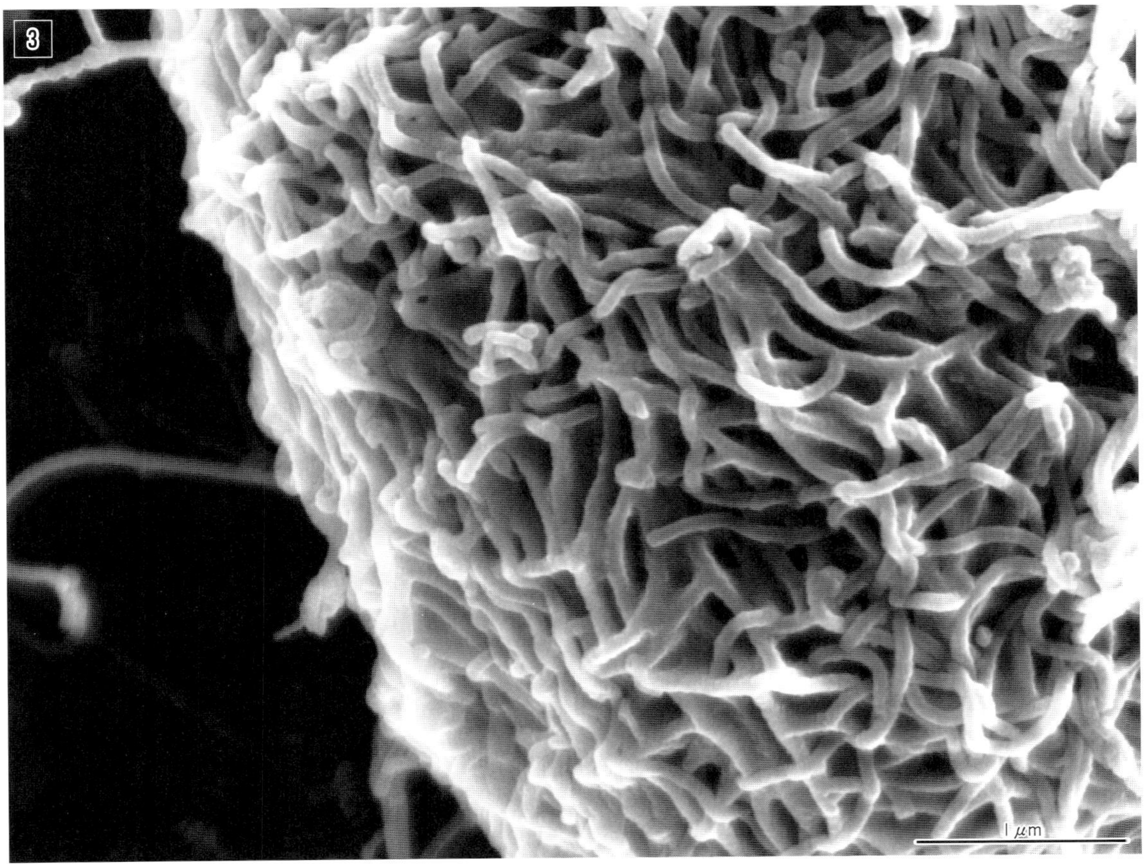

写真2　エボラウイルス粒子と感染細胞の走査電子顕微鏡像（野田岳志博士より供与）。CPE の進行した細胞の周囲ならびに周辺部にわたり，おびただしい数の糸状のウイルスが絡み合い縺れた状態で認められる。

写真3　感染細胞から出芽するエボラウイルス粒子の走査電子顕微鏡像（野田岳志博士より供与）。無数の出芽中の紐状ウイルスが，写真視野内の細胞表面の全面を覆って見られる。

表2　フィロウイルスの発現する各蛋白質の特性と機能

遺伝子	機能	サイズ(MW，kDa)
NP	主要核蛋白質，RNAと結合してヌクレオカプシドをVP30，VP35，Lとともに形成する。	90～104
VP35	RNAポリメラーゼ複合体の補因子，インターフェロン阻害活性	35
VP40	ウイルス粒子形成に関わるマトリックス蛋白質	35～ 40
GP	受容体との結合や細胞融合に関わる膜糖蛋白質	150～170
VP30	ヌクレオカプシド構成蛋白質	27～ 30
VP24	ウイルス粒子形成に関わるマトリックス蛋白質，インターフェロン阻害活性	24
L	RNAポリメラーゼ	約270

BSL-4研究施設でのみその扱いが許されている病原体である(感染症法による)。国立感染症研究所では，これらのウイルスの組み換えNPを抗原とした抗体検出法(ELISA，蛍光抗体法)や組み換えNPに対する単クローン抗体を用いた抗原検出ELISAを開発し，フィロウイルスによる出血熱のウイルス学的診断が可能となるように整備している(Saijo et al., 2001a, b; 2005; 2006；その他参考文献参照)。ウイルス性出血熱は，急性期と回復期の血清中のIgG抗体価の上昇やIgM抗体を検出する血清学的診断法とウイルス分離，RT-PCR，抗原検出ELISA，感染病理学的手法を用いて血液や組織からウイルス抗原検出する方法を組み合わせて診断する。ウイルス性出血熱では，抗体応答が認められる前に死亡する場合も多く，このような例ではウイルス抗原検出による診断が特に重要となる。

【疫学】

【分類・歴史】の項参照。

【治療・予防】

エボラ出血熱とマールブルグ出血熱に対するワクチンが開発された(Jones et al., 2005)。ラブドウイルス科ベシキュロウイルス属に分類される水疱性口炎ウイルス(vesicular stomatitis virus：VSV)はウシなどの反芻動物に水疱性疾患を引き起こすウイルスである。そのVSVをバックボーンとするワクチンである。弱毒化されたVSVの膜蛋白遺伝子を，エボラウイルスやマールブルグウイルスのGP遺伝子に改変させた組み換えVSVウイルスのワクチンとしての有効性が，霊長類を用いた感染実験で明らかにされた。カニクイザルにザイールエボラウイルスのGPを発現する組み換えVSV(VSV-ΔG-ZEBOV-G)を感染させるとサル体内でVSV-ΔG-ZEBOV-Gのウイルス血症が確認されるものの，何ら症状は認められなかった(不顕性感染)。数週間後に致死量をはるかに上回るザイールエボラウイルスを感染させても出血熱を発症しなかった。つまり，VSV-ΔG-ZEBOV-G接種により誘導されたザイールエボラウイルスのGPに対する免疫がエボラ出血熱の発症を阻止したことになる。VSV-ΔG-ZEBOV-G接種により免疫が誘導された個体にスーダンエボラウイルスを感染させても，エボラ出血熱の発症は予防されなかった。このことから，エボラウイルスに対するVSVをバックボーンとするワクチンの有効性は亜属特異的である。スーダンエボラウイルスに対する免疫を誘導するには，スーダンエボラウイルスのGPを発現するVSV(VSV-ΔG-SEBOV-G)を接種する必要がある。一方，マールブルグウイルスのGPを発現する組み換えVSV(VSV-ΔG-MARV-G)が接種されたカニクイザルは，致死量のマールブルグウイルス感染に抵抗性を示した。つまりVSV-ΔG-MARV-G接種により誘導される免疫により，マールブルグ出血熱発症を阻止できることが明らかにされた。このワクチンは，アンゴラでの流行時に分離された病原性の高いマールブルグウイルス感染に対しても有効である。さらに，VSV-ΔG-MARV-Gの曝露後投与効果も確認されている。マールブルグウイルス感染直後にVSV-ΔG-MARV-Gを投与することによりマールブルグ出血熱の発症を予防できることが明らかにされた(Daddario-DiCaprio et al., 2006)。その他，チンパンジーアデノウイルス3型をベクターとしたエボラウイルスワクチン，高度弱毒化痘瘡ワクチン(MVA)をベクターとしたワクチン，エボラウイルスのVP30を欠失させたエボラウイルスを抗原とした不活化ワクチンなどが開発されている(Stanley et al., 2014; Ewer et al., 2016; Marzi et al., 2015)。これらのワクチンの有効性は，現時点では霊長類が用いられた動物感染実験において確かめられている。2014～2015年の西アフリカにおけるエボラ出血熱大規模流行に対応するため，これらのワクチンによるエボラ出血熱予防効果などに関する研究が進められている。

フィロウイルスによる出血熱の治療は，基本的に対症療法となる。まだ動物実験レベルで明らかにされている段階ではあるが，VSVをバックボーンとするフィロウイルスワクチンの暴露後接種の他に，DICに対する治療としての組織因子(tissue factor)阻害薬投与(Geisbert et al., 2003)やsRNAi投与(Geisbert et al., 2010)によるウイルス増殖阻害の有効性が，霊長類を用いた研究で明らかにされている。

最近，日本の製薬メーカーが開発した抗ウイルス薬であるRNA依存性RNAポリメラーゼ阻害薬のファビピラビル(favipiravir)が*in vitro*と動物実験においてエボラウイルスの増殖を抑制することが報告された(Oestereich et al., 2014)。さらに，ファビピラビルには人におけるエボラ出血熱に対する治療効果があることが報告された(Bai et al., 2016)。今後のウイルス性出血熱の治療に関するさらなる研究が期待される。

【フィロウイルスとラッサウイルス】

フィロウイルス，特にエボラ出血熱はアフリカにおけるウイルス性出血熱(マールブルグ病，ラッサ熱，クリ

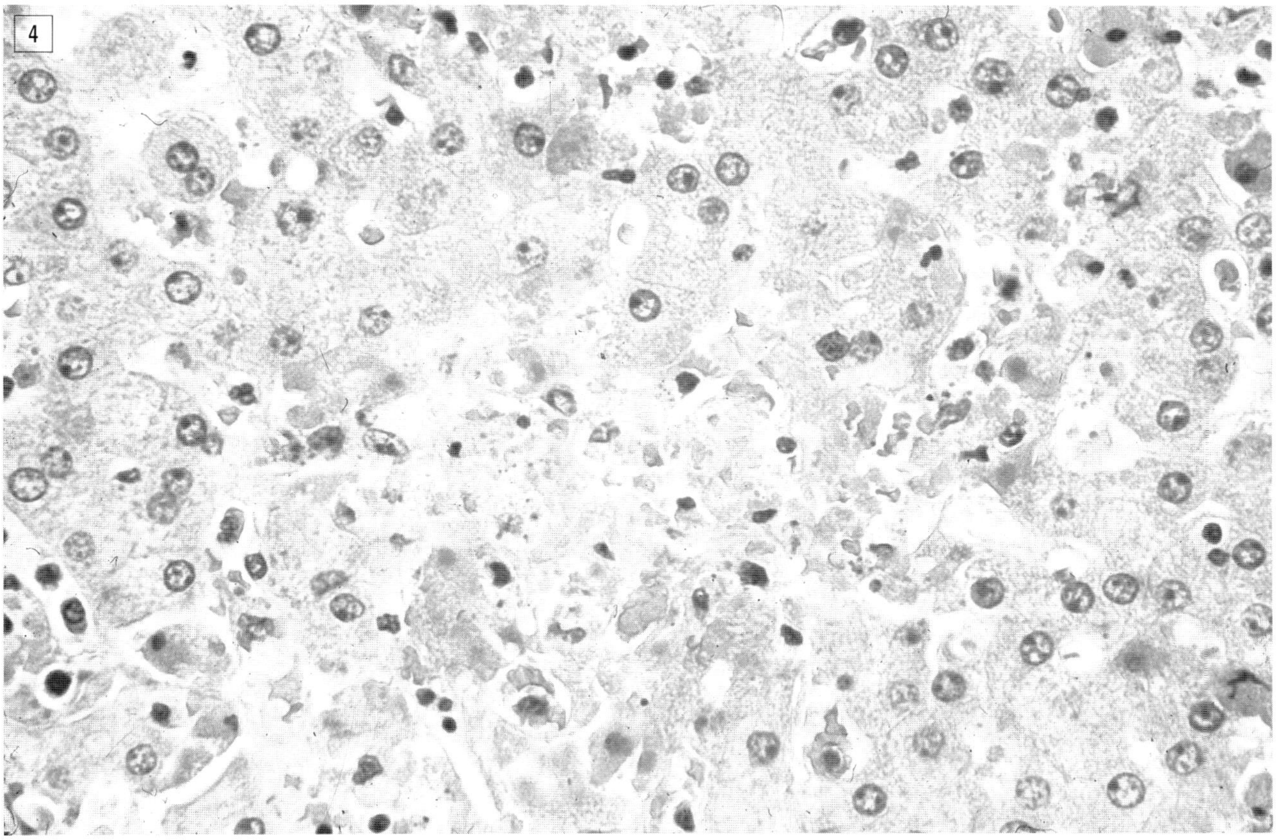

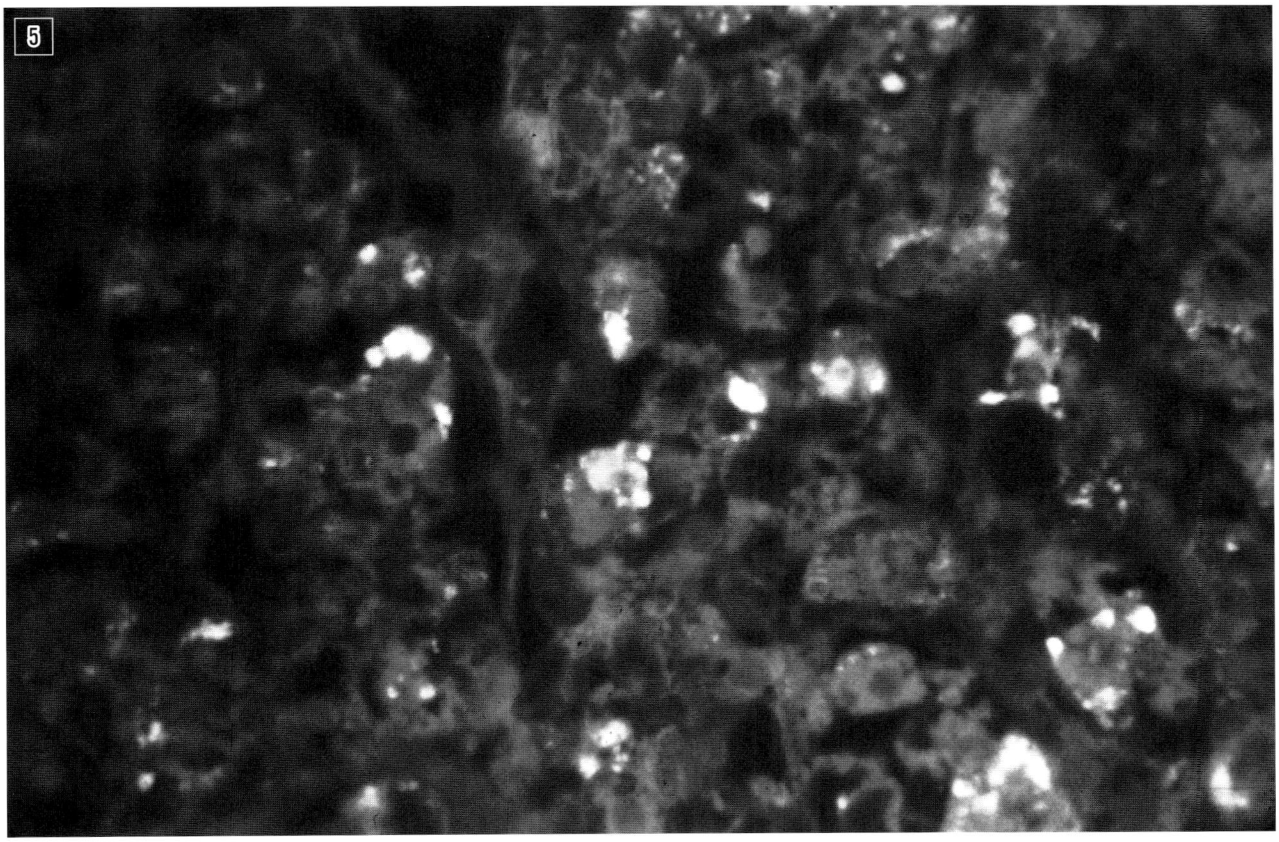

写真 4　ラッサウイルス感染ヒト肝臓の壊死巣。HE 染色。中央のエオシンに染まっている。（口絵 232 参照）
写真 5　ラッサウイルス抗原。肝臓のクッパー細胞および幹細胞に検出された。（口絵 233 参照）
注：アフリカにおける出血熱の鑑別診断上，特に重要なラッサウイルス感染材料を参考資料として呈示する。

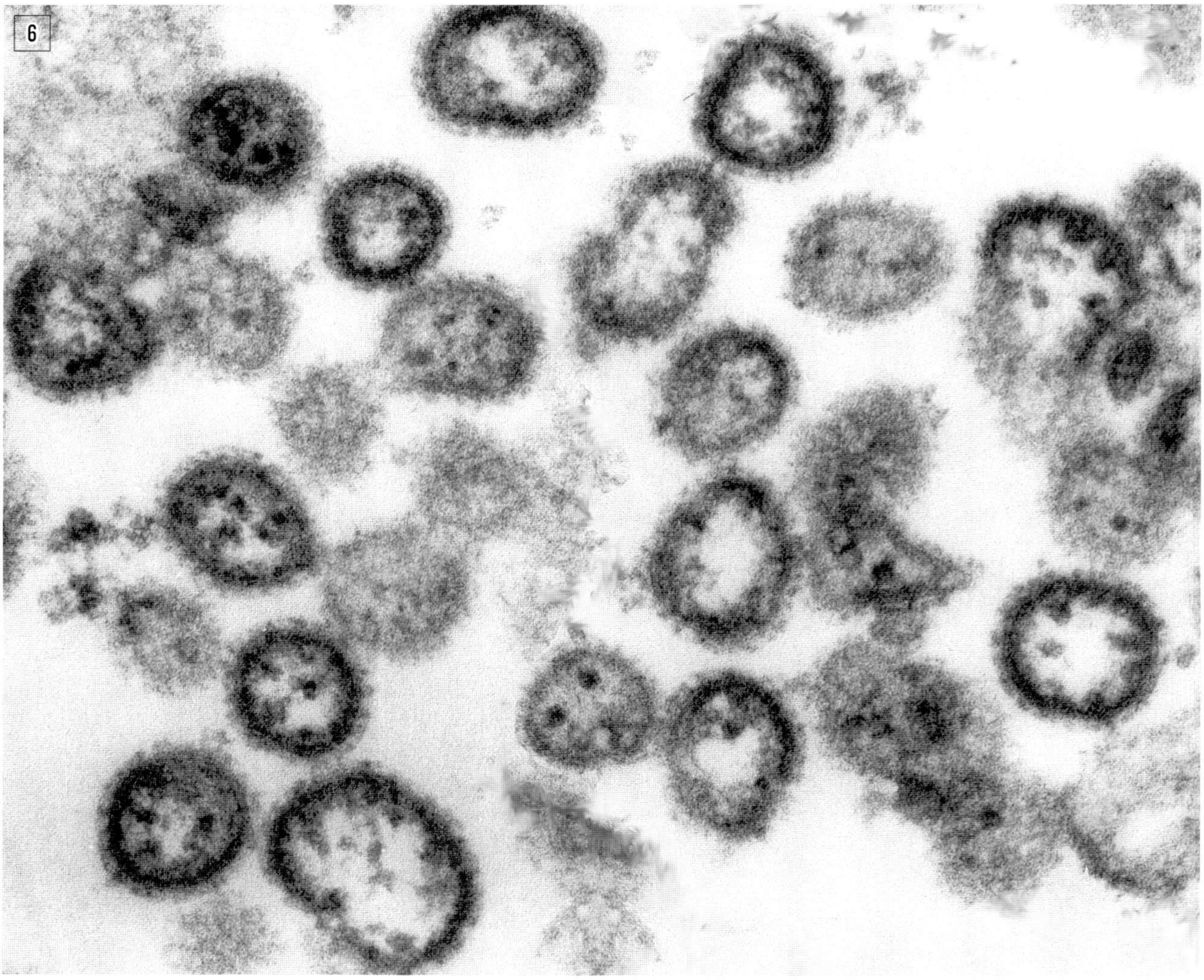

写真 6　ラッサウイルス粒子電子顕微鏡像(F. A. Murohy 博士より供与)。ともに出血熱の病因となるラッサ熱は，ビリオンの形態学上，フィロウイルス(写真 1〜3)とは明確な相違を示す。
注：アフリカにおける出血熱の鑑別診断上，特に重要なラッサウイルス感染材料を参考資料として呈示する。

ミア-コンゴ出血熱を加えて 4 種)の代表疾患である。先頃の西アフリカでのエボラ出血熱の流行をみるに同じ地域に 1969 年から知られるラッサ熱はかなり広域に分布しており，その重要性においてひけをとらない。

ウイルスを保有しているのはシエラレオネからナイジェリアにかけての西アフリカ一帯に分布するマストミス(染色体が 32 と 38 のもの)である。唾液，尿，血液によりヒトに感染する。主として咬まれることによることが多い。ヒトからヒトへは血液や体液により感染することがわかっている。米国 CDC は 1976 年から約 20 年間にわたりシエラレオネでこの疾患の病態，疫学の詳細な調査を実施した。感染早期にはリバビリンが著効を示すことが明らかにされた。2014〜2015 年にかけて西アフリカで流行したエボラ出血熱は，CDC の調査時にすべての症例に関してエボラ-スーダンとエボラ-ザイール株について検索したが，まったく陽性例は検出されてはいないことから外部からの侵入によるものと考えられている。1980 年には倉田は数か月 CDC のラッサ熱調査チームに参加している。

【引用・参考文献】

Bai, C. Q., Mu, J. S., Kargbo, D., et al. 2016. Clinical and virological characteristics of Ebola virus disease patients treated with favipiravir (T-705)-Sierra Leone, 2014. Clin. Infect. Dis. 63: 1288-1294.

Daddario-DiCaprio, K. M., Geisbert, T. W., Stroher, U., et al. 2006. Postexposure protection against Marburg haemorrhagic fever with recombinant vesicular stomatitis virus vectors in non-human primates: an efficacy assessment. Lancet 367: 1399-1404.

Ewer, K., Rampling, T., Venkataman, N., et al. 2016. A monovalent chimpanzee adenovirus vaccine boosted with MVA. N. Engl. J. Med. 374: 1635-1646.

Geisbert, T. W., Hensley, L. E., Jahrling, P. B., et al. 2003. Treatment of Ebola virus infection with a recombinant inhibitor of factor VIIa/tissue factor: a study in rhesus monkeys. Lancet 362: 1953-1958.

Geisbert, T. W., Lee, A. C., Robbins, M., et al. 2010. Postexposure protection of non-human primates against a lethal Ebola virus challenge with RNA interference: a proof-of-concept study. Lancet 375: 1896-1905.

Ikegami, T., Niikura, M., Saijo, M., et al. 2003. Antigen capture enzyme-linked immunosorbent assay for specific detection of Reston Ebola virus nucleoprotein. Clin. Diagn.

Lab. Immunol. 10: 552-557.
Ikegami, T., Saijo, M., Niikura, M., et al. 2002. Development of an immunofluorescence method for the detection of antibodies to Ebola virus subtype Reston by the use of recombinant nucleoprotein-expressing HeLa cells. Microbiol. Immunol. 46: 633-638.
Ikegami, T., Saijo, M., Niikura, M., et al. 2003. Immunoglobulin G enzyme-linked immunosorbent assay using truncated nucleoproteins of Reston Ebola virus. Epidemiol. Infect. 130: 533-539.
Jones, S. M., Feldmann, H., Stroher, U., et al. 2005. Live attenuated recombinant vaccine protects nonhuman primates against Ebola and Marburg viruses. Nat. Med. 11: 786-790.
倉田毅. 1990. エボラ出血熱. モダンメディア 36：615-626.
Leroy, E. M., Kumulungui, B., Pourrut, X., et al. 2005. Fruit bats as reservoirs of Ebola virus. Nature 438: 575-576.
Martini, G. A., Knauff, H. G., Schmidt, H. A., et al. 1968. A hitherto unknown infectious disease contracted from monkeys. "Marburg-virus" disease. Ger. Med. Mon. 13: 457-470.
Marzi, A., Hoffman, P., Hill-Batorski, L., et al. 2015. Vaccines. An ebola whole-virus vaccine is protective in nonhuman primates. Science 348: 439-442.
Niikura, M., Ikegami, T., Saijo, M., et al. 2001. Detection of Ebola viral antigen by enzyme-linked immunosorbent assay using a novel monoclonal antibody to nucleoprotein. J. Clin. Microbiol. 39: 3267-3271.
Niikura, M., Ikegami, T., Saijo, M., et al. 2003. Analysis of linear B-cell epitopes of the nucleoprotein of ebola virus that distinguish ebola virus subtypes. Clin. Diagn. Lab. Immunol. 10: 83-87.
Noda, T., Sagara, H., Suzuki, E., et al. 2002. Ebola virus VP40 drives the formation of virus-like filamentous particles along with GP. J. Virol. 76: 4855-4865.
Oestereich, L., Lüdtke, A., Wurr, S., et al. 2014. Successful treatment of advanced Ebola virus infection with T-705 (favipiravir) in a small animal model. Antiviral Res. 105: 17-21.
Saijo, M., Niikura, M., Ikegami, T., et al. 2006. Laboratory diagnostic systems for Ebola and Marburg hemorrhagic fevers developed with recombinant proteins. Clin. Vaccine Immunol. 13: 444-451.
Saijo, M., Niikura, M., Maeda, A., et al. 2005. Characterization of monoclonal antibodies to Marburg virus nucleoprotein (NP) that can be used for NP-capture enzyme-linked immunosorbent assay. J. Med. Virol. 76: 111-118.
Saijo, M., Niikura, M., Morikawa, S., et al. 2001a. Enzyme-linked immunosorbent assays for detection of antibodies to Ebola and Marburg viruses using recombinant nucleoproteins. J. Clin. Microbiol. 39: 1-7.
Saijo, M., Niikura, M., Morikawa, S., et al. 2001b. Immunofluorescence method for detection of Ebola virus immunoglobulin G, using HeLa cells which express recombinant nucleoprotein. J. Clin. Microbiol. 39: 776-778.
Stanley, D. A., Honko, A. N., Asiedu, C., et al. 2014. Chimpanzee adenovirus vaccine generates acute and durable protective immunity against Ebolavirus challenge. Nat. Med. 20: 1126-1129.
Swanepoel, R., Smit, S. B., Rollin, P. E., et al. 2007. Studies of reservoir hosts for Marburg virus. Emerg. Infect. Dis. 13: 1847-1851.
Timen, A., Koopmans, M. P., Vossen, A. C., et al. 2009. Response to imported case of Marburg hemorrhagic fever, the Netherland. Emerg. Infect. Dis. 15: 1171-1175.
Towner, J. S., Amman, B. R., Sealy, T. K., et al. 2009. Isolation of genetically diverse Marburg viruses from Egyptian fruit bats. PLoS Pathog. 5: e1000536.
Towner, J. S., Sealy, T. K., Khristova, M. L., et al. 2008. Newly discovered ebola virus associated with hemorrhagic fever outbreak in Uganda. PLoS Pathog. 4: e1000212.
(【フィロウイルスとラッサウイルス】)
Johnson, K. M., McCormick, J. B., Webb, P. A., et al 1987. Clinical virology of Lassa fever in hospitalized patients. J. Infect. Dis. 155: 456-464.
Lecompte, E., Fichet-Calvet, E., Daffis, S., et al. 2006. Mastomys natalensis and Lassa fever, West Africa. Emerg. Infect. Dis. 12: 1971-1974.
McCormick, J. B., and Fisher-Hoch, S. P. 2002. Lassa fever. Curr. Top. Microbiol. Immunol. 262: 75-109.
McCormick, J. B., Webb, P. A., Krebs, J. W., et al. 1987. A prospective study of the epidemiology and ecology of Lassa fever. J. Infect. Dis. 155: 437-444.

【西條政幸，倉田　毅】

パラミクソウイルス科
Family ***Paramyxoviridae***

一般性状

【分類・歴史】

パラミクソウイルス科のウイルスは，赤血球凝集能やノイラミニダーゼ活性を持つことから，歴史的にはインフルエンザウイルスとともにミクソウイルス科として分類されていた。現在は主にゲノム構造の違いからパラミクソウイルス科として分類されている。パラミクソウイルスは非分節一本鎖のマイナス鎖 RNA ゲノムを有する。同様に非分節一本鎖マイナス RNA ゲノムを持つラブドウイルス科，フィロウイルス科，ボルナウイルス科とともにモノネガウイルス目(*Mononegavirales*)を構成する。これらのウイルスは遺伝子の配列や発現・複製の仕方に共通性がある。

パラミクソウイルス科には，ヒトパラインフルエンザウイルス，ムンプスウイルス，麻疹ウイルス，ヒト RS ウイルス，ヒトメタニューモウイルスなど，医学上重要なウイルスが多く含まれている。また，ニューカッスル病ウイルス，牛疫ウイルス，イヌジステンパーウイルスなど畜産・獣医学上重要なウイルスも多く含まれる。さらに，致死的な人獣感染症の原因として，ウマやヒトに肺炎や脳炎を起こすヘンドラウイルス，ブタに肺炎，ヒトに脳炎を起こすニパウイルスが新しく分離され，パラミクソウイルス科のメンバーに加えられた。マウスに致死的な肺炎を起こし，動物実験施設の管理上で問題となるセンダイウイルスは，1953 年に日本で発見され，日本ウイルス学会により HVJ(Hemagglutinating virus of Japan)と命名されたが，現在はセンダイウイルスと呼ばれている。このウイルスはパラミクソウイルスのプロトタイプとして最も研究の進んでいるウイルスのひとつである。センダイウイルスの研究を通じて，ウイルスによる細胞融合現象が発見され(Okada, 1958)，さらに，増殖した宿主(発育鶏卵尿膜腔，培養細胞)に依存してウイルスの細胞融合能と感染性がリンクして変化する宿主依存性修飾現象の研究から，エンベロープを持ったウイルスの膜融合による侵入原理が初めて明らかにされた(Homma and Ohuchi, 1973)。パラミクソウイルス科に共通な性状を表 1 に，分類を表 2 に示す。

【引用・参考文献】

Homma, M., and Ohuchi, M. 1973. Trypsin action on the growth of Sendai virus in tissue culture cells. III. Structural differences of Sendai viruses grown in eggs and tissue culture cells. J. Virol. 12: 1457-1465.

Lamb, R. A., and Parks, G. D. 2007. *Paramyxoviridae*: The

表 1　パラミクソウイルス科の性状

1. 直径 150〜400 nm のエンベロープに包まれた球状粒子
2. エンベロープ表面に HN(H，G)および F の 2 種類のスパイクが存在
3. ウイルス粒子内部にらせん対称のヌクレオカプシドを持つ(パラミクソウイルス亜科は直径 18 nm，ニューモウイルス亜科は 14 nm)
4. ゲノムは非分節一本鎖のマイナス鎖 RNA
5. ウイルス粒子内ヌクレオカプシドに RNA ポリメラーゼが結合
6. 細胞融合を起こして多核巨細胞(合胞体)を形成
7. 細胞質に好酸性封入体を形成(モルビリウイルス属は核内封入体も形成)

表 2　パラミクソウイルス科の分類

亜科	属	ウイルス種
パラミクソウイルス(*Paramyxovirinae*)	レスピロウイルス(*Respirovirus*)	ヒトパラインフルエンザウイルス 1 型(Human parainfluenza virus 1：HPIV1)，センダイウイルス(Sendai virus：SeV，Hemagglutinating virus of Japan：HVJ，Murine parainfluenza virus 1：MPIV1)，ヒトパラインフルエンザウイルス 3 型(Human parainfluenza virus 3：HPIV3)，ウシパラインフルエンザウイルス 3 型(Bovine parainfluenza virus 3：BPIV3)
	ルブラウイルス(*Rubulavirus*)	ムンプスウイルス(Mumps virus：MuV)，ヒトパラインフルエンザウイルス 2 型(Human parainfluenza virus 2：HPIV2)，ヒトパラインフルエンザウイルス 4 型(Human parainfluenza virus 4：HPIV4)，Simian virus 5：SV5
	アブラウイルス(*Avulavirus*)	ニューカッスル病ウイルス(Newcastle disease virus：NDV，Avian paramyxovirus 1)，トリパラミクソウイルス 2〜9 型(Avian paramyxovirus 2〜9)
	モルビリウイルス(*Morbillivirus*)	麻疹ウイルス(Measles virus：MeV)，イヌジステンパーウイルス(Canine distemper virus：CDV)，牛疫ウイルス(Rinderpest virus：RPV)
	ヘニパウイルス(*Henipavirus*)	ヘンドラウイルス(Hendra virus：HeV)，ニパウイルス(Nipah virus：NiV)
ニューモウイルス(*Pneumovirinae*)	ニューモウイルス(*Pneumovirus*)	ヒト RS ウイルス(Human respiratory syncytial virus：HRSV)，ウシ RS ウイルス(Bovine respiratory syncytial virus：BRSV)，マウス肺炎ウイルス(Murine pneumonia virus：MPV)
	メタニューモウイルス(*Metapneumovirus*)	ヒトメタニューモウイルス(Human metapneumovirus：HMPV)，トリメタニューモウイルス(Avian metapneumovirus：AMPV)

viruses and their replication, p. 1449-1496. *In* Knipe, D. M., and Howley, P. M. (eds.), Fields virology, 5th ed., vol. 1, Wolters Kulwer/Lippincott Williams & Wilkins, Philadelphia.

Lamb, R. A., Collins, P. L., Kolakofsky, D., et al. 2005. *Paramyxoviridae*, p. 655-668. *In* Fauquet, C. M., Mayo, M. A., Maniloff, J., et al. (eds.), Virus taxonomy, eighth report of the International Committee on Taxonomy of Viruses, Elsevier Academic Press, San Diego.

永井美之. 2006. センダイウイルス物語，岩波書店，東京.

Okada, Y. 1958. The fusion of Ehrlich's tumor cells caused by HVJ virus in vitro. Biken J. 1: 103-110.

吉田哲也. 1995. パラミクソウイルス科，p. 635-646. 内海爽，大西克成，金政泰弘，ほか(編)，エッセンシャル微生物学，医歯薬出版，東京.

【吉田哲也】

【形態・構造・機能】

(1)ウイルス粒子

本項では，電子顕微鏡による研究が最もよく行われているレスピロウイルス属のセンダイウイルスを中心に解説する。センダイウイルスは直径約200 nmの球状を基本形としているが(図1a)，径のさらに大きな粒子(250～400 nm)も見られ，大きさに関しては多形性を持っている。ウイルス粒子は，内部にRNA-核蛋白質複合体であるヌクレオカプシドを含み，それが外被(エンベロープ)によって包まれた構造となっている。ヌクレオカプシドはゲノム一本鎖RNAと約2,600分子のN蛋白質からなり(図1b)，それに約50個のRNAポリメラーゼ複合体が結合している。RNAポリメラーゼ複合体は1分子のL蛋白質と6分子のP蛋白質からなる。外被上には2種類の糖蛋白質HNとFが存在し，表面からスパイク状に突き出ている。粒子内部のヌクレオカプシドとエンベロープの間は両者に親和性のあるM蛋白質で埋められている(Shimizu and Ishida, 1975)。

細胞から放出されたばかりのウイルス粒子は外被に破損がなく，電子顕微鏡観察においてネガティブ染色剤が粒子内部に入り込まない(Shimizu et al., 1976)。ネガティブ染色像は見事な球形で，粒子表面のスパイクは観察されるが，内部のヌクレオカプシド構造は観察されない(写真1a)。細胞から放出されて時間が経ったウイルスや凍結融解されたウイルスは球形が崩れ歪な形になる。また，エンベロープの一部が損傷し，粒子内に染色剤が浸透して，内部のヌクレオカプシド構造が観察できる。粒子から飛び出したヌクレオカプシドも観察される(写真1b，c)。

(2)HNスパイク

HNスパイクは分子量が67 kDaの糖蛋白質で構成され，その四量体が1本のスパイクを形成している(Thompson et al., 1988)。可溶化・精製したHNスパイクは両端に直径7 nmの玉の付いた長さ21 nmのダンベル様の構造をしている(Shimizu et al., 1974)(写真1d，e)。HNはウイルス受容体の糖鎖先端のシアル酸残基への結合活性を持ち，これにより赤血球凝集(hemagglutination：HA)能を示す。一方で，HNは糖鎖のシアル酸残基を切断する活性(neuraminidase：NA)も持ち，これによりウイルス受容体を破壊する。ウイルスの宿主細胞への吸着と遊離は，この相反するふたつの活性の微妙なバランスの上に成り立っている。類縁のNDV(ルブラウイルス属ニューカッスル病ウイルス)でHNスパイクのC末端側アミノ酸454残基の領域が結晶化され，分子立体構造が解明されている(Crennell et al., 2000)。HAとNAの活性中心は同一領域にあることが示唆され，同様な活性がHAとNAの2種類の蛋白質で別々に担われているインフルエンザウイルスとの比較で興味深い。

(3)Fスパイク

Fスパイクは分子量が66 kDaの糖蛋白質で構成され，三量体がスパイクを形成する(Russell et al., 1994)。Fスパイクは界面活性剤存在下で観察すると(Shimizu et al., 1974)，HNスパイクと同様なダンベル様の構造に見えるが(写真1f)，界面活性剤非存在下では疎水性の膜貫通部分で集合しブラシ状の会合体を形成する(写真1g)。Fスパイクはウイルスの感染に必須な膜融合活性を持つが，その活性化には66 kDaの蛋白質が宿主プロテアーゼによってF1(51 kDa)とF2(15 kDa)に解裂されることが必要である(Homma and Ouchi, 1973)。

(4)再構成エンベロープ

ウイルスエンベロープはNP-40などの界面活性剤で可溶化され，HNおよびFスパイクは可溶化分画に回収できる。そこから界面活性剤を透析などで除くと，エ

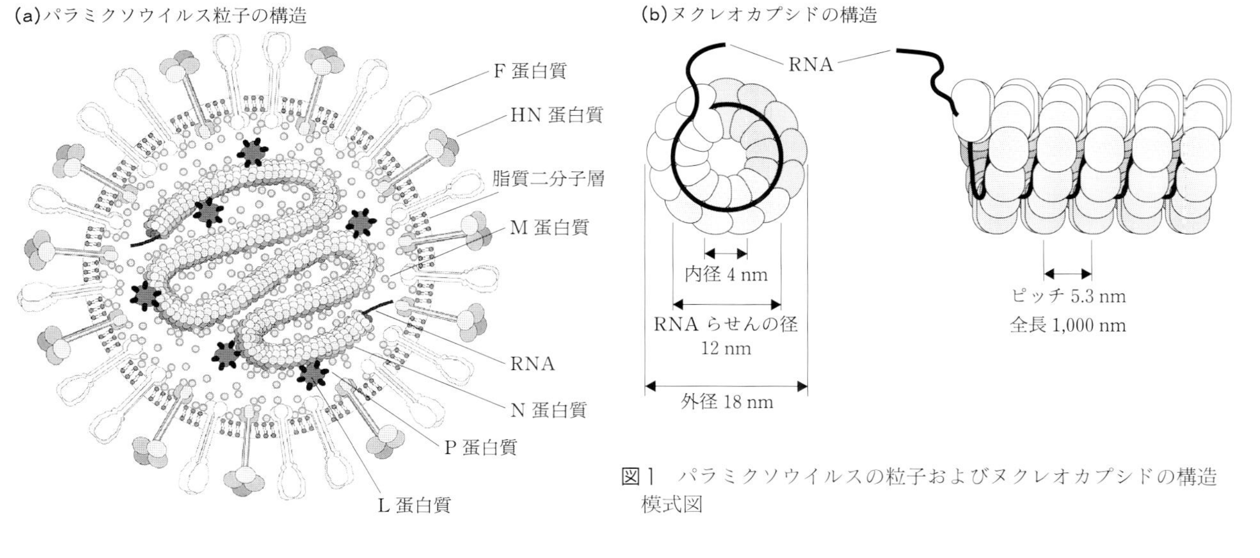

図1　パラミクソウイルスの粒子およびヌクレオカプシドの構造模式図

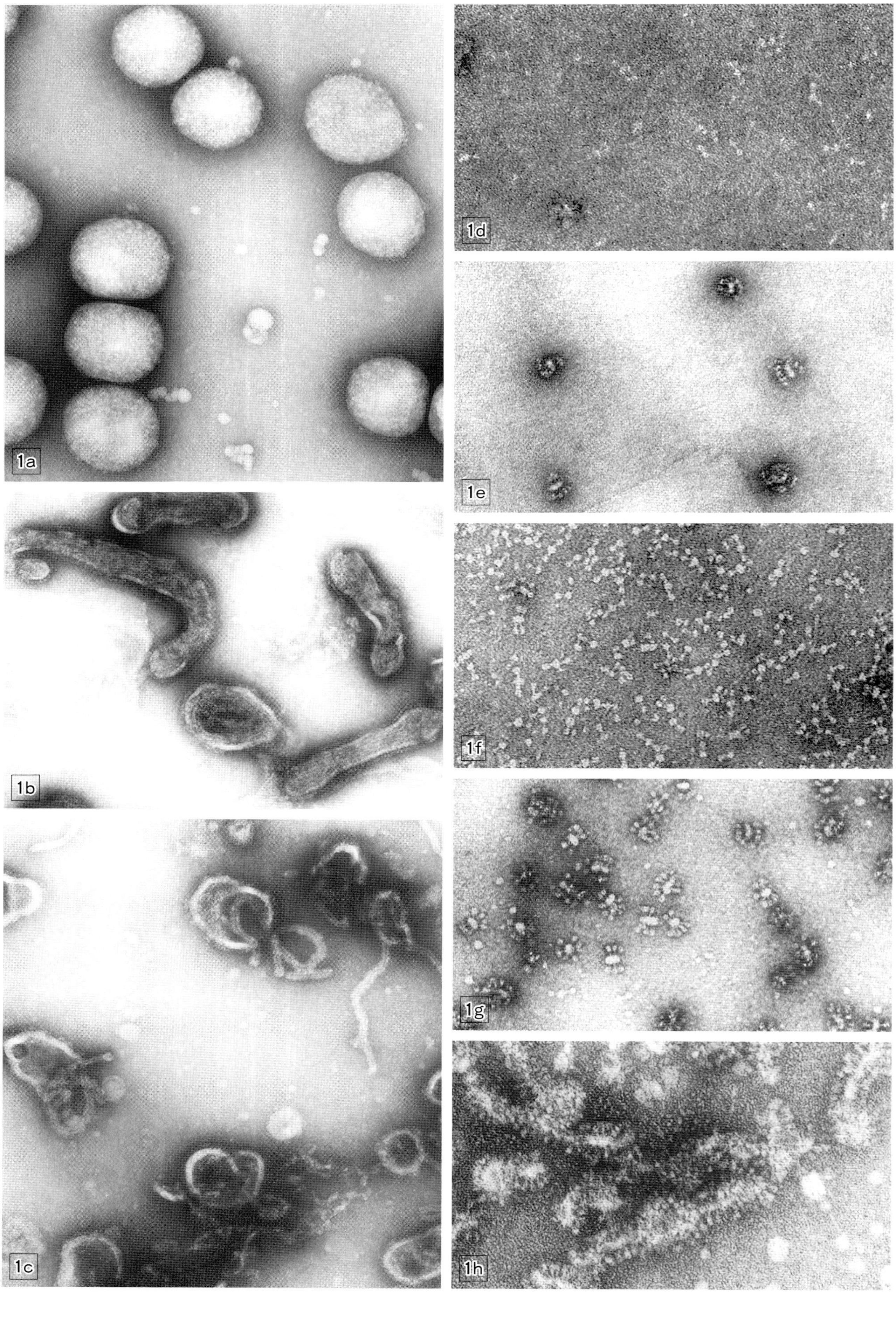
1a
1b
1c
1d
1e
1f
1g
1h

写真1 センダイウイルス粒子とFおよびHNスパイクの形態。a)早期採取センダイウイルス粒子のネガティブ染色像(清水洋子博士，清水一史，本間守男博士より供与)。発育鶏卵10日卵にウイルスを接種し，感染早期(培養20時間)に漿尿液を採取した。この早期採取ウイルスは破損のないエンベロープを持ち，溶血活性を示さない。×80,000。b)冷蔵保存したウイルス粒子のネガティブ染色像(清水洋子博士，清水一史，本間守男博士より供与)。早期採取ウイルスを4℃1週間保存したもの。エンベロープに損傷があり，溶血活性を持つ。×50,000。c)凍結融解したウイルス粒子のネガティブ染色像(清水洋子博士，清水一史，本間守男博士より供与)。早期採取ウイルスを9回凍結融解したもの。エンベロープに損傷があり，溶血活性を持つ。×50,000。d)HNスパイクのネガティブ染色像(清水一史，清水洋子博士，小浜友昭博士，石田名香雄博士より供与)。中性界面活性剤で可溶化後，界面活性剤存在下でアンフォライン等電点電気泳動で単離し，観察した。×146,000。e)HNスパイク会合体のネガティブ染色像(清水一史，清水洋子博士，小浜友昭博士，石田名香雄博士より供与)。HNスパイク分画から界面活性剤をゲル濾過により分離除去した。数本のスパイクが会合体を形成している。×146,000。f)Fスパイクのネガティブ染色像(清水一史，清水洋子博士，小浜友昭博士，石田名香雄博士より供与)。中性界面活性剤で可溶化後，界面活性剤存在下でアンフォライン等電点電気泳動で単離し，観察した。×146,000。g)Fスパイク会合体のネガティブ染色像(清水一史，清水洋子博士，小浜友昭博士，石田名香雄博士より供与)。Fスパイク分画から界面活性剤をゲル濾過により分離除去した。数本のスパイクが会合体を形成している。×146,000。h)再構成エンベロープのネガティブ染色像(清水一史，保坂康弘博士，清水洋子博士より供与)。エンベロープを界面活性剤で可溶化し，ゲル濾過により界面活性剤を分離除去してFおよびHNスパイクを再集合させたもの。HA，NA活性ばかりでなく溶血および細胞融合活性を持つ。×146,000

ンベロープ断片様構造物が再構成される(写真1h)。この再構成エンベロープはHA，NA，および膜融合活性を持つ(Shimizu et al., 1972)。さらに脂質を添加すると膜融合活性を持つリポソームが形成される(Hosaka and Shimizu, 1972)。このような膜融合能を持つリポソームは，最近，遺伝子治療におけるDNA導入用のキャリアーとして利用されている。

(5)ヌクレオカプシド

ヌクレオカプシドはゲノム一本鎖RNA 1分子と多数のN蛋白質(60 kDa)の複合体である。それに少数のP蛋白質(75 kDa)とL蛋白質(200 kDa)が結合している。その基本構造は直径18 nm，ピッチ5.3 nm，長さ1 μmのらせん構造であり(Hosaka, 1968)，らせんは左巻きである(Nonomura and Kohama, 1974)(図1b，写真2c)。ヌクレオカプシドの中心は直径4 nmの中空になっている。RNAらせんの径は12 nmであり，6塩基当たり1分子のN蛋白質が結合している。

(6)M蛋白質

M蛋白質は分子量が35 kDaであり，ヌクレオカプシドに結合し(写真2b)，球状の塊に畳み込む役割を受け持っている(写真2a)。エンベロープとも親和性を持っており(Shimizu and Ishida, 1975)，ヌクレオカプシドはM蛋白質を介してエンベロープに包み込まれる。

【清水一史，川崎一則】

【増殖の形態学】

(1)感染

エンベロープウイルスの感染では，エンベロープと細胞膜の膜融合によって，ウイルスゲノムの細胞内侵入が達成される。この侵入機構はセンダイウイルスとヒト赤血球の系で電子顕微鏡を用いて形態学的に明らかにされた(Howe and Morgan, 1969)。ウイルス粒子は，HNスパイクのHA活性によって赤血球表面に吸着し，さらに同じ粒子が吸着面の反対側の面で他の赤血球に吸着して，赤血球凝集を引き起こす(写真3a)。吸着後37℃に置くと，Fスパイクの膜融合活性(図2)が発揮され，ウイルスエンベロープと赤血球膜が融合して(写真3b～d)，ウイルス粒子内部と赤血球内部がつながり，ウイルスのヌクレオカプシドが赤血球細胞内に流れ込む(写真3d)。融合により細胞膜と一体化したFスパイクとHNスパイクはそれらの活性を保持しており，凝集により隣接する他の赤血球の細胞膜と膜融合を引き起こす。その結果，ふたつの赤血球の細胞融合が生じる(写真3e)。エンベロープに損傷のない早期採取ウイルスと赤血球の融合では，溶血は起こらず(Homma et al., 1976)，ヘモグロビンは血球内に留まっているが(写真3b～e)，エンベロープに損傷がある後期採取ウイルスの融合では，溶血が起こり，ヘモグロビンは放出され，赤血球内部に流入したヌクレオカプシドとゴースト膜が残る(写真3f)。

センダイウイルスの膜融合は，単純なリポソーム膜との融合の系で，さらに微細な形態変化を観察できる。ウイルスエンベロープとリポソーム膜の間に形成される膜融合孔の構造は，急速凍結レプリカ法による高分解能観察によって明らかになった(写真4d，e)。

(2)増殖

パラミクソウイルスの増殖の場は細胞質である。ヌクレオカプシドに結合して細胞質に入り込むPとL蛋白質複合体の転写活性によって，ヌクレオカプシドのウイルスゲノムRNA(vRNA)を鋳型にしてmRNAが単シストロン性に合成され，ウイルス蛋白質の合成が始まる。ウイルス蛋白質，特にN蛋白質の合成が増大してくると，転写が単シストロン性に分断されず，ウイルスゲノムの完全長の転写産物(cRNA)が合成される。さらにcRNAから数多くのvRNAが複製される。cRNAとvRNAには，新しく合成されたN蛋白質が結合してヌクレオカプシドが形成される。ヌクレオカプシドは集積して細胞質内封入体をつくる(写真5a～c)。vRNAを持つヌクレオカプシドの一部は細胞膜下に移行し，M蛋白質と結合し，細胞膜上に発現しているFおよびHNスパイクをその上に寄せ集め，細胞膜から出芽し，ウイルス粒子として細胞から放出される(写真5d，e)。感染細胞は細胞膜上に発現したFとHNスパイクによって，周りの非感染細胞が融合して(fusion from within)，多核巨細胞(giant polykaryon)を形成することもある。

【引用・参考文献】

Crennell, S., Takimoto, T., Portner, A., et al. 2000. Crystal structure of the multifunctional paramyxovirus hemagglutinin-neuraminidase. Nat. Struct. Biol. 7: 1068–

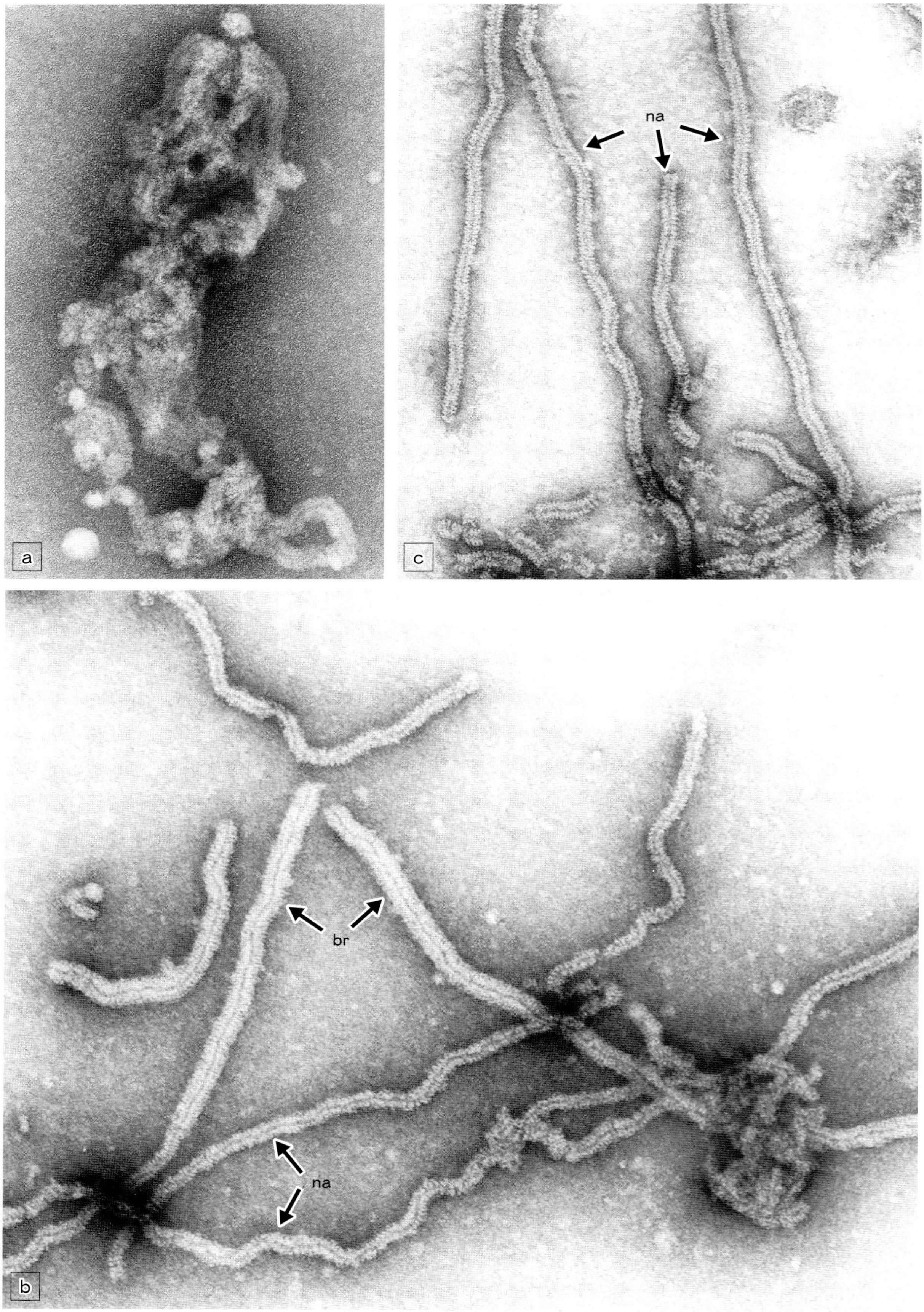

写真2　ウイルス粒子ヌクレオカプシドの構造。ウイルスエンベロープを界面活性剤で可溶化して超遠心により分画除去し，沈渣に回収されるヌクレオカプシドを CsCl 密度勾配平衡遠心により分画した。a)浮遊密度 1.297 画分ヌクレオカプシドのネガティブ染色像(清水一史，石田名香雄博士より供与)。ゲノム RNA と NP，L，P 蛋白質に加えて M 蛋白質が多量に含まれる。ヌクレオカプシドは折り畳まれて塊になっている。×140,000。b)浮遊密度 1.309 画分ヌクレオカプシドのネガティブ染色像(清水一史，石田名香雄博士より供与)。M 蛋白質の含有量は少量である。ヌクレオカプシドは紐状に伸び，幅が狭いところ(na：18nm)と広いところ(br：40nm)がある。×140,000。c)浮遊密度 1.323 画分ヌクレオカプシドのネガティブ染色像(清水一史，石田名香雄博士より供与)。M 蛋白質は含まれない。ヌクレオカプシドはほぼ直線状に伸び，幅は均一で約 18 nm である(na)。×140,000

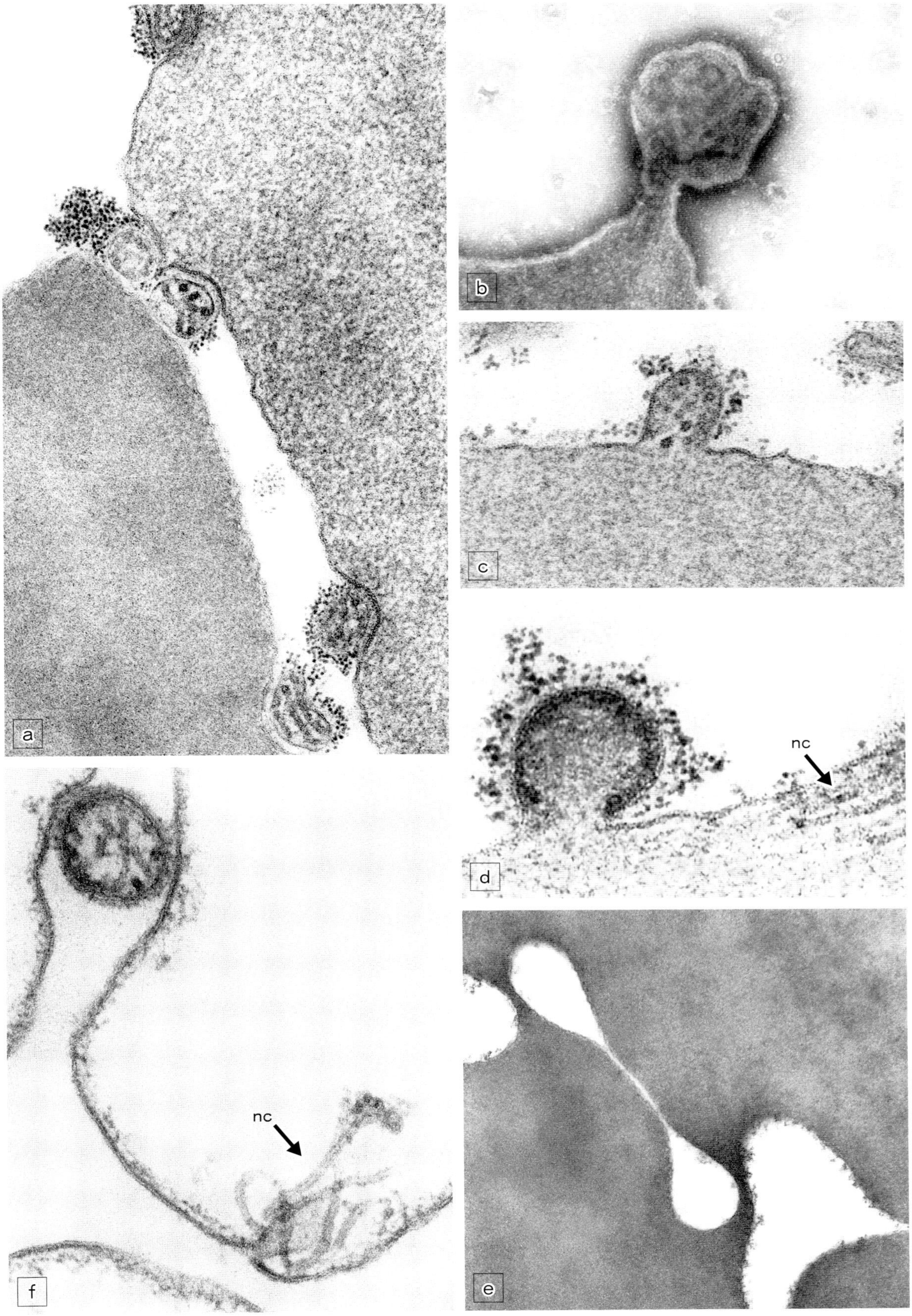

写真3 センダイウイルスエンベロープとヒト赤血球膜の膜融合。早期採取非溶血性センダイウイルスとヒト赤血球の融合反応を超薄切片法(写真 3a，c〜f)とネガティブ染色法(写真 3b)で観察した。ウイルス抗原をフェリチン抗体法によってラベルした(写真 3a，c〜e)。**a)**0°C 60 分反応(清水洋子博士，清水一史，本間守男博士より供与)。ウイルスの赤血球表面への吸着と，吸着したウイルスによる赤血球の凝集が見られる。×69,000。**b〜d)**36°C 10 分反応(清水洋子博士，清水一史，本間守男博士より供与)。ウイルスエンベロープと赤血球膜の融合，およびウイルス抗原(フェリチン)の赤血球膜上への拡散が見られる。ヌクレオカプシド(nc)の細胞内への流入も観察される(写真 3d)。写真 3b は×140,000，写真 3c は×100,000，写真 3d は×140,000。**e)**36°C 60 分反応(清水洋子博士，清水一史，本間守男博士より供与)。赤血球同士の細胞融合が見られる。融合したウイルスに由来するウイルス抗原(フェリチン)が細胞膜上に見られる。×14,000。**f)**赤血球の溶血(清水洋子博士，清水一史，本間守男博士より供与)。溶血性凍結融解ウイルスと赤血球を 36°C 10 分反応させた。赤血球内部からヘモグロビンが完全に消失している。ヌクレオカプシド(nc)が赤血球内に見られ，ウイルスと赤血球の融合が起きたことが示されている。×140,000

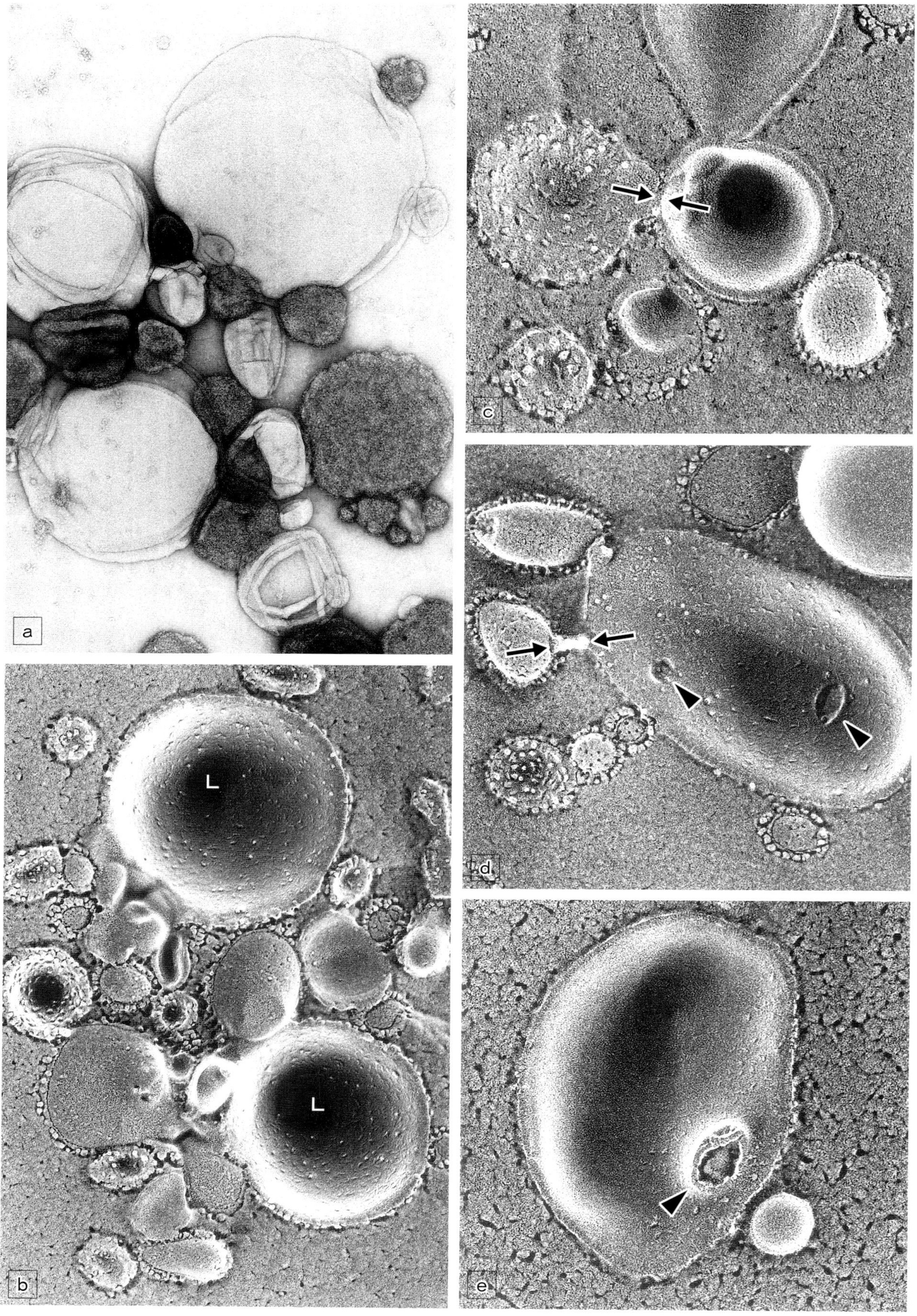

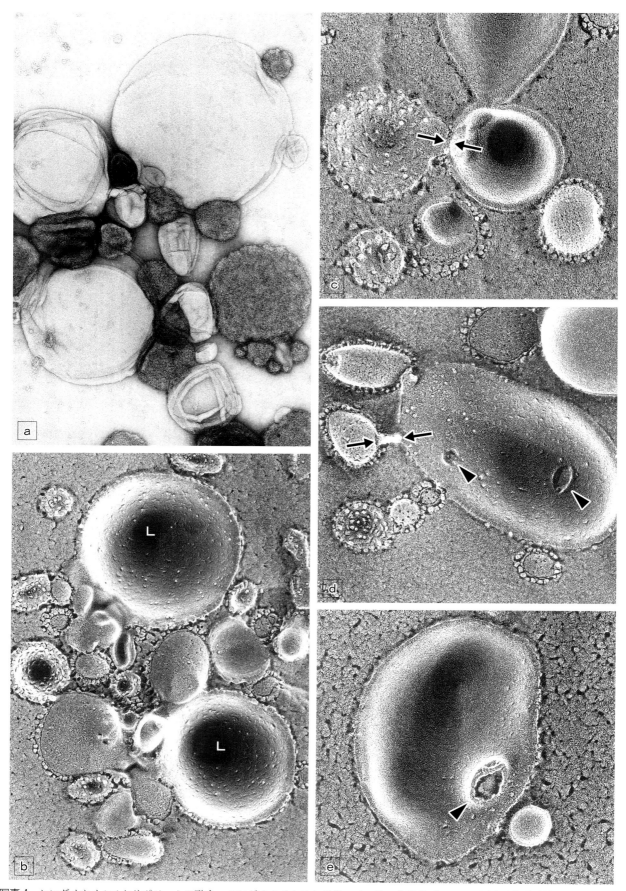

写真4　センダイウイルスとリポソームの融合。センダイウイルスとグリコフォリン含有リポソームの反応を急速凍結レプリカ法(写真 4b〜e)によって観察した。a)4°Cにおけるウイルス吸着のネガティブ染色像(今井正樹博士，周徳山博士，川崎一則より供与)。×48,000。b〜e)ウイルスエンベロープとリポソームの膜融合(今井正樹博士，周徳山博士，川崎一則より供与)。37°Cにおいて反応させるとウイルスエンベロープとリポソームの膜融合が起きる。融合後，ウイルスエンベロープのスパイクがリポソーム膜に移行するために，リポソーム膜の親水性表面にスパイク構造が，疎水性割断面に膜内粒子が観察される(写真 4b の L)。リポソームの疎水性割断面には，割断のされ方によってウイルス膜との間の膜融合の形態が，ウイルス膜とリポソーム膜の間の膜の連続(写真 4c の矢印)，細長い融合頸部(fusion neck：写真 4d の矢印)，数〜数十 nm の膜融合孔(写真 4d，e の矢頭)などとして観察される。写真 4b は×57,000，写真 4c は×93,000，写真 4d は×68,000，写真 4e は×70,000

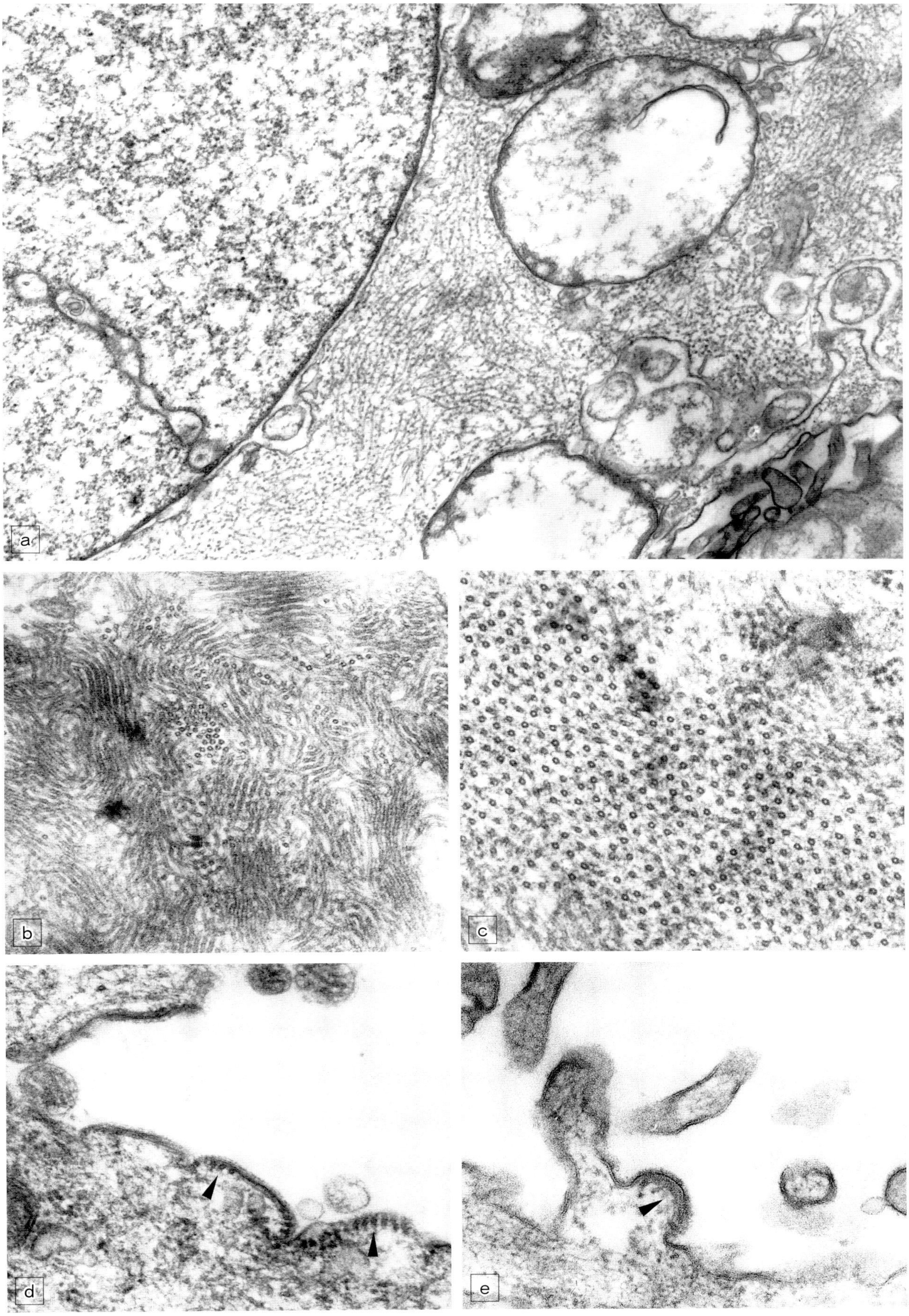

写真5　パラミクソウイルスの増殖。パラミクソウイルス属 HA-2 ウイルスをカニクイザルの初代腎培養細胞に接種し，37℃16 時間培養して，超薄切片法により観察した。a～c）細胞質内のヌクレオカプシドの集積（清水洋子博士，宮本勉博士より供与）。ヌクレオカプシドに平行な切片（写真 5a，b）と垂直な切片（写真 5c）。写真 5a は×58,000，写真 5b は×140,000，写真 5c は×160,000。d，e）ウイルスの出芽（清水洋子博士，宮本勉博士より供与）。ヌクレオカプシドが細胞膜下に移行して（写真 5d の矢頭），その部分が外側に突出する（写真 5e の矢頭）。その部位の細胞膜の外側には，スパイクが見られる。写真 5d は×140,000，写真 5e は×72,000

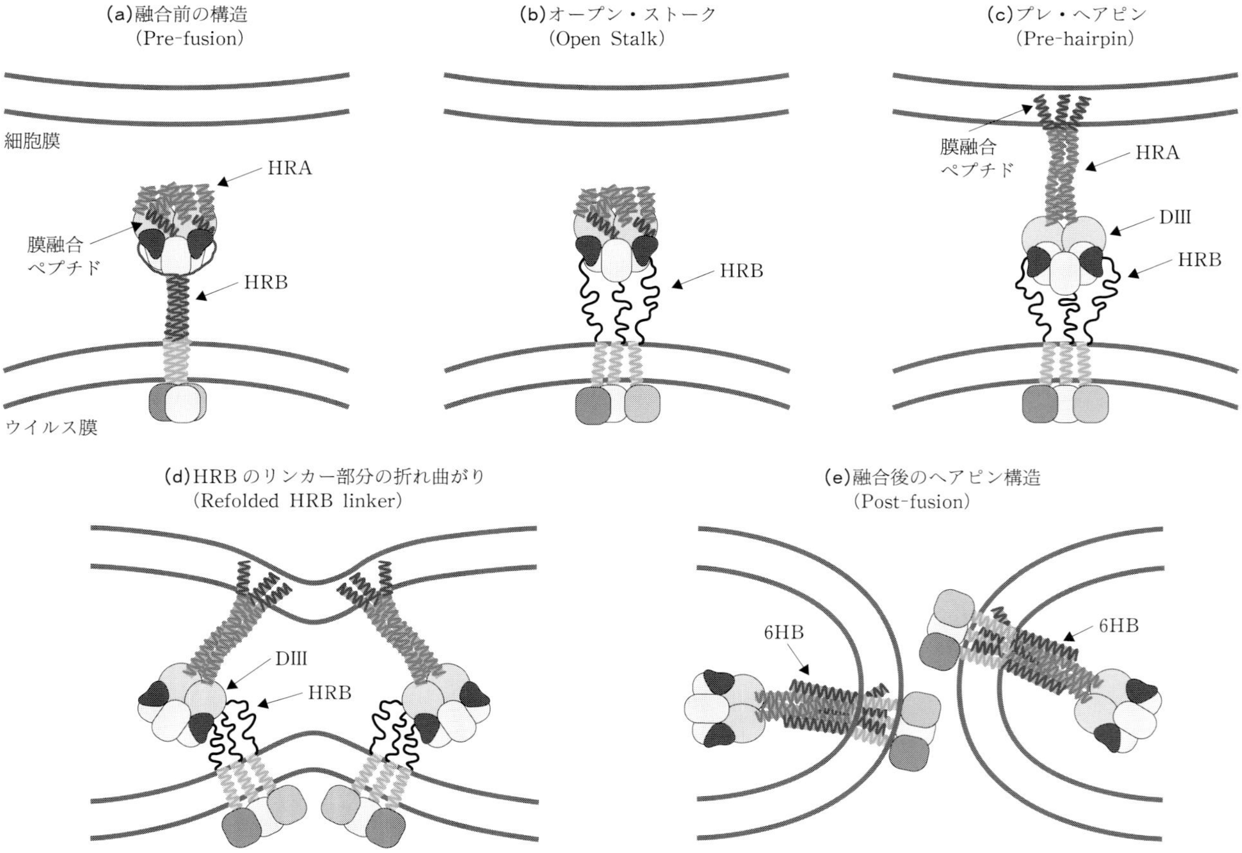

図2　パラミクソウイルス(SV5)の膜融合機構のモデル(Yin et al., 2006にもとづき作図)。a)融合前のF蛋白質の構造。HRB領域のへリックス3本が束なってストーク(柄)を形成している。HRA領域は複数のへリックスとして分子の頭部に存在する。H蛋白質がレセプターに結合すると，それがシグナルとなってF蛋白質に以下のような構造変化が生じる。b)HRBがへリックスから伸展した構造に転換し，ストークが解離する(オープン・ストーク構造)。c)HRAが長いへリックスに転換し，へリックス3本からなるコイルドコイルを形成する。コイルドコイルは分子頭部の上方に突き出し，その結果，HRAにつながっている膜融合ペプチドは標的となる細胞膜に挿入される(プレ・ヘアピン構造)。d)HRBの分子頭部への接続部分(HRBリンカー)が折れ曲がって，分子頭部のDⅢ領域に結合してβシートを形成する。F蛋白質全体が「く」の字に屈曲し，細胞膜とウイルス膜が引き寄せられる。e)HRBがへリックス構造に巻き戻り，HRAのへリックスと集合して6本のへリックスからなる安定な複合体(6 HB)を形成する。膜にアンカーした膜融合ペプチドと膜貫通部分は融合した膜の上で近接する位置に並ぶ(融合後の構造)。

1074.
Homma, M., and Ouchi, M. 1973. Trypsin action on the growth of Sendai virus in tissue culture cells. III. Structural difference of Sendai viruses grown in eggs and tissue culture cells. J. Viral. 12: 1457-1465.
Homma, M., Shimizu, K., Shimizu, Y. K., et al. 1976. On the study of Sendai virus hemolysis. I. Complete Sendai virus lacking in hemolytic activity. Virology 71: 41-47.
Hosaka, Y. 1968. Isolation and structure of the nucleocapsid of HVJ. Virology 35: 445-457.
Hosaka, Y., and Shimizu, K. 1972. Artificial assembly of envelope particles of HVJ (Sendai virus). I. Assembly of hemolytic and fusion factors from envelopes solubilized by Nonidet P40. Virology 49: 627-639.
Howe, C., and Morgan, C. 1969. Interactions between Sendai virus and human erythrocytes. J. Virol. 3: 70-81.
Nonomura, Y., and Kohama, K. 1974. Determination of the absolute hand of the helix in the nucleocapside of haemagglutinating virus. (Japan) J. Mol. Biol. 86: 621-626.
Russell, R., Paterson, R. G., and Lamb, R. A. 1994. Studies with cross-linking reagents on the oligomeric form of the paramyxovirus fusion protein. Virology 199: 160-168.
Shimizu, K., and Ishida, N. 1975. The smallest protein of Sendai virus: Its candidate function of binding nucleocapsid to envelope. Virology 67: 427-437.
Shimizu, K., Hosaka, Y., and Shimizu, Y. K. 1972. Solubilization of envelope of HVJ (Sendai virus) with alkali-Emasol treatment and reassembly of envelope particles with removal of the detergent. J. Virol. 9: 842-850.
Shimizu, K., Shimizu, Y. K., Kohama, T., et al. 1974. Isolation and characterization of two distinct types of HVJ (Seindai virus) spikes. Virology 62: 90-101.
Shimizu, Y. K., Shimizu, K., Ishida, N., et al. 1976. On the study of Sendai virus hemolysis. II. Morphological study of envelope fusion and hemolysis. Virology 71: 48-60.
清水一史・周徳山・川崎一則. 2003. パラミクソウイルス, p. 78-86. 畑中正一(編集), 電子顕微鏡ウイルス学, 朝倉書店, 東京.
Thompson, S. D., Laver, W. G., Murti, K. G., et al. 1988. Isolation of a biologically active soluble form of the hemagglutinin-neuraminidase protein of sendai virus. J. Virol. 62: 4653-4660.
Yin, H. S., Wen, X., Paterson, R.G., et al. 2006. Structure of the parainfluenza virus 5 F protein in its metastable, prefusion conformation. Nature 439: 38-43.

【清水一史，川崎一則】

【分子生物学】

(1)構造蛋白質

図3はセンダイウイルス(SeV)粒子(レスピロウイル

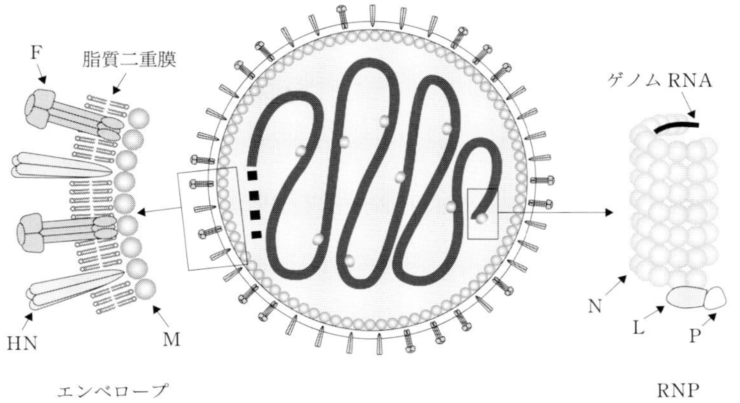

図 3 センダイウイルス粒子の模式図(Nagai et al., 2007 を改変)

ス属)の模式図を示す。ウイルス粒子は RNP とそれを包むエンベロープからできており，HN，F，M，N，L，P と呼ばれる 6 種類のウイルス蛋白質から構成されている。

N 蛋白質(nucleoprotein)は RNA ゲノムに結合して，左巻きらせん対称のヌクレオカプシドを形成している。L 蛋白質(large protein)と P 蛋白質(phoshoprotein)は，RNA 依存性 RNA ポリメラーゼのサブユニットである。ポリメラーゼ活性は L にある。L-P 複合体はヌクレオカプシドに結合した状態で転写活性を有するリボ核蛋白複合体 RNP(ribonucleoprotein complex)を形成している。また，P は合成された単量体 N と可溶性の複合体を形成してヌクレオカプシドの形成に必要である。

エンベロープ上には HN，F と呼ばれる 2 種類のスパイクが並んでおり，宿主細胞膜由来の脂質二重層に埋め込まれている。いずれも膜貫通型の糖蛋白質である。HN 蛋白質は赤血球凝集素(hemagglutinin)とノイラミニダーゼ(neuraminidase)両方の活性を持つ。HN の赤血球凝集素活性により，ウイルス受容体である細胞膜糖蛋白質や糖脂質の糖鎖末端シアル酸に結合，細胞に吸着する。吸着する細胞が赤血球の場合は赤血球凝集反応が観察される。ノイラミニダーゼはシアル酸受容体を水解する。子孫ウイルスが感染細胞表面から遊離する際に必要である。モルビリウイルス属の HN に対応するスパイクはノイラミニダーゼ活性を欠くため H と呼ばれる(ただし，実際に赤血球凝集能を持つモルビリウイルスは一部のみである)。また，ニューモウイルス亜科の HN に対応するスパイクは赤血球凝集素，ノイラミニダーゼ両方の活性を欠くため，単に G(glycoprotein)と呼ばれる。これらのウイルスに対する受容体はシアル酸ではない。

もう 1 種類のスパイク蛋白質は，膜融合活性を有することから F 蛋白質(fusion protein)と命名された。F はエンベロープ脂質膜と細胞膜の融合を起こしてウイルス粒子内の RNP を宿主細胞へ送り込む。F は感染細胞内で合成される際，膜融合活性を持たない不活性型の前駆体 F0 として合成される。F0 は宿主細胞のプロテアーゼにより F1 と F2 に開裂されて膜融合活性を示すようになる。F0 分子内の融合ペプチドと呼ばれる疎水性アミノ酸に富む領域が F1 の N 末端に露出されると膜融合活性が活性化される(図 4a)。後述するように，細胞内で F0 が活性化されるウイルスと，細胞外でしか活性化されないウイルスがある。感染細胞表面に現れた活性型 F により細胞融合が起こり(fusion from within)，多核巨細胞(合胞体 syncytium)が形成される(写真 6)。活性型 F を持つウイルス粒子を外から大量に細胞に加えた場合にも細胞融合が起こる(fusion from withcut)。赤血球に加えた場合には溶血が起こる。HN 分子は四量体，F 分子は三量体としてそれぞれのスパイクを構成している。M 蛋白質(matrix または membrane protein)はエンベロープの内側を裏打ちしている。M 自身が細胞膜からの出芽能を有すると同時に，ヌクレオカプシドの N 蛋白質との結合能を持つため，集合・出芽というウイルス粒子形成過程において重要な役割を果たしている。

(2)ゲノム

mRNA と相補的な極性(マイナス鎖)を持つ一本鎖 RNA である。非分節で，個々のウイルス蛋白質をコードする遺伝子が 1 本の RNA 上に直列に並んでいる。ゲノムサイズは約 15〜18 kb である。図 5 は SeV ゲノムの模式図を示す。ゲノムサイズは 15,384 塩基で，3′ 端から 5′ 端へ遺伝子が *N*，*P*，*M*，*F*，*HN*，*L* の順に並んでいる。3′ 端と 5′ 端には約 50 塩基からなる非翻訳領域があり，それぞれリーダー配列，トレーラー配列と呼ばれている。これらの配列は RNA ポリメラーゼのプロモーター配列を含んでおり，転写・複製開始のシグナルとして働く。また，各遺伝子の 3′ 端と 5′ 端にはそれぞれ転写開始配列(S)と転写終結配列(E)があり，各遺伝子は介在配列(I)で連結されている。これらの配列が RNA ポリメラーゼによるそれぞれの遺伝子の転写開始と終結を制御している。各遺伝子は原則としてひとつの蛋白質をコードしているが，*P* 遺伝子は例外であり，P 蛋白質の他に V，C と呼ばれるウイルス粒子には取り込まれない非構造蛋白質もコードしている。

図 6 に示すように，パラミクソウイルス亜科の他のウイルスのゲノム構成も基本的に SeV と同様である。V 蛋白質については，ヒトパラインフルエンザウイルス 1 型を例外として亜科のほぼすべてのウイルスがコードしている。C 蛋白質はレスピロウイルス属の他，モルビリウイルス属，ヘニパウイルス属はコードしているが，ルブラウイルス属，アブラウイルス属はコードしていない。V，C 蛋白質の発現はウイルスによって異なるので，ア

(a)

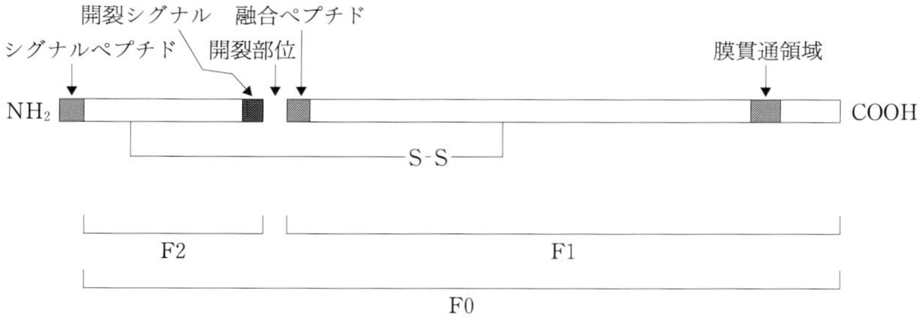

(b)

ウイルス	開裂シグナル*1			開裂性*2	感染様式
		開裂部位			
パラミクソウイルス F	F2	↓	F1		
NDV 弱毒株	GGGRQGR	/	LI	−	局所感染
NDV 強毒株	GGRRQRR	/	FI	+	全身感染
SeV	AGAPQSR	/	FF	−	局所感染
HPIV3	TDPRTKR	/	FI	+	局所感染*3
MuV	GSRRHKR	/	FA	+	全身感染
MeV	TSRRHKR	/	FA	+	全身感染
HRSV	SKKRKRR	/	FL	+	局所感染
インフルエンザウイルス HA	HA1	↓	HA2		
A/Puerto Rico/8/34(H1)	IPSIQSR	/	GL	−	局所感染
A/Japan/305/57(H2)	VPQIESR	/	GL	−	局所感染
A/Aichi/2/68(H3)	VPEKQTR	/	GL	−	局所感染
A/Chick/Pennsylvania/1/83(H5)	VPQKKKR	/	GL	+	全身感染
A/FPV/Rostock/34(H7)	SKKREKR	/	GL	+	全身感染

*1 ウイルス膜融合蛋白質前駆体の宿主プロテアーゼによる開裂部位周辺のアミノ酸配列を一文字表記で表した。R，K はそれぞれ塩基性アミノ酸のアルギニンとリジンである。
*2 細胞内部で開裂活性化される膜融合蛋白質を(+)，されないものを(−)とした。
*3 免疫不全状態では全身感染になることがある。

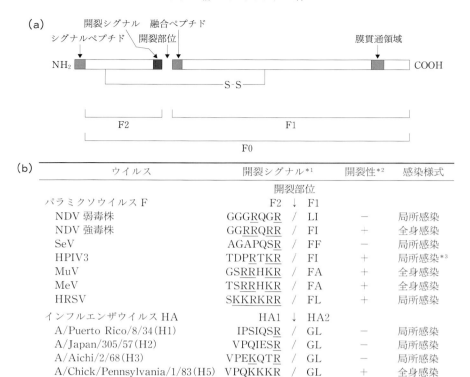

図 4　パラミクソウイルス F 蛋白質の構造と開裂シグナル。a)N 末端からシグナルペプチド，融合ペプチド，膜貫通領域の 3 つの疎水性アミノ酸に富む領域がある。シグナルペプチドは粗面小胞体における F 蛋白質合成過程で切断除去される。b)パラミクソウイルス F 蛋白質とインフルエンザウイルス HA 蛋白質の開裂シグナル

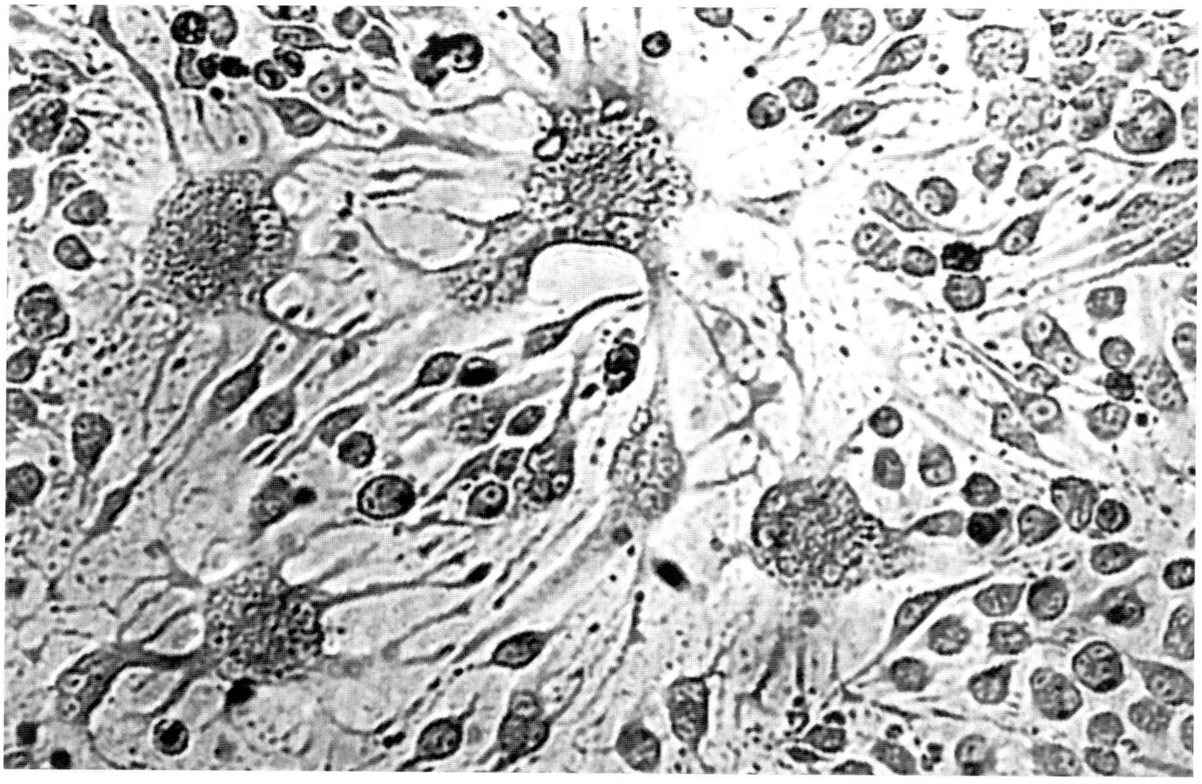

写真 6　ニューカッスル病ウイルス強毒株感染 BHK 細胞における CPE(吉田，1989)。円形化細胞の他に，NDV F 蛋白質の細胞融合能により形成された多核巨細胞(合胞体 fusion from within)が見られる。

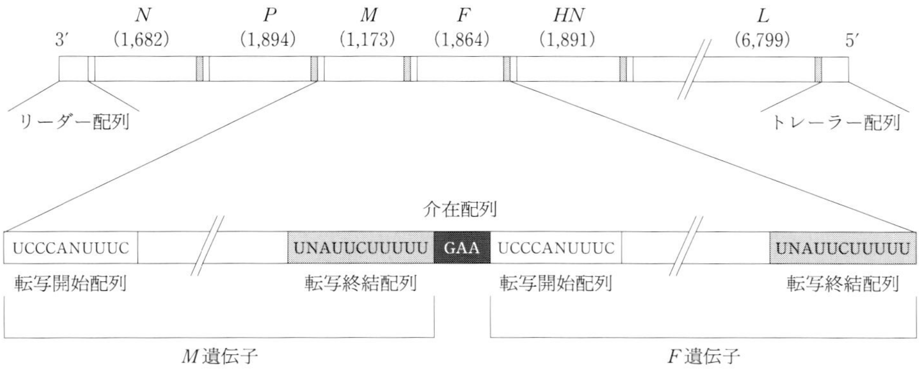

図5 センダイウイルスゲノムの構造(竹田・柳，2007を改変)。数値は各遺伝子の塩基数を示す。各遺伝子の両端には保存性の高い転写開始配列，転写終結配列があり，各々の遺伝子は介在配列によって連結されている。

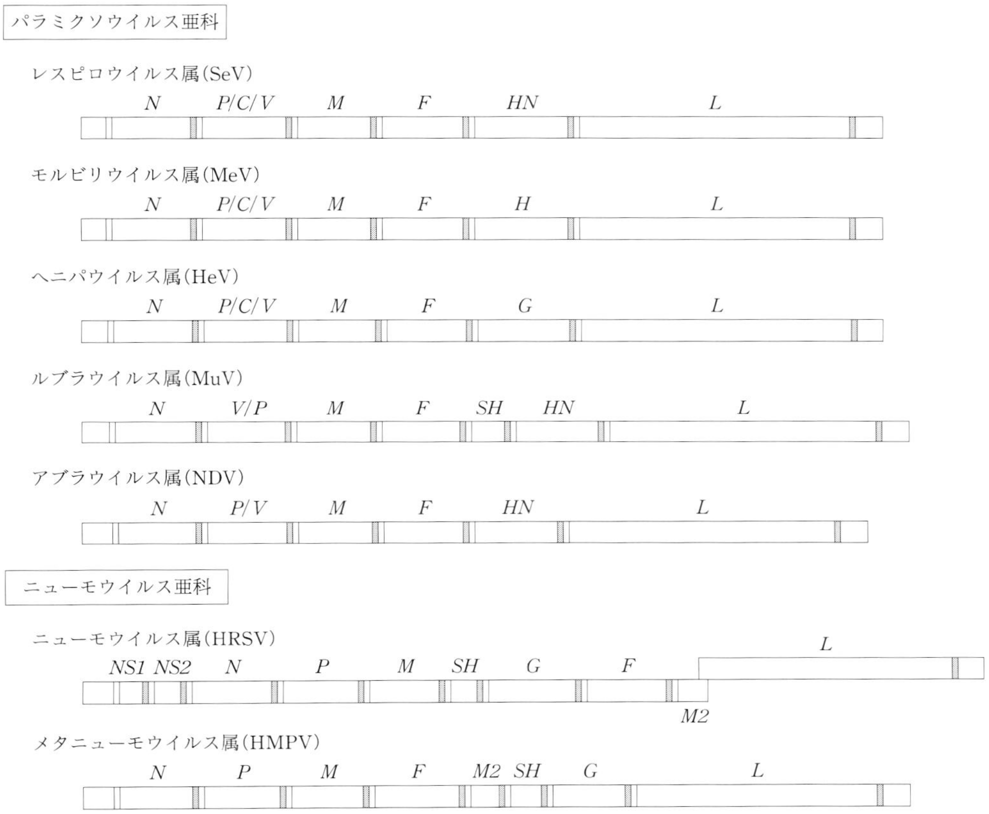

図6 パラミクソウイルス科ウイルスのゲノム構成(竹田・柳，2007を改変)。ニューモウイルス属の *M2* 遺伝子と *L* 遺伝子には68塩基の重複がある。また *F* と *G*(あるいは *HN*，*H*)の順序が他のウイルスとは逆になっている。*SH* 遺伝子はエンベロープ蛋白質をコードしているが，機能不明である。

クセサリー蛋白質と呼ばれている。これに対して，ニューモウイルス亜科のゲノム構成は，パラミクソウイルス亜科とはかなり異なる。パラミクソウイルス亜科では見られない *NS1*，*NS2*，*M2* などの遺伝子が存在する一方，*P* 遺伝子からV，C蛋白質は発現しない。

1996年，全長ゲノムcDNAから感染性SeVを回収する方法が開発され，パラミクソウイルスの研究は遺伝子操作ウイルスを作製してその性状を調べるリバースジェネティクス(reverse genetics)が可能な時代に入った(Kato et al., 1996; Nagai et al., 2007)。

(3)増殖サイクル

パラミクソウイルスの増殖サイクルを図7に示す。HN(あるいはH，G)スパイクで細胞表面の受容体に吸着する。続いてFスパイクの働きによりエンベロープ膜と細胞膜の融合を起こしてRNPを細胞質へ送り込む(侵入)。RNPに結合したRNAポリメラーゼにより，ヌクレオカプシド内部のマイナス鎖RNAゲノム(vRNA)を鋳型として，各蛋白質をコードする単シストロン性のmRNAが転写される。各mRNAからはN，P，L，F，HN，M蛋白質などが翻訳される。ある量のN蛋白質が合成されると，Nが結合しながら新しいプラス鎖RNAの合成が進み，その結果転写終結配列を無視してRNA合成が進行するため，vRNAの完全な転写産物であるcRNA(アンチゲノム)が合成されると

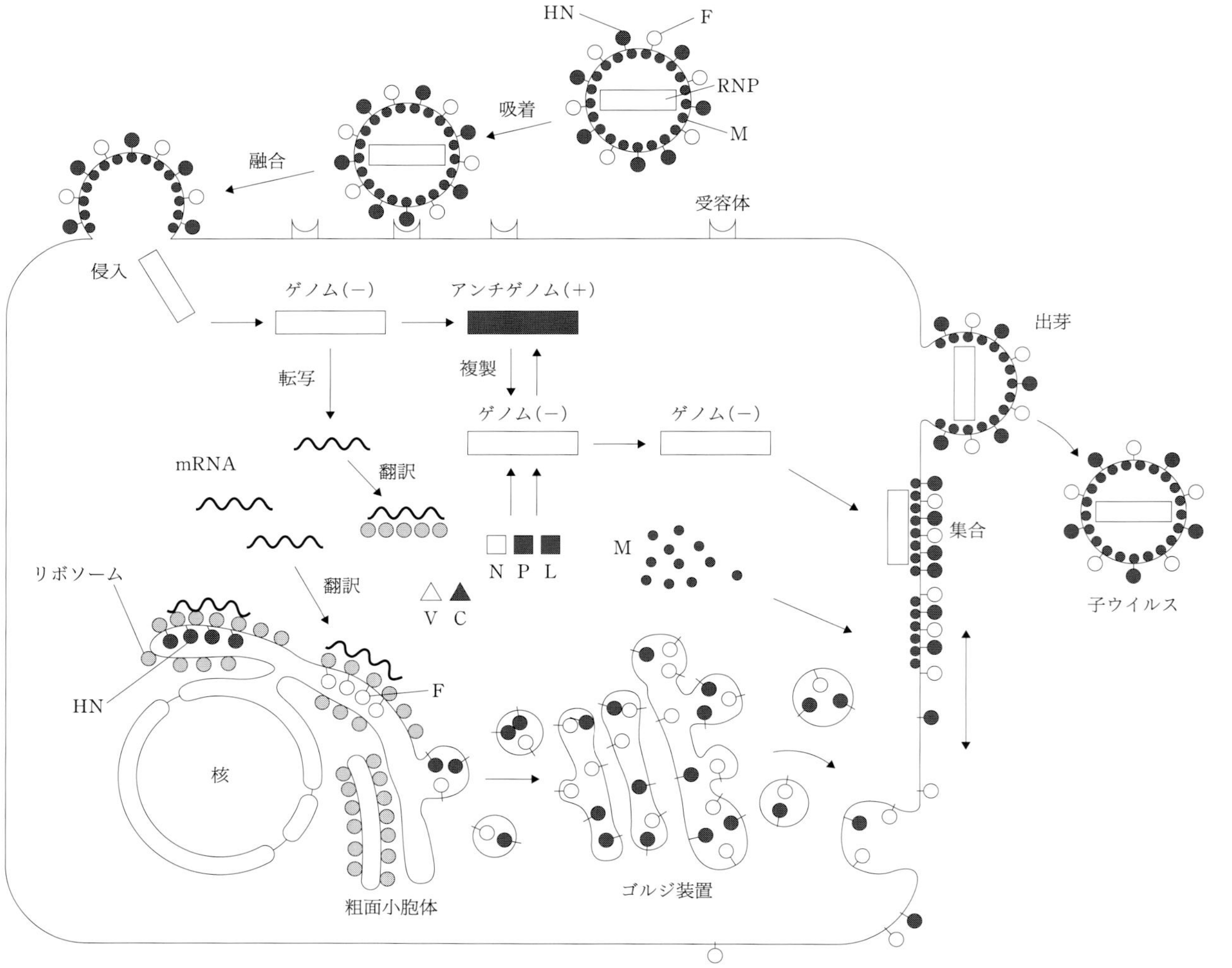

図7　パラミクソウイルスの増殖サイクル(吉田，1999 を改変)

考えられている(ニューモウイルス亜科のヒト RS ウイルスなどの場合は，M2 蛋白質が転写・複製の調節に重要な役割を果たすと考えられている)。さらにこのアンチゲノムを鋳型としてゲノム(vRNA)が複製される。合成された cRNA や vRNA はいつもヌクレオカプシドの形で存在している。スパイク糖蛋白質の HN(H，G)や F は，小胞体に結合したポリソーム上で合成され，細胞の膜蛋白質と同じ機構でゴルジ装置を経由して細胞表面に輸送される。一方，遊離型ポリソームでは N，P，L および M など糖鎖を持たない蛋白質が合成される。N は cRNA，vRNA と結合して RNP を形成し，M は細胞膜に結合する。細胞膜上に移動性に富んだ状態で存在していた HN，F は M によって細胞質面から固定・濃縮され，エンベロープの前駆体ができると考えられている。細胞膜直下に移動してきた RNP は，N と M の結合能により架橋され，エンベロープ前駆体が RNP を包み込むように突出し，ウイルス粒子の出芽(budding)が起こる。出芽に先立ちウイルス素材が出芽部位に集まる過程を集合という(Yoshida et al., 1976; 1979)。M 蛋白質を単独で細胞内に発現させても出芽が起こることから，M は出芽の原動力と考えられている。

(4)F 蛋白質とウイルストロピズム・病原性

ニワトリなど鳥類を宿主とするニューカッスル病ウイルス(NDV)には，全身の臓器で増殖して高い致死率を示す強毒株と，気道や腸管に感染が限局して低い病原性しか示さない弱毒株がある。NDV の毒力は発育鶏卵接種による胎児の生死で判定される(写真 7)。

ウイルスがその組織や臓器に感染可能かどうか(トロピズム)は，そこにウイルス受容体が存在するかどうかによって決定される(レセプター原理)。しかし，NDV に対するシアル酸受容体は全身の臓器細胞表面に存在しており，NDV のトロピズムをレセプター原理のみでは説明できない。NDV の病原性の研究から，強毒株，弱毒株のトロピズムと病原性の違いは F 蛋白質を開裂活性化する宿主プロテアーゼの組織・臓器分布によって決められる(プロテアーゼ原理)ということが明らかにされた(Nagai et al., 1976; Nagai, 1993)。

図 8 は NDV 強毒株と弱毒株の各種細胞における増殖を示す。強毒株の F0 は調べたすべての細胞の内部で F1 と F2 に開裂され膜融合能が活性化される。このため子孫ウイルスは感染性を持ち，容易に感染・増殖のサイクルを繰り返すことができる。一方，弱毒株は細胞の内部では F0 の開裂は起こらず，感染性のないウイルスが産生され，感染サイクルは中断する。ただし，培養液中に少量(〜10 μg/mL 程度)のトリプシンを添加しておくと，F0 が F1 と F2 に切断され多段階増殖をすることが可能である。弱毒株 F0 の開裂活性化とウイルスの多段増殖は発育鶏卵尿膜腔のみで可能である。このことから，

強毒株は全身の組織・臓器の細胞内に広く分布するプロテアーゼによりF0が活性化され，感染が拡大し，全身感染を起こす。一方，弱毒株はこの細胞内プロテアーゼによっては活性化されず，トリプシンあるいはトリプシン様酵素が存在する組織・臓器(気道，腸管，発育鶏卵尿膜など)においてのみ活性化・感染拡大が起こり，局所感染を起こすと考えられた。

発育鶏卵尿膜腔で弱毒株F0を開裂活性化するトリプシン様酵素は，尿膜細胞から分泌された血液凝固因子Xaであり，気道のトリプシン様酵素は，膜結合型セリンプロテアーゼTMPRSS2ならびにクララ細胞の分泌するトリプターゼ・クララである。さらに，強毒株F0を活性化する細胞内プロテアーゼは，種々の細胞のゴルジ装置に広く分布するフリン(furin)であることが明らかにされた。これらのプロテアーゼの基質特異性が，活性化するF蛋白質の種類を決定する。XaやTMPRSS2，トリプターゼ・クララは1個のArgを有するポリペプチドを切断する。フリンはArg-X-Lys/Arg-

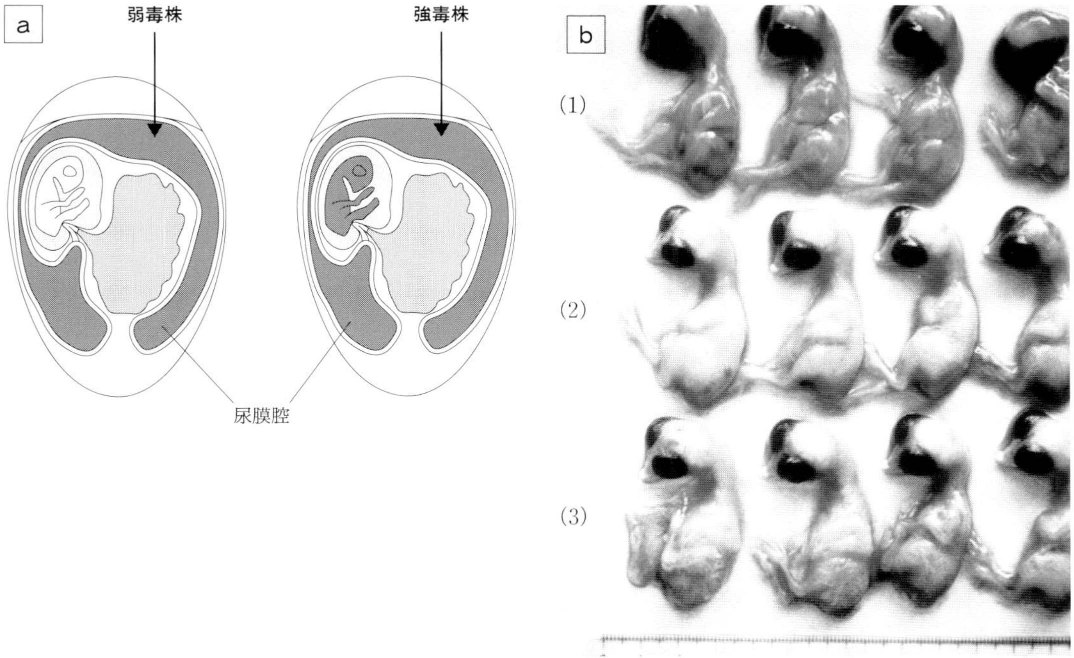

写真7　ニューカッスル病ウイルスのニワトリ胎児に対する病原性(吉田・永井，2003を改変)。a)NDVを発育鶏卵尿膜腔に接種(↓)すると，弱毒株の感染は尿膜腔に面した尿膜上皮細胞層に限られ，胎児には感染が広がらない。強毒株の感染は尿膜細胞層から漿尿膜間質の血管を介して胎児まで及ぶ。b)NDV接種48時間後，強毒株接種卵の胎児は皮下出血を起こして死亡している。弱毒株接種卵の胎児にはそのような変化は見られず，非接種卵の胎児と同様に生きている。どちらの卵の尿液にも多量のウイルスが検出される。(1)強毒株，(2)弱毒株，(3)非接種対照。(口絵234参照)

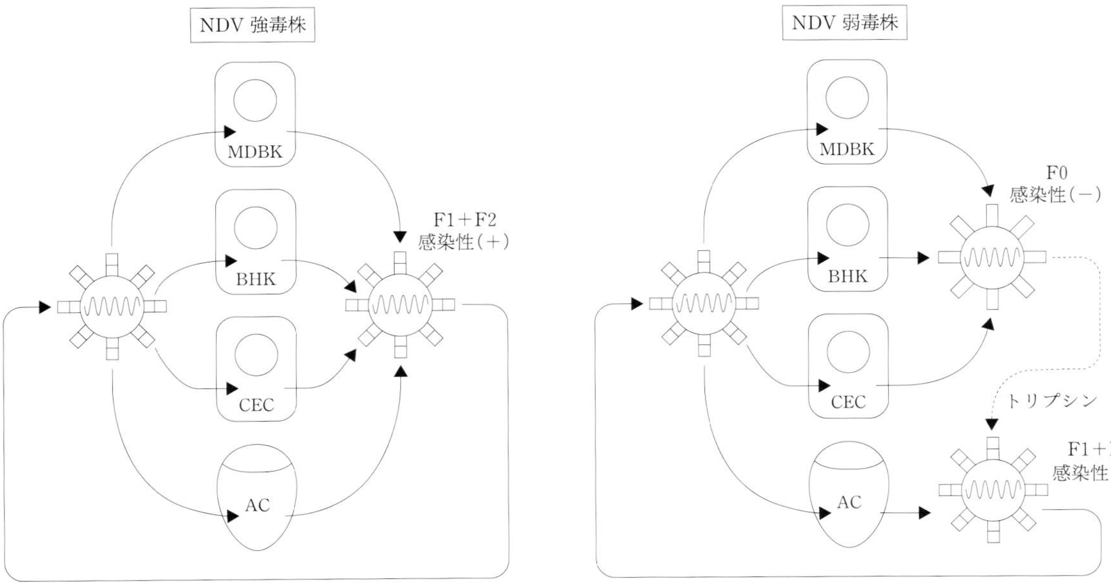

図8　NDV強毒株と弱毒株の各種細胞における増殖。MDBK：Maddin-Darby ウシ腎細胞，BHK：ハムスター腎細胞，CEC：ニワトリ胎児初代細胞，AC：発育鶏卵尿膜腔

Argという配列を有するポリペプチドを特異的に切断する。図4bに示したように，NDV強毒株F0の融合ペプチドN末端側の開裂部位には，Arg-Arg-X-Lys/Arg-Arg(Xは任意のアミノ酸)という連続する塩基性アミノ酸対が共通して存在する。一方，弱毒株F0開裂部位には，このような配列はなく1個のArgのみが存在する。したがって，NDV強毒株のF0は全身の細胞に広く分布するフリンによって活性化され全身感染を起こすのに対し，弱毒株は上記トリプシン様酵素の存在する組織や臓器において局所感染を起こすと考えられる。

以上のようなNDV F蛋白質の構造と開裂性，プロテアーゼ分布とトロピズムとの関係は，マウス気道粘膜上皮に限局した感染を起こすSeV，全身感染を起こす麻疹ウイルス，ムンプスウイルスなど他のパラミクソウイルスにも共通するばかりでなく，インフルエンザウイルスの膜融合蛋白質のHAなど他のエンベロープウイルスにも適用できる(図4b)。ただし，ヒトパラインフルエンザウイルス3型(HPIV3)とヒトRSウイルスのF蛋白質にはフリン認識配列が存在し細胞内で開裂されるので多臓器感染を起こすことが予想されるが，実際には呼吸器感染に留まり，このような考えが当てはまらないように見える。しかし，重症免疫不全症の小児においてHPIV3は致死的な多臓器感染を起こすことが報告されており，HPIV3の全身感染性は宿主の免疫によって抑えられている可能性がある。

エンベロープを有するウイルスの侵入過程におけるトロピズムの決定機構については，少なくともレセプター原理とプロテアーゼ原理を併せて考慮する必要がある。

(5)アクセサリー蛋白質の発現と機能

パラミクソウイルス亜科のウイルスの*P*遺伝子からは，P蛋白質の他に複数のアクセサリー蛋白質がつくられる。図9は*P*遺伝子からのアクセサリー蛋白質の発現を示す。*P*遺伝子の塩基配列を忠実に転写したmRNA(P mRNA)からはP蛋白質がつくられる。一方，特定の塩基配列部位(SeVの場合はUUUUUCCC)で鋳型にはコードされていない塩基(グアニン)が1個挿入されたV mRNAも合成される(RNA編集)。このmRNAからは，挿入された塩基によりそれ以降の読み枠がずれ，N末端側はP蛋白質と共通だが，挿入箇所以降に特有のアミノ酸配列を持つV蛋白質がつくられる。さらにP mRNAやV mRNAは，重複した異なる読み枠上にC蛋白質もコードしている。図6に示したように，パラミクソウイルス亜科のうち，レスピロウイルス属，モルビリウイルス属，ヘニパウイルス属，アブラウイルス属は，このような様式でVおよびC蛋白質を発現する(ただし，アブラウイルスにはCはコードされていない)。これに対してルブラウイルス属の場合は，*P*遺伝子の忠実な転写産物にはV蛋白質がコードされ，

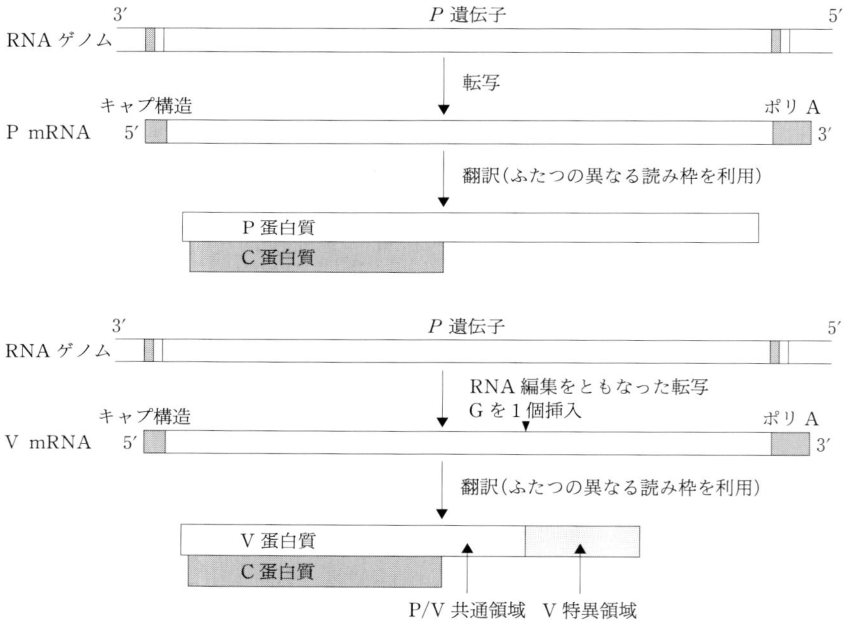

図9　パラミクソウイルス*P*遺伝子からのアクセサリー蛋白質の発現(竹田・柳，2007を改変)。センダイウイルスや麻疹ウイルスの*P*遺伝子から発現するウイルス蛋白質を示す。個々のパラミクソウイルスで，挿入される塩基の数やコードされる蛋白質の種類が異なる。

表3　パラミクソウイルスアクセサリー蛋白質の機能(Sakaguchi et al., 2008を改変)

機　能	SeV	MeV	NiV	NDV	SV5	HRSV
IFNシグナル伝達系阻害	C	V，C	V，C	V	V	NS2
IFN産生阻害	V，C	-	V	V	V	NS1
アポトーシス阻害	C	V	-	V	V	-
IRF3依存性未同定自然免疫阻害	V	-	-	-	-	-
出芽促進	C	-	-	-	-	-
アンチゲノム合成阻害	C	-	-	-	-	-

-：データなし

P 蛋白質は RNA 編集によりグアニンが 2 個挿入された mRNA にコードされている。C はコードされていない。

アクセサリー蛋白質の機能は長らく不明であったが，V あるいは C ノックアウト組み換えウイルスを使用した SeV のマウス感染実験により，V 蛋白質や C 蛋白質は細胞におけるウイルス増殖に必須ではないものの，生体におけるウイルス増殖や病原性発現には重要であることが示された（Kato et al., 1997; Kurotani et al., 1998; Sakaguchi et al., 2008）。これまでに，パラミクソウイルスのアクセサリー蛋白質はさまざまな機能を有することが報告されている（表 3）。SeV の V 蛋白質は，インターフェロン（IFN）を誘導する転写因子 IRF-3 の活性化阻害により IFN-α/β の産生を抑制すると同時に，IRF-3 依存性であるが IFN 以外の未同定の抗ウイルス自然免疫も阻害して生体におけるウイルス増殖を促進していると考えられる。一方，C 蛋白質は，IFN シグナル伝達系を阻害することにより，宿主細胞が抗ウイルス状態となるのを抑制してウイルス増殖を促進している。アポトーシス抑制も報告されている。加えて，C は M 蛋白質と協同してウイルス出芽促進に働くという報告もある。さらに，注目すべき機能として，ウイルス RNA 合成抑制が挙げられる。SeV C 蛋白質は，ゲノム 3′ 端リーダー配列上のアンチゲノム合成プロモーターを選択的に抑制する。そのため C がある量合成されると感染細胞内でアンチゲノム合成が抑制されてマイナス鎖ゲノム量が優位となり，子孫ウイルス粒子は主にマイナス鎖 RNA ゲノムを取り込むことになると考えられる（Irie et al., 2008）。モノネガウイルスのマイナス鎖ゲノム保持機構を考える上で興味深い。表 3 に示すように，麻疹ウイルスなど他のパラミクソウイルスの V，C 蛋白質も IFN シグナル伝達阻害，IFN 産生阻害などの活性を持つ。

一方，ニューモウイルス亜科ではヒト RS ウイルスがアクセサリー蛋白質の NS1 蛋白質と NS2 蛋白質を発現する（図 6）。両蛋白質は，パラミクソウイルス亜科の V，C 蛋白質と同様に，ウイルス粒子には取り込まれず，細胞でのウイルス増殖には nonessential な蛋白質である。しかし，NS1 は主に IFN-α/β の誘導を抑制，NS2 は主に IFN シグナル伝達系を阻害して，生体におけるウイルス増殖を促進していると考えられる（表 3）。

【引用・参考文献】

Irie, T., Nagata, N., Yoshida, T., et al. 2008. Paramyxovirus Sendai virus C proteins are essential for maintenance of negative-sense RNA genome in virus particles. Virology 374: 495-505.

Kato, A., Kiyotani, K., Sakai, Y., et al. 1997. The paramyxovirus, Sendai virus, V protein encodes a luxury function required for viral pathogenesis. EMBO J. 16: 578-587.

Kato, A., Sakai, Y., Shioda, T., et al. 1996. Initiation of Sendai virus multiplication from transfected cDNA or RNA with negative or positive sense. Genes Cells 1: 569-579.

Kurotani, A., Kiyotani, K., Kato, A., et al. 1998. Sendai virus C proteins are categorically nonessential gene products but silencing their expression severely impairs viral replication and pathogenesis. Genes Cells 3: 111-124.

Nagai, Y. 1993. Protease-dependent virus tropism and pathogenicity. Trends Microbiol. 1: 81-87.

Nagai, Y., Inoue, M., Iida, A., et al. 2007. Sendai virus engineering: from reverse genetics to vector development, p. 123-146. *In* Hefferon, K. L. (ed.), Virus expression vectors, Transworld Research Network, Kerala.

Nagai, Y., Klenk, H-D., and Rott, R. 1976. Proteolytic cleavage of the viral glycoproteins and its significance for the virulence of Newcastle disease virus. Virology 20: 501-508.

Sakaguchi, T., Kato, A., Kiyotani, K., et al. 2008. Studies on the paramyxovirus accessory genes by reverse genetics in the Sendai virus-mouse system. Proc. Jpn. Acad., Ser. B 84: 439-451.

竹田誠，柳雄介．2007．パラミクソウイルス科，p. 793-806．吉田眞一，柳雄介，吉開泰信（編），戸田新細菌学，南山堂，東京．

吉田哲也．1989．パラミクソウイルス科，p. 624-632．斎藤肇ほか（編），エッセンシャル微生物学（第 3 版），医歯薬出版，東京．

吉田哲也．1999．パラミクソウイルス，p. 534-546．畑中正一，嶋田甚五郎（編），微生物学，文光堂，東京．

吉田哲也，永井美之．2003．ウイルス感染症における臓器特異性．病理と臨床 21：45-56．

Yoshida, T., Nagai, Y., Maeno, K., et al. 1979. Studies on the role of M protein in virus assembly using a ts mutant of HVJ (Sendai virus). Virology 92: 139-154.

Yoshida, T., Nagai, Y., Yoshii, S., et al. 1976. Membrane (M) protein of HVJ (Sendai virus): its role in virus assembly. Virology 71: 143-161.

【吉田哲也】

ヒトのパラミクソウイルス

ヒトパラインフルエンザウイルス Human Parainfluenza Virus (HPIV)

【分類・歴史】

抗原性の違いによりHPIV 1～4型に分類され，4型はさらに4Aと4Bに分けられる。いずれも比較的軽症の上気道感染の原因ウイルスであるが，小児において重症なクループ症候群や肺炎を起こすことがある。1型と3型はパラミクソウイルス亜科のレスピロウイルス属に，2型と4型はルブラウイルス属に分類され，ゲノムの性状も大きく異なる。

【抗原性】

免疫血清やモノクローナル抗体を用いて1～4型の抗原性を比較すると，同一型のウイルスと最も強く反応するが，他の型との間にも交差反応が見られる。中和抗体を誘導する能力のある感染防御抗原はHNとF蛋白質である。

【病原性】

飛沫感染で伝播し，潜伏期は3～6日である。小児では，2～5日の発熱をともない，鼻炎，咽頭炎などの急性上気道炎を起こす。しかし低頻度であるが，生後6か月未満の乳児に3型が感染するとヒトRSウイルス感染症に似た重篤な細気管支炎や肺炎に進展することがある。また気道分泌物や粘膜腫脹による呼吸困難をともなうクループ症候群は，3～5歳の小児に1～3型(1型の頻度が最も高い)が感染したときに起こりやすい。4型は稀に軽症の上気道炎から分離される程度で，臨床での重要性は他の型に比べて低い。成人の場合には，軽症の上気道炎もしくは不顕性感染で終る。

HPIV感染によって誘導された分泌型IgA抗体による粘膜免疫の持続は短く，同型のウイルスでさえ頻繁に再感染を起こす。しかし感染が反復する毎に血中のIgG抗体による免疫は増強され，症状は次第に軽くなる。クループ症候群にはウイルス特異的IgE抗体やヒスタミンの関与が示唆されている。

【実験室内診断】

ウイルス分離は，LLC-MK2やVero細胞などの培養細胞に急性期の咽頭拭い液を接種する。低濃度(～10 μg/mL)のトリプシンを加えて培養すると分離効率が上がる。ウイルス増殖の判定は，細胞変性効果(CPE)がはっきりしないことが多いことから，モルモット血球を使用して赤血球吸着試験により行う。分離ウイルスの型の同定は，それぞれの型の抗血清を使用して赤血球吸着阻止試験により行う。

ウイルス抗原検出には，鼻粘膜脱落細胞中のウイルス抗原を免疫蛍光染色や酵素抗体法で検出する方法がある。比較的短時間で診断することができる。

血清学的診断だけで原因ウイルスの型の診断を行うのは難しい。初感染の場合には，感染した型と特異的に反応する抗体だけが産生されるが，再感染の場合には，再感染した型に対してだけでなく，以前に感染した型に対しても抗体価の上昇を示すからである。この現象は，パラインフルエンザウイルスの4つの型間のみならず，ムンプスウイルスとの間にも認められる。

【疫学】

患者の発生は1年中見られるが，冬に多発する傾向がある。多くは散発性であるが，保育施設や小児科病棟でしばしば急速に広がる。その場合の原因ウイルスは3型のことが多い。幼児期までにほとんどの子供が初感染を受ける。

【治療・予防】

ウイルス特異的治療法はなく，対症療法が基本である。クループ症候群に対してステロイドが使用される。

感染そのものを阻止するワクチンの開発は困難である。自然感染でも十分な免疫が得られないからである。しかし，再感染が初感染より軽症に終ることから，細気管支炎や肺炎への進展を防ぎ，重症化を防止するワクチンの研究が進められている。

【引用・参考文献】

Karron, R. A., and Collins, P. L. 2007. Parainfluenza Viruses, p. 1497-1526. *In* Knipe, D. M., and Howley, P. M. (eds.), Fields virology, 5th ed., vol. 1, Wolters Kulwer/Lippincott Williams & Wilkins, Philadelphia.

【吉田哲也】

ムンプスウイルス Mumps Virus (MuV)

【分類・歴史】

流行性耳下腺炎(おたふくかぜ)の原因ウイルスである。1945年，HabelおよびEndersによりニワトリ受精卵を使用して分離された。合併症として無菌性髄膜炎を発症することがある。生ワクチン接種で予防できる。ムンプスウイルスはパラミクソウイルス亜科ルブラウイルス属に分類される。

【病原性】

飛沫感染あるいは唾液中のウイルスの直接接触により伝播する。潜伏期は2～3週間(平均18日)で，1/3は不顕性感染に終る。発熱と唾液腺腫脹で発症する。95%が特徴的な唾液腺腫脹をともなう。両側性もしくは片側性の耳下腺腫脹が多い。唾液腺腫脹とそれにともなう疼痛は発症48時間以内に最大になる。腫脹は6～10日で消失する。思春期を過ぎた男子が感染すると，約1/4に唾液腺腫脹と同時期に疼痛をともなう精巣(睾丸)炎を併発するが，不妊になる例は稀である。重要な合併症に無菌性髄膜炎がある(耳下腺腫脹をともなわずに起こることもある)。ムンプス症例の約半数で髄液の細胞増多が見られるが，頭痛や嘔気をともない臨床的に髄膜炎と診断されるのは全症例の15%以下である。予後は良好で，3～4日以内に症状が消失し，通常，後遺症は残らない。また，2万例に1例程度難聴を合併する。その他，稀ではあるが膵炎も重篤な合併症である。

ウイルスは侵入局所の気道粘膜で増殖した後，所属リンパ節に到達し，さらに血流で運ばれて全身に散布される。唾液腺，髄膜，腎臓，精巣，膵臓を主な標的器官とするが，卵巣，乳腺，涙腺，心臓，関節など多くの臓器に感染する。唾液へのウイルス排出は発症の5～6日前から始まり，発症後4～5日まで続く。この間は感染源となる。感染は腎臓でも起こるので，尿へのウイルス排出が発症後10日以上続くが，感染源とはならないと考えられている。

【実験室内診断】

典型的な症例であれば臨床的所見だけで診断できる。しかし，無菌性髄膜炎や精巣炎のみで唾液腺腫脹を欠く場合や，他の原因による唾液腺腫脹との鑑別を要するときには実験室内診断が必要になる。

ウイルス分離は，急性期に採取した唾液，髄液，尿などを発育鶏卵羊膜腔やVero細胞などの培養細胞に接種する。ウイルス増殖にともない，細胞の円形化や合胞体形成などのCPEが観察できる。不明瞭な場合には，赤血球吸着試験をウイルス分離の判定に用いる。

ウイルス分離には時間を要するため，一般的には血清学的診断が行われる。急性期と回復期の血清（ペア血清）を採取し，抗体価の上昇を確かめる。抗体価の測定には，酵素抗体法，補体結合反応などを用いる。ペア血清を入手できず，ひとつの血清で判定せざるを得ないときでも，酵素抗体法により特異的IgM抗体が検出できれば有力な診断の根拠となる。血清学的診断に際しては，MuVとHPIVの間に交差反応が見られるので，注意が必要である。

RT-PCR法によりウイルス遺伝子を検出する。ワクチン株と野生株との鑑別も可能である。

【疫学】

患者の発生は1年中見られるものの，冬から初春にかけて多発する傾向がある。多くは散発的だが，数年間隔で比較的大きな流行を見る。わが国の感染症発生動向調査によると，2001年には25万4,711人の報告があり，2003年は8万4,734人に減少したものの，2006年は20万639人の報告があった。報告患者の年齢は，0歳は少なく，年齢とともに増加し，4歳が最も多い。続いて5歳，3歳の順に多く，3～6歳で約60％を占めている。

【治療・予防】

特異的治療法はなく，対症療法が基本である。髄膜炎合併例に対しては安静に努め，脱水などが見られる症例では輸液を行う。

不顕性感染が多いこと，ウイルスの排出が発症の5～6日前から始まることから，患者を隔離しても流行は阻止できない。弱毒生ワクチンが開発されており，予防はワクチン接種が最も有効な唯一の方法である。被接種者の90％前後が有効なレベルの抗体を獲得するとされており，被接種者での罹患率は1～3％程度であったとする報告がある。米国では全幼児を対象とする接種が1968年に始められた結果，当時10万人当たり約80人であった罹患率が，現在では1～2人に激減している。わが国では1988年にMMRワクチン（麻疹，ムンプス，風疹の3種混合ワクチン）が希望者に接種されはじめたが，間もなく髄膜炎などの副反応により接種が一時中断された。現在は1歳以上の未罹患者に単独ワクチンの任意接種が行われている。副反応としては，被接種者の数％に軽度の耳下腺腫脹と微熱が見られる他，無菌性髄膜炎の頻度は約1,000～2,000人に1人（0.1～0.05％）である。以前はゼラチンアレルギーのある小児には注意が必要であったが，改良により安全に接種できるようになった。

【引用・参考文献】

Carbone, M. C., and Rubin, S. 2007. Mumps virus, p. 1527–1550. *In* Knipe, D. M., and Howley, P. M. (eds.), Fields virology, 5th ed., vol. 1, Wolters Kulwer/Lippincott Williams & Wilkins, Philadelphia.

【吉田哲也】

麻疹ウイルス
Measles Virus (MeV)

【分類・歴史】

パラミクソウイルス科（*Paramyxoviridae*），パラミクソウイルス亜科（*Paramyxovirinae*）のモルビリウイルス属（*Morbillivirus*）に分類される。麻疹ウイルスは，1954年に患者の臨床検体（血液，咽頭拭い液）からヒトの初代腎臓培養細胞を用いて初めて分離された。そのときの分離株のひとつEdmonston株は，長年にわたり麻疹ウイルスの代表的な株として世界中で研究に利用され，麻疹ウイルスの理解に大いに貢献してきた。また，麻疹ウイルスのワクチン開発のために利用されてきた。我々が現在用いている麻疹ウイルス生ワクチンの多くが，Edmonston株をさまざまな培養細胞で繰り返し継代することにより得た，弱毒株である。1990年にKobuneらは，マーモセットのリンパ芽球細胞のひとつであるB95a細胞を利用すると，従来の手法よりも格段に効率よく麻疹ウイルスを臨床材料から分離できることを報告した。後の研究から，Kobuneらの手法を用いて分離された麻疹ウイルス株は，麻疹ウイルスの野生型の性質を保持している株であり，一方，Edmonston株は，本来増殖することができない培養細胞に馴化した病原性の低い変異株であることが明らかにされている。

【ビリオン】

エンベロープを持った直径150～250 nmの球状粒子である。粒子中には，RNAゲノムにヌクレオカプシド（N）蛋白質が整然と並んで結合して形成されるらせん対称構造のヌクレオカプシドを内包している。ヌクレオカプシドは，ポリメラーゼの構成蛋白質（PとL）とともにリボ核蛋白質（ribonucleoprotein：RNP）複合体を形成している。エンベロープ上には，2種類の糖蛋白質，H蛋白質とF蛋白質（H蛋白質は受容体との結合を，F蛋白質は膜融合を担っている）がスパイク状に並んでいる。H蛋白質のHは，ヘマグルチニン（Hemagglutinin）の頭文字であり，通常，赤血球凝集活性を持つ蛋白質のことを指している。しかしながら，野生型の麻疹ウイルスは赤血球凝集活性を持っていない。麻疹ウイルスの受容体結合蛋白質が，H蛋白質と呼ばれるようになったのは，Edmonston株や，それから派生したワクチン株を含むすべてのワクチン株が，サルの赤血球を凝集する活性を示したからである（後にその性質は，Edmonston株やワクチン株のH蛋白質が，補体の制御因子であるCD46を受容体として利用できるように変異していたためであることが明らかになっている）。多くのパラミクソウイルスの受容体結合蛋白質が，シアル酸と結合し，赤血球凝集活性を示す。それら受容体結合蛋白質は，同時にシアル酸を分解するノイラミニダーゼ（Neur-

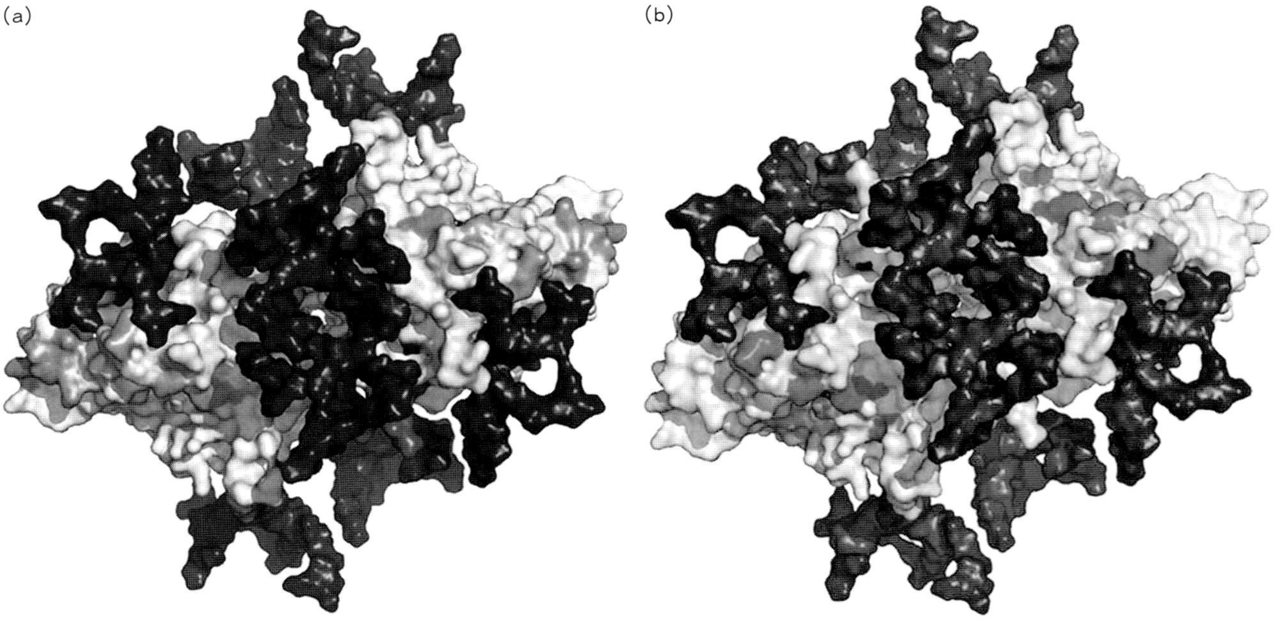

図10　結晶構造解析から明らかになった麻疹ウイルスH蛋白質の構造(図では二量体構造を示した。エンベロープ上では，二量体同士がさらに結合して四量体を形成していると考えられている)。a)既知の抗原エピトープを黄緑，オレンジ，赤，青で示している。濃いグレーは，H蛋白質に付加されている糖鎖の構造モデルを示している。b)SLAMへの結合に重要なアミノ酸をピンク，ネクチン4への結合に重要なアミノ酸を緑で示している。SLAMへの結合部位が，(a)で示されているオレンジの抗原エピトープとほぼ重なっている。(口絵235参照)

aminidase)活性を持っており，HN蛋白質と呼ばれている。麻疹ウイルスのH蛋白質は，シアル酸とは結合せず，ノイラミニダーゼ活性も持たない。

【ゲノム】

約16,000塩基の非分節型のマイナス鎖RNAである(全長が明らかになっている株では，15,894塩基)。ゲノムが効率よくRNPを形成して鋳型活性を発揮するためにはゲノムの塩基数が6の倍数である必要がある(rule of six)。3′末端の上流から*N*，*P*，*M*，*F*，*H*，*L*の6つの遺伝子が並んでいる。それぞれの遺伝子が，N，P，M，F，H，L蛋白質をコードしている。*P*遺伝子だけが例外的に，P蛋白質と重複した遺伝子領域にさらにふたつの蛋白質をコードしている。転写の過程で鋳型にはないグアニン残基をひとつ付加することによりそれ以降の読み枠をずらしてV蛋白質を，また，P蛋白質とは異なる読み枠にある開始コドンを用いてC蛋白質をコードしている。M mRNAの3′末端側，F mRNAの5′末端側をコードする領域にGC含量の多い長い非蛋白質翻訳領域(それぞれ426塩基と583塩基)を持つことが特徴のひとつである。

【物理化学的性状】

他のエンベロープを持つウイルスと同様にエーテル，エタノールなどの溶液や胆汁酸成分で容易に不活化する。熱や紫外線にも弱い。

【抗原の性状】

患者の血清中の抗体はN蛋白質とH蛋白質に対するものが特に高い。M蛋白質やF蛋白質に対する抗体の上昇も見られる。H蛋白質およびF蛋白質に対する抗体の双方が中和活性を持っている。麻疹ウイルスは，血清学的に単一であり，1回の野生株の感染，あるいは弱毒生ワクチンの接種によって誘導される抗体で，あらゆる麻疹ウイルス株を中和できると考えられている。受容体と結合したH蛋白質の立体構造が明らかになっている。構造の変化を許容できないと予想される受容体への結合部位の一部が，抗原エピトープとして認識されることが，麻疹ウイルスが血清学的に単一である原因のひとつであると予想されている(図10)。

【培養】

従来，Vero細胞が分離に用いられることが多かったが，分離率は低く，しかも臨床材料を接種した細胞を何代も継代する必要があった(野生株が変異を獲得しVero細胞に馴化する必要があったからと考えられている)。野生株に対して非常に感受性の高いB95a細胞が利用されるようになってからは，麻疹ウイルスの分離率が大幅に向上した。その後，B95a細胞が高い感受性を示す理由が，麻疹ウイルスの本来の受容体であるSignaling lymphocyte activation molecule(SLAM，もしくはCD150)を発現しているためであることが明らかになり，現在では，SLAMを分子生物学的手法を用いて恒常的に発現させたVero細胞(Vero/hSLAM)が，麻疹ウイルスの分離に広く用いられている。麻疹排除に向けた世界保健機関(WHO)の取り組みの中でも麻疹ウイルスの分離にVero/hSLAM細胞を利用することが推奨されている。一方，麻疹ウイルスワクチン株や，一部の実験室株は，SLAMの発現の有無にかかわらずさまざまなヒトやサルの細胞で培養することができる。これは，SLAMを発現していない細胞での継代の過程でSLAMに加えてCD46を受容体として利用できるように変異したためである(CD46は，ヒトやサルのほとんどの細胞が恒常的に発現している分子である)。パラミクソウイルスのF蛋白質が膜融合活性を発揮するためには，蛋白質分解酵素によってふたつのペプチド(F1と

F2)に開裂する必要がある。麻疹ウイルスのF蛋白質は，すべての細胞が恒常的に発現している蛋白分解酵素(ゴルジ装置のフリン)で開裂するので，培養液にトリプシンなどの蛋白分解酵素を添加する必要はない。

【増殖】

麻疹ウイルスは，SLAMを受容体として利用して細胞に感染する。SLAMは免疫グロブリンスーパーファミリーに属する分子で，活性化されたリンパ球，成熟樹状細胞，マクロファージなどに発現している。そのため，麻疹ウイルスが患者の体内で主に増殖する場所は，脾臓，リンパ節，胸腺などのリンパ系臓器である。麻疹患者では，遅延型過敏反応の抑制(ツベルクリン反応の陰転化)や抗原受容体からの刺激に対するT細胞の増殖性の低下などの免疫機能の抑制が観察される。このような病態の特徴は，麻疹ウイルスの免疫細胞指向性が関係している。SLAMを受容体として用いるという特徴は，モルビリウイルス属のウイルスに共通して見られる特徴である。さらに麻疹ウイルスは，ネクチン4を用いて極性を持った上皮細胞にも感染できることが最近になって明らかにされている。このような性質が，麻疹ウイルスの強い伝染力に関係している可能性がある。また，麻疹罹患者の数万〜10万人に1人の頻度で，麻疹罹患後，数年から十数年の期間を経て麻疹ウイルスの中枢神経での持続感染にともなう亜急性硬化性全脳炎(SSPE)が発症する。SSPE患者の脳内で増殖している麻疹ウイルスのゲノムには，特にM遺伝子に変異が多く見られ，M蛋白質の発現が消失していたり，機能が失われていたりすることがわかっている。しかし，今のところ麻疹ウイルスの神経細胞への感染機構についてはあまりわかっていない。

麻疹ウイルスが感染した細胞上には，H蛋白質とF蛋白質の両方が発現する。隣接した細胞が受容体を発現していれば感染細胞とそれら周辺の細胞の形質膜同士が融合する。その結果，多数の核を持った巨細胞(合胞体syncytium)が出現する。このような多核巨細胞の形成は，培養細胞(写真8)においても，患者や実験動物個体内においても観察することができる。

【病原性】(口絵191；192参照)

伝染力が非常に強いウイルスである。病原性も強い。麻疹の致死率は，先進国でも0.1〜0.2%程度あり，途上国においては2〜6%と非常に高い。免疫抑制のために高頻度に合併する細菌感染症(肺炎や喉頭炎など)が高い死亡率の大きな原因のひとつである。約1,000人に1人の頻度で急性の脳炎が合併する。脳炎が合併した患者のうち約15%が死亡し，生存しても多くの症例で後遺症が残る。麻疹罹患者の数万〜十万人に1人の頻度で発生するSSPEは，徐々に進行し致死的である。

【実験室内診断】

典型的な症例であれば，臨床症状から診断は比較的容易であるが，麻疹排除へ向けて，疑い症例の全例に対して，検査診断を行うことが推奨されている。急性期であれば，血清中の特異的IgM抗体の検出が，診断の根拠となる。急性期と回復期とのペア血清で抗体価の陽転，あるいは4倍以上の上昇があれば診断を確定することができる。感染の初期(発疹出現以前)であれば，咽頭拭い液や血液からウイルスを分離することは，比較的容易である(Vero/hSLAM細胞を用いる)。発疹出現後に，ウイルスの分離率は急激に低下する。その場合でも，麻疹ウイルスの遺伝子断片を臨床検体(咽頭拭い液や血液など)から核酸増幅法(RT-PCRなど)で検出することができる。このような核酸増幅法による解析は，診断のみならず，核酸の塩基配列を調べることによって，麻疹ウイルスの遺伝子型の解析にも有用である。

【疫学】

ワクチン接種を徹底することにより麻疹ウイルスを排除することができることがわかっている。WHOは，麻疹排除に向けて積極的に取り組んでおり，南・北米では2002年に地域全体で麻疹を排除することに成功し，2014〜2015年には，日本を含む西太平洋地域の複数の国で，麻疹排除に成功している。しかしながら，ワクチン接種が十分でない地域では，麻疹の流行が依然として続いており，また排除に至った国においても，流行国で感染して帰国(あるいは入国)してくる麻疹患者が後を絶たないので，継続した対策が必要である。

麻疹ウイルスは，塩基配列の違いの比較から，現在8

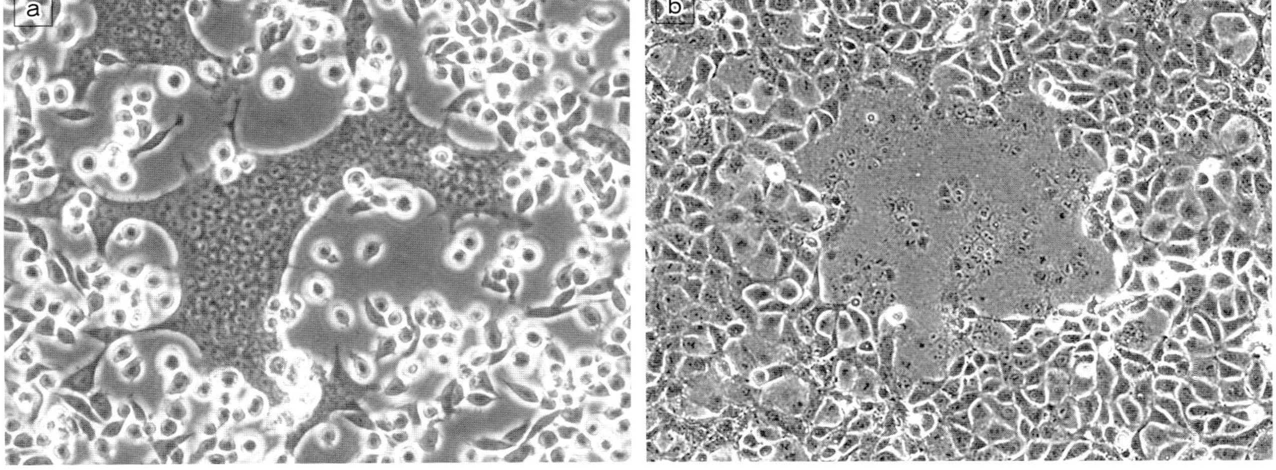

写真8 麻疹ウイルスが感染した培養細胞に見られる合胞体形成。a)B95a細胞，b)Vero/hSLAM細胞

群24種類の遺伝子型に分類されている。遺伝子型の解析から世界における麻疹ウイルスの流行状況が明らかにされている。

【治療】

特異的な治療法はなく，対症療法を行う。合併した細菌性肺炎などには，抗生物質が効果を発揮するが，麻疹そのものを治療するものではない。

【予防】

生ワクチンによる予防接種を行う。効果，安全性ともに非常に優れている。適切に接種が行われれば，1回の接種で被接種者の約95%が免疫を獲得する。自然感染により得られる免疫は，通常終生続くと考えられているが，ワクチン接種によって得られる免疫は，次第に減衰して防御効果が成人になるまで持続しない例が多々あることが明らかとなった。そこで，これまでの1回接種が見直され，2006(平成18)年度から，麻疹と風疹の二種混合(MR)ワクチンを用いた2回の定期接種が始まった。生後12〜23か月の幼児期に1回目(第1期)，小学校に入る前の1年間に2回目(第2期)の接種を行う。接種の機会を2回設けることにより，一次性ワクチン不全(primary vaccine failure)(ワクチン接種時に免疫が獲得できなかった)例のほとんどに免疫が賦与されるとともに，ワクチンによって得られた免疫の効果の減衰により麻疹に罹患してしまう二次性ワクチン不全(secondary vaccine failure)例を大幅に減少できると考えられる。麻疹は伝染力の強い疾患であり，麻疹排除の達成のためには，2回の予防接種率のそれぞれが95%以上であることが求められている。2007年にわが国では，多数の成人麻疹が発生した。そのため，2008年からの5年間に，中学1年生(第3期)と高校3年生(第4期)に相当する年齢の者への定期接種が実施された。その後も，自治体，医療関係者，教育機関，厚生労働省などの積極的な取り組みによって，2015年に日本の麻疹排除が，国際的に認定されている。

【その他】

現在，麻疹ウイルスは，クローン化したDNAから感染性ウイルス粒子を得る手法によって，比較的容易に遺伝子操作することができる(リバースジェネティクス)。野生株や，ワクチン株などを組み換え操作する系がつくられている。これらの技術を利用することによって，麻疹ウイルスが病原性を発揮するさまざまな分子機構が明らかにされており，将来的には，新しいワクチン開発にも応用されるかもしれない。

【引用・参考文献】

Billeter, M. A., Naim, H. Y., and Udem, S. A. 2009. Reverse genetics of measles virus and resulting multivalent recombinant vaccines: applications of recombinant measles viruses. Curr. Top. Microbiol. Immunol. 329: 129-162.

Griffin, D. E. 2007. Measles virus. p. 1551-1585. *In* Knipe, D. M., Howley, P. M., Griffin, D. E., et al. (eds.), Fields virology, 5th ed., vol. 2, Lippincott Williams & Wilkins, Philadelphia.

Hashiguchi, T., Kajikawa, M., Maita, N., et al. 2007. Crystal structure of measles virus hemagglutinin provides insight into effective vaccines. Proc. Natl. Acad. Sci. U.S.A. 104: 19535-19540.

Kobune, F., Sakata, H., and Sugiura, A. 1990. Marmoset lymphoblastoid cells as a sensitive host for isolation of measles virus. J. Virol. 64: 700-705.

厚生労働省健康局結核感染症課．(2007)．麻しん排除計画案と今後の麻しん対策について．病原微生物検出情報(IASR) 28：260-261．

Leonard, V. H., Sinn, P. L., Hodge, G., et al. 2008. Measles virus blind to its epithelial cell receptor remains virulent in rhesus monkeys but cannot cross the airway epithelium and is not shed. J. Clin. Invest. 118: 2448-2458.

岡部信彦．2007．WHO西太平洋地域事務局(WPRO)における麻疹対策．病原微生物検出情報(IASR) 28：262-263．

Radecke, F., Spielhofer, P., Schneider, H., et al. 1995. Rescue of measles viruses from cloned DNA. EMBO J. 14: 5773-5784.

Rota, P. A., Featherstone, D. A., and Bellini, W. J. 2009. Molecular epidemiology of measles virus. Curr. Top. Microbiol. Immunol. 330: 129-150.

Schneider-Schaulies, S., and Schneider-Schaulies, J. 2009. Measles virus-induced immunosuppression. Curr. Top. Microbiol. Immunol. 330: 243-269.

Tahara, M., Takeda, M., Shirogane, Y., et al. 2008. Measles virus infects both polarized epithelial and immune cells by using distinctive receptor-binding sites on its hemagglutinin. J. Virol. 82: 4630-4637.

Takeda, M., Takeuchi, K., Miyajima, N., et al. 2000. Recovery of pathogenic measles virus from cloned cDNA. J. Virol. 74: 6643-6647.

Tatsuo, H., Ono, N., Tanaka, K., et al. 2000. SLAM (CDw150) is a cellular receptor for measles virus. Nature 406: 893-897.

World Health Organization. 2007. Manual for the laboratory diagnosis of measles and rubella virus infection, 2nd ed., WHO press, Geneva.

Yanagi, Y., Takeda, M., and Ohno, S. 2006. Measles virus: cellular receptors, tropism and pathogenesis. J. Gen. Virol. 87: 2767-2779.

Yanagi, Y., Takeda, M., Ohno, S., et al. 2009. Measles virus receptors. Curr. Top. Microbiol. Immunol. 329: 13-30.

【竹田　誠，柳　雄介】

ヒトRSウイルス
Human Respiratory Syncytial Virus (HRSV)

【分類・歴史】

最初風邪症状を示すチンパンジーから分離されたが，翌1957年Chanockらにより同じウイルスが風邪症状を示す小児から分離され，小児の間に広く感染していることが血清学的に示された。年齢を問わず多くは上気道感染を起こすだけであるが，乳児では重篤な細気管支炎や肺炎の原因となる。母体からの移行抗体が存在するにもかかわらず，生後数週から6か月の間に最も重篤な症状を起こす。ニューモウイルス亜科ニューモウイルス属のウイルスである。

【抗原性】

エンベロープ上の2種類の糖蛋白質(G，F)が感染防御抗原である。患者の回復期血清や免疫血清を用いた抗原解析から，HRSVは単一血清型であるが，G蛋白モノクローン抗体に対する反応性の差によりサブグループA，Bに分けられる。

【病原性】

飛沫感染あるいは汚染された手指などによる鼻や目への接触により伝播する。潜伏期は4〜6日で，不顕性感染は稀である。発熱，鼻汁，咳などの風邪症状が数日続き，その後下気道症状が出現してくる。生後9か月未満の乳児に初感染すると，25〜40%が下気道感染を起こし細気管支炎や肺炎になる例が多い。持続，増悪する咳は下気道感染への進展を示唆する。低体重出生児，心肺系に基礎疾患を持つ子供，免疫不全の子供の場合には重症化のリスクが高い。

病後免疫は不完全で再感染を繰り返すが，その都度抗体価は上昇し症状は軽くなる。このため，年長児や成人の場合には鼻風邪程度で終ることが多い。同じサブグループでも反復感染することが知られている。乳幼児の病棟での病院内感染も多く，この場合はしばしば医療従事者が感染を広げている。

【疫学】

HRSVは乳幼児の冬風邪の原因として最も重要であり，晩秋から早春にかけて毎年流行をみる。乳児の50〜70%以上は最初の冬に罹患し，3歳までにすべての小児が抗体を獲得する。肺炎で入院した乳児の25%，細気管支炎の43%がHRSV感染を原因とすると報告されている。

【実験室内診断】

確実な診断は実験室内診断によってのみ可能である。呼吸器分泌物よりウイルスを分離するか，ウイルス抗原を検出することによって行われる。

ウイルス分離は，鼻洗浄液や咽頭拭い液をHEp-2やHeLa細胞に接種する。HRSVは凍結融解などに対して非常に不安定なため，ただちに材料を培養細胞に接種するのが望ましい。3〜4日で特徴的な合胞体が出現する。赤血球吸着試験を行い，合胞体に血球が吸着しなければHRSVを疑い，同定を行う。

蛍光抗体法や酵素抗体法で鼻粘膜脱落細胞中のウイルス抗原を検出することにより迅速診断が可能である。鼻腔吸引液や鼻腔拭い液からウイルス抗原を検出する免疫クロマト法を用いた迅速診断キットも開発されている。

RT-PCR法による迅速診断も可能である。

血清学的診断は，中和試験，補体結合反応，酵素抗体法などにより行われるが，臨床上の価値は高くない。ペア血清が必要なこととともに，特に臨床上問題となる乳児では免疫応答が微弱なためである。

【治療・予防】

重症例に対する治療は，酸素投与，輸液，呼吸管理などが行われる。気管支拡張剤の効果については，一定の見解が得られていない。ステロイドについては，効果が認められなかったという報告がある。米国ではリバビリンが治療薬として認可されているが，米国小児科学会はハイリスクの患者においてのみ考慮されるべきであるとしている。

有効なワクチンの開発が切望されているが，現在のところ有用なワクチンは開発されていない。HRSVワクチンの開発には，免疫応答が弱い生後間もない乳児に，移行抗体存在下で感染防御能を付与するという困難な問題がある。かつての不活化ワクチン投与試験は，感染防御効果が認められないどころか，発症頻度や重症度も対照群を超えるという失敗に終っている。復帰変異の問題から，上気道だけで増殖し，下気道では増殖できない低温順化温度感受性変異株を弱毒生ワクチンにしようとする計画も失敗した。

現在利用可能な予防方法として，抗HRSVヒト免疫グロブリンとF蛋白質に対するヒト化モノクローナル抗体製剤であるパリビズマブ(palivizumab)がある。パリビズマブは日本においても2001年に認可された。流行開始前から流行期の間，1回15 mg/kgを1か月毎に筋注することにより，予防効果が期待できる。日本小児科学会ではハイリスクの乳幼児への適応についてガイドラインを出している。

病院内感染の予防には標準予防策と接触感染予防策が推奨される。

【引用・参考文献】

Collins, P. L., and Crowe, Jr., J. E. 2007. Respiratory syncytial virus and metapneumovirus, p. 1601-1646. *In* Knipe, D. M., and Howley, P. M. (eds.), Fields virology, 5th ed., vol. 2, Wolters Kulwer/Lippincott Williams & Wilkins, Philadelphia.

【吉田哲也】

ヒトメタニューモウイルス
Human Metapneumovirus (HMPV)

【分類・歴史】

2001年にオランダの研究チームによって，急性上気道炎，細気管支炎，肺炎などの症状を呈する小児から分離された。40年以上前の血清中にヒトメタニューモウイルス抗体が高率に検出されることから，このウイルスは新しく出現したというより，古くから存在していた感染症の原因ウイルスが新しく発見されたと考えられる。世界中に広く存在しており，5歳までにはほとんどの小児が感染し，HRSVに類似した臨床症状を引き起こす。ニューモウイルス亜科メタニューモウイルス属に分類される。

【抗原性】

HRSVと同様，単一血清型であるがA，Bふたつの血清学的サブグループがある。G蛋白質の抗原性の差に基づく。他のパラミクソウイルスと違ってG蛋白質は中和抗体を誘導せず，主な感染防御抗原はF蛋白質である。

【病原性】

HRSVと類似の病態を示すと考えられ，乳幼児の細気管支炎，喘息様気管支炎との関連が示されている。また，広い年齢層にわたって急性上気道炎の原因になっており，再感染も珍しくないと考えられている。毎年冬から早春にかけて流行し，流行時期がHRSVと重なる。

【実験室内診断】

ウイルス分離は，鼻洗浄液や咽頭拭い液をLLC-MK2細胞に接種する。培養液中にトリプシンを適当量加えて培養することが必要である。しかし，分離には3〜4週間かかることも多く，ウイルスの分離は容易ではない。

遺伝子診断は，鼻咽頭拭い液などからRT-PCR法を用いてウイルスゲノムを検出する。ウイルス分離よりも簡便かつ迅速である。

【引用・参考文献】
Collins, P. L., and Crowe, Jr., J. E. 2007. Respiratory syncytial virus and metapneumovirus, p. 1601–1646. *In* Knipe, D. M., and Howley, P. M. (eds.), Fields virology, 5th ed., vol. 2, Wolters Kulwer/Lippincott Williams & Wilkins, Philadelphia.

【吉田哲也】

動物のパラミクソウイルス

a. ヒトに病原性のあるウイルス

ヘンドラウイルス，ニパウイルス
Hendra Virus, Nipah Virus

【分類・歴史】

1994年9月，オーストラリアのブリスベン郊外のヘンドラで，厩舎にいた21頭の競走馬が発熱と重篤な呼吸器症状を呈し，同じくウマの調教師1人とウマの世話係1人が重篤な肺炎を発症した。そのうちウマ14頭と調教師が死亡した。調査の結果，パラミクソウイルス科に属する新しいウイルスが分離された。当初，このウイルスは，ウマモルビリウイルス(Equine morbillivirus)と名づけられたが，その後の解析によって，モルビリウイルスとは，明らかな相違点が多々見られるため，発生した土地の名にちなんでヘンドラウイルスと名づけられた。

1998年，マレーシアの養豚場でブタの間で肺炎が流行した。同時に，養豚場で働く人々を中心に急性脳炎を主症状とする感染症が発生し，100名以上が死亡した。流行は，100万頭以上のブタを屠殺処分することによって収束した。感染者およびブタからヘンドラウイルスによく似た新しいウイルスが分離された。ウイルスが分離された村の名前にちなんでニパウイルスと名づけられた。ヘンドラウイルスとニパウイルスは，互いにゲノム構造のみならず，アミノ酸配列の相同性が非常に高いことが明らかになった。一方，性質，ゲノム構造，アミノ酸配列などに，これまでに知られていた他のいずれのパラミクソウイルスとも異なる特徴が認められるため，パラミクソウイルス亜科のなかに新たにヘニパウイルス属(*Henipavirus*)が設けられ，そこに分類された。

【ビリオン】

エンベロープを持った多型性の粒子である。直径は40〜1,900 nmとさまざまである。他のパラミクソウイルスと同様に内部にらせん対称構造のヌクレオカプシド(リボ核蛋白質複合体：RNP)を内包している。エンベロープ上には2種類の糖蛋白質，F蛋白質とG蛋白質がスパイク状に並んでいる。受容体結合蛋白質であるG蛋白質は，赤血球凝集活性もノイラミニダーゼ活性もない。

【ゲノム】

ゲノムの長さは約18,000塩基で，ヒトに病気を起こすパラミクソウイルスのなかでは，一番長い。ゲノム3′末端の上流から順に*N*，*P*，*M*，*F*，*G*，*L*，6つの遺伝子が並んでいる。各遺伝子の転写産物の3′端側に対応するゲノム領域に長い非蛋白質翻訳領域を持つことが，ゲノムが長くなっている主な原因である。P遺伝子には，他のパラミクソウイルス亜科のウイルスと同様にRNA編集機構を使ってV蛋白質やW蛋白質を，また，異なる読み枠を使ってC蛋白質をコードしている。RNA編集の頻度が，他のパラミクソウイルスに比べて

高い。

【物理化学的性状】

他のエンベロープを持つウイルスと同様にエーテル，エタノールなどの溶液や胆汁酸成分で容易に不活化する。熱や紫外線にも弱い。

【抗原の性状】

ヘンドラウイルスとニパウイルス間でのアミノ酸の相同性は非常に高い。RNP を形成する N，P，L 蛋白質のそれぞれが約 92，68，87%，M 蛋白質が 89%の相同性を持つ。パラミクソウイルスに対する中和抗体は，エンベロープ表面の糖蛋白質に対するものである。ヘンドラウイルスとニパウイルスの糖蛋白質，F と G 蛋白質のそれぞれが，約 88%と 83%の相同性を持っている。しかしながら，抗原性にははっきりとした違いがあり，例えばニパウイルス感染によって誘導された抗体は，ヘンドラウイルスに対して(ニパウイルスに対する場合と比較して)1/8～1/16 程度の中和活性しか示さない。逆も同じである。

【培養】

さまざまな培養細胞で増殖可能であるが，Vero 細胞が最も一般的に用いられる。取り扱いには厳重な拡散防止措置のとられた BSL4 レベルの設備が必要である。

【増殖】

ニパウイルスとヘンドラウイルス(ヘニパウイルス)はともに，エフリン B2 やエフリン B3 を感染の受容体に用いている。エフリンは，受容体チロシンキナーゼである Eph 受容体の膜結合型リガンドであり，結合を介して受容体とリガンドの双方向へシグナルを伝達する特徴を持つ。発生段階において，そして生理学的にも多彩な役割を担っている。エフリン B2 は，主に内皮細胞，ニューロン，小動脈周囲の平滑筋に発現していて，胚発生，血管新生，軸索伸長の制御などに関わっている。エフリン B2 の発現パターンは，ヘニパウイルスの感染病理組織像(抗原の発現部位や病変部位)と強い相関がある。一方，エフリン B3 は，内皮細胞には，ほとんど発現していない。中枢神経(大脳皮質，海馬，脳梁，脊髄など)に発現が見られるので，ヘニパウイルスによる中枢神経傷害に関係している可能性がある。エフリン B2 やエフリン B3 が発現しているにもかかわらず感染が見られない細胞があることから，これら受容体の発現以外にもヘニパウイルスの細胞指向性(トロピズム)を決定する要因があると考えられている。

他のパラミクソウイルスの F 蛋白質と同様に，ヘニパウイルスの F 蛋白質も膜融合活性を発揮するためには，前駆体である F0 蛋白質が，蛋白分解酵素によってふたつのペプチド(F1 と F2)に開裂する必要がある。ヘニパウイルス F 蛋白質は，合成され細胞表面に発現した後，エンドサイトーシスによって，いったん細胞内部に取り込まれ，エンドソーム内のカテプシン L によって開裂を受ける。そして，再び形質膜上に運ばれると考えられている。開裂した F 蛋白質は，受容体への結合を担う G 蛋白質とともに働いて隣接した細胞の形質膜同士を融合させるため，多数の核を持った巨細胞(合胞体)が出現する。

【病原性】

ニパウイルスのヒト感染における潜伏期は 4 日～2 週間程度である。主症状は，発熱(100%)，意識障害(21～90%)，痙攣(33～40%)，頭痛(42～82%)，嘔吐(27～58%)，呼吸困難(14～70%)などである。致死率は，40～90%である。病理学的には，全身の微小血管の血管炎，血栓形成にともなう中枢神経系を含む多臓器の広汎な微小梗塞が起こっており，全身性の内皮細胞への感染が原因と考えられる。感染者の 3.7～7.5%程度に遅発性の脳炎が発症する。発症までの期間は数か月～4 年である。ヘンドラウイルスの感染確定症例は，2015 年までの時点で 7 名のみであり，1 名が急性期に出血をともなう肺炎で，2 名が急性脳炎で，1 名が感染後，約 1 年を経て脳炎で死亡している。

【実験室内診断】

ウイルス分離(Vero 細胞が主に用いられる)や，血清の中和活性測定が信頼できる解析ではあるが，BSL4 レベルの実験施設が必要であるため広く用いるには困難である。組織検体があれば，間接蛍光抗体法で抗原を検出することが有用である。ヘンドラウイルス，ニパウイルスの核酸を RT-PCR などで特異的に増幅することができるが，ウイルスの変異や株間の差異によって偽陰性になることがあるので注意が必要である。血清中の IgM 抗体価を測定するための IgM 捕捉酵素免疫測定法(IgM capture ELISA)や IgG 抗体価を測定するための間接 ELISA 法などが開発されている。

【疫学】

【分類・歴史】の項で述べたように 1994 年 9 月のクイーンズランド州南東部ブリスベン郊外での流行により，ヘンドラウイルスの存在が世界中に知られるようになった。しかし，後の解析から，ヘンドラウイルスによる最初の明らかな感染事例は 1994 年 8 月に遡ることが明らかになっている。オーストラリアのクイーンズランド州北部のマッカイで 2 頭のウマが死亡し，ウマの剖検を手伝った農場主が，ヘンドラウイルスの感染による脳炎で約 1 年後に亡くなっている。1999 年 1 月にクイーンズランド州最北部ケアンズで 1 頭のウマがヘンドラウイルス感染によって死亡している。さらに 2004 年 10 月に再びケアンズ近郊でウマの疑い例があり，剖検に携わった獣医が，インフルエンザ様症状を発症し，血清学的解析によってヘンドラウイルスによる感染であったことが確定している。以後，クイーンズランド州を中心にウマの感染例が続いている。少数ながら，ウマからイヌへの感染事例も確認されており，注意が必要である。ヘンドラウイルスの自然界での保有動物は果実などを主食とするオオコウモリ属のコウモリであることが明らかになっている。ニューギニアやオーストラリアに生息するクロオオコウモリ，ハイガシラオオコウモリ，オーストラリアオオコウモリ，メガネオオコウモリなどが保有動物であると考えられている。

1998～1999 年にかけての最初のニパウイルスの大きな流行以来，マレーシアでは今のところニパウイルスによる感染症は発生していない。しかしながら，2001 年 2 月にインドの西ベンガル州のシリグリで 66 例(疑い例を含む)のニパウイルスによる脳炎が発生し，45 名(74%)

が死亡する事件が発生した。その後，2001年4月～2008年2月にかけてバングラデシュで計8回の流行が発生している（それぞれの流行の規模は7～36名で，致死率は43～92%である）。バングラデシュでの8回の流行のうち少なくとも4回の流行で，ヒトからヒトへの感染が起こったと考えられている。ニパウイルスの保有動物もまたヘンドラウイルスと同じくオオコウモリ属のコウモリである。ミャンマー南部，インド，タイ，カンボジア，モルディブ諸島，フィリピン，ボルネオ島などに生息するジャワオオコウモリ，ヒメオオコウモリ，インドオオコウモリ，ライルオオコウモリなどが保有動物と考えられている。2004年12月～2005年1月にかけての流行では12名が脳炎を発症し11名が死亡したが，この流行は，ニパウイルスを含んだオオコウモリの唾液か尿がナツメヤシの生ジュースに混入したために発生した食物経由の感染であることがわかっている。

西アフリカやマダガスカル島でも，コウモリの血清学的調査が行われ，ルーセットオオコウモリ属やストローオオコウモリ属のオオコウモリの一部が，ヘニパウイルスに反応する抗体を持っていることが明らかになっている。

【治療】

特異的な治療法はない。

【予防】

ヒトに用いるワクチンはなく，保有動物およびその排泄物との接触を避けるなどしか方法はない。一方，ウマに対するワクチン（Equivac® HeV）が開発され，2012年から販売されている。

【その他】

ニパウイルスを，クローン化したDNAから得る手法（リバースジェネティクス）が開発されている。病原性発現機構の解析やワクチン開発に応用されることが期待される。

【引用・参考文献】

Bonaparte, M. I., Dimitrov, A. S., Bossart, K. N., et al. 2005. Ephrin-B2 ligand is a functional receptor for Hendra virus and Nipah virus. Proc. Natl. Acad. Sci. U.S.A. 102: 10652-10657.

Daniels, P., Ksiazek, T., and Eaton, B. T. 2001. Laboratory diagnosis of Nipah and Hendra virus infections. Microb. Infect. 3: 289-295.

Eaton, B. T., Mackenzie, J. S., and Wang, L. 2007. Henipaviruses. p. 1587-1600. *In* Knipe, D. M., Howley, P. M., Griffin, D. E., et al. (eds.), Fields virology, 5th ed., vol. 2, Lippincott Williams & Wilkins, Philadelphia.

Epstein, J. H., Prakash, V., Smith, C. S., et al. 2008. Henipavirus infection in fruit bats (Pteropus giganteus), India. Emerg. Infect. Dis. 14: 1309-1311.

Field, H. E., Breed, A. C., Shield, J., et al. 2007. Epidemiological perspectives on Hendra virus infection in horses and flying foxes. Aust. Vet. J. 85: 268-270.

Goldsmith, C. S., Whistler, T., Rollin, P. E., et al. 2003. Elucidation of Nipah virus morphogenesis and replication using ultrastructural and molecular approaches. Virus Res. 92: 89-98.

Halpin, K., and Mungall, B. A. 2007. Recent progress in henipavirus research. Comp. Immunol. Microbiol. Infect. Dis. 30: 287-307.

Harcourt, B. H., Tamin, A., Ksiazek, T. G., et al. 2000. Molecular characterization of Nipah virus, a newly emergent paramyxovirus. Virology 271: 334-349.

Hayman, D. T., Suu-Ire, R., Breed, A. C., et al. 2008. Evidence of henipavirus infection in West African fruit bats. PLoS ONE 3: e2739.

Hyatt, A. D., Zaki, S. R., Goldsmith, C. S., et al. 2001. Ultrastructure of Hendra virus and Nipah virus within cultured cells and host animals. Microb. Infect. 3: 297-306.

ICDDR, B. 2007. Person-to person transmission of Nipah infection in Bangladesh, 2007. Health Sci. Bull. 5: 1-6.

ICDDR, B. 2008. Outbreaks of Nipah virus in Rajbari and Manikgonj, February 2008. Health Sci. Bull. 6: 12-13.

Iehle, C., Razafitrimo, G., Razainirina, J., et al. 2007. Henipavirus and Tioman virus antibodies in pteropodid bats, Madagascar. Emerg. Infect. Dis. 13: 159-161.

Lo, M. K., and Rota, P. A. 2008. The emergence of Nipah virus, a highly pathogenic paramyxovirus. J. Clin. Virol. 43: 396-400.

Lo, M. K., Harcourt, B. H., Mungall, B. A., et al. 2009. Determination of the henipavirus phosphoprotein gene mRNA editing frequencies and detection of the C, V and W proteins of Nipah virus in virus-infected cells. J. Gen. Virol. 90: 398-404.

Luby, S. P., Rahman, M., Hossain, M. J., et al. 2006. Foodborne transmission of Nipah virus, Bangladesh. Emerg. Infect. Dis. 12: 1888-1894.

Negrete, O. A., Levroney, E. L., Aguilar, H. C., et al. 2005. EphrinB2 is the entry receptor for Nipah virus, an emergent deadly paramyxovirus. Nature 436: 401-405.

Negrete, O. A., Wolf, M. C., Aguilar, H. C., et al. 2006. Two key residues in ephrinB3 are critical for its use as an alternative receptor for Nipah virus. PLoS Pathog. 2: e7.

Pager, C. T., and Dutch, R. E. 2005. Cathepsin L is involved in proteolytic processing of the Hendra virus fusion protein. J. Virol. 79: 12714-12720.

Pager, C. T., Craft, W. W., Jr., Patch, J., et al. 2006. A mature and fusogenic form of the Nipah virus fusion protein requires proteolytic processing by cathepsin L. Virology 346: 251-257.

Reynes, J. M., Counor, D., Ong, S., et al. 2005. Nipah virus in Lyle's flying foxes, Cambodia. Emerg. Infect. Dis. 11: 1042-1047.

Wacharapluesadee, S., Lumlertdacha, B., Boongird, K., et al. 2005. Bat Nipah virus, Thailand. Emerg. Infect. Dis. 11: 1949-1951.

Wild, T. F. 2009. Henipaviruses: A new family of emerging Paramyxoviruses. Pathol. Biol. (Paris) 57: 188-196.

Wong, K. T., Shieh, W. J., Kumar, S., et al. 2002. Nipah virus infection: pathology and pathogenesis of an emerging paramyxoviral zoonosis. Am. J. Pathol. 161: 2153-2167.

Yoneda, M., Guillaume, V., Ikeda, F., et al. 2006. Establishment of a Nipah virus rescue system. Proc. Natl. Acad. Sci. U.S.A. 103: 16508-16513.

【竹田　誠，柳　雄介】

b. ヒトに病原性のないウイルス

センダイウイルス
Sendai Virus (SeV, HVJ, MPIV1)

【分類・歴史】

マウスに肺炎を起こして動物実験施設の管理上問題とされるセンダイウイルスは，最初新生児肺炎から分離され，ヒトを宿主とするウイルスと考えられた。しかし，分離に用いたマウスにPBSのみを接種しても分離されることから，SeVの宿主はマウスなどの齧歯類であると考えられている。パラミクソウイルス亜科レスピロウイルス属に分類され，HPIV1と強い抗原性の交差を示す。

【病原性】

感染動物や汚染物体との直接・間接接触によって伝播する。感染マウスは摂餌摂水量の低下，不活発，立毛，円背，異常呼吸音などを呈する。若齢のものほど感受性が高く，特に乳仔では死亡率，体重低下の割合が高い。繁殖マウスでは，妊娠率の低下，妊娠期間の延長，産仔数の低下，喰殺が見られる。ウイルスは気道粘膜上皮に限局して増殖して，上皮の壊死脱落を起こす。肺炎により，肺胞内腔に浸出液や炎症細胞が充満して肝臓のように見えるコンソリデーション(肝変化)が起こる。

【疫学】

厳格な微生物コントロールをしている施設での発生頻度は非常に少ないが，そうでない施設ではしばしば発生する。このようなマウスコロニーにおいては長期間ウイルスが存続することもある。SeV感染は野生のネズミで確認されておらず，真の自然宿主は謎である。

【実験室内診断】

ウイルス分離は，発育鶏卵尿膜腔接種やLLC-MK2細胞を使用して行う。培養細胞を使用するときはトリプシンの添加が必要である。

ウイルス抗原検出は，気道粘膜細胞中のウイルス抗原を蛍光抗体法や酵素抗体法で検出する。

血清学的診断は，血清抗体を赤血球凝集抑制反応，酵素抗体法などにより確認する。

【治療・予防】

導入動物の検疫と衛生的飼育管理が重要である。本病発生の場合，他への伝播を防ぐために全群淘汰が望ましい。

【吉田哲也】

ウシパラインフルエンザウイルス3型
Bovine Parainfluenza Virus 3 (BPIV3)

【分類・歴史】

ウシパラインフルエンザウイルス3型は，ウシに急性呼吸器感染症を起こす。長距離輸送や集団飼育に際して多発するので，輸送熱(shipping fever)と呼ばれる。BPIV3はパラミクソウイルス亜科レスピロウイルス属に分類され，HPIV3と抗原性が交差する。

【病原性】

接触感染や飛沫感染により伝播する。40〜41℃の発熱，元気・食欲消失とともに，水様性から膿性の鼻汁，咳などの呼吸器症状を呈する。細菌との混合感染により症状が悪化する。重症例では肺炎を起こす。

【疫学】

世界，日本各地で年間を通じて発生する。

【実験室内診断】

ウイルス分離は，ウシ腎初代細胞やVero細胞を使用して行う。

ウイルス抗原検出は，鼻腔拭い液中の脱落細胞を材料として，蛍光抗体法や酵素抗体法でウイルス抗原を検出する。

血清学的診断は，ペア血清を用意して，中和反応，赤血球凝集抑制反応により抗体価の上昇を確認する。

【治療・予防】

抗生物質により細菌二次感染による増悪を防ぐ。ウシ用ワクチンとして，3種混合生ワクチン，4種混合生ワクチン，5種混合生ワクチンが市販されている。

【吉田哲也】

牛疫ウイルス
Rinderpest Virus (RPV)

【分類・歴史】

牛疫ウイルスはウシ，スイギュウ，ヒツジなどの偶蹄類動物に感染して牛疫(rinderpest)を起こす。本病は致死率が高く，家畜伝染予防法により家畜伝染病(法定伝染病)に指定されている。RPVは麻疹ウイルスと同じパラミクソウイルス亜科モルビリウイルス属に分類される。

【病原性】

感染ウシの分泌物(鼻汁，涙，唾液)や排泄物(尿，糞便)から，飛沫吸入あるいは直接接触で感染伝播する。潜伏期は2〜9日で，臨床経過には前駆期，粘膜期，下痢期がある。突然の発熱で前駆期に入り，食欲減退，被毛逆立，動作緩慢を呈し，鼻粘膜や結膜は充血，鼻汁や涙が水様性から膿性に変化する。発熱から2〜5日後に粘膜期となり，口腔，咽喉頭部などあらゆる粘膜に充血，点状出血，潰瘍が生じる。粘膜びらん開始2〜3日後に下痢期に入る。暗褐色の水様性下痢となり，脱水症状，著しい体温低下，起立不能が起こると数時間後に死亡する。発熱後6〜12日に死亡することが多い。致死率は30〜90％に及ぶ。

病理組織学的には，上記粘膜病変の他，リンパ組織の壊死が起こり，多核巨細胞が観察される。多核巨細胞は消化管や気道上皮にも見られる。細胞質，核内に封入体が観察される。

【疫学】

日本では1922年が最後の発生であった。本病は世界中で発生していたが，国際的なワクチン接種により1970年代までに急激に減少した。その後は西アフリカ，中近東，インドなどで流行が見られたが，2011年にFAO(国連食料農業機関)により世界的な撲滅が宣言された。

【実験室内診断】
ウイルス分離は，マーモセットBリンパ球由来のB95a細胞に接種して行う。
ウイルス抗原検出は，患畜の脾臓，リンパ節，涙，血液を材料として，補体結合反応やゲル内沈降反応を行う。組織材料では蛍光抗体法や酵素抗体法で検出する。
遺伝子診断は，RT-PCR法を用いてウイルスゲノムを検出する。
血清学的診断は，中和反応，補体結合反応，酵素抗体法，ゲル内沈降反応などで抗体価を測定する。ゲル内沈降反応は，流行地での野外診断に広く行われる。
【治療・予防】
効果的な治療法はない。本病は家畜(法定)伝染病であり，治療は行わず，殺処分を行う。弱毒生ワクチンが緊急用に備蓄されている。
【吉田哲也】

イヌジステンパーウイルス
Canine Distemper Virus (CDV)

【分類・歴史】
イヌジステンパーウイルスはイヌ科，イタチ科，アライグマ科などの動物に感染して，呼吸器症状，消化器症状，神経症状を示し，致死率の高いジステンパー(distemper)を起こす。2008年にはカニクイザルのコロニーが自然感染して30頭以上死亡する事件があった。パラミクソウイルス亜科モルビリウイルス属に分類される。
【病原性】
感染イヌの鼻汁，唾液，尿などの分泌物や排泄物との接触，飛沫の吸入で伝播する。潜伏期は1～4週間で，臨床症状は軽いものから重篤なものまで多様である。発熱とともに，鼻汁，結膜炎などカタル症状，食欲減退を示す。数日後再び熱が上がり，内股部に発疹が見られる。続いて胃腸および呼吸器症状を示し，血性下痢が起こる。しばしば細菌二次感染によって重症化する。10～30%くらいがジステンパー脳炎を起こす。脳神経症状を呈した場合の予後は極めて悪い。ウイルスの主要標的組織はリンパ系組織と上皮組織である。
【疫学】
1950年代初めに弱毒生ワクチンが開発され，世界的な普及により本病の発生数は激減した。しかし，1980年代後半から日本を含む世界各地で散発的流行が発生している。
【実験室内診断】
ウイルス分離は，B95a細胞を使用して行う。ウイルス抗原検出は，鼻粘膜や結膜の塗抹標本を用いて蛍光抗体法や酵素抗体法で行う。
遺伝子診断は，RT-PCR法を用いてウイルスゲノムを検出する。
血清学的診断としては，血清中の中和抗体を検出するのが一般的である。酵素抗体法も使われる。
【治療・予防】
特異的治療法はなく，細菌二次感染による増悪を防ぐために抗生物質を使用する。弱毒生ワクチンが広く用いられ，流行の抑制に役立っている。
【吉田哲也】

ニューカッスル病ウイルス
Newcastle Disease Virus (NDV)

【分類・歴史】
ニューカッスル病ウイルスは鳥類に感染して，ニューカッスル病を起こす。ニワトリ，アヒル，ウズラ，シチメンチョウのニューカッスル病は家畜(法定)伝染病に指定されている。NDVはパラミクソウイルス亜科アブラウイルス属に分類される単一血清型のウイルスである。
【病原性】
感染源は感染トリの呼吸器や消化器からの排泄物であり，主に直接的・間接的な接触感染で伝播する。呼吸困難，緑色水様性下痢，斜頸や脚・翼の麻痺などの呼吸器，消化器，神経症状を示して急性の致死感染を起こす強毒内臓型(ドイル型)，強毒神経型(ビーチ型)と呼ばれる病型から，軽い呼吸器症状や下痢，産卵低下を示すのみで成鶏の死亡は稀な中等毒型(ボーデット型)，さらには軽い呼吸器症状か無症状の弱毒型(ヒッチナー型)，無症状腸型などさまざまな病型がある。NDVの毒力は一般にニワトリ胚平均致死時間(写真7)，ひなの脳内病原性試験，静脈内病原性試験で決定される。病原性の違いは主にF蛋白質開裂部位のアミノ酸配列が関連している(図4，8)。無症状型の病型を示すNDV粒子は，F0に加えてHNの不活性型前駆体であるHN0を持つことが知られており，これが非常に低い病原性と関連すると考えられる。
【疫学】
本病は1926年インドネシアでの報告が最初とされ，日本でも1930年頃報告された。わが国では1965～1967年の大流行に際して1967年に生ワクチンが導入され，以降発生数は激減した。しかし愛玩ニワトリなどに散発的発生が認められることから，本病は常在していると考えられる。遺伝子的にクラスⅠとクラスⅡに分けられ，現在は主にクラスⅡが流行している。
【実験室内診断】
ウイルス分離は，発育鶏卵尿膜腔やニワトリ胎児初代細胞，BHK細胞などの感受性細胞に接種して行う。ニワトリ赤血球凝集反応でウイルスを検出し，赤血球凝集抑制試験や中和反応で同定する。抗体検査には一般に赤血球凝集抑制試験が利用される。
【治療・予防】
ニューカッスル病は家畜(法定)伝染病であるので治療は行わず，殺処分をする。わが国では生ワクチンと不活化ワクチンが市販されている。
【吉田哲也】

ウシRSウイルス
Bovine Respiratory Syncytial Virus (BRSV)

【分類・歴史】
ウシRSウイルスはニューモウイルス亜科ニューモウイルス属に分類され，ウシに急性呼吸器感染症を起こす。
【病原性】
飛沫感染で伝播する。潜伏期は2～8日で，40～41°Cの発熱が5～6日続く。湿性の咳，呼吸促迫，鼻漏，食欲減退の他，重症例では皮下気腫が認められる。予後は一般に良好で，通常 15～20 日で回復するが，肺気腫症例は予後が悪い。症状は 1～5 か月齢の仔ウシで最も激しく，年齢の上昇とともに軽くなる。

【疫学】

世界中のウシ飼育地帯で発生している。日本では，1968 年北海道で初発後，全国的に流行した。その後毎年散発的な発生を繰り返している。年間を通して発生するが，冬季に重症例が多い。

【実験室内診断】

ウイルス分離は，ウシ腎初代細胞や Vero 細胞を使用して行う。

ウイルス抗原は，鼻腔や咽喉頭拭い液中の脱落細胞を材料として，蛍光抗体法や酵素抗体法で比較的迅速に検出できる。

遺伝子診断は，RT-PCR 法を用いてウイルスゲノムを検出する。

血清学的診断は，ペア血清を用意して，中和反応，酵素抗体法により抗体価の有意上昇を確認する。

【治療・予防】

特異的治療法はなく，抗生物質により細菌二次感染による増悪を防ぐ。ウシ用ワクチンとして，単味生ワクチン，4 種混合生ワクチンおよび不活化ワクチン，5 種混合生ワクチンが市販されている。

【引用・参考文献】

（[ヒトに病原性のないウイルス]）

岩井浤，明石博臣，甲斐知恵子，ほか．2006．センダイウイルス病，p. 261；牛のパラインフルエンザ，p. 116；牛 RS ウイルス病，p. 112-113；牛疫，p. 105；犬ジステンパー，p. 230；ニューカッスル病，p. 202．小沼操，明石博臣，菊池直哉，ほか（編），動物の感染症，近代出版，東京．

【吉田哲也】

オルソミクソウイルス科
Family ***Orthomyxoviridae***

【分類】

オルソミクソウイルス科は，①*Influenzavirus A*(A型インフルエンザウイルス)，②*Influenzavirus B*(B型インフルエンザウイルス)，③*Influenzavirus C*(C型インフルエンザウイルス)，④*Thogotovirus*(トゴトウイルス)，⑤*Isavirus*(アイサウイルス)の5つの属に分類される(Kawaoka et al., 2005；野田，2012)。オルソミクソウイルス科に属するウイルスに共通する主な特徴は，①分節化したマイナス極性一本鎖RNAをゲノムとして持つ，②ゲノムの転写および複製は宿主細胞の核内で行われる，③ビリオンはエンベロープを有し，その構造は球状もしくはフィラメント状の多形性を示す，④ムチンに高い親和性を持つ，などの性状が挙げられる。

インフルエンザウイルスは，ウイルス核蛋白質(nucleoprotein：NP)およびマトリックス蛋白質(matrix protein：M1)の抗原性の違いから，A型，B型およびC型の3つの属に分類される(Palese and Shaw, 2007)(表1)。A型およびB型インフルエンザウイルスのゲノムRNAは8分節に，C型インフルエンザウイルスのゲノムRNAは7分節に分かれている。同属同士では分節化RNAの遺伝子再集合が容易に起こるが，異なる属間での遺伝子再集合は起こらない。A型インフルエンザウイルスは，ウイルス表面のHA蛋白質およびNA蛋白質の抗原性から，HAではH1～H16までの16種類，NAではN1～N9までの9種類，すなわち16×9＝144種類の抗原亜型に分類される(Wright et al., 2007)。近年Tongらは，グアテマラに生息するコウモリから新たなHA亜型を持つA型ウイルスを分離し，H17として報告している(Tong et al., 2012)。B型インフルエンザウイルスには亜型が存在しないが，HA蛋白質の抗原性から，Victoria系統とYamagata系統に分類される。

表1　インフルエンザウイルスの分類と特徴

型	A	B	C
亜型	HA(H1-16) NA(N1-9)	なし	なし
宿主	鳥類 ヒト 哺乳類 (ブタ，ウマなど)	ヒト アザラシ	ヒト ブタ
RNA分節数	8	8	7
ウイルス蛋白質			
第1分節	PB2	PB2	PB2
第2分節	PB1，PB1-F2	PB1	PB1
第3分節	PA	PA	P3
第4分節	HA	HA	HEF
第5分節	NP	NP	NP
第6分節	NA	NA，NB	M1，CM2
第7分節	M1，M2	M1，BM2	NS1，NS2
第8分節	NS1，NS2	NS1，NS2	—

インフルエンザウイルスの名称は，属/分離された動物種(ヒトの場合は省略)/分離された場所/分離された株の番号/分離された年(A型ウイルスの場合，HAとNA亜型)で表記される。例えば，2004年に山口のニワトリからサンプル番号8として分離されたH5N1ウイルスの場合，A/chicken/Yamaguchi/8/2004(H5N1)と表記される。

トゴトウイルス属はトゴトウイルス(*Thogoto virus*)とドーリウイルス(*Dhori virus*)の2種に分類される。両種とも中央アフリカから南欧の家畜に寄生するダニから分離される。トゴトウイルスのゲノムRNAは6本，ドーリウイルスのゲノムRNAは7本の分節に分かれている。アイサウイルス属にはアイサウイルスの1種(*Infectious salmon anemia virus*)が含まれる。アイサウイルスは魚類を宿主とし，そのゲノムRNAは8本の分節に分かれている。

【形態・構造】

A型インフルエンザウイルス粒子は，直径約80～120 nmの球状(写真1)，あるいは太さ約80 nmで長さが数μmにも及ぶフィラメント状構造を示す。一般に，分離直後のウイルス粒子はフィラメント状であるが，発育鶏卵や培養細胞で継代を重ねると，均一な球状の粒子になる傾向がある。しかしA/Udorn/307/72(H3N2)株のように，遺伝的にフィラメント状構造を有するウイルス株も存在する。球状でもフィラメント状でもない不定形のウイルス粒子は，ウイルス精製過程で生じるアーティファクトであることが明らかにされている(Sugita et al., 2011; Noda, 2011)。

A型インフルエンザウイルス粒子は宿主細胞由来の脂質二重膜であるエンベロープに包まれている。エンベロープには，赤血球凝集素(hemagglutinin：HA)，ノイラミニダーゼ(neuraminidase：NA)，水素イオンチャネル活性を持つM2が存在する(図1)。HAおよびNAはエンベロープ表面に10～14 nmのスパイク構造を形成する(写真1)。HAはI型膜貫通糖蛋白質であり，棍棒状の三量体を形成する。NAはII型膜貫通糖蛋白質であり，マッシュルーム状の四量体を形成する。M2は四量体で，エンベロープを貫通する管孔構造を形成する。M2は少数しかエンベロープに取り込まれない。エンベロープの内側には，マトリックス蛋白質であるM1が結合し，ウイルス粒子の形状を維持している(図1)。エンベロープ内部には，リボヌクレオ蛋白質複合体(ribonucleoprotein complex：RNP)が含まれる。RNPは，ゲノムRNA分節，PB1(polymerase basic 1)，PB2(polymerase basic 2)，PA(polymerase acid)からなるヘテロ三量体のRNA依存性RNAポリメラーゼ，およびウイルス核蛋白質NPから構成される(図1)。各RNA分節が形成するRNPはすべて太さ約12 nmのよじれた棒状構造であるが(写真2)，その長さは各RNA分節の塩基数に応じて約50～120 nmまで異なる。個々のウイルス粒子内には，8本のRNPが規則的に配置されている(Noda et al., 2006; 2012; Noda and Kawaoka, 2010; 2012)(写真3)。RNPの核外輸送を担うNEP/NS2(nuclear export protein/nonstructural protein 2)は，ウイルス粒子中に少量含まれるが，ウイ

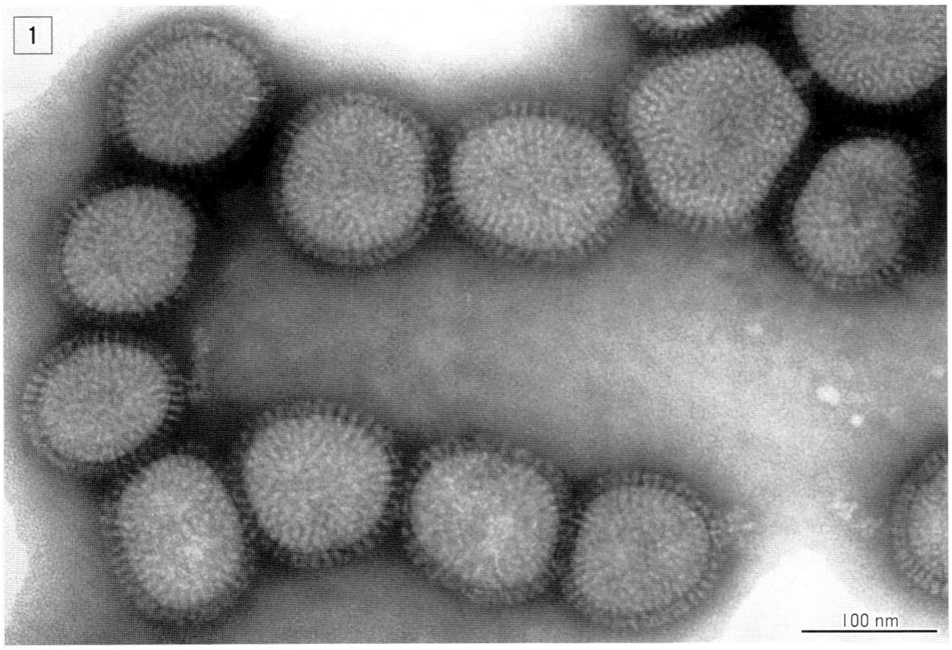

写真1　A型インフルエンザウイルス〔A/Puerto Rico/8/34（H1N1）〕のネガティブ染色像。ウイルス粒子は直径約80～120 nmの球状であり，その表面にはHAおよびNA蛋白質からなるスパイク構造が観察される。本ウイルス株は実験室株であるため，典型的な球状構造を示すが，分離直後のウイルス株は一般にフィラメント状構造を示す。

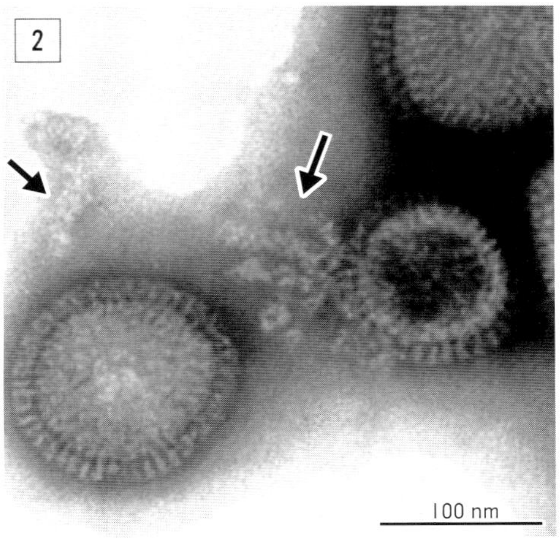

写真2　ウイルス粒子〔A/Puerto Rico/8/34（H1N1）〕およびRNPのネガティブ染色像（Noda et al., 2006；©Nature）。RNPは太さ約12 nmのよじれた棒状構造を示す。壊れたウイルス粒子からは数本のRNPが放出されている様子が観察される（矢印）。

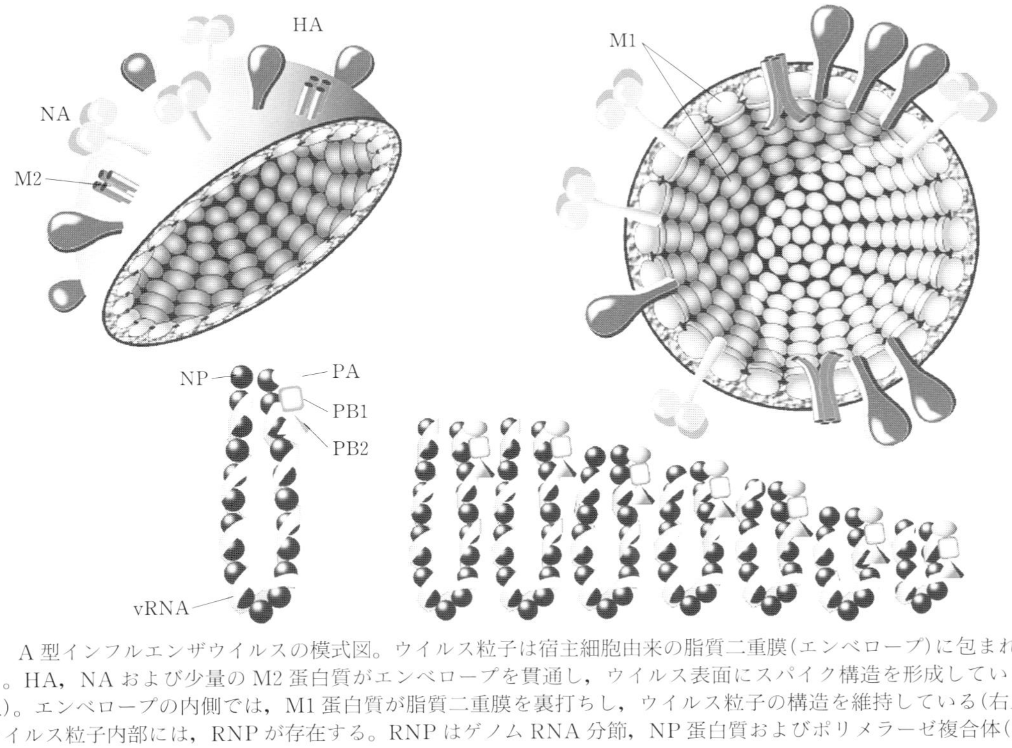

図1　A型インフルエンザウイルスの模式図。ウイルス粒子は宿主細胞由来の脂質二重膜（エンベロープ）に包まれている。HA，NAおよび少量のM2蛋白質がエンベロープを貫通し，ウイルス表面にスパイク構造を形成している（左上）。エンベロープの内側では，M1蛋白質が脂質二重膜を裏打ちし，ウイルス粒子の構造を維持している（右上）。ウイルス粒子内部には，RNPが存在する。RNPはゲノムRNA分節，NP蛋白質およびポリメラーゼ複合体（PB2，PB1，PA）から構成される（下）。

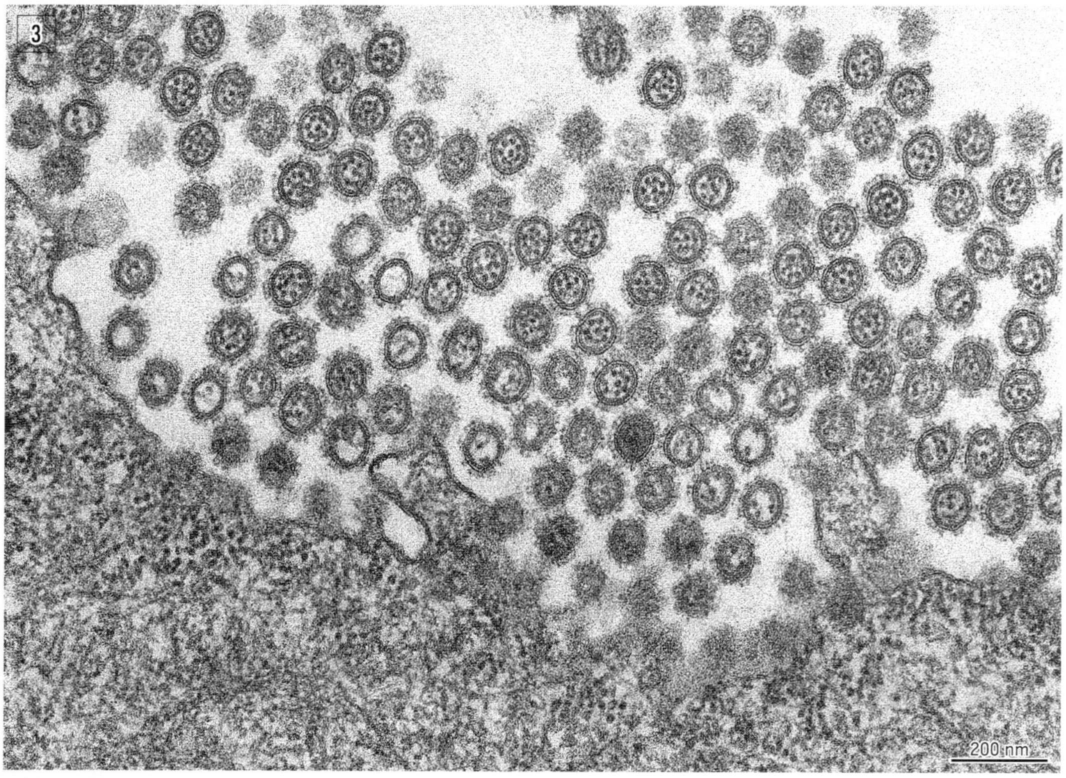

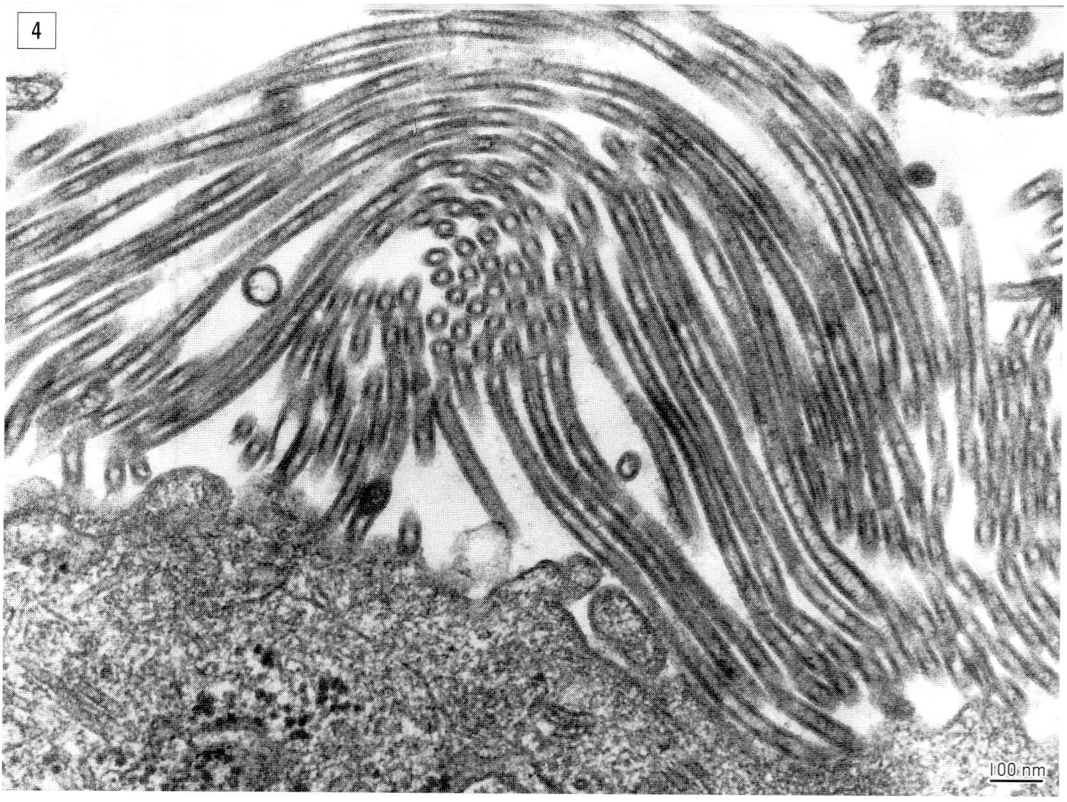

写真3　細胞から出芽するA型インフルエンザウイルス粒子(Noda et al., 2006；©Nature)。A型インフルエンザウイルス〔A/WSN/33 (H1N1)〕をMDCK細胞に感染させ，感染10時間後，感染細胞から出芽するウイルス粒子の横断面を超薄切片法により観察した。ウイルス粒子内部には規則的に配置された8本のRNPが認められる。一見，8本以下しかRNPを取り込んでいないウイルス粒子が頻繁に観察されるが，これは8本のRNPの長さが異なるためである。同サンプルの連続超薄切片を作製してウイルス粒子全体の様子を観察すると，個々のウイルス粒子は長さの異なる8本のRNPを取り込んでいることが明らかにされている。

写真4　細胞から出芽するC型インフルエンザウイルス粒子(東京大学医科学研究所ウイルス感染分野・大森康之氏より供与)。C型インフルエンザウイルス(C/Ann Arbor/1/50)をMDCK細胞に感染させ，感染細胞から出芽するウイルス粒子を超薄切片法により観察した。細胞表面から太さ約50 nmのフィラメント状粒子が束になり出芽している様子が観察された。

ルス粒子内での局在は不明である(Yasuda et al., 1993)。

電子顕微鏡観察では，B 型インフルエンザウイルスとA 型インフルエンザウイルスを区別することはできない。しかし，B 型ウイルスのエンベロープには，HA，NA，NB およびBM2 の 4 種類の膜貫通蛋白質が存在する。NB と BM2 はともにイオンチャネル活性を持つ。NB は *in vitro* では増殖に必須ではないが，*in vivo* で効率よく増殖するためには必要である(Hatta and Kawaoka, 2003)。BM2 は，その細胞質領域を介して RNP や M1 と結合し，RNP のウイルス粒子内への取り込みやウイルス粒子形成に関与する(Imai et al., 2008)。ウイルス粒子内部では，M1 がエンベロープを裏打ちし RNP が含まれる。B 型ウイルスの RNP の取り込み機構が A 型ウイルスと同じかどうかは不明である。

C 型インフルエンザウイルスのエンベロープには，2 種類の糖蛋白質，HEF(hemagglutinin-esterase-fusion)および CM2 が，膜貫通蛋白質として存在する。主要糖蛋白質である HEF は，HA および NA 双方の機能を合わせ持つ。そのため，C 型ウイルスの RNA 分節の数は，A 型および B 型ウイルスよりも 1 本少なく 7 本しかない。イオンチャネル活性を持つ CM2 は，RNP のウイルス粒子内への取り込みにも関与すると考えられている。C 型ウイルスは，感染細胞の表面に 500 μm 以上にもなる長いコード状のウイルス粒子を形成し，その表面には六方形のネット状構造が認められる(写真 4)。A 型ウイルスと同様に，M1 蛋白質がエンベロープを裏打ちし，その内部には RNP が含まれると考えられる。

【遺伝子情報】

オルソミクソウイルス科に属するウイルスは，分節化したマイナス一本鎖 RNA をゲノムとして持つ。A 型インフルエンザウイルス，B 型インフルエンザウイルスおよびアイサウイルスのゲノム RNA は 8 分節，C 型インフルエンザウイルスおよびドーリウイルスのゲノム RNA は 7 分節，トゴトウイルスのゲノム RNA は 6 分節に分かれている。

インフルエンザウイルスの各 RNA 分節は，両末端に存在する「ウイルス RNA の転写・複製を調節する非翻訳領域」と，それらにはさまれた「ウイルス蛋白質コード領域(翻訳領域)」から構成される(図 2)。3′ および 5′ 両末端に存在する非翻訳領域には，8 本すべての RNA 分節に共通した 12～13 塩基からなる領域(分節非特異的非翻訳領域)が存在する。この分節非特異的非翻訳領域は相補的な配列を持つ(図 2)。各 RNA 分節は，相補的な分節非特異的非翻訳領域を介して両末端で結合し，二本鎖様のパンハンドル構造を形成する。分節非特異的非翻訳領域の配列は同型ウイルス間では保存されているが，A 型，B 型，C 型ウイルス間ではその配列が異なる。

A 型ウイルスの 8 本の RNA 分節は，14～96 kD の大きさの，少なくとも 16 種類の蛋白質をコードする(図 3)。長い方から 1，2，3 番目の RNA 分節は，RNA 依存性 RNA ポリメラーゼ複合体のサブユニットである PB2，PB1，および PA 蛋白質をコードする。PB1-RNA 分節には，PB1 open reading frame とは異なる読み枠上に，PB1-F2 蛋白質がコードされる。長い方か

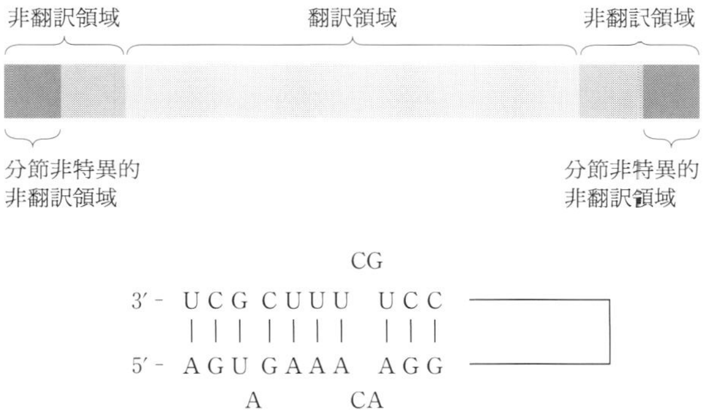

図 2　インフルエンザウイルス遺伝子分節の模式図。各 RNA 分節は，ウイルス蛋白質をコードする翻訳領域と，ウイルス RNA の転写と複製を調節する非翻訳領域から構成されている(上)。非翻訳領域は各 RNA 分節の両末端に存在し，分節特異的非翻訳領域と分節非特異的非翻訳領域とから構成される(上)。3′ および 5′ 末端に位置する分節非特異的非翻訳領域の遺伝子配列は，8 本の RNA 分節すべてで保存されており，互いに相補的な配列をしていることから(下)，各 RNA 分節は両末端で二本鎖を形成していると考えられる。

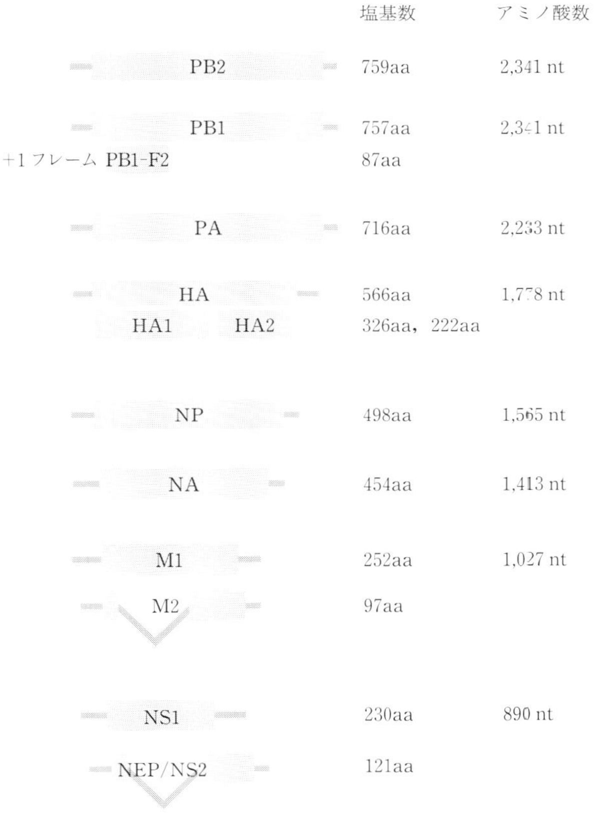

図 3　A 型インフルエンザウイルスのゲノム構造。各 RNA 分節には，ひとつないしふたつのウイルス蛋白質がコードされている。PB1 遺伝子分節からは，PB1 遺伝子の +1 フレームで PB1-F2 蛋白質がコードされている。M 遺伝子および NS 遺伝子の転写産物の一部は，核内でスプライシングを受ける。

ら 4，5，6 番目の RNA 分節には，それぞれ HA，NP，NA がコードされる。7 番目の RNA 分節からは M1 および M2 蛋白質が，8 番目の RNA 分節からは NS1 および NEP/NS2 蛋白質が翻訳される。M-RNA 分節および NS-RNA 分節からの転写産物の一部は核内でスプライシングを受け，M2 mRNA および NEP/NS2 mRNAとなる。近年，いくつかのRNA分節に新たなウイルス蛋白質がコードされていることが報告され，PB1-RNA分節からPB1-N40蛋白質やPB1-F2のアミノ末端欠損体が発現することが確認されている。また，PA-RNA分節からは，宿主応答や病原性に関与するPA-X蛋白質の発現や機能未知のPA-N155やPA-N182の発現が報告されている(Jagger et al., 2012; Muramoto et al., 2013)。

B型ウイルスの8本のRNA分節も，11種類の蛋白質をコードする。長い方から5つのRNA分節は，A型ウイルスのRNA分節と同じく，PB2，PB1，PA，HA，NP蛋白質をコードしている。6番目のRNA分節は，A型ウイルスの6番目のRNA分節(NA RNA分節)と異なり，2種類の蛋白質をコードする。B型ウイルスの6番目のRNA分節から転写されたunspliced mRNAの最初の開始コドンからはNB蛋白質が翻訳され，読み枠の異なる2番目の開始コドンからはNA蛋白質が翻訳される(図4)。7番目のRNA分節からはbicistronicなunspliced mRNAが転写され，M1およびBM2蛋白質が翻訳される。M1蛋白質の終止コドンとBM2蛋白質の開始コドンは一部重複しており(UAAUG)，異なる読み枠でBM2蛋白質がコードされる(図4)。8番目のRNA分節からは，A型ウイルスのNS分節と同様に，unspliced mRNAからNS1蛋白質が，spliced mRNAからNEP/NS2蛋白質が翻訳される。

C型ウイルスの7本のRNA分節は，9種類の蛋白質をコードする。長い方から1番目および2番目のRNA分節はPB2およびPB1蛋白質をコードする。3番目に長いRNA分節には，RNA依存性RNAポリメラーゼ複合体のサブユニットのひとつであるP3蛋白質がコードされる。P3蛋白質は，A型ウイルスやB型ウイルスのPA蛋白質と異なり，酸性性状ではない。4番目に長いRNA分節には，I型の膜貫通糖蛋白質であるHEF(hemagglutinin-esterase-fusion)蛋白質がコードされる。5番目のRNA分節はNP蛋白質をコードする。6番目のRNA分節には，M1およびCM2蛋白質がコードされる(図4)。主要な転写産物はM1 mRNAであり，スプライシングにより終止コドンを形成する。CM2は，unspliced mRNAから翻訳されるP42蛋白質がシグナルペプチダーゼにより開裂されることで形成される。7番目のRNA分節からは，A型ウイルスおよびB型ウイルスの8番目の分節と同様に，unspliced mRNAからNS1蛋白質が，spliced mRNAからNEP/NS2蛋白質が翻訳される。

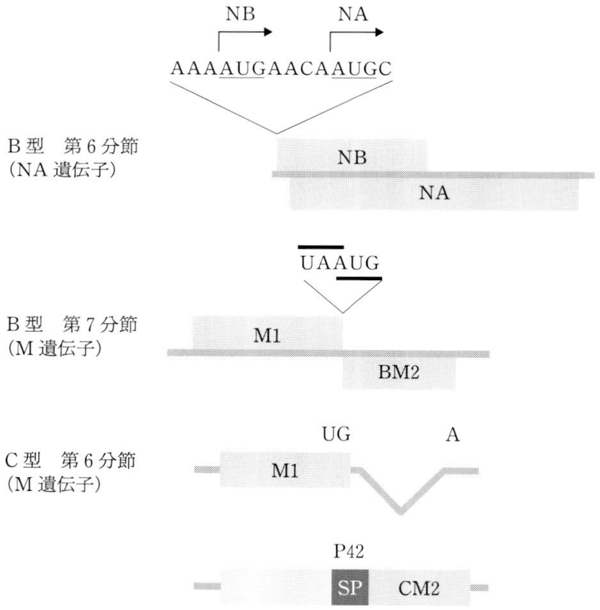

図4　B型およびC型ウイルスに特有の遺伝子発現機構。B型ウイルスのNA遺伝子由来およびM遺伝子由来の転写産物は，bicistronicなunspliced mRNAであり，それぞれ異なる読み枠でふたつのウイルス蛋白質をコードしている。C型ウイルスM遺伝子の主要転写産物はスプライシングを受けたM1 mRNAである。少量のunspliced mRNAはP42蛋白質をコードしている。P42蛋白質はシグナルペプチダーゼによる開裂を受け，CM2蛋白質が産生される。

【物理化学】

A型インフルエンザウイルス粒子の密度勾配遠心を行うと，感染性ウイルス粒子は1.19 g/cm^{3}付近で回収できる。ウイルスは熱，界面活性剤，非イオン性洗剤，ホルムアルデヒド，紫外線照射，酸化剤に感受性である。

【抗原の性状】

インフルエンザウイルスは，NP蛋白質およびM蛋白質の性状から，A，B，C型に分類される。A型インフルエンザウイルスのHAおよびNAは抗原性の違いから，HAでは16種類，NAでは9種類の亜型に分類される。B型およびC型ウイルスに亜型は存在しない。A型およびB型ウイルスのHA，C型ウイルスのHEFに対する抗体は，感染を阻害する。

【培養】

インフルエンザウイルスの分離には，培養細胞あるいは発育鶏卵を用いる。しかし，発育鶏卵を用いた場合には抗原性やレセプター特異性が変化することから，近年は培養細胞を用いることが多い。ただし，ワクチンとして供するためには，発育鶏卵を用いてウイルスを分離する必要がある。

培養細胞としては，Madin-Darby canine kidney (MDCK)細胞が頻繁に用いられる。MDCK細胞でウイルスが増殖すると，細胞変性効果(cytopathic effect：CPE)が認められる。ウイルスを増殖させる際には，HA蛋白質を開裂させ増殖を促すために，トリプシンを培地中に添加する必要がある。ただし，HA蛋白質の開裂部位に連続した塩基性アミノ酸配列を持つ高病原性インフルエンザウイルス(H5あるいはH7亜型)の増殖に，トリプシンは必要ない。

ウイルス増殖の確認は，ニワトリ赤血球やモルモット赤血球を用いたHA試験により行う。ウイルス亜型の同定は，HI(HA inhibition)試験やNI(NA inhibition)試験により行う。あるいは，亜型特異的なプライマーを用いたRT-PCR法を用いる。

【増殖】

インフルエンザウイルスの増殖は，細胞表面に存在する糖蛋白質や糖脂質に含まれるシアリルオリゴ糖レセプターに結合することから始まる(図5：吸着)。ヒト由来A型ウイルスおよびB型ウイルスのHA蛋白質は，ガ

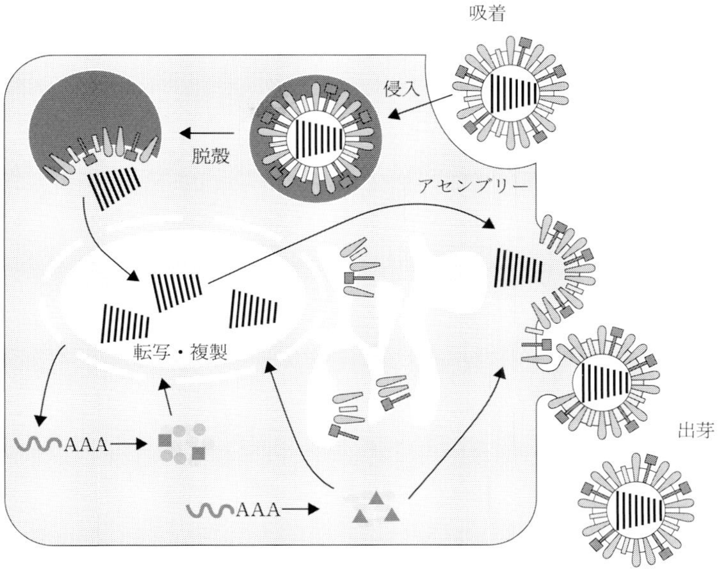

図 5 インフルエンザウイルスの増殖環の模式図。インフルエンザウイルスの増殖は，細胞表面のレセプターに結合することから始まる(吸着)。エンドサイトーシスにより細胞内に侵入した後(侵入)，エンドソーム内の低 pH 環境下でウイルス粒子表面の HA 蛋白質に構造変化が生じ，ウイルスエンベロープとエンドソームの膜融合が起こる。同時に，RNP は細胞質へ放出される(脱殻)。RNP が核内に輸送された後，ゲノム RNA は転写・複製され(転写・複製)，新たなゲノム RNA やウイルス蛋白質が合成される。合成されたウイルスゲノムや蛋白質は細胞表面へと輸送され，子孫ウイルス粒子が形成される(アセンブリー)。形成されたウイルス粒子は，NA 蛋白質のシアリダーゼ活性により細胞外へと遊離する(出芽)。

ラクトースに α2-6 結合するシアル酸(SAα2-6Gal)と，鳥由来 A 型ウイルスの HA はガラクトースに α2-3 結合するシアル酸(SAα2-3Gal)と効率よく結合する。C 型ウイルスの HEF は，A 型ウイルスや B 型ウイルスと異なり，アセチル化シアル酸(9-O-acetylneuraminic acid)を含むオリゴ糖に結合する。レセプターの特異性は，インフルエンザウイルスの宿主域を決定する重要な因子のひとつである。

レセプターへの結合後，ウイルス粒子は主にクラスリン依存性エンドサイトーシスにより細胞内に侵入する(図 5：侵入)。ウイルス粒子表面の HA 蛋白質は，エンドソーム内の酸性環境下で立体構造を変化させ，HA2 のアミノ末端に存在する疎水性の膜融合ドメインが露出することで，ウイルスエンベロープとエンドソーム膜の融合を促す。一方，エンドソーム内の酸性環境下において，プロトンが M2 イオンチャネルを介してウイルス粒子内部へと流入し，M1 蛋白質と RNP との解離が誘発され，RNP が細胞質へと放出される(図 5：脱殻)。抗ウイルス剤のひとつであるアマンタジン(シンメトレル®)は，M2 蛋白質のイオンチャネル活性を特異的にブロックすることで，RNP が細胞質に放出される脱殻の過程を阻害する。細胞質に放出された RNP は，NP 蛋白質の核移行シグナルと karyopherin α/β(importin α/β)との相互作用を介して，ゲノム RNA の転写・複製の場である核内へと移行する。

RNP が核内に移行すると，ウイルス自身が持つ RNA 依存性 RNA ポリメラーゼ(PB2/PB1/PA サブユニットの複合体)により，ゲノム RNA(vRNA)の転写・複製が行われる。非翻訳領域両末端に形成される二本鎖構造が，プロモーターとして機能する。vRNA の転写には，宿主由来 mRNA のキャップ構造を含むオリゴ RNA がプライマーとして利用される。このとき，キャップ構造の認識を PB2 蛋白質が，宿主 mRNA からのオリゴ RNA の切り出しは PA 蛋白質が担う(Dias et al., 2009)。PB1 が RNA の合成を担う。vRNA の複製は，初めに相補的なプラス鎖の RNA(cRNA)が合成され，次いでそれを鋳型に vRNA が増幅される。vRNA の複製は，いずれもプライマー非依存的に行われる。新しく合成された vRNA は，NP 蛋白質やポリメラーゼ複合体とともに核内で RNP を形成する。このとき，RNP に M1 蛋白質が，M1 蛋白質に NS2/NEP 蛋白質が結合し，NS2/NEP 蛋白質の核外輸送シグナルを介して Crm1(chromosome region maintenance 1 protein)依存的に RNP が核外へと輸送される(Elton et al., 2001; Neumann et al., 2000)。

細胞質に移行した RNP は，Rab11 を含む小胞を介して形質膜直下へと輸送される(Amorim et al., 2011; Eisfeld et al., 2011; Momose et al., 2011)。一方，HA 蛋白質，NA 蛋白質および M2 蛋白質は，小胞体-ゴルジ体ネットワークを経由して，形質膜へと輸送される。形質膜に輸送された RNP やウイルス構造蛋白質は，lipid raft に集合し，子孫ウイルス粒子の形成が開始される(図 5：アセンブリー)。RNP のウイルス粒子内への取り込み機構の詳細に関しては，いまだ不明な点も多いが，8 種類の RNP が[7+1]構造の規則的な配置をとって取り込まれることが明らかにされている(写真 3)(Noda et al., 2006; 2012; Chou et al., 2012)。RNP を取り込んだ出芽ウイルス粒子のエンベロープは，M2 により pinch off され，子孫ウイルス粒子が完全に形成される(Rossmann et al., 2010)。最後に，形成されたウイルス粒子

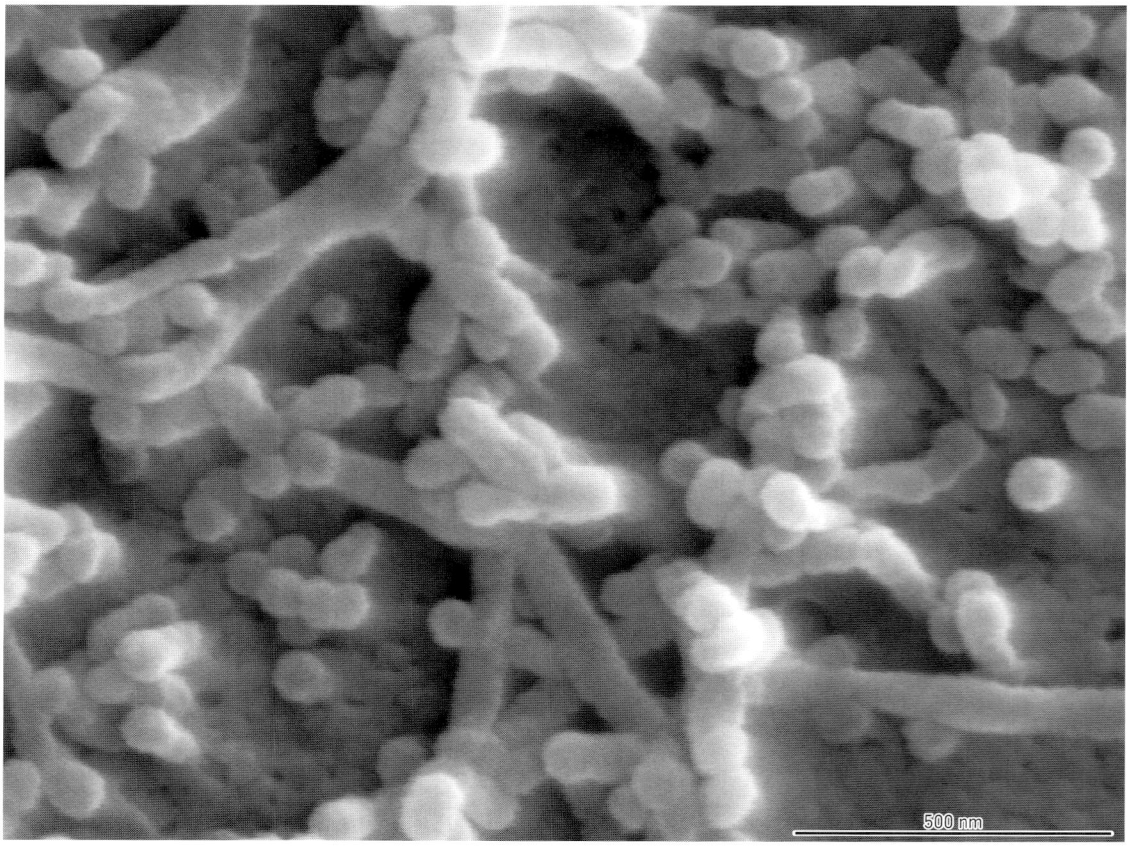

写真 5　出芽ウイルス粒子の走査型電子顕微鏡像。A 型インフルエンザウイルス〔A/WSN/33（H1N1）〕を MDCK 細胞に感染させ，感染 10 時間後，感染細胞から出芽するウイルス粒子の様子を走査型電子顕微鏡を用いて観察した。細胞表面から球状およびフィラメント状のウイルス粒子が多数出芽している様子が認められる。

状に存在する NA 蛋白質のシアリダーゼ活性により，細胞表面のシアル酸が取り除かれ，形質膜上に繋留されていた子孫ウイルス粒子（写真 5）が感染細胞から遊離する（図 5：出芽）。同時に，NA 蛋白質はウイルス粒子上の糖蛋白質に存在するシアル酸を除去し，ウイルス粒子同士が凝集するのを防ぐ。現在，臨床現場で最も使用されているノイラミニダーゼ阻害剤であるザナミビル（リレンザ®）とオセルタミビル（タミフル®）は，NA 蛋白質に結合してノイラミニダーゼ活性を阻害することで，子孫ウイルスの細胞からの遊離を阻害する。

【生態】

A 型ウイルスは，ヒトを含む哺乳類および鳥類に広く分布している（図 6）（Wright et al., 2007）。ヒトや他の哺乳類から分離される A 型ウイルスの遺伝子分節は，すべてカモの A 型ウイルスに由来することが明らかにされている（図 6）。A 型ウイルスはカモに経口感染し，症状を示さないまま，大腸の単層円柱上皮細胞で増殖する。その後，糞便とともに体外に排出され，排出されたウイルスは水を介して他のカモに経口感染し，伝播を繰り返す。カモは夏の間，北方圏の湖沼で巣を営み，産卵し，雛を育てる。秋になりカモが南方に渡ると，偶発的に家禽やウマに感染し，病原性を発揮することがある。また，ブタに感染し，慢性呼吸器疾患を引き起こすこともある。アザラシやクジラなどの海獣にもカモのインフルエンザウイルスが感染することがある。すなわち，自然界においては，渡りカモの営巣湖沼が A 型ウイルスの貯蔵庫となり，渡りカモが A 型ウイルスを維持・伝播する役割を担っているといえる。

【病原性】

ウイルス曝露量や宿主の免疫状態に左右されるが，A 型および B 型インフルエンザは，ウイルス感染 1〜4 日の潜伏期間を経て発症する（堀本・河岡，2008）。症状は通常，気管・気管支炎に留まるが，感染が下部気道に拡大した場合は症状が重篤化し，ウイルス性肺炎により死亡することもある。感染初期には，頭痛，悪寒，乾性発咳が生じ，次いで高熱（38〜40°C）を発する。また鼻汁，くしゃみ，咽頭炎などの上気道症状，結膜炎，筋肉痛，関節痛などの全身症状をともなうことが多い。これらの症状は，ウイルス感染応答により産生された炎症性サイトカインにより引き起こされる。合併症を併発しない場合は，第 6 病日までに解熱し回復に向かう。小児では中耳炎，クループ，腹痛，嘔吐，熱性痙攣を示すこともある。また稀に，急性脳症が認められることもあるが，その発症にはサイトカインの関与が疑われている。

しかし肺炎連鎖球菌，黄色ブドウ球菌，インフルエンザ菌などとの混合感染による複合肺炎や，細菌の二次感染による続発性細菌性肺炎を発症すると，死亡率が増加する。高齢者，乳幼児，妊婦，慢性呼吸器疾患などの基礎疾患を持つハイリスク群患者では，細菌感染による合併症により死亡率が増加しやすい。

C 型インフルエンザは多くの人が乳幼児期に感染するが，その症状は軽い。流行期は特になく，患者は 1 年中

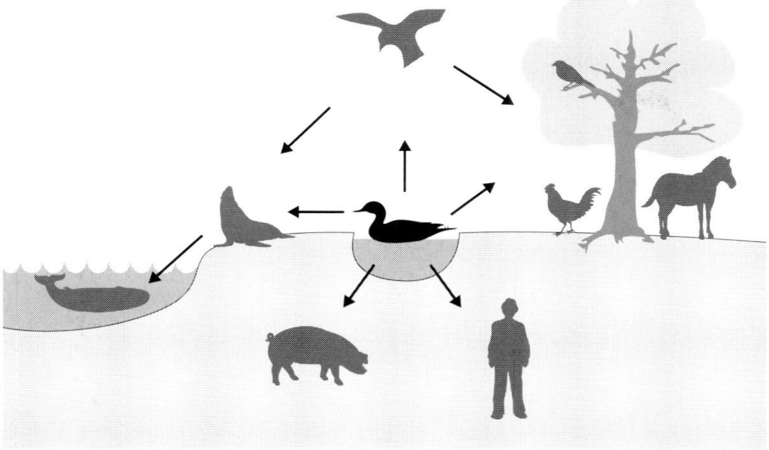

図6　A 型インフルエンザウイルスの宿主域。A 型インフルエンザウイルスは，ヒトを含む哺乳類および鳥類に広く分布している。哺乳類や鳥類から分離される A 型ウイルスの遺伝子は，すべてカモの A 型インフルエンザウイルスの遺伝子に由来する。

確認される。

【実験室内診断】

ヒトインフルエンザの実験室内診断は，市販の検出キットを用いた抗原の直接検出，培養細胞や発育鶏卵を用いたウイルス分離，インフルエンザウイルス特異的プライマーを用いた RT-PCR により行う。

【疫学】

季節性インフルエンザは，HA 蛋白質の抗原連続変異(antigenic drift)をともなって流行を繰り返すが，過去の感染歴やワクチン接種によって獲得した免疫により，小規模の流行(エピデミック)に留まる。現在，ヒトで流行する A 型ウイルスは，H1 亜型(H1N1)と H3 亜型(H3N2)の 2 種類である。

人類がこれまでに，あるいは数十年以上も経験していない HA 亜型の A 型ウイルスが出現すると，我々人類は新たな HA 亜型のウイルスに対する免疫を持たないため，感染は世界規模で爆発的に拡大する。このような世界的大流行(パンデミック)は，20 世紀に 3 度発生した。1918 年に発生したスペイン風邪(H1N1 ウイルス)では，全世界で 4,000 万人が犠牲になったと報告されている。遺伝子配列の解析から，スペイン風邪ウイルスはトリの H1N1 ウイルスが直接ヒトに伝播し，パンデミックを引き起こすようにレセプター特異性が変化したものと推測されている。

1957 年のアジア風邪ウイルス(H2N2)および 1968 年の香港風邪ウイルス(H3N2)は，遺伝子解析の結果から，ヒトの季節性ウイルスとトリ由来ウイルスの遺伝子再集合により誕生したことが明らかにされている(図 7)。アジア風邪ウイルスはヒトで流行していた H1N1 ウイルスとトリ由来の H2N2 ウイルス，香港風邪ウイルスはヒトで流行していた H2N2 ウイルスとトリ由来のウイルス(H3 亜型)との遺伝子交雑により誕生した。ブタの上部気道細胞には，ヒトのウイルスとトリのウイルスの両方に対するレセプターが存在するため，両ウイルスが同時にブタ細胞に感染し，ブタでハイブリッドウイルスが誕生したのではないかと考えられているが，その詳細は不明である(図 8)。

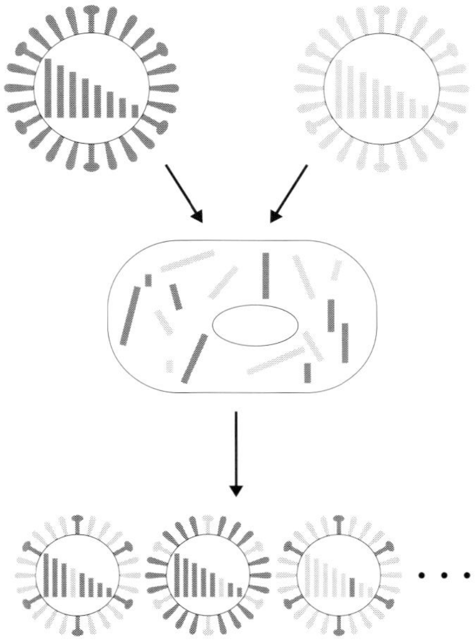

図7　遺伝子再集合。A 型インフルエンザウイルスのゲノム RNA は 8 本の分節に分かれている。異なる 2 種類のウイルスがひとつの細胞に同時に感染すると，両ウイルスの RNA 分節をランダムに取り込んだハイブリッドウイルスが，理論上 2^8＝256 種類生まれることになる。

2009 年に出現したパンデミックウイルス〔パンデミック(H1N1)2009 ウイルス〕は，遺伝子解析の結果から，北米系統のブタウイルスとユーラシア系統のブタウイルスの遺伝子交雑により誕生したことが明らかにされている(Neumann et al., 2009)。パンデミック(H1N1)2009 ウイルスの HA は古典的ブタウイルス由来であったため，スペイン風邪ウイルス(H1 亜型)の HA と抗原性が近く，1977 年以降にヒトで流行したソ連型ウイルス(H1 亜型)の HA とは抗原性が大きく異なる。実際に，1920 年以前に生まれた人はパンデミック(H1N1)2009 ウイルスに対する抗体を保有していたが，1920 年以降に生まれた人はほとんど抗体を持っていなかった(Itoh et al., 2009)。そのためパンデミック(H1N1)2009 ウイルスは，従来ヒトで流行していたソ連型ウイルスと同じ

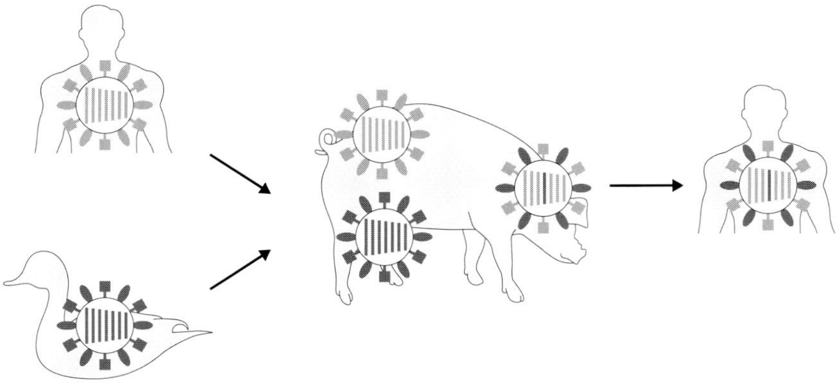

図8　ブタを介した新型ウイルス誕生のメカニズム。ブタの気道上皮細胞には，ヒトのA型ウイルスに対するレセプターもトリのA型ウイルスに対するレセプターも存在するため，両ウイルスが同時に感染することが可能である。ヒトで流行するA型ウイルスとトリで流行するA型ウイルスとが同時にブタに感染すると，遺伝子再集合により新たな性状を持ったウイルスが誕生する。新たなHA亜型を持ち，かつヒトで増殖可能なウイルスが誕生すると，パンデミックを引き起こす新型ウイルスとなりうる。

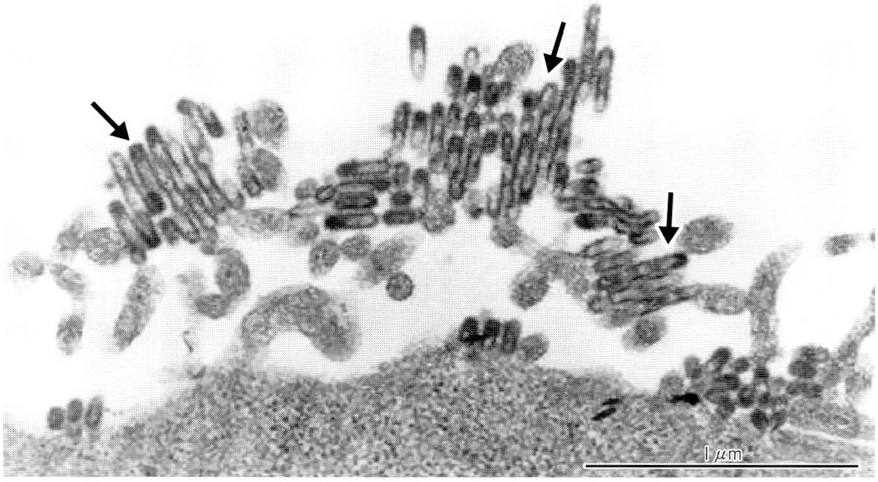

写真6　ウイルスの出芽に対するノイラミニダーゼ阻害剤の効果(Gubareva et al., 1996；©American Society for Microbiology)。ウイルス感染細胞をノイラミニダーゼ阻害剤で処理すると，子孫ウイルス粒子同士が形質膜上で凝集し，細胞から遊離されなくなる。

HA亜型(H1)であったにもかかわらず，パンデミックを引き起こしたのである。

【治療】

現在，3種類の抗ウイルス剤が臨床現場で使用されている。いずれの薬剤も全身性の症状まで呈した患者には効果が低く，体内ウイルス量がピークに達する2病日以内の投与が必要である(堀本・河岡，2008)。

アマンタジン(シンメトレル®)は，M2蛋白質のイオンチャネル活性を特異的に阻害することにより，RNP複合体が細胞質に放出される脱殻の過程をブロックする。M2蛋白質のないB型ウイルスには効果がない。耐性ウイルスの出現頻度は非常に高く，近年分離されるH3N2ウイルスのほとんどはアマンタジン耐性であり，臨床現場での有用性は低い。耐性ウイルスのM2蛋白質の膜貫通領域には変異が挿入されており，27，30，31，34位のアミノ酸のうちひとつでも別のアミノ酸に変異が挿入されただけでアマンタジン耐性を獲得する。

ノイラミニダーゼ阻害剤であるザナミビル(リレンザ®)とオセルタミビル(タミフル®)は，NA蛋白質の立体構造にもとづき設計された。NA蛋白質に結合しノイラミニダーゼ活性を阻害することで，子孫ウイルスの細胞からの遊離を阻害する(写真6)(Gubareva et al., 1996)。ノイラミニダーゼ阻害剤は，A型ウイルスにもB型ウイルスにも有効である。耐性ウイルスの出現はアマンタジンと比べて低いと考えられてきたが，近年分離されたH1N1型ウイルスの多くが既に耐性を獲得していることが報告されている。耐性株には，NA蛋白質の119，152，274，292位のアミノ酸に変異が認められ，いずれも薬剤との親和性を減少させる。

【予防】

インフルエンザの予防に最も有効と考えられているのがワクチンである(堀本・河岡，2008)。1994年の予防接種法改正時にワクチン接種は義務から任意へと変更されたが，その後インフルエンザ感染に起因する高齢者の死亡率の上昇やH5N1トリインフルエンザウイルスの出現を契機にワクチンの重要性が再認識され，2000年10月以降，65歳以上の高齢者を対象に定期接種が行われている。

わが国で用いられている不活化ワクチンは，発育鶏卵でワクチン製造株を増殖させ精製した後，界面活性剤やエーテル処理により脂質成分を除きホルマリン不活化処理を施したHAワクチンである。流行予測をもとにA型(H1N1，H3N2)およびB型ウイルスのワクチン製造株が毎年選定され，3価ワクチンとして皮下接種される。血中には中和抗体が誘導され，体内でのウイルス増殖を阻止することで発病を抑え，症状を軽減させる。しかし誘導された免疫の持続期間は短く，抗原変異に対応してワクチン株を頻繁に更新しなければならない。

わが国では未承認であるが，弱毒生ワクチンは自然感染を模倣する免疫応答を誘導するため，予防効果が高い。鼻腔内接種により，粘膜免疫だけでなく細胞性免疫も誘導される。米国においては，2003年から鼻腔内噴霧型の3価弱毒生ワクチン(FluMist®)が，5〜49歳までを対象に使用されている。この弱毒生ワクチンはウイルスの内部蛋白質に複数の変異を持つ低温馴化株をもとに作製されている。

【引用・参考文献】

Amorim, M. J., Bruce, E. A., Read, E. K., et al. 2011. A Rab11-and microtubule-dependent mechanism for cytoplasmic transport of influenza A virus viral RNA. J. Virol. 85: 4143–4156.

Chou, Y. Y., Vafabakhsh, R., Doğanay, S., et al. 2012. One influenza virus particle packages eight unique viral RNAs as shown by FISH analysis. Proc. Natl. Acad. Sci. U.S.A. 109: 9101–9106.

Dias, A., Bouvier, D., Crépin, T., et al. 2009. The cap-snatching endonuclease of influenza virus polymerase resides in the PA subunit. Nature 458: 914–918.

Eisfeld, A. J., Kawakami, E., Watanabe, T., et al. 2011. RAB11A is essential for transport of the influenza virus genome to the plasma membrane. J. Virol. 85: 6117–6126.

Elton, D., Simpson-Holley, M., Archer, K., et al. 2001. Interaction of the influenza virus nucleoprotein with the cellular CRM1-mediated nuclear export pathway. J. Virol. 75: 408–419.

Gubareva, L. V., Bethell, R., Hart, G. J., et al. 1996. Characterization of mutaqnts of influenza A virus selected with the neuraminidase inhibitor 4-guanidino-Neu5Ac2en. J. Virol. 70: 1818–1827.

Hatta, M., and Kawaoka, Y. 2003. The NB protein of influenza B virus is not necessary for virus replication in vitro. J. Virol. 77: 6050–6054.

堀本泰介，河岡義裕．2008．オルトミクソウイルス科，p. 333–341．高田賢蔵(編)，医科ウイルス学，南江堂，東京．

Imai, M., Kawasaki, K., and Odagiri, T. 2008. Cytoplasmic domain of influenza B virus BM2 protein plays critical roles in production of infectious virus. J. Virol. 82: 728–739.

Itoh, Y., Shinya, K., Kiso, M., et al. 2009. In vitro and in vivo characterization of new swine-origin H1N1 influenza viruses. Nature 460: 1021–1025.

Jagger, B. W., Wise, H. M., Kash, J. C., et al. 2012. An overlapping protein-coding region in influenza A virus segment 3 modulates the host response. Science 337: 199–204.

Kawaoka, Y., Cox, N. J., Haller, O., et al. 2005. Family *Orthomyxoviridae*, p. 681–693. *In* Fauquet, C. M., Mayo, M. A., Maniloff, J., et al. (eds.), Virus taxonomy, 8th ed., Elsevier Academic Press, California.

Momose, F., Sekimoto, T., Ohkura, T., et al. 2011. Apical transport of influenza A virus ribonucleoprotein requires Rab11-positive recycling endosome. PLoS One 6: e21123.

Muramoto, Y., Noda, T., Kawakami, E., et al. 2013. Identification of novel influenza virus proteins translated from PA mRNA. J. Virol. 87: 2455–2462.

Neumann, G., Hughes, M. T., and Kawaoka, Y. 2000. Influenza A virus NS2 protein mediates vRNP nuclear export through NES-independent interaction with hCRM1. EMBO J. 19: 6751–6758.

Neumann, G., Noda, T., and Kawaoka, Y. 2009. Emergence and pandemic potential of swine-origin H1N1 influenza virus. Nature 459: 931–939.

Noda, T. 2011. Native morphology of influenza virions. Front Microbiol. 2: 269.

野田岳志．2012．オルソミクソウイルス(特集：Negative Sttand RNA Virusのウイルス学)．ウイルス 62：219–228．

Noda, T., and Kawaoka Y. 2010. Structure of influenza virus ribonucleoprotein complexes and their packaging into virions. Rev. Med. Virol. 20: 380–391.

Noda, T., and Kawaoka, Y. 2012. Packaging of influenza virus genome: robustness of selection. Proc. Natl. Acad. Sci. U.S.A. 109: 8797–8798.

Noda, T., Sagara, H., Yen, A., et al. 2006. Architecture of ribonucleoprotein complexes in influenza A virus particles. Nature 439: 490–492.

Noda, T., Sugita, Y., Aoyama, K., et al. 2012. Three-dimensional analysis of ribonucleoprotein complexes in influenza A virus. Nat. Commun. 3: 639.

Palese, P., and Shaw, M. L. 2007. *Orthomyxoviridae*: the viruses and their replication, p. 1647–1689. *In* Knipe, D. M., and Howley, P. M. (eds.), Fields virology, 5th ed., vol. 2, Wolters Kluwer/Lippincott Williams & Wilkins, Philadelphia.

Rossman, J. S., Jing, X., Leser, G. P., et al. 2010. Influenza virus M2 protein mediates ESCRT-independent membrane scission. Cell 142: 902–913.

Sugita, Y., Noda, T., Sagara, H., et al. 2011. Ultracentrifugation deforms unfixed influenza A virions. J. Gen. Virol. 92: 2485–2493.

Tong, S., Li, Y., Rivailler, P., et al. 2012. A distinct lineage of influenza A virus from bats. Proc. Natl. Acad. Sci. U.S.A. 109: 4269–4274.

Wright, P. F., Neumann, G., and Kawaoka, Y. 2007. *Orthomyxoviruses*, p. 1691–1740. *In* Knipe, D. M., and Howley, P. M. (eds.), Fields virology, 5th ed., vol. 2, Wolters Kluwer/Lippincott Williams & Wilkins, Philadelphia.

Yasuda, J., Nakada, S., Kato, A., et al. 1993. Molecular assembly of influenza virus: association of the NS2 protein with virion matrix. Virology 196: 249–255.

【野田岳志】

オルソミクソウイルス科／補足
Family *Orthomyxoviridae*/Supplement

H5N1 高病原性トリインフルエンザ
H5N1 Highly Pathogenic Avian Influenza

トリインフルエンザ

家禽におけるA型インフルエンザウイルス感染症を，トリインフルエンザと呼ぶ。トリインフルエンザはニワトリに対する病原性の違いにより，高病原性と低病原性のふたつに分類される。低病原性ウイルスに感染したニワトリはほとんど臨床症状を示さないのに対し，高病原性ウイルスに感染したニワトリは，数日から1週間程度でほぼ100%死亡する。高病原性を示すウイルスは，H5およびH7亜型に限られる。

家禽における高病原性ウイルスと低病原性ウイルスの違いは，ウイルスが持つHAに起因する。HAは感染細胞内でHA0前駆体として合成される。HA0は宿主由来のプロテアーゼにより開裂され，HA1-HA2となることで膜融合活性を発揮する(図9)。すなわち，プロテアーゼによるHA0の開裂は，ウイルスが感染性を獲得するために必須のステップである。高病原性ウイルスのHA0のプロテアーゼ開裂部位には，塩基性アミノ酸が連続して存在しており(例：RERRRKKR)，この配列は宿主細胞に普遍的に存在するフリンなどのプロテアーゼにより開裂される。すなわち，高病原性ウイルスのHAはあらゆる臓器で開裂活性化され，ウイルスが全身の臓器で増殖することにより家禽を殺す。一方，低病原性ウイルスのHAの開裂部位には塩基性のアミノ酸が連続しておらず(例：RETR)，このような配列は呼吸器や腸管(自然宿主である水禽体内での増殖部位)に

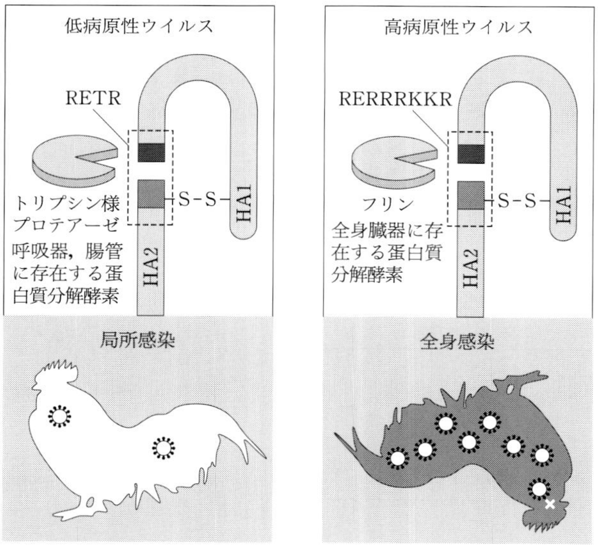

図9　ニワトリにおける病原性の違い(Horimoto and Kawaoka, 2005を参考に作成)。プロテアーゼ開裂部位のアミノ酸配列の違いにより，宿主プロテアーゼに対する感受性が異なる。そのため高病原性ウイルスは全身感染を起こすが，低病原性ウイルスは呼吸器や腸管での局所感染に留まる。

局在するプロテアーゼ(トリプシン様プロテアーゼ)によってのみ認識されるため，弱毒ウイルスの増殖部位は呼吸器と腸管に限られる。

哺乳類における H5N1 高病原性トリインフルエンザ

1955年以降，H5亜型の高病原性トリインフルエンザウイルスは，欧州，南アフリカ，北中米においてトリで集団感染を起こしていたが，ヒトへの感染は報告されていなかった。しかし1997年には香港で，H5N1高病原性トリインフルエンザウイルスがニワトリからヒトに直接伝播し，18名が感染，そのうち6名が死亡した。H5亜型の高病原性トリインフルエンザウイルスのヒトへの感染事例はこれが世界で初めてである。ウイルスの遺伝子解析の結果から，流行したH5N1ウイルスのHA遺伝子は，1996年に中国広東省のガチョウで流行したウイルス(A/goose/Guangdong/1/96)に由来することが明らかにされた。また，このウイルスが持つHA蛋白質は，トリ型のSAα2-3Galレセプターを認識することが明らかにされた。残りの7つの遺伝子は，すべて異なるトリインフルエンザウイルスに由来していた。すなわち，1997年に発生したH5N1ウイルスは，トリのなかで遺伝子交雑を起こして誕生したと考えられる。

2003年以降，H5N1高病原性トリインフルエンザウイルスのヒトへの感染例は急激に増加し続けている。また，近年のH5N1高病原性ウイルスは，ヒトだけでなく，トラ，ヒョウ，ネコ，テン，イヌ，ブタなどさまざまな哺乳動物にも感染することが報告されている。ヒトにおいては，2009年5月までに，アジア，欧州，アフリカを含む世界15か国で433名が感染し，262名が死亡している。しかし，一部の家族内感染を除き，ヒトからヒトへの感染は報告されていないことから，H5N1高病原性トリインフルエンザウイルスは，現在はまだヒトでの増殖に適応していないと考えられる。

H5N1 高病原性トリインフルエンザウイルス

H5N1高病原性トリインフルエンザウイルスが哺乳類に感染した際，哺乳類での病原性を左右するウイルス因子がいくつか報告されている。最も重要な因子と考えられているのが，ポリメラーゼ蛋白質のPB2である。H5N1高病原性トリインフルエンザウイルスが持つPB2の627番目のアミノ酸をグルタミン酸からリジンに変えると，ウイルスはマウスに対して強い病原性を示す(図10)。逆にPB2の627番目のアミノ酸をリジンからグルタミン酸に変えると，マウスに対して低病原性を示す。すなわち，(プロテアーゼ開裂部位に連続性塩基性アミノ酸を持つ)易開裂型のHAに加え，PB2の627番目のアミノ酸の変異が，トリインフルエンザウイルスがヒトで効率よく増殖するための鍵であると考えられる。627番目のリジンは，ヒトの上部気道の体温に相当する33°C(低温条件)での増殖にも重要であることが明らかにされており，ヒトからヒトへの伝播にも関与することが示唆されている。同様に哺乳類におけるウイルスの増殖性には，PB2蛋白質の701番目，PB1-F2蛋白質の66

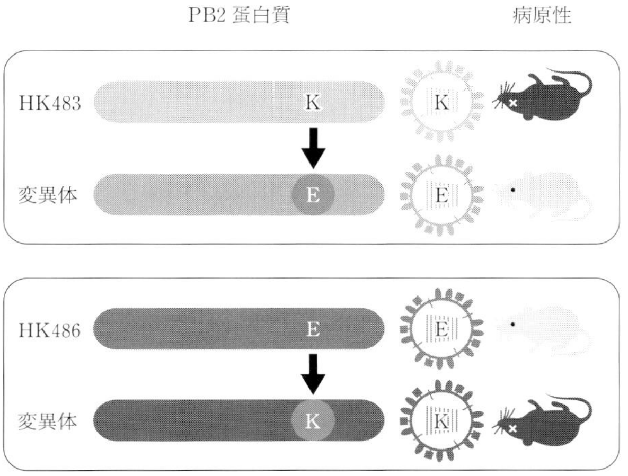

図 10　マウスに対する病原性における PB2 蛋白質 627 番目の役割。マウスに対して致死的な HK483 ウイルスとマウスに対して病原性の低い HK486 ウイルスの PB2 蛋白質 627 番目のアミノ酸を入れ替えると，627 番目にグルタミン酸を持つ変異ウイルスはマウスに対して低い病原性を示し，リジンを持つ変異ウイルスは高い病原性を示した。

番目，NS1 の 92 番目なども関与することが明らかにされている。PB2 蛋白質 701 番目がアルギニンの場合，哺乳類細胞におけるポリメラーゼ活性が上昇することが報告された。NS1 蛋白質 92 番目がグルタミン酸の場合，NS1 蛋白質は強い抗インターフェロン活性を発揮し，この NS1 を持つ H5N1 ウイルスがブタに対して高い病原性を示すことが報告された。PB1-F2 の 66 番目がセリンの場合，マウスに対する病原性が強まることが報告されているが，そのメカニズムは不明である。

【ヒトにおける H5N1 ウイルス感染と治療・予防法】

これまでに報告されている患者の多くは，40 歳以下の若年成人であり，高齢者は少ない。致死率は 10 代の患者で最も高く，50 歳以上で低い。感染者のほとんどが H5N1 ウイルス感染ニワトリと接触しており，感染ニワトリからの直接伝播であると示唆されている。潜伏期間は 2～8 日であり，死亡例では発症から平均 8～9 日で死に至る。

H5N1 ウイルス感染患者には，発熱，呼吸器症状，頭痛，筋肉痛に加え，致死性の場合，急性呼吸窮迫症候群や多臓器不全が認められる。これらはサイトカインの過剰な産生が関与することが示唆されており，この異常な免疫応答によって肺炎が重篤化し，急性呼吸窮迫症候群や腎機能障害，肝機能障害などの多臓器不全に陥ると考えられている。

通常の不活化ワクチンは，発育鶏卵を母体としてワクチン株を増殖させ，精製したウイルスをホルマリンなどで不活化して作製する。しかし，高病原性 H5N1 ウイルスの場合，鶏卵胎児を殺してしまうため，高い品質のウイルス液を回収することができない。そこで，流行株の開裂部位を低病原性型に改変した HA を作製し，HA および NA は流行株由来，残りの 6 遺伝子を世界保健機構が推奨する A/Puerto Rico/8/34 株由来として，リバースジェネティクスにより組み換えウイルスを作製し，ワクチン株として使用している。しかしヒトにおいては H5 抗原の免疫原性が低いため，アジュバントの併用が必要であると考えられる。

現在認可されている抗インフルエンザ薬は，作用機序の違いからふたつに分類される。M2 阻害剤であるアマンタジンやリマンタジンに対しては，既に多くの H5N1 ウイルスが耐性を示していることから，第 1 番目の選択肢にはなりえない。一方，NA 阻害剤であるザナミビルやオセルタミビルに関しては，*in vitro* や *in vivc* ではその効果が実証されており，現在最も有効な薬剤であると考えられている。今後，H5N1 ウイルス感染の予防および治療に必要な投与量ならびに投与期間の検討が必要である。

【野田岳志】

H1N1 新型インフルエンザ
A (H1N1) pdm09

【発生】

これまでの疫学調査から，H1N1 新型インフルニンザは，2009 年 2 月中旬にメキシコの La Gloria，Veracruz で発生したことが明らかにされている。4 月初旬，メキシコ国内ではインフルエンザ様の肺炎症状を示す患者が多数発生し，メキシコ衛生当局が全米保健機構および世界保健機構に報告した。米国では，米疾病対策予防センターが南カリフォルニアで採取されたサンプルからウイルスを分離し，ブタ由来 H1N1 インフルエンザウイルスであることを同定した(写真 7)。4 月末，世界保健機構はヒト-ヒト感染報告や発生国の増加とともにパンデミックの警戒レベルをフェーズ 3 からフェーズ 4 に，その直後にフェーズ 5 に引き上げた。6 月 11 日までに H1N1 ウイルス感染患者は少なくとも世界 47 か国で 2 万 8,000 人(うち死者 141 名)が報告され，同日，世界保健機構はパンデミックの警戒レベルを最高度のフェーズ 6 に引き上げ，パンデミックの発生を宣言した。2009 年 7 月 6 日現在，世界 135 か国/地域で約 94,512 名の感染例と 429 名の死亡例(死亡率 0.45%)が報告されている。

【遺伝子性状】

これまでに行われた遺伝子解析の結果から，H1N1 新型インフルエンザウイルスは，北米系統およびユーラシア系統のブタインフルエンザウイルスの遺伝子交雑により出現したことが明らかにされている(図 11)。北米系統のブタインフルエンザは，ヒトインフルエンザウイルス(H3N2)・北米系統のトリインフルエンザウイルス(亜型不明)・北米系統のブタインフルエンザウイルス(H1N1)の遺伝子が交雑して誕生した 3 種混合ウイルスであり，このようなウイルスは 1990 年代末から北米のブタで流行を開始した。この 3 種混合ウイルスがさらにユーラシア系統のブタインフルエンザウイルス(H1N1)と遺伝子交雑を起こし，H1N1 新型ウイルスが誕生したと考えられている。すなわち，H1N1 新型ウイルスの PB2 および PA 遺伝子は北米トリウイルス由来，PB1 遺伝子はヒトウイルス由来，HA，NP および NS 遺伝子は北米ブタウイルス由来，M および NA 遺云子はユーラシアブタウイルス由来であることが明らかにされている(図 11)。しかし，トリウイルス由来の PB2 および PA 遺伝子，ヒトウイルス由来の PB1 遺伝子は，

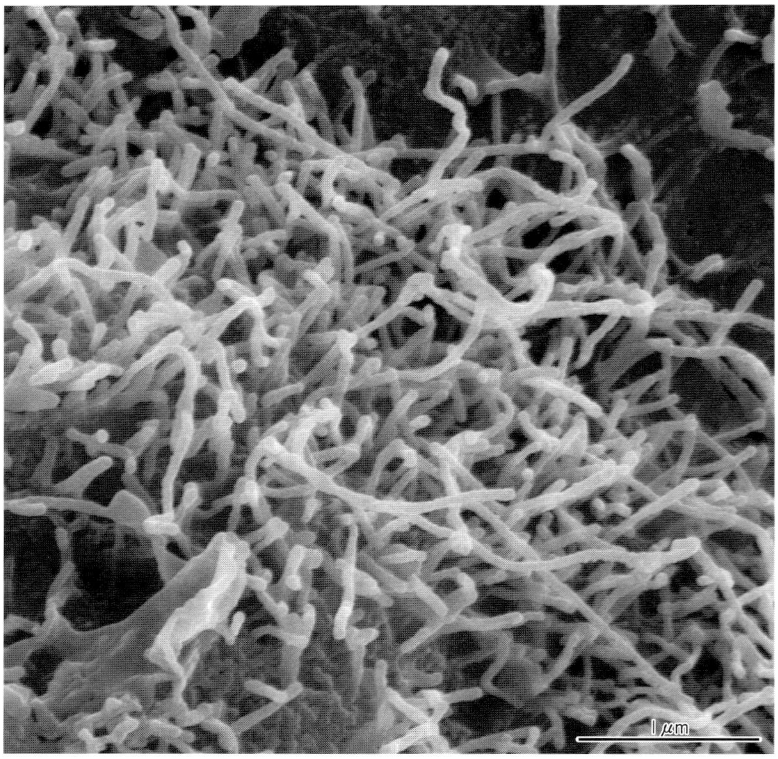

写真7　細胞から出芽するH1N1新型ウイルス粒子の走査電子顕微鏡像。感染細胞表面から無数のフィラメント状ウイルス粒子が放出されている。

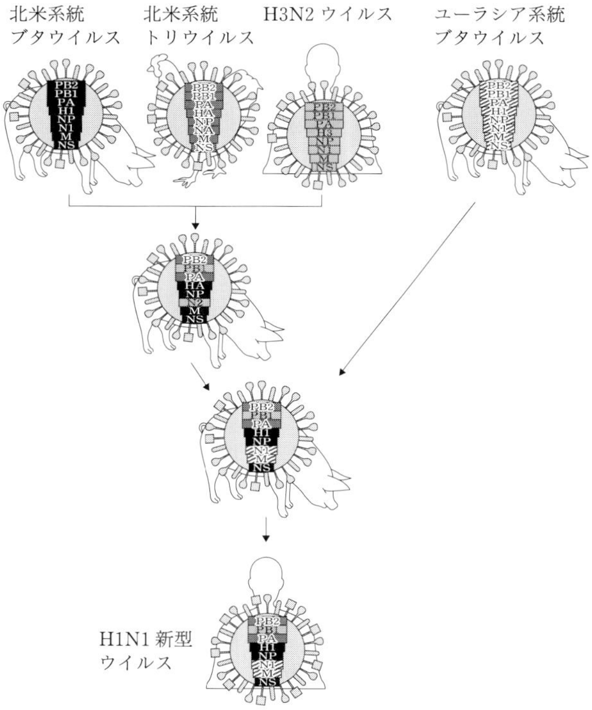

図11　H1N1新型ウイルス遺伝子の起源(Neumann et al., 2009を参考に作成)。1990年代後半に，ヒトH3N2ウイルス・北米系統のブタウイルス・トリウイルスの遺伝子が交雑した3種混合ウイルスが誕生し，最終的にユーラシア系統のブタウイルスの遺伝子が交雑したことで，H1N1新型ウイルスが誕生したと考えられている。

1998年以降，北米で流行するブタウイルスから分離されており，これらの遺伝子は既にブタに適応するための変異を獲得していたと考えられる。

【病原性】

これまでに分離されたH1N1新型ウイルスは，哺乳類における高病原性に関与する遺伝子マーカーを持たないことが明らかにされている。HA蛋白質のプロテアーゼ開裂部位は，連続した塩基性アミノ酸配列を持たない弱毒型である。PB2蛋白質627番目のアミノ酸はグルタミン酸，701番目はアスパラギン酸であり，どちらも弱毒型である。PB1-F2の66番目のアミノ酸が哺乳類における高病原性に関与することが報告されているが，新型ウイルスのPB1-F2は11アミノ酸しか持たない欠損型であり，病原性への関与は明らかにされていない。NS1蛋白質92番目のアミノ酸は弱毒型のアスパラギン酸である。

マウス，フェレット，カニクイザルを用いた動物実験からは，H1N1新型ウイルスは季節性インフルエンザウイルスと異なり，下部気道で効率よく増殖し肺に病変を形成することが明らかにされている。また，実際のH1N1新型ウイルス感染患者の多くは軽症に留まるが，基礎疾患を持たない健康な成人にも重度のウイルス性肺炎が認められることがあり，さらに小児だけでなく20代から50代の若年成人を中心に重症例および死亡例が報告されることから，その病原性は季節性インフルエンザよりも強く，中等度と考えられる。

【治療法】

現行の季節性インフルエンザに対するワクチンは，H1N1新型ウイルスに対して有効ではない。M2阻害剤であるアマンタジンやリマンタジンに対しては，H1N1新型ウイルスは耐性を示す。既存のノイラミニダーゼ阻害剤(ザナミビルおよびオセルタミビル)は，*in vitro* および *in vivo* でウイルス増殖を抑制することが報告されている。

【引用・参考文献】

Horimoto, T., and Kawaoka, Y. 2005. Influenza: lessons from past pandemics, warnings from current incidents. Nat. Rev. Microbiol. 3: 591–600.

Neumann, G., Noda, T., and Kawaoka, Y. 2009. Emergence and pandemic potential of swine-origin H1N1 influenza virus. Nature 459: 931–939.

【野田岳志】

ブニヤウイルス科
Family *Bunyaviridae*

【分類・歴史】

ブニヤウイルス科(*Bunyaviridae*)に分類されるウイルスに共通する主な特徴は，①一本鎖マイナスセンス(−)RNAを保有し，長さによって3本の分節(S分節，M分節，L分節)に分かれている。②各RNA分節の両端の十数塩基が互いに相補的に結合し，環状構造を形成する。③ゲノムの複製やビリオンの形成は細胞質内で行われる。④ビリオンは小胞体もしくはゴルジ体内に出芽(budding)して形成される。

本科は1975年に分類上確立された。国際ウイルス命名委員会の第8版の報告書(Nichol et al., 2005)において，ブニヤウイルス科に分類されるウイルスは，RNAの末端部分塩基の配列によって，動物を自然宿主とするウイルスからなる4つの属，オルソブニヤウイルス属(*Orthobunyavirus*)，ハンタウイルス属(*Hantavirus*)，ナイロウイルス属(*Nairovirus*)およびフレボウイルス属(*Phlebovirus*)，さらに植物を自然宿主とするトスポウイルス属(*Tospovirus*)の合計5属に分かれている。それぞれの属に分類されるウイルスは，抗原型や遺伝子型によって，約200種のウイルス種(species)に分類されている。それらの多くがカ，ダニ，サシチョウバエ，アザミウマなどの節足動物をベクターとするアルボウイルスであり，ベクターと哺乳動物や鳥類(トスポウイルスではトマトなどの植物)の間で変化に富んだ感染環を形成する。ハンタウイルスは例外的に，齧歯類を自然宿主とし，ベクターを用いずに排泄物により飛沫感染する。トスポウイルス以外は，人獣共通感染症として重要な多くの疾患の原因ウイルスを含む。それぞれの属の主要ウイルスの流行地域，主要ベクターおよび疾患を表1にまとめた。

【ビリオン】

ブニヤウイルス科のウイルス粒子(ビリオン)は，直径80〜120 nmの球形で表面に糖蛋白のスパイク，GnとGcを保有する。脂質膜(エンベロープ)に包まれているエンベロープウイルスである(図1，写真2〜4)。ビリオン中のL，M，S分節RNAは，核蛋白(nucleocapsid protein：N)に包まれ，環状構造をとる複合体(リボヌクレオカプシド ribonucleocapsid)を形成する。(−)鎖RNAをゲノムとして保有するため，mRNA転写のためRNA合成酵素(RNA dependent RNA polymerase：L)もビリオン中に保有する(図1)。このように，ビリオンは4種類の構成蛋白質(Gn，Gc，N，L)より構成される。ブニヤウイルス科では，他科の多くのウイルスで見られる膜蛋白(matrix protein)が存在しない。GnとGcはM分節に，NはS分節に，LはL分節にコードされる。

【ゲノム】

ブニヤウイルスのゲノムは，3分節(L，M，S分節)のマイナス鎖一本鎖のRNAで，それぞれの分節の両末端の十数塩基の配列が相補的であるため，ゲノムは結合して環状構造(パンハンドル構造)をとる。この末端配列は，3分節間で同一であるが，他の属のウイルスとは異なるため，この末端配列をもとにブニヤウイルス科の属が分類される。

【物理化学的性状】

ウイルスの感染性は56℃の加熱，界面活性剤やホルマリン処理で不活化される。CsClとショ糖中での浮上密度はそれぞれ，1.16〜1.18 g/cm^{3}と1.20〜1.21 g/cm^{3}である。

【抗原の性状】

GnとGcのいずれかもしくは双方が赤血球凝集活性や中和活性に関与する。Nが補体結合反応にあずかる抗原と考えられている。

【培養】

ブニヤウイルス科のウイルスは，培養細胞やマウス(哺乳マウスの脳内接種)でよく増殖する。

【増殖】

(1)増殖過程

ブニヤウイルス科のウイルスゲノムの転写，翻訳および複製，また，ウイルスの増殖はすべて細胞質内で行われる(図2，写真1)。ウイルスはGnとGcのいずれかもしくは双方を介して細胞表面上のレセプターと結合，吸着し，エンドサイトーシスによって細胞内に侵入する。エンドソーム中の低pH環境下でエンベロープ上の糖蛋白スパイク(GnとGc)の構造が変化し，ビリオンのエンベロープとエンドソーム膜が融合する。その結果，ビリオン中のNとRNA複合体(ribonucleocapsid)が細胞質中に放出される(脱殻)。これらのウイルスRNAを鋳型とし，ビリオン中のL(RNA合成酵素)によってmRNAが合成される。この際，Lのエンドヌクレアー

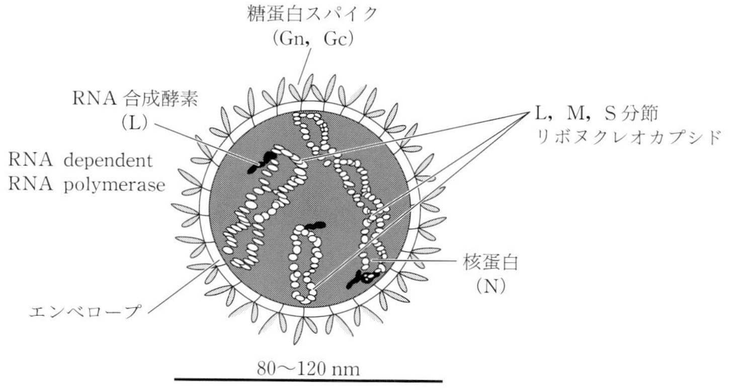

図1　ブニヤウイルス科のウイルスの構造(Schmaljohn and Nichol, 2007；©Wolters Kluwer/Lippincott Williams & Wilkins)

表1　ブニヤウイルス科の分類と主な所属ウイルス

属 genus	主なウイルス種 species	主なウイルス株 strain	流行地域	主要ベクター	自然宿主	疾患
オルソブニヤウイルス *Orthobunyavirus*	アカバネウイルス *Akabane virus*	アカバネウイルス JaGAr39 Akabane virus-JaGAr39	東アジア，中近東，アフリカ，南米	カ	ウシ，ヒツジなど反芻動物	家畜胎児の奇形
	ブンヤベラウイルス *Bunyamwera virus*	ブンヤベラウイルス-AG83-1746 Bunyamwera virus-AG83-1746	南北アメリカ，アフリカ，アジア，欧州	カ	ウシ，ヒツジ，ウマ	ヒトと家畜に熱性疾患
	カリフォルニア脳炎ウイルス *California encephalitis virus*	カリフォルニア脳炎ウイルス-BFS-283 California encephalitis virus-BFS-283，ラクロースウイルス La Crosse virus	北米	カ	チップマンクやリスなどの小型哺乳動物	脳炎
	他　163 種					
ハンタウイルス *Hantavirus*	アンデスウイルス *Andes virus*	アンデスウイルス Andes virus	南米	なし	齧歯類	熱性，呼吸不全(ハンタウイルス肺症候群 HPS)，齧歯類は不顕性持続感染
	ドブラバウイルス *Dobrava virus*	ドブラバウイルス Dobrava virus，サーレマーウイルス Saaremaa virus	欧州	なし	齧歯類	出血熱，腎症(腎症候性出血熱 HFRS)，齧歯類は不顕性持続感染
	ハンターンウイルス *Hantaan virus*	ハンターンウイルス 76-118　Hantaan virus 76-118	東アジア	なし	齧歯類	出血熱，腎症(腎症候性出血熱 HFRS)，齧歯類は不顕性持続感染
	プーマラウイルス *Puumala virus*	プーマラウイルスソトカモ Pamela virus Sotkamo，プーマラウイルスホッカイドウ Kamiiso-8Cr-95 Pamela virus Hokkaido-Kamiiso-8Cr-95	北欧	なし	齧歯類	熱性，腎症(腎症候性出血熱 HFRS)，齧歯類は不顕性持続感染
	ソウルウイルス *Seoul virus*	ソウルウイルス SR-11　Seoul virus SR-11，ソウルウイルス HR-80-39　Seoul virus HR-80-39	東アジア(分布は世界中)	なし	齧歯類	出血熱，腎症(腎症候性出血熱 HFRS)，齧歯類は不顕性持続感染
	シンノンブレウイルス *Sin Nombre virus*	シンノンブレウイルス Sin Nombre virus	北米	なし	齧歯類	熱性，呼吸不全(ハンタウイルス肺症候群 HPS)，齧歯類は不顕性持続感染
	タイランドウイルス *Thailand virus*	タイランドウイルス Thailand virus	東アジア	なし	齧歯類	熱性疾患，齧歯類は不顕性持続感染
	トッタパラヤンウイルス *Thottapalayam virus*	トッタパラヤンウイルス Thottapalayam virus	東アジア	なし	食虫類	不明
	他　14 種					
ナイロウイルス *Nairovirus*	クリミアーコンゴ出血熱ウイルス *Crimean-Congo hemorrhagic fever virus*	クリミア・コンゴ出血熱ウイルス Crimean-Congo hemorrhagic fever virus，ハザラウイルス Hazara virus，カザンウイルス Khazan virus	アジア，東欧，アフリカ	ダニ，イエカ	ヒツジ，ウシ，ヤギ	出血熱，家畜は不顕性
	ダグブウイルス *Dugbe virus*	ダグブウイルス Dugbe virus，ナイロビヒツジ病ウイルス Nairobi sheep disease virus	西アフリカ	ダニ，イエカ	ヒツジ，ヤギ	家畜で発熱，出血性腸炎，流産。ヒトの感染は稀
	他 5 種					
フレボウイルス *Phlebovirus*	リフトバレー熱ウイルス *Rift valley fever virus*	リフトバレー熱ウイルス Rift valley fever virus	アフリカ	カ	ヤギ，ヒツジ，ウシ，ラクダ	家畜，ヒトで熱性疾患
	サシチョウバエ熱ウイルス *Sandfly fever virus*	サシチョウバエ熱ウイルス Sandfly fever virus	欧州，アフリカ，アジア	サシチョウバエ		ヒトで熱性疾患
	ウウクニエミウイルス *Uukuniemi virus*	ウウクニエミウイルス Uuukuniemi virus	世界中	ダニ	海鳥	ヒトの感染なし
	重症熱性血小板減少症ウイルス *Sever fever with thrombocytopenia syndrome virus*	重症熱性血小板減少症ウイルス Sever fever with thrombocytopenia syndrome virus	世界中？	ダニ	不明(ヤギなどの家畜？)	重症熱性血小板減少症
	他 5 種					
トスポウイルス *Tospovirus*	トマト黄化壊疽ウイルス *Tomato spotted wilt virus*	トマト黄化壊疽ウイルス Tomato spotted wilt virus	世界中	アザミウマ	多数の植物，農作物	黄化・壊死
	他 7 種					

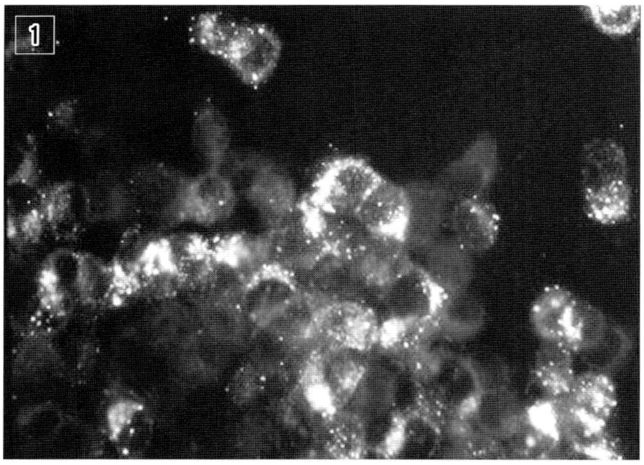

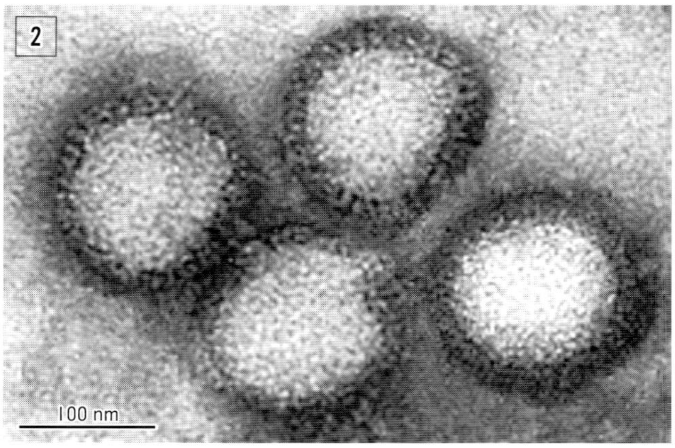

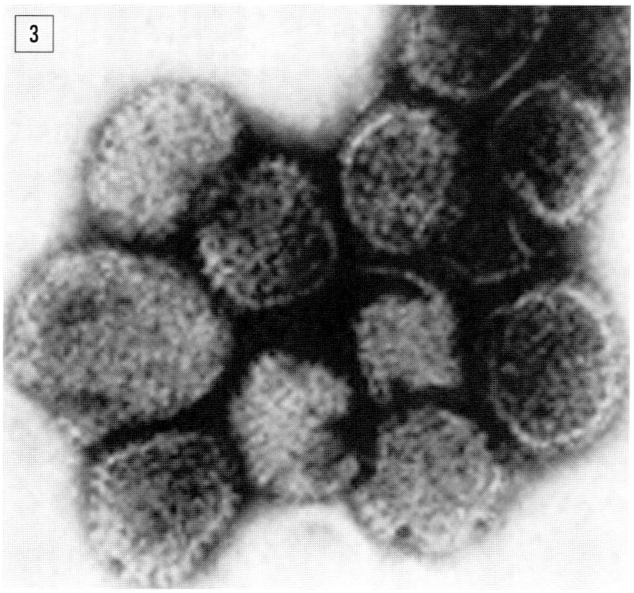

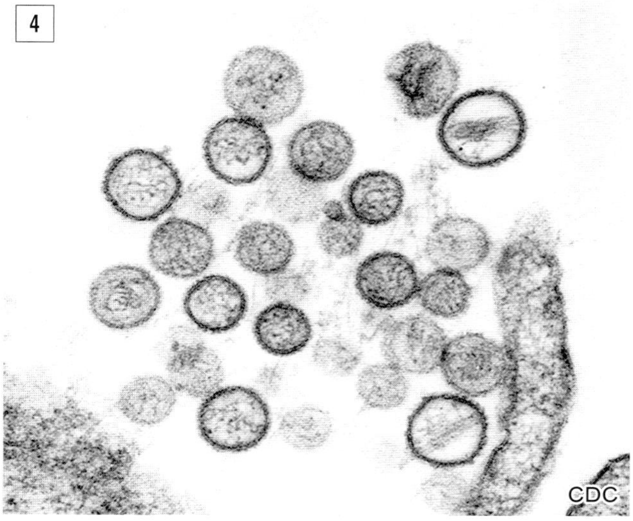

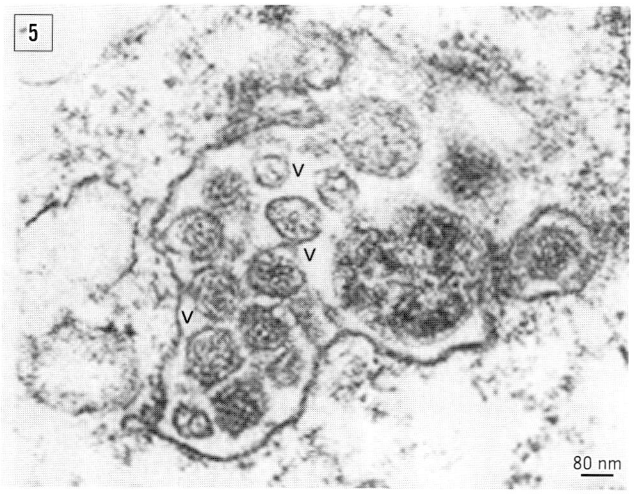

写真1　ハンタウイルス感染Vero E6細胞の間接蛍光抗体(IFA)染色像。細胞質内にウイルス抗原の分布が観察される。(口絵241参照)

写真2　リフトバレー熱ウイルス粒子(ネガティブ染色像)(Photo by Dr. Linda M. Stannard；©University of Cape Town, 2017　にスケールを加えた)。約100 nmの球形エンベロープウイルス。粒子表面上の糖蛋白スパイクが観察される。

写真3　ハンターンウイルス粒子のネガティブ染色像(Schmaljohn and Nichol, 2007；©Wolters Kluwer/Lippincott Williams & Wilkins)。粒子表面上のスパイクの分布形態は，属によって異なるが，ハンタウイルス属で最も特徴があり，スパイクは粒子表面で四角の格子状(grid-like pattern)に配列する。

写真4　シンノンブレウイルスのビリオン(超薄切片像)。直径約80～120 nmの粒子中にらせん状のリボヌクレオカプシドが認められる(米国CDCホームページ http://www.cdc.gov)。

写真5　ハンターンウイルス感染Vero E6細胞内のビリオン(超薄切片像)(Xu et al., 2007；©Karger)。細胞質内小胞中に多数のビリオンが観察される。V：ビリオン

ゼ活性によって，感染細胞由来mRNAのキャップが付加された一部分が切り取られ，mRNA合成のためのプライマーとして用いられる。GnとGcの前駆体は小胞体(ER)で合成された後，ゴルジに移行して糖鎖が付加されGnとGcが合成される。一方，複製されたウイルスRNAはNとLと細胞質中で複合体を形成する。この複合体はゴルジの細胞質側に集まり，ゴルジ中のGnとGcとともにゴルジ内に陥入してビリオンを形成し，ゴルジ内腔に出芽(budding)する。その後，ビリオンは細胞質小胞中に移行して細胞外に放出される(写真5)。このように，ゴルジ中に出芽してビリオンが形成されることがブニヤウイルス科のウイルスの特徴である。しかし，ウイルスによっては，細胞(表面)膜でビリオンが形成されて出芽する経路も報告されている(写真6)。

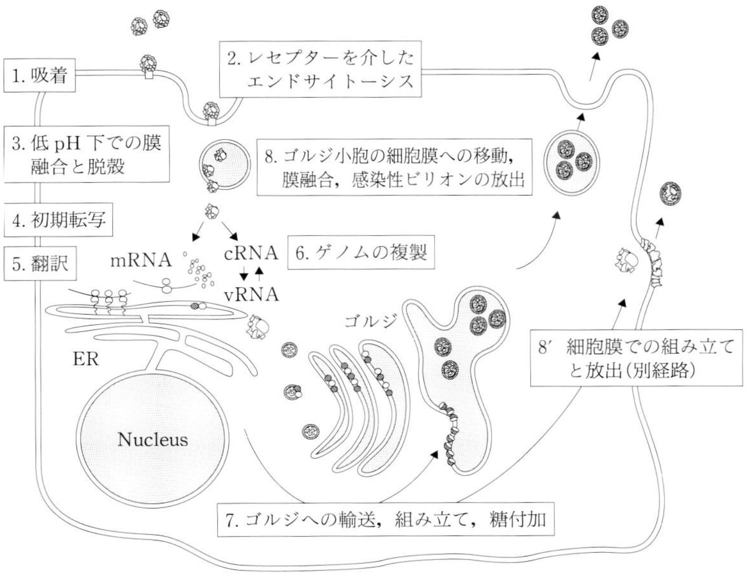

図 2 ブニヤウイルス科のウイルスの複製(Schmaljohn and Nichol, 2007；©Wolters Kluwer/Lippincott Williams & Wilkins)

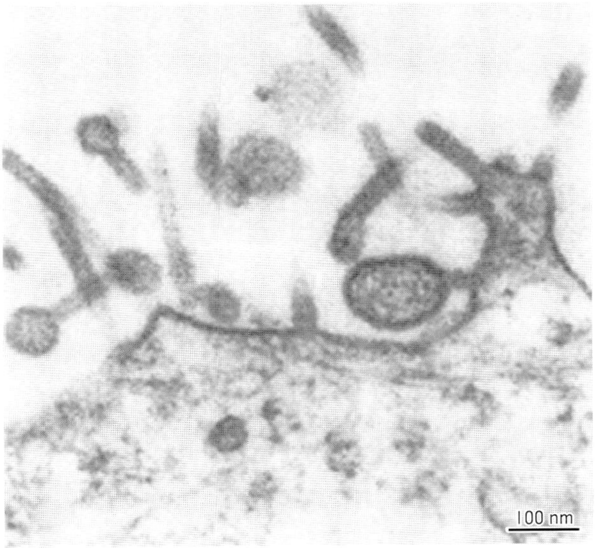

写真 6 シンノンブレウイルス感染 Vero E6 細胞表面に認められるビリオン(超薄切片像)(Goldsmith et al., 1995；©Springer)。管(tube)状の形態を示すビリオンと球状のビリオンが細胞表面上から出芽(budding)している。管状の形態を示すものがビリオンに結合しているものもある。

ブニヤウイルス科のウイルスの特徴は，小胞体やゴルジ中に出芽してビリオンが形成されることであるが，ウイルスによっては，細胞表面から出芽する場合もある。また，このシンノンブレウイルスで認められるように，細長い管状の構造を示す場合もある。

(2) ブニヤウイルス増殖の遺伝学

ブニヤウイルス科のウイルスでは，S，M，L 分節 RNA(vRNA)を鋳型としてゲノム(mRNA)が転写され，構造蛋白である N と Gn，Gc の翻訳が行われる他，複製が行われる(図 3)。しかし，一部のウイルスの S と M 分節では，非構造蛋白(S 分節から NSs 蛋白，M 分節から NSm 蛋白)も合成される。しかし，これら NS 蛋白の転写・翻訳の方法は，ウイルス属によって異なる。すなわち，オルソブニヤウイルスの NSs と NSm は，他の構造蛋白と同様，vRNA を鋳型として転写された mRNA から翻訳されるが，フレボウイルスの NSs 蛋白，トスポウイルスの NSs と NSm 蛋白は，vRNA に相補的な cRNA がいったん合成され，その 3′ 末端から転写された mRNA が翻訳されてつくられる(図 3，4)。このような形式をとるゲノムの極性をアンビセンスと呼び，ブニヤウイルス科のウイルスの大きな特徴である。アレナウイルス科のウイルスも同様の形式をとる。

各属の代表ウイルスの L，M，S 分節の塩基数，ならびにコードされる蛋白の名称と大きさについて，図 4 にまとめた。

【主な疾病・疫学】

ブニヤウイルス科のウイルスのうち，トスポウイルス属のウイルス以外は，脳炎や出血熱などの重症疾患の原因となるものが多い。また，ハンタウイルス属以外は節足動物によって媒介されるアルボウイルスである。いずれもヒト以外の動物を自然宿主とする人獣共通感染症である。

それぞれのウイルス属を原因とする主なウイルス種，疾患，流行地域，ベクター，自然宿主について表 1 にまとめた。これらのなかで，わが国では，これまでにハンタウイルスによる腎症候性出血熱(HFRS)の流行のみが報告されている。現在，腎症候性出血熱の発生は報告されていないが，港湾地帯のドブネズミに感染しているものが多く，潜在的感染源として重要である。他の疾患は，自然宿主やベクターがわが国に生息していないことから発生の報告はなく，輸入感染症として注意を払う必要がある。そのなかで，近年，ナイロウイルス属に分類される，クリミア・コンゴ出血熱ウイルスの流行がユーラシア大陸東方に拡大する傾向にあり，わが国への侵入や輸入症例への対応に注意が必要である。また，わが国を含むアフリカ，中近東，アジア諸国でウシ，ヒツジ，ヤギの胎児に感染して流産，早産，死産や奇形を起こすアカバネウイルスによる家畜の疾病の発生が報告されているが，ヒトへは感染しない。

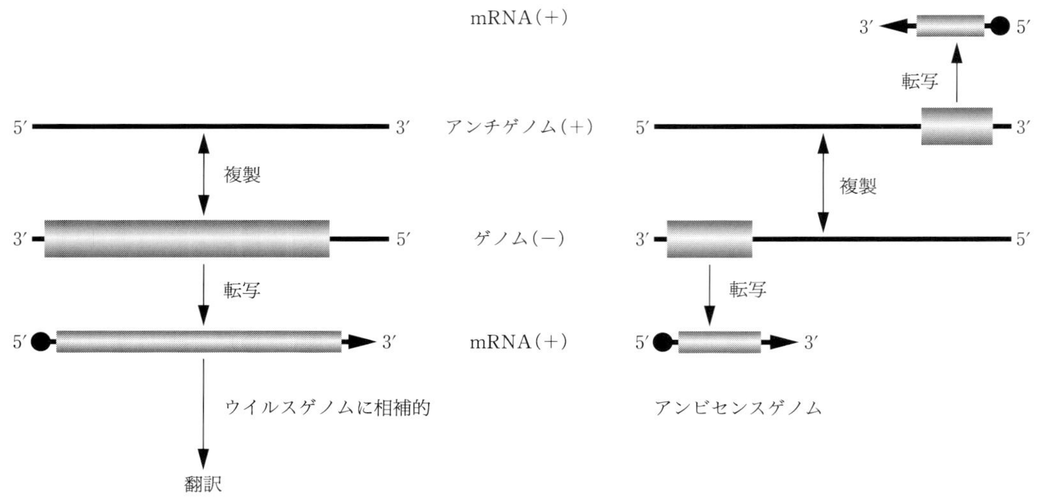

図3　ブニヤウイルスゲノムと転写と翻訳(Nichol et al., 2005；©Elsevier Academic Press)

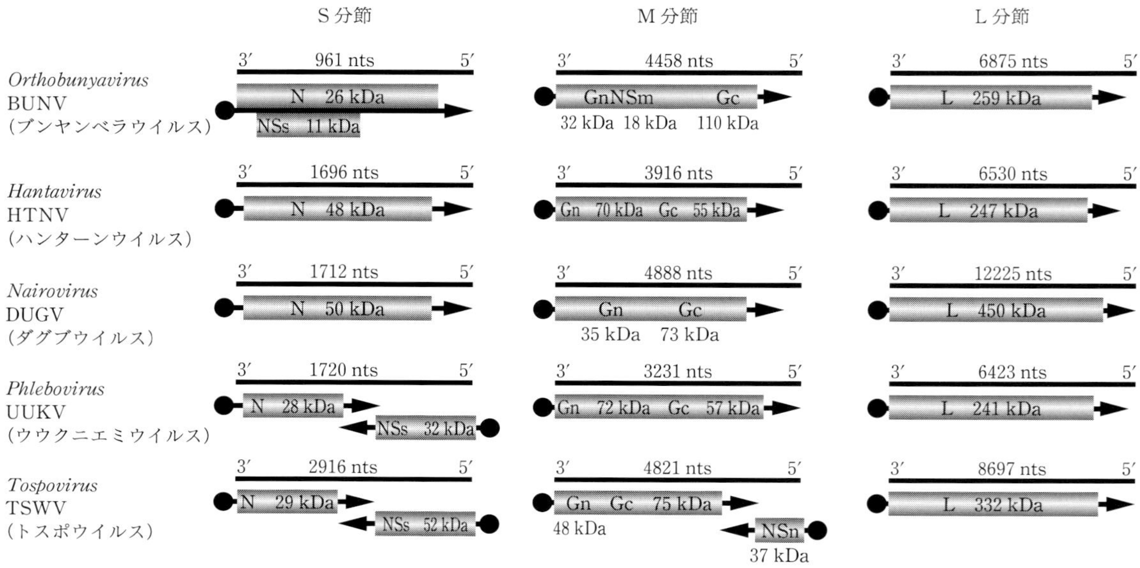

図4　ブニヤウイルスのゲノム構造(Nichol et al., 2005；©Elsevier Academic Press)

2011年，重度の発熱と血小板減少を特徴とする疾患(重症熱性血小板減少症候群 severe fever with thrombocytopenia syndrome：SFTS)が中国で報告された。原因ウイルスとしてブニヤウイルス科フレボウイルス属に分類されるウイルス(重症熱性血小板減少症候群ウイルス severe fever with thrombocytopenia syndrome virus：SFTSV)が分離された(表1，写真7)。ヤギなどの家畜を自然宿主とし，フレボウイルス科のウイルスのなかで，唯一ダニをベクターとする。わが国でも19例(うち5例が死亡)が確認され(2013年7月22日現在)，四類感染症に分類された。類似ウイルスが米国でも発見され，世界中に本ウイルスは分布していると考えられるが詳細は不明である。

【実験室内診断】

感染細胞をスライドグラス上にアセトン固定し，不活化したものを抗原とする蛍光抗体法(IFA)や，ウイルスのNをコードするS分節を大腸菌やバキュロウイルスを発現ベクターとして調整する組み換え抗原を用いたELISAによる血清診断が一般的である。患者や自然宿主臓器や血液からのRT-PCR法による遺伝子診断法も用いられる。感染症法によって，クリミア・コンゴ出血熱は一類感染症，ハンタウイルスによる腎症候性出血熱，ハンタウイルス肺症候群およびリフトバレー熱は四類感染症に分類され，診断した医師には届け出の義務があり，届け出のための診断規準が決められている。

【治療】

いずれも対症療法による。

【予防】

腎症候性出血熱に対する不活化ワクチンが韓国，中国で市販され，ハイリスクグループ(流行地の屋外作業者，兵隊)に投与されている。アカバネ病では，ウシを対象とした不活化ワクチンや生ワクチンが実用化されている。

【引用・参考文献】

有川二郎．1996．ハンタウイルス感染症．ウイルス 46：119-129．

Goldsmith, C. S., Elliott, L. H., Peters, C. J., et al. 1995. Ultrastructural characteristics of Sin Nombre virus, causative agent of hantavirus pulmonary syndrome. Arch. Virol. 140: 2107-2122.

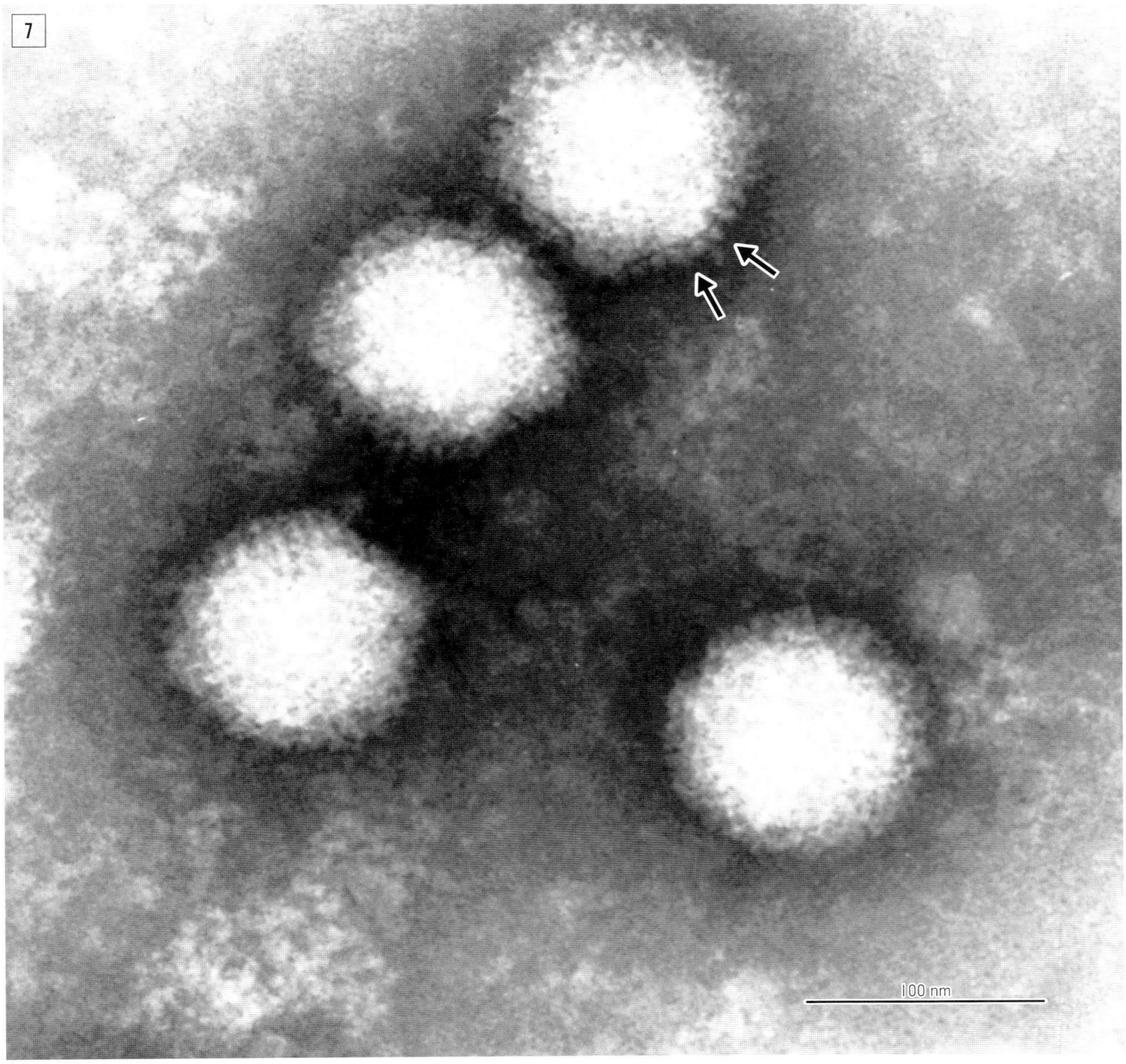

写真7 SFTSV のネガティブ染色像(2%PTA 染色)(国立感染症研究所より供与)。ビリオンは径 100～110 nm のほぼ球状の粒子で，粒子表面はもやもやした感じに見え，エンベロープ上に複雑な微細構造の存在を思わせる。また，粒子周縁部では局所的に突起様構造物を認めることから(矢印部)，エンベロープ表面には多数の突起の配列のあることが示唆される。

Nichol, S. T., Beaty, B. J., Elliott, R. M., et al. 2005. Family *Bunyaviridae*, p. 695-716. *In* Fauquet, C. M., Mayo, M. A., Maniloff, J., et al. (eds.), Virus taxonomy: classification and nomenclature of viruses: 8th report of the international committee on the taxonomy of viruses. Elsevier Academic Press, San Diego & London.

Schmaljohn, C. S., and Nichol, S.T. 2007. *Bunyaviridae*, p. 1741-1789. *In* Knipe, D. M., Howley, P. M., Griffin, D. E., et al. (eds.), Fields virology, 5th ed., vol. 2, Wolters Kluwer/Lippincott Williams & Wilkins, Philadelphia.

Xu, F., Yang, Z., Wang, L., et al. 2007. Morphological characterization of hantavirus HV114 by electron microscopy. Intervirology 50: 166-172.

「感染症の予防及び感染症の患者に対する医療に関する法律第12条第1項及び第14条第2項に基づく届出の基準等について」(平成18年3月8日健感発第0308001号)

【有川二郎】

アレナウイルス科
Family *Arenaviridae*

【分類】

表1および表2に示すようにマムアレナウイルス属およびレプトアレナウイルス属から構成される。

マムアレナウイルス属にはふたつの血清型(旧世界・新世界アレナウイルス)があり，前者は15種，後者は18種のウイルスからなる。リンパ球性脈絡髄膜炎ウイルスは世界中に広く分布しているが，その他のウイルスはアフリカ，中南米などの比較的限られた範囲に存在している。

自然界ではそれぞれ固有の齧歯類を宿主とし，持続感染している。各宿主内では垂直伝播もしくは性交が主な感染経路である。感染宿主に特に病状はなく，ウイルス血症を起こし，尿，糞，唾液からウイルスを多量に排出している。ヒトへの感染は排出されたウイルスが付着した食物や埃の摂取・吸引もしくは感染動物による咬傷によって起こる。実験的にはサルを含むさまざまな動物種に感染できる。

レプトアレナウイルス属は3種のウイルスからなり，飼育ヘビに感染が認められている。野外での存在様式は不明である。

【ウイルスの構造】

宿主細胞由来の脂質二重層と4つのウイルス構造蛋白質(GPC，NP，Z，L)，RNAゲノムより構成される直径50〜300 nm(100 nm前後が主)の球形の粒子である。非構造蛋白質の存在は知られていない。粒子内には超薄切片で観察することができるリボソームを数個含み，このことが本ウイルス科の名称(arenaはラテン語で“砂”の意)の由来であるが，リボソームの存在はウイルスの増殖に必須ではない(写真1〜3)。

GPC蛋白質(約75 kDa)はスパイク蛋白質として脂質二重層上に存在し，ウイルスの表面を覆っている。I型膜蛋白質で，細胞への吸着・侵入を担うGP1蛋白質(約44 kDa)，膜融合を担うGP2蛋白質(約34 kDa)およびシグナルペプチドに分かれているが，58アミノ酸程度からなる長いシグナルペプチドはGP1/GP2複合体に結合したままであり，GPC蛋白質の輸送，折り畳み，修飾，膜融合に必要である。四量体を形成していると考えられる。

NP蛋白質(約65 kDa)は粒子中に最も多く存在するウイルス蛋白質であり(1粒子当たり1,500分子ほど)，RNAゲノム，L蛋白質とともにらせん状のヌクレオカプシドを形成する。GP2蛋白質と結合する。

L蛋白質(約200 kDa)はRNA依存性RNAポリメラーゼであり，ウイルスゲノムの転写・複製を担う。

Z蛋白質(約11 kDa)は他のウイルス蛋白質(GPC蛋白質のシグナルペプチド，NP蛋白質，L蛋白質)と結合し，ウイルスの粒子形成を行う。アミノ末端はミリストイル化されており，脂質膜指向性がある。Ring finger domainを持ち亜鉛結合能を持つが，ユビキチン化活性は認められていない。

ゲノムは2分節(約7.2 kbのL分節および約3.5 kbのS分節，図1a)の一本鎖RNAである。2分節とも両意性(後述)であるが感染性を持たないため，アレナウイルスはマイナス鎖RNAウイルスに分類される。L分節にはL蛋白質およびZ蛋白質が，S分節にはNP蛋白質およびGPC蛋白質がそれぞれコードされている。各分節の2遺伝子間には，intergenic regionと呼ばれステムループ構造をとっていると考えられる領域がひとつないしふたつ存在する。末端の20〜30塩基は2分節間で類似しているのみでなく，アレナウイルス間でも高度に保存されている。また5′末端と3′末端とは相補的であり，ヌクレオカプシドは閉環構造をとる。

表1　アレナウイルス科のウイルス(マムアレナウイルス属でヒトに病気を起こすウイルス)

ウイルス	ヒトでの疾患名	自然宿主	分　布
旧世界アレナウイルス			
Lymphocytic choriomeningitis mammarenavirus	リンパ球性脈絡髄膜炎	*Mus domesticus*, *Mus musculus*	世界中
Lassa mammarenavirus	ラッサ熱	*Mastomys natalensis*	西アフリカ
Lujo mammarenavirus	(疾患名未定)	不明	ザンビア
新世界アレナウイルス			
Clade A			
Whitewater Arroyo mammarenavirus	(疾患名未定)	*Neotoma albigula*	アメリカ
Clade B			
Junín mammarenavirus	アルゼンチン出血熱	*Calomys musculinus*	アルゼンチン
Machupo mammarenavirus	ボリビア出血熱	*Calomys callosus*	ボリビア
Chapare mammarenavirus	(疾患名未定)	不明	ボリビア
Guanarito mammarenavirus	ベネズエラ出血熱	*Zygodontomys brevicauda*	ベネズエラ
Sabia mammarenavirus	ブラジル出血熱	不明	ブラジル

表2　アレナウイルス科のウイルス(レプトアレナウイルス属)

ウイルス	宿　主	分　布
Alethinophid 1 reptarenavirus Alethinophid 2 reptarenavirus Alethinophid 3 reptarenavirus	Boa constrictor, Boa dumerili, Corallus annulatus, Python reticulatus	フィンランド，オランダ，ドイツ，米国，マレーシア

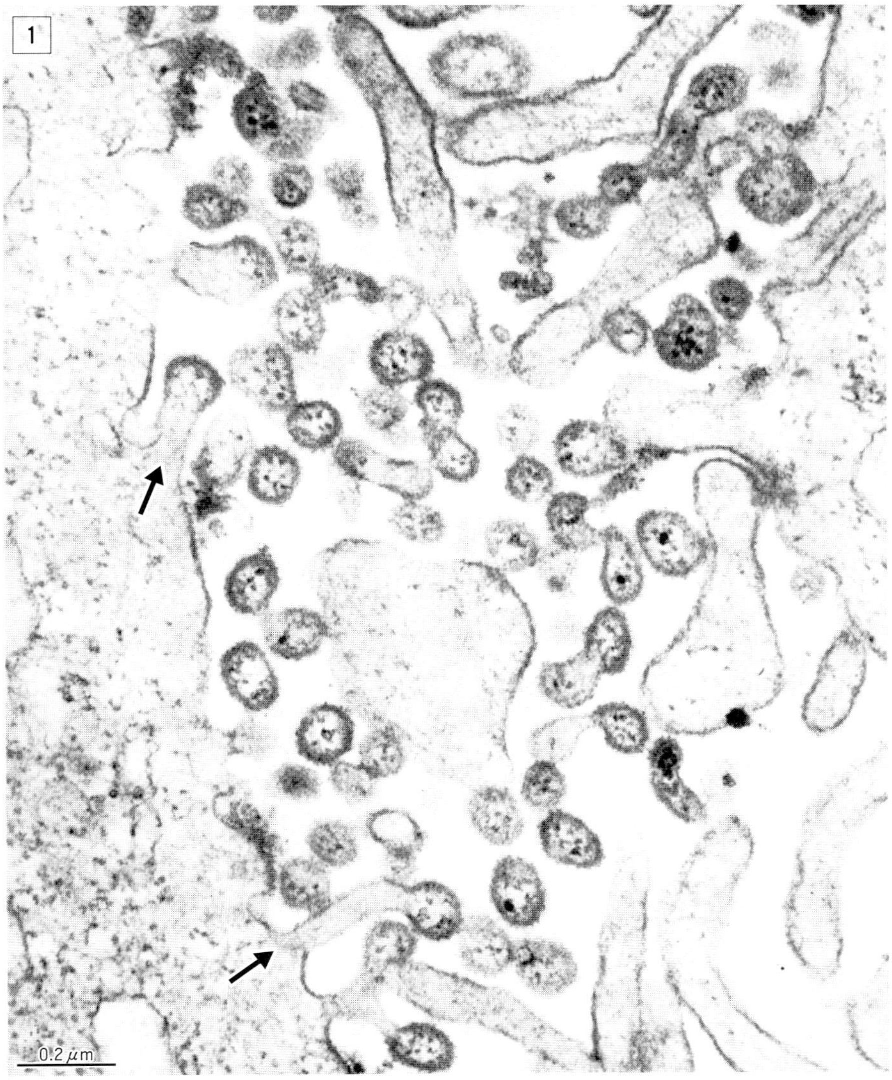

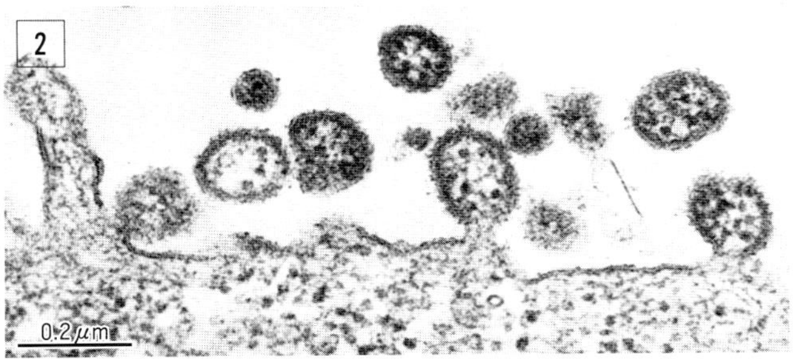

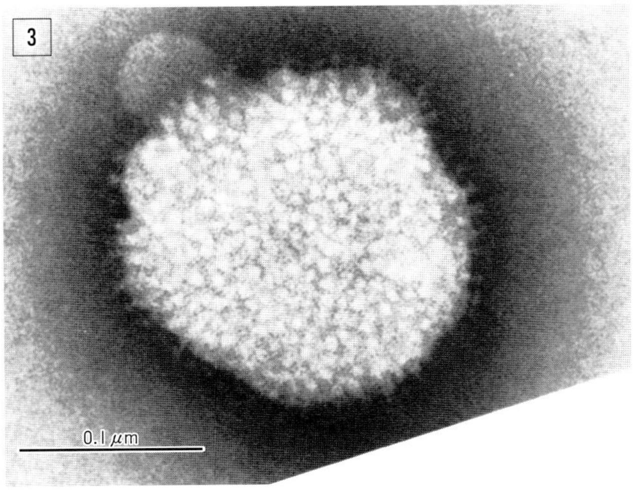

写真1　ラッサウイルス感染Vero細胞(Murphy et al., 1973；©Springer)。矢印は出芽中のウイルスを示す。細胞外部に向けて突出中の粒子の表面膜は電子密度が高く，表面上にスパイク(spike, projection)に該当するやや不定形の構造物が見られる。細胞間隙に存在するウイルスのエンベロープ表面には，比較的明瞭なスパイクも散見される。

写真2　LCMウイルス感染L細胞(Mannweiler and Lehmann-Grube, 1973；©Springer)。出芽中ならびに出芽を完了したと推定されるウイルス粒子。粒子はリボソーム様粒子を内包する。

写真3　タミアミウイルス(Tamiami mammarenavirus)のネガティブ染色像(Murphy et al., 1973；©Springer)。1個のウイルス粒子は，ほぼ全領域がおびただしい数の顆粒状構造の密集からなっているが，この領域はウイルス粒子表面の多数のスパイクを長軸側から眺めた像である。粒子の周縁部では，一部でスパイク様構造も認められる。

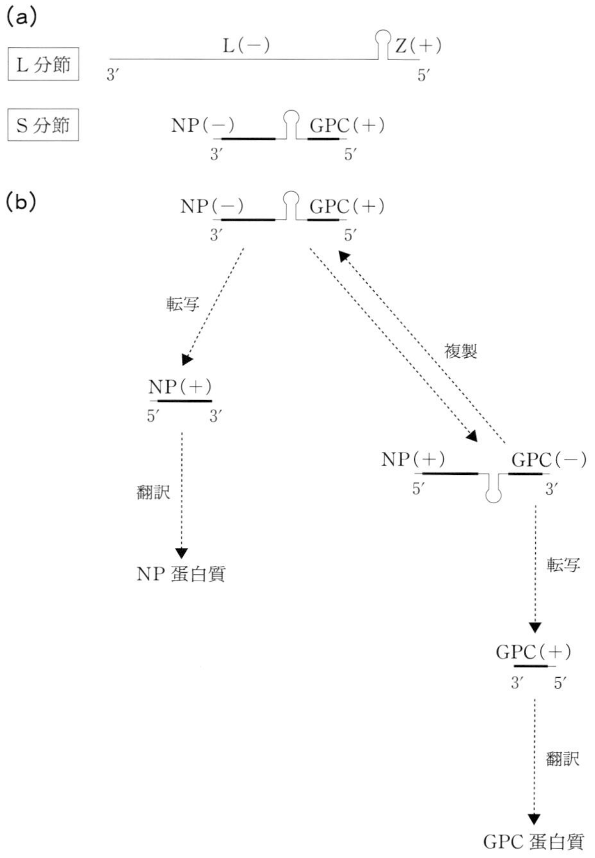

図1　a)アレナウイルスのゲノム構成，b)S分節の複製，蛋白質発現機構。＋はプラス鎖，－はマイナス鎖を示す。

【増殖】

GP1蛋白質が細胞の受容体に吸着することで開始する。吸着後，エンドサイトーシスにより細胞内に侵入し，エンドソームで脱殻する。脱殻にはウイルス粒子がlow pHに曝されることが必要である。旧世界アレナウイルスおよびClade C新世界アレナウイルスの受容体としてジストログリカンが，Clade AおよびClade Bの新世界アレナウイルスの受容体としてトランスフェリン受容体がそれぞれ同定されている。

細胞内に放出されたRNAをもとに，L分節からはL蛋白質のmRNAが，S分節からはNP蛋白質のmRNAが合成される(図1b)。これらmRNAの転写はステムループ構造の部分で終結し，ポリA配列は付加されない。L蛋白質およびNP蛋白質の合成が進むと，ウイルスゲノムに対し相補的な完全長RNAが合成されるようになる。mRNAの合成から相補鎖RNAの合成への切り替えにおけるNP蛋白質の蓄積の関与が示唆されている。相補鎖RNAをもとにゲノムRNAが合成されるとともに，Z蛋白質(L分節より)およびGPC蛋白質(S分節より)のmRNAが合成され，各蛋白質も産生される。このように，アレナウイルスのゲノムはL遺伝子およびNP遺伝子にとってはマイナス鎖，Z遺伝子およびGPC遺伝子にとってはプラス鎖となっているので，両意性(ambisense)と呼ばれている。これらの過程のいずれも細胞質で起こっていると考えられるが，mRNAの5′末端にはゲノムあるいはその相補RNAにはない配列が認められることから，cap snatchingなど核の関与も示唆される。

合成された各蛋白質およびウイルスゲノムより，形質膜で粒子形成が起こる。Z蛋白質はミリストイル化を，NP蛋白質はリン酸化を，GPC蛋白質はシグナルペプチダーゼとサブチリシンペプチダーゼによる切断を受けている。主にZ蛋白質によりアッセンブリーおよび出芽が行われる。

【病原性】

(1)リンパ球性脈絡髄膜炎ウイルス
(Lymphocytic choriomeningitis mammarenavirus, LCMVまたはLCM mammarenavirus)(写真2)

アレナウイルス科で最初に分離されたウイルスである(1933年)。セントルイス脳炎の調査中に見出された。*Mus domesticus*および*Mus musculus*を自然宿主とし，日本，オーストラリアを含め世界各地で分離されている。ヒトに感染した場合，2～3週間の潜伏期の後，徐々に発熱，悪寒，筋肉痛などのインフルエンザ様症状で発症する。入院患者の5～34%は神経症状も示す。妊婦から胎児への感染も認められ，精神運動の遅滞，水頭症，小頭症，盲目の原因にもなる。神経系への感染は，神経細胞ではなく脳室上衣や髄膜が感染の標的である。髄液中の単核球数や蛋白質濃度の上昇が認められる。しかし感染者の多くは発症することなく不顕性感染で終ると考えられ，欧州や北・南米大陸の約2～10%のヒトが抗体陽性である。

ペットとして飼育していたハムスターや実験用細胞株からヒトへ感染した例が知られている。

ウイルス株によってはモルモットやハムスター，マーモセット，サルに致死的感染を引き起こす。特にサルへのWE株の感染は，ラッサ熱のモデルとしてしばしば用いられる。また本ウイルスのマウスへの接種は，用いる株に加え，接種経路や動物の系統・週齢により結果が大きく異なり，1960年代頃より実験材料としてよく用いられた。持続感染，免疫病変，細胞傷害性T細胞，免疫記憶などの概念の確立に大いに役立った。

(2)ラッサウイルス(Lassa mammarenavirus)(写真1，4)

西アフリカのナイジェリア，リベリア，シエラレオネ，ギニアなどで見られるラッサ熱の原因ウイルスである。1969年，ナイジェリア北東部のラッサ村の熱病患者から分離された。民家やその周囲に生息する*Mastomys natalensis*を自然宿主としているウイルスである。

感染者は5～21日(平均で10日)の潜伏期の後，徐々に発熱，全身倦怠感，頭痛，筋肉痛，衰弱などのインフルエンザ様症状で発症する。咳，咽喉痛，悪心，嘔吐，腹痛，下痢などの症状が続き，白血球減少，軽度の血小板減少，蛋白尿が認められる。発症者の5～20%は重症化して口腔粘膜潰瘍，リンパ節腫脹，顔・頸・胸部浮腫，心不全，腎不全を示し，最終的には発症より平均12日でショック死する。回復してもウイルスを排出し続けたり，症状が再発したりする場合がある。また回復時に聴覚障害がしばしば認められる。発症時の血中AST(アスパラギン酸アミノ基転移酵素)値の上昇とウイルス血症，致死率とはよく相関する(参照：フィロウイルス科・写

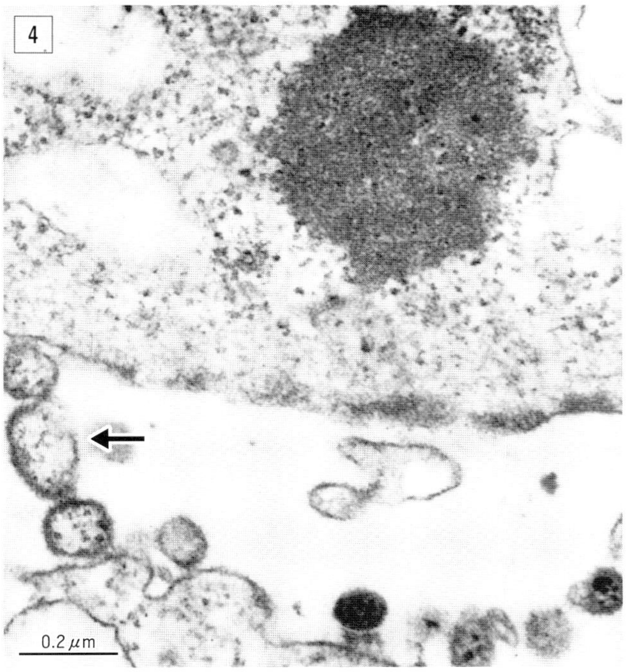

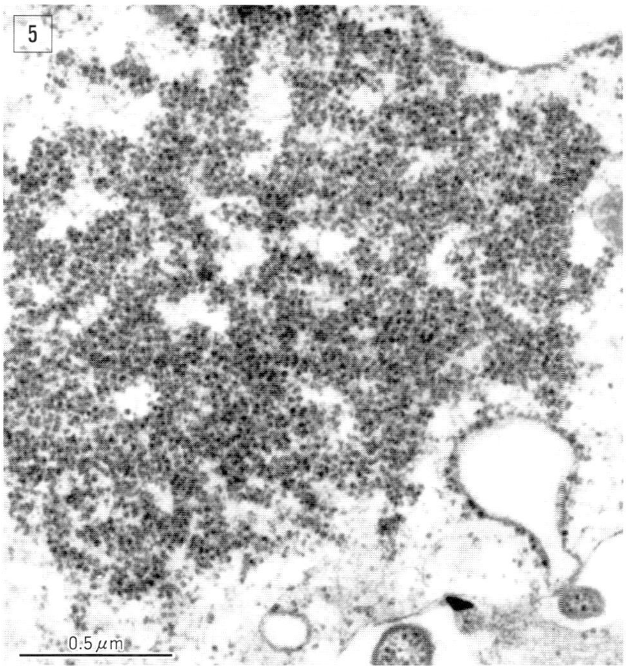

写真 4　ラッサウイルス感染 Vero 細胞(Murphy et al., 1973；©Springer)。細胞質内にほぼ円形状の高電子密度の封入体が見られる。また，細胞表面膜直下に密着して，高電子密度領域が部分的に存在する。矢印は細胞外のウイルス粒子を示す。

写真 5　フニンウイルス感染 Vero 細胞(Murphy et al., 1973；©Springer)。細胞質内にややび漫性の封入体(diffuse inclusion)が見られる。この封入体は主としてリボソーム様の粒子からなっている。

真 4〜6)。

西アフリカでのヒトの抗体陽性率は，地域によって異なるが数〜50%である。不顕性感染が多く，新たな感染者は毎年 20 万〜30 万人に上ると考えられる。感染者の約 20%が発症する。毎年 2,000〜5,000 人の死者を出している。

西アフリカ地域からの帰国者がしばしば欧州や米国で発症している。このような輸入例はこれまで 20 例以上知られ，日本でも 1987 年にシエラレオネからの 1 例の輸入例があった。幸い死亡には至らなかったが再発型であった。

(3) フニンウイルス

(Junín mammarenavirus など)(写真 5)

フニンウイルスはアルゼンチン出血熱を引き起こすウイルスで，1958 年に初めて分離された。自然宿主は *Calomys musculinus* でアルゼンチンのパンパスに生息するネズミである。本来ヒトとの接触はなかったが，農地としてのパンパスの開拓によりヒトに感染するようになったと考えられている。毎年数百から千人ほどの患者が発生し，その大半は農民で，特に秋の収穫期に認められる。この時期はネズミの繁殖期でもある。

感染したヒトのほとんどは不顕性感染にはならずに症状を示すと考えられている。8〜12 日の潜伏感染後，発熱，頭痛，無力感，筋肉痛，腹痛，食欲不振などの症状で始まり，3〜4 日後には眩暈，悪心，嘔吐，眼球後痛，結膜充血，リンパ節腫脹，心臓や腎臓，肝臓，中枢神経の機能障害が認められるようになる。皮膚や粘膜面の点状出血や手舌の震えが見られた場合の予後は不良である。発症後 10〜13 日で回復に向かうが，致死率は 30%ほどである。顕著な血小板減少，白血球減少，蛋白尿が認められる。神経症状はラッサウイルスの場合よりも出やすいが，AST 値はあまり上昇しない。

Machupo mammarenavirus(自然宿主は *Calomys callosus*)によるボリビア出血熱，Guanarito mammarenavirus(自然宿主は *Zygodontomys brevicauda*)によるベネズエラ出血熱，Sabia mammarenavirus(自然宿主は不明)によるブラジル出血熱もアルゼンチン出血熱と類似の経過をたどると考えられている。これら 4 出血熱はまとめて南米出血熱と呼ばれるときもある。

北米では 1996 年に Whitewater Arroyo mammarenavirus による致死性の熱性疾患が発生し，3 名が死亡した。自然宿主は *Neotoma albigula* である。疾患名はまだつけられていない。

(4) ルジョウイルス(Lujo mammarenavirus)

2008 年にザンビアのヒトが感染して発症し，南アフリカの病院に搬送される間に二次感染，三次感染を生じた。計 5 人の患者のうち 4 人が死亡している。疾患名はつけられていない。旧世界アレナウイルスに分類される。感染者は 7〜13 日の潜伏期の後，発熱，頭痛，筋肉痛などのインフルエンザ様症状で始まり，その後下痢，咽頭炎，発疹を示す。呼吸困難，神経症状，循環虚脱などに陥り，発症後 9〜12 日で死亡する。

(5) チャパレウイルス(Chapare mammarenavirus)

2003〜2004 年にボリビアで発生した出血熱の原因ウイルスである。疾患名はつけられていないが南米出血熱様の症状を引き起こす。Sabia virus が最も近縁である。

(6) ヘビのアレナウイルス(Reptoarenavirus)

ボア科やニシキヘビ科の飼育ヘビで見られる封入体病の原因ウイルスとして近年同定された。感染したヘビは神経症状，嘔吐，食欲減退を示す。ボア科のヘビでは感染は比較的長期化し，免疫能の低下・二次感染により死亡する。ニシキヘビ科では感染の経過は急性である。野外ヘビで認められるかは不明である。

【診断】

LCMV については，血清あるいは脳脊髄液中の IgM を ELISA もしくは IFA で検出し，診断に用いることができる。ラッサウイルスおよびフニンウイルスについてはウイルス抗原検出 ELISA が可能である。4 つの南米出血熱(アルゼンチン，ボリビア，ベネズエラ，ブラジル)を抗体 ELISA で区別することは難しい。

ウイルスの分離は有熱期の血清(神経症状がある場合は脳脊髄液でも可)をマウスに脳内接種することで可能である。培養細胞 Vero 細胞でも可能であるが，動物接種の方が感度が良い。いずれにせよ，本ウイルス科は危険なウイルスが多く(Lassa，Junin，Machupo，Guanarito など)，分離には BSL4 などの高度安全施設を用いる必要がある。

【治療】

グアノシン類似体リバビリンの投与により，ラッサウイルス感染患者の致死率が大幅に減ったことが知られている。Machupo mammarenavirus 感染患者においても症例数は少ないが，2 患者に投与され，いずれも回復した。動物実験ではあるが，Pichinde mammarenavirus(ハムスター)およびフニンウイルス(モルモット)に対してもリバビリンの有効性が示されている。

回復者の血清投与がフニンウイルスおよび Machupo mammarenavirus の感染に対し有効ではあるが，3〜6 週間後に発熱，頭痛，震え，麻痺などの神経症状が出る場合がある。神経症状の出現はこれらのウイルスへのリバビリン投与の場合にも見られることがある。ラッサウイルスに対しても回復者血清の有効性が示唆されるが，抗体価が高くなりにくい点が難点である。

【ワクチン】

フニンウイルス由来の Candid No. 1 株と呼ばれる弱毒生ワクチンが開発され，アルゼンチン出血熱に対し良好な結果を示している。弱毒化の機構はわかっていない。細胞性免疫，液性免疫の双方を誘導するが，前者がより重要であると考えられている。動物レベルではあるが Machupo mammarenavirus の攻撃に対しても有効性を示している。

ラッサウイルスに対しさまざまなワクチン開発が行われている。ウイルス GPC 蛋白質あるいは NP 蛋白質を標的とした DNA ワクチンやウイルスベクターワクチンなどである。特にワクシニアウイルスや水疱性口炎ウイルスをベクターとしたものについては，サルでも有効性が認められている。

【自然宿主への対処効果】

ボリビア出血熱の発生においては，その原因ウイルスの自然宿主(*Calomys callosus*)への対処，つまり家屋への侵入阻止や捕獲により流行をとめることができた。自然宿主の習性によっては対処効果が難しい。

【引用・参考文献】

Buchmeier, M. J., de la Torre, J. C., and Peters, C. J. 2007. *Arenaviridae*: the viruses and their replication, p. 1791–1827. *In* Knipe, D. M., and Howley, P. M. (eds.), Fields virology, 5th ed., vol. 2, Wolters Kluwer/Lippincott Williams & Wilkins, Philadelphia.

Lehmann-Grube, F. (ed.) 1973. Lymphocytic choriomeningitis virus and other arenaviruses, Springer-Verlag, Berlin.

Mannweiler, K., and Lehmann-Grube, F. 1973. Electron microscopy of LCM virus-infected L cells, pp. 37–48. *In* Lehmann-Grube, F. (ed.), Lymphocytic choriomeningitis virus and other Arenaviruses, Springer-Verlag, Berlin.

Murphy, F. A., Whitfield, S. G., Webb, P. A., et al. 1973. Ultrastructural studies of Arenaviruses, pp. 273–285. *In* Lehmann-Grube, F. (ed.), Lymphocytic choriomeningitis virus and other Arenaviruses, Springer-Verlag, Berlin.

Oldstone, M. B. A. 2002. Arenaviruses I: the epidemiology, molecular and cell biology of arenaviruses, Springer-Verlag, Berlin.

Oldstone, M. B. A. 2002. Arenaviruses II: the molecular pathogenesis of arenavirus infections, Springer-Verlag, Berlin.

【下島昌幸】

デルタウイルス属
Genus *Deltavirus*

【分類・歴史】

1977年Rizettoらは慢性肝炎患者の肝細胞核内に未知の抗原を見つけた(Rizzetto et al., 1977)。患者はhepatitis B virus(HBV)陽性であり，この抗原の細胞内局在がHBcAgに似ていたため混乱したが，その後HBV関連抗原とはまったく独立の抗原ということが明らかとなった。この抗原が見つかるのは常にHBVの存在するときのみであることが次第に明らかになった。1980年この抗原は新しいウイルスhepatitis delta virus(HDV)のつくる唯一の蛋白質であることが明らかにされ，デルタ(δ)抗原(hepatitis delta antigen：HDAg)と命名された。HDAgを持つ患者はその後デルタ抗体を持つに至る。HDVの複製にはHBVの複製が必須であり，HDVの外殻はHBsAgよりなる。また感染の際にはこの外殻を利用する。このようにHDVはHBVの存在なくしては複製できないのでsubviral satelliteと考えられGenus *Deltavirus*に分類される(Lai, 1995)。

【ビリオン】

HDVは直径36～43 nmのほぼ球形の粒子でその外殻にエンベロープを持ち，内側にヌクレオカプシドを持っている。ヌクレオカプシドは顕著な構造は示さない。外殻にはスパイクはなく正20面体構造をとっていると考えられる。

直径19 nmのヌクレオカプシドは約60 copyのHDAgとHDVゲノムRNAにより構成される。HDAgにはlarge，smallの2種あり，その大きさはそれぞれ27 kDa，24 kDaである。HDV粒子のエンベロープはHBsAgにより構成されている。このエンベロープのHBsAgに占める3タイプ(S，M，L)の割合(95：5：1)はHBVのそれとは異なる。HDV粒子の浮遊密度はCsCl勾配中で1.25 g/cm³である(Taylor, 1999; 2006)(図1)。

【ゲノム】

HDVゲノムは1986年にクローニングされ，塩基配列が決定された。一本鎖，マイナス鎖(negative stranded)環状RNAで約1.7 kb長あり，60%C+Gで，内部にある多くの(約70%)水素結合によりゲノムが棒状の形態をとっている(rod-shaped structure)。HDVゲノムRNAはリボザイム(ribozyme)活性を持ち，自己切断，自己結合能を持ち複製過程でこれを利用する。HDVは植物ウイロイドとゲノム構成，複製メカニズムの点で共通点が見られる。しかし多くの点で違いもあることから，HDVは*Deltavirus*属に分類されている。

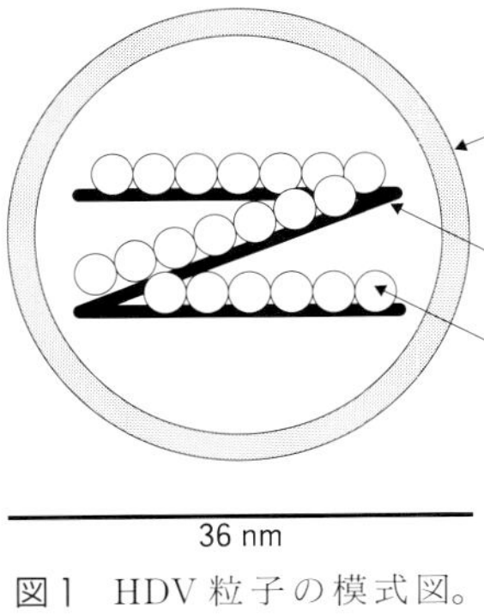

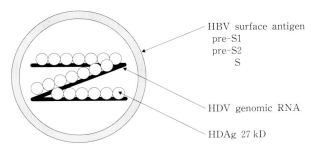

図1　HDV粒子の模式図。HDV：デルタ肝炎ウイルス，HBV：B型肝炎ウイルス。エンベロープは3種のHBsAgにより構成される。HDAg 27 kDがゲノムRNAと結合しヌクレオカプシドを形成する。

これまで世界から分離されたHDVのゲノムの塩基配列を調べたところ，3つの遺伝子型に分類される。現在これをさらに8つに分類しようとする試みもある(Hadziyannis, 1997; Pujol and Devesa, 2005)。

【物理化学的性質】

ゲノムRNAは内部に水素結合の多い環状二本鎖の棒状構造をとるため，大変安定である。ウイルスは乾燥状態での60°C，30時間のインキュベーションで感染性を失わない(Lai, 1995)。

【抗原の性状】

HDV感染によって発現する唯一の蛋白質であるHDAgはウイルス粒子表面ではなく，粒子内部のヌクレオカプシドとしてRNAゲノムとともに存在する。HDAgにはふたつの型small　type(HDAg-S)とlarge type(HDAg-L)がある。それぞれ大きさは24 kD，27 kDである(図1)。27 kD蛋白質は24 kDのC-末端側に19アミノ酸残基を余分に持ち，それ以外の195アミノ酸残基は共通である。感染の初期には24 kD型が現れ，RNAゲノムの複製に必須である。感染の後期に27 kD蛋白質が出現する。27 kD型はRNAゲノム複製に抑制的に働くと同時にHBsAgによるHDVゲノムのパッケージングに必要である。

24 kD，27 kD蛋白質の比率は患者ごとに変わる。HDAg-SとHDAg-Lをコードする2種のRNAが存在する。HDAg-SをコードするmRNAが転写後RNA編集により変化し，HDAg-Lをコードするようになる(Casey, 2006)。

【培養】

HDVは培養株化細胞に感染することができない。初代培養肝細胞(ウッドチャックかチンパンジー)を用いHBVを同時感染させるか，HBV cDNAを同時に細胞内導入(transfection)した場合にのみHDVは*in vitro*で複製する。

*In vivo*ではヒトにおいて，HDVはHBVとの同時感染でのみ見つかるが，動物実験ではHDVはwoodchuck hepatitis virus(WHV)との同時感染でウッドチャックに，HBVとの同時感染でチンパンジーに伝播させることができる(Gerin, 2001; Casey and Gerin, 2006)。

【増殖】

HDVが細胞に吸着するには，HBsAg-Lが細胞レセプターと結合すると考えられる。レセプターはまだ同定されていない。ゲノムRNAは核に移動し，ゲノム複製はそこで行われる。核への移動にはHDAg-Sが関与すると思われる。ゲノムRNAの複製はRNAポリメラーゼIIによりなされる。RNAポリメラーゼIIによるRNA伸張にHDAgが働くとする報告がある(Yamaguchi et al., 2001)。この間HBVの関与はない。ゲノムは

double rolling-circle model を経て増殖する。ゲノムRNA を鋳型にして mRNA(800 base)がまず転写され，これから HDAg が翻訳される。この翻訳がスイッチとなり RNA から RNA への複製に進む。small type の HDAg(HDAg-S)は RNA 複製を促進し，large type の HDAg(HDAg-L)は抑制的に働く(Lai, 1995; Taylor, 2006)。HDAg-L は C-末端の 19 アミノ酸残基が HBsAg とまず結合し，次にゲノム RNA と結合することによりウイルス粒子に取り込まれる。したがって HDAg-S はウイルス粒子に存在する意味はないが，実際ウイルス粒子内には HDAg-S，HDAg-L の両方が存在する。HDAg-S のウイルス粒子内存在意義は今のところ不明である(Taylor, 1999)。

【病原性】

HDV 感染による臨床経過をふたつに分けることができる。① HBV と HDV の同時感染，② HBV キャリアーが HDV に重複感染(superinfection)する場合で，それぞれの臨床経過には顕著な差がある。重複感染の方が慢性化しやすく予後が悪い。慢性化率は同時感染では 5%より少なく，重複感染では 80%より多い(Lai, 1995; Rizzetto et al., 1986)。

重複感染は劇症肝炎や重症の慢性活動性肝炎につながり，多くの場合肝硬変に進展する。HDV 感染の急性期には HBsAg と HBV DNA の合成は阻害され，HDV の増殖が終るまで続く。劇症肝炎が起こることは稀であるが，その頻度は他のウイルス肝炎の場合に比べ D 型肝炎がある場合は 10 倍高い。慢性 D 型肝炎では HBV マーカーは通常抑えられる。HDV 感染の死亡率は 2～20%である。この値は B 型肝炎のそれより 10 倍高い。HBV 感染単独より HDV が加わる方が強い肝障害を引き起こす。

【実験室内診断】

デルタ肝炎の診断には個々のケースについて HBV の同時感染か，慢性 B 型肝炎が既にあったかを知る必要がある。デルタ抗体の有無を市販の RIA kit か EIA kit で調べる。現在 HDV の存在は RT-PCR で患者血清中のゲノム RNA を測定することにより調べる。慢性デルタ肝炎になった場合，HDV RNA，HDAg，抗 IgM および抗 IgG HDV 抗体は陽性のまま続く(Hadziyannis, 1997; Monjardino and Saldanha, 1990)。

【疫学】

HDV は世界中のすべての年齢層に見られる。流行地は HBV 感染のそれと類似の傾向にある。特に多いところはロシアの一部，ルーマニア，南イタリア，地中海沿岸地方，アフリカ，南米などである。ただし HBV の流行地である中国などでは HDV 感染は相対的に少ない。日本では稀であるが，沖縄県の一部に高侵淫地区がある(London and Evans, 1996)。

【治療】

HDV 感染に対する予防的なグロブリン製剤はない。インターフェロン投与による改善が見られるとする報告がある。抗ウイルス剤による治療は今のところ存在しない。劇症肝炎や最終期の慢性デルタ肝炎には肝臓移植が考えられる。

【予防】

HDV ワクチンはない。HBV の存在が HDV 複製に必須であることから，HBV 感染の予防が HDV 感染の予防になる。病原性の項で述べたように，HBV キャリアーが HDV に重複感染すると重篤になり予後が悪いことから，特に注意が必要となる。HBV-HDV 同時感染を防ぐためには HBV ワクチンが有効であることは論をまたない。

【引用・参考文献】

Casey, J. L. 2006. RNA editing in hepatitis delta virus. Curr. Top. Microbiol. Immunol. 307: 67-89.

Casey, J. L., and Gerin, J. L. 2006. The woodchuck model of HDV infection. Curr. Top. Microbiol. Immunol. 307: 211-225.

Gerin, J. L. 2001. Animal models of hepatitis delta virus infection and disease. ILAR J. 42: 103-106.

Hadziyannis, S. J. 1997. Review: hepatitis delta. J. Gastroenterol. Hepatol. 12: 289-298.

Lai, M. M. 1995. The molecular biology of hepatitis delta virus. Annu. Rev. Biochem. 64: 259-286.

London, W. T., and Evans, A. A. 1996. The epidemiology of hepatitis viruses B, C, and D. Clin. Lab. Med. 16: 251-271.

Monjardino, J. P., and Saldanha, J. A. 1990. Delta hepatitis. The disease and the virus. Br. Med. Bull. 46: 399-407.

Pujol, F. H., and Devesa, M. 2005. Genotypic variability of hepatitis viruses associated with chronic infection and the development of hepatocellular carcinoma. J. Clin. Gastroenterol. 39: 611-618.

Rizzetto, M., Canese, M. G., Arico, S., et al. 1977. Immunofluorescence detection of new antigen-antibody system (delta/anti-delta) associated to hepatitis B virus in liver and in serum of HBsAg carriers. Gut. 18: 997-1003.

Rizzetto, M., Verme, G., Gerin, J. L., et al. 1986. Hepatitis delta virus disease. Prog. Liver Dis. 8: 417-431.

Taylor, J. M. 1999. Human hepatitis delta virus: an agent with similarities to certain satellite RNAs of plants. Curr. Top. Microbiol. Immunol. 239: 107-122.

Taylor, J. M. 2006. Structure and replication of hepatitis delta virus RNA. Curr. Top. Microbiol. Immunol. 307: 1-23.

Yamaguchi, Y., Filipovska, J., Yano, K., et al. 2001. Simulation of RNA polymerase II elongation by hepatitis delta antigen. Science 293: 124-127.

【釜洞俊雄】

ピコルナウイルス科
Family ***Picornaviridae***

【歴史】

ピコルナウイルス(Picornavirus)の名前は小さな(pico)RNA(rna)ウイルス(virus)に由来する。代表的なウイルスとしてポリオウイルス，A型肝炎ウイルス，口蹄疫ウイルスなどがある。人類とピコルナウイルスとの関わりは古くから記載されており，紀元前13～15世紀エジプト第18王朝のレリーフにポリオに罹患したと考えられる人が描かれている。ウイルス学の研究史においてもピコルナウイルスの研究はエポックメイキングなものが多数ある。例を挙げると1898年に口蹄疫ウイルスは濾過性病原体であることが報告された(Loeffler and Frosch, 1898)。これはタバコモザイクウイルスとともに最初の報告である。ポリオウイルス分離はLandsteinerとPopper(1908)により報告され，さらにEndersら(1949)によって初めて培養細胞技術を用いたポリオウイルスの増殖が行われた。これは細胞変性効果〔cytopathic (cytopathogenic) effect：CPE〕の初めての記述である。その後DulbeccoとVogt(1954)によってプラークアッセイ法によるウイルスの定量法が確立された。培養細胞系の樹立によりワクチンの開発が可能となり，ポリオウイルスの経口生ワクチン(Sabin et al., 1960)，不活化ワクチン(Salk et al., 1954)が開発された。さらにワクチンが開発された後も分子生物学的研究が推進され，1981年動物ウイルスとして初めてポリオウイルスの全遺伝子配列が解明され(Kitamura et al., 1981; Racaniello and Baltimore, 1981a)，同年感染性cDNAクローンが構築され，ウイルス学に逆遺伝学の手法を適用することが可能となった(Racaniello and Baltimore, 1981b)。1985年にはポリオウイルスならびにライノウイルスの立体構造が2.9Åの解像度で明らかになった(Hogle et al., 1985; Rossmann et al., 1985)。1988年にピコルナウイルス特有の翻訳機構であるinternal ribosome entry siteが発見された(Pelletier and Sonenberg, 1988; Jang et al., 1988)。1989年にはポリオウイルスの受容体が同定され(Mendelsohn et al., 1989; Koike et al., 1990)，その受容体を発現し種特異性を超えた遺伝子改変マウスモデルが作製された(Ren et al., 1990; Koike et al., 1991)。このようにピコルナウイルスではポリオウイルスを中心に分子レベルから個体レベルに至るまでさまざまな角度からの研究が進んでいる。

【分類】

ピコルナウイルスはかつて病原性や酸に対する安定性などその性状から分類がなされていたが，遺伝子構造やアミノ酸配列の相同性がより重要視されるようになった。ウイルス分類国際委員会・第8回報告では表1に示すようにアフトウイルス属，カルジオウイルス属，エンテロウイルス属，エルボウイルス属，ヘパトウイルス属，コブウイルス属，パレコウイルス属，ライノウイルス属，テシオウイルス属の9属に分類されていた。その後2008年にライノウイルス属がエンテロウイルス属のなかに統合され，2009年にアビヘパトウイルス属，サペロウイルス属，セネカウイルス属，トレモウイルス属が新たに独立した属として承認され12属に分類されている。属はさらに種に分類され，種は抗体による中和を指標として異なった血清型へとさらに分類される。今後も新たなウイルスの発見などにより分類は変化すると考えられるが，属と種の分類は以下の基準に拠っている。

属の定義：① L，2A，2B，3A蛋白が同一属のなかでは相同であること。② IRES配列は同一属のなかでは構造的に相同であること。③ P1，P2，P3領域においてそれぞれ40%，40%，50%以上のアミノ酸の相同性があること。

種の定義：①宿主域とレセプターが限定されていること。②プロセシング，複製，ゲノムRNAがカプシドを被る過程，遺伝子の相同組み換えにおいて互換性があること。③基本的な遺伝子地図が同じであること。

【ウイルス粒子の形態・構造】

ピコルナウイルスはエンベロープを持たず，大きさが30 nm弱の正20面体構造をとっている。電子顕微鏡で観察すると際だった特徴のない球形のウイルス粒子が観察される(写真1，2)。コブウイルスには瘤のような突起が観察されるのが特徴で，日本語の瘤がウイルス属名の由来となっている。ウイルス粒子はカプシド蛋白と一本のプラス鎖RNAゲノムRNAからなる。長さは7,000～8,800塩基で，5′末端は約2.4 KDaのVPgが共有結合している。通常ピコルナウイルスを構成するカプシド蛋白はVP1，VP2，VP3，VP4の4種類から構成されている。例外としてパレコウイルス，コブウイルスはVP4とVP2の間の切断がされないのでウイルス蛋白はVP0，VP1，VP3の3種類であり，A型肝炎ウイルス粒子にはVP4が含まれていない。ポリオウイルスやライノウイルスのX線回折による詳細な解析ではVP1，2，3がウイルス粒子の表面に位置し，VP4は内側に位置している。VP1，2，3は配列の相同性はないが，共通のβバレル(β-barrel)と呼ばれるくさび形の基本構造をとっている。βバレルは2枚のβシートによってくさび形の側面および底面が形成されている(図1)。VP1，VP2，VP3，VP4のユニットが会合したプロトマーと呼ばれる基本単位が形成されている。各プロトマーのVP1同士が5回対称軸の中心に集まるように5つ会合したものがペンタマーと呼ばれ，さらにこれが12個集合して正20面体の粒子構造となる(図2)。したがって各ウイルス蛋白60個ずつが集合してひとつのウイルス粒子を構成している。VP4のN末端はミリスチン酸が結合している。

ウイルス粒子表面は平らではなくウイルス学的に重要な凹凸がある(写真3)。ウイルス表面にはVP1，VP2，VP3のβストランド間をつなぐループ部分やC末端部分が外側に突出している場合があり，このような箇所が中和エピトープとなっている(写真4)。ポリオウイルスやライノウイルスでは5回対称軸の周りにキャニオンと呼ばれる窪みが形成されていて，ここがウイルスレセプターとの結合箇所である(写真5)。エンテロウイルスやライノウイルスのキャニオンの底には疎水性のポケットが存在し，スフィンゴシンやその他の脂質が入っているものがあることが知られている。

表1　ピコルナウイルスの分類

属(genus)	種(species)	血清型数	代表的ウイルス	CsCl 中の浮遊密度 buoyant density (g/cm³)	安定性	L 遺伝子の有無	ゲノム中にコードされる遺伝子数	プロテアーゼ活性を持つ遺伝子	IRES
アフトウイルス Aphthovirus	*Foot-and-mouth disease virus*	7	口蹄疫ウイルス-A *Foot-and-mouth disease virus-A*(FMDV)	1.43～1.45	pH7 以下で不安定	有	12	L，3C	タイプII
	Equine rhinitis A virus	1	ウマ鼻炎 A ウイルス *Equine rhinitis A virus*						
カルジオウイルス Cardiovirus	*Encephalomyocarditis virus*	4	脳心筋炎ウイルス *Encephalomyocarditis virus*(EMCV)	1.33～1.34	pH 3～9 で安定	有	12	3C	タイプII
	Theilovirus	3	タイラーウイルス *Theilier's murine encephalomyelitis virus*						
エンテロウイルス enterovirus	*poliovirus*	3	ポリオウイルス *Poliovirus*(PV)	1.30～1.34	pH 3～9 で安定	無	11	2A，3C	タイプI
	Human enterovirus species A	13	コクサッキーウイルス A 16 *Human coxsackieivirus A16*(CVA16)						
	Human enterovirus species B	42	コクサッキーウイルス B3 *Human coxsackieivirus B3*(CVB3)						
	Human enterovirus species C	9	コクサッキーウイルス A24 *Human coxsackieivirus A24*(CVA24)						
	Human enterovirus species D	2	エンテロウイルス 70 *Human enterovirus 70*(EV70)						
	Porcine enterovirus A	1	ブタエンテロウイルス 8 *Porcine enterovirus 8*						
	Porcine enterovirus B	2	ブタエンテロウイルス 9 *Porcine enterovirus 9*						
	Simian enterovirus A	5	サルエンテロウイルス A1 *Simian enterovirus A1*						
エルボウイルス Erbovirus	*Equine rhinitis B virus*	3	ウマ鼻炎 B ウイルス 1 *Equine rhinitis B virus 1*	1.41～1.45	pH 5 以下で不安定	有	12	L？，3C	タイプII
ヘパトウイルス Hepatovirus	*Hepatisis A virus*	2	ヒト A 型肝炎ウイルス *Human hepatisis A virus*(HAV)	1.32～1.34	pH 3～9 で安定 60°C　1 時間で安定	無	11	3C	タイプIII
コブウイルス Kobuvirus	*Aichi virus*	1	アイチウイルス *Aichi virus*	不明	pH 3～9 で安定	有	11	3C	タイプII
	Bovine kobuviurs	1	ウシコブウイルス *Bovine kobuvirus*						
パレコウイルス Parechovirus	*Human parechovirus*	3	ヒトパレコウイルス 1 *Human parechovirus 1*	1.36	不明	無	10	3C	タイプII
	Ljungan virus	1	ユンガンウイルス *Ljungan virus*						
テシオウイルス Teschovirus	*Porcine teschovirus*	11	ブタテシオウイルス 1 *Porcine teshovirus 1*	1.33	不明	有	12	3C	タイプIV (HCV-like)
ライノウイルス rhinovirus	*Human rhinovirus A*	76	ヒトライノウイルス 2 *Human rhinovirus 2*(HRV2)	1.38～1.42	pH 6 以下で不安定	無	11	2A，3C	タイプI
	Human rhinovirus B	25	ヒトライノウイルス 14 *Human rhinovirus 14*(HRV14)						

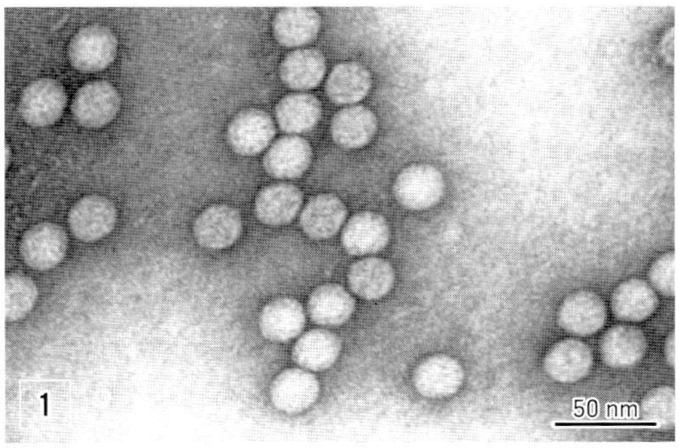

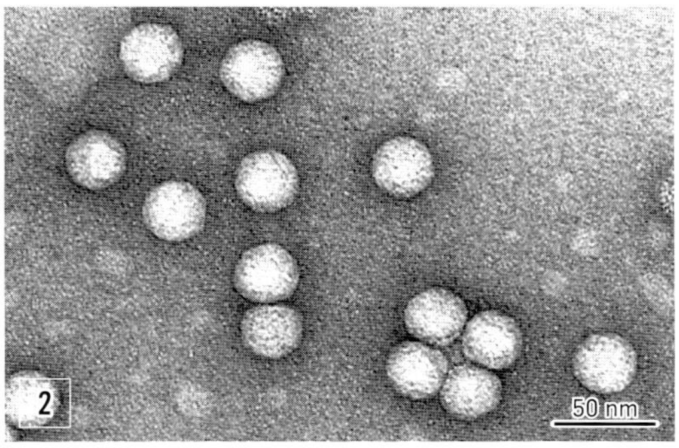

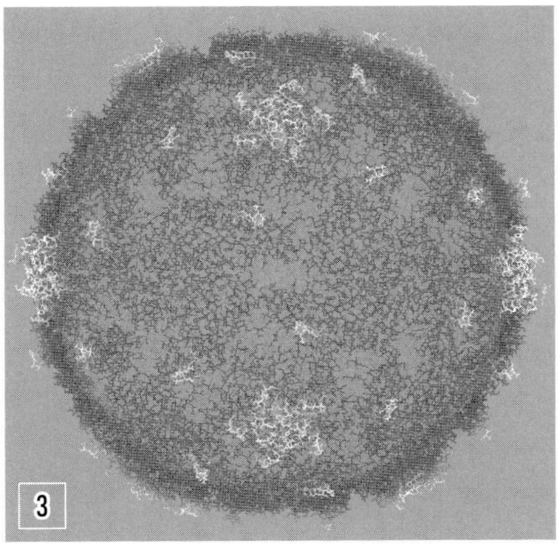

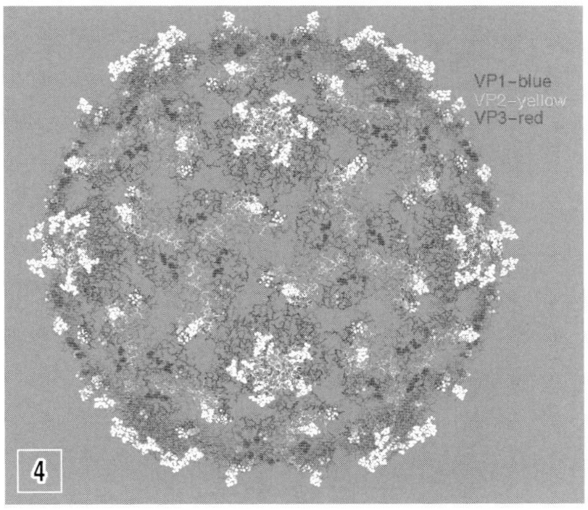

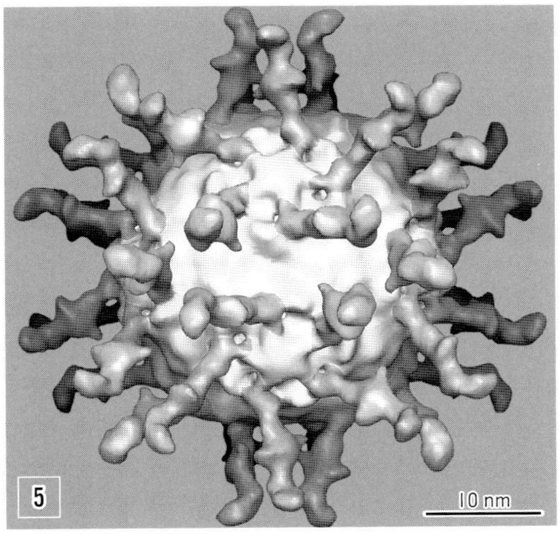

写真 1　ポリオウイルス電子顕微鏡写真(negative staining)(遠藤堅太郎氏より供与)

写真 2　A 型肝炎ウイルス電子顕微鏡写真(negative staining)(石井孝司博士より供与)

写真 3　ポリオウイルス粒子(M. Wien 博士，J. Hogle 博士より供与)。粒子の中心に近いほど濃く，遠いほど薄い色で表した。粒子の凹凸に注目。5 回対称軸の周りに見える窪みがキャニオンである。(口絵 236 参照)

写真 4　ウイルス粒子の凹凸と中和エピトープ(M. Wien 博士，J. Hogle 博士より供与)。VP1，VP2，VP3 のアミノ酸をそれぞれ青，黄，赤で表し，粒子の中心に近いほど濃く，遠いほど薄い色で表した。中和エピトープとして同定されている箇所を青，黄，赤の小さな丸で表した。この部分はワイルス粒子の最も外側に位置していることがわかる。(口絵 237 参照)

写真 5　ポリオウイルス粒子とウイルスレセプター複合体(D. Belnap 博士，J. Hogle 博士より供与)。ポリオウイルスと膜貫通ドメインを除いて可溶型としたPVR を共結晶化した凍結電子顕微鏡写真。ウイルス(オレンジ色)のキャニオンに PVR(青色)の N 末端の Ig-like ドメインが結合している。(口絵 240 参照)

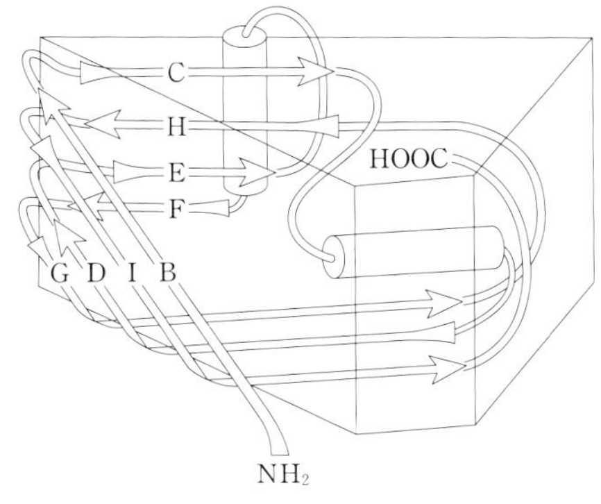

図 1　ポリオウイルス VP1 の β バレル構造(D. Filman 博士，J. Hogle 博士より供与)。2 枚の β シートによってつくられるカプシド蛋白の基本構造。GDIB の β シートが側面と底面を，CHEF の β シートがもう一方の側面を形成し，くさび型構造をとっている。VP2，VP3 はアミノ酸の相同性はないが，立体的には VP1 と類似の構造をとる。B-C 間，G-H 間，E-F 間のループや C 末端はウイルス粒子の外側に飛び出して中和エピトープなどになる場合がある。

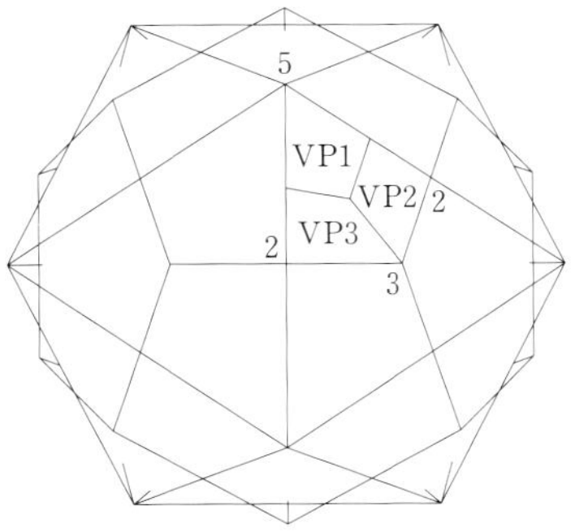

図 2　ピコルナウイルスの正 20 面体の骨格(D. Filman 博士，J. Hogle 博士より供与)。ウイルス蛋白の会合の様子。VP1，VP2，VP3，VP4 が会合して基本ユニットのプロトマーを形成する。VP4 はウイルス粒子の内側に位置しているので外側からは見えない。プロトマーが 5 回対称軸の周りに 5 つ会合してペンタマーを形成する。ペンタマーが 12 個集合して正 20 面体のウイルス粒子が完成する。5 回対称軸を結んだ三角形が 20 個あり，3 回対称軸を結んだ五角形の面が 12 個ある。

【物理化学的性状】

ピコルナウイルスはエンベロープがないためにエーテルなどの有機溶媒にも耐性で，一般的に pH 変化に対しても比較的安定である。糞口感染をするエンテロウイルスなどは胃の酸性環境も通過するので低い pH に耐性を示す。ライノウイルス，アフトウイルスはそれぞれ pH 6，7 以下では不安定となる。ピコルナウイルスは 60℃，1 時間の加熱で一般的には失活するが A 型肝炎ウイルスは安定である。消毒液はハロゲン系消毒液，アルデヒド系が有効であるが，アルコール系は条件によっては不十分となる場合がある。

【生態】

ほとんどのピコルナウイルスは高い種特異性を示すものが多い。例外的に宿主域が広い口蹄疫ウイルスは，主に偶蹄目に感染する。70 種以上の哺乳動物から分離されているがヒトにはほとんど感染しない。また EMCV は哺乳類，鳥類，昆虫を含む 30 種以上の宿主から分離されている。

【遺伝子構造】

ゲノムの構成は上流から 5′ 非翻訳領域が存在し，それに続いて翻訳領域，最後に 3′ 非翻訳領域ならびに poly(A)配列が存在する。5′ 非翻訳領域は 600～1,300 塩基からなり，通常の宿主の mRNA と比較して非常に長い。この領域はステムループ構造などの高次構造に富み，RNA 複製過程で重要なクローバーリーフ構造や internal ribosome entry site(IRES)と呼ばれるピコルナウイルスの蛋白合成開始に必要な領域がある。ピコルナウイルスの基本的な遺伝子の構成を図 3 に示した。ピコルナウイルスの特徴は個々のウイルス蛋白が個別の制御を受けて翻訳されるのではなく，翻訳領域はひとつのオープンリーディングフレームからなり，ポリプロテインと呼ばれるひとつの蛋白として翻訳をされることである。ポリプロテインは翻訳されると同時にウイルス自身がコードするプロテアーゼによって切断されていき機能する。翻訳領域は大きく P1，P2，P3 領域に区分されており，P1 領域はカプシド蛋白を，P2，P3 領域にはウイルスの複製に関与する蛋白を含んでいる。遺伝子の名称は上流側から領域の番号とアルファベットを用いて 1A，1B，1C，1D，2A，2B，2C……のように命名されている。カプシド蛋白に関しては分子量の大きい順に VP1，VP2，VP3，VP4 と命名されており，こちらが使われることが多い。アフトウイルス属，カルジオウイルス属，エルボウイルス属，コブウイルス属，テシオウイルス属は遺伝子の構成が異なり，P1 領域の前に leader protein(L)が存在する。

【培養】

多くのピコルナウイルスは初代培養細胞や株化された細胞での増殖が可能である。前述のように Enders らがヒトの初代培養細胞を用いてポリオウイルスが増殖できることを示した(Enders et al., 1949)。ポリオウイルスはヒトやサルに由来するほとんどすべての単層培養で増殖することができる。1 段階の増殖に要する時間は 6～10 時間程度で細胞は破壊されて CPE が観察され，ウイルス粒子が放出される。ポリオウイルス以外のピコルナウイルスもポリオウイルスに比較すると増殖効率は低いものも多いが増殖可能な培養細胞は存在し，多くは増殖にともない細胞を破壊する。A 型肝炎ウイルスは例外的に細胞の破壊をともなわず，持続感染する。

【増殖】

ウイルスの感染は細胞表面への吸着・侵入・脱殻から開始され，次にウイルス蛋白の翻訳，ウイルス蛋白のプロセシング，マイナス鎖 RNA の複製・プラス鎖 RNA の複製，ウイルス粒子形成などのステップからなる(図 4)。

(1)ウイルスの細胞への結合と侵入過程

感染初期過程に重要なピコルナウイルスのレセプターは表 2 に挙げたものが同定されている。ピコルナウイルスの宿主域は主にウイルスと結合しうるレセプターがあるかないかによって決定されている。ウイルスとレセプター間の相互作用は主として蛋白-蛋白の相互作用によ

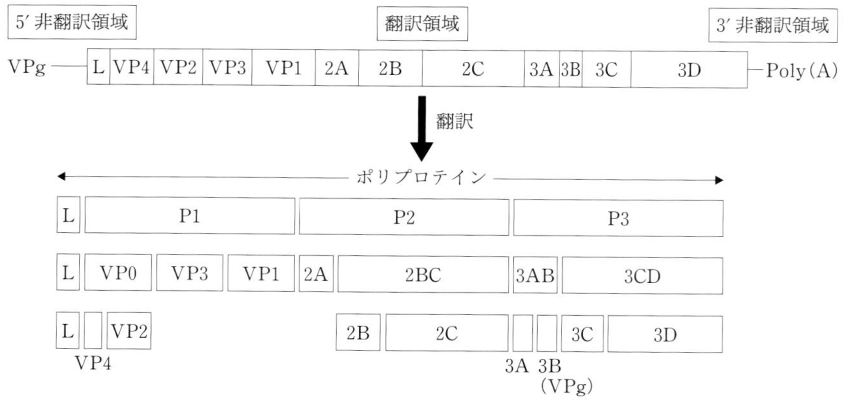

図 3　ウイルスのゲノム構造。ウイルス RNA は 5′ 非翻訳領域，翻訳領域，3′ 非翻訳領域からなる。翻訳領域はポリポロテインと呼ばれるひとつの ORF からなる。翻訳と同時に 2A，3CD あるいは 3C などのプロテアーゼによって切断が起こる。初めの切断により P1，P2，P3 領域に切断される。P1 領域はカプシド蛋白でウイルス粒子を形成する。P2，P3 領域はウイルス複製に必要な蛋白からなる。一部のウイルスには L 蛋白が存在する。大部分の切断部位は 3C によって切断されるが，2A，L によって切断される部分もある。VP0 から VP4＋VP2 への切断はプロテアーゼによらず，粒子形成後に粒子内部で自己分解反応により切断される。

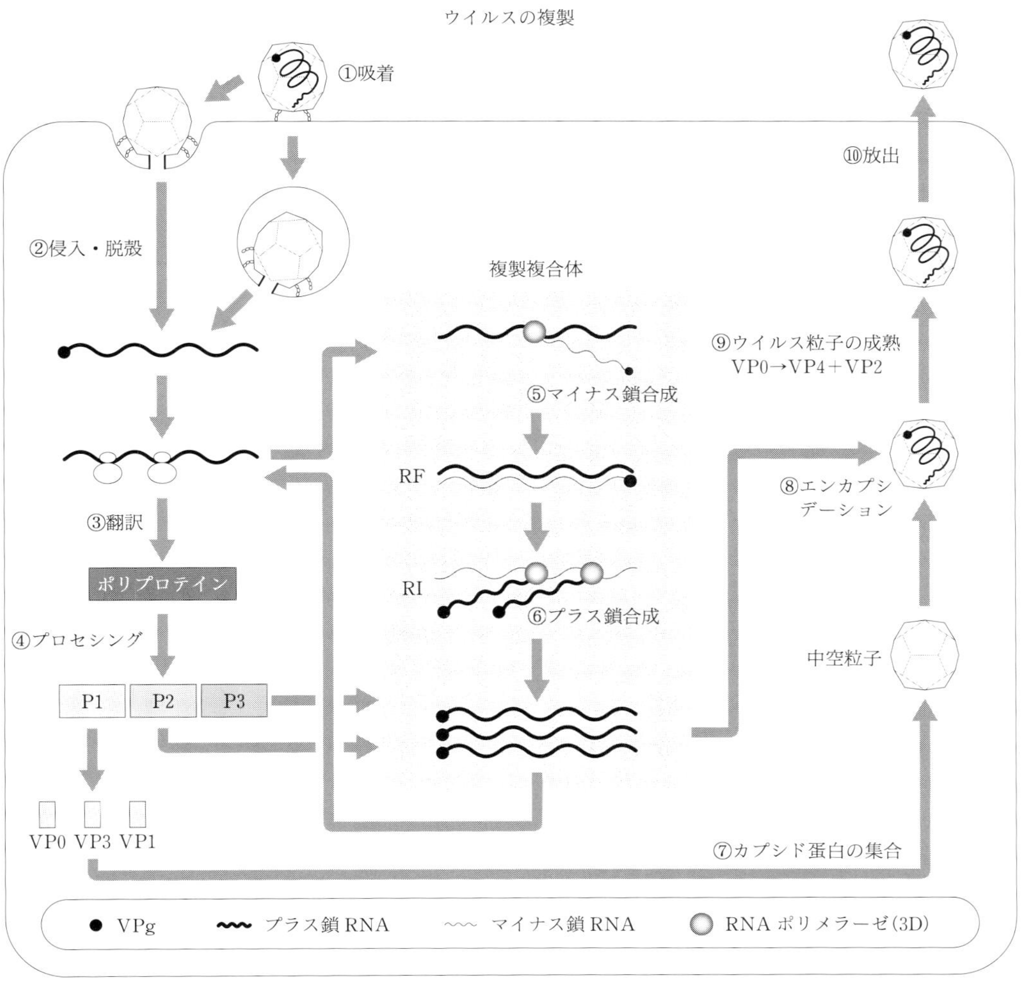

図4　ウイルスの複製。ウイルスの感染過程は①細胞表面への吸着，②細胞への侵入・脱殻，③翻訳，④ウイルス蛋白のプロセシング，⑤プラス鎖RNAを鋳型としたマイナス鎖RNAの合成，⑥マイナス鎖RNAを鋳型としたプラス鎖RNAの合成，⑦ウイルス粒子の集合，⑧エンカプシデーション，⑨ウイルス粒子の成熟，⑩ウイルス粒子の放出などの過程からなる。

表2　現在までに同定された主なウイルスレセプター

ウイルス		ウイルスレセプター
アフトウイルス	FMDV O FMDV A12	heparan sulfate $\alpha_V\beta_3$, $\alpha_V\beta_6$ integrin
カルジオウイルス	EMCV	VCAM-1
エンテロウイルス	PV1〜3 CVA9 CVA13, 17, 18, 20, 21, 24 CVB1〜6 ECHO1, 8 EV70 EV71	CD155/PVR $\alpha_V\beta_3$ integrin intercellular adhesion molecule-1(ICAM-1) Coxsackie-adenovirus receptor(CAR) $\alpha_2\beta_1$ integrin Decay-acceralating facgtor(DAF) Scavenger receptor B2(SCARB2)
ライノウイルス	major group minor group	intercellular adhesion molecule-1(ICAM-1) Low density lipoprotein receptor(LDLR)family
ヘパトウイルス	HAV	HAV cellular receptor-1(HAVcr-1)
パレコウイルス	HPeV 1	$\alpha_V\beta_3$ integrin

り，このことがピコルナウイルスの種特異性が高いことの原因となっている。

ピコルナウイルスは大きく分けてふたつの侵入・脱殻のパターンを示す。ひとつは粒子表面にキャニオンを持つウイルスである。ポリオウイルスやライノウイルスではキャニオンの窪みにウイルスレセプターが結合する。これらのウイルスではウイルス粒子とレセプターが結合した状態での立体構造が明らかにされている(写真5)。レセプターとの結合が引き金となってウイルス粒子に構造変化が誘導され，VP4の放出とVP1のN末端に位置する疎水性ドメインがウイルス表面に露出した状態となる〔A (altered)-particle と称される〕。この疎水性部分が細胞膜に刺さることにより細胞膜に穴が形成されてウイルスRNAの細胞質内への放出(脱殻)が起こることが明らかにされている。

他方，口蹄疫ウイルスはキャニオンがなく，VP1のG-HループにArg-Gly-Aspというモチーフが存在し，それを介してインテグリンと結合する。また一部のヒトライノウイルスはLow density lipoprotein receptorをレセプターとしていて，この結合はキャニオン以外の箇所を介している。これらのウイルスはレセプターとの結合によってウイルス粒子の構造変化が起こることはなく，エンドサイトーシスによって細胞内へ取り込まれた後に酸性条件下で粒子構造の変化が起こり，脱殻が起こる。

(2)翻訳過程

細胞質内にゲノムRNAが放出されると，プラス鎖RNAであることからそのまま翻訳が開始される。ピコルナウイルスの翻訳開始機構は特殊で，5′非翻訳領域に存在するIRESに依存している。宿主mRNAの翻訳は5′末端のキャップ構造にキャップ結合蛋白であるeIF4Eが結合し，そこへeIF4Gを橋渡しとしてeIF4A，eIF3，リボソーム40Sサブユニットが集合していくことにより開始される。ポリオウイルスやライノウイルスなどの感染細胞ではウイルスプロテアーゼ2AがeIF4Gを切断するため，eIF4GはeIF4Eと他の翻訳開始因子とを橋渡しできなくなるので宿主mRNAの5′のキャップ構造からのリボソームの侵入は停止してしまう(翻訳シャットオフ現象)(写真8参照)。一方ピコルナウイルスRNAの5′末端にはキャップ構造がない代わりにIRESがあり，特徴的な高次構造をとっている。ここへIRES *trans*-activating factor(ITAF)と呼ばれる本来は翻訳開始には用いられない宿主由来のRNA結合蛋白質が結合し，そこへeIF4G，eIF4A，eIF3，リボソーム40Sサブユニットが結合する。ウイルスプロテアーゼによって切断されたeIF4GであってもIRESとの相互作用は可能なので，感染細胞ではウイルスRNAからの翻訳のみが行われる。IRESの機能はRNAの一次構造よりも高次構造が重要である。ステムループの構造の違いなどからエンテロウイルス属，ライノウイルス属が持つタイプⅠ IRES，カルジオウイルス属，アフトウイルス属が持つタイプⅡ IRES，ヘパトウイルス属が持つタイプⅢ IRESなどに区別される。IRESによって必要とされる宿主因子が異なるが，polypyrimidine tract-binding protein(PTB)，poly r(C)-binding protein (PCBP)，upstream of N-ras(unr)，La，Murine proliferation-associated protein 1(Mpp-1)などいくつかのITAFが同定されている。

ポリオウイルスのIRESはウイルスの増殖効率や神経毒力と深く関係がある。弱毒株のIRESは強毒株と比較するとステムループⅤの構造を不安定化させる変異がある。この変異によって中枢神経系に存在するPTB (nPTB)の結合能力が低下し，中枢神経系での増殖効率が低下するために弱毒化するとされている。

(3)ウイルス蛋白のプロセシング過程

ピコルナウイルスのポリプロテインはウイルスの持つプロテアーゼによって切断を受け，機能を持ったウイルス蛋白となる。P1-P2間，P2-P3間の切断がまず起こり，順次その他の箇所の切断が起こる(図3)。プロテアーゼ活性を持つと報告されているのは3C，2A，Lであるが，3Cはすべてのピコルナウイルスに共通してプロテアーゼ活性を持ち，ほとんどの部位の切断に関わっている。ポリオウイルスの場合切断部位はGln-Glyであるが，他のウイルスの3Cは特異性がやや低く，Gln-Ser，Gln-Ile，Gln-Asn，Gln-Ala，Gln-Thr，Gln-Valである場合もある。2A，Lはウイルス属によってプロテアーゼ活性を持つ場合，持たない場合がある。エンテロウイルス，ライノウイルスの2AはP1-P2間の切断や宿主細胞の蛋白eIF4Gなどの切断にも関わる。切断部位はTyr-Gly，Thr-Gly，Phe-Glyである。ヘパトウイルスとパレコウイルスの2Aはプロテアーゼ活性がまったくない。アフトウイルス，カルジオウイルスの2Aは通常のプロテアーゼ活性を持たないが分子内の2A-2B間の切断を行うとされている。口蹄疫ウイルスではLがプロテアーゼ活性を有し，L-P1間の切断，eIF4Gの切断を行う。VP0からVP4，VP2が切断される反応はこれらのプロテアーゼとは無関係で，粒子内にウイルスRNAが入った後に自己分解される。

(4)ゲノム複製過程

翻訳によりウイルス蛋白が合成されるとRNA複製が開始される。初めにプラス鎖RNAを鋳型としてマイナス鎖RNAが合成され，完全長二本鎖のreplicative form(RF)が形成される。そのマイナス鎖RNAを鋳型としてプラス鎖が合成され，完全長マイナス鎖に合成途中のプラス鎖RNAが付いているreplicative intermediate(RI)が観察される。ピコルナウイルスの感染細胞では通常プラス鎖RNAはマイナス鎖RNAのゲノムRNAの30〜70倍多く存在する。複製過程はポリオウイルスを中心に解析されているが，不明な点も多い。ウイルスRNA上の配列としては，5′末端に存在するクローバーリーフと呼ばれるステムループ構造，creと呼ばれるAAACACの配列を含むヘアピン構造，3′末端のステムループ構造とpoly(A)構造が複製時に重要である。ウイルス蛋白としては2B，2C，3A，3B，3C，3Dが必須である。3DはRNA依存性RNAポリメラーゼであり，RNA合成を行う。重要な宿主側因子としてPCBP，ポリA結合蛋白質(polyA binding protein：PABP)が同定されている。

ウイルス蛋白が翻訳されると2B，2C，3Aなどの働きにより細胞内の膜構造が大きく変化し，細胞質内に二重の膜構造を持つ小胞構造が出現する(写真6，7)。この膜上がウイルスRNA複製の場となる。ウイルスRNA，上記ウイルス因子，宿主因子同士の相互作用により高密度に集合した複製複合体が形成される。RNA合成を行うのはRNA依存性RNAポリメラーゼ3Dである。3DはcreをKを利用してVPgにUを付加し，VPg-p-U-p-Uが合成され，これをプライマーとしてRNA複製が開始される。

(5)アセンブリー

P1領域の合成途中から基本単位であるβバレル構造の構築が開始され，プロテアーゼによりVP0，VP1，VP3へと切断され，5Sの沈降定数を持つプロトマーとなる。切断後プロトマーは会合してペンタマー(沈降定

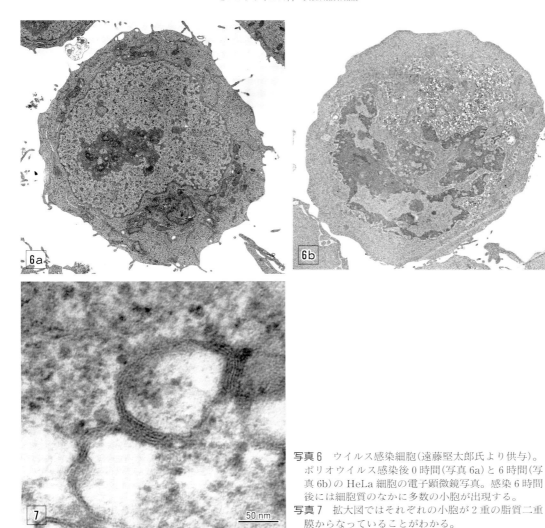

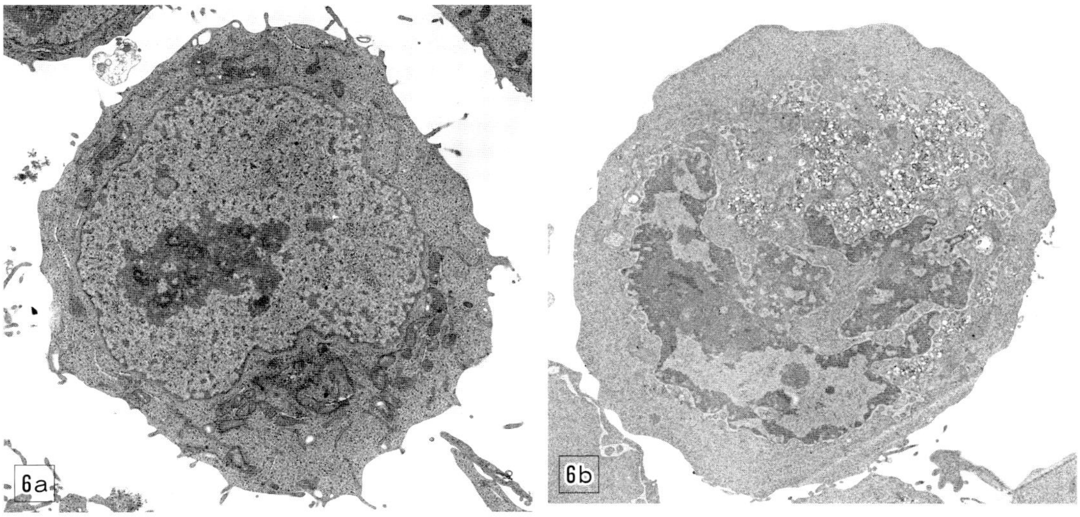

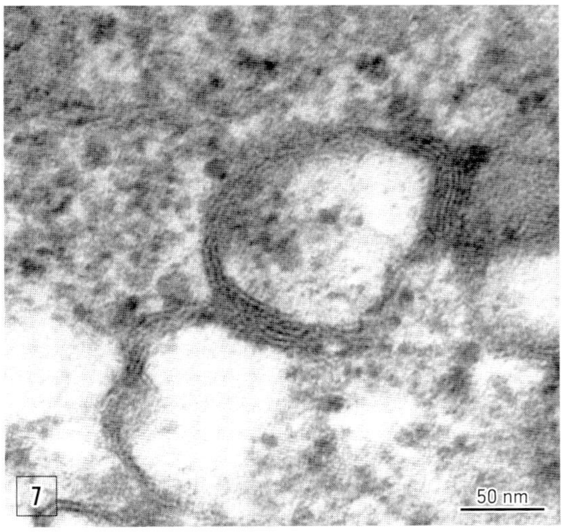

写真6　ウイルス感染細胞(遠藤堅太郎氏より供与)。ポリオウイルス感染後0時間(写真6a)と6時間(写真6b)のHeLa細胞の電子顕微鏡写真。感染6時間後には細胞質のなかに多数の小胞が出現する。
写真7　拡大図ではそれぞれの小胞が2重の脂質二重膜からなっていることがわかる。

数14S)が形成される。ペンタマーはさらに自己集合してなかにRNAの入っていない中空粒子(empty capsid, 沈降定数80S)を形成することができる。とあるモデルではこの中空粒子に後からウイルスRNAが挿入されるとされているが，別のモデルではペンタマーが会合する際に同時にウイルスRNAがなかに取り込まれるとされている。ウイルス粒子のなかにゲノムRNAが取り込まれる際に必要な部位(encapsidation signal)は，アイチウイルスにおいて5′末端付近の領域が重要であることが示されているが，他のピコルナウイルスでは判明していない。ウイルス粒子のなかにRNAが入った後にVP0はVP4とVP2へと切断されて成熟粒子(沈降定数160S)となる。

【疫学・病原性】

(1)エンテロウイルス属

通常エンテロウイルスは咽頭や腸管などの消化管で増殖して糞便中へ排出されるので糞口あるいは飛沫性感染によって伝播するが，不顕性感染となるか軽微な症状しか示さない場合がほとんどである。しかし，乳幼児や免疫不全者においては，時に他の組織へ伝播，増殖して病状を呈する。一般的に夏から秋にかけて季節性に流行することが多い。

①無菌性髄膜炎(aseptic meningitis)

発熱と頭痛・悪心・嘔吐などの髄膜刺激症状で発症する無菌性髄膜炎のうち，初夏から秋に発症する症例の85〜95%がエンテロウイルスが原因と推定されている。多くのエンテロウイルスがこの疾患を起こすが，CVBならびにエコーウイルスが多い。これらのエンテロウイルスが周期的に流行し，年齢による抗体保有状況に年次的推移が見られる。感染後，4〜6日の潜伏期を経て，発症する。

②急性灰白髄炎(poliomyelitis)

一般的にポリオと呼ばれる急性灰白髄炎は，ポリオウイルスの中枢神経組織の感染により引き起こされる急性ウイルス感染症である。主として小児が罹患し，1960年に日本でも罹患者数が年5,000人を超えた。罹患者のサーベイランスと弱毒生ワクチン接種によるWHOのポリオ根絶計画により，多くの国で野生株による流行はなくなり，アフガニスタン，パキスタンなど少数の国で見られるだけである。またポリオフリーとされた国でもワクチン接種率が低下した場合，流行が見られることがある。

ウイルスに感染した宿主の約0.1%が典型的な弛緩性麻痺型(acute flaccid paralysis：AFP)を発症する。経口的に伝播したポリオウイルスは，消化管で増殖し，扁桃やパイエル板などのリンパ節での増殖を経て血流に入り，ウイルス血症となる。感染初期の症状は発熱，下痢・便秘・悪心・嘔吐などの消化器症状，咽頭痛・咳などの呼吸器症状など，夏風邪に似た症状を呈する。さらに血液脳関門あるいは末梢神経からの逆向性軸索輸送などによりウイルスが中枢神経系に到達し，脊髄あるいは脳幹部の運動神経細胞でウイルスが増殖し，その結果として，これらの運動神経細胞が支配する横紋筋に弛緩性麻痺を引き起こす(写真 10，11)。典型的な麻痺型ポリオは，風邪症状後，解熱と前後して急性の弛緩性麻痺が現れる。脳幹部の感染が生じると重症となり，呼吸筋麻痺を発症し，急性呼吸不全状態となり死亡する。

ポリオウイルスは主としてヒトあるいはチンパンジーにしか感染しない種特異性の強いウイルスであるが，この種特異性を決定するヒト PVR を発現させたトランスジェニックマウスが開発され，ウイルスの病原性などを解析する実験動物モデルとなっている(写真 9)。

③ヘルパンギーナ(Herpangina)

ヘルパンギーナは発熱ならびに口腔粘膜の発赤，軟口蓋から口蓋弓の小さな水疱・浅い潰瘍を主徴とする。口腔内潰瘍の痛みにより食欲低下をともないやすい。潜伏期は 2～4 日で，発症後 2～4 日で解熱し，口腔内発疹も消失する。予後良好の疾患であるが，無菌性髄膜炎・急性心筋炎を併発することがある。乳幼児が罹患しやすく，夏季と秋期に 2 峰性に流行する。原因ウイルスとして，CVA 2，3，4，5，6，10 型が，特に CVA4 が分離されるが，CVB，エコーウイルスなども分離される。

④手足口病(Hand, foot and mouth disease：HFMD)

(口絵 197；198 参照)

手足口病は，発熱と口腔粘膜の水疱・潰瘍と手掌・足底・足背皮膚の水疱を主症状とする。口腔内の水疱はヘルパンギーナより前方に見られることが多い。乳幼児を中心に，夏に数年毎に大流行する。CVA16，エンテロウイルス 71(EV71)が分離されることが多いが，時に，CVA6，10 が分離される。3～5 日の潜伏期をおいて，2～3 mm 大の発疹が出現する。時には，無菌性髄膜炎，小脳失調症，脳炎，心筋炎，急性弛緩性麻痺を併発する。特に EV71 による HFMD では脳幹部脳炎を合併し，肺水腫をきたし，急性呼吸不全状態となって死亡することがある。1997 年以降マレーシア，台湾，中国など東アジア地域では手足口病の大きな流行が見られ，急速な経過で死亡する例が 100 例前後報告された。死亡例の咽頭，便，中枢神経組織から EV71 が分離されている。

⑤急性心筋炎・拡張型心筋症，Ⅰ型糖尿病

急性心筋炎・拡張型心筋症，Ⅰ型糖尿病(インスリン依存型糖尿病)の発症に CVB 感染が関与している症例の存在が指摘されている。急性心筋炎の心筋組織よりウイルスが分離された例，拡張型心筋症の心筋組織から抽出した核酸中にウイルスゲノムが検出された例，Ⅰ型糖尿病の発症時期に CVB に対する抗体が検出された例が報告されている。しかし，疫学的に十分に解析されておらず，不明な点が多い。

⑥急性出血性結膜炎

(Acute hemorrhagic conjunctivitis：AHC)

1969 年に新しく発見されたウイルス性結膜炎疾患で，激しい眼痛，結膜の異物感，羞明を主症状とし，結膜の充血と結膜下出血をともなう。アポロ 11 号の月面着陸と同じ年に発見されたためアポロ病とも呼ばれた。原因ウイルスは EV70 と CVA24 変異株〔CA24variant (v)〕である。潜伏期は 1 日であり，結膜に直接感染することにより感染し，エンテロウイルス属のウイルスであるが，消化管感染は関与しない。培養細胞における至適温度はライノウイルスに類似し，33～34℃と低い。

(2)ライノウイルス属

2008 年以前はひとつの属とされ独立していたが，以降，エンテロウイルス属に統合されている。飛沫あるいは手指により接触感染する。鼻腔などの上気道に感染する。流行に特定の季節はない。潜伏期間は 1～4 日で，風邪様症状を示し，発熱，頭痛，全身倦怠をともなう。ウイルスの増殖至適温度が 33℃と低く，また，酸性で感染性が低下するため，下部消化管には感染しない。

(3)ヘパトウイルス属

A 型肝炎ウイルスは以前エンテロウイルス 72 として分類されていたが，ゲノム学的に他と異なっており，新しい属として分類された。糞口あるいは性行為などにより経口的に感染し，おそらく消化管を経て肝に到達し，肝組織内で増殖する。増殖したウイルスは血液ならびに胆汁に放出され，胆汁に放出されたウイルスは十二指腸を経て，便中に排出される。ウイルスの細胞傷害性は乏しいが，肝障害の程度と便中ウイルス量は相関する。肝障害は主として，ナチュラルキラー細胞や細胞障害性 T 細胞による免疫機序による障害と考えられている。潜伏期は 2～6 週程度で，一過性の急性肝炎が引き起こされる。若年者では不顕性感染が多く，発症しても軽症であるが，年齢とともに症状は重症化し，成人では黄疸を呈すことが多く，灰白色便，発熱，下痢，腹痛，嘔吐，全身倦怠感などの症状がある。4～8 週間で回復し，回復後 1～2 週便中にウイルスは放出されている。慢性肝炎に移行することはない。A 型肝炎の劇症化は 700 例に一人程度と推定されている。

糞口感染で伝播するので，上下水道の整備が不十分な発展途上国では蔓延しているが，先進国ではこれらの整備により罹患率は激減し，日本では 50 歳未満の抗体陽性者は極めて少ない。糞便に汚染された器具，手指などを経て経口感染する。また，ウイルスに汚染された水や野菜，魚介類などを生や加熱不十分なまま食べることによっても感染する。日本での主たる感染源は，カキなどの二枚貝と考えられている。

(4)コブウイルス属

アイチウイルスは，1989 年愛知県衛生研究所にて二枚貝のカキが原因と推定された胃腸炎の集団発生の罹患者の糞便から分離された。感染性胃腸炎の原因のひとつと考えられている。前述のようにウイルス粒子の表面が瘤状を呈していることより，このような日本語由来の名称が付いた。

(5)パレコウイルス属

胃腸炎，呼吸器疾患患者から分離されることが一般的であるが，時に無菌性髄膜炎，脳炎，心筋炎，新生児敗血症様症候群(neonatal sepsis-like syndrome)患者からの分離が報告され，これらの疾患との関連が報告されて

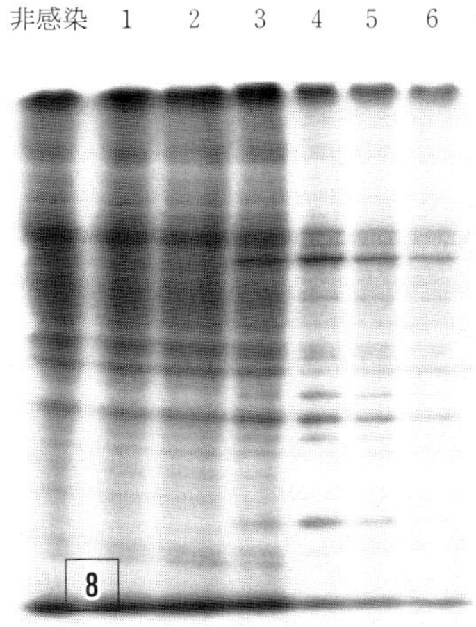

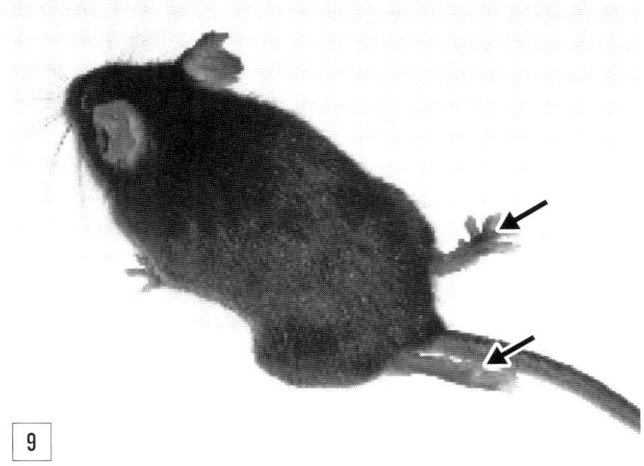

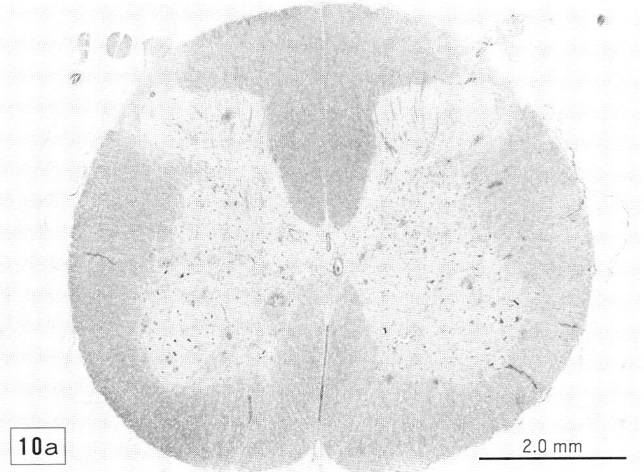

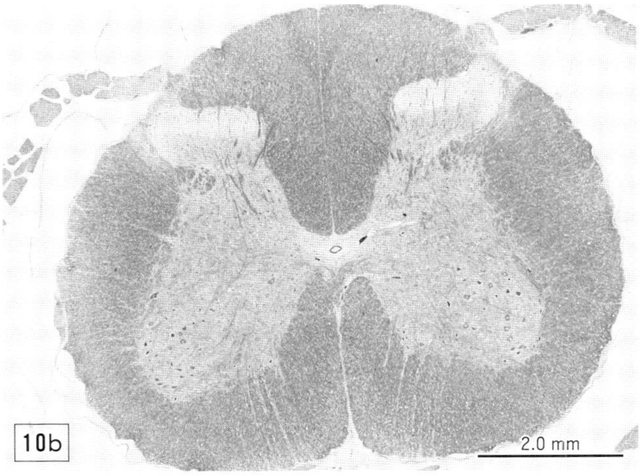

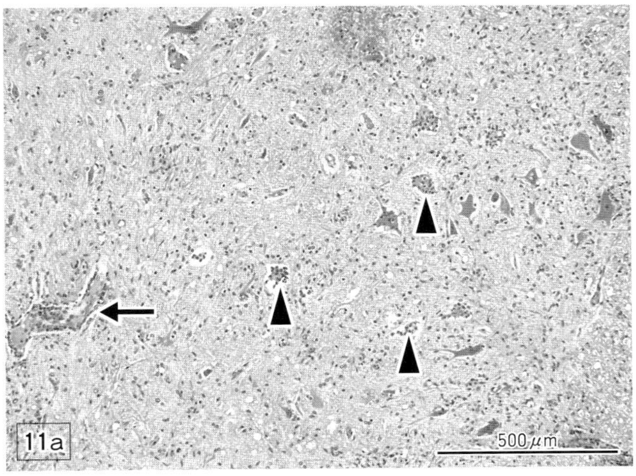

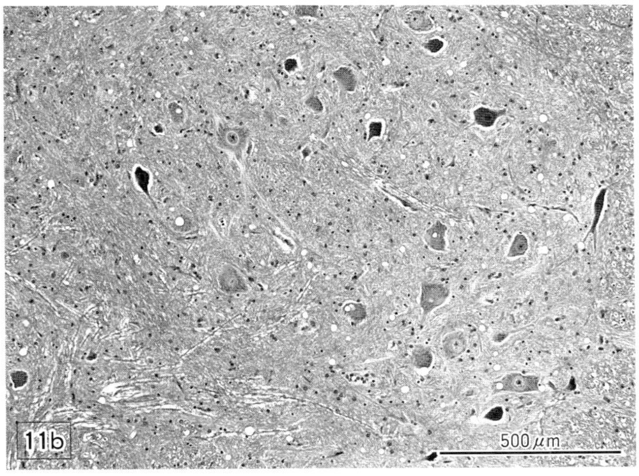

写真 8　ウイルス感染による宿主側蛋白の翻訳停止。HeLa 細胞にポリオウイルスを感染させ，RI でパルスラベルして感染後示されている時間において合成された蛋白を，SDS ゲル電気泳動した。さまざまな分子量の無数のバンドは宿主由来の蛋白である。感染後 4 時間を過ぎると宿主蛋白の合成はほとんど停止し，代わりにウイルス蛋白の合成だけが観察されるようになる。

写真 9　ポリオウイルス感染により発症した PVR トランスジェニックマウス。ヒト PVR 遺伝子を導入しウイルス感受性を獲得したマウスの弛緩性麻痺。ヒトのポリオと類似の急性弛緩性麻痺を示す。

写真 10　サルの脊髄(永田典代博士，大岡静衣博士より供与)。ポリオウイルスを実験的に感染させ麻痺を示したサルの脊髄(写真 10a)。脊髄全体の構築は保持されているが，前角の運動神経細胞が障害され，コントロールの脊髄(写真 10b)と比較して細胞数が減少している。血管周囲に炎症性細胞が浸潤している。KB 染色。(口絵 238 参照)

写真 11　脊髄前角部分の拡大図(永田典代博士，大岡静衣博士より供与)。麻痺を示したサルの脊髄(写真 11a)では大多数の運動神経細胞が壊死に陥り，その多くが貪食反応(神経食現象 neuronophagia；矢尻)をともなっている。血管周囲には炎症性細胞の浸潤(血管周囲性細胞浸潤 perivascular cuffing；矢印)が観察される。コントロールの脊髄(写真 11b)にはそれらが観察されない。HE 染色。(口絵 239 参照)

いる。

(6)アフトウイルス属

口蹄疫は口蹄疫ウイルス粒子を含むエアロゾルの飛沫核感染によって起こるとされているが，その他の経路でも感染は成立する。ウシ，スイギュウ，ブタ，ヒツジ，ヤギなどの家畜のみならず野生の偶蹄類動物が感染する。ウシとブタの感染が最も重篤となり，ブタが最も罹患しやすい。ヒツジとヤギの感染は無症候なことが多い。野生動物の感染は種によってさまざまである。ウシの感染では潜伏期は2〜8日で，発熱，食欲減退，ミルク分泌低下で発症し，その後24時間以内に舌ならびに歯肉に水疱が生じる。乳首ならびに足部(蹄間部)にも水疱が形成され，潰瘍化する。足部の潰瘍のため跛行が生じる。ブタの感染では跛行で発症することが多い。ミルク中にもウイルスは排出される。ウイルスは初めに咽頭部で増殖し，血流に乗ってその他の組織に到達すると考えられる。口蹄疫による致死率は成畜では非常に低いが，生後6か月までの仔ウシでは心筋炎を発症し，死亡率が高くなる。飛沫核感染で伝播するため，ウイルスの伝播力が通常のウイルスに類を見ないほど強く，多数の家畜が同時期に罹患し，生産効率が非常に低下するため，大きな経済的損失を生む。また，回復後もウシでは2年後までウイルスが検出されることもある。ブタでは感染は遷延化しない。これらの患畜と接し，多量のウイルスに曝露されたヒトが発熱，食欲減退，皮膚・粘膜の水疱を発症することもあるが，重篤化することは稀で，大多数のヒトの感染は不顕性のことが多い。

【実験室内診断】

多くのピコルナウイルスの同定は基本的に咽頭拭い液，腸管拭い液，髄液，血液，便など検体を採取し，①培養細胞によるウイルスの分離，②特異的抗体による中和試験での血清型の同定，③PCRにより遺伝子を増幅し塩基配列を決定するという方法で行われている。

【予防】

実用化しているピコルナウイルスに対するワクチンとしてはポリオウイルス，A型肝炎ウイルス，口蹄疫ウイルスが挙げられる。

ポリオワクチンにはSabinが開発した強毒株を培養細胞で継代を繰り返すことにより馴化させ弱毒化した経口生ワクチン(oral polio vaccine：OPV)と，Salkが開発した培養細胞で増殖させたポリオウイルス粒子を精製した後ホルマリンなどで不活化したワクチン(inactivated polio vaccine：IPV)とがある。OPVは経口投与により腸管で増殖し，腸管免疫および血中中和抗体を誘導することによりポリオの発症を阻止する。IPVは血中中和抗体を誘導して発症を阻止する。ポリオウイルスには3つの血清型が存在するのでワクチンは三価のワクチンである。OPVはWHOのポリオ根絶計画の中核をなし，発症数の減少に威力を発揮した。しかし，生ワクチンは被接種者の腸管で増殖するために接種後数週間糞便中に排出され，免疫不全の被接種者の場合にはさらに長期間排出が継続する。ワクチン株は強毒株からの点突然変異の集積により弱毒化したものであるため，弱毒性を規定する塩基に変異があると強毒復帰株が出現する可能性がある。野生株ではない強毒復帰したワクチン由来ポリオウイルス(vaccine-derived poliovirus：VDPV)によるポリオの流行が問題となっている。非ポリオエンテロウイルスとの重感染を起こしたヒトの体内で遺伝子の組み換えを起こすこと，VDPVの多くがこのような組み換え体であることが明らかになり，今後のポリオ根絶の戦略の上で問題となっている。わが国では2012年からIPV 4回接種を行うように定められている。

A型肝炎ウイルスワクチンは培養細胞馴化株を精製してホルマリン処理した不活化ワクチンが使用されている。3回の皮下または筋肉内接種でほぼ100%抗体を獲得し，防御効果は少なくとも数年以上続くとされている。上下水道の不備なA型肝炎の流行地域へ行く場合などに任意接種が行われている。

口蹄疫ウイルスは7種類の血清型(A，O，C，SAT 1，SAT 2，SAT 3，Asia 1)と60以上の亜型があり，それぞれに対する不活化ワクチンが開発されている。口蹄疫清浄国においては通常使用しないが，発生時に一時的な蔓延防止を目的とするワクチン接種を行う場合がある。口蹄疫発生国においては疾病防除を目的にワクチン接種が行われている。

【引用・参考文献】

Dulbecco, R., and Vogt, M. 1954. Plaque formation and isolation of pure lines with poliomyelitis viruses. J. Exp. Med. 99: 167-182.

Enders, J. F., Weller, T. H., and Robbins, F. C. 1949. Cultivation of the Lansing strain of poliomyelitis virus in cultures of various human embryonic tissues. Science 109: 85-87.

Hogle, J. M., Chow, M., and Filman, D. J. 1985. Three-dimensional structure of poliovirus at 2.9 Å resolution. Science 229: 1358-1365.

Hollinger, F. B., and Emerson, S. U. 2007. Hapatitis A Virus, p. 911-947. *In* Knipe, D. M., and Howley, P. M. (eds.), Fields virology, 5th ed., vol.1, Wolters Kluwer/Lippincott Williams & Wilkins, Philadelphia.

岩崎琢也．2007．ピコルナウイルス科，p. 755-764．吉田眞一，柳雄介(編)，戸田新細菌学 改訂33版，南雲堂，東京．

Jang, S. K., Krausslich, H. G., Nicklin, M. J., et al. 1988. A segment of the 5′ nontranslated region of encephalomyocarditis virus RNA directs internal entry of ribosomes during *in vitro* translation. J. Virol. 62: 2636-2643.

Kitamura, N., Semler, B. L., Rothberg, P. G., et al. 1981. Primary structure, gene organization and polypeptide expression of poliovirus RNA. Nature 291: 547-553.

Koike, S., Horie, H., Ise, I., et al. 1990. The poliovirus receptor protein is produced both as membrane-bound and secreted forms. EMBO J. 9: 3217-3224.

Koike, S., Taya, C., Kurata, T., et al. 1991. Transgenic mice susceptible to poliovirus. Proc. Natl. Acad. Sci. U.S.A. 88: 951-955.

Landsteiner, K., and Popper, E. 1908. Microscopische präparate von einem menschlichen und zwei affentückermarker. Wien. klin. Wschr. 21: 1380.

Loeffler, F., and Frosch, P. 1898. Berichte der Kommission zur Erforschung der Maul- und Klauenseuche bei dem Institut für Infektionskrankheiten in Berlin. Zentrabl. Bakteriol. Parasitenkunde Infektionskrankh. 23: 371-391.

Mendelsohn, C. L., Wimmer, E., and Racaniello, V. R. 1989. Cellular receptor for poliovirus: molecular cloning, nucleotide sequence, and expression of a new member of the immunoglobulin superfamily. Cell 56: 855-865.

Pallansch, M., and Roos, R. 2007. Enteroviruses: polioviruses, coxsackieviruses, echoviruses, and newer enteroviruses, p. 839–893. *In* Knipe, D. M., and Howley, P. M. (eds.), Fields virology, 5th ed., vol.1, Wolters Kluwer/Lippincott Williams & Wilkins, Philadelphia.

Pelletier, J., and Sonenberg, N. 1988. Internal initiation of translation of eukaryotic mRNA directed by a sequence derived from poliovirus RNA. Nature 334: 320–325.

Racaniello, V. R., and Baltimore, D. 1981a. Molecular cloning of poliovirus cDNA and determination of the complete nucleotide sequence of the viral genome. Proc. Natl. Acad. Sci. U.S.A. 78: 4887–4891.

Racaniello, V. R., and Baltimore, D. 1981b. Cloned poliovirus complementary DNA is infectious in mammalian cells. Science 214: 916–919.

Ren, R. B., Constantini, F., Gorgacz, E. J., et al. 1990. Transgenic mice expressing a human poliovirus receptor: a new model for poliomyelitis. Cell 63: 353–362.

Rossmann, M. G., Arnold, E., Erickson, J. W., et al. 1985. Structure of a human common cold virus and functional relationship to other picornaviruses. Nature 317: 145–153.

Sabin, A. B., Ramos-Alvarez, M., Alvarez-Amezquita, J., et al. 1960. Live, orally given poliovirus vaccine. Effects of rapid mass immunization on population under conditions of massive enteric infection with other viruses. JAMA 173: 1521–1526.

Salk, J. E., Krech, U., Youngner, J. S., et al. 1954. Formaldehyde treatment and safety testing of experimental poliomyelitis vaccines. Am. J. Pub. Health 44: 563–570.

Semler, B. L., and Wimmer, E. (eds.) 2002. Molecular biology of picornaviruses, ASM press, Washington, D. C.

Tuner, R. B., and Couch, R. B. 2007. Rhinoviruses, p. 895–909. *In* Knipe, D. M., and Howley, P. M. (eds.), Fields virology, 5th ed., vol. 1, Wolters Kluwer/Lippincott William & Wilkins, Philadelphia.

【小池　智】

カリシウイルス科
Family ***Caliciviridae***

【分類・歴史】

カリシウイルス科には5つの属が含まれる(表1)。ノロウイルス属(*Norovirus*)とサポウイルス属(*Sapovirus*)はヒトに対して病原性を示すウイルスが大部分を占める。ノロウイルス，サポウイルスとも感染性胃腸炎，嘔吐下痢症を引き起こす代表的なウイルスである。近年，この2属に分類される動物由来のウイルスが見出されるようになったが，必ずしも嘔吐下痢症に関わっていない。ラゴウイルス属(*Lagovirus*)の *Rabbit hemorrhagic disease virus*(RHDV)および *European brown hare syndrome virus*(EBHSV)の宿主はいずれもウサギで，ウサギを意味する lago が属名の由来となっている。ベジウイルス属(*Vesivirus*)の名称は *Vesicular exanthema of swine virus*(VESV)に由来し，これとともに *Feline calicivirus*(FCV)が種となっている。ベジウイルス属には種々の動物から分離される近縁のウイルスが含まれる。近年，ネボウイルス属(*Nebovirus*)という新しい属が加えられた。属の名称は，*Newbury-1 virus* にちなみ，この属のウイルスはウシに感染して下痢症を起こすことが知られている。

ノロウイルスの発見は1968年に遡る。この年米国オハイオ州ノーウォークの小学校で集団胃腸炎が発生した。1972年になって，その原因が細菌ではなくウイルスであることが患者便材料抽出物の免疫電子顕微鏡像により明らかにされた(Kapikian et al., 1972)。これがノロウイルスのプロトタイプ株であるノーウォークウイルス(Norwalk virus)である。以後世界各地でノーウォークウイルスに形態が類似するが抗原性の異なるウイルスが次々に分離されるようになり，分離，発見された地名を冠したウイルスが数多く登場するようになる。遺伝子解析が進み，主としてカプシド領域の塩基配列の比較から，現在5つの遺伝子群(Genogroup)に大別され，さらに Genogroup は遺伝子型(Genotype)に細分化される(Patel et al., 2009)。プロトタイプのノーウォークウイルスは GI.1，すなわち Genogroup I の Genotype 1，ハワイウイルスは GII.1，すなわち Genogroup II の Genotype 1 のウイルスである。近年のノロウイルス流行株の多くは GII.4 に属するウイルスである。これまでにヒトから分離されたノロウイルスは，GI，GII および GIV のいずれかに属する。2002年 ICTV(International Committee on Taxonomy of Viruses)により「ノロウイルス」という名称が正式に採用されたが，それまでは暫定的に「ノーウォーク様ウイルス(Norwalk-like viruses：NLV)」と呼ばれていた。

一方，サポウイルスのプロトタイプ，サッポロウイルス(Sapporo virus)は，1979年札幌にある乳幼児施設で嘔吐下痢症の原因ウイルスとして分離された(Chiba et al., 1979)。ノロウイルスと同様に，種々の類似したウイルスが分離され，5つの Genogroup に大別されている。このうちヒトに感染性を示すウイルスは，GI，GII，GIV および GV に属する(Hansman et al., 2007)。やはり2002年の ICTV までは暫定的に「サッポロ様ウイルス(Sapporo-like viruses：SLV)」と呼ばれていた。

ノロウイルスやサポウイルスはかつて「小型球形ウイルス(Small round-structured virus：SRSV)」と呼ばれていた一群のウイルスの一部であり，以前広く用いられていたが，現在ではほとんど使用されない。

【ビリオン】

SRSV と呼ばれていたことが示すように，形態学的には直径約38 nm の文字どおり小型で球形をしたウイルスである(写真1，2)。ウイルス粒子表面には特徴的なコップ状のくぼみ構造が観察される。これにより，ラテン語でコップを意味する“calix”をとって「カリシウイルス」と名づけられた(Cubitt et al., 1995)。

カリシウイルスの粒子は，180分子のカプシド蛋白質 VP1 が会合して形成される(図1)(Prasad et al., 1999)。粒子内部には RNA ゲノム1分子の他に，ゲノムの3′末端付近にコードされる塩基性蛋白質 VP2 が数分子含まれると考えられている。また，RNA ゲノムの5′末端には，ゲノム中にコードされる VPg と呼ばれる蛋白質

表1　カリシウイルス科(Family *Caliciviridae*)のウイルス

属	種	株
ノロウイルス(*Norovirus*)	ノーウォークウイルス(*Norwalk virus*)	Norwalk, Southampton, Desert Shield, Chiba, BS5 など(GI), Hawaii, Lordsdale, Camberwell, Bristol など(GII), Bovine enteric calicivirus(GIII), Alphatoron など(GIV), Murine norovirus(GV)
サポウイルス(*Sapovirus*)	サッポロウイルス(*Sapporo virus*)	Sapporo, Manchester, Houston, Parkville など Porcine enteric sapovirus
ベジウイルス(*Vesivirus*)	ネコカリシウイルス(*Feline calicivirus*)	Urbana, F9, Japanese F4 など
	ブタ水泡性発疹ウイルス(*Vesicular exanthema of swine virus*)	Bovine calicivirus, Primate calicivirus, San Miguel sea lion virus など
ラゴウイルス(*Lagovirus*)	ヨーロッパ褐色野兎症候群ウイルス(*European brown hare syndrome virus*)	GD, FGR など
	ウサギ出血病ウイルス(*Rabbit hemorrhagic disease virus*)	V351, FRG, AST89, BS89 など
ネボウイルス(*Nebovirus*)	ニューベリー1ウイルス(*Newbury-1 virus*)	Newbury-1, NB など

ノロウイルスおよびサポウイルスの大部分はヒトから分離されたものである。近年ウシ，ブタ，齧歯類から近縁のウイルスが分離されてきているが，これらのウイルスがヒトに感染性を有するかはわかっていない。G は genogroup を意味し，遺伝学的な解析からノロウイルスでⅠからⅤの5種類，サポウイルスでもⅠからⅤの5種類に分類されている。さらにそれぞれの genogroup 内には，多種の遺伝子型(genotype)が存在する(Patel et al., 2009; Hansman et al., 2007; Kroneman et al., 2013)。

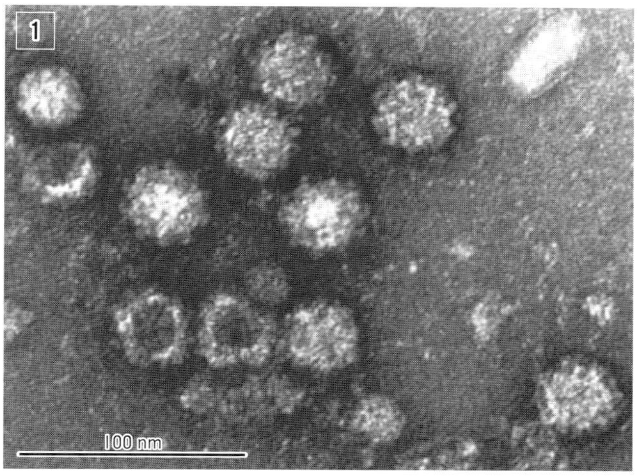

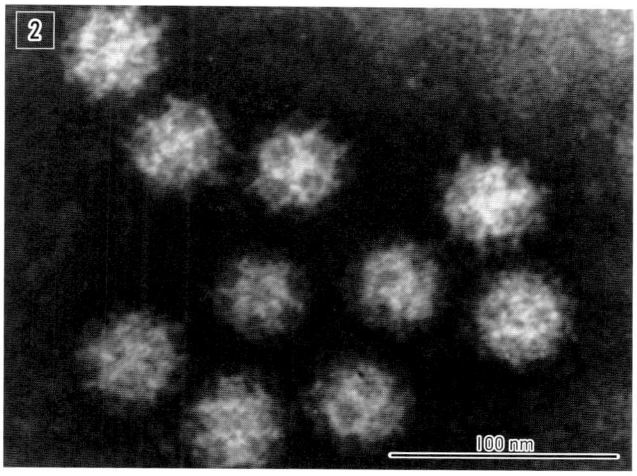

写真1　糞便中より回収されたノロウイルス粒子
写真2　糞便中より回収されたサポウイルス粒子。ノロウイルスあるいはサポウイルスに感染した患者の糞便の PBS 懸濁液を遠心した上清からそれぞれのウイルスを回収した。

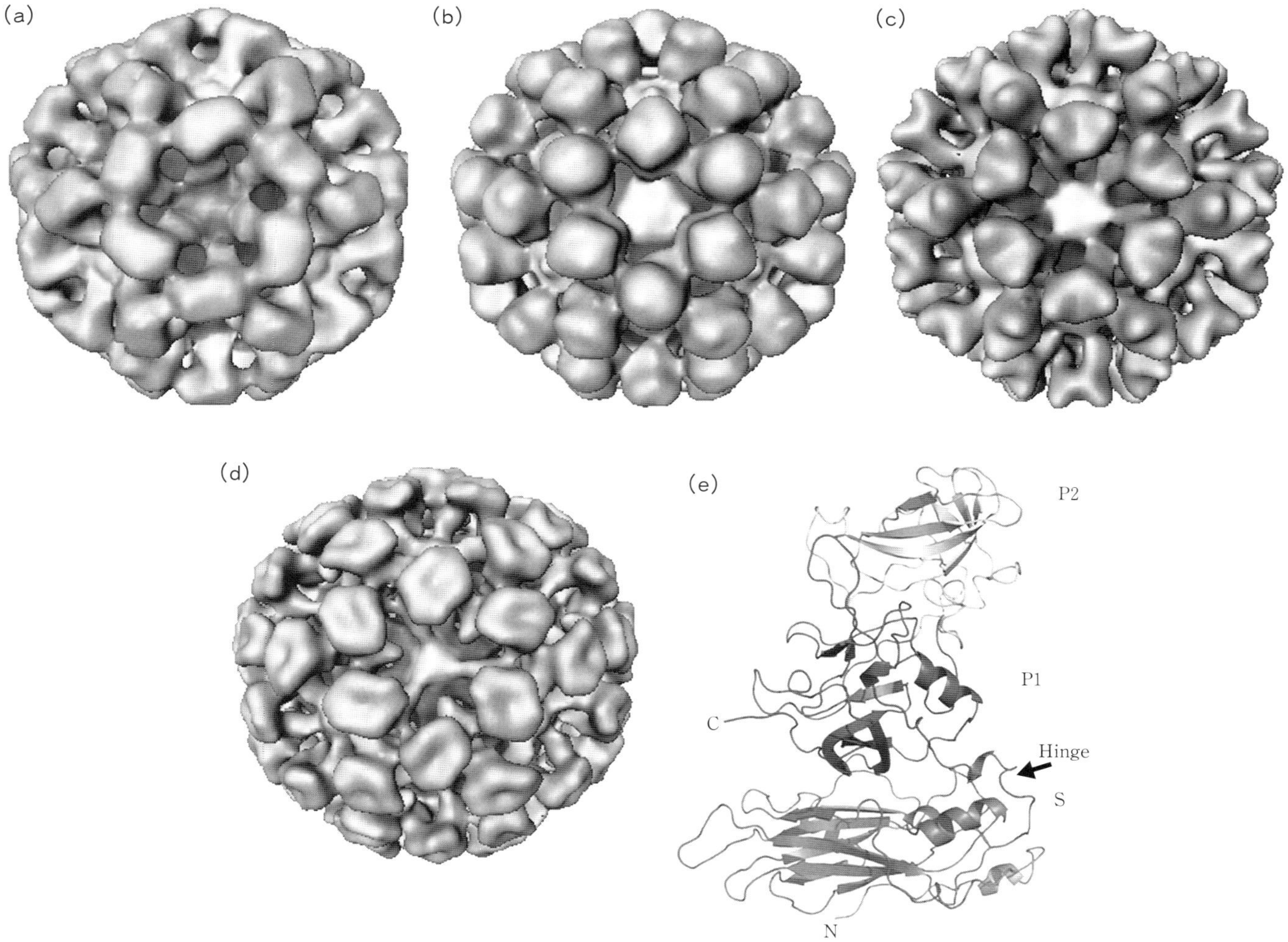

図1　カリシウイルスの粒子構造(Baylor College of Medicine・B. V. V. Prasad 博士より供与)。低温電子顕微鏡像の解析から明らかにされた，a)ノーウォークウイルス(*Norovirus* GI.1)，b)グリムズビーウイルス(*Norovirus* GII.4)，c)パークヴィルウイルス(*Sapovirus*)，d)San Miguel sea lion virus(*Vesivirus*)，と e)X 線結晶構造解析により解明されたノーウォークウイルス VP1 モノマーの立体構造。P2，P1，S：各ドメインの位置，N：アミノ末端，C：カルボキシル末端。(口絵 242 参照)

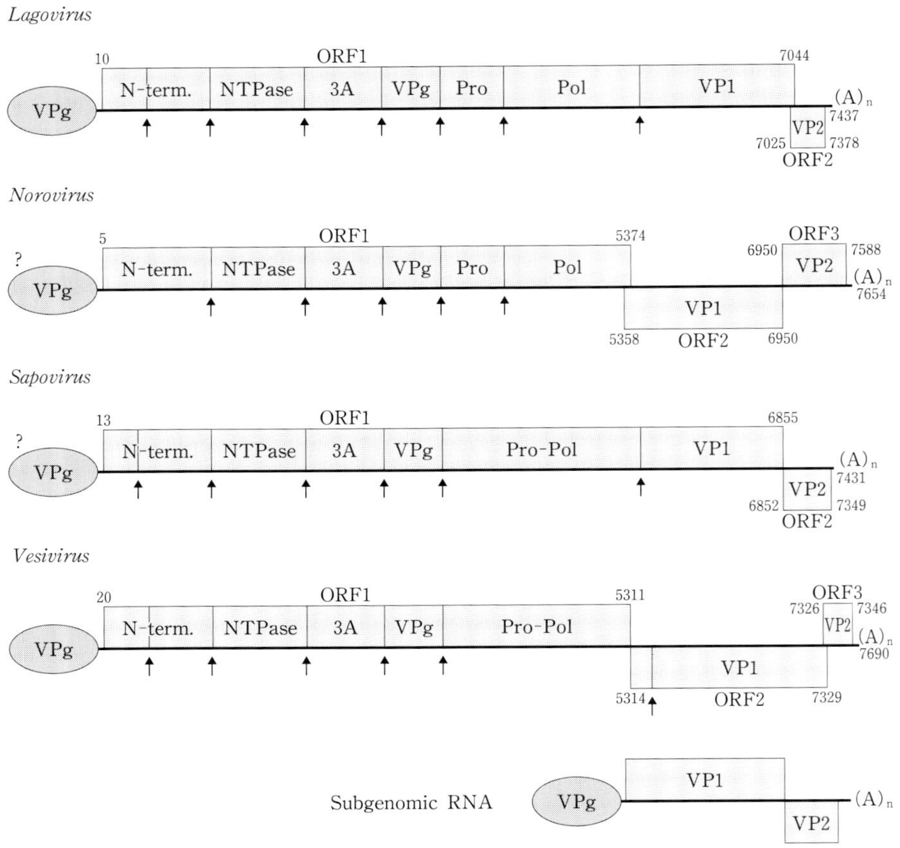

図2　カリシウイルスゲノムの構造(Koopmans et al., 2005 および Green, 2007 を参考に作成)。RHDV GH 株(*Lagovirus*)，ノーウォークウイルス(*Norovirus*)，マンチェスターウイルス(*Sapovirus*)，FCV F9 株(*Vesivirus*)の遺伝子構造を示した。ゲノム RNA の 5′ 末端には Cap 構造はなく，VPg 蛋白質が結合している(ただし，ノロウイルスおよびサポウイルスでは確証はない)。3′ 末端にはポリ A 鎖が付加されている。ORF1 はいずれもポリプロテインをコードし，内部の 3C 様プロテアーゼ活性(Pro)により矢印で示した部分を切断し，機能単位となる蛋白質が生じる。ノロウイルス，ベジウイルスのカプシド蛋白質 VP1 は ORF2 によりコードされるが，ラゴウイルス，サポウイルスでは ORF1 ポリプロテインに融合している。ノロウイルス，ベジウイルスの ORF3，ラゴウイルス，サポウイルスでは ORF2 は塩基性蛋白質 VP2 をコードする。サブゲノム RNA はいずれのカリシウイルスでも感染細胞内で生成されるといわれ，VP1 および VP2 の翻訳に供される。N 末端領域(N-term.)，3A 様蛋白質(3A)の機能はわかっていない。2C NTP アーゼは RNA ヘリカーゼに類似するが，NTPase 活性のみ示されている。3C 様プロテアーゼと 3D RNA 依存性 RNA ポリメラーゼ(Pol)は，ラゴウイルスおよびノロウイルスではそれぞれ単一の蛋白質として機能するが，サポウイルス，ベジウイルスでは切断を受けずに 3CD(Pro-Pol)として両活性を発揮する。

が共有結合していることがベジウイルス，ラゴウイルスで確かめられており，ノロウイルスやサポウイルスでも同様と思われているが現在まで確証はない。また，ノロウイルスは被膜(脂質二重膜)を持たない。

【ゲノム】

カリシウイルスは，プラス一本鎖 RNA ウイルスの一種で，7.4 から 8.3 kb の RNA ゲノムを有する(図2)。その 3′ 末端にはポリ A 鎖が付加されている。5′ 末端には Cap 構造はなく，その代わり VPg 蛋白質が Tyr 残基を介して共有結合している。ノロウイルス，ベジウイルスのゲノム RNA には 3 つの ORF が存在し，ORF1 は非構造蛋白質を，ORF2 と ORF3 は構造蛋白質(それぞれ，カプシド蛋白質 VP1，塩基性蛋白質 VP2)をコードしている。一方，サポウイルス，ラゴウイルスでは VP1 蛋白質をコードする領域が in-frame で非構造蛋白質に融合しているという特徴を持つ。いずれも ORF1 産物はポリプロテインとして翻訳され，その内部にある 3C 様プロテアーゼ活性により，機能単位となる蛋白質に切断される。また，VP1 および VP2 蛋白質の翻訳のために，ウイルス感染後細胞内でのゲノム複製過程でサブゲノム RNA が生じるとされている。

ゲノム複製過程の詳細はまだ明らかでないが，ORF1 ポリプロテインには 3D RNA 依存性 RNA ポリメラーゼが存在し，中心的な役割を担っていると考えられる。また RNA ヘリカーゼに相同な 2C 様蛋白質(NTP アーゼ活性が証明されている)があり，複製過程での寄与が考えられる。ノロウイルスとラゴウイルスでは，3C 様プロテアーゼと 3D RNA ポリメラーゼが別々の蛋白質分子となり機能するが，サポウイルスとベジウイルスでは，プロテアーゼと RNA ポリメラーゼの間が切断されず，3CD という形で両方の活性を発揮する。

【物理化学的性状】

カリシウイルスは被膜を持たないので，逆性石けんや中性洗剤は効果がない。99.5％エタノールは不活化にある程度の効果が期待されるが，一般に細菌の死滅に有効な 70％程度のエタノールやイソプロピルアルコールはむしろ効果が低い。各種消毒剤のなかでは 10％ポビドンヨードが最も効果が期待できるようである(Lages et al., 2008)。また，可視光照射下二酸化チタンフィルムにウイルスを接触させたり，オゾンガスを噴射することでウイルスを酸化させ，不活化が可能との報告もある。食中毒の病因ウイルスとしてノロウイルスが重要であるが，一般にノロウイルスの不活化には，85°C，1分間以上加熱処理(煮沸消毒)するか，あるいは，200 ppm (0.02%)の次亜塩素酸ナトリウムに1時間以上浸漬させることが推奨されている。

【抗原の性状】

ウイルス粒子そのものは単一のVP1蛋白質から構成されている。VP1蛋白質はその立体構造から，S (Shell)ドメインとP(Protruding)ドメインに分けられる(図1)。Sドメインはカプシド形成に重要な領域であり，Pドメインは粒子外側に突き出た部分に当たる。PドメインはさらにP1とP2のふたつの領域に分けられ，P2がウイルス粒子表面部分に相当する。P2領域はアミノ酸配列の多様性に富む領域であり，多様な遺伝子型を反映している。ノロウイルスと免疫の関連の詳細は明らかでないが，遺伝子型をまたいで交差する抗体を得ることは一般に難しい。このことは遺伝子型がそのまま血清型を意味することを示し，多様なアミノ酸配列を示すP2領域が抗原性を決定している領域であることが示唆される。

【培養】

ネコカリシウイルスは培養細胞系が確立されているが，ノロウイルス，サポウイルス，RHDVの培養細胞系はない。RHDVを増殖させようとする場合，実験動物としてウサギが使用できるが，ヒトから分離されたノロウイルスやサポウイルスはヒトが唯一の感染性動物であるので，実験手法上困難をともなう。2003年に齧歯類からノロウイルスが分離されるに至った(Karst et al., 2003)。これらMurine norovirus(MNV)は独立した遺伝子群(GV)を形成し，マウスでの病態との関連は不明な点が多いが，培養細胞での増殖が可能であることから，ノロウイルスの増殖複製機構解明のモデルとして注目されている(Wobus et al., 2004)。

【増殖】

MNVはマウスマクロファージ細胞株RAW 264.7で増殖が可能な他，転写因子STAT-1(Signal transducer and activator of transcription 1)欠損マウスから得られた樹状細胞やマクロファージでも増殖が可能であった。MNVの細胞への感染はCPEを誘導し，プラーク形成が認められる。感染細胞内にはゲノムRNAとサブゲノムRNAの生成が認められ，複製したウイルス粒子が回収される。また，この過程において，細胞内膜系の再構成が生じていた(Wobus et al., 2004)。この現象はしばしばピコルナウイルスの増殖過程で見られる現象に類似し，ウイルス複製に関連していると思われる。

ネコカリシウイルスも培養細胞に対してCPEを誘導する。このとき細胞内では翻訳開始因子の切断が認められ，それにともない，宿主由来のRNAからの蛋白質合成が阻害される。その結果，VPgを冠したウイルス自身のRNAからの蛋白質合成が促進されるに至る(Radford et al., 2007)。これもピコルナウイルス感染で見られる現象に類似する。

このような現象は，ノロウイルスやサポウイルス感染でも細胞レベルで生じると考えられるが，全容の解明は今後の研究の進展を待たねばならない。

ウイルスが宿主細胞に感染する際に相互作用するレセプター分子の解明はまだ研究途上であるが，ネコカリシウイルスのレセプター候補として細胞接着分子JAM-1 (Junctional adhesion molecule-1)が報告されている(Radford et al., 2007)。ノロウイルスのレセプター蛋白質はまだ見つかっていないが，組織血液型糖鎖抗原(Histo-blood group antigen：HBGA)と相互作用することが注目されており，宿主細胞への感染過程に関与する可能性もある(Tan and Jiang, 2007)。ノロウイルスのウイルス様中空粒子(Virus-like particle：VLP)を用いた糖鎖との結合実験では，それぞれの遺伝子型で異なる結合パターンを示すことが示されている。近年の流行株であるGII.4のノロウイルス株はすべての血液型糖鎖抗原と相互作用を示し，すべてのヒトに感染する可能性が示唆される。このことがGII.4株の世界的な大流行の一要因になっているのかもしれない。

【病原性】

ヒトに感染するノロウイルス(GI，GII，GIV)やサポウイルス(GI，GII，GIV，GV)は嘔吐下痢症を引き起こす。ノロウイルスの潜伏期間1〜2日と短く，下痢，嘔吐，悪心を主徴とする症状が1〜3日続く。腹痛や，38.5°C以下の発熱，頭痛など風邪様症状をともなうこともある。100個程度のウイルス粒子を摂取しただけで症状を発するといわれている。感染しても発症しない，不顕性感染も起こる。ほとんどの場合，軽症で経過するが，稀に1日に20回に及ぶ激しい下痢を起こすこともあり，入院，非経口輸液療法(点滴)などの処置が必要になる。下痢，嘔吐は乳幼児や高齢者には大きな負担となるため，病院などで適切な処置を受けることが望ましい。特に，高齢者で吐瀉物を気道に詰まらせ，窒息あるいは誤嚥性肺炎をきたし，死亡に至る事例がしばしば報告されており，注意を要する。

ノロウイルスは腸管細胞で増殖すると考えられており，発症とともに大量に(便1g中10^4〜10^8個)便中に検出される。通常症状が消えてから3〜7日程度は便中に排泄されるので，二次感染に対する注意が必要である。米国におけるボランティアを用いた解析によると，ノロウイルス感染者の小腸の絨毛は極端に萎縮し，扁平化している(写真3)(Graham et al., 1994; Morotti et al., 2004)。腸管内腔の表面積が減少した結果，腸管における水の再吸収量が極端に減少するためと考えられる。ノロウイルス感染がいかにして嘔吐・下痢を引き起こすのか，個々のノロウイルス蛋白質の感染細胞内での機能解明も含めて，分子レベルでの理解は今後の研究課題である。

ノロウイルスに対する免疫も詳細は明らかではないが，長期免疫は成立せず，抗体は産生されても数か月のうちに消失してしまう。

ウシから分離されたノロウイルスGIII株，ブタから分離されたサポウイルスGIII株は下痢症を引き起こすが，マウス由来のMNV(GV株)は下痢症に関係がないばかりでなく，病態との関連が明らかでない。その他のカリシウイルスでは，RHDVはウサギの発熱病，FCV

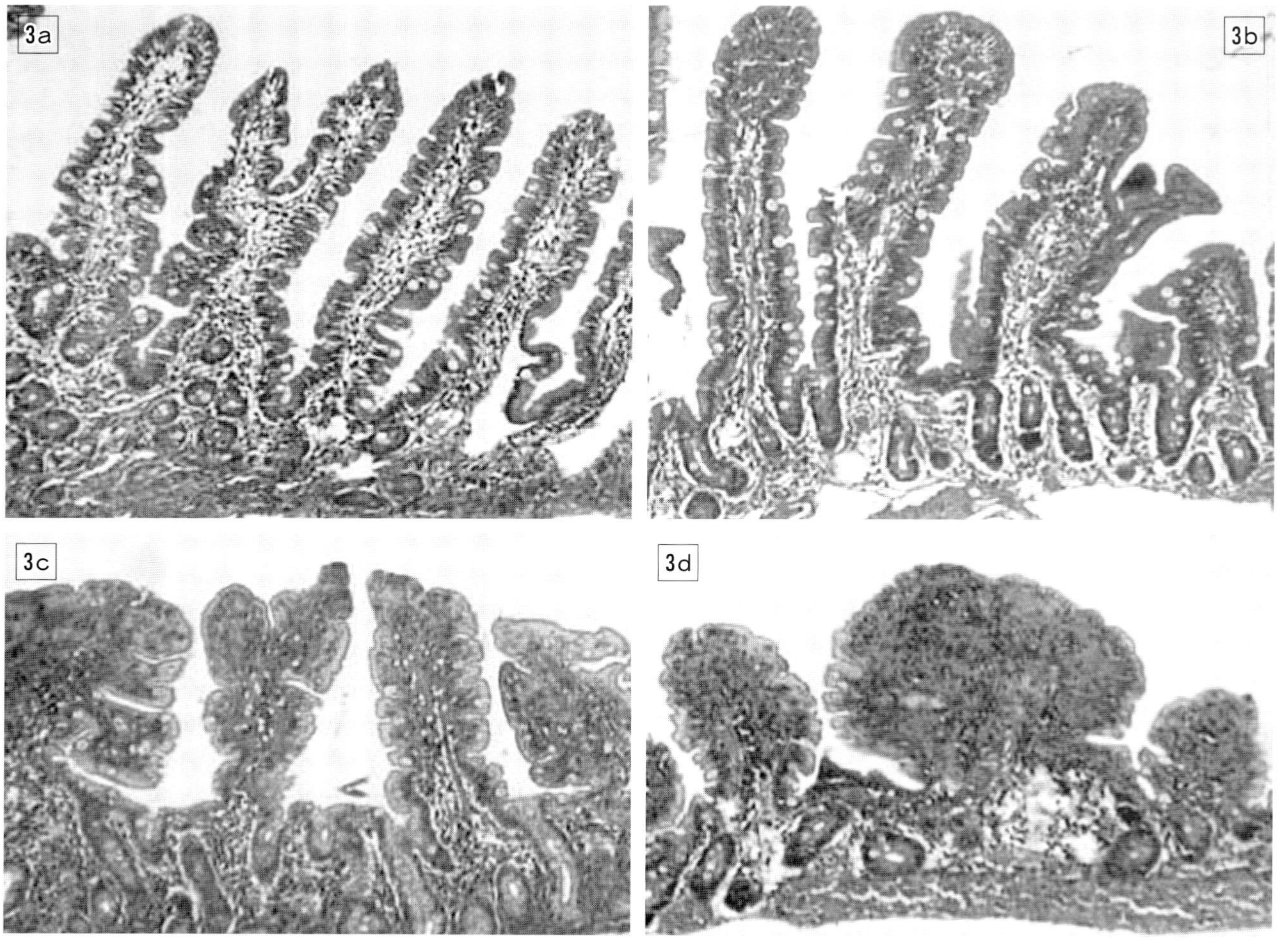

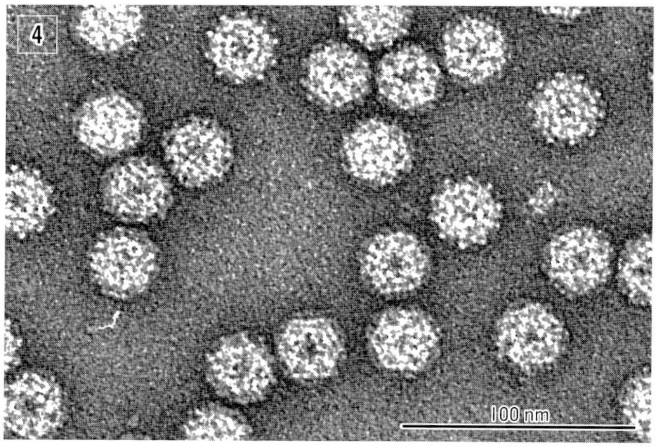

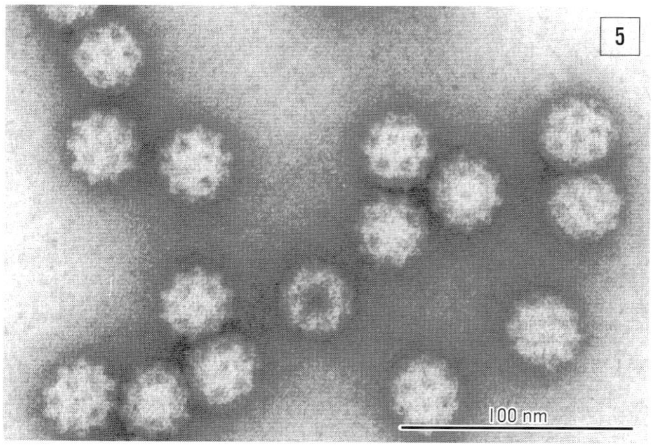

写真 3　ノーウォークウイルス感染実験における空腸組織の経時的変化（堺市衛生研究所・田中智之博士，Baylor College of Medicine・M. K. Estes 博士より供与）。ヒトボランティアにノーウォークウイルスを接種後，経時的に空腸組織のバイオプシーを得た。a）ウイルス接種前，b〜d）それぞれ感染後 8 時間，16 時間，30 時間後のバイオプシー像。ウイルス感染後わずか 16 時間で空腸絨毛の萎縮が顕著に認められる。（口絵 243 参照）

写真 4　ノロウイルスチバ株（GI.4）のウイルス様中空粒子

写真 5　サポウイルス Mc114 株のウイルス様中空粒子。チバ株のカプシド蛋白質 VP1 をコードする ORF2 遺伝子（写真 4）あるいは Mc114 株のカプシド蛋白質 VP1 をコードする遺伝子領域（写真 5）をバキュロウイルストランスファーベクターに組み込み作成した組み換えバキュロウイルスを昆虫細胞 Tn5 に感染させ，培養液よりウイルス様中空粒子を回収した。

はネコの上気道疾患，VESV はブタの水泡性発疹の病因ウイルスであり，すべてのカリシウイルスが嘔吐下痢症を起こすわけではない。いずれも分子レベルでの発症機構は明らかでない。

【実験室内診断】

(1)電子顕微鏡法

ノロウイルスやサポウイルス検出の基本であったが，検出には 10^6 個/mL 以上のウイルス粒子が必要であり，必ずしも感度のいい方法ではない。また，高価な装置，熟練した技術を要する。形態学的にノロウイルスあるいはサポウイルスに類似した粒子が観察できても，いずれかのウイルスであることを同定したとはいいがたい。このような背景から，以下に述べる方法がウイルスの診断，検査法としてよく用いられている。発生頻度の差異から主としてノロウイルスに対する手法の開発，改良が進行している。

(2)遺伝子増幅法

種々のノロウイルス株が分離され，その遺伝子配列が解析されるようになった。それらを比較してつくられた保存性領域に対応するプライマーを用いた RT-PCR 法が最も頻繁に用いられている。この方法は 10^2 個/mL 程度のウイルス粒子でも検出が可能である。VP1 の N 末端領域が増幅領域としてよく使われてきている。最近，リアルタイム RT-PCR 法も開発され，ORF1 の C 末側にある RNA 依存性 RNA ポリメラーゼと ORF2 境界付近が増幅領域として使われている。これによりノロウイルスを超高感度(反応チューブ当たり 25 コピー以上)に定量測定することが可能になった。LAMP 法(loop-mediated isothermal amplification assay)による検出も可能である。

(3)抗原検出 ELISA 法

ノロウイルスやサポウイルスの VP1 遺伝子をバキュロウイルスを介して昆虫細胞で発現させると，内部に遺伝子を含まないウイルス様中空粒子(virus-like particle：VLP)を大量に作成できる(写真 4，5)。それぞれの遺伝子型すなわち抗原型に対応した VLP を抗原としてマウス抗 VLP モノクローナル抗体を作成し，これらを用いた抗原検出 ELISA キットが開発された。このキットは簡便にかつ迅速(3 時間程度)に便中の抗原検出が可能である。検出感度は RT-PCR 法よりも劣るが，検出の特異性は高く，ELISA 陽性であればノロウイルス陽性と診断できる。

【疫学】

下記の統計はわが国におけるノロウイルス感染症のすべてを網羅しているわけではない。食中毒事例は国への届け出が義務づけられているが，定点観測は小児科約 3,000 か所に限られるので，すべての小児における感染性胃腸炎発生の実数を示すものではない。さらに，成人，高齢者の感染性胃腸炎を把握するための手法は限られており，その実数は計りしれない。

(1)厚生労働省による食中毒関連情報

厚生労働省は食中毒関連の情報を提供するホームページ(http://www.mhlw.go.jp/stf/seisakunitsuite/bunya/kenkou_iryou/shokuhin/syokuchu/)で，食中毒統計・調査結果を公開している。ここに報告されている事例は，医師の届け出によって保健所が検査したものである。2015(平成 27)年の統計ではウイルス性食中毒は総事件数 485，総患者数 1 万 5,127 であった。そのうちノロウイルスが病因物質である食中毒は事件数 481，患者数 1 万 4,876 であり，ウイルス性食中毒の大部分がノロウイルスに起因していることがわかる。一方，同じ年の細菌による食中毒の総事例数が 431，総患者数が 6,029 であり，ノロウイルスによる食中毒は事件数に対する患者数の比率が著しく大きく，大規模な集団食中毒を起こしやすいことがうかがわれる。

(2)国立感染症研究所感染症疫学センターによる感染症発生動向調査(週報)

http://www.nih.go.jp/niid/ja/from-idsc.html で公開されている。ここでは定点把握の対象となる 5 類感染症のなかの感染性胃腸炎関連ウイルスとして報告され，ノロウイルス，サポウイルスに加えて，ロタウイルス(レオウイルス科)も含まれる。感染性胃腸炎は小児科定点報告疾患のひとつで，全国の指定された医療機関(定点)約 3,000 か所からの報告に基づいている。近年は感染性胃腸炎として，100 万前後の報告数がある。

(3)国立感染症研究所感染症疫学センターによる病原微生物検出情報(月報)

http://www.nih.go.jp/niid/ja/iasr.html で公開されている。全国の地方衛生研究所から送られる病原体検出報告に基づいている。胃腸炎ウイルスとして，ノロウイルス，サポウイルス，ロタウイルスなどが報告される。遺伝子解析の結果，遺伝子群，遺伝子型が明らかにされたものも含まれ，流行株を把握することができる。また，食品媒介が疑われる胃腸炎集団発生事例の統計もある。

【治療】

ノロウイルスやサポウイルスの感染による急性胃腸炎を治療する薬物は現在存在しない。急激な水分，食事の摂取を避け，安静にするのが良い。体力，抵抗力の弱い高齢者，乳幼児は医師の診断を受けるべきであろう。激しい下痢，嘔吐を呈する場合，点滴が必要になる場合がある。

ノロウイルスやサポウイルスに関連する蛋白質〔VP1(Prasad et al., 1999)，プロテアーゼ(Nakamura et al., 2005)，RNA ポリメラーゼ(Ng et al., 2004; Fullerton et al., 2007)〕の 3 次元立体構造が明らかになってきている。プロテアーゼや RNA ポリメラーゼといった酵素分子の活性を阻害する化合物は治療薬となる可能性を秘めている。既存の天然物，化合物ライブラリーからの探索や立体構造に基づいた *in silico* 創薬が可能である。また，ノロウイルス粒子と血液型抗原との相互作用を阻害する化合物も，治療薬の候補となりうる。今後の展開を期待したい。

【予防】

ノロウイルス，サポウイルス感染を予防するワクチンはまだ実用化されていない。ノロウイルスの VLP そのものも経口ワクチンとしての有効性が示され，開発が進められている。一方で，「食べるワクチン(edible vaccine)」の開発を目指して，VLP をトランスジェニック植物に発現させる試みが行われている(Santi et al., 2008)。タバコ葉，ジャガイモにおいて VLP 産生が認められ，マウスにおいて免疫原性が確かめられた。ヒトボランティアを用いた実験でもVLPを発現するジャガイモ，トマトを生のまま摂取すると有意に血清中の抗体価が上昇していた。しかし，生のジャガイモを摂取することは現実的ではない。トマトの他，バナナなど生で食べられる野菜や果物での「食べるワクチン」の開発が望まれる。

【その他】

ノロウイルス感染症の対策

ノロウイルスはウイルス性食中毒の主要な原因ウイルスである。食材で加熱可能なものは加熱処理をし，不可能なものは十分に水洗することが対策になる。調理器具などは煮沸消毒，次亜塩素酸ナトリウム処理する。

吐瀉物や下痢便が付着した床や絨毯，壁，ドアノブなど頻繁に手が触れるところ，幼児玩具，衣類などは，200 ppmの次亜塩素酸ナトリウムを浸したぞうきんなどで丹念に清拭し，その後残留塩素を除去する意味で80%エタノールあるいは50〜70%プロパノールで清拭することが望ましい。おむつや排泄物そのものに対しては十分量の1,000 ppm(0.1%)の次亜塩素酸ナトリウムで処理する。いずれの場合も，これらを処理する際には，さらなる感染拡大を避けるために，使い捨てのプラスチック製手袋，エプロン，マスクなどを着用すべきである。

たとえ感染者ではなくても，冬季の流行シーズンは特に，石けんでの手洗い，うがいなど基本的な予防策の徹底は，付着しているかもしれないウイルスを洗い流すのに有効である。

二枚貝による食中毒対策として，生牡蠣の喫食は控えるか，十分に加熱をすることが重要である。ノロウイルスは二枚貝の体内で増殖することはないので，病因は元来貝自体にはなく，貝体内に濃縮，蓄積されたウイルスによる。二枚貝がノロウイルスで汚染される背景には，河川や海水がヒトの排泄物によって汚染されている現状がある。したがって，環境水の浄化など汚染対策が重要となる。

また，食品衛生全般の観点からは，調理従事者は食品，食材の取り扱いに際し入念な手洗い，食器，調理器具の消毒など衛生管理を徹底するなど，啓発，教育などを十分に行うことが大切である。ノロウイルスに感染した調理従事者はたとえ症状が治まっても便中にはノロウイルスが排泄され続けるので，少なくとも3日，できれば1週間は調理などに従事しないことが望ましい。

【引用・参考文献】

Chen, R., Neill, J. D., Noel, J. S., et al. 2004. Inter- and intragenus structural variations in caliciviruses and their functional implications. J. Virol. 78: 6469-6479.

Chiba, S., Sakuma, Y., Kogasaka, R., et al. 1979. An outbreak of gastroenteritis associated with calicivirus in an infant home. J. Med. Virol. 4: 249-254.

Cubitt, W. D., Bradley, D., Carter, M., et al. 1995. Viral taxonomy. Classification and nomenclature: sixth report of International Comittee on the Taxonomy of Viruses. Arch. Virol. Suppl. 10: 359-363.

Fullerton, S. W., Blaschke, M., Coutard, B., et al. 2007. Structural and functional characterization of sapovirus RNA-dependent RNA polymerase. J. Virol. 81: 1858-1871.

Graham, D. Y., Jiang, X., Tanaka, T., et al. 1994. Norwalk virus infection of volunteers: new insights based on improved assays. J. Infect. Dis. 170: 34-43.

Green, K. Y. 2007. *Caliciviridae*: the Noroviruses, p. 949-979. *In* Knipe, D. M., and Howley, P. M. (eds.), Fields virology, 5th ed., vol. 1, Wolters Kluwer/Lippincott Williams & Wilkins, Philadelphia.

Hansman, G. S., Oka, T., Katayama, K., et al. 2007. Human sapoviruses: genetic diversity, recombination, and classification. Rev. Med. Virol. 17: 133-141.

Kapikian, A. Z., Wyatt, R. G., Dolin, R., et al. 1972. Visualization by immune electron microscopy of a 27 nm particle associated with acute infectious nonbacterial gastroenteritis. J. Virol. 10: 1075-1081.

Karst, S. M., Wobus, C. E., Lay, M., et al. 2003. STAT1-dependent innate immunity to a Norwalk-like virus. Science 299: 1575-1578.

Koopmans, M. K., Green, K. Y., Ando, T., et al. 2005. Family *Caliciviridae*, p. 843-851. *In* Fauquet, C. M., Mayo, M. A., Maniloff, J., et al. (eds.), Virus taxonomy, eighth report of the International Committee on Taxonomy of Viruses, Elsevier Academic Press, San Diego.

Kroneman, A., Vega, E., Vennema, H., et al. 2013. Proposal for a unified norovirus nomenclature and genotyping. Arch. Virol. 158: 2059-2068.

Lages, S. L., Ramakrishnan, M. A., and Goyal, S. M. 2008. In-vivo efficacy of hand sanitisers against feline calicivirus: a surrogate for norovirus. J. Hosp. Infect. 68: 159-163.

Morotti, R. A., Kaufman, S. S., Fishbein, T. M., et al. 2004. Calicivirus infection in pediatric small intestine transplant recipients: pathological considerations. Hum. Pathol. 35: 1236-1240.

Nakamura, K., Someya, Y., Kumasaka, T., et al. 2005. A norovirus protease structure provides insights into active and substrate binding site integrity. J. Virol. 79: 13685-13693.

Ng, K. K., Pendás-Franco, N., Rojo, J., et al. 2004. Crystal structure of norwalk virus polymerase reveals the carboxyl terminus in the active site cleft. J. Biol. Chem. 279: 16638-16645.

Patel, M. M., Hall, A. J., Vinjé, J., et al. 2009. Noroviruses: a comprehensive review. J. Clin. Virol. 44: 1-8.

Prasad, B. V., Hardy, M. E., Dokland, T., et al. 1999. X-ray crystallographic structure of the Norwalk virus capsid. Science 286: 287-290.

Radford, A. D., Coyne, K. P., Dawson, S., et al. 2007. Feline calicivirus. Vet. Res. 38: 319-335.

Santi, L., Batchelor, L., Huang, Z., et al. 2008. An efficient plant viral expression system generating orally immunogenic Norwalk virus-like particles. Vaccine 26: 1846-1854.

Tan, M., and Jiang, X. 2007. Norovirus-host interaction: implications for disease control and prevention. Expert Rev. Mol. Med. 9: 1-22.

Thouvenin, E., Laurent, S., Madelaine, M. F., et al. 1997. Bivalent binding of a neutralising antibody to a calicivirus involves the torsional flexibility of the antibody hinge. J. Mol. Biol. 270: 238-246.

Wobus, C. E., Karst, S. M., Thackray, L. B., et al. 2004. Replication of Norovirus in cell culture reveals a tropism for dendritic cells and macrophages. PLoS Biol. 2: e432.

Wobus, C. E., Thackray, L. B., and Virgin, H. W., 4th. 2006. Murine norovirus: a model system to study norovirus biology and pathogenesis. J. Virol. 80: 5104-5112.

【染谷雄一】

ヘペウイルス科
Family ***Hepeviridae***

ヘペウイルス属
Genus ***Hepevirus***

E型肝炎ウイルス
Hepatitis E Virus

【分類・歴史】

1955年にインドのニューデリーで飲料水を介した大規模急性肝炎が発生した。この流行では黄疸性肝炎と診断された症例だけでも2万9,000人に及んでいる。これはE型肝炎に関する最初の学術的な記述である。その後，アジア，北アフリカ，メキシコなどでもこれに似た水系感染による急性肝炎の大流行が発生している。1983年にBalayanらは経口伝播型非A非B型肝炎患者の急性期の糞便乳剤をA型肝炎ウイルスIgG抗体陽性のボランティアに経口接種することによって，典型的な急性肝炎が再現され，ボランティアの糞便から直径27〜30 nmのエンベロープを持たない小型の球形ウイルス粒子が免疫電子顕微鏡法で確認された(Balayan et al., 1983)。1990年，実験的に感染させたサルの便と胆汁からウイルス遺伝子がクローニングされ，病原体はE型肝炎ウイルス(Hepatitis E virus：HEV)と命名された(Reyes et al., 1990)。HEVは形態学的には非細菌性急性胃腸炎の病原体であるノロウイルスに類似することから，一時的にカリシウイルス科に分類されていた。しかし，遺伝子上のウイルス蛋白の配置，特に非構造蛋白の機能ドメインの配置はノロウイルスのそれらとは明らかに異なっている。現在，HEVはヘペウイルス科(*Hepeviridae*)，ヘペウイルス属(*Hepevirus*)に分類されている(Emerson et al., 2005)。

【ビリオン】

HEVはエンベロープを持たない，一本鎖のプラス鎖RNAウイルスである。ウイルス粒子の直径27〜35 nmである。塩化セシウム平衡密度勾配遠心法での精製ウイルス粒子の比重は1.35 g/cm^3，ショ糖密度勾配遠心法での沈降定数は176〜183 sである。写真1に示しているのはHEVに感染したカニクイザルの胆汁から得られたHEV粒子である。

患者および実験動物の便や血清中などにあるHEVの量が少なく，また，HEVが効率よく増殖可能な細胞培養系がないため，HEVの形態に関する情報は多くはない。筆者らは組み換えバキュロウイルス発現系を用いて，HEV構造蛋白を発現し，直径23 nmと35 nmの2種類のウイルス様粒子(Virus-like particles：VLPs)の作製に成功した。クライオ電子顕微鏡技術を用いて2種類VLPsの三次構造を解析した結果，23 nmの粒子は60コピー構造蛋白から構成する $T=1$ であり，35 nmの粒子は180コピー構造蛋白から構成する $T=7$ であることが明らかになった(Li et al., 2011; Xing et al., 2010)(写真2)。

【ゲノム】

現在，ヒトから少なくとも4つの遺伝子型(Genotype)HEVの存在が明らかになっている。Genotype 1(G1)は主に東南アジアとアフリカ，G2はメキシコ，G3は米国，欧州，および日本，G4は東アジアと東南アジアに分布している。

HEVのゲノムは約7.2 Kbのプラス一本鎖RNAで5′末端にはcap構造が，3′末端にはポリアデニル酸が付加されている。塩基数はポリアデニル酸を除き，約7,200塩基である。HEVの遺伝子上には3つのオープンリーディングフレーム(ORF1，ORF3およびORF2)が5′末端から一部重複しながら配列している。5′末端の27塩基の非翻訳領域に続く，約5,000塩基のORF1は非構造蛋白をコードし，N末端側からメチルトランスフェラーゼ，ドメインY，プロテアーゼ，プロリンリッチドメイン，ドメインX，ヘリカーゼ，およびRNA依存性RNAポリメラーゼのモチーフが並んでいる。3′末端にある約2,000塩基のORF2は72 kDaの構造蛋白をコードする領域である。ORF3はORF1とORF2の間に位置し，113〜123アミノ酸をコードする。ORF3蛋白の機能は多様であると推測されているが，いまだ明らかにされていない。

HEVはヒトだけではなく，ブタやイノシシなどの野生動物にも感染する。ブタからG3とG4，イノシシからG3，G4，G5およびG6，シカ，マングース，およびウサギからG3 HEVが分離されている。また，野生ラットからrat HEVを検出している(Johne et al., 2010)。現時点では少なくとも7つの異なる遺伝子型HEVが知られている(図1)。

【物理化学的性状】

HEVは65°C，10分間加熱，あるいは強度50 μW，30分間の紫外線照射によって失活する。また，ウイルスを失活させる次亜塩素酸ソーダ(NaClO)の有効塩素濃度は125 ppmである。HEVはアルコール，クロロホルムに抵抗性を示している。

【抗原の性状】

G1〜G4HEVは，遺伝子型が異なるものの抗原性は極めて類似し，血清型は同一であると思われている。G5とG6の抗原性もG1〜G4と類似する報告がある。ただし，Rat HEVの抗原性は既知のHEVと異なる抗原性を示している(Li et al., 2011)。抗rat HEV抗体はG1，G3およびG4 HEVとの交叉反応を認めたが，中和活性は示さなかった。

【培養(細胞培養と動物モデル)】

最近，HEVを増殖させることができる培養細胞系が樹立された。HEVはヒト肝がん細胞株PLC/FRF/5とヒト肺がん細胞株A594などの細胞に感染し，細胞内で複製，増殖する。ウイルスは細胞病変を起こさず，培養上清に分泌される(Tanaka et al., 2007)。

動物感染実験ではチンパンジー，タマリン，ミドリザルの他，アカゲザル，カニクイザルなどがHEVに感受性を有することが明らかになった。カニクイザルとアカゲザルに実験的に感染材料を静脈注射した場合，ウイルス血症や胆汁，糞便へのウイルス排泄などが観察され，

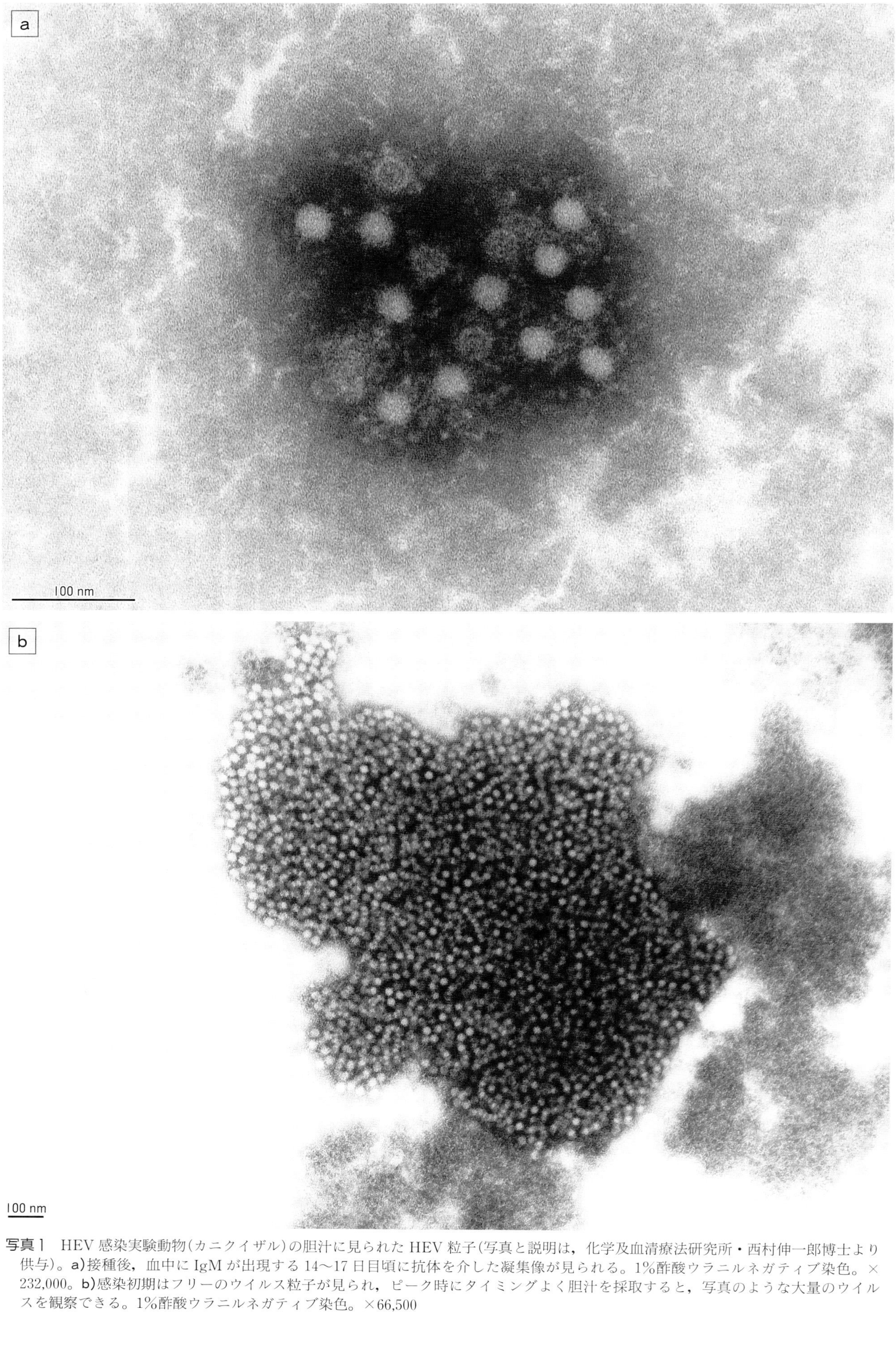

写真1　HEV 感染実験動物(カニクイザル)の胆汁に見られた HEV 粒子(写真と説明は，化学及血清療法研究所・西村伸一郎博士より供与)。**a)**接種後，血中に IgM が出現する 14〜17 日目頃に抗体を介した凝集像が見られる。1%酢酸ウラニルネガティブ染色。×232,000。**b)**感染初期はフリーのウイルス粒子が見られ，ピーク時にタイミングよく胆汁を採取すると，写真のような大量のウイルスを観察できる。1%酢酸ウラニルネガティブ染色。×66,500

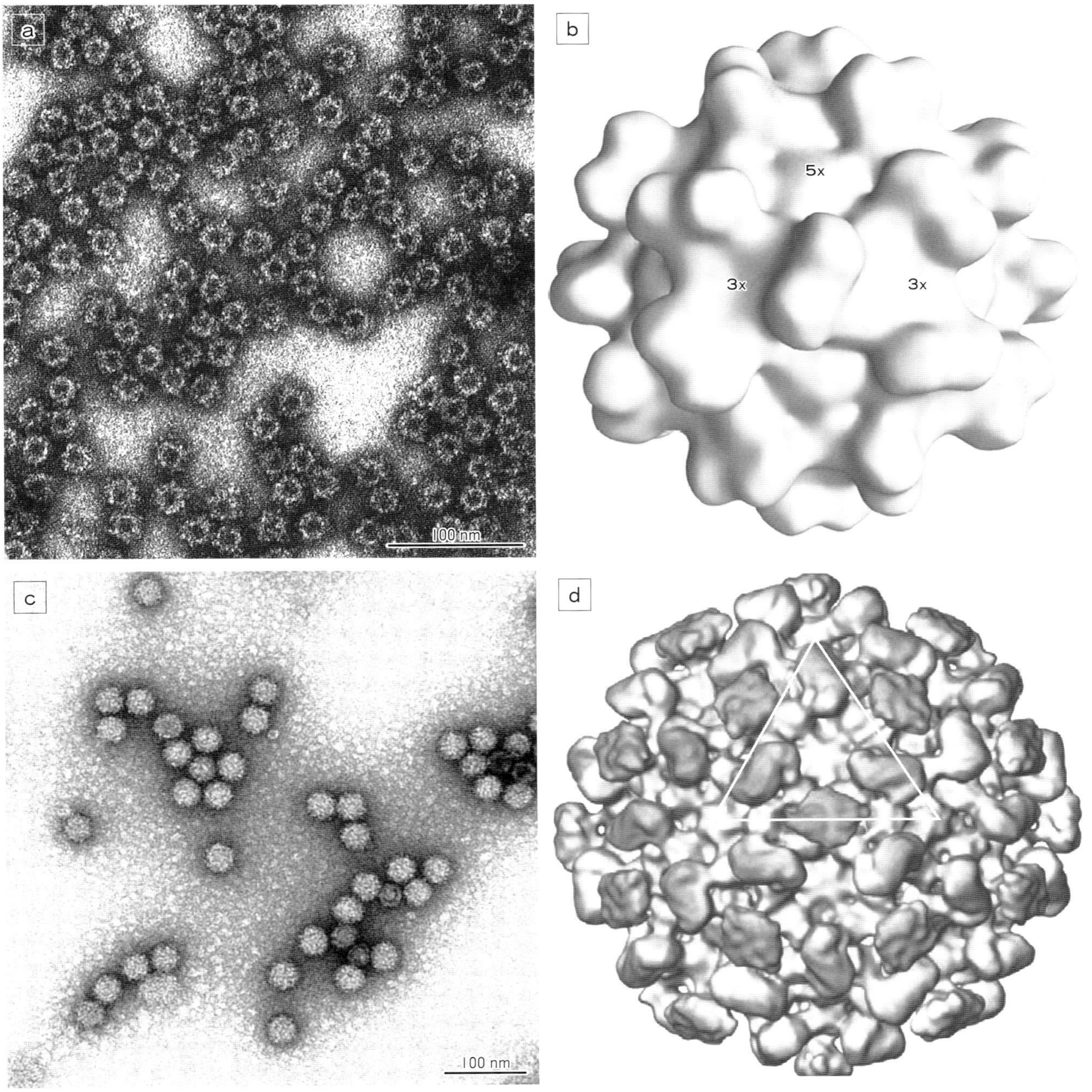

写真2 組み換えバキュロウイルス発現系でHEV構造蛋白を発現させることにより，産生された2種のウイルス様粒子(VLP)。a) HEVのウイルス様中空粒子(VLP)。直径は約24 nmである。b)ウイルス様中空粒子の三次構造。c)HEVのウイルス様粒子(VLP)。直径は約35 nmである。d)ウイルス様粒子の三次構造

ALTとASTの上昇をともなう肝炎を呈する。したがって，これらのサルは動物モデルとしてよく使われている。ブタやラットなどもHEVに感染するという報告があるが，動物モデルとしての可能性は未知である。

【増殖】

HEVの増殖過程については，不明な点が多い。HEVは肝細胞上のレセプターに吸着して細胞内に侵入すると考えられている。脱殻後，HEVの遺伝情報はキャップRNAを認識する宿主細胞機能で翻訳されると想定される。そのRNAゲノムはウイルス自身のRNA合成酵素によりマイナス鎖RNAの複製中間体を経て複製されると考えられる。HEV粒子の組み立てや放出については現時点では不明である。

【病原性】

HEVは口から体内に侵入し，肝臓の細胞で増殖すると考えられている。増殖したウイルスは血液中に侵入し，ウイルス血症を引き起こす。また，胆汁に分泌されたウイルスは腸管に到達し，糞便とともに体外に排泄される。HEVに感染する場合，一部の不顕性感染を除き，主に急性肝炎を呈するが，劇症肝炎まで発展するケースもある。潜伏期間は15〜50日，平均6週間である。発熱，嘔吐，食欲不振，腹痛，全身倦怠感の他に，典型的な症状である黄疸が発症後の0〜10病日目に顕著になる。この時期にAST値とALT値は著しく上昇し，HEVに特異的なIgGとIgM抗体がともに検出される。E型肝炎の死亡率は1〜2%であるが，感染妊婦の死亡率が特

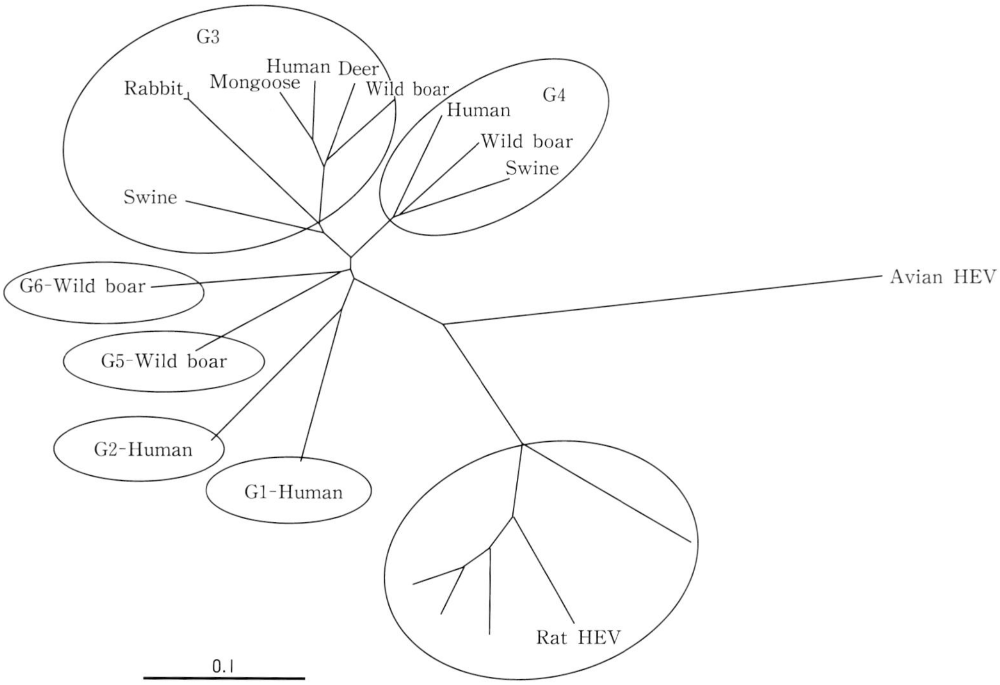

図1　HEV の系統樹。HEV 全長塩基配列に基づく系統樹

に高く，20%に達するという報告もある(Khuroo et al., 1981)。一般的にE型肝炎は慢性化しないが，免疫不全患者や臓器移植者が感染する場合，慢性化の可能性は否定できない。イノシシ，ブタおよびラットはHEVに感染しても臨床症状は示さない。

【実験室内での診断】

E型肝炎の臨床診断によく使われるのはRT-PCR法によるウイルス遺伝子の検出とELISAによる抗HEV IgMおよびIgG抗体検出である。発症早期の血清を用いて，より確実に診断できる。

わが国ではE型肝炎は，1999年4月から感染症法に基づく感染症発生動向調査において全数把握の4類感染症「急性ウイルス性肝炎」として全医師に診断後7日以内の届け出が義務づけられた。その後2003年11月の同法改正にともない，「E型肝炎」として独立した4類感染症となり，診断後ただちに届け出が必要となっている。

【疫学】

E型肝炎は主に糞口経路によって伝播する。中でも飲用水の汚染が原因である場合が多い。前述のニューデリーで発生した急性肝炎の大流行をはじめ，過去にアジア，北アフリカ，メキシコなどで発生した大流行は汚染飲料水が原因であった。したがって，HEVはかつてwater-borne hepatitis virusとも呼ばれていた。HEVに感染したイノシシ，ブタおよびシカ肉の摂食による感染例もしばしば見られる(Li et al., 2005; Tei et al., 2003)。したがって，E型肝炎は人畜共通感染症でもある。

また，輸血によるE型肝炎は，血液を介して感染するB型肝炎やC型肝炎より少ないものの皆無ではない。潜伏期に血清中にウイルスが出現することはサルおよびボランティアによる感染実験で以前から示されており，輸血によるE型肝炎の危険性は既に指摘されていた(Chauhan et al., 1993)。

日本はE型肝炎の非流行地域と考えられている。地域間の抗体保有率に差が見られるが，健常日本人のIgG抗体保有率は5.4%である(Li et al., 2000)。30歳以下の日本人はほとんどHEV抗体を保有していない。日本に生息している家畜と野生動物を調査した結果，ブタ，イノシシ，シカ，マングース，野生ラット(ドブネズミおよびクマネズミ)，ニホンザルなどは抗HEV抗体を保有し，ブタ，イノシシ，シカ，マングースからHEV遺伝子が検出されている。ブタとイノシシはわが国におけるHEVのリザーバーである。

【治療】

E型肝炎の発症機序はまだ明らかになっておらず，特別な治療法はなく，一般的な急性肝炎として治療する。

【予防】

E型肝炎を予防するには，ワクチンは第1の選択肢であるが，現時点ではE型肝炎ワクチンはまだ実用化されていない。HEVは口から感染するウイルスであるから，この経路を遮断することによって，感染を予防できるはずである。つまり，つけない，増やさない，殺すという食中毒予防の三原則に従って，手洗いの励行，清潔の保証がない飲料水，非調理あるいは加熱不十分な肉類を摂らないことが重要である。

【引用・参考文献】

Balayan, M. S., Andjaparidze, A. G., Savinskaya, S. S., et al. 1983. Evidence for a virus in non-A, non-B hepatitis transmitted via the fecal-oral route. Intervirology 20: 23-31.

Chauhan, A., Jameel, S., Dilawari, J. B., et al. 1993. Hepatitis E virus transmission to a volunteer. Lancet 341: 149-150.

Emerson, S. U., Anderson, D., Arankalle, A., et al. 2005. *Hepevirus*, p. 853-857. *In* Fanquet, C. M., Mayo, M. A., Maniloff, J., et al. (eds.), Virus taxonomy, 8th report of the international committee on the taxonomy of viruses, Elsevier Academic Press, San Diego & London.

Johne, R., Heckel, G., Plenge-Bönig, A., et al. 2010. Novel hepatitis E virus genotype in Norway rats, Germany. Emerg. Infect. Dis. 16: 1452-1455.

Khuroo, M. S., Teli, M. R., Skidmore, S., et al. 1981. Incidence and severity of viral hepatitis in pregnancy. Am. J. Med. 70: 252-255.

Li, T. C., Chijiwa, K., Sera, N., et al. 2005. Hepatitis E virus transmission from wild boar meat. Emerg. Infect. Dis. 11: 1958-1960.

Li, T. C., Yamakawa, Y., Suzuki, K., et al. 1997. Expression and self-assembly of empty virus-like particles of hepatitis E virus. J. Virol. 71: 7207-7213.

Li, T. C., Yoshimatsu K., Yasuda, S. P., et al. 2011. Characterization of self-assembled virus-like particles of rat hepatitis E virus generated by recombinant baculoviruses. J. Gen. Virol. 92: 2830-2837.

Li, T. C., Zhang, J., Shinzawa, H., et al. 2000. Empty virus-like particle-based enzyme-linked immunosorbent assay for antibodies to hepatitis E virus. J. Med. Virol. 62: 327-333.

Reyes, G. R., Purdy, M. A., Kim, J. P., et al. 1990. Isolation of a cDNA from the virus responsible for enterically transmitted non-A, non-B hepatitis. Science 247: 1335-1339.

Tanaka, T., Takahashi, M., Kusano, E., et al. 2007. Development and evaluation of an efficient cell-culture system for hepatitis E virus. J. Gen. Virol. 88: 903-911.

Tei, S., Kitajima, N., Takahashi, K., et al. 2003. Zoonotic transmission of hepatitis E virus from deer to human beings. Lancet 362: 371-373.

Xing, L., Li, T. C., Mayazaki, N., et al. 2010. Structure of hepatitis E virion-sized particle reveals an RNA-dependent viral assembly pathway. J. Biol. Chem. 285: 33175-33183.

【李　天成】

アストロウイルス科
Family *Astroviridae*

【分類・歴史】

1975 年，Madeley と Cosgrove は下痢症患児の便中に電子顕微鏡(EM)下において小型で球形，5〜6 個の尖端を持った一見星状の表面形態を示すウイルスを発見し，その特徴からギリシャ語の星を意味する astron にちなみアストロウイルスと名づけた(Madeley and Cosgrove, 1975)。1981 年，Lee と Kurtz による初代培養細胞を用いたアストロウイルス培養の成功(Lee and Kurtz, 1981)は，その後ヒトアストロウイルス(Human astrovirus：HAstV)の各血清型の呈示(Kurtz and Lee, 1984)や，抗原検出 EIA 法の確立，臨床上の重要性の認識をもたらし，さらにウイルスゲノムのクローニングと塩基配列の決定を促進することになった。

アストロウイルス科(*Astroviridae*)には鳥類に感染する *Avastrovirus* と哺乳類に感染する *Mamastrovirus* の 2 属が存在する(表 1)。近年，ヒトからミンクやヒツジのアストロウイルスに近縁なアストロウイルスが分離されたことや，多くの動物種からアストロウイルスが検出されたことをふまえ，カプシド領域をコードする ORF2 の塩基配列解析に基づくウイルス種名に改められた。それにより，*Avastrovirus* は *Avastrovirus 1〜3* の 3 種，*Mamastrovirus* は *Mamastrovirus 1〜19* の 19 種となった(図 1)。

【ビリオン】

糞便由来ウイルスのネガティブ染色標本を EM 観察により詳細に検討した結果によると，ウイルス粒子の径は 28〜30 nm，その形態は辺縁部が平滑で，特に一部の粒子では表面が 5〜6 方向に尖端のある星状の形に見えるという顕著な特徴点を有した(写真 1，3)。

他方，LLCMK2 細胞を用いてトリプシン存在下で Human astrovirus 2(HAstV-2)を増殖させ，産生ウイルスをネガティブ染色し詳細に解析した成績では，上記糞便由来ウイルスでの計測値よりはやや大きく 41 nm であった(Risco et al., 1995)。粒子は正 20 面体対称性を有し，スパイクが粒子表面より放射状に配列する像が認められた。なお，この培養細胞由来ウイルス材料では，星状の表面形態を示す粒子は見られなかった。ただし材料のアルカリ処理によってこの形態の粒子が検出可能になるという(写真 2)。

このように，ビリオンの微細形態，特に特徴的な星状の表面形態は，材料の由来，試料の調整方法や観察手技などによって微妙な相異を生じると考えられる(大瀬戸・山下，2000)。

HAstV-1 の培養細胞馴化ウイルスを用いて精製ウイルスをクライオ EM 法とイメージ解析によって検討した結果，固形状のカプシド殻は 33 nm，二量体からなるスパイクが総数 30 個粒子表面から 50 Å 突出しさざ波立った形状を呈することが示された(Matsui et al., 2001)。

なお，HAstV の共通点として，感染性粒子が 3 種の蛋白により構成されていることが示されているが，構造の関連は明らかにされていない。

【ゲノム】

アストロウイルスのゲノムはプラス鎖一本鎖の RNA であり，3′ 末端にはポリ A を有する(図 2)。Ovine astrovirus 1(OAstV-1)の 6.4 kb から Turkey astrovirus 2(TAstV-2)の 7.3 kb までウイルスの種や血清型によってゲノムの長さは多様である。5′ 末端には 11〜85 塩基の短い非翻訳領域があり，非構造蛋白 ORF1(ORF1a，ORF1b)，構造蛋白(ORF2)が続く。HAstV-1 では，ORF2 の上流 120 塩基のところに subgenomic RNA(sgRNA)合成のプロモーター領域が存在し，ORF1b と 5 塩基の重なりがある。

その他のプラス鎖一本鎖の RNA をゲノムに持つウイルスとゲノム構造は似通っており，カリシウイルスゲノム構造と類似しているが，ポリプロテインのプロセシン

表 1　アストロウイルス科の新分類

属　名	種　名		
Avastrovirus	*Avastrovirus 1* Turkey astrovirus 1	*Avastrovirus 2* Avian nephritis virus 1 Avian nephritis virus 2 Avian nephritis virus 3	*Avastrovirus 3* Turkey astrovirus 2 Duck astrovirus
Mamastrovirus	*Mamastrovirus 1* Human astrovirus type1〜8	*Mamastrovirus 8* Human astrovirus MLB2	*Mamastrovirus 15* Bat astrovirus Tm/Guangxi/LD77/2007
	Mamastrovirus 2 Feline astrovirus	*Mamastrovirus 9* Human astrovirus VA1	*Mamastrovirus 16* Bat astrovirus 1 AFCD11
	Mamastrovirus 3 Porcine astrovirus 1	*Mamastrovirus 10* Mink astrovirus	*Mamastrovirus 17* Bat astrovirus Hp/Guangxi/LC03/2007
	Mamastrovirus 4 California sea lion astrovirus 2	*Mamastrovirus 11* California sea lion astrovirus 1	*Mamastrovirus 18* Bat astrovirus 1 AFCD337
	Mamastrovirus 5 Canine astrovirus	*Mamastrovirus 12* Bat astrovirus Tm/Guangxi/LD71/2007	*Mamastrovirus 19* Bat astrovirus Tm/Guangxi/LD04/2007
	Mamastrovirus 6 Human astrovirus MLB1	*Mamastrovirus 13* Ovine astrovirus 1	
	Mamastrovirus 7 Bottlenose dolphin astrovirus	*Mamastrovirus 14* Bat astrovirus 1 AFCD57	

ウイルス種名(イタリック)の下部の欄には，血清型，通称名，ならびに代表的な株名を記載した。なお本表に呈示したウイルスの他に，分類未定のアストロウイルス約 20 種があることを付記する。

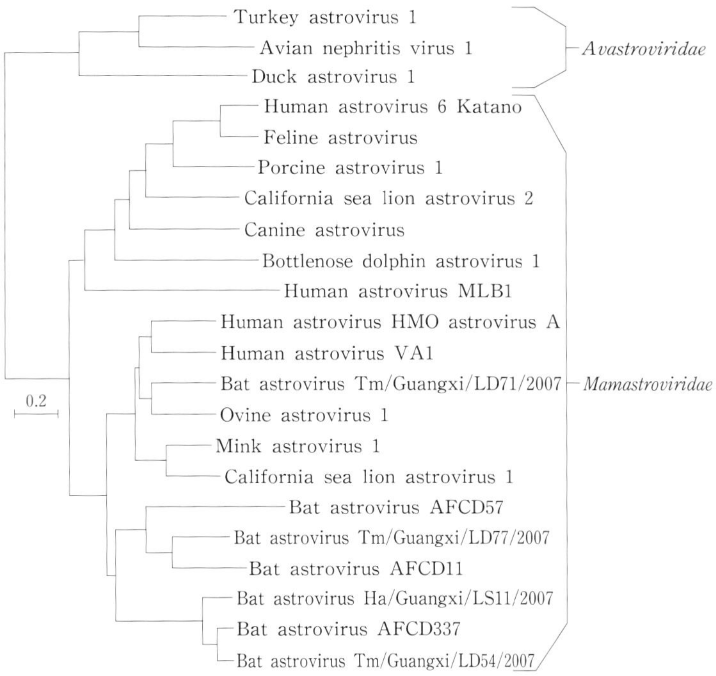

図1 アストロウイルスカプシド蛋白による系統樹解析(NJ 法)。トリ由来株と哺乳類由来株は明確に2分され，*Avastrovirus* 属と *Mamastrovirus* 属に分けられる。本解析に当たっては，以下のウイルス種と株を利用した。*Avastrovirus 1*: Turkey astrovirus 1 [Y15936], *Avastrovirus 2*: Avian nephritis virus 1 [AB033998], *Avastrovirus 3*: Duck astrovirus 1 [FJ434664], *Mamastrovirus 1*: Human astrovirus 6 Katano [HM237363], *Mamastrovirus 2*: Feline astrovirus [AF056197], *Mamastrovirus 3*: Porcine astrovirus 1 [Y15938], *Mamastrovirus 4*: California sea lion astrovirus 2 [FJ890352], *Mamastrovirus 5*: Canine astrovirus [FM213332], *Mamastrovirus 6*: Human astrovirus MLB1 [FJ402983], *Mamastrovirus 7*: Bottlenose dolphin astrovirus 1 [FJ890355], *Mamastrovirus 8*: Human astrovirus HMO astrovirus A [NC013443], *Mamastrovirus 9*: Human astrovirus VA1 [FJ973620], *Mamastrovirus 10*: Mink astrovirus 1 [AY179509], *Mamastrovirus 11*: California sea lion astrovirus 1 [FJ890351], *Mamastrovirus 12*: Bat astrovirus Tm/Guangxi/LD71/2007 [FJ571067], *Mamastrovirus 13*: Ovine astrovirus 1 [Y15937], *Mamastrovirus 14*: Bat astrovirus AFCD57 [EU847144], *Mamastrovirus 15*: Bat astrovirus Tm/Guangxi/LD77/2007, *Mamastrovirus 16*: Bat astrovirus AFCD11 [EU847145], *Mamastrovirus 17*: Bat astrovirus Ha/Guangxi/LS11/2007 [FJ571068], *Mamastrovirus 18*: Bat astrovirus AFCD337 [EU847155], *Mamastrovirus 19*: Bat astrovirus Tm/Guangxi/LD54/2007 [FJ571073]

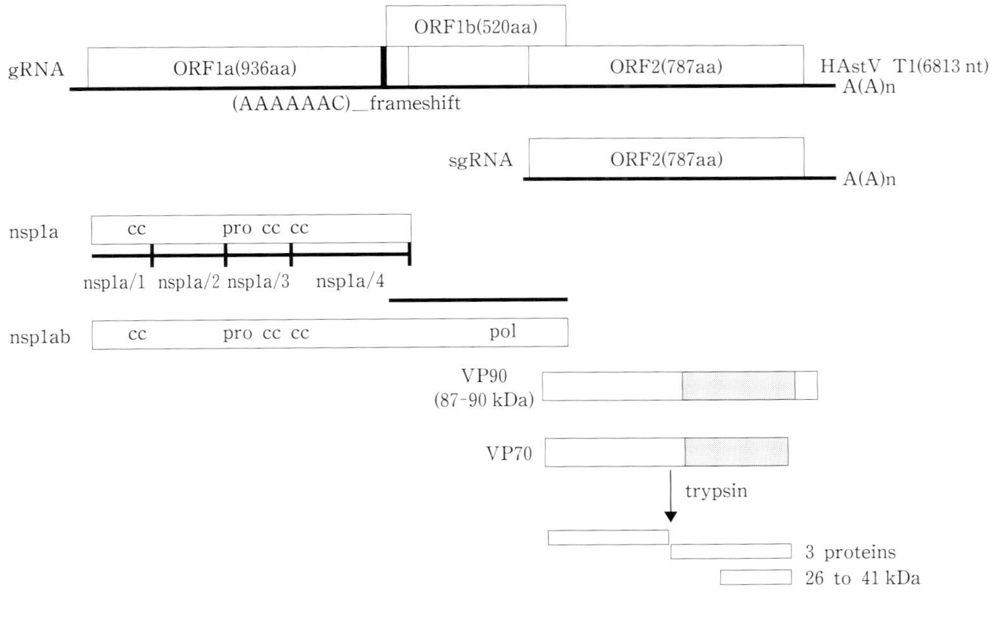

図2 アストロウイルスのゲノム構造と蛋白翻訳のプロセシング(Méndez and Arias, 2007; Méndez et al., 2007 などを参考に作成)。ORF1a には(AAAAAAC)とそれに続く stem-loop からなるフレームシフト構造がある。aa：amino acid, cc：coiled-coil structures, pro：protease, pol：polymerase。グレー部分は hypervariable 領域を示す。

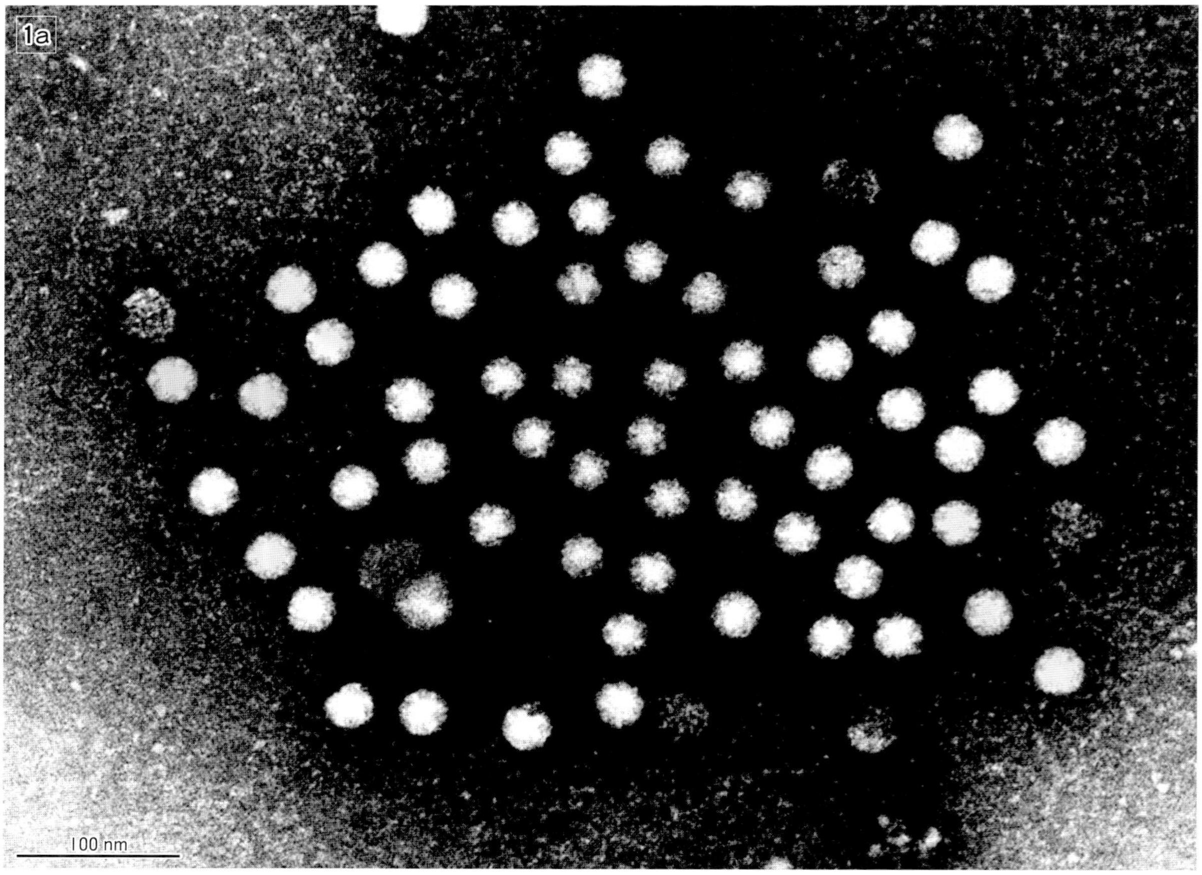

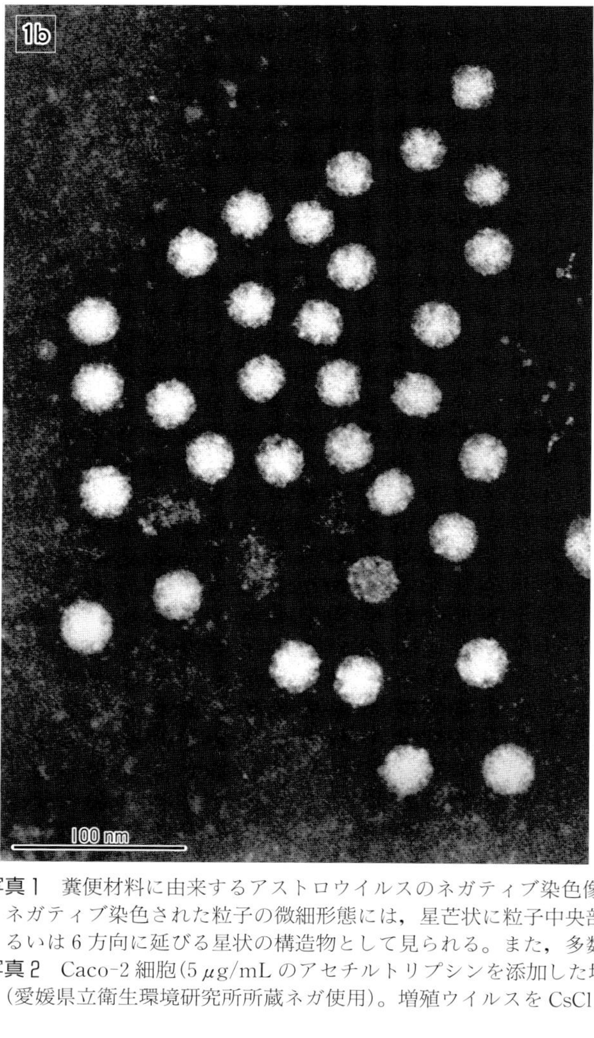

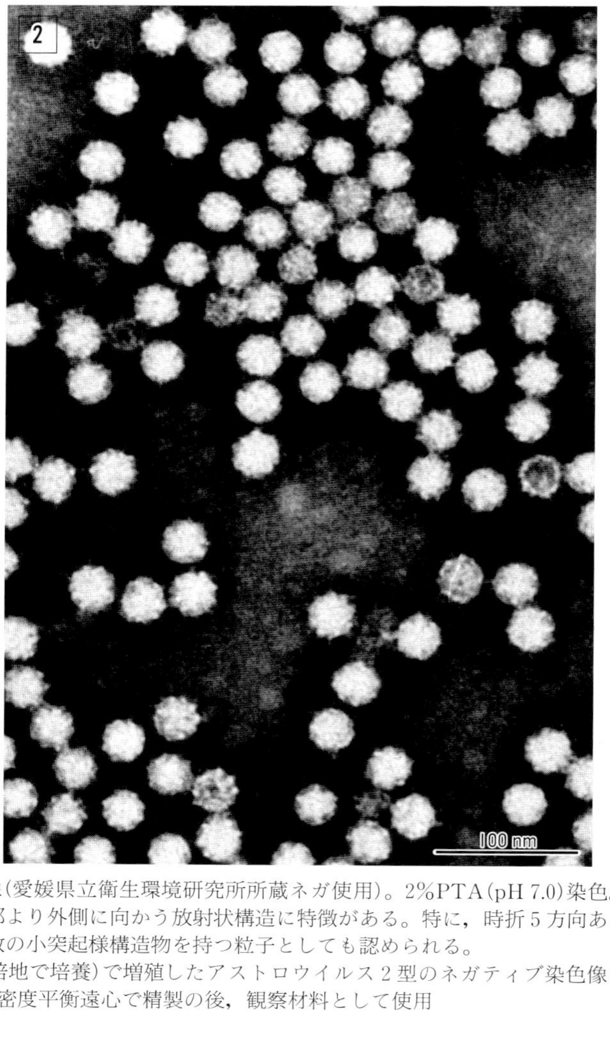

写真1　糞便材料に由来するアストロウイルスのネガティブ染色像(愛媛県立衛生環境研究所所蔵ネガ使用)。2%PTA(pH 7.0)染色。ネガティブ染色された粒子の微細形態には，星芒状に粒子中央部より外側に向かう放射状構造に特徴がある。特に，時折5方向あるいは6方向に延びる星状の構造物として見られる。また，多数の小突起様構造物を持つ粒子としても認められる。

写真2　Caco-2細胞(5 μg/mLのアセチルトリプシンを添加した培地で培養)で増殖したアストロウイルス2型のネガティブ染色像(愛媛県立衛生環境研究所所蔵ネガ使用)。増殖ウイルスをCsCl密度平衡遠心で精製の後，観察材料として使用

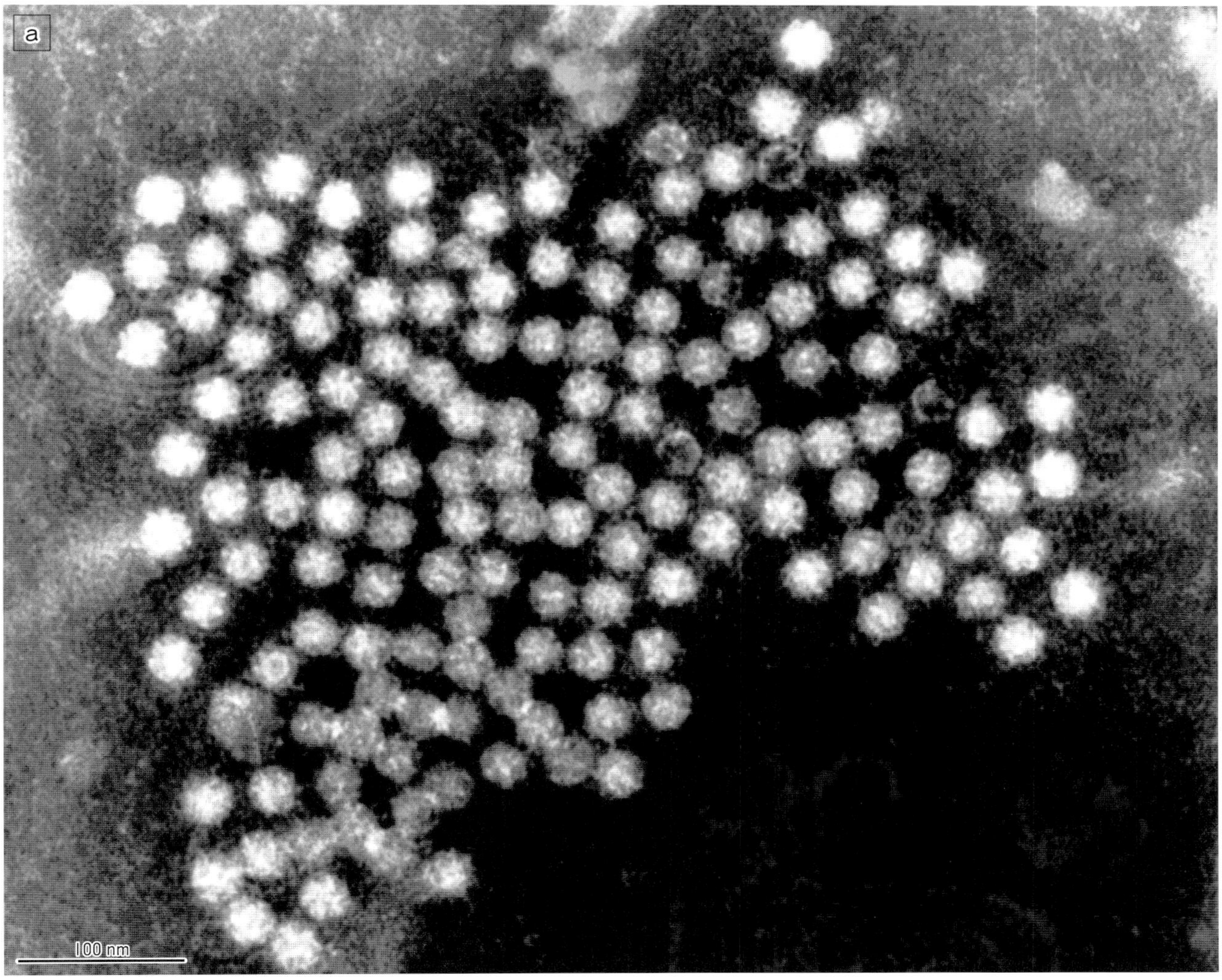

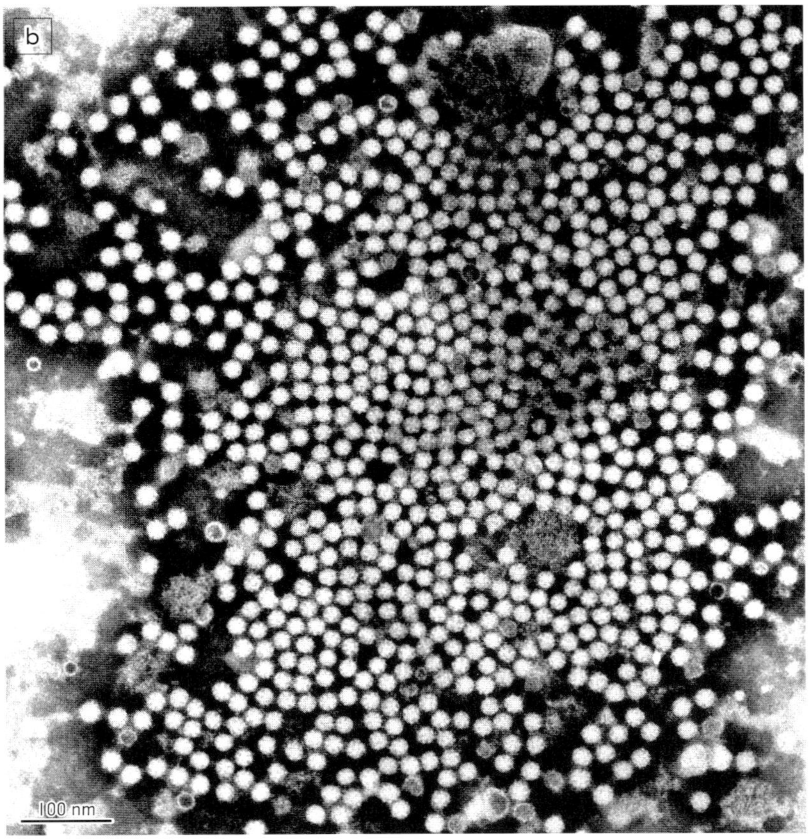

写真 3　糞便材料に由来するアストロウイルスのネガティブ染色像(大阪府立公衆衛生研究所所蔵ネガ使用)。2%PTA(pH 7.0)染色。写真 3a に見られる多くの粒子で，粒子中心部より外側に向かう放射状構造を認める。写真 3b は，大量のウイルス粒子の弱拡大像を示す。

グ，RNA-helicase domainの欠損，リボソームフレームシフトによるRNA-依存RNAポリメラーゼの翻訳，また粒子の形態学的特徴が異なっている。これらの特徴によってアストロウイルス科が分類されている。

HAstVはゲノム上の相同性をもとに分類することができ，ORF1a，ORF1b，ORF2の領域でRT-PCRによって得た合成物はgenotypingに用いられるが，どの領域を用いるかでグループ分けが違ってくることもある。HAstVのORF2の5′末端の約1/3は血清型間で相同性が高い一方で，3′末端の相同性は低く血清学的な相関があると考えられる。

【物理化学的性状】

アストロウイルスはpH 3にも耐性で各種洗剤(非イオン，陰イオン，双性イオン)，クロロホルムを含む脂質溶剤に抵抗性である。HAstVは60°Cで5分の加熱後も感染性を有し，10分で不活化される。しかし，TAstVは10分にも抵抗性がある。

【抗原の性状】

HAstVは分離培養株とその高度免疫血清を用いて8つの血清型に分類される。異なる血清型間で共通するエピトープがあり診断に応用されている。血清型特異的血清は世界中で使用するには制限があるので，今ではより高感度な分子学的手法を用いている。

【培養】

1981年にLeeとKurtzは初代ヒト胎児腎細胞を用いてアストロウイルスの培養に成功した。その後，5〜10 μg/mLトリプシンを含む培養液を用いてCaco-2細胞，LLCMK2細胞でも培養が可能となった。細胞のレセプターについては明らかになっていない。

【増殖(形態学，ゲノム複製，宿主細胞の変化)】

アストロウイルスRNAは非構造蛋白の合成テンプレートとなり，ORF1aはnsp1aを，ORF1bはORF1aとともにnsp1abとして翻訳される。Caco-2細胞では感染によりアポトーシスが起こる。ORF1aの3′末端とORF1bの5′末端は一部重複して存在しており，ヒトや動物のアストロウイルスに共通したふたつの特徴をそなえている。7塩基(AAAAAAC)の存在とその後に続くstem-loopである。これらはリボソーム上でのフレームシフトに関与している。非構造蛋白は感染8時間後には検出される。ORF2はsgRNAとなり，初期の87〜90 kDaの構造蛋白が翻訳される。トリプシンによって3種類の蛋白に分解され，HAstV-8ではVP34，VP27，VP25の蛋白に分解され成熟粒子の構成成分となる(Monroe et al., 1991)。

【病原性】

HAstV感染の潜伏期は24〜36時間で，嘔吐，下痢症状を示す。乳児における散発性の胃腸炎の他，学童および成人の集団感染を引き起こす。一方，種々の幼若動物においてもアストロウイルスは急性胃腸炎を引き起すが，シチメンチョウにおけるTAstVの感染は致死性が高く，胃腸炎の他に成長低下やリンパ節萎縮など多様な臨床像を示す。他にも*Avastrovirus*による鳥類の臨床は*Mamastrovirus*の場合と異なり，腸管および腸管外の疾患にも関連する。例えばDuck astrovirusはアヒルウイルス性肝炎の原因のひとつで，致死率25%と高く，家畜伝染病予防法において届出伝染病となっている。

【実験室内診断】

(1)電子顕微鏡による形態観察

胃腸炎発症患者の下痢便をPBS(−)で2〜5%乳剤とし，粗遠心後，40,000 rpm，2時間の超遠心を行う。写真3bのように多数のウイルス粒子を観察することがある。しかし，便材料の場合，典型的な星状構造を有する粒子は数%にすぎないことが多い。ノロウイルスなどと比較すると一回り小さいこと，表面の綿毛状の構造がないこと，粒子中央にhollowがないことが確認された場合，アストロウイルスを予測し，抗原検出や遺伝子検出といった方法を用いて確認する。大瀬戸らは下痢症ウイルスの電子顕微鏡観察における種々の検討を行い，一般的にリンタングステン酸の染色剤はpH 7に調整すると記載されているがpH 6.7に調整することで，下痢症ウイルスの粒子形態の安定性が良いことを報告した。特にアストロウイルスではpH 7における星状形態は観察しがたいとしている。

(2)抗原検出法

ヒトアストロウイルス抗原検出用のELISAキットが販売されている。血清型を問わず検出できる。血清型1型に対してであるが，イムノクロマトによる検出キットも国内で生産販売されている。

(3)遺伝子検出法

アストロウイルスは血清型を規定しているカプシド(VP1)をコードしているORF2に検出用のプライマーが設定されていることが多い。ORF2の特徴は5′末端が1〜8型の血清型に保存された配列が多く，相同性が高い。反対に3′末端は血清型に特徴的で相同性が低い。これらの特徴を用いることで，5′末端の増幅はアストロウイルスの検出，3′末端はRT-PCR後の塩基配列の解析を用いて型別が可能となる(Sakon et al., 2000)。現在は，RT-PCRに加えreal time PCR法による検出方法も幅広く用いられている(横井・北橋，2009)。

【疫学】

世界的に発生は確認されており，乳幼児に下痢症を引き起こす。高齢者や新兵における集団発生の報告もあり，日本では学校における4,000人規模の食中毒発生があった(Oishi et al., 1994)。このときの患者便由来の電子顕微鏡写真が写真3a，bである。

アストロウイルス感染は冬季あるいは熱帯地方では雨季が流行期とされているが，日本における2002年から10年間の検出状況を見ると4，5月に検出数が高い傾向がある(図3)。

愛媛県の一都市における血清型別(1，2，6型)，年齢別中和抗体保有状況調査が実施された結果，0〜1歳児ではどの型に対しても20%未満であったが，年齢が上がるとともに1型に対する中和抗体陽性率は上昇し80%を示した(大瀬戸ほか，2000)。感染症発生動向調査からアストロウイルスの検出状況および型別のデータを集計すると，1型が主要な検出株であることとよく相関している。

【治療】

特別な治療法はない。一般的に下痢症状は穏やかであり，一過性である。

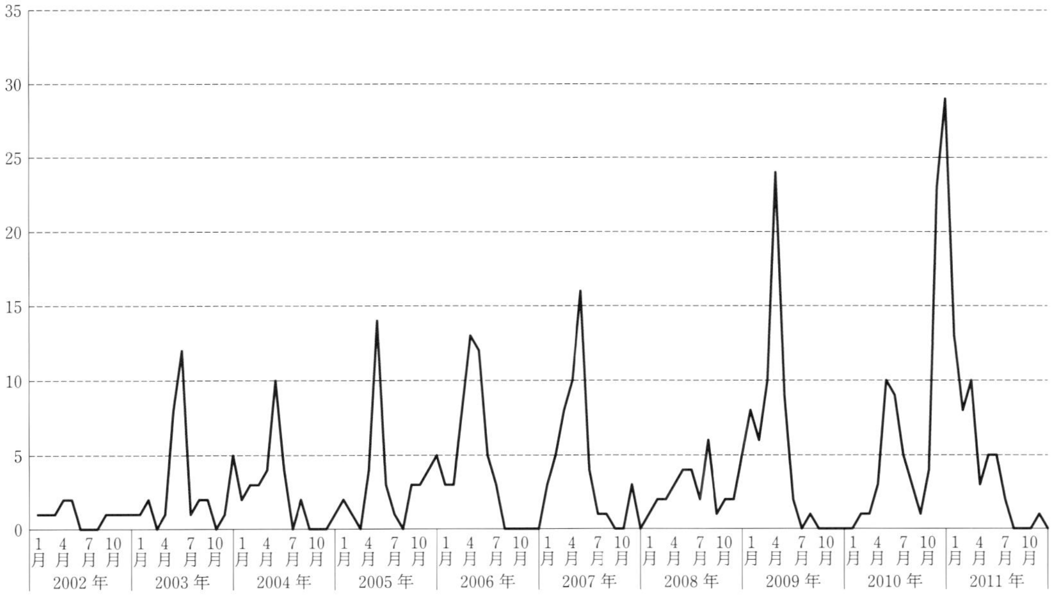

図3　国内におけるヒトアストロウイルスの検出(厚生労働省感染症発生動向調査に基づく検出報告より作成)

【予防】

ヒトではワクチンによる予防は行われていない。動物における予防として，海外ではワクチン接種が取り入れられている。

【引用・参考文献】

Kurtz, J. B., and Lee, T. W. 1984. Human astrovirus serotypes. Lancet 324: 1405.

Lee, T. W., and Kurtz, J. B. 1981. Serial propagation of astrovirus in tissue culture with the aid of trypsin. J. Gen. Virol. 57: 421-424.

Madeley, C. R., and Cosgrove, B. P. 1975. Letter: 28 nm particles in faeces in infantile gastroenteritis. Lancet 306: 451-452.

Matsui, S. M., Kiang, D., Ginzton, N., et al. 2001. Molecular biology of astroviruses: selected highlights. Novartis Found. Symp. 238: 219-233; discussion 233-236.

Méndez, E., and Arias, C. F. 2007. Astroviruses, p. 981-1000. *In* Knipe, D. M., and Howley, P. M. (eds.), Fields virology, 5th ed., vol. 1, Wolters Kluwer/Lippincott Williams & Wilkins, Philadelphia.

Méndez, E., Aguirre-Crespo, G., Zavala, G., et al. 2007. Association of the astrovirus structural protein VP90 with membranes plays a role in virus morphogenesis. J. Virol. 81: 10649-10658.

Monroe, S. S., Stine, S. E., Gorelkin, L., et al. 1991. Temporal synthesis of proteins and RNAs during human astrovirus infection of cultured cells. J. Virol. 65: 641-648.

大瀬戸光明，山下育孝．2000．電子顕微鏡観察像に及ぼすネガティブ染色法の影響について．第12回ウイルス性下痢症研究会．

大瀬戸光明，山下育孝，吉田紀美，ほか．2000．アストロウイルス中和抗体保有状況と血清型別ウイルス検出頻度の比較．臨床とウイルス 28(2)；第41回臨床ウイルス学会抄録集：S 35．

Oishi, I., Yamazaki, K., Kimoto, T., et al. 1994. A large outbreak of acute gastroenteritis associated with astrovirus among students and teachers in Osaka, Japan. J. Infect. Dis. 170: 439-443.

Risco, C., Carrascosa, J. L., Pedregosa, A. M., et al. 1995. Ultrastructure of human astrovirus serotype 2. J. Gen. Virol. 76: 2075-2080.

Sakon, N., Yamazaki, K., Utagawa, E., et al. 2000. Genomic characterization of human astrovirus type 6 transcription-polymerase chain reaction to detect all serotypes of human astrovirus. J. Med. Virol. 61: 125-131.

Willcocks, M. M., Carter, M. J., Laidler, F. R., et al. 1990. Growth and characterization of human faecal astrovirus in a continuous cell line. Arch. Virol. 113: 73-81.

横井一，北橋智子．2009．Real-time RT-PCR法によるアストロウイルス遺伝子の検出．感染症学雑誌 83：120-126．

【左近直美，藤井理津志，大瀬戸光明】

コロナウイルス科
Family *Coronaviridae*

【分類・歴史】

コロナウイルス(CoV)は1960年代半ばに粒子の電子顕微鏡による観察から，特徴的な王冠様突起(スパイク)を持つウイルス群として初めて報告され，スパイクの形状からコロナ(ラテン語で王冠)ウイルス(CoV)と命名された(Tyrell et al., 1968)。ヒトに重篤疾患を起こすウイルスがなく，家畜，家禽，実験動物領域での重要な疾病の病原体にCoVが多いことから，獣医学領域での研究が進んでいたが，2003年に重症急性呼吸器症候群(SARS)原因ウイルスのSARS-CoVが発見されてからは，医学的，社会的に注目を集め，CoV研究は大きく進展した(Masters, 2006; Weiss and Navas-Martin, 2005)。その後，SARSのリザーバー(reservoir，保有宿主)が野生コウモリであることから，コウモリからのCoV検出・分離が試みられ，多くのウイルスが報告されている(Drexler et al., 2014)。また，最近はSARSと同様のヒトに重症肺炎を引き起こす中東呼吸器症候群(MERS)が，新興感染症として大きな社会問題となっている(Zaki et al., 2012)。MERSは昨年韓国に飛び火して35名以上の犠牲者をもたらし(Park et al., 2015)，現在も中東地域に存在し，世界各国への伝播が危惧されている。

CoVは一本鎖のプラス鎖RNAをゲノムに持つエンベロープウイルスである(Lai and Cavanagh, 1997)。CoVはコロナウイルス亜科(*coronavirus*)に属し，トーロウイルス亜科(*torovirus*)とともにコロナウイルス科(*coronaviridae*)に包括され，コロナウイルス科，アーテリウイルス科(*arteriviridae*)およびロニウイルス科(*roniviridae*)からニドウイルス目(*Nidovirales*)が構成されている。コロナウイルス属は，粒子の形態学的特徴から同一属にまとめられたが，ニドウイルス目は細胞内で合成されるウイルスmRNA構造の相同性から同一目に分類されている。コロナウイルス亜科のウイルスは，ゲノム遺伝子の相同性から，4属(アルファー，ベータ，ガンマー，デルタ)に分類されている(表1)。アルファーおよびベータ属のウイルスは，ヒト，家畜，実験動物など哺乳動物に感染し，ガンマ属は鳥類に感染する病原ウイルスである。デルタ属は最近発見されたウイルス属であり，鳥類に感染するウイルスと哺乳類に感染するウイルスが混在する。ベータウイルス属ではさらに，A，B，C，Dのグループに分けられている。SARS-CoVはベータBに，またMERS-CoVはベータCに分類されている(de Groot et al., 2013)。SARS-CoVのレゼルボアと推測されるコウモリから多種のCoVが分離され，多くのウイルスはベータ属に属するが，アルファー属のウイルスも発見されている(Woo et al., 2009)。

【ビリオン】

CoV粒子は，ネガティブ染色による電子顕微鏡観察から，エンベロープを持つ直径100～200 nmの円形，楕円形および多形性の形状を示し，粒子表面には特徴的なスパイクを持つと記述されているが，最近のcryo-electron tomography(CE)による研究では，直径90～110 nmのかなり均一な球形粒子であることが明らかにされた(Barcena et al., 2009)(写真1，2)。感染細胞の超薄切片で観察される粒子はかなり均一で，あまり多形性を示さないことは，CEによる解析結果と一致する。エンベロープに覆われてゲノムRNAが存在し，RNA-

表1　コロナウイルスの分類

属	グループ	略式名(acronym)	ウイルス名	宿主	病気
アルファ		TGEV	ブタ伝染性胃腸炎ウイルス	ブタ	子ブタの嘔吐，下痢，死亡，胃腸炎
		PEDV	ブタ流行性下痢症ウイルス	ブタ	子ブタの下痢
		FIPV	ネコ伝染性腹膜炎ウイルス	ネコ	腹膜炎，全身感染症など
		FECV	ネコ腸コロナウイルス	ネコ	下痢
		HCoV-229E	ヒトコロナウイルス229E	ヒト	鼻風邪
		HCoV-NL63	ヒトコロナウイルスNL63	ヒト	喉頭炎，気管支炎
		CCoV	イヌコロナウイルス	イヌ	腸炎，下痢
		BtCoV 1A	コウモリコロナウイルス1A	コウモリ	?
ベータ	A	HCoV-OC43	ヒトコロナウイルスOC43	ヒト	鼻風邪
		BCoV	ウシコロナウイルス	ウシ	腸炎，鼻炎，肺炎
		PHEV	ブタ赤血球凝集性脳脊髄炎ウイルス	ブタ	脳脊髄炎
		MHV	マウス肝炎ウイルス	マウス	肝炎，脳炎，全身感染症，不顕性感染など
		HCoV-HKU1	ヒトコロナウイルスHKU1	ヒト	肺炎
		SDAV	唾液腺涙腺炎ウイルス	ラット	唾液腺涙腺炎
	B	SARS-CoV	SARSコロナウイルス	ヒト	重症急性呼吸器症候群
		Bat-SARS-CoV HKU3	コウモリSARSコロナウイルスHKU3	コウモリ	?
	C	MERS-CoV	MERSコロナウイルス	ヒト	重症急性呼吸器症候群
ガンマ		IBV	伝染性気管支炎ウイルス	ニワトリ	喉頭炎，気管・気管支炎，腎炎など
		TCoV	シチメンチョウコロナウイルス	シチメンチョウ	腸炎
デルタ		PDCV	ブタデルタコロナウイルス	ブタ	子ブタの下痢

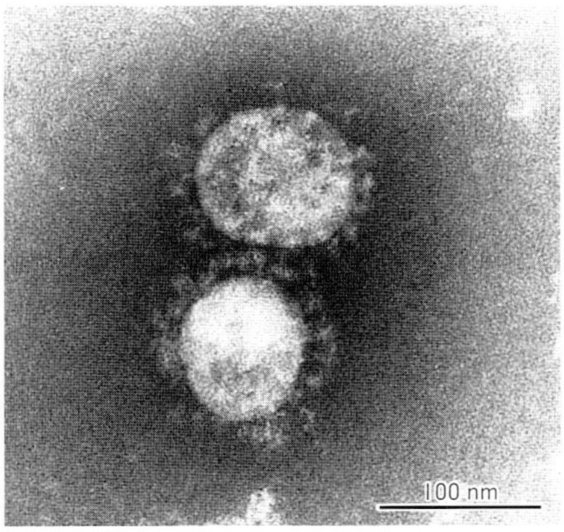

写真1　SARS-CoV 粒子の電子顕微鏡写真。SARS-CoV 粒子のネガティブ染色による電子顕微鏡観察(国立感染症研究所より供与)

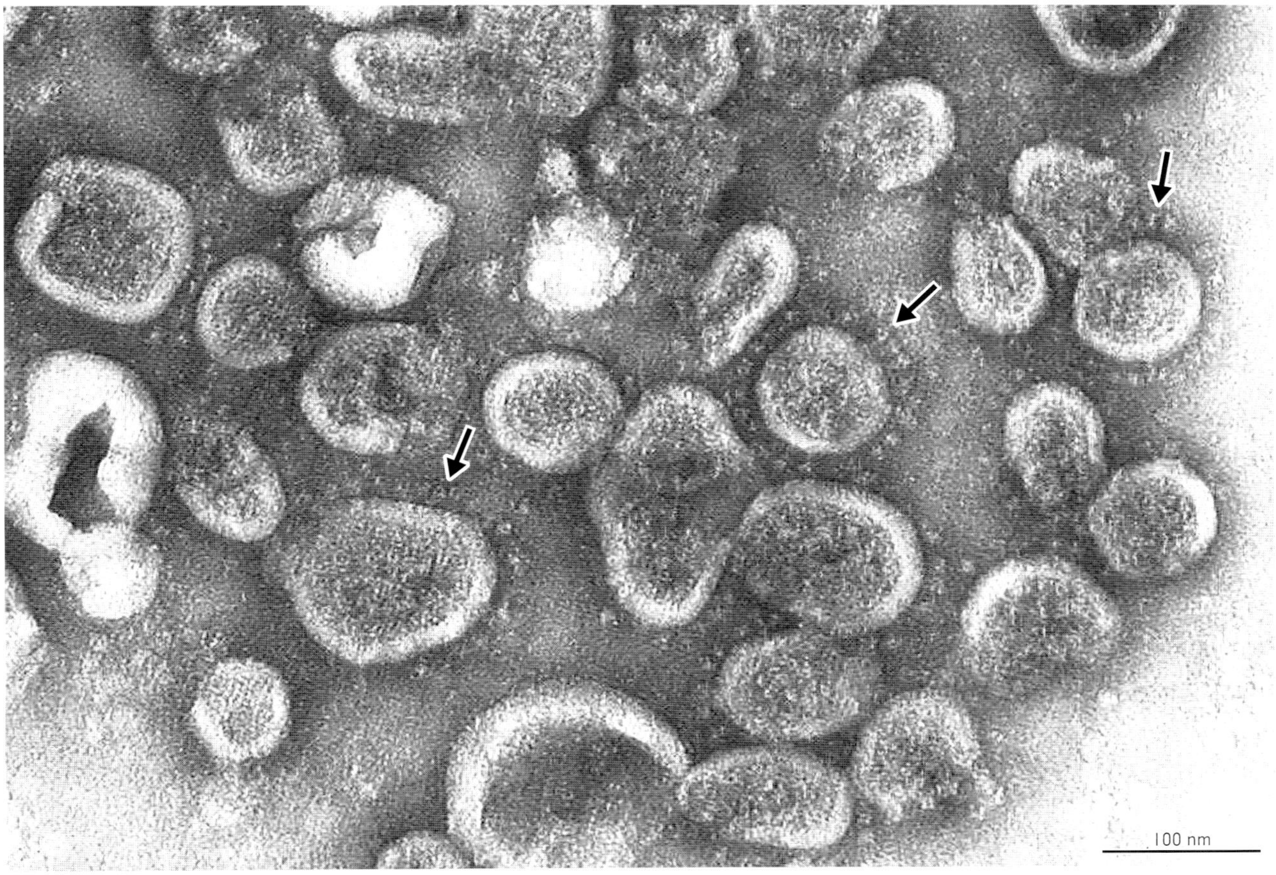

写真2　伝染性気管支炎ウイルス(IBVM41株)のネガティブ染色像。ニワトリ発育鶏卵で増殖したIBV(漿尿液)を遠心した後，トリス緩衝液に浮遊させ，酢酸ウラン(UA)水溶液で染色。コロナウイルスに特徴的な長さ12～24 nmのスパイク様の突起が粒子周囲に多数確認できる(矢印)。突起の見られない粒子は遠心などの操作により脱落したためと思われる。ウイルス粒子は直径80～120 nmで，細胞内増殖の過程で小胞体などの細胞質膜から出芽するときに獲得する脂質二重膜が明瞭に観察される。

核(N)蛋白結合体がらせん状のヌクレオカプシドを形成している。エンベロープには，スパイク(S)を構成するS蛋白(spike protein)，ほとんどがエンベロープに埋まったM蛋白(integral membrane protein)とE蛋白(envelope protein)が存在するが，SARS-CoVではその他の蛋白の存在も報告されている(Enjuanes et al., 2008)。

【ゲノム】

CoVゲノムはRNAウイルスゲノムとしては最長の約30 kbで，5′末端にはcap構造，3′末端にはpoly(A)が存在する(Lai and Cavanagh, 1997)。ゲノム5′末端には約70 bからなるリーダー配列があり，その下流にRNAポリメラーゼ(*ORF1a*，*1b*)，*S*，*E*，*M*，*N*遺伝子が存在する。非構造蛋白遺伝子(*ORF1a*，*1b*)が全体の2/3(約20 kb)を占め，ウイルス構造蛋白(約10 kb)は*S*遺伝子下流領域から翻訳される(図1)。ベータ属のウイルスには*ORF1*と*S*遺伝子の間に*HE*遺伝子が存在するウイルス種が知られているが，その他の属のウイルスおよびSARS-CoVにはないなど，ゲノム構造については，ウイルス属間および属内で多少の差が報告されている。SARS-CoVは*M*，*N*遺伝子間に他のCoVには見られない数個の*ORF*を持つ(Masters, 2006)。

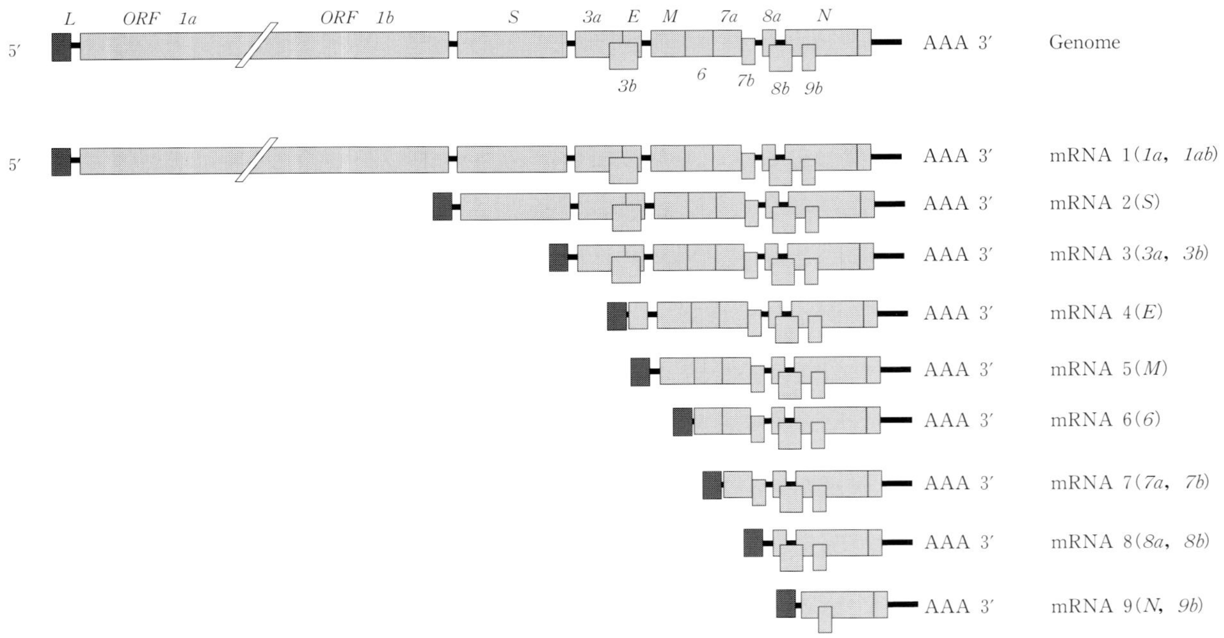

図1　CoV ゲノム構造の比較。すべての CoV ゲノムは，5′末端から *ORF 1a*，*1b*，*S*，*E*，*M*，*N* の遺伝子を保有している。異なるウイルス種により，さらにいくつかの遺伝子が存在するが，本図では SARS-CoV ゲノムと 9 本からなる mRNA(翻訳される蛋白)を示した。mRNA 1 はゲノム RNA と同一である。SARS-CoV ゲノムは上記遺伝子の他に，*3a*，*3b*，*6*，*7a*，*7b*，*8a*，*8b*，*9b* を持ち，これらの蛋白は異なる mRNA から翻訳される。CoVmRNA の構造は，どの mRNA もゲノム RNA の 3′末端から異なる長さを持つ RNA からなり，すべての mRNA の 5′末端にはリーダー配列が付加されている(nested set と呼ぶ，本文参照)。各々の mRNA からは，原則として，その 5′末端にコードされる蛋白のみが翻訳される。

【ウイルス蛋白の構造・機能】

ゲノム 5′末端の *ORF1a*，*1ab* には分子量(M. W.)約 500，800 kDa の非構造蛋白がコードされている。*ORF1a* と *1b* では翻訳されるフレームが異なり，*1a*，*1b* 間に存在する pseudoknot 構造により，フレームシフトが起こり，1a と 1b 融合蛋白が翻訳される(Lai and Cavanagh, 1997)。この蛋白は，いくつかの蛋白分解酵素を持ち，これらの酵素により，RNA ポリメラーゼや helicase などの機能蛋白へと解裂される。N 蛋白は M. W. 50〜60 kDa の塩基性アミノ酸のクラスターを持つ RNA 結合性のリン酸化蛋白で，ゲノム RNA の複製，mRNA 合成や翻訳に関与すると考えられている。M 蛋白は 20〜25 kDa の糖蛋白で，大部分がエンベロープ内に存在し，N 末端約 10%が粒子外部に露出している。粒子外部には糖付加部位があり，MHV，BCoV では O-結合型糖付加を受ける。M 蛋白は ER で合成され糖付加などの修飾を受けながらゴルジまで輸送されるが，細胞表面まで輸送されることはない。M 蛋白は E 蛋白(約 8 kDa でほとんど全部がエンベロープ内に埋もれている)とともに，ウイルス粒子形成に重要な蛋白であり，M，E 蛋白の発現でウイルス様粒子(virus-like particle)が形成されると報告されていたが，MHV では E 蛋白は必須ではないことや SARS-CoV では N 蛋白が重要であることが明らかにされた(Masters, 2006)。S 蛋白は，粒子表面のスパイクを構成するタイプ I の M. W. 180〜200 kDa の糖蛋白で，三量体が 1 本のスパイクを形成する。MHV，IBV，BCoV の S 蛋白は，合成後細胞由来の蛋白分解酵素により，2 サブユニットに開裂するが，アルファ属の FIPV，TGEV，229E および GP2b の SARS-CoV では開裂しない。開裂した N 末端サブユニットを S1，C 末端側で膜貫通性サブユニットを S2 と呼ぶ。S1 はスパイクの外層のノブ状部位を，S2 はその下部のステム状部位を構成する。S1 と S2 の結合は共有結合ではなく，その結合は弱い。MHV-JHM 株では S1 が S2 から自然遊離することがある。S 蛋白は，CoV の持つ多くの生物活性(受容体結合，細胞内侵入，中和エピトープ，T 細胞エピトープ，病原性など)を担っている(Weiss and Navas-Martin, 2005; Taguchi, 1999)。S 蛋白の中和エピトープは，多くが S1 に存在する。MHV の S 蛋白変異株の研究から，S 蛋白の病原性への関与が示唆されてきたが，リバースジェネティクスにより作製された感染性クローンにより，S 蛋白の病原性への関与が証明された。一方，MHV や SARS-CoV では S 蛋白以外にも病原性に関与する蛋白が報告されている(Weiss and Navas-Martin, 2005)。ベータ属の CoV のみが持つ HE(hemagglutinin-esterase)蛋白は，血球凝集活性と esterase 活性があるが，感染性に必須ではない。

【物理化学的性状】

コロナウイルスの物理化学的性状は，他のエンベロープウイルスと類似していて，脂質溶剤であるクロロホルム，エーテルで不活化され，また，エタノール，次亜塩素酸などの消毒薬に高い感受性を示す。熱により不活化されやすく，56°C30 分の処理で大部分のウイルスが不活化されるが，37°C での安定性はウイルス株によって異なる。また，ゲノムが極めて大きいことから，UV 照射により容易に不活化される。コロナウイルスで特徴的なことは，ウイルス粒子を超遠心でペレットとして収集するとほとんど感染性が消失することである。超遠心法により高力価のウイルスを調整する場合には，高濃度のショ糖上層にウイルスを濃縮する方法などが用いられている。

【増殖】

(1)細胞侵入機構

感染細胞に合胞性巨細胞を形成するMHV-JHM株は，受容体に結合後S蛋白の膜融合能が活性化され，直接細胞膜(原形質膜)から細胞内に侵入する。一方，SARS-CoV，HCoV 229E，MHV-2株などの感染は細胞融合を誘導しない。これらのCoVは受容体結合後エンドソームに輸送され，カテプシンによりS蛋白が活性化され，エンベロープとエンドソーム膜の融合の結果，細胞内へ侵入する(Simmons et al., 2005; Weiss and Navas-Martin, 2005)。MERS-CoVも同様の機構で細胞侵入すると報告されている。また，IBVとMHV-JHM変異株では，受容体を介して結合したウイルスがエンドソーム内に輸送され，その酸性環境下でS蛋白が活性化されると報告されている。以上のように，エンベロープウイルスによる主要な細胞侵入機構は，異なるCoVによって利用されている。また，S蛋白上の受容体結合部位は，MHVがS1N末端330アミノ酸から構成されるが，SARS-CoVは，229E，TGEVと同様S1の中程が結合活性を示す(Weiss and Navas-Martin, 2005；田口，2005)。膜貫通性S2は，受容体結合後のエンベロープと細胞膜の融合に重要である。S2の膜貫通部位の上流に存在する2個のα-helix構造をとるheptad repeat(HR)は，S1と受容体の結合が引き金となり，互いに近接するヘアピン構造に変化し，エンベロープ-細胞膜融合のトリガーになると考えられる。MHV，SARS-CoVでは，S2のHRに相当する合成ペプチドが感染を抑制することが明らかにされた(Weiss and Navas-Martin, 2005)。

(2)ウイルスRNAの複製と転写

CoV感染細胞にはゲノムRNAとゲノムより短い6～9本のサブゲノム(sg) mRNAおよび各々のmRNAに相補的な(−)sg RNAが存在する(Masters, 2006)。sg mRNAの構造は，ゲノムRNAの3′末端から異なる長さで5′方向に延び，あるsg mRNAはそれより短いsg mRNAに加えて5′末端に付加部位を持つ構造になっている。また，いずれのsg mRNAの5′末端にもゲノムRNA 5′末端に存在する約70ベースからなるリーダー配列がある。この特徴的なmRNAセット構造をnested setと呼び，同じようなmRNAセットを持つウイルス群としてニド(nest＝ラテン語でnido)ウイルス目と命名された(図1)。この構造から，sg mRNA合成には，不連続性のRNA合成過程が必要であると予想されるが，その不連続合成がsg mRNA合成過程か(−)鎖sg RNA合成過程かは，明確には決定されていない。

(3)蛋白合成および出芽(budding)

mRNA1の*ORF1a*，*1b*からは巨大蛋白が翻訳され，その後同蛋白内のプロテアーゼにより，プロテアーゼ，RNAポリメラーゼ，helicaseなどの異なる16種類の機能蛋白に解裂される。mRNA1からは*ORF1a*，*1b*の下流に存在する*S*，*E*，*M*遺伝子などは翻訳されることがない。各々のsg mRNAから，原則としてその5′末端のORFからのみ蛋白が翻訳される(Lai and Cavanagh, 1997)。SARS-CoVのmRNA 9，5，4，2からは各々N，M，E，S蛋白が翻訳される。S蛋白が翻訳されるmRNA 2は，その下流に*E*，*M*，*N*遺伝子を持つが，これらの蛋白はmRNA 2から合成されることはない。CoV mRNAは構造的にはpolycistronicで機能的には5′末端のcistronのみ働くmonocistroicであるといえるが，1本のmRNAの5′末端の複数のORFが翻訳される場合がある(例えば，SARS-CoVのmRNA 3，7，8からは2種類の蛋白が翻訳される)(Thiel et al., 2003)。CoVの蛋白集合，出芽は，細胞膜から直接細胞外に放出されるのではなく，ERからゴルジ装置に至る小胞体-ゴルジ中間区画(ER-Golgi internal compartment：EGIC)で起こる(写真3，4)。N蛋白-ゲノムRNA複合体はヌクレオカプシドとなり，M蛋白発現部位であるEGICに集合し，M，S，E蛋白を含む細胞内小胞膜をエンベロープとして小胞腔内に出芽する。ゲノムRNAがエンベロープを持つ粒子内に取り込まれるためのパッケージングシグナルは，ウイルス種により多少異なるがORF1に存在するため，この部位を持たないsg mRNAは粒子内に取り込まれることはない。EGIC内腔に出芽した子孫ウイルスは，その後エキソサイトーシスにより細胞外へ放出される(写真5，6)。

【ウイルス受容体】

CoV受容体として4種類の蛋白が同定されている(Holmes and Compton, 1995; Weiss and Navas-Martin, 2005)。MHV受容体は，carcinoembryonic antigen cell adhesion molecule 1(CEACAM1)と呼ばれる細胞接着分子で，4個あるいは2個の細胞外ドメインを持つ。CEACAM1は，MHVの標的細胞(肝細胞，腸管上皮細胞，ミクログリアなど)とともに非標的細胞(腎臓の尿細管上皮細胞など)にも発現している。CEACAM1のS蛋白への結合部位はそのN末端ドメインにあり，CEACAM1分子の細胞接着活性部位も同じ領域に存在する。アルファ属に属するHCoV-229E，FIPV，TGEV，CCoVは，各々の固有宿主のaminopeptidase N(APN)を受容体として利用するが，ネコAPNは，FIPVの他HcoV-229E，TGEV，CCoVの受容体としても機能する。APNはタイプIIの糖蛋白であり，腸管上皮細胞などに発現している。酵素活性部位とウイルス結合部位とは異なり，APN阻害剤でウイルス感染が抑えられることはない。CEACAM1とAPNのCoV受容体活性部位には，アミノ酸配列上の相同性はない。SARS-CoVおよびHCoV-NL63の受容体はangiotensin-converting enzyme 2(ACE2)であり(Li et al., 2003)，ACE2はこれらのCoVの標的細胞および非標的細胞に発現している。また，MERS-CoVの受容体はdipeptidyl peptidase-4(DPP-4)であることが明らかにされている(Raj et al., 2013)。

【病原性】

表1に示すように，さまざまなCoVがヒト，家畜など多くの動物種に感染し，異なる疾患を引き起こすが，その主要な標的組織は，多くの場合，呼吸器(写真7)および消化器である。2種類のヒトCoV，HCoV-229EとHCoV-OC43はいずれも鼻風邪の原因ウイルスで，

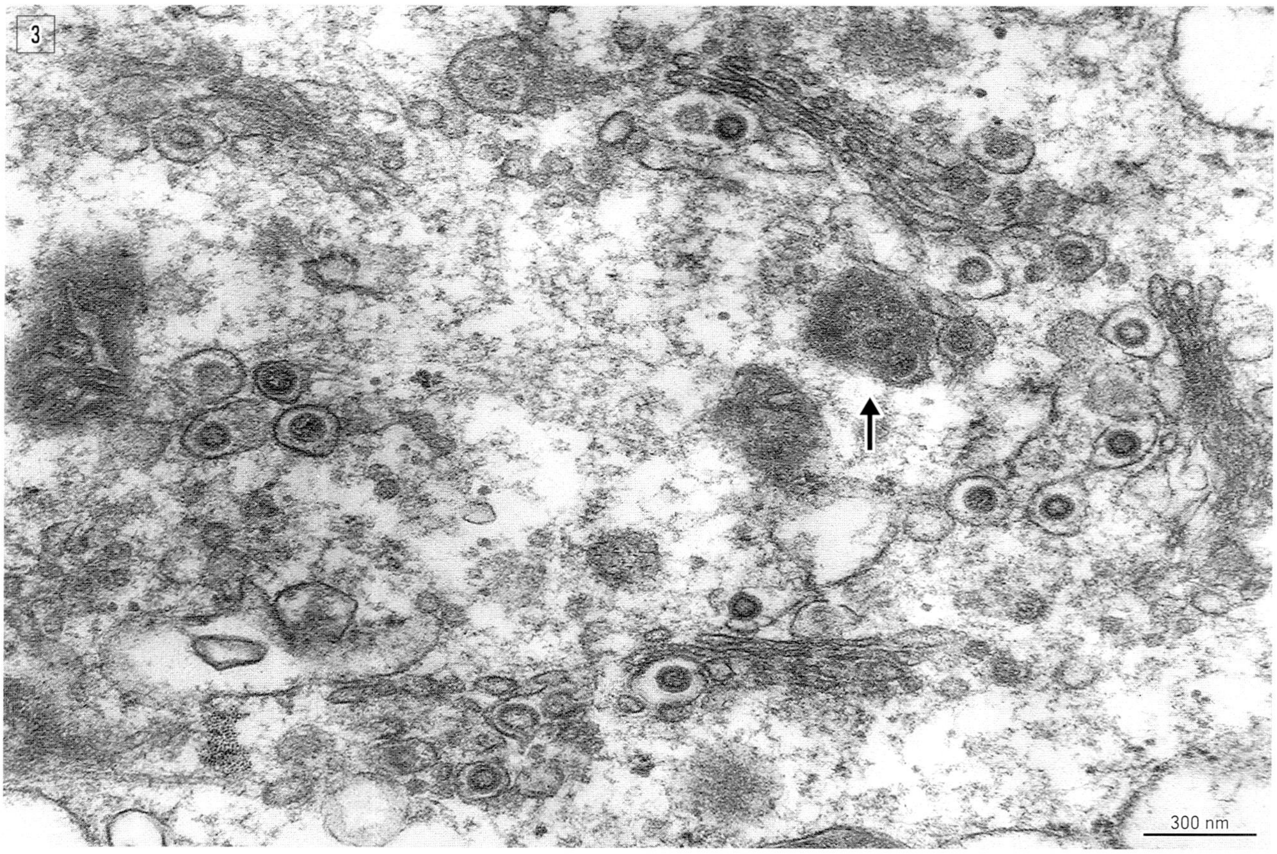

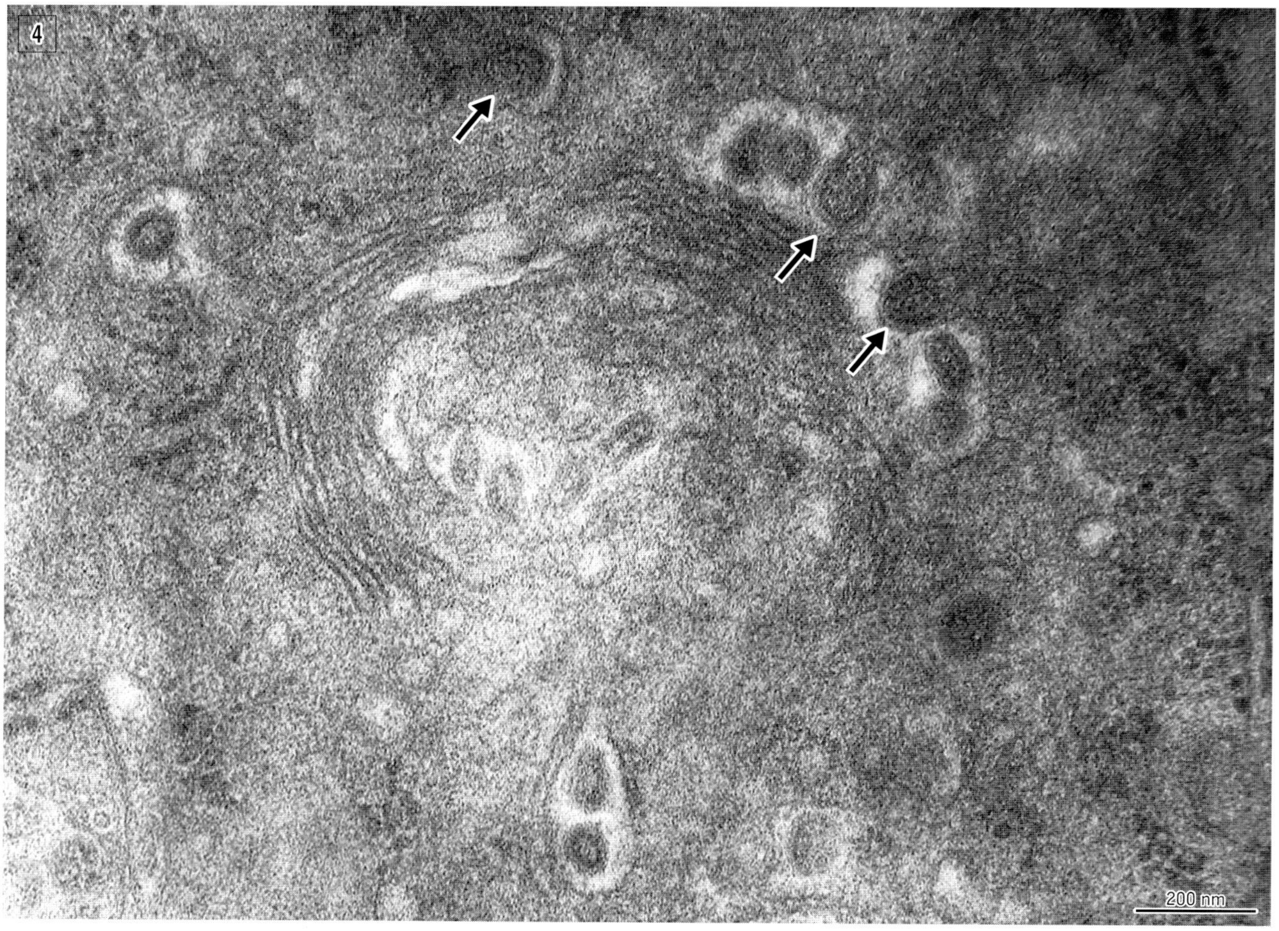

写真3　伝染性気管支炎ウイルス(IBVM41株)を30日齢のSPFニワトリに点鼻接種し，24時間後に採材した気管粘膜上皮細胞で見られたウイルス増殖像。小胞体-ゴルジ中間区画(EGIC)の小胞膜から出芽したと思われるIBV粒子と，集合小胞(collecting vesicle)と思われる領域に集積したIBV粒子(矢印)。2.5%グルタールアルデヒド(GL)-1%四酸化オスミウム(OS)固定，UA-クエン酸鉛(LC)二重染色

写真4　写真3と同一材料。小胞体-ゴルジ中間区画(EGIC)の小胞膜から出芽するIBV粒子(矢印)。2.5%GL-1%四酸化OS固定，UA-LC二重染色

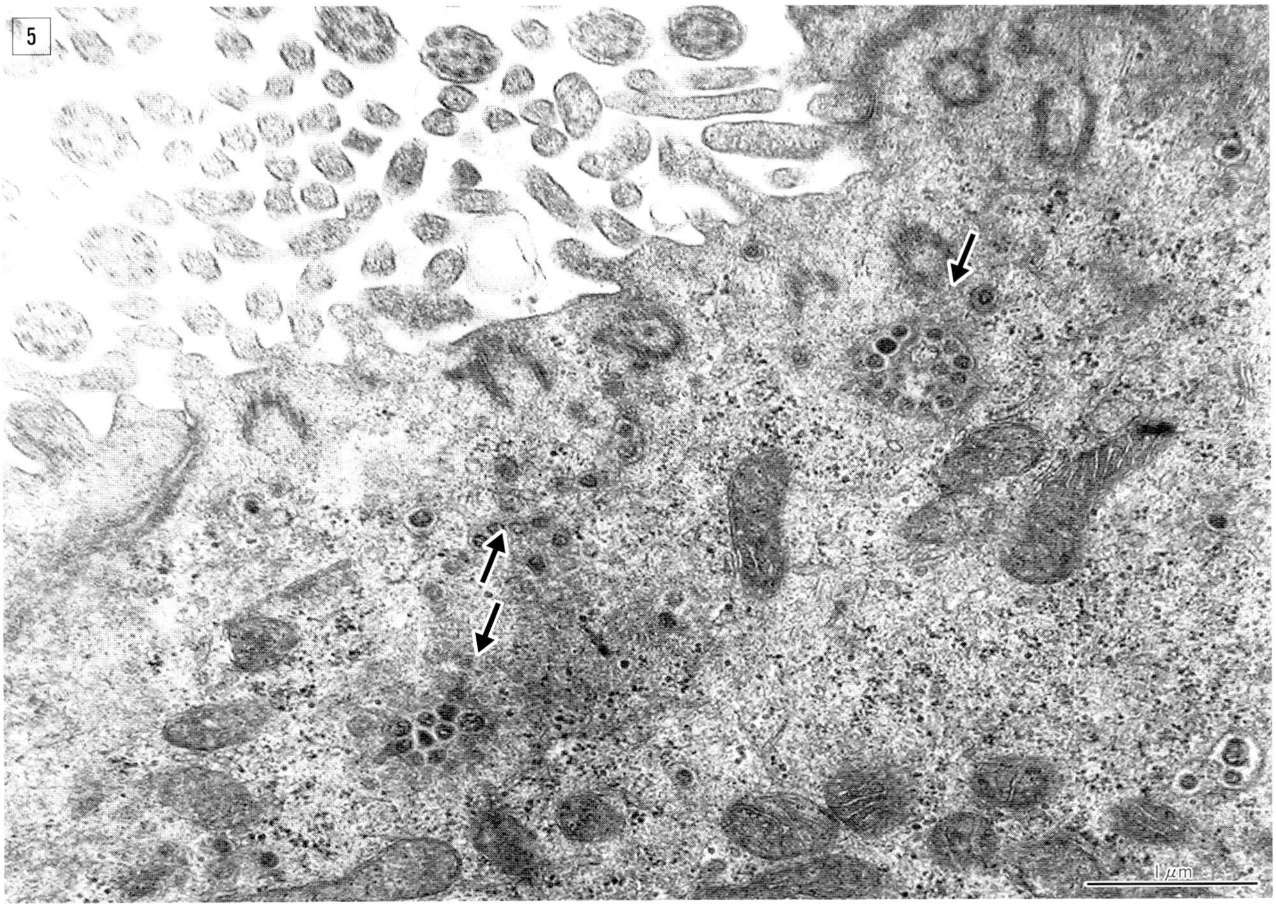

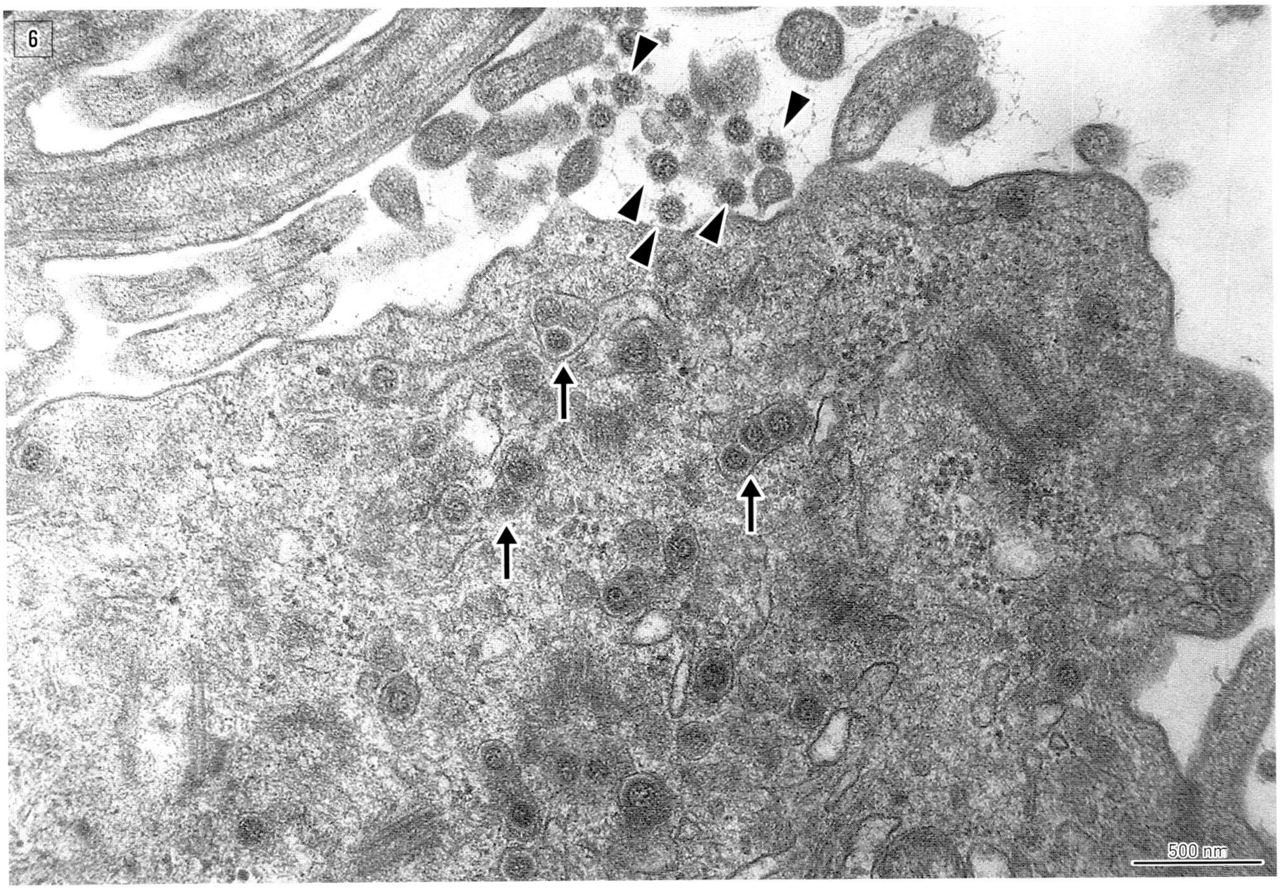

写真 5　写真 3 と同一材料。エキソサイトーシスの過程にある細胞内小胞あるいは集合小胞に集積した多数のウイルス粒子(矢印)が見られる。2.5%GL-1%四酸化 OS 固定，UA-LC 二重染色

写真 6　写真 3 と同一材料。ウイルス粒子を含む小胞(矢印)が細胞表面へと移動していくエキソサイトーシスにより，細胞外に放出されたと思われるウイルス粒子(矢頭)。2.5%GL-1%四酸化 OS 固定，UA-LC 二重染色

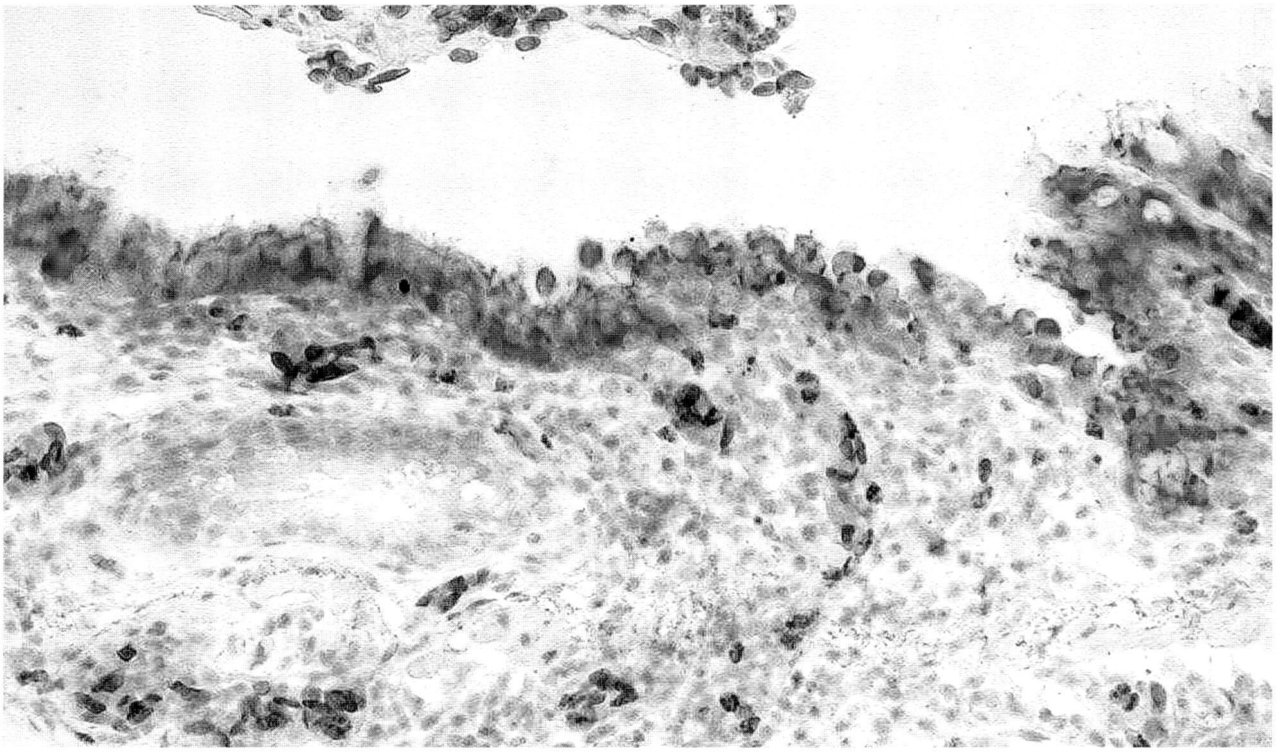

写真 7　伝染性気管支炎ウイルス(IBVM41 株)を 30 日齢の SPF ニワトリに点鼻接種し，24 時間後に採材した気管。広域にわたる喉頭粘膜上皮細胞に大量の IBV 抗原が，また脱落上皮を含む腔内の滲出物の一部にも抗原が検出される。IBV の N 蛋白に対するモノクローナル抗体を用いた免疫染色(SAB 法)。×100。(口絵 250 参照)

SARS のような重篤な呼吸器疾患に至ることはない。SARS-CoV は咳，喀痰などの飛沫により呼吸器から感染する。感染者は 2〜10 日の潜伏期を経て，頭痛，悪寒，筋肉痛，倦怠感，咳などの症状を示し，下痢が認められることが多い。胸部 X 線所見では，急速に進行するスリガラス状陰影が特徴である。多くは，発症 10 日過ぎ頃から症状が改善されるが，10〜20% の患者が強い呼吸困難に陥り，重篤な病状を呈する。このような重症になった場合の死亡率は極めて高く，基礎疾患を持つ患者や 60 歳を超える高齢者では 50% にも及ぶ。SARS-CoV 感染では他の動物 CoV と異なり，幼児が重篤な感染を受けることがない(Peiris et al., 2004)。SARS-CoV の激しい呼吸器症状はウイルスの高い増殖にともなう直接的な組織損傷や(Matsuyama et al., 2005; Ami et al., 2008)，感染により誘発される宿主反応が大きく影響していると考えられている(Chen and Subbarao, 2007)。SARS-CoV 感染による肺炎は，サイトカインによる強い炎症反応に類似し，大量のサイトカインが産生され(cytokine storm)，その結果宿主の異常なまでの強い炎症反応を誘発した結果ではないかと考えられる。病理学的にはび漫性肺胞障害(diffuse alveolar damage)が特徴であり，肺胞内に多くの滲出物が観察され肺水腫を呈する。CoV は種特異性が高く，固有宿主以外の動物に感染することはないが，SARS-CoV はヒト以外にもサル，ネコ，フェレットやマウスなどにも感染する。ただし，これらの動物ではヒトの SARS と同様の病態，すなわち重篤で致死性の呼吸器症候群を示すことはほとんどない(Peiris et al., 2004; Weiss and Navas-Martin, 2005)。SASRS-CoV と同様 MERS-CoV もヒトに対して強い病原性を示し，その致死率は SARS より高いと報告されている。また，その病態は SARS に酷似している。MERS-CoV はサウスサウジアラビア，UAE などの中東で，ヒトコブラクダに鼻風邪を引き起こすウイルスであり，現在も発生は散発している。MERS-CoV と類似のウイルスが野生コウモリから検出されることから(Mohd et al., 2016)，ヒトコブラクダは野生コウモリから感染した可能性も考えられている。2015 年には，中東を旅行した韓国人が現地で感染し，帰国後多くの人に 2 次感染するというケースがあり，36 名の感染者が死亡した(Park et al., 2015)。MERS-CoV は現在でも中東諸国に蔓延し，世界各国への感染伝播が危惧されている。HCoV-NL63 は SARS-CoV より後に分離された呼吸器病の原因ウイルスである。特に，幼児の喉頭炎や気管支炎の原因となることがあるが，致死的な経過をたどることはない。

家畜，実験動物の CoV 感染では，抵抗力の低い幼若齢の動物が重篤な症状に陥るが，成熟した動物では致死的な感染を起こすことはほとんどない。例外的に MHV および FIPV 感染では，ウイルス株，宿主側の諸因子により，急性の致死的感染の経過をとることがある。一般に MHV 感染では，病原性の高さとマクロファージでの増殖能に相関があり，病原性の弱い株は，マクロファージで増殖することはできないが，強い株はよく増殖する。FIPV の病原性についても，マクロファージでよく増殖する場合，強い病原性を示す。FIPV 感染では，抗ウイルス抗体が必ずしも防御的に作用するのではなく，抗体による感染増強(antibody-dependent enhancement：ADE)が報告されている。

本項ではIBV感染ニワトリの喉頭および気管粘膜上皮細胞内でのウイルス増殖を電子顕微鏡で観察した結果を示した(写真3～6)。

【予防・治療】

動物CoV感染では，畜産に大きな経済的損失を与える感染症が多く，そのためワクチンによる予防法が開発されているが，多くのCoV感染では動物体内でウイルス変異株が容易に出現することから，ワクチンによる予防は容易ではない。しかしながら，出生後の幼弱動物が高い感受性を持つことに注目し，母体に免疫するなどの方法がとられている。一方，ヒトのCoV感染では，SARS出現以前は，鼻風邪が主な病状であるため，予防，治療法はまったく考慮されなかったが，SARSに対しては，アウトブレーク直後から精力的に研究されている。これまで，実験動物を用いた研究から，不活化粒子，組み換えウイルス，DNAワクチンなどにより惹起される中和抗体が感染防御能を示すことが明らかとなっている(Chen and Subbarao, 2007)。また，インターフェロンの有用性も早期から報告されている。しかしながら，致死的な重症肺炎を抑えるのに十分なワクチン効果があるのかは，霊長類でのSARS重症肺炎モデルが確立されていないため，明確にされておらず，今後の問題である。

【引用・参考文献】

Ami, Y., Nagata, N., Shirato, K., et al. 2008. Co-infection of respiratory bacterium with severe acute respiratory syndrome coronavirus induces an exacerbated pneumonia in mice. Microbiol. Immunol. 52: 118-127.

Barcena, M., Oostergetel, G. T., Barelink, W., et al. 2009. Cryo-electron tomography of mouse hepatitis virus: insights into the structure of the coronavirion. Proc. Natl. Acad. Sci. U.S.A. 106: 582-587.

Chen, J., and Subbarao, K. 2007. The immunology of SARS. Ann. Rev. Immunol. 25: 443-472.

de Groot, R., Baker, S., Baric, R., et al. 2013. Middle east respiratory syndrome coronavirus (MERS-CoV). J. Virol. 87: 7790-7792.

Drexler, J. F., Corman, V. M., and Drosten, C. 2014. Ecology, evolution and classification of bat coronaviruses in the aftermath of SARS. Antiviral Res. 101: 45-56.

Enjuanes, L., DeDingo, M., Alvarez, E., et al. 2008. Vaccines to prevent severe acute respiratory syndrome coronavirus-induced disease. Virus Res. 133: 45-62.

Holmes, K. V., and Compton, S. R. 1995. Coronavirus receptors, p. 56-66. *In* Siddell, S. G. (ed.), The *Coronaviridae*, Plenum Press, New York.

Lai, M. M. C., and Cavanagh, D. 1997. The molecular biology of coronaviruses. Adv. Virus Res. 48: 1-100.

Li, W., Moore, M. J., Vasilleva, N., et al. 2003. Angiotensin-converting enzyme 2 is a functional receptor for the SARS coronavirus. Nature 426: 450-454.

Masters, P. S. 2006. The molecular biology of coronaviruses. Adv. Virus Res. 66: 193-292.

Matsuyama, S., Ujike, M., Morikawa, S., et al. 2005. Protease-mediated enhancement of severe acute respiratory syndrome coronavirus infection. Proc. Natl. Acad. Sci. U.S.A. 102: 12543-12547.

Mohd, H. A., Al-Tawfiq, J. A., and Memish, Z. A. 2016. Middle east respiratory syndrome coronavirus (MERS-CoV) origin and animal reservoir. Virol. J. 13: 87-94.

Park, Y.-S., Lee, C., Kim, K. M., et al. 2015. The first case of the 2015 Korean middle east respiratory syndrome outbreak. Epidemiol. Health 37: 1-5.

Peiris, J. S. M., Guan, Y., and Yuen, K. Y. 2004. Severe acute respiratory syndrome. Nature Med. 10: 588-597.

Raj, V. S., Mou, H., Smits, S. L., et al. 2013. Dipeptidyl peptidase 4 is a functional receptor for the emerging human coronavirus-EMC. Nature 495: 251-254.

Simmons, G., Gosalia, D. N., Rennekamp, A. J., et al. 2005. Inhibitors of cathepsin L prevent severe acute respiratory syndrome coronavirus entry. Proc. Natl. Acad. Sci. U.S.A. 102: 11876-81.

Taguchi, F. 1999. Biological functions of mouse hepatitis virus (MHV) spike (S) and implication of S protein-MHV receptor interaction in virus virulence. Curr. Topics Virol. 1: 245-252.

田口文広．2005．マウス肝炎ウイルス及びSARSコロナウイルスの細胞侵入機構：病原性発現への関与．実験医学 23：2560-2565．

Thiel, V., Ivanov, K. A., Putics, A., et al. 2003. Mechanism and enzymes involved in SARS coronavirus genome expression. J. Gen. Virol. 84: 2305-2315.

Tyrell, D. A., Almeida, J. D., Berry, D. M., et al. 1968. Coronaviruses. Nature (Lond.) 220: 650.

Weiss, S. R., and Navas-Martin, S. 2005. Coronavirus pathogenesis and the emerging pathogen severe acute respiratory syndrome coronavirus. Microbiol. Mol. Biol. Rev. 69: 635-664.

Woo, P. C. Y., Lau, S. K. P., Lam, C. S. F., et al. 2009. Comparative analysis of complete genome sequences of three avian coronaviruses reveals a novel group 3c coronavirus. J. Virol. 83: 908-917.

Zaki, A., van Boheemen, S., Osterhous, A., et al. 2012. Isolation of a novel coronavirus from a man with pneumonia in Saudi Arabia. N. Engl. J. Med. 367: 1814-1820.

【田口文広，布谷鉄夫】

フラビウイルス科
Family ***Flaviviridae***

フラビウイルス属
Genus ***Flavivirus***

【分類・歴史】

フラビウイルス属(*Flavivirus*)はペスチウイルス属(*Pestivirus*)，ヘパシウイルス属(*Hepacivirus*)とともにフラビウイルス科(*Flaviviridae*)に属するウイルスである。黄熱ウイルスがフラビウイルスのプロトタイプであり，フラビウイルスの名は黄色を表すラテン語の“flavus”に由来する。

フラビウイルスの多くは野鳥，哺乳類を自然宿主とし，節足動物により媒介される節足動物媒介ウイルス(アルボウイルス)である。カとダニが主たるベクターであるが，フラビウイルスに属する53種のウイルスのうち，27種はカが媒介ベクターであり，12種はダニが媒介ベクターである。14種のウイルスについては媒介するベクターがわかっていない(表1)。

【ビリオン】

フラビウイルスは直径40～50 nmでエンベロープを有する球形のウイルスである(図1，写真1，2)。エンベロープは糖蛋白(E蛋白)と膜蛋白(M蛋白)の2種類の蛋白を有する。内部にはコア蛋白(C蛋白)よりなる直径約30 nmのカプシドを有する。細胞内に存在するビリオンはPrM蛋白を有しているが，細胞外のビリオンはM蛋白を有している。E蛋白はビリオンにおいてはダイマーとして存在している。

【ゲノム】

フラビウイルスのゲノムは約11 kbのプラス一本鎖RNAである。5′末端および3′末端には非翻訳領域がある(図2)。非翻訳領域の長さはウイルス種によって異なっており5′非翻訳領域は日本脳炎ウイルス約100塩基，デングウイルス約400塩基，黄熱ウイルス約100塩基である。3′末端非翻訳領域は日本脳炎ウイルス600塩基，デングウイルス約400塩基，黄熱ウイルス約500塩基である。

5′末端にキャップ構造を持ち3′末端はポリアデニル化されていない。C，PreM，Eの3種類の構造蛋白遺伝子が5′末端側にあり，NS1，NS2A，NS2B，NS3，NS4A，NS4B，NS5の7種類の非構造蛋白遺伝子が3′末端側にある。

ウイルスゲノムはmRNAとして働く。ひとつの大きな翻訳可能領域を含み，5′末端側からの翻訳で大きなポリ蛋白をつくる。このポリ蛋白は宿主細胞のシグナルペプチダーゼ，あるいはウイルス蛋白自身のプロテアーゼにより切断され，3つの構造蛋白であるコア(C)，PrM，エンベロープ(E)蛋白と7つの非構造蛋白NS1，NS2A，NS2B，NS3，NS4A，NS4B，NS5ができる。PrM蛋白はウイルス成熟の過程でフリンあるいはフリン様酵素によって切断され，M蛋白となる(図2)。

表1　フラビウイルス属に属するウイルス種(Gubler et al., 2007より改変)

カがベクターであるウイルス(27種)
Aroa virus
Bagaza virus
Banzi virus
Bouboui virus
Caci pacore virus
Dengue virus
Dengue virus type 1
Dengue virus type 2
Dengue virus type 3
Dengue virus type 4
Edge Hill virus
Ilheus virus
Israel turkey meningoencephalitis virus
Japanese encephalitis virus
Jugra virus
Kedougou virus
Koutango virus
Kokobera virus
Murray Valley encephalitis virus
Ntaya virus
Saboya virus
Sepik virus
St. Louis encephalitis virus
Tembusu virus
Uganda S virus
Usutu virus
Wasselsbron virus
West Nile virus
Yaounde virus
Yellow fever virus
Zika virus
ダニがベクターであるウイルス(12種)
Gadgets Gully virus
Kadam virus
Kysanur Forest disease virus
Langat virus
Louping ill virus
Meaban virus
Omsk hemorrhagic fever virus
Powassan virus
Royal Farm virus
Saumarez Reef virus
Tickborne encephalitis virus
European subtype
Far Eastern subtype
Siberian subtype
Tyuleniy virus
ベクターが不明のウイルス(14種)
Apoi virus
Bukalasa bat virus
Carey Island virus
Cowbone Ridge virus
Dakar bat virus
Entebbe virus
Jutiapa virus
Modoc virus
Montana myotis leukoencephalitis virus
Phonom Penh bat virus
Rio Bravo virus
Sal Vieja virus
San Perlita virus
Yokose virus

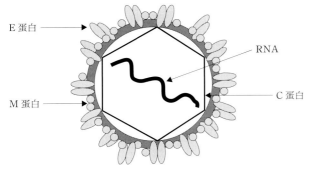

図1 フラビウイルス粒子の構造

【物理化学的性状】

各蛋白の分子量はC蛋白が12 kd，E蛋白が53 kd，M蛋白が8 kdである。エンベロープは脂質二重膜からなる。脂質はビリオンの重量の17%を占めており，ホスト細胞の脂質からなる。フラビウイルスは有機溶剤，トリプシン，紫外線，γ線によって容易に不活化される。56°C，30分の処理で不活化されるが，−70°Cでは安定である。pH 8.4〜8.8で最も安定であるが，低pHでは不活化される。

【抗原の性状】

各蛋白の機能については完全には解明されていない。E蛋白は中和抗体，赤血球凝集阻止(HI)抗体が認識する蛋白であり，防御免疫誘導の主体となる。通常の血清学的検査に用いられる抗体価測定においてはE蛋白が抗原として用いられる。NS1のウイルス感染における機能は明らかになっていないが，NS1抗体も防御能を有する。

【培養】

カによって媒介されるフラビウイルスの多くはカ由来の培養細胞，例えばC6/32細胞で非常によく増殖する。また，哺乳動物上皮細胞由来の培養細胞，例えばVero細胞，LLCMK2細胞やBHK細胞においても増殖する。

【増殖】

E蛋白が細胞表面にあるレセプターに吸着し，ウイルスはエンドソームに取り込まれる。リソソームとの融合によりエンドソーム内のpHが低下すると，エンドソーム膜とウイルスのエンベロープが融合してヌクレオカプシドが細胞質中に入り，次にゲノムが細胞質内に放出される。フラビウイルスゲノムはmRNAとして働き，翻訳されて大きなポリ蛋白が合成される。このポリ蛋白は宿主細胞自身の酵素やウイルス遺伝子からつくり出されるプロテアーゼにより切断され，3つの構造蛋白と7つの非構造蛋白ができる。ウイルス遺伝子の複製においては，まず相補的なマイナス鎖RNAが合成され，これを鋳型としてプラス鎖RNAが合成される。複製されたプラス鎖RNAとC蛋白がヌクレオカプシドを形成し，小胞体の膜上でエンベロープを獲得しながら細胞内の小胞体内へ出芽する(写真1，3)。この小胞体中のウイルスは糖蛋白への糖の付加，PreM蛋白がフリンにより切断されてM蛋白になることにより成熟し，その後感染性ウイルスが細胞外に放出される。

【病原性】

フラビウイルス属に属する53種のウイルスのうち40種はヒトに病気を起こすことが知られている。通常，ヒトは終末宿主であり感染源となることはないが，例外的にデングウイルス，黄熱ウイルスやジカウイルスでは感染源となる。通常，ヒトからヒトへの直接の感染はない。

フラビウイルスは出血傾向をともなう熱性疾患，すなわち出血熱を主症状とするウイルスと脳炎を主症状とするウイルスに分けられる(表2)。しかし，通常症状を示さない不顕性感染の割合の方が多い。また，症状を示しても出血熱や脳炎という典型的な症状を呈さず，いわゆる急性熱性疾患としての非定型的な症状のみで終ることもある。

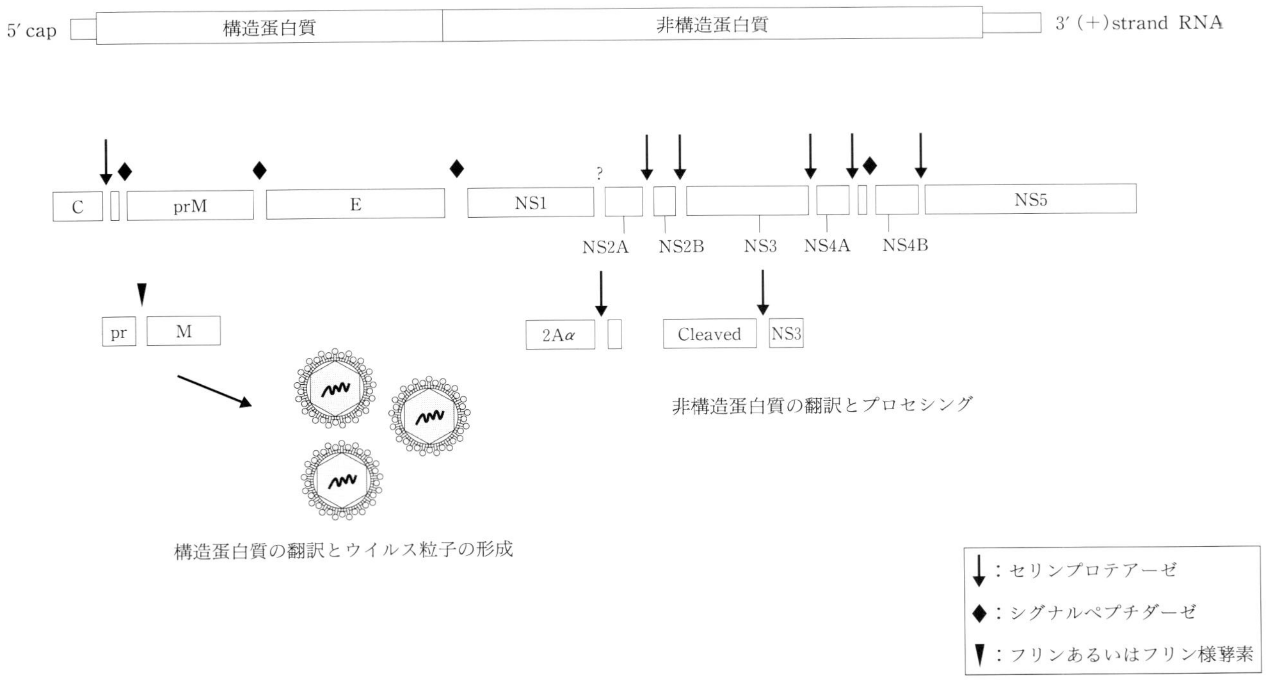

図2 フラビウイルスの遺伝子構造とウイルス粒子の形成(国立感染症研究所・林昌宏博士より供与)

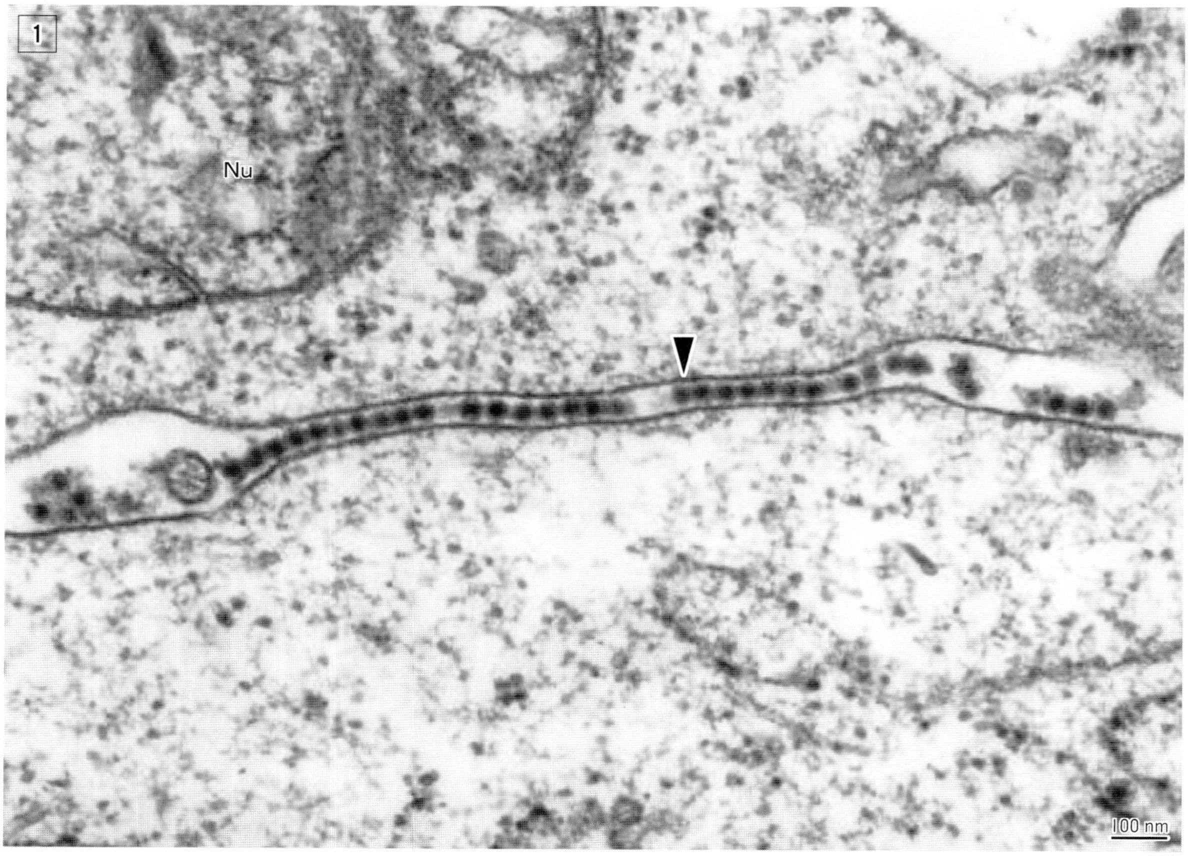

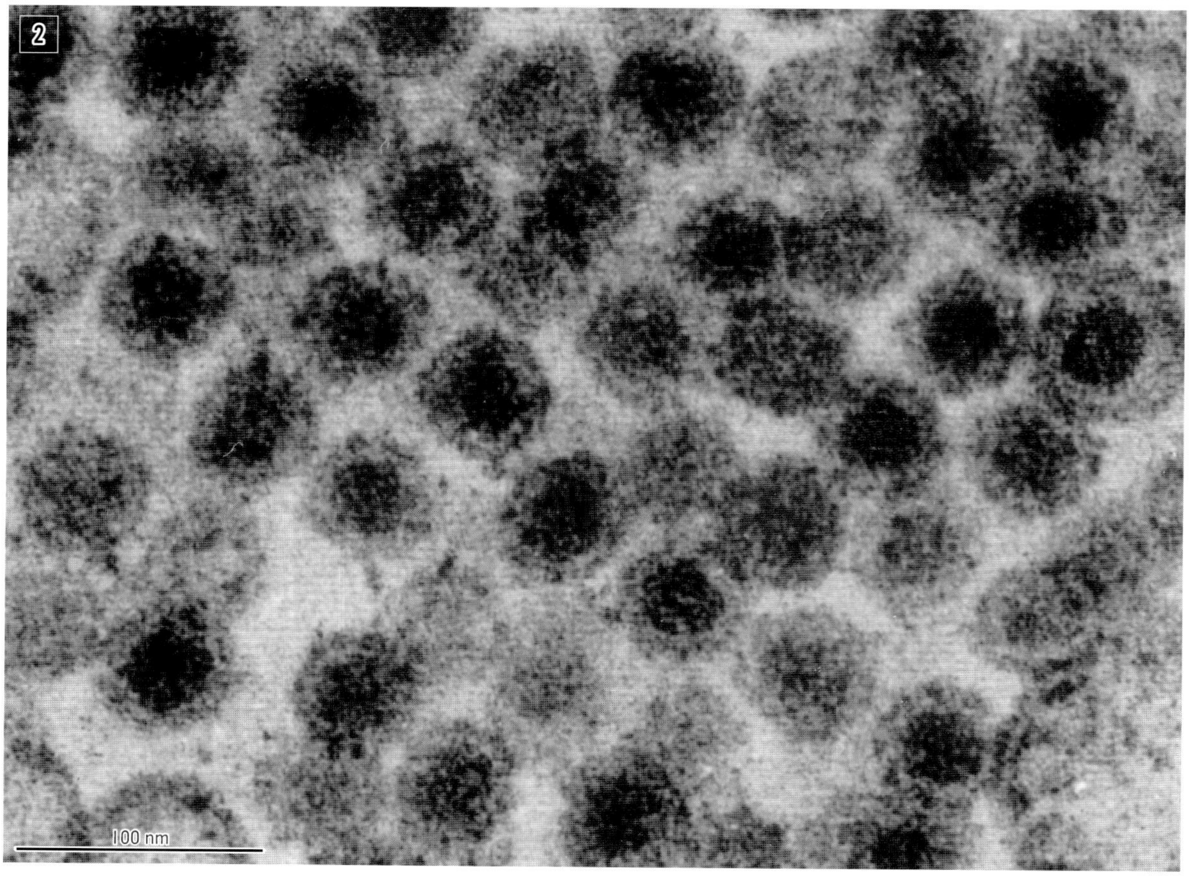

写真1　ウエストナイルウイルスの電子顕微鏡像(神奈川県衛生研究所・高崎智彦博士より供与)。感染細胞間に，出芽した多数のウイルス粒子が数珠状に連なった像として認められる。

写真2　デングウイルス2型の電子顕微鏡像(神奈川県衛生研究所・高崎智彦博士より供与)。密集したビリオンの超薄切片像。ビリオンはエンベロープとカプシドの基本構造よりなっているが，超薄切片の写真でエンベロープは粒子の最外側を取り囲む膜様構造物として見られ，他方カプシドは粒子中央部の大部分を占める高電子密度(黒く見える)領域として認められる。なお，エンベロープとカプシドの間に狭い透明層(明るい層)が見られる。

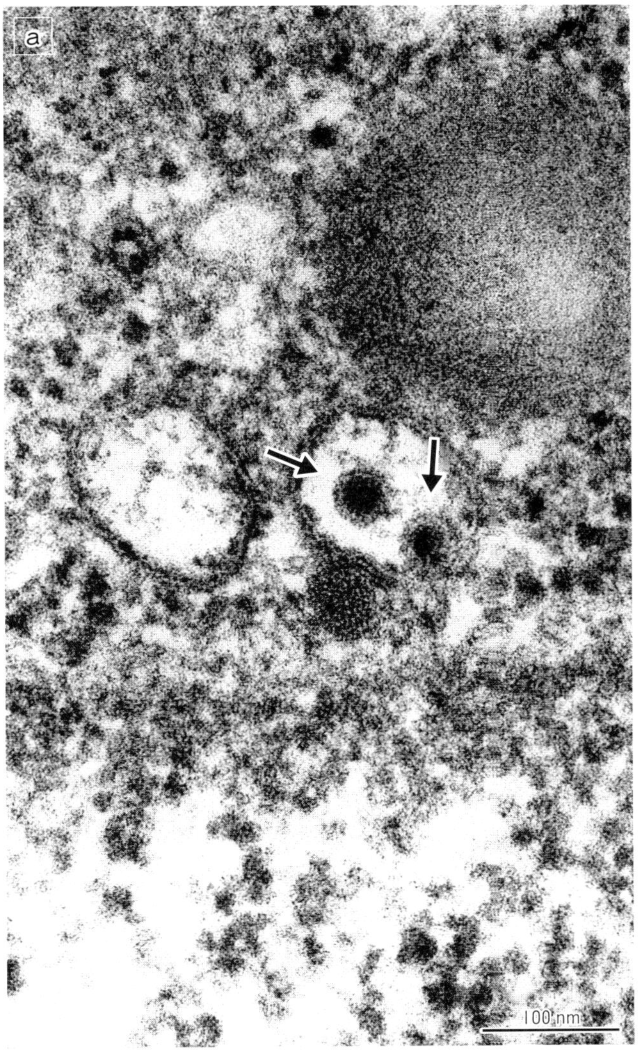

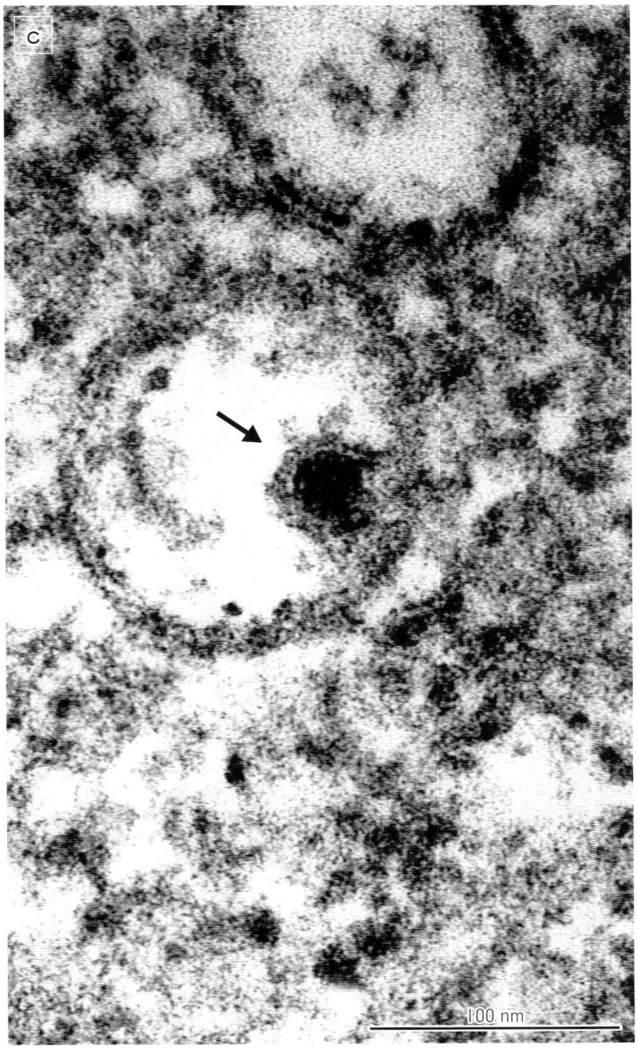

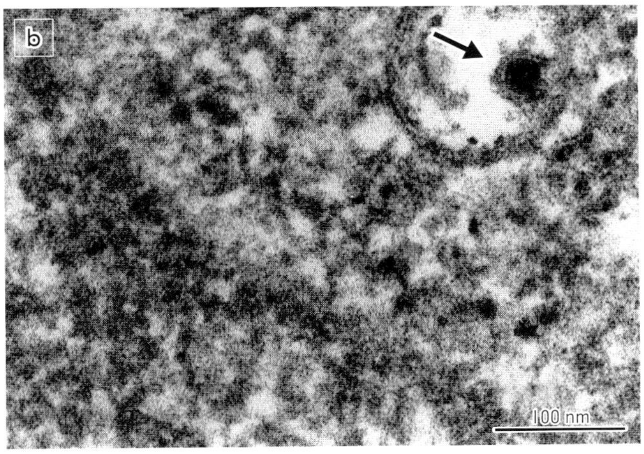

写真 3　デングウイルス 2 型の電子顕微鏡像（Takasaki et al., 2001；©Karger）。a）細胞質部の小胞内に存在する 2 個のウイルス粒子（矢印），b）細胞質部の小胞内で，空胞膜に密着して存在する 1 個のウイルス粒子（矢印）。この粒子は出芽の終期にある可能性も考えられる。c）は写真 3b の粒子の拡大像

表2　ヒトのフラビウイルス感染症と地理的分布

感染症名	ベクター	分　布
脳炎を典型的症状とする感染症		
日本脳炎	カ	アジア，オーストラリア
ウエストナイル脳炎	カ	アフリカ，欧州，アジア 北米，中米
セントルイス脳炎	カ	北，中央，南米
マレーバレー脳炎	カ	オーストラリア，ニューギニア
ダニ媒介性脳炎		
中央ヨーロッパ脳炎	ダニ	欧州
ロシア春夏脳炎	ダニ	欧州，アジア(ロシアと日本)
出血傾向を典型的症状とする感染症		
デング熱，デング出血熱	カ	全世界の熱帯・亜熱帯地域
黄熱	カ	アフリカ，南米
その他		
ジカウイルス感染症	カ	アジア，オセアニア，中南米

(1)出血熱を典型的な症状とするフラビウイルスによる感染症

出血熱を典型的な症状とするウイルスとしてデングウイルス1型，2型，3型，4型，および黄熱ウイルスが挙げられる。

①デング熱・デング出血熱

①-1 デング熱

デングウイルス感染によって典型的な症状を示す患者の大多数を占める一過性の熱性疾患である。感染後4〜7日の潜伏期を経て突然の発熱で発症する。頭痛，眼窩痛，筋肉痛，関節痛が高率に見られる。食欲不振，腹痛，便秘をともなうこともある。他のウイルス感染症にはなく，デング熱のみ特徴的に見られるものはない。発症後3〜4日後より胸部，体幹から始まる麻疹様発疹が出現し，四肢，顔面へ広がる。症状は普通，1週程度で消失する。

①-2 デング出血熱

デング熱とほぼ同様に発症し経過した患者の一部において，発症2〜7日後，血漿漏出と出血傾向を主な症状とする重篤な致死的病態を示す。血漿漏出による胸水や腹水が高率に見られ，ヘマトクリットは上昇する。出血傾向として点状出血・斑状出血，粘膜，消化管，注射部位や他の部位からの出血，血便などが見られる。血小板は著しく減少し，血液凝固時間は延長する。肝臓の腫脹が高頻度である。血漿漏出が進行すると循環血液量の不足からショックに陥るが，これはデングショック症候群と呼ばれる。血漿漏出とショックは発熱が終り平熱に戻りかけたときに起こることが特徴的である。デングショック症候群になった場合は，適切な治療がなされない場合高い致死率を示す。デングウイルス1〜4型の，いずれの型によってもデング出血熱が起こりうる。デング出血熱の病態形成機構はいまだ解明されていない。ウイルス側の要因としてウイルス株の増殖性，および生体側の要因としての免疫応答の両者が病態形成に重要な役割を果たしていると考えられている。

②黄熱

黄熱ウイルスはヒト，サルを自然宿主としカ—ヒト・サル—カの感染環で維持される。現在アフリカと南米においてのみ患者発生が見られる。黄熱ウイルスの感染は一過性の熱性疾患，致死的な出血熱とさまざまな病態をとりうる。典型的には，3〜6日間の潜伏期の後，突然の悪寒，発熱で発症し，頭痛，背部痛，倦怠感，吐気，嘔吐をともなう。これらの症状は数日間続き，一度消失する。1〜2日後再び発熱し，嘔吐，上腹部痛とともに黄疸，腎不全，粘膜出血，消化管出血などの出血傾向，血圧低下をきたす。このような例では10〜20%の高い致死率を示す。病態の主体は，黄熱ウイルスによる肝細胞の直接的な破壊であると考えられている。肝細胞の破壊が黄疸として現れる。

(2)脳炎を典型的な症状とするフラビウイルスによる感染症

脳炎を典型的な病態とするフラビウイルスは多種存在するが，代表的なものを以下に示す。

①日本脳炎

日本脳炎ウイルスはカ—ブタ—カ—ヒトの感染環でヒトに感染する。ブタは日本脳炎ウイルスの増幅動物となっている。主たる媒介カはコガタアカイエカである。感染後1〜2週間の潜伏期を経て，全身倦怠感，食欲不振，悪心，嘔吐，腹痛などを前駆症状として発症する。数日後，発熱，頭痛，意識障害が出現する。感染者の300〜1,000人に1人が発症すると報告されている。脳炎を発症した場合，1/4〜1/3の患者は死亡，死亡しなかった患者の半数は精神神経に後遺症を残す。日本脳炎はアジアの農村地域に主に見られる脳炎であり，東アジアから南アジアに至るほとんどの国において発生が知られている。しかし，1998年にはオーストラリア大陸においても日本脳炎患者の発生が報告され，オセアニアへの広がりが明らかとなった。

②ウエストナイル熱・脳炎

ウエストナイルウイルスは自然界ではトリ—カ—トリの感染環で維持されている。ヒトはウエストナイルウイルスの終末宿主であり通常ヒトが感染源となることはない。ウエストナイルウイルス感染者の約20%が顕性感染となる。症状を示す場合，その多くは急性熱性疾患(ウエストナイル熱)としての症状を示す。潜伏期間は2〜14日(多くは2〜6日)であり通常39度以上の発熱で発症する。他に頭痛，背部の痛み，筋肉痛，食欲不振，吐気などの症状を有するが，これらの急性症状は3〜6日で消失する。胸部，背，上肢に発疹，またリンパ節腫脹も認められる。一方，感染者の約150人に1人が脳炎，髄膜炎を発症する。脳炎は頭痛，高熱，方向感覚の欠如，麻痺，昏睡，震え，痙攣などの症状を示す。脳炎は高齢者に多く，致死率は重症患者の約10%である。北米における脳炎患者においては筋力低下や弛緩性麻痺が高率に見られる。

ウエストナイル熱は従来アフリカ，中近東，西アジア，欧州において時に発生が見られていたが，1999年北アメリカ大陸へのウエストナイルウイルスの侵入が確認された。その後，ウエストナイル熱，ウエストナイル脳炎は米国を中心に毎年流行している。ウイルスはさらにカナダ，カリブ海諸国，中米，南米にも侵入している。

③セントルイス脳炎

自然界ではトリ—カ—トリのサイクルで維持されている。アメリカ大陸において見られる脳炎であり，米国においては患者が主に夏期発生している。高齢者での発生が多く，致死率約20%である。

④マレー渓谷脳炎

オーストラリアとパプア・ニューギニアにおいて見られる脳炎である。オーストラリア南東部において夏期に流行する。患者は小児と高齢者に多く致死率30〜40%である。

⑤ダニ媒介性脳炎

複数のダニ媒介性脳炎ウイルスによって起こる。主なものとして中部ヨーロッパ脳炎(Central European encephalitis)とロシア春夏脳炎(Russian Spring-Summer encephalitis)がある。中部ヨーロッパ脳炎はいずれも発熱，頭痛，全身倦怠感，筋肉痛により発症し，その後中枢神経症状が出現する。死亡率において差が見られ，中部ヨーロッパ脳炎で1〜2%であるが，ロシア春夏脳炎はより重篤で致死率20%である。日本においても北海道にはダニ媒介性脳炎ウイルスが存在している。

(3)その他

ジカウイルス感染症

東南アジア，オセアニア，中南米において患者発生がある。発熱，発疹，関節痛，筋肉痛，結膜炎などを症状とするが，通常2〜7日で回復する。

2007年ミクロネシア連邦，2013年仏領ポリネシアで流行し，2015年以降は中南米，特にブラジルにおいて大流行を起こしている。妊婦のジカウイルス感染後新生児における小頭症の発生が特に大きな問題となっている。

【実験室内診断】

確定診断には「病原体・血清診断」が必須である(表3)。患者血清(脳炎においては脳脊髄液)において，①ウイルスが分離される，②ウイルス遺伝子がRT-PCR法などによって検出される，③特異的IgM抗体が検出される，④特異的IgG抗体が検出され急性期と回復期で4倍以上の上昇が認められる，のいずれかで確定診断しうる。抗体にはフラビウイルスに属するウイルス種間での交叉反応があるので，結果の解釈に当たっては注意が必要である。交叉反応の程度は選択する検査法によって異なる。

【疫学】

フラビウイルスの多くが節足動物により媒介されることから，それぞれのウイルスは特有の地理的分布を示す(表2)。現在，日本に存在しヒトの病気を起こすフラビウイルスは日本脳炎ウイルスとダニ媒介性脳炎ウイルス(北海道)のみである。

表3 フラビウイルス感染症の病原体・血清診断

実験室診断として以下のいずれか： ・ウイルスが血液(あるいは脳脊髄液)から分離される。 ・ウイルス遺伝子が血液(あるいは脳脊髄液)中に検出される。 ・ウイルス特異的IgMが血液(あるいは脳脊髄液)中に検出される。 ・ウエストナイルウイルス特異的IgGが血液中に検出され，ペア血清において4倍以上の上昇が確認される。

注1）脳炎の診断においては脳脊髄液を用いた検査が重要である。
注2）IgMにおいてもペア血清で上昇を確認することが望ましい。

【治療】

フラビウイルスによる感染症に対して特異的な治療法はなく，対症療法が中心である。特に脳炎においては，高熱と痙攣の管理，脳浮腫のコントロール，呼吸障害に対する対処と合併症の予防が重要である。デング熱・デング出血熱，ウエストナイル熱，黄熱も対症療法が主体である。デング熱・デング出血熱においては，アスピリンは出血傾向の増悪やライ症候群発症の可能性があるので解熱剤として禁忌である。デング出血熱は補液が治療の主体である。

【予防】

日本脳炎と黄熱に対してはワクチンがあるので接種を受ける。ダニ媒介性脳炎ワクチンは実用化されていそが，日本では認可されていない。デングワクチンは一部の国において認可されている。他のフラビウイルスに対するワクチンはない。ワクチンを接種していない場合にには渡航地においてカとの接触を極力防ぐことが予防策として重要である。

【引用・参考文献】

Gubler, D. J., Kuno, G., and Markoff, L. 2007. Flaviviruses, p. 1155–1252. *In* Knipe, D. M., and Howley, P. M. (eds.), Fields virology, 5th ed., vol. 1, Wolters Kluwer/Lippincott Williams & Wilkins, Philadelphia.

Kurane, I. 2007. Dengue hemorrhagic fever with special emphasis on immunopathogenesis. Comp. Immunol. Microbiol. Infect. Dis. 30: 329–340.

Lindenbach, B. D., Thiel, H.-J., and Rice, C. M. 2007. *Flaviviridae*: the viruses and their replication, p. 1101–1154. *In* Knipe, D. M., and Howley, P. M. (eds.), Fields virology, 5th ed., vol. 1, Wolters Kluwer/Lippincott Williams & Wilkins, Philadelphia.

Monath, T. P., and Tsai, T. F. 2002. Flaviviruses, p. 1097–1151. *In* Richman, D. D., Whitley, R. J., and Hayden, F. G. (eds.), Clinical virology, 2nd ed., ASM Press, Washington, D. C.

Oya, A., and Kurane, I. 2007. Japanese encephalitis for a reference to international travelers. J. Travel Med. 14: 259–268.

Takasaki, T., Takada, K., and Kurane, I. 2001. Electron microscopic study of persistent dengue virus infection: analysis using a cell line persistently infected with dengue-2 virus. Intervirology 44: 48–54.

【倉根一郎】

ヘパシウイルス属
Genus ***Hepacivirus***

C 型肝炎ウイルス
Hepatitis C virus (HCV)

【分類・歴史】

フラビウイルス科(*Flaviviridae*)，ヘパシウイルス属(*Hepacivirus*)に所属するウイルスはICTVのデータベースではC型肝炎ウイルス(Hepatitis C virus：HCV)のみであるが，類似のウイルスとしてはGB virus A，B，Cが挙げられる(表4)。フラビウイルス科に属するウイルスは，プラス鎖の一本鎖RNAをゲノムとし，エンベロープを有する。同じフラビウイルス科に属するフラビウイルス属の日本脳炎ウイルス(Japanse encephalitis virus)，デングウイルス(Dengue virus)，黄熱病ウイルス(Yellow fever virus)がいずれも力により媒介されるウイルス群(アルボウイルス)であるのに対し，HCVは血液を介してヒトからヒトへ感染して肝臓に持続感染し，肝炎ウイルスにも分類されるヒト固有のウイルスである(表5)。

感染性の肝炎には，経口感染するA型と血液を介して感染するB型が存在することが知られていたが，1965年にオーストラリアの先住民の血清抗原，いわゆるオーストラリア抗原がB型肝炎ウイルスであることがBlumbergにより報告された。1973年にはFeinstoneが免疫電子顕微鏡によりA型肝炎ウイルスを発見した。これで感染性肝炎の原因ウイルスはすべて発見されたと思われたが，実は非A非B型肝炎による多くの症例が存在した。その原因ウイルス探索は長く続けられ，1989年に米国カイロン社のHoughtonらによりついにHCVの遺伝子がクローニングされた。この発見により感染患者血液中の抗体検査が可能となり，血液を介して感染する非A非B型肝炎のほとんどがHCV感染によることが判明し，輸血用血液のスクリーニングが可能となった。わが国では2009年現在，輸血による新規HCV感染はほとんどなくなった。しかし，HCVは感染が成立すると多くの場合で持続感染化し，10〜30年という長期間を経て慢性肝炎から肝硬変，肝臓がんに進展する。わが国にもいまだ100万人以上といわれるHCVキャリアが存在する。

表4　フラビウイルス科(*Flaviviridae*)の分類

属 genus	種 species
フラビウイルス *Flavivirus*	日本脳炎ウイルス Japanese encephalitis virus，他52種
ヘパシウイルス *Hepacivirus*	C型肝炎ウイルス Hepatitis C virus
ペスチウイルス *Pestivirus*	ウシウイルス性下痢ウイルス1 Bovine viral diarrhea virus 1，他3種

表5　肝炎ウイルスの種類

A型肝炎ウイルス：ピコルナウイルス科　流行性肝炎	
B型肝炎ウイルス：ヘパドナウイルス科　血清肝炎	
C型肝炎ウイルス：フラビウイルス科　血清肝炎	
D型肝炎ウイルス：サテライトウイルス科　血清肝炎	
E型肝炎ウイルス：ヘペウイルス属　流行性肝炎	

【ビリオン】

形態，大きさ，構造

C型肝炎ウイルスはフラビウイルス科に属し，他のフラビウイルスと類似の形態を示すと考えられている。フラビウイルス粒子は比較的小型球形で，宿主の脂質膜由来のエンベロープを有し，直径が50〜60 nm程度と考えられている。フラビウイルス粒子のクライオ電子顕微鏡解析やE蛋白質の構造解析により，ウイルス粒子の構造解析が進んでいる。HCVが発見される以前に感染材料のフィルター実験で直径が30〜60 nm程度と推定されていた。また，感染性がクロロフォルムにより失われることから，エンベロープを有することも予想されていた。HCVの発見後も患者血液からウイルス粒子の精製が困難で，ウイルス粒子の形態解析は進まなかった。血清トランスアミナーゼ値の高い患者血漿から高力価のHCV-RNAを含んでいる検体を選択し，血漿100 mLより超遠心法によりウイルスを沈殿させ，さらにショ糖密度勾配遠心法により分画して，ウイルスRNAの多く含まれた1.12〜1.18 g/mLの分画を電子顕微鏡で観察した。この分画には直径55〜65 nmのウイルス様粒子が観察された(写真4)。さらに抗E1および抗E2抗体による免疫電子顕微鏡観察により，抗体がウイルス粒子表面上に特異的に結合した像が観察された(写真5，6)。界面活性剤の添加によりエンベロープを除去して内部のヌクレオカプシドを観察した。Optical rotation法によりヌクレオカプシドが正20面体であることを示した(写真7)。さらに，ヌクレオカプシドは抗コア抗体と反応した。この観察からヌクレオカプシドの直径は33〜40 nmと考えられた。2005年になり初めてHCVの培養細胞を用いたウイルス培養が可能となった。この実験系を用いたHCVの解析が進んでおり，ウイルス粒子の形態解析も進行中である。培養細胞から培養液中に分泌されたウイルス粒子も直径約60 nm程度で患者血漿中のウイルス粒子と類似の構造を示した(写真8)。ウイルス粒子の表面構造は標的細胞への感染に重要であると考えられる。フラビウイルスの場合，E蛋白はウイルス粒子表面上で二量体形成しており，ウイルス粒子は比較的平滑だが，感染初期過程においてエンドソーム内のpHが低下すると三量体へ変化して膜融合へ進むと考えられている。HCVの場合同様のE1およびE2蛋白質が類似の構造をしているかどうか，まだ不明である。

【ゲノム】

HCVは約9.6 kbの一本鎖のプラス鎖RNAをゲノムとする。5′末端にはキャップは付加されていない。またVPgなどのウイルス蛋白の結合も報告されていない。3′末端はポリAは付加されておらず，ポリUストレッチの3′側に98塩基長の保存された配列の3′X領域が存在する。5′非翻訳領域および3′非翻訳領域にはさまれて9,033〜9,111塩基長程度の長い蛋白読み取り枠(ORF)が存在し，3,011〜3,037アミノ酸をコードしている(図3)。ゲノムの5′末端と3′末端のRNAは安定した2次構造を形成することが知られている。5′非翻訳

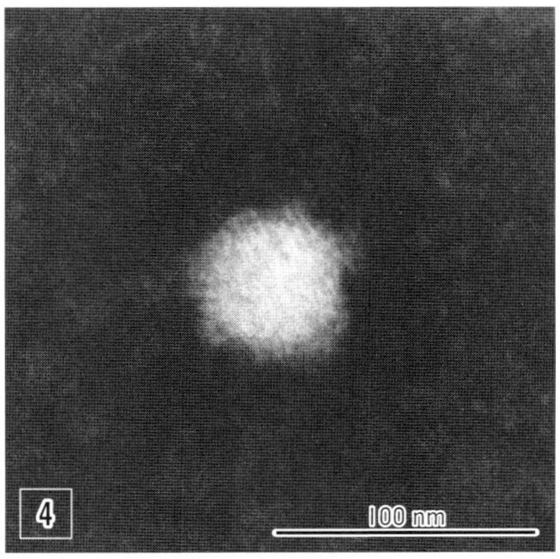

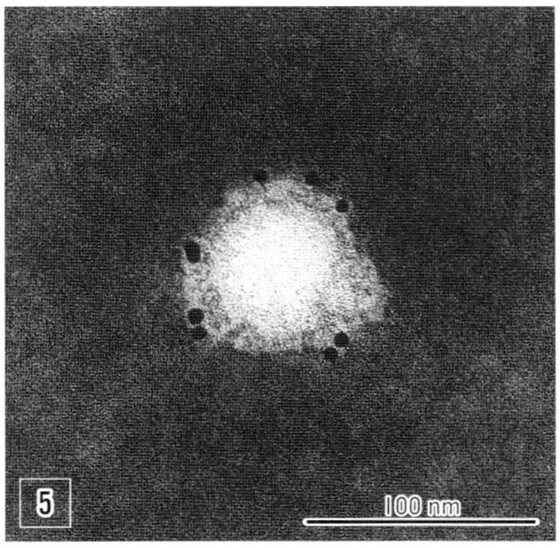

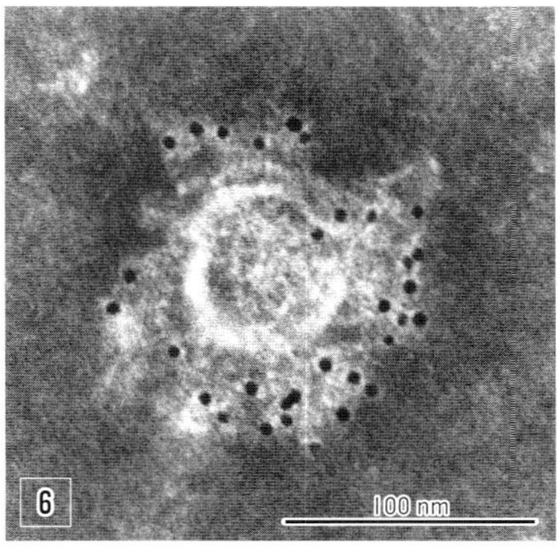

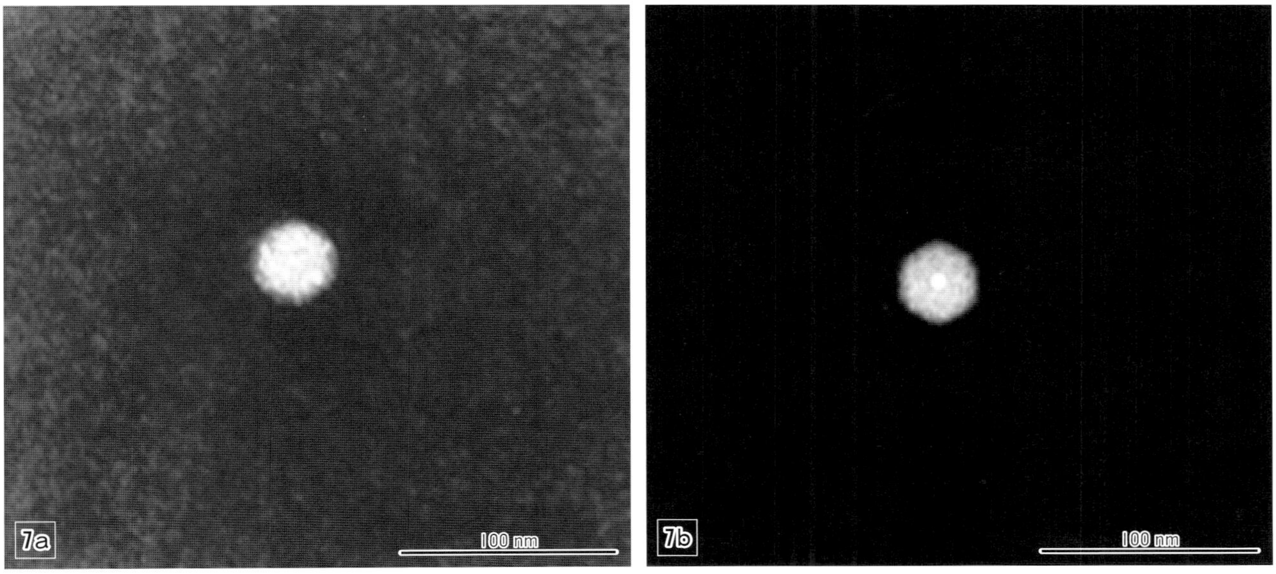

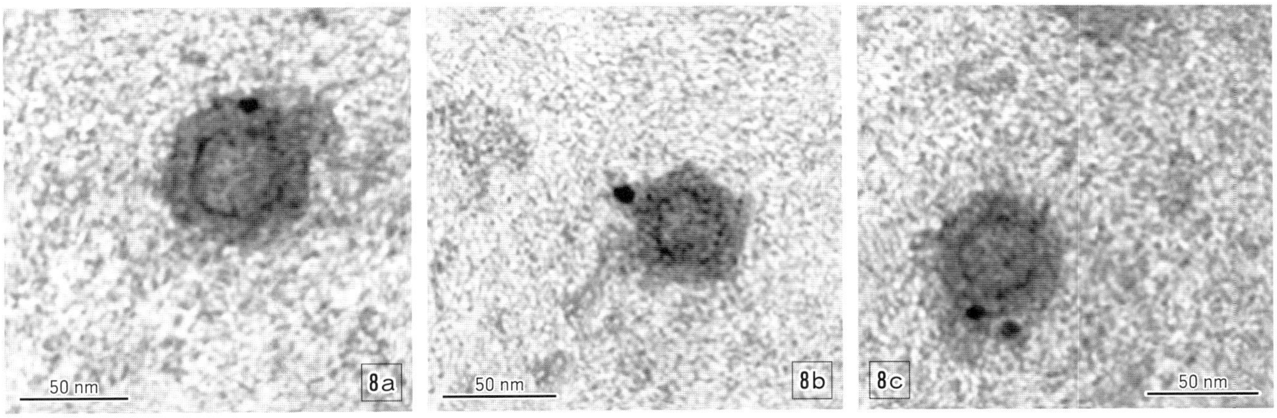

写真 4　患者血漿中のC型肝炎ウイルス粒子〔小原道法博士より供与。Tsukiyama-Kohara, 1994(Kaito et al., 1994)〕

写真 5　E1に対するモノクローナル抗体が表面に付着した患者血漿中ウイルス粒子〔小原道法博士より供与。Tsukiyama-Kohara, 1994(Kaito et al., 1994)〕

写真 6　E1に対するポリクローナル抗体が表面に付着した患者血漿中ウイルス粒子〔小原道法博士より供与。Tsukiyama-Kohara, 1994(Kaito et al., 1994)〕

写真 7　患者血漿中のウイルス粒子内部のヌクレオカプシドがOptical rotation法により直径約35〜40 nmの正20面体であることがわかる〔小原道法博士より供与。Kohara, 2001(Ishida et al., 2001)〕。

写真 8　JFH-1株の全長RNAをトランスフェクションしたHuh7細胞の培養上清中のウイルス粒子の透過電子顕微鏡像。直径約60 nmで，内部構造が観察できる。ウイルス表面には抗E2モノクローナル抗体が付着している〔R. Bartenschlager博士より供与。Bartenschlager, 2005(Wakita et al., 2005)〕。

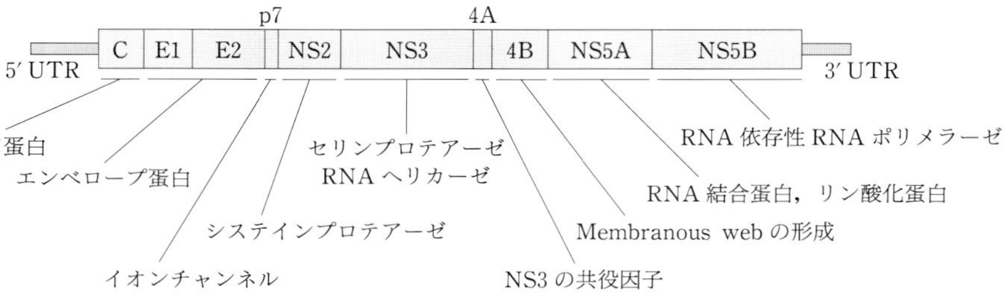

図 3　HCV のゲノム構造(脇田，2009 より改変)

領域を含む 5′ 末端はキャップ非依存的翻訳開始機能を持つ。また，3′ 末端の 3′X 領域のステムループ(stem-loop 2：SL2)には NS5B 領域の 5BSL3.2 との相互作用がウイルスゲノム複製に必須であることが報告されている。ORF より翻訳される長いポリペプチドは宿主とウイルスのプロテアーゼにより，少なくとも 10 個のウイルス蛋白質に切断されて成熟する。ポリペプチドの N 端側にあるコア，E1，E2 および p7 蛋白質はウイルス粒子を形成する構造蛋白質であり，その C 端側にある NS2，NS3，NS4A，NS4B，NS5A，NS5B 蛋白質はウイルスゲノム複製に必要な非構造蛋白質と考えられている。しかし，サブジェノミックレプリコン実験では NS2 はウイルスゲノムの複製には必要ではないため，感染性ウイルス粒子形成に必要な機能を持つことが推定される。

【物理化学的性状】

クロロフォルム感受性であることは知られているが，その他の性状は不明である。培養細胞で増殖し，培養液中に存在する HCV 粒子はホルマリン，界面活性剤に感受性を示すが，ウイルスキャリア血液中のウイルスの性状はよくわかっていない。HCV の消毒法は B 型肝炎ウイルスに対する消毒法と同じでよいと考えられている。第 1 に流水でよく洗浄すること，洗浄により血液を除去するとともに，血液が付着したまま乾燥すると感染性が持続する可能性があるため乾燥をまず防ぐことが重要である。第 2 に加熱する。オートクレーブ，乾熱滅菌，煮沸消毒のいずれかで設定温度で 15 分以上加熱する。薬物消毒は，次亜塩素酸系の消毒液の場合有効塩素濃度を 1,000 ppm の液に 1 時間以上浸す。また，非塩素系の場合，2%グルタルアルデヒド液を用いる。エチレンオキサイドガス，ホルマリンガスを用いて消毒する場合には，器具などを十分に洗浄した後に水分をよく拭き取ってから薫蒸する。消毒用エタノールでは B 型肝炎ウイルスは十分に消毒できないため使用しないこととされており，HCV も同様に考えられている。

【培養】

HCV の宿主域は狭く，通常ヒトとチンパンジーにしか感染しない。最近開発されたヒト肝細胞移植キメラマウスは HCV に感染感受性があり，感染実験動物として使用されている。しかし，免疫不全マウスをもとにしているため，獲得免疫反応はない。培養細胞では HCV キャリア由来の材料を用いたウイルス培養は困難である。しかし，2005 年に劇症肝炎患者由来の JFH-1 株と Huh7 細胞を用いてウイルス培養が可能となった。また，感染性 cDNA クローンが樹立された。このウイルス培養系およびリバースジェネティクス実験系により多くの知見が得られている。

【増殖】

(1)感染初期過程

HCV の感染初期過程には Heparansulphate proteoglycan(HSPG)，LDL レセプター(LDLr)，DC-SIGN，SR-BI，CD81 などの関与が報告されている。HSPG はデングウイルスの初期レセプターとして作用することが知られている。HCV もデングウイルスと同様に肝細胞表面の HSPG に補足され，その後 CD81 に結合して細胞内へ進入する。CD81 に対する抗体で感染阻止が可能である。標的となる細胞を 4°C に保ち，ウイルスを接種するとウイルス粒子は細胞表面に結合するが，細胞内への進入は起こらない。37°C に温度をシフトすると細胞内への進入が始まる。ウイルス粒子を細胞表面に結合した後に抗 CD81 抗体で細胞を処理しても感染が阻止できる。このため CD81 は post attachment に作用すると考えられている。SR-BI も CD81 と同様のタイミングで，post attachment に作用すると考えられているが，このふたつの分子の機能分担はよくわかっていない。タイトジャンクションを形成する分子のひとつ，Claudin 1 も HCV の感染初期過程に関与している。HCV と Claudin 1 の直接結合があるかどうかは不明だが，Claudin 1 の細胞外ドメインが感染に重要である Claudin 1 が関与する過程は CD81 の後であることも示された。つまり細胞表面で CD81 に補足されたウイルス粒子は Claudin 1 に渡され，クラスリン依存性のエンドサイトーシスで取り込まれ，pH 依存性に構造変化を起こし脱殻すると考えられる。さらにタイトジャンクションを形成する Occludin も HCV の感染初期過程に関与している。また，HCV は CD81 依存性に感染すると考えられているが，CD81 の発現のない細胞でも Claudin 1 依存的に cell-to-cell に HCV が感染する。血流中の HCV 粒子の感染とは異なる機構で，肝細胞から肝細胞へ，細胞の接触面を介して感染が広がることができる。このことは，慢性肝炎患者の血液中に中和抗体活性があるもののウイルスが持続感染できる機構を説明しているかもしれない。さらに，前述したとおり Claudin 1 と Occludin はタイトジャンクションを形成する因子である。肝細胞は隣接する細胞とタイトジャンクションにより接合して 30〜40 個程度の細胞からなる肝細胞索を形成する。肝細胞には極性があり，類洞側が basolateral 側，毛細胆管側が apical 側である。HCV は血流内に存在するので，basolateral 側の細胞表面に結合して apical 側まで運ばれて感染するらしい。HCV

が複数のレセプターを利用して感染するシステムは，コクサッキーBウイルスがやはりふたつのレセプターを介してタイトジャンクションから感染するモデルと類似している。

(2)ウイルスゲノム複製

プラス鎖RNAをゲノムとし，逆転写酵素を持たないHCVはゲノム上にRNA依存性RNA複製酵素であるNS5B蛋白質を持つ(図3)。プラス鎖RNAからマイナス鎖RNAを，マイナス鎖からプラス鎖を合成して複製を繰り返す。一部のプラス鎖RNAがウイルスゲノムとしてウイルス粒子内に取り込まれる。HCV感染細胞内では，膜構造上で複製複合体が主体となりウイルスゲノムが複製していると考えられている。細胞内の膜を利用するだけでなく，その構造を変化させ特異的な構造をつくっている。レプリコン細胞を電子顕微鏡で観察すると“membranous web”と呼ばれる小葉様構造が観察されることが知られ，この構造がウイルスゲノム複製の場と考えられている(写真9)。この小葉様構造はNS4B蛋白質の発現のみで細胞内に形成されるが，HCV複製に関与する細胞内膜構造にはウイルス蛋白および宿主蛋白からなるウイルスゲノムの複製複合体が存在するはずである。生化学的手法によりレプリコン細胞から複製活性を維持するHCV複製複合体を精製して解析すると，HCV複製活性は界面活性剤不溶性画分にのみ検出される。細胞内の膜画分にはコレステロールおよびスフィンゴ脂質含量が多く，界面活性剤による可溶化に抵抗性の画分が存在する。細胞膜においてこの画分が存在する微小領域は膜表面上を，筏(いかだ)のように漂いながら機能すると考えられることから，脂質ラフトと呼ばれている。この脂質ラフトは細胞内シグナル伝達，蛋白質輸送，脂質代謝などに重要と考えられる。インフルエンザウイルスの集合・出芽，ヒト免疫不全ウイルスの集合・出芽・侵入，および多くのウイルスの感染増殖過程において重要な役割を果たしている。HCVの複製複合体も脂質ラフト上に存在すると考えられている。レプリコン細胞をジギトニンで処理したセミインタクト細胞により解析すると，HCV複製複合体はヌクレアーゼおよびプロテアーゼ処理に抵抗性である。したがって，複製複合体の存在する膜構造はベジクル様構造をとっていると考えられる(図4)。脂質ラフトの上に存在するNS蛋白質および複製複合体に含まれる宿主因子の相互作用により脂質膜がベジクル様構造を形成すると考えられる。HCVの複製に関与する宿主因子の多くはNS蛋白質あるいはHCVゲノムと結合してHCV複製に関与する。HCV複製に関与するさまざまな宿主因子が同定されているが，複製複合体における役割分担や相互作用の解析が重要となる。一方で，HCV複製に関与する新たな宿主因子として蛋白質ではないマイクロRNA(miRNA)の関与が明らかとなった。miRNAが生体内でどのような機能を果たしているかまだ詳細は不明である。このmiRNAのひとつであるmiR-122はHCVの5′非翻訳領域に結合することにより，ウイルスゲノム複製を増強する。miRNA自体の本来の機能解明とともに，ウイルス感染におけるmiRNAの関与については今後の解析が期待される。

(3)ウイルス粒子形成，分泌および構造

HCVは主として肝細胞に感染する。ウイルス粒子形成過程がHCV増殖の肝細胞特異性に関与している可能性がある。HCV遺伝子がクローニングされて間もない頃，構造領域遺伝子を培養細胞に導入してコア蛋白質を発現させると，コア蛋白質は主として細胞質に局在した。さらに，免疫電子顕微鏡で観察するとER膜および脂肪滴周囲に検出された(写真10)。当時，この生物学的意義はまったく不明であった。脂肪滴はERの脂質二重膜の二葉の膜間に脂質蓄積して成長し，成熟するので，脂肪滴の膜は一葉膜である。一方HCVのウイルス蛋白質は，ウイルスゲノム上の大きなORFにコードされている約3,000アミノ酸からなる前駆蛋白質が宿主およびウイルスのプロテアーゼによりプロセシングされて成熟する。コアのC末端からE1のN末端はERの二重膜を貫通しており，宿主のシグナルペプチダーゼでまず191/192番アミノ酸の間を切断する。さらに，コア蛋白質のC末端膜貫通領域をシグナルペプチドペプチダーゼがER膜内で切断することによりコア蛋白質は成熟する。この成熟過程でコア蛋白質の膜貫通領域は短くなり，脂肪滴上の一葉膜への移行が可能となる。さらに，コア蛋白質の疎水性領域により，脂肪滴上に集積しやすくなると説明されている。興味深いことに，HCV感染細胞の脂肪滴上にはコア蛋白質が集積し，そのコア蛋白質のさらに周囲にNS蛋白が集積している。脂肪滴周囲の膜構造上でNS蛋白質が集合して複製複合体を形成し，ウイルスゲノムが複製する。そしてその内側にはウイルスのコア蛋白質が局在していることがヌクレオカプシドの形成に重要と考えられる。コアまたはNS5A蛋白質の変異体を用いると，NS蛋白質が脂肪滴上に集積しなくなり，感染性ウイルス粒子が分泌されなくなるため，脂肪滴上でのコア蛋白質とNS蛋白質の集積は感染性ウイルス粒子形成に必須である(図4および後述)。HCV感染細胞を電子顕微鏡で観察すると脂肪滴を膜構造が取り囲んでいる像が観察できる(写真11)。非感染細胞ではこのような像は通常見られない。さらに，脂肪滴の周囲の膜構造近辺にウイルス粒子様構造物が観察された(写真12，13)。ウイルス粒子は脂肪滴周囲の小胞体膜でさかんに産生されていることが推測される。HCV粒子産生に脂肪滴が重要な役割を果たしていることが示されているが，肝細胞が脂肪細胞とともに脂質代謝がさかんな臓器であることや，HCV感染にはリポ蛋白が重要であること，臨床的にはHCV感染が進行すると，脂肪肝に進展することが多いことなどを考え合わせると非常に興味深い。

さて，コア蛋白質とNS蛋白質は脂肪滴上でいかにして会合するのだろうか？ NS5A蛋白質はリン酸化されてふたつの分子量(Hyperphosohorylation and Basal phosphorylation forms)をとることが知られている。また，ウイルス複製に関与するRNA結合蛋白質で，臨床的にはインターフェロン治療感受性を決める配列を有する。また，遺伝子型により長さが異なることが知られており，その領域にレポーター遺伝子などを組み込むことが試みられている。NS5A遺伝子にGFP遺伝子を挿入して，感染するとGFPを発現する組み換えウイルスを

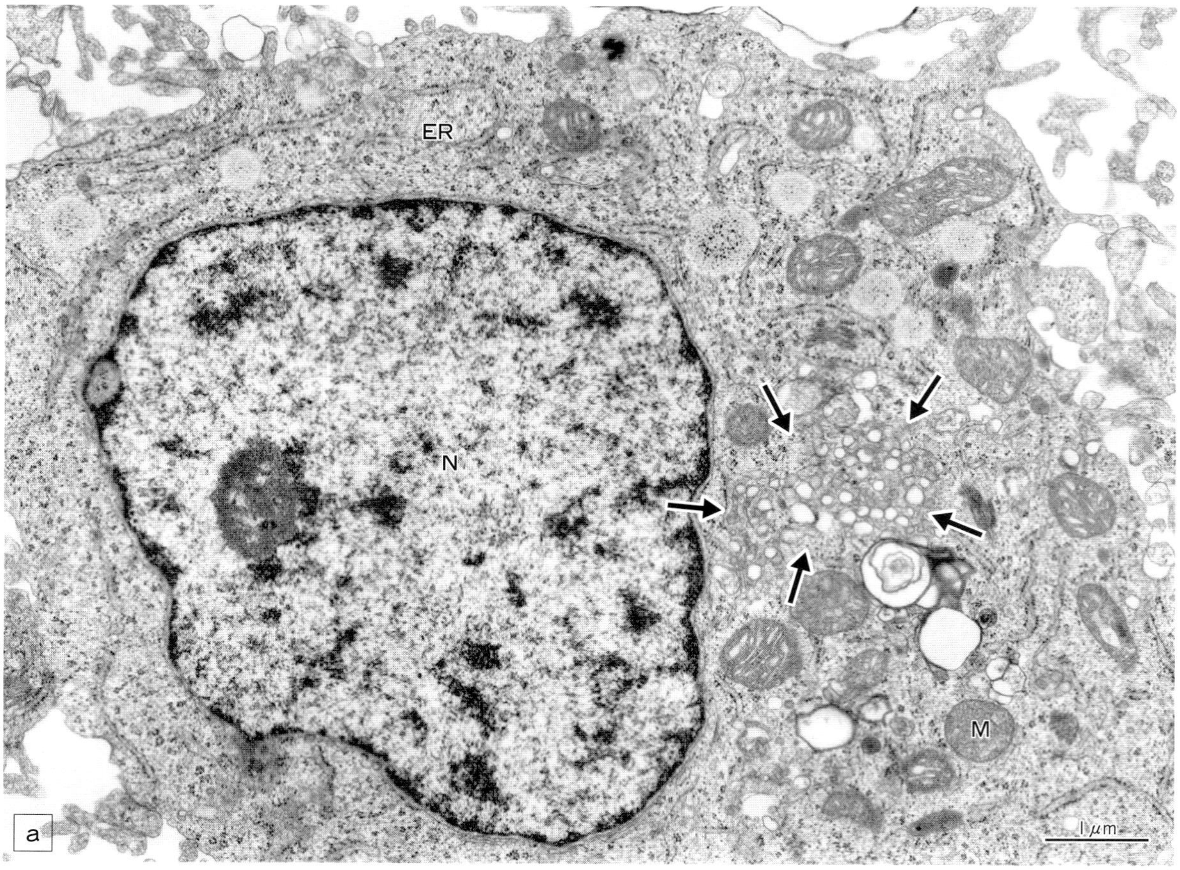

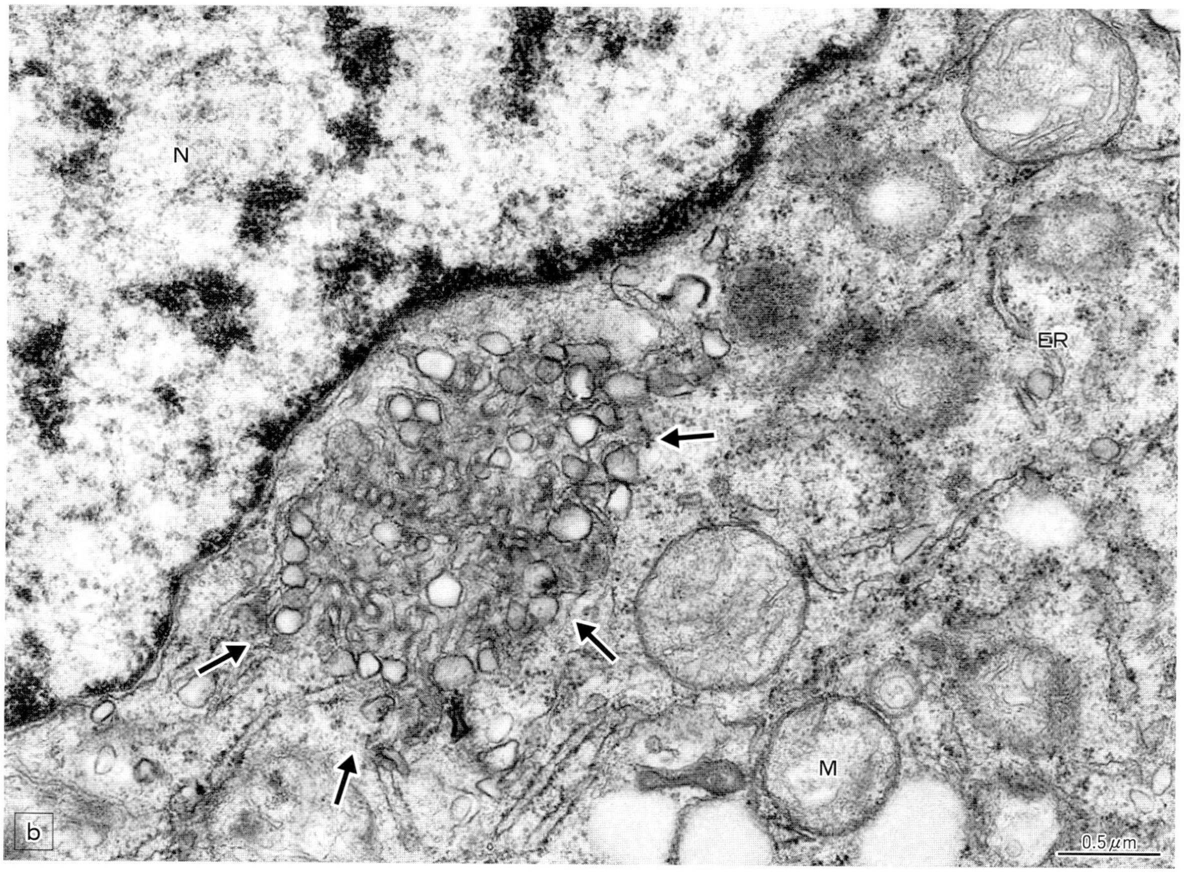

写真 9　NS4B 発現細胞中に観察できる「Membranous　web」と呼ばれる膜構造物(矢印)(D. Moradpour 博士より供与。〔Moradpour, 2002(Egger et al., 2002)〕)。a)低倍率，b)高倍率，N：核，M：ミトコンドリア，ER：小胞体

10

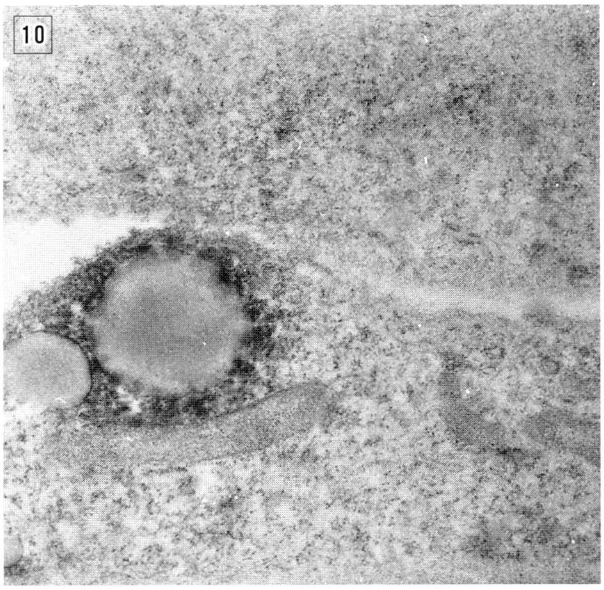

11

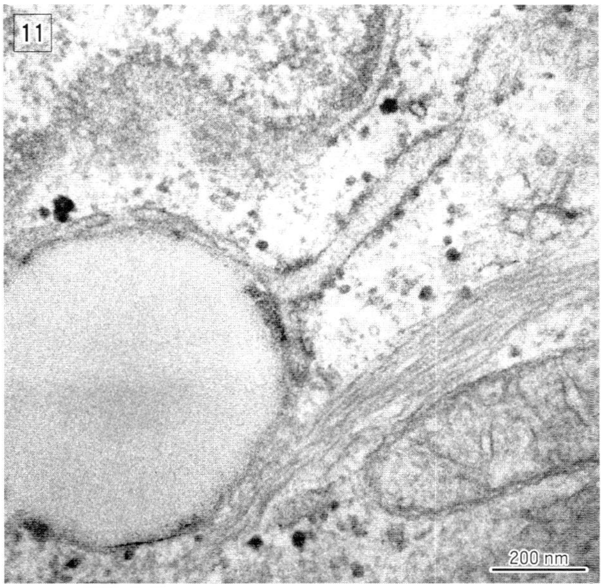

12

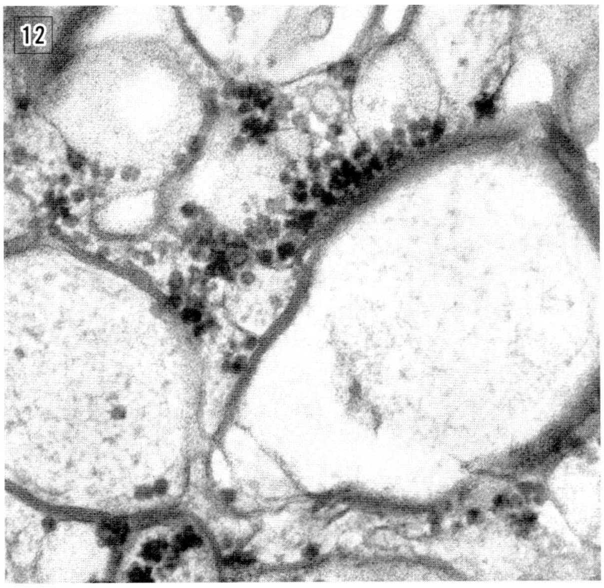

13

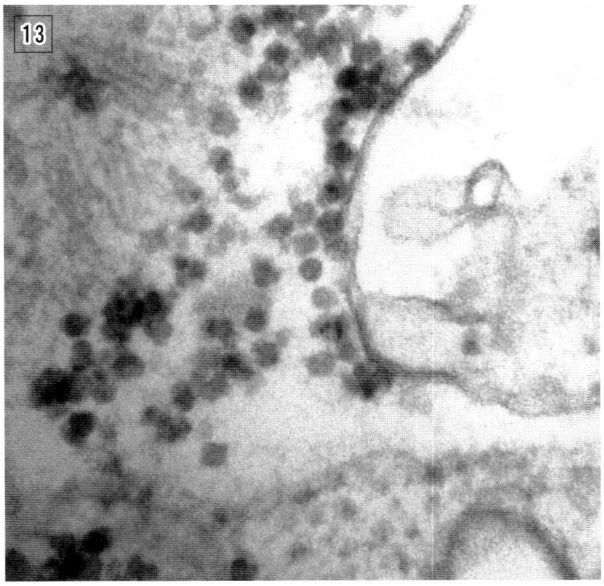

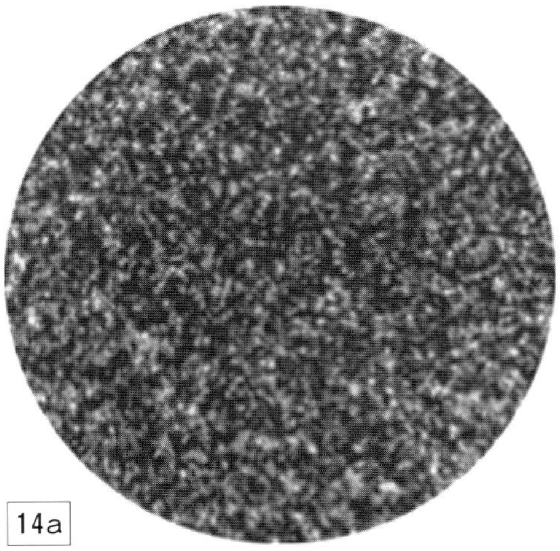

14a

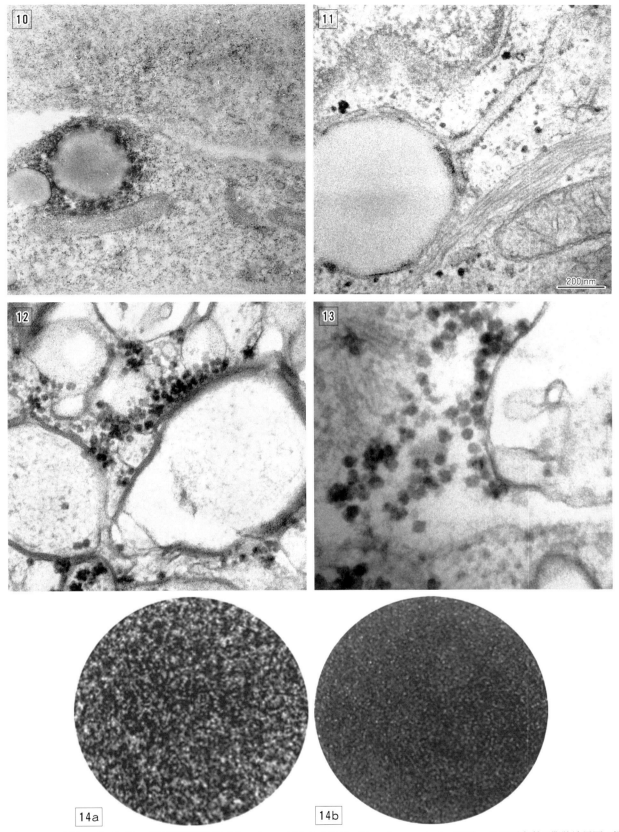

14b

写真 10 コア遺伝子発現細胞の電子顕微鏡像(D. Moradpour 博士より供与。Moradpour et al., 1996)。コア蛋白質が脂肪滴周囲に観察されている。

写真 11 HCV 感染細胞の電子顕微鏡による観察像(宮成悠介博士，土方誠博士，厚沢季美江博士，臼田信光博士，下遠野邦忠博士より供与。Miyanari et al., 2007)。脂肪滴の周囲を小胞体様の構造が覆っている。

写真 12 HCV 感染細胞，脂肪滴周囲の膜構造近辺のウイルス粒子様構造(宮成悠介博士，土方誠博士，厚沢季美江博士，臼田信光博士，下遠野邦忠博士より供与。Miyanari et al., 2007)

写真 13 写真 12 と同様の所見(宮成悠介博士，土方誠博士，厚沢季美江博士，臼田信光博士，下遠野邦忠博士より供与。Miyanari et al., 2007)

写真 14 JFH-1 株の感染によるプラーク形成，ウイルス感染後細胞のクリスタルバイオレット染色像(坂本直哉博士より供与。〔Sakamoto, 2008(Sekine-Osajima et al., 2008)〕)。**a)** JFH-1 株感染 Huh7 細胞，**b)** コントロール。(口絵 244 参照)

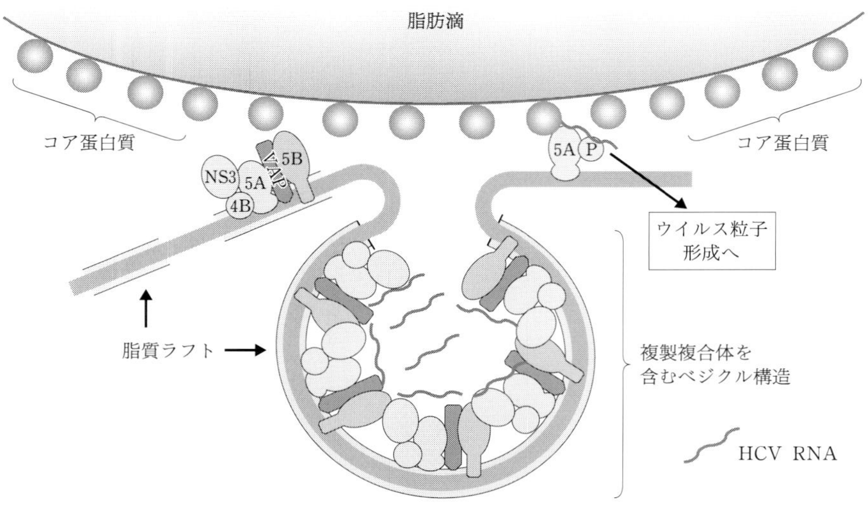

図4　HCVの複製，粒子形成の場(脇田，2009より改変)

構築できる。GFPの挿入はウイルスゲノムの複製効率には影響しなかったが，一方でウイルス粒子分泌効率を低下させる。そこでGFP遺伝子を挿入したウイルス遺伝子領域を検討すると，この領域にはNS5Aのリン酸化(特にBasal phosphorylation)に関与するふたつのセリン残基のクラスターが存在する。このセリン残基のリン酸化はコア蛋白質とNS5A蛋白質の会合に関与しており，ウイルス粒子形成に重要である。NS5AはRNA結合蛋白質であり，ウイルスゲノムを複製複合体からコア蛋白質に手渡す役割を果たしている可能性が高い(図4)。

HCV粒子の脂質を分析すると，細胞の膜分画よりもコレステロール含量が高い。ウイルス粒子膜上のコレステロールを除去するとウイルス粒子の密度が変化するとともに，感染性がなくなるが，この効果はコレステロールを再添加することにより回復できる。ウイルス粒子のスフィンゴ脂質の加水分解によってもウイルスの感染性は失われるため，ウイルス表面のエンベロープは細胞内の脂質ラフト構造を利用して形成されると考えられる。ウイルス膜のコレステロール/スフィンゴ脂質成分はウイルス粒子構造の維持と，ウイルスの感染性に関与している。

(4)感染による宿主細胞の変化

培養細胞にHCV JFH-1株を感染させても肉眼的に変化がないが，ウイルス増殖が激しい場合CPEを観察することがある。プラークの形成も可能である(写真14)。

【病原性】

(1)肝疾患

HCVは主に血液を介して感染する。HCVに感染すると多くの場合持続感染化してウイルスキャリアーとなる。HCVキャリアーは慢性肝疾患を発症するが，長期間を経て慢性肝炎から肝硬変，肝細胞がんへと進展する。初感染から肝硬変発症まで平均約20年間，肝細胞がん発生まで平均約30年間かかると考えられている。HCVによる肝障害はウイルスの直接の細胞障害性よりも宿主の細胞性免疫反応による炎症が主体と考えられている。

表6　HCV感染による肝外病変

糖尿病
腎臓障害
心筋障害
扁平苔癬
シェーグレン症候群
クリオグロブリン血症
悪性リンパ腫
晩発性皮膚ポルフィリン症

また，HCV感染により肝細胞がんを発病するメカニズムは十分に解明されていないが，ウイルス蛋白質による感染細胞の悪性化や慢性持続性炎症による影響が重要と考えられている。

(2)肝外病変

HCV感染症は肝臓以外の臓器や組織に多彩な疾患を合併する全身疾患である(表6)。インスリン抵抗性の増大による糖尿病の合併が他の慢性肝疾患よりも多い。その他にも免疫反応を介すると考えられる疾患や，悪性腫瘍を合併するため，HCV感染者の診療においては肝外病変の合併を考慮する必要がある。

【疫学】

わが国におけるHCV感染者数は1〜2%とする文献が多く，100〜200万人程度存在すると考えられている。一方，献血者のデータからは献血可能人口の約0.5%がHCV抗体陽性とされている。若年層は低く，高齢者では高い。HCVはHBVと同じく血液を介して感染するが，わが国のHBV感染が主として垂直感染であったのとは異なり，HCV感染の伝搬は主として水平感染と考えられる。わが国においてHCV感染は1920年代頃より日本住血吸虫症に対する治療に始まり，戦後の覚醒剤の濫用とその後の輸血などの観血的医療行為による感染の拡大による。輸血用血液のスクリーニング開始後，新規感染は激減している。

【治療】

(1)インターフェロンおよびリバビリンによる治療

HCVキャリアの自然経過でウイルス排除はほとんど起こらない。したがって，HCV感染症に対する有効な薬物療法が重要である。わが国でも1992年頃よりインターフェロン治療が本格的に開始され，C型慢性肝炎に有効であることが示されたが，一方でインターフェロン単独療法の著効率は低く，投与法の工夫がされてきた。リバビリンとの併用療法やペグ化インターフェロンの使用，長期間投与などによる治療効果の改善が報告されている。また，わが国においては炎症を抑制して肝発がんを抑制するという観点から，グリチルリチン製剤やウルソデオキシコール酸製剤などの肝庇護剤の投与や，瀉血療法なども試みられてきた。さらに最近効果の高い新世代の抗ウイルス薬としてHCVのNS3プロテアーゼやNS5Bポリメラーゼを標的とした治療薬が開発された。

(2)インターフェロン療法の治療効果と副作用

C型慢性肝炎に対する抗ウイルス療法の主体はペグインターフェロンおよびリバビリンの併用療法である。治療効果は施設により異なるが，ペグインターフェロンとリバビリン併用療法の著効率は遺伝子型1のHCVに対しても30～50%とする報告が多い。インターフェロンの主な副作用は発熱，関節痛，筋肉痛などのインフルエンザ様症状，白血球および血小板減少がほぼ必発する。その他に甲状腺機能障害，精神神経症状，耐糖能異常，消化器症状，脱毛，蛋白尿，発疹などが見られる。また，リバビリンの副作用として，溶血性貧血，発疹，全身倦怠感などがある。

(3)対症療法

C型慢性肝炎の治療において，肝発がんを予防することが重要であることから，副作用などにより抗ウイルス療法の適応外となる症例に対して，肝臓の炎症を改善する対症療法が行われている。C型慢性肝炎症例に対するグリチルリチンの長期間投与による血清トランスアミナーゼ低下は肝発がんを抑制することが報告されている。また，瀉血療法はC型慢性肝炎症例の血清トランスアミナーゼを低下させる効果がある。肝臓における極端な鉄沈着はヘモクロマトーシスとして知られるが，慢性C型肝炎においても肝臓が鉄過剰状態にある。そこで，除鉄のために瀉血療法を定期的に行うことで鉄沈着による肝障害を改善していると考えられる。

【予防】

現在までにHCVに対する予防的ワクチンは開発されていない。免疫グロブリンも有効とする報告はない。

【引用・参考文献】

Egger, D., Wölk, B., Gosert, R., et al. 2002. Expression of hepatitis C virus proteins induces distinct membrane alterations including a candidate viral replication complex. J. Virol. 76: 5974-5984.

服部信，野本明男，小俣政男(監). 1994. 最新アプローチ C型肝炎 HCV解明からIFN療法の実際，メディカルビュー，東京.

Ishida, S., Kaito, M., Kohara, M., et al. 2001. Hepatitis C virus core particle detected by immunoelectron microscopy and optical rotation technique. Hepatol. Res. 20: 335-347.

Kaito, M., Watanabe, S., Tsukiyama-Kohara, K., et al. 1994. Hepatitis C virus particle detected by immunoelectron microscopic study. J. Gen. Virol. 75: 1755-1760.

加藤宣之(編). 2000. C型肝炎ウイルス，アイピーシー(IPC)，東京.

Lemon, S. M., Walker, C., Alter, M.J., et al. 2007. Hepatitis C virus, p.1253-1304. *In* Knipe, D. M., and Howley, P. M. (eds.), Fields virology, 5th ed., vol. 1, Wolters Kluwer/Lippincott Williams & Wilkins, Philadelphia.

Miyanari, Y., Atsuzawa, K., Usuda, N., et al. 2007. The lipid droplet is an important organelle for hepatitis C virus production. Nat. Cell Biol. 2007 9: 1089-1097.

Moradpour, D., Wakita, T., Tokushige, K., et al. 1996. Characterization of three novel monoclonal antibodies against hepatitis C virus core protein. J. Med. Virol. 48: 234-241.

小俣政男(監)，河田純男，白鳥康史，工藤正俊，ほか(編). 2006. 肝疾患Review 2006-2007，日本メディカルセンター，東京.

Sekine-Osajima, Y., Sakamoto, N., Mishima, K., et al. 2008. Development of plaque assays for hepatitis C virus-JFH1 strain and isolation of mutants with enhanced cytopathogenicity and replication capacity. Virology 371: 71-85.

脇田隆字. 2009. C型肝炎ウイルスの複製増殖の場，p.89-94. 光山正雄，北潔，野本明男(編)，感染症－ウイルス・細菌・寄生虫の感染戦略，実験医学 27巻10号増刊，羊土社，東京.

Wakita, T., Pietschmann, T., Kato, T., et al. 2005. Production of infectious hepatitis C virus in tissue culture from a cloned viral genome. Nat. Med. 11: 791-796.

山田剛太郎，脇田隆字，前川伸哉，ほか. 2008. 特集 C型肝炎のすべて・2009. 肝胆膵 57：645-1086.

【謝辞】

東京都臨床医学総合研究所・小原道法博士，University of Heidelberg・Ralf Bartenschlager博士，Centre Hospitalier Universitaire Vaudois・Darius Moradpour博士，国立遺伝学研究所・宮成悠介博士，京都大学ウイルス研究所・土方誠博士，藤田保健衛生大学・厚沢季美江博士，藤田保健衛生大学・臼田信光博士，千葉工業大学・下遠野邦忠博士，北海道大学・坂本直哉博士，本稿執筆に当たり以上の方々に写真の提供をお願いしました。謹んで感謝いたします。

【脇田隆字】

哺乳類ヘパシウイルス属
(GBウイルスB型とイヌヘパシウイルス)
Mammalian *Hepacivirus*
(GB virus B and canine hepacivirus)

【分類・歴史】

ヘパシウイルス属はフラビウイルス科(Family *Flaviviridae*)に属する一本鎖プラスRNAウイルスであり，エンベロープを持つ。フラビウイルス科にはヘパシウイルス属の他に，ペスチウイルス属，フラビウイルス属の3属が存在する(近年では上記3属に加えペジウイルス属を加えた合計4属がフラビウイルス科として提唱されている)(Stapleton et al., 2011; Kapoor et al., 2011)(図5)。現在ヒト，タマリン(新世界ザルの1種)，イヌからヘパシウイルスが同定されているが，ヒトC型肝炎の原因ウイルスであるHepatitis C virus(HCV)の進化学的起源はいまだ明らかにされていない。詳細はHCVの頁に譲るが，HCVは非A，非B型肝炎ウイルスとしてヒト血清から20年以上前にcDNAクローニングがなされた(Choo et al., 1989)。

新世界ザルに感染するとC型肝炎様の病態を起こすヘパシウイルス「GBウイルス-B型(GBV-B)」の発見は1967年に遡る。Deinhardtらは肝炎に罹患した外科医のG.B.氏(34歳)から黄疸出現後3日目に血清を採取し，これを継代接種されたタマリンから，新世界ザルに感染しC型様肝炎を起こす因子「GB因子」を報告した(Deinhardt et al., 1967)。このGB因子の実体は長い間不明であったが，1995年にSimonsらは効率的に新しい遺伝子を発見するRDA法(representational difference analysis)を用いることで，GB因子を感染させたタマリン血漿からGBV-A，Bのクローニングに成功した(Simons et al., 1995b)。時を同じくしてヒト血清サンプルからGBV-Cが同定された(Simons et al., 1995a)。このなかで，GBV-A，Bは継代に用いられたタマリン由来であると考えられている。GBV-Bは野生個体から同ウイルスがいまだ分離されておらず，タマリンが自然宿主であると考えられているに留まる。またGBV-AはCore領域を持たない不完全ウイルスであり，単独では肝炎症状を引き起こすことはない(Schlauder et al., 1995; Beames et al., 2001)。他方GBV-Cはヒト由来の可能性があり，実際，後に発見されたヒト肝炎ウイルスの一種であるG型肝炎ウイルス(hepatitis G virus：HGV)(Linnen et al., 1996)と90%以上の相同性が確認され，同じウイルスとしてGBV-C/HGVと記載されることも多い(Alter, 1996)。

近年では遺伝子解析技術の発達により，網羅的な塩基配列の解読結果からイヌにおけるヘパシウイルスの同定がなされた(Kapoor et al., 2011)。Kapoorらは次世代シークエンス技術を用いてイヌ由来サンプルからHCV様配列を見出し，HCVおよびGBV-Bを参照配列としてアセンブルすることで新規にイヌヘパシウイルス(Canine hepacivirus：CHV)の同定に成功した。このCHVはイヌ呼吸器から採取された粘膜および肝臓でも検出されている。これまで報告されてきたHCVおよびGBV-Bとの比較により，CHVが両者の中間に位置することが明らかにされた(図5)。CHVとHCVの分岐年代は500〜1,000年前とされ，これはヒトがイヌを飼育しはじめた年代と一致する。上記の解析結果から，自然界でヘパシウイルス属は多くの哺乳類を宿主として存在し，元来イヌを自然宿主として存在していたCHVがヒトとイヌの接触により人獣共通感染の過程でHCVが分岐したのではないかといった仮説が提唱されている。今後，さらなるヘパシウイルスの発見により，より詳細なHCVの起源が明らかにされるであろう。以下に新世界ザルにおけるヘパシウイルス「GBV-B」について紹

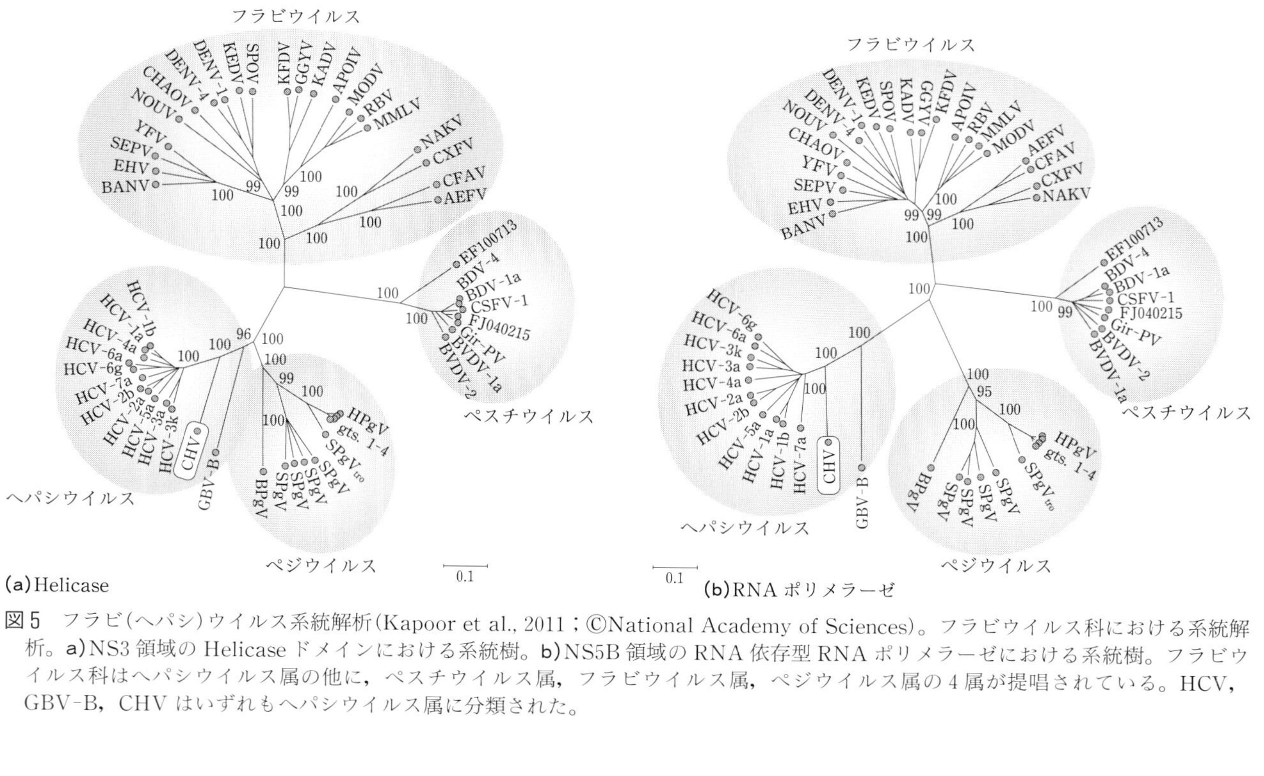

図5　フラビ(ヘパシ)ウイルス系統解析(Kapoor et al., 2011；©National Academy of Sciences)。フラビウイルス科における系統解析。a)NS3領域のHelicaseドメインにおける系統樹。b)NS5B領域のRNA依存型RNAポリメラーゼにおける系統樹。フラビウイルス科はヘパシウイルス属の他に，ペスチウイルス属，フラビウイルス属，ペジウイルス属の4属が提唱されている。HCV，GBV-B，CHVはいずれもヘパシウイルス属に分類された。

介する。

【ビリオン(形態)】

GBV-B の電子顕微鏡による撮像では球状の粒子形態が観察され，HCV とほぼ同じサイズである(写真 15)。

【ゲノム(遺伝子情報)】

GBV-B は 1995 年に Simons らによって遺伝子クローニングされた。タマリンからクローニングされた GBV-B は，HCV 1 型とのアミノ酸残基の相同性が約 28%であるが，ポリペプチド鎖の構造「非翻訳領域・Core・E1・E2・p13(p7・p6)・NS2・NS3・NS4A・NS4B・NS5A・NS5B」は非常によく似ている(Beames et al., 2001)。

GBV-B の internal ribosome entry site(IRES)は HCV 同様に 5′ 非翻訳領域に位置する。IRES とは配列内リボソーム進入部位であり，リボソームが mRNA の途中からエントリーできるサイトである。ここから一番近いメチオニンが開始メチオニンになることができる。この領域はステムループ(Stem-loop)構造をとっておりⅠ～Ⅳに区分されるが，Ⅲc 領域は HCV，Pestivirus，GBV-B の間で比較的よく保存されている領域である(Rijnbrand et al., 2004)。HCV Core 蛋白はドメインⅠ，Ⅱ，Ⅲからなり，ミトコンドリアに蓄積し宿主細胞において酸化ストレスを引き起こすとともに，ウイルス粒子の組み立てと小胞体膜からの出芽の際に機能することが知られている。GBV-B の Core 蛋白は HCV に比べてドメインⅠが 35 残基ほど短いが，機能的には HCV のそれと同等である(Hourioux et al., 2007)。また宿主のシグナルペプチド分解酵素を不活化する機能も報告されており，ウイルス感染において重要な働きを担っている(Targett-Adams et al., 2006)。GBV-B の E1 および E2 は外被糖蛋白である。HCV E1，E2 は標的細胞のさまざまなレセプター分子(CD81，glycosaminoglycans，scavenger receptor class B type 1，claudin 1，occludin，Niemann-Pick C1-like 1，CD5)に結合することで細胞に感染することが知られているが，GBV-B のレセプター分子についてはまだ明らかにされていない。侵入の際に機能し，NS2 および NS3 蛋白はそれぞれ metalloprotease(NS2)，serine protease，helicase (NS3)として機能する(Beames et al., 2001)。GBV-B E2 の後に位置する p13 蛋白は HCV の p7 蛋白に相当し，イオンチャネルとして機能する。p13 は p7 および p6 にプロセシングされるが，p7 がウイルス増殖に必須である(Takikawa et al., 2006)。また GBV-B p13 を HCV p7 に置換したキメラウイルスはマーモセットで増殖可能であったことから，これらの蛋白は相補的であると考えられる(Griffin et al., 2008)。GBV-B の NS3/4A 蛋白は HCV 同様に IFN-β promoter stimulator-1(IPS-1)を切断し，RIG-I シグナル伝達を遮断することが報告されている(Chen et al., 2007)。このことは，GBV-B の感染増殖のためには自然免疫シグナル伝達を遮断する必要があることを示している。GBV-B の NS5A 蛋白は宿主免疫シグナル伝達に関与する蛋白をリン酸化する機能を持つ(Mankouri et al., 2008)。HCV は NS5B 蛋白が RNA 依存 RNA ポリメラーゼとして働き，ウイルス RNA 複製に必須である。この領域を GBV-B の NS5B に置換した場合，ウイルス RNA は複製可能であることから(Brass et al., 2010)，GBV-B と HCV で一定の互換性がある。GBV-B の 3′ UTR は HCV のそれに比べると 3 倍ほど長い(GBV-B が 309 nts に対して HCV は 98 nts)。しかしながら両者のステムループ構造の 3′ 側は類似しており，この領域はウイルス感染に大きな役割をしていると考えられている(Bukh et al., 1999)。

【物理化学的性状】・【抗原の性状】

いまだ不明である。

【培養】

GBV-B は *in vitro* では新世界ザルの初代肝細胞のみで感染増殖可能であり，株化細胞による感染系は確立されていない(Beames et al., 2000; Lanford et al., 2003; Buckwold et al., 2005)。

【増殖】

HCV では，肝臓細胞以外でも T，B リンパ球，単球，顆粒球などの白血球でウイルスが複製されることが知られているが(Blackard et al., 2006)，同様に GBV-B においても肝外組織，特に血液リンパ組織において高いレベルのウイルス複製が確認されている(Ishii et al., 2007)。上述の CHV での知見と併せて，ヘパシウイルスはその属名に反して多臓器指向性であるといえよう。しかし HCV や GBV-B に関する限り，その主な病原性が肝障害であることから，肝臓細胞が主要な標的細胞であることは論を俟たない。実際，HCV 産生は肝臓細胞内の脂肪滴周辺で行われ，脂質が豊富な環境がエンベロープをまとった感染性ウイルス粒子の産生に必要である(Miyanari et al., 2007)。

【病原性】

タマリンへの GBV-B 感染実験では，通常慢性化せずウイルスはクリアランスされる。すなわち GBV-B 感染によって接種 2 週程度で血中ウイルス量は $1 \times 10^{7\sim9}$ genome equivalent(GE)/mL でプラトーとなり，3 か月ほど維持される(亜急性期)。抗 GBV-B 抗体価の上昇は多くの急性感染症と異なり顕著な遅延が見られ，感染後 2 か月程度は抗体応答が認められない点で特徴的である。その後，抗体価の上昇と相俟って血中ウイルス量が徐々に低下し，やがて検出されなくなる。このことから，液性免疫応答がウイルス制御に重要な役割を担っており，GBV-B によるこうした免疫応答の抑制作用がウイルス排除の遅延につながるものと考えられる(Ishii et al., 2007)。なお稀ではあるが亜急性期を経過後，持続感染に移行する例も報告されているが，HCV 感染患者で見られるような慢性症状は呈さない(Martin et al., 2003)。

こうした知見は GBV-B と HCV の相違性を示すとされ，HCV 感染・病態モデルとしての GBV-B の意義については懐疑的であった。ところが最近，マーモセットをモデル動物として用いることで HCV 感染に近似した慢性症状を呈することが報告された。すなわち，4 年以上の長期にわたり，間歇的なウイルス血症および ALT 値の上昇，肝線維化(写真 16)をともなう慢性 C 型肝炎様の病態を呈することが明らかにされた(Iwasaki et al., 2011)。特筆すべきことに，抗ウイルス抗体の誘導は顕

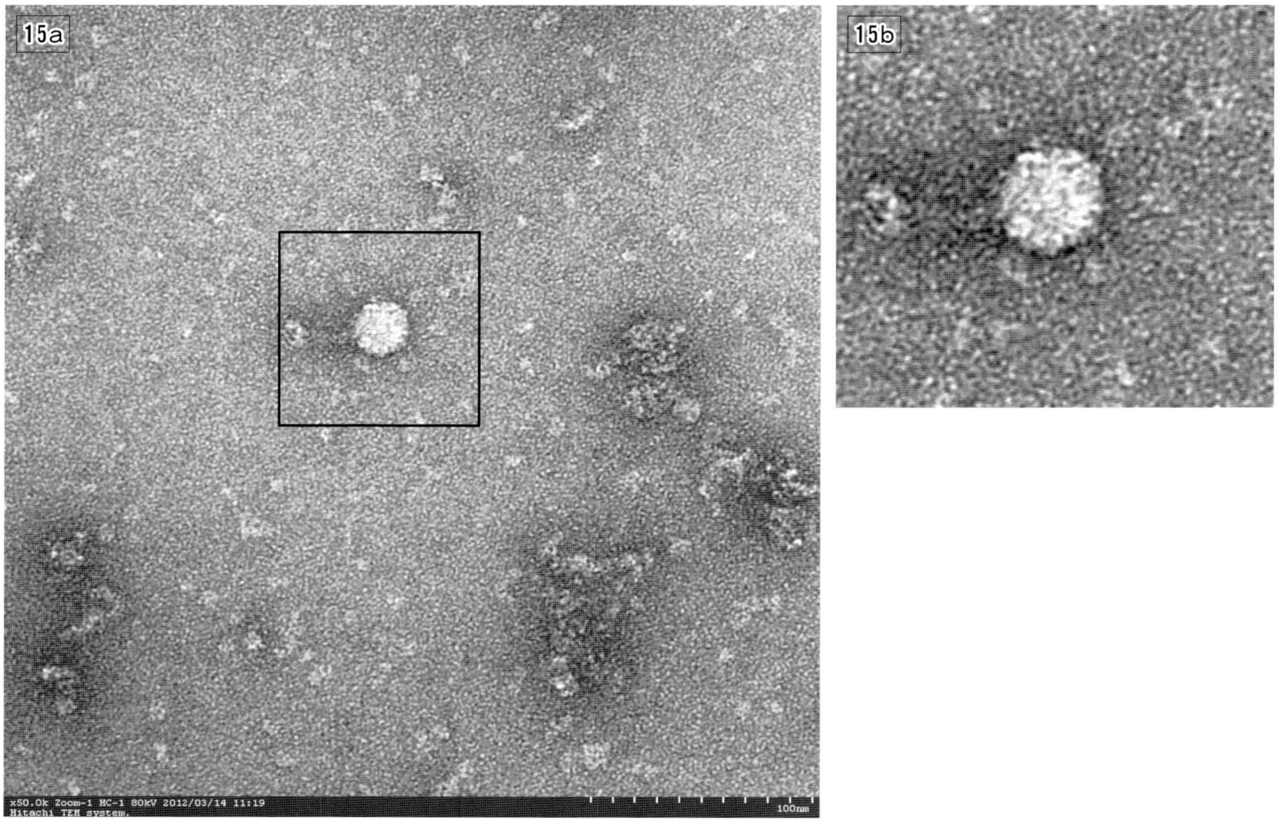

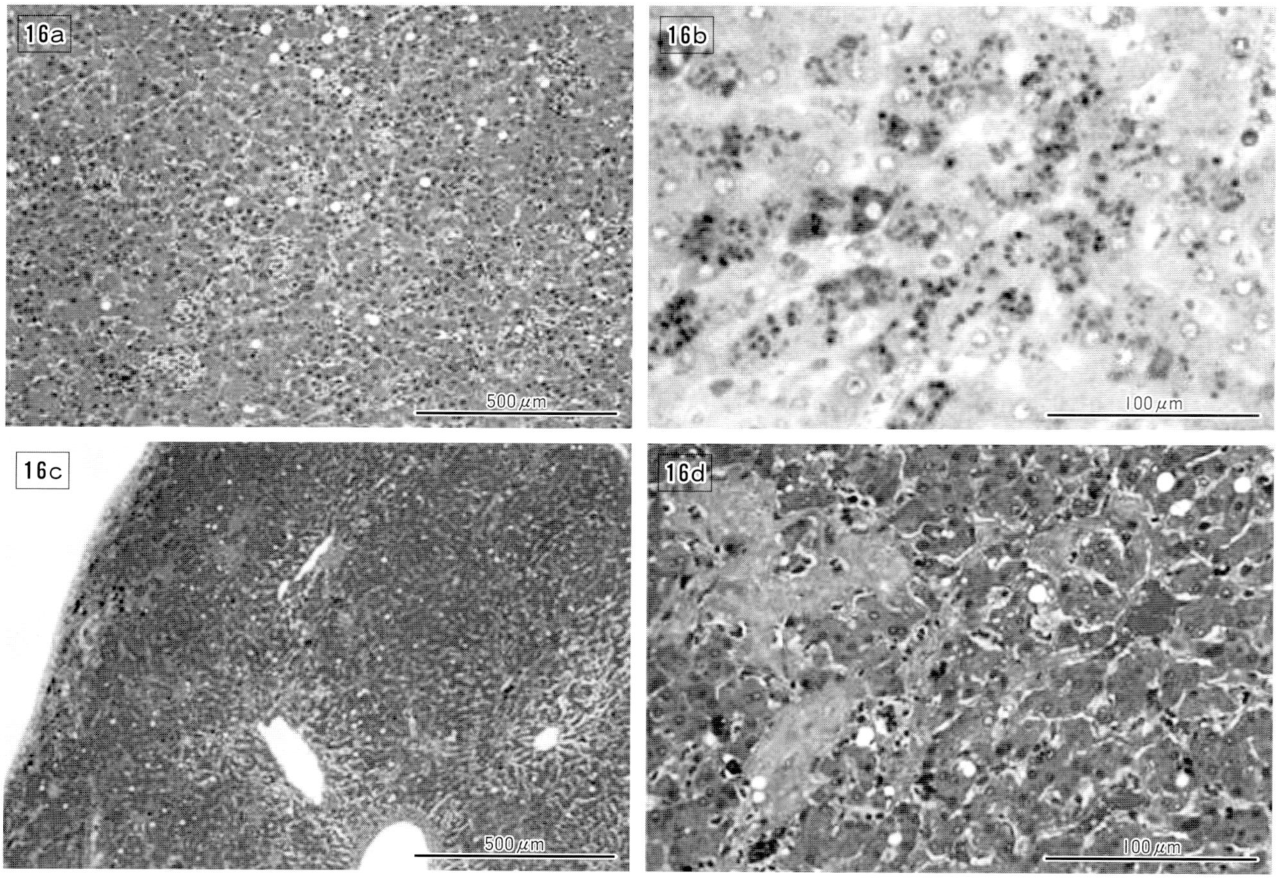

写真 15　電子顕微鏡によって観察されたGBV-B(国立研究開発法人医薬基盤・健康・栄養研究所 共用機器実験室より供与)。a)弱拡大，b)強拡大像。試料は電子顕微鏡観察のためにグロー放電後のCuカーボングリッド上でそれぞれ観察に適した濃度まで希釈した後，2%酢酸ウランを用いてネガティブ染色した。グリッドが完全に乾燥した後，加速電圧80 kVの電子顕微鏡H-7650(Hitachi)で観察した。粒子像は倍率50,000倍でCCDカメラを用いて撮影した。

写真 16　慢性肝炎を発症したGBV-B感染マーモセット肝臓における組織病理解析(Iwasaki et al., 2011；©Frontiers Media S.A.)。a)ヘマトキシリンエオジン染色，b)GBV-B core抗体による免疫染色，c，d)マッソントリクローム染色(それぞれ弱拡大，強拡大像)。肝臓細胞内でのGBV-Bの局在が明らかになるとともに，GBV-B感染によって肝組織における線維化が見出された。(口絵245参照)

著に遅延し，タマリンにおけるウイルスクリアランスをともなう一過性感染様式とは対照的であった。以上のことより，GBV-BはHCVと同等の持続感染性および病原性を有すること，その機能発現（特に宿主免疫の制御および病原性）は宿主に依存するものと考えられる。実際，HCV感染チンパンジーでは約5割の確率でヒトと同様の持続感染に移行するが慢性C型肝炎様症状は示さないことからも，これら霊長類ヘパシウイルスの宿主特異性を現すものとして興味深い。

【実験室内診断】・【疫学】・【治療】・【予防】

【分類・歴史】の項を参照のこと。なお，GBV-BやCHVについては，自然感染動物の詳細が明らかにされていないこともあり，これらの項目については不明な点が多い。

【動物モデルの役割】

現在HCVは世界的に蔓延しており，およそ1億7,000万人（世界人口の3%近く）がキャリアーと目されている。また日本でのHCVキャリアーは190万〜230万人存在すると推定されているが，自覚症状がないことが多く，肝硬変や肝がんへ移行する感染者が多数存在することが大きな国際的，社会的問題となっている。現在のペグインターフェロン・リバビリン併用療法に加えて，2012（平成24）年3月よりプロテアーゼ阻害薬であるテラプレビルが承認されるなど，さまざまな抗HCV薬開発が精力的に進められているが，副作用が強いことや薬剤耐性株の存在，さらにこうした治療には非常に高額の医療費が必要となるなど，まだ克服しなければならない問題も多い。このような状況をふまえ，発展途上国での感染拡大阻止に向け有効な予防ワクチンの開発が急務であろう。ワクチン開発にはHCV感染動物モデルによる有効性評価が必要となるが，HCVはチンパンジー以外の動物に感染しないという宿主域の狭さが問題となる。さらにチンパンジーは絶滅危惧種であることや倫理的観点から，わが国をはじめ諸外国でも感染実験への使用は認められていない。また最近，HCVが感染可能なヒト肝細胞移植免疫不全マウスが開発され，抗ウイルス薬の評価などで活用されているが，免疫応答の評価が必要なワクチン研究には適さない。これらのことがワクチンの開発に不可欠な個体レベルでの安全性・有効性評価，さらにC型肝炎の病態解析を行うに当たっての大きな障壁となっている（Akari et al., 2009）。こうした背景において，マーモセットなどの実験用霊長類に感染可能なHCV/GBV-Bキメラウイルス（HCVのウイルスゲノムの一部がGBV-Bの対応するゲノム領域に置換された組み換えウイルス）の開発が進められている。これによりHCV治療・予防のための前臨床試験としてワクチンの有効性評価が可能となるばかりでなく，慢性C型肝炎から肝硬変，肝細胞がんへと推移する病態解明にも貴重な知見を提供してくれるだろう。今後の研究進展が俟たれるところである。

【引用・参考文献】

Akari, H., Iwasaki, Y., Yoshida, T., et al. 2009. Non-human primate surrogate model of hepatitis C virus infection. Microbiol. Immunol. 53: 53–57.

Alter, H. J. 1996. The cloning and clinical implications of HGV and HGBV-C. N. Engl. J. Med. 334: 1536–1537.

Beames, B., Chavez, D., Guerra, B., et al. 2000. Development of a primary tamarin hepatocyte culture system for GB virus-B: a surrogate model for hepatitis C virus. J. Virol. 74: 11764–11772.

Beames, B., Chavez, D., and Lanford, R. E. 2001. GB virus B as a model for hepatitis C virus. ILAR J. 42: 152–160.

Blackard, J. T., Kemmer, N., and Sherman, K. E. 2006. Extrahepatic replication of HCV: insights into clinical manifestations and biological consequences. Hepatology 44: 15–22.

Brass, V., Gouttenoire, J., Wahl, A., et al. 2010. Hepatitis C virus RNA replication requires a conserved structural motif within the transmembrane domain of the NS5B RNA-dependent RNA polymerase. J. Virol. 84: 11580–11584.

Buckwold, V. E., Collins, B., Hogan, P., et al. 2005. Investigation into the ability of GB virus B to replicate in various immortalized cell lines. Antiviral Res. 66: 165–168.

Bukh, J., Apgar, C. L., and Yanagi, M. 1999. Toward a surrogate model for hepatitis C virus: An infectious molecular clone of the GB virus-B hepatitis agent. Virology 262: 470–478.

Chen, Z., Benureau, Y., Rijnbrand, R., et al. 2007. GB virus B disrupts RIG-I signaling by NS3/4A-mediated cleavage of the adaptor protein MAVS. J. Virol. 81: 964–976.

Choo, Q. L., Kuo, G., Weiner, A. J., et al. 1989. Isolation of a cDNA clone derived from a blood-borne non-A, non-B viral hepatitis genome. Science 244: 359–362.

Deinhardt, F., Holmes, A. W., Capps, R. B., et al. 1967. Studies on the transmission of human viral hepatitis to marmoset monkeys. I. Transmission of disease, serial passages, and description of liver lesions. J. Exp. Med. 125: 673–688.

Griffin, S., Trowbridge, R., Thommes, P., et al. 2008. Chimeric GB virus B genomes containing hepatitis C virus p7 are infectious in vivo. J. Hepatol. 49: 908–915.

Hourioux, C., Ait-Goughoulte, M., Patient, R., et al. 2007. Core protein domains involved in hepatitis C virus-like particle assembly and budding at the endoplasmic reticulum membrane. Cell Microbiol. 9: 1014–1027.

Ishii, K., Iijima, S., Kimura, N., et al. 2007. GBV-B as a pleiotropic virus: distribution of GBV-B in extrahepatic tissues in vivo. Microb. Infect. 9: 515–521.

Iwasaki, Y., Mori, K., Ishii, K., et al. 2011. Long-term persistent GBV-B infection and development of a chronic and progressive hepatitis C-like disease in marmosets. Front Microbiol. 2: 240.

Kapoor, A., Simmonds, P., Gerold, G., et al. 2011. Characterization of a canine homolog of hepatitis C virus. Proc. Natl. Acad. Sci. U.S.A. 108: 11608–11613.

Lanford, R. E., Chavez, D., Notvall, L., et al. 2003. Comparison of tamarins and marmosets as hosts for GBV-B infections and the effect of immunosuppression on duration of viremia. Virology 311: 72–80.

Linnen, J., Wages, J., Jr., Zhang-Keck, Z. Y., et al. 1996. Molecular cloning and disease association of hepatitis G virus: a transfusion-transmissible agent. Science 271: 505–508.

Mankouri, J., Milward, A., Pryde, K. R., et al. 2008. A comparative cell biological analysis reveals only limited functional homology between the NS5A proteins of hepatitis C virus and GB virus B. J. Gen. Virol. 89: 1911–1920.

Martin, A., Bodola, F., Sangar, D. V., et al. 2003. Chronic hepatitis associated with GB virus B persistence in a tamarin after intrahepatic inoculation of synthetic viral RNA. Proc. Natl. Acad. Sci. U.S.A. 100: 9962–9967.

Miyanari, Y., Atsuzawa, K., Usuda, N., et al. 2007. The lipid

droplet is an important organelle for hepatitis C virus production. Nat. Cell Biol. 9: 1089-1097.
Rijnbrand, R., Thiviyanathan, V., Kaluarachchi, K., et al. 2004. Mutational and structural analysis of stem-loop IIIC of the hepatitis C virus and GB virus B internal ribosome entry sites. J. Mol. Biol. 343: 805-817.
Schlauder, G. G., Pilot-Matias, T. J., Gabriel, G. S., et al. 1995. Origin of GB-hepatitis viruses. Lancet 346: 447-448.
Simons, J. N., Leary, T. P., Dawson, G. J., et al. 1995a. Isolation of novel virus-like sequences associated with human hepatitis. Nat. Med. 1: 564-569.
Simons, J. N., Pilot-Matias, T. J., Leary, T. P., et al. 1995b. Identification of two flavivirus-like genomes in the GB hepatitis agent. Proc. Natl. Acad. Sci. U.S.A. 92: 3401-3405.
Stapleton, J. T., Foung, S., Muerhoff, A. S., et al. 2011. The GB viruses: a review and proposed classification of GBV-A, GBV-C (HGV), and GBV-D in genus Pegivirus within the family Flaviviridae. J. Gen. Virol. 92: 233-246.
Takikawa, S., Engle, R. E., Emerson, S. U., et al. 2006. Functional analyses of GB virus B p13 protein: development of a recombinant GB virus B hepatitis virus with a p7 protein. Proc. Natl. Acad. Sci. U.S.A. 103: 3345-3350.
Targett-Adams, P., Schaller, T., Hope, G., et al. 2006. Signal peptide peptidase cleavage of GB virus B core protein is required for productive infection in vivo. J. Biol. Chem. 281: 29221-29227.

【謝辞】
本項執筆に際し，京都大学霊長類研究所 人類進化モデル研究センター(明里研究室)の皆様に感謝の意を表します。また電子顕微鏡撮像に関し，国立研究開発法人医薬基盤・健康・栄養研究所 共用機器実験室，赤木謙一先生，片山寿美枝先生のご厚意に感謝いたします。

【東濃篤徳，明里宏文】

トガウイルス科
Family *Togaviridae*

【分類・歴史】

トガウイルス科(*Togaviridae*)にはアルファウイルス属(*Alphavirus*)とルビウイルス属(*Rubivirus*)のふたつの属が含まれる。ルビウイルス属には風疹ウイルスのみが含まれる(風疹ウイルス参照)。一方，アルファウイルス属に所属のウイルスには40種以上あり，多くはカなどの節足動物で媒介されるウイルス(arbovirus)であるが，近年，魚類(サケ類)からも新種のアルファウイルスが分離されその数は増えている。

主なアルファウイルスとしてはシンドビスウイルス(Sindbis virus，旧世界に広く分布)，セムリキ森林ウイルス(Semliki Forest virus，アフリカ)，ロスリバーウイルス(Ross River virus，オーストラリア)，マヤロウイルス(Mayaro virus，南米)などが挙げられる。これらはカと哺乳類の間で感染を繰り返し，時にヒトにも感染して発熱，関節痛などの症状を示す。東部ウマ脳炎ウイルス(Eastern equine encephalitis virus，アメリカ大陸)，西部ウマ脳炎ウイルス(Western equine encephalitis virus，アメリカ大陸)，ベネズエラウマ脳炎ウイルス(Venezuelan equine encephalitis virus，南米大陸)は，カと哺乳類(特にウマ)や鳥類の間で感染を繰り返し，時にヒトに感染してウイルス性脳炎の原因となる。またチクングニアウイルス(Chikungunya virus，アフリカとアジア，中南米)，オニョンニョンウイルス(O'Nyong-nyong virus，アフリカ)はカとヒトとの間で感染し発熱，関節痛，時に脳炎を起こす。また近年になり養殖サケに50%の致死率を示すサケ膵臓病ウイルス(Salmon pancreatic disease virus，米国，欧州)などの魚類のアルファウイルスが発見された。今後研究が進めば虫類や両生類からもアルファウイルスが発見されるのではないかと考えられている。従来，ウイルス粒子の抗原性により7つのグループに分類されていたが，近年の遺伝子解析手法によりLuersらはアルファウイルスを4つのグループ，すなわちセムリキ森林ウイルスグループ，シンドビスウイルスグループ，ウマ脳炎ウイルスグループ，水生ウイルスグループに分けている。ただし比較する遺伝子領域によりグループ間で多少のずれがある。

歴史的には18，19世紀からトガウイルス感染によると思われる米国北東部でのウマの脳炎や東南アジアでの流行性のヒト関節炎発生の記録が見られるが，ウイルスの分離同定は1930年に米国のカリフォルニア州で西部ウマ脳炎ウイルスが，続いて1933年にニュージャージー州とヴァージニア州で東部ウマ脳炎ウイルスが初めて分離された。さらに1936年にはベネズエラで発生したウマ脳炎の流行ではベネズエラウマ脳炎ウイルスが分離された。また，旧大陸では1953年に初めてチクングニアウイルスがタンザニアでヒトの血液から分離され，その後，上述した多くのアルファウイルスが発見され続けている。

【ビリオン】

アルファウイルス粒子は直径70 nmの球形の構造をしており，総分子量は52×10^6 dで密度は1.22 g/mLである。ウイルス粒子表面は外被膜(エンベロープ envelope)で包まれており電子顕微鏡で観察できる(写真1)。この外被膜を古代ローマ帝国の人々が着用していたマント(ラテン語で「*Toga*」といった)になぞらえてトガウイルスという名前が付けられた。

外被膜は宿主細胞由来の脂質膜(脂質の二重層)で，その膜表面にはウイルス由来のE1とE2蛋白質とが結合した分子(ヘテロダイマー)が3つ集合したひとつの構造物(トリマー)が80個，正20面体に配列された格子構造(T＝4格子)をとっている。すなわちウイルス粒子表面にはE1とE2蛋白質がそれぞれ240個存在している。電子顕微鏡で観察するとこのトリマーは外被膜表面から約100 Å(10 nm)突き出した突起(スパイク)として認識される。この他，6K蛋白質も少数ウイルス粒子表面に存在する。E1蛋白質のC末端のふたつの残基，E2蛋白質のC末端の33残基は外被膜の内側に貫通しており，E2蛋白の1個の貫通部位はヌクレオカプシドの1分子のC蛋白質と接触している(図1)。

アルファウイルスのヌクレオカプシドは1本のウイルス遺伝子RNAをC蛋白質が取り囲んだ構造をしており正20面体の格子構造(T＝4格子)をとる。電子顕微鏡観察では感染細胞の細胞質中に多数のヌクレオカプシド粒子を確認できる(写真2，3)。C蛋白のN末端は多数の塩基性アミノ酸からなり，ヌクレオカプシドの内側で陰性に帯電している遺伝子RNAと相互作用していると考えられている。

【ゲノム】

トガウイルスの遺伝子は(＋)鎖の一本鎖RNAであり，このゲノムRNAの5′末端にはキャップ構造，3′末端にはポリAを持っている。アルファウイルスの遺伝子全長は約11,700塩基であり，5′末端側(全長の約2/3)には4つの非構造蛋白質の遺伝子，3′末端側(全長の1/3)には5つの構造蛋白質の遺伝子がコードされている。

非構造蛋白質遺伝子はnsP1，nsP2，nsP3，nsP4，構造蛋白質はC，E3，E2，6K，E1の順に並んでいる(図2)。ゲノムRNAにはアルファウイルス全般に高度に保存された領域，CSE(conserved sequence element)が存在する。ふたつのCSEが5′末端の非翻訳領域に，ひとつは非構造蛋白質遺伝子と構造蛋白遺伝子の中間領域に，ひとつは3′末端の非翻訳領域に位置している。これらの合計4つのCSEはウイルス複製や転写に重要な役割があると考えられる。

【物理化学的性状】

アルファウイルスは，環境中では不安定であり，エーテル，クロロホルムなどの有機溶媒，ホルムアルデヒド，加熱，酸性溶液，70%エタノール，1%次亜塩素酸ナトリウム，2%グルタルアルデヒド，および4級アンモニウム類で速やかに不活化される。

【抗原の性状】

すべてのアルファウイルスは共通抗原を有する。この抗原交差性はC蛋白とE1糖蛋白が保存されていることに起因すると推定される。抗原交差性はアルファウイルスの新規同定と分類の基盤として遺伝子解析とともに有用である。

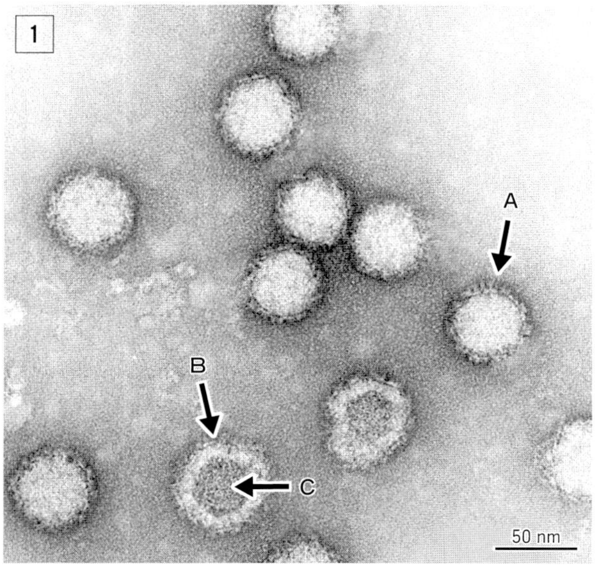

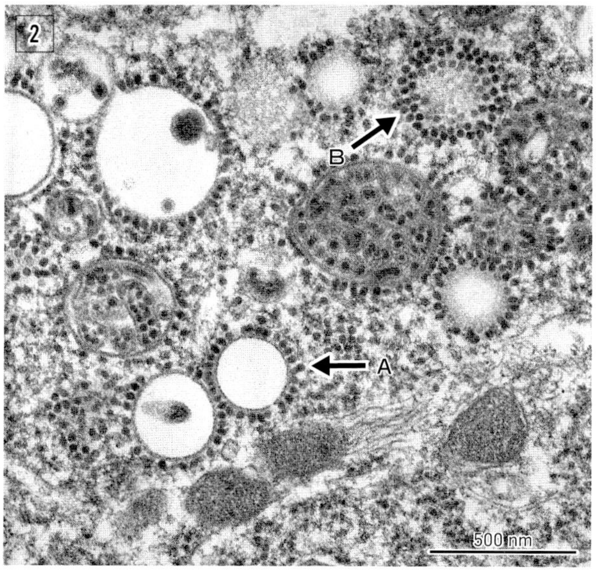

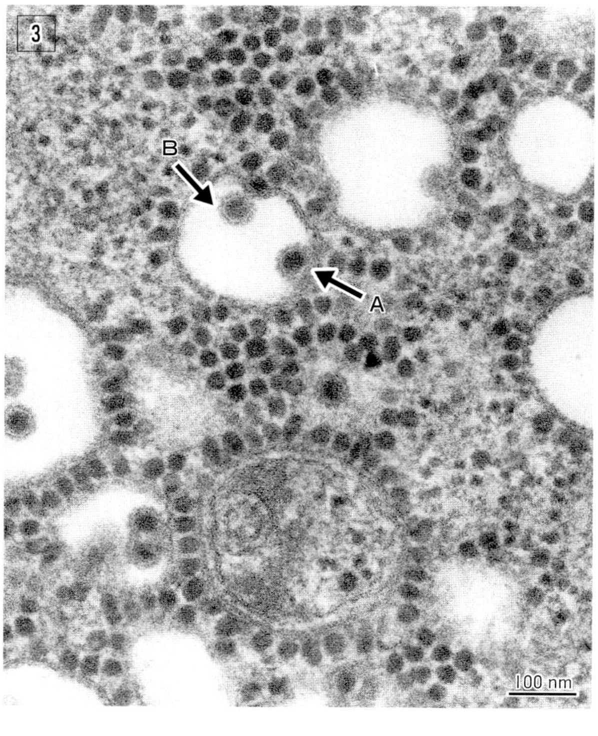

【培養・感染】

アルファウイルスは実に多くの種類の動物や培養細胞に感染することが可能である。ウイルス粒子表面のスパイクを形成する蛋白質のうちE2が標的細胞のレセプターに結合することで感染が開始するが，E2蛋白質は哺乳類やカの細胞表面に存在する複数のレセプター分子に結合する機能を持ち，またそのレセプターは多種の細胞表面に広く存在する分子であることが感染細胞の多様性のひとつの理由と考えられる。レセプターに結合したウイルス粒子は細胞のクラスリン依存性のエンドサイトーシスにより細胞内に取り込まれて電子顕微鏡では細胞質の小胞体内に観察できる。その後，小胞体内のpH低下によりウイルス粒子表面のE1–E2ヘテロダイマーが解離しE1蛋白上の膜融合部位(fusion peptide)が露出した状態で小胞体膜に結合，陥入した後3つのE1蛋白分子が会合して三量体(トリマー)となりウイルスの膜と小胞体膜の融合が開始される。その後，膜融合が完了するとヌクレオカプシドが細胞内に放出され，続いてウイルス遺伝子RNAとC蛋白が分離してウイルスRNAの翻訳が開始され，ウイルスの増殖(複製)が始まる。

【増殖】

細胞質内に放出されたウイルスゲノムRNAはmRNAとして機能し，5′側に位置する非構造蛋白質全体がpolyprotein(P1234，P123)として翻訳され，最終的には4つの非構造蛋白質(nsP1，nsP2，nsP3，nsP4)に切断される(図2)。興味深いことにnsP3遺伝子の最後には終止コドン(UAG：オパールコドン)があり80〜90%の翻訳はここで停止してpolyproteinのP123が合成され3つの各非構造蛋白質に切断されるが，10〜20%の翻訳ではこの終止コドンをリードスルーしてpolyproteinのP1234が合成され4つの非構造蛋白質となる。すべてのアルファウイルスがnsP3の後に終止コドンを持っているわけではないが，この終止コドンを人為的になくしたシンドビスウイルスではウイルス複製が抑制されることから，これは効果的なウイルス複製に必要な翻訳制御機構であると考えられている。Polyproteinの切断はnsP2が持つ蛋白分解酵素(protease)機能による。ちなみに，nsP1にはmethyltransferase,

写真1　ウイルス粒子のネガティブ染色電子顕微鏡写真。チクングニアウイルスに感染したヒトスジシマカ培養細胞C6/36細胞上清からショ糖密度勾配超遠心法により精製したウイルス粒子を酢酸ウラニルにより染色し電子顕微鏡で観察すると，粒子内部に染色液が侵入していない粒子ではAのように粒子表面の突起物(スパイク)が見える。一方，粒子内部まで染色液が侵入した粒子では粒子表面のスパイクを持つエンベロープの膜構造(B)と内部のヌクレオカプシド(C)が観察される。

写真2　チクングニアウイルス感染48時間後のBHK21細胞の超薄切片電子顕微鏡写真。細胞内の空胞周辺に多数のヌクレオカプシド(A)が集合している様子が見える。また球状の空胞の周りを囲むように集合するヌクレオカプシド(B)の様子もうかがえる。

写真3　チクングニアウイルス感染48時間後のBHK21細胞の超薄切片電子顕微鏡写真。細胞内の空胞内部へ発芽する途中のウイルス粒子が見える(A)。ヌクレオカプシドが細胞質側から空胞内部に陥入し，もう少しでウイルス粒子が完成する。Bは粒子形成完了直前のウイルス粒子。

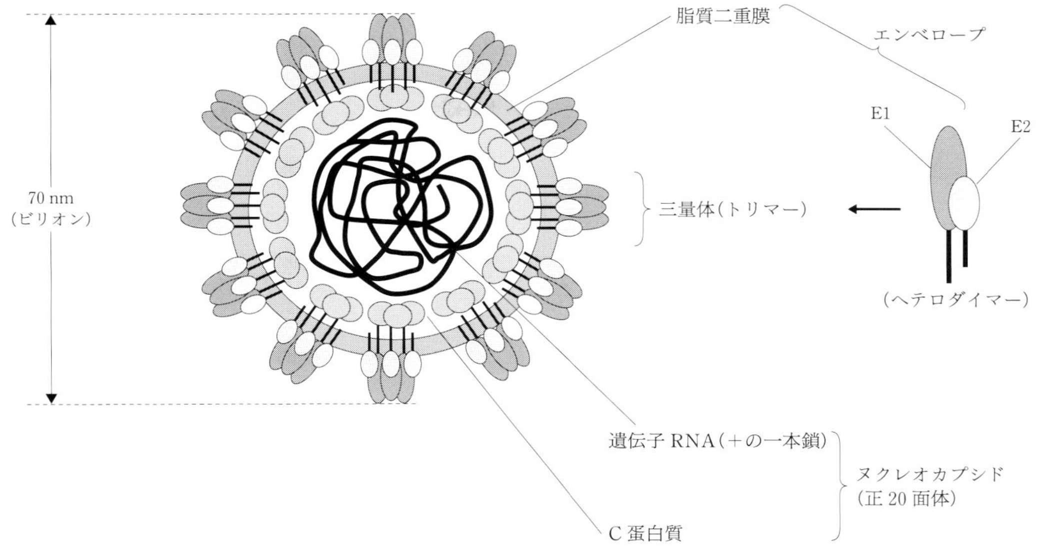

図 1　ウイルス粒子模式図。ウイルス表面は宿主由来の脂質の二重膜の上に E1 と E2 蛋白の複合体(ヘテロダイマー)が 3 つ集合したトリマー構造物が 80 個，正 20 面体構造に配列された格子構造(T＝4 格子)をとっている。電子顕微鏡観察ではこのトリマーは外被膜表面から 100 Å (10 nm)突出した突起(スパイク)として認識される。E1 蛋白質の C 末端のふたつの残基，E2 蛋白質の C 末端の 33 残基は粒子内部に貫通しており，E2 蛋白の 1 個の貫通部位はヌクレオカプシドを囲む C 蛋白質 1 分子と接触している。ヌクレオカプシドは 1 本のウイルス遺伝子 RNA を C 蛋白質が取り囲んだ構造をしており正 20 面体の格子構造(T＝4 格子)をとる。

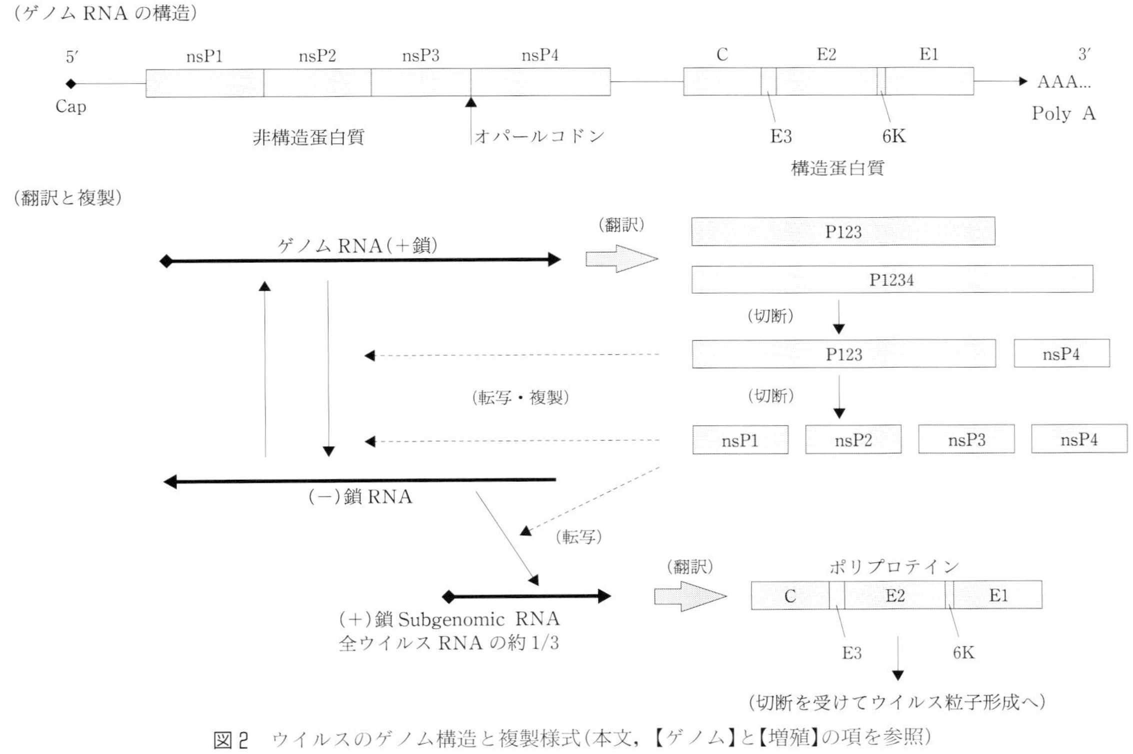

図 2　ウイルスのゲノム構造と複製様式(本文，【ゲノム】と【増殖】の項を参照)

guanylyltransferase のふたつの酵素活性を持ち，nsP2 は NTPase，helicase，RNA triphosphatase，protease の 4 つの活性を持つ。また nsP2 は核内移動シグナルを持つため，50％の分子は核への局在が認められる。ただし，このシグナルを人為的に壊したウイルスでも細胞内増殖には変化はないがネズミでの毒性が減少するとの報告がある。nsP3 の機能についてはまだ解明されていないが(－)鎖 RNA の合成に必要でありリン酸化されている。nsP4 は遺伝子複製や転写を行う RNA 依存性 RNA polymerase 活性を持つ。

非構造蛋白質が合成されるとウイルス遺伝子(＋)鎖を鋳型として相補的な(－)鎖 RNA の合成(複製)が開始される。この合成は細胞質内のエンドソームの表面で行われすべての非構造蛋白質が関与している。この(－)鎖の合成では P123(または P23)すなわち完全には切断されてない非構造蛋白質と nsP4，および細胞からの因子が必要とされる。その後完全に切断された nsP1，nsP2，nsP3，nsP4 がそろった段階で，今度は(－)鎖からの

(＋)鎖ゲノム RNA の合成が開始される。最終的には(＋)鎖ゲノム RNA の方が多く合成されるため，(－)鎖は(＋)鎖に比べて 2～5%の割合となる。

(＋)鎖ゲノムの合成と同時に(＋)鎖の subgenomic RNA(構造蛋白質の mRNA)の転写が開始される。この量はゲノム RNA 量の 3 倍程度に及ぶ。そしてこの subgenomic RNA から構造蛋白質の polyprotein(C-E3-E2-6K-E1)が翻訳され，細胞とウイルス由来の蛋白分解酵素作用によりそれぞれのウイルス構造蛋白質 PE2(E3-E2)，6K，E1 に切断されウイルス粒子の材料となる。

ウイルス粒子の形成

C 蛋白質は細胞質内に存在するが，他の構造蛋白質は粗面小胞体(RER)の膜上にアンカーされ分子の大部分を RER 内腔に出した状態となり，この段階で各種の糖鎖が付加されると同時に E1 と PE2 はヘテロダイマーを形成しゴルジに移行する。この段階で PE2 はフリン(furin)酵素により切断され E3 が切り離されて E1 と E2 のヘテロダイマーとなり，さらに細胞膜へと移送される。一方細胞質内では C 蛋白質と(＋)鎖のゲノム RNA とが会合して正 20 面体構造を持つヌクレオカプシドの組み立て(packaging)が進行する。シンドビスウイルスではウイルスゲノムの 946～1076 塩基の部分にこのパッケージング(packaging)シグナルがあり，C 蛋白質の 81～113 残基部分で認識されている。ヌクレオカプシドは細胞膜表面まで移動し E1，E2 ヘテロダイマーが多数集積した部位で C 蛋白と E2 蛋白 C 末端との作用によりヌクレオカプシドが細胞膜に突き出す形で発芽(budding)するようにウイルス粒子が形成され，細胞から切り離されてウイルス粒子形成が完了する。チクングニアウイルス感染 BHK 細胞では細胞内の空胞にウイルスが発芽する様子も観察される(写真 3～5)。

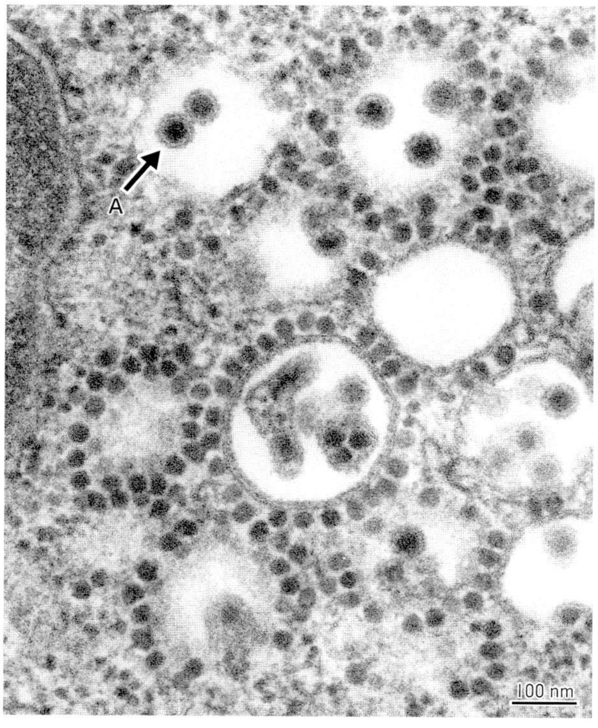

写真 4　チクングニアウイルス感染 48 時間後の BHK21 細胞の超薄切片電子顕微鏡写真。細胞内の空胞内部へ発芽を完了したウイルス粒子(A)が見える。ヌクレオカプシドがエンベロープに包まれている様子も見て取れる。

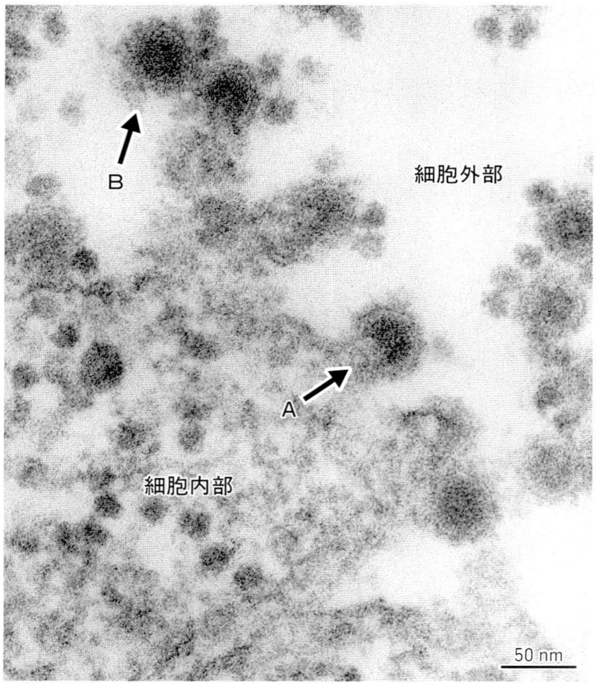

写真 5　チクングニアウイルス感染 48 時間後の BHK21 細胞の超薄切片電子顕微鏡写真。細胞膜表面から発芽中のウイルス粒子が見える(A)。B は細胞膜から切り離され細胞外へ放出されたウイルス粒子。

【病原性】

アルファウイルスにヒトが感染した場合の症状については大きく分けて 3 つの病型を示す。最も重症な病型は脳炎である。東部ウマ脳炎ウイルス，西部ウマ脳炎ウイルス，ベネズエラウマ脳炎ウイルスがヒトやウマに脳炎を起こすが発生数は多くない。その他，近年インド洋沿岸ではチクングニアウイルスの変異株によりヒトの脳炎が発生している。症状は他のウイルス性脳炎と同様に急激な発熱に続いて頭痛，項部硬直，嘔吐などの髄膜刺激症状，運動障害，意識混濁，さらに進行すれば死亡する。その次に重症な病型はデング熱様の高熱，発疹，筋肉・関節痛を主症状とする病型であり 7～10 日で治癒する，ロスリバーウイルス，シンドビスウイルス，マヤロウイルス，チクングニアウイルス感染によく見られる病型である。3 つ目は原因不明の軽症発熱疾患として軽度から中等度の発熱，頭痛，全身倦怠などの不定愁訴を呈する病型であり，すべてのアルファウイルス感染でこのような病型がある。

【実験室内診断】

一般的に，アルファウイルスの実験室内診断には，ウイルス分離，血清学的診断法，および核酸増殖法(RT-PCR)が用いられる。

【疫学】

主なアルファウイルスは【分類・歴史】の項に記載した地域に分布する。わが国では，輸入感染症としての感染例が報告されている。特に近年チクングニアウイルス感染例が報告されている。

【治療】

現在，いずれのアルファウイルスによる疾患に対しても有効な抗ウイルス療法は存在しない。脳炎患者における脳圧亢進に対する対症療法は患者の命を救うために有効である。関節炎に対して抗炎症剤による対症療法を実施することも有益である。

【予防】

ホルマリン不活化ワクチンは，ウマの東部ウマ脳炎，西部ウマ脳炎，およびベネズエラウマ脳炎の予防には利用可能である。また，鳥類の東部ウマ脳炎の予防にも利用可能である。さらに，実験的不活化ワクチンが上記3種類の脳炎ウイルスに曝露した実験従事者の予防のために利用可能である。新規ワクチン開発が進行中であるが，まだ完成には至っていない。

【引用・参考文献】

American Association of Blood Bank. 5 December 2011. Resource Center, Blood and Cellular Therapies Information, Emerging Infectious Disease Agents, TRANSFUSION August 2009 Supplement Fact Sheets. Available from http://www.aabb.org/resources/bct/eid/Pages/appendix2.aspx

Griffin, D. E. 2007. Alphaviruses, p. 1023-1067. *In* Knipe, D. M., and Howley, P. M. (eds.), Fields virology, 5th ed., vol. 1, Wolters Kluwer/Lippincott Williams & Wilkins, Philadelphia.

Strauss, J. H., and Strauss, E. G. 2008. *Family Togaviridae*, p. 89-105. *In* Viruses and human diseases, 2nd ed., Elsevier, Amsterdam.

Zacks, M. A., and Paessler, S. 2010. Encephalitic alphaviruses. Vet. Microbiol. 140: 281-286.

【森田公一】

ルビウイルス属(風疹ウイルス属)
Genus ***Rubivirus***

【分類・歴史】

トガウイルス科(*Togaviridae*)風疹ウイルス属(*Rubivirus*)に属するウイルスは，風疹ウイルス(*Rubella virus*)1種類のみである。今までのところ，類縁のウイルスは見つかっていない。宿主もヒトしか知られていない(Weaver et al., 2005)。

風疹が，独立した感染症として認識されたのは1800年代初めのドイツである。その後ドイツ人医師のDe Bergenがドイツ語でRoethelnと命名した。このような経過からドイツ麻疹(German measles)とか，麻疹に比べて発疹の出現期間が短いことから「3日はしか」とか呼ばれることがある。

風疹が臨床家の間で関心を呼ぶきっかけになったのは，オーストラリアの眼科医のGregg(1941)が妊娠中の風疹感染で，新生児に障害すなわち先天性風疹症候群(CRS)が出ることを報告してからである。さらにそれが社会的な大きな関心にまで高まったのは，1964年の米国における約2万人，また，米軍統治下の沖縄で408人のCRSの出生が確認されたときからである(植田，1983)。このふたつの流行はおそらく同じウイルス株によると推測されているが，当時の沖縄ではウイルス分離がなされていなかったので，不明である。ウイルスの最初の分離は1962年に報告され(Parkman et al., 1962; Weller and Nova, 1962)，その分離ウイルスをもとに弱毒生ワクチンの開発が始まり，最初のワクチンが米国で1969年に実用化された。その後日本でも4種類のワクチンが開発され，現在3種類が使われている(加藤，1994)。

【形態・構造】

風疹ウイルスは，直径約60〜70 nmの球形である(写真6)。アルファウイルス属(*Alphavirus*)のような詳細なウイルス粒子の形態はわかっていない。ウイルス粒子は脂質の被膜で覆われており，表面にE1，E2の2種類の蛋白質(ヘテロダイマーを形成)で構成されるスパイクを持っている。被膜の内側に遺伝子として一本鎖(＋鎖)RNAを含むカプシド(C：ホモダイマー)が含まれる。カプシドはT＝3シンメトリー構造を持っている。

【増殖】

風疹ウイルスは，まず細胞表面のリセプターに付着して細胞内へ侵入すると考えられているが，まだリセプターは同定されていない。おそらく，エンドサイトーシスで細胞内のエンドソームに取り込まれ，その弱酸性環境でウイルスのスパイクの形態が変化して宿主細胞の膜と膜融合し，ヌクレオカプシド(CとRNA)が細胞質に取り込まれると考えられる。弱酸性でスパイク上のE1蛋白質の構造変化(Katow and Sugiura, 1988)やウイルス感染細胞の細胞融合(写真7)が起きることから，上記の過程が想定されている。超薄切片の観察では，ウイルス粒子はゴルジ嚢で出芽により成熟することが示されている(写真8)。

感染したヒトの体内においては，臓器特異性はなく，

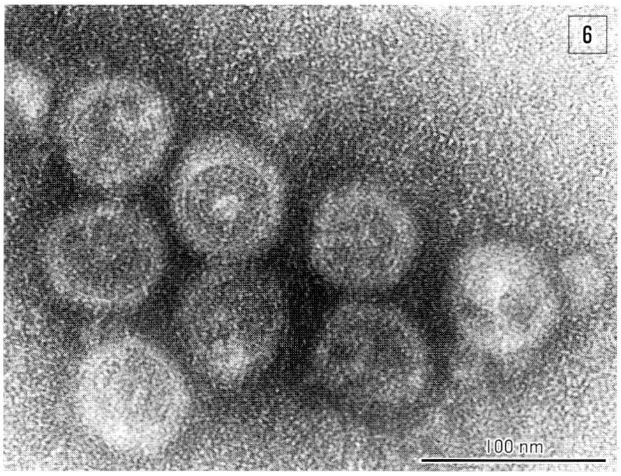

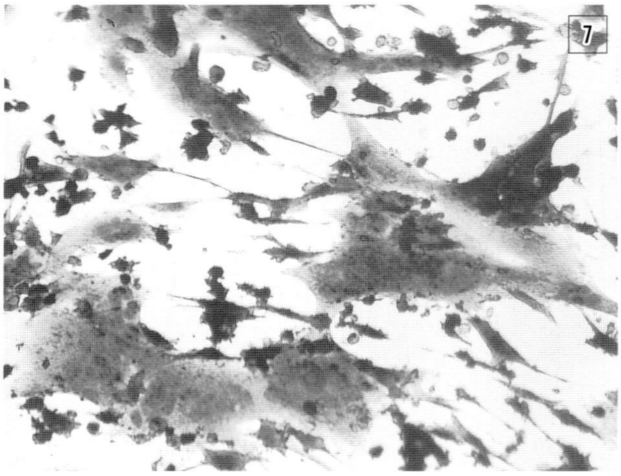

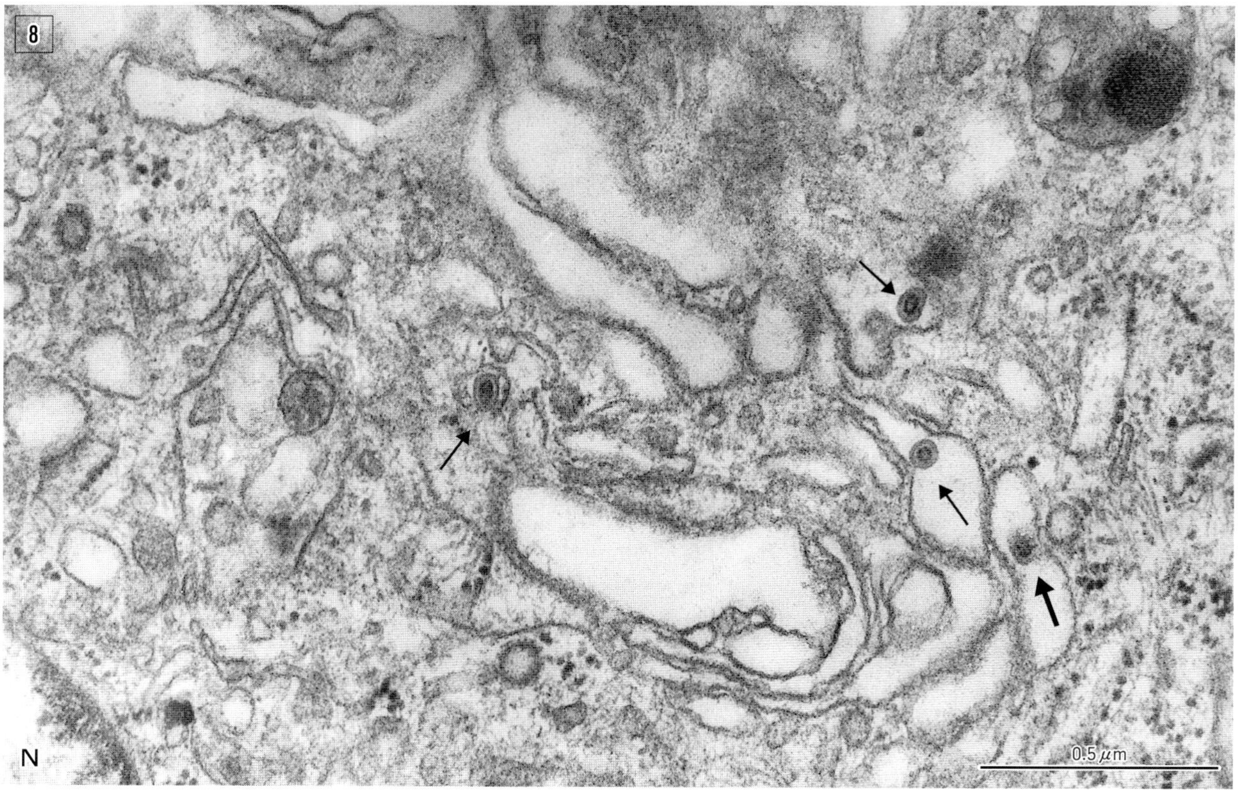

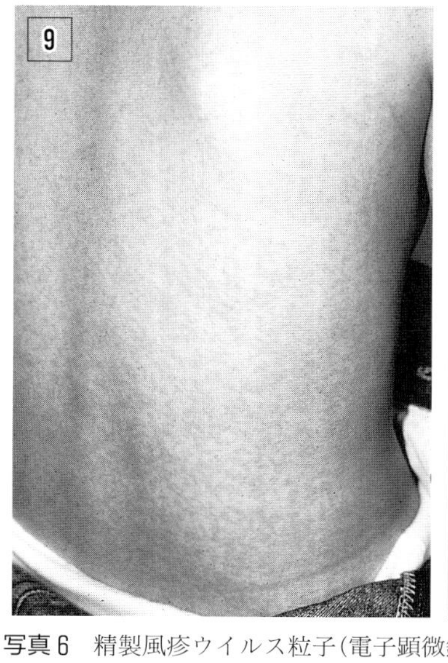

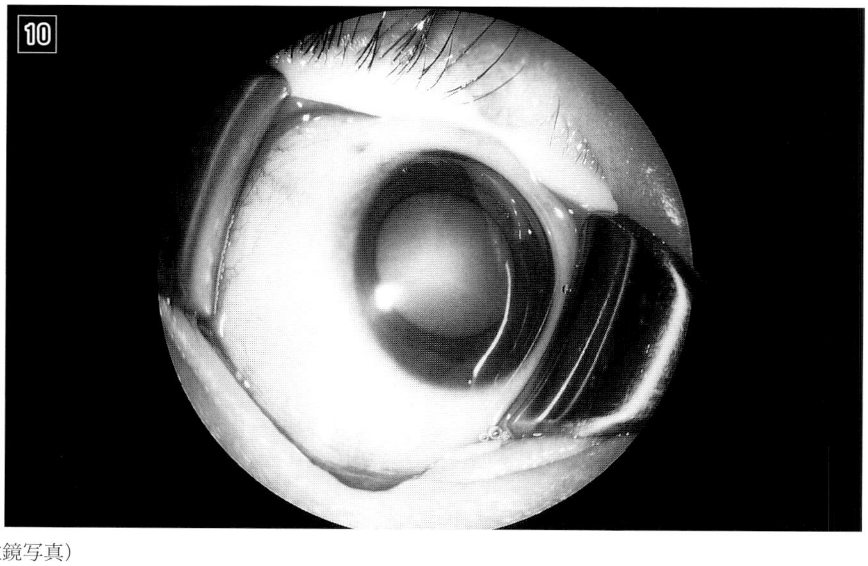

写真 6　精製風疹ウイルス粒子(電子顕微鏡写真)
写真 7　風疹ウイルス感染 BHK21 細胞の pH 6 処理による細胞融合(ヘマトキシリン・エオシン染色)。(口絵 248 参照)
写真 8　風疹ウイルス感染 BHK21 細胞電子顕微鏡写真(新居志郎博士より供与)。ゴルジ嚢内に認められる成熟ウイルス粒子(矢印)。太矢印は出芽中の粒子を指す。N：細胞核
写真 9　風疹による典型的な発疹(南谷幹夫博士より供与)。(口絵 246 参照)
写真 10　母体の風疹感染による出生児の先天性白内障(藤原隆明博士より供与)。(口絵 247 参照)

全身感染が引き起こされると考えられる。

【生態】

媒介動物は見つかっていない。感染したヒトから飛沫感染によってヒトに感染する。大半が小児期に感染するが，感染力が強くないため小児期での感染機会を逃して成人してから感染することがある。成人でも不顕性感染があることが，妊婦の風疹感染の診断の際に慎重さを要求される理由である。

【遺伝子情報】

遺伝子構造は，*Alphavirus* の遺伝子構造に似ているが，E3 や 6K のような独立した膜透過用のシグナルペプチドを持たない点が異なる。長さは 9,757 塩基であり，5' 側に cap 構造を持ち，3' 側に polyA を持つ（図 3）（Hobman, 2013）。

ヌクレオカプシドの細胞質内侵入後，＋鎖 RNA の 5' 側の 2/3 の部分から polyprotein である p200K が合成される。合成された p200K は p150K と p90K とに解裂されて，RNA 合成の酵素として機能する。＋鎖 RNA を鋳型として－鎖の RNA が合成されて，その合成された－RNA を鋳型に 2 種類の＋RNA が合成される。ひとつは完全長の＋RNA で，この＋RNA は後に形成されるカプシドのなかに取り込まれて遺伝子 RNA となる。もうひとつの＋RNA は 3' 側の 1/3 の部分に対応する長さのもので，5' 側に cap 構造，3' 側に polyA が付く。この 1/3 RNA をもとにウイルスの 3 種類の構造蛋白質（C，E2，E1 の順）が合成される。E1，E2 は合成の途中で糖鎖を付加されて糖蛋白質になる（Hobman, 2013）。

【培養】

哺乳動物の上皮細胞の培養系を用いたウイルスの培養は比較的容易である。しかし，ウイルス感染が成立してもほとんど細胞変性が起きないので，培養成功の判定が難しい。古くは，細胞傷害性の強いウイルス（VSV など）を challenge ウイルスとして感染させ，風疹ウイルスによる challenge ウイルスの増殖阻害による干渉法で判定していた。今では，それに加えて培養細胞を用いた plaque assay 法や蛍光抗体法，また RT-PCR 法によるウイルス遺伝子の検出法が使われるようになっている。増殖速度は比較的遅く（moi＝1 で 28 時間程度），産生ウイルス量も培養液中感染価で 10^5 pfu/mL 程度と比較的低い。

【抗原構造】

構造蛋白質 3 種類（C，E2，E1）とも抗原になりうる。しかし，主要抗原はスパイクを構成する E1 で，この蛋白質がガチョウなどの赤血球の凝集素（hemagglutinin：HA）として働く。その活性を利用した HI 抗体価測定が，日本では抗体測定法の主流であった。最近では，EIA 法が普及してきた。これには，感染直後に産生される IgM 抗体を検出するものと，過去の感染の有無を判定する IgG 抗体を測定するものとに分かれる。両者とも測定キットが市販されている。CF 抗体価測定は，その感度の低さから勧められない。

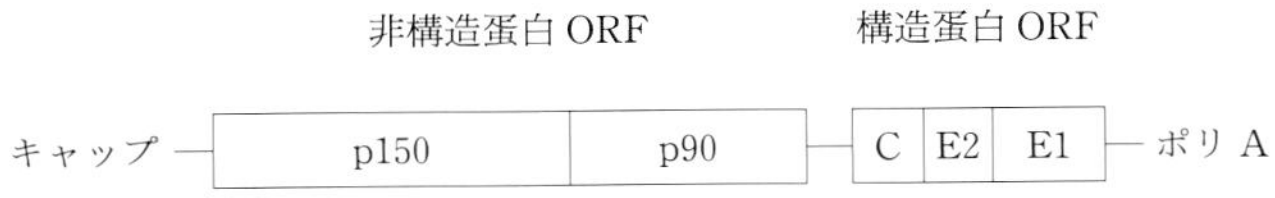

図 3　風疹ウイルスの遺伝子構造

単クローン抗体による研究から抗 E1 抗体，抗 E2 抗体ともに中和活性を示すことがわかっているが，感染防御抗体としては，抗 E1 抗体が主役である。

【物理化学的安定性・抵抗性】

風疹ウイルスは，表面が脂質の被膜を持つことから，有機溶媒や，界面活性剤で容易に感染力を失う。

【病原性】

風疹の病原性について考える際には，ふたつの場合がある。すなわち，小児をはじめとした一般的な初感染の場合と，胎児が感染する先天性風疹症候群（CRS）の場合とである。

風疹感染による症状としては，感染約 14 日後に，カタル症状や発熱・発疹（写真 9；口絵 193）・リンパ節腫脹（耳介後部など）が出るが，一般に軽症である。発疹は 3 日程度と短く，出ないことも多い。めだった臨床症状が出ない不顕性感染例も小児で約 50%，成人で約 15% ある。

血小板減少性紫斑病（1/3,000～5,000 人）や急性脳炎（1/4,000～6,000 人）などの合併症もあるが，これら合併症があった場合をも含めて風疹は一般に予後良好である。

ふたつ目の CRS の場合も母親の臨床症状は，一般の感染の場合と同じである。児の CRS の症候の内容は多岐にわたる（表 1）（Katow, 2004）。どの症候がどの程度出るかは，母親が感染した妊娠週に依存する。妊娠初期の 3 か月では，眼，耳，心臓のすべての臓器に障害が出る率が高い。妊娠 4～6 か月では，その発生率が減少して，次第に耳のみ（感音性難聴）になる。妊娠 7 か月以降では，ほとんど障害が出ない。眼の発生過程において，形成されたレンズ原基が早期には外部に開口しているが，その後開口部分が閉鎖されて外界との接触を絶たれた後は白内障（写真 10）が発生しない。このことから眼の障害に関しては，体外（具体的には羊水）から胎児のレンズ原基への直接的なウイルス感染によるものと考えられている。

培養細胞において，細胞障害性が極めて低い風疹ウイルスがなぜ，胎児で先天性障害を引き起こすかの説明としては，逆にこの細胞障害性の低さゆえであろうと考えられる。細胞障害性が高いウイルスの場合には感染胎児は死亡・流産するが，風疹の場合には僅かな障害のみしか引き起こさず，胎児は成長を継続して出生にまで至るからである。細胞障害性は低いが，感染細胞の有糸分裂抑制が起きることが知られており，これが臓器の軽度の不完全形成につながると思われる。

風疹の自然宿主はヒトしかないことから，先天性障害の実験動物モデルの探索が長い間続けられたが，加藤らは妊娠フェレットを用いて，胎児に先天性障害を起こす動物モデルを見出した。CRS 症状の完全な再現ではないが流産，低体重，無眼球・眼球形成異常（写真 11）と，多岐にわたる骨形成不良〔頭蓋骨形成不全（写真 12）・脊柱彎曲・下顎骨融合不全（写真 13）・少指症（写真 14）〕である。

現在流行している風疹ウイルスは，血清学的には単一であるが，遺伝子的には大別して clade 1 と clade 2 がある（WHO, 2005）。CRS を引き起こす病原性について

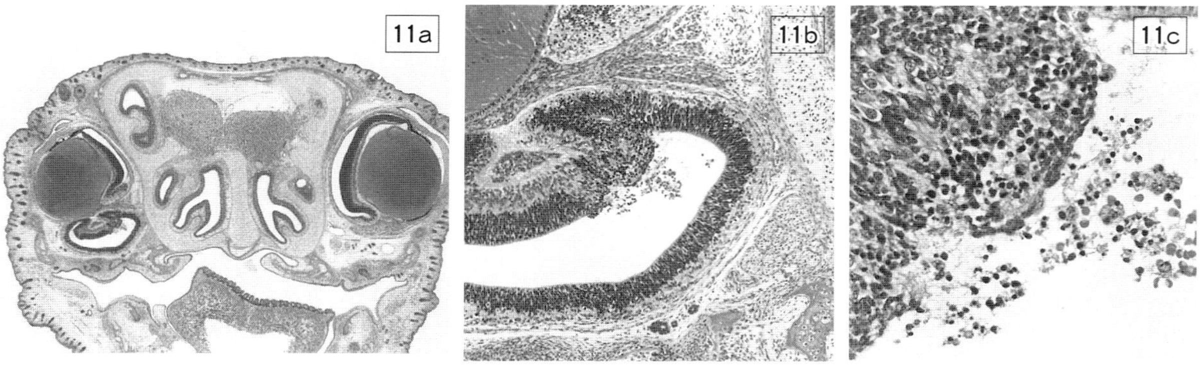

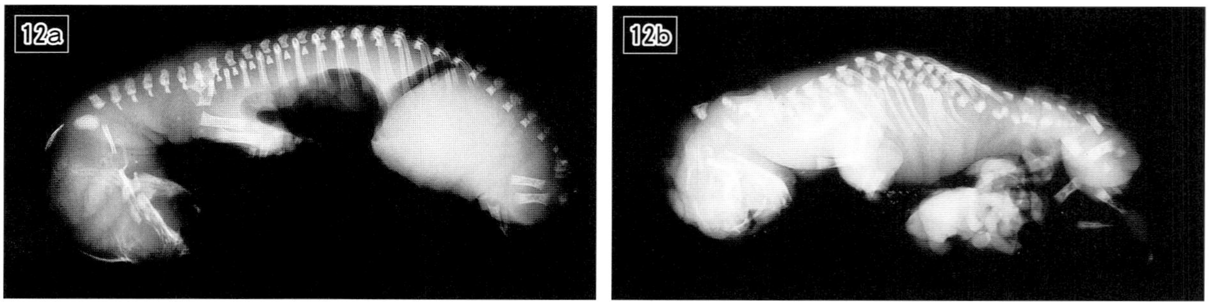

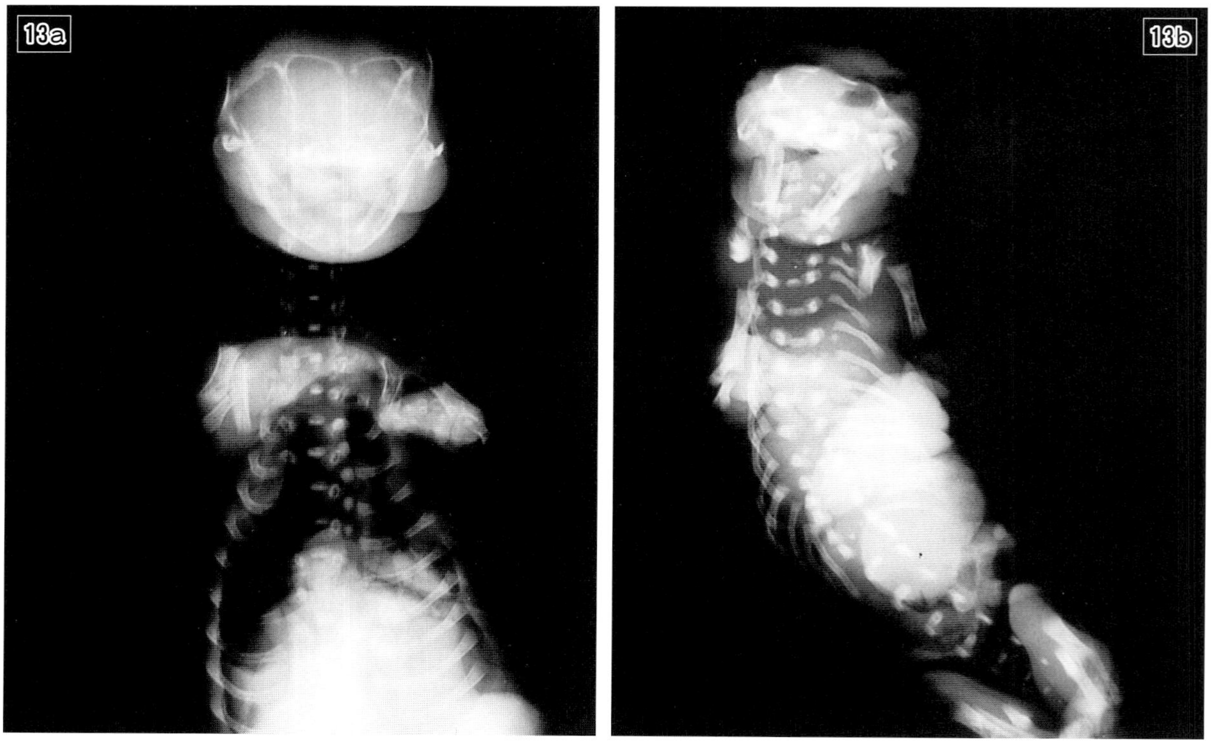

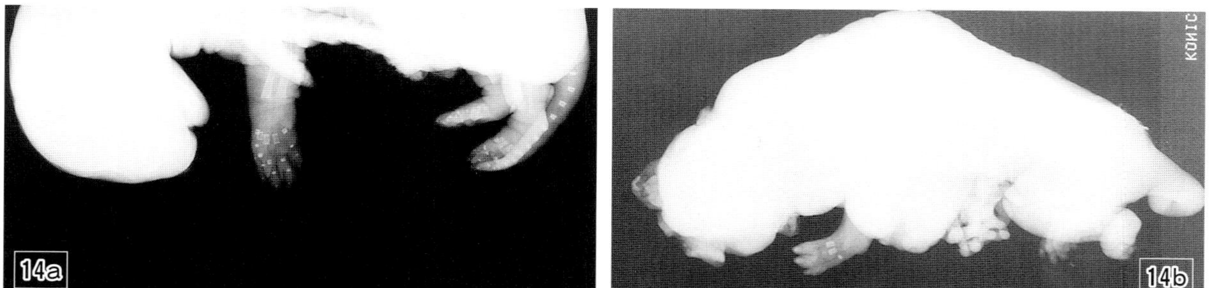

写真 11　母体に風疹ウイルスを実験感染させたフェレットの胎児に見られた眼球形成異常(ヘマトキシリン・エオシン染色)。a)左眼球の眼杯形成異常，b)写真 11a の拡大，c)単核系の細胞浸潤と出血をともなう炎症像，写真 11b の拡大。(口絵 249 参照)

写真 12　母体に風疹ウイルスを実験感染したフェレットの胎児に見られた頭骨形成不良と脊椎湾曲(X 線写真)。a)非感染胎児，b)感染胎児

写真 13　母体に風疹ウイルスを実験感染したフェレットの胎児に見られた下顎骨融合不全(X 線写真)。a)非感染胎児，b)感染胎児

写真 14　母体に風疹ウイルスを実験感染したフェレットの胎児に見られた前肢骨形成不全による少指症(X 線写真)。a)非感染胎児，b)感染胎児

表 1 先天性風疹症候群(CRS)の症候。日本における 1985～2004 年の 419 症例のまとめ。*障害陽性率の母数は障害の記載の有無により器官毎に異なる。症候例は 2 症例以上を記載

器官・機能	陽性例数	障害陽性率(%)*	症候	例数	症候	例数
眼	156	51	白内障	122	角膜混濁	4
			網膜症	46	虹彩異常	3
			小眼球	16	網膜出血	2
			緑内障	7	視神経萎縮	2
心臓	162	60	動脈管開存	112	大動脈弁狭窄	3
			肺動脈狭窄	54	三尖弁不全	3
			心房中隔欠損	32	卵円孔開存	2
			心室中隔欠損	14	心臓右位	2
			肺動脈圧亢進	5	持続性左上大静脈症候群	2
耳	336	96	両側性難聴	331	片側性難聴	5
精神	141	90	発達遅滞	116	遅滞の疑い	25
運動	20		不全	20		
血小板	40		血小板減少	28	出血/貧血	8
			血小板減少性紫斑病	4		
肝臓	13		肝臓肥大	10	機能不全	3
脾臓	6		脾臓肥大	6		
肺	6		間質性肺炎	2	形成不全	2
脳	50		小頭症	19	形成不全	3
			カルシウム沈着/異常 CT	19	脳髄膜炎	2
			水頭症	3	脳性麻痺	2
			癲癇	3		
骨	10		小顎	3		
他	7		発疹	2		

は clade 1 と clade 2 の間や遺伝子型(genotype)の間，ウイルス株間では差がないだろうと考えられている。CRS の誘起は，ウイルス側の因子ではなくてむしろ感染したウイルスが胎盤を通過するか否かの宿主側の要因によって決まると考えられている。

発疹の皮下組織には，ウイルス遺伝子やウイルス抗原が見つかるので，ウイルスによって発疹が起きると考えられる。ヒト感染例での報告はほとんどないが，胎児でのウイルス遺伝子の定量化の結果，母親が発疹を出した場合の方が胎児由来組織におけるウイルス増殖量が多い傾向がある(Katow and Arai, 1997)ので，発疹出現の有無は，ウイルスの増殖量による可能性が大きいと考えられる。

【疫学】

風疹は，日本をはじめとする北半球では，春先に流行する。日本においてはかつては 5 年程度の間隔で全国規模の流行が繰り返されたが，小児へのワクチン接種によって，全国規模の流行はなくなり，散発的な発生に代わっている。かつては小児科定点からの患者発生報告であったが，2008 年から患者発生は全例報告制度に切り替わった。それによれば 2015 年の暫定数は 162 例である(国立感染症研究所)。風疹流行年に一致して CRS が発生している(図 4)(Katow, 2004)。図 4 以降では，2004 年および 2013 年をピークとする小流行があり，それぞれ 10 例と 44 例の CRS が報告されている。

獲得した抗体価が時間の経過とともに減少した場合，再感染も起こりうる。この場合には，発疹の出ることも少なく，自覚症状がないことが多い。妊婦の再感染の場合にも，初感染に比べて頻度は低いが，児に CRS が起こりうる(加藤，2011)。

風疹ウイルスの遺伝子型による分類が 2004 年の WHO の会議で提案された。それによれば大きくふたつ

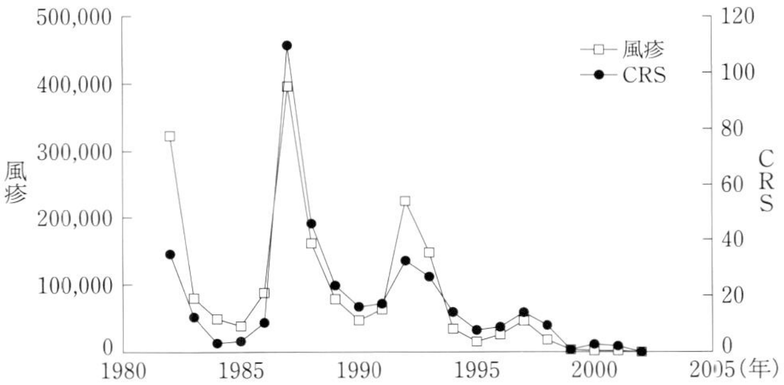

図 4 日本における風疹，および先天性風疹症候群(CRS)の発生数。□が風疹患者(小児科定点)，●が CRS 患者(アンケート調査)。風疹流行年に一致して CRS が発生している。

の clade に分類される(WHO, 2005)。clade 1 は世界的に広がっているウイルスグループで，加藤によれば遺伝子の分子進化時間から，おそらく 20 世紀の半ばに世界中に広がったと考えられる。clade 2 はアジア・欧州を中心に clade 1 より狭い領域で分布しているが，おそらく 19 世紀半ばに分布したもので，それ以前に存在したウイルスグループと入れ替わった可能性が考えられる。

clade 1，clade 2 ともにさらに細かな遺伝子型に分類されている(図 5)。この遺伝子型は年々変化しているが，ある程度地域特異性があるので，風疹の流行がほとんどなくなった地域への輸入症例が起きた場合には，患者情報に加えて輸出元を想定できる根拠となっている(図 6)(WHO, 2005)。

【治療】

風疹感染には風疹特異的な抗ウイルス薬や治療法はなく，対症療法になる。CRS の障害の場合は，障害の起きた臓器により処置が異なる。先天性白内障の場合には，白内障レンズを摘出して，人工レンズに替える。心臓奇形の場合には，軽症であれば成長とともに自然治癒する

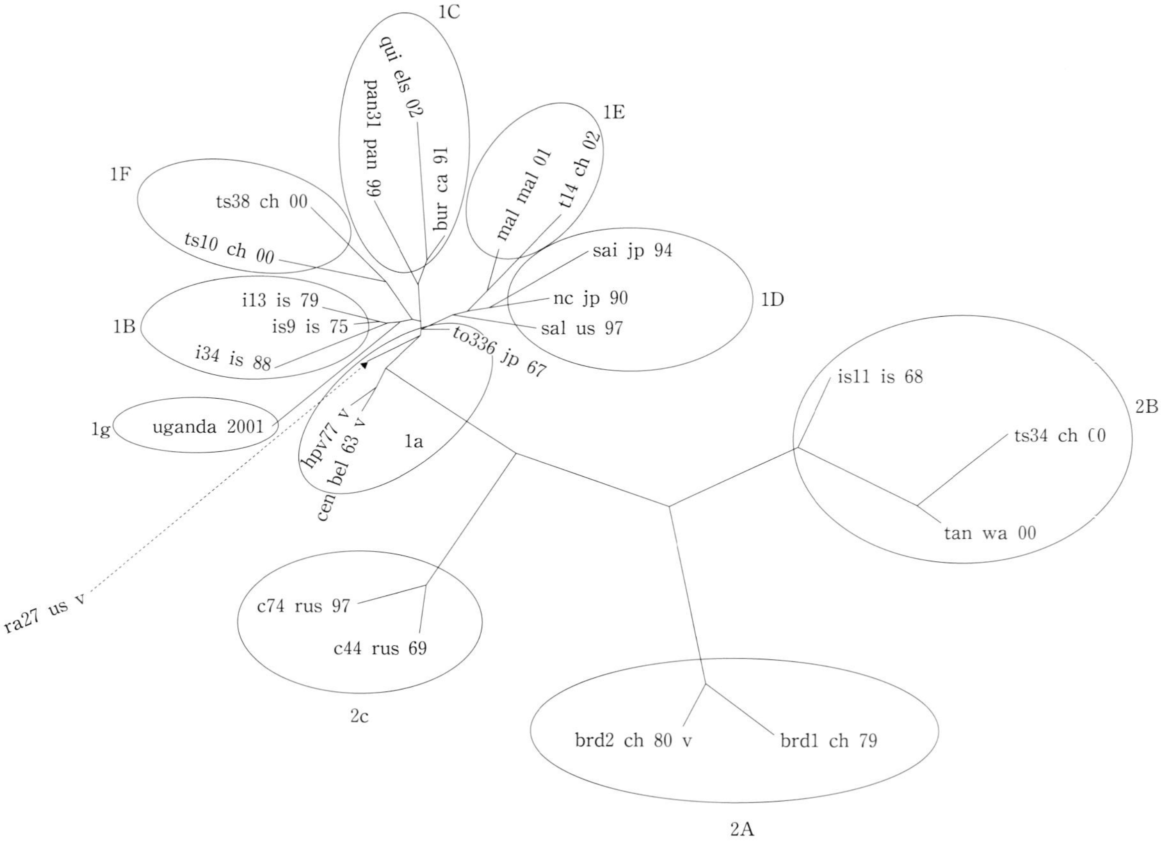

図 5　風疹ウイルスの遺伝子系統図。ヌクレオチド 8731-9469 を用いた。小文字の分類(1a，1g，2c)は暫定的な遺伝子型

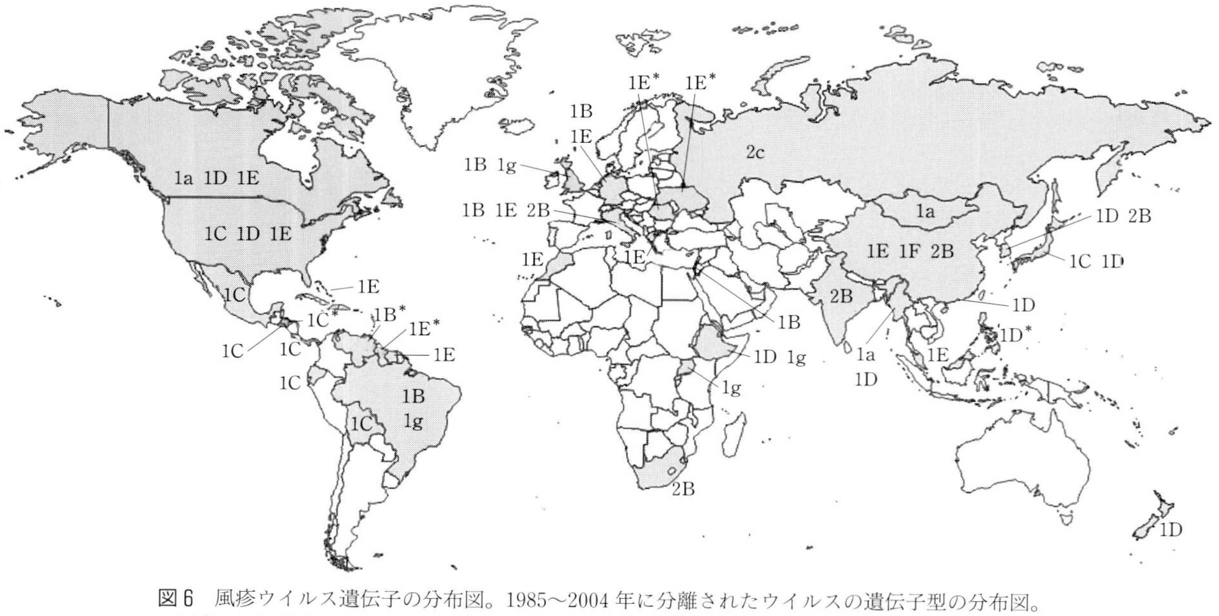

図 6　風疹ウイルス遺伝子の分布図。1985～2004 年に分離されたウイルスの遺伝子型の分布図。
灰色の国は遺伝子情報の報告があった国。*他国からの輸入症例で遺伝子型が決定された。

ことを待つ。自然治癒しなかった場合には，体力がつくのを待って手術を行う。難聴は，聴覚脳幹反応 ABR (Audio brain stem response)で診断するが，高度難聴が多く，自然治癒は望めない。したがって患児のほとんどが聴覚障害児学級に進む。しかし最近では，幼少期に人工内耳を埋め込む治療方法の適用が考えられている。

【予防】

風疹，特に CRS に良い治療法がないことから，予防が最重要である。風疹ワクチンは 1969 年に米国で開発されたのを皮切りに，わが国でも 3 種類が市場に出て利用されている。ワクチンは風疹ウイルス自体の病原性が低く，さらにそれを弱毒化した生ワクチンであるので，副反応は少ない。また，接種後の抗体上昇率は 98～100％であるが，年少者の方が低い傾向がある(加藤，1994)。現在では世界で 6 株のワクチン株が使用されている。最初は，風疹単味ワクチンであったが，麻疹・お

たふくかぜと混合したMMRワクチンや麻疹と混合したMRワクチンとして接種されることが多くなっている。その結果先進国では風疹やCRSの患者数が大幅に減少してきており，ゼロになる日も近い。日本では，2008年からMRワクチンは1歳と6歳の2回，また2013年3月までの経過措置として，中学1年と高校3年で接種された。

妊婦に誤って接種した場合(実際は接種後に妊娠が判明した場合が多い)の報告が各国合計で約800例あるが，先天性障害が生じた例はないので，妊婦へ接種した場合でも実際にはそれを理由に妊娠をあきらめることは推奨されない(加藤，1989)。しかし，予防接種法では妊婦への接種は望ましくないと規定されている。

【胎児感染のウイルス遺伝子診断】

妊娠中に感染した場合には，胎児にCRSが生じる可能性が高いことから，風疹特異的な発疹が見られた場合(顕性感染)や，症状がなくとも風疹患者に接した場合，さらには，症状もなく患者との接触歴もないが妊娠初期の風疹抗体価が高いだけという理由で，母親の不顕性感染による胎児への感染の可能性を恐れて人工流産に至ることが，風疹流行期には多かった(加藤，2013)。胎児の風疹感染を判定するために加藤は，風疹ウイルス遺伝子検出法を開発し，実用化した。発生学的に胎児由来組織(胎盤絨毛，臍帯血，羊水)からRNAを抽出して風疹ウイルスE1遺伝子の1部分をRT-PCRで増幅してその増幅DNA断片を検出する方法である。合計で約400例を実施したが極めて信頼性の高い方法であった(Tanemura et al., 1996; Katow, 1998；加藤，2011)。その結果から，母親の顕性感染の方がCRSのリスクが高いが，その場合でも胎児感染にまで至るのは約30%，また感染と診断された胎児が出生してもそのうち約30%に先天性の障害が現れることが明らかになった(Katow, 1998；加藤，2011)。

【引用・参考文献】

Gregg, N. 1941. Congenital cataract following German measles in the mother. Trans. Ophthalmol. Soc. Aust. 3: 35-46.

Hobman, T. 2013. Rubella virus, p. 687-711. *In* Knipe, D. M., and Howley, P. M. (eds.), Fields virology, 6th ed., Wolters Kluwer/Lippincott Williams & Wilkins, Philadelphia.

加藤茂孝．1989．妊婦への風疹ワクチン接種の安全性．日本醫事新報 3418：43-45.

加藤茂孝．1994．風しんワクチン，p. 170-179．国立予防衛生研究所学友会(編)，ワクチンハンドブック，丸善，東京.

Katow, S. 1998. Rubella virus genome diagnosis during pregnancy and mechanism of congenital rubella. Intervirology 41: 163-169.

Katow, S. 2004. Surveillance of congenital rubella syndrome in Japan, 1978-2002: effect of revision of the immunization law. Vaccine 22: 4084-4091.

加藤茂孝．2011．先天性風疹症候群および胎児風疹感染のウイルス遺伝子診断，p. 173-178．川名尚，小島俊行(編)，母子感染，金原出版，東京.

加藤茂孝．2013．風疹流行年における自然および人工流産数の増加．助産雑誌 67：864-867.

Katow, S., and Arai, S. 1997. Quantitation of rubella virus genome by QPCR and its application to resolution for mechanism of congenital rubella syndrome, p. 93-100. *In* Lassner. D., Pustowoit, B., and Rolfs, A. (eds.), Modern application of DNA amplification techniques: problem and new tools, Plenum, New York.

Katow, S., and Sugiura, A. 1988. Low pH-induced conformational change of rubella virus envelope proteins. J. Gen. Virol. 69: 2797-2807.

国立感染症研究所感染症疫学センター．感染症発生動向調査 www0.nih.go.jp/niid/idsc/idwr/deaseses/rubella/rubella2016/rube16-01. pdf

Parkman, P. D., Buescher, E. L., and Artenstein, M. S. 1962. Recovery of rubella virus from army recruits. Proc. Soc. Exp. Biol. Med. 111: 225-230.

Tanemura, M., Suzumori, K., Yagami, Y., et al. 1996. Diagnosis of fetal rubella infection with reverse transcription and nested polymerase chain reaction: a study of 34 cases diagnosed in fetuses. Am. J. Obstet. Gynecol. 174: 578-582.

植田浩司．1983．先天性風疹症候群．小児内科 15：655-659.

Weaver, S. C., Frey, T. K., Huang, H. V., et al. 2005. Family Togaviridae, p. 999-1008. *In* Fauquet, C. M., Mayo, M. A., Maniloff, J., et al. (eds.), Virus taxonomy, 8th report of the International Committee on Taxonomy of Viruses, Elsevier, Amsterdam.

Weller, T., and Nova, F. 1962. Propagation in tissue culture of cytopathic agents from patients with rubella-like illness. Proc. Soc. Exp. Biol. Med. 111: 215-225.

WHO. 2005. Standardization of the nomenclature for genetic characteristics of wild-type rubella viruses. Wkly Epidemiol. Rec. 80: 126-132.

【加藤茂孝】

プリオン
Prion

【分類・歴史】

(1)プリオン病研究の歴史

プリオンはプリオン病(伝達性海綿状脳症 Transmissible spongiform encephalopathy：TSE)の病原体を指し示す言葉である。伝達性海綿状脳症のなかで，最も古くから存在が知られていたのはヒツジのスクレイピーで，1732年にはその存在を示す記述がある。1936年にスクレイピーが実験的に伝達可能であることが明らかになって以降，病原体は不明であったが，潜伏期が非常に長いこと，ひとたび発症すると亜急性に進行して死に至ることから，スローウイルス感染症の概念に当てはまる疾患と考えられた。また，病変は中枢神経系のみに認められ，神経細胞や神経網の空胞変性が特徴であり，リンパ球浸潤などの炎症反応をともなわない非化膿性脳炎像を呈する(写真8，9)。1920～1921年にはCreutzfelt および Jakob によって，神経細胞の変性・脱落，および星状膠細胞の増生を特徴とするヒトの神経疾患が報告された(クロイツフェルト・ヤコブ病：CJD)。1957年に Gajdusek 博士らはパプアニューギニアのフォア族で発生していた奇病クールーを報告し，1959年に病理学者の Hadlow 博士がクールーとスクレイピーの類似性を指摘した。Gajdusek 博士らはクールー患者の脳をチンパンジーに接種しクールーが伝達性であること，その後 CJD の伝達性も証明した。これらの発見，およびスクレイピーの各種動物への伝達試験の結果から，伝達性海綿状脳症の概念が確立されていった。

伝達性海綿状脳症の病原体の探索は困難を極めた。伝達性海綿状脳症の伝達性は，煮沸処理でも完全に不活化されず，ホルマリン，紫外線照射でも失活しないなど，通常のウイルスや細菌とは大きく異なる性状を示す。また，1967年に Alper 博士が報告した電離放射線による病原体の不活化実験では，伝達性海綿状脳症の病原体に核酸が存在しない可能性が指摘されている。不活性化に必要な電離放射線のエネルギーは非常に高いことから，標的粒子サイズがウイルスよりも小さいと考えられた。もし感染性を担う核酸が存在すると150塩基程度，アミノ酸ならば60アミノ酸程度であると推測され，病原体の遺伝情報を担うゲノムに相当する核酸を持たない可能性が指摘されている。後述するように，Prusiner 博士が，伝達性海綿状脳症の病原体の構成要素が宿主遺伝子 PrP によりコードされる蛋白質であることを報告したことに端を発し，PrP 分子と伝達性海綿状脳症の関係が次々に明らかにされるようになり，伝達性海綿状脳症をプリオン病，および，その病原体をプリオンと呼ぶことが定着するようになった。1997年に Prusiner 博士がノーベル医学賞を受賞後は，prion という単語が伝達性海綿状脳症の病原体を意味する単語として，辞書にも登場するようになった。

(2)プリオン病の分類

伝達性海綿状脳症の名は，実験的に動物に接種すると多くの場合で病気が伝達できることに由来する。しかし，プリオン病は発生原因から以下の3種に分類できる(表1)。第1は感染因子プリオンが体外から侵入することが原因の感染性プリオン病，第2は PrP 遺伝子の変異が原因の遺伝性プリオン病，第3はプリオンの感染および PrP 遺伝子の変異とは関連がないと考えられる原因不明の特発性プリオン病である。いずれの原因であれ，多くの場合で，患者および罹患動物の脳内に，実験的に伝達可能なプリオンが脳内に蓄積する。

(3)プリオンの分類

ウイルス学的なプリオンの位置づけは，International Committee on Taxonomy of Viruses(ICTV)で定められている。プリオンはウイロイドと同様に subviral agents と位置づけられている。プリオンはさらに mammalian prion と fungal prion に分類されている。「狭義のプリオン」は，後述する異常型プリオン蛋白質から構成される病原体特異的核酸を持たない感染粒子と解釈される。哺乳動物のプリオンはこの狭義のプリオンの定義に当てはまるものであり，ヒトおよび動物にプリオン病を引き起こす。一方，酵母や真菌には，メンデルの法則に従わない細胞質性の遺伝形質の存在が古くから知られていた。[Ure3]，[Psi]，[Het-s] に代表されるこれらの遺伝形質の原因物質が Ure2p，Sup35p，Hetsp という蛋白質であり，その構造と凝集によりこれ

表1　プリオン病の分類

ヒトのプリオン病	原因
クロイツフェルト・ヤコブ病(Creuzfeldt-Jakob disease：CJD)	
孤発性クロイツフェルト・ヤコブ病(sporadic CJD：sCJD)	特発(不明)
家族性クロイツフェルト・ヤコブ病(familial CJD：fCJD)	遺伝(PrP 遺伝子の変異)
医原性クロイツフェルト・ヤコブ病(iatrogenic CJD：iCJD)	感染(医療行為を介したプリオンの感染)
変異クロイツフェルト・ヤコブ病(variant CJD：vCJD)	感染(BSE？)
ゲルストマン・ストライスラー症候群(Gerstmann-Sträussler syndrome：GSS)	遺伝(PrP 遺伝子の変異)
家族性致死性不眠症(fatal familial insomnia：FFI)	遺伝(PrP 遺伝子の変異)
クールー(Kuru)	感染(宗教的な食人儀式)
動物のプリオン病	**宿主，発生動物**
スクレイピー	ヒツジ，ヤギ
慢性消耗病(Chronic wasting disease：CWD)	シカ，エルク
ウシ海綿状脳症(Bovine spongiform encephalopathy：BSE)	ウシ
伝達性ミンク脳症(Transmissible mink encephalopathy：TME)	ミンク
ネコ科動物の海綿状脳症(Feline spongiform encephalopathy：FSE)	家ネコ，ピューマ，チーター，オセロットなど
その他の反芻動物の海綿状脳症	クードゥー，エランド，ニアラ，オリックスなど

らの遺伝形質が変化する。この現象は，「PrP の凝集体がプリオンの感染性を担っており，病原体特異的な核酸がないにもかかわらず異常型プリオン蛋白の凝集の違いに起因して，生物性状の異なるプリオン株が存在し，その性状は安定に受け継がれる（遺伝する）」というプリオンの性状と類似していることから，“広義のプリオン”として，“蛋白質性の遺伝情報”という概念に発展し，fungal prion として分類されている。

【病原体】

(1)形態・構造

スクレイピーに感染したハムスターの脳の精製画分にはウイルスや細菌のような病原体の構造物は存在せず，幅 10～20 nm，長さ 100～200 nm の繊維状もしくは桿状構造物が認められる（写真 1）。これを Prion-rod と呼んだ。コンゴーレッド染色で蛍光の複屈折を示すことからアミロイド繊維様の性状を有すると考えられた。この繊維状構造は幅が 5 nm 程度の微細繊維が 2 本平行に配置し，緩くねじれた構造をとっている（写真 2）。1981 年，Merz 博士はスクレイピー感染マウスの脳から調整したシナプトソーム画分の界面活性剤抽出物中に，非感染マウスの脳からは検出されない，幅 10～25 nm，長さ 10～100 nm の繊維状構造物を見出し，scrapie-associated fibrils（SAF）と呼んだ（Merz et al., 1981）。伝達性海綿状脳症に罹患した動物の脳組織切片の超微形態学的観察では，このような繊維状構造物は容易に観察されないことから，界面活性剤処理，および蛋白分解酵素処理などにより形成された人工的な構造物と考えられている。実際に，写真 1 に示す繊維状構造物は伝達性を有するが，その主要構成要素は，後述する異常型プリオン蛋白質であり，多くのプリオン粒子が精製過程で凝集したものである。これまで，1 個のウイルス粒子に相当する 1 個のプリオン粒子の形は確認されていない（【プリオンの分子生物学】「(2)プリオンの分子構造」の項を参照）。

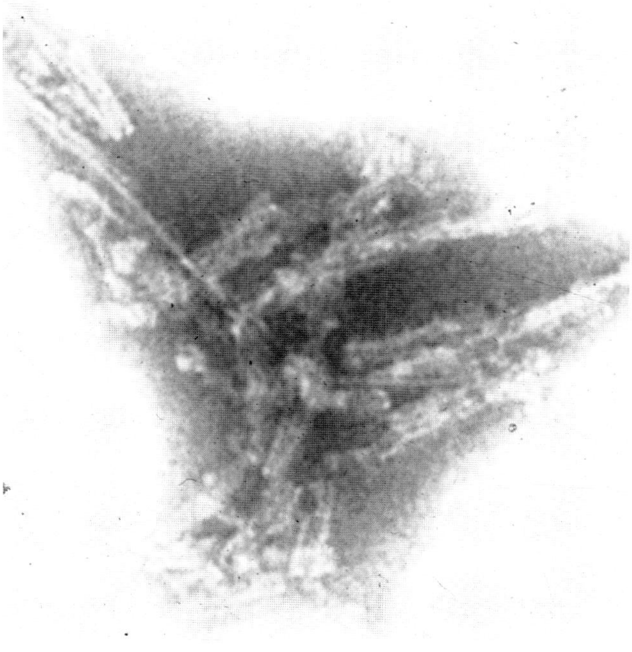

写真 1　プリオン Obihiro 株感染マウスの脳から精製した PrP^{Sc} のネガティブ染像（品川森一博士より供与）。長さ不同の桿状あるいは繊維状の構造物（scrapie-associated fibrils：SAF）が認められる。約×50,000

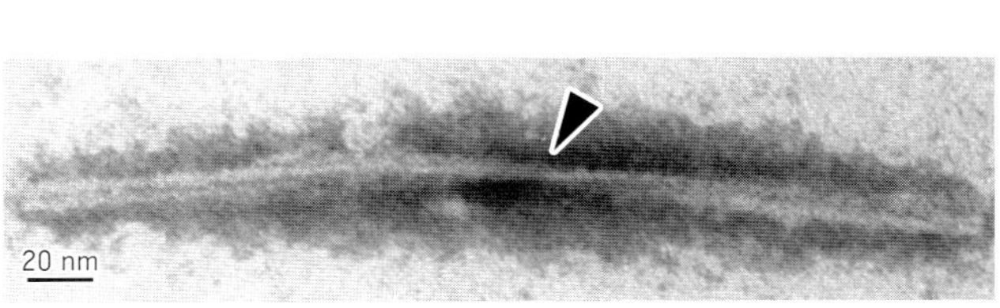

写真 2　プリオン 22L 感染マウスの脳から調整した PrP^{Sc} のネガティブ染色像（Sim and Caughey, 2009；©Elsevier）。22L 株が感染した GPI アンカー欠損型 PrP を発現するマウスの脳から調整した SAF。緩やかにねじれた繊維状構造物が認められる。矢頭は繊維のねじれのくびれ部分を示す。

(2)特性

1970 年代後半から 1980 年代初頭にかけて，Prusiner 博士は伝達性海綿状脳症の病原体を明らかにするため，実験的にスクレイピーに感染したハムスターの脳から感染性を指標に精製した画分を詳細に解析した。感染性は核酸分解酵素や紫外線照射など核酸を破壊する処理には抵抗性であるが，蛋白質変性剤処理により感染性が低下することから，病原体には核酸が存在しない可能性が指摘された（Prusiner, 1998）。

【プリオンの遺伝子】

感染性を指標に精製した画分には，分子量 27～30 kDa の蛋白質が存在し，その蛋白の N 末端のアミノ酸配列が同定され，その情報をもとにその蛋白質をコードする遺伝子がクローニングされた。その遺伝子は病原体固有のものではなく，宿主が持つ遺伝子であった。これが PrP 遺伝子であり，元来 PrP 遺伝子は正常型プリオン蛋白質（PrP^C）をコードする。一方，精製した感染性画分に存在する分子は，病原体“プリオン”の主要構成要素であり，これを異常型プリオン蛋白質（PrP^{Sc}）と呼ぶ。PrP^C の“C”は cellular を意味し，PrP^{Sc} の“Sc”は scrapie を意味する。

【プリオンの分子生物学】

(1)正常型プリオン蛋白質（PrP^C）・異常型プリオン蛋白質（PrP^{Sc}）

PrP^C はグリコシルホスファチジルイノシトール（glycosyl phosphatidyl inositol：GPI）を介して細胞膜上に発現する膜糖蛋白である。生合成過程で N 末端のシグナル配列と C 末端の約 20 アミノ酸が GPI アンカーの付加により除去され，細胞膜上に発現する成熟型 PrP^C のペプチド鎖は約 210 アミノ酸から構成される。システインが 2 個存在し，分子内ジスルフィド結合を形成する。また，2 か所の N 結合型糖差付加部位を有する（図 1，表 2）。PrP^C は多くの組織で発現しているが，中枢神経系組織で発現が高い。PrP 遺伝子欠損マウスは正常に発育して子孫を残すことから，PrP^C は生命維持に必須な機能は担っていないが，シナプス伝達への関与，概日周期の調節，神経保護作用，神経幹細胞の分化調節，銅イオンの代謝，リンパ球の活性化などの機能との関与が示唆されている。

PrP^{Sc} は，プリオン病に罹患したヒトおよび動物の中枢神経系組織に蓄積する。PrP^{Sc} は PrP^C の構造異性体であり，細胞膜上に発現した PrP^C から構造転換により

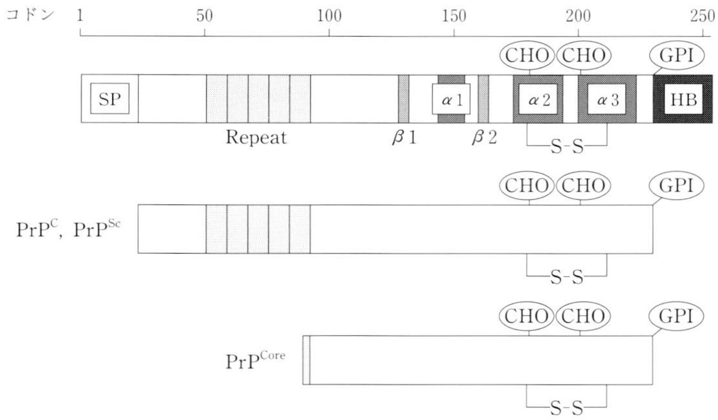

図 1　PrP^{C} と PrP^{Sc} の相違(「堀内基広：プリオン病．医科ウイルス学(髙田賢藏編)，改訂第 3 版，p. 443，2009，南江堂」より許諾を得て改変し転載)。PrP の構造(上)。PrP は～254 アミノ酸のポリペプチド鎖として合成される。N 末端のシグナル配列(SP)は祖面小胞体通過時に除去され，C 末端の疎水性アミノ酸(HB)は GPI アンカー付加時に除去される。成熟型 PrP^{C} は 2 か所の N 結合型糖鎖付加部位を持ち，2 個のシステインは分子内ジスルフィド結合を形成する。PrP^{Sc} を蛋白質分解酵素処理すると N 末端から aa90 付近までが除去された蛋白質分解酵素抵抗性の PrP^{Core} が残る。Repeat: PHGGGWGQ の繰り返し配列，α1～3：α ヘリックス形成領域，β1，2：β ストランド形成領域，S-S：分子内ジスルフィド結合，CHO：N-結合型糖鎖付加部位，GPI：GPI アンカー付加部位。PrP^{C} と PrP^{Sc} の相違(下)。PrP^{C} と PrP^{Sc} はともに宿主遺伝子 PrP の産物であるが，その性状は異なる。

表 2　PrP^{C} と PrP^{Sc} の相違

	PrP^{C}	PrP^{Sc}
細胞内局在	細胞膜上	二次リソソーム
凝集性	凝集しない	易凝集性
非イオン系界面活性剤に対する溶解性	易溶性	難溶性
蛋白質分解酵素抵抗性	感受性	抵抗性
二次構造	α ヘリックス(43%) β シート(3%)	α ヘリックス(30%) β シート(45%)
合成時間	<30 分	6～15 時間
半減期	5 時間	>24 時間

産生される。したがって，PrP^{Sc} のアミノ酸配列は PrP^{C} と同じであり，PrP^{Sc} も PrP 遺伝子産物である。PrP^{C} と PrP^{Sc} は蛋白質の高次構造に違いがあり，PrP^{C} は α ヘリックス構造に富むのに対し，PrP^{Sc} は β シート構造の割合が高い。そのため PrP^{Sc} は凝集体を形成し，部分的に蛋白分解酵素抵抗性となり非イオン系界面活性剤に対して不溶性という生化学性状を示す。凝集体の大きさは一定ではなく，数～数十個の小さな凝集体から，10^4～10^5 個のような大きな凝集体も存在する。小さな凝集体は蛋白分解酵素に感受性であると考えられるが，ある程度大きな凝集体は蛋白分解酵素により PrP^{Sc} の N 末端部分(N 末端からコドン 90 付近まで)が分解され，蛋白分解酵素抵抗性の PrP^{Core} が残る。PrP^{Core} の検出は最も信頼性の高いプリオン病の確定診断法であり，ウエスタンブロットや ELISA により PrP^{Core} を検出する。

蛋白分解酵素抵抗性が PrP^{Sc} の代名詞のように扱われてきたが，実際には PrP^{Sc} には蛋白分解酵素感受性と抵抗性の画分が存在する。したがって，厳密に PrP^{Sc} の物質的特性を規定できる性状はなく，プリオン病に罹患したヒトや動物の組織にのみ存在するのが PrP^{Sc} ということになる。

(2)プリオンの分子構造

プリオン病の病原因子“プリオン”の主要構成要素は PrP^{Sc} であり，その凝集体に感染性が付随している。最も感染性の高い画分に含まれる PrP^{Sc} 凝集体は，PrP 分子が 14～28 個程度が凝集したものであることが報告されているが，その画分を電子顕微鏡で観察しても特徴的な構造物は存在しないが，より大きな凝集体では繊維状あるいは桿状の構造物が検出されるようになる。PrP 分子が 5 個以下の凝集体には感染性は付随しない。このようにプリオンは PrP^{Sc} から構成される均一なオリゴマーではなく，ヘテロな集団と考えられる。したがって，厳密には 1 個のプリオン粒子というものは存在せず，ウイルス粒子のような確固とした形態はないのかもしれない。大きな凝集体を形成した精製物中に存在する構造物を詳細に観察すると，写真 2 に示す二本の微細繊維が平行に配置して緩くねじれた繊維状構造物が明瞭に観察される。この精製 PrP^{Sc} を原子間力顕微鏡で解析すると，一本の微細繊維の直径は 5 nm 程度と計測される。この微細繊維の構造モデルとして，PrP^{Sc} 分子が糖鎖を外向きに，ペプチド鎖が内向きに配置して，PrP 分子が 3 個で一回りするらせん階段のように規則的に重合伸長した構造が提唱されている。

【物理化学的性状】(【病原体】「(2)特性」の項参照)

プリオンの主要構成要素は PrP^{Sc} と考えられているが，ひとつのプリオン粒子の形状，およびそれを構成する PrP^{Sc} 分子の数などは不明である。最も感染性が高い画分に含まれる PrP^{Sc} は PrP 分子が 14～28 個程度凝集したものであり，球状粒子と仮定すると17〜27 nm程度の直径を有するとことが報告されたが，より大きな凝集体にも感染性は存在する(Silveira et al., 2005)。このように，感染性を有するPrP^{Sc}は均一な凝集体ではなく，比較的小さなオリゴマーから，大きな凝集体までを含むヘテロな集団と考えられる。プリオンの主要構成要素はPrP^{Sc}であるが，それ以外の補助因子が存在する可能性は否定できない。

プリオンは通常の病原体の消毒・滅菌処理に対して抵抗性である。通常の細菌やウイルスを不活化する消毒薬，紫外線照射などに対して著しい抵抗性を示す。また，通常の121℃，20分の高圧蒸気滅菌では完全には不活化されない。プリオンの感染性を不活化あるいは著しく減弱する方法として，焼却，1 N NaOHへの浸漬(1時間以上)，有効塩素濃度20,000 ppmの次亜塩素酸溶液への浸漬(1時間以上)，134℃以上の温度で18分以上の高圧蒸気滅菌などが推奨されている。これらの方法は，侵襲性が強く手術器具や内視鏡プローブなどの精密機器の除染には使用できない。これらよりも侵襲性が低い方法として，Eviron LpH(Steris)，Priox(Inpro Biotechnology)，Alkaline cleaner(Steris)などのプリオン除洗剤が市販されている。

プリオンの不活化はプリオンが含まれる性状により異なる。水分含量が少ないと熱処理による不活化効率は低下する。また，プリオンはステンレスに吸着しやすく，一度乾燥させると，通常の洗剤での洗浄では剝がれにくくなる。脳外科手術などでは，術後に器具を乾燥させない状態で保持し，侵襲性の低いプリオン除洗剤で処理することにより，医原性プリオン病発生リスクを低減させることは可能と思われる。

【抗原の性状】

【培養】と【増殖】の項参照。

【培養】

PrP^{Sc}の産生

プリオンが効率よく増殖する培養細胞系はないが，増殖効率はよくないものの細胞変性効果を示すことなくプリオンが持続感染する培養細胞系は存在する。中でも，マウス神経芽腫細胞Neuro2a，視床下部由来細胞GT1-7などは，PrP^{Sc}の産生を指標としたプリオンの増殖機構の解明に貢献してきた。1990年代までは，細胞膜上に発現した成熟型PrP^{C}は脂質ラフトのようなコレステロールに富む細胞膜ドメインである脂質ラフトでPrP^{Sc}と会合し，細胞膜上あるいはエンドソームのような酸性コンパートメントでPrP^{Sc}へと転換して，二次リソソームに蓄積すると考えられてきた。一方，PrP^{Sc}産生機構の解析の技術的障壁となるのが，PrP^{C}とPrP^{Sc}の識別法である。PrP^{Sc}の細胞内局在の解析は，PrP^{Sc}の産生機構，ひいてはプリオンの細胞内増殖機構を紐解くために重要であるが，PrP^{C}とPrP^{Sc}は同じアミノ酸配列を有するために，免疫組織化学あるいは蛍光抗体法などの形態観察をともなう解析で，抗体を用いて両者を識別することが難しい。PrP^{Sc}を特異的に認識する抗体がいくつか開発されており免疫沈降法などの生化学的解析には応用可能であるが，それらはPrP^{Sc}の細胞内局在などの解析へは応用できない。このような解析法の制限があるなか，PrP^{Sc}の細胞内局在の知見が集積しつつある。

PrP^{C}の染色を検出限界以下に留めPrP^{Sc}を特異的に染色可能な蛍光抗体法を用いてプリオン持続感染を染色すると，PrP^{Sc}は，細胞膜，初期エンドソーム，後期エンドソーム，エンドソーマルリサイクリングコンパートメント(ERC)，トランスゴルジネットワーク近傍など，細胞内膜輸送に関連する細胞内小器官で検出される(図2および写真3〜5)。このことは，プリオンの細胞内増殖は，細胞内膜輸送機構と密接に関連することを示唆している。さらに，膜輸送の阻害実験から，ERCがPrP^{Sc}産生の場のひとつであることや，細胞膜とトラン

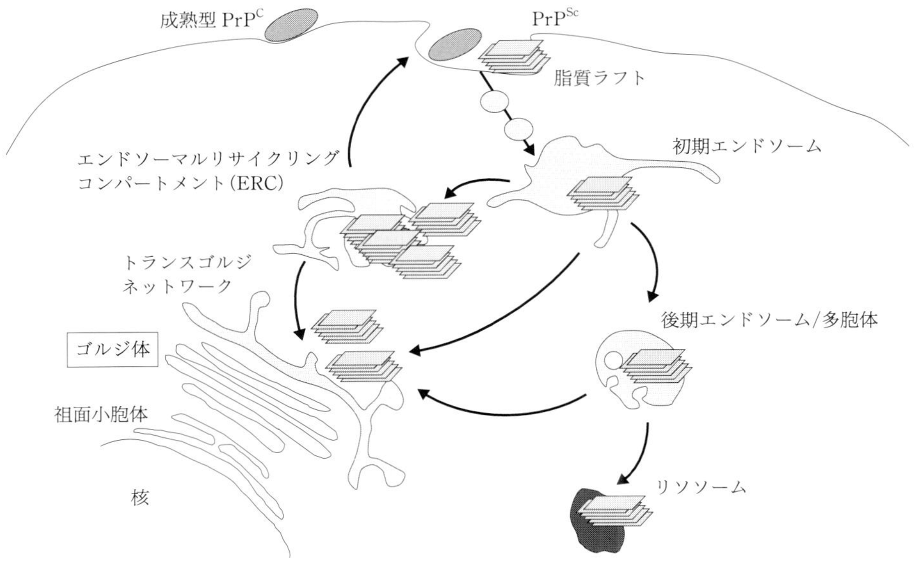

図2　PrP^{Sc}の細胞内局在。PrP^{Sc}は細胞膜上，初期エンドソーム，後期エンドソーム/多胞体，リソソーム，トランスゴルジネットワークの近傍，リサイクリングエンドソーマルコンパートメントなど，細胞内小胞輸送に関わる細胞内小器官に存在する。

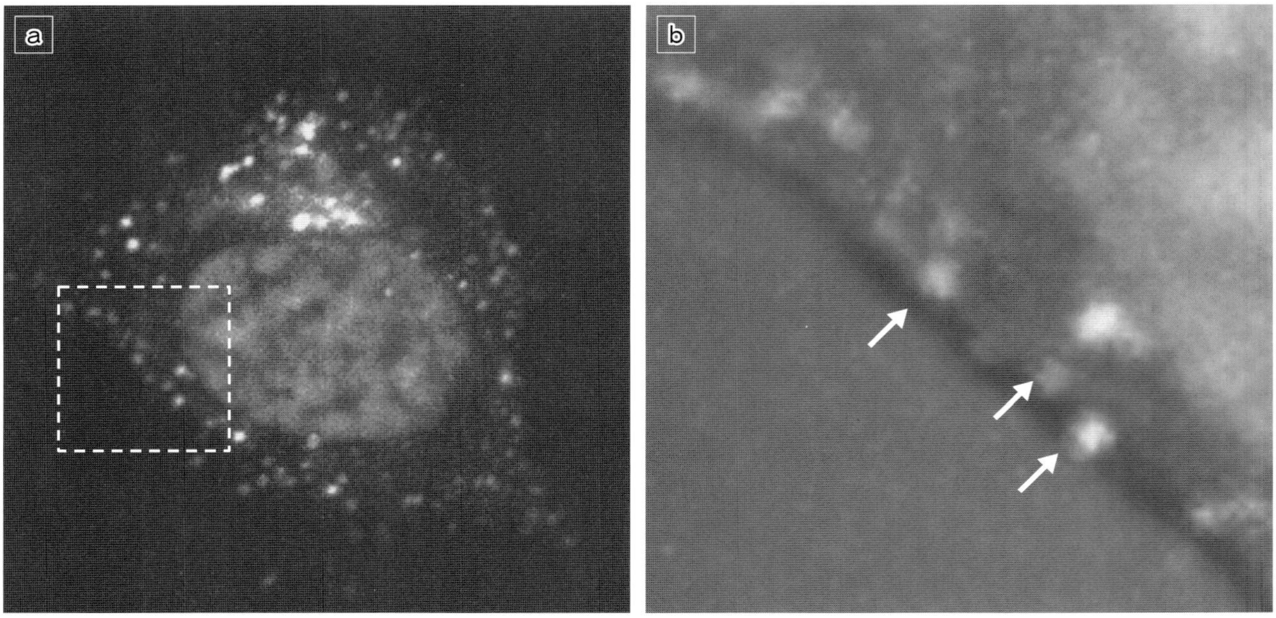

写真 3　PrP^{Sc} の蛍光抗体染像(Yamasaki et al., 2012；©Microbiology Society)。a)プリオン 22L 株が持続感染したマウス神経芽腫細胞 Neuro2a を抗 PrP モノクローナル抗体 mAb132 で染色した(緑)。細胞は染色前に固定後，5M グアニジンシアネートで前処理した。核は DAPI で染色した(青)。b)写真 3a の破線部分の拡大像。微分干渉像と重ね合わせ，細胞膜近傍に存在する PrP^{Sc} を矢印で示した。核周囲の PrP^{Sc} が特徴的であるが，細胞膜にも PrP^{Sc} が検出される。この蛍光抗体法では PrP^{C} は検出限界以下であり，検出されている蛍光は PrP^{Sc} に由来する。(口絵 252 参照)

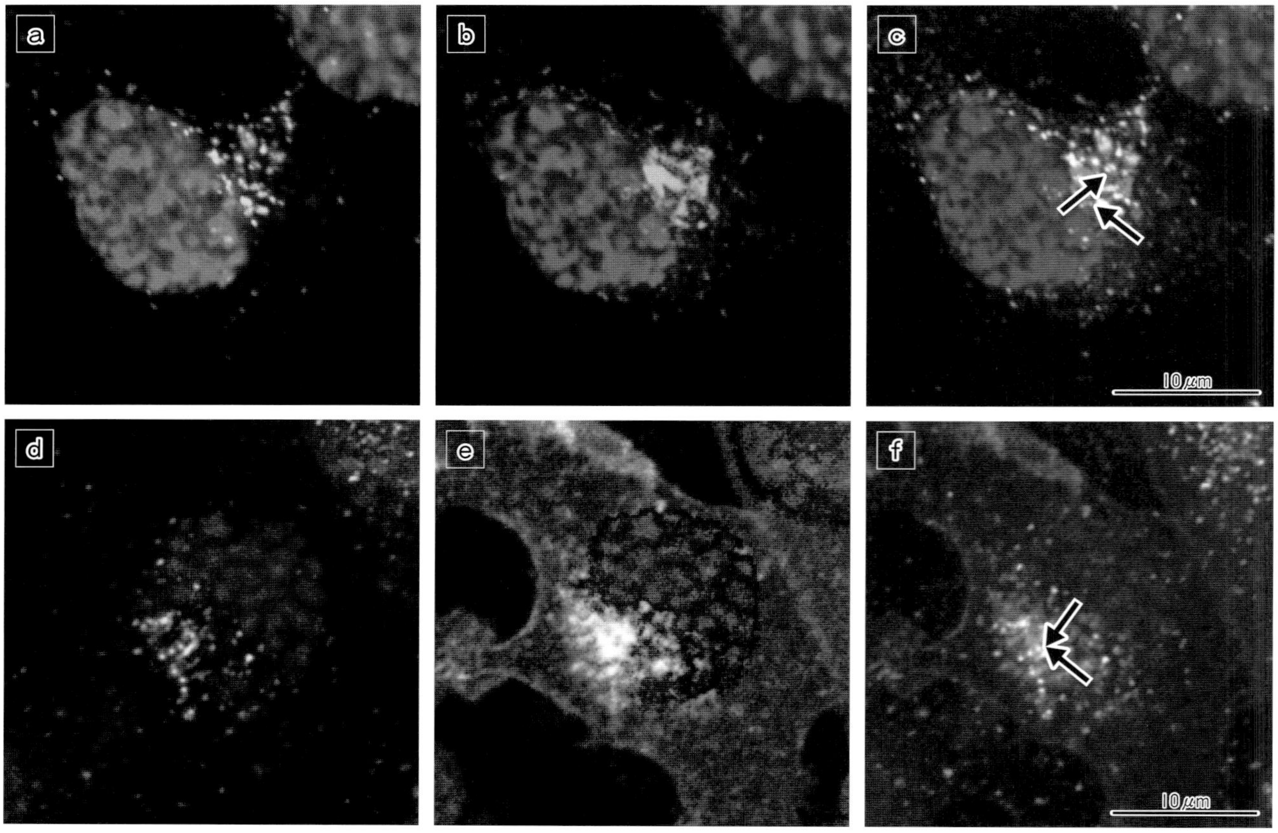

写真 4　PrP^{Sc} の細胞内局在。a〜c)プリオン 22L 株が持続感染したマウス神経芽腫細胞 Neuro2a を Alexa Flour555 で標識されたトランスフェリン(Tfn)存在下で培養した。a)PrP^{Sc} を mAb132 で染色した(緑)。b)赤は細胞に取り込まれた Tfn の局在を示す。核は DAPI で染色した(青)。c)写真 4a と 4b の多重染色像。PrP^{Sc} と Tfn の共局在像の代表例を矢印で示した。Tfn はリサイクリングエンドソーマルコンパートメント(ERC)のマーカー分子であり，PrP^{Sc} の一部が ERC に存在することを示す。d〜f)プリオン 22L 株が持続感染したマウス神経芽腫細胞 Neuro2a に志賀毒素 β サブユニット(StxB)を添加して培養した。4°Cで吸着後，37°Cで 10 分間培養した。d)PrP^{Sc} を mAb132 で染色した。e)StxB は抗 StxB 抗体で染色した(赤)。f)写真 4d と 4e の多重染色像。StxB はエンドソーム，ERC を経てトランスゴルジネットワークに輸送される。取り込み開始後 10 分後に，StxB と共局在する PrP^{Sc} の存在は，PrP^{Sc} がエンドソームや ERC に存在することを示す。(口絵 253 参照)

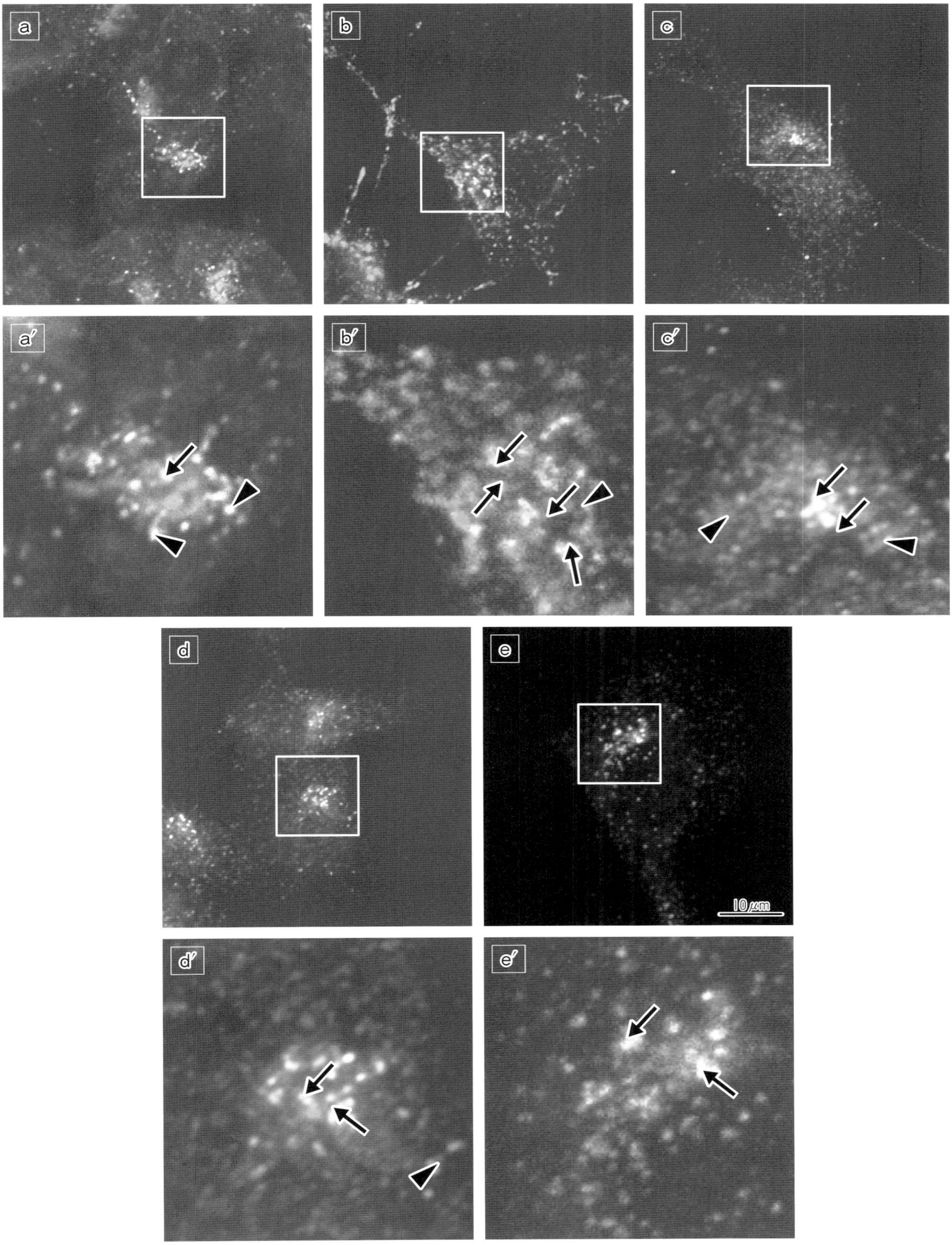

写真5　PrP^{Sc} の細胞内局在。PrP^{Sc} を mAb132 で(緑)，細胞内小器官を以下に述べる各種マーカー分子に対する抗体で染色した。二重染色像を示し，上段の白線で囲んだ部分の拡大像を下段に示した。a，a′)Tgn38(トランスゴルジネットワークのマーカー分子)と僅かに共局在が認められるが，その近傍に PrP^{Sc} が存在する。b，b′)Lamp1(後期エンドソーム，リソソームのマーカー分子)と共局在する PrP^{Sc} が多く認められるが，共局在しない PrP^{Sc} 分子も存在する。c，c′)Rab4a(初期エンドソームのマーカー分子)と PrP^{Sc} は部分的に共局在する。d，d′)Rab9a(後期エンドソームのマーカー分子)と PrP^{Sc} は部分的に共局在する。e，e′)Flotillin-1(脂質ラフト由来膜のマーカー分子)と PrP^{Sc} はよく共局在する。マーカー分子との共局在像の代表例を矢印で，共局在しない PrP^{Sc} の代表像を矢頭で示した。(口絵 254 参照)

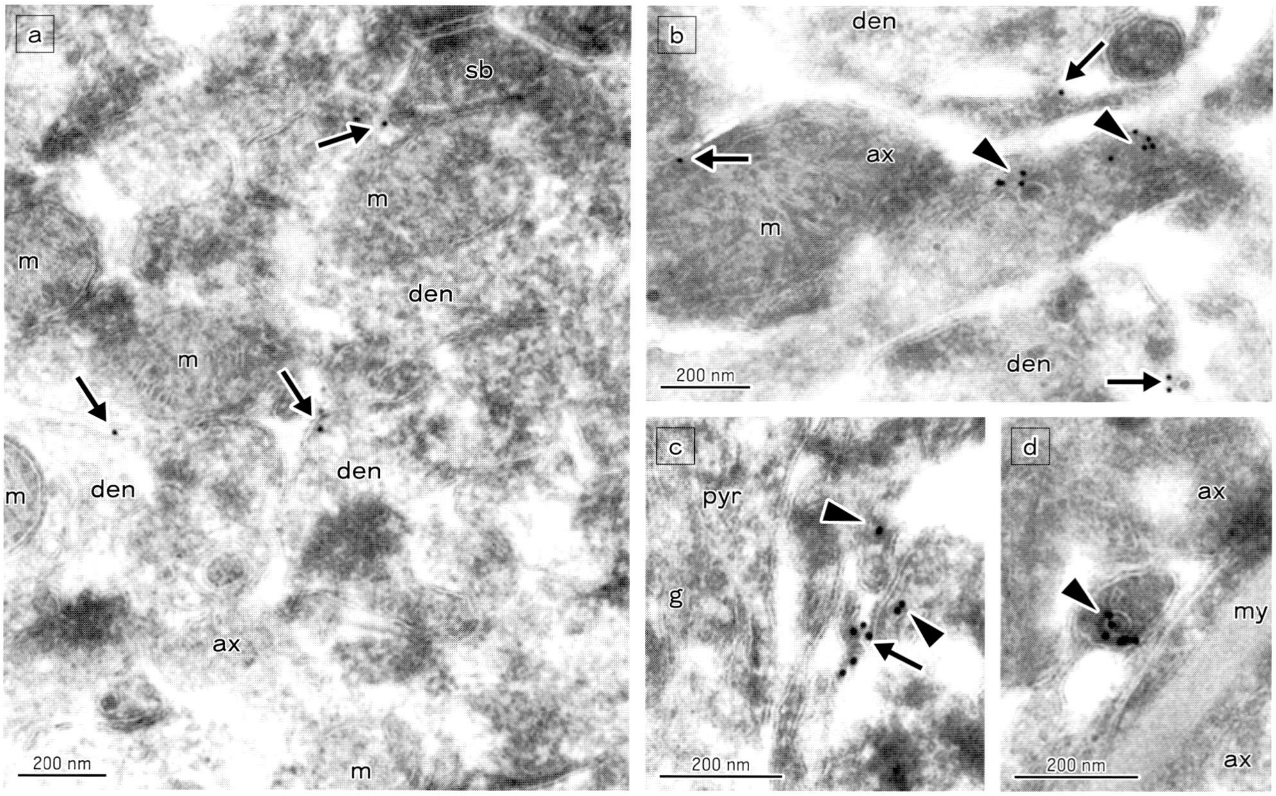

写真6　プリオン感染マウスの海馬上昇層（Stratum oriens）における PrP^{Sc} の局在（Godsave et al., 2008；©Society for Neuroscience）。a）プリオン非感染マウスおよびの海馬上昇層の免疫電顕像。b～d）プリオン感染マウスおよび海馬上昇層の免疫電顕像。プリオン非感染マウスでは認められない金粒子のクラスターが認められ，これは PrP^{Sc} を検出したものと考えられる。特に，初期エンドソームおよびリサイクリングエンドソーム小胞（写真6b～d，矢頭），および樹状突起の細胞膜上（写真6c，矢印）に PrP^{Sc} が1か所にまとまった状態で検出される。Ax：軸索，den：樹状突起，g：ゴルジ体，m：ミトコンドリア，my：ミエリン，pyr：錐体細胞の細胞体，sb：シナプスボタン

スゴルジネットワーク近傍間の膜小胞の輸送機構が PrP^{Sc} の産生に重要であることが明らかとなってきた。また，プリオンの増殖を抑制すると PrP^{Sc} は細胞内で容易に分解されることから，プリオン持続感染細胞内では，PrP^{Sc} は産生と分解の平衡関係にあり，PrP^{Sc} は主にリソソームで分解される。

培養細胞を用いた研究から得られた知見がどの程度生体内でのプリオンの増殖機構に外挿できるかは現時点では議論の余地が残るが，プリオン感染動物の中枢神経系組織内でも，免疫電顕により PrP^{Sc} は細胞膜上あるいは初期エンドソーム/リサイクリングエンドソームに検出される（写真6）。したがって，中枢神経系組織内でも PrP^{Sc} の産生は細胞内膜輸送機構と密接に関連すると考えられる。

【増殖】

プリオン増殖機構の概念

プリオンの主要構成要素は PrP^{Sc} であることから，プリオンの増殖は PrP^{Sc} の産生と密接に関係する，あるいは同義と見なすことができる。プリオンの増殖機構を PrP^{Sc} の産生機構と同義と考えた場合，PrP^{Sc} の産生は，PrP^{C} が，PrP^{Sc} オリゴマー（凝集体）を鋳型として PrP^{Sc} に構造転換することである。そのモデルを図3に示した。感染性プリオン病では，プリオンの本体である PrP^{Sc} オリゴマーが体外から侵入することが，プリオン感染である。PrP^{Sc} オリゴマーは PrP^{Sc} 産生のための種（シード）として機能する。PrP^{Sc} オリゴマーに PrP^{C} あるいはその一部がアンフォールディングした PrP^{U} が結合して，PrP^{Sc} へと構造転換する。これが繰り返されることで PrP^{Sc} オリゴマーが成長していく。PrP^{Sc} オリゴマーが成長していく過程をプリオンの複製と見なすことができる。成長したオリゴマーは断片化して，PrP^{Sc} 産生のためのシードとなる。これを繰り返すことで，PrP^{Sc} が大量に産生・蓄積する（Lansbury and Caughey, 1995）。

一方，プリオンの感染と関係のない，遺伝性プリオン病および特発性プリオン病では，偶発的に PrP^{Sc} オリゴマーが形成されることが，プリオン増殖の開始であり，病気の始まりである。PrP^{C}，もしくは PrP^{U} と PrP^{Sc} オリゴマー形成は平衡状態にあるが，通常ではその平衡状態は大きく PrP^{C} 側に偏っており，PrP^{Sc} オリゴマーは容易には形成されない。しかし，ひとたび安定な PrP^{Sc} オリゴマーが形成されると，これがシードとなって，PrP^{C} が PrP^{Sc} に転換してゆく。したがって，偶発的な PrP^{Sc} オリゴマー形成後の PrP^{Sc} オリゴマーの成長の過程は感染性プリオン病と同じである。

【病原性】

ヒトのプリオン病の原因は，【分類・歴史】「(2)プリオン病の分類」の項で記したように感染性，遺伝性，および特発性の3種に分類される（表1）。いずれの原因であっても，ひとたび発病すると，進行性に神経症状，記憶障害などが進み死に至る。病気によって異なるが，孤

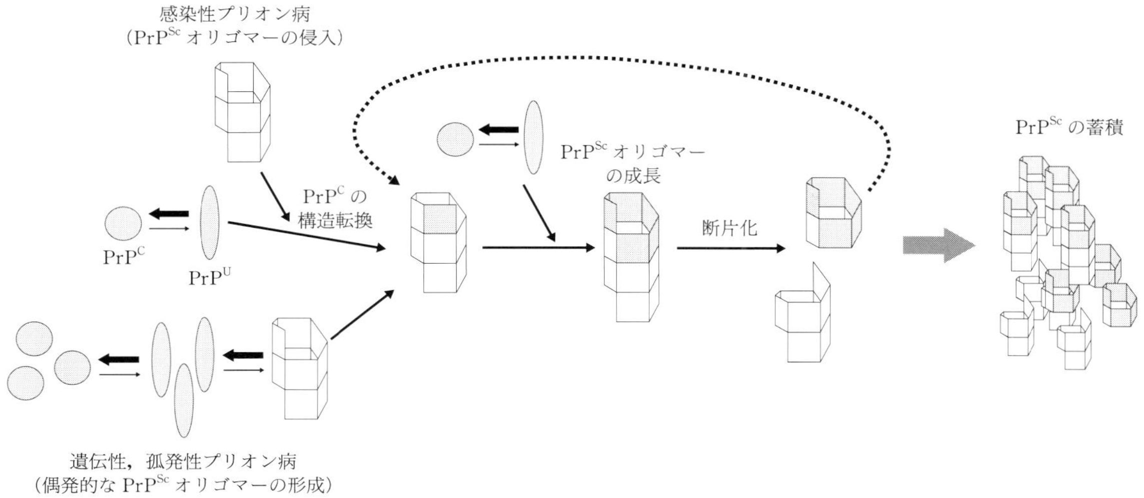

図 3　PrP^{Sc} 生成機構のモデル（「堀内基広：プリオン病．医科ウイルス学（髙田賢藏編），改訂第 3 版，p. 444，2009，南江堂」より許諾を得て改変し転載）。感染性プリオン病では，PrP^{C} は体外から侵入した PrP^{Sc} と結合して，PrP^{Sc} に転換する。この反応により PrP^{Sc} オリゴマーは成長する。成長したオリゴマーは断片化し，PrP^{Sc} 増殖の seed となる。遺伝性および孤発性プリオン病では，PrP^{C} から偶発的に PrP^{Sc} オリゴマーが形成されることが病気の始まりである。一度 PrP^{Sc} オリゴマーが形成されると，その後のプロセスは感染性プリオン病の場合と同じと考えられる。

発性 CJD（sCJD）の多くは，数週間から数か月の経過で，無言無動状態に陥る亜急性に進行する。また，GSS のように数年の経過で緩徐に進行する例がある。動物のプリオン病は感染性と考えられているが，2003 年以降高齢ウシで摘発されている非定型 BSE は，sCJD のように高齢ウシで偶発的に発生する BSE である可能性が指摘されている。非定型 BSE は，ウエスタンブロットによる PrP^{Sc} のバンドパターンが，イギリスなどで発生し世界各地に拡大した BSE（これを非定型 BSE に対して定型 BSE と呼ぶ）と異なることから区別される。

感染性のプリオン病には，プリオン汚染硬膜や成長ホルモンの使用による医原性 CJD（iCJD），BSE が食を介してヒトに伝播したと考えられる変異 CJD（vCJD）などがある。わが国では，硬膜移植にともなう iCJD の症例が 140 例以上あり，大きな薬害問題となった。1986 年にイギリスで BSE の存在が確認された。BSE はスクレイピー由来と考える説と，非定型 BSE を含めて元来稀にウシで発生する病気であるとする説があるが，BSE の由来は不明である。BSE はヒトに感染が拡大した他，家ネコ，動物園の偶蹄類などに感染が拡大した。一方，ヒツジのスクレイピーがヒトに感染したことを示唆する疫学的な事例はない。

【実験室内診断】

プリオン病では，病原体特異的な免疫応答は起こらないため，血清診断は応用できない。また，病原体特異的核酸もないことから，PCR による遺伝子増幅も診断には応用できない。免疫生化学的診断法として，ウエスタンブロットあるいは ELISA による PrP^{Sc} の検出が最も一般的である。プリオン病に罹患したヒトあるいは動物の中枢神経系組織の乳剤を蛋白分解酵素処理し，蛋白分解酵素抵抗性の PrP^{core} を検出する（写真 7）。検出に用いる抗 PrP 抗体は PrP^{Sc} 特異的な抗体ではないので，蛋白分解酵素処理により PrP^{C} を確実に除去する必要がある。ヒツジのスクレイピーや鹿科動物の慢性消耗病では，リンパ系組織からも PrP^{Sc} が検出されるので，瞬膜

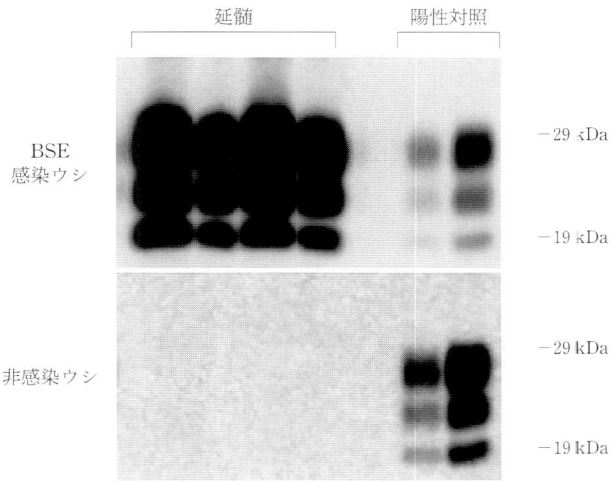

写真 7　ウエスタンブロットによる BSE 感染ウシの確認検査。上段は BSE 感染ウシの延髄の複数部位，下段は非感染ウシの延髄の複数部位から材料を採取して乳剤を調整し，proteinase K（PK）処理して電気泳動用のサンプルを調整してウエスタンブロットを行った。PK 抵抗性の PrP^{Sc}（PrP^{core}）は，分子量が 30〜19 kDa 付近に，3 本の典型的なバンドパターンとして検出される。

（第三眼瞼）や直腸粘膜などリンパ濾胞を含むバイオプシーが可能な組織を用いて，生前確定診断が可能である。

病理組織的には，HE 標本の神経細胞および神経網の空胞化とアストログリオーシスの確認，免疫組織化学的には，ホルマリン固定パラフィン包埋切片を水中に浸してオートクレーブ処理後に，抗 PrP 抗体を用いて PrP^{Sc} を染色する hydrolytic autoclave 法が確定診断法として用いられる（写真 8，9）。

ヒトのプリオン病では MRI 画像が，診断の補助に有効である。また，試験管内で PrP^{C} を PrP^{Sc} に転換する試験管内転換反応と超音波処理を組み合わせた PMCA 法（protein misfolding cyclic amplification）は，PrP^{Sc} の増幅が可能であり，高感度診断法として期待できる（Saborio et al., 2001）。また，試験管内転換反応と振盪

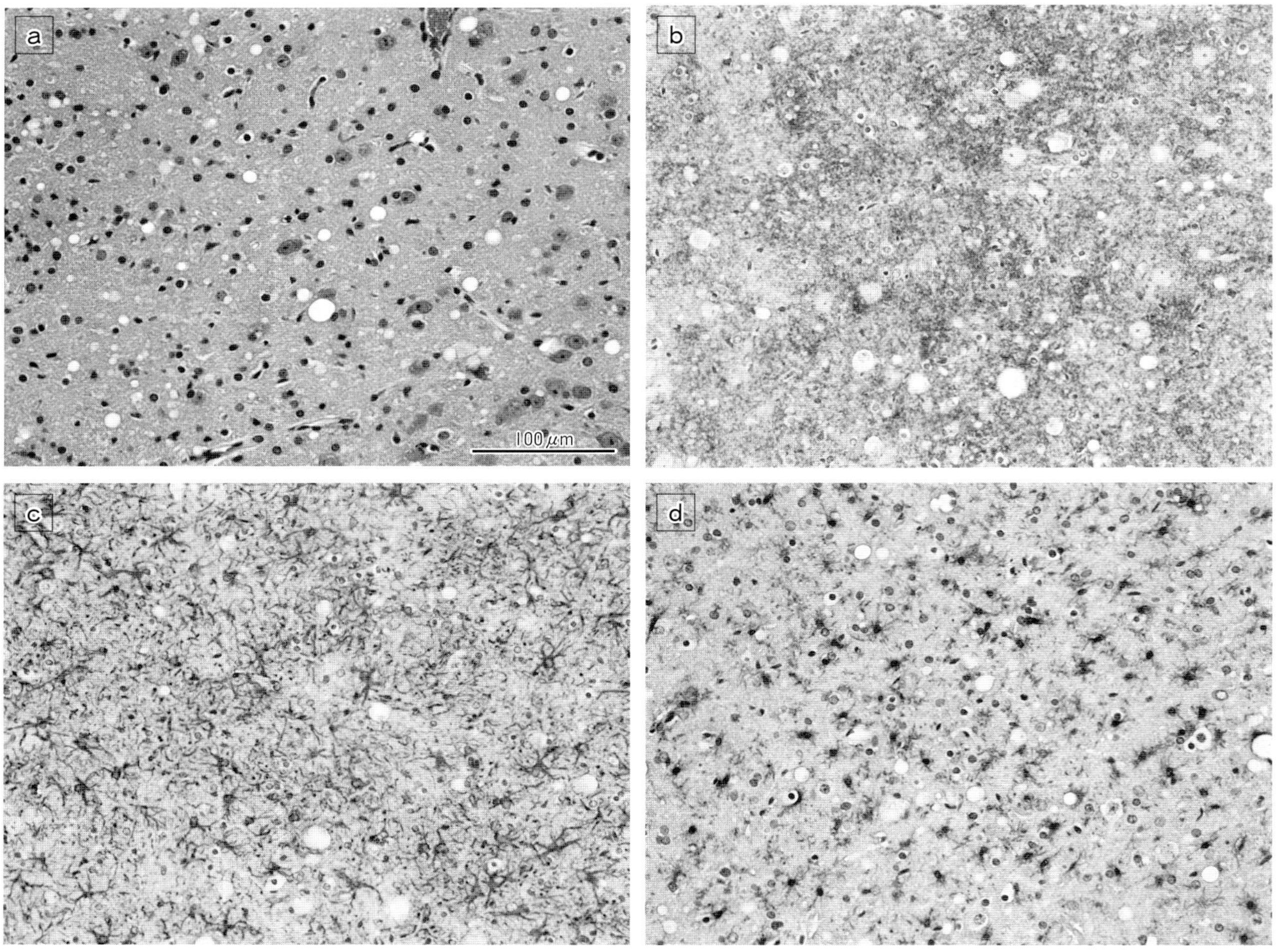

写真 8　プリオン Chandler 株感染マウス延髄の病理組織像。a)HE 染色，b)抗 PrP 抗体による PrP^{Sc} の染色，c)抗 GFAP 抗体によるアストロサイトの染色，d)抗 Iba-1 抗体による活性化ミクログリアの染色。神経網の空胞化，PrP^{Sc} の蓄積，アストロサイトの増生，ミクログリアの活性化が認められる。(口絵 251 参照)

を組み合わせて PrP^{Sc} の重合反応を促進させる QuIC 法(quacking induced conversion)は，脳脊髄液中の PrP^{Sc} の存在を比較的短時間に精度よく検出できることから，ヒトプリオン病の生前診断法として応用が期待されている(Atarashi et al., 2011)。

【疫学(BSE の発生動態)】(【予防】の項参照)

BSE の発生は世界的に大きな問題となった。しかし，BSE の発生原因が，ウシ由来の肉骨粉をウシに給餌したためであったことから，これを禁止する飼料規制，BSE の汚染状況を把握するための BSE サーベイランスなどの一連の管理措置が功を奏し，イギリスでは 1992～1993 年をピークに，欧州では 2004～2005 年をピークにその発生は減少している。2010 年以降は世界的にも発生数が 100 以下まで減少しており，発生は終息に向かっている。また，イギリスでは vCJD の患者が 170 名程度見つかっているが，2000～2001 年をピークに発生は減少している。

【治療】

プリオン病に対する有効な治療法はない。

【予防】

特発性および遺伝性プリオン病の予防法はない。感染性プリオン病に関しては，予防は可能である。特に医療行為が原因の iCJD はプリオンに汚染された可能性のある医療機器，生物製剤，医薬品などの使用を避けることで予防は可能である。また，BSE は，ウシもしくは反芻動物由来の肉骨粉の使用を禁止し，これを遵守することで，予防は可能である。しかし，自然状態で，ヒツジ間で伝播するスクレイピー，シカ科動物の間で伝播する慢性消耗病は，完全に予防することは困難である。

【引用・参考文献】

Atarashi, R., Satoh, K., Sano, K., et al. 2011. Ultrasensitive human prion detection in cerebrospinal fluid by real-time quaking-induced conversion. Nat. Med. 17: 175-178.

Godsave, S. F., Wille, H., Kujala, P., et al. 2008. Cryo-immunogold electron microscoscopy for prions: toward identification of a conversion site. J. Neurosci. 28: 12489-12499.

堀内基広．2009．プリオン病，p. 443，444．髙田賢藏(編)，医科ウイルス学(改訂第 3 版)，南江堂，東京．

Lansbury, P. T. Jr., and Caughey, B. 1995. The chemistry of scrapie infection: implications of the 'ice 9' metaphor. Chem. Biol. 2: 1-5.

Merz, P. A., Somerville, R. A., Wisniewski, H. M., et al. 1981. Abnormal fibrils from scrapie-infected brain. Acta Neuropathol. 54: 63-74.

Prusiner, S. B. 1998. Prions. Proc. Natl. Acad. Sci. U.S.A. 95: 13363-13383.

Saborio, G. P., Permanne, B., and Soto, C. 2001. Sensitive detection of pathological prion protein by cyclic amplifica-

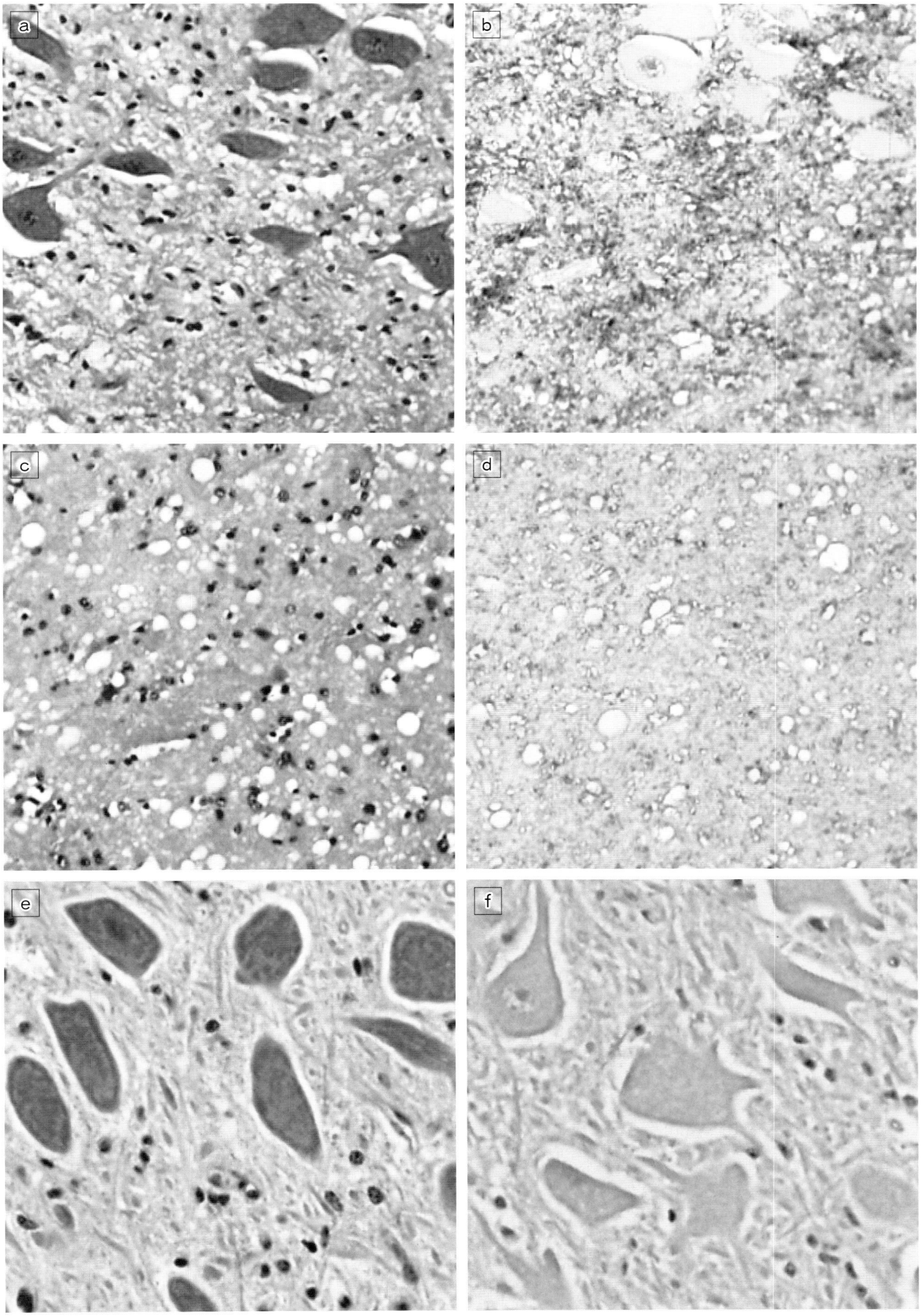

写真9 BSE 感染ウシのヘマトキシリン・エオジン(HE)染色標本と免疫組織化学(IHC)による PrP^{Sc} の検出。a)BSE 感染ウシの延髄背側迷走神経核の HE 染色，および b)同領域の IHC。c)BSE 感染ウシの延髄網様体の HE 染色，および d)同領域の IHC。e)非感染ウシの延髄背側迷走神経核の HE 染色，および f)同領域の IHC。非感染ウシと比較して，HE 染色標本では神経網の空胞化が顕著であり，IHC では PrP^{Sc} の陽性像が認められる。(口絵 255 参照)

tion of protein misfolding. Nature 411: 810-813.
Silveira, J. R., Raymond, G. J., Hughson, A. G., et al., 2005. The most infectious prion protein particles. Nature 437: 257-261.
Sim, V. L., and Caughey, B. 2009. Ultrastructures and strain comparison of under-glycosylated scrapie prion fibrils. Neurobiol. Aging 30: 2031-2042.
Yamasaki, T., Suzuki, A., Shimizu, T., et al. 2012. Characterization of intracellular localization of PrP (Sc) in prion-infected cells using a mAb that recognizes the region consisting of aa 119-127 of mouse PrP. J. Gen. Virol. 93: 668-680.

【堀内基広】

索　　引

和 名 索 引

太数字はカラー頁，細数字は解説頁

【ナ行】

【ハ行】

【マ行】

学名・英名索引

太数字はカラー頁，細数字は解説頁

【Y】

病名・症状索引

太数字はカラー頁，細数字は解説頁

【サ行】

【タ行】

【ナ行】

【ハ行】

【マ行】

【X】

「細菌編」執筆者一覧(五十音順)
*編集委員

明田幸宏(あけだ　ゆきひろ)
パスツレラ科ヘモフィルス属執筆
大阪大学大学院医学系研究科講師　博士(医学)

東　慶直(あずま　よしなお)
クラミジア科【病原性遺伝子・その発現制御】執筆
近畿大学生物理工学部教授　博士(理学)

飯島義雄(いいじま　よしお)
エンテロバクテリア(腸内細菌)科エンテロバクター属執筆
神戸市環境保健研究所所長　医学博士

池　康嘉(いけ　やすよし)
エンテロコッカス科エンテロコッカス(腸球菌)属執筆
一般社団法人薬剤耐性菌教育研究会・群馬大学名誉教授　医学博士

池戸正成(いけど　まさなり)
フラボバクテリア科執筆
元栄研化学株式会社生物化学研究所　医学博士

石原和幸(いしはら　かずゆき)
パスツレラ科アグレガチバクター属アグレガチバクター　アクチノミセテムコミタンス，スピロヘータ科トレポネーマ属トレポネーマ　デンティコーラ，ポルフィロモナス科ポルフィロモナス属ポルフィロモナス　ジンジバリス執筆
東京歯科大学微生物学講座教授　歯学博士

一幡良利(いちまん　よしとし)
コリネバクテリウム科コリネバクテリウム属執筆
筑波技術大学名誉教授　医学博士

今村圭文(いまむら　よしふみ)
ノカルジア科ノカルジア属執筆
長崎大学病院講師　医学博士

内山恒夫(うちやま　つねお)
リケッチア科リケッチア属紅斑熱群執筆
元徳島大学大学院医歯薬学研究部准教授　医学博士

浦上　弘(うらかみ　ひろし)
リケッチア科オリエンティア属【歴史】【生態】【ツツガムシの生活史・*Ot* の共生】【分類】【形態・構造】【培養・増殖】【抗原構造】【遺伝子情報】【病原因子】【物理化学的安定性】執筆
新潟薬科大学応用生命科学部教授　理学博士

江﨑孝行(えざき　たかゆき)
病原細菌の分類，バークホルデリア科バークホルデリア属鼻疽菌および類鼻疽菌執筆
岐阜大学名誉教授　医学博士

尾内一信(おうち　かずのぶ)
クラミジア科【小児の *Chlamydia pneumoniae* 感染症】執筆
川崎医科大学小児科学講座主任教授　医学博士

大石和徳(おおいし　かずのり)
パスツレラ科ヘモフィルス属執筆
国立感染症研究所感染症疫学センターセンター長　医学博士

大﨑敬子(おおさき　たかこ)
ビフィドバクテリウム科ビフィドバクテリウム属執筆
杏林大学医学部准教授　博士(医学)

太田美智男(おおた　みちお)
バチルス科バチルス属執筆
名古屋大学名誉教授　医学博士

大野　章(おおの　あきら)
アルカリゲネス科ボルデテラ属執筆
元東邦大学医学部講師　(医学)博士

大屋賢司(おおや　けんじ)
クラミジア科【クラミジア・宿主間相互作用(偏性細胞内寄生性)】執筆
岐阜大学応用生物科学部准教授　獣医学博士

岡本　陽(おかもと　あきら)
バチルス科バチルス属執筆
愛知教育大学養護教育講座准教授　博士(医学)

岡本敬の介(おかもと　けいのすけ)
エロモナス科エロモナス属執筆
岡山大学インド感染症共同研究センターセンター長・岡山大学名誉教授　医学博士

奥田克爾(おくだ　かつじ)
パスツレラ科アグレガチバクター属アグレガチバクター　アクチノミセテムコミタンス，スピロヘータ科トレポネーマ属トレポネーマ　デンティコーラ，ポルフィロモナス科ポルフィロモナス属ポルフィロモナス　ジンジバリス執筆
東京歯科大学名誉教授　歯学博士

小熊惠二(おぐま　けいじ)
クロストリジウム科クロストリジウム属ウェルシュ菌・ボツリヌス菌・破傷風菌・ディフィシル菌執筆
岡山大学名誉教授　医学博士

織田慶子(おだ　けいこ)
クラミジア科【小児の *Chlamydia pneumoniae* 感染症】執筆
保健医療経営大学教授　医学博士

*小田　紘(おだ　ひろし)
リケッチア目・リケッチア科・リケッチア属発疹チフス群，バルトネラ科バルトネラ属，コクシエラ科コクシエラ属執筆
鹿児島大学名誉教授　医学博士

甲斐明美(かい　あけみ)
エンテロバクテリア(腸内細菌)科プロテウス属，カンピロバクター科カンピロバクター属執筆
東京医科大学微生物学分野兼任教授　薬学博士

神谷　茂(かみや　しげる)
ビフィドバクテリウム科ビフィドバクテリウム属執筆
杏林大学医学部教授　医学博士

川本恵子(かわもと　けいこ)
ブルセラ科ブルセラ属執筆
帯広畜産大学副理事・教授　博士(獣医学)

岸本寿男(きしもと　としお)
クラミジア科【*Chlamydia psittaci* 感染症】執筆
岡山県環境保健センター所長　医学博士

桑原知巳(くわはら　ともみ)
バクテロイデス科バクテロイデス属執筆
香川大学医学部教授　医学博士

河野　茂(こうの　しげる)
アクチノマイセス科アクチノマイセス属，ノカルジア科ノカルジア属執筆
長崎大学長　医学博士

小佐井康介(こさい　こうすけ)
アクチノマイセス科アクチノマイセス属執筆
長崎大学病院検査部助教　医学(博士)

後藤隆次(ごとう　たかつぐ)
ペプトストレプトコッカス科ペプトストレプトコッカス属・アナエロコッカス属・フィネゴルディア属・ペプトニフィルス属・パルビモナス属執筆
岐阜大学生命科学総合研究支援センター助教　医学博士

小西典子(こにし　のりこ)
エンテロバクテリア(腸内細菌)科プロテウス属，カンピロバクター科カンピロバクター属執筆
東京都健康安全研究センター微生物部主任研究員　博士(医学)

菰田照子(こもだ　てるこ)
クラミジア科【クラミジア感染症の診断】執筆
杏林大学保健学部講師　博士(保健学)

阪口義彦(さかぐち　よしひこ)
クロストリジウム科クロストリジウム属破傷風菌・ディフィシル菌執筆
北里大学医学部講師　医学博士

佐藤貴一(さとう　きいち)
ヘリコバクター科ヘリコバクター属執筆
国際医療福祉大学病院消化器内科教授　医学博士

澤田拓士(さわだ　たくお)
パスツレラ科パスツレラ属執筆
日本獣医生命科学大学名誉教授　獣医学博士

鈴木智典(すずき　とものり)
クロストリジウム科クロストリジウム属ウェルシュ菌・ボツリヌス菌執筆
東京農業大学応用生物科学部准教授　博士(生物産業学)

関　雅文(せき　まさふみ)
アクチノマイセス科アクチノマイセス属，ノカルジア科ノカルジア属執筆
東北医科薬科大学病院感染症内科教授　医学博士

高野智洋(たかの　ともみ)
エンテロバクテリア(腸内細菌)科エシェリキア属執筆
元新潟大学大学院医歯学総合研究科助教　博士(医学)

髙橋栄造(たかはし　えいぞう)
エロモナス科エロモナス属執筆
岡山大学インド感染症共同研究センター特任准教授　博士(薬学)

髙橋　聡(たかはし　さとし)
クラミジア科【男性の *Chlamydia trachomatis* 感染症】執筆
札幌医科大学医学部感染制御・臨床検査医学講座教授　医学博士

高橋正樹(たかはし　まさき)
カンピロバクター科カンピロバクター属執筆
元東京都健康安全研究センター　博士(医学)

橘　宣祥(たちばな　のぶよし)
リケッチア科オリエンティア属【疫学】【病原性】【臨床所見】【病原診断】【治療】【予防】執筆
慈光会宮崎若久病院非常勤医師　医学博士

舘田一博(たてだ　かずひろ)
シュードモナス科シュードモナス属シュードモナス　エルギノーサ(緑濃菌)執筆
東邦大学医学部教授　医学博士

田中香お里(たなか　かおり)
ペプトストレプトコッカス科ペプトストレプトコッカス属・アナエロコッカス属・フィネゴルディア属・ペプトニフィルス属・パルビモナス属，フソバクテリア科フソバクテリウム属執筆
岐阜大学生命科学総合研究支援センター教授　博士(医学)

谷本弘一(たにもと　こういち)
エンテロコッカス科エンテロコッカス(腸球菌)属執筆
群馬大学大学院医学系研究科准教授

Tsai-Wen Wan
エンテロバクテリア(腸内細菌)科エシェリキア属執筆
国際医学教育研究センター，院生(国立台湾大学)

塚本定三(つかもと　ていぞう)
エンテロバクテリア(腸内細菌)科プレシオモナス属プレシオモナス　シゲロイデス執筆
大阪府立大学客員研究員　医学博士

堤　寛(つつみ　ゆたか)
スピロヘータ科・トレポネーマ属梅毒トレポネーマ・その他の病原トレポネーマ，病原ブラキスピラ執筆
はるひ呼吸器病院病理診断科病理部長　医学博士

冨岡治明(とみおか　はるあき)
マイコバクテリウム科マイコバクテリウム属執筆
安田女子大学教育学部児童教育学科・看護学部看護学科教授・島根大学名誉教授　医学博士

永武　毅(ながたけ　つよし)
モラクセラ科モラクセラ属執筆
桜みちクリニック院長　医学博士

永山在明(ながやま　ありあき)
クラミジア科【*Chlamydia trachomatis* 関節炎】執筆
福岡大学名誉教授　医学博士

沼﨑　啓(ぬまざき　けい)
クラミジア科【新生児・小児の *Chlamydia trachomatis* 感染症】執筆
国際医療福祉大学大学院医療福祉学研究科教授　医学博士

野口靖之(のぐち　やすゆき)
クラミジア科【女性の *Chlamydia trachomatis* 感染症】執筆
愛知医科大学産婦人科学講座准教授(特任)　医学博士

野村卓正(のむら　たかまさ)
リステリア科リステリア属執筆
仁愛大学人間生活学部准教授　博士(医学)

浜田茂幸(はまだ　しげゆき)
ストレプトコッカス科ストレプトコッカス属執筆
大阪大学微生物研究所特任教授　歯学博士

*林　英生(はやし　ひでお)
病原細菌の分類，ナイセリア科ナイセリア属，スタフィロコッカス(ブドウ球菌)科スタフィロコッカス(ブドウ球菌)属執筆
筑波大学名誉教授　医学博士

林谷秀樹(はやしだに　ひでき)
エンテロバクテリア(腸内細菌)科エルシニア属執筆
東京農工大学大学院農学研究院准教授　博士(獣医学)

坂内久一(ばんない　ひさいち)
クラミジア科【クラミジア感染症の診断】執筆
杏林大学名誉教授　医学博士

樋口　渉(ひぐち　わたる)
エンテロバクテリア(腸内細菌)科エシェリキア属執筆
元新潟大学大学院医歯学総合研究科院生

平井義一(ひらい　よしかず)
ヘリコバクター科ヘリコバクター属，マイコプラズマ科マイコプラズマ属執筆
玉野総合医療専門学校校長・自治医科大学名誉教授　博士(医学)

福士秀人(ふくし　ひでと)
クラミジア科【分類・歴史】執筆
岐阜大学理事・副学長　獣医学博士

福長将仁(ふくなが　まさひと)
スピロヘータ科ボレリア属執筆
福山大学名誉教授　薬学博士

藤田博己(ふじた　ひろみ)
フランシセラ科フランシセラ属執筆
馬原アカリ医学研究所所長　博士(医学)

Friedman, Maureen G.
シムカニア科執筆
元イスラエル国立ネゲヴ・ベン＝グリオン大学教授　Ph.D.

辨野義己(べんの　よしみ)
ラクトバチルス(乳酸桿菌)科ラクトバチルス属執筆
国立研究開発法人理化学研究所辨野特別研究室特別招聘研究員　農学博士

*本田武司(ほんだ　たけし)
病原細菌の分類，ビブリオ科ビブリオ属コレラ菌・ビブリオ　バルニフィカス・腸炎ビブリオ・ビブリオ　フルビアリス執筆
元大阪大学微生物病研究所教授　医学博士

本田(細野)なつ絵(ほんだ(ほその)なつえ)
エンテロバクテリア(腸内細菌)科クレブシエラ属執筆
獨協医科大学越谷病院臨床検査部助教　博士(医学)

牧野壮一(まきの　そういち)
ブルセラ科ブルセラ属執筆
元帯広畜産大学教授　博士(医学)

増澤俊幸(ますざわ　としゆき)
レプトスピラ科レプトスピラ属執筆
千葉科学大学薬学部教授　薬学博士

*松本　明(まつもと　あきら)
クラミジア科【形態・構造】・【増殖の形態学】執筆
元川崎医科大学教授　理学博士
2015 年逝去

馬原文彦(まはら　ふみひこ)
リケッチア科リケッチア属紅斑熱群リケッチア症・日本紅斑熱・ロッキー山紅斑熱執筆
馬原医院院長　医学博士

三浦公志郎(みうら　こうしろう)
クラミジア科【クラミジアゲノムの普遍性・特異性】執筆
九州女子大学家政学部教授　博士(医学)

光山正雄(みつやま　まさお)
リステリア科リステリア属執筆
京都大学大学院総合生存学館特定教授・京都大学名誉教授　医学博士

三戸部治郎(みとべ　じろう)
エンテロバクテリア(腸内細菌)科シゲラ(赤痢菌)属執筆
国立感染症研究所細菌第一部主任研究官　博士(理学)

宮下修行(みやした　なおゆき)
クラミジア科【形態・構造】・【増殖の形態学】・【成人の *Chlamydia pneumoniae* 感染症】執筆
川崎医科大学総合医療センター准教授　医学博士

柳原保武(やなぎはら　やすたけ)
スピロヘータ科・トレポネーマ属梅毒トレポネーマ・その他の病原トレポネーマ，病原ブラキスピラ執筆
静岡県立大学名誉教授　医学博士

山口惠三(やまぐち　けいぞう)
エンテロバクテリア(腸内細菌)科クレブシエラ属執筆
東邦大学名誉教授　医学博士

山口徹也(やまぐち　てつや)
シムカニア科執筆
(社医)明陽会成田記念病院小児科部長　博士(医学)

山﨑栄樹(やまさき　えいき)
エンテロバクテリア(腸内細菌)科サルモネラ属執筆
帯広畜産大学動物・食品検査診断センター准教授　理学博士

山﨑　勉(やまざき　つとむ)
シムカニア科執筆
若葉こどもクリニック院長　医学博士

山田作夫(やまだ　さくお)
スタフィロコッカス(ブドウ球菌)科スタフィロコッカス(ブドウ球菌)属執筆
川崎医療福祉大学臨床検査学科・臨床栄養学科特任教授　博士(薬学)

山本達男(やまもと　たつお)
エンテロバクテリア(腸内細菌)科エシェリキア属執筆
国際医学教育研究センター，元新潟大学大学院医歯学総合研究科教授　博士(薬学)

山本由弥子(やまもと　ゆみこ)
クロストリジウム科クロストリジウム属ウェルシュ菌・ボツリヌス菌執筆
岡山大学大学院医歯薬学総合研究科助教　博士(理学)

山本容正(やまもと　よしまさ)
クラミジア科【*Chlamydia pneumoniae* の体内動態】執筆
大阪大学名誉教授・大学院薬学研究科招へい教授　医学専士

横山敬子(よこやま　けいこ)
カンピロバクター科カンピロバクター属執筆
東京都健康安全研究センター病原細菌研究科長

吉田眞一(よしだ　しんいち)
レジオネラ科レジオネラ属執筆
福岡聖恵病院常勤顧問，九州大学名誉教授　医学博士

力久泰子(りきひさ　やすこ)
アナプラズマ科執筆
米国オハイオ州立大学獣医学部　Distinguished University Professor，米国科学アカデミー会員　薬学博士

渡邉邦友(わたなべ　くにとも)
ペプトストレプトコッカス科ペプトストレプトコッカス属・アナエロコッカス属・フィネゴルディア属・ペプトニフィルス属・パルビモナス属，フソバクテリア科フソバクテリウム属執筆
木沢記念病院中央検査センターセンター長・岐阜大学名誉教授　博士(医学)

渡邉治雄(わたなべ　はるお)
エンテロバクテリア(腸内細菌)科シゲラ(赤痢菌)属執筆
国際医療福祉大学医学部医学科教授・国立感染症研究所名誉所員　医学博士

「ウイルス編」執筆者一覧（五十音順）
*編集委員

明里宏文（あかり　ひろふみ）
フラビウイルス科〔哺乳類ヘパシウイルス属〕執筆
京都大学霊長類研究所教授　獣医学博士

足立昭夫（あだち　あきお）
レトロウイルス科【ゲノム】・【増殖の分子生物学】執筆
徳島大学特命教授・関西医科大学客員教授　医学博士

荒尾雄二郎（あらお　ゆうじろう）
ヘルペスウイルス科〔Ｂウイルス〕執筆
岡山大学大学院保健学研究科教授　博士（医学）

有川二郎（ありかわ　じろう）
ブニヤウイルス科執筆
北海道大学大学院医学研究科特任教授　獣医学博士

五十嵐樹彦（いがらし　たつひこ）
レトロウイルス科〔動物のレトロウイルス〕執筆
株式会社微生物化学研究所　博士（医学）

生田和良（いくた　かずよし）
レトロウイルス科〔ヒト免疫不全ウイルス〕執筆
一般財団法人阪大微生物病研究会研究開発部門長　医学博士

上田啓次（うえだ　けいじ）
ヘルペスウイルス科〔ヒトヘルペスウイルス８〕執筆
大阪大学大学院医学系研究科教授　医学博士

牛島洋子（うしじま　ようこ）
ヘルペスウイルス科〔単純ヘルペスウイルス〕執筆
名古屋大学医学部附属病院病院助教　博士（医学）

宇野文夫（うの　ふみお）
ポックスウイルス科，ヘルペスウイルス科【形態・構造】執筆
新見公立大学名誉教授　医学博士

榮鶴義人（えいづる　よしと）
ヘルペスウイルス科〔ヒトサイトメガロウイルス〕執筆
鹿児島県赤十字血液センター所長　医学博士

大瀬戸光明（おおせと　みつあき）
アストロウイルス科執筆
元愛媛県立衛生環境研究所　医学博士

大場靖子（おおば　やすこ）
ポリオーマウイルス科執筆
北海道大学人獣共通感染症リサーチセンター講師
博士（医学）

加藤茂孝（かとう　しげたか）
トガウイルス科〔ルビウイルス属（風疹ウイルス属）〕執筆
株式会社保健科学研究所学術顧問　理学博士

釜洞俊雄（かまほら　としお）
デルタウイルス属執筆
元鳥取大学医学部准教授　医学博士

河合明彦（かわい　あきひこ）
ラブドウイルス科執筆
一般財団法人生産開発科学研究所分子微生物研究室室長
医学博士

川口　寧（かわぐち　やすし）
ヘルペスウイルス科【増殖機構・分子生物学】執筆
東京大学医科学研究所教授　博士（獣医学）

川崎一則（かわさき　かずのり）
パラミクソウイルス科【形態・構造・機能】・【増殖の形態学】執筆
国立研究開発法人産業技術総合研究所主任研究員　理学博士

清野　透（きよの　とおる）
パピローマウイルス科執筆
国立がん研究センター研究所発がん・予防研究分野分野長
医学博士

*倉田　毅（くらた　たけし）
フィロウイルス科執筆
国際医療福祉大学塩谷病院中央検査部長・教授　医学博士

倉根一郎（くらね　いちろう）
フラビウイルス科〔フラビウイルス属〕執筆
国立感染症研究所所長　医学博士

小池　智（こいけ　さとし）
ピコルナウイルス科執筆
東京都医学総合研究所参事研究員　医学博士

河野武弘（こうの　たけひろ）
ボルナウイルス科執筆
大阪医科大学医学部准教授　医学博士

西條政幸（さいじょう　まさゆき）
フィロウイルス科執筆
国立感染症研究所ウイルス第一部長　医学博士

坂岡　博（さかおか　ひろし）
ヘルペスウイルス科【ゲノム構造・複製】執筆
元町クリニック院長　医学博士

左近直美（さこん　なおみ）
アストロウイルス科執筆
大阪健康安全基盤研究所主任研究員　博士（医学）

佐多徹太郎（さた　てつたろう）
アデノウイルス科，パルボウイルス科執筆
国立感染症研究所名誉所員　医学博士

佐野浩一（さの　こういち）
レトロウイルス科【形態・構造・増殖の形態学】，ボルナウイルス科執筆
大阪医科大学医学部教授　医学博士

澤　洋文（さわ　ひろふみ）
ポリオーマウイルス科執筆
北海道大学人獣共通感染症リサーチセンター教授　医学博士

四方伸明（しかた　のぶあき）
レトロウイルス科【ベータレトロウイルスの形態学・特性】執筆
泉大津市立病院中央検査病理部部長　医学博士

志田壽利（しだ　ひさとし）
ポックスウイルス科執筆
北海道大学遺伝子病制御研究所客員教授　理学博士

清水一史（しみず　かずふみ）
パラミクソウイルス科【形態・構造・機能】・【増殖の形態学】執筆
神戸大学大学院医学研究科客員教授　理学博士

下島昌幸（しもじま　まさゆき）
アレナウイルス科執筆
国立感染症研究所ウイルス第一部第一室室長　獣医学博士

白木公康（しらき　きみやす）
ヘルペスウイルス科〔水痘・帯状疱疹ウイルス〕執筆
富山大学大学院医学薬学研究部教授　医学博士

鈴木忠樹(すずき　ただき)
ポリオーマウイルス科執筆
国立感染症研究所感染病理部第四室室長　博士(医学)

染谷雄一(そめや　ゆういち)
カリシウイルス科執筆
国立感染症研究所ウイルス第二部主任研究官　博士(薬学)

髙田賢藏(たかだ　けんぞう)
ヘルペスウイルス科〔EB ウイルス〕執筆
北海道大学名誉教授　医学博士

田口文広(たぐち　ふみひろ)
コロナウイルス科執筆
韓国 Chungnam National University Research Professor 農学博士

竹田　誠(たけだ　まこと)
パラミクソウイルス科〔麻疹ウイルス・ヘンドラウイルス，ニパウイルス〕執筆
国立感染症研究所ウイルス第三部部長　博士(医学)

谷口孝喜(たにぐち　こうき)
レオウイルス科執筆
藤田保健衛生大学名誉教授　医学博士

螺良愛郎(つぶら　あいろう)
レトロウイルス科【ベータレトロウイルスの形態学・特性】執筆
関西医科大学名誉教授　医学博士

朝長啓造(ともなが　けいぞう)
ボルナウイルス科執筆
京都大学ウイルス・再生医科学研究所教授　博士(獣医学)

中島員洋(なかじま　かずひろ)
アロヘルペスウイルス科〔コイヘルペスウイルス〕執筆
国立研究開発法人水産研究・教育機構フェロー　医学博士・農学博士

永田典代(ながた　のりよ)
アデノウイルス科，パルボウイルス科執筆
国立感染症研究所感染病理部第二室室長　博士(医学)

中野隆史(なかの　たかし)
レトロウイルス科【形態・構造・増殖の形態学】執筆
大阪医科大学医学部教授　博士(医学)

*新居志郎(にい　しろう)
ポックスウイルス科，ヘルペスウイルス科【形態・構造】・【増殖・形態学】執筆
岡山大学名誉教授　医学博士

西山幸廣(にしやま　ゆきひろ)
ヘルペスウイルス科〔単純ヘルペスウイルス〕執筆
名古屋大学名誉教授　医学博士

布谷鉄夫(ぬのや　てつお)
コロナウイルス科執筆
一般財団法人日本生物科学研究所顧問　獣医学博士

野田岳志(のだ　たけし)
オルソミクソウイルス科，H5N1 高病原性トリインフルエンザ，H1N1 新型インフルエンザ執筆
京都大学ウイルス・再生医科学研究所教授　博士(獣医学)

野間口雅子(のまぐち　まさこ)
レトロウイルス科【ゲノム】・【増殖の分子生物学】執筆
徳島大学大学院医歯薬学研究部教授　医学博士

畑中正一(はたなか　まさかず)
レトロウイルス科【レトロウイルスによる発がん】執筆
京都大学名誉教授　医学博士

原田信志(はらだ　しんじ)
レトロウイルス科【分類・歴史・科の特性】執筆
熊本大学長　医学博士

東濃篤徳(ひがしの　あつのり)
フラビウイルス科〔哺乳類ヘパシウイルス属〕執筆
自然科学研究機構生理学研究所特任助教　博士(理学)

日野茂男(ひの　しげお)
サーコウイルス科と TTV 執筆
鳥取大学名誉教授　医学博士

藤井理津志(ふじい　りつし)
アストロウイルス科執筆
元岡山県環境保健センター保健科学部部長　博士(医学)

堀内基広(ほりうち　もとひろ)
プリオン執筆
北海道大学大学院獣医学研究科教授　獣医学博士

前田洋助(まえだ　ようすけ)
レトロウイルス科【分類・歴史・科の特性】執筆
熊本大学大学院生命科学研究部准教授　医学博士

松岡雅雄(まつおか　まさお)
レトロウイルス科〔ヒトT細胞白血病ウイルス 1 型〕執筆
熊本大学大学院生命科学研究部教授　医学博士

森　康子(もり　やすこ)
ヘルペスウイルス科〔ヒトヘルペスウイルス 6〕執筆
神戸大学大学院医学研究科教授　博士(医学)

森田公一(もりた　こういち)
トガウイルス科執筆
長崎大学熱帯医学研究所教授　医学博士

柳　雄介(やなぎ　ゆうすけ)
パラミクソウイルス科〔麻疹ウイルス・ヘンドラウイルス，ニパウイルス〕執筆
九州大学大学院医学研究院教授　医学博士

山田雅夫(やまだ　まさお)
ウイルスの分類，ヘルペスウイルス科【分類】・〔ヒトヘルペスウイルス 7〕執筆
岡山大学大学院医歯薬学総合研究科教授　医学博士

吉田哲也(よしだ　てつや)
パラミクソウイルス科【分類・歴史】・【分子生物学】・〔ヒトパラインフルエンザウイルス・ムンプスウイルス・ヒト RS ウイルス・ヒトメタニューモウイルス・センダイウイルス・ウシパラインフルエンザウイルス 3 型・牛疫ウイルス・イヌジステンパーウイルス・ニューカッスル病ウイルス・ウシ RS ウイルス〕執筆
広島大学名誉教授・広島国際大学名誉教授　医学博士

吉田まり子(よしだ　まりこ)
ヘルペスウイルス科〔ヒトヘルペスウイルス 7〕執筆
元岡山大学大学院医歯薬学総合研究科講師　医学博士
2010 年逝去

李　天成(り　てんせい)
ヘペウイルス科〔ヘペウイルス属E型肝炎ウイルス〕執筆
国立感染症研究所ウイルス第二部主任研究官　保健学博士

脇田隆字（わきた　たかじ）
ヘパドナウイルス科〔オルソヘパドナウイルス属B型肝炎ウイルス〕，フラビウイルス科〔ヘパシウイルス属C型肝炎ウイルス〕執筆
国立感染症研究所副所長　医学博士

口絵 167〜198 提供
本田まりこ（ほんだ　まりこ）
まりこの皮フ科院長・東京慈恵会医科大学皮膚科客員教授
医学博士

病原
細菌・ウイルス
図鑑
Atlas and Textbook
of
Pathogenic Bacteria and Viruses

発　行
2017年11月10日　第1刷©

編集委員
新居志郎
(代表)
倉田　毅
林　英生
本田武司
小田　紘
松本　明

発行者
櫻井義秀

発行所
北海道大学出版会
〒060-0809　札幌市北区北9条西8丁目 北海道大学構内
Tel.011(747)2308/Fax.011(736)8605・郵便振替02730-1-17011
http://www.hup.gr.jp/

印刷所
株式会社 アイワード

製　本
石田製本 株式会社

ISBN978-4-8329-8229-1